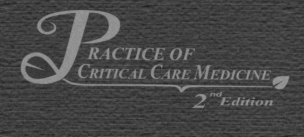

PRACTICE OF CRITICAL CARE MEDICINE

2nd Edition

Practice of
Critical Care Medicine
2ⁿᵈ Edition 第2版

实用重症医学

主 编 刘大为

副 主 编 邱海波 许媛 汤耀卿 严静 马朋林

主编助理 张宏民

人民卫生出版社

图书在版编目（CIP）数据

实用重症医学/刘大为主编. —2 版 . —北京：人民卫生
出版社,2017
　　ISBN 978-7-117-24199-1

Ⅰ. ①实… Ⅱ. ①刘… Ⅲ. ①险症-诊疗 Ⅳ. ①R459.7

中国版本图书馆 CIP 数据核字(2017)第 034878 号

| 人卫智网 | www. ipmph. com | 医学教育、学术、考试、健康，
购书智慧智能综合服务平台 |
| 人卫官网 | www. pmph. com | 人卫官方资讯发布平台 |

ISBN 978-7-117-24199-1

9 787117 241991 >

实用重症医学
第 2 版

主　　编：刘大为
出版发行：人民卫生出版社（中继线 010-59780011）
地　　址：北京市朝阳区潘家园南里 19 号
邮　　编：100021
E - mail：pmph @ pmph. com
购书热线：010-59787592　010-59787584　010-65264830
印　　刷：人卫印务（北京）有限公司
经　　销：新华书店
开　　本：889×1194　1/16　印张：72　插页：8
字　　数：2938 千字
版　　次：2010 年 3 月第 1 版　　2017 年 4 月第 2 版
　　　　　2024 年 8 月第 2 版第 15 次印刷(总第 26 次印刷)
标准书号：ISBN 978-7-117-24199-1/R・24200
定　　价：198.00 元
打击盗版举报电话：010-59787491　E -mail：WQ @ pmph. com
（凡属印装质量问题请与本社市场营销中心联系退换）

作 者

（按姓氏笔画排序）：

丁国芳（北京协和医院）
于凯江（哈尔滨医科大学附属第二医院）
于学忠（北京协和医院）
于健春（北京协和医院）
万献尧（大连医科大学附属第一医院）
马小军（北京协和医院）
马朋林（解放军第309医院）
马晓春（中国医科大学附属第一医院）
王　仲（北京清华长庚医院）
王　辰（中日友好医院）
王　郝（北京协和医院）
王小亭（北京协和医院）
王秀荣（北京协和医院）
王迪芬（贵州医科大学附属医院）
王育珊（吉林大学第二医院）
王谊冰（北京市海淀医院）
毛一雷（北京协和医院）
方　全（北京协和医院）
方　强（浙江大学附属第一医院）
方理刚（北京协和医院）
艾宇航（中南大学湘雅医院）
石　岩（北京协和医院）
田　然（北京协和医院）
朱　珠（北京协和医院）
刘　晔（北京协和医院）
刘大为（北京协和医院）
刘昌伟（北京协和医院）
汤耀卿（上海交通大学医学院附属瑞金医院）
许　媛（北京清华长庚医院）
孙　波（复旦大学附属儿科医院）
芮　曦（北京协和医院）
严　静（浙江医院）
严晓伟（北京协和医院）
杜　斌（北京协和医院）
李元忠（大连开发区医院）
李单青（北京协和医院）
李素玮（大连医科大学附属第一医院）
李维勤（南京军区南京总医院）
杨　毅（东南大学附属中大医院）
杨荣利（大连医科大学附属大连市中心医院）
邱海波（东南大学附属中大医院）
何小东（北京协和医院）

何怀武（北京协和医院）
宋　青（中国人民解放军总医院）
张　青（北京协和医院）
张抒扬（北京协和医院）
张丽娜（中南大学湘雅医院）
张海涛（中国医学科学院阜外医院）
陆慰萱（北京协和医院）
陈　焕（北京协和医院）
陈　琳（北京协和医院）
陈太波（北京协和医院）
陈文劲（首都医科大学宣武医院）
陈秀凯（美国匹兹堡大学医学中心）
陈贤楠（首都医科大学附属北京儿童医院）
苗　齐（北京协和医院）
范洪伟（北京协和医院）
林洪远（中国人民解放军总医院）
金丽日（北京协和医院）
周　翔（北京协和医院）
周建新（首都医科大学附属北京天坛医院）
赵　华（北京协和医院）
赵永强（北京协和医院）
赵鸣雁（哈尔滨医科大学附属第一医院）
姚咏明（中国人民解放军总医院）
秦英智（天津市第三中心医院）
贾建国（首都医科大学宣武医院）
柴文昭（北京协和医院）
晁彦公（清华大学附属华信医院）
钱素云（首都医科大学附属北京儿童医院）
钱家鸣（北京协和医院）
徐作军（北京协和医院）
徐海峰（北京协和医院）
席修明（首都医科大学附属复兴医院）
黄青青（昆明医科大学第二附属医院）
崔　娜（北京协和医院）
康　焰（四川大学华西医院）
康军仁（北京协和医院）
商　楠（北京协和医院）
宿英英（首都医科大学宣武医院）
隆　云（北京协和医院）
覃铁和（广东省人民医院）
谢志毅（北京清华长庚医院）
詹庆元（中日友好医院）

蔡常洁（中山大学附属第一医院）
管向东（中山大学附属第一医院）
黎毅敏（广州医科大学附属第一医院）

魏　镜（北京协和医院）
魏俊吉（北京协和医院）

作者助理：
王　波,廖雪莲（四川大学华西医院）
郭凤梅,刘　玲,黄英姿（东南大学附属中大医院）
黄顺伟（中山大学附属第一医院）
尹会男,顾长国（中国人民解放军总医院）
刘勇军（中山大学附属第一医院）
何　伟（首都医科大学附属北京同仁医院）
龚仕金,蔡国龙（浙江医院）
姚　方,刘剑州（北京协和医院）

黄琳娜（中日友好医院）
曹芳芳（中国医学科学院阜外医院）
闻　英（首都医科大学附属复兴医院）
邹　磊（南京军区南京总医院）
杨　华（第三军医大学新桥医院）
刘兴敏（贵州医科大学附属医院）
曾健生,高恒妙（首都医科大学附属北京儿童医院）

前　言

　　《实用重症医学》的编写宗旨是将重症医学理论系统地与临床实践相结合,内容源于临床,解决临床实际问题,在为临床实践提供必要的理论依据和实施方法等同时,为重症医学的科研提供理论和实践基础。自首版问世以来,受到了大家的广泛关注。在听取多方建议后,经过编写者和出版者的努力,《实用重症医学》第2版终于与大家见面了。

　　重症医学(critical care medicine)是研究任何损伤或疾病导致机体向死亡发展过程的特点和规律性,并根据这些特点和规律性对重症患者进行救治的学科。由于完整的学术内涵及自身的特点,重症医学已经成为医疗系统中不可替代的专业学科,正在起到越来越重要的作用。近年来,随着临床实践的普及、临床经验的积累,重症医学的理论有了极大的发展。加之科技方法的不断更新,临床上可以更加迅速地获得大量、深层次的机体信息,对疾病的发生发展有了更准确、及时的掌控能力。从而,不但使重症医学的理论发展有了更为巩固的基础,而且治疗方法更加接近重症的本质,更加精准,更加具有临床可操作性。因此,重症医学专业的医务工作者应当有能力面对新问题,不断寻找新的解决方法。这个不断发现问题、解决问题的过程导致了认识的延伸,导致了新理论体系的逐渐完善,导致了新治疗方法的逐渐成熟。

　　由此不难看出,自首版问世之后,重症医学不但在理论上已经有了巨大的进步,而且在治疗方法上也有明显的发展。临床上对重症的发生发展机制有了新的解释,新的监测治疗方法的临床应用也有了更多的经验积累。第2版正是在这种情况下进行编写并出版的。本书延续了第1版的书写风格,不仅对几乎所有的章节进行了修改或重写,而且根据临床及科研的实际需要增加了新的章节。作者包括了我国重症医学的著名教授,更包括了一些近年来活跃在重症医学领域的中青年专家。作者们在常年的临床工作中积累了大量的经验,而且对新知识、新技术有较强的接受能力,从而保证了第2版更加具有先进性、系统性和临床可操作性。期望能为读者提供一本既有系统理论、又有实用性的参考书。

　　本书针对重症医学的专业人员而编写,对其他专业的医务人员在重症救治方面也有重要的指导作用。应当指出的是,重症医学的临床工作以病情变化快、要求动态监测、及时调整治疗方案和干预措施剧烈为特点。所以,书中提到的一些治疗方法,尤其是药物的剂量、浓度等,在实际应用过程中常受到病情变化和具体条件的影响,读者在参考时请务必予以注意。同时,书中难免有不当之处,恳请读者指正。

2017 年 2 月

目 录

第三篇 临床应用理论

第四篇 心搏骤停和心肺复苏

第五篇 机体反应与器官功能不全

第十五篇　重症儿科相关问题

第十六篇　重症治疗的特殊问题

第 一 篇

概　　论

第 1 章

重症医学的发展

重症医学(critical care medicine)是研究任何损伤或疾病导致机体向死亡发展过程的特点和规律性,并根据这些特点和规律性对重症患者进行治疗的学科。随着医学的发展,人类寿命的延长,尤其是住院患者生存期的延长,重症患者逐渐地成为住院患者的重要组成部分。这些患者通常是以生命体征已经不稳定,或潜在不稳定的,一个或多个器官,或系统功能受累,已经或潜在危及生命为主要特征。这些危及生命的重症一直都是医学研究和临床医疗的重大课题,也是影响疾病治愈率提高的主要困难所在。

多年来,重症患者随着其基本病因的不同而被分散到不同医学专业,使得对重症的认识缺乏统一的认识和理解,也极大地影响到重症患者的治疗。随着医学理论的发展、科技水平的进步和临床医疗的迫切需求,重症医学在世界范围内已经走过了从无到有的历程,正在显示着越来越活跃的生命力。近年来,我国的重症医学事业正在蓬勃发展。重症医学的人才梯队已经形成,在医疗卫生体系中起到了不可替代的重要作用。2008 年 7 月,国家标准中正式将重症医学确立为国家临床医学二级学科。2009 年 1 月,原卫生部(现国家卫生和计划生育委员会)在《医疗机构诊疗科目名录》中正式设立了重症医学科的诊疗科目,并颁布了《重症医学科设置与管理规范》,标志着我国重症医学事业的发展进入了一个规范化、系统化发展的新阶段,是我国医疗卫生事业发展过程中的又一个里程碑。

一、学科发展的基础

重症医学是现代医学发展的产物。随着认识水平的提高和技术手段的改善,医学研究所面临的主要矛盾方面也在不断地转换。即使从人们对疾病的认识过程中也不难看出这种转变的存在。回顾对休克的认识过程可以发现,对休克的理解起源于战伤的救治。当时,伤员的大量失血是非常直观的病因,所以,止血和补充血容量是对休克的根本治疗,这种情况显然是外科处理的范畴。经治疗后,一部分伤员得以存活,但仍然有一大批伤员死亡,这就使临床工作者们不得不考虑其死亡原因所在,寻求对休克的诊断监测指标。"沼泽与溪流"学说的出现,第一次从理论上涉及休克时体液分布的规律性。将这种理论用于治疗后,有更多的伤员得以存活。但在高兴之余,人们却又发现这些伤员的大部分发生了肾衰竭。从而,新的课题

又摆在了临床工作者的面前。这个过程的每一步都有两方面的意义:一方面是提高了生存率,这是临床上实际所追求的目标;另一方面是延长了病程,也许患者最后仍然死亡,但是,疾病的全貌可以更完整地展现于临床,人们可以更完整地认识理解疾病的发展过程,治疗水平才有可能得以最终提高。当人们对急性肾衰竭可以进行有效的治疗后,休克又继续展示了当时被称之为"休克肺"的一面。不难看出,这已经是"远隔器官损伤"的潜台词。发展至今,对多器官功能障碍综合征(multiple organ dysfunction syndrome,MODS)的研究正热衷于应激状态下的机体反应及对种种细胞因子的研究,已经远远地超出了失血性休克的范围,也超出了某一传统专科所研究的范围。这个过程不仅仅是对休克的认识过程,对每一种疾病的理解和认识都有类似的发展史,从而,构成了医学的整体发展。

随着医学发展中这种主要矛盾的转换,对重症研究的必要性也越来越突出。同时,科学技术的发展又为这种研究提供了必要的手段,使之具有可行性。从而,医学上需要这样一个研究重症的专业,需要这样一批以研究和治疗重症为己任的专业人员。1970 年,美国在 28 位医师的倡导下创立了重症医学会(Society of Critical Care Medicine),旨在建立一个有自己的临床实践方法、人员培训计划、教育系统和科学研究的、独立的临床和科研的学科。与传统学科不同,重症医学主要研究的是器官与器官之间、器官与组织之间以及组织与组织之间的相互关系,而传统的学科大多是以器官或系统为出发点的。

重症医学在医疗机构中的表现形式是重症医学科病房(intensive care unit,ICU)的出现。ICU 的雏形可追溯到 20 世纪 50 年代初期的哥本哈根。当时脊髓灰质炎流行,当将患者集中管理,并应用人工呼吸支持治疗后,死亡率从原来的 87% 下降到 40%。今天,重症医学科在医院中所起到的最基本功能是对重症进行研究和治疗重症患者。在这种情况下,已经不能简单地说成"外科患者"发生了"内科问题"或是"内科疾病"合并了"外科情况"等等。患者之所以被收入 ICU 是因为器官功能的稳定和生命支持已经成为疾病的主要矛盾方面,原发疾病或原来在专科所治疗的疾病已经转变成为导致重症的原因。这时在治疗上应该强调器官与器官之间的关系。患者是个整体,疾病也是个整体,所以,治疗也应该具有整体性。就如同 MODS 是一个综合征,而不是多个独立器官功能损害的叠

加一样,治疗也不能是对每个器官进行治疗的总和。ICU是重症医学的临床基地,是医院中重症患者集中管理的单位。ICU注重疾病的病理生理演变过程和治疗的整体性,应用先进的诊断和监测技术,对病情进行连续、动态和定量的观察,通过有效的干预措施,对重症患者进行积极的治疗。

ICU应该有三个基本的组成部分:①训练有素的医师和护士:这是ICU的人员梯队。这个梯队应掌握重症医学的理论,有高度的应变能力,善于配合;②先进的监测技术和治疗手段:借助于这些设备和技术可进行动态、定量的监测,捕捉瞬间的变化,并可反馈于强有力的治疗措施;③可以应用先进的理论和技术对重症患者进行有效的治疗和护理。从这三个部分中可以看出,人是最重要的组成部分,先进的设备是人的视听功能、双手功能的延伸和加强,为大脑提供更多的信息,帮助人们观察和解决过去无法得到的信息和难以解决的问题。只有这样才能体现出ICU的治疗性、监测性和科研性的三大特性。重症医学是ICU工作的理论基础,医师是ICU的主体。那些非重症医学专业,应用其他专业理论对患者进行治疗的类似单位应称之为"专科监护室",而不是ICU。

ICU的患者来源可分为四个方面:①急性可逆性疾病:对于这类患者,ICU可以明确有效地降低死亡率,效益肯定;②高危患者:这类患者以患有潜在危险的基础疾病,但又因其他原因需要进行创伤性治疗的患者为代表。ICU可以有效地预防和治疗并发症,减少医疗费用,有一定效益;③慢性疾病的急性加重期:ICU可以帮助这类患者渡过急性期,以期望患者回到原来慢性疾病状态。对于这类患者,ICU可能有一定的效益;④急慢性疾病的不可逆性恶化:如大出血但无法有效止血、恶性肿瘤患者的临终状态等等。ICU无法给予这类患者有效的帮助。这类患者不是ICU的收治对象。

重症患者的治疗要与原发病因的控制相结合。ICU的医疗工作要与相应的专科治疗相互配合。ICU对重症患者的治疗为原发病的治疗创造了时机和可能性,使原来一些不可能治疗或不可能根治的疾病得到彻底的治疗。与此同时,其他专业对原发疾病的治疗又是重症患者根本好转的基础。这种有机的结合所表现的重症医学专业与其他专业的相得益彰也是ICU在综合医院中得以发展的关键之一。

二、学科发展的进程

我国的重症医学发展有着自身明确的特点。20世纪60年代,一些站在医学发展前沿的学科带头人提出相应的建议。20世纪70年代,北京、天津的一些医院创建了"三衰病房""集中观察室"等单位,已经开始实现了将重症患者集中在专门设立的区域或病房内集中管理的发展模式。从20世纪70年代末到20世纪80年代初,随着重症医学整体模式的出现和理念的逐步完善,一些医疗单位开始了ICU的人员培训及硬件设施的准备工作,强化了重症医学的基础建设。在此基础上,一些大型的医院开始建立了具有初步规模的ICU。重症医学的发展开始成为现代化医院建设的总趋势。

20世纪80年代可以说是ICU创业的年代,主要表现为重症医学专业人员的出现和ICU基础工作的展开。ICU逐步展现出自己的活力及在专业领域中的重要性。血流动力学监测技术应用于临床,使得对重症患者循环功能的改变有了更深入的认识,尤其是对外科休克的认识更具体地涉及了休克的内涵因素。循环功能支持性治疗不但可以根据血压、心率等常规指标,而且可以直接面对心输出量、前负荷、后负荷等基本因素,并将这些原本孤立的参数变成连续动态的、定量的指标。从而使得"血压下降是休克较晚期表现"的观点更具有临床可行性。同时,由于反馈性监测指标的应用,使"滴定式"治疗真正地成为临床可能,大大提高了治疗的准确性。对低容量性休克的监测从中心静脉压走向肺动脉嵌顿压,从整体心脏的认识转向左右心室的不同。对感染性休克的认识在归纳其血流动力学特点为体循环阻力下降、心输出量升高、肺循环阻力增加和心率改变的基础上,进一步认识到在休克早期即出现的心脏功能的损伤。根据血流动力学对休克进行分类,即低容量性休克、心源性休克、分布性休克和梗阻性休克,更显示出临床的先进性和可行性。机械通气的普遍应用使临床医师对呼吸机的恐惧心理逐渐消失。呼气末正压(PEEP)、压力支持通气(PSV)等通气模式从书本走进临床,增加了机械通气的实用性。新的通气模式被广泛接受使创伤性肺损伤、急性呼吸窘迫综合征(ARDS)等形式的呼吸衰竭不再成为影响外科手术的主要障碍。持续动脉(静脉)-静脉血液滤过(CAVH、CVVH)的临床应用一改以往血液透析间断性和对血流动力学影响显著的不足,对肾脏以外器官的功能改变更具有针对性,促使血液净化治疗走出肾脏替代性治疗的局限而向多器官功能支持发展。其他诸如对重症患者营养支持的临床应用、抗生素的合理应用等的认识水平提高和临床技能改善构成了ICU工作的基础,为ICU的进一步发展创造了必要的条件。

20世纪90年代是ICU发展的年代,主要表现在临床医学和基础研究的共同发展。临床医疗方面开始摆脱单一器官概念的束缚,患者的整体性和器官之间的相关性在实际工作中更为具体化。氧输送概念的提出及临床应用使对重症患者多器官或系统功能的支持成为统一,为不同器官功能改变的相互影响及不同治疗的相互作用制定了临床可行的标准。同时,也为休克的定义又增加了新的内涵,改善血流动力学的标准转变为提高氧输送的概念。继而,在提高整体氧输送的基础上又进一步将组织细胞缺氧引入临床问题进行探讨。对胃肠道黏膜pH值(pHi)的监测虽然尚存一些不足,但可以被认为是将组织缺氧概念具体应用于临床实践的先导,是一个概念的更新,促进了氧输送概念从"高于正常"到"最佳水平"的转变。20世纪90年代对ARDS的认识更加具体更具有临床实用性,临床医师对ARDS不再闻而生畏。ARDS实际上不是一种单一的疾病,而是一个综合征,是一个常伴随在大手术创伤或感染之后的临床表现过程。ARDS的肺是"小肺"而不是"硬肺"以及肺内不均匀性实变的发现导致了对呼吸机相关性肺损伤认识的深入,也改变了机械通气的应用策略。

感染是外科重症患者常见的,也是影响预后的主要问题。大量广谱抗生素的临床应用促使医院获得性感染更具有复杂性和难治性。临床医师在充分引流病灶的基础上更注重抗生素的合理应用。从经验性应用抗生素到目标性应用,从依赖细菌的药物敏感检验到根据致病菌的耐药特性应用抗生素是对专业技能提出的新挑战。

对损伤后机体反应的重新认识可以说是 20 世纪 90 年代基础医学发展的特点。当机体受到诸如大手术、多发性创伤、感染等一定程度的损伤(insult)侵袭后,在一定条件下这些损伤因素通过刺激炎性细胞,释放出过多的细胞因子,使机体出现过度反应,形成一种自身损伤性的全身炎性反应综合征(SIRS)。与此同时,机体亦可产生抗炎性介质,形成代偿性抗炎性反应综合征(CARS)。这时,SIRS 和 CARS 之间的平衡决定了机体内环境的稳定性。如果这种平衡不能被维持,一方面的介质相对过多,这些介质相互作用,使反应过程进行性发展,形成一个呈失控状态并逐级放大的连锁反应过程,并通过直接损伤细胞膜,影响细胞代谢及造成器官功能的损害。从而可见,机体在损伤过程中已经不仅仅是受害者,也是积极的参加者。这种理论上的发展明显地更新了原有的创伤及感染等损伤因素对手术后患者机体影响的理解,也明显影响到所谓"手术后并发症"的内涵。急性重症胰腺炎通常是以典型的 SIRS 开始,并在病程的早期导致多个器官的功能损害。以往的早期手术引流不仅使炎症发生的局部更易于感染的发展,更为重要的是手术也给机体带来严重的创伤,加剧了 SIRS 的发展过程,可能使器官功能的损伤更为恶化。将器官功能支持及控制炎性反应作为急性胰腺炎早期治疗的基本原则,不难看出基础研究与临床医疗的统一性和重症医学与其相关学科的相互的促进。

MODS 是在 1991 年 8 月美国胸病医师学会(ACCP)和重症医学会(SCCM)举行的联席会议上正式提出的。应该认为,MODS 的提出是对重症患者理解的进一步深入,是对多器官功能衰竭(multiple organ failure,MOF)概念的进一步完善。MODS 是指急性疾病时出现器官功能的改变,机体的内环境必须靠临床干预才能够维持。从这个定义中可以看出 MODS 强调了重症患者的主要致死原因不再是原发疾病或某个单一的并发症,而是因为发生了多个远隔器官进行性的从功能损害到衰竭的过程。器官功能不全一词是指器官功能发生改变不能维持机体内环境的稳定,从而更加突出了这个损伤过程的连续性。器官功能的改变实际上是一个生理功能紊乱进行性发展演变的过程。在这个过程中器官功能的不全可以是绝对的,也可以是相对的。而 MODS 则应当是表达整个过程随时间演变的连续体(continuum),这是一个"线"的概念。以往习惯于把这个过程称为多器官功能衰竭(MOF)。然而,"衰竭"本身却强调了病情的终末状态,是一个回顾性的定义。所谓"衰竭"要么存在,要么不存在,这是一个"点"的概念。为了确定这个点的位置近年来不同的研究者为"衰竭"制定了不同的,甚至是武断的诊断标准,试图回答"衰竭"的是与否。这实际上忽略了其本意所要表达的连续性的、进行性发展的病理生理演变过程。所以,应用 MODS

更为合适。MODS 的提出是对机体受损伤过程更加深入理解的结果。近些年来,对机体炎性反应的认识及全身炎性反应综合征(SIRS)概念的提出,在极大程度上促进了对 MODS 的理解和认识。可以将对 MODS 的认识进展过程归纳为:

20 世纪 70 年代:损伤→感染→全身性感染→MOF

20 世纪 90 年代:损伤→机体应激反应→SIRS→MODS→MOF

MODS 是重症患者的主要致死原因,也是重症医学研究的热点。在对血浆中多种炎性介质的作用进行了研究之后,基础研究正在向纵深发展。如损伤的信息是如何传递到基因水平?核转录因子如何影响了炎性介质生成的调节?对基因的相同刺激为什么会产生不同类型的炎性介质?这些分子水平的挑战正在激励着一批研究者去开拓,去探索。

三、学科发展的内涵

学科的发展一定是以充实、完整的学术内涵为基础,重症医学的发展恰恰是以充实、完整的学术内涵为基础的。例如,血流动力学支持是重症医学临床实践中的基本方法之一,是通过定量地、动态地、连续地测量与分析,掌握血液在循环系统中运动的规律性,并据此采用滴定式的方式进行临床治疗。不难看出,这种方法所带来的是对病情更加深入、更加直接的发现和理解。首先,对病情的直接了解使得在统一治疗理念基础上的个体化治疗成为可能。即可以根据病情的不断变化,在定量监测指标指导下对治疗的方法和程度进行动态调整,这样才能更好地体现出个体化的优势。其次,对病情深层次的了解使得临床医师必须面对新的问题,必须不断寻找新的解决方法。这个不断发现问题、解决问题的过程导致了认识的延伸,导致了新理论体系的逐渐完善、成熟。

休克,作为典型的急性循环功能衰竭,可以由多种原因引起。在对病因控制的理论和实践达到一定的程度之后,人们发现,其循环功能的改变可以被归纳为四个方面:心源性休克、低容量性休克、分布性休克和梗阻性休克。休克可以导致其他器官的功能受损,如急性呼吸窘迫综合征(ARDS)。由此,机械通气又逐渐成为休克治疗的组成部分。其实反之亦然,对 ARDS 的研究和治疗也一定要包括休克。认识的进步推动了临床实践的发展,将氧输送概念确实地应用到临床是对休克治疗和研究的一个突破性进展。氧输送包括了循环功能、呼吸功能、红细胞的携氧状态等因素,距休克的本质——组织灌注急剧减少又靠近了一步。但是,距离仍然是存在的。近年,"生命体征稳定状态下的组织缺氧"作为逐渐具有临床可操作性的理念,正在对休克进行新的诠释,挑战着临床对休克的监测和治疗过程。

可见,休克已经不仅是循环系统的问题;ARDS 也不仅是呼吸系统的问题。在对单一器官或系统损伤认识的基础上,随着病情的加重,问题的重点正在发生转移。器官或系统之间的内在关系,以及对机体的共同作用,正在成为影响进一步提高重症患者生存率的主要因素。这种转变正在引起医学临床行为的改变,甚至医学模式的改变。

学术理论和实践方法的不断完善是学科发展的基础,但学科的进步更依赖于学术内涵的可持续发展。重症医学的发展恰恰是以学术理念的更新、方法学的改变为依托或是为先导的。所谓可持续发展,应该不仅表现在方法上,更表现在理论上的创新性和突破性。方法学的进步与理念的发展互为因果,形成相互促进的体系。新理论的出现标志着这个体系发展阶段性的升华,同时也预示着新阶段的开始。

循证医学的悄然兴起,促进了医学模式的转变。人们对医学的理解、认识从实验室推理和经验的积累中逐渐体会到了方法学的不足。循证医学在这种情况下为走出方法学困境开辟了一片新的视野。重症医学作为发展过程中处在上升阶段的学科,必然面对着学术专业上众多的挑战。要面对这些挑战,就要有更先进的方法和理念,在实验室推理尚不完整的同时,对循证医学就有着很强的依赖性。一些设计良好的多中心研究的出现,在一定程度上影响着学术发展的方向。如:早期目标指导治疗的研究使对严重感染和感染性休克的治疗走向组织灌注;应激剂量糖皮质激素的应用使对重症患者应激反应程度的指标也向反馈性指导治疗的方向发展;肺保护和肺复张的通气策略使机械通气的应用和讨论发展得异常活跃;强化胰岛素治疗突破了原有代谢支持的基础,走向重症患者的治疗手段;对全身炎症反应的研究引起了对治疗策略的反思,凝血功能的改变被认为与炎症反应息息相关,改变了临床治疗的理念。血液净化、液体复苏等等这些工作,不仅引起广泛的关注,而且正在改变着临床治疗的规范。这些循证医学的证据作为可以改善重症患者预后的有效方法被写入“指南”,成为临床工作的指导性文件。

但是,对循证医学的认识也在发展。大规模多中心研究的难以重复性、不同的患者群体、不同的预设标准等等多种因素都对目前循证医学的方法产生着严格的限制。新证据的不断出现似乎带来困惑和问题:你仍然相信强化胰岛素治疗有效吗?血液净化治疗的不同方法对预后的影响真的有区别吗?不同种类的液体对复苏效果有何影响?等等这些问题似乎都带有不同程度的否定前者的颠覆性意义。虽然不同的读者对这些问题会有不同的反应,或许有些不适应。但重要的是,在这些问题的背后,已经不再是个人的经验和想象,而更多的是基于一定新的证据。在证据上发现问题,解决问题,甚至可以改进寻找证据的方法,这本身就是一种进步,也许正是循证医学的组成部分。

对当时已经成熟的理论和方法进行修改,甚至否定,补充新的理论和方法,这个过程如果不断继续,形成一个

发展的系统,这个系统所联系起来的理论和方法形成了一个可持续发展的学科。这种有发展内涵的学科是脚踏实地的,落实在医学临床实践中表现出的是重症患者存活时间的延长和死亡率的下降。这种可持续发展也表现在学科的管理上。学科的“指南”和“规范”性文件是学科管理的重要标志,也一定要符合这个发展的系统。“指南”应该是建立在循证医学支持的基础上,来自于临床。根据可改善患者预后的证据,总结临床可行的监测治疗方法,形成医学“指南”。在“指南”的规范下,将这些有效的方法广泛普及,使医疗行为在新的水平上达成一致。当我们发现了更有效的方法,而“指南”的某些条款需要修改,甚至需要否定时,这种发现的本身,也许就是进步。“指南”的发展促进了新的证据和方法能够得到有效普及。“指南”作为学术内涵发展的一种表现形式,同样也在一定程度作为学科管理的基础或是导向。这种有着持续发展内涵的学科,一定具有巨大的活力。

发展,意味着面对更多的挑战,也正是这些挑战带来了机遇,把握住机遇又带来了新的发展。

(刘大为)

主要参考文献

[1] Society of Critical Care Medicine Consensus Conference Committee. American College of Chest Physicians/Society of Critical Care Medicine Consensus Conference: Definitions for sepsis and organ failure and guidelines for the use of innovative therapies in sepsis. Crit Care Med, 1992, 20(6):864-874.

[2] Shoemaker WC, Appel PL, Kram HB, et al. Prospective trial of supranormal values of survivors as therapeutic goals in high risk surgical patients. Chest, 1988, 94(6): 1176-1186.

[3] Amato MB, Barbas CS, Medeiros DM, et al. Effect of a protective-ventilation strategy on mortality in the acute respiratory distress syndrome. N Engl J Med, 1998, 338 (6):347-354.

[4] The Acute Respiratory Distress Syndrome Network. Ventilation with lower tidal volumes as compared with traditional tidal volumes for acute lung injury and the acute respiratory distress syndrome. N Engl J Med, 2000, 342 (18):1301-1308.

[5] Reader TP, Flin R, Mearns K, et al. Developing a team performance framework for the intensive care unit. Crit Care Med, 2009, 37(5):1787-1793.

[6] Levy M. Making a difference. Crit Care Med, 2009, 37: 1541-1544.

第 2 章

重症医学科的设置与管理

第一节 概　述

重症医学科病房(intensive care unit,ICU)是以重症医学系统理论与实践为基础、专门从事重症患者救治的专业化队伍的临床基地,是来自临床各科中重症患者和手术后高危患者的集中管理单位。重症医学的发展使许多过去认为已无法救治的患者得以存活或延长其生存时间获得救治机会,是现代医学进步的显著标志之一。重症患者的生命支持技术水平,直接反映医院的综合救治能力,体现医院整体医疗实力,也是现代化医院的重要标志。重症医学的护理始祖是南丁格尔。1854年,克里米亚战争中英国的战地医院由于管理不善,条件恶劣又没有护士护理受伤士兵,使伤病员的死亡率高达40%。南丁格尔向当时政府申请率领了38名护士来到了前线,起初医师们非常拒绝她们,甚至不让南丁格尔进病房,但是南丁格尔并没有计较这些,采取了危重症集中护理,控制士兵感染,改善士兵营养,改善病房通风环境等措施。在半年的时间里,战地医院的伤员死亡率降到了2.2%。这一成绩震惊英国朝野,得到了一片好评。

1863年,南丁格尔在 Notes of Hospitals 中撰写到:在一个常见的,即使是小的医院中,把患者安置在一间由手术室通出的小房间内,直至患者恢复或至少从手术的即时影响中解脱。这不但被称为护理学和医院管理上的革命,而且,也被传统观念认为是 ICU 的起源。1923年 Walter Dandy 在美国约翰霍普金斯医院为脑外科患者开辟术后恢复室(3 Beds)。1937年麻省总院 Robter Mason 建立术后恢复室,由外科和麻醉科共同管理。

第二次世界大战期间,在前线建立休克病房。24小时内总有1名医师或1名护士及其助手,12小时一班,测血压,开放静脉,早期复苏,使休克的死亡率显著降低。战争期间大量的人都到了前线,由于后方人力不足,就把相应的一些专科 ICU 全部集中在一起,在后方成立了集中恢复室。1947年,美国宾州成立麻醉学术小组,进行306例死亡患者分析,发现有效的监测可以使死亡率下降50%。有计划的针对性监测,需要一批具有休克的病理生理知识的重症医师。第一次提出 ICU 要有专业的人员。ICU 的发展不是一帆风顺的,二战以后发展进入低谷,一直到1952年丹麦哥本哈根发生脊髓灰质炎大流行,脊髓灰质炎侵犯脊髓前角,影响运动神经元,并发呼吸衰竭的患者大量死亡,死亡率87%。院长 Lassen 和麻醉师 Ibsen 对患者实施气管切开,雇用200名医学生和护士进行人工气道持续的手法通气及后期 Engstrom 呼吸器的应用,使病死率下降至40%以下。在当时的一个体育馆里,躺满了应用铁肺呼吸机的呼吸衰竭患者,旁边有护士照顾,医师查房,治疗师指导患者呼吸,这些措施挽救了很多人的生命。

由于哥本哈根事件,激发了重症医学的崛起,随后多家医院相继开设了 ICU,这是医学发展史上的一个里程碑。几年后,Frank 和 John 在美国又建立起一个新型的心脏外科监护病房,病房里设置了计算机监护系统,系统工程师成为了监护队伍的一部分,护士队伍也得到了发展,他们对 ICU 内应用的特殊技术有专门的经验,并在 ICU 内各岗位担任具体工作。这导致护理学分支——重症监护护理学的产生。

1958年,世界上第一个 ICU 在马里兰州的巴尔的摩城市医院成立。提出了四个集中,集中患者、专家、场地、设备。Peter Safar(麻醉)教授,CPR 之父,与 Mark Ravitch(外科医师)共同建立 ICU。它首先提出对重症患者的24小时优化医疗和护理。它同时也是第一个配备有内部医师(麻醉住院医师)的 ICU。提出 ICU 必须简单有效,一切设施尽可能简单,技术标准尽可能一致,使置身其中的人易于掌握理解。

1963年 Peter Safar 移师匹兹堡,成立了麻醉与重症医学系。这是世界上第一个重症医学培训中心,迄今已经培养出包括麻醉、外科、内科、儿科和急救科等学科在内的500多位高级专家。1997年,美国有超过5000家 ICU 在运作。

中国医疗机构的 ICU 发展起步较晚,1970年以后北京、天津的一些医院创建了"三衰病房"——呼吸衰竭、肾衰竭、心力衰竭的患者集中在一个病房的单元内,"集中观察室"等治疗重症的单元,已经逐渐开始实现将重症患者集中在专门设立的区域或病房内集中管理的发展模式。1982年,曾宪九教授、陈德昌教授在中国医学科学院北京协和医院建立了国内第一张现代意义的 ICU 病床。1984年北京协和医院正式建立加强医疗科(重症医学科),这是我们国内第一家 ICU。随后1990年原卫生部颁布的三级医院等级评审标准的出台,极大地促进了中国重症医学的发展,国内大医院相继建立了ICU,根据中国医疗体制特点,较多建立以抢救为主的综合性或中心ICU,将涉及多个学科的重症患者放在同一个医疗单位进行监护抢救。

重症医学学科的发展与相关学会的建立及其推动作用密不可分。1972年,美国在28位医师的倡导下创立了重症医学学会(Society of Critical Care Medicine,SCCM),旨在建立一个有自己的临床实践方法、人员培训计划、教育系统和科研研究的、独立的临床和科研的学科,逐步提出并完善了以血流动力学、组织氧代谢监测为基础的高级生命支持治疗措施。1980年在日本Nishimura和菲律宾的Gomez倡导下成立了西太平洋重症医学会(Western Pacific Association of Critical Care Medicine,WPACCM)。1982年欧洲成立了欧洲重症医学会(European Society of Intensive Care Medicine,ESICM),并对重症医学所涉及的各种复杂临床病症,如脓毒症(sepsis)、多器官功能障碍综合征(MODS)等,从基础到临床,提出了一些新认识和可行的干预措施。这些都标志着重症医学作为一门新兴的学科跻身于当今医学科学之林。

1997年中国病理生理学会危重病医学专业委员会成立;2002年北京护理学会重症监护委员会成立;2005年3月,中华医学会重症医学分会成立,这些均为进一步确立中国重症医学学科地位以及持续快速发展注入了新的活力;2008年6月,获正式学科代码320.58。

随着我国经济的发展及人民生活水平的不断提高,三级医院等级评审标准出台,极大地促进了中国重症医学的发展,各级医院相继建立了ICU。根据中国医疗体制特点,较多建立以抢救为主的综合性或中心ICU。随着各专业学科的快速发展,在大型医院,不同专科依据重症患者需求,专科监护室亦相继建立和发展。目前,国内ICU发展存在有待完善的系列问题。中华医学会重症医学分会于2006年正式发布了《中国重症加强治疗病房建设与管理指南》,为我国各级医院的重症医学的发展奠定了良好的规范基础。

第二节 基 本 条 件

一、重症医学科基本条件

重症医学科的建立应根据医院的具体情况,包括医院的患者来源、病情程度、工作特点和重症医学发展状况等因素而定。重症医学科负责集中救治各种原因导致的器官与系统功能障碍,危及生命或具有潜在高危因素的重症患者,及时提供系统、持续、高质量的监护和救治。重症医学科的设置规模应适应医院内收治重症患者的数量及病情严重程度的需要。不具备条件设立重症医学科的医疗机构可以根据需要设立监护室,配备必要设备和医务人员对重症患者进行监护和治疗。

重症医学科应具备与其功能和任务相适应的场所、设备、设施和人员条件。重症医学科的病房应独立设置,床位向全院重症患者开放,由符合条件的医师和护士等专业人员组成诊疗团队,为重症患者提供24小时不间断的脏器功能监护和复苏救治,为原发病的专科诊疗提供支持。

重症医学科必须配备足够数量、受过专门训练、掌握重症医学的基本理念、基础知识和基本操作技术、具备独立工作能力的医护人员。其中医师人数与床位数之比应>0.8:1,护士人数与床位数之比应>3:1,可以根据需要配备适当数量的医疗辅助人员(呼吸治疗师、理疗师、专科药剂师等),有条件的医院可配备相关的设备技术与维修人员。

重症医学科至少应配备一名具有副高以上专业技术职务的医师全面负责医疗工作。ICU内必须配置必要的监测和治疗设备,医院相关科室也应具备足够的技术支持能力,能随时为重症医学科提供床旁B超、X线摄片等影像学,以及生化和细菌学等实验室检查。重症医学科病床数量应符合医院功能任务和实际收治重症患者的需要,三级医院重症医学科床位数为医院病床总数的2%~8%为宜。

对于规模较大的ICU,为实施有效临床管理,可以设立重症加强治疗单元。每个重症加强治疗单元以8~12张床位为宜;床位使用率以75%为宜,至少保留有1张空床以备应急使用。全年床位使用率平均超过85%时,表明ICU的规模难以满足实际临床需求,应该适度扩大规模。重症医学科每床的占地面积为$15\sim18m^2$;每个病房最少配备一个单间病房,面积为$18\sim25m^2$。根据我国社会经济发展状况和人性化设置,在建设ICU的过程中,应考虑增加单间病房的比率。病房设置于方便患者转运、检查和治疗的区域,并应接近主要服务对象病区、手术室、影像学科、化验室和血库等。

二、管 理 制 度

重症医学科应当加强质量控制和管理,指定专(兼)职人员负责医疗质量和安全管理。应当建立健全各项规章制度、岗位职责和相关技术规范、操作规程,并严格遵守执行,保证医疗服务质量。由于ICU运转与管理的特殊性,应在医院一般管理制度的基础上,制定ICU的管理制度,包括:ICU基本制度、ICU各级医护人员的职责、医护人员培训与上岗准入规范、ICU危重患者抢救程序、病情沟通制度(Tell、Evaluate、Answer,TEA制度)、知情同意书规范、ICU抢救设备及物品管理规范、ICU特殊药品管理规范、ICU不良医疗事件防范与报告规范、ICU院内感染控制规范、重症患者分级管理制度等。

医院应加强对重症医学科的医疗质量管理与评价,医疗、护理等管理部门应履行日常监管职能。

三、重症医学科的收治范围

1. 急性、可逆、已经危及生命的脏器功能不全,经过严密监测和加强治疗短期内可能得到康复的患者。

2. 存在各种高危因素,具有潜在生命危险,经过严密的监护和有效治疗可能减少死亡风险的患者。

3. 在慢性脏器功能不全的基础上,出现急性加重且危及生命,经过严密监测和治疗可能恢复到原来状态的患者。

慢性消耗性疾病及肿瘤的终末状态、不可逆性疾病和不能从加强监测治疗中获得益处的患者,一般不是重症医学科的收治范围。

达到下列治疗效果的患者应当转出重症医学科:①急性器官或系统功能衰竭已基本纠正,需要其他专科进一步诊断治疗;②病情转入慢性状态;③患者不能从继续加强监测治疗中获益。

四、常规管理

重症医学科的患者由重症医学专业医师负责管理,患者的相关专科情况应该由重症医学科医师与相关专科医师共同协商处理。在条件成熟时,应考虑逐步对重症医学科医师、护士实行高危技术操作授权许可制度,并定期对其进行质量评价。

对入住重症医学科的患者实行疾病严重程度评估制度,用于评价重症医学科资源使用的适宜性与诊疗质量。医院应建立与完善重症医学科信息管理系统,保证重症医学科及时获得医技科室检查结果,以及质量管理与医院感染监控的信息。

五、医院感染管理

重症医学科病房的整体布局应该使放置病床的医疗区域、医疗辅助用房区域、污物处理区域和医务人员生活辅助用房区域等有相对的独立性,以减少彼此之间的干扰和控制医院感染。

重症医学科要加强医院感染管理,严格执行手卫生规范及对特殊感染患者的隔离。对呼吸机相关性肺炎、血管内导管所致血行感染、留置导尿管所致感染实行监控。ICU 应具备良好的通风、采光条件。医疗区域内的温度应维持在(24±1.5)℃。具备足够的感应式洗手设施和手部消毒装置,单间每床 1 套,开放式病床至少每 2 床 1 套。三级甲等医院及有条件的医院可设置负压床单元。

重症医学科病房要有合理的包括人员流动和物流在内的医疗流向,有条件的医院可以设置不同的进出通道。重症医学科病房的建筑应该满足提供医护人员便利的观察条件和在必要时尽快接触患者的通道。装饰必须遵循不产尘、不积尘、耐腐蚀、防潮防霉、防静电、容易清洁和符合防火要求的总原则。

六、医务人员基本技能要求

(一)医师基本技能要求

1. 经过严格的专业理论和技术培训并考核合格。

2. 掌握重症患者重要器官、系统功能监测和支持的理论与技能,对脏器功能及生命的异常信息具有足够的快速反应能力:复苏、休克、呼吸功能衰竭、心功能不全、严重心律失常、急性肾功能不全、中枢神经系统功能障碍、严重肝功能障碍、胃肠功能障碍与消化道大出血、急性凝血功能障碍、严重内分泌与代谢紊乱、水电解质与酸碱平衡紊乱、肠内与肠外营养支持、镇静与镇痛、严重感染、多器官功能障碍综合征、免疫功能紊乱、疾病危重程度评估方法等。

3. 除掌握临床科室常用诊疗技术外,应具备独立完成以下监测与支持技术的能力:心肺复苏术、人工气道建立与管理、机械通气技术、深静脉及动脉置管技术、血流动力学监测技术、持续血液净化、纤维支气管镜等技术。

(二)护士基本技能要求 经过重症医学专业培训,熟练掌握重症护理基本理论和技能,考核合格。

七、重症医学科必配设备

1. 每床配备完善的功能设备带或功能架,提供电、氧气、压缩空气和负压吸引等功能支持。每张监护病床装配电源插座 12 个以上,氧气接口 2 个以上,压缩空气接口 2 个和负压吸引接口 2 个以上。医疗用电和生活照明用电线路分开。每个床位的电源应该是独立的反馈电路供应。重症医学科病房应有备用的不间断电力系统(UPS)和漏电保护装置;每个电路插座都应在主面板上有独立的电路短路器。

2. 应配备适合的病床,配备防压疮床垫。

3. 每床配备床旁监护系统,进行心电、血压、脉搏血氧饱和度、有创压力监测等基本生命体征监护。为便于安全转运患者,每个重症加强治疗单元至少配备便携式监护仪 1 台。

4. 三级医院的重症医学科应该每床配备 1 台呼吸机,二级医院的重症医学科可根据实际需要配备适当数量的呼吸机。每床配备简易呼吸器(复苏呼吸气囊)。为便于安全转运患者,每个重症加强治疗单元至少应有便携式呼吸机 1 台。

5. 输液泵和微量注射泵每床均应配备,其中微量注射泵每床 4 台以上。另配备一定数量的肠内营养输注泵。

6. 其他必配设备 心电图机、血气分析仪、除颤仪、心肺复苏抢救装备车(车上备有喉镜、气管导管、各种管道接头、急救药品以及其他抢救用具等)、纤维支气管镜、升降温设备及超声检查设备等。三级医院必须配置血液净化装置、血流动力学与氧代谢监测等设备。

八、重症医学科选配设备

除上述必配设备外,有条件者,视需要可选配以下设备:

1. 简易生化仪和乳酸分析仪。

2. 闭路电视探视系统,每床一个成像探头。

3. 脑电双频指数监护仪(BIS)。

4. 输液加温设备。

5. 胃黏膜二氧化碳张力与 pHi 测定仪。

6. 呼气末二氧化碳、代谢等监测设备。

7. 体外膜肺(ECMO)。

8. 床边脑电图和颅内压监测设备。

9. 主动脉内球囊反搏(IABP)和左心辅助循环装置。

10. 防止下肢深静脉血栓(DVT)发生的静脉压力泵。

11. 胸部震荡排痰装置。

(管向东)

第三节　重症医学科病房的
院内感染防控

一、重症医学科病房的特点

首先，重症医学科病房（ICU）收治的重症患者具有感染易感性。收入 ICU 的重症患者无论开始是否存在感染，都属于院内感染的高危人群。高危表现在两个方面：一方面，重症患者在经过原发病的打击后，机体免疫状态常呈现为免疫紊乱状态，造成潜在的机会致病菌导致感染的可能；另一方面，由于机体需要留置多种有创装置，如气管插管、中心静脉导管等，导致机体的天然屏障被破坏，为病原菌的入侵提供了通路。这些患者的特点有别于普通患者，同时也决定了 ICU 的院内感染控制有其自身的特点。

其次，ICU 收治的患者感染情况具有复杂性。主要表现在：①抗生素暴露：很多患者入 ICU 时常常已经经过了较长时间的多种抗生素治疗。具有大量的抗生素暴露史。在 ICU 的进一步抗感染治疗中，首先应该评估之前抗生素治疗的效果，同时需考虑之前抗生素应用后的病原菌的改变，特别是耐药菌的出现；②对消毒隔离提出了更高的要求：重症患者的免疫紊乱状态及大量的侵袭性操作使患者处于高度易感状态。此时任何消毒隔离措施中微小的缺陷都将被时间和频次放大，而导致院内感染的发生，造成严重后果。

不难看出，院内感染防控应该作为重症医学科的一项基本要求，是医疗质量的重要体现。所有从事重症医学的医护人员都必须掌握并遵守。

二、ICU 院内感染防控的特点

（一）病原微生物的来源　重症患者院内获得性感染的病原微生物的来源可分为内源性和外源性。

1. 内源性感染　又称自身感染，是指各种原因引起的患者在医院内遭受自身固有病原体侵袭而发生的医院感染。病原体通常是寄居在患者体内的正常菌群，通常是不致病的，当个体的免疫功能受损时则会成为条件致病菌发生感染。如白念珠菌本身是肠道和皮肤的正常定植菌。当肠道屏障受到损伤，如严重腹泻或肠道穿孔等，念珠菌就有可能转为感染状态；另一种在重症医学科常见的感染是在应用大量免疫抑制剂后的卡氏肺孢子虫感染以及潜伏在机体的病毒造成的感染。虽然这些感染发生在院内，但病原菌的来源是自身。针对此类感染的主要预防和治疗措施是尽快恢复患者的免疫力，拔除不必要的侵入装置。

2. 外源性感染　又称交叉感染，是指各种原因引起的患者在医院内遭受非自身固有的病原体侵袭而发生的感染。病原体来自患者身体以外的个体、环境等。包括从个体到个体的直接传播和通过物品、环境而引起的间接感染。这些外源性病原微生物的传播途径主要是接触传播。无论是来源于其他患者，还是来源于污染的环境，其核心途径是接触，飞沫和空气在传播中也起了一定的作用。接触传播过程是由最初的传染源通过接触污染病房环境或医务人员的手或衣服，再通过接触这些被污染的环境或医务人员的手及衣服去污染其他地方或患者。通过在新的患者身上的定植最终转变为感染状态。整个过程中病原微生物是通过互相接触来传递。由此传播的病原微生物往往是具有多重耐药特性，但致病力相对较弱的院内感染常见病原菌，如鲍曼不动杆菌、大肠埃希菌、铜绿假单胞菌等。针对这些病原菌的传播主要是做好患者的接触隔离、医疗环境的清洁消毒。其中医务人员的手卫生是接触隔离中最重要的一环。

（二）感染控制的路径　无论收入 ICU 的始动原因是否为感染，后续的治疗都会面临感染的问题。如前所述，机体在原发疾病的打击下出现的免疫紊乱成为内源性感染的重要原因。同时，多种侵入性操作为外源性感染打开了方便之门。从这个角度来说，任何重症患者的救治从始到终都离不开感染的控制和预防。

1. 内源性感染的控制　首要原则是尽快使患者脱离重症状态。原发病的及时治疗，器官功能的有效保护等都是使患者尽快脱离重症状态的基础。另外尽快启动胃肠营养也是避免肠道菌群移位而引起的内源性感染的重要治疗措施。从这个角度出发，院内感染控制为整体的治疗提出了新的要求。

2. 外源性感染的控制　核心是避免交叉传播和感染。交叉传播主要强调病房的清洁以及病室人员的接触隔离制度。当前在医院流行的常见病原菌都属于接触传播。最常见的传播过程是感染患者或携带者首先污染病房环境以及医务人员，医务人员与病房环境之间可以互相传播，新的患者通过接触病房环境或与医务人员的接触而受到污染，表现为定植状态。此时如果患者存在院内感染的易感因素则有可能转变为感染。另一个重要环节就是避免污染或定植的病原菌造成感染。对于血行性感染来说，关键是严格的无菌操作，无论沿着导管外壁和导管内壁都应该避免。对于呼吸机相关性肺炎来说，在当前的技术下严格禁止细菌进入下呼吸道是难以实现的，所以尽量减少进入下呼吸道的菌量，同时通过充分的气道引流进一步降低菌负荷是避免这些污染或定植的细菌转变为感染的关键。

三、重症医学科院内感染
防控的基本原则

院内感染防控的最重要目标是避免重症患者的感染，针对患者的管理在院内感染防控中至关重要。无论何种重症患者都要遵守以下基本原则：

1. 尽快使患者脱离重症状态　如前所述，重症状态是重症患者发生院内感染的病理生理前提。原发病的早期有效处理、器官功能的充分支持治疗以及避免治疗过程中出现副损伤等是使患者脱离重症状态的基础，是整个院内感染防控最根本的措施。如果重症治疗中的治疗时机、治疗策略和治疗质量不能得到有效实施，原发病和并发症共存，其中院内感染是最常见的并发症之一。院内感染的发生率在一定程度上可以反映重症医学科的整体治疗水平。

2. 强化院内感染防控的过程管理　院内感染一旦发生,后果往往是灾难性的,避免发生才是根本。由于院内感染的各个环节涉及临床工作的整个过程,且涉及每一个在 ICU 中工作的人。为了能够让每一个人、每一个环节都符合感染防控要求是一个系统工程。这个工程中包括规范的制定、教学和监督反馈。制定规范的过程是感染控制的学术和临床操作之间的一个结合过程。依托感染控制的学术认识确定临床感染控制的关键环节,即节点,再结合临床的工作特点制定相应的临床操作规范,使其具有可操作性就是院内感染防控的节点控制策略。规范有效实施的另一个决定性因素是依从性,而依从性来源于对规范的理解,这需要对规范的系统教学和宣讲。另外必要的监督和反馈是规范的有效执行和不断改进的必要条件,使规范真正具有生命力。

值得注意的是,院内感染控制措施和临床后果之间的因果关系难以直接体现,这是院内感染防控措施依从性难以提高的另一个重要因素。临床上违反院内感染控制原则的行为造成的后果一般不会立刻出现。另一方面重症患者的治疗常常需要多个医护人员多次操作。由于上述问题的存在,一旦出现院内感染,临床往往很难和某个具体个人或某个操作联系起来,导致因果关系被模糊化。正因为如此,在院内感染的防控方面更应该强调“果因关系”。就是说如果发生了院内感染,而前面存在违反院内感染规范的行为,那就可以认定为院内感染的原因,由果及因,由此来进一步强化规范的执行。

3. 避免定植向感染的转化　院内感染的发生中很大一部分是首先出现多重耐药菌的定植,然后发展为感染。最具有代表性的是肺部感染。

首先,院内多重耐药菌定植到患者的口咽部,由于口腔护理或气道管理的缺陷,带有大量多重耐药菌的口鼻咽腔的分泌物通过不能闭合的声门或人工气道进入下呼吸道。这时如果自主呛咳能力不足且肺部物理治疗的缺陷就可以导致下呼吸道大量多重耐药菌聚集,当超过了机体的免疫能力时就会出现感染症状。由此不难看出,从定植到感染需要一个过程,有效的口鼻腔的护理、充分的肺部物理治疗和痰液引流是可以有效避免或减少肺部感染的发生的。

对于血行性感染来说,虽然患者皮肤或床单位内存在多重耐药菌污染的可能,如果针对所有血路操作执行严格的消毒操作,则可避免因打开血管通路的过程而造成的细菌入血。这种血路操作包括:留置血管内导管的操作过程、经导管输注液体和药物、血流动力学监测、更换输液管路以及穿刺点的定期换药及消毒等。

总结来说,避免定植转化为感染的措施可以归纳为两个原则:降低菌负荷,针对不能完全无菌的操作,如呼吸机相关性肺炎的预防;封闭感染入路:针对于需要绝对无菌的操作,如中心静脉导管相关操作等。

4. 减少多重耐药菌的产生　耐药菌的出现受多种因素的影响。在医疗机构层面减少耐药菌产生的最根本措施是减少抗生素的暴露时间。这样可以降低新生耐药菌

的产生速度,可以减少病房内的耐药菌筛选压力,避免多重耐药菌成为优势菌。为了能够减少不必要的抗生素使用,需要多方面的努力。

(1) 尽快明确感染的诊断:如果确定存在感染,则需进一步明确感染部位、病原微生物以及对器官功能的影响等。而对治疗的反应则可以反过来对原诊断进行验证和修正。明确了感染部位和病原菌是针对性地使用抗生素的前提,从而大大减少不必要的抗生素的应用。

(2) 尽快从经验性应用抗生素转为目标性应用抗生素:为了在病原菌不明确的情况下能够有效覆盖可能的病原菌,在抗感染的初始阶段需要选择广谱抗生素甚至需要进行联合抗感染治疗,这样在提高初始抗感染成功率的同时也增加了多重耐药菌的产生概率。尽早从广谱的经验性抗生素转化为窄谱的目标性抗生素应用是减少多重耐药菌产生的重要策略。通过临床及相关检查尽快明确感染部位和致病菌是快速转换的前提。

(3) 尽早停用抗生素:停用抗生素是避免多重耐药菌产生的根本。重症患者停用抗生素的前提是感染的有效控制。为了提高抗生素的治疗效果需要关注感染部位局部抗生素的局部有效浓度、抗生素在重症患者体内的药代动力学和药效学的改变等,通过优化抗生素的使用剂量、用药间隔及用药方式等提高抗生素抗菌效果。另外,感染灶的有效引流也是能够尽早控制感染的重要因素。

5. 强调依从性的重要性　当我们把院内感染的基本原则逐步分解成临床具体操作后不难发现,所谓的感染防控措施就要求每天的临床常规操作符合感染防控的要求。如洗手,要求接触患者前后需要洗手,且洗手要按照六步洗手法进行。虽然简单,但要每天每次都严格遵守并不是一件容易的事。提高洗手的依从性需要多方面的努力,如增加洗手设施、使用对皮肤刺激小的皂液等。更重要的是宣教和监督。通过宣教可以让大家理解洗手的重要意义增加内在的依从性,通过监督可以提高洗手的外在促进作用。在整个感染防控的过程管理中,每一个类似的“小”细节就是感染防控的一个节点。这些节点构成了整个院内感染防控的网络,而依从性是整个网络发挥作用的基础。

四、ICU 在院内感染防控体系当中的地位与作用

1. ICU 是治疗院内感染的重要场所　无论是外科大手术后,还是内科严重免疫功能低下的患者,最常见的并发症就是院内感染,如院内获得性肺炎和导管相关性感染,这是 ICU 收治患者中的重要组成部分。由于这部分患者常常伴有发生院内感染多种易感因素,如大量侵入性操作、需要机械通气、自主咳痰能力下降等。在 ICU 的治疗中,除了针对性的抗感染和器官功能支持外,院内感染防控是整体治疗中重要的一部分。虽然已经发生院内感染,如果不阻断继续发生院内感染的机制,则会陷入在治疗已有的院内感染的同时持续出现新的院内感染,最终导致整个治疗的失败。如在治疗导管相关性感染的同时,如果没有有效的预防新导管感染的院内感染防控措施,则会继续出现新的导管相关性感染。只有阻断新的院内感染的发

生,入ICU时的感染才有治愈的机会。从这个角度来说,院内感染防控不但能够预防院内感染,也是治疗院内感染的重要措施。

2. ICU获得性感染与医院获得性感染　诚然,ICU收治的患者通常是已经发生院内感染的患者或是具有院内感染的多种易感因素的患者。这类患者严格意义上不属于ICU获得性感染。由于ICU集中了全院的重症感染的患者,院内感染防控应该作为ICU质量管理和整体治疗策略的一部分。一方面,ICU应该通过不断完善感染防控体系,使ICU获得性感染的发生率逐渐下降直到零;另一方面,ICU参与院内感染防控的整体管理,同时为医院获得性感染的防控提供必要的信息。

3. ICU可降低院内感染的发生率　ICU不仅能通过完善自身的防控体系,降低ICU获得性感染的发生率,还能通过影响其他科室对易感患者或已经感染患者的管理,促进全院院内感染的控制。对于院内感染的易感人群,如果能够得到完善的院内感染防控体系的保护,可以安全度过院内感染易感的高危阶段。如大手术后患者,由于气道自我保护能力严重下降或需要机械通气,患者处于院内获得性肺炎的高危状态,如果能够在发生院内获得性肺炎前即置于ICU院内感染防控体系的保护之下则可有效避免院内获得性肺炎的发生。从这个角度说,ICU完善的院内感染防控体系不仅能够降低ICU本身的院内感染的发生率,也可为降低全院院内感染发生率做出贡献。

总之,通过院内感染防控措施的有效实施,可以有效降低院内感染的发生率。由此可进一步降低抗生素使用频率。院内感染率的下降在一定程度上也减少新发的感染源,进而提高感染防控的效果,使重症医学科乃至全院的感染控制工作走上正向循环。

(柴文昭)

第 3 章

重症医学科医疗工作的安全性

重症医学的临床医疗主要是运用先进的仪器设备、通过医护人员密切的观察以及以现代重症医学理论为指导进行精细的调节，及时发现并正确处理重症患者组织、器官以及整体失代偿状态，是在积极治疗原发病基础上进行的高级生命支持治疗。半个多世纪以来，随着现代重症医学的不断进步和发展，对一些急、危重病症的认识逐步加深、治疗技术不断完善，某些危重病病死率有效降低。大量研究报道指出，对于严重程度相同的疾病，拒绝进入ICU治疗的重症患者，死亡风险将显著增加。由此可见，ICU对于重症患者的救治起着不可替代的作用，为人类健康作出了巨大贡献。

然而，由于重症患者疾病严重程度高、病情复杂，常常需要医师在缺乏可靠检查依据时做出高风险紧急救治决定，因此难以避免出现诊断和治疗错误。此外，一些高危患者需要同时应用多项高级生命支持技术或措施，而合格的ICU医护人力资源配备相对不足，医疗错误发生的频率可能更高。另一方面，由于ICU重症患者机体自我调节和代偿机制降低，一旦发生医疗错误，后果更加严重，甚至严重威胁患者生命。因此，了解ICU错误发生现状、分析错误发生原因，并且提出有效的预防措施对当今重症医学的持续发展具有重大意义。

一、重症医学科医疗安全现状

近年来，医疗质量与患者安全已经引起人们的广泛关注，甚至视之为当代医学进步的最主要的目标之一。医务人员常常容易忽略临床工作中医疗错误的存在，也没有意识到这些差错可能会对患者预后产生严重影响。

20世纪末，在美国进行了的两项关于医疗安全的大规模研究，结果均发现在住院患者中医疗错误发生在2.9%和3.7%，6.6%~13.6%的医疗错误导致患者死亡。进一步分析发现在这两项研究中半数以上医疗错误都是可预防的。这意味着，以1997年美国住院患者为33 600 000人计算，美国人当年有近10 000 000人死于这些医疗错误，成为第八大死亡病因，比同一年因机动车辆事故（43 458），乳腺癌（42 297），或艾滋病（16 516）死亡的人还多。由此导致的费用一年即高达170亿~290亿美元。这些触目惊心的数据引起了人们深刻的思考，为此2000年美国国家卫生署（Institute of Medicine，IOM）发布了旨在建立更安全医疗系统《跨越鸿沟：21世纪的新医疗系统》（*Crossing the*

Quality Chasm：A New Health System for the 21st Century）和《人非圣贤孰能无过：建立一个更安全的医疗系统》（*To Err Is Human：Building a Safer Health System*）的两个在医疗质量与安全方面系统指导的文件。这些研究和指南的发布引起了世界范围内的医务人员、政府部门、医学学术团体对于医疗质量与安全的高度重视，也促使他们不断地去寻找评价与改进医疗质量的系统方法。

而特别需要注意的是，和其他学科相比，医疗错误发生率在重症医学中显得尤其要高一些。这与重症患者病情复杂，通常存在免疫功能损伤或障碍，治疗时间紧迫，医务人员工作强度负荷大，以及这些患者所需要的侵入性操作多等多个因素有关。2005年美国哈佛大学医学院Jeffrey等的调查研究显示，ICU严重医疗错误发生率高达149.7次/（1000患者·天），其中，严重威胁患者生命的医疗错误占13%。在2007年10月7~10日德国柏林召开的第20届欧洲重症医学年会上，一系列有关ICU安全性的报告与讨论备受关注。来自挪威Haukeland大学附属医院ICU的一项流行病学调查发现，1997—2006年10年间，10张病床的综合ICU内，不良事件的发生率高达1645起，其中3~5级的不良事件（引起严重器官功能损害致患者死亡）58起，占总不良事件的3.4%。更为严重的是，尽管倡导了积极的报告制度以及采取了相应的控制措施，不良事件的发生率并未下降，相反呈现逐年上升趋势。在引起这一现象的诸多原因中，近10年来对某些危重病症的认识不断加深，相关临床干预手段增多，多器官功能障碍重症患者存活时间延长等可能是重要的影响因素。同时也提醒ICU医师有必要对高级生命支持和强化治疗进行反思。在2012年Maite等发表的一项在法国进行的关于ICU医疗质量持续改进的多中心研究（IATROREF study）中，在纳入的2117例重症患者的15 014个住院日里发生医疗错误次数高达1438次（16.9%，95.8/1000住院日）。

二、重症医学医疗安全及安全风险的基本定义

在1999年，IOM关于医疗质量、安全和差错的定义是医疗质量评价领域目前广为接受的基本理论之一。根据这个定义所谓医疗质量即医疗机构采用最新的专业知识，对患者个体或群体提供的医疗服务的结果同其疾病理论预后相近的程度。所谓安全则是指没有不管是因为无意

做错了什么还是无意漏做了什么所导致的临床差错。而差错则是指完成任务过程中方法本身存在错误或未能按预定方案执行导致的错误。

医疗错误是指在临床诊疗活动中以及医院运行过程中，任何可能影响患者的诊疗结果、增加患者的痛苦和负担，并可能引发医疗纠纷或医疗事故以及影响医疗工作正常运行和医务人员人身安全的因素和事件。医疗错误可以是任何未预期或不适的症状、体征、疾病或可能导致身体伤害，暂时与药物或医疗器械有关联，但不一定与药物或医疗器械有因果关系的事件。

医疗安全风险对患者而言是指存在于整个医疗过程中，可能会导致损害或伤残事件的不确定性，以及可能发生的医疗目的之外的不安全事件。医疗安全风险对医院而言是指在医疗过程中发生医疗错误或过失导致的不安全事件的风险。重症医学科由于收治患者的特殊性、危重性，患者病情的复杂多变性，以及需要高强度的治疗与监测，操作多、检查多、使用器械多、医疗花费多，势必成为医院医疗安全风险集中的科室。重症医学科医疗安全风险又依据风险水平的不同而分为四级，定义如下：

Ⅰ级：轻微风险，指风险水平可以接受，目前的应对措施有效，不必采取额外的技术、管理方面的预防措施。

Ⅱ级：一般风险，指风险水平有条件接受，有进一步采取预防措施提高安全性的必要。

Ⅲ级：严重风险，指风险水平有条件接受，必须采取进一步的措施以降低风险，并需要准备应急预案。

Ⅳ级：极严重风险，指风险水平不能够接受，必须采用有效的措施将风险级别降低，制定新的安全规范，必要时增加科室的资源配置。

三、重症医学质量安全评价体系

在医疗质量管理领域，国际公共卫生界巨匠 Donabedian 教授 1966 年第一次提出了医疗质量概念的三维内涵："结构—过程—结果"质量评价指标系统理论。这一理论成为各国广泛采用并沿用至今的医疗质量评价指标系统。Donabedian 教授的这一医疗质量控制模型构筑了医疗质量控制系统的理论框架，把医疗成本、患者的获益和提供服务的相关风险置于统一的医疗质量范畴之内。

在这个"结构—过程—结果"三维理论中，"结构"描述的是医疗机构中各类资源的静态配置关系与效率，如床位数、设备与人力配置、服务项目及范围、服务量等。"过程"则概括医疗机构动态运行质量与效率，如临床治疗和处理的路径、各项活动的检测与评鉴、医务人员培训与教育等。"结果"则是对医疗机构结构与运行最终质量的测度，包括患者满意度测定、再住院率、发病率、死亡率、剖宫产率、患者的候诊时间等等。IOM 关于医疗质量、安全和差错的定义的实质内涵完全遵循了 Donabedian 教授的这一理论。

近十年来重症医学领域医疗质量管理的许多研究也引入了 Donabedian 教授的三维理论，但在不同发展水平的国家，在重症医学质量控制领域采用的质量指标也存在差异。挪威的 H Flaatten 2012 年检索了所有至少能在一个国家范围内应用进行重症医学质量控制的指标，结果发现在全部 8 个国家中共采用了 63 个质量控制指标，而在这当中没有一个指标被所有国家采用。其中采用率最高的指标是标准化死亡率，有 6 个国家采用。其次是患者及家属满意度，重症医学医师床位比和呼吸机相关肺炎的发生率，都有 5 个国家采用。

近年来欧洲重症医学会安全与质量特别委员会（the Task Force on Safety and Quality of the European Society of Intensive Care Medicine，ESICM）进行了关于改进重症医学安全与质量指标的研究，最终集中了欧洲 18 位致力于重症医学质量控制的专家，并选择出能够在 90% 以上成员达成共识的重症医学质控指标。研究充分考虑了各国国情及语言上的差异，从 2010 年 4 月至 2011 年 7 月，历经反复沟通的五个阶段，最终从第一个阶段的 102 项共 111 个指标中，按照"结构—过程—结果"模式筛选出获 90% 以上专家共识的 9 条指标（表 3-0-1）。

表 3-0-1 欧洲重症医学会安全与质量特别委员会医疗安全与质量指标

类型	序号	指标描述	指标含义
结构	1	ICU 满足国家对于提供重症医学服务的要求	ICU 应当按照标准的资源配置和报告机制作为独立的单元
过程	2	24 小时具备专业的重症医学专科医师	ICU 必须保证每天 24 小时能够提供重症医学专科医师，以保证医疗质量，降低发病率和死亡率并减少重症患者的停留时间。如果住院医师不是专业重症医学人员也必须是有内科知识背景的医师，以保证早期的复苏和每天 24 小时的器官功能支持，这种情况下，重症医学专科医师必须尽快到岗予以支持
	3	医疗错误报告系统	每一个 ICU 单元都应当有一个特别的监督系统以记录每一个患者所发生的医疗错误
	4	常规的多学科的临床查房	在重症患者中常规的多学科的临床查房能够保证医疗质量，降低死亡率和住院时间
	5	转出患者的标准交班制度	每一个 ICU 转出患者都应当有标准交班记录，包括收治原因、诊断、目前仍存在问题及需要进一步解决的问题。这个记录还应当包括为什么停用了长期使用的药物，为什么新加了药物以及这些新加的药物应当使用多长时间。这个记录应当是患者常规记录的一部分，并在患者转出 ICU 后在任何一个临床科室都可以读到

类型	序号	指标描述	指标含义
结果	6	标准死亡率的报告与分析	由于没有考虑到疾病的严重程度及复杂性,粗死亡率并不是一个很好的质量控制指标。采用根据疾病严重程度评分计算的标准化死亡率则可同根据疾病严重程度评分的死亡率预测模型进行比较。将一个 ICU 单位的标准死亡率同另一个类似的单位进行规范的比较,则能反映出其业务水平的高低,同时有助于质量的持续改进
	7	48 小时内再转入 ICU 率	早期再转入 ICU 率高意味着 ICU 转出时的决策错误,这可能是由于患者尚不符合普通病房治疗条件,也有可能是普通病房医疗或接管医师的失误。早期再转入常常会增加住院时间,增加医疗资源的消耗且发病率和死亡率都会明显上升。这常常存在转出 ICU 时依然存在的器官功能不全进而导致高的医疗护理强度
	8	中心静脉导管相关感染发生率	中心静脉导管在重症患者抢救中几乎是必不可少的,而中心静脉导管相关感染是中心静脉导管最严重的并发症,也是 ICU 院内获得性菌血症最主要的来源,死亡率大约在 10%,并会引起 ICU 停留时间增加 5～8 天
	9	意外拔管率	意外拔管常伴随很高的再插管率,并增加院内获得性肺炎及死亡的风险

四、重症医学科医疗工作安全风险等级评估

重症医学科医疗工作风险等级评估需要综合考量医疗工作风险的严重程度,风险的发生频度,以及风险的可探知程度等要素。

(一) 重症医学科医疗工作风险严重程度的评估　科室应当建立医疗工作风险评估小组。发生医疗安全事件后,评估小组应当亲临现场,查看患者,了解患者目前的病情以及进一步的治疗措施,判断患者脏器功能受损情况,做出新的诊断。评估财产的受损情况以及科室医务人员受影响的严重程度。将上述信息汇总总结,撰写"医疗安全事件结果描述"。重症医学科医疗工作风险的严重程度按照事件对临床及医院产生的结果进行评估。临床结果及医院结果程度均分为 5 级,取分级高者作为风险严重程度级别。

1. 临床结果分级

(1) 轻微:患者发生意外事件,但未造成伤害和任何额外医疗处置。

(2) 轻度:患者因非疾病因素导致医疗照顾增加,需要再次诊断及相应的额外处置。

(3) 中度:患者因非疾病因素导致新发生脏器功能障碍,需要额外的支持治疗或手术操作,ICU 住院时间延长。或发生以下情况:①药物错误;②各种管路(人工气道、中心静脉导管、动脉导管、胃肠内营养管、手术部位引流管等)意外脱出或拔除;③院内感染暴发流行;④确诊导管相关血流感染(CRBSI)。

(4) 重度:患者因非疾病因素导致永久性功能丧失,或出现以下情况:①人工气道意外脱出、拔除或阻塞需要重新置管;②严重皮肤压疮需要医疗处置如清创、手术等;③患者坠床或在无看护情况下下床活动;④对医务人员发生身体或语言的威胁恐吓事件或发生投诉。

(5) 严重:患者因非疾病因素死亡或发生意外心跳呼吸骤停,或出现下列情形:①错误输血;②产妇发生围产期死亡;③违反现行法律。

2. 医院结果分级

(1) 轻微:无财物损失,或对医务人员未造成伤害,对科室医疗护理工作未造成影响。

(2) 轻度:财物损失在万元以下,或对医务人员造成伤害仅需紧急处置,无其他影响,科室工作效率降低。

(3) 中度:财物损失在数万元,或对医务人员造成伤害需要额外的医疗处置或暂时无法工作,科室正常工作部分不能开展。

(4) 重度:财物损失在数十万元,或对医务人员造成永久性伤害或需要住院治疗,3 名以上医务人员无法工作或有医务人员因此辞职,科室正常工作不能开展。

(5) 严重:财物损失百万元以上,或造成医务人员死亡、自杀、3 名以上医务人员住院治疗,科室关闭。

(二) 重症医学科医疗工作风险的发生频度评估　应当根据科室及医院的相关记录及统计资料确定同类安全事件的发生频率。如果没有相应的统计资料,应当咨询科内专家、医院管理部门,并广泛听取科室员工的意见,确定可能的发生频率。同时依据情况建立相应事件的统计数据库。风险发生频度分为 5 级:

1. 5 年或以上发生一例。

2. 2～5 年一例。

3. 1～2 年一例。

4. 一年数例。

5. 数周一例。

(三) 重症医学科医疗工作风险的可探知程度　科室医疗工作风险评估小组应当复习科室相关的规章制度、医疗护理常规、各种相关辅助检查的敏感度与特异度等,同时咨询科内专家并广泛听取科内员工意见,判断安全事件的可探知程度。科室医疗工作风险可探知程度是指按

15

照现行的科室管理制度、医疗护理规范与技术手段是否有探知某一风险的方法。分为5级：

1. 几乎完全可以探知。
2. 有较多机会探知。
3. 有一般的机会探知。
4. 有较少的机会探知。
5. 几乎完全不能探知。

本要素只涉及规章制度及技术手段等客观文献指标，员工素质、培训程度、工作环境等因素不在讨论范围之列。如无相关规章、常规以及相应的技术检查手段，无论何种情况，均计为"几乎完全不能探知"。

（四）重症医学科医疗工作风险等级的确定 重症医学科医疗工作风险等级的确定需要将医疗工作风险的严重程度、风险的发生频度、风险的可探知程度等三方面要素级别数加和，按照其数值确定风险分级（表3-0-2）：

Ⅰ级：轻微风险，风险要素级别数之和3~5。
Ⅱ级：一般风险，风险要素级别数6~8。
Ⅲ级：严重风险，风险要素级别数9~11。
Ⅳ级：极严重风险，风险要素级别数之和12以上。

在此评分基础上，上述风险要素三方面只要有一方面要素级别数达到5，则风险等级上调一级，已达最高级者除外。

表3-0-2 风险等级调查表

风险内容			
结果描述			
风险要素分级			
严重程度分级	患者结果分级		级别：
	医院结果分级		
发生频度分级	实际频度		级别：
	统计资料有/无		
探知程度分级	目前的制度/技术手段		级别：
	可探知程度：		
			级别数总和：
			达5级的要素有/无：
风险等级			

举例：

风险内容	患者自己拔除气管插管		
结果描述	患者自己拔除气管插管，重新置管，过程中出现呼吸心搏骤停，CPR后恢复。重新置管后患者状态尚可，未引起严重后遗症		
风险要素分级			
严重程度分级	患者结果分级	严重	级别：5
	医院结果分级	轻微	
发生频度分级	实际频度	一年数例	级别：4
	统计资料有/无	有	
探知程度分级	目前的制度/技术手段	护理规范，镇静评分	级别：2
	可探知程度	有较多机会探知	
			级别数总和：11
			达5级的要素有/无：有
风险等级	极严重风险		

五、重症医学科医疗工作安全事件原因分析

重症医学科医疗工作安全事件的原因分析是医疗工作安全管理的组成部分，即在科室风险评估小组在确定风险等级之后进行安全事件的原因分析，进一步评估风险的可控制程度及进一步改进的方向。分析一般包含数据收集、事件原因评估、提出矫正方案和矫正方案的实施等几个步骤。

（一）数据收集　由科室医疗工作风险评估小组组织人员在事件发生的第一时间收集资料，应当包括目击者说明与观察资料、物证及书面文件证明三部分。

评估小组成员应当向事件当事人了解事件的发生经过，按照时间顺序梳理事件形成过程，并确定当事人在实践过程中的行动、患者情况的变化、病房的状态以及其他和事件有关的因素变化过程，细致、客观再现事件现场情形。以时间表的形式绘制事件流程始末。

（二）事件原因的评估　按照对于事件发生的贡献，将事件的原因分为直接原因、间接原因及根本原因三类。事件的直接原因是指直接导致事件发生的原因，直接与事件有关。间接原因是指虽然导致事件的发生、但是不能单独导致事件发生的原因。事件的根本原因是指事件的潜在原因，是导致事件一系列原因中的最终一环。根本原因可能有多个。

评估小组在详细了解事件经过的基础上，确定事件的直接原因及间接原因，并对事件发生的诸多原因进行分析，运用原因链法、控制点分析法（barrier analysis）、原因分析图法（鱼骨图法）等方法对事件根本原因进行确定。事件的原因应最终归为以下几类：

1. 设备、器械错误　由于使用设备本身的故障造成的错误，如设备保修过期等。

2. 人员错误　由于人员主观因素导致的错误，如违反操作规程等。

3. 环境错误　由于外部环境异常导致的错误，如停电、断气、盗窃破坏、雷击、火灾等。

4. 培训错误　由于对于人员的培训不足导致的错误，如由于操作者培训不足或经验不足导致的错误等。

5. 管理错误　由于科室、医院管理制度缺陷、不合理或虽然有制度但执行、监督不到位导致的错误。如由于当班人员过少导致的医疗护理缺陷等。

6. 程序错误　由于操作流程、工作程序本身制定不当导致的错误。如由于消毒程序缺陷导致感染等。

7. 设计错误　由于器械、建筑、设备等本身设计问题造成的错误。如由于医院设计不当导致 ICU 与目标科室距离太远造成转运过程中患者发生风险等。

（三）提出矫正措施　评估小组应当对事故发生的所有原因进行分析，提出矫正措施。直接原因的矫正措施称为针对性矫正措施，根本原因的矫正措施称为预防性矫正措施。

提出矫正措施时应对所提出的措施进行评估，包括：

1. 是否能够降低类似事件的发生概率或风险级别。

2. 措施是否可行，是否会引入新的风险，新的风险是否能够清楚描述及可控。

3. 措施是否需要培训，需要哪些新的资源。

（四）实施方案　科室医疗工作风险评估小组提出矫正方案，并对科室人员进行培训，修正此前可能存在的流程错误，建立新的流程规范。在实施过程中，不断收集运行过程中的资料，调整跟进措施，达到流程的最优化。以是否能够降低类似事件发生概率或风险级别作为矫正方案有效的判断标准。如方案确实有效，应以文件的形式固定下来，完善科室的管理。

时至今日，在医疗安全与质量备受关注的今天，重症患者面临着严峻的医疗安全与质量形势。而保障重症患者医疗安全，一方面需要建立科学客观的重症医学质量安全评价体系，以提高重症医学的质量，为重症患者的医疗安全提供坚实的基石；另一方面也需要科学理性的医疗工作安全事件评价与分析方法，客观分析医疗工作安全事件的风险及原因，以寻求科学的医疗工作安全事件的解决方案，进而全面提高重症医学医疗工作安全。

（周翔　马朋林）

主要参考文献

[1] Thomas EJ, Studdert DM, Burstin HR, et al. Incidence and types of adverse events and negligent care in Utah and Colorado. Med Care, 2000, 38(3): 261-271.

[2] Brennan TA, Leape LL, Laird NM, et al. Incidence of adverse events and negligence in hospitalized patients: Results of the Harvard Medical Practice Study I. N Engl J Med, 1991, 324(6): 370-376.

[3] Leape LL, Brennan TA, Laird N, et al. The nature of adverse events in hospitalized patients: Results of the Harvard Medical Practice Study Ⅱ. N Engl J Med, 1991, 324(6): 377-384.

[4] Hoyert DL, Kochanek KD, Murphy SL. Deaths: final data for 1997. Natl Vital Stat Rep, 1999, 47(19): 1-104.

[5] Martin JA, Smith BL, Mathews TJ, et al. Births and deaths: preliminary data for 1998. Natl Vital Stat Rep, 1999, 47(25): 1-45.

[6] Committee on Quality of Health Care in America, Institute of Medicine. Crossing the Quality Chasm: A New Health System for the 21st Century. Washington, DC: National Academy Press, 2001.

[7] Kohn LT, Corrigan JM, Donaldson MS. To Err Is Human: Building a Safer Health System. Washington DC: National Academy Press, 2000.

[8] Valentin A, Capuzzo M, Guidet B, et al. Patient safety in intensive care: results from the multinational Sentinel Events Evaluation (SEE) study. Intensive Care Med, 2006, 32(10): 1591-1598.

[9] Valentin A, Capuzzo M, Guidet B, et al. Errors in administration of parenteral drugs in intensive care units: Multinational prospective study. BMJ, 2009, 338: b814.

［10］ Graf J, von den Driesch A, Koch KC, et al. Identification and characterization of errors and incidents in a medical intensive care unit. Acta Anaesthesiol Scand, 2005,49(7):930-939.

［11］ Garrouste-Orgeas M, Timsit J, Adrie C, et al. Impact of adverse events on outcomes in intensive care unit patients. Crit Care Med,2008,36(7):2041-2047.

［12］ Garrouste-Orgeas M, Soufir L, Tabah A, et al. A multifaceted program for improving quality of care in intensive care units: IATROREF study. Crit Care Med, 2012,40(2):468-476.

［13］ Sherman H, Castro G, Fletcher M, et al. Towards an international classification for patient safety: the conceptual framework. Int J Qual Health Care,2009,21(1): 2-8.

［14］ Flaatten H. The present use of quality indicators in the intensive care unit. Acta Anaesthesiol Scand,2012,56 (9):1078-1083.

［15］ Rhodes A, Moreno RP, Azoulay E, et al. Prospectively defined indicators to improve the safety and quality of care for critically ill patients: a report from the Task Force on Safety and Quality of the European Society of Intensive Care Medicine (ESICM). Intensive Care Med,2012,38(4):598-605.

［16］ Scales DC, Dainty K, Hales B, et al. A multifaceted intervention for quality improvement in a network of intensive care units: a cluster randomized trial. JAMA, 2011,305(4):363-372.

［17］ van der Voort PH, van der Veer SN, de Vos ML. The use of indicators to improve the quality of intensive care. Acta Anaesthesiol Scand, 2012, 56 (9): 1084-1091.

［18］ 周翔,马旭东,刘大为. 新形势下重症医学质量控制要点. 中华医学杂志,2014,94(27):2086-2089.

［19］ Unver V, Tastan S, Akbayrak N. Medication errors: perspectives of newly graduated and experienced nurses. Int J Nurs Pract,2012,18(4):317-324.

［20］ Westbrook J, Rob M, Woods A, et al. Errors in the administration of intravenous medications in hospital and the role of correct procedures and nurse experience. BMJ Qual Saf,2011,20(12):1027-1034.

第 4 章

重症医学科病房的设计

重症医学(critical care medicine,CCM)是近年发展十分迅速的临床医学学科,在重症患者的救治中起着非常重要的作用。重症医学科病房(intensive care unit,ICU)作为重症医学的临床基地,其设计建设是医院的一项系统工程,涉及医疗、护理、行政、信息与后勤管理等部门,涉及建筑设计和(或)装修等各种因素。

重症医学起源于欧美国家,经过半个多世纪的发展,这些国家的有关各界对重症医学的理念有比较深刻的认识,ICU 的建设管理比较规范。我国重症医学起步较晚,有关各界甚至医学界对重症医学理念的认识还有待提高;此外,我国的经济状况和临床医疗整体水平与西方发达国家相比仍有较大差距,因此,国外的有关规范并不完全符合我国的实际。2009 年 2 月原卫生部依据学会"指南"制定颁布了《重症医学科建设与管理指南(试行)》(卫办医政发〔2009〕23 号),对 ICU 的设计建设和管理提出了明确的指引;2015 年 4 月,国家卫生计生委颁布《重症医学专业医疗质量控制指标(2015 年版)》(国卫办医函〔2015〕252 号),我国的 ICU 建设和管理逐步走向标准化。

一、ICU 设计团队的组成和工作目标

为促进我国重症医学的健康发展,提高危重患者的救治能力和抢救成功率,新 ICU 的设计建设,或者已有 ICU 的改建,以及 ICU 的行政、医疗管理,均应符合原卫生部印发的《重症医学科建设与管理指南(试行)》(卫办医政发〔2009〕23 号)的要求,适应所在医院及其服务区域应对危重患者抢救的需求,满足 ICU 专业技术人员对危重患者进行有效救治的特殊需要。

ICU 的设计,既包括科室的建筑设计,也包含 ICU 的运行管理设计。因此,ICU 的建设设计不仅仅是建筑和(或)装修设计师的事情,还必须组织一支专门的设计团队,就 ICU 建设的有关问题开展认真的调研,结合本医院的实际,综合各方面的因素,才能设计、建成符合医院实际使用要求的 ICU。

(一)ICU 设计团队的组成和作用 ICU 的设计团队应该包含与 ICU 建设设计和管理相关的各方面专家,主要组成人员及其作用包括:

1. 精通医院 ICU 设计的建筑和(或)装修设计师 他们是 ICU 建设设计的直接执行者,应该对重症医学的理念

和作用有比较全面的了解,不但需要有建筑方面的丰富经验,还应具备医院建设、尤其应具备 ICU 建设和设计方面的丰富经验。

2. 重症医学的临床医疗和护理专家 他们是所在医院将来 ICU 的直接使用者,也有一些是以资深 ICU 专家的身份受聘为其他医院的 ICU 建设和管理做咨询性的工作。他们的临床工作经验丰富,熟悉重症医学领域的发展趋势,能够将 ICU 工作正反两方面的经验提出来。建筑设计师应该把他们的意见尽可能融合到新 ICU 的建设设计中,使将来建成的 ICU 既能方便实用、符合重症医学发展的要求,也可以尽量避免既往 ICU 建设设计的种种缺陷。

3. 院内感染控制专家 感染控制是 ICU 工作的重要组成部分,院内感染控制应当从 ICU 的设计布局、人员流向、物流通道、通风系统、清洁设施等基础做起。院感专家应该从专业的角度,在 ICU 的建设设计阶段提出专业意见。

4. 医院行政职能管理部门的管理人员 他们多数来自所在医院的行政管理职能部门,将来对 ICU 直接行使行政管理职能。他们参加到 ICU 的建设设计队伍之中,既能帮助协调解决 ICU 建设过程中的诸多问题,也为 ICU 将来的管理运作积累初步的经验,为将来全面实施对 ICU 的高效管理打下基础。

5. 熟悉医院和 ICU 电力、信息以及机械系统设计的工程技术人员 ICU 的整体建设水平,包括电力和信息等方面的建设配置是现代化医院的一个重要体现,各种保障要求甚高。因此,ICU 的建设设计队伍必须包含这些工程相关的各类技术人员。

6. 与 ICU 运行和管理关系最密切的医院其他科室人员 ICU 是医院最重要的医疗保障专业科室之一,几乎所有的临床科室将来都会利用 ICU 为自己的临床工作服务,其中部分临床科室将会成为 ICU 患者的主要来源单位。另外,相关辅助科室如检验、影像学、药学和临床营养学等,也将对未来 ICU 的运行起到重要作用。因此,ICU 的建设设计应该征求并尽可能尊重这些科室的意见,结合这些专业的学科特征和患者的特点,以便将来建成的 ICU 能够得到合理、高效利用。

(二)ICU 设计团队的主要工作目标

1. 根据医院的主要医疗功能,尤其是对 ICU 使用的具体要求,对医院 ICU 的规模、分区,病区选址等作出决策

评估。工作重点是明确 ICU 的主要服务对象病区,根据这些病区规模和收治患者的状况,以及这些病区的相关专业在区域中的影响力等因素,最终决定 ICU 的规模、分区,以及 ICU 的病区选址等事项。

2. 对建成或改建后 ICU 的患者来源、进出标准、预期的病床利用率和与其他区域性医院的合作情况等作出全面的评估;初步制订出将来 ICU 的运行和流程管理模式。

3. 对医院的医疗护理力量,尤其是将来 ICU 的医疗护理力量,以及相关主要辅助科室(如检验学科、影像学科、药剂科、输血科等)的条件,是否能够满足将来 ICU 的运行要求等作出综合评估;找出存在的缺陷,制订出纠正缺陷的措施,以确保 ICU 将来的医疗运行流程合理顺畅。既要实现 ICU 的高效运行,也要确保 ICU 提供的医疗服务能够达到救治重症患者的应有水平。

二、ICU 设计建设人员的相关知识要求

医学技术的进步、公众对健康保障要求的日益提高、重大突发灾难事件频发等因素,促使了重症医学近年来的迅速发展。我国绝大部分的三级医院,甚至经济发达地区的乡镇医院都建立了重症医学学科。但 ICU 的建筑和(或)装修设计,相当部分是在旧的楼房上进行,仍然存在不少缺陷,对 ICU 的医疗运行和学科的发展均产生不同程度的影响。设计建设和(或)装修一个符合医院临床使用要求的 ICU,要求医院的决策者和参与 ICU 具体设计的相关人员,首先必须理解重症医学的基本理念,熟悉重症医学学科的现状和发展趋势,以及学科在医院临床医疗活动中的地位和作用。具体参与 ICU 决策、设计建设和(或)装修的各级人员,尽管他们可能对各自专业领域的知识技能都相当精通,但如果他们对重症医学学科缺乏理解,要设计建设和(或)装修出功能要求符合医院临床实际需要的 ICU 是不可想象的。因此,在进行 ICU 的设计建设和(或)装修之前,除他们原有的设计建设和(或)装修等方面的专业知识外,必须学习理解重症医学的相关知识,这是对参与 ICU 建设设计和(或)装修的所有人员最基本的相关知识要求。

三、ICU 的病房设计

ICU 的病房建设设计必须把 ICU 在医院中的学科定位、服务范围和预测业务量,以及医疗用房、辅助用房和 ICU 的周围环境等各方面的因素集中起来一起考虑。ICU 的整体设计,在首先保证医疗护理工作能够顺利进行的前提下,也要考虑到在 ICU 中长期肩负繁重工作压力、处于紧张工作状态下的医务人员的健康,设计出一个既有利于危重患者的康复,又有利于医务人员工作和健康的 ICU。即既要照顾重症患者、保证医疗工作的顺利开展,也要使在其中工作的医务人员有一个良好的工作和生活环境,力求做到人性化,充分体现"以人为本"的原则。ICU 的整体布局应该使放置病床的医疗区域、辅助用房区域、污物处理区域和医务人员生活辅助用房区域等有相对的独立性,既最大限度减少彼此之间的互相干扰,又有利于院内感染

的控制。

(一) ICU 的平面设计规划　根据我国的实际,医院是集预防保健、治疗和康复,乃至于教学和医学研究为一体的单位,治疗疾病、抢救生命是医院日常工作中最重要的任务之一;而在维持生命体征稳定的同时积极处理原发病、为疾病的进一步治疗创造条件,以及为医院处理严重和(或)高风险疾病提供有力保障是 ICU 的主要工作特征。鉴于这一特殊任务的需要,以及 ICU 临床工作的特殊性,ICU 在医院中应该有特殊的地理位置,以方便它的服务对象病区能够在最短的时间内、以最短的距离将危重患者转到 ICU 救治。

1. ICU 的地理位置　ICU 的选址,是 ICU 建设的第一步,对将来 ICU 功能的发挥和 ICU 资源的合理使用都将产生重要影响。因此,如果在医院现有的建筑中选址建设 ICU,必须避免为了医院达标而随意找到空闲病房就盲目上马的做法。在新设计的住院楼,则应该在建筑设计时将 ICU 的地理位置考虑进去,并对其周围的相关功能配置、交通和人流物流通道等作出适当的安排。

ICU 应设置于合适的区域以方便患者的快速转运、进行各种检查和治疗等医疗活动,同时兼顾院内各辅助科室如检验、检查科室等能够为 ICU 提供快速方便的服务与支持。一般来说,ICU 建造的地理位置应该考虑以下因素:①接近主要服务对象病区:这些区域是将来 ICU 患者的主要来源,对这些区域的医疗保障也最能体现 ICU 的综合临床功能。因此,这是 ICU 选址的首要因素;②接近手术室:对于主要为外科系统服务的 ICU 而言,这是一个重要的因素;对于为全院服务的综合性 ICU 而言,则应该综合医院相关科室的功能和规模进行考虑;③接近血库:ICU 是使用血液制品比较多的科室,有条件时应该把 ICU 设计在靠近血库或者与血库的交通比较快捷方便的区域;④接近临床实验室:重症患者在 ICU 的救治过程中,需要随时通过各种实验室指标调整诊治策略;另外,各种检验标本必须在最短的时间内送到实验室以尽量避免结果的误差,因此,ICU 的选址如果远离实验室,将对重症患者的救治产生诸多不便;⑤接近影像学科:对危重患者进行影像学方面的动态评估,是 ICU 临床工作的重要组成部分。由于危重患者病情的特殊性,这些患者影像学评估的频率比一般患者高,而且随时需要在床旁进行,所以,ICU 的选址应该考虑接近影像学科的因素。

考虑上述因素的主要目的是,务必使重症患者的转运效率最高,临床和医技等相关辅助科室的技术保障更加有力。"接近"的实现可能通过病房大楼的楼上楼下实现,也可能通过医院大院里病房大楼之内或者病房大楼之间的便捷连接实现。在横向无法实现"接近"时,就应该考虑楼上楼下的纵向"接近",靠直通电梯或输送管线途径输送患者或检验标本及其报告。不同楼房之间与 ICU 的连接,最好有能够遮挡风雨的连廊,并有便捷的往来电梯与主要服务对象病区、手术室、临床实验室和影像学科连接。ICU 与检验科、药房等辅助部门,如能建立自动化的物流传输系统,更有利于提高工作效率。

此外,应该把 ICU 建设在远离密集公共人流的区域。

比如,按照目前我国医院的实际情况,不应该把接收全院重症患者的ICU建设在门诊部等人员流动量大、声音嘈杂的地方;紧挨着急诊科也不是一个好主意,原因是急诊科的人员流动量大而频繁、声音也比较嘈杂;此外,急诊科经常会有一些突发事件,非医疗的突发事件可能对应该经常保持安静的ICU产生不良影响。因此,为了提高ICU的工作效率,保证重症患者的治疗安全,ICU的周围应该有安静舒适的宜人环境,ICU的窗户应该能够接受外面的日光,使患者以及在其中工作的医务人员,可以随时感受一年四季和昼夜的变化,病房外面最好有优美的绿化环境。

2. ICU的规模及其相关因素　ICU的规模首先与ICU空间的大小有关,ICU空间是ICU规模的决定性因素。ICU的病床数量一般根据医院等级和实际收治患者的需要而定,ICU的床位数量设置,既要考虑ICU对医院或科室危重病患者的接收能力,也要考虑固定在其中工作的医护人员是否有足够的能力满足日常的医疗需要,并且能够发挥最大的工作效率。结合目前我国的实际情况,从服务范围、人员配置、工作效率和管理的角度,一般以该ICU服务病床数或医院病床总数的2%～8%为宜,可根据医院临床实际需要适当增加。随着我国医疗保障体系的完善和发展,轻症患者将主要在社区医院解决,综合性大医院和区域性的综合医院,将来的定位和收治对象,将主要是以收治复杂、重症的患者为主,ICU将发挥越来越大的作用。

先进国家ICU病床数占医院总床位数的比例更高,美国一些专科医院甚至达到20%左右。我国幅员辽阔,各地社会经济状况参差不齐,以ICU服务病床数或医院病床总数的2%～8%为规模要求,比较符合我国的实际情况。另外,重症医学科可以根据医院的实际需要,管辖若干个ICU病区。但从医疗运行效率的角度考虑,每个ICU管理单元(病区)以8～12张床位为宜;床位使用率以65%～75%为宜,超过80%则表明ICU的床位数不能满足医院的临床需要,应该扩大ICU的规模。但在考虑扩大ICU的规模时,既要考虑到ICU的病房空间要求,也要考虑相关设备条件和ICU专业技术人员的数量是否能够满足需要等因素。

ICU的效率实际上与医院危重患者的数量和转入ICU的标准有关。对入住ICU指征的把握,将直接影响ICU的病源数量,进而影响ICU规模的决策。ICU的规模还与ICU的医疗运行管理有关,ICU应根据医院和科室本身的实际情况制定出相应规范化的工作流程。一流的设备和规范到位的医疗护理措施既是ICU正常运转的基本保证,也直接影响ICU的整体功能发挥,是决定ICU规模的一个重要因素之一。此外,ICU规模的大小,也与ICU病床的实际使用率、相关人员的临床技术水平和ICU管理水平等有密切关系。

3. ICU规划设计的具体问题　ICU的整体规划和设计必须突出ICU的专科工作特点。面对危重患者,快速、安全有效的转送,以及如何减少对ICU运行的干扰是必须考虑的问题。故ICU的规划设计应该重点考虑以下问题:

(1) 重症患者转送ICU的通道:即重症患者从主要服务对象病区的什么方向、通过什么方式转送ICU是最方便、快捷和安全的。重症患者的转送通道受到ICU的地理位置、主要服务对象病区等因素的影响。如果ICU建设在地面首层,一般只需考虑转运的最短距离即可;如果ICU建设在二层以上,除考虑直线转运距离外,还要考虑电梯因素,是否随时有足够的电梯保障转运重症患者。

(2) 患者转送ICU的方式:即危重患者能否无须过床即可直接转送ICU。为了达到快速、安全转运危重患者的目的,ICU的服务对象科室应该实现危重患者无须过床直接转送ICU的目标。因此,医院与ICU相关的交通走廊、病区门口和ICU病区内通道的宽度设计,除要求考虑到转送重症患者时能够容纳病床通过外,还要考虑到病床旁边可能还有大氧气瓶、生命支持器械如呼吸机等抢救治疗设备,以及护送的医务人员等需要同时平行通过。同样,转运患者的医用电梯的选用也要遵循这些原则。

(3) 医务人员上下班和家属探访等各类人员进出ICU,以及各种物品的交通方式:鉴于ICU工作的特殊性,考虑到ICU医疗运行、感染控制等需要,应对各类人员的来往进出ICU进行控制,医务人员和家属的进出通道最好独立分开。在ICU的日常医疗活动中,工作人员、患者和有关医疗物资的流向必须明确,三者进出ICU的通道应该分开,设计各自专门的通道,最好还有家属接待的专门通道。人员和物资流向的有序分开,可以最大程度减少外界对病区工作的干扰,减少交叉感染,有利于ICU的医疗运行与病区的管理,提高ICU的工作效率。

(4) ICU固定设施的用房需要:ICU的医疗运行需要有各种电气化设备来保障,而这些设备除需要有一定的放置空间外,它们的功能维护以及运行过程中噪声的控制也是ICU建设中需要考虑的问题。因此,ICU需要有专门的区域放置诸如空气调节设备、新风供给设备、医用气体供给设备等较大型的专门设备。放置这些设备的区域,在不影响它们功能发挥的前提下,应该尽量远离ICU的工作区域,以尽可能减少噪声对ICU的影响。故如果准备在新建的大楼中建设ICU,则在大楼的设计中,应该将这些因素考虑在其中,比如可以在将来ICU用房的附近楼层设计专门的设备层。

(5) ICU的功能设计必须考虑可塑性:即对ICU的某些区域及其相关通道作特别的设计,使之可以应对日常工作中的某些特殊医疗服务需要,比如特殊感染患者的隔离处理等,同时也可以提高ICU应对重大突发公共卫生事件,尤其是传染性重大突发公共卫生事件的能力。ICU可塑性设计的方法有多种,但首先是病房功能、病房空间和相应通道的设计,比如,设计一定数量的、可以正负压转换的病房,利用活动性的间隔墙壁使病房的空间能够按照需要作相应调整等。此外,在一些规模不太大的综合性医院,如果ICU面对的服务对象包括内、外、妇、儿等各科室,为适应不同类型危重患者的需要,也可以在ICU中根据可塑性设计的原则,从病房装修方面考虑做一些相对功能区域的划分,从功能要求方面做一些诊疗设备的必要配置,当有实际需要时灵活变换使用,以适当延伸ICU的医疗功能、提高ICU的实际使用率。

（6）鉴于 ICU 临床工作的特殊性，ICU 应该设计成相对封闭的一个医疗区域，以便使 ICU 的整体设计布局，能够达到确保 ICU 的日常临床医疗运行安全流畅的目的。在 ICU 相对封闭的医疗区域中，还可以根据 ICU 医疗运行的功能需要划分若干区域，分别与外界进行联系，最好是医务人员、转出 ICU 的患者和洁净物品等从 ICU 的某一区域进出；而 ICU 相关的污物、医疗废物和死亡患者的尸体等从 ICU 另外的区域运出。

（二）ICU 的病房空间及其影响因素　ICU 空间设计的总要求是：ICU 要有足够的空间，具备良好的通风、采光和照明环境；物流、气流、污水和污物的流向和排放必须设计合理；要保证病房有适当的温度、湿度，使之能减少污染，降低院内感染率，提高治疗效果。有条件者病房内最好装配空气净化层流设备，层流的要求应该与收治患者的病情需要相适应；周围环境、空气气候等条件优良的地区，可以充分利用自然的条件，使 ICU 的自然通风与封闭送风相结合。ICU 空间的大小将决定其基本用房和辅助用房的空间和数量，对 ICU 的规模及其整体功能都将产生重要影响。

ICU 建筑装饰应遵循不产尘、不积尘、耐腐蚀、防潮防霉、容易清洁和符合防火要求的总原则。

1. ICU 的基本用房　在 ICU，无论是常规监护或是出于紧急救治的考虑，患者都应在医护人员全天 24 小时、直接或间接（通过视频和监护系统）的观察之下。因此，ICU 病区的设计必须满足医护人员从医护工作站（亦称"护士站"）或治疗、配药室等主要医疗辅助用房可以观察到患者状况、并迅速到达病床的要求。此外，为了适应 ICU 的实际临床工作需要，ICU 病区应按照不同的功能要求，分若干功能区域，大体上可分医疗区域和辅助功能区域。医疗区域还可以根据收治患者的特征再分区，辅助功能区域包括工作人员办公生活、污物处理、内镜消毒等区域。医疗区域的病房、医护工作站、洁净物品室、配药室和治疗室等基本用房一般应该设计在同一区域。

（1）ICU 的病床空间：ICU 的面积和空间应该足够大。病区中的病床设置可分为开放式病床和单间病房两种。在我国目前的 ICU，多数是开放式与单间各占一定的比例，一般开放式病床的数量比单间多。开放式病床进行各种观察、治疗等医疗处理较方便，但病床之间的干扰较多，尤其对清醒的患者影响较大，如预防措施做得不够容易造成交叉感染。单间病床私密性好，外界干扰少，有利于防止感染的播散，适宜收治特殊的患者，如需严格控制感染的患者等。单间病房为主的 ICU，需要制定完善的工作流程，针对不同病情的患者固定专门人员在床边监护或增加巡诊的次数。从重症医学的发展而言，应该在 ICU 专业医务人员数量充足的前提下，多设计单间病房或分隔式病床。

开放式病床每床占地面积应有 $12 \sim 16m^2$，床与床之间最少应该有 $1.5 \sim 3m$ 的间隔，以方便各种抢救治疗仪器的摆放，并有足够的空间使各种抢救治疗能够顺利进行。ICU 中神志尚清醒的警觉患者，面对周围的危重患者，难免恐惧、焦虑，且患者间的互相干扰、影响睡眠等也对康复

不利。因此，在开放式病床之间可以考虑用隔墙分隔，隔墙的高度约 1.2m，上方为透明钢化玻璃，既便于医护人员观察，又比较私密隐蔽。

单间病房应有 $18 \sim 25m^2$ 的空间，间隔墙壁上方尽可能使用透明钢化玻璃；推拉式的玻璃门和（或）分隔墙可以提供便利的观察和在紧急情况下进出病房的通道；单间病房与单间病房之间应有玻璃观察窗；为保护隐私可以装置墙（窗）帘。

病床的旁边应该预留足够的空间，用于放置 ICU 的常规诊疗设备，同时为了减少交叉感染，应该安装足够的洗手和手消毒设施，尽可能每床配置一套洗手设施，至少每两张病床配置一套，包括感应式水龙头，感应式或液压式洗手液，擦手纸等；严格执行洗手制度，在为每位患者检查前后、各种技术操作和无菌操作前、处理污物后、进入或离开 ICU 时，均应按照院内感染控制的要求认真洗手。

（2）ICU 的隔离病房：重症患者抵抗力差，多数伴有多脏器功能障碍，入住 ICU 以前大都应用过抗生素治疗，有的甚至反复应用过多种抗生素，ICU 医师对危重病患者的治疗处理又经常必须采取各种侵入性的方法，所有这些因素均使 ICU 中的危重病患者极易受到各种感染的威胁。事实上，ICU 中危重病患者的死亡也大都与感染有密切关系。所以 ICU 的医疗工作应突出感染的控制。此外，由于 ICU 收治的患者经常以病情危重为首要标准，原发疾病或合并疾病是否具有传染性很难在转入 ICU 以前作出准确判断，即 ICU 不可能对其收治的危重患者——排除是否具有传染性。而且即使患者的疾病具有传染性，在某种特定条件下，ICU 也可能必须首先对其进行救治，故有条件的医院，每个 ICU 均应该设计具有隔离作用的单间病房，最好具有正负压转换功能。ICU 中正压和负压隔离病房的设立，可以根据危重病患者的专科来源和卫生行政部门的要求决定，每一个 ICU 最少配备负压隔离病房 $1 \sim 2$ 间。隔离病房的空间应该足够大，其设计应该符合应对各种传染病的要求，比如有一个前室，用于工作人员进出病房前换特殊的防护隔离衣等；患者的污染用物在其中能够做初步的防护处理再对外转送；患者的排泄物最好有专门的排放管道经过处理后排放。

装配空气净化系统的 ICU，对保持 ICU 中空气的新鲜和洁净，有效控制因空气污染造成的院内交叉感染将起到积极的作用。一般隔离病房的空气洁净度设计要比 ICU 病区普通病床的洁净级别更高。此外，进入 ICU 的工作人员必须遵循必要的管理要求，如严格执行洗手制度；树立无菌观念，严格按规定执行各种无菌操作技术，尤应注意气道护理操作时戴上无菌手套，这样既可保护医护人员降低受感染的机会，又可以防止患者之间呼吸道感染细菌的交叉传播；对于一些特别的感染患者，应该按照相关要求采取专门的防护措施；每床所用的诊疗物品必须单独配套准备，禁止与其他床位交换使用等。这些措施的落实，将使 ICU 中耐药细菌的交叉感染机会大为降低，需要进行隔离的危重患者尽可能减少，从而缓解隔离病房的使用压力。

（3）医护工作站：医护工作站应设置在适中位置，并

与病床处于同一空间,视线通畅,便于观察监护患者的面部表情和病情变化。医护工作站的空间设计应该根据ICU的规模决定其大小,不能设计过于狭小,应该同时满足ICU的当班医师和护士在医护工作站同时在其中各司其职,完成各项医疗和护理管理工作。

医护工作站一般设有各种报警监护仪,包括监护危重患者生命体征的中央监护系统,以及对危重患者的床边实时录像监视系统等;有些ICU为了便于与外界的联系,还装配有ICU周围环境的实时监视系统。此外,由于ICU需要处理的临床信息太多,计算机网络系统目前已经在大多数的ICU中发挥越来越多的作用,比如用计算机进行数据记录、分析、存储等,可以在工作站完成各种医嘱文书及其处理,故信息通讯的管路设施必须足够完善。ICU一般的日常医疗、护理和ICU对内、对外管理等基本职能大都在医护工作站中完成。因此,在设计ICU的医护工作站时,应该根据ICU的规模,考虑医护工作站的各种功能需要,同时做好ICU将来各种功能发展的前瞻预测,在医护工作站内铺设和(或)预留足够的供电以及信息通讯等专门线路,既保障目前的使用需要,也方便将来的功能升级。

医护工作站应该为医护人员提供一个舒适、宽敞的工作环境和足够的空间,必须有良好的照明;在显眼的位置应该安置挂壁钟,方便医务人员随时掌握时间的变化;当采用数据自动化系统时,还需要空间来放置电脑终端和打印设备。病历以及文件用纸无论是放置在棚架上或文件柜中,都要方便医护人员的取用;此外,还需要为医护人员提供足够的位置来处理医嘱、书写和核对病历,因此,医护工作站中台面、抽屉和各种文件柜的设计都应该做到人性化,方便实用。

根据ICU的临床工作特点,为随时观察处理ICU中危重患者的病情变化,ICU病床应该尽可能与医护工作站靠近。如何实现这样的目标,需要根据病房的建筑空间状况等因素作出综合的设计。ICU病床与医护工作站的联系一般有以下几种方式:

1)环绕式:在ICU的中央核心部位设置医护工作站,即病床围绕医护工作站布置,医护工作站周边可以设置玻璃隔断和柜台。医护人员可以边在工作站做相关的工作边观察危重患者的病情变化,护理距离短,有利于提高工作效率。缺点是医护工作站前后左右都有患者,不是集中在一个方向,观察难于专注。此外,这种布局可能使ICU医护工作站与其他医疗用房脱离,如果相隔距离太远,工作联系的呼应性稍差。

2)U形三面式:这种布局与环绕式类似,前、左、右三方布置床位,后面可与医辅用房直接联系,保留了环绕式的优点,可能使医护工作站与后面的其他医疗用房联系距离缩短,可以避免病房、医护工作站与其他医疗用房呼应性差的缺陷。

3)两面式:多用于双走道平面,中间设医护工作站及其他工作间如化验室等辅助用房,医护工作站面临两条走廊,路线较短,但也有前后难于兼顾的缺点。

4)单面式:医护工作站面向一个方向,即面向病床;其余三个方向与辅助间相连。这种布局方式使医护工作

站面向病床,观察注意点容易集中,有利于观察。但病床一字排开,床位多时,观察的距离过长,护理的距离也较大。故此种布局仅适用于病床数少的ICU。

(4)配药室和治疗室:配药室和治疗室也可以合并为一间,视ICU的空间而定,但它们两者之间以分隔为佳。配药室和治疗室应该与医护工作站接近,这个区域是封闭的,尤其是配药室洁净度要求较高,更加需要设计为封闭式,以减少无关人员的进出。此外,为了便于观察外面的情况,配药室和治疗室墙壁应该至少有一面墙设计为半玻璃墙面,面向病床的一面更应设计为玻璃墙面。这样在准备、配制药品时,医务人员仍然能够观察到患者和ICU内的情况;同时,外面的人也可以透过玻璃墙面确定在工作区内人员的身份。

治疗室一般用于放置治疗用的一些物品,如深静脉导管、气管导管和小手术包等。配药室内需要有配制药品的洁净台面和放置药品及相关物品的橱柜,备有冰箱和提供冷热水的洗手池。药物单独存放室至少要有约5m²,限制类药物则要有保险柜或者专门的抽屉存放,并有专人保管和使用记录。

(5)医师办公室:ICU的医师办公室包括一般医师的日常办公室和高年资医师[如科主任和(或)主任医师]办公室,两者之间应该有所分隔。高年资医师办公室一般可以设计单间或者双人间,应该根据ICU的规模决定其数量和(或)空间大小。

ICU医师的公共办公室是ICU全体医师日常进行交班、讨论病例的主要场所,也是ICU医师完成医、教、研各项工作的主要场所,应该设置于靠近ICU病区的区域,但与病区之间应该有所分隔。办公室中除通风、照明等基本功能要求外,应该铺设足够的信息传输线路,以方便每位医师随时使用网络系统完成医、教、研等各项工作。

医师办公室设施的完善,对于充分发挥ICU专业人员的工作积极性有着重要的影响。重症医学是一门崭新的新兴学科,其临床技术涉及各专业,与临床各专业既有纵向的联系,更有横向的联系。即危重病患者的临床问题不仅仅是某一器官或系统的问题,处理危重病患者既需要有系统熟练的危重病医学学科知识与技能,也需要熟练掌握临床各专业的知识与技能,因此,危重病医学学科研究的范围广、程度深,新知识、新问题不断涌现,ICU是开展临床科研工作的有利场所。ICU中危重病患者高度集中,临床监护和治疗措施先进齐全,可以随时观察到危重病患者对各种治疗措施的反应,把握和了解危重病患者的疾病演变过程。此外,ICU中的医护人员大都乐于奉献、思维活跃、富于进取,这些均为ICU的科研工作创造了良好条件。ICU的医护人员完全可以在完成大量临床工作的同时,遵循科研工作的规律,使科学研究和临床实践紧密结合,有计划地进行各种临床科学研究工作,取得丰富的研究成果。医师办公室设施的完善,既是ICU医师完成繁重医疗工作的必要条件,也是ICU医师积极开展科学研究工作的重要保证。

(6)清洁物品间:ICU的清洁物品间用来存储所有清洁和无菌的物品,也可以包括清洁的布制品。此外,洁净

物品室可用于存放敷料器材、药品、器械相关配件及其他备用床具杂物等。清洁物品间的空间大小应该根据ICU的规模来决定，其地理位置应该尽量靠近ICU的医护工作站。通常在清洁物品间中根据房间的形状和大小设计放置一些棚架和(或)橱柜，用于存放各种清洁物品。清洁物品间内应该有适当的分区，以便医务人员随时取用相关物品。棚架和橱柜离地要有一定的高度，以利于对其下地面的清洁。

(7) 污物处理室：ICU必须有专门的污物处理区域，即污物处理室。污物处理室通常设置于ICU的后半部分。污物处理室不可以和清洁物品间设置在同一区域。最好将处理患者生活污物的区域和处理医疗污物的区域分开。从病区到污物处理室的通道应该合理顺畅，最好有专门的通道与污物处理室相连。污物处理室也可以根据处理不同污物的功能要求，划分若干区域，各种用具分类放置，各种污染物品分别处理。病房内的污物、废水和使用后的器械，应该有专门的通道进行处理，最好通过特殊设计的传递窗，传送到污物处理区域处理，减少污染机会。

污物处理室内的温度应控制在一定范围内，污物处理室内空气必须向室外排出。地面应该使用无缝材料，以利于清洁。污物处理室必须有一个处理患者排泄物的专用通道；必须设置相关水池和储水槽，两者均有冷热混合的水龙头。污染布制品和其他废弃材料必须分别放在专门的带盖的容器中。被患者体液或其他物质污染的物品必须按规定的方法进行处理。废弃的针头及其他尖锐物品应该放置在特殊的容器中，可以用不同颜色的废物袋收集污物。污物的处理和医疗器械的清洗消毒必须符合政府有关部门的要求。

此外，ICU应该配备足够的消毒隔离设备。病房内应配备微生物采样器、消毒液浓度试纸和各种消毒用品，以便进行消毒工作和感染监测。

(8) 内镜消毒存放室：内镜，尤其是纤维支气管镜是ICU的重要诊疗器械之一，在ICU中使用频繁。为了保证ICU中内镜的使用和消毒两不误，应该在ICU中专门划定内镜的冲洗、浸泡和消毒区域，并配备相关设施。有些医院计划通过全院集中处理的方式，把全院的内镜集中消毒处理。这种方式的前提是必须有相当数量的备用镜，才能满足ICU临床医疗工作的日常需要。因为，在一个繁忙的ICU，随时都可能需要使用内镜，比如用纤维支气管镜为危重患者进行气管插管、清除气道内一般吸痰方法无法清除的分泌物等。随着重症医学的进一步发展，将来的ICU常规设备配置中，还应该配置消化内镜等设备，故在ICU的空间条件许可时，设置专门的内镜消毒存放区域是必要的。

2. ICU的其他辅助用房　ICU的附属用房是保证ICU正常医疗运行的重要保障，按照《中国重症加强治疗病房(ICU)建设和管理指南》的建议，辅助用房面积与病房面积之比应达到1.5∶1以上。除上述ICU基本用房外，ICU的附属用房包括更衣室、阅片室、仪器室、实验室、库房、值班休息室、配餐休息室、盥洗室、卫生间、家属接待室、示教室等，具体设置可以根据ICU的科室建筑空间和

实际使用情况决定。它们当中也可以根据科室的具体地理位置，结合各辅助用房的功能再分若干区域。辅助用房的供电、数据信息接口必须按照实际需要配备并预留足够数量备用，保证各种用电、信息接口能随时连接使用，尽量避免使用电插拖板等临时接入口。

(1) 更衣室：更衣室一般设置于ICU工作人员入口处，其空间应该足够大，分隔为男女更衣室。配备的更衣柜应该能够吊挂冬衣，里面设置小抽屉用于放置私人物品。另外，更衣室应该设置专门的换鞋区域和相关设施，洁净与替换下来的衣服等物品，应该分开不同的区域放置。

ICU的工作人员数量比普通病房多，对进出ICU的人员也有不同于普通病房的特殊要求，因此，ICU更衣室的空间和功能设计也必须与之相适应。按照《中国重症加强治疗病房(ICU)建设和管理指南》的要求，ICU中必须固定一定数量的骨干医师，ICU的医师人数与床位数之比为1∶1以上(每床不少于一个医师)，同时也有一定数量的其他医师如轮科、进修或实习医师。护理工作在ICU的日常医疗工作中，占有很大比重，因此，ICU必须有足够数量的护理人员。为维持ICU的基本医疗运作，护士与床位数之比应为3∶1以上，依照床位数量和收治病种的不同，保证每班有2~4名护士参加值班。因此，ICU更衣室的空间除要满足ICU本科室医务人员的使用需要外，还要根据医院的实际情况兼顾到日常轮科、进修、实习、会诊和参观人员的使用需要。

进入ICU的工作人员必须遵循有关要求，如进入ICU前必须更换衣物，包括：更衣、换鞋、戴帽子和口罩；患有感冒、呼吸道感染及其他传染病的ICU工作人员，要严禁进入ICU接触患者等。因此更衣室的设置应该达到相关使用要求之外，与之相对应的管理规范也应该完善，并使之在更衣室中能够得到切实执行。

(2) 阅片室：有条件的ICU或多个ICU的附近可以设置单独的房间或独立的区域用来阅片和存储患者的影像学资料，阅片装置也可以设置于医师办公室。其阅片灯要有足够的面积以满足同时观阅多张对比影像资料的需要。最好有电子影像信息传递系统，每周至少安排1~2次ICU与影像学科的室内阅片讨论会诊更佳。

(3) 仪器室：在建设配置完善的ICU，仪器室的用途已经不仅仅用于放置器械，因为ICU常用的检查和治疗器械，如心电图机和呼吸机等都会放置在每一张病床的功能架上、床边，或者病区中相对固定的区域，以方便紧急需要时随时取用。故仪器室一般用于放置一些ICU共用和备用的诊治器械，同时兼有放置相关器械配件等作用，如备用呼吸机、超声诊断仪、心电图机和血液净化仪，以及急救用手推车、手提式的监护仪/除颤器、便携式呼吸机等器物品。

(4) 实验室：ICU与医院的中心实验室一般相隔有一段距离，标本在ICU和医院中心实验室之间的流动经常需要花费一段时间，而且，医院的中心实验室无论如何也不能够完全保证在数分钟之内完成ICU常用的检验项目，不利于ICU抢救工作的进行。这些缺陷在节假日和夜晚等

医院非正常上班时段影响尤其突出。因此,床边实时快速检验项目在 ICU 中的应用逐年增加,ICU 中应该设置小型的实验室。ICU 的实验室可以进行与抢救密切相关的一般化验,如血常规、血气、血电解质、肾功能和乳酸等时间性很强的抢救和紧急化验项目,可由护士和(或)医师操作,以提高 ICU 的工作效率。所有参与相关实验操作的医务人员都应该由医院的检验部门进行培训,考核合格后才能单独操作仪器。实验仪器必须按照相关要求,定期进行质量控制和各项维护并做好相关记录,此项工作可以由 ICU 中相对固定的医务人员完成,也可以委托医院的实验部门定期派人完成,以确保 ICU 实验室操作的正规性、检验数据的可靠性。为了减少 ICU 与实验室之间检验标本尤其是血液标本的传送时间,有条件的医院可以在 ICU 中装配检验标本的气体传送系统。

在实行信息化管理的医院,实验室的监测数据,最好能够通过适当的连接,与医院的信息系统整合,以便 ICU 中的检验数据可以利用医院信息系统的功能,随时进行各种数据分析,如数据趋势分析等。这样,一方面可以减少 ICU 用于检验方面的信息投资,另一方面也可以扩展和增强 ICU 实验室的功能。实验室中试剂的保管、废物的丢弃与放置必须符合相关管理要求。

(5)库房:ICU 的库房用于放置患者用的衣服、床上用品,以及其他 ICU 用物。可以配置不同的储藏柜和(或)层架放置不同类型的物品,以方便管理和取用。为了便于 ICU 与外界的被服交换,库房可以设置于靠近 ICU 正门口的区域。

(6)值班休息室:值班休息室是为值班的医务人员提供短暂休息的场所,其中的配置最重要的是休息用的床,床的数量应该根据值班人员的数量尽可能多,以保证在 ICU 患者的病情许可条件下,所有值班的医务人员都有片刻休息的地方。进入值班休息室的目的就是休息,所以没有必要将其装修布置成星级宾馆的房间一样,可以没有电视机,可以没有洗澡间,值班休息室也可以尽量远离 ICU 病床,以最大限度降低噪音的影响。值班休息室中必须有呼叫装置和(或)直通电话与医护工作站连接。

(7)配餐休息室:由于 ICU 中能够消化食物的危重患者大多数都是通过胃管注入肠内营养液,大部分都不需要像普通病房的患者一样配餐,故配餐休息室除供部分可以进行普通饮食的患者准备餐食之外,还可以供 ICU 的医务人员短暂休息、就餐使用,应该尽可能远离 ICU 工作区域。应该在配餐休息室中配置壁柜、电冰箱、饮水机和微波炉等基本生活用具,并且必须有完备的洗手设施。

(8)盥洗室和卫生间:ICU 的盥洗室和卫生间可以设置在同一区域,一般只供 ICU 内的医务人员使用。盥洗室中最好随时有冷热水供应;卫生间应该备有相应的卫生清洁用品,并有足够的洗手设施。

(9)家属接待室:家属接待室最好设置在 ICU 的入口处,以便对探访者进行控制;家属接待室应该有能与 ICU 的内部进行双向对话的可视通信系统;探访通道最好可以和工作人员通道分隔开;家属接待室最好采用温暖的色调、柔和的灯光,并有各种座椅,方便医务人员与家属进

行各种信息沟通,家属也能在此了解到一些宣传资料、医院和病区提供的服务项目等。为保证 ICU 内治疗的每一个危重病患者拥有一个舒适、安静、平和的环境,在不干扰患者正常治疗的前提下,应根据国情、公民素质、ICU 周围环境和医院本身具体情况制定一个合理的家属探视制度。一般说来,以不进入病房内为宜,可以通过在家属接待室观看摄像机同步传出的图像,实现家属与患者的沟通,清醒患者可通过对讲系统与家人对话,这样保证了每个患者既能得到充分的治疗,又能与家人沟通。也可以采用限制进入病房的人数、规定探视的时间等家属探视制度。

(10)示教室:示教室是集中培训 ICU 医务人员的场所。同时,ICU 也是提高医院临床各科医护人员综合技术素质,进而提高医院整体医疗水平的重要培训基地。ICU 收治的危重病患者,其诊治范围涉及临床各专科。危重病医学研究的课题是患者器官与器官、器官与组织、组织与组织、组织与细胞甚至细胞与细胞之间的相互关系。重症患者通常出现多器官功能障碍,变化迅速,ICU 医师必须针对病情作出准确果断的处理。深入理解这些关系,掌握其变化规律及处理方法,对提高临床各级医护人员的专科技术水平具有重要意义。因此,在 ICU 中进行临床培训,是培养临床优秀医护人员的必由之路。因此,有条件的 ICU 应该设置示教室,配备相关的教学用具,如多媒体教学用具、模拟人等。

(三)ICU 建设的一些细节　ICU 的建设设计和装修是一项复杂的工程,绝非相关设备的简单堆砌。ICU 建设设计中各种环节的把握,是 ICU 建成后实现高效远行的重要因素之一。

1. **ICU 病床的"生命岛"设计**　对 ICU 实行中心供氧、供气,是 ICU 建设设计的一项基本要求。将大瓶氧气搬到病床给 ICU 危重患者使用,存在严重的医疗隐患,不利于 ICU 对危重患者进行连续的抢救治疗。因此,每一张 ICU 病床都应该配备完善的氧气和压缩空气等医用气体供应系统,通常通过设置在病床床头的设备带或者是床头上方的功能架来实现。

ICU 的病床最好按照"生命岛"的功能模式设计装修,即病床的床头不靠墙,所有电线、气路的接口最好全部集中于功能架上,以避免线路在地上乱拉乱接的现象,使病床的四周无障碍物,行走通畅,医护人员可以在病床的四周随时对患者进行各种抢救治疗,尤其是紧急抢救时可以随时在床头为患者进行气管插管等医疗操作。

此外,每床的供电、供气、吸引以及数据信息接口应该足够并留有备用,除满足病床固定设备的需要之外,还要满足临时使用的诊疗设备(如内镜、透析设备等)的需要。例如,每床应该有至少 18 个电插座,两套以上的通气、吸引等相关插口,以及各种数据信息通讯接口。选配电插座时要根据将来器械的插座连接方式,选配一定比例欧式和中式插座;各种气体的插口,要求不同气体的接头之间不能混插。此外,为保证使用安全,所有管线应为每床单独通路,即某一病床的故障不会影响其他病床,而且,必须保证各种用电设备可靠接地。为了应对医院可能发生的停电情况,ICU 应配备有专用的电、气应急设备,保证 ICU 任

何情况下工作的连续性,最大限度保证 ICU 的临床医疗安全。信息通讯插口通路要适应现代化医院的需要,能够满足将医院的各种医疗、检验和影像信息实时传输到床边的实际需要。空间足够、配备完善的 ICU 病床,才能为危重病患者提供最大限度的生命保障,才能真正成为使危重病患者能够迅速脱离险境的生命之岛。

2. ICU 的空气调节系统　危重患者的救治涉及方方面面的问题,其中保持病房的温度、湿度相对恒定是 ICU 建设设计需要考虑的内容。为了实现这个目标,ICU 中均需要有空气调节系统。限于目前国内的经济水平,一般的 ICU 大多数采用普通的空调机来控制室内的温度和湿度,其缺点是空气循环使用,新风不足,干燥。另外,ICU 中医务人员数量较普通病房多,医护人员和患者代谢产生的二氧化碳、各种途径产生的异味等靠普通的空调和通风设备无法有效排除,甚至在这样的封闭区域中长期工作可能造成室内空气中氧的含量不足,影响医护人员的工作情绪和工作效率,也不利于患者的康复。如果病房的空间不够,影响更大。故如经济条件许可,最好安装空气净化系统,有层流设备最佳,以保证病房有足够的新风,及时排出二氧化碳和异味,维持适宜的温度和湿度。空气净化系统可将空气过滤除菌,尽可能驱除空气中的悬浮物,保证空气洁净(细菌含量监测≤200CFU/m³),应设置可拆洗更换的过滤网,并定期清洗;室内温度在 20~22℃左右,相对湿度50%。运用空调换气通风的,室内每小时新风量应>2次,气体交换量>6 次。

3. ICU 的墙面与地板设计　ICU 中地板与墙壁的颜色搭配可根据不同的区域功能要求配置:既要考虑视觉效果,也要考虑色彩对人精神方面的影响;既要考虑色彩对患者的影响,也要考虑色彩对长期在 ICU 工作的医务人员的影响,力求做到尽善尽美,一般以柔和明亮为佳。地板与墙面之间要用圆角连接,以方便清洁。病房的色调以暖色为佳,使长期在其中工作的医务人员时刻保持饱满的精神状态。建筑装修材料可以根据实际需要决定,但 ICU 的建筑装饰必须遵循不产尘、不积尘、耐腐蚀、防潮防霉、容易清洁和符合防火要求的总原则。地板最好铺设软质地板胶,以起到防滑、消声等作用。地漏必须在排水口的下

部设置隔水封闭装置并加密封盖;污水排放管道接医院污水处理系统。

4. ICU 的照明　ICU 的照明可以根据不同的功能区域设置不同的照明,病房的照明应该采用防疲劳的柔和光源,以减轻灯光对患者和医务人员的刺激;天花板上的照明,不可直接安装在患者的头顶上,以分列于患者左右两侧为佳,同时 ICU 的光源要具备停电自动应急功能。为了应对 ICU 随时可能需要的床边紧急手术以及穿刺等操作的需要,可以在 ICU 中配备移动式手术照明灯。

(覃铁和)

主要参考文献

[1] 萧正伦,覃铁和,黎毅敏,等.危重症监护医学与 ICU.广州:广东人民卫生出版社,2004.
[2] 刘大为.危重病学分册(21 世纪医师丛书).北京:中国协和医科大学出版社,2000.
[3] Guidelines for intensive care unit design. Guidelines/Practice Parameters Committee of the American College of Critical Care Medicine,Society of Critical Care Medicine. Crit Care Med,1995,23(3):582-588.
[4] 中华医学会重症医学分会.中国重症加强治疗病房(ICU)建设和管理指南.2006.
[5] Bongard FS,Sue DY. CURRENT CRITICAL CARE. 北京:人民卫生出版社,2003.
[6] Shoemaker WC,Ayres SM. 重症监护学.4 版.北京:科学出版社,2001.
[7] Thompson DR, Hamilton DK, Cadenhead CD, et al. Guidelines for intensive care unit design. Crit Care Med, 2012,40(5):1586-1600.
[8] Ferri M, Zygun DA, Harrison A, et al. Evidence-based design in an intensive care unit:end-user perceptions. BMC Anesthesiol,2015,15:57.
[9] Rashid M. Two decades(1993-2012)of adult intensive care unit design:a comparative study of the physical design features of the best practice examples. Crit Care Nurs Q,2014,37(1):3-32.

第 5 章

重症医学中的伦理学问题

随着现代医学的进步,临床上对急、危、重症患者的救治水平显著提高,医护人员可以应用各种生命支持手段如机械通气、血液净化以及器官移植等延长患者生命,使许多濒临死亡的患者得以挽回生命;但在很多的情况下却以失败告终。因此,医师有时必须帮助患者和家属做出决策——坚持或者撤除生命支持,包括药物,监护,甚至最基本的维持生命的措施如营养和水分的补充等。

ICU 医师、患者以及患者家属或者法定代理人对生命支持的决策常常在伦理学或者法律上进退两难。本文主要回顾现代医学实践尤其是重症加强治疗病房中的基本伦理原则,探讨在 ICU 医疗中如何应用这些原则尽力避免和解决这些难题,当然伦理原则的应用还依赖医护人员自身的价值观和职业操守,应遵守有关政策和命令法规。

一、伦 理 原 则

医学伦理原则根源于传统的宗教和哲学,它们包含了对仁慈和罪恶,好与坏的价值判断,并认为生命是无价和神圣不可侵犯的。在医疗实践尤其是重症医学,主要存在四个基本的伦理原则。

(一)生命神圣与价值原则 它包含了两层含义:尊重他人的生命和尊重生命的价值。生的权利,是人的基本权利。人的生命之所以神圣,从终极原因来说集中体现在人的生命价值上。人的生命价值又集中体现在两个方面:一是生命的内在价值(生命个体的自身质量);二是生命的外在价值(个体生命对他人、社会和人类的意义)。前者是生命价值判断的前提和基础,后者是生命价值判断的目的和归宿。只有当内在价值与外在价值有机统一于某一生命体时,该生命才是有意义的,才是有价值的。尊重生命,指的是尊重有价值的人的生命。

(二)有利与无伤害原则 它指的是一个行为的动机与结果均应对患者有利,而且应避免对患者造成伤害。有利无伤害是医疗实践的基本目的,但不是唯一目标。有利与无伤害之间经常存在矛盾。

在以下情况下建立监护是合适的:监护可能或已证实有利,当监护工具或技术相对无害,很少或不会引起并发症时;对患者或代理人来说是熟悉或可以解释的,并且他们同意使用;监护的使用不会干扰资源的即时分配。根据这些标准,伦理上"最好"的监护方法是非侵入性的,受过时间考验的,不昂贵的,众所周知的,很大程度上容易得到并值得信任的。

(三)尊重与自主原则 在医疗领域中,自主原则是指患者有权对自己所患疾病的诊断、处理、治疗方面独立地、自愿地做出自己的决定。自主原则强调的是患者做出自主选择的权利。患者的自主权利受到他人权利和社会的限制。

尊重与自主原则不应成为道德上义务和权利的唯一来源。一旦确定某一患者丧失做出医疗决定的能力,必须运用一些法定的方法来确定由谁来代替或代表无决断能力的患者做出医疗决策。通常由关系较近的家庭成员来做这样的医疗决策,因为一般情况下多数家庭成员知道并能反映患者的价值取向及意愿。

知情同意在临床上是指在患者和医师之间,当对患者做出诊断或推荐一种治疗方案时,要求医师必须向患者提供充分的病情资料,包括这种方案的益处、危险性以及可能发生地意外情况,并建立诊疗措施,使患者能自主地做出决定,接受或不接受治疗。知情同意包含了 3 个要素:告知患者或受试者该研究的性质,包括益处、危险和其他有关内容;确保患者或受试者理解所提供的信息;得到患者或受试者自愿的同意。目前在美国有 3 条标准来判断医师的说明是否"足够",包括理性(有判断能力)的医师标准;理性(有判断能力)的患者标准和"具体患者"标准(也叫"主观患者标准")。目前美国大部分司法机构的法律更倾向于"理性/有判断能力的人"标准,也就是"医师的说明足够让任何一个有判断能力的人做出理性的、自愿的决定"的标准。虽然"有判断能力的人标准"在法律上是可以接受的,但已建立良好医患关系的医师更愿意使用"主观的、具体患者标准"。因此"理性患者标准"在伦理上已经足够,但"主观患者标准"在伦理上却是最理想的。

知情同意不仅包括患者可以对治疗方法做出选择的权利,还包括拒绝治疗的权利。知情同意存在的问题是医师如何判断患者和其监护人的理解能力和自主能力,是否将病情完全地告诉患者,如何把握分寸,如何把握告知的时机。在治疗和研究过程中,自主原则是知情同意的基础。最常见的同意是书面同意。但很多作者都注意到了在获得书面知情同意时的不完善性,很多研究显示知情同意文件冗长、不可理解并没有提供足够信息。复杂的表格甚至成为伦理上可接受的知情同意的障碍。应该记住:知情同意不是顺理成章地得到一个签名的事情,它是告知患

者其治疗方案和权利的文件,这一点非常重要。ICU 的知情同意应包括以下几个方面:

1. 诊断 一般进 ICU 前已有较明确的诊断,进 ICU 后根据症状、体征和检查结果得出最新诊断,及时将诊断结论通知患者及家属。

2. 治疗方案 根据病情制订治疗方案后,将其优点、预后、存活率等以及药物的副作用通报患者及家属。

3. 侵入性治疗措施 采取一些如气管插管或切开、血管插管、血液透析等治疗措施前要取得患者及其家属的同意并签字。

4. 预后 由于 ICU 的患者病情较重,特别是心脑疾病常有突发性,故要求 ICU 医务人员实事求是地向患者及其家属告知预后,但应注意谈话的语气和措词,既要让患者树立信心,又要留有余地,避免产生误会。

5. 费用 由于 ICU 内使用大量先进的仪器,加上护理费用较高,患者对医疗费用支出比较关注。为防止纠纷的发生,医务人员不仅要向患者及其家属说明检查的目的和必要性,还要说明使用药物和治疗措施所需的费用。

当然,ICU 应尽量减少患者的住院时间,减轻患者及其家属的负担。以下情况可以免除说明义务:①紧急时;②危险性较小(预计可能会出现病情恶化时则应说明);③法律有明确规定;④会对患者带来不良影响;⑤患者具有一定的医疗知识(如医务人员);⑥患者不要求说明(虽然患者有知情的权利,但也有选择不知情的权利)。

(四) 公正与公益原则 如何公平分配医疗资源是很困难的。

公正原则是每个人都有平等的权利来享有最为广泛的基本的自由,对同样需要的人同等对待,以同样的服务态度、医疗水平对待同样医疗需要的患者,不能因为医疗以外的其他因素厚此薄彼。

公益性原则实质是如何使利益分配更合理,更符合大多数人的利益,它体现了更大意义和范围上的公正。在开放市场经济条件下,可得资源的分配方法常由金钱所决定,医护人员不得不过分关心患者的经济状况。但应根据公正和公益原则,使每个患者受到平等对待,公平地利用卫生的资源,获得平等的照顾和治疗,以及整个过程中得到生理和心理需要方面的支持。

二、伦理原则之间的冲突

在医疗实践中,这四大基本伦理原则之间经常发生冲突,而造成了不同的道德难题。

在解决和评价道德难题时,原则的主次顺序显得很重要。例如,患者有拒绝治疗的权利,是根据患者自主原则,但拒绝治疗后果使患者受害甚至危及生命,便与生命神圣与价值原则、有利无伤害原则发生冲突。现在经常把自主原则作为最重要的伦理原则,但这也是充满争议的。医师应根据每个患者现有的具体情况告知各项原则之间的矛盾。医师必须尊重患者的自主权利,但有时很可能发现患者的意愿和医师自己的专业、本人的价值观和宗教信仰之间存在矛盾。在这种情况下,应优先考虑患者的意愿,医师应尽力把治疗的责任转移给其他医师。

三、伦理原则的双重效应

在 ICU,医护人员有责任尽力使患者感到舒适,尽量减轻患者痛苦,这常常是治疗重要的一部分。一旦做出中止治疗的决定,经常使用吗啡或咪唑仑等减轻患者不舒适的感觉。但是吗啡的使用既有益处又有副作用,如抑制呼吸,它的副作用可能加速患者死亡。因而,使用的意图是最重要的。如果使用的意图是减轻患者痛苦或者不适,而且药物的剂量是合适的,那么这种行为不应受到指责。同样重要的是医师有义务提供充足的药物量来获得益处。

四、伦理决策问题

(一) 评估决策能力 ICU 内的医疗决策应遵循自主原则,但是由于病情危重,常常使患者的决策能力明显降低甚至丧失殆尽。通常所说的医疗决策能力指的是患者具有接受和理解疾病的具体信息;并在接受和理解了相关信息的基础上,能否结合自身的价值观和自身的生活目标做出相应的逻辑推理分析,并对之做出适当方式反应;并能和他或她的监护人交流决定和愿望的能力。

其一,除非已经被确定为无能力,任何人都是有能力的;其二,除非任何辅助作决定的方法都尝试过而没有取得成功以外,不可以认为某人是没有决定能力的;其三,一个人不能仅仅因为作了一个不明智的决定,就认为他是无决定能力的。

在判断患者有无决策能力的时候需关注的有:一是患者的个别的、具体的能力;二是对有关事情做出决定的必要条件;三是必须能够考虑由决定所引起的后果。

(二) 代理决策人 当患者的决策能力减弱或丧失时,医师应寻找代理决策者。最理想的是患者预先写好委托书,委托某人来做出决策,或者选择具有权威性和义务的家庭成员作为委托人。通常是患者的配偶最有法律效力,次之是患者的成年子女,然后是患者的父母,患者的兄弟姐妹,最后是祖父母。

在患者缺乏做出医疗决定的能力时,代理人有义务和责任维护患者的最佳利益,权衡某种治疗的潜在风险和可能的获益情况或者根据已知患者先前表达的意愿做出决定。理想状态的代理人应具备以下条件:愿意承担这些责任;能理解和接受患者本人的价值观;与患者没有情感和利益冲突。

当患者没有代理决定人时,通常由一个或多个医师代患者做出决定。这样的决定有时需要与道德检查委员会讨论。法院在为无知情同意能力的患者指定监护人的同时,必须指定一名诉讼监护人,以提醒法院注意被监护人的利益。

(三) 预立医疗指示 在 ICU,由于病情和治疗的关系,很多重症患者没有能力参与医疗决策,因此,患者不能掌控自身的治疗、复苏、甚至器官捐献。但是预立医疗指示(advanced directives)的出现帮助患者保留了部分掌控能力。预立医疗指示在很大程度上允许患者在面临丧失决策能力时,如处于镇静状态或者颅脑损伤时,表达他/她们对医疗措施的选择。

1969 年 Kutner 第一次提出了预立医疗指示时主要用于慢性消耗性疾病,但现在逐渐用于监护病房。即使在患者丧失了决策能力后,它仍帮助患者保留了一定程度对生命的控制能力。长期以来,英国医学会和皇家大学等认识到预立医疗指示的作用,并出台了准备和实施的指南。在美国,使用预立医疗指示得到了患者自我决定法的支持,指出所有患者都有准备预立医疗指示的权利。一旦需要,预立医疗指示可以指导治疗。尽管患者有选择治疗的权利,但是预立医疗指示只是允许预先拒绝某项特殊治疗。它必须反映患者在特定状况下的愿望,这样才有效。患有慢性疾病的患者对预后以及并发症有可预见性,而别的患者则难以想象可能出现的情况。因此,有些预立医疗指示不像预期的那么有用,其优缺点见表 5-0-1。

美国大多数州有关于预立医疗指示的法律都授权患者可以作两种类型的事先指令:一是生存意愿(living will),要求对表中阐述的每种情况选择 A 或 B,标记于相应方框中,如果没有合适的选择,可空白。每种情况的选择不必相同(表 5-0-2)。二是委托医疗代理人的指令。委托医疗代理人的指令是指患者可以签署医疗委托授权书,指定一名代理人代表患者做出医疗决定,这样的代理权只有在患者丧失了医疗决定能力后生效。生存意愿是最常见的文件形式,由患者预先填写,保证患者在不能参与决定的时候,对自己的治疗享有发言权。通过它,患者在临终并且不再能够进行医疗决策时或者永久昏迷时要求或者拒绝生命支持治疗。这些文件可以作为医师或者代理决策人的指导。

表 5-0-1　预立医疗指示的优缺点

优　　点	缺　　点
1. 患者丧失了决策能力后给患者提供部分对治疗选择的自主权	1. 在多数地区只有少部分采用预立医疗指示
2. 增加联系,易于交流死亡相关问题	2. 预立医疗指示对医疗选择的影响很小
3. 指导和帮助代理人和医师做出最合适的医疗选择	3. 预立医疗指示中患者的自我决定可能和医师所认为的对患者最好的医疗措施相矛盾
4. 限制生命支持治疗,缩短死亡过程,减轻爱人负担	4. 即使采纳了预立医疗指示,但对改变医疗选择的影响仍然很小,一部分原因是医师缺乏这方面的意识,另外可能是它们的生命支持措施可用性不强
	5. 预立医疗指示措辞精密很关键(如拒绝予脓毒症所致的急性肾损伤行短期透析治疗是不全同于终身血液透析治疗的)
	6. 患者当前的处境是否和患者在预立医疗指示所起草的一样

表 5-0-2　生存意愿量表

我声明我对治疗的希望如下:

1. 致命性情况

- 如果我患有没有康复希望的躯体疾病;
- 这种病非常严重,我的生命危在旦夕。

A　我愿意采用任何可能的治疗方法维持生命。　□

B　我不希望通过医疗手段维持生命。我希望治疗限于使我舒适,没有痛苦。我拒绝其他任何治疗。　□

2. 永久性的精神障碍

- 如果我出现神志的永久性损伤;
- 这种损伤如此严重,使我不能理解在我身上将要发生什么;
- 没有改善的希望;
- 我的躯体状况很差,需要治疗才能维持生命。

A　我愿意采用任何可能的治疗方法维持生命。　□

B　我不希望通过医疗手段维持生命。我希望治疗限于使我舒适,没有痛苦。我拒绝其他任何治疗。　□

3. 永久性的意识障碍

- 如果我出现永久性的意识障碍,意识没有再恢复的可能。

A　我愿意采用任何可能的治疗方法维持生命。　□

B　我不希望通过医疗手段维持生命。我希望治疗限于使我舒适,没有痛苦。

我拒绝其他治疗　□

目前在立法上，我国没有关于预立医疗指示的规定，也没有规定在患者无决策能力时应该为其指定代理决策人，而仅仅简单的规定由家属或关系人来代替患者做出决策。这样的规定不论在法理上还是在实践中都是欠妥当的，美国对该问题的处理值得我们去借鉴和学习。

（四）代理决策的行使 代理决策人应该如何行使患者或者法律赋予他们的代理决策权，关乎患者的利益能否实现。英美两国的立法中，都对代理决策人在行使代理决策权时提出一些原则性要求，概括起来主要有：尊重患者最大利益原则和不合理决定的排除原则。

代理决策的目的是使患者的利益得到最大限度的保护，所以在行使代理决策权时当然应该以患者的最大利益为目标。在患者不具备同意能力的情况下，判断患者的最大利益时，应该考虑的是，假如患者是有决策能力的，他会做出什么样的决定，换言之，最大利益原则是为了最大限度地尊重患者自己的决定权。代理决策人在做出决策时应该考虑：①患者在未来的某一天是否可能具备做出该决定的能力。如果可能，这样的期限大概会在什么时候。②患者过去以及现在的一些想法和愿望。尤其是通过在其有能力时写的那些书面材料判断。③患者有同意能力时的信仰和价值观等这些可能会影响其决定的因素。④任何照顾和关心患者的其他人，以及任何患者的委托人或代理人等其他利害关系人的观点。

不合理决定的排除原则实际上是最大利益原则的衍生。在代理决策人做出来的决定不是为了患者的最大利益时，可以请求法院变更。

五、有创监护技术应用中的伦理问题

当应用重症监护技术进行生命支持产生痛苦时，有益和无伤害原则经常发生冲突。当患者无意识，不知道他们先前的愿望，作为重症患者的代理人以及家人迄今还没有做出医疗决定时，自主性原则很难坚持。而且，在ICU获得真正的知情同意是困难的，患者和代理人经常为了维持生命，紧紧抓住一切有效或无效的治疗。

从伦理学立场看，在以下情况下建立监护是合适的：当监护设备或技术相对无害，很少或不会引起并发症时，而且监护可能或已经证实带来受益；对患者或代理人来说是熟悉或可以解释的，并且他们同意使用；监护的使用不会干扰资源的分配。如无创血压监测，对患者不造成痛苦，没有什么伤害，结果是比较可靠的，而且对临床有重要指导意义，这种监护技术可被认为是有用而且有益的。在一些比较先进的ICU应用了有创血压监测，这种监测技术需要进行动脉插管，动脉插管后的有创血压监测可以提供更多的信息，可能比无创血压监测对患者更有利，而且除了提供持续的血压情况外，还可通过此插管抽取血液进行血生化检查（包括血气分析），这样就可以避免多次穿刺抽血检查。然而，这种方法对患者也有不利的因素，如插管导致疼痛，费用比无创血压监测高，还可能发生穿刺部位感染、败血症、空气栓塞或血栓形成等并发症。医护人员在选择应用这些高新监护技术时，应用于确实能从中获

得益处的患者，应用过程中还应严密观察可能发生的并发症，对它们的利弊关系加以仔细衡量。一般而言，如果患者可由监护中受益且在知情同意下接受某种监护措施，即不构成伤害，反之则否。

无伤害原则应该作为医护人员首要的伦理原则。只要可能，他们尽力用新的，更有帮助的，更少伤害的方法代替旧的监护工具和技术。对于不能确定患者最终能否受益的监护方法，应进行大规模的临床随机对照实验评估利弊，并限制其使用，并寻求指南的指导。

正如当有临床指征和伦理上合理时，就可以建立监护，当那些指征和合理性不再适用，就要撤除监护。从临床角度看，这意味着监护工具和技术不再发现异常或指导治疗，或不再需要实行这些功能。从伦理的角度看，当监护方法不再使患者受益或当它们产生的危害大于好处，患者或代理人不再同意监护时，以及监护妨碍了医疗资源的分配时，应撤除监护。显然，监护的建立和撤除这两个过程的根本原则是一致的——有利无伤害，自主，知情同意以及公平和公益原则。

六、无 效 治 疗

无效治疗是一个长期困扰着医务人员、患者及其家属、医学伦理学工作者和相关法律界人士的问题。几乎所有临床医师在工作中都不同程度地面对过无效治疗的确定、执行、拒绝执行和放弃治疗等抉择。

如当医师确定外加的或继续进行的生命维持治疗是无效的时候，他们应该如何做呢？医师们注意到了他们经常被迫要对处于生命终末期的患者实施一些无效的医疗干预，如心肺复苏，一定要为患者或患者的亲属提供这样的治疗措施吗？当患者或患者家属请求或者要求医师做出这样的治疗时，医师一定要这样做吗？医师能不能简单地说"不"？医师是否应告知患者他们将不会给予他这样的治疗，或者还是等患者提出这样的问题再告知他们呢？在没有得到患者或者家属的同意甚至也没有告诉他们的情况下，医师能否以书面的形式记录下不进行复苏的指令？无价值和定量配给之间的区别是什么呢？医务工作者已经告诉患者和家属这种治疗不会带来任何的益处，而且还有可能导致巨大的伤害时，为什么他们会要求这样的一种医疗干预？我们该如何更为有效地与患者或者家属进行沟通以避免无效治疗的发生？虽然无效治疗看似一个简单的医学课题，但是当医师在实际工作中面对无效治疗的时候，却无时无刻不受到来自社会不同层面的影响。而各方面基于各不相同的利益和动机，在看待无效治疗这个问题上各有不同的视角和侧重点。

（一）如何界定临床无效治疗 无效治疗是一个很难界定的概念，从医学角度看，它还没有明确的定义，在一些重要问题上未能达成共识，如在什么样的情况下依据什么标准对治疗的有效性进行判定等。一般说来治疗目的是：通过治疗使患者的某些病理生理学指标或状态获得改善；通过包括气管插管、机械通气和营养支持在内的各种生命支持技术达到维持生命延长寿命，继而提高生活质量；更合理的方式分配有限的医疗资源。能否达到以上治

疗目的是判断治疗效果的标准。从广义上讲,凡不能达到上述治疗目的的治疗措施均可被认为是无效治疗。但无效治疗是一种特定条件下的结果,而这种特定条件本身又是相对的,在这个医院治疗无效,并不等于在别的医院也无效,在今天治疗无效,并不等于今后也无效。因此,但就现代医学的发展状况而言,我们尚不能在如此广的范畴内对大多数治疗措施做出非常理性的疗效判定。所以目前国内外关于无效治疗的讨论主要是局限在生命的终末期,围绕着脑死亡、植物状态、生命支持和放弃治疗等方面展开的。

我们可以从三个层次对无效治疗进行定义:

1. 脑死亡或植物状态时,任何生命支持技术和对症治疗措施,包括呼吸循环支持技术、营养支持治疗等,以及在此状态下与判定脑死亡或植物状态无关的任何检查项目均应被视为无效治疗。在临床操作过程中,如果治疗措施长时间不能逆转患者的无意识状态,应被视为无效治疗。

2. 在患者生命终末期,当现有医疗条件无法逆转患者基础疾患的迅速进展时,虽然通过生命支持技术可以维持患者的意识状态,但当治疗前对预后的判断或治疗后证实患者无法脱离生命支持或监护状态时,过度的生命支持技术应被视为无效治疗。

3. 一些治疗措施既无短期内可观察到的病理生理改善,又无严谨的科学证据证实可以改善远期疗效,这种治疗应被视为无效治疗。仅依据极可能被商业运作所左右的疗效文献,在既无科学严谨的远期疗效证据又无短期可见疗效的背景下,被长期大量滥用的治疗其实比前两者更应被拒绝或放弃。因为这是对有限的医疗资源的一种无限的浪费。

（二）无效治疗的原因　从临床的实际来看,无效治疗的情况要比理论探讨复杂得多,可能因为:

1. 不能及时确定治疗目标　在没有确定目标的时候很难确定某一治疗是无效的。医师在对患者,患者的家属进行病情讨论时,他们关注的是具体的治疗方法,而不是他们能不能实现其他目标。当然,在大多数情况下,患者或他们的家属会尽力将救治和复苏生命作为目标。对死亡和即将死亡进行讨论,从情感上来说是一件痛苦的事情,而且还花费时间,所以许多医师都避开这个话题。对这一问题进行高效地讨论需要大量的人际沟通技巧,自我意识以及适当的时机。当患者和家属在没了解患者总体病情的实际情况,也不知道可以或不可以发挥作用的各种治疗的目的时,他们便会要求治疗,对于这样的事情我们也不足为奇了。其他有价值的目标包括以下几个方面:虽然临近死亡,但是减轻患者痛苦,使其感到舒适;恢复以前的生存质量;维持患者生命,让他们有足够的时间与他们所爱的人道别;使患者达到一种级别降低了的但是仍然是可以令人满意的生活质量。不良的目标也许包括:使患者在疼痛,痛苦和丧失尊严的情况存活一段较短的时间;恢复了患者的生活质量但是这样的生活质量仍然是患者所不能接受的;达到一种级别降低了的但是患者所不能接受的生活质量(卧床不起,无自控能力,依赖于别人)。

2. 无知和混淆　医师对无效治疗没有统一的判断标准,多科会诊以及家属的意见只是反映了患者的某一问题,不能展示病情进展的总体情况。病房主管,主治医师的按月轮转,以及护士值班和改变引起的治疗的不连续进一步加深了混淆,卫生服务体制的这些特点可以使得患者和亲属听到不同的实情,相似情况的不同解释,对预后不同的估计。有时人们在不了解实情的情况下就对无效治疗做出要求,但当医师将患者病情,预后的不良,即将死亡的现实直接告诉患者和他们的家庭时,有时可避免无效治疗。

3. 不信任　由于当前医患关系的紧张,一些患者或家属本身不相信医师,另外一些人由于听了以前的医师对结果的预测,但这些预测并没有成为现实,因此对医师的信任度不高,所以他们不能接受医师对无效性所作的解释。

4. 医务人员出于人道主义动机而进行的无效治疗,也可能有医院或医师为了经济利益而进行的无效治疗,有时这些因素交织在一起,使这些行为的动机和意义变得难以把握。

（三）无效治疗的判定　医师以其拥有的医学理论与经验,自然而然地成为无效治疗判定过程中的主体。但他们所依据的是其在某一疾病治疗过程中积累的经验,而非客观公正标准。国外有学者试图通过评分的方法对治疗策略的预期效果进行评价,如 APACHE Ⅱ 评分,虽然其阳性预期符合率可达80%,阴性预期可达90%,但是由于其仅以存活率作为实验指标,无法对治疗效果的各个方面进行评价,而且临床上患者个体间病理生理状态差异又太大,虽然评分的方法在统计上有意义,但就个体而言,单以评分的方法,似不足以作为无效治疗的评判依据。由于缺乏客观的、量化的标准,加之缺乏政策与法律的约束与支持,医师在判定无效治疗的过程中极易受到周围经济及人文环境的影响,如社会舆论、社会经济条件等都可能影响到医师对治疗预期的评价。不同地域、不同文化背景下,人们对生命的理解不同;不同经济状况下,人们对生命的珍爱、对社会价值的重视不同。相信即使在国内,在今后很长的一段时期内,医师间在无效治疗的判定上会存在非常大的差异。患者及其家属作为治疗的接受方,在无效治疗的判定中会起到一定作用。虽然其缺乏相应的医学知识,但是基于知情自主原则,其有权要求了解病情、治疗、预后、费用及治疗的取舍原因。从某种意义上看,其有权利自主提出治疗要求。很难想象医师会拒绝尚有意识的临终患者的生命支持要求,虽然在医师看来这是无效治疗。同时,患者及其家属的态度和情绪也会间接地影响到医师对治疗预期的判定。经济资助方,包括公费/劳保医疗和社会医疗保险,其制度和商业政策有可能影响到医师对治疗预期的判断。而将来其极有可能直接参与到无效治疗相关政策法律的制定过程中,并有可能在实施这些政策法律的过程中担当主要角色。

判断是否无效治疗存在四个条件:

1. 建立在医学科学的基础上　我们所有这些有关无效治疗的争论都是以医学科学为基础的。某些可能出现的结果、治疗中所采用的方法也都是在医学信息的大背景下。随着医学科学的发展、科技的进步，人们处理疾病的能力的提高，某些问题的判断标准也会随之改变。

2. 价值的判断和有效性的预测 这里所指的价值包括尊重个人的选择及审慎利用有限卫生资源的责任。有利无伤害原则是我们做出判断的基本依据。什么才是真正地有利于患者？如何去实现呢？通常，我们并不十分清楚如何去理解那些重要的医学伦理价值：维持生命、减少痛苦、施与救治和充满爱心。另外，如何公正地分配有限资源，合理地区分有效、无效治疗都不能缺少价值的判断。

3. 无用与有益的边界区域问题 医师也好，患者的代理人也好，他们都不得武断地认为某项治疗措施是完全无用的。治疗都有其目的，尽管其整体的效果可能并不令人满意。判断有效、无效治疗，标准就必须统一。如果所有的医师都单方面地根据他们对无效的理解来行事的话，病情相似的患者将会得到不同的治疗，这将会导致对滥用和偏见的指控的数量增加。而事实上，大多数情况是处于有效与无效边界区域，这个区域内，就充满经济的、道德的、伦理的、法律的、人类学的和宗教等文化判断。这就需要我们能综合利弊，多方面地权衡，审慎地做出选择。

4. 生理、心理和经济的负担 在我们考虑是否放弃治疗时，重要的影响因素包括生理、心理及经济上的负担与承受力。

（四）无效治疗的伦理冲突和的对策 众所周知，医学人道主义是一个历史范畴，它以尊重患者的生命和尊重患者的权利为核心内容。虽然在历经几百年的历史中，医务人员为救治患者、维护患者权利作过不懈的努力，但时至今日，当医务人员对社会整体承担更多健康责任的时候，当医学的发展足以让人们开始重视生存质量和生命价值的时候，我们不能不重新审视以患者个体权利为核心的医学人道主义。同时我们在对社会整体健康利益与无意义的临床治疗，甚至低质量的生命存在进行比较时，不能不产生这样的疑问：不放弃无效治疗的医学人道主义是不是对更多人的不人道？然而，摆在我们面前的难题是，一方面，社会现实和医疗行业现状要求我们继续强调和弘扬医学人道主义，积极救治一切患者。此外，医师、医疗行业自身的利益、患者家属的情感依恋也完全有可能要求延长这种无意义的治疗；另一方面，人的生命变化发展的客观规律、医疗救治效果的有限性和卫生资源的匮乏也迫使我们必须从医学功利主义和人类整体健康利益的角度出发，从新的医学目的出发，做出放弃临床无效治疗的选择，以便使有限的卫生资源得到更合理地应用。

解决上述问题必须从以下方法着手：

1. 以科学和事实作为行为选择的客观依据。临床治疗是否有效应当是客观的，应当以严格的医学检测作为评价标准，而且这一结果经重复检查应当是一样的。无论什么原因，任何人为改变医学检查结果，并以此作为判断临床治疗是否有效标准的行为都是不可取的。由于临床治疗的复杂性，要判断其效果，不仅需要医师的经验判断（包括专家会诊），更需要客观的检查结果，只有这样才能经得起科学的检验。

2. 必须从患者的利益出发，遵循知情同意的原则，充分尊重患者的自主决定权。在临床医疗活动中，患者的利益总是第一位的，尤其在是否放弃无效治疗这样一些涉及患者根本利益的问题上，更应当让患者在充分了解有关信息的前提下，就是否同意放弃治疗做出决定。在医疗实践中，医师具有独立、自主的权利，决定采用何种方法治疗。

在一般情况下，患者的权利与医师的权利是一致的，但是两者发生冲突时，决定权究竟取决于何者，关键要看这个决定是否有利于患者的康复，是否有利于公众整体的健康利益，是否有利于医学科学的发展，即符合目的性、合理性及道义性。但在涉及患者生命或对健康有重大影响的医疗活动中，患者应当享有最终决定权；如果患者已丧失意识，则患者的监护人（家属等）可代替患者行使决定权。在医师权利与患者权利的关系中，之所以患者或其家属享有最终决定权，而且医师权利应服从于患者的权利，这是因为，患者是健康利益和生命的主体，也是享受医疗服务的主体，医师对患者的任何处置都直接或间接地影响着患者的健康和生命。为此，在大多数国家，患者作为健康利益和生命主体的事实和由此获得的权利都是以法律和道德的形式加以确认和保护的。对人的生命权和自主权的尊重正是医学人道主义的核心所在，也是医学发展的必要条件和道德基础。这一点即便在社会多元化发展的今天也已成为人们的共识。

因此，在面对涉及患者生命的重大举措时，尤其是决定是否放弃无效治疗时，虽然已与患者病情的缓解和康复无直接关系，但患者在知情前提下的自主决定权仍然是至关重要的，如果患者已丧失意识，则患者的家属或其他监护人可代替患者行使权利。决定放弃治疗，必须取得患者同意或患者家属的同意，并形成文字的契约。在决定是否放弃无效治疗这一重大问题时，由于患者及其家属方面的文化知识背景、要求与医务人员的文化知识背景不同，有可能形成一致意见，也有可能意见相反，这种情况正如美国生命伦理学家恩格尔·哈特所指出的，医师与患者之间常常是道德异乡人，他们并不持有共同的道德前提或基础，从而可以通过圆满的道德论证来解决道德争端。

建立相互尊重、相互平等的医患关系已经成为社会的共同要求。然而，由于存在着医患之间多方面的差别，对同一患者的生命，出现两种不同的认识态度和处置方式并不奇怪。尤其在后现代主义时期，由于利益主体的多元化，人们需求的多元化，价值观念的多元化，呈现在我们面前的是一个多元的、道德冲突的世界。在各种各样的"道德异乡人"之间，信奉的是不同的道德观念，有不同的道德标准。问题在于当我们置身于多元化价值观和道德冲突的社会文化背景下，如何处理临床无效治疗更符合道德、符合人性、符合社会的共同利益。医务工作者应力求个人权利与社会利益的辩证统一，在承认患者或患者家属有最终决定权的前提下，按照一定的道德法规程序和医疗程序行事可能是更为理智和符合社会要求的选择。

3. 公平合理地使用卫生资源，维护社会公众的健康利益。对于那些为了医师或行业经济利益需要而进行的无效治疗应当予以制止。这种不是以患者健康利益为价值取向,只是强调行业经济利益的治疗不仅有违于基本的医学道德准则,也玷污了医务人员手中的医疗权力。然而仅靠医学道德来处理这样的问题是远远不够的,为此,有必要建立相应的公众监督机制,同时实行公开监督;改革现行的卫生资源分配和管理体制,通过有关专业机构对卫生资源使用效率和疗效的定期评估,指导医疗方案的实施,调整卫生资源的分配与使用。

4. 建立必要的程序与卫生伦理法规监督。为了保证放弃无效治疗这一行为的合(伦)理性、合法性及合目的性,建立以下程序是必要的。

(1) 首先医务人员应对患者生命状况、病情及预后做出科学判断,总结已做过的治疗经历,确认治疗是无效的(当然,在此之前应先建立治疗无效的临床医学标准)。

(2) 将判断结果提交医疗小组(而不是个人)讨论、审核,必要时应提交由医院组织的专家组核准。

(3) 在患者或监护人做出放弃或不放弃临床治疗前,一方面,医务人员仍要采取各种医疗措施治疗患者,减轻患者的痛苦;另一方面,则要耐心细致地向患者家属说明情况,包括患者的病情性质、现状、预后和代价,让他们充分了解有关信息,并独立地做出是否放弃治疗的决定。如果患者意识清醒,应首先由患者做出决定,如果患者已经丧失意识,应由其法定监护人代为决定。医务人员必须在得到患者或患者家属明确的具有法律意义的决定后才能采取进一步的行动。

(4) 在此过程中,需要经管医师的详细记录、治疗无效的客观指标记录、对患者家属介绍病情的记录和有关人员尤其是患者家属做出相关决定的文字契约,必要时还应做法律公证。

(5) 制定《脑死亡法》《植物状态医疗条例》以及如无效治疗的相关法规和无效治疗专家委员会评判制度的建立等,可以有效缓解相关医患冲突,对无效治疗的问题解决有一定的帮助。

七、放弃/终止治疗的伦理问题

放弃/终止治疗是指医师根据患者、患者家属的决定,或自己及医学认定机构的科学诊断,对身患绝症或没有治疗意义的濒死患者,终止维持其生命的医疗措施,任其自行死亡。在 ICU 放弃治疗主要针对永久性不可逆昏迷者,包括"脑死亡"和"植物人";确诊为现代医学无治愈希望的疾病患者如晚期癌症临近死亡或其他晚期疾病造成多器官衰竭或败血症的临终患者。

放弃/终止治疗包括以下方面:一方面是放弃 ICU 相关的生命支持措施,如机械通气、循环支持、血液净化、抗生素以及营养支持药物等;另一方面,放弃治疗也包括在诊断明确处于脑死亡或植物状态或临终状态时,不进入 ICU 或不采取心肺复苏;在救治过程中明确患者已进入上述状态则撤出 ICU,停止心肺复苏。放弃/终止治疗的后果是加快了疾病发展进程。一旦决定放弃生命维持治疗,应以减轻患者痛苦,保持舒适为主要目的。

在美国,在 ICU 中放弃/终止治疗是常见的医疗行为,世界上许多国家也接受了这一行为。然而,放弃/终止的治疗、放弃/终止治疗的时间以及放弃/终止治疗的方式差别很大,在世界上的许多国家关于放弃/终止治疗的法律,实施,以及接纳程度是各不相同的。

八、脑死亡和器官捐献

(一) **脑死亡概念**　在人类对血液循环系统和呼吸系统有了足够的认识之后,尤其是 1819 年心脏听诊技术的采用,心跳和呼吸停止被正式作为死亡的象征。而且,长期以来,心跳和呼吸的停止几乎成为所有国家通行的判断死亡标准。后来心脏起搏器、人工呼吸机的出现和相应技术的发展,使心跳、呼吸停止的患者能重新苏醒,甚至在心、肺功能丧失后,靠心脏起搏器和人工呼吸机,人还能长时间的维持生命,从而给心、肺停止作为死亡标准的主张带来了严峻的挑战。

1968 年,美国哈佛大学医学院特设委员会提出了"脑功能不可逆性丧失"作为死亡标准,即将脑死亡确立为人的死亡标准,表现在四方面:对外界的刺激和体内需求完全没有知觉,而且完全没有反应能力;没有自主的动作和呼吸;没有生理反射反应;脑电波图平坦。以上各症状在 24 小时以上重复而没有变化,才能确认为死亡。但是有两个例外:体温过低(<32.2℃);刚服用过巴比妥类药物等中枢神经系统抑制剂的病例。

1973 年,第八届国际脑波-临床神经生理学大会提出了更为详细的定义:"脑死亡是包括小脑、脑干直至第一颈髓的全脑功能的不可逆转的丧失"。一旦患者被诊断为脑死亡,即使患者的其他脏器功能还可以通过人工呼吸、药物治疗、输液等得以维持,患者也可以被认定已经死亡,从而为器官移植提供了丰富的可移植的器官资源。值得注意的是这两个脑死亡标准的定义都是指全脑死亡,即只有在整个脑功能丧失以后,才能认定死亡。哈佛医学院在提出脑死亡的标准时,给出了确立脑死亡必要性的四个理由:即消除器官采集方面的争议;解除患者亲属的负担;避免公共卫生资源的无谓浪费;解除患者的痛苦。

我国脑死亡的研究 20 世纪 80 年代才开始,"脑死亡"定义既没有被公众接受也没有得到法律认可。对于脑死亡能否立法,在我国存在着很大的争论。脑死亡的立法困难,在于它不仅需要生命科学依据,还必须充分考虑到人们的社会文化、伦理道德和价值观念。1999 年,中华医学会器官移植分会等单位在武汉召开了"全国脑死亡标准(草案)专家研讨会",认为应尽快出台"脑死亡标准"等法律法规,使器官移植特别是器官捐献方面有法可依。我国一些大城市也出台了地方性法规。2013 年国家卫生计生委发布《脑死亡判定标准与技术规范》,其中指出:脑死亡是包括脑干在内的全脑功能丧失的不可逆转的状态。诊断脑死亡的先决条件有两个:昏迷原因明确及排除各种原因的可逆性昏迷。临床诊断脑死亡的标准是:深昏迷;脑干反射全部消失;无自主呼吸(靠呼吸机维持,自主呼吸诱发试验阳性)。以上三项必须全具备。在此基础上进行确认试验,以下三项必须有一项阳性:脑电图平直;经颅多普勒超声示脑死亡图形;体感诱发电位 P14 以上波形消失。最后,要在脑死亡首次确诊后 12 小时再次检查无变化,方可确认为脑死亡。

（二）脑死亡伦理前提 脑死亡标准的建立，不仅事关患者及家人的利益，也与公共利益和社会秩序的稳定密切相关。脑死亡的标准涉及伦理学、法学、社会学和医学等多方面的问题。对人的尊重是首要的伦理原则也是它的前提。尊重人包括尊重人类生命的尊严、尊重人格、尊重人的自主性、自主决定权等。

首先，生与死组成了一个完整的生命过程。人类"生死亦大"，生死标准，是人民的重大利益问题、重大情感问题。生命尊严并不仅仅限于生的阶段，死与生同样可以体现人类生命的尊严。当人类由于科学的进步而对死亡有了一种新的认识的时候，采用立法的形式将人类对死亡的新认识固定下来，是充分体现对人类生命尊严尊重的形式。

其次，脑死亡要体现对公民自主决定权的尊重。在涉及人的生死标准这样重大问题的时候，必须尊重人的自主性，充分尊重每个人的自主决定权。原卫生部官员曾表示，即使脑死亡立法，也应实行呼吸心脏死亡和脑死亡两种标准并存，两种选择自主的并行方针，也就是公民生前和死后，其亲属及其当事人有自主选择哪一种死亡判定标准的权利。这样做，照顾到了我国公众的传统文化观念，有助于消除由于传统文化观念对公众的影响，进而可以进一步消除对脑死亡立法的阻力；从现实出发，考虑到了我国现有的医疗条件和医疗水平，因为毕竟大多数基层医疗单位都不具备能准确判定脑死亡的医疗设备和具有足够医疗水准的专业医师。如果仅将脑死亡定为判定死亡的唯一标准必然会遇到极大的困难，甚至发生混乱。

第三，体现知情原则。每个人在做出任何自主选择之前都有一个前提，即对他所选择的对象要有充分的了解，不知情是无法进行自主选择的。所谓"知情"，一是要让公众明确什么是脑死亡，这是尊重事实的问题；二是要让公众了解为什么要将脑死亡立法，这是价值判断的问题。两者都需要做大量的宣传。

（三）宣布脑死亡注意事项 脑死亡的确诊和宣布，不仅事关患者及其家人的利益，也与公共利益和社会秩序的稳定密切相关，脑死亡的确诊和宣布涉及伦理学、法学、社会学和医学等多方面的问题。因而脑死亡的宣布必须慎之又慎，不能有半点的草率和马虎。由于目前我国尚无脑死亡方面的法规和条例，脑死亡的宣布面临许多的困难。建议尽快制定相应的法规条例，使脑死亡的诊断宣布规范化，在制定有关脑死亡的法规条例中，我国脑死亡的宣布应考虑以下几个方面的因素：

1. 脑死亡与心死亡标准并存，只有患者家属有选择使用何种标准的权力。脑死亡问题不仅是一个科学的概念，而且具有社会性，涉及法律、伦理、公众的认可态度等一系列社会问题。因此，宜采用脑死亡和心死亡标准并存方式。医师初步判断患者脑死亡后，应告知患者家属，详细说明两种死亡标准的异同和后果，并不得有任何的倾向性，只讲科学事实，切实履行自己的告知义务，并建议患者家属向有关专业人士咨询脑死亡方面的信息。患者家属在充分了解有关脑死亡的必要信息基础上，经权衡比较，

做出是否选择脑死亡的决断。

2. 启动诊断和宣布脑死亡程序，以家属的书面申请为准。一旦患者家属决定采用脑死亡标准判断患者的状况，应该向医院提出书面的脑死亡鉴定诊断申请。脑死亡诊断申请中应说明患者的基本情况，申请者与患者的关系，自愿要求医院用脑死亡标准确定患者是否死亡等事项，同时，要在申请书上签字。若仅有口头的脑死亡诊断意愿表示，医院不得接受家属对患者进行脑死亡诊断的要求。接到患者家属的书面申请后，医院方可启动诊断和宣布患者是否脑死亡的程序。如果在实施的过程中家属中有人出现异议，只要有一个家属不同意，医院就必须立即停止其判定行为。

3. 脑死亡的诊断应由合格专家组成的专家组或专家委员会完成 脑死亡不能由某个人认定，应由医院或医学会出面组织专家组或专家委员会进行认定，专家组中最好能邀请一名以上的非本单位的专家，患者的主治医师不应该是专家组的成员。参加脑死亡认定的专家要在仔细研究患者病历，认真查看各种检查结果，亲自进行体格检查后，严格依照脑死亡的标准进行分析讨论，然后用无记名投票方式做出是否脑死亡的诊断。每个专家都必须签字表示对诊断结果负责。最后，诊断结果报送脑死亡鉴定的组织者。

4. 脑死亡的诊断应至少做两次以上 为保证患者生命的权利不受侵犯，避免可能的错误和纰漏，至少应做两次以上的脑死亡诊断。两次脑死亡诊断认定应有一定时间间隔，间隔时间至少不能少于 12 小时。并且，两次脑死亡认定的专家应该有所不同，以便充分吸收合理的建议和推断。为保证两次的诊断都是独立的诊断，专家间不允许相互通报诊断情况并施加影响。

5. 脑死亡的最后诊断和结果宣布 两次独立的专家组诊断结果均为脑死亡，脑死亡鉴定的组织者才能做出患者是脑死亡的结论，除此之外的任何情况不能认定患者处于脑死亡状态。患者脑死亡的确诊结论可由医院或医学会委派专人向患者家属宣布，也可通知主治医师向家属宣布。

6. 脑死亡的最终诊断结果是否生效，应由家属决定 尽管已经做出脑死亡的医学诊断结论，也不能剥夺患者家属选择心死亡和脑死亡的权利。专家做出的医学上的脑死亡结论，仅仅具有向家属提供事实的效力，而不能代替家属的选择，此时，患者家属仍然有最终的决定权，决定是否按脑死亡标准接受患者已经死亡的结论。只有患者的全部家庭成员明确表示接受患者脑死亡现实，并一一签字表示同意后，才能确定患者业已死亡。

7. 脑死亡的诊断依据资料必须完备齐全，并妥善保管脑死亡患者的病历，各种检查的记录，家属的脑死亡诊断申请，专家组的查体记录、讨论纪要和建议，医院或医学会的确诊意见等，以及患者家属对脑死亡结论的认可材料等，都必须列出清单，登记清楚，存档备查，不得毁损或遗失。

（四）器官捐献 器官移植近年来发展迅速，给许多在以前可能会因重要器官功能衰竭而死亡的患者带来生

的希望。但是限制性因素之一就是器官捐献者的供源不足,而人们的伦理及道德性问题是造成供体器官匮乏的根本原因。我国经历了几千年的封建社会,根深蒂固的封建残余思想在国民中仍有很大的市场,由于受传统道德观念的影响,无论活体、还是尸体器官的捐献都存在阻力。《礼记》中说:"身体发肤,受之父母,不敢毁伤,孝之始也"以及"生要金肤,死要厚葬"等所谓生命神圣论至今有较大影响,导致捐献器官甚少,器官来源匮乏。死亡判断直接关系到供体器官的质量与移植后的成功率,脑死亡标准是器官移植的最理想供体,此时摘取的器官因未遭受缺血的损害,能在受体内发挥正常的生理功能,成功率高且存活时间长。然而,我国仍一直沿用心跳、呼吸停止作为判定死亡的指标,从一个尚有心跳的人身上切取器官不仅国民不能接受,而且也是不道德和违法的,传统死亡标准成为器官移植的一大障碍。自愿捐献缺少法律和政策依据的支持,随着社会的进步和国民观念的更新,愈来愈多的人认识到捐献器官是一种利他的行为,自愿捐献器官已开始为人们所接受,但是为数仍不多。

器官移植无论从社会需求还是从医学发展自身来看,都是应该而且必须开展的工作。目前我国不能普遍开展,社会因素占了很大比重,而且已经制约了这项工作的发展,成了亟待解决的问题。

首先,必须树立新的伦理观念。我国公民由于受到传统的道德观念和封建思想的影响,仍然很难接受一些现代的伦理观念,无论是活体还是尸体器官的捐献。为此我们要加强唯物主义伦理观教育,全面提高国民素质,破除封建迷信,摒弃落后的传统观念。树立与时代发展相适应的新时期的伦理观念,新闻媒体要加大宣传力度,使更多的人认识到捐献器官的崇高意义。

其次,必须坚持知情同意原则。知情同意就是强调自愿捐献,这是器官移植供体的主要来源,也是器官移植的首要伦理原则。一些患者可能在预立医疗指示中就流露出他们在这些情况下捐献器官的愿望,否则,应当从代理决策者那里获得器官捐献的授权。在美国,如果找不到任何一个已知的家庭成员或者其他代理决策者,则允许医院按照法定程序安排器官捐献。1968 年美国就制定了《统一组织捐献法》,体现了自愿捐献的伦理原则,同时他们还实行了有条件的捐献信贷制度,这种制度既可以扩大供体器官的来源,又符合自愿捐献的伦理原则。随着我国社会的进步和人们观念的更新,相信会被越来越多的人所接受。

再次,对一些患者可能成为候选的器官捐献者,医务人员应该清晰地认识器官捐献的过程,应明确对在医疗领域宣布死亡的捐献者组织的需求;器官捐献是医务人员经常不愿意提及的敏感事件,尤其潜在捐助者的家属正在经受将要失去亲人的痛苦的时候,如何获得患者家属对器官捐献的认可。2015 年,中国首部器官捐献指南发布,对器官捐献的相关原则和政策进行了阐述。

九、重症医学资源分配伦理学

许多医师在每天的工作中,被迫根据自己的直觉对稀少资源进行分配。对配备有良好的医护人员和设备的 ICU 病床的需求超出了供给,医师在为一些人提供监护的同时,也拒绝为其他一些可能从这样的监护中获益的人提供监护。ICU 医师通常只能通过使用他们的专业知识和平等观念来确定是否应将患者收住入已经拥挤不堪的 ICU 中;是应将一定能够从 ICU 的治疗中获益的患者还是应将从目前情况看基本上不能从 ICU 治疗中获益的患者转入医护人员配备不够精良的病房里? 由于医务人员配备的不充分,以及 ICU 的床位有限性要求对患者进行分类等原因,ICU 不能直接收治新患者。而制定收住患者住入 ICU 的标准是非常重要但是也是非常富有争论性的。大多数的医师都认为指导这样的决策的制定可能是有益的,但是对于患者来说,由于他们的愿望、性别、收入、年龄、疾病,以及社会价值等问题基本上使得制定令人普遍接受的标准的事情成为泡影。

虽然医师是根据患者自主权利、不造成医疗失误、有益性和保密性的伦理概念来制定临床决策的,但是关于医疗资源的分配主要是以公正原则为依据的。这一原则表明平等地进行分配受益和负担,必须公平地分配医疗资源,用这种方式进行分配,使得每一个人或团体都不需要忍受不平等的好处或负担。

公正原则是每个人都有平等的权利来享有最为广泛的基本的自由,对同样需要的人同等对待,以同样的服务态度、医疗水平对待同样医疗需要的患者,不能因为医疗以外的其他因素厚此薄彼。公正原则不否认人人均有生命与健康的权利,但也不是说人人都应得到均等的医疗保健和照顾。对不同需要的人,给予均等的医疗待遇不能说是一种公正。公正原则建立在根据差别运用一般原则的基础上。任何一项卫生决策都涉及人们利益关系的调整和社会利益的分配,而利益的分配和调整客观上是以反映一定价值关系的伦理原则为指导的。要使这种调整、分配收到最佳效果,就必须自觉地以公正原则为决策依据。遵循公正原则就应该在具体地卫生资源分配过程中做到根据不同情况,按照需要来处理分配。人们在享受卫生保健方面是人人平等的,但这并不意味着把卫生资源拿来平均分配。在卫生资源的分配上要做到公平,就应该允许一定的差等分配存在。不过,这种差等分配应当是使那些最需要帮助、最困难的人得到较大的好处和较大的补偿。合理的差等分配就是一种公正的分配。必须明确地认识到社会的资源是有限的,承认有必要在卫生保健中确立优先权。

公正学说在卫生保健的决策制定中是十分有用的,但是当临床管理人员在不能确定是应将伴有血压不稳的心肌梗死患者还是应将枪击伤者收住入 ICU 中的最后一张病床上的时候,公正学说的作用就是有限的。医师总是根据患者治疗后受益的可能性来做出分配决定的。如果患者的生存率相似时,医师通常会考虑患者原来的健康状况、年龄和全面恢复健康的可能性。

近年来,为了更好地了解资源分配,已经尝试检测人们的健康状况。良好健康的定义是因人而异的,在圣地亚哥加利福尼亚大学的 Kaplan 和 Bush 已经试图对健康在量上进行分级。他们的一般健康政策模式包括致死性和生活质量，并且可以用连续体进行解释。也可以用疾病的严重程度、治疗成功的可能性对生命质量进行分级，还可以通过估计剩余寿命来估计调整生活质量后的寿命进行评估，进而可以增加生命质量的检测。在对 Von Stetina 的病例的讨论中，Engelhardt 和 Rie 指出用治疗的潜在好处（P），预期生活质量（Q），剩余寿命（L）所分得的费用（C）形成 ICU 的治疗标题指数（ICU-EI）：

$$ICU\text{-}EI = PQL/C$$

他们得出的结论是：对治疗指数做出一些计算总比没有这样的指数计算要好。虽然这样的计算是不正规的，但是只有通过这样的指数，人们才能为在普通情况下使用稀少资源和在特殊情况下使用 ICU 中的资源制定可以执行的政策提供一个基本准则。

公益性原则实质是如何使利益分配更合理，更符合大多数人的利益，它体现了更大意义和范围上的公正。公益性原则坚持从社会和人类的利益出发，公正合理地配置卫生资源和公正合理的解决医疗实践中出现的各种利益矛盾，不仅有利于患者，使人人得以享受医疗卫生保健，还有利于人类以及后代，有利于人类生存环境的改善，有利于医学科学和技术的发展。国家卫生保健方面的费用在用在 80% 的没有严重疾病的人的身上和 20% 的患有严重疾病的人身上是基本上相等的。例如，用阿司匹林治疗头痛所花去费用远远多于在相对较少的患者身上进行心脏、肺脏、肾脏和骨髓移植所需要的费用。

总之，形成关于资源分配的书面政策是非常重要的。这一政策不仅应具体地说明谁应做出这样的决定，还应说明在做出这些决定时所依据的标准。这些政策应成为医疗监护标准的一部分，因而可以减少医师或医院在遵照这一政策做事时所要承担的责任。必须在医务工作者中宣传并讨论这些政策。在进行资源分配和制定决策时客观的信息是十分重要的，只有对患者的耐受治疗的结果以及患者的生存质量进行准确评估的时候，才有可能为所有有需求的人提供最大利益。当然不能忽略费用问题，如果能产生相同结果的话许多人都愿意采用费用较低的那种方法。降低费用和增加医院决策的准确性可确保公正和公益性原则的执行。最后培训医院管理人员和医师的培训机构必须将分配伦理学包含在他们的必修课之中。

所有在 ICU 工作的医务人员都必须熟悉影响他们医疗决策的伦理和法律原则。医护人员还需要精通与患者、家属及他们医疗团队之间沟通这些伦理原则与面临冲突的技巧。传统上，认为医师是团队的领导，但是 ICU 护士以及呼吸治疗师经常能够与患者家属产生亲密的关系，并且可以对决策过程产生帮助。

医疗机构应该建立使伦理冲突得以圆满解决的机制。这应当包括伦理咨询委员会，患者宣传手册，医疗社会工作者、医院的常任法律顾问以及精通监护与伦理事件的人员。应建立帮助卫生保健工作者预防和解决监护医学领域伦理冲突的机构政策，包括：ICU 转入与转出标准，不复苏法案，放弃/终止治疗的指导，脑死亡定义以及诊断程序等。

（方 强）

主要参考文献

[1] Thompson DR. Principles of ethics：in managing a critical care unit. Crit Care Med，2007，35（2 suppl）：S2-S10.
[2] Chenaud C，Merlani P，Luyasu S，et al. Informed consent for research obtained during the intensive care unit stay. Crit Care，2006，10（6）：R170.
[3] Wilson ES，Pace N. Ethical issues in resuscitation and intensive care medicine. ANAESTHESIA AND INTENSIVE CARE MEDICINE，2004：414-417.
[4] 赵超，肖文. 终止治疗的讨论和伦理问题. 中国医学伦理学，2002，15（6）：48-50.
[5] 王苏平. 放弃治疗面面观. 医学与哲学杂志，2000，21（6）：19-21.
[6] 孙福川，张英涛，高歌今. 放弃治疗的伦理选择. 医学与哲学杂志，2000，21（6）：5-8.
[7] 郭永松，何德梁. 面对临床无效治疗：思考与抉择. 医学与哲学杂志，2000，21（12）：6-9.
[8] 孙力鸥. 无效治疗的概念与道德的争论. 医学与哲学杂志，2000，21（6）：12-14.
[9] 卫生部脑死亡判定标准起草小组. 脑死亡判定标准（成人）（征求意见稿）. 中华急诊医学杂志，2003，12（2）：142.
[10] 王华，苏博，刘鉴汶. 关于我国器官移植的有关法律和伦理问题. 中国医学伦理学，2000，13（4）：20-22.

第 6 章

重症医学的专业培训与教育

重症医学（critical care medicine,CCM）的概念自 20 世纪 80 年代初引入我国以来，到 2008 年 7 月 4 日国家《学科分类与代码》有了"重症医学"学科名称（代码为 320.58）为止，经过了 20 余年探索，目前已正式发展成为临床医学的二级学科。正是医学科学的发展及社会对重症医学的迫切需求，使得这门年轻的学科已经显示出强大的生命力和广阔的发展前景。发展重症医学、提升学科的软实力，离不开教育和培训，为此，必须把教育和培训作为学科面向 21 世纪的一项重要任务。

一、教育和培训的目标

过去 20 余年的实践表明，ICU 不是临床各科室治疗模式的简单叠加，加强医疗也不是有关临床科室会诊意见的组合，因此 ICU 不应是任意临床科室的医师和护士组成的医疗团队，ICU 的团队必须经过严格的专业培训。教育和培训的目的即为造就一支专业化的医疗护理梯队。只有依靠专业梯队的心智能量，才能托起重症患者的生命、升华脏器功能障碍防治的理论和技术，实现描述性医学向解释性医学的转变，以直接诉诸心灵的方式，让 CCM 在临床医学学科中崭露头角。训练素有的专业人员应具有卓越的 CCM 诊治理念和娴熟的操作技术，同时具备积极向上的创新能力，善于把人文关怀融入自己的医疗活动，忠实履行自己的社会责任。

二、教育和培训模式

目前，ICU 中接受过 CCM 正规教育和系统培训的人员非常不足，就连美国这样的发达国家，在实际需要的 25 000 名 ICU 医师中，真正受过 CCM 专业培训的，也只有 14 000 名，因此，最佳的教育和培训模式仍在进一步探索中。

在我国，由于重症医学教育也还刚刚起步，大多数从事重症医学的医护人员还没有机会接受 CCM 的正规教育和系统培训。当前，建立起一套 CCM 人才培养模式迫在眉睫，我们可以借鉴国外的经验，探索适合我国国情的方案。欧美的培训模式大体上有以下三类：

（一）**跨学科模式** 将内科、外科及麻醉科等多学科的培训内容纳入到重症医学科医师的培训之中，CCM 的培训在多学科培训完成后或两者相互穿插进行。

（二）**独立学科模式** 即 CCM 作为一个独立的学科，可以由大学毕业生接受培训。

（三）**亚专科模式** 只有麻醉科医师才能接受培训，或者 CCM 仅仅是麻醉学的一部分内容；也有其他学科各自进行的 CCM 培训。上述模式中的亚专科教育模式显然是 CCM 发展史中的阶段性产物，过分受限于所属专科的理论和诊治理念。随着 CCM 学科的发展，当今采用亚专科模式的教育培训已不占主流，如既往以麻醉学科认证为主的欧洲，现在只有 34% 的国家仍由麻醉学科认证。跨学科模式和独立专科模式都主张，通过 CCM 培训的医师应具备多学科的基本知识和技能，掌握 CCM 的理论和技能。

现阶段，我国 ICU 的大多数医师来自其他临床科室，他们已经具备某临床专科的基本理论和技能，有较丰富的临床工作经验，但缺乏正规的 CCM 培训；另一方面，在我国经过 20 余年的努力，CCM 也培养了两代临床和科研人才，教学医院重症医学科的部分医师已经在国内或国外获得了 CCM 的规范教育与培训；大城市教学医院的学科带头人已经成熟。鉴于现状，我们可以从继续教育着手，对未接受过 CCM 专业教育的医护人员进行培训。按照跨学科模式的要求，拓展知识面、拾遗补缺调整知识结构，在较全面理解相关学科基本理论的基础上，进行正规的专业培训，使他们掌握 CCM 的基本理论和基本技能，以期普及规范的加强医疗，解决当前的燃眉之急。

学科的可持续性发展寄希望于高等教育，但迄今为止没有成熟的教育模式可供参考。在过去的 20 年中，我国各高等院校的 CCM 研究生教育均采用独立学科模式，培养了部分能够独立开展工作的医教研业务骨干和学科带头人，同时也积累了一定的教育经验。但是，独立学科模式的培养周期长，很难适应 CCM 快速发展的需求，故有必要去探索跨学科模式的教育。这一类模式的教育更能顺应 CCM 多学科交叉的特点，从而提高效率、缩短培养周期，有望成为我国培养 ICU 一线临床医师和护士的较理想的教育模式。

三、教育和培训内容

CCM 的教育和培训内容需涵盖 CCM 必须掌握的医学基础知识、相关专业知识，以及 CCM 的理论知识、临床技能、科研能力和行政管理能力训练，还应能针对不同层次的 CCM 从业人员提供进阶式的训练内容。在澳大利亚、美国及新西兰等国家，对 CCM 医师培训的阶段性有明确规定,即必须先完成并达到低级别培训的要求,才能进行高一级别的培训。进阶式培训注重受训者能力训练,据此设计的培训内容循序渐进,通过培训的受训者既可有良好的专业基础又有快速提高的专业能力。虽然全世界的教育培训模式各有不同,但培训内容基本相似。

(一)住院医师的培训 住院医师的培训着重于临床能力的训练。通过该阶段的培训,虽然不要求受训者具有独立处理重症患者的能力,但只要掌握本阶段的培训内容,受训者就已具备CCM的基本知识、基本技能和相当的临床决策能力。

1. 临床 主要训练内容包括:①ICU的收治指征、心肺复苏的适应证、分析和利用有创或无创监测数据指导ICU治疗的能力训练、血流动力学不稳定的及时判别和预防、各类休克的及时鉴别和初步治疗策略的制订、威胁生命的水电酸碱紊乱的诊断及治疗方案的制订、发现即将发生的器官功能障碍和及时处理的原则、常见中毒的识别和初步治疗等需要掌握的内容;②感染防治的基本原则、营养支持的基本原则、重症患者镇静的基本原则等需要了解的内容;③对ICU常规治疗决策和医疗安全的理解、了解和协调ICU护士和辅助人员的操作、做出医疗决策时充分考虑伦理学和患者家属意愿的原则等需要理解的内容。

2. 科研 主要训练内容:了解医学科学文献查找、文献综述和评价的基本方法。

3. 管理 着重训练受训者同家属和相关工作人员进行有效沟通的能力:①能够将重症患者的生理、心理状况传达给患者家属以及相关人员;面临复杂的临床问题时请求会诊以及同其他专科医师进行贴切协商的能力;充分调动加强治疗的主动性和积极性,维持整个医疗团队良好关系的能力。②了解医疗安全的重要性和防范医疗错误的策略;了解改善患方满意度的重要性和实施策略;了解加强医疗的补偿方法;了解遵循各项规章制度的重要性。

为完成以上培训内容,受训住院医师须在上级医师的指导下,参与足够数量的重症病例诊治。虽然如此,仍可有相当多的受训者不能遇见所有的临床问题,使培训的广度和深度受到限制,培训的效果受到影响。因此,必须有经验丰富的CCM专科医师进行理论授课加以补充,才可能达到好的培训效果。

(二)准专科CCM医师培训 CCM准专科培训为使受训医师掌握更多的理论知识,并在临床技能、临床反应能力和独立处置能力方面有很大提高,通过该阶段培训的受训者可具备较强的重症医学的决断能力和较高的工作积极性,能够领导一个ICU治疗组的工作。

1. 临床 主要训练内容包括:①利用现代技术为重症患者提供生命支持的能力、为转运重症患者应用初步加强治疗技术稳定病情的能力、运用各种支持技术进行呼吸支持的能力、心肺复苏的相关知识和操作、运用各种措施治疗各类休克的能力、及时发现隐匿性器官功能障碍和及时采取措施逆转病情的能力、及时发现和处理致命性水电和酸碱紊乱的能力、利用各种先进技术进行营养支持的能力、应用各种先进的镇痛和镇静方案的能力、重症患者监测方法的合理选用和利用监测数据优化治疗方案等临床能力训练;②熟悉各种中毒并通晓处理方法、熟悉高级的抗感染治疗方案;③遵循医疗安全操作规范和降低医疗费用的培训、如何领导ICU治疗组工作使各项技术得到应用和改进的培训、协调相关专科医师共同处治复杂ICU问题的能力训练、与患者及其家属就预后和干预措施进行沟通的方法训练、帮助患者及家属度过危重症所致精神创伤的能力训练。

2. 科研 主要训练内容:如何通过阅读期刊和应用循证医学方法掌握CCM发展动态;支持和改进ICU相关的基础研究和临床研究方案的能力训练。

3. 管理 为提高受训者管理ICU的能力,通过对现行ICU管理制度的评估,重点对下述问题进行讨论,提出改进意见:合理分流患者,改善ICU医疗资源的利用效率;改进操作流程,提高加强医疗质量;改进工作程序,降低医疗差错;患者及家属满意度评估;设备改进和更新等。

为了完成本阶段的培训内容,使受训医师的能力趋向完善,受训者必须参与足够数量重症患者的治疗过程,完成有组织的培训程序和研究工作,并参与ICU的领导和管理。培训需要系统的培训课程,应在具备资格的ICU医师指导下完成。

(三)CCM专科医师培训 CCM专科医师需要宽广的知识面,全面的临床操作技能,医学伦理学知识和工作热情,具备较强的领导和组织能力。本阶段的培训内容为此而展开。

1. 临床 主要训练内容包括:①提高自学能力的训练,使受训者具备对专业知识的敏感性,能通过自学不断掌握最新的知识;②接受和应用新技术能力的训练,让受训者参与应用最新医疗技术诊治重症患者的实践;③传授CCM知识、辅导下级医师的能力训练,倡导受训者积极参与继续教育活动、参与和改进住院医师和准专科医师教育培训课程、参与和改进感染控制的培训工作、参与和改进心肺脑复苏培训和实践、参与和改进医疗安全和减低医疗耗费的培训、指导低年资医师的日常加强医疗活动等;④组织护士和其他工作人员改进临床技能的能力训练;⑤组织患者、家属及相关人员,协商解决在制定临床决策时发现的医学伦理的问题。

2. 科研 主要训练内容:开展CCM的基础和临床研究;推进以循证医学为基础的临床实践,并以病例报道、临床和基础研究等多种形式发表研究成果。

3. 管理 主要训练内容包括:评估、改革和补充制定ICU管理制度;分析和改进现行的工作流程和文档管理制度,防范医疗差错,强化医疗安全;应用已有的各项措施尽可能了解患方对ICU的满意度,制订改进措施并实施;分析相关专科医疗协调现状,提出改进措施以保障ICU中复杂临床问题的诊治。

本阶段是在受训者通过准专科医师培训的基础上,全面提升知识和技能自我更新能力,以及教育、科研、管理能力的培训,故需要在大量的医教研实践中受训,必须在资深的CCM医师辅导下进行。

四、培训指导者的培训和资质

（一）培训指导者的资质　培训指导者必须具有 ICU 工作的资质和能力。资质主要包括以下几个方面：

1. 具有丰富的 ICU 临床经历。

2. 通过卫生继续教育管理部门认证授权的 CCM 教育课程。

3. 通过恰当的途径取得 CCM 的认证。由于我国尚未建立培训指导者资质认证制度，当前仍需依靠以往 CCM 各种培训中符合要求的培训指导者。

（二）培训指导者的培训要求　培训指导者需具有完成重症医学培训的技巧、兴趣、时间和权威。为此，需要按下述要求对培训指导者进行培育：

1. 培训指导者应当掌握教育理论和实践的原则和方法。

2. 指导者自身必须不断学习提高，可以通过阅读文献、指导者之间定期交流，参加相关会议或再次获得认证等方法来实现。

3. 指导者应当积极参与重症医学的研究，包括基础医学和临床医学研究以及相关的翻译工作。

4. 指导者应熟悉改善 ICU 监护质量的工作流程，具备相关的培训经验。

5.指导者本身应接受有关重症患者监护需要的伦理道德、法律和法规等内容的培训。

我国的重症医学教育才刚开始，尚未建立起完善的重症医学教育体系。为此，以上仅从谋事起步的实际需要出发，根据国内外经验和文献的阐述，围绕教育培训模式、内容和师资等核心问题进行了初步探讨。然而，教育和培训涉及的方方面面还远不止于此，例如，教材和培训计划的编写、受训者考核、教育质量考评、重症医学的护理教育、高仿真模拟技术在 CCM 教育培训中的应用等，都需要我们去探索建立。世界各国有关 CCM 教育和培训的真知灼见都能快速地反映在相关网站，对 CCM 的教育实践将会有很大帮助。

（汤耀卿）

附：

重症医学常用教育网站

1. www.sccm.org（Society of Critical Care Medicine）

2. www.chestnet.org（American College of Chest Physicians）

3. www.chestnet.org/education/pccu/index.html（Pulmonary and Critical Care Update Online）

4. www.asahq.org（American Society of Anesthesiologists）

5. www.facs.org（American College of Surgeons）

6. www.acep.org（American College of Emergency Physicians）

7. www.aacn.org（American Association of Critical Care Nurses）

8. www.aps-spr.org（American Society of Pediatrics and the Society for Pediatric Research）

9. www.acponline.org（American College of Physicians，American Society of Internal Medicine）

10. www.canadiancriticalcare.org（Canadian Critical Care Society）

11. www.esicm.org（European Society of Intensive Care Medicine）

12. www.thoracic.org（American Thoracic Society）

13. www.cochrane.org（The Cochrane Collaboration and Cochrane Library evidence-based reviews）

14. www.medscape.com（Medscape—from WebMD）

15. www.ccforum.com（The Critical Care Forum）

16. www.evidencebased.net（Evidencebased decision making）

17. www.clinicalevidence.org（Clinical Evidence）

18. www.ahcpr.gov（Agency for Healthcare Research and Quality）

19. www.guideline.gov（National Guideline Clearinghouse）

20. www.anes.upmc.edu/mcctp/jc.html（Multidisciplinary Critical Care Training Program，University of Pittsburgh School of Medicine）

21. www.acgme.org（Accreditation Council for Graduate Medical Education）

22. www.accme.org（Accreditation Council for Continuing Medical Education）

23. www.emcreg.org（Emergency Medicine Cardiac Research and Education Group—see Medical Links）

24. www.cdc.gov（Centers for Disease Control and Prevention）

重症医学临床科研网站

1. www.ardsnet.org（Acute Respiratory Distress Syndrome Clinical Network）

2. www.anzics.herston.uq.edu.au/asi/ClinicalTrials/home.html（Australia and New Zealand Intensive Care Society Clinical Trials Group）

重症医学循证网站

1. www.thoracic.org/assemblies/mL/ccjcframe.html（American Thoracic Society Critical Care Journal Club）

2. www.pedsccm.wustl.edu/Ebjournal_club.html（Pediatric Critical Care Medicine Evidence-Based Journal Club）

3. www.criticalcarerounds.ca（Internet journal from the Canadian Critical Care Society）

主要参考文献

[1] CoBaTrICE Collaboration, Bion JF, Barrett H. Development of core competencies for an international training programme in intensive care medicine. Intensive Care Med,2006,32(9):1371-1383.

[2] Dorman T, Angood PB, Angus DC, et al. Guidelines for critical care medicine training and continuing medical education. Crit Care Med,2004,32(1):263-272.

[3] Burchardi H. Regulations of education and training of intensive care medicine in Germany and their structural consequences. Intensive Care Med,2005,31（4）:589-590.

[4] Barrett H,Bion JF. An international survey of training in adult intensive care medicine. Intensive Care Med,2005,31（4）:553-561.

[5] Grenvik A,Schaefer JJ 3rd,DeVita MA,et al. New aspects on critical care medicine training. Curr Opin Crit Care,2004,10(4):233-237.

[6] 徐思成.医学模拟教学在重症医学教学中的应用.新疆医科大学学报,2008,31(8):1117-1118.

[7] 刘正生,郑峰.开展危重病医学教育的若干思考.继续医学教育,2001,15(1):33-35.

第 二 篇

临床应用技术

第 7 章

氧 气 疗 法

氧是维持生命的必需物质之一,人体储氧极少,正常健康成人氧储存约为 1500ml,而成人静息状态下每分钟氧耗量约为 250ml,缺氧 4~5 分钟即可对大脑造成不可逆性损害,因此人体需要不断从空气中摄入氧气,才能维持正常的生命活动。氧的供应包括:肺通气和肺换气摄入氧气,氧气在血液中的运输,组织摄入并利用氧气三个环节,其中任一环节发生障碍均可导致缺氧。低氧血症和缺氧并非同一个概念。低氧血症是指动脉血氧分压(PaO_2)低于正常预测值低限,正常 PaO_2 的预测公式为 $PaO_2 = 100 - 0.3×年龄±5mmHg$,但临床上常发现一般的 PaO_2 降低,只有 $PaO_2 < 60mmHg$ 才称为低氧血症。引起低氧血症常见的原因有吸入气氧浓度或氧分压不足、通气障碍、气体弥散障碍、通气/血流比失调以及动-静脉分流等。缺氧则是指氧的供给不能满足机体需要,或组织由于氧化过程障碍不能正常地利用氧,使机体发生代谢、功能和形态结构的变化,严重时甚至危及生命,除引起低氧血症的原因可引起缺氧外,其他许多影响氧气运输和利用的原因亦可引起机体缺氧。

氧气疗法是指通过简单的连接管道在常压下向气道内增加氧浓度的方法,简称氧疗。现在广泛认为应将氧视为一种药物,氧疗应有相应的指征、用法、剂量、疗程,并监测疗效。

一、氧疗的适应证

一般情况下,氧疗用于低氧血症导致的缺氧,其最终目的是纠正缺氧,同时避免其可能的不良反应,而不仅仅是提高氧分压。理论上,只要 PaO_2 降至正常水平以下就可以给予氧疗,由于轻度低氧血症时,患者可以通过增加

组织对氧气的摄取来代偿,目前普遍认为,对于那些单纯低氧血症的急性疾病患者,当 $PaO_2 < 60mmHg$ 或动脉氧饱和度(SaO_2)<90% 时,应实施氧疗,且可以给予高浓度的氧气吸入。对于低氧血症伴有高碳酸血症[常见于慢性阻塞性肺疾病(COPD)]的患者,由于其呼吸中枢对血中二氧化碳浓度变化的敏感性甚低,其呼吸主要靠低氧血症对外周化学感受器的兴奋作用来维持,因为外周化学感受器仅在 $PaO_2 < 60mmHg$ 时起兴奋作用,所以这类患者一般在 $PaO_2 < 50mmHg$ 时才给予氧疗,且氧浓度也应该控制在较低水平。对 PaO_2 正常的缺氧,如:心输出量减少、急性心肌梗死、贫血、一氧化碳中毒、急性高代谢状态等,目前尚看法不一,但通常做法是:在明确诊断后,不管是否处于需要氧疗的水平,一般均给予氧疗。氧疗无特殊禁忌证,但应慎用于百草枯中毒及使用博莱霉素者,因高浓度氧会增加前者毒性作用,后者为碱性糖肽类抗癌抗生素,可引起肺炎样症状及肺纤维化,高浓度氧亦会加重其此种副作用。

二、氧疗的目标

氧疗的基本目标是纠正低氧血症,增加动脉血氧含量(CaO_2),进而增加氧输送,最终改善低氧血症导致的生理紊乱,故 $PaO_2 > 60mmHg$ 或 $SaO_2 > 90\%$ 即可。根据氧离曲线中 PaO_2 与 SaO_2 的关系,如果继续增加吸氧浓度,并不能增加疗效,在某些情况下反而增加不良反应。对于单纯低氧血症,吸氧后 PaO_2 的理想水平应该是 60~80mmHg;对于低氧血症伴有高碳酸血症,根据前述原因,氧疗目标为保持 PaO_2 在 50~60mmHg 即可。各种原因引起的低氧血症对氧疗的反应见表 7-0-1。

表 7-0-1　低氧血症的原因及对氧疗的反应

原因	临床常见疾病	对氧疗的反应
摄氧减少	高原居住	PaO_2 迅速增加
肺泡通气不足	慢性阻塞性肺疾病(COPD)	初始反应增加,后期反应不定,取决氧疗后是否抑制呼吸
通气/血流比失调	阻塞性气道疾病,ARDS	PaO_2 中度、迅速升高,有时欠满意
动-静脉分流	动脉导管未闭、肺-动静脉瘘	取决于分流量大小
弥散障碍	间质性肺炎	PaO_2 中度、迅速升高

三、氧疗的实施

临床上常见的给氧装置见表7-0-2,总的来说,可将它们分为低流量给氧系统和高流量给氧系统。低流量给氧系统是指其氧流量为患者提供部分吸入需要,剩余部分则由空气补充,因此其吸入氧浓度(FiO$_2$)不仅取决于氧流量,还受患者的潮气量、储气囊、呼吸频率和呼吸方式的影响,常用的低流量系统包括鼻塞、鼻导管、简单面罩和附储气囊面罩,尽管其提供的氧气浓度不很准确,但患者更为舒适,应用方便经济,使用较广。高流量给氧系统提供的气体流量可以完全满足患者的吸入需要,患者的通气方式对FiO$_2$没有影响,可以提供较准确的、不同浓度的氧气,常用的高流量系统主要为Venturi面罩。

表7-0-2 氧疗的给氧系统和装置

无创	有创
鼻塞	
面罩	经气管导管
简单面罩	气管插管
附储袋面罩	气管切开导管
部分重复呼吸面罩	
无重复呼吸面罩	
Venturi 面罩	

(一) 鼻导管与鼻塞 鼻导管和鼻塞给氧是临床上最常用的方法,它具有简单、价廉、方便、舒适等特点,可允许患者在一定范围内活动,也不影响患者咳嗽、咳痰、进食和谈话。鼻导管为一细长、顶端和侧面开孔的橡胶或塑料导管,插入鼻前庭,曾经要求插入鼻腔直达软腭水平,但试验证实两种方法提高氧浓度效果相似,且后者对患者有刺激,增加管腔堵塞机会,故现在普遍采用前一种方法。虽然有前述优点,但是鼻导管也具有易引起堵塞、吸氧浓度不易控制、插入时易损伤鼻黏膜等缺点。鼻导管应每8~12小时更换一次,且换至另一侧鼻孔。也有使用双侧鼻导管,可同时插入双侧鼻前庭,疗效相似,较单侧鼻导管更方便舒适。鼻塞是用较软而光滑的硅橡胶、有机玻璃或塑料材料制作而成,使用时紧密于鼻前庭,鼻塞较鼻导管舒适,易被患者接受,氧疗效果与鼻导管相似。

使用鼻导管/鼻塞进行氧疗时FiO$_2$与氧流量有关,其推算公式为:

$$FiO_2 = 21 + 4 \times Flow$$

这种估计是粗略的,曾经有人就对估计值与实测值进行比较,发现其差异十分明显。实际上,FiO$_2$除了受吸入氧流量影响外,也取决于呼吸频率、潮气量和呼吸方式。患者的通气量越大,FiO$_2$就越低,患者张口呼吸、咳嗽、说话和进食时,即使吸入氧流量不变,FiO$_2$也降低。总的来讲,应用鼻导管或鼻塞的缺点有:FiO$_2$不恒定,受患者呼吸的影响;易于堵塞,需经常检查和更换;对局部有刺激性,氧流量>4L/min时,干燥的氧气可致鼻黏膜干燥、痰液结痂,因此需要湿化;氧流量>6L/min时,多数患者有明显的不适感,因此希望鼻导管/鼻塞提供超过40%的FiO$_2$并不适合,需改用其他方式给氧。

(二) 简单面罩 面罩一般用塑料或橡胶制成,氧气输入位于面罩底部,两侧是呼气孔,面罩需与患者面部保持紧密贴合并用头带固定于患者头面部防止漏气,但应注意患者的舒适度。与鼻导管/鼻塞相比,面罩给氧能提供中等的FiO$_2$,但其缺点是患者进食、咳痰等活动时必须要摘除面罩,此时FiO$_2$会迅速下降。使用简单面罩时,一般FiO$_2$能达到35%(氧流量6L/min)至55%(氧流量10L/min),为防止呼出的CO$_2$在面罩内积聚,要求氧流量≥6L/min。简单面罩适用于严重的单纯低氧血症患者。

(三) 部分重复呼吸面罩 部分重复呼吸面罩是在简单面罩下装配一个乳胶或塑料制的储气袋,氧气持续流入储气袋,呼气时,呼出气的前1/3进入储气袋和供氧混合,剩余部分则通过呼气孔排出,吸气时,患者重复吸入部分呼出气体。只要氧流量能维持吸气时储气袋不塌陷,二氧化碳(CO$_2$)就可以忽略不计,该面罩能提供的最高FiO$_2$大约是60%。该面罩主要适用于换气功能障碍伴严重低氧血症的急性患者。

(四) 无重复呼吸面罩 无重复呼吸面罩与部分重复呼吸面罩的区别在于它使用了两套单向活瓣,一套单向活瓣覆盖在面罩侧孔外侧保证吸气相所有吸入气来自储气袋,另一单向活瓣位于面罩和储气袋之间,以确保呼出气不进入储气袋而是经过侧孔或面罩周围排出。在氧流量>10L/min时,氧浓度可以达到80%~95%。应注意防止储气袋塌陷,因为塌陷后,氧流量不能满足患者的分钟通气量需求,患者此时只有增加室内空气吸入,FiO$_2$也相应下降。其适应证与部分重复呼吸面罩相同。

(五) Venturi 面罩 是根据Venturi原理制成的:氧气经过狭窄的孔道进入面罩时,在喷射气流周围产生负压将一定量的空气从开放的边缝吸入面罩以稀释氧至所需浓度。该面罩能提供的FiO$_2$范围是0.24~0.50,一般可在面罩上调定。由于喷射入面罩的气流量超过患者的最高吸气流速,它能较好地控制FiO$_2$而不受患者呼吸状态的影响,因此它特别适用于低氧血症伴高碳酸血症而需严格控制FiO$_2$的患者。

(六) 高流量非重复呼吸面罩系统 它由空氧混合器、加温湿化器和非重复呼吸三部分构成,该系统需要高流量的氧气源和空气源。它能提供稳定的、全覆盖(0.21~1.0)的FiO$_2$,最大流量可达到100L/min以上。因此该系统不仅能提供稳定的FiO$_2$,还解决了吸入气体的温化湿化问题,它不仅能用于普通的低氧血症患者,也可通过T管用于气管插管和气管切开的患者。

(七) 经气管给氧 需在局麻下用穿刺针经第2、3气管软骨环间穿刺并置入一导管(直径1.7~2.0mm)至气管内,拔出穿刺针,留置导管在气管内约10cm,管端距气管隆突上方约3cm。此法的优点是呼气时氧气在气管及上气道蓄积,有效扩大了解剖储气腔,因而在任何氧流量均可增加FiO$_2$,达到相同的PaO$_2$所需的氧流量比鼻导管少 40%~60%。由于节省了氧气，也增加了氧气源的使用时间，进而增加运动耐受力和减少住院时间，因而它主要用于需要长期使用的慢性低氧血症的移动患者。缺点是需要每日冲洗 2~3 次，且偶有局部皮下气肿、皮肤感染、出血、导管堵塞、肺部感染等并发症，限制了它的使用。

（八）**氧帐、头罩或孵箱**　是围绕头部至全身的供氧装置，主要应用于小儿。一般罩内的氧浓度、气体湿度和温度均可控制，一般 FiO_2 较恒定，但氧耗量较大。

其他尚有气管插管导管、气切导管、体外生命支持系统、高压氧疗等氧疗措施，请参见相关章节。

四、氧疗的监测

由于 FiO_2 频繁变化且难以准确判定，而氧疗的目的是恢复足够的 PaO_2，现在面临的问题是如何达到氧疗目的而又不超过 FiO_2 允许的范围。除了严密观察患者神志、呼吸状态、发绀、心率等临床体征变化外，临床常用的方法是进行动脉血气分析直接测量 PaO_2、$PaCO_2$ 或 SaO_2 评估氧疗疗效，采血时机一般是开始氧疗后 30 分钟，根据测量结果，按前述氧疗目标调整 FiO_2 及给氧方式，以期达到最佳氧疗效果同时避免氧疗的不良反应。另一常用的而且无创的措施是使用脉搏血氧仪测量血氧饱和度（SpO_2），脉搏血氧仪可以连续监测 SpO_2 变化，现在已基本成为 ICU 的标准监测项目。其他尚有经皮氧分压测定、连续 PaO_2、SaO_2 监测等方法来监测氧疗效果。

五、氧疗中的湿化

正常人体上呼吸道具有过滤、加温和湿化吸入气体的功能，以维持呼吸道黏液-纤毛系统正常的生理功能。氧疗时对吸入氧气的湿化有助于保护气道与支气管黏膜，防止分泌物结痂。当氧流速在 1~4L/min 时，不论使用鼻导管或面罩，口咽或鼻咽部均能对吸入气充分湿化，无须特别加湿；但更高的流速或直接经气管内给氧时则应对吸入气进行充分的湿化。由于室温下即使吸入气体达到 100% 湿化，到达下呼吸道时其相对湿度也会下降至 50%，为求充分湿化，常要求在吸入气体通路上连接一加温湿化器，高流量非重复呼吸面罩系统就是其典型代表，但需注意，加温后气体到达下呼吸道时其温度不能超过 40℃，否则将严重影响纤毛活动，并导致呼吸道烫伤。

六、氧疗的不良反应

氧疗对纠正低氧血症所致的缺氧疗效肯定，但也需注意其不良反应。氧疗的不良反应主要包括：呼吸道黏膜损伤和分泌物干结、高碳酸血症、细菌污染、吸收性肺不张、氧中毒等。此处仅介绍氧中毒。人们很早就发现，低氧血症可以损害细胞的代谢和功能，但是经观察发现，吸入高浓度的氧，同样会损害人体器官，其中以直接与氧接触的肺损伤最为明显。

（一）**氧中毒的机制**　氧的毒性机制主要以自由基学说来解释。正常情况下弥散到细胞内的氧分子，绝大部分由细胞线粒体内的细胞色素氧化酶催化还原成水，而占氧耗量 1%~5% 的氧分子形成自由基：超氧阴离子（O_2^-）、过氧化氢（H_2O_2）、羟自由基（OH^-）及单线态氧（$^1O_2$），这些自由基可以引起细胞膜脂质过氧化、蛋白质巯基氧化和交联，及 DNA、RNA 交联等不良反应。正常情况下这些自由基可以被机体内的抗氧化系统清除。吸入高浓度氧能刺激肺泡巨噬细胞生成并释放趋化因子，募集中性粒细胞至肺并激活，产生大量氧自由基，当氧自由基的生成速度超过组织中抗氧化系统的清除能力时，即会损伤组织细胞。其损伤程度与吸入氧浓度、持续时间以及外界气压有关。氧中毒引发的病理表现为早期毛细血管通透性增加、间质水肿，随后出现肺泡Ⅰ型上皮细胞破坏，基底膜裸露，纤维素沉积，表面活性物质失活，肺泡Ⅱ型上皮细胞增殖且表面活性物质生成减少，肺泡表面张力增加，顺应性下降，最终肺泡内充盈蛋白样物质，肺泡内壁有透明膜形成，发生肺泡萎陷、肺不张，最终发展为 ARDS。

（二）**氧中毒的临床表现及诊断**　氧中毒的症状一般在吸入纯氧后 24 小时开始出现，部分患者最早可在吸入 6 小时后即发生，早期的表现为胸骨后疼痛，吸气时加重，刺激性干咳等，气管支气管功能检测发现气道对颗粒的廓清延迟，至 24 小时后肺活量显著下降。同时也常伴有感觉异常、食欲缺乏、恶心、头痛等全身症状。如果此时继续吸入高浓度氧，即可出现肺顺应性和弥散功能下降，并进行性地发展为呼吸窘迫、呼吸衰竭甚至死亡。由于氧中毒的临床表现具有滞后性及非特异性，且尚无一项可帮助确诊的辅助检查，迅速诊断氧中毒比较困难。诊断氧中毒需根据高浓度氧接触史、呼吸系统症状、肺功能检查及内皮细胞功能生化检验等几个方面综合判断，亟需寻找新的能早期诊断氧中毒的特异性检查项目。

（三）**氧中毒的防治**　氧中毒尚无特殊的治疗方法，主要以预防为主。防止氧中毒最重要的措施是正确选择并控制吸氧浓度。吸氧浓度以维持动脉血氧分压在 55~60mmHg 时所需的最低浓度为原则，当吸入高浓度氧时，一定要注意控制吸氧时间，吸纯氧的时间最好不要超过 6 小时，吸 60% 的氧时不超过 24 小时。同时通过控制发热等措施减少机体氧耗，增加心输出量和血红蛋白增加机体氧供，通过尽早机械通气及调整参数改善通气换气，减少机体对高浓度氧气的需求。一旦发生氧中毒，首先要降低吸氧浓度。一些可能有效的治疗措施如表面活性物质、一氧化氮、抗氧化剂甚至体外膜肺氧合可供选择，但均未证实它们中任一方法在人体中有确切疗效。

（康　焰）

第 8 章

气 道 管 理

第一节 概 述

保持气道通畅是重症患者抢救的首要目标,通常排在抢救过程的第一位。气道的管理体现了"时间就是生命"的基本理念,在方法上包括了自主气道的保持和人工气道的建立。保证人体气道通畅是通过不同人工技术方法在生理气道与空气或其他气源之间建立的有效通气连接,其目的是保证或维持重症患者的有效通气功能、为临床救治提供基础保证。对重症患者及时开放气道,加强人工气道的护理管理是所有从事重症医学人员必须掌握的基本急救技术。

紧急建立人工气道一般可有经口、经鼻和经环甲膜三个路径供临床急救选择。经口或经鼻气管插管通常是首选的经典方法,也是建立人工气道的可靠方式;根据不同患者的病情偶尔也可以采用经环甲膜穿刺或切开方式。对于某些困难插管可以借助纤维支气管镜来辅助完成。对疑难插管、下呼吸道分泌物潴留、需要长期留置气管导管、需行机械辅助通气患者可以采用气管切开术,但一般紧急情况下不宜首先选择气管切开术。

在实施确定性人工气道之前,可以通过开放气道、球囊面罩、口咽通气管、鼻咽通气管、食管气管联合通气管等快速的基础辅助呼吸手段增加氧供,为建立可行性的有效人工气道创造条件。气道管理是 ICU 医师管理重症患者

必备的一项重要技能,ICU 医师需要掌握从简单的手法开放气道至复杂的人工气道建立等一系列技能。

（王育珊）

第二节 上呼吸道梗阻管理

气道梗阻是 ICU 常见的急症,气道梗阻最常见的原因之一是舌后坠,患者意识丧失后,舌肌松弛,肌肉不能把舌根和会厌抬离咽后壁,使之正好覆盖在喉咽开口处,从而引起气道梗阻。气道梗阻另一常见原因是上呼吸道异物,其他原因尚包括急性炎症、感染、肿瘤、外伤等。根据阻塞程度气道梗阻可分为完全梗阻和部分梗阻。气道完全梗阻如不立即处理,数分钟后即可引起心搏骤停。部分梗阻应立即查明阻塞部位和原因,及时纠正,避免导致缺氧进而引起心跳呼吸骤停。患者如在吸气时表现为"三凹征"而无胸廓扩张,且肺部听诊无呼吸音,可判定呼吸道完全阻塞。部分梗阻主要表现为吸气性呼吸困难,表现为吸气相高调呼吸音,如"猪喘""鸡鸣"以及"三凹征"。

一、手法开放气道

确诊气道梗阻及其原因后,应立即对症处理,去除可能的原因,临床最常用的手法开放气道有两种方法:仰头拉颌法和仰头举颏法(图 8-2-1)。

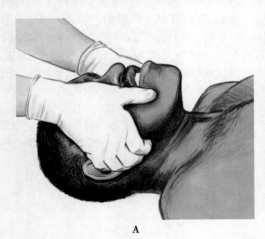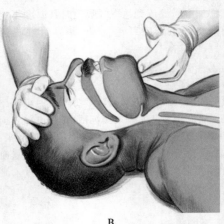

A   B

图 8-2-1 手法开放气道
A. 仰头拉颌法;B. 仰头举颏法

仰头拉颌法:要求操作者站在患者头侧,双手置于患者双侧下颌角下方使颈部过伸、头部后仰,然后双手指上抬下颌,使舌根上升离会厌开口,最后双手拇指或示指轻推下唇,打开口腔。

仰头举颏法:操作者站于患者一侧,一手掌根放于患者前额处,用力下压使头部后仰,另一手示指与中指并拢置于下颏处,向上抬起下颏,注意手指不要压迫颈前软组织,以免压迫气管。上述两种方法均不适用于可疑颈椎骨折患者。

二、维持气道开放的辅助用具

(一) 口咽通气道和鼻咽通气道 两者是非常重要的维持气道开放的辅助用具,它们主要用于解除舌后坠所致气道梗阻。

口咽通气道主要用于有自主呼吸的昏迷患者,面罩通气时使用可便于通气。如患者咳嗽、呕吐等保护性反射存在,常难以耐受,置入口咽通气道可诱发喉痉挛、呕吐、咳嗽和支气管痉挛,因此这类患者是放置口咽通气道的禁忌人群。口咽通气道也可引起牙齿、牙龈及口腔内软组织损伤等并发症。口咽通气道置入方法如下:患者取仰卧位,采用"双手指交叉法"使口张开,并用仰头拉颌法开放气道,保持口咽通气道凸面向下,凹面朝向上颚置入口腔,以免舌体伴随通气道置入被推入喉部,当口咽通气道通过软腭后,旋转180°使通气道顶端朝向喉部,如果气道难以插入或旋转,用另一只手抓住舌尖轻轻向前拉出,再行插入和旋转,最后向下推送直至口咽通气道翼缘到达唇部,也可保持口咽通气道凹面向下置入通气道。口咽通气道的正确置入位置应该是舌体被托起而通气道又没有滑入喉部后方。口咽通气道有不同型号,选择口咽通气道正确型号的方法是将通气道一端置于患者耳垂部,使口腔关闭后,通气道另一端正好位于口角处即为其正确型号,如口咽通气道太短,可能将舌体向喉部推挤,反而加重气道梗阻,如果太长,则可能阻挡会厌或损伤喉部。需要注意的是,如果患者意识恢复后可能会将口咽通气道推出口腔,如此时口咽通气道被固定,则可能会导致呕吐甚至误吸等并发症,因此不要固定通气道。

鼻咽通气道主要用于轻度至中度气道阻塞的患者,清醒或有呕吐反射的患者能较好耐受鼻咽通气道。其操作要点如下:插入前认真检查患者的鼻腔,确定其通畅度及是否有鼻息肉或鼻中隔偏移等疾病,询问患者有无出血性疾病。选择合适型号的鼻咽通气道,长度估计方法为:从鼻尖至外耳道口的距离。局部使用麻黄碱或肾上腺素稀释液收缩鼻腔黏膜并用利多卡因局麻,使用润滑剂润滑鼻咽通气道。选择较通畅一侧鼻腔置入鼻咽通气道,直至到达鼻咽部,并调整深度达到最佳通气。鼻咽通气道可引起鼻出血,因此鼻腔狭窄和凝血疾病或使用抗凝药物的患者应避免使用,颅底骨折及脑脊液漏也属于鼻咽通气道的禁忌证。

(二) 球囊面罩通气 球囊面罩通气主要用于需要短期通气的急救现场,其适应证包括:呼吸停止、自主通气不足,气管插管前预氧合(给氧去氮),辅助患者减少自主

呼吸做功,暂时通气不足时短期给氧。因为需要开放气道并放置面罩于面部进行通气,所以除手法开放气道的禁忌证外,面部创伤、饱腹及存在误吸风险的患者也是球囊面罩通气的禁忌。成功的球囊面罩通气要求:保持气道开放,保证面罩与患者脸部的紧密贴合,以及维持恰当的分钟通气量。面罩通气的操作方法如下:患者处于仰卧位,操作者站在患者头侧,如患者能够耐受,可先置入口咽通气道或鼻咽通气道,然后将面罩底部置于患者下唇和颏间的凹陷处,然后将面罩尖部置于鼻上方,注意勿盖住眼睛和鼻翼,操作者左手拇指和示指分别固定在面罩球囊接口的上下方,轻轻朝面部压住面罩,另三指则包住下颌下缘,呈"E-C"状包绕面罩和面部软组织,保证面罩与面部贴合紧密,同时手腕旋转使颈过伸,手指屈曲上抬下颌保持气道开放,需根据患者面部特征选择合适大小的面罩。右手压迫球囊提供通气,通过观察胸廓动度及听诊呼吸音判断潮气量是否合适,同时注意观察面罩有无漏气,若有漏气,及时调整面罩和头位。面罩通气的频率一般为 12 ~ 16次/分,如有自主呼吸,需保持与患者自主呼吸节律一致。按压球囊幅度过大或通气频率过快均可导致过度通气、呼吸性碱中毒及胃胀气。球囊后可接氧气及储气袋提高吸入氧浓度,一般氧流量开至 15L/min。球囊面罩通气也可由双人执行,一人负责固定面罩及开放气道,另一人负责球囊辅助通气。如有辅助人员,可压迫环状软骨减少气体入腹引起胃胀气。

(康　焰)

第三节　人工气道的建立

一、气　管　插　管

气管插管是 ICU 最常见和最重要的操作技能之一,所有 ICU 医师都必须掌握。由于 ICU 患者有限的生理储备功能及并存多种疾病,操作前难以实施彻底的气道评估,ICU 中紧急气管插管的并发症发生率要远远高于择期手术的气管插管。而且择期手术中用于诱导插管的药物对重症患者可能是禁忌,这进一步限制了插管的选择。因此,ICU 气管插管有其自身的特点。

(一) 气管插管的适应证

1. 上呼吸道梗阻　前述上呼吸道梗阻经处理如短时间内不能纠正,则需气管插管。

2. 气道保护性机制受损　正常情况下,生理性的吞咽、呕吐、咳嗽反射可以保护呼吸道,如意识改变或支配这些反射的颅神经(主要是迷走神经)受损及麻醉时,气道保护性机制受损,此刻必须建立人工气道防止反流误吸。

3. 气道分泌物潴留　咳嗽反射受损易致气道分泌物潴留,导致肺部感染和下呼吸道梗阻,此刻必须进行气管插管清除气道分泌物。

4. 急性呼吸衰竭需行有创通气的患者　气管插管为患者和呼吸机提供连接通路。

(二) 插管前评估　在决定插管后,应迅速评估气道,评估患者是否存在面罩通气困难(表 8-3-1)或插管困

难(表8-3-2),尽可能避免未预见的困难气道,尽管在某些重症患者或某些紧急情况下可能难以实现,仍应争取用最快的时间来评估。

表8-3-2　预测面罩通气困难的危险因素

年龄>55 岁

病态肥胖,体重指数>26kg/m²

缺牙

Mallampati 分级>Ⅳ级

络腮胡须

打鼾及睡眠呼吸暂停病史

大鼻子

通常评估的内容包括患者疾病对气道解剖及其毗邻结构的影响,常规的评估应该包括内容:颌面部骨与组织有无畸形;张口度测量;甲颏距测量;Mallampati 分级(包括静止时及发声时);上唇咬合试验;头颈屈伸度测量。正常情况下最大张口时上下切牙间距离应>4cm,如<3.5cm则预示插管困难,如<2cm 则预示喉罩通气困难。颈部完全伸展时,从下颏至甲状切迹的距离,正常应在 6~6.5cm(四横指)以上,如小于此距离预示插管困难。对清醒、合作者应评估上唇咬合试验,并按舌根不成比例增大影响窥视声门的程度进行 Mallampati 分级,头自然位,尽可能张大口,最大限度伸舌然后根据可视结构进行分级(图8-3-1)。

Ⅰ级:可见软腭、咽、悬雍垂和腭舌弓、腭咽弓;Ⅱ级:可见软腭、咽、悬雍垂;Ⅲ级:只能看见软腭和悬雍垂根部;Ⅳ级:只能看见软腭。Ⅳ级预示面罩通气及插管困难。检查寰枕关节及颈椎活动度是否直接影响头颈前后屈伸,对

插管时所需要的口、咽、喉三轴线接近重叠的操作至关重要。正常头颈伸屈范围在 90°~165°,如后伸不足 80°即可使插管操作困难。还需评估患者有无颏退缩(小颏症)、门齿突起、短颈(肌肉颈)、病态肥胖等,并询问有无打鼾、既往有无麻醉史及困难气道病史。其他情况还包括外科瘢痕和纤维化,喉部创伤与水肿,先天畸形,气道肿瘤与脓肿,颈椎不稳定、不能活动及急性损伤(血肿、椎旁肿胀),牙齿和下颌结构异常(颞下颌关节综合征、下颌骨骨折、牙齿增大或缺失、义齿)。拟行鼻腔插管的患者应进行鼻腔检查,了解双侧鼻腔通畅度,并检查有无鼻中隔偏曲及鼻息肉,同时了解咽喉部有无炎性肿块。有人将在紧急插管时评估面罩通气困难及插管困难评估分别总结为"MOANS"法则和"LEMON"法则,"MOANS"是指面罩密闭性差(Mask seal poor)、肥胖(Obesity)、老年(Aged)、没有牙齿(No teeth)及通气对抗(Stiff)。"LEMON"则是指观察外部特征判断通气及插管难易(Look)、"3-3-2"法则(Evaluate the 3-3-2 rule)、Mallampati 分级、有无气道梗阻(Obstruction)、颈部活动度(Neck mobility),其中"3-3-2"法是以患者的手指为标准,分别测量张口度(了解喉镜和气管导管置入是否困难)、颏骨-舌骨距离(评估下颌间隙是否足够)、舌骨-甲状软骨切迹距离(反映喉的位置是否足够低以满足经口插管),能同时分别满足 3 指、3 指、2 指,则困难插管发生率低。

(三)插管前准备　在重症患者建立气道时,插管前准备是重要的内容。它包括人员、患者体位和灯光及插管必需的设备。插管准备用物(表8-3-3)通常用一专用箱子收纳。纯氧、恰当型号的面罩、吸引设备、Magill 钳、口咽及鼻咽通气道应随手可得。床应调整到正确的高度,检查喉镜灯泡是否发亮。

1. 喉镜　喉镜由镜柄和镜片两部分构成,镜柄备装两节 2 号电池,是喉镜的电源。喉镜片是气管插管时置入咽部显露声门的部分,在其前方有一小灯泡,当镜片正确安置于镜柄时可听见一弹响,并见灯泡发光。根据喉镜片的形状可分为两类:弯镜片(MacIntosh 喉镜)和直镜片(Miller 喉镜)。MacIntosh 喉镜片为弯型,其尖端应置于会厌谷(即舌根与会厌的咽面之间的间隙),向前上方上提

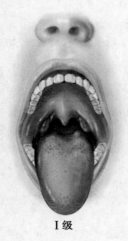
Ⅰ级

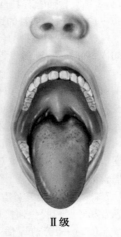
Ⅱ级

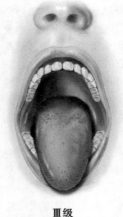
Ⅲ级

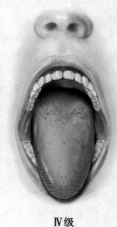
Ⅳ级

图 8-3-1　Mallampati 分级

镜柄暴露声门，MacIntosh 镜片为口咽和喉咽部提供良好的视野，因此为导管通路提供宽大的空间，且会厌损伤小。镜片型号有 1～4 号，大多数成人需用 3 号 MacIntosh 镜片。Miller 喉镜片为直型，显露声门时其尖端应位于会厌的下方上抬会厌。Miller 喉镜片可更好地显露声门开口，但允许经过的口咽和喉咽部空间较小，镜片型号为 0～3 号，大多数成人需用 2 号或 3 号 Miller 镜片。喉镜类型的选择取决于个人经验，一般清醒患者更能耐受 MacIntosh 喉镜，因为当正确放置喉镜于会厌谷时对 Ⅹ、Ⅻ 颅神经刺激很小。其他尚有短柄喉镜、可调角喉镜、McCoy 喉镜等，分别用于不同的特殊情况患者。近几年，可视喉镜在临床上应用也越来越广泛，其通过喉镜手柄上的电子显示屏，实时显示喉镜前端图像，不需要患者头颈部充分后仰，在直视下暴露声门。这对于张口度小、颈椎疾病后仰受限、声门位置较高的困难气道患者，与普通喉镜相比，显示出明显优势。

表 8-3-3　插管准备用物

纯氧
面罩（至少两种型号备选）
带 PEEP 阀的呼吸囊
吸引器（配备硬质 Yankauer 吸引头）及普通吸引管
不同型号的口咽通气道及鼻咽通气道
气管导管（不同型号）
喉镜柄和不同型号的曲镜片、直镜片
管芯
Magill 钳
压舌板
注射器
呼气末二氧化碳检测仪
血管收缩药及局麻药
胶带等固定导管用物
安息香酊
电池

2. 气管导管　气管导管前端呈斜面向左开口，距导管远端开口 1cm 处有气囊附着，用以防止漏气及喉部分泌物及呕吐物反流。按导管材料可分为橡胶导管、塑料导管、硅胶导管。橡胶导管已基本淘汰，塑料导管组织相容性好，受热后较容易通过弯曲的上呼吸道，可用于经口及经鼻插管，是目前最常用的气管导管，硅胶导管组织相容性更好，但价格较高。气管导管还可根据气囊特点分为无套囊气管导管、高压低容气囊导管、低压高容气囊导管。无套囊气管导管仅用于婴幼儿，过去使用的多为低容高压气囊，气囊顺应性差，充气后气囊的高压可部分传导至接触的气管黏膜，使气管前壁受到 100～200mmHg 的压力，易致气道黏膜局部缺血坏死，低压高容气囊则仅需充气 4～6ml 即可达到很好的密封效果，而气囊内压力不超过气管壁毛细血管内压力（25～35mmHg）。目前临床上使用的气管导管大多数是用聚氯乙烯（PVC）生产的带高容低压气囊的导管。气管导管型号通常以导管内径（ID）标号，型号从 2.5～9.0，F 制型号代表的是导管的外周径，因此管壁越厚，相同内径的导管 F 型号越大。一般经口插管成年男性选用 8.0 号导管，成年女性选用 7.0 号导管，导管插入深度为尖端至上切牙的距离，在成年女性约为 21～23cm，男性约为 22～24cm，经鼻插管较上述直径小 0.5～1.0mm。小儿插管可参考公式 ID＝A/4+4，导管插入深度（cm）＝A/2＋12。紧急插管时选用比通常内径小 0.5～1.0mm 的导管有利于插管成功。准备时应根据个体差异准备较之大一号及小一号的导管。管芯适于插管困难时应用，将柔韧的管芯插入导管（管芯尖端不得超过导管尖端），在导管尖端 5.0～7.0cm 处使导管前端弯曲成 40°～80°，以便导管沿会厌后面插入。

3. 药物准备　除插管所用设备的准备外，还需准备插管时用药。插管用药的目的在于为安全插管创造条件，缓解插管引起的不适及血流动力学紊乱，减轻插管引发的神经内分泌紊乱。插管前可以给予 0.2mg 格隆溴胺可以减少口腔分泌物，改善喉镜及纤维支气管镜（简称纤支镜）的视野。清醒插管时需要使用 4% 的利多卡因喷雾实施口咽部麻醉，然后可以使用 1～2ml 2% 的利多卡因胶涂抹口咽通气道外壁加强局麻效果，还可以用利多卡因通过口咽通气道麻醉声带，需要注意的是，由于黏膜吸收迅速，利多卡因的用量不能超过其极量 400mg。

由于 ICU 患者生理储备功能有限，插管时使用静脉药物必须十分谨慎，首先仅限于有经验的人员使用，使用者要了解各种药物的优缺点，并且需要对患者进行充分评估。临床常用的静脉诱导药物包括镇静剂、镇痛剂及肌松药。理想的药物应满足迅速平稳地达到无意识、无反应和遗忘，能提供有效镇痛，维持脑灌注压和血流动力学稳定，作用能被迅速逆转，副作用少，目前尚无一种药物具备上述特征。丙泊酚由于其快速起效和消除、容易滴定等特征，经常成为我们静脉诱导的首选，但由于其较明显的心血管抑制作用，在心脏基础疾病及生理储备功能有限的患者应限制使用。依托咪酯在药动学上与丙泊酚十分相似，但它不抑制心肌收缩力，是非常适用于重症患者插管的诱导药物，不幸的是它抑制肾上腺皮质激素产生的作用较强，因此在全身性感染和感染性休克患者中不推荐使用，如果已经使用，建议补充糖皮质激素以避免其肾上腺皮质抑制带来的不良后果。氯胺酮是一种同时具有镇静镇痛效果的药物，尤其是在琥珀胆碱禁忌时，可联用氯胺酮、依托咪酯、罗库溴铵用于快速插管，但在颅内高压的患者应谨慎使用。

就肌松药而言，目前首选仍为琥珀胆碱，1mg/kg 就可以在 1 分钟内提供良好的插管条件。限于其可能发生恶性高热及血钾升高的不良反应，在有恶性高热家族史及易感因素的患者以及可能发生高钾的患者（包括大面积烧伤、大面积挤压伤、长期制动、上下运动神经元病变、各种肌病、肾衰竭及严重感染的患者）中应禁用，可以选择罗库溴铵替代，0.8～1.2mg/kg 的剂量即可提供良好的插管条件。

4. 患者的准备　准备好插管用物后，垫高患者头部并使头呈一"嗅物位"，使口、咽、喉轴接近一直线，以便喉镜下显露声门,如怀疑有颈椎损伤应仔细检查排除。口腔清除干净后,开放气道,立即通过面罩球囊辅助通气预氧合,如效果较差,可放置口咽通气道或鼻咽通气道。同时需建立静脉通道并行心电、脉搏血氧及血压监测。现有研究指出普通患者单纯头过伸位和"嗅物位"相比同样有效,在肥胖患者"嗅物位"更有利用显露声门。同时,因心肺疾病所致呼吸衰竭的患者预氧合并不都能使氧合明显改善,而插管前使用无创正压通气 3 分钟即可明显改善脉搏氧饱和度及氧分压,因此对这类患者如预氧合后饱和度改善不明显者可以尝试短时间无创通气。

（四）常见气管插管方法 气管插管分为经口气管插管、经鼻气管插管,困难气道患者还可经纤支镜插管等,下面分述之。

1. 经口气管插管 左手持喉镜,右手用"双手指交叉法"使患者口张开,沿患者右侧口角置入喉镜,避开门齿,避免口唇在镜片和牙齿之间夹伤,同时把舌推向左侧,沿咽腔前部弧度置入,一旦置入喉镜片,将镜片移至中线,如果使用 MacIntosh 镜片,镜片前进即可见会厌及会厌谷,将镜片尖端置入会厌谷,沿其长轴向前上方提手柄以显露声门。如果使用 Miller 喉镜片,镜片尖端应越过会厌谷,压住会厌并上提镜柄显露声门。切勿以上颌门齿为支点上撬显露声门,以免损伤牙齿或牙龈。右手呈"执笔式"持气管导管,从右侧口角插入口腔直至通过声带。将导管气囊近端置于声带下方,拔除管芯,注意导管尖端到患者切牙的距离,导管尖端至上切牙的距离在成年女性约为 21～23cm,男性约为 22～24cm,插入太深易致插入支气管,插入太浅则可能导致气囊不能封闭导管周围气管,且易致意外拔管。导管到达恰当位置后,气囊充气至刚好封闭气囊与气管间隙即可,即"最小封闭压力（MOP）",然后妥善固定。插管后需要常规拍摄 X 线胸片用于判断导管尖端位置是否正确,通常要求导管尖端位于声门下方 4～5cm,如此即使颈部过屈或过伸均不致导管脱出声门,亦不会插入过深导致患者强烈不适。

由于气管导管误入食管可导致致命后果,因此插入气管导管后必须确认气管导管位置正确,目前尚无一种确定导管位置的方法能保证导管万无一失插入气管内,因此临床上多联合使用几种方法来证实导管位置正确。听诊双肺及上腹部,双肺听诊最好在双侧腋窝上部,可减少对侧呼吸音传导所致的影响。导管位置正确时,可闻及双侧呼吸音,而上腹部无气过水声,如仅在一侧听见呼吸音,表明导管插入过深,需调整导管位置至双侧可听到呼吸音为止。呼出气 CO_2 浓度测定是确定导管在气管内位置的标准方法,食管内插管仍可检测到低浓度的 CO_2,尤其是球囊面罩通气先将呼出气鼓入胃中,但是此时呼出气中的 CO_2 浓度随反复呼吸逐渐下降,而气管插管时,呼出气 CO_2 在反复呼吸中保持恒定,也可使用 CO_2 试纸。连接呼吸机后观察呼吸机呼气流速波形也是简易准确的办法。简易的方法还有观察呼吸时,呼气相可见导管内观察到水汽,而吸气相则消失。通过挤压胸廓,听导管末端有无气流声,或在导管末端接一气球,如导管在气管内,可看见气球随胸廓挤压而充气和塌陷,如在食管内,则不能观察到上述现象。亦可在气管导管上连接呼吸囊辅助呼吸,如位置正确,可见胸廓对称起伏,如食管内插管则可见腹部逐渐隆起。纤维支气管镜可直接通过气管导管观察导管下隆突及支气管软骨环等来确定导管位置并调整深度。经判断导管位置不确定或通气后生命体征更加不平稳者,应立即拔出导管,呼吸囊面罩辅助呼吸后重新插管。

固定导管一般用胶带固定,最好将骨性结构上的皮肤拉紧并固定于骨性结构处,现在市场上也有很多固定导管的辅助装置。气囊充气要求维持气囊内压力 20～22cmH_2O,通常需要向气囊注气 5～7ml。压力 <20cmH_2O 容易发生误吸,压力太高则容易导致气管损伤。

2. 经鼻气管插管 经鼻气管插管的适应证与经口气管插管相似,其相对禁忌证包括:因经鼻插管较耗时,不适用于紧急抢救插管,鼻腔局部解剖异常及创伤,全身性出血疾病,免疫功能受损,以及颅底骨折均不适用于经鼻插管。经鼻插管与经口插管的优缺点见表8-3-4。

表 8-3-4 经口插管与经鼻插管优缺点比较

	经 口 插 管	经 鼻 插 管
优点	所需设备更少(仅需一个喉镜)	导管易于固定且相对固定
	创伤及出血少	无咬闭导管风险
	鼻窦炎及 VAP* 发生率更低	可在卧位或坐位下实施
	成功率高(不依赖患者自主呼吸努力)	导管刺激小,耐受性好,自我拔管风险更低
缺点	喉镜及导管刺激,自我拔管风险高	发生出血、鼻窦炎及 VAP* 的风险
	牙齿及颈椎损伤风险	导管直径更小,气道阻力增加
	固定导管困难	容易损伤鼻中隔、黏膜、鼻甲
	口腔清洁困难	
	咬闭导管风险	
	插管时体位必须保持仰卧位	

注:*:呼吸机相关性肺炎

经鼻插管可以在清醒状态下通过实施局麻来完成，首先用棉签蘸 4% 利多卡因加 1∶20 000 肾上腺素混合液擦拭鼻黏膜使血管收缩和麻醉，即使全麻，也建议局部使用血管收缩药。常用的气管导管建议使用专用于经鼻插管的导管，普通导管通常质地太硬，且长度较短，如使用经口导管，建议用热水浸泡软化导管。选择型号为女性 6.0 ~ 6.5cm，男性 7.0 ~ 7.5cm，插入深度：女性 26cm（以鼻孔为界），男性 28cm。如两侧鼻腔均通畅，常选右侧，因为当插入右侧鼻腔时，气管导管的斜面正好面对平坦的鼻中隔，减少对鼻甲的损伤，2% 利多卡因润滑胶充分润滑导管便于引导导管向后下进入咽部。与面部垂直，沿硬腭平行方向推进导管，导管成功通过鼻前庭一般意味着导管可以顺利通过整个鼻腔，如果通过鼻前庭时遇到任何阻力，应立即停止进一步插入导管的尝试，因为所有的黏膜撕裂、鼻甲损伤、黏膜下假道形成等并发症几乎都与暴力插管有关。当导管进入鼻咽部时，可遇到阻力，此时将导管稍后退，将患者颈部后仰再推进导管进入咽部。

可以通过几种方法完成气管内插管：①盲插时需患者保持自主呼吸，当吸气时缓慢推进导管，并在导管末端听呼吸音，当导管接近声门时，呼吸音逐渐变强，此时在吸气开始时顺势将导管送入气管内，插入气管的成功标志为剧烈咳嗽后深吸气，呼气时可在导管内见到水汽凝结，无法说话，均提示导管进入气管，呼吸音突然消失提示导管进入食管、会厌谷或梨状窝，需后退导管重试；②用直接喉镜引导导管时要在麻醉鼻腔的同时麻醉口咽部以减小喉镜的刺激，导管通过鼻喉孔后用 Magill 钳引导导管进入气管即可；③亦可通过纤支镜引导插入，具体见下述。

3. 纤支镜插管　纤支镜插管可用于经口和经鼻气管插管。当预计存在困难插管时，纤支镜插管应该是首选而不是最后的备选方法，当已知或怀疑颈椎病变、头颈肿瘤、病态肥胖、有通气或插管困难病史时，应考虑选用纤支镜插管。纤支镜插管最好在清醒条件下实施，因为此时咽喉部肌肉保持气道开放，可以为纤支镜提供很好的视野。插管前准备用物包括灭菌纤支镜，检查光源是否工作正常，牙垫或 Ovassapian 通气道，局麻药、血管收缩药、吸引装置。

纤支镜插管具体操作方法为：应用抗胆碱药可减少口腔分泌物，防止镜头视野受分泌物影响。首先使用局麻药对上气道实施表面麻醉，并清洁气道分泌物，为纤支镜提供一个良好的视野，将润滑的纤支镜套入气管导管中，吸引端口与吸引装置连接，使用 Ovassapian 通气道，可将舌推向前方，保持纤支镜位于中线，亦可防止纤支镜被咬伤，且提供宽阔的视野。将插入的纤支镜尖端向前弯曲，将其置于喉咽部，并将纤支镜向会厌推进，为避免进入梨状窝，纤支镜在前进过程中应始终保持在中线位置。如视野模糊，可退至视野清楚或取出纤支镜，擦拭镜头后再沿中线插入。当纤支镜前进至会厌下方，即可见声门，沿中线前进直至可看见气管环，然后固定纤支镜，将套在纤支镜上的气管导管送进气管，有时气管导管尖端在推进过程中抵在杓状软骨上，此时将气管导管逆时针旋转 90° 便可通过声带。经鼻纤支镜插管相似，可类似经口纤支镜插管一样先将气管导管套在纤支镜上，先将纤支镜经鼻孔插入气管，再沿纤支镜推送气管导管进入气管，另一种方法开始时类似普通经鼻气管插管，先将气管导管送至鼻咽部，然后在气管导管内插入纤支镜并送至气管内，最后将气管导管送至气管内。

4. 快速顺序插管　是指通过联合应用强效静脉诱导药和速效肌松药及环状软骨压迫使患者在极短的时间内达到无意识和肌肉麻痹以完成气管插管的一项技术，这一概念最初源于急诊麻醉中的“快速顺序诱导（rapid sequence induction）”。由于 ICU 许多患者都存在饱胃，或存在胃食管反流病时，需要使用快速顺序插管（在手术室称之“快速顺序诱导”）保护气道。实施时需要评估患者是否存在插管困难，如存在则应视为禁忌。通常使用丙泊酚或依托咪酯诱导，琥珀胆碱仍是快速顺序插管肌松药的首选，如存在高钾血症或存在显著的高钾风险时，可使用罗库溴铵代替，给药前先充分预氧合，然后给诱导药物，并使用环状软骨压迫防止反流，药物起效迅速插管并确定导管位置，气囊充气后恢复通气。

5. 逆行气管插管　此插管方法主要作为困难气道管理的一种补救措施。其操作方法（图 8-3-2）为通过穿刺

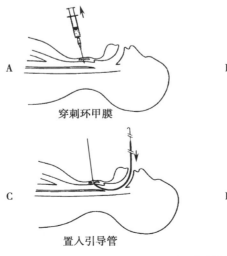

A　穿刺环甲膜

C　置入引导管

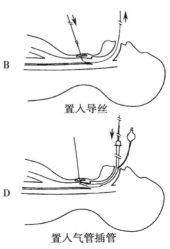

B　置入导丝

D　置入气管插管

图 8-3-2　逆行气管插管示意图

环甲膜向头侧置入一根导丝,经口或鼻牵出导丝,在经口或鼻沿导丝引入一中空导管,至声门下方,固定导管后拔出导丝,再经导管插入气管导管。由于常见操作时气管导管通过声门困难,现将其改良,将气管导管套在中空导管上后插入声门下后再拔除导丝可显著提高其成功率。

6. 经喉罩插管 喉罩是近年来兴起的一种声门上人工气道,已在麻醉科广泛使用,它在气道管理中的作用越来越重要,尤其是在困难插管的时候。喉罩主要用作面罩通气和气管插管的备选、已知或未知困难气道的气道管理,以及无意识患者复苏时的气道管理,也可用在气管切开前临时导气管。饱胃患者忌使用喉罩,肺顺应性差的患者由于通气时的高气道压易致漏气亦不适用喉罩,长期机械通气的患者及气道反射完整的患者亦不适用喉罩,其他禁忌证尚有喉部病变、喉梗阻等,因此喉罩在ICU中的主要用途是困难气道时优先建立暂时性人工气道,为后续处理赢得时间。喉罩有成人和小孩的不同型号,不同型号喉罩适用人群及充气量如下(表8-3-5)。

表8-3-5 不同型号喉罩适用人群及充气量

型号	适用人群	体重(kg)	最大气囊充气量(ml)	最大气管插管直径(mm)
1	新生儿及婴儿	5	2~4	3.5
1 1/2	婴儿	5~10	7	4.0
2	儿童	10~20	10	4.5
2 1/2	儿童	20~30	15	5.0
3	轻体重成人	30~50	20	6.0
4	正常成人	50~70	30	6.0
5	超重成人	>70	40	7.0

成人最常用3~4号。喉罩置入的正确方法如下:选择恰当型号的喉罩,检测气囊是否漏气并将气体排空,使喉罩呈一匙状,润滑喉罩气囊,注意避免润滑喉罩内表面以免润滑剂引起喉痉挛。常规监护及预氧合,保证足够的麻醉水平及上气道反射抑制,置头位于"嗅物位",按图示(图8-3-3)置入喉罩。

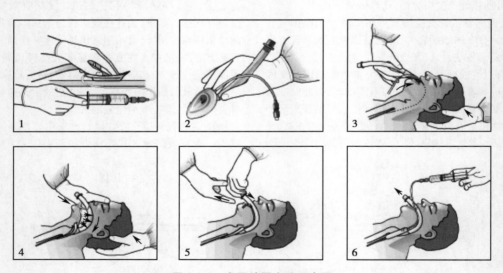

图8-3-3 喉罩放置方法示意图

并按表8-3-5给气囊充气,连接导管并通气。喉罩中以LMA-Proseal、LMA-Fasttrach与LMA-CTrach(图8-3-4)最适合ICU使用,前者可以在通气同时安置胃管吸引胃内容物,防止胃胀气及反流误吸,后两者均可在困难插管时通过其独特设计进行气管插管(图8-3-5),且LMA-CTrach可以为气管插管直接提供视频信号,便于操作,通常成功率均超过95%。插管喉罩内部有一独特的设计,插管时,气管导管会将通气罩内部一个会厌上抬栅向前上方推动,使会厌上抬,更加便于插管。经喉罩插管可以盲插,亦可通过纤支镜或硅胶弹性导引条等引导进行。

除上述插管方法外,还有硅胶弹性导引条、改良喉镜、光仗、插管喉镜、环状软骨压迫(Sellicks手法)等许多方法,ICU医师必须对其中某一种或几种方法十分熟练,最为重要的是必须做好插管前评估及准备,如判断为困难插管时应及时向有经验的医师求助。

(五)气管插管的并发症 常见并发症见表8-3-6。

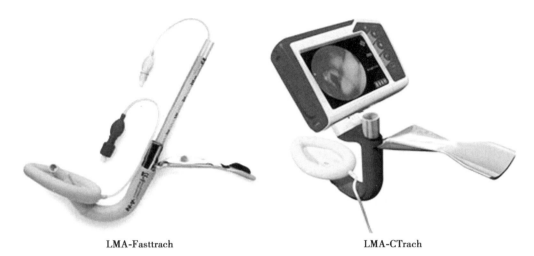

LMA-Fasttrach　　　　　　　　　　　　　　　　LMA-CTrach

图 8-3-4　LMA-Fasttrach 与 LMA-CTrach

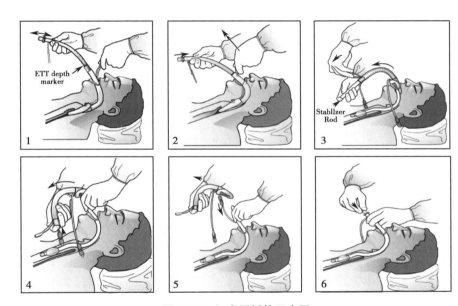

图 8-3-5　经喉罩插管示意图

表 8-3-6　气管插管常见并发症

插管期间的并发症	导管留置期间并发症	拔管时的并发症	拔管后并发症
气管导管误入食管	气管导管阻塞	喉痉挛	气管软化
口鼻软组织、牙齿损伤	意外拔管	喉水肿或声门下水肿	声带粘连或麻痹
高血压及心动过速	气管导管误入单侧主支气管	杓状软骨脱位	气管狭窄
心律失常	支气管痉挛	异物阻塞声门	喉狭窄
胃内容物误吸	肺部感染	拔管后气管塌陷窒息	
颅内压升高	中耳炎及鼻窦炎		
休克	黏膜溃疡、鼻唇坏死		
	肉芽形成		
	气管黏膜损伤		
	气管食管瘘、气管无名动脉瘘		

在这些并发症中，最危险的就是导管插入食管，如果没有及时发现，后果十分严重。前面已经介绍了如何判断导管位于气道内，联合使用肺部听诊及其他方法，我们基本可以判断导管是否在气管内，在严重支气管痉挛等呼吸音听诊困难的患者，如果不能判断导管是否位于气管内，应立即拔除导管并面罩通气然后再次尝试。ICU 插管误吸发生率也非常高，预防误吸常用的方法是插管间如有条件应进行充分胃腔引流，及快速顺序插管时施行环状软骨压迫或选择清醒插管建立人工气道。

导管留置期间最严重的并发症为导管阻塞及意外拔管。气管内病变、分泌物、气管导管套囊等均可导致导管阻塞，一旦发生，应立即进行处理。首先可用吸痰管试探导管是否通畅，并可吸引分泌物，并检查人工气道深度是否变化。如为体位改变或套囊充气等诱因引起，应立即去除诱因。可使用纤支镜直视下检查导管阻塞原因。意外拔管则重在预防，首先是要将导管固定牢固，每天检查导管深度是否变化。插管后要向患者做好解释安慰工作，争取其配合，同时使用镇静镇痛剂减轻患者的不适感，必要时可使用肌松剂并可采取一定的束缚措施。一旦意外拔管，在面罩辅助呼吸的同时迅速做好再次插管准备，并评估是否可以无创通气还是必须再次插管有创通气。其他并发症关键也在于严密监测和预防，一旦原发疾病得到控制，尽早拔管。

二、困难气道管理策略

美国麻醉师协会规定如果一名经过常规训练的麻醉师遇到困难面罩通气或困难气管插管或两者皆有时，即为困难气道。困难面罩通气是指麻醉前 $SpO_2 > 90\%$，而麻醉后面罩正压通气吸入纯氧仍不能维持 $SpO_2 > 90\%$，且事件不能预测和逆转。困难气管插管是指一名接受正规训练的麻醉医师使用常规试插三次或耗时 10 分钟仍不能成功插入气管导管。困难气道在 ICU 和急诊室比在手术室更为常见。

如果初次尝试气管插管失败，必须提供后备措施保证患者通气，并最终安全建立气道。我们要始终记住："没有患者因为不能插管死亡，只有因为不能通气而死亡"。美国麻醉师协会制定的困难气道管理流程（DAA）是专为麻醉师在手术室内麻醉设计的，ICU 环境中使用时需要对其进行细微的修订。首先，重症患者的生理储备功能远不及择期手术患者，遇到未预期的困难气道时耐受呼吸暂停的时间也远不及后者。手术室预见困难气道时，恢复自主呼吸是一项重要管理措施，而在 ICU，许多患者自主呼吸可能就难以恢复。ICU 也不可能像麻醉科在择期手术时遇到困难气道可以暂停手术。目前为重症患者提供通气的人工气道共三类：无创通气面罩，声门上气道（喉罩和气管-食管联合导管）和气管内导管（气管插管及气管切开）。除实施无创通气患者外，其他需建立气道的患者插管前均要求进行全面的气道评估，无困难气道的患者及评估有困难气道的但是清醒的有足够生理储备的患者处理措施与 DAA 是一致的，清醒患者可以使用局麻下直接喉镜插管、纤支镜插管、经鼻盲插及外科方式建立人工气道，

普通患者就按照 DAA 执行，DAA 中供选择的插管技术包括更换改良喉镜片、喉罩过渡、纤支镜插管、插管喉镜（管芯）或导管更换器、光仗、逆行气管插管、盲插等，部分已在气管插管部分叙述，如上述方法都失败，只有使用外科方法建立人工气道，包括环甲膜切开术和气管切开术，它们都可以通过经皮或外科方式完成，但现有研究提示外科方式仍是最确切的方法。ICU 特有的需要处理的困难气道是那些评估有困难气道的但是又没有足够的生理储备甚至已经发生呼吸停止的患者，这类患者通常采用喉罩或气管-食管联合导管立即恢复通气，作为插管的过渡，为后续处理赢得时间。

三、气管切开

由于处理困难气道的设备及方法都在不断得到改进，ICU 中实施紧急气管切开的情况越来越少，随着导管设计的改进及插管后监测技术的不断完善，插管所致创伤越来越小，普通气管内导管可以安全使用数周，而疾病治疗技术的进步也使患者带机时间不断缩短，择期气管切开术在 ICU 中使用相应减少。气管切开技术的进步也使气管切开在床旁进行变得安全可行。气管切开与气管插管比较，它可以改善口腔清洁和口腔卫生、经口进食、减轻患者的不适，减少镇静镇痛剂用量，减少无效腔量，降低气道阻力，减少呼吸做功，缩短带机时间，提高停机成功率，因此在恰当时机进行气管切开对机械通气患者也是有益的。

（一）气管切开术的适应证

1. 上气道梗阻，尤其是长期或永久性的梗阻，如双侧声带麻痹、颈部手术史等。

2. 预期需要较长时间机械通气治疗。

3. 下呼吸道分泌物多，长期自主清除能力差的患者，或者吞咽反射障碍、喉反射受抑制者，为保证患者安全，防止分泌物及食物误吸入气管，可行气管切开。

4. 减少通气无效腔，便于撤机。

5. 因咽喉部疾病致狭窄或阻塞无法气管插管的患者。

6. 头颈部大手术或严重创伤需要行预防性气管切开，以保证呼吸道通畅。对于预期需要较长时期机械通气的患者可在 7～10 天进行气管切开，而对于中枢神经系统疾病致昏迷的患者，因其短期内难以恢复分泌物自主清除能力，可以在更早时间，甚至是 24 小时内即进行气管切开。

（二）气管切开术

1. 传统气管切开术　一般采用仰卧位，肩下垫枕，头后仰，始终保持气管在正中位。一般选择以第二三软骨环（通常在胸骨上切迹上方 3～4cm）为中心作一直切口或水平切口，切皮前使用 2% 利多卡因对手术区域实施局部浸润麻醉，然后用止血钳沿肌白线分离两侧肌肉，并用甲状腺拉钩向两侧牵拉暴露气管，操作必须严格保持在中线进行，分离中需注意避开颈前静脉、甲状腺峡部及甲状腺下动脉等重要解剖结构，气管前筋膜不一定必须分离，充分止血并准备好合适的气管导管、气管撑开器、吸引器等，在气管第 2～4 软骨环间用尖刀切断一软骨环，切开时刀刃

向上,气管撑开器撑开气管后插入气管套管,迅速确认导管是否位于气管内,只有确认套管位于气管内才能将两侧的甲状腺拉钩取出,最后根据切口大小缝合切口,注意不要将切口完全缝合。

2. 经皮气管切开术　经皮气管切开术是通过特殊器具采用 Seldinger 技术实施气管切开的一种技术,与外科气管切开相比,创伤更小,操作更加简便,在已有研究中也证明与外科气管切开有相同的成功率和安全性,且经皮气管切开围术期出血、窦道感染更少。经皮气管切开主要用在择期气管切开的患者,不推荐用于年龄<18 岁的患者,已知或预期的困难气道也不应施行经皮气管切开。相对禁忌证包括重度凝血疾病、重度呼吸功能不全、颈部解剖困难以及病态肥胖。其体位、手术定位及术前准备都与外科气管切开相同。颈部消毒、局麻后,横行切开前正中皮肤1~2cm,在第 1~2 或 2~3 软骨间隙穿刺成功后置入导丝,以扩张子和扩张钳先后扩张皮下、气管前壁,最后在导丝的引导下置入气管导管,再次确认位置后,气囊充气并妥善固定。

(三) 气管切开围术期的并发症　主要有出血、皮下气肿、纵隔气肿、气胸,套管留置期间常见的并发症为套管脱出、肺部感染、套管堵塞、气管食管瘘、气管无名动脉瘘、气管软化及气管狭窄等。其中气管切开 48 小时内气管切开套管意外脱出的患者,因为气管切开窦道尚未形成,脱出后窦口将关闭,很难将套管重新插入,且重新插入多会引起出血,由此可引起呼吸道梗阻及严重缺氧,后果非常严重。因此切开患者应床旁备气管切开包,气管切开管一旦脱出,立即面罩呼吸囊通气,给氧,通知耳鼻喉科医师紧急重新打开关闭的窦口,在直视下插入气管切开管。紧急时可直接经口插管,以迅速建立有效人工气道。其他并发症处理同气管插管。

(康　焰)

主要参考文献

[1] 刘大为. 危重病医学. 北京:中国协和医科大学出版社,2000.
[2] The Fundamental Critical Care Support (FCCS) Course Text. 4th ed. Society of Critical Care Medicine,2007.
[3] Miller RD. Miller's Anesthesia. 6th ed. New York: Churchill Livingstone,2005.
[4] Walz JM, Zayaruzny M, Heard SO. Airway management in critical illness. Chest,2007,131(2):608-620.

第四节　气道湿化技术

吸入气体的湿化温化是人工气道管理中的一个重要环节。怎样根据患者选择合适的湿化温化装置及合适的温湿度,如何评估湿化效果,这些都是我们在人工气道湿化中应考虑解决的问题。

一、呼吸道正常的生理功能

上呼吸道包括鼻,咽、喉,是气体进入肺的门户,具有湿化、温化、过滤空气等功能。鼻腔内具有丰富的毛细血管网和表面积宽大的鼻黏膜,这使得吸气后气体进入鼻腔后可加温到 30~34℃,相对湿度达 80%~90%;到达气道隆突时,温度已接近人体正常体温(37℃),相对湿度达 95% 以上。呼气时,呼出气含有饱和水蒸气,常常使呼吸道丢失一部分水分,但呼出气经过温度更低的鼻腔时,部分水蒸气凝结在鼻黏膜上,使得上气道可保留一定热量和水分。

同时,上呼吸道也是呼吸系统非特异性防御的重要组成部分之一,可保护气道黏膜,保持呼吸道黏液-纤毛系统正常的分泌、运动生理功能,清除吸入气体中的微生物、有害物质和呼吸道分泌物。

二、人工气道的建立及干冷的气体吸入对人体的影响

人工气道的建立绕过上呼吸道,从而破坏了上呼吸道对吸入气体的加温加湿的功能。干冷的医疗气体直接进入气道,同时由于通气量的增加,呼吸道的水分丢失与正常情况相比也明显增加。这可导致纤毛功能的丧失,纤毛破坏,黏液腺破坏,细胞质和细胞核变性,气道细胞学改变和表面活性物质丢失。这些结构性的破坏又可导致黏膜纤毛活动梯破坏,痰液黏度增加,气道阻力增加,肺顺应性降低以及分流增加等。从而产生以下临床后果:分泌物潴留,黏液堵塞,肺不张,呼吸功增加,低氧血症,支气管痉挛。在临床实践中,湿化不足产生的最严重的副作用是气管导管堵塞,危及生命,需紧急更换。同时,淤滞的分泌物可增加细菌在气道内繁殖的机会,增加感染的概率。感染又会造成黏多糖和黏蛋白的大量分泌,增加痰液的黏稠度,进而加重痰液排出的困难,形成恶性循环。

因此,建立人工气道的患者必须充分湿化温化吸入气体,这样才能保持呼吸道黏液-纤毛系统的正常生理功能和防御功能,避免并发症的发生。然而,目前对于接受机械通气患者推荐湿化。

湿温化目标:正常情况下,气管内湿度应在 36~40mg/L,气体到达隆突时的最佳湿度为 44mg/L(相对湿度为 100%,温度为 37℃)。对有创通气患者主动湿化时,湿化装置输出的湿度需达到 33~44mgH₂O/L,气体温度在 34~41℃,相对湿度达 100%。虽然,临床上的主动湿化装置可使 Y 形管处气体达 41℃,但 AARC(美国呼吸治疗协会)建议 Y 形管处的最高气体温度为 37℃,相对湿度100%,而 ISO(国际标准化组织)认为:吸入气体温度持续超过 41℃ 可对患者造成潜在的热损伤,并将 43℃ 作为热损伤的高温临界报警点。

若吸入气体湿度<25mgH₂O/L 超过 1 小时,或<30mgH₂O/L 超过 24 小时,可导致气道黏膜的功能障碍。因此,AARC 建议有人工气道的患者应至少保持 33mgH₂O/L 的绝对湿度。

三、常用湿化装置和湿化方法

临床上常用的湿化装置分为主动加热湿化器(HH)和被动加热湿化器(也叫湿热交换器,HME)。两种湿化装

置均可用于有创通气患者吸入气体的湿化温化。主动加热湿化器通过对吸入气体加热并增加水蒸气的含量来进行加温加湿。而被动加热湿化器（"人工鼻"）则通过储存患者呼出气中的热量和水分的工作原理来加热湿化吸入气体进行加热湿化。

（一）主动加热湿化器　主动加热湿化器的工作原理是将无菌蒸馏水加热后产生水蒸气与吸入气体混合，从而达到对吸入气体加热，加湿的目的。主动加热湿化是临床上最常用且湿温化效果较好的一种方法。加热湿化器可通过调节底座上的加热挡位来调节湿化罐内的水温以产生不同湿度和温度的气体（图8-4-1）。但实际到达患者端的气体温度受通气量、管路所处的环境温度等因素影响。具体如何调节加热湿化器的加热程度以使吸入气体的温度达37℃，应在气道开口端对湿温化后的吸入气体进行监测，并根据监测结果反馈调节。值得注意的是，应经常查看气道开口端的温度并及时调整。

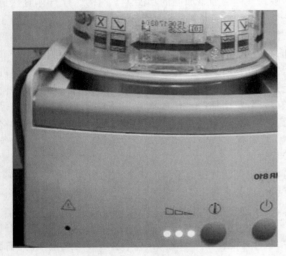

图8-4-1　加热湿化器

一些湿化器在湿化罐出口处和呼吸机Y形管吸气端各放一温度传感器，通过实时监测吸入气体的温度，湿化器自动反馈调节湿化罐水温，从而保证患者端吸入气体达到预设值，这种加热湿化器叫做"伺服型加热湿化器（图8-4-2）"。"伺服型加热湿化器"与带加热导丝的呼吸机回路连用，可减少呼吸回路中冷凝水的产生。

湿化装置应有避免对操作者及患者造成危害的防护机制，如：湿化器应具有温度传感器连接错误以及低温、高温报警等。这些设备还应具有自动关闭的保护机制，以切断设备避免温度过高而对患者产生热损伤，确保患者的安全。同时，这些设备还应该有一个保险丝或断路器以用作断电防护。

使用主动加热湿化装置时，我们应避免以下潜在并发症：

1. **电击**　若加热湿化器未连接好地线，操作者和患者都存在被电击的风险。

2. **患者气道灼伤和灼伤医护人员**　在使用加热湿化器时，若气道温度过高（一般认为>41℃），患者气道存在

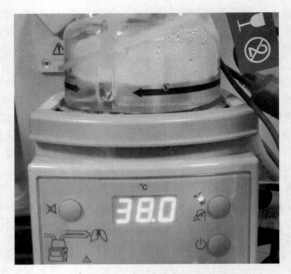

图8-4-2　伺服型加热湿化器

灼伤的风险。但低湿度和高流量的空气也可能会导致该情况的发生。同时，加热湿化器加热用的金属可导致医护人员有被烧伤的可能。

3. **湿化水进入呼吸管路**　临床上使用的加湿器部分具有一个外挂的供水装置。若供水量超过蒸发速率，过多的水可能会进入到呼吸管路。

4. **呼吸机管路细菌定植和呼吸机相关性肺炎**　尽管主动加热湿化器不影响呼吸机相关性肺炎（VAP）的发生，但其与呼吸机管路细菌快速定植有关。这可造成交叉感染。

5. **低体温**　机械通气的患者若吸入干燥气体有发生低体温的可能。

6. **湿化不足和黏液堵塞气道**　若吸入气体湿化不足，可增加黏液淤滞堵塞气道的风险，这可能导致呼吸阻力的增加，肺通气不足和（或）肺泡气体陷闭。

7. **呼吸管路冷凝水积聚**　常见于未带加热导丝的呼吸机管路。冷凝水积聚可产生误触发。若倒灌入患者气道可增加气道压力、导致人机对抗和呼吸机工作异常。

（二）人工鼻　原理是通过储存患者呼出气体的热量和水分，对下一吸入干燥气体进行加温加湿，也称热湿交换器（HME）。临床上有三种类型：疏水型、吸水型及混合型。疏水型HME由约为0.2μm厚的有孔膜组成，可允许气体及水蒸气通过，液态水无法通过。吸水型HME在疏水型的物理结构基础上加入可拦截水分的吸水性物质，可更好的截留住患者呼出气中的水分及热量。

与主动湿化相比，HME花费低，无冷凝水且易于使用，推荐用于短期机械通气（≤96小时）患者和转运时，也可用于气管切开并且有自主呼吸的患者的短期湿化。但需注意的是其存在较大无效腔，可能导致高碳酸血症和（或）分钟通气量增加。

湿化效能方面，理想的湿热交换器应该具有70%以上效率，吸入气体绝对湿度（AH）≥33mgH$_2$O/L；而美国呼吸治疗协会（AARC）推荐AH值≥30mgH$_2$O/L；研究显示，HME在不同情况下效能差距明显，研究发现潮气量增加

时,AH下降,高的吸气流速和高的吸氧浓度水平会降低湿热交换器的效能。故不是所有患者均适合使用,AARC指南推荐其禁忌证为:大量血性或浓稠分泌物;机械通气患者呼出潮气量少于输送潮气量70%(如:大的支气管胸膜瘘、导管无气囊或气囊损坏);小潮气量通气患者,如使用肺保护通气策略时;体温<32℃;自主分钟通气量过高(>10L/min);无创正压通气及雾化时。

对VAP来说,HME对细菌有过滤和静电吸附作用,机械通气时能降低管路细菌污染的风险,且无冷凝水在管路中聚集,减少细菌定植,可能减少VAP的发生率。但有荟萃分析显示与HH相比,HME并不降低机械通气患者VAP的发生率,也有研究显示HME可显著减少机械通气患者VAP的发生率,特别是带机超过7天患者。

对于HME更换频率,制造商推荐每24小时更换一次。有研究显示48小时,甚至一周更换,都是安全、有效且经济的。

注意事项:人工鼻位置尽量处于管路高位,避免分泌物污染阻塞。HME一旦出现气道分泌物阻塞时,需立即更换,污染后不能反复使用,作为医疗垃圾处理。临床发现痰液变黏稠,考虑湿化不足时,需考虑更换湿化方式。

四、一般治疗

在病情允许的情况下,尽量加强患者液体补充,足够的液体可防止痰液黏稠,促进痰液排出,保持患者环境温度(18~20℃)和湿度(50%~60%)。

五、疗效评估及选择

对于湿化效果可根据吸入气温度、湿度及痰液性状判断。对吸入气温度可通过加热湿化器探头、电容温度计、红外温度计测定,临床上较易实施。对吸入气湿度可通过温差测试法、电容测试法、重力测试法(ISO推荐)测定,临床实施困难,通常为实验室使用。临床上最简单、有效的方法为痰液性状判断,根据吸痰过程中吸痰管内痰液的性状及附壁情况,可将痰液黏稠度划分为三度:Ⅰ度:痰液稀薄、易咳出、吸痰后吸痰管内壁无痰液滞留;Ⅱ度:较Ⅰ度黏稠,需用力咳、吸痰后吸痰管易冲洗;Ⅲ度:黏痰、不易咳出、吸痰后吸痰管大量附着。患者痰液稀薄,吸引或咳出容易,听诊气道内无大量干鸣音或痰鸣音,患者呼吸道通畅,安静为最佳湿化状态。

对于湿化方式的选择,临床上可根据供气气流,人工气道类型,气道分泌物的性状,机械通气需要或预期时间,

是否存在使用HME禁忌证综合考虑。

(康 焰)

主要参考文献

[1] 喻文亮,钱素云,陶建平.小儿机械通气.上海:上海科学出版社,2011.

[2] Tobin MJ. Principles and Practice of Mechanical Ventilation. 3rd ed. New York:McGraw-Hill Companies,2013.

[3] 王辰.呼吸治疗教程.北京:人民卫生出版社,2010.

[4] 2012 AARC Clinical Practice Guideline. Respir Care,2012,57(5):782-788.

[5] Vitacca M,Clini E,Foglio K,et al. Hygroscopic condenser humidifiers in chronically tracheostomized patients who breathe spontaneously. Eur Respir J,1994,7(11):2026-2032.

[6] Chikata Y,Oto J,Onodera M,et al. Humidification Performance of Humidifying Devices for Tracheostomized Patients With Spontaneous Breathing:A Bench Study. Respir Care,2013,58(9):1442-1448.

[7] Lellouche F,Taille S,Lefrancois F,et al:Humidification performance of 48 passive airway humidifiers:comparison with manufacturer data. Chest,2009,135(2):276-286.

[8] 莫敏,刘松桥,杨毅.热湿交换器和加温湿化器对呼吸机相关性肺炎发生率影响的荟萃分析.中国危重病急救医学,2011,23(09):513-517.

[9] Kola A,Eckmanns T,Gastmeier P. Efficacy of heat and moisture exchangers in preventing ventilator-associated pneumonia:meta-analysis of randomized controlled trials. Intensive Care Med,2005,31(1):5-11.

[10] Ricard JD,Le Mière E,Markowicz P,et al. Efficiency and safety of mechanical ventilation with a heat and moisture exchanger changed only once a week. Am J Respir Crit Care Med,2000,161(1):104-109.

[11] AM Esquinas. ICU气道湿化精要.詹庆元,李刚,译.北京:北京大学医学出版社,2015.

[12] Robert M,James K,Albert J. EGAN'S Fundamentals of Respiratory Care. 10th ed. New York:Mosby Elsevier,2012.

[13] 朱蕾.机械通气.第3版.上海:上海科学技术出版社,2012.

第 9 章

动脉、静脉导管置入术

动、静脉穿刺导管置入术是临床上最常用的一种医疗、护理操作技术。据统计，住院患者中 80% 以上需要接受静脉穿刺治疗。随着医疗科技的不断提高，该技术也有了相应的发展，输液方式出现了外周中心静脉置管输液、深静脉置管输液等新技术；输液工具出现了套管针、外周中心静脉导管、深静脉导管以及与之相配套的肝素帽、可来福接头等新设备。随着重症超声在重症患者的应用，超声引导下动脉和静脉置管已经成为 ICU 一种新的趋势。

现将有关动脉、静脉导管置入术的适应证、禁忌证、操作技术、注意事项以及常见并发症等叙述如下。

第一节　静脉导管置入术

药物的组织吸收，依赖于该组织的毛细血管血流。在正常情况下，许多药物可经肌肉和皮下注射吸收。但是，在心肺复苏情况下，患者的心功能处于低排状态，此时，如果通过皮下或肌内注射给药，药物的吸收和分布将受到严重影响。而改成静脉给药，就能保证药物进入有效的血液循环。通过外周或中心静脉置入静脉套管针开放静脉，是每位医护人员，尤其是重症医学医护人员必须熟练掌握的基本技能之一。它主要应用于：静脉给药及输液；采集静脉血标本；将较长的静脉导管置入中心静脉，到达右心和肺动脉，进行心脏电生理、血流动力学、心功能、氧合状态的监测，以及心脏电起搏。

穿刺的常用静脉包括外周静脉和中心静脉。外周静脉包括上肢静脉，尤其是前臂静脉；下肢静脉和颈外静脉。中心静脉包括股静脉、颈内静脉、锁骨下静脉。

一、外周静脉穿刺术

外周静脉穿刺的优点包括：相对容易、快速且安全，即使在心肺复苏（CPR）期间，也可以选择外周静脉穿刺，但必须选择较粗、容易穿刺的外周静脉，如：头静脉、颈外静脉；技术要求较低，一般的心肺复苏抢救小组成员都能进行这些操作；与中心静脉穿刺相比，外周静脉穿刺即使形成血肿，也较容易发现并按压止血。因此，尤其适合于需要抗凝治疗的患者。

外周静脉穿刺的缺点包括：当患者处在心肺复苏低灌注状态时，其外周血管常塌陷，行穿刺非常困难，甚至因此延误抢救时机；心脏停搏期间，由外周静脉注入的药物进入中心有效循环的时间明显延长，故影响药物及时起效。为了弥补此不足，可以选用上肢静脉穿刺，且在注药后可采用抬高上肢及液体冲洗的方法，加速药物进入中心有效循环。

鉴于外周静脉穿刺相对容易，这里不再赘述，下面主要介绍中心静脉穿刺术。

二、中心静脉穿刺术

中心静脉穿刺置管是测量静脉压、监测右心负荷和长期静脉输液及静脉内高营养的重要手段。穿刺径路有颈内静脉、锁骨下静脉或股静脉。

在危重患者抢救治疗过程中留置深静脉置管是监测和治疗的一种重要方法。危重患者的病情复杂，血管条件各异，病情恢复程度难以预料，根据病情的需要，建立安全可靠、经久耐用的静脉通路显得十分重要。

（一）**适应证**

1. 各类重症休克、脱水、失血、血容量不足和其他重危患者无法作周围静脉穿刺者。

2. 需接受大量快速补充血容量或输血的患者。

3. 需长期静脉输注高渗或有刺激性液体及实施全静脉营养者。

4. 经中心静脉导管安置心脏临时起搏器。

5. 利用中心静脉导管测定中心静脉压，随时调节输入液体的量和速度。

6. 需长期多次静脉取血化验及临床研究。

7. 对心肺功能不全和各类心血管手术及其他大而复杂的手术患者进行中心静脉压、肺动脉插管、心血管造影等各种监测及操作。

8. 用于血液透析或血液滤过。

（二）**禁忌证**

1. 穿刺常用部位局部有外伤或感染。

2. 严重凝血功能障碍。

3. 患者兴奋、躁动、极为不合作者。

（三）**操作技术**

1. 颈内静脉穿刺置管术

（1）血管解剖：颈内静脉是颈部最粗大的静脉干，在颅底的颈静脉孔处续于乙状窦，伴随颈内动脉下降，初在该动脉之背侧，后达其外侧，向下与颈总动脉（偏内）、迷走神经（偏后）共同位于颈动脉鞘内。该静脉在胸锁关节后方与锁骨下静脉汇合成头臂静脉。以乳突尖和下颌角连线中点至胸锁关节中点的连线作为颈内静脉的体表投影。甲状软骨上缘水平以上为上段,甲状软骨上缘水平以下再分成中、下两段。颈内静脉上、中、下段的外径分别为 12.0mm、13.9mm 和 14.6mm。胸锁乳突肌位置恒定,其前缘与颈内静脉上、中、下段的中点的距离分别为 1.0mm、7.0mm 和 13.3mm,后缘与颈内静脉上、中、下段的中点的距离分别为 19.4mm、12.7mm 和 9.3mm。颈内静脉末端膨大,其内有一对静脉瓣,可防止头臂静脉中的血液逆流。

(2)穿刺径路:

1)前路:将左手示指和中指放在胸锁乳突肌中点、颈总动脉外侧,右手持针,针尖指向同侧乳突,针轴与冠状面呈 30°~40°,常于胸锁乳突肌的中点前缘入颈内静脉。

2)中路:胸锁乳突肌的胸骨头、锁骨头与锁骨上缘构成颈动脉三角,在此三角形顶点穿刺。针轴与皮肤呈 30°,针尖指向同侧乳头,一般刺入 2~3cm 即入颈内静脉。

3)后路:在胸锁乳突肌外侧缘的中下 1/3 处,约锁骨上 5cm 处进针,针轴一般保持水平位,针尖于胸锁乳突肌锁骨头的深部指向胸骨上切迹。

(3)步骤:

1)患者取仰卧位,头部转向对侧,颈部较短者,颈部垫高使头后仰。

2)常规消毒皮肤、铺巾,穿刺点用 1% 普鲁卡因或利多卡因局部麻醉。

3)目前临床常用的为钢丝引导式中心静脉导管,常取中路进针,先用 5ml 注射器试穿成功后,换用中心静脉穿刺针,边进针边回抽,并保持一定的负压,抽到静脉血时,即减少穿刺针与额平面的角度,血流很通畅时,固定穿刺针的位置。

4)经穿刺针插入导引钢丝 30cm,退出穿刺针。

5)从导引钢丝尾插入扩张管,按一个方向旋转,将扩张管旋入血管后,左手用无菌纱布按压穿刺点并拔除扩张管。

6)将导管顺导引钢丝置入血管中,同时将导丝撤出,一般导管插入深度为 13~15cm。

7)将装有生理盐水的注射器分别连接导管的各腔,在抽吸回血后,向管腔内注入 2~3ml 生理盐水,锁定卡板,取下注射器,肝素帽封管。

8)将导管固定片固定在接近穿刺点处,缝针固定导管,用纱球覆盖穿刺及缝合处,透明胶膜固定。

9)连接输液器。

2. 锁骨下静脉穿刺插管术

(1)血管解剖:锁骨下静脉是腋静脉的延续,呈轻度向上的弓形,长 3~4cm,直径 1~2cm,由第 1 肋外缘行至胸锁关节的后方,在此与颈内静脉相汇合形成头臂静脉,其汇合处向外上方开放的角称为静脉角。近胸骨角的右侧,两条头臂静脉汇合成上腔静脉。锁骨下静脉的前上方有锁骨与锁骨下肌;后方则为锁骨下动脉,动、静脉之间由厚约 0.5cm 的前斜角肌隔开;下方为第 1 肋,内后方为胸膜顶。锁骨下静脉下后壁与胸膜仅相距 5mm,该静脉的管壁与颈固有筋膜、第 1 肋骨膜、前斜角肌及锁骨下筋膜鞘

等结构相愈着,因而位置恒定,不易发生移位,有利于穿刺,但管壁不易回缩,若术中不慎易进入空气导致气栓。在锁骨近心端,锁骨下静脉有一对静脉瓣,可防止头臂静脉的血液逆流。

(2)穿刺径路:

1)锁骨上入径:在锁骨上 1cm,距胸锁乳突肌外缘 1cm 的锁骨上窝进行局部麻醉,并用注射麻醉剂的细穿刺针,以与纵切面和水平面呈 45°、冠状切面约 30° 的角度,经锁骨后向内下方向进针,进行试探性穿刺。一般进针 3cm 左右即进入锁骨下静脉或锁骨下静脉和颈内静脉的交界处。探明穿刺方向后,拔出细针,再用套针或密闭系统装置按同一方向穿刺置管。进入静脉时有明显的空虚感,并立即有血液反流入穿刺用的注射器内(图 9-1-1)。

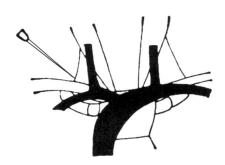

图 9-1-1 锁骨上入径

2)锁骨下入径:在锁骨中点的下缘或锁骨的内 1/3 与中 1/3 交界处进行麻醉,继而沿锁骨后经第一肋的前方,向内和稍向上进针。一般需进针 6cm 左右。其余操作与锁骨上入径置管相同(图 9-1-2)。

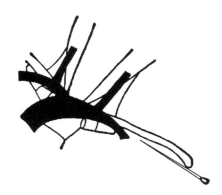

图 9-1-2 锁骨下入径

(3)步骤:

1)患者肩部垫高,头转向对侧,取头低位 15°。

2)消毒皮肤、铺巾,穿刺点局部麻醉,穿刺工具同颈内静脉穿刺。

3)按锁骨下或锁骨上径路穿刺。

4)其余同颈内静脉插管术。

3. 股静脉穿刺插管术

(1)血管解剖:股静脉是下肢的主要静脉干,其上段位于股三角内,股三角的上界为缝匠肌的内侧缘,内侧界为长收肌的内侧缘,前壁为阔筋膜,后壁凹陷,由髂腰肌与

耻骨肌及其筋膜组成。股三角内的血管、神经排列关系是:股动脉居中,外侧为股神经,内侧为股静脉。

(2) 穿刺步骤:

1) 患者取仰卧位,穿刺侧下肢伸直稍外展,寻找股动脉搏动明显处,也可在髂前上棘和耻骨结节之间画一连线,股动脉走向与该线的中点相交,股静脉在股动脉内侧0.5cm处。

2) 以穿刺点为圆心,碘伏作大范围(约15cm 直径)消毒皮肤,戴手套,铺巾,作局部浸润麻醉。

3) 注射器抽取肝素盐水冲洗穿刺针、导管及导管丝。

4) 一只手寻找到股动脉搏动最明显处,另一只手持穿刺针,于穿刺点脚侧方向与皮肤呈30°~40°进针,抽回血。

5) 抽回血后,左手固定穿刺针,右手持导丝经注射器尾部缓缓送入血管30cm,左手按压尾管,拔出穿刺针,先将扩张导管套入导丝扩张皮肤,再将导管套入导丝(导丝露出导管尾部),送入股静脉,拔出导丝,连接盛肝素盐水的注射器,抽回血后推入肝素盐水正压封管,导管末端接三通管、肝素帽。

6) 将导管外翼小孔与皮肤缝合固定,用3M 敷料贴覆盖,连接输液装置放松导管夹,并用胶布固定导管于大腿上。

(四) 三种径路的优缺点

1. 颈内静脉穿刺具有定位明确,穿刺成功率高,穿刺点离胸膜远,发生气胸、血胸、胸腔积液及损伤颈动脉之类并发症相对较少等优点。但反复穿刺易误伤动脉引起血肿,甚至压迫气管,而且不适用于凝血异常的患者,穿刺成功后固定较难,不易长期保留。

2. 锁骨下静脉穿刺易于固定和消毒护理,且不易污染,不影响患者颈部和四肢活动。但气胸发生率高,国外报道为1.9%,国内报道发生率一般<0.5%。

3. 股静脉穿刺因导管端是否到达中心静脉部位难以判断,导管行程过长及留置时间长引起血栓性静脉炎的机会增加和感染率高等原因而趋于少用。但是在气管切开伴有大量分泌物,头颈部烧伤和开颅手术患者则简捷实用,且无气胸、血胸、空气栓塞等并发症。

(五) 注意事项

1. 每次穿刺术者都要做到心中有数,不做盲穿或重复穿刺,动作缓慢轻柔,且忌粗暴。

2. 左颈内静脉后面及前斜角肌的前方有胸导管通过,左侧穿刺易损伤胸导管,且左肺尖与胸膜顶较右侧高,所以,临床上多采用右颈内静脉穿刺。若必须于左侧进行,应选后路颈内静脉穿刺为宜。锁骨下静脉穿刺时穿刺针一定要在第1肋骨与锁骨之间走行,否则既不安全也不会成功。颈内静脉穿刺时穿刺针不要越过前、中斜角肌。

3. 定位准确　医师应选用自己最熟练的定位方法。为提高穿刺准确率和减轻组织损伤,最好在麻醉过程中同时确定血管的位置。宜在麻醉针探查到血管后再用穿刺针进行穿刺,不要直接用粗针反复探试。

4. 严格掌握穿刺方向及深度,熟悉穿刺针的位置及其所经过或到达之处的解剖结构。

5. 一次未成功,需再次穿刺时,要使穿刺针退至皮下或完全退出,用肝素盐水冲洗后再进行。重复在一处穿刺或稍退针即改变方向穿刺等,均易撕裂血管壁,造成出血。

6. 判断动静脉　通过回血的颜色和血管内的压力来判断动、静脉。静脉血往往不动或持续缓慢地向后推动,血液呈暗红色。动脉血流则可见动脉搏动,血色鲜红。但在严重缺氧、休克,或静脉压力升高、三尖瓣关闭不全的患者,常难以做出准确的判断。此时可连接输液装置,如为动脉则可见液体搏动,并且液体因动脉压力高无法进入血管。在监护仪上,动脉波形高而尖,静脉波形浅而平缓,并分别显示对应的动脉或静脉压力。

7. 插入导引钢丝　J 形导引钢丝的弯曲方向必须与预计的导管走向一致,否则可能会出现导引钢丝打折或导管异位的情况。

8. 导管留置的管理　导管的重力滴速可达80滴/分。如发生导管打折、移动、脱出或凝血,可导致滴速明显减慢。新近的阻塞,可试用1ml 生理盐水冲管;如无效或阻塞时间较长,应拔除导管。在导管留置期,每天用2~3ml 的肝素(10~100U/ml)生理盐水封管4~6次;穿刺点隔2~3天更换1次敷料;如发现局部红肿、导管位置变化、皮下渗液或缝针松动等情况,应及时作出相应的处理。

9. 穿刺成功后要及时放入血管鞘保护,拔管后要及时行穿刺孔按压。

(六) 常见并发症

1. 气胸　是较常见的并发症,多发生于经锁骨下的锁骨下静脉穿刺。穿刺后患者出现呼吸困难、同侧呼吸音减低,就要考虑到有此并发症的可能。刺破胸膜后少量气(血)胸可自行吸收,无须处理。如积气量多,可以吸出。如经吸气,胸腔内气体减少后又复增加,或反复吸引,胸腔内积气排除不尽,说明继续漏气,应作胸腔引流。应及早摄胸片加以证实,以便及时处理。

2. 血胸　穿刺过程中若将静脉或锁骨下动脉壁撕裂或穿透,同时又将胸膜刺破,血液可经破口流入胸腔,形成血胸。患者可表现为呼吸困难、胸痛和发绀。胸片有助于诊断。临床一旦出现肺受压症状,应立即拔出导管,并作胸腔穿刺引流,同时积极止血治疗。

3. 血肿　由于动静脉紧邻,操作中可能会误伤动脉。当刺破动脉时,回血鲜红且压力较大,应立即拔出穿刺针,经压迫局部后可不引起明显血肿。

4. 创伤性动、静脉瘘　反复多次穿刺后动、静脉均有瘘口,局部血肿因动脉压力较高,将血液挤压至静脉内所致。预防措施是穿刺退针时及时按压进针点,防止出血,并避免重复穿刺。

5. 神经损伤　损伤臂丛神经时,患者出现放射到同侧手、臂的触电样感或麻刺感,应立即退出穿刺针或导管。

6. 胸导管损伤　进行左侧锁骨下静脉或颈内静脉穿刺插管时有可能损伤胸导管,表现为穿刺点渗出清亮的淋巴液。此时应拔除导管。如发生乳糜胸,应及时放置胸腔引流管。

7. 空气栓塞　在吸气时可能形成负压,穿刺过程中、更换输液器及导管和接头脱开时,尤其是头高半卧位的患者,容易发生空气栓塞。患者应取头低位穿刺,插管时不要大幅度呼吸,多可避免空气栓塞的发生。

8. 血栓形成和栓塞　主要发生于长期置管和全静脉营养的患者,应注意保证液体持续滴注及定期肝素生理盐水封管。

9. 感染　导管留置期间无菌护理十分重要,一般每2～3 天更换 1 次敷料。如患者出现不能解释的寒战、高热、白细胞数升高、导管穿出皮肤处压痛和红肿等,应立即拔除导管,作导管头端及患者血液的细菌培养,并同时应用抗生素。只要严格无菌操作,一般不会发生感染。

为了减少或预防静脉置管感染,采取的措施包括:操作者严格无菌技术,执行洗手制度;插入导管前使患者头部转为背向穿刺点,保持穿刺部位不受污染;每天更换敷料的同时用 75% 酒精消毒导管入口,保持敷料清洁干燥,出汗多的患者应该勤更换;抽取血标本后的肝素帽应立即更换,连续输液者每天更换输液器 1 次,三通接头也要每天更换 1 次。

10. 大血管和心脏穿孔　为少见的严重并发症。主要表现为血胸、纵隔血肿和心脏压塞,一旦发生后果严重;心脏压塞死亡率可高达 80%。穿孔原因往往与导管太硬及插入过深有关,尤其当原有心脏病变、腔壁变薄而脆的情况下。留置中心静脉导管的患者若突然出现发绀、面颈部静脉怒张、恶心、胸骨后和上腹疼痛、不安和呼吸困难,进而血压下降、脉压变窄、奇脉、心动过速、心音遥远时,都提示有心脏压塞的可能。

遇此紧急情况,应采取如下措施:立即中止静脉输注;降低输液容器的高度至低于患者心脏的水平,以利用重力尽可能吸出心腔或纵隔内的积血或液体,然后慢慢地拔出导管;必要时应考虑做心包穿刺减压。

预防该并发症的措施有:导管质地不可太硬;导管顶端插至上腔静脉与右心房交界处即可,不宜过深;有怀疑时,可经导管注入 2ml X 线显影剂,以判断导管尖端的位置。

(七) 超声引导穿刺置管术　随着超声技术在临床应用越来越广泛,超声引导动、静脉穿刺置管技术也逐渐成为临床诊疗常规。可视化的超声技术通过穿刺前评估和穿刺时实时引导,使动、静脉穿刺置管更加安全,降低了穿刺损伤的发生率,并通过减少试穿次数,间接减少了感染的可能。

1. 超声下动静脉的区别　动脉和静脉的解剖特点对我们在超声下识别动脉和静脉有很大的帮助,下面是超声下动脉和静脉的区别(表 9-1-1)。

除了二维图像鉴别动静脉,我们还可以应用多普勒技术进一步进行确证。在彩色多普勒图像中,运动的血流朝向探头在超声屏幕上显示为红色,背离探头显示为蓝色,如果没有相对运动以灰度显示。因此对于动脉和静脉的辨别主要是看对应血管的血流是朝向探头还是背离探头,然后根据彩色多普勒图像的颜色判断相应血管是动脉还是静脉。此外我们也可以通过波形判断是静脉还是动脉。

表 9-1-1　动静脉在 2D 模式下的区别

超声区别	动脉	静脉
伴行	与静脉相伴	与动脉相伴
血管壁	厚	薄
形状	圆形	椭圆或不规则形
搏动性	有	无
随呼吸运动形状变化	无	有
探头轻压血管变形情况	不易变形	易变形
静脉瓣	无	有
管腔相比	小	大

2. 静态评估和动态引导　静态评估是指置管前应用超声评价欲穿刺的动脉或静脉位置关系、充盈状态、管径大小、是否通畅等,从而决定是否穿刺置管及如何穿刺。因为穿刺者了解了动静脉的关系,后续的穿刺会做到有的放矢,按照解剖定位法也能很容易的完成穿刺。动态引导是在静态评估的基础上进行实时超声引导下的穿刺。适合于穿刺初学者或是穿刺存在高风险的患者。按照探头与欲穿刺血管的关系分为横切面(探头与血管长轴垂直关系)和纵切面(探头与血管长轴平行关系)引导穿刺。实时引导需要无菌套包裹探头操作,同时超声调节需要助手操作。必要时操作者还可以应用穿刺架进行操作。

(1) 横切面(平面外)动态引导穿刺要点:横切面穿刺方法可以通过两种形式实现:

1) 超声探头倾斜法:适合穿刺位置表浅的血管,如桡动脉、浅静脉等。首先测量欲穿刺的血管深度,然后在横切面下选择离探头与深度相同的距离进行穿刺,穿刺针和皮肤大约呈 45°穿刺,穿刺时进针同时将超声探头做倾斜动作,使得穿刺针针尖在超声平面监控下穿刺,直至穿刺针进入血管。下图说明穿刺的整个过程(图 9-1-3)。

2) 超声探头移动法:适合于血管深在的血管穿刺,穿刺针进入的同时探头不是倾斜而是滑动,进针同时超声探头与之同时滑动,同样也要保持穿刺针尖在超声监控下穿刺。

在实际穿刺过程中此两种方法可以结合应用,不管哪种方法主要目的都是保持穿刺针始终能够在超声平面监控下,如果脱离了超声平面有可能造成损伤。横切面穿刺方法不适合初学者穿刺,初学者需要练习(图 9-1-4)。

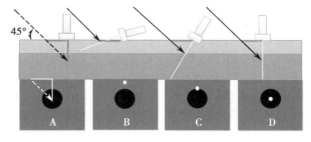

图 9-1-3　超声引导的动脉穿刺,平面外穿刺法一

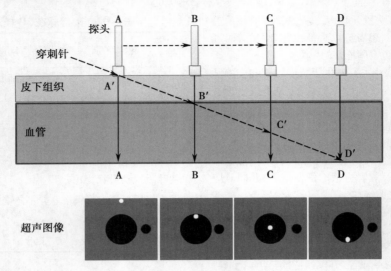

图 9-1-4 超声引导的动脉穿刺,平面外穿刺法二

横切面穿刺法的优点是在整个穿刺过程中动脉和静脉的关系始终能够在超声图像中显示。缺点是超声平面只能看到针的一部分,同时始终保持针尖在超声的监视下有一定的难度,能够使得针尖始终在超声监测下进针是横切面穿刺的要点和难点。

(2)纵切面(平面内)动态引导穿刺要点:纵切面穿刺和横切面穿刺最大的区别是纵切面在穿刺过程中能够

看到穿刺针进入血管的整个过程,这一点和横切面穿刺不同。难点是穿刺针要和超声监测平面在一个平面才可以,如果偏离超声监测平面也会只看到穿刺针的一部分,穿刺过程中穿刺针要在 A-B 界限中穿刺(图9-1-5)。纵切面穿刺最大的缺点是一般只能看到血管,此血管周围的情况不能显示,如果穿刺针脱离超声平面的视线就会导致此血管周围血管损伤可能。

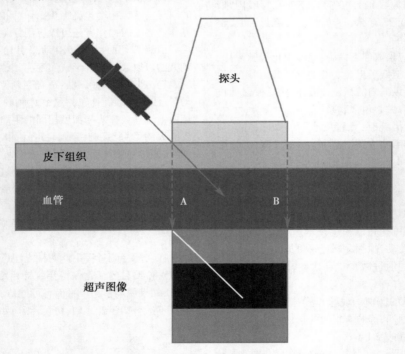

图 9-1-5 超声引导的动脉穿刺,平面内穿刺法

在此基础上,还可以应用穿刺固定架,使超声引导下的穿刺操作更容易、更准确。特别适合于初学者及穿刺难度高(需要精确定位)的患者。穿刺架一般用于纵切面穿刺,也有用于横切面的穿刺架。穿刺架的主要作用是解决双手操作时配合的问题。

(宋青 张青)

第二节 动脉穿刺置管术

目前,微创高效的介入治疗正日益受到广大临床工作者的青睐,包括放射科、心内科、脑外科、肝胆科、消化科、肿瘤科、呼吸科、神经内科等诸多学科都相继开展了血管内介入治疗工作,因此,动脉穿刺术的应用越来越广泛。

穿刺常用的动脉有桡动脉、股动脉、腋动脉、肱动脉、足背动脉,其中首选桡动脉,其次为股动脉。

一、动脉穿刺的适应证

1. 重度休克及危重患者需经动脉输液或输血,以争取时间,提高血压,改善心、脑、肾等重要器官的供血。

2. 重症及大手术患者需直接作动脉血压监测。

3. 需动脉采血进行实验室检查,如血气分析和动脉血乳酸浓度的测定等。

4. 经动脉穿刺施行选择性动脉造影,或注射抗肿瘤药物,行区域性化疗。

二、动脉穿刺的禁忌证

1. 有出血倾向。

2. 穿刺局部有感染。

3. 桡动脉穿刺前应进行 Allen 试验,阳性者不应做穿刺。

Allen 试验方法为:嘱患者握拳,观察两手指尖,同时压迫桡、尺动脉,然后在放松压迫尺动脉的同时,让患者松拳,观察手指的颜色。如 5 秒内手掌由苍白变红,则表明桡动脉侧支循环良好,Allen 试验阴性;如长于 5 秒手掌的颜色仍不变红,提示桡动脉侧支循环不佳,Allen 试验阳性。

三、桡动脉穿刺置管术

（一）穿刺径路　桡侧腕屈肌腱外侧,桡骨茎突内下方,可触及搏动,是最佳触摸脉搏部位。患者腕部伸直掌心向上,手自然放松,穿刺点位于手掌横纹上 1~2cm 的动脉搏动处。

（二）穿刺步骤

1. 将患者的手和前臂固定在木板上,手腕下垫纱布卷,使手腕背屈 60°。

2. 术者的左手中指触及桡动脉,在桡骨茎突近端定位,示指在其远端轻轻牵拉,穿刺点在两手指间。

3. 常规消毒皮肤、铺巾,用 1% 普鲁卡因或利多卡因局部麻醉后,术者右手持针,与皮肤呈 15°角进针,对准中指触及的桡动脉方向,在接近动脉时才刺入动脉。

4. 如有血液从针尾涌出,即可插入导引钢丝;如无血液流出,可徐徐退针,直至有血液涌出,表示穿刺成功(插入导引钢丝时应无阻力,若有阻力不可插入,否则将穿透动脉进入软组织内)。

5. 经导引钢丝插入塑料导管,并固定导管,即可测压。

（三）注意事项

1. 严防动脉内血栓形成　除以肝素盐水持续冲洗测压管道外,尚应做好以下几点:

（1）每次经测压管抽取动脉血后,均应立即用肝素盐水进行快速冲洗,以凝血。

（2）管道内如有血块堵塞时应及时予以抽出,切勿将血块推入,以防发生动脉栓塞。

（3）动脉置管时间长短也与血栓形成呈正相关,在患者循环功能稳定后,应及早拔出。

（4）防止管道漏液,如测压管道的各个接头应连接紧密,压力袋内肝素生理盐水袋漏液时,应及时更换,各个三通应保持良好性能等,以确保肝素盐水的滴入。

2. 保持测压管道通畅

（1）妥善固定套管、延长管及测压肢体,防止导管受压或扭曲。

（2）应使三通开关保持在正确的方向。

3. 严格执行无菌技术操作

（1）穿刺部位每 24 小时用安尔碘消毒及更换敷料 1 次,并用无菌透明贴膜覆盖,防止污染。局部污染时应按上述方法及时处理。

（2）自动脉测压管内抽血化验时,导管接头处应用安尔碘严密消毒,不得污染。

（3）测压管道系统应始终保持无菌状态。

4. 防止气栓发生　在调试零点,取血等操作过程中严防气体进入桡动脉内造成气栓形成。

5. 防止穿刺针及测压管脱落　穿刺针与测压管均应固定牢固,尤其是患者躁动时,应严防被其自行拔出。

6. 拔针后局部用纱布或棉球压迫止血,压迫后仍出血不止者,则需加压包扎至完全止血,以防形成血肿。

7. 严密观察穿刺点有无出血、渗血,随时观察肢体血液循环情况,注意局部皮肤颜色、温度、湿度。

8. 留置的导管应采用肝素液持续冲洗(速度为 3ml/h,肝素浓度为 2U/ml),以保证管道通畅,避免局部血栓形成和远端栓塞。

（四）并发症　桡动脉穿刺时,方法不得当,观察不严密,易导致并发症。

1. 远端肢体缺血　引起远端肢体缺血的主要原因是血栓形成,其他如血管痉挛及局部长时间包扎过紧等也可引起。血栓的形成与血管壁损伤、导管太硬太粗及置管时间长等因素有关,监护中应加强预防,具体措施如下:

（1）桡动脉置管前需做 Allen 试验,判断尺动脉是否有足够的血液供应。

（2）穿刺动作轻柔稳准,避免反复穿刺造成血管壁损伤,必要时行直视下桡动脉穿刺置管。

（3）选择适当的穿刺针,切勿太粗及反复使用。

（4）密切观察术侧远端手指的颜色与温度,当发现有缺血征象如肤色苍白、发凉及有疼痛感等异常变化,应及时拔出导管。

（5）固定置管肢体时,切勿行环形包扎或包扎过紧。

2. 局部出血血肿　穿刺失败及拔管后要有效地压迫止血,尤其对应用抗凝药的患者,压迫止血应在 5 分钟以上,并用宽胶布加压覆盖。必要时局部用绷带加压包扎,30 分钟后予以解除。

3. 感染　动脉置管后可并发局部感染,严重者也可引起血液感染,应积极预防。

（1）所需物品必须经灭菌处理,置管操作应在严格的无菌技术下进行。

（2）置管过程应加强无菌技术管理。

（3）加强临床监测，每日应常规监测体温。

如患者出现高热寒战，应及时寻找感染源。必要时，取创面物培养或做血培养以协助诊断，并合理应用抗生素。

（4）置管时间最长不应超过7天，一旦发现感染迹象应立即拔除导管。

4. 假性动脉瘤　多因反复在同一部位穿刺，术后压迫止血不适而引起。因此，每次穿刺要选好部位，术后严密观察止血情况，如已出现假性动脉瘤，就不可再用。

5. 桡动脉痉挛　由于桡动脉管腔较细，同一部位反复穿刺，导丝及导管操作刺激均可引起血管痉挛。因此熟练掌握桡动脉穿刺技巧，提高穿刺成功率是关键。

四、股动脉穿刺置管术

股动脉穿刺插管术操作方便、安全、损伤小，在选择性血管造影及各种经血管介入治疗术中广泛应用。

（一）穿刺径路　股动脉由髂外动脉延续，行于股三角内，下降至腘窝移行为腘动脉。患者仰卧，下肢伸直稍外展，穿刺点位于腹股沟韧带中点下方1~2cm的动脉搏动处。

（二）穿刺步骤　在腹股沟韧带中点下方1~2cm处触及股动脉搏动，用左手示指、中指放在动脉搏动表面，示指与中指分开，穿刺点选在两手指间。常规消毒皮肤、铺巾及局部麻醉，右手持针，与皮肤呈45°角进针，其余同桡动脉穿刺插管术。

（三）注意事项

1. 留置管在股动脉内勿过短，留置管应固定确实，操作中勿用力牵拉留置管，避免留置管从股动脉脱出或移位。

2. 导管转折处应有一定的角度，避免打折。

3. 拔针过程中应顶紧针栓，以防回血造成导管阻塞。

（四）并发症

1. 股动脉穿刺部位血栓形成　其主要原因有：

（1）股动脉内膜损伤：同侧股动脉先后行2次以上穿刺插管可导致血栓形成。因此，双侧股动脉交替穿刺可减轻同侧股动脉内膜损伤以避免血栓形成。

（2）鞘管内外壁血栓形成：由于鞘管为异物，血小板易在其表面形成血栓，尤其是高凝及循环不良者。因此，术中应定时向鞘管或导管内注射肝素生理盐水，注射前应首先回抽，如有小的血栓块可回抽至注射筒内；如回抽时阻力较大则说明有较大的血栓，此时需更换鞘管或导管。拔鞘管时应让血液从穿刺点喷出少许以观察穿刺点有无血栓形成。此外，应避免向鞘管内直接注射高凝物质，因直接向鞘管内注射高渗葡萄糖后可产生穿刺点血栓。

（3）动脉粥样硬化：一方面在穿刺中或术中因粥样斑块脱落后易在其表面形成新鲜血栓；另一方面可因压迫止血或加压包扎不当而导致粥样硬化的股动脉血流改变而产生穿刺点血栓。因此，压迫止血或加压包扎时压力应适当。压迫止血时压力分三个不同阶段：即前5分钟压迫时压力应尽可能大，甚至指下感觉不到股动脉搏动；中间5分钟压力逐渐减轻到能感觉到股动脉强烈搏动而穿刺

伤口又无渗血为宜；后5分钟压力逐渐撤去乃至仅能感觉到微弱股动脉搏动。如后5分钟内均未见穿刺伤口渗血则可行加压包扎，加压包扎后应保证双侧足背动脉搏动一致，如包扎侧搏动减弱应适当松解包扎带。

2. 假性动脉瘤　假性动脉瘤是在局限性较大血肿的基础上形成的与股动脉相通的囊腔，多位于股鞘内，并为股鞘所局限。股鞘为腹横筋膜和髂筋膜向下延伸包裹股动脉、股静脉上段所形成的筋膜鞘，位于腹股沟韧带内半侧和阔筋膜的深方，呈漏斗状，长3~4cm，至隐静脉裂孔下缘处延续为股血管鞘，其内可被筋膜分隔。近年来，国内外处理穿刺形成的假性动脉瘤多采用在超声波引导下的穿刺，血肿腔内注射牛凝血酶的方法，能在短时间内栓塞假性动脉瘤，取得较好的疗效。其成功与否主要与动脉瘤的大小、是否应用抗凝剂、压迫治疗的时间及假性动脉瘤形成距治疗时间的长短等有关。此外，在超声引导下经皮细针穿刺向假性动脉瘤内注入凝血酶，也取得了较好的疗效。

3. 穿刺点血肿　是最常见的并发症，与股动脉损伤、高血压、动脉粥样硬化、抗凝剂的应用、患者术后股动脉制动、咳嗽等诸多因素有关，其中主要的是股动脉损伤。为减少对股动脉的损伤应注意：①尽量减少对股动脉的穿刺次数（包括局部麻醉）；②对各种成形的导管如成裣导管、猪尾导管等拔管时，可用导丝将之撑直后才拔管；③行扩张管技术时，扩张鞘应比实际导管小0.5~1F，以免导管周围漏血。不过，穿刺点血肿为自限性的，多能自行吸收。但需与假性动脉瘤鉴别，后者局部可闻及杂音，彩色多普勒血流显像（color Doppler flow imaging，CDFI）是较好的诊断手段。

4. 股动脉穿刺过程中，推送导丝易导致股动脉夹层、股动脉穿破及股动脉严重痉挛等并发症。因此应常规将J形导丝的弯头向前，在推送导丝的过程中如遇阻力，应在透视下判断它是否进入股动脉分支或者形成股动脉夹层乃至穿破股动脉，对于进入股动脉分支者可回抽并调整导丝的方向，如仍不能成功者可更换为白泥鳅导丝。

5. 神经损伤　穿刺操作造成的神经损伤包括两方面：一是穿刺针直接刺伤股神经干或其分支，另一是穿刺操作损伤周围组织结构，造成肌腔隙损伤及动脉痉挛、局部血肿、假性动脉瘤等并发症，引起神经嵌压症。尽管其发生率较低（1/5），但损伤较重，故对其防范应予以重视。根据股三角区血管、神经、周围组织结构的解剖特点，我们认为穿刺股动脉进针时位置不宜过度偏外，亦不宜过高。考虑到不伤及股深动脉，一般取腹股沟韧带下2cm范围内穿刺为宜；若能仅穿破动脉前壁，则可极大地降低直接刺伤股神经的概率。另外，在同一穿刺点过多的反复穿刺亦应避免，更忌操作粗暴，以防止损伤血管或周围组织，在神经干内或神经干周围形成血肿，或引发其他并发症，造成继发性神经损伤。

五、锁骨下动脉穿刺

近年来，随着介入治疗学的进展，左锁骨下动脉穿刺已成为常规操作的一部分。

（一）**穿刺径路** 锁骨下动脉多直接起源于主动脉弓远侧端,向上行走,发出左侧椎动脉后,沿左锁骨后向外走行于第1肋环外缘并移行于腋动脉。为方便穿刺插管术应用,可将其分为3段:起始段,以椎动脉分出为止;锁骨后(下)段,于锁骨中外1/3止;锁骨外段,于第1肋环外1cm止。第3段及第2段的远段为穿刺靶点。后、外段周围有坚实的肌肉及韧带。后段上方与臂丛神经相邻,后方为胸膜顶。锁骨下静脉是腋静脉的延续,与同外动脉伴行,位于动脉前下方,起于第1肋骨外缘,向内行至胸锁关节后方,与颈内静脉汇合。锁骨下动脉位置较深,体表难以扪及搏动,可按体表标志定位穿刺,困难时透视下定位穿刺。

1. **锁骨下定位法** 最常用,皮肤穿刺点在锁骨下窝内,即锁骨中外1/3,下约2.5cm处。常规消毒,局麻下做一0.5cm小切口,用18G无芯斜面穿刺针向内上方穿刺,针尖指向胸锁关节与喙突连线中点上1.5cm处,额状面夹角为25°,横断面夹角约12°,深度为4～6cm,可根据体形调整进针深度及角度。

2. **斜角肌间隙定位法** 皮肤穿刺点与上法同,但穿刺方向要指向斜角肌间隙。因为胸锁乳突肌锁骨头的后外侧即为前斜角肌,体表可触摸到,再向后外即为中斜角肌,体表可触摸到,再向后外即为后斜角肌。前、中斜角肌之间即为斜角肌间隙,锁骨下动脉和臂丛神经均由此间隙穿出。找到此间隙后用指腹紧贴锁骨上缘深压,有时可感觉到锁骨下动脉搏动。即便感觉不到搏动,术者用左手中指指腹压住此处,右手持穿刺针向此处推进,常可成功。体形瘦小,能摸到锁骨下动脉搏动,更易穿刺成功。

3. **第1肋定位法** 透视下看到第1肋,以第1肋骨外缘中点作为锁骨下动脉进针点,穿刺方法同上。若不成功,可经此点向上移1cm,并适当调整进针角度,可获成功。

4. **导丝引导定位法** 上述方法均告失败,可行右股动脉穿刺插管,将导丝送入锁骨下动脉,透视下直接对准导丝穿刺。导丝能清晰显示锁骨下动脉走行路线,一般不需做切开穿刺。

（二）**注意事项**

1. 每次穿刺术者都要做到心中有数,不做盲穿或重复穿刺,动作缓慢轻柔,切忌粗暴。

2. 严格掌握穿刺方向及深度,熟悉穿刺针的位置及其所经过或到达之处的解剖结构。

3. 穿刺针一定要在第1肋骨与锁骨之间走行,否则既不安全也不会成功。同时穿刺针不要越过前、中斜角肌。

4. 一次未成功,需再次穿刺时,要使穿刺针退至皮下或完全退出,用肝素盐水冲洗后再进行。重复在一处穿刺或稍退针即改变方向穿刺等,均易撕裂血管壁,造成出血。

5. 穿刺成功后要及时放入血管鞘保护,拔管后要及时行穿刺孔按压。

（三）**并发症**

1. **气(血)胸** 刺破胸膜后少量气(血)胸可自行吸收,无须处理。如积气量多,可以吸出。如经吸气,胸腔内气体减少后又复增加,或反复吸引,胸腔内积气排除不尽,说明继续漏气,应作胸腔引流。

2. **出血** 穿刺口出血因动脉壁弹性好,收缩快,稍加压迫即可止血,不致形成血肿。误穿锁骨下静脉时因静脉壁薄且为筋膜所固定,收缩差,出血不止,易形成血肿。穿刺后发现有出血,即用手指按压进针点处,或于锁骨上向第1肋按压锁骨下静脉干即能止血。仍有出血可延长按压时间,多能收效。若有血管壁撕裂的大出血,且按压止血效果不佳,可快速经股动脉插入球囊导管,堵塞出血口,暂时控制出血,而后行手术探查处理。

3. **创伤性锁骨下动、静脉瘘** 反复多次穿刺后动、静脉均有瘘口,局部血肿因动脉压力较高,将血液挤压至静脉内所致。预防措施是穿刺退针时及时按压进针点,防止出血,并避免重复穿刺。

4. **气栓** 发生于误穿锁骨下静脉,并将静脉壁撕裂。因锁骨下静脉壁与第1肋、锁骨下肌、前斜角肌的筋膜相愈着,撕裂后由于血管管腔不易闭锁及胸腔负压对静脉回流的吸力,易导致静脉内空气栓塞。气栓栓塞部位不同,临床症状各异。但若栓至肺、脑等重要部位将是致命的,因此不要反复误穿锁骨下静脉。

5. **感染** 操作过程中应严格无菌操作,通常情况下感染率较低。

(宋青 张青)

主要参考文献

[1] 谢荣,杨拔贤. 现代临床麻醉和重症监测治疗手册. 北京:北京医科大学、中国协和医科大学联合出版社,1998:321.

[2] 庄心良,曾因明,陈伯銮. 现代麻醉学. 3版. 北京:人民卫生出版社,2003:11.

[3] 柏树令,应大君. 系统解剖学. 6版. 北京:人民卫生出版社,2005:244-256.

[4] Eisenberg L, Paulson EK, Kliewer, et al. Sonographically guided compression repair of pseudoaneurysms: further from a single institution. AJR, 1999, 173(6):1567-1573.

[5] Bloom AI, Sasson T, Verstandig A, et al. Ultrasound-guided thrombin injection for the treatment of iatrogenic pseudoaneurysm of the femoral artery. Isr Med Assoc J, 2001,3(9):649-652.

[6] David C, Mcgee MD, Michael K, et al. Preventing complications of central venous catheterization. N Engl J Med,2003,348(12):1123-1133.

第 10 章

血流动力学监测

第一节 概　　述

血流动力学或称血液动力学(hemodynamics)是研究血液及其组成成分在机体内运动特点和规律性的科学。血流是机体内液体运动的集中表现形式。心血管系统内的液体运动以其快速运动的形式完成着机体不同器官或系统之间的物质交换集中部分。同时，在心血管系统之外，液体穿过血管壁与组织间液进行交换，在组织间形成液体的缓慢运动，完成着细胞内外、细胞之间的物质交换。对血流动力学的认识从血液在心血管系统中的运动开始，包括了宏观血流动力学和微观血流动力学，后者更注重微循环内血流运动的情况。随着反映细胞代谢和组织间液运动特点的指标不断增加，血液的组成成分穿过血管壁进入组织，与细胞进行物质交换的运动过程也越来越完整地展现在临床。而且，血液在心血管系统内的运动与血液成分在组织间运动之间相互影响，由此产生的对临床医疗的影响和医学理论的发展受到广泛重视，已经成为血流动力学的重要组成部分。

依据物理学的定律，结合生理和病理生理学概念，对血液及其组成成分运动的规律性进行定量地、动态地、连续地测量和分析，并将这些数据反馈性用于对病情发展的了解和对临床治疗的指导，称为血流动力学监测(hemodynamic monitoring)。

血流动力学监测应用于临床已经有多年的历史。可以说，从根据血压来了解循环系统的功能变化就已经开始了应用血流动力学的原理对病情的变化进行监测。随着医学的发展，临床治疗水平的提高，重症患者的存活时间也逐渐延长。对于这些重症患者的临床评估，越来越需要定量的、可在短时间内重复的监测方法。1929年，一位名叫Forssman的住院医师对着镜子经自己的左肘前静脉插入导管，测量右心房压力。之后，右心导管的技术逐步发展。临床上开展了中心静脉压力及心内压力的测定和"中心静脉血氧饱和度"的测定。应用Fick法测量心输出量也从实验室走向临床。在血流动力学的发展史上具有里程碑意义的是应用热稀释法测量心输出量的肺动脉漂浮导管(Swan-Ganz catheter)的出现，从而使得血流动力学指标更加系统化和具有对治疗的反馈指导性。

随着方法的逐渐成熟和普及，血流动力学监测指标可

涉及位点的增加，血流动力学的理论也更加成熟。脉搏指示连续心输出量的监测方法将热稀释法测量心输出量与脉搏波形轮廓变化的分析相结合，使得在床旁可以获得心输出量的连续数值。同时，由于热稀释方法的经肺进行，血管外肺水等一系列指标为临床治疗提供了新的治疗空间。超声诊断技术已经应用于临床多年，进入重症医学的理论框架之后，不仅技术上得到拓宽，发展了诸如肺脏等原来不可测部位的测量方法，增加了功能血流动力学的监测指标，而且，已经在重症患者的发现、评估和救治的整个流程中起到重要作用，临床上由此称之为重症超声。

血流动力学指标是临床表现的组成部分，是临床观察的延伸。实际上，患者的症状和体征是疾病的表现形式，如果将其数字化、定量化，也就成了所谓的指标。要关注包括临床常规观察在内的每一个指标的变化，才能做到对重症的及时发现，正确评估病情和提供最接近病情需要的治疗。复杂的仪器和导管可以为发现病情实际状况提供更深层次的指标，为提供治疗的针对性和准确性提供更多的依据。随着对疾病理解的不断深入和对治疗要求的提高，临床上越来越需要更多的参数来精确地反映病情的变化。应用先进的仪器设备是在临床观察的基础上，给临床医师提供了更多的手段，以对病情演变进行更为精确的监测。

患者从监测中获益是因为监测的结果改变了治疗方案、校准了治疗的方法。可以这样认为，医务人员才是血流动力学监测的直接获益者，而患者只是间接地从医务人员的决策中获益。所以，采用什么方法及什么时间进行血流动力学监测取决于医务人员对病情的判断能力、对血流动力学参数的理解能力和对监测方法的掌握程度，并不直接取决于疾病严重程度本身。在血流动力学监测的过程中，医务人员的理解与翻译能力起着至关重要的作用。对病情的监测可以被理解为是一个翻译的过程。在病情的发展过程中患者实际上一直在表达自身的需求。循环容量不足的患者可以通过用语言表示口渴而获得准确的帮助。发展到低容量性休克无法讲话时，仍然通过心率加快、血压下降来要求液体的补充。这时就需要医务人员对这些参数进行翻译，转变为治疗语言，并予以落实。如果翻译中遇到困难，这些参数可能被认为是心源性问题而被翻译为脱水治疗。这些医务人员则需要患者提供更多的参数，如测量中心静脉压来提高自己翻译的准确性。依此

类推,监测方法的选择和指标的应用可以根据相同的模式走向危重病监测的更深层面。同时,血流动力学监测的发展过程也是医务人员能力提高的学习过程。

监测不同于诊断。监测往往是针对一个过程而言,不仅要了解当时的状态,而且要注意进一步的发展和反应;诊断通常注重这个过程上的某个点,了解当前的状态是否满足这个点的具体要求。在方法学方面,监测要求参数获得的可重复性、设备应用的连续性、数据的处理能力及精确性。在人员的要求方面,注重对整个病程的了解、应用多个参数从不同角度分析同一问题的能力和对与监测同步进行的滴定式治疗反应的判断能力。监测将更多的注意力集中在器官或系统的功能改变。近年来,临床上逐渐兴起的功能性血流动力学监测就是进一步强调了对心血管系统功能的动态演变过程进行连续、动态的监测,在功能变化过程中获得相应参数。这些参数由于具有动态的功能变化或对干预措施的反应,而更接近病情发展的实际过程。虽然目前在方法学上仍然有这样或那样的局限性,但确实使临床监测更进一步接近血流动力学的深层内涵,更有可能真正地体会到血流动力学监测的参数"只有最佳值,没有正常值"的实际意义。

任何监测方法离开了对治疗的反馈指导将变得无用;重症患者的治疗离开了监测也会变得盲目。

(刘大为)

第二节 循环压力监测

一、血 压 监 测

血压是血液在血管内流动时,作用于血管壁的压力,它是推动血液在血管内流动的动力。心室收缩,血液从心室流入动脉,此时血液对动脉的压力最高,称为收缩压。心室舒张,动脉血管弹性回缩,血液仍慢慢继续向前流动,但血压下降,此时的压力称为舒张压。血压作为重要的生命体征之一是最基本的血流动力学监测项目。血压可以反映心输出量和外周血管总阻力,同时和血容量、血管壁弹性、血液黏滞度等因素有关,是衡量循环功能的重要指标之一。它和组织器官的灌注、组织的氧供平衡及微循环的关系密切。正常人的血压和性别、年龄、体位、运动和精神状态等因素有关。血压的监测方法可以分为两类:即无创伤性测压法和有创测压法。

(一)无创伤性测压法 无创伤性测压法简便易行,不需要特殊设备,是医院和诊所最常用的测压方法。可根据袖套充气方式的不同,分为手动测压法和自动测压法两大类,前者包括:听诊法和触诊法;后者分为自动间断测压法和自动连续测压法。

1. **手动测压法** 为经典的血压测量方法,即袖套测压法。该法所用设备简单,费用低廉,便于携带,适用于一般患者的监测。缺点是费时费力,不能连续监测、不能自动报警、阻碍监测者的其他医疗行为。

(1)听诊法:被检者半小时内禁烟或饮咖啡,在安静环境下休息 5~10 分钟,取仰卧或坐位。通常测右上肢血压,裸露右上臂,肘部置于与心脏同一水平。若疑有外周血管病,首次就诊时就应测量双臂血压。老人、糖尿病患者及常出现直立性低血压者,应测立位血压。立位血压测量应在卧位改为立位 2 分钟后。不论被检者体位如何,血压计应放在心脏水平。使用大小合适的袖带,将袖带紧缚在被检者上臂,袖带下缘应在肘窝上约 3cm。听诊器探头置于肱动脉处,向袖带内充气。边充气边听诊,待肱动脉搏动声消失,再升高 20~30mmHg 后,缓慢放气,首次听到柯氏音时的压力即为收缩压,柯氏音变调时的压力为舒张压。该方法在临床上应用最为普遍。但当患者血压低或脉搏弱时,很难听到柯氏音,因而血压较难测出。

(2)触诊法:将袖带充气至动脉搏动消失,再缓慢放气,当搏动再次出现时的压力值即为收缩压,继续放气后出现水冲样搏动,后突然转为正常,此转折点约为舒张压。一般此法不常用,但可以弥补听诊测量的不足,如低血压、休克患者的血压测量。该测量法的血压值较低,且对舒张压的判断较为困难。

(3)导致手动测压误差的因素:主要包括袖带不当、听诊间歇及患者因素。

1)袖带使用不当:是手动测压出现误差的最常见原因,如果袖带太窄或袖带太松则压力读数偏高,太宽则读数偏低。一般袖带内气囊应包裹 80% 上臂。大多数人的臂围 25~35cm,宜选用宽 13~15cm、长 30~35cm 规格的袖带,肥胖者或臂围大者应使用大规格袖带,儿童用较小袖带。

2)听诊间歇:是指柯氏音首次出现到再次出现之间的无音阶段。听诊间歇的压力范围在 10~40mmHg,故常误以听诊间歇以下的柯氏音为血压读数,导致读数偏低。听诊间歇常见于一些心血管病患者,如高血压,冠心病等。

3)患者因素:如肥胖患者测压时气袖内的部分压力用于压迫脂肪组织,而未完全作用于动脉,可使读数上升而得到的结果较实际为高。

2. **自动测压法** 自动测压法是 ICU 中使用最广的血压监测方法,它克服了手动测压的一些缺点,是现代心血管监测史上的重大突破。

(1)自动间歇测压法:又称自动无创测压法。主要采用振荡技术测定血压,即充气泵可定时使袖带自动充气和排气。能够自动定时显示收缩压、舒张压、平均动脉压和脉率。其特点是对伪差的检出相当可靠,如上肢抖动时能够使充气暂停,接着测压又能够自动重复进行。在测压仪内还安装了压力的上下限报警装置。

自动间歇测压法的优点有:无创伤性,重复性好;操作简单,易于掌握;适用范围广泛,自动化的血压监测,能够按需要定时测压,省时省力;能够自动检测袖带的大小,确定充气量;血压超过设定的上限或低于下限时能够自动报警。

虽然自动间歇测压法有许多手动测压无可比拟的优点,但在临床应用中应注意合理地正确使用,避免肢体活动和压迫袖带而引起血压测不出;避免频繁测压、测压时间太久和间隔时间太短而引起的肢体缺血、麻木等并发症。

（2）自动连续测压法：自动连续测压法与动脉穿刺直接测压相比，操作简便无创伤性，其最大优点就是瞬间反映血压的变化。目前主要有三种方法：

1）Peanz技术：测压仪包括计算机、伺服控制系统、手指套和红外线电子体积描计器。将指套置于拇指或中指的第二节，红外线透过手指所检出的指动脉大小通过手指体积描计器再经过伺服控制系统和微机系统的处理而得出动脉压变化。该仪器的主要缺点是：当动脉痉挛时可影响外周动脉血流而导致测量失真。

2）动脉张力测量法：其原理是桡动脉部位安装特制的压力换能器，其内部有31个独立检测功能的微型压力换能器，通过电子系统确定换能器在桡动脉上最佳位置，可取得动脉搏动信号。但是换能器的位置移动或受到碰压会影响测压的准确性。

3）动脉波推迟检出法：在身体的不同部位安置2个光度测量传感器，对动脉波延长的部分进行推迟检测。与动脉张力测量法相同，都需和标准的自动间歇测压法校对。

（二）有创测压法 有创测量方法是一种经动脉穿刺置管后直接测量的方法，能够反映每一个心动周期的血压变化情况。早期的水银或弹簧血压计直接测量只能测出平均动脉压，而目前应用的压力换能器可直接显示收缩压、舒张压和平均动脉压，并可根据动脉压波形初步判断心脏功能。其优点是对于血管痉挛、休克、体外循环转流的患者其测量结果更为可靠。缺点是：操作不当会引起血肿、血栓形成等并发症。

1. 适应证
（1）各类重症患者和复杂的大手术及有大出血的手术。
（2）体外循环心内直视手术。
（3）需行低温和控制性降压的手术。
（4）严重低血压、休克等需反复测量血压的手术。
（5）需反复采取动脉血样作血气等检查的患者。
（6）需要用血管扩张药或收缩药治疗的患者。
（7）呼吸心跳停止后复苏的患者。

2. 测压途径
（1）桡动脉：为首选途径。因动脉位置表浅并相对固定，穿刺易于成功且管理方便。在桡动脉穿刺前一般需行Allen试验，以判断尺动脉循环是否良好，是否会因桡动脉插管后的阻塞或栓塞而影响手部的血流灌注。Allen试验的方法是：将穿刺侧的前臂抬高，用双手拇指分别摸到桡、尺动脉后，让患者作三次握拳和放拳动作，接着拇指压迫阻断桡、尺动脉的血流，待手部变白后将前臂放平，解除对尺动脉的压迫，观察手部的转红时间，正常<5～7秒，平均3秒，8～15秒为可疑，>15秒系供血不足，一般>7秒为Allen试验阳性，不宜行桡动脉穿刺。
（2）肱动脉：常在肘窝部穿刺，肱动脉的外侧是肱二头肌肌腱，内侧是正中神经。肱动脉远端的尺动脉、桡动脉之间有侧支循环，遇有侧支循环不全，肱动脉的阻塞会影响前臂和手部的血供。
（3）尺动脉：特别是经Allen试验证实手部供血以桡

动脉为主者，选用尺动脉可以提高安全性，但成功率低。
（4）足背动脉：是下肢胫前动脉的延伸，并发症少，但该动脉较细，有时不能触及。
（5）股动脉：遇其他动脉穿刺困难时可选用。
（6）腋动脉：腋窝部腋动脉远近之间有广泛的侧支循环，故其引起远端肢体血流障碍的情况较少。腋动脉管径粗，靠近主动脉，压力大，易于穿刺。一般在腋窝最高点，摸清动脉搏动，直接经皮穿刺。缺点为冲洗时应谨慎预防凝血块及空气等进入血管以免引起栓塞。如局部发生血肿，容易压迫神经，应紧急探查手术清除。

3. 测压方法
（1）器材及仪器：成人与小儿应选用相应的套管针。测压装置包括配套的测压管道系统、肝素稀释液等；压力检测仪包括压力换能器或弹簧血压计等；用换能器还需有感应装置和显示器。
（2）动脉穿刺置管术：动脉穿刺前固定肢体，摸清动脉搏动，需要时于局麻下进行穿刺。套管针与皮肤呈30°角，朝动脉向心方向进针，拔出针芯，若套管已进入动脉，则有血向外喷出或接上空针回抽血流通畅，将套管向前推进，若置管顺利和血流通畅表示穿刺成功。之后，接上测压管道系统。用肝素稀释液冲洗动脉套管以防止凝血，将测压管道系统与压力监测仪相连，即可显示压力的数值和（或）动脉压波形。
（3）注意事项，有以下几点：
1）直接测压与间接测压之间有一定的差异，一般认为直接测压的数值比间接测压高出5～20mmHg。
2）不同部位的动脉压差，仰卧时，从主动脉到远心端的周围动脉，收缩压依次升高，而舒张压逐渐减低，如足动脉的收缩压较桡动脉高而舒张压相对较低。
3）肝素稀释液冲洗测压管道，防止凝血的发生。
4）校对零点，换能器的高度应与心脏同一水平，同样用弹簧血压计测压装置时，应使连接管的肝素液面与心脏在同一水平。
5）采用换能器测压，应定期校对测压仪。

4. 动脉压的波形

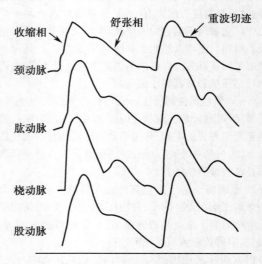

图10-2-1 正常动脉波形

（1）正常的动脉波形：正常可以分为收缩相和舒张相。主动脉瓣开放和快速射血入主动脉时为收缩相，动脉压波迅速上升至顶峰，即为收缩压。血流从主动脉到周围动脉，压力波下降，主动脉瓣关闭，直至下一次收缩开始，波形下降至基线为舒张相，最低点即为舒张压。动脉压波下降支出现的切迹称重波切迹。身体各部位的动脉压波形有所不同，脉冲传向外周时发生明显变化，越是远端的动脉，压力脉冲到达越迟，上升支越陡，收缩压越高，舒张压越低，但重波切迹不明显（图 10-2-1）。

（2）异常动脉压波形

1）圆钝波：波幅中等度降低，上升支和下降支缓慢，顶峰圆钝，重搏切迹不明显，见于心肌收缩力下降或血容量不足。

2）不规则波：波幅大小不等，期前收缩波的压力低平，见于心律失常患者。

3）高尖波：波幅高耸，上升支陡，重搏切迹不明显，舒张压低，脉压宽，见于高血压及主动脉关闭不全。主动脉瓣狭窄者下降支缓慢及坡度较大，舒张压偏高。

4）低平波：上升和下降缓慢，波幅低平，严重低血压，见于低血压休克和低心排血量综合征（图 10-2-2）。

5. 并发症的防治　最主要的并发症是由于血栓形成或栓塞引起的血管阻塞，甚至有肢体缺血、坏死的报道。

预防动脉栓塞形成的措施有：注意无菌操作；减少动脉损伤；连续或经常用肝素稀释液冲洗；套管针不宜太粗；末梢循环欠佳时，应及时拔出导管。另外导管留置时间长会增加感染的机会，一般不宜超过 7 天。

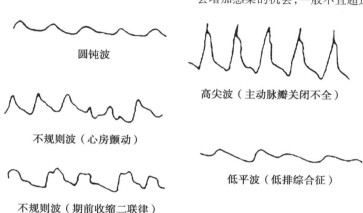

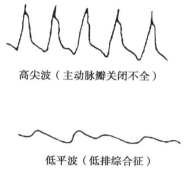

圆钝波

高尖波（主动脉瓣关闭不全）

不规则波（心房颤动）

低平波（低排综合征）

不规则波（期前收缩二联律）

图 10-2-2　异常的动脉波形

二、中心静脉压监测

中心静脉压（CVP）是指腔静脉与右房交界处的压力，是反映右心前负荷的指标。中心静脉压由 4 部分组成：右心室充盈压；静脉内壁压即静脉内容量产生的压力；静脉外壁压，即静脉收缩压和张力；静脉毛细血管压。因此，CVP 的大小与血容量、静脉压力和右心功能有关。临床实践中，通常进行连续测定，动态观察其变化趋势。

（一）适应证

1. 严重创伤、各类休克及急性循环衰竭等重症患者。

2. 各类大中手术，尤其是心血管、头颅和腹部大手术的患者。

3. 需长期输液或完全胃肠外营养治疗的患者。

4. 接受大量、快速输液的患者。

（二）测压途径　目前多采用经皮穿刺的方法放置导管至中心静脉部位。常用的穿刺部位有锁骨下静脉、颈内静脉，在某些特殊情况下也可用贵要静脉或股静脉，但应该将导管的顶端置入上腔静脉。

（三）测压方法

1. 器材及装置　中心静脉穿刺的器材主要包括：套管针、穿刺针、导引钢丝、深静脉导管等，市场上常供应配备完全的一次性的中心静脉穿刺针包。测压装置采用多功能生理监测仪，也可用简易的测量装置（图 10-2-3）。

2. 测压方法　用三通接头连接好测压装置。三通的

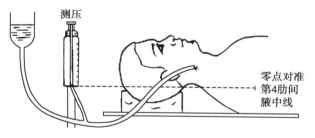

图 10-2-3　中心静脉压简易测量

前端与导管相连，侧道连接测压管，并将测压管垂直固定在有刻度的标尺上，或测压管连接压力传感器，通过监测仪测压，同时可以观察到中心静脉的波形变化。三通的尾端与输液器相连，不测压时可作输液用。将测压管刻度上的"0"调到与右心房相平行（相当于平卧时腋中线第四肋间）水平处，或者用水平仪标定右心房水平在测压管上的读数，该读数就是零点。确定管道通畅，转动三通，使输液管与测压管相通，液面在测压管内上升，液面要高于患者实际的 CVP 值，同时不能从上端管口流出。调节三通，关闭输液通路，使测压管与静脉导管相通，测压管内液面下降，当液面不再降时读数。调节三通，关闭测压管，开放输液通路。如用采用压力传感器测压，则应将压力换能器的高度调到与心脏同一水平后，按调零钮，监护仪自动调定零后，调节三通，关闭输液通路，使测压管与静脉导管相

通,随时观察 CVP 曲线变化和 CVP 的值。

3. 注意事项

（1）中心静脉置管可作为输液途径,因此不测压时可持续输液以保持通畅。

（2）只能通过液面下降测压,不可让静脉血回入测压管使液面上升来测压,以免影响测量值。

（3）防进气:管道系统连接紧密,测压时护士不要离开,因为当 CVP 为负值时,很容易吸入空气。

（4）防感染:穿刺部位每日消毒换敷料 1 次,测压管每日更换,有污染时随时换。以平卧位测压为宜,患者改变体位要重新调节零点。

（5）使用呼吸机正压通气,PEEP 治疗,吸气压 > 25cmH$_2$O 时胸膜腔内压增加,影响 CVP 值,测压时应充分考虑并结合临床尽量予以减小这些影响。

（6）咳嗽、吸痰、呕吐、躁动、抽搐均影响 CVP 值,应在安静后 10～15 分钟测。

（7）疑有管腔堵塞时不能强行冲注,只能拔除,以防血块栓塞。

（四）CVP 波形分析

1. 正常波形　有 3 个正向波 a、v、c 和两个负向波 x、y,a 波由心房收缩产生,c 波代表三尖瓣关闭,v 波由右心房主动充盈和右心室收缩时三尖瓣向右心房突出形成,x 波反映右心房舒张时容量减少,y 波表示三尖瓣开放,右心房排空（图 10-2-4）。

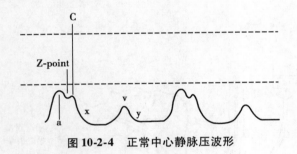

图 10-2-4　正常中心静脉压波形

2. 异常波形

（1）压力升高和 a 波抬高和扩大:见于右心衰,三尖瓣狭窄及反流,缩窄性心包炎等疾病。

（2）v 波抬高和扩大:见于三尖瓣反流。

（3）呼吸对 CVP 同样存在影响,例如自主呼吸在吸气时压力波幅降低,呼气时增高。

（赵鸣雁）

第三节　肺动脉漂浮导管的临床应用

肺动脉漂浮导管是由 Jeremy Swan 和 William Ganz 等人设计并引入临床应用,所以称之为 Swan-Ganz 导管。

实际上,在 Swan-Ganz 导管出现之前,人们就曾多次试图进行右心或肺动脉的插管。但由于当时的插管不仅必须在 X 线直视下进行,操作复杂,需要时间长,而且成功率低,一直未能得到临床上的推广。虽然,1953 年

Lategola 和 Rahn 等人曾在实验室内试用顶端带有气囊的导管,发现导管可以非常顺利地进入肺动脉,但他们的发现没有引起临床医师的重视。直到大约二十年之后,Swan 和 Ganz 等人才"重新发现"这种顶端带有气囊的导管,并推广应用到临床,被临床医师所接受。Swan-Ganz 导管不仅使对肺动脉压和肺动脉嵌顿压的测量成为可能,而且可以应用热稀释方法测量心输出量和抽取混合静脉血标本。近年来,出现了一些改良型的 Swan-Ganz 导管,这些导管在原有的基础上增加了进行心脏起搏、计算心室容积或记录心内电图等功能。

标准型 7Fr 的 Swan-Ganz 导管可插入长度为 110cm,是不透 X 线的导管。由导管顶端开始,每隔 10 厘米标有明确的标记。导管的顶端有一个可充入 1.5ml 气体的气囊。充气后的气囊基本与导管的顶端平齐,但不阻挡导管顶端的开口。气囊的后方有一快速反应热敏电极,可以快速测量局部温度的变化。导管共有四个腔,包括顶端开口腔、近端开口腔、气囊腔和热敏电极导线腔。其中近端开口腔的开口位于距顶端 30cm 的导管侧壁上。

一、应用指征

Swan-Ganz 导管适用于对血流动力学指标、肺脏和机体组织氧合功能的监测。所以,一般来说,对任何原因引起的血流动力学不稳定及氧合功能改变,或存有可能引起这些改变的危险因素的情况,都有指征应用 Swan-Ganz 导管。对于应用 Swan-Ganz 导管的适应证,不同的书中会列举出不同种类的疾病名称,但由于 Swan-Ganz 导管是一种监测的手段,所以应用 Swan-Ganz 导管在更大程度上取决于临床医师对血流动力学相关理论的理解、对病情变化的把握程度和对治疗的反应能力。同一种疾病的不同阶段对血流动力学监测要求的水平不同,同一种疾病在不同医疗水平的单位治疗对 Swan-Ganz 导管的要求也不同。

二、禁忌证

随着临床对血流动力学监测需求的变化和人们的技术水平的提高,应用 Swan-Ganz 导管的禁忌证也在不断改变。如原来认为心肌梗死的急性期是 Swan-Ganz 导管的禁忌证,尤其是在广泛前壁心肌梗死时插管时的操作很容易诱发严重的心律失常或心肌损伤。但是,心肌梗死时最需要进行血流动力学监测的时间是在急性期。目前,由于控制心律失常手段的增强及在 X 线引导下进行 Swan-Ganz 导管的插入,所以,仅将心肌梗死归入慎用 Swan-Ganz 导管的范围。又如,完全性左束支传导阻滞也曾被认为是应用 Swan-Ganz 导管的禁忌证。理由是此时插入 Swan-Ganz 导管容易引起心脏停搏。但如果在有心脏起搏器的保护下仍然可以应用 Swan-Ganz 导管进行血流动力学监测。所以,应用 Swan-Ganz 导管时更重要的是明确应用目的,综合各方面的因素,权衡利弊,全面分析。

Swan-Ganz 导管的绝对禁忌证是在导管经过的通道上有严重的解剖畸形,导管无法通过或导管的本身即可使原发疾病加重。如,右心室流出道梗阻、肺动脉瓣或三尖瓣狭窄、肺动脉严重畸形等。

在下列情况时应慎用 Swan-Ganz 导管:如急性感染性疾病;细菌性心内膜炎或动脉内膜炎;心脏束支传导阻滞,尤其是完全性左束支传导阻滞;近期频发心律失常,尤其是室性心律失常;严重的肺动脉高压;活动性风湿病;严重出血倾向;心脏及大血管内有附壁血栓;疑有室壁瘤且不具备手术条件者。

三、置 管 方 法

1. 插管前准备　首先,要掌握应用 Swan-Ganz 导管的适应证,明确要通过 Swan-Ganz 导管解决哪些方面的问题。要尽可能地了解病情的发展变化情况,了解药物过敏史,监测出凝血功能。准备进行 Swan-Ganz 导管置管操作的术者应熟练地掌握中心静脉插管的技能,熟悉心脏及其大血管的接轨走行,熟悉 Swan-Ganz 导管的结构特点,能够识别在插管过程中导管经过不同部位时在压力波形的不同特点,掌握在插管时所需用具的使用方法,其中包括:穿刺针、导丝、扩张器、外套管、压力传感器和压力冲洗装置等。

如果是给清醒的患者插管,尤其是手术前的患者,应设法解除患者的焦虑和紧张,讲明应用 Swan-Ganz 导管对治疗有帮助。可根据情况应用吗啡 0.05～0.2mg/kg 或成人给予哌替啶 50mg 和异丙嗪 25mg,或地西泮 5～10mg。手术前患者也可在麻醉后进行插管。应准备好心电监测装置,整个操作过程应在持续监测心电、血压和氧饱和度的条件下进行。患者应有可靠的静脉通路,床旁应备有除颤器及利多卡因、多巴胺、肾上腺素等急救药品,以防治病情的突然变化和可能出现的导管并发症。

插管所需的器械应齐全、配套,如插入 7Fr 的 Swan-Ganz 导管应选用 7.5～8Fr 的外套管以及相应的扩张器、导丝和穿刺针。应预先用 5mg/dl 的肝素生理盐水冲洗导管并排除导管内空气,检查气囊有无漏气,并分别封闭导管的各个接口。如果插管将在压力波形引导下进行,则应当将压力传感器与导管的远端接口相连接,并检查压力监测仪上的压力曲线是否显示良好。

2. 插管途径的选择　插入 Swan-Ganz 导管途径的选择应注意到达右心房的距离、导管是否容易通过、是否容易调整导管位置、操作者的熟练程度、患者的耐受程度、体表固定是否容易以及局部受污染的可能性。常用的插管部位有以下几种。

(1) 颈内静脉:经右侧颈内静脉是 Swan-Ganz 导管的首选插管途径。导管经过的路途较近,直接走向心脏,弯曲少,利于导管通过。导管进入右心房、右心室直至肺动脉的过程符合导管的自身弯曲。插管成功率高,且容易通过压迫的方法控制穿刺出血。但颈根部重要结构较多,穿刺本身可能引起较为严重的并发症。导管在颈部不易固定。

(2) 锁骨下静脉:多选择右侧锁骨下静脉为插管途径,导管到达右心房的距离较短,插管后导管的外端易于在胸前壁固定。但插管的并发症较多,极易损伤锁骨下动脉。有时导管不易通过锁骨与第一肋骨之间狭窄的间隙,导管的位置不易调整。

(3) 颈外静脉:颈外静脉属浅表静脉,但由于颈外静脉直接汇入锁骨下静脉,所以有时也被应用于 Swan-Ganz 导管的穿刺部位。颈外静脉容易穿刺,穿刺本身并发症较少。但导管的行程中弯曲较多,大约有 20% 的概率使导管无法通过。导管插入后也容易打折、阻塞,可能会由于患者的体位改变而影响血流动力学指标的测量。导管在局部不易固定。

(4) 贵要静脉:贵要静脉表浅,容易穿刺,穿刺本身并发症较少,可应用静脉切开的方法进行插管。但导管需要经过的路途较远,不利导管的通过和调整。插管的成功率较低。

(5) 股静脉:股静脉穿刺方法比较普及,容易掌握。但股静脉距离右心房的距离较远,且经过右心房、右心室到达肺动脉的"之"字形弯曲常常导致导管通过困难,不利于导管的调整。股静脉插管诱发局部静脉血栓形成的发生率较高,又靠近会阴部,局部易受污染。股静脉为较少使用的插管途径。

3. 导管的插入　需要接受血流动力学监测的患者往往都是重症患者,不宜被搬动,插入 Swan-Ganz 导管的操作多是在床旁进行。所以,根据压力波形插入 Swan-Ganz 导管是最常用的方法。

首先,应用 Seldinger 方法将外套管插入静脉内,然后把 Swan-Ganz 导管经外套管小心送至中心静脉内。这时,应再次确认监测仪上可准确显示导管远端开口处的压力变化波形,根据压力波形的变化判断导管顶端的位置。中心静脉压力波形可以受到咳嗽,甚至是呼吸的影响,可以看到压力基线的波动。导管进入右心房后,压力显示则出现典型的心房压力波形,表现为 a、c、v 波,压力波动的幅度大约在 0～8mmHg。这时,应将气囊充气 1ml,并继续向前送入导管。在一部分患者,由于三尖瓣的病理性或生理性因素,可能会导致充气的气囊通过困难。这种情况下,可在导管顶端通过三尖瓣后再立即将气囊充气。一旦导管的顶端通过三尖瓣,压力波形突然出现明显改变:收缩压明显升高,可达 25mmHg 左右,舒张压不变或略有下降,可达 0～5mmHg,脉压明显增大,压力曲线的上升支带有顿挫。这种波形提示导管的顶端已经进入右心室,这时应在确保气囊充气的条件下,迅速而轻柔地送入导管,让导管在气囊的引导下随血流返折向上经过右心室流出道,到达肺动脉。进入肺动脉后,压力波形的收缩压基本保持不变,舒张压明显升高,平均压升高,压力曲线的下降支出现顿挫。压力波动范围大约在 25/12mmHg。这时继续向前缓慢送入导管,则可以发现压力波形再次发生改变,出现收缩压下降,舒张压下降,脉压明显减小。压力波动范围在 6～8mmHg,平均压力低于肺动脉平均压。如果无干扰波形,可分辨出 a、c、v 波形。这种波形为典型的肺动脉嵌顿压力波形。出现这种波形后应停止继续移动导管,立即放开气囊。放开气囊后压力波形会马上变为肺动脉压力波形。再次将气囊充气 1ml,之后排空气囊,压力波形重复出现由肺动脉嵌顿压力波形到肺动脉压力波形的转换,提示导管位置良好。

如果放开气囊后肺动脉嵌顿压力波形不能立即转变

为肺动脉压力波形,或气囊充气不到 0.6ml 即出现肺动脉嵌顿压力波形,则提示导管位置过深。如气囊充气 1.2ml 以上才出现肺动脉嵌顿压力波形,则提示导管位置过浅。可据此对导管的位置做适当调整。

在为一些插管困难的患者置管或条件允许的情况下,也可以选择在 X 线透视引导下置入 Swan-Ganz 导管。在 X 线指导下插入 Swan-Ganz 导管虽然需要 X 线透视设备,但由于可以在几乎直观上掌握导管的位置和导管的移动方向,可以明显地减少插管操作所需要的时间,尤其是在心脏结构发生改变或某些心脏疾病时,可明显提高 Swan-Ganz 导管的成功率,并且减少插管并发症的出现。

患者仰卧在 X 线诊台上,应用 Seldinger 方法将外套管置入深静脉。用肝素生理盐水封闭 Swan-Ganz 导管的接口后,将 Swan-Ganz 导管由外套管送入中心静脉。这时在 X 线监视屏幕上可见到导管在中心静脉中随术者的操作而移动,并到达右心房的入口处。此时,将气囊充气 1ml 可帮助导管顺利进入右心房并通过三尖瓣。导管的顶端一定要在气囊充气的情况下进入右心室。在右心室内,由于导管的顶端需要向上返折,进入右心室流出道,所以,一定要借助血流对气囊的漂浮作用,同时也可减少导管对心室壁的碰撞。一旦导管的顶端进入右心室流出道,应迅速向前移动导管,使其跨过肺动脉瓣,并使导管的顶端经过肺动脉分叉进入右肺动脉。

这时可见在肺动脉内的导管的顶端随心脏搏动前后移动。继续送入导管,可见导管的顶端被突然推向肺动脉的远端,并固定不动。这种现象提示导管已经被嵌顿。立即放开气囊,导管的顶端应马上回到右肺动脉主干。监视屏幕上可显示导管的顶端在纵隔右缘随心脏的搏动而前后运动。此时可固定导管,将患者送回病室。

导管的顶端进入左肺动脉同样可以进行正常的血流动力学指标的测量。但由于在导管的行程中出现再次反方向转折,导管的位置不易固定。尤其是在患者活动时,导管的顶端极易脱出。所以,Swan-Ganz 导管进入右侧肺动脉是更好的选择。导管的顶端进入右心室后应立即将气囊充气,这样不仅能减弱导管顶端对心室壁的刺激程度,减少由导管所致的心律失常,而且可以使导管随血流的走向漂入肺动脉。导管顶端在右心室的这段时间是插入 Swan-Ganz 导管过程中最容易引起致命并发症的阶段,操作要轻柔、迅速,尽可能减少导管的顶端在心室内停留的时间。如果是在床旁根据压力波形插入 Swan-Ganz 导管,置管后应进行 X 线胸像检查,以确定导管的位置。

四、并发症及其防治

(一) Swan-Ganz 导管并发症 并发症的发生率虽然报道各有不同,但其中致命性严重并发症的发生率并不高。与 Swan-Ganz 导管相关的并发症可被分为三个方面:静脉穿刺并发症、送入导管时的并发症和保留导管期间的并发症。表 10-3-1 列举了 Swan-Ganz 导管的并发症。

表 10-3-1 Swan-Ganz 导管的并发症

静脉穿刺并发症	送入导管时的并发症	保留导管时的并发症
空气栓塞	心律失常、心搏骤停	气囊破裂导致异常波形
动脉损伤	导管打结	用热稀释方法测量心输出量时发生心动过缓
颈交感神经麻痹综合征	导管与心内结构打结	心脏瓣膜损伤
局部血肿	扩张套管脱节	导管折断
神经损伤	肺动脉痉挛	深静脉血栓形成
膈神经麻痹		心内膜炎
血、气胸		肺部影像学检查出现假阳性
		超声心动图出现假阳性
		血尿
		手术操作损坏导管或使导管移位
		导管移位
		肺动脉穿孔
		肺栓塞
		全身性感染
		导管与心脏嵌顿
		收缩期杂音
		血小板减少
		导管行程上发生血栓
		动静脉瘘形成

（二）并发症防治　虽然上述并发症发生率不高，但其中有些并发症可能导致严重后果。现将应用 Swan-Ganz 导管时几种严重并发症的防治介绍如下。

1. 心律失常　据报道，应用 Swan-Ganz 导管时心律失常的发生率可达 30% 以上，主要发生在插管的过程中。心律失常多由于导管顶端刺激右心室壁所致，多为偶发性或阵发性的室性心律失常。一些患者可出现持续性右束支传导阻滞，极少数患者出现室颤。原有左束支传导阻滞的患者可能出现完全性房室传导阻滞。在心肌梗死急性期的患者，导管的刺激可能导致心搏骤停。用热稀释法测量心输出量时，快速向右心房内注射冰水也可能导致心律失常。保留导管期间，由于导管的位置发生了变化，可能增加导管对心脏的刺激，诱发心律失常。防治方面应注意插管手法轻柔、迅速。导管顶端进入右心室后应立即将气囊充气，以保护导管顶端，减少导管对心室的刺激。如果出现心律失常应立即将导管退出少许，心律失常一般可以消失。如果室性心律失常仍然存在，可经静脉给予利多卡因 1～2mg/kg。为急性心肌梗死患者或其他心律失常高危患者插入 Swan-Ganz 导管时，应预先准备好相应的治疗和抢救措施。如果患者原有完全性左束支传导阻滞，应事先安装临时起搏器或选用带有起搏功能的改良型 Swan-Ganz 导管。

2. 导管打结　Swan-Ganz 导管打结的常见原因是导管在右心室或右心房内缠绕。导管可自身打结，也可和心内结构（如乳头肌、腱索）打结在一起，或是同心脏起搏器等同时存在的其他导管打结。导管也可能进入肾静脉或腔静脉的其他分支发生嵌顿。X 线检查是诊断导管打结的最好方法。如果在调整导管时遇到阻力，应首先想到导管打结的可能。插管时应注意避免一次将导管插入过多，注意导管的插入深度应与压力波形所提示的部位相吻合，如果已经超过预计深度 10cm 以上，仍然未出现相应的压力波形，应将导管退回至原位重新置入。在 X 线直视下进行插管操作可以有效地防止导管的打结。

3. 肺动脉破裂　Swan-Ganz 导管所致的肺动脉破裂常发生在高龄、低温和肺动脉高压的患者，有报道女性患者发生率较高。肺动脉破裂的主要原因包括，导管插入过深，以致导管的顶端进入肺动脉较小的分支。此时如果给气囊充气或快速注入液体，则容易造成肺动脉破裂；若导管较长时间嵌顿，气囊或导管顶端持续压迫动脉壁，也可能造成肺动脉破裂；如果是偏心气囊，嵌顿时导管的顶端直接摩擦动脉壁，可导致肺动脉破裂；肺动脉高压时，导管很容易被推向肺动脉远端，同时，肺动脉高压有可造成动脉壁硬化、扩张和变性，容易出现肺动脉破裂。肺动脉破裂的常见临床表现为突发性咯血，多为鲜红色。咯血量多少不等。有时还可能出现血胸。如果是大量咯血，应立即进行气管插管，首选双腔气管插管，保证气道通畅。同时补充血容量，并用鱼精蛋白对抗已经进入体内的肝素。必要时应及时进行手术治疗。

4. 肺栓塞　Swan-Ganz 导管引起肺栓塞的主要原因包括：导管所致深静脉血栓形成、右心房或右心室原有的附壁血栓脱落、导管对肺动脉的直接损伤和导管长时间在肺动脉内嵌顿。测量肺动脉嵌顿压力后没有及时将气囊排空，气囊就会向栓子一样阻塞在肺动脉内，若嵌顿时间较长，则可导致肺栓塞。所以，每次气囊充气时间不能持续超过 30 秒钟。Swan-Ganz 导管的气囊内不能注入液体。有时，即使气囊未被充气，导管也可能在血流的作用下嵌顿于肺动脉的远端。故插入 Swan-Ganz 导管后应持续监测肺动脉压力波形。如果波形发生变化，应及时调整导管位置。Swan-Ganz 导管的体外部分应牢靠固定，减少导管在血管内的活动。持续或间断用肝素盐水冲洗导管，可有助于减少深静脉炎和血栓形成的发生。如已知患者原有心内附壁血栓，应慎用 Swan-Ganz 导管。

5. 感染　感染是重症患者的常见合并症，尤其是院内获得性感染在重症患者的病情发展过程中扮演着越来越重要的角色。导管相关性感染是重症患者发生院内获得性感染的常见原因之一。防治感染应注意与导管相关的操作，应严格遵守无菌原则。导管穿过皮肤的部位应每天常规消毒，并更换无菌敷料。如果敷料被浸湿或污染应立即更换。尽可能避免或减少经 Swan-Ganz 导管注入液体的次数（包括应用热稀释方法测量心输出量）。如果情况许可应尽早拔出 Swan-Ganz 导管。导管保留时间一般不超过 72 小时。

6. 其他　Swan-Ganz 导管可能造成心脏瓣膜损伤或三尖瓣腱索断裂。主要的原因是由于在气囊充气的情况下试图拔出导管。另外，导管对心内膜的损伤可能诱发心内膜炎，气囊破裂可能导致空气栓塞，等等。

五、参数的测量

通过 Swan-Ganz 导管可获得的血流动力学参数主要包括三个方面：压力参数（包括右房压、肺动脉嵌顿压、肺动脉压）、流量参数（主要为心输出量）和氧代谢方面的参数（混合静脉血标本）。以这些参数为基础，结合临床常规检查，通过计算可以获得更多的相关参数。常用的血流动力学参数及参考正常范围见表 10-3-2。

表 10-3-2　常用血流动力学参数及参考正常范围

参数	缩写	单位	计算方法	参考正常值
平均动脉压	MAP	mmHg	直接测量	82～102
中心静脉压	CVP	mmHg	直接测量	6～12
肺动脉嵌顿压	PAWP	mmHg	直接测量	6～12
平均肺动脉压	MPAP	mmHg	直接测量	11～16

续表

参　数	缩写	单　位	计算方法	参考正常值
心率	HR	BPM	直接测量	60～100
血红蛋白含量	Hb	g/dl	直接测量	12～16
心输出量	CO	L/min	直接测量	5～6
每搏输出量	SV	ml/beat	CO/HR	60～90
心脏指数	CI	L/(min·m²)	CO/BSA	2.8～3.6
每搏输出量指数	SVI	ml/(beat·m²)	SV/BSA	30～50
体循环阻力指数	SVRI	dyne·sec/(cm⁵·m²)	79.92(MAP-CVP)/CI	1760～2600
肺循环阻力指数	PVRI	dyne·sec/(cm⁵·m²)	79.92(MPAP-PAWP)/CI	45～225
右心室做功指数	RVSWI	g·m/m²	SVI(MPAP-CVP)·0.0143	4～8
左心室做功指数	LVSWI	g·m/m²	SVI(MAP-PAWP)·0.0143	44～68
氧输送	DO_2	ml/(min·m²)	$CI×CaO_2×10$	520～720
氧耗量	VO_2	ml/(min·m²)	$CI(CaO_2-CvO_2)×10$	100～180
氧摄取率	O_2ext	%	$(CaO_2-CvO_2)/CaO_2$	22～30

（一）**压力参数**　通过 Swan-Ganz 导管进行压力测量的装置由压力监测仪、压力传感器、冲洗装置、三通开关组成。压力传感器是整个监测系统中最为重要的部分，它的作用是将循环系统中的压力转变成微弱的电信号，经过压力监测仪的放大，以曲线和数字的形式表示出来。压力传感器的种类较多，临床上以电阻丝式压力传感器应用较为普遍。压力传感器的一端以压力监测仪相连接，另一端与充满液体的延伸管或直接与静脉或动脉导管相连接。这样，压力可以直接作用在传感器的压力隔膜上。隔膜在压力的作用下向对侧膨隆，以机械能的方式推动与隔膜连接的拉杆运动，而牵拉了保持一定紧张度的电阻丝。从而，使惠斯通电桥的两个臂被拉长，另外两个臂放松。由于电阻丝的长度与截面积发生了变化，电阻发生了改变，从而产生了与压力变化相关的电信号改变。

我们所测量的压力实际上是与大气压相关的压力。所以，在使用压力传感器之前，应利用三通开关将压力管路的传感器一侧与大气相通，以校正压力监测系统的零点水平。校正零点时，压力传感器的隔膜前端的液体平面应在右心房水平。如果患者取仰卧位，则相当于腋中线水平。测量压力时，应注意保持压力传感器与右心房的这种关系。患者变换体位或床位上下移动时，压力传感器也应做相应移动。Swan-Ganz 导管的体外部分较长，通常都可以直接将导管经三通开关与传感器相连接。在少数情况下由于患者体位或周围环境的原因，可能会应用延伸管来连接压力传感器和 Swan-Ganz 导管，以便于传感器位置的调整和固定。压力监测所用的延伸管是特制的、质地较硬的导管。不能随便选用不同的静脉输液导管代替压力监测延伸管，以免由于压力在导管内传导时发生严重衰减而使压力测量的准确度下降。压力波在延伸管内传导时可

产生返折现象，导管越长对压力的影响就越大。所以，应尽可能选用较短的延伸管。压力传导的管路中存有气泡会严重地影响压力的传导。由于气泡的顺应性远大于液体的顺应性，所以管路中存有较大的气泡可导致压力波的明显衰减。微小的气泡可造成很强的压力返折波。有人曾将 0.05～0.25ml 的空气推入压力测量管路中，结果发现收缩压由 150mmHg 增加到 190mmHg。

对整个管路进行冲洗是保证压力传导通路不被血栓阻塞的关键。冲洗的方法可分为连续冲洗和间断冲洗。将配制好的肝素盐水（含肝素 10mg/dl）装入无菌塑料袋内，经输液管道及冲洗器（intraflow）连接在压力传感器与延伸管之间的压力传导管路中。用压力气袋将肝素盐水的压力加至 300mmHg。这时，牵拉冲洗器的开关，高压的肝素盐水就会冲入压力传导管路。可进行持续冲洗的冲洗器中带有滤器，其中的微孔的直径大约为 10μm。在未牵拉冲洗器开关时，肝素盐水可通过滤器对管道进行持续冲洗。由于冲洗的速度很慢（≤3ml/h），所以不影响压力的测量。另外，在条件不足的情况下，也可以在三通开关的控制下用注射器进行间断冲洗。但防止血栓形成的效果不如持续冲洗，且造成污染的机会较多。三通开关用于平衡压力传感器的零点，排除管道中的气泡和抽取动脉血标本。三通开关是整个压力测量管路中最薄弱的环节，容易附着血凝块或气泡，是细菌经测压管路进入机体的主要途径。同时，三通开关的内径较小，容易造成压力返折现象，影响压力测量的准确性。

右房压（RAP）的测量：将 Swan-Ganz 导管置于正确的位置之后，导管近侧开口正好位于右心房内，经此开口测得的压力即为右心房压力。

肺动脉压（PAP）的测量：是当 Swan-Ganz 导管的顶端

位于肺动脉内（气囊未充气）时，经远端开口测得的压力。肺动脉压力可分别以收缩压、舒张压和平均压力来表示。

肺动脉嵌顿压力（PAWP）的测量：将气囊充气后，Swan-Ganz 导管的远端嵌顿在肺动脉的分支时测量的气囊远端的压力。PAWP 是 Swan-Ganz 导管可测量的特征性参数，具有特殊的意义。由于肺循环是一个相对低压力的系统，并且没有血管瓣膜，理论上讲肺动脉嵌顿压有如下的相关性。PAWP ∝ PVP ∝ LAP ∝ LVEDP。式中 PVP 为肺静脉压；LAP 为左心房压；LVEDP 为左心室舒张末压。由于这种压力的相关性的存在，使得有可能通过右心导管监测左心的压力改变，从而了解左心的功能变化。要保持这种相关性的存在，测量肺动脉嵌顿压要满足三个基本条件。

1. 通畅的通路　这个通路是指由 Swan-Ganz 导管的顶端到左心房或左心室的压力传导通路。在这个通路上任何原因的阻塞都可能会严重影响肺动脉嵌顿压与左心室舒张末压力的相关性，如瓣膜狭窄、血管的梗阻或畸形等。在重症患者监测中最为常见的影响因素是肺内或胸腔内压力或容积的改变而对肺血管床压力的影响。

2. 确实的嵌顿　气囊确实的嵌顿是肺动脉嵌顿压的测量不受肺动脉压力影响的关键，有人将肺动脉嵌顿压仍然称之为肺毛细血管压力，其实这两种压力有着测量方法的不同。后者是将前端微细的导管尽可能插入肺动脉的远端，甚至到接近毛细血管的部位，进行压力的测量。但在临床实际工作中，往往难以准确完成，测量的压力多受到肺动脉压力的严重影响。应用 Swan-Ganz 导管后，临床上大都是应用肺动脉嵌顿压力作为血流动力学监测的一项指标。

3. 足够的时间　这里所说的时间是指压力平衡的时间。从导管的顶端到左心之间的压力传导通路中的压力要到达平衡，才能使肺动脉嵌顿压力的测量与左心相应压力有相关性。这个时间主要是心脏搏动的舒张期。有人报道，心率>130 次/分钟可以导致肺动脉嵌顿压的测量值升高。

临床上常应用压力指标来反映容量负荷，这时，应注意心室顺应性的影响。除顺应性的影响之外，心脏及大血管外的压力变化对肺动脉嵌顿压的测量也有很大影响。驱动血液在血管内流动的压力是血管内压力之和与血管外压力的差值。胸腔内压力的变化是常见的影响因素，在肺功能正常的情况下，尽管在吸气时胸腔内负压增加，但对循环压力影响不大。可是，在气道阻力增加、肺顺应性下降时，患者的呼吸困难可导致胸腔内压明显增大。从而不仅改变了血管内的压力，而且也会影响到肺动脉嵌顿压与 LVEDP 的相关性。机械通气时，正压的通气形式可对循环系统的压力产生影响，尤其是在应用呼气末正压通气（PEEP）时，可明显地影响肺动脉嵌顿压力的测量。呼吸对胸腔内压影响的最小时相是在呼气末期。所以，测量肺动脉嵌顿压力时应选择在呼气末期进行。

血管内的压力同样也受到重力的作用，而肺泡内压却几乎不受重力的影响。在人体站立时，上肺野的肺泡内压可能会高于局部血管内压，从而影响测量肺动脉嵌顿压的是压力传导。所以，Swan-Ganz 导管在嵌顿后，导管的顶端应位于左心房水平以下的肺动脉分支，这样才有可能在最大的程度上保证压力传导通路的通畅。

（二）流量参数　Swan-Ganz 导管可测量的流量参数是指心输出量（CO）。快速测量心输出量并且在短时间内多次重复或持续监测心输出量是 Swan-Ganz 导管的主要优点之一。1954 年，Feger 第一次介绍了用热稀释方法测量心输出量的原理和方法。但是，直到 20 世纪 70 年代初期 Swan-Ganz 导管出现之后，这种方法才真正得以在临床上广泛应用。

热稀释方法测量心输出量的原理与应用染料测量心输出量的原理相似，只是热稀释方法应用温度作为指示剂，而不是应用染料。当将 5% 的葡萄糖冰水由 Swan-Ganz 导管的近端孔注入右心房后，这些冰水立即与血液混合，随着这部分血液经过右心室并被泵入肺动脉后，这部分血液的温度也逐渐升高。在 Swan-Ganz 导管远端的温度感受器可以感知这种温度的变化，并将这种变化输送到心输出量计算仪。心输出量的计算是根据 Stewart-Hamilton 公式进行的。

$$Q = \frac{VI(TB-TI)K1K2}{TB(t)dt}$$

在公式中，Q 代表心输出量；VI 代表注射用冰水量；TB 代表血液温度；TI 代表注射冰水温度；K1 代表密度系数；K2 代表计算常数；TB(t)dt 代表有效时间内血液温度的变化，反映了热稀释曲线下面积。这些参数的变化对心输出量的测量有着明显地影响，所以，在进行心输出量测量时要注意对这些参数有影响因素的控制。

测量心输出量时首先要为心输出量计算仪输入正确的计算常数（K2）。K2 根据仪器的不同制造厂家、导管的不同规格及注入冰水量的不同而不同。注入冰水的量一定要准确。若以每次注入 5ml 冰水测量心输出量，如果有 0.5ml 的误差，则测量的结果就可能出现 10% 的偏差。冰水从含冰容器中被抽出后，应尽快进行测量。这段时间不要超过 30 秒钟。因为冰水的温度会随着离开容器时间的延长而逐渐增加，从而导致测量误差。也有人报道用室温的 5% 葡萄糖水注射测量心输出量并不影响测量的精确度，但应相应改变计算常数。注射时应尽可能快速、均匀，选择在呼吸周期的同一时相（呼气末）连续测量三次，取其平均值。注射应在 4 秒钟内完成。在整个操作过程中要注意导管系统的密闭性，防止污染及导管源性感染的发生。儿科患者应当注意反复注射冰水对体温和水电解质的影响。也有个别报道发现注射冰水可诱发心律失常，如窦性心动过缓、心房纤颤等。

另有改良的 Swan-Ganz 导管可以进行心输出量的持续测量。方法是在 Swan-Ganz 导管的前端带有升温装置，从而引起局部的温度改变，应用相同原理进行心输出量测量。

（三）氧代谢方面的参数（混合静脉血标本）　混合静脉血是指从全身各部分组织回流并经过均匀混合后的静脉血。从肺动脉内取得的静脉血是最为理想的混合静脉血标本。Swan-Ganz 导管的另一项作用是可以从肺动脉中获得混合静脉血标本。

静脉血的氧含量根据血液流经的部位不同而有区别。经过肾脏回到下腔静脉的血流量较大，这部分血液直接参与氧代谢的比例较小，汇入下腔静脉后使下腔静脉的回心血液的氧含量较高。心肌组织的氧摄取率较高，氧消耗也较大量，故由冠状静脉窦进入右心房的血液氧含量较低。来自上腔静脉、下腔静脉和冠状静脉窦的血液经过右心室才被较好的混合。所以，肺动脉内的血液才是最为理想的混合静脉血。

抽取混合静脉血标本时应首先确定 Swan-Ganz 导管的顶端在肺动脉内，压力波形显示典型的肺动脉压力波形。气囊应予以排空，在气囊嵌顿状态下所抽取的血标本不是混合静脉血标本。经 Swan-Ganz 导管的肺动脉管腔抽取标本的速度要缓慢，先将管腔中的肝素盐水抽出，再抽取标本，然后用肝素盐水冲洗管腔。在整个抽取标本过程中要严格遵守无菌操作的原则。如果要进行混合静脉血的血气检查，在标本抽取的过程中一定要注意采用隔绝空气的技术。

六、其他类型的 Swan-Ganz 导管

自从 Swan-Ganz 导管在临床上广泛应用以来，血流动力学监测在重症患者治疗中的作用有了很大发展。但在一些特殊的临床情况时，应用标准 Swan-Ganz 导管所获得的血流动力学指标往往不足以满足临床的需要。为了临床工作的进一步需求和在特定情况下对病情的变化进行更实际的解释出现了一些改良型的 Swan-Ganz 导管，或者说是特定型号的 Swan-Ganz 导管。这些改良型的 Swan-Ganz 导管主要包括：可以测量右心室射血分数的 Swan-Ganz 导管、可以持续测量心输出量的导管、可以持续监测混合静脉血氧饱和度的 Swan-Ganz 导管和可以进行临时起搏的 Swan-Ganz 导管。

（一）右心室容量导管　可以测量右心室射血分数的 Swan-Ganz 导管也被称为右心室容量导管。这种导管仍然采用热稀释方法测量心输出量和右心室容量。这种导管在标准 Swan-Ganz 导管的基础上增添了两个心室内电极，可以快速探测心电活动和心室内的温度变化。测量射血分数的原理与应用热稀释方法测量心输出量的原理相似。向右心房内注射已知温度、已知容量的液体后，注入的液体随血液由右心室走向肺动脉，在这个过程中温度逐渐发生变化，在肺动脉中的热敏感电极可测出这种温度的改变。心输出量的测量取决于这个时间过程中的温度变化，而射血分数则决定于每次搏动时的温度变化。通过计算两个电极之间的温度改变并根据心电图的 R 波进行门控分析，计算机可算出射血分数或者说是每次心脏搏动射血的比例。同时根据标准 Swan-Ganz 导管的方法测量出心输出量和每搏输出量。然后通过射血分数和每搏输出量就可以计算出右心室的舒张末容积和收缩末容积。

（二）持续测量心输出量的 Swan-Ganz 导管　该类导管的前部增加了可产热的电阻丝，从而可使局部的血液加温。这种导管仍然应用与标准 Swan-Ganz 导管相同的热稀释方法测量心输出量，只是在血液流向肺动脉的过程中不是温度升高，而是温度降低。

（三）持续测量混合静脉血氧饱和度的 Swan-Ganz 导管　该类导管与专用的测量仪相连接后，可连续抽取肺动脉血标本，并自动进行测量，从而，可以持续监测混合静脉血指标。

（四）其他　有的 Swan-Ganz 导管同时带有起搏电极，对有心律失常的患者在进行血流动力学监测的同时还可以进行心脏临时起搏。这些改良型的 Swan-Ganz 导管通常在特定情况下应用。

（刘大为）

第四节　脉搏指示持续心输出量监测的临床应用

脉搏指示持续心输出量（pulse indicator continuous cardiac output，PiCCO）监测，是近几年来临床广泛使用的血流动力学监测技术。同 Swan-Ganz 肺动脉漂浮导管一样，PiCCO 应用热稀释法监测心输出量。

PiCCO 技术测量参数较多，可相对全面地反映血流动力学参数与心脏舒缩功能的变化。通过置于股动脉的热敏探头，从经颈内或锁骨下静脉置入的中心静脉导管注入冰盐水，通过热稀释得到心输出量（CO）、全心舒张末期容积（global end diastolic volume，GEDV）、胸腔内血容量（intrathoracic blood volume，ITBV）和血管外肺水（extravascular lung water，EVLW）、全心射血分数（cardiac ejection fraction，GEF）、心功能指数（cardiac function index，CFI）、还可通过脉搏轮廓分析技术获取持续心输出量（PiCCO）、有创动脉压（AP）、持续监测的容量指标每搏输出量变异度（stroke volume variation，SVV）、脉压变异率（pulse pressure variation，PPV）、全身血管阻力（systemic vascular resistance，SVR）、肺血管通透性指数（PVPI）、左心室收缩力指数（dp/dt max）等。

PiCCO 不但可以测量连续的心输出量，还可以测量胸腔内血容量和血管外肺水量，可以更好地反映心脏前负荷和肺水肿情况，而且不需要 X 线帮助确定导管的位置，实现连续性心输出量测量。

一、脉搏指示持续心输出量测量原理

1. 双指示剂热稀释法测定心输出量　脉搏指示持续心输出量（PiCCO）需要放置中心静脉置管，另外需要在患者的股动脉放置一根 PiCCO 专用监测导管。中心静脉导管，外接温度探头。同时注射两种性质不同的指示剂：一种称为热稀释指示剂，可渗透到毛细血管外，最常使用的是 5% 葡萄糖或生理盐水；另一种称为染料稀释指示剂，只能保留在血管内，最常使用的是与白蛋白结合的吲哚蓝。放置一根尖端带有热敏电阻丝的股动脉导管检测热稀释曲线，同时用泵以每分钟 30ml 的速率从股动脉导管中抽吸股动脉血至外置的可视容器，分析得出其染料热稀释曲线。分别得出各自的稀释曲线的平均变化时间（MTt）（图 10-4-1）。根据史德华-汉密尔顿法（Stewart-Hamilton equation），通过热稀释曲线得出心输出量（CO）。

测得心输出量和各自稀释曲线的平均变化时间

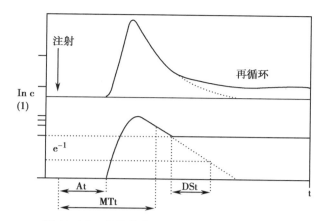

图 10-4-1　稀释曲线及其时间分布特征示意图
At:出现时间　MTt:稀释曲线的平均变化时间 Inc(1):自然对数　DSt:稀释曲线的指数波形下降时间

（MTt）后,根据公式一:CO×MTt=指示剂所流经的所有容积量,则可得 CO×MTt（热稀释指示剂）= 胸腔内热容量（ITTV）

$$CO×MTt（染料稀释指示剂）= 胸腔内血容量（ITBV）$$
$$EVLW = ITTV−ITBV$$

由于检测染料指示剂的 MTt 准确性不够,同时由于其操作复杂,费用昂贵,目前多采用单指示剂的热稀释法测定 CO。

2. 单指示剂热稀释法测定心输出量　单指示剂热稀释测定法是在双指示剂肺水测定法基础上演化而来,与双指示剂测定法基本相同。测量开始,从中心静脉注入一定量的冰生理盐水（2~15℃）,经过上腔静脉→右心房→右心室→肺动脉→血管外肺水→肺静脉→左心房→左心室→升主动脉→腹主动脉→股动脉→PiCCO 导管温度探头感受端。计算机可以将整个热稀释过程画出热稀释曲线,并自动对该曲线波形进行分析,然后结合 PiCCO 导管测得的股动脉压力波形,计算出其他的血流动力学参数。

在测定心输出量时,与传统的漂浮导管相似也采用热稀释方法,只是近、远端温感探头的位置不同。它采用相

继的三次的热稀释心输出量的平均值来获得一个常数,以后只需连续测定主动脉压力波形下的面积,从而获得患者的连续心输出量。

心脏和肺可看成是由一系列序贯而独立的容积腔组成（图 10-4-2）,股动脉导管检测到的热稀释曲线可看成是每个容积腔稀释曲线的组合,稀释曲线中最长衰变曲线对应的是其中最大的容积腔。将热稀释曲线取对数后进行标记,可得到稀释曲线的指数波形下降时间（DSt）。由于肺血管和血管外容积腔显著大于其他容积腔,根据公式:CO×DSt=从注射位置到测量位置的最大容积腔的容积量,可得:

$$CO×DSt（热稀释指示剂）= PBV+EVLW,$$
$$CO×MTt（热稀释指示剂）= ITTV,可得:$$
$$CO×（MTt-DSt）（热稀释指示剂）= ITTV−（PBV+EVLW）= GEDV$$

ITBV 和 GEDV 之差值为 PBV,两者之间有着较好的相关性,通过分析可计算出 ITBV。

根据 ITTV = ITBV+EVLW,得出:EVLW = ITTV−ITBV

3. PiCCO 测定的其他血流动力学参数　热稀释曲线测得 CO 后,根据动脉脉搏轮廓波形曲线下面积和心率,可连续测量心输出量（PCCO）、SVV 等指标。

动脉压是患者监测和治疗的最重要参数之一,PiCCO 通过动脉置管直接连续测量动脉压,所显示的 AP 是过去12 秒内的平均值。

SVV 反映胸腔内压力变化影响回心血量所致的 SV 的变化（%）,每 30 秒测定一次,由 4 个 7.5 秒内 SV 的最大值和最小值的差值的平均值除以 SV 的平均值得到,即 $SVV = （SV_{max}−SV_{min}）/SV_{mean}$。SVV 主要由血管内容积决定,当机械通气产生较大的 SVV 时,提示血管内容量不足。

PPV 代表脉压的变化情况,临床意义与 SVV 相似。

$$PPV = （PP_{max}−PP_{min}）/[（PP_{max}+P_{min}）/2]$$

肺血管通透性指数（PVPI）显示了 EVLW 和 PBV 之间的关系,PVPI = EVLW/PBV。

左心室收缩力指数（dp/dt_{max}）是通过动脉压曲线的最大变化速度来反映左心的最大收缩力。

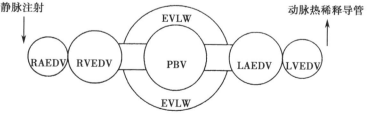

图 10-4-2　心脏和肺各容积腔组成示意图
心脏舒张末期容积（GEDV）= RAEDV+RVEDV+LAEDV+LVEDV
胸腔内血容量（ITBV）= GEDV+PBV
胸腔内热容量（ITTV）= ITBV+EVLW
RAEDV:右心房舒张末期容积　　LAEDV:左心房舒张末期容积
RVEDV:右心房舒张末期容积　　LVEDV:左心室舒张末期容积
PBV:肺血容积　　　　　　　　EVLW:血管外肺水

二、PiCCO 装置连接及使用

PiCCO 有单机的监测仪和 PiCCO 模块两大类,导管置入连接方式基本一致,均需中心静脉置导管以注入冰盐水,股动脉或腋动脉置入 PiCCO 导管(尖端带有热敏电阻丝的导管),通常以股动脉置入较为简单、方便、安全、固定也相对容易,PiCCO 导管采用动脉穿刺和 Seldinger 法置入,由于 PiCCO 导管的导丝细而且柔软易折,置入时需小心防止导丝弯曲后导管置入困难。

中心静脉导管置入后连接无菌温度探头,连接中心静脉导管和 PiCCO 导管的导线(温度探头导线和压力导线),压力调零,在监测仪上输入患者的身高、体重和中心静脉压等基本参数。将监测仪调节到心输出量界面,待基线稳定提示可以注射后,经中心静脉导管处的温度探头快速注入冰生理盐水 10~15ml(5 秒钟内),即可见描记出热稀释曲线,得出相应的血流动力学参数(表 10-4-1)。

表 10-4-1　常用参数的正常值范围

参数	正常值	单位
CI	3.5~5.0	L/(min.m²)
GEDVI	600~750	ml/m²
GEF	25~35	%
ITBVI	850~1000	ml/m²
EVLWI	3.0~7.0	ml/kg
SVI	40~60	ml/m²
SVRI	1200~2000	dyn·s/(cm⁵·m²)
SVV/PVV	<10%	
PVPI	1.0~3.0	
dP/dt$_{max}$	1200~2000	mmHg/s

三、PiCCO 的临床应用

1. PiCCO 在心输出量测量中的应用　心输出量的连续监测,是重症患者血流动力学监测的一个巨大进步,PiCCO 可通过脉搏轮廓波形曲线下面积与热稀释曲线计算出的 CO 存在的一定关系实时监测 CO。与加热肺动脉导管的热稀释方式相比,PiCCO 监测技术侵入性可能更小,而且获得更多评价患者心脏功能的指标。Werawatganon 等在危重病患者中比较 PiCCO 法和传统 Swan-Ganz 导管法所测量的 CO,发现两者之间具有良好的相关性($r=0.97$)。

2. PiCCO 在容量评价中的应用　心脏前负荷是指左心室舒张末期容积(LVEDV),临床上可以通过食管超声检查、核素扫描、CT 检查来准确反映,但需要设备复杂,而且不能在床边进行,对于休克等危重患者可操作性差,不能广泛开展。长期以来,临床多用血压、心率、尿量等临床表现来评价心脏前负荷。20 世纪 80 年代后,肺动脉漂浮导管监测血流动力学进入临床,使心脏前负荷的监测走向

量化,肺动脉嵌顿压(PAWP)和中心静脉压(CVP)成为反映心脏前负荷的指标。但近年大量研究表明,由于 PAWP 和 CVP 受到心脏顺应性、心脏瓣膜功能及胸腔内压力等多种因素的影响,PAWP 和 CVP 往往不能准确反映心脏容量负荷状态。因此,临床上需要更为可靠的反映心脏前负荷指标。

近年来,随着 PiCCO 技术在临床上的广泛应用,应用 PiCCO 仪监测胸腔内血容量(ITBV)、血管外肺水含量(EVLW)及每搏输出量变异度(SVV)等容量指标来反映机体容量状态。大量研究证实,它们可以较准确地反映心脏前负荷,且效果明显优于 PAWP 和 CVP 等压力指标,可指导临床医师及时调整心脏的容量负荷。

3. PiCCO 在肺水肿评价中的应用　肺水肿包括高渗透性肺水肿(如急性呼吸窘迫综合征)和高静水压性肺水肿(如心源性肺水肿)。两类肺水肿均可致肺间质和肺泡内的液体增多,引起通气血流比例失调。临床表现为低氧血症,胸部 X 片显示大片致密斑影。EVLW 中的细胞内液变化较少,而肺间质内液体和肺泡内液体会随着肺水肿的发展发生明显的变化,与肺水肿的严重程度及其预后密切相关,因此,监测和减少 EVLW 具有重要临床意义。

EVLW 能较好反映肺水肿的严重程度和预后,优于传统的 PAWP 和 CVP。Sakka 等对 373 例危重病患者回顾性研究发现,高 EVLW 患者的病死率显著高于低 EVLW 患者,当 EVLWI>15ml/kg 时,65% 的患者死亡。有报道显示严重感染者如 EVLW 较低,存活率相对较高。同时还发现 EVLWI 与简明急性生理评分(SAPS)Ⅱ和急性生理和慢性健康评分(APACHE)Ⅱ一样,是评价危重病患者病死率的独立而可靠的因素。

PVPI 显示了 EVLW 和 PBV 之间的关系,有助于区分静水压增高和通透性增高这两种原因导致的肺水肿。在静水压增高型肺水肿中,可以发现 EVLW 增加但 PVPI 正常,而在通透性增高型肺水肿中,EVLW 和 PVPI 均明显增加。

四、PiCCO 的优点和注意事项

PiCCO 可床旁持续监测 CO、有创动脉压、周围血管阻力和测量各种血流动力学参数,并提供容量状态和肺水肿程度的评价,是一种简便、有效的临床实时监测手段。

除测量参数较多外,PiCCO 尚具有以下优点:损伤小,只需利用中心静脉导管和一条动脉通路,无须使用右心导管,更适合危重患者;各类参数更直观,应用于临床所测参数无须加以推测解释;可实时监测 CO,治疗更及时;节省费用和时间,导管放置过程简便,无须行胸部 X 线定位,无须仅凭 X 线胸片争论是否存在肺水肿;操作简便,结果受人为干扰因素少;单机还有备用电池便于患者转运。

PiCCO 技术禁用于穿刺部位严重烧伤和感染的患者。对存在心内分流、主动脉瘤、主动脉狭窄者及肺叶切除和体外循环等手术易出现测量偏差。接受 IABP 治疗的患者,应用脉搏轮廓分析方式不能准确反映各项指标。PiCCO 技术在容量状态和肺水肿评价方面有一定优势,但不能够替代肺动脉漂浮导管。

五、其 他 技 术

采用脉搏波轮廓分析法计算获得每博量和心输出量的方法,目前临床应用较为广泛的是经外周动脉连续心排量监测技术,该方法通过 Flotrac 传感器采集患者外周动脉压力波形,结合患者年龄、性别、身高、体重、体表面积所得到的 SV 进行运算分析,从而得到心输出量等血流动力学指标,仅需要外周动脉插管,无须通过中心静脉插管,也无须热稀释法注射进行校准。该公司进一步整合了连续中心静脉血氧饱和度监测(ScvO2)、连续心排量、外周血管阻力监测,并以目标导向界面、决策树界面辅助临床治疗决策,推出了 EV1000 临床监测平台,其应用价值尚待临床工作不断验证。另一项技术是采用锂稀释法与脉搏波轮廓分析技术结合获得心输出量(LiDCO cardiac sensor systems),能提供连续实时心输出量监测。其准确性已获验证,但临床应用尚不广泛。

（谢志毅　刘大为）

第五节　无创监测技术

一、部分 CO_2 重复吸入法　测定心输出量

自 20 世纪 70 年代肺动脉漂浮导管发明以来,热稀释法逐渐成为测定心输出量(CO)的经典方法,广泛应用于临床。然而,由于肺动脉漂浮导管可增加导管相关感染及其他严重并发症的发生,目前对它的安全性还存在争议,因此需要寻找并发症少、安全的血流动力学监测方法。1980 年 Gedeon 提出了根据部分 CO_2 重复吸入技术和使用改良 Fick 方程计算 CO 的方法。此方法在 NICO 系统中进一步发展并计算机化,为临床测定 CO 提供了一种无创的新方法。NICO 仅需要将它的监测装置接在气管插管与呼吸机的 Y 形管之间,操作简便,可无创、连续的监测 CO,适用于机械通气的危重患者。它同时可以监测多种呼吸参数,弥补部分呼吸机监测功能的不足。

（一）NICO 测定 CO 的基本原理　在气管插管和呼吸机 Y 形管之间连接一个环形管,该环形管含有一个气动控制阀,NICO 监护仪可自动使气流通过环行管无效腔完成部分 CO_2 重复呼吸。每 3 分钟附加环管部分重复呼吸 35 秒。利用部分重复呼吸 35 秒和正常通气时 CO_2 生成量及呼出气 CO_2 浓度的差值,可测算肺毛细血管血流量(PCBF),代表心输出量中进行气体交换的部分血流。同时监测指脉氧饱和度(SpO2)和吸入氧浓度(FiO2)根据 Nunn 分流图测算肺分流量,即心输出量中未进行气体交换的部分血流。将 PCBF 与肺分流相加得到心输出量值。

部分 CO_2 重复吸入法是根据改良 Fick 定律来测定 CO。Fick 定律认为,一定时间内进或出肺的气体量(氧气或二氧化碳)与肺毛细血管血流带走或释放的气体量相等。根据 Fick 定律测定 CO_2 是 CO 测定的金标准,可表述为公式(1)。

$$CO = \frac{VCO_2}{(CvCO_2 - CaCO_2)} \qquad 公式(1)$$

VCO_2 代表 CO_2 生成量,$CvCO_2$ 代表混合静脉血 CO_2 含量,$CaCO_2$ 代表动脉血 CO_2 含量。部分 CO_2 重复吸入法是在呼吸过程中间断重复吸入 CO_2,因此在重复呼吸间期,即正常呼吸期 CO 可表述为公式(2),CO_2 重复吸入期 CO 可表述为公式(3)。

$$CO = \frac{VCO_{2N}}{(CvCO_{2N} - CaCO_{2N})} \qquad 公式(2)$$

$$CO = \frac{VCO_{2R}}{(CvCO_{2R} - CaCO_{2R})} \qquad 公式(3)$$

N 代表正常呼吸期,R 代表 CO_2 重复吸入期。根据 Ratio 定律 $[X = a/b = c/d$ 则 $X = (a-c)/(b-d)]$ 将公式(2)、(3)分子分母相减,得出公式公式(4)。

$$CO = \frac{VCO_{2N} - VCO_{2R}}{(CvCO_{2N} - CaCO_{2N}) - (CvCO_{2R} - CaCO_{2R})} \qquad 公式(4)$$

假设短暂重复呼吸 CO_2 机体 CO_2 储备量无影响,即 $CvCO_{2N} = CvCO_{2R}$ 则由公式(4)可推出公式(5)。ΔVCO_2 代表 CO_2 重复呼吸期间 VCO_2 的下降值,$\Delta CaCO_2$ 代表 CO_2 重复呼吸期间 $CaCO_2$ 的上升值。

$$CO = \frac{VCO_{2N} - VCO_{2R}}{CaCO_{2R} - CaCO_{2N}} = \frac{\Delta VCO_2}{\Delta CaCO_2} \qquad 公式(5)$$

当用肺泡气(C_ACO_2)或肺毛细血管 CO_2 含量(C_CCO_2)代替 $CaCO_2$ 时测得的 CO 仅代表通过肺毛细血管的血流量(PCBF),即 CO 中进行气体交换的部分。根据 CO 在血液中的溶解系数 S 及呼出气 CO_2 浓度2($ETCO_2$)可得出 $\Delta C_aCO_2 = S' \Delta ETCO_2$,公式(5)推导出公式(6)。

$$PCBF = \frac{\Delta VCO_2}{S' \Delta ETCO_2} \qquad 公式(6)$$

NICO 系统通过直接监测 ΔVCO_2 和 $\Delta ETCO_2$ 测得,并通过指脉氧饱和度、吸入氧浓度及 Nunn 分流图测算出分流量,即 CO 中未进行气体交换的部分。因此 CO_{NICO} 由 PCBF 和分流量两部分组成。

（二）临床操作　NICO 监护仪操作简便,适于床边血流动力学监测。

1. 开机　连接好电源及各传感器等配件后首先打开 NICO 监护仪背面的电源开关,然后再打开 NICO 监护仪正面的工作键。

2. 输入相关数据　按数据输入键后,出现数据输入菜单,依次输入患者吸入氧浓度、患者身高及体重等数据。此后激活"ABC DATA ENTRY"界面,依次输入患者最近的血气分析参数及患者的血色素量。输入最近的血气分析参数有助于提高 NICO 无创 CO 监测的准确度。

3. 报警设置　按菜单键后选择报警设置(SET ALERT)出现报警设置屏幕,根据患者情况设置合适的报警限值,如气道峰值压、$ETCO_2$、SpO_2 及呼吸频率等。

4. 连接患者　将 NICO 的重复呼吸回路与患者的呼

吸回路连接,同时将指脉氧探头夹在患者手指。

5. CO_2 重复呼吸 确定开始测定 CO 时,按下重复呼吸键开始 CO_2 重复呼吸,在 CO_2 重复呼吸数个周期后即可测出 CO 值及 CO 变化趋势,同时可计算出每搏输出量(SV)及心输出量指数(CI)等血流动力学参数。

6. CO_2 重复呼吸量的调整 NICO 的 CO_2 重复呼吸回路为一可调试软管,根据 NICO 监护仪上指示 CO_2 重复呼吸量的光标来调整 CO_2 重复呼吸回路的长短,进而调整 CO_2 重复呼吸的量,直到光标显示在机器允许的范围内。

7. CO_2 调零 将 CO_2 传感器置于空气中,不可将传感器接在患者的呼吸回路上,转动旋钮调至 CO_2 调零界面,开始调零。待机器提示调零成功后即可与患者的呼吸回路相连。并非每次开机均需进行 CO_2 调零。调零失败常见原因为 CO_2 红外传感器处被水分或痰液污染,可用酒精棉签清洁后再次调零。

(三)NICO 可监测的参数 NICO 除了可无创监测 CO、PCBF,并可根据输入的平均动脉压(MAP)和中心静脉压(CVP)计算出体循环血管阻力(SVR)外,还可监测多种呼吸参数及其变化趋势,为临床判断患者呼吸功能状况提供依据。

1. 呼吸频率(RR)、吸气/呼气时间比(I∶E)、经皮血氧饱和度(SpO_2)。

2. 肺动态顺应性(Cdyn)、气道阻力(Raw)、吸/呼气峰流速(PIF/PEF)、呼气末正压(PEEP)、气道峰值压(PIP)、气道平台压(Pplat)、平均气道压。

3. 最大吸气负压(NIP) 反映自主呼吸力量,>$20cmH_2O$ 为撤机指征之一;浅快呼吸指数(RSBI)= RR/VT,是指导撤机的良好参考指标之一。

4. 潮气量/体重(Vt/kg)、吸/呼气潮气量(Vti/Vte)、分钟通气量(MV)、机械通气时被动呼/吸潮气量(Vte-m/Vti-m)、机械通气时患者自主呼/吸潮气量(Vte-s/Vti-s)、肺泡通气量(Vtalv)、分钟肺泡通气量(Mvalv)。

5. 解剖无效腔量(Vdaw) 从鼻开始到气管分级第16级区域,不参与气体交换的容量;肺泡无效腔容量(V_dalv):肺泡有通气但无血流的容量;无效腔率(Vd/Vt)= $(PaCO_2-PeCO_2)/PaCO_2$,判断有通气无血流-肺泡无效通气的程度。

6. 呼出气混合 CO_2 分压($PeCO_2$)、分钟 CO_2 排出量(VCO_2)、呼气末 CO_2($ETCO_2$)。

(四)NICO 监测 CO 的准确性 部分 CO_2 重复吸入法测定心输出量与热稀释法具有良好的相关性。Dinesh 等应用肺动脉漂浮导管和 NICO 监护仪配对测定狗的心输出量发现两者显著相关,其相关系数为 0.93。Murias 等对 22 例 ICU 患者进行前瞻性研究,同样显示部分 CO_2 重复吸入法与热稀释法具有良好的相关性($R^2=0.71$,$P<0.001$)。

肺分流大小可能影响部分 CO_2 重复吸入法测定心输出量的准确性。有研究显示,根据公式法计算的肺分流是否>15% 分为高分流和低分流组。低分流组部分 CO_2 重复吸入法与热稀释法测定心脏指数(CI_{NICO} 与 CI_{TD})的相关性优于高分流组,相关系数分别为 0.91 和 0.81。低分流组 CI_{NICO} 与 CI_{TD} 偏差和精密度为(-0.01±0.40)L/(min·m^2),高分流组 CI_{NICO} 与 CI_{TD} 偏差和精密度为(-0.31±0.64)L/(min·m^2)。提示肺分流低时部分 CO_2 重复吸入法更为准确。

通过输入最近的动脉血氧分压(PaO_2)值,可提高 NICO 的准确性。研究表明高分流患者(肺内分流>15%)部分 CO_2 重复吸入法测定的肺分流明显低于公式法(21.5%±7.3% 和 28.1%±9.9%,$P<0.01$),低分流患者(肺内分流<15%)两者无显著差异。NICO 测算的肺分流低于公式法计算的肺分流可能的原因是 NICO 通过 SpO_2 和 FiO_2 根据 Nunn 分流图测算肺分流量。通常情况患者 SpO_2>90%,此时氧离曲线平缓,PaO_2 有较大的变化时才可能表现出 SpO_2 的变化,导致了 NICO 通过 SpO_2 估算 PaO_2 的不准确性,肺分流测算出现偏差,肺分流量越大这种偏差表现越明显。如能及时输入最近的 PaO_2 值,可纠正肺分流测算偏差。提示在 ARDS、肺部感染等肺分流量大的情况下,应及时输入最近的 PaO_2 值以提高 NICO 测定心输出量的准确性。

(五)NICO 监测 CO 的安全性 部分 CO_2 重复吸入法测定心输出量不影响患者血流动力学。Murias 等研究表明,部分 CO_2 重复吸入法对患者血流动力学没有影响。国内也有研究证实,部分 CO_2 重复吸入过程中,患者的心率、平均动脉压、平均肺动脉压、中心静脉压以及热稀释法测定的心脏指数无明显变化。这说明短暂的部分 CO_2 重复吸入并不影响血流动力学,对于血流动力学不稳定的患者同样适用。

部分 CO_2 重复吸入过程间歇地增加了呼吸回路的无效腔量。一些研究发现部分 CO_2 重复吸入可能导致动脉血 CO_2 分压短暂的上升10% 左右。动脉血 CO_2 分压一过性的上升对于绝大多数患者没有影响。但对于急性 CO_2 潴留及颅内压急剧升高的患者应慎用。

(六)NICO 监测 CO 的临床应用评价 部分 CO_2 重复吸入法测定心输出量操作简便,临床上仅需要将 NICO 的监测装置接在气管插管与呼吸机的 Y 形管之间,并输入患者相关数据 NICO 就可以自动测算出心输出量,达到完全无创、连续的血流动力学监测。具有良好的准确性和安全性,适用于机械通气的危重患者。NICO 由于其简便、无创等特点在临床上仍有应用前景。

二、胃肠黏膜 pH 监测

监测血流动力学及氧输送仅能了解全身氧代谢,难以反映内脏器官的氧代谢。但是,缺氧最早发生在组织细胞水平,监测器官组织水平的血流灌注和氧代谢,具有特别重要的意义。20 世纪 80 年代出现的监测胃肠黏膜 pH(pHi)的方法,是目前应用于临床、直接监测胃肠道黏膜灌注及氧代谢的主要技术。

胃肠道黏膜血供的解剖学特点,使胃肠黏膜极易遭受缺血缺氧打击。首先,供应胃肠黏膜血流的小动脉从黏膜下动脉以直角分出。血液流变学的特征决定了直角分支不利于红细胞流入,结果黏膜内小动脉中的血细胞比容明显降低,也就是说,即使无贫血和循环血量减少等病理生理情况,胃肠黏膜的氧输送已经低于机体的平均水平;其次,黏膜绒毛中的小动脉与小静脉相向而行,与绒毛顶端的上皮下毛细血管网形成逆流系统。该结构有利于溶质和营养物质的吸收,但很容易形成动脉血氧向静脉血分流,二氧化碳从静脉向动脉的"重复吸入",使胃肠黏膜尤其是绒毛顶端,易于受到缺血缺氧的打击。

胃肠道及其黏膜组织脆弱的血供结构特征,在休克或严重全身感染发生病理性血流再分布时,使胃肠道很早就表现出缺血缺氧性损害,恢复也最晚。为此,胃肠道充当了多器官功能障碍综合征(MODS)的"前哨"器官。监测胃肠道的氧代谢状况可帮助临床医师及早发现组织缺氧。

(一)胃肠黏膜 pH 监测的原理

1. 张力法和胃肠张力计　在气体生理学中,由半透膜分隔的液体或气体,可通过半透膜自由弥散。经过一段时间后,半透膜两侧的气体浓度或分压能够达到平衡。利用这一原理,通过测量半透膜一侧的气体分压,间接测量半透膜另一侧的同一气体分压的技术,即张力法(tonometry)。张力法的基本条件:①两种媒体必须紧密接触;②被测量的气体能通过半透膜,在两种媒体间自由弥散。

腹腔内空腔器官便于放置各种检测导管,为临床在相对无创的条件下测量黏膜组织中的气体分压提供了便利的操作条件。由于 CO_2 具有强大的弥散能力,胃肠黏膜组织中的 PCO_2 与胃肠腔内液体中的 PCO_2 相等,有可能通过测定黏膜腔内 PCO_2 来监测黏膜组织中的 PCO_2。胃肠张力法就是建立在这一原理上的。

胃肠腔内的 PCO_2 异常升高,与局部组织的低灌注或缺氧有关。实验表明,健康麻醉狗膀胱及肠腔内生理盐水中的 PCO_2,与动脉血中的 PCO_2 水平十分接近。但肠道缺血的动物肠腔内 PCO_2 高于动脉血 PCO_2。因而推测,肠腔内异常升高的 PCO_2 可能是局部灌注不足,发生代谢性酸中毒,碳酸氢盐发挥缓冲作用,与氢离子中和的结果。

胃肠张力计(tonometer)又称胃肠 pHi 导管,主要有两种。一种是用于胃黏膜 pHi 监测的 TRIP-NGS 导管,从外观和功能上看与普通鼻胃管十分相似;另一种是用于乙状结肠或直肠 pHi 监测的 TRIP-乙状结肠导管,比 TRIP-NGS 导管略细。

最常用的胃肠 pHi 导管为 TRIP-NGS 导管,除用于监测 pHi 外,还可用于常规的管饲和胃肠减压。导管通常为 16F,长 122cm,距顶端 45cm、55cm、65cm 和 75cm 处分别标有刻度,管壁全长有一条不透 X 线的标志线,以指示置管深度。导管有 3 个开口,其中两个分别用于管饲和胃肠减压,另一个与距导管顶端大约 11.4cm 处的硅酮膜小囊相通,此开口处带有三通开关,以保障囊内生理盐水或空气在整个监测过程中与大气隔绝。

多种动物模型的实验结果表明,根据张力法计算所得的 pHi 与微电极直接测得的 pHi 之间具有极好的相关性。比较张力法和电极法监测猪回肠 pHi 的结果显示,正常对照组及内毒素组两种方法的 pHi 值很相似;肠系膜动脉完全或部分夹闭时,张力法的 pHi 高于电极法的 pHi,但将夹闭的动脉松开后,两种方法的结果十分接近。但在整个实验过程中,张力法与电极法测量的 pHi 变化趋势是完全一致的。

张力法在稳定性和可重复性方面优于微电极直接测量法,pH 微电极存在寿命短、易漂移的缺点。

2. 胃肠黏膜 pH 的概念

(1)pHi 的计算:1982 年 Fiddian-Green 提出,一定条件下,将张力法测得的胃肠黏膜 CO_2 分压($PrCO_2$)和同步测量的动脉血碳酸氢盐浓度(HCO_3^-),代入改良的 Henderson-Hasselbalch 公式,可计算出胃肠黏膜 pH 值(pHi)。$pHi = 6.1 + \log(HCO_3^-/0.03 \times PrCO_2 \times k)$,公式中 0.03 为 CO_2 的解离常数,k 为不同平衡时间相对应的校正系数。

(2)pHi 计算的基本假设:pHi 计算必须满足的 3 个假设:①CO_2 能在组织间自由弥散;②胃肠腔内液体中的 PCO_2 等于黏膜内 PCO_2;③动脉血中的 HCO_3^- 与胃肠黏膜中的 HCO_3^- 相等。通常情况下这 3 项都是成立的,但有时其中的某一项可能会不成立。

(3)基本假设的问题

1)胃腔内 PCO_2 高于黏膜内 PCO_2:当胃液 pH<2 时,发生 H^+ 反渗,或十二指肠液向胃内反流时,均可致胃腔内 PCO_2 显著升高,计算所得 pHi 低于实际 pHi。

2)黏膜 HCO_3^- 低于动脉血 HCO_3^-:当部分或整个肠道严重缺血时,局部组织酸中毒,为缓冲由此产生的大量 H^+,局部的 HCO_3^- 消耗快于动脉血,使得黏膜 HCO_3^- 明显低于动脉血 HCO_3^-。此时将动脉血 HCO_3^- 代入 Henderson-Hasselbalch 公式,所得的 pHi 值高于实际 pHi。尽管如此,计算值与实际 pHi 的变化方向是完全一致的,仍具有警示存在胃肠道组织缺氧的临床意义。

(4)pHi 与动脉血 pH 的关系　正常情况时,pHi 略低于动脉血 pH,两者之差 pHi-pHa 为 0.02±0.01。全身酸中毒时,pHi 与动脉血 pH 同步降低,但 pHi-pHa 不变。胃肠道局部酸中毒时,pHi 降低,pHi-pHa 增大。因此,分析 pHi 时,须同步分析 pHi-pHa。

(二)胃肠黏膜 pH 与 PCO_2 的测量方法　根据气体平衡所用介质的不同,胃肠黏膜张力法分为生理盐水张力法和空气张力法。由于生理盐水张力法需要相对长的平衡时间,操作过程中难以保证标本完全密封,相当部分的血气分析仪不能准确分析生理盐水中的气体,空气张力法简便、快速且影响因素少,将逐步取代生理盐水张力法。

1. 生理盐水张力法　生理盐水张力法(saline tonometry)以生理盐水作为气体平衡的介质来测定胃肠黏膜 pHi。监测方法:

(1)pHi 导管的准备:用 5ml 生理盐水反复缓慢地向小囊内注入、抽出,以完全排出囊内空气。抽空生理盐水,用三通开关锁闭小囊,防止空气混入。

(2)插入 pHi 导管:导管前端用水溶性液体石蜡润滑,按常规方法经鼻(或经口)将导管的前端送入胃腔内,抽得胃内容物或向胃腔内注射空气时在上腹部听到气过水声,证实导管插入胃内。X 线检查能证实导管的小囊位于胃腔内。

(3)胃腔 PCO_2 的测量:将 2.5ml 生理盐水经三通开关注入小囊,关闭三通开关并开始计算平衡时间。平衡时间不应少于 30 分钟。平衡结束后用注射器先缓慢抽出

1ml囊内液体,经三通开关推掉,然后抽出囊内剩余的约1.5ml液体,并用橡皮塞封闭注射器。同时抽取肝素抗凝的动脉血,用橡皮塞封闭注射器。立即用血气分析仪检测所取囊内生理盐水中的PCO_2,及动脉血pH、PCO_2和HCO_3^-。

(4)pHi的计算:将生理盐水PCO_2、动脉血HCO_3^-及平衡时间相对应的校正系数k(表10-5-1),代入Henderson-Hasselbalch公式,计算pHi。同时还可算出$Pr-aCO_2$与pHi-pHa。

表10-5-1 TRIP-NGS导管在37℃时的校正系数

平衡时间(min)	校正系数
30	1.24
45	1.17
60	1.13
≥90	1.12

(5)监测的参考正常值:pHi 7.39±0.06,$Pr-aCO_2$ 8mmHg,pHi-pHa 0.02±0.01。

2. 空气张力法 用空气取代生理盐水作为介质来测量胃肠黏膜PCO_2的方法,即空气张力法(air tonometry)。自动空气张力监测仪(TONOCAP™ monitor)已于1997年应用于临床,它既可与TRIP-NGS导管连接,也可与TRIP-乙状结肠导管连接监测黏膜PCO_2。

(1)黏膜PCO_2监测:监测仪通过采样管与pHi导管的硅酮膜小囊相通,构成了监测仪与pHi导管紧闭的重复循环系统。pHi导管插入胃内后,监测仪自动向导管气囊内充入空气,达到预先设定的10~15分钟平衡时间后,自动将囊内空气抽出,用红外光谱技术检测出囊内空气中的PCO_2,即黏膜PCO_2。

(2)pHi的计算:同时抽取动脉血进行血气分析,根据Henderson-Hasselbalch公式,计算出pHi。同时可计算出$Pr-aCO_2$和pHi-pHa。

(3)黏膜与呼气末PCO_2差值:自动空气张力监测仪配置有旁流式呼气末PCO_2监测装置,自动轮换监测呼气末PCO_2($PetCO_2$)和黏膜PCO_2。

通常情况下,$PetCO_2$与动脉血PCO_2十分近似。因而,可以计算黏膜与$PetCO_2$之差($Pr-etCO_2$),表示动脉血与胃肠黏膜PCO_2的差值,以反映胃肠黏膜的灌注情况。可减少采血,实现相对无创、连续地评价胃肠黏膜的灌注和缺氧状况。

应当注意的是,某些肺部病变如肺栓塞时,呼气末PCO_2低于动脉血PCO_2,$Pr-etCO_2$增大。此时应着重分析黏膜与呼气末PCO_2差值的变化趋势,进行动态观察,而不是机械地分析差值的绝对值。

与生理盐水张力法比较,空气张力法的主要优点是:空气的CO_2平衡时间短,可以真正达到连续监测的目的;系统的自动和自含性,避免了标本处理和实验室监测的误差、延误,提高了监测的准确性和可重复性,降低了

费用。

(三)影响胃肠张力计测量的因素及对策 胃肠张力计测量受多方面因素的影响。

1. 通气和代谢性酸碱紊乱

(1)通气的影响:患者通气量不稳定时,动脉血PCO_2可在短时间内发生大幅度波动,胃肠黏膜内PCO_2亦随之波动。但生理盐水张力法要求的平衡时间至少30分钟,通气量不稳定时测得的$PrCO_2$可能高于或低于实际胃肠黏膜内PCO_2。由此计算所得pHi、$Pr-aCO_2$或pHi-pHa,都不能真实反映胃肠黏膜的氧代谢状况。因此,用生理盐水张力法监测pHi时,应尽可能地维持通气量的稳定。空气张力法的平衡时间仅数分钟,对于通气不稳定患者是理想的选择。

呼吸性酸中毒或呼吸性碱中毒时,黏膜内PCO_2随动脉血PCO_2升高或降低。此时,同时分析动脉血气与胃肠黏膜张力法测量结果,并计算$Pr-aCO_2$有助于区分黏膜内PCO_2改变的原因。无胃肠黏膜低灌注时,$Pr-aCO_2$无明显增加或降低;但胃肠黏膜低灌注时,$Pr-aCO_2$增加。

(2)代谢性酸碱紊乱:代谢性酸中毒是影响张力法测量胃肠黏膜PCO_2的另一个重要因素。在非缺血性酸中毒如糖尿病酮症酸中毒时,pHi随pHa降低而降低,两者的同时降低并不特异性表示黏膜的低灌注。快速透析对pHi的影响尚不清楚,但由于透析使得血液在很短时间内碱化,pHa升高,从理论上推断可导致pHi-pHa的差值变大,值得进一步研究。

2. **胃液的酸碱度** 胃肠张力计测量胃肠黏膜PCO_2的前提是黏膜和胃肠腔内PCO_2相等,对于结肠、空肠及回肠是不容置疑的。胃黏膜屏障由黏液-碳酸氢盐层、高度疏水性的表面上皮及低通透性的上皮细胞间连接构成,能有效地把胃黏膜与酸性胃液分隔开而起到保护作用,防止壁细胞分泌的H^+回渗入胃黏膜中。壁细胞以盐酸形式分泌的H^+,可能从两个方面影响黏膜PCO_2和pHi测量的准确性。

(1)H^+回渗:当胃腔内H^+增加即pH降低,胃腔内pH<2.0时,理论上可能发生H^+向黏膜内回渗,在黏液层中、甚至胃黏膜内与HCO_3^-反应,额外生成CO_2,黏膜PCO_2不能反映代谢的改变。注射西咪替丁使胃液pH>4.5,可防止H^+回渗对胃黏膜PCO_2的影响。

(2)十二指肠液反流:酸性胃内容物进入十二指肠后,可促进富含HCO_3^-的胰液的分泌。如果发生十二指肠液的反流,胃腔内H^+与之发生中和作用,PCO_2增加。

预防胃液酸碱度对胃黏膜张力法监测影响的措施包括:监测胃液pH,当胃液pH<4.0时,应用H_2受体拮抗剂或质子泵拮抗剂;禁止应用产生CO_2的抗酸剂,如小苏打。用于重症患者预防应激性溃疡的硫糖铝(sucralfate)不干扰胃张力计监测。

3. **进食** 食物在胃内可产生大量的CO_2,是造成胃黏膜PCO_2测量误差的一个重要原因。因此,当胃内食物尚未排空时测量胃黏膜PCO_2,必然导致测量结果的假性升高。但目前尚无可靠的资料证实,进食间隔多长时间可不影响胃内PCO_2的测量。以下3项措施可增加胃黏膜

PCO_2 测量的可靠性：

（1）至少在停止进食后 60～90 分钟开始计算平衡时间。

（2）开始测量前，尽可能地将残存的食物吸出。

（3）将饲养管置于胃张力计远端，如十二指肠或空肠内。

临床上对于已恢复肠内营养的危重病患者，突然测量到异常升高的胃黏膜 PCO_2，而各方面的检查都不支持有胃肠低灌注发生时，应考虑到食物因素的影响。

4. 不同腹腔器官间血流差异　临床上监测胃 pHi 最为容易，也最为常用。小肠张力计需在手术中置放，乙状结肠张力计需在内镜下定位或手术帮助定位，较少应用。

当血流减少或代谢需要增加时，各器官灌注变化不完全相同。因此，张力法不可能反映整个腹腔内脏器官的灌注状况。低血容量时，小肠缺血和 pHi 下降出现最早。

（四）临床应用

1. pHi 与多器官功能障碍综合征　当机体发生缺血缺氧时，胃肠道是最早、最明显发生缺血缺氧的器官。当胃 pHi 正常时，表示消化道氧合充足，通透性正常，黏膜结构完整，发生损伤的可能性极小；反之，胃 pHi 严重下降，则表明消化道发生损伤的可能性很大。目前普遍认为，消化道黏膜内 pH 是反映重症患者内脏局部组织氧合状况充分与否的辅助诊断和监测指标。pHi 是危重患者组织氧合与灌注水平的敏感指标，能可靠地反映胃肠道缺血和缺氧状况，并进一步反映了胃肠道的损伤情况与功能恢复状况。

重症患者胃黏膜血流的减少导致胃肠道黏膜的氧供相对或绝对减少，严重的胃肠道缺氧，可造成胃肠黏膜的损伤。胃肠黏膜缺血也会引起胃黏膜屏障功能降低和上皮细胞代谢障碍，从而导致胃肠黏膜的出血和坏死。胃 pHi 下降超出正常范围一段时间后，表明胃肠黏膜缺血缺氧达到一定程度，可致多器官功能损害。

pHi 可以反映治疗效果，治疗中如果胃 pHi 连续测定结果持续低于正常值，则可认为目前治疗不能有效地纠正组织缺氧，需要及时更改治疗方案。有学者认为胃 pHi 可作为复苏是否有效的标志，指导失血性休克早期复苏。

与动脉血 pH、乳酸及 DO_2 等指标比较，pHi 的降低是预测病死率和发生 MODS 最敏感的单一指标。与这些指标联合应用时，可显著提高判断预后的能力。

2. pHi 与机械通气脱机　目前虽有一些指标应用于脱机，但预测脱机的准确性仍存在争议，有必要寻找一种简单、快速指标预测脱机。pHi 在脱机早期从组织氧代谢的角度，判断患者是否具备脱机条件，指导脱机，预测脱机结果。监测胃 pHi 可指导脱机。

根据脱机前及脱机过程中 pHi 的变化，可判断患者是否具备足够的自主呼吸能力，是否能适应脱机带来的变化，避免过早及过迟脱机带给患者的危害。若脱机前存在胃肠黏膜酸中毒，机体尚不具备脱机条件，脱机将加重肠道缺血缺氧，应待胃肠黏膜酸中毒纠正后脱机。在脱机过程中若胃 pHi 明显下降，说明呼吸肌做功明显增加，血液分流到呼吸肌，导致内脏缺血，脱机多不能成功；而无明显

pHi 改变者，提示呼吸负荷不高，多能成功脱机。

pHi 的监测简单易行，在脱机试验中监测 pHi，用以预测脱机成功或失败，具有良好的指导意义。

3. pHi 与应激性溃疡　应激性溃疡大出血的危重病患者多存在显著的 pHi 下降。维持性血液透析的患者中，pHi 明显下降者易发生消化道出血，可能与血液从胃肠黏膜分流有关。在另一组 103 名收住 ICU 的危重患者，所有患者的胃液 pH 均>5，其中 7 例发生了消化道大出血，pHi 为 7.02，而未发生消化道出血的患者 pHi>7.24。说明应激性溃疡是胃肠道缺血缺氧的结果，监测 pHi 可以早期预防应激性溃疡。

4. pHi 与重症患者预后评价　pHi 可以预测重症患者严重并发症和病死率。胃 pHi 下降是组织低灌注患者发生严重并发症的早期预警指标。一项对急性胰腺炎患者的前瞻性研究表明，对比第一个 48 小时之内监测胃 pHi 的最低值，ICU 住院患者显著低于外科住院患者（$P = 0.0015$），死亡组显著低于存活组（$P = 0.009$）。ROC 曲线表明 pHi 为 7.25 是预测死亡的界值（敏感性 100%，特异性 77%）。而另一项对 114 例创伤患者的研究发现，当胃 pHi≤7.25 时，多脏器功能衰竭的相对危险度为 4.3，而死亡的相对危险度为 4.6，提示 24 小时内胃 pHi 显著降低者发生多脏器功能衰竭和死亡的可能性明显增大。体外循环心脏手术的患者术中常发生胃黏膜缺血缺氧，pHi 常<7.32。若术后持续存在 pHi 的降低，则住院时间延长，并发症多。因此，对重症患者监测 pHi，一方面有助于判断预后，另一方面有助于早期纠正潜在的组织低灌注，改善预后。

三、舌下黏膜二氧化碳分压

pHi 通过测定胃黏膜 CO_2 分压和 pH 值的变化，可间接反映内脏灌注和组织缺氧状态，虽然目前有气囊自动充放气的仪器可实时监测 pHi，但需放置胃管、操作繁琐，而且受到药物和食物等因素的影响，临床应用受到局限。近年的研究显示，舌下黏膜二氧化碳分压（sublingual capnometry，$PslCO_2$）也能反映内脏灌注，$PslCO_2$ 因其无创、应用简单且与 pHi 具有密切相关性而引起人们的关注。

（一）$PslCO_2$ 测定基本原理　同 pHi 测定原理相同，$PslCO_2$ 也是通过张力法来测定的，即半透膜两侧的气体或液体，通过半透膜自由弥散，经过一段平衡时间后，半透膜两侧的气体浓度或分压能达到平衡。利用这一原理，通过测量半透膜一侧的气体分压，可间接测量半透膜另一侧的气体分压。

（二）$PslCO_2$ 测定方法　$PslCO_2$ 测定设备主要包括：

1. 一次性 CO_2 传感器（光学传感器），其末端为能透过 CO_2 的硅酮膜小囊（内含 CO_2 特异性荧光染料缓冲液），周围环境中的 CO_2 能通过硅酮膜，与荧光染料结合发出荧光，且染料产生的荧光量与 CO_2 的量呈正相关。

2. 光导纤维，连接传感器到血气监测仪器。

3. 具有转换软件的血气监测仪器，能感知传感器上 CO_2 所产生的荧光，并可将光信号转换为数值，计算出 CO_2 量及 $PslCO_2$。

在临床监测时,首先,需将监测设备各主要元件按顺序连接;其次,用 37℃ 含氮气及 5%/20% CO_2 混合气体的标准液定标传感器;然后,将传感器置于舌下,使得硅酮膜小囊紧贴舌下黏膜。在测量过程中可使用胶带保持嘴巴闭合状态,每 2~4 分钟测量一次。

目前临床和实验常用的监测 $PslCO_2$ 的装置有 MI-720 CO_2 electrode(Microelectrodes:Londonderry,New Hampshire)和 CapnoProbe SL Monitoring System (Nellcor:Pleasanton,California)舌下 CO_2 监测仪两种。

MI-720 舌下 CO_2 监测仪在实验研究中使用较多且最早应用于临床,由一个 CO_2 电极进行测量,需要在标准的 CO_2 气体中定标后使用。CapnoProbe 是目前临床应用较多的 $PslCO_2$ 监测仪器,由远端配有一个一次性使用的探头的光纤完成 $PslCO_2$ 测量,这个探头是一可通透 CO_2 的半透膜,其内充满含有荧光指示剂的缓冲液。连接在监测仪上的光纤探头放置在舌和舌下黏膜之间,CO_2 可通过半透膜,CapnoProbe 经导线荧光指示剂检测到局部 CO_2 的密度和 pH 的变化即可计算出局部 CO_2 的数值即可得出 $PslCO_2$。

(三) $PslCO_2$ 临床应用 严重感染与感染性休克时,局部组织灌注及氧代谢改变往往发生较早,监测局部组织灌注状态与传统的容量、压力、血氧等指标相比,对于早期诊断、判断治疗效果与预后更为重要。

1. $PslCO_2$ 反映早期组织灌注 研究显示 $PslCO_2$ 与动脉血乳酸变化呈高度一致性,与舌下血流量、内脏血流量及胃 PCO_2 有很好的相关性,与循环衰竭的严重程度呈正相关。在失血性和感染性休克的动物中 $PslCO_2$ 和 $PgCO_2$ 有很好的相关性,与反映组织灌注的常用指标平均动脉压、心输出量、血乳酸等也有明显的相关性,可用于局部组织血流灌注状态的评价,且较平均动脉压、心输出量等有更高的敏感性。因此,监测 $PslCO_2$ 可作为组织灌注不良的早期诊断指标,以便早期采取积极的治疗措施。

2. $PslCO_2$ 指导治疗疗效评价 $PslCO_2$ 改变与局部组织灌注、氧合状态具有良好的相关性。在临床观察中发现,随着休克加重,$PslCO_2$ 升高,休克纠正,$PslCO_2$ 降至正常,连续性监测 $PslCO_2$ 对休克复苏具有指导意义。因此,临床上 $PslCO_2$ 监测可作为重症患者疗效评价的一个客观指标。但 $PslCO_2$ 在临床应用中的实用性以及是否可以用来作为评价复苏治疗的终点指标,仍需大规模临床研究证实。

3. $PslCO_2$ 指导预后评估 正常志愿者 $PslCO_2$ 值在 43~47mmHg,而循环衰竭患者 $PslCO_2$ 值明显升高,且当 $PslCO_2$>70mmHg 预示着患者预后较差。$PslCO_2$-$PaCO_2$ 差也是评价危重病患者预后较好的预测指标。对血流动力学不稳定患者的研究发现,死亡者的 $PslCO_2$-$PaCO_2$ 差较生存者明显升高。在经过积极治疗早期恢复血流动力学稳定的患者中,死亡者的 $PslCO_2$-$PaCO_2$ 差仍较生存者明显升高。

$PslCO_2$ 监测可能成为今后更有效的休克监测与预后评估指标,但目前的研究有待进一步深入,特别是缺乏用其评价干预性治疗效果的大样本临床研究证据。

四、经皮氧分压和二氧化碳分压监测

纠正循环衰竭、保证全身组织充足的氧供、弥补氧债,从而维持和改善细胞代谢功能,是休克治疗的中心内容。因为休克被定义为组织氧供不能维持正常代谢功能的状态,所以临床需要能够准确反映组织缺氧的指标来指导治疗措施是否及时和有效。但是众所周知,即便当全身循环和灌注指标如全身氧输送(DO_2)、心输出量(CO)、血压等已经达到正常时组织缺氧仍可能持续存在,表现为整体或局部组织代谢指标和功能指标继续恶化,因此把缺氧的监测从整体深入到局部、从全身水平深入到组织层面甚至细胞层面是临床迫切的需要。

根据休克的定义,所有休克均统一在组织缺氧这一层面,但是组织缺氧的定义十分模糊,1996 年把组织缺氧定义为组织细胞存在利用氧减少而导致缺氧代谢的状态,可以看出,监测组织缺氧必须至少包含两个方面:①组织的灌注流量是否充足;②缺氧代谢是否存在。休克时全身总循环灌注量在不同组织和器官之间以及更进一步在组织和器官内存在再分布的病理生理状态,但是目前临床可以应用的监测组织灌注流量是否充分的直接方法尚难以深入到组织水平。反映缺氧代谢的指标如乳酸、碱剩余、胃肠黏膜内或舌下 pH 或二氧化碳分压等在临床应用中也有各自的局限性和干扰因素。虽然组织缺氧的表现既包含了细胞和亚细胞水平的形态结构异常、生化反应异常、功能异常等数方面内涵,但是迄今为止并没有一个统一的衡量标准,而能够应用到临床上的监测工具和指标更加有限。在这种情况下,经皮氧分压(transcutaneous partial pressure of oxygen,$PtcO_2$)和(transcutaneous partial pressure of carbon dioxide,$PtcCO_2$)监测逐渐被重症学者重视。

(一) 原理和应用发展 经皮氧分压和二氧化碳分压监测的常用方法是电极法,1954 年 Stow 等首次描述了 CO_2 电极,但没能继续发展这项技术;1956 年 Clark 设计了氧电极,至今仍被称为 Clark 型极谱法氧电极;1958 年 Severinghaus 结合了 Stow-CO_2 电极和 Clark-O_2 电极设计了完整的血气测定仪;1967 年 Evans 等首次证实了以 Clark 法设计的电极经皮肤测量氧分压是可能的,可以检测到的氧分压为 0~3.5mmHg,如果去除部分浅层表皮组织(如用胶带剥离角质层)或增加皮肤血流(如照射紫外线)可以使测量到的氧分压数值达到 30mmHg。此后这种技术得以发展,1972 年临床开始应用这种监测方法,大量研究在这一时期出现,最初主要是作为有创的动脉血气分析的替代工具,特别是儿科不适于经常采血的患者,验证其在不同监测对象和不同临床状况下与动脉血气分析相比较的可靠性。很多观察证明了对儿科患者和成人患者这种无创方法的监测结果与动脉血气数值具有良好的相关性。但也有观察发现两者的相关性不好的报道,特别是在危重症患者血流动力学不稳定状态下。与此同时有关其应用局限性的报道如局部烧伤、选择部位差异等逐渐增多,一些机构甚至发布了 $PtcO_2$ 和 $PtcCO_2$ 监测的应用警告。这期间在成人患者这项监测应用较多的领域是外科。因为其无创的方式和反映局部的特点,被用于肢体血管病变的探查、决定截肢平面或血管重建、术后效果、植皮、慢性伤口愈合的监测等。而在休克监测领域，在这项技术出现近30年间，恰逢脉搏氧饱和度监测技术广泛应用，因此临床工作者对这项技术的兴趣和临床应用逐渐减少，甚至很多国家儿科重症加强医疗科（NICUs）也放弃了这项监测。但是在成人血流动力学不稳定患者当中与动脉血气不一致，这一特点可能恰恰提示了休克的循环和灌注的某些特点（下文详述）而引起了临床工作者一定的关注，但当时正是肺动脉漂浮导管等血流动力学监测方法出现和发展并广泛应用于临床危重症患者的实践过程，因此没有进行深入分析和研究。近年来，以肺动脉导管为基础的血流动力学支持治疗遭受了质疑，一些观察性研究发现，在外科、内科以及心肌梗死患者中，肺动脉导管的应用或没有益处，或甚至可以增加死亡率，使人们开始重新评价或探索其他监测方法在休克时的临床意义，如经皮氧和二氧化碳监测、组织氧饱和度监测、舌下二氧化碳张力计等。

（二）$PtcO_2$ 和 $PtcCO_2$ 的决定因素　在测定局部未加热条件下，从皮肤毛细血管中释出的氧绝大部分被周围组织耗尽，到达皮肤表面的氧量极少，而且被表皮结构阻挡，难以有效探测到；在测定局部加温时，电极下的皮肤毛细血管扩张，毛细血管血"动脉化"，即局部血流灌注量增加使组织消耗所占比例很小，使血气成分接近动脉血，同时皮肤角质层的脂质结构改变，有利于皮肤氧释出从而能够被皮肤外的探头检测到。通常需要将电极下皮肤加热至 43~45℃。但是这种所谓的"动脉化"实际上并不能消除组织代谢的影响，因为经过了毛细血管内皮直至皮肤的组织消耗衰减，因此数值总是小于动脉血氧分压（PaO_2）。无休克的新生儿 $PtcO_2$ 数值与 PaO_2 接近，而成人大约较 PaO_2 低 15%~20%，因此早期在研究 $PtcO_2$ 数值能否替代 PaO_2 数值时总是面临"低估"的问题。所以即便经过了所谓的"动脉化"，本质上这种方法测定的氧分压应视为局部加热下的组织氧分压，而不是动脉血的氧分压。而在低灌注流量状态下，动脉血氧分压与局部加热下的组织氧分压之间的差异只能进一步增加。

$PtcO_2$ 的决定因素如图 10-5-1 所示。

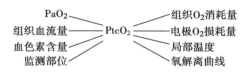

图 10-5-1　$PtcO_2$ 的决定因素

如果在同一固定部位、固定温度［温度主要影响氧解离曲线（oxygen dissociation curve，ODC）］和电极损耗，那么可以看出理论上 $PtcO_2$ 反映的就是该组织氧输送（DO_2）和氧消耗（VO_2）之间的关系。如果血红蛋白、组织氧消耗量维持恒定，则 PaO_2 和组织血流灌注量决定了一定时间内 $PtcO_2$ 的绝对数值，所以可以认为 $PtcO_2$ 反映的中心内容是局部组织灌注水平。Hasibeder 等在一项对 24 个危重症患者的观察性研究中证明了 $PtcO_2$ 与血红蛋白和氧解离曲线位置没有相关性，而与 PaO_2、平均动脉压（MAP）直

接相关，心指数（CI）与 $PtcO_2/PaO_2$ 有相关性。Mahutte 等比较了 47 个成人血流动力学稳定的 ICU 患者的动脉血和经皮氧分压的相关性，发现 $PtcO_2$ 与 PaO_2 有良好的相关性和同向变化。Tremper 等发现当 CI>2.2L/（min·m^2）时，$PtcO_2/PaO_2$ 为 0.79±0.12；当 CI 在 1.5~2.2L/（min·m^2）时，$PtcO_2/PaO_2$ 为 0.48±0.07；CI<1.5L/（min·m^2）时，$PtcO_2/PaO_2$ 为 0.12±0.12。这项研究提示了在休克状态下全身血流灌注量不足导致皮肤血流量减少对 $PtcO_2$ 有显著影响。

$PtcCO_2$ 的决定因素如图 10-5-2 所示。

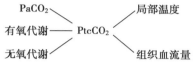

图 10-5-2　$PtcCO_2$ 的决定因素

随着温度上升，每升高 1℃ 血液 PCO_2 约增加 4.7%，组织代谢率约增加 7%，假如患者 $PaCO_2$ 为 40mmHg，那么探头加热至 42℃ 时未经校准的 $PtcCO_2$ 数值为 55mmHg，但如同血气分析仪一样，经皮监测仪会自动校准到 37℃ 并报告数值，这样消除了温度的影响。细胞通过有氧代谢和无氧代谢均产生 CO_2 并通过细胞间液向血液弥散，即使因为呼吸衰竭 $PaCO_2$ 上升，组织内 PCO_2 可能因此随之上升，但只可能>$PaCO_2$，除非吸入高浓度 CO_2 和呼吸衰竭急性 CO_2 潴留在动脉和组织间尚未达到平衡，组织内 PCO_2 才可能<$PaCO_2$。在低灌注流量的情况下 $PtcCO_2$ 升高的原因是组织在缺氧时，细胞产生的大量 H^+ 与细胞内 HCO_3^- 结合产生 CO_2，而因为流量不足不能及时携带清除组织内的 CO_2 所致。因此可以认为 $PtcCO_2$ 反映的中心内容包含局部组织灌注水平和代谢水平（包括有氧或无氧代谢）。

（三）休克状态下监测 $PtcO_2$ 和 $PtcCO_2$ 的意义　休克的发生从第一分钟开始将出现氧债，这个氧债对机体的损伤一方面与氧债严重程度有关，另一方面与持续时间有关。在氧债发生之后，机体将动员代偿机制弥补氧债，当代偿能力不能弥补氧债时，将不可避免地发生组织细胞的损伤直至坏死或凋亡。大量研究已经证明，当休克发展到已经出现脏器功能衰竭阶段时，休克复苏治疗就难以有效了。因此，能够早期发现氧债存在的证据，特别是在机体代偿阶段，从而能够早期纠正组织缺氧是休克监测和治疗研究的热点。反映休克的传统指标包括血压、心率、心输出量、尿量、皮肤温度和颜色、毛细血管再充盈时间、神志改变等，被常规用来监测循环状态和组织灌注状态。虽然这些指标是判断休克状态和反映治疗效果不可或缺的，但不能及时、定量地反映组织灌注不足和细胞功能代谢障碍的程度。

休克时一些重要脏器如心和脑有相对较高的代谢需求，代偿机制为保证重要脏器的灌注将首先分流相对不重要的器官血流，这可能是因为内源性儿茶酚胺对不同脏器和脏器内血管床的选择效应，以及器官自主调节功能不同所致。传统指标并不能反映这种内在的差异，反而可能掩

盖发生在组织、细胞水平的缺氧。大量研究已经证实，这种局部缺氧和酸中毒状态如果持续存在，虽不至于立即导致死亡，但可以引起全身炎症反应综合征（SIRS），进而全身不可逆性缺氧损伤，最终导致多脏器功能衰竭。很多研究表明休克时全身性指标不能准确反映局部组织低灌注和缺氧，而在休克状态下因为 $PtcO_2$ 反映的中心内容是局部组织灌注水平，因此使组织缺氧的监测能够深入到局部组织层面。缺氧代谢方面，我们了解其是否存在的方式局限于监测缺氧代谢产能途径产物，如乳酸、碱剩余、pH 等，这些缺氧代谢指标因为是全身性指标，可以有很多混杂因素，使临床判断受到干扰，如乳酸是从组织洗出然后入血液稀释后得到的数值，不可避免地会反映更接近正常的有灌注的组织代谢，而不是真正缺乏灌注的组织，因此敏感性下降。

对动物和人的观察发现，休克时血流再分布最早被分流的器官是皮肤、胃肠道和肌肉，是在休克时体现局部组织灌注的良好部位，如很多研究发现以胃黏膜内 pH（pHi）反映的胃肠道黏膜氧代谢在休克时首先受到影响，在休克被纠正后最晚得到恢复，测量 pHi 已经被认为是临床上了解局部组织缺氧行之有效的方法之一。观察这些部位组织灌注的意义是：即便机体仍处于休克的代偿期，这些部位的血流灌注也会受到损害，而重建了这两处的灌注代表全身所有血管床的血流灌注都已充足。为了选择最敏感和特异的部位，组织 PO_2 和 PCO_2 监测已经比较了很多部位，除皮肤和胃黏膜以外如结膜、膀胱、小肠、结肠、舌下、肝脏表面、骨骼肌等部位都曾进行了尝试。虽然一些研究结果不一致，如对膀胱和尿液的观察，但较多研究显示组织内的 PO_2 和 PCO_2 可以反映组织的血流灌注和代谢状态。因为 $PtcCO_2$ 反映的中心内容是局部组织灌注水平和代谢水平（包括有氧或缺氧代谢），也使组织缺氧代谢的监测增加了一个局部组织指标。

虽然理论上在组织缺氧状态下组织 PO_2 将下降、组织 PCO_2 将上升，但实际观察结果并不一致，如内毒素血症时组织 PO_2 可能并不下降，提示了细胞病性缺氧的存在，但是这点与组织缺氧的定义并不矛盾。组织 PCO_2 在缺氧时也不总是上升，如 Vallet 等在下肢缺血动物模型上观察到组织 PCO_2 对低氧性缺氧和缺血性缺氧的反应是不相同的，仅在缺血性缺氧时组织 PCO_2 才显著上升，这点可以解释为单纯缺氧时组织 CO_2 可以迅速被充足的血流带走清除，显示 $PtcCO_2$ 的上升与局部灌注流量不足的关系非常密切。

（四）监测皮肤部位的选择 临床经验显示因为灌注不良常使肢端皮肤温度最先降低，提示全身不同皮肤部位对休克的反应具有差异性。Takiwaki 等发现在成人非休克患者面部、手掌 $PtcO_2$ 显著低于身体其他部位，而 $PtcCO_2$ 差异不大，而在儿童 $PtcO_2$ 则几乎没有部位差异。临床经常选择的部位是角质层相对薄、毛细血管网丰富的地方，如前臂内侧、腹股沟、大腿内侧、三角肌外侧等，近年出现了耳部监测的方式。

与其他监测部位相比，皮肤具有易于放置传感器和无创的优点，以及可以连续监测的特点，因此监测皮肤的氧和二氧化碳代谢可以更充分的描绘休克的全貌，对休克的早期发现和目标指导性治疗具有重要意义。

（五）$PtcO_2$ 和 $PtcCO_2$ 指标监测组织缺氧的应用方式

1. 绝对数值 既然 $PtcO_2$ 和 $PtcCO_2$ 能够显示局部组织的灌注状态和缺氧代谢状态，一些研究试图寻找休克时的临界 $PtcO_2$ 和 $PtcCO_2$ 绝对数值，其方法是观察一系列休克患者的 $PtcO_2$ 和 $PtcCO_2$，然后回顾性分析生存者与死亡者的数值得到一个临界数值。如 Waxman 等观察了在急诊室的休克复苏患者，发现初始 $PtcO_2>60mmHg$ 的患者有相对良好的氧合与循环功能，而初始 $PtcO_2<60mmHg$ 的患者可能存在动脉氧合不良或灌注不良（可以以动脉血气区分），经过复苏能够成功改善缺氧和低灌注的患者 $PtcO_2$ 上升，如 $PtcO_2$ 不能上升，则提示组织缺氧继续加重。Shoemaker 等发现在严重全身性感染和感染性休克患者，以及在 661 个严重创伤患者中发现存活者 $PtcO_2$ 绝对数值较高，而死亡者 $PtcO_2$ 绝对数值较低。Tatevossian 等观察了 48 例严重创伤患者，存活者与死亡者的初始 $PtcO_2$ 和 $PtcCO_2$ 数值有显著差异，所有监测期间能够维持 $PtcO_2>150mmHg$ 者均存活，$PtcO_2<50mmHg$ 持续时间 >60 分钟者或 $PtcCO_2>60mmHg$ 持续时间 >30 分钟者死亡率为 90%。因此作者认为以 $PtcO_2$ 和 $PtcCO_2$ 数值可以连续评价组织灌注、可以作为创伤患者入院后复苏期间的危重程度的早期预警指标。

应该认识到迄今为止在存活者与死亡者之间的这个临界绝对数值仅仅是休克治疗中应避免出现的底线，而不是最佳数值，现有临床资料甚至尚不能明确在临床主动干预之下避免临界数值以下的情况出现是否具有明确的临床益处。可能达到更高的 $PtcO_2$ 数值和更低的 $PtcCO_2$ 数值才是休克复苏的理想目标，这点需要临床试验验证，但是因为在休克复苏时 $PtcO_2$ 和 $PtcCO_2$ 数值会受到吸入氧浓度和通气状况的影响，因此似乎很难确定一个最佳的绝对数值来指导休克的治疗。

2. $PtcO_2$ 和 $PtcCO_2$ 绝对数值与其他组织缺氧监测指标的比较 $PtcO_2$ 和 $PtcCO_2$ 数值在休克时与其他指标比较的相关研究较少。Tremper 等在一项研究中发现在休克状态下 $PtcCO_2$ 与 CI 显著负相关（$r=-0.95$），Hasibeder 等却发现 $PtcCO_2$ 与 CI 和 MAP 没有相关性。Shoemaker 等的一个观察性研究比较了高危手术患者术中的无创监测（包括电阻抗法测心输出量、脉搏氧饱和度、$PtcO_2$ 和 $PtcCO_2$、血压和心率）与有创监测（肺动脉导管、有创血压和其他常规有创监测指标），发现无创监测可以获得与肺动脉导管相近的信息，而无创监测连续即时显示变化趋势更有利于早期发现急性循环功能障碍。在缺血状态下的动物试验显示与其他局部缺氧代谢指标相比较，$PtcCO_2$ 与局部乳酸盐浓度相关性很好，且其上升早于组织磷酸肌酐和 ATP 变化。Dronen 等在失血性休克犬模型上比较了失血和复苏过程中 $PtcO_2$、肺动脉嵌压（PAWP）、中心静脉压（CVP）、CI、MAP、混合静脉血氧饱和度（$SmvO_2$）和动脉血气，并计算周围血管阻力（PVR）、DO_2、VO_2、氧摄取率。在失血达到总失血量 10% 时，CI、PAWP、$SmvO_2$ 明显下降；

20% 时 PtcO$_2$ 和 MAP 下降；30% 时 CVP 下降。复苏阶段中复苏量达 10% 失血量时，PtcO$_2$ 显著增加，并在整个复苏过程中持续增加。在复苏期间 PtcO$_2$ 和 SmvO$_2$ 比其他指标反应更快；在整个失血-再灌注过程中 PtcO$_2$ 与 SmvO$_2$ 和氧摄取率相关性非常好。Hartmann 等在犬失血性休克模型上观察到 PtcCO$_2$ 和小肠与乙状结肠 pHi 是对失血反应最迅速的指标，并且与全身氧输送指标关联性好。而 McKinley 等发现在失血性休克状态下组织 PO$_2$ 和 PCO$_2$ 比 pHi 对失血更敏感。

在休克发生时最先受到影响的是微循环前方的灌注指标，而后组织启动缺氧代谢径维持能量供给，直到能量不足以维持组织和细胞正常的代谢功能而出现损伤/坏死或凋亡，因此不同的指标反映组织缺氧的内涵和时间关系是不同的。现有的研究表明 PtcO$_2$ 和 PtcCO$_2$ 与全身性指标相关性良好而敏感性更好，如果能够比较在休克发生发展过程中，不同氧债程度和氧债累积时间下了解 PtcO$_2$ 和 PtcCO$_2$ 数值与其他指标如乳酸、BE、pHi 等的相关性和敏感度、特异度，对更好的应用这个指标有重要意义。

3. PtcO$_2$ 指数（PtcO$_2$/PaO$_2$）和 PtcCO$_2$ 指数（PtcCO$_2$/PaCO$_2$）　因为 PtcO$_2$ 与 PaO$_2$ 和组织血流量直接相关，在血流量正常的情况下，PtcO$_2$ 和 PaO$_2$ 应该是同向变化的，所以尽管 PtcO$_2$ 与 PaO$_2$ 绝对数值在每个个体是不同的，但可以获得比较固定的 PtcO$_2$ 指数（PtcO$_2$/PaO$_2$）。这点在小儿和成人中均得到了证实，如 Monaco 等确定的无心血管疾病的儿童患者 PtcO$_2$ 指数 = 0.84±0.18，PtcCO$_2$ 指数 = 1.6±0.2。Tremper 等的研究中成人无休克患者的 PtcO$_2$ 指数为 0.79±0.12。但是在有血流灌注量不足即休克存在时，PtcO$_2$ 受局部血流量影响增大，因此 PtcO$_2$ 指数将减小，PtcCO$_2$ 指数将增大，反映的本质是局部 DO$_2$ 减少和缺氧代谢增加，这点已经在一些试验中得到证实，在 Tremper 等的研究中发现中度休克（定义为 CI 1.5~2.2）时，PtcO$_2$ 指数为 0.48±0.07，严重休克（CI<1.5）时 PtcO$_2$ 指数 0.12±0.12。Hasibeder 等同样发现 PtcO$_2$ 指数与 CI 有相关性（r=0.31；P≤0.03）。在对围术期高危患者的观察中，Nolan 等发现 PtcO$_2$ 指数与 CO、DO$_2$、VO$_2$ 平行变化，而 PtcCO$_2$ 的敏感性欠佳。PtcCO$_2$ 敏感性欠佳的原因是因为 CO$_2$ 的弥散能力比 O$_2$ 大 20 倍所致。

PtcO$_2$ 指数和 PtcCO$_2$ 指数可以把吸入氧浓度和动脉血气的影响消除，因此间接反映了皮肤局部血流灌注量的充足与否，较绝对数值更加有价值。Tremper 等认为在循环不稳定时，PtcO$_2$ 指数的改变能够反映低流量性休克的严重程度，一些研究把 PtcO$_2$ 指数>0.7 作为组织灌注充足的指标，但目前尚未确定休克复苏时最佳的 PtcO$_2$ 指数和 PtcCO$_2$ 指数，如果以达到正常 PtcO$_2$ 指数代表组织灌注量充足、以 PtcCO$_2$ 指数达到正常代表组织缺氧代谢消失为复苏终点指标之一进行目标指导性复苏临床试验，才能最终验证其临床价值。

4. 经皮氧合指数（PtcO$_2$/FiO$_2$）　经皮氧合指数反映的是从肺脏到皮肤包含整个呼吸和循环系统的功能状态，特别是具有反映组织灌注的特点，因此对描绘休克的呼吸循环全貌有帮助。卢君强等观察了 156 例高危外科患者

中，其中存活 124 例，死亡 32 例，存活组与死亡组入院即刻 PtcO$_2$/FiO$_2$ 分别为（250.0±27.2）mmHg 和（75.0±13.6）mmHg（P<0.05），入院 24 小时后的 PtcO$_2$/FiO$_2$ 值分别为（182.0±9.3）mmHg 和（98.0±15.7）mmHg（P<0.05），整个过程中的 PtcO$_2$/FiO$_2$ 值存活组均较死亡组高（P<0.05）。有学者等对 ICU 重症患者在入 ICU 后连续观察 PtcO$_2$/FiO$_2$、PaO$_2$/FiO$_2$ 的变化趋势，62 例患者中存活组与死亡组的 PtcO$_2$/FiO$_2$、PaO$_2$/FiO$_2$ 的变化为 294.7±70.46、98.6±18.97 和 283.15±6.37、101.32±41.85（P<0.05）。Shoemaker 和他的研究小组多年来进行了大量相关研究，致力于应用 PtcO$_2$ 和 PtcCO$_2$ 数值及经皮氧合指数观察在不同患者人群当中对预后的作用，展示了这个指标对颅脑创伤患者、高危手术患者、创伤和非创伤急诊患者、严重全身性感染和感染性休克患者、呼吸衰竭和心力衰竭及心肺复苏患者中均观察到存活组与死亡组患者的 PtcO$_2$ 和 PtcCO$_2$ 数值及经皮氧合指数有显著差异，存活组具有较高的 PtcO$_2$ 数值，较低的 PtcCO$_2$ 数值，较高的经皮氧合指数。这些研究清晰地显示了经皮氧合指数对了解危重症患者的呼吸循环和组织灌注模式具有帮助，但是是否能够以存活组患者的数值作为休克复苏治疗的终点指标之一，目前尚缺乏足够的前瞻性研究得以证实。Velmahos 等对 75 例创伤患者入院后立即随机分组，对照组以正常的收缩压、尿量、碱剩余、血色素和心指数为目标，研究组以超常氧输送、氧消耗、心指数和经皮氧合指数>200 为目标，没有发现死亡率改善。

5. 冲击试验（flush test 或 oxygen challenge）　冲击试验是这项监测技术的另一种应用方式：给予患者基础吸入氧浓度双倍的浓度或如果基础吸入氧浓度<80%，给予 100% 吸入氧浓度，PtcO$_2$ 在 5 分钟内反应性升高一定数值提示周围灌注充足。其原理很容易理解，即如果没有局部皮肤灌注流量不足，PtcO$_2$ 数值将决定于 PaO$_2$ 数值。Yu 等观察到如果休克患者复苏治疗后 24 小时 PtcO$_2$≥30mmHg，且冲击试验 PtcO$_2$ 上升≥21mmHg 的患者生存率高。作者认为可以把 PtcO$_2$ 冲击试验阳性作为复苏的一个终点指标。但是在后续研究中 Yu 等又发现一个有趣的现象，即超常冲击现象，指在吸入纯氧时 PtcO$_2$ 数值≥300mmHg 同时 PtcO$_2$ 与 PaO$_2$ 差≤30mmHg。作者认为这种现象提示存在细胞功能障碍使氧消耗降低。有关冲击试验的研究很少，但其原理简单，操作简便且反应迅速，在休克状况下的研究有待继续进行。

6. PtcCO$_2$ 与 PaCO$_2$、PvCO$_2$（静脉二氧化碳分压）差值　在不同病理生理状态下，PtcCO$_2$ 与 PaCO$_2$ 和 PvCO$_2$ 的真正关系尚不十分明确。很多对儿童和成人的观察性研究证实了 PtcCO$_2$ 数值接近或高于 PaCO$_2$，两者相关性良好。一项多中心研究观察了 251 例小儿和成人患者，线性回归示成人 PtcCO$_2$ = 1.052（PaCO$_2$）－0.56，Sy·x=3.92，R=0.929；新生儿 PtcCO$_2$ = 1.09（PaCO$_2$）－1.57，Sy·x=4.17，R=0.928，PtcCO$_2$ 与 PaCO$_2$ 差值为（1.3±3.9）mmHg。随着 PaCO$_2$ 数值上升，PtcCO$_2$ 与 PaCO$_2$ 之间的差值逐渐增加，这可能是因为组织 CO$_2$ 的产生和清除不平衡所致。同样理论上在休克时，一方面因为组织产生 CO$_2$ 增加，另一

方面因为流量下降 CO_2 清除减少,因此会在局部形成 CO_2 蓄积,使 $PtcCO_2$ 与 $PaCO_2$ 之间的差值增加。这个道理与应用胃肠道黏膜 PCO_2 与 $PaCO_2$ 差值意义相同,然而目前尚缺乏在休克状态下静态数值和动态数值变化与治疗和预后关系的研究。

Yoshioka 等在失血性休克犬模型上观察到在整个失血和复苏过程中, $PtcO_2$ 与 PvO_2 相关性良好($r=0.78$, $P<0.01$), $PtcCO_2$ 与 $PvCO_2$ 相关性($r=0.82$, $P<0.01$),优于与 $PaCO_2$ 的相关性($r=0.63$, $P<0.01$);随着心输出量的下降, $PtcO_2$ 逐渐小于 PvO_2 ,而 $PtcCO_2$ 逐渐高于 $PvCO_2$,作者认为这反映了严重休克时的组织分流。

(六) $PtcO_2$ 和 $PtcCO_2$ 监测的局限性　从生化电极法的监测原理可以看出,经局部加热使毛细血管血"动脉化"后测量到的经皮肤表面释出的 PO_2 和 PCO_2 是否能真实反映皮肤内组织气体分压是一个问题,因为显然该数值受到多种因素如局部微循环特征、局部组织代谢状况、电极下测量面积和压力、局部温度等影响,特别是在休克状态下局部皮肤灌注和代谢均显著异于正常时,以及应用血管活性药物收缩皮肤血管时,这些因素的影响程度有多大、使组织缺氧的真实面貌多大程度上被歪曲尚不能回答。

局部长时间加热引起的烧伤问题早被提出,虽然少数研究进行了 8 小时或 12 小时监测没有发现烧伤和数值偏移,但通常推荐至少每 4 小时更换一次监测部位。另外测量前和更换部位时需要进行局部皮肤准备和仪器校准,为临床应用增加了负担和风险。

在满足了能测准和方便应用的前提后,如何应用测量数据反馈调节治疗措施从而获得临床益处才是这种设备的中心价值,目前尚缺乏在休克状态下应用该指标进行目标指导性治疗的研究。

总之, $PtcO_2$ 和 $PtcCO_2$ 能够通过反映组织灌注流量变化和缺氧代谢两方面内容从而用于组织缺氧的监测,为休克组织缺氧的监测提供了一个深入到组织层面的工具。通过监测皮肤这个休克时最早受到影响的局部组织的灌注状态和缺氧代谢状态,通过连续动态的监测方法结合其他全身性和局部性指标,使临床对休克的中心含义——组织缺氧有更直观确切和及时地了解,从而不仅可以有利于了解患者的危重程度,更加重要的是可能通过这些反映整体与局部、灌注与代谢的指标组合区分出不同的组织缺氧类型,如灌注不充分并缺氧代谢存在,或灌注充分并缺氧代谢存在等不同类型,以及不同休克累积时间下量化组织缺氧的程度,从而甄别哪些患者可以从继续增加氧输送的治疗中获益,哪些患者可以从早期目标指导性治疗中获益。比较该指标不同应用方式与其他指标的时间相关性、敏感性和特异性,从而为休克治疗终点选择最佳组合仍有待今后继续研究。

五、其　他

用近红外光谱方法(near-infrared spectroscopy,NIRS)监测人体组织中血氧饱和度(tissue oxygen saturation, StO_2)、血红蛋白浓度是一项新兴技术,能够实现组织氧饱和度绝对量、组织中血红蛋白浓度变化量的无创、连续、实时监测。对于在休克时较早被分流的皮肤、骨骼肌等敏感部位的 StO_2 监测有助于发现隐匿性休克。目前研究较多应用的监测部位是耳缘和手掌鱼际,也有学者证明监测膝关节上方和足底更加敏感。因为近红外光可以穿透颅骨,因此脑组织氧饱和度监测也是神经重症领域的热点研究内容。 StO_2 的应用尚有一些局限性,如 StO_2 代表所测组织动脉、静脉以及毛细血管内血氧饱和度的平均值,不具有特异性;影响组织低灌注或低氧饱和度的因素受体温、代谢、药物、失血失液以及监测部位脂肪厚度等多因素影响,需要结合临床实际作出判断;监测部位受限,数据受所测组织脂肪厚度的影响;目前尚无不同组织 StO_2 的标准,因此临床数据对照上有一定难度。

(谢志毅　刘大为)

主要参考文献

[1] 马爱群,李学奇. 内科临床基本操作. 北京:人民卫生出版社,2003:80-87.

[2] Ganz W,Donoso R,Marcus H,et al. A new technique for measurement of cardiac output by thermodilution in man. Am J Cardiol,1971,27(4):392-396.

[3] Wheeler AP,Bernard GR,Thompson BT,et al. Pulmonary-artery versus central venous catheter to guide treatment of acute lung injury. N Engl J Med,2006,354(21):2213-2224.

[4] Reuter DA,Felbinger TW,Schmidt C,et al. Stroke volume variations for assessment of cardiac responsiveness to volume loading in mechanically ventilated patients after cardiac surgery. Intensive Care Med,2002,28(4):392-398.

[5] Connors AF,Speroff T,Dawson NV,et al. The effectiveness of right heart catheterization in the initial care of critically ill patients. JAMA,1996,276(11):889-897.

[6] Dinesh G,Joseph A,Kai k,et al. Partial CO_2 rebreathing indirect fick technique for non-invasive measurement of cardiac output. J Clin Monitoring Computing,2000,16(5-6):361-374.

[7] Murias GE,Villagra A,Vatua S,et al. Evaluation of a noninvasive method for cardiac output measurement in critical care patients. Intensive Care Med,2002,28(10):1470-1474.

[8] Maldonado A,Bauer T,Ferrer M,et al. Capnometric recirculationgas tonometry and weaning from mechanical ventilation. Am J Respir Crit Care Med,2000,161(1):171-176.

[9] Tenhunen JJ,Usaro A,Karja V,et al. Apparent heterogeneity of regional blood flow and metabolic changes within splanchnic tissues during experimental septic shock. Anesth Analg,2003,97(2):555-563.

[10] Marik PE. Regional carbon dioxide monitoring to assess the adequacy of tissue perfusion. Curr Opin Crit Care,

2005,11(3):245-251.

[11] Marik PE. Sublingual capnometry：a non-invasive meas-ure of microcirculatory dysfunction and tissue hypoxia. Physiol Meas,2006,27(7):R37-R47.

[12] Hasibeder W,Haisjackl M,Sparr H,et al. Factors influ-encing transcutaneous oxygen and carbon dioxide meas-urements in adult intensive care patients. Intensive Care Med,1991,17(5):272-275.

[13] Venkatesh B,Morgan TJ. Monitoring tissue gas tensions in critical illness. Crit Care Resusc,2002,4(4):291-300.

[14] Dabrowski GP,Steinberg SM,Ferrara JJ,et al. A critical appraisal of endpoints of shock resuscitation. Surg Clin North Am,2000,80(3):825-844.

[15] Marik PE,Bankov A. Sublingual capnometry versus tra-ditional markers of tissue oxygenation in critically ill patients. Crit Care Med,2003,31(3):818-822.

第 11 章

重症超声

第一节 概 述

一、重症超声的历史

重症医学(critical care medicine)是研究任何损伤或疾病导致机体向死亡发展过程的特点和规律性,并根据这些特点和规律性对重症患者进行治疗的学科。中国重症医学的理念起步于20世纪70年代初期。随着第一个重症医学科病房(ICU)的建立及之后ICU逐渐在医疗工作中起到的不可比拟作用,重症医学已经成为中国医疗卫生系统中不可缺少的重要组成部分。今天,作为临床二级学科、具有丰富学术内涵的重症医学,正在系统化、规范化的道路上持续发展。在重要器官功能,如循环功能、呼吸功能、肾脏功能等器官功能的监测评估和支持方面,重症医学开始表现出自己明确的专业特点。其中,由于超声具有动态、实时、可重复的特点,不仅可以用于病情评估,还可以进行动态监测,与其他监测手段共同获得重症患者相关的重要监测和评估数据,为诊断与治疗调整提供及时、准确的指导,因此,由于重症医学的发展,赋予超声新的内涵和功能,被逐渐称之为重症超声。正如《重症血流动力学治疗-北京共识》所述:重症超声是在重症医学理论指导下运用超声针对重症患者,问题导向的多目标整合的动态评估过程,是确定重症治疗,尤其血流动力学治疗方向及指导精细调整的重要手段。

重症超声的发展离不开重症医学理念内涵和技术的快速进步,正在影响着重症监测与支持技术应用的改变与发展。因为重症的特色是患者复杂的发病机制和瞬息的多系统多器官性损害,同时对治疗有着迅速的反应,超声作为重症患者监测评估的一部分,自身的快速发展一方面使重症患者的评估监测更加方便直观和准确,另一方面,如果没有对重症医学理念的深刻理解和对患者病情变化的细微观察和思考,超声技术就只能是技术的进步。

自20世纪50年代起,超声被逐渐广泛应用于疾病诊断、筛查和辅助治疗,大多由放射科医师和有资质的超声科医师实施,在之后近20年,随着一些临床医学学科的快速发展,因为超声床旁、可视、便捷和一些特殊评价监测功能,快速被临床医师认知而掌握应用。心脏超声在ICU中应用的发展非常具有代表性,早期在ICU,心脏超声大多

由心脏专科医师来做,主要目的是帮助诊断心血管疾病。当时,心脏超声被限制于检查心脏和大血管的解剖结构,快速准确的获得图像,有助于诊断一些急性心血管疾病,如:心脏压塞、急性心肌梗死的并发症、自发的主动脉夹层和创伤性主动脉损伤等。20世纪70年代,随着漂浮导管作为重要的血流动力学评估工具进入临床,使得对重症患者循环功能的改变有了更深入的认识,更加具体地探寻到休克的血流动力学内涵;循环支持性治疗从根据血压、心率等常规指标,发展到可以直接面对心输出量、前负荷、后负荷等重要基本因素,乃至氧输送的精确指导,并将这些原本孤立的参数变成连续动态的、定量的指标,与治疗紧密联系。心脏超声因为二维技术联合多普勒模式来测量每搏输出量和每分心脏输出量与漂浮导管热稀释法测量非常一致,又因为本身无创的特点从而被开始广泛应用,到20世纪80年代中期,一些ICU医师的先行者开始拓展应用心脏超声对血流动力学进行全面而详尽的评估。首先他们推荐在感染性休克和ARDS的患者进行血流动力学评估,尤其是可以24小时随时进行和重复检查和评估,并且指导治疗。随后由于在循环衰竭的诊断与评估和有助于治疗的一些经验积累的增加,尤其经食管超声心动图(transesophageal echocardiography,TEE)准确度的增加,逐渐对ICU中心脏超声的应用价值有了进一步的认识。但直到20世纪90年代,ICU时刻存在的心功能评估需求以及容量反应性理念的提出,同时,超声技术发展的参数准确的评估了ICU机械通气的感染性休克患者的心功能和液体反应性,从而进一步丰富了血流动力学内涵和评估手段。近年来,由于血流动力学从监测到治疗,以及重症血流动力学治疗的概念提出,再次推动了在重症患者中的应用,与重症患者的治疗、尤其血流动力学治疗变得息息相关。

随着重症认识的不断深入,尤其血流动力学的概念早已不仅限于循环的领域,而且深入到了重症患者的循环、呼吸、器官功能支持、感染控制等各个方面。呼吸困难是重症患者呼吸循环受累的共同表现,是影响重症患者预后的独立危险因素。重症患者常见的肺部病变包括:肺水肿(心源性、容量过负荷和ARDS)、肺部感染、肺栓塞、气胸及COPD急性恶化等;肺部超声是近年来发展进步的评估监测肺部改变、指导滴定治疗的有效工具,而在1989年Lichtenstein与法国François Jardin的ICU将肺脏超声常规

用于 ICU 之前，肺脏超声一直是超声检查的禁区，之后他利用肺脏超声的 10 大征象，基于对解剖、生理、病理生理、临床表现、传统影像学和呼吸困难的生物学特征制定了急性呼吸衰竭床旁肺脏超声的诊断流程，在 3 分钟之内通过对肺和深静脉血栓（deep venous thrombosis，DVT）的快速筛查，可以对 90.5% 的急性呼吸衰竭做出快速、准确的诊断，由此可以减少胸片和 CT 检查所致的放射性损伤，减少转运风险。肺脏超声就像是一个可视化的听诊器，可以在床旁和重症发生的第一现场，快速清晰地提供重症患者的肺脏信息。

在过去的 25 年中，肺部影像尤其 CT 改变了对 ARDS 的认知。肺部病变具有多样性的特点，而在治疗过程中肺泡复张、过复张、不同 PEEP 诱导的肺部气化的改变既往常常只能通过 CT 进行评估，临床难以进行广泛应用。而现在肺部影像手段已经从仅仅的肺部病理生理诊断工具发展成床旁监测技术，而肺部超声在床旁即可提供良好的评估监测。已有研究证实，肺水的半定量 B 线评分可以用于准确地对肺水的情况进行评估，并且与 CT 的结果有着良好的相关性。同时，肺部超声也可以用于监测评估机械通气的设置与肺部病变的相关性，最新的研究显示，运用超声指导最适 PEEP 的滴定与 P-V 曲线的低位拐点法相比相关性很好，仅略高于低位拐点法，这为指导 ARDS 的治疗提供了一条新的思路。肺部超声由于对 ARDS 的认知与评价的进步而发展，从而有可能促进临床预后的改善。

多系统多器官损害是重症患者的特点，在损害发生的过程中各器官、各系统相互关系密切，互相影响，互相促进病情改变。休克可以引起 ARDS，而 ARDS 又可以引起右心乃至肾脏等肺外脏器的损害；液体复苏是休克治疗的重要环节，但容量过负荷也会对呼吸、肾脏等重要器官造成影响。重症超声不仅可以同一时间评估循环与呼吸的改变，同时能够监测器官灌注的改变，并且可以动态的反复进行，进而准确指导治疗，滴定治疗。因此，重症超声在 20 世纪 90 年代后期迅速进入"全身超声"时代。以肾脏为例，它既是重症患者的常见受损器官，也是休克低灌注，脓毒血症乃至感染性休克时全身受累的前哨器官。因此在重症患者中，监测肾脏灌注的改变不仅有利于评估肾脏本身的灌注，还有利于评估整体的器官灌注状态，肾脏超声除了发现肾脏肿大以外，还能够发现肾动脉的阻力指数增加，据此可以评估肾脏损伤的严重程度。研究证实，这种改变在损伤的发生期和恢复期均早于肌酐的改变，较肌酐更为敏感。应用超声造影技术可以使得血管结构显影，利用特殊的影像模式或软件可以监测毛细血管水平的微循环情况，从而使得超声的监测可以涵盖微血管及微循环水平。

重症超声的发展也是重症超声培训规范化的过程，"让更多 ICU 医师获益，让更多重症患者获益"是重症超声规范化培训的宗旨。世界重症超声联盟（World Interactive Network Focused On Critical Ultrasound，WINFOCUS）在世界各地开办重症超声规范化培训班。从 2008 年前逐步发布了重症超声培训的指南，以及肺部超声、心脏超声、血管内导管置入的相关指南。2011 年，北京协和医院重症医学科携手 WINFOCUS 在中国开办了第一期重症超声培训班，并持续至今。近年设置更加符合中国 ICU 的培训课程，并逐渐完善课程内容和评价细则，培训课程包括基础班、进阶班和超声血流动力学培训课程。课程包括理论、实践、上机培训，可视化远程 ICU 病例讨论等。同期，在欧洲，开始出现由欧洲重症医学会组织的重症超声培训，并针对性制定了有关 ICU 的初级和高级心脏超声培训规范；稍晚些时候，在北美，2014 年前后，美国的重症医学会刚刚启动相关的重症超声培训，并逐步制定相关的指南和规范，其中包括有关重症经食管心脏超声的规范。总之，在全世界范围内，针对 ICU 的超声培训受到前所未有的重视。甚至在一些医学院校已经将包括重症超声在内的 POC（point of care）超声纳入医学生教育教学课程。卡罗莱纳州南部大学医学院在 2006 年，将 POC 超声作为医学院校医学生课程，贯穿大学 4 年，其结果发现，医学生很喜欢这样的教学，他们的超声成绩很好，而且由此提高了医学教育，他们相信这样的教学能够提高对患者的救治水平，改善医疗质量。随后，他们又做了一个 9 年的调查，得到了相似的结论。在美国的医学毕业生教育中，超声培训已经成为急诊住院医师必修课程，而内科、普外、重症以及其他专业也强烈要求将 POC 作为其专业必修培训课程。目前，世界重症超声联盟已经与医学教育超声协会携手成立了世界医学教育超声协会，我们相信在不久的将来，医学教育将会因此发生革命性的改变。

重症超声的推广应该关注资源的存储与整合、培训与质量控制、专业化与重症超声的亚专业化以及广泛的国际交流与合作。资源存储是非常重要的环节，只有完整的合理的资料保存整理才是最后整合的基础，形式可多样，包括结合病例资源，网络资源和科学研究的资源的存储与整合。国际上重症超声培训越来越多，目前已有基本合理的培训体系，包括培训教材和不同的培训形式，因此，培训的过程管理和质控变得非常重要。培训是发展与推广的基础，而质控是可持续发展的动力。重症医学发展已经到了亚专业化的阶段，出现了重症呼吸，重症血液净化，重症营养和重症感染等亚专业，尽管均处于发展阶段，但重症超声作为多系统多器官评估的工具，作为重症医学的一个关键环节，进行专业化规范化发展也是必由之路。重症超声未来在于重症医学的发展，在于国际交流与合作，包括临床，培训与科研的每个方面，要让中国重症超声发展必须在发展自己的同时增进国际交流与合作，让世界倾听中国的声音，让国内重症超声发展与国际同步，更期待部分领先于国际发展。最终，我们期望通过这种强制性、规范化培训让所有的 ICU 医师能够在床旁常规应用重症超声，就像常规的物理检查，把它作为一项基本技能应用和服务于重症患者。

二、重症超声的特点

重症超声是由重症医师操作的，在重症医学理论指导下的超声检查，既包括对患者主要问题的病因判断，又可在床旁对血流动力学各环节（前负荷、左右心功能等）、肺部气水比例的变化进行连续性评估。重症超声不是重症医师与超声操作本身的简单相加，而是在重症的思路指引下,两者结合产生的巨大化学效应:一方面使得重症医师获得更接近病情本质的指标,同时也使超声与临床治疗更紧密的结合。因此,重症超声有其鲜明的特点。

1."问题导向"　重症超声的一大特点就是以临床问题为导向。重症超声不是"常规"检查,该操作的始动因素是重症医师遇到的明确临床问题。也就是临床医师在进行操作前往往都是有明确的临床问题需要判断和解决的。如对于新收入的休克患者,临床医师首先要解决的是判断休克病因,确定治疗方向,这时重症超声有助于快速、准确判断低血压的原因,如通过下腔静脉内径及变异度,左室舒张末面积大小等判别是否存在低血容量性休克;通过评价右室功能、左室收缩舒张功能判断是否存在心源性休克;通过评价股静脉血栓、右室大小、室间隔运动、肺动脉压力及心包积液等判断是否存在梗阻性休克。

2."实时实地"　血流动力学治疗贯穿于重症患者治疗的各个环节,无论休克复苏、机械通气、还是持续肾脏替代治疗、严重感染的控制等,均离不开血流动力学治疗。而血流动力学治疗的最基本的特征就是连续与动态。重症医师可以在重症患者管理的任何时间及治疗阶段对患者进行检查,找出关键环节,且可以对相应的治疗进行动态跟踪指导,"实时实地"解决重症患者的关键问题。"实时实地"的重症理念赋予超声更广阔的发挥空间,真正具有了重症的内涵。

3.多系统整合　多器官功能不全是重症患者的常见临床表现,重症患者的治疗本身就是一个多系统评估和治疗的过程,所以重症超声也具有多系统整合的特点。重症超声可以在循环、呼吸、器官功能支持等各个方面发挥作用。更重要的是,其检查方法可以很好地融合到临床医师的诊疗思路过程中,起到多系统整合应用的作用。例如呼吸衰竭的患者,肺部超声被认为可以敏感的监测肺部的变化及气与水的平衡,动态和静态的分析肺部超声的伪像和实际图像准确诊断肺部疾病,同时还可以通过心脏功能及容量状态的评估,对肺水肿的原因进行鉴别。而休克患者除了对循环做细化的评估外,还可以对肾脏血流、肾动脉阻力指数等进行测量,明确肾脏的灌注情况,有利于从器官灌注的角度对休克进行管理。

4.多目标流程化实施　重症患者的心功能处于变化之中,而每种心功能不全的处理方式均有不同,连续而无创的床旁超声评估,有利于及时地动态调整。而且超声的操作应根据患者的具体情况,确定目标,按一定流程及顺序进行。还是以休克患者举例,通过心脏超声评价,除外低血容量,除外梗阻因素及左室收缩舒张因素,考虑分布性休克,结合患者发热病史考虑感染性休克,进一步利用超声筛查感染灶发现一侧肾盂扩张,考虑上尿路感染造成,继续明确病因发现肾结石。所以基于重症思路的目标顺序出现,指导超声操作,超声检查结果为下一目标的制订提供新的信息,使整个治疗按流程有序进行是重症超声的重要特点。另外,基于重症理念,由临床医师制定的针对特定临床情况的超声操作流程是超声多目标流程化实施的较好诠释。如针对心搏骤停患者的 FEEL 方案、针对呼吸困难评估的 BLUE 方案、针对创伤出血筛查的 FAST 等。

总之,伴随重症医学的发展与变革,借助重症超声临床与基础科研的发展,借助新技术、借助规范化培训和医学生教育,重症超声将持续、创新性的发展。

(王小亭　刘大为)

第二节　心脏超声

重症超声是由重症医师操作的,在重症医学理论指导下的超声检查,在重症的思路指引下,一方面使得重症医师获得更接近病情本质的指标,同时也使超声与临床治疗更紧密的结合。其中心脏超声检查在重症患者的血流动力学监测及治疗过程中起着越来越重要的作用。心脏超声除了在床旁快速提供关于左室大小、明显瓣膜反流和获得性室间隔缺损等结构异常,也常用于心功能的评价、休克原因的判断等。

【心脏超声常用技术】

一、经胸心脏超声

在胸骨旁、心尖部、剑突下和胸骨上窝超声束未被肺组织和胸廓骨组织遮挡区域对心脏和大血管扫描(图 11-2-1),可以得到系列二维切面。经胸心脏超声(transthoracic echocardiography,TTE)在临床常用的超声技术主要包括 M 型超声、二维超声和多普勒心脏超声。

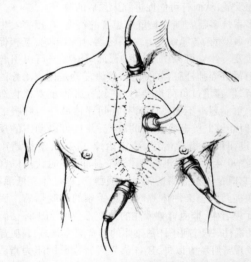

图 11-2-1　超声探头置于未给肺组织和胸廓骨组织遮挡区域,对心脏和大血管扫查

(一)M 型心脏超声　M 型心脏超声(M mode)主要显示心脏结构随时间的运动。M 型超声的时间分辨率优于二维超声,现临床上主要用于心腔大小的准确测量和一些结构在心动周期中随时间的变化。如心脏压塞患者中,M 型超声可以探查右室的舒张期塌陷;严重主动脉瓣反流患者,M 型超声示二尖瓣提前关闭征象。

(二)二维心脏超声　二维心脏超声(two-dimensional echocardiography)显示心脏和大血管的断面,反映心脏和大血管的解剖结构、相互间的空间关系以及功能。二维超声对心脏结构空间分辨率优于 M 型超声,在显示心脏容积方面明显优于后者。二维心脏超声是学习和掌握其他心脏超声技术的基础，在二维超声图像基础上，确定扫描线可以得到某些结构的 M 型曲线，选取取样容积的部位可以得到心脏或大血管的血流频谱。

（三）多普勒心脏超声　多普勒心脏超声主要包括脉冲式多普勒（见文末彩图 11-2-2、彩图 11-2-3）、连续波多普勒（见文末彩图 11-2-4）、彩色血流显像和组织多普勒。

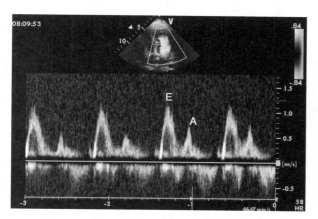

图 11-2-2　二尖瓣血流的脉冲式多普勒频谱
E 峰为舒张早期血流产生，A 峰为舒张晚期（心房收缩期）血流产生

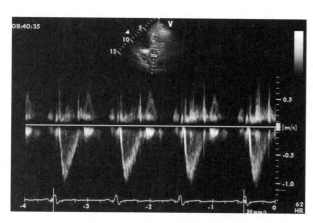

图 11-2-3　主动脉瓣血流的脉冲式多普勒频谱，呈近似直角三角形

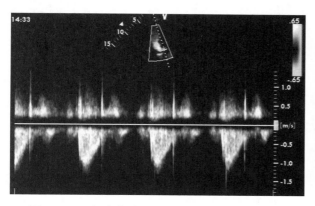

图 11-2-4　主动脉瓣血流的连续波多普勒频谱，为实填的频谱

这里不阐述多普勒超声的物理原理。脉冲式和连续波多普勒心脏超声检查可以测量心脏内和大血管内的血流速度。根据简化 Bernouli 公式，通过瓣膜或间隔缺损处的峰值血流速度与相应的压力阶差相关，通过记录多普勒血流频谱的峰值血流可以得到压力阶差。因此对多普勒频谱进行描记，可以获得主动脉瓣和二尖瓣狭窄的最大和平均压力阶差（见文末彩图 11-2-5）。应用同样的原理，可以通过测量三尖瓣反流峰值速度得到右室和右房间压力阶差。

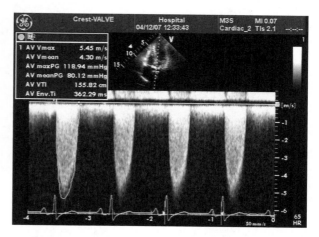

图 11-2-5　描计主动脉瓣狭窄的血流频谱，获得最大和平均跨瓣压差

彩色血流显像与脉冲式多普勒原理相同，不同的是不像脉冲式多普勒显示随时间变化的多普勒血流速度，而是通过对血流速度进行彩色编码，直观实时显示叠加在二维超声图像上的血流信号（见文末彩图 11-2-6、彩图 11-2-7）。因而，彩色血流显像可快速评价瓣膜反流、心内分流和肥厚型梗阻性心肌病等引起的湍流（见文末彩图 11-2-8）。而且，彩色血流显像是应用最广泛的半定量评价瓣膜反流程度的无创方法，所获结果与血管造影半定量评价反流相似。

组织多普勒（tissue Doppler imaging，TDI）系应用多普

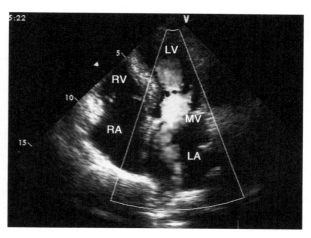

图 11-2-6　心尖四腔心切面示红色（血流方向朝向探头）的通过二尖瓣的血流

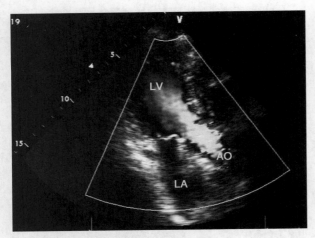

图 11-2-7　心尖左室长轴切面示蓝色(血流方向背离探头)的通过左心室流出道和主动脉瓣的血流

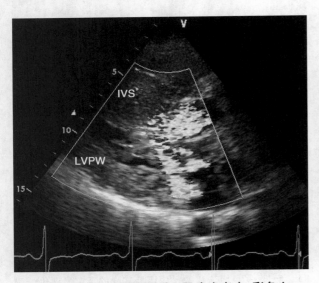

图 11-2-8　在一例肥厚型心肌病患者中,彩色血流显像示通过左心室流出道的五色镶嵌的快速湍流,提示左室流出道梗阻

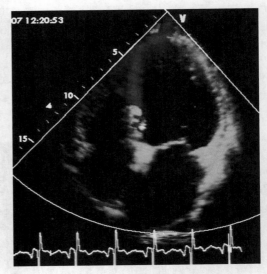

图 11-2-9　组织多普勒的彩色显像
朝向探头的心肌运动方向标记为红色,背离探头的运动方向为蓝色

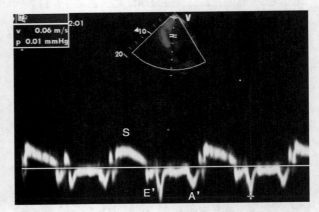

图 11-2-10　组织多普勒的脉冲式显像
显示心动周期中收缩期(S)和舒张期(E 和 A″)二尖瓣瓣环的运动幅度和方向

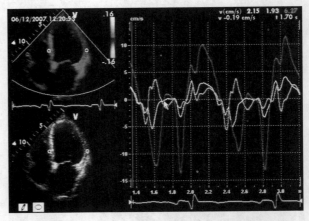

图 11-2-11　组织多普勒显像的定量组织速度图
其曲线可以同时显示不同心肌节段的运动速度和方向,并可进行定量分析,在判断心肌运动同步化方面有重要的应用价值。红色、黄色和绿色分别代表右室侧壁、后间隔和左心室侧壁基部节段的运动速度曲线

勒技术以彩色编码或频谱图像显示心肌或瓣膜等心脏组织的运动,尤其可以显示心肌或瓣膜沿心脏纵轴方向的运动。血流中红细胞运动速度快、产生的多普勒频移大,具有高频低振幅的特点,与此相反,心肌运动速度慢、产生的多普勒频移小,具有低频高振幅的特点,通过滤波等处理,只获取心肌的频移信号,以彩色图像(见文末彩图 11-2-9)或频谱曲线(见文末彩图 11-2-10)显示。现组织多普勒有多种应用技术,如定量组织速度显像(见文末彩图 11-2-11)、组织追踪技术、同步化显像、应变和应变率显像等。

(四) **实时三维心脏超声**　目前的实时三维心脏超声(real time three-dimensional echocardiography)能精确地测量心室容积和射血分数,测定的容积与心室造影和磁共振具有很好的相关性。三维心脏超声克服了二维心脏超声不能全面显示左心室的局限性,可在各个切面调整心内膜轮廓线,使计算结果更精确。

(五) **心脏超声技术要求**　因超声不能透过肺部的空

气和肋骨,因此探头需放至在一定的位置(声窗)以获得满意的超声图像。超声耦合剂涂在探头上可以使探头和胸壁间保持很好的接触,减少或避免空气对超声束的影响。

常需连接心电图,可以和超声图像同步显示心电图信号,心电图所反映的心动周期的时间性有助于更好地分析心脏结构的运动时相、血流的时相和在二维心脏超声上准确地测量心腔内径、容积等参数。

在从胸骨旁或心尖部扫描时,患者需平卧位或左侧卧位,从胸骨上窝和剑突下扫描时需平卧位。常规检查包括了 M 型、二维和多普勒超声,从主要的四个声窗对患者进行检查,可以通过转动和倾斜探头得到一系列图像。一般患者的检查时间在 10 ~ 20 分钟,一些疑难病患者需要更长时间。以下介绍几个较常用切面。

(六)二维超声切面　常规的二维超声切面有胸骨旁左室长轴、胸骨旁大动脉短轴、胸骨旁左室短轴二尖瓣水平、腱索水平、乳头肌水平、心尖四腔心、心尖二腔心、心尖五腔心、心尖左室长轴等(图 11-2-12 ~ 图 11-2-23,其中图 11-2-19 在文末有彩图)。

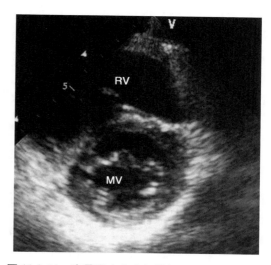

图 11-2-14　胸骨旁左心室短轴切面(二尖瓣水平)
RV,右心室;MV,二尖瓣

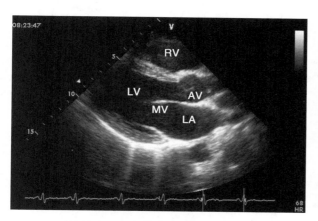

图 11-2-12　胸骨旁左心室长轴切面
RVOT,右心室流出道;LV,左心室;LA,左心房;
AV,主动脉瓣

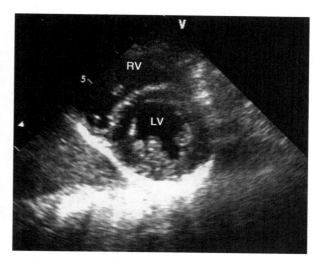

图 11-2-15　胸骨旁左心室短轴切面(乳头肌水平)
RV,右心室;LV,左心室

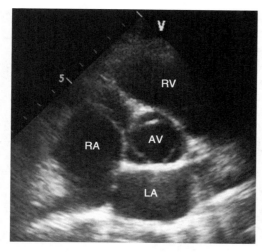

图 11-2-13　胸骨旁大动脉短轴切面
RV,右心室;RA,右心房;LA,左心房;AV,主动脉瓣

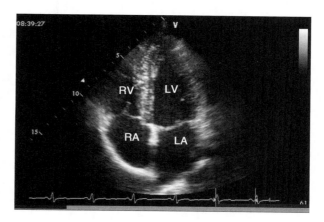

图 11-2-16　心尖部四腔心切面
RV,右心室;RA,右心房;LA,左心房;LV,左心室;
TV,三尖瓣;MV,二尖瓣

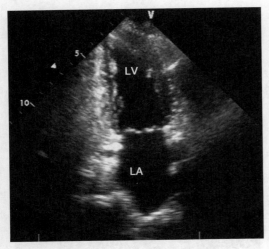

图 11-2-17　心尖部两腔心切面
LA,左心房;LV,左心室

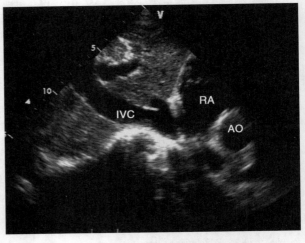

图 11-2-20　剑突下下腔静脉长轴切面
IVC,下腔静脉;RA,右心房,AO,主动脉

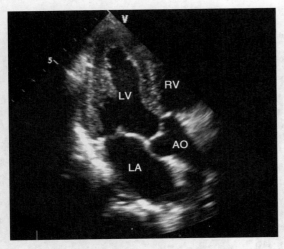

图 11-2-18　心尖部左心室长轴切面
心脏结构的显示基本同胸骨旁左心室长轴切面,但可
显示左心室心尖部。RV,右心室;LV,左心室；LA,左
心房;AO,主动脉

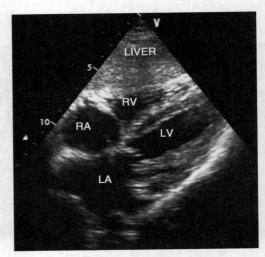

图 11-2-21　剑突下四腔心切面
RV,右心室;RA,右心房;LA,左心房;LV,左心室;
Liver,肝脏

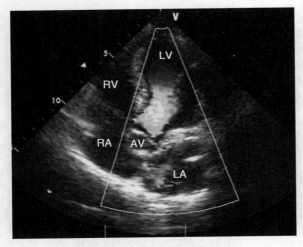

图 11-2-19　心尖部五腔心切面
RV,右心室;RA,右心房；LA,左心房;LV,左心室,
AV,主动脉瓣

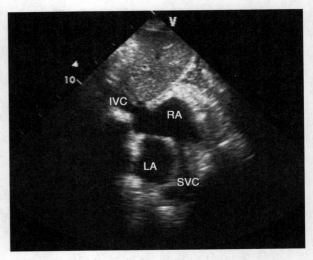

图 11-2-22　剑突下上下腔静脉、双心房切面
RA,右心房;LA,左心房;IVC,下腔静脉;SVC,上腔静脉

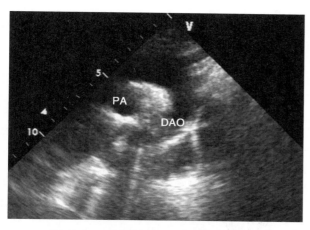

图 11-2-23　胸骨上窝主动脉弓长轴切面
PA，肺动脉；DAO，降主动脉

1. 胸骨旁切面　探头置于胸骨左缘第二或三肋间，患者左侧卧位。探头朝向患者右肩，使图像平面沿心脏长轴扫描心尖至心底部，左室位于屏幕中央，得到胸骨旁左室长轴切面，在此图像的腱索水平获得 M 型超声图像进行常规测量。在长轴切面基础上，旋转探头 90°，使探头标记朝向患者左肩，探头轻度向患者右肩倾斜，获得大动脉短轴切面，此切面上三尖瓣位于屏幕左侧，肺动脉位于右侧，主动脉瓣三个瓣位于中央。在大动脉短轴切面基础上，探头方向向患者左肋缘不同程度倾斜可获得左室短轴二尖瓣水平、腱索水平、乳头肌水平和心尖部，可评估左室局部室壁运动，右心室位于屏幕的右上方。

2. 心尖切面　患者左侧卧位。将探头移至心尖部，探头标记朝向患者左肩，获得心尖四腔心切面，此切面与胸骨旁长轴切面垂直，可获得左右心房和心室，右心房室、三尖瓣在屏幕左侧，左心房室、二尖瓣在屏幕右侧，可评价室间隔和左室侧壁运动。在四腔心切面基础上，将探头逆时针旋转，使探头标记指向患者颈部左侧，使声束只通过心腔左侧，获得心尖二腔心切面，可评价左室下壁和前壁运动。在二腔心切面基础上，继续逆时针旋转探头，使探头标记朝向患者右肩，获得心尖左室长轴切面，可显示左室流出道、主动脉瓣等结构，可在此切面记录左室流出道血流速度积分，计算每搏量。四腔心切面基础上，探头向右肩方向倾斜，获得心尖五腔心切面，声束平行地通过左室流出道和主动脉瓣，测量左室流出道和主动脉瓣血流速度较准确。

3. 剑突下切面　探头置于剑突下，在到达心脏前声束穿过腹壁、肝脏和纵隔，探头标记朝向患者左肩，探头向前向上倾斜角度，获得剑突下四腔心切面。心脏十字交叉位于屏幕中央。此切面可较好地观察房间隔，因声束与房间隔基本垂直。逆时针旋转探头，使探头位于靠近剑突下的右肋缘，与下腔静脉和身体矢状面基本平行，获得剑突下下腔静脉长轴切面，可观察下腔右心房端。探头置于剑突下靠近右肋缘，探头标记朝向受检者右肩，探头向左后方倾斜，获得剑突下双腔静脉双心房切面。当心尖部和胸骨旁切面不能很好显示心脏结构时，剑突下切面是很好的

补充。

4. 胸骨上窝切面　探头置于胸骨上窝，探头标记朝向左颈部和左肩部之间，扫描平面和主动脉弓长轴近似，获得胸骨上窝主动脉弓长轴切面。可显示升主动脉、主动脉弓及主要分支、降主动脉近段。此切面可用于诊断主动脉夹层、大动脉炎和主动脉缩窄等。

（七）经胸心脏超声局限性　高质量图像需好的声窗，肥胖、慢性阻塞性肺病、胸壁外伤和胸骨切开术后等患者不能获得理想的图像。同样疼痛引起高通气、焦虑和机械通气的患者图像质量差。人工二尖瓣和主动脉瓣可阻挡声束，产生声影，很难观察机械瓣的病理状况，多数情况下难以显示赘生物或血栓，亦不能很好地显示二尖瓣反流和瓣周漏。

二、经食管心脏超声

经食管心脏超声（transesophageal echocardiography，TEE）克服了 TTE 的许多局限性，可避免肋骨、肺对声束的干扰。食管紧邻心脏和大血管，可以获得高品质图像，拓宽了诊断能力，如对主动脉和左心耳可进行很好的观察。

（一）经食管心脏超声探头　TEE 探头与胃镜相似，长约 1m，由发射超声的换能器、管体和操纵装置组成，其管体顶部为换能器，受管体后端操纵装置控制，操纵装置的外侧大轮控制探头的前后运动，而内侧的小轮控制探头的左右运动，控制钮控制管体旋转。操纵器通过电缆和插头连接超声仪主机。目前 TEE 具有 M 型、二维、彩色、脉冲、连续、组织多普勒以及实时三维超声等检查功能。TEE 经历了单平面、双平面、多平面探头的发展，现具有实时三维功能。多平面探头其单个换能器可在原位作 180°旋转，可任意调整扫描平面，从各个方向和平面观察心脏和大血管的结构和功能。

（二）检查前准备　配备除颤仪、药品、心电监护仪等抢救器材和药品。询问患者药物过敏史及其他相关病史，对疑有食管病变者先进行钡餐检查。完成血常规、凝血功能等常规检查。对心内膜炎易感患者如既往患过心内膜炎、人工瓣膜、有肺体分流的先天性心脏病患者检查前予抗生素预防心内膜炎。TEE 前需完成 TTE 检查以了解心脏和大血管基本情况，以确定 TEE 需重点观察的内容。向患者介绍检查的过程和需要配合的事项，签署知情同意书。患者接受 TEE 检查前空腹 4 小时以上。

行 TEE 操作前，检查食管探头有无损坏、控制钮工作是否正常，保证超声仪的正常工作状态。

（三）检查方法　连接心电图，测量心率血压。TEE 检查前去除口腔和食管内包括义齿、鼻饲管等异物，以免脱落引起意外，松开衣领和腰带。2% 利多卡因或丁卡因局麻患者咽部。患者取左侧卧位或平卧位，颈部稍屈。探头前端 10cm 表面涂以超声耦合剂，口腔放置牙垫，轻轻插入探头，当探头顶部位于咽部时嘱患者做吞咽动作，感觉无明显阻力时，均匀轻巧地将探头插入食管，插送过程中切忌动作粗暴，检查者尽量减少操作时探头移动幅度以减少患者不适感。探头进入 25cm 即可观察到心底部结构，探头深度根据检查部位决定。一般检查时间为 10～15 分钟。检查过程中密切观察患者反应和心电图情况。检查

后禁食水2小时。探头冲洗干净后，用酶洗剂擦洗，再用戊二醛或邻苯二甲醛溶液浸泡消毒，清水冲洗后晾干。

（四）适应证　TEE的适应证包括：TTE图像差，不能提供临床诊断需要的证据；TEE优于TTE的方面的一些特殊适应证，作为TTE的补充检查；一些心血管介入治疗术术中的监测和引导，如房间隔、室间隔和动脉导管封堵；介入术前或心外科术前的检查，如二尖瓣球囊扩张术前，心外科换瓣术前的评价；外科术中监测。

TEE优于TTE的方面的一些特殊适应证包括：对心内膜炎患者的自家或人工瓣膜及心内膜炎并发症的评价；对可疑人工瓣膜功能不全的评价；对胸主动脉病变如夹层的评价；对可疑心内团块的评价如心房黏液瘤、心房血栓等；对心脏来源的体循环栓子的探查；评价房间隔（如房间隔缺损、卵圆孔未闭）；肺动脉主干栓子的观察。

（五）禁忌证　TEE的禁忌证包括：食管和咽部疾病。食管疾病包括食管憩室、食管炎症、食管静脉曲张、食管占位、食管狭窄、食管畸形、食管放疗、食管硬化、上消化道出血等；咽部疾病包括急性扁桃体炎、急性咽炎、脓肿等；严重心血管疾病不能耐受探头插入；颈部僵直可能致探头通过困难；严重出血倾向、剧烈咳嗽、精神障碍、极虚弱、呼吸困难及不能配合检查的患者。

抗凝治疗不是TEE的禁忌证，只要抗凝指标在可接受的指标范围，无出血倾向时可行TEE。

（六）并发症　即使在重症患者TEE亦较安全，在静脉麻醉下TEE成功率较高。可能的并发症包括咽部和食管损伤、出血、食管穿孔、咽部或气管痉挛、气管插误、呼吸抑制、低血压、高血压和心律失常。一研究对10 419次插管进行分析，表明插管失败的发生率在1.9%，死亡率为0.0098%，1例患者死于食管大出血，患者肺部肿瘤侵犯食管。另一中心对3827例TEE检查表明并发症为2.9%，死亡率0.026%，为充血性心力衰竭室颤死亡。

【心脏收缩功能的评价】

左室整体收缩功能（global left ventricular contractile function，GLVF）反映心脏血流动力学变化，可通过心输出量、左室射血分数和每搏量来评价。这些参数反映了心脏机械做功的最终表现。心输出量、左室射血分数可通过心室舒张末容积和收缩末容积的变化值来反映。每搏量=舒张末期容积（EDV）－收缩末期容积（ESV）；射血分数（EF）=（SV/EDV）×100%；心输出量（CO）=SV×心率；心排指数（CI）=CO/BSA（BSA为体表面积平方）。

1. M型心脏超声

（1）左室射血分数和左室短轴缩短分数：M型心脏超声是日常工作中广泛使用的方法，优点是简便，其标准测量区为：在标准的二维胸骨旁左室长轴切面基础上，在二尖瓣腱索水平记录M型心脏超声曲线（图11-2-24），可以获得室间隔左室面与左室后壁心内膜面之间的左室内径，在舒张末期和收缩末期测量分别获得左心室舒张末期内径LVDd（短径）和收缩末期内径LVDs（短径）。在应用M型测量LVDd和LVDs时，应使声束尽量与室壁垂直，以减少测量误差，在某些仪器上可应用解剖M型功能。连

接心电图，通过二维心脏超声亦可准确测量左心室舒张期和收缩期短轴径。通过公式可以演算出左心室容积、左室射血分数和左室短轴缩短分数，实际操作中测量LVDd和LVDs后，超声仪器可自动计算以上参数。

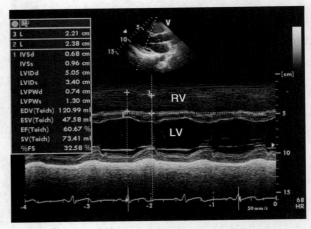

图11-2-24　二尖瓣腱索水平记录M型超声心动图曲线，进行常规测量

根据椭圆体公式法，左心室容积=$1.07 \times D^3 \approx D^3$，D为左心室短径。当左心室增大时，短径增大更明显，椭圆体公式存在测量误差，回归校正公式Teichholz法与金标准测定结果相关性好，较常用，左心室容积=$7.0 \times D^3/(2.4+D)$。左心室舒张末期容积=$LVDd^3$和收缩末期容积=$LVDs^3$，左室射血分数=$(LVDd^3-LVDs^3)/LVDd^3$，左室短轴缩短分数=$(LVDd-LVDs)/LVDd$。

应用M型心脏超声测量左室基底部的功能来反映左室整体收缩功能，保证此方法准确性的前提是左心室协调一致收缩，无节段性运动障碍。在伴有左心室节段性运动异常（如心肌梗死，一些心肌病）、束支传导阻滞、右室扩张、预激综合征等以及不能获得满意的声窗时，M型测量方法存在误差。

（2）E点和室间隔左室面之间的距离：M型心脏超声评价左室收缩功能的另一种方法是测量二尖瓣E点和室间隔左室面之间的距离（EPSS），正常值<8mm，随左室射血分数下降而增大，当左心室扩张和（或）左室搏出量下降时，室间隔和二尖瓣前叶可呈相反方向运动，EPSS增宽（图11-2-25）。

（3）二尖瓣瓣环的运动幅度：可较准确反映左室收缩功能，与左室射血分数有很好的相关性，是评价左室收缩功能的半定量方法。左心室收缩时，左室长轴缩短，二尖瓣瓣环朝心尖方向运动，二尖瓣瓣环的运动幅度可反映左心室长轴的缩短程度，从而对左室收缩功能作出迅速的判断。

（4）其他收缩功能指标：包括室间隔增厚率，其公式为（室间隔收缩期厚度－舒张期厚度）/舒张期厚度；后壁增厚率为（后壁收缩期厚度－舒张期厚度）/舒张期厚度；室间隔和左室后壁运动幅度（分别为IVSE和PWE）：为室间隔左室面或左室后壁心内膜缘舒张末期与收缩末期位置之间

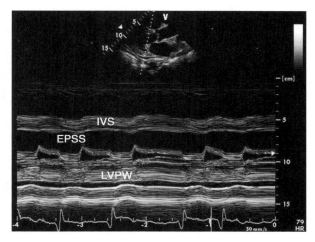

图 11-2-25　M 型超声心动图示增宽的 EPSS
IVS,室间隔;LVPW,左心室后壁

垂直距离,正常值 IVSE 为 5～8mm,PWE 为 6～14mm。

2. 二维心脏超声　M 型心脏超声用一维的测值获得三维物体的体积,需许多假设,有局限性。二维心脏超声测定左心室容积目前采用的几何体模型包括长椭圆体、Simpson 法和各种圆柱圆锥体组合等。临床上较常用的为面积长度法和 Simpson 法。面积长度法有单平面法和双平面法。单平面法即采用心尖四腔心或二腔心切面,描记收缩末期和舒张末期左心室心内膜,测出其长轴内径和面积,一般超声仪内的软件自动给出收缩末期和舒张末期容积及射血分数,左心室容积(ml)= 0.85×左心室面积(四腔或二腔)的平方/左室长轴内径。如以心尖四腔心和二腔心切面面积乘积替代左心室面积的平方,则为双平面面积长度法测定的左心室容积,理论上测值较准确。

(1) Simpson 法:将左心室分成若干个椭圆柱体,累计各个圆柱体的容积之和即为左心室容积。优点是最大程度降低几何体模型限制对容积计算的影响,适用于节段性室壁运动异常者,如心肌梗死。因 Simpson 法计算方法复杂,临床上常用 Simpson 简化法、单面碟片法、双面碟片法。二维单平面碟片法常用四腔心切面(图 11-2-26)。

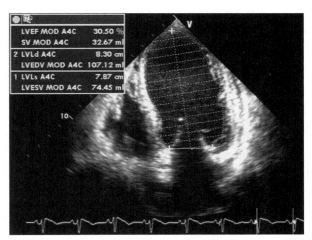

图 11-2-26　心尖四腔心切面单平面碟片 Simpson 法

Simpson 简化法即圆柱-截头圆锥体-圆锥体法,与血管造影相关性好,容积=$A_1×L/3+[(A_1+A_2)/2]×(L/3)+A_2/3×L/3$,$A_1$,$A_2$ 分别为二尖瓣水平和乳头肌水平左室短轴切面面积,L 为左室长径。

(2) 双面碟片法:勾画心尖四腔心切面和二腔心切面心内膜,测量左室长轴内径(L),左室沿左室长轴分成若干个(n)碟片(近似圆柱体),两个切面相对应短轴切面碟片直径 D1 和 D2,高 H 为 L 除以碟片数 n,即 H = L/n。各个碟片小圆柱体之和即左室容积。

二维超声测容积的局限性:心内膜显示必须清楚,否则有明显偏差。在声窗差使图像质量差的患者如肥胖、肺气肿和消瘦的患者,心脏超声医师经常仅根据视觉观察估计左室射血分数,此法为定性,有主观性。对于声窗差的患者可注射跨肺循环的左心对比造影剂使心内膜得到满意显示,从而较准确地进行心内膜描记,得到精确的测值(图 11-2-27)。

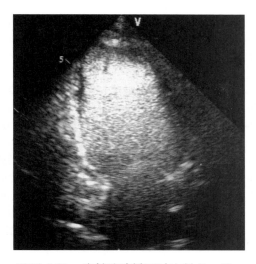

图 11-2-27　注射跨肺循环对比剂 SonoVue 使左心室心内膜缘得到满意显示

(3) 目测评估室壁运动:临床上广泛使用的是目测评估室壁运动,可分为运动正常(左室后壁运动幅度 6～12mm,室间隔运动幅度 5～8mm);运动减弱(运动幅度<4mm);无运动(运动幅度为 0);矛盾运动(收缩期反向运动);运动增强。

目测评价主要观察左室壁短轴方向的横向运动是否正常,可通过二维心脏超声的各个切面来全面评价,心尖水平、乳头肌水平及二尖瓣水平切面心尖运动应是向心性均匀收缩。但目测评估法受观察者经验和主观因素影响较大。

心脏运动很复杂,包括了短轴上的圆周运动、轴向运动,长轴方向上的纵向运动,心脏的旋转运动以及整个心脏的“摆动”,因此有时即使短轴方向测值在正常范围,而纵轴方向的收缩已减低,需通过其他的技术,如组织多普勒、二维或三维斑点追踪技术来判定。

实验表明心肌缺血时首先出现局部灌注异常,然后出现舒张功能异常、局部收缩功能异常、心电图异常、胸痛。

局部收缩功能异常(即局部室壁运动异常)是检测心肌缺血敏感性高的指标,局部室壁运动异常的节段范围与相应供血冠脉的供血范围存在相关性,常使用左室16段或17节段分段法来进行左室壁节段性运动分析。二维节段性室壁运动异常检出急性心肌缺血的敏感性可达71%~96%,特异性在93%~98%。

定量室壁运动分析常需借助计算机软件,较繁琐,未在临床上广泛应用。

3. 多普勒心脏超声　多普勒测定左心室每搏量和心排量与管腔截面积及其内的血流速度相关。可通过升主动脉、主动脉瓣环、二尖瓣的血流进行计算,临床上最常用是测定主动脉瓣环血流。

可采用心尖五腔心切面或心尖三腔心切面记录主动脉瓣瓣环水平的血流频谱,描绘频谱轮廓,超声仪自动给出血流速度积分VTI,在胸骨旁长轴切面测定收缩期主动脉瓣瓣环内径D,每搏量$SV = VTI \times \pi \times (D/2)^2$。注意声束和血流速度夹角尽可能小,应<20°。

通过频谱多普勒亦可获得一些与左室整体收缩功能相关的其他指标,包括加速度(从血流频谱起点至峰值流速的时间)、峰值加速度、平均加速度和血流速度积分等。

Tei指数:已知心肌纤维收缩和舒张与钙离子相关,钙离子的内流和外流分别发生在等容收缩期(IVCT)和等容舒张期(IVRT),心脏超声测定的Tei指数可以反映左右心室整体功能。Tei指数为IVCT和IVRT之和,与左心室射血时间ET之比。测定方法:测定二尖瓣关闭至主动脉瓣开放时间为IVCT,主动脉瓣关闭至二尖瓣开放时间为IVRT,主动脉瓣血流频谱开始至结束时间为左心室射血时间ET。可用脉冲组织多普勒或组织多普勒定量组织速度图或频谱多普勒(将频谱取样点放置于二尖瓣与左室流出道之间)来测定Tei指数。示意图见图11-2-28。

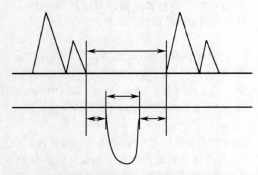

图11-2-28　频谱多谱勒测定Tei指数的示意图

【左心室舒张功能的评价】

左心室舒张功能是指心室收缩后,左心室回复原来压力和容量的能力,包括主动舒张和被动舒张两个过程。主动舒张又称松弛或迟缓(relaxation),发生于等容舒张期内,虽然心室容积无变化,但心肌主动舒张,肌张力迅速下降,对于快速充盈期心室接受心房的血液起重要作用。被动舒张反映心室的顺应性(compliance)或扩张性(distensi-

bility)。心室顺应性取决于心室的容积和心室的硬度,可用压力-容积关系曲线或压力-容积环来表示。此外左右室间耦联作用和心包的限制是影响左室舒张期顺应性的因素。舒张性心力衰竭(现又称左室射血分数保留的心力衰竭)指由于一侧或两侧心室的充盈阻力增加,舒张压力-容积曲线异常上移引起淤血症状的一种病理状态。在临床工作中很难确定压力-容积曲线,因此更实用的定义为有充血性心力衰竭典型的表现(肺循环和体循环淤血),静息时伴异常的舒张性功能不全而收缩功能正常或仅有轻微减低的一种病理状态,此时的主要功能异常是心室松弛性和顺应性降低(僵硬性增加)。舒张性心力衰竭占心力衰竭患者的30%~50%。

一、诊断条件

根据《中国心力衰竭诊断和治疗指南2014》,舒张性心力衰竭的诊断需包括以下几个方面:①有典型心力衰竭的症状和体征;②左室收缩功能正常或仅有轻度异常(通常LVEF≥45%),且左室不大;③有相关结构性心脏病存在的证据(如左室肥厚、左房增大)和(或)舒张功能不全;④除外心包疾病、瓣膜病等。其他需考虑的因素包括本病的流行病学特征,多为老年患者、女性、糖尿病、高血压、冠心病、房颤、肥胖等。B型利钠肽(BNP)或氨基末端B型利钠肽前体(NT-proBNP)有参考价值。

二、左室舒张功能的超声评价

心脏超声是评价左室舒张功能的重要工具。常用多普勒心脏超声来评价,对二尖瓣和肺静脉的血流频谱以及二尖瓣环运动速度进行测定,可评价舒张功能异常的存在与程度。

(一)正常二尖瓣血流频谱　正常人二尖瓣脉冲式多普勒频谱有舒张期2个峰E峰和A峰,E峰代表舒张早期即快速充盈期最大血流速度,A峰代表舒张晚期即心房收缩期最大血流速度。从二尖瓣血流频谱可把左室舒张期充盈分为快速充盈期(RFP)、缓慢充盈期和充盈晚期(即心房收缩期)。

1. 二尖瓣血流频谱形成的机制　左房与左室压差决定充盈速度的变化。在快速充盈期心房持续舒张,加上左心室舒张的抽吸作用,使左房压大于左室压,引起血流加速。继之左室压渐上升,左房左室压差减少,直至两者相等时,血流加速停止而达峰形成E峰。此后,因血流惯性,左心室充盈持续,左心室压力不断上升,当左室压超过左房压时,血流充盈减速直至停止,此时因肺静脉回流持续,左房压上升,达到等于左室压时,进入缓慢充盈期,此时无血流或极少血流进入左室。最后因心房收缩,左房压再次大于左室压,左室再次充盈形成A峰。

2. 二尖瓣血流频谱指标　常用的有E/A(舒张早期与舒张晚期最大血流速度之比)、E峰减速时间(EDT)、等容舒张时间(IVRT)。左室充盈正常的二尖瓣血流频谱,E峰大于A峰,E峰减速时间(EDT)150~240毫秒、等容舒张时间(IVRT)60~100毫秒。

(二)左室舒张功能不全的表现形式　左室舒张功能不全表现的三种形式为最早出现的左室充盈减低(松弛功能减低)、中期左室充盈假性正常及晚期的限制性充盈异常,几乎所有心脏病患者的舒张功能异常均可表现为这三种形式,随左心室舒张功能不全程度的加重,二尖瓣血流频谱示 E 峰逐渐增高,A 峰逐渐降低,等容舒张时间逐渐缩短(图 11-2-29)。

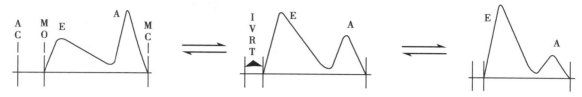

图 11-2-29　不同程度左心室舒张功能不全时相应二尖瓣血流频谱的变化

AC,主动脉瓣关闭;MO,二尖瓣开放;MC,二尖瓣关闭;IVRT,等容舒张期。左,早期左室舒张功能异常;中;左室充盈假性正常化;右,限制性左室充盈异常

1. 早期左室舒张功能异常　即松弛功能减低,患者静息时常无症状,心功能轻微异常,左房大小正常,左房收缩功能可以正常或增强,左室充盈压正常,以等容舒张期延长、E 峰减速时间延长和 A 峰速度增高及 E 峰速率降低(E/A<0.8)(图 11-2-30)为特征性表现,肝静脉和肺静脉收缩期以前向血流为主。

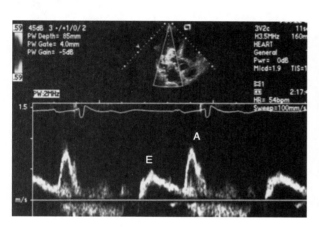

图 11-2-30　早期左室舒张功能异常,E/A<1

2. 左室充盈假性正常化　患者常表现为劳力性呼吸困难,心功能中度异常,左房增大,左房收缩功能可以正常或增强,左室充盈压增加。E/A = 0.8 ~ 2.0(见文末彩图 11-2-31)。

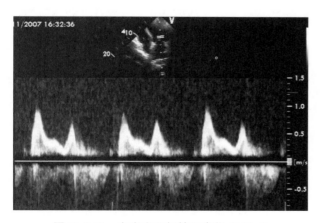

图 11-2-31　左室充盈假性正常化,E/A>1

3. 限制性左室充盈异常　患者临床症状明显,常有轻微活动后气喘,心功能明显异常,左房增大及收缩增强,左室充盈压明显增加以等容舒张期缩短、高 E 峰低 A 峰速度(E/A>2)(见文末彩图 11-2-32)为特征性表现;肺毛细血管嵌压升高,出现肺淤血,查体可闻及肺部啰音,颈静脉怒张等表现。

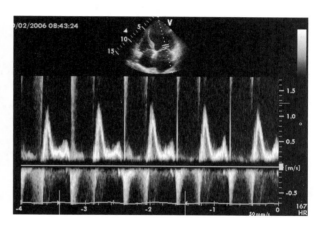

图 11-2-32　限制性左室充盈异常,E/A>2

以上三者的心脏超声鉴别如表 11-2-1。舒张功能不全中期 E/A>1 呈伪正常化,可以观察肺静脉血流频谱来明确,舒张功能不全时舒张期的逆向 A 峰(Ar)时间大于二尖瓣血流频谱的 A 峰时间,亦可以结合其他指标进行鉴别,如通过 M 型彩色多普勒测定舒张早期左室内血流传播速度,组织多普勒成像测定二尖瓣环运动速度和心肌舒张早期峰速度。

(三)二尖瓣血流频谱影响因素　二尖瓣血流频谱随年龄而改变,随年龄增加左室舒张功能减低,表现为等容舒张时间延长,E 峰降低,A 峰增高,E/A 比值变小。此外二尖瓣血流频谱还受左室充盈压高低、心率、呼吸、取样容积位置的影响。冠心病、高血压、肥厚型心肌病和糖尿病患者,E 峰减低,A 峰增高,E/A 比值变小,等容舒张时间延长,E 峰减速时间延长。

(四)舒张功能减低机制

1. 早期舒张功能减低机制　左室心肌主动舒张异常,IVRT 延长,左室舒张缓慢,舒张早期左室压力变化平坦,左房左室压差减少,使左室舒张早期充盈减少。舒张晚期,心房收缩使舒张晚期充盈代偿性增加,但此时左室舒张末期压是否增加与左室心肌顺应性相关。

表 11-2-1　左室舒张功能异常各阶段指标

	松弛功能减低（轻度）	充盈假性正常（中度）	限制性充盈异常（重度）
EDT(ms)	>240	150～240	<150
IVRT(ms)	>100	60～100	<60
E/A	<0.8	0.8～2	>2
S/D	>1	<1	<1
AR(cm/s)	<35	>35	>35
E′/A′	<1	<1	>1
E′(cm/s)	<8	<8	<8
Vp(cm/s)	<45	<45	<45

注:E=二尖瓣口舒张早期血流速度;A=二尖瓣口左房收缩期血流速度;EDT=E峰减速时间(EDT);IVRT=等容舒张时间;S=左室收缩期肺静脉血流速度;D=左室舒张期肺静脉血流速度;AR=心房收缩期肺静脉逆向血流速度;E′=二尖瓣环侧心肌舒张早期速度;A′=二尖瓣环侧心肌舒张晚期速度;Vp=舒张早期左室内血流传播速度

2. "假性正常"机制　左室顺应性下降,二尖瓣血流频谱"假性正常"。在心肌缺血和肥厚型心肌病时出现左室充盈压(舒张末压)增高时,左室顺应性减低,出现左心室被动充盈受阻,IVRT缩短,E峰增高而A峰降低,E/A比值增加,频谱呈现"假性正常"。其机制为:心肌顺应性下降(僵硬度增加),左房收缩增强,左房压增加,左房-左室压差增加,E峰增加而使频谱"假性正常"。肺静脉血流频谱有助于和正常患者鉴别,此型患者肺静脉收缩期前向血流降低,舒张期前向血流增加,且心房逆向峰速度增加,持续时间延长。

3. 限制性舒张功能异常机制　限制性舒张功能异常时左室心肌顺应性进一步下降,充盈早期左室压力快速升高导致减速时间缩短。左室舒张末压升高导致心房收缩性充盈减少。肺静脉前向血流主要出现在舒张期。心房收缩时肺静脉逆向峰速度和持续时间均增加。肝静脉收缩期血流降低。此型见于左心房压力增高且左室舒张期压力快速升高,如见于心力衰竭失代偿及限制型心肌病。

(五) 肺静脉血流频谱　取样容积置于肺静脉内(左房入口处1～2cm),肺静脉频谱由S波、D波和AR波组成(见文末彩图11-2-34),S波为收缩期肺静脉血流速度,为左心室收缩时肺静脉充盈时产生;D波为舒张早期肺静脉血流峰速度,由于与E峰同时相,影响E峰的因素同样影响D波;AR波为舒张晚期心房收缩时最大肺静脉逆向血流速度,系心房收缩时血液逆流入肺静脉产生的波,正常<30cm/s。肺静脉血流频谱可用来鉴别正常频谱和假性正常化(图11-2-33)。

(六) 左室内血流传播速度　取心尖四腔心或二腔心切面,用彩色多普勒显示左室内舒张期血流的M型彩色多普勒图像,冻结图像测量舒张早期血流束线性节段的斜率,即为左室内舒张早期血流传播速度(left ventricular flow ve-

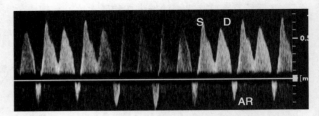

图 11-2-33　肺静脉血流频谱,由 S 波、D 波和 AR 波组成

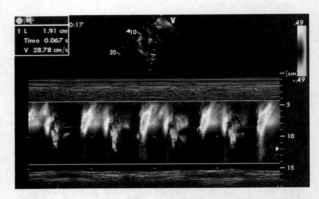

图 11-2-34　彩色 M 型示左室内血流传播速度减低(<45cm/s)
提示左心室舒张功能不全(与图11-2-32为同一病人)

locity propagation)(见文末彩图11-2-34)。正常人测值为(61±8)cm/s。左室舒张功能减低者数值明显下降。

(七) 心肌组织多普勒显像　组织多普勒显像(Doppler tissue imaging,DTI):取心尖四腔心切面,取样容积大小2～3mm,取样位置为心室基底段室壁心肌,于二尖瓣环1cm范围内,常将取样容积置于室间隔基底段评价左室舒张功能。分别记录舒张早期(E′)和舒张晚期(A′)心肌组织运动速度,并计算E′/A′比值,E′和A′频谱时相与二尖瓣血流频谱E和A一致,亦与肺静脉血流D波和AR波一致,E′正常值0.10～0.14cm/s,正常情况下E′/A′>1。E′/A′可鉴别左室充盈的"假性正常"。DTI优点是图像重复性好,不受心脏负荷影响(见文末彩图11-2-35)。E/E′可反映

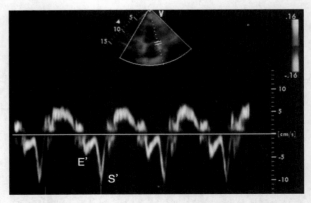

图 11-2-35　组织多普勒脉冲频谱鉴别左室充盈的"假性正常"

左室充盈压,其与左心室舒张末压、肺动脉嵌压(PCWP)呈正相关。E/E′≤8 为正常,而 E/E′≥15 时提示 PCWP>20mmHg。

【左房功能评价】

一、左心房功能

许多疾病如高血压、急性心肌梗死、二尖瓣关闭不全和心房纤颤等均可影响左心房功能。左心房功能主要包括两方面即充盈和排空功能,其作用包括 3 个方面:左心室舒张早期—中期左心房充当"管道"作用,肺静脉血流通过左心房进入左心室;左心室舒张晚期左心房主动收缩,充当"泵"的功能;在左心室收缩期左心房充当"存储器"的作用。

二、左心房及功能测定

(一)左房容积、排空率和充盈率　假设左心房为椭圆形,在胸骨旁短轴主动脉根部切面、心尖四腔心切面及胸骨旁长轴切面分别测量左心房前后径 D1、横径 D2 及上下径 D3。可用轨迹球描记左心房收缩期和舒张期面积。左房容积=π/6×(D1×D2×D3)。左心房排空率=[(收缩末面积−舒张末面积)/收缩末面积]×100%,正常值44%±0.9%。左心房充盈率=[(收缩末面积−舒张末面积)/舒张末面积]×100%,正常值81%±0.32%。二尖瓣反流和心房纤颤时左心房排空率下降。肺毛细血管嵌压及左室舒张末压增高时,左心房收缩及舒张末内径增大,左心房排空率下降。

(二)左心耳功能　左心耳功能可反映左心房功能,左心耳显示通常需行经食管心脏超声(TEE)检查,TEE 可测定左心耳大小,观察左心耳血栓。多普勒心脏超声可测定左心耳最大充盈速度(图 11-2-36)、最大排空速度及两者比值,测定左心耳收缩末期最大面积(LAAa)、左心耳射血分数、左心耳早期被动缩短分数、主动缩短分数、左心耳储备指数和左心耳剪切率。

左心耳表现出比左心房主腔更有效的收缩性,研究认为其可以全面代表左心房功能。扩张型心肌病患者左心耳内径增加,收缩功能减低,肺动脉嵌压升高时 LAAa 和

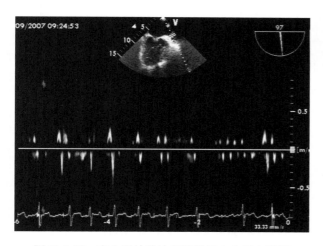

图 11-2-36　左心耳的脉冲多普勒示左心耳血流速度明显减低

左心耳射血分数下降,这是因为心肌广泛受损,导致左心房内在功能障碍,左房压明显时,左心房不能再发生有效收缩。

【右心室功能评价】

右心室功能越来越受重视,右心室功能可以影响血流动力学的稳定。因右心室形态复杂,目前尚无可靠的计算方法测量右心室容积,三维心脏超声可能较准确。目前认为有临床应用价值的右室收缩功能指标包括:右室面积变化分数(FAC)、心肌做功指数(IMP)、三尖瓣瓣环平面位移(TAPSE)、组织多普勒三尖瓣侧壁瓣环收缩期速度(S′)。正常值:FAC>35%,TAPSE>16cm,S′>10cm/s,组织多普勒测定的 IMP>0.55。右室舒张功能评估可通过记录三尖瓣血流脉冲多普勒频谱、三尖瓣环组织多普勒频谱、肝静脉脉冲多普勒频谱、下腔静脉宽度及随呼吸变化幅度来评价。舒张功能指标包括三尖瓣血流 E/A(舒张早期与舒张晚期最大血流速度之比)、E 峰减速时间(EDT)、E/E′(E′为组织多普勒三尖瓣侧壁瓣环舒张早期速度。E/A<0.8 提示右室松弛功能减低;E/A=0.8~2.1,E/E′>6 或肝静脉血流频谱见明显的舒张期血流,提示右室舒张功能中度减低(假性正常化);E/A>2.1,EDT<120ms 提示右室限制性充盈异常。

右心室正常厚度为左心室的 1/3~1/2,右室前壁厚度 3~5cm,收缩期增厚率 50%~70%。Tei 指数亦可用于右心室功能的评价(图 11-2-37)。局部室壁运动观察:心肌病、肺动脉高压、肺栓塞和右室心肌梗死的患者出现局部室壁运动异常。正常人室间隔与右心室前壁运动同向,与左心室后壁运动相反。右心室容量负荷增加时,室间隔与右心室前壁呈反向运动。

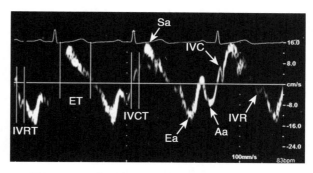

图 11-2-37　应用脉冲组织多普勒测量右心室 Tei 指数计算所需的参数

【相关压力参数测定】

许多血流动力学参数可用心脏超声技术来测量,两者具有很好的相关性,心脏超声虽不能连续监测血流动力学,但具有无创的优点。

多普勒测量的压力阶差与有创技术测量的压力阶差比较时,应注意多普勒测量的最大瞬间压力阶差与心导管测量的峰-峰压力阶差并不相等,前者总是高于后者。多普勒与心导管获得的平均压力阶差相似。

一、右房压

右房压可通过测量中心静脉压、心脏超声观测右心房、下腔静脉大小和吸气对下腔静脉的影响等方法进行估测。如下腔静脉内径正常（≤21mm），内径随吸气变化率>50%，右房压为0~5mmHg，平均3mmHg；如下腔静脉内径>21mm，内径随吸气变化率>50%，或下腔静脉内径≤21mm，内径随吸气变化率<50%，右房压为5~10mmHg，平均8mmHg；如下腔静脉内径>21mm，内径随吸气变化率<50%，右房压为15mmHg以上。如测定二尖瓣血流频谱E和二尖瓣瓣环E′，则右房压=1.76(E/E′)−3.7。其他提示右房压增加情况有：E/E′>6或肝静脉血流频谱见明显的舒张期血流，右室限制性充盈异常。

二、左房压

左房压是左心房充盈中的一个重要参数，是充血性心力衰竭的重要影响因素。临床上评价左房压的方法是通过右心导管有创地测定肺动脉嵌压（PCWP），但为创伤性检查。因多数左心室功能减低的患者有不同程度的二尖瓣关闭不全，可应用二尖瓣反流的连续波多普勒频谱计算左房压。左房压=SBP−ΔP，SBP为肱动脉收缩压，ΔP为左室与左心房间压力阶差，$\Delta P = 4V_{max}^2$，根据二尖瓣反流频谱测定最大反流速度V_{max}即得到ΔP。

三、肺动脉压

（一）根据肺动脉瓣反流连续波多普勒频谱 根据肺动脉瓣反流连续波多普勒频谱测量肺动脉舒张压（PADP）=4×舒张晚期反流速度^2+RAP，RAP为右房压。肺动脉平均压（mPAP）= 4×舒张早期反流最大速度^2+RAP。

（二）根据肺动脉瓣前向血流连续波多普勒频谱和心电图计算 PADP=25.7×(PEP/AT−6.3)，肺动脉收缩压（PASP）= 59.5((PEP/AT)−17.3，mPAP=42.1(PEP/AT)−15.7，PEP为QRS波起点至肺动脉瓣频谱起点时间，AT为快速射血时间。

$$肺毛细血管嵌压\ PCWP(mmHg)$$
$$= \frac{Q-C}{A2-E} \times 18.8 + 1.8$$

（Q-C:QRS起点至M型二尖瓣前叶运动曲线上C点的时距；A2-E:心音图上S2的A2成分至M型曲线上前叶的E点间的时距，即等容舒张期）

（三）根据右室流出道血流频谱 根据右室流出道血流频谱测定加速时间AT（从频谱起始至波峰所需时间）计算mPAP，mPAP=79−0.45×AT。

（四）根据三尖瓣反流连续波多普勒频谱 记录三尖瓣反流连续波多普勒频谱（见文末彩图11-2-38），测定最大反流速度V_{max}，则峰值三尖瓣反流压差ΔP=$4V_{max}^2$，肺动脉收缩压（PASP）= ΔP+RAP，RAP为右房压。

（五）二尖瓣血流舒张早期速度E峰和二尖瓣瓣环侧心肌舒张早期速度E′比值 因为E′在松弛功能受损的患者中降低且很少像二尖瓣血流频谱E峰一样受前负荷的影响，所以二尖瓣血流舒张早期速度E峰和二尖瓣瓣环

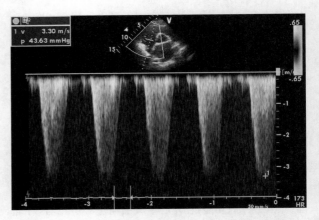

图11-2-38 应用三尖瓣反流连续波多普勒频谱测量肺动脉收缩压

ΔP=43.6mmHg，RAP=10mmHg，因此PASP=53.6mmHg

舒张早期速度比值（E/E′）随PCWP增加而增加。研究表明当E/E′>10（用侧壁二尖瓣瓣环）或15（用间隔二尖瓣瓣环）时PCWP>20mmHg。

（六）先天性心脏病患者的肺动脉收缩压 如室间隔缺损患者的PASP=肱动脉收缩压−ΔP，ΔP为左右心室间分流最大压差，通过连续波多普勒记录分流最大速度V_{max}，可获得ΔP=$4V_{max}^2$。

四、左室舒张末期压

左室舒张末期压LVEDP=肱动脉舒张压−ΔP，ΔP为主动脉瓣反流连续波多普勒频谱测得的主动脉和左室间的压差。主动脉瓣反流连续波多普勒可在心尖五腔心和心尖左室长轴切面获得。

五、右室收缩压

右室收缩压（RVSP）=ΔP+RAP，ΔP为三尖瓣反流压差，同前根据三尖瓣反流连续波多普勒频谱测定最大反流速度V_{max}，ΔP=$4V_{max}^2$。RAP为右房压，如前所述RAP为估测得到。在右室流出道和肺动脉瓣无梗阻或狭窄时，RVSP近似肺动脉收缩压。

【常见心脏疾病的超声表现】

一、主动脉瓣置换术后的评价

老年患者主动脉瓣置换术后应进行评估。这些患者左室明显肥厚，收缩功能增强，左室射血分数多>70%，心腔容积小，多普勒常提示左室流出道梗阻。如发现此种改变，有助于改变术后处理方案，如终止正性肌力药物的使用、进行液体输注复苏，而一些患者需使用β受体阻滞剂、钙拮抗剂或两者同时应用，通常这些措施可使左室充盈改善，使血压恢复。正确的处理需基于正确的诊断，而常规临床判断、胸片和Swan-Ganz导管可能误诊，因此心脏超声在主动脉瓣术后的评价中非常重要。

二、充血性心力衰竭

二维心脏超声显示左心室室壁厚度及心腔大小，左室室壁运动和射血分数，当射血分数<45%时，表明充血性心力衰竭为收缩功能不全引起，需要进行强心、利尿、扩血管

治疗以缓解症状。

有时在急诊室,当呼吸困难患者胸片存在心影增大而不易确定是收缩性心力衰竭还是大量心包积液时,床旁心脏超声是很好鉴别检查手段。

约45%充血性心力衰竭患者左室射血分数≥45%。左室射血分数正常的充血性心力衰竭的病因包括严重二尖瓣或主动脉瓣关闭不全或因心肌缺血引起的左室充盈受损(舒张功能不全)。许多充血性心力衰竭和左室射血分数正常的患者有高血压病史。伴或不伴心肌缺血的长期高血压患者,左室在正常舒张压力时丧失完全充盈的能力。左室充盈不充分和左室舒张压力升高相关,导致肺充血。多普勒二尖瓣血流频谱可用于鉴别舒张功能异常。

长期高血压患者通常存在左室松弛异常图形。然而,限制性充盈异常图形表明左室充盈压升高和左室顺应性降低。这些舒张充盈图形可变,在硝酸甘油或利尿剂治疗后,限制性充盈异常图形可向松弛异常图形转变。在左室射血分数正常的患者,异常松弛或限制性充盈图形表明充血性心力衰竭的病因可能是舒张功能不全。因而,二维超声和多普勒二尖瓣血流频谱结合,可提示左室射血分数正常和左室充盈频谱异常,支持左室舒张功能不全是充血性心力衰竭的原因。多普勒二尖瓣血流频谱和急性心肌梗死患者临床心力衰竭存在相关,因为限制性二尖瓣血流频谱提示异常升高的左室舒张压。

慢性心力衰竭患者,右室扩张可能是死亡率的独立预测因素。

三、急性心肌梗死

心脏超声是明确可疑急性心肌梗死机械并发症的主要方法,可以评估左室射血分数,明确心肌梗死后低血压系泵功能下降、右室心肌梗死、低血容量或机械并发症如室间隔破裂所致。

(一)急性心肌梗死后室壁运动异常　心脏超声是探测急性心肌梗死后室壁运动异常的首选方法。左心室室壁分段法很多,目前推荐16或17节段分段法(见文末彩图11-2-39,彩图11-2-40)。冠状动脉闭塞几秒可出现左室局部室壁运动异常。一般血流降低≥20%可以出现室壁运动异常,主要表现为心肌收缩期变薄,和心内膜明显向外运动。在首次心肌梗死的患者,可以准确诊断急性心肌梗死部位,局部室壁运动异常与冠脉解剖相关性好。研究表明,对无心肌梗死或冠心病史的胸痛急诊患者,观察到节段性室壁运动异常诊断冠心病的敏感性为88%,特异性为78%。一研究对260例可能心肌缺血的急诊患者行心脏超声,23例急性心肌梗死中22例检出室壁运动异常,而无室壁运动异常的166例患者只1例为心肌梗死,3例行血管重建,因此节段性室壁运动探查或预期血管重建的敏感性为91%,而心电图的敏感性只有40%。

(二)急性心肌梗死并发症　室间隔穿孔、腱索或乳头肌断裂、乳头肌功能不全均可产生明显的全收缩期杂音,二维超声和彩色血流显像是明确心肌梗死后患者产

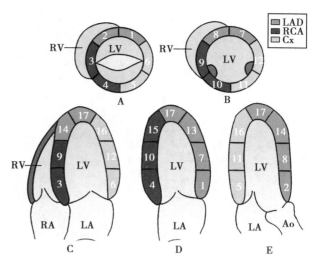

图 11-2-39　左心室室壁 17 节段分段法

A. 左心室短轴(基底部);B. 左心室短轴(左心室中部);C. 心尖四腔心切面;D. 心尖两腔心切面;E. 心尖左心室长轴;RV,右心室;RA,右心房;LA,左心房;LV,左心室;AO,主动脉;LAD,前降支;RCA,右冠状动脉;Cx,左回旋支

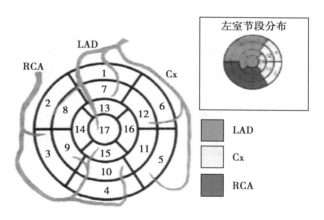

图 11-2-40　左心室室壁 17 节段分段与相应冠脉支配

LAD,前降支;RCA,右冠状动脉;Cx,左回旋支

生全收缩期杂音病因的重要辅助方法(图 11-2-41,见文末彩图 11-2-42,彩图 11-2-43)。经胸心脏超声不能明确严重二尖瓣关闭不全或室间隔缺损时可用经食管心脏超声。乳头肌断裂常是灾难性的,发生率为1%,24 小时死亡率达50%,迅速诊断并外科干预可挽救生命。心脏超声示瓣膜呈连枷状改变。有时急性二尖瓣关闭不全时,杂音可能不明显,彩色多普勒可能因声窗差或心率快而出现假阴性,此时二尖瓣血流速度升高或左心室壁高动力可能是唯一的征象。梗死范围大小不能预测乳头肌断裂,因50%患者心肌梗死范围小或为非透壁性心肌梗死。缺血性二尖瓣反流是预后不良的标志,通常是左室功能不全、瓣环扩张的结果,而不单纯是乳头肌缺血引起。

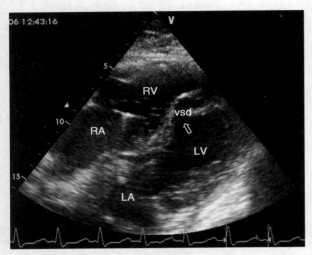

图 11-2-41　室间隔穿孔(vsd)二维图像
RV,右心室;RA,右心房;LA,左心房;LV,左心室

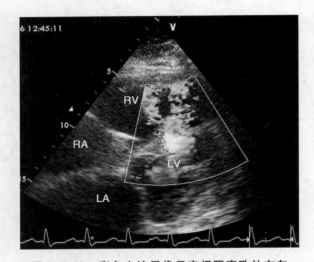

图 11-2-42　彩色血流显像示室间隔穿孔处左向右的分流
RV,右心室;RA,右心房;LA,左心房;LV,左心室

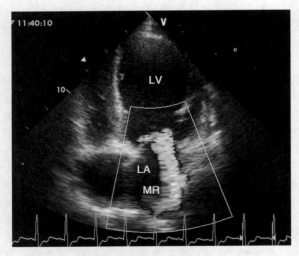

图 11-2-43　彩色血流显像示左心室乳头肌功能不全时重度二尖瓣反流束(MR)
LA,左心房;LV,左心室

左心室附壁血栓、室壁瘤形成(图 11-2-44,图 11-2-45)、游离壁破裂心包积血或假性室壁瘤形成均可通过心脏超声来明确。左心室附壁血栓形态可预测系统性栓塞的可能性,突入左室内活动的血栓引起系统性栓塞的风险大。左室游离壁破裂发生率为1.5%,死亡率为8%~24%,常有低血压、颈静脉怒张、电机械分离、心脏压塞等。心脏超声亦可估测急性心肌梗死心肌损伤的数量,但常高估,因正常收缩的心肌受邻近梗死心肌的影响。

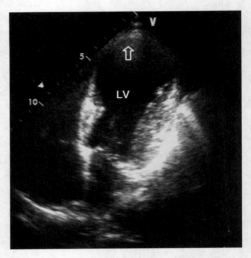

图 11-2-44　左心室心尖部室壁瘤形成(箭头)
LV,左心室

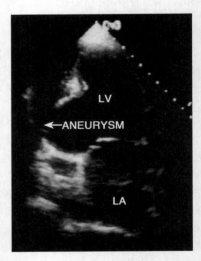

图 11-2-45　左心室下壁室壁瘤形成(箭头)
LA,左心房;LV,左心室,ANEURYSM,室壁瘤

(三)右心室梗死　下壁急性心肌梗死患者低血压的重要原因是右心室梗死,15%~20%下壁急性心肌梗死患者伴有右心室梗死,其中3%~8%患者有明显血流动力学障碍。急性心肌梗死伴有低血压患者中明确右心室梗死很关键,治疗时需扩容,右室梗死需与心脏压塞、心包缩窄和肺栓塞鉴别,这些疾病均可表现颈静脉怒张、右心衰竭、肺部清晰和心排量降低,心脏超声可快速鉴别这三种临床情况。

右室梗死的心脏超声表现包括右室扩大、左室下壁运动异常、右室游离壁运动减低。右室无运动常是右室梗死的敏感征象,心脏超声示右室受累范围越大,血流动力学异常越常见。右室功能不全的其他心脏超声征象包括三尖瓣瓣环朝心尖部运动位移<1.5cm、室间隔反常运动和三尖瓣血流频谱示 E 峰<A 峰。需注意的是右室心肌梗死的心脏超声征象不具特异性,许多引起后负荷增加的疾病可引起这些征象。右室室壁运动观察的最佳切面为心尖四腔心切面和剑突下切面。右室明显扩大时标准心尖四腔心切面不易观察到右室游离壁,可将探头朝内侧移动观察右室心尖和游离壁。如右室心肌梗死和心脏压塞均存在,右室可扩张,但较少出现舒张期塌陷,此时右室和右房塌陷需更高的心包压和更大量心包积液,可发生在舒张晚期。除了左室下壁心肌梗死,前间壁心肌梗死也可引起右室功能不全,因左右室通过室间隔耦联。

心脏超声提供重要的预后信息。一急性心肌梗死入院 12 小时的心脏超声前瞻性研究表明,室壁运动分数≥10 的患者 1 年死亡率 61%,较 Killip 分级更有预测价值。收缩功能不全是独立的预后参数,可预测短期和长期不良事件,此外中度或重度二尖瓣反流亦是死亡率的独立预测因素。

经胸心脏超声在 95% 的心肌梗死患者可获得较好的图像质量,但少数患者声窗差。经胸心脏超声有一定局限

性,小范围或非透壁心肌梗死心脏超声可能显示正常室壁运动。而右室负荷增加、左束支传导阻滞室间隔运动亦可异常,出现假阳性,坏死性心肌炎患者亦可出现节段性或整体性室壁运动异常。

四、心瓣膜病

心瓣膜病主要引起瓣膜狭窄和关闭不全,可行多普勒和二维心脏超声来评价瓣膜的结构和功能。二维超声可以明确解剖缺损,如连枷样二尖瓣,彩色血流显像可以半定量血流异常的位置和空间范围。在血流动力学受损的患者,明显的瓣膜异常可能影响强心和血流动力学处理。如在老年心力衰竭和低血压的患者,主动脉瓣狭窄存在明显影响血流动力学处理疗效以及利尿剂和血管扩张剂的选择。这些病例中,患者可能从多巴酚丁胺和多巴胺正性肌力治疗中获益。

（一）瓣膜狭窄　心脏超声可评价瓣膜先天性异常、瓣膜钙化、赘生物形成和肿物。频谱多普勒和彩色血流显像可显示瓣膜形态异常的结果。瓣膜狭窄引起的血流速度增快可通过连续波多普勒测量。主动脉瓣或二尖瓣狭窄时,多普勒测量的最大跨瓣压差和平均跨瓣压差和心导管测值相似。峰值即刻压力梯度与平均压力梯度呈线性关系,2/3 峰值即刻压力梯度=平均压力梯度。主动脉瓣瓣口面积可用连续方程计算获得,与心导管的测值误差在10% 以内,对主动脉瓣的狭窄评估见表 11-2-2。

表 11-2-2　主动脉瓣狭窄程度判断（正常 2.6~3.5cm²）

	轻度狭窄	中度狭窄	重度狭窄
主动脉瓣口面积（cm²）	>1.0	0.75~1.0	≤0.75
平均跨瓣压差（mmHg）	<25	25~50	≥50
最大跨瓣压差（mmHg）	<50	50~80	>80
峰值流速（m/s）	<3.5	3.5~4.4	≥4.5
TVI_{LVOT}/TVI_{AO} 比值			≤0.25

注:连续方程测 $AVA = \dfrac{\pi \times \text{左室流出道内径}^2 \times \text{左室流出道血流速度积分}}{4 \times \text{主动脉瓣血流速度积分}}$

二尖瓣狭窄时,可从胸骨旁左室短轴二尖瓣水平测量二尖瓣瓣口面积（图 11-2-46）。因通过狭窄二尖瓣时血流为湍流,彩色血流显像显示窄的蜡烛样射流束（见文末彩图 11-2-47）。应用连续波多普勒,通过测量二尖瓣压力减半时间,应用经验公式,即二尖瓣面积=220/压力减半时间,来测定二尖瓣面积（见文末彩图 11-2-48）,此法测定的二尖瓣面积与用 Gorlin 公式心导管测值误差在 0.2cm² 内。二尖瓣狭窄程度的评价见表 11-2-3。

（二）瓣膜反流　主动脉瓣反流时,彩色多普勒显示反流束舒张期入左室流出道。测定主动脉瓣反流束最窄处宽度（缩流宽度,VCW）、反流束长度和面积、连续波频谱斜率（测量压力减半时间）和观察降主动脉逆向血流程度可用于评价主动脉瓣反流程度（表 11-2-4）。

当出现明显降主动脉逆向血流、反流孔宽度大于左室流出道宽度 60% 或缩流宽度>6mm 时,表明存在严重主动

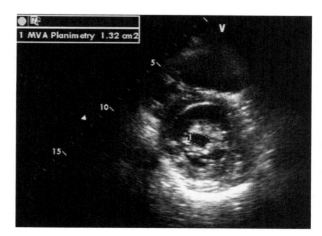

图 11-2-46　胸骨旁左室短轴二尖瓣水平描记测量二尖瓣瓣口面积为 1.32cm²

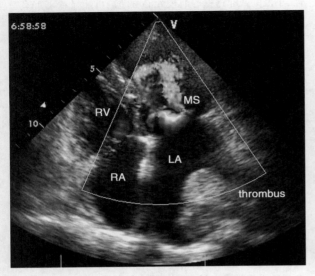

图 11-2-47　彩色血流显像显示二尖瓣狭窄时通过二尖瓣口射流束

RV,右心室;RA,右心房; LA,左心房;MS,二尖瓣狭窄。Thrombus,血栓

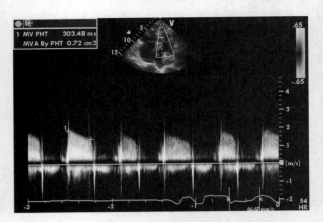

图 11-2-48　应用连续波多普勒压力减半时间法测定二尖瓣瓣口面积 = 0.72cm^2

表 11-2-3　二尖瓣狭窄程度判断(正常 4~6cm^2)

	轻度狭窄	中度狭窄	重度狭窄
二尖瓣瓣口面积(cm^2)	>1.5	1.0~1.5	<1.0
平均跨瓣压差(mmHg)	<5	5~10	>10
压力减半时间(ms)	90~150	150~220	>220

注:连续方程测 MVA = $\dfrac{\pi \times 左室流出道内径^2 \times 左室流出道血流速度积分}{4 \times 二尖瓣瓣口血流速度积分}$

(合并明显 MR 或 AR 时不适用)

表 11-2-4　主动脉瓣反流程度判定

反流程度	1(轻度)	2(中度)	3(中度)	4(重度)
反流速抵达距离	<MV 前叶瓣尖	<乳头肌	左室 2/3	左室心尖
VCW	<3mm			>6mm
VCW/LVOT 高度	<25%	25%~46%	47%~64%	≥65%
RJA/LVOT 面积	<4%	4%~24%	25%~59%	≥60%
压力减半时间(ms)	>500	300~500		<300
降主动脉舒张期反向血流	无或持续时间短	中度		全舒张期
连续波多普勒频谱	不完整或弱	浓染		浓染
LV 大小	正常	轻度增大		中或重度增大
LA 大小	正常	正常或扩大		通常增大

注:VCW:反流束位于主动脉瓣起源处的宽度,即缩流宽度(胸骨旁左室长轴)

　　LVOT 高度:主动脉瓣瓣环内径(胸骨旁左室长轴)

　　RJA:反流束面积(胸骨旁大动脉短轴)

　　LVOT 面积:主动脉瓣瓣环处 LVOT 面积(胸骨旁大动脉短轴)

脉瓣反流(见文末彩图11-2-49)。同样彩色血流显示左房内二尖瓣反流,严重二尖瓣反流时血流逆流入肺静脉,反流束面积与左房面积之比>40%。但偏心反流沿左

房壁,彩色血流显像可能低估反流严重程度(见文末彩图11-2-50),偏心反流选择性入右肺静脉时可引起无症状性肺水肿。二尖瓣反流程度的判断见表11-2-5。

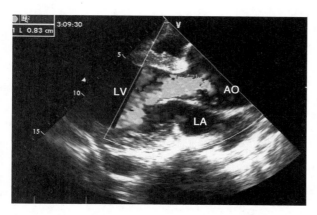

图 11-2-49　马方综合征患者,彩色血流显像显示重度主动脉瓣反流,反流起始部最窄处彩色血流(缩流宽度,VCW)明显增宽达 8.3mm

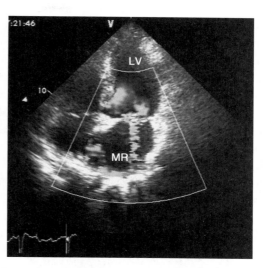

图 11-2-50　部分腱索断裂患者,彩色血流显像显示严重偏心二尖瓣反流,反流束至整个房顶

表 11-2-5　二尖瓣反流程度判断

反流程度	轻度	中度	重度
二尖瓣			连枷状或乳头肌断裂
二尖瓣间最窄反流束宽度(mm)	<3	3~7	≥7
反流束面积(cm²)	<4	4~8	>8
反流束面积/左房面积	<20%	20%~40%	>40%
二尖瓣 E 峰(m/s)			>1.2
反流频谱灰度	弱	介于轻、重度之间	浓染,三角形
二尖瓣反流汇聚区	无或轻度	介于轻、重度之间	明显
肺静脉血流频谱	逆向波存在	介于轻、重度之间	收缩期逆向血流
LV 和 LA 大小	正常	介于轻、重度之间	增大

少量三尖瓣反流可见于90%以上的患者,一般无血流动力学意义。在某些疾病状态下如肺心病、肺动脉高压、肺栓塞、风心病三尖瓣病变、心内膜炎三尖瓣受累、三

尖瓣畸形等三尖瓣反流可明显增加,长期明显的三尖瓣反流可引起体循环淤血,最终导致右心功能不全。三尖瓣反流程度的评价见表11-2-6。

表 11-2-6　三尖瓣反流程度标准

反流程度	轻度	中度	重度
三尖瓣形态	通常正常	正常或异常	异常,连枷样或明显对合不佳
反流束到达距离	<1/3 右房	>1/2 右房	房顶或腔静脉
反流(中央型)面积(cm²)	<5	5~10	>10
反流束面积/右房面积	<20%	20~40%	>40%
通过瓣膜处最窄反流宽度(mm)			>7
肝静脉频谱	S 峰明显	S 峰下降	S 波消失或正向,负向 D 波增大
三尖瓣频谱形态、灰度	淡、抛物线样	浓染、不同形态	浓染、三角形,峰值提前
右房、右室、下腔静脉	正常	正常或扩张	扩张

五、感染性心内膜炎

（一）心脏超声对感染性心内膜炎的诊断价值　感染性心内膜炎的诊断需结合病史、体征、血培养和血清学检查，心脏超声检出赘生物很重要，经胸心脏超声检出赘生物的敏感性为44%～80%，有优异的特异性和阴性预测值，可以显示脓肿（图11-2-51），可以发现小至2mm的赘生物。然而，瓣膜非特异性增厚、风湿性或退行性瓣膜硬化、腱索断裂或严重黏液样变性可以引起假阳性。脉冲式多普勒和彩色血流显像可以评估相关反流部位和严重性。如感染性心内膜炎引起的反流轻，住院死亡率低，不易进展至瓣膜置换。在临床高度可疑的心内膜炎患者，初次TEE阴性，5～7天后可重复TEE，可能有助于识别其余5%的心内膜炎患者，如心内膜炎的临床可能性小，则TTE足以除外自身瓣膜性心内膜炎的诊断。

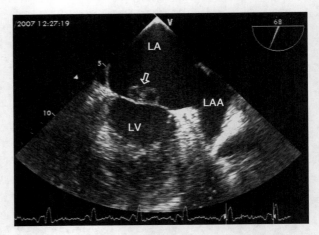

图11-2-52　经食管超声心动图示二尖瓣上2个呈圆圈状赘生物（箭头所示）
LA，左心房；LV，左心室；LAA，左心耳

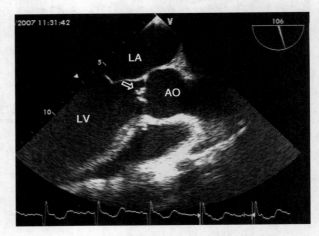

图11-2-53　经食管超声心动图示主动脉瓣2个条状赘生物（箭头所示）
LA，左心房；LV，左心室；AO，主动脉

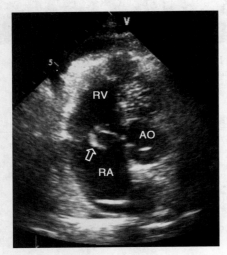

图11-2-51　经胸超声心动图检出三尖瓣关闭时右心房侧的条状赘生物
RV，右心室；RA，右心房；AO，主动脉

（二）经食管心脏超声的优势　经食管心脏超声检出瓣膜赘生物的特异性和敏感性均可至94%，可清晰显示赘生物的形态（图11-2-52，图11-2-53）。当TTE不能确定赘生物时，如声窗差或机械瓣时，TEE尤其有用。对治疗反应差的患者，亦可考虑行TEE，以除外可能的并发症。受机械瓣声影的影响，TTE难以发现赘生物，对人工生物瓣的赘生物观察亦差于自体瓣膜；不管是自体瓣膜还是机械瓣，TEE和TTE对脓肿的发现敏感性分别为87%和28%。对右侧心内膜炎的诊断，TTE和TEE的敏感性相似。主动脉瓣的脓肿通常是金葡菌感染。感染性心内膜炎诊断的Duke标准表明了心脏超声的重要性，感染性心内膜炎特异性心脏超声表现如飘动的心内团块、脓肿、人工瓣部分开裂、瓣周漏和新的瓣膜反流，是诊断心内膜炎的主要标准。当机械瓣存在异常运动、主动脉根部增厚、Valsalva窦动脉瘤时提示瓣环脓肿，当可疑瓣环脓肿时，应选择TEE检查。瓣环脓肿更常见于主动脉瓣和金葡菌心内膜炎患者。

（三）感染性心内膜炎患者发生并发症风险识别　TTE可以识别感染性心内膜炎患者发生并发症风险。赘生物的活动度和范围可预测并发症。当赘生物>10mm时，栓塞风险增加，可达47%，充血性心力衰竭发生亦增加，需外科干预增加，死亡率亦增加，抗生素治疗的失败率增加。存在>15mm的明显活动赘生物，患者外周栓塞率极高，可达83%。而心脏超声无心内膜炎征象时并发症发生率低。年龄、性别、瓣膜类型（自体瓣膜还是机械瓣）与栓塞风险增加无关。二尖瓣和主动脉瓣赘生物栓塞风险相似。赘生物长度>10mm、主动脉瓣受累与瓣膜置换及预后差相关。如治疗4～8周后重复心脏超声赘生物大小减少和预后改善相关。

六、主动脉和大血管疾病

如患者的声窗好，经胸心脏超声可以经胸骨旁、胸骨上窝和剑突下等切面观察从主动脉根部至降主动脉的病变，经胸心脏超声可以用来诊断主动脉窦瘤、主动脉瘤、主动脉夹层等病变。

主动脉夹层是高危险的事件，早期死亡率高达每小时

1%,快速正确诊断可以挽救生命,Standard A 或 DeBakey Ⅰ 和 Ⅱ 型患者接受外科手术可受益,而 Standard B 或 De-Bakey Ⅲ 型可药物治疗。以往用主动脉造影或增强 CT 诊断主动脉夹层,TEE 拓展了心脏超声在主动脉夹层和肺栓塞中的应用,以及急性胸痛和呼吸困难患者的鉴别诊断。

（一）经胸心脏超声的价值　经胸心脏超声（TTE）可以用于可疑主动脉夹层的诊断,但不够敏感,尤其对降主动脉夹层。超声征象为主动脉腔内线样的剥脱的内膜片回声（图 11-2-54）,可波动或固定,可显示真腔和假腔（图 11-2-55）,如假腔有血栓、内膜向血管腔中央移位有助于主动脉夹层诊断。同时可测定左室功能、主动脉瓣及反流

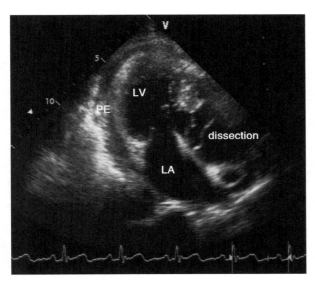

图 11-2-54　胸骨旁左心室长轴切面示主动脉腔内线样的剥脱的内膜片回声
LA,左心房;LV,左心室;dissection,夹层;PE,心包积液

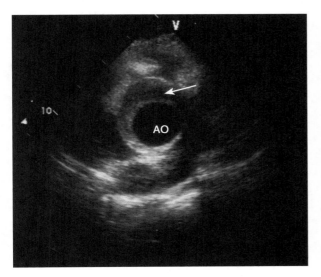

图 11-2-55　胸骨旁大动脉短轴切面示主动脉夹层的真腔（AO）和假腔（箭头）
AO,主动脉

程度,明确心包积液量及心脏压塞。在少数患者,TTE 可检出主动脉夹层破口。TTE 的局限性在于在重症患者难以获得足够的声窗,不能显示整个胸主动脉,尤其降主动脉,TTE 诊断主动脉夹层的敏感性和特异性分别在 59% ~ 100% 和 63% ~ 96%。

（二）经食管心脏超声的价值　经食管心脏超声（TEE）是诊断主动脉夹层最准确的方法之一,其诊断主动脉夹层的敏感性和特异性为 99% 和 98%。食管离主动脉近,TEE 可以获得整个胸主动脉影像,但在升主动脉可能会存在假阳性,假阳性主要因主动脉根部钙化或动脉粥样化病变极像内膜片,而在远端升主动脉和主动脉弓存在小盲区,因食管和主动脉间受气管的影响,此外难以确定降主动脉受累患者夹层的远端延伸范围。

与其他影像比较,TEE 简便价廉,可在床旁进行,可快速对患者血流动力学进行监测,创伤小,对病情不稳定的患者应选择 TEE。TEE 检查不需应用静脉对比造影剂或受放射线的影响,同时可评价主动脉夹层破口、冠状动脉有无受累、左室功能、主动脉瓣及反流程度,心包积液量及心脏压塞。除 MRI 外,其他影像学很少具有这些优点,MRI 费时,在重症患者中应用受限。此外 TEE 可用于评价修补的 A 型夹层,如假腔内无血流时生存率达90%。

对于无夹层的患者,TEE 有助于阐明血流动力学不稳定类似主动脉夹层的其他病因,如主动脉壁内出血或局部血肿形成。主动脉壁内出血的诊断特点是主动脉壁多层分离,壁厚度增加,主动脉腔距食管距离增加,继发于液体外渗的主动脉旁无回声区。识别这些病变具有重要意义,因这些疾病常进展至夹层或破裂或心脏压塞。

七、急性肺栓塞

当患者出现呼吸困难、低氧血症而胸片无明显异常提示时需鉴别是否存在急性肺栓塞。TTE 可有肺栓塞的提示性表现,如右室增大、异常右室和室间隔运动、肺动脉扩张或肺动脉高压（图 11-2-56）。慢性和急性肺栓塞均可引

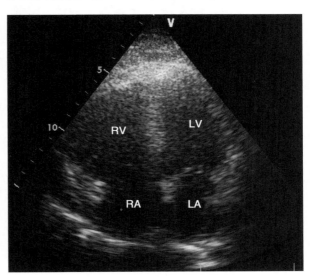

图 11-2-56　急性肺动脉栓塞患者右室增大
RV,右心室;RA,右心房;LA,左心房;LV,左心室

起右室扩大和运动减低。右室游离壁中部无运动,心尖部运动正常是肺栓塞引起右心衰竭较特异性表现。室间隔反常运动是右室压力和容量负荷增加的表现(图11-2-57)。少见情况下可探及肺动脉主干或左右肺动脉血栓。此外还可能发现右心房或右心室血栓或其他栓子如黏液瘤。肺动脉脉冲式或连续波多普勒示肺动脉瓣血流频谱呈双峰,似"指拳状"(见文末彩图11-2-58)。

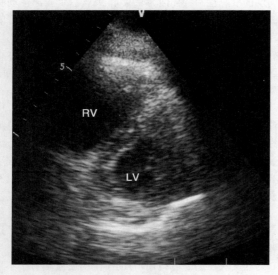

图11-2-57 急性肺动脉栓塞患者右室压力增加,室间隔偏向左心室

RV,右心室;LV,左心室

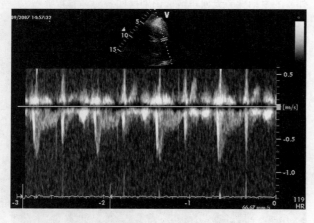

图11-2-58 多普勒示肺动脉瓣血流频谱呈双峰,似"指拳状"

虽然 TEE 不是肺栓塞的主要影像工具,但 TEE 可以更好探查肺动脉主干或左右肺动脉血栓。对胸痛综合征、不能解释的呼吸困难或低容量,行 TEE 时应仔细扫查肺动脉。

如经胸心脏超声提示右室衰竭表现表明并发症和死亡风险增加。因心脏超声简便和可在床旁使用,在对血流动力学不稳定患者的诊断中越来越重要。

八、应激性心肌病

应激性心肌病(stress cardiomyopathy)指严重精神或躯体应激下出现一过性左室功能障碍的疾病,亦称为 Ta-kotsubo 心肌病,其主要特征为一过性心尖部室壁运动异常,呈气球样变,故也称心尖气球样变综合征。应激距发病时间数分钟到数小时不等。本病多见于绝经后妇女,酷似急性心肌梗死,可出现胸痛、ST 抬高和肌钙蛋白轻度升高。应激性心肌病在提示心肌梗死症状的患者中发生率为 0.7% ~ 2.5%。尽管患者存在严重左室功能障碍,但冠脉无严重病变。左室功能障碍可逆,在几天或几周内恢复,预后好。

本病发病突然,患者发病前均伴有明显的精神或躯体疾患。在非冠状动脉阻塞的急性内科或外科疾病患者中,38% 发生过一过性室壁运动异常,进入重症监护室的28% 患者并发应激性心肌病。约 50% 严重脓毒血症者可并发累及左右心室的应激性心肌病。

急性期多数患者左室中部和心尖部运动减低或消失,基底部运动增强,也有部分患者表现为中部运动减低和基底部运动减低或只中部运动减低。右室亦可同时受累。少数患者可出现左室流出道梗阻和二尖瓣收缩期前向运动(SAM)。多数患者室壁运动异常短期内恢复。神经源性应激性心肌病以心室中部和基部或整个左室壁运动减低多见。某些严重的内科疾病如脓毒血症,亦可出现整个左心室运动异常。左室壁系列心脏超声检查可评估室壁运动恢复情况,以指导治疗。

九、创伤

心脏创伤病因多种。心外伤最常见原因是摩托车车祸、坠落和非穿透物撞击。胸壁受伤后挤压心脏或损伤冠脉引起缺血性损伤。突然减速引起主动脉、肺动脉或腔静脉撕裂伤。胸膜腔内压突然升高可引起瓣膜损伤。

穿透性创伤最常引起右心室损伤,其次按损伤发生频率为左心室、右心房和左心房。除非能很快得到识别,心包积血导致心脏压塞可导致死亡。心脏超声可快速诊断心包积液,心脏压塞时可迅速进行引流。多数心脏损伤是因为钝伤累及心肌引起心肌挫伤,如果创伤很严重,可以发生心脏破裂。心脏超声可以发现心肌水肿所致的舒张末室壁增厚,因心肌损伤和出血引起的心肌回声增强。心肌挫伤的征象是局部室壁运动异常。少见情况下,可出现房间隔缺损和室间隔缺损。许多研究表明心脏超声探查心肌损伤较心电图或心肌损伤标记物敏感,但不提倡对所有胸外伤患者进行常规心脏超声检查。心脏超声异常不能预测死亡率,在血流动力学稳定患者心肌损伤并发症很少发生。当存在血流动力学不稳定、严重心律失常、进行性呼吸困难或心电图提示缺血时应行心脏超声检查,除外重要的心包和瓣膜损伤。二尖瓣和三尖瓣关闭不全的损伤机制为乳头肌、腱索断裂或瓣膜直接破裂。主动脉瓣损伤因为舒张期胸膜腔内压突然升高引起。二维超声和彩色血流显像通常可观察主动脉瓣破裂和主动脉瓣反流。

60% 胸壁损伤患者 TTE 显像不理想,需进行 TEE。TEE 亦有助于创伤后主动脉的观察。血管造影有有创、耗时、不能除外心脏损伤的缺点。TEE 是诊断外伤性主动脉破裂或撕裂或主动脉周围血肿的准确影像技术。虽然 TEE 难以显示主动脉弓,但主动脉撕裂发生于左锁骨下动脉起源远端的主动脉峡部。颈部或明显口面部损伤的患者不能行 TEE。

十、心包疾病

测定中等量或大量心包积液时,心电图和胸片的敏感性和特异性有限,心脏超声为理想方法。正常心包腔内可存在<50ml 的浆液,心脏超声可探及<12ml 的心包积液。心包积液在损伤时可增加,对心做功的影响取决于心包积液的量和速度。

心脏压塞常威胁生命。心脏压塞时心包内压增加,舒张充盈进一步受限,导致每搏量和系统性血压下降,经典时表现为奇脉、左右室舒张压的平衡、心排量降低。心脏压塞可以为隐匿性,尤其在无血压下降、中心静脉压升高和小而安静心脏的三联征时。心脏压塞更常见非特异性症状和体征如呼吸困难、心动过速和奇脉。但心脏压塞是一连续过程而非单纯的"全或无"现象,其特征为心包内压进行性升高。心脏超声是重症医学科诊断心脏压塞的首选影像方法,二维超声能可靠地探查局限性心包积液和其他液性暗区如血肿。心脏超声亦可用于引导心包穿刺,帮助医师决定局限性心包积液时的穿刺入路。大量心包积液的心脏超声征象包括心包内压增高引起右室游离壁舒张期早期塌陷、右房游离壁舒张期塌陷(图 11-2-59)、二尖瓣血流和肝静脉血流频谱随呼吸变异的增大。

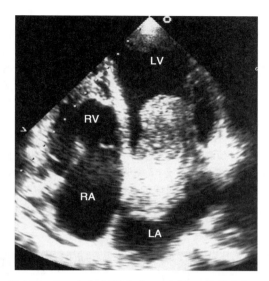

图 11-2-60　左心房黏液瘤,二尖瓣开放时突向二尖瓣口,引起梗阻
RV,右心室;RA,右心房;LA,左心房;LV,左心室

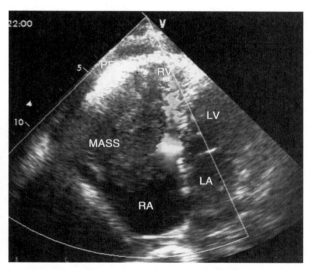

图 11-2-61　右心房室肿瘤引起三尖瓣梗阻,通过三尖瓣口血流五色镶嵌
RV,右心室;RA,右心房;LA,左心房;LV,左心室;
mass,肿块;PE,心包积液

影响。二尖瓣狭窄或房颤患者,TEE 有助于发现血栓。偶尔,血栓可位于中央静脉附近。在经皮二尖瓣球囊成形术患者,TEE 有助于引导球囊通过二尖瓣狭窄口和评价残余二尖瓣反流和心内分流。TEE 可以鉴别导管尖端的右房血栓。

十二、心内分流

重症患者常有心内获得性或先天性分流。TEE 可准确探查卵圆孔开放、缺损。TEE 测定分流量和肺/体循环血流比的结果与心导管相关性好。尸检卵圆孔未闭发生率为 25%~35%,在体研究,其开放率为 5%~10%,在 Valsalva 动作、咳嗽或胸内正压突然释放时,其开放率可增至 18%~22%。TEE 结合声学造影发现卵圆孔开放优于

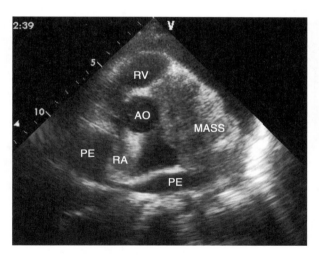

图 11-2-59　心脏肿瘤引起心包填塞患者,二维超声示大量心包积液和右房游离壁舒张期塌陷
RV,右心室;RA,右心房;PE,心包积液;AO,主动脉,mass,肿块

十一、心内和心外团块

心内团块可为血栓或肿瘤(图 11-2-60,文末彩图 11-2-61),引起梗阻或系统性栓塞。心脏超声检查亦可发现和心脏紧密粘连的纵隔肿物。如 TTE 检查不具结论性时可行 TEE 检查,包括图像质量不佳、可疑小的肿瘤和血栓、层状血栓、局限于左心耳或右心耳血栓。人工机械瓣时,TTE 常难以探查团块,可行 TEE,避免了机械瓣声影的

TTE,Valsalva动作提高检查价值,尤其在病因不清的卒中患者的评价中尤其有用。亦可行TTE声学造影,如存在卵圆孔开放,在右心房造影剂显影时左心房亦随之显影,造影剂可用振荡的生理盐水。40岁以上,病因不清的缺血性卒中患者50%存在卵圆孔开放。卵圆孔开放可能引起矛盾性栓塞事件,致神经系统损伤或死亡,亦因引起右向左分流导致顽固性低氧血症。

十三、心房纤颤

（一）预测血栓栓塞事件 左心房自发显影及血栓好发于左心耳（图11-2-62）,是全身性栓塞的危险因素,TEE测得的有关参数反映的左心耳功能,对栓塞事件发生具有重要预测作用,有助于筛选栓塞事件高危患者,进行抗凝治疗,减少栓塞事件。

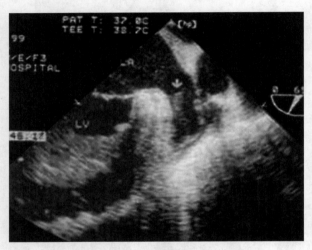

图11-2-62 TEE显示左心耳血栓
LA,左心房;LV,左心室

（二）评价心房纤颤功能 左心房血栓（图11-2-63）、自发显影与左心房、左心耳扩大、左心耳射血速度下降和充盈速度下降相关。心房纤颤时间长的患者（>2

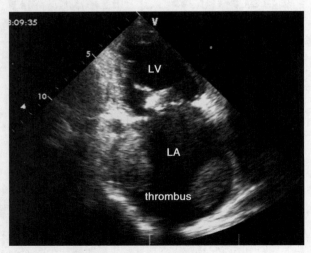

图11-2-63 TTE心尖两腔心切面显示左心房两个巨大血栓
LA,左心房;LV,左心室;thrombus,血栓

周）,存在明显左心房扩大、左心耳扩大及左心耳收缩功能下降,易发生左心耳血栓。

（三）评价心房扑动和心房纤颤复律前后的左房功能

【经食管心脏超声在重症患者中应用】

虽然经食管心脏超声（TEE）熟练操作需要时间,但它的优势显而易见。与经胸心脏超声相比,TEE可以使心脏结构,尤其是左房、二尖瓣、降主动脉等心脏后部结构更清晰地显示。因为重症患者由于机械通气、局部伤口或引流等导致图像不理想的情况很常见,所以TEE检查对重症患者的血流动力学评估非常有价值。TEE很少引起严重的并发症,操作过程中由于并发症而被迫停止检查的比例<1%,致命并发症发生率更是低于万分之一。检查前必须除外食管及胃部疾病。TEE禁忌证包括食管狭窄、憩室、肿瘤、近期食管或胃部手术病史以及食管胃底静脉曲张、上消化道大出血等。

一、操作的注意事项

TEE操作前应首先确认探头外层防水外膜无磨损、破裂。另外,需检查患者口腔除外牙齿松动或其他疾病。检查前需禁食数小时,检查时采用左侧卧位均有助于减少误吸风险。适当的镇静和局部麻醉后,通过开口器将探头轻轻置入。对于经口气管插管处于麻醉中的患者,上抬下颌骨,将探头经口置入,置入时动作要轻柔,需要警惕气管插管脱出。如果探头置入困难,应用喉镜显露声门,然后直视状态下将探头置入食管。一旦探头置入食管,继续往里放置过程中,如遇到阻力必须停止。在切面调整时,需要前送或回抽探头时,必须先使探头处于中立位,探头在食管内位置调整时避免过度用力,而且在探头处于弯曲状态时不要进行前进或后退的调整。每次应用后应对探头进行彻底的清洗和消毒处理。

检查时,不应该直接就对病变部位进行检查,而是按照一定的检查流程,系统地进行。每一步都应专注于一个结构,分析病变特点以及与其他结构的关系。检查时通过不同的二维切面构建出所检查部位的三维结构非常重要。检查的关键原则需注意拟评价的结构需放置在屏幕中央,尤其是准备通过调整角度变换切面时,调整前应把拟评价结构放置在切面的中心位置,以保证角度旋转后仍能观察到该结构。

TEE操作过程中,图像优化的步骤有其特殊性,超声机器参数的设置及调整对于图像质量和正确诊断非常重要。多数TEE探头频率可以调整,增加频率可以改善分辨率,但是会降低穿透深度。对于靠近探头的结构,如主动脉瓣,适合在较高频率下进行检查,而对于如左室的心尖部等距离探头较远的结构,需要相对低的探测频率。通过深度的调整把要检查的结构置于屏幕的中央位置,然后再调整焦点的位置,使其置于临床医师最想观察的部位。通过调整总体增益及动态范围,可以使得组织分界较清晰。通过时间增益的调整保证屏幕亮度及对比度的一致性。通过彩色多普勒增益的调整减少取样窗内混杂的噪声影响。

二、简化的 TEE 方案

简化的 TEE 检查方案,心脏检查可以从以下三个位置进行:①食管中段主动脉瓣水平;②食管中段切面以远数厘米二尖瓣水平;③胃内切面左室水平。心脏检查完成后,再进行主动脉的检查。

1. 食管中段主动脉瓣水平

1) 食管中段主动脉瓣短轴切面(图 11-2-64):探头进入食管后,继续缓慢前行至主动脉瓣出现,然后调整扫描角度30°~45°即可出现主动脉瓣短轴切面。本切面可以观察主动脉瓣的活动度及是否存在钙化,明确主动脉瓣的形态及是否存在主动脉瓣狭窄,也可以比较主动脉瓣直径与左房大小。另外,在此切面也可同时检查房间隔的情况,如存在房间隔缺损或卵圆孔未闭都可以观察到。轻轻调整深度及切面角度也可看到左冠脉起始部。

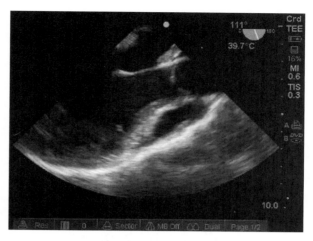

图 11-2-65　经食管超声主动脉瓣长轴切面

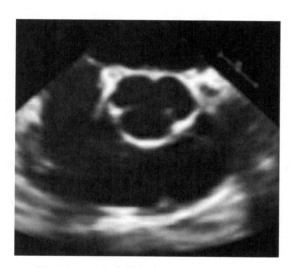

图 11-2-64　经食管超声主动脉瓣短轴切面

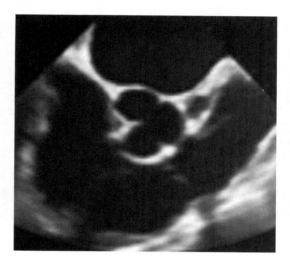

图 11-2-66　经食管超声右室流入-流出道切面

2) 食管中段主动脉瓣长轴切面(图 11-2-65):食管中段主动脉瓣长轴切面是在主动脉瓣短轴切面的基础上,通过进一步调整扫描角度至大约110°~130°而获得,向患者右侧轻微旋转探头可以使图像更清晰。该切面主要用于评价主动脉瓣的功能。标准图像应该是左室流出道、主动脉瓣及近端升主动脉共同显露,另外除了应该能看见左室流出道本身外,还应包括主动脉窦,窦管连接处。近端升主动脉也可在此切面进行检查,除外钙化、扩张和动脉瘤。二维检查完成后,应利用彩色多普勒评价主动脉瓣的功能。

3) 食管中段右室流入-流出道切面(图 11-2-66):同样是在食管中段主动脉瓣短轴切面的基础上,保持探头位置不变,将扫描切面角度调整至60°~90°即可。理想的切面应该能显示三尖瓣、右室流出道、肺动脉瓣和近端肺动脉。在此切面评估三尖瓣要优于食管中段四腔心切面。本切面也用于测量右室和肺动脉的大小,评估肺动脉瓣。

4) 食管中段双腔静脉切面　上述检查完毕后,将探头向患者的右侧旋转,朝向右房的方向,扫描角度100°左

右。观察到的主要结构包括左房、右房、上腔静脉、房间隔和右心耳。该切面的目的是检查心房的大小和开放的卵圆孔或房间隔缺损。如果怀疑房间隔的完整性,应通过彩色多普勒或气泡造影剂进一步明确(图 11-2-67)。

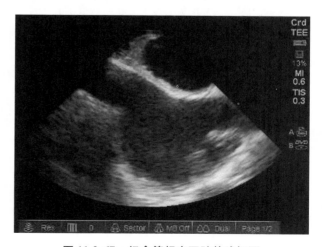

图 11-2-67　经食管超声双腔静脉切面

2. 食管中段二尖瓣水平

1）食管中段四腔心切面（图11-2-68）：主动脉瓣水平切面检查完毕后，将扫描角度调至0°，然后继续缓慢前进探头至二尖瓣水平，即可获得食管中段四腔心切面。探头可以稍微后屈，适当增加扫描角度0°～10°。该切面可以观察到左房、左室、右房、右室、二尖瓣、三尖瓣、室间隔和心室侧壁。实际上，即使探头位置及角度调整合适，TEE四腔心切面与左室的实际长轴相比也略短，其心尖位置实际上是左室前壁近心尖的部分，因此心尖的运动情况可能观察不到。本切面非常重要，诊断价值很高，可以评价心腔的大小及功能，瓣膜功能，心室相互作用，及室间隔和心室侧壁的节段运动。在通过二维切面观察后，应再利用彩色多普勒观察二、三尖瓣有无瓣膜关闭不全或狭窄。本切面也可观察右室、右房及房间隔的情况。

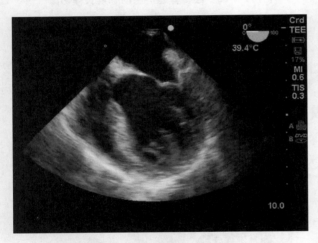

图11-2-68　经食管超声食管中段四腔心切面

2）食管中段两腔心切面（图11-2-69）：在食管中段四腔心切面基础上，将左室心尖部置于屏幕中央，扫描切面旋转60°～90°即可获得两腔心切面。本切面可以看到左心耳及左室前壁和下壁，无法显示右侧心房及心室的结构。轻微旋转探头，使得扫描角度与心室轴向更加一致，

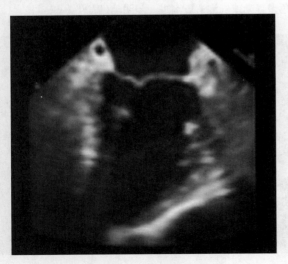

图11-2-69　经食管超声食管中段两腔心切面

显露左室的心尖部。心尖的血栓或运动减低可以在该切面看到。本切面主要用于左室功能和左室前壁、下壁运动情况的评价。

3）食管中段三腔心切面（图11-2-70）：在两腔心切面的基础上，调整角度至120°，就得到左室心尖长轴即三腔心切面，可以显露左室和升主动脉。

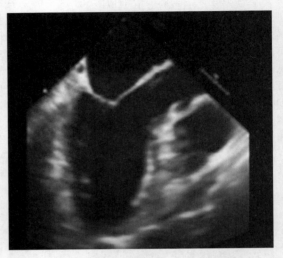

图11-2-70　经食管超声食管中段三腔心切面

3. 经胃水平　经胃乳头肌中段短轴切面（图11-2-71）：完成主动脉瓣和二尖瓣水平检查后，扫描角度调回0°，继续前送探头至胃部，探头需要前屈并适当回撤使之紧贴胃壁，即可得到经胃短轴切面。在此切面可观察到左室室壁和后内及前侧乳头肌。标准的左室短轴横切面上两个乳头肌大小应该是相等的。本切面可用于评估左室收缩功能，左室容积和节段性室壁运动情况。在短轴切面的基础上，调整角度可以得到长轴切面。继续前送探头至心尖处可以得到经胃四腔心及五腔心切面，在此不再赘述。

4. 主动脉检查

1）降主动脉短轴（图11-2-72）：完成心脏检查后，调

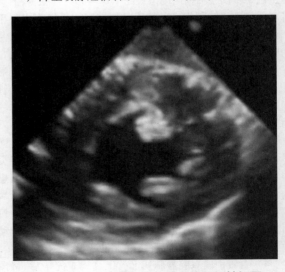

图11-2-71　经食管超声经胃乳头肌短轴切面

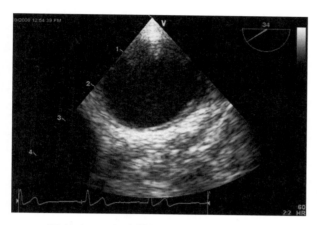

图 11-2-72　经食管超声降主动脉短轴切面

整扫描角度至 0°,向患者左侧旋转探头,使探头朝向患者的脊柱旁的位置,轻度回撤探头直至显露主动脉的横截面,即为降主动脉短轴。因为主动脉内径较小,而且非常接近食管内的探头,主动脉影像的优化就显得非常重要。首先就是深度的调整,使主动脉的影像略放大,然后调整探头频率提高分辨率。检查时应沿着主动脉走行回撤探头逐步检查。

　　2)降主动脉长轴(图 11-2-73):在降主动脉短轴的基础上,将扫描角度调整 90°,就可获得降主动脉长轴切面。另外,前送探头时,将探头向左、向右轻微旋转有利于更好地观察主动脉壁。

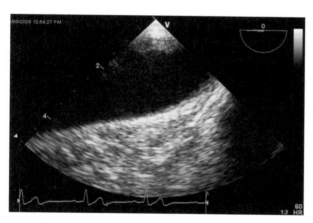

图 11-2-73　经食管超声降主动脉长轴切面

　　3)上食管主动脉弓短轴:在降主动脉短轴的基础上,轻轻回撤探头即可达到主动脉弓水平,从主动脉弓水平,调整扫描角度至 90°,获得上食管主动脉弓短轴切面。向左、向右轻旋探头可以检查主动脉有无钙化、扩张及异物等。

　　需要指出的是,无论如何 TEE 比经胸心脏超声的风险要大,而且也不能完全替代经胸心脏超声,特别是在检查心脏前部结构的情况下,经胸心脏超声图像优势更大。在利用多普勒进行流速测量时,经胸超声能提供更多的检查切面且角度调整更容易。因此,应严格掌握 TEE 的适应证和禁忌证,且要求具有熟练操作技能的医师进行此检查,避免并发症的发生。

(方理刚)

主要参考文献

[1] Sahn DJ. Real time two-dimensional Doppler echocardiographic flow mapping. Circulation, 1985, 71 (5): 849-853.

[2] Mark JM. Role of real time 3D echocardiography in evaluating the left ventricle. Heart, 2006, 92(1): 131-136.

[3] Douglas PS, Khandheria B, Stainback RF, et al. ACCF/ASE/ACEP/ASNC/SCAI/SCCT/SCMR 2007 appropriateness criteria for transthoracic and transesophageal echocardiography: a report of the American College of Cardiology Foundation Quality Strategic Directions Committee Appropriateness Criteria Working Group, American Society of Echocardiography, American College of Emergency Physicians, American Society of Nuclear Cardiology, Society for Cardiovascular Angiography and Interventions, Society of Cardiovascular Computed Tomography, and the Society for Cardiovascular Magnetic Resonance endorsed by the American College of Chest Physicians and the Society of Critical Care Medicine. J Am Coll Cardiol, 2007, 50(2): 187-204.

[4] Cheitlin MD, Armstrong WF, Aurigemma GP, et al. ACC/AHA/ASE 2003 guideline update for the clinical application of echocardiography: summary article: a report of the American College of Cardiology/American Heart Association Task Force on Practice Guidelines (ACC/AHA/ASE Committee to Update the 1997 Guidelines for the Clinical Application of Echocardiography). Circulation, 2003, 108(9): 1146-1162.

[5] Nagueh SF, Kopelen HA, Zoghbi WA. Relation of mean right atrial pressure to echocardiographic and Doppler parameters of right atrial and right ventricular function. Circulation, 1996, 93(6): 1160-1169.

[6] Nagueh SF, Kopelen HA, Zoghbi WA. Feasibility and accuracy of Doppler echocardiographic estimation of pulmonary artery occlusive pressure in the intensive care unit. Am J Cardiol, 1995, 75(17): 1256-1262.

[7] Nienaber CA, von Kodolitsch Y, Nicolas V, et al. The diagnosis of thoracic aortic dissection by noninvasive imaging procedures. N Engl J Med, 1993, 328(1): 1-9.

[8] Durack DT, Kukes A, Bright DK. New criteria for diagnosis of infective endocarditis: Utilization of specific echocardiographic findings. Am J Med, 1994, 96 (3): 200-209.

[9] Jesse RL, Kontos MC. Evaluation of chest pain in the emergency department. Curr Prob Cardiol, 1997, 22(4): 149-236.

[10] Heidenreich PA, Stainback RF, Redberg RF, et al. Transesophageal echocardiography predicts mortality in

critically ill patients with unexplained hypotension. J Am Coll Cardiol,1995,26(1):152-158.

[11] Rudski LG,Lai WW,Afilalo J,et al. Guidelines for the echocardiographic assessment of the right heart in adults:a report from the American Society of Echocardiography endorsed by the European Association of Echocardiography,a registered branch of the European Society of Cardiology, and the Canadian Society of Echocardiography. Am Soc Echocardiogr, 2010, 23 (7):685-713.

[12] Luca Lorini F,Sorbara C,Cattaneo S. Ultrasound morphology of the heart:Transesophageal examination// Sarti A,Lorini FL. Echocardiography for intensivists. Milan:Springer,2012:41-51.

第三节　肺部超声

迄今为止,胸片和CT仍然是绝大多数肺部疾病的主要评估方法。然而,胸片对于肺部阴影的定位和定性有时会存在疑问;而对放射损害的担心和昂贵的检查费用使得人们不断寻找更好的诊断方法。很多年来,由于富含空气以及骨性胸腔的阻挡,肺脏被认为是超声检查的禁区。但近年来随着超声设备技术的进步以及对于肺部超声影像的研究进展,胸部超声检查已经成为无损、便携、快速的疾病诊断辅助检查方法。由于其动态、实时及可重复的特点,使其不仅仅可以用于疾病诊断,还可以进行动态监测,为治疗调整提供及时、准确的指导。肺部超声目前已经被常规应用于多个临床领域。随着超声对临床疾病如胸腔积液、气胸、肺实变和间质改变诊断的循证医学证据的增加,目前超声技术已经被广泛用于呼吸困难患者的早期病因学判断,监测临床情况的变化及反馈滴定治疗调整。还有些专家将肺部超声与心血管超声相结合,用于评估循环动力学状态,指导液体治疗和循环调整。

本章简要叙述超声应用的技术需求以及当前胸部超声的临床应用进展,希望能够抛砖引玉,为ICU同道的临床应用和研究起到些许推动作用。

一、超声成像基本原理

现代超声诊断仪利用回声原理,由仪器的探头向人体发射超声波进入体内,并进行线形、扇形或其他形式的扫描,遇到不同声阻抗的两种组织的交界面,即形成声波反射,经探头接收,信号放大和处理,形成人体的断层图像并在监视器上显示,称为声像图或超声图,可以提供临床诊断需要的重要信息。连续多幅声像图在屏幕上实时显示,即可得到动态的器官活动资料。回声反射的强弱由声波经过界面两侧介质的声阻抗差异决定。通常情况下,界面两侧介质的声阻抗相差0.1%,即可形成声反射现象,因此,超声检查是一种极为灵敏的诊断方法。声阻抗相差越大的组织构成的界面反射率就越大。如空气-软组织界面和骨骼-软组织界面,几乎可把超声的能量全部反射回来,不再向深部透射。反之,声阻抗相差较小的两种介质相邻

构成的界面,反射率较小,超声在界面上一小部分被反射,大部分透射到人体的深层。由于体内器官组织界面的深浅不同,使其回声被接收到的时间有先有后,借此可测知该界面的深度,测得脏器表面的深度和背面的深度,也就测得了脏器的厚度。

二、肺部超声表现的病理生理基础

正常肺表面积很大,大约1500cm^2,是人体内最大的含气空腔器官。由于空气对声波的衰减作用,超声波束不能穿透含气的解剖结构。因此,一般认为超声设备难以对胸膜下含气的肺实质进行检查。由于肺脏的气-血交换功能的需求,肺内气管和血管伴随支气管树走行逐级分布,并在终末端——脏胸膜下的肺表面形成了终末肺泡和间质(血液)均匀交叉排列的独特解剖结构。肺泡内空气与间质组织相互交叉,形成微小但广泛的气-液界面。通常B型超声的纵向分辨率为1mm,横向分辨率为2mm,而正常肺泡小叶间隔厚度约300μm,所以超声无法分辨,故仅有胸膜与肺内气体间的界面形成反射,表现为随呼吸滑动的、水平的胸膜线。在胸膜线以下常可以观察到一系列等间距、与胸膜线平行的水平线状回声,随着与胸膜间距离的增加,其回声强度逐渐减弱。这些明亮且等距的回声线被认为是胸膜到探头之间反复的声反射伪影,即"A"线。垂直的"彗尾征"伪影也发源于胸膜肺界面,目前认为主要是由于胸膜下小叶间隔液体充盈。肺脏是气与水的紧密结合体,几乎所有病变都伴随气与水的相互消长,胸膜下肺组织内空气和水不同比例的混合导致声波相互作用是产生不同伪影的基础。因此,肺部超声伪影均起源于胸膜线,而且肺部超声检测很大程度上是基于对伪影的分析。

有文献报告超过97%的急性肺部病变紧邻肺表面,也就是说大多数急性肺部病变都靠近外周并累及胸膜,而肺部超声伪影征象都起自胸膜线,所以肺部超声检查存在广泛的应用基础。由于空气和水具有相反的重力分布特点(空气上升,水下降),这也有助于指导临床上对于相关疾病的判断。如:胸腔积液、肺泡实变的气/液比值为零或接近零,提示此类病变大量含水,也容易出现在胸腔或肺组织的低垂部位。而肺泡间质综合征的气/液比约为0.95,在全肺都可出现。正常肺、哮喘和COPD的气/液约为0.98。气胸则为1,故常先进行前胸部或肺尖部检查。另外,肺脏一直不停地随呼吸运动,肺超声影像多需实时动态评价,静态影像回顾分析难以满足临床诊断需求。

三、胸部超声的设备要求

ICU应用的超声设备应该具备轻便、紧凑、易于搬动和耐用的特点,便于反复进行床边检查。为方便显示、记录、传输影像信息以及动态观察,此类设备还应具备高性能的显示屏和存储设备。具备实时B型和时间-运动的M型两种超声模式的超声设备均可用于肺和胸膜的检查。B型由超声探头扫描一个解剖平面并显示二维图像,M型记录扫描线下各个点随时间运动的轨迹图像。胸部超声检查探头的类型和最佳频率随被检查者的年龄、病变的位置

以及检查的进路变化而变化。新生儿和婴儿的最佳选择为 5 ~ 10MHz 的高分辨率线阵探头，儿童则可能需要 2 ~ 4 或 4 ~ 7MHz 的扇形或线阵探头。5 ~ 15MHz 的高分辨率的线阵探头适用于胸壁、胸膜或肺组织表层检查；扇形凸阵探头则较为适合经肋间途经进行较深结构的检查。世界肺部超声之父，法国的 Lichtenstein 教授建议采用与患者接触面较小的凸阵探头，这样比较容易做到与肋间皮肤紧密接触；同时扇形的检查范围有助于减少肋骨导致的盲区。但临床实践中成人肺部超声检查最常采用凸阵探头（临床上常称之为腹部探头）。其扫描频率通常在 3 ~ 5MHz，可以满足绝大多数的肺部超声检查需求。彩色多普勒（colour-Doppler sonography，CDS）超声也可以用于肺部超声检查。通过显示损伤区域的血管情况和血流形态，彩色多普勒超声可以帮助鉴别脓肿、占位性损伤、血管异常和肺隔离症，辅助临床诊断。M 型超声则可以用于评价和记录肺以及膈肌的运动。

ICU 应用的超声设备还应具备另一个特点：探头和设备都应该可以耐受反复消毒，以减少患者间交叉感染的风险。对于那些用于常规患者检查，接触完整皮肤的超声设备，仅需氯化物消毒剂或 70% ~ 90% 的酒精消毒即可。而重症患者不同，他们的皮肤和消化道被认为是院内获得性感染的储备库。如果不能有效的消毒，探头就可能成为患者间 ICU 耐药菌株传递的媒介，进而造成耐药菌感染的播散。因此，在常规应用超声检查之前，首先应该建立一套快速的消毒程序并且严格执行。目前市场上已经出现了少数小型化并且具备防水键盘的超声设备。

除了上述设备技术要求之外，胸部疾病和相关疾病的鉴别诊断知识是超声应用的基础。目前，超声仍然被认为是胸片的补充，然而，在很多情况下联合应用超声和胸片将可以快速明确诊断并且更加及时、准确地评价治疗反应，更好地指导治疗。

四、肺部超声检查的基本要求

经胸肺部超声检查的体位可在仰卧、半卧、侧卧、俯卧位及坐位时进行。仰卧位可以完成前胸和侧肺区域的检查，侧卧或坐位时则可以更好的检查背侧胸肺情况。经胸骨、胸骨旁和肋骨间隙途径适用于前纵隔、胸膜腔和肺部的检查；胸骨上和锁骨上途径则有助于上纵隔和肺尖部的检查。由于肋骨以及双侧肩胛骨遮挡，约 30% 的肺表面无法检查。因此在临床实施肺部超声检查时，应尽量将患者上肢举高，以便拉宽肋骨间隙，尽可能扩大可探查的肺表面比例。

肺部超声检查应根据患者的情况、检查的目标以及病变位置的深度来选择探头，甚至相同的患者也可以选择不同的探头。高频线性探头（7.5 ~ 10MHz）适合检查表浅的胸膜及胸膜下病变，低频凸性探头（3 ~ 5MHz）能提供很好的穿透力，适合较深部的病变和体型肥胖者。

肺部超声检查手法可以分为两种，分别为沿身体长轴，垂直于肋骨走行方向的长轴检查法和平行肋骨间隙的平行肋间法。无论采用哪种方法，都应注意可以多角度倾斜探头，以获得更多的诊断信息。2012 年世界重症超声联盟（WINFOCUS）发布的肺部超声专家共识建议首选长轴检查法扫描。

探头应始终垂直于胸膜，但需要特别注意，检查时超声探头垂直于胸壁不一定意味着垂直于胸膜。因为胸廓和肺脏解剖的原因，胸膜和胸壁不一定平行。对于初学者，尤其需要仔细观察和比较屏幕中胸膜线的形态，正常状态下，胸膜线应表现为明亮，锐利的一条高回声线，可以轻轻摆动探头，找到胸膜线最细的位置，就是与胸膜垂直的位置。应用超声探头经胸壁扫描，垂直肋骨长轴扫描时，可以显示相邻的上下肋骨和胸膜线共同构成了一个著名的特征性的超声表现——蝙蝠征。

五、肺部超声检查步骤

为了更好的保证检查的系统性、全面性以及便于结合临床，人们可以利用体表标志将胸壁检查区域进行分区。由于超声检查的目的性不同，分区和检查方法也有所差异。就像听诊一样，如果要进行详尽的检查，超声检查也需要完全覆盖双肺。肺组织在胸壁的投影面积约占体表面积的 17%，进行完全的双肺评估需要建立一个系统的检查流程。

肺部超声不像胸片或胸部计算机断层扫描（CT）一样是一个静态图像，肺部超声检查是个动态图像的采集，而且可以在重症患者床边进行监护。相比于门诊或者普通病房的患者，对 ICU 的患者进行肺超声检查通常更难，因为患者常常是仰卧，不能配合变动体位。

通常在非紧急情况下，将探头延纵轴方向垂直置于皮肤表面进行。沿着一系列的纵轴线慢慢移动探头，如锁骨中线、腋前线、腋后线、肩胛下线等，从肺底到肺尖，逐个肋间扫描。检查时，探头的角度分为纵行扫描和斜行扫描两种方法，如图 11-3-1 这样就可以完成完整的肺部全面检查，可以形成一个三维肺部影像信息。也可以在一个特定的区域进行切片式的扫查，有助于了解局部的细节情况。胸部是分为前胸壁区、侧胸壁区、后胸壁区。胸骨和腋前线间为前胸壁区，腋前线与腋后线之间为侧胸壁区，腋后线与脊柱旁线间为后胸壁区。通常情况下，先检查前胸部，其次是侧胸部，后胸壁区。

首先，检查者应该用低频线性或凸性探头以肝、脾作透声窗定位膈肌并观察肺底部，进行纵向扫描平面检查，至关重要的是，首先确定膈肌。膈肌是一个曲线，高回声结构。一旦确定膈肌和肺的位置，常见于肺部重力依赖区或背侧的肺实变或胸腔积液就很容易与肝脏或脾脏以及腹腔积液相鉴别。膈肌常表现为吸气期收缩的 1 ~ 2mm 厚的线状回声，通过低位肋骨间隙、肝脏或脾脏通常都可以较好的显示。

Rouby 等人较为关注感染疗效评价和超声指导下 ARDS 机械通气调整，他们利用腋前和腋后线作为解剖性体表标志，将单侧胸壁分成六个区域：前上/前下、侧上/侧下/后上/后下，并使用小型凸阵探头进行检查。Lichtenstein 更强调系统性，检查流程也更具可操作性。依据腋前线和腋后线将胸壁分成前区、侧区和后区三部分，推荐应用 5MHz 的微凸阵探头完成检查。第一阶段主

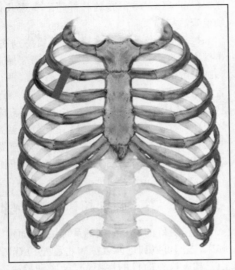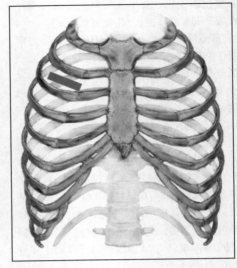

图 11-3-1　肺部超声：探头放置角度

要完成前胸部的检查，患者主要取仰卧或半卧位。第二阶段完成侧肺区范围检查，之后将探头尽可能向后背延伸，并指向天空，同时将身体微微转向对侧即可完成第三阶段检查。探头可能被压进患者的床垫和朝向身体的中心。为了彻底检查仰卧位患者的肺后部，患者可采用侧卧位。机械通气或外伤性重症患者往往是仰卧位，若用微型凸阵探头检查其背部，可在患者作最小搬动时得到最多的超声信息。轻症患者侧身或坐位以系统地检查后胸壁，系统超声检查可获得类似胸部 CT 检查的效果。最后，在坐位或侧卧位条件下完成背侧区域检查。为了便于观察对比，患者的体位、探头的位置和指向都应该被仔细记录。在上述工作的基础上，北京协和医院的王小亭教授等提出了改良 BLUE 方案，在后背肩胛骨内下方增加了后蓝点，显著提高了 ICU 重症卧床患者肺部重力依赖区病变的发现率，对于急性呼吸困难患者的快速病因学确定提供了很好的补充。

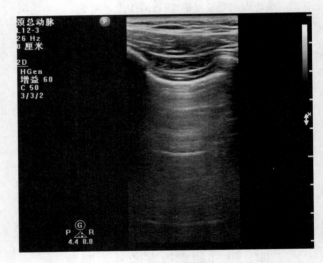

图 11-3-2　蝙蝠征

六、肺部超声的正常表现

1. 蝙蝠征（bat sign）　蝙蝠征是肺部超声术最重要的征象之一。应用超声探头垂直胸膜扫描，首先可以看到由肌肉和筋膜组成的多层软组织回声。当沿肋骨长轴扫描时，可以显示其前方皮质的连续强线状回声。将探头扫描方向横断肋骨，进行纵行的肋间扫描时，肋骨表现为平滑的曲线状回声且在其后方伴有明显的声影。而在肋骨下方约 0.5cm 深处即可以发现高回声的、随呼吸往复运动的胸膜线。胸膜线上 0.5～1cm 处分别为皮下组织和肋间肌肉。如果应用 7.5～10MHz 的线阵探头扫描，可以清楚分辨随呼吸相对移动的壁胸膜和脏胸膜。得到的图像描绘了上下相邻肋骨、肋骨声影、胸膜线，共同构成了一个特征性的超声表现——蝙蝠征（图 11-3-2）。蝙蝠征只有在纵行扫描时才可以看到，是定位肺表面的基本标志。

肋间的纵向扫描可见典型的蝙蝠征。在肋骨（垂直箭头）下方约 0.5cm 深处，近端水平线为胸膜线，远端的水平线为"A"线。

2. A 线征　B 型超声下，胸膜-肺界面存在明显的声阻抗导致在胸膜线以下形成一系列与胸膜线等间距、平行的高回声水平人工伪影，这些明亮的线即"A"线，其深度是皮肤和胸膜线间距离的数倍。正常胸膜下充满气体的肺组织或气胸时胸膜腔内空气阻止了超声波穿透，胸壁软组织和充气肺表面的强反射形成 A 线。A 线被认为是胸膜到探头之间的声反射伪影，随着与胸膜间距离的增加，这些线状伪影的强度逐渐减弱。在临床工作中，发现 A 线并伴随肺滑动征即可确定相应区域的肺组织正常。但是如果 A 线并不伴有肺滑动征，就要考虑是否存在气胸、呼吸暂停、气管插管进入侧支气管等情况的发生。

3. 肺滑动征　壁胸膜和脏胸膜的相对运动形成了肺滑动征，是一种在胸膜线处可见的，与呼吸同步的闪烁移动声影。这种运动与呼吸过程中肺组织沿头尾向的运动相一致。此征表明肺随呼吸运动相对于胸壁在滑动。肺滑行的幅度在肺野下部区域达到最大,这时肺正朝着腹部下降。肺滑动征在肺过度膨胀和肺气肿等症候变得不明显,而对气胸、完全肺不张、胸膜纤维化及呼吸暂停等症候则完全消失不见。在实时超声模式下发现肺"滑动征"是一个很强的除外气胸的证据。

Lichtenstein 等认为心脏超声探头分辨率较低,可能难以准确识别肺滑动征。而近来出现的超声设备多配备了动态噪声滤器和余辉滤器,然而这些设计用来改善影像显示的滤器可能会导致难以发现肺滑动征。因此,在临床使用中应注意关闭相关功能。

4. 海岸征　正常肺在 M 超模式下形成海岸征,可以使肺滑动征表现更加具体化。在"M"超模式下,正常超声表现为在胸膜线以上的静止胸壁组织没有任何运动,形成平行线;而在胸膜线下方则是均匀的颗粒样表现,与沙滩相类似,故称之为"沙滩征"。上面是平行线相当于大海,下面是沙滩相当于海岸,形成海岸征,为肺正常动态征象。这种动态伪影的出现可以排除临床上气胸的存在(图 11-3-3)。

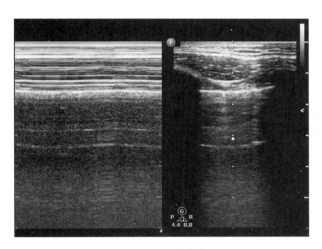

图 11-3-3　海岸征
图中为 M 模式下的海岸征。胸膜线上为固定不动的胸壁形成多层的水平线,与平静的波浪相类似,而胸膜线下由滑动的肺组织形成了与沙滩相似的海岸征

5. 窗帘征　窗帘征描述了含气组织动态阻挡其后方结构的超声现象。含气的肺组织随着呼吸运动上下移动位置,遮挡了腹部的脏器。在正常受试者中通过肋膈角可以看到窗帘征——呼气期可以很容易看到上腹部器官如肝脏、脾脏,但在吸气期由于正常肺充气后向下方移动,阻挡在探头前方,导致临时看不到后方器官。肺基底部肺滑动征表现最为突出,"窗帘征"就是其最突出的例子。

6. 肺搏动征　M 型超声下胸膜线随心脏的搏动称为肺搏动征(图 11-3-4)。心脏跳动引起的胸膜线震动可被 M 型超声记录到,并与心电监护同步。在正常人,肺的呼吸产生滑动,肺滑动会掩盖心脏活动。当屏气或者其他情况削弱或者停止肺滑动时,心脏的活动立刻变得可见,从而形成这种心脏的跳动引起胸膜线的振动,可在 M 型超声下观察更明显。

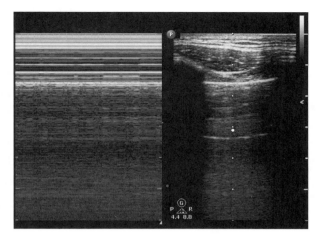

图 11-3-4　肺搏动征

七、肺部异常超声征象

1. B 线征　B 线征,亦称之为彗尾征,是一类边界清晰,与肺滑动同步移动的垂直伪影。B 线的特征包括:起源于胸膜线,垂直于胸膜线发出的高回声、界限清晰、类似激光样波束,可以消除 A 线(与 A 线不同时出现),延伸至屏幕远端且无衰减,与肺滑动同步移动。当胸膜无运动时,B 线也处于静止状态。B 线的数量取决于肺脏的气血比例,也就是肺通气损失程度,B 线之间的平均距离可由线性和凸性探头测量,这一距离蕴含重要的临床信息。无 B 线表现、孤立的 B 线或 B 线局限在膈肌上最后一个肋间被认为是正常表现,有 27% 的健康受试者在第 11~12 肋间隙(膈肌上方)可检测到局限性 B 线。在一个视野观察到数根 B 线也被称之为"火箭征"或 B 线征(图 11-3-5)。B 线间距在 7mm 左右提示肺小叶间隔增厚(也称 B7 线),而 B 线间距在 3mm 左右时可能与 CT 显示的肺组织毛玻璃样改变相关(也称 B3 线)。大量的布满整个肺的视野的 B 线,往往表示肺血管外肺水的增多。前胸及侧胸壁发现弥漫的 B 线征被定义为弥漫性间质综合征。肺局部炎症、间质瘢痕及乳腺癌放疗后也可以在局部胸壁扫查到 B

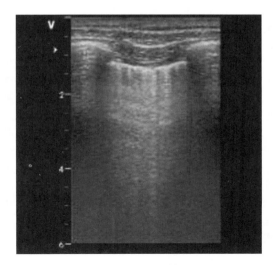

图 11-3-5　B 线

线。侧胸壁扫查到 B 线而前胸壁未见 B 线的情况在临床上可能存在肺炎。后胸壁扫查到 B 线提示重力依赖性肺水的积累。

B 线应与另外两种伪影相鉴别：E 线和 Z 线。E 线在皮下气肿的情况出现，较 B 线长，且不发源于胸膜线，无滑动征表现。而 Z 线与 B 线一样起源于胸膜线，但与 B 线存在明显差异：回声强度低于胸膜线，界限不清晰，迅速衰减并消失（通常 2 ~ 4cm），与肺滑动征无关且与 A 线并存。临床上 80% 的患者可以检测到 Z 线，然而 Z 线可能仅是一些寄生性伪影，不具有临床意义。

还可能见到另外一种超声表现：在胸膜线以下不存在任何水平或垂直回声现象。此时轻微移动探头常可以发现 A 线。此形式的超声表现被认为具有与 A 线相同的意义。

B 线征是一种垂直于胸膜线，伴随一系列特征性表现的人工伪影。关于 B 线征产生的机制，目前还存在争议。Gino Soldati 等认为由于肺泡内空气与周围的液体或组织之间存在非常高的声阻抗差异，因此超声波可以到达肺泡表面，但不能进入肺泡。由于肺泡空气气泡的半径较小，声波在离开气泡表面后向所有方向反射。当存在一层相互紧密连接的气泡时，超声波被气泡层阻隔，且在它们表面相互反射，最终形成与探头之间的镜面反射效应。与空气相反，肺间质具备良好的声波传导特性。在病理状态下，出现间质水肿或部分肺泡水肿时，肺泡间气泡间距增大。在特定的肺泡数量和间距条件下，这些气泡可以相互捕获大量的超声能量，同时伴随在气泡之间的能量渗漏以及返回探头产生 B 线伪影。当间质间隙容量性扩张或胸膜下的充气组织因空气丢失而收缩时，在肺超声显示为超声肺彗星征。而 Lichtenstein 等通过 CT 检查证实 B 线和小叶间隔的增厚相对应，认为 B 线源于胸膜下小叶间隔增厚。胸膜下的小叶间隔正常厚度约 0.10 ~ 0.15mm，大部分小于超声分辨率（约 1mm），故正常情况下多为肺泡内气体强回声所包绕而不能显示。当小叶间隔增厚时，与周围肺泡内气体的声阻抗差异增大，从而形成 B 线。

紧急情况下识别弥漫性间质综合征就等同于诊断急性肺水肿（心源性或渗出性肺水肿）。发现 B 线即可除外气胸。当面对一个呼吸困难的患者，超声发现弥漫性 B 线可以快速鉴别是由于心源性肺水肿还是 COPD 急性加重。超声发现肺水肿的敏感性和特异性分别是 100% 和 92%。其他应用还包括鉴别 ARDS 或心源性肺水肿，通过超声形态学分析指导 ARDS 机械通气。有临床专家研究发现肺部超声的 B 线与肺毛细血管楔压有非常好的相关性。

2. 肺实变和肺不张　正常肺富含大量空气，超声波束难以穿透并显示肺组织的内部结构。一旦肺内的空气被液体替代或出现肺实变、肺不张，且这些损伤区域达到胸壁或膈肌，就可以被超声检测。当肺实变或不张时，肺组织内几乎不含空气，超声波束可以穿透肺组织，并且可以显示肺组织的内部结构。以 CT 作为金标准，超声诊断肺实变的敏感性为 90%，特异性为 98%。

肺实变（图 11-3-6）的主要超声表现包括：影像局限于胸腔内，膈肌以上，胸膜线或胸腔积液以远，超声影像表现

与肝脏或脾脏相近似。肺实变的浅表边界通常为胸膜线或胸腔积液的深部边界。由于与有通气的肺组织相连，实变的深部边界表现为不规则的强回声线，与胸膜线的征象有明显区别。只有在全肺叶被累及时，深部边界才会呈规则的回声线表现。

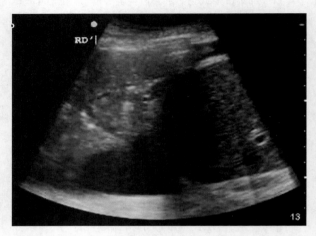

图 11-3-6　肺实变

压迫或气道阻塞都可以导致肺不张，其超声表现主要包括：肺实质类组织样表现，边界常较清晰且无明显含气征象。

3. 空气支气管征　在不均匀的组织样实变超声图像区域（类似肝脏回声）内常可以发现多个内点状或支气管样的线状高回声征象，表明在实变或不张肺组织支气管或肺泡内存在残留空气。与标准胸片可见的空气支气管征相类似，此类超声表现被称之为超声空气支气管征。这些空气支气管征可以是静止的，称之为静态空气支气管征；在组织动态运动时支气管内呈现充气影，具有吸气相离心运动，称动态支气管征。静态支气管征以肺不张区域内静止的支气管内充气影为特征。动态的支气管内充气影像是区别肺炎和肺不张重要的诊断性肺伪影。在实变时，肺容积被液体或组织所填充，支气管则保持正常形态，多见空气动态支气管征。而在肺不张时，整体肺容积下降，并致使相应区域内分支支气管被聚拢到一个狭小的空间内平行排列，多见静态支气管征。

多种疾病如肺炎、肺水肿、肺不张以及肿瘤等都可以发现胸部 X 线阴影，实际临床工作中常需要进一步检查来进行鉴别诊断。超声可以通过显示更多结构性或功能性信息，如：液性或实体性病变、肺组织解剖结构是否改变以及伴或不伴随灌注改变等。根据这些信息来更好的鉴别放射影像所难以确定的疾病信息，进而避免进行更多的放射检查。

肺炎常表现为肺实质的类组织样改变且常伴随空气充盈的中央支气管声影（空气支气管征）。在一项包含 68 例患者的观察性研究中，超声证实肺泡实变伴有动态空气支气管征的患者当中诊断肺炎的特异性为 94%，阳性预计值为 97%。另两项研究也证实动态空气支气管征可以鉴别肺炎或肺不张。

4. 胸腔积液　超声用于胸腔积液检查始于 1967 年，是一种非常敏感的检测方法，其诊断精确性与 CT 检查相似，明显优于胸片检查。典型的超声胸腔积液表现为壁胸膜和脏胸膜间的无回声或低回声区域，其形状可能随着呼吸动作发生改变。仰卧位条件下，在胸壁后外侧，探头指向前上方较容易发现胸腔积液；而在直立或坐位患者，通过膈肌上的胸壁外侧或后侧扫描都很容易发现胸腔积液。

胸腔积液的超声表现依赖于它自身的特性、产生原因和速度。依据积液的回声特点，可以分为四类：无回声积液、非均质但非分隔回声积液、非均质分隔积液和均一性回声积液，与积液的性质有关。漏出液通常无回声、非分隔并且可以自由流动；相反非均一的、分隔的或回声性积液通常是渗出液。渗出性积液常可见丝条样回声和分隔，这些结构常随呼吸和心脏搏动而浮动。"暴风雪样"弥漫性回声通常提示包含大量蛋白成分或组织碎片的脓胸。在炎性渗出病例中，胸膜粘连可以导致肺与胸壁的相对运动消失。

在大量胸腔积液时，常可见到类似舌状的膨胀不全的肺叶漂浮其中。对于少量胸腔积液，除了在膈肌上方发现液性暗区之外，还有两个征象可以使胸腔积液诊断更为准确。其一为静态征象，表现为少量积液被规则边界包围，形成比较锐利的四边形低回声形状，其边界由胸膜线、上、下肋骨的声影和脏胸膜-肺界面所形成的肺线所组成，即四边形征（图 11-3-7）。应当注意，如果在深部边界可以见到清晰的空气伪影，则证明该区域没有肺实变。另一个是动态征象，指呼吸过程中脏胸膜与壁胸膜间距在吸气期下降，呼气期增加的循环变化现象，即正弦波征（sinusoid sign）（图 11-3-7）。其实质是肺组织在吸气过程中朝向胸壁的离心运动，由于肺在"核心-表面轴"上往复运动，在 M 模式超声上表现为正弦曲线图形。以胸穿引流为金标准，以上两种征象诊断胸腔积液的特异性为 97%。而如果应用彩色超声检查，液体流动征是最敏感、最特异的小量胸腔积液的存在证据，其敏感性和特异性分别是 89.2% 和 100%。

超声可以提供有价值的信息来帮助医师决定采用正确的治疗干预。超声检查很容易鉴别分隔或非分隔积液，有时甚至比 CT 更敏感。这些特点与临床信息结合可能会影响相应的疾病治疗，如：对于小量的反应性胸腔积液的追踪观察；对非分隔胸腔积液实施简单引流，而对分隔性胸腔积液或脓胸则选择置管引流。

超声可以比胸片更准确、安全地指导胸腔穿刺。由于担心出血及其他医源性损伤，医师们通常不会轻易对机械通气或存在出血倾向患者实施诊断性或治疗性胸腔穿刺。事实上，如果经过严格训练，在超声引导下可以常规开展上述工作。首先，必须进行胸腔穿刺前的胸部超声检查，确保预定穿刺肋间的吸气期胸膜间距>15mm。其次，确认在穿刺路径上没有心、肺、肝、脾等生命器官的阻挡。窦状隙征提示胸腔积液流动性好，也就意味着黏滞度低，即可以选择细针穿刺引流以减少穿刺损伤的风险。由于可以在直视下进行操作，可以提高手术成功率，同时降低并发症率。

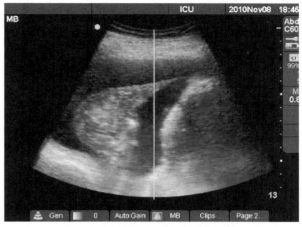

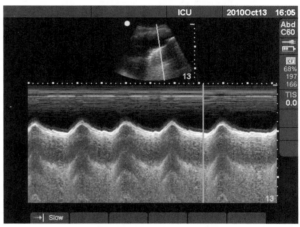

图 11-3-7　胸腔积液和正弦波征

5. 肺滑动征消失　肺滑动征代表呼吸过程中肺与胸壁的相对运动，是一种在胸膜线处可见的，与呼吸同步的闪烁移动声影。在某些疾病情况下，B 模式超声上可以先看到胸膜线没有滑动。比如气胸，由于空气会阻止声波对后方肺运动的检测，因此，只要两层胸膜之间存在空气，就可以导致肺滑动征消失。肺滑动征消失，在 M 模式的图像上表现为"平流层征"（图 11-3-8），也叫"条码征"，这种征象表现为 M 型的图像从近场到远场都表现为平行线。平流层征对气胸诊断的敏感度和特异度分别为 100% 和 78%。但肺滑动征消失诊断气胸的特异性较差。有文献报告，在危重患者群，尤其在 ARDS 人群中肺滑动征消失诊断气胸的特异性会下降到 60% ~ 78%。肺不张、单肺通气、ARDS、肺炎、胸膜粘连、肺纤维化、心搏骤停、高频通气都可能造成肺滑动征消失。因此，肺滑动征消失并不意味着气胸诊断，但是气胸的时候，肺滑动征一定会消失。

6. 肺点　肺点是诊断局灶性气胸的特殊超声征象，B 型和 M 型都能检测到肺点。呼气阶段呈平流层征（B 型超声下 A 线伴肺滑动征的消失、M 型超声下呈平行线状）而吸气阶段呈正常模式（B 型超声下肺滑动征或病态的彗尾征、M 型超声下的沙粒模式），两者的临界点称为肺点。为确定局灶性气胸的诊断，超声检查应扩展到外侧胸壁来定位肺点。在正常肺组织与发生气胸的病理性肺组织之

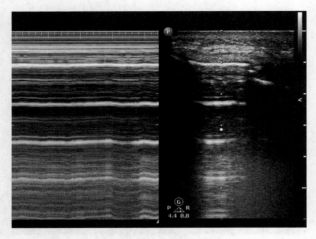

图 11-3-8　平流层征

间的过渡区会产生肺点征象。肺点征在 M 型超声中表现得非常明显,表现为随呼吸运动海岸征和条码征交替出现。肺点征意味着呼气时病理性肺改变转换为吸气时的正常图像。

　　肺点是一种周期性的全或无征象。其生理基础在于检查区域下方塌陷的肺组织在吸气期容积轻度增加,并可延伸至胸壁,形成肺组织与胸壁的周期性接触。在吸气期表现为肺滑动或 B 线征,而呼气期则表现为肺滑动征消失加 A 线征。实际工作中首先应在前胸壁发现肺滑动征消失加 A 线征,之后将探头向侧后方移动,常可发现此肺点征象。有人对 47 例胸片漏诊的气胸患者进行检查,肺点征的特异性为 100%。对于完全性肺压缩的患者,其总体敏感性为 66%,而对于胸片漏诊的气胸,敏感性则升高至 79%。肺点的位置可以提示胸腔的气体量。肺点在前侧提示存在易被胸片漏诊的小量气胸,其中只有 8% 的病例需要引流。侧胸壁肺点提示存在明显的气胸,需要引流的病例约占 90%。后胸壁的肺点或找不到肺点提示大量气胸或张力性气胸,需要紧急处理。肺点征检测的阳性率与操作者的经验和技能相关。

八、肺部超声鉴别呼吸困难病因

　　呼吸困难是重症患者呼吸循环受累的共同表现,是影响重症患者预后的独立危险因素。急性呼吸困难的快速诊断和处理具有很大的挑战性,常伴随误诊和漏诊的可能。其中困扰临床医师的主要问题就是快速准确鉴别肺源性或心源性呼吸困难。由于常合并其他器官功能紊乱以及不典型的临床表现,急诊病例和高龄患者尤其难以处理。鉴别限制性、阻塞性或者是心源性肺疾病主要依赖于多种检查及不同诊断信息的整合,包括体征、病史以及各种传统诊断试验(胸片、心电图和实验室检查)的结果。然而,体检和病史无足够的诊断特异性。放射学征象如血流向肺尖再分布、肺血管影像模糊及心脏扩大具有较好的预计价值,然而其结果的准确性依赖于胸片的质量以及临床医师的能力和经验。尿钠肽(BNP 或者 NT-pro BNP)近期被提出可以用于诊断心力衰竭,但其在高龄和急诊领域的诊断精确性还需要更多的验证。经胸心脏超声可以提供左心室功能障碍、右心过负荷及舒张功能的诊断信息。

　　床旁肺部超声检查草案(BLUE)在国际上首先提出了超声可以用于急性呼吸困难的病因学诊断,并在气胸、心源性肺水肿、COPD 和哮喘、肺栓塞、肺炎等疾病鉴别方面显示了极好的结果。更多的文献则证实了以肺部超声表现为监测手段来监测治疗效果。肺部超声可以很容易被普通影像科医师以及临床医师,如心脏科、重症医学科和急诊科医师实施。与传统方法相比,肺部超声在鉴别急性呼吸衰竭的病因学方面已经显示了更好的诊断精确性。与放射技术相比,超声技术没有放射线损害,可以快速完成检查并且不受患者屏气或躁动的影响。另外,超声技术还可以鉴别肺组织实变或胸腔积液,提供可以实时监测的组织结构运动状态的动态信息。2012 年发表的世界急重症超声联盟(WINFOCUS)国际共识为肺部超声用于呼吸疾病的诊断和监测提供了重要的理论依据。目前,肺部超声已经从肺部疾病诊断工具发展成可视化的床旁呼吸监测工具。

　　床旁肺部超声检查草案的急性呼吸困难超声诊断流程树中,有一些定义,A 表现意味着双侧有肺滑动征的 A 线;A′表现意味着存在肺滑动征消失的 A 线;B 表现意味着双侧胸部前壁存在有肺滑动征的 B 线;B′表现意味着双侧胸部存在着肺滑动征消失的 B 线;A/B 表现意味着一侧为 B 线,另一侧为 A 线;C 表现意味着存在前壁肺泡实变;还有一点需要注意的是在后背部是否存在肺泡和(或)胸膜的实变综合征(PLAPS)。临床和超声影像结合诊断疾病是这样的思路:B 表现考虑为肺水肿引起的呼吸困难;B′表现考虑为肺炎引起的呼吸困难;A/B 表现考虑为肺炎引起的呼吸困难;C 表现考虑为肺炎引起的呼吸困难;A 表现但是有后背部肺泡实变综合征是肺炎引起的呼吸困难;A 表现联合静脉血栓的考虑肺栓塞引起的呼吸困难;A 表现无后背部肺泡实变综合征者的考虑慢性阻塞性肺病或哮喘引起的呼吸困难;A′联合肺点可以明确是气胸引起的呼吸困难。

　　在一篇按照草案流程进行的超声对于呼吸困难病因分析的文章中,收入 260 例明确诊断的呼吸困难患者,主要原因是肺炎(31%),肺水肿(24%),失代偿期慢性阻塞性肺疾病(18%),重度哮喘(12%),肺栓塞(8%),气胸(3%)。只用紧急情况下床边肺部超声检查草案来诊断病因,正确率为 90.5%。草案中提到急性血流动力性肺水肿的患者都会产生双侧肺前胸壁弥漫性 B 线,同时伴有肺滑动。肺动脉栓塞的患者两肺前胸壁几乎都是 A 表现的肺部征象。肺栓塞患者前胸壁区很少会出现 B 线,也就是不会出现 B,A/B 或 B′表现。但是会有一半的患者具有后背部肺泡实变综合征。肺栓塞的患者中 81% 的患者存在明显的深静脉血栓形成。慢性阻塞性肺疾病急性发作,严重的哮喘患者通常都有一个 A 表现的肺部超声模式。气胸患者都会存在前胸壁肺滑动征消失的 A′表现。9 位患者中 8 位患者存在肺点。83 例肺炎,74 位会存在 C、A/B、B′或 PLAPS 这四个特征之一的征象。35 例有 A 表现加上后背部肺泡实变综合征,12 例是 A/B 表现,18 例是 C 表现,9 例是 B′表现。这四种征象加起来诊断肺炎的敏感性为 89%，特异性为 94%。

1. 静水压升高性肺水肿　在静水压升高性肺水肿的情况下会产生的压力性渗出液体，侵入所有小叶间隔，对抗重力引力一直延伸到两肺前壁的小叶间隔。已知肺水肿的特征是小叶间隔水肿，所以在肺部超声上，B 线会始终存在，而且通常是弥散存在。如果一个急性呼吸困难的患者，我们将探头放在患者的前侧胸壁，发现双肺的广泛弥漫存在的 B 线就可以立即作出诊断。静水压升高性的肺水肿引起的漏出液一般不会减弱肺部的运动，也就不会影响肺滑动征。所以会产生出存在肺滑动征的 B 线，也就是所谓的 B 表现。这里有两点需要解释，首先，肺表面会产生或保持 A 线或者 B 线，从 A 到 B 线转换发生是突然的，全或无的发生。在病理生理上，当增厚的小叶间隔内的液体量到达临界值后就会出现 B 线。由 CT 证实，胸膜线下的小叶间隔和更深的小叶间隔的增厚是一致的，CT 没有发现不完整的阶段。另一点是相邻的小叶间隔的比较，观察表明，一般在一个区域内，胸膜下小叶间隔是同时增厚，所以 B 线通常的广泛弥漫的在两肺出现。超声提示的前壁，侧壁和后壁肺泡间质综合征的意义也不尽相同。前胸壁的 B 线对应着 X 线上前壁 Kerley 线，这与临床很相关，但是在胸片上经常看不到。后胸壁的 B 线通常因为重力依赖的原因发生间质改变。这里我们不考虑患者后侧胸壁是否存在后背部肺泡实变综合征（PLAPS），因为是否存在 PLAPS 并不影响我们的诊断，88% 的肺水肿患者都会存在后背部肺泡实变综合征。在血液动力性肺水肿的患者中没有观察到前胸壁存在实变的情况。肺泡从后壁向前壁逐渐充盈液体，在有生命迹象的人身上前胸壁的肺泡都充盈液体的情况是不可能存在的。

静水压和渗透压导致的肺水肿也有其差别。渗透压导致的肺水肿如 ARDS 会有以下几点和静水压引起的肺水肿如心源性肺水肿相区别：①前胸壁会出现胸膜下的小实变；②胸膜滑动征会减弱或者消失；③会有"豁免区"，也就是会出现正常的肺部超声图像的区域；④胸膜异常，会发现胸膜出现不规则的增厚；⑤B 线不均匀的分布。这些都是和病理生理相关，ARDS 的肺水肿在病理上通常是不均一分布的，所以反映到超声上也是存在着很多的不均一性。

2. 肺栓塞　肺血管的闭塞是不可能用体表的超声来检测出来的。中心性的肺栓塞也是不可能在肺部表面形成改变的。所以，在肺栓塞患者超声影像呈现的是前胸壁正常超声图像 A 表现，当然，既往有其他疾患病史的除外。在前面所提及的研究中，260 例病患中 120 例没有 A 线的患者中，只有一例是肺栓塞。92 例前胸壁间质性的患者（B，B'，A/B 表现）没有一例最后诊断为肺栓塞。所以 A 线对于诊断肺栓塞还是有一些敏感性的。单独用深静脉血栓形成对于肺栓塞诊断的阳性预测是 89%，但如果联合上 A 表现，对于肺栓塞诊断的阳性预测值就升到了 94%。所以，当肺部显示出 A 表现后需要做深静脉的筛查。C 表现也可以见于肺栓塞，有可能是周围型肺栓塞，也有可能是感染引起的。

3. COPD 和哮喘　这些疾病是累及支气管的疾病。支气管（周围空气）目前是无法用无创的方法去进行超声检查的。所以这类疾患的超声征象主要是间接的：在呼吸困难的患者胸壁检查没发现有 B 线，呈现正常肺表面影像 A 表现。

4. 气胸　对于重症患者，尤其是机械通气的重症患者来说，识别气胸极为重要。气胸是要求立即诊断的。高危患者需要更有经验的诊断和治疗，因为如果漏诊气胸会带来很多的负面后果。高达 30% 的情况，在初始的床边胸片中不能发现气胸。这些患者也许会进展为张力性气胸，但是在床边胸片上还是有可能不能明确诊断。这样的患者也许会选择 CT 进一步检查，但是患者的情况未必允许。搬动患者，过多的放射线接触，结果延迟以及花费较多等等弊端都让我们对放射检查不是非常满意。如何快速明确一个潜在气胸患者的诊断？超声可以帮助我们。超声检查可以在床边进行，快速诊断或除外气胸。在有医源性气胸风险的侵入性操作如胸穿、锁骨下或颈内静脉置管以及经支气管活检前后进行胸部超声检查可以快速证实或除外是否存在手术相关的气胸。超声可以在院前、灾害现场以及抢救现场使用，可以减少辐射，尤其是对妇女和儿童有益。可以节约花费，越来越多的医院和医师已经开始用超声来诊断气胸。

早期发现气胸对于创伤患者来说也是非常关键的。初期体检和胸片检查有时可能会漏诊小量气胸，这也有可能会发展成张力性气胸，引起血流动力学不稳定的后果。Blaivas 等人以 CT 扫描为金标准，在 176 例创伤患者中进行了仰卧位床边胸片和超声两种方法对于气胸诊断的比较研究，发现超声的敏感性为 98.1%，而胸片仅为 75.5%。

（1）气胸的诊断：确定是否存在气胸依赖于对空气伪影的正确解释。通过对仰卧位患者前侧胸壁以及四个主要征象的检查，可以完成绝大部分气胸的诊断。这四个主要征象包括：肺滑动征消失、B 线征消失、A 线征和肺点。

1）肺滑动征消失：肺滑动征代表呼吸过程中肺与胸壁的相对运动，是一种在胸膜线处可见的，与呼吸同步的闪烁移动声影，它是一种动态的影像特征。肺滑动征检查可以非常快速地完成。在正常呼吸时，肺和胸壁的相对运动是正常存在的，任何年龄，从新生儿到老年人，只要有生命存在的正常肺就应该存在肺滑动征。肺大疱的患者也可以看到肺滑动征，即使是巨大的肺大疱也不会出现肺滑动征的消失。由于空气会阻止声波对后方肺运动的检测，所以，只要两层胸膜之间存在空气，就可以导致肺滑动征消失，这就意味着只要发现肺滑动征即可除外气胸。有学者对 43 例患者进行观察，发现存在肺滑动征的患者气胸诊断的阴性预计值为 100%。存在肺滑动征即可以除外气胸，但是反过来肺滑动征消失对诊断气胸的特异性较差。但有一些疾患会使得肺滑动征减弱，比如肺不张、重度哮喘、COPD 等。还有一些情况让我们不能很好地观察肺滑动征，由于皮下气肿、较大的肺挫伤或肺大疱都可能导致肺滑动征消失，在创伤患者诊断过程中应注意鉴别。有文献报告，肺顺应性下降或丧失会有可能导致约 21% 的重症患者肺滑动征受损。在这些患者肺部多可发现 B

线征。对于普通人群而言,肺滑动征阴性诊断气胸的特异性也只有91.1%,在重症患者,尤其是ARDS人群中则下降到60%~78%。在急性呼吸衰竭的患者中,肺滑动征消失诊断气胸的阳性预计值仅有27%。肺不张、单肺通气、ARDS、肺炎、胸膜粘连、肺纤维化、心搏骤停、高频通气、不适宜的超声滤波器设置以及不适宜的超声探头都可能造成肺滑动征消失。因此,肺滑动征消失并不能进行气胸的诊断。

下列情况会出现肺滑动征消失或者很难扫查到肺滑动征:①脏壁层间没有空气进入但是不运动,比如既往有胸膜炎病史,胸膜粘连,大片肺炎或者ARDS。或者大片的肺不张,严重的哮喘发作,心脏呼吸骤停,气管插管插入食管,单肺插管,高频通气等;②不存在脏胸膜或观察受限的情况,如气胸,全肺切除术后;③技术不足:操作者的手不稳定,如横向扫描的时候通过肋,在M超声模式下找不到沙滩征;④探头选择不当,用低频2.5MHz的相阵探头,或者是心脏的探头通常是不能够用来观察肺滑动征的;⑤滤波器的设计不当,滤波器会产生平滑的图像,减少伪影。它会创造出更漂亮的图像,但是在肺部超声我们需要的是真实不加修饰的影像。

气胸是一种非重力依赖的疾患,如果在仰卧位,气胸内的游离气体会聚集在非依赖区,如前胸壁。气胸应该在前壁或者上壁去寻找,探头方向向下扫描。仰卧位至少要扫描到前胸壁,所有威胁生命的气胸都会包括这一区域。

2)B线征:亦称之为彗尾征,是一类边界清晰,与肺滑动同步移动的垂直伪影。B线存在即消除胸膜线下出现的平行的水平A线。B线源于脏胸膜下的间质增厚,并且只要在壁胸膜和脏胸膜间存在空气,就会导致B线消失。我们的数据表明,胸膜本身是不会产生任何伪影的。分析那些肺部超声提示有B线的患者,用CT证实100%都不存在气胸。因此,只要出现B线即可除外气胸,当肺滑动征消失时,这是一种很有价值的超声征象。

肺的B线、A线、滑动征需要结合起来看,这样就能够在诊断上获益。比如ARDS的患者B线消失,出现A线的时候,要高度怀疑是否存在气胸。肺滑动征或B线存在就可以排除气胸。

3)A线征:A线常见于胸膜线以下,与胸膜线平行。它们源于胸膜表面与探头之间的声波反射,因此,A线之间的间距与胸膜线到皮肤表面的距离相等。如果肺滑动征存在,A线代表正常肺通气状态。因为A线征也可以来源于生理状态的肺表面,所以它对应气胸的诊断特异性为60%。联合肺滑动征消失和A线征对41例患者进行分析,对气胸的诊断敏感性为100%。

对于A线这个伪影的分析很重要,尤其滑动征消失的时候。发生气胸后首先出现的是肺滑动征消失,也就是肺脏这个重要脏器异常的停止运动,所以这个征象是最吸引应用者的。因为肺部超声检查的时候,影像背景很嘈杂,肺滑动征还是动态的,所以操作者需要安静平稳的将探头放在患者胸前,用M超模式,非常敏感,在二维超声上观察不清楚的时候,M模式可以观察到,这样背景就不那么嘈杂,可以完全观察肺部的相对运动,M模式上可以

用一张图片来简单的证实肺滑动征是否存在。因为胸膜线下的组织有没有相对运动形成可以直接看到。产生海岸征就表明胸壁与肺存在相对运动,相反如果是平流层征就表明没有相对运动。M超模式可以用于诊断气胸。海岸征等同于B超模式下的肺滑动征,而平流层征则等同于肺滑动征消失和存在气胸时的B超伪影。M超模式下出现在颗粒层上方的直线样的无运动层代表静止的胸壁,即所谓的波浪,而颗粒层则代表海岸的沙滩,两者结合形成海岸征。此征象提示存在肺的呼吸运动时脏壁胸膜在相互运动。由于胸膜腔内存在的空气阻止了声波对后方肺运动的检测,气胸时海岸征消失。

4)肺点:肺点是一种全或无征象。其生理基础在于检查区域下方塌陷的肺组织在吸气期容积轻度增加,并可延伸至胸壁,形成肺组织与胸壁的周期性接触。可以想象一下无论是自主呼吸还是机械呼吸通气情况下,吸气的时候肺充气,在呼气的时候塌陷。在发生气胸时,塌陷的肺和胸壁接触点在吸气和呼气的时候会有改变,该位置就是肺内肺泡中的气体和气胸内的气体的交界点。这会产生一个特征性的影像,肺点。在吸气期表现为肺滑动征或B线征,而呼气期则表现为肺滑动征消失加A线征。实际工作中首先应在前胸壁发现肺滑动征消失加A线征,怀疑气胸存在时,将探头向外侧慢慢移动,注意观察屏幕直到发现肺点。这时一定要保持探头静止不动,肺点的图像是突然在某个具体的位置出现的,伴随着呼吸周期性出现,一侧存在胸膜滑动征,一侧消失。而这一点的位置也可以告诉我们气胸范围的大小。有人对47例胸片漏诊的气胸患者进行检查,肺点征的特异性为100%。对于完全性肺压缩的患者,其总体敏感性为66%,而对于胸片漏诊的气胸,敏感性则升高至79%。

肺点征检测的阳性率与操作者的经验和技能相关。发现肺点还可以证明肺滑动征消失并非由于技术问题引起。还有一些情况需要操作者注意,这些经常是初学者进行肺部超声的陷阱。正常呼吸的时候也会存在吸气末和呼气末的暂停,暂停时会产生静止不动的肺。在二维超声上显示就是肺停止不动了,没有胸膜滑动征。在M模式下沙滩征消失,平流层征出现。这会让有些医师产生与肺点的混淆。实际上这种呼吸暂停和正常呼吸的更替是个普遍存在的过程,在全肺都能够观察到,而肺点是个突然出现的影像,只有在个别的位置上可以看到。在那些前壁没有胸膜滑动征,没有B线患者发现肺点的时候应该考虑患者存在气胸。而呼吸暂停的相互交替是在侧胸壁后胸壁都能发现。所以如果临床上遇到这样的疑惑,要把探头慢慢移向后侧,观察是否真正出现肺点。大多数的呼吸困难要求有经验的医师来诊断是否存在肺滑动征,因为肺滑动征需要和肌肉的滑动相区别,尤其是在用力呼吸的时候,呼吸肌努力运动形成滑动。有些气胸的情况下,因为呼吸困难,肌肉的收缩带动着肌肉下组织的运动,产生一种混淆的图像,让操作者误以为存在胸膜滑动征。在这种情况下一定要结合二维和M模型超声来检查,比如胸膜线的位置,如果沙滩征是起自胸膜线上那才是真正的海岸征,如果是起自肌肉线上,那就不是真正的海岸线。需要

继续观察胸膜线的情况。

（2）分隔型和复杂的气胸：这是一种发生率很低的情况，没有运动的 A 线与没有运动的 B 线或者 A 线相互交替出现。这种诊断很复杂，显然是不会产生一个规律的肺点。但是肺点又是平时诊断气胸的时候的一个关键点。所以对于这种情况的诊断需要进行 CT 检查。胸片检查也会出现相互干扰的情况不能明确诊断。当然如果每天检查肺部超声，突然出现的改变就较易解释。比如在 ARDS 患者前胸壁惯有的 B 线消失，出现没有胸膜滑动征的 A 线，就高度怀疑气胸存在。

（3）气胸的诊断重点

1）这四个主要征象包括：肺滑动征消失、B 线征消失、A 线征和肺点。

2）非分隔的气胸患者在仰卧位，气体集中于前壁，几秒钟之内可以完成肺部检查。第一步是仔细观察蝙蝠征，看伪影是否是起源于胸膜线上，需要和皮下气肿，肌肉线移动等征象鉴别。如果出现肺脏的胸膜滑动征就可以排除气胸。出现 B 线，也可以排除气胸。胸膜滑动征消失不能诊断气胸。因为肺不张，急性胸膜粘连等多种情况下都可以减弱肺扩张，引起胸膜滑动征的消失和减弱。肺点是一个气胸的特异性诊断影像，肺点的位置和气胸的多少相关。

5. 肺炎　肺炎可以被分开考虑。肺栓塞，肺水肿，哮喘，气胸都是一种征象，但是肺炎有很多种，因为各种不同的微生物，产生出多个不同的病理形态的改变，也就生成不同的超声影像，在这一点就需要更多的注意和分析判断。B′表现是没有肺滑动征的 B 线。由于炎症渗出物的渗出，产生急性胸膜粘连，这在肺炎的病理生理中被大家熟知，多见于大片的肺炎和急性呼吸窘迫综合征。漏出液一般是一种润滑剂，不产生胸膜粘连，不损害肺滑动，而渗出液是一种生物胶，会产生胸膜粘连。每个 B 线就如胸膜线上的一颗钉子，B 线是若干根的，所以没有胸膜滑动

是可以很好分辨的，很快就可以发现存在胸膜粘连。急性的胸膜粘连会减少肺的扩张，并且产生一些急性限制性障碍。值得注意的是，肺滑动的消失对于气胸的诊断特异性很低（27% 的阳性预测值）。文献报道 83 例肺炎患者中，23 例发现滑动征消失。肺炎可以以各种各样影像呈现出来，主要特征是不对称性，两侧不对称（A/B 表现），前后不对称（A/PLAPS）。

A 线表示探头下面是空气，可以是生理性的，如在慢性阻塞性肺疾病，哮喘，肺栓塞和基底部或后背部的肺炎患者前壁的正常肺表面可见 A 线，也可以是病理性的，如气胸。肺间质综合征是 B 线。前胸壁的 B 线预示着间质综合征。血流动力性肺水肿和一些类型的肺炎会显示前胸壁两侧对称的 B 线。肺泡和胸膜通常会在后侧面发生改变（通常定义为后背部肺泡实变综合征 PLAPS），肺水肿，肺炎，肺栓塞都会普遍存在，因此不是主要鉴别的手段。前胸壁的实变是典型的肺炎表现。对于 A 表现并且没有静脉血栓形成的患者就要观察是否存在 PLAPS，如果存在 PLAPS 可以诊断为肺炎。在血流动力性肺水肿，肺栓塞，和慢性阻塞性肺病中可以观察到肺滑动征。哮喘患者也可以看到肺滑动征。在肺炎、有胸膜疾病史、气胸的患者通常存在肺滑动征消失。

6. 诊断流程树　对于呼吸困难的患者在几分钟内就可以完成床边急性呼吸困难超声检查的流程（图 11-3-9），能够获得 90.5% 的精度的诊断正确率。我们首先检查前胸壁的胸膜滑动征，如果存在胸膜滑动征就可以排除气胸。前胸壁如果是 B 线就继续检查，B 表现考虑肺水肿。B′表现、A/B 表现、C 表现要考虑肺炎。A 表现时要扫查是否存在下肢静脉血栓形成，如果存在静脉血栓形成要考虑肺栓塞。如果没有静脉血栓形成，要去看看是否存在后背部肺泡实变综合征（PLAPS），如果存在后背部肺泡实变综合征考虑为肺炎，如果不存在考虑 COPD 或者哮喘。

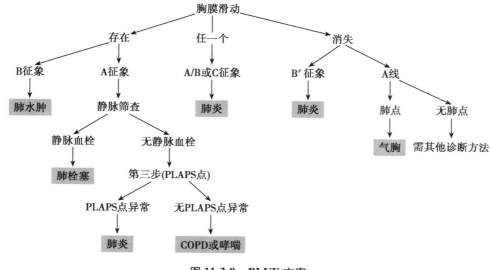

图 11-3-9　BLUE 方案

为了可以让草案保持简单而且容易操作，床边肺部超声检查草案考虑了大多数的疾病，但是没有考虑到那些患病频率发生<2% 的疾患。269 个病患可以从快速准确的诊断中获益，97% 的原因包括肺炎，肺水肿，慢性阻塞性肺

疾病,哮喘,肺栓塞,气胸。1.4%的原因为慢性间质性疾病急性加重期,1%的原因为大量胸腔积液引起的呼吸困难,0.3%的原因为气管狭窄引起的呼吸困难,0.3%的原因是脂肪栓塞引起的呼吸困难,还有极少数的原因是心包积液。一般罕见的原因都有其既往病史,而且这些罕见的病因大多数在诊断上都不是很困难,比如大量胸腔积液就很好诊断,气管狭窄也会有临床症状。气管前壁位置通常是肉芽肿经常发生的地方,可以通过气道的超声被检查到。巨大的肺不张也会产生很多超声影像。急性呼吸困难的原因除了急性呼吸衰竭、急性心力衰竭还会有其他原因,如代谢性呼吸困难,急性血容量不足,急性胃扩张等。这些病因的肺超声检查通常是一个正常的 A 表现。我们可以想象那些引起呼吸困难更复杂的原因,比如病毒性心肌炎造成的心源性肺水肿合并细菌性肺炎。这些患者可会也会存在 B 表现。

7. 床旁肺部超声检查草案(BLUE)的实际应用 在传统的呼吸困难患者的临床诊断治疗中,我们通常是考虑三个步骤:第一步:如果时间允许,医师接诊患者后尽可能了解患者病史并进行体检。这一步是关键,因为一个发热的呼吸困难的年轻患者与没有发热的老年心肺疾病患者的检查方向肯定是不一样的。第二步:进行一些简单的必要检查,如心电图、静脉血生化以及 D-二聚体、胸片等。第三步:获以上这些检查结果,医师决定是否进行更复杂的检查。比如是否去做 CT 扫描、超声心动图、胸片等等。现在,床边肺部超声检查草案应添加在第一二步骤中间。在传统的诊断的正确率上就有了 90.5% 的正确率增加。而且有时候,这样检查就会使得第三步变得不那么必要了。在第一步后进行床边肺部超声检查草案的流程检查,可以在几秒钟里排除气胸或者心源性肺水肿。如果确定是 B 表现,A/B 表现,C 表现,或者 B′表现,这个诊断流程就结束了。剩余肺部的检查当然也可以根据情况进行进一步检查和分析,但是这是床边肺部超声检查草案之外的检查了。下肢静脉超声检查是一样的道理,一个从家里来诊的呼吸困难的患者,肺部超声是 A 表现,那么就应该进行双下肢的静脉扫查,如果没有静脉血栓,肺栓塞的诊断也不能轻易排除,但是如果检查肺部超声发现后背部肺泡实变综合征,就可以在几秒钟内就诊断肺炎了。面对 A′表现的患者,还需要全面扫描肺部来找肺点征象。一旦床边肺部超声检查草案操作结束,医师就可以获得一些信息,如果这些信息和第一和第二步骤结果一致,就可以立即开始相应的治疗,或者继续进行第三步骤获取更详细的资料。对于有血栓病史,此次检查没有 A 表现的患者我们也会常规进行全面的静脉扫查,但是这也是诊断流程之外的检查。

因为床边肺部超声检查草案在临床上的应用,改变了我们一些在临床上固有的做法,比如肺脏可以进行超声检查了。下肢静脉检查可以让我们既快速又有效的诊断肺栓塞。对于一些高度可疑的患者我们还需要联合心脏检查和静脉检查,一起对患者进行肺部超声扫查最后得出正确的诊断和治疗方法。

在临床上,大多数患者都需要进行病史,体格检查,床

边肺部超声检查草案,紧急的心脏超声检查和一些基础的血液检验的检查。草案中的超声检查,静脉检查是最费时间的,大约 2~3 分钟。我们主要是让急性呼吸困难的患者得到尽可能合理并且可以立即缓解病痛的治疗。这样可以减少因为第一诊断错误造成的死亡率,还能减少第三步中的特殊检查,这些检查都是有一定危险或者损害的,比如危重患者外出做 CT 等检查是有危险的,包括进一步检查经常要进行血气分析,会要抽动脉血,患者会很疼。因为这些患者存在呼吸困难,我们需要进行血气分析来明确患者的氧分压和二氧化碳分压水平,循环衰竭的患者也需要监测这些指标。作为一个掌握超声技术的临床医师,目前我们没有发现床边肺部超声检查草案的缺点,只要科室配备了超声机器,人员进行了训练,国家允许进行这项操作,患者接受这样的检查就可以进行。顺便提及,床边肺部超声检查草案应该用一个便携的简单机器就可以,花费并不多。

当然,有时候需要在草案后进行心脏超声的检查,作为 BLUE 草案的补充。肺部超声扫描是直接检查呼吸功能减弱的患者,如果不存在 B 表现,就可以知道左心的功能正常或者不存在急性的问题。虽然床边肺部超声检查草案不涉及心脏的检查,但是也可以回答心脏的临床问题,检查到 B 线可以高度精确的诊断静水压增高性肺水肿。如果没有发现 B 线,就可以排除肺水肿了。注意要将床边肺部超声检查草案和步骤一的内容结合,比如患者的病史,体温等,还要和步骤二的内容如白细胞、CRP 等结合考虑。再加入紧急的心脏超声检查,可以再次增加诊断的正确率。有 B 表现的年轻发热患者,没有心脏病史,左心室收缩良好,这样的患者可以从抗生素中获益,而不是应用利尿剂治疗。这样的病例会被认为是床边肺部超声检查草案的失败个例,大家一定要记住这个草案的准确率是 90.5%,而不是 100%。

因此我们建议开始先分析患者的肺部超声,然后再做心脏的快速检查。这个优先级可以节省更多时间,因为肺部超声耗时较少,不需要太多的训练,操作者依赖小,简单易操作。同时,临床医师如果觉得需要可以随时开始心脏超声的检查,这样可以获得更多的信息,更好的理解病情并且快速治疗患者,比如需要紧急心脏瓣膜修复的患者。但这些都不是床边肺部超声检查草案的必须内容。事实上,通常是做完床边肺部超声检查草案的检查后,治疗会有一些调整。所以在开始治疗的时候可以进行心脏超声的检查。临床上超声检查的顺序通常是:肺部超声—静脉超声扫查—给患者进行相应的治疗—心脏超声的检查。

床旁肺部超声检查草案可以在 3 分钟内完成检查,当然,新手医师会需要更多的时间,3 分钟检查时间是平均时间。这里还有一些小技巧,让草案在不干扰传统的诊治过程中迅速完成。比如要用智能便携机器,开关机迅速或者不关机,通用探头,同样的设置,不需要多普勒模式,替代的凝胶设备等等,都是节约时间的小窍门。肺脏是表浅的脏器,所以不用像心脏一样去花时间寻找切面和声窗。判断 A 线还是 B 也是全或无的,应该是立即就可以判断。而且并不是每次的床边肺部超声检查草案都是需要进行

静脉和后背部的检查的,比如出现了 B 表现、B′表现、A/B 表现,C 表现都不需要进一步检查了,可以在不到 1 分钟的时间完成检查。这些病患占 46% 的比例。我们使用相同的快速方法来进行深静脉血栓的扫查,使用相同的探头,相同的设置,横断面扫描等,使得在两个检查区域交替的时间减少<5 秒。当我们把探头按压在扫描区,就可以开始检查静脉系统了。同时也考虑到没有必要将时间浪费在挤压传统的凝胶瓶上,可以把凝胶挤在一个地方,检查的时候沾一下。

另外还应该想到那些被床边肺部超声检查草案错过的患者,260 例中的 25 例患者(9.5% 的病例)。我们应该考虑现实的局限性,比如没有静脉血栓的肺栓塞,比如有 B 表现的肺炎与心源性肺水肿的区别。这些局限存在的时候,需要我们重复进行床边肺部超声检查草案的检查,并且要结合临床特征和基本的检验结果,要尽量减少错误诊断的发生。比如 B 表现中心源性肺水肿和肺炎的区别,除了临床的特征,如发热等,还有基本的检验结果,白细胞等,如果做了心脏超声,这种情况的区分还是很明显的。

九、小　结

近年来随着超声设备技术的进步以及对于肺部超声影像的研究进展,胸部超声检查已经成为无损、便携、快速的疾病诊断辅助检查方法。由于其动态、实时及可重复的特点,使其不仅仅可以用于疾病诊断,还可以进行动态监测,为治疗调整提供及时、准确的指导。作为监测工具,肺部超声目前已经被常规应用于多个临床领域。由于便携及可重复监测的特点,超声常被用于追踪监测某种特定临床情况的变化。随着超声对临床疾病如胸腔积液、气胸、肺实变和间质改变的诊断确定性的增加,目前超声技术已经开始被用于部分呼吸困难患者肺部状态的初始评价,有些专家还将肺部超声用于指导液体治疗和循环调整。

虽然有很多很有希望的发现,但要常规用于重症临床实践,肺部超声还存在一些问题。比如观察者间和观察者内差异、对于肥胖患者高质量影像获取困难以及无法检测肺组织的过度膨胀等。对于超声是否可以常规用于 ALI/ARDS 患者肺部情况的评价还需要更多的研究证实。

(晁彦公)

主要参考文献

[1] Hendrikse K, Gramata J, ten Hove W, et al. Low value of routine chest radiographs in a mixed medical-surgical ICU. Chest, 2007, 132(3):823-828.

[2] Brenner DJ, Hall EJ. Computed tomography—An increasing source of radiation exposure. N Engl J Med, 2007, 357(22):2277-2284.

[3] Lichtenstein D, Goldstein I, Mourgeon E, et al. Comparative diagnostic performances of auscultation, chest radiography and lung ultrasonography in ARDS. Anesthesiology, 2004, 100(1):9-15.

[4] Mayo PH, Goltz HR, Tafreshi M, et al. Safety of ultrasound-guided thoracentesis in patients receiving mechan-

ical ventilation. Chest, 2004, 125(3):1059-1062.

[5] Roch A, Bojan M, Michelet P, et al. Usefulness of ultrasonography in predicting pleural effusion>500 ml in patients receiving mechanical ventilation. Chest, 2005, 127(1):224-232.

[6] Lichtenstein D, Lascols N, Mezière G, et al. Ultrasound diagnosis of alveolar consolidation in the critically ill. Intensive Care Med, 2004, 30(2):276-281.

[7] Lichtenstein D, Peyrouset O. Lung ultrasound superior to CT? The example of a CT-occult necrotizing pneumonia. Intensive Care Med, 2006, 32(2):334-335.

[8] Lichtenstein D, Mezière G, Seitz J. The dynamic air bronchogram. A lung ultrasound sign of alveolar consolidation ruling out atelectasis. Chest, 2009, 135(6):1421-1425.

[9] Chun R, Kirkpatrick AW, Sirois M, et al. Where's the tube? Evaluation of hand-held US in confirming ET tube placement. Prehosp Disaster Med, 2004, 19(4):366-369.

[10] Lichtenstein D, Lascols N, Prin S, et al. The lung pulse: An early ultrasound sign of complete atelectasis. Intensive Care Med, 2003, 29(12):2187-2192.

[11] Volpicelli G, Mussa A, Garofalo G, et al. Bedside lung ultrasound in the assessment of alveolar-interstitial syndrome. Am J Emerg Med, 2006, 24(6):689-696.

[12] Lichtenstein D, Mezière G, Lagoueyte JF, et al. A-lines and B-lines: Lung ultrasound as a bedside tool for predicting pulmonary artery occlusion pressure in the critically ill. Chest, 2009, 136(4):1014-1020.

[13] van der Werf TS, Zijlstra JG. Ultrasound of the lung: Just imagine. Intensive Care Med, 2004, 30(2):183-184.

[14] Volpicelli G, Elbarbary M, Blaivas M, et al. International evidence-based recommendations for point-of-care lung ultrasound. Intensive Care Med, 2012, 38(4):577-591.

[15] Lichtenstein DA. Whole Body Ultrasonography in the Critically Ill. Berlin and Heidelberg: Springer-Verlag, 2010.

第四节　重症肾脏超声

随着对急性肾损伤(acute kidney injury, AKI)认识的不断深入,AKI 对临床预后的影响也越来越被重视。最近,Hoste 等发表了一项基于 KDIGO (Kidney Disease: Improving Global Outcomes, KDIGO)标准的国际多中心 AKI 流行病学研究,结果显示:57.3% 的 ICU 患者罹患 AKI,并且 AKI 严重程度越高住院死亡率越高;发生过 AKI 的患者在出院时肾功能不全[估测肾小球滤过率<60ml/(min·1.73m^2)]的比例也远高于没有发生过 AKI 者(47.7% vs 14.8%)。此外 AKI 会增加住院期间甚至出院后的医疗费

129

用,对社会和家庭都会造成沉重的经济负担。在每年13.3万AKI患者中又有11.3万来自低收入国家。今年初国际肾脏病协会(ISN)发起了"0 by 25"的倡议,旨在于2025年前将低收入国家中可以预防的AKI死亡降至最低。降低AKI的发病率和病死率需要全社会的支持,包括相关数据的收集、提高认识和健康宣教,更需要医务人员的行动。在重症医学所及范围之内,包括ICU内的临床工作和在相关科室的会诊以及该领域的学术交流,则至少包括重视AKI的早期诊断、病因诊断、预后评估和精确地调控治疗,但目前的常规诊疗措施仍不够充分。

重症超声技术的成熟与逐步推广,在血流动力学监测和调控、ARDS的治疗、深静脉血栓和肺栓塞的诊断等多个重症领域发挥了重要作用,但在AKI的诊断与治疗方面起步相对较晚。传统的急性肾衰竭病理生理学分类包括:肾前性、肾性和肾后性,肾脏超声在这个层面尤其对肾后性肾衰竭有很高的敏感性;而从AKI预后不同的角度分类,AKI又有暂时性与持续性之分,有学者应用超声做了大量的研究工作。在使用重症肾脏超声指导AKI治疗方面的工作还相对较少。

本章重点就重症肾脏超声操作的基本技术和临床应用,结合最新的研究进展作一介绍。

一、重症肾脏超声技术

（一）可以采用的技术 重症肾脏超声单纯从技术本身来讲与普通超声无异,但重症医学工作者利用超声技术将重症患者的监测与治疗结合在一起,并实现了从诊断到监测、从静态向动态的转变,使同一台超声机、相同的检查方法在新的领域发挥了不同的重要作用,有了新的技术发展与进步。

1. 二维超声 主要测量肾脏的大小、形态,观察血肿或积液的变化,以及膀胱内的液体等。

2. 与肾脏灌注相关的技术 彩色多普勒、能量多普勒(power Doppler ultrasound,PDU)、脉冲多普勒、超声造影(contrast-enhanced ultrasound,CEUS)和超声动态评估组织灌注(dynamic sonographic tissue perfusion measurement,DTPM)等。

通过彩色多普勒或能量多普勒可显示肾脏内血管,一般选取叶间动脉后可再采用脉冲多普勒技术得到其血流频谱,经过手工或自动描记可获得该血管的收缩期最高速率、舒张期最低速率和加速时间等,通过公式即可计算出肾脏阻力指数(renal resistive index,RRI),RRI=(收缩期最高速率−舒张期最低速率)/收缩期最高速率。在血管顺应性正常的情况下,血管阻力与RRI呈线性关系。

RRI反映的是单根血管的灌注,为反映整个肾脏的情况,有学者使用彩色多普勒或PDU获得肾脏的整体灌注图像,再采用半定量评分评价肾脏的循环。尤其是PDU采用斑点跟踪技术利用血流中红细胞的密度、散射强度或能量分布,也即利用单位面积下红细胞通过的数量级信号振幅大小进行成像,可理解为以红细胞作为"造影剂"的超声技术;相对彩色多普勒(CDFI)对探头扫描的角度要求较小,对血流的敏感性高,不会发生混杂,能显示极低速

度的血流,因此更好地显示肾脏的血流;较RRI对测量技术的要求相对低一些;而相对于CEUS省却了注射造影剂的一系列问题,如不需要造影剂和特殊的软件、避免造影剂过敏等。应用较多的半定量评分标准为0~3分四级法,即:0分为检查不到肾脏血管;1分为肾门可见少许血管;2分为大部分肾实质内可见叶间血管;3分为整个肾脏可见肾血管显像至弓状动脉水平。该评分方法可对肾脏的灌注并判断其预后具有一定的帮助。

CEUS是经静脉注射微气泡超声对比剂,然后再实现不同病理状况下肾脏整体和局部血流的实时定量监测。CEUS对判断疾病的严重程度、时程、肾脏灌注随时间的改变以及灌注异常的肾脏内血流再分布有一定的帮助;还有可能利用CEUS建立AKI治疗的目标或对肾脏灌注是否充足进行评价;CEUS或许也能用于ICU患者血流动力学调控的效果评估。

DTPM技术即通过PixelFlux软件实现超声研究血流灌注从半定量到定量的转变,具有原始数据的实时采集、重复性好、操作简便、无创性评价及可脱机分析等优点,其依托灌注参数及灌注分布曲线为载体,充分展示了心动周期中血流动力学特征,使盼望已久的用常规超声设备定量组织灌注成为可能,而且研究者还可根据需要任意选定ROI及sub-ROI,为以后制订个体化治疗方案提供可行的依据。与超声造影相比,DTPM技术观察时间不受限制、不需要特殊设备、能精确定量且没有超声造影剂相关的安全性问题。

（二）重症肾脏超声检查的基本平面 重症肾脏超声的基本平面取决于超声检查的目的。从"问题导向"这一重症超声的特点来讲,我们希望第一时间在床边,通过超声仪,看到肾脏的大小、形态、内部结构、肾脏内外的血流灌注及膀胱充盈的真实情况。

1. 膀胱超声检查切面 一般选用3~5MHz电子凸阵探头,将超声探头置于耻骨联合上正中线的位置,行膀胱长轴和短轴两个切面的超声检查,基本上可以满足膀胱的超声监测要求;滑动探头,详细扫查,很容易发现膀胱内是否有尿、膀胱内导尿管的水囊或气囊。必要时通过扫查膀胱的毗邻结构,获得进一步的信息。

与重症医学关系较为密切的膀胱测算参数包括膀胱壁厚度、膀胱容积和残余尿量;后两者主要适用于未放置尿管的患者,正确放置尿管并保持通畅的患者膀胱内多为空虚的。膀胱壁的正常解剖厚度约1mm,但在声像图上,测量值可达2~3mm。如前所述,使用超声仪很容易获得膀胱上下径(d1),最大横断面可测量膀胱前后径(d2)和横径(d3),可通过膀胱容量的估算公式:(d1×d2×d3)×0.5,算出膀胱的容量,目前多数超声仪有内置软件,可直接算得。正常膀胱容量350~500ml,最大可达800ml,尿潴留时可达1000~2000ml;尿少时膀胱容量的计算公式为:(d1×d2×d3)×0.7,主要用于计算残余尿量,膀胱残余尿量>50ml临床认为异常。

2. 最常用的肾脏超声检查切面 肾脏超声检查主要的目的是发现急性肾损伤发生的可能病因和观察肾脏的灌注,从而指导AKI的治疗。急性肾损伤肾脏的体积可能

没有变化或轻度增大,而慢性肾脏疾病肾脏可能缩小,如高血压性肾脏病。因此测量肾脏大小有助于判断肾脏功能不全发生的时间。临床上对移植肾及其并发症的动态观察,因其具有床旁、即时、无创的特点,尤其是可以采用多普勒技术对血流灌注情况的动态观察独具优势,有极大应用价值。经过肾门的短轴切面和肾脏的长轴切面即可满足肾脏大小的测量。但如果要相对全面的观察肾脏内的结构尤其是不同部位灌注情况,需肾脏长轴切面结合短轴上自上而下的扫查。

（1）肾脏的长轴切面:第一步,是将探头放置在腋前线肋缘下,与身体轴平行,探头指示点朝向头端。以肝脏或脾脏为透声窗,转动探头寻找肾脏,发现肾脏。左肾相对右肾靠上、靠后。在长轴切面上,一般将肾脏上极置于屏幕左侧,下极置于屏幕右侧。相对于躯体的长轴,肾脏下极向脊柱侧倾斜,沿着身体长轴轻微旋转探头可获得更为满意的肾脏长轴切面图像。第二步,根据屏幕上的图像进行探头的微细调整而不是继续参照体表标志,获得理想的目标切面(图 11-4-1)。

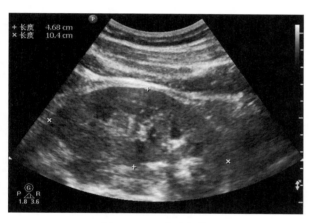

图 11-4-1　肾脏长轴

（2）肾脏的短轴切面:沿肾脏长轴位将探头逆时针方向旋转90°,可获得短轴图像（横）切面。为获得全面的肾脏内结构,需从头端向尾端沿长轴逐步扫描肾脏的横切面。为全面评估肾脏动静脉和输尿管,需要获得经肾门的横断面。

切面的解读:肾脏的超声切面应对照其标准解剖切面进行分析。经肾门的长轴切面可测得肾脏的长和宽,而经肾门的短轴可测得肾脏的宽和厚。每侧肾脏都由纤维囊包裹。肾脏轮廓线是由肾周筋膜及其内、外脂肪形成。肾实质回声为肾轮廓包围,位于肾窦回声与肾轮廓之间,呈低回声带,肾实质回声分两部分:①肾皮质:肾皮质回声略高于肾髓质回声,但略低于肝和脾的内部回声;②肾髓质:肾髓质回声又称肾锥体回声,其回声低于肾皮质回声。肾窦:又称肾集合系统,指位于肾脏中央的不规则稍强回声区,包括肾盂、肾盏、肾内血管及脂肪等结构。如前所述,肾动脉从主动脉发出,经肾门发出分支,延续为垂直于肾表面的叶间动脉,叶间动脉在髓质椎体的基底部形成弓形小动脉,最后再发出进入皮质的小叶间动脉。彩色多普勒

和能量多普勒超声图像上可观察到与肾脏组织结构相对应的血管图像。

二、重症肾脏超声的临床应用

（一）重症肾脏超声与 AKI 病因诊断

1. 肾后性 AKI　Gamss 等最近的一项回顾性研究显示 10% 的 AKI 患者存在肾积水,并且与盆腔占位、肾脏或盆腔手术史、神经源性膀胱等危险因素相关。泌尿系梗阻导致肾积水乃至肾后性 AKI 约占所有 AKI 的 5%,如果存在肾结石等基础疾病,发生泌尿系梗阻的概率则更高。泌尿系梗阻极易发生肾后性 AKI,并且及时解除梗阻 AKI 也很容易恢复;虽然无这些危险因素的普通 AKI 患者出现肾积水的可能性较小,但是重症患者因导尿管位置不正确、打折或是血块、絮状物堵塞等原因的假性少尿甚至这种情况下误用利尿剂而导致患者膀胱内大量尿潴留并不罕见,也是一类特殊的肾后性梗阻,且可导致或加重 AKI。因此为避免肾后性 AKI 的发生或加重,及时诊断泌尿系梗阻十分重要;而超声可及时简便的诊断泌尿系梗阻,敏感性接近 95%。超声因其优势,成为多家英美医院诊疗 AKI 流程中必经一步,成为排除泌尿系梗阻第一影像学选择,并被写进了英、美的 AKI 和放射学指南。可通过膀胱与输尿管的超声监测排查泌尿系梗阻导致的肾后性 AKI。

肾脏集合系统分离是泌尿系梗阻最重要的特征,表现为肾盂、肾盏扩张。根据肾皮质变薄的程度,肾盂积水可分成轻、中、重三级。轻度(一级)肾积水指的是集合系统轻微扩张;中度肾积水(二级)指肾盏圆钝,肾乳头消失,皮质轻微变薄;重度肾积水指肾盂肾盏显著扩张伴随皮质变薄。但是,重症患者中常见集合系统的扩张程度与梗阻的严重程度不相关。急性严重的梗阻可能早期肾脏超声看不到显著的肾积水;持续使用利尿剂、感染、反流等也可见肾积水,但没有泌尿系梗阻。RI 对除外梗阻有一定的帮助,存在梗阻时 RI 往往>0.70。采用超声多普勒检测输尿管喷尿情况是判断梗阻的另一个办法。如果单侧输尿管喷尿消失常常意味着泌尿系梗阻。但双侧输尿管喷尿消失有可能是无尿,而不能确定是梗阻。联合使用 RI 和输尿管喷尿可提高超声诊断泌尿系梗阻的准确性。超声可明确大部分梗阻的原因,如结石、腹膜后占位、妊娠期子宫等。泌尿系结石是泌尿系梗阻最常见的原因,但是输尿管结石有时不易被超声发现。老年患者,尿内多沉渣和絮状物,常致尿管堵塞、尿潴留,二维超声即可排除假性无尿。对于血尿的患者,尿管常出现被血块阻塞的情况;此时定量测量并结合血色素变化对出血和尿量的评估有很大帮助。

2. 肾性 AKI　肾性 AKI 包括缺血或内、外源性毒性物质导致的急性肾小管坏死、肝肾综合征、急性肾小球肾炎或间质性肾炎、恶性高血压等。大小正常的肾脏常常是新出现的 AKI,而缩小的肾脏可能存在慢性肾脏病变。通过二维超声就可以较容易地看到肾脏缩小、皮质变薄等慢性肾衰竭的表现,容易被超声识别,而肾脏体积增加、皮质增厚等表现并不常见,并且超声对于上述弥漫性的肾性 AKI 的判断缺乏特异性;但是慢性肾衰竭和多囊肾等超声

131

表现提示肾脏储备功能的下降,可提高我们对慢性肾功能不全基础上的 AKI(即 AKI on CKD)的警惕,有助于发现肾脏占位、多囊肾、慢性肾脏疾病导致的肾萎缩等基础肾脏病变和肾硬化等相关病变。二维超声还可以容易的识别肾脏内或包膜下巨大血肿、肾脓肿、肾盂肾炎。肾脏各级血管的动、静脉血栓则可通过彩色多普勒发现。

3. 肾前性 AKI 全身和肾脏血流动力学状态紊乱导致的 AKI 属于肾前性 AKI。重症超声不仅能判断是否存在全身或肾脏血流动力学紊乱,还能对紊乱的程度做出定量或半定量的诊断,以及动态监测血流动力学的变化并指导血流动力学的调控,因此对诊断甚至是指导治疗肾前性 AKI 有很高的临床价值。全身或肾脏血流动力学不稳定是肾前性 AKI 的重要原因。

(二)重症超声与肾脏血流动力学监测 重症超声在全身和局部两个层面发挥肾脏血流动力学监测作用:通过心肺超声指导包括肾脏在内的全身血流动力学调控;通过肾脏超声监测指导肾脏灌注的维护。

1. 心肺超声与全身血流动力学 肾脏是全身血流动力学的一个重要"用户";全身血流动力学的稳定是维持肾脏充足的灌注的基础。充分的肾脏灌注既需要足够的血流量,又需要充足的灌注压。在正常机体,肾血流量是具有自身调节功能的,即在一定范围内(血压在 80～180mmHg),无论血压如何波动,肾脏都能通过自我调节功能使肾血流量维持相对稳定,使到达肾小管的溶质量相对不变,以控制其再吸收和排泄。而当血压超出这个范围时,如在<80mmHg 或>180mmHg 时,肾血流量的自身调节便不能维持,肾血流量将随血压的变化而变化。在肝硬化、感染、全身炎症反应综合征和心力衰竭等病理情况下,上述机制可以发生改变,肾血流量也将随之发生变化,肾脏对心输出量和灌注压的需求也可能发生改变。

心肺超声(包括下腔静脉的超声)可全面的评价心功能、容量状态和容量反应性,从而指导血流动力学的调控,

避免容量过多或过少;目前一些成熟的超声流程能更加方便、快速的解决临床问题。心肺超声可以在全身血流动力学调控的层面上对 AKI 的诊疗提供有力的帮助。

2. 肾脏血流动力学评估 虽然全身的血流动力学稳定是肾脏血流动力学稳定的基础,但是全身的血流动力学状态还不能代表肾脏的局部血流动力学状态。感染性休克时,心输出量可能高于"正常值",但有可能仍然不能满足肾脏的需要;另外即使在正常血压下,如果存在引起入球小动脉和出球小动脉对上述调节机制反应变差的因素,也可导致肾小球滤过率下降,引起急性肾损伤。

随着血流动力学理念的不断更新,血流动力学支持的目标也在不断变化,与肾脏相关参数逐渐成为血流动力学连续与动态监测的项目之一。从组织器官灌注导向的血流动力学支持的层面上讲,肾脏灌注状况的监测不仅仅是诊治 AKI 的需要,更是血流动力学监测中重要的一部分。为实现对休克时微循环的监测,诸多学者专注于"正交偏振广谱成像(OPS)"和"旁流暗场成像(SDF)"等观察舌下微循环的变化以评估休克的程度和对治疗的反应。事实上,针对肾脏微循环的监测技术也在不断进步,在这方面,重症超声的作用不断被开发和利用,并且相关研究显示,对没有超声经验的医师进行为期半天的培训,就能获得相对满意的 RI 和半定量评估的超声结果(图 11-4-2,文末彩图 11-4-3)。

(1)**RRI 的价值**:近来的一些研究开始关注 RRI 如何指导肾脏灌注的调控。Dewitter 等对 96 例脓毒症患者进行研究,发现未合并 AKI 的患者的 RRI 中位数(0.72)较暂时性 AKI(0.75)和持续性 AKI(0.77)患者低。只是在未合并 AKI 的患者中 RRI 与平均动脉压(mean arterial pressure,MAP)有弱相关,在使用去甲肾上腺素的患者中 RRI 没有显著差异,且与去甲肾上腺素的剂量无关。该研究提示不能只根据 RRI 确定理想的 MAP。

Schnell 等为了判断 RRI 对容量负荷实验的反应,观

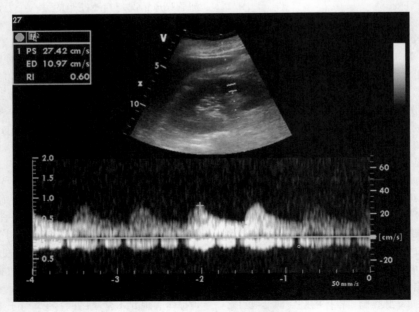

图 11-4-2 叶间动脉阻力指数测定

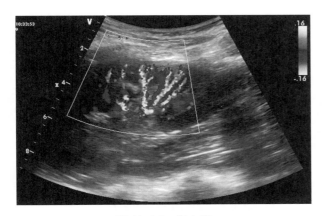

图 11-4-3　肾血流

察了 3 个 ICU 的 35 名做容量负荷实验的患者,其中 17 个患者有容量反应性。RRI 不论是在容量有反应组和无反应组,扩容前后均未观察到显著的变化;在无 AKI、暂时 AKI 和持续性 AKI 三个亚组,也没有发现扩容后的每搏量变化与 RRI 有相关性。RI 对容量反应的价值由此得到了怀疑。而最近,De Backer 的团队不是采用全身血流动力学对容量复苏的反应性分组,而是使用以 RI 代表肾脏血流动力学的分组方式,研究了 49 例急性循环衰竭的成人患者肾脏叶间动脉 RI 在容量复苏中对尿量的预测价值。同时,作者们还对同一患者 RI 的变异性和不同操作者所得数据的一致性进行了评估。该研究得出结论:在尿量增加之前就可以通过多普勒超声发现肾脏血流动力学的改变,RI 对尿量增加的预测价值优于平均动脉压和脉压。对比两个结果似乎相悖的研究,RI 对容量反应性的评估的价值或许体现在了更细致的层面上。相信会有更多的研究使这个问题越来越明朗。

容量过负荷或其他原因导致的高中心静脉压可引起肾脏血液回流障碍,参与 AKI 的病理生理过程,通过二维超声监测下腔静脉宽度和变异度,调控肾脏的后负荷有助于 AKI 的诊断与治疗。

（2）超声造影与肾脏灌注:超声造影在肾脏肿瘤和移植方面的研究已经在 10 几年前屡见报道,但是与 ICU 重症患者或 AKI 相关的研究仍相对较少。

Schneider 等对 10 例健康受试者进行超声造影并测量基线时、注射低剂量[1ng/（kg·min）]和高剂量血管紧张素 Ⅱ[3ng/（kg·min）]时以及口服卡托普利 1 小时后的灌注指数,同步采用对氨基马尿酸清除法测量有效的肾血浆流量,发现对应四个时间点的“灌注指数”中位数分别为 188.6、100.4（-47%;P<0.02）、66.1（-65%;P<0.01）和 254.7（+35%;P>0.2）;而对应的有效肾血浆流量分别为 672.1ml/min、572.3（-15%,P<0.05）ml/min、427.2（-36%,P<0.001）ml/min 和 697.1（+14%,P<0.02）ml/min;“灌注指数”与有效肾血浆流量的变化相互平行;从而认为 CEUS 可检测血管紧张素 Ⅱ 和卡托普利导致的肾皮质微循环的变化。Imamura 等为观察非甾体类抗炎药对健康人肾脏血流动力学的影响,给 10 名健康受试者服用不同的非甾体类抗炎药,服药前后每天做两次 CEUS,实时记

录图像,计算感兴趣区的信号密度并通过软件描记时间-密度曲线,发现服用双氯芬酸钠后平均峰密度显著下降（分别为 26.0×10^{-4} AU ± 17.4×10^{-4} AU 与 19.2×10^{-4} AU ± 12.0×10^{-4} AU;P=0.022）,但服用依托度酸前后没有显著变化。Dong 等采用丙三醇注射法制作新西兰兔急性肾衰模型,然后在不同时段采用 CEUS 对肾皮质进行实时定量评估,并与血肌酐和尿素及彩色多普勒图像进行比较,发现达峰时间和曲线下面积（AUC）在丙三醇注射前为（5.86±2.57）秒与（124.4±46.7）dB/s,注射后 6 小时为（7.66±2.05）秒与（288.1±64.9）dB/s,前后有显著差异,P<0.05;曲线升支斜率和降支斜率由（3.00±1.22）dB/s 和（0.19±0.15）L/s 降至（2.80±1.45）dB/s 和（0.09±0.02）L/s（P<0.05）;24 小时后只有 AUC 显著升高。可见在该肾衰模型中早期 6 小时,CEUS 定量指标可预测肾皮质血流动力学改变。

最近的报道采用 CEUS 监测特利加压素对肝肾综合征这一特殊类型的 AKI 肾功能的改善作用,是 CEUS 在临床上监测肾脏血流动力学的又一研究。该研究发现,CEUS 可以探测到肾皮质微循环对特利加压素的反应但存在个体差异。

（3）肾血流半定量评分:半定量评分较 RI 容易操作,且能获得与 RI 近似的肾脏功能相关的信息。Bude 等首次报道了 PDU 对肾皮质血流灌注的显像能力,此后,有众多学者使用 PDU 探讨各种肾脏疾病对肾脏血流的影响。目前用于 AKI 的临床研究仍然较少。半定量评分虽然没有 CEUS 的定量方法精确,但是检测简单迅速,有一定的应用前景。

（4）超声动态评估肾脏灌注技术:2004 年德国学者 Scholbach 首次提出 DTPM 技术,并应用于肾脏功能的评估,近年来其应用已扩展至其他领域,但是有关 ICU 重症患者相关的研究鲜见报道。DTPM 技术初期临床应用证实其可敏感、真实地反映血流动力学变化,有望成为揭示器官组织血流灌注与其功能及疾病发生发展相互影响的重要手段,为临床决策提供新的血流动力学指标。但其也存在一定的局限性:对血流显像的图像质量要求较高,因此彩色超声仪器及功能需达到一定要求;标准化图像采集,即彩色多普勒频率及彩色增益需保持在一定合理的范围内,其为进行比较的先决条件;需离线分析、ROI 的大小和形状应根据需要选取。这些不足可能会一定程度上限制其在不便改变体位和需实时、动态监测的 ICU 重症患者中的应用。

（三）重症超声与 AKI 预后

1. 肾脏阻力指数　重症超声在 AKI 预后中研究最早最多的就是 RRI。较早的研究多集中在 RRI 对 AKI 的诊断和预测方面,其中部分研究证实其在肾移植、脓毒症等患者的 AKI 方面具有一定的预测价值。Darmon 在一家 24 张床的内科 ICU 观察了 51 名患者,35 人发生了 AKI,其中 22 人 AKI>3 天（定义为持续性 AKI）,非 AKI 组、短暂 AKI 和持续 AKI 组的 RRI 中位数分别为 AKI 0.71（0.66～0.77）、0.71（0.62～0.77）、0.82（0.80～0.89）,P=0.0001,并发现 RRI 能比尿量更好地诊断 AKI,从而得出

RRI 可预测可逆性 AKI 的结论。Bossard 等则针对另外一类 AKI 的常见人群——心脏外科术后患者 RRI 进行了研究,探讨是否可以像脓毒症患者一样使用 RRI 早期预警 AKI 的发生。该研究共纳入了 65 名 60 岁以上的老年患者,全部经历了心肺转流术且没有心律失常,血流动力学稳定,但都有动脉炎、糖尿病或肌酐清除率下降等一项以上的 AKI 危险因素,在术后立即测量 RRI;结果显示:发生 AKI 的患者 RRI 显著高于没发生 AKI 的患者(0.79 vs 0.68),不需要透析的 AKI 患者与需要透析的患者之间也存在差异,RRI 分别为 0.77 和 0.84,术后即刻 RRI>0.74 可预测延时的 AKI,具有高度敏感性和特异性(0.85 和 0.94)。Schnell 等还将 RRI 结合胱抑素 C 等 AKI 生物标记物预测 AKI 的发生,发现 RRI 的预测价值优于胱抑素 C。

最近,Darmon 的团队又采用系统回顾的方法分析了 1985—2013 年间的 9 项研究,RRI 预测持久性 AKI 敏感性和特异性分别是 0.87 和 0.88。

2. 能量多普勒　陈秀凯等应用能量多普勒超声监测 40 例 AKI 患者的肾脏血流,并采用 4 级半定量法进行评分,按照 PDU 评分结果对患者进行分组,发现 3 分组的 ICU 病死率和 28 天病死率均低于 2 分组和 1 分组;3 分组中 AKI 分期 3 期人数少于 2 分组和 1 分组(分别为 1、4、9 例)[$\chi^2 = 16.103$,自由度(df)= 4,$P = 0.003$],且持久性 AKI 人数少于 2 分组和 1 分组(分别为 3、9、10 例),差异有统计学意义($P<0.05$);肾脏能量多普勒超声评分(<3 分)与死亡和行长期持续肾脏替代治疗(>3 天)结局密切相关($P<0.05$),该研究认为 PDU 可用于 AKI 患者的肾脏血流动力学监测,并可根据 PDU 评分评估 AKI 的严重程度和预后。

（四）CRRT 中重症超声的应用　CRRT 中重症超声的应用主要体现在两个方面:一是血流动力学的监测,实施 CRRT 的患者对血流动力学尤其是容量的调控有着更高的要求;二是静脉通路的建立,通畅、安全的中心静脉置管是 CRRT 实施的基本前提,重症患者常常存在肢体肿胀、凝血异常、体位欠佳等各种特殊性,超声导引下的中心静脉置管可大大提高其成功率而降低其并发症尤其是致死性并发症的发生率。

三、重症肾脏超声的局限性

随着重症超声技术的逐步普及,AKI 甚至是休克的治疗都因此得到了推动;但是任何技术和设备都有其长处和短处。像战场上的士兵要熟悉自己的每一件武器一样,我们 ICU 医师作为抢救重症患者的特种兵,更要熟悉我们所使用的各种设备的特性。本节重点讨论重症肾脏超声技术评估 ICU 患者的诸多局限性。其中有些局限性是在应用于普通患者也需要面对的,还有些局限性属于 ICU 重症患者的"专利"。重症患者因移动不便而保持的仰卧位、监测与治疗设备对身体的限制、不合作、检查部位存在水肿、脓肿、切口、敷料及被气体和肋骨遮挡等都是超声的劣势。如何克服超声的局限性,获得满意的肾脏和膀胱图像,并对所获的图像做出合理的解释,既是临床中重要的

实际问题,也是相关研究中有前景的课题。

（一）超声技术固有的局限性

1. 床旁超声成像仪的能力　为方便移动,ICU 中一般配置的是相对小巧的便携式超声仪。虽然技术的不断改进让便携式超声仪的性能逐步提高,在开机速度等方面也有一定的优势,但成像能力较大型的固定式超声成像仪还是有一定的差距;在深度、取样窗、血流测量角度和流速范围的精细调节方面也相对有限;部分超声仪由于软件的配置不足不能满足超声造影等技术要求。不同的超声设备在心脏、腹部器官和血管与小器官检查能力方面各有侧重,购置设备的初衷或许不是针对肾脏相关的监测要求,使用过程中就可能不能满足临床和科研的需要。为较好地利用超声技术实施肾脏灌注等 AKI 相关的监测,需要超声仪具有肾脏、膀胱相关的影像和参数的检测能力;能够监测到较低流速的血流(20 ~ 30cm/s),以便于监测 AKI 时低流速的叶间动脉的血流动力学参数;有对所需参数进行计算和记录的相关软件,能方便的留存数据,便于动态的调控治疗和进行科研的统计;具有进行超声造影所需的程序,定量监测肾脏的血流动力学改变;具有软件升级的能力,以便把前沿的超声技术不断地补充和"移植"到肾脏的监测中。

2. 探头的局限性　通常情况下我们选择 3 ~ 5MHz 的凸阵探头(俗称腹部探头)用于肾脏和膀胱的检查,适合大多数重症患者的肾脏检查。但是由于腹部探头对近场显示能力的局限性,所以不适合检查儿童、过于消瘦的患者的肾脏和移植肾,换用高频(5 ~ 7MHz)直线线阵探头(俗称血管探头)更为合适。当然高频探头的清晰程度相对较低,这也是不尽如人意的地方。而经肋间观察时,2 ~ 4MHz 相控阵探头(俗称心脏探头)因其探头的工作面积小,可以顺利地通过狭窄的肋间,有较强的穿透力,必要时可考虑选用;但清晰度和图像质量稍差。可见每个探头都有其优势和局限性,因此为了能最大可能的完成肾脏超声监测,无论选择什么品牌的机器,都应该配备至少这三个基本的不同频率的探头。还值得一提的是,肾脏和膀胱检查的预制程序一般在腹部探头的程序内,当选择其他探头时,常常不能方便的测算所需的数据,超声仪的技术支持最好有能力协助我们在更换探头时能按需选择程序。

3. 气体的障碍　气体是超声波的"天敌"。虽然肺脏超声恰恰利用了超声技术的该劣势而变废为宝,但肠道气体对肾脏的超声检测的影响还是难以回避。此时应尽力减少肠道气体、避开积气的肠道和适度肠管加压排除检查部位的气体进行检查。经胸壁、经侧腹部、俯卧位和以肝脾做透声窗都是替代的选择。当患者过于消瘦时,经肋间检查时,探头不能和胸壁全面的贴合,也会因探头和胸壁之间的气体而影响检查。充足的耦合剂或是表面放置水囊可起到一定的作用。气胸和腔镜手术后的皮下气肿在 ICU 中也并不少见,适度对局部加压使气体移动,可促进部分患者得以完成肾脏、膀胱的超声监测。

4. 肋骨的遮挡　超声对骨骼有限穿透力也部分限制了藏在肋弓下那部分肾脏的检查。上文已述及通过更换体积较小的相控阵探头和使用较多量的耦合剂辅助可获

得经肋间的肾脏超声图像,但图像的分辨率相对较低。

5. 评估肾脏灌注能力的局限性　肾血管阻力指数 (renal resistive index, RRI)、能量多普勒和超声造影在肾脏灌注评估方面起到一定的作用,也存在一定的问题。其中 RRI 的测量对患者的体位、呼吸动度、血管走向及测量者的技术要求较高,测量误差较大;超声造影对设备的要求较高,造影剂频繁注射所需的费用较高;能量多普勒的半定量评分对需要精细调整肾脏血流动力学的患者来讲尚不够精确。超声技术在评估肾脏灌注方面有很广阔的前景,但较多的研究针对这些技术对 AKI 预后的评估,这些技术在指导肾脏灌注的调控方面仍缺乏足够的证据。

(二)重症患者的疾病特点对肾脏超声检查的限制

1. 体位的限制　体位在 ICU 是件很重要的事情。半坐位是 ICU 患者的常规体位,以减少呼吸机相关性肺炎、腹腔术后膈下脓肿的产生、利于胸腔、腹腔的引流等;低坡卧位为颅内高压尤其是颅底骨折的患者所需的体位;俯卧位通气又是急性呼吸窘迫综合征患者的一项重要治疗。肾脏超声检查常常需要一个特定的体位和按需改变体位。重症患者所要求的体位却常常与超声检查所需体位相冲突,改变体位又常常很不方便。行仰卧位肾脏超声要求患者尽量平躺,避免头部和(或)躯干抬高,有利于肋缘下肾脏的显露,行超声检查时就需要先暂停半坐位,改为平卧位。短时间坐位改平卧一般均可行,难度不大。但仰卧位仍不能提供足够的视野时,理想的体位或许是侧卧位或俯卧位,对于正在实施俯卧通气的急性呼吸窘迫综合征的患者可趁机完善检查,但在颈腰椎、骨盆等部位创伤或手术后、肝移植术后、腹腔感染等重症患者超声检查体位和其他治疗所需的体位在时间上可能存在冲突,甚至有时不可能做到。及时有效地对骨折内固定或外固定、协调检查与护理治疗的时间,既有利于原发病的治疗,也有利于完善超声监测并进行后续的超声导向的治疗。还有一些体重超大的患者使用气垫床时,身体常常会陷入气垫内一定深度,也不利于仰卧位在腋前线或腋中线行肾脏超声检查,此时应调整至合适的气垫充气压力,或是暂时放空气垫以获得满意的仰卧位体位;当然给他们改变体位检查更不容易,常常需要多人的协助才能完成。

2. 腹胀的影响　腹胀是在重症患者中很常见的症状,也是腹腔高压常见的原因。部分患者的急性肾损伤就与腹胀和腹腔高压有很大关系。超声检测此时的肾脏血流临床意义重大,但是腹胀常常伴随肠道积气。如前所述肠道气体对经腹的肾脏超声检测有很大影响。经胃管胃肠减压排气、肛管肛门排气、肠道气体消除剂等对减少肠道气体有一定的帮助,既是疾病治疗的一部分,又有助于超声检查和监测,但其作用常常很有限,也很难立竿见影。俯卧位经背部检查确实为一有效的办法,前面已经讨论,俯卧位有时又难以实现。将探头在检查部位适当加压一段时间,可驱赶肠道气体离开检查部位,改善图像的质量。也有推荐胃内注入液体做透声窗的,但重症患者的原发病或手术常常并不允许。经肝、脾等透声窗倾斜检查平面进行扫查也是常常采用的方法。

3. 疼痛和躁动　镇静、镇痛、沟通不充分、床位或体位不舒适等导致重症患者出现疼痛和躁动,不能配合屏气等超声要求的动作,甚至不能保持安静固定的体位。肾脏超声检查尤其是测量肾血管阻力指数时,需要患者尽可能减少移动。为获取稳定的图像和所需的参数,需要充分理解患者的诉求,并辅以加强镇静、镇痛。镇静、镇痛的方案可参考相关的指南。

4. 呼吸的影响　生理情况下,肾脏随呼吸可上下移动 2~3cm,呼吸困难、呼吸频率过快或潮气量过大、膈肌活动幅度太大或移动过快,都会导致肾脏受牵拉而移动幅度或频度增加,增加超声检查的困难。一方面肾脏频繁快速的躲入肋缘之下,缩小了肾脏的检查窗口;另外难以在快速移动的血管上放置取样窗并获得稳定连续的血流频谱和测量流速、血流速和阻力指数等。吸气过程检查本可增加不被肋骨遮盖的肾脏体积,但在呼吸过快时吸气时间会明显缩短,影响获得图像的质量,及时和适当的有创和无创机械通气可降低部分患者的超声监测难度。机械通气的患者可以相对安全的使用镇静镇痛治疗,从而有利于超声检查的配合;检查时增加镇静、镇痛剂的剂量和加用肌松剂、调整呼吸机参数、合适的体位、适度的吸痰,都是减少肾脏移动幅度可以考虑的措施。必要时也可开始配合使用呼吸机的呼吸暂停键,从而短时间固定肾脏和肾脏的血管,获得满意的图像和参数。

5. 合并肝脏病变　正常情况下,肾皮质的回声比邻近的肝脏和脾脏稍微弱一些,肝脏和脾脏既是肾脏的透声窗也是其回声强度的参照物。重症患者常常存在多器官功能的障碍或有多种慢性疾病,肝脏亦常常是受累器官之一或是患者原本存在肝脏疾病。此时肝脏的回声可能增强或减弱,如果仍以肝脏回声强度做基线,对比评价肾脏回声将会导致误判。此时应注意对比肾脏皮质和肾窦的回声,如出现肾脏皮质回声接近肾窦回声,提示可能存在严重的肾脏损害。但是也要注意年龄的影响,ICU 中老年患者所占比例不断提高,老年人的皮、髓质回声差异常常不那么显著。

6. 泌尿系梗阻与肾盂扩张的不一致　输尿管、膀胱和尿道内外的梗阻常常出现肾盂扩张。肾盂扩张的程度结合皮质的厚度也常常反映泌尿系梗阻的程度和发生时间。单侧"喷尿征"消失结合肾盂扩张能更好地帮助诊断泌尿系梗阻。但是在重症患者如未见肾盂扩张,或是双侧"喷尿症"消失却并不能排除泌尿系梗阻,因为梗阻之外的原因导致的肾功能不全可能出现少尿甚至无尿,如各种原因导致的休克、容量不足。还有部分非泌尿系梗阻的患者,如感染、持续的使用利尿剂等原因,可出现肾盂肾盏的扩张,但并没有泌尿系的梗阻。超声监测此时要结合其他超声表现、病史以及对治疗的反应综合判断,动态检查尤为重要。此外,肾积水的程度不一定和病情急性度和梗阻程度相一致。近期发生的严重的梗阻可能仅表现为轻度的肾积水。同样严重的肾积水可能是既往疾病所致,而与急性疾病无关。单侧肾盂积水相对容易做出泌尿系梗阻的诊断并找到梗阻的原因,但是双侧肾盂积水也可见于正常妊娠时增大的子宫或泌尿系统之外的肿瘤的压迫。

（三）治疗与监测措施对重症肾脏超声的影响

1. 检查区域伤口 检查局部有烧伤创面、重症患者下胸部和腹部近日手术后的切口、敷料和胸带、腹带的存在虽然不是该区域肾脏超声检测的禁忌，但给超声监测带来了一定的不便。需要在超声检查前后更换敷料，超声检查需注意在无菌保护性下进行。

2. 导尿管 充盈膀胱是膀胱超声检查最常用的准备，但是 ICU 患者大多放置了 Foley 导尿管，膀胱空虚不利于双侧输尿管喷尿状况的床旁评估，但对于多数情况下评估患者是否是真性无尿不受影响。必要时可经尿管注入无菌生理盐水再夹闭尿管后进行检查。

3. ICU 有创监测和有创治疗 重症患者常常需要接受动静脉压力、心输出量等监测和机械通气、血液净化、主动脉内球囊反搏、体外膜氧合（extracorporeal membrane oxygenation，ECMO）等有创治疗，这些监测和治疗手段首先是限制了患者的自由体位，超声监测所需要的理想体位常常不能实现；其次，呼吸机等治疗可能影响肾脏的位置和活动范围；另外，主动脉内球囊反搏、ECMO 等治疗对肾脏乃至血流动力学产生一定的影响，导致超声应用的受限，其中 ECMO 影响最有特点。ECMO 产生的血流与患者自身的搏动性血流不同，属于连续性血流，此时行肾脏的 RI 检查，肾脏各级血管的峰流速和谷流速都会受到影响，RI 也必然受到很大的影响，此时这些参数的正常值尚不得而知，指导血流动力学的调控则更加困难。

（四）**图像和参数解读的多因素影响** 解读肾脏超声的图像和参数要考虑到可能产生影响的肾脏内外的各个因素。分析能量多普勒图像时，探头或肾脏的移动可产生伪像，解读图像时还要注意首先辨别真伪。以肾脏的阻力指数为例，直接与 RRI 大小有关的是肾脏血管的峰值和谷值流速，相关血管的管径和张力的变化可对两者产生影响，从而影响 RI 的大小。休克、肾血管血栓形成等是 RI 常见的血管因素，因此在近年来多项研究中可以看到 RRI 在评估休克、AKI 的预后时有一定的帮助。而肾积水、肾脏血肿、腹腔高压肾脏内外的非血管等也均可对肾脏血管产生压迫，从而间接影响 RI。早些年的诸多文献介绍 RRI 在泌尿系梗阻中的应用价值。文献中的研究对象常常是某一特定的人群或是某种动物模型，但临床工作中影响 RRI 的因素可能会混杂在一起，如腹腔高压合并低血容量休克，或是泌尿系梗阻导致的感染性休克。RRI 高低和 RRI 的动态改变究竟是来自肾外因素还是肾内因素，常常难以严格区分。

总之，与其他任何一项检测技术一样，重症超声技术亦存在诸多不足，我们应在充分理解其影响因素的基础上，在临床上规避不良影响，充分发挥其优势，从而达到监测肾脏灌注和功能的目的。同时相信，随着重症肾脏超声技术在临床上的广泛应用和更多科学研究的开展，该技术的进步必将日新月异。

（陈秀凯）

主要参考文献

[1] Hoste EA, Bagshaw SM, Bellomo R, et al. Epidemiology of acute kidney injury in critically ill patients: the multinational AKI-EPI study. Intensive Care Med, 2015, 41 (8): 1411-1423.

[2] Perico N, Remuzzi G. Acute Kidney Injury in Poor Countries Should No Longer Be a Death Sentence: The ISN '0 by 25' Project. Ann Nutr Metab, 2015, 66 Suppl 3: 42-44.

[3] 张宏民, 刘大为, 王小亭, 等. 感染性休克患者肾血流评分与肾血管阻力指数的关系. 中华医学杂志, 2014, 94(27): 2102-2105.

[4] Gamss R, Stein MW, Rispoli JM, et al. What Is the Appropriate Use of Renal Sonography in an Inner-City Population With New-Onset Acute Kidney Injury. J Ultrasound Med, 2015, 34(9): 1639-1644.

[5] Schnell D, Reynaud M, Venot M, et al. Resistive Index or Color-Doppler Semi-Quantitative Evaluation of Renal Perfusion by Inexperienced Physicians: Results of a pilot study. Minerva Anestesiol, 2014, 80(12): 1273-1281.

[6] Schneider AG, Schelleman A, Goodwin MD, et al. Contrast-enhanced ultrasound evaluation of the renal microcirculation response to terlipressin in hepato-renal syndrome: a preliminary report. Ren Fail, 2015, 37(1): 175-179.

[7] Ninet S, Schnell D, Dewitte A, et al. Doppler-based renal resistive index for prediction of renal dysfunction reversibility: A systematic review and meta-analysis. J Crit Care, 2015, 30(3): 629-635.

[8] Radermacher J. Ultrasonography of the kidney and renal vessels. I. Normal findings, inherited and parenchymal diseases. Urologe A, 2005, 44(11): 1351-1363; quiz 1364.

[9] Barozzi L, Valentino M, Santoro A, et al. Renal ultrasonography in critically ill patients. Crit Care Med, 2007, 35(5 Suppl): S198-S205.

[10] Brown DF, Rosen CL, Wolfe RE. Renal ultrasonography. Emerg Med Clin North Am, 1997, 15(4): 877-893.

[11] Clevert DA, D'Anastasi M, Jung EM. Contrast-enhanced ultrasound and microcirculation: Efficiency through dynamics-current developments. Clin Hemorheol Microcirc, 2013, 53(1): 171-186.

[12] Schneider A, Johnson L, Goodwin M, et al. Bench-to-bedside review: contrast enhanced ultrasonography-a promising technique to assess renal perfusion in the ICU. Crit Care, 2011, 15(3): 157.

[13] Meola M, Petrucci I. Ultrasound and color Doppler in nephrology. Acute kidney injury. G Ital Nefrol, 2012, 29(5): 599-615.

[14] Dietrich CF, Ignee A, Hocke M, et al. Pitfalls and artefacts using contrast enhanced ultrasound. Z Gastroenterol, 2011, 49(3): 350-356.

[15] 陈秀凯,黄立锋,王小亭,等. 能量多普勒超声对急性肾损伤的评估价值. 中华医学杂志,2012,92(47):3354-3357.

[16] Lumb P,Karakitsos D. Critical care ultrasound. Philadelphia:Saunders,2014.

[17] Schnell D,Camous L,Guyomarc'h S,et al. Renal perfusion assessment by renal Doppler during fluid challenge in sepsis. Crit Care Med,2013,41(5):1214-1220.

[18] 陈秀凯,李素玮,刘大为,等. 中心静脉压在感染性休克所致急性肾损伤中的作用. 中华医学杂志,2011,91(19):1323-1327.

[19] Bossard G,Bourgoin P,Corbeau JJ,et al. Early detection of postoperative acute kidney injury by Doppler renal resistive index in cardiac surgery with cardiopulmonary bypass. Br J Anaesth,2011,107(6):891-898.

[20] Schnell D,Deruddre S,Harrois A,et al. Renal resistive index better predicts the occurrence of acute kidney injury than cystatin C. Shock,2012,38(6):592-597.

[21] Dewitte A,Coquin J,Meyssignac B,et al. Doppler resistive index to reflect regulation of renal vascular tone during sepsis and acute kidney injury. Crit Care,2012,16(5):R165.

[22] Imamura H,Hata J,Iida A,et al. Evaluating the effects of diclofenac sodium and etodolac on renal hemodynamics with contrast-enhanced ultrasonography:a pilot study. Eur J Clin Pharmacol,2013,69(2):161-165.

[23] Scholbach T,Dimos I,Scholbach J. A new method of color Doppler perfusion measurement via dynamic sonographic signal quantification in renal parenchyma. Nephron Physiol,2004,96(4):99-104.

[24] Rosenbaum C,Wach S,Kunath F,et al. Dynamic tissue perfusion measurement:a new tool for characterizing renal perfusion in renal cell carcinoma patients. Urol Int,2013,90(1):87-94.

第五节　经颅多普勒超声

经颅多普勒(transcranial Doppler,TCD)超声检查是利

用多普勒效应进行颅内血流检测的手段,具有无创、便捷、可重复并且可以连续和动态监测的优点。然而,像其他超声检查一样,其参数获得的准确性对于操作者的技能具有高度的依赖性,常需较长时间培训。而对于重症患者,脑血流状态的评估往往是困难的,TCD无疑提供了一种现实的解决方案。

一、基础和原理

（一）经颅多普勒超声原理　受限于颅骨骨质的影响,超声对于颅内情况的检查是困难的。经颅多普勒超声的临床应用始于 1982 年,使用穿透力较强的低频探头(≤2MHz),从颅腔的天然孔径(如枕大孔)或骨质菲薄处(如颞窗和眼窗)进行超声扫描(图 11-5-1),利用血流的超声多普勒效应对颅底动脉血流(Willis 环水平附近)进行检测。但由于技术原因,仍然难以获得清晰的二维图像。

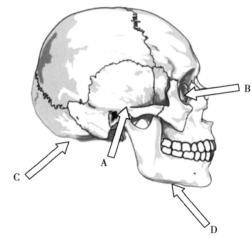

图 11-5-1　声窗
A,颞窗;B,眼窗;C,枕窗;D,颈部颅外段

多普勒效应的物理原理在于当声源与接收者存在相对运动时产生多普勒频移,当声源靠近则声波信号波长变短(频率上升),声源远离时,则声波信号波长变长(频率下降),通过测量计算频率的变化可以获得声源的相对速度。由于多普勒频移会受到入射角度的影响,角度越小,测量误差就越小,反之测量误差增大(图 11-5-2)。因此,

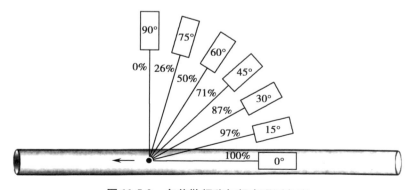

图 11-5-2　多普勒频移与超声观测角度

TCD 在探测颅底动脉血流时,需注意选择适当的检测声波入射角度,避免造成测量误差,具体方法:①操作者和受试者均需选择稳定的体位避免晃动;②常用监测体位为受试者取平卧位,操作者位于受试者顶部,手肘有支撑物保持稳定;③检测时尽量手持探头顶端减少晃动;④探测前循环时首选颞窗,需反复微调声波入射角度寻找最大血流信号,间接证实获得最佳角度,亦可保证再次检查时的重复性。

（二）经颅多普勒超声相关血管解剖 脑动脉血流供应包括以颈内动脉为主的前循环和以椎基底动脉为主的后循环,前后循环通过双侧后交通动脉链接,加上前交通动脉共同构成了脑侧支循环最重要的代偿结构:Willis 环,又称脑动脉环,位于颅底之上,由前交通动脉、双侧大脑前动脉起始段、双侧颈内动脉终末段、双侧后交通动脉和双侧大脑后动脉起始段吻合而成。

前后循环动脉供应不同的脑区,临床上需将 TCD 检测结果与症状体征和影像学结果结合共同判断脑血流供应状况。

（三）脑血流动力学基础

1. **脑血流与脑代谢** 脑的密集的电生理活动需要匹配的脑血流供应。成人脑重量约占体重的 2%,却消耗机体 20% 的氧和接近 60% 的 ATP,而脑并无真正意义上的代谢底物储备,底物供应完全依赖于脑血流供给,脑血流量约占心输出量的 15% ~ 20%,循环终止 5 ~ 6 秒即会出现意识障碍,5 ~ 6 分钟即可造成神经不可逆损伤。因此,维护脑血流与代谢的平衡匹配在临床上至关重要。此外,脑血流灌注的功能是多样的,并不仅仅是为脑组织供应代谢底物（葡萄糖、氧等）,基本的功能还包括散热和清除二氧化碳等。因此,生理上,脑血流量并不是一成不变的,无论在全脑还是局部都需要精密的调节。简而言之,脑电生理、代谢和血流之间存在耦联关系,脑血流的变化更大程度上是为了满足脑组织的代谢需求和维护脑内环境的稳定。

2. **脑血管自动调节功能和血脑屏障** 脑自我维护的核心功能在于脑血管自动调节功能和血脑屏障。从神经血管单元的角度审视,脑血管自动调节功能和血脑屏障实际上是密切联系的一体,其本质在于根据脑的代谢需求、灌注压力以及内环境等因素综合作用调节脑血流量和维持脑内环境稳定。如脑血流调节功能示意图（图 11-5-3）所示,生理状态下,通过调节脑血管直径改变脑灌注阻力,脑血流具有一定的综合调节适应能力。

脑血流的压力调节:正常人群,当脑灌注压在 50 ~ 150mmHg 的生理区间波动时,通过脑血管舒缩使阻力适应压力变化,这是生理上最重要的维持脑血流量稳定的功能。当超出生理区间意即超出脑血管收缩舒张极限时,脑血流与脑灌注压呈线性关系。病理状态下当脑血管自动调节功能完全丧失时,脑血流呈压力依赖性改变。而当颅内高压或脑血管自动调节功能部分受损时,可以观察到脑血管压力调节功能的有效区间的缩小,脑血流综合调控能力变得极其脆弱,血压稍有波动即容易造成脑组织的缺血或充血,进而造成或加重脑组织灌

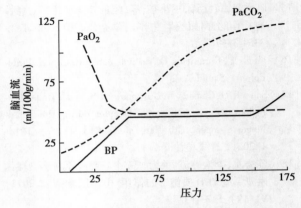

图 11-5-3 脑血流调节

注损伤。

脑血流的二氧化碳反应性:生理状态下,脑血流对二氧化碳的变化极其敏感,当二氧化碳分压在 20 ~ 80mmHg 区间时,每 1mmHg 的二氧化碳分压变化约可造成脑血流 3% ~ 5% 的变化。

脑血流的氧分压调节:生理状态下,由于脑血流的充足供应,动脉氧分压的变化（50 ~ 150mmHg）通常不会造成脑血流的改变,但当动脉氧分压<50mmHg 时,脑血流迅速增加,当动脉氧分压达到 30mmHg 时脑血流会增加 100%。

综上所述,脑血流并不是恒定不变的,脑血流的变化是多种因素综合作用的结果。尽管脑的灌注压、氧、二氧化碳以及温度、电生理活动等构成的脑血流调节机制是复杂的,但归根结底是通过调节脑血管的直径（即收缩与舒张脑血管）来调节脑血流量。这就给临床通过超声检测脑血流速度变化来反映脑血流量变化和脑血管调节功能的状态提供了可能性。

当患者处于危重症状态如脑外伤,蛛网膜下腔出血,脑卒中,颈动脉病变以及休克时,脑血管自动调节功能受损,脑血管自动调节功能状态的评估变得异常重要。无论是探寻脑部病变还是了解全身状态对脑功能状态的影响,重症患者脑血管自动调节功能状态的评估都具有核心价值,对临床治疗策略的制订、方案的调整以及治疗的反应性评估等具有重要的意义。

（四）颅内压增高 脑水肿和颅内压增高是多种颅内和（或）颅外病变的常见表现,但通常脑水肿和颅内高压并不是单独的疾病,治疗决策时需分析原因标本兼治。颅内高压造成的后果通常可分为两类,一类是物理性压迫和脑组织牵拉移位,严重时出现脑疝;另一类是灌注性损伤,颅内高压导致脑组织灌注阻力上升,有效灌注压或灌注量不足,进而导致缺血性脑损伤。

脑水肿的形成与脑血管自动调节功能受损和血脑屏障破坏密切相关。单独从灌注角度讲,脑血管自动调节功能受损时,脑充血和脑缺血既可以是灌注损伤的不同表现,亦可以是同一病理生理状态的不同阶段。脑充血和缺血同样可以导致脑水肿和颅内高压,治疗上却截然相反。因此,临床上需通过 TCD 监测,判断颅内高压和脑血流灌

注的充血或缺血状态,了解脑灌注压变化对脑血流和颅内压的真实影响,从而相应调整重症脑血流动力学管理策略,真正做到标本兼治。

二、检测和解读

(一)体位和声窗选择　由于需确保操作的稳定性,受试者多采取平卧位,后循环检测时偶可采用坐位,但通常不适用于重症患者。常用的 TCD 检测方法分为常规检测和连续监测。常规检测为操作者在床边直接操作获得图像,适用于多数脑血流评估的状况,而连续监测则需要给患者佩戴专用 TCD 头架,调节固定探头经颞窗检测获得连续图像,适合于评估脑血流的压力和二氧化碳反应性,栓子监测等,可连续获得数个小时的数据,特别适合与全身血流动力学状态结合做动态评估。常规 TCD 检查最常用的前循环动脉检测声窗为颞窗,但约有 10% ~ 20% 的患者颞窗无法获得超声信号(中老年妇女多见),需被迫选择眼窗,眼眶骨质菲薄,但获得信号角度欠佳,尤其需要注意的是稍高功率的超声波即有造成晶状体损伤导致白内障的风险,因此,在进行眼窗超声检查时务必将超声功率调至最低。后循环动脉血流的检测通常选择枕窗。

(二)设备与测量

1. 设备　颅内动脉超声血流信号的获得可分别从两种超声设备获得:①专门设计的 TCD 机器,配有专业 TCD 探头,信号获得和数据处理俱佳,尚可安装专用头架进行连续监测,缺点是不能进行二维超声检测;②床旁全身超声设备,又称 TCCS(transcranial color-coded sonography),使用心脏探头进行检测,颞窗信号通过较好的患者可以获得颅底动脉环的二维彩色动态图像,缺点是声窗穿透率较专业 TCD 稍差,软件处理亦有改进空间,且价格较昂贵,不能安装头架进行连续监测。常规检测与头架监测对比见图 11-5-4,本文着重讨论专用 TCD 检测设备。两种设备所获取图像对比见图 11-5-5。

2. 信号获得

(1)TCD:将涂有超声耦合剂的探头放在探测声窗,设置探测深度,调整增益值和采样区间,轻微调整角度寻找最佳血流信号,正常的 TCD 图像为探测深度的血流速度时间曲线图。获得的结果包括频谱形态,类似于体循环动脉波形;血流速度 Fv(cm/s);通过内置公式尚可计算获得搏动指数 PI 和阻力指数 RI。正常血流信号如下图(图11-5-6)。

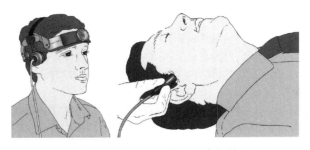

图 11-5-4　床边头架监测和常规检测

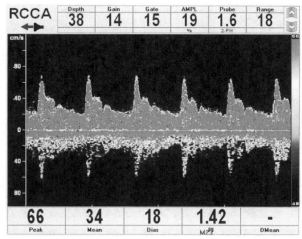

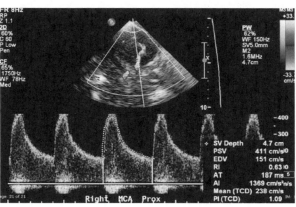

图 11-5-5　TCD 和 TCCS 图像对比

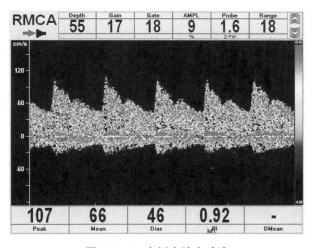

图 11-5-6　右侧大脑中动脉

(2)TCCS(transcranial color-coded sonography):选择低频探头如心脏探头通过颞窗扫描,寻找大脑脚所在层面即大脑动脉环所在层面(图 11-5-7)。然后启动彩色多普勒功能即可获得颅底动脉环的图像并调整角度进行测量。获得的频谱分析方法同上。

3. 确定血管　默认状态下,TCD 图像基线上方为指向探头的血流,下方为背离探头方向的血流。目标动脉是

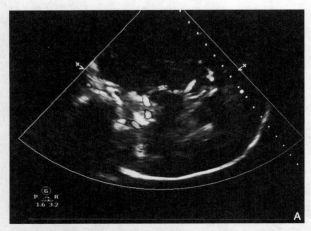

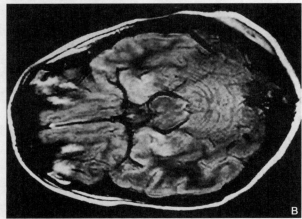

图 11-5-7　TCCS 经颞窗获得大脑脚层面图像
A. 中央低回声蝴蝶状暗区为大脑脚,左侧为部分大脑动脉环彩色多普勒影像;B. 核磁共振大脑脚层面

通过选择一个适当的声窗、探头角度、取样容积和取样深度获得,以血流方向、阻力(搏动性)和速度等综合判断。必要时尚可通过压迫近端颈动脉辅助判断鉴别。

三、结 果 判 读

1. 流速数据　TCD 通过在不同深度血管的脉冲多普勒信号进行成像,接收的回波产生电脉冲经计算处理得出相关动脉血流的多普勒流速时间曲线(CBF-V)并合成频谱波形,进而得出收缩期峰值流速(PSV)和舒张末期流速(EDV)值。通常信号好时,内置程序可以自动描计波形轮廓获得收缩期流速(峰值流速)、舒张末期流速和平均流速(MFV),信号欠佳时需手动测量。

平均流速(MFV)是 TCD 的核心参数,计算公式为: MFV=[PSV+(EDV×2)]/3。大量研究表明,平均流速(MFV)与脑血流量(CBF)变化相关性较好。但众多的生理和病理因素会对 MFV 造成影响。

当 MFV 增加时,它可能提示动脉狭窄、血管痉挛或高血流动力学状态;当 MFV 降低时,可能表明低血压、低脑血流量、颅内高压或脑死亡。节段性动脉狭窄和血管痉挛通常表现为局部 5~10mm 节段内增加的 MFV,通常与无症状侧相比,>30cm/s。

由于脑动脉存在自动调节功能,导致动脉的直径在综合调节时存在复杂的动态变化,仅当脑血管自动调节功能稳定时,动脉血流速度才可以间接反映脑血流量(CBF)。鉴于重症患者病情危重,脑血管自动调节功能受损可能性大,且触发脑血管自动调节功能的影响因素变化多端,故在评估重症患者脑血流量变化时,动态观察和连续监测的意义远远大于静态指标。并且,在评估重症患者脑血流状态时应尽量维持动脉血压、心输出量、二氧化碳分压、氧分压甚至体温、血色素和颅内压等处于稳定状态,并相应记录检测时的患者状态参数。

需要特别注意的是,动脉压力波形是动脉压力时间曲线,其曲线下面积与心脏每搏输出量(SV)存在对应关系,因此,临床上常用压力指标(如平均动脉压 MAP)代表难以计算的血流量指标(如心输出量 CO)。同样,临床上计算曲线下面积较困难,因此常用计算公式获取平均动脉压,其公式为 MAP=DBP+(SBP−DBP)/3。当生理状态下动脉压力和波形处于正常区间,通过计算公式获得的平均动脉压与心输出量对应关系良好,但当非生理状态下,动脉压力和波形不在正常范围,对应关系即会产生误差,此时通过计算公式获得的压力指标不能直接反映流量指标,需要进行校准或直接测量曲线下面积。而 TCD 检测获得的频谱数据为动脉流速时间曲线,只有在动脉直径不变的情况下,流速与流量存在对应关系,可以用流速的变化反应流量的变化。但是,由于存在脑血管自动调节功能,脑血管的直径处于常态的调节变化中并且难以直接测量,而影响脑血管自动调节功能的因素众多,因此,TCD 流速与动脉血流量的对应关系存在不确定性。在重症患者中直接通过计算公式获得的 TCD 平均流速来反应血流量的准确性尚有待商榷,更合理的方式可能在于计算动脉流速时间曲线的曲线下面积微积分获得平均流速来反映动脉血流量变化。即便如此,通过 TCD 定量脑血流仍是困难的,重症患者的 TCD 监测应着眼于动态监测和趋势评估。

尽管倾向于使用 MFV 来评估脑血流速度与流量的关系,但仍有大量临床研究和实践中使用收缩期流速或峰值流速(PSV)来判断脑血流状态并取得进展。因此,测量值如 PSV 和 EDV 与计算值 MFV 的临床意义以及生理和病理状态下的 MFV 测量应是进一步研究的重点。

2. 搏动指数　TCD 另一个重要参数是搏动指数(PI: Gosling's pulsatility index),PI 提供了下游脑血管阻力的信息。计算公式为:PI=(PSV−EDV)/MFV。正常值范围为 0.5~1.19。脑血管搏动性受体循环灌注(质、量、压力等)与脑血管自动调节功能(脑血管收缩舒张状态)的双重影响,既是体循环灌注和搏动性某种程度的体现,也是脑血管独立调节的结果。

PI 升高,可能直接反映脑血管搏动性增高,间接反映的状态包括脑血管呈收缩状态、下游灌注阻力增高或颅内高压。

PI 降低,可能直接反映脑血管搏动性降低,间接反映的状态包括:脑血管呈舒张状态、下游灌注阻力下降、过高的脑灌注压或脑血管调节功能受损。例如心肺复苏早期,如果血脑屏障和自动调节功能严重受损,再灌注时可见典型的脑血流高流速和低搏动（PI 降低）现象，即便此时的体循环血管搏动性和血压处于正常范围。这一现象实际反映的是再灌注后的充血状态以及脑血管自动调节功能的崩溃，预后往往很差（图 11-5-8）。重型颅脑损伤早期的脑充血状态有类似表现，是造成后期脑水肿颅内高压的原因之一。部分重症蛛网膜下腔出血的患者亦可出现高流速低 PI 的脑血流动力学异常，需与高流速高 PI 的脑血管痉挛鉴别，原因不明，可能与脑内兴奋性递质异常增加和神经电生理兴奋性异常相关。

　　超出脑血管自动调节功能范围的过高或过低的脑灌注压同样会对 PI 产生影响；而原发的低灌注压（休克）与继发性的低灌注压（颅内高压）时的 PI 表现并不尽相同也不典型，需综合分析。典型的颅内高压 TCD 频谱为舒张期下降和 PI 增高（图 11-5-9），当颅内压（ICP）超过舒张压则出现舒张期反流（图 11-5-10）。有报道描述 PI 与 ICP 呈正相关，PI 数值 2.4% 的变化反映了 ICP 每 1mmHg 的变化。

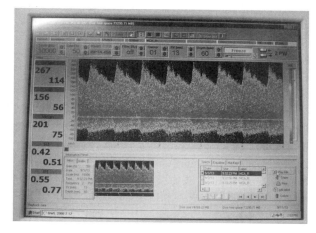

图 11-5-8　心肺复苏后体循环血压 110/70mmHg，TCD 检测显示脑血流呈高流速低搏动充血表现，表明脑血管自动调节功能丧失，预后差

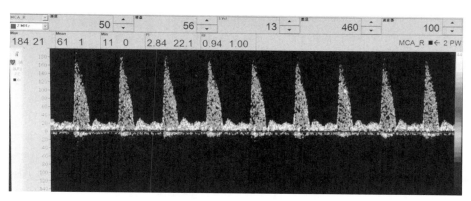

图 11-5-9　颅内高压的 TCD 表现：舒张期下降
PSV 184，EDV 21，PI 2.84，ICP 45，CPP70

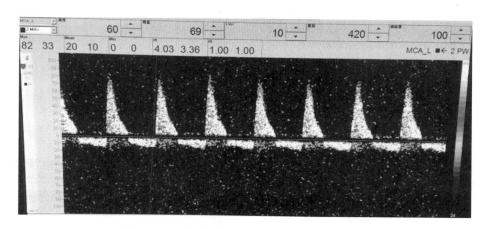

图 11-5-10　颅内高压的 TCD 表现：舒张期反流

　　近端动脉狭窄或闭塞时，由于下游小动脉血管扩张可能会使 PI 降低到<0.5；而远端闭塞或收缩则可能使 PI 增高到>1.19。PI<0.5 也可见于脑动静脉畸形。

　　老年和动脉硬化或任何原因导致的体循环脉压增大均会导致计算时较高的 PI 数值；同理，当体循环脉压缩小时，可能计算出较低的 PI 数值。因此，不能单独依赖脑血

管 PI 作出判断，常需结合体循环状态和监测血管前后流域以及颅内外血管 PI 变化和 TCD 频谱形态进行综合分析判断。

　　特殊患者如接受 ECMO 治疗时，由于体循环无搏动性，无法测量 PI。

　　近期亦有研究提示，PI 并不能单独准确反映下游脑

血流阻力的情况,关于脑血管搏动性的生理和临床意义尚需进一步研究,计算公式尚需改进。

3. 阻力指数 阻力指数(RI:Pourcelot resistivity index)提供了下游血管阻力的状态,计算公式为:RI=(PSV-EDV)/PSV。当RI>0.8时提示意义与PI增高类似。

4. LR比值(the Lindegaard ratio) LR比值的意义在于通过计算颅内外血流速度比值,对高血流动力学状态(脑充血可能)和脑血管痉挛(脑缺血可能)导致的流速增高进行鉴别,定义为:大脑中动脉平均流速(MCA MFV)/颈内动脉颅外段平均流速(extracranial ICA MFV)。同理还有改良LR比值,公式为:(BA MFV/average of left and right extracranial VA MFV)和斯隆半球比值(Sloan's hem-ispheric ratio),公式为:(ACA MFV/ECICA MFV)。两者用于对基底动脉(BA)和大脑前动脉(ACA)的高流速评估。

四、临床应用

TCD的应用包括两类,首先是脑血流相关评估如脑血流状态,脑血管自动调节功能以及颅内高压的检测和脑死亡判定;其次是一些特殊疾病如蛛网膜下腔出血,急性脑卒中,创伤性脑损伤,镰刀细胞型贫血病等。一些TCD的特殊应用不在本文讨论,如颈动脉内膜剥脱的术中监测,慢性神经血管病的评估和心脏术中监测等。文献中报道的TCD临床应用见表11-5-1。

表 11-5-1 TCD 临床应用

缺血性脑血管病	围术期以及术中	神经内外科重症	其 他
镰刀细胞性贫血	急性脑卒中	SAH脑血管痉挛	脑血管舒缩功能药物测试
颅内外动脉狭窄闭塞性疾病	颈动脉成形和支架	脑外伤	肝衰竭/肝性脑病
右向左心内分流	冠脉成形和支架	颅内动脉瘤和脑实质内血肿检测	脑血管压力自动调节功能评估
脑动静脉畸形和动静脉瘘	颈动脉内膜剥脱	颅内高压	先兆子痫
	冠脉搭桥手术	心肺脑复苏	
	人工心脏瓣膜	脑死亡判定	

(一)脑血流相关评估

1. 静态参数直接检测和动态评估 完整的TCD检查包括对前后循环主要血管的检查,有时还需要同时检测颅外的血流如颈内动脉颅外段以分析颅内外血流的变化关系。获得的结果包括波形、方向、深度、流速、PI等,同时必须记录检测时的患者状态参数如血压;危重患者尚需记录体温,血二氧化碳分压、动脉氧分压等以备综合分析。

TCD的检查结果具有高度的敏感性,但特异性并不尽如人意。故结果需经过综合分析方能得出最终结论,必要时需反复检测、动态观察。单独用某一时刻或某一参数如流速或PI得出结论是不恰当的。这一点在通过TCD检测结果作出改变血流动力学状态的治疗决策以及评估治疗反应性时尤为重要。

2. 动态参数连续监测 了解危重患者脑循环与体循环的关系十分重要,最佳的方法之一是进行TCD监测。方法是给患者戴上特殊的TCD监测头架,可以获得长达数小时的实时连续双侧大脑前循环的血流参数,最常选择双侧大脑中动脉监测。

同时监测体循环和脑循环血流动力学数据,可以将两者联系对比,获得动态参数,在体脑循环间建立起桥梁。观察体循环压力(脑灌注压)、流量(心输出量)和质量(二氧化碳、酸碱、氧、葡萄糖、内环境等)的变化对脑循环的影响,有助于作出脑血流动力学治疗的正确决策。

3. 脑血管自动调节功能测试 脑自我维护的核心功能状态的评估在于脑血管调节功能测试。常用的有压力测试和二氧化碳反应性测试。

(1)压力调节测试:通过TCD监测脑灌注压变化造成的脑血流变化间接反映脑血管压力调节功能的状态。注意在检测期间,影响脑血管调节的因素如动脉二氧化碳分压和氧分压以及活动和代谢状态等维持稳定。

1)静态参数检测:常用的方法有:扩容,泵入升压药物如去甲肾上腺素,下肢袖带间断充放气,Valsalva动作,压迫释放颈动脉,抬高头位等。比较起来,非药物手段较符合生理,药物手段有可能对血管调节功能本身产生影响,不只是血管活性药物。

报道的静态参数包括静态自动调节指数(the static autoregulatory index,sARI)或静态调节速率(static rate of regulation,sROR),定义为CVR变化%/CPP变化%,并将脑血管压力调节功能进行从0~1的分级,0为反应充分,1为缺失。

静态参数的缺点在于,需要机械或药物手段诱导CPP产生变化,这本身对于重症患者可能带来不适甚至是欠安全的,并且,显著的检测时间间隔给参数获得的准确性带来挑战,最不确定的是,脑血管压力反应性的潜伏期,演变时间与检测的时机。

2)动态参数检测:需使用TCD头架和动态血压连续监测。计算CPP的波动产生的脑血流速和波形变化,尝试对脑血管自动调节功能进行间接评估和定量是大势所趋。但尚无金标准作为临床参数指导治疗。监测中同样存在影响脑血管调节的因素如动脉二氧化碳分压和氧分压以及活动和代谢状态等维持稳定的问题。而通过非药物的机械方法诱导血压变化存在诱导动脉二氧化碳分压和脑代谢活动显著变化的可能,因此,目前倾向于在呼吸稳定,二氧化碳分压正常状态下监测 CPP 自发波动产生的脑血流变化来作为动态评估脑血管自动调节功能的理想方法,由于其无创性,几乎适合于所有重症患者。

Mx 指数:定义为 CPP 与 MFV 变化的相关性。正相关表明脑血流呈压力依赖性,自动调节功能受损或缺失,而负相关则倾向于自动调节功能完整。此方法用于评估自动调节功能的局限性在于敏感性不足。

动态自动调节指数(dynamic autoregulatory index, dARI)由 Ticks 等提出并规划出 10 个理论曲线来体现不同状态的自动调节功能,方法较复杂,类似的还有 TFA 等,尚缺乏广泛临床应用和认可,在此不做深入阐述。

(2)二氧化碳反应性测试:本质上,脑血管自动调节功能和二氧化碳反应性机制并不相同,但由于同样作用于脑血管收缩舒张功能,结果有类似之处,可以间接反映脑血管舒缩功能状态和储备。通过 TCD 监测动脉二氧化碳分压变化造成的脑血流变化间接反映脑血管二氧化碳反应性的状态。注意在检测期间,影响脑血管调节的因素如动脉血压,氧分压以及活动和代谢状态等维持稳定。

检测方法分为诱导动脉二氧化碳分压上升或下降。诱导上升的方法包括服用碳酸酐酶抑制剂如乙酰唑胺,屏气或调节呼吸机参数降低分钟通气量;降低动脉二氧化碳分压的方法包括过度换气或增加分钟通气量。

屏气指数(the breath-holding index, BHI):通过医嘱患者屏气引起动脉血二氧化碳升高刺激脑血管扩张,可以用来检测受损的脑血管舒缩储备(cerebral vasomotor reserve, VMR)状态,并预测卒中风险。屏气指数(BHI)的计算公式为 BHI=[(CBF-Vmax-CBF-Vmin)/屏气的时间]×100;正常状态为 BHI>0.6;0.21~0.60 提示 VMR 受损,而≤0.20 则说明 VMR 显著受损。

VMR 二氧化碳挑战指数是将平均 CBF-V 作为基线值,分别测量高碳酸血症和低碳酸血症时的脑血流速,计算公式为:(高碳酸血症 CBF-V-低碳酸血症 CBF-V)/(基线 CBF-V)×100。正常值>70%,39%~69% 提示 VMR 轻到中度降低,16%~38% 提示 VMR 严重减少;≤15% 则提示 VMR 耗竭。

同样的,诱导动脉二氧化碳分压下降时通过 TCD 监测可以看到脑血流不同程度的下降,颅内高压者尚可能出现 ICP 下降,未见脑血流变化时提示脑血管 VMR 耗竭。

上述方法的缺点在于,需要机械或药物手段诱导动脉二氧化碳分压产生变化,这本身对于重症患者可能带来不适甚至是欠安全的。颅内高压患者诱导低碳酸血症时虽然可以见到 ICP 下降,但理论上降低的脑血流增加了患者脑缺血的风险,反之,对颅内高压患者进行诱导高碳酸血症将可能明显增加脑血流量使得颅内压进一步增高。另外,从时间分辨率角度讲,连续监测比动态检测更加科学。

4. 在脑死亡判定中的应用　中国脑死亡诊断标准包括:病因明确并排除可逆因素的昏迷,脑干反射和自主呼吸消失,以及 TCD,EEG 和 SEP 的客观评估。大多数国外的脑死亡诊断仅依赖临床判断和检查即可,仅当临床无法确定时行确认检查如 TCD 和 EEG。

具体的判定标准如下:

(1)振荡波:在一个心动周期内出现收缩期正向(F)和舒张期反向(R)血流信号,脑死亡血流方向指数(反向与正向血流速度比值)(direction of flowing index, DFI)<0.8,DFI=1-R/F。

(2)尖小收缩波(钉子波):收缩早期单向性正向血流信号,持续时间<200 毫秒,流速<50cm/s。

(3)血流信号消失:颅内前循环和后循环均出现上述血流频谱之一者,符合 TCD 脑死亡判定标准。

现有的报告表明,与脑血管造影相比较,TCD 检测诊断符合率 100%。值得注意的是,目前我国规定的脑死亡诊断标准的先决条件偏低,例如要求收缩压≥90mmHg 或平均动脉压≥60mmHg 即可。鉴于多数脑死亡高危患者存在严重的颅内高压和低脑灌注压,推荐在进行脑死亡判断的 TCD 检查之前以及检查当中将血压升至合理的水平如收缩压>140mmHg,这样可以避免血压过低导致检测时脑灌注压过低脑血流微弱的假象。同理,即使出现振荡波,只要收缩期流速>50cm/s 则不能诊断为脑死亡,应考虑为极度颅内高压并积极治疗。

如前所述,TCD 检测高度依赖于操作者的技能和相关知识,使用 TCD 进行脑死亡判断需要专门的培训和丰富的经验。

(二)特殊疾病中的应用

1. 蛛网膜下腔出血(SAH)　脑血管造影证实,SAH 后高达 70% 的病例出现延迟性脑血管痉挛,通常出现在出血后 4~17 天。血管痉挛导致的延迟性脑缺血(DCI)是约 25% 的 SAH 患者致死致残的重要原因。发病机制尚不清楚,但被认为与血液进入蛛网膜下腔引起继发细胞机制最终导致相邻颅内动脉血管收缩和神经兴奋性异常有关。

血管造影是大血管痉挛诊断的金标准,但由于是侵入性操作,不适合动态监测。TCD 检查具有非侵入性,便携和能够动态地评估血管痉挛及监测干预治疗效果的特点。常用的强化临床干预手段包括:"3-H"疗法(高血压,高稀释和高容量),腔内球囊血管成形术或动脉内给药血管舒张等。此外,动态 TCD 检测能够早于临床出现症状性脑血管痉挛之前 24~48 小时提供预警,指导启动强化治疗,并能够观察疗效和判断病理生理状态及过程指导治疗疗程。因此,所有 SAH 患者均应进行常规动态 TCD 检查,通常在 SAH 后每天进行检查直至血管痉挛高峰期度过。

TCD 检测对于大脑中动脉(MCA)和基底动脉(BA)的血管痉挛诊断具有高度的敏感性和特异性。将与脑血管造影进行对比的 TCD 研究进行系统性回顾表明,当脑血管造影显示脑血管痉挛≥25%,MCA MFV>120cm/s 诊断脑血管痉挛的特异性为 99% 和灵敏性为 67%。当造影显示脑血管痉挛≥33%,MCA MFV>120cm/s 的诊断特异性为 72%,敏感性为 88%;MCA MFV<120cm/s 的阴性预测值(NPV)为 94%;MCA MFV>200cm/s 的诊断特异性为 98% 敏感性为 27%,阳性预测值(PPV)为 87%。因此,MFV<120cm/sec 和>200cm/s 可以作为准确预测 MCA 是否存在脑血管造影血管痉挛的依据。理论上,LR 比值可以对同样表现为高流速的高血流动力学状态和脑血管痉挛进行鉴别,但是临床上,LR 比值对于提高 MCA 痉挛或延迟性脑缺血(delayed cerebral ischemia,DCI)进展的识别率方面作用十分有限。另一方面,近年来的研究表明 SAH 后确实存在神经兴奋性异常导致的高血流动力学状态,脑血管痉挛与高血流动力学状态的治疗截然不同,因此,TCD 检测对于两者的鉴别尚需进一步研究。

对于 BA 血管痉挛>50% 时的 TCD 检测,BA MFV>85cm/s 以及改良 LR 比值>3,诊断敏感性为 97%,特异性为 92%;BA MFV>95cm/s 时诊断的特异性高达 100%。

然而,对于 ACA 和 PCA 血管痉挛时,TCD 诊断简直明显逊色,ACA MFV≥120cm/s 诊断敏感性为 18%,特异性为 65%;PCA MFV≥90cm/s 的诊断敏感性为 48%,特异性 69%。

尽管 TCD 检测对于 MCA 和 BA 血管痉挛具有高度的敏感性,但是通过其预测能力进一步改善 SAH 临床结局却面临挑战。一方面,脑血管痉挛并不是 DCI 的唯一凶手,一项包括 580 例 SAH 患者的研究表明,那些进展为 DCI 的患者脑血管造影中,只有 84% 出现血管痉挛。脑血管痉挛是形态学诊断,真正与不良结局相关的是 DCI,高达 70% 的 SAH 患者出现血管痉挛,但只有约 25% 出现 DCI。另一方面,脑血管痉挛可以导致 DCI,但是 DCI 并不全是可以在造影中看到的血管痉挛造成的。影响转归的 DCI 形成机制并未完全清楚。可能的原因包括一些可能的附加致病机制,如再灌注损伤,脑积水,血脑屏障破坏以及神经兴奋性异常等。单从血管痉挛说起,SAH 后广泛的大脑皮层小血管痉挛缺血梗死是脑血管造影和 TCD 都无法明确显示的。然而,MFV 增长率仍然可以作为预测 DCI 的手段,在 SAH 后第 3 ~ 7 天,每天 MFV 上升>20% 或>65cm/s 提示反应严重或预后不良。

综上所述,SAH 后 DCI 的防治是核心,脑血管造影和 TCD 显示的血管痉挛是重要原因但不是唯一原因,临床决策时需整体考量综合治理。TCD 是鉴别 MCA 和 BA 血管痉挛的有效手段,虽然对预后影响有限。重症 SAH 的评估需要多模态检测全方位考量,TCD 是最重要的手段之一。AHA 的 SAH 指南明确推荐 TCD 作为脑血管痉挛的监测手段来辅助判断脑血管病理生理状态和治疗决策。

2. 创伤性脑损伤和颅内高压 创伤性脑损伤(traumatic brain injury,TBI)的病理生理过程涵盖了多种脑血流动力学状态,可能导致灌注不足(第 0 天),充血(第 1 ~ 3 天),血管痉挛(第 4 ~ 15 天)和颅内压(ICP)升高。TCD 可以作为无创手段对这些并发症进行识别并提供辅助预后判断的信息。

脑外伤初期的低流速状态定义为 TBI 后 72 小时内 MCA MFV<35cm/s,提示 6 个月临床转归极差(GOS 1 ~ 3)。同样,在伤后前 7 天出现脑血管痉挛或充血表现的患者较无上述表现的患者,临床转归显著变差。

在 TCD 检测方面,ICP 增高表现为 TCD 波形的时序变化。初期由于 ICP 增加导致脑灌注压下降,TCD 表现为 PI 增加和 MFV 及 EDV 下降,之后随着 ICP 进一步增加,脑灌注压进一步下降,EDV 呈进行性下降,直至当 ICP 与舒张压接近时表现为舒张期血流为零,当 ICP 超过舒张压而低于收缩压时则表现为振荡波形;如果 ICP 进行性增高至逐渐接近收缩压水平,则表现为收缩期进一步下降,钉子波直至无血流。

与有创 ICP 监测进行对比的 TCD 研究显示,PI 和 ICP 之间呈显著的相关性研究还进一步推导出通过 PI 计算 ICP 的公式:ICP=(11.1×PI)-1.43,与实际测量的 ICP 误差为±4.2mmHg。当 ICP>20mmHg 时,该方法的敏感性 89%,特异性为 92%。

无创颅内压监测一直是热点话题,如上所述,TCD 可以无创评估 ICP 和临界闭合压(critical closing pressure,CCP)的绝对值。但是,基于此目的的方法和方程式众多,最终的结果却是令人难以接受的宽置信区间,仍有待充分验证。因此,当前状况下,TCD 应用在 TBI 患者,其作用更多于评价变化值,而不是绝对的 ICP,CCP 和 CPP 数值。

一项 125 例严重脑外伤的研究中,伤后 24 小时内 PI 升高伴随着预后不良(GOS 1 ~ 3)。PI≥1.56 患者中预测 83% 在 6 个月时极差的临床结果(GOS 1 ~ 3),而 PI≤1 的患者中有 71% 转归较好(GOS 4 ~ 5)。

TBI 患者的脑血管自动调节功能不同程度受损,自动调节区间缩小,超出自动调节功能区间的过高或过低的灌注压时,脑血流呈压力依赖性表现,而脑灌注压在自动调节区间时,脑血流与血压变化的相关性变小,这一原理使得 TCD 动态和连续监测评估寻找所谓的临界闭合压(CCP)以及适当的脑灌注压成为可能。

重型颅脑损伤患者,通过监测 CPP 和 MFV 的自发波动来计算 Mx 指数,判断自身调节受损状况,其结果与 6 个月 GOS 转归评分显著相关。近日,Sx 指数,用 SFV 取代 MFV,已经显示出比 Mx 与 GOS 更好的相关性。

此外,dARI 同样具有与 GOS 的显著相关性,其将 dARI 数值 5.86 作为阈值预测死亡的敏感性为 75%,特异性为 76%。

综上所述,TCD 可以识别 TBI 后的脑血流动力学变化,用作临床转归的早期预测。而 ICP 和 CCP 的无创 TCD 评估尚需进一步验证。即便目前缺乏以脑血管自动调节功能为导向的治疗方案的前瞻性研究,美国颅脑创伤基金会(Brain Trauma Foundation,BTF)仍推荐将脑血管自动调节功能检测作为创伤性脑损伤的可选监测手段用于判断预后和指导治疗。

3. 急性脑卒中和颈内动脉狭窄闭塞性疾病 急性脑卒中:对于 ICA 和 MCA 闭塞,TCD 诊断具有高度的敏感性和特异性(>80%)。由于 TCD 的操作人员依赖性,以及对后循环的空间分辨能力较差,CTA 和 MRA 仍是缺血性脑卒中诊断的优先选择。通过 TIBI 分级监测再通,TCD 也是 MCA 闭塞卒中的一个可靠预后指标。治疗过程中,通过 TCD 动态检测可以对脑血流动力学管理策略提供参考,对于侧支循环的评估以及闭塞后血压目标的调整具有指导性意义。TCD 研究一致表明,卒中同侧脑血管自动调节功能受损与神经功能下降,需要外科减压手术和预后不良相关。同样需要考虑的是,在该群体中自动调节功能的损害既可能是卒中的后果也可能是原本存在的临床状态导致的,如慢性高血压。

颈内动脉狭窄的患者,已建议将自身调节受损作为一种工具来识别那些卒中高危患者,从而优化干预手段如外科手术的适应证。证据包括:观察到同侧颈内动脉狭窄闭塞性疾病,dARI 的显著下降和 Mx 显著上升,并且和狭窄严重程度呈正相关。然而,相对于对照数值显著异常的 dARI 和 Mx 数值,预测价值仅限于重度狭窄(>80% ~ 90%)的患者,并且,在这组患者中,有症状和无症状患者的 Mx,Sx 或 dARI 之间并无明显差异。

4. 镰刀细胞型贫血病　镰状细胞患者脑损伤的风险包括亚临床梗死,急性卒中和出血。其中急性卒中的发病率为 600/(10 万人·年)。根本病理变化涉及 ICA 远端,近端 MCA,ACA 的狭窄和闭塞。CBF-V>200cm/s 的无症状儿童镰刀细胞疾病患者卒中相关风险增加为 1 万/(每十万人·年)。为这些儿童输血可以降低超过 90% 的卒中危险。因此,推荐在 2 ~ 6 岁儿童中每 6 ~ 12 个月进行 TCD 筛查,指标包括双侧 MCA,分叉,远端 ICA,ACA,PCA 和 BA 的最大平均流速 CBF-V。患者的所有动脉平均最大 CBF-V 在<170cm/s 认为是正常,如果检测到任何动脉平均流速值>200cm/sec,则建议输血使镰刀血红蛋白占总血红蛋白的比例<30% 以预防卒中。

5. 心内分流　通过右向左心内分流的反常栓塞(例如,卵圆孔未闭)是造成 55 岁以下卒中的重要原因,而约 25% 的成年人遗留卵圆孔未闭(PFO)。

TCD 提供了无创的方法进行评估,通过 MES(microembolic signal)监测对心内分流进行分级,并且可以帮助患者确定卒中的风险。通过外周静脉注射搅拌的生理盐水或声学造影剂,并嘱患者进行 Valsalva 动作,同时 TCD 探头监测 MCA。在注射结束后 40 秒内测量观察到的微栓子信号(MES),此方法需要特殊的软件。与经食管超声(TEE)相比,之前的研究表明 TCD 检测右向左分流的敏感性约 70% ~ 100%。然而,在近期的 321 例同时 TEE 和 TCD 检测从右到左分流实验研究中,TCD 相比 TEE,敏感性只有 38% 而特异性 99%。当卵圆孔未闭较大时(TEE 左房监测>30 微泡)TCD 表现较好,灵敏性达 100%,特异性为 92.5%。TEE 虽然具有一定的侵入性,却拥有超过 TCD 的更多优点,它可以定位分流区域,以及识别房间隔瘤的存在,而房间隔瘤是青年患者另一个卒中风险因素。因此,TEE 是心内右向左分流评估的一线手段,只要患者能够耐受。

五、总　　结

作为一种便捷的非侵袭性手段,颅脑超声在重症医学领域有着广泛的应用前景。无论是脑部疾病的脑血流动力学状态还是全身疾病的脑功能表现,颅脑超声动态和连续的脑血流评估提供了重要的脑灌注信息,在体循环和脑循环之间架起了桥梁。自动调节功能是脑自我维护的核心所在,超声对自动调节功能的评估刚刚起步,研究前景光明。

但是,鉴于其本身技术的局限性,颅脑超声虽然具有很高的时间分辨率,但受限于解剖结构,其空间分辨率仍

有限。由于存在脑血管自动调节功能,脑血管的直径处于动态变化中而不是恒定不变,因此,超声血流速度不能直接代表脑血流量,高流速可能意味着充血或缺血两种矛盾的血流动力学状态。此外,颅脑超声所获得的是颅内外大血管水平的血流数据,脑皮层的血流状态未必与大血管一致。

掌握 TCD 需要长期的培训和丰富的解剖、生理和病理生理以及临床知识。通过超声获得的脑血流图像和数据不能单独判读,应结合动态参数和静态参数,对脑血流的变化进行监测评估才能获得具有临床意义的结果。颅脑超声为脑血流生理和病理生理的研究打开了一扇窗,获得的图像和数据或许不是本身表现的那样简单和直观,其丰富的内涵尚需进一步测量研究计算和解读。

(陈文劲)

第六节　胃肠道超声
一、概　　述

胃肠功能包括运动功能、消化吸收功能、屏障功能、内分泌和免疫功能。胃肠道黏膜是在创伤、休克等打击导致组织缺血缺氧损伤的最敏感、最先受累的部位,且常是缺血恢复较晚的部位。胃肠道黏膜结构和功能发生显著改变,将导致肠道屏障功能受到破坏,从而引发肠道通透性增加,使原先寄生于肠道内的微生物及其毒素穿越过受损的肠道黏膜屏障,大量侵入到肠道以外的组织及其他远隔脏器或系统。菌群失调、细菌移位和内毒素血症发生,促进 SIRS 和 MODS 的发生及加重危重症的发展过程。合并肠麻痹时肠腔积气,胃肠道内压力增加,进一步加重胃肠道黏膜的缺血缺氧,腹腔压力的增高还可导致腹腔间室综合征的发生,导致膈肌抬高,从而影响呼吸和循环功能。甚至颅压的变化,引起脑缺血。腹腔压力的增高使肾脏灌注减少,导致肾功能障碍,以上各种改变的同时也影响胃肠功能,造成恶性循环。

目前并没有一个成熟的胃肠道功能的评价方法,特别是针对危重症患者的床旁早期、动态评估的手段。随着科技发展,医学影像越来越能影响临床决策。不同于实质性腹腔脏器,尽管第一个肠道超声检查可追溯到 20 世纪 70 年代,但很长时间消化道一直被认为不适合超声探查。在过去的二十年里,超声已经越来越多地用于不同的胃肠道疾病的诊断。一方面,超声所能检查的各种胃肠功能紊乱逐渐增加;另一方面,超声技术的进步扩大了它的应用。适应证范围不仅包括一些亚急性和慢性疾病,也有急性疾病,如阑尾炎,憩室炎或肠梗阻。超声检查除了低成本,高可用性,还有极大的灵活性和用户友好性,具有很高的时间分辨率和空间分辨率。超声检查可以提供生理,病理生理学和生物力学信息给临床医师,医师还可进行互动。由于胃肠道像心脏和肺一样不停的运动,因此应用超声某些方面优于 CT 检查。超声优势还在于随时可床旁无创的反复进行,利于动态比较病情变化情况。重症患者往往存在胃肠功能紊乱而无器质性病变,因此,监测胃肠道功能异

常是非常必要的。与传统的解剖成像相比,超声可以通过无创方式得到胃肠运动的信息,提供胃肠运动的定性与定量数据。超声估计胃排空率与放射性核素检测结果有很好的相关性已被广泛用于评估胃排空率。在气体阻碍时,胃肠道超声仍然可以进行分析。如肺部超声一样,伪像也是很好的信息提供者。

传统超声更多地注重解剖学变化,近年来经过超声培训的重症医学医师更多的关注并尝试床旁应用超声技术进行动态胃肠道功能的评价,特别是在对疾病了解的基础上,更好的应用和扩大了这一技术临床价值。但是,胃肠超声仍具有一定的局限性,如不能回避胃肠内气体的干扰,影响超声对病变的显示效果,尤其是病变后期出现麻痹性肠梗阻时大量胀气使超声探查更加困难。在消化道,特别是小肠,不能连续地整个长度可视化;许多的研究结果缺乏特异性;获取和解读的图像是高度依赖于操作者;肥胖患者图像质量差;技术的影响,例如穿透深度和彩色多普勒敏感性也可能是相关的限制因素。超声探测肠系膜上动脉只能用于主干血管的近端部分的评估,且个体差异影响较大等等。

以下将按从上到下的顺序分别阐述胃部、小肠、结肠超声在重症患者中的应用。

二、胃部超声在重症患者中的应用

1. 胃部超声的解剖生理基础 解剖学胃上接食管,下连十二指肠。胃近端的贲门与食管相连,远端的幽门与十二指肠相连。通常将胃区分为二壁、二弯、二口、二切迹、四部。分别为前后壁、大小弯、贲门口、幽门口、贲门切迹、胃角切迹、贲门部、胃底部、胃体部和胃窦部。上缘为胃小弯与食管右缘相延续。胃中度充盈时,小弯中部近幽门处为角切迹。胃下缘为胃大弯,与食管左缘呈锐角相交,称贲门切迹;贲门切迹向左做水平线,上为胃底部,下为胃体部。大弯长度为小弯的4~5倍。大弯与角切迹相对部分略膨大,两者间连线,左侧为胃体,右侧为胃窦部。幽门与十二指肠交界处左侧2.5cm部位为中间沟。中间沟与胃体间为胃窦部。中间沟与十二指肠间为幽门管。胃周围与左横膈、左肝、脾、前腹壁、胰腺、结肠等器官相邻。胃贲门部前方为肝左外叶脏面,后方邻腹主动脉与脊柱左缘。胃底上方邻左横膈,外后方为脾脏。小弯侧胃前壁大部分与前腹壁相贴,小部分与肝左叶相邻。胃后壁隔小网膜囊与胰腺、膈肌脚、左肾上腺、左肾、腹膜后大血管及横结肠相邻。胃窦部右侧与胆囊、肝门、肝左叶相邻。

根据功能不同,将胃分为近端胃和远端胃,其中近端胃包括胃底和上1/3胃体,其余2/3胃体和胃窦为远端胃。近端胃通过协调的张力性收缩,完成胃容纳、贮存、排空液体的功能;远端胃则通过较强的节律性收缩,研磨并逐步排空固体类食物。胃在非消化期只有一定的紧张性而无明显运动,进入消化期后才出现明显的运动。一般胃底和胃体上部运动较弱,胃体下部和幽门部运动较强。胃的运动形式有容受性扩张、紧张性收缩和蠕动。胃在进食后容量迅速扩张,而胃内压升高不明显称为容受性扩张。生理意义在于进食后容纳储存食物,防止食物过快进入十

二指肠。食物进入胃腔后,胃通过紧张性收缩和蠕动使胃液进入食物内部并将食物不断推向幽门,控制性进入十二指肠,蠕动频率2~3次/分。正常胃壁厚0.3~0.5cm,增厚可因肿瘤或炎症引起,>1cm厚通常被认为是由于恶性肿瘤引起。

食管-胃连接部长轴切面(胃底切面):探头斜置于左季肋部近剑突下,向左后方旋转扫查,于肝左叶后方显示腹段食管、贲门、胃底及高位胃体。胃底、贲门充盈时可见食管胃结合部朝向贲门的形态,还可观察到称为"beak sign"的鸟嘴状特征。

贲门短轴切面:探头置于上腹部剑突下,声束指向膈肌顶部,在肝左叶后,腹主动脉及椎体前,呈近圆形,回声外弱内强似"牛眼征""靶形征""纽扣征",大小约2.2cm×1.2cm。

左肋间经脾胃底斜切面:探头斜置于左侧第8~10肋间,向右扫查。脾位于胃底的左前方,肾位于左后方,腹主动脉位于后方。

胃体切面:在胃窦短轴平面向左平移探头,观察图像变化,环状胃窦结构消失,排列有序的结构被含有气体、液体和食物残渣的胃所产生的不均质回声代替,此为胃体长轴。上方是与胃底和贲门的连接部,下方是胃大弯右侧缘,后方是胰腺体尾部、左肾上极、腹膜后大血管及分支。探头旋转90°即可显示胃体短轴切面。其腹侧为胃前壁,背侧为胃后壁,左侧为胃小弯,右侧为胃大弯,后方为胰腺、左肾横断面、腹膜后大血管及分支。

胃窦短轴切面:胃的形态和大小高度多变,但胃窦相对固定,位于身体正中线略偏左,肝后方。凸阵探头纵向放置在剑突下,正中线略偏左,探头标志点指向头部。在屏幕的右半边可显示肝脏左缘,屏幕下部可见腹主动脉,在其夹角处有一环状结构为胃窦。腹侧为胃窦前壁,背侧为胃窦后壁,左缘为胃窦大弯侧,右缘是胃窦小弯侧(图11-6-1)。通常情况下随着胃的蠕动可看到胃窦面积大小变化。胃窦充盈时在此切面通常可见胃壁5层结构从内到外分别为:①高回声层:通常是消化液和黏膜之间的边界;②低回声层为黏膜固有层,黏膜肌层,通常较薄;③高回声层为黏膜下层;④低回声层为肌层;⑤外强回声层为浆膜层,浆膜层很难准确定义,因为它是浆膜和周围结构

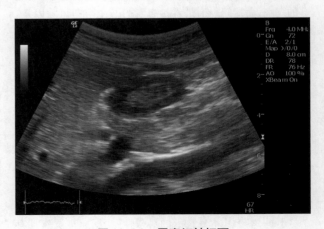

图11-6-1 胃窦短轴切面

之间的界面回波(腹膜壁/肠道/脂肪),界面回波大于实际的浆膜层。扫查时注意探头力度,如果用力按压可使胃腔变小。

　　胃窦长轴切面:在胃窦短轴切面,探头旋转90°,可显示胃窦长轴切面。呈斜长形,左侧与胃角相连,右侧通过幽门孔与十二指肠球部相沟通。右缘毗邻胆囊和肝左叶。此切面可显示胃窦及幽门。

　　2. 胃运动功能超声检测与评价　重症患者消化道动力障碍是常见的。2008 年全球 18 个国家 179 家 ICU 机械通气患者($n=2956$)营养支持状况调查显示 58.5% 重症患者存在胃肠功能障碍,其中主要的原因是胃排空障碍。胃肠道运动受神经系统及体液两方面的调节。常见的影响因素包括:①手术操作:特别是腹部手术引起的无菌性炎症、胃肠吻合导致的肌肉连续性的暂时性中断;②缺血再灌注;③创伤以及术后疼痛引起交感神经兴奋影响胃肠动力,但镇痛也同样会影响胃肠动力,特别是阿片类镇痛药,通过中枢及外周 μ 受体作用于胃肠道,影响胃肠动力的恢复;④麻醉以及镇静等亦可以引起胃肠动力障碍;⑤体温异常、水电解质酸碱平衡紊乱特别是低钾血症;⑥感染导致内毒素血症;⑦高血糖:不论是应激性高血糖还是糖尿病引起的高血糖都是导致危重患者胃肠动力低下的原因;⑧内分泌紊乱:除上述因素外,危重患者都存在不同程度的胃肠激素水平紊乱。

　　临床上常用胃排空功能评价工具包括:胃残余量测定、核素显像、X 线检查、磁共振(MRI)成像、测压法、胃电图检查、对乙酰氨基酚吸收试验、折光测定法、生物电阻抗法、超声等。其中核素显像是评估胃排空的金标准。

　　Bateman 于 1977 年首次报道用超声观察充满液体的胃,实时超声观察胃的运动功能逐渐用于临床,其中以检查胃内液体、液固混合物的排空较为常用,迄今为止已有三种不同方法:

　　(1) 全胃体积法:Bateman(1982 年)与 Holt(1986 年)以相似的方法通过全胃体积的累加计算胃液体食物的排空,每一个断面按椭圆形或圆形面积计算,间隔 1cm 为一断面,每次探测时间间距为 5～15 分钟,当体积较进餐后减少到一半时为其半排空时间,但由于此方法过程繁琐,计算记录设备要求较高,且胃底受气体干扰明显,故应用受到很大限制,实用意义不大。

　　(2) 胃窦体积法:1985 年 Bolondi 根据全胃体积法加以改进,单纯以胃窦的体积或面积变化测量胃混合食物的排空,检查过程测取四个切面,沿胃长轴扫查,测得胃角切迹距幽门之距离定为 h,沿胃短轴在胃窦部探测,相当于胃角切迹处为第一切面,得长径 a 和前后径 b。幽门处为第三切面,得长径 e,前后径 f;两者之间即 h/2 处为第二切面测得长径 c,前后径 d 值。假设胃窦每一切面为椭圆,其径线沿胃窦长轴呈线性改变,演算出公式:$V = 0.065 \times h(2ab+2ef+4cd+ad+bc+de+cf)$ 可得胃窦体积,进餐后体积逐渐恢复到空腹状态时视为排空状态。此法较全胃体积法简单实用,且与 γ-闪烁照相法比较无差异,但是过程仍较复杂,需要专业人员才能进行测定。

　　(3) 胃窦单切面法:1989 年 Marzio 等人首先应用胃

窦单切面面积检测液体胃排空,与放射性核素法比较有很好的一致性,由于胃窦距离体表较近,位置相对固定,检测过程中影响因素相比全胃体积法小,此方法克服了全胃体积法和胃窦体积法过程繁琐,设备及人员要求高等缺点,以肠系膜上静脉、腹主动脉以及肝左叶作为胃窦切面标志,在中上腹作胃窦切面,胃窦面积可直接描记得出或使用双直径法(分别测量胃窦前后径和头尾径,胃窦面积=π×前后径×头尾径/4)计算得出。

　　将上述方法进一步改良,使其可应用于重症患者。具体操作如下:患者半卧位,将凸振探头放置剑突下,标志点朝向头部,B 超探测以肠系膜上静脉、腹主动脉以及肝左叶作为胃窦切面标志,得椭圆形胃窦横切面。先测定空腹时胃窦面积大小,然后给患者胃腔注入温水 300ml。连续记录充盈后 6 分钟胃窦收缩次数,以每 2 分钟胃窦收缩次数记为胃窦收缩频率(antral contraction frequency, ACF),然后连续测量 3 次胃窦最大舒张($S_{舒张}$)和收缩($S_{收缩}$)时面积,计算胃窦面积变化(ΔS),ΔS 与其最大舒张面积之比 $\Delta S/S_{舒张}$ 代表胃窦收缩幅度(antral contraction amplitude, ACA),ACF 与 ACA 的乘积即为胃窦运动指数(motility index, MI)(即:$ACA = \Delta S/S_{舒张}$;$MI = ACF \times ACA$)。充盈后即刻测定胃窦最大舒张面积,以后每隔 5 分钟重复测定,直至胃窦舒张面积恢复至充盈之前即胃排空时间(gastric emptying time, GET),胃排空率(%)表示如下:(充盈后即刻胃窦最大舒张面积-15 分钟时胃窦最大舒张面积)×100/充盈后即刻胃窦最大舒张面积。研究表明,重症患者胃排空功能与健康受试者相比普遍动力低下,ACF、MI 与健康受试者相比都有显著的降低,GET 明显延长。重症患者 MI 与其 APACHE Ⅱ 有很好的相关性,表明重症患者的 MI 与疾病的严重程度有关。ACF、MI 与重症患者肠内营养的速度、肠内营养总量、肠内营养占总营养量的百分比呈明显正相关,GET 与重症患者肠内营养的速度、肠内营养总量、EN 肠内营养占总营养量的百分比呈明显负相关。ACF、MI 和 GET 可以作为指导肠内营养应用量的指标参考,与胃残余量相比更加准确,其中 MI 和 GET 在重症患者能否耐受全肠内营养方面具有更好的特异性和敏感性,这对重症患者是否能够接受完全肠内营养可能会有更好的指导价值。B 超胃窦单切面法中 ACF、MI 和 GET 对重症患者胃排空功能评价均具有很好的指导意义,以 MI 和GET 最佳,由于重症患者胃排空时间较长,所以检测时间亦相应增加,而 MI 能很好反映胃排空,且 MI 在检测过程的前 10 分钟内就可以计算出来,因此用 MI 来反映重症患者胃排空可以节省检测时间,对于 MI 在重症患者胃排空功能判断中的权重,将有待于进一步研究。

　　胃窦单切面法目前还常应用于评估胃内容积。Perlas A 等研究健康人显示超声检测胃窦评估胃内容积成功率明显高于胃体及胃底。胃内容积≤300ml 时胃窦面积与胃内容积存在直线相关关系。胃内容积(ml)= 1199.99+483.09×log 卧位胃窦面积-5.84×年龄-9.94×身高或胃内容积(ml)= -372.54+282.49×log 右侧卧位胃窦面积-1.68×体重。Bouvet L 等研究显示通过胃管吸引胃内容积与胃窦单切面法测定相比较,胃窦单切面法判断胃内容积

>0.4ml/kg 的 ROC 曲线下面积 0.84,判断胃内容积>0.8ml/kg 的 ROC 曲线下面积 0.90。Perlas A 等进一步研究显示通过胃镜吸引胃内容积与胃窦单切面法测定相比较,胃内容积(ml)= 27.0+14.6×右侧卧位胃窦面积−1.28×年龄。半定量胃内容积:0 级:仰卧位和右侧卧位位置胃窦部完全是空的;1 级:仰卧位胃窦部是空的,但在右侧卧位可见液体,提示小容量胃内容积;2 级:两种体位胃窦均可见液体,提示大容量胃内容积。Hamada SR 等对重症患者进行 CT 与胃窦单切面法比较,评估胃窦单切面法可行性和准确性。结果显示胃窦单切面法组内相关系数为0.97,可重复性较好。胃内容积与年龄、性别、BMI、是否使用机械通气、是否使用血管活性药无关。Kruisselbrink R 等安排健康志愿者随机饮用五个预定量的苹果汁(0,100,200,300,或400ml)后,分别由高年资超声医师、高年资麻醉医师、低年资麻醉医师随机顺序进行胃窦单切面法(直接描记法和双直径法)评估胃内容积。结果显示直接描记法和双直径法所得胃窦面积组间相关系数 0.96;两种方法所测面积平均误差在 0.33m^2,平均胃容积误差在3.7ml;大多数便携式超声设备均能直接描记面积,不需要使用椭圆的面积公式计算面积的一个中间步骤,更方便日常的临床应用。不同操作者 3 次测量组内相关系数 0.96 ~0.99;不同胃容积时胃窦面积组间相关系数在 200ml 时最低。使用床旁超声测量胃窦面积在相同的评估者和评估者之间是高度可靠的。测量之间的平均相对差仅为 2.7%,最大相对差不大于 13%。绝对量差异 9.5ml(3 ~ 22ml)是在临床可接受的误差幅度。

无创机械通气时随着正压增加,气体进入胃内进而增加反流误吸风险。超声检测胃窦声影和彗尾征,胃窦面积增大反应气体进入胃内。Bouvet L 等早期研究显示无创正压压力支持通气时,峰压>15cmH$_2$O 就可见胃窦面积增大。进一步研究显示随着无创通气峰压增加,胃窦面积进行性增大;超声发现气体进入胃内敏感性远高于上腹部听诊。

彩色多普勒技术是目前唯一可以同时观察胃、幽门、十二指肠壁运动方向和腔内容物的流动的技术,除可以更准确的判断胃的蠕动周期外,多普勒频谱曲线还可以判定胃内容物流动的方向。使用彩色多普勒超声检查探讨十二指肠胃反流,探头位于幽门平面水平同时显示窦、幽门部和十二指肠球部 5 分钟。予 400ml 肉汤后打开彩色增益,调整多普勒声速与幽门平面间的夹角<45°,彩色多普勒增益、彩标速度、彩色多普勒滤值均适宜并固定不变。十二指肠胃反流频率为 5 分钟反流的次数,十二指肠胃反流强度为幽门彩色信号反流距离(厘米)。反流指数为频率乘以平均强度。彩色多普勒超声能够动态观察到幽门环的开启和关闭,同时能看到胃壁的收缩、十二指肠胃反流以及正常的胃十二指肠流向,能够对十二指肠胃反流进行定量测量,对胃十二指肠动力学进行综合和全面的评估,以及对治疗前后的对比观察。彩色多普勒技术的应用有望进一步阐明胃排空和胃运动的关系。但在重症患者相关研究尚少,需进一步研究。

胃部超声在重症患者中应用虽然有一定缺陷,如肥胖、腹部手术、非典型解剖、胃肠腔内的气体会影响图像的质量。但其具有无创、无放射性、可床旁操作并可动态比较、符合生理并能适用于儿童、孕妇,尤其适用于重症患者等优点,随着这一技术得到不断完善,如三维超声技术、腔内超声的应用,胃部超声在重症患者中应用将得到广泛推广及发展。

三、小肠超声在重症患者中的应用

1. 小肠超声的解剖生理基础 小肠分为十二指肠、空肠和回肠。十二指肠是小肠起始部位,长度为 25 ~30cm。环绕胰头,右侧和胆囊、肝脏、肝门紧贴,胆总管和肝门部血管在其深面行走。胰头和十二指肠降部之间有胆总管和胰管汇合的壶腹,并共同开口于十二指肠乳头。十二指肠球部其长轴与胆囊平行,多位于胆囊的左后方在胆囊颈附近延续为降部。降部内邻胰头,后方与右肾及下腔静脉毗邻,前方有横结肠横跨,在第三腰椎水平延续为水平部。水平部为十二指肠中最为固定一段,位于胰腺后方自右向左横行,穿越肠系膜上动脉与腹主动脉间隙后,延续为十二指肠升部。升部是十二指肠最短一段长 2 ~3cm。十二指肠距幽门 5cm 处开始出现小肠黏膜环状皱襞(Kerckring 皱襞)。Kerckring 皱襞至十二指肠末端及空肠头段极为发达,向下逐渐减少和变矮,至肠中段以下基本消失。

小肠因为它的长度和曲折,是消化道检查的最困难的部分。传统检查如小肠钡剂造影、CT、MRI、无线胶囊内镜和双气囊内镜都无法在 ICU 床旁实施,与这些方法相比,经腹肠道超声,有成本低,便携灵活和良好的患者耐受性等优势。随着扫描技术的改进和高分辨率传感器的发展,超声可提供具有高时间分辨率和空间分辨率的图像数据给重症临床医师,从而成为小肠疾病诊断的有用的工具。

2. 小肠超声检测与评价 重症小肠超声主要监测:①小肠的形态改变:如肠腔宽度、肠壁厚度、小肠黏膜是否正常等;②小肠运动功能;③小肠血运包括肠系膜上动脉血流评估等。

重症患者可直接扫查可疑病变部位,积极做出相应处理。如果有时间尽量由上到下、由右到左"割草坪式"扫查全面。可结合小肠分布走行综合运用横、纵、斜切面多样化扫查,必要时结合呼吸运动、体位变化加以判别。当有气体存在时,如条件许可可采用分段加压方式使气体移位,以利于观察。小肠中至少一些肠道是可以检测到的。有观察表明,肠道相关的急危重症往往影响整个肠道。因此,即使是一小部分肠道超声分析都具有重要价值。

小肠肠腔内径为未加压时肠壁黏膜面与对侧黏膜面回声之间的距离。正常内径,十二指肠<3cm,其他小肠<2cm,>3cm 可诊断小肠扩张。小肠壁厚度为肠壁浆膜面到黏膜面回声之间的距离,正常厚度为 2 ~4mm,>4mm 可诊断小肠壁增厚。重症患者经常存在肠腔充盈合并腹水,肠袢容易显现,这时肠壁厚度相对容易测量。有时很难确定小肠管腔内边界,在这些情况下,可压缩小肠后测量前-后径和除以 2。肠壁增厚可以在炎症,感染,缺血性(但只有在后期阶段)和肿瘤性疾病被发现。通常,在炎症和感染,管壁增厚是规则保留分层,而在肿瘤中,是不规则的无正常分层。

小肠像肺,心脏一样,是一个永远运动的容器。运动消失往往存在病理性因素,许多情况下可致肠蠕动消失:①近期剖腹探查手术史:结肠切除术后 24 小时小肠蠕动恢复;②大量腹水;③大剂量镇静甚至肌松。超声具有实时成像的关键优势,使这种动态评估成为可能。即使当肠腔充满气体,通过对内容物气体的动力学特性("爬行气征"),仍可判断肠蠕动。有时肠蠕动消失,通过探头施加压力仍可以观察到肠蠕动。

十二指肠切面:探头纵向放置在肋缘下,正中线偏右。略倾斜连续扫查,十二指肠球部呈三角形与胃窦紧连,多位于胆囊的左后方。球部远端与降部相连,降部与水平部相连,水平部可在肠系膜上动脉与腹主动脉夹角处观察。从降部开始肠壁黏膜面可见纤细的小肠黏膜环状皱襞(Kerckring 皱襞)回声。

空肠、回肠切面:空肠和回肠因其分布迂回,走行不规则,范围广,占据整个腹腔,探头扫查无特别规定。超声下区分空肠和回肠存在一定困难。通常通过位置来鉴别,空肠位于左上腹和脐部,回肠位于右下腹、中下腹和盆腔。也可通过 Kerckring 皱襞加以鉴别,回肠通常不可见 Kerckring 皱襞。Kerckring 皱襞在超声下显示为"琴键征""鱼骨征"。

小肠超声还应包括肠系膜血管的检查。内脏血流减少与多脏器功能衰竭的关系一直是备受关注的课题。通常认为内脏血流减少,尤其是肠道缺血是引起多脏器功能衰竭的关键。超声多普勒观测肠供血动脉血流早在 1982 年就已提出并开始应用。观察结果受观测者经验、血液循环等因素影响,潜在误差与测量血管交汇区、声束同血管的夹角、血管的弯曲及声波在血管中所受的影响有关。但由于超声多普勒测量血流具有无损伤、无痛苦、可重复、动态观测等优点,随着超声技术经验的提高,注意避免各种可能的影响因素,这种方法已成为对腹内血流动力学进行观测的首选方法。

肠系膜上动脉是腹主动脉第二大分支,其位置相对表浅且固定。主要发出胰十二指肠动脉、中结肠动脉、右结肠动脉、回结肠动脉。支配十二指肠下部、空肠、回肠、升结肠、横结肠大部的血流。因其分支的各动脉均为末梢动脉,一旦血流供应受阻极易形成肠壁局部缺血坏死。肠系膜上动脉约在第一腰椎高度起自腹主动脉前壁,走行于脾静脉和胰头的后下方。肠系膜上动脉开口处内径约 5mm,起始段长约 3cm,与腹主动脉呈 20° 以上夹角。余下约 7cm 主干几乎与腹主动脉平行。腹主动脉的分支血流阻力各有特点,肠系膜上动脉血流呈高速高阻征象。

患者平卧位,使用频率 3.5~5.0MHz 的凸阵探头,探头垂直放于中线剑突下,探头标志点指向头部。首先找到腹主动脉,腹主动脉第一分支为腹腔干,第二分支为肠系膜上动脉。找到肠系膜上动脉起始部,观察其走行、管壁状况,调整声束方向,尽量使其与管壁垂直并于起始部 1~2cm 处测量管腔内径(D)。打开彩色多普勒,观察血流方向。多普勒超声测量血液流动可以给出腹部器官功能的重要信息。测定血流参数时,在距起始部 1~2cm 处取样,多普勒检测时取样容积为 2mm,校正声束与血流方向之间的夹角<60°,取样门置于血管腔中央,取样线应与血流方向而不是血管壁平行。健康者肠系膜上动脉是层流波形,空腹时为三相波,由收缩期的前向波峰、舒张早期的反向波和舒张中晚期的低速前向血流组成(图 11-6-2)。餐后血流参数的变化主要表现为血流速度的变化,频谱呈高速低阻型,收缩期峰值流速和舒张末期流速增快,而舒张末期流速增快更明显,舒张早期反向血流消失,内径变化不明显,使血流量增加。血流量在餐后 20~40 分钟达高峰,持续 1.5~2 小时。有多种不同的参数,用于腹部血管的流动模式的分析。最常用的参数是直接测量的参数,收缩期峰值流速(PSV)和舒张末期血流速度(EDV),从这些参数可导出时间平均的平均血流速度(TAVmean)和时间平均的最大血流速度(TAVmax),阻力指数(RI),搏动

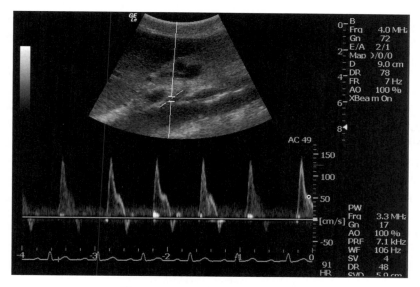

图 11-6-2　肠系膜上动脉血流频谱

指数(PI)和血流量(BF)。血流量 = $\pi \times D^2/4 \times V_{mean} \times 60$，$RI = (PSV-EDV)/PSV$，$PI = (PSV-EDV)/TAVmax$，这两个参数不依赖于角度，反应下游的毛细血管系统的阻力。肠系膜上动脉阻力指数不仅仅反映肠系膜上动脉和毛细血管床的循环阻力，更反映了下游一系列阻力的总和，包括肠系膜静脉和门静脉以及肝血管的阻力。正常人肠系膜上动脉血流量450~700ml/min，内径为0.55~0.7cm，收缩期峰值流速为90~140cm/s，阻力指数为0.8~0.85，搏动指数为2.5~3，平均速度19~30cm/s。

重症患者常见小肠病变超声所见如下：

（1）肠梗阻：梗阻部位以上肠管非一过性扩张，小肠内径>3cm；肠管内积气或积液。肠腔内充满低回声或无回声内容物，也可见到气液平。积气为形态不同的强回声团，其后方有声衰减。积液显示为管状无回声区，其内有时可见浮动的强回声光点，有积液的肠段肠管显示清楚。高位小肠梗阻肠腔内以积气为主。低位小肠梗阻肠腔内以积液为主。结肠肠腔内常为低回声内容物混有点状或片状斑点、斑块强回声。在坏死性肠梗阻时肠腔内容物浮动性消失，这一点可用于与单纯性肠梗阻相鉴别。在早期阶段，可见肠壁变薄、肠蠕动亢进并前后的往复蠕动（"摇摆蠕动"），肠腔内容物可随其蠕动呈现双向滚动（"洗衣机征"）而后期阶段的特征是肠蠕动弛缓、肠壁水肿增厚。扩张的肠管管壁水肿，回声减低，黏膜皱襞增厚水肿。远端狭窄，肠道是空的呈黏膜层并拢的典型声像图表现（"饥饿肠"）。腹腔内可见不同程度的游离液体。当发生绞窄时，肠蠕动迅速由强变弱，肠壁进一步水肿增厚，回声减低，可见双层或多层回声，腹腔内游离液体增多。麻痹性肠梗阻通常肠管轻、中度扩张，肠腔以积气为主，肠蠕动明显减弱或消失，肠壁无明显增厚，腹腔游离液体少。

（2）肠缺血：常见的原因包括非阻塞性肠系膜血管闭塞、肠系膜上动脉栓塞、肠系膜上动脉血栓形成、肠系膜上静脉血栓形成。其中非阻塞性肠系膜血管闭塞多见于持续的心输出量减少和低氧状态，当内脏血管的代偿性持久收缩，通过小动脉的血流减慢、红细胞凝聚、血液淤滞、微血栓形成，造成肠梗死。非阻塞性肠系膜血管闭塞与低血容量休克、充血性心力衰竭、主动脉供血不足、感染性休克、大剂量使用缩血管药物有关。持续使用缩血管药物可延长血管收缩状态而加速肠缺血坏死。肠缺血时超声可见弥漫性肠壁改变。动脉性缺血多表现为肠蠕动消失、肠管扩张、肠壁变薄。静脉性缺血多表现为肠壁增厚呈低回声，肠腔缩窄，黏膜面呈不规则线状高回声，伴蠕动消失。还可见腹腔积液及肠梗阻征象；肠管血流信号消失；在晚期病例，空肠绒毛的顶叶可见微泡，门静脉气体，甚至肝脓肿。肠系膜血管栓塞还可见肠系膜上动脉收缩期血流速度>275cm/s或肠系膜血管/腹主动脉血流速比值>3为直径狭窄率>70%的标准。同时注意二维超声图像狭窄处有无斑块、管壁增厚或血栓。肠系膜上动脉狭窄处血流变细，可见收缩期喷射样杂色血流，血流速度明显增高；狭窄远段1~2cm处的湍流表现为低速、边界不规则的波形，常伴双向血流；狭窄远段的波形为低速低搏动性的小慢波，即圆钝低流速波形。

（3）肠壁挫伤：肠壁肿胀充血增厚、回声减低，蠕动消失，形成血肿后则显示圆形或椭圆形液性无回声，内有细小强回声点，边界清晰。肠壁动静脉血流增多，进入肌层、黏膜下层，肠系膜根部血管旁淋巴结增大并有彩色血流。

（4）急性坏死性肠炎：病变部位小肠肠壁常不同程度局限性增厚、肿胀，回声减低，呈"双层壁"；一般呈节段性、跳跃式分布，该段肠腔可变窄，肠蠕动减弱或消失。伴有肠梗阻、腹腔积液。严重者可累及全小肠。

四、结肠超声在重症患者中的应用

1. 结肠超声的解剖生理基础 结肠分为升结肠、横结肠、降结肠和乙状结肠，升结肠和降结肠位于腹膜后，横结肠和乙状结肠位于腹腔。升结肠后面借结缔组织贴于后腹壁，活动性较小。其外侧为腹侧壁，之间为右结肠旁沟，内侧为右肠系膜窦，内侧后方为腰大肌，前方被小肠袢覆盖，后面与腰方肌、右肾前面毗邻。横结肠是结肠中活动性最大的部分，中部不同程度下垂。其上方与肝右叶、胆囊、胃大弯和脾相邻，并被胃大弯和肋弓所掩盖，后方与胰和十二指肠邻接。降结肠其外侧为腹侧壁，之间为左结肠旁沟，内侧为左肠系膜窦。乙状结肠因有系膜在腹腔内活动较大。

2. 结肠超声检测与评价 凸阵探头沿结肠的走向分别行纵向、横向扫查，以纵向扫查为主。乙状结肠、脾曲、肝曲部位的肠壁可扭曲，肠腔宽度较均匀，肠壁黏膜面整齐、光滑。结肠空虚时难以显示和辨认肠壁结构。充盈时可显示与胃壁5层结构相似的肠壁层次结构。肠壁厚度3~4mm，>4mm为增厚。重症患者肠壁增厚最常见原因为炎症，增厚范围较肿瘤广、多能辨认各层结构、病变范围常随病程而变化。结肠超声检查通常需要灌肠的同时进行。重症患者由于疾病原因肠腔内经常已充满液体，更有利于超声检查。小肠与结肠在超声下除使用内径大小（小肠<3cm、结肠<5cm）鉴别以外，结肠可见结肠袋。在大肠纵向切面，肠壁上显示一条延长轴走向的带状强回声，宽约5mm，此带收缩牵拉肠壁，多余处肠腔外形呈波浪样，形成结肠袋。结肠肠腔内也可见或多或少的肠皱襞深入肠腔，超声下显示为深入肠腔的疏密不等的相对强回声，间距1~3cm，基底较宽伸入肠腔部分较细，呈"锯齿状"或"梳齿状"，如两侧肠壁对称出现类似"阶梯状"或"竹笋节状"（图11-6-3）。重症患者常伴小肠扩张、蠕动消失，通过肠蠕动来区分小肠与结肠在重症患者并不适用。

阑尾根部的位置多在盲肠的内侧或后内侧，若以升结肠为12点，阑尾在3~6点的位置，长度5~7cm。探头在右下腹右斜向扫查，首先辨认髂腰肌和髂总动静脉，显示出跨越这些结构的回肠，接着可显示出盲肠延续的鸟嘴样阑尾开口处，此为阑尾长轴切面。探头旋转为横向即为阑尾短轴切面。但要注意阑尾位置多样，必要时在盆腔、脐周等部位查找。阑尾壁超声可见分为3层，从内向外第一层强回声为黏膜层，第二层弱回声为肌层，第三层强回声为浆膜层。阑尾最大外径<6mm，正常阑尾显示不出管腔，增大时探头加压其内径不会出现变化，此点可与回肠鉴

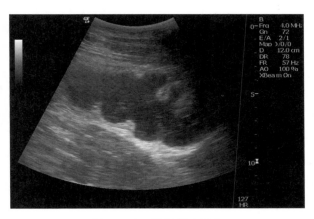
图 11-6-3　结肠超声图像

别。当怀疑急性阑尾炎时通常采用分级加压进行探查。先轻度加压将阑尾区肠管和脂肪压扁或移位,消除气体干扰,减少探头与阑尾之间的距离。为高频探头的使用创造条件,以利于得到更高质量的图像。进一步适当增加探头压力(注意避免疼痛),清晰显示髂腰肌和髂总动静脉,此次加压为清晰显示阑尾,判断阑尾是否肿胀的有效加压,如有不能压闭的管状结构,需要仔细观察确定是否是肿胀的阑尾。

重症患者常见结肠病变超声所见如下:

(1)肠梗阻:梗阻部位以上肠管非一过性扩张,结肠内径>5cm。肠壁变薄,腔内可有气体的强回声、液性无回声及肠腔内容物的杂乱光点、絮状物或不规则的团块。在早期阶段可发现肠壁亢进和前后的往复蠕动("摇摆蠕动"),而后期阶段的特征是肠蠕动弛缓和肠壁增厚水肿。远端狭窄,肠道是空的("饥饿肠")。

(2)急性阑尾炎:阑尾增大,其最大外径按渗出性、蜂窝织炎性、坏疽性的顺序增大。渗出性阑尾炎,阑尾呈管状结构;蜂窝织炎性呈丝瓜状结构;坏疽性可见脓肿。

(3)假膜性肠炎:肠壁层次结构可见,黏膜及黏膜下层明显增厚呈低回声,界限欠清晰;黏膜层线状回声欠连续;黏膜面尚光滑,肠腔塌陷,肠蠕动明显减弱,可合并肠梗阻,血性腹水。

五、小　结

重症胃肠道超声通过测量胃壁与肠壁的厚度、胃肠腔的大小、胃与肠腔的内容物、胃肠的运动及血运等动态改变,结合临床和其他辅助检查,发现导致胃肠道异常的原因、发现重症及其治疗过程中胃肠道变化、指导肠内营养治疗。虽然重症胃肠道超声应用还处于开始阶段,但随着超声技术的进步、重症医师理念的更新和进一步的开发探索,重症胃肠道超声的应用将越来越广、准确性将越来越高,成为重症医师救治重症患者必不可少的工具。

(何伟　许媛)

主要参考文献

[1] Roccarina D, Garcovich M, Ainora ME, et al. Diagnosis of bowel diseases: the role of imaging and ultrasonogra-phy. World J Gastroenterol, 2013, 19(14): 2144-2153.

[2] Gregersen H, Gilja OH, Hausken T, et al. Mechanical properties in the human gastric antrum using B-mode ul-trasonography and antral distension. Am J Physiol Gas-trointest Liver Physiol, 2002, 283(2): G368-G375.

[3] Haruma K, Kusunoki H, Manabe N, et al. Real-time as-sessment of gastroduodenal motility by ultrasonography. Digestion, 2008, 77 Suppl 1: 48-51.

[4] Dietrich CF, Braden B. Sonographic assessments of gas-trointestinal and biliary functions. Best Pract Res Clin Gastroenterol, 2009, 23(3): 353-367.

[5] Kuzmich S, Burke CJ, Harvey CJ, et al. Sonography of small bowel perforation. AJR Am J Roentgenol, 2013, 201(2): W283-W291.

[6] Chaubal N, Dighe M, Shah M, et al. Sonography of the gastrointestinal tract. J Ultrasound Med, 2006, 25(1): 87-97.

[7] Nylund K, Odegaard S, Hausken T, et al. Sonography of the small intestine. World J Gastroenterol, 2009, 15(11): 1319-1330.

[8] Grassi R, Romano S, D'Amario F, et al. The relevance of free fluid between intestinal loops detected by sonogra-phy in the clinical assessment of small bowel obstruction in adults. Eur J Radiol, 2004, 50(1): 5-14.

[9] Mazzei MA, Guerrini S, Cioffi SN, et al. The role of US examination in the management of acute abdomen. Crit Ultrasound J, 2013, 5 Suppl 1: S6.

[10] Kralik R, Trnovsky P, Kopacova M. Transabdominal Ul-trasonography of the Small Bowel. Gastroenterol Res Pract, 2013, 2013: 896704.

[11] Kuzmich S, Howlett DC, Andi A, et al. Transabdominal sonography in assessment of the bowel in adults. AJR Am J Roentgenol, 2009, 192(1): 197-212.

[12] Gritzmann N, Hollerweger A, Macheiner P, et al. Transabdominal sonography of the gastrointestinal tract. Eur Radiol, 2002, 12(7): 1748-1761.

[13] Van de Putte P, Perlas A. Ultrasound assessment of gas-tric content and volume. Br J Anaesth, 2014, 113(1): 12-22.

[14] Koenig SJ, Lakticova V, Mayo PH. Utility of ultrasonog-raphy for detection of gastric fluid during urgent endo-tracheal intubation. Intensive Care Med, 2011, 37(4): 627-631.

[15] Perlas A, Mitsakakis N, Liu L, et al. Validation of a mathematical model for ultrasound assessment of gastric volume by gastroscopic examination. Anesth Analg, 2013, 116(2): 357-363.

[16] Arzola C, Carvalho JC, Cubillos J, et al. Anesthesiolo-gists' learning curves for bedside qualitative ultrasound assessment of gastric content: a cohort study. Can J An-aesth, 2013, 60(8): 771-779.

［17］Cubillos J，Tse C，Chan VW，et al. Bedside ultrasound assessment of gastric content：an observational study. Can J Anaesth，2012，59（4）：416-423.

［18］Bouvet L，Albert ML，Augris C，et al. Real-time detection of gastric insufflation related to facemask pressure-controlled ventilation using ultrasonography of the antrum and epigastric auscultation in nonparalyzed patients：a prospective，randomized，double-blind study. Anesthesiology，2014，120（2）：326-334.

［19］Hamada SR，Garcon P，Ronot M，et al. Ultrasound assessment of gastric volume in critically ill patients. Intensive Care Med，2014，40（7）：965-972.

［20］Coppolino F，Gatta G，Di GG，et al. Gastrointestinal perforation：ultrasonographic diagnosis. Crit Ultrasound J，2013，5 Suppl 1：S4.

第七节　其他技术

一、膈肌超声

（一）重症膈肌超声的原理及平面

1. 膈肌的功能　膈肌是呼吸肌，在整个呼吸过程中起着非常重要的作用，收缩时膈肌下移，胸腔内的容积增大，有利于吸气；与之相反膈肌松弛时，膈肌抬高上升到原来的位置，胸腔的容积减少，以利于呼气。同时膈肌将胸腔和腹腔分隔开来，使得胸腔和腹腔在不同呼吸周期产生不同的压力差，有利于吸气和呼气动作的完成。

膈肌的神经支配左右侧不同，分别由两侧颈3、4、5颈神经支配，每个膈神经分为四个主干：前外侧、后外侧、前部、背部，膈肌通常情况下是右侧较左侧高；前壁较侧壁或后壁高。

2. 膈肌功能不全的定义　膈肌功能不全大体分为：膈肌麻痹和膈肌收缩力减弱。在普通 X-ray 平片上发现膈肌抬高通常是膈肌功能不全的第一线索。一般情况下在膈肌功能不全时膈肌整体抬高，但也存在膈肌的某一部分抬高。在膈肌功能不全的患者中我们也可以观察到在一些患者膈肌的萎缩及膈肌厚度变薄。

按照膈肌功能不全的部位可以分为：单侧膈肌功能不全，或双侧膈肌功能不全，导致这样的结果主要是和膈肌的神经支配有关。

膈肌功能不全还可以按照神经受损的部位继续划分：

（1）脑部：一些疾病影响到脑部包括多发性硬化、脑卒中等，这些疾病对脑部的影响会产生对膈肌的影响，导致膈肌麻痹或是收缩力减弱。

（2）脊髓：在脊髓节段受累的疾病也会使膈肌收缩力减弱或麻痹，这些疾病包括：四肢麻痹、肌萎缩侧索硬化、脊髓灰质炎、脊柱肌萎缩、脊髓空洞症、西尼罗河病毒感染。

（3）膈神经：导致膈神经受累的疾病：吉兰-巴雷综合征、肿瘤压迫、重症相关的神经疾病、慢性炎症导致的神经脱髓鞘病变、夏科-马里-图斯病。需要提醒的是在心外科

手术中心脏停搏后低温保护会损伤到膈神经；放疗也会损伤膈神经。受损的膈神经会出现麻痹或收缩力减弱。

（4）神经肌肉接头：导致此部位受损的疾病包括：重症肌无力、食物中毒、有机磷中毒、朗-伊二氏综合征。

（5）一些疾病也会导致膈肌受损：COPD、哮喘、严重肌营养不良、肌炎、糖皮质激素应用、失用性肌萎缩。

3. 超声诊断膈肌功能　我们了解了膈肌的功能后，临床上如何判断膈肌的功能是每个重症医师需面临的问题。评价膈肌功能有很多方法，如胸片、X 线下吸鼻试验、CT、动态核磁成像、肺功能检查、肌电图等方法。这些方法虽然在膈肌评价方面有一定的作用，但是这些方法不太适合重症患者的检查。

超声本身的优势还在于超声观察的是膈肌的后外侧，而胸片观察的是膈肌前部，这部分与超声观测的后外侧膈肌相比，运动幅度减少40%左右，所以超声评价膈肌从解剖角度看更准确。追溯超声评估膈肌功能的历史时间并不长：1969 年有作者应用超声观察膈肌的运动；1989 年开始观察膈肌的厚度；1997 年尸检验证膈肌的厚度；2011 年开始用于重症患者；2011 年确认健康人的膈肌厚度。

4. 超声观察膈肌运动　主要包括以下几个方面：膈肌的运动幅度及速度、膈肌厚度及变化率。

超声检查膈肌的部位包括但不仅限于：①左侧腋前线及左侧锁骨中线与肋缘交界处；②右侧腋前线及右侧锁骨中线与肋缘交界处；③后背部肋下切面：此部位与前壁检查有一致性，但是此部位检查需要患者半坐位检查，对于重症患者或是机械通气的患者，此部位的检查不太适合；④剑突下切面：多适合于儿童，探头指向膈肌的后半部分，测量的结果与肋下的结果有一致性。

（二）超声探头的选择

1. 测量膈肌活动度及收缩速度时可以选用低频率（1~3MHz）、低分辨率、穿透性好的探头进行检查。

2. 测量　关于膈肌的测量可以通过静止 B 超的图像获得，也可以通过 M 超获得。首先应用 2D 模式找到需要测量的膈肌，然后选择 M 超进行测量。

（1）患者体位的要求：一般选用平卧位，此体位的膈肌活动度最大、测得的数据变异最小、膈肌的活动度与吸入或呼出气体的量成比例关系、两侧膈肌的活动度相同、可重复性好。所以平卧位是膈肌检查的最常用的部位，其他的体位比如半坐位时可以检查到膈肌，但是膈肌的活动度减小不能反映膈肌真正的变化情况。

关于膈肌的检查部位，经肝切面观察膈肌获得率较高，而经脾切面获得率低，主要是因为脾脏较肝脏体积小且获得膈肌图像需要经过胃肠道，胃肠道内有气体，易造成经脾窗口观察膈肌显示不清楚。此情况会给临床上观察膈肌带来一定的困难，遇到这种情况如果胃肠道积气较重，可以通过胃肠减压，抽吸胃肠道的气体，同时在检查的部位加压将气体按压到其他部位而获得声窗。经过上述处理后，若临床上观察左侧膈肌仍比较困难，此时是否可以选用其他部位目前尚未达成共识。

（2）超声测量膈肌的正常值　健康成年人膈肌的活动度见表 11-7-1。

表 11-7-1　健康成年人膈肌的活动度

膈肌活动度	安静呼吸	深呼吸	鼻吸试验
男	(1.8±0.3)cm	(7.0±0.6)cm	(2.9±0.6)cm
女	(1.6±0.3)cm	(5.7±1.0)cm	(2.6±0.5)cm

膈肌收缩速度:有研究表明 40 名健康人的膈肌收缩速度为(1.3±0.4)cm/s,而且男女之间没有差别。这可以通过临床上常用的吸鼻试验来检查(指屏气后用鼻用力吸气观察膈肌的运动速度)。

(3)计算膈肌的活动度:因超声仪器的不同,有些超声机不能直接测量膈肌收缩速度,但可通过测量膈肌收缩的距离和收缩所需的时间,计算出膈肌的收缩速度。

(4)膈肌的厚度及变化率

1)检查部位:左侧腋前线第 7、8 肋间,8、9 肋间;右侧腋前线第 7、8 肋间,8、9 肋间。

2)超声探头的选择:测量膈肌厚度及其收缩变化度可选用高频率(5~18MHz)、高分辨率、低穿透性的探头进行检查。

3)膈肌厚度的测量:应用高频探头通过肋间找到肝脏或脾脏,同时注意要保持探头与膈肌相垂直,贴近肝脏或脾脏表面的结构为腹膜,与此相平行的结构为胸膜,两层之间的结构为膈肌,通过 M 超声扫描膈肌的运动,如果条件允许最好超声能够接呼吸波形,然后在 M 超声下找到呼气末及吸气末的位点,测量膈肌在呼气末和吸气末膈肌的厚度。需要强调的是测量膈肌的厚度是测量膈肌本身的厚度,但是膈肌是由胸膜和腹膜所包绕的,我们测量的是两者之间的距离,而不是测量两者之外的距离。

正常情况下,膈肌是夹在胸膜和腹膜之间的肌肉组织,靠近胸腔的是胸膜,而靠近腹腔的是腹膜,这样膈肌就把胸腔和腹腔分隔开来。因为这样的解剖关系,我们测量膈肌厚度时要测量腹膜和胸膜之间的膈肌的厚度,通过超声血管探头在前面所述的肋间观察到膈肌的厚度。

健康成年人膈肌的厚度是:0.22~0.28cm,如果膈肌在呼气末的厚度<0.2cm 就考虑膈肌麻痹,膈肌麻痹的厚度在 0.13~0.19cm。同时我们还可以观察膈肌厚度的变化率,慢性膈肌麻痹通常膈肌变薄、萎缩同时在呼气和吸气没有膈肌厚度的变化。通常认为膈肌厚度变化率<20%考虑存在膈肌麻痹。

(三)临床应用　介绍了膈肌的各种测量方法,下面我们介绍几个临床上常见的应用。

1. 鉴别膈肌麻痹　对于临床上怀疑膈肌功能不全的患者,通过床旁超声检查膈肌可以尽早发现是单侧还是双侧膈肌麻痹。有研究显示儿科心脏术后患者发生呼吸衰竭,如果通过膈肌超声的检查及早发现膈肌功能不正常,尽早处理,比如实施膈肌折叠术,可以使患者应用呼吸机的时间缩短,进一步减少呼吸机相关性肺炎的发生,从而减少患者在 ICU 治疗时间。

2. 鉴别导致膈肌麻痹的病因　通过超声检查膈肌可以区分出造成膈肌麻痹的原因是膈肌本身功能问题,还是膈肌以外的原因所致的。膈肌麻痹的外部因素包括膈肌

膨出、膈疝、胸腔积液、膈下脓肿、肝脓肿、转移性疾病、胸腔肿瘤性疾病、膈肌破裂等。膈肌破裂已经在超声扩展的 FAST(focused abdominal sonography for trauma)方案中得到应用。如果临床上怀疑膈肌麻痹的原因是由于神经所导致的,比如运动神经元病,通过膈神经刺激可以区分出是上运动神经元,还是下运动神经元导致的膈肌麻痹。正常情况下,刺激膈神经会导致膈肌收缩,如果刺激后没有运动表明是下运动神经元病变所致的膈肌麻痹。通过超声检查确诊为下运动神经元病变导致的膈肌麻痹,可以考虑应用膈肌起搏器。另外 12 岁以下患杜氏肌营养不良的儿童膈肌厚度通常是增加的。这主要是因为:与四肢相比,膈肌会发生假性肥大,一旦出现这种情况,常预示会发生呼吸衰竭。

3. 膈肌麻痹的预后　对于膈肌麻痹患者实施膈肌神经移植后,可连续观察膈肌厚度的变化。吸气后膈肌厚度增加与吸气功能及肺活量改善相关。

(四)局限性　超声目前是临床非常有价值的诊断工具,优势在于无辐射、价格低廉。但是超声检查也有其局限性,包括以下几个方面:

1. 超声的检查结果是操作者依赖的　最近有作者强调观察者之间对膈肌不同的评价,不同研究的结果有着高度的一致性。非可视化的膈肌观察法有 28%~63%的膈肌观察失败率,最近研究表明通过肋下观察窗口及相关的检查部位失败率只有 0.71%。影响观察的两个重要因素是肺界下移和经过脾窗口观察。如果患者存在大量胸腔积液同时合并膈肌矛盾运动时,患者站立位检查会导致错误的判读。这提示检查时患者体位要求是平卧位。有报道一些疾病如:胸水、张力性气胸、肺纤维化、膈下脓肿等可以使非膈肌麻痹的患者表现出膈肌的矛盾运动。

膈肌的活动度依赖于最大自主吸气动作,这样使不同个体膈肌活动度的正常值难以界定。膈肌收缩时,膈肌的厚度会产生变化,用超声检查是有争议的。超声波通过膈肌的速度存在变化,在吸气顶点时测量膈肌厚度会产生误差,这种效应是不容忽视的。

2. 膈肌超声的应用受肺部疾病的影响　超声评价膈肌活动没有正常的参考值,因为患者在安静呼吸、深呼吸、以及吸鼻试验时膈肌的活动各不相同,目前只有少数研究评价了肺部疾病患者的膈肌活动参数。一些作者认为在健康人群中,吸气时,容量的变化和膈肌的活动度呈线性关系。但是其它其他一些研究证实:对于肺部疾病的人群,这种关系相关性很差。这可能是因为在整个呼吸周期中,膈肌和其它其他呼吸肌对呼吸运动的影响不同。这主要受体位、体重、身高、罹患疾病、身体状况、胸廓及颈部肌肉参与程度的影响。此外,膈肌厚度及活动度的测量主要是在吸气末或呼气开始。因此测量膈肌相关参数时,与呼

吸相关的参数也应该收集。

二、骨骼肌超声

　　重点床旁超声(point-of-care US)可以加快对重症患者的评估和治疗。当需要评价骨骼肌的病变时,通常的检查仅限于 CT 或者磁共振技术。而当重症患者需要在限定时间比如几分钟内进行快速评估,或无法转运至 CT 室,无法进行 MRI 检查时,床旁超声可以快速诊断骨骼肌相关疾病如 ICU 获得性衰弱等。本部分以 ICU 获得性衰弱为例,阐述骨骼肌超声在重症医学方面的应用。神经肌肉超声进展(NMUs)创造了新的方法来研究肌肉和神经在重症的早期病理学改变,这可能会使早期诊断和干预成为可能。

　　(一)骨骼肌超声概况　20 世纪 50 年代,Wild 等人发现,高频超声波可以探查活体组织。20 世纪 80 年代,第一次发现病变肌肉与健康的肌肉呈现不同的超声表现。后来发现,人们可通过超声发现神经肌肉疾病、恶性肿瘤、感染、血肿和肌肉骨骼系统的损伤等。而目前作为广泛使用的技术,超声技术也在不断改进,分辨率可高达 0.1mm,

远远超过 MRI 能够达到的水平。

　　(二)ICU 获得性衰弱

　　1. 定义　在 ICU 内长时间的治疗,特别是长时间的机械通气,使患者的肌肉质量减少、肌力显著下降,这种情况被称为 ICU 获得性衰弱。许多病理生理机制都可以导致 ICU 获得性衰弱的发生,而在 ICU 治疗的患者可能会受到多种机制的影响。

　　2. 对骨骼肌的影响　重症相关多发性神经病的特点是:患者出现因神经支配和失神经肌萎缩所致的对称性肢体近端肌无力。同时,呼吸肌也可能受累,并导致机械通气撤机延迟。重症相关多发性神经病与另一种原发性肌病——重症相关性肌病,具有相似的四肢和呼吸肌无力表现,仅凭临床症状可能很难将两者区分。通常,重症相关性肌病较重症相关多发性神经病更常见,但两者也可以并存,并被统称为重症相关性肌病。

　　3. 骨骼肌的超声图像(图 11-7-1)　超声为无创检查技术,大多数患者均可耐受。根据患者的主诉、查体、病情的严重程度以及对检查的耐受性,可以制订个体化的检查方案。对于清醒和需进行操作的患者进行床旁检查,可以

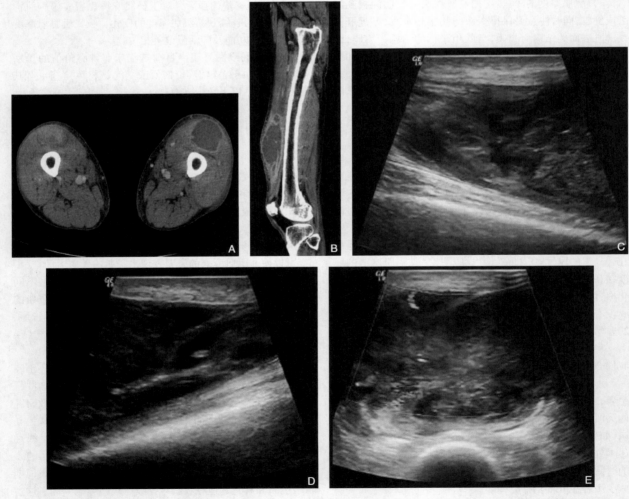

图 11-7-1　CT 造影下远端右股四头肌显示轴位(A)和矢状位(B),C 和 D 分别是同一级别灰度的超声下显示 CT 同一区域内上部和下部。再次展示了肌肉复杂流体收集前端至股骨远端。注意肌纤维分离的积液。E 图超声彩色多普勒显示积液的短轴,提示周围轻度充血,与 CT 造影增强一致

动态进行监测。

（三）**探头的选择**　为获得最有用的肌肉骨骼病理相关信息,需选用频率最高的线阵探头。对于大多数肌肉骨骼成像可使用 8～14MHz 换能器。特殊部位还可使用专门的传感器,如曲棍球棒外形的探头,可用于评价面积较小的领域。

彩色多普勒和能量多普勒成像可用于确定炎症部位的血管。在切口部位进行穿刺或其他侵入性操作引流时,彩色多普勒或能量多普勒成像是十分重要的。使用更高的频率可以提供更好的空间分辨率,但是会降低组织的分辨率,见图 11-7-2。

由于大多数肌肉处于表浅区域,因此可使用频率较高的探头。当检查患者深部结构或有丰富的软组织覆盖目标结构时,具有更广泛分辨率的低频换能器可能更加合适,见图 11-7-3。

（四）**评估骨骼肌的方法**

1. 肌肉容积的评估　通过对超声下特定组织或器官部位的肌肉厚度和横截面积来进行评估,更容易使肌肉质量量化。Campbell 等人选择 9 例入住重症医学科的多器官功能衰竭患者,对其上臂、前臂、大腿前侧肌肉厚度进行

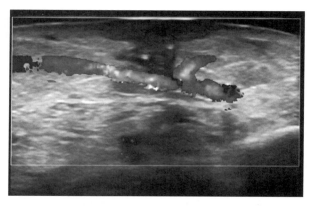

图 11-7-2　皮肤溃疡下表皮脓肿的影像。彩色超声显示血管

1～4 天、5 天和 14 天的连续测量。发现 ICU 获得性衰弱患者这几项厚度平均每天最多下降 6%。2013 年 Puthucheary 等人进行了一项对于肌肉萎缩的重症患者,评价 NMUs 测量股直肌 CSA/表征肌纤维 CSA（横截面积）和蛋白质的合成/分解率关系的前瞻性研究。研究纳入了 63 名预计机械通气 48 小时以上,住 ICU 时间>7 天的存活患

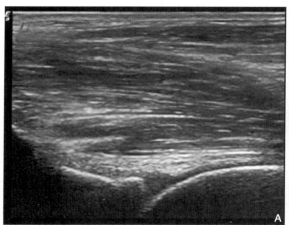

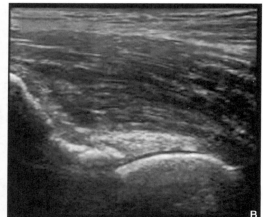

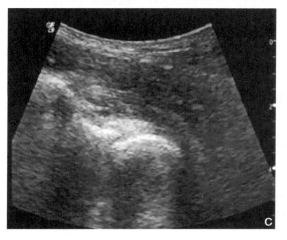

图 11-7-3　应用三个不同传感器观察一名年轻女性的股四头肌的图像

A. 右髋的图像,通过频率为 14MHz 的线性换能器获得;B. 用线性的 6MHz 传感器获得的右髋图像;C. 使用频率为 4MHz 的曲面传感器获得。注意,更高的频率传感器提供更好的分辨率和细节。变频器的频率越低,更容易看到较深层的结构

者,通过超声测量股直肌在第1、3和7天横截面积,结果发现:在整个患者群体中,股直肌CSA横截面积明显下降,器官衰竭评分的增加与股直肌CSA的变化显著相关($P<0.001$)。

2. 肌肉震颤 2008年Gruther等人纳入70名ICU住院时间>24小时的患者,采用定量测量股中间肌和股直肌平均厚度,发现肌肉震颤和分级可以用于研究慢性肌肉变化包括肌肉质量和长度损失。超声下肌肉组织均一程度增高与肌肉组织病变程度具有明显相关,回声均匀和肌肉震颤均提示肌肉组织出现疾病,这样的测量有助于重症相关肌病严重程度评估。

3. 灰度的变化 Cartwright等人利用超声灰度的变化来评估重症患者的肌肉厚度。实验证实这些变化可显示肌肉结构、炎症或充满积液的肌肉分解和损伤。Heckmatt等人的超声评价包括半定量的超声分级,包括4级灰度。有时可用回声及回声互换方式,评估一个人的肌肉回声。

一般用于评估的关键部位包括肱二头肌、腕伸肌、股直肌、胫骨前肌,取4点进行计算。入选的28例患者中,其中6例死亡,因此进行了二次评估。研究发现,患者平均回声(1~4级别),75%的患者平均回声>1.5,而92%的对照组中发现的最大值为2.5。结果发现实验组和对照组在第4和第14天平均肌回声之间的差异具有统计学意义($P<0.001$)。在第4和第14天,实验组平均回声增加之间差异没有达到统计学意义($P=0.085$,差异不明显)。患者与对照组比较,使用Cochran-Almitich趋势检验后发现在4天无显著性差异($P=0.08$),而14天有显著性差异($P<0.001$)。Cartwright使用同样的超声方案也进行了26名健康对照的测量。因此,使用肌肉超声监测灰度差,并进行半定量分级,对于评估重症相关肌病方面有意义。

(五)骨骼肌超声的局限性 骨骼肌超声目前是临床上非常有价值的诊断工具,优势在于无辐射、价格低廉。但是超声检查也有其局限性。超声的检查结果是操作者依赖的。最近有作者强调观察者之间对同一骨骼肌会做出不同的评价,不同研究的结果有着高度的一致性。影响观察的两个重要因素是对于部位选择的判断和半定量或描述性诊断时,会产生偏倚。如果患者存在大量积液时、患者站立位检查会导致错误的判读。这提示检查时患者体位要求是平卧位。

三、感染灶的筛查

(一)感染灶的发现

1. 原则 重症问题复杂多样,第一时间获得快速而准确的判断,尽早发现可疑感染灶,及时获得相应的救治是重症患者救治成功的关键。重症超声与其他诊治工具相比具有了不可比拟的优势,做到了快速性和准确性的完美结合,几乎是同步的、现场的诊断与治疗,最终达到重症超声指导的重症问题床旁快速解决的目的。

2. 流程化管理 重症超声在ICU应用越来越广泛,其在重症患者中的快速诊断和治疗价值日益受到关注。呼吸困难和循环衰竭是重症医师在院内外急会诊过程中遇到的最常见的问题。传统方式下需将患者搬运至放射

科做CT等影像学检查,即使做床旁X线检查,也要经历拍片、洗片、读片、签发报告等环节。重症超声发展初期,主要是针对创伤患者的FAST检查,之后肺超声检查突破了超声应用的局限,再至目前心、肺、大血管超声联合应用的循环呼吸功能评估,超声引导穿刺等。切实起到了看得见的"听诊器"作用。重症医师通过培训,完全可以掌握相关技能,随时在患者病情变化时进行检查,也可将超声作为ICU患者日常评估的手段,协助诊疗。

重症超声可直观探寻病因,减少了数据分析的时间,增加了临床判断的准确性,拉近了医师与病因及病情判断的距离,因而被形象地比喻为"看得见的听诊器",标志着临床治疗进入可视化时代。

3. 流程化超声对于感染灶及时发现极为关键 在检查过程中,流程化的超声方案可以帮助临床医师更快的、更全面的发现问题,避免一些主观意识的遗漏。

重症超声在创伤感染灶发现过程中的应用流程为:

(1)根据发热特点、症状、体征和病史进行初步评估。

(2)根据感染灶最常见部位,分为三部分:

1)胸部:胸腔、心脏、肺脏。

观察是否出现以下征象:

胸腔:积液或超声回声异常,包括回声增高、回声不均,或"摆动征"等;

肺部:包括实变和渗出性病变;

心脏:赘生物,感染性心包积液。

2)腹盆腔:包括游离腹腔、腹腔实质脏器和腹腔空腔脏器。

腹腔:腹腔积液;

胃肠道:积液、积气;

胆囊、胆道;

实质器官液性病变。

3)中枢神经系统感染:

颅内高压:应用经颅多普勒超声(TCD)或测量视神经鞘宽度(ONSD);

颅内占位性病变:可应用于部分患者(如颅脑外伤、或去骨瓣手术患者)。

4)另外,可以对颈部、四肢及外生殖器等查体所见或怀疑感染灶的部位进行浅表器官超声检查,建议使用高频线性探头进行监测。

5)对于重症患者感染,进行以上感染灶筛查顺序后完善血行性感染和泌尿系感染的筛查。

重症超声流程是多方面有机整合的集中表现。在临床实践中,重症超声与其他诊断和治疗技术相比具有不可比拟的优势,做到了快速与准确的完美结合,几乎可以同步、现场的诊断与治疗,达到指导床旁、现场问题的快速解决,可以适用于重症患者的病因判断及早期评估。

(二)感染灶的处理

1. 超声引导下感染灶穿刺 超声引导下穿刺引流技术属于介入性超声技术的范畴,相较于传统的"盲穿法",具有特殊的优势:①准确、安全:现代超声设备和超声穿刺针的配合使用,可以使穿刺针精确地穿刺到直径1cm甚至

更小的深部病灶内,避免了一系列并发症,使得实时超声引导成为同 CT、MRI 引导同样重要的一种介入性技术手段。②方便、快捷:现代便携式超声仪器可以随时在患者床旁使用,避免了转运重症患者带来的巨大风险。对于危急患者,重症医师亲自操作设备也避免了召唤医技科室人员所导致的时间延误,为成功抢救患者争取了宝贵时间。③实时、动态:超声监测可以及时发现穿刺引流过程中可能出现的并发症,比如局部血肿、气胸等,还可以准确定位穿刺针或导管尖端位置,发现导管异位。抽吸结束后可以使用超声评估残留积液量及治疗效果。④无放射性:目前认为,日常剂量短时间的超声波照射不会对患者产生不利的影响,也不会对操作者造成放射性危害,相较于 CT 引导具有明显的优势,尤其适用于孕妇或婴幼儿。⑤经济:超声设备相较于 CT 等大型设备价格低廉,医疗单位投入低,易于普及,尤其适合农村或基层单位推广使用,同时降低了患者的医疗花费,节约社会资源。

本部分内容将介绍超声引导下穿刺引流术使用的相关仪器设备及穿刺方法,并分别介绍胸、腹腔及心包腔穿刺的技术特点。

(1) 仪器设备:超声引导穿刺技术的关键设备是导向装置,它分为两种:一种是专用的穿刺探头,另一种是可以安装在普通探头上的穿刺架(穿刺适配器)。通过导向装置可以实现引导穿刺针安全准确进入相应体腔的目的。

1) 穿刺探头:超声厂家可以提供多种形状的专用穿刺探头。穿刺探头往往在探头的中央或一侧设置穿刺针槽孔,槽孔处未安装超声晶片,超声声像图上显示一条与超声声束平行的暗带,即为穿刺针的针道所在。但其缺点是不能实时显示针尖位置,仅依靠针道周边组织的微动来间接判断针尖位置,缺乏足够的安全性。有的厂家在探头槽孔处加装辅助晶片,在一定程度上改善了该缺点。新开发的产品在探头上加装了调节按钮,可以单手调节图像增益、深度、冻结、C/PDI/PW/M 等,更加便于使用。但是由于专用穿刺探头造价昂贵,目前更多使用普通超声探头加装价格低廉的穿刺架制成导向装置。

心包及胸、腹腔穿刺常用的普通超声探头主要为频率较低、探测距离较深的凸阵及相控阵探头(专用的穿刺探头一般为凸阵穿刺探头)。高频线阵探头探测深度浅,多用于表浅组织如血管的徒手穿刺,不适于深部组织的引导穿刺。

a. 凸阵探头:凸阵探头的凸阵换能器能使声束呈扇形扫查,其扫查图像结合了线性扫查的近场大和扇形扫查远场大的优点,适合于胸、腹部脏器的超声引导穿刺。缺点是探头较大,凸面稳定性差,引导进针时死角较大,皮肤进针点距离目标较远。同时近场显示欠清,不适于对表浅组织穿刺。

b. 相控阵探头:相控阵探头也是一种线阵换能器,但体积较小,技术上更精密复杂。图像质量高,显像方式呈扇形。优点为:探头接触面小,可用于经肋间等窄小部位穿刺;便于加压,以缩短体表至穿刺目标的距离,提高穿刺准确性;穿刺针接近探头中心位置,穿刺时不易偏离扫描平面;穿刺针与扇形扫描声束所形成的角度大,反射信号

强,显示清晰。该种探头应用范围广,是理想的心包及胸、腹部穿刺探头。

为了更好地显示穿刺针,有的超声厂家开发出具备穿刺针显影技术(needle gain)的超声探头,这种技术除调节组织的增益外,还可以单独调节穿刺针的增益。探头上设有专门针对穿刺针针体的声束发射,可进行多个角度的调节,从而使被针体反射回的声束被探头接收到,使穿刺针针体尤其是针尖显示更加清晰。

2) 穿刺架:穿刺架也称为穿刺适配器,多由超声厂家提供,与相应型号的超声探头配套使用,价格低廉,临床使用广泛。其主要由固定部件、导向部件、和针槽三部分构成。

固定部件将导向部件稳固地固定在超声探头上。穿刺针槽安装在导向部件上,根据穿刺针的外径调节针槽的直径或选择不同直径的针槽。导向部件的作用是保证穿刺针沿预先设定的方向和角度进入靶目标,有固定式和可调式两种,后者可以调节不同的角度,对应的声像图上会显示出相应角度的穿刺线。

3) 穿刺针具:针具是指穿刺针及其附件。国产针的标号越大其外径越大,国际标号则以 Gauge(G)表示,G 的数码越大,外径越小,而数码越小,外径越大,其后标明长度。如 20G 17cm 表示外径 0.9mm,长 17cm。根据穿刺针外径不同,将穿刺针分为粗针(外径≥1mm,10 号,19G)和细针(外径<1mm)。超声引导时使用的穿刺针过细则回声较弱,声像图中难以清晰显示穿刺针;如果过粗则会遮挡大部分超声束,造成组织显示不清,无法穿刺。因此应根据探头选择合适的穿刺针。有些穿刺针前段的外表面被制作得毛糙不平或涂上涂层,从而增加超声散射及回声,改善监视效果。

本节中所涉及的穿刺针主要为下列两类:

a. 普通穿刺针(18 ~ 22G),这种针使用最普遍,可做多种用途。

b. 套管针:由套管和穿刺针两部分组成,可用于含液性病灶的抽吸、引流和灌注,也可用于造影。使用时,外套管连同穿刺针一起刺入含液腔,然后拔出穿刺针,推进外导管,套管尾端接注射器或引流袋抽吸或引流体液。

4) 引流管:导管的管径一般用 French(F)表示,1F = 1/3mm。导管的种类繁多,有许多用于诊断和治疗的专用导管,选用原则是易于置入、不易折断、引流通畅、固定牢靠不易脱出、组织相容性好等,可根据具体情况因地制宜选用合适引流管。笔者科室使用 16G,20cm 单腔中心静脉导管穿刺套包用于胸、腹腔或心包腔穿刺引流术效果满意。

(2) 器具消毒方法

1) 穿刺架及穿刺针具等纯金属器械可使用高温灭菌、消毒液浸泡、气体熏蒸等方法进行消毒。

2) 橡胶和塑料导管主要使用浸泡或气体熏蒸进行消毒。

3) 超声探头的消毒应参考超声厂家的建议进行。上述物理或化学消毒方法对多数超声探头具有较强的损害,所以超声探头多使用包裹隔离方法,即利用消毒或灭菌后

的塑料薄膜、外科手套或避孕套等包裹探头。探头的探查面与包裹物之间应涂布耦合剂。部分厂家允许使用指定消毒液浸泡的密封探头,可使用相应的消毒液进行消毒。

(3) 穿刺练习模型:为精准地实施超声引导下穿刺引流术,需要操作者事前接受长时间严格的训练。美国急诊医师协会(ACEP)要求学习者接受至少2天(16小时)的培训及25例次的实践操作。市售有很多穿刺练习模型,但造价昂贵。

2. 超声引导穿刺操作方法

(1) 操作方法:主要有三种操作方法:间接法、导向装置引导法、徒手法。

1) 间接法:当胸腹腔积液较深或面积较大,穿刺相对容易时可以使用间接法。该方法是穿刺前首先使用超声探头探查,选择合适的穿刺点,设计出合适的进针角度及路线,并在体表做出标记。然后移开探头,常规消毒铺无菌单后,在标记点按既定角度及路线穿刺。此方法对超声引导手法技巧要求较低,但应注意尽量缩短移开探头至开始穿刺的时间间隔,并避免在此期间患者体位变动带来的穿刺路径变化。

2) 导向装置引导法:导向装置引导法即在探头上安装导向装置,借助导向装置的精确定位,按预定的角度和路线准确穿刺。穿刺前根据探头配套穿刺架的针槽内径选择合适粗细及长度的穿刺针具,探头消毒或使用无菌薄膜包裹(探头与薄膜间涂布耦合剂),将消毒后的导向装置安装至探头上,术区消毒,皮肤表面涂抹无菌耦合剂或生理盐水,使用探头探查并确定进针点、设定穿刺角度及深度,随后进行局部麻醉及穿刺。穿刺过程中必须保证清楚显示积液部位,同时应合理设计线路,尽量缩短穿刺距离,并避免穿刺损伤毗邻的重要脏器及组织结构。穿刺前应注意检查校准导向装置,保证导向的准确性,穿刺针应处于超声声束平面内并居于声束宽度中央。

3) 徒手法:徒手法是不借助穿刺架等导向装置,术者手持穿刺针在超声的实时监视及引导下进行。该方法的优点是可以灵活调整进针点、探头的位置以及进针角度,从而避开毗邻组织。当进针点远离探头时,穿刺针可以与超声声束保持很大夹角,从而增加超声反射,清晰显示针道。但该方法成功的关键是必须通过手眼密切配合,维持穿刺过程中穿刺针整体实时显示在声像图中,并准确判断穿刺针的位置。在没有导向装置导引的情况下要达到上述要求,对操作者穿刺手法要求较高,操作者必须双手密切配合,需经过长时间严格训练方可掌握该技术。徒手操作时探头也要经过消毒或使用无菌薄膜包裹,保证术区免受污染。

(2) 穿刺平面:超声引导下穿刺根据穿刺针长轴与超声声束平面的关系可以分为平面内穿刺(in plane, IP)与平面外穿刺(out of plane, OOP)。平面内穿刺,为最常用的穿刺平面,即穿刺针自探头一端向对侧端方向进针,保持穿刺针居于探头中央,始终位于声束平面内,针体与声束平行,使声束纵切穿刺针,声像图中可以显示穿刺针整体。优点是直观显示穿刺针,安全性较高。缺点是该方法技术难度大,需要反复训练。平面外穿刺,即穿刺针在

探头侧方进针,进针方向与声束平面呈较大夹角,声束横断穿刺针,声像图中针体仅显示为一个点。该方法要求随着穿刺深度的变化不断调整探头位置及角度,准确辨认并密切跟踪穿刺针针尖的位置。如果将针体误认为针尖则可能导致穿刺过深,在心胸腹部位将导致致命性的并发症,后果严重。因此该平面一般仅用于血管及浅表部位的穿刺,心胸腹腔等深部组织器官的穿刺应慎用。

(3) 影响超声导向准确性的因素

1) 穿刺架或引导针配置不当。

2) 呼吸造成的移动:腹胸部脏器随呼吸有不同程度的移动,可导致预先设计的穿刺针道发生偏移,因此在穿刺过程中应要求患者平稳呼吸,必要时需屏住呼吸。

3) 声束宽度(部分容积效应):荧光屏声像图所显示的组织图像,实际是厚度与声束宽度相等的一厚层组织回声的重叠图像,这就可能造成声束内同一深度的针尖与邻近组织在声像图上重叠,显示为针尖在组织内的假象,常引起超声导向的错觉。避免的方法是反复侧动探头,凭侧动的幅度判断声束与病灶的关系。

4) 穿刺针潜行:当进针路径遇到较硬组织时,一方面针体可因为避让偏离穿刺引导线;另一方面,由于针尖斜面受到的阻力产生使针尖向侧方偏移的推力,致使进针方向偏移。进针速度越快,这种推力越大。穿刺针细软,穿刺距离较大也是导致潜行的主要原因。当穿刺针发生潜行后,离开声束平面,声像图不可能监视到针尖回声,这样穿刺针不仅不能达到靶目标,还可能损伤其他脏器,导致并发症。

(4) 注意事项

1) 超声设备应尽量放置于术者的对面,便于术者抬头查看显示器上的超声影像。不当的摆放位置会迫使术者采取长时间扭头或转身的体位,易于导致术者疲劳甚至扭伤,并可能由此导致术者急躁或情绪波动,导致穿刺失败,甚至导致并发症的发生。

2) 进针点的选择必须要经过对解剖和毗邻重要结构的详细观察(特别是大血管、肠管、肋骨、肝、脾、膈肌、肺等),避免副损伤。用手指按压皮肤观察超声图像的变化对估计进针点很有帮助。

3) 在能够避开血管、肠管、肺脏等重要脏器的前提下,尽量缩短穿刺距离,既可以提高准确性,也可减少副损伤,降低并发症。

4) 进针前应测量病灶深度,同时在穿刺针上做标记。皮肤消毒后,通常把探头置于标定的位置最后作一次超声检查,以确定穿刺路径正确。

5) 穿刺针显影不良时,可以改变路径增加穿刺针体与超声探头的夹角以增强针体反射的声束,改善针体显像。

6) 灰阶超声对针尖显示不清时可以使用彩色多普勒超声显像。彩色多普勒可以利用针尖部位粗糙表面或针具引起组织振动产生的轻微抖动判断针尖位置。必要时可以经穿刺针向体腔内注入含气的生理盐水,通过产生的彩色信号判断针尖位置。

(5) 局限性

1）超声引导穿刺的禁忌证

a. 穿刺针径路存在重要器官和血管无法穿刺者。

b. 有严重出血倾向和全身情况较差不能承受穿刺手术者。

c. 严重躁动未实施镇静患者。

2）超声引导穿刺的并发症

a. 出血：出血是最容易发生的并发症，其发生率与所涉及的脏器、病灶性质、使用针具的类型和外径，操作人员的熟练程度等有关。对于凝血功能异常或血小板数量降低的患者穿刺后发生局部血肿的可能性更大。严重凝血障碍或血小板计数明显减少的患者可在输血改善凝血功能后进行穿刺。

b. 感染：引起术后感染的主要原因是介入性器械细菌污染。严格灭菌操作，术中采取措施避免感染源扩散，是预防感染的最有效途径。

c. 副损伤：由于穿刺路径毗邻肠道、肝脏、肺脏、心脏、膈肌、血管等组织器官，如发生穿刺针潜行，偏离预选穿刺路径时，可能造成副损伤，轻者可能不引起症状，重者引起肠道穿孔、腹腔内大量出血、心脏压塞、气胸、血肿等。因此要合理选择穿刺路径，确实避开重要脏器，特别是使用监视盲区比较大的导向装置时，要反复扫查，保证盲区内无重要脏器。

d. 穿刺针折断：注意使用穿刺针具的质量，避免使用过细的针具，避免在组织内部强行改变穿刺路径，穿刺过程中避免暴力操作。

（陈　焕）

第 12 章

机械通气技术

第一节 概　　述

机械通气从仅作为肺脏通气功能的支持治疗开始,经过多年来医学理论的发展及呼吸机技术的进步,已经成为涉及气体交换、呼吸做功、肺损伤、胸腔内器官压力及容积环境、循环功能等,可产生多方面影响的重要干预措施,并主要通过提高氧输送、肺脏保护、改善内环境等途径成为治疗多器官功能不全综合征的重要治疗手段。

机械通气的发展源于呼吸衰竭病理生理学的深入研究以及呼吸机的微机化;两者相互促进,使呼吸机更好地适应患者的病理生理变化。近年来,机械通气在改善患者通气氧合的需求、人机协调方面有了明显的提高。呼吸机监护日臻完善,通过监测呼吸参数、曲线波形、整合呼吸力学以测定跨肺压(Ptp)、跨膈压与功能残气量(FRC),能够知晓患者肺脏的病理生理学变化,从而为某些疾病的诊断、治疗提供依据。当今,机械通气不仅可以根据患者病情决定是否建立人工气道分为"有创"或"无创";而且呼吸机具有的不同的呼吸模式使临床医师可以根据患者病理生理状况对通气采取众多的选择,不同的疾病对机械通气提出了具有特异性的通气策略,提高了机械通气的临床与管理水平。医学理论的发展及循证医学数据的增加使呼吸机的临床应用更加趋于有明确的针对性和规范性。机械通气技术的发展促进了机械通气持续发展和广泛的应用。当前,对机械通气的指征、经鼻、经口、气管切开等不同方法建立人工气道都有比较一致的看法。对在机械通气中的诸多环节,如:气道的湿化、呼吸机的调节、脱机参数直至脱机过程国内外学者都有共识。

对机械通气基础理论与实践的研究促进了其临床应用水平的提高。有关肺复张及保护性通气策略的研究,呼吸机相关性肺损伤(VILI),联合应用体外气体交换手段治疗重症呼吸衰竭,机械通气与血流动力学的相互作用的研究,改善了临床对 ARDS、ACPE、COPD 及困难脱机的理解和救治方法,缩短了带机时间,减少了呼吸机相关肺炎(VAP)的发生,提高了机械通气患者的抢救成功率。机械通气业已成为危重症患者救治中不可分割的重要组成部分。

然而,机械通气在某些领域,如闭环模式的应用、准确应用 ECMO、解决呼吸机依赖的诊断与长期机械通气的管理、困难脱机等方面,仍然影响着患者的预后。在应用机械通气治疗方面至今仍存在很多争议;机械通气的应用仍带有一定程度的经验性,其科学性仍需进一步完善。当今,机械通气的治疗效果仍具有双刃剑;国际上一些新的脱机模式尽管并非完美,但却开创了机械通气应用的新领域。机械通气应用的新问题还将不断出现,临床医师必须充分认识机械通气治疗的复杂性,临床效果及其局限性;关注机械通气的发展趋势妥善掌握机械通气应用有创,无创的指征,最大限度减小机械通气的负面影响。

(秦英智)

第二节　呼吸功能监测技术

一、食管压监测

通常人们常用气道内压(P_{AW})反映肺部病变严重程度,然而由于肺是胸腔内器官,在呼吸运动中除受到气道压的作用外还受到胸腔内压力的影响。食管压监测是临床常用的评估胸腔内压的方法。监测食管压一方面可以计算跨肺压,准确的评估肺力学状态,指导机械通气治疗,另一方面可以用于评估呼吸肌产生的胸腔内压力变化而评估自主呼吸做功,及判断人机同步的协调一致性。

1. 呼吸系统的病理生理学　呼吸系统由肺和胸壁构成,它们各自独立的运动。通常在机械通气时测得的气道内压力,反映整个呼吸系统在呼吸过程中受到的压力变化,实际上对于胸廓和肺而言它们各自受到不同的压力作用。其中使肺膨胀的力被称作跨肺压(P_{TP}),即肺泡内力与胸腔内压力(Ppl)的差值;使胸廓膨胀的压力则是Ppl,其代表胸廓内所有组织结构承受的压力。当气道阻力为 0 时,$P_{AW} = P_{TP} + Ppl$。

Ppl 由于需要通过探针直接测量胸膜腔的压力而临床难以获得。由于食管与胸膜腔的位置十分接近,人们通过床旁食管气囊法获得食管压,以食管压作为 Ppl。

2. 食管气囊法测量食管压　人们常用食管气囊法测量食管压,一般使用长约 1 米的测压管经过鼻孔咽喉部再到食管。其远端有一个长度 10cm 气囊,充气时气囊直径约 4mm,当注入 0.5~1ml 空气后,气囊本身的张力为 0~0.5cmH_2O。气囊内注入适量的气体可使之膨胀既避免导管远端的测压小孔被气囊壁覆盖,又减少气囊壁厚度对压力传递中的损失。而过多充气可导致气囊壁紧张而高估食管压力。

当气囊位于食管中，其压力与所处位置的 Ppl 可认为是相同的。测量食管压的最佳位置是食管的中段 1/3 处，在此处行确认试验时 P_{AW} 变化可以精确地反映出 Ppl 的变化。有研究表明，在食管上段 1/3 处的压力变化受到由气管对食管的牵拉及压缩作用影响，而在食管下段 1/3 处的压力则表现出易受体位变化影响，尤其是仰卧位时，将气囊置于食管中段 1/3 处可减少心脏重量的影响。

通常使用阻断试验来确认气囊的正确位置。在自主呼吸状态下阻塞气道嘱患者深吸气，此时吸气努力作用于封闭的气道中，食管压的变化就与 P_{AW} 变化一致。在麻醉状态时，屏气时给予一定压力按压胸腔或腹腔如果食管压与 P_{AW} 的变化幅度一致，就表明气囊压力的传导良好，否则需要调整气囊位置。

3. 食管压监测的意义 测量食管压可以评估 Ppl，一方面可以计算 P_{TP}，进而反映呼吸时尤其是急性呼吸窘迫综合征（ARDS）时肺承受的牵张力来指导肺保护性通气策略，另一方面可以反映机械通气时患者的吸气努力，计算呼吸功，判断人机是否同步。

（1）ARDS 机械通气肺保护中的意义：ARDS 时由于肺内病变是不均异性，在相同气道压力下，肺内某些肺泡仍塌陷，而另一些区域肺泡已过度充气膨胀。因此以限制平台气道压（Pplat）为特征的肺保护性通气策略成为 ARDS 治疗的准则。然而 Pplat 反映整个呼吸系统的静态顺应性，而不只是肺。尤其是在胸壁顺应性受到影响时，使用平台气道压力降高估肺所收到的牵张力。在重症患者中，诸如腹腔内高压、胸腹带约束、镇静等许多因素会影响到胸壁顺应性。因此测量食管压计算 P_{TP} 可精确计算肺牵张而指导肺保护性通气。

P_{TP} 可分为吸气末 P_{TP} 和呼气末 P_{TP}。吸气末 P_{TP} 为 Pplat 与吸气末 Ppl 的差值，应维持吸气末 $P_{TP}<25cmH_2O$，以避免肺泡过度膨胀。呼气末 P_{TP} 为 PEEP 与呼气末 Ppl 的差值，应维持呼气末 $P_{TP}>0$ 而避免肺泡的塌陷。Talmor 等报道依据氧合状况而设定呼气末 P_{TP} 而非 PEEP 可以提高 ARDS 患者氧合及改善预后。该研究推荐呼气末 P_{TP} 在 $0\sim10cmH_2O$，吸气末 $P_{TP}<25cmH_2O$ 的 PEEP，这样既开放肺泡又可预防肺泡过度膨胀。

（2）计算患者的呼吸功：呼吸做功是潮气量与压力变化的乘积。在自主呼吸时均由患者完成，在正压通气时一部分由呼吸机完成，一部分由患者自身的呼吸肌运动完成。测量食管压力将呼吸机做功和患者自身做功分开。其中在吸气相到呼气相食管压力的变化，是由患者自身呼吸肌产生，此时的做功为吸气末与呼气末食管压差值与潮气量的乘积，反映患者自身做的呼吸功。通过计算呼吸功可以量化患者的吸气努力，在不同临床条件下如哮喘发作、呼吸急促、撤离呼吸机时来指导通气策略及参数调整。

一方面在完全正压通气时患者呼吸做功为零，长期完全正压通气可能造成呼吸肌失用性萎缩，呼吸机依赖。另

一方面严重呼吸窘迫时，自主吸气努力可能导致高潮气量和高 P_{TP} 可导致过度肺牵张，而且此时呼吸氧耗可以达到机体氧耗的 70%，而引起组织缺氧血流动力学不稳定危及患者生命。因此监测食管压力调整通气策略和镇静药物应用，保持膈肌运动维持适当的患者呼吸做功至关重要，达到既减少呼吸困难和呼吸窘迫，又防止在完全控制机械通气下快速呼吸肌萎缩。

（3）患者与呼吸机的同步性：在机械通气时一个非常重要的领域是强调患者和呼吸机之间的同步性。同步性差造成人机对抗，导致呼吸循环不稳定起到事倍功半的后果。呼吸不同步包括触发不同步或无效、切换不同步等多种，使用食管压监测患者的呼吸努力及做功，可以有效监测人机同步性，从而实时调整呼吸机的设置，改变不同步的水平，因此有可能改变机械通气时间和患者预后。

（4）撤离呼吸机：机械通气撤离的是呼吸机做功逐步过渡到完全患者做功的过程。监测食管压力可以体现呼吸肌功能，及在应对负荷增加时的能力。研究表明，自主呼吸试验（SBT）时监测食管压力变化比浅快呼吸指数（F/VT）能更精确地预测脱机成功率。

4. 食管压监测的局限性 食管压在测量时受到多种因素影响，如肺或胸腔的弹性回缩力、胸腔、纵隔内器官尤其是心脏的重量、膈肌与胃的重量压迫、食管壁顺应性，食管测压气囊的顺应性等。不同体位影响不一样，在直立状态下，气囊主要受肺、胸腔与膈肌的顺应性影响；仰卧位时，胸腔、纵隔内器官和胃的重量会对气囊产生压力。Talmor 等和 Loring 等的研究中，将测得的食管压平均减去 $5cmH_2O$（纵隔内气管的重力作用）的数值认定为胸腔内压力（PPI）。因此有研究者认为食管压的绝对数值不能用于评估呼吸系统的力学特性，然而其数值变化有更大的意义。

5. 结论 在临床及研究领域的资料表明，食管压监测非常重要。有食管压力监测技术，使得临床医师掌握肺牵张与呼吸系统牵张的不同，更好地认知患者呼吸做功和人机同步性，掌握呼吸生理及病理生理，更好地指导重症患者床旁机械通气治疗。

二、胸部生物电阻抗断层成像

胸部电阻抗断层成像（electrical impedance tomography，EIT）技术是一种新型医学功能成像技术，使用一根从前胸到后背环绕在胸部的电极带，监测实时通气时的肺部影像，以指导机械通气治疗。它的原理是在胸部体表电极上施加一微弱的电流，并测得其他电极上的电压值，根据电压与电流之间的关系重构出胸内部电阻抗值或者电阻抗的变化值。由于在机械通气过程中，患者处于安静状态，此时胸内部阻抗变化主要为肺随呼吸的形态变化，因此胸部 EIT 可监测通气时肺的实时形态变化。

由于该方法无射线、不要求特殊的工作环境、无须搬动且成像速度快，实时动态等特点，适用于重症机械通气患者床旁监测与评估，是一种具有理想应用前景的医学成

像技术。

1. 历史 第一代 EIT 设备（Sheffield Mark I）在 20 世纪 80 年代初出现，而逐渐引起人们的注意。在 20 世纪 90 年代已有约 30 个研究组在从事 EIT 方面的研究。尽管技术条件受限，最初 EIT 被用于包括胃排空、区域肺监测、肺灌注、心功能、神经功能、肺水定量及乳腺癌筛查等广泛的领域。

20 世纪 90 年代中期在德国哥廷根发明第一台数字 EIT（GOE MF II），可系统化的用于试验动物，生理及临床研究。2001 年 EIT 研究组改进了技术设备和软件，着重于肺功能监测。2006 年第一台集信息获取和临床应用于一身的肺功能原型机（EIT evaluation kit II）研发成功。

2. 基本原理 环绕在胸壁的电极带上有 16 个等距分布的触发电极和 1 个参比电极，后者应放置在体表正中以确保测量的准确性。相邻的触发电极轮流产生大约 5mA 低压交流电流，其余电极在相应位置上收集电流信息而测量该位置上的电压值，然后另一对电极产生电流，其余电极对测量对应的电压值，交替重复下去，可以测得每一组电流激发下的电压值，根据电流和电压之间的关系，根据一定的重构算法即可重构出肺内的电阻抗分布和变化。

由于气体导电性差，某区域通气越好含气越多，该区域的阻抗越大。无论是自主呼吸还是正压通气从残气量到肺总容积肺内气体容积的变化反映为肺阻抗的变化。EIT 测量的肺内电阻抗分布和变化通过重构可以反映实时的肺内气体分布及变化。EIT 测量的范围及敏感区域与电极带的宽度相关，同时由于交替及断层效应，越靠近断层中心越精确。

3. 设备组成 典型的 EIT 设备与一台打印机大小差不多，小的 EIT 设备可以做到手机大小，而大的 EIT 设备则与洗衣机体积差不多。一台 EIT 设备通常包括电极、EIT 主机以及一台计算机。电极常采用 ECG 或者 EEG 电极，部分商用设备设计了针对特定用途的电极带。

EIT 主机的主要模块有激励模块和测量模块。其常用的阻抗测量方法有两种：一种是向目标物体施加幅度和相位已知的电压并测量其边界电流；另一种是向目标内注入已知大小的电流并测量其边界电压分布。前一种方法多用在频率较高，输出电流无法精确控制的场合，其测量结果易受电极-皮肤接触阻抗的影响。后一种是目前 EIT 研究中常采用的方法，该方法基于四电极法生物电阻抗测量原理，通过一对驱动电极注入电流，测量其他电极上的电压差。采用这种方式测量时，由电极-皮肤接触阻抗导致的分压对测量电极上的电压信号影响很小，故测量结果不易受接触阻抗的影响，测量的精度较高。其缺点是当频率较高时，由于杂散电容的分流作用而降低测量精度。EIT 系统由电流源、多路开关、电压放大器、AD 转换器、单片机等共同组成。

4. 成像方式 电阻抗断层成像技术根据成像方式不同主要包括：静态电阻抗断层成像、动态电阻抗断层成像和多频电阻抗断层成像。

（1）静态电阻抗断层成像：静态电阻抗断层成像（static EIT）又称为 EIT 绝对成像（absolute EIT），它以人体内部电导率的绝对分布为成像目标，早期的 EIT 研究大多采用这种成像方式。进行静态 EIT 成像时，常假设一个初始的电导率分布，然后根据测量数据不断地进行重构迭代，以此来求出一个最优解反映电导率的绝对分布。由于 EIT 的不适定性和病态性，边界形状、电极位置、系统噪声等微小的测量误差都有可能产生很大的重构误差，并最终导致迭代发散无法重构出目标。因此，静态电阻抗断层成像技术仍处于研究阶段。

（2）动态电阻抗断层成像：动态电阻抗断层成像（dynamic EIT）又称为 EIT 相对成像（relative EIT），它以人体内部电导率的分布变化为成像目标，目前大多数商业系统和研究采用这种成像方式。进行动态 EIT 成像时，常选取某一时刻的数据作为参考帧，然后将当前时刻的数据作为测量帧与参考帧数据相减进行差分成像，以此来求出一个最优解反映测量帧时刻相对参考帧时刻的电导率的分布变化。通过差分的形式，可有效降低边界形状、电极位置、接触阻抗、系统噪声等测量误差对图像重构的影响。由于动态 EIT 图像重构时，不需要进行迭代计算，因此成像速度快，可以及时反映组织阻抗的变化，这也是为什么动态 EIT 相对静态 EIT 成果更多、应用更早的原因。

（3）多频电阻抗断层成像：多频电阻抗断层成像（multi-frequency EIT）不同于静态和动态电阻抗断层成像，它是以人体内部不同频率点的电导率分布变化为成像目标。进行多频 EIT 成像时，常基于不同组织具有不同阻抗频谱特性的特点，通过同一时刻不同频率的数据重建出被测体内部的阻抗分布情况。利用多频电阻抗断层成像技术可以显示人体组织的阻抗随频率变化的图像，在研究人体生理功能和疾病诊断方面具有特定的临床价值，但目前还未有临床应用的报道。

5. EIT 在临床中的应用 目前常用的 EIT 设备有 PulmoVista 500 和 Swisstom BB2。PulmoVista 500 使用 Newton-Raphson 成像系统，展示类似 CT 扫描的断层影像。在 EIT 显示屏幕上，不同通气状态的肺区域用蓝白色差进行显示。阻抗越高越偏白，阻抗越低越偏蓝。

（1）断层图像分区：在 ARDS 时，断层图像从腹侧到背侧被等距分割为四个感兴趣区域（regions of interest，ROI），定量的显示各区域阻抗占总层面阻抗的百分比。对于健康人而言，中间两个区域即 ROI2 和 ROI3，以及腹侧区域 ROI1 和背侧区域 ROI4 的气体分布和阻抗是一致的。

而对于 ARDS 患者，由于肺部背侧依赖区塌陷实变，通气主要发生在非依赖区，因此 ROI1 区和 2 区阻抗明显高于 ROI3 区和 4 区。这种气体分布变化可以用于指导 PEEP 的应用。有研究者使用 EIT 监测根据 ROI3 区和 4 区塌陷区域的范围去滴定 PEEP，他们发现随 PEEP 的升高塌陷区域明显减少，但同时由于平台气道压力的升高，

ROI1 区和 ROI2 区先前正常通气区域的阻抗在增加即发生过度膨胀。还有的研究者在增加 PEEP 的同时降低平台气道压力,EIT 显示这样在开放肺泡同时,气体分布更均一。

(2) 呼吸末肺容积阻抗:肺复张由于复张塌陷肺泡而改变呼气末肺容积(end-expiratory lung volume,EELV)。而后者的改变可以导致呼气末电阻抗(EELI)的变化。分别测量复张前后的 EELI,且以复张前通气为参考背景,计算复张后的 EELI 的变化即△EELI 来评估肺复张的疗效,并且可以分析 4 个 ROI 区域肺复张的状况。

(3) 证实肺泡塌陷起始:在肺复张后,先前方法是使用 PEEP 递减法结合氧合状况评估肺泡塌陷的出现。进行 EIT 监测后,可用 EIT 法评估肺泡塌陷。常用方法是以复张后最高 PEEP 时的阻抗为参照,如果递减滴定 PEEP 时的背侧 ROI4 区出现阻抗下降通气减少即为肺泡塌陷起始。

(4) 过度膨胀的评估:同理在肺复张后,可结合 PEEP 递减法及 EIT 来评估是否存在肺泡过度膨胀。与证实肺泡塌陷起始不一样的是以复张后最低 PEEP 时的阻抗为参照,如果递减滴定 PEEP 时的腹侧 ROI1 区和 2 区出现阻抗下降通气减少即为肺泡过度膨胀区域。

(5) 其他临床应用:由于 EIT 可以实时显示肺内通气状态,在进行双腔气管插管时,可以通过监测不同区域肺内气体分布状态,评估是否存在肺塌陷间接判断插管位置。同样当存在气胸或胸腔积液时,可根据阻抗性质结合动态图像进行定性和定量分析。

6. 常见的适应证和禁忌证　虽然 EIT 不能提供绝对的肺容积测量,然而它实时动态的反映感兴趣区域肺内通气变化,可用于各种通气状况如有创或无创通气,正压或自主呼吸。还包括仰卧、半坐位、侧卧位及俯卧位等各种体位。

当患者存在脊柱损伤不能搬动,严重组织水肿、BMI>50、体内安装植入型心律转复除颤器、体外除颤、皮肤条件不具备等为 EIT 的常见禁忌证。

(隆　云)

主要参考文献

[1] Trepte CJ,Phillips CR,Solà J,et al. Electrical impedance tomography (EIT) for quantification of pulmonary edema in acute lung injury. Crit Care,2016,20(1):18.

[2] Karsten J,Stueber T,Voigt N,et al. Influence of different electrode belt positions on electrical impedance tomography imaging of regional ventilation:a prospective observational study. Crit Care,2016,20(1):3.

[3] Schullcke B,Bo Gong,Moeller K. Steps towards 3D Electrical Impedance Tomography. Conf Proc IEEE Eng Med Biol Soc,2015,2015:5323-5326.

[4] Sunjoo Hong,Jaehyuk Lee,Hoi-Jun Yoo. Wearable lung-health monitoring system with electrical impedance tomography. Conf Proc IEEE Eng Med Biol Soc,2015,2015:

[5] Romero A,Alonso B,Latorre I,et al. Respiratory monitoring with electrical impedance tomography for lung protective ventilation and alveolar recruitment maneuver in a patient with a single lung transplant and early graft dysfunction. Rev Esp Anestesiol Reanim,2016,63(6):347-352.

[6] Gong B,Krueger-Ziolek S,Moeller K,et al. Electrical impedance tomography:functional lung imaging on its way to clinical practice? Expert Rev Respir Med,2015,9(6):721-737.

[7] Radke OC,Schneider T,Vogel E,et al. Effect of Trigger Sensitivity on Redistribution of Ventilation During Pressure Support Ventilation Detected by Electrical Impedance Tomography. Anesth Pain Med,2015,5(4):e27439.

[8] Tingay DG,Lavizzari A,Zonneveld CE,et al. An individualized approach to sustained inflation duration at birth improves outcomes in newborn preterm lambs. Am J Physiol Lung Cell Mol Physiol,2015,309(10):L1138-L1149.

[9] Cinnella G,Grasso S,Raimondo P,et al. Physiological Effects of the Open Lung Approach in Patients with Early,Mild,Diffuse Acute Respiratory Distress Syndrome:An Electrical Impedance Tomography Study. Anesthesiology,2015,123(5):1113-1121.

[10] van der Burg PS,de Jongh FH,Miedema M,et al. The effect of prolonged lateral positioning during routine care on regional lung volume changes in preterm infants. Pediatr Pulmonol,2016,51(3):280-285.

[11] Long Y,Liu DW,He HW,et al. Positive End-expiratory Pressure Titration after Alveolar Recruitment Directed by Electrical Impedance Tomography. Chin Med J(Engl),2015,128(11):1421-1427.

[12] Roth CJ,Ehrl A,Becher T,et al. Correlation between alveolar ventilation and electrical properties of lung parenchyma. Physiol Meas,2015,36(6):1211-1226.

第三节　呼吸机的基本工作原理

一、呼吸机的功能

当前在世界上应用的呼吸机多达数百种,从简单的气动定压型呼吸机到装有电子计算机及各种辅助设备的定容型多功能呼吸机。国内临床上常用的亦有数十种之多。这些呼吸机的设计、构造、操作方法等都互不相同,很难以一个统一的模式来加以阐述。但无论如何复杂的呼吸机,按各部分构造的功能不同,大致可分为以下几个功能组成部分(表 12-3-1)。

表 12-3-1 呼吸机的功能组成

1 基本功能	2 次级功能	3 特殊功能	4 附属功能
（1）提供可变通气压力或容积	（1）调节吸入气氧浓度	（1）压力波型选择	监测系统
（2）调节呼吸频率或呼吸周期	（2）加湿、加温功能	（2）呼气流速限制	警报系统
（3）调节吸气流速或吸、呼比	（3）压力安全阀	（3）深吸气功能	记录系统
（4）调节辅助通气的敏感度		（4）呼气末正压（PEEP）	
		（5）压力支持（PSV）	
		（6）自发通气回路	
		（a）间歇强制呼吸（IMV）	
		（b）持续气道内正压呼吸（CPAP）	

二、呼吸机的组成和工作原理

呼吸机的结构取决于其类型和工作原理。早期的呼吸机大部分是气控气动型的，由压力调节装置、气动逻辑元件和管路组成，操作使用和维护比较简单，体积也随生产工艺水平的发展和提高而越来越小和精巧。但在呼吸机家族中占主导地位的还是电控气动式的呼吸机，其结构和工作原理也比较有代表性。

（一）呼吸机的组成 电控气动呼吸机大多数是由主机、混合器，湿化器和空气压缩机等组成，这种分离式结构的优点是易于选择，维护和更换，缺点是体积大、占位多、使用和管理麻烦。近年来由于计算机技术的飞速发展和普及，新型呼吸机已向一体化方向发展，结构更加精巧和美观，多参数监测和报警功能也大大加强，并具一定的智能化，其主机一般都带有显示屏幕，能够动态显示通气参数和波形，从而使机械通气治疗更加直观和安全。

1. 主机结构 电控气动呼吸机主机是由控制、监测单元和内部气路组成，是呼吸机的主体，其人机界面一般都是采用带旋钮的面板，面板上还有一些显示基本参数的数码管和压力表等，这种方式的面板能够一目了然，操作直观，即使紧急的情况下也不易出错。另外还有一些呼吸机是采用触摸键加显示屏的方式。

2. 呼吸机还有多种辅助装置，主要包括：

（1）湿化器：湿化器是接入呼吸机外部吸气回路中，对患者吸入的气体进行加温和加湿的装置，是机械通气过程中必不可少的，短时间通气和急救的情况可除外。目前，常用的湿化器有冷水湿化器、加热湿化器、超声雾化湿化器和热湿交换湿化器（人工鼻）等，临床以使用加热湿化器居多，且效果也最好。

（2）空氧混合器：其功能是完成空气和氧气的混合及吸入氧浓度的调节，混合器通常有机械式和电子控制式两种。

（3）呼吸机的监护装置：包括：呼吸机监护仪（监测呼吸机的机械参数、脱机参数、autoPEEP、$P_{0.1}$、RVR、Pmax、呼吸系统无效腔、功能残气量）、二氧化碳监护仪（主流或旁流）、简易肺功能仪、记录仪等，有的呼吸机将食管压测定（计算 Ptp、并且可以分别计算胸廓与肺的顺应性）和新陈代谢模块的检测（氧耗量与 CO_2 产量）放到呼吸机主机中，使呼吸机的监护功能更完善。有些装置可根据用户需求予以选配。

（4）支持设备：是支持呼吸机临床应用的辅助设备，如血气分析仪、心输出量测定仪、肺功能测试仪、电动吸引器或中心负压等，其中血气分析仪和负压吸引是必不可少的医疗设备，也是机械通气治疗过程中必不可少的支持设备。

（5）呼吸机用气源：医用气体种类较多，常用的有氧气、负压吸引气、压缩空气、氮气、二氧化碳和笑气等，这些气体的供应既可以采用瓶气供给，也可以采用中心供气的方式供给。采用中心供气具有调节方便，安全可靠，维护简便，能够降低医疗成本，减轻医护人员劳动强度，改善医院工作条件，促进医院技术现代化和管理规范化。

（二）工作原理 呼吸机可采用全气动逻辑元件结构或电子控制机械结构的方法来实现，呼吸机采用不同的控制方法会导致其性能和结构方面的根本差异，但呼吸机的基本工作原理和目标是相似的，即打开吸气阀、关闭呼气阀完成向患者的送气过程，然后再关闭吸气阀、打开呼气阀使患者完成呼气过程。电控类呼吸机还要同时进行必要的安全性监测，如气道压力和漏气监测、气源和窒息报警等等。电控气动呼吸机基本工作原理见图 12-3-1。

呼吸机气体控制流程是：空气和氧气通过混合器按一

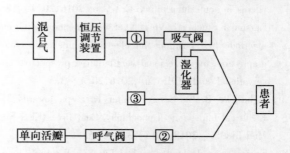

图 12-3-1 电控气动呼吸机基本工作原理
①吸气流量传感器；②呼气流量传感器；③气道压力传感器

定比例混合后进入恒压缓冲装置,后以设定的通气模式和可在一定范围内调节的潮气量、分钟通气量、通气时序(通气频率、吸气时间、屏气时间)控制呼吸机的吸气阀,将混合气体送入吸气回路,经过接入吸气回路中的湿化器加温加湿后,经气管插管将气体送到患者肺内(气体交换),再通过控制呼气阀将废气排出来,这样完成一个送气周期并不断地重复。

1. 吸气向呼气转化的机制和方式　呼吸机产生正压将气体压入肺部完成吸气以后,接着应完成向呼气的"切换"。目前常用的切换方式有四种,即:压力切换、流速切换、容量切换和时间切换。有一种切换方式是必需的,但现代先进的呼吸机可有 2~3 种切换方式供临床根据不同情况选择。

(1) 压力切换:以压力切换完成吸气向呼气转化的呼吸机称为定压呼吸机,在这种呼吸机内装有压力感知系统,当吸入气道压力达到预定值时,即停止吸气,吸气时间、流速和气量均受预定压力、气道阻力及胸肺顺应性的影响。压力切换机制可以为气控、电控或两者的结合。

(2) 流速切换:所谓流速切换,是指在呼吸机内装有一个流速感应阀,当吸气流速小于一定值(1~4L/min)时,即停止吸气,完成吸-呼切换,转入呼气。流速切换呼吸机只保证完成吸-呼切换时的流速恒定,肺内压、吸入气量和吸气时间都不恒定。为了预防流速的明显不同,有的流速切换装置上配有一个峰流控制器,用来调节吸气时间和吸呼比值。由于流速切换呼吸机的供给量和吸气时间因肺部情况的变化而变,所以要有精确的通气量监测装置和报警装置,以便及时发现问题给予调整。

(3) 容量切换:容量切换是指呼吸机将预调的吸入气量送入肺后即转向呼气,不论肺和气道的情况如何,都压入预定的吸入气量,而气道压力和流速则不恒定。容量切换呼吸机称为定容呼吸机。容量切换多采用间接驱动,也可直接驱动。容量切换机制为气控、电控或两者的结合。

(4) 时间切换:达到预调的吸气时间,即停止吸气,转向呼气。这样吸气的气道压、气流速度和吸入气量均因肺部情况不同而变化。时间切换机制包括气控、电控或电机械控制。可以是直接驱动,也可是间接驱动。

2. 呼气向吸气的转换机制和方式　呼吸机从呼气末转入吸气,可通过 3 个方法。现代先进呼吸机可同时具有 3 种切换方式,分别为自主切换、时间切换、人工切换。

(1) 自主切换:患者自主切换是指呼吸机对患者的吸气动作发生反应,继而给予控制吸气,这种方式也称为同步控制呼吸。自主切换难易程度可通过两个参数来评价,即灵敏度和反应时间。

灵敏度反映了患者自主吸气触发呼吸机的做功大小。患者自主从呼吸机内吸入少量的气体,可引起呼吸机内气体压力、流速和容量的变化。这些变化被感知系统感知、触发呼吸机通气。衡量敏感度的一个指标为敏感百分比(敏感百分比=触发吸气量/自主潮气量×100%),理想的敏感百分比<1%。绝大多数呼吸机的敏感度是可调的。一般成人呼吸机可调至吸入 0.5ml 的气体即可触发,

小儿呼吸机则更低。反应时间指患者开始自主吸气到呼吸机控制通气到达患者呼吸道的时间。影响反应时间的因素包括呼吸管道的长度和体积及触发的敏感性。压力在呼吸管内的传导速度很快,可达 330m/s。反映反应时间敏感度的参数为反应时间百分比:反应时间百分比=呼吸机的反应时间/自主吸气时间×100%。理想的呼吸机反应时间应小于吸气时间的 10%。一般成人电控呼吸机的反应时间为 0.08 秒,一些气控呼吸机的反应时间平均为 0.2 秒。如果患者的吸气时间短而反应时间较长,可出现同步不良现象,临床上应注意。

(2) 时间切换:当呼气期达到预定的时间后,呼吸机打开吸气阀,进入吸气期,这种方式称为时间切换,它不受患者吸气的影响。时间切换常用于自主切换的安全保障,即当在预置的呼气时间结束时,患者没有自主呼吸或自主呼吸不能触发呼吸机,呼吸机自动以时间切换进入吸气期。时间切换的原理可以是气控、流体逻辑控制、电机械控制和电子控制,其过程和吸气向呼气转化相似,只不过方向相反而已。

(3) 人工切换:现代较先进的呼吸机上都装有人工切换开关,供操作者随时触动以供给一个吸气。有的呼吸机的人工切换还可以人工控制吸气时间的长短和吸入潮气量的多少。

(秦英智)

第四节　机械通气的应用

一、机械通气的适应证

机械通气是指利用特别设施提供大气与肺泡-肺毛细血管膜间的氧和二氧化碳运输,机械通气的目的是维持 PO_2 和 PCO_2 在适当的水平,并减少呼吸做功。总的来说,各种原因引起的急性呼吸衰竭或慢性呼吸衰竭急性加重,经保守治疗后效果不佳而且在继续发展者、呼吸停止及某些特殊治疗目的,均为机械通气的适应证。机械通气的适应证见表 12-4-1。

表 12-4-1　机械通气的适应证

心肺复苏	气道阻力增加或气道
通气功能异常	阻塞
呼吸肌功能异常	弥散功能异常
呼吸肌疲劳	肺间质病变
胸壁异常	肺水肿
神经肌肉病变	肺实变、肺不张
呼吸驱动力下降	呼吸做功明显增加

机械通气除上述适应证外,还可用于下列特殊的环境。如,麻醉中保证镇静和肌松剂的安全使用;减少全身和心肌的氧耗;过度通气降低颅内压。

二、机械通气的时机

患者机械通气的时机应根据临床情况决定,但呼吸生

理指标出现表 12-4-2 中任意一项异常时,均需考虑机械通气治疗。

表 12-4-2　开始机械通气的各项生理学指标

通气力学指标	浅快呼吸指数
潮气量(ml/kg)	<3(5 ~ 7)
呼吸频率(次/分)	>35(15 ~ 20)
浅快呼吸指数(f/Vt)	>105
每分通气量(L/min)	<3 或>20(6 ~ 10)
肺活量(ml/kg)	<10 ~ 15(65 ~ 75)
第一秒用力呼气量(ml/kg)	<10
最大吸气压(cmH$_2$O)	<-25 ~ -20(-100 ~ -75)
生理无效腔量/潮气量	>0.6(0.25 ~ 0.4)
气体交换指标	
PaO$_2$(吸氧浓度 > 0.5)(kPa)	<6.7(>10.7)
P$_{(A-a)}$O$_2$(kPa)	>46 ~ 60(3.3 ~ 8.6)
PaCO$_2$(kPa)	>6.7 ~ 8.0(4.6 ~ 6.0)
PaO$_2$/FIO$_2$	<300
Qs/Qt	>15%
循环指标	
心脏指数[L/(min·m^2)]	<1.2

三、机械通气的禁忌证

随着机械通气技术不断进步,机械通气的应用范围越来越广,一些原来认为的禁忌证经过特殊处理后,或者使用特殊的通气方式,亦可进行机械通气。目前一般认为,机械通气没有绝对的禁忌证,且是维持生命的必要手段。但对于下列一些特殊疾病,机械通气需调整呼吸模式和支持条件的同时,还需注意一些特殊处理。这类疾病主要包括:

1. 气胸　气胸患者接受机械通气易发生张力性气胸,张力性气胸可进一步压缩功能不全的肺组织,加重呼吸衰竭。因此,呼吸衰竭合并气胸时应尽早进行胸腔闭式引流,如引流后呼吸衰竭仍不能缓解或进一步加重,则需实施机械通气,但通气时应注意避免可能加重气胸的因素,包括通气压力,胸腔闭式引流的通畅度等,避免发生张力性气胸。

2. 咯血　过去认为,咯血患者应用气管插管及机械通气可诱发剧烈咳嗽,导致咯血加重或大咯血,且正压通气可能将血凝块送至远端小气道及肺泡,引发肺不张。为避免气管插管加重咯血,通常在插管前给予患者咽喉部局部充分麻醉,使咳嗽反射消失或明显减弱,并由技术熟练者实施气管插管操作或经纤支镜引导插管,保证插

管安全准确。进行机械通气前,先清除气道内血凝块,反复冲洗和引流气道,并可借助纤支镜检查进行局部止血治疗。至于正压通气是否不利于气道内血凝块排出,并将其送至气道远端,研究标明,只要吸入气体湿化恰当,正压通气并不影响气道黏膜纤毛上皮的廓清功能,反而可经气管导管引流吸引气道积血,保持气道通畅,避免窒息。

3. 肺大疱　肺大疱伴呼吸衰竭患者实施机械通气时,气道及大疱内压力可升高引起大疱破裂,引起气胸、纵隔气肿、皮下气肿等气压伤。但经过广泛的临床实践认为,根据患者肺大疱程度、范围、有无气胸病史,严格掌握机械通气的适应证、通气过程中严密监测,通常采用压力预设模式及保护性通气策略,改善人机协调性,一旦发生气胸,立即进行胸腔闭式引流。

4. 低血压及心力衰竭　低血压及心力衰竭患者进行机械通气时,由于正压通气可增加胸膜腔内压,减少回心血量,减少心输出量,加重低血压及心力衰竭。血容量不足的患者进行机械通气前应补足血容量,为减少机械通气对血流动力学的不良影响,可采用小潮气量较快频率通气。而心肌梗死等原因所致急性左心衰及慢性充血性心力衰竭机械通气后可降低心脏前负荷及后负荷,特别是后负荷,因此急慢性心力衰竭患者也可实施机械通气。

四、机械通气的目标

机械通气的目标包括生理目标和临床目标。

(一)机械通气的生理目标

1. 维持适当的肺泡通气,根据患者的病情制订个体化的通气目标,如对 ARDS 患者采用的小潮气量通气策略。

2. 改善或维持动脉氧合,纠正低氧血症,提高氧输送,这是机械通气最重要的生理目标。如前所述,要求SaO$_2$达到 90% 或 PaO$_2$达到 60mmHg 以上。由于氧输送是由动脉血氧饱和度、血红蛋白和心输出量共同决定,一味强调动脉氧分压而忽视前两者对机体并无益处。

3. 维持或增加肺容积　肺泡容积减少主要见于肺不张、ARDS、肺部感染、肺水肿等,是患者出现呼吸窘迫、低氧血症和肺顺应性明显下降的常见原因,通过应用控制性肺膨胀、PEEP、叹息、俯卧位通气等肺泡复张手段,可明显增加呼气末肺泡容积,改善呼吸窘迫和低氧血症。

4. 减少呼吸肌做功,机械通气替代患者呼吸肌做功,降低呼吸肌氧耗,有助于改善其他重要脏器的氧供,防止MODS。

(二)机械通气的临床目标

1. 纠正低氧血症　通过改善肺泡通气量、增加功能残气量、降低氧耗,可纠正低氧血症和组织缺氧。

2. 纠正急性呼吸性酸中毒,但 PaCO$_2$并非一定要降到正常水平。

3. 缓解缺氧和 CO$_2$潴留引起的呼吸窘迫。

4. 防止或改善肺不张。

5. 防止或改善呼吸肌疲劳。

6. 保证镇静剂和肌松剂的安全性。

7. 减少全身和心肌的氧耗。

8. 降低颅内压　通过控制性的过度通气降低颅内压。

9. 促进胸壁稳定　在胸壁完整性受损的情况下,促进胸壁稳定,维持通气和肺膨胀。

五、机械通气的基本模式

现在许多通气模式容易让人混淆不清,且同一通气模式各呼吸机生产商叫法不一。总的来讲,通气模式可概括为容量预置型通气和压力预置型通气,现在许多通气模式都是在这两类模式的基础上衍生出来的。所谓容量预置型通气,是指预设潮气量/分钟通气量,气道压力由呼吸机设置条件、患者自身呼吸系统机械特性及人-机协调性等因素决定。而压力预置型通气则是预设呼吸机维持的目标压力,呼吸机的送气量则取决于设置参数、患者自身呼吸系统机械特性及患者自身努力情况。两者的比较见表12-4-3。常见的通气模式(表12-4-4)及其图解(图12-4-1)如下。

表 12-4-3　容量预置型通气与压力预置型通气的比较

	容量预置型通气	压力预置型通气
常见模式	VCV、ACV、SIMV 等	PCV、PSV、APRV 等
设置参数(自变量)	潮气量/分钟通气量	吸气压力
监测参数(因变量)	气道压力	通气量
优点	潮气量恒定,保证肺泡通气 小潮气量通气对 ALI 与 ARDS 有益 易于监测呼吸系统机械特性	人机同步性更佳,减少镇静剂和肌松剂的用量,易保留患者自主呼吸,患者更加舒适,气道压力保持在预设水平,利于限制过高的肺泡压和预防 VILI 使用 PSV 较 SIMV 更易停机 吸气流速波形多为减速波,肺泡在吸气早期即充盈,有利于肺内气体交换,改善 V/Q 比值
缺点	当气道阻力或顺应性变化时,可产生过高气道压、易致 VILI 不能对患者的通气需求变化作出反应,易致人-机不协调从而增加呼吸功,增加镇静剂和肌松剂的用量 吸气波形多为方波或减速波,肺泡在吸气中后期才完全开放	潮气量随气道阻力及胸肺顺应性变化而变化,可能导致低通气或过度通气

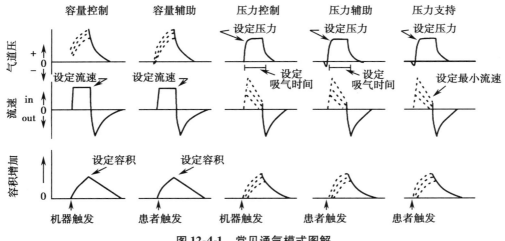

图 12-4-1　常见通气模式图解

表 12-4-4　常见的通气模式

容量预置型通气	压力预设通气	混合通气模式
A/C 模式	压力控制通气	高频振荡通气（HFOV）
SIMV	压力辅助通气	神经调节容量辅助通气
	压力支持通气	（NAVA）
	SIMV	
	CPAP	

（一）容量预置型通气模式

1. 辅助/控制通气（assisted-controlled ventilation, A/CV）　首先需要分别介绍控制通气和辅助通气两种模式，此处所指的控制通气、辅助通气和辅助/控制通气模式均指容量预置通气模式。

（1）控制通气（controlled mandatory ventilation, CMV）：指由呼吸机完全代替患者的自主呼吸。患者的呼吸频率、潮气量、吸呼时间比和吸气流速及波形完全由呼吸机控制和实施。送气停止后，靠患者自身的胸廓和肺的弹性回缩力将气体呼出体外。CMV 具有不需自主呼吸触发，易保证通气量和可使呼吸肌完全休息等优点。主要用于患者有严重的呼吸抑制或伴有呼吸暂停，如镇静或麻醉药引起的呼吸中枢抑制，还用于心肺功能差的患者提供最大的呼吸支持，减少呼吸做功，亦可用于实施非生理性特殊通气（如反比通气、分侧通气、低频通气、允许性高碳酸血症通气或目标性过度通气治疗颅内高压时）及测定呼吸力学参数时。但由于其不受自主呼吸调节及呼吸肌不活动等问题，易引起下列并发症：①呼吸机对患者的吸气努力不敏感，可发生过度通气或低通气；②长期应用可产生呼吸肌失用性萎缩；③当气道阻力或顺应性变化时，可产生过高气道压，易致 VILI；④患者自主呼吸较强时，易发生人机对抗，有时需用镇静剂。

（2）辅助通气（assisted ventilation, AV）：AV 是在自主吸气用力时提供通气辅助，患者开始自主吸气时，呼吸回路中的压力或流速发生变化，当达到触发阈值时呼吸机即按预置潮气量、吸气流速、吸呼时间比将气体输送给患者。呼吸频率由患者决定，并由患者触发机械通气，潮气量则由呼吸机设定。需预先设定触发压力、潮气量（V_T）、吸呼时间比（I：E）。它与 CMV 的差别在于：①呼吸频率由患者自己掌握，有利于避免过度通气；②由于呼吸机送气是由患者自己触发的，易于人机同步；③与 CV 比较，患者触发机械通气前的胸腔压力低，因此对血流动力学的影响较小；④可一定程度地锻炼呼吸肌，预防呼吸肌失用性萎缩；⑤有利于撤机。正确应用 AV 的关键是预置潮气量和触发灵敏度是否恰当，若潮气量过大和（或）呼吸频率过快，可导致通气过度，触发灵敏度设置过高，患者呼吸功增加，设置过低，则呼吸频率过快，通常可设定触发压力低于呼气末压 2cmH$_2$O，近来为减少"吸气触发"所需呼吸功，亦有采用流量触发系统，设置触发灵敏度为 1~3L/min。AV 依靠患者的触发来启动呼吸机送气，如果患者无自主呼

吸，呼吸机因无"触发"而不提供通气支持，若自主呼吸不稳定，AV 提高的通气支持也不稳定，因此 AV 模式不能用于自主呼吸停止或呼吸中枢驱动不稳定的患者。

（3）辅助/控制通气（assisted-controlled ventilation, A/C）：由于上述两种通气模式的缺点，人们将两种模式结合，即成为了 A/C 模式，绝大多数呼吸机已用 A/C 取代了单独的 CMV 和 AV 模式。在这一模式下，患者既可通过自主吸气努力触发呼吸机送气来确定呼吸频率，呼吸机亦可设定后备预置频率时，为 AV 模式，呼吸机送气需患者触发，当患者自主呼吸频率低于预设频率或无力触发时，呼吸机以预置频率送气，为 CMV 模式。A/C 模式的特点是即可提供与自主呼吸基本同步的通气，又能保证自主呼吸不稳定患者的通气安全，提供不低于预置水平的通气频率和通气量。A/C 模式是目前临床上最常用的模式之一，主要用于初始治疗各种呼吸衰竭。

2. 同步间歇指令通气（synchronized intermittent mandatory ventilation, SIMV）　介绍 SIMV 前，先简单介绍间歇指令通气（intermittent mondatory ventilation, IMV）。IMV 是指呼吸机以预设的频率向患者输送预置潮气量，在两次机械通气周期之间允许患者自主呼吸。由于患者自主呼吸与呼吸机指令通气不同步时可出现人机对抗，设计者又对 IMV 的送气方式设计作了修改，使呼吸机与患者的自主呼吸同步，这就是 SIMV。

目前绝大部分呼吸机都是 SIMV 模式。呼吸机可以通过调整指令频率次数为患者提供 0%~100% 的通气支持。应用 SIMV 模式时，自主呼吸的潮气量与呼吸频率均由患者控制，呼吸机间隔一定的时间输送指令通气，若在触发时期（称触发窗）内自主吸气达到触发灵敏度，则呼吸机同步输送一次指令通气，若无自主呼吸或不能触发时，在触发窗结束后呼吸机输送一次指令通气，如此可避免人机对抗。触发窗设置方式第一种是触发窗位于指令通气前呼吸周期 25% 的时间段，第二种为触发窗＝60 秒/预置 CMV 频率，这种方式要求设置的 CMV 频率高于 SIMV 的频率。且呼吸机自动监测患者的呼气流速，若呼气流速≥30% 呼气峰流速，呼吸机将不提供下次指令通气，以免人机对抗。

这一通气模式具有以下优点：①防止人机对抗，可减少镇静剂和肌松剂用量；②降低气道平均压，易于减少气压伤和对血流动力学的不利影响；③可避免过度通气和呼吸性碱中毒；④可锻炼呼吸肌，避免呼吸肌失用性萎缩；⑤改善气体分布，进而改善 V/Q 比值失调，改善气体交换；⑥可帮助停机和拔管。SIMV 主要用于治疗各种呼吸衰竭患者，尤其是有一定自主呼吸能力者。亦用于机械通气的撤机过程。

（二）压力预置型通气模式

1. 压力控制通气（pressure controlled ventilation, PCV）　压力控制通气是指呼吸机将气流送入肺内，使气道压升高到预设值，然后通过反馈系统使输出气流速度维持气道压在预置水平直至吸气时间结束，转为呼气。应用 PCV 模

式时需要设置吸气压力和吸气时间、呼吸频率,其潮气量由吸气压、吸气时间、气道阻力、呼吸系统的顺应性、PEEP水平及自主呼吸努力等因素共同决定。由于整个吸气过程肺泡内压基本恒定,肺内气体分布均匀,且减速气流也有利于气体分布,改善通气血流比例失调;与定容型模式相比,可降低无效腔与分流样效应,且可预防及减少气压伤,其对血流动力学的影响与定容型通气模式相似。PCV主要用于治疗呼吸衰竭患者,且有逐渐取代定容型模式的趋势。

2. 压力支持通气(pressure support ventilation, PSV)压力支持通气是一种部分通气支持方式,由自主呼吸触发呼吸机送气、维持通气压力和决定呼气的切换,在吸气过程中给予一定的压力辅助,表现为压力目标和流量切换。PSV的实施包括吸气的识别、吸气压力的维持和呼气触发三个阶段,这是PSV模式本身的基本特性,也随呼吸机的变化而变化,表现为相同压力水平在不同呼吸机有不同的效应方式和支持强度。

(1)吸气的识别:即吸气触发是由患者用力启动的,现在有压力触发和流量触发两类,压力触发与流量触发均有一定的时间延搁,总的来讲,压力触发的时间延搁一般较流量触发长,触发所需做的功也更多。

(2)吸气压力的维持:自主吸气触发呼吸机送气后,呼吸机起始输送一高速气流,流量随着吸气的持续迅速降低,整个吸气过程呼吸机通过反馈调节系统调节气体流速使吸气压力维持在预设水平直至吸气结束。压力上升速度和压力形态随呼吸机而异,压力上升的形态称为压力斜坡,亦称压力上升时间。吸气流速大时,坡度较陡,流速低时,坡度较缓。过去呼吸机的压力上升形态多是恒定不变的,现代呼吸机多设定了坡度调节键,以满足不同的临床需要。不同的呼吸机,其称谓不同,如压力上升斜率、流量加速百分比等。临床应用时,较高的流速可产生较高的平均气道压,但患者可能难受,流速过低则可使患者感到气短,因此一般初始设置在50%,然后通过观察患者通气的舒适性才能调节出最佳的上升时间。

(3)呼气触发:PSV通气期间呼气触发是通过吸气流速下降至某一预设水平来实现的。一般认为,当吸气流速达到预设水平时,呼吸肌即开始舒张。通常呼气触发灵敏度(Esens)是不可调的,当吸气流速达到2~6L/min或峰流速的一定百分比(一般为25%)时,呼吸机即切换为呼气。调整PS呼气切换依赖肺时间常数(阻力、顺应性的变化);固定流速切换不适应患者通气需求,可发生人机不协调;部分呼吸机厂家已设计出呼气触发灵敏度的调节键用于不同疾病的患者设定不同的Esens水平供临床医师选用。同时,PSV模式也将压力切换与时间切换作为备用切换来保障通气安全。当患者出现提前呼气、咳嗽、躁动等情况时,气道压力超过预设值1~3cmH_2O,呼吸机将终止吸气切换为呼气。当通气回路漏气时,吸气时间过长,呼吸机也将自动切换为呼气。

使用PSV模式时,除需要设置吸气触发灵敏度、压力支持水平、呼气触发灵敏度外,由于无指令通气,如患者通气频率过低甚至呼吸停止时无通气保障,现主张设置窒息

通气功能来避免患者窒息。所谓窒息通气是指呼吸机监测患者的呼吸暂停的时间超过预定的呼吸暂停时间时,呼吸机报警并自动切换至控制通气模式,并按照窒息通气设置的参数送气。对于启动窒息通气的呼吸暂停时间是可以调整的,一般设置为15~20秒,但少数呼吸机无此项功能。

PSV的优点主要是能自动识别患者的吸气和呼气,且送气流速波形适应患者的通气需要,增加患者的舒适性及人机协调性,减少镇静剂和肌松剂的用量,通过自主呼吸改善气体的肺内分布及通气血流比例,对血流动力学影响甚微,气道压力恒定,平均气道压低,发生气压伤的风险小,减少呼吸肌做功。临床上,PSV模式可用在治疗呼吸衰竭的早期及中期,它不但可以单独使用,亦可与SIMV等模式联合使用。PSV的模式亦可用作撤机模式,逐渐降低压力支持水平直至停机。且PSV模式现用来作撤机前的自主呼吸试验。

临床应该看到PSV有很多固有缺陷而且涉及诸多环节,尤其在改善trigger、Ramp、Esens的调节基础上,调节适当可改善人机不协调,提高应用该模式的科学性;最佳PS水平的设定可参照V_T、RR;而且与呼吸功(WOB)、$P_{0.1}$变化相关。

3. 持续气道正压通气　持续气道正压通气(continuous positive airway pressure, CPAP)是指在自主呼吸条件下,整个呼吸周期(无论吸气或呼气相)气道均保持正压,整个通气过程由患者自主呼吸完成,患者通过按需活瓣或持续高流量系统来实现持续气道正压。它是PEEP在自主呼吸条件下的特殊应用,因此也具有PEEP的各种优缺点。CPAP既可用于无创通气,亦可用于有创通气。由于CPAP不提供通气辅助功,CPAP只适用于呼吸中枢功能正常、具有较强自主呼吸能力的患者。目前CPAP主要用于阻塞型睡眠呼吸暂停综合征(OSAS)、呼吸衰竭、重症哮喘、撤机、肺不张、急性肺水肿等。

随着研究的深入及呼吸机制造技术的不断发展,新的呼吸模式不断涌现,但它们都是以上述模式为基础的,只有我们掌握上述通气模式的特点后,才能更加准确理解和运用新的通气模式。

(三)高频振荡通气(HFOV)　FDA将高频通气的频率定义为>150次/分(bpm)的通气方式(频率单位1Hz=60bpm)。

1. 高频通气的分类

(1)高频喷射通气(high-frequency jet ventilation, HFJV):用高压源驱动的气体通过高频电磁阀、压力调节阀和喷嘴直接将高频率、低潮气量的快速气体通过特别的多腔气管插管喷入患者起气道或肺内。频率60~150bpm。

(2)高频气流阻断通气(high-frequency flow interruption ventilation, HFFI):通过间断阻断高流速过程产生的气流脉冲;频率60~150bpm。

(3)高频正压通气(high-frequency positive pressure ventilation):是由常频呼吸机(CV)改良而成,频率为60~150bpm。

(4)高频振荡通气(high-frequency oscillation ventilation,

HFOV):是一种高频活塞或震荡隔膜片前后移动产生震荡气流将小量气体送入或抽出气道的通气方法;可加温,频率很高600～1800bpm(10～30Hz)。HFOV是主动呼吸,呼气时间自行设定,因此可避免呼吸时间过短导致气体滞留在肺内加重肺过度充气。

自1972年Lunkenheimer发现HFOV可以保证气体交换以来,对其机制、通气策略、设备改良、临床应用方面做了深入研究。首先在新生儿科广泛应用取得一定的临床效果。目前,HFOV已成为治疗严重肺部疾患和ARDS的一种补救方法。HFOV较常频通气(CV)的优势:HFOV的V_T很小,可允许高的呼气末肺容积获得更佳的肺复张;HFOV呼吸频率高,允许更小的V_T高速送入肺内清除CO_2接近或达到正常水平。

HFOV是在回路上产生一定幅度和频率的震动压叠加在人为可调的平均气道压(mPaw)上,可以使肺泡充盈,避免由于ARDS导致的肺泡萎陷,进而减少剪切力引起的肺损伤。通过极高的振动频率和调整振动压的幅度可产生极低的肺泡通气量,远低于生理无效腔。尽管HFOV近端管路的压力高,在吸气端可>100cmH₂O,但气流在呼吸管路中经过气管插管后压力已衰减80%～90%,仅有10%～20%振动压力进入气道,再经过各级气管逐级衰减,进入肺泡的压力与V_T很低,以达到减轻肺损伤的目的。目前已知对流、钟摆效应的反复充气、不对称的流速剖面、Taylor扩散理论、心源性混合(对新生儿有影响,对成人影响不大)、促进分子弥散6种机制参与气体交换。另外,HFOV振荡频率为3～15Hz(180～900bpm),是人体肺脏的共振频率,加速肺内气体混合,同时在共振情况下小气道的阻力也最小,使肺内气体分布更趋均一性。更多研究表明HFOV可进一步降低VILI的发生,一些小动物的实验研究也支持可减少肺组织的损伤,减轻炎症反应。

HFOV临床应用的目的是:减轻潜在容量/压力伤的危险性;降低吸入氧浓度,减轻氧中毒。因此HFOV适用于合并气胸、重症ARDS的低氧性呼吸衰竭以及难治性的高碳酸血症患者。与传统的通气模式相比,尽管HFOV能改善氧合,但仍有部分患者应用后氧合不能改善,一些辅助措施如俯卧位通气、肺复张(LR)吸入NO可联合应用要比单用HFOV可能会进一步改善氧合。

2. HFOV的基本设置

a. 平均气道压mPaw(CPAP、PEEP):与常频通气相似与氧合正相关;临床评估用胸片或胸CT评估肺膨胀程度。

b. △P(振幅)与潮气量相关:影响因素有呼吸及管路(管路的长度、直径、顺应性)、湿化器水位、气道插管口径、患者气道与肺的顺应性;临床评估:测定$PaCO_2$水平与振幅成反比。

c. 频率(Hz)、吸气时间、吸呼比:频率的设置与吸气时间相关,吸气时间不能<33%,I∶E是1∶2。

d. 吸入氧浓度(FiO₂):近年来研究发现应用HFOV能改善氧合;既往ARDS的研究表明HFOV不能降低ARDS的病死率。Ferguson等人在5个国家39个ICU对中重度的ARDS患者随机分两组:HFOV组和对照组(低潮气量+高呼气末正压通气)比较的多中心RCT研究,纳

入548例患者,研究终点指标是院内病死率。结果表明:早期应用HFOV不能降低医院病死率。研究人员认为,HFOV组使胸膜腔内压升高的负面作用,导致该组需增加血管活性药物、镇静剂、肌松剂的应用。与小潮气量、高呼气末正压通气相比,HFOV对中到重度的ARDS患者并无益处,并可能增加住院期间的病死率。

该项研究表明单用HFOV仍存在不足之处,尚未成为ARDS呼吸支持的常规通气方式。HFOV通过小潮气量、高气道压、低气道峰压降低机械应激,作为保护性通气策略的理念已被临床认可。越来越多的研究将该模式与常频通气模式结合应用可明显改善氧合,减轻VILI的发生,但这还需要大规模的临床试验证实。因此,当今HFOV技术可作为与常频通气模式合用,在参数调节、时机、最适患者、安全性以及床旁的监护仍需临床进一步总结经验。

(四) 神经调节容量辅助通气(NAVA)

1. NAVA的作用机制　近年来推出的新模式,与PAV一样,通气支持水平与患者呼吸用力成比例,是呼吸周期内闭环通气。主要特征:呼吸机输入信号是从安放在食管导管电极上获取的膈肌电信号(EMGdi)而触发呼吸。NAVA是通过监测膈肌电活动,感知患者的实际通气需要,并根据膈肌电活动信号(EAdi)的强度实时提供一定比例的通气支持。NAVA通气时整个机械通气周期的启动,是直接基于患者的呼吸中枢驱动,而不是传统意义上的气道流速或压力的改变。理论上,NAVA通气的触发及吸呼气转换直接受到膈肌电活的驱动,是神经-通气的耦联;可以最大限度提高时间层面上的人机同步。

2. NAVA的通气特点　NAVA的通气特点如下:①NAVA通气过程中,通过EAdi自身的反馈调节机制保持了通气支持水平与呼吸驱动相匹配,从而避免通气支持过度或不足;②NAVA能有效地实现人机同步,特别是无创NAVA通气的同步性优势更加突出;③与PSV等传统通气模式不同,NAVA通气无论支持水平高低均不影响患者的呼吸形式;④为保证患者的通气安全,NAVA通气在一定的情况下会自动转换为PSV通气或窒息通气;⑤对呼吸中枢有抑制作用的镇静药物可能会影响EAdi信号的强度,EAdi信号过低(<1.0cmH₂O/μV),不宜采用NAVA模式。

3. NAVA的适应证　NAVA不仅仅是一种通气模式,更是床旁监测膈肌电活动的有效手段。无论采用何种模式通气,床边EAdi监测均可能使患者获益。通过EAdi信号可监测患者的呼吸中枢驱动、膈肌功能及人机同步性。NAVA可试用于任何有自主呼吸的机械通气患者。从实现人机同步及尽量缩短机械通气时间的角度出发,推荐在下列患者中优先考虑应用NAVA:①人机不同步的患者;②可能需要长时间机械通气的患者;③自主呼吸实验失败的患者。

4. NAVA功能设置的要点　NAVA是一种由患者触发的呼吸模式,通过膈肌电活动(EAdi)触发呼吸支持。当检测不到此触发时,使用"压力支持"或"压力控制"模式提供后备式通气。

可设置以下参数:

（1）NAVA 水平：测得 EAdi 信号与所供压力辅助之间的关系（cmH₂O/V）。

（2）PEEP（cmH₂O）。

（3）FiO₂（%）。

（4）EAdi 触发：开始吸气时的 EAdi 信号水平。此值设置太低可能会引起额外呼吸。

（5）气动触发：流量或压力。

（6）气动吸气终止（%）。

（7）高于 PEEP 的支持压力（cmH₂O）。

（8）高于 PEEP 控制压力（cmH₂O）。

5. 调节 NAVA 参数外还应关注的问题

（1）NAVA 能改善人机协调，使患者舒适；增加 NAVA 水平可减轻呼吸肌负荷；EAdi 信号的触发水平与 NAVA 支持水平相关。排除 EAdi 干扰因素外，EAdi 反映呼吸中枢与膈肌活动，NAVA 的支持水平是由 EAdi 与 NAVA 水平的乘积决定高于 PEEP 的气道压力。当 NAVA 一旦支持不足，EAdi 代偿性升高；支持过度反之亦然，利用反馈调节动态设定适宜的 NAVA 水平，避免肺过度充气。

（2）EAdi 的影响因素：导管位置、导管尺寸、镇静剂、肌松剂。导管位置可通过收集的心脏和膈肌的电信号辅助判断。

（3）设置压力报警上限；设置每分通气量和呼吸频率的报警下限和上限。由于 EAdi 不同，整个吸气期间设置的压力不同，但压力会限制在所设定压力上限下 5cmH₂O。如果连续发生 3 次呼吸受限，屏幕将显示一条信息。

（4）如果呼吸机未由 EAdi 触发，可由气动触发（如 EAdi 导管移动超出适当位置），所触发呼吸的压力水平 2cmH₂O（不可更改）。这些呼吸的吸气终止将基于压力（超过给定压值 3cmH₂O）或基于时间（婴儿 1.5 秒，成人 2.5 秒）。

（5）在该通气期间，默认设置值用于 I∶E 比/Ti（婴儿 1.2/5 秒；成人 1.2/0.9 秒）、呼吸频率（婴儿 30bpm；成人 15bpm）、吸气上升时间（5%/0.5 秒）。可设置呼吸暂停报警，婴儿设置范围 5～45 秒。成人设置范围 15～45 秒。可以调节后备压力最小值为 5cmH₂O。

（6）NAVA 的呼吸周期：吸气开始：NAVA 是膈肌的电触发（EAdi-trigger）当患者的 EAdi 强度达到预设的触发水平时启动一次呼吸，此时呼吸机根据预设的 NAVA 水平给予压力驱动。当 EAdi 下降到低于峰值的 40%～70% 时，呼气期开始。如果呼吸回路的压力升高到高于 NAVA 预设压力吸气目标 3cmH₂O，自动转向呼气。

6. 存在问题与前景

（1）NAVA 水平：即 EAdi 可直接调节通气支持水平；支持过高对 EAdi 有抑制作用，因此，需个体化的调节适宜 NAVA 水平。

（2）膈肌电极导管在打嗝、呕吐、体位改变时容易使电极移位。

（3）需有后备通气模式，若膈肌电活动长时间停止，NAVA 无法运行。

（4）禁忌证：严重呼吸中枢抑制、高位截瘫、严重神经传导障碍、严重电解质紊乱导致膈肌麻痹、食管梗阻、穿孔、食管静脉曲张破裂出血、上消化道手术。

7. 应用 NAVA 的优势

（1）NAVA 是近年来新开发的一种自主呼吸模式，有诸多优点。

（2）NAVA 适用于自主呼吸、要脱机的患者。

（3）该种模式需要有正常的神经网络的呼吸驱动，EAdi 的安放有特定要求。

（4）准确的调节 NAVA 水平、设定后备通气是用好的前提。

该种模式目前国际上应用尚不广泛，有种种原因制约该模式的应用；该种模式在人机协调、减少镇静剂的应用、防止呼吸肌萎缩、缩短机械通气时间等方面有很多优势。NAVA 在困难脱机方面的应用缺乏循证医学的证据，在儿科重症的应用已积累很多经验。今后有可能在成人中应用被广大重症医师认可。

（五）肺复张策略

1. 呼吸机相关肺损伤（VILI）的机制　近年来很多研究证实健康肺应用机械通气时，即使不设定有害的通气参数也能产生 VILI。导致 VILI 的病理生理机制是复杂的，并且以不同重叠因素的相互作用为其特征，包括：①高潮气量；②在潮式呼吸时，周围气道周期性的开放与关闭导致细支气管上皮和肺实质主要肺泡支气管连接处的损伤；③增加跨肺压肺的应激；④低肺容量伴有不稳定肺单位的复张和去复张（萎陷伤）；⑤在大量肺泡表面区域振荡激活表面活性物质使表面活性物质聚集转化增加表面张力；⑥肺部和全身释放的炎性介质，即生物伤。

近代的研究证实两个主要机制导致 VILI：①直接损伤细胞促进肺泡表面和循环中释放炎性介质；②机械转导（mechanotransduction）机制：在机械通气期间刺激肺泡上皮周期性的牵拉通过 mechano-sensitive membrane-associated 蛋白和离子通道。高水平的气道牵拉伴有上皮细胞的坏死减低细胞凋亡和增加 IL-8 水平。细胞外基质（extracellular matrix，ECM）是由三维纤维网眼胶原、弹性蛋白、葡萄糖氨基葡聚糖（glycosaminoglycans，GAGs）和蛋白聚糖组成。机械性的转导使 ECM 引起肺机械力的应变（V_T/FRC 比值）。高 V_T 通气由气道压梯度和胸膜压梯度影响使 ECM 重塑，另外，业已证实，ECM matrikines（细胞外基质活化素）信号需要蛋白水解，机械性应变也引起 ECM 降解。近年来，保护性通气策略不仅限于 ARDS，还适用于所有机械通气患者。对机械通气引起的肺损伤的后果认识更加深刻。临床和基础研究表明不适当的应用机械通气、设定参数可以通过不同的机制导致 VILI 的发生，尤其在 ARDS 患者。当今，保护性肺通气策略已广泛用于所有机械通气患者。

2. 肺复张　肺复张（lung recruitment，LR）是人为通过短暂的增大气道压力重新使以前萎陷的肺泡充气。然而，这种方法导致的肺泡的复张是解剖现象，动脉氧合还受通气-灌注或心输出量的影响。LR 的生理学效应主要的评估根据呼吸参数的变化，终极目标是改善通气灌注比，从而改善氧合。胸 CT 扫描是证实解剖性肺复张的金标准。ARDS 适当应用肺复张（recruitment maneuver，RM）可以打开难治萎陷的肺单位,因此增加呼气末肺容量(EELV),改善气体交换,并可降低潮气末的气道开放与闭合,在非充气区域和充气区域之间边界减低机械应激。降低萎陷伤,减轻导致 VILI 原因之一。

但是,机械通气导致的肺损伤不仅影响肺的通气与氧合,同时可减弱呼吸肌力、对血流动力学产生不利影响,最终导致脱机失败。

开放肺改善低氧血症在某些 ARDS 是实施肺保护性通气的有效方法,最常应用的方法是:持续肺膨胀、逐步抬高 PEEP、高水平压力控制通气(PCV、BIPAP)。鉴于开放肺对血流动力学的不利影响,研究表明 PCV 具有同样的复张压,可重复应用,较低的气道平台压,保持通气的优点。

研究显示:实施开放肺应有参照指标[如 P-V 曲线及(或)临床判断];完整开放肺包括适当的开放压力与足够的 PEEP 设定并有明显的个体化倾向(包括复张压力、次数、间隔时间);开放肺改善氧合不改善预后;开放肺时应识别 ARDS 患者是否对 PEEP 设定有反应;也为实施体外气体交换提供参考依据。

3. 肺复张(recruitment maneuver,RM)的方法

(1)控制性肺膨胀:用得最多的是 CPAP,也被称作 40/40,即以 40cmH$_2$O 的持续气道正压保持 35~40 秒,是过去用得比较多的一种方法,被临床认为相对比较安全,但缺点在于缺乏个体化,同时气道压力和持续时间是否足以完成完整的肺复张还存在争议。也可采用压力通气模式如:BIPAP(APRV)、PCV 的模式既保留自主呼吸,又逐渐使肺复张对血流动力学影响小、而且安全可靠。

(2)PEEP 递增法:是 Amato 教授比较推荐的方法,保持通气压力不变,逐渐提高 PEEP 水平来完成肺复张。整个操作过程需要的时间较短,而且在通气压力不变的情况下保持潮气量基本恒定,减少了容积伤发生的风险,是目前比较推荐的方法之一。

(3)压力控制法:最大的好处在于准确地确定肺泡开放以及陷闭的压力点,同时将肺复张和最佳 PEEP 水平滴定整合在一次操作过程中,效果肯定。但应用压力控制法整个操作过程耗时较长,气道压力高,潮气量变化大,对患者的血液动力学影响较大,容积伤发生的风险可能也会相应增加。

这三种方法是目前比较主流的肺复张手法,其他一些包括叹气、吸气保持等也有人在应用。近年来,对轻中度的 ARDS 采用自主模式的方法,如:CPAP/PSV、PAV 等方式应用 LR 可明显改善氧合;也有的作者在跨肺压指导下的 RM 使该项治疗的安全性、科学性进一步提高,这些研究指出了未来的方向。根据目前已有的临床试验来看,没有明确证据表明哪种方法对预后改善的效果更好,不良反应的发生率也没有明显差异,近年来在临床和实验的研究发现阶梯式的增大的复张方法可以引起充气肺容量的改善和与传统的使用控制性肺膨胀(SI)比较减轻生物学的损伤,副作用少。

RM 效果的评判有很多标准,感觉比较实用的是动态顺应性和氧合的指标,一般认为 LR 前后如果动态顺应性增加 50% 以上,或者维持同样氧合状态下对 FiO$_2$ 的要求下降 20% 以上,可以认为这是一次成功有效的 LR。

RM 的间隔时间,各地差异也很大,要根据病情的反应性决定,在这方面没有循证医学的证据提供指南与共识。多次 RM 注意患者氧合的反应,避免加重肺损伤使氧合进一步下降。如果出现了管路脱接或者吸痰以后,需要重新进行一次 RM 操作,可改为密闭吸痰减轻肺组织的陷闭。

4. RM 应用的适应证

(1)RM 并非安全。为了减低多数患者预防潜在肺的合并症至今没有多中心的研究证实哪种 RM 保护策略改善生存率更优。因此,应用 LR 方法应该慎重并且应该观察到一些细节。

(2)实施 RM 应在早期或渗出期的 ARDS,在 ARDS 纤维化期不宜行 LR。

(3)肺外因素导致的 ARDS 患者对复张的反应更好。典型肺源性的 ARDS 肺组织实变严重而肺外源性的 ARDS 肺泡萎陷严重。因此,肺外源性较肺源性的 ARDS 具有潜在的可复张特性。另外,影像学研究显示弥漫性变化比局灶性的改变 LR 的疗效更好。

(4)在临床试验中观察到严重 ARDS 患者 LR 反应更好;呼吸系统弹性回缩力高对复张的反应更好。另一方面,当胸壁的弹性低对 RM 的反应更差。

几个研究证实 RM 在改善氧合和(或)呼吸系统的机械参数方面结果不一致,不一致的发现可由于:①研究患者的病因、ARDS 病期的异质性;②复张技术的特征:即应用的复张压力加上应用的时限;③有效复张压力的大小是指产生跨肺压(P$_{TP}$)并非是应用气道压的大小。P$_{P1}$ 的影响因素,在 RM 的有效性方面有不可预测的因素。在达到复张效果以后,重要的是应用足够的 PEEP 水平维持以前萎陷肺泡的开放。

应用计算机模拟评估三种最佳 RM[控制性肺膨胀(SI),最大复张策略(MRS)随后滴定 PEEP,长时间复张方法(PRM)]完成评估不同压力设定范围。三种 RM 效果均显示能改善气体交换,MRS 显示氧合改善时间最长,研究表明设定 PEEP 35cmH$_2$O,固定的 15cmH$_2$O(above PEEP)足以达到 95% 肺复张。5 例患者滴定 PEEP 16cmH$_2$O 能维持复张 95%。几个研究也阐述了不同模式下的 RMs 方法。至今,最佳 RM 的方法尚无循证医学的证据。

5. RM 的监测与影响因素 RM 在关注肺并发症方面常规治疗中依然有争议,RMs 有害的效应决定为基础疾病,尤其在血流动力学方面的作用。另外,随着 RM 广泛应用,准确评估复张的效果有很多不确定因素。有效的 RM 期望重新膨胀萎陷的肺单位,在此过程中应加强监护:呼气末肺容量,顺应性,VD,容积 CO$_2$ 图和床旁影像学:肺超声、EIT,上述这些参数对监护肺复张有不同的优势和弱点。在 ICU 和手术室需要多种模式、多种参数来床旁评价 RM 疗效。

(1)P-V 方法很早提出,作为可接受的床旁评估复张方法。研究表明这种方法床旁评估复张容量可能被低估。

(2)容积 CO$_2$ 值(VCap)在床旁用于评估 VD:测定 Vd$_{alv}$ and VD$_{alv}$/Vt$_{alv}$ 是与胸 CT 时图像的萎陷肺区域密切相关,在 RM 后 PEEP 滴定期间,监测早期的肺萎陷有很高的敏感性与特异性。

(3)动态和静态呼吸系统顺应性的变化可以涉及肺

泡复张后肺充气的变化:呼吸系统顺应性不与非充气肺组织量相关;而与正常充气肺组织的量密切相关。尽管静态肺顺应性能直观的反映应用 LR 充气改善,这个参数在精确地评价肺状态方面缺乏敏感性、特异性。

(4)有证据提示直接测定和检测 EELV 能作为床旁评估肺泡的复张和去复张。EELV 使用氮洗脱技术(the nitrogen washout/washin technique)自动检测。EELV 与功能残气量比率(EELV/FRC)的变化也显示可以准确的区别高和低的复张效果,最佳的 cut off 值73%(敏感性与特异性80%)。

(5)肺超声(lung ultrasonography,LUS)在 ICU、手术室操作,无创、可重复检测,是可在床边使用的肺复张的监测手段。

(6)胸部电阻抗断层成像(electrical impedance tomography,EIT)可以实时的监测肺容量的变化。

(7)RM 对血流动力学的影响决定了实施指征、选择压力与持续时间。以前的研究清楚地显示由于短暂的 RM 增加胸膜腔内压,增加右房压阻碍静脉回流,促使 CO 和动脉血压的降低。RM 的血流动力学效应受复张方法、应用肺泡内压力水平、肺和胸壁的机械参数以及基础心血管状态、复张后的 PEEP 水平等诸多因素的影响,而并非仅复张方法本身。

(8)CO 决定 RM 持续的效应,应关注低血容量能够增强 RM 的血流动力学的负面作用。适当的心脏前负荷有助于改善 RM 操作过程的耐受性。

6. RM 应用中需要关注的关键问题

(1)RM 是保护性肺通气的重要组成部分。

(2)依靠多参数监测有益效应与监测负面效应是必需的。

(3)肺复张前行多种模式或方法的床旁评估是避免或加重肺损伤的先决条件。

(4)进一步的研究需要更好的证实哪些患者能从 RM 获得益处。

肺保护性机械通气策略是基于小 V_T 和 PEEP,被推荐可以改善 ARDS 的后果。但是,小 V_T 可产生肺不张与进行性的肺去复张可导致肺功能的恶化。对这些患者应该使用肺复张(LM)策略打开萎陷的肺组织,继而用足够的 PEEP 维持肺的开放进一步改善氧合。研究表明保护性通气策略已广泛用于所有需要机械通气的患者。目前没有 RM 成熟的通用型的解决方案,对 RM 指征、时机、不同方式、压力、持续时间以及副作用缺乏循证医学的证据。因此,应用 RM 并非安全,加强床旁 RM 监测已成为整体治疗策略的重要组成部分。在 ICU 和手术室应该考虑床旁应用多种模式与参数监护复张的疗效才能最大限度减轻 RM 操作带来的负面影响,提高应用保护性通气策略的科学性。

六、机械通气的实施

机械通气的目的是在有效防止机械通气相关性肺损伤和减轻对循环功能抑制的基础上有效改善通气和换气,适度缓解呼吸肌疲劳,防止肺顺应性的减退。对于准备接受机械通气的患者,我们应该按下列步骤逐一决策(表12-4-5)。

表 12-4-5　实施机械通气时的决策步骤

初始通气设置包括下列关键决定
是否有需要机械通气的适应证
选择正压通气还是负压通气
选择无创通气还是有创通气
建立气道的方法及类型
选择压力预置通气还是容量预置通气
选择部分通气支持还是完全通气支持
选择呼吸机类型
选择通气模式
　A/C 模式或 SIMV 模式
　PCV
　混合或双相通气模式
　PSV
　其他新的通气模式及连接方式
随后应设置关键的通气参数
　触发方式及灵敏度
　潮气量或压力限制
　呼吸频率
　吸气流速、吸气时间、呼气时间、吸呼比
　吸气流速波形
　吸入氧浓度
　PEEP/CPAP
最后必须设置相应的报警限值及备用参数
　低压和低 PEEP 报警
　高压限制和报警
　容量报警
　高呼吸频率报警
　窒息报警及窒息通气参数
　高/低吸入氧浓度报警
　高/低温度报警
　吸呼比限制及报警

下面主要介绍有创正压通气的实施过程。

(一)设置常规的通气参数

1. 潮气量　目标潮气量为 6~8ml/kg,容量预置型通气模式可直接设置 V_T,压力预置型通气模式需通过设置吸气压力水平调节 V_T。设置潮气量应结合患者一般情况,罹患疾病的病理生理特点,呼吸机管路的压缩容量丢失,以及如何避免发生呼吸机相关性肺损伤等。原则上只要 V_T 保持在压力-容积曲线的陡直段,气道平台压 ≤ 30cmH$_2$O,一般可避免肺泡过度膨胀并因此导致的呼吸机所致肺损伤。此外,应明确有效肺泡通气量才是真正参与肺泡气体交换的,而患者的解剖无效腔、生理无效腔、呼吸机回路中的机械无效腔及可压缩容量丢失的动态无效腔则不参与气体交换。其中,因为呼吸机回路内的气体压缩和呼吸机管道的顺应性,高达 3~5ml/cmH$_2$O 的气体可在每次送气时滞留在呼吸机回路中而不送入患者肺内,如果气道峰压高达 40cmH$_2$O,可有 120~200ml 的气体没有输送给患者,当使用小潮气量进行通气时,它可以严重影响肺泡通气。部分呼吸机具有自动补偿无效腔气量的功能,

设置 V_T 时应考虑到这一点。

2. 呼吸频率　呼吸频率与潮气量共同决定分钟通气量，因此设置呼吸频率时，必同时考虑潮气量及有效肺泡通气量。设置通气频率与通气模式有关，此外还需考虑机体代谢率、$PaCO_2$ 的目标水平和自主呼吸水平。控制通气成人频率一般为 12～20 次/分，限制性肺疾病患者可能需要设置较高的频率，而阻塞性肺疾病患者则需要较慢的呼吸频率。一般来说，潮气量与吸气流速决定吸气时间，而呼吸频率则与呼气时间有关，呼气频率越快，呼气时间越短，反之亦然。为了获得较低的平均气道压，避免气体陷闭和内源性 PEEP，尤其是在阻塞性肺疾病的患者，给予足够的呼气时间是必要的。

3. 吸气时间或吸/呼比　设置吸气时间或吸呼比应该考虑通气对血流动力学的影响、氧合状态和自主呼吸水平。

正常成人自主呼吸吸呼比一般为 1:2～1:1.5，吸气时间一般为 0.8～1.2 秒，小儿肺容量较小，呼吸频率较快，吸呼比常 <1:2。压力预置型通气模式需要设置吸气时间，它与呼吸频率共同决定吸呼比，容量预置型通气模式则由吸气流速与呼吸频率共同决定吸呼比。

自主呼吸存在时，患者触发，呼吸机辅助呼吸，此时呼吸机送气应与患者吸气保持同步，吸气时间一般设置为 0.8～1.2 秒，吸呼比为 1:2～1:1.5，控制通气时，为增加平均气道压和改善氧合，可延长吸气时间或增加吸呼比，延长吸气时间后患者多不能耐受，常需加用镇静剂及肌松剂。同时延长吸气时间可产生内源性 PEEP，且由于平均气道压增加及产生内源性 PEEP，可引起血流动力学不稳定，应用时需注意监测。延长吸气时间的同时，可减少呼吸频率来避免内源性 PEEP 产生。大多数呼吸机均有"吸气暂停"功能，其功能为改善气体在肺内的分布及吸入气体在肺内充分交换，计算吸呼比时应将"吸气暂停"时间计入吸气时间，选择容量预置型通气模式时，需专门设置"吸气暂停"时间，一般为整个呼吸周期的 5%～10%，一般不超过 15%，否则会引起患者强烈的屏息感及人机不协调。控制性通气可直接设定或根据呼吸频率与吸气时间间接设置，辅助性通气模式在比例转换直接设定，在时间转换应根据实际频率、而不是设置频率计算，自主通气模式时，由自主呼吸能力决定。

4. 吸气流速　一般只有容量预置通气模式才需要设置吸气流速，压力预置型通气模式不需设置，其吸气流速由预设压力、呼吸阻力和患者用力程度三者共同决定，其波形一般呈指数递减的形式，以便迅速达到设置压力并维持整个吸气相压力恒定。吸气流速的选择需要根据患者吸气用力水平，其设置是否得当会直接影响患者所作的呼吸功及人机协调性，当应用辅助型通气模式时，理想的吸气流速应与患者的最大吸气流速相匹配，根据患者的吸气力量大小和分钟通气量，一般将吸气流速设置在 40～100L/min，应用控制型通气模式时，预设吸气流速可 <40L/min。

设置流速的同时需要选择流速波形，现有各种呼吸机提供的流速波形共有四种：正弦波、方波、减速波及加速波，其中临床上最常用的为方波和减速波。方波在吸气初始吸气流速达到设定值，并按该流速持续送气至吸气期结束；减速波则是在吸气初始流速达到设定最大值。选择流速波形取决于临床情况，及此种流速波形对产生最佳气体分布的效应和对吸气压力的影响。总体来讲，相同流速时方波较减速波产生的气道峰压更高，使用减速波时气道平均压较方波更高，减速波形更接近患者的生理波形，气体分布更佳，人机协调性也更好。

5. 触发灵敏度　触发灵敏度分为吸气触发灵敏度和呼气触发灵敏度，吸气触发灵敏度又分压力触发和流量触发。压力触发为患者通过呼吸肌等容收缩使呼吸机管路的压力下降，而启动按需阀实现呼吸机送气；流速触发为患者的呼吸肌等张收缩产生气流触发呼吸机送气。吸气触发的设定原则是避免呼吸机自动切换的，使触发呼吸机送气所需的呼吸功最小。压力触发灵敏度一般设置在 -2～-0.5cmH_2O，流量触发灵敏度一般设置在 1～3L/min。应用 PEEP 时，一般呼吸机会相应自动上调触发压力水平，有的呼吸机的触发灵敏度需要作相应调整，实际灵敏度为"PEEP-压力触发灵敏度"。流量触发系统一般由呼吸机在呼吸回路中提供一持续气流，称为基础气流，一般为 5～10L/min，当呼气管路内流量减少值达到设定的值时，触发呼吸机送气。流量触发的触发延搁时间（从患者吸气用力到呼吸机送气的时间）较压力触发要短，其敏感性及同步性均较压力触发要好，且患者所做呼吸功更少。

呼气触发灵敏度主要用于 PSV 模式时，当吸气流速降至某一水平时，呼吸机停止送气并切换为呼气。最初呼吸机厂商将它设定为峰流速的 25% 或实际吸气流速降至 5L/min 时，现在大多数呼吸机的呼气灵敏度可根据病情自由调整，对呼吸浅快而呼气无问题的患者如 ARDS，降低呼气触发灵敏度可延长吸气时间，增加潮气量，而对呼气受限者如 COPD，适当提高呼气触发灵敏度以延长呼气时间，减少气体陷闭，降低内源性 PEEP。

6. 吸入氧浓度　如前所述，原则上，在 SaO_2 >90% 的情况下，应尽量降低氧浓度。初始阶段，可给较高的 FiO_2 以迅速纠正严重缺氧，以后逐渐降低 FiO_2 至 0.50 以下。由于长时间吸入高浓度氧可产生氧中毒，若 FiO_2 0.50 仍不能维持 SaO_2 >90%，则可合理应用 PEEP，延长吸气时间，适当增加潮气量或应用镇静剂、肌松剂改善人机协调、降低氧耗量。

7. PEEP　应用 PEEP 主要用于纠正低氧血症和对抗 PEEPi。当用于肺实质损害所致低氧血症，尤其是 ARDS 的时候，常通过 P-V 曲线来滴定最佳"PEEP"，在 P-V 曲线上可以观察到在低肺容量时可见吸气斜率突然改变，此点即"低拐点"，是指原有闭合肺泡大量开放，机械通气时若是加用等于或略高于"低拐点"压力水平的 PEEP，可显著减少分流而不影响血流动力学，但如果继续增加 PEEP，虽可继续进一步减少分流，但亦可显著减少心输出量而减少氧输送。一般低拐点的压力为 8 ~ 12cmH$_2$O,PEEP > 15cmH$_2$O 虽可进一步减少 V/Q 分流,但其可改变血流动力学及引起呼吸机相关性肺损伤。尽管 PEEP 设置是根据肺的机械特性或静态压力-容量关系来确定,但临床中难以常规监测,比较简单易行的办法是使用 PEEP-FiO$_2$ 表来调节 PEEP 及 FiO$_2$(表 12-4-6)。

表 12-4-6　美国 ARDS NetWork 推荐使用的 FiO$_2$-PEEP 对应值表

FiO$_2$	PEEP(mmHg)
0.30	5 ~ 14
0.40	5 ~ 16
0.50	8 ~ 18
0.60	10 ~ 20
0.70	12 ~ 20
0.80	14 ~ 22
0.90	16 ~ 22
1.0	18 ~ 24

PEEP 亦可用于 COPD 及支气管哮喘患者对抗 PEEPi 改善吸气触发和人机同步。由于 COPD 以气道陷闭、PEEPi 和肺过度充气为其主要病理生理改变,应用 PEEP 可扩张陷闭气道,显著降低气道阻力,但其前提是设置的外源性 PEEP 不应超过初始的 PEEPi,因为这样会导致外源性 PEEP 传导至肺泡进一步加重肺过度充气,一般设置外源性 PEEP 为 PEEPi 的 85% 以下可以避免增加总 PEEP 水平。而支气管哮喘以气道阻塞、PEEPi 和肺过度充气为主要病理生理改变,应用 PEEP 可通过机械性扩张气道,降低气道阻力和对抗 PEEPi,改善吸气触发和人机同步,也可加重呼气末肺泡内压和肺过度充气,因此应用 PEEP 以不增加呼气末肺泡内压和肺过度充气为原则。而哮喘患者的 PEEP 选择应根据患者气道痉挛程度及其 PEEPi 水平,以达到开放气道,维持通气的目的。

8. 通气模式的选择　前面已介绍了常用的通气模式,通气模式的选择常根据医师对各种模式的熟悉程度以及呼吸机本身的性能来决定。原则上来讲,没有一种适用于所有患者和所有疾病的“万能”通气模式,通气初始,一般使用 A/C 或高频 SIMV 以实现完全通气支持,使患者呼吸肌充分休息,随着病情改善,逐渐过渡到部分通气支持及自主通气模式,如 SIMV、PSV 或 SIMV+PSV。至于选择容量预置型通气模式还是压力预置型通气模式,总的来讲,开始机械通气时,成人常选用容量模式,小儿多选择压力模式。事实上,容量和压力都与患者呼吸系统机械特性,尤其是呼吸系统顺应性密切相关又相互影响,两类模式对患者来说其差别可能是微不足道的,目前尚无研究证明哪类模式对改善患者预后更佳,因此具体选择哪类模式多由医师对模式的熟悉程度及具体条件来决定。

9. 加温湿化　正常人体吸气时,吸入空气经过上呼吸道加温加湿后输送到肺泡,建立人工气道后,上述功能均丧失,且医用气体均经过除尘除湿处理,使吸入气更加干燥,吸入气的加温湿化只有通过气管支气管黏膜来完成,这样容易引起气管黏膜干燥、分泌物黏稠、痰栓形成导致多种严重后果,主要包括:黏膜纤毛运动受损,黏液移动受限,气道上皮结构破坏、炎症甚至坏死;分泌物潴留、结痂,甚至阻塞气道,且促进细菌繁殖,引起肺部感染发展和加重;黏稠分泌物也可阻塞小气道,形成肺不张,降低肺顺应性。基于上述种种不利影响,机械通气的患者必须进行吸入气体的加温湿化。常用的加温湿化手段有热湿交换器(HME,又称“人工鼻”)和加温湿化器。HME 主要用在麻醉期间或患者转运等短期机械通气时,长期机械通气多使用加温湿化器。设置温度时,根据环境温度即患者所需湿化量作出相应的调整,但必须遵循吸入气温度不应超过 37℃。

10. 报警设置　报警设置对机械通气患者有十分重要的安全保障作用。呼吸机的电源、气源脱落,呼吸机电子、气动故障等报警在出厂时即由厂商设定,我们在设置通气参数时需要设置的报警参数包括吸气压力高压报警、低压报警、PEEP 过低报警、频率报警、容量(潮气量、分钟通气量)过高或过低报警、FiO$_2$ 报警、温度报警、窒息报警等。成人报警参数设置见表 12-4-7。

表 12-4-7　成人机械通气报警参数设置方法

报警参数	参数设置
低压报警	较吸气峰压低 5 ~ 10cmH$_2$O
低 PEEP/CPAP 报警	较设定 PEEP/CPAP 低 3 ~ 5cmH$_2$O
高压限制	较吸气峰压高 10 ~ 20cmH$_2$O,一般不超过 40cmH$_2$O
低潮气量	较设置潮气量低 10% ~ 15%
低分钟通气量	较设置分钟通气量低 10% ~ 15%
高分钟通气量	较设置分钟通气量高 10% ~ 15%
FiO$_2$	较设置的氧浓度高或低 5%
温度	较设置温度高或低 2℃,高温不超过 37℃
窒息触发时间	呼吸暂停 20 秒
窒息参数	按照完全支持通气设置:潮气量,10 ~ 12ml/kg,呼吸频率 10 ~ 12 次/分,FiO$_2$ 100%

(二)机械通气参数的调整　实施机械通气后,应严密观察患者的病情变化,根据临床表现及监测数据,尤其是动脉血气结果来调整通气参数。参数调整的主要目的是维持恰当的人机关系、适当的动脉血气水平、尽可能减少机械通气对机体的不良影响和适当的呼吸肌做功。

1. 提高 PaO_2 的方法　机械通气的氧合目标为:急性呼吸衰竭,在 $FiO_2 < 0.6$ 的情况下,$PaO_2 > 60mmHg$,$SaO_2 > 90\%$;慢性呼吸衰竭 $PaO_2 > 50mmHg$,$SaO_2 > 85\%$。提高 PaO_2 的方法有:

(1) 增加 FiO_2,尽快纠正严重缺氧,再逐步纠正导致缺氧的原因,并逐渐降低 FiO_2。

(2) 加用适当的 PEEP,对 FiO_2 达到 0.6,而 PaO_2 仍< 60mmHg 时,应选择 PEEP,一般起始 $5cmH_2O$,逐渐递增,在观察其改善 PaO_2 的同时,应观察其对血流动力学的影响。

(3) 延长吸气时间,前述方法仍难以改善氧合时,可适当延长吸气时间甚至反比通气,延长吸气时间可增加气体在肺内交换的时间,但也可能潜在发生 PEEPi 和动态过度充气,影响血流动力学,故需监测 PEEPi 及循环系统。

(4) 适当增加潮气量,但同时也增加 VILI 的风险,因此需防止气道平台压超过 $35cmH_2O$。

(5) 适当应用镇静剂和肌松剂,降低机体氧耗。

(6) 纠正贫血、心力衰竭、休克等,增加氧输送。

2. 维持 $PaCO_2$ 及 pH 在适当水平　Ⅰ型呼吸衰竭多无 CO_2 潴留,Ⅱ型呼吸衰竭一般只要 $PaCO_2$ 能降至 60mmHg 以下,$pH \geqslant 7.30$ 即可,$PaCO_2$ 排出下降过快反而可能导致慢性贮存的碳酸氢盐来不及排出,发生代谢性碱中毒,或呼吸性碱中毒。调节 $PaCO_2$ 和 pH 最直接的方法即调节通气量,可改变潮气量或呼吸频率。其他一些降低 $PaCO_2$ 的方法有延长呼气时间、改用定压型通气模式、降低 PEEP 等。

3. 改善人机协调　实施机械通气时,如果患者的自主呼吸努力与呼吸机送气不同步甚至对抗,可增加患者呼吸肌做功,增高气道压,减少通气量,并对患者的血流动力学产生不良影响。引发人机不同步的原因一般分为患者因素及呼吸机因素。从通气参数调整的角度说,发生人机不同步的原因主要有:触发灵敏度设置不当,吸气流速过低或过高,潮气量过大或过小,吸呼比不当及通气频率不匹配,其调整也必须针对原因对因处理,必要时可酌情使用镇静剂和肌松剂。

七、呼吸机的撤离和拔管

（一）呼吸机的撤离　简称撤机,是指由完全支持通气转向自主呼吸的全过程。当导致呼吸衰竭的病因好转后,应尽快开始撤机。临床上常有部分机械通气患者首次撤机失败。延迟撤机将增加医疗费用和机械通气的并发症;过早撤机又可导致撤机失败,增加再插管率、带机时间、住院日和病死率。

如何根据现有的查体和实验室检查结果选择恰当的脱机时机成功脱机是当前面临的一大挑战,撤机的指征有:导致需要机械通气的原发疾病好转或控制,血流动力学稳定,酸碱失衡和电解质紊乱得到纠正,容量过负荷得到纠正,精神状态稳定,呼吸肌功能恢复。评估患者能否撤机的传统标准包括潮气量、分钟通气量、最大分钟通气量、呼吸频率、最大吸气压、氧合指数、$P_{0.1}$、浅快呼吸指数（V_T/f）等。但是这些参数对预测成功停机的敏感性和特异性都较差,目前仍没有一个理想的参数可以成功预测停机。一般来讲,对于带机时间<72 小时的患者,这些常规的停机参数及有经验的医师的床旁评估还是有较高的预测价值,但对于那些长期通气的患者,则需要更加细致的评估。

现在通行的做法是:实施机械通气的原因被祛除后应开始进行撤机筛查试验。筛查试验包括 4 项内容:①导致机械通气的病因好转或被祛除。②氧合指标:$PaO_2/FiO_2 \geqslant 150mmHg$;$PEEP \leqslant 5 \sim 8cmH_2O$;$FiO_2 \leqslant 0.40$;$pH \geqslant 7.25$;对于 COPD 患者:$pH > 7.30$,$FiO_2 < 0.35$,$PaO_2 > 50mmHg$。③血流动力学稳定,无心肌缺血动态变化。④患者呼吸中枢能维持自主呼吸节律。

通过筛查试验后,由于符合筛查标准的患者并不一定能够成功撤机,因此,需要对患者的自主呼吸能力作出进一步评估,目前较准确的预测撤机方法是 3 分钟自主呼吸试验（SBT）,包括 3 分钟 T 管试验和 CPAP $5cmH_2O$/PSV 试验。T 管试验是指将 T 管与气管插管或气管切开导管直接相连,利用加温湿化装置加温加湿吸入气体,保持 FiO_2 不变,患者完全处于自主呼吸状态。低水平 CPAP 是指将通气模式改为 CPAP,保持气道内正压为 $5cmH_2O$,FiO_2 维持不变。低水平 PSV 是指将通气模式改为 PSV,压力支持水平保持在 $5 \sim 7cmH_2O$,FiO_2 维持不变。实施 3 分钟 SBT 期间,医师应在床旁密切观察患者的生命体征,当患者出现下列指标时应中止 SBT,转为机械通气:浅快呼吸指数（RVR）>105;呼吸频率<28 次/分或>35 次/分;心率>140 次/分或变化>20%,出现新发的心律失常;自主呼吸时 $V_T < 24ml/kg$;$SaO_2 < 20.90$。

3 分钟自主呼吸通过后,继续自主呼吸 30 ~ 120 分钟,如患者能够耐受则可以预测撤机成功。

SBT 成功的客观标准为 $SpO_2 \geqslant 85\% \sim 90\%$,$PaO_2 \geqslant 50 \sim 60mmHg$,$pH > 7.32$,$PaCO_2$ 增加<10mmHg,HR<120 ~ 140 次/分或改变<20 次/分,90mmHg<SBP<180 ~ 200mmHg 或变化<20%,RR<35 次/分或改变<50%。主观标准为:无明显呼吸困难,无辅助呼吸肌参与呼吸。如 SBT 失败,则恢复患者机械通气,并维持原参数,第二日再进行筛查和 SBT 直至成功。研究已证实每日两次 SBT 并不优于一次 SBT,因为 SBT 失败后呼吸机要恢复到试验前水平至少需要 24 小时。

SBT 失败后,除了恢复患者机械通气外,应该寻找撤机失败的原因,撤机失败通常意味着引发机械通气需求的病因尚未完全解除。撤机失败最为常见的原因是通气需求与自主呼吸能力间的失衡,而且以呼吸泵衰竭为主,心血管功能不全也是另一个重要原因。

自主呼吸时,呼吸肌必须产生足够的力量以克服胸肺弹性阻力及气道阻力,这需要从呼吸中枢至呼吸肌整个神经肌肉传导通路结构及功能都必须正常。由于中枢神经系统疾病及使用镇静镇痛剂等均可以抑制呼吸中枢上气道保护性反射,创伤及外科手术等均可以损伤膈神经及膈肌,危重疾病并发的多发性神经病及疾病也可累及呼吸肌,使用神经肌肉阻滞剂、氨基糖苷类药物及糖皮质激素等都可以阻碍撤机。

除了自主通气能力下降外，另一个主要的原因就是通气需求增加，危重患者最常见的原因有发烧、过度营养、焦虑疼痛所致的过度通气等，需要注意的是无效腔增加也可以增加通气需求。通气需求增加表现为弹力负荷或阻力负荷或两者均增加。弹力负荷增加是因为胸壁或肺顺应性下降，如肺水肿、急性哮喘发作时极度过充气、肺纤维化、腹胀、肥胖、创伤、胸廓畸形及内源性 PEEP 等。阻力功增加的原因有支气管痉挛、过多分泌物、气管导管阻力增加、呼吸机活瓣及环路、湿化器等。

心血管功能不全可以增加呼吸负荷和降低神经肌肉能力，从而导致撤机失败。有研究证实，部分或全部因为充血性心力衰竭导致撤机失败占所有撤机失败人数的 14% ~ 33%。机械通气期间，正压通气可降低左右心室的前负荷及左心室的后负荷，如果肺容积增加过大，也可增加右室后负荷。而在恢复其自主呼吸时，正压通气时的胸内正压转变为负压，这种转变会导致回心血量及左室后负荷急性增加，那些阻塞性及限制性疾病患者此时需要更大的胸内负压，这种表现更为突出。心脏负荷增加还会加重冠心病患者的心肌缺血。基于上述原因及患者撤机后氧耗量增加、心率增快等共同作用，使撤机患者易发充血性心力衰竭。已有研究证实，COPD 不伴冠心病的患者在 SBT 期间其左心室射血分数下降。

尽管心肺原因是撤机失败最为常见的原因，其他原因包括电解质紊乱、酸碱失衡、营养不良、贫血、心理因素（包括恐惧、焦虑和对呼吸机的心理依赖等）也可能导致撤机失败。总之，撤机失败后，我们要努力寻找可能的原因并纠正之，第二天再进行筛查试验及 SBT，直至撤机成功。

（二）拔管　由于气管导管具有提供机械通气的连接途径和清除气道分泌物两大功能，拔除气管导管前，我们还需要评估成功拔管的可能性。首先应该评估拔管后是否会出现上气道阻塞，包括最初因为上气道梗阻等原因插管的患者，以及创伤及反复损伤性插管。气道通畅程度可以通过气囊漏气试验评价：机械通气时，将气管插管的气囊放以检查有无气体泄漏来评估上气道的开放程度，已有研究证实，如果能够通过放气气囊周围呼吸，或者使用容量切换通气模式时，漏气量>110ml 时，可以降低拔管失败的可能性，但气囊漏气试验失败也不能绝对预测拔管失败。如果患者漏气量较低，也可在拔管前 24 小时使用糖皮质激素和（或）肾上腺素减轻上气道水肿。还应注意，漏气量变低可能是由于分泌物在气管插管周围结痂形成外皮所致，而非上气道水肿狭窄。当漏气量低的患者拔管时，应当做好再紧急建立人工气道（包括气管切开）的准备。拔管后由于上气道水肿出现喘鸣的患者相当常见，此时可以雾化吸入糖皮质激素等，对于那些不需要立即再插管的患者，也可试用吸入氦氧混合气或面罩 CPAP 治疗。现有的研究证明无创通气并不能降低再插管率及病死率。气道保护能力的评价包括：患者的精神状态，气道保护性反射，咳嗽能力，分泌物的多少。有研究指出咳嗽峰流速<60L/min 的患者拔管失败的可能性是>60L/min 者的 5 倍，如果其气管内吸引的频率超过每两小时一次则增加其拔管失败的风险，在神经肌肉病变和脊髓损伤的患

者中，有较好的咳嗽能力时预示可以拔管。总的来说，当患者肺内分泌物过多且黏稠而又难以自己廓清时，即使通过了 SBT，可能也不适合拔管。

八、机械通气的并发症

毫无疑问，机械通气已经成为最重要的生命支持手段之一，但它也不可避免地引起了各种各样的并发症。并发症的发生不仅影响通气治疗的效果，有些并发症还可加重病情，甚至危及生命。因此，严密监测，及早识别并正确处理相关并发症是十分重要的。

机械通气并发症包括人工气道的并发症和机械通气相关的并发症，此处主要叙述机械通气相关并发症及处理措施，包括呼吸机相关性肺损伤、呼吸机相关性肺炎等。

（一）呼吸机相关性肺损伤（ventilator-associated lung injury，VALI）

1. 机制　很早以前，人们就认识到了机械通气导致的损伤，亦即经典的气压伤。当时，人们注意到这种损伤是由过高的吸气压力所致，随后的研究进一步证实，过高容量导致的肺泡过度扩张在 VILI 中起着十分重要的作用，即"容积伤"。近年的研究表明 ARDS 患者降低气道压力与过度肺膨胀可以最大限度减少机械通气引起的肺损伤。ARDS 患者 Pplat>26cmH$_2$O 可明显增加急性肺心病（ACP）发生率和病死率；Pplat 27 ~ 35cmH$_2$O，合并 ACP 患者死亡率明显增加。机械通气人群与 ARDS 患者肺保护策略在几个 RCT 研究表明在急性肺损伤中控制 V$_T$和平台压，使用压力与容量限制通气策略可以降低死亡率。临床试验结果也提示即使不是 ARDS 患者实施机械通气临床同样需实施保护性通气的小 V$_T$策略。动物实验已经证实，肺泡破口位于肺泡基底部与支气管血管鞘连接的部分，气体经过破口沿鞘管至肺间质、纵隔直至皮下、胸腔、腹壁等部位。VILI 的严重性与通气压力、潮气量及通气时间呈正相关。不仅肺过度扩张可以引起肺损伤，低肺容量通气也可以造成肺损伤。在低肺容量通气时，肺泡反复开放和关闭，这一动作可沿支气管肺泡壁产生剪切力，剪切力破坏肺泡表面活性物质并损伤上皮结构，导致肺泡-毛细血管屏障功能丧失，最终引起支气管肺泡损伤，肺顺应性下降，透明膜形成，这被称为"剪切伤"。进来的研究还发现，机械通气期间由肺牵张引起的机械转导可激活一系列细胞，包括中性粒细胞、巨噬细胞、表皮和上皮细胞、细胞外基质的信号通路，释放炎性介质，引起"生物伤"，甚至还可以通过局部炎性介质转移及细菌入血引发肺外器官受损，最终造成多器官功能不全。

2. 表现　呼吸机相关性肺损伤主要包括气胸、纵隔气肿、心包积气、皮下气肿、肺实质气肿等气压伤，肺水肿以及系统性气体栓塞。气压伤患者的临床表现很难与原发病区别开来，确诊需要影像学检查，普通的床旁 X 胸片难以反映出来，如患者病情允许，可行 CT 检查即可明确诊断。剪切伤损伤肺泡-毛细血管屏障，其通透性增加，引发肺水肿，一般表现为并存的非心源性肺水肿加重，与原发疾病导致的急性肺损伤难于鉴别。而系统性气体栓塞是指气体通过损伤的肺泡壁进入疏松的支气管血管鞘以后，

通过损伤的血管进入肺静脉到达全身多个组织器官导致广泛的气体栓塞，临床上多表现为不明原因的多个器官的功能损害或衰竭，难于与其他疾病导致的多器官损害鉴别。

3. 预防　由于呼吸机相关性肺损伤是肺损伤严重及治疗效果差的一个危险信号，往往预示患者预后凶险，其为原发病及肺部损害恶化的预警信号。呼吸机相关性肺损伤重在预防，一旦发生，必然加重原发肺损伤。为避免呼吸机相关性肺损伤的发生，机械通气的治疗目标已从维持正常通气和氧合调整为维持血气在一个"合理"的水平。

预防呼吸机相关性肺损伤的主要措施包括：

（1）维持 $SaO_2>90\%$ 或 $PaO_2>60mmHg$，确保足够的氧输送。

（2）防止肺泡过度扩张，实施小潮气量通气，并限制气道平台压 $<30cmH_2O$，调整呼吸机参数应以此压力为上限，以 P-V 曲线为标准，吸气末气道压力不应超过 P-V 曲线上拐点。

（3）维持肺泡复张，保持肺泡在整个呼吸周期中处于膨胀状态，减少肺泡反复开闭导致的剪切伤，通过调整 PEEP 设置水平，达到最大程度的减少肺泡塌陷、最多肺单位保持膨胀状态的目标，同时防止肺过度膨胀，寻找达到上述目标的最佳 PEEP，可以通过 P-V 曲线设置 PEEP 位于高于"低位转折点"压力水平 $2cmH_2O$ 处，同时根据氧合的改善，PEEP 对血流动力学及氧输送的影响，综合判断，设置最佳 PEEP。

（4）使用压力预置型通气模式，可以有效控制气道峰压和平均气道压，更有利用保护肺免受损伤。

（5）实施容许性高碳酸血症：如果不能达到气道平台压在 $30cmH_2O$，可进一步降低潮气量，允许 $PaCO_2$ 高于正常，保持 $pH>7.2$，并通过镇静肌松等手段减少 CO_2 的产生。由于该措施可导致脑血管扩张，颅内压升高，外周血管扩张，血压下降等不良反应，因此禁用于颅内高压及严重心功能不全的患者。

（6）除上述预防措施外，机械通气患者还必须加强呼吸机相关性肺损伤的监测，如疑诊患者，应尽早进行影像学检查，明确诊断，一旦发生气胸，应尽早放置胸腔闭式引流，以免发展为张力性气胸。弥漫性肺损伤患者与 ARDS 表现相似，治疗亦基本相同。

（二）呼吸机相关肺炎　呼吸机相关性肺炎尚缺乏一个统一的定义，根据院内获得性感染定义的时限，目前较为一致的看法是在开始气管插管机械通气 48 小时后发生的肺炎。气管插管机械通气的患者发生肺炎的风险比普通病房的患者要高出 3~10 倍，为 9%~27%，随着机械通气时间增加，VAP 的发生率逐渐增加。前 5 天，发生率每天增加 3%，第 5~10 天，每天增加 2%，10 天以后，每天增加 1%。其死亡率较普通病房发生的院内感染（1%~4%）高数十倍，为 24%~50%，部分特殊场所或病原体更高达 76%。国内尚无准确的 VAP 发生率及病死率的流行病学资料，现有的国外资料中显示，ICU 患者医院获得性肺炎发生率约为 8%~20%，而机械通气患者较普通患者

甚至高达 10~21 倍，其发生率为 5%~67%。

VAP 的危险因素有烧伤、创伤、中枢神经系统疾病、呼吸系统疾病、心脏疾病、机械通气时间 >24 小时、证实的误吸、肌松药等。ARDS 患者较非 ARDS 患者有更高的 VAP 发生率，其发生率高达 34%~70%。

发生 VAP 的前提条件是宿主的防御功能与微生物的定植和侵入两者间的平衡遭受破坏，病原体侵入下呼吸道。口咽部病原体吸入或气管导管气囊周围细菌渗漏是细菌进入气管最重要的途径，其他途径尚包括直接吸入含有细菌的微粒、远处感染灶的血行播散、胃肠道细菌移位、多项治疗干预因素（包括使用 H_2 受体阻滞剂或制酸剂、抗生素等药物、频繁更换呼吸机管路、纤支镜、鼻胃管）等。

诊断 VAP 必须具备三要素：感染的全身及局部症状、胸部 X 片出现新的渗出病变或原有加重以及肺实质感染的细菌学证据。发烧、心动过速、白细胞增多等全身症状并不是感染的特有症状，非感染性炎症同样可以引起此类症状。如果出现感染的全身症状、脓痰及痰培养阳性而胸片没有新发渗出病变，此时应该诊断医院获得性气管支气管炎而不是 VAP。如出现渗出等阳性征象，则需与心源性/非心源性肺水肿、肺挫伤、肺不张等鉴别，单一放射学征象诊断肺炎的准确性并不高，最具有特异性的是含气支气管影征象，ARDS 患者由于其胸片表现多样性，靠胸片诊断 VAP 更加困难。由于许多 ICU 患者上呼吸道都有潜在肺部病原体定植，气管内吸引物（ETA）显微镜检和非定量培养阳性诊断肺炎特异性极差，并不有助于 VAP 诊断。ETA、保护性毛刷（PSB）或支气管肺泡灌洗（BAL）定量培养可以提高 VAP 诊断的特异性，通常 ETA 以 $10^6 CFU/ml$ 为诊断标准，PSB 以 $10^3 CFU/ml$ 为诊断标准，BAL 以 $10^4 CFU/ml$ 为诊断标准。但 ETA 培养的致病菌中，仅 40% 与肺组织培养结果相一致。虽然 ETA 定量培养有助于 VAP 的诊断，但仍不能根据气管内分离的细菌推测肺内的致病菌。PSB 与 BAL 均可直接看到气道，可以在胸片上显示的浸润影区域直接取样，有较好的敏感性和特异性。已有研究证实支气管镜细菌学方法可以减少抗生素的使用和 14 天死亡率。就 PSB 和 BAL 而言，其临床意义相当，但很多研究者偏爱 BAL，其可能原因有：BAL 敏感性更高，更易于在培养结果前选择经验性抗生素治疗，对危重患者来讲危险也更低，花费更少，且可以为诊断其他类型的感染提供线索。但需要注意，如果回吸量太少时，其可能只是支气管而不是肺泡的稀释液，从而导致假阴性结果，在重度 COPD 的患者尤为明显，所以这类患者最好使用 PSB。疑诊 VAP 患者使用抗生素后不管使用何种采样方法进行肺部分泌物培养均会引起大量假阴性结果，因此采样必须在使用抗生素前进行。

目前，VAP 的治疗仍是一个十分困难的问题。首先，确诊 VAP 非常困难，其次，目前多数研究仍以气道分泌物培养作为微生物分析的样本来源，准确性差，目前也缺乏感染部位直接采样技术来判断抗生素能否根除微生物。

由于 VAP 导致 ICU 患病率、死亡率、机械通气时间、ICU 滞留时间、治疗费用增加等多种不利，预防 VAP 已经成为重症医学面临的一大挑战，相关的研究也不断涌现。

首先需要强调的仍然是传统的感染控制措施。与机械通气相关的特异性预防措施则包括：保持患者半卧位,使用振荡翻身床,声门下吸引气管导管气囊上分泌物,不需要频繁更换呼吸机管路,最后使用空肠喂养,避免使用不必要的抑制胃酸分泌的药物,可使用选择性消化道脱污染。

九、无创正压通气

无创通气无须通过有创人工气道将呼吸机与患者连接并为之提供通气支持。早在 20 世纪 20 年代就有"铁肺"用于脊髓灰质炎的报道。直到 1952 年哥本哈根脊髓灰质炎大流行时观察到使用有创正压通气设备时存活率改善后,有创正压通气使用越来越广,但直至 20 世纪 80 年代中期,负压呼吸机仍是治疗慢性呼吸衰竭的主流。自 20 世纪 80 年代初将经鼻 CPAP 用于治疗睡眠呼吸暂停综合征后,人们发现鼻罩是一种十分便利的辅助通气连接方式,从此无创正压通气(non invasive positive pressure ventilation, NIPPV)迅速取代了负压通气用于治疗慢性呼吸衰竭,而且其适应证扩大到急性呼吸衰竭,在 ICU 机械通气患者中使用比率也达到 21% 以上。而且,由于无创通气可以避免气管插管/气管切开相关的并发症,并保留患者正常的吞咽、谈话和咳嗽等正常生理功能,易于实施和拆除,允许间歇性使用,且增加患者的舒适感,减少了镇静肌松剂的使用,在危重病治疗中使用无创正压通气越来越引起大家的重视。有报道 1997 年法国 42 家 ICU 中将无创正压通气作为急性呼吸衰竭一线治疗的比率高达 16% ,五年后再次调查,这一比率已经上升至 52% 。本节仅介绍无创正压通气。

（一）无创通气的适应证与禁忌证　在 ICU 及其他急性疾病环境中,多种病因所致呼吸衰竭均可考虑使用无创通气,总体可以分为两类:气道阻塞性疾病及低氧性呼吸衰竭(表 12-4-8)。

表 12-4-8　无创通气的适应证

气道阻塞疾病	低氧性呼吸衰竭
COPD	ARDS
支气管哮喘	肺炎
囊性纤维化	创伤/烧伤
阻塞性睡眠呼吸暂停与低通气综合征	急性心源性肺水肿
轻度的上气道阻塞(如呼吸睡眠暂停综合征患者)	限制性肺疾病
	术后呼吸衰竭
	拒绝气管插管患者

无创通气是 COPD 的常用辅助手段,可以作为 COPD 序贯治疗的重要组成部分。COPD 急性加重(AECOPD)是患者入院和转入 ICU 的常见原因,其临床表现特征为呼吸困难加重、支气管炎症状、伴随低氧和高碳酸血症的浅快呼吸,甚至发展为右心功能衰竭和肺性脑病。其主要病理生理改变为气道阻力增加;动态过度充气致内源性 PEEP

(PEEPi)形成;肺气肿致使胸廓顺应性下降,膈肌低平,收缩乏力,最终导致呼吸功增加,呼吸肌疲劳,通气不足。NIPPV 利用外源性 PEEP 对抗 COPD 患者的 PEEPi,降低呼气末残气量,降低气道阻力,改善胸肺顺应性,同时通过同步压力支持辅助患者通气,增加潮气量的同时降低吸气努力,两者均可降低呼吸功,增加肺泡通气,改善动脉血二氧化碳分压和 pH 值,已有大量研究证实无创正压通气可以改善中重度 AECOPD 患者的临床症状、降低插管发生率、患病率和死亡率,缩短住院时间。但是,如果在开始实施 NIPPV 时患者 pH 值越低、精神状态已显著恶化、并存其他疾病或有一个高的疾病严重程度评分,则意味着其失败率增加。因此我们一旦决定应该尽早实施无创通气。另外,在实施无创通气时加用氦-氧混合气体能进一步改善呼吸功和气体交换。

目前,有限的证据证实无创通气可试用于支气管扩张剂无效的哮喘急性发作患者,并且建议联合使用持续雾化吸入和氦-氧混合气体吸入。也有报道无创通气可用于终末期囊性纤维化呼吸衰竭急性期以等待肺移植。也有有关使用无创通气联合持续雾化或吸入和氦-氧混合气体治疗拔管后声门水肿这类上气道阻塞的报道,但都必须在严密的监测下实施。

无创通气治疗低氧呼吸衰竭患者同样有降低插管率、缩短住院时间、减少感染并发症发生等优点,也有降低死亡率的趋势。但是由于导致低氧性呼吸衰竭的病因不同,NIPPV 对各种疾病的疗效并不完全一致,已有研究证实 NIPPV 用于疾病严重程度相对较低的患者时可以增加其成功率,所以将 NIPPV 用于低氧性呼吸衰竭时需要仔细甄别患者的原发疾病是否是其适应证,并判断疾病的严重程度是否适合进行无创通气。

无创通气还可用于治疗心源性肺水肿。由于无创正压通气既辅助通气,又可以增加胸膜腔内压减少静脉回流,降低左心室前负荷,减少分流,改善动脉氧合和呼吸困难,因此 NIPPV 可以同时减少呼吸做功和改善非前负荷依赖性心源性肺水肿患者的心功能。现有研究都证实无论 CPAP 或 PSV+PEEP 模式用于治疗心源性肺水肿都可缓解临床症状,改善氧合,减少气管插管,且后者起效更快。但从两种模式获益的主要是那些有明显的高碳酸血症和酸中毒的患者,且有研究发现使用 PSV+PEEP 治疗心源性肺水肿时心肌梗死更加常见,因此冠心病患者使用任一模式无创通气均需要严密监测。近来也有双水平正压通气成功用于治疗心源性肺水肿的报道,且不增加心肌梗死发生率。

免疫抑制患者发生低氧性呼吸衰竭也可使用无创通气。由于无创通气的一个主要优点就是减少感染并发症的发生,使用有创机械通气将显著增加免疫抑制患者医院获得性感染的风险,这类患者发生低氧性呼吸衰竭后使用 NIPPV 将可能获益。已经证实实体器官移植、血液系统恶性肿瘤、中性粒细胞减少等免疫抑制患者,尤其是重度免疫抑制患者使用无创通气能减少气管插管、感染性并发症,缩短住院时间,降低死亡率。患卡氏肺孢子虫肺炎的 HIV 感染患者使用无创通气也有相似益处。总之,对发生低氧性呼吸衰竭的免疫抑制患者,可以选择无创通气并尽早实施。

无创通气用于重症肺炎患者时需要谨慎。已有证据证实 COPD 患者发生重症社区获得性肺炎后使用无创通气有效,但非 COPD 肺炎患者无创通气疗效不一。因此,对于重度 CAP 患者是否使用无创通气主要取决于自身经验和监测条件。ALI 和 ARDS 早期也可以试用无创通气,但应限于氧合损害轻、血流动力学稳定、无其他器官受累的患者,且应严密监测。无创通气也可用于术后呼吸衰竭患者。对于那些处于氧合边缘状态而又需要支气管镜检的患者,也可以使用 CPAP 和 PSV+PEEP 进行氧合和通气支持。

无创通气的禁忌证一般包括:心肺复苏、血流动力学不稳定、呼吸暂停或即将发生呼吸暂停、未控制的上消化道出血、不能控制的呕吐、不能保护上呼吸道或清除气道分泌物、多器官衰竭,不合作、不能耐受面罩的患者。

(二) 无创通气的实施 无创通气的成功实施很大程度上取决于病例的选择,使用无创通气的目的是帮助患者渡过急性呼吸衰竭,为治疗可逆性疾病创造时间,以期避免有创通气及其相关并发症。除把握好前述适应证外,还必须掌握几条原则:首先,应尽早实施,尽量在呼吸衰竭初期即开始。其次,要识别患者可能从中获益的一些预测因素,包括较低的疾病严重程度,较低的 APACHE 评分;神志清楚;遵从指令,能与呼吸机配合;气道分泌物少;气密性好,漏气少;高碳酸血症和酸中毒不太重;开始 2 小时内氧合、呼吸频率和心率即得到改善。通常无创通气具体可以分作两步来实施:①通过临床表现和血气分析判断患者是否需要通气支持,一般轻度呼吸窘迫和气体交换功能受损都可通过常规治疗得到缓解,主要是针对中重度呼吸衰竭患者;②判断患者有无实施无创通气的禁忌证。

实施无创正压通气的设备包括呼吸机、人机连接器。多种呼吸机均可以用于无创正压通气,其中涡轮呼吸机是专为无创通气设计的。大部分标准重症治疗呼吸机也可以用于无创正压通气,涡轮呼吸机都具有专为无创通气设计的漏气补偿功能,它可以减少呼吸机触发不良,漏气不仅容易引起自动切换,而且可以影响吸气向呼气的转换。

无创通气的模式主要有 CPAP、压力限制通气(PSV、PCV)和容量限制通气。初始的通气设置,压力限制模式时,初始压力一般设定在较低点以便患者能够接受,常见为吸气压设定在 10 ~ 12cmH$_2$O,PEEP 设定在 4 ~ 5cmH$_2$O,根据需要可以逐步上调。容量设置较有创通气要高,为 10 ~ 15ml/kg,主要目的是补偿漏气。

患者与呼吸机的连接方式主要包括面罩和鼻罩,鼻罩由于保留患者进饮食、谈话、吐痰等功能,比面罩有更好的耐受性,但由于使用鼻罩时会出现口腔漏气,影响通气效果,而且促进人机不同步,不适感增加,所以 ICU 患者更偏好使用面罩通气,尤其是在患者睡觉时或需要适当镇静时。但面罩也会导致鼻部皮肤压伤、漏气导致结膜炎、呼出气体再吸入、患者恐惧感、不适感等。为了使面/鼻罩更加能够适合每个患者,通常需要准备各种类型和不同型号的面/鼻罩以供选用。选择合适的面罩后,用头带将其固定在头部,固定时应使用最小的力量达到最小漏气,同时

保证患者的舒适性。

与有创通气一样,无创通气时需要注意吸入气体氧浓度和吸入气的湿化。无创通气时需要监测脉搏氧饱和度来调定吸入氧流量或浓度,部分双水平呼吸机和重症治疗呼吸机具有空氧混合器,可以直接调节吸入氧浓度,而其他呼吸机只有通过调节吸入氧流量来实现,这类呼吸机很难达到高吸入氧浓度,在低氧性呼吸衰竭患者建议使用装备有空氧混合器的呼吸机。为了避免鼻腔和口咽腔干燥,当通气超过数小时时就需要使用湿化器。

开始无创通气后,患者需要在 ICU 或专科监护室进行严密监测,待病情稳定后方可转入普通病房。监测的目的是判断治疗是否达标:症状改善、降低呼吸功、改善/稳定气体交换、良好的人机同步性和患者的舒适感。如果初始 1 ~ 2 小时内呼吸频率和心率下降,氧饱和度、pH 值、二氧化碳分压改善,腹式呼吸减少,一般意味着成功概率较高。如果缺乏这些表现,则需要调整,进一步检查面罩气密性,改善人机同步性,提高支持力度等,如果调整后数小时内仍未改善,就需要考虑无创通气失败,尽快插管改作有创通气,以免延误插管,增加患病率及死亡率。在无创通气过程中,适当应用镇静镇痛药物可减轻患者的焦虑和不适感,部分缓解幽闭恐惧症,有利于无创通气的顺利实施。但应用镇静镇痛药物期间,必须密切关注患者神志状况和自主咳痰情况,保证气道通畅,避免痰堵窒息。

(三) 无创通气的并发症 虽然无创通气较有创通气有许多优势,但它也存在风险及并发症。无创通气的并发症与无创通气系统本身的特点、面罩等相关。

与面罩相关的常见并发症主要包括面部不适感、鼻梁部红斑、溃疡等。避免措施主要有正确放置和贴合面罩,在鼻部使用人工皮肤,使用新式的更加柔软的硅胶密封面罩改善这些问题。

与设置压力和气流相关的并发症有面罩漏气所致结膜刺激症状、压力过高所致耳痛,重置面罩或降低吸气压力可能会有所帮助,高速气流导致口鼻干燥,此时多数都存在经口漏气。因此,首先仍是改善漏气,除此还可以使用润滑剂、加温湿化器等也会有一定作用。胃胀气发生率较低,一般面罩压力<25cmH$_2$O 应该是安全的,可以降低支持压力,同时使用西甲硅油治疗。

人机不同步是另一常见并发症,人机不同步损害无创通气降低呼吸功的功能,有可能导致通气失败。不同步可能为患者本身躁动所致,此刻可以谨慎予以镇静剂,也可能由于呼吸机触发不足或漏气导致呼吸机不能感知呼气开始,对此应该调整面罩,使用具有限制最大吸气时间的通气模式。总之,我们应该尽最大的努力保证无创通气中每一个技术问题得到解决,如果仍然通气失败,则应及早改行气管插管有创通气。

(秦英智 隆云)

主要参考文献

[1] 杜微,刘大为,石岩,等. 高频振荡通气的机制与临床应用. 中国危重病急救医学杂志,2010,22(7):443-446.

[2] Mentzelopoulos SD, Malachias S, Zintzaras E, et al. Intermittent recruitment with high-frequency oscillation/tracheal gas insufflation in acute respiratory distress syndrome. Eur Respir J, 2012, 39(3): 635-647.

[3] Gupta P, Green JW, Tang X, et al. Comparison of high-frequency oscillatory ventilation and conventional mechanical ventilation in pediatric respiratory failure. JAMA Pediatr, 2014, 168(3): 243-249.

[4] Ferguson ND, Cook DJ, Guyatt GH, et al. High-frequency oscillation in early acute respiratory distress syndrome. N Engl J Med, 2013, 368(9): 795-805.

[5] Lovas A, Németh MF, Trásy D, et al. Lung recruitment can improve oxygenation in patients ventilated in continuous positive airway pressure/pressure support mode. Front Med(Lausanne), 2015, 2: 25.

[6] Das A, Cole O, Chikhani M, et al. Evaluation of lung recruitment maneuvers in acute respiratory distress syndrome using computer simulation. Crit Care, 2015, 19: 8.

[7] Tusman G, Groisman IE. Fiolo F, et al. Noninvasive monitoring of lung recruitment maneuvers in morbidly obese patients: the role of pulse oximetry and volumetric capnography. Anesth Analg, 2014, 118(1): 137-144.

[8] Sutherasan Y, Vargas M, Pelosi P. Protective mechanical ventilation in the non-injured lung: review and meta-analysis. Crit Care, 2014, 18(2): 211.

[9] Mehta S, Cook DJ, Skrobik Y, et al. A ventilator strategy combining low tidal volume ventilation, recruitment maneuvers, and high positive end-expiratory pressure does not increase sedative, opioid, or neuromuscular blocker use in adults with acute respiratory distress syndrome and may improve patient comfort. Ann Intensive Care, 2014, 4: 33.

[10] Godet T, Constantin JM, Jaber S, et al. How to monitor a recruitment maneuver at the bedside. Curr Opin Crit Care, 2015, 21(3): 253-258.

[11] Kallio M, Peltoniemi O, Anttila E, et al. Neurally adjusted ventilatory assist (NAVA) in pediatric intensive care—a randomized controlled trial. Pediatr Pulmonol, 2015, 50(1): 55-62.

[12] Berger D, Bloechlinger S, Takala J, et al. Heart-lung interactions during neurally adjusted ventilatory assist. Crit Care, 2014, 18(5): 499.

[13] Ducharme-Crevier L, Beck J, Essouri S, et al. Neurally adjusted ventilatory assist(NAVA) allows patient-ventilator synchrony during pediatric noninvasive ventilation: a crossover physiological study. Crit Care, 2015, 19: 44.

[14] Piastra M, Luca DD, Costa R, et al. Neurally adjusted ventilatory assist vs pressure support ventilation in infants recovering from severe acute respiratory distress syndrome: Nested study. J Crit Care, 2014, 29(2): 312.

e1-e5.

[15] Schmidt M, Kindler F, Cecchini J, et al. Neurally adjusted ventilatory assist and proportional assist ventilation both improve patient-ventilator interaction. Crit Care, 2015, 19: 56.

第五节　辅助呼吸治疗技术

在重症患者,由于分泌物产生增加、咳嗽反射受损、无力及疼痛等因素导致了分泌物集聚在中心及外周气道而不能有效清除,气管插管进一步阻止了咳嗽时声门的关闭,促进了分泌物的潴留,重症患者支气管树的纤毛数量减少、功能下降,所有这些因素最终导致了误吸、肺不张、感染的风险增加。辅助呼吸治疗技术旨在预防和治疗这些呼吸系统并发症,这些技术涵盖了从体位引流、痰液吸引等简单问题到胸部物理治疗、药物雾化吸入等较复杂的技术。

一、促进气道清洁的技术

（一）**胸部叩击和胸部震颤**　胸部叩击是将手指并拢,手掌呈杯状,双手交替对胸部病变部位进行节律性叩击,叩击时产生的压缩空气释放能量,通过胸壁传导至肺部,促进黏附于气管壁的痰液松动,并利于分泌物向外排出。胸部震颤是将手掌放在患者胸部表面,在患者呼气时,操作者手掌快速、小幅度沿肋骨方向颤动,轻压患者胸部,震动频率可达 200 次/分以上。除促进痰液松动和清除外,还可促使呼气相肺内气体呼出。现在已经开发出高频胸部震荡仪,其效果与手动相似,但可节约医务人员人力。通常胸部叩击和胸部震颤联合使用。其中胸部叩击的禁忌证为恶性肿瘤骨转移、全身出血倾向、脓胸未引流以及容易发生骨折的高龄患者。

（二）**体位引流**　体位引流利用重力作用,促进气道分泌物流动,有利于分泌物排出。同时体位引流还可通过改善重力依赖肺区的通气/血流比例改善氧合,30°半卧位还可减少误吸及 VAP 的发生。对于每天的痰液量超过 25～30ml、正常气道清洁功能受损的患者,即可实施体位引流。常见疾病包括 COPD、肺炎、肺脓肿、囊性纤维化等,均有指征行体位引流。肺脓肿患者引流时要注意防止脓液污染健侧支气管。体位引流需要根据病变部位选择引流体位,上肺采用半坐位,下肺多采用俯卧位、头低脚高位,中叶多采用侧卧位。因体位引流可能影响循环,影响颅内压,这类患者进行体位引流应注意避免导致颅压升高的体位。

（三）**气道内吸引**　联合其他促进分泌物自外周气道移向中心气道的技术,气管内吸引是一种有效的气道清洁技术。可以选择断开呼吸机直接吸引,或使用封闭式吸痰管吸引,后者产生交叉感染的机会更少,发生医院获得性肺炎的风险更低。长时间吸引容易发生低氧血症,因此每次吸引时间应限制在 15 秒以内,吸痰前应先预充氧。

（四）**纤维支气管镜吸痰**　纤支镜可以在直视下检查气道并吸引特殊部位痰液,可以作为治疗肺不张或清除分泌物的辅助治疗,其治疗肺不张的有效率为19%~89%,通常治疗肺叶不张较亚段不张更加有效。由于纤支镜检吸痰是一项有创性操作,操作过程中需要使用镇静剂,可能引起颅内压升高、低氧血症、心律失常及血流动力学紊乱等不良反应,因此,除用于某些特殊情况外,一般不推荐作一线治疗。

(五)膨肺治疗　膨肺治疗是指用呼吸球囊给患者高潮气量膨肺,通常是缓慢膨肺使1.5~2倍的潮气量或使气道峰压达到40cmH$_2$O,并在吸气末维持吸气暂停,然后迅速呼气,膨肺治疗也可以通过呼吸机实施。膨肺治疗的目的是促使不张的肺区复张,改善氧合和分泌物清除能力。

其他促进气道清洁的技术还包括连续翻身、咳嗽训练、呼气末正压治疗等。其主要目的都是促进气道分泌物引流,改善氧合及肺顺应性,预防VAP及肺不张。

二、雾化吸入治疗

药物雾化治疗是一种将药物直接输送至肺的有效方法。其优点为直接将药物输送和作用于病变部位,并且可以在局部形成高浓度药物环境。雾化装置分喷射雾化器和定量雾化吸入器(MDI)两类,两者具有相似的疗效,喷射雾化器通过高速气流将含有药物的药液雾化成为小的吸入微粒,也可以使用超声雾化器产生雾化颗粒。在自主呼吸的患者,喷射雾化器有大约50%的雾化颗粒在1~5μm的范围,可以进入下呼吸道,最终大约10%的药物可以进入下呼吸道发挥效应;在机械通气的患者,到达下呼吸道的药物从1%~15%不等,变化较大。MDI则通过特殊装置产生1~2μm的微粒,如果联合储雾罐可明显增加药物到达下呼吸道的比例,且MDI具有简单、便携、便宜的特点。

影响雾化药物在机械通气时输送效果的因素首先是雾化器的位置,通常雾化器必须安置在呼吸环路吸气回路上,气道湿化会加重药物在呼吸环路的沉降,减少雾化颗粒到达下呼吸道的剂量,吸气流速、潮气量、气管内导管直径均可以影响雾化药物到达远端吸道的剂量。

最常使用的雾化药物是支气管扩张剂及糖皮质激素,β$_2$受体激动剂及M胆碱受体阻滞剂是两类常用的支气管扩张剂,黏液溶解药也是常用的雾化药物,在囊性纤维化等少数慢性感染患者,也可以将抗生素雾化吸入减少痰液的细菌浓度,但在急性感染患者、机械通气患者,雾化吸入抗生素对临床预后并无明显影响。

重症患者,尤其是机械通气患者,肺部疾病及并发症十分常见,现有的许多辅助呼吸治疗技术可以用于治疗这些肺部疾病并预防并发症发生。胸部物理治疗、体位引流、吸痰及雾化吸入等技术简便易行,成本低廉,可以广泛使用。

(康　焰)

主要参考文献

[1] 俞森洋. 现代机械通气的理论和实践. 北京:中国协和医科大学出版社,2000.
[2] 朱蕾. 机械通气. 2版. 上海:上海科学技术出版社,2007.
[3] Fink MP,Abraham E,Vincent JL,et al. Textbook of Critical Care. 5th ed. Philadephia:WB Saunders,2005.
[4] Hall JB,Schmidt GA,Wood LDH. Principle of critical care. 3rd ed. New York:McGraw-Hill,2005.

第 13 章

重症血液净化技术

重症血液净化(critical care blood purification, CCBP)是涉及血液净化治疗的多个专业学科与重症医学之间的交叉学科,它是将各个专业学科理论、血液净化技术与重症医学的救治理论和监测技术有机结合起来,研究如何使用各种不同的血液净化技术来治疗重症疾病、改善重症患者预后的一门科学。重症血液净化技术是重症医学常用的一种治疗方法,它是把重症患者的血液引出身体外并通过一种或几种净化装置,除去多余的水分和(或)某些致病物质,实现容量平衡和内环境稳定,从而达到治疗疾病和改善预后的目的。重症血液净化技术虽然源于肾脏替代治疗(RRT),但又有别于传统的肾脏替代治疗,在其不断发展和成长过程中,逐渐烙上了重症医学的理念和特征。重症血液净化治疗的范围已远远超过了肾脏病领域,成为各种重症救治中的重要支持技术。

常见的重症血液净化技术包括:连续性肾脏替代治疗(CRRT)、血液灌流、血浆吸附、血浆置换、双重血浆置换、联合血浆滤过吸附以及一些人工肝技术。其中CRRT是重症患者最常用到和最重要的血液净化技术,成为重症血液净化技术的基石。为了方便学习和培训,我们将由单一原理或技术构成的血液净化技术称之为基本技术,如血液透析、血液滤过、血液灌流、单重血浆置换等;而将不同原理或不同方式的技术组合或杂合在一起的复合血液净化技术称为集成技术。常用的集成血液净化技术包括连续性静静脉血液透析滤过(CVVHDF)、维持低效每日透析(SLEDD)、血液灌流+CRRT、血浆吸附(PP)、联合血浆滤过吸附(CPFA)、双重血浆置换(DFPP)以及一些高级人工肝技术。

本章我们对重症血液净化技术的分类、重症血液净化基础、连续性肾脏替代治疗和集成血液净化技术分别进行介绍。

第一节　重症血液净化技术的分类

重症血液净化技术是重症医学常用的一种治疗方法,它是把重症患者的血液引出身体外并通过一种或几种净化装置,除去多余的水分和(或)某些致病物质,重建并维持容量平衡和内环境稳态,从而达到治疗重症疾病和改善预后的目的。

我们可以将重症血液净化技术分别按照治疗目的、血液净化原理和形式、治疗的连续性、技术的复杂程度及体外血液循环的动力进行分类。

一、按治疗目的分类

1. 肾脏替代治疗(RRT)/肾脏支持技术　这是最常用到的重症血液净化技术。在1977年Kramer发明连续性动静脉血液滤过之前,人们采用血液透析技术(IHD)或腹膜透析技术(PD)来治疗急性肾衰竭。在1980年之后,连续性肾脏替代治疗(CRRT)技术不断完善,逐渐成为治疗重症急性肾损伤的主要治疗方式,而IHD主要用在治疗慢性尿毒症患者的肾脏替代治疗。目前急性肾损伤的治疗理念已经从肾脏替代转变为肾脏支持,并从单一的肾脏替代转变为对全身的器官支持(multi-organ support therapy, MOST)。因此,我们在重症AKI的血液净化治疗方式、时机等方面都有别于传统的肾脏替代技术。CRRT与IHD相比,在血流动力学及渗透压改变方面有明显的优势,因此更加适合血流动力学不稳定或合并脑水肿的重症AKI患者。由于CRRT要求相对较高,近年来,有一些研究表明,用SLEDD来治疗重症AKI患者可以减少花费和持续抗凝引起的并发症,并降低医护人员的工作量。

2. 人工肝技术　除了AKI之外,ICU也会经常收治一些急性肝损伤/急性肝衰竭的患者。这类患者所需的血液净化技术不完全与RRT相同。肝衰竭除了有小分子的代谢产物蓄积外,还会有较多与蛋白结合的毒素和代谢产物蓄积。因此,人工肝技术当中,除了有能去除小分子毒素的透析/血液滤过技术,还应该包含能去除与蛋白结合毒素的血液净化技术,如:血浆置换、吸附技术、白蛋白透析技术等。目前,在发达地区和国家,常采用将上述技术集成在一起的技术来治疗急性肝衰竭,如分子吸附再循环系统(MARS)、成分血浆分离吸附技术(FPSA,如Prometheus系统)。但由于上述设备成本较高,单次治疗费用也很昂贵,我国大多数ICU尚不具备做这种人工肝的条件,可根据患者病情灵活选用CRRT、血浆置换、胆红素吸附等单一技术组合的方式进行人工肝治疗。而且并非所有肝衰竭患者都适合做MARS或Prometheus治疗,对于凝血功能极差的肝衰竭患者,应该首先考虑血浆置换治疗或血浆透析滤过治疗(PDF)。对于单纯高胆红素血症的肝损伤患者,行胆红素吸附治疗即可,没必要做更加复杂的人工肝技术。

3. 中毒相关的血液净化技术　药物或毒物中毒也是ICU经常会遇到的疾病。除了催吐、洗胃、导泻、利尿等常规治疗外，血液净化治疗在中毒的救治中起关键作用。血液灌流、血液透析及CRRT是中毒救治常用的血液净化技术。血液透析技术或CRRT技术主要用于与蛋白结合率较低的水溶性药物或毒物中毒；而血液灌流技术可用于与蛋白结合率高或脂溶性的药物或毒物中毒。此外，血浆置换、血浆吸附或血浆透析滤过等技术也可用于与蛋白结合率高或脂溶性药物或毒物中毒。

4. 免疫相关的血液净化技术　很多疾病的发病与抗体或免疫复合物相关，如重症肌无力、吉兰-巴雷综合征、系统性红斑狼疮、脏器移植后的免疫排斥反应等。这些疾病的治疗方法主要有激素、免疫抑制剂或免疫球蛋白等；对于药物治疗无效的患者，可以考虑采用血液净化治疗清除致病性抗体或免疫复合物。由于抗体/免疫复合物的分子量一般较大，如：IgG在16万道尔顿，IgM在96万道尔顿，血液透析技术和CRRT无法清除，常需要采用免疫吸附、双重血浆置换或单重血浆置换技术来进行治疗。

5. 脓毒症相关的血液净化技术　脓毒症（sepsis）是致病微生物侵入人体，引起炎性细胞因子大量释放，产生细胞因子风暴，从而导致细胞和器官功能损伤的病理过程。由于严重脓毒症和感染性休克的死亡率较高，除采用抗生素、早期集束化治疗外，近十多年来，人们一直热衷于尝试用血液净化的方法来治疗脓毒症。很多小型的研究提示CRRT，特别是高容量CRRT能够清除脓毒症时的炎性细胞因子，改善血流动力学。而最近的一项多中心RCT的结果提示高容量血液滤过并不能改善感染性休克患者的预后。该研究阴性结果的原因可能在于高容量血液滤过引起抗生素、营养素、维生素和微量元素等的过度消耗；另一方面，单纯对流模式清除细胞因子的能力有限，分子量在3万道尔顿以上的细胞因子和内毒素在该模式下清除得很少。因此，目前人们研究的热点转向以吸附为主的血液净化方式或CRRT联合吸附的方式。虽然也有阴性的研究结果，目前多数内毒素吸附的研究报道提示内毒素吸附治疗能够改善感染性休克患者的血流动力学和预后。此外，有研究表明，改善CRRT膜的吸附性能，或在CRRT管路上串联血浆吸附（即CPFA）可能会增加细胞因子的清除，从而改善预后。

6. 降脂技术　高脂血症胰腺炎是急性重症胰腺炎中的一种，这类患者血中的甘油三酯一般高于正常5~10倍甚至更多，降脂药物往往不能迅速使血脂水平降到较低水平，常常需要采用血液净化的方法进行降脂治疗。由于低密度脂蛋白和乳糜微粒的分子量在数十万至数百万道尔顿以上，CRRT和血液透析无法有效降脂，临床可采用血浆置换或专门的吸附技术对血脂进行清除。

起初人们采用普通单重血浆置换技术清除血脂，但由于血浆置换是非选择性地清除血浆中的所有成分，需要大量的外源性血浆进行补充，目前越来越多地被其他方法所替代。DFPP可以看做是一种部分血浆置换，只清除包括脂蛋白在内的大分子血浆蛋白，而将白蛋白等小分子血浆蛋白还回体内，可以大大减少所需的外源性血浆，甚至不需要外源性血浆，是目前临床上比较受欢迎的一种降脂方法。还有几种高选择性的血液净化降脂技术，包括利用抗LDL或Lp(a)抗体的免疫吸附法（IA）；硫酸右旋糖酐纤维素吸附系统（DSA）；肝素介导体外低密度脂蛋白沉淀系统（HELP）；全血灌注聚丙烯酰胺脂蛋白吸附法（DALI）等，可以根据具体情况选用。

二、按血液净化的原理和形式分类

1. 血液滤过技术　血液滤过技术主要利用对流原理清除溶质，即依靠膜两侧的压力差，使溶质从压力高的一侧向压力低的一侧流动。血液滤过清除的溶质大小取决于所采用的血滤器/透析器的膜的孔径大小，主要清除小于其标称的截留分子量的溶质。血液滤过器膜的截留分子量一般在3万道尔顿左右；而血液透析膜的截留分子量一般<5000道尔顿；高通量透析器膜的截留分子量介于上述两者之间；高截留分子量膜能清除的溶质可达5万道尔顿以上或更高。以血液滤过为主要工作方式的治疗技术有CRRT中的连续静静脉血液滤过（CVVH），也称作连续性血液滤过（CHF）、缓慢持续超滤（SCUF）等。CRRT中的连续静静脉血液透析滤过（CVVHDF），也称连续性血液透析滤过（CHDF），及间歇性血液透析（IHD）治疗中的血液透析滤过（HDF）也都用到血液滤过技术。

2. 血液透析技术　血液透析技术主要利用弥散原理清除溶质，即依靠膜两侧的浓度差，使溶质从浓度高的一侧向浓度低的一侧流动。血液透析所能清除的溶质大小也取决于所采用的血滤器/透析器的膜的截留分子量。以血液透析为主要工作方式的治疗技术有间歇性血液透析（IHD）、维持低效每日透析（SLEDD）、CRRT中的连续静静脉血液透析（CVVHD），也称连续性血液透析（CHD）等。CRRT中的连续静静脉血液透析滤过（CVVHDF），也称连续性血液透析滤过（CHDF）、及间歇性血液透析（IHD）治疗中的血液透析滤过（HDF）也都用到血液透析技术。此外，还有一些广义的透析技术，如人工肝技术中的白蛋白透析技术可以看做是一种白蛋白辅助的特殊的透析技术，用来清除与白蛋白结合的溶质；ECMO和ECCO$_2$R可以看做是针对气体溶质O$_2$和CO$_2$的透析技术，用来改善机体氧合和清除CO$_2$。

3. 灌流/吸附技术　灌流/吸附技术主要利用吸附技术来清除溶质。非特异性吸附技术所能清除的溶质范围比较广，包括大中小分子，其中以中分子溶质为主，对于黏附性较强的大分子或带有苯环的小分子溶质（如百草枯）也有较强的吸附作用。免疫吸附是利用抗原抗体反应或特殊的理化性质将某种特定溶质吸附到吸附柱载体上的高选择性特异性吸附。以吸附为主要工作方式的血液净化技术包括血液灌流（HP）、血浆灌流吸附（PAP）和免疫吸附（IA）等。很多集成技术中均含有吸附技术，如联合血浆滤过吸附（CPFA）、MARS、FPSA、HP + CRRT等。CRRT滤膜或IHD透析膜也有一定的吸附作用，但若利用其吸附作用来清除溶质，吸附饱和后，膜的对流和弥散功能将明显下降。

4. 血浆分离技术/血浆成分分离技术　血浆分离技术是指用血浆分离器将血浆从血中分离出来的技术;而血浆成分分离技术是用血浆成分分离器进一步将血浆中的大分子蛋白与小分子蛋白分离开来的技术。从本质上来讲血浆分离技术和血浆成分分离技术均利用了对流的清除原理,只不过其清除/分离的溶质为分子量较大的血浆蛋白。血浆置换、血浆吸附等治疗中均含有血浆分离技术;FPSA、白蛋白置换、PDF 等治疗中均含有血浆成分分离技术;而 DFPP 治疗中既有血浆分离技术,又有血浆成分分离技术。

三、按治疗的连续性分类

1. 连续性技术　连续性技术一般指治疗持续时间超过 24 小时,主要指 CRRT。CRRT 包括 SCUF、CVVH、CV-VHDF 和 CVVHD 四种模式。重症患者常并发急性肾损伤,由于 CRRT 具有血流动力学稳定、对内环境影响小等优点,目前成为重症 AKI 患者肾脏替代治疗的主要方法。可以说 CRRT 是重症血液净化技术的基石,重症医学科医护人员应该像使用呼吸机一样完全掌握这种血液净化技术,根据患者病情选择恰当的 CRRT 模式、时机和剂量,学会制订个体化的血液净化方案。

连续性技术在实施过程中若发生中断,如滤器凝血,在需要 CRRT 的原发疾病没有解除的情况下,应更换管路和滤器继续进行治疗。但如果病情允许,连续性技术应及时转换成间歇性技术,以节约成本和花费。

2. 间歇性技术　间歇性技术一般一次治疗数小时,如 IHD 每次治疗 3~4 个小时;SLEDD 每次治疗 8~12 小时;血液灌流每次 2 个小时左右;血浆吸附/免疫吸附每次 2~4 个小时;血浆置换每次 2 个小时左右;双重血浆置换每次 2~5 个小时;MARS、FPSA、CPFA 每次 7~8 小时。

也有一些治疗既包含连续性技术,也包含间歇性技术,如 HP+CRRT、CRRT+血浆置换等。两种技术可以序贯进行,也可以串联在一起同时进行。

四、按技术的复杂程度分类

1. 基本技术　基本血液净化技术是由单一原理或技术构成的,相对简单和容易实施。如血液透析技术(IHD 或 CVVHD)、血液滤过技术(SCUF 或 CVVH)、血液灌流技术(HP)、单重血浆置换技术(PE)等。

2. 集成技术　由于重症疾病的复杂性和多因性,单纯使用一种血液净化方式有时达不到治疗效果。随着血液净化技术的不断发展,出现了将两种或两种以上血液净化方式用于同一个患者身上的治疗方法,即集成血液净化技术。集成血液净化技术是在血液滤过、血液透析、血液灌流、血浆置换等单一技术的基础上,将不同原理或不同方式的技术组合或杂合在一起的复合血液净化技术。常用的集成技术包括维持低效每日透析、CVVHDF、血液灌流+CRRT、血浆吸附、联合血浆滤过吸附、双重血浆置换以及血浆透析滤过(plasma diafiltration,PDF)、分子吸附再循环系统(MARS)、成分血浆分离吸附技术(FPSA)等人工

肝技术,可用于急慢性肾衰竭、肝衰竭、各种毒物和药物中毒、高脂血症重症胰腺炎以及药物治疗无效的重症肌无力、吉兰-巴雷综合征、多发骨髓瘤、系统性红斑狼疮等重症患者。

五、按体外血液循环的动力分类

1. 以患者动静脉压力差为动力　1977 年,Kramer 最先发明的 CRRT 为连续动静脉血液滤过(CAVH)。即在患者的动脉和静脉分别置管引血,以患者自身动静脉压力差为动力,驱动血流经滤器进行过滤。Novalung 也是以自身动静脉压力差作为动力的一种 CO_2 去除装置。由于动静脉压力差受到患者循环情况的影响,因此 CAVH 的滤过效率并不稳定。

2. 以血泵为动力　由于以患者自身动静脉压力差为动力的血液净化方式受患者循环稳定性影响大,且不易调控,自 1980 年以来,逐渐被血泵所替代,转变为 CVVH。随着技术的进一步发展,出现了集成血泵、滤出泵和补液泵等多个泵的性能先进的床旁 CRRT 机,可以根据治疗要求,精确调整治疗剂量和液体出入量,进一步提高了治疗的效率和安全性。

近年来随着重症医学的不断发展,重症血液净化技术在很多医院的重症患者抢救中从无到有,从生疏到熟练,取得了可喜的进步,成为我们救治重症患者的有力武器。但同时也应看到,重症血液净化技术在实施过程中还存在一些问题,包括时机、方式、抗凝、液体管理等方面,尚不够规范。随着对急性肾损伤及重症疾病研究的深入,重症血液净化的理念和技术必然会被更多的重症医学医师所掌握。它的广泛应用将会成为继机械通气之后,又一个能够明显改善危重患者预后的有效手段。

(杨荣利)

主要参考文献

[1] 刘大为,杨荣利,陈秀凯,等. 重症血液净化:从理念到实践. 中华医学杂志,2012,92(45):3169-3171.

[2] Ronco C,Bellomo R. Acute renal failure and multiple organ dysfunction in the ICU:from renal replacement therapy(RRT) to multiple organ support therapy(MOST). Int J Artif Organs,2002,25(8):733-747.

[3] Cheng J,Hu S,Lu H,et al. Comparison of the therapeutic effectiveness of sustained low-efficiency dialysis(SLED) with continuous blood purification(CBP) in critically ill patients. Cell Biochem Biophys,2013,67(3):923-927.

[4] Joannes-Boyau O,Honore PM,Perez P,et al. High-volume versus standard-volume haemofiltration for septic shock patients with acute kidney injury(IVOIRE study):a multicentre randomized controlled trial. Intensive Care Med,2013,39(9):1535-1546.

[5] Antonelli M,Fumagalli R,Cruz DN,et al. PMX endotoxin removal in the clinical practice:results from the EUPHAS trial. Contrib Nephrol,2010,167:83-90.

［6］ Hassan J, Cader RA, Kong NC, et al. Coupled Plasma Filtration Adsorption（CPFA）plus Continuous Veno-Venous Haemofiltration（CVVH）versus CVVH alone as an adjunctive therapy in the treatment of sepsis. EXCLI J, 2013, 12:681-692.

［7］ 杨荣利,陈秀凯,王小亭,等. 重症血液净化:从连续肾脏替代治疗到集成技术. 中华医学杂志,2013,93（35）:2769-2771.

［8］ Bartosik W, Egan JJ, Wood AE. The Novalung interventional lung assist as bridge to lung transplantation for self-ventilating patients-initial experience. Interact Cardiovasc Thorac Surg,2011,13（2）:198-200.

第二节　重症血液净化技术的基础

一、血液净化技术的原理

不同的血液净化技术利用不同的溶质清除方式来清除致病因子,常见的溶质清除方式包括弥散、对流和吸附,也有的血液净化技术同时利用几种原理来清除溶质。

1. 弥散　弥散的动力来自半透膜两侧的溶质浓度差,可以透过半透膜的溶质从浓度高的一侧向浓度低的一侧移动,最终两侧浓度逐渐达到相等。血液透析主要通过弥散清除溶质。

弥散的速度主要取决于溶质分子自身的布朗运动,即分子的热运动。相同条件下布朗运动剧烈程度同分子的质量呈负相关,分子量越小,布朗运动越剧烈。因此,弥散机制更有利于小分子物质的清除。

2. 对流　当半透膜两侧的液体存在压力差时,液体就会从压力高的一侧流向压力低的一侧,液体中的溶质也会随之穿过半透膜,这种溶质清除机制即为对流。半透膜两侧的压力差称为跨膜压,是对流的原动力。血液滤过主要凭借对流清除溶质。

对流溶质清除的动力来自跨膜压,影响对流机制溶质清除的因素有滤过膜的面积、跨膜压、筛选系数和血流量等。中分子量物质可凭借对流予以清除。

3. 吸附　溶质分子可以通过正负电荷的相互作用或范德华力同半透膜发生吸附作用,为部分中大分子物质清除的重要途径之一。吸附作用与溶质分子的化学特性及半透膜表面积有关,而同溶质分子浓度无关。炎症介质、内毒素,部分药物和毒物可能通过滤膜的滤过和吸附两种机制清除。当吸附作用达到饱和后,清除效率也会随之下降。吸附作用达饱和的时间可能同溶质分子的特性和滤膜表面积有关。

二、透析器/滤器、灌流器、血浆分离器

透析器/滤器的基本结构有平板型和空心纤维型之分。在已有的三大类滤过膜中,纤维素膜价格低廉,但通量低、生物相容性较差,目前已基本不用;经过修饰的纤维素膜生物相容性略有改善,适用于慢性肾衰竭长期血液透析;合成膜不但生物相容性良好,而且具备高通量和高通透性特点,能最大化清除中分子物质,成为目前重症患者CRRT应用最多的膜材料。

高通量、生物相容性好的合成滤过膜应用是RRT技术的重要进展,因为滤过膜是RRT时物质交换的直接界面,是决定治疗效果和避免不良反应的关键因素。对滤过膜的要求主要包括以下几点:①无毒,无致热源,生物相容性好;②孔径均匀,有确切的截留分子量;③溶质通透性高,又能保留白蛋白;一般认为,超滤系数（Kuf）≥20ml/（mmHg·h）,尿素清除率>100ml/L,β_2微球蛋白清除率>2.0ml/min的滤器为高通量滤器;④高分子材料制成,理化性能稳定,耐压强度高;目前常用的材料包括聚丙烯腈（PAN）、聚砜（PS）、聚甲基丙烯酸甲酯（PMMA）等。

灌流器内含有很多由活性炭或树脂等吸附材料做成的吸附柱,这些吸附柱表面有很多吸附孔,可以吸附各种分子量的溶质。

血浆分离器的膜孔径较一般滤器大,可以将血浆与血细胞分离开来,达到血浆分离的目的。选择性血浆分离器的膜孔径介于血浆分离器和血滤器之间,用于双重滤过血浆置换。

三、重症血液净化的血管通路

建立和维持一个良好的血管通路是保证血液净化治疗顺利进行的基本条件。在临床实际工作中,重症血液净化的血管通路主要为临时中心静脉置管。透析使用的动静脉瘘一般不适合CRRT使用。

1953年,Seldinger采用了通过导丝经皮插入导管的方法进行动脉造影;1961年,Shaldon等首次用该技术进行动静脉置管,建立血液透析的血管通路。随着技术和导管材料的发展,Seldinger技术中心静脉置管临床应用越来越广泛。

1. 导管的选择　导管有单腔导管、双腔导管和三腔导管三种类型。单腔导管通常需要穿刺两个不同的部位,通常情况下一个在动脉或中心静脉,另一个在周围静脉,不容易固定,限制患者的活动,因此目前较少使用。

双腔导管具有两个腔,呈同心圆型内外排列（采血腔包绕回血腔）或侧侧排列。导管尖端设计有数个小孔,采血腔开口在后,回血腔开口靠前,两者有一定的距离,以减少再循环,保证血液净化的充分性。导管置入的方向必须与静脉回流方向一致,否则会增加再循环。双腔导管仅有一个穿刺部位,减少了患者的痛苦,容易操作和固定,是一种安全、可靠的血管通路。

三腔导管具有三个腔,动静脉腔呈侧侧排列,中间包绕一腔,用于输液和监测中心静脉压力,主要用于危重患者,减轻患者的创伤。

2. 导管材料　目前中心静脉导管的常用材料包括聚四氟乙烯（polytetrafluoroethylene, Teflon）、聚氨酯（polyurethane）、聚亚胺酯、聚乙烯（polyethylene）和硅胶（Silastic）等。这些导管表面光滑、质地柔软、可弯曲,容易插入,组

织生物相容性好,不易形成血栓,不引起血管损伤,能够长时间安全留置。导管不能透过 X 线,通过摄片可确定导管的位置。导管的硬度取决于导管的材料,稍硬的导管(聚四氟乙烯、聚乙烯)操作较容易,但易引起血管机械性损伤,继而形成血栓。聚氨酯导管硬度适中,易操作,导管进入血管后,在体温的作用下变得柔软,是短期血液净化(1~2 周)导管的理想选择。如长时间血液净化,需要定期更换导管或选择柔软的硅胶导管。目前认为聚氨酯和硅胶导管血栓形成率低,是比较理想的导管材料。

3. 导管留置部位　常选的导管留置部位有股静脉、颈内静脉和锁骨下静脉,不同部位导管留置各有优缺点(表 13-2-1)。在危重患者中,主要强调其安全性和操作简便性。KDIGO 指南推荐的导管留置部位选择的优先顺序为:右颈内静脉>股静脉>左颈内静脉>锁骨下静脉。

4. 导管留置深度　选择正确的导管留置深度,可以防止导管尖端导致的严重机械并发症。不同部位的置管深度不尽相同,一般认为导管尖端位于上腔静脉与右心房交界处上方 1~2cm 处。

表 13-2-1　不同导管留置部位的优缺点

导管留置部位	优点	缺点
股静脉	操作简单 致命性并发症罕见	活动受限 留置时间短
锁骨下静脉	舒适 易固定留置时间长	置管技术要求高 可能发生致命性并发症 中心静脉狭窄发生率高 凝血机制障碍者禁忌
颈内静脉	留置时间长 中心静脉狭窄发生率低 致命性并发症罕见	不易固定 舒适度差

导管的材料性质、长度、直径、韧性和导管尖端小孔数量与排列方式等因素决定了导管的血流量,临床上可根据患者身高和体型特点选择不同规格的导管,一般需要满足血液净化 150~350ml 的血流量需要。

采血端和回血端压力可反映导管通畅程度。血流量不足时出现抽吸现象,使采血负压增大。采血端负压不能低于−300mmHg,否则会造成血管壁损伤和溶血现象。回血压反映血液回流的阻力,取决于血流量大小和导管回血端堵塞情况。双腔导管回血压不超过血流量的一半为宜,采血压和回血压的异常变化反映导管有功能障碍,应及时采取措施。

5. 导管的再循环率　双腔导管回血端的部分血流会再回流至采血端,称为再循环。再循环使血液净化的效率

下降。再循环率可用下列公式计算:

$$R=(P-A)/(P-V)\times100\%$$

公式中:R 为再循环百分率,P 为外周静脉溶质浓度,A、V 分别为动、静脉导管腔内血溶质浓度。

标本必须同时留取,检测尿素氮、肌酐浓度。无论导管内径多少,当血流量<200ml/min 时,再循环率<10%;当血流量>300ml/min 时,再循环率在 10%~25%,但有时也高达 40%。双腔导管反向连接时,明显增加再循环率,显著降低血液净化效率。

四、基本血液净化技术

(一)血液透析(HD)　血液透析(hemodialysis,HD)时,血液和透析液间的物质交换主要在滤过膜的两侧完成,弥散作用是溶质转运的主要机制。由于常规的血液透析是间歇进行的,每周数次,每次 3~4 小时,故又称间歇性血液透析(intermittent hemodialysis,IHD)。HD 模式的特点是对小分子物质,包括尿素氮、肌酐、钾、钠等清除效率高,但对炎症介质等中分子物质清除能力差。

高通量血液透析(high-flux hemodialysis,HFD)是对 HD 的改进,通过增加透析膜的孔径和超滤量提高对溶质的清除效力。同常规的 HD 相比,HFD 对截留分子量以下的各种溶质有较高的清除效率。但在实施过程中某些风险增加,主要风险包括致热源入血,大量白蛋白、可溶性维生素及微量元素丢失等。

(二)血液滤过(HF)　血液滤过(hemofiltration,HF)是利用高通量滤过膜两侧的压力差,通过对流清除水和溶质,同时用与血浆晶体成分相似的置换液对容量进行补充。以血流滤过为主要工作方式的重症血液净化模式包括 CVVH 和 CVVHDF,详见本章第三节 CRRT。

(三)血浆置换(PE)　血浆置换(plasma exchange,PE)是通过血浆分离器将血浆分离并滤出,弃去患者的异常血浆,然后将血液的有形成分以及所补充的置换液回输体内。置换液包括外源性血浆、晶体、人工胶体或白蛋白。血浆分离技术有膜式血浆分离和离心式血浆分离两种,主要用于透析和血滤所不能清除的大分子免疫复合物、抗体、及与白蛋白结合的药物或毒物的清除。血浆置换应用范围广泛,涉及肾脏病、肝脏病、血液系统、神经系统疾病、代谢性疾病以及自身免疫性疾病。其中,抗肾小球基底膜病出血肺出血,高黏滞综合征出现脑卒中前兆,吉兰-巴雷综合征、重症肌无力出现呼吸衰竭,急性爆发性肝坏死以及严重的中毒是紧急血浆置换的适应证。

1. 血管通路　膜式血浆分离需要较高的血流速度,需要大静脉插管或双腔深静脉插管;离心式血浆分离所需血流速度较低,周围静脉如肘正中静脉即可。

2. 血滤机模式选择　血浆置换采用 PE 或 TPE 模式。

3. 抗凝　膜式血浆分离采用常规肝素抗凝即可;离心式血浆分离采用枸橼酸盐进行抗凝。

4. 参数设置　置换速度:1000~1500ml/h。血流速度:膜式血浆分离 100~150ml/min;离心式血浆分离 40~60ml/min。

187

5. 治疗时间 单重血浆置换每次 2 小时左右，即每次治疗置换出 2000 ~ 3000ml 血浆弃掉。

6. 置换液 血浆置换的置换液为外源性血浆 1500 ~ 2000ml，余下的以白蛋白或人工胶体（羟乙基淀粉或琥珀酰明胶）代替。为减少外源性血浆被置换出去，先输入人工胶体，后输入外源性血浆。

7. 并发症的防治 输注血浆可以出现过敏反应。可常规静脉注射地塞米松 5mg 预防过敏反应。发生过敏反应者可应用地塞米松、钙剂等对症治疗。严重过敏者需要暂停血浆置换治疗。

（四）血液灌流（HP） 血液灌流（hemoperfusion，HP）是指将患者的血液从体内引出，经灌流器将毒物、药物或代谢产物吸附清除的一种血液净化治疗方法，常用于各种中毒的抢救。HP 与其他血液净化方式结合可形成不同的组合式血液净化疗法，如 HP+CRRT、血浆灌流吸附、血浆免疫吸附等。

1. HP 的适应证 HP 在临床上常用于巴比妥类药物、非巴比妥类镇静药物、有机磷中毒等，目前已扩展到肝性脑病、尿毒症、脓毒症及重症胰腺炎等疾病。

2. 血液灌流治疗时机 灌流治疗过早则药物尚未形成血药浓度高峰，过晚则药物过多地与外周组织结合。有下列情况者应尽早进行灌流治疗：毒物中毒剂量过大或已达致死剂量；病情严重伴脑功能障碍或昏迷者；伴有肝肾功能障碍者。

3. 抗凝 由于血液灌流器易导致凝血，抗凝力度相对血液滤过治疗要强。肝素负荷量 3000 ~ 6000IU，维持量 10 ~ 20U/（kg·h）。

4. 参数设置 血流速度越快，吸附率越低，一般血流速度设为 100 ~ 150ml/min 即可。

5. 治疗时间与频率 灌流器对大多数溶质的吸附在 2 ~ 3 小时接近饱和，时间过长会破坏血小板及白细胞，引起炎症反应及凝血功能障碍，故血液灌流每次治疗时间在 2 ~ 3 小时。

对于部分脂溶性较高的药物或毒物而言，在一次治疗结束后很可能会有脂肪组织中相关物质的释放入血的情况，可根据不同物质的特性间隔一定时间后再次进行灌流治疗。

6. 结束治疗 血液灌流结束后将灌流器动脉端向上回血，回血速度要慢，以减少已被吸附的物质被冲洗下来。由于治疗过程中所用的肝素量较大，为防止出血，在治疗结束时可静滴 25 ~ 50mg 鱼精蛋白。

（杨荣利　李元忠）

第三节　连续性血液净化治疗

连续性血液净化（continuous blood purification，CBP）是利用弥散、对流、吸附等原理，连续性地清除体内各种代谢产物、毒物、药物和致病性生物分子，调节体液电解质及酸碱平衡，保护和支持器官功能的治疗方法，一般治疗时间达 24 小时或接近 24 小时。由于它具有良好的水分和溶质清除效应，具有血流动力学稳定性，为各种药物治疗和营养支持等提供平台，对多脏器功能起支持作用，已成为重症医学科中的重要治疗手段。在重症医学领域，连续性血液净化并不仅仅应用于 AKI，而且还用于很多非肾脏疾病的治疗，如重症感染、感染性休克、重症胰腺炎、ARDS、急慢性心力衰竭、多脏器功能障碍（MODS）以及药物或食物中毒等。目前临床上以连续性肾替代治疗（continuous renal replacement therapy，CRRT）最常用。本节以 CRRT 为例阐述 CBP 技术和临床应用。

最初的连续血液净化采用连续动脉-静脉血液滤过（continuous arterio-venous hemofiltration，CAVH），体外循环动力来自动脉-静脉压力差，需建立动-静脉循环通路，利用动-静脉压差建立体外循环，允许在设备简陋的条件下开展 RRT，但出血和血栓并发症发生率高，难以精确掌控液体平衡，严重低血压患者无法应用。随着 20 世纪 80 年代初期单根双腔静脉导管和血泵的推广，连续静脉-静脉血液滤过（CVVH）等模式开始应用于临床，上述缺点逐步得到解决，使得 CRRT 进入一个快速发展的时期。目前常用的 CRRT 模式包括连续静脉-静脉血液滤过（CVVH）、连续静脉-静脉血液透析（CVVHD）和连续静脉-静脉血液透析滤过（CVVHDF）。

一、CRRT 适应证与治疗时机

（一）肾脏适应证 AKI 是连续性血液净化的首要适应证。肾脏替代治疗指征包括需要紧急行 CRRT 指征如无尿、高钾血症、急性肺水肿和严重代谢性酸中毒，其他包括尿毒症相关的脑病、心包炎、神经或肌肉损伤等并发症的治疗；高分解代谢；清除毒素（乙二醇、水杨酸等毒物中毒）等。

（二）非肾脏适应证 严重感染或感染性休克、急性重症胰腺炎、MODS、ARDS 或急性心力衰竭容量过负荷时，严重电解质紊乱等重症患者采用常规治疗无效时，可考虑使用 CRRT。

（三）CRRT 时机选择 与终末期肾病（ESRD）患者相比，AKI 时 CRRT 目的不是传统意义上的"肾脏替代"，而是一种"肾脏支持"或"内环境支持"。多数学者认为不能仅依据血清肌酐和尿素氮的阈值决定是否开始 RRT，还需综合考虑其他因素，包括是否存在可通过 RRT 改善的疾病状态、实验室检查的变化趋势等，其中尤以容量过负荷程度和生物标志物对判断 RRT 开始时机的意义，正逐渐受到重视。

临床上除了有需要紧急行 CRRT 指征外，对于 AKI 或非 AKI 重症患者的血液净化开始时机仍存在争议。国内外学者针对 AKI 治疗提出类似 ARDS 和急性心肌梗死等疾病实施器官保护性治疗策略，对已发生的 AKI，应"允许性肾脏低滤过"，以减轻受损的肾脏超负荷工作，因此提倡应尽早开始 RRT，避免容量过负荷、减少药物对肾脏的附加损害以及纠正内环境和电解质紊乱。然而目前研究对"早期"和"晚期"RRT 时机定义以及采用何种指标尚无统一结论，仍是研究和争论的热点。研究中常用的时机判定指标主要包括尿量、生化指标如血肌酐和尿素氮、入 ICU 时间、容量负荷、AKI 分期和肾损伤标志物等，得到比较认可的结论是"早期"开始 RRT 疗效优于"晚期"开始 RRT,有助于患者肾功能恢复及降低死亡率。

然而,并不是所有类型的 AKI 都需要早期进行 RRT,尤其在以尿量作为肾脏替代指标时,必须保证患者的前负荷是充足的,即患者的当前少尿或无尿不是肾前性原因所致。尽管从理论上而言,早期进行 CRRT 可以尽早缓解尿毒症症状,但同时也增加了患者导管相关感染的机会、体外循环带来的危险以及过度治疗的可能性。因此,临床医师应根据患者和本单位的具体情况,权衡利弊,慎重决定 AKI 患者的肾替代时机。

对于使用造影剂的患者,血液净化可有效清除造影剂,可用于预防已发生急性肾损伤的患者造影后肾损伤的加重。有证据表明:CRRT 对于预防造影剂相关 AKI 的效果优于 IHD。

对于严重挤压伤或其他原因所产生的横纹肌溶解,可积极采用 CRRT 清除循环中的大量肌红蛋白,以避免和减轻肌红蛋白引起的急性肾损伤,同时也可治疗横纹肌溶解所致的高钾血症和代谢紊乱。

二、CRRT 模式选择

对于不同病理生理状态的重症患者应根据具体情况选用不同治疗模式。虽然目前研究表明 CRRT 和间歇性肾脏替代治疗(IRRT)在对重症 AKI 患者死亡率影响方面无显著差异,但 CRRT 在肾功能恢复率、稳定血流动力学和清除过多体液方面的疗效优于 IRRT。目前 KDIGO 指南推荐:AKI 患者可选择 CRRT 或 IRRT,对于血流动力学不稳定者,建议予 CRRT;合并急性脑损伤,或其他原因导致颅内压增高,或广泛脑水肿的 AKI 患者,建议予 CRRT。

目前临床上常用的连续性血液净化模式有连续性血液滤过(CVVH)、连续性血液透析滤过(CVVHDF)、连续性血液透析(CVVHD),还有一种缓慢持续超滤(SCUF)。连续性血液净化模式的选择遵循以下原则:

1. 连续静脉-静脉血液滤过(CVVH)　以后稀释方式工作时清除中、小分子溶质的能力均较强,可用于清除中、小分子毒物或代谢产物。容易产生较高的跨膜压,滤器容易发生凝血。

2. 连续静脉-静脉血液透析(CVVHD)　清除中分子的能力较弱,一般用于以清除小分子毒物或代谢产物。由于主要以弥散的方式清除溶质,不会产生较高的超滤压力,与 CVVH 相比,滤器不易发生凝血。

3. 连续静脉-静脉血液透析滤过(CVVHDF)　对中分子溶质清除能力及对滤器寿命的影响介于 CVVH 和 CVVHD 之间。

4. 缓慢持续超滤(SCUF)　以清除水分为主,适用于心力衰竭及单纯容量负荷过重的患者。

三、CRRT 的参数设置

1. 血流速　一般设置为 100～200ml/min,对血流动力学不稳定的患者可从 50～100ml/min 开始,逐步上调血流速;对血流动力学稳定的患者,可以直接将血流速设置为 150～200ml/min。

2. 前稀释与后稀释比例　血液滤过时置换液的补充有前稀释法和后稀释法两种模式。前稀释法抗凝剂的需要量相对减少,但预先稀释了被处理的血液,溶质清除效率因此减低;采用后稀释法时,被处理血液先通过超滤浓缩,然后再补充置换液,后稀释溶质清除效率较高,但管路凝血的发生概率较高。

前稀释与后稀释置换液的输入比例可根据患者对溶质清除和抗凝要求设置,一般可按 1:(1～3)设定。

3. 滤过分数(FF)　FF = 单位时间内滤出量/流经滤器的流量。

一般应将 FF 控制在 25% 以下,以降低跨膜压,减少滤器凝血。

4. 净超滤速率(或称 CRRT 脱水速率)　主要根据患者全身液体平衡需求及耐受程度设置。设置范围一般为 0～500ml/h。设置时应计算患者每小时的各种入量和出量,除常规的入量之外,还包括碳酸氢钠、枸橼酸、冲洗管路和滤器的盐水等的量。对于血流动力学不稳定的患者,应该从 0 开始,根据血压变化,逐渐上调脱水速率。设置后必须根据前负荷、循环稳定程度等血流动力学指标变化随时调整。

5. CRRT 剂量的计算与设定　CRRT 的剂量目前比较公认的定义是指单位时间内单位体重的废液流量,单位为 ml/(kg·h)。在临床工作中还要考虑到处方剂量和实际交付剂量的差别,包括前稀释的影响及 CRRT 暂停所引起的实际交付剂量的减少。不同的 CRRT 模式剂量算法不同:

(1) CVVHD 的处方剂量 =(透析液速率+脱水速率)/体重

(2) CVVH 的处方剂量 =(置换液速率+脱水速率)/体重(在只有后稀释的情况下)

(3) CVVHDF 的处方剂量 =(置换液速率+透析液速率+脱水速率)/体重(在只有后稀释的情况下)

(4) 如果 CVVH 或 CVVHDF 有前稀释,其清除溶质效率低于后稀释,需要进行校正,校正系数 = 滤器血浆流速/(滤器血浆流速+前稀释流速)。

在 2012 年之前,临床上 CRRT 常采用较高剂量,甚至高容量血液滤过[HVHF,一般指治疗剂量>50ml/(kg·h)的 CRRT)]。目前临床上 CRRT 常采用 2012 年 KDIGO 指南推荐的 20～25ml/(kg·h)的治疗剂量。人们期待已久的 IVOIRE(High Volume in Intensive Care)研究得出了阴性的结论。因此,即使是脓毒性 AKI,现有证据不推荐 HVHF。

CRRT 在实际治疗中常因滤器凝血、滤器效能下降、前稀释的应用以及机器故障等因素使得实际交付剂量小于处方剂量,因此,指南也推荐在制订剂量处方时,需考虑实际交付剂量,尽可能保证剂量达成率为 85%。临床上我们应该在每一次肾脏替代治疗前,提前制订好治疗剂量方案,并根据患者病情变化调整治疗剂量处方。为达到处方剂量,处方剂量常选用指南推荐剂量的上限。CRRT 用于感染性休克及重症急性胰腺炎患者早期辅助治疗时,可采用较高治疗剂量。

四、CRRT 的置换液

原则上,置换液的成分应当尽可能接近人的细胞外液。可应用的碱基主要有乳酸盐、柠檬酸盐、醋酸盐及碳酸氢盐,由于前三者需要在肝脏中代谢生成碳酸氢盐,因此在肝功能不全或乳酸性酸中毒患者中应用受到限制。在重症医学领域,碳酸氢盐作为置换液碱基的应用最为广泛。

置换液有商品化的成品制剂,如改良 Port 配方(表 13-3-1)和 Kaplan 配方等,也可根据需要自行配制。与自配置换液相比,成品置换液可以大大减少护理工作量,并减少血行感染和输液反应发生的机会,应该提倡使用成品置换液。

表 13-3-1　改良 Port 配方

配方	含量(ml)	成分	浓度(mmol/L)
NS	3000	Na^+	143.6
5% GS	1000	Cl^-	116
10% $CaCl_2$	10	Ca^{2+}	2.07
25% $MgSO_4$	3.2	Mg^{2+}	1.56
10% KCl	5~12	HCO_3^-	34.9
5% $NaHCO_3$	250	葡萄糖	65.4
总液体量	4270		

需要注意的是:钙剂和镁剂会与 HCO_3^- 发生化学反应,形成沉淀,不能放在一起。当然根据习惯也可以将钙剂和镁剂加入置换液中,而把 $NaHCO_3$ 单独静脉输入。

自行配制时应当遵循以下原则:①无菌,无致热原;②电解质浓度应保持在生理水平,为纠正患者原有的电解质紊乱可根据治疗目标个体化调节;③缓冲系统可采用碳酸氢盐、乳酸盐或柠檬酸盐;④置换液或透析液的渗透压要保持在生理范围内,一般不采用低渗或高渗配方。

五、CRRT 的抗凝

血液接触体外管路和滤器后可激活凝血因子,引起血小板活化和黏附,在滤过膜表面及管路内形成血栓,从而影响管路中血液流动的阻力和溶质的清除效率,或可导致严重的栓塞并发症。因此在血液净化治疗过程中应采取恰当的抗凝措施。

目前所采用的抗凝策略有三种:全身抗凝、局部抗凝和无抗凝。需根据患者有无出血风险个体化选用。

(一)全身抗凝 全身抗凝主要用于无出血风险的患者。全身抗凝一般采用普通肝素,也可以选择低分子肝素、阿加曲班等抗凝药物。

1. 肝素　肝素抗凝仍是 CRRT 中最常用的抗凝方法。普通肝素首次负荷剂量 1000~3000IU 静注,然后以 5~15IU/(kg·h)的速度持续静脉输注。需每 4~6 小时监测 APTT 或活化凝血时间(ACT),调整普通肝素用量,维持 APTT 在正常值的 1.5~2 倍。

2. 低分子肝素　低分子肝素首次静注负荷剂量 15~25IU/kg,以后静脉维持剂量 5~10IU/(kg·h)。有条件者监测抗 Xa 因子活性,持续给药时需维持抗 Xa 活性在 0.25~0.35IU/ml。由于目前大多数医院无法做到连续监测 Xa 因子活性,AKI 时低分子肝素容易发生蓄积,发生出血风险。因此,对于无条件动态监测抗 Xa 因子活性的单位,CRRT 治疗 AKI 时不宜常规使用低分子肝素抗凝。

3. 阿加曲班　当发生肝素诱发的血小板减少(HIT)时,阿加曲班是比较好的抗凝替代。阿加曲班是一种人工合成的凝血酶直接抑制剂,直接灭活凝血酶。清除半衰期 39~51 分钟,停药后 APTT 在 2~4 小时内恢复到正常。阿加曲班在肝脏代谢,肾功能不全时不需要减量,但肝功能不全时应当加强监测并适当减量。肾功能障碍的推荐剂量与正常人相同[初始量为 2.0g/(kg·min)];在肝衰竭患者,须减量[0.5g/(kg·min)]。抗凝效应可用 APTT 监测(最好是正常的 1.5~2.0 倍)。阿加曲班没有拮抗剂,过量时只能输入新鲜冷冻血浆逆转。

(二)局部抗凝 局部抗凝包括枸橼酸抗凝/钙剂局部抗凝技术和肝素/鱼精蛋白局部抗凝技术,主要用于有出血风险的患者;KDIGO 指南推荐无出血风险的患者也应使用枸橼酸抗凝。

1. 枸橼酸/钙剂局部抗凝　枸橼酸盐可以螯合钙,致使血中钙离子浓度降低,从而阻止凝血酶原转化为凝血酶,以及参与凝血过程的其他很多环节,从而达到抗凝目的。一般采用枸橼酸钠溶液滤器前输入或采用含枸橼酸的置换液以前稀释方式给入,同时在滤器后补充氯化钙或葡萄糖酸钙溶液,须同时监测体外及体内离子钙浓度,使滤器后的离子钙浓度维持在 0.2~0.4mmol/L,血清离子钙浓度维持在 1.0~1.2mmol/L,根据滤器后的离子钙浓度调整枸橼酸剂量,根据体内血清离子钙浓度调整氯化钙或葡萄糖酸钙溶液剂量。另外研究显示血清总钙/离子钙浓度比值与血浆枸橼酸盐水平相关性高,是反应枸橼酸浓度的有效指标,血清总钙/离子钙浓度比值>2.25,应该减少枸橼酸的输注,补充钙和碳酸氢盐。由于枸橼酸钠主要经肝代谢,对于肝功能障碍的患者,应根据其严重程度,或禁用,或适当减慢枸橼酸钠输注速度,以防造成体内蓄积。枸橼酸局部抗凝常见不良反应有枸橼酸中毒、代谢性碱中毒、高钙血症和低钙血症等。

2. 肝素/鱼精蛋白局部抗凝　利用鱼精蛋白在 1 分钟内迅速与肝素结合形成稳定的复合物,同时使肝素失去抗凝活性的特点而实现体外抗凝,其优点是抗凝发生在体外,不容易导致机体内出血,具体实施如下:

(1)在血管通路滤器前静脉注射泵输注肝素。

(2)在滤器后以鱼精蛋白 1mg:普通肝素 100~130U 的比例持续输注。

(3)根据滤器前后 ACT 调整肝素剂量,使得滤器前血液 ACT 达 200~250 秒,体内血 ACT 正常。

需要注意的是在低剂量肝素应用时 ACT 监测是不精确的。由于滤过系数与肝素代谢的影响,普通肝素/鱼精蛋白抗凝法难以准确估算中和剂量,导致中和作用不确切,连续血液净化治疗结束后易引起肝素反跳。

（三）无抗凝技术　对于高危出血风险患者血液净化时可不使用抗凝剂,即无抗凝策略。无抗凝连续血液净化治疗容易发生凝血,可以采用下述措施减少管路内凝血:

选择 CVVHD 或 CVVHDF 模式,滤器寿命优于 CVVH 模式。

如果选择 CVVHDF 或 CVVH 模式,置换液尽可能采用前稀释方式输入。

预冲液加入 5000～20 000IU 的肝素,延长预充时间;预充后应用不含肝素的生理盐水将管路和滤器中的肝素预冲液排出弃掉。

治疗过程中,以生理盐水冲管路,每 1 小时 1 次,每次 100ml,但应在超滤中多负平衡 100ml/h。并应注意无菌操作,防止外源性感染。

减少血泵停止时间和次数。

尽可能避免管路中进入空气。

适当提高血流速度,保证充足的血流量,但应避免抽吸现象的发生。

六、CRRT 的容量管理

血容量管理和控制是 CRRT 过程中最重要、也是最基础的环节。由于 CRRT 过程中血液与体外循环交换大量液体,即使容量控制中的细微偏差,也可导致患者容量极大波动;且多数重症患者存在心血管功能不全,对容量波动的耐受性较差。因此,在 CRRT 过程中需采取精准的容量管理策略,避免容量不足或容量过负荷等造成脏器功能损害。此外,需要注意不同的 CRRT 设备在液体平衡控制的精确性方面存在差异;对 CRRT 液体平衡报警的误处理可能会对患者的容量产生潜在的较大影响。

CRRT 实施过程中总体容量管理策略是:清除过多液体,恢复患者体液的正常分布比率,不影响心输出量;维持液体平衡,防止正平衡;维持肾小球正常滤过,保证尿量。CRRT 实施过程中总体容量管理目标是:以目标为导向的滴定治疗,制订患者溶质清除目标及液体平衡目标;设定置换液速率以达到溶质清除目标,设定脱水速率以达到液体平衡目标,调整治疗参数以达到净平衡目标。

（一）CRRT 治疗中与容量相关的概念

1. 置换液速率（replacement fluid rate,Qr）　是单位时间液体置换入血滤管路的量。

2. 超滤速率（ultrafiltration rate）　是指单位时间内从循环中超滤出的液体量,为置换液速率与血滤机脱水速率之和,在 CVVH 模式下超滤速率等于废液速率。

3. 净超滤速率（net ultrafiltration rate）　即 CRRT 脱水速率,是针对血滤机而言,单位时间内的净出量。在 CVVH 模式下净超滤速率等于超滤速率减去置换液速率。

4. 总液体平衡　针对患者而言,单位时间内液体正平衡或负平衡多少毫升。正平衡代表患者体内液体增多,负平衡代表患者体内液体在减少,零平衡代表机体液体出入处于平衡状态。

总液体平衡＝患者同期总入量－患者同期总出量

在实际临床中,为方便计算,一般不将置换液和透析液算入总入量,也不将废液算入总出量,直接采用 CRRT 设备自身的液体平衡即 CRRT 脱水量计算。即:

总液体平衡＝除外置换液和透析液的总入量－除外废液的总出量－CRRT 脱水量。

（二）CRRT 期间的容量管理

1. 确定 CRRT 液体管理的级别　在重症患者中,为了更好地维持血流动力学稳定和保护残余肾功能,可根据患者循环状态、容量耐受程度以及溶质清除要求等,将 CRRT 液体管理强度分为三个级别。

（1）一级水平:是最基本的液体管理水平,一般以 8～24 小时作一时间单元,估计 8～24 小时内应去除的液体量,然后计算和设定脱水速率。此级水平的液体管理从整个时间单元来看,患者达到预定容量控制目标,但可能在某一时间点容量状态存在一定波动,故一级水平的液体管理适用于治疗变化小,血流动力学稳定,能耐受暂时性容量波动的患者。

（2）二级水平:是较高级的液体管理水平,将总体容量控制目标均分到每一时间段,以此确定超滤率,再根据即时的液体输入量来调整脱水速率,以保证每小时患者都达到液体平衡,避免患者在某一时间点出现明显容量波动的现象。二级水平的液体管理适用于治疗计划变化大,血流动力学不稳定,难以耐受容量波动的患者。

（3）三级水平:扩展了二级水平的概念,以精确的血流动力学指标随时指导调节每小时液体的净平衡。此级水平根据血流动力学指标,如中心静脉压（CVP）、肺动脉嵌顿压（PAWP）或全心舒张末容积的最佳容量状态。

由于 ICU 收治的患者病情均较重,一般需要按照二级或三级水平对 CRRT 液体平衡进行管理,一级水平不适用于 ICU 患者。

2. 确定当日容量管理目标　根据患者当前容量状况、肾功能状况、目前液体治疗情况确立当日容量管理目标,通常分为以下 3 种目标。

（1）总体负平衡:脱水治疗运用于所有液体过负荷的无尿或少尿的患者,近年来随着对液体过负荷危害性认识的加深,一些肾功能正常或轻度异常的容量过负荷患者应用血液滤过已被广泛接受。根据患者的容量状况和前期患者对超滤的反应情况,初步确定目标平衡量（即准备脱水的量）。

（2）总体零平衡:当评估患者的容量状况在正常范围,或前期脱水治疗后容量超负荷状态纠正后,患者的容量需要维持在平衡状态,也就是目标平衡量为零。在此期间内 CRRT 主要用来清除溶质。

（3）总体正平衡:行 CRRT 治疗的患者若存在循环不稳定,血流动力学指标提示容量不足,可以在一定时间内降低 CRRT 脱水速率,使单位时间内的总入量大于总出量,在此期间内 CRRT 主要用来清除溶质。待患者容量恢复、血流动力学稳定后再脱水或保持平衡。

（杨荣利　李元忠）

主要参考文献

[1] 孙仁华,黄东胜. 重症血液净化学. 杭州:浙江大学出

版社,2015.

[2] Saito A. Current progresses in blood purification methods used in critical care medicine. Contrib Nephrol, 2010, 166:100-111.

[3] KDIGO. Clinical practice guidelines for acute kidney injury. kidney international supplements,2012,2:1-138.

[4] Palevsky PM, Zhang JH, O'Connor TZ, et al. Intensity of renal Support in critically ill patients with acute kidney injury. N Engl J Med,2008,359(1):7-20.

[5] Bellomo R, Cass A, Cole L, et al. Intensity of Continuous Renal-Replacement Therapy in Critically Ill Patients. N Engl J Med. 2009;361:1627-38.

[6] Joannes-Boyau O, Honoré PM, Perez P, et al. High-volume versus standard-volume haemofiltration for septic shock patients with acute kidney injury(IVOIRE study):a multicentre randomized controlled trial. Intensive Care Med, 2013,39(9):1535-1546.

[7] 挤压综合征急性肾损伤诊治的专家共识. 挤压综合征急性肾损伤诊治协作组. 中华医学杂志,2013,93 (17):1297-1299.

[8] 杨荣利、陈秀凯、王小亭,等. 重症血液净化:从连续肾脏替代治疗到集成技术. 中华医学杂志,2013,93 (35):2769-2771.

第四节　集成血液净化技术

重症患者抢救过程中可能用到多种血液净化技术。基本血液净化技术由于相对简单和容易实施,在 ICU 中得到了较为广泛的应用。如连续性血液滤过(CVVH)、连续性血液透析(CVVHD)、血液灌流技术(HP)和单重血浆置换技术(PE)等。然而由于重症疾病的复杂性和多因性,单纯使用一种血液净化方式有时达不到治疗效果。随着血液净化技术的不断发展,出现了将两种或两种以上血液净化方式用于同一个患者身上的治疗方法,即集成血液净化技术。

一、集成血液净化技术的定义

集成血液净化技术是在血液滤过、血液透析、血液灌流、血浆置换等单一技术的基础上,将不同原理或不同方式的技术组合或杂合在一起的复合血液净化技术。常用的集成技术包括连续性静静脉血液透析滤过(CVVHDF)、维持低效每日透析(SLEDD)、血液灌流+CRRT、血浆吸附(PP)、联合血浆滤过吸附(CPFA)、双重血浆置换(DFPP)以及血浆透析滤过(plasma diafiltration,PDF)、分子吸附再循环系统(MARS)、成分血浆分离吸附技术(FPSA)等人工肝技术,可用于急慢性肾衰竭、肝衰竭、各种毒物和药物中毒、高脂血症重症胰腺炎、药物治疗无效的重症肌无力、吉兰-巴雷综合征、多发骨髓瘤、系统性红斑狼疮等重症患者。

二、集成血液净化技术的分类

(一)狭义与广义

1. 狭义的集成血液净化技术　是特指一种介于

CRRT 和 IHD 之间的一种杂合肾脏替代治疗方式 SLEDD。

2. 广义的集成血液净化技术　是泛指所有由不同的原理或技术组合/杂合形成的血液净化技术,如 CVVHDF、CRRT+HP、PAP、DFPP、PDF、MARS、FPSA、CPFA 等。

(二)集成的方式

1. 不同血液净化技术的杂合　如 SLEDD 是 CRRT 与 IHD 杂合而成的一种肾脏替代方式。

2. 不同血液净化原理或技术的结合　如 CVVHDF 集血液透析和血液滤过两种血液净化原理于一身,形成了与 CVVH 和 CVVHD 不同的 CRRT 模式;PDF 是血浆成分分离技术和透析技术的有机结合。

3. 类似血液净化技术的叠加　如 DFPP 是血浆分离技术与血浆成分分离技术叠加在一起形成的一种半选择性清除大分子溶质的一种血液净化方式。

4. 不同血液净化技术的组合　如 PA 是血浆分离技术与吸附技术的组合;HP + CRRT 是血液灌流技术与 CRRT 技术的组合;CPFA 是血浆吸附技术与 CRRT 技术的组合;MARS 是白蛋白透析技术、吸附技术和血液透析技术的组合;FPSA 是血浆成分分离技术、吸附技术和血液透析技术的组合。

(三)集成血液净化技术的应用

1. 集成血液净化技术在重症肾脏疾病中的应用

(1) 连续性静静脉血液透析滤过技术:CVVHDF 是将 CVVH 和 CVVHD 两种基本血液净化技术有机结合在一起形成的一种集成血液净化技术,三者均为 CRRT 的主要治疗模式。CVVHDF 既利用血液透析的弥散原理,又利用血液滤过的对流原理来清除溶质。在相同剂量下,CVVHDF 清除溶质的能力并非最强。对于小分子溶质而言,由于弥散系数和筛过系数均接近 1,CVVHDF 同后稀释 CVVH 和 CVVHD 三者的清除效率相当。对于中分子溶质而言,由于筛过系数一般大于弥散系数,CVVHDF 的清除能力介于 CVVH 和 CVVHD 之间。在滤器寿命方面,由于血液滤过比血液透析容易产生较高的跨膜压,CVVHDF 和 CVVHD 模式下的滤器寿命一般长于 CVVH 模式。因此三种 CRRT 模式各有优缺点,可根据重症患者病情个体化选用 CRRT 模式。CVVHDF 由于兼顾了 CVVH 清除中分子效率高和 CVVHD 滤器寿命长的优点,并且其透析和滤过的比例可以根据治疗需要随时调整,可能受到更多的青睐。

(2) 延长每日透析技术:在肾脏替代治疗方式的选择上,IHD 由于需要在 3~4 个小时之内完成治疗,容易引起血压下降和透析失衡综合征;CRRT 在血流动力学及渗透压改变方面有明显的优势,因此更加适合血流动力学不稳定或合并脑水肿的重症 AKI 患者。然而由于 CRRT 持续时间超过 24 小时,对抗凝、成本及工作量要求相对较高。近年来,有专家将 CRRT 和 IHD 的做法中和了一下,产生了一种新的肾脏替代方法,即延长每日透析(extended daily dialysis,EDD),其中比较常用的一种 EDD 是维持低效每日透析(sustained low-efficiency daily dialysis, SLEDD)。SLEDD 每次治疗时间为 8~12 小时,治疗剂量在 200ml/min 左右,均介于 CRRT 与 IHD 之间,其对血流动力学和渗透压的影响也介于两者之间。因此 SLEDD 也可以用于相对轻度血流动力学不稳定的 AKI 患者。有研究表明,用 SLEDD 来治疗重症 AKI 患者可以减少花费和持续抗凝引起的并发症,并降低医护人员的工作量。目前,无论在国内还是国际上,SLEDD 开展尚不普遍,但由于 SLEDD 集成了 CRRT 和 IHD 两者的优点,笔者认为 SLEDD 在未来的肾脏替代治疗舞台上必将拥有一席之地。

2. 集成血液净化技术在重症肝衰竭中的应用　人工肝技术有着与生俱来的集成属性,因为肝衰竭时除了有小分子的代谢产物蓄积外,还会有较多与蛋白结合的毒素和代谢产物蓄积,单一的血液净化技术根本无法达到治疗目的。人工肝技术当中,除了有能去除小分子毒素的透析/血液滤过技术,还应该包含能去除与蛋白结合毒素的血液净化技术。常用的集成人工肝技术包括:高级集成人工肝技术 MARS 和 FPSA、PDF 和胆红素吸附技术等。

(1) 高级集成人工肝技术:目前,在发达地区和国家,常采用将上述技术集成在一起的技术来治疗急性肝衰竭,如分子吸附再循环系统(MARS)、成分血浆分离吸附技术(FPSA,如 Prometheus 系统)。这些高级集成人工肝技术能够在 7~8 小时的单次治疗中同步完成白蛋白透析或血浆成分分离、毒素吸附、小分子毒素透析清除及水平衡,效率很高。但并非所有肝衰竭患者都适合做 MARS 或 Prometheus 治疗,对于凝血功能极差的肝衰竭患者,应该首先考虑血浆置换治疗。由于上述设备成本较高,单次治疗费用也很昂贵,我国大多数 ICU 尚不具备做这种高级集成人工肝的条件,可根据情况开展一些相对简单的集成技术,如血浆胆红素吸附技术;血浆透析滤过(PDF)技术等。

(2) 血浆透析滤过技术:血浆透析滤过(PDF)是由透析技术和血浆成分分离技术有机结合而成的一种集成血液净化技术。这种技术是 2002 年日本学者最先报道的,他们采用 PDF 作为肝脏替代治疗的新方法。在这种血液净化方式中,透析技术用来清除小分子溶质和保持水平衡;血浆成分分离技术用来清除与白蛋白结合的溶质;同时补充血浆或白蛋白作为置换液。因此,PDF 可以同步清除肝衰竭时的各种代谢产物,并可以补充血浆改善凝血功能,是一种比较好的人工肝技术。由于 PDF 治疗只需要血浆成分分离器一个柱子,无论是从操作难易程度,还是从成本角度考虑,都比 MARS 和 FPSA 有明显优势。

(3) 胆红素吸附技术:无论是非结合胆红素,还是结合胆红素,在血中多数与白蛋白结合,故 CRRT 清除胆红素的能力有限。血浆置换、白蛋白透析/置换、MARS、FPSA、PDF 等技术均可以清除胆红素,但清除胆红素能力最强的血液净化技术当属特异性胆红素吸附技术。胆红素吸附是一种血浆吸附技术,它由血浆分离技术和胆红素特异性吸附技术组合而成。胆红素特异性吸附是通过专门的胆红素吸附柱来实现的,其主要吸附原理为静电结合。胆红素吸附柱中的吸附材料是一种阴离子交换树脂,树脂上的季氨基带有正电荷,能够相对特异地吸附含有羧基负电荷的胆红素和胆汁酸。行一次胆红素吸附治疗可以使血中的胆红素水平降低 30% 左右。对于有凝血功能差、肝性昏迷等表现的严重肝衰竭患者,单独做胆红素吸附是不够的,还需要结合血浆置换和 CRRT 等治疗。对于单纯高胆红素血症的肝损伤患者,行胆红素吸附治疗即可,没必要做更加复杂的人工肝技术。

3. 集成血液净化在重症中毒救治中的应用　中毒救治的首要原则是早期迅速,因此在选择血液净化技术时应根据病情首先选择简单易行的基本血液净化技术,如血液透析、血液滤过、血液灌流或血浆置换。但是,若毒物的毒性很强,患者的服毒量又比较大,应考虑采用一些集成技术,以保证在单位时间内同步清除更多的毒素。严重中毒时,可根据病情采用以下集成血液净化技术,如:HP + CRRT、CPFA、PDF 等。

(1) 血液灌流联合连续肾脏替代治疗(HP+CRRT):HP+CRRT 是由血液灌流和 CRRT 两种血液净化技术串联而成的。HP 可以通过吸附机制清除溶质;CRRT 通过血液滤过/血液透析清除溶质;把两者结合起来同时来做有助于在单位时间内清除更多的毒素,对于一些严重中毒可能会改善预后,如百草枯中毒等。由于 CRRT 是连续性治疗,而 HP 是间断性治疗,需要在治疗过程中根据病情间断更换血液灌流器。

(2) 联合血浆滤过吸附(CPFA):CPFA 是将血浆吸附和 CRRT 两种血液净化方法串联在一起而成的一种集成技术。CPFA 与 HP+CRRT 一样,同时利用吸附和透析/滤过机制清除毒素,其清除毒物效率高,适用于百草枯等严重中毒。两者的不同之处在于把 HP+CRRT 中的血液灌流换成了血浆吸附,这种改变只是连接方式不同,而用来吸附的柱子同样都是普通的灌流器。与血液灌流相比,血浆吸附可以大大减少血小板的激活和消耗,既减少了吸附治疗的风险,又改善了吸附效果,因此 CPFA 比 HP+CRRT 更加安全有效。但由于 CPFA 需要两台血液净化设备串联来做,操作相对复杂,在中毒早期的救治上的应用可能会受到影响,可考虑在 HP 或 HP+CRRT 治疗后序贯使用。相比之下,HP+CRRT 比 CPFA 操作简单,适合在第一时间对中毒患者进行施救。

4. 集成血液净化在免疫相关重症疾病中的应用　ICU 也会收治一些免疫相关重症患者,如重症肌无力、吉兰-巴雷综合征、系统性红斑狼疮、脏器移植后的免疫排斥反应等。这些疾病的发病与患者体内的异常抗体或免疫复合物相关。由于抗体/免疫复合物的分子量一般较大,多在 10 万道尔顿以上,血液透析技术和 CRRT 无法清除,常需要采用免疫吸附、双重血浆置换等集成血液净化技术治疗。

(1) 血浆免疫吸附:免疫吸附(immunoadsorption,IA)包括血液直接吸附和血浆免疫吸附,后者更加常用。血浆免疫吸附是由血浆分离技术和特异性吸附技术组合而成的一种集成血液净化技术。特异性吸附技术需要免疫吸附柱实现。免疫吸附柱中装有能特异性吸附致病性自身抗体或免疫复合物(吸附对象)的吸附材料(载体+配体)。固定于载体上,具有免疫吸附活性的物质称为配体。配体与吸附对象之间具有特异性亲和力,包括生物学亲和力(如抗原-抗体反应)和物理化学亲和力(如疏水交互作用）。目前常见的免疫吸附包括：抗 LDL 抗体吸附、苯丙氨酸吸附（PH-350）、色氨酸吸附（TR-350）、胆红素吸附（如：BR-350）、DNA 吸附、硫酸葡聚糖纤维素吸附（DSC）、多黏菌素 B 纤维柱（PMX-F）吸附等。免疫吸附具有高度选择性和特异性，安全有效，避免了过去常用的血浆置换的并发症，是重症免疫性疾病很有前途的治疗方法。

（2）双重血浆置换（DFPP）：DFPP 是将两种类似的基本血液净化技术——血浆分离和血浆成分分离有机地叠加在一起而形成的一种集成血液净化技术。首先采用普通血浆分离器（一级膜）将血浆与血细胞进行分离；然后采用血浆成分分离器（二级膜）将血浆中的大分子蛋白与小分子蛋白进行二次分离；最后将分离出的含致病抗体或免疫复合物的大分子血浆弃掉，而将含白蛋白等小分子血浆蛋白回收到血液中，治疗过程中只需补充少量血浆或白蛋白作为置换液。与单重血浆置换相比，DFPP 虽然操作相对复杂，但所需的外源血浆量明显减少，很大程度上减少了血源性感染性疾病的传播，并节省了大量的血制品资源，应该大力推广。

5. 集成血液净化在严重感染中的应用　近十多年来，人们一直热衷于尝试用血液净化的方法来治疗脓毒症。虽然理论上和部分试验证实 CRRT 等血液净化方法能够清除脓毒症时的炎性细胞因子，改善血流动力学，但由于研究结果参差不齐，尤其对预后改善不佳，目前采用血液净化治疗脓毒症尚未得到公认。近年来有越来越多的研究报道提示内毒素吸附治疗能够改善感染性休克患者的血流动力学和预后，给血液净化治疗脓毒症带来了新的希望。目前研究的热点转向以吸附为主的血液净化方式或 CRRT 联合吸附的集成血液净化方式。

CRRT 联合吸附的集成技术主要包括两种：CPFA 和 HP+CRRT，它们对脓毒症产生的大量炎症因子的清除能力强于单纯 CRRT 或单纯吸附。在这两种集成技术中，CRRT 能够清除中小分子的炎症因子；而血浆/血液吸附技术能够清除中大分子的炎症因子和内毒素等。早在十多年前，Ronco 的研究表明：与单做 CRRT 相比，CPFA 能够更好地改善感染性休克患者的血流动力学。近年来，越来越多的研究表明：较高剂量的 CPFA 不仅能改善严重感染患者的血流动力学，还可能改善预后。理论上，CPFA 或 HP+CRRT 能够同步清除较多的炎症因子，治疗脓毒症可能更有优势，但还需更多的临床研究去验证。

6. 集成血液净化在严重高脂血症中的应用　由于血脂的分子量很高，CRRT 和血液透析无法有效降脂，临床可采用以下几种集成血液净化方法进行降脂。

（1）DFPP：DFPP 首先通过血浆分离技术将血浆与血细胞进行分离；然后通过血浆成分分离技术将血浆中的大分子脂蛋白与小分子蛋白进行二次分离；最后将分离出的大分子的乳糜微粒、低密度脂蛋白等弃掉，而将含白蛋白等小分子血浆蛋白回收到血液中。治疗过程中需补充少量血浆或白蛋白作为置换液。由于用于分离血脂的血浆成分分离器的孔径较大（如 EC 50），其分离比率可以高达90%~95%，即只需弃掉 5%~10% 的少量血浆，因此DFPP 用于降脂治疗时往往不需要输外源性血浆。

（2）血浆吸附法：包括两种高选择性的血液净化方法，一种是免疫吸附法（IA）；另一种是硫酸右旋糖酐纤维素吸附系统（DSA）。两种方法均先通过血浆分离技术将血浆与血细胞分离，然后分别用带有特异性抗 LDL/Lp（a）抗体的免疫吸附柱或带有负电荷的硫酸右旋糖酐纤维素吸附柱对血脂进行特异性吸附。

（3）肝素介导体外低密度脂蛋白沉淀系统（HELP）：HELP 是一种较为复杂的集成血液净化技术，也能高选择地完成降脂治疗。它先通过血浆分离技术将血浆与血细胞分离；然后将分离出来的血浆与肝素和醋酸盐的混合液（pH=4.85）以 1:1 的比例混合，使 pH 值达到 5.12，即LDL 等电点，表面带大量负电荷的肝素与带有正电荷的LDL、Lp（a）、VLDL 最大程度地结合形成沉淀，在脂质沉淀器中去除；去除脂肪的清洁血浆经阴离子交换柱吸附肝素，在经碳酸氢盐透析恢复生理状况后，随分离的红细胞混合返回体内。

将重症血液净化技术分为基本技术与集成技术，有助于操作者更好地理解一些较复杂的血液净化技术的工作原理，更好地指导这些技术在临床上的个体化使用，并且有助于重症血液净化技术的分层培训和分阶段提高。集成血液净化技术相对复杂，要求有扎实的血液净化基本功，能根据患者的病情个体化地选用最佳的血液净化方式，重症医学科的医护人员应逐步去了解和掌握。从基本血液净化技术到集成血液净化技术，是重症血液净化技术由起步到成熟、由单一向多元化发展的一个过程，需要从事重症的医护人员在熟练基本血液净化技术的基础上进一步加强自身的血液净化本领，以使更多的重症患者受益。

（杨荣利　李元忠）

主要参考文献

[1] 杨荣利,陈秀凯,王小亭,等. 重症血液净化:从连续肾脏替代治疗到集成技术. 中华医学杂志,2013,93 (35):2769-2771.

[2] Cheng J,Hu S,Lu H,et al. Comparison of the therapeutic effectiveness of sustained low-efficiency dialysis (SLED)with continuous blood purification(CBP)in critically ill patients. Cell Biochem Biophys,2013,67(3): 923-927.

[3] Parakininkas D,Greenbaum LA. Comparison of solute clearance in three modes of continuous renal replacement therapy. Pediatr Crit Care Med,2004,5(3):269-274.

[4] Ponce D,Abrao JM,Albino BB,et al. Extended daily dialysis in acute kidney injury patients:metabolic and fluid control and risk factors for death. PLoS One,2013,8 (12):e81697.

[5] Komura T,Taniguchi T,Sakai Y,et al. Efficacy of continuous plasma diafiltration therapy in critical patients with acute liver failure. J Gastroenterol Hepatol,2014,29 (4):782-786.

[6] Mori T,Eguchi Y,Shimizu T,et al. A case of acute he-

patic insufficiency treated with novel plasmapheresis plasma diafiltration for bridge use until liver transplantation. Ther Apher,2002,6(6):463-466.

[7] Lumlertgul D, Suteeka Y, Tumpong S, et al. Double filtration plasmapheresis in different diseases in Thailand. Ther Apher Dial,2013,17(1):99-116.

[8] Ronco C, Brendolan A, Lonnemann G, et al. A pilot study of coupled plasma filtration with adsorption in septic shock. Crit Care Med,2002,30(6):1250-1255.

[9] Hassan J, Cader RA, Kong NC, et al. Coupled Plasma Filtration Adsorption(CPFA) plus Continuous Veno-Venous Haemofiltration(CVVH) versus CVVH alone as an adjunctive therapy in the treatment of sepsis. EXCLI J, 2013,12:681-692.

[10] 王质刚. 血液净化学. 3 版. 北京:北京科学技术出版社,2010:345-346.

第五节　血液净化技术在肝功能障碍时的应用

肝脏是机体的重要器官,起着调节能量供应、合成多种重要物质、清除毒素等重要作用。病毒、药物、中毒或其他多种原因均可引起肝细胞短期内大块坏死出现急性肝衰竭,大量内源性毒素持续聚积,最终出现肝性脑病、肝肾综合征等多种并发症。暴发性肝衰竭死亡率可高达80%～100%。目前急性肝衰竭发病机制主要有"毒素假说"和"重要物质假说"。"毒素假说"提出由于肝功能损伤,正常情况下由肝脏代谢的毒素出现蓄积进而出现肝性脑病、肝肾综合征等合并症。"重要物质假说"认为肝功损伤时,许多重要物质合成减少,导致肝脏功能进一步损伤,并引起其他脏器功能障碍。目前临床上肝脏功能的替代远较心肺肾功能的替代困难复杂。

早在 1956 年 Sorrentino 证明新鲜肝组织匀浆能代谢酮体、巴比妥和氨,首次提出"人工肝脏"的概念。人工肝是借助体外机械、化学或物理性装置,暂时部分替代肝脏功能,从而协助治疗肝脏功能不全或相关肝脏疾病的血液净化方法。其根本目的是稳定改善病情,使患者度过危险期,使肝脏细胞功能有机会再生恢复或是过渡到肝移植。根据其组成和性质主要分为非生物型人工肝、生物型人工肝和组合生物型人工肝。生物型与非生物型人工肝区别在于是否利用了生物材料(肝脏干细胞等)来替代肝脏的功能。生物型人工肝虽然被认为最接近自然肝脏,但由于技术还不成熟,目前尚停留在实验研究阶段。非生物型人工肝仍是目前临床应用的主流人工肝类型。

一、非生物型人工肝

非生物型人工肝强调的是毒素清除,已有研究证实疏水的蛋白结合代谢物在肝衰竭中的器官功能障碍中起重要的作用。胆汁酸或胆红素等蛋白结合能力强的代谢产物是肝性脑病、高心排血量低体循环阻力血流动力学素乱、肝肾综合征以及进一步的肝细胞合成和解毒功能恶化等方面的重要因素。目前认为理想的非生物型人工肝要求不仅能清除水溶性(氨、乳酸盐、肌酐和尿素等)毒性物质,并且还能清除脂溶性(胆酸、芳香氨基酸、胆红素、短及中链脂肪酸等)毒性物质,同时还应具有一定的选择性,能避免有益于机体的物质清除。

理论上,目前血液净化领域所有的治疗方法均属于非生物型人工肝的范畴。早期的非生物型人工肝包括血液灌流、血液透析、血液置换及持续血液滤过等。血液灌流一般使用树脂、活性炭等材料,虽然可以吸附血液中的毒性物质,但生物相容性差,不良反应较多。近年来采用活性炭微囊化技术,减少了不良反应,但吸附材料本身选择性较差,在清除内毒素物质的同时,一些机体有用的物质也被吸附,清除效率亦有所下降。使用聚丙烯氰膜进行常规血液透析,虽能有效除去尿素、肌酐等小分子物质,但对中、大分子清除率较低。在采用新型材料聚砜膜等进行血液滤过后,虽能清除中分子物质,但对蛋白结合毒素仍然难以有效去除,研究表明对于改善急性肝衰竭患者的意识状态作用很小。目前血浆置换是较为成熟也是临床上应用较多的一种非生物性人工肝,仍具有需消耗大量血浆,HIV 病毒及肝炎病毒的经血传播,治疗中出现过敏反应及去除了机体有用物质等多种局限。因此早期传统的单一血液净化方法并不能很好满足非生物型人工肝毒素清除的需要。目前非生物型人工肝中临床研究的热点及主流技术是白蛋白透析(albumin dialysis)。

(一)白蛋白透析　白蛋白是由肝实质细胞合成,在血浆中的半寿期约为 15～19 天,占血浆总蛋白的 40%～60%,是血浆中含量最多的蛋白质,其在机体的主要生理效应包括:①维持胶体渗透压:白蛋白分子量 69kDa,在血浆中摩尔浓度高,白蛋白为负离子(体液 pH 7.4 的环境中),每分子可以带有 200 个以上负电荷,1g 白蛋白可保持 18ml 的水,其是维持血管内和组织间水平衡的重要因素;②物质的结合和转运:白蛋白分子表面具有许多配位结合点(亦称为配基),其既能结合阴离子也能结合阳离子,可以运载不同的物质到器官组织中去;在血中的亲脂性物质、药物、毒素、中间代谢产物和金属离子等均可与白蛋白可逆性结合并进行转运;③抗炎和抗氧化:白蛋白还可结合脂多糖、可溶性细胞因子结合蛋白、炎性细胞衍生的过氧物、金属离子等,进而限制炎症反应、减少氧化应激反应及抑制过氧化损伤。

白蛋白由 585 个氨基酸碱基组成,其分子表面上有许多氨基酸残基易与胆红素结合,其亲和位点具有很高的动态可变性。一般认为白蛋白透析对脂溶性物质的清除率与其和白蛋白结合常数有关。胆汁酸类物质与白蛋白的结合常数高于胆红素与白蛋白的结合常数,所以以白蛋白透析对胆汁酸类物质的清除略优于胆红素。白蛋白的结合位点主要分为两类:①高亲和位点:非结合胆红素与白蛋白浓度<1 时,胆红素结合在高亲和位点;②低亲和位点:非结合胆红素与白蛋白浓度>1 时,胆红素则结合在低亲和位点。白蛋白在物质的结合和转运起到重要作用,白蛋白透析模拟了肝细胞膜内的载体蛋白功能,进行以胆红素为代表的亲脂性毒素的清除转移。白蛋白透析临床应用模式主要如下：

1. 单次白蛋白通过透析（single pass albumin dialysis，SPAD） 简而言之，在常规透析液中加入白蛋白即白蛋白透析，SPAD 和血液透析的原理基本一致，唯一区别是使用含有一定浓度白蛋白的透析液。单次则指白蛋白透析液是一次使用的，非重复使用的。白蛋白透析液配置可参考改良 Port 配方制备透析液：生理盐水 3000ml、质量分数为 20% 的人血白蛋白 900ml、质量分数为 10% 的葡萄糖 100ml、质量分数为 25% 的硫酸镁溶液 5ml、质量分数为 10% 的葡萄糖酸钙 20ml、质量分数为 10% 的氯化钾 13ml、质量分数为 5% 的碳酸氢钠 250ml 于使用前注入无菌营养袋中摇匀，白蛋白透析液配置的核心要点是维其中白蛋白含量为 4.5%~5%。SPAD 一般血流量 150~250ml/h，白蛋白透析液流量为 3~10L/h，治疗 6 小时/次，但具体参数目前尚未达成统一标准。SPAD 的优势在于使用常规肾脏替代机器，不需要附加其他的灌流器及吸附设备，操作简单。增加透析液白蛋白浓度或流速，均可增加非结合胆红素的清除。有研究表明，在一定条件下，SPAD 清除胆红素的能力可能优于 MARS。此外，还有学者直接应用 20% 白蛋白作为透析液进行 SPAD 并联合 CVVH 进行血液净化，此时操作更为简单，即在常规血液滤过的基础结合 20% 白蛋白透析液进行白蛋白透析，此时需要注意的是白蛋白透析液速度应相对缓慢，以达到对毒素的充分吸附交换的效应，白蛋白透析液速度 70~100ml/h，血流速 100~150ml/min。

2. 重复白蛋白通过透析（repeated pass albumin dialysis，RPAD） 有学者提出，SPAD 由于透析膜内外弥散时间短暂，而透析液中白蛋白结合位点对亲脂毒素具有强大的结合能力，单次通过白蛋白吸附能力可能未饱和，重复通过法可充分利用白蛋白的吸附能力，治疗过程通常 8~12 小时，临床操作需要注意的是：①白蛋白透析液需要评估白蛋白吸附是否饱和的问题，一般推荐治疗 6 小时后，测定滤器前、滤器后透析液中白蛋白结合胆红素（非结合胆红素）的水平，如两者相近，提示白蛋白吸附饱和，需考虑停止治疗；②RPAD 白蛋白透析液需要密闭循环利用，需注意滋生细菌的可能；③在 RPAD 治疗过程需减少或避免脱水治疗，以免降低白蛋白透析液中白蛋白的浓度，为保证胆红素的清除，一般要求白蛋白不应低于 4g/dl。

3. 连续白蛋白净化系统（continuous albumin purification system，CAPS） 该系统类似 MARS 的白蛋白净化系统，采用三醋酸纤维膜血滤器、5% 白蛋白透析液、普通透析器、胆红素吸附柱和活性炭柱。CPAS 是在白蛋白透析的基础发展起来的，白蛋白透析液作为毒素清除的中介载体，然后通过间接吸附和透析实现最终清除，并有效提高白蛋白透析的效率。

4. 分子吸附再循环系统（molecular adsorbent recycling system，MARS）

（1）MARS 的背景和目的：在 1990 年由德国 Rostock 大学的 Jan stage 和 Steffen Mitzner 研制开发的一种全新的人工肝支持系统，并在 1992 年首次应用于肝衰竭的患者，到 2000 年全世界临床应用已经超过 400 例患者。目前英国皇家肝病研究中心已推荐 MARS 作为治疗各类肝衰竭的标准方案。

MARS 治疗正是基于只有既清除了水溶性毒性物质又清除了脂溶性毒性物质才能对肝衰竭进行合理的临床治疗的理念，以白蛋白透析技术为基础，使用分子吸附再循环系统治疗急、慢性肝病引起的肝衰竭，主要是支持替代肝脏解毒功能，清除肝衰竭时累积的大量水溶性和蛋白质结合性毒素，减少血浆毒素使肝细胞再生恢复以改善患者情况，使患者完全恢复或度过危险期，以及准备和过渡到肝移植或避免再次肝移植。

（2）MARS 的机制和原理：利用人白蛋白作为分子吸附剂，通过吸附透析再循环进行的高通量透析系统，可以选择性的清除蛋白结合终末代谢产物。MARS 由血液循环系统，白蛋白循环再生系统和透析循环系统三个系统组成。MARS 主机包括：白蛋白动力泵，两个固定 MARS FLUX 透析器和 dia-FLUX 透析器的夹子，两个 AC250 活性炭吸附罐和 IE250 阴离子树脂吸附罐的支架，气泡和漏血监测器，操作面板。MARS 耗材套件包括：IE250 阴离子树脂吸附罐，用量为 250g，吸附蛋白透析液中携带的胆红素等毒素；AC250 活性炭吸附罐，用量为 250g，用于吸附白蛋白透析液中携带的毒素。IE250 和 AC250 清除蛋白透析液中的毒素，使白蛋白透析液可以重复使用，节省白蛋白的用量。同时须与一台标准的血液透析机或 CVVH 血液滤过机配合运行。在治疗过程中，由透析机或 CVVH 血滤机提供血液驱动的动力，血流量根据患者的血流动力学状况控制在 150~250ml/min，由 MARS 主机泵以 150~200ml/min 流速驱动 600ml 20% 人血白蛋白进行闭合透析循环。一般单次 MARS 治疗通常持续 6~8 小时，一般不超过 10 小时，以免白蛋白透析液中滋生细菌。MARS 模拟图见图 13-5-1。

MARS FLUX 透析膜是主要模拟体内肝细胞对蛋白结合毒素的解毒机制而设计的。MARS FLUX 透析膜的厚度只有普通透析膜的 1/500~1/100，膜的总面积 2.4m²。血液流经不透过白蛋白的高通量膜时，由于材料及工艺的特殊性，血液中的白蛋白毒素结合物首先解离，游离的毒素由于膜两侧的浓度差从膜的内表面扩散到透析侧表面。透析侧净化的白蛋白与配位体结合转运蛋白结合毒素，而激素、生长因子、细胞因子和维生素等与其他蛋白结合的分子量 >50kD 的物质则一般不能被 MARS FLUX 透析膜结合，并进一步清除。水溶性毒素则按照弥散机制，从血液侧直接进入白蛋白透析液侧。透析用的人血白蛋白流经血透器的另一侧，通过透析液的透析及活性炭吸附罐和阴离子交换吸附罐的吸附得以洗净再生。研究表明 MARS 技术从患者血液中可明显清除的物质包括氨、胆红素、胆酸、芳香族氨基酸、中短链脂肪酸、色氨酸、铜、肌酐、尿素、白介素-6、TNF-α、地西泮等。由于 MARS FLUX 透析膜和连续在线仿生解毒程序，使得清除胆红素、胆酸以及其他各种表观分布容积大的蛋白结合毒素变得高效合理。

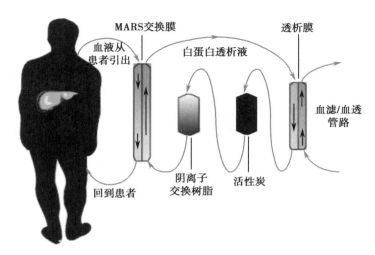

图 13-5-1　分子吸收再循环系统(MARS)

据报道 MARS 人工肝在治疗时对毒素的清除(如胆红素)后反跳明显低于传统的血浆置换治疗。一般血浆置换3L/次,即使高容量血浆置换也仅为 8L,而 MARS 治疗时间 6 小时甚至更长,以每分钟 100ml 循环量计算,至少可以处理 36L 以上的循环量,有人报道 MARS 治疗可达到血液净化 8L/h 的水平,与单纯血浆置换比较有明显优势。目前有报道单通过式白蛋白透析(SPAD)可以部分替代 MARS 清除蛋白结合毒素进行肝衰竭的治疗。Peszynski 等进行了 3 种不同流量和白蛋白浓度的 SPAD 和 MARS 的比较实验,表明 MARS 是最有效价比的清除模式,而 SPAD 的高效清除效果是通过巨额的运行成本来实现的。

(3) MRSA 的主要适应证

1) 慢性肝病急性失代偿(acute-on-chronic liver failure,ACLF):早期 MARS 人工肝的临床试验主要应用于 ACLF 的患者。当时就观察到 MARS 可以改善高胆红素血症,肝性脑病,肾功能,高排低阻的循环状态。目前经临床随机对照研究证实的适应证有:肝肾综合征,ACLF 进行性胆汁淤积(胆红素>10mg/dl),3 天常规治疗无效;经临床前瞻性研究证实的适应证有:肝性脑病(HE Ⅲ/Ⅳ),ACLF 并发四项中的两项(肾衰竭;高胆红素血症>20mg/dl;HE Ⅱ;高动力性低血压)。

一组 13 例 ACLF 患者合并 Ⅰ 型肝肾综合征随机分为 MARS 组和对照组,MARS 治疗组 7 天生存率为 67%,而对照组为 0。另外 24 例 ACLF 伴胆汁淤积的患者(平均胆红素>20mg/dl),随机分为 MARS 治疗组和对照组。MARS 治疗后 30 天存活率达 92%,而对照组仅为 50%(P<0.05)。

2) 急性肝衰竭(acute liver failure,ALF):由于伦理的原因,目前缺乏大规模随机对照临床试验评价 MARS 人工肝在 ALF 的应用。经临床前瞻性研究证实的适应证有:肝性脑病(HE Ⅲ/Ⅳ),颅内压升高,ALF 并发四项中的两项(肾衰竭;高胆红素血症;≥HE Ⅱ;高动力性低血压);经临床回顾性研究证实的适应证有:肝性脑病(HE Ⅲ/Ⅳ),ALF 并发四项中的两项(肾衰竭;高胆红素血症;≥HE Ⅱ;高动力性低血压)。

3) 原发性移植肝失功能(primary graft dysfunction,PGD):MARS 在 PGD 中的应用,经临床多中心随机研究证实的临床适应证有:24~48 小时内确诊为移植肝功能障碍,即 PT(PTA<50% 或 PT>20 秒)+AST>2000IU 或 ALT>1000IU 以及 AST>1000IU 或胆红素>10mg/dl;肝功能一度好转后再度功能障碍;肝性脑病(Ⅲ/Ⅳ);ALF 并发四项中的两项(肾衰竭;高胆红素血症;≥HE Ⅱ;高动力性低血压)。但相关临床研究病例报道较少。一研究报道 6 例 PGD 患者,应用 MARS 治疗后,5 例存活避免了再次肝移植,一例死亡。四个中心研究报道 8 例 PGD,应用 MARS 治疗后 3 例肝功能恢复,4 例成功过渡到再次肝移植。

4) 肝胆外科手术后的肝功能障碍:由单中心研究证实的临床适应证:胆红素>10mg/dl(170μmol/L);常规治疗下胆汁淤积无改善;LF 并发四项中的两项(肾衰竭;高胆红素血症;≥HE Ⅱ;高动力性低血压)。7 例肝切除术后肝衰竭应用 MARS 的报道,其中仅一例存活。

5) 慢性胆汁淤积综合征:由临床随机对照研究证实的临床适应证:患者主观症状和感觉明显时,顽固性瘙痒。研究表明 MARS 可以改善瘙痒,有报道症状好转可持续 3 个月以上。

6) 药物过量中毒:主要应用于高蛋白结合的,高表观分布容积药物中毒,血液透析一般难以清除。有人报道了在苯妥英钠过量中毒应用 MARS 清除药物,发现总的药物和游离的血浆血药浓度均呈快速线性下降。在动物模型中研究证实,MARS 对芬太尼(85% a-1-酸性糖蛋白结合)和咪达唑仑(95% 白蛋白结合)药物的清除效果相当,提示在药物过量中毒的清除中,MARS 不仅限于白蛋白结合率高的药物清除,对其他蛋白结合率高的药物亦可能有很好清除效应。

(4) MARS 面临的问题和挑战:MARS 治疗虽然取得了良好的临床效果,但其确切的机制尚未完全明确。有证据显示 NO 是导致肝性脑病和肝肾综合征的重要因素,由于 NO 主要以 S-硝基硫醇的形式在体内与白蛋白结合转运,MARS 可以清除血浆 NO,MARS 还可以有效清除 TNF 和 IL-6 等细胞因子,这些均是可参与导致肝肾综合征进展的血管活性物质,有随机对照研究观察到对肝肾综合征患者进行 MARS 治疗时,体循环阻力和平均动脉压增加等,并且明显改善了治疗组的生存率。至今为止目前关于MARS 的临床研究多为小样本,非对照的研究。作为脏器替代治疗手段之一,类似急性肾衰竭应用 CVVH,呼吸衰竭应用机械通气,ALF 和 FHF 时,MARS 人工肝支持治疗可以改善临床症状和生化指标,维持内环境平衡,但MARS 能否有效地改善 ALF 和 FHF 自然病程的进展,目前尚缺乏多中心随机对照试验进一步证实。另外严重感染引起的 MODS 的患者中,能否使用 MARS 人工肝治疗来清除炎性介质,进而改善预后,目前尚无定论。近来报道6 例严重感染性,MODS 儿童,在 ECMO 呼吸循环支持的同时,给予白蛋白透析治疗,其中 5 例存活,作者认为白蛋白透析在严重感染,MODS 的儿童患者中可能获益。但如何判断 MARS 开始治疗最佳时机和治疗剂量? 对 ARF 而言,研究表明早期行 CVVH 治疗可以改善预后,CVVH 优于间断血液透析。但在 ALF 和 FHF 时,MARS 治疗的开始取决于临床症状还是实验室检查,目前缺乏明确统一的标准。虽然目前多数临床研究以胆红素作为启动 MARS治疗的指标之一,但需要进一步研究从病例生理的角度证实胆红素能有效地判断 MARS 治疗的时机和剂量,近似ARF 时可以用 BUN 或 Cr 来指导 CVVH 治疗。

(二)其他的非生物型人工肝 目前非生物型人工肝系统强调不同非生物型人工肝方法的联合应用,研究表明联合应用的疗效往往更好,起到作用互补和较少不良反应的作用。除了 MARS 系统外,还有其他本身就结合了多种非生物人工肝系统。生物透析吸附治疗系统(biologic-DT 系统),生物透析吸附治疗血浆滤过系统(biologic-DTPF 系统),Prometheus 系统等。

二、生物型人工肝

近年来发展的生物人工肝技术(bioartificial liver,BAL),具有部分肝脏的代谢和生物合成功能。肝活检发现急性肝衰竭患者肝坏死>70% 时几乎无一例外死亡,可能与残存的肝组织受到局部毒素和(或)微血管结构紊乱的影响,不能行使功能有关。一般认为 BAL 应具备正常肝脏30%(相当于 300~400g 肝细胞)的功能,确切数值尚需深入研究。

生物人工肝技术取决于三部分:即肝细胞、基质和生物反应器。迄今为止,肝细胞培养技术的发展已经历了三代:悬浮培养、附着培养和肝细胞球形体培养。悬浮培养效率最低,肝细胞很快失去功能,但其优点为转动效率高;附着培养可维持细胞的完整性和功能,在生物人工肝技术中应用最为广泛,是以酷似透析器的中空纤维生物反应器为载体,纤维外间隙中灌注含有细胞的混悬液,细胞生长并附着在纤维外壁上,通过跨膜弥散作用来交换代谢产物,将导致效率逐渐下降,通过中空纤维可完成气体交换、提供营养物质和清除毒素等功能。通常,肝细胞培养在中空纤维外间隙中,而培养基质、氧、营养素和血液则通过中空纤维进出。在肝细胞球形体培养中,肝细胞周围均有培养基分布,保证了溶质转动的高效性。目前,应用于临床

的生物型肝功能支持技术包括体外辅助肝脏装置(extra-corporeal liver assist device,ELAD)、生物人工肝(bioartificial liver,BAL)和混合肝脏支持系统(hybrid liver support system)。Sussman 等治疗 11 例Ⅲ~Ⅳ级昏迷患者(9 例机械通气),治疗 579 小时,用 36 个 BAL,8 例神志改善,多数患者血流动力学改善,尿量不减,2 例肝功能恢复,4 例成功过渡到肝移植。

目前生物型人工肝的缺点如下:使用体外培养的异种或异源肝细胞以及肿瘤细胞引起的异体排斥反应、潜在的人畜共患疾病及致癌的危险;体外培养细胞替代自然肝脏的能力有限;受肝细胞培养技术,大规模生产、保存和运输生物材料的限制,生物型人工肝的临床推广受到限制,因此真正应用生物人工肝尚需时日。

总之,人工脏器不仅推动了医学思想的革命,而且更新了治疗观念,是人类改变传统的以药物为主的治疗方式,恢复衰竭器官功能的一种新的医疗尝试。肝脏是人体代谢系统的中心器官,肩负着全身代谢、合成、分解、解毒、激素灭活、凝血物质产生等多方面的功能,设计一个这样功能复杂的人工器官,比其他人工脏器困难得多。目前已有的基础研究和初步临床实验取得了一些令人鼓舞的结果,但更艰巨的科学研究等待着我们。我们相信,经过广大人工肝工作者的共同努力,人工肝治疗的新时代即将到来。

(何怀武 刘大为)

主要参考文献

[1] 季大玺,龚德华. 白蛋白透析的临床应用. 肾脏病与透析肾移植杂志,2006,15(1),77-81.

[2] 季大玺,龚德华,徐斌. 连续性血液净化在重症监护病房中的应用. 中华医学杂志,2002,82(18):1292-1294.

[3] Locatelli F, Manzoni C, Filippo SD. The importance of convective transport. Kidney Int, 2002, 61 (suppl 80): S115-S120.

[4] Bosch FH, van Leusen R. Vascular access in continuous arteriovenous hemodialfiltration. Artif Organs, 1994, 18 (4):298-300.

[5] Monchi M, Berghmans D, Ledoux D, et al. Citrate vs. heparin for anticoagulation in continuous venovenous he-mofiltration: a prospective randomized study. Intensive. Care Med, 2004, 30(2):260-265.

[6] Kellum JA, Angus DC, Johnson JP, et al. Continuous ver-sus intermittent renal replacement therapy: a meta-analy-sis. Intensive Care Med, 2002, 28(1):29-37.

[7] Davenport A, Will EJ, Davison AM. Improved cardiovas-cular stability during continuous modes of renal replace-ment therapy in critically ill patients with acute hepatic and renal failure. Crit Care Med, 1993, 21(3):328.

[8] Sandroni S, Arora N, Powell B. Performance characteris-tics of contemporary hemodialysis and venovenous hemo-filtration in acute renal failure. Ren Fail, 1992, 14(4):

571-574.

［9］ Baldwin I, Bellomo R, Koch B. Blood flow reductions during continuous renal replacement therapy and circuit life. Intensive Care Med,2004,30(11):2074-2079.

［10］ Mitzner SR, Stange J, Klammt S, et al. Extracorporeal detoxification using the molecular adsorbent recirculating system for critically ill patients with liver failure. J Am Soc Nephrol,2001,12 suppl 17:S75-S82.

［11］ Kapoor D, Williams R, Jalan R. MARS:a new treatment for hepatorenal failure. Molecular adsorbent and recirculating system. Gastroenterology,2000,119(6):1799-1800.

［12］ Novelli G,Rossi M,Pretagostini R,et al. Use of MARS in the treatment of acute liver failure:preliminar monocentric experience. Transplant Proc,2001,33(1-2):1942-1944.

［13］ Peszynski P,Klammt S,Peters E,et al. Albumin dialysis:single pass vs recirculation(MARS). Liver,2002,22 suppl 2:40-42.

［14］ Van de Kerkhove MP, Hoekstra R, Chamuleau RA, et al. Clinical application of bioartificial liver support systems. Ann Surg,2004,240(2):216-230.

［15］ Tan HK. molecular adsorbent redircularting system (MARS). Ann Acad Med Singapore, 2004, 33(3):329-335.

第 14 章

神经系统功能监测

中枢神经系统损伤可分为原发损伤（primary insult）和继发损伤（secondary insult）两类。原发损伤主要包括创伤、脑血管意外（缺血或出血）以及全脑缺血缺氧性损害。无论何种类型的原发损伤，都将引起机体在器官、组织、细胞和分子水平发生一系列病理生理学改变，这些改变对机体造成的损伤称为继发损伤，主要原因是缺血和缺氧。大量流行病学调查显示，继发损伤是导致中枢神经系统损伤患者不良转归的主要因素。例如，对创伤性昏迷数据库（traumatic coma data bank，TCDB）的分析表明，低血压事件（定义为动脉收缩压<90mmHg）将使脑创伤患者的死亡风险增加一倍，且并发症发生率明显升高。若再合并缺氧事件，情况则更为恶化。因此，神经重症监测的目标是对继发损伤的预防和治疗，神经系统功能监测的目的则在于及早发现缺血缺氧的迹象。最基本的神经功能监测是床旁体格检查，定时严密观察患者的神志、体动、语言和瞳孔情况，及时发现病情变化，给予相应处理。但是，体检也存在明显局限性，如对于接受镇静剂或处于癫痫持续状态的患者，往往无法实施常规体检。此外，体检所提供的常是定性资料，在脑血流和代谢变化的早期，灵敏度不足。正是由于这些局限性，促使人们开发各种各样的监测手段，以期早期提供定量的监测数据。随着生物医学工程技术的

进步，近年来临床引入了多种先进监测手段，可大致分为脑灌注压（颅内压）监测、脑血流监测、脑氧和代谢监测以及神经电生理（脑电图）监测。本章将在介绍神经系统体检的基础上，概述这些监测手段的技术特点和临床应用。最后，将介绍近年来形成的针对脑功能的多元化监测理念。

第一节　神经系统体检

虽然重症医学科病房（ICU）可利用的监测设备越来越多，但临床医师切不可忽视基本的体格检查。体检所提供的信息也决非一两项监测参数所能代替。对于神经危重患者，最常用的体检方法包括格拉斯哥昏迷量表和目标式神经系统检查。

一、格拉斯哥昏迷量表

格拉斯哥昏迷量表（Glasgow coma scale，GCS）包括 3 部分内容，分别对患者的睁眼（E）、体动（M）和语言（V）功能进行判断，每部分内容分为不同等级，记录为不同评分（表 14-1-1）。GCS 最低为 3 分，代表最差；最高为 15 分，代表最佳。

表 14-1-1　格拉斯哥昏迷量表

体动		语言		睁眼	
项目	评分	项目	评分	项目	评分
遵嘱运动	6	回答切题	5	自主睁眼	4
疼痛定位	5	回答错误	4	呼唤睁眼	3
疼痛躲避	4	言语混乱	3	疼痛刺激睁眼	2
刺激后反常屈曲	3	仅能发声	2	无反应	1
刺激后四肢过伸	2	无反应	1	无法评价	C
无反应	1	无法评价	T		

GCS 简单、可重复性好，被广泛应用于脑损伤程度的评价。由于早期发现继发损伤是防止出现永久性神经损伤的最佳手段，并能为后续治疗提供指导。因此，对神经系统功能的评估应反复定时进行。有文献报道，将 GCS 评分做成曲线图定时监测有利于及时发现病情变化，改善患者转归。

根据患者的 GCS 评分，可将昏迷分为轻、中、重度三个程度：

1. 轻度　GCS 为 14～15 分。这类患者意识丧失的时间较短，仅需要密切观察患者病情变化，通常不需要进入 ICU。

2. 中度　GCS 为 9～13 分。这类患者的临床转归存

在较大差异。

3. 重度　GCS≤8 分。这类患者几乎全部需要 ICU 收治,并应进行相应的神经系统特殊监测。

GCS 属于主观评价系统,评估的准确性有赖于评估者的操作水平,因此,进行恰当的培训非常重要。有研究表明,对神经外科护士进行为期 1 个月的强化培训,可使 GCS 的正确率由 62% 提升至 96%。

二、目标式神经系统体检

实施一套完整的神经系统体检约耗时 15~20 分钟,日常巡查患者时并不实用。ICU 中应用的神经系统体检常为目标式(hypothesis-driven neurologic examination)。之所以这样命名,是由于每项检查都有明确的针对性。检查结果的记录应简单,并按照一定顺序,使其他人在其他时间可以理解。对于危重患者的神经检查必须包括:①皮层功能;②脑干功能;③脊髓功能。

(一)皮层功能检查　GCS 反映的主要是皮层功能(觉醒、语言和注意力)和部分脑干功能(昏迷),虽然对运动有所体现,但未包括感觉功能。皮质运动区位于前中央回,控制对侧肢体运动和眼球向对侧随意注视,损害后通常表现为面部和上肢无力。感觉区位于对侧半球的后中央回。当患者出现偏瘫、感觉丧失、或一侧凝视时,应立即进行影像学检查。

(二)脑干功能检查　脑干控制眼球的不随意运动、瞳孔功能、面部感觉和基本生命功能。了解脑干功能对确定损伤部位和预后非常重要。按照节段不同,脑干损伤的表现包括:

1. 中脑　表现为瞳孔中度大小、固定;眼肌麻痹;偏瘫;巴宾斯基征阳性。

2. 高位脑桥　表现为针尖样瞳孔但光反射存在;核间眼肌麻痹;面瘫;角膜反射减退。

3. 低位脑桥　表现为水平凝视;偏瘫;巴宾斯基征阳性。

4. 延髓　表现为呼吸紊乱;循环紊乱,如低血压、高血压、心律失常等。

(三)颅神经检查　颅神经共有 12 对,除嗅和视神经外,其余颅神经核均位于脑干内不同平面,神经则由颅底穿出。脑干或颅底病变易导致颅神经损伤,尤其是后组颅神经(舌咽神经、迷走神经、副神经和舌下神经),损伤后影响到吞咽和呛咳反射,气道保护性反射减弱或消失。后组颅神经的检查方法包括:

1. 舌咽、迷走神经　舌咽神经和迷走神经共同支配咽部感觉和咽部肌肉,损伤时表现为声音嘶哑、呛咳消失、吞咽困难。患者咽反射消失,一侧神经受损时,张口发"啊"音时,悬雍垂偏向健侧。颈静脉孔区和桥小脑角部位的肿瘤、脑膜炎、蛛网膜下腔出血以及肿瘤转移均可导致舌咽和迷走神经损伤。

2. 副神经　属纯运动神经,支配胸锁乳突肌和斜方肌。损伤时这两块肌肉萎缩,影响到耸肩和转颈动作。

3. 舌下神经　属纯运动神经,支配舌肌运动。双侧损伤时,患者不能伸舌;单侧受损时,伸舌偏向患侧。

(四)脊髓功能检查　与脑干和皮质损伤不同,脊髓损伤通常导致双侧肢体对称性损害,且从不引起面瘫。脊髓前柱司肌力、感觉刺痛和温度;后柱感觉振动和本体感

觉。检查时应注意区分。骶神经功能检查包括肛门括约肌张力和球海绵体反射。

(五)肌力检查　肌力也是神经损伤患者的常用检查。检查时嘱患者做肢体屈伸动作,操作者从反方向施加阻力,并感觉阻力的大小。肌力分为 6 级:

5 级:患者对抗阻力的动作和力量正常。

4 级:患者能做出对抗阻力的动作,但力量较弱。

3 级:患者肢体能抬离床面,但不能对抗阻力。

2 级:患者肢体能在床面平移,但不能抬离床面。

1 级:患者肢体肌肉有收缩动作,但不能产生动作。

0 级:完全瘫痪。

(周建新)

第二节　颅内压监测

多种类型的脑损伤可导致颅内压(ICP)升高,如颅内占位(肿瘤、创伤、出血)、脑脊液循环失调以及弥漫性脑水肿。颅腔为一半封闭、刚性腔隙,内容物包括脑组织、血液和脑脊液。脑组织的可压缩性很小,当 ICP 升高时,血液和脑脊液被挤压出颅腔,作为代偿机制。脑血流量降低造成脑缺血性损害,是发生继发脑损伤的主要原因。早在 1960 年,Lundberg 就建议对脑损伤患者进行持续 ICP 监测,以作为早期发现继发损伤的手段。近年来的非随机对照研究表明,ICP 监测可能改善脑创伤、脑出血和蛛网膜下腔出血患者的转归。

一、颅内压力-容积曲线

ICP 与颅内容积之间并非线性关系(图 14-2-1)。当颅内容物容积开始增加时,ICP 的升高并不明显,表现为平坦阶段,代偿机制(颅内血容量和脑脊液容量降低)尚能发挥作用。随着颅内容积的进一步增加,代偿机制逐渐耗竭。这时即使小幅度的颅内容积增加,将导致 ICP 快速升高,表现为陡峭阶段。最后,当 ICP 升高到一定水平时(临界压力),曲线再次表现出平坦的形状,ICP 与平均动脉压(MAP)几乎相等,提示颅内动脉的可扩张性达到了极限,脑灌注压(CPP)几乎为 0,脑动脉受到周围脑组织的

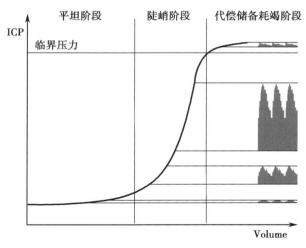

图 14-2-1　颅内压力-容积曲线

压力开始闭塞。这种颅内压力-容积曲线再次出现平坦形状称为代偿耗竭阶段,可见于 ICP 极度升高的脑损伤患者。图 14-2-1 还同时显示了 ICP 波形随动脉搏动的变化幅度(灰色波形)。起始平坦阶段时,ICP 波形的幅度很小,说明脑动脉的弹性和自身调节机制正常,动脉搏动未影响到 ICP。进入陡峭阶段后,随着 ICP 的升高,ICP 波形的搏动幅度越来越大,说明脑动脉的自身调节机制受损的程度越来越重。当到达代偿耗竭阶段后,ICP 的波动幅度再次减小,提示脑动脉受压几乎闭塞,颅内几乎无血流灌注,动脉搏动无法传导到颅腔内。

从以上颅内压力-容积曲线的变化趋势可见,从代偿到失代偿之间的转化是非常迅速的。在代偿阶段,临床表现可能并不明显。而一旦进入到失代偿阶段,ICP 迅速升高,脑血流灌注将在短时间内极度降低,临床常常表现出脑疝症状。这时再采取处理措施,可能挽救脑组织的机会已经丧失。因此,进行 ICP 监测的临床意义在于及时发现 ICP 升高的趋势,在进入失代偿期之前采取措施。

二、颅内压监测的技术特点

(一)ICP 监测的类型 根据所采用的技术不同,ICP 监测可分为多种类型,如脑室引流测压、脑实质探头、蛛网膜下腔探头、硬膜外探头、腰穿测压以及经颅多普勒等。图 14-2-2 显示了各种测压部位的示意图。表 14-2-1 列出了常用监测手段的优缺点。

表 14-2-1 常用 ICP 监测手段的优缺点

监测手段	优 点	缺 点
脑室内置管	被认为是 ICP 监测的"金标准" 可作为脑脊液引流和采样的途径 可作为局部给药途径 可校正零点	创伤性操作 感染发生率较其他方法为高 并非所有患者均可穿刺到脑室 导管可能被血块或组织堵塞 头部位置变化时,需要重新校正零点
蛛网膜下腔 空心注水螺栓或导管 探头	感染发生率较低 操作简单快速 不损伤脑实质	准确性有限 管路堵塞,或肿胀的脑组织堵塞螺栓内表面,监测失败率较高 需要反复冲洗管路
硬膜外或硬膜下导管	创伤性较小 导管容易放置	准确性有限
光纤/电-张力探头	可放置到脑室、脑实质、硬膜外、硬膜下、蛛网膜下腔等部位 易于固定和患者转运 ICP 波形显示良好 刺激性小,感染发生率较低 无须校正零点,便于患者体位改变	监测参数随时间漂移 探头置入后无法校正零点 有导管断裂的报道 价格昂贵
间接监测手段 包括鼓膜移位、经颅多普 勒和视觉诱发电位	无创监测	准确性有待进一步验证

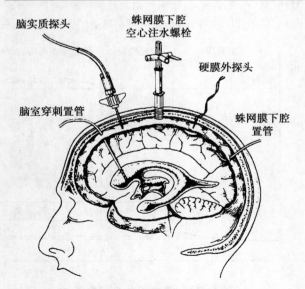

图 14-2-2 主要 ICP 监测部位

1. 脑室内测压 脑室穿刺置管测压被认为是 ICP 监测的"金标准",置管位置多选择一侧侧脑室前角。通常在颅骨钻孔处和头皮穿刺处之间建立皮下隧道,目的为降低感染发生率,并便于固定。以往多选择颅外水柱压力传感器,测压管路中充满生理盐水。应用这种测压装置的注意事项包括:

(1)一定要选择非注入式压力传感器:应用于血管内测压的传感器常外接压力袋,当压力达到 300mmHg 时,每小时将有 3ml 液体持续注入管路系统,目的是防止血液回流,血凝块堵塞管路。这种持续注入系统将导致 ICP 升高。

(2)一定不能将肝素加入测压管路预充液体中,否则将使出血的危险性大为增高。常规使用生理盐水作为预充液。

(3)测压系统可反复校正零点:准确的零点位置应是室间孔(foramen of Monro)水平,确定方法包括:①外眼角与耳屏连线的中点;②外眼角后 1cm;③翼点上方 2cm;

④外耳道连线中点。临床常以平卧位患者的外耳道水平作为简便定位。

（4）水柱传导测压有赖于脑脊液的持续流出。脑水肿脑室受压常导致穿刺或监测失败。

现有将压力传感器整合在导管尖端的脑室测压系统，压力监测不依赖于脑脊液流量。但探头一旦置入，则无法重新校正零点。

2. 尖端整合压力传感器的 ICP 监测导管　顾名思义，这类监测导管的尖端配有传感器，有光纤（fiberoptic）和电-张力（electrical strain-gauge）传感器两种。探头尖端可放置到脑室、脑实质、蛛网膜下腔、硬膜外等部位（见图14-2-2），扩大了监测适应证，操作也变得相对简单。目前欧美等国家多选择这类导管进行 ICP 监测。但价格昂贵可能是限制国内使用的主要因素。

3. 间接 ICP 监测　对于存在 ICP 监测禁忌证的患者，如凝血功能异常，人们一直希望能寻找到一种无创方法。但是，到目前为止，尚未开发出能够准确实时反映 ICP 的无创手段。近年来研究较多的包括鼓膜移位（tympanic membrane displacement）、经颅多普勒（transcranial Doppler）和视觉诱发电位技术（visual evoked response）。但这些技术的准确性尚有待验证，临床应用尚处于摸索阶段。

（二）影响颅内压监测准确性的因素　对于任何监测手段来说，准确性都是影响其临床应用的重要因素。监测结果不能准确反映实际情况，将对临床处理造成不良影响。对于液体传导测压系统，其连接密闭性、管路质地、长度、内径、管路中气泡和管路通畅性，都会影响到监测结果，这些影响因素与血管内压力监测相同。影响 ICP 监测准确性的特殊因素包括：

1. 监测手段　不同监测手段所获得的结果存在差异。一直以来，都将脑室内测压作为 ICP 监测的标准方法，当前使用最多的则是脑实质内尖端传感器导管。有研究表明，硬膜外、硬膜下和蛛网膜下腔导管显示的监测结果可能不能真实反映深部脑组织内的压力。如前所述，对于无创方法获得的监测结果，准确性尚有待于进一步验证。

2. 监测部位　颅腔内容物并非均匀同质，由于组织和毛细血管密度不同，压力也不同，如脑组织和脑脊液之间、小脑幕上和幕下之间、左右半球之间。但这种差异在生理情况下的表现并不明显。人体和动物试验表明，ICP监测部位与局部脑损伤（无论是创伤、出血或梗死）部位之间的关系明显影响监测结果。由于这些研究应用的监测手段不同，目前尚未得出确切结论。但总的趋势是，监测部位离损伤部位越近，所获得的 ICP 越高。

3. 基线漂移　尖端整合压力传感器的 ICP 监测导管，由于置入后无法再校正零点，因此存在基线漂移的问题。市售 ICP 监测导管均应符合行业标准，包括：①压力监测范围应达到 0～100mmHg；②在 0～20mmHg 范围的准确性应在 2mmHg 以内；③20～100mmHg 范围的误差应在 10% 以内。各种品牌的导管，说明书均表明有基线漂移的数据，一般在 2mmHg/24h 以内。说明书同时给出了推荐的持续使用时间，应用时应尽可能遵守。

4. 零点校正　对于液体传导测压系统，零点校正是容易导致监测误差的重要因素之一。体外传感器的水平应与体内零点位于同一水平面。推荐的校正手段包括：①水平尺（carpenter level）；②封闭水柱管路（close loop with water column）；③激光水平仪（laser level device）。虽然有这些零点校正手段，仍然有很多单位选择目测方法。有比较研究显示，目测将导致平均 3.2mmHg 的监测误差，激光水平仪的误差最小。这项针对大学医院神经 ICU 的研究还显示，有 15% 的护士根本就不知道如何校正 ICP 监测零点，操作的正确性与工作时间和受训次数相关。因此，在开展 ICP 监测的单位，应制订操作常规，并加强技术培训。

（三）颅内压监测的主要并发症　ICP 监测的主要并发症是感染和出血。由于缺乏统一的诊断标准，很难给出确切的并发症发生率。

1. 感染　文献报告的 ICP 监测感染率在 0%～27%，许多研究并未描述感染的诊断标准。表 14-2-2 列出了不同监测手段的感染发生率。皮下隧道可明显降低感染危险，脑实质探头的感染发生率较低。发生颅内感染的危险因素主要包括监测装置的置入时间>5 天和手术室外置管。置管和日常操作监测装置时严格遵守无菌原则（手套、口罩和隔离衣）。常见病原菌包括金黄色葡萄球菌、表皮葡萄球菌、大肠埃希菌、克雷伯菌和链球菌。目前尚无证据表明预防性应用抗生素可降低感染发生率。

表 14-2-2　不同 ICP 监测手段的感染发生率

监测手段	感染发生率
脑室置管	5.6%～20.5%
脑室置管+皮下隧道	0%～4%
脑实质探头	0.3%～3.7%
硬膜下导管	9.8%
蛛网膜下腔导管	10%

2. 出血　所有颅内置入的监测都存在导致出血的危险性。与其他创伤性操作相同，恰当的培训并获得实际经验是减少出血的主要手段。Blaha 将 ICP 监测导致的出血进行了分级（表 14-2-3），该分级有助于比较各种监测手段的出血危险。对于脑实质测压，1 级和 2 级出血的发生率为 6.4%～9.2%，无 3 级出血的报道。脑室测压中，需要手术干预的出血发生率约为 17%。

表 14-2-3　ICP 监测导致的出血分级诊断标准

分级	诊断标准
1 级	穿刺部位少量出血，或局部蛛网膜下腔出血
2 级	脑实质出血，或弥漫性蛛网膜下腔出血，但无新出现的神经系统损害，不需要进行开颅血肿清除
3 级	脑实质出血，或弥漫性蛛网膜下腔出血，出现新的神经系统损害，需要进行开颅血肿清除

患者的凝血功能状态是临床实施 ICP 监测时关注的焦点。通常情况下都建议将患者的凝血功能纠正到正常范围之后，再进行 ICP 监测。爆发性肝衰竭患者可能合并严重的颅高压，对于这类患者，很难做到短时间内完全纠正凝血异常。虽然近期有研究提示了肝移植患者在应用脑实质 ICP 监测时的安全性，但多数单位仍然倾向于为肝衰竭患者选择硬膜外或蛛网膜下腔探头进行 ICP 监测。

3. 其他并发症　其他 ICP 监测的并发症还包括：ICP 监测装置故障、置管困难、导管脱出或探头位置不良等，发生率较低。有光纤导管断裂的个案报道。

三、颅内压监测的临床应用

2012 年，《新英格兰医学杂志》发表的一项多中心随机对照研究，比较了应用 ICP 监测与常规体检加影像指导重度颅脑创伤患者的治疗，发现两种治疗策略对转归无明显影响。随后的 2 项荟萃分析显示，对于 GCS 评分 3～5 分和高创伤评分的患者，ICP 监测能够使患者获益。由于 ICP 对转归影响的研究结果存在差异，导致各单位应用 ICP 监测的情况也不尽相同。2007 年欧洲的一项针对重度脑创伤患者的流行病学调查显示，ICP 监测比例为 64%，其中脑实质探头的应用最多、占 77%，其次为脑室置管测压、占 10%。

有文献报道的 ICP 监测群体包括重度脑创伤、脑出血、蛛网膜下腔出血、缺血性卒中后并发严重脑水肿、缺氧性脑损伤、中枢神经系统感染以及爆发性肝衰竭。明确有指南推荐的是创伤和出血患者，分别是美国神经外科医师协会（AANS）2000 年创伤指南、美国心脏学会（AHA）1999 年脑出血指南和欧洲卒中促进委员会（EUSI）2006 年指南（表 14-2-4）。

表 14-2-4　指南推荐的 ICP 监测适应证

学会（年代）	适应证
AANS（2000）脑创伤指南	■ GCS 为 3～8 分，CT 异常 ■ GCS 为 3～8 分，CT 未见异常时 　■ 年龄>40 岁 　■ 单侧或双侧肢体瘫痪 　■ 动脉收缩压<90mmHg ■ 对于具有脑内占位的轻中度脑损伤者，医师可根据习惯决定是否进行 ICP 监测
AHA（1999）脑出血指南	■ GCS<9 分 ■ 病情恶化考虑继发于 ICP 增高者
EUSI（2006）脑出血指南	■ 对需要接受机械通气的患者应用持续 ICP 监测

需要临床干预的 ICP 界值，依患者病种和年龄的不同而有所区别。对于脑创伤患者，目前公认的界值是 20～25mmHg。在多数 ICU，患者 ICP>25mmHg 时会给予积极

处理。对于儿科患者，近期有文献推荐婴幼儿为 15mmHg，8 岁以下儿童为 18mmHg，8 岁以上为 20mmHg。ICP 监测的实际意义在于维持脑灌注。因此，越来越多的单位采用脑灌注压（CPP = MAP−ICP）作为干预措施的目标参数。2000 年 AANS 指南推荐维持 CPP>70mmHg，在此之前的研究结果提示 CPP 应维持在更高水平（80mmHg）。CPP 的维持水平与患者脑血管自身调节机制的受损程度相关。正常情况下，CPP 在 50～150mmHg 间变化时，脑血流不会发生明显改变（图 14-2-3）。脑损伤使自身调节曲线右移，使得引起脑血流减少的 CPP 阈值升高，理应适当提高 CPP 才能保证脑灌注。但是近期的两项研究提示，过分强调将 CPP 维持在过高水平可能造成脑损伤患者的不良转归。2007 年，AANS 在其指南更新中也将推荐的 CPP 界值更改为 60mmHg，并指出若患者不存在脑缺血情况，不必将 CPP 维持在 70mmHg 水平以上，否则增加急性呼吸窘迫综合征的危险。由于脑损伤患者脑血管自身调节机制受损程度存在个体差异，因此维持 CPP 也应采取个体化原则。但是目前临床很难确切判断到脑血管对 CPP 变化的反应，整合其他脑功能监测手段可能会有所帮助，如对脑血流和代谢的监测。

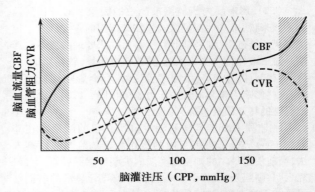

图 14-2-3　脑灌注压与脑血流和血管阻力之间的关系

（周建新）

第三节　脑血流监测

脑血流量（CBF）一直是临床渴望获得的监测指标。床旁脑血流监测可追溯到 1945 年，Kety 和 Schmidt 两位医师首次介绍了以 N_2O 作为惰性示踪剂，应用 Fick 原理测定全脑血流量。到了 20 世纪 60 年代，又出现了 Xenon-133 脑血流测定方法，采用的是相同的原理。Xenon-133 具有较高的脂溶性，吸入或注射后迅速穿过血脑屏障，且代谢率极低，基本以原型经肺排出。根据 Xenon-133 的洗出曲线，可计算出 CBF。Xenon-133 测定法是实验研究中最常采用的脑血流测定方法，其他新型测定方法多以其作为比照。但是就临床应用而言，Xenon-133 法也存在较多局限性，包括：①这种方法测定的主要是大脑中动脉供应的皮层和皮层下血流；②仪器庞大、操作复杂；③患者暴露于离子辐射；④不可能持续监测。正是由于这些局限性，使 Xenon-133 多应用于实验室或临床研究，限制了作为常

规监测手段应用于临床。

随着影像学技术的进步,近年来也开发出多种能够监测脑血流的功能神经影像手段,主要包括:①Xenon 计算机断层扫描(Xe-CT);②正电子衍射断层扫描(positron emission tomography,PET);③单电子衍射 CT(single photon emission computed tomography,SPECT);④CT 灌注成像;⑤磁共振(MRI)灌注成像。这些影像学技术能够提供局部脑血流灌注的资料,但是对于 ICU 患者也存在较大的局限性,例如:所提供的是脑血流灌注的瞬间状态;患者必须转运到放射科,且检查时间较长,患者的病情必须足够稳定才能耐受检查。

目前适合于 ICU 床旁监测脑血流的手段主要包括三种:经颅多普勒血流测定、激光多普勒血流测定和热弥散血流测定。

一、经颅多普勒脑血流测定

经颅多普勒(transcranial Doppler,TCD)脑血流监测技术于 1982 年引入临床应用,具有无创、便于使用、可反复操作等优点。TCD 将脉冲多普勒技术和低频发射频率相结合,从而使超声波能够穿透颅骨较薄的部位进入颅内,根据多普勒位移原理检测红细胞移动速度,直接获得颅底动脉血流速度,无创动态连续检测脑血流动力学。TCD 所监测到的是颅底动脉血流速度(测量单位为 cm/s),而非CBF。TCD 测量的血流信号以音频和频谱两种方式表达。多普勒频谱显示包括多普勒信号的振幅、频率和时间,图像的横轴为时间,纵轴为频移数值——代表血流速度,频谱的灰度反映信号的强弱。频移数值包括收缩峰值血流速度,舒张末期血流速度,平均血流速度。

TCD 监测窗口包括三种:①颞骨窗口:颞弓上方,从眼眶外侧至耳之间的区域,观察大脑前动脉、前交通动脉、大脑中动脉、颈内动脉终末段、后交通动脉、大脑后动脉和基底动脉分叉,是最常用的监测窗口;②眼眶窗口:观察颈内动脉虹吸段和眼动脉;③枕骨大孔窗口:头前倾,探头放置在枕骨粗隆下 1~1.5cm 处,超声方向指向眉弓,观察椎动脉颅内段和基底动脉。最常用的 TCD 监测部位是大脑中动脉(MCA),操作方法为:经颞骨窗口,取样深度为 50~55mm,血流方向朝向探头,为正相频移。

TCD 在脑损伤患者中的应用主要包括三个方面:

(一)诊断脑血管痉挛　脑血管痉挛是蛛网膜下腔出血的严重并发症之一,是导致迟发性缺血损害的重要危险因素。应用 TCD 可对脑血管痉挛作出快速诊断,监测部位常选择 MCA。MCA 平均血流速度正常值为 55cm/s。当 MCA 血流速度增快时,应进行血管痉挛和高动力循环状态的鉴别诊断。可应用 Lindegaard 比值(MCA 血流速度/颅外动脉血流速度,多选择颈内动脉)协助鉴别,MCA 平均血流速度>120cm/s,Lindegaard 比值>3,提示脑血管痉挛;MCA 平均血流速度>120cm/s,Lindegaard 比值<3,提示高动力循环状态。以脑血管造影为标准,TCD 在诊断脑血管痉挛方面具有较高的敏感度和特异度。

(二)CBF 的间接评估　当超声探测角度和血管内径维持稳定时,MCA 平均血流速度的变化程度与 CBF 的变化程度显著相关。这时可应用下列公式估算 CBF:

$$CBF = FVmean \times AV \times CosAI$$

公式中 FVmean 为平均流速;AV 为 MCA 截面积;AI 为超声束与血管间的交角。

当无血管硬化或血管痉挛、动脉压和血液流变学状况无变化时,可应用该公式估算 CBF。

(三)评价脑血管自身调节功能　正常情况下,当脑灌注压发生变化时,脑血管阻力随之改变,以维持脑血流量稳定(见图 14-2-3)。因此,脑血管阻力的变化是自身调节功能的核心。TCD 监测时,搏动指数(PI,也称 Gosling 指数)可反映探测部位远端的血管阻力。

$$PI = \frac{FVsys - FVdias}{FVmean}$$

公式中 FVsys 为收缩流速;FVdias 为舒张流速;FVmean 为平均流速。

PI 的正常范围为 0.6~1.1。初步研究显示,同时应用 ICP、CPP 和 TCD 计算 MCA 的搏动指数,可能对判断脑血管自身调节能力有所帮助。

二、激光多普勒血流测定

激光多普勒(laser Doppler flowmetry,LDF)可以测定多种部位的微循环血流,脑组织是其中之一。探头需放置于颅内(通常选择脑白质区域),发射单色激光束,通过测量红细胞的数量和运动速度,整合得出表示血流量的相对数值——PU。LDF 测定范围很小,仅约 1mm^3,是一种局部血流量监测手段。连续和简便是这种监测手段的优点,而局部和只能获得反映 CBF 的相对变化则是其主要缺点。目前 LDF 主要应用于术中 CBF 监测。

三、热弥散血流测定

热弥散血流测定(thermal diffusion flowmetry,TDF)是另一项近年来引入临床的新型脑血流监测技术。TDF 的原理基于组织的散热特性,监测探头也需放置于颅内脑组织中。探头具有两个温度传感器,之间保持一定距离,一个传感器对脑组织加温(39℃),另一个传感器探测温度变化,脑血流量越高,两传感器间温度差越大,以此通过微处理器计算出脑血流量。TDF 与 LDF 的相同之处在于其监测的连续性和局部性,不同之处在于 LDF 所获得的是CBF 的绝对数值[ml/(100g·min)]。近来 TDF 技术的发展趋势是探头体积缩小,但监测的脑组织范围增大。

四、其他监测技术

其他可床旁实施的 CBF 监测技术还包括:颈静脉热稀释血流测定(jugular blood flow,JBF)、经脑双示踪剂稀释技术(transcerebral double-indicator dilution technique,TCID)和对比增强超声技术(contrast-enhanced ultrasonography,CEU)。其中 CEU 可提供无创、实时的 CBF 测定,目前正在进行临床试验。

五、脑血流监测的临床应用

如前所述,脑缺血可能是导致脑损伤患者不良转归的重要因素。然而临床难以回答的问题是究竟应将 CBF 维持在什么水平。针对狒狒的研究提示,造成脑缺血的 CBF 阈值为 15ml/(100g·min)。进行该试验的研究组(Symon 等)后来提出了缺血"半暗带"(penumbra)的概念,指梗死灶周围尚能挽救的脑组织。应用 PET 手段提示,人脑梗死的 CBF 阈值为 8ml/(100g·min),半暗带为 20ml/(100g·min)。目前的共识是应尽快抢救半暗带。对于现有的床旁 CBF 监测手段,多数尚处于临床摸索阶段,尚无绝对监测值的推荐指标。临床实践中多是观察动态趋势和对治疗的反应性。许多单位将 ICP、CPP、CBF 和脑代谢监测相结合,确定救治方案。

（周建新）

第四节　脑氧及脑代谢监测

大脑具有极高的代谢率。虽然脑的重量只占体重的 2%,但静息脑血流量却占到心输出量的 15%,氧耗量是全身的 20%。因此,大脑需要持续稳定的血流灌注。当存在缺氧或灌注不足时,大脑将发生一系列生物化学异常。脑氧和代谢监测的目的就是尽早发现这些异常情况。脑氧监测包括多种,其中临床最常应用的是颈静脉氧饱和度监测,其他还有近红外光谱仪经颅脑氧饱和度监测和脑组织氧分压监测。近年来逐渐成熟的脑组织微透析技术则是脑代谢监测的主要进展。

一、颈静脉氧饱和度监测

颈静脉氧饱和度($SjvO_2$)监测是最早出现的脑代谢相关监测手段,早在 20 世纪初就有经颈静脉采血测定氧饱和度的报道。20 世纪初出现了置管持续监测 $SjvO_2$ 的报道。与体循环的肺动脉血相似,颈静脉血中包含了未被脑组织利用的氧。$SjvO_2$ 监测可提示脑氧供给和消耗之间的平衡,并间接反映脑血流的情况。

（一）$SjvO_2$ 的决定因素和参数判读

1. $SjvO_2$ 的决定因素　脑的氧耗量（$CMRO_2$）等于单位时间内进入和流出脑的氧量之差:

$$CMRO_2 = CBF \times (CaO_2 - CjvO_2)$$
$$= CBF \times [(Hb \times 1.34 \times SaO_2 + PaO_2 \times 0.0031)$$
$$-(Hb \times 1.34 \times SjvO_2 + PjvO_2 \times 0.0031)]$$

公式中 CaO_2、SaO_2 和 PaO_2 分别为动脉血氧含量、氧饱和度和氧分压;$CjvO_2$、$SjvO_2$ 和 $PjvO_2$ 分别为颈静脉血氧含量、氧饱和度和氧分压;Hb 为血红蛋白浓度。

血液中物理溶解的氧量很少,可忽略不计。公式可表示为:

$$CMRO_2 = CBF \times Hb \times 1.34 \times (SaO_2 - SjvO_2)$$

公式可变形为:

$$SjvO_2 = SaO_2 - \frac{CMRO_2}{CBF \times Hb \times 1.34}$$

可简化为:

$$SjvO_2 \propto SaO_2 - \frac{CMRO_2}{CBF \times Hb}$$

由该公式可见,$SjvO_2$ 由动脉血氧饱和度、脑氧耗量、脑血流量和血红蛋白浓度共同决定。临床实际中,血红蛋白浓度一般不会在短时间内发生剧烈变化,公式可再次简化为:

$$SaO_2 - SjvO_2 \propto \frac{CMRO_2}{CBF}$$

正常情况下,当脑氧耗量升高时,脑血流量随之升高;脑血流量降低时,脑氧耗量也随之降低,称为脑代谢-血流耦联。这时 $SjvO_2$ 维持不变,脑氧提取率也维持不变。病理情况下,脑代谢-血流耦联受损,将导致脑氧提取的变化,表现为 $SjvO_2$ 降低或升高。$SjvO_2$ 监测的主要目的也就是提早发现 $SjvO_2$ 的变化,反映出的问题是脑血流与脑代谢之间的平衡失调。因此,许多文献也将 $SjvO_2$ 监测归入脑血流监测的范畴。

2. 参数判读

（1）导致 $SjvO_2$ 降低的因素主要包括:

1）脑氧输送降低,原因可以是全身缺氧,也可以是由低血压、血管痉挛、或颅高压导致的脑灌注压降低。

2）脑氧耗增加,原因多是癫痫和发热。

（2）$SjvO_2$ 升高的临床情况更具挑战性,也有研究提示 $SjvO_2$ 升高与不良转归相关。导致 $SjvO_2$ 升高的可能因素包括:

1）脑血流高动力循环状态,自身调节机制受损时则表现为 $SjvO_2$ 升高。

2）脑氧耗显著降低,如低温。

3）脑组织失去提取氧的机会,如 ICP 明显升高达到 MAP 水平,此时若不给予紧急处理,将很快导致死亡。

4）脑细胞失去提取氧的能力,有研究监测到脑死亡患者的 $SjvO_2$ 呈升高趋势。

（二）$SjvO_2$ 监测的技术特点　$SjvO_2$ 经历了单次采血、导管置入间断采血和光纤导管持续监测几个阶段。由于深静脉导管的广泛使用,现已不再采用单次采血方法。目前可供临床选择的 $SjvO_2$ 持续监测仪主要包括两种:Abbott Laboratories 的 Oximetrix 3® 系统和 Baxter Healthcare 的 Edslab 系统。这两种仪器的基本原理相同,差别在于 Oximetrix 3® 系统采用三波长技术,可同时测定血红蛋白浓度和氧饱和度。

在进行 $SjvO_2$ 监测时应注意的技术细节主要是导管的置入位置。从测定原理可见,$SjvO_2$ 提示全脑氧利用情况。那么左右颈静脉的氧饱和度的一致性会影响到监测结果的准确性。尸体解剖发现,皮层下区域的静脉多回流至左侧静脉窦,而皮层区域多回流至右侧。对于弥漫性脑损伤患者的研究提示双侧 $SjvO_2$ 的数值无限制性差异。目前倾向于选择优势侧颈静脉作为监测部位,临床确定方法包括三种:

1. 对于实施 ICP 监测的患者,交替按压双侧颈静脉,ICP 升高幅度较大的一侧为优势侧。

2. 观察 CT 显示的颈静脉孔,较大的一侧为优势侧。

3. 超声扫描血流量较多的一侧为优势侧。

当缺乏上述确定方法时，由于大多数个体的右侧静脉窦较大，可首先选择右侧作为监测部位。有些研究建议选择病变侧作为监测部位，但尚存在争论。

颈内静脉逆向置管的技术相对简单，标准方法为在环状软骨水平，沿胸锁乳突肌锁骨头内侧，针尖指向头部穿刺置管。置管成功后导管放置深度却是影响监测结果的关键问题。颈内静脉出颅后还汇集面静脉血流，因此应将导管尖端置入颈静脉球部（图 14-4-1），此处约掺杂 3% 的面静脉血流。应将导管尖端尽量靠近颈静脉球部顶端，导管后撤 2cm 将使面静脉血流掺杂升高到 10%。临床测量时可应用乳突作为颈静脉球部的体表标志。但是放置导管后应常规进行 X 线定位。颈部侧位片要求导管尖端超过第 1~2 颈椎，并尽可能靠近颅底。在后前位片，导管尖端应超过寰枕关节与眶底连线，并超过双侧乳突连线。

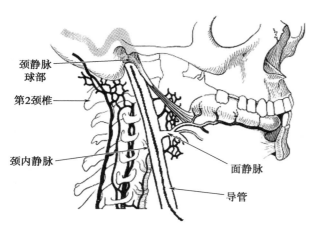

图 14-4-1　颈静脉球部解剖示意图

对于间断采血（进行血气分析）监测，采血速度也是影响因素之一。若抽血速度过快，将由于血液回流导致掺杂。现推荐采血速度应 <2ml/min。对于持续监测导管，置入后应定期校正（推荐至少每日 1 次，或当对监测结果存在疑问时），否则也会影响准确性。

（三）SjvO$_2$ 监测的临床应用　健康人采样显示，SjvO$_2$ 的正常范围在 55%~71%，平均 62%，该范围是否适用于脑损伤患者还存在疑问。SjvO$_2$ 监测是目前 ICU 中除 ICP 之外的另一种常用脑功能监测。队列研究提示，SjvO$_2$ <50%，脑损伤患者的死亡率增加 1 倍。对接受心血管手术的患者，SjvO$_2$ <50% 将导致术后神经系统并发症的发生率明显增多。文献报道的应用群体包括了脑创伤、蛛网膜下腔出血、弥漫性脑缺氧损伤以及心血管手术围术期。尽管如此，目前尚缺乏有关 SjvO$_2$ 监测参数和转归的确定证据。对于究竟应将脑损伤患者的 SjvO$_2$ 维持在何种水平，也缺乏相应的推荐意见。多数单位选择 55%~75% 为 SjvO$_2$ 的目标界限。另一方面，由于 SjvO$_2$ 监测的是全脑氧利用状况，对于局灶性病变，其监测灵敏度可能存在问题。与其他脑代谢监测手段相同，单独应用 SjvO$_2$ 进行脑功能监测的价值是有限的。成功的临床报道几乎全部是整合

了多种监测手段，并动态观察参数的变化趋势，及时调整处理策略。

二、经颅脑氧饱和度监测

光线穿过色基（chromophore）时被散射和吸收，光线衰减的程度与色基的浓度相关（Beer-Lambert 定律）。波长为 700nm~1000nm 的近红外光具有良好的组织穿透力，且其衰减程度与血红蛋白中的铁及细胞色素 aa3 中的铜含量成正比。氧合血红蛋白与去氧血红蛋白的光吸收波长不同，由此可计算出组织氧饱和度。近红外光谱仪（NIRS）正是利用这一原理进行脑氧饱和度测定。NIRS 的优点在于无创和连续。与脉搏血氧饱和度不同，NIRS 测定的脑氧饱和度不能区分动静脉血，所监测的是整个脑组织血管床的氧饱和度，包括动脉、静脉和毛细血管，其中约 70% 的成分来自静脉血。此外，由于很难排除颅外组织对光线的吸收和散射，使 NIRS 测定结果的可靠性受到质疑。现已开发出多种 NIRS 装置，临床主要应用的是美国的 INVOS 系列和日本的 NIRO 系列。总的来看，作为床旁脑氧监测手段，NIRS 仍需要进一步摸索。

三、脑组织氧分压监测

脑组织氧分压（PbrO$_2$）是近年来开发出的脑组织局部氧监测技术，将微电极放置于脑组织，可持续监测脑实质氧分压和局部温度。有些监测设备还可同时监测脑组织二氧化碳分压和 pH 值。

（一）PbrO$_2$ 监测的技术特点　PbrO$_2$ 的监测导管具有弹性，监测探头细小（直径 <0.5mm），可在 ICU 床旁行颅骨钻孔放置，并由专门的螺栓固定于颅骨。目前有两种市售 PbrO$_2$ 监测仪：

1. Licox 监测仪采用极谱分析技术（Clarke 电极），监测 PbrO$_2$ 和脑温，采样范围约为 14mm^2。

2. Neurotrend 监测仪采用光纤电极，除 PbrO$_2$ 和温度外，还可监测脑组织二氧化碳分压和 pH 值，采样范围约为 2mm^2。

PbrO$_2$ 监测引入临床的时间还不是很长，目前尚处于摸索阶段，需要回答的问题主要有：PbrO$_2$ 监测结果究竟代表什么？PbrO$_2$ 监测探头应当放置在什么部位？

综合多项研究结果提示，PbrO$_2$ 与吸入氧浓度、脑灌注压、脑血流量和血红蛋白呈正相关，与脑氧提取率呈负相关。但是，PbrO$_2$ 并不能直接替代这些参数，它应该是反映脑氧代谢的综合指标，也可以理解为监测当时的脑组织氧储备。PbrO$_2$ 升高并非仅代表脑血流灌注的增加，发热（使脑氧摄取增加）和高动力循环状态也可使 PbrO$_2$ 升高。PbrO$_2$ 降低也并非仅代表脑缺血，脑组织氧需要减少（如治疗性低温）也可使 PbrO$_2$ 降低。因此，目前尚不能单独依靠 PbrO$_2$ 监测提示脑代谢和血流改变。

与其他监测手段相同，人们也希望将 PbrO$_2$ 用作一种脑缺血的预警指标。应用不同的比照手段和不同的 PbrO$_2$ 监测方法，提示脑缺血的 PbrO$_2$ 下限指标也略有差异（表 14-4-1）。虽然仍存在争议，目前普遍认为 PbrO$_2$ 降低至 10~15mmHg 时应引起重视。

表 14-4-1 有关预示脑缺血的 $PbrO_2$ 下限

	$PbrO_2$ 下限	$PbrO_2$ 监测技术	比 照 手 段
Doppenberg 1998	22mmHg	Neurotrend	Xe-CT 显示 CBF=18ml/（100g·min）
Kiening 1996	8.5mmHg	Licox	$SjvO_2$<50%
Menon 2004	10mmHg	Neurotrend	PET 显示脑平均氧提取率明显升高
Johnston 2005	14mmHg	Neurotrend	PET 显示脑平均氧提取率明显升高

文献报道最多的监测部位是额叶白质，弥漫性脑损伤患者多选择右侧，局部脑损伤患者多选择病变侧。对于同时应用脑实质 ICP 监测的患者，也常选择相同的探头部位。理论上讲，将脑氧探头放置在半暗带区域的临床指导意义最佳，但实际操作中很难准确到位。探头放置的深度多为硬膜下 2~3cm。由于 $PbrO_2$ 监测的是局部脑组织氧分压，探头与脑动脉的相邻关系、局部脑血流速度和探头的监测半径均会导致监测结果的差异。因此，连续监测的临床意义大于单一读数。

（二）$PbrO_2$ 的临床应用 虽然有观察性研究显示发生低 $PbrO_2$ 事件的次数和持续时间与不良神经系统转归相关，但是目前尚缺乏确定的证据证明。有些单位建立了以 $PbrO_2$ 为目标的诊疗流程，也进行了对转归影响的研究，但病例数均较少。这些诊疗流程中均配合了其他监测评估手段，如 ICP 和 $SjvO_2$ 等，也说明脑损伤的多元化监测理念的流行。

从患者群体来看，$PbrO_2$ 主要应用于脑创伤和蛛网膜下腔出血。有个别研究报道了动脉瘤术中和心搏骤停后应用 $PbrO_2$。从全世界范围来看，应用 $PbrO_2$ 最多的国家依次是德国、意大利、西班牙、荷兰、英国、美国。总的来说，$PbrO_2$ 是一种新型脑氧代谢监测手段，其临床应用价值有待进一步探索。

四、脑组织微透析监测

葡萄糖为细胞代谢的能量底物，氧则是高能释放所必需。有氧条件下，每分子葡萄糖代谢生产 38 分子 ATP，而糖的无氧酵解仅生成 2 分子 ATP。脑的能量储备很低，因此依赖于持续的血液（氧）供应。缺氧缺血时，能量储备在短时间内耗竭，造成一系列病理生理学损害。组织的代谢监测反映了供血供氧情况，以期在出现生化异常的早期给予积极处理。通过监测细胞外液的生化指标，微透析技术（microdialysis）代表了组织代谢监测的重要进展。肝脏是最早应用微透析监测的组织，已经有近三十年的历史。人体脑组织微透析监测始于 1990 年。随着市售微透析监测仪的出现和改进，使微透析成为一种床旁持续监测手段，越来越多的临床单位将该技术应用于脑损伤患者的代谢监测。

（一）脑组织微透析监测的技术特点 与脑实质 ICP 监测和脑组织氧分压监测相同，微透析监测也需要将监测导管放置到脑组织中。导管很纤细，直径仅为 0.62mm。导管壁为聚酰胺材料的微透析膜，内充透析液（一般为生理盐水）。脑细胞外液中小于微透析膜孔径的物质（一般

为 20 000Da 以下），可由于浓度梯度弥散到透析液。定时收集透析液进行生化分析，提示脑组织细胞外液的代谢改变。目前市售的微透析监测仪（CMA600）可完成定时自动分析，与应用高效液相色谱测得的结果具有良好的相关性。

理论上，凡是可透过微透析膜的物质均可进行监测。目前临床主要监测的参数包括：

1. 能量代谢相关参数 葡萄糖、乳酸、丙酮酸、腺苷、黄嘌呤。其中乳酸/丙酮酸比值是反映缺血的主要指标。

2. 神经递质 谷氨酸、天冬氨酸、GABA。

3. 组织损伤和炎症反应参数 甘油、钾离子、细胞因子。

4. 外源性物质 药物浓度。

微透析监测也存在部位问题。在 2004 年进行的一项研究中，作者对 33 例接受硬膜下血肿清除的重度脑创伤患者进行了包括微透析在内的多种脑功能监测。微透析和 $PbrO_2$ 探头放置于脑损伤周围。其中 17 例发生术后损伤局部脑梗死的患者，$PbrO_2$ 明显降低，微透析监测乳酸水平明显升高，而反映全脑代谢的 $SjvO_2$ 并未发现明显改变。另 5 例发生难治性颅高压患者，微透析显示乳酸/丙酮酸比值和谷氨酸水平明显升高，葡萄糖浓度降低。Engstrom 等则进行了更加细致的比较，在 CT 定位后，将微透析探头放置在损伤周围、损伤远离损伤的区域和损伤的对侧。结果显示，损伤周围区域的葡萄糖浓度明显降低，乳酸/丙酮酸比值明显升高。但是这些研究并未提供患者转归的资料。2004 年，一组来自多所著名脑创伤中心的微透析监测专家发表了一篇共识声明，推荐了微透析监测探头的放置部位。对于弥漫性脑损伤患者，探头放置于右侧额叶；局灶性脑损伤患者，应在损伤部位周围实施微透析监测，有条件时，可在非损伤区放置第 2 个监测探头。

微透析监测技术的另一种进展体现在监测导管半透膜的孔径上。随孔径增大，生物大分子（如细胞因子）透过半透膜的可能性越大，对细胞损伤和炎症反应的提示越强。目前已经拥有 20 000、100 000 和 300 0000 道尔顿孔径的监测导管，对这些导管的应用研究也越来越多。

（二）脑组织微透析监测的临床应用 微透析监测的应用范围广泛，包括脑创伤、蛛网膜下腔出血、癫痫、缺血性脑卒中、肿瘤和神经外科术中监测。反映脑缺血的敏感指标是乳酸/丙酮酸比值和葡萄糖浓度，预警界限分别为>30mmol/L 和<0.8mmol/L。小样本病例对照研究提示，该界值是不良转归的危险因素。与其他监测手段相同，目前也缺乏微透析监测的随机对照研究。将微透析整

合到多元化监测,可能为改善脑损伤患者的转归提供良好前景。

(周建新)

第五节　脑电图监测

脑电图是诊治癫痫的重要手段,能为癫痫的诊断、分型、确定局部病灶和观察治疗反应性提供帮助。近年来,随着计算机技术引入脑电监测装置,使床旁持续监测和数据分析有了较大的改进,也推动了脑电图在其他神经危重症患者的应用。ICU 可利用的神经电生理监测还包括诱发电位技术,主要应用于脑干、脊髓和视神经病变的患者。

脑电图(electrophysiology,EEG)记录了大脑皮层神经元自发而又有节律的电活动,为兴奋性和抑制性突触后电位的总和。脑电波有振幅、周期、位相等特征组成(表 14-5-1)。正常脑电波的波幅在 $10 \sim 200 \mu V$,癫痫发作时可高达 $750 \sim 1000 \mu V$。锥体细胞排列方向一致,又同步放电,兴奋通过神经元回路循环产生节律性 α 波。放电失去同步性,兴奋通过皮质内小神经元回路循环,则出现快波。神经细胞代谢速度减慢或形态改变,则出现各种慢波。神经细胞兴奋性异常增高,引起超同步放电,则出现棘波、棘慢波。

表 14-5-1　基本 EEG 波形频率

波形名称	频率(Hz)	提示的状态
δ	<4	深睡眠、麻醉或脑缺血
θ	$4 \sim 7$	早产儿或儿童深睡眠的正常波形
α	$8 \sim 13$	正常成人清醒、安静(闭眼)
β	>13	清醒、警觉,或浅麻醉

EEG 是监测大脑癫痫放电的最佳方法。无抽搐样发作性癫痫在顽固性癫痫、脑外伤、脑卒中、颅内感染、脑肿瘤和代谢性昏迷患者中具有较高的发病率,而且影响转归。应用动态 EEG 监测可以及时发现病情变化并及时处理,降低癫痫持续状态的死亡率和并发症发生率。

EEG 主要由脑皮质锥体细胞产生,锥体细胞对缺血具有相对易损性。因此,EEG 对脑缺血也十分敏感。CBF $<20 \sim 25 ml/(100g \cdot min)$ 时,脑电活动开始减慢;$16 \sim 17 ml/(100g \cdot min)$ 时,自发脑电活动衰竭,诱发脑电波幅进行性降低;$<12 \sim 15 ml/(100g \cdot min)$ 时,诱发脑电消失;能量衰竭则在 CBF $<10 ml/(100g \cdot min)$ 时才发生,而在脑皮质发生不可逆损害之前,EEG 已经变成等电位。

各种原因造成的昏迷患者,EEG 监测可有助于了解中枢神经系统功能。体外循环、颅内手术、低温麻醉、控制性降压以及心肺复苏后,进行 EEG 监测有助于判断中枢神经系统的情况。对深度昏迷者,EEG 常表现为慢波。若病情好转可恢复到正常波;若病情恶化,则逐渐进入平坦波形。对怀疑脑死亡患者,其脑电活动消失,呈等电位改变,若持续 30 分钟以上,结合临床可协助脑死亡诊断。由于 EEG 受麻醉药的影响,因此判断脑功能状态时,必须排除麻醉药的作用。

EEG 波型是大脑皮质的突触后兴奋与抑制电位在时间和空间上的综合表现。而突触后电位又受到来自间脑投射的网状系统活动的影响。这些成分中任何一个或多个障碍都会导致 EEG 异常。这种多层系统使 EEG 具有较高的敏感性。但也同时说明了 EEG 的弱点,即特异性相对不足。因此,EEG 监测应有明确的目的和针对性,并配合其他监测手段。此外,由于 EEG 也同时记录了头皮上两点和头皮与无关电极之间的电位差,因此其波形受到机体多种生理和病理因素的影响,各种干扰都可能使记录出现伪差,例如同时使用其他仪器、患者的肌肉活动、肢体的动作等。这些影响因素在 ICU 的表现尤其突出,在判读监测结果时应给予充分注意。

(周建新)

第六节　脑功能的多元化监测

从以上讨论可见,各种脑功能监测手段都具有各自的优点和局限性,目前尚缺乏任何单一准确有效的监测手段。以 ICP 监测为例,2005 年发表了一项非随机研究,比较了两个创伤中心重度脑创伤患者的治疗程序和转归。其中一个中心以灌注压为目标(ICP < 20mmHg/CPP > 70mmHg),另一个以临床经验和 CT 结果为目标。结果显示,单纯以灌注压指导临床救治,并不能改善转归,却明显增加住院时间和费用。正是在这种背景下,近年来越来越多的研究推荐,脑功能的监测应该采取多种手段、综合评价,逐渐形成了多元化的监测理念(multimodal monitoring)。脑灌注、血流、代谢以及脑电活动之间相互联系、互为因果,监测指标也具有互补性。图 14-6-1 显示了一种以 ICP、SjvO$_2$ 为主的脑损伤多元化监测处理程序。

多元化监测并不是指应用的监测手段越多越好。盲目采用多种监测势必会增加操作并发症的发生概率,且增加患者的医疗费用。另一方面,由于单位时间内所获得的信息量增加,数据处理又成为了瓶颈问题。近期发表的有关多元化监测的研究表明,临床获得的微透析监测数据庞大,且具有明显的个体差异,与 ICP、CPP 和 GCS 组成具有不同特征的组合。面对这种庞大的数据资源,迫切需要可靠的分析系统。从 20 世纪 70 年代开始,就有应用计算机进行资料整合的研究。1994 年,剑桥大学的研究组开发出利用 RS232 接口进行数据收集的计算机集成监测分析系统,用于神经危重患者的监测。近期,一种称为"Global Care Quest"的资料传输系统,可将诸如影像、脑电和生理数据无线传输到护士站或医师办公室的终端机上,甚至可发送到手机,大大提高临床信息的整合效率,缩短做出反应的时间。但是,任何资料的最终判读者仍然是人,对医护人员进行基础知识和操作技能的培训,也是一个关系到患者转归的关键问题。

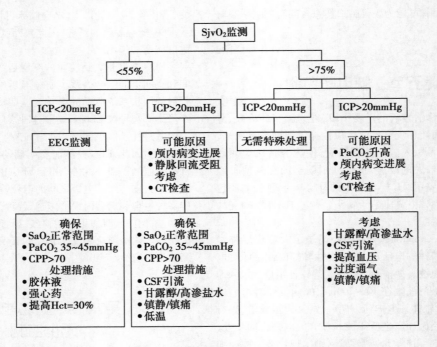

图 14-6-1 基于 ICP 和 SjvO₂ 等手段的脑功能多元化监测治疗程序

（周建新）

主要参考文献

[1] 王忠诚. 神经外科学. 武汉:湖北科学技术出版社,1998:67-82.

[2] Steiner LA, Andrews PJ. Monitoring the injured brain: ICP and CBF. Br J Anaesth,2006,97(1):26-38.

[3] Zhong J,Dujovny M,Park HK,et al. Advances in ICP monitoring techniques. Neurol Res,2003,25(4):339-350.

[4] Slavin KV,Misra M. Infratentorial intracranial pressure monitoring in neurosurgical intensive care unit. Neurol Res,2003,25(8):880-884.

[5] Mauritz W,Janciak I,Wilbacher I,et al. Severe Traumatic Brain Injury in Austria Ⅳ: Intensive care management. Wien Klin Wochenschr,2007,119(1-2):46-55.

[6] Steiner T,Kaste M,Forsting M,et al. Recommendations for the management of intracranial haemorrhage-part Ⅰ: spontaneous intracerebral haemorrhage. The European Stroke Initiative Writing Committee and the Writing Committee for the EUSI Executive Committee. Cerebrovasc Dis,2006,22(4):294-316.

[7] The Brain Trauma Foundation. The American Association of Neurological Surgeons. The Joint Section on Neurotrauma and Critical Care. Intracranial pressure treatment threshold. J Neurotrauma,2000,17(6-7):493-495.

[8] Balestreri M,Czosnyka M,Hutchinson P,et al. Impact of intracranial pressure and cerebral perfusion pressure on severe disability and mortality after head injury. Neurocrit Care,2006,4(1):8-13.

[9] Kirkness CJ. Cerebral blood flow monitoring in clinical practice. AACN Clin Issues,2005,16(4):476-487.

[10] Gupta AK. Monitoring the injured brain in the intensive care unit. J Postgrad Med,2002,48(3):218-225.

[11] Rim SJ,Leong-Poi H,Lindner JR,et al. Quantification of cerebral perfusion with "Real-Time" contrast-enhanced ultrasound. Circulation,2001,104(21):2582-2587.

[12] Rose JC,Neill TA,Hemphill JC 3rd. Continuous monitoring of the microcirculation in neurocritical care: an update on brain tissue oxygenation. Curr Opin Crit Care,2006,12(2):97-102.

[13] Lang EW,Mulvey JM,Mudaliar Y,et al. Direct cerebral oxygenation monitoring-a systematic review of recent publications. Neurosurg,2007,30(2):99-107.

[14] De Georgia MA,Deogaonkar A. Multimodal monitoring in the neurological intensive care unit. Neurologist,2005,11(1):45-54.

[15] Chesnut RM,Temkin N,Carney N,et al. A trial of intracranial-pressure monitoring in traumatic brain injury. N Engl J Med,2012,367(26):2471-2481.

[16] Yuan Q,Wu X,Sun Y,et al. Impact of intracranial pressure monitoring on mortality in patients with traumatic brain injury:a systematic review and meta-analysis. J Neurosurg,2015,122(3):574-587.

[17] Dawes AJ,Sacks GD,Cryer HG,et al. Intracranial pressure monitoring and inpatient mortality in severe traumatic brain injury:A propensity score-matched analysis. J Trauma Acute Care Surg,2015,78(3):492-501.

第 15 章

胸腔穿刺、胸腔闭式引流和心包穿刺术

胸腔穿刺术和胸腔闭式引流术是胸外科最基本的有创诊治手段,对于气胸、胸腔积液的诊治有重要作用,同时在一些急诊、危重患者的抢救、诊治方面具有不可替代的地位。两者在各方面有共通之处,但又不尽相同;下面分别从术式原理、适应证、操作方法、并发症处理以及新进展等方面,逐一介绍胸腔穿刺术、胸腔闭式引流术和心包穿刺术。

第一节 胸腔穿刺术

一、适应证和禁忌证

(一) 适应证

1. 胸腔积液的病因诊断 穿刺抽出胸腔积液以检查其性质,明确其病因(炎症、肿瘤、创伤或特殊感染等)。

2. 为排除积液干扰发现隐匿病源 由于大量或包裹性胸腔积液导致肺不张、实变,不利于明确肺部、胸膜或纵隔病情,需抽出液体减压,显露胸部状况,从而有助于诊断病情。

3. 治疗性胸腔穿刺术

(1) 气胸:肺容积压缩<30%者,可经穿刺抽气治疗单侧或双侧气胸。

(2) 创伤所致少量局限性血胸。

(3) 改善呼吸状况,解除大量胸腔积液导致的压迫症状。

(4) 向胸腔内注射抗生素药物、抗肿瘤药物或促进胸膜粘连的药物,以控制炎症感染、肿瘤复发播撒以及减灭胸水等。

(二) 禁忌证 无绝对禁忌证,相对禁忌证包括:凝血功能障碍的患者;穿刺区域感染的患者;患者无法合作;心脏疾患未得到有效控制的患者;机械通气状态的患者;呼吸功能不稳定的患者;对于肺气肿合并肺大疱的患者穿刺须慎重。

二、术前准备、操作方法及注意事项

(一) 术前准备

1. 向患者告知穿刺的目的及注意事项 包括患者签字、患者应配合的体位、可能出现的不适、平静呼吸避免剧烈咳嗽等。

2. 穿刺点的选择与定位 多可通过体检或胸片定位。

(1) 胸腔穿刺排气穿刺点多位于锁骨中线第二前肋间。

(2) 穿刺抽液多选在肩胛后线、腋后线或腋中线第7、8 肋间,右侧穿刺时可适当提高一个肋间。

(3) 对于包裹性或少量积液患者,穿刺前最好行胸片、超声或 CT 明确定位。

3. 胸腔穿刺器械、消毒用品和局麻药 各医院自备或使用一次性的胸腔穿刺包。

4. 对于大量积液或需要对积液行特殊检查的患者,术前应备好容器、无菌的培养皿、无菌瓶等。

(二) 麻醉与体位

1. 麻醉 在选定好的穿刺部位,行皮肤消毒,铺单后,首先选用较细的穿刺针(如 7 号针头),抽取 1% ~2% 的利多卡因(或普鲁卡因)2ml 左右,先在穿刺点处做一皮丘,再逐步将麻药浸润至皮下、肌层直至壁胸膜,待回抽出气体或液体证实已进入胸腔后拔出针头。

2. 体位 最好是采取坐姿,双侧手臂放在支撑物上,身体轻度前倾;若病情不允许,也可采取半卧位或卧位姿势。

(三) 操作方法

1. 局麻满意后,将 20ml 或 50ml 的空针连接上带有乳胶管(7cm 以上)的胸腔穿刺针(通常为 18 号针头),有条件者最好再连上三通转换头,从局麻孔进针,为避免损伤肋间神经血管,针头多在下位肋骨上缘进入。为防止进针过深伤及肺组织,建议在穿刺针进入皮下后,抽吸针筒使穿刺针内保持一定的负压,缓慢垂直进针,直至抽出气体或液体;一般以针头进入胸腔 0.5 ~1.0cm 为宜。当然,有经验的医师也可不必采取上述步骤,靠针头刺入胸膜腔时的落空感来判断进针深度。

2. 当可以顺利地抽出气体或液体后,可让助手用血管钳在皮肤表面处将穿刺针固定,避免针头退出或深入。若无助手,应一手扶持针头,一手抽吸。待针筒抽满气或液体时,用乳胶管带有的塑料卡子夹闭乳胶管,取下针筒排出气体或液体,如此可以避免空气进入胸腔;然后接上乳胶管继续抽吸。若有三通转换头,空余的第三头可直接连上引流袋(抽吸液体)或直接面向空气(抽吸气体),只

需转换三通头而无须退、进针筒,使抽吸更加方便快捷。

(四)注意事项

1. 整个操作过程中应避免空气从穿刺针进入胸腔。

2. 高危患者应行术中心电、血氧监测。

3. 整个操作过程都应严密观察患者的生命体征状况,若患者出现剧烈胸痛、面色苍白、大汗淋漓、胸闷气短、脉速甚至出现晕厥时应立即停止操作,拔针,嘱患者平卧,查找原因并做对症处理。

4. 低位穿刺抽液时,进针不宜过低、过深,要避免损伤肝脏或脾脏。整个穿刺过程中,要避免因患者剧烈咳嗽引起的肺脏被划破的状况,遇到患者咳嗽时,应快速将针头退入胸壁内,待患者咳嗽停止后再进行操作。

5. 每次穿刺原则上以抽尽为宜,但对于气胸或大量胸腔积液致使肺脏长期受压、肺不张、肺实变的患者,应防止抽吸后复张性肺水肿的发生。故对于大量气胸的患者,抽气时不宜过于猛烈,要平缓进行并随时观察患者状况。对于大量胸腔积液的患者,建议首次抽液在 800 ~ 1000ml,其后抽吸不要超过 1500ml/每次。若患者在抽吸后出现呼吸困难、剧烈咳嗽、咳大量白色或粉红色泡沫痰、肺内大量湿啰音时,应考虑发生复张性肺水肿的可能。

6. 胸腔穿刺后,所有患者均应进行胸部 X 片或 CT 检查,以便了解治疗效果和由于穿刺可能引起的并发症。

三、并发症及其预防、处理

穿刺常见的并发症包括气胸(损伤肺所致)、胸膜反应、复张性肺水肿、出血、感染、损伤等,其并发症及处理原则与胸腔闭式引流术相似,请参考本章第二节胸腔闭式引流术。

(李单青)

第二节 胸腔闭式引流术
一、目的和原理

(一)目的 简单而言,胸腔闭式引流术的最基本目的在于持续引流胸腔积气、积液(血、脓、胸水、乳糜等),从而促进肺膨胀、恢复胸腔正常负压,以改善、恢复正常呼吸功能,尤其是当积气、积液的量较大、预期可能进行性增加或合并感染等需要尽可能持续通畅引流的情况;在此基础之上,还可以同时进行其他治疗,如需反复多次的胸腔内注射抗肿瘤药物、胸膜粘连剂或抗生素药物等;或者经过胸管获取胸水标本进行相关检查以便于协助诊断及治疗。相对于常规的胸腔穿刺来说,胸腔闭式引流术可以做到持续、大量、快速引流,还可根据引流的性状、引流量的变化对胸腔内的情况进行动态观察,以便及时调整治疗方案。相对而言,其目的更侧重于治疗,尤其是急重症的治疗。

(二)原理

1. 基本原理 正常情况下胸膜腔内为负压,其随呼吸而变,一般呼气时压力为 -5 ~ -3cmH$_2$O(-0.490 ~ -0.294kPa),吸气时压力为 -10 ~ -8cmH$_2$O(-0.978 ~

-0.782kPa)。胸腔闭式引流管一端置入胸膜腔内,另一端外接闭式引流装置(水封瓶或干封),从而使胸腔内的气、液体能克服 3 ~ 4cmH$_2$O(0.3 ~ 0.4kPa)的压力,通畅的引流出胸腔外,而外界空气、液体不会被吸入胸腔。

2. 胸管口径 胸管口径的选择是胸管治疗整体方案的一部分,口径越粗,引流越充分但创伤越大,口径越小创伤越小但引流不充分,合理的口径是在能充分引流的前提下做到创伤最小化。

胸管排出的气体流量首先取决于胸管内径,计算公式为:v = π^{2}r^{5}P/fl

其中,v = 流量,r = 内腔半径,P = 压力,f = 摩擦系数,l = 胸管长度。也就是说,在选择胸管的口径时,需要考虑到漏气的程度和持续漏气的可能性。一般认为:继发性气胸,如胸部创伤、开胸手术和支气管胸膜瘘的患者漏气范围在 <1 ~ 16L/min 之间,特别是机械通气的继发性气胸,持续漏气和进行性漏气的可能性很大,漏气的程度也与之相当,在选择胸管口径时,应注意到这一点。一般在 -10cmH$_2$O 的压力下,内径 6mm 的胸管,可排出的最大气流量大约是 15L/min。胸管的标号与内径的关系通常是:20F 为 4.72mm,24F 为 5.87mm,28F 为 6.88mm,32F 为 7.95mm,36F 为 9.09mm,因此,20 ~ 24F 的胸管很可能不足以引流大量漏气的继发性气胸。对于没有大量漏气表现的患者,可以选用较细的导管(5.5F 或 7.0F)引流,这样既可减小患者的痛苦和术后瘢痕,又同样可以取得较好的疗效;但这部分患者中仍有约 15% 的患者治疗效果欠佳,此部分患者只需改用更粗一些的引流管即可达到治疗的目的,仅极少数患者需开胸治疗。

对于胸腔积液,由于重力引流作用,即使口径相对较细的导管,也可达到较好的引流效果,但必须注意到胸腔积液的性状;若是较为稀薄的胸水引流效果较好,同时最好在导管上多开几个侧孔,以减少纤维蛋白沉积物堵塞导管的机会;但对于黏稠、胶冻状、脓性的胸腔积液,必须使用口径较粗的胸管,否则无法充分引流。

二、适应证和禁忌证

(一)适应证

1. 各种类型的气胸 气胸是胸外科常见急症,多数需要及时处理,尤其是中到大量闭合性气胸、开放性气胸、张力性气胸、双侧气胸,以及经胸穿刺抽气后的进展性气胸、合并 COPD 或肺间质病变或需使用机械通气的气胸;对于少量(通常认为 <30%)、初次发作、无重大合并症的自发性气胸,可以采取保守观察或胸穿抽气的方法,但复发率较高,并且需要严密观察气胸发展情况。

2. 中等量以上的胸腔积液 各种原因导致的中等到大量的胸腔积液可压迫肺、大静脉、纵隔,引起呼吸困难、心悸、端坐呼吸等症状,通常需反复穿刺抽水并做相关胸水检查明确病因,但是经反复穿刺无法缓解或预期有增多趋势的胸腔积液,需要考虑胸腔闭式引流,这种情况多见于肿瘤性胸水(如恶性间皮瘤、肺或胸膜转移或种植性肿瘤),常需要在治疗原发病的同时行胸腔内注射抗肿瘤药物、粘连剂等;也见于结核性胸水、低蛋白血症、膈下感染

（多继发于脾切除后脾窝脓肿、肝脓肿、腹腔感染性手术等）等，经过胸腔闭式引流，在原发病得到控制后多可以缓解。

3. 脓胸或支气管胸膜瘘　结核、严重肺部感染、肺切除手术、开放性胸外伤、食管穿孔、气管或支气管断裂等都可以导致脓胸或支气管胸膜瘘，而任何原因导致的脓胸、支气管胸膜瘘都必须行胸腔闭式引流术，有时需要扩大为经肋骨床胸腔闭式引流，以保证引流充分，尽可能缩小或消灭脓腔，促进肺膨胀；脓胸慢性期，引流量少，胸膜明显增厚，脓胸包裹，可改为开放式引流。

4. 乳糜胸　胸导管的撕裂或外漏导致乳糜液积存在胸膜腔内称为乳糜胸，病因分为非创伤性和创伤性两大类。非创伤性病因包括：肿瘤所致的淋巴结转移或非淋巴结转移，其中淋巴瘤是乳糜胸最常见病因，约占 60%；相反，非淋巴源性的病例非常少见。创伤是乳糜胸的第二大病因，其中大多数是医源性，即继发于胸部手术的乳糜胸，最常见的是继发于食管手术，可以是肿瘤直接侵犯胸导管、解剖位置变异或淋巴结清扫等原因导致的损伤，一般乳糜量较大；其次是继发于肺切除术，相对少见，通常认为和纵隔淋巴结的清扫有关，常是较小的淋巴管损伤，乳糜量较小。典型的乳糜胸引流液呈牛奶般的乳白色，但在禁食情况下，可呈轻度浑浊的淡黄色；胸穿抽取胸水送检是诊断的最有效方法，甘油三酯的分析结果：>110mg/dl 者，99% 为乳糜液；<50mg/dl 者，仅 5% 是乳糜液；50 ~ 110mg/dl 者，需检查有无乳糜颗粒，即行苏丹Ⅲ染色，镜下观察到较多染色的脂滴即可确诊。

治疗上，一般认为保守治疗适用于自发性乳糜胸、症状轻、乳糜丢失不严重的病例，方法包括：放置胸膜腔引流或反复胸穿，以缓解胸膜腔压力，促进肺复张；通过全胃肠外营养或无脂肪膳食（可补充中链脂肪酸），以减少乳糜分泌；化、放疗可用于不能手术治疗的恶性病例。而手术适应证包括：①乳糜漏出量>1L/d，连续 5 天；②或在保守治疗时，持续漏乳糜液超过 2 周；③出现营养或代谢方面的并发症，包括：电解质失衡和免疫缺陷；④胸膜腔分隔包裹、纤维凝块、肺明显受限；⑤食管切除术后乳糜胸，如果保守治疗，此类患者的死亡率很高（约 50%）。

5. 血胸、血气胸　血胸来源包括：①肺裂伤出血：继发于外伤、肿瘤破溃等，多合并气胸，因肺动脉压力较低，出血量较少，多可自行停止；②胸壁出血：继发于创伤或粘连带撕裂，常为肋间动脉、胸廓内动脉等体循环来源血管出血，压力高、出血多、不易自止，常需手术止血；③心脏或纵隔大血管出血：可继发于外伤、血管瘤破裂，急性大量失血，多有失血性休克，抢救不及时常可死亡。若胸膜腔穿刺抽出血液，可以确诊血胸。治疗以早期闭式胸膜腔引流为宜，因胸腔穿刺不易排净积血，反复穿刺还可能导致感染。胸膜腔置管引流排净积血，有助于肺的扩张，并可观察是否有继续出血。值得特别重视的是，一旦确诊血胸或血气胸，如果出现休克、难以纠正的低血压等急性大量失血表现，应及时开胸止血，而非胸腔闭式引流，否则可能加重失血、延误抢救时机。若情况允许先行胸腔闭式引流，同时必须做好开胸止血手术准备，并且应该备足抢救用

血，置管位置一般选择胸第 6 ~ 8 肋间腋中线处，置管后须密切观察病情变化，下列征象可供判断胸膜腔内有无进行性出血：①临床症状经治疗后未见明显好转甚至加重者；②输血后血压不回升或升高后又迅速下降；③胸腔引流血量>200ml/h，连续 3 小时以上者；④胸腔引流出的血液很快凝固，均说明有活动性出血。如确定有活动性出血，应尽快开胸手术止血。对于血气胸，治疗原则上和血胸相近，只是常需要放置上、下两根胸管分别引流气和血，也可在腋中线第 5 肋间置管，兼顾上下；此外，血气胸的胸腔内感染机会明显增加，应加强抗感染、排痰等对症治疗。

6. 开胸手术后　由于开胸术后胸腔内有残留气体、术野创面渗出液需要及时引流，术后几乎总是需要保留胸腔闭式引流管，除了起到引流作用外，还是观察术后出血、肺或支气管漏气、乳糜胸等并发症的重要途径。

（二）禁忌证

1. 严重的凝血功能异常、出血倾向。
2. 终末期肿瘤、终末期肝性胸水。
3. 严重分隔多房性胸水。

三、准备工作、操作方法和注意事项

（一）准备工作

1. 确定置管位置　认真了解病史，仔细查体，根据 X 胸片、CT 等影像学资料以及超声检查协助定位，尤其是局限性或包裹性积液的引流。对一些特殊情况更应仔细判断，比如对于膈膨升合并胸水的患者，需要注意置管位置要比通常位置更高一些，而且置管前应该常规穿刺确定位置，避免误入腹腔损伤腹腔脏器；又比如对于内脏转位的患者，在置管前除了仔细分辨胸片左右位置外，还需要仔细查体，避免左右混淆。

2. 交代病情，签署手术知情同意书　要让患者了解手术的必要性和风险性以及术后注意事项，以便配合治疗和康复，同时也是必要的沟通和法律程序。

3. 引流装置　选择引流装置要考虑到的因素有：引流装置的最大引流量、与引流胸管口径的吻合性等。目前，除了常规的单瓶胸腔闭式引流装置外，还出现了带可调负压吸引的双瓶装置以及单向引流的 Heimlich 活瓣、不需要注水的干封式数字化引流装置等一些新装置（图 15-2-1）。

通常选择引流管一般是外径约 0.8cm（28 ~ 32 号）的透明塑料管或硅胶管，也可是穿刺套管；常规的单瓶胸腔闭式引流装置是瓶盖穿过一长一短两根管的引流瓶，长管下段接近引流瓶底部，短管则连通大气（也可以只是瓶盖上一通气孔道）；使用时，将适量无菌生理盐水（一般 500ml 左右）注入闭式引流瓶，使长管下段没入水中约 3 ~ 4cm，上端接胸管即可。

（二）操作方法

1. 体位　对于气胸，通常采用半卧位或平卧位；而胸腔积液则可采用坐位、半卧位或健侧卧位。具体到临床实践时，往往需要根据患者具体情况以及术者习惯做出选择。

2. 确定并标记引流位置　气胸引流位置选在第 2 肋间锁骨中线，引流液体选在第 7 ~ 8 肋间腋中线附近，若为局限性积液需依据 B 超和影像学资料定位。

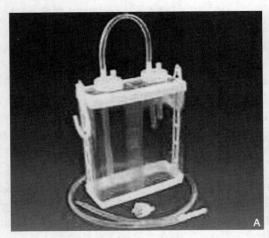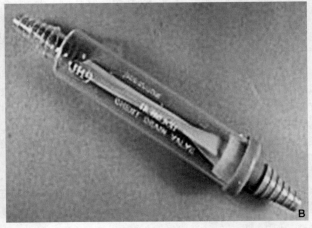

图 15-2-1 双瓶装置(A)和 Heimlich 瓣(B)

3. 术野消毒、铺无菌巾。

4. 麻醉 1%～2%利多卡因或普鲁卡因局部浸润麻醉,包括皮肤、皮下、肌层以及肋骨骨膜,麻醉至壁胸膜后,再稍进针试验性穿刺,待抽出液体或气体后即可确诊。

5. 沿肋间作 1.5cm 左右的小切口,用弯血管钳交替钝性分离胸壁肌层,于肋骨上缘穿破壁胸膜进入胸腔。此时有明显的突破感,同时切口中有液体溢出或气体喷出。

6. 用止血钳撑开,扩大创口,用另一把血管钳沿长轴夹住引流管前端,钳尖略突出于引流管前端,顺着撑开的血管钳将引流管送入胸腔,其侧孔应在胸内 3cm 左右。引流管远端接水封瓶,观察水柱波动是否良好,必要时调整引流管的位置。

7. 缝合皮肤,固定引流管,同时检查各接口是否牢固,避免漏气或滑脱。

8. 油纱条缠绕引流管与皮肤交界处,进一步防止漏气,并用剪口无菌方纱包扎伤口。

（三）注意事项

1. 必须试验性穿刺,避免定位错误。

2. 尽量做到充分麻醉,尤其是壁胸膜,以减轻患者疼痛和胸膜反应。

3. 充分钝性分离胸壁软组织、肋间肌,以利于插管。要注意突破壁胸膜,特别是炎性增厚的壁胸膜,否则引流管很可能插在壁胸膜下面非胸腔内。

4. 止血钳应沿肋骨上缘穿入胸腔,以免损伤肋间动脉,并避免暴力,以免进钳过深损伤肺组织。

5. 对于严重胸部外伤的患者,需要特殊处理:连枷胸患者需同时固定胸壁,防止反常呼吸,通常采用胸壁加压包扎达到胸壁固定的目的,置管时应尽量避免从此处进入;开放性气胸需先行转为闭合性气胸,才能使胸腔闭式引流起效。

四、拔管指征、方法和并发症处理

（一）拔管指征

1. 胸管内没有气体逸出。

2. 在没有胸腔内感染、出血,并且引流通畅的前提下,24 小时引流量<100ml。

3. 查体双侧呼吸音清晰、对称。

4. 拔管前胸片提示患侧肺膨胀良好,无明显液、气胸。

（二）拔管方法 剪断固定引流管的缝线,用多层无菌敷料和油纱覆盖管口皮肤处,嘱患者用力深吸气后屏气,然后快速拔出胸管,压紧引流口敷料,胸带加压包扎。对于较瘦且置管时间长(>1 周)的患者,拔管前最好缝好引流管口的预置线,拔管的同时系紧缝线,避免漏气。

（三）并发症及其预防、处理

1. 胸膜反应及胸膜休克 在胸穿抽气、抽水及胸腔闭式引流术时均可能发生胸膜反应,通常与疼痛、情绪紧张、胸膜刺激、血管迷走神经反射等有关,常发生于操作过程中或操作结束后 5 分钟内。症状包括头晕、冷汗、面色苍白、心率增快等,通常较轻微,予止痛、静卧后多可缓解;但有时症状较重,称为胸膜休克,需立即停止操作,予吸氧、地塞米松、肾上腺素皮下注射等,症状可逐渐缓解。充分的局麻可以减少胸膜反应及胸膜休克的发生。必要时操作前给予患者静脉注射阿托品,可以防止抽液时的血管迷走神经性晕厥。

2. 复张性肺水肿 复张性肺水肿(reexpansion pulmonary edema,RPE)是指继发于各种原因所致的萎陷性肺迅速复张时或复张后所发生的急性肺水肿,多见于气胸或胸腔积液患者大量排气、排液后,是一种非常少见的非心源性肺水肿,其特点是急性间质性的肺水肿。发生 RPE 最常见的原因是从胸腔内大量快速抽液排气,少数可发生于支气管阻塞得以解除及开胸手术后肺复张,其确切的发病机制尚不清楚,但目前多数学者认为肺毛细血管通透性增加是 RPE 的基本原因。由于器质性或医源性(手术中)的肺萎陷,肺的肺泡壁及肺毛细血管内皮细胞损伤,缺血缺氧导致肺泡细胞分泌产生表面活性物质减少,表面张力增加,肺急性复张后,胸腔负压突然增加并作用于肺间质,使流入扩张肺的血液骤增,肺毛细血管与肺泡、肺间质之间压力差增大造成机械性肺毛细血管损伤;复张肺激发气道急性炎症反应,多形核细胞释放炎性介质、氧自由基所致肺再灌注的损伤等。临床研究表明,肺萎陷时间、程度及肺膨胀过快是诱发 RPE 的重要因素。RPE 的诊断并不困难,有肺萎陷的病史,尤其是大量的液气胸排气排液时,一旦出现呛咳、气促、发绀、肺部湿啰音,或历时长的开胸术后行肺复张时,气管导管内有黄白色或粉红色泡沫痰,首先应想到 RPE 的可能。较晚者可出现顽固的低氧血症、ARDS 及多器官功能衰竭,给抢救治疗带来困难,其病死率高达 20%。因此及早的诊断,及时的抢救治疗是降低 RPE 病死率的关键。一旦发生 RPE,应立即保持呼吸道通畅,迅速使患者患侧卧位,以防大量分泌物流入健侧肺内,高流量给氧,使用镇静剂,提高血氧饱和度,应用糖皮质激素、强心、解痉、利尿剂等,促使液体自肺循环转移至体循环,轻者一般在数小时或 1~2 天内症状消失而恢复;重者可行气管镜或气管插管、气管切开,清除呼吸道内大量水肿液,建立呼吸末正压通气。发生 RPE 后部分病例可出现低血压,其原因可能为肺复张时体液快速流入扩张的肺使有效血容量减少及液气胸引流后心功能受抑制有关。

3. 出血　出血量通常非常少,理论上存在损伤肋间血管导致大量或活动性出血的可能,但极少发生;另一种出血则是由于肺与胸壁形成的条索状粘连带断裂导致,这种粘连带可以是既往胸腔闭式引流术后形成的,其内有新生血管形成,在气胸复发后可以受牵拉而断裂,导致持续大量出血。一旦持续、大量引流出新鲜血液(出血>150ml/h,并持续 3 小时以上,或第 1 小时>500ml),需手术开胸止血。

4. 感染　胸腔闭式引流术属有创操作,破坏皮肤防御屏障,存在潜在感染的可能,因此术后通常予口服抗生素 3 天左右预防感染;长期保留引流管有导致引流管周围、胸腔内感染的可能,需要定期换药,保持伤口清洁干燥,同时保持引流通畅,这样,即使发生胸腔内感染也容易控制。

5. 损伤　一般而言,切口损伤很小,但意外损伤仍需警惕,包括肋间血管、肺组织的损伤。前者极少发生,后者在某些特殊病例容易发生,如:合并胸腔粘连、胸膜纤维板形成时,部分肺与胸壁粘连,容易在操作时损伤肺组织。还有一些特殊少见的损伤,如损伤腹腔内脏器,通常是由于膈肌异常抬升,而术前没有仔细定位导致,需要特别注意。

6. 皮下气肿　胸腔内气体经由引流管周围进入胸壁皮下软组织间隙内形成皮下气肿,轻者局限于胸壁,重者可蔓延至颈部、头面部、腹部甚至外阴、下肢,有时可导致呼吸困难、静脉回流障碍、软组织感染等并发症;特征性体征是可及软组织握雪感、气肿区域软组织肿胀。进行性加重的皮下气肿往往提示胸管阻塞或引流不畅、管径与气胸程度不匹配及张力性气胸,通常需要调整胸管位置、更换更粗口径的胸管、解除导致张力性气胸的原因,从而阻止皮下气肿的进一步加重。对于轻度或中度的皮下气肿,解除原因后一般不需要进一步特殊处理,可自行吸收;但对于重度皮下气肿或有相应并发症时,尤其是预期还可能进展的皮下气肿,可试行带负压装置的引流瓶持续负压吸引,若效果不好,可能需要行切开引流术,通常在胸骨上凹处切开皮肤,同时挤压气肿组织排气,减轻气肿。

7. 持续气胸　往往是由于肺破口较大、较多,难以自行愈合所致,常见于老年 COPD、弥漫性肺病等患者,CT 往往显示明显的大疱型肺气肿、弥漫性肺间质病变;还可见于呼吸机辅助呼吸的患者,这类患者还可能合并有纵隔气肿或皮下气肿,多是由于气道压力较高所致,漏气量较大难以愈合,必要时可以通过调整呼吸机条件、持续负压吸引等措施缓解症状、促进愈合。

8. 顽固性胸水　最常见的原因是肿瘤在胸腔内种植播散,导致胸膜渗出、漏出胸水增多而回吸收减少。治疗上除保持引流通畅以外,可以通过引流管胸腔内注射化疗药物、粘连剂等方法促进胸膜腔粘连封闭来治疗;常用的药物包括:顺铂、IL-2、5-FU、榄香烯乳注射液、50%高渗葡萄糖溶液等;也可在胸腔镜下行胸膜固定术,方法包括胸膜摩擦、胸腔内喷洒滑石粉等。有时,肺不张也可导致持续大量胸水,可以是气道分泌物阻塞支气管,也可以是肿瘤阻塞支气管,前者需支气管镜吸痰恢复气道通畅,后者则需考虑原发病的治疗。

五、其他技术及方法

随着医疗技术的发展以及对患者生活质量的日益重视,出现了穿刺置管法、单腔多孔深静脉导管法、B 超或 CT 定位下穿刺置管等新方法。

(一)B 超或 CT 定位下穿刺置管　对于一些胸水分隔包裹的病例,定位有时较为困难,盲目穿刺、置管存在一定的医疗安全隐患,因此,B 超或 CT 定位下穿刺置管就显得更安全可靠。随着医疗条件的改善,越来越多的医院有条件开展这种治疗方法。以 CT 定位下穿刺置管为例,通常采用介入治疗中经皮穿刺及导管输送技术,置入适当口径的"猪尾形"引流导管(一般为 6~10F),外接闭式引流装置、Heimlich 瓣或无菌引流袋。由于此类引流管口径较细,不适用于胸水黏稠、脓胸等病例。

(二)单腔中心静脉导管的应用　单腔中心静脉导管用于引流胸腔气体、液体具有操作简便、创伤小的优点,对于一般的胸水、非张力性气胸有很好的适用性,目前已经被广泛采用;但由于管径小,引流量及通畅度不如常规胸腔闭式引流管,其应用有一定的限制,不能用于脓胸、张力性气胸。一般选用 16 号 Arrow 单腔中心静脉导管(直径 1.7mm),为了保证引流通畅,可在导管上剪数个小侧孔,由于管径较细,剪侧孔时需注意不要剪断导管,且侧孔不应过大,以免导管折断在胸腔内。操作时,根据穿刺点位置协助患者摆好体位,术者戴无菌手套,常规消毒,铺无菌洞巾,以 1%利多卡因溶液局部浸润麻醉至胸膜,左手固定穿刺点皮肤,右手持中心静脉穿刺针,与胸壁成直角缓慢进针,突然破感后回抽注射器,能抽出气体或液体后,用左手固定穿刺针,右手将导丝经穿刺针送入胸腔,固定导丝,退出穿刺针,再将中心静脉导管顺导丝送入胸腔内 15~20cm,保证最后一个侧孔在胸腔内,拔出导丝,用调节夹挟住导管,接三通后,松开调节夹,用 50ml 注射器试抽气、抽液,若通畅,固定导管。如果是胸水,可接无菌引流袋进行重力引流;如果是气胸,可根据气胸面积每天间断性抽气 1000~1500ml,必要时接胸腔闭式引流瓶或负压吸引。

（三）穿刺式胸腔闭式引流置管术　基本原理和常规胸腔闭式引流术没有区别，唯独操作过程相对简便，采用类似"套管针"的装置，不需做切口，定位后局麻下将带有穿刺针芯的导管直接穿刺入胸腔，然后拔出针芯，引流管留置胸腔内，并将引流管接闭式引流装置即可。

（四）带负压吸引的胸腔闭式引流术　在张力性气胸、持续漏气等情况下需要增加胸腔闭式引流的引流速度，常规闭式引流装置的引流速度不能满足需要，此时需要采用带负压吸引的引流瓶装置。这种引流装置可以接负压吸引，可根据需要调节负压引流的压力大小，最大每分钟可引流30L气体。

（五）Heimlich瓣及多侧孔"猪尾形"导管　Heimlich瓣（见图15-2-1）气胸引流装置是由带穿刺针的"猪尾形"导管及Heimlich单相活瓣套管组成。其只允许胸腔内气体经套管向外单向流出：当胸腔内为正压时，活瓣开放，当胸腔内为负压时，活瓣闭合。具体方法：患者取半卧位，选择气胸侧第二肋间隙锁骨中线处穿刺进针，穿刺部位胸壁常规消毒，利多卡因局部麻醉皮肤和壁胸膜，用尖刀片在麻醉进针点的皮肤胸壁处切5mm的小口，然后用微创同轴穿刺技术将带穿刺针的7～10F多侧孔猪尾导管朝向肺尖穿刺胸壁，并将引流管前端推送至胸膜腔顶部，导管后端通过连接导管与Heimlich瓣相接，随后将连接导管用粘贴膜固定在胸壁。如患者合并有胸水或血气胸时，可将Heimlich瓣出气端与水封瓶连接。常规的胸腔闭式引流装置给患者的活动带来很大的不便，而采用Heimlich瓣及多侧孔"猪尾形"导管，体积小，携带方便，只需行微创穿刺胸腔及插管就可将细小引流导管置入胸腔，使气胸的引流操作简单快捷，可实现在门诊处理经支气管纵隔活检、经胸腔肺活检并发气胸的患者。

（六）干封式、数字化显示引流装置　如速衡Thopaz（见图15-2-1），该干封式引流装置（Thopaz）的密封机制是泵内的止逆阀起到了水密封的功能，它与传统的水封引流装置相比有以下优点（表15-2-1）：

表15-2-1　干封式引流装置的优点

	传统引流	干封式引流装置	优点
密封	液封	干封	不用额外添加生理盐水，方便
引流	引流瓶/一次性引流瓶	一次性引流瓶可带固化剂	卫生、环保，属固体医疗垃圾
负压	无自主负压，有正压风险	智能自主负压	不会产生正压
治疗负压	中心负压变化不可控	自主负压设定并保持不变	极高的治疗可控性
引流体位	必须低于身体	不受限制	灵活移动
移动时负压	无	全程负压	减少并发症
漏气观察	数气泡	数字自动记录	客观、简便，准确
观察漏气时间	即时数泡	数字显示及回溯24小时图像	便于分析决定
虹吸或堵塞	时有发生	自动冲洗	减少工作量
数字化记录	无	可导入电脑	可做病例分析及文章数据
警告提示	无	智能自动报警	安全性高，减少巡视

（李单青）

第三节　心包穿刺术

心包穿刺术是重症患者抢救和治疗中常用的方法，在操作方法方面有着明显的特殊性。

一、适应证和禁忌证

心包穿刺的适应证包括急性心脏压塞；恶性肿瘤、结核、急性化脓感染等引起的心包积液；抽液检查以确定积液性质及病原；以及向心包腔内注射药物进行治疗等。

心包穿刺术有与其他有创操作相似的禁忌证，如严重的出凝血功能异常等。但在重症患者抢救的过程中，针对具体情况（如急性心脏压塞），这些禁忌证多为相对禁忌证。由于心包的特殊部位，在操作过程中如抽出血液或出现严重心律失常，应立即停止抽吸，重新对病情进行判断。

二、术前准备

1. 行超声心动检查，定位穿刺点。
2. 穿刺前向患者说明穿刺目的，嘱患者配合，穿刺过程中避免深呼吸或咳嗽。
3. 准备穿刺用材料，可选用深静脉导管穿刺包作穿刺材料。

三、操作方法

1. 患者取坐位或半卧位,在超声引导下穿刺。常选取以下部位为穿刺点。

2. 取左侧第五肋间锁骨中线外心浊音界内 2cm 左右为穿刺点,沿第六肋上缘向背部偏正中线方向进针。

3. 取剑突和左肋弓缘夹角处为穿刺点,穿刺针与胸壁成 30 度,向上穿刺进针,可进入心包腔下部和后部。

4. 心浊音界或心影向右扩大显著者,可选胸骨右缘第四肋间为穿刺点进行穿刺,但可能刺伤乳内动脉,不常用,需谨慎。

四、操作过程

经超声心动定位后,选定穿刺点。戴无菌手套,检查穿刺包内器械是否完备,穿刺针是否通畅。常规消毒铺无菌巾,2% 利多卡因或普鲁卡因局部麻醉。固定穿刺部位皮肤,沿上述穿刺点及方向进针,带负压回抽,感受针尖感觉,当穿过心包壁层并进入心包腔后,针头阻力消失,针管内会吸入黄色或暗红色血性不凝心包积液,停止进针。如不需持续引流,可固定针头,根据需要抽取一定量积液,拔出针头,无菌敷料覆盖穿刺针眼即可。如需持续引流,可沿针管内置入导丝,拔出穿刺针,沿导丝置入 ARROW 深静脉导管并固定,连接引流袋。

五、并发症及其处理

1. 心律失常　为最常见并发症。操作过程如刺激兴奋迷走神经可引起心动过缓,刺至心室或心房可引起室性或房性心律失常。此并发症通过心电监护能及时诊断。对于一般心律失常,经改变穿刺深度,延缓抽液速度,适当使用镇静剂等常能纠正。对于严重心律失常,应及时使用利多卡因或普罗帕酮等抗心律失常药,并应终止心包穿刺。

2. 心包反应　穿过心包时可刺激迷走神经而引起血压降低、出汗、面色苍白等反应,可给予阿托品防治。

3. 其他并发症　胸膜炎常由于消毒不严或化脓性心包积液穿刺时污染胸腔所致。心肌损伤常由于操作不熟练,穿刺过深所致。刺及心室壁可出现 ST 段抬高及室性期前收缩,如刺及心房则有 PR 段抬高及房性期前收缩。这些并发症只要密切观察,及时做出诊断并采取相应措施,常可取得较好效果。

六、注意事项

首次抽液或引流不宜超过 500ml,否则可因大量血液回流导致急性肺水肿。

(苗　齐)

第 16 章

主动脉内球囊反搏技术

1953 年,Adrian Kantrowitz 医师发表《实验性主动脉压力搏动增加冠状动脉血流》,标志着主动脉内球囊反搏技术应用的开始。1968 年 Kantrowitz 报告了第一次在临床应用主动脉内球囊反搏泵的情况。在 20 世纪 70 年代早期 Bregman 等人及 Buckley 和他的同事更进一步证实了主动脉内球囊反搏治疗可以改善或者消除急性心肌梗死造成的临床休克状态。

第一节 主动脉内球囊反搏泵应用历史

一、主动脉内球囊反搏泵早期临床应用

(一) 心源性休克中的应用 美国麻省总医院 Dunkman 对 87 例临床实验报告显示:应用主动脉内球囊反搏治疗使心源性休克改善或治愈的患者大约有 75%。在主动脉内球囊反搏治疗期间心输出量增加 20% ~ 32%,同时动脉收缩压下降,动脉舒张压增加和肺毛细血管楔入压下降。

研究人员们发现在主动脉内球囊反搏支持下患者可以安全地进行心导管和冠状动脉造影检查,因此外科手术就是符合逻辑的下一步。根据对造影和手术结果的分析总结,对主动脉内球囊反搏依赖的患者又可以分成仅有大量的梗死灶存在和梗死灶与可逆性缺血并存两类情况。有 40% 患者采用主动脉内球囊反搏治疗和外科手术联合治疗而存活。这种方法使预后改善,而仅单纯采用主动脉内球囊反搏治疗的患者预后差。

虽然在过去的 20 年中急性心肌梗死患者的处理方法已经发生了相当大的变化,但是主动脉内球囊反搏治疗对于出现严重左心室功能不全患者的支持仍然是一项非常重要的治疗选择。

(二) 心脏手术后心脏泵衰竭中的应用 主动脉内球囊反搏治疗最初的 10 年里,它应用最重要和最频繁的领域是支持心脏手术中体外循环刚停机时出现的早期心脏泵衰竭。这种需要常见于进行冠状动脉搭桥手术和心脏瓣膜置换手术时,其机制是除了原发心脏疾病所造成的心功能损害,这时患者的心脏正经历长时间麻痹停跳的"心肌顿抑"或者冬眠状态,在手术完毕时还不可能完全恢复到正常的功能状态。这种患者在手术终结时不能脱离体外循环机或在离开手术室后的数小时内出现严重的低心排血量综合征,出现心脏泵功能低下的状态。

在 1968—1976 年美国麻省总医院早期的应用经验中,围术期支持是主动脉内球囊反搏治疗应用最频繁的原因,占所有应用病例的 30%。同一时期(1965—1979 年)另外一大组是由美国德克萨斯心脏研究所报道,14 168 例成年人体外循环心脏手术中有 0.03% 应用了主动脉内球囊反搏治疗。两组同样约有一半患者进行主动脉内球囊反搏治疗有效并且存活,显著地降低了手术死亡率。

(三) 急性心肌梗死的机械性合并症 乳头肌缺血造成的腱索断裂导致急性二尖瓣反流和室间隔缺血导致急性室间隔穿孔是急性心肌梗死后最凶险的两个合并症。采用主动脉内球囊反搏支持治疗可以取得很好的稳定血流动力学的效果,它可以使得患者的心源性休克状态得以改善,为进一步治疗赢得时间和创造条件。在美国麻省总医院应用主动脉内球囊反搏治疗支持这类患者的早期经验中显示主动脉内球囊反搏治疗的结果显著地改善了临床血流动力学状态。在急性室间隔穿孔时所有患者肺/体循环血流比例下降;急性二尖瓣反流左心房压力波形中 A 波振幅下降。

(四) 不稳定型心绞痛和顽固性心肌缺血 随着应用主动脉内球囊反搏治疗的经验不断增加,其应用范围扩大到其他心肌缺血综合征。主动脉内球囊反搏治疗可以明显减少患者心绞痛的发作频率。目前虽然控制顽固性的缺血偶尔还需要用主动脉内球囊反搏治疗,但是因为其他治疗方法的出现已经显著地减少了主动脉内球囊反搏治疗在这方面的需求。

(五) 严重的顽固性心律失常 所有的研究结果都显示主动脉内球囊反搏治疗使室性心律失常缓解的机制很可能是它增加心脏做功能力和改善心肌缺血的结果。近 20 多年因为有越来越多的抗心律失常的方法和药物可供选择,并且它们的药效不断增强,现在几乎很少需要

考虑采用主动脉内球囊反搏治疗缓解顽固性室性心律失常。

二、主动脉内球囊反搏泵应用的成熟期

经皮穿刺插管技术的出现使主动脉内球囊反搏泵广泛应用于临床,适应证得以扩展。

两家导管制造厂家开发出了具有不同特点的可以经皮穿刺放置的主动脉内球囊反搏导管。与此同时,Datascope 公司的工程师们对主动脉内球囊反搏导管进行各种改进设计。其中一个改进的典型范例是设计出一种球囊仍然固定在导管上而球囊的塑形可以相对固定,当球囊没有充气时可以自由转动的主动脉内球囊反搏导管。这一改良使球囊可以沿长轴旋转折叠,因此卷绕更紧密,体积和直径缩小。另外一个改良是用一根细导丝代替较硬的导管管壁,这样就防止了球囊在卷绕时自我盘绕,并且在主动脉内球囊反搏导管植入动脉过程中保持纵向硬度。由于这一设计很完善,使得球囊卷绕后有可能直径比导管管壁还小。这使得主动脉内球囊反搏导管能够采用更细小的血管鞘,他们使得导管减少到 9Fr 或者 8Fr,而与这一型号相匹配的血管鞘可以采用标准的经皮穿刺(Seldinger)方法插入动脉血管,从而最终解决了经皮穿刺的问题。制造工艺和材料技术方面的改进使导管直径逐渐减小,现在的球囊型号可以达到 8Fr。

主动脉内球囊反搏适应证的扩展如下:

(一)冠状动脉左主干病变患者手术前的应用　在冠状动脉再血管化外科治疗的发展过程中,人们认识到患者有严重的冠状动脉左主干狭窄病变存在诱导麻醉和手术中建立体外循环前发生猝死的危险性增加。研究结果显示:手术前预防性应用主动脉内球囊反搏支持可以明显降低左主干病变患者手术死亡率。

(二)高危或冠状动脉造影失败患者的应用　主动脉内球囊反搏支持进行介入治疗的患者包括:

1. 左侧冠状动脉没有通畅的搭桥保护情况下,对患者进行冠状动脉左主干血管内成形术时。

2. 对患者心脏唯一的冠状动脉进行扩张时。

3. 患者左心室射血分数≤30%,对供给有存活心肌的冠状动脉进行血管内成形术时。

4. 对处于低血压状态的多支冠状动脉的患者进行血管内成形术时。在最后一种情况下,主动脉内球囊反搏支持可以防止先扩张的部位发生急性闭塞。

(三)心脏移植过渡的桥梁　提出主动脉内球囊反搏支持作为心脏移植过渡桥梁的可行性始于应用主动脉内球囊反搏支持治疗的第二个十年期间,并且已经被广泛应用。对于终末期发生心脏泵衰竭的患者,主动脉内球囊反搏主要的作用是减轻心脏后负荷。它可以产生较为理想的后负荷下降而不用借助更为有创的心室辅助装置。

(四)主动脉内球囊反搏泵在运输中的应用　随着在主动脉内球囊反搏导管设计方面的技术进步,在驱动球囊反搏的控制台的机械和电子技术方面也在同步完善。这些革新使得驱动控制台小型化,最终设计出为重症患者转运用的驱动控制台系统。这些控制台系统应用于救护车,直升机或其他飞机上,在医院之间转运患者时提供了救生治疗的可能。

（苗　齐）

第二节　主动脉内球囊反搏的工作原理及实施

一、工　作　原　理

主动脉内球囊反搏泵置入人体内的球囊部分正确位置在胸降主动脉左锁骨下动脉远端至膈肌水平以上(当患者过于矮小时不低于肾动脉水平以上)。工作时驱动气体往返进出气囊。在心脏搏动的舒张期,球囊从排气状态突然膨胀充气,在胸降主动脉内占有了一定的体积,将原来占据该体积的血液顺、逆着动脉走行方向向终末端器官排开。在收缩期,球囊从充气状态突然收缩排气,原来其所占据的体积被周围血液迅速回流填充。

如果时相转换的恰当,主动脉内球囊反搏可以获得以下生理学结果:球囊在舒张期骤然的充气,导致舒张压升高,增加冠状动脉灌注压,进而改善心肌氧供;当球囊在收缩期骤然排气,导致心室后负荷下降,主动脉收缩压随之降低,从而减少了心脏做功;改善了那些心功能受到损害患者的前向性血流,提高了心输出量。

二、触发及时相转换

(一)主动脉内球囊反搏的触发　主动脉内球囊反搏的触发需要有一个可以监测预报、并且可以再现和可确认患者心电活动和(或)动脉压力即时情况的监测反馈控制系统。通过反馈系统监测心动周期中所有相关成分变化的信号触发启动主动脉内球囊反搏;触发启动点在主机显示屏上一个时间点上标明指示球囊充气或排气。基本的触发方式有以下几种:

1. 心电图触发方式　心电图触发主动脉内球囊反搏时,主机必须能够探测到特别小的电压显示的 QRS 波。心电图信号反馈到一个微程序处理器,微程序处理器识别 R 波并且将信号与操作者设定的时相整合进行调节。系统将控制信号传递到气体力传动系统在与这些数据一致的情况下驱动球囊充气和排气。

2. 起搏状态触发方式　当患者正在应用起搏器进行心室起搏或房室顺序起搏时,可以选择利用起搏信号触发模式。在这种情况下,心室起搏的高尖信号波成为触发识别的信号。因此在这种模式运作时既要兼顾主动脉内球囊反搏达到最大效益,同时又要让起搏器继续起搏,以防在无内在自身起搏电活动时失去心跳辅助。

3. 压力触发方式　在显示器上一个动脉波形的正斜率可以作为触发启动的信号标志,称为压力触发。通常需

要有一个最小 15mmHg 的斜率。因为不规律的心律可以导致动脉压力波形形态发生变化，所以应当采用心电图触发模式。如果当心电图信号不清楚同时心脏节律还是十分一致时，则采用压力触发方式。

4. 外部强制触发方式　在患者应用可信的心电图或者应用动脉压力波形指导启动主动脉球囊反搏装置的同时，其主机还另外设有一个非同步的主动脉内球囊反搏模式，其触发模式为一个外部启动信号。采用这种方式一般是在心肺复苏时，心脏的电活动和搏动不足以启动主动脉内球囊反搏泵，此时主机强制触发反搏可以产生冠状动脉血流灌注。为了防止相反的作用，主机监测患者自身内在的心电图变化并且在探测到 R 波时排气。一旦心肺复苏出现可靠的心电活动，可以将主机触发模式转换回到心电图触发模式。

（二）时相转换　理想的反搏结果是：舒张期主动脉内压力增加；收缩期峰压降低。球囊排气刚好在心室射血期前一个突然地主动脉内血液容积锐减，致使主动脉根部内压力下降。这种在主动脉内球囊反搏诱导下主动脉压力下降有效地降低了左心室的后负荷，最终减少心肌对氧的需求。

操作者一定要能够确定舒张期的开始。在动脉压力波形上表示收缩末期的标志是动脉波形上的重脉切迹（dicrotic notch），它代表主动脉瓣关闭，球囊充气最好在此点。其次，操作者一定要能够确定收缩期的开始。动脉压力波形向上快速升高表示主动脉瓣开放、心室射血，球囊排气最好发生在此之前。时相适当可以产生所期望的舒张期压力增量和降低收缩期压力。

（三）手控时相　主动脉内球囊反搏主机时相调控也许可以从两种模式来进行：手控模式或自动控制模式。手控模式允许在识别触发标记和球囊充气之间进行调整。应用这种模式操作者在精细调节延迟间隔使得充气与舒张期同步的同时检查充气点是否重叠在主动脉压力波形上。排气的调节最根本取决于充气持续时间的长短。变化排气点的位置时通过变化充气持续的时间。事实上，在初始时应用手控方法确定时相以后，在充气点上进一步的调节将同步地与排气点在同一方向上一致移动。其实在任何单一的时相上进行调节一定要对包括的所有时相参数进行再评估。

（四）自动控制时相　为了能够达到恰当的时相和简单化临床应用，制造商已经制造出一种操作模式，它可以在心率和心律变化中自动校正时相。其允许这样自动调节的内部规则系统有很明显的优势，既可以应用 R-R 间期来估测心率的变化，也可以采用对收缩间期和舒张间期的判断。

（五）正确调节充、放气时机　如何调整反搏时相？理想的充气时机应在心脏舒张期，放气时机在等容收缩期，主动脉瓣开放前瞬间。根据动脉压力波形（1∶2 辅助）调整反搏时相，使气囊在心脏舒张期相当于动脉重波切迹处充气，在心脏收缩前放气。调整好反搏时相非

常重要，是获得最佳辅助效果的关键。充气过早（图 16-2-1），主动脉瓣尚未关闭，阻碍心室排空，加重心脏负担；充气过晚（图 16-2-2），减少舒张压升高时间；放气过早（图 16-2-3），同充气过晚；放气过晚（图 16-2-4），增加心脏射血阻力。

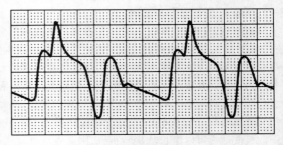

图 16-2-1　充气过早

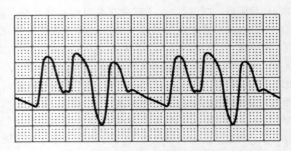

图 16-2-2　充气过晚

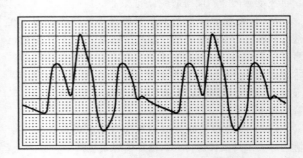

图 16-2-3　放气过早

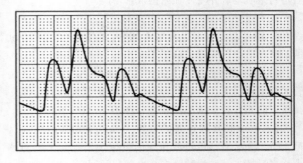

图 16-2-4　放气过晚

操作者应熟悉机器性能及操作程序，密切注意血流动力学变化及辅助效果，分析血压曲线中波形是否达到最佳辅助效果，根据病情变化、心率快慢随时调整有关参数。

三、主动脉内球囊反搏的合并症及处理

在导管放置过程及留置期间均会出现，主要包括主动脉血管合并症、致命性的主动脉穿通、下肢缺血、股动脉出血、血肿、感染和败血症等。

（一）动脉血管合并症及处理

1. 动脉血管合并症　最常见的主动脉血管合并症包括：主动脉瘤的扩大或者破裂、股动脉或者髂动脉破裂或者穿通、主动脉内球囊反搏导管破裂所导致的气栓、股动脉阻塞。

早期，该项合并症大多数与动脉血管缺血相关，可由于主动脉瘤的扩大或破裂、股动脉或者髂动脉破裂或穿通所致，也可能因 IABP 导管破裂导致气栓、股动脉阻塞等，发生率一般在 8% ～ 15%。约 1/3 ～ 1/2 需要手术纠正缺血，多数仅需要进行血栓清除术和（或）穿刺部位主动脉内膜修复，但是有些患者需要进行更广泛的修复手术，其中必要的局部肌肉切除或者截肢的占 1% ～ 2%。最近，采用双腔主动脉内球囊反搏导管，在经皮穿刺放置导管时，可以经由先行放置到胸降主动脉的钢丝导引下直接插入导管。这项技术提高了插管成功率，降低了因主动脉及其分支屈曲或病变所导致的主动脉内膜剥脱和主动脉穿通等合并症。

其他的血管合并症包括腹股沟部出血<3%；淋巴管渗液或淋巴液引流不畅偶见，有时导致局部脓肿形成；置管失败，在股动脉部位不能插入导管的发生率一般平均在 5% ～ 10%；晚期发生假性动脉瘤十分罕见。灾难性的主动脉穿透性损伤发生率<1%，绝大多数患者死于这个合并症。致命性的主动脉内膜剥脱（主动脉夹层形成）约占插管患者的 1%。

2. 预防和治疗缺血合并症

（1）术前评估：对高度怀疑放置主动脉内球囊反搏导管有危险的患者，主动脉造影可以作为一种术前常规诊断步骤。对存在严重的外周动脉血管疾病而又极有可能需应用 IABP 时，应预先做出应变计划。如切开法插管，或在手术中经升主动脉插管。如患者拟行心脏手术，可在术前在股动脉处放置一根导引钢丝或预留肝素套管针，以便在停体外循环后顺利插管。

（2）术后监测：对应用 IABP 的患者应常规观察脉搏、皮肤颜色、感觉、肢体运动、毛细血管充盈时间、插管侧肢体的温度。有助于预防主动脉损伤、肢体缺血、血肿形成。如主动脉内膜剥脱或者穿通的临床表现为突然的剧烈的腹痛或者背痛、低血压、心动过速、血球压积下降。

（3）治疗：对于严重的肢体缺血，最重要的方法之一是将导管拔出。为了防止因为没有认识到或者没有进行

治疗导致灌注不良，应采取以下措施，例如筋膜切开术、截肢和改善对运动和感觉的缺失的治疗措施。

（二）截瘫　原因尚未明确，有研究推断动脉硬化斑块可能是造成截瘫的原因。由于严重的心血管病患者常存在广泛的主动脉硬化，所以预防和避免截瘫是非常困难的。

（三）导管错位　导管错位不仅可造成动脉血管分离性损伤，同时也是除了主动脉内膜剥脱和脱落的硬化斑块外导致远端缺血的原因。

处理：有赖于早期发现与插管后管理。插管后应常规进行床旁胸部 X 线检查或经食管超声检查，明确导管位置。对于安装主动脉内球囊反搏导管的患者，监护人员应嘱患者绝对卧床。如果需要应在医务人员的指导和帮助下床上移动。插管侧大腿弯曲不能超过 30°，同时应确保导管固定确实。

（四）感染　随着经皮穿刺插管的广泛应用，感染的发生率已明显降低，约为 1.3%。长期使用主动脉内球囊反搏治疗的患者（平均 13 天，范围 5 ～ 46 天），感染发生率为 13%。严格遵守无菌操作原则是最有效的预防措施。

（五）血液系统的影响　血小板减少症最常见。病情允许，应尽早拔除。

四、主动脉内球囊反搏的监测

主动脉内球囊反搏支持治疗持续的时间越长，发生合并症的危险就越大。因此在整个治疗过程中，医护人员应反复检查，除了上文提及的护理问题外，还要形成治疗常规，对患者进行监测。

（一）血流动力学状态的监测　根据需要，应每隔 15 ～ 60 分钟不等，评估和记录一次患者的血流动力学状态，以便评价 IABP 的作用。需要观察和记录的数据包括：生命体征、中心静脉压、肺动脉压、肺毛细血管楔入压（PCWP）、动脉压、心输出量、混合静脉血氧饱和度、体温、出入量及其他实验室检查。每隔 4 小时经袖带测压与主动脉内球囊反搏的测压结果进行比较。

（二）肾功能监测　在 IABP 支持治疗开始后，应看到肾功能改善的迹象，这是因为心输出量改善的结果。当然采用 IABP 支持治疗也可能造成肾功能损害，例如肾脏血栓栓塞、主动脉内球囊导管进入肾动脉或者肾动脉阻塞。因此在每日的监护中应当包括检查尿常规、有关的肾功能测试。当尿潜血或者血尿素氮和肌酐升高，活动性出血或者贫血均应当警惕。

（三）血管合并症的监测及下肢缺血的预防　见上文缺血合并症的术后监测。

（四）报警的处理　首先按 RESET 键解除报警音，按表 16-2-1 判断报警原因，采取行动。

表 16-2-1　各级警报可能的故障原因及排除应对

第一级警报		Class Ⅰ
显示的警报字句	可能故障原因	故障排除应对
SYSTEM ERROR （主机系统故障）	1. 计算机系统激活重置 2. 主机硬件	先关掉电源开关,再重新开机,若此一警报没再出现即 OK,若再出现则需送修了
POSSIBLE HELIUM LEAK （可能氦气有漏气情况发生）	1. 管路松动或接头漏气 2. 导管折曲 3. 血液出现导管内 4. 放气时间太晚,充气太早 5. 球囊太大 6. 不规则触发或心律不齐	1. 检查 Balloon 连接插头是否插妥 　 可能球囊有小破口,必要时作测漏试验 2. 先确认球囊在护鞘外,排除折曲拉直 3. 立刻拔出,置入新的导管 4. 先调整反搏比率至 1∶2,调整 Timing 至适当位置上,若仍警报作测漏试验 5. 降低球囊充气量 6. 放气时间提前,变更触发模式 PEAK,调整反搏比率至 1∶2,降低球囊充气量
LARGE HELIUM LEAK DETECTED （侦测到大量的氦气漏气）	1. 球囊快速接头松脱 2. 导管或 T 形接头漏气	1. 检查 Balloon 连接插头是否插妥 2. 检查所有接点再予以修正
PURGE FAILURE （反搏推动失败）	1. 未置入氦气瓶 2. 氦气不足 3. 漏失触发信号 4. 导管没有与主机连接 5. 前次警报状况没重置	1. 置入气瓶及开启氦气罐上方开关 2. 置入新的满载气瓶 3. 检查患者状况,电极片接触,电缆线情形,确认正确的触发信号选择或改变选择 4. 将导管与主机连接 5. 检查按熄 Reset 灯号,重新激活 Pump On
HIGH BALLOON PRESSURE （球囊压力太大）	1. 导管折曲 2. 球囊太大 3. 可能有部分球囊未能完全撑开所致(此警报在开机启用即测知) 4. 可能 Balloon 的位置不好	1. 先确认球囊在护鞘外,排除折曲拉直 2. 降低球囊充气量 3. 取一支 50 或 60 毫升的空针筒,用手动方式将 Balloon 作若干次的充/放气 4. 请重新依 X 线片调整位置
HIGH BASELINE （基准线压力太高）	1. 导管折曲 2. 可能有部分球囊未能完全撑开所致(此警报在开机启用即测知) 3. 可能 Balloon 的位置不好 4. 过度充气	1. 先确认球囊在护鞘外,排除折曲拉直 2. 取一支 50 或 60 毫升的空针筒,用手动方式将 Balloon 作若干次的充/放气 3. 请重新依 X 线片调整位置 4. 立刻通知维修人员
第二级警报		Class Ⅱ
显示的警报字句	可能故障原因	故障排除应对
ECG TRIGGER LOSS （失去心电图触发信号）	1. 无心电图波形显示 2. 波形不清或有噪声 3. 波形太小或双 QRS 波 4. 触发模式选择不正确	1. 检查患者状况,电极片接触,电缆线情形,若有必要请更换;检查监护仪与 ECG MON 输入端子信号连接;检查患者心电导程选择;检查 ECG 信号来源选择 2. 更换电缆线或电极片,改变电极极性 3. 更换导程或增大 ECG Gain 4. 变更选择正确的触发模式

续表

	第二级警报	Class Ⅱ
PRESSURE TRIGGER LOSS （失去动脉血压触发信号）	无血压波形显示	检查患者状况及全部信号连接处 接回动脉血压信号线或 Flash 一下管路 检查血压信号来源选择 重新执行血压归零 变更其他触发模式
ECG LEAD FAULT DETECTED （侦测不到心电图导程信号）	1. 电极接触不良 2. 电缆线未接妥	1. 更换电缆线或电极片改变电极极性 2. 重新检查电缆连接

	第三级警报	Class Ⅲ
显示的警报字句	可能故障原因	故障排除应对
DEFLATION>100% （放气设定超过一个周期）	放气设定超过一个周期	将 Deflate 的时机调早一点
DRAIN FALURE （排水失败）	1. 水瓶已满或排水管折曲 2. 排水阀故障或系统故障	1. 排除折曲管，将集水瓶倾倒干净 2. 立刻通知维修人员，若是刚激活状况则按 Pump OFF，STBY 再按 PUMP ON
BATTERY LIFE LESS THAN 20，10,5 MINUTES （电池使用时间不超过 20 分钟）	蓄电池使用时间不超过 20,10,5 分钟了	请尽速接上 AC 电源
SYSTEM RUNNING ON BATTERY （主机使用电池电力操作中）	AC 电源脱落或失效	请尽速检查并接上 AC 电源
TIMING ERROR （时机设定错误）	充/放气时机设定错误	请重新调整球囊充/放时机的设定在正确的范围内
BATTERY INOPERATIVE （蓄电池不能使用）	电池线路故障不能使用	1. 确认电池保险开关在 ON 的位置 2. 请 CALL 厂商服务人员来维修
ECG WAVEFORM DETECTED DURING INTERNAL TRIGGER （使用 INT trigger mode 时发现心电图信号）	患者有心电信号	请将 trigger mode 更换至 PATTERN、PEAK 或 AFIB 模式进行 Pumping
WEANING STEP COMPLETE （脱离功能已停止）	脱离功能设定时间已到	评估患者状况，是否还需要继续 PUMPING
LOW HELIUM SUPPLY （氦气供应不足）	1. 氦气供应<100 PSI 2. 氦气瓶未锁住	1. 请更换新的氦气罐 2. 请重新置放
LOW BATTERY FOR STATIC RAM （主机内部 RAM 电池电力不足）	主机内 RAM 电池电力不足	请 CALL 厂商服务人员来维修

五、脱离(停止)主动脉内球囊反搏

（一）**如何判断辅助效果**　辅助有效的指标有：①升压药用量逐渐减少；②心排血量增加；③血压逐渐回升；④心率、心律恢复正常；⑤尿量增加；⑥末梢循环改善，手脚变暖。如应用 IABP 后病情无改善，甚至恶化，应进一步查找原因。

尽管 IABP 疗效优于目前应用的任何药物，但 IABP 不能替代常规疗法，下列措施对于提高辅助效果是必要的：①保持血容量平衡，既要补足血容量，又要防止循环血量过多；②纠正酸中毒；③纠正心律失常，心率过快和心律不齐都影响辅助效果，要针对不同原因，给予纠正；④应用正性肌力药物，维持一定的动脉压和血管张力。升压药只能根据血压回升情况逐渐减量，不能减得过快。

（二）**撤机**　主动脉内球囊反搏支持治疗可以成功

223

脱离的指标是患者在很低的辅助条件下肺毛细血管楔入压<18mmHg,心脏指数>2.2L/(min·m²),主动脉的收缩压应当>90mmHg。

脱离的过程要在经治医师的亲自指导下进行。标准的方法是逐步地、有秩序地减少主动脉内球囊反搏的辅助比例,从1:1减少到1:2最终到1:4。这种按照辅助比例进行脱离的方法可以降低球囊表面形成凝血块。脱离的过程要<60分钟。如果时间延长,可以在每1小时之内采用1:1比例辅助5分钟以减少和降低凝血块形成的发生率。如果在1:4比例辅助下患者的血流动力学稳定是拔出主动脉内球囊反搏导管的指征。

另外一种脱离的方法是逐渐减少主动脉内球囊反搏的容积,而不是减少反搏比例。采用这种方法的医师认为这样更加接近生理要求,心脏逐渐地恢复它的循环做功负担。注意不能把球囊的容积减到很低,一般减至20ml就可以考虑拔出主动脉内球囊反搏导管。监护人员可以定期地观察主机上的外球囊波动情况。

在拔出主动脉内球囊反搏导管之前,一般建议球囊反搏的比例控制在1:4以预防凝血块形成。另外要确认是否存在凝血块或者其他不正常的情况,并且将其纠正。逐渐减少抗凝剂的应用,在拔出主动脉内球囊反搏导管前4小时停止用肝素,这样可以将出血的危险性减少到最小。

停机以后立即用一个50ml的注射器经过三通将球囊内的气体抽空。插管部位消毒,按照无菌要求操作,剪开固定线,将主动脉内球囊反搏导管和血管鞘一同拔出。

拔出后不急于压迫止血,先压迫插管穿刺部位股动脉上的孔洞远端,让血从孔洞向外排出3~4个心动周期,将可能存在的血块冲出来。然后压迫近端,让远端的血排出3~4个心动周期。最后直接用手压法垫上无菌敷料压迫穿刺部位孔洞半小时。如果有出血压迫时间要更长。在短时间内不要检查穿刺部位是否出血,因为如果出现血肿压迫起来就更加困难了,并且有可能形成假性动脉瘤。压迫15分钟以后要减轻压迫的强度,以便远端动脉血管有血流灌注。

(苗　齐)

第三节　主动脉内球囊反搏在缺血性心脏病中的应用

在过去的20年中,主动脉内球囊反搏技术在缺血性心脏病中的应用有显著的增加。这种趋势与介入性心脏病治疗的成长和发展相平行。由于冠状动脉内血管成形术受患者心脏功能及冠状动脉病变程度的制约,加之经皮穿刺技术的开展,使这项技术得到更广泛的应用。

一、在缺血性心脏病择期介入性治疗中的应用

(一)高危患者经皮穿刺冠状动脉内血管成形术时的应用　20世纪80年代后期,随着经皮穿刺冠状动脉内血管成形术的发展,有左心室功能不全的患者,或者冠状动脉狭窄相对应的仍然存活心肌处于临界量的患者成为广泛开展经皮穿刺冠状动脉内血管成形术的限制性因素。对于高危患者,主动脉内球囊反搏支持治疗有益于左心室做功和增加冠状动脉舒张期血流使得血流动力学稳定性提高。

(二)主动脉内球囊反搏支持治疗与特殊冠状动脉再血管化治疗配合应用　冠状动脉再血管化的介入方法普遍存在暂时性冠状动脉血流中断的问题。从而导致病变的冠状动脉所支配的部分心肌收缩功能不全,根据所累及到的心肌的分布区域的重要性可能出现血流动力学受到损害。各种介入性器械持续长时间在冠状动脉血管内均可能造成末端栓塞,结果心肌收缩功能不全。

因为再血管化后有10%的病例会出现"慢血流"或"无血流"现象,在介入治疗过程中伴有明显的暂时性心肌功能不全和血流动力学损害,这种现象可能持续几个小时。在这种情况下,主动脉内球囊反搏支持治疗也许需要持续应用超过介入治疗整个过程几个小时以上,直到心肌功能不全得到改善。

(三)选择性冠状动脉内血管成形术失败情况下主动脉内球囊反搏治疗　虽然经皮穿刺冠状动脉内血管成形术以及其他再血管化技术的成功率大约在90%以上,但是仍然有5%的患者可能发生突然的冠状动脉急性闭塞。根据所累及的冠状动脉血管分布和整个左心室做功情况,有些急性冠状动脉血管闭塞可以很好地耐受,而有些则出现灾难性的结果,其中包括血流动力学状态的完全崩溃。成功地解决这个问题的关键是需要快速恢复冠状动脉血流,此时就需要紧急应用主动脉内球囊反搏治疗进行血流动力学支持。

二、在不稳定型心绞痛中的应用

(一)在经皮穿刺冠状动脉内血管成形术期间应用　应用抗心绞痛、抗血小板和抗凝药物经常可以成功地控制不稳定型心绞痛。但是总有一部分不稳定型心绞痛的患者应用这些药物却仍然无法控制病情,并且表现出持续性缺血的临床表现。因为这一组患者的临床表现与急性心肌梗死的表现极为相近,并且死亡率极高,所以有必要积极地采取介入性的方法对冠状动脉的病理解剖改变做出判断,其中就包括冠状动脉造影检查。

对于药物难以控制的顽固性的不稳定型心绞痛采用主动脉内球囊反搏支持治疗在临床已经有报告。Szatmary等人应用主动脉内球囊反搏支持治疗16例顽固性的不稳定型心绞痛患者。所有患者在主动脉内球囊反搏支持治疗缺血时其征象开始减轻以后允许进行冠状动脉内血管成形手术。有95%的患者成形术成功,而无一例出现主动脉内球囊反搏本身的合并症。Morrison等人报告52例不稳定型心绞痛患者进行经皮穿刺冠状动脉内血管成形术,其中18例需要同时应用主动脉内球囊反搏治疗。有13例患者成功地进行了经皮穿刺冠状动脉内血管成形术而没有出现与主动脉内球囊反搏有关的合并症。

(二)作为心脏手术过渡桥梁　应用主动脉内球囊反搏支持治疗使得患者病情稳定,为进一步诊断和治疗提

供了宝贵的时间。如果出现冠状动脉搭桥手术不能立即进行的情况,这种方法特别有用。因为患者的病情被稳定住了,冠状动脉搭桥手术就可以在更加有把握的情况下进行,并且有可能降低患者病情的危险性。

三、急性心肌梗死中的应用

（一）溶栓治疗时伴随应用 IABP　在急性心肌梗死进行溶栓治疗的同时主动脉内球囊反搏支持治疗作为一种辅助性的措施在一些发达国家已经很常见了。根据多组试验资料的回顾性分析表明在溶栓治疗的围术期间应用主动脉内球囊反搏支持治疗的患者其随后的冠状动脉再闭塞的发生率降低。

在成功地进行溶栓治疗以后是否需要大规模地应用主动脉内球囊反搏支持治疗仍然未被确定。

（二）经皮穿刺冠状动脉内血管成形术时伴随应用IABP　在过去的几年里,对于急性心肌梗死的恢复再灌注治疗方法已经得到进一步的发展,其中包括在以经皮穿刺冠状动脉内血管成形术为主的治疗中应用。有一些观察资料支持采用这一方法,例如 PAMI 试验,该研究显示急性心肌梗死时主要以经皮穿刺冠状动脉内血管成形术治疗是可行的,并且与溶栓治疗的效果一样。如果急性心肌梗死的患者出现严重的左心室功能不全,准备进行经皮穿刺冠状动脉内血管成形术治疗时就常规考虑同时应用主动脉内球囊反搏支持治疗,或者当冠状动脉出现再灌注问题时,无论是否重新进行球囊扩张或延长球囊扩张时间都要应用它进行支持治疗。

（三）在心源性休克中的应用　心源性休克的患者与左心室功能不全或者持续性心绞痛患者一样,他们首先需要稳定血流动力学状态。这就意味着对于这一类在患者在心导管室内进行冠状动脉造影检查前首先应当放置主动脉内球囊反搏导管。一旦开始进行反搏支持和完成了诊断,就可以进行对冠状动脉犯罪血管的成形术或者斑块切除手术。

（四）在急性心肌梗死的机械合并症治疗中的应用急性心肌梗死伴有机械性合并症的患者是急性心肌梗死出现心源性休克中最不稳定的一组。但是随着及时的治疗,患者的情况会逐渐改善。主动脉内球囊反搏支持治疗对于急性心肌梗死所导致的二尖瓣反流和室间隔穿孔是非常有效的治疗方法。虽然主动脉内球囊反搏支持治疗确实可以使得这些患者的血流动力学逐渐趋于平稳,但是许多资料表明一旦诊断明确,就有急诊手术的适应证,尽可能快地进行手术修复才能取得最佳的预后。

（苗　齐）

第四节　主动脉内球囊反搏在非缺血性心脏病中的应用

一、在严重的非缺血性二尖瓣反流中的应用

严重的非缺血性二尖瓣反流常见的病因有二尖瓣黏

液样变性腱索断裂、感染性心内膜炎瓣叶穿孔。与急性心肌梗死不同的是严重的急性非缺血性二尖瓣反流患者左心室功能基本正常。主动脉内球囊反搏支持治疗的减轻后负荷的作用非常有效,并且前向性的心输出量得到实质性的改善。

二、作为心脏移植过渡的桥梁

对于心脏功能 NYHA Ⅳ级的充血性心力衰竭患者如果正在等待心脏移植期间,主动脉内球囊反搏支持治疗是一种暂时性过渡手段。以前许多需要紧急心脏移植的患者在等待供体心脏的过程中就死亡了。基于这个问题,许多医院采用各种循环辅助装置支持患者直到有合适的供体心脏,这其中就包括主动脉内球囊反搏泵（IABP）、左心室辅助装置（LVAD）、体外膜式氧合器（ECMO）。虽然后两者已经应用于临床,但是主动脉内球囊反搏泵安置更简单,在使用上也可以达数周。当然现在左心辅助装置已经更加完善了,并且有取代的趋势。对于各地患者还要根据医师自身的经验和其他条件来决定采用的方法。

（苗　齐）

第五节　主动脉内球囊反搏在围术期的应用

一、在心脏手术围术期的应用

目前随着麻醉技术、体外循环技术和手术技术的不断提高,常规心脏手术死亡率 1%～3%,但仍有部分病例（5%～12%）心脏手术后出现心源性休克（低心排血量综合征）。主动脉内球囊反搏支持治疗对于心源性休克的患者是一种挽救生命的治疗方法。

（一）在心脏手术后泵衰竭治疗中的应用　当决定必须进行机械性辅助循环支持时,一般认为主动脉内球囊反搏支持是开始治疗的最适宜方法。心源性休克的患者对最大量药物不能产生适当反应,一般认为是潜在的应用主动脉内球囊反搏支持治疗的对象,对于下列情况建议选择 IABP 支持:

1. 尽管应用多种干预措施在 30 分钟后仍然不能脱离体外循环机。

2. 尽管应用最大量的正性肌力药物支持仍然需要支持治疗。

3. 不能获得满意的血流动力学效果,如持续低血压（收缩压<70mmHg）;心脏指数低[<2.0L/(min·m²)];左心房压力升高（>20mmHg）;外周阻力升高（>2500dynes·sec/cm⁵）。

4. 正性肌力药物应用的量达到有害的程度。

5. 持续性的恶性心律失常等。

大多数接受手术后主动脉内球囊反搏支持治疗的患者都可以在其后完全脱离支持,30 天内生存率大约在52%～65%,2 年生存率在 42%～56%。应用主动脉内球

囊反搏支持治疗的患者与左心室功能相同但是没有得到支持的患者相比较,其长期存活率的情况略有区别。

（二）在心脏手术前应用 急性心肌梗死所导致的机械性合并症,如急性的室间隔穿孔或者二尖瓣乳头肌撕裂导致二尖瓣反流时死亡率很高,手术前应用主动脉内球囊反搏支持治疗可以稳定循环,为手术争取宝贵时间。手术前对于药物难治的心肌缺血增加应用主动脉内球囊反搏支持治疗仍然存在一些争议。

虽然主动脉内球囊反搏支持治疗仍然是一种治疗患者心脏手术后泵衰竭的行之有效的附加辅助治疗方法,通过更好地确定选择标准和适应证,利用它可以取得显著的效果。为了尽可能地达到目的,应当尽早地完成主动脉内球囊反搏支持治疗,同时与之同样重要的是将潜在的、不必要的应用减少到最小。只有通过大量的临床试验才能充分认识和掌握何时应用主动脉内球囊反搏支持治疗是恰当的,以及清楚手术前应用它支持是否一定代表手术后就有应用的适应证。

二、在非心脏手术中的应用

（一）非心脏手术后心肌缺血的危险性评估 Goldman 等对 1001 例非心脏手术患者的回顾研究中发现:近期内有心肌梗死,充血性心力衰竭,心律失常,主动脉瓣狭窄,年龄,紧急手术,手术中低血压持续超过 10 分钟是导致死亡的主要危险因素。第三心音奔马律或者颈内静脉压升高（>12cmH$_2$O）,6 个月内发生过心肌梗死,窦性心律和房性期前收缩以外的心律,房性期前收缩>5 个 /分,>70 岁,急诊手术,腹腔、胸腔、主动脉手术,明显的主动脉瓣狭窄,PO$_2$ <60mmHg；PCO$_2$>50mmHg 等为常见危险因素。

（二）冠状动脉再血管化治疗和围术期心肌缺血的危险性 Huber 等对 50 例非心脏手术前接受经皮穿刺冠状动脉内血管成形术治疗的患者进行了研究,发现围术期心肌梗死发生率为 5.6%,死亡率为 1.9%。但是这项研究不是随机的,并且没有可进行比较的对照组。目前还没有经皮穿刺冠状动脉内血管成形术后决定何时做手术最好的研究资料。无论怎样,由于绝大多数冠状动脉血管内成形术的合并症发生在术后前 3 天内（>80% 在 24 小时以内）,如急性心肌梗死和急性冠状动脉闭塞,外科手术则应当推迟至少 4 天。

（三）主动脉内球囊反搏保护的机制 可以采用内科常规治疗方法以降低手术后心肌缺血的危险性,严重性和后遗症。这些方法包括阿司匹林、β 受体阻滞剂,硝酸甘油,以及有些病例应用钙通道拮抗剂。同时还采用有创性监测获得数据（肺动脉和主动脉测压）的方法改变前、后负荷,血压,酸-碱平衡以及氧代谢的状态。

应用主动脉内球囊反搏对于高危患者是另外一项治疗选择。主动脉内球囊反搏有许多辅助心脏的特点。球囊在收缩期聚拢缩小使主动脉内血液的容积减少因此后负荷下降,主动脉顺应性改善。依次使主动脉收缩末期压力,左心室收缩末期容积,主动脉舒张末期压力下降,结果

降低了心肌的氧需求。后负荷下降可以改善左心室每搏心输出量和射血分数。心肌氧需求的下降可以降低缺血的发生率。同时主动脉内球囊反搏还通过增加主动脉舒张压和降低相应的左心室内舒张期压力使心肌血流增加。减少心室壁的张力和降低后负荷使心肌氧需求减少。另外,主动脉内球囊反搏还可以使脑的血液循环增加,虽然肾血流不一定增加,但是尿量确实增加了。

主动脉内球囊反搏有可以预防缺血或改善冠心病患者心肌缺血的作用。对经皮穿刺冠状动脉内血管成形术的患者,主动脉内球囊反搏已经显示出可以改善由于血管成形术造成的冠状动脉内膜剥脱部位的血管通畅。它对伴有急性心肌梗死的高危患者同样是有用的。在冠状动脉完全阻塞部位,它还可以改善侧支循环血流。对于非心脏手术的患者应用主动脉内球囊反搏的确切机制可能是对患者这些部位的保护抑或是附加治疗还不得而知。

总之,心脏事件的发生和死亡是导致非心脏手术围术期死亡的最主要的原因之一。非心脏手术时与心脏事件死亡率相关的最危险因素包括高龄、充血性心力衰竭、紧急手术和近期曾经发生心肌梗死。患者伴有多个冠心病危险因素,特别是那些有心绞痛变化的患者,在手术前一定要将各种危险因素分别进行评估。这些评估应当包括运动试验和尽可能做冠状动脉造影。患者有加速性或不稳定型心绞痛,在非心脏手术前应当考虑进行冠状动脉内血管成形术或冠状动脉搭桥术的可能性。当两者均不适宜时,应当考虑为心脏病高危状态的患者预防性放置主动脉内球囊导管。这一方法似乎降低了经适当选择患者的心脏事件的发生率和死亡率,但目前尚缺乏非心脏手术中应用主动脉内球囊反搏使患者受益的大规模随机对照研究。

（苗　齐）

主要参考文献

[1] Bregman D, Kripke DC, GoetZ RH. The effect of synchronous unidirectional intra-aortic balloon pumping on hemodynamics and coronary blood flow in cardiogenic shock. Trans Am Soc Artif Organs,1970,16:439-446.

[2] Folland ED, Kemper AJ, Khuri SF, et al. Intraaortic balloon counterpulsation as a temporary support measure In decompensated critical aortic stenosis. J Am Coll Cardiol,1985,5(3):711-716.

[3] Nash IS, Lorell BH, Fishman RF, et al. A new technique for sheathless percutaneous inttaaortic balloon catheter insertion. Cathet Cardiovasc Diagn, 1991, 23 (1):57-60.

[4] Hedenmark J, Ahn H, Henze A, et al. Complications of intra-aortic balloon counterpulsation with special reference to limb ischemia. Scand J Thor Cardiovasc Surg, 1988,22(2):123-125.

[5] Jaron D, Moore TW, He P. Control of intraaortic balloon

pumping：Theory and guidelines for clinical applications. Ann Biomed Eng,1985,13(2):155-175.

[6] Smith B,Barnea O,Moore TW,et al. Optimal control system for the intra-aortic balloon pump. Med Biol Eng Comput,1992,39(6):629-634.

[7] Aguirre FV,Kern MJ,Bach R,et al. Intraaortic balloon pump support during high-risk coronary angioplasty. Cardiology,1994,84(3):175-186.

[8] Craver JM,Weintraub WS,Jones EL,et al. Emergency coronary artery bypass surgery for failed percutaneous coronary angioplasty Ann Surg, 1992, 215 (5): 425-433.

[9] Gacioch GM,Ellis SG,Lee L,et al. Cardiogenic shock complicating acute myocardial infarction：The use of coronary angioplasty and the integration of the new support devices into patient management. J Am Coll Cardiol, 1992,19(3):647-653.

[10] Huber KC, Evans MA, Bresnan JF, et al. Outcome of noncardiac operations in patients with severe coronary artery disease successfully treated preoperatively with severe coronary angioplasty. Mayo Clin Proc, 1992, 67 (1):15-21.

[11] Ohman EM,Califf RM,George BS,et al. The use of intraaotic balloon pumping as an adjunct to reperfusion therapy In acute myocardial infarction. Am Heart J, 1991,121(3 Pt 1):895-901.

第 17 章

心脏临时起搏

第一节 概　述

心脏传导系统由参与心脏电激动的发生及传导的所有特殊组织构成。正常情况下，位于右房及上腔静脉交界处的窦房结是心脏激动发生的部位。窦房结发出的激动经心房传导纤维传至房室结。房室结除了具有传导特性，在窦房结功能发生障碍时，它还能起到次级起搏点的作用。激动经房室结继续下传，通过 His 束、左右束支传至浦肯野纤维，最终激动左右心室，产生一次心脏搏动。传导系统的任一部位发生障碍，都可能发生严重的心动过缓或危及生命的心脏停搏。心肌具有兴奋性的生物学特征，起搏点可以来源于自身或是人工刺激。整个心肌的除极速度依赖于不同心肌细胞成分的除极速度和心肌细胞的几何排列顺序。心肌缺血、电解质紊乱及药物等因素可以影响心肌除极及除极速度。

心脏临时起搏器是一种可以发放电脉冲刺激心肌从而引发心脏收缩的电子装置。心脏临时起搏的目的在于：①一旦心脏停搏，及时起搏心脏以维持循环的稳定性；②提高症状性心动过缓患者的心率，改善症状；③以较快的频率起搏心室，缩短 QT 间期，预防尖端扭转型室性心动过速；④偶尔用于终止顽固性室上性或室性快速性心律失常。临床上心脏临时起搏一方面是心律失常患者的急诊处理方法，另外一方面也是外科手术患者预防术中心动过缓的保护性措施。心脏临时起搏的途径主要包括：①经静脉心脏临时起搏；②经皮经胸心脏临时起搏；③经心外膜心脏临时起搏；④经食管心脏临时起搏。

按照起搏方式，心脏临时起搏包括：①心室起搏：是心脏临时起搏临床最常用的方法。这种起搏方法简单可靠，效果明显；②心房起搏：心房起搏选择性地用于窦房结功能不全但房室结功能正常的患者。由于心脏临时起搏主要目的是维持心室率，因此临床工作中较少应用临时心房起搏；③双腔起搏：由于临时起搏多用于抢救患者，需要紧急置入，而双腔心脏临时起搏置入过程复杂，所需时间较长，需要特殊的脉冲发生器，为此临床应用极少，可见于心外科术后心外膜临时起搏的患者。

心脏外科手术时，如果患者存在术中发生缓慢性心律失常或者心脏复跳困难的风险，开胸后可以在直视下将心外膜电极缝在心外膜心肌上，行经心外膜心脏临时起搏；但是如果患者术前评估不能耐受全身麻醉，也需要在术前行经静脉心脏临时起搏。由于经食管心脏临时起搏只能行心房起搏，并且患者对经食管起搏的耐受性差，所以经食管心脏临时起搏的方法极少应用于急诊严重缓慢性心律失常的处理，主要用于快速性室上性心律失常不宜药物复律或者药物复律无效，同时也不宜行电复律治疗的患者，也用于心脏电生理检查。经静脉心脏临时起搏是目前临床上最常用的心脏临时起搏方法，其与经皮经胸心脏临时起搏都将在下文专门叙述。

心脏临时起搏的适应证主要分为两大类：急诊心脏起搏和择期心脏起搏。目前尚无任何关于心脏临时起搏统一的指导性意见，是否具有适应证需要结合临床情况，综合评估。急诊心脏临时起搏的适应证主要包括：①急性心肌梗死伴三度房室传导阻滞或二度Ⅱ型房室传导阻滞，以及心脏停搏；②急性心肌梗死伴新发的三分支传导阻滞；③急性心肌梗死伴症状性心动过缓；④心动过缓相关的快速性室性心律失常；⑤非急性心肌梗死相关的三度房室传导阻滞或二度Ⅱ型房室传导阻滞、心脏停搏伴血流动力学障碍或晕厥。择期心脏临时起搏主要涉及具有发生严重心动过缓风险的外科手术或者心脏介入治疗的患者，包括以下情形：①手术或者操作本身可能导致严重心动过缓，如心脏外科手术（主动脉瓣、三尖瓣手术，室间隔修补，原发孔房缺修补等）；②需要更换永久起搏器前发现患者心脏起搏依赖；③以下缓慢性心律失常行全身麻醉手术：持续或间歇性三度或者二度Ⅱ型房室传导阻滞，一度房室传导阻滞伴左束支传导阻滞或三分支传导阻滞以及窦性心脏停搏时间>2 秒。

（陈太波　方全）

第二节　心肌人工电刺激的相关概念

一、阈　值

心肌细胞受电刺激后的反应取决于电场强度。脉冲首先使电极附近的心肌兴奋，并通过细胞间的联结迅速扩布到整个心肌。产生心肌除极所需要的最小能量称为刺激阈值。电刺激的成分包括脉冲幅度（以伏计算）和脉宽（以毫秒计算）。刺激的脉冲幅度与脉宽成指数关系，形

成一种双曲线式的强度-脉宽曲线。脉冲幅度(电压)、脉宽与刺激能量之间的关系可以用公式表示如下:

$E=V^2/R\cdot t$,或 $E=V\cdot I\cdot t$;其中 E 是刺激能量,V 是电压,I 是刺激电流,R 是总的阻抗(包括心肌阻抗、导线及电极阻抗),t 是脉宽,即刺激时间。脉宽较短时,很小的脉宽变化即需伴有较大的脉冲幅度变化,这样才能除极心肌;相反,在脉宽较长时,小的脉宽变化对脉冲幅度影响相对较小。当前永久起搏器的输出系统都是恒压装置,输出的电压是一定的(但具体数值可以程控),不随心肌阻抗的变化而变化;而经静脉心脏临时起搏器的输出系统大多是恒流装置,输出的电流是一定的。

阈值测量是通过减少电压或电流直到能夺获心肌的最小电压或电流数值。如果用降低电压的方法测量阈值,当失去夺获后,再增加电压夺获所要的能量明显大于之前测定时的起搏阈值。这一现象称为文登斯基效应(Wedensky effect)。文登斯基效应的发生机制有学者认为可能是因为在相对不应期内心脏非同步起搏所致。

影响刺激阈值的因素很多,主要包括以下几个方面:

1. 起搏频率 起搏频率增快,阈值也会相应增加。这一现象可能和电脉冲发放后的残余电位有关。起搏频率较快时,起搏周期缩短,未等前一个脉冲的电位消散完毕,后一脉冲已经开始发放,从而导致起搏阈值升高。

2. 异物反应 起搏电极与心肌接触,相对心肌而言,电极是一个异物。心肌对外来电极会产生一系列生理反应,对于临时起搏电极,由于植入时间较短,心肌组织的反应一般只是炎性水肿。在电极放置的初期起搏阈值较低,而术后阈值逐渐有所升高,一周左右达阈值的高峰,以后又逐渐降低。

3. 起搏阻抗 起搏阻抗包括导线阻抗、电极-界面阻抗以及心肌阻抗等。起搏阻抗增加,刺激阈值升高。

4. 起搏方式和部位 双极起搏较单极起搏所需的刺激强度要小,心内膜起搏阈值低于心外膜起搏,右心心内膜起搏时心底部阈值最低。

5. 生理因素 心脏起搏阈值和机体的生理状态相关,体力活动时比安静休息阈值低,站立位比卧位时阈值低。白天比夜间睡眠时阈值低。这些生理性变化反映了自主神经张力的变化。

6. 药物影响 降低起搏阈值的药物有糖皮质激素、拟交感神经药物以及钾盐类等;升高起搏阈值的药物有盐皮质激素、普罗帕酮、索他洛尔以及细胞内外钾浓度比值升高、高钾血症等。

二、感 知

目前所有的永久起搏器和临时起搏器均提供按需起搏模式,即在自身心率低于程控的频率时起搏器才发放起搏脉冲。因此,要想使起搏器按所程控的模式工作,精确、恒定的感知自身心律是非常必要的。起搏器对心内电信号进行持续监测,心脏自身激动产生的电信号经过电极反馈到起搏器的感知线路内。起搏器感知自身心脏激动后将重新调整脉冲发生的周期。

心肌除极时产生自身电信号,当电能的波阵(wave form)接近心内膜电极时,电极相对于除极区域带正电荷,在心内电图上记录为正向曲折。当波阵直接在电极下面通过时,细胞外迅速带上负电荷,并可以记录到一个非常锐利的负向曲折,称为"类本位曲折"(intrinsic deflection)。类本位曲折前后小的正向和负向曲折代表电极周围心肌的激动。起搏器感知心内信号往往起自类本位曲折,而不是心肌除极的开始。其临床意义在于感知心脏自身除极后发生的心脏起搏其逸搏间期(P-A 或 R-V,P、R 和 A、V 分别是心脏自身除极和起搏的心房、心室波形)。心房的频率一般在 80~100Hz,心室的频率一般在 10~30Hz,据此起搏器中加入了滤波系统来减弱上述频带之外的信号,从而减少不必要的感知。

心内电图的另一个成分是斜率,即产生电图的最大坡度。斜率代表感知电极间电位变化的最大速度。总体上说,斜率越大,信号被感知的可能性越大。缓慢的宽信号,如 T 波产生的信号,被感知的可能性很小。

极化(repolarization)指的是脉冲刺激时,包围在电极周围的带有相反电荷的离子层。极化与阳离子向阴极移动有关,阳离子层然后又被阴离子层包围。这些电荷层在脉冲刺激时产生,在脉冲刺激终止时达到顶峰,然后逐渐散开,形成后电位(afterpotentials)。后电位可以被感知,从而导致其后起搏脉冲的不适当抑制或延迟发生。后电位的振幅与起搏脉冲的振幅及脉宽有关。因此,起搏器被程控为高输出电压和长脉宽时,起搏器感知到后电位的可能性增加。

三、人工起搏对心脏除
极顺序的影响

心脏人工起搏后,电极处发放的刺激兴奋局部心肌,继而迅速扩布至全心。这样心脏除极便由电极所在的位置开始,当电极位于右室心尖部时,激动向上、向左传导。右室心尖部首先除极,然后室间隔、右室壁肌组织除极,最后到达左心室引起左心室除极。心脏最后的除极部位在左心室的左后上方。这一除极顺序与完全性左束支传导阻滞相类似。而室上性激动包括窦性激动下传至房室结后,激动继续沿左右束支下传,兴奋浦肯野纤维网,激动心室。心室激动的顺序是左后侧壁与室间隔几乎同时激动,前者略提前于后者,随后右室激动。因此,心脏起搏后其兴奋点和除极程序整个都发生了变化,不同于正常心脏的除极顺序。

四、室房传导及起搏器综合征

右心室起搏首先激动右室心尖部,接着向左心室和心底方向除极。若心室激动发生在希氏束和房室结有效不应期之外,则激动可能沿希氏束和房室结逆向传导至心房产生逆向 P' 波。室房传导的意义在于心房在心室收缩之后产生收缩,这种与正常生理状态相反的心房心室收缩顺序是产生下述的起搏器综合征的原因之一。另外室房逆传在双腔永久起搏器的患者还有可能产生起搏器介导的心动过速。

起搏器综合征主要发生在心室起搏的患者,表现为头晕、晕厥或晕厥前症状、疲乏无力、低血压等。起搏器综合征的可能机制包括：①单纯心室起搏时，心排血量比正常房室顺序收缩时约降低 10%~35%；②房室瓣不能同时活动：心房收缩可能出现在房室瓣关闭时，而心室收缩时房室瓣可能开放，前者使心房内的血液反流入静脉系统导致静脉压升高，后者因房室瓣反流也引起心房和静脉压升高；③室房传导能刺激心房和肺静脉壁上牵张感受器，迷走神经传导这些冲动到中枢，反射性引起周围血管扩张。

（陈太波 方全）

第三节 经静脉心脏临时起搏

经静脉心脏临时起搏是目前临床工作中最为普遍的心脏临时起搏方式，一般都是心室起搏。经静脉心脏临时起搏所需要的设备包括：静脉鞘管，起搏电极，体外脉冲发生器以及用于连接电极与脉冲发生器的电极尾线。起搏电极包括需要借助X线透视协助放置的普通起搏电极以及床旁即可放置的漂浮起搏电极。漂浮电极心脏临时起搏由于电极在心室里具有一定的不稳定性，因此仅限于没有X线透视条件或者不便移动的患者。不论是普通起搏电极还是漂浮起搏电极，都要通过体表大静脉穿刺，留置鞘管。电极经鞘管进入体内，沿静脉进入右心室。因此，经静脉心脏临时起搏术的术者应该非常熟悉体表各大静脉的穿刺技术。

体外脉冲发生器发出的电流（以 mA 计）需要通过起搏电极传导至心脏。脉冲发生器的负极与电极的远端电极（英文标识为"Distal"或"D"）连接。各种不同的体外脉冲发生器都具有相同的基本功能，工作模式一般均为VVI模式，即感知自身心脏除极后抑制脉冲发生器发放脉冲（按需起搏）。每个脉冲发生器面板上至少有4个部分：①输出（output）：用于调整输出电流。为了安全起见，设置的输出电流至少在起搏阈值的5倍以上。②感知（sensitivity）：用于调整起搏器感知心脏自身除极的灵敏度。合适的灵敏度既可以避免误感知抑制脉冲发生器发放起搏脉冲，又可以防止感知不足导致起搏脉冲落在心脏复极的易损期上，引起可能的室性心动过速或心室颤动等。一般感知灵敏度设置在 2~3mV。设置的感知灵敏度数值越小，起搏器感知越灵敏，发生误感知的机会增加；反之，数值越大，起搏器感知越迟钝，发生感知不足的可能性增加。如果感知灵敏度数值设置为无限大，则起搏器的工作模式变为VOO模式，即不论心脏是否存在自身除极，脉冲发生器都以固定的频率发放起搏脉冲。③频率（rate）：频率可以根据患者需要设置，一般对于心动过缓的患者，频率设置在 50~70 次/分，多为 60 次/分。为预防尖端扭转型室性心动过速进行心脏临时起搏，起搏频率一般设置在 100 次/分左右。④开关：由于临时起搏器正常工作关系到患者的生命安全，所以脉冲发生器的关闭都设有保护机制，以避免意外关闭。

一、静脉入路的建立

（一）股静脉 穿刺点一般位于腹股沟韧带下 2~

3cm，股动脉搏动最明显处内侧 0.5~1.0cm。进针方向与股动脉走行平行，进针与皮肤成45°左右。所有大静脉穿刺都需要全程负压下进针，以避免穿透动脉再入静脉的情形。麻醉针探得静脉后，改换穿刺针以与麻醉针同样方向角度进针。穿刺回抽血暗红且通畅无阻，左手固定穿刺针避免移位，右手卸下注射器，确认穿刺针没有误入动脉后，沿穿刺针进入导引钢丝。确认穿刺针没有误入动脉主要通过穿刺针流出血液的颜色和压力，压力比颜色更重要，如仍有疑问，可以透视下确认导引钢丝在静脉或动脉内。导引钢丝进入如遇阻力，多与穿刺针移位或钢丝进入小分支有关，可以通过以下手法调整：①轻微旋转钢丝后再尝试送入；②钢丝退至穿刺针内，轻微回撤或前进穿刺针少许再行进入钢丝；③钢丝退至穿刺针内，左手轻柔下压穿刺针尾端，减小穿刺针与皮肤角度，再尝试进入钢丝。以上手法均不奏效，退出钢丝，连接注射器重新穿刺，必要时连同穿刺针一起退出重新穿刺静脉。钢丝无阻力顺畅进入约20cm，撤除穿刺针，保留钢丝。沿穿刺点切开皮肤 2~3mm，沿钢丝插入连接好的扩张管和鞘管，然后钢丝连同扩张管一起撤除，保留鞘管在静脉内。肝素盐水冲洗鞘管。插入扩张管和鞘管时，需要注意一个重要细节，就是扩张管和鞘管进入皮肤时，必须保证钢丝尾端露出于扩张管尾端之外，这一点在其他血管穿刺时也应特别关注。

（二）颈内静脉 左右颈内静脉均可，尽量选择右侧颈内静脉。患者去枕平卧，头部转向穿刺对侧，嘱患者作抬头动作，以更清晰地暴露胸锁乳突肌。胸锁乳突肌锁骨头与胸骨头形成的三角顶点为穿刺点。进针时避开皮肤表面的静脉，沿着胸锁乳突肌锁骨头内侧缘方向进针。基本的操作步骤与股静脉穿刺相同。如果误穿刺颈内动脉，退出穿刺针，局部压迫 5 分钟。颈部血管穿刺如果形成血肿，可能会导致压迫气道。为减少血肿可能性，避免反复误穿刺颈内动脉，如果穿刺针穿刺颈内动脉 2 次以上，应该更换操作者或放弃颈内静脉穿刺。另外，对于凝血功能相对差者，也应该避免颈内静脉的穿刺。

（三）锁骨下静脉 左右锁骨下静脉均可，由于锁骨下静脉位置固定，穿刺相对容易，但穿刺时可能的并发症后果较严重。患者平卧位，穿刺点一般选择在锁骨体向后转折处外下 2cm。穿刺时，针尖朝向胸骨上窝至喉结之间的部分。如果误穿刺锁骨下动脉，退出穿刺针，局部压迫 5 分钟。注射器保持负压沿锁骨后缘进入，注射器与皮肤的角度在 15°左右，不可过大，以免误穿刺肺尖。针尖上不超过锁骨体上缘，内不超过锁骨的胸骨端，即"针尖不离开锁骨"。基本操作步骤同上。如果误穿刺锁骨下动脉，退出穿刺针，局部压迫 5 分钟，一般不会有严重的后果；但如果穿刺动脉后，没有及时识别，继续进入扩张器和鞘管，此时务必不能拔出扩张器和鞘管，否则局部的出血会造成灾难性后果，应该请血管外科协助处理，直视下压迫或直视下缝合均可。为了进一步肯定没有穿刺入动脉，除了上述根据血液颜色和压力判断之外，有条件时可以借助X线透视，确认导丝走行于脊柱右侧且可以进入下腔静脉。

二、普通心室起搏电极的放置

普通心室起搏电极又可以分为两极电极和四极电极。

由于起搏和感知都需要两个电极位点(可以同时使用相同的两个电极位点),四极电极较两极电极有更多的电极位点可以选择使用;另外四极电极头端较为柔软,可操作性更好,较长时间放置时可以减少一些少见的并发症,如心肌穿孔等。

电极放置时,可以选择的路径有:股静脉、锁骨下静脉、颈内静脉等。鉴于多数起搏电极头端自然弯曲的形状,循股静脉途径进入右心室时,电极顶端自然弯向心尖部,同时股静脉穿刺简单容易,严重的并发症少,所以股静脉是临床最常用的心室起搏电极的入路。股静脉途径的缺点是患者下肢活动受到限制。由于局部离会阴部较近,应该特别注意穿刺点的清洁卫生,避免感染。电极沿股静脉进入心室的途中,电极容易误入的静脉分支包括:同侧髂总静脉的分支,对侧髂总静脉,肾静脉,肝静脉。要求术者在送入电极过程中,熟悉各静脉分支的位置和走行,动作轻柔,对电极头端部分张力的变化必须敏感,以免用力过大电极穿出静脉。一旦发现电极进入分支,应该稍稍后撤电极,顺时针或逆时针轻微旋转,避开分支后再向前推送电极。电极头端进入右心房后,轻微旋转电极,使电极头端弯向三尖瓣环方向稍作推送,最终电极顶端定位于右室心尖部。电极位置合适后,需要测试心脏起搏阈值,为了安全,一般要求起搏阈值<1mA。

特殊情况下,如患者行截石位手术术前心脏临时起搏,则需要选择锁骨下静脉或者颈内静脉途径。由于颈部活动度大,所以更常选择锁骨下静脉。不论是颈内静脉还是锁骨下静脉途径,起搏电极进入右心室后,电极头端的自然弯曲方向正好与股静脉途径相反,朝向右室流出道方向,而不是心尖部。流出道部位由于缺少肌小梁,电极的稳定性较心尖部差,但是如果把起搏电极调整至心尖部,需要在心室里旋转电极180°,操作相对困难。如果患者仅仅因为窦房结功能障碍需要植入临时起搏器,房室结功能良好,也可以考虑将电极置于冠状静脉窦内行心房临时起搏,该操作需要专业的心脏电生理医师进行。

三、漂浮起搏电极的放置

漂浮起搏电极的静脉入路取决于术者的操作习惯和经验。颈内静脉、锁骨下静脉、股静脉都是临床常用的入路,上臂的大静脉必要时也可以作为电极的入路。由于解剖结构的因素,右侧颈内静脉以及左侧锁骨下静脉入路电极更容易到位,通常是漂浮起搏电极放置时的优先选择。相对而言,电极经右侧颈内静脉进入右心室路径更为直接,操作相对容易。由于锁骨下静脉以及颈内静脉穿刺出血后局部不容易压迫,因此在抗凝或者溶栓的患者选择上述两种入路需要慎重,可以考虑选择容易压迫的股静脉。漂浮起搏电极虽然临床上可供选择的种类很多,但结构基本相同。多数电极为双极,长度在100cm左右,规格有3~5F(1F=0.33mm)不等。电极体部一般每隔10cm有一标记,以方便置入时估计电极进入的长度。电极头端有一气囊,气囊最多可以充气1.5ml空气,一般充气1ml左右气囊便可以打开。气囊的作用在于充气后随血流方向移动,从而带动电极进入心室。

插入漂浮起搏电极有两种方法:盲插和心电图引导下插入。盲插电极时,首先连接起搏电极与脉冲发生器,打开脉冲发生器。脉冲发生器输出电流设置为最大,频率在60~80次/分,感知灵敏度设置为最低(即感知灵敏度的数值设置为最大或直接设置为非同步状态)。一般电极自鞘管进入20cm左右,气囊已经通过鞘管,患者体表心电监护会出现起搏脉冲信号。此时气囊可以充气1.0~1.5ml,继续在气囊充气状态下推送电极。当电极头端进入右心室接触心内膜后,起搏脉冲会夺获心室起搏,表现为心电监护上每个脉冲之后都跟随一个宽大的QRS波形。此时可以放掉气囊中的空气,逐渐降低脉冲发生器的输出电流,测试能够夺获心室起搏的最小输出电流,即起搏阈值。一般最终输出电流设置也为阈值的5倍左右。盲插技术的优点在于快捷、简单,为多数术者所喜欢。缺点在于电极推送过程中术者无法确定电极在心脏中的具体位置。

心电图引导下电极插入技术其实是利用了电极的感知功能,也即电极进入心腔后,电极头端与心内膜接触,可以引出心内电图。电极头端在心腔中不同位置可以引出不同波形的心内电图。实现这一目的,需要在电极插入前,电极尾端的负极(对应于电极的顶部电极)作为一个胸前导联与普通心电图机相连。随着电极的推进,电极对应的胸前导联会显示出特征性的波形。电极进入鞘管以及气囊充气的时机同盲插技术。电极头端到达上腔静脉时,记录到的心内电图是低振幅的P波和QRS波。由于心房和心室除极的综合向量都是向左向下的方向,而此时电极在心脏的上方,所以不论是P波还是QRS波都是负向的波形。电极继续推进,头端位于右心房时,P波振幅变大。此时电极更接近心房,所以记录的P波振幅大于QRS波振幅。随着电极在心房中从上向下的推进,P波的极性由最初的负向,变为双向,再变为正向,QRS波始终为负向。电极头端跨过三尖瓣环,进入右心室流入道记录的心内电图为小的正向P波紧跟着一个振幅很高的负向QRS波。电极顶部和右心室心内膜接触良好时,所记录到的心内电图类似于急性心肌梗死时的损伤电流图形,即QRS后的ST段弓背向上抬高。如果电极头端没有随血流飘入右心室,而是进入了下腔静脉,心内电图表现为正向P波,QRS波由于电极头端远离心室逐渐变小乃至消失。如果电极进入右心室后继续随血流飘向肺动脉,因为电机头端位于心房上部以及远离心室,在心内电图上P波将再度变为负向,QRS波变小。电极在心脏中的理想位置是停留在心尖部,为了减少电极向右室流出道和肺动脉移位的可能性,电极在进入右心室后应该放掉气囊里的空气。电极到达理想位置以后,便可以改为连接脉冲发生器。脉冲发生器参数设置基本同盲插技术。如果每个起搏脉冲不能很好地夺获心室,则电极位置需要适当调整。

漂浮起搏电极放置完毕后,可以考虑常规行床旁胸片检查以确定电极的位置。有研究显示,盲插技术放置的起搏电极,大约50%的病例电极头端位于右心房内。原因主要是电极推送不够或者电极在心房内绕圈。床旁心脏超声引导下放置漂浮起搏电极是临时心脏起搏技术的新进展。超声显像可以实时观察电极在心脏中的行进过程,并能够提示电极头端和心内膜的接触程度。操作中超声切面一般选择剑下四腔切面。该切面不仅可以完整显示4个心腔，而且对右心心腔显示更为清楚，同时超声探头置于剑下位置不会与一些监护电极等相互影响。起搏电极头端在超声下是一个线形的强回声结构。

四、电极的固定

不论是普通起搏电极还是漂浮起搏电极，起搏电极放置完毕后电极体外部分的固定相当重要，否则容易导致电极脱位，临时起搏器不能正常工作。首先缝线固定鞘管于皮肤上，胶布固定电极体外部分。最好电极能在体外绕1～2个圈，这样可以避免电极尾端受到牵拉时直接影响到电极体内部分。术者一只手固定电极进入近鞘管端，另一只手协助助手固定电极，固定过程中不能给电极任何牵拉或旋转的张力，以免影响电极在心脏中的位置。

五、并　发　症

1. 建立静脉通路相关的并发症　误穿刺邻近的动脉多数情况下不会造成严重的后果，局部压迫数分钟即可。关键是穿刺针穿入动脉后能够及时识别，防止进一步进入鞘管。穿刺颈内静脉和锁骨下静脉时，有时会造成气胸、血胸或血气胸。比较少见的穿刺并发症有空气栓塞、静脉血栓形成，血栓性静脉炎等。

2. 电极导管相关的并发症　导管断裂、打结罕见；不论是放置普通电极还是漂浮起搏电极，为了避免此并发症，需要操作者对导管的性能和操作手法有基本的了解。心律失常相对常见，与电极位置不稳定、头端刺激心肌有关；室性期前收缩如果与心室起搏除极呈联律方式出现，则可能与心肌局部传导阻滞有关，必要时可以考虑改变心室起搏位点。目前，由于电极制作工艺的改进，心肌穿孔已经很少见，但一旦发生心肌穿孔，后果可能非常严重，包括急性心脏压塞甚至死亡。室间隔穿孔患者心电图可能表现为新出现的右束支传导阻滞，心室游离壁穿孔患者可能会出现胸痛、新出现的心包摩擦音、心电监护提示心室起搏不良等，部分患者还可能出现膈肌或胸壁肌肉刺激的症状。

六、术　后　管　理

放置临时起搏器后，不论何种静脉入路，为了保证电极的稳定性患者都需要平卧直至撤除临时起搏器。临时起搏器放置后需要对患者心律失常作进一步评估，以确定植入永久起搏器的必要性。临时起搏器一般放置时间不超过2周，期间需要持续的心电监护，注意有无心室起搏不良、感知不足或过感知等，必要时调整临时起搏器参数；同时观察有无并发症。

经静脉置入电极后不需要常规预防性应用抗生素，但是应密切观察患者体温的变化，警惕导管相关性感染；如果患者局部无疼痛等异常感觉，以及敷料无污染等，每2～3天换药一次即可，注意局部穿刺点有无红肿、炎性渗出等感染征象。

理论上，静脉鞘管以及起搏电极在体内是不需要预防性抗血栓治疗的，临时起搏器较长时间放置是否需要进行预防性抗血栓处理目前没有统一的共识；由于患者术后需要平卧制动，因此可以根据血栓栓塞风险的临床评估结果决定是否需要预防性抗栓治疗。为了减少局部血栓形成的可能性，静脉鞘管可以每天用肝素盐水冲洗1～2次（5mg肝素+10ml生理盐水）。

撤除临时起搏器之前，逐渐减慢起搏频率，观察患者自身心脏节律。如果自身心脏节律稳定，关闭临时起搏器观察12～24小时，进一步确定患者具有稳定的自主心律后撤除起搏电极和静脉鞘管。

（陈太波　方全）

第四节　经皮心脏临时起搏

经静脉心脏临时起搏属于有创性操作，过程相对复杂，不适合严重心动过缓甚至心脏持续停搏患者的抢救。如果有耗时少，操作简单的无创心脏起搏方法，将十分有利于上述急诊危重患者的处理。1952年Zoll第一次临床应用经皮心脏临时起搏技术治疗患者，但直至20世纪80年代经皮心脏临时起搏技术才开始广泛应用于临床。经皮心脏临时起搏，有时也称作经胸心脏临时起搏，可以作为院前或院内患者抢救的手段之一。该方法具有无创伤性，操作简单易掌握，适合在无条件安装经静脉临时心脏起搏的基层医院应用；同时适合于床边急救和社区急救。此外经皮心脏起搏还可以避免创伤性心内膜起搏的并发症，所以也可用于有出血倾向、急性心内膜炎、三尖瓣修补术后等不宜进行经静脉起搏的患者。

一些实验室研究证实，经皮心脏临时起搏可以有效维持主动脉血压，对狗和人都具有与传统的心内膜起搏相似的血流动力学效应。但是临床研究对该方法的治疗效果和治疗意义并没有作出充分的肯定，少有研究证实该治疗方法的有效性。不论是作为院内还是院前处理的方法，经皮心脏临时起搏治疗对于非快速性心律失常所致的心脏停搏患者（包括：原发性心脏停搏、无脉性心动过缓以及继发于电复律或电除颤后的心脏停搏）基本无效。该治疗手段不能延长院前患者抵达医院之前的生存率，即使能够抵达医院对患者出院之前的生存率也没有影响。但是对于症状性心动过缓的患者，经皮心脏临时起搏似乎可以增加患者的出院率。2005年AHA心肺复苏指南建议经皮心脏临时起搏治疗可以用于完全性房室传导阻滞或窦房结功能障碍所致的症状性心动过缓患者，不建议使用于心脏停搏的患者。

目前大多数体外心脏除颤机都具有经皮心脏临时起搏的功能。经皮心脏临时起搏电极的位置，尤其是阴极的位置决定了电流到达心脏的途径和距离，是影响起搏阈值的主要因素。不同的心前区阴极位置可使起搏阈值增加或减少1倍，同时也影响到体外起搏时心脏的最早激动部位和激动顺序。起搏电极有两种放置方法：前侧位和前后位。前侧位放置时，起搏电极的负极一般在心前区近心尖部，正极在右锁骨下方锁骨中线位置。前后位放置时，负极一般以心电图胸前V_3导联处为中心，正极在背部肩胛骨下方脊柱左侧或右侧。左侧卧位时，心脏与心前区距离缩小,可能能够降低体外起搏的阈值。起搏阈值与起搏电极的面积成反比,目前常用的体外起搏电极为双极粘贴式起搏电极,面积为 70 ~ 120cm²。起搏脉冲的宽度不仅与起搏阈值相关,而且还影响患者的痛觉阈值。选择适当的脉宽起搏,可以在保证可靠心脏起搏的前提下,尽可能地减少电流对神经末梢的刺激。目前常用的脉宽范围是 20 ~ 40 毫秒。中等能量的起搏输出(40 ~ 100mA)只夺获心室,高能量的输出(100 ~ 150mA)可同时激动心房和心室,但患者常常不能耐受。

经皮心脏起搏给患者带来的不适主要来自于起搏输出对患者胸部骨骼肌和皮肤神经的刺激,患者的耐受性也称为痛觉阈值,与通过皮肤的单位面积电流强度有关。患者对经皮心脏起搏的耐受性存在很大的个体差异,神志清醒的患者往往很难耐受,必要时可以考虑适当的镇静治疗,条件许可时应该过渡到经静脉心内膜起搏。为减轻患者的疼痛不适,应尽量清洁起搏电极接触的皮肤,以增加起搏电流的传导,降低起搏阈值;在保证心、脑、肾重要脏器血供的情况下尽可能降低起搏心率(40 ~ 50 次/分)。除了疼痛外,部分患者会有电刺激相关的咳嗽症状。现有的研究表明,体外起搏诱发室性心动过速或室颤的可能性很小。体外起搏不引起心肌和骨骼肌酶学的改变,不会造成心肌和骨骼肌的损害。和经皮心脏起搏的患者接触一般不会受到电击,偶然发生电击时除产生轻微的疼痛外,不会有其他不适。

在患者一般状态允许的情况下,原则上先测定起搏阈值。一般起搏输出从 50mA 开始,调节起搏电流强度直至其夺获心室并带动心脏收缩,继而以比起搏阈值稍高的电流作为起搏输出。紧急情况下可选用 80 ~ 100 次/分频率和最大起搏输出进行起搏,在患者血流动力学稳定后逐渐减少起搏输出。心脏停搏时,选用非同步心脏起搏方式(VOO),避免感知心脏按压产生的电信号。患者有自主心律时,应选用按需起搏方式(VVI)。对于需要较长时间起搏治疗的患者,体外起搏是心内起搏的应急措施或一种

过渡措施,在患者一般状态稳定后应该考虑改用经静脉心内膜起搏方式。体外心脏起搏的脉冲较宽,可对体表心电图产生一定的干扰,影响心脏夺获的识别。新近的经皮心脏临时起搏器的监视仪一般设有特殊的滤波器,可衰减起搏脉冲的干扰。

经皮心脏临时起搏治疗疗效判断标准包括起搏成功和临床有效。体表心电图可见按设定起搏频率出现于起搏脉冲之后的宽大畸形 QRS 波群,其后有与之相应的巨大负性 T 波即为起搏成功。临床有效指起搏脉冲夺获心室,可触及大动脉搏动或测得血压。心脏停搏时间长或心肌损害严重等因素可以导致电-机械分离,表现为仅仅起搏成功但临床无效。体外起搏引起的胸部骨骼肌收缩可影响对动脉搏动的判断,所以动脉搏动的评价应选择右侧肢体。体外心脏起搏不能产生可靠的心脏夺获时,可首先轻压心前区电极,确保其与皮肤接触良好。如果心脏夺获仍不满意,则应更换电极位置。对于心脏压塞、严重肺气肿和过度肥胖的患者,有时体外心脏起搏不能产生有效的心脏夺获,此时可试选择心内膜起搏。

(陈太波　方全)

第五节　心脏起搏心电图

VVI 起搏模式是临时起搏器最常用的起搏模式,正常 VVI 模式起搏心电图见图 17-5-1。第三、第六个 QRS 波形为心脏自身激动下传所致的心室除极,余为心室起搏的 QRS 波形。心室起搏的 QRS 波形前面的"钉子样信号"为起搏脉冲。起搏器以 1000 毫秒的频率间期起搏,在此间期内如感知到自身除极信号(如第三、第六个 QRS 波形),将从自身除极信号开始重新计算频率间期("周期重整")。

AAI 起搏模式仅用于窦房结功能障碍而房室结功能正常的患者,AAI 模式起搏心电图见图 17-5-2。起搏器发放电脉冲激动心房,然后通过房室结下传激动心室。

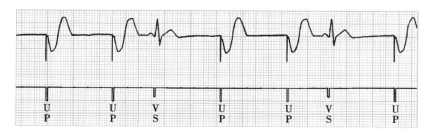

图 17-5-1　VVI 模式起搏心电图

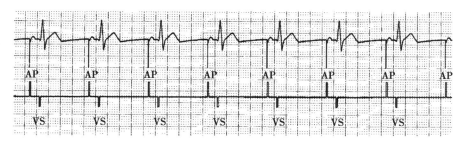

图 17-5-2　AAI 模式起搏心电图

VVI 模式起搏,心室电极过度感知的心电图表现见图 17-5-3。起搏器频率间期为 1000 毫秒,第三个 QRS 为自身激动下传的心室除极,在此起搏器重新计算频率间期。第四个 QRS 也为自身激动下传的心室除极,但与第三个 QRS 之间的 R-R 间期>1000 毫秒,并且其间未见起搏脉冲信号,提示第三个 QRS 之后的 1000 毫秒内,起搏器心室电极再度感知到某个信号(误感知)从而抑制了起搏器发放心室电脉冲信号。第五个 QRS 为心室起搏除极,与第四个 QRS 之间的 R-R 间期亦>1000 毫秒,未见起搏脉冲信号,提示第五个 QRS 之前 1000 毫秒处同样存在误感知。处理起搏器误感知一般降低其感知灵敏度即可(调高灵敏度数值)。

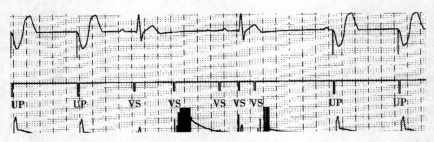

图 17-5-3　VVI 模式起搏

图 17-5-4 中所有的 QRS 均为自身激动传导引起的心室除极,其中第二个 QRS 为室性期前收缩。在上述 QRS 之间有规律出现的起搏脉冲信号,起搏脉冲之后没有心脏除极(失夺获)。从起搏脉冲与自身除极的 QRS 关系看,起搏器也没有感知功能。所有起搏脉冲失夺获,同时也没有感知功能,此种情况多由起搏器电极脱位所致。

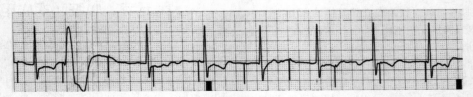

图 17-5-4　起搏脉冲失夺获

图 17-5-5 为 VVI 模式起搏心电图。第二、第三以及第八个 QRS 为心室起搏除极,余 QRS 为窄 QRS 形态,为自身激动下传心室除极。第四、五、六 QRS 虽然为自身激动下传心室除极,但之前有起搏脉冲信号。这是由于心室自身除极频率与起搏频率非常接近所致,也称为"假性融合",不是起搏器功能异常的表现。如果起搏脉冲之后的 QRS 形态在自身除极与起搏除极之间,则称为"真性融合"。

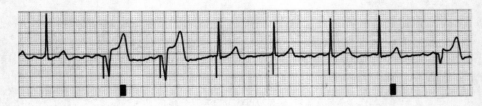

图 17-5-5　起搏脉冲与心室自身除极融合

(陈太波　方全)

主要参考文献

[1] Libby P,Bonow RO,Zipes DP,et al. Braunwalds Heart Disease:A Textbook of Cardiovascular Medicine. 8th ed. Holland:Saunders Elsevier,2008.

[2] Jalife J,Delmar M,Anumonwo J,et al. Basic Cardiac Electrophysiology for the Clinician. Armonk:Futura Publishing Company Inc,1999.

[3] Wellens HJ. Cardiac Electrophysiology:From Cell to Bedside. 4th ed. New York:Saunders,2004.

[4] Furman S,Hayes DL,Holmes DR. A Practice of Cardiac Pacing. 3rd ed. Armonk:Futura Publishing Company Inc,1993.

[5] 陈新. 临床心律失常学:电生理和治疗. 北京:人民卫生出版社,2000.

第 18 章

纤维支气管镜在重症医学科的应用

第一节 概 述

为了能直观的观察人体内正常腔道结构和异常变化，人们不懈努力开发内镜技术。在 1853 年，Desormeanx 将其制造的设备称为内镜（endoscope）。1867，A. Kussmanl 用 Desormeanx 的内镜进行了食管检查。1897 年，德国科学家 killian 首先报告了用长 25cm 直径为 8mm 的食管镜第一次从气道内取出骨性异物，从而开创了硬直窥镜能插入气管和对气管、支气管进行内镜操作的历史。1962 年池田（Shigeto Lkeds）引进玻璃纤维照明以改进硬支气管镜检查（glass fiber illumination），从而开创了纤维支气管镜技术。

自纤维支气管镜应用于临床以来，适应证越来越广泛，对肺部疾病的诊断和治疗起到了举足轻重的作用，使很多疾病明确了病因，也使很多肺部疾病得到了治疗。利用纤维支气管镜还可进行活检、刷检、灌洗、针吸术等。纤维支气管镜已从常规检查发展到急救，从肺内发展到肺外，是目前临床工作中不可缺少的检查工具之一。现在电子纤维支气管镜已逐渐取代传统的纤维支气管镜，电子纤维支气管镜能获得优秀的支气管内图像，并可用作教学活动。电子纤维支气管镜图像能以多种数字化形式储存，并能通过网络传输，具有纤维支气管镜不可比拟的优点，正在日益普及。电子纤维支气管镜临床应用的适应证、禁忌证、并发症和有关操作问题与纤维支气管镜相似。

纤维支气管镜的结构包括：目镜、操作部、弯曲部、尖端部、导光部、连接部、吸引管、弯曲钮。附件包括：冷光源、示教镜、照相机、显示器、录像机、转录器、摄像机、毛刷、活检钳和吸引针等组成（图 18-1-1、图 18-1-2）。

在重症医学科病房（ICU），患者需要机械通气者居多。这些患者在诊断和治疗方面的许多需要，使得纤维支气管镜操作成为 ICU 内一个重要的诊治工具。但由于 ICU 内行纤维支气管镜的患者多为气管插管患者，同时对于这些患者纤维支气管镜操作的目的主要围绕气道管理和明确病原菌，而不在肺部疾病诊断方面，这使得 ICU 内的纤维支气管镜操作与普通病房有所区别。本章主要围绕 ICU 内，尤其是气管插管患者的纤维支气管镜操作进行阐述。

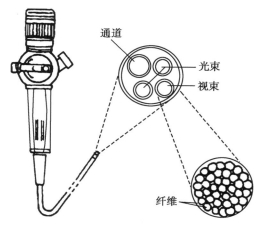

图 18-1-1 光导纤维束支气管镜远端的放大图像

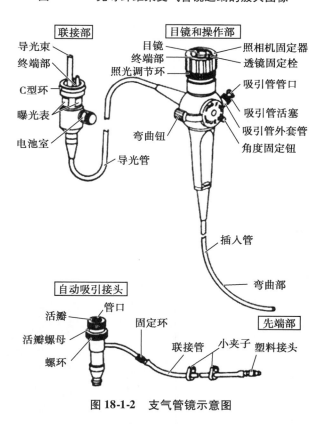

图 18-1-2 支气管镜示意图

（徐作军）

第二节　正常气管结构和纤维支气管镜下表现

了解气管的正常解剖及正常气管及其分支在纤维支气管镜下的表现是学习和应用纤维支气管镜技术的基础。

一、正常气管结构

气管位于食管前方,上接环状软骨,经颈部正中,下行入胸腔,在胸骨角平面,平对第4胸椎体下缘水平分为左、右主支气管。全长10～13cm,可分为颈、胸两部,横径比前后径大25%,约15～20mm。气管下端分叉处称气管权,其内面有一向上凸的纵嵴,称气管隆嵴(或气管隆突),是支气管镜检的定位标志。

气管在分叉处分为左、右支气管。左、右主支气管间的角度大小具有重要临床意义。主支气管壁的构造与气管类似,由支气管软骨、平滑肌纤维和结缔组织构成。左、右主支气管在肺门处按肺叶分为肺叶支气管。左主支气管分为上下叶支气管,右主支气管分为上、中、下三支叶支气管。叶支气管再分为肺段支气管,右侧分为10个肺段支气管,左侧分为8个肺段支气管,肺段支气管再依次分为细支气管、终末细支气管。再向下分支即为呼吸性细支气管。终末细支气管以上属于传导性气道,自呼吸性支气管以下即为呼吸区。支气管在肺内这种犹如树木的分支,称为支气管树(图18-2-1、图18-2-2)。

二、支气管镜下气管、支气管正常的表现(见文末彩图18-2-3)

三、支气管镜下气管、支气管常见异常的表现

支气管镜下气管、支气管常见的异常表现见文末彩图18-2-4～彩图18-2-7。

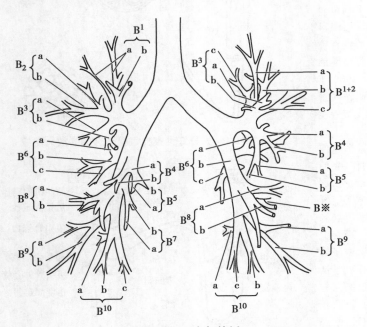

图18-2-1　支气管树

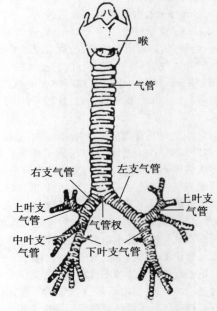

图18-2-2　气管支气管正面观

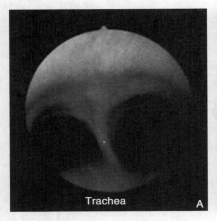

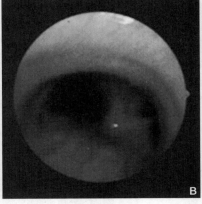

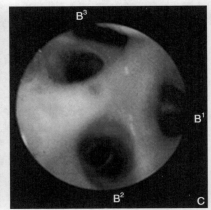

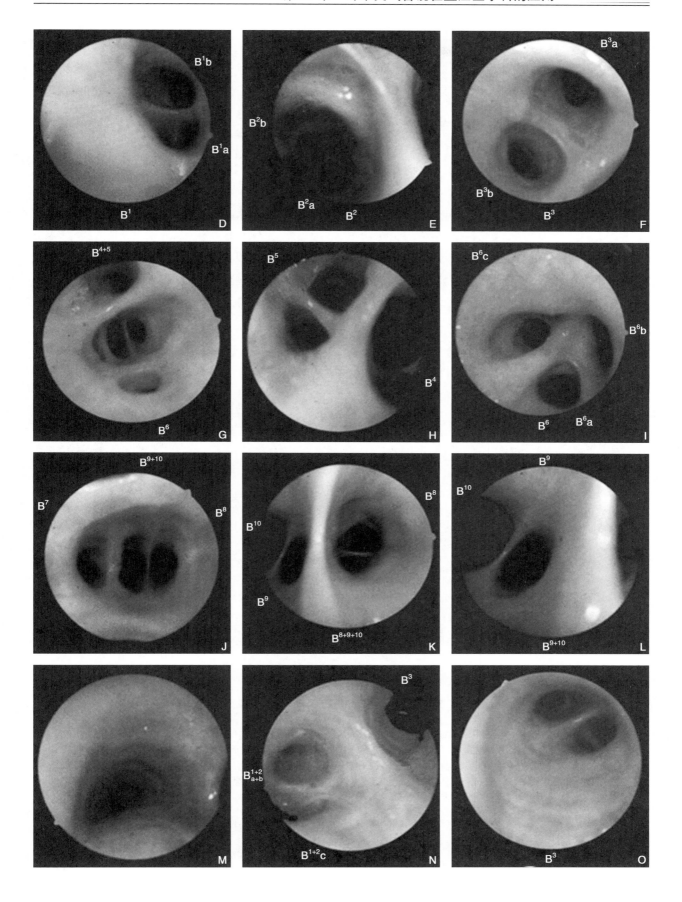

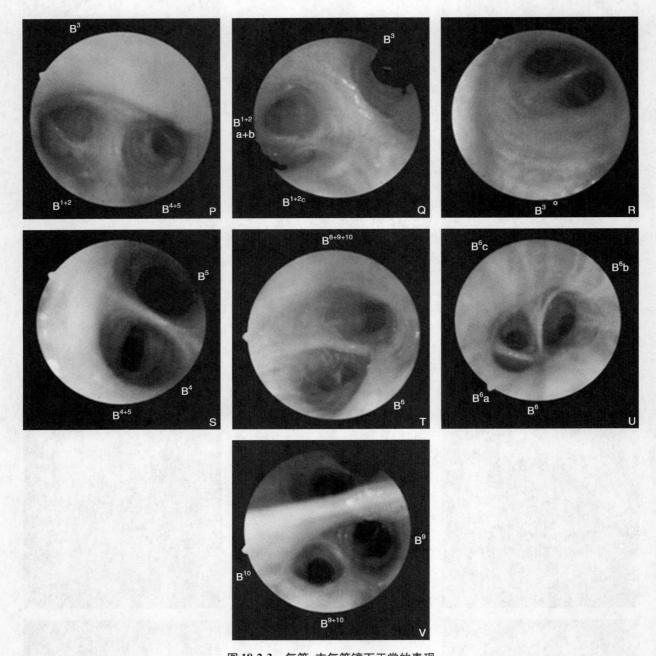

图18-2-3　气管、支气管镜下正常的表现

A. 气管分叉；B. 右主支气管；C. 右上叶支气管 B1、B2、B3；D. 右上叶尖段支气管 B1a、b；E. 右上叶后段支气管 B2a、b；F. 右上叶前段支气管 B3a、b；G. 右中叶支气管 B4、5，右下叶背段支气管 B6；H. 右中叶支气管 B4、B5；I. 右下叶背段支气管 B6a、b、c；J. 右下叶支气管 B7、B8、B9+10；K. 右下叶支气管 B8、B9+10；L. 右下叶支气管 B9+10；M. 左主支气管；N. 左上叶尖后段支气管 B1+2a+b，B1+2c，前段支气管 B3；O. 左上叶前段支气管；P. 左上叶支气管 B1+2、B3、B4+5；Q. 左上叶尖后段支气管 B1+2a+b，B1+2c，前段支气管 B3；R. 左上叶前段支气管 B3；S. 左上叶舌段支气管 B4+5；T. 左下叶支气管 B6，B8+9+10；U. 左下叶背段支气管 B6；V. 左下叶外后段支气管 B9+10

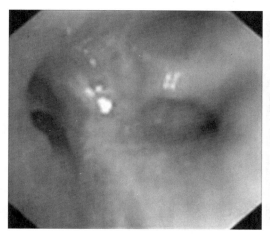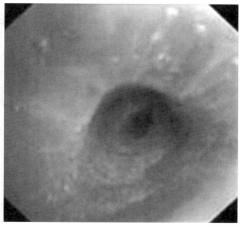

图 18-2-4 支气管炎

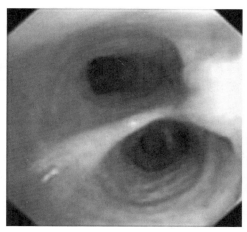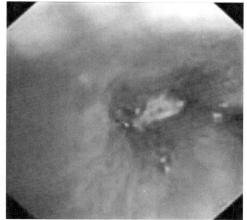

图 18-2-5 气道分泌物

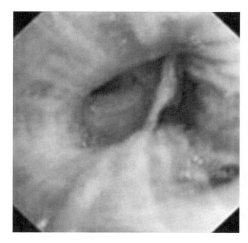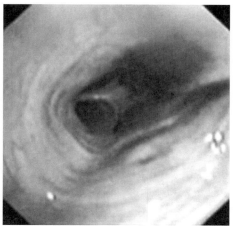

图 18-2-6 呼吸道炭末沉积

239

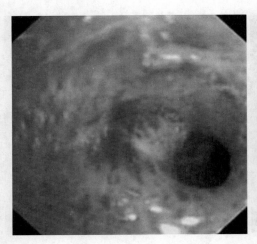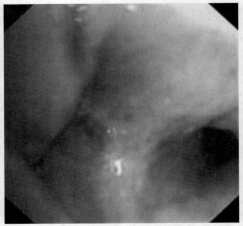

图 18-2-7 肺癌术后改变

（徐作军）

第三节 纤维支气管镜操作对人体生理的影响及其监护

一、对呼吸力学的影响

在机械通气的情况下,通过气管插管(或气管切开套管)进行纤维支气管镜操作,那么观察到的气道压力改变是:①呼吸机的压力指示显示了很高的吸气峰压,最高达 $80cmH_2O$,这种高吸气峰压是由于气管插管内有纤维支气管镜,它代表呼吸机的反向压而不是真正的气道内压;②通过纤维支气管镜吸引孔测得的真正气道内压要低很多,但比自主呼吸时又要高得多,吸气末的平均压为 $34cmH_2O$;③气道内压在呼气末仍保持正压,为 $10\sim15cmH_2O$,具有 PEEP 的作用。这是因为在呼气相时肺内气体不能完全排空的缘故。气管插管内纤维支气管镜的存在增加了较大的呼气阻力。这种现象在动物实验中也已被观察到,用纤维支气管镜吸引时,PEEP 消失。

动物实验和临床研究均已表明:高气道压与长气管插管和纤维支气管镜的内径的相对比值密切相关。无气管插管时,纤维支气管镜仅占成人气管总横截面的 10%,内径为 5.7mm 的纤维支气管镜相当于内径为 9mm 的气管插管的总横截面的 40%,占内径为 8mm 的气管插管的总横截面的 51%,占内径为 7mm 的气管插管的 66%。横截面的减少,欲达到相同的流量就必须增加流速,阻力随之增加,高气道压因此而产生。应用内径 7mm 的气管插管已记录到高达 $35cmH_2O$ 的 PEEP,而应用内径 8mm 的气管插管,PEEP 一般能保持 $<20cmH_2O$,为避免气压伤,因此主张成人气管插管以应用内径为 8mm 的气管插管较好。

纤维支气管镜对肺容量和呼吸力学的其他方面影响也已有研究报告:气管插管的患者插入纤维支气管镜,可使肺功能残气量(FRC)增加 30%,第一秒用力呼气量(FEV$_1$)减少 40%,撤除纤维支气管镜后恢复基础水平。

二、气体交换和血流动力学的改变

很少有关于机械通气者进行纤维支气管镜操作时血流动力学改变的研究报告。Lindholm 报告:在纤支镜检查时,心输出量可增加 50%,在检查结束后 15 分钟恢复正常。另有一报告,107 例机械通气患者接受纤维支气管镜检查。严重心律失常发生率 5%。低氧血症(FiO$_2$ 0.8,$PaO_2<60mmHg$)的发生率 13%,后者大多发生于 ARDS 或镇静剂不足的患者。这些结果表明机械通气患者进行纤维支气管镜的检查治疗还是较安全的,但鉴于患者严重的病情,有必要对患者的心血管情况和血流动力学的重要指标进行密切监护。

三、监护的指标和方法

应用纤维支气管镜对危重患者的气道进行处理时,应对患者的原发病病情及纤维支气管镜操作可能引起的不良影响进行严密的观察和监护:①一般情况的观察:如患者的神志、意识,是否有发绀、出汗、烦躁;呼吸困难情况;呼吸频率、动度、喘鸣音及呼吸音。脉搏、血压的改变等;②安置心电监护,观察心率、心律,是否有心肌缺血及心律失常;③密切监测血氧饱和度。如在机械通气的情况下进行纤维支气管镜操作,应监测潮气量,吸氧浓度,呼气末 CO_2 分压,气道压及 PEEP 的变化。纤维支气管镜操作前后分别查动脉血气;④纤维支气管镜操作以后,必要时摄胸片。观察是否发生肺感染,肺不张及气胸等。

机械通气患者应用纤维支气管镜的指导原则和监护措施包括:

1. 如果应用标准的纤维支气管镜(管径 5mm),所用气管导管的内径应 $\geq8mm$。

2. 停用或降低 PEEP,监护纤维支气管镜顶端的压力。

3. 开始应用纤维支气管镜前 15 分钟,增加 FiO$_2$ 1.0,纤维支气管镜操作期间增加潮气量 30%。

4. 纤维支气管镜前后分别查动脉血气,如果 FiO_2 1.0, $SaO_2<90\%$,应延迟进行纤维支气管镜操作。

5. 连续监测患者的 SaO_2、呼吸动度、脉搏、血压、心电图,纤维支气管镜操作后应摄 X 线胸片。

（徐作军）

第四节　ICU 内纤维支气管镜操作的适应证和禁忌证

一、适 应 证

1. 清除气道分泌物。
2. 肺内不明原因的病变。
3. 了解气道状态。
4. 难以解释的咳嗽、咯血、哮鸣、声带或膈肌麻痹、胸腔积液等的病因诊断。
5. 收集下呼吸道分泌物或支气管肺泡灌洗液进行病原学和其他检查。
6. 解除肺不张、钳取异物、注入药物、导入支架等。

二、相对禁忌证

1. 肺功能严重损害。
2. 心功能不全、严重高血压或心律失常。
3. 全身状态或其他脏器极度衰竭者。
4. 哮喘发作或大咯血,原则上属禁忌,若作为抢救治疗措施可慎重考虑。
5. 主动脉瘤有破裂危险者。

（徐作军）

第五节　纤维支气管镜操作的术前准备及操作方法

一、术 前 准 备

1. 心理护理　对于清醒的患者,由于缺乏必要的医学常识,心理负担较重,心情难免紧张,医护人员应耐心介绍检查过程,消除患者疑虑,说明配合方法,告知配合动作。尽量使患者精神放松,以消除恐惧焦虑心理。必要时术前可给予口服或肌内注射地西泮 5~10mg。

2. 患者准备　术前应了解患者病史、进行必要的体格检查、明确实验室等各项辅助检查情况,以便评估病情,有目的地进行纤维支气管镜检查,防止镜检中发生意外,减少并发症,提高检查效果。明确患者有无麻醉药过敏史,必要时做皮肤过敏试验。

3. 物品准备　术前要保证冷光源、气管镜及各种器械处于良好使用状态。仔细检查气管镜是否清晰、管道是否通畅、吸引器及吸引管有否堵塞。根据需要准备毛刷、活检钳、积痰器。同时应准备好急救的物品及药品。

二、气管插管患者纤维支气管镜操作方法

首先,开启冷光源,调节好光源亮度,用屈光调节环调

整视野清晰度。然后,操作时术者左手握纤维支气管镜的操作部,右手将镜末端徐徐送入气管插管至气管。进入气管前可由助手协助,经活检孔注入利多卡因进行气管内麻醉。在直视下一面向前推进,一面观察气管内腔直至隆突,观察隆突尖锐、活动度及黏膜情况。看清两侧主支气管再分别插进。在整个检查过程中,可根据需要追加利多卡因局部气道内麻醉。检查顺序,一般先健侧后患侧;病灶不明确时,先查右侧后查左侧。插入右主支气管时,将镜旋转约90°,拨动角度调节钮,使镜末端向右弯曲,沿支气管外侧壁插入,见有上叶开口,继续插入可见上叶前、后、尖段支气管开口;然后退回原位,沿中间支气管继续插入,使镜末端向上,进入中叶开口,见中叶内侧和外侧段开口,退出镜,使镜末端向下或向背侧曲,可见中叶对侧的下叶背段开口;稍向前插可见下叶基底段各支气管开口,内基底支开口于基底干内前壁,中叶开口下约 0.5cm,其余各基底支开口略低于内侧支。右侧支气管检查完毕,将镜退至隆突分叉处,再将镜向左旋转,拨动角度调节钮,使镜末端向左弯曲,插入左主支气管,在支气管前外侧壁可见左上叶及舌叶开口,继续伸入可见下叶基底段、背段各支开口。

纤维支气管镜检查时,应始终保持视野位于支气管腔中央,避免碰撞管壁,以免刺激管壁引起支气管痉挛,或造成黏膜损伤。

机械通气的患者需进行纤维支气管镜治疗,可以在气管插管或气管切开套管上安装一特制接头,该接头可与呼吸机相接,又有供纤维支气管镜的插孔,在纤维支气管镜插入行检查和治疗过程中,能保持呼吸机回路的相对密闭,机械通气可继续进行。

（徐作军）

第六节　纤维支气管镜在诊断方面的应用

一、肺 部 感 染

ICU 患者肺部病变进展较快,尽快明确患者病变性质对治疗有重要的意义。肺部阴影通常难以区分是感染性或是非感染性。对于感染性病变,病原菌的确定又十分困难。由于纤维支气管镜能深入肺段支气管,能有针对性地获取标本,在确定病原菌方面有很大的优势。目前,在确定肺部感染方面,经纤维支气管镜肺泡灌洗(bronchoalveolar lavage,BAL)和经纤维支气管镜保护性毛刷刷检(protected specimen brush,PSB)均是获取肺部感染病原学的较理想方法。

1. 纤维支气管镜肺泡灌洗　BAL 技术是利用纤维支气管镜向支气管肺泡内注入生理盐水并随即抽吸,收集肺泡表面衬液,检查其细胞成分和可溶性物质的一种方法。BAL 在纤维支气管镜检查时进行,按纤维支气管镜常规术前准备,局部麻醉剂为利多卡因。要灌洗的叶支气管注入 2% 利多卡因 1~2ml 局部麻醉后,将纤维支气管镜前端嵌入中叶或舌叶支气管开口。经纤维支气管镜吸引管缓慢推注或滴注已加热至 37℃ 的注射用生理盐水至肺段或

241

亚段。每次25~50ml,总量100~250ml,不应超过300ml。注入后以负压吸引,压力约为25~100mmHg,要防止负压过大过猛。回收量:中叶或舌叶灌洗回收量应在40%以上,下叶或其他肺叶为30%以上。回收的支气管肺泡灌洗液(BALF)置于内壁涂硅的容器或其他防止巨噬细胞贴壁的容器中,周围宜被冰水(0℃)包围,在半小时内送至实验室,通常在2~3小时内处理。

应用BAL对于肺部感染性疾病的病原学检查具有直接、可靠、敏感的优点,包括培养、涂片及灌洗液成分分析。BAL以其低创性对此类病原体检测有独特作用,它既可减少经支气管肺活检(transbronchial lung biopsy,TBLB)的气胸、出血等并发症,又对这些病原体感染有确诊作用。对于肺部急性炎症,可通过灌洗液培养、涂片检查进行病原体分析。有文献报道BALF内毒素浓度>5EU/ml,可快速诊断革兰阴性菌感染,其准确性显著高于革兰染色,有助于早期抗生素治疗的选择。对于细菌感染,目前仍采用BALF定量培养方法,确定感染的阈值为10^5CFU/ml,但对于某些特殊感染,如在BALF中分离出结核杆菌或军团菌,即可做出诊断。对于免疫缺陷患者的巨细胞病毒感染,BAL诊断的敏感性为96%,特异性为100%。免疫受损或免疫缺陷患者的真菌感染,也是值得重视的问题,如在BALF中分离出组织胞浆菌,即可做出诊断;如分离出隐球菌,只有证实肺外无隐球菌感染而该菌又确实从呼吸道获得时,方可诊断。BALF中发现曲菌或白念珠菌时,由于健康人和患者均可有该菌寄殖,其诊断意义较难确定。Read报道卡氏肺孢子虫肺炎为AIDS患者最常见的机会性感染和死因,BAL对其检出率高达94%~97%。对于肺结核患者,除了通过BALF结核菌培养及涂片抗酸染色诊断肺结核外,有作者报道了25例抗酸杆菌涂片阴性的肺结核者,其BALF中ADA浓度明显高于对照组,借此可以与其他疾病鉴别。

2. 经纤维支气管镜保护性毛刷刷检 经纤维支气管镜保护性毛刷刷检是指在行纤维支气管镜检查过程中,通过用保护性毛刷获取支气管病变部位分泌物的一种检查方法。经纤维支气管镜保护性毛刷刷检采集标本,大幅度地减少了污染的机会。保护性套管刷检,包括单套管毛刷、双套管毛刷、加塞或不加塞等方法,其中双套管加塞毛刷的效果最好。其具体应用方法为:纤维支气管镜到达气管中下段以后插入PSB,在直视下采取分泌物或将纤维支气管镜插入病变的支气管口处,将PSB伸至远端采样。

采样过程中应注意:

(1)采样前不能进行吸引操作,也不能从活检孔追加麻药。前者可加重吸引管道的污染,后者可将进入活检孔和附于纤维支气管镜末端的污染菌带到下呼吸道,增加污染机会。

(2)PSB伸出纤维支气管镜末端1~2cm后再推出内套管,顶掉PSB末端的保护塞。尽量将保护塞丢弃到采样区域以外。内套管再伸出2cm,然后推出毛刷采集标本。

(3)采样后将毛刷缩回到内套管中,内套管再缩回到外套管中,将整体从纤维支气管镜中拔出。然后用75%酒精消毒套管末端,然后用无菌剪刀剪去毛刷以前部分套管,伸出毛刷后,剪掉毛刷置于1ml林格液或生理盐水中,再震荡,使标本在溶液中均匀分布。将标本进一步稀释后进行培养。

用PSB通过纤维支气管镜刷检采取下呼吸道分泌物,同时进行较精细的实验室处理,可提高病原学诊断的敏感性和特异性。主要适用于院内获得性肺炎抗生素治疗效果不佳者;痰培养结果的临床意义难以判定者;怀疑厌氧菌感染者;肺部感染性或非感染性疾病难以判断者以及下呼吸道感染不排痰者。以PSB采样定量培养的判断标准目前尚未统一。多数学者认为以每刷分泌物分离菌数≥10^3CFU/ml为高浓度,以<10^3CFU/ml为低浓度,以此来区别病原菌和非病原菌。混合感染或已用抗生素者,病原菌可<10^3CFU/ml。危重住院患者、慢性支气管炎稳定期、支气管扩张患者感染控制后及肺癌等有支气管阻塞者,下呼吸道常有少量细菌定植,菌量亦可能在10^3CFU/ml以下。当然菌量在10^3CFU/ml以下,也可能为污染菌。用PSB通过纤维支气管镜刷检检查,是目前公认的防污染采样方法,我国1990年全国肺部感染会议已将其列为院内支气管-肺感染的病原学诊断方法。

刷检可引起出血和细胞刷折断。术前应仔细检查细胞刷,使用一定时间后要更换;术中刷擦时用力适当,避免过大导致细胞刷折断。

二、气管食管瘘

一些长期机械通气患者,由于气管插管或气管切开管气囊的长期局部压迫,可以出现气管后壁局部缺血坏死,进而出现气管食管瘘。支气管镜可以用来诊断和确定病变位置。但一些小的气管食管瘘肉眼难以发现,则需要造影剂检查来证实。

三、出 血

肺内局灶性或弥漫性病变常可导致肺内出血,尤其是对于大量出血的患者,早期诊断和治疗非常重要。ICU内支气管镜常被用来明确有无出血及确定出血的部位,并通过吸引清洁气道,必要时可通过支气管镜辅助双腔气管插管。

四、其 他

对于气道烫伤患者进行气道状况的评估、胸部外伤后气道损伤的评估、肺叶切除后气管支气管胸膜瘘、大气道梗阻原因的判定,支气管镜检查均有一定价值。

(徐作军)

第七节 纤维支气管镜在
治疗方面的应用

一、气道维护方面的应用

1. 气管插管

(1)纤维支气管镜引导下行普通气管插管:在插管

困难时,或遇特殊临床情况,预知插管困难时才考虑应用纤维支气管镜。应用纤维支气管镜行气管插管需具备以下条件:①患者有自主呼吸;②有很方便的、马上可以应用的纤维支气管镜设备条件;③医师具有纤维支气管镜的专门知识和熟练的操作技能,应在 4~5 分钟内完成气管插管。

经纤维支气管镜行气管插管的好处是:可以在直视下将导管插入气管,保证安放部位的准确。应用纤维支气管镜的禁忌证是:患者呼吸暂停或已接近停止。

经纤维支气管镜行气管插管可以经鼻或经口的途径完成,经鼻途径较多采用,因为较少需要患者合作,插入喉的角度也较小。如果选用经鼻途径,时间允许时可先给患者鼻咽部喷吸局部麻醉剂和血管收缩剂。大多数成年患者,可以没有困难地插入直径 8mm 或更粗的气管插管以便减少吸气阻力。较小的成年女性患者,宜用直径 7mm 的气管插管。

1) 经纤维支气管镜行经鼻插管的具体方法:①首先将气管插管通过鼻孔插入鼻咽后部;②通过气管插管将管径为 5mm 左右的纤维支气管镜插入,并在直视下将纤维支气管镜送至声门,直插至气管中段;③将气管插管沿纤维支气管镜送入气管,通过纤维支气管镜观察气管插管下端位于声门和隆突之间;④拔出纤维支气管镜,将气管插管气囊充气。

采用经口-气管途径,需要患者较多的配合,因为从口咽部进入喉部的角度较大,患者可能咬坏纤维支气管镜,故推荐使用防咬口器。经口-气管途径一般在经鼻-气管途径有禁忌时应用,如出血素质,严重鼻中隔偏曲等。

2) 用纤维支气管镜经口插入气管内导管的方法:①不采用先将气管内导管放入鼻咽部这一方法,而是先将气管内导管套入纤维支气管镜,并将导管撤到纤维支气管镜的最近端;②将纤维支气管镜通过口咽部、声门插入气管;③以纤维支气管镜为引导,沿纤维支气管镜将气管内导管送入气管中段,并通过纤维支气管镜观察气管插管下端是否位于声门和隆突之间;④将气管插管的套囊充气,然后撤出纤维支气管镜。

在将气管内导管沿纤维支气管镜送入时,偶因气管内导管的斜面位置问题不能通过声门口,这在经口-气管途径插入时较可能发生。这时只要将气管插管退回几厘米,然后顺时针或逆时针转 15°,重新将气管插管送入即通常可以成功。如果有必要,可重复此动作。

用纤维支气管镜行气管插管,不应发生插入右主支气管的情况,因为在气管插管时,可以用纤维支气管镜直接观察气管插管的位置,所以也就没有必要在气管插管后摄 X 线胸片来证实气管插管的位置。

(2) 安插双腔气管插管:当肺疾患两侧不对称,尤其是患单侧或两侧显著不对称的成人呼吸窘迫综合征(ARDS)时,常需进行分侧肺通气。这时就需要为患者安插双腔气管插管,以便连接 2 个呼吸机。常规的方法安放双腔气管插管有较大技术难度而应用纤维支气管镜来安放即容易成功。采用儿童纤维支气管镜来安放双腔气管插管比较方便,具体方法是:

1) 首先用直接喉镜将双腔导管插入气管,并将气管套囊充气,开始机械通气。

2) 然后用儿童纤维支气管镜经双腔管插入并进入左主支气管。虽然双腔管可放置于右主支气管,也可放置于左主支气管,但通常安放于左主支气管,因为右主支气管的长度较短,双腔管气囊充气后固定比较困难。

3) 松开气囊,以纤维支气管镜为引导,将双腔管沿纤维支气管镜插入左主支气管。

4) 退出纤维支气管镜,当纤维支气管镜退至双腔管口时,可看见左侧的双腔管。

5) 将左侧双腔管定位后套囊充气,最后将气管套囊充气。双腔管气管插管即告完成。

(3) 更换气管插管:临床上需要更换气管插管的情况有:气管插管的套囊漏气,经鼻插管因鼻窦感染而换成经口插管,或经口插管因口腔糜烂,患者不能忍受需换成经鼻插管等。一般的更换导管可以用标准换管技术来进行,并不需要应用纤维支气管镜。但如果估计重建气道的技术难度大,或患者病情危重,耐受性差,那么应用纤维支气管镜来更换气管插管,至少失败的可能比较少。应用纤维支气管镜更换气管插管的方法依换管部位不同而有差别。因为旧的气管插管还留在经口-气管或经鼻-气管的部位,比较方便的是将经口插管换成经鼻插管或将经鼻插管换成经口插管。

将经口插管仍换成经口插管,技术上是可行的,只是比较麻烦。但欲将经鼻插管仍换成经鼻插管,由于一侧有原来的经鼻插管,而另一侧又可能有鼻胃管,鼻中隔常有水肿、移位,换插新管将很困难。如果以经鼻插管来替换经口插管,原来的鼻胃管可保留,而用另一侧鼻孔行经鼻插管。如果需以经鼻插管替换经鼻插管,那么鼻胃管必须暂时拔除。在拔出胃管前吸出胃内容物。一般在进行纤维支气管镜操作之前均应禁食,但紧急的纤维支气管镜操作不可能做到。用纤维支气管镜来更换气管插管可以用经鼻插管和经口插管的同样方法来完成,唯一不同的是,现在纤维支气管镜需通过旧管的外面插入气管,这只要将旧导管的气囊放气,常可顺利完成,在气囊放气前,应将后咽部分泌物吸引干净。待纤维支气管镜插入气管后,旧导管即可拔出,将新导管沿纤维支气管镜插入。大多数患者,用直径 5mm 的纤维支气管镜可顺利地在旧导管的外面通过。如果不能通过,很可能是在声门处受旧导管的阻挡,这时只要将旧导管拔出,纤维支气管镜即可顺利插入。但有时在旧导管拔出后,纤维支气管镜的视野模糊不清(多见于患者咳嗽和气道分泌物很多时),如吸引分泌物后,纤维支气管镜视野仍模糊,即应该延迟重新插管。

2. 解除大气道阻塞　机械通气患者偶可出现大气道阻塞,常见原因有:高热脱水或应用利尿剂后使痰液黏稠,呼吸机湿化不足等,导致气道痰液阻塞;肺恶性肿瘤组织的坏死脱落,瘤栓堵塞上气道;大咯血者血凝块的堵塞;热烟吸入患者分泌物和坏死组织的急性潴留等。纤维支气管镜可用来清洁气道。

其他一些少见的原因如肿瘤压迫、结核感染、瘢痕组织等造成的大气道阻塞,单纯纤维支气管镜操作难以解除梗阻。如果不是直接危及生命,在 ICU 内一般不予处理。如可能危及生命,一般采用经纤维支气管镜气道内治疗,主要采用气道支架置入的方法。其他方法,如微波热凝、高频电烧灼、激光治疗较少采用。

气道支架置入的方法在如下的一些情况下仍应慎用:

(1) 右主支气管长 2.0～2.5cm,直径 1.1～1.5cm,可谓短而粗,置入支架后很容易滑脱。

(2) 气管或伴有主支气管重度狭窄,狭窄口<0.5cm,同时狭窄段过长或无法通过纤维支气管镜进入狭窄气道以了解狭窄具体状况者。

(3) 各种病因引起的气管支气管软化症及少见的复发性多软骨炎、原发性支气管肺淀粉样变等疾病,如发展到气管及支气管广泛狭窄者。

(4) 没有专业人员配备的情况下。

镍钛记忆合金支架具有强度高,耐腐蚀,组织相容性好,无毒性等优点,它有形状记忆效应,在 0～10℃ 时变软,可被任意塑型。在 30～50℃ 时复原,支架对气管无损伤,可长时间对气管起支撑作用。在纤维支气管镜导向下,拔出金属气管外套管后迅速通过气管狭窄区,确定支架放置到位后退出塑料外套管,放出支架,最后拔出纤维支气管镜及双层空心塑料管。镍钛记忆合金支架可立即扩张气管,迅速缓解呼吸困难。

二、肺不张方面的应用

在加强监护病房中,肺不张是常见并发症。肺不张的常规治疗,一般是加强经鼻-气管的反复吸引;加强物理疗法,如翻身、拍背和体位引流,让患侧肺在上,增加叩背次数和强度,鼓励咳嗽、深呼吸以增加肺容量;加强气道湿化措施,并给予祛痰,解除支气管痉挛药物等。

经常规治疗以后,部分患者的肺不张可得以缓解,萎陷的肺得以部分或全部复张,但也有部分患者无效。近十多年来,不少学者推荐经纤维支气管镜来治疗经常规治疗无效的顽固肺不张,多年的临床实践证明,纤维支气管镜的应用确实为肺不张的病因诊断及肺复张开辟了方便的途径,提高了治愈率。但一般认为纤维支气管镜治疗对肺微小不张(肺部 X 线片正常)和亚段肺不张是无效的,对肺段的不张也可能疗效不佳。此外,患者病情本来危重,又在并发肺不张情况下进行纤维支气管镜操作,有一定的并发症和危险性,处理这类患者既要积极又要慎重,恰当地选择患者,准确掌握适应证是其中的关键。

1. 经纤维支气管镜治疗肺不张的适应证

(1) 患者的症状重,不能进行强有力的呼吸物理疗法。

(2) 基础疾病的诊断尚不清楚,为明确诊断和治疗肺不张都需要作纤维支气管镜。

(3) 大片的肺萎陷,对常规呼吸疗法无反应,患者情况不允许再观察。

(4) 常规的针对肺不张的治疗经 24 小时证明无效。因肿瘤腔内生长,肿大淋巴结压迫气道或气管异物引起的肺不张,不是本法的适应证。

2. 应用纤维支气管镜治疗肺不张的方法　包括:对

肺不张相应部位的大气道进行直接吸引,吸出黏稠的堵塞气道的分泌物;对相关气道进行支气管灌洗;以球形气囊注气加压;以纤维支气管镜进行选择性的支气管内吹气。以下详加介绍。

(1) 支气管吸引:引起肺不张的最常见原因是黏稠的痰液和痰痂、黏液栓子、血块、肿瘤坏死组织或误吸入肺的食物堵塞气道,插入纤维支气管镜可在直视下将这些物质吸引干净,吸引时吸力要适当,吸力过高可损伤气道黏膜导致出血。需间断吸引,避免持续吸引而加重缺氧,因为在吸引中动脉血氧分压(PaO_2)可下降 10～20mmHg 以上。应仔细观察相应区域的叶、段、亚段支气管的黏液栓或滞留的分泌物是否已吸引干净。发现有阻塞气管的痰痂或血凝块吸出有困难时,可用活检钳协助取出后再吸引,但必须注意活检钳向前伸进时是在直视下的,也可用闭合的活检钳尖部去轻轻探查黏液栓。

(2) 支气管灌洗:如果堵塞支气管的痰液或黏液栓不能经吸引和钳取清除,即可经纤维支气管镜行支气管灌洗,灌洗液一般用无菌生理盐水(37℃)50～150ml,每次注入 10～20ml(也有人主张用 20～50ml),反复多次吸引。如痰液黏稠,可加用黏液溶解剂,如 20% 乙酰半胱氨酸(对气道高反应性者有致喘危险),有些学者加用庆大霉素 4 万～8 万 U 和地塞米松 2～5mg。

支气管灌洗(BL)与支气管肺泡灌洗(BAL)的目的和方法不同,这里 BL 的目的是洗出支气管内分泌物,因此每次灌洗液量不要太大,灌洗液停留在支气管内时间不要太长,边灌边吸,以避免灌洗液流入肺泡或其他支气管。

Wanner 等报告 27 例因分泌物潴留引起的肺不张经 37 次纤维支气管镜治疗,X 线胸片证实的肺复张率为 85%。Barrett 等在 10 个月内分别对 51 例肺不张患者进行了 93 次纤维支气管镜治疗,32 例(63%)的肺复张。大多数患者在潴留的分泌物吸出以后,吸气峰压即显著降低。Mahajan 等报告 19 例次纤维支气管镜治疗,吸出脓性黏液栓和厚黏痰后,18 例次肺完全或部分复张。我国周秋云等报告 22 例肺不张,支气管灌洗后的治愈率为 90.9%。

一般认为经纤维支气管镜行吸引和支气管灌洗治疗,对因中心大气道阻塞引起的肺不张疗效较好,对肺的微小不张无效,对亚段和肺段的不张也疗效不佳。Harada 等称这种经支气管吸引和灌洗无效的肺不张为难治性肺不张,并认为这是由于这些肺组织的顺应性差,需要较高的临界启开压的缘故,因此主张应用以下办法。

(3) 球形气囊注气加压:即将纤维支气管镜直接插入受累肺段的支气管,经纤维支气管镜插入球形气囊导管,气囊充气后闭合支气管,然后通过导管往支气管内注气加压。Harada 等报告用该技术使 15 例患者中的 13 例肺复张,而这些患者对常规的呼吸治疗是无效的,其中 6 例患者肺不张复发,但第 2 次重用本法又获成功。

(4) 经纤维支气管镜行选择性支气管内注气:Tsao 等人介绍的方法如下:用一个三腔接头接到纤维支气管镜的吸引管上,三腔接头的一头接 Ambu 皮球用于往支气管内注气,另一头接压力计用以监测注气时气道内压力。将纤维支气管镜插入相应支气管后,利用吸引和支气管灌洗将气道处理干净,然后将纤维支气管镜嵌入萎陷肺叶的每一肺段或亚段支气管。用 Ambu 皮球迅速往里打气 1~2 分钟,保持气道内压力大约 30cmH$_2$O 或比原来气道压高 10cmH$_2$O,整个操作时间大约 20~30 分钟。机械通气的患者,可用 Swivel adaptor 接头连接,纤维支气管镜操作时继续机械通气,并调整吸入氧浓度至 100%。

三、其　　他

用纤支镜行支气管肺泡灌洗(BAL)治疗严重哮喘。对于严重哮喘应用 BAL 的指征:气道分泌物漏留并黏液栓形成,经常规治疗不佳者,X 线胸片示黏液栓阻塞征象,如持续肺不张、自气道阻力所致的肺过度膨胀;对支气管舒张剂治疗无反应,吸氧浓度 > 50%,PaO$_2$ < 8kPa(60mmHg),严重气压伤。有报告对哮喘持续状态 1 个月以上,给予大量肝素行 BAL 治疗,有效率达 90% 以上。

(徐作军)

第八节　纤维支气管镜的
并发症及其防治

总体来说,在 ICU 内行纤维支气管镜操作较为安全,并发症较少。现将主要并发症介绍如下:

一、麻醉药物过敏

良好的麻醉是纤维支气管镜检查得以顺利进行的基本条件,可减轻咳嗽,减少支气管痉挛的发生。但不当的麻醉可引起严重并发症,甚至造成死亡。气管内麻醉主要使用利多卡因,利多卡因比较安全。利多卡因浓度以 1%~2% 为宜,一般用 150mg 左右即可达到满意的麻醉效果,最大用量为 400mg。气管内追加麻醉时,需根据总量,分次给予小剂量,不宜一次用较大剂量。对老年患者,体质差、虚弱者或有心血管、脑血管疾病者必须更严格掌握麻醉药用量。

麻醉药物过敏主要临床表现为胸闷、气短、呼吸困难、脉速而弱、面色苍白、血压下降、心律失常、虚弱无力、眩晕、视物模糊、麻木、四肢抽搐、肌肉震颤、支气管痉挛等。

防治:药物表面麻醉前应询问患者有无麻醉药和其他药物过敏史。局部用药后,仔细观察 2~3 分钟,如无过敏反应再继续进行局麻。

一旦发生麻醉药物过敏或中毒,应立即停止用药,并立即抢救,给予高浓度氧、保持呼吸道通畅、输液、可肌注或静注肾上腺素、地塞米松、异丙嗪等。

二、出　　血

出血是纤维支气管镜检查最常见并发症。麻醉不佳、咳嗽剧烈或操作粗暴,纤维支气管镜不能保持在气管中央,造成创伤性出血;或诱发原基础病出血。患者凝血机制异常出血发生率可能高于凝血机制正常者。也有报告支气管肺泡灌洗引起致命性大出血,免疫功能低下活检易出血。一般量少,都会自行停止,但亦有个别患者发生危及生命的大出血。

预防:术前常规作血小板计数,出凝血时间测定。如血小板计数 < 60×10^9/L(6×10^4/mm^3)者,或有出血素质及其倾向的患者,要提高警惕检查时各项操作都要轻柔,避

免用力过猛,作好表面麻醉,减少检查过程中的剧烈咳嗽。

治疗:大多数为 < 20ml 多在活检后的小量出血,一般无须特殊治疗,安静休息出血可停止。或经纤维支气管镜局部注射 1:10 000 肾上腺素 5ml。必要时可以肌注卡巴克络、酚磺乙胺等,绝大多数患者出血可停止。对大咯血则需要立即抢救,如果抢救不及时,常危及生命。

三、低 氧 血 症

机械通气患者行纤维支气管镜时,在严密监视血氧的情况下较少出现低氧。

防治:行纤维支气管镜操作时,给予高浓度的氧。尽可能缩短检查时间,认真做好血氧饱和度监测。

四、感　　染

Prakash 认为纤维支气管镜检查造成感染途径有:如果患者原先有感染存在,可导致支气管、肺新的感染,进一步在肺和肺外播散;如果消毒和灭菌方法不彻底,感染将通过纤维支气管镜从一个患者传播给另一个患者;由于纤维支气管镜的交叉感染,可从临床上没有感染患者的纤维支气管镜标本分离出病原体。

防治:每次检查前、后应严格消毒纤维支气管镜,特别是镜管中有痰液残留者,消毒前多次用蒸馏水吸冲,之后用消毒液连续吸引冲洗,然后将纤维支气管镜浸泡消毒液中。

对已有肺部感染的患者,行纤维支气管镜操作时,遵守先健侧后患侧的原则。同时,针对病原菌积极抗生素治疗。

五、心脏并发症

心律失常发生率各报道不同,主要表现有窦性心动过速,窦性心动过缓,室性期前收缩,室上性心动过速,房性期前收缩,甚至心搏骤停。原有心脏疾患,由于纤维支气管镜检查时的刺激,所以并发症要多于、重于无心脏疾病患者,对患有冠状动脉疾患的患者进行纤维支气管镜检查时,有一定危险,需要慎重考虑适应证和并发症,检查时应作心电监护、吸氧,同时准备好必要的抢救仪器。即使无心脏病史的患者,当麻醉不全时,强烈的刺激可能引起反射性心搏骤停。

如有明显的心律失常、严重心脏病、大面积心肌梗死,禁作纤维支气管镜检查。

防治:一般应了解患者有无心脏病史,完善心电图检查,对于高危患者,应在心电监护下进行操作。一旦出现心动过速或心律失常,可以停止检查观察 2~3 分钟,一般刺激因素消除可自行好转,不需特殊治疗。

六、喉头水肿及支气管痉挛

支气管痉挛的发生也较常见,其发生大多数与局部麻醉不充分有关;也可能因手法粗鲁、刺激局部有关。

防治:术前作好气管内麻醉,操作者要轻巧熟练,减少手术刺激。对于哮喘患者,必须于术前控制哮喘发作,一般等哮喘发作控制,缓解后 1~2 周方可进行检查。一旦发生,立即给氧,静注地塞米松或静滴氨茶碱。并给予镇静剂。

245

七、其 他

气胸:主要见于活检,特别是经纤维支气管镜肺活检,有报告发生率为1%~6%。

(徐作军)

第九节 纤维支气管镜的消毒

为保证患者的安全,避免交叉感染,充分发挥仪器的性能,延长仪器使用寿命,内镜的清洗、消毒以及维护和保养就显得尤为重要。

一、纤维支气管镜的清洗及消毒

1. 检查结束后,立即将纤维支气管镜的插入部浸入医用软肥皂水内,用纱布擦洗,清除内镜及活检橡皮盖表面的黏液和血迹。

2. 反复操作吸引按钮,进行送气/送水10秒,同时用相同型号的管道清洗刷刷洗管腔3次以上,然后放入清水内。

3. 消毒时选用杀菌谱广、有效浓度低、性能稳定、易溶于水,对肌体无害及对内镜无损伤的消毒剂,临床最常用的为2%的戊二醛溶液。将内镜浸入消毒液中,操作吸引按钮,连续吸引30秒,使消毒液流经镜内的全部管道,并浸泡15分钟,以达到充分灭菌。

4. 消毒完后,用清水冲洗镜身,并持续吸引30秒,将管道内的消毒液冲净。

5. 将插钳口阀门取下,用棉签蘸2%的戊二醛溶液擦洗,流动水冲净安装好,待下一例患者使用。

6. 当天全部检查完毕,除技术后常规清洁、消毒后,还要用75%的酒精冲洗管道,75%的酒精溶液有预防假单胞菌属感染及速干功能。最后将内管道吹干,镜身用75%的酒精纱布擦拭干净,放入镜柜内贮存。

7. 每月对内镜采样作病原微生物培养监测一次,并记录,内镜室应定期消毒每周至少2次。

二、纤维支气管镜附件的清洗消毒

内镜检查过程中,附件是可以交叉感染的潜在来源,尤其是活检钳等这类突破人体黏膜屏障形成损伤的器械。因此只注意了内镜的消毒,而忽略内镜附件的消毒将会使整个内镜的消毒程序前功尽弃。先用肥皂水将活检钳、细胞刷血污洗净,用毛刷将其内的组织碎屑刷洗干净,再用清水洗去肥皂水。有一种超声波洗涤器,通过超声震动使管腔内缝隙中的污物与器械分离,效果是手工清洗无法比拟的。清洗干净后凡耐高温的器械应采用高压蒸汽灭菌,对不耐高温的器械可用2%的戊二醛溶液浸泡消毒15分钟,用清水冲净擦干后备用。

三、纤维支气管镜及附件的维护与保养

(一) 纤维支气管镜的维护与保养

1. 每台内镜均需建立使用登记卡,及时记录使用次数,损伤及维护情况。

2. 操作中注意事项

1) 操作部弯曲钮使用时勿用力过大,以减少仪器磨损。

2) 防止患者咬损及手抓插入管。

3) 弯曲部绝对禁止过度弯曲,纤维支气管镜的导光束、导像束为质量好的玻璃纤维,如果玻璃纤维断裂,镜面就出现黑点其使用寿命将缩短。

4) 活检或刷检时勿用力过猛,否则,易造成内镜的钢丝折弯变形。钳刷插入遇有阻力,切忌硬性插入,应放松角度固定钮,调节弯曲钮,使钳、刷顺利通过。

5) 活检钳插入或取出时,钳舌必须处于闭合状态。

3. 保管场所必须选定清洁、干燥、通风好、温度适宜的地方。避开阳光直射、高温、潮湿的地方。气候潮湿的区域,存放内镜的房间应备有除湿机。内镜的存放柜保持清洁干燥防霉。

4. 每次存放前要确认内镜已擦干完全没有水滴,擦拭先端部的物镜时,应使用拭镜纸擦拭,然后蘸硅蜡擦拭镜头表面,使镜头清洁明亮。

5. 纤维支气管镜尽量以拉直状态进行保管。将角度钮放在自由位,松开角度钮锁。可根据情况选择卧式或悬挂式两种存放形式。卧式存放镜平稳、镜身、镜头不易因摇摆、震动、碰撞而损害。但应注意如空间不够大,需弯曲保管,其弯曲半径要大于搬运箱中的保管状态。悬挂于镜柜内时,柜内应贴有海绵,不能让内镜的头端自由摆动,以免损伤物镜。不要用搬运箱保管内镜。因箱内潮湿、阴暗、不透气,会使内镜发霉,导光纤维老化而使内镜发黑。如需将内镜携带外出时,要使用原有的搬运箱。

(二) 活检钳的维护与保养

1. 活检钳在每次使用前,先在直视下开闭一次咬嘴,体验一下用指力度的大小,以1~2kg指力为宜。切忌用力过大过猛,损害咬嘴关节。

2. 活检钳在内镜通道内穿行时,一定要等钳头完全穿过镜口后再张开,否则易损伤钳头和镜口。

3. 活检钳在每次收放之前,可将关节部浸入少许硅油或液体石蜡,从而保持关节的灵活,延长活检钳的使用寿命。

4. 活检钳的放置应钳头朝上,固定垂直悬挂,以保持干燥。如果钳头朝下悬挂,钳体内的水垢就会积在钳头上,锈死关节,减少其使用寿命。

(徐作军)

第十节 纤维支气管镜及附件常见故障的处理

一、纤维支气管镜的故障

纤维支气管镜出现黑点:纤维支气管镜是一软性聚氨酯套管,内含有数万根玻璃导光束纤维,每当纤维支气管镜出现一个黑点即为一束光学玻璃纤维已折断,因此在检查或清洗操作时切忌急折。如果黑点增加到明显影响观察的程度,须更换玻璃纤维束。

（一）目镜模糊不清

1. 在插管过程中，物镜被血、黏液污染，可用盐水反复冲、吸引，仍不能清除时，应将纤维支气管镜拔出，进行清洁后再重新插入。

2. 寒冷季节室温降低，水蒸气集聚在目镜表面影响视野，此时用镜头纸擦去目镜表面水蒸气，视野即可清晰。一般室温保持在10℃以上可以防止此现象。

3. 斑点出现　可能由物镜潮湿霉变所致。每次纤维支气管镜用毕，充分吸尽管腔内的水分，在物镜端放入一袋干燥剂吸潮，对目镜也应保持清洁、干燥。

4. 物镜中出现彩环或云雾样　多由于插入管被破坏，终末端金属盖脱胶，或由于尖、硬的穿刺针、钳强行通过弯曲的管道时，损伤插入管，造成物镜渗入，这种情况须送专业维修站修理。

（二）聚氨酯套管老化皱褶　此现象见于检查例数多（>1000例）、使用年限长的情况，属于正常老化。若使用时间不长的气管镜出现皱褶现象，其原因可能为在镜的先端部擦用了有害润滑剂或应用高浓度消毒剂（如10%的甲醛溶液），它们对聚氨酯套管有腐蚀作用。使用润滑剂采用硅油或液体石蜡均可。在寒冷季节尤其是北方，纤维支气管镜会变硬，切忌用烫水清洗。

（三）聚氨酯套管脱落　若气管镜使用时间不长而出现聚氨酯套管部分裂开或脱落，可能与存放方法不当有关，长期将操作键一侧向下平放，先端可屈曲部经常处于弯曲状。正确的方法是将气管镜悬吊于柜内，如平放应将操作部吸引装置一侧朝下。

二、附件的故障

（一）附件不能通过活检管道　气管镜前端高度弯曲，插入的器械不能顺利通过管道，此时应将前端取直，通过器械后再弯曲前端。管道内有异物阻塞或使用附件与内镜的型号不符也会发生上述情况，重新选择合适的附件或清洗管道，便可解决以上问题。

（二）活检钳开闭动作不灵活　虽然每次活检钳使用后都清洗、消毒、保养，但有时仍开闭不灵活，可把活检钳前端浸泡在过氧化氢溶液或75%酒精溶液内数分钟，以便清除残留污垢，使开闭动作灵活。

（三）冷光源的灯光不亮　常见原因为使用电压过高，电压不稳，保险丝烧断，灯泡烧坏；灯脚生锈，灯座松动接触不良。处理方法：安装稳压器，更换保险丝或灯泡；切断冷光源电源，取下灯泡，用小刀或细纱布刮去灯脚上的锈，对灯脚插孔的锈可用大头针在孔内上下提擦，再用干棉球擦拭。灯座松动则用起子固定。

（徐作军）

主要参考文献

[1] 中华医学会呼吸病学分会. 诊断性可弯曲支气管镜应用指南（2008年版）. 中华结核和呼吸杂志，2008，31（1）：14-18.

[2] Hafner G，Neuhuber A，Hirtenfelder S，et al. Fiberoptic endoscopic evaluation of swallowing in intensive care unit patients. Eur Arch Otorhinolaryngol，2008，265（4）：441-446.

[3] Ferrer R，Ioanas M，Agustí C，et al. Impact of BAL on the diagnosis and treatment of nosocomial pneumonia in ICU patients. Monaldi Arch Chest Dis，2001，56（6）：521-526.

[4] 董卫平. 纤维支气管镜操作技术与应用. 北京：中国科学技术出版社，2003.

[5] 刘长庭. 纤维支气管镜诊断治疗学. 2版. 北京：北京大学医学出版社，2009.

第 19 章

肠外及肠内营养置管技术

第一节 静脉置管技术

肠外营养(parenteral nutrition,PN)支持在我国应用已有几十年的历史,在营养支持时如何选择输注途径和置管技术已成为本领域的必要手段之一。随着医疗技术的不断发展,医疗器材的导管性能和材质也不断改进,临床上可根据患者的病情需要选择不同型号的导管和不同途径及方式为患者置管。无论做哪种操作,在治疗前都需常规与患者或家属谈话获得知情同意,签字后再进行操作。

长期的静脉治疗和抢救重症患者都离不开建立静脉通道的技术,因此,人们通常将静脉通路称之为"生命线"。

在 20 世纪 70 年代前,由于国内没有材质性能好的导管,对长期静脉治疗途径选择的观念是先考虑经外周静脉给予药物治疗,当外周静脉出现困难时才考虑中心静脉。当时,只有静脉切开技术,一般自双下肢内踝深静脉开始至股静脉,每次切开的静脉只能使用 10 天左右,易发生深静脉栓塞和重度静脉炎等并发症。20 世纪 70 年代中期,开始使用可反复穿刺针,进行深静脉置管术。此时的导管相关并发症较多,如:气胸、血胸、血肿和感染等。20 世纪 80 年代初,开始引进国外一次性浅静脉穿刺套管针和深静脉穿刺套管针和一次性导管,明显降低了中心静脉置管的并发症,特别是降低了感染率。

20 世纪 80 年代中期,国际上开始对输液部位的选择更新了观念。只要输液>6~10 天或输高渗透压液体及血管刺激性强的药物时,应首选经外周静脉中心静脉置管(PICC)。重症患者需监测中心静脉压者,则首选上腔中心静脉置管。

静脉置管技术通常可根据患者治疗时间的长短来选择部位,一般可分为周围静脉置管(PVC)和中心静脉置管(CVC)。中心静脉置管又可分为经外周穿刺置入中心静脉导管(peripherally inserted central catheter,PICC);颈内静脉置管、锁骨上静脉置管、锁骨下静脉置管(上腔静脉)、股静脉置管(下腔静脉)统称中心静脉置管(CVC);直接经皮穿刺隧道式中心静脉导管(CVTC)、埋藏输液港(port)等。当医师决定给患者行静脉治疗时,应对每位患者的治疗需求有一个基本的预案,需考虑以下因素:①患者有无静脉置管史;②评估静脉条件;③患者有无病理体位,决定选择上腔静脉或下腔静脉置管;④检查出、凝血功能;⑤预计肠外营养治疗的持续时间;⑥护理人员的导管维护技能;⑦穿刺部位要避开有心脏起搏器的区域。中心静脉置管(CVC)是长期静脉输液治疗和重症患者抢救的基本技术,在临床应用越来越普遍。应用 CVC 可显著减少周围静脉穿刺的次数,降低静脉炎的发生率,提高了患者的生存质量,但不可避免地也容易发生导管相关并发症。因此,必须由经过培训的医护人员置管和维护,操作时必须严格遵循无菌操作原则。

一、肠外营养输液途径 选择原则及方法

(一) 外周静脉 短期肠外营养(一周以内)可作为首选。美国静脉输液护理学会(INS)组织编写并发表的《输注治疗护理实践标准》中提出超过 10% 葡萄糖和(或) 5% 氨基酸注射液,pH 值<5 或>9 的液体/药物,以及渗透压>500mOsm/L 的液体/药物,最好不经周围静脉输注。如若使用全合一营养液,因内含有脂肪乳剂,不仅能够降低溶液渗透压,还具有一定保护血管内皮的作用。此外,长时间均匀慢速输注也能够减少对血管刺激。有作者报道,不超过 900mOsm/L 渗透压的全合一静脉营养液可短期经周围静脉输注。20 世纪 90 年代期间,有关经周围静脉输注肠外营养液的前瞻性研究得到较为一致的结论,70% 以上患者周围静脉能够耐受短期常规能量与氨基酸密度的肠外营养配方全合一溶液,但输注肠外营养超过 10 天后,一般患者周围静脉就较难耐受了。

近几年,周围静脉途径一般选用一次性头皮钢针、套管针或头皮套管针,一般选用 20~24 号。用 21 号"头皮"针头亦能做慢速输血用,其优点是便于适当活动,减少了患者长时间不能翻身活动的痛苦。在个别患者中,如输注渗透压<500mOsm/L 的药物,头皮套管针可保留 3~5 天。如要作为短期输注营养液,最好每天更换穿刺点,避免发生静脉损伤。

(二) 中心静脉 适应证:使用外周静脉输液困难,难以维持输液的患者;重症患者抢救时;输液需要超过一周以上者;输液时使用一些对外周静脉刺激性较大的药物,如:化疗药,大剂量补钾,氨基酸等。中心静脉包括:锁骨上、下静脉、颈内静脉、颈外静脉、股静脉,经外周静脉置入中心静脉导管(PICC)。上肢静脉及腔静脉不同的直径和长度见表 19-1-1。

表 19-1-1　上肢静脉及腔静脉系统血管
直径和长度状况

静脉名称	近似直径（mm）	长度（cm）
头静脉	6	38
贵要静脉	8	24
腋静脉	16	13
锁骨下静脉	19	6
右无名静脉	19	2.5
左无名静脉	19	6
上腔静脉	20	7

1. 中心静脉置管术　一般选择锁骨下静脉、颈内静脉、股静脉采用 Seldinger 方法穿刺。穿刺部位备皮，消毒，铺巾后，先用 5ml 注射器试穿成功后，换用中心静脉穿刺针穿刺抽出暗红色回血，将 J 形导丝从穿刺针插入，置入至少 30cm，拔出穿刺针，将扩张鞘沿导丝送入扩大表皮穿刺点，经导丝插入导管后，拔出导丝，固定导管。检查回血是否通畅，暂不使用的管腔用肝素帽封闭。在给予患者肠外营养时，一般采用锁骨下静脉导管或颈内静脉导管，股静脉导管因容易污染，应尽量避免长期给予肠外营养。

2. 经外周静脉进入中心静脉置管（peripherally inserted central catheter，PICC）　导管是通过最直接的肘部静脉途径，经腋静脉，锁骨下静脉，无名静脉，到达上腔静脉。与锁骨下静脉比，PICC 更容易放置，并且并发症发生更少，导管放置后保留时间更长。对输液大于一周以上的、需要长期肠外营养治疗、静脉化疗的患者可作为输液治疗的首选途径，特别是当患者及家属对其他深静脉穿刺有顾虑者。

早在 20 世纪 70 年代，就有学者使用 PICC 技术，但由于当时的导管材料不好，与血管的相容性较差，因此并发症较多而很难推广。Niederhuber 等在 20 世纪 80 年代中期开始研究 PICC，直至近 10 年才得到广泛应用，并使这一导管的适应证越来越广泛。国内外已有大量文献证明：由 PICC 专业医护人员操作，可以大大减少并发症、加强维护，改善预后和让患者有更佳的满意度等。

PICC 有两种规格：一种是免肝素盐水封管三向瓣膜式输出液体的 PICC，另一种是需用肝素盐水封管末端开口式输出液体的 PICC，其导管的型号有 3Fr、4Fr、5Fr，临床上可根据患者的治疗需要及血管的条件选择导管型号。目前大多数患者使用 4Fr 型号较常见。当然，在使用中两种规格的导管仅在维护上有一定区别，而置管操作都是一致的。

操作方法：一般患者取平卧位（临床经验证明：重症患者可不受体位的限制），手臂外展与躯干呈 90°，在预期穿刺部位以上扎止血带，评估患者的血管状况，首选贵要静脉为最佳穿刺血管。测量导管尖端所在的体表位置，测量时手臂外展 90° 从预穿刺点沿静脉走向量至右胸锁关节再向下至第 2、3 肋间隙至上腔静脉。然后，按严格的无菌

技术进行规范操作。操作中当导管进入血管内 30～35cm 时，让患者头颈部歪向穿刺的同侧，可避免导管易位至颈内静脉的并发症出现。最后固定导管翼，对重症患者必要时要缝针固定，避免导管脱出。局部覆盖无菌敷料。而后常规 X 线摄片确定导管尖端位置。

（三）静脉切开　是 20 世纪 80 年代前使用的方法，因疾病需长期输液治疗造成外周静脉严重损伤，只能选择切开静脉的方法，将塑料管放入下腔静脉。由于是静脉切开，所以导管保留时间很短。

二、各种置管方法的优、缺点比较

1. 锁骨下静脉　优点：穿刺成功率高，便于固定，导管保留时间长，患者舒适便于活动。缺点：穿刺失败、气胸、血胸、纵隔积水、心脏压塞、臂丛神经损伤、动脉损伤、血肿、静脉支气管瘘、空气栓塞、心脏穿孔、胸导管损伤、血栓、肺梗死。

2. 颈内静脉　优点：穿刺安全。缺点：穿刺失败率高、血肿、导管感染发生率高、患者活动不方便。

3. 颈外静脉　优点：发生穿刺的其他并发症少。缺点：导管感染发生率高，不易到上腔静脉，静脉炎发生率高，患者活动不方便。

4. 股静脉　优点：穿刺成功率高并安全。缺点：易发生局部血肿、导管感染、下肢静脉血栓，患者活动不方便。

5. PICC　优点：穿刺成功率高并安全，导管保留时间长，患者活动方便。缺点：个别患者有机械性静脉炎发生。

6. 外周静脉　优点：安全，无严重导管并发症。缺点：容易出现药物性静脉炎，营养成分不易补充完善，不宜纠正严重的电解质紊乱。

三、肠外营养时与导管相关的并发症处理

1. 感染　感染并发症分外源性和内源性造成的感染、菌血症、败血症，外源性一般是与周围环境有关，因此，在置管中和配液、更换液体中都应注意严格的无菌操作。应在无菌配液条件下，将全部营养成分混入三升静脉输液袋内，可减少感染的发生。内源性感染主要是肠道细菌移位，经过门静脉系统入血，也称之为自体感染。

通过对发热与导管相关性感染的荟萃分析表明，在施行肠外营养时，多腔导管较单腔导管发生中心静脉导管相关性感染（catheter related bloodstream infection infection，CRBSI）和导管细菌定植的发生率明显升高。因此，当病情稳定时，需要长期输液治疗的患者首选单腔导管。

当发现患者发热时，应立即找原因。

（1）留取血培养、痰培养、尿培养、摄胸部 X 线片。

（2）立即给予有效的抗生素治疗。

（3）注意有无伤口感染，及时处理，充分引流。

（4）更换输液管道。

（5）必要时拔除中心静脉导管，更换新的置管部位。

（6）导管连接部位和穿刺部位局部细菌定植是

CRBSI 最大的感染源,因此中心静脉插管需要比外周静脉穿刺更高的无菌要求。敷料出现潮湿、松动或者沾污时应予更换。穿刺局部有渗血时,建议使用普通纱布。

2. 导管堵塞　首先查明原因,除外导管有无打折。确为导管堵塞,首选把导管拔除。一般导管堵塞常见的有药物因素和血液因素。如特殊情况,必须保留导管,可选用下列方法。

(1) 血液因素产生的阻塞应选用尿激酶冲管,首先要了解患者的出凝血时间是否正常,再了解导管堵塞时间的长短和是否完全堵塞的现象。部分堵塞可使尿激酶在导管内保留 5 分钟然后回吸可见回血。如果不成功,可于30 分钟内,每 5 分钟回吸一次。第二个 30 分钟内按同样的方法操作一次。完全堵塞可用三通连接导管末端,三通的两个连接口分别用两个 5ml 注射器连接,侧端连接的注射器将其导管内抽成负压,直向导管端的注射器抽好尿激酶(5000 单位尿激酶+2ml 0.9% 氯化钠注射液)。再将两个注射器固定,观察 2～5 小时。如经过处理导管仍不通,应考虑更换导管位置。

(2) 脂肪乳剂引起的阻塞发生概率比其他液体高。有报道认为应用 70% 静脉用乙醇对脂肪乳剂阻塞有效。使用输液终端滤器及输液泵,可减少一些感染和导管堵塞的发生。也可避免一些杂质入血造成的感染等。

(3) 药物沉积应根据药物的 pH 值选择弱盐酸或碳酸氢钠保证给药的安全性和有效性。勿使用小规格注射器(10ml 以下)直接推注,以免导致导管破裂或栓塞。

无论采用何种溶剂冲洗,一定要保持先回抽,切勿先推入盐水导致溶解的物质进入血管内造成肺栓塞。处理方式同尿激酶冲管。体外导管连接处还可使用正压接头(可来福接头),可避免硅胶异物堵塞导管。

3. 机械性静脉炎　个别患者使用 PICC 时发生的,头静脉置入导管时发生的较多见。另外,与导管型号的粗细也有一定的关系,因此,在选择使用导管时一定要根据患者的血管条件来决定导管型号。机械性静脉炎一般常发生在置管后 3～6 天,在处理时,应注意休息抬高患肢;避免剧烈活动;局部,热湿敷,必要时药物治疗,轻微活动(握拳/松拳);若三天后未见好转或更严重,应拔管。

4. 化学性静脉炎　多发生在外周静脉,原因有:药物刺激引起、pH/渗透压超出正常范围、不合理的稀释、快速输注、微粒、留置时间与导管尖端位置。应及时更换穿刺部位,必要时改用中心静脉置管。局部处理同机械性静脉炎,如较严重出现皮损,可局部封闭治疗,避免组织坏死及感染。

5. 导管断裂　置管前未预冲导管导致撤导丝时划伤导管;高压注射所致导管连接端断裂;换药不当固定不妥所致。一旦发现应更换导管。

6. 导管异位　这是锁骨下静脉穿刺和 PICC 常见的并发症。尤其是 PICC 导管,由于其软而轻,个别患者在平卧位时剧烈咳嗽可造成导管飘入颈内静脉。当发现锁骨下静脉导管异位时应考虑拔除导管。如果置入 PICC 造成的异位,可将导管拔到锁骨下静脉或腋静脉处,大部分患者导管可继续使用,如使用时患者有不适症状,则应停止

使用,重新置管。

四、中心静脉置管后的护理

1. 观察穿刺处皮肤情况有无红肿,有无液体渗出,疑有污染、潮湿、脱落应及时更换敷料。

2. 交接班时,明确交接中心静脉插管的深度,使患者平卧位,测量长度为穿刺点至后固定点尖端。

3. 每 24 小时更换输液装置,每 48 小时更换一次性三通、无针密闭接头及泵入药的输注泵管,并注意连接紧密,更换时操作者必须严格六步洗手法洗手。

4. 生理盐水连接测压装置,应用加压输液袋,压力为300mmHg,以 3ml/h 的速度维持管路通畅。如见回血应及时冲洗管腔并检查各管路接口是否松动脱开,以预防管路堵塞。

5. 经中心静脉采集血标本后必须通过压力传感器密闭系统进行反复冲洗,避免管路有血。

6. 对于留置的专门用于 CRRT 的中心静脉导管,护士遵医嘱封管。

7. 若患者出现高热、寒战及穿刺点炎症等表现,应立即拔除导管并留取导管培养及血培养。

8. 常规拔除中心静脉插管,穿刺点应按压 3～5 分钟,有凝血障碍患者适当延长按压时间,以防出血及血肿形成。

(王秀荣　康军仁)

第二节　肠内营养置管技术

肠内营养(enteral nutrition,EN)的临床应用在中国已有几十年的历史,其目的是对有正常或部分胃肠道功能,而不能正常经口进食的患者进行基本营养补充及营养治疗。在肠内营养支持时如何将营养液规范输注体内是非常重要的。首先要掌握肠内营养的适应证,还要考虑患者的胃肠道耐受情况。另外,在不能经口饮入肠内营养制剂的患者,需要根据患者的病情采用不同部位的管饲喂养。如何选择导管的材料及置管部位,是肠内营养支持中非常重要的环节。这里仅介绍与患者管饲肠内营养相关的几种常见置管技术。

一、肠内营养饲养管的特点

肠内营养管在材质、规格、种类上存在较大差异。

(一) 导管的材质　目前市场上常用的肠内营养饲养管采用聚氯乙烯、聚氨基甲酸酯、聚硅氧烷或聚氨基甲酸酯-聚硅氧烷混合材质制成。聚氨基甲酸酯、聚硅氧烷以及混合材质导管柔软、并多采用钝化材质制成。聚硅氧烷导管最软,抽吸时可能萎陷。聚氯乙烯价格便宜,但在酸性环境中可能随时间延长而硬化,导致鼻黏膜刺激、导管开裂或折断、可能增加胃穿孔风险。床旁放置或外科、内镜、荧光镜放置的导管,通常是 X 线完全不能透过的,或是具有 X 线不能透过的金属线,以方便采用 X 线片确认其位置。常见肠内营养饲养管的特点见表 19-2-1。

表 19-2-1　常见肠内营养饲养管的特点

导管类型	材质	长度(cm)	管径(fr)	导丝	Y-口
鼻-胃导管	聚氯乙烯或聚硅氧烷	90～120	12～20	无	无
鼻-胃-肠导管	聚氨基甲酸酯、聚硅氧烷或两者混合	90～150	8～14	有/无	有/无
经皮内镜胃造口术（PEG）	聚硅氧烷或聚氨基甲酸酯	90～110	14～24	无	有
胃造口术	聚硅氧烷或聚氨基甲酸酯	10～15	12～24	无	有
空肠造口术	聚硅氧烷或聚氨基甲酸酯	15～25	8～14	无	有/无
通过 PEG 空肠造口术	聚硅氧烷或聚氨基甲酸酯	90～110	8～10	有	有/无
针头空肠造口术	聚硅氧烷或聚氨基甲酸酯	15～25	8～10	有	无
胃-空肠造口术	聚硅氧烷或聚氨基甲酸酯	90～110	G-口:22～24 J-口:8～10	有	有

（二）导丝的作用　目前临床上使用的大部分聚氨基甲酸酯或聚硅氧烷制成的导管中均配有导丝。大多数导丝前端为钝性头,以降低刺穿导管的风险。此外,导丝并不完全延长至导管末端。多数导丝周围可使液体流过,以便于导管置入后能将导丝顺利拔出体外。

（三）尾部 Y 形导管的作用　多数鼻-胃-肠喂养管在尾部具有 Y 形接头,以方便在管饲输注同时给药。某些导管仅有唯一的开口,可在导管尾部加装 Y 形延伸装置,有助于管饲与冲洗同时进行。

二、各种管饲置管技术

置管的技术方法有三种,分别为无创操作、微创操作和有创操作。具体选择哪种方法,需根据患者的病情决定(图 19-2-1)。

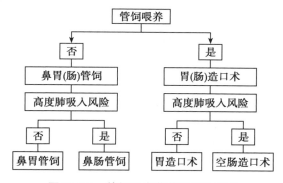

图 19-2-1　管饲肠内营养选择的方式

（一）常规的置管术

1. 适应证

（1）烧伤患者、某些胃肠道疾病、短肠及接受化、放疗的患者也可使用。

（2）由全肠外营养过渡至肠内营养时。

（3）因神经或精神障碍所致的进食不足,及因口咽、食管疾病而不能进食者。

（4）需要直接鼻饲至十二指肠或空肠的患者需选用鼻-胃-空肠管。

（5）误吸入风险高的患者,例如:手术后早期的患者需选用鼻-胃-空肠管。

2. 禁忌证

（1）严重肠功能障碍。

（2）完全性肠梗阻。

（3）代谢性昏迷。

（4）严重的消化道出血。

（5）急腹症。

（6）重度恶心、呕吐患者。

3. 操作方法

（1）先用棉签清洁鼻腔。

（2）测量鼻尖至耳垂再至剑突下 3cm 的距离,来估测导管放置长度。

（3）将导管涂擦润滑剂。

（4）将鼻饲管插入鼻咽部,如果患者能配合吞咽,嘱其吞咽后,将导管通过鼻腔缓慢送入患者的胃腔内,抽出胃内液体证实导管已到位。也可以通过用注射器推入 10ml 空气,听诊到胃内有水泡音,说明鼻饲管已到位。

（5）放置鼻-胃-空肠管者,让患者向右翻身,借助胃蠕动将管的前端推出幽门进入十二指肠。或借助 X 线和内镜帮助,将鼻饲管直接放入十二指肠或空肠。

4. 注意事项

（1）接受外科手术的患者往往在术后数日出现胃麻痹,胃动力下降,建议可在术前放置鼻-胃管。

（2）为避免堵管并确保管道能长期正常使用,每次暂停输液时,用 10～20ml 0.9% 氯化钠注射液或温水冲洗管道,或每隔 8 小时冲洗管道 1 次。

（3）最好只用于肠内营养液输注,如需通过鼻-胃-空肠管给患者喂药,在给药前后务必对管道进行冲洗(至少用 20ml 0.9% 氯化钠注射液或温水),以免堵管。

（4）每次更换肠内营养液或对管道是否处于正常位置有疑问时,可通过抽取内容物测定 pH 值法检查导管的位置,每天应至少进行 1 次。

（5）需要拔出导管前,先用 0.9% 氯化钠注射液或温水冲洗管道。为避免在撤出管道的过程中有残余液体进入气管,导致误吸造成肺部感染,应关闭鼻-胃-空肠管连接头处的防护帽或夹住管道外段,随后小心地撤出饲管。

（6）建议最长使用时间为 6 周。

（二）电磁引导下床旁鼻-空肠置管术

1. 适应证

（1）需要幽门后喂养,如急性胰腺炎、误吸高风险的患者。

（2）肠道功能正常但胃功能受损,如胃手术后早期,胃手术吻合口瘘等。

2. 禁忌证

（1）严重肠功能障碍。

（2）完全性肠梗阻。

（3）严重的消化道出血。

（4）急腹症。

（5）重度恶心、呕吐患者。

3. 操作方法

（1）给患者静脉慢速推注甲氧氯普胺,10 分钟后开始置管。

（2）将引导仪置于患者剑突下,连接导航仪。用生理盐水浸泡导管及尖端以激活水活性润滑剂。

（3）抬高床头至少 30°,患者右侧卧位,将营养管通过鼻孔导入,具体放置方法同胃管,确认营养管已经置入胃内。

（4）继续向前轻柔推进营养管,一旦感觉到阻力即回撤营养管,直至将营养管再推进 15cm 左右,在导航仪上实时监测导管路径。继续慢速推进营养管,在 70、75、80、85、90、95cm 时检查导丝在胃肠道内移动情况,确保营养管没有盘曲。当营养管推进至 95cm 并确认没有盘曲的情况下,可将管直接推进至 105cm,从导航仪上确认导管位于幽门后。

（5）拔除导丝。行腹部平片进一步确认导管位置。

4. 注意事项

（1）使用前查看营养管深度,判断管道没有脱出或移位。

（2）鼻饲前后、输注药物前后使用生理盐水 20ml 冲管。

（3）定时冲洗营养管。

（4）避免不同药物混用引起导管堵塞。

（三）经皮内镜引导下胃造口术（PEG）

1. 适应证　胃肠道功能正常,但存在吞咽障碍或不愿进食的患者,病程 1 个月以上。例如:

（1）吞咽反射损伤(多发性硬化,肌萎缩性脊髓侧索硬化,脑血管意外);中枢性麻痹;意识障碍。

（2）痴呆并有吞咽障碍。

（3）头面部肿瘤影响进食者。

（4）对鼻饲管耐受差但需长期管饲的患者。

（5）喉癌术后,顽固呛咳的患者。

2. 禁忌证

（1）无法进行透视检查,食管阻塞,无法将胃壁和腹壁贴近者(胃大部切除,腹水,肝大等),严重反流。

（2）急性胰腺炎或腹膜炎。

（3）以下情况应慎重放置 PEG:胃肿瘤,凝血障碍(如:血友病)。

（4）有中度或重度腹水的患者。

3. 操作步骤

（1）将胃镜插入胃中,同时向胃内注气。

（2）在腹壁注射局麻药后,做 1cm 长的切口,胃镜至胃腔内的左上 1/4 处,于体表看到皮下最亮点可穿刺。

（3）用套管针从切口处刺入腹壁进入胃腔,抽出针芯,套管留在原处。将金属导丝经套管插入胃内,用活检钳将胃内的导丝夹住。

（4）将夹有导丝的胃镜退出口腔胃造口管的导线与导丝相固定,拖拉腹部皮肤切口外的导丝,使胃造口管经口腔、食管入胃。

（5）胃造口管内端的缓冲垫固定于胃腔内,外端固定于腹壁上。

4. 注意事项

（1）护理医疗记录中必须记录置入体内的胃造口管的品牌,管径和长度。

（2）在放置经皮内镜引导下胃造口管 6~8 小时后,最好是 24 小时后再开始进行营养液输注。

（3）每次更换新的肠内营养液,或对管道是否位于正确位置有任何怀疑时,应用 pH 试纸来确定管道的位置。

（4）在管饲喂养及给药前后都应用 20ml 0.9% 氯化钠注射液或灭菌注射用水冲洗管道,以防止管道阻塞。

（5）每天检查造口部位皮肤有无发红或肿胀。每天消毒局部皮肤。造口完全愈合后,造瘘口周围皮肤即可清洗。每天将胃造口管旋转 180°,防止发生"包埋"综合征。

（6）8~10 个月后用内镜核查胃造口管的状况及位置。

（7）PEG 的常见并发症包括:出血、误吸、腹膜炎、切口感染、胃结肠瘘等。

（四）经皮内镜引导下空肠造口管（PEJ）

1. 适应证

（1）需要经空肠营养的患者。

（2）肠道功能基本正常而胃功能受损,误吸风险高的患者。

（3）需对阻塞的胃肠道进行引流减压。

2. 禁忌证　肠道吸收障碍,麻痹性肠梗阻,急腹症,有中度腹水的患者。

3. 操作步骤　主要通过 PEG 来完成。放置 PEG 后,通过内镜拖管或导丝引导的方法,将 PEJ 导管通过幽门置放到十二指肠远端或空肠内。

4. 注意事项

（1）每次更换营养液时均应检查管道是否在位。

（2）每次更换营养液以及给药前后，应使用 20ml 0.9%氯化钠注射液或灭菌注射用水冲洗管道以免堵塞。

（3）PEJ 在体内可放置 6 周。

（4）最好采用肠内营养输注泵控制营养液输注速度。

（五）CT 引导下经皮胃造瘘术和 CT 引导下经皮经胃空肠造瘘术

1. 适应证

（1）鼻咽癌、硬腭癌、扁桃体癌、口咽癌等。

（2）食管狭窄患者。

（3）气管食管瘘患者。

（4）需长期管饲治疗，鼻饲管又不能耐受者。

（5）延髓麻痹性吞咽困难患者。

2. 禁忌证

（1）机械性或麻痹性肠梗阻。

（2）广泛性肠粘连。

（3）严重消化道出血。

（4）放射性肠炎急性期。

（5）肠道严重炎性疾病。

（6）大量腹水。

（7）年老体弱不能耐受手术者。

3. 操作方法及程序

（1）让患者平卧，中上腹部常规消毒。

（2）先给患者置入一细鼻饲管至胃内，在 CT 透视下向胃内注气。

（3）在腹壁注射局麻药后，做 1cm 长的切口，再用细针 90°穿入胃内，送入导丝。

（4）用扩张器沿导丝扩张皮肤，再将导管沿导丝送入胃内或空肠内。

（5）撤除导丝，将导管缝合固定在腹壁皮肤上。

4. 注意事项

（1）置管成功后应先开放减压一天。

（2）滴灌营养时应从少量逐渐增加。

（六）手术放置胃造口管行胃造瘘术和空肠造瘘术

1. 适应证

（1）胃肠道功能完好，需长期肠内营养的患者。

（2）需行胃肠道减压的患者。

2. 禁忌证

（1）活动性消化道出血。

（2）放射性肠炎急性期。

（3）肠道严重炎性疾病。

（4）大量腹水患者。

（5）年老体弱不能耐受手术者。

3. 术式　胃造瘘术常包括 Starum 胃造瘘术和 Janaway 胃造瘘术。空肠造瘘术包括 Stamm 肠造瘘术和 Witzel 肠造瘘术。

三、放置确认及短期进食通道的监测

置管成功后确认位置的最佳方法是进行 X 线确认。

但是更常用的是听诊法、胃和小肠吸出物分析等。

（一）听诊法　听诊胃和小肠的气流声是监测导管放置的最常用方法。在胃中线或左上四分之一区域，听诊胃部的空气声音效果最佳。在小肠，听诊近端十二指肠所处的右上四分之一区域以及远端十二指肠所在的左侧腹区域效果最佳。但是，胸腔内气体进入也可能在腹部听诊到，而误提示为导管放置到正确位置。

（二）抽吸胃管及小肠管内容物进行颜色和 pH 检测　胃液 pH（3~4）通常低于呼吸道液（6~8）和小肠液（>6）。然而，由于许多重症患者服用 H_2 阻滞剂或质子泵抑制剂以防止应激性溃疡，导致患者的胃液 pH 较高（5~7）。因此，在确定位置时抽吸物的颜色和外观可能比 pH 更重要。小肠抽吸液通常是透明、金黄色液体。在放置鼻-胃管进行肠内营养输注时应经常检查导管位置，避免胃内的导管迁移到小肠中，导致滴注过快发生腹泻。因此推荐在每次推注或间歇性喂食前复查胃液 pH。必要时需进行腹部 X 线检查以检察导管顶部位于何处。

在放置鼻-胃-肠导管的患者中，亦建议对持续滴注的患者每天至少 1 次检查小肠抽吸物的颜色和 pH。

四、肠内营养置管相关并发症

肠内营养置管可能相关的并发症，见表 19-2-2。应引起操作者的注意，并积极预防。

表 19-2-2　肠内营养投给途径的并发症

途径	并发症
鼻-胃管	（1）鼻、咽及食管损伤
	（2）反流、吸入性肺炎
鼻-胃-肠管	（1）鼻、咽及食管损伤
	（2）倾倒综合征
	（3）腹胀、腹痛、腹泻或肠痉挛
	（4）导管移位
胃造瘘术	（1）反流、吸入性肺炎
	（2）造口出血、造口旁皮肤感染
	（3）导管堵塞、脱出
	（4）胃内容物漏出
空肠造瘘术	（1）导管堵塞或脱出，导管拔除困难
	（2）造口出血、造口旁皮肤感染
	（3）肠液外漏
	（4）倾倒综合征
	（5）肠痉挛或腹胀、腹痛、腹泻

（王秀荣　康军仁）

主要参考文献

［1］陈敏章，蒋朱明.临床水与电解质平衡.2 版.北京：人民卫生出版社，2002.

［2］蒋朱明，吴蔚然.肠内营养.2 版.北京：人民卫生出版

社,2002.

[3] Stroud M,Duncan H,Nightingale J,et al. Guidelines for enteral feeding in adult hospital patients. Gut,2003,52 Suppl 7:vii1-vii12.

[4] Duh QY,Senokozlieff-Englehart AL,Choe YS,et al. Laparoscopic gastrostomy and jejunostomy:safety and cost with local vs general anesthesia. Arch Surg,1999,134 (2):151-156.

[5] Kirby DF. Decisions for enteral access in the intensive care unit. Nutrition,2001,17(9):776-779.

[6] Biffi R,Pozzi S,Agazzi A,et al. Use of totally implantable central venous access ports for high-dose chemotherapy and peripheral blood stem cell transplantation:results of a monocentre series of 376 patients. Ann Oncol,2004,15(2):296-300.

[7] Ozyuvaci E,Kutlu F. Totally implantable venous access devices via subclavian vein:a retrospective study of 368 oncology patients. Adv Ther,2006,23(4):574-581.

第 20 章

体外生命支持技术

近几年来,体外生命支持技术在重症医学领域中发挥着越来越重要的作用。在心肌梗死及心源性休克、重度急性呼吸窘迫综合征的治疗中,在心肺复苏后的生命支持中都得到了广泛的应用。

常用体外生命支持技术主要有三种,即主动脉内球囊反搏术、体外生命支持系统和左心室辅助系统。主动脉内球囊反搏术前面章节已经讨论,本章重点阐述体外膜氧合(ECMO)和心室辅助装置(VAD)技术。

第一节 体外生命支持系统

体外生命支持系统(extracorporeal life support system),通常称为体外膜氧合(extracorporeal membrane oxygenation,ECMO),是一种改良的体外循环及呼吸支持系统,可以为常规治疗策略无效的顽固心脏或呼吸衰竭患者提供体外心肺功能支持。它通过循环血流泵与体外氧合器为核心组成的人工体外循环装置,进行替代性气体交换支持和心脏替代支持。ECMO可以降低重症患者对其他常规心肺支持措施的要求,减少血管活性药物用量,降低机械通气参数设置,为心肺功能的恢复赢得时间。

ECMO应用已有70年历史,最初衍生于心外科的体外循环,主要用于心外科患者术后短期的心肺功能支持。20世纪70年代以后,改进的ECMO首次被用于急性呼吸窘迫综合征(ARDS)患者的支持和抢救。ECMO在新生儿疾病救治中首先获得成功,并使新生儿病死率下降。1989年国际体外生命支持组织(extracorporeal life support organization,ELSO)正式成立。目前,该技术已被广泛应用于治疗各年龄段、经传统治疗措施失败的、具有潜在可逆性的心肺功能衰竭。至今为止,全球有近5万人接受过这种治疗,总体存活率达到62%。

按照ECMO支持的方式和目的,可分为三种类型:从静脉到动脉(VA)、从静脉到静脉(VV)、从动脉到静脉(AV)。其中VV常用于呼吸支持,VA用于循环支持,而AV用于体外二氧化碳清除。

一、ECMO 设备

ECMO由驱动泵、控制台、氧合器、血管内插管、连接回路管、供氧管、恒浴箱、空氧混合器、不间断电源、紧急驱动器等组成。其中氧合器、血管内插管、连接回路管、供氧管为一次性设备。新型的便携式系统将控制台、驱动泵及氧合器整合成三位一体,明显节约了空间,方便操作、便于携带,而且增加了压力氧合等监测参数。

1. 驱动泵或动力泵 其作用是在体外提供动力,驱使血液在体外连接回路中按一定方向流动。临床上目前常用的有两种类型的驱动泵:滚轴泵、离心泵。

滚轴泵是通过滚动式连续挤压泵管,驱使体外血液单向流动。优点是无论阻力大小保证血流量恒定,并可以提供搏动血流。缺点是体积较大不易移动,而且滚轴挤压对红细胞和血小板有破坏作用,容易产生溶血。泵管内径的粗细、泵管弹性、泵槽直径、泵的转速及泵管的出入口大小,均会影响血流通过的速度和血液破坏的程度。在高流量时,泵速和流量呈线性关系。滚柱对泵管的挤压过紧或过松均会造成血液的破坏。滚轴泵还有管夹、泵槽、泵盖等装置。其中管夹用于固定泵管防止泵管滑移影响驱动效果,泵槽内壁一般为半圆形或圆形,泵盖常透明可观察滚柱运转情况,还可起保护作用,并防止液体或异物进入泵内损伤泵管。一旦打开泵盖,泵即停止运转。滚轴泵遇到管路阻力升高时会通过增加挤压力度来保证流量恒定,因此常易导致泵前负压。为避免过度抽吸,管路中常连接辅助储血装置即血囊,如血囊膨胀充满,则滚轴泵开始转动;如静脉引流量不足,血囊充盈不足,则自动停止供电,使滚轴泵停止转动。

新一代的ECMO常采用离心泵作为动力泵。离心泵由离心泵主机或控制台和离心泵驱动器两部分组成。其中驱动器连接循环管路中的一个密闭圆形薄片容器,称为离心泵泵头。泵头通过带有磁性装置的磁性后室与驱动器耦合连接。当驱动器高速旋转时,带动泵内轮片结构高速旋转,产生涡流和离心力,推动血液前进。产生离心力的同时形成泵头内压力梯度,圆心中部形成低压区,外周为高压区,中心和外周部各开一孔,血液从中心孔低压区进入,通过高速旋转而获得高压从外周孔甩出产生单向流动。其优势是安装移动方便,管理方便,血液破坏小;在合理的负压范围内有抽吸作用,可解决某些原因造成的低流量问题;新一代的离心泵对小儿低流量也易操控。离心泵的缺点是提供非搏动血流,但目前尚无证据表明非搏动血流影响器官灌注。

多数离心泵驱动器为外置,便于散热和调节位置。Jostra Rotaflow驱动器具有集成式流量传感器和气泡探测器,可通过超声检测管路流量。Bio-Medics 泵头为一系列的旋转锥体,最内一个锥体与泵控制仪磁性连接,当其高速旋转时,产生离心力带动外面两个锥体旋转,推动血液向前,预充容积为 80ml。Sarns Delphin 泵头也是靠磁性连接,其内部带有高度光滑的翅片,使其能以相对低的转速产生与前者相同的流量,以减少因高速旋转导致的溶血。与前面两种泵头相比,Jostra Rotaflow 泵头更符合物理学曲线设计的原理。预充容积仅 30ml,可减少预充量和表面积,没有无效腔,没有金属支撑物和轴承可减少机械故障,减少红细胞破坏。血流带动轴承,底座部位不会升温,不会造成血液凝结,减少发生机械故障的风险。

2. 控制台 控制台用于调节驱动泵的转速,并监测 ECMO 体外循环时参数。常见的参数有驱动泵转速、ECMO 流量。通常转速和流量匹配,当高转速伴有低流量时常提示管路阻力高。通过驱动泵超声监测 ECMO 流量,当流量不稳定时,提示管路引流不畅。新一代 ECMO 机器可监测循环通路上各处的压力,包括泵前压、泵后压或氧合器进口压、氧合器出口压,还可监测泵前血氧饱和度或引流血氧饱和度。泵前压反映引流状态,保持在正压状态表明引流通畅,也可是适度负压,但负压越高越容易溶血。负压可由于容量不足、静脉回流不畅、插管位置不佳及管路扭曲等因素引起。泵后压反映经驱动泵加压达到的压力。泵后压与氧合器出口压的差值为跨膜压(ΔP),反映氧合器内部的阻力,如跨膜压进行性升高,提示氧合器内血栓形成。泵前氧饱和度反映引流血氧合状况,泵前氧饱和度高可能是由于再循环导致。应尽可能引流到体内氧合最差的血,以使氧合器发挥最大的效力。

3. 氧合器 氧合器的功能是将膜前乏氧血氧合成富氧血。ECMO 的氧合器有两种类型:硅胶膜型与中空纤维型。硅胶膜型氧合器相容性好,少有血浆渗漏,血液成分破坏小,适合长时间辅助,例如支持心肺功能等待移植、感染所致呼吸功能衰竭。其缺点是排气困难,价格昂贵。中空纤维型氧合器易排气,2~3 日可见血浆渗漏,血液成分破坏相对较大,但由于安装简便,急救时可选用。如病情需要,可待稳定后 1~2 日内再更换为硅胶膜型氧合器。

氧合器需具备下述三个特征:交换膜足够薄以利于氧气和 CO_2 能自由通过;交换面积足够大以利于在有限时间内使氧合器内血进行充足的气体交换;血流和气流在膜两侧相向流动,形成所谓对流以便使气血最大化接触。如果各种原因导致膜厚度增加,膜面积减少,气体氧浓度降低,均将导致 ECMO 氧合血能力下降,发生缺氧。

氧合器监测参数为跨膜压,即氧合器进出口压力差。其数值与流量相关。应避免入口压力过高,一般 <300mmHg。进行性跨膜压升高,常提示抗凝不足,氧合器阻塞,是更换氧合器的指征。还应监测膜后的氧分压和氧饱和度,反应氧合器的功能。另外还可以肉眼观察氧合器内血栓形成情况,定期排检膜渗漏情况。

中空纤维型氧合器的代表为 Affinity 氧合器,硅胶膜型氧合器的代表为 QUADROX 渗透膜型氧合器。后者的原理是气体和血流之间有一层直径 <0.2μm 的微孔膜,可以阻隔细菌、病毒、尘埃,但允许气体通过。氧气和二氧化碳在膜两侧的转移主要通过弥散完成。血液不能通过膜,避免了诸如蛋白变性、溶血、血小板耗竭、氧合性能有限、预充量大、消毒困难、操作繁琐等问题的发生。QUADROX 渗透膜型氧合器与 Affinity 氧合器相比,既能防止气体交换时可能引起的细菌感染,又没有血浆渗漏的可能,不会有微气泡产生。

当出现以下情况之一,应考虑更换氧合器和管路:①氧合器氧合性能下降,不足以保证血液充分氧合;②氧合器内或管路内血栓形成,影响氧合或产生高阻力;③游离血红蛋白升高,尿少等提示溶血;④大量血浆渗漏,蛋白丢失。

4. ECMO 血管内导管 从体内引流血液到氧合器的导管称为静脉引流管,而血液经氧合器氧合后泵回体内的导管称为动脉灌注管。商品化的静脉引流管有蓝色标记,而动脉灌注管为红色标记。

管路阻力是影响 ECMO 循环的重要因素。根据泊肃叶定律,阻力与血液黏滞度和管路长度成正比,与管路内径的四次方成反比。因此管路选择的原则是尽可能选择较短较粗的管路,以减少阻力达到充分引流和灌注。由于管路内径对阻力的影响大于长度,临床上更关注导管内径。商品导管型号常用导管外径表示,单位为 Fr,它代表导管外径为多少毫米。相同尺寸的导管应尽量选择管壁薄且坚固者为佳。带有钢丝缠绕设计的插管弹性好,不容易发生折曲。

静脉引流管的尖端应尽可能靠近心脏,以保持引流通畅。如能获得短而粗的静脉引流管,如长度 20cm、周径 21Fr 的引流管,可经颈内静脉置管引流以获得最大流量。目前临床上常用的成人血管内导管多为长而粗或短而细的导管,因此多数情况下,引流管经下肢股股静脉置管,尖端置于右房开口水平或略低。由于静脉引流管主要作用是引流血液进入管路,可导致血管塌陷或贴壁阻塞管路导致引流不畅,因此静脉引流管一般都具有端孔和诸多侧孔,不易发生堵塞,靠重力及虹吸现象引流静脉血。动脉灌注管内的血流由驱动泵驱动流出,不容易贴壁。为了降低插管的阻力,提高流量,通常需要增加管路的弹性以降低管壁的厚度。选择动脉灌注管的型号也应满足患者流量的需求,尽可能选择更粗的灌注管。

文献中常用"M 值"来衡量插管性能,反映不同型号的静脉和动脉置管所对应的管路流量-阻力。M 值越大表明阻力越大流速越低。根据"M 值"可以大体估计出在特定压力下的流量。标准"M 值"及流量值是在重力落差为 $100cmH_2O$ 情况下测定的。

婴幼儿及儿童进行 VV-ECMO 经常使用薄壁双腔插管,这种类型插管具有两个独立的腔,分别起到引流、灌注功能,由于管路直径需满足一定的要求,因此该种插管在婴幼儿中使用受到一定限制。另外这种薄壁双腔插管在临床使用过程中被证明容易发生折曲。但随着材料技术上的改进,以上缺点正逐步得以克服。双腔插管因其具有创伤小、操作简便的优势,在临床上得到了越来越广泛的应用,目前成人也开始使用这种插管。某些双腔管放置后需经造影或影像定位,如有的引流腔分别在上、下腔静脉有引流口,可充分引流上下腔静脉的乏氧血,而灌注腔位于右心房内,引流腔与灌注腔保留足够距离可减少再循环。

血管内导管常用肝素表面涂层（heparin-coated surface,HCS）技术,在管路内壁螯合上肝素,肝素保留抗凝活性。HCS 技术对 ECMO 的应用起到强大的促进作用。使用 HCS 技术可使血液在低 ACT 水平不产生血栓;可以减少肝素用量、减少炎症反应、保护血小板及凝血因子。因此 HCS 可减少 ECMO 并发症,延长支持时间。

5. 空氧混合器　通过管路分别连接氧气气源和空气气源,为氧合器提供一定流量和氧浓度的空氧混合气。组成包括混合气体的氧浓度表和气体流速表,前者控制混合气体的氧浓度从 21%～100%,后者提供 1～10L/min 的气体流速,主要用于控制二氧化碳清除率。气体流速表还包括流量在 1L/min 以下,最小刻度为 40ml/min 的微量流速表,在小儿使用 ECMO 或脱机时应用。

6. 恒温水箱　在氧合器内除了血流、气流外,还有水流用于保持、调节血液温度,避免低温或高热导致器官损伤。安装水箱时,应注意水流方向。

二、ECMO 时的生理改变

（一）机体对缺氧耐受的能力　正常状态下的氧输送 DO_2 是指单位时间里（每分钟）心脏通过血液向外周组织提供的氧含量,它是由 SaO_2、Hb 和 CO 三者共同决定的: DO_2（ml/min）= $1.36 \times SaO_2 \times Hb \times CO \times 10$。氧消耗（ VO_2　ml/min）为机体每分钟实际消耗的氧量, $VO_2 = 1.36 \times CO \times Ca-vO_2 \times 10$。氧消耗与氧输送的比值为氧提取率（ O_2ext ）。机体在正常代谢状况下, DO_2 约为 1000ml/min, VO_2 约为 200～250ml/min,即 O_2ext 仅为 20%～25%,已能满足组织氧代谢的需要。

当代谢率保持恒定时,如全麻状态下,即使氧输送明显下降,机体也可通过提高 O_2ext 来保证 VO_2 满足氧代谢的需求,此时 VO_2 与 DO_2 为非依赖性。 O_2ext 最高可达到 70%。超过 O_2ext 的极限后,若 DO_2 进一步下降,可使 VO_2 不能通过 O_2ext 的升高来保持不变,导致 VO_2 随 DO_2 变化而变化,即 VO_2 与 DO_2 呈依赖性。此时 VO_2 不能满足氧需求,机体存在缺氧。正常成人氧需求为 3～4ml/（kg·min）,而氧输送可达到 20ml/（kg·min）,因此即便是氧输送下降到正常值的一半,由于 O_2ext 代偿性的提高,氧输送与氧消耗仍在非依赖区,机体仍然没有缺氧。

当动脉氧饱和度 SaO_2 为 100% 时,混合静脉血氧饱和度（ SvO_2 ）可以反映 O_2ext 。即 $SvO_2 = 1 - O_2ext$ 。当 SvO_2 为 80% 时, O_2ext 为 20%;而 SvO_2 为 50% 时, O_2ext 为 50%。

理论上说正常状态下 O_2ext 为 20% 时, DO_2 与 VO_2 的比值为 5:1。当 DO_2 下降且 O_2ext 达到阈值 70% 时, DO_2 与 VO_2 的比值为 1.4:1。如 DO_2 进一步下降,将会导致组织缺氧,乳酸升高。假定导致 DO_2 下降的原因是动脉性缺氧,一个体重为 60kg 的成年男子动脉血氧饱和度为 35%, CO 为 5l/min,Hb 为 140g/L, DO_2 仍可达 333ml/min, VO_2 可达 238ml/min。也就是说在生理条件下如氧需保持不变,患者有可能在氧饱和度 35% 时存活。如果在病理条

件下,出现炎症反应等高氧代谢状态,氧需将发生改变。此时氧需成倍增加由 4ml/（kg·min）上升到 8ml/（kg·min）,对于上述患者此时氧需已从 240ml/min 上升到 480ml/min,若 CO 仍 5l/min,Hb140g/L, O_2ext 70% 时,氧饱和度需达到 70% 以上才能保证不缺氧。必须强调的是,在生理状态下估算动脉氧饱和度的 35% 和病理状态下的 70% 都处于临界状态,而非 ECMO 氧饱和度的目标。理论上,应保持混合静脉血氧饱和度在 75% 以上,才是 ECMO 的治疗目标。此时 O_2ext 为 25% 时, DO_2 与 VO_2 的比值为 4:1。

（二）ECMO 时的气体交换原理

1. 氧合作用　气体在氧合器中通过气血膜进行交换,膜两侧气体的压力梯度是气体交换的驱动力。氧合器中血液氧合的状况受到氧合器效能的影响,总体反映氧合器效能的因素称为额定流量（rated flow）。

（1）额定流量:是指单位时间内某一氧合器将 75% 的血氧合到 100% 时能氧合的最大血流量。在额定流量以下,单位时间内氧合器供氧量受 ECMO 血流量的影响,甚至呈线性相关。然而如果 ECMO 血流量超过额定流量,将不能充分氧合,不再额外增加供氧量。额定流量受到氧合器表面积、膜材质、膜厚度,氧合器应用时间等因素的影响。AVECOR0800 氧合器膜面积 0.8m^2,每分钟供氧量为 50ml/min,AVECOR1500 氧合器膜面积 1.5m^2,每分钟供氧量为 90ml/min。新一代的 2.5m^2 膜面积的 Affinity 氧合器及 1.8m^2 膜面积的 QUADROX 氧合器每分钟供氧量甚至可达到 400ml/min 以上。如果将血红蛋白为 140g/L 的氧饱和度为 75% 的静脉血氧合到 100%,此用 AVECOR0800 氧合器,额定流量 = 50/（1.36 × 140 × 25%）= 1.05L/min。如果用 AVECOR1500 氧合器,额定流量 = 90/（1.36 × 140 × 25%）= 1.89L/min。如果用 Affinity 或 QUADROX 氧合器,额定流量 = 400/（1.36 × 140 × 25%）= 8.4L/min。实际推荐的流量范围为 1～7L/min。

（2）供氧流量:氧合器供氧量和血流量比值应为 1:1。根据氧离曲线,当氧分压 >100mmHg 时,氧分压对氧含量的贡献很小。使用高流量吸氧虽然可使氧分压有所上升,但氧分压从 150mmHg 增加到 500mmHg,氧含量仅增加 1.4ml/dl。因此进一步提高 ECMO 氧合器供氧量对氧合影响很小。

（3）混合静脉血氧含量或氧饱和度:VV-ECMO 时经 ECMO 氧合器氧合的血回到体内静脉系统,与体内未氧合的静脉血在肺动脉混合。最终的混合静脉血氧含量或氧饱和度应由这两部分血氧含量或氧饱和度分别乘以各自流量,再除以心输出量获得。

VA-ECMO 时经 ECMO 氧合器氧合的血直接回流到动脉系统,而混合静脉血氧含量或氧饱和度反映经外周组织摄取利用后残存的氧含量,可以直接反映全身氧代谢状况,以及是否存在组织缺氧。

（4）动脉血氧含量或氧饱和度:VV-ECMO 时经 ECMO 氧合器氧合的血回到体内静脉系统中,与体内未氧合的静脉血在肺动脉混合,然后再经肺氧合。最终的动脉血氧含量或氧饱和度受到 ECMO 膜氧合与肺氧合这两部

分的共同影响。

VA-ECMO 时一部分血液经 ECMO 氧合器氧合后直接泵入动脉系统,而其余血液经肺氧合,再经心脏泵到动脉系统。这两股不同氧合状况的血液在动脉系统交汇。置管方式、心功能状况及 ECMO 流量影响不同部位动脉氧合状况。如股动静脉置管 VA 方式,置管部位远端肢体氧饱和度为 100%,氧分压可达 500~600mmHg。若患者为严重 ARDS,肺功能极差,而心脏射血量较多时,此时经肺氧合的血可能灌注上半身,上肢尤其是右侧肢体的血可能仍处于乏氧状态。

(5)再循环:理想状态下,ECMO 应引流体内最乏氧的血,以期发挥氧合器的最大作用。然而在 VV-ECMO 时,由于引流管与灌注管的位置相距较近,或静脉系统总体容量不足,可能导致一部分刚被氧合后回到体内的血液又重新被抽吸到体外再次氧合,称为再循环。股动静脉 VA-ECMO 时,如心脏本身仍有较大的心输出量,经体外氧合的血返回动脉系统后主要灌注下半躯体,灌注后又从股静脉被引流到体外,再次氧合导致再循环。再循环明显降低 ECMO 的效率,实际有效循环量=ECMO 流量-再循环量。然而再循环量的计算非常复杂。在 VV-ECMO 时,从上下腔静脉、冠状窦及 ECMO 灌注回流的血都有可能被引流到体外或直接返回心脏。此时减少再循环的方式是确保引流通畅的前提下,保证引流管与灌注管间隔一定的距离,约 10~15cm。在 VA-ECMO 时,减少再循环的方式是避免引流管和灌注管同在下半身或上半身。如从股静脉引血而从颈动脉灌注,可适当减少再循环。

2. CO_2 清除作用 ECMO 时 CO_2 清除是通过氧合器中气血膜两侧 CO_2 压力梯度来驱动。血中 PCO_2 大于吸入气体 PCO_2,因此血 CO_2 向气体中弥散而被清除。影响 CO_2 清除的因素有氧合器供气流速(sweep gas flow)、气流中 CO_2 浓度、膜面积等。

与氧合状况相反,在 PCO_2 正常水平以下,PCO_2 对血液中 CO_2 含量的影响几乎呈线性相关。PCO_2 从 52mmHg 下降到 40mmHg,CO_2 含量可能下降 12.5ml/dl。增加供气流量能有效增加血 CO_2 的清除量。

(三)ECMO 时的血流动力学 ECMO 对血流动力学的影响是全方位的,不同的模式、连接方式、参数设置对前负荷、心肌收缩力、后负荷的影响各不相同。临床常用的血流动力学指标,其获取方式各不相同,解读诠释需考虑患者当时的临床表现、测量的影响因素等。由于 ECMO 对一些临床血流动力学指标的测量有影响,如 VV-ECMO 对 $ScvO_2$ 的干扰、VA-ECMO 对 CVP 的影响。因而 ECMO 时,某些血流动力学指标被赋予了新的意义。

1. VA-ECMO 不同的置管方式具有不同的血流动力学特征。股静脉引流、股动脉灌注时,经 ECMO 氧合的血和经肺氧合的血在主动脉混合,各器官的灌注取决于两股血流的比例。通常认为上半身包括心、脑等重要器官由经肺氧合血灌注,而下半身腹腔内脏及下肢由经 ECMO 氧合血灌注。股静脉引流、颈动脉灌注方式可保证全身除心脏以外大部分组织的灌注,而心脏自身灌注由来源于主动脉根部冠脉血流灌注,其通常认为是经肺氧合的血液。如果

患者自身肺功能极差,为了改善心脏的灌注,可以再留置一根相对细的灌注管,将灌注血液分流一部分到股静脉或颈静脉返回心脏,即所谓的静脉-动脉-静脉(VAV)方式。这样可以保证一部分氧合的血返回心脏,但分流量较难把控。

离心泵驱动器提供的是持续血流,此时随 ECMO 流量的加大,由心脏泵出的血流量将逐渐减少,表现为脉压逐渐下降。当动脉血流量几乎完全由 ECMO 提供时,此时出现仅有平均动脉压而无脉压的现象。有人把这种现象称为心肌顿抑。心肌顿抑的发生率 2.4%~38%,表现为心电活动正常,而脉压<10mmHg。超声提示心脏几乎无运动。最可能的机制为后负荷增加,高速血流流向直对主动脉瓣,导致过重的后负荷,阻止左室射血。此外还可能受再灌注损伤、代谢等因素影响。

2. VV-ECMO VV-ECMO 时因不影响回心血流量,对血流动力学的影响较小。然而,对于严重缺氧患者,由于 VV-ECMO 可改善机体缺氧,降低二氧化碳,纠正了机体的代偿反应。缺氧的纠正可以降低肺动脉痉挛发生率,降低肺动脉压,从而降低右心室后负荷,对右心系统提供保护,有利于稳定血流动力学。

3. AV-ECMO 依靠动静脉压力差驱动的 AV-ECMO 明显影响血流动力学。不同 ECMO 管路的管径对循环存在着影响。通常选择 13Fr 的动脉管、15Fr 的静脉管,此时分流量可达 1~2.5L/min,为常规心输出量的 20%~50%。此时需要代偿性增加心输出量才能维持血压的恒定。

4. ECMO 时的血流动力学监测 ECMO 时对血流动力学和氧输送的影响很大,使得常规的血流动力学监测方式可能不适用。

常规的心输出量测量方式为热稀释法测量,通过注射室温水或冰水造成血温变化。测量随时间变化的血温变化曲线而得到 CO。然而由于引流管抽吸作用,导致注射液体可能被抽到体外,造成注射容积不准确。还有大量的血液在体外循环,使得基础血温不恒定,VA-ECMO 时造成右向左分流等因素也会影响 CO 测量数据准确性。

脉搏轮廓法也是测量 CO 的方式之一,它是基于生理学原理,脉压(PP)和每搏量(SV)成比例,根据 PP 特性,计算 SV 而得到 CO。然而,脉搏轮廓法常需要间歇的热稀释法校准,而后者难以准确获得。更重要的是,在 VA-ECMO 出现非搏动血流时,脉搏搏动将减弱或消失。

心脏超声可能是 ECMO 时最可靠的心脏功能评估工具。使用心脏超声可评估即时的心脏容量状态、心脏收缩舒张功能和心脏做功。常用的参数包括左室内径、左室容积、射血分数、左心室等容收缩期压力最大变化速率(dp/dt_{max})、每搏输出量等。

由于 ECMO 对血流动力学监测手段的影响,使一些常用的血流动力学参数在解读时也需结合 ECMO 工作方式来进行。VV-ECMO 不影响回心血量,对中心静脉压(CVP)影响较小,而 VA-ECMO 由于需从中心静脉或右心房引流血液,有可能会使 CVP 测量值偏低。在股静脉引流、上腔静脉灌注的 VV-ECMO 患者,可导致 $ScvO_2$ 测量值

偏高。而在 VA-ECMO 患者，平均动脉压（MAP）的测量值则可能受监测部位的影响。若在下肢动脉监测 MAP，其主要受 ECMO 回流至主动脉的灌注血流的影响。若在上肢动脉监测 MAP，则取决于经 ECMO 氧合的血和经肺氧合的血在主动脉混合的位置。混合位置在锁骨下动脉开口的近心端，MAP 主要受 ECMO 灌注血流影响；反之则主要受心输出量的影响。

三、血管内导管插管方式及技术

由于 ECMO 支持类型、年龄、体重及具体临床情况的不同，其血管内置管技术和方式也各异。插管方式根据年龄不同，可分为婴幼儿、儿童及成人，根据目的不同，可分为静脉-动脉（VA）、静脉-静脉（VV）等。

1. 婴幼儿 ECMO 支持方式的选择　婴幼儿的血管细小，所以插管尤其困难。插管的方式依据所选用 ECMO 的方式、体重以及具体的临床情况来决定。如果心肺功能均需要支持，推荐采用 VA 方式。仅需呼吸支持，采用 VV 模式，但插管困难时，也可以采用 VA-ECMO。

（1）VA-ECMO 时的插管：最常用为右颈内静脉-颈总动脉。这是由于婴幼儿的脑组织占体重比例较大，所以供应头部的血管相对较粗大，插管也相对比较容易。有时候也采用中心插管，但是婴幼儿的升主动脉较细，在流量较高的情况下容易导致左心室射血阻力增加。

（2）VV-ECMO 时的插管：通常采用双腔静脉插管，经由右颈内静脉插入右心房。这种插管取决于右颈内静脉的内径，目前最细的双腔静脉插管是 12F。如右颈内静脉过细，将会给插管带来困难。当颈内静脉过细而不能进行双腔插管时，也可进行颈内-股静脉插管。此时可将颈内静脉导管作为灌注管，股静脉导管作为引流管。引流不一定十分满意，但可以减少再循环血量，较好地提高血氧饱和度。

2. 儿童及成人插管方式的选择　10kg 以上儿童的血管内径与成人类似，插管的方式也有较多选择。VA-ECMO 多用于心肺功能不全的支持，包括心脏术后脱离体外循环困难。而 VV-ECMO 多数用于呼吸功能不全的支持。

3. 置管技术　置管是否成功是进行 ECMO 的前提条件。普通的血管内导管周径为 4~7Fr，而 ECMO 血管内导管周径为 15~21Fr。ECMO 导管置入要比普通导管更为困难。常见的置管方式有血管切开技术、半切开技术和穿刺技术。

（1）经皮穿刺插管：经皮穿刺置管是动脉、静脉置管都可以采取的穿刺方式。动脉穿刺置管可以减少插管远端肢体缺血，拔管后通过血管缝合避免动脉狭窄或者假性动脉瘤。随着插管技术和插管质量的不断改进，经皮穿刺置管的应用越来越广泛。

穿刺采用所谓 Seldinger 技术，即导管导丝交换技术。以股静脉穿刺置管为例，患者取仰卧位，术侧下肢外展，选择腹股沟韧带中点下 2~3cm 股动脉搏动最强点内侧为穿刺点，皮肤常规消毒，铺无菌单，普鲁卡因或利多卡因局部麻醉。穿刺针穿中股静脉后，导丝循穿刺针进入血管腔

内，退出穿刺针，以尖刀切开皮肤约 1cm，将细扩张器循导丝扩张皮下隧道，退出细扩张器，更换粗扩张器循导丝再次扩张皮下隧道，退出粗扩张器，最后将带有导芯的导管循导丝置入血管腔内，退出导丝和导芯。在进行穿刺置管的过程中，应确保导丝没有阻力，使用扩张器扩张皮下隧道时应确保扩张器无阻力的通过导丝。避免导丝在血管内打折，导致扩张器进入困难，置管失败。

（2）切开置管技术：切开技术是指使用外科手术方式切开血管置入导管，它适用于各种置管方式。以股动脉置管行切开术为例，患者仰卧位，术侧下肢外展，选择腹股沟韧带中点下 2~3cm 为切开部位，做皮肤常规消毒，铺无菌单，普鲁卡因或利多卡因局部麻醉。在切开部位做大约 3~4cm 长度横切口，暴露游离股动脉。分别在股动脉血管下穿过粗棉线 2 根，血管切开部位近端和远端各一根，先将血管远端结扎。然后牵引远端棉线将血管提起，再在近端棉线远侧将血管剪一小口，迅速插入导管，结扎近端棉线以固定血管内导管。优点是操作确切简便，缺点是可能导致远端缺血，必须置入转流管进行远端肢体灌注。

（3）半切开置管技术：半切开技术是指外科手术切开皮肤，分离血管再使用血管穿刺技术进行血管内置管。以颈静脉置管为例，患者仰卧位，头偏向对侧，选择锁骨上方大约 2cm 处，胸锁乳突肌胸骨头、锁骨头之间为切开部位。皮肤常规消毒，铺无菌单，普鲁卡因或利多卡因局部麻醉。做一个长约 1.5~2cm 的横向切口，分离暴露颈内静脉，观察静脉直径，选择合适口径静脉插管。使用穿刺针在切口上方 2cm 处穿刺皮肤，在颈部切口上方进入颈内静脉，也可以进入切口视野，在切口处直视进入颈内静脉。插入导丝，直至右心房，退出穿刺针。通过导丝置入扩皮器。皮肤出口使用锐器轻轻扩大，将插管通过导丝直视下插入静脉，缝合切口固定插管。

（4）左心房插管：不管任何年龄段的患者，在左心功能非常差的情况下，由于左心室不能有效将左心内血液射出，导致左心室胀满，不利于心功能恢复，需要安置左心房引流管，将血液引流至静脉端，然后通过泵泵入体内。

4. ECMO 插管常见问题　ECMO 插管经常会遇到一些问题。充分的术前准备、对插管医师进行培训，大多数问题都能够避免或者减少，进而减少 ECMO 支持期间插管相关不良事件的发生。

（1）引流管或静脉置管常见的问题：包括静脉插管困难、静脉破裂、引流不畅、远端缺血等。

1）置管困难：在新生儿或者儿童，因为静脉过细，插管相对较粗；患者容量不足；切口较小，静脉游离不充分等情况都会导致静脉插管困难。有时候患者的头过伸或者扭曲过度，致使锁骨或者第一肋骨阻碍静脉插管的进入，也会造成颈内静脉插管困难。气胸、膈疝以及胸腔积液也可以导致纵隔严重移位，致使插管困难。成人的股静脉插管困难比较少见，但是应正确使用导丝、扩张器等，多数能够顺利插入。

2）静脉破裂：新生儿插管时，由于血管较细小，插管困难，容易导致静脉破裂，使插管更为困难。这种情况下要想安全快速插管，最重要的是使用阻断钳控制血管。使

用导丝引导置管,缝置牵引线,静脉套带等等,都有助于插管。拔管时结扎荷包线止血,如果静脉破裂不能进行插管,可改为中心插管。

3）引流不畅:当管路扭曲,插管位置不当,容量不足,可能导致静脉引流不畅导致灌注流量不够,不能提供满意的支持。此时应检查管路是否通畅,胸部 X 线检查或超声确定插管位置是否合适,必要时调整插管位置,补足容量。

4）远端回流不畅:当静脉置管过粗,导致远端血液回流不畅,可造成置管远端肿胀。如股静脉置管,可导致下肢肿胀甚至下肢坏死,小儿颈静脉插管远端引流不好可导致颅内压增高,增加神经系统并发症发生率。远端肿胀多在短期发生,解决办法是选择合适口径静脉插管,在静脉插管部位进行荷包缝置,而不阻断插管远端静脉。并严密监测远端肢体,定期测量插管下肢固定位置的周径,并做记录;严密观察插管下肢温度、颜色以及甲床血运。或者行插管下肢插管远端超声检查,密切关注插管远端血供。

（2）灌注管或动脉系统常见的问题:股动脉置管肢体远端最易发生缺血。虽然存在髋关节动脉网作为插管远端下肢的侧支循环,但是长时间 ECMO 支持下难以代偿,一些患者仍可出现置管侧的下肢缺血。解决方法是从股动脉置管分出转流管,对置管远端肢体进行灌注。给肢体远端进行供血的动脉分支不必太粗,通常使 7～8Fr 动脉穿刺针就可保证插管远端血供。足背动脉穿刺测压可了解插管下肢远端血供情况,如果<50mmHg 应该设法增加血供。通过超声多普勒也可了解下肢血流。当 ECMO 结合 IABP 时,进行 ECMO 和 IABP 可以分别放置在两侧不同的股动脉中。

5. ECMO 拔管技术　经过一段时间的 ECMO 支持后,综合评价患者可以脱离 ECMO 时,需要拔除插管。

（1）静脉的处理:新生儿颈内静脉拔管后可以结扎,一般情况下患者能够耐受,但是容易造成一些脑部并发症。静脉上缝置荷包线,这样拔管后可以结扎荷包线止血,最多静脉会有狭窄,而不至于堵塞,有条件的也可以修补静脉,需要有牛心包或者自体心包。股静脉不能结扎,拔管后必须恢复股静脉通畅。

（2）动脉的处理:股动脉拔管时可以用滑线缝合血管壁切口,或者用生物材料修补血管壁,颈总动脉的处理同股动脉。血管缝合常用二定点连续缝合,在两对端做水平褥式外翻缝合打结,然后分别向中点连续贯穿缝合,完成前壁缝合打结后,将血管翻转180°,用同样的方法完成后壁缝合。如果血管断端不易移动,可先在腔内缝合后壁,然后在腔外行前壁缝合。还可采用 Carrel 三点法缝合血管,第一定点在吻合口后壁中央或者最深部位,另外两点位于其两侧,三点将周长均分为三等分,在三点之间行外翻褥式缝合或者单纯缝合。

四、VA-ECMO

在各种原因导致低心排血量综合征时,VA-ECMO 将静脉血经静脉引流管引出体外,氧合后经动脉插管泵回体内,一方面经氧合器氧合静脉血,可提高动脉血 PaO_2,另一方面静脉血经驱动泵加压泵入动脉,为动脉系统提供高的充足的血流和灌注压力,既可替代因严重呼吸衰竭而导致的低氧,又可替代因各种原因导致的低心排血量综合征,保证提供足够的氧供。

（一）循环支持的适应证　ECMO 因其强大的心肺功能支持并且操作相对简单而应用非常广泛。在面临顽固性休克令许多医师束手无策时提供了新的循环支持选择,而使得许多重症患者的抢救成功率明显上升。在循环支持方面常见的适应证包括心脏外科手术后低心排血量综合征、心肺复苏、爆发性心肌炎、病因去除前的循环支持、婴幼儿感染性休克、儿童及成人感染性休克合并严重低氧或心功能抑制、心脏移植前的过渡。

1. 心脏外科手术后低心排综合征　低心排综合征,即低心排血量综合征(low cardiac output syndrome, LCOS),简称低心排,是心脏外科最严重的生理异常,是导致术后患者死亡主要原因之一。如心输出量指数降低至 3L/(min·m^2)以下,且有周围血管收缩,组织灌注不足的现象,称为低心排血量综合征。常见原因有心脏畸形矫治不满意、有效循环血量不足;阻断循环导致心肌损害,缺氧或酸血症、心律失常、心脏受压、心肌梗死、术前心功能较差、肺动脉高压等。通常机制是低温体外循环期间心肌能量供需失衡而导致。主动脉阻断后心肌代谢由有氧代谢转变成无氧代谢,能量生成锐减,难以维持细胞正常代谢的需要。细胞膜钠泵的功能发生障碍,大量钠离子滞留在细胞内造成心肌水肿。无氧代谢终产物乳酸增多引起细胞内酸中毒,使心肌细胞受损害。缺血缺氧期间左心室内膜下心肌缺氧最严重,局部代谢产物堆积,心内膜下微血管扩张。保护不好的心肌,在缺血期间可发生较严重的心肌结构损伤,细胞膜通透性增加,毛细血管完整性遭到破坏,恢复血流灌注后大量水和电解质可在短时间内进入细胞,加重心肌水肿,使心内膜下血管阻力增加,血流量减少,内膜下氧的供需失衡进一步加重,最终发生内膜下出血坏死。

心外科术后低心排综合征是最常见的应用 VA-ECMO 支持指征,一个心脏中心每年进行 ECMO 支持的数量可被用于评估该中心的技术水平。VA-ECMO 可以改善器官灌注,等待心肌损伤恢复。

2. 超长心肺复苏　超长 CPR 是指超过一般复苏时限而进行的长时心肺复苏,通常超长 CPR 的时间>30 分钟,包括开始复苏前心搏骤停的时间和复苏抢救的时间。如果临床复苏中有一度或反复出现自主循环,此时超长 CPR 应从自主循环最后一次恢复后再次出现心搏骤停,开始 CPR 算起>30 分钟为宜。至于超长 CPR 的上限从严格意义上讲没有确切的时限,要依患者的具体情况而定。曾有报道 CPR 长达 5、6 小时,甚至 24 小时。美国心脏协会曾提出,只有基础生命支持及进一步心脏生命支持失败,才是医学干预无效、终止复苏的标准。

超长 CPR 主要应用在以下几个方面:①特殊病因导致的心搏骤停,如溺水、低温、强光损伤、药物中毒等,实施超长 CPR 成功率较高;②特殊群体的心搏骤停,尤其是 5 岁以下儿童、孕产妇终止心肺复苏时需特别谨慎;③特殊医疗环境下出现的心搏骤停,主要是指在手术麻醉的状态下。此时有麻醉低代谢的前提,加之监护与治疗设施齐备,及训练有素的复苏人员,有人称为超长 CPR 理想场所。心搏骤停患者抢救成功率不高,是宣布患者死亡前的最后一道关口,掌握适当的超长 CPR 应用范围,有助于改善 CPR 的成功率。

VA-ECMO 在超长心肺复苏中是一个重要的选择,尤其是在病因明确但短期内难以去除时能发挥重要作用。VA-ECMO 在一定时间内可以替代部分和全部心肺功能,创造时机等待去除病因。使用 ECMO 进行 CPR,有研究者称之为 ECPR。法国 Massetti 回顾从 1997 年 6 月—2003 年 1 月,40 例应用 ECMO 的顽固性心搏骤停患者,18 例存活 24 小时,8 例最终存活出院。另一项为期 3 年的前瞻性观察研究比较应用 ECPR 与传统 CPR 对于院内心源性心搏骤停的优劣。有 113 例纳入传统 CPR 组,59 例纳入 ECPR 组。结果发现接受 ECPR 的非匹配患者,其出院存活率高于传统 CPR 组,1 年存活情况也好于后者。在美国 Arkansas 儿童医院,6 年 32 例患儿进行了 34 次 ECPR,出院存活率高达 73%。近年来 ECPR 改善 CPR 预后的关键是某些医院成为了 ECMO 中心,其中有训练有素的 ECMO 团队,有总协调员负责掌握调度,技术人员随时待命,病房每天有一套已预充的管路,可在数分钟内将 ECMO 启动运转起来。总之,ECPR 可改善约 20% 成人/40% ~ 70% 儿童 CPR 患者的生存率,缩短心搏骤停到建立 ECMO 的时间以及训练有素的 ECMO 团队可能进一步改善预后。

3. 爆发性心肌炎　由病毒、立克次体、细菌、原生动物或药物中毒等引起的爆发性心肌炎,可导致严重左心功能不全,多器官功能衰竭。当常规治疗措施如大剂量血管活性药物及 IABP 治疗失败时,可考虑使用 VA-ECMO。

Acker 研究 135 例机械循环辅助患者,比较了 ECMO 与心室辅助装置即 VAD 的作用。结果发现 37 例 ECMO 支持患者存活率达到 70%,优于心室辅助装置的 30% ~ 78% 存活率。在 75 例年龄 30 岁左右的爆发性心肌炎患者中,当应用大剂量血管活性药物或出现心搏骤停患者中进行 VA-ECMO 支持,支持时间为 171 小时,存活率达到 60%。

总之,VA-ECMO 在爆发性心肌炎中的治疗成功率可达 60% ~ 70%,可作为一线治疗选择。而且由于操作便利,文献报道在心肌炎的疗效优于心室辅助装置,避免了心脏移植。

4. 其他病因去除前的循环功能支持　心肌梗死后心源性休克也是其适应证之一,可在冠脉血运重建前提供血流动力学支持。可减少大剂量血管活性药物的应用,减轻氧耗,减少心脏负荷,恢复舒张期心脏灌注。也有个案报道在爆发性肺栓塞引起的顽固性休克时,ECMO 可以提供有效的血流动力学支持,改善低氧血症并降低右心负荷,改善体循环低灌注,为其后的溶栓和取栓创造时机。

5. 感染性休克　分布性休克并不是 ECMO 的适应证,但是在婴幼儿可明显改善预后,对儿童和成人则作用有限。因为感染性休克患者的血流动力学特征为高排低阻。理论上说对于已通过自身调节机制提高了心输出量的感染性休克患者,再额外增加心输出量似乎并无好处。

然而感染性休克的血流动力学和氧代谢是复杂而多变的,VA-ECMO 在某些临床状态通过改善血流动力学和氧输送,可能对感染性休克的治疗起到积极的作用。

(1) 婴幼儿感染性休克:新生儿,感染性休克的血流动力学特征与成人迥异。在新生儿,感染性休克引起的主要改变是肺血管收缩,继发严重低氧,肺动脉高压,最后导致右心衰,同时左心功能受损和心输出量下降。此时采用 VA-ECMO,一方面提供充分氧合的血液,即可抑制肺血管的收缩,另一方面从右心向左心输送高氧合的动脉血流,减轻右心负荷,并弥补心输出量不足引起的组织灌注恶化,改善预后。对于新生儿脓毒症,应用 ECMO 治疗的存活率能达到 70% ~ 100%。目前美国重症医学会发布的儿童感染性休克指南推荐:对新生儿,ECMO 可用于治疗对儿茶酚胺类药物反应差的难治性休克。在一篇回顾性研究中 2605 个婴儿感染性休克患者存活率达 73%。

(2) 儿童感染性休克:较大的儿童感染性休克的血流动力学特点类似于成人,主要是血管张力改变,伴有心输出量增高,因此 ECMO 作用有限。最近有研究发现:无心源性因素的感染性休克儿童患者应用 ECMO,随着年龄的增长,存活率逐渐下降,这与儿科感染性休克患者血流动力学特点相吻合。而对儿童,基于循证医学证据,只有儿茶酚胺抵抗、常规休克针对性治疗完全失败的,才考虑应用 ECMO。Ferdman 报道了 3 名革兰阳性球菌脓毒症的儿童,合并严重心功能抑制,其中两人为重度左心室扩张、收缩功能下降,一人为轻度左心功能不全伴进展性快速房性和室性心律失常,在积极应用 ECMO 后好转。Boca 观察了 9 名血管活性药物不敏感而应用 ECMO 的难治性休克患儿,平均年龄为 12 岁,平均血管活性药物用量为 $4\mu g/(kg \cdot min)$ 的肾上腺素加 $3.5\mu g/(kg \cdot min)$ 的去甲肾上腺素,用药剂量远远超过儿童常规的最大剂量。在应用 VA-ECMO 24 小时后,其中 7 人停了正性肌力药物,最终有 5 人完全康复。

ECMO 的模式对儿童感染性休克患者的存活率也有影响。VA-ECMO 可提供呼吸和循环两方面功能的支持,对常伴有不同程度心功能抑制的感染性休克患者更适宜。而 VV-ECMO 可用于纠正低氧血症和高碳酸血症,但同时其也能改善冠状动脉氧供,间接改善心脏功能。Skinner 等对非心源性脓毒症儿童进行研究,发现 VV-ECMO 的存活率高于 VA-ECMO(79% vs 64%,$P<0.001$),这可能得益于 VV-ECMO 并发症相对较少,同时避免了 VA-ECMO 引起的心肌顿抑,有利于保护正常心功能,更好地改善肾脏和组织灌注。ECMO 置管部位也对儿童感染性休克的预后有影响。有研究发现,采取中心通路即通过开胸在右房和主动脉放置 VA-ECMO 管路比常规外周通路即股动静脉或颈动静脉置管的患者存活率高。这可能与在中心血管放置管路可获得更高的血流速,能尽早逆转休克和器官功能障碍有关,同时因为中心通路置管位于主动脉,相比于外周通路,对改善冠状动脉和脑灌注更有帮助,有利于心功能的恢复和降低神经系统并发症的风险。

(3) 成人感染性休克患者应用 ECMO 的研究:相对于在儿童感染性休克治疗中广泛应用 ECMO,现阶段尚无指南支持 ECMO 可有效治疗成人感染性休克。但不乏一些个案报道显示成人感染性休克患者应用 ECMO 也可取得较好的效果。Vohra HA 报道了一名漏斗胸术后患者伤口感染,引起感染性休克合并严重心功能抑制,其射血分数在 5% ~ 10%,在使用 VA-ECMO 后可停用正性肌力药,维持灌注满意,最终在感染控制后康复。MacLaren G 也报道一名 29 岁 H1N1 肺炎合并严重感染性休克患者,其去甲肾上腺素达到 1.4μg/(kg·min)。患者表现为严重低氧,当常规机械通气及高频振荡通气无效,同时心脏超声证实有双心室功能抑制,左室射血分数仅 10%,应用 VA-ECMO 后氧合及循环很快维持满意,灌注指标改善。2 周后完全撤除机械辅助装置。值得注意的是,本例患者也采用了开胸中心通路(右心房、降主动脉)放置 ECMO,从而减少了整个机械辅助(包括左心辅助装置)时期抗凝剂的用量,且没有因管路堵塞更换增加额外风险,可能对最终预后也有一定的帮助。对伴有感染性休克的围术期患者,ECMO 也可起到一定的辅助治疗作用。年龄可能是影响 ECMO 治疗感染性休克的独立预后指标。对于 60 岁以上的难治性感染性休克患者应用 ECMO 死亡率是 100%。

总之,ECMO 可作为感染性休克患者恢复的桥梁。对于婴幼儿感染性休克,推荐使用 ECMO 治疗。对于合并严重缺氧和心功能下降的儿童及成人感染性休克患者,ECMO 的潜在益处是提供临时的呼吸循环支持,避免为维持呼吸而被迫采用高呼吸机条件,引起呼吸机相关的压力伤和容积伤,以及部分替代脓毒症时顿抑的心肌功能,改善外周灌注和氧合,为原发病的治疗提供机会。

(二)置管位置的选择　常用的置管方式有两种:外周置管包括股动脉插管和颈内静脉-颈总动脉插管;中心置管即右心房-升主动脉插管。

1. 股静动脉置管　股静动脉 ECMO 是将静脉插管从股静脉置入,插管向上延伸至右房,引出的静脉血在氧合器中氧合,经泵驱动从股动脉注入体内。可将 80% 回心血流量引流至氧合器,降低肺动脉压和心脏前负荷。该方法在临床较为常用。但可能存在由股静脉血引流到股动脉,再经股动脉灌注组织器官回到股静脉,这样主要在躯体下半身循环,未引流上半身的缺氧血。替代的方式是,经颈静脉引流血从股动脉返回。由于不同患者心脏的残留功能不一致,经肺氧合心脏泵出的血流和经 ECMO 氧合股动脉泵入的血流在主动脉内交汇。如若此时肺功能差,经肺血流氧合不佳而心功能较强,可能导致上半身尤其是冠状动脉和脑组织由乏氧血灌注。监测右上肢或右耳垂血氧饱和度可评估上半身的氧合状况。另外 VA-ECMO 时回心血量减少,导致肺循环血流减少,增加了肺循环血栓形成的危险性。经验认为,应保持 10% ~ 20% 的回心血量并保持主动脉瓣开放,可避免肺循环及心室内血栓形成风险。定期使用超声监测主动脉瓣是否开放,或监测动脉血压,保持 10 ~ 20mmHg 的脉压,从而保证心脏射血,避免血栓形成。

股动静脉置管的另一个常见问题是,股动脉置管侧肢体远端缺血。应持续监测动脉置管侧肢体远端的灌注,可用血管超声或测量远端血压的方法评估。如有灌注不足

的可能时,在股动脉置管处远端置入转流管,通过分流一部分灌注血流保证远端肢体灌注。

股动脉插管型号一般为 15 ~ 17Fr,股静脉插管为 17 ~ 21Fr。股动脉插管插入深度为插管侧孔后 5 ~ 8cm,股静脉插管深度为 30 ~ 40cm。

2. 颈内静脉-颈动脉置管　颈内静脉-颈动脉转流是目前婴幼儿 ECMO 最常用的方法。一般通过颈内静脉插管,经右房将血液引流至氧合器,氧合血通过颈动脉插管至主动脉弓输入体内。优点是可降低肺动脉压力,依赖人工呼吸的成分少,适用于严重的呼吸衰竭者。不足之处为非搏动灌注成分较多,插管拔管操作复杂。

3. 中心置管　中心插管适用于接受体外循环手术,不能脱离体外循环机的患者,并且预计辅助时间较短,以及开胸心肺复苏等。选择右心房置入引流管,选择升主动脉插管作为灌注管常见于心外科手术中,如需完全引流回心血量,或者是需要高 ECMO 流量如 7L/min 以上时可选择使用。优点是引流灌注充分,ECMO 流量可达到较高数值。如在感染性休克时,可提高 CO 以迅速纠正缺氧。缺点是操作复杂,需外科手术。

(三)搏动血流与非搏动血流　ECMO 中用不用搏动性血流的争论自从体外循环出现就已开始,一直持续到现在。20 世纪前半期,生理学家在做动物离体器官和组织灌注的实验时,总是用一种产生间断血流的泵,为此目的,发明了许多活塞泵、隔膜泵,当时人们能接受的概念为心脏的自然血流是最好的。20 世纪 50 年代在全世界许多中心开始做心脏直视手术,用的是蠕动泵,它产生低振幅(细小波浪状)的脉动血流,这种泵的成功使用使人们对以前的必须用搏动血流的盛行概念提出了疑问,结果对于在体外循环心脏手术中用搏动灌注还是用非搏动灌注产生争议。以后许多实验和临床对比研究都以这些争议为主题,研究结果也不尽一致。

搏动血流可能的优点在于:①搏动血流为生理性;②搏动灌注增加组织液的流动和形成,淋巴流动增加;③组织代谢率和废物排除加快;④从泵到组织的能量传递更有效;⑤搏动血流改善肾脏的灌注。这些基本的优点可改善和保护某些器官的功能。2012 年一篇荟萃分析比较搏动血流与非搏动血流对肾脏灌注的影响。298 篇文章回顾,入选 10 篇,总共有 477 例患者为非搏动灌注,708 例为搏动灌注。搏动方式是使用滚动泵或 IABP 实现。结果发现虽然搏动灌注改善肌酐清除率,但对肌酐和尿素氮的水平无影响。当前由于非搏动泵的大量临床应用,效果尚可。且多数人认为搏动灌注技术复杂,但优点不明显,可能加重血液破坏,产生溶血。因此搏动灌注至今没有在临床上广泛推广应用。

五、ECMO 在重症急性呼吸窘迫综合征中的应用

急性呼吸窘迫综合征(acute respiratory distress syndrome,ARDS)是指肺内、外严重疾病导致以肺毛细血管弥漫性损伤、通透性增强为基础,以肺水肿、透明膜形成和肺不张为主要病理变化,以进行性呼吸窘迫和难治性低氧血

症为临床特征的急性呼吸衰竭综合征。ARDS 是急性肺损伤发展到后期的典型表现。该病起病急骤,发展迅猛,预后极差,死亡率高达 50% 以上。

自 1967 年 Ashbaugh 等首次报道 ARDS 以来,得到广泛认同的是 1994 年美国-欧洲共识会(AECC)上提出的 ARDS 定义。此定义利于临床和流行病学资料的获取,规范了临床研究患者入选的标准,并由此进行了多个多中心的临床研究(ARDSnet),从而提高了 ARDS 的认识和治疗水平。然而,在经过多年的实践研究后,发现了一些关于信度和效度的问题。

鉴于此,2011 年欧洲重症医学会组建专家小组制定了新版定义——柏林定义。新定义提高了对疾病的预测有效性。柏林定义根据轻度、中度和重度缺氧来分类,提示缺氧越严重,病死率就越高,幸存者接受机械通气的时间就越长。更为重要的是不同严重程度的 ARDS 的治疗措施不一样。对于重症 ARDS 面临严重缺氧时,ECMO 可以作为拯救缺氧的一线选择。

(一)应用 ECMO 的 ARDS 影像学特征　早期曾认为 ARDS 的肺部病变是弥漫而均匀的,胸片常显示肺透亮度减低或者边界模糊的磨玻璃影。然而自从 Gattinoni 使用 CT 进行 ARDS 肺部监测后,人们对 ARDS 的病变有了崭新的认识。在胸片中表现为均匀阴影,实质上在 CT 则表现为斑片状、区域性或随重力分布的渗出。Puybasset 等根据 71 例 ARDS 患者的胸片及 CT 表现,发现 ARDS 的胸片表现多为下肺受累,82% 以上的患者出现下肺实变,中上肺受累为 29% ～100%,胸片显示的病变形态类型与 CT 不完全符合,仅 42% 的 ARDS 患者胸片分型与 CT 一致。CT 可清晰地显示 ARDS 是多种不同病变的组合,ARDS 的肺部阴影形态随病因、病程、机械通气及患者体位不同而存在差别。通常认为,病程<1 周左右为典型的渗出期,肺部病变由三部分组成:一部分为正常或接近正常的肺野即位于仰卧位的腹侧;磨玻璃阴影位于中间;实变影于最下面即仰卧位的背侧。斑片影、均匀一致的实变影以及磨玻璃影,这三类征象可在不同部位同时出现,病变范围也不相同。ARDS 的肺部阴影存在从腹侧到背侧的密度梯度,以及从头侧到足侧的梯度,即肺部阴影的密度从腹侧到背侧,从肺尖到肺底逐渐增高。Puybasset 还根据 CT 图像中气体与组织的容积和分布的差异,将其分为三种不同的影像类型,即弥漫型、大叶型及斑片型。这三种类型中双肺下叶均表现为充气不良或完全不充气,而上叶的充气状况区别很大。弥漫型 ARDS,肺组织 CT 值柱图为单峰型,充气不良或完全不充气的肺区占呼气末肺容积的 80% 以上,在 CT 上表现为双侧弥漫性肺部阴影和磨玻璃阴影,均匀累及上肺和下肺;与之不同的是,大叶型 ARDS 肺组织 CT 值柱图为双峰型,正常充气的肺区与充气不良或完全不充气的肺区分别占呼气末肺容积的 45%,在 CT 上表现为致密的下叶与近乎正常充气的上叶并存;斑片型 ARDS 肺组织 CT 值柱图亦为双峰型,正常充气的肺区容积小于大叶型且大于弥漫型,在 CT 上表现为下叶不充气,上叶见斑片状阴影,阴影之间见正常充气的肺区。

Gattinoni 根据 ARDS 的病因,将 ARDS 分为肺源性

ARDS 和肺外源性 ARDS。前者多为肺泡上皮直接损伤导致的肺泡实变,而后者是由于肺外因素导致的血管内皮损伤而导致的肺间质水肿渗出。Goodman LR 等对比 22 例肺源性 ARDS(ARDSp)与 11 例肺外源性 ARDS(ARDSexp)的 CT 表现、临床特点以及肺功能之间的关系,发现典型肺源性 ARDS 的实变区在肺中部和肺底部多见,右肺多于左肺,推测该实变为直接肺损伤造成,因此,实变的分布很不对称,实变的范围体现了肺损伤的严重程度,范围大者预后差;典型 ARDSp 的磨玻璃阴影是由肺不张或水肿形成,来源于肺损伤所造成的全身反应,所以分布均匀,从肺尖到肺底部、从胸骨后区到椎体旁区分布均匀一致。肺外源性 ARDS 的典型 CT 表现是肺内多发磨玻璃阴影在两肺对称分布,密度均匀,实变常位于椎旁肺底区,形成的主要原因是上方的肺组织和心脏压迫所产生的下叶肺不张。

(二)呼吸机相关性肺损伤　机械通气是治疗 ARDS 的重要手段,可以纠正缺氧挽救生命。然而由于 ARDS 肺部病变的不均一性,当面临相同的压力水平时,顺应性好的肺泡优先开放,而顺应性差的肺泡延迟开放或未开放。这样肺内存在不同的通气状态,导致某些区域顺应性好的肺泡被过度通气,而某些区域顺应性略差的肺泡被周期性牵张,而还有些区域肺泡未开放。研究表明在肺通气过程中随气道压力的升高,绝大多数的情况下肺内陷肺泡复张和肺泡过度膨胀实际上几乎是同时发生的。绝对的只复张肺泡而不增加肺泡过度膨胀,是理想而难以实现的。这种通气不均一导致交界区域存在极大的应力可导致呼吸机相关性肺损伤。Mead 的研究发现在周期性肺泡开放和塌陷中,$30cmH_2O$ 的跨肺压可导致肺泡局部产生 $140cmH_2O$ 的剪切力。

从避免呼吸机相关性肺损伤的角度而言,应进行肺保护性通气。即限制潮气量在 6 ～8ml/kg,限制平台气道压在 $30cmH_2O$ 以下。然而这种小潮气量通气策略未解决严重缺氧时肺复张的问题,而且即便是以每千克体重 6ml 的潮气量进行通气仍然有患者存在过度膨胀。Gattinoni 通过使用肺复张潜能判断,将 ARDS 患者分为肺复张有反应组和无反应组。对于有反应组的 ARDS 患者采取肺复张和高 PEEP 可改善缺氧,无反应组采取低 PEEP 小潮气量策略。然而对肺泡而言,任何形式的增加跨肺压力都会增加肺应力和应变,都将导致肺泡损伤。

(三)ECMO 对严重 ARDS 的治疗策略

1. **ECMO 治疗 ARDS 的历史**　早在 1885 年 Frey 和 Gruber 研发了第一台氧合血液的机器来灌注单独的器官,1937 年 Gibbon 研发第一台心肺机开展心脏直视手术,在 1954 年 Gibbon 率先在心外科手术中使用一种气血直接接触的生物相容性差的氧合器。后者对红细胞和蛋白的损害大,体外循环时间短。1956 年膜氧合器发明减少了体外循环中溶血等并发症发生率。最具里程碑的是,1972 年 Hill 就使用一个大型能储存 8L 血液的 ECMO 机器,进行了 3 天的 VA-ECMO 成功救治一位 24 岁创伤后 ARDS 患者。1975 年 Bartlett 成功进行第一个新生儿 ARDS 的 ECMO 支持。

1979 年 Zapol 发起了一项 9 个中心的前瞻性对照研

究,比较 V-A ECMO 与机械通气策略,一共有 90 例 ARDS 患者入选,48 例行机械通气,42 例行 V-A ECMO,结果 ARDS 死亡率高达 90%,ECMO 治疗与传统治疗无差别。这是在机械通气及 ECMO 技术都极其不成熟的前提下进行的研究,结果显著阻止了 ECMO 在 ARDS 中的应用。然而在 1980 年新生儿 ECMO 治疗取得显著进展,Bartlett 在 45 例新生儿中应用 ECMO,结果超过 50% 存活。在接下来的几年中,更多的中心应用 ECMO 治疗新生儿 ARDS,存活率达到 80% 以上。20 世纪 80 年代后期 ELSO 成立 ECMO 治疗 ARDS 的资料库,从 20 世纪 80 年代末到 2000 年初,每年全球有近 700 例新生儿和 200 例儿童 ARDS 患者接受 ECMO 治疗。同时在成人 ARDS 的 ECMO 治疗中也取得了显著进展。Hemmila 回顾 1989—2003 年 255 例接受 ECMO 的 ARDS 患者存活率达到 50%。尤其是 2000—2006 年在 UK 进行的 CESAR 研究,他们在 30 个中心 180 例年龄在 18 ~ 65 岁的重症 ARDS 中随机比较 ECMO 与常规机械通气。结果发现 ECMO 组的 6 个月存活率为 63%,而机械通气组为 47%,表明 ECMO 明显改善重症 ARDS 患者的预后。

2. 重症 ARDS 进行 ECMO 的适应证

(1) 传统的 ARDS 进行 ECMO 的适应证:当前还没有统一的重症 ARDS 进行 ECMO 的适应证,有许多适应证是源于对死亡风险的评估。如在新生儿中使用肺泡动脉氧分压差($A-aDO_2$)来作为标准,当持续 12 小时 $A-aDO_2$ > 600 时,预测死亡的敏感性 88.8%,特异性达到 93.3%。PaO_2 也是评估指标,当 PaO_2 < 50mmHg 持续 4 小时,预测死亡的敏感性 86%,特异性达到 96%。氧合指数(oxygen index,OI)> 40 时预测死亡率为 80%,OI =(平均气道压×吸入氧浓度×100)/PaO_2。当面临上述死亡风险的时候即是进行 ECMO 的指征。

不同历史时期 ECMO 治疗指征也不一致。在 1979 年 NIH 使用 ECMO 的指征是:100% 氧气吸入、PEEP ≥ 5cmH_2O 时,PaO_2 < 50mmHg 持续 2 小时。Gattinoni 的标准为 PEEP 由 5cmH_2O 增加到 15cmH_2O 时 PaO_2 无改善,同时肺顺应性 < 30ml/cmH_2O。CESAR 研究中的标准是严重可逆性呼吸衰竭,机械通气时间 ≤ 7 天,Murray 肺损伤评分 > 3.0,并且 pH < 7.2。

显而易见的是,所有上述指征没有提供统一的机械通气治疗策略及结合其他拯救性治疗策略。尤其是如何将最近的保护性通气策略、肺开放策略、俯卧位通气、高频振荡通气等技术和理念的进步结合起来,避免盲目和过度治疗。

ARDS 患者使用 ECMO 的禁忌证包括严重凝血异常,颅内大出血,不可治疗的疾病或不可逆的终末状态。

(2) ARDS 治疗的六步法:重症 ARDS 通常应用 ECMO 治疗的适应证是急性可逆性疾病在传统通气策略治疗失败时。如何将传统通气策略和其他的拯救缺氧的措施结合起来,Matthay 等提出 ARDS 治疗的六步法。当 Murray 肺损伤评分 > 3.0,实施肺保护性通气策略。此时若如出现下列任一情况:顽固性的低氧血症(FiO_2 > 80% 时 SaO2 < 90% 并且持续 1 小时以上);顽固性呼吸性酸中毒

(pH < 7.10 并且持续 1 小时以上);潮气量 4 ~ 6ml/kg 时气道平台压持续升高 > 30 ~ 35mmHg,即应考虑实施拯救性治疗措施。

ARDS 治疗六步法为:当平台气道压力(Pplt)< 30cmH_2O 时,实施肺复张或单独使用高 PEEP;当 Pplt > 30cmH_2O 时,实施俯卧位通气或高频振荡通气。然后分别评价氧合改善效果、静态顺应性和无效腔通气。如改善明显则继续上述治疗;如改善不明显,则可吸入一氧化氮(NO)观察氧合是否改善;如果数小时内氧合及顺应性改善不明显,可考虑使用小剂量糖皮质激素。如果上述治疗失败,高气道压通气时间不超过 7 天,考虑实施 ECMO。

危及生命的呼吸性酸中毒处理策略:在不增加内源性 PEEP 的前提下,可增加呼吸频率至 35 次/分。如果呼吸性酸中毒没有改善,给予缓冲剂治疗。在肾功能良好的前提下,首选三羟甲基氨基甲烷(Tris)。如果呼吸性酸中毒没有改善,开始实施肾脏替代治疗。如果呼吸性酸中毒仍然没有改善,而高气道压通气时间不超过 7 天的情况下,考虑实施 ECMO。

(3) 年龄选择:至少有三个独立前瞻性随机对照研究证实,ECMO 是治疗婴幼儿重症 ARDS 的抢救性措施。根据 ELSO 注册资料,到 2007 年 21 500 名婴幼儿重症 ARDS 接受了 ECMO 治疗,平均 ECMO 时间 165 小时,拔管成功率达到 85%,出院存活率达到 76%。

在儿童重症 ARDS 中,一项多中心回顾性研究比较 ECMO 和常规治疗策略在 53 例疾病及严重程度匹配的患者中 ECMO 组显著降低死亡率(26% vs 47%)。

成人重症 ARDS 中最具影响的是 CESAR 研究,ECMO 组与常规通气治疗组比较可提高存活率(63% vs 47%)。

(4) 病因选择:2007 年,3500 例儿童因重症 ARDS 进入 ELSO 的 ECMO 注册研究。总体脱离 ECMO 率达到 64%,医院存活率达到 56%,平均 ECMO 时间为 260 小时。在这些患儿的病因分析中,存活率较高的是误吸性肺炎为 66%,病毒性肺炎为 64%。2010 年澳大利亚和新西兰联合报道了 68 例重症甲流 ARDS 患者进行 ECMO 治疗。53 例确证及 15 例疑似的严重缺氧甲流患者入选,进行 ECMO 治疗后 ICU 存活率达到 71%,住院存活率达到 47%。这些患者在进行 ECMO 前 PaO_2/FiO_2 仅 56mmHg,峰值气道压为 36cmH_2O,Murray 评分 3.8。而且曾有研究者提出当面临严重甲流 ARDS 时,ECMO 是一线或首选治疗手段。

3. ECMO 治疗呼吸衰竭方式的选择

(1) 静静脉体外膜氧合:ECMO 治疗呼吸衰竭的首选方式为 VV-ECMO。即将乏氧的静脉血引出体外,经氧合器氧合后再泵回到静脉系统,目的是代替肺功能为乏氧的静脉血液进行氧合,同时将呼吸机参数设置为可接受的最低范围,以最大限度减少呼吸机所致肺损伤。由于引流管和灌注管都在静脉系统,为了减少分流两管尖端应保持一定的距离。

常见的置管方式为两条静脉置管,分别在股静脉及右侧颈内静脉。通常的做法是以股静脉置管作引流管,颈内静脉置管为灌注管。这种方式优点是股静脉置管深,易固

定。缺点是引流管和灌注管较靠近，易造成分流。在国外某些单位以短而粗的颈内静脉置管为引流管，而股静脉置管做灌注管。优点是能保持足够的距离，减少分流，同时引流管位于上腔静脉引流，更充分。婴幼儿及儿童，或是对流量要求不高的成人进行 VV-ECMO 可以使用双腔插管，双腔管的引流腔分别在上下腔静脉有开口，可充分引流上下腔静脉的乏氧血，而灌注腔位于右心房内，引流腔与灌注腔保留足够距离可减少再循环。

（2）静动脉体外膜氧合 VA-ECMO：VA-ECMO 也是重症 ARDS 的治疗选择，尤其是当合并有心功能不全时。如果起初选择 VV-ECMO，病情改变出现休克需要心脏功能支持时，也可从 VV-ECMO 转向 VA-ECMO。与 VV-ECMO 相比较，VA-ECMO 对血管创伤更大，导致左心后负荷升高，血栓进入动脉系统等风险，但是可减少肺血，替代部分心功能。

（3）体外 CO_2 清除（extracorporeal CO_2 removal，EC-CO_2R）：当重症 ARDS 患者进行肺保护性通气，面临严重 CO_2 潴留时，可以选择 ECCO$_2$R。由于 CO_2 清除对 ECMO 流速的要求不高，通常在 500～1000ml/min，主要依赖于吸入气体流速。因此进行 ECCO$_2$R 时，可选用相对较细的 13～15Fr 引流灌注管，通过无泵式动静脉压差驱动，或者采用双腔静脉置管使用泵低速驱动。

4. ECMO 时的通气策略　在应用 ECMO 时，鉴于氧合及 CO_2 清除可部分或完全由 ECMO 完成，此时使用机械通气不用或更少考虑气体交换，而更多的涉及肺保护策略。通常认为导致肺损伤的机制是，高气道压、大潮气量导致的肺泡过度膨胀及周期性肺牵张导致的剪切力损伤。有研究表明 ARDS 机械通气时第一天的平台气道压力与患者的预后相关，平台气道压力越低预后越好。小潮气量通气策略表明，降低潮气量改善预后。而从应力应变的角度，减少肺机械牵张的方式是尽量降低跨肺压和降低潮气量与功能残气量的比值。因此，肺保护最佳的策略即减少机械牵张，降低平台气道压力，减少潮气量，降低跨肺压，减慢呼吸频率。

Gattinoni 在 1978 年研究 ECCO$_2$R 时减慢呼吸频率的肺静息策略，在动物实验中发现进行每分钟 0.66 次，潮气量 15ml/kg 的通气，实验动物可存活 7 小时。在 1988 年，Gattinoni 在 43 例重症 ARDS 患者 ECCO$_2$R 时实施肺静息通气，即 RR 3～5 次/分，PEEP 15～25cmH$_2$O，峰值气道压（PIP）在 35～45cmH$_2$O。结果肺功能改善 71%，存活 48.8%。

Hemmila 回顾从 1989—2003 年 255 例重症 ARDS 患者的 ECMO 治疗，其中通气策略采取肺静息或非损伤设置，即 FiO$_2$:0.3～0.5，RR:6～10 次/分，PEEP:10cmH$_2$O，PIP:30cmH$_2$O。而在 CESAR 研究中，采取肺静息策略，PEEP 10～15cmH$_2$O，PIP 在 20～25cmH$_2$O，FiO$_2$:0.3，RR 10 次/分。

Terragni 在 ARDS 肺保护性通气策略中应用 ECCO$_2$R，32 例 ARDS 患者以 6ml/kg 潮气量进行肺保护性通气，其中 22 例患者平台气道压（Pplat）在 25～28cmH$_2$O，10 例者 Pplat 在 28～30cmH$_2$O。在这 10 例患者中以每千克体重 1ml 减少潮气量直到 Pplat 在 25～28cmH$_2$O。然后根据 ALVEOLI 研究应用高 PEEP，并增加 RR 到 40 次/分，以 20mEg/hr 输注碳酸氢钠，如若此时存在 CO_2 潴留，将使用 ECCO$_2$R 纠正至少 3 天。最终这 10 例患者都进行了 ECCO$_2$R，应用高 PEEP 结合 ECCO$_2$R 72 小时后明显改善动脉氧合，降低 CO_2 潴留，并减轻肺渗出，减少炎性介质水平。

六、体外 CO_2 清除

人们很早就寻求在保护性通气中使用人工辅助体外循环方式进行体外 CO_2 清除（extracorporeal CO_2 removal，ECCO$_2$R）。与 ECMO 不同的是，ECCO$_2$R 主要目的是清除 CO_2，而对改善氧合的作用较弱。先前的动物实验表明，ECCO$_2$R 技术与单独应用小潮气量通气或高频通气相比，减少肺损伤且显著改善预后。目前临床上可选择应用无泵式体外肺辅助系统或低流速泵驱动颈静脉 CO_2 清除系统。

（一）无泵式体外肺辅助系统（Novalung）　由德国 Regensburg 医院发展起来的一种无泵式体外肺支持系统即（pumpless extracorporeal lung assist device，PECLA），并在 1996 年首次应用到临床。PECLA 是一种通过置管连接动静脉血管的低阻力氧合器系统。与 ECMO 相比，PECLA 特点是无泵，以动静脉压力差为驱动力，从而减少了泵驱动导致的血细胞破坏及凝血紊乱，降低了治疗费用，而疗效与 ECMO 近似。Flörchinger 报道自 1996—2007 年，159 例患者接收 PECLA 治疗，97% 的患者使用 PECLA 均可稳定呼吸功能，出院存活患者占 33.1%。

为了减少常规 ECMO 中驱动泵造成的副作用，临床上可将最初用于心肺同时支持的 VA-ECMO 向 PECLA 进行转换。Flörchinger 还报道了 18 例患者由 VA-ECMO 转换到 AV-ECMO。这些患者最初存在严重的呼吸循环功能衰竭，在治疗过程中血流动力学逐步稳定而呼吸衰竭仍持续存在，在 ECMO 体外循环中撤离了离心泵而成为由动静脉压力差驱动的 AV-ECMO。18 例患者中 66.7% 成功撤离 AV-ECMO，30 天存活率为 55.6%，出院存活率为 33.3%。

（二）泵驱动的静静脉 CO_2 清除系统　Gattinoni 率先介绍严重 ARDS 患者中应用泵驱动的静静脉 CO_2 清除技术，限制每分钟呼吸频率 3～5 次，通过气体弥散氧合，进行所谓的窒息氧合（apneic oxygenation）。Batchinsky 使用 15F 的双腔内静脉置管连接一种泵驱动的静静脉 CO_2 清除系统（Hemolung），在 7 例接受机械通气的猪中进行静静脉 CO_2 清除治疗。在上述动物中将分钟通气量由 5.6L/min 降低到 2.6L/min。调整 Hemolung 血流速为（447±5）ml/min，可达到（72±1.2）ml/min 的 CO_2 清除。该研究发现 Hemolung 能够在分钟通气量下降 50% 时维持正常 PaCO$_2$ 水平。

（三）ECCO$_2$R 的抗凝　Bein 在 PECLA 患者中比较阿司匹林（ASA）结合肝素与单独肝素抗凝效应。结果发现 ASA 组明显减少每日肝素剂量及肝素总量，不增加出血也不增加输血量，并有增加 CO_2 清除及改善氧输送的趋势。电镜监测下 ASA 组膜氧合器中空纤维中有更少血栓及纤维蛋白。

与传统 ECMO 相比,静静脉 CO_2 清除系统具有相对较低的流速,有可能做到体外局部抗凝。Cardenas 在五只健康的绵羊中进行静静脉 CO_2 清除,并检验枸橼酸局部抗凝的效果。置管选用 18F 的双腔颈内静脉导管,连接膜氧合器和可变流速的滚动泵。输入端持续枸橼酸输注进行抗凝,监测离子钙调整 $CaCl_2$ 的输注。测量不同血流及气流下的 CO_2 清除速率。结果发现 CO_2 清除速率与血流及气流速率平行。血流由 500ml/min 增加到 1000ml/min,气流保持在 15L/min,CO_2 清除速率由 31ml/min 增加到 150ml/min。尽管分钟通气量下降 75%,仍可维持正常 $PaCO_2$ 水平,并且持续体外抗凝连续 24 小时管路无血栓,血红蛋白维持在正常水平,所有动脉未见出血。

(四) $ECCO_2R$ 的指征　各种原因导致的 CO_2 潴留,而常规通气难以纠正,导致严重并发症如酸中毒、休克、皮下气肿、纵隔气肿、气胸时,都可以应用 $ECCO_2R$。常见的指征是 AECOPD、哮喘持续发作和重症 ARDS 肺保护性通气时。

2009 年 *ASAIO* 杂志报道了一例 AECOPD 的 42 岁女性患者,当采取压力控制通气时,PEEPi 达到 $20cmH_2O$。从眼眶到肚脐都是皮下气肿,$PaCO_2$ 55mmHg。该患者采取 18Fr 右颈内静脉双腔置管,800ml/min 的血流速度,初始气流速度为 10L/min 的 $ECCO_2R$。皮下气肿逐渐消失,88 小时后撤离 $ECCO_2R$,13 天后存活出院。另一例哮喘持续发作的男性 74 岁患者,入院时即发生窒息休克,pH 达到 7.08,$PaCO_2$ 106mmHg,对普通平喘药物治疗无反应。收入 ICU 予镇静肌松、延长呼气等标准哮喘通气治疗措施无缓解,pH 达到 6.87,$PaCO_2$ 147mmHg,休克恶化。采用左侧股动脉置管 $ECCO_2R$,动脉管引流,静脉管灌注,血流速度 1500ml/min,初始气流速度为 15L/min。93 小时后 $PaCO_2$ 稳定在 45~60mmHg,气道痉挛缓解,121 小时后脱离 $ECCO_2R$,病情缓解后出院。

AECOPD 时的呼吸机制为气道阻力升高,呼气受限导致 PEEPi 和呼气不全过度充气,呼吸浅快。发作时间长时,会出现呼吸肌无力,高碳酸血症,而高碳酸血症反过来又加重呼吸做功,而导致分钟通气量高,呼吸泵衰竭,意识障碍。无创通气(noninvasive ventilation,NIV)是 AECOPD 时最常用的机械通气措施,然而 NIV 可能面临通气失败。常导致通气失败的原因是严重呼吸性酸中毒、意识障碍、血流动力学不稳定、咯血、面部创伤等。一项研究中发现 64 例 COPD 患者,40 例 NIV 失败需要转向有创通气。无论应用有创还是无创,此时使用机械通气治疗的目的是克服 PEEPi,减低气道阻力,增加肺泡通气,纠正呼吸肌无力,最终纠正高碳酸血症。而应用 $ECCO_2R$ 却反其道而行之,其作用是直接通过体外清除 CO_2 纠正高碳酸血症,减少呼吸驱动,减少呼吸做功,而纠正呼吸困难。2012 年欧洲某 ECMO 中心发起"DECOPD study"旨在研究 AECOPD 的 $ECCO_2R$。入选标准是 COPD 存在严重急性呼吸衰竭伴有持续高碳酸血症,无创通气 2 小时无效,存在明显呼吸肌用力或腹部反常呼吸,pH≤7.30,$PaCO_2$>45mmHg,RR>25 次/分。

Flörchinger 研究重症 ARDS 和肺炎时的 PECLA 治疗,其应用指征为在积极机械通气支持下 $PaCO_2$>70mmHg。平均治疗时间 7 天,出院存活率达到 33.1%。ARDS 患者面临呼吸机相关性肺损伤,常需要进行保护性肺通气策略。这种低潮气量低气道压力的低肺牵张策略,可能出现严重 CO_2 潴留和低氧血症。结合 $ECCO_2R$ 可清除 CO_2 部分纠正缺氧。

七、ECMO 管理

重症患者进行 ECMO 支持时,呼吸与循环完全由 ECMO 掌控,当前的生命体征包括 HR、BP、SpO_2、体温等都可能由强有力的 ECMO 所控制。瞬时的哪怕几秒 ECMO 设备的故障,都会导致致命性的后果。因此,在完成放置 ECMO 导管,连接 ECMO 体外循环后,艰巨的工作才刚刚开始。可以说,良好 ECMO 的管理是成功开展 ECMO 工作的重中之重。

(一) ECMO 同传统的体外循环的区别　ECMO 区别于传统的体外循环有以下几点:ECMO 是密闭性管路,无体外循环过程中的储血瓶装置,体外循环则有储血瓶作为排气装置,是开放式管路;ECMO 管路由于是由肝素涂层材质,并且是密闭系统,无相对静止的血液,因此抗凝目标为激活全血凝固时间(ACT)120~180 秒,体外循环则要求 ACT>480 秒;ECMO 维持时间 1~2 周,有>100 天的报道,体外循环一般不超过 8 小时;体外循环需要开胸手术,时间长,要求条件高,很难实施。ECMO 多数无须开胸手术,相对操作简便快速。以上特点使 ECMO 可以走出心脏手术室成为生命支持技术。低的 ACT 水平(120~180 秒)大大地减少了出血的并发症,尤其对有出血倾向的患者有重要意义。例如肺挫伤导致的呼吸功能衰竭,高的 ACT 水平可加重原发症甚至导致严重的肺出血。较低的 ACT 水平可在不加重原发病的基础上支持肺功能,等待肺功能恢复的时机。长时间的生命支持给受损器官提供了足够的恢复时间,提高治愈率。简便快速的操作方法可在简陋的条件下以极快的速度建立循环,熟练的团队可将时间缩短到 10 分钟以内,这使 ECMO 可广泛应用于临床急救。

(二) ECMO 中的抗凝　尽管目前 ECMO 循环管路及血管导管的生物相容性较好,且螯合上肝素不易形成血栓,并且有实验证明可不使用肝素进行一定时间的 ECMO。但由于 ECMO 系统仍为非生理的人工材料,血细胞,尤其是血小板易被激活聚集而导致数目下降,同时由于患者往往面临手术创伤,持续缺血缺氧,严重感染等因素导致血管内皮损伤,内毒素及炎症因子释放,凝血过程被激活放大,而易导致血栓形成。因此临床上对 ECMO 患者仍要求连续使用肝素抗凝,以防止循环中的血栓形成和栓塞。同时应密切监测凝血功能,如 APTT、ACT 等,避免抗凝不当导致的大出血。肝素作为最常用的抗凝剂,通过加速凝血酶的失活、抑制血小板的黏附聚集及增强蛋白 c 的活性而发生预防凝血作用。通常肝素应用剂量,在进行管路预充时应用肝素浓度为 5mg/500ml,启动 ECMO 时应用负荷量为 0.5~1.0mg/kg,维持剂量为 5~20 单位

（kg·h）。当然应用肝素应注意个体化原则，警惕肝素相关性血小板减少症，抗凝过量时可考虑鱼精蛋白拮抗，并密切监测凝血功能。每 1~2 小时测一次 APTT 或 ACT，以保证无活动出血时 APTT 为正常的 1.5~2 倍，ACT 在 160~200 秒。但应根据临床情况适当调整肝素剂量，如 ECMO 流量低或肉眼已可见血栓时，需维持 ACT 在高限水平，而有活动性出血或高流量支持时可适当减少剂量，维持 ACT 在 130~160 秒。

ACT 为激活凝血时间，反映内源性凝血途径中各种凝血因子是否缺乏，功能是否正常，或者是否有抗凝物质增多。ACT 与 APTT 都反映凝血过程中的内源性途径和共同通路。在低浓度肝素应用时，由于 ACT 受到血小板数目影响，APTT 较 ACT 准确。然而在高浓度肝素应用时与 APTT 比较，ACT 更能准确反映与肝素剂量的线性量效关系。

抗凝过程中应密切关注患者是否有出血倾向，尽可能减少不必要的血管穿刺和其他有创操作，气道和口鼻腔护理时应减少负压吸引，避免气道和口鼻腔黏膜出血。保持血小板计数在 $100×10^9/L$ 以上，必要时输注血小板。

（三）ECMO 连接持续肾脏替代治疗 在应用 ECMO 治疗前，患者往往面临严重缺氧和休克，此时已进行大量的液体复苏，导致严重组织水肿。研究表明，重症患者液体过负荷往往面临更差的预后。连续性肾脏替代治疗（continuous renal-replacement therapy，CRRT）将不必要的容量负荷排出，可能改善患者的预后。当然对于严重感染的患者，应用 CRRT 的削峰效应可能增加炎症介质清除，减轻炎症反应。因此在某些 ECMO 中心会对进行 ECMO 患者主动进行 CRRT，以期望减轻容量负荷和炎症反应，以改善预后。当本身已存在肾衰竭的患者，也需进行 CRRT。

当各种原因需要进行 CRRT 时，为了减少再次血管穿刺操作，可以将 CRRT 管路连接在 ECMO 管路上。ECMO 连接 CRRT 管路是临床上较复杂的问题，原因是将 CRRT 的泵连接到 ECMO 循环中，可能面临 CRRT 泵输入和输出端压力阈值不匹配的问题。有时需要调整压力感受器的阈值。同时还应避免管路操作负压等因素导致的系统进气、空气栓塞等问题。Michigan 的经验是为避免 CRRT 时气体及血栓进入体内，采用反向连接方式，即以 ECMO 泵后氧合器前连接 CRRT 的入口，以驱动泵入口连接 CVVH 的出口。这样可利用氧合器吸收部分气体阻止血栓。连接前应使用盐水预充管路，充分排气。

（四）ECMO 的转运 ECMO 的管理往往需要细致而繁复的工作，在完成 ECMO 置管，启动 ECMO 治疗后，应考虑将患者转运至高度专业化的 ECMO 中心去，以便于 ECMO 患者的管理，提高患者存活率。而随着 ECMO 技术的进展，设备越来越轻便，甚至可以做成手提式，从而使得 ECMO 的转运变成现实。

1995 年人们开始策划 ECMO 的转运，1996 年 5 月进行 ECMO 的动物转运实验，同年 12 月成功进行第一例地面 ECMO 患者转运。1997 年 5 月进行短途的直升机 ECMO 转运，1998 年 12 月开展长途固定翼飞机转运，1999

年 2 月进行能容纳救护车的大型 Hercules 运输机转运。

1. **ECMO 中心** 当前欧美发达国家成立了许多 ECMO 中心，其意义在于集中优势的医疗资源，便于规范化合理化的 ECMO 患者管理，创造更大的抢救成功可能性。这些 ECMO 中心 24 小时待命，随时整装出发到世界各地，进行 ECMO 现场抢救治疗，并应用 ECMO 转运重症患者。瑞典 Karolinska 医院 ECMO 中心每年转运的 ECMO 患者，从 20 世纪 90 年代的 5~10 例，到现在 80~90 例。德国 Regensburg 医院到 2008 年已完成 402 例院间 ECMO 转运任务。ECMO 中心收治的重症 ECMO 患者治疗成功率明显高于普通医院水平。据瑞典 Karolinska 医院 1987—2010 年资料，对于重症呼吸衰竭患者，成人存活率 70% 高于 ELSO 的 51%，儿童存活率 71% 高于 ELSO 的 56%，新生儿存活率 85% 高于 ELSO 的 75%。

2. **转运前准备** 进行 ECMO 转运前，应明确转运的原因权衡转运的利弊。通常的原因是患者遭遇急性可逆性重症，如严重呼吸或循环衰竭，需要立即进行 ECMO 支持才能存活，然而当地不具备开展 ECMO 的技术条件，应用 ECMO 转运到上级医院或 ECMO 中心，为这些患者的抢救创造一线机会。从某种程度上说，拒绝 ECMO 转运实际上是拒绝抢救患者的最后一点机会。让患者家属明白上述情况，知情同意尤为重要。

转运人员应包括能够独立完成 ECMO 技术操作的医师、设备管理的技术人员、有经验的护士。ECMO 硬件设备包括泵驱动器控制台等应为便携式装备，要求较小的体积、较轻的重量。为了避免转运中活动性出血，转运前常不进行充足抗凝，因此务必使用肝素包被的血管内导管和氧合器及连接管路。转运还需要进行 ECMO 操作的手术器材、耗材、药物和无菌装备，充足的备用血，不间断电源、手驱动装置以及转运呼吸机、氧气瓶、便携式监护仪和负压。上述所有设备都应具备航空或地面转运的许可证书，还应认真计划转运时间，分析天气状况，考虑转运车辆或飞机的空间大小，电源插座是否配套，各种设备的电池是否充足，设备间的电磁干扰，转运时相关人员的位置及任务等一切与转运相关的细节问题，并制定各种不利条件下的应急预案。

出发前应分别检测上述所有的设备状况，然后再集中进行检测。有经验的 ECMO 中心每日都有专职人员进行上述检测，并将上述所有设备提前包装好，24 小时能够使用。

3. **转运适应证** 急性可逆性疾病经过充足的液体复苏、血管活性药物治疗、机械通气支持仍然面临顽固性心源性休克，持续低氧血症、持续低灌注时，同时患者家属知情同意是进行 ECMO 置管进行 ECMO 转运的指征。

转运前应明确通过 ECMO 支持后是否获益，如是否恢复了组织氧供，减少了血管活性药或呼吸支持条件。同时明确当地是否具备管理 ECMO 的条件。还有是否有必要转运至上级医院进行更进一步的治疗措施。如急性心肌梗死，冠脉再通是成功抢救患者的必备措施，如当地不具备冠脉造影的技术条件，可以进行 VA-ECMO 支持恢复组织灌注后，转运到有条件的医院再进行冠脉再通术。

某些情况下可能会限制患者转运,如正在进行其他的强有力支持如吸入 NO,应用高频通气、俯卧位通气或 IABP 治疗等。在应用 ECMO 后,观察是否可以减低上述支持水平为转运创造条件。

(五) ECMO 并发症的防治　在强力的 ECMO 支持下,可以说监护仪上的数据是 ECMO 造出来的。然而这种强力支持下,可能会面临 ECMO 相关的并发症。有些并发症是难以避免的,只有轻重程度差异。有人说,出现并发症不一定可怕,最可怕的是在错误的时间由没有经验的人做出了错误的医疗行为。患者生命本处于垂危状态,不要雪上加霜。并发症难以避免,应着重预防和早期处理,避免由次要矛盾上升为主要矛盾。

常见的并发症可分为设备相关的机械性并发症和患者相关的并发症。

1. 机械性并发症　包括氧合器、泵、血管内导管等。

(1) 氧合器功能障碍:据 ELSO 资料报告,氧合器功能障碍的发生率,在新生儿中占 6%,儿童占 13.7%,成人占 18%。机制是静水压升高超过膜的抗渗透能力,通气-血流比例失调,氧合器内血栓形成。临床表现为血浆渗漏、跨膜肺阻力升高、氧合和 CO_2 清除能力下降。不同氧合器的理论安全时限不一致,通常为 6 小时～15 天,在上述时限内,膜的完整性和气体交换性能可以保持稳定。

常见导致氧合器功能障碍的原因有高流量辅助、超安全时限使用、抗凝不足等情况下所致的气体交换膜完整性被破坏,血液可进入气相,导致容量丢失,换气障碍,而空气进入血液通路,导致气栓。还有当体内抗凝不足时,可导致氧合器内血栓形成,结果氧合器内血流缓慢,跨氧合器阻力增大、气体交换不良。甚至血栓脱落到动脉管路,导致体内栓塞等严重并发症。

预防氧合器功能障碍,需要选择高质量的氧合器,同时掌握氧合器的安全时限,避免破坏膜的药物进入循环。另外应严密监测跨氧合器压力,定时监测膜后血气,判断氧合状态。还可以目视观察氧合器内是否有血栓形成,观察氧合器有无血浆渗漏等现象。每天应定时检查:氧合器气体流量是否与血流量匹配,氧合器血流量是否在氧合器性能范围内,气体管道连接是否正确,氧合器气体出口是否开放,氧合器气体出口内积液是否清亮,氧合器顶端是否有气泡等等。

当出现跨氧合器压力增高、气体交换效能下降、血浆渗漏、血液破坏逐渐明显等现象时,应判断为氧合器功能障碍,这时需要进行氧合器更换。更换氧合器前,应将呼吸和循环支持适当上调,尽快预另一套 ECMO 管路,然后逐渐下调至停止 ECMO 流量,更换氧合器,重新启动 ECMO。应严格训练,完全停止 ECMO 流量应在 20 秒以内。

(2) 血管内导管相关问题:血管内导管相关问题也是常见的 ECMO 并发症,通常有导管位置异常、导管脱出、局部血管损伤等。引流管异常常表现为引流不畅,流量受限。在 V-V ECMO 时引流与灌注插管位置不当时,可出现再循环增加。灌注管或动脉管常见问题是阻力增大,可导致血液破坏,甚至插管崩脱。另外在穿刺置管时,可出现插管处血管受损,常见动脉夹层,ELSO 资料中发生率为婴儿 11.2%、儿童 13.6%、成人 10.8%。颈总动脉置管位置不当易出现严重并发症。如置管进入升主动脉或穿过主动脉瓣,可导致后负荷增加,主动脉瓣关闭不全。如进入降主动脉易出现心、脑缺氧。如进入右锁骨下动脉,右上肢为 ECMO 氧合血流灌注,同时身体其他部位仍处于缺氧状态。而股动脉置管可导致血管穿破,曾有报道股动脉插管误入腹腔。血管导管脱出是由于体外固定不严格而发生的意外脱管。任何脱管可大量失血、形成气栓以及 ECMO 被迫终止,均可能是致命性并发症。

预防置管相关并发症,首先应明确导管定位,可以使用床旁 X 线或超声定位。监测体外缝扎固定是否良好,插管创口有无活动性出血或渗血,患者手是否约束等,还应密切观察血流动力学、阻力和引流管负压的变化。

(3) 血栓形成:氧合器和体外循环管路血栓形成是导致 ECMO 系统失功能的首要危害。ELSO 资料报道在婴儿发生率为 18.3%、儿童为 6.9%、成人为 9.5%。血栓形成可导致大量消耗凝血因子,并导致血管栓塞。

抗凝不充分是导致血栓形成的原因,由于 ECMO 患者常有出凝血功能异常,抗凝可能受到出血风险的影响,以及凝血监测不及时等导致抗凝不充分。

密切监测凝血功能,根据凝血状态及时调整抗凝剂量;输入红细胞、血小板等血液成分时加大抗凝力度,选择肝素涂层管道,维持 ECMO 循环足够的血流量等是通常预防血栓形成的方法。

(4) 空气栓塞:ECMO 体外循环是密闭系统,且具有极高的流速,如果系统中有任何连接不紧密将导致系统进气而引起空气栓塞,严重影响 ECMO 功能,甚至导致致命性并发症。ELSO 资料婴儿发生率为 5.2%,儿童为 2.0%,成人为 1.0%。静脉系空气栓塞的常见原因为管道接口破裂或密封不良。动脉系空气栓塞原因有静脉空气到动脉,接头操作失误,氧合器气相压力高于血液相,氧合器内气体交换膜破裂等。

避免空气栓塞是 ECMO 管理中的重点。应保证各管路和接头完整性和密闭性。应避免引流端负压过大,尽量避免灌注端的血路操作。当发生管路积气时,应立即处理,及时驱除进入的气体。如果是静脉段少量积气,可以被离心泵和氧合器捕捉,不用特别处理。分析进气的原因,少见的情况是出现血浆渗透时,出气口被血凝块堵塞。但如果是管路中出现中量甚至大量积气,应立即停机,重新排气。在 ECMO 初始建立时,可在引流端和灌注端留置动静脉桥。当进行 ECMO 系统排气时,在保证引流管和灌注管关闭的前提下可开放 ECMO 动静脉桥,进行排气。排气时患者取头低位,从灌注端抽气充分排气,然后高流量自循环,检查所有管路和接头完整性,再重新启动 ECMO。

(5) 泵驱动器故障:泵驱动器故障是 ECMO 并发症中少见的因素。ELSO 资料中婴儿占 1.8%,儿童 3.0%,成人 4.1%,常见原因为断电或设备故障。

预防的主要措施是准备好备用设备,尤其是手动驱动器,应随时固定在床旁。一旦发生设备故障,立即使用手动驱动器维持 ECMO 正常运转,等待检测原因和修复故障设备。条件好的单位,可备用驱动器。断电也可能是重要因素,尤其是在患者转运时。应定期检测泵控制台的电池寿命,必要时配置不间断电源(UPS)。

2. ECMO 时患者相关的并发症

(1)出血:由于长期 ECMO 支持时,需要充足的抗凝以确保 ECMO 氧合器的功能。此时若合并出血,将使问题变得复杂,非常的棘手。有人说 ECMO 运转时,出血是最常见、最具威胁、最难处理的并发症。

外科患者的手术创面和置管部位或新的操作导致的局部出血往往是常见的出血原因和部位。临床表现为血液通过切口渗出至体表或流至体腔,血红蛋白浓度进行性降低、静脉引流量下降、CVP 降低、脉压降低和心率增快等。还可能出现全身肝素化和凝血功能障碍导致的其他部位出血,如颅内出血、消化道出血、鼻腔出血等。

出血的预防和处理中,充分外科止血是首要因素,尽可能避免不必要的穿刺等介入操作也至关重要,维持体内充足的凝血成分,需要补充 FFP、PLT、白蛋白,保护呼吸道、消化道等黏膜完整性,预防血栓形成导致的凝血因子消耗等。应定期检测 ACT 或凝血和血小板功能、血小板计数和血浆纤维蛋白原含量。保持血小板计数在 $80×10^9/L$ 以上,血浆纤维蛋白原在 1.5g/L 以上。如发生明显出血或对于可能出现出血并发症的高危患者,可适当减低肝素剂量控制 ACT 在 140~180 秒。并可以考虑使用6-氨基己酸、氨甲环酸等抗纤溶药物。

ELSO 资料 ECMO 过程中颅内出血的发生率婴儿为 5.8%、儿童为 4.9%、成人为 2.6%,存活率婴儿为 46%、儿童为 27%、成人为 22%。ECMO 前颅内出血是应用 EC-MO 的禁忌证。对于新生儿和小婴儿,ECMO 前应行常规头颅超声检查,以除外颅内出血。对于新生儿,ECMO 过程中动脉收缩压过高(>90mmHg)是颅内出血的重要发病原因之一,可选用降压药物控制血压。若新生儿 ECMO 运行中一旦出现明显的颅内出血,应终止 ECMO 治疗。

ECMO 过程中多种因素可以导致消化道出血。常见原因为出凝血异常,感染等应激因素。应控制感染减轻全身性炎症反应,补充缺失的凝血因子,适当应用制酸剂预防溃疡,必要时可静脉使用垂体加压素收缩血管或局部加压止血。鼻咽气道出血也是常见并发症,在吸痰时动作应轻柔,控制负压,出血后应适当调整抗凝力度、补充凝血因子,鼻咽部出血可采用填塞止血方法。

(2)急性肾损伤:急性肾损伤是 ECMO 过程中的常见现象。往往发生在 ECMO 前,各种原因导致的低灌注常导致急性肾损伤。在 ECMO 中,发生低血容量、溶血、感染、应用肾毒性药物等也可能出现急性肾损伤。在 VA-ECMO 时的非搏动血流也会影响肾血流,有荟萃分析显示非搏动血流影响肌酐清除率,但不影响血肌酐和尿素氮。急性肾损伤临床表现为血肌酐和尿素氮升高、尿少、电解质和酸碱平衡紊乱等。ELSO 资料发生率:33%~35%,常需要进行 CRRT。

其实无论 VV-ECMO 还是 VA-ECMO,都可以增加氧输送,改善全身灌注。应维持足够的 ECMO 循环流量,改善动脉血压,提高动脉血氧,能改善肾脏血液循环和氧供。

另外在 ECMO 过程中应注意监测氧合器内血栓,避免引流段负压,减少灌注段操作,从而减少血液破坏和血栓形成。如出现肾脏损伤,少尿或无尿,应尽早进行持续肾脏替代治疗。

(3)感染:继发感染是应用 ECMO 过程中常见并发症,尤其是对于长时间 ECMO 支持的患者。由于长时间保留血管内插管,大量血管管路上的操作,镇静约束,反复输血等因素均可能导致感染。临床可表现为全身炎症反应综合征,血培养阳性,肺不张,肺功能下降,甚至出现肝、肾功能损伤等。严重感染可导致明显器官功能损伤或衰竭,严重危及患者预后。ELSO 资料报道感染发生率婴儿为 6.5%,儿童为 20.8%,成人为 21.2%。发生感染后的存活率婴儿为 55%,儿童为 46%,成人为 41%。

进行 ECMO 时应动态监测感染相关的炎性反应指标,如体温、血白细胞、中性粒细胞比例、C 反应蛋白和降钙素原等。近年来真菌感染的风险明显升高,也应监测 G 实验及 GM 实验。应尽早进行可疑部位的微生物检测,尤其是反复多次留取血培养。预防感染应着重强调血管通路操作的无菌技术,注意手卫生。加强气道管理和肺部物理治疗。如炎症反应较轻,可尽量维持患者清醒状态。尽早开始肠内营养,保持肠道通畅,避免腹腔高压。某些单位强调预防性应用抗菌药物,但还存在争论。

(4)中枢神经系统损伤:婴幼儿患者中枢神经系统损伤是导致 ECMO 失败的重要原因之一。尤其是 V-A ECMO 时由于颈部血管插管及动脉灌注不足,容易出现脑组织出血、脑梗死。临床表现包括:脑水肿、脑缺氧、脑梗死和颅内出血等。完全性脑梗死是 ECMO 治疗中最严重的并发症。ELSO 资料提示中枢神经系统损伤在儿童的发生率为 25.7%,成人发生率为 28.8%。

防治神经系统并发症,应注意避免导致脑损伤的因素。如需进行颈部血管置管,应检测 Willis 环是否完整;应避免全身性缺血缺氧;置管时应注意血管保护,必要时进行血管修补;进行 ECMO 期间应维持循环和气体交换稳定,保持良好的头部位置,定期进行中枢神经系统监测,如条件许可应尽可能保持患者清醒,保证睡眠节律。

出现神经系统并发症,有颅内高压表现时应进行脑组织脱水,可应用血液滤过和利尿药物。应调整抗凝药物,避免脑出血。如出现明显的脑出血或原有出血范围明显扩大,表现为不可逆脑损伤或脑死亡时,应考虑放弃 ECMO 支持。

(5)溶血:ECMO 体外循环的过程中由于负压抽吸、血栓形成、血泵挤压等因素可能导致不同程度的红细胞完整性被破坏,血红蛋白逸出形成溶血。临床表现为血红蛋白下降、血浆中游离血红蛋白浓度水平上升,达到 100mg/dl 以上并出现血红蛋白尿。溶血程度通常随 ECMO 流量的增加、时间的延长而加重。ELSO 资料显示婴儿发生率为 12.0%,儿童为 8.8%,成人为 5.2%。

控制 ECMO 流量,监测和控制引流端负压<40mmHg,纠正引流流量不足,减少血路上操作等因素可以减少溶血。溶血发生时应监测游离血红蛋白浓度,碱化尿液维持尿量,必要时可进行血液过滤,更换 ECMO 装置,缩短

ECMO 时间。

（6）高胆红素血症：进行 ECMO 过程中高胆红素血症的发生率婴儿为 8.2%，儿童为 3.2%，成人为 4.3%。严重高胆红素血症对中枢神经系统、心脏、肾脏及肝脏等生命重要器官均可能产生毒性作用。常见原因有溶血血栓形成导致的红细胞破坏，还有低灌注及感染等全身炎性反应综合征导致的肝损伤。

减少红细胞破坏，维持良好的全身氧供，保护肝功能积极控制感染是防止高胆红素血症的重要环节。在出现肝功能损害时，应及时采用相应治疗措施，避免发展成肝衰竭。

（7）其他并发症：VA-ECMO 时由于流量调节的问题，可造成心肌顿抑、心腔内血栓形成。可能是由于后负荷增加，主动脉瓣关闭所导致。应注意调节流量，避免主动脉瓣关闭。还应警惕和纠正电解质异常，严重电解质紊乱如低钙血症或血钾异常等可能造成心律失常和心搏骤停。出现胸腔积液或心包积液时，如无血流动力学影响可不必引流，否则可能导致更为严重的气胸或张力性气胸、心脏压塞。选择股股 VA-ECMO 时，应防止肢端缺血，应常规检测下肢血压，必要时进行转流。注意监测胸部影像，避免肺部相关并发症如胸腔出血、气胸、肺水肿、肺出血、肺不张及肺部感染等。

八、ECMO 的撤离

VV-ECMO 时，当呼吸情况明显改善，如胸部 X 线检查提示原有肺部渗出影减少或消散，肺顺应性改善，峰值气道压明显下降，气体交换改善，PaO_2 上升及 $PaCO_2$ 下降，气道峰压下降，可考虑撤离 ECMO。撤离前可试停止氧合器供氧，观察动脉氧饱和度及机械通气支持的条件，是否能在 $PEEP \leqslant 10cmH_2O$，平台气道压力（Pplat）$\leqslant 30cmH_2O$ 时 $PaO_2/FiO_2 \geqslant 150mmHg$。

VA-ECMO 撤离时应兼顾呼吸和循环两方面因素。如超声提示心脏功能已恢复，且当呼吸情况满足 VV-ECMO 撤离的前提下，可逐渐撤离 ECMO 将流量降低。减流量过程中应密切监测血流动力学变化，当减低流量到 1~1.5L/min 范围时，并保证血管活性药物应用不超过两种，剂量如下：多巴胺 $\leqslant 10\mu g/(kg \cdot min)$、Dobu $\leqslant 10\mu g/(kg \cdot min)$、E $\leqslant 0.3\mu g/(kg \cdot min)$，并保证 CI>2.2L/min，乳酸<2mmol/1，$ScvO_2$>70%。血小板>5，FIB>2g/dl。还可以进行试撤离实验，即在动静脉端放置动静脉桥，然后先阻断动静脉插管通路，开放动静脉桥，将 ECMO 流量减至 0.5L/min 观察 10~15 分钟，如血流动力学稳定则可终止 ECMO。拔除血管内导管后，应进行外科缝合。拔管后密切监测穿刺部位远端组织灌注状况，避免血管狭窄及远端供血不足。

（隆 云）

第二节 左心辅助装置

心脏是维持全身有效血液循环及氧输送的动力来源，如各种原因导致心脏功能低下，不能满足组织代谢的需求，将会危及患者的生命。人们一直在寻求使用机械的方式去部分支持或全部替代心脏和肺脏功能，使心脏和肺脏得以休息并减少氧耗。改善心肌血供和代谢，促进心脏恢复。

利用人造心脏进行心功能辅助的历史可以追溯到 1957 年，美国克里夫兰医院的柯尔夫与阿久津哲造利用聚氯乙烯装置替代狗心脏，结果这只狗存活 90 分钟。七年之后，美国前总统约翰逊在美国国家卫生研究院批准人工心脏计划。1969 年，德州休斯顿心脏研究所 Cooley 在紧急情况下首次将人工心脏植入患者体内，作为心脏移植手术前过渡，在找到可供移植的人类心脏前，它维持患者生命达 64 小时。直到 1981 年才有第二例人工心脏植入手术。两年后，德伏里斯完成他第二例 Jarvik-7 植入手术，这个患者靠人工心脏活了 620 天，是目前已知活得最久的。第三位植入 Jarvik-7 人工心脏的人活了 488 天，第四位只活了 10 天。2000 年 4 月，FDA 批准 Jarvik 2000 人工心脏进行人体移植，其体积约为火柴盒大小。2001 年 7 月始植入患者体内的 AbioCor 人工心脏，是经过持续改良的最新模型，由 Abiomed 所研发。

心脏辅助装置可根据功能、部位、方法、驱动时间、驱动能源及动脉波形等分类。其中最常用的是体内左心室辅助装置（LVAD）。LVAD 概念在 20 世纪 80 年代已为临床普遍接受，各种不同类型的 LVAD 在 20 世纪 80 年代中期相继问世并投入临床试验，它们均由管道连接外部气源并提供搏动血流动力，现已发展为经皮电磁感应传导能源的电机搏动泵，由此实现了 LVAD 的全内置化，同时高能电池微型化改善了能源的便携性，前者减少了感染的发生，后者改善了患者的生活质量。部分患者随左心功能逐步改善而脱离辅助，部分患者在配型后可接受心脏移植。

一、LVAD 的特点

IABP 仅能改善已存在的循环动力，而 LVAD 是一个可提供动力的血泵，其效能较 IABP 高 6~8 倍，能有效代替心脏功能的 80% 以上，泵血能力可达到 10L/min。左心辅助是将左心房或左心室血流引入辅助泵体，经泵体驱动血流进入主动脉，完全替代左心泵血功能。经左心辅助后，左心室室内张力可降低 80%，心肌氧需求降低 40%，是纠正顽固性心力衰竭和心脏移植前的一种理想治疗手段。

二、LVAD 使用的指征

在非心脏移植患者在以过渡治疗为目的的情况下，LVAD 使用的指征是在已完成满意的畸形或病变手术矫正，代谢紊乱和心电生理异常已控制在较满意水平的前提下，心脏前后负荷调整及正性肌力药物应用无效，IABP 使用禁忌或无效时，表现为：①心输出量指数<1.8L/(min·m^2)；②动脉收缩压<80mmHg；③左房压、肺毛细血管楔压>20mmHg；④体循环阻力>2000dyn·s/cm^5；⑤尿量<20ml/h。对危重心脏手术患者，在适宜足量药物治疗下，如体外循环转肌流量<0.8L/(min·m^2)时，患者难以维持

正常循环则预示应启用 LVAD。

　　LVAD 禁忌证:年龄>70 岁,手术畸形或病变未能纠正,感染性心内膜炎,败血症,急性脑损伤,严重阻塞性肺病,凝血机制紊乱,严重肝肾衰竭或合并恶性肿瘤患者等是使用禁忌。

三、LVAD 装置植入和使用

　　LVAD 需在体外循环支持下植入。全植入式血泵常置入腹内左腰部,控制器埋于腹直肌外,感应线圈埋于左上腹皮下,便携式电池及外部感应线圈悬于腰带上。手术行正中胸腹联合切口,常规建立体外循环,降温至30℃,使用侧壁钳将 LVAD 输出涤纶管缝于升主动脉右外侧壁或肾动脉以下腹主动脉,阻断升主动脉,心脏停搏后,用全层间断褥式缝合将装置有聚四氟乙烯固定环的接口缝于左室心尖部,用特制环行刀将环内心肌切除,插入输入管,将管上缝环与固定环严密缝合。输入及输出管穿过膈肌以快速衔接环连接于 LVAD 血泵,驱除气体后连接控制器及感应电源输入线后即可待机启动。用体外电源感应线圈传递控制信号,通过控制器调节 LVAD 辅助泵血,维持左房压 10~15mmHg,体循环阻力 1000dyn·s/cm⁵。首先开始慢速非同步搏动,启动 LVAD 血泵以 35~45 次/分的频率开始搏动,同时逐步减少体外循环流量,增加 LVAD 血泵搏动次数以达到 LVAD 逐步替代体外循环维持循环的作用。在心率为 60~120 次/分之间时,使血泵搏血量达到 2.5~3.5L/min,患者血压稳定在 85~140/50~80mmHg,然后以心电信号触发控制器调控以达到 LVAD 与左室同步反向搏动(左室收缩时血泵舒张,左室舒张时血泵向主动脉泵血)的状态,在 24 小时内尽量达到左室压最低、血泵每搏血量和心输出量最大的理想状态,在这种辅助状态下维持直到左心功能恢复或行心脏移植手术。LVAD 辅助期间须注意纠正低血容量和右心功能不全,必要时酌情使用适量正性肌力药物或少量 α 受体激动剂提高体循环阻力,使平均动脉压>70mmHg。抗凝初期使用肝素,使 ACT 维持在 100~200 秒,血泵流量<1.5L/min,ACT 应控制在 200~250 秒,后期可改为口服华法林等抗凝药物。辅助期间应注意保温,维持有效胶体渗透压,注意适当补充新鲜血浆、凝血因子及血小板,注意伤口无菌处理及预防感染。LVAD 的并发症有渗血,脏器血栓,气栓栓塞,感染,LVAD 失灵及右心衰竭等。

四、LVAD 撤离

　　LVAD 辅助一般至少使用 24 小时以上,以后可结合顿抑心肌心功能恢复情况,逐步减低血泵流量或频率,增加心脏前负荷,监测左、右心压力,当辅助流量减低至 0.5~0.8L/(min·m²),达到下列指标可停机:EF>40%;LAP<20mmHg;CI>2.2L/(min·m²);SBP>100mmHg;SVO₂>65%。

　　具体脱机方法有:①可每 6 小时减少辅助流量 25%,至辅助流量为 1L/min 左右时,观察血流动力学稳定达 12 小时以上,可考虑在手术室撤除 LVAD;②调节控制器以改变心电、血泵触发比率,比率从 1:1 逐步降到 1:10,作间断同步反搏,增加左心室独立搏血功能;③以上两种方法合用直至达到停机指征。试停阶段应全身肝素化以防止血栓形成。

五、各种类型驱动泵的介绍

　　1. 轴流泵(hemopump)　依靠一持续、高速旋转泵头,将血自心室抽出排入主动脉内。该泵于 1988 年由 Wampler 及其同事首次使用,命名为 Hemopump。其最大输出量为 3.5L/min。转速达 2700rpm。自外周动脉逆行插管入动脉跨主动脉瓣进入左心室。Hemopump 因较其他装置使用简便,无须手术安装,并发症很低,术后处理简单,能维持良好血流动力学,具有良好相容性,血液破坏小,对心脏无明显损伤,可明显改善心肌代谢和供血,不用开胸在短时间内(10 分钟)迅速建立,是很有前途的安全有效的 LVAD。有待解决的问题是:①约 20% 患者因股动脉、髂动脉狭窄等原因不能自股动脉插入血泵,只有开胸自腹主动脉、升主动脉或降主动脉插管;②流量偏小,对严重心衰患者作用较差,不宜作为心脏移植患者的过渡桥梁;③血泵传动电缆有可能断裂;④患者活动受限:Hemopump 适宜作为短期急性左心衰辅助,或作为使用较复杂辅助装置前的过渡,特别适宜高危者进行经皮腔内冠状动脉成形术(PTCA)时,预防性抢救措施;⑤不适宜长期辅助。近来改进了的 Hemopump 流量可达 5L/min,开胸下经主动脉置入左室,代替体外循环机,心脏不停搏下进行冠脉搭桥术,在术后还可以辅助患者。

　　2. DeBakey 泵　微型转子轴流式 VAD。于 1988 年 Baylor 医学院和 NASA 宇航中心一起开发研制。1996 年发展成商业化的 DeBakey VAD。1998 年 11 月作为心脏移植过渡桥梁首先在欧洲试用,2000 年 6 月开始在美国试用。目前全世界应用超过 300 例。特点是血泵大小约 30.5×76.2mm,重量 95g,容量 25ml,流量可达 10L/min。

　　3. HeartMate Ⅱ　微型转子轴流式 VAD。1991 年由 Nimbus 公司与匹斯堡大学 McGowan 中心联合研制。1992 年在动物体内实验长达 90 天,流量可达 10L/min,结果满意。1997 年获美国国家心肺研究所基金后,在 McGowan 中心进行了 51 只小牛的研究。2000 年 7 月首先在以色列开展临床试验,现在欧美进行临床试用。

　　4. Novacor VAD　为电动泵 VAD。从 1970 年开始研制,20 世纪 80 年代进行动物实验。Novacor-N100PC VAD 于 1993 年在巴黎大学的 HenrirMonder 医院首先用于扩张性心肌患者的心脏移植过渡,同年被允许在欧洲使用。1998 年,美国得到 FDA 批准用于临床,但适应证只是作为心脏移植的过渡。1999 年日本和加拿大卫生部门分别允许其用于临床患者。特点是装置较大,外形约 16cm×13cm×6.5cm。要求体表面积>1.5m²,只用于左心辅助。

(隆　云)

第 三 篇

临床应用理论

第 21 章

血流动力学基础理论

第一节 血流动力学——从监测到治疗

血流动力学(hemodynamics)是研究血液及其组成成分在机体内运动特点和规律性的科学。其内涵不仅是指血液在血管内流动的特点及规律,还包括血液与组织间水的移动及物质交换的规律,涵盖循环与组织、器官间相互作用等多个方面。临床上通常应用对血流动力学指标的监测来揭示机体的生理或病理改变,了解病情的发展过程。

血流动力学监测(hemodynamic monitoring)是指根据物理学的定律,结合生理和病理生理学的概念,对循环系统中血液运动的规律性进行测量和分析,其主要目的在于用各种监测手段客观反映患者的血流动力学状态。准确的血流动力学监测,是临床上确定血流动力学治疗目标或目的的基础,是血流动力学治疗中非常重要的环节。

临床血流动力学需要以血流动力学指标为依据,以治疗目的为导向来实施。血流动力学关注的是血液的运动,血液的运动遍布机体的各个角落,像网络一样将机体的组织细胞、器官联系在一起。近年来,随着医学研究的逐渐深入,血流动力学已经在临床治疗方向的判定、方法的选择、程度的控制等方面起到越来越重要的作用。血流动力学治疗作为一个新概念的出现,包括了对血流动力学指标及其相互关系连续与动态的判定、治疗开始与目标的评估、治疗程度的调控和局部治疗结果对整体治疗方案的影响等多个方面的内容,使临床血流动力学研究已经远远突破了传统监测的内涵。

血流动力学治疗(hemodynamic therapy)是以血流动力学理论为基础,根据机体的实时状态和反应,目标导向的定量治疗过程。

一、治疗概念的形成

随着血流动力学理论不断完善,临床血流动力学已经可以揭示从血液的运动到细胞代谢,乃至器官功能的完整过程。血流动力学对机体组织细胞损伤过程的定量研究已经打破传统意义上的病因与结果之间的相互关系,引起对疾病发生发展过程的重新认识。血流动力学从血液运动开始,像网络一样将机体的组织、器官联系在一起。这种联系是一种有机的联系,相互依赖、相互调节、互为因果。例如。将氧作为监测指标是临床血流动力学重要方法之一。目前,血流动力学已经可以将氧从肺内进入循环系统,走向组织器官,经过代谢发挥作用,形成的代谢产物再次经过循环系统进入靶器官,之后被排出体外的过程进行近乎完整的表述,并动态反应这个过程整体与局部的变化。这个过程的动态改变不但包括了疾病本身导致机体的改变,还包括了治疗措施引起的变化,是目前组织灌注导向治疗的重要内容。血流动力学治疗在这种整体与局部的平衡协调中有着明确的优势和重要的意义。

组织灌注导向治疗的终点是改善组织灌注。临床上通常用乳酸水平或乳酸清除率作为反映组织代谢供需平衡的指标。实际上,乳酸增高或乳酸清除率下降仅仅反映了组织代谢的部分功能状态,并没用提示任何应该采用的治疗方法。同样,血流动力学的另外一些参数,如血压、心输出量、动脉氧含量等参数,直接地提示这个网络链接在哪个部位发生改变、变化的程度,以及干预措施的局部效果。但这部分参数并不提示某项干预措施达到何种程度才能满足组织代谢的需求。血流动力学治疗有效地将这两部分结合在一起,即从整体上以最终目标为导向,又在治疗干预的可操作位点上进行定量调控,使整个治疗过程趋于最佳化。在休克的治疗中以改善组织灌注为整体目标,根据血压、心输出量、动脉氧含量等因素不同影响程度进行治疗。可以看出,血流动力学治疗从本质上实现了个体化治疗有效内涵。

机体由多个器官、不同组织构成。每个器官的功能不同,对物质的需求也不同。正常时,机体有效地平衡着不同器官的功能和需求。在疾病状态下这种平衡被打破,不仅器官功能相互影响,某项治疗措施也可对不同的器官产生不同的影响。急性呼吸窘迫综合征时的机械通气改变了胸腔内压力,导致了心室顺应性的下降。在此基础上的中心静脉压力增高,静脉回流阻力增加使心输出量减少。一方面,肺组织灌注减少,肺内气/血比例失调,肺功能进一步恶化。另一方面,静脉回流阻力增加,导致急性肾损伤。肾损伤引起的水钠潴留又加重了肺损伤。这个过程的关键之处在于不同器官之间的相互影响关系和治疗程度的把握。治疗上应从具体器官功能入手,以整体功能最佳化为目标,定量化的判断和治疗就成为临床不可缺少的选择。不难看出,血流动力学治疗在此时的治疗方法选择和治疗程度的个体化上可以起到不可替代的作用。

二、治疗的目标导向性

理论上的进步，增加了对新指标要求的迫切性，激励了对了解未知领域方法学的探索。新指标的出现展示了新的领域，又为理论的进展提供了新的开端。这样循环往复，使临床治疗过程更加缜密。血流动力学应用方法的增多，精确性的大幅度提高，使对不同组织、器官之间的相互联系、相互影响关系的认识越来越清晰。临床监测指标不再是孤立的，不再仅仅反映损伤的后果，而是连续与动态地反映了从损伤因素到损伤后果之间的相互因果关系，从新的角度定量地展示了病情变化过程。同时，医学的整体发展已经将灌注导向的治疗赋予越来越清晰的内涵，在临床工作中已经具有重要的地位。

实际上，血流动力学任何参数都有着其所反映的目标值。参数的目标值是指参数在其理论产生部位实际存在的具体数值，如中心静脉压力是指在上腔静脉近右心房入口处的压力、肺动脉嵌顿压是指肺动脉被气囊嵌顿，血流静止后，气囊远端的压力等等。目标值是参数的本质，更是参数临床应用的核心价值。而参数是指应用某种直接、间接测量或计算方法而获得的目标值。根据目标值，才有可能评价某个参数的准确性和临床意义。参数的准确性是指应用某种方法所获得的数值与目标值之间的相关性。参数的临床意义是指目标值的应用价值。当血流动力学网络链接之间有较大空隙时，人们习惯于应用某个参数去推测与其目标值相近，甚至较远位点的目标值。如应用肺动脉嵌顿压推测左心房压力、从混合静脉血氧饱和度推测全身组织灌注水平，乃至液体复苏的程度。这些探索类似于科研文献经常测评具体参数的敏感性与特异性，也只有在推测的前提下，才出现了参数的局限性。随着血流动力学治疗的进展，参数目标值在更多的情况下可以直接应用于临床治疗，同时，用一个参数推测其他参数的应用范围及价值正在逐渐缩小。

明确参数之间的相互关系是血流动力学治疗的必要过程。因为，血流动力学治疗的每个参数之间存在着明确的依赖性。没有哪个参数可以解释血流动力学改变的全貌，但其目标值有着明确的、固定不变的、特定意义。在可获得参数非常有限的情况下，一些参数被赋予更大的希望价值，用以推测更大范围的临床意义。如应用中心静脉压力推测心脏的前负荷，在最初为临床带来希望之后，引起越来越多的争议。应该认为，这个推导过程有着明确的临床价值，也是临床思维的必经之路。从这个过程中可以发现，无论临床工作的愿望与实际应用中的争论多么强烈，参数目标值的特定意义仍然存在：中心静脉压力的本身就不是容积。同样，心室的容积参数的目标值也不是心脏前负荷。实际上，一个参数的临床意义，更多的情况是依赖于其他参数的存在。随着可获得参数越来越多，这种参数之间的依赖性也逐渐增强，参数的临床意义也越来越明确。休克的治疗从维持血压在正常范围，到把心输出量等相关参数维持在"高于正常"范围，不能说不是一种进步。

但当今天临床可以获得反映组织灌注、代谢需求的参数后，"心输出量没有正常值"则体现出更加具体的临床价值。

治疗的过程实际上是目标值变化的过程。如血压作为临床血流动力学参数，其测量数值的降低直接反映了中心动脉内压力的下降，实际上并没有指出其发生的原因和可能产生的后果。治疗方案的确定应以问题导向开始：心输出量和外周循环阻力是决定血压的直接因素，测量心输出量和外周循环阻力明确地缩小了对低血压原因判断的范围。若心输出量降低，则对问题的追踪直接走向心脏前负荷及心肌收缩力参数的测量。进一步测量发现中心静脉压力增加，而心脏容积负荷下降，强烈提示心肌顺应性下降，此时，临床上已经越来越接近导致低血压的原因。超声对下腔静脉变异度的测量可以直接提示此时容量治疗的有效性，心包内积液的发现可以直接提出病因的治疗。甚至，通过调整呼吸机的设置，降低胸腔内压可能是此时纠正低血压的最佳选择。从这个过程中不难看出，一系列参数的整合完整地展示了低血压的原因，并直接导向治疗方法。另一方面，血乳酸或混合静脉血氧饱和度作为反映低血压后果的参数，直接将对血压降低的程度引向机体氧供需平衡的改变。整合这些参数后出现的临床判断可以引出非常直接、具体的病因治疗；也可能是：维持目前的呼吸机条件，接受目前程度的低水平血压。从组织灌注的基础上，提出了维持血压的个体化标准。

三、治疗的连续性与动态性

治疗的连续性是指在一个连续的时间过程中，不同的时间点的治疗方法、治疗程度和治疗目标可以有着明显的不同。治疗的动态性是指对病情发展的主动引导过程，也就是干预性治疗的发展过程，包括了阶段性治疗目标和整体治疗终点。任何一个参数、任何一种监测方法，必须与治疗结合才有意义，才有具体的临床实用价值。随着对疾病认识程度的逐渐深入，临床可获得参数不断增多，血流动力学越来越完整的网络链接，已经能够为临床提供明确的治疗目标，并通过控制干预程度、监测治疗效果、调整治疗方向，控制整个治疗过程。这种治疗理念的改进已经展示了其临床效果。如，对严重感染与感染性休克的治疗策略在集束化治疗多年后发现，组织灌注导向的治疗是影响预后的关键因素之一；围术期患者的血流动力学导向治疗不仅降低手术并发症的发生率，而且改善预后。血流动力学治疗已经不再仅仅是治疗行为对监测参数的依从，而是实施临床治疗的先决条件。

血流动力学治疗包括了根据血流动力学参数对干预措施连续、动态的定量调整。血流动力学参数的目标值、参数的发生时间、干预后的变化程度和方向无不与治疗方法的确定、实施紧密融合在一起。组织灌注导向的治疗是以组织灌注相关指标作为治疗目标或终点。但是，这些参数并不是在病程任何时间点上都具有同样的实际应用价值。如将上腔静脉氧饱和度作为容量复苏的终点，理论上就有着明确的缺陷。当患者的血压下降到低于绝大多数人可以维持正常组织灌注的水平时，或者，同时伴有组织灌注不足的症状与体征时，甚至可以不需要对混合静脉血氧饱和度进行判断。心脏腔室的压力和容积参数作为目标对容量复苏有着更加直接、更加具体的关联性。这些指标不但为容量复苏提供了必要性，而且还明确提示机体接受液体补充的潜力，这是对整个治疗过程中第一时间点的判断。由此，这时的治疗方法是静脉补液，治疗的程度则是对机体损伤最小的水平，治疗的标准则应来自反映器官承受能力的参数。由此，中心静脉压力就成为在这个时间点上较好的指导容量复苏的可行性标准，相应的 8 ～ 12mmHg 也成为最佳的复苏程度与复苏目标。

将这个标准作为治疗目标的实现，并不代表组织灌注已经改善，但明确体现了治疗已经向改善组织灌注迈出了第一步：在第一时间点，根据大多数人正常值的标准，充分利用容量复苏潜力的治疗过程。之后，在新的基础之上，血流动力学治疗根据进一步的参数，仍然按照改善组织灌注的方向继续进行。例如：若反映组织灌注的参数已经改善，治疗的方向应该是将心脏负荷调整到个体化最佳值，如降低中心静脉压力；若组织灌注仍未改善，进行容量反应性试验会提示是否需要继续容量复苏，或选择血管活性药物治疗；也许，血流动力学参数会提示调整呼吸机条件、降低胸腔内压是第二阶段的最佳治疗。从这个治疗过程中可以看出，改善组织灌注是整个治疗的终点，是方向。向这个终点努力的过程是由许多不同的治疗阶段组成，每个阶段有自己的目标。这些目标与终点可以不完全一样。但由于处在不同的时间阶段，又有着严格地对干预程度的控制，使得这些治疗目标的总体方向与终点一致。

可见，血流动力学通过确定治疗目标、选择治疗方法、调节治疗程度，严格、定量地控制着治疗的整体过程。临床血流动力学已经不仅仅只是监测，而是对治疗的策略确定和方法实施的抉择。血流动力学已经从监测走向治疗，这个转变是临床理论和临床治疗的一次飞跃，使重症患者的目标导向、个体化治疗上升到一个新的平台。

（刘大为）

主要参考文献

［1］Canneson M，Pestel G，Ricks C，et al. Hemodynamic monitoring and management in patients undergoing high risk surgery：a survey among North American and European anesthesiologists. Critical Care,2011,15（4）:R197.

［2］刘大为，王小亭，张宏民，等. 重症血流动力学治疗——北京共识. 中华内科杂志,2015,54（3）:248-271.

［3］Velissaris D，Pierrakos C，Scolletta S，et al. High mixed venous oxygen saturation levels do not exclude fluid responsiveness in critically ill septic patients. Critical Care,2011,15（4）:R177.

［4］Jones AE，Shapiro NI，Trzeciak S，et al. Lactate clearance vs central venous oxygen saturation as goals of early sepsis therapy:a randomized clinical trial. JAMA,2010,303（8）:739-746.

［5］Hug CW，Clifford GD，Reisner AT. Clinician blood pressure documentation of stable intensive care patients：An intelligent archiving agent has a higher association with future hypotension. Crit Care Med, 2011, 39（5）:1006-1014.

［6］Boyd JH，Forbes J，Nakada T，et al. Fluid resuscitation in septic shock：A positive fluid balance and elevated central venous pressure are associated with increased mortality. Crit Care Med,2011,39（2）:259 -265.

［7］Koo KKY，Sun JCJ，Zhou Q，et al. Pulmonary artery catheters：Evolving rates and reasons for use. Crit Care Med,2011,39（7）:1613-1618.

［8］Gruenewald M，Meybohm P，Koemer S，et al. Dynamic and volumetric variables of fluid responsiveness fail during immediate postresuscitation period. Crit Care Med,2011,39（8）:1953-1959.

［9］Hamilton MA，Cecconi M，Rhodes A. A systematic review and meta analysis on the use of preemptive hemodynamic intervention to improve postoperative outcomes in moderate and high-risk surgical patients. Anesth Analg,2011,112（6）:1392-1402.

［10］Benes J，Chytra I，Altmann P，et al. Intraoperative fluid optimization using stroke volume variation in high risk surgical patients：results of prospective randomized study. Crit Care,2010,14（3）:R118.

［11］Rhodes A，Cecconi M，Hamilton M，et al. Goal-directed therapy in high-risk surgical patients：a 15-year follow-up stud. Intensive Care Med,2010,36（8）:1327-1332.

第二节　心室功能

一、Starling 定律

心脏作为血液在循环系统中运动的动力主要来源，成为较早被研究的器官之一。1914 年，Starling 在对动物的实验研究中发现，哺乳类动物心肌纤维收缩之前的长度与心脏的功能存在着相关性，提出了"心肌收缩产生的能量是心肌纤维初长度的函数"，这就是 Starling 定律。Starling 定律所描述的是心肌的收缩力与心肌纤维收缩的初长度呈正相关。也就是说，心肌纤维在心室充盈压力的作用下，于收缩前被拉的长度越长，心肌所产生的收缩力也就越大。从心室的整体来讲，则是心室舒张末容积越大，心室收缩时所做的功也越多，每搏输出量也就越多。Starling 较早地说明了心脏异长自身调节的现象，并且较完善地将其归纳为理论观点。Starling 定律也被称之为 Starling 机制或理论。

根据这种机制所绘制的心功能曲线被称之为 Starling 曲线（图 21-2-1）。

随着心室充盈压力（P）的增加，心室的每搏输出量（SV）呈上升趋势。心室的充盈状态与 SV 呈正相关。在 P 升高的初期，SV 明显增加，形成曲线的陡峭部分。当 P 升高到一定的范围后，SV 的增加明显趋于平缓，形成曲线

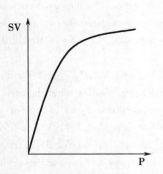

图 21-2-1　Starling 曲线
P 代表心室舒张末压力;SV 为心脏每搏输出量

的平台部分。一般情况下,当 P 继续增加,曲线并不出现下降。心肌收缩力的改变表现为曲线的整体斜率的改变。如心肌收缩力下降可表现为曲线移向右下方,而心肌收缩力增加,曲线向左上方移动。Starling 曲线的这些特点是由于心肌本身和心室的球形结构所致。Starling 定律有着极其重要的生理意义。当循环容量增加、静脉的回心血量增加,心脏的前负荷增大,根据 Starling 定律,心肌的做功也相应增加,使心输出量增加。从而,使得回心血量与心输出量保持平衡,并维持心室舒张末容积和压力在正常范围。这种机制主要是对心输出量进行精细调节,同时也有一定的调节范围。

二、心室收缩功能

心肌的收缩过程是一个能量转换过程,包括了心肌细胞兴奋-收缩偶联的整个过程。心肌收缩力指心肌收缩的能力,是一个独立于心率、心脏前负荷与后负荷的指标,或者说心肌收缩力是指心肌细胞在不受其前负荷及后负荷等因素影响情况下的收缩功能状态。心肌收缩力与心脏的每搏输出量和心室的做功呈正相关。心肌收缩力产生的能量通过心室的做功转换,并传递给血液,使血液有足够的能量在循环系统中运动。当心肌收缩力增强时,心肌细胞收缩的强度增加,收缩的速度也加快,心室在收缩期的做功也明显增加。如果血流动力学其他主要参数(如心室后负荷等)不变,则每搏输出量也相应增加。

对于心肌收缩的调节主要包括两个方面,一方面是由心肌收缩的初长度的改变所起的调节作用,被称之为异长自身调节;另一方面是由于心肌收缩力改变所导致的调节作用,被称之为等长自身调节。异长自身调节是以 Starling 定律为基础,而等长自身调节是指与心肌收缩的初长度和横桥连接的数目无关的心肌收缩力本身的改变。这种改变受到多种因素的影响,如自主神经活性和多种体液因素等等。心肌收缩的异长自身调节和等长自身调节是同时存在的。在活体上评价心肌收缩的情况时几乎不可能去除心室前负荷与后负荷等因素的影响。所以,临床上通常采取对与心肌收缩力相关的指标进行动态监测,了解心肌收缩力的变化情况,如应用每搏输出量、心室每搏做功指数、射血分数、心室收缩末期最大斜率等等。

心肌收缩力下降或心室收缩功能障碍表现为,在一定

的收缩末压力下,心室收缩末容积的增加。临床常见的原因包括,急性心肌梗死、低氧血症、严重感染、酸中毒、应用心肌抑制药物等。

三、心室舒张功能

心室的舒张功能是指在舒张末期心室容积增加的能力。进入舒张期,心室的容量开始增加,到舒张末期时心室的血容量与此刻充盈压力作用下的心室容积相等。临床上通常用这种心室容量与压力的变化趋势来表示心室的舒张功能,称之为心室顺应性。

心室顺应性表述的是容量与压力之间的变化关系。通常把相应心室在舒张期时单位压力所导致的容量改变称之为左心室或右心室的顺应性,其表达公式为 $\Delta V/\Delta P$。与心室顺应性相反,表达舒张期相应心室单位容量改变所导致的压力变化的指标为左心室或右心室的硬性。心室的容量与压力之间的相关性是曲线关系(图 21-2-2)。

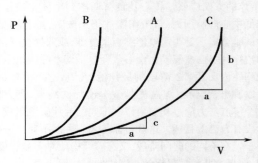

图 21-2-2　心室的顺应性
P 为压力,V 为容量

从示意图中可以看出,心室内容量增加的同时压力也随之增加。这种压力的升高受到心室顺应性的影响,或者说是受心室硬度的影响。心室顺应性增大(或者说心室的硬度减小)曲线右移(曲线 A→C),在单位容量改变时压力的变化减小。心室顺应性减小(或者说心室硬度增大)曲线左移(曲线 A→B),单位容量改变时相应的压力变化增大。同一心室的顺应性也受到容量负荷的影响。随着心室容量的逐渐增大,心室的顺应性相应减少。从图 21-2-2 中可以看出,在心室容积较小的范围内,如果容量发生的变化为 a,相应的压力改变为 c;但是在容积较大的情况时,相同的容量改变 a,却可导致非常大的压力改变 b。心室顺应性的这些特性强调了在调整容量负荷时不仅受到了心脏本来具有顺应性的影响,而且容量负荷改变的本身也导致心室顺应性的明显改变。同时,当未对心室前负荷进行调整时,由于心肌顺应性的改变,如心肌缺血也会导致心室容量或压力的明显变化,导致相应的临床症状。

心室舒张功能障碍是指在一定的心室充盈压力下,心室舒张末容积的减少。临床上常见的减低心室顺应性的因素包括:心室充盈逐渐增加、心肌缺血、心脏压塞、动脉压力升高、正压通气(尤其是应用呼气末正压通气)、休克、应用正性肌力药物(如儿茶酚胺类药物);常见的增加心室顺应性的因素,如心肌血液灌注改善及应用硝酸甘油、硝普钠、钙离子通道阻滞剂等药物。

心室顺应性的变化是影响对心室功能调整的重要因素,其理想结果是可维持舒张末容积,而同时压力指标不至于过分升高。如果不能进行床旁的心室容量监测,可以通过对心输出量和压力的连续观察及其对容量负荷的反应结果而间接地了解心室容量和顺应性的变化关系。可以在较短时间内(15 分钟)输入一定量的液体(250 ~ 300ml),同时观察心输出量(CO)和中心静脉压(CVP)的改变。如果在 CO 升高的同时 CVP 不变或升高后又很快回到原来水平,提示心室顺应性曲线正处于较平缓的部位,可继续进行扩容治疗。这时,可以尽量利用扩容所导致的心室前负荷的增加和缓解由于交感神经兴奋性代偿性增强造成的外周血管收缩(也就是减低心室后负荷)的作用,而增加每搏输出量。

如果在较少的输液的同时 CVP 即有大幅度上升,提示心室的顺应性下降,心室的运动状态已经处于顺应性曲线较垂直的部位,若继续输液舒张末压力的增加要明显超过舒张末容积的增大。压力的增加不仅可导致相应部位的器官和组织的水肿,而且还可因为增加了心室内压使冠状动脉的灌注压力梯度减少,造成心肌供血的减少。在这种情况下,如果是由于心室顺应性的下降,心脏前负荷仍然不足,若要增加 CO,可在缓慢扩容之前或同时应用增加心室顺应性的药物,如硝普钠、硝酸甘油等,以期望在容积增加的同时压力不至于明显增加。如果患者已经出现血压的降低,则应结合使用心脏正性肌力药物。

(刘大为)

第三节　静脉回流与心脏前负荷

心脏的前负荷是指心室在舒张末期所承担的负荷。Starling 等人将其表述为心肌收缩的初长度。心脏的前负荷可以用压力负荷或容量负荷表示,是心输出量和静脉回流的重要影响因素。

一、平均循环充盈压力

在通常情况下,静脉回流血量与心输出量相等。根据 Starling 定律可知,静脉回心血量是心输出量的决定因素。同时,循环血量又是维持血管张力的决定因素,成为循环内压力的重要组成部分,尤其是在静脉系统。大约占总量 70% 的血量存在于静脉和小静脉内。这部分容量在循环系统中形成的压力被称为平均循环充盈压(mean circulatory filling pressure,MCFP)。在 MCFP 的作用下,血液克服静脉系统的阻力,流回心脏。MCFP 不依赖于心脏的搏动,而主要与循环容量和血管床容积相关。

设想在心脏停搏的情况下,整个循环系统处于压力相同的状态。此时的压力可被认为是 MCFP,大约为 10 ~ 15mmHg。当心脏开始搏动时,心脏将静脉内的血液泵入动脉系统,导致动脉系统内压力升高。同时由于中心静脉内血液的排空,而使中心静脉压(CVP)或右房压(RAP)下降。这时动脉系统内的压力明显高于 MCFP,而 CVP 低于 MCFP,从而形成循环运动的基础。之后,随着心脏搏动的继续,循环内的压力形成稳定状态。如果此时的循环

血量和血管顺应性保持不变,MCFP 与循环静止状态时相比并未发生改变。MCFP 与 CVP 的压力梯度是静脉回流的驱动压力。任何增加这个压力梯度的因素,如 MCFP 增加、CVP 降低、静脉阻力减少等都可以增加回心血量。由于静脉是一个低压的系统,MCFP 少量的改变,即可以导致回心血量的明显变化。CVP 或 RAP 代表了静脉回流产生的压力,是反映心脏前负荷的压力指标。

在心脏搏动停止状态下,CVP 与 MCFP 相等,静脉回心血量为零。随着心脏搏动的开始并持续,CVP 逐渐下降,CVP 与 MCFP 直接的压力梯度逐渐加大,静脉回流血量也逐渐增多。当 CVP 继续下降,低于零时,静脉回流量不再继续增加。这是因为胸腔内大静脉血管发生塌陷,限制了静脉回流。根据心输出量等于静脉回流血量的基础,可以将静脉回流曲线与根据 Starling 定律形成的心功能曲线同步观察,发现其间的相关性(图 21-3-1)。

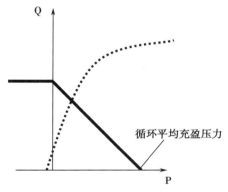

图 21-3-1　静脉回流趋向与心功能曲线的相关性
实线代表静脉回流曲线,虚线表示心功能曲线。P 为压力,Q 为流量

随着心室舒张末张力容量的增加,心室内压力增加,心肌被牵拉,心输出量也相应增加。心功能曲线与静脉回流曲线的交叉点表示了即刻的压力与流量之间的关系。这个交叉点通常被称为心功能点。心功能点相对应的流量可以代表心输出量,而相应的压力代表了 CVP。

二、张力性容量

循环系统的容量由两部分组成。严格地讲,只有一部分容量直接与压力的形成相关。在静息状态下,有相当一部分容量并不增加血管壁的张力,而只起到维持血管基本形状的作用,这部分容量被称为非张力容量(unstressed volume)。在此基础之上的容量增加,对血管壁产生牵张作用,增加血管壁的张力,增加管腔内的压力。这部分容量被称为张力容量(stressed volume)。如同一个气球内可保留一部分气体来维持气球的形状和原有的体积。如果没有使气球的体积增加,没有对气球壁造成牵拉,气球内压力则无明显增加。这时气球内的容量是非张力容量。当继续吹大气球,气球体积增加,气球壁受到牵拉产生张力,气球内的压力也相应增加。这时气球内增加的容量即为张力容量。同样,循环内的非张力容量充盈静息状态的血管,而张力容量保持血管壁的张力,形成管腔内的压力。

张力容量大约占总循环血量的 25% ~ 30% 左右,这个比例受血管壁张力变化的影响。血管收缩药物可使部分非张力容量转为张力容量,而血管扩张导致部分张力容量转为非张力容量。只有张力容量决定 MCFP 的大小,而不是非张力容量。非张力容量的增加更多的提示血管床的容积增加。血管床的容积包括了非张力容量和张力容量。在容积不变的情况下,补充容量可增加张力容量,使 MCFP 增加,回心血量增加,心输出量增加。大出血的早期,机体通过自身调节,血管床的容积减少,大量的非张力容量转为张力容量,维持了回心血量,保持心输出量的稳定。心室的顺应性实际上讨论的是张力性容积的变化与舒张期内心室内压力的变化关系。心脏舒张末的容量负荷与压力负荷同样受到心室顺应性的影响。或者说,只有心室舒张末的张力容量才对心输出量产生影响,而不是笼统的舒张末容量。

三、中心静脉压与肺动脉嵌顿压

CVP 和肺动脉嵌顿压(PAWP)是临床上常用的反映心脏前负荷的压力指标。尤其是 CVP 容易测量,甚至可以通过观测颈静脉怒张的情况进行判断,故 CVP 更常用于临床。如果测量、理解得当,CVP 和 PAWP 对临床治疗有明确的指导作用。

监测 CVP 通常是因为两个方面的原因:评价循环容量状态和心脏功能。由于 CVP 同时受心功能曲线和静脉回流曲线的影响(见图 21-3-1)。所以,单独监测 CVP 改变的临床意义有明显的局限性。如,在循环容量不足,心脏功能正常时,CVP 降低。但在循环容量正常时,CVP 也可以降低。正常人在静息状态下,CVP 可以在 0 ~ 2mmHg 的范围内,并没有容量不足的表现。若是在直立位时 CVP 可以更低,但并不需要进行扩容治疗。另一方面,CVP 升高可以发生在心功能不全,循环容量正常时;也可以发生在心脏功能正常而循环容量过多时。可见,监测 CVP 时应同时监测心输出量的变化。扩容治疗或休克的容量复苏是通过增加心脏前负荷,增加心输出量,使组织器官的灌注得到改善。如果补液后 CVP 增加,而心输出量没有发生相应的增加,则导致组织器官水肿,组织灌注并没有得到相应的改善。按 Starling 定律所描述的心脏功能曲线(见图 21-2-1)有上升阶段和平台阶段。只有 CVP 在心功能曲线的上升阶段时,扩容治疗才可明显增加心输出量。在曲线进入平台阶段后,继续扩容治疗增加心输出量的效果明显减弱,甚至不能增加,而导致 CVP 明显增加,心室壁张力增加,冠状动脉阻力增加及组织水肿加重等副作用的效果明显增强。但是,这并不意味着临床监测 CVP 的同时一定要实际测量心输出量。可以监测临床反映心输出量的替代指标,观察组织灌注的情况,判断是否有必要进行扩容治疗。此时 CVP 作为反映心脏压力负荷的指标,更多的是提示进一步提高心脏前负荷的潜力,而不是是否有必要这样做。

CVP 和 PAWP 作为压力指标是血流动力学监测中的重要参数,有着明确的临床指导意义。压力指标同样是构成心脏前负荷的重要组成部分,与心室和血管壁张力、组织水肿的形成等密切相关。心室顺应性曲线(见图 21-2-2)描述了容量与压力的变化关系,同时也表述了压力和容量相关影响、相互补充,而不是相互替代的道理。已经有较多的工作证明反映前负荷的压力指标与心室舒张末容量并无相关性。但当容量指标被予以足够的重视和理解后,相信一定会发现应用心室舒张末容量反映心脏前负荷不能忽视压力的作用。

Swan-Ganz 导管应用于临床之后,PAWP 开始得到广泛的应用。由于是经静脉置管,反映左心房的压力,使 PAWP 具有明确的可操作性。理论上动脉系统的流量更取决于左心室的输出量,左心室的前负荷似乎与心输出量更直接相关。左右心室由于结构的不同,顺应性有明显的区别。尤其是在急性左心功能衰竭,出现肺水肿,早期左心室的前负荷改变较右心前负荷改变更为突出,直接评价左房压(LAP)更具有临床的实际意义。但随着对 PAWP 认识理解的深入,应用 PAWP 的局限性也逐渐表现出来。首先,PAWP 不是对 LAP 的直接测量。临床应用 PAWP 的主要原因是因为 PAWP 可以反映 LAP,反映了左心室的前负荷。CVP 反映右心室的前负荷是因为中心静脉与右心房、甚至与舒张末期的右心室之间几乎没有阻力,近乎直接测量。而肺动脉与左心房之间有明确地影响压力的因素存在,即使是在气囊嵌顿之后,仍然有众多的因素需要排除。尤其是在对情况复杂的重症患者进行监测时,需要操作者对 PAWP 的产生原理和影响因素有较为全面的了解。其次,在稳定状态下,心输出量应该与静脉的回流量相等。提示右心的前负荷对整个心脏功能的决定性作用。没有右心的功能正常,就没有左心的正常功能。右心室通过射血为左心室提供前负荷,调节着左心室的输出量。如果右心室的功能点已经处于心功能曲线的平台阶段,左心室也无法通过容量的改变而调整心输出量。如果仅根据 PAWP 进行容量补充,不仅不能起到增加心输出量的作用,反而可以由于过量输液产生严重后果。在充分理解这些应用的局限性的基础上,PAWP 仍然可以像 CVP 反映右心前负荷那样反映左心前负荷,也同样受到左心室功能和肺静脉回流量的共同影响。

(刘大为)

第四节 胸腔内压的影响

严格地讲,影响心脏前负荷的压力应该是跨壁压力。心脏及大血管周围压力的改变对心脏的前负荷有明确的影响。当胸腔内压力升高,理论上,心功能曲线可平行右移。CVP 相应升高,静脉回流减少,心输出量下降。心功能点从 a 点移向 b 点(图 21-4-1)。这时心脏功能本身并没有改变,MCFP 也没有改变。由于 CVP 升高,MCFP 与 CVP 之间的压力梯度下降,静脉回流减少,导致心输出量减少。临床上常见于应用正压机械通气,尤其是应用较高的呼气末正压的情况时。扩容治疗可以增加 MCFP,增加静脉回流,使心功能点从 b 点移向 c 点,恢复或增加心输出量。

在生理状态下,机体会通过自身调节功能将这种胸腔

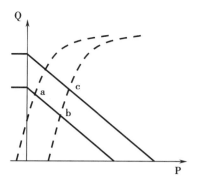

图 21-4-1　静脉回流与心功能的相互影响
实线表示静脉回流,虚线表示心脏功能。P 代表压力,
Q 代表流量

内压改变对心输出量的影响减少到最小。神经体液调节可使血管床收缩,部分非张力容量转向张力容量,MCFP 相应增加,保证足够的静脉回流量,维持心输出量不变。在循环容量不足时,机体已经发挥其调节机制,非张力容量向张力容量转化的潜力已经明显不足。这时的胸腔内压升高将会导致明显的心输出量下降,乃至血压下降。甚至呼吸周期所导致的胸腔内压力的改变,也可以引起心输出量或血压的改变。临床上采取在特定的呼吸条件下测量心输出量的变异性(SVV)或动脉收缩压力的变异性(PPV)的方法,了解患者的循环容量状态和对扩容治疗的反应性就是根据这个道理:当 MCFP 保持不变,呼吸导致的胸腔内压改变使心功能曲线在水平方向左右周期性移动,引起心输出量或血压的周期性改变。

虽然循环容量足够甚或循环容量过多对胸腔内压升高有更好的调节潜力,但并不意味着所有应用机械通气的患者都需要保持循环的高容量状态。过高的 MCFP 可明确增加组织水肿,CVP 升高时心室的张力增加,耗氧量增加。调整心脏前负荷时应同时注意压力和容量两个方面指标的改变,压力和容量指标同样是构成心脏前负荷的重要组成部分。

对心脏前负荷的调整是临床血流动力学支持的基础。ICU 重症患者的情况往往比较复杂,常常因为机械通气、急性呼吸窘迫综合征(ARDS)、感染等因素使肺水肿甚至全身水肿的原因不易鉴别。如果患者原来有较为明确的心脏疾病的病史,临床上又出现类似心脏功能不全的表现,同时有肺部感染的存在,患者可出现肺部啰音和呼吸困难。针对这种情况的传统治疗方法是脱水、利尿,减少心脏前负荷。从而,很容易将治疗引向盲目脱水和利尿,甚至可能出现医源性低容量性休克。所以,应用血流动力学监测指导治疗在重症患者的治疗中是非常重要的。重症患者心脏前负荷指标的理想水平可能与书本上所说的正常范围有一定区别,而且在不同的病程阶段,心脏前负荷的要求也不同。即使在真正出现心功能不全时,过分地降低心脏的前负荷实际上是破坏了机体对心功能不全的代偿能力。心室舒张末容积减少,导致心输出量(CO)的明显下降。所以,即使是在心脏功能不全的情况下,只强调降低心脏前负荷是片面的,将此时的治疗称为调整心

脏前负荷更为恰当。

（刘大为）

第五节　心室射血与后负荷

一、心室射血过程

心脏进入收缩期后,心室开始收缩,首先需要克服心室壁的张力,使心室内的压力升高。当心室内压升高到足以对抗动脉系统施加在动脉瓣膜的压力时,动脉瓣开放,心室内血液射向动脉系统。随着心室内的压力继续升高,每搏输出量(SV)快速地进入大动脉。动脉系统是一个高阻力的血管系统,其阻力主要来自于远端的小动脉。这种阻力使 SV 来不及在短时间内分散出去,而在动脉内形成较高的压力,导致动脉壁的扩张,SV 的一部分被储存在大动脉内。当心室内压力逐渐下降至等于大动脉内的压力时,动脉瓣膜关闭,收缩期结束。随着动脉内的压力回落和动脉自身的弹性收缩,储存在动脉内的部分 SV 继续向组织分布,形成舒张期组织供血。这种心室-血管的协同作用,不仅保证了组织灌注的连续性,而且降低了心室射血时面对的阻力。

二、心室后负荷

心室的后负荷是指心室在射血过程中所必须克服的阻力。或者说,后负荷反映心室射血时所做的功。在心室流出道及心脏瓣膜没有狭窄的情况下,心室后负荷取决于射血时的心室壁张力以及阻力血管对射血的阻力。临床上通常以体循环阻力(SVR)作为监测左心室后负荷的主要指标,肺循环阻力(PVR)作为监测右心室后负荷的指标。

$$SVR = 80 \times (MAP - RAP)/CO$$

式中的 MAP 为平均动脉压,RAP 为右房压,CO 为心输出量。一般来讲,心室的后负荷与心输出量呈负相关。也就是说后负荷越大,心输出量则越少。而后负荷降低,心室射血的阻力下降,在同样心肌收缩力的条件下每搏输出量增加,心肌耗氧量减少。心功能状态不同时,心脏对后负荷改变的反应也有所不同。在心功能正常时,如果后负荷突然增加,心室的舒张末容积和压力会随之升高。根据 Starling 机制代偿由于后负荷增加而导致心肌做功增加。可是,如果后负荷的增加过于突然或过高,这种代偿往往是不完全的,心输出量也会出现下降。但随后,心室舒张末容积和压力会逐渐回复到正常水平,心输出量也上升到原来范围。这是因为心脏对后负荷的改变逐渐适应,心肌收缩力增强。当心肌功能受损时,后负荷的增加导致心室的扩大和充盈压力的增加。心室不能通过心肌收缩力的增强完全代偿后负荷的增加,而只能通过心室舒张末容积和压力的增加,按 Starling 机制增加心室的做功。这时,虽然心输出量仍然可保持在正常范围,但心室的充盈压力升高,后负荷的增加导致了明显的心肌功能抑制。在严重心力衰竭时,心室无法通过 Starling 机制增加心肌的

做功。心室后负荷的增加导致心室舒张末容积和压力增加，但是心肌的做功并不能相应地增加，心输出量不能被维持。这时降低心室后负荷不仅可增加心输出量，而且可降低心室充盈压力。

从图 21-5-1 中可以看出，若以曲线 A 代表在正常状态下 CO 与 SVR 的相关性，用 SVR 代表左心室的后负荷，那么，后负荷与 CO 呈负相关，随后负荷的增加心输出量下降。在心室后负荷与心输出量的关系图中，也可以看出前负荷、后负荷与心输出量之间的关系。当前负荷增加时，曲线 A 移向曲线 B。提示如果后负荷增加导致 CO 下降，增加前负荷可能保持 CO 不变。当然这种代偿能力只能是在一定的范围内才能保证代偿的效果。如果心室前负荷减少，曲线 A 则移向曲线 C。心室后负荷增加与前负荷减少所导致 CO 下降的作用相互叠加，使 CO 明显下降。

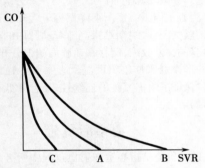

图 21-5-1　后负荷与心脏指数的关系
CO 代表心输出量，SVR 代表体循环阻力

三、心室-动脉偶联

在心脏的射血过程中，我们不仅需要了解心室射血的全过程以及其所需要克服的阻力，心室与动脉之间的关系也是我们所需要关注的问题。

从心室-动脉偶联关系角度来说，在心室舒张末容积一定的情况下，心脏射血实际上是由心室-动脉偶联关系决定的。心室-动脉偶联关系是指心室和动脉之间的一种匹配关系。目前常用的评估模型以心室压力-容积环为基础，以有效动脉弹性（Ea）和心室收缩末弹性（Ees）的比值作为评估指标。在压力容积曲线上（图 21-5-2），左上角代表心室收缩末点（A），在整个心动周期中，该时点的心室壁弹性最大，在其他条件不变的情况下，一定范围内改变

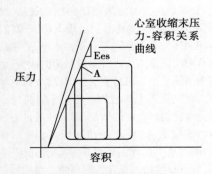

图 21-5-2　压力容积曲线与 Ees

心室舒张末容积，会得到一系列压力-容积环，连接这些环的收缩末点，可以得到一条直线，它代表了心室收缩末的压力容积关系，其斜率为心室收缩末弹性，用 Ees 表示，是评估心室肌收缩能力的一个指标，当心肌收缩能力增强时，该曲线就会左移，Ees 增大。连接心室收缩末点与横坐标上舒张末点对应点，得到另外一条曲线，代表了主动脉收缩末的压力与每搏量关系，其斜率为有效动脉弹性，用 Ea 表示（图 21-5-3），当心室后负荷增大时，在压力-容积环上该曲线会右移。如果以每搏量为横坐标，以主动脉收缩末压力为纵坐标，那么该条曲线则如图所示，Ea 是评估心室后负荷的一个指标，假设每搏量为零就代表收缩末压力为零，那么 Ea 在数值上等于每搏量与主动脉收缩末压力的比值（图 21-5-4），它是相对综合的一项指标，综合了平流、脉冲或波动式以及反流等后负荷构成元素，是对阻抗的测量，受到心率的影响。在心脏射血过程中，当舒张末容积一定时，心室收缩末容积会随着每搏量的增大而减小，心室收缩末压力也会随之下降，而动脉收缩末压力却会随每搏量增大而增大，心室内压力和主动脉压力的较力决定了主动脉瓣的关闭或开放状态，那么心室收缩末压力和主动脉收缩末压力的平衡点就决定了每搏量的值，而这一平衡点实际上就是心室收缩末压力-容积曲线和主动脉收缩末压力-每搏量曲线的交点，即心室-动脉偶联关系（Ea/Ees）决定了每搏量及收缩末的压力。在相对密闭的弹性结构中，容量转移会引起压力改变，压力平衡点会限制容量的转移，而容量变化引起压力变化的程度即弹性，

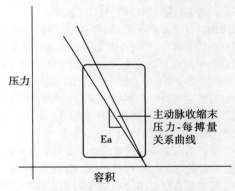

图 21-5-3　压力容积曲线与 Ea

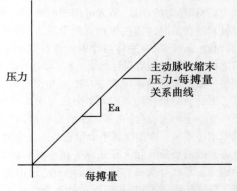

图 21-5-4　Ea 与每搏量及压力的关系

所以,压力平衡点直接受到心室及动脉两者弹性的影响,即 Ees 和 Ea 之间的平衡决定了每搏量和收缩末压力(图 21-5-5)。在心室舒张末容积一定的情况下,随着心肌收缩能力增强,Ea/Ees 降低,每搏量增加,收缩末压力升高;另一方面,在心室后负荷逐渐增加的过程中,Ees 首先会代偿性增加,以维持 Ea/Ees 值,此时,每搏量不变,但收缩末压力升高,当 Ea 增加超出一定范围,Ees 代偿无法与之相匹配时,则出现每搏量降低。

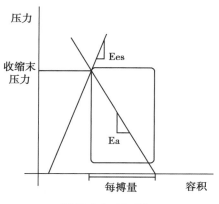

图 21-5-5　Ea/Ees

后负荷与心室收缩末弹性的比值(Ea/Ees)不仅决定了心室的射血量和收缩末压力,还决定了心室的容量-每搏量及容量-收缩末压力的反应性,即心室舒张末容积的变化对每搏量变化以及对收缩末压力变化的影响。当心肌收缩能力增强而后负荷不变时,Ea/Ees 降低,此时心室容量-每搏量的反应性增加,即单位容量的变化导致的每搏量变化更大,心室容量-收缩末压力反应性也增加,即单位容量变化导致的收缩末压力变化更大。当后负荷增加,同时心肌收缩能力匹配性的增强,Ea/Ees 维持不变时,心室容量-每搏量的反应性不变,但心室容量-收缩末压力反应性增加,当心肌收缩能力无法与后负荷增加相匹配时,就出现心室容量-每搏量反应性的降低。由此可见,通过调整后负荷的变化,可以调节心室-动脉偶联关系,进而实现对容量反应性的调控,这对于临床循环调整尤其是休克复苏液体的管理有重要的意义。老年人的血压及心功能对容量变化更为敏感也与此有关。随着年龄增长,动脉僵硬度增加,心室后负荷增加,Ea 增加,Ees 匹配性的增加,此时虽然 Ea/Ees 比值不变,但 Ea 和 Ees 在更高的位点实现匹配,此时,少量的容量变化即可引起血压的显著波动,容量少量增加,比如老年人少量输液,即可引起收缩末压力显著增高,后负荷增高,而同时心脏的储备功能已呈现降低,两者的匹配潜力或空间降低,心肌收缩能力代偿不足,则很容易出现心功能障碍,肺水肿,心输出量降低;相对应的,小剂量利尿剂应用,即可能出现血压显著降低;类似的,运动时心率增快,会导致 Ea 增加,当 Ees 不能随之增加时,即出现两者平衡位点的右移,每搏量降低。

进行血流动力学监测时,往往根据体循环阻力指数或肺循环阻力指数分别对左心室或右心室的后负荷进行调整。SVR 对血管张力的反应是建立在循环恒流且流体均

质的基础上,忽略了波动性。大动脉属弹性器官,而心脏搏血成周期性变化,所以血液在循环系统的流动中类似交流,而非恒流,所以 SVR 对心室后负荷的反应具有一定的局限性,在不同的病理生理状态及不同血管活性药物的干预下,可能出现高估或低估的情况。体循环阻力受到循环压力和心输出量的影响,临床应用时要对血流动力学数据进行综合分析,不能仅根据某一个数据的改变进行临床处理。例如,体循环阻力增加不一定就必须应用血管扩张药物。循环容量不足时可出现体循环阻力下降,这一方面是由于交感神经兴奋,阻力血管代偿性收缩,另一方面由于心输出量的减少使得体循环阻力的计算值增加。补充循环容量后,这两种原因都可以去除或缓解,体循环阻力也会相应下降。降低后负荷在休克患者的治疗中有着明确的意义,理论上讲降低后负荷有利于心肌功能的恢复,尤其是对心源性休克的患者。但在应用的过程中一定要注意维持足够的灌注压力,或与正性肌力药物联合应用。

(李素玮　刘大为)

第六节　容量状态与容量反应性

对于重症医师而言,容量管理既是临床的基本功,同时也是极富挑战性的一部分,而容量状态和容量反应性评估则是重症患者容量管理的核心内容。容量过多引起静水压升高,器官水肿,影响器官功能的恢复,而容量不足则引起循环不稳定,组织低灌注,导致器官功能衰竭。在休克复苏早期强调的是充足的容量复苏,避免组织低灌注,但到了休克恢复期,则强调反向容量复苏,需要主动进行脱水治疗,减轻组织水肿,促进器官功能恢复。在重症患者的治疗过程中,容量状态评估是指对机体循环容量的整体评估,容量状态可能是过负荷的,也可能是容量不足的,需根据患者病理生理状态决定。容量反应性评估则主要评价心脏前负荷的储备功能,即增加心脏前负荷是否会引起心输出量相应的增加。在这里需要强调的是,存在循环内容量不足多伴随存在容量反应性,但存在容量反应性并不等同于存在容量不足,容量反应性更多的是反应心脏前负荷的潜能。

一、容量状态评估

判断重症患者容量状态的方法一般包括容量相关的病史评估、临床表现评估、血流动力学评估。

(一)病史的评估　明确患者最近的液体出入量情况,有无体液大量丢失的病史:有无失血、腹泻、多尿、大汗;有无严重的摄入不足等;基础心脏、肾脏功能情况;虽然既往病史可以为目前容量状态的判断提供一定的参考价值,但应注意既往的出入量情况并不能真实地反映患者目前的容量状态。对于重症患者而言需结合心脏前负荷指标来连续动态评估容量状态。

(二)临床表现的评估　前负荷过低,临床表现为容量不足,如:低血容量性休克;而前负荷过高,在右心系统表现为体循环淤血,颈静脉怒张、肝大、水肿等;在左心系统表现为肺循环淤血,不能平卧、呼吸困难、咳粉红色泡沫痰。但在重症患者中,这些临床表现相对不典型,敏感性

和特异性较差,往往还受到其他因素的影响。例如:在毛细血管渗漏综合征时,全身水肿明显,但循环血容量是不足的,此时前负荷是低的;在 ARDS 时,肺毛细血管通透性增加,也会出现呼吸困难、不能平卧等,但前负荷可能也是相对不足的。但临床评估在大多数情况下即可实现简单地对容量状态的半定量评估。

(三)血流动力学评估 目前临床上可通过心脏前负荷监测、功能性血流动力指标、重症心肺超声、心输出量等血流动力学监测进一步准确地判断机体容量状态,进而明确容量治疗终点,并实现容量调整的滴定式治疗。目前通过心脏前负荷评估来判断容量状态,是较为常用的指标和方法。前负荷是指肌肉在发生收缩前所承载的负荷。心脏前负荷严格定义是指心脏舒张末期心肌纤维的初始长度。前负荷是指心脏前负荷生理上的客观数值的反映,包括压力负荷与容积负荷。临床上通过监测心脏前负荷来判断容量状态,心脏前负荷发生了改变提示容量状态发生了改变。心脏前负荷评估是临床上指导扩容治疗最为常用的方法之一。早期一般认为心脏前负荷数值越低,容量反应性就越好;反之,前负荷数值越高,容量反应性越差。但目前多个临床研究表明基础的前负荷数值并不能准确地评价和预测容量反应性。

在这里我们强调的是,心脏前负荷反应的是循环容量的多少,心脏前负荷动态监测是判断容量状态变化的主要指标,也是指导容量指标的目标。一般认为扩容后 CVP 较基础增加 2mmHg 以上,提示容量状态发生了较为显著的变化可以产生有效的心脏前负荷刺激。同样脱水治疗时,如心脏前负荷指标未出现下降,并除外了其他治疗干扰时(如血管活性药物),则提示血管内容量未出现显著变化。心脏前负荷受到心功能、血管内容量、血管张力等因素的影响,容量状态提供的临床信息完全不等同于容量反应性,容量状态评估的多少相对于机体的不同病理生理状态而言。

1. **心脏压力负荷指标** CVP 可近似于右房压(RAP),是反映右心压力负荷和血管内容量指标,也是临床最常用的判断容量指导扩容治疗的指标,但目前其实际临床价值存在争议。在关于扩容治疗容量反应性的多个研究中显示,扩容治疗有反应组与无反应组中的基础 CVP 无显著性差异,基础 CVP 不能判断患者的容量反应性。Osman 等人回顾分析 96 例感染性休克患者,其中因循环不稳定或低灌注给予的 150 次扩容治疗,同时监测循环系统的反应,结果显示以 CVP<8mmHg 或 CVP<5mmHg 预测扩容治疗后 CI 增加≥15%,阳性预测值均仅为 47%。因此基础 CVP 不宜用来判断和预测容量反应性。但也有学者认为,基于 Guyton 及同事提出体循环平衡模型,体循环平衡为静脉回流(VR)和心输出量(CO)的平衡,MCFP 和 CVP 的差值决定静脉回流,CVP 作为静脉回流下游的压力,也可能是心输出量的决定性因素,可以作为液体复苏的合理目标。Magder 等人观察研究心脏术后患者的扩容治疗,扩容治疗至 CVP 增加≥2mmHg,以 CI 增加≥300ml/(min·m²)定义为扩容治疗有反应,结果显示 CVP 在 0~20mmHg 之间均存在对扩容治疗无反应者,而 CVP<

5mmHg 时,仍有 25% 的扩容治疗无反应,但 CVP>10mmHg,仅有 2.5% 扩容治疗是有反应的,CVP10~12mmHg 是早期经验性扩容治疗的合理上限。

PAWP 反映左心室的舒张末压,过去曾经被认为是左心前负荷的"金标准"。但多个研究同样表明 PAWP 亦不能区分出患者对扩容治疗是否有效,不存在某一阈值来预测容量反应性。在急性肺损伤的研究中显示,与中心静脉导管比较,肺动脉导管指导的血流动力学治疗并不能改善预后和器官功能。在感染性休克的患者中,以 PAWP<12mmHg 来预测扩容治疗有反应(CI 增加≥15%),阳性预测值为 54%,同时结合 SVI≤3.0ml/m²,阳性预测值亦仅为 69%。

在严重感染,外伤,急性呼吸衰竭,冠脉搭桥术后等不同类型的危重症患者均有研究证实,CVP 或 PAWP 与心室舒张末容积(EDV)或每搏量(SV)无关联,CVP 或 PAWP 的变化与心室舒张末容积(EDV)或每搏量(SV)的变化亦无密切相关。近期研究报道在健康志愿者身上,CVP 和 PAWP 与心室的充盈程度也没有必然的关联,CVP 或 PAWP 不存在一个给定的阈值来有效地预测容量反应性。的确,压力负荷受到测量、胸腔内压、心率、心肌顺应性等多种因素的影响,在准确反映心脏前负荷方面存在局限性,同时考虑到不同患者心功能曲线的特异性,基础 CVP,PAWP 难以准确、有效地评价和预测容量反应性。目前 CVP 8~12mmHg、PAWP 12~15mmHg 作为严重感染和感染性休克的早期目标指导性治疗的液体复苏目标,这仅为专家级别推荐的意见,缺乏大规模临床实验研究证实,以 CVP、PAWP 具体给定的数值作为容量复苏目标值得商榷。但 CVP,PAWP 作为心脏压力负荷的指标,也是扩容治疗安全性指标之一。

近来研究还发现,在正压通气时当 CVP<10mmHg,如胸腔内压瞬间增加 30cmH₂O,可引起 CI 下降超过 20%;其他研究亦发现正压通气吸气相时,如上腔静脉塌陷超过 36% 则提示 CVP<10mmHg,其临床意义需进一步研究证实。

2. **心脏容积负荷指标** 与压力负荷指标比较,容积指标能够更直接和准确地反映前负荷。在压力变化过程中保持相对独立,不会受到胸膜腔内压或腹内压变化的影响。传统容积指标监测如心室造影、超声心动描记技术、放射性核素技术等虽能准确测量心室容积,但较复杂、且不能床边进行。近年来随着临床技术的发展,心脏前负荷容积监测在应用上更为广泛。常包括:右室舒张末容积指数(RVEDVI)、持续右室舒张末容积指数(CEDVI)、胸腔内血容量指数(ITBVI)和全心舒张末容积指数(GEDVI)。

(1)RVEDVI:通过容积测量肺动脉导管,在测量心输出量的同时,计算机测定出注射后的热稀释曲线,并根据心内电极测定的心率按每次心搏计算曲线的对数衰减部分。通过计算心搏间的残余温度变化,计算机测出 RVEF,RVEDVI=CI/(HR×RVEF)。近来还出现了连续心输出量热稀释导管,实现持续右室舒张末容积的监测(CEDVI)。RVEDVI 为右室前负荷容积指标。数个研究表明 RVEDVI 与 CI 存在良好的相关性。有人报道在 RVEDVI>138ml/m²,对补液治疗均无反应,而在 RVEDVI<

90ml/m²,对补液有反应达 100%;但也有研究表明部分 RVEDVI>138ml/m² 的患者,对液体治疗依然有反应,而 RVEDVI<90ml/m² 的患者,却对补液无反应。Christoph 等人对心脏术后患者的研究发现,CEDVI 较 CVP,PAWP,LVEDAI 更可靠地反映心脏前负荷的变化,ΔCEDVI 与 ΔSVI 相关性良好,但亦不能预测容量反应性。

(2) ITBVI 和 GEDVI:经温度-染料稀释心排血量(COTD)或单一温度稀释心排血量法(COST)的胸腔内血容量指数(ITBVI),已被证明是一项比 PAWP 和 CVP 更好的心脏前负荷指标。目前临床上常用 PiCCO 的经肺热稀释技术测量得到 ITBVI,GEDVI。研究已证实 ITBV 和 GEDV 之间有较好的相关性,通过回归分析总结出单指示剂法(冷指示剂)ITBV 和 GEDV 之间的经验公式:ITBV = 1.25×GEDV-28.4(ml)。Hoeft 等和 Lichtwarck-Aschoff 等在研究中严格控制了其他影响因素,证实 CVP 或 PAOP 与 CI 无关,而 ITBVI 与 CI 相关。在分别给予容量、儿茶酚胺和机械通气等多种治疗改变时,也只有 ITBVI 能反映前负荷的变化。后来又有许多学者在心脏外科、感染性休克、ICU 重症患者做了大量观察证实。Hinder 等利用食管超声测量左心室舒张末期面积来确定左心室舒张末期容量,并证明与 ITBVI 密切相关,两者均能反映心脏前负荷。Michard 等学者在 27 例感染性休克患者的 77 次扩容治疗研究显示,扩容治疗有反应组 GEDVI 显著低于无反应组。在低 GEDVI 组(413~611ml/m²),扩容治疗有反应的阳性率为 77%,在中间 GEDVI 组(615~785ml/m²),阳性率为 23%,高 GEDVI 组(816~1174ml/m²),阳性率为 23%。GEDVI>900ml/m²,扩容治疗阳性率 20%,GEDVI>950ml/m²,扩容治疗阳性率 0%,GEDVI<550ml/m²,扩容治疗阳性率 89%,GEDVI<500ml/m²,扩容治疗阳性率 100%。

考虑到心功能曲线的多样性,对于单一个体而言,仅就一个给定数值前负荷参数,即使最为精确的前负荷数值,亦难以准确有效地区分出心脏处于心功能曲线的上升支或平台支,预测容量反应性。在临床中,对于大多数个体而言,当前负荷数值在正常范围上限或下限时,如:RV-EDV(<90ml/m² 或 >140ml/m²),LVEDA(<5ml/m² 或 >20cm/m²),ITBV(<750ml/m² 或 >1000ml/m²)或 GEDV(<600ml/m² 或 >800ml/m²),据此预测容量反应性还是有其实际价值的,而对于中间范围时,则不能区分出患者对扩容治疗是否有效,预测容量反应性意义十分有限。

临床工作中,需要强调的是多个指标、多种方法综合进行容量状态评估,需警惕单一指标对容量状态评估的局限性,例如不能简单认为急性肺水肿就绝对不能进行扩容治疗,此时对于肺这个器官而言,血容量越低,渗漏的可能就越少,但对全身组织灌注而言,可能存在容量不足,增加容量有助改善循环,临床治疗需要综合评估,实现个体化治疗。对于显著严重容量不足(例如失血性休克)或容量过负荷(例如心肌梗死所致的心源性肺水肿)结合临床病史及临床表现即可做作较为准确的判断,而此时更应注重在治疗过程中血流动力学评估,动态联系地监测心脏前负荷变化,有助于判断不同病理生理状态下的容量状态,确定治疗的目标。

二、容量反应性预测及评估

容量反应性反映的是心脏前负荷的潜能。在急性循环衰竭或组织灌注不足时,一般会怀疑可能存在绝对或相对的容量不足,需评估是否存在心脏前负荷的潜能(即容量反应性),常会选择扩容治疗来改善循环和组织灌注。扩容治疗后如果能观察到心率下降,血压上升,尿量增加,循环趋于稳定和组织灌注指标改善则提示扩容治疗有效。从病理生理的定义而言,存在容量反应性指通过扩容治疗后,CO 或 SV 较前能得到明显增加(≥10%~15%)。由 Frank-Starling 机制,心脏具有异长自身调节的能力,严格地讲,只有当左右心室均处于心功能曲线上升支时,通过增加心脏前负荷,心输出量才能够得到明显的提高,即容量反应性好,通过扩容可以稳定血流动力学,提高氧输送,改善组织灌注;而只要有一心室处于心功能曲线平台支时,通过增加心脏前负荷,则难以进一步增加心输出量,即容量反应性差,扩容治疗难以获益反而可能带来肺水肿等容量过负荷的危害。因此容量反应性良好是扩容治疗的最基本前提。容量反应性评估主要回答以下两个主要问题:①机体对扩容治疗有反应吗? 或扩容治疗有效吗?②机体对扩容治疗安全吗? 即容量反应性评估可提供机体对容量治疗的安全性和有效的信息。

实际临床工作中,绝大部分患者心肺功能相对正常,液体耐受性好,一般扩容治疗不会引起容量过负荷的危险。但对于重症患者,特别是合并呼吸功能受累时,液体耐受性差,盲目的扩容治疗可能增加肺水肿的风险,影响预后。Michard 等人回顾并荟萃分析多个扩容治疗的临床监测研究,对于存在急性循环衰竭或组织灌注不足[CI<2.5~3.5L/(min·m²),SBP<90mmHg,HR>100~130 次/分,尿量<20~30ml/h 等]时,临床医师怀疑可能存在容量的问题,而给予扩容治疗,其中容量反应性良好的仅为 40%~72%,提示临床工作中可能存在着盲目的扩容治疗。近来 ARDS 液体管理策略的研究亦显示,与非限制性液体管理相比,限制性液体管理氧合指数明显改善,肺损伤评分明显降低,且 ICU 住院时间明显缩短。

预测容量反应性常用指标和方法 数十年以来,人们一直在寻找简单可靠并且敏感快捷的指标或方法来准确地预测容量反应性,试图区分出哪些重症患者通过扩容治疗可以显著提高心输出量,改善组织灌注,明显获益,进而减少扩容治疗的盲目性,提高扩容治疗的有效性,降低容量过负荷的危险。目前临床上常用的指标和方法包括:经心肺相互作用的功能血流动力学指标(SPV,PPV,SVV等),容量负荷试验,被动抬腿试验(PLRT)。

1. 心肺相互作用的功能血流动力学参数　心肺相互作用机制的现象在临床上早已观察到。正压通气时,人们发现动脉压的波形及压力值会随间歇的吸气与呼气发生升高与降低,呈周期性改变,血容量不足时,这种改变尤为显著,甚至可在自主呼吸时中也能观察到。有人称之为"逆脉搏反常现象"(reversed pulsus paradoxus)。前负荷动态指标的本质主要指通过吸气和呼吸导致肺循环血容量的变化来模拟"反向容量负荷试验"的效应,进而起到预测容量反应性的作用,也有学者称为功能性血流动力学指标。肺血容量约450ml,占全身血量9%。肺组织和肺血管可扩张性大,肺血容量的变化范围较大:用力呼气,肺部血容量减少至200ml;而在深吸气地可增加到约1000ml(自主呼吸)。自主吸气、正压吸气时,肺容积均扩张,但对肺血容量的作用相反。目前大量研究已证实前负荷动态参数预测容量反应性的敏感性和特异性均明显优于静态前负荷参数。呼吸周期变化对心肺相互关系的作用机制是复杂的,目前主要机制如下:

(1) 基于Guyton及同事提出体循环平衡模型,VR=CO=ΔP/Rvr(MCFP-CVP)/Rvr,心功能曲线与静脉回流曲线交点,即反映了当前的血流动力学状态。心脏位于胸腔内,胸腔内压可以引起心脏顺应性的改变,导致心功能曲线的移动。在自主呼吸主动吸气时,胸腔内压下降,跨肺压下降,心功能曲线左移,因此主动吸气时,CO增加,CVP(RAP)下降,当心脏位于心功能曲线的上升支,这种效应将更加明显。同样,在正压通气时,心功能曲线右移,如果心脏位于心功能曲线上升支,CO则出现明显的下降。因此临床上通过监测呼吸过程中CVP变化幅度,SV(或脉压)变化幅度等可以判断心脏处于心功能曲线的位置,即可预测容量反应性,评价心脏前负荷储备能力。但常要求呼吸作用足够明显,胸腔内压变化显著,才能引起心功能曲线的移动。

(2) 另外的观点认为,在机械通气时,吸气相胸腔内压增加,静脉回流减少,右室前负荷减少,同时跨肺压增加又引起右室后负荷增加,最后引起右室射血减少(在吸气末达到最低),经过几次心搏后(即心肺传输时间,cardiopulmonary transit time,CPTT),左室充盈随之下降,左室射血减少(在呼气末达到最低);另外吸气时,肺循环内血管受到挤压,引起左室SV一过性增加(即左心前负荷效应,left cardiac preload effect);同时胸腔内压增加,降低左室后负荷,有利于左室射血。目前认为左室SV周期性的变化主要与吸气时右室充盈,射血减少相关。因此,机械通气引起的左室SV变化幅度大则提示右左心室均处于心功能曲线的上升支,此时容量反应性良好。反之,如果左室SV变化幅度小,则提示至少存在一个心室处于心功能曲线的平台期,对液体反应差。

目前临床研究常用的功能性血流动力学参数包括:ΔRAP,Δdown,SPV,ΔPP,SVV等。

1) ΔRAP:Magder等人对33例ICU患者扩容治疗进行观察研究,其中12例自主呼吸,21例正压通气,符合吸气均可引起PAWP下降>2mmHg,液体治疗为给予生理盐水扩容至PAWP增加>2mmHg,结果表明以吸气引起RAP下降≥1mmHg来预测CO增加0.25L/min,阳性预测值为84%,阴性预测值93%。但ΔRAP应用时需要主动吸气引起胸膜腔压力的明显下降,才能引起心功能曲线移动。这对于危重症患者而言,多数处于镇静和机械通气状态,这一点常难以实现,限制了临床使用。

2) Δdown,SPV:在机械通气时,呼气末的收缩压作参照值,将呼吸周期中收缩压的最大值与参照值之间的差值定为Δup,而将收缩压最低值与参照值的差值定为Δdown,即 $Δup = SBP_{max} - SBP_{呼气末}$,$Δdown = SBP_{呼气末} - SBP_{min}$。研究结果发现,血容量不足时,$SBP_{max}-SBP_{min}$的差值增大,并且主要是Δdown值增加所致。1987年Perel等对该现象进行进一步的研究,并将上述机械通气中收缩压值的变化正式定义为"收缩压变异"(systolic pressure variation,SPV),即:$SPV = SBP_{max}-SBP_{min}$。Tavernier等对15例机械通气脓毒血症患者进行液体复苏进行观测,结果显示补液引起PAWP和LVEDV明显增加,SPV和Δdown也明显下降($P<0.01$)。对扩容治疗反应组和无反应组比较,LVEDV、SPV和Δdown在容量复苏前后有明显差别,而PAWP无区别。以Δdown≥5mmHg为界值预测每搏输出量增加≥15%,阳性预测值95%,阴性预测值93%。在失血性休克动物模型和感染性休克患者中研究亦证实,SPV能够敏感地反应血容量的变化,预测容量反应性。

3) PPV,SVV:类似于SPV,SVV和PPV指通过记录单位时间内每次心脏搏动时的SV或脉压,计算出它们在该段时间内的变异程度(以百分数表示),据此预测容量反应性。考虑到收缩压变异(SPV)受到胸腔内压的影响,目前认为脉压变异(PPV)更能准确地反映左室SV的变异幅度,能够更准确地判断循环系统前负荷状态,预测容量反应性。SVV和PPV的数值越大,提示通过扩容治疗CO增加就越显著,容量反应性越好。Michard等人报道了PPV在感染性休克及ARDS患者中应用,目前大量临床研究已证实在机械通气的不同患者中,PPV可以准确地预测容量反应性,其阳性预测域值在10%～15%。Kramer等研究了冠脉搭桥手术的患者后认为在预测容量反应性方面PPV远优于CVP和PAWP,以PPV≥11%为界值预测扩容治疗后CO增加>15%,敏感度100%,特异度93%。研究表明SVV≤10%,扩容治疗无效,提示容量反应性差,应避免输入过多液体。SVV通过PiCCO的脉搏轮廓技术实现心输出量的动态实时监测而获得,理论上SVV能更准确的反映左室SV的变化。但也有研究质疑经脉搏轮廓技术(PiCCO)测量的每搏输出量的准确性。近来还有研究表明,经脉搏指氧波形变异率,中心静脉压变化指数Cvci(%)也可以较好的评价容量反应性,区分出患者对扩容治疗是否有反应。

需要指出的是,动态参数临床应用常受到其他条件的制约,存在一定的局限性。其应用要求固定潮气量的容量控制通气,Vt在8～12ml/kg,其变异幅度还受到潮气量大小的影响,研究表明在低潮气量容量控制通气时,PPV的预测容量反应性有效域值也应相应有所下降。另外存在其他的因素引起每搏量幅度变异时,如:有心律失常,自主呼吸,动态参数则不能有效预测液体治疗反应性。在感染性休克患者,PS模式通气,SVV不能预测容量反应性。有学者总结了PPV应用的Checklist表如下:

4) PPV Checklist表

√ 机械通气,并且无自主呼吸?

√ 低HR/RR(严重窦缓、高频通气)?

√ 保护性通气策略(Vt≥8ml/kg)?

√ 窦性心律?

√ 胸壁顺应性正常(胸腔关闭、无连枷胸)?

√ 严重的心脏瓣膜病变？

√ 心功能不全（右心或左心）？

√ 腹腔内压是否正常？

应用动态指标判断容量反应性时，需要注意考虑到其影响因素，以免导致临床的误判，例如急性肺心病/肺动脉高压，PPV 及 SVV 往往很高，此时 PPV 一般多>20%，但并非提示存在容量反应性，急性肺心病/肺动脉高压时应用 PPV 及 SVV 预测容量反应性容易出现假阳性；反之，在给患者进行高频通气时，PPV 及 SVV 往往很低，此时 PPV 可<5%，但并非提示不存在容量反应性，此时 PPV 及 SVV 预测容量反应性出现假阴性。

2. 容量负荷试验　也称为快速补液试验，是目前临床最为常用的判断和评价容量反应性的方法。一般在 30 分钟内输入晶体 500～1000ml 或胶体 300～500ml，并判断患者的容量反应性（血压增高及尿量增多）及耐受性（有无血管内容量过负荷的证据），从而决定是否继续扩容治疗。早在 1979 年 Max H Wail 提出 CVP，PAWP 导向"2-5"，"3-7"法则，即在快速扩容的过程密切监测 CVP，PAWP 的变化，进而判断下一步容量治疗的有效性和安全性。近年有学者提出 mini-容量负荷试验应用更少的液体能更快地判断机体对容量负荷的反应，即 1～2 分钟内快速推注 50～100ml 生理盐水观察机体反应，但其需要床旁实时监测心输出量的变化，目前 mini-容量负荷试验临床实用价值有待进一步证实。

临床启动容量负荷试验的常用标准是：低血压、心率快、尿少、乳酸高、灌注不足、ScvO₂ 低、花斑。临床描述容量负荷试验时，需强调以下 5 个核心要素：①液体的种类；②液体的用量；③所用的时间；④预期病理生理效应（纠正低血容量、纠正心率快、纠正组织灌注、提高 CO、提高尿量、提高充盈压等）；⑤患者的特点（血流动力学、左右心功能、呼吸状态、潜在的疾患等）。

2015 年针对容量负荷试验在 ICU 中应用现状的全球调查发现（在全球 46 个国家，311 个中心，共纳入 2213 名患者）：容量负荷试验所用的液体量：中位数 500ml（500～1000ml）；所用时间：中位数 24 分钟（40～60 分钟）；所用速度：1000ml/h（500～1333ml/h）；启动指征：低血压（95% CI 57%～61%），前负荷监测：静态前负荷指标 785/2213（36%），动态前负荷指标 483/2213（22%），调查进一步发现容量负荷试验的结果对临床医师的液体管理行为影响有限。其结论认为容量负荷试验的操作流程尚缺乏统一标准，临床医师对容量负荷试验的临床应用及认识水平急需提高。

容量负荷试验是一种评价容量反应性的诊断性方法，并非治疗手段，当患者已明确诊断低血容量，进行快速补液治疗，则不能称之为容量负荷试验。

3. 被动抬腿试验（the passive leg-raising test，PLRT）抬高下肢增加回心血量被作为休克早期的抢救措施之一。据文献报道，抬高下肢可起到类似自体输血的作用，可以快速地增加回心血量 200～300ml。通过抬高下肢，快速增加静脉回流，增加心脏前负荷，起到快速扩容的作用，同时监测循环系统的反应，从而来判断循环容量和预测液体治疗反应，称为被动抬腿试验（the passive leg-raising test，PLRT），也称为自体容量负荷试验。在某种程度上，被动抬腿试验相当于自体模拟的快速补液试验。抬高下肢引起的前负荷增加及心输出量改变的作用并不是持续存在的，一般可维持 10 分钟左右，研究表明多在下肢抬高后 1～2 分钟内观察到心输出量的明显改变，因此从技术上要求能够实时监测心输出量的变化，目前临床研究多使用经食管心脏超声技术监测在被动抬腿期间主动脉流速的变化来预测治疗是否有反应。

Boulain 等人在 39 例急性循环衰竭机械通气的重症患者中的研究表明，PLR 后引起 SV 的改变与快速补液引起的 SV 的改变密切相关（$r=0.77$；$P<0.001$）。Monnet 等人前瞻性研究 71 例机械通气患者中 PLRT 的应用，其中 31 例存在自主呼吸或心律失常，以补液后主动脉流速增加≥15% 定义为对液体治疗有反应，得出以 PLR 后主动脉流速增加≥10% 来预测心脏对液体治疗有反应，敏感性 97%，特异性 94%；以 PPV≥12% 预测心脏对液体治疗有反应，敏感性 60%，特异性 85%；在自主呼吸的亚组中，PPV≥12% 预测液体治疗有反应的特异性仅为 46%，而 PLRT 预测液体治疗反应并不受到自主呼吸和心律失常的影响。Lafanechere 等人在 22 例急性循环衰竭，接受大剂量血管活性药的患者，以 PLR 后主动脉流速增加≥8% 来预测液体治疗有反应，敏感性 90%，特异性 83%；PPV≥12% 的预测液体治疗有反应，敏感性 70%，特异性 92%。

近来有研究者使用普通心脏超声技术监测主动脉流速 PLR 期间的变化，发现以 PLR 后主动脉流速增加≥10%～13% 预测液体治疗有反应，敏感性和特异性均>80%，可以区分出自主呼吸的患者能否从扩容治疗获益。PLR 在实际临床应用过程中还存在一定局限性和关注点：①抬腿过程中需要强调实时进行心输出量及相关延伸指标的监测，但这也限制其临床应用，近来有学者研究抬腿过程血压的变化对容量反应性预测的效能；②抬腿过程中对交感神经刺激的识别；③抬腿体位要求。

在血流动力监测中，PLRT 具有可逆性，可重复性，操作简单不需要额外增加容量等优点，并不受自主呼吸和心律失常等因素的影响，是一种具有广阔前景的评价容量反应性的方法，但仍需进一步大规模临床研究去证实。

三、判断容量反应性的指标

临床上一般以扩容后 CO 增加 10%～15% 为判断容量反应性的金标准，临床上多通过经胸超声、食管超声、S-G 导管、经肺热稀释法、脉搏轮廓法、电阻抗法进行测量，但临床实际应用存在一定的技术受限，人们也在寻找其他 CO 相关的替代指标来判断容量反应性。

研究证实血压并不能很好地反应心输出量的变化，但调查同时也发现在容量负荷试验中，血压仍然是目前临床最常用的判断指标之一，血压的变化在判断容量反应的价值亦受到人们重视。研究发现扩容后如有创脉压差（pulse pressure，PP）增加 23% 可以预测 CO 增加>15%，特异性 88%；如以无创血压来判断，则扩容后无创脉压差增加 35% 可以预测 CO 增加>15%，特异性 91%。需要指出的是,以血压的变化来判断容量反应性的敏感性较差,例如在感染性休克严重低血管阻力时,扩容后心输出量显著增加,但血压往往无明显变化,一般认为扩容后如血压无明显变化,不能以此判断不存在容量反应性。

重症患者心率受到多种因素的影响:疼痛、体温等。大多数在 ICU 的临床研究发现,无论在有反应或无反应的患者中容量负荷试验前后心率无明显变化。应用心率的变化判断容量反应的价值有限,但需要强调的是,在严重低血容量时,扩容后心率显著下降(HR 下降>15%)则提示存在容量反应性。

近来还有学者研究扩容后 SvO_2 如增加 2% 可以预测心输增加>15%,有助于判断是否存在容量反应性。需要强调的是,在判断容量反应性评价指标的选择上,需根据临床需求来决定,对于病情危重,血流动力学不稳定的患者应争取应用心输出量的变化来判断容量反应性,便于进行滴定血流动力学治疗。

(何怀武　刘大为)

主要参考文献

[1] 何怀武,刘大为. 心脏液体反应性参数及其应用进展. 中国医刊,2009,44(2):20-23.

[2] Michard F,Teboul JL. Predicting fluid responsiveness in ICU patients:a critical analysis of the evidence. Chest, 2002,121(6):2000-2008.

[3] Wiedemann HP,Wheeler AP,Bernard GR,et al. Comparison of two fluid-management strategies in acute lung injury. N Engl J Med,2006,354(24):2564-2575.

[4] Osman D,Ridel C,Ray P,et al. Cardiac filling pressures are not appropriate to predict hemodynamic response to volume challenge. Crit Care Med,2007,35(1):64-68.

[5] The National Heart,Lung,and Blood Institute Acute Respiratory Distress Syndrome(ARDS)Clinical Trials Network,Wheeler AP,Bernard GR,et al. Pulmonary-artery versus central venous catheter to guide treatment of acute lung injury. N Engl J Med,2006,354(21):2213-2224.

[6] Jellinek H,Krafft P,Fitzgerald RD,et al. Right atrial pressure predicts hemodynamic response to apneic positive airway pressure. Crit Care Med,2000,28(3):672-678.

[7] Vieillard-Baron A,Chergui K,Rabiller A,et al. Superior vena caval collapsibility as a gauge of volume status in ventilated septic patients. Intensive Care Med,2004,30(9):1734-1739.

[8] Vieillard-Baron A,Augarde R,Prin S,et al. Influence of superior vena caval zone condition on cyclic changes in right ventricular outflow during respiratory support. Anesthesiology,2001,95(5):1083-1088.

[9] Cheatham ML,Nelson LD,Chang MC,et al. Right ventricular end-diastolic volume index as a predictor of preload status in patients on positive end-expiratory pressure. Crit Care Med,1998,26(11):1801-1806.

[10] Wiesenack C,Fiegl C,Keyser A,et al. Continuously assessed right ventricular end-diastolic volume as a marker of cardiac preload and fluid responsiveness in mechanically ventilated cardiac surgical patients. Crit Care,2005,9(3):R226-R233.

[11] Bindels AJ,van der Hoeven JG,Graafland AD,et al. Relationships between volume and pressure measurements and stroke volume in critically ill patients. Crit Care, 2000,4(3):193-199.

[12] Michard F,Alaya S,Zarka V,et al. Global end diastolic volume as an indicator of cardiac preload in patients with septic shock. Chest,2003,124(5):1900-1908.

[13] Michard F,Teboul JL. Using heart-lung interactions to assess fluid responsiveness during mechanical ventilation. Crit Care,2000,4(5):282-289.

[14] Michard F,Boussat S,Chemla D,et al. Relation between respiratory changes in arterial pulse pressure and fluid responsiveness in septic patients with acute circulatory failure. Am J Respir Crit Care Med,2000, 162(1):134-138.

[15] Pittman J,Bar-Yosef S,SumPing J,et al. Continuous cardiac output monitoring with pulse contour analysis:a comparison with lithium indicator dilution cardiac output measurement. Crit Care Med,2005,33(9):2015-2021.

[16] Heenen S,De Backer D,Vincent JL. How can the response to volumeexpansion in patients with spontaneous respiratory movements be predicted? Crit Care,2006, 10(4):R102.

[17] He HW,Liu DW. The pitfall of pulse pressure variation in the cardiac dysfunction condition. Crit Care,2015, 19:242.

[18] Cecconi M,Hofer C,Teboul JL,et al. Fluid challenges in intensive care:the FENICE study:A global inception cohort study. Intensive Care Med,2015,41(9):1529-1537.

[19] He H,Liu D. Fluid bolus therapy is a medical therapy or a diagnostic method? Crit Care,2015,19(1):360.

[20] Monnet X,Teboul JL. Passive leg raising:five rules,not a drop of fluid! Crit Care,2015,19:18.

[21] Fichet J,Cariou A. Passive leg raising:good for everyone? Crit Care Med,2010,38(3):989-990.

[22] He HW,Liu DW. Passive leg raising:influence of blood pressure transducer site. Intensive Care Med,2013,39(9):1668.

[23] He H,Liu D,Long Y,et al. The relationship between arterial transducer level and pulse contour waveform-derived measurements. Critical Care,2015,19:31.

[24] He HW,Liu DW,Long Y,et al. The effect of variable arterial transducer level on the accuracy of pulse contour waveform-derived measurements in critically ill

patients. J Clin Monit Comput,2016,30(5):569-575.

［25］ Boulain T,Achard JM,Teboul JL,et al. Changes in BP induced by passive leg raising predict response to fluid loading in critically ill patients. Chest,2002,121(4):1245-1252.

［26］ Lafanechère A,Pène F,Goulenok C,et al. Changes in aortic blood flow induced by passive leg raising predict fluid responsiveness in critically ill patients. Crit Care,2006,10(5):R132.

［27］ Lakhal K,Ehrmann S,Runge I,et al. Central venous pressure measurements improve the accuracy of leg raising-induced change in pulse pressure to predict fluid responsiveness. Intensive Care Med,2010,36(6):940-948.

［28］ Maizel J,Airapetian N,Lorne E,et al. Diagnosis of central hypovolemia by using passive leg raising. Intensive Care Med,2007,33(7):1133-1138.

［29］ Cavallaro F,Sandroni C,Marano C,et al. Diagnostic accuracy of passive leg raising for prediction of fluid responsiveness in adults:systematic review and meta-analysis of clinical studies. Intensive Care Med,2010,36(9):1475-1483.

［30］ Pierrakos C,Velissaris D,Scolletta S,et al. Can changes in arterial pressure be used to detect changes in cardiac index during fluid challenge in patients with septic shock? Intensive Care Med,2012,38(3):422-428.

［31］ Lakhal K,Ehrmann S,Perrotin D,et al. Fluid challenge:tracking changes in cardiac output with blood pressure monitoring (invasive or non-invasive). Intensive Care Med,2013,39(11):1953-1962.

［32］ Lakhal K,Ehrmann S,Benzekri-Lefèvre D,et al. Brachial cuff measurements of blood pressure during passive leg raising for fluid responsiveness prediction. Ann Fr Anesth Reanim,2012,31(5):e67-e72.

［33］ Klijn E,Niehof S,Johan Groeneveld AB,et al. Postural change in volunteers:sympathetic tone determines microvascular response to cardiac preload and output increases. Clin Auton Res,2015,25(6):347-354.

第七节　多项参数的综合应用

每个血流动力学参数都具有某个特定方面的病理生理意义,也都具有一定的局限性,所以,临床监测时多在同一时间点测量多个参数或相关的一组参数,通过对这些参数的综合分析来判定在这一时刻的病情状态。可以这样认为,几乎任何一对或一组血流动力学参数之间都可以有一定的相关性,连续地监测这些相关性的变化可以动态地反映出病情的演变,也构成了对患者的血流动力学监测。这些相关性所涉及的参数越多,其与病情实际状态接近的可能性也就越大。不同的医师对同一个患者的血流动力学参数可以有不同的判断方式,甚至得出完全相反的临床

处理结果。所以,临床医师应用血流动力学监测的能力不但取决于可以获得这些参数和了解这些参数的真实意义,而且更重要地取决于对疾病的理解或者说是取决于自己的医学水平。因而,对于每一位从事重症医学事业的医师来讲,对血流动力学参数的综合分析能力的提高是一个需要不断学习的过程。

一、心室功能曲线

心室功能曲线所表达的是心室的前负荷与心室每搏做功之间的关系,出于临床应用的方便,心室的前负荷多采用压力指标,如 CVP 或 PAWP。心室功能曲线根据 Starling 定律来表达相应心室的做功状态。左心室功能曲线可分为在充盈压力较低时的上升阶段和充盈压力较高范围内的平台阶段。由于右心室的后负荷较低,做功较小,右心室功能曲线每搏做功指数较低,且平台阶段不显著。下面以左心室功能曲线为例进行说明(图 21-7-1)。

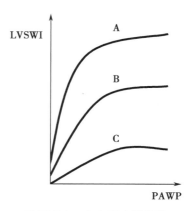

图 21-7-1　左心室功能曲线
LVSWI 为左心室每搏做功指数,PAWP 为肺动脉嵌顿压

根据 Starling 定律,心室的前负荷越大,心室所做的功也就越大。若以曲线 A 为心功能正常时的 LVSWI 随 PAWP 的变化关系,那么,曲线 B 为心功能中度抑制,而曲线 C 为心功能重度抑制。可以看出,当心脏功能抑制,心肌收缩力下降时曲线变为低平。心脏表现出在过高的前负荷状态下,心脏的做功不能相应增加,每搏输出量下降,临床上表现出典型的心力衰竭。在临床监测中,根据同时测量的 PAWP 和 LVSWI 可以在图中标出相应的心功能点。曲线 A、B、C 代表了不同心脏功能状态下心功能点随 PAWP 变化的移动轨迹。如果连续进行心功能点的测量,不仅可以动态反映患者心脏功能的变化情况,而且,结合心功能点的移动与治疗的关系还可以反馈性对临床治疗进行定量性指导。

当心脏功能受损逐渐加重,心肌收缩力逐渐下降时,曲线 A 向曲线 B,甚至曲线 C 方向移动。应用正性肌力药物可以使曲线回升,由曲线 C 向曲线 B,甚至向曲线 A 方向移动。进行扩容治疗时,心功能点沿不同的心功能曲线向 PAWP 增大方向移动。利尿或脱水治疗时心功能点则向相反方向运动。有时,一种治疗方法的作用结果可能是

多方面的。例如,在心力衰竭、PAWP 过高时,应用血管扩张药物一方面减低了心脏的前负荷,使心功能点沿心功能曲线向 PAWP 较低的方向运动;另一方面由于心脏前、后负荷状态的改变,心肌顺应性的增加以及冠状动脉灌注的可能改善,心肌收缩力也会有所增强,这种结果可使心功能曲线高抬,由曲线 C 移向曲线 B。所以,心功能点实际上是移向坐标区域的左上方。心室功能曲线可以作为一种具体的监测方法应用于临床,同时,也表达了进行血流动力学监测的基本的理论。

二、心功能分区图

　　心功能分区图(图 21-7-2)反映的是心输出量与左心室前负荷之间的相互关系,通过 CI 和 PAWP 构成的坐标图。

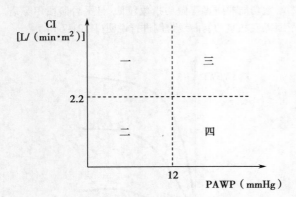

图 21-7-2　心功能分区图
CI 为心脏指数,PAWP 为肺动脉嵌顿压

　　坐标图以 CI 为纵坐标,以 PAWP 为横坐标,分别以 CI 2.2L/(min·m^2)和 PAWP 12mmHg 将坐标图分为四个不同的区域。每个区域代表了心脏功能的不同状态和相应的治疗措施。第一区提示,CI 在正常范围,PAWP 没有增加,所以,第一区显示正常范围,不需要特殊的治疗;第二区的 CI 低于正常范围,PAWP 没有明显增加,那么,CI 减低的原因可能是因为心脏的前负荷不足,或是心肌收缩力下降。相应的治疗方法则是增加心脏的前负荷,或是应用正性肌力药物;第三区提示 CI 在正常范围,PAWP 高于正常,提示心脏处于高负荷的代偿状态。但是心脏仍然可以代偿过高的前负荷,保持心输出量在正常范围。这时应了解心脏前负荷过高的原因,应用利尿药物或血管扩张药物调整心脏的前负荷,维持心脏的最佳做功状态;第四区提示 CI 低于正常,同时 PAWP 增高,这时患者已经处于临床上所谓典型的充血性心力衰竭状态,治疗上应该以减少前负荷及增加心肌收缩力为主。

　　从这个示意图可以看出,心功能分区图不但可以明确表明患者当时的心功能状态,而且也同时指出应有的治疗原则。在进行血流动力学监测时,可以将患者的心功能点标在心功能分区图中,根据心功能点所处的区域对病情进行监测及进行应有的治疗。动态地监测心功能点的变化可以了解疾病发展变化的趋势和治疗效果,不仅可以确定治疗的方向,而且对治疗可以有定量的治疗作用。

三、血流动力学的"ABC 理论"

　　血流动力学的 ABC 理论是应用血流动力学监测对循环功能进行支持性治疗的基础理论(图 21-7-3)。

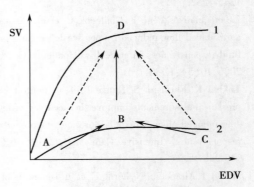

图 21-7-3　血流动力学 ABC 理论
EDV 代表心室舒张末容积,SV 为每搏输出量

　　根据 Starling 定律,在正常情况下,随着心室舒张末期容积的增加,每搏输出量也相应增加(曲线 1)。当心肌收缩力受损时,每搏输出量随舒张末容积的增加而增加的程度明显下降,曲线呈低平状态(曲线 2)。在进行临床血流动力学监测时,将每次测量的数值在图中标记出的点称为心功能点,D 点则是治疗的目标点。

　　如果初次测得患者的心功能点为 A 点,那么,应用心脏正性肌力药物和进行扩容治疗都可能使 A 点移向 D 点。如果首先应用心脏正性肌力药物,正性肌力药物可以使曲线 2 移向曲线 1,从而使 A 点沿虚线方向直接移向 D 点。如果首先进行扩容治疗,增加心脏的前负荷,若心肌功能正常,A 点会沿曲线 1 移向 D 点,这是临床上所期望获得的结果;如果心肌功能受损,A 点则沿曲线 2 移向 B 点。此时再应用正性肌力药物,心功能点则由 B 点移向 D 点。从 A 点不同的移动方向中可以看出,由 A 点到 B 点首先调整了心脏的前负荷,尽可能发挥心脏自身的代偿作用,之后应用正性肌力药物使心功能点由 B 点移向 D 点,这时应用正性肌力药物的剂量明显少于由 A 点沿虚线移向 D 点所需的正性肌力药物的剂量,从而,正性肌力药物所产生的副作用也明显减少。所以,A→B→D 是将心功能点由 A 点移向 D 点的最佳选择。同理,如果患者的心功能点在 C 点,将心功能点由 C 点移向 D 点的最佳选择是 C→B→D,而不应是由 C 点沿虚线直接到 D 点。

　　从这个示意图可以看出,心脏每搏输出量不足可能是由于或同时并存前负荷过多或前负荷不足,调整心脏前负荷是增加每搏输出量的首要治疗措施。只有在心脏处于自身最佳的做功状态后应用正性肌力药物才有可能取得最佳的治疗效果。对于心功能不全的患者一味地强调脱水或盲目地进行补液都同样带有片面性。这个理论就是血流动力学的 ABC 理论。

四、左心室的压力-容积曲线

　　心室的压力-容积曲线(图 21-7-4)也可被称之为压

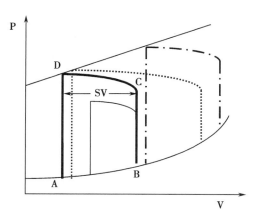

图 21-7-4　心室压力-容积曲线
P 代表压力，V 代表容积

力-容积环（P-V Loop），表达的是在一个心动周期中心室内压力与容积的变化关系。它汇集了影响每搏输出量的主要因素。通过压力-容积环不仅可以了解到心室在射血过程中的血流动力学变化，而且可以动态地监测临床治疗的效果。下面试说明左心室压力-容积环。

如果将图 21-7-4 中横坐标设为左心室内容积，纵坐标为左心室内压力，粗实线表示的曲线 ABCD 则为左心室压力-容积环。左心室压力-容积环从 A 点开始，心室等容舒张期末，左心室内压下降至低于左心房压力，二尖瓣开放，左心室开始充盈。随着左心室被逐渐充盈，心室内容积逐渐增加，压力也有所增加，曲线由 A 移向 B。从曲线 AB 中可以看出心室舒张期的压力与容积的变化不是直线关系，这条曲线实际上代表了左心室的顺应性。在 B 点，二尖瓣关闭，左心室开始收缩，首先是等容收缩期，左心室内压力急剧上升，容积不变，压力-容积环上出现 BC 段。这种压力的上升很快使主动脉瓣膜开放（C 点），心室射血开始。在射血过程中，左心室继续收缩，心室内压仍然继续升高。之后，主动脉瓣膜关闭（D 点），心室射血完成。这时仍然有 40 ~ 50ml 血液存留在左心室内，这是正常的收缩末容积。D 点之后，心室进入等容舒张期，左心室内压力急剧下降，容积并不发生改变，形成压力-容积环的 DA 段。随着左心室内压力的继续下降，直至压力低于左心房内压，二尖瓣开放，压力-容积环到达 A 点，开始另一心动周期。

从压力-容积环中可以看出，与 B 点相应的横坐标值为左心室舒张末容积，而相应的纵坐标值为左心室舒张末压力。BC 段与 AD 段之间的距离为左心室 SV。D 点的横坐标值为左心室收缩末容积。心功能发生改变时可出现相应部位的移动或出现整个曲线的位移。当心肌收缩力减弱，收缩期无法产生原有的压力，如果舒张末容积没有代偿性增加，则表现为：SV 减少，收缩末心室容量增加（细实线所示）。如果心室舒张末容积增加，心肌收缩力和后负荷维持不变，则 SV 相应增加（虚线所示）。如果心室后负荷增加，舒张末容积代偿性增加，则表现为整个压力容积环右移（间断实线所示）。压力容积环完整地反映了整个心跳周期中心室内压力与容积的变化，较为全面地表述

了心脏功能的影响因素。

五、左、右心室的不同特点

由于左心室和右心室的心室结构及顺应性有明显的不同，所以调整前负荷对左心室或右心室会产生不同的影响。左、右心室的结构不同，其顺应性也有明显的区别。右心室的心肌较薄，顺应性较高。当右心室的舒张末期容积增大时，右心室可出现明显扩张。严重时可导致室间隔向左心室突出。在心动周期中室间隔出现反常运动。如果右心室内压继续增高，室间隔不仅在舒张期发生左移，而且在收缩期也发生左移。使左心室的容积明显减小，左心室的顺应性也明显下降。

通常情况下，左心室与右心室的输出量相等，静脉回流量相等。虽然左右心室的舒张末容积和压力的变化趋势一致，但由于顺应性的区别，左右心室的容积和压力可以不同。在正常情况下，左心室与右心室的心功能曲线基本上是平行的。虽然压力的绝对数值不同，但左心室和右心室的压力变化是相关的。对前负荷进行调整时，左心室和右心室的变化应当是基本一致的。可是，输液量过大，仍然可导致左心室和右心室的负荷共同增加，出现肺水肿。当左心室功能衰竭时，左心室功能曲线变为低平，右心室的输出量随前负荷升高而增加的幅度明显高于左心室。从而，右心房压力略有增加时，左心房压力就会明显增加，甚至超过血浆的胶体渗透压（约 24mmHg），导致严重的肺水肿。这时，左心室和右心室的压力变化并不呈平行关系，小量的输液即可导致左心室的前负荷过多。所以，这时的前负荷调整应当是以减少回心流量和降低血管张力为主。在右心室功能衰竭时，右心室要求有较高的前负荷才能维持输出量的正常，才有可能为左心室提供足够的前负荷。在这种情况下，应当维持右心室有足够的前负荷，如果进行脱水或血管扩张药物，可导致严重的后果。当双侧心室都发生功能衰竭时，左心室和右心室的容量和压力的变化又趋于平行关系。发生肺水肿的可能性明显低于单纯左心室功能衰竭时，双侧心室的心输出量对前负荷变化的反应又趋于一致，但增加前负荷并不能使心输出量明显增加。

六、其他常用参数

（一）每搏输出量与心室射血分数　一般来讲，心输出量与心肌收缩力呈正相关。由于心输出量与每搏输出量相比，增加了心率的影响，故每搏输出量较心输出量与心肌收缩力更具有相关性。在其他影响因素不发生改变的情况下，心肌收缩力增加，每搏输出量也相应增加。但除了受到心肌收缩力本身的影响之外，每搏输出量同时也受到心室前负荷与后负荷的影响。心室射血分数在一定程度上减弱了前负荷的影响，可以作为在应用每搏输出量判断心肌收缩力时的补充指标进行分析。当心肌收缩力下降时，由于心室扩大，心脏前负荷增加，每搏输出量可以保持不变，但心室射血分数已经明显下降。应当注意的是心室射血分数同样也受到后负荷的明显影响。

（二）每搏做功指数　心室每搏做功指数是临床上

较为常用的反映心肌收缩力的指标。每搏做功指数通过测量心室在射血过程中实际做功的情况，综合了心脏前负荷、后负荷对心肌收缩能力的影响。一般认为，心室每搏做功指数较每搏输出量与心肌收缩力更具有相关性。心室做功指数同样受到心室前负荷的影响，在前负荷不变的情况下监测心室做功指数的改变则更说明了心肌收缩力的变化。临床上应用左心室功能曲线可发现左心室的做功指数随左心室的前负荷的增加而增加。但是，当应用儿茶酚胺类药物时，如应用多巴酚丁胺可使心室功能曲线向左上方移位。表达了在相同前负荷条件下，心室做功指数增加，提示心肌受到等长调节的影响，心肌收缩力增加。

（三）心室收缩末斜率　在不同前负荷条件下测量心室压力-容积曲线，将每条曲线上的收缩末点连接成一条直线，这条直线称之为心室收缩末斜率。这条直线的位移，尤其是斜率的改变更直接地反映了解心肌收缩力的变化，其斜率与心肌收缩力呈正相关。当然，收缩末斜率仍然是了解心室做功状态的综合指标，但这种斜率的改变受心室负荷，尤其是受心室前负荷的影响极小。

另外，心脏指数或每搏输出量与后负荷的关系曲线也可被用于对心肌收缩力的监测。心脏超声技术被应用于临床监测以后，为对心肌收缩状态的评价提供了一些更为直观的测量手段。可以直接观察并测量心室壁的运动和收缩期增厚的情况，监测心室整体运动功能（如测量射血分数、短轴缩短率等）和节段性运动功能（如心室壁节段运动图）。尤其是在三维成像及自动边界测量技术被应用于临床后，为心肌功能的监测提供了更广阔的前景。

（何怀武　刘大为）

第八节　氧输送及其相关问题

氧作为组织细胞代谢的必要物质，对机体器官功能产生着重要的影响。氧在体内的运输和代谢的改变在极大的程度上反映了疾病的发生发展情况。将氧作为疾病的诊断指标应用于临床已经有多年的历史，多被应用于反映某个目标器官的功能状态。随着血流动力学理论的发展和临床应用的普及，氧已经不仅被用于诊断，而逐渐地作为连续的、动态的监测指标被用于临床，成为血流动力学监测的重要组成部分。

人体所需的氧从周围环境到组织细胞被传递的过程是一个由多种因素影响的复杂过程，主要包括了：肺脏的吸入、血液的携带、循环的输送、组织细胞的摄取和利用几个方面。在正常情况下，这些因素不同程度上影响并调节着机体在不同状态或不同组织器官对氧的需求。如在剧烈运动时出现呼吸加快、心输出量增高，以满足肌肉组织对氧的需求。在病理状态下，可出现心输出量改变、循环容量不足、甚至呼吸衰竭，这些因素的改变将最终导致组织缺氧。由于氧在组织中不能被储存的特点，组织细胞每时每刻都需要不断的氧的供给。这就使得纠正组织缺氧不仅成为支持性治疗的主要目标，也成为评价器官功能及指导临床治疗的主要手段。从而，对氧输送（oxygen delivery，DO_2）及其相关指标的监测在危重患者的治疗中具有极其特殊的意义。

一、基本概念

外界环境中的氧经过肺脏的通气和弥散功能进入血液。在血液中，氧主要是以与血红蛋白结合的形式存在于红细胞内。每克血红蛋白可结合 1.34ml 的氧。如果血红蛋白浓度为 15g/dl，那么，100ml 动脉血中可结合 20ml 的氧。氧在血液中的另一种存在方式是以物理溶解的状态。在标准状态下，氧在全血中的溶解系数为 0.022ml/ml。那么，在动脉氧分压为 100mmHg 时每 100ml 的血液中溶解的氧仅为 0.3ml。血液中物理溶解的氧数量甚微，几乎可以忽略不计，但在氧的交换过程中却起着十分重要的作用。在肺部，氧进入血液首先以物理溶解的状态提高氧分压，之后才进一步与血红蛋白结合。相反，在组织中首先是溶解状态的氧从血液中逸出，血液的氧分压下降，然后，结合状态的氧从血红蛋白中分离出来补充溶解状态的氧。由此可见，溶解状态的氧决定着结合状态氧的量，而结合状态的氧是氧在血液中的主要运输方式。

1. 氧输送　经过氧合的动脉血在左心泵的作用下，通过动脉系统及微循环到达组织。正是在这个过程中，DO_2 所表达的是在单位时间内由左心室送往全身组织氧的总量；或者说是单位时间动脉系统所送出氧的总量。DO_2 的表达式为，

$$DO_2 = CO \times CaO_2 \times 10$$

式中的 CO 为心输出量，CaO_2 为动脉血氧含量。CaO_2 主要取决于动脉血氧饱和度（SaO_2）和血红蛋白含量（Hb）。所以，大致上可以认为，DO_2 主要受循环系统（CO）、呼吸系统（SaO_2）和血液系统（Hb）的直接影响。Bihari 等人报道，正常人在静息状态下的 DO_2 约为 $500 \sim 700ml/(min \cdot m^2)$。

2. 氧耗量与氧摄取率　在微循环水平，血液中所携带的一部分氧被组织细胞摄取，动脉血中的氧含量逐渐减少，动脉血也逐渐演变成为静脉血。在这个过程中，组织细胞实际消耗氧的量称为氧耗量（VO_2），可以用 DO_2 与静脉系统带回右心的氧量的差值来表示。

$$VO_2 = CO \times (CaO_2 - CvO_2) \times 10$$

其中 CvO_2 为混合静脉血的氧含量。在正常情况下 VO_2 应该与组织的氧需量相等。一旦出现 VO_2 小于氧需量，则表示发生了组织缺氧。应注意 VO_2 与组织氧需量是不同的两个概念。组织细胞摄取氧的能力的大小对 VO_2 有较大的影响。反映组织氧摄取能力的主要指标为氧摄取率（$O_2\ ext$）。

$$O_2\ ext = [(CaO_2 - CvO_2)/CaO_2] \times 100\%$$

在正常静息状态下 VO_2 约为 $120 \sim 160ml/(min \cdot m^2)$，相应的 $O_2\ ext$ 为 $22\% \sim 30\%$。

3. 静脉血氧饱和度　通常是指混合静脉血氧饱和度。混合静脉血实际上是经过全身各部分组织代谢后的血液。在氧代谢方面混合静脉血的氧含量代表着经过组织代谢后循环血液中所剩余的氧。最佳的混合静脉血标

本应当来自肺动脉血。对于缺氧,临床上往往会首先想到进行动脉血气分析检查,了解动脉血的氧分压和氧含量。在有足够的心输出量的情况下,这部分氧含量代表了身体可以输送到各部分组织中氧的量。但是,缺氧实际上是指组织缺氧。在危重患者,尤其是处于休克状态的危重患者,只了解动脉血液的氧分压和氧含量,实际上并不能反映组织水平的缺氧。动脉的氧含量正常或升高并不能除外组织缺氧的存在。因为,组织缺氧同时还受到循环系统对组织的灌注情况、血红蛋白含量、组织的氧摄取率、组织的氧耗量、组织的需氧量、氧解离状态、细胞的氧利用情况等多种因素的影响。所以,混合静脉血的氧含量可以被认为在极大的程度上反映了这些因素的共同后果。如果将动脉血气和混合静脉血气结合起来进行分析,则对组织缺氧可以有更全面的了解。另外,还可以通过混合静脉血的分析对组织代谢产物进行分析,进一步了解组织的代谢情况。一些特殊性检查,也需要混合静脉血标本。

DO_2 及其相关指标的测量可以通过不同的方法,但是,真正受到充分重视是在 20 世纪 70 年代 Swan-Ganz 导管广泛应用于临床之后。Swan-Ganz 导管不仅进一步完善了血流动力学的临床应用,而且,由于可以容易地获取混合静脉血标本,为进一步认识氧在体内的转运和代谢过程并真正使 DO_2 及其相关指标用于临床奠定了基础。虽然,在采用 Swan-Ganz 导管测量值计算 DO_2 与 VO_2 相关性方面尚有争议,但是将 DO_2 赋予可监测性的本身即是基础医学理论向临床实践的一大迈进。另外,VO_2 也可通过代谢车(metabolic cart)直接测得。近年来,一些呼吸机也可以显示单位时间内机体消耗氧的量。

二、DO_2 与 VO_2 的相关性

组织器官功能的维持需要不断地氧的供给,这些氧来自于 DO_2。由此,从理论上讲,DO_2 与 VO_2 一定是相互关联和相互影响的。已经有大量的报道表明,在正常生理情况下,当 DO_2 大于一定范围时,VO_2 与 DO_2 及血流量之间无任何相关性,称之为 VO_2 呈 DO_2 非依赖性。而当 DO_2 小于这个值时,VO_2 随 DO_2 的变化而变化,VO_2 与 DO_2 之间有明确的相关性,称之为 VO_2 呈 DO_2 依赖性。DO_2 的这个范围称为临界值。在组织氧需量恒定的情况时,DO_2 的临界值等于组织的氧需量。由此可见 DO_2 与 VO_2 的相互关系表现为双向性。也就是说,当 DO_2 高于临界值时,VO_2 呈 DO_2 非依赖性;而当 DO_2 低于临界值时 VO_2 呈 DO_2 依赖性。有研究发现,人体在麻醉状态下的 DO_2 临界值为 330ml/(min·m^2)。继续增加 DO_2 并不引起 VO_2 的改变。可以认为,这时组织已经得到足够的氧,增加 DO_2 并不引起组织氧需量的增加,不影响 VO_2。但是,当 DO_2 小于临界值时,组织所消耗氧的量受到了循环送来氧量的限制,VO_2 的升高依赖于 DO_2 的增加。这种 DO_2 的依赖性提示组织中存在可偿还性的氧债(图 21-8-1)。

不同患者的 VO_2 或者同一患者在不同状态下的 VO_2 可以是不同的,这种现象给临床患者的判断带来一定的困难。有人提出可采用氧负荷试验(oxygen flux test)的方法。氧负荷试验的理论基础是在正常状况下 VO_2 呈 DO_2

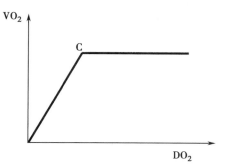

图 21-8-1　DO_2 与 VO_2 的相关性
C 点为 DO_2 的临界值

非依赖性。具体的方法是在测量 VO_2 与 DO_2 后,在短时间内增加 DO_2(如 30 分钟),假定组织的氧需量在较短的时间内是恒定的,再测量与 DO_2 相应的 VO_2。如果在 DO_2 明显升高时 VO_2 仍然保持不变,提示组织中不存在氧债;如果 VO_2 随 DO_2 的升高而增加,提示组织缺氧的存在,并且有可能被提高 DO_2 所部分偿还,甚至完全偿还。根据相同道理,在条件允许的情况下迅速降低 DO_2,同时监测 VO_2 的变化也可以得到相应的结果。

氧输送与氧耗量的相关性从理论上解释了机体的氧供与全身的组织氧耗之间的关系,并可以间接的反映组织的氧需量。应当认为,对氧输送及其相关指标的理解从理论上将对组织缺氧的监测具体量化,并直接应用于对临床治疗指导,同时强调了器官之间的相互影响,解决了临床上多年来的难题。对危重患者 DO_2 与 VO_2 相关性的研究始于 1973 年。Powers 等人首先提出在危重病情况时 DO_2 与 VO_2 相关性的异常改变。之后又有大量不同作者的陆续工作证明了这种相关性的存在及 DO_2 临界值的临床意义。但是,在实际应用中氧输送与氧耗量的双向相关性目前尚有一定的局限性。

首先,对氧输送与氧耗量的这种相关性的解释是建立在组织氧需量恒定的基础上的。如果组织的氧需量发生变化,不仅会影响氧输送的临界值,而且会影响这种双项相关性与组织缺氧的关系。机体的组织具有对氧适应性(oxygen conformity)。如,当骨骼肌缺氧时,出现疲劳,活动减少,氧需量也随之减少;肾小球滤过率下降时,肾小管重吸收所做的功也减少,氧需量也随之下降。而肾血流量增加时,氧需量也随之增加。从而,减少的氧耗量可能仍然等于氧需量,并不出现组织缺氧。那么,氧耗量与氧输送的依赖性实际上是氧需量和氧输送的依赖性。

其次,氧输送与氧耗量的相关性主要反映的是整个机体的状态,而不一定代表局部组织或器官的氧合状态。

再次,氧输送及其相关指标不反映组织细胞水平的氧利用情况,不是纠正组织缺氧的最终指标。另外,在数据计算中的一些问题,如"数学偶联(mathematic coupling)"和"数据整合(pooling data)"可能会影响氧输送与氧耗量之间相关性的实际意义。

在重症患者的临床监测中,我们所提及的缺氧应该是指组织缺氧。由上述有关氧输送的理论可知,对于缺氧的

诊断与监测仅靠动脉血气是远远不够的。DO_2及其相关指标的临床应用使对危重患者缺氧的监测和认识向组织水平又迈进了一大步。把提高DO_2作为支持性治疗的目标，可以有效地协调在多个器官支持性治疗中所出现的矛盾，将多种不同的治疗方法和思路系统化。但同时应当看到，DO_2实际上反映了整个机体的氧供给状况，而整体的DO_2不一定反映在组织水平上氧的改变。维持循环功能的主要目标是保证组织的灌注，满足组织细胞对氧的需求。一些研究表明，动脉血 pH 值（pHa）虽然也在一定程度上反映了组织氧利用，但 pHa 的改变反映了包括胃肠道在内的全身组织氧利用的状态，并严重地受到局部组织灌注程度的影响。pHa 的改变可能出现较晚且不敏感，又易受到治疗的直接影响。组织灌注不良不仅导致局部组织缺氧，而且又使全身性治疗无法在局部充分发挥作用。而 pHi 则更进一步地反映了组织水平上氧利用的真实改变，是判断组织灌注更为敏感的指标。但是，单纯监测 pHi 的变化对如何实施具体的临床治疗，目前尚缺乏反馈性直接指导意义。与此同时，对DO_2及相应指标的监测可具体地指导临床治疗，但不一定达到组织水平。由此，结合应用这两组指标可以起到功能互补的作用，使临床监测对治疗的指导作用上升到一个新的水平。

三、临床应用

氧输送及其相关指标不仅可用于对循环系统、呼吸系统的功能监测，更重要的是可用于对机体整体的灌注状态，甚至局部器官或组织的功能状态和灌注情况的监测。氧输送所表达的是在单位时间内由左心室送往全身组织氧的总量；或者说是单位时间动脉系统所送出氧的总量。氧输送主要受循环系统、呼吸系统和血红蛋白含量的直接影响。氧输送概念的提出使临床治疗注重了器官之间的相互关系及治疗的相互影响，并将氧作为敏感的监测指标对病情的演变和治疗的效果进行定量的监测。同时，根据血流动力学对休克进行临床分类，指出了血流动力学改变的中心点，成为循环功能支持性治疗的关键。这样，大大地提高了对病情的理解程度和治疗的准确性。

维持组织灌注和纠正缺氧应从提高氧输送做起。在休克的不同类型当中，低血容量性休克、心源性休克和梗阻性休克的共同特点是氧输送减少。所以，这三类休克的支持性治疗应以提高氧输送为原则。虽然，感染性休克时氧输送往往是正常或增高的，但维持较高的氧输送仍是目前治疗感染性休克的主要措施，也是目前临床上可行的基本措施。这是因为即使感染性休克在高氧输送条件下仍有很高的死亡率，但如果氧输送下降则可使组织缺氧更为加重，为原本死亡率很高的感染性休克雪上加霜。在组织细胞水平改善氧利用及控制机体的炎性反应方面的措施目前基本处于实验研究阶段。有些方法虽然可初步应用于临床，但效果尚待进一步观察。虽然这些研究工作距临床实际应用尚有一定距离，但对临床治疗概念和方法的更新有着方向性的意义

对氧输送的监测包括了循环、呼吸和血液三方面的主要参数。在监测的过程中，不仅要监测氧的供给，而且要了解组织氧供与氧耗、组织氧需量之间的关系。

（一）氧输送的临界值　在正常情况下，细胞可从循环中得到足够的氧。细胞所需要氧的量等于实际的氧耗量。当细胞所能获得的氧量逐渐减少，细胞首先通过提高自身的氧摄取能力，以维持氧耗量的恒定。当氧进行性下降，低于一定范围，超过了细胞的代偿能力，氧耗量则开始下降，细胞处于缺氧状态。如果我们把氧输送（心输出量与动脉氧含量的乘积）认为是左心向全身所输送氧的总量，氧耗量（动脉-混合静脉血氧含量之差与心输出量的乘积）为全身实际消耗氧的总量，那么当氧输送低于一定值，不能满足组织细胞的需求，氧耗量也随之下降，呈氧输送依赖性。当氧输送逐渐增加，氧耗量也相应增加，直至氧耗量与组织的氧需量相等。之后氧耗量不会随氧输送的继续升高而增加，呈氧输送非依赖性。这个可以满足氧耗量与组织氧需量相等的氧输送的最小值为氧输送的临界值。有人报道，正常人在麻醉状态下的氧输送的临界值为 $330ml/(min \cdot m^2)$。心源性休克、低血容量性休克和梗阻性休克都以氧输送降低为主要特点。而感染性休克时的氧输送往往是正常或增高的，但常伴有氧输送临界值的升高和氧摄取率的下降。这就更容易使氧耗量的变化呈氧输送依赖性，提示组织缺氧的存在。根据这个原理，在对休克的治疗时就可以将纠正组织缺氧、消除组织中的氧债为实际目标，并根据对具体参数的监测反馈性指导临床治疗，真正做到以氧输送可以满足组织的氧需量为治疗原则。

那么，临床上应如何掌握氧输送的最佳水平？从理论上讲，应将氧输送提高到可以满足组织细胞氧代谢的需要，但在临床实际应用中尚缺乏定量性的指标。根据氧输送与氧耗量的双项性关系，可以监测组织缺氧并指导临床治疗。当氧耗量呈氧输送依赖性时，组织缺氧存在。如若纠正缺氧，就要提高氧输送，保持氧输送在临界值以上水平。但正常状态下氧输送的临界值并不等于危重病条件的临界值，并且在临界值的实际测量中尚有一些局限性。使氧输送的临界值难以作为一个量化的数值应用于所有危重患者的治疗。所以，Shoemaker 等人提出，应将氧输送提高到高于正常水平（supernormal level）。但是，高于正常水平后仍然要回答什么是在特殊疾病情况下的"正常水平"。同时，也不应该是氧输送越高越好，因为通过临床干预手段提高氧输送有明确的副作用，往往是干预手段的强度越大导致机体损伤的程度也越强。另外，氧输送也不可能无限制的升高或在一些疾病情况下难以升高。例如，感染性休克时的氧输送临界值升高和氧摄取率下降，使得氧输送难以被提高到高于正常水平。北京协和医院 ICU 在对 40 例感染性休克患者的观察中发现，在死亡组的患者中，虽然尽临床上最大的可能提高了氧输送，但氧耗量与氧输送的依赖性一直存在，无法找到氧输送的临界值，组织缺氧一直存在。近年来，有许多报道指出，保持高于正常值的氧输送并不能继续提高感染性休克患者的生存率和减少器官功能不全的发生率。同时，过度地提高氧输送的治疗方法本身也带来更多的副作用。所以，虽然氧输送临界值的提出从理论上解决了氧供与氧需的概念问题，但

是在实际应用中应根据患者的具体情况,参照其他反映组织缺氧的指标,进行综合判断。

（二）混合（或上腔）静脉血氧饱和度　机体的氧需量决定于组织代谢的状态,正常情况下是不依赖氧输送的。氧输送带来的氧在组织中被利用,这部分在组织中被消耗的氧被称为氧耗量。通常,氧耗量应该等于氧需量。剩余部分的氧进入静脉系统成为静脉的氧含量。可见,监测静脉氧含量的改变可以反映氧输送与组织氧需量之间的关系。在血红蛋白含量不变的情况下,氧含量主要决定于氧饱和度,临床上通常采用对混合静脉血氧饱和度的监测来了解静脉血氧含量的改变。由于临床的易操作性,有报道应用上腔静脉血氧饱和度代替混合静脉血氧饱和度。应注意上腔静脉血氧饱和度的正常值范围通常略低于混合静脉血的氧饱和度。

在正常情况下,动脉血氧 20% ~ 25% 被组织利用。在动脉血被正常氧合的前提下,静脉血氧饱和度约为 65% ~ 75%。静脉氧饱和度在正常范围,提示氧输送与组织可利用氧的量相匹配。这种情况可见于机体组织代谢正常,也可见于一些不正常的情况。如虽然氧输送下降,但机体代谢功能也相应减低,或反之亦然。另外也可发生在氧输送下降,虽然组织代谢不变或增强,但组织摄取氧的能力下降或发生动静脉分流时。静脉氧饱和度低于正常范围,提示氧输送不能满足组织对氧的需求,临床上多强烈提示可能有组织缺氧的存在。这时应立即查看氧输送及其影响因素的变化,确定是否有必要通过治疗手段增加心输出量或动脉氧含量。静脉氧饱和度高于正常常见于外周血管扩张,血液分流增加的患者,如严重感染和感染性休克、肝硬化等情况。这种情况提示单纯提高氧输送不能完全纠正组织的缺氧,应从病因的相关机制方面采取治疗措施。

由于静脉氧饱和度是氧输送过程中的下游指标,监测静脉氧饱和度的变化可以较早地发现血流动力学的改变。在一段时间内如果组织代谢不变,呼吸功能稳定,静脉血氧饱和度的下降则提示心输出量的减少。如果循环功能相对稳定,突然的静脉血氧饱和度下降则提示呼吸功能的改变,如气道阻塞等。另外,对静脉氧饱和度的监测将组织代谢的状态融入血流动力学监测,使临床治疗的目标更接近组织缺氧的改善。Rivers 等人对严重感染和感染性休克进行的早期目标指导治疗中,将上腔静脉血氧饱和度70% 作为复苏的终点目标,使患者的死亡率明显降低。

（三）胃肠黏膜 pH 值　胃肠道黏膜的 pH 值（pHi）被认为是较好的指标,尤其是当将氧输送与 pHi 联合应用时,对监测组织缺氧和掌握提高氧输送的程度方面有一定的指导意义。

pHi 的监测是通过间接的方法动态地测量胃肠道黏膜的 pH 值,以反映组织缺氧是否存在。血流动力学监测为提高氧输送方法的采用提供了具体的建议,而 pHi 的监测提出了提供氧输送的目的。如果将 pHi 与血流动力学监测联合应用,可以明确地起到监测互补的作用,不仅可以部分地避免氧输送和氧耗量相关性的在临床应用中的局限性,而且更明确地将组织缺氧具体地应用于危重患者

的临床治疗。

如果把 pHi 7.35 作为正常值的下限,那么维持 pHi 在正常范围则可以成为提高氧输送的目标。对于那些 pHi<7.35 的患者,应注意 pHi 在氧输送提高过程中的反应。当在提高氧输送的过程中 pHi 相应升高,则说明提高氧输送可以纠正组织缺氧,治疗应当继续进行。氧输送升高的程度应以维持 pHi>7.35 为原则。如果在氧输送升高的过程中 pHi 出现无规律的变化或持续<7.35 时,应该认为提高氧输送不能有效地纠正组织缺氧或尚有缺氧之外的其他危险因素未被去除,这时应及时更改治疗方案。北京协和医院 ICU 在危重患者的治疗中发现,将 pHi 与氧输送的相关性用图形表示不仅使得 pHi 与氧输送的相关性更容易理解,而且使得这种相关性更具有临床的实用性。以 pHi 7.35 和氧输送的临界值［感染性休克时为 640ml/（min·m²）］为基线划分 pHi 与氧输送的分布图,并将图分为四个部分,把测量出的点称为氧利用点。那么,当氧利用点在 pHi<7.35,氧输送大于临界值范围时,提高氧输送可能无法纠正组织的缺氧,应积极考虑氧输送之外的影响因素。这组患者往往有很高的死亡率。在 pHi<7.35,氧输送小于临界值范围时,组织酸中毒的存在可能与氧输送的下低有关,提高氧输送会明显改善预后。这个范围内的患者经过治疗是有希望存活的。在 pHi>7.35,氧输送大于临界值范围时,应有较高的存活率。氧输送已经可以满足组织对氧的需求,无须继续提高氧输送;若 pHi>7.35,而氧输送小于临界值,提示即使是感染性休克,但组织的需氧量并未明显增加,虽然氧输送低于临界值,但仍没有必要继续提高氧输送。这种分区方法不仅反映了病情的严重程度和预后,而且还具体的指导了治疗的进行。如果进行连续的观察,动态监测氧利用点的变化趋势和治疗的关系,则对治疗有更强的指导意义。如果表中所示生存率高的患者死亡,说明所用的治疗原则与病情的实际需要不相符合。同样,若在死亡率高范围的患者得以生存,则说明治疗水平有所提高。

当然,pHi 作为一种间接的方法以了解局部组织的氧代谢状态,有可能会受到一些其他因素的影响。机体的代谢是一个十分复杂的过程,尤其是在组织水平上难以找到理想的监测指标。在监测的过程中,应该强调连续地注意 pHi 的变化,动态地追踪病情的演进和对治疗的反应。

（刘大为）

主要参考文献

［1］Guyton AC, Hall JE. Textbook of Medical, Physiology. 10th ed. Holland: Elsevier Saunders, 2000.

［2］Walsh TS. Recent advances in gas exchange measurement in intensive care patients. Br J Anaesth, 2003, 91（1）: 120-131.

［3］Hayes MA, Timmins AC, Yau EH, et al. Elevation of systemic oxygen delivery in the treatment of critically ill patients. N Engl J Med, 1994, 330（24）: 1717-1722.

［4］Russell JA, Phang PT. The oxygen delivery/ consumption controversy approaches to management of the critically ill. Am J Respir Crit Care Med,1994,149（2 Pt 1）：533-537.

[5] Hameed SM,Aird WC,Cohn SM. Oxygen delivery. Crit Care Med,2003,31（12 Suppl），S658-S667.

第九节 休克患者的微循环和线粒体功能障碍

自 20 世纪 80 年代以来,学者们提出了休克的本质是组织细胞缺氧,并确立了以纠正组织缺氧（tissue hypoxia）为目标的复苏治疗方向,使当前的临床血流动力学监测与治疗从循环系统内部逐渐延伸至循环管路以外的组织细胞代谢。将组织缺氧直接用于临床监测,从组织缺氧的角度认识休克并指导临床治疗是对休克理解和治疗的一大进步。然而在临床工作中,我们经常会面临一些困难:如一些休克患者,虽然已经进行了良好的感染灶的引流、抗感染治疗、止血治疗和充分的循环复苏治疗,甚至放置了肺动脉导管或 PiCCO 设备进行细致的监测,使中心静脉压（CVP）、心输出量（CO）、平均动脉压（MAP）、甚至氧输送（DO$_2$）、上腔静脉氧饱和度（ScvO$_2$）等治疗目标均已达到预设范围,甚至更进一步监测局部器官血流量、局部组织氧分压可能均已达到正常,为什么患者的代谢性酸中毒、高乳酸血症持续恶化、多器官功能障碍（MODS）仍出现并持续进展? 再如,感染性休克患者约 40% ~ 50% 存在以射血分数（EF）下降为标志的心脏功能障碍,然而冠状动脉造影未见明确病变、冠脉血流量正常甚至高于正常、心肌组织活检罕见细胞坏死,并且对于存活患者这种心功能障碍具有完全可逆性,其确切机制到底是什么?

休克时组织缺氧的探测和纠正早已备受临床重视,而且有确切的证据支持通过早期积极增加全身氧输送可以改善患者的预后,但是较多研究也发现在休克发生较长时间后,当脏器功能已经严重受损时,继续增加氧输送期望进一步改善组织缺氧的治疗策略却很难改善患者的预后。面临这种情况,临床工作者却往往感觉监测手段匮乏不足、治疗手段难以为继。这时我们最想知道的是掩盖在全身性血流动力学指标"正常化"之下的组织和细胞到底发生了什么改变。

休克被定义为各种强烈致病因素作用于机体,使循环功能急剧减退,组织器官微循环灌流严重不足,以至重要生命器官功能、代谢严重障碍的全身危重病理过程。当氧输送的概念建立之后,休克则被描述为氧输送不能满足组织代谢需要的状态。2014 年欧洲危重病医学会制订的休克及血流动力学监测新共识中,将休克定义为危及生命的急性循环功能衰竭,伴有细胞的氧利用障碍。休克时除了全身氧输送不足之外,最受关注的两个问题,一是联系大循环和组织细胞之间的纽带——微循环功能障碍;二是以线粒体功能异常为核心的细胞氧利用障碍。Trzeciak 和 Rivers 等学者把可能存在的问题归纳为如下四种可能:①仍存在全身氧输送不足;②广泛内皮细胞损伤;③凝血系统活化;④微循环和线粒体窘迫综合征（microcirculation and mitochondrial distress syndrome, MMDS）。目前已经认

识到细胞水平的缺氧概念不仅包括到达细胞的氧供给与细胞氧需求的失衡,而且包括了细胞利用氧障碍导致的细胞内能量的产生和需求失衡。

一、组织缺氧

组织缺氧是休克的基本问题,可以说所有原因和类型的休克,在病理生理层面统一于组织缺氧。对休克的血流动力学治疗的目的是为了消除组织缺氧,血流动力学治疗的终点应是没有组织缺氧。然而多年来对组织缺氧临床上只能根据中心循环和外周循环状态对休克进行治疗,对局部和微循环组织缺氧及细胞缺氧状态的直接监测技术尚不能满足临床需求。

从休克的分类可以看出,低血容量性休克、心源性休克和梗阻性休克的共同特点都是 DO$_2$ 下降。此时临床往往需要根据休克时不同血流动力学特点,选择提高 DO$_2$ 的相应方法。在这些以 DO$_2$ 降低为特点的休克时,整体 DO$_2$ 的改变往往与局部组织的氧合状态有良好相关性,随着 DO$_2$ 的增加,组织缺氧通常也可得到相应的纠正。如果把循环系统划分为中心循环（central circulation）、外周循环（peripheral circulation）和微循环（microcirculation）三部分来看的话,则对这类休克改善中心循环即可有效改善外周循环,临床上常把皮肤温度、色泽、毛细血管恢复时间、尿量等作为反映外周循环组织灌注的指标,并作为在血流动力学指导下循环功能支持的最终目标。微循环在此时虽难以探测,但与中心循环和外周循环的改变常常一致性变化。然而在分布性休克时,虽然整体 DO$_2$ 增加,但由于血流的异常分布,外周循环和微循环并不一定能获得同步改善。自 20 世纪 80 年代起,以 Shoemaker 等为代表的超常氧输送治疗策略开始明确把解除组织缺氧作为休克复苏治疗的终点目标,把维持充足的氧输送使全身组织氧消耗脱离氧供依赖为目的的,开创了休克的目标指导性治疗对策（goal-directed therapy）。然而遗憾的是此后 30 年间的大量同类临床研究结果表明,仅靠监测全身性循环指标通过改善全身性氧供并不能彻底纠正所有患者的组织缺氧,特别是对感染性休克,如前所述某些患者虽经复苏治疗使以 CVP 或肺动脉嵌压（PAWP）、CO、MAP、DO$_2$ 为中心循环目标均已达到预设范围,然而组织缺氧的指标如代谢性酸中毒、高乳酸血症、过低的胃肠黏膜 pH（pHi）可能仍然存在或继续恶化,同时病死率也未得到显著改善。这种现象常被解释为——有微循环障碍,或有线粒体功能障碍,或者称为细胞病性缺氧（cytopathic hypoxia）,导致组织和细胞氧代谢障碍与能量失衡持续存在。大量研究已经证明,全身或局部组织缺氧如果持续存在,将引起内皮细胞活化和损伤、触发和加剧全身炎症反应、促进凝血系统紊乱,最终导致或加速 MODS 的进展。

这一方面迫使研究者从血流动力学以外的其他角度继续进行深入研究,如调控炎症反应等;另一方面研究者从如何进一步探测与纠正组织缺氧角度,希望把血流动力学治疗能够更深入到局部组织或微循环与线粒体层面。1995 年在法国凡尔赛召开的会议统一了组织缺氧的定义,探讨了测量血乳酸、pHi、混合静脉血氧饱和度、氧输

送-氧消耗曲线、最大化氧输送等方法对探测和纠正组织缺氧的意义。从近十年连续发布的感染性休克治疗指南可以看出，休克发生初期的血流动力学复苏治疗始终是处于最前端、最重要的地位。因此，可以说血流动力学治疗不能解决休克的所有问题，但是血流动力学治疗是其他所有治疗的基础，组织缺氧的问题解决好了，能够使其他治疗事半功倍。近期有学者共识将休克定义为循环衰竭导致组织利用氧减少同时伴随无氧代谢的状态，这个概念至少包含了 3 个内容：组织低灌注和（或）细胞利用氧障碍导致的组织氧利用下降、同时伴无氧代谢代偿增加。在临床层面当我们实现了中心循环指标达到预设范围而仍发现组织缺氧的表现时（如高乳酸血症），还无法区分导致组织缺氧的原因究竟是周围循环低灌注缺血缺氧，抑或组织细胞氧利用障碍，或并存；在病理生理层面我们也无法为组织缺氧明确分型（如低张性、循环性、血液型、细胞性）、更无法划分组织缺氧的程度（即无量化标准）。这些基础理论受到限制的原因是目前能够监测组织缺氧的技术手段和切实可行的临床干预手段不足所致。在这种背景下，一方面尽管我们在维持中心循环和周围循环最佳化这一点上还在继续努力，但不代表可以忽略可能存在的微循环功能障碍和组织氧利用障碍；另一方面，也不应过于强调可能存在的微循环和线粒体功能障碍，而轻视能够抓得住的血流动力学治疗。

为了进一步分析和解释导致组织缺氧的原因，一些学者相继提出了有关的学说和概念，如 1997 年 Fink 等首先详细论述了细胞病性缺氧（cytopathic hypoxia），2004 年 Spronk 和 Ince 等提出的微循环和线粒体窘迫综合征（MMDS）的概念，2005 年 Singer 等阐述的代谢衰竭（metabolic failure）等。这些学说是在综合了大量基础研究和临床观察的基础上，从不同角度描述休克时发生在微循环水平和亚细胞水平上的病理生理改变，对于我们加深对休克的理解，进而把血流动力学监测和治疗深入到组织层面乃至细胞层面具有重要意义。

二、微循环障碍

早在 20 世纪 70 年代就已经提出了休克的微循环障碍学说，认为休克时的微循环缺血缺氧是造成器官微血管内皮细胞和实质细胞功能和结构损伤的基本环节。此后 20 世纪 80 年代的研究对再灌注损伤现象、缺血-再灌注过程中氧自由基和炎性介质作用、内皮细胞和白细胞相互作用、凝血和抗凝失衡等的认识逐渐增加，在微循环缺血缺氧的基础上不断发展和完善这种学说。

微循环是指微动脉与微静脉之间微血管（<100μm 直径）的血液循环，是循环系统最基本的结构和终端，是血液和组织液间进行物质交换的最小功能单位。微循环内的主要细胞类型是微血管内皮细胞、平滑肌细胞（主要在微动脉内）、红细胞和白细胞，当这些细胞出现功能或形态异常均影响微循环功能。微循环单位主要受神经体液调节，如交感神经、儿茶酚胺、血管紧张素Ⅱ、血管加压素、内皮素、组胺、激肽、腺苷、乳酸、内啡肽、一氧化氮等，通过自分泌、旁分泌形式调节微循环血流量，其目的是为获得满足

组织细胞氧代谢需求的血流量，当神经或体液因素出现异常均将影响微循环功能。微循环单位中的血管内皮细胞在调节微循环功能方面占有中心作用：如通过感受血流、代谢物质和其他调控物质的变化，控制微动脉平滑肌细胞张力和毛细血管开放/闭合；同时血管内皮细胞通过细胞间信号转导把微循环上游的血流动力学信息传递给微循环下游；再者，内皮细胞也对调控凝血和免疫功能具有重要作用。

对于休克时微循环障碍的分期和发生机制，经典病理生理学已经进行了详细描述，包括熟知的缺血性缺氧期、淤血性缺氧期、微循环衰竭期。休克时往往有多种机制参与微循环功能障碍，在这些机制中广受关注的主要包括组织氧代谢障碍、微循环自调节功能障碍、自由基损伤、白细胞与内皮细胞相互作用，凝血功能紊乱几个方面。组织氧代谢障碍包含有组织氧输送不足和组织氧利用障碍两方面内容。休克时各种损伤所致的有效循环血容量减少、血红蛋白降低、血氧饱和度下降、心脏功能抑制、器官灌注压力降低等全身循环功能衰竭，均可造成局部微循环的氧输送减少。近年来的研究进一步阐述了其他机制对微循环功能障碍的促发作用：如阻力血管舒缩调节功能受损；内皮细胞功能障碍/凋亡；中性粒细胞活化增加，黏附、聚集、释放促炎介质；激活凝血系统微血栓形成；以及毛细血管开放数量减少、密度减低；开放的毛细血管流速增加，通透性增加；血管至细胞器距离增加，使氧弥散受限；红细胞变形能力下降等引起的血液流变学异常等。上述这些因素阻碍了从大循环到微循环的氧输送，使得尽管全身性氧输送数值达到或超过正常，但局部组织微循环内和组织细胞仍不能得到充足的氧供给进行能量代谢。在感染性休克时这种现象比其他类型休克表现得更显著，De Backer 等和 Boerm 等在多项研究中应用正交偏振光谱成像（orthogonal polarization spectral，OPS）均观测到感染性休克时出现了微循环血流灌注的异质性改变，如毛细血管的开放数量显著减少、一些毛细血管处于低灌注状态而另一些血流正常甚至超常。这可以部分解释为什么临床常见到一些患者上腔静脉血氧饱和度（ScvO$_2$）正常乃至异常升高、全身氧摄取率低于正常，而组织缺氧仍然存在。另一个佐证是以微电极测定的"氧分压间隙（PO$_2$ gap）"，即微循环内氧分压低于静脉内氧分压，代表了分流的严重程度。这也是为什么监测全身氧输送相关指标不能准确反映或者甚而掩盖了微循环功能障碍的部分原因。

以往认为循环系统中影响血流动力学的因素主要是五个部分：①阻力血管：包括动脉和小动脉；②毛细血管；③容量血管；④血容量；⑤心脏。这五部分都是循环系统管道内部因素，几乎所有类型的休克都是通过对这五个部分的不同影响而导致的急性循环功能紊乱。但是随着对休克时血流动力学改变的深入了解，人们逐渐认识到血流动力学不仅关注血液在循环系统内的运动规律，而且由于血液像网络一样将机体的组织细胞、器官联系在一起，血流动力学也涵盖了血液的组成成分在血液循环管道外组织间的运动规律，甚至细胞与组织器官代谢功能的异常都会对循环系统反过来造成极大影响。在休克的发展进程

中,把循环系统中分为上述五个部分已经不足以描述休克的血流动力学面貌。氧输送作为全身性整体概念当中也没有涉及器官灌注压力、阻力、微循环和线粒体功能障碍时的影响,显示了其不利于血流动力学治疗具体目标的确立等不足之处。随着休克的血流动力学监测与治疗的发展,我们认为,休克时影响血流动力学的主要因素应该分为七个作用位点:①血容量;②右心;③肺与胸腔;④左心;⑤阻力血管;⑥微循环与线粒体;⑦容量血管。在探索改善微循环功能障碍的研究过程中,毫无疑问需要始终把血流动力学治疗放在第一位,并且贯穿在休克患者治疗的全部过程当中——即刘大为教授所说的"无处不在的血流动力学",因为循环衰竭导致组织缺氧是休克时表现最突出最急剧的问题,不解决好这个问题则其他治疗措施不可能发挥良好作用。

微循环是细胞、组织、器官代谢的直接环境,全身血流动力学监测治疗归根结底是要调节组织微循环的灌注流量、压力、阻力,以维持细胞代谢。虽然临床通过多种工具、方法和指标对中心循环和周围循环血流动力学进行监测,但是对微循环状态目前临床仍以间接评估为主。目前的微循环理论是基于离体病理切片和光学显像,血管活性药物对微循环的作用位点(微动脉、微静脉、直捷通路)与作用效果尚不十分清楚。实际上大循环变化与微循环反应并不完全一致,在生理范围的心输出量和血压下,微循环改变相对独立于大循环,依靠自身调节灌注流量,而在休克导致微循环自主调节功能出现异常时,高中心静脉压对微循环回流的阻碍效应、正性肌力药物对微循环血流灌注的效应、微循环恒流湍流改变等均需要对微循环进行直接观测。有研究表明,以现有理论不可预测微循环改变,如 Dubin 等对 20 例感染性休克患者提高 MAP 从 65 到 75、85mmHg,发现微循环灌注不变、或增加、或减少。要想真正了解在不同休克阶段、不同药物作用之下微循环内发生了什么改变,显然对监测技术和方法提出了更高的要求。一些方法已经在实验室和临床验证阶段,如舌下 CO_2 张力计、经皮 PO_2 和 PCO_2 监测仪、组织氧电极、近红外光谱仪(near infrared spectroscopy,NIRS)、正交偏振光谱成像(OPS)、旁流暗场成像(sidestream dark-field,SDF)、微透析仪等,但是目前监测微循环功能的方法尚未在临床得到广泛使用,以之为监测指标如何指导临床治疗也在继续探索当中。改善微循环障碍的研究中对血管扩张剂的应用始终热情不减,学者进行了大量基础研究和临床观察,如硝酸甘油、硝普钠、酚妥拉明、阿托品、莨菪碱、己酮可可碱、钙通道阻滞剂等。例如在微循环领域进行了较多研究的Ince 等以舌黏膜 OPS 积分为评价方法,对感染性休克患者采用硝酸甘油改善微循环,观察到显著改善微循环灌注(但研究未涉及病死率)。同时,另一些研究表明,尽管应用了血管扩张剂,并且使微循环血流量显著增加,但未改善休克所致的代谢性酸中毒。迄今为止在应用血管扩张剂方面,目前仍无被普遍接受的药物和被广泛采用的方法。《严重感染和感染性休克治疗指南》中提出:"尽管进行了液体复苏和正性肌力药,血流动力学仍不稳定且伴有外周血管阻力增高的儿科患者,可使用血管舒张剂来逆转

休克。那些对肾上腺素抵抗、心输出量低和全身血管阻力升高的儿科休克患者,半衰期很短的亚硝基舒血管药(硝普盐或硝酸甘油)可用作第一线药物治疗。在一个随机对照的试验中,患有持续肺动脉高压和脓毒症的新生儿吸入一氧化氮可减少体外膜氧合肺(ECMO)的使用率。尽管应用了肾上腺素和亚硝基舒血管药,但仍处于血压正常性的低心输出量和高血管阻力的儿科患者,应着重考虑应用磷酸二酯酶抑制剂。在一个随机、对照的试验中,己酮可可碱每天 6 小时共用 5 天,可改善脓毒症早产儿的预后"

综上所述,MODS 的产生和发展固然与微循环障碍密切相关,但是在实际的临床工作中明确的是:不管微循环障碍是 MODS 发生的原因也好,或者是其发展的结果也好,它产生的原因是多方面的,如组织低灌注缺氧、代谢性酸中毒、广泛微血栓形成、微循环调节机制障碍等等,所以针对不同病因、不同病程、不同严重程度的休克患者,改善微循环障碍仅从扩血管药物使用、或抗自由基损伤、或调节 NO 产生、或应用肝素、或调控炎症因子等单因素入手可能是不够的,或许除非能把患者是否存在组织缺氧和组织缺氧分级量化、并拆分出导致微循环障碍的主要原因、或从基因诱导角度分析出基因多态性在患者个体的表现形式,换句话说就是也许要能区分出患者人群的差异,才可能明确单因素治疗的受益对象。然而应该指出,尽管目前我们对这一领域的探索可能是不全面的,甚至有错误之处,但是能够提出和探索这些问题的本身就标志我们对危重病的治疗已经深入到了组织和细胞水平。

三、线粒体功能障碍

线粒体是细胞利用氧合成 ATP 的主要地点。线粒体基质的三羧酸循环酶系通过底物脱氢氧化生成 NADH,NADH 通过线粒体内膜呼吸链氧化,与此同时,导致跨膜质子移位形成跨膜质子梯度和(或)跨膜电位,线粒体内膜上的 ATP 合成酶利用跨膜质子梯度能量合成 ATP。合成的 ATP 通过线粒体内膜 ADP/ATP 载体与细胞质中ADP 交换进入细胞质,参与细胞的各种需能过程。线粒体对休克和应激高度敏感,近 30 余年,越来越多的动物实验和临床研究支持以线粒体功能障碍为核心的细胞利用氧障碍在休克特别是感染性休克的进程中具有重要作用。大量的研究逐渐使我们认识到,休克时线粒体功能受损可能出现在组织氧输送不足持续一定时间之后,而严重全身性感染时却可能出现在休克发生之前。更加重要的是线粒体功能障碍的程度与患者的预后密切相关。

休克时线粒体的主要变化是内膜上的通透转变孔(mitochondria permeability transition pore,MPTP)开放,导致离子、代谢产物、大分子物质漏出,使线粒体肿胀和线粒体膜电位变化;线粒体 DNA(mtDNA)损伤,使线粒体蛋白受到抑制,影响氧化磷酸化和能量生成;此外由于蛋白和脂质溶酶对线粒体膜蛋白的损伤,影响电子传递;损伤后释放的细胞色素 C(cytochrome C)和凋亡诱导因子(AIF)可促进细胞凋亡。因此线粒体功能障碍一方面引起细胞病

性缺氧,另一方面促进细胞凋亡,参与了休克后期 MODS 的发生。有研究表明,线粒体 DNA 较细胞核 DNA 更易受到损伤,可能因为线粒体是产生自由基的主要场所。

目前检测线粒体功能的方法仍停留在实验室阶段,难以在床旁进行监测,包括线粒体呼吸链酶复合体功能测定、膜电位势能测定、蛋白质组分析、电镜下形态学观察等。组织 ATP 含量测定或全身氧消耗(VO_2)可以间接反映线粒体功能,^{13}C-呼气试验和乙酸丁酸比值(acetate/butyrate ratio)体外检测线粒体功能的方法。最有希望应用于临床的一项技术是近红外光谱技术(NIRS),可以无创地连续监测组织中的氧合血红蛋白和还原血红蛋白的浓度,以及细胞色素氧化酶氧化还原状态。细胞色素氧化酶是组织呼吸链的终端环节,位于线粒体内膜,为组织供氧的受体,在细胞 ATP 生成中扮演重要角色。利用 NIRS 对细胞色素氧化酶的氧化还原状态进行检测,可以间接得到线粒体呼吸链活动的相关信息。有学者认为细胞色素氧化酶指标较之氧合血红蛋白更能准确地反应组织缺氧的程度。

关于休克时线粒体损害的确切机制尚不完全清楚,目前认为,线粒体功能损害可能与下列因素有关:①内毒素、自由基等毒性物质及酸中毒对线粒体各种酶的直接抑制,包括三羧酸循环和电子传递链的酶;②线粒体合成 ATP 的辅助因子或底物不足,如丙酮酸、NAD^+、CoA 和腺苷等;③氧自由基和氮自由基(ROS,RNS)产生增加、抗氧化物质减少对线粒体膜磷脂的过氧化作用;④多聚(ADP-核糖)聚合酶[poly(ADP-ribose)polymerase,PARP]过度活化,抑制 ATP 合成并促进 ATP 消耗,导致细胞能量代谢衰竭;⑤线粒体内膜跨膜质子梯度异常导致氧化磷酸化脱偶联。近十年来较多研究认为 PARP 过度活化是介导器官损伤和功能障碍的一个关键末端效应机制,在线粒体功能障碍的发生机制中占有中心作用。PARP 是一种非组蛋白染色体蛋白质,以高浓度非活化形式广泛存在于真核细胞中,基因毒性介质(如 ROS 和 RNS)所引起的 DNA 链的缺口或断裂使 PARP 活化,PARP 活化后通过裂解底物烟酰胺腺嘌呤二核苷酸(辅酶Ⅰ,NAD^+)生成 ADP-核糖和烟酰胺,并将 ADP-核糖转移至受体蛋白谷氨酸残基上,引起多种蛋白酶发生多聚(ADP-核糖)基化,其生理作用是参与维持基因的稳定性。PARP 的活化与 DNA 的损伤程度相关,损伤越重 PARP 的活化程度越强。虽然 PARP 的活化有其生理意义,但大量 DNA 损伤引起的大量 PARP 活化即"过度活化",可以介导快速、剧烈的细胞能量耗竭而导致细胞坏死性死亡。PARP 过度活化促进细胞坏死性死亡的学说最初由 Berger 在 1985 年提出,主要内容是当 PARP 过度活化时将消耗大量 NAD^+,迅速导致细胞内 NAD^+ 减少,NAD^+ 是合成 ATP 的重要辅因子,NAD^+ 不足直接导致线粒体利用氧合成能量障碍,同时细胞利用烟酰胺重新生成 NAD^+ 时需要消耗大量 ATP,最终造成细胞内能量耗竭而发生坏死性死亡。除了通过消耗 NAD^+ 影响 ATP 生成和再合成 NAD^+ 加速 ATP 消耗外,PARP 活化对线粒体呼吸功能具有直接抑制作用,如降低线粒体跨膜电位、促进线粒体内自由基生成直接损伤线粒体膜磷脂。目前

抑制 PARP 过度活化的研究还停留在实验室阶段,较多研究在全身性感染动物模型上观察到,抑制 PARP 过度活化对急性心、肺、肝、肠、肾等器官功能具有保护作用。一些现象尚难以用上述机制完全解释,例如,缺氧可减少线粒体合成 ATP,但除非在严重缺氧和伴有缺血时,并不引起线粒体膜的明显损害;对感染性休克动物和患者人群,一个现象是较多研究同样证实了组织 ATP 含量并未降低,除非在非常严重的情况下;再如在休克时多数情况下细胞损伤并不总是严重到立即导致大量细胞坏死性死亡或者凋亡,但是器官功能障碍仍然发生。北京协和医院 ICU 实验室对感染性休克时抑制 PARP 过度活化的效应进行的研究发现,感染性休克时骨骼肌和肝脏存在 PARP 过度活化现象,与 PARP 过度活化导致细胞能量衰竭学说一致,一些研究观察到抑制 PARP 过度活化可以增加组织和细胞内 ATP 含量,然而该实验室的研究发现休克动物经过复苏治疗后骨骼肌中的 ATP 含量并未降低,抑制 PARP 过度活化也并未如预期那样增加 ATP 含量,但是显著降低了细胞内 ATP 消耗,同时显著改善高乳酸血症和代谢性酸中毒。对此可能的解释是 PARP 过度活化所致的细胞能量耗竭效应可能不是全或无现象,因为 PARP 活化程度与 DNA 损伤程度相关,因此 PARP 过度活化使能量耗竭的效应理应具有不同的程度,只有对能量的消耗超过了细胞代偿合成 ATP 能力才使之下降,进而引起细胞发生坏死性死亡。

对自由基损伤的研究是另一个热点,毫无疑问,基础研究已经使我们对自由基的产生、益处和危害有了较全面的了解。目前实验室和临床较常用的抗氧化剂和自由基清除剂有超氧化物歧化酶、亚硒酸钠、谷胱甘肽、维生素 C、维生素 E、辅酶 Q10、甘露醇、二羟基苯基乳酸、丹参等中药等,都有清除自由基的作用,可防止或减轻细胞的损害。然而以循证医学的观点看来,绝大多数的临床研究未能获得一致性的临床结果,也没有临床应用的一致性推荐,尚需更加严谨扎实的临床研究论证。其他改善微循环的研究包括一氧化氮合酶抑制剂、抗炎症因子等也存在上述类似的问题,或是结果不确切,或是在基础研究中深受鼓舞而临床应用失败。

需要强调的是,迄今为止,多种文献定义线粒体功能障碍往往基于发现研究组线粒体功能异于对照组,即便不明确这种异常是有益的还是有害的。关于脓毒症时线粒体功能障碍的研究有很多相互矛盾的结果,一些学者发现线粒体耗氧增加,而另一些发现耗氧减少;再如一些在啮齿类研究动物模型上发现的线粒体功能变化,在猪脓毒症模型上却不明显。在患者人群的研究也不一致,例如有研究发现线粒体含量减少较线粒体功能障碍更为显著。Victor 等回顾了 *PubMed* 上从 1964—2012 年的关于脓毒症线粒体功能的研究,发现这些研究报道的脓毒症导致的线粒体功能障碍并没有一个一致的模式,可能因为各研究采用的动物不同、脓毒症建模方式、观察时间、是否进行复苏、线粒体功能测定方法不同等等的差异所致,甚至在对照组中线粒体的功能差异都非常大。在脓毒症患者人群中,线粒体功能障碍具有较大异质性、器官差异性和时间

差异,对死亡患者可能影响更大。是否线粒体功能障碍是脓毒症导致多器官功能障碍的始动因素还是继发因素,尚不十分明确。因为心脏功能抑制在感染性休克中相当多见,且与预后密切相关,而且心脏高度依赖 ATP 进行舒缩运动,因此,线粒体功能障碍在脓毒症性心肌病的研究中更受关注。猜测的机制包括心肌细胞线粒体过量产生 NO 和 ROS,线粒体通透性转换通道(mPTP)开放增加,氧化磷酸化脱耦联等。

在休克、脓毒症、冠心病、免疫疾病当中,线粒体功能障碍研究是近年的学术热点前沿,但是目前的研究还没有广泛接受的床旁监测方法,也没有改变临床治疗方法。然而保护线粒体功能、重建线粒体功能始终是努力的方向。

四、展　望

近年来微循环障碍和线粒体功能障碍的研究是有关感染和休克领域的研究热点之一,丰富的研究使我们逐渐认识到,以目标指导性血流动力学治疗纠正循环衰竭、保证大循环氧输送充足是纠正组织缺氧的前提和基础,在此基础上进一步监测和改善微循环灌注和线粒体功能,基于“改善微循环”和“保护与重建线粒体功能”而重新审视抗休克治疗措施和药物可能对改善预后是有益的。因此随着技术的进步,将有更多方便快捷准确的探测线粒体功能的技术设备在临床得以应用,这无疑是理解、监测和有效干预微循环障碍和线粒体功能损伤是必要的条件。

(谢志毅)

主要参考文献

[1] Duke T. Dysoxia and lactate. Arch Dis Child,1999,81(4):343-350.

[2] Trzeciak S, Rivers EP. Clinical manifestations of disordered microcirculatory perfusion in severe sepsis. Crit Care,2005,9 Suppl 4:S20-S26.

[3] Bateman RM, Sharpe MD, Ellis CG. Bench-to-bedside review:microvascular dysfunction in sepsis-hemodynamics,oxygen transport,and nitric oxide. Crit Care,2003,7(5):359-373.

[4] Dubin A, Pozo MO, Casabella CA, et al. Increasing arterial blood pressure with norepinephrine does not improve microcirculatory blood flow:a prospective study. Crit Care,2009,13(3):R92.

[5] Karimova A, Pinsky DJ. The endothelial response to oxygen deprivation:biology and clinical implications. Intensive Care Med,2001,27(1):19-31.

[6] Spronk PE, Zandstra DF, Ince C. Bench-to-bedside review:Sepsis is a disease of the microcirculation. Crit Care,2004,8(6):462-468.

[7] De Backer D, Creteur J, Preiser JC, et al. Microvascular blood flow is altered in patients with sepsis. Am J Respir Crit Care Med,2002,166(1):98-104.

[8] Boerma EC, Mathura KR, van der Voort PH, et al. Quantifying bedside-derived imaging of microcirculatory abnormalities in septic patients:a prospective validation study. Crit Care,2005,9(6):R601-R606.

[9] Sinaasappel M, van Iterson M, Ince C. Microvascular oxygen pressure measurements in the intestine during hemorrhagic shock and resuscitation. J Physiol,1999,514(Pt 1):245-253.

[10] Buwalda M, Ince C. Opening the microcirculation:can vasodilators be useful in sepsis? Intensive Care Med,2002,28(9):1208-1217.

[11] Assadi A, Desebbe O, Kaminski C, et al. Effects of sodium nitroprusside on splanchnic microcirculation in a resuscitated porcine model of septic shock. Br J Anaesth,2008,100(1):55-65.

[12] Schwarte LA, Fournell A, van Bommel J, et al. Redistribution of intestinal microcirculatory oxygenation during acute hemodilution in pigs. J Appl Physiol(1985),2005,98(3):1070-1075.

[13] Moore JP, Dyson A, Singer M, et al. Microcirculatory dysfunction and resuscitation:why,when,and how. Br J Anaesth,2015,115(3):366-375.

[14] Victor VM, Rocha M, De la Fuente M. Immune cells:free radicals and antioxidants in sepsis. Int Immunopharmacol,2004,4(3):327-347.

[15] Rotstein OD. Oxidants and antioxidant therapy. Crit Care Clin,2001,17(1):239-252.

[16] Victor J, Siamak D, Stephan MJ, et al. Mitochondrial function in sepsis. Eur J Clin Invest,2013,43(5):532-542.

[17] Trzeciak S, Cinel I, Phillip Dellinger R, et al. Resuscitating the microcirculation in sepsis:the central role of nitric oxide,emerging concepts for novel therapies,and challenges for clinical trials. Acad Emerg Med,2008,15(5):399-413.

[18] Crouser ED, Julian MW, Blaho DV, et al. Endotoxin-induced mitochondrial damage correlates with impaired respiratory activity. Crit Care Med,2002,30(2):276-284.

[19] Levy RJ, Vijayasarathy C, Raj NR, et al. Competitive and noncompetitive inhibition of myocardial cytochrome C oxidase in sepsis. Shock,2004,21(2):110-114.

[20] Rabuel C, Renaud E, Brealey D, et al. Human septic myopathy:Induction of cyclooxygenase,heme oxygenase and activation of the ubiquitin proteolytic pathway. Anesthesiology,2004,101(3):583-590.

[21] Larche J, Lancel S, Hassoun SM, et al. Inhibition of mitochondrial permeability transition prevents sepsis-induced myocardial dysfunction and mortality. J Am Coll Cardiol,2006,48(2):377-385.

[22] Cipriani G, Rapizzi E, Vannacci A, et al. Nuclear Poly

（ADP-ribose）Polymerase-1 Rapidly Triggers Mitochondrial Dysfunction. J Bio Chem, 2005, 280 (17): 17227-17234.

[23] Murakami K, Enkhbaatar P, Shimoda K, et al. Inhibition of poly (ADP-ribose) polymerase attenuates acute lung injury in an ovine model of sepsis. Shock, 2004, 21 (2):126-133.

[24] Jeger V, Djafarzadeh S, Jakob SM, et al. Mitochondrial function in sepsis. Eur J Clin Invest, 2013, 43 (5): 532-542.

[25] María CC, Silvia A, Christoph B, et al. Mitochondrial Mechanisms in Septic Cardiomyopathy. Int J Mol Sci, 2015,16(8):17763-17778.

第 22 章

呼吸功能监测基础理论

第一节 常用参数

呼吸功能是人体最重要的生命功能之一。简单地说,呼吸过程就是给全身组织输送氧气,排出二氧化碳的过程。近年来,由于呼吸监测技术的发展,以及对呼吸衰竭病理生理特点的了解,呼吸功能监测亦得到显著的进展,并在临床上发挥越来越重要的作用。呼吸功能监测是重症患者监测的一个重要内容,有助于临床医师了解患者的呼吸功能状况、指导呼吸机参数的调节及撤机,并且指导临床预后的评估。

呼吸功能监测主要包括气体交换监测、肺及胸壁呼吸力学监测、呼吸功监测、呼吸驱动和呼吸模式的监测以及患者呼吸肌肌力及耐力监测等。

一、气体交换功能监测

通气、换气、血流及呼吸动力功能等方面发生的障碍,最终都导致气体交换发生变化。气体交换功能监测包括动脉血气分析、经皮血氧饱和度和呼气二氧化碳的监测以及通气与血流比例对气体交换的影响等方面。

(一) 血气分析 血气分析可为临床医师提供患者气体交换功能的基本数据,包括动脉血氧分压(PaO_2)、动脉血二氧化碳分压($PaCO_2$)和 pH 值,由这些数值又可推算出碳酸氢根浓度(HCO_3^-)、动脉血氧饱和度(SaO_2)、碱剩余(BE)、肺泡动脉氧分压差($A-aDO_2$)等。根据以上参数变化我们可以对气体交换、酸碱平衡及心肺的整体状况作出评估。此外,混合静脉血气分析中得到的混合静脉血氧饱和度(SvO_2)对于判断机体氧利用的情况也有重要的意义。关于血气分析各项指标的具体临床意义,将在血气分析指标的解读章节进行详细介绍。

采取动脉血作血气分析仍是目前临床上常用和可靠的监测手段,有助于全面了解气体交换功能的状况。随着测定仪器的不断改进,血气分析具有反应迅速、需血量少、连续分析等优点,但仍属于创伤性监测,使用起来仍有局限,如动脉损伤、感染、并发假性动脉瘤等。多次取血仍可丢失可观的血容量,对重症患者、严重贫血者或婴幼儿增加了一定危险性。近年来根据荧光学原理研制出更细微的电极,置于动脉内可持续、定时监测 PaO_2、$PaCO_2$、pH 的变化,能及时了解病情的瞬息改变,但仍未在中国普及应用。

(二) 经皮血氧饱和度 经皮血氧饱和度(SpO_2)监测是一种无创连续的动脉氧饱和度监测方法。持续监测 SpO_2 有助于及时发现重症患者出现的低氧血症,指导重症患者机械通气的治疗调整。目前使用脉氧仪器大部分仍以 Beer 定律为基础,基本原理是血红蛋白吸收光线的能力与其含氧浓度具有相关性,通过发光二极管发射出一定波长的红光(660nm)和红外光线(940nm),由于氧合血红蛋白(HbO_2)与去氧血红蛋白(Hb)对这些特定波长的光线吸收度不同而用来推测出血氧饱和度(SpO_2),又称双光光谱法。近年来,以磁声技术为基础的经皮血氧饱和度监测也有了较大的发展。

多数临床情况下,SpO_2 读数是正确的。但在有些情况下会出现误差:①严重低氧:当氧饱和度<70% 时,其测定数据可能不准确;②肢体活动发生接触不良时亦可有误读;③异常血红蛋白时如碳氧血红蛋白或正铁血红蛋白均可影响测定效果。碳氧血红蛋白症还可出现于吸烟者或长期滞留 ICU 的患者中,正铁血红蛋白水平升高可能是先天性,也可能是药物影响,包括常用的硝酸盐类药物、利多卡因、苯佐卡因、甲氧氯普胺、氨苯砜及一些含硫酸根的药物;④某些色素如藏青、蓝色、洋红等可影响测定,皮肤颜色太黑或黄疸,以及涂有黑、绿、蓝的指甲油也会影响 SpO_2 的读数;⑤贫血(Hb<5g/dl)及末梢灌注差(如低血压、体温降低)时,由于信号较弱,仪器亦可表现出误读。这些应在临床使用中仔细加以鉴别。

(三) 呼气二氧化碳监测 呼气二氧化碳监测是使用无创技术监测气体交换功能,是肺通气功能监测的又一大进步。尤其是床边连续、定量测定患者呼气二氧化碳技术,为重症患者的呼吸支持和呼吸管理提供了重要的指导价值。

目前最常用的呼气二氧化碳监测方法是红外线吸收光谱技术,是基于红外光通过检测气样时其吸收率与二氧化碳浓度相关的原理。该方法反应迅速,测定方便。此外,还有其他方法如质谱分析法、罗曼光谱法、光声光谱法、二氧化碳化学电极法等呼气二氧化碳监测的方法。

依据传感器在气流中的位置不同,呼气二氧化碳监测装置可分主流型和旁流型两种。主流取样是将传感器连接在患者的气道内,其优点是直接与气流接触,识别反应快,气道内分泌物或水蒸气对监测效果影响小,不丢失气体等。缺点为传感器重量较大,增加额外无效腔量(约20ml),不适用于未插气管导管的患者。旁流型二氧化碳监测装置是经取样管从气道内持续吸出部分气体作测定，传感器并不直接连接在通气回路中，且不增加回路的无效腔量，不增加部件的重量，对未插气管导管的患者，改装后的取样管经鼻腔仍可作出精确的测定。不足之处是识别反应稍慢，因水蒸气或气道内分泌物而影响取样，在行低流量麻醉或小儿麻醉中需注意补充因取样而丢失的气体量。目前主流型与旁流型二氧化碳监测装置均应用于临床。

在呼吸过程中将测得的二氧化碳浓度与相应时间一对应描图，即可得到所谓的二氧化碳曲线，将曲线与基线之间的面积类比即为二氧化碳排出量。标准曲线分为四部分（图22-1-1），分别为上升支、肺泡平台、下降支、基线。呼气从上升支 P 点开始经 Q 一直至 R 点，QR 之间代表肺泡平台（亦称峰相），R 点为肺泡平台峰值，这点代表呼气末（又称潮气末）二氧化碳浓度，下降支开始即意味着吸气开始，随着新鲜气体的吸入，二氧化碳浓度逐渐回到基线。所以，P、Q、R 为呼气相，R、S、P 为吸气相。

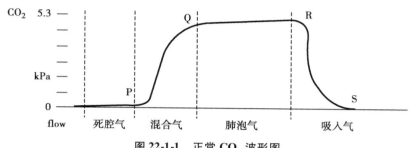

图 22-1-1　正常 CO_2 波形图

监测重症患者呼气二氧化碳能够及时反映患者通气功能变化，了解患者呼吸节律、呼吸形式及肺泡无效腔通气和肺内血流的变化情况，有助于及时发现呼吸机技术故障，并为调整呼吸机参数指导撤机以及体内 CO_2 生成量监测提供依据。

（四）通气与血流比例对气体交换的影响　正常人每分钟静息肺泡通气量约为4L，肺血流量约为5L，则通气血流比值（V/Q）正常为 0.8。如肺泡通气量相对于血流量增加（V/Q 比值升高），则无效腔量增加，可以用 Bohr 公式计算。若血流量超过通气量（V/Q 比值下降），则产生肺内分流，可通过肺泡动脉血氧分压差（A-aDO_2）来反映。A-aDO_2 可以通过公式计算，其正常值在吸入空气时为 4 ~ 10mmHg（平均为 8mmHg，高限为 25mmHg），吸入纯氧时（FiO_2 = 1.0）为 25 ~ 75mmHg。A-aDO_2 增大则反映弥散或分流异常。此外，还可以测定吸气动脉血氧分压差（I-aDO_2），与 A-aDO_2 意义相同，但测定更为容易。

1. V/Q 的影响因素

（1）重力：由于重力的影响，正常人胸腔内压力从肺上部至下部递增（负值减少）。由于肺间内压在不同重力依赖区是一致的，所以呼气末重力依赖区跨肺压较非重力依赖区小，因此，在呼气末非重力依赖区肺泡容积较重力依赖区大，即重力依赖区肺泡顺应性较非重力依赖区小，所以，在吸气末重力依赖区肺泡通气量较非重力依赖区多。肺上下区通气量分别为 0.24L/min 与 0.82L/min。从肺血流方面讲，立位时肺血流量由上部至下部递增，分别为 0.07L/min 与 1.29L/min，较上面所述肺上、下部通气量改变的差别更为明显，因此 V/Q 由肺上部至下部递减，分别为 3.3 与 0.63。

（2）吸入氧浓度：吸入氧浓度增高时，分流样效应随之变小；反之，吸入氧浓度降低时，分流样效应就越趋明显。

（3）病理因素：气道阻力与血管阻力的病理因素，如慢性阻塞性肺疾病、肺水肿与肺间质纤维化等，均可影响 V/Q 的比值。

2. V/Q 对气体交换的影响　V/Q 与肺泡单位氧分压（P_AO_2）和二氧化碳分压（P_ACO_2）关系密切，因而影响换气功能，当 V/Q 增大使肺泡无效腔增大时，P_AO_2 增高而 P_ACO_2 下降；反之，当 V_A/Q 减小形成强分流样效应时，P_AO_2 下降而 P_ACO_2 增高。由于肺不同部位 V/Q 不相同，故 P_AO_2 与 P_ACO_2 也不同，肺上部 V/Q 最高，故 P_AO_2 最高而 P_ACO_2 最低，肺下部则恰恰相反。

病理情况下，缺氧和二氧化碳潴留都能引起通气和肺血流量的增加。由于二氧化碳解离曲线呈直线形，因此那些通气超过相应血流的肺泡部分（即高 V/Q 区）可排出较多的二氧化碳，而氧的摄取则因氧解离曲线只处于平坦部分，虽然 P_AO_2 有所增加而氧饱和度增加有限。因此高 V/Q 区的肺泡可以代偿低 V/Q 区的二氧化碳潴留，但无助于纠正缺氧情况。因此，V/Q 不均主要引起 PaO_2 下降，而对 $PaCO_2$ 影响可能不大。

3. 生理无效腔及无效腔率　进入肺泡的气体，如由于某些肺泡无血流灌注或灌注不足而不能进行正常的气体交换，就变成了无效腔样通气，通常用生理无效腔来代表无效的通气。假若每分钟通气量不变，生理无效腔越大则肺泡通气量越小，肺泡通气量减小造成的后果为 P_AO_2 减低与 $PaCO_2$ 增高。生理无效腔占潮气量的比率可用 Bohr 公式计算：$V_D/V_T = (PaCO_2 - P_ECO_2)/PaCO_2$ 其中 V_D = 生理无效腔量；V_T = 潮气量；$PaCO_2$ = 动脉血二氧化碳分压；P_ECO_2 = 呼出二氧化碳分压。

临床上常以生理无效腔量与其占潮气量之比（V_D/V_T）作为判断指标。其正常值为 0.25 ~ 0.3。生理无效腔是反映肺内通气与血流灌注比例是否正常的一项指标，有助于对一些肺部疾病严重程度的判断，生理无效腔增大见于各种原因引起的肺血管床减少、肺血流量减少或肺血管栓塞，如呼吸衰竭、二氧化碳潴留、肺栓塞等，V_D/V_T 可高达 0.6 ~ 0.7。无效腔率的监测有助于评价无效腔对术后患者通气功能的影响，寻找无效腔增加的原因。

4. 肺内分流 肺内分流量(Q_s)是指心排血量中不经过肺毛细血管直接进入体循环的血流量。肺内分流率(Q_s/Q_T)可根据肺毛细血管氧含量和混合静脉血氧含量差值之比计算。$Q_s/Q_T = (Cc'O_2 - CaO_2)/(Cc'O_2 - CvO_2)$，其中$Cc'O_2$代表肺泡毛细血管末端血内的氧含量，$CaO_2$为动脉血氧含量，$CvO_2$为混合静脉血氧含量。分流率正常值<7%，分流率与心输出量的乘积即为分流量。肺内分流反映肺内通气与血流灌注比例，并能指导机械通气模式和参数的调整。

二、呼吸力学监测

自主呼吸时，呼吸肌是呼吸运动的主要动力，呼吸动力的作用在于克服以下三方面的力：①肺与胸廓的弹性回缩力；②肺与胸廓运动产生的非弹性阻力，即肺与胸廓变形造成的摩擦力；③通气过程中，气体在气道内流动的阻力。以上诸阻力越大，则呼吸越费力，可产生呼吸困难的症状。此外最大通气量、时间肺活量、最大呼气或吸气气流速率等也可间接地反映呼吸动力学的变化情况。

（一）压力 呼吸是通过呼吸肌收缩和舒张，产生呼吸运动，引起肺通气。由于呼吸肌的收缩和松弛，使胸腔容量发生改变，引起一系列压力变化，产生了呼吸运动的动力。

在机械通气过程中进行压力监测有两个意义。首先，压力测定对于监测患者和呼吸机的相互作用以及评估呼吸回路的完整性有重要意义。其次，持续的压力监测是呼吸机反馈系统的基本要求。

可监测到的压力或者通过计算得到的压力包括气道峰值压（Ppeak）、气道平台压（Pplat）、平均气道压、呼气末正压（PEEP）、内源性PEEP、驱动压、呼吸机内压、气管隆突压、食管内压、胃内压、跨肺压、跨膈压、呼吸回路内压力降、气管插管内压力降以及由患者呼吸肌收缩产生的压力等。最常监测的压力为气道内压和呼吸机内压。食管内压的监测也常用于评估呼吸力学及呼吸肌肉的功能。胃内压和跨膈压监测可用来评价膈肌功能及指导脱机，但临床应用较少。对于一般正常人，呼吸肌收缩产生的压力也可由以下公式计算得出：呼吸肌收缩产生的压力=克服胸壁弹性阻力的压力+克服气道阻力的压力-食管内压。

在自主呼吸吸气时，食管内压为负值，而跨膈压和呼吸肌收缩产生的压力为正值，并且在吸气时，气道压略低于大气压，而呼气时，气道压略高于大气压。在控制通气且患者无自主呼吸努力的情况下，气道内的压力由呼吸机提供。此时，吸气时食管内压为正值，而跨膈压和呼吸肌收缩产生的压力为零。在辅助通气时，辅助通气的目的是部分替代而非完全替代患者呼吸肌收缩所产生的压力。辅助通气效果的评估也有赖于呼吸力学的监测。

（二）顺应性 顺应性反映肺与胸廓弹性特征，其定义为"单位压力改变时的容积改变"，所用单位是L/cmH_2O。监测顺应性的意义包括：①监测病情变化；②判断肺疾患的严重性；③观察治疗效果；④判断是否可以停用呼吸机：顺应性<$25ml/cmH_2O$时，不能撤机。顺应性根据所测的部位及方法不同又作如下分类。

1. 胸壁顺应性（Ccw） 胸廓是一个弹性密闭腔，由于呼吸肌的收缩和松弛，使胸廓扩张和收缩，在一般呼吸幅度范围内，呼吸肌作用的力（经克服胸廓、肺的弹性回缩力后，以跨胸壁压力表示）与胸廓容积的变化呈正比，两者的比值为胸廓顺应性，即C_{cw}=肺容积的改变（ΔV）/跨胸壁压，正常值是$0.2L/cmH_2O$。自主呼吸时胸廓一侧为大气压，另一侧为胸膜腔内压力（Ppl）的变化，所以，在自主呼吸时跨胸壁压力即胸膜腔内压力，$Ccw = \Delta V/\Delta Ppl$。食管内压力（Pes）随胸膜腔内压力高低而变化，食管内压力可反映胸膜腔内压力的变化，可用ΔPes代替ΔPpl。

2. 肺顺应性（C_L） 肺顺应性（C_L）=肺容积的改变（ΔV）/跨肺压，正常值为$0.2L/cmH_2O$。

3. 总顺应性（C_{rs}） 是指肺与胸廓整体的顺应性，正常值为$0.1L/cmH_2O$。它的倒数是胸廓顺应性及肺顺应性倒数之和，即$1/C_{rs} = 1/C_L + 1/Ccw$。

4. 静态顺应性（Cst） 是指在压力与容量改变静止的瞬间所测得的两者之间关系，其完全反映了肺与胸廓的弹性回缩特征。如分别以压力与容量变化一一对应在X、Y轴上画图，可得一直线，其斜率即为顺应性值。在不同的肺容量水平测定时，其值不同。$Cst = V_T/(Pplat - PEEP - PEEPi)$，其中$V_T$为潮气量，Pplat为气道平台压，PEEP为呼气末正压，PEEPi为内源性呼气末正压。

5. 动态顺应性（Cdyn） 是指在呼吸周期中连续、动态地测量压力与容量变化之间关系所得的结果，除了反映胸廓与肺的弹性回缩特征外，还受其他因素的影响，如气流产生的阻力等。正常肺的静态顺应性和动态顺应性几乎相同，但有肺疾患者，气道阻力增加或肺顺应性下降时，如肺阻塞性病变者，其动态顺应性较静态顺应性为低。$Cdyn = V_T/(Ppeak - PEEP - PEEPi)$，其中Ppeak为气道峰值压。

6. 比顺应性 是指某肺容积下的顺应性与该肺容积的比值，同一肺的比顺应性始终不变。凡胸廓或肺组织有病变时，如肺气肿、肺纤维化、肺水肿、肺充血、胸膜增厚、脊柱侧凸或胸廓变形等，胸廓与肺组织弹性减退、硬变而致扩张受限，则顺应性和比顺应性降低。

（三）阻力 呼吸运动需要克服一定的阻力，包括肺与胸廓的弹性回缩力，肺与胸廓运动产生的非弹性阻力，以及通气过程中，气体在气道内流动的阻力。按阻力存在部位可分为气道阻力、肺组织阻力和胸廓阻力。气流在气道内流动时所遇到的阻力即为气道阻力，气道阻力的大小与气流速度、气道的管径、形态、气体的特性如密度、黏滞度等有关。如气道管径大、管壁光滑、流速缓慢、气流为层流时，则阻力较小。相反，若气道管径狭窄、曲折、流速快、尤其呈湍流时阻力增加。

一般来说气道阻力和气体的黏滞度及气道长度呈正比，和气道半径的四次方成反比。因此，肺气肿、支气管哮喘或痉挛时，气道阻力明显增加。

监测气道阻力的意义包括：了解在各种病理情况下，特别是阻塞性肺疾患时，气道功能的变化；估计人工气道、加热湿化器和细菌滤网等对气道阻力的影响；观察支气管舒张剂的疗效；选择合理的机械通气方式；判断患者是否可以停用呼吸机。

（四）流速　呼吸过程中,压力的变化可能导致流速和容积的变化。呼吸时气体在气道内进出,可由流速仪测定其流速,平静呼吸时吸气流速平均为 29L/min,呼气时平均流速为 23L/min。从流速曲线所显示的流速幅度和呼吸时间上的比较,可以估价呼吸动力功能的变化。

自主呼吸时,流速波形是正弦波。容量控制通气时,流速波形取决于呼吸机的设置,常见的波形有方波、按一定斜率递增或递减波型以及按指数递减波型。在以压力为目标的机械通气中,特别是当吸气时间设置过长时,会出现吸气后期吸气流速降为 0 的情况。呼气的流速取决于患者呼吸系统的顺应性和阻力,以及呼吸回路的阻力。当出现明显的呼气气流受限时,呼气末流速不能降为 0,则可产生内源性 PEEP。流速-时间波形的异常还可提示患者气道或呼吸回路阻塞。

（五）内源性 PEEP 的监测及其对呼吸力学的影响　内源性 PEEP(PEEPi)指呼气末气体陷闭在肺泡内而产生的正压。主要与呼吸阻力增加、呼吸系统顺应性增高、呼气时间不足、呼气气流受限和通气参数设置不当等因素有关。内源性 PEEP 可引起气压伤、增加呼吸功、使患者发生人机对抗,影响血流动力学并可能导致顺应性计算的误差。

1. 监测 PEEPi 的临床方法

(1) 临床观察法:患者如出现胸围增大、呼吸费力、心血管功能恶化、肺毛细血管嵌顿压增高而难以用循环系统疾病来解释的症状,并且出现通气效果下降,呼气末有持续呼气气流,呼气的最后部分突然被吸气中断(图 22-1-2),压力控制通气时潮气量或每分通气量下降,不能用呼吸系统顺应性下降解释的平台压升高,容量控制通气时气道压力升高时应考虑存在 PEEPi。

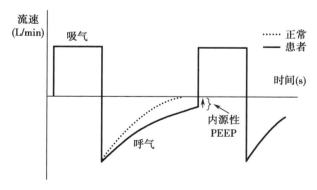

图 22-1-2　容量控制通气时的流速-时间波形

(2) 呼气末气道阻断法:该方法所测得的是全肺的 PEEPi 平均值,反映呼气末整个呼吸系统的静态弹性回缩力。机械通气时,可通过呼气末暂停时对应的压力来测量内源性 PEEP(图 22-1-3)。呼气末暂停时对应的压力为总 PEEP,PEEPi = 总 PEEP−设置的 PEEP。

(3) 间断气道阻断法:在被动呼气过程中间断阻断气道,以测定不同肺容积时气道的平台压,当呼出的气体量等于吸入潮气量时的气道平台压即为 PEEPi。

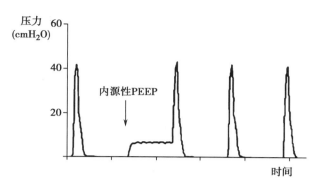

图 22-1-3　呼气末暂停测量内源性 PEEP

(4) 食管球囊法:是一种有自主呼吸时测定 PEEPi 的方法,当食管压开始下降到患者出现吸气流速之间食管压的变化值即为 PEEPi。食管压反映胸膜腔内压,同时受肺容积、胸壁顺应性、呼气肌肉收缩、食管球囊位置和心脏搏动的影响。

(5) Mueller 动作法:为有自主呼吸患者 PEEPi 的测定方法。同时监测气道压和食管压,在呼气末阻断吸气阀,让患者用力吸气,阻断至少 2 秒后释放。吸气肌肉产生的最大压力(Pmus)一部分克服呼气末呼吸系统总的弹性回缩压(Prs),另一部分产生气道最大吸气压(MIP);因此可获得公式 Pmus = Prs+MIP。在阻断过程中胸膜腔内压的最大变化(Ppl_{max})就反映了 Pmus 的大小,呼气末总的呼吸系统弹性回缩压就是 PEEPi。所以上面的公式可换算为 Ppl_{max} = PEEPi + MIP。最后得出 PEEPi 的计算公式:PEEPi = Ppl_{max}−MIP。

2. PEEPi 对呼吸力学的影响及其临床意义

(1) 增加呼吸功。

(2) 增加肺损伤的危险性:容量控制通气时潮气量恒定,由于存在 PEEPi,肺过度扩张,易致肺损伤,尤其在时间常数大的肺泡更易发生,甚至导致气胸的发生。

(3) 对肺通气的影响:PEEPi 存在时,只有吸气压力超过 PEEPi 才能出现吸气气流,容易导致呼吸肌疲劳,同时由于潮气量、肺泡通气量降低,最终可导致 CO_2 潴留。

(4) 对气体交换的影响:正常人各肺区之间便存在时间常数的不一致,COPD 患者中各肺区之间时间常数的差别更大。因此在机械通气时,不同肺区不同水平 PEEPi 的存在可引起通气不平衡分布的恶化,从而导致通气血流比例失调,对气体交换造成一定的影响。

(5) 对临床所测呼吸系统顺应性的影响:常规测量 Cst 是根据 V_T 与 Pplat 来计算的,Cst = V_T/(Pplat−PEEP);PEEPi 的存在使通气的驱动压减小,校正后的公式为 Cst = V_T/(Ppalt−PEEP−PEEPi)。如果 PEEPi 未从平台压中减去,所测顺应性减小。目前应用的大多数呼吸机所计算的呼吸系统顺应性没有把 PEEPi 考虑进去,因此得出的结果往往与实际有很大出入。

(6) 对循环系统的影响:由于 PEEPi 的存在,肺容积及胸腔内压增高对循环系统产生抑制作用。PEEPi 影响循环系统的机制包括:静脉回流减少引起右心前负荷下降及肺动脉压力升高导致右心后负荷增加,导致右心输出量降低,进而导致左心前负荷下降,心输出量降低。此外高水平的动态肺过度通气(DPH)和PEEPi可引起严重的心律失常、电-机械分离、心搏骤停。这种心搏骤停对心肺复苏无反应,可通过降低DPH和PEEPi而改善。

三、呼吸功监测

呼吸功为呼吸时所做的机械功。根据物理定律(功=力×距离),呼吸功=压力×容积。测定出胸腔内压力差和肺容量的乘积,即等于呼吸功。测定步骤与肺顺应性相同,或通过积分测得压力-容量环内的面积来表示。自主呼吸静息状态的呼吸功正常值为0.246(kg·m)/min(约合0.3~0.6J/L),占全身氧耗量的1%~2%。任何使呼吸系统弹性或通气阻力增加者,均可导致呼吸功增加,如ARDS时患者的呼吸功可增至平时的50倍,占全身氧耗量的50%。机械通气时监测呼吸功,有助于临床医师了解患者的呼吸功能和呼吸机对患者的影响,及时调整机械通气策略及治疗。

(一)呼吸功监测内容 机械通气时呼吸功的监测包括以下内容:

1. 总呼吸功(Wtot) 患者和呼吸机所做的功之和。

2. 患者呼吸功(Wpat) 患者自主呼吸中测得的患者所做的功。

3. 呼吸机呼吸功(Wven) 机械通气时呼吸机所做的功。

4. 生理功(Wphy) 为克服弹性阻力所做的弹力功和克服气道阻力所做的阻力功。正常约0.5J/L(0.3~0.6J/L)。

5. 附加功(Wimp) 为克服呼吸设备(气管内导管,呼吸机回路,按需气流等)的阻力负荷所做的阻力功。这是强加于生理功上的额外负荷。在某些情况下,附加功可以等于甚至大于生理功。各种呼吸功之间的关系为,Wtot=Wpat+Wven=Wimp+Wphy。此外,根据呼吸功所克服的阻力不同还可分为弹力呼吸功(Wela)和阻力呼吸功(Wres)。弹力呼吸功即克服呼吸系统弹性阻力所做的功,受肺和胸壁顺应性的影响,阻力呼吸功即克服呼吸道黏滞阻力所做的功,当气道阻力增加及存在内源性PEEP时阻力功增加。

(二)呼吸功监测方法 临床上可以通过床边呼吸功能监测仪直接计算或者根据患者P-V曲线的变化监测呼吸功,目前对于机械通气患者也可以根据食管内压和气道压对吸气时间的积分评价呼吸功。

(三)呼吸功监测的临床意义 临床上对呼吸动力功能的测定,有助于进一步了解不同病理变化引起的呼吸功能障碍,在一定条件下结合对肺顺应性、气道阻力的测定,尤其是在ICU或呼吸治疗科内的连续测定有助于指导某些呼吸功能障碍的治疗和其转归的预测。主要包括:

1. 帮助选择最佳通气方式和呼吸参数,指导呼吸支持治疗。

2. 判断呼吸功增加的原因是由于弹力功和阻力功增加,还是由于呼吸机的附加功增加。附加功增加时(如患

者通过高阻力的呼吸机呼吸),将加重患者呼吸肌后负荷,使其疲劳。

3. 监测患者呼吸功能恢复程度,指导呼吸机撤离。

4. 了解各种通气模式和呼吸设备对呼吸功的影响附加功的监测可以准确反映呼吸机的设备和通气模式对患者呼吸肌负荷的影响。

四、呼吸驱动和呼吸模式的监测

(一)呼吸驱动监测 临床上呼吸驱动的监测往往易被忽视。呼吸驱动的增强除了使触发呼吸的过程中呼吸功耗增加外,往往还可作为疼痛及严重感染等情况的临床信号,会严重干扰患者的心肺功能。在机械辅助通气过程中,在呼吸功能够为患者提供足够气体流量的情况下,呼吸驱动力的大小是决定患者呼吸能量消耗的最重要因素。此外,呼吸驱动力变化也是判断患者能否撤机的一项重要指标。近期临床研究显示,撤机失败的患者往往存在呼吸驱动增强,以及呼吸驱动对呼吸负荷增加的反应性下降。

1. 分钟通气量 在呼吸力学及呼吸肌储备功能正常的情况下,分钟通气量往往与呼吸中枢的驱动平行。但遗憾的是,临床上呼吸力学及呼吸肌储备功能正常的情况非常少,因此应用分钟通气量反映呼吸驱动在临床并不可靠。

2. 平均吸气流速 平均吸气流速(V_T/Ti)与PCO_2水平直接相关,重复性好,可作为临床反映呼吸驱动的指标,但常常会过低估计呼吸中枢驱动水平。

3. 口腔闭合压($P_{0.1}$)监测 吸气开始后0.1秒时的口腔闭合压,与呼吸阻力无关,是反映呼吸中枢兴奋性和呼吸驱动力的指标。$P_{0.1}$已成为评估呼吸中枢功能的常用方法,正常值为0.2~0.4kPa(2~4cmH$_2$O)。机械通气时,在呼气末使吸气阀关闭,无流速和容积的变化,记录吸气开始后0.1秒时的气道压变化。临床上常应用于:①评估呼吸中枢的驱动力;②指导撤机:$P_{0.1}<0.6$kPa(6cmH$_2$O)可停用呼吸机,>0.6kPa(6cmH$_2$O)不能撤机;③调节压力支持通气的压力支持水平。

影响$P_{0.1}$的因素包括:①呼气末肺容积增加会影响肌肉的收缩,使测量值低于实际值;②时间常数:由于气道阻力增加和气道塌陷,气道压力的变化在相当的程度上滞后于食管压的变化,使测量值明显低于实际值;③呼吸肌长度和收缩速度改变:气道阻断后,吸气努力可能使胸、腹部产生矛盾运动,此时即使无肺容积的改变,呼吸肌也会发生明显收缩;④胸壁变形使呼气末肺容积发生改变而影响测量的准确性;⑤呼气肌用力使呼气末肺容积低于功能残气量,测量值高于实际值;⑥驱动压力波形;⑦压力-流速时相滞后:在测量时必须保证压力和流速完全同步。

4. 膈肌电活动(EAdi)监测 EAdi可直接反映呼吸中枢对膈肌的呼吸驱动。当呼吸中枢发放冲动传至至膈神经,膈神经纤维兴奋,动作电位经神经-肌接头传递给膈肌,引起膈肌的兴奋产生EAdi,膈肌随之收缩,胸腔内压下降,并驱动气体进入肺内。当呼吸负荷增加时,呼吸中枢驱动增加导致EAdi增加,当呼吸机辅助呼吸时,呼吸负

荷减轻,呼吸中枢驱动减弱,EAdi 相应的降低。在不同个体间比较 EAdi 的绝对值没有意义,一般多用于同一个体的连续比较。健康个体在安静呼吸时 EAdi 大约为 $10\mu v$ 左右,COPD 患者可以 5~7 倍升高。

EAdi 的影响因素包括:①机械通气辅助水平;②镇静;③神经病变;④肌松药物的使用。

(二) 呼吸模式监测　呼吸模式往往也能为临床提供很多信息。当患者呼吸肌做功不足,往往会通过增加呼吸频率来维持所需的分钟通气量,而潮气量常不增加或下降。虽然每次浅呼吸消耗的呼吸努力较少,但由于其呼吸频率的增加,浅快呼吸往往导致通气无效腔增加,这样就需要更大的分钟通气量以维持 CO_2 的排出。因此,浅快呼吸时,虽然每次呼吸的功耗较小,但当呼吸频率增加到一定程度时,每分钟的呼吸功耗反而增加。持续的高呼吸频率往往提示呼吸肌的失代偿和疲劳。值得注意的是,虽然有些患者的呼吸频率持续>35 次/分钟,但仍处于代偿状态,特别是在分钟通气量随呼吸频率成比例增加的情况下。

浅快呼吸指数(呼吸频率/潮气量,f/V_T)可作为预测患者撤机的指标之一。在自主呼吸实验(患者脱开呼吸机,完全自主呼吸)的第一分钟,$f/V_T \leq 100$ 次/$(min \cdot L)$ 可能预示患者撤机成功。虽然这种预测不可能完全准确,但仍有一定的临床应用价值。

随着呼吸肌疲劳的加重,吸气时间占整个呼吸时间的比率(T_i/T_{tot})也发生相应的变化。当呼吸窘迫时,自主呼吸 T_i/T_{tot} 可从 0.35 增加到 0.4~0.5,随着呼吸窘迫的加重,T_i/T_{tot} 增加的代偿受限,T_i/T_{tot} 不再增加并可能下降。

在呼吸过程中,辅助呼吸肌(如胸锁乳突肌群)也参与呼吸,提示呼吸肌疲劳且呼吸代偿受限。呼吸过程中出现胸腹矛盾运动或吸气时腹壁向内反常运动提示膈肌疲劳。

五、呼吸肌肌力及耐力

(一) 呼吸肌肌力　应用最广泛的反映呼吸肌肌力的两个指标是肺活量(VC)和最大吸气压(MIP)。最大呼吸肌力的测试需要患者充分的配合,因此,在缺乏患者配合的情况下,所测得的指标很难反映患者呼吸肌肌力的真实情况。

1. 肺活量　VC 是最大吸气后,作最大呼气所能呼出的气量。即潮气量、补呼气量、补吸气量之和。平均值为男性 3.47L,女性 2.44L。还可以根据体重计算出公斤体重肺活量(VC/kg),是反映通气功能和呼吸肌肌力的指标之一。

2. 最大吸气压　MIP 是指在残气位或功能残气位阻断气道时,用最大努力吸气能产生的最大口腔或气道压,反映所有吸气肌产生的肌力的总和,正常值男性为(130 ± 32)cmH_2O,女性为(98 ± 25)cmH_2O。MIP<正常预计值的 30% 时,易出现呼吸衰竭。MIP 也可作为撤机参考指标,MIP $\geq 20cmH_2O$,成功撤机的可能性大。

3. 膈肌活动度　膈肌是最主要的呼吸肌,膈肌功能障碍的发生可导致脱机失败及困难脱机。临床上导致膈

肌做功能力下降的原因主要包括:①呼吸中枢兴奋性下降:可见于脑膜炎、脑干损伤、使用镇静药物等导致呼吸中枢发放神经冲动受到抑制的患者;②外周神经病变和神经肌肉接头功能障碍:如吉兰-巴雷综合征、重症肌无力、运动神经元病变、危重病性神经肌肉异常(CINMA)、应用肌松药的患者;③呼吸肌本身收缩力下降:如机械通气导致膈肌功能障碍(VIDD)、危重病性神经肌肉异常(CINMA)以及严重营养不良等。随着床旁彩超广泛应用于临床,床旁膈肌功能的监测已成为常规操作。

膈肌活动度监测是在床旁通过彩超监测呼吸过程中膈肌的位移以评价膈肌收缩功能的方法。膈肌活动度本身可由于呼吸中枢兴奋性下降、外周神经和肌肉病变、呼吸机本身收缩功能下降等原因影响。在自主呼吸测试过程中,左侧膈肌活动度<1cm 及右侧膈肌活动度<1cm,提示撤机失败的可能性大。

4. 跨膈压　跨膈压(Pdi)是指在功能残气位(或残气位),气道阻断状态下,以最大努力吸气时产生的最大 Pdi 值,是临床反映膈肌力量最可靠的指标。可用如下公式计算,Pdi=胸膜腔内压－腹内压,由于胃内压基本等于腹内压,食管内压基本等于胸膜腔内压,故 Pdi 也可用根据食管压减胃内压得出。

(二) 呼吸肌耐力　耐力是指呼吸肌维持一定的力量或做功时对疲劳的耐受性,对呼吸肌来说,耐力比力量更重要。肌肉的耐力取决于能量(血液)供给、肌纤维组成及其做功大小等因素。做功的大小主要取决于其收缩的力量和收缩持续时间。对于膈肌来说,吸气时膈肌产生的平均跨膈压与其收缩持续的时间的乘积等于膈肌所做的功。跨膈压越大,持续的时间越长,越可能产生疲劳。

1. 分钟通气量和最大分钟通气量(MV/MMV)　呼吸肌无力的肺功能改变主要是限制性通气功能改变。MMV 明显降低,肺活量下降。而且卧位肺活量下降与坐位相比更加明显。然而,肺功能的改变不能敏感地反映肌肉力量的变化,肌力下降 50% 时,肺活量仅下降 20%。

2. 膈肌张力-时间指数(TTdi)　如果用膈肌收缩产生的 Pdi 的平均值和 Pdi 最大值(Pdi_{max})的比值反映膈肌收缩强度,用吸气时间(Ti)与呼吸周期总时间(Ttot)的比值反映膈肌收缩持续时间。将两者综合,得出 $TTdi = (Pdi/Pdi_{max}) \times (Ti/Ttot)$,反映膈肌耐力,有时可用最大吸气压代替最大跨膈压,而以平均食管压代替跨膈压。在安静自然呼吸时,正常人的 TTdi 在 0.05~0.12。当 TTdi>0.15,膈肌有可能在 45 分钟内发生疲劳。Bellemare 等把 TTdi=0.15 作为膈肌疲劳阈值。TTdi 的增加在一定意义上也反映了膈肌功能储备的减少。

3. 呼吸肌肌电图(EMG)　EMG 是所有呼吸肌肌电的综合反映,高频波/低频波减少,表明呼吸肌耐力降低。但 EMG 受附近肌肉肌电的影响大,个体间可比性差。

4. 神经机械效能(NME)和神经通气效能(NVE)　单位 EAdi 所产生胸腔内压既为神经机械效能(NME),反映呼吸中枢驱动下膈肌的收缩效能。呼吸中枢发放冲动传导至膈神经,膈肌产生电兴奋后,通过电-机械耦联使膈肌收缩,胸腔内压下降。随着 EAdi 的增加胸腔内负压也不

断增加,但就不同患者而言,由于其膈肌收缩能力不同,胸腔内负压随 EAdi 增加的程度也不同。NME 受呼吸中枢驱动强度及膈肌收缩能力等影响,可能对撤机的评估具有良好的指导价值。

单位 EAdi 所产生潮气量既为神经通气效能(NVE),反映了呼吸中枢驱动下膈肌产生通气的效能。研究显示,在同一患者中,随着 EAdi 增加,潮气量也明显增加。就不同患者而言,由于其神经传导、膈肌功能及呼吸负荷不同,潮气量随 EAdi 增加的程度也不同,NVE 是膈肌功能与呼吸负荷的综合反映。NVE 增加提示患者的膈肌功能改善和(或)呼吸负荷下降,患者呼吸肌收缩产生通气的能力改善。NVE 降低则正好相反。因此,NVE 可能成为评估撤机时机的良好指标。

5. 浅快呼吸指数　f/V_T 测定操作简单,重复性好,可反映呼吸肌耐力,目前常用作指导撤机的指标。

(邱海波)

第二节　呼吸力学监测原理

呼吸力学是以物理力学的观点和方法对呼吸运动进行研究的一门学科。肺疾患改变肺部生理,其表现为呼吸力学的变化。因此,呼吸力学监测使得临床医师对肺疾患的过程理解更加深入。在呼吸病学与重症医学中,呼吸力学监测已广泛应用于疾病的辅助诊断和治疗。尤其对于接受机械通气的患者,监测呼吸力学,有助于临床医师了解疾病的病理生理过程,判断疾病的严重性、治疗反应,以及能否安全脱机,更合理地进行机械通气。

一、呼吸力学发展的历史

(一) 早期阶段(19～20 世纪初)　早在 1817 年,Carson 发现动物肺具有弹性,被认为是现代呼吸力学的开始。1853 年 Donders 利用水银压力计测定出肺弹性所产生的压力约为 7mmHg。1847 年 Ludwig 用充水球囊首次测定胸腔内压。1844 年 Hutchison 用肺量计(spirometer)测定肺活量和肺容积。上述学者仅是对肺力学中的压力和容积进行了简单的测量,研究并没有将压力和容积联系起来对呼吸运动现象进行描述。呼吸力学的研究在此后 50 年内无重大进展。

(二) 基础阶段(20 世纪初～20 世纪 50 年代)　1915—1925 年,Rohrer 首先将复杂的呼吸运动简单化地以物理学的压力-容积的关系进行描述,开创了呼吸力学研究的新纪元。但在当时并未引起医学界的重视。直到 1941 年 Otis 等再次发现了压力-容积的关系,并于战后公开发表,为呼吸力学提供了最基本的科学理论和研究方法,掀开了呼吸力学理论及研究的热潮。1925 年 Fleisch 发明了呼吸速度描记仪(pneumotachorgraph,PTG),1943 年 Statham 发明了应变电阻监测仪(strain-gauge manometer),1949 年 Buytendijk 首次以食管-气囊导管间接测定胸膜腔内压。这三项技术的发明为呼吸力学研究奠定了硬件基础。1958 年 Campbell,以食管压替代跨肺压重新评价压力-容积曲线的价值,提出了著名的 Campbell 图(Campbell diagram),将吸气肌和呼气肌做功分开,将克服弹性阻力和黏滞阻力做功分开,加深了对动态肺充气的认识,使呼吸力学的理论进一步完善。

(三) 发展和应用阶段(20 世纪 50 年代～至今)　目前随着微处理技术和高灵敏传感器的应用,呼吸力学从实验室走向临床,呼吸力学监测仪已经商品化。呼吸力学的发展与机械通气发展相互促进,两者密不可分,呼吸机自身的呼吸力学监测功能不断增强。应用呼吸机或呼吸功能监护仪进行床边呼吸力学监测,已广泛应用于疾病的辅助诊断和治疗。

二、呼吸力学基本指标的测量及其原理

压力、流速和容积是呼吸力学监测的三要素。容积的变化由压差驱动所致,通过流速的变化来反映,而其他呼吸力学指标可以通过这三个基本指标进行推算。

(一) 流速监测

1. 流速监测原理　流速监测的原理是基于泊肃叶层流定律。泊肃叶研究了流体在管道系统内流动的规律,指出单位时间内流体的流量(V)与管道两端的压力差 ΔP 以及管道半径 r 的 4 次方成正比,与管道的长度 l 成反比。这些关系可用下式表示: $V = Kr^4/\Delta Pl$,这一等式中的 K 为常数。后来的研究证明 V 与流体的黏滞度 η 有关。因此泊肃叶定律又可写为: $V = \Delta P\pi r^4/8\eta l$ 。

呼吸过程中,当某一段呼吸通路的阻力已知时,流量监测装置可监测到该段呼吸通路两端的压力降。假设该段呼吸通路的阻力恒定且小到不足以对气体产生阻碍[如 $<1.5cmH_2O/(L\cdot S)$],同时气体的黏滞度恒定,那么就可以认为,气体通过该段呼吸通路产生的压力降(ΔP)直接与通过该段呼吸通路的气体流速(V)成正比。因此,流速监测装置可通过监测一段呼吸通路的压力变化计算出该段呼吸通路的气体流速。

2. 影响流速监测装置准确性的因素　流速监测的准确性受气体的温度、湿度、黏滞度以及气体的成分影响。监测装置的无效腔越小(<15ml)以及气体的湍流越少,流速监测的准确性越高。由于泊肃叶定律是基于气体层流的情况而制定的,湍流将会导致对气体流速的估测超过其实际流速值。现代流速监测装置的设计致力于提高流速监测的准确性,包括使用圆形的连接管与呼吸回路相连以减少湍流,以及采用集成电路来减少在流速过高时由压力传感器导致的放大效应。

从泊肃叶定律可知,气体的黏滞度可影响流速监测的准确性。因此要求对流速监测用与呼吸气体相同的气体进行定标。空气的黏滞度与纯氧不同(206 泊 vs184 泊),当采用室内空气对流速监测装置进行调零而患者实际上吸入的是纯氧时,流速监测装置监测到的流速就会偏大。流速被高估的程度往往是不可预知且经常变化的。例如有研究报道,在 Servo 900C 呼吸机上,当吸入气为纯氧时,其流速测定值比吸空气时平均高出 12%,而在使用 Ohio 5400 型流量监测仪及 Ohmeda SE302 型肺量计时,与吸空气时比较,吸纯氧时的流速分别被高估了 29% 和 31%。

除此之外,温度也会对气体的黏滞度产生影响,因此,流速监测装置定标时的气体温度,也应与实际监测的气体温度保持一致。

3. 呼吸机中流速监测装置的准确性　目前很少有资料显示呼吸机中应用的流量监测装置的准确性。然而在机械通气过程中,流速和容量经常被用于指导医师的决策。表 22-2-1 列出了目前常用呼吸机中的流量监测装置类型及生产厂家提供的技术说明。

表 22-2-1　目前常用呼吸机中的流量监测装置类型及技术说明

呼吸机或呼吸功能监护仪	流量传感器类型	流量范围（L/min）	流量监测准确度	潮气量范围（ml）	潮气量监测准确度
Puritan-Bennet 7200 系列呼吸机	热丝式	0~180	±20%	100~2500	±20%
Siemens Servo 300 呼吸机	屏障式	1~180	±6%	2~4000	6% 或±3ml
Bear 3 或 5 型呼吸机	涡街式	10~120	±10%	100~2000	±10% 或±40ml
Bird 8400STI 呼吸机	可变喷孔式	2~120	±15%	50~2000	±15%
Drager Evita 4 呼吸机	热丝式	6~180	±1%	20~2000	±10%
Infrasonics Adult Star 呼吸机	屏障式	0~160	吸气±1.5% 呼气±7%	0~2500	±7%
Hamiton Veolar 呼吸机	可变喷孔式	0~180	±5%	0~9999	±5%
Ohmeda 7800 呼吸机	涡轮式	10~100	-	50~1500	(300~1500ml)±8% 或 40ml,(50~299ml)±20% 或 20ml
Bicore CP-100 肺功能监测仪	可变喷孔式	1.2~180	±3%	40~3000	±3%
VenTrak 1500 型呼吸功能监护仪	可变喷孔式	1.8~180	±3%	100~3000	±3%

根据最近美国胸科医师协会(ATS)的标准,认为流量监测的误差范围>±5%,或容积监测的误差范围>±3%,则认为在临床上存在明显的误差。在 ATS 的指南中,测量的误差超过上述范围通常是不能被接受的,除非在机械通气时进行精确的定标(包括气体的温度、湿度、黏滞度以及呼吸机管路的几何形状等)及数据采集。

根据泊肃叶公式,在假设气流为层流,且该气体的黏滞度,流量的分布以及阻力的大小恒定的情况下,压力降($\triangle P$)与流速(V)之间才是恒定的线性关系。在机械通气的过程中,下列几个因素可能会对流量监测的准确性产生负面的影响:①如果定标时呼吸机管路的几何形状与实际监测时不一致,那么在定标和实际监测时通过流量监测装置的气体湍流以及推量分布情况就不一致,将导致流量监测的准确性下降;②由于呼吸机回路中气体湿度上升造成的流量监测装置部分积水,将导致压力降($\triangle P$)与流速(V)之间斜率升高,出现监测错误;③在压力支持通气时,呼吸机回路中压力的骤然变化将导致流量监测出现较大的偏差;④如果流量监测装置距患者气管插管较远,如在呼吸机的呼气阀处,则可能导致气体在呼吸机内产生压缩及气体冷却,此时流量监测的准确性下降;⑤吸入气氧浓度、温度、湿度的变化造成气体黏滞度的变化,也将导致流量监测的准确性下降。

(二) 压力监测　压力监测装置的基本元件包括压力传感器/换能器及数据记录和显示装置,传感器可感知压力信号,并将其转化为电子信号或其他信号。压力传感器/换能器很少直接位于需要测压的部位。因此,通常用管道将压力传感器/换能器和需测压的部位相连。压力监测装置的性能取决于其压力传感器/换能器、连接管路以及数据记录及显示装置的特征。

1. 压力换能器　传感器是感受物理刺激的装置。换能器是将一种形式的能量转换为另一种形式的装置。以下讨论的每一种压力监测装置均具有传感器和换能器的功能。通常为了描述的简便,我们用换能器一词代替了传感器和换能器两者的功能。

呼吸压力的监测可应用液体气压计,非液体气压计以及电子机械换能器。液体侧压计通常不用于重症患者的呼吸压力监测,通常用在压力监测装置的静态校准过程。非液体测压计也不用于重症患者呼吸压力的监测,它有时用于作为反映呼吸肌肉力量指标的最大吸气压力。

大多数呼吸机使用压阻式压力换能器。压阻式换能器都包含有带硅胶薄膜的硅胶芯片,任何压力的变化都可通过该硅胶薄膜传导,导致芯片内部晶体分布的改变,晶体分布的改变使芯片的电阻发生变化。这就使得换能器输出的电压随着其所受到的压力而成比例的变化,压力信号被转换成电信号。

2. 压力换能器连接管路　压力换能器常常是位于呼

吸机内部,因此,换能器通常是通过细导管与测压部位相连。压力换能器通过连接插件与细导管相连。通常人们很少注意到与压力换能器的连接管路及连接插件,但这两个部分却能对整个压力监测系统功能产生重要的影响。连接了管路的压力换能器功能与单独的压力换能器的功能有很大差异。

附加了连接管路后,压力换能器的反应时间和反应频率将受到明显的影响,这将导致压力估测值偏低,特别在频率较高时,这一现象更加明显。为了使连接管路对压力监测的影响最小化,连接管路应尽可能的短。连接压力换能器两端的管路在类型、直径及长度上应保持一致。如果连接管路及连接插件具有可扩张性,将明显影响压力信号的传导。因此,尽管通常印象中的连接管路是可弯曲的,实际上连接管路应该越坚硬越好。更重要的是,压力换能器的定标及反应频率的测定应在换能器与呼吸机及连接管路连接的情况下进行。但目前换能器的特征,如反应频率,通常是在没有连接管路的情况下获得的,这与临床实际的情况并不相符,因为临床上或在实验研究的情况下,换能器必须连接管路进行压力测定。

换能器连接管路的扭折或阻塞将导致压力监测出现严重的错误。这一点对于重症患者的压力监测尤为重要。连接导管一旦打折,应立即复位,即使在压力波形监测并未受到明显影响的情况下也应如此。

换能器连接导管中的气体通常是空气,如果用氦气或氦氧混合气体替代导管中的空气,将明显缓解导管对压力信号传导的衰减作用,用水来替代连接导管中的空气也能达到类似的效果。然而目前这些传导介质均未能应用在重症患者的压力监测中。

3. 数据记录及显示装置　从换能器传来的数据必须首先被记录并显示才能被临床医师获得。传统上数据的记录和显示是通过一些模块装置实现的,这些装置可显示压力的数值或波形。近期,随着电子计算机技术的飞速进步,压力及其他信号的显示也越来越趋于数字化。

（三）容积监测　机械通气患者的持续容积监测,是通过计算气流量与时间的积分来实现的。目前可选择用容积-移置装置直接监测容量及改良氮气洗入/洗出方法的间接测量方法。常用的容积-移置装置包括多种肺量计,如传统的水封式肺量计、楔型风箱肺量计等,这些肺量计在肺功能实验室中仍应用广泛。改良的氮气洗入/洗出方法的测定原理主要包括,由于洗入/洗出的氮气容积并不是直接测定,而是通过测定氧消耗（oxygen consumption, VO_2）,二氧化碳清除率（carbon dioxide elimination, VCO_2）,吸气和呼气末的氧气和二氧化碳浓度（end-tidal concentration of carbon dioxide, $F_{ET}CO_2$）,进而计算得到。由于高 PEEP 可以引起肺泡无效腔（alveolar dead space, VDalv）的增加,从而影响 VCO_2。因此,在高 PEEP 条件下,改良氮气洗入/洗出方法有可能低估实际的呼气末肺容积（EELV）。

三、呼吸运动方程和呼吸力学
研究的机械模型

机械通气的主要目的是通过提供一定的驱动压以克服呼吸系统的阻力和呼吸机管路的阻力,把一定潮气量的气源按一定频率送入肺内。这种压力和容积变化的关系可以从力学的角度进行描述,以运动方程（equation of motion）可表达为:$P = PEEPi + V_T/Crs + F \times R + I \times dV/dt$。其中 P 为驱动压力,PEEPi 为内源性呼吸末正压,V_T 为潮气量,Crs 为呼吸顺应性,R 为黏滞阻力,F 为流速,I 为惯性阻力,dV/dt 为加速度。

运动方程是整个呼吸力学研究的基础。在获得上述压力、流速和容积三要素后就可以推算出反映呼吸系统弹性特性和流量-阻力特性的指标,包括静态和动态顺应性以及呼吸气道阻力。

呼吸力学指标的监测是建立在将整个呼吸系统假设为某种力学模型的基础之上,之后通过测定某些原始测量指标而对其他呼吸力学指标进行推算,因而模型不同,推算方法也不同。一个好的模型,应该是既简单,又能真实地反映当时患者复杂的呼吸力学状况,以便于监测,且结果准确可靠。

（一）线性单室模型　该模型假定整个呼吸系统为单一气道与一代表所有肺泡和胸壁的弹性气囊相连,气道阻力与呼吸系统顺应性在任何流速和容积时为一恒定值,各肺区的时间常数（time constant, $TC = R \times C$）相同,即各肺区充气和排空速度相同。这种模型适用于健康人和限制性肺疾病,但不适用于阻塞性肺疾病。

（二）线性双室模型　该模型假定整个呼吸系统为两个气道分别与两个弹性气囊相连,各气道和气囊分别具有不同的阻力和顺应性,具有两个不同的时间常数,即各肺区充气和排空速度不相同,有快肺区与慢肺区之分。这种模型适用于 COPD、ARDS、单侧肺和主支气管狭窄等。

（三）非线性单室模型　该模型假定整个呼吸系统为单一气道与一弹性气囊相连,但气道阻力和顺应性随着流速和容积的变化而变化。这种模型适用于 ARDS 和肺纤维化。

目前最常用的模型为线性单室模型,应用这种方法推算的结果反映了整个呼吸系统"平均"的呼吸力学状况,与实际情况或多或少有些差别。对于病变分布不均者,如严重的 COPD 和 ARDS 以及单侧肺和主支气管狭窄等,在解释结果时需特别注意。

四、呼吸系统的力学特征

呼吸力学的内容包括呼吸压力、呼吸阻力、顺应性、时间常数和呼吸功等,以下简单介绍呼吸系统的力学特征。

（一）呼吸压力　呼吸总是伴随着一系列的压力变化。呼吸肌收缩和舒张,产生呼吸运动,导致肺通气,从物理学角度,乃是一系列压力变化的结果（图 22-2-1）。自主呼吸时,呼吸肌收缩导致胸腔内压力低于气道开口处压力时,患者开始吸气。控制通气时,当气道开口处压力高于胸腔内压时,吸气开始。机械通气可为患者提供部分或全部的呼吸所需的压力,因此,可减轻患者的呼吸做功。实际上,呼吸机的作用就是减少患者呼吸肌所需产生的压力,为了确保呼吸机应用的有效性,就必须对压力进行监测。

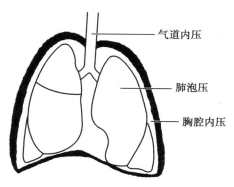

图 22-2-1　呼吸系统的压力示意图

1. 胸膜腔内压　指胸膜腔内的压力,由于肺组织弹力与胸廓弹力,两个相反方向力的作用结果,产生胸膜腔负压。平静呼吸时胸膜腔内压始终低于大气压,有利于周围静脉血向心脏回流。胸膜腔内压力正常呼气时为−5 ~ −3mmHg,吸气时为−10 ~ −5mmHg,临床上常以食管内压力估计胸膜腔内压。

2. 肺泡压　指肺泡内的压力,是胸膜腔内压与肺组织弹力作用的结果。吸气时胸内负压增加,超过肺组织的弹力,使肺泡压成为负压,空气进入肺内;呼气时胸内负压逐渐减少,当低于肺组织弹力时,肺泡压转为正压,高于大气压,肺内气体排出体外,故在呼吸周期中,肺泡压在大气压上下呈正负波动,吸气为负,呼气为正。

3. 气道内压　指气道内的压力,大气压与肺泡内压间出现压力差时即产生气道压力的变化。吸气时,肺泡压为负压,气道内压由呼吸道开口向肺泡递减,呼气时则相反。在平静呼气末,气道内压与大气压相等。

4. 食管压　胸内食管壁顺应性良好,食管中下 2/3 与胸膜贴近,在此处监测食管内压的变化能较好的反应胸腔内压,虽然两者绝对值有一定差异,但变化的幅度和趋势是一致的。

5. 跨肺压　肺泡压与胸膜腔内压之差。是使肺扩张和收缩的力量。在呼吸周期中,由于跨肺压存在区域性差异,肺各部分容积变化不一,使吸入气体分布不均。

6. 跨胸壁压　胸膜腔内压与大气压之差,是扩张和压缩胸壁的力量。

7. 跨胸廓压　肺泡压与大气压之差,是扩张和压缩胸壁与肺的总压力。

8. 驱动压　吸气末跨胸廓压与呼气末跨胸廓压之差,是扩张整个呼吸系统(包括胸壁和肺)的驱动压力。在严重肺疾病的状况下,驱动压可代替跨肺压指导机械通气的设定以避免肺损伤的加重。

（二）**呼吸阻力**　呼吸运动要克服阻力。按物理特性阻力可分为黏性阻力、弹性阻力和惯性阻力。按阻力存在部位可分为气道阻力、肺组织阻力和胸廓阻力。

1. 黏性阻力　来自气道和肺组织,绝大部分来自气道,即通常所说的气道阻力。

2. 弹性阻力　主要分布于肺组织和可扩张的细支气管,它是顺应性的倒数。肺弹性阻力越大,顺应性就越小。

3. 惯性阻力　主要分布于大气道和胸廓。

临床上阻力的测定主要是为了反映气道阻力。气道阻力的定义为单位流量所需的压力差,即:气道阻力 =(气道通口压−肺泡压)/流量。正常值为每秒 1 ~ 3cm H_2O/L,呼气时阻力为每秒 2 ~ 5cmH_2O/L。

影响气道阻力的因素有以下几方面:①呼吸管道的长度、半径:气道阻力主要来自大气道和中等气道;②肺容积:肺实质减少时(如肺气肿),气道阻力增加;③气体的密度和黏滞度;④支气管管壁受外压;⑤支气管管壁收缩和舒张:副交感神经兴奋、药物(如乙酰胆碱、胆碱酯酶抑制剂、M 受体阻断剂、组织胺等)、肺栓塞时动脉血二氧化碳分压过低可导致支气管平滑肌收缩,阻力增加。交感神经兴奋、拟交感药物(如异丙肾上腺素、肾上腺素、去甲肾上腺素)、副交感神经阻断剂(如阿托品)可以舒张支气管平滑肌,使气道阻力减小。某些病理因素如支气管黏膜增厚(水肿、充血和炎症等)、炎细胞浸润和纤维化等可增加阻力;⑥气管、支气管腔内阻塞使气道阻力增加:如水肿、渗出及分泌物增多、腔内异物等;⑦慢性阻塞性疾病:如支气管哮喘、慢性支气管炎、阻塞性肺气肿等可使气道阻力增加。

（三）**顺应性**　由胸廓和肺组织弹性形成,是表示胸廓和肺扩张程度的一个指标。指单位压力改变时所引起的容积改变,即:顺应性 = 容积的改变(ΔV)/压力的改变(ΔP),单位是 L/kPa 或 L/cmH_2O。呼吸系统的顺应性包括肺顺应性、胸壁顺应性和总顺应性(图 22-2-2)。

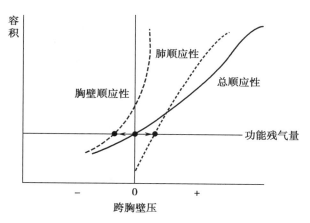

图 22-2-2　呼吸系统的顺应性

总顺应性、肺顺应性和胸壁顺应性可用以下的公式表示:

肺顺应性(C_L）= 肺容积的改变(ΔV)/跨肺压

胸壁顺应性(C_{CW}）= 肺容积的改变(ΔV)/跨胸壁压

总顺应性(Crs）= 肺容积的改变(ΔV)/跨胸廓压

三者的关系如下:

1/总顺应性=1/肺顺应性+1/胸壁顺应性

顺应性又分为静态和动态顺应性。静态顺应性指呼吸周期中气流暂时阻断所测得的顺应性,与呼吸系统的弹性有关,正常值为 1.7 ~ 2.5L/kPa。动态顺应性指呼吸周期中气流未阻断所测得的顺应性,与呼吸系统的弹性、气

311

道阻力及呼吸频率有关,正常值为 1.5～3.5L/kPa。

影响顺应性的因素很多,除了年龄、性别、身高、体重等生理因素,胸壁或(和)肺部病变也可导致顺应性改变(表 22-2-2)。

表 22-2-2　顺应性降低的原因

胸壁顺应性降低的原因	肺顺应性降低的原因
肥胖	张力性气胸
腹水	主支气管插管
神经肌肉无力(吉兰-巴雷综合征、类固醇性肌病等)	动态充气过度
连枷胸	肺水肿
脊柱后凸侧弯	弥漫性肺间质纤维化
纤维胸	ARDS
漏斗胸	朗格汉斯细胞组织细胞增生症
胸壁肿瘤	过敏性肺炎
麻痹	结缔组织病
硬皮病	结节病
腹腔高压	原因不明的机化性肺炎
胸水	肿瘤淋巴道播散

(四)压力-容积曲线(P-V 曲线)　整个呼吸周期的顺应性可以通过 P-V 曲线来描述(图 22-2-3)。P-V 曲线的吸气和呼气曲线分开,曲线的斜率表示顺应性,分离面积称为滞后现象。滞后现象与小气道陷闭和肺泡气-液界面的表面张力有关。当呼吸接近高肺容积时,滞后程度降低;呼吸接近残气量时,滞后现象明显。

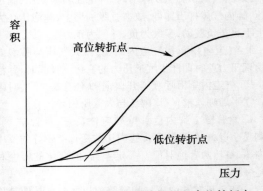

图 22-2-4　压力-容积曲线的低位和高位转折点

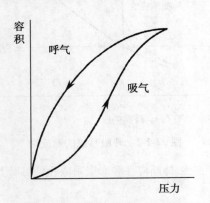

图 22-2-3　压力-容积曲线
曲线斜率为顺应性,曲线吸气支与呼气支的差别为滞后现象

1. 低位和高位转折点　P-V 曲线的吸气支呈 S 形,在低肺容积和高肺容积处分别有一转折点,称为低位转折点和高位转折点,是顺应性的变化点(图 22-2-4)。低位转折点表示大部分肺泡开放时对应的压力和容积,高位转折点的出现提示肺泡有过度扩张可能。

2. 低位和高位转折点的判断　主要有以下几种判断方法:

(1)目测法:目测低位和高位转折点及其对应的压力和容积。该方法科学性较差,但非常实用,简便易行。

(2)双向直线回归法:将 P-V 曲线吸气支的数据转换到 Excel 软件,向前和向后作双向直线回归,相关系数乘积最大的一组数据即为低位转折点。该方法较科学,但不如目测法简单易行。

(3)顺应性比值法:以 P-V 曲线 20% 容积的顺应性与前 80% 容积的顺应性比值,判断高位转折点是否存在。比值<0.8 认为存在高位转折点。

3. 静态 P-V 曲线　反映了呼吸系统的静态顺应性,需在镇静、肌松的状态下进行测量,以确保测量的准确性,主要有以下几种方法:

(1)大注射器法:在呼气末,将 1～3L 的注射器与气管导管相接,分次注入纯氧 50～200ml,每次注入后平衡 1～5 秒,与大注射器相连的压力-容积监测装置记录当时的压力与容积变化并进行 P-V 曲线的描记。当压力达到

40～50cmH₂O 或出现压力平台后,再以类似的方法逐步放气,描记呼气相曲线。这种方法可一次完成,但重复性较差,需要将患者与呼吸机断开,耗时较长（60～90 秒）,对患者有一定的危险性。

（2）呼吸机法:给予大小不同的潮气量,获得不同的平台压,多个相对应的潮气量和平台压描记在 XY 轴上就能得到 P-V 曲线。为了使气体在肺内均匀分布,在每次注入气体后需要按住吸气屏气（inspiration hold）键 3～5 秒。这种方法不需将患者与呼吸机断开,操作方便,但操作次数较多,精度较差,且不适合所有的呼吸机。

（3）低流速法:以低流速（2L/min 左右,在普通呼吸机可通过下调呼吸频率和延长吸气时间获得）持续对肺充气。由于流速低,气道阻力的影响较小,描记的 P-V 曲线类似大注射器法描记的静态 P-V 曲线,有很好的一致性,并且重复性也很好,亦无须将患者与呼吸机断开,一次完成,目前认为这种方法具有较好的应用前景。

4. 动态 P-V 曲线　反映了呼吸系统的动态顺应性,目前许多呼吸机都能持续显示动态 P-V 曲线,可以监测患者呼吸力学的动态变化。

（五）时间常数（τ）　对呼吸系统而言,其容积变化 ΔV 与压力变化 ΔP 呈指数函数的关系,即气体在肺内的充盈与排空先快后慢,其函数特征可以用时间常数 τ 来表示:$\tau = RC$ 或 VT/F。气体在肺泡内充盈与排空的时间,为呼吸阻力（R）与顺应性（C）的乘积,正常值为 0.4 秒。τ 决定气体在肺内的充盈和排空速度,在一个 τ 内,肺泡可充气至最大容积的 63%,2 倍 τ 可充盈 95%,3 倍 τ 可充盈 100%。由于肺局部病变的影响,使不同肺区的充盈和排空速度有所不同,充盈和排空速度较快的区域习惯上称为快肺区,充盈和排空速度相对较慢的区域则称为慢肺区。

（六）呼吸功　呼吸肌克服呼吸阻力维持通气量所做的功。正常情况下,自主呼吸时吸气是主动、耗能的,呼气是被动的,不做功。因此,呼吸肌仅在吸气时做功,正常值为 0.4～0.6J/L。

呼吸功分为弹力功和阻力功。弹力功是克服呼吸系统弹性阻力所做的功,受肺和胸廓顺应性的影响,顺应性降低时,弹力功增加。阻力功是克服气道阻力、肺和胸廓

的黏滞力所做的功,当气道阻力增加时,阻力功增加。

根据物理学原理,呼吸功为变化的压力与变化的容积的积分,临床上可通过 P-V 曲线内的面积来计算呼吸功。图 22-2-5 中曲线的斜率 EBI 表示顺应性,总呼吸功为 ECIDOE 对应的面积,其中 EBIDOE 对应的面积为吸气时克服肺弹性回缩做的功（弹力功）,ECIBE 对应的面积为吸气时克服气道阻力所做的功（阻力功）。

（邱海波）

第三节　肺水肿的形成与清除机制

肺水肿是临床常见的问题,经过最近 20 多年的研究,人们对肺水肿的认识有了质的飞跃。本节将对肺水肿形成机制、清除及转归问题进行探讨。

一、肺水肿形成机制的基础问题

（一）Starling 等式　基于液体在毛细血管壁或生物膜两边移动规律的 Starling 等式,肺水肿可分为两型:压力增高型肺水肿和通透增高型肺水肿。

Starling 等式:$Jv = Lp \times S[(Pc\text{-}Pi) - \delta(\pi c\text{-}\pi i)]$

Jv—net transvascular fluid flow,透血管壁液体净流量

Lp—microvascular hydraulic conductivity（permeability）,微血管水通透率

S—surface area of filtration,滤过面积

Pc—microvascular hydrostatic pressure,微血管流体静压

Pi—Interstitial hydrostatic pressure,间质流体静压

δ—osmotic reflection coefficient,渗透反射系数

πc—microvascular colloid osmotic pressure,微血管胶体渗透压

πi—interstitial colloid osmotic pressure,间质胶体渗透压

（Pc-Pi）为血管壁两侧的流体静压力差,（πc-πi）为血管壁两侧胶体渗透压差,在过去许多教科书介绍血管壁两侧液体移动的理论时,往往仅注意了液体在血管壁两侧移动的方向和程度决定于两侧液体静压力差和两侧胶体渗透压差,即[（Pc-Pi）-δ（πc-πi）]。

Lp 和 δ,即微血管壁对液体的通透性。如果微血管壁受到破坏,通透性增加,尽管在微血管壁两侧液体完全平衡的情况下,同样会发生血管内的液体向血管外及组织间质移动。因为在血管通透性很差的情况下（即 Lp 和 d 的值非常小时）,微血管壁两侧液体静压力差和两侧胶体渗透压差之和,即[（Pc-Pi）-δ（πc-πi）]将不起决定作用,微血管两侧的压力平衡对液体移动的影响将大大减小,而决定液体在微血管壁两侧移动的关键因素是血管壁的通透率及其通透面积。

Starling 等式除了应用在描述肺血管内外液体移动的规律,也广泛应用于描述全身大多数微血管内外液体移动的规律,除一些特殊部位的血管以外。

虽然 Starling 等式有广泛的应用,但在描述肺水肿形成的机制方面有相当的局限性:①Starling 等式描述的是肺微血管壁两侧的液体移动的规律,而不能完全描述肺泡壁两侧的液体移动规律;②Starling 等式所描述的液体移

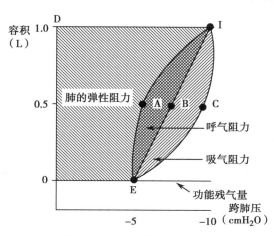

图 22-2-5　P-V 曲线和呼吸功

动过程,是被动的、非耗能的过程。

（二）压力增高型肺水肿 压力增高型肺水肿(hy-drostatic edema)是指在微血管壁通透性正常,血管壁两侧的胶体渗透压差无明显变化的前提下,微血管内静水压由于各种原因升高,最终使微血管内胶体渗透压和静水压力之和超过肺间质胶体渗透压和静水压力之和,而导致微血管内液体向肺间质移动,甚至充满肺泡,导致肺水肿。典型代表是心源性肺水肿。

这种情况,Starling 等式中的血管壁通透性 Lp 和 δ 正常,[(Pc-Pi)-δ(πc-πi)]中的 Pc 增高,导致压力差失衡。在 Starling 等式中,肺间质流体静压力 Pi 和间质胶体渗透压 πi 一般相对较稳定;毛细血管胶体渗透压 πc 降低可使肺血管滤出率增加,导致 πc 降低的主要原因是低蛋白血症。肺毛细血管流体静压力 Pc 是其中最容易发生变化的因素。

引起肺微血管内流体静压力增高的原因有很多,Pc 决定于血管阻力和毛细血管床的顺应性。肺毛细血管的阻力主要来自于肺的静脉端。任何能够增加肺毛细血管床阻力的因素都可以增加肺毛细血管滤出率。

组织胺、去甲肾上腺素、5-羟色胺、PGE₂、PGI₂ 等均可增加肺静脉及毛细血管的阻力,进而增加 Pc;高原肺水肿、左心衰竭、主动脉瓣及二尖瓣病变、心肌病、低氧、肺过度灌注(液体过多)均会增加肺静脉端的压力,进而增加 Pc。

（三）通透增高型肺水肿 通透增高型肺水肿(per-meability edema)是指在微血管两侧的静水压力差和胶体渗透压力差之和平衡的情况下,微血管壁的通透性增加,导致血管内的液体漏出到肺间质甚至肺泡内,导致肺水肿。

这种情况,Starling 等式中的[(Pc-Pi)-δ(πc-πi)]压力差正常,而血管壁的通透性增高(Lp 和 δ 数值变小),导致肺水肿形成。

导致肺微血管通透性增高的因素有:炎性反应,炎性细胞和炎性介质对毛细血管内皮及肺泡上皮的损伤(肺损伤及 ARDS);内毒素对血管内皮的直接的损伤;肺泡过度牵张导致的损伤(呼吸机相关性损伤);持续高氧损伤;放射损伤;酸吸入性损伤;烟雾吸入性损伤等等,均可造成肺毛细血管内皮损伤,通透性增加。

（四）肺组织的微结构 肺组织的微结构对于理解肺水肿清除机制很重要(图 22-3-1)。

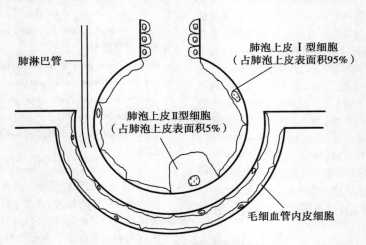

图 22-3-1 肺单位微结构示意图

肺的支气管分支多达 23 级,最后到达气道的盲端即肺泡。在前面的 16 级,由软骨支气管、支气管和膜状支气管组成,其功能主要是气道的气体传导和加温加湿;从第 17 级支气管开始的呼吸支气管、肺泡导管、肺泡囊直到肺泡共 7 级,就有了气体交换功能。在成人,气道的表面积约为 1.4m²,而肺泡的表面积达 143m²。末端气道到肺泡称作肺单位,每一个肺单位,由肺泡、肺间质、毛细血管和肺淋巴系统组成。液体透过肺毛细血管内皮主要是通过内皮间的紧密连接和内皮细胞膜的孔道。相对于肺泡上皮细胞,肺毛细血管内皮细胞更易受到各种因素和介质的损伤,发生血管内皮通透性升高,血管内的液体甚至有形成分漏出血管外到肺间质,形成肺间质水肿。只有在肺泡上皮细胞受到损伤,或肺间质静水压力明显过高时,才能形成肺泡水肿。

肺泡上皮包括 I 型细胞和 II 型细胞,两种细胞的数量相近,各约占肺泡上皮细胞数量的 50%,但 I 型上皮细胞覆盖肺泡表面约 95% 的面积,而 II 型上皮细胞覆盖的肺泡面积仅不到 5%,但 II 型细胞是肺的局部干细胞,具有非常重要的功能。

相对于肺毛细血管内皮而言,肺泡上皮的严密性要高得多。肺毛细血管与肺泡之间的液体移动,92% 的阻力来自于肺泡上皮。在肺毛细血管内皮通过溶质的孔道约为 6.5~7.5nm,而肺泡上皮细胞通过溶质的孔道约为 0.5~0.9nm。可见,可溶性溶质,包括蛋白通过肺泡上皮的阻力远远大于通过肺毛细血管内皮的阻力。而且,肺泡上皮抵御损伤的能力远远强于肺毛细血管内皮,如一次性大剂量静脉注射铜绿假单胞菌,尽管可以导致中等程度的肺间质水肿,但不足以导致肺泡上皮明显的损伤。

同时,不能忽视肺淋巴系统的功能。淋巴毛细管广泛分布于肺间质的结缔组织,与肺泡和毛细血管接触的比较疏松。生理情况下,肺淋巴系统对肺间质液体的清除能力通常占肺间质水清除量的 20% ~ 30%。淋巴流量受多种因素影响。左房压增高、血浆渗透压降低、因增加复张滤过面积进而增加肺血管外肺水含量(EVLW),均可增加淋巴流量。

(五)肺泡细胞动力学周期　肺泡上皮 Ⅱ 型细胞是肺的局部干细胞,在其增殖过程中,一部分分化为扁平 Ⅰ 型细胞,另一部分继续维持其自身的形态和功能,维持肺泡上皮的正常结构。两种肺泡上皮细胞具有不同的功能。Ⅰ 型细胞主要参与气体交换、离子通道的离子转运、水通道的水转运。而 Ⅱ 型细胞主要分泌肺泡表面活性物质,维持肺泡表面张力,防止肺泡萎陷;它还分泌一些介质,参与免疫调理。其最重要的功能就是钠通道等离子通道对离子的主动转运以及自身的增殖作用(图 22-3-2)。

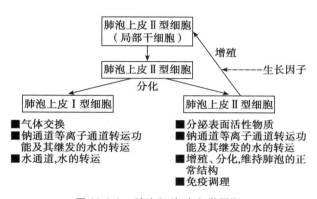

图 22-3-2　肺泡细胞动力学周期

肺的组织结构中,对抗肺水肿形成的保护因素如表 22-3-1 所示。

表 22-3-1　对抗肺水肿的安全因素

屏障要素	细胞间接触
微血管屏障	
淋巴系统	疏松
血管	紧密
低的液体和小分子透过率	
低的蛋白透过率	
微血管蛋白形成的胶体渗透压	
微血管周围的液体静水压	
肺泡屏障	
淋巴系统	疏松
上皮	紧密
非常低的液体和小分子透过率	
非常低的蛋白透过率	
微血管液体和蛋白形成的渗透压	
肺泡表面的张力和气体压力	
主动的钠转运	

(六)肺水肿形成的过程　肺水肿的形成是一个渐进的过程(图 22-3-3):

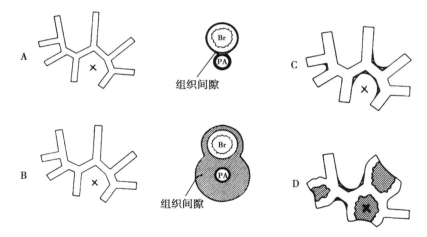

图 22-3-3　肺水肿形成的过程

在正常肺,肺泡内充满气体且保持干燥,间质是非常薄的结缔组织(A)。在肺水肿形成的初期,液体从肺毛细血管壁渗出,在支气管周围及毛细血管周围的结缔组织形成水肿套,此时肺泡依然是张开状态,肺泡内仍然是干燥的,此时称作间质水肿(B);随着肺间质水肿的加重,漏出的液体在肺泡壁间质聚集,肺泡壁变厚,液体开始在肺泡内分布。此时,肺泡内依然以气体为主(C);肺水肿进一步发展,更多的液体漏入肺泡内,肺泡充气压不能维持肺泡张开,肺泡内充满液体,严重时,肺泡水肿液中可含有血管内的有形成分(D)。由此可以看出,随着肺水肿的进展,含气的肺泡进行性减少,因肺泡表面张力不同,部分肺泡萎陷,部分肺泡腔被液体取代,最终导致肺容量减少。

在上述肺水肿形成过程中,肺水肿发生初期,因肺泡内可以是完全干燥的,故胸片几乎正常,听诊很少有湿啰音,但氧的交换已经发生障碍,出现血氧分压和饱和度下降。这种现象在通透增高型肺水肿尤其多见。由于通透增高型肺水肿肺毛细血管渗出液中富含蛋白,聚集在肺间质对氧交换的影响比较大,故临床经常见到血氧饱和度已明显下降,而胸片却未见明显异常。

二、新的肺水肿清除机制

(一)机制的发现　1982 年,美国学者 Michael A. Matthay 教授发现,在绵羊的肺中注入羊血浆,按照 Starling 等式,肺泡中的血浆在肺毛细血管壁两侧压力均衡时应该没有液体移动。但在 4 小时后,发现肺泡液的蛋白浓度升高了,并且随着时间的推移,肺泡液中的蛋白浓度进行性升高,肺泡内的胶体渗透压也进行性升高。如何解释这个现象呢?如人们所知,蛋白是不容易透过肺泡壁的,蛋白浓度的升高必然伴随着水的移出,但血管壁两侧初始的静水压和渗透压的和是平衡的,一定有一个不受压力影响的机制将肺泡内的水移出肺泡。

之后,研究发现,是肺泡上皮细胞膜上的以钠泵为主的离子转运通道和钠-钾-ATP 酶等组成的离子转运系统,将肺泡液内的钠离子和氯离子主动转运出肺泡至肺间质,形成渗透梯度,肺泡内的水再随着渗透梯度经上皮细胞膜上的水通道和直接经细胞膜移出肺泡至肺间质。在肺间质聚集的液体再按 Starling 等式的规律,移动至毛细血管进入血液循环,另一部分经肺的淋巴系统被转运至血液循环。这种液体的转运与 Starling 力无关,是一个耗能的主动转运的过程。影响这一转运过程的因素非常多,远远超过 Starling 等式所涉及的因素,但它与肺泡上皮细胞的完整性依然有非常密切的关系。

(二)肺泡上皮细胞的离子转运系统及水的主动转运机制　在肺泡上皮的 I 型细胞和 II 型细胞以及气道末端的 Clara 细胞都有离子转运系统(图 22-3-4)。其中,对 II 型上皮细胞的研究最多,最充分。

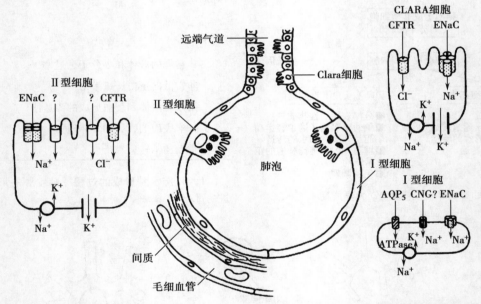

图 22-3-4　肺泡上皮 I 型、II 型细胞和气道末端的 Clara 细胞的离子转运系统及液体主动转运示意图
ENaC,Epithelial Sodium Channel,上皮细胞钠通道;CFTR,Cystic Fibrosis Transmembrane conductance Regulator,囊性纤维化跨膜传导调节器;AQP₅,Aquaporins 5,水通道 5;Na-K-ATPase,钠-钾-ATP 酶

1. 钠通道、钠-钾-ATP 酶和钠离子转运系统

(1)钠通道:在肺泡上皮细胞面向肺泡腔气体面的细胞膜上,有一种可主动将肺泡内液体中的钠离子从肺泡腔转运到肺泡 II 型细胞内的蛋白,称为"钠通道"(epithelia sodium channel,ENaC)。它由 2 个 α 亚基、1 个 β 亚基和 1 个 γ 亚基四聚体组成,也有人认为是由 9 个亚基(α、β 和 γ 各 3 个)组成。在 3 个亚基中,部分研究认为 α 亚基起了主要的转运钠离子的作用,而要执行完整的钠离子转运功能,则要有另外两个亚基的参与。研究显示,在肺部,钠通道分布在肺泡上皮细胞,包括 I 型和 II 型细胞,也分布在 Clara 细胞。它还广泛分布在肾脏和结肠等器官。

钠通道分为阿米洛利(amiloride)敏感性的钠通道和非阿米洛利敏感性的钠通道,所谓阿米洛利敏感性的钠通道,是指在所有的钠通道中,一部分钠通道对钠离子的转运功能可以被阿米洛利所抑制。阿米洛利敏感性的钠通道在所有钠通道中所占的比例在人和不同的动物有所不同。许多实验室研究均提示钠通道是肺内钠离子主动转运的主要通道和驱动力。

(2)钠-钾-ATP 酶:在肺泡上皮 II 型细胞基底膜还有另一种参与钠离子转运的蛋白,称为"钠-钾-ATP 酶"(Na⁺-K⁺-ATPase),其功能是将细胞内的钠离子转运至基底膜一侧细胞外的肺间质,作为离子平衡,将肺间质的钾离子泵入细胞内。这个过程消耗 ATP。钠-钾-ATP 酶由 1 个 α 和 1 个 β 两个亚基组成,有实验证明,两个亚基中任何一个亚基的过度表达,都可以增加整个钠-钾-ATP 酶的表达进而增加其转运钠离子的功能。和 II 型细胞一样,在 I 型细胞和气道末端的 Clara 细胞的面向肺泡腔一面的细胞膜上,也有类似的钠通道,在这些细胞面向肺间质的基底膜有钠-钾-ATP 酶。

（3）钠离子转运系统:分布于两侧细胞膜的钠通道和钠-钾-ATP 酶组成了钠离子转运系统。肺泡腔液体中的钠离子被钠通道转运到肺泡上皮细胞内,然后再由钠-钾-ATP 酶将钠离子转运出另一侧的肺泡上皮细胞外的肺间质。整个钠离子的转运过程是主动的转运过程,是一个耗能的过程。钠离子的转运是肺泡内水清除的主要动力。

在钠离子转运系统中,无论是钠通道还是钠-钾-ATP 酶,表现了一些蛋白执行主动转运功能的特性:

钠离子转运功能对温度有非常强的依赖性,只有在一定温度下通道蛋白才能执行正常的功能。在动物试验中,如果试验温度在室温下,钠通道的离子转运效能就会大大降低;在环境温度为 4℃ 时,钠通道的转运功能就会完全停止。钠-钾-ATP 酶也是如此。

钠离子的转运是一个需氧过程,需要一定的气道压力使肺泡保持张开的状态,同时是耗能的过程。如果肺泡完全萎陷或完全被液体充满,通过肺泡灌洗完全排除了肺泡中的所有氧气,肺泡液体的清除率会大大降低。有实验证明,对钠离子转运功能的调节,一部分是通过 cAMP 的介导来实现的。

2. 其他离子通道及水通道

（1）氯通道:在肺泡 II 型细胞面向气体面的细胞膜上,还有一种具有将肺泡腔液体中的氯离子向肺泡上皮细胞内转运的功能蛋白,被称为"囊性纤维化跨膜传导调节器"(cystic fibrosis transmembrane conductance regulator, CFTR)或称"氯通道"。氯通道广泛分布在肺泡上皮的 I 型细胞、II 型细胞和气道末端的 Clara 细胞面向气体一面的细胞膜上。Clara 的离子转运系统更像肺泡上皮 II 型细胞。

氯离子被 CFTR 转运至肺泡上皮细胞内,然后再经肺基底膜弥散至肺间质。CFTR 可被 cAMP 调节,并与肺泡上皮细胞膜的 β 胆碱能受体有交互依赖性。氯通道对氯离子的转运,增强了钠通道及钠-钾-ATP 酶转运系统驱动液体转运的作用。

氯离子和钠离子的转运是互相协同的,因为氯离子和钠离子是配对离子,可以达到离子电平衡。

（2）水通道:在肺泡上皮 I 型细胞两侧细胞膜上都存在一种传导水分子的特殊蛋白,称为"水通道"(aquaporins,AQP),水分子通过水通道的速率大大快于通过细胞膜及其紧密连接的速率,使水在肺泡上皮两侧的移动效率远远高于离子的移动。由于水通道的存在,在渗透压力梯度的驱动下,水在毛细血管和肺泡腔之间的移动速度非常快,使两端达到渗透梯度平衡的时间一般仅约 50 秒至 2 分钟。水分子通过水通道的过程是被动的,Starling 力是其主要的驱动力,移动方向决定于 Starling 力的方向。虽然水通道也是温度依赖性的,但不像钠离子主动转运的系统对温度的依赖性那么强。

水通道蛋白目前已经被克隆出的有 AQP1 ～ AQP5 五种水通道蛋白。在肺部分布的水通道蛋白有:AQP1 主要分布在肺毛细血管的内皮细胞;AQP3、AQP4 分布在气道

上皮细胞膜;AQP5 分布在 I 型肺泡上皮细胞两侧的细胞膜、黏膜下腺体的腺泡和部分气道上皮细胞的亚群。其中,AQP1 和 AQP5 在水按渗透梯度在肺毛细血管和肺泡间的移动起主要的作用(图 22-3-5)。

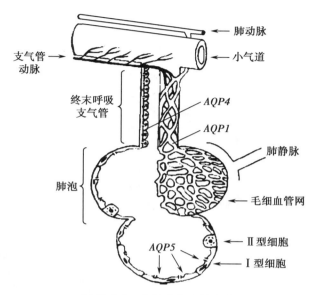

图 22-3-5 水通道在肺的分布

除了钠通道对钠离子的转运功能,参与驱动液体转运的还有一些阳离子通道,但目前对这些阳离子通道的研究还很不充分。

3. 肺泡液体的清除 在发生肺水肿时,肺泡腔内的水肿液所含的钠离子被 I 型细胞和 II 型细胞以及气道末端的 Clara 细胞的钠离子转运系统主动转运到肺间质,随之氯离子也被氯通道转运至肺间质。随着肺间质 NaCl 的聚集,间质的渗透压进行性升高,在肺泡腔和肺间质产生了一个渗透梯度。肺泡腔的水在渗透梯度的驱动下,沿着肺泡上皮 I 型细胞的水通道和细胞膜及其紧密连接从肺泡腔向肺间质移动。这种肺水的移动是一个耗能的过程,而不是以 Starling 力来驱动的。

目前,我们常用肺泡液体清除率来描述肺水肿清除的速度,即单位时间肺泡内的液体被清除的百分比。测量肺泡液体清除率分为实验室和临床方法。

（1）实验室测量:是将与血浆成分相近的液体,特别是与血浆蛋白含量相近的液体经气道注入肺泡。开始测量前,先留取注入肺泡液体的样品,作为初始样品。经过一段时间(一般为 1 小时)后,再从肺泡中抽取肺泡液体的样品,作为终末样品。分别测量样品的蛋白含量。测量蛋白含量的方法有直接蛋白浓度测定、放射性同位素标记和荧光标记的蛋白浓度测定方法。其中,以放射性同位素标记的方法最敏感和稳定。

我们设定初始样品蛋白浓度为 Pi,设定终末样品蛋白浓度为 Pf,那么,肺泡液体清除率(alveolar fluid clearance, AFC)的计算公式为:

$$AFC = \frac{Pf - Pi}{Pf} \times 100$$

即:肺泡液体清除率

$$=\frac{终末样品蛋白浓度-初始样品蛋白浓度}{终末样品蛋白浓度}\times100$$

(2)临床测量:临床测量人体肺泡液体清除率的方法与实验室类似(图22-3-6)。采用外径约2～3mm的高分子材料的双层套管,即CombiCath导管,其顶端有一凝胶封闭外套管,以保护其内的采样导管不被污染。经气管插管或气管切开管送入支气管,直到嵌入位置,再将内层采样导管向前顶开凝胶推出外套管约2～3cm,吸取肺泡液体样品,作为初始样品;经过一定时间(一般为1小时)再用同样方法吸取肺泡样品(CombiCath导管可以留置在气道内),作为终末样品。然后分别测定两个样品的蛋白浓度,采用和上面同样的公式进行计算。

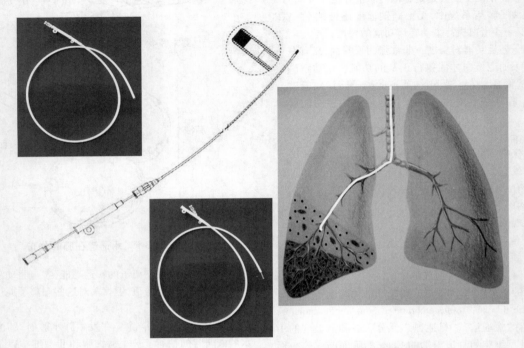

图 22-3-6　采用 CombiCath 导管进行的支气管肺泡微采样技术

4. 肺液体的清除　随着肺间质液体的增多,间质静水压进行性增高,在 Starling 力的驱动下,肺间质的水透过肺毛细血管内皮进入肺循环系统,被清除出肺。

如上文提到的,肺间质水清除的另一个途径是通过肺的淋巴系统分流。肺淋巴系统清除能力通常占肺水清除量的20%～30%,其动力主要来自于肺间质的静水压。随着肺水肿的加重,淋巴流的流量会随之增高。

血管外肺水含量(EVLW)可以用下面的公式描述:

$$EVLW=Lp\cdot S[\,(Pc-Pi)-d(pc-pi)\,]-LF$$

其中:EVLW:extravascular lung water,血管外肺水含量;LF:lymph flow,淋巴流量。

我们可以看到公式的前半部分是 Starling 等式,或 Starling 力,后半部分是淋巴流量。那么,血管外肺水含量就是 Starling 力和淋巴流量的差。当 Starling 力倾向于形成肺水肿或间质水肿的情况下,血管外肺水含量 EVLW 增高,同时也会导致肺淋巴流的增加。

5. 肺泡液体中蛋白的清除　肺泡水肿液中蛋白的清除,对于肺水肿最终的纠正是非常关键的。相对于肺泡液体中水的清除,蛋白的清除要慢得多。随着时间的推移,肺泡液体中的水被主动转运出肺泡以后,由于肺泡内的蛋白不能被很快地转运出肺泡,而使肺泡中的蛋白浓度进行性升高。

基于肺泡水肿液中水的主动清除机制以及水和蛋白清除速率的差异,我们应该重新审视过去传统的区别肺泡液体是漏出液还是渗出液的方法。

即使是在压力增高型肺水肿,肺泡液体初始蛋白浓度并不很高,肺泡液蛋白浓度与血浆蛋白浓度比值<0.65。经过一段时间以后,这一比值也会进行性的升高而远远>0.65,往往>0.75,即传统认定为渗出液的肺泡液体和血浆蛋白比值。因为主动的水的转运,在发生肺水肿初期用水肿液中蛋白与血浆蛋白比值来鉴别漏出液和渗出液还有一定的价值,但随着肺水肿发生时间的延续,特别是在肺泡壁结构相对完整的情况下,这一蛋白比值就不能完全反映肺水肿液的性质了。所以,仅仅用蛋白比值不能区分肺泡水肿液是漏出液还是渗出液。这一比值在临床的应用就是非常局限和有条件的了。

肺泡液体蛋白浓度与血浆蛋白浓度比值在临床的应用是有条件的,只有在肺水肿形成初期,这一比值尚能够反映肺水肿是漏出液还是渗出液。而在下列情况下,肺泡液体蛋白浓度与血浆蛋白浓度比值不能反映肺水肿液的性质,如采样太晚,肺泡液体清除已经发生;采样中有肺水肿液和盐水混合;采集的肺水肿液明显含有黏液或痰液;不能采集到水肿液(如在间质肺水肿)。

根据目前的研究,肺泡液体中蛋白的清除有如下途径:黏膜纤毛的"扶梯运动"、巨噬细胞的吞噬作用、细胞内分解代谢、跨上皮细胞屏障的被动扩散、穿过上皮细胞的小泡的内吞转运。

在不同情况下,蛋白清除的主要方式和途径不同。在蛋白浓度较低(<0.5g/100ml)时,穿过上皮细胞的小泡的内吞转运是主要的蛋白清除方式,这是一个主动、耗能的过程,并且可通过一些因子和药物进行调节。而在肺泡液蛋白浓度很高(>5g/100ml)时,跨上皮细胞屏障的被动扩散则成为蛋白清除的主要方式,这是一个被动的过程。在长期、缓慢的蛋白清除过程中,蛋白在细胞内的降解代谢可能成为主要的方式。而在急性肺损伤和炎性反应的情况下,巨噬细胞的吞噬作用对蛋白的清除则表现得比较突出。只有肺泡中的蛋白被清除出肺泡,肺水肿才能得到真正的解决。

(三) 维持肺水肿清除功能的基础条件

1. 肺单位结构的完整性　肺泡壁上皮细胞的完整性及肺毛细血管内皮的完整性。

2. 肺泡上皮细胞离子转运系统的完整性　包括钠通道、钠-钾-ATP 酶以及氯通道的功能完整性。

3. 肺泡内含氧及肺泡的张开状态。

4. 维持生理体温。

(四) 肺泡液体清除和肺水肿形成的平衡　肺单位结构的完整性是维持肺水肿清除能力的基础条件。肺泡上皮细胞的离子转运系统的主动转运功能,无论是在心力衰竭等原因导致的压力增高型肺水肿,还是在肺损伤导致的通透增高型肺水肿,只要钠通道、氯通道、钠-钾-ATP 酶等离子转运系统没有被破坏和抑制,都依然发挥液体清除的作用。而一旦肺泡上皮和肺毛细血管内皮被肺损伤因子破坏,血管内的液体将溢出肺毛细血管,到肺间质和肺泡。液体的溢出和肺泡液体的清除是作用相反、动态平衡的系统。肺水肿的消长取决于离子主动转运系统的功能状态和肺单位结构的完整性。

在肺泡上皮和肺毛细血管内皮完整的状态下,肺水肿的清除取决于离子转运系统的功能状态和被刺激的程度。一旦肺损伤发生,肺泡上皮和毛细血管内皮被破坏,尽管离子转运系统的功能在一定条件下有所保留,主动的肺泡液体清除依然工作,但液体的溢出往往超过肺泡液体的清除,总体结果表现为肺水肿的发生和加重。

归纳上述研究进展,我们可以对肺水肿的清除机制有新的认识:

1. 肺泡水肿的清除是由钠通道等离子通道及其转运系统将钠离子和氯离子主动地从肺泡腔透过肺泡上皮细胞转运到肺间质,肺泡中的水被动地随着离子转运形成的渗透梯度弥散到肺间质,再在 Starling 力的作用下,透过肺毛细血管内皮进入肺循环,以及被肺淋巴系统转运至血液循环。所以,肺水肿的清除是在主动转运系统和 Starling 力的共同作用下完成的。其中,主动转运系统更为重要。

2. 肺泡水肿的形成和肺泡液体的清除是一个动态的平衡关系。

3. 决定肺水肿转归的因素包括影响肺泡上皮细胞离子主动转运系统的各种因素,以及引起 Starling 力改变的因素。

三、肺水肿清除的调节

肺水肿清除调节有两方面的因素,分别为促进和抑制因素。

(一) 促进肺泡液体清除的因素　由于肺泡上皮细胞的钠离子转运系统以及其他离子转运系统是主动、耗能的转运系统,许多因素对其功能可以产生影响。在促进肺泡水肿清除的调节因素中,主要分为 β-肾上腺素能受体介导的调节和非 β-肾上腺素能受体介导的调节(表 22-3-2)。

表 22-3-2　促进肺水肿清除的调节因素

β-肾上腺素能受体介导的调节
非 β-肾上腺素能受体介导的调节
α-肾上腺素能
多巴胺
激素
糖皮质激素
盐皮质激素
甲状腺素
胰岛素
细胞生长因子
表皮生长因子(EGF)
角质细胞生长因子(KGF)
成纤维细胞生长因子(FGF-10)
肝细胞生长因子(HGF)
白三烯 D_4(LT-D_4)
丝氨酸蛋白酶
高浓度氧

1. β-肾上腺素能受体介导的肺泡液体清除的调节　外源性和内源性儿茶酚胺均可以刺激加速肺泡液体的清除,它们是通过 β-肾上腺素能受体(βARs)发挥作用的。无论是非特异性 β-肾上腺素能受体激动剂还是特异性的 $β_2$-肾上腺素能受体激动剂,如沙米特罗(salmeterol)、特布他林(terbutaline)都可以加速肺泡液体的清除。这是一个非常重要的、有临床价值的促进肺水肿清除的方法。

在肺泡上皮 II 型细胞膜既有 $β_1$-肾上腺素能受体($β_1$ARs),也有 $β_2$-肾上腺素能受体($β_2$ARs)。β-肾上腺素能受体介导的增加肺泡液体清除的作用,主要是儿茶酚胺通过 cAMP 来发挥作用的。研究显示,在整个钠离子转运系统中,cAMP 有可能会增加钠通道 ENaC 的开放,尽管对此还有争议;特布他林可通过 cAMP 促进将肺泡上皮细胞浆液中更多的 ENaC 蛋白转运并插入至肺泡上皮的面向肺泡气体一侧的细胞膜上,增加钠通道的数量;还可促进钠-钾-ATP 酶的亚基磷酸化,从而增加钠离子的转运效能。

还有研究显示,cAMP 可以作用于氯通道(CFTR),通过对氯通道的正性调节,促进氯离子的转运,进而协同增加了钠离子的转运。所以,在刺激增加钠离子转运的过程中,cAMP 对 CFTR 的刺激、促进氯离子转运的作用是不可或缺的。

βARs 受体介导的刺激钠离子转运的效应在临床肺水

肿的清除上有非常现实的用途,这方面的研究成果非常多。

1994 年有学者研究了人肺泡液体清除率对 β_2-肾上腺素兴奋剂的反应。离体人肺基础肺泡清除率为 $(12\pm2)\%/4h$(研究表明,离体肺的肺泡液体清除率往往不同程度地低于在活体上肺泡液体清除率);β_2-肾上腺素受体激动剂特布他林加入肺泡液体后,可刺激肺泡液体清除率高达 $(28\pm9)\%/4h$;如果将 β-肾上腺素受体抑制剂普萘洛尔也同时加入肺泡液,即可显示阻断了特布他林对肺泡液体清除的刺激作用,但是,肾上腺素受体抑制剂只能抑制 β-肾上腺素能受体刺激肺泡液体清除增长的部分,却不能抑制基础的肺泡液体清除率。采用阿米洛利加入肺泡液,也可见其抑制肺泡液体清除的作用更强。类似的实验在不同的动物和人肺有很多,在各种物种,在完整的,没有受到损伤或仅受到轻度损伤的肺,其结果都是类似的,差别在于 β_2-肾上腺素受体激动剂对肺泡液体清除的促进作用的程度和被拮抗剂抑制的程度不同。

2001—2003 年,一个单中心、双盲、随机对照的临床研究,针对有肺损伤及 ARDS 的患者,观察持续静脉使用 β_2-肾上腺素受体激动剂沙丁胺醇(salbutamol)$15\mu g/(kg\cdot h)$,用 PiCCO 的方法观察血管外肺水含量(EVLW),持续 7 天,与对照组比较其对肺水肿清除的效果。结果发现,在第 7 天,使用沙丁胺醇组患者的 EVLW 明显低于对照组,气道平台压也明显低于对照组。Murray 肺损伤评分 LIS 在使用沙丁胺醇组也有减低的倾向。

如果用非特异的肾上腺素受体激动剂会是什么情况呢? 2006 年,有学者研究了在急性肺水肿患者的血浆和肺水肿液中肾上腺素的浓度,两者没有显著性差异。在这个循环水平的儿茶酚胺还不足以刺激肺泡液体清除的增加。要持续刺激肺泡液体的清除增加需要持续的给予外源性儿茶酚胺,采用雾化或胃肠外途径的给予肾上腺素,使其血浆浓度达 10^{-7}M,或给予 β 受体激动剂,达足够高的血浆浓度,即可刺激肺泡液体清除率大大提高。给予 α 肾上腺素受体激动剂去甲肾上腺素对肺水肿的清除没有影响,表明介导刺激肺水肿清除增加的主要是 β-肾上腺素能受体的作用。

在肺泡上皮 II 型细胞 β_2ARs 受体过度表达的转基因小鼠,肺泡液体清除率是升高的,可以有较快的肺水肿清除速率。研究发现,在这种小鼠肺泡上皮 II 型细胞的两侧细胞膜上有较多的钠通道 ENaC 的 α 亚基和钠-钾-ATP 酶的表达。这个研究可以提示我们,对于肺水肿的基因治疗有可能成为潜在的加速肺泡水肿清除有效途径。

有研究发现,静脉及气道给予多巴酚丁胺,用于治疗心脏衰竭时,除了其正性肌力作用外,对肺泡液体的清除也有刺激作用,通过刺激肺泡上皮细胞的离子转运系统,加速肺泡液体的清除,故多巴酚丁胺特别适合用于心源性肺水肿的清除。

在病理状态下,β-肾上腺素能受体激动剂依然能够对肺泡液体的清除有正面影响。一些对肺泡液体清除有负面影响的因素,如缺氧、营养不良、利多卡因、氟烷以及异氟烷等引起的肺泡液体清除障碍均可以被 β-肾上腺素能受体激动剂特布他林所纠正。在发生感染等原因引起的肺损伤时,β-肾上腺素能受体激动剂有一定的保护作用。

综上所述,无论是对于压力增高型肺水肿还是对于肺损伤状态下的通透增高型肺水肿,气道吸入或静脉输注 β-肾上腺素能受体(βARs)激动剂都是治疗肺水肿非常有效的方法。

2. 非 β-肾上腺素能受体介导的肺泡液体清除的调节

在肺泡液体清除的途径中,除了 β-肾上腺素能受体介导的调节外,还有许多因素可增加肺泡液体的清除,如多巴胺、胰岛素、激素,包括糖皮质激素、盐皮质激素和甲状腺素以及多种细胞生长因子,包括角质细胞生长因子(KGF)、表皮生长因子(EGF)、成纤维细胞生长因子(FGF-10)和肝细胞生长因子(HGF)等,还有白三烯 D_4(LT-D_4)和丝氨酸蛋白酶等介质,高浓度氧的吸入也可以刺激肺泡液体清除率增加,所有这些都有可能成为未来有效的治疗肺水肿的手段。

(1)多巴胺:多巴胺对肺泡液体清除的促进作用通过两个方面:短期的作用主要是通过多巴胺受体 1(D_1 受体)介导,其催化作用可在几分钟之内起效,促进钠通道加速将钠离子泵入肺泡上皮细胞到达基底膜一侧,然后再由钠-钾-ATP 酶经多巴胺介导的外排作用排出至肺间质;长期的作用是通过多巴胺受体 2(D_2 受体)介导,通过增加钠-钾-ATP 酶亚基的复制,和增加肺泡上皮细胞浆钠通道蛋白向细胞膜的嵌入来提高钠离子转运的效能。还有研究显示,基于上述机制,在吸入 100% 纯氧长达 64 小时发生肺损伤的大鼠,多巴胺依然可以使其肺泡液体清除率得到明显恢复和提高。

多巴胺是剂量依赖性血管活性药,在小剂量时主要表现的是多巴胺受体的效应,在中等剂量时主要表现的是 β-肾上腺素能受体效应。所以,在研究多巴胺对肺泡液体清除的刺激作用时,除了多巴胺受体介导的作用外,也会有 β-肾上腺素能受体介导的作用。

(2)皮质激素:糖皮质激素在胎儿和成人肺都可以对钠和水的转运起正性调节作用。血浆可的松水平对维持肺的液体平衡和肺泡液体清除是非常重要的。在肺泡上皮细胞培养中,皮质激素可以增加 mRNA 的水平以及 ENaC 蛋白的表达;地塞米松可刺激增加钠-钾-ATP 酶 $\alpha 1$ 和 $\beta 1$ 亚基蛋白的表达,增加其转运钠离子的活力。有研究表明,地塞米松加速肺泡液体清除的作用还可以和甲状腺素促进肺泡液体清除的作用叠加,使肺水肿清除的效能大大提高。

人们早已了解,在人体其他部位的上皮组织,盐皮质激素对钠的转运有重要的调节作用。研究发现,在肺泡上皮细胞也有盐皮质激素受体,醛固酮也可以通过和上述类似的途径,通过增加高选择性通道的数量和钠-钾-ATP 酶的 α_1 和 β_1 亚基蛋白的表达,进而促进肺泡液体的清除。有研究显示,醛固酮对钠-钾-ATP 酶的调节作用可使其活性增加 4 倍。

(3)生长因子:多种生长因子如角质细胞生长因子(keratinocyte growth factor,KGF)、表皮生长因子(epidermal growth factor,EGF)、成纤维细胞生长因子(fibroblast growth factor-10,FGF-10)以及肝细胞生长因子(hepatocyte growth factor,HGF)等对肺泡液体清除有正性调节作用。许多研究发现,生长因子对肺泡液体清除的调节作用是通过多方面途径发挥作用的。

(4)角质细胞生长因子:在肺泡上皮细胞动力学周期中,角质细胞生长因子(KGF)是强有力的促细胞有丝分裂剂,可以大大加速肺泡上皮Ⅱ型细胞的增殖。肺泡上皮Ⅱ型细胞数量的增多进而分化为Ⅰ型细胞的数量随之增多,对增加肺泡液体的清除以及维持肺泡壁的结构,修复肺损伤都可能有非常明显的作用。动物研究还显示,在肺泡上皮细胞增殖促进肺泡液体清除的基础上,加入另一个可以刺激肺泡液体清除的因子,β-肾上腺素能受体激动剂,两种方法联合使用,可使肺泡液体清除率增长超过116%以上。这为临床寻找新的促进肺水肿清除的方法提示了可能的途径。

KGF对肺水肿清除的作用还表现在另一个重要的方面,就是通过对肺泡上皮结构完整性的维护和修复,从根本上保护在导致肺损伤因素打击下的肺水肿清除功能。如前所述,要维持肺水肿的清除能力,肺泡结构的完整性至关重要。一旦肺泡壁遭到破坏,通透性增加,即便此时钠通道及钠-钾-ATP酶依然可以保留一部分功能,但肺泡壁很难维持屏障作用。

研究显示,将KGF经气道喷入肺或经静脉注射,大大增强动物对多种肺损伤因素的耐受力,肺损伤的程度会大大减轻。例如:经气道给予博来霉素可以导致肺损伤,放射性照射18Gy也可以造成肺损伤,如果事先经气道给予KGF,然后再给予博来霉素或行放射性照射,肺组织的损伤就会大大减轻。在模拟机械通气造成的肺损伤模型中,经单层细胞培养的肺泡上皮Ⅱ型细胞,在可伸展的胶膜上进行牵张1小时,然后经荧光染色计数死亡的细胞数。未经KGF预处理的肺泡上皮Ⅱ型细胞经过1小时牵张后,有49%的细胞死亡;而经过KGF预处理的肺泡上皮Ⅱ型细胞,在发生增殖的基础上,经同样1小时的牵张后,仅有2.2%的细胞死亡,差异非常显著。其他在酸吸入损伤、烟雾吸入损伤、内毒素损伤以及高浓度氧的损伤中,KGF都有非常明显的保护作用,大大减轻了肺损伤和肺水肿的程度。这为我们寻求肺保护的方法提供了新思路。

(5)表皮生长因子:表皮细胞生长因子(EGF)被证实有和角质细胞生长因子(KGF)类似的促细胞有丝分裂的作用。其促进肺泡液体清除和保护肺组织抵御肺损伤因素的损伤作用和KGF是类似的。有研究显示,经EGF预处理的大鼠,抵御烟雾吸入损伤的能力明显提高,肺的通透性明显减低,和未经EGF预处理的大鼠相比,吸入烟雾后肺水肿的清除能力依然有相当程度的保留,肺泡清除率明显高于未经EGF处理的大鼠。另有研究显示,EGF可以使钠-钾-ATP酶的亚基和蛋白表达增加,从而增加肺泡液体清除率。

成纤维细胞生长因子FGF-10等也有和KGF类似的促细胞有丝分裂及增加钠转运蛋白的表达作用。

生长因子对肺水肿的清除和肺损伤的保护作用是通过多方面实现的。维持肺泡通气的基本功能需要满足三个基本条件:肺单位结构的完整,包括肺泡上皮和肺毛细血管内皮的完整;保持肺泡处于张开状态;保持肺泡内没有液体——相对干燥。

根据肺泡上皮细胞动力学周期,Ⅱ型细胞的增殖是维持肺泡结构完整和损伤修复的关键环节;Ⅱ型细胞分泌的表面活性物质是维持肺泡表面张力和保护肺泡上皮抵御损伤的重要物质;肺泡上皮Ⅱ型细胞及其分化成的Ⅰ型细胞的细胞膜上的离子转运系统是清除肺泡液体的主要动力。由此,我们可以认识到,肺泡上皮Ⅱ型细胞是维持肺基本功能关键的细胞,而生长因子刺激肺泡上皮Ⅱ型细胞增殖的作用就可能对维持肺的基本功能发挥重要作用,可能成为非常有临床价值的选择。

许多研究揭示,白三烯LT-D$_4$、高浓度氧的吸入等一些因素也可以通过对钠-钾-ATP酶的正向调节,使肺泡液体清除率升高。

3. 潜在的、有可能在临床应用的促进肺水肿清除的治疗方法。

(1)全身静脉输入β-肾上腺素能受体激动剂,如多巴酚丁胺(也可气道应用)对治疗充血性心力衰竭导致的肺水肿可能有效,其作用除了正性肌力,增强心肌收缩力的作用外,心源性肺水肿清除的促进作用是通过β-肾上腺素能受体介导的增强离子的转运而实现的。

(2)雾化吸入β-肾上腺素能受体激动剂,如沙美特罗、特布他林和异丙肾上腺素等,对高原性肺水肿、压力增高型肺水肿、高浓度氧和机械性肺损伤导致的通透增高型肺水肿均有正性调节、促进肺水肿清除的作用。

(3)静脉或气道给予血管活性药,如多巴胺、肾上腺素等,对高浓度氧导致的急性肺损伤诱发的肺水肿的清除有明显的效果。

(4)经气道给予生长因子,如KGF、EGF、HGF-10等,对射线、高浓度氧、酸吸入以及博来霉素导致的肺损伤有非常明显的保护作用。其作用包括通过刺激肺泡上皮Ⅱ型细胞的增殖,进行损伤的修复,以及增加肺泡上皮细胞的数量,进而增加离子转运系统的数量,增强肺水肿的清除。

(5)糖皮质激素也是非常有希望的治疗肺水肿的药物,如地塞米松对急性肺损伤导致的肺水肿的清除有明显的刺激作用。

(6)基因治疗:有研究使腺病毒携带钠-钾-ATP酶α$_1$、β$_1$亚基,或使其过度表达,对高浓度氧吸入损伤导致的肺水肿有明显的促进水肿清除的作用。

(二)抑制肺泡液体清除的因素 见表22-3-3。

1. 心房肽 许多激素可以刺激肺泡液体清除率的升高,而心房肽(心钠素)(atrial natriuretic peptide,ANP)则是肺泡液体清除的负性调节激素。心房肽在全身的水电解质平衡和容量调节中通过尿排钠调节、利尿和血管舒张等发挥重要的生理功能。除了心房是产生心房肽的来源器官,肺也是合成和释放有生物活性的心房肽的器官,同时又是心房肽的靶器官。研究发现,肺有非常多的ANP

表 22-3-3　抑制肺水肿清除的调节因素

阿米洛利(amiloride)
苦毒毛旋花子甙(ouabain)
心房肽(心钠素)(atrial natriuretic peptide,ANP)
麻醉剂
　　利多卡因(lidocaine)
　　氟烷(halothane)/异氟烷(isoflurane)
氧化氮(NO)及其中间产物,如过亚硝酸盐(peroxynitrite,
ONOO⁻)
过氧化物
缺氧(肺泡去气体/低氧,AFC 明显降低,可逆)
营养不良
呼吸性碱中毒

结合点。ANP 在肺的盐和液体清除中的作用还未完全清楚。一项研究显示,应用心房肽对心源性和非心源性肺水肿似乎有保护作用。然而,在离体肺的研究中,ANP 可以增加肺泡上皮的通透性、并降低肺泡液体清除率。ANP 同时还抑制 β-肾上腺素能受体激动剂对肺泡液体清除率的正性调节作用。

2. 缺氧　氧对肺泡液体清除的影响是非常明显的、可逆的。许多研究显示,缺氧可以影响肺泡上皮细胞的功能,可以抑制经肺泡上皮细胞的钠离子转运。使动物处于低氧环境,可使肺泡液体清除率 AFC 降低 50%。在缺氧的初期(缺氧约 3 小时以内),虽然已经发生 AFC 和钠离子转运降低,但不能检测到 mRNA 水平发生变化。缺氧是通过降低钠离子转运系统的效能来抑制钠离子转运的。而持续缺氧(达 12 小时以上),则可以发现 ENaC 的 α、β、γ 三个亚基以及钠-钾-ATP 酶的 $α_1$ 和 $β_1$ 亚基的 mRNA 均伴随着 AFC 的下降而有不同程度的减少,这显示长时间缺氧是通过转录和转录后的调节机制来影响钠离子转运系统的。随着缺氧的时间延长,钠通道和钠-钾-ATP 酶的活性进行性降低,肺泡液体的清除率也进行性降低。但是,有的研究则显示,缺氧达 24 小时可以有 ENaC 的 α 亚基和钠-钾-ATP 酶的 $β_1$ 亚基的表达升高。

相对于低氧对肺泡液体清除的抑制,高浓度氧可以刺激肺泡液体清除的增加。实验显示,在经受缺氧、已经发生钠通道和钠-钾-ATP 酶亚基合成减少的情况下,再给予高浓度氧($85\%\ O_2$),可见钠通道和钠-钾-ATP 酶的亚基合成明显增加,肺泡液体清除率 AFC 明显增加。这显示,氧浓度对肺泡液体清除功能的调节是可逆的,这种调节是在转录水平发挥作用的。

短时间缺氧导致的肺泡液体清除的下降可以被 β-肾上腺素能受体激动剂所完全反转,即在缺氧情况下,AFC 降低,在气道滴入液中加入特布他林,可见 AFC 明显升高,达到与未经缺氧处理并加入特布他林后 AFC 升高同样的水平。这说明,在缺氧还没有引起钠通道和钠-钾-ATP 酶的表达明显降低时,AFC 的降低主要是由于钠离子转运系统的效能降低,β-肾上腺素能受体激动剂可以纠正缺氧对其转运效能降低的作用。

3. 麻醉剂
(1) 利多卡因:利多卡因是常用的麻醉剂和治疗心律失常的药物。研究显示,静脉或气道滴入利多卡因,可以抑制肺泡液体清除率达 50%。利多卡因有可能是通过对钠-钾-ATP 酶的抑制作用而发挥效应的。这种抑制作用可被 $β_2$-肾上腺素能受体激动剂特布他林所反转,即可使被利多卡因抑制的肺泡液体清除率恢复并升高。

(2) 氟烷和异氟烷:氟烷和异氟烷也是常用的全身麻醉剂。有研究显示,在分别吸入氟烷 2 小时、6 小时以及吸入异氟烷 6 小时的大鼠,AFC 可分别被抑制 24%、30% 和 40%。在去除氟烷后,AFC 可以恢复到正常水平。在 AFC 被氟烷抑制的基础上,给予 $β_2$-肾上腺素能受体激动剂特布他林,AFC 可增加达 89%。氟烷和异氟烷抑制肺泡液体清除的机制还有待研究。

4. 营养不良　在肺水肿清除功能方面,营养不良的影响也是明显的。有研究显示断绝食物但可以饮水的大鼠,5 天后肺泡液体清除率下降 38%。营养不良可以影响钠离子转运系统和氯离子转运,从而抑制肺水肿清除。在断绝食物的大鼠恢复给予食物 5 天后,可以看到肺泡液体清除率也随之恢复。如果在断绝食物期间给予谷氨酸盐,可以看到对维持肺泡液体清除率有一定作用。对于营养不良导致的肺泡液体清除率的下降,$β_2$-肾上腺素能受体激动剂依然具有刺激肺泡液体清除率升高的作用。

5. 活性氧和氮氧化物(NO)　在肺损伤因子的作用下,巨噬细胞和中性粒细胞被激活,引起炎性反应。NO 就是炎性反应的产物和重要介质之一,NO 与过氧化物反应,产生过氧化亚硝酸盐(ONOO⁻),它是一个强氧化剂,直接氧化许多生物分子,包括 DNA、脂肪和蛋白。实验证明,这些活性氧和 NO 可作用于 ENaC 的关键氨基酸残基,明显降低肺泡液体清除率。其作用一方面是通过抑制钠离子转运系统,更重要的是 NO 及其活性氧产物可使毛细血管的内膜通透性增加,也可破坏肺泡上皮细胞的屏障,最终的综合效应就是肺泡上皮通透性增加,同时降低了肺泡液体清除的效能。

(三) 肺损伤对肺水肿清除的影响　吸入高浓度氧对肺泡液体清除率的影响是双方向的。高浓度氧对肺的损伤一般发生在 2～5 天后。这种损伤与吸入氧的浓度和持续的时间有关。研究显示,在吸入 85% 的氧、持续 7 天的大鼠,可见钠通道 EnaC 和钠-钾-ATP 酶亚基的表达明显增加,活性也明显增加,相应地肺泡液体清除率明显升高。预先给予大鼠腺病毒携带的钠-钾-ATP 酶亚基雾化吸入,可大大提高肺泡液体清除的效能,并可抵抗致死性的高浓度氧的吸入损伤,并使肺水肿的程度大大降低。但随着高浓度氧的吸入时间延长,损伤进行性加重,肺泡上皮和肺毛细血管内皮通透性增高,则可见肺水肿的形成和肺水肿清除功能的损害。

失血性休克是临床常见的危重问题,在严重创伤等病理状态下,大量失血会触发多系统的连锁反应。动物试验发现,失血性休克可使肺泡液体清除率成倍升高,这种升高可以被 β 受体抑制剂普萘洛尔所抑制,说明在失血性休克时的肺泡液体清除率升高是和 β-肾上腺素能受体激动剂的刺激有关。当失血性休克持续时间达 4～5 小时以上,则见不到肺泡液体清除率的升高,甚至发生 AFC 的降低,尽管给予 β-肾上腺素能受体激动剂,也不能刺激肺泡液体清除率的升高。此时,可见嗜中性粒细胞相关的炎性反应和巨噬细胞浸润明显增加,氧自由基、IL-1β 和 NO 等炎性介质的释放。也有证据显示,持续失血性休克导致的过氧化亚硝酸盐可直接损伤钠通道对钠离子的转运功能。

在内毒素血症和菌血症以及肺炎引起的炎性反应和脓毒症患者,也有和失血性休克类似的情况,肺泡液体清除率与损伤持续时间长短、损伤程度密切相关。在早期、损伤相对轻微时,肺泡液体清除率升高;而损伤严重,持续时间延长,肺泡液体的清除功能则明显破坏。在已经发生重度脓毒症时,肺泡液体的清除功能将受到严重的破坏,肺泡液体清除率将与死亡率明显相关,清除率低的死亡率明显升高。

我们可以看出,肺损伤因子往往使人体启动保护、修复机制。轻度的损伤可刺激肺水肿清除能力,当损伤还不足以抵消肺水肿清除效能提高的程度时,肺泡液体的净移动还是有利于肺水肿的清除的;但当损伤因子对肺泡上皮屏障的破坏以及对肺泡上皮细胞离子主动转运系统的破坏足够严重情况下,液体的溢出成为主导方向,肺水肿将进一步进展。

了解上述影响肺水肿清除的因素,将有助于我们探索加速肺水肿清除的新方法和途径。

四、小　结

1. Starling 等式在描述肺水肿形成机制方面有局限性,它描述的是肺微血管壁两侧的液体移动的规律,是被动的、非耗能的过程。Starling 等式中反映血管通透性的内皮通透系数 Lp 应该受到重视。

2. 肺泡细胞动力学显示,作为局部干细胞的肺泡上皮 Ⅱ 型细胞是非常重要的细胞,它对维持肺泡的结构和功能,维持肺泡的张开和液体清除至关重要。

3. 新发现的肺水肿清除显示,肺泡水肿的清除是由钠通道等离子通道及其转运系统将钠离子和氯离子主动地从肺泡腔透过肺泡上皮细胞转运到肺间质,肺泡中的水被动地随着离子转运形成的渗透梯度弥散到肺间质,再在 Starling 力的作用下,透过肺毛细血管内皮进入肺循环,以及被肺淋巴系统转运至血液循环。所以,肺水肿的清除是在主动转运系统和 Starling 力的共同作用下完成的,其中,主动转运系统更为重要。

4. 决定肺水肿转归的因素包括对肺泡上皮细胞离子主动转运系统影响的各种因素,以及引起 Starling 力改变的各种因素。

5. 肺泡上皮细胞的离子转运系统的主动转运功能,无论是在压力增高型肺水肿,还是在通透增高型肺水肿,都依然发挥液体清除的作用。

6. 液体的溢出和肺泡液体的清除是作用相反、动态平衡的系统。肺水肿的消长取决于离子主动转运系统的功能状态和肺单位结构的完整性,后者是维持肺水肿清除能力的基础条件。

7. 肺水肿清除的调节对肺水肿的转归至关重要。β-

肾上腺素能受体激动剂是非常重要的正性调节因素。生长因子是通过促进肺干细胞——肺泡上皮 Ⅱ 型细胞的增殖和修复作用维持肺的结构的完整性,并促进肺水肿的清除。我们应该避免肺水肿清除的负性调节因素,而在正性调节因素中,有可能发展出有临床价值的新的肺水肿治疗方法。

(王谊冰)

第四节　血气指标的解读

血气分析是指对动脉血或静脉血中不同类型气体和酸碱物质进行分析的技术过程,可客观评价患者的氧合、通气及酸碱平衡状况以及肺脏、肾脏和其他脏器的功能状况,是抢救重症患者的重要监测指标。血气分析的标本采自于动脉血和静脉血两种,而临床上常用动脉血,两者的差别能更准确地判断组织气体代谢及其伴随的酸碱失衡的状况以及准确地解释结果。血液中的气体有氧气(O_2)、氮气(N_2)、二氧化碳(CO_2)等,其压力总和称之为总压,理论上和临床上常认为动脉血的总压与大气压相等,但实际上由于饱和水蒸气被血液吸收,故总压比肺泡气稍低,即 $760-47=713(mmHg)$。动脉血中各气体所占的压力称之为分压,如氧分压(partial pressure of oxygen,PO_2)、二氧化碳分压(partial pressure of carbon dioxide,PCO_2)等,是驱动气体交换的动力。

一、常用监测指标

血气分析仪利用电极对全血中 pH、PO_2、PCO_2 进行测定,然后根据所测定的结果及血红蛋白值,计算出 HCO_3^- [实际碳酸氢根(actual bicarbonate,AB)和标准碳酸氢根(standard bicarbonate,SB)]、CO_2 总量(TCO_2)、氧饱和度(saturation of oxygen,SO_2)、剩余碱(base excess,BE)、缓冲碱(buffer base,BB)等。

1. 动脉血氧分压(PaO_2)　PaO_2 是指物理溶解在动脉血中的 O_2 所产生的压力,正常参考值为 95～100mmHg。健康成年人随着年龄的增大而降低,年龄预计公式为 $PaO_2 = 100mmHg-(年龄 \times 0.33) \pm 5mmHg$。但 Hardie 等通过对共计 146 例 70 岁以上的健康男性和女性人群的血气分析研究发现,男性 PaO_2 为(77.0 ± 9.1)mmHg,女性为(73.5 ± 8.4)mmHg,且这些 70 岁以上的健康人群的 PaO_2 与性别有关而与年龄不相关。

PaO_2 可判断有无低氧血症及其程度,并可作为判断呼吸衰竭的指标。低氧血症可分为轻、中、重三型:其中轻度:80～60mmHg;中度:60～40mmHg;重度:<40mmHg。根据血气分析可将呼吸衰竭分为 Ⅰ 型和 Ⅱ 型,其中 Ⅰ 型是指缺氧而无 CO_2 潴留[$PaO_2<60mmHg$,动脉血 PCO_2($PaCO_2$)降低或正常],Ⅱ 型是指缺氧伴有 CO_2 潴留($PaO_2<60mmHg$ 且 $PaCO_2>50mmHg$)。

2. 肺泡-动脉血氧分压差[$P(A-a)O_2$]　$P(A-a)O_2$ 是肺泡 PO_2(P_AO_2)与 PaO_2 之差,反映肺的换气功能,有时较 PaO_2 更为敏感,能较早地反映肺部氧摄取状况。$P(A-a)O_2$ 的产生原因主要是肺内存在生理分流,正常支

323

气管动脉血未经氧合而直接进入肺静脉,其次是营养心肌的最小静脉血直接进入左心室,这样的结果则是正常自左心搏出的动脉血中,还有 3%～5% 的静脉血掺杂。P_AO_2 不能直接测定,是通过简化的肺泡气方程式计算得出的:

$$P_AO_2 = PiO_2 - PaCO_2/R = (P_B - P_{H2O}) \times FiO_2(PaCO_2/R)$$

式中 PiO_2 为吸入气 PO_2、R 为呼吸交换率、P_B 为大气压、P_{H2O} 为水蒸气压、FiO_2 为吸入气氧浓度。

大气中干燥气体的氧浓度约为 21%,而吸入的空气是潮湿的,通过上呼吸道即被湿化,水蒸气将空气稀释,使氧浓度和 PO_2 有所下降。体温 37℃ 饱和水蒸气压为 47mmHg,因此吸入到中央气道后的 $PiO_2 = (760-47) \times 21\% \approx 150$mmHg。正常青年人 P(A-a)$O_2$ 约为 15～20mmHg,随着年龄增加而增大,但最大不超过 30mmHg。

3. 动脉血氧饱和度(SaO_2)　是指动脉血氧与血红蛋白(Hb)结合的程度,是单位 Hb 含氧百分数。一般情况下每克 Hb 实际结合 0.06mmol/L(或 1.34ml)氧,假设 Hb 为 150g/L 并全部与氧结合,则其血氧结合量为 0.06×150 = 9mmol/L 或 13.4×15 = 20ml/dl。由于并非全部的 Hb 均能氧合,且血中还存在其他 Hb(如高铁 Hb、正铁 Hb 及其他变性 Hb 等),因此 SaO_2 难以达到 100%,一般情况下正常值为 95%～98%。

SaO_2 与脉搏血氧饱和度(SpO_2)的意义相近,前者测定的是动脉血,后者则是外周毛细血管血。

4. 混合静脉血氧分压(mixed venous partial pressure of oxygen,PvO_2)　PvO_2 是指物理溶解于混合静脉血中的氧所产生的压力。混合静脉血是经右心导管取自肺动脉、右心房或右心室的血,可分别测定其 PvO_2、混合静脉血氧饱和度(SvO_2)并计算氧含量(CvO_2)。P(a-v)O_2 是指 PaO_2 与 PvO_2 之差。

PvO_2 正常值为 35～45mmHg(平均 40mmHg),P(a-v)O_2 为 60mmHg。

5. 动脉血氧含量(CaO_2)　CaO_2 是指单位容积的动脉血中所含氧的总量,包括与 Hb 结合的氧和物理溶解的氧,即 $CaO_2 = 1.34 \times Hb(g/dl) \times SaO_2 + 0.0031 \times PaO_2$。式中 0.0031 系氧在血中的物理溶解系数($\alpha$),单位为 ml/(dl·mmHg)。

CaO_2 正常值为 8.55～9.45mmol/L 或 19～21ml/dl,CvO_2 为 6.3～6.75mmol/L 或 14～15ml/dl,$CaO_2 - CvO_2$ 为 2.25mmol/L 或 5ml/dl,肺内右-左分流率(QS/QT)3%～5%。

6. $PaCO_2$　$PaCO_2$ 是指物理溶解在动脉血中的 CO_2 所产生的压力。正常值为 35～45mmHg(平均 40mmHg)。$PaCO_2$ 是判断呼吸衰竭类型及其程度和呼吸性酸碱失衡的指标,还可作为判断代谢性酸碱失衡代偿反应的指标(代谢性酸中毒时最大代偿极限为 $PaCO_2$ 降至 10mmHg,代谢性碱中毒时最大代偿极限为 $PaCO_2$ 升至 55mmHg)。

7. pH 或[H^+]　血液的 H^+ 浓度很低,直接表示极不方便,因此临床上广泛应用"-log[H^+]"即 pH 表示。体液中的游离[H^+]很低,然而,尽管 H^+ 分子小,但呈高度激活状态,使其可以具有比 Na^+ 或 K^+ 更强的结合阴离子的能力。[H^+]对于细胞酶的活化具有重要作用。一般情况下,[H^+]波动不大,体内缓冲液在调节过程中发挥了重要作用,因为它们可以摄取或释放 H^+,从而防止[H^+]的剧烈变化。

为了保证生理状态的 H^+ 量,产生和减少速度必须一致。H^+ 的产生通过两个途径:①$CO_2 + H_2O = H_2CO_3 = H^+ + HCO_3^-$,通过 CO_2 的水化作用形成挥发性酸;②作为代谢副产物产生固定酸(主要包括硫酸和磷酸)。肾脏和肺可调控酸的分泌速度,从而在维持机体内环境稳定方面发挥了重要作用。肾脏还通过分泌 H^+ 和重吸收 HCO_3^- 来调控酸碱平衡。任何原因引起的[H^+]增加,可以通过肺泡通气和肾脏分泌[H^+]的改变,引起的 PCO_2 的下降和血浆[HCO_3^-]的增加。当固定酸的分泌或代偿调节速度以及酸碱代谢负荷异常,将会发生代谢性酸碱平衡紊乱。

pH 取决于血液中碳酸氢盐缓冲对($BHCO_3/H_2CO_3$),两者比值为 20:1 时,血 pH 为 7.4。动脉血 pH 正常值为 7.35～7.45(平均 7.4),[H^+]为 35～45nmol/L(平均 40nmol/L)。pH<7.35 时称酸中毒或酸血症,pH>7.45 时称碱中毒或碱血症。pH 在正常范围时并不代表不存在酸碱失衡,可能发生代偿性酸碱失衡或复合型酸碱失衡。临床上不能单凭 pH 区别代谢性与呼吸性酸碱失衡,尚需结合其他指标进行判断。

8. HCO_3^-

(1) SB:SB 是指在 38℃、Hb 完全饱和、经 $PaCO_2$ 为 40mmHg 的气体平衡后的标准状态下所测得的血浆[HCO_3^-]。SB 正常值为 22～27mmol/L(平均 24mmol/L),一般不受呼吸因素的影响,是准确反映代谢性酸碱平衡的指标。

(2) AB:AB 是指在实际 $PaCO_2$ 和血氧饱和度条件下所测得的 HCO_3^- 浓度。与 SB 一样,AB 正常值亦为 22～27mmol/L(平均 24mmol/L),但尚在一定程度上受呼吸因素的影响。AB 升高可见于代谢性碱中毒,亦可见于呼吸性酸中毒经肾脏代偿时的反应;慢性呼吸性酸中毒时 AB 最大代偿可升至 45mmol/L,但>45mmol/L 时提示合并代谢性碱中毒。AB 降低可见于代谢性酸中毒,亦可见于呼吸性碱中毒经肾脏代偿时的反应;慢性呼吸性碱中毒时 AB 最低可降至 12～15mmol/L,但 AB<12mmol/L 时提示合并代谢性酸中毒。

由于 AB 受呼吸因素影响,故 AB 与 SB 之差可反映呼吸因素对血浆 HCO_3^- 的影响程度。呼吸性酸中毒时 AB>SB;呼吸性碱中毒时 AB<SB;代谢性酸中毒时 AB=SB,但均<正常值;代谢性碱中毒时 AB=SB,但均>正常值。

(3) BB:pH 的微小变化都会影响患者的生命安全,维持酸碱平衡非常重要。血液 pH<7.0 或>8.0 时患者均无法存活,因此机体需依赖缓冲系统中的一系列化学物质来中和引起 pH 变化的因素。BB 是指血液中一切具有缓冲作用的碱性物质(负离子)的总和,包括 HCO_3^-、Hb^-、血浆蛋白(Pr^-)和 HPO_4^{2-}。其中 HCO_3^- 是 BB 的主要成分,约占 50%（24/50），是反映代谢性因素的指标。

9. BE　BE 是指在 38℃、Hb 完全饱和、经 $PaCO_2$ 为 40mmHg 的气体平衡后的标准状态下将血液标本滴定至 pH=7.40 所需的酸或碱的量，提示血液中碱储备增加或减少的情况。需加酸者表明血中有多余的碱，BE 为正值；需加碱者表明血中碱缺失，BE 为负值。

BE 正常值为（0±2.3）mmol/L。与 SB 一样，BE 只反映代谢性因素。

10. TCO_2　血浆 TCO_2 是指血浆中结合的和物理溶解的 CO_2 总含量。动脉血浆 TCO_2＝[HCO_3^-]＋$PaCO_2$×α＝24+40×0.03＝25.2mmol/L，其中 HCO_3^- 占 95% 以上，因此 TCO_2 基本反映 HCO_3^- 的含量。正常值为 25.2mmol/L。

因 TCO_2 受呼吸影响，故在判断复合型酸碱失衡时，其应用价值有限。TCO_2 升高可见于 CO_2 潴留或代谢性碱中毒，降低可见于过度通气或代谢性酸中毒。

11. 阴离子间隙（anion gap，AG）　AG 是指血浆中未测定阴离子（UA）与未测定阳离子（UC）的差值（即 AG＝UA−UC），其计算公式为：

$$AG=([Na^+]+[K^+])-([Cl^-]+[HCO_3^-])$$

由于血清[K^+]较低且相当恒定，对 AG 仅有轻微影响，故上式可简化为：

$$AG=[Na^+]-([Cl^-]+[HCO_3^-])$$

AG 也是反映代谢性酸碱失衡的一项指标，正常值为 8~16mmol/L。AG 增加提示代谢性酸中毒，且为"获酸"性代谢性酸中毒（如乳酸性酸中毒、尿毒症、酮症酸中毒等）；AG 正常可以是正常酸碱状态，也可以是"失碱"性代谢性酸中毒或高氯性酸中毒（如腹泻、肾小管性酸中毒或过多应用含氯的酸）。其离子表现见表 22-4-1。此外，AG 在判断三重酸碱失衡（triple acid-base disturbance，TABD）中发挥重要作用，AG>30mmol/L 时肯定有酸中毒，20~30mmol/L 时酸中毒的可能性很大（>70%），17~20mmol/L 时只有 20% 有酸中毒。AG 在临床应用中应注意：①血气分析需与电解质同步测定；②排除实验误差引起的高 AG；③结合临床综合判断；④动态监测 AG 意义更大。

表 22-4-1　AG 与离子变化的关系

离子	高氯性 AG 代谢性酸中毒	高 AG 代谢性酸中毒
Na^+(mmol/L)	140	140
Cl^-(mmol/L)	115	105
HCO_3^-(mmol/L)	15	15
AG(mmol/L)	10	20

12. 潜在 HCO_3^-　潜在 HCO_3^- 是 20 世纪 80 年代提出的概念，系排除并存高 AG 代谢性酸中毒对 HCO_3^- 掩盖作用之后的 HCO_3^-，其计算公式为：

$$潜在[HCO_3^-]=实测[HCO_3^-]+\Delta AG$$

潜在 HCO_3^- 可揭示 TABD 中代谢性碱中毒的存在，如忽视计算 AG、潜在 HCO_3^-，则常会延误复合型酸碱失衡中代谢性碱中毒的判断。因此，临床上需牢记：高氯性代谢性酸中毒（正常 AG 代谢性酸中毒）时[ΔHCO_3^-]＝[ΔCl^-]，AG 不变；高 AG 代谢性酸中毒时[ΔHCO_3^-]＝ΔAG，[Cl^-]不变；代谢性碱中毒或呼吸性酸中毒时[ΔHCO_3^-]＝[ΔCl^-]，AG 不变；呼吸性碱中毒时[ΔHCO_3^-]＝[ΔCl^-]，AG 不变。根据上述代偿规律，呼吸型 TABD 时，呼吸性酸中毒引起的 HCO_3^- 代偿性升高表现为[ΔHCO_3^-]＝[ΔCl^-]；高 AG 代谢性酸中毒表现为[ΔHCO_3^-]＝ΔAG；代谢性碱中毒表现为[ΔHCO_3^-]＝[ΔCl^-]，三者混合必符合[ΔHCO_3^-]＝[ΔCl^-]＋ΔAG。即 HCO_3^- 变化反映了：①呼吸性酸中毒引起的[HCO_3^-]↑；②代谢性碱中毒原发的[HCO_3^-]↑；③高 AG 原发的[HCO_3^-]↓。为正确反映高 AG 代谢性酸中毒时等量[HCO_3^-]↓，提出了潜在 HCO_3^- 的概念，假设机体没有高 AG 代谢性酸中毒，则体内应有的 HCO_3^-（即潜在[HCO_3^-]）＝实测[HCO_3^-]＋ΔAG。在判断 TABD 中代谢性碱中毒或呼吸性酸中毒代偿程度时宜使用潜在[HCO_3^-]与预计[HCO_3^-]相比，而不应使用实测[HCO_3^-]。潜在 HCO_3^- 的价值就在于揭示被高 AG 代谢性酸中毒所掩盖的 TABD 中的代谢性碱中毒的存在。

13. 二氧化碳结合力（carbon-dioxide combining power，CO_2CP）　CO_2CP 是指血浆中呈化学结合状态的 CO_2 的量，反映血浆中 HCO_3^- 的含量，正常值为 23~31mmol/L。CO_2CP 增高可以是代谢性碱中毒或代偿后的呼吸性酸中毒；CO_2CP 降低可以是代谢性酸中毒或代偿后的呼吸性碱中毒。近年来随着血气分析仪的普及，CO_2CP 因其局限性而被取消。

二、血气分析的临床应用

目前临床上常用的监测酸碱失衡的指标较多，但体液酸度的指标仅有 pH；考核酸碱平衡呼吸因素的指标也仅有 PCO_2；而考核代谢因素的指标较多，包括 HCO_3^-、BE、TCO_2 等。其中，pH、PCO_2 和 HCO_3^- 是由血气分析仪实际测得的，而 SB、BE、BB 则是根据 pH、PCO_2 和 HCO_3^- 衍生而得的。PO_2 虽不是监测酸碱失衡的指标，但也是血气分析仪直接测得值，与 PCO_2 联合应用可判断呼吸功能。

（一）酸碱失衡的类型　应用动脉血气分析可对酸碱失衡做出正确的判断，传统意见认为有单纯性酸碱失衡四型和复合型酸碱失衡四型,但随着预计代偿公式、AG和潜在HCO_3^-的广泛应用,目前可将复合型酸碱失衡分为七型。

1. 单纯性酸碱失衡 包括呼吸性酸中毒、呼吸性碱中毒、代谢性酸中毒、代谢性碱中毒。

2. 复合型酸碱失衡

(1) 传统分型:呼吸性酸中毒合并代谢性酸中毒、呼吸性酸中毒合并代谢性碱中毒、呼吸性碱中毒合并代谢性酸中毒和呼吸性碱中毒合并代谢性碱中毒。

(2) 目前分型:随着AG和潜在HCO_3^-在酸碱失衡领域中的广泛应用,复合型酸碱失衡除传统分型外,尚有以下几种。

1) 复合型代谢性酸中毒:高AG代谢性酸中毒+高氯性代谢性酸中毒。

2) 代谢性酸中毒合并代谢性碱中毒:高AG代谢性酸中毒合并代谢性碱中毒、高氯性代谢性酸中毒合并代谢性碱中毒。

3) TABD:呼吸性酸中毒型TABD(呼吸性酸中毒+代谢性碱中毒+高AG代谢性酸中毒)和呼吸性碱中毒型TABD(呼吸性碱中毒+代谢性碱中毒+高AG代谢性酸中毒)。需注意的是,目前临床上只能对并发高AG代谢性酸中毒的TABD做出诊断,而对并发有高氯性代谢性酸中毒的TABD从理论上讲可以存在,但尚缺乏有效的诊断手段。

(二) 酸碱失衡的判断方法 评价血液酸碱平衡状态的指标较多,其中pH表示酸碱度,PCO_2表示呼吸因素,HCO_3^-表示代谢因素。

1. 核实检测结果是否有误 pH、PCO_2和HCO_3^-三个变量一定要符合H-H公式[$pH = pK + log(HCO_3^-/\alpha \cdot PCO_2)$]。如检测报告所示pH、$PCO_2$和$HCO_3^-$代入H-H公式,其等式不成立,则必表明报告有误。由于H-H公式涉及对数形式,因此应用Hendersor公式来判断较为简便,即

$$[H^+] = 24 \times (PCO_2/[HCO_3^-])$$

应用时先将pH换算成[H^+],然后将[H^+]、PCO_2和[HCO_3^-]代入Hendersor公式来判断。pH 7.40时[H^+]为40nmol/L,pH在7.1~7.5,pH每变动0.01,则[H^+]往反方向变化1nmol/L,临床上可采用"0.8/1.25"法进行估算(表22-4-2),即当pH<7.40时,以pH=7.40时的[H^+]=40nmol/L为基准,pH下降0.1,[H^+]=40×1.25;如再下降0.1,则再乘以1.25,依此类推。当pH>7.40时,以pH=7.40时的[H^+]=40nmol/L为基准,pH增加0.1,[H^+]=40×0.8;如再增加0.1,则再乘以0.8,依此类推。

表22-4-2 以pH估计[H^+]

pH	6.80	6.90	7.00	7.10	7.20	7.30	7.40	7.50	7.60	7.70
实际[H^+](nmol/L)	158	126	100	79	63	50	40	32	25	20
"0.8/1.25"法	40×1.25^6	40×1.25^5	40×1.25^4	40×1.25^3	40×1.25^2	40×1.25		40×0.8	40×0.8^2	40×0.8^3
估算[H^+](nmol/L)	153	122	98	78	63	50	40	32	26	20

但由于现在的血气分析仪均为全自动的,各项指标均由仪器自动打印,因此pH、PCO_2、HCO_3^-三个指标必定会符合H-H公式,一般不会出现误差,故可免除上述核实误差步骤。

2. 密切结合病史和临床表现 以确定患者是否已发生酸碱失衡、已发生多长时间、何种原发失衡?

3. 分清原发与继发(代偿)变化 酸碱失衡必须遵循以下原则:

(1) HCO_3^-、PCO_2中任何一个变量的原发变化均可引起另一个变量的同向代偿改变,即HCO_3^-原发↑,必有PCO_2的代偿性↑;HCO_3^-原发↓,必有PCO_2的代偿性↓。反之亦然。

(2) 原发失衡变化必大于代偿变化,即①原发失衡决定了pH是偏酸抑或偏碱;②HCO_3^-和PCO_2呈相反变化,必有复合型酸碱失衡;③HCO_3^-和PCO_2明显异常而pH正常,应考虑有复合型酸碱失衡存在。

举例1:pH 7.32,[HCO_3^-]15mmol/L,$PaCO_2$ 30mmHg。

分析:$PaCO_2$ 30mmHg<40mmHg,可能为呼吸性碱中毒;[HCO_3^-]15mmol/L<24mmol/L,可能为代谢性酸中毒,但因pH 7.32<7.40,故考虑为代谢性酸中毒。

举例2:pH 7.35,$PaCO_2$ 60mmHg,[HCO_3^-]32mmol/L。

分析:$PaCO_2$ 60mmHg>40mmHg,可能为呼吸性酸中毒;[HCO_3^-]32mmol/L>24mmol/L,可能为代谢性碱中毒,但因pH 7.35<7.40,故考虑为呼吸性酸中毒。

4. 用单纯性酸碱失衡预计代偿公式及其代偿极限来判断 常用的单纯性酸碱失衡预计代偿公式及其代偿极限如表22-4-3所示。实际工作中应遵循以下原则:①根据pH、PCO_2、HCO_3^-三个参数并结合临床确定原发失衡;②根据原发失衡选择合适的预计代偿公式;③将计算所得结果与实测[HCO_3^-]或PCO_2相比做出判断;④如为并发高AG代谢性酸中毒的复合型酸碱失衡,则应计算潜在[HCO_3^-],将潜在[HCO_3^-]代替实测[HCO_3^-]与通过预计代偿公式计算出来的预计[HCO_3^-]比较。

表 22-4-3　常用酸碱失衡预计代偿公式

原发失衡	原发变化	代偿反应	预计代偿公式	代偿极限	代偿需时
代谢性酸中毒	$HCO_3^- \downarrow$	$PCO_2 \downarrow$	$PCO_2 = 1.5 \times [HCO_3^-] + 8 \pm 2$	10mmHg	12~24 小时
代谢性碱中毒	$HCO_3^- \uparrow$	$PCO_2 \uparrow$	$\Delta PCO_2 = 0.9 \times [\Delta HCO_3^-] \pm 5$	55mmHg	12~24 小时
呼吸性酸中毒	$PCO_2 \uparrow$	$HCO_3^- \uparrow$	急性：$[\Delta HCO_3^-] = 0.1 \times \Delta PCO_2$	30mmol/L	几分钟
			慢性：$[\Delta HCO_3^-] = 0.35 \times \Delta PCO_2 \pm 5.58$	45mmol/L	3~5 天
呼吸性碱中毒	$PCO_2 \downarrow$	$HCO_3^- \downarrow$	急性：$[\Delta HCO_3^-] = 0.2 \times \Delta PCO_2 \pm 2.5$	18mmol/L	几分钟
			慢性：$[\Delta HCO_3^-] = 0.49 \times \Delta PCO_2 \pm 1.72$	12~15mmol/L	2~3 天

注:代偿极限是指单纯性酸碱失衡代偿所能达到的最大值或最小值;有"Δ"者为变化值,无"Δ"者为绝对值;代偿需时为体内达到最大代偿反应所需时间

举例 3:慢性肺心病失代偿期患者 pH 7.32,PaCO₂ 60mmHg,[HCO₃⁻] 30mmol/L。分析:PaCO₂ 60mmHg >40mmHg,[HCO₃⁻] 30mmol/L>24mmol/L,pH 7.32<7.40,示原发失衡为呼吸性酸中毒;选用慢性呼吸性酸中毒预计代偿公式[ΔHCO₃⁻]=0.35×ΔPCO₂±5.58=0.35×(60-40)±5.58=7±5.58,预计[HCO₃⁻]=正常[HCO₃⁻]+[ΔHCO₃⁻]=24+7±5.58=(31±5.58)mmol/L,相当于25.42~36.58mmol/L,实测[HCO₃⁻]恰好落在此范围内,故考虑为慢性呼吸性酸中毒(失代偿)。

举例 4:pH 7.38,PaCO₂ 80mmHg,[HCO₃⁻]46mmol/L。分析:PaCO₂ 80mmHg>40mmHg,[HCO₃⁻]46mmol/L>24mmol/L,pH 7.38<7.40,示原发失衡为呼吸性酸中毒,因慢性呼吸性酸中毒代偿极限为 45mmol/L,而实测[HCO₃⁻]46mmol/L>45mmol/L,示代谢性碱中毒,故可考虑为呼吸性酸中毒合并代谢性碱中毒。

5. 血气分析结果　应结合临床实际并动态观察、综合判断才能做出可靠的诊断。比如第一次报告 pH↓,PaCO₂↑,BE↑,则可能是慢性呼吸性酸中毒;第二次复查时 PaCO₂ 变化不大,BE 虽仍增高,但较上一次已明显下降,pH 亦较上一次明显下降,且临床上又有导致代谢性酸中毒的因素,则此时应考虑为慢性呼吸性酸中毒合并代谢性酸中毒。

6. 分析单纯性和复合型酸碱失衡　按照上述规律,HCO₃⁻ 和 PaCO₂ 一旦呈相反方向变化,必为复合型酸碱失衡,临床上有三种情况。

(1) PaCO₂↑伴 HCO₃⁻↓时必为呼吸性酸中毒合并代谢性酸中毒。

举例 5:pH 7.22,PaCO₂ 50mmHg,[HCO₃⁻]20mmol/L。分析:PaCO₂ 50mmHg>40mmHg,而[HCO₃⁻]20mmol/L<24mmol/L,故考虑为呼吸性酸中毒合并代谢性酸中毒。

(2) PaCO₂↓伴 HCO₃⁻↑时必为呼吸性碱中毒合并代谢性碱中毒。

举例 6:pH 7.57,PaCO₂ 32mmHg,[HCO₃⁻]28mmol/L。分析:PaCO₂ 32mmHg<40mmHg,而[HCO₃⁻]28mmol/L>24mmol/L,且 pH 7.57>7.40,故考虑为呼吸性碱中毒合并代谢性碱中毒。

(3) PaCO₂ 和 HCO₃⁻ 明显异常伴 pH 正常,应考虑为复合型酸碱失衡之可能,进一步的确诊宜应用单纯性酸碱失衡预计代偿公式进行计算。

举例 7:慢性呼吸衰竭患者 pH 7.37,PaCO₂ 75mmHg,[HCO₃⁻]42mmol/L。分析:PaCO₂ 75mmHg>40mmHg,提示呼吸性酸中毒;[HCO₃⁻]42mmol/L>24mmol/L,而 pH 7.37 在正常范围内,提示有复合型酸碱失衡之可能且其中存在呼吸性酸中毒。根据病史可选用慢性呼吸性酸中毒的预计代偿公式计算预计[HCO₃⁻]=(36.25±5.58)mmol/L,相当于 30.67~41.83mmol/L;实测[HCO₃⁻]42mmol/L>41.83mmol/L,提示存在代谢性碱中毒,故考虑为呼吸性酸中毒合并代谢性碱中毒。

(4) 部分复合型酸碱失衡的判断需应用单纯性酸碱失衡的预计代偿公式:在复合型酸碱失衡中,除了三种比较容易诊断的类型外,还有一部分诊断较困难,即可表现为 PaCO₂ 和 HCO₃⁻ 同时升高或同时下降。此时,诊断的关键是正确应用酸碱失衡预计代偿公式、AG 及潜在 HCO₃⁻。

举例 8:慢性呼吸衰竭患者 pH 7.39,PaCO₂ 70mmHg,[HCO₃⁻]41mmol/L。分析:PaCO₂ 70mmHg>40mmHg 提示呼吸性酸中毒;[HCO₃⁻]41mmol/L>24mmol/L,可能为代谢性碱中毒;而 pH 7.39<7.40,偏酸性,提示可能为呼吸性酸中毒。根据病史可选用慢性呼吸性酸中毒的预计代偿公式计算预计[HCO₃⁻]=(34.5±5.58)mmol/L,相当于 28.92~40.08mmol/L;实测[HCO₃⁻]41mmol/L>40.08mmol/L,提示存在代谢性碱中毒,故考虑为呼吸性酸中毒合并代谢性碱中毒。

(三) 酸碱失衡的诊断　机体虽有完善的调节机制,但如果体液酸碱平衡的因素作用过强过久,或机体代偿机制不全,使体内产生的酸碱与排出的酸碱不平衡,可引起酸碱失衡。

1. 单纯性酸碱失衡的诊断

(1) 代谢性酸中毒:血浆 HCO₃⁻ 原发减少称之为代谢性酸中毒。代谢性酸中毒时主要靠肺来调节,由于肺的代偿非常快,故临床上代谢性酸中毒一般不分急性和慢性,但根据 AG 可分为高 AG 代谢性酸中毒和正常 AG 代谢性酸中毒(高氯性代谢性酸中毒)。高 AG 代谢性酸中毒时[HCO₃⁻]的减少必等于 AG 的升高,即[ΔHCO₃⁻]=ΔAG;而正常 AG 代谢性酸中毒时[HCO₃⁻]的减少必等于

[Cl⁻]的升高,即[ΔHCO₃⁻]=[ΔCl⁻]。有时高AG代谢性酸中毒和正常AG代谢性酸中毒在一个患者中同时存在,即复合型代谢性酸中毒,则[ΔHCO₃⁻]=ΔAG+[ΔCl⁻]。

举例9:慢性肾炎尿毒症患者pH 7.27,PaCO₂ 27mmHg,[HCO₃⁻]12mmol/L,[K⁺]5.5mmol/L,[Na⁺]141mmol/L,[Cl⁻]112mmol/L。分析:PaCO₂ 27mmHg<40mmHg,可能为呼吸性碱中毒;[HCO₃⁻]12mmol/L<24mmol/L,可能为代谢性酸中毒;而pH 7.27<7.40,偏酸性,可能为代谢性酸中毒。因为慢性肾炎尿毒症,故按代谢性酸中毒预计代偿公式计算预计PaCO₂=1.5×[HCO₃⁻]+8±2=1.5×12+8±2=(26±2)mmHg,相当于24～28mmHg,实测PaCO₂ 27mmHg落在此代偿范围内,且虽已发挥最大代偿能力,但仍未能使pH恢复正常,故考虑为单纯代谢性酸中毒失代偿。

(2)代谢性碱中毒:血浆HCO₃⁻原发增加称之为代谢性碱中毒。代谢性碱中毒时主要靠肺来调节,由于肺的代偿非常快,故与代谢性酸中毒一样,临床上代谢性碱中毒一般不分急性和慢性。凡实测PaCO₂落在预计值范围内,就可诊断代谢性碱中毒;实测PaCO₂>预计值的上限或代偿极限,则可诊断为代谢性碱中毒合并呼吸性酸中毒;实测PaCO₂<预计值的下限,则可诊断为代谢性碱中毒合并呼吸性碱中毒。

举例10:pH 7.48,PaCO₂ 42mmHg,[HCO₃⁻]30mmol/L,[K⁺]3.6mmol/L,[Na⁺]140mmol/L,[Cl⁻]98mmol/L。分析:PaCO₂ 42mmHg>40mmHg,可能为呼吸性酸中毒;[HCO₃⁻]30mmol/L>24mmol/L,可能为代谢性碱中毒;而pH 7.58>7.40,偏碱性,可能为代谢性碱中毒。按代谢性碱中毒预计代偿公式计算预计PaCO₂=40+0.9×[ΔHCO₃⁻]±5=40+0.9×(30-24)±5=(45.4±5)mmHg,相当于40.4～50.4mmHg,实测PaCO₂ 42mmHg落在此代偿范围内,且虽已发挥最大代偿能力,但仍未能使pH恢复正常,故考虑为单纯代谢性碱中毒失代偿。

(3)呼吸性酸中毒:PaCO₂原发增加称之为呼吸性酸中毒。临床上按呼吸性酸中毒发生时间长短可分为急性(<3天)和慢性(>3天)。

举例11:慢性呼吸衰竭患者pH 7.36,PaCO₂ 66mmHg,[HCO₃⁻]36mmol/L,[K⁺]4.2mmol/L,[Na⁺]138mmol/L,[Cl⁻]95mmol/L。分析:PaCO₂ 66mmHg>40mmHg,可能为呼吸性酸中毒;[HCO₃⁻]36mmol/L>24mmol/L,可能为代谢性碱中毒;而pH 7.36<7.40,偏酸性,可能为呼吸性酸中毒。按慢性呼吸性酸中毒预计代偿公式计算预计[HCO₃⁻]=24+0.35×ΔPaCO₂±5.58=(33.1±5.58)mmol/L,相当于27.25～38.68mmol/L,实测[HCO₃⁻]36mmol/L落在此代偿范围内,且已发挥最大代偿能力,pH恢复正常,故考虑为单纯呼吸性酸中毒。

(4)呼吸性碱中毒:PaCO₂原发减少称之为呼吸性碱中毒。同样,临床上按呼吸性碱中毒发生时间长短可分为急性(<3天)和慢性(>3天)。

举例12:支气管哮喘急性发作患者pH 7.52,PaCO₂ 25mmHg,[HCO₃⁻]21mmol/L。分析:PaCO₂ 25mmHg<40mmHg,可能为呼吸性碱中毒;[HCO₃⁻]21mmol/L<24mmol/L,可能为代谢性酸中毒;而pH 7.52>7.40,偏碱性,可能为呼吸性碱中毒。结合病史,按急性呼吸性碱中毒预计代偿公式计算预计[HCO₃⁻]=24+0.2×ΔPaCO₂±2.5=24+0.2×(25-40)±2.5=(21±2.5)mmol/L。相当于18.5～23.5mmol/L,实测[HCO₃⁻]21mmol/L落在此代偿范围内,且pH 7.52>7.40,故考虑为单纯呼吸性碱中毒失代偿。

2.复合型酸碱失衡的诊断

(1)呼吸性酸中毒合并代谢性酸中毒:急慢性呼吸性酸中毒合并不适当的HCO₃⁻下降或代谢性酸中毒合并不适当的PaCO₂升高,均为呼吸性酸中毒合并代谢性酸中毒。pH下降,PaCO₂升高、下降、正常及HCO₃⁻下降、升高、正常皆有可能,主要取决于呼吸性酸中毒和代谢性酸中毒两种成分的相对严重程度,临床上常见有三种组合:

1)PaCO₂↑和HCO₃⁻↓,此两项指标呈反向变化,故肯定为呼吸性酸中毒合并代谢性酸中毒。

举例13:pH 7.22,PaCO₂ 50mmHg,[HCO₃⁻]20mmol/L,[K⁺]5.2mmol/L,[Na⁺]140mmol/L,[Cl⁻]110mmol/L。分析:PaCO₂ 50mmHg>40mmHg,可能为呼吸性酸中毒;[HCO₃⁻]20mmol/L<24mmol/L,可能为代谢性酸中毒;根据代偿规律,PaCO₂↑和HCO₃⁻↓肯定为呼吸性酸中毒合并代谢性酸中毒。另外,根据AG=10mmol/L<16mmol/L,故其代谢性酸中毒属于高氯性代谢性酸中毒。

2)PaCO₂↑和HCO₃⁻↑,但符合[HCO₃⁻]<预计代偿计算值的低限,即<(正常[HCO₃⁻]+0.35×ΔPaCO₂-5.58)mmol/L。当然,此时应结合临床综合判断,若起病<3天,应考虑为单纯呼吸性酸中毒;如>3天应考虑为呼吸性酸中毒合并代谢性酸中毒。

举例14:慢性呼吸衰竭患者pH 7.20,PaCO₂ 80mmHg,[HCO₃⁻]30mmol/L,[K⁺]5.6mmol/L,[Na⁺]139mmol/L,[Cl⁻]100mmol/L。分析:PaCO₂ 80mmHg>40mmHg,可能为呼吸性酸中毒;[HCO₃⁻]30mmol/L>24mmol/L,可能为代谢性碱中毒;pH 7.20<7.40,可能为呼吸性酸中毒;根据慢性呼吸性酸中毒预计代偿公式计算预计[HCO₃⁻]=24+0.35×(80-40)±5.58=(38±5.58)mmol/L,相当于32.42～43.58mmol/L,而实测[HCO₃⁻]30mmol/L<32.42mmol/L,故考虑为慢性呼吸性酸中毒合并代谢性酸中毒。

3)PaCO₂↓和HCO₃⁻↓,但符合PaCO₂>预计代偿计算值的上限,即>(1.5×[HCO₃⁻]+8+2)mmHg,相当于代谢性酸中毒合并呼吸性酸中毒。

举例15:肾衰竭患者pH 7.26,PaCO₂ 37mmHg,[HCO₃⁻]16mmol/L,[K⁺]5.0mmol/L,[Na⁺]140mmol/L,[Cl⁻]110mmol/L。分析:PaCO₂ 37mmHg<40mmHg,可能为呼吸性碱中毒;[HCO₃⁻]16mmol/L<24mmol/L,可能为代谢性酸中毒;pH 7.26<7.40,可能为代谢性酸中毒;根据代谢性酸中毒预计代偿公式计算预计PaCO₂=1.5×[HCO₃⁻]+8±2=(32±2)mmHg,相当于30～34mmHg;而实测PaCO₂ 37mmHg,尽管在正常范围,但仍>预计代偿计算值的上限(34mmHg),可能有呼吸性酸中毒。故考虑为代

谢性酸中毒合并相对呼吸性酸中毒。

（2）呼吸性酸中毒合并代谢性碱中毒：急慢性呼吸性酸中毒伴不适当 HCO_3^- 的升高或代谢性碱中毒伴不适当 $PaCO_2$ 的升高均可诊断为呼吸性酸中毒合并代谢性碱中毒。其血气分析的特点为 $PaCO_2$ 升高，HCO_3^- 升高，pH 升高、下降、正常均可，主要取决于呼吸性酸中毒和代谢性碱中毒的相对严重程度。若是两者相当，则 pH 正常；如以呼吸性酸中毒为主，则 pH↓；如以代谢性碱中毒为主，则 pH↑。

1）急性呼吸性酸中毒时只要 $[HCO_3^-]>30mmol/L$，就可诊断为急性呼吸性酸中毒合并代谢性碱中毒。

2）慢性呼吸性酸中毒时，$PaCO_2$ 原发升高，HCO_3^- 代偿性下降，且实测 $[HCO_3^-]>(24+0.35\times\Delta PaCO_2+5.58)$ mmol/L 或>45mmol/L，pH 下降或正常，就可诊断为呼吸性酸中毒合并代谢性碱中毒。

3）代谢性碱中毒为主时，HCO_3^- 原发升高，$PaCO_2$ 代偿性升高，且 $PaCO_2>(40+0.9\times[\Delta HCO_3^-]+5)$ mmHg 或>55mmHg。

（3）呼吸性碱中毒合并代谢性酸中毒：呼吸性碱中毒伴 HCO_3^- 不适当的下降或代谢性酸中毒伴 $PaCO_2$ 不适当的下降，均可诊断为呼吸性碱中毒合并代谢性酸中毒。其血气分析的特点为 $PaCO_2$ 下降，HCO_3^- 下降，pH 下降、正常或升高均可，主要取决于呼吸性碱中毒和代谢性酸中毒的相对严重程度。

1）以呼吸性碱中毒为主的严重失衡：pH↑，$PaCO_2$↓，HCO_3^-↓，且符合急性呼吸性碱中毒时实测 $[HCO_3^-]<(24+0.2\times\Delta PaCO_2-2.5)$ mmol/L 或慢性呼吸性碱中毒时实测 $[HCO_3^-]<(24+0.49\times\Delta PaCO_2-1.72)$ mmol/L。

2）以呼吸性碱中毒为主的轻度失衡或以代谢性酸中毒为主的失衡：pH 正常或下降，HCO_3^- 下降，$PaCO_2$ 下降且符合 $PaCO_2<(1.5\times[HCO_3^-]+8-2)$ mmHg。

（4）呼吸性碱中毒合并代谢性碱中毒：呼吸性碱中毒伴不适当的 HCO_3^- 下降或代谢性碱中毒伴不适当的下降均可诊断为呼吸性碱中毒合并代谢性碱中毒。其血气分析特点为 pH 明显升高，HCO_3^- 升高、正常、轻度下降均可，主要取决于呼吸性碱中毒和代谢性碱中毒的相对严重程度。

1）$PaCO_2$↓和 HCO_3^-↑，肯定为呼吸性碱中毒合并代谢性碱中毒。

2）$PaCO_2$↓和 HCO_3^- 轻度↓或正常，且符合急性呼吸性碱中毒时实测 $[HCO_3^-]>(24+0.2\times\Delta PaCO_2+2.5)$ mmol/L 或慢性呼吸性碱中毒时实测 $[HCO_3^-]>(24+0.49\times\Delta PaCO_2+1.72)$ mmol/L，即可诊断为呼吸性碱中毒合并相对代谢性碱中毒。

3）HCO_3^-↑和 $PaCO_2$ 轻度↑或正常，且符合 $PaCO_2<(40+0.9\times[\Delta HCO_3^-]-5)$ mmHg，即可诊断为代谢性碱中毒合并相对呼吸性碱中毒。

（5）复合型代谢性酸中毒：即高 AG 代谢性酸中毒合并高氯性代谢性酸中毒。其血气分析特点与单纯性代谢

性酸中毒完全不同，pH↓，HCO_3^- 原发↓，$PaCO_2$ 代偿性↓，且符合根据预计代偿公式计算的预计 $PaCO_2=1.5\times[HCO_3^-]+8\pm2mmHg$。但应用 AG 后发现，$[\Delta HCO_3^-]=\Delta AG+[\Delta Cl^-]$，而并不是 $[\Delta HCO_3^-]=\Delta AG$ 或 $[\Delta HCO_3^-]=[\Delta Cl^-]$。因此，一旦出现 AG 升高伴 $[\Delta HCO_3^-]>\Delta AG$ 或 $[\Delta HCO_3^-]>[\Delta Cl^-]$ 时应考虑到复合型代谢性酸中毒的可能。常见于糖尿病酮症酸中毒伴腹泻、肾功能不全患者。

举例 16：pH 7.29，$PaCO_2$ 30mmHg，$[HCO_3^-]$14mmol/L，$[K^+]$5.2mmol/L，$[Na^+]$140mmol/L，$[Cl^-]$108mmol/L。分析：$PaCO_2$ 30mmHg<40mmHg，可能为呼吸性碱中毒；$[HCO_3^-]$14mmol/L<24mmol/L，可能为代谢性酸中毒；pH 7.29<7.40，可能为代谢性酸中毒；根据代谢性酸中毒预计代偿公式计算预计 $PaCO_2=1.5\times[HCO_3^-]+8\pm2=(29\pm2)$ mmHg，相当于 27～31mmHg；而实测 $PaCO_2$ 30mmHg，在此代偿范围内，提示有代谢性酸中毒；且 $[\Delta HCO_3^-]=14-24=-10mmol/L$，$[Cl^-]$↑，考虑为高氯性代谢性酸中毒；$[\Delta Cl^-]=108-100=8mmol/L$，$[\Delta HCO_3^-]\neq[\Delta Cl^-]$；AG=$140-(14+108)=18mmol/L$，可能为高 AG 代谢性酸中毒，$\Delta AG=18-16=2mmol/L$，$[\Delta HCO_3^-]=\Delta AG+[\Delta Cl^-]=8+2=10mmol/L$。因此诊断为复合型代谢性酸中毒。

（6）代谢性碱中毒合并代谢性酸中毒：血气分析变化复杂，pH、HCO_3^-、$PaCO_2$ 均可表现为升高、正常或下降，主要取决于两种失衡的相对严重程度。根据 AG 正常与否，可分为高 AG 型和正常 AG 型。

1）高 AG 型：为代谢性碱中毒合并高 AG 代谢性酸中毒，AG 及潜在 HCO_3^- 是揭示此型失衡的主要指标。高 AG 代谢性酸中毒时，$[\Delta HCO_3^-]=\Delta AG$，$[Cl^-]$ 不变。而代谢性碱中毒时有两种情况，其一为因 Cl^-↓引起的代谢性碱中毒，$[\Delta Cl^-]=[\Delta HCO_3^-]$；其二为 HCO_3^-↑引起的代谢性碱中毒，$[\Delta HCO_3^-]=[\Delta Cl^-]$，但不管何种代谢性碱中毒，均是 $[\Delta HCO_3^-]=[\Delta Cl^-]$，AG 不变。当高 AG 代谢性酸中毒和代谢性碱中毒同时存在时，则 $[\Delta HCO_3^-]=\Delta AG+[\Delta Cl^-]$。由于实测 $[HCO_3^-]$ 中包括了代谢性酸中毒和代谢性碱中毒的双重影响，故其在排除代谢性酸中毒的影响后（即潜在 $[HCO_3^-]$）必大于正常 $[HCO_3^-]$ 的上限（27mmol/L）；又因代谢性酸中毒所致的 HCO_3^-↓同时受到代谢性碱中毒的影响，使之不能完全按代谢性酸中毒的程度下降，故 $\Delta AG>[\Delta HCO_3^-]$。常见于糖尿病酮症酸中毒不适当补碱时。

举例 17：pH 7.40，$PaCO_2$ 40mmHg，$[HCO_3^-]$25mmol/L，$[K^+]$3.5mmol/L，$[Na^+]$140mmol/L，$[Cl^-]$95mmol/L。分析：AG=$140-(25+95)=20mmol/L$，提示高 AG 代谢性酸中毒；潜在 $[HCO_3^-]$=实测 $[HCO_3^-]+\Delta AG=25+(20-16)=29mmol/L>27mmol/L$，提示代谢性碱中毒，故可考虑为高 AG 代谢性酸中毒合并代谢性碱中毒。如忽视了 AG 和潜在 $[HCO_3^-]$ 的计算，则就会误诊为无酸碱失衡。

2）正常 AG 型：系代谢性碱中毒合并高氯性代谢性酸中毒，临床上识别较难，很大程度上依赖详尽的病史。常见于急性胃肠炎剧烈呕吐、腹泻时。pH、$PaCO_2$ 和 HCO_3^- 变化不大或大致正常，主要取决于代谢性酸中毒和

代谢性碱中毒的相对严重程度,若代谢性酸中毒严重,pH、$PaCO_2$ 和 HCO_3^- 均下降;如代谢性碱中毒严重,则 pH、$PaCO_2$ 和 HCO_3^- 均升高;AG 正常。有时甚至 pH、$PaCO_2$ 和 HCO_3^- 均正常而患者却可能是正常 AG 型代谢性酸中毒合并代谢性碱中毒,但目前尚无准确判断此型酸碱失衡的可靠方法。

(7)三重酸碱失衡:TABD 是指同时存在三种原发失衡,即一种呼吸性酸碱失衡(呼吸性酸中毒或呼吸性碱中毒)+代谢性碱中毒+高 AG 代谢性酸中毒。TABD 的判断必须联合应用预计代偿公式、AG、潜在 HCO_3^-。其具体步骤为:①确定呼吸性酸碱失衡类型,选用呼吸性酸中毒抑或呼吸性碱中毒预计代偿公式,计算 HCO_3^- 代偿范围;②计算 AG:确定是否并发高 AG 代谢性酸中毒。在 TABD 中代谢性酸中毒必为高 AG 型,因正常 AG 代谢性酸中毒尽管理论上存在但目前尚无准确方法做出判断;③计算潜在 HCO_3^- 判断有无代谢性碱中毒:即潜在 $[HCO_3^-]$ 是否在根据呼吸性酸中毒抑或呼吸性碱中毒预计代偿公式计算所得的预计 $[HCO_3^-]$ 范围内。如潜在 $[HCO_3^-]$ >预计 $[HCO_3^-]$ 的上限,则提示代谢性碱中毒。由于临床上无法事先确定某一患者为何种类型的酸碱失衡,故为避免漏诊或误诊,须常规计算 AG 和潜在 $[HCO_3^-]$。

举例 18:pH 7.33,$PaCO_2$ 70mmHg,$[HCO_3^-]$ 36mmol/L,$[Na^+]$ 140mmol/L,$[Cl^-]$ 80mmol/L。分析:$PaCO_2$ 70mmHg >40mmHg,$[HCO_3^-]$ 36mmol/L>24mmol/L,pH 7.33<7.40,可能为呼吸性酸中毒;根据呼吸性酸中毒预计代偿公式计算预计 $[HCO_3^-]$ = 24 + 0.35 × $[\Delta PaCO_2]$ ± 5.58 = (34.5 ± 5.58) mmol/L,相当于 28.92 ~ 40.08mmol/L;AG = 140 - (80 + 36) = 24mmol/L>16mmol/L,提示高 AG 代谢性酸中毒;潜在 $[HCO_3^-]$ = 实测 $[HCO_3^-]$ + ΔAG = 36 + (24-16) = 44mmol/L>40.08mmol/L,提示有代谢性碱中毒。因此诊断为呼吸性酸中毒+代谢性碱中毒+高 AG 代谢性酸中毒,即呼吸性酸中毒型 TABD。如此例不计算 AG 和潜在 HCO_3^-,则很有可能会误诊为单纯性呼吸性酸中毒。

同理,呼吸性碱中毒型 TABD 亦可仿此进行判断,所不同的是将呼吸性酸中毒预计代偿公式更换为呼吸性碱中毒预计代偿公式。

举例 19:pH 7.61,$PaCO_2$ 30mmHg,$[HCO_3^-]$ 29mmol/L,$[K^+]$ 3.0mmol/L,$[Na^+]$ 140mmol/L,$[Cl^-]$ 90mmol/L。分析:$PaCO_2$ 30mmHg < 40mmHg,$[HCO_3^-]$ 29mmol/L > 24mmol/L,符合呼吸性碱中毒合并代谢性碱中毒之 $PaCO_2$ ↓同时 $[HCO_3^-]$ ↑之规律;AG = 140 - (90 + 29) = 21mmol/L >16mmol/L,提示高 AG 代谢性酸中毒。故诊断为呼吸性碱中毒+代谢性碱中毒+高 AG 代谢性酸中毒,即呼吸性碱中毒型 TABD。因此例呼吸性碱中毒合并代谢性碱中毒较明确,故可不必再计算潜在 HCO_3^-。

举例 20:pH 7.52,$PaCO_2$ 28mmHg,$[HCO_3^-]$ 22mmol/L,$[K^+]$ 4.0mmol/L,$[Na^+]$ 140mmol/L,$[Cl^-]$ 96mmol/L。分析:$PaCO_2$ 28mmHg < 40mmHg,可能为呼吸性碱中毒;$[HCO_3^-]$ 22mmol/L<24mmol/L,可能为代谢性酸中毒,但因 pH 7.52>7.40,则为呼吸性碱中毒;根据呼吸性碱中毒

预计代偿公式计算预计 $[HCO_3^-]$ = 24 + 0.49 × $[\Delta PaCO_2]$ ± 1.72 = (18.12 ± 1.72) mmol/L,相当于 16.4 ~ 19.84mmol/L;AG = 140 - (96 + 22) = 22mmol/L>16mmol/L,提示高 AG 代谢性酸中毒;潜在 $[HCO_3^-]$ = 实测 $[HCO_3^-]$ + ΔAG = 22 + (22 - 16) = 28mmol/L>19.84mmol/L,提示有代谢性碱中毒。故诊断为呼吸性碱中毒+代谢性碱中毒+高 AG 代谢性酸中毒,即呼吸性碱中毒型 TABD。如此例不计算 AG 和潜在 HCO_3^-,则很有可能会误诊为呼吸性碱中毒合并代谢性碱中毒。

总之,血气分析指标的解读应结合临床实际、疾病特征并动态观察、综合判断才能做出可靠的诊断。比如对于急性呼吸窘迫综合征(ARDS)的患者,不同严重程度、不同病程阶段其血气分析指标不同,处于动态变化中。按照 ARDS 柏林诊断标准,轻度 ARDS 患者肺泡渗出和塌陷相对较轻,主要表现低氧,由于呼吸窘迫导致的分钟通气量甚至增加,使 $PaCO_2$ 下降,血气分析指标表现为:pH↑、$PaCO_2$↓、BE 可正常或负值增大(代偿),此时多为单纯性酸碱失衡。如果此时患者出现 $PaCO_2$↑,血气分析指标可能有误或临床存在其他导致气道梗阻的因素。随着 ARDS 病情进一步加重,肺泡渗出和塌陷增加,氧合指数和肺泡通气量进一步下降,组织缺氧导致无氧酵解增加,出现代谢性酸中毒,由于二氧化碳弥散系数明显大于氧气,此时 $PaCO_2$ 可正常或偏高,血 pH↓、BE↓;如果血 pH↑,应考虑复合型酸碱失衡,尤其应注意是否存在呼吸机参数设置不当等因素。随着病情进展,肺泡渗出和肺泡塌陷进一步恶化,肺通气功能和换气功能皆严重受损,缺氧导致的酸中毒进一步加重,二氧化碳潴留明显,pH↓,$PaCO_2$↑,BE↓,此时多为混合型酸碱失衡,并且代谢性酸中毒和呼吸性酸中毒皆有可能为原发性因素。因此,在临床实践中,血气分析指标只是服务于临床的工具,应结合患者的疾病状态、病程、治疗措施等因素动态、综合分析,正确评价患者的酸碱失衡状态,以指导临床治疗。

(万献尧)

主要参考文献

[1] Hardie JA, Vollmer WM, Buist AS, et al. Reference Values for Arterial Blood Gases in the Elderly. Chest, 2004,125(6):2053-2060.

[2] Allen K. Four-step method of interpreting arterial blood gas analysis. Nurs Times,2005,101(1):42-45.

[3] 熊盛道.血气分析和酸碱测定//万学红,卢雪峰.诊断学.8 版.北京:人民卫生出版社,2013:546-554.

[4] 钱桂生.现代临床血气分析.北京:人民军医出版社,2002:133-157.

[5] 张劭夫,张波.酸碱失衡//张波,高和.实用机械通气治疗手册.第 2 版.北京:人民军医出版社,2006:80-116.

[6] ARDS Definition Task Force, Ranieri VM, Rubenfeld GD, et al. Acute respiratory distress syndrome: the Berlin Definition. JAMA,2012,307(23):2526-2533.

第 23 章

心肺相互作用

心肺系统是一个复杂的有机整体,具有及时平衡机体变化,并随时反映机体代谢需求的作用。它对机体变化需求的反应受心功能储备量、循环血量、血流分布、自主神经张力、内分泌功能以及肺容积、胸膜腔内压(ITP)和循环末端周围压力的影响。临床上应用机械通气的患者,相似的通气策略可以导致不同的血流动力学效应,这种不同的改变与患者使用机械通气前各自不同的心血管功能状态有关。正常的心肺相互作用在严重心肺疾病时将被放大或出现异常,因此,了解不同病理生理条件下心肺相互作用,妥善处理机械通气时心肺相互作用,对管理呼吸,更好地使用和调节机械通气参数,提高机械通气应用水平,最大限度地减少正压通气对心肺功能的全面影响是非常重要的。

一、心肺相互作用基本概念

心肺相互作用包含的领域很宽。通气可以改变循环,循环亦可以影响通气,而机械通气和通气策略本身可引起血流动力学变化。心肺相互作用广义上包含三个基本概念:第一,吸气在呼气末容积基础上增加了肺容积;第二,正压通气使ITP增高;第三,自主吸气使ITP下降。因此,一些通气的血流动力学效应可能是由于肺容积改变和胸廓扩张造成的,而自主通气和正压通气的不同主要是因为ITP波动以及产生这些呼吸方式所需要的能量不同。

(一)气道压、胸腔内压、心包压和肺容积 临床上对有关呼吸机引起的气道压(Paw)的改变与心血管反应有一些混淆认识。这种混淆认识产生的主要根源是将Paw的改变与ITP和肺容积的改变等同起来。虽然正压通气是通过增加气道压引起肺容积增加,但气道阻力与胸和肺的顺应性也影响胸腔内压和肺容积增加。正压通气时,在肺容积增加相等的情况下,如果肺或胸壁顺应性降低,Paw也增加。但这种Paw增加对ITP和血流动力学的影响是不同的。在肺顺应性降低时,Paw引起ITP的增加程度较在胸廓顺应性降低时为轻。尤其重要的是肺顺应性降低时Paw的增加只引起ITP轻微增加,对血流动力学的影响也小,而胸壁顺应性降低则使Paw传递至ITP,引起明显的血流动力学改变。然而,如果潮气量不变,肺顺应性的单独改变并不引起ITP的变化,并且,在ARDS时如果降低潮气量以维持同正常相同的吸气末Paw,其ITP的增加的程度也减少。

由于右心房压(Pra)、肺动脉压(Ppa)和肺动脉嵌顿压(PAWP)随ITP的变化而变化,同时这些部位的血管压与大气压相关,因此,除非ITP为0,否则一般不能确定这些部位血管的实际张力。Pinsky等证实,心脏手术后的患者在无气流阻塞情况下,当呼气末正压(PEEP)≥10cm H_2O 时,气道断开即刻的最低PAWP比一般的PAWP更能准确地反应左心室的实际充盈压。然而这种"低楔"技术有许多缺点限制其应用。首先,它需要短时间断开PEEP,这样可能诱发肺不张和低氧血症;其次,它假设在短暂的观察期间(<3秒)肺泡压迅速降至0,而这种假设在存在肺动态过度充气以及气道阻力增高时并不成立。对于这些问题,Teboul等证实,如果知道正压呼吸时的潮气量和Paw,PEEP诱导ITP的改变可以通过在正压呼吸时PAWP的变化进行准确的估计。因为PAWP在整个呼吸过程中都变化,并且主要因ITP变化引起,这种通气诱导的PAWP改变(APAWP)在呼吸过程中将会反映ITP的变化。肺顺应性是肺容积改变引起的肺组织张力的变化,如果将呼吸时PAWP的改变(△PAWP)与相应的肺泡压改变(△Palv=吸气末气道压–呼气末气道压)进行比较,则可得到从肺泡间隔到肺静脉的压力传递系数(传递系数It=△PAWP/△Palv)。我们可以采用吸气末和呼气末阻断气流的Paw来反映Palv。毫无疑问,肺顺应性越大,传递系数It越大。这些学者证实,左室充盈压能够通过计算透壁PAWP(tmPAWP)来估计,即呼气末(ee)PAWP减去总PEEP(PEEPtot)与传递系数的乘积[tmPAWP = eePAWP – (PEEPtot×It)]。这一点很重要,它证实了即使是以前不能测量的有严重气道阻塞和肺动态过度充气的患者也能测量tmPAWP。因此监护人员在床旁就能应用PAWP和Paw数据对机械通气的患者测量tmPAWP,而不需撤除通气机或通过其他干扰患者的方式进行。尽管对tmPAWP在危重症患者的整个血流动力学处理中所包含的信息还不清楚,但通常需要这个数值。

(二)自主呼吸运动 自主呼吸努力是由呼吸肌的收缩产生的,这些肌肉的血流由多条动脉供给,且有证据表明在正常情况下,这些血管的绝对血流量超过了骨骼肌的最大代谢需要量。因此在正常心血管状态下,血流不是决定最大吸气努力的限制因素。

正常通气状态下,不足总氧输送的5%即可满足呼吸肌代谢需要,但床旁检测这一代谢是非常困难的;在肺疾病状态下,呼吸功增加,如肺水肿和支气管痉挛,呼吸功耗能将增加到总氧供的 25%～30%。且如果心输出量受到限制,其他器官和呼吸肌肉的血流必然受到影响,会导致组织低灌注和乳酸酸中毒。低氧性呼吸衰竭时的机械通气可以降低机体对心血管系统的代谢需求,在心输出量和动脉血氧含量不变下增加静脉血氧饱和度(SvO_2)。当给予患者插管并行机械通气时,患者的呼吸功耗可明显下降,使得其他重要器官的氧输送增加,乳酸水平下降。当存在固定的右向左分流性疾病时,尽管分流量和心输出量的比例未变,单纯 SvO_2 的增加就可导致动脉血氧分压(PaO_2)的升高。

（三）肺容积改变时的血流动力学效应

1. 自主神经张力和体液调节 肺脏有包括躯体神经和自主神经丰富的神经支配,这些神经网络通过自主神经系统调节机体多种状态。肺扩张可使自主神经输出瞬时改变,最常见的例子是迷走神经介导的肺扩张变时效应。正常潮气量(<10ml/kg)的肺扩张通过减少副交感神经张力增加心率。呼吸性窦性心律失常表示自主神经张力正常。一定程度的呼吸相关的心率改变是心脏本身的内在调节。大潮气量(15ml/kg)的肺扩张使心率减慢。

肺血管收缩反应也可以通过迷走神经反射实现,但似乎不引起显著的血流动力学效应,在肺过度扩张时也可发生反射性的动脉扩张。除了在高频通气和肺过度扩张时之外,这种扩张——血管舒张反应的临床意义非常小。

在肺扩张时肺泡内皮细胞释放多种体液因子,这些因子的相互作用似乎不会显著改变心血管功能状态。实际上单侧肺扩张(单侧 PEEP)并不会影响全身的血流动力学。

除了这些神经反射路径外,通气也可以通过释放激素来改变血管内外的液体平衡。正压通气和 PEEP 都可以刺激广泛的内分泌反应。肺扩张压迫右心房引起交感活性增强通过肾脏增加液体潴留。在正压通气时血浆去甲肾上腺素、肾素活性和心房利尿钠多肽增加。但在充血性心力衰竭时,应用气道内正压(鼻罩持续气道内正压,CPAP)可使血浆利尿钠多肽活性随血流动力学的改善而平行下降。这提示当血流动力学改善后,即使存在正压通气,机体通过减轻应激进行了恢复。

2. 肺血管阻力的影响因素 肺容积的改变通过以下 2 个机制影响肺血管张力:①通过低氧性肺血管收缩增加血管张力;②通过被动的压迫肺泡血管。根据其周围压力的不同肺循环的血管可以分为 2 类:肺小动脉、小静脉和肺泡毛细血管这些血管以肺泡压作为其周围压,称为肺泡血管;大的肺动脉、静脉和心脏及胸腔内体循环的大血管以肺间质压力作为其周围压,称为肺泡外血管。肺泡压减去 ITP 就是跨肺压,和肺顺应性一起决定了肺的扩张。增加肺容积需要跨肺压的增加,反之亦然。因此肺泡和肺泡外血管的血管外压力梯度随肺容积的变化而变化。保持肺张开的放射状的间质牵拉力和作用在气道上一样作用于肺泡外血管。当肺容积增加时,放射状的间质拉力增加,肺泡外血管和气道的直径增加。就气道而言,高肺容积导致气道阻力下降。同样当肺容积增大时,肺泡外血管

直径也增加,使这些血管扩张;在肺容积下降则情况相反。在小的肺容积时,肺血管阻力的增加是低氧性肺血管收缩和肺泡外血管塌陷联合作用的结果。

肺容积的增大逐渐增加肺泡血管阻力,但只有当肺容积超出功能残气量(FRC)非常多时才表现出来。心脏和肺泡外血管的周围压为 ITP,而肺泡血管的周围压是肺泡压。因此在肺泡外血管和肺泡血管之间存在腔外跨肺压梯度。当肺容积增加时,这种压力差也相应增加。它们又是怎样作用于肺血管阻力的呢?

肺动脉腔内压的产生是右心室(RV)射血相对 ITP 作用的结果,但是肺泡血管的腔外压是肺泡压,如果跨肺压足够大到超过血管的腔内压,当肺泡外血管进入到肺泡位置时就塌陷了,这就减少了血管截面积,并使肺血管阻力增大。同样通过牵拉和扩张肺泡间隔使肺容积增加也可压迫肺泡血管,而这一机制还没有得到较好的证实。

肺血管张力增加的机制是复杂的。如果局部肺泡 $PO_2(P_AO_2)<60mmHg$,会造成低氧性肺血管收缩,使得局部肺血管张力增加,局部血流下降,这一过程一部分是由肺血管内皮细胞合成并释放的一氧化氮(NO)介导的。这些细胞在正常情况下持续低水平的合成 NO,以维持肺血管总体上的舒张状态,该过程通过 O_2 调节并依赖于 O_2,可以被酸中毒抑制。这是一个耗能过程,如果氧气严重缺乏时,NO 就不能合成,肺动脉压就会上升。所以,酸中毒、肺泡低氧或低氧血症都可以抑制 NO 的产生。

当局部的通气功能受损时,低氧性肺血管收缩是优化通气和灌注比例的重要调节过程。如急性肺损伤(acute lung injury,ALI)的患者存在肺泡的塌陷,由于肺泡塌陷和继发的低氧性肺血管收缩,肺血管阻力通常是增加的。

3. 机械通气引起的肺血管阻力变化 血管周围组织压力改变血管阻力,肺容积变化引起肺组织压力的变化。纯粹从机械力学考虑,肺血管阻力的主要决定因素直接与肺容积的变化相关,这意味着在机械通气时,不需要其他肺外过程如体液反应来诱导肺血管阻力的改变。除了改变 ITP 外,肺扩张主要通过改变右心室(RV)后负荷及左右心室前负荷影响心脏功能和心输出量。

机械通气缓解低氧引起的肺血管张力增高,主要可以有以下几个途径:增加肺泡气提高全身 PaO_2;增加局部肺泡的 PaO_2;复张塌陷的肺泡,增加肺泡通气以逆转急性呼吸性酸中毒;或降低呼吸做功减轻中枢交感神经激活。这些作用需要正压通气以复张塌陷的肺泡,常需要一定的 PEEP。因此如果 PEEP 打开了萎陷的肺泡并使其含氧量增加,那么低氧性肺血管收缩就减轻了,肺血管阻力下降,RV 射血得到改善。

如果肺泡毛细血管的截面积已经下降了,使肺过度的扩张可引起严重的肺动脉高压并有可能发生急性 RV 衰竭(急性肺心病)和 RV 缺血。而如果肺容积本来是下降的,应用 PEEP 将肺容积增加到原基础水平将会降低肺血管阻力;如果 PEEP 造成肺在 FRC 基础上过度扩张,则可能增加肺血管阻力。

（四）心室相互作用 因为两侧的心室是通过肺血管相连的,RV 输出量的改变一定会影响左心室(LV)充

盈。而 RV 舒张末期容积的变化也可间接改变 LV 前负荷。右室舒张容积增加使室间隔移向 LV,降低了 LV 舒张顺应性。因此对于相同的左室充盈压,右室扩张降低了 LV 舒张末容积和心输出量。这种相互作用被认为是在心脏压塞中见到的动脉压和心输出量时相变化的主要决定因素。动脉血压的时相变化在正压通气中并不常见,而在自主吸气过程中,自主吸气通过增加静脉回流引起吸气相关的 RV 扩张,这种吸气相关的 RV 舒张末容积增加减少了 LV 舒张末容积,通过容量复苏和注射血管加压药维持相对恒定的静脉回流可将该反应降到最小。因此动脉血压的时相变化可作为功能性低血容量的标志。

(五)机械性的心肺交互作用 如果肺容积明显增加,在两肺之间心脏可能受到压迫,心脏周围压增大。因为胸壁和横膈可以活动,而心脏局限于心包内,所以近心端 ITP 的增加超过侧胸壁和横膈处 ITP 的增加。这种肺扩张对心脏的压缩效应可以见于自主的肺过度扩张或有 PEEP 存在的正压通气引起的肺扩张。由于这种压缩效应的存在,当 LV 充盈压力或肺动脉嵌顿压保持不变时 LV 的每搏功仍是下降的,以前这种显著的 LV 舒张顺应性的下降被误解为 LV 收缩功能受损。许多研究已经显示当进行液体复苏治疗将 LV 舒张末容积恢复到原始水平时,尽管仍持续应用 PEEP,LV 每搏功和心输出量都恢复到了原始水平。

(六)胸膜腔内压变化时的血流动力学效应 ITP 影响全身静脉回流到 RV 的压力与 LV 射出到全身的血流的压力之间的梯度。ITP 增加,通过增加右房压和减小 LV 收缩时的跨壁压来降低压力梯度,减少胸腔血容量。同样的观点,降低 ITP 增大静脉回流并阻碍 LV 射血,从而增加胸腔血容量。

1. 全身性静脉回流 血流从外周经过低压低阻的静脉回到心脏。当下游的右房压改变,而上游的压力固定时,静脉回流率下降,这种情况常见于正压机械通气。平均静脉压是血容量、外周血管张力和血管内血液分布的综合表现,可以通过瞬间的全循环暂停直接测出。在通气周期中平均静脉压没有非常快速的变化,而伴随着 ITP 的变化右房压常有非常快速的变化。于是在机械通气中右房压的变化成为决定全身静脉回流压力梯度变化的主要因素。在机械通气中出现肺过度扩张时,随着 ITP 的增加,右房压随之增加,全身静脉回流的压力梯度下降、静脉回流减速、RV 充盈下降,并继而出现 RV 每搏输出量下降。而在正常自主吸气时则相反。

2. 右室充盈 在开胸手术的患者可以直接测出右室充盈压(右房压 Pra-心包压 Ppc),当心室快速充盈时,并没有发现右室充盈压力的明显改变。随着容量负荷增加右房压增加,Ppc 虽也增加了,右室充盈压没有变化。Tyner 等证实,快速的容量负荷变化并不明显改变右心室充盈压,尽管 Pra 随容量负荷而增加,但 Ppc 也增加,因此右室充盈压仍不变,推测右心室增大是通过右心室构形改变而实现,而并非是室壁的扩张。当在术后患者应用 PEEP 使 RV 容积下降时,可见到相似的结果。Pinsky 等表明外科手术后应用 PEEP,右心室舒张末期容积缩小,

Pra 和 Ppc 增加,但是右心室充盈压仍保持不变。因此 Pra 和右心室充盈压的改变并不伴有右心室舒张末期容积的改变。心脏手术后患者容量负荷引起心包压的增加要大于 ITP 的增加,与心包限制相符。而 PEEP 的增加首先选择性的增加 ITP,直至其与 Ppc 相等,然后,ITP 和 Ppc 随 PEEP 的进一步增加而共同增加。

因为右室充盈时充盈压变化很小,而右房压是静脉回流的对抗压力,于是越接近于右房压力,全身静脉血回流的压力梯度越大。RV 输出量必然和静脉回心血量相等,否则持续增加的静脉血流将使 RV 过度扩张,右房压增加。在正常自主呼吸情况下不会发生类似问题,是因为大多数静脉回流增加是发生在吸气相,随着呼吸 ITP 的上升静脉回流下降。同样肺动脉流入回路具有很高的顺应性,能接受 RV 搏出量的极大增加而压力不变。因此任何静脉回流量的增加都被成比例的搏入肺循环,而并不需要右心室增加收缩力和增加心肌氧耗量。

如果 RV 舒张顺应性下降或右房压增加,这套代偿系统迅速失去功能。例如在急性 RV 扩张或肺心病(肺栓塞、肺过度扩张,和 RV 梗死)时,RV 舒张顺应性下降,导致心输出量的显著下降且对容量复苏没有反应。心脏压塞和正压通气时常发生右房压和 RV 舒张末容积的分离。正压通气时增加 ITP 而增加了右房压,使右房压和 RV 充盈压分离,削弱了正常的循环适应过程。因此即使通过应用部分支持通气模式进行机械通气,恢复右房压和 RV 容积的结合,只有 RV 能将增加的静脉回流转导为前向血流时,心输出量才会增加。

在机械通气撤离过程中,潜在的右心衰可能暴露,表现为右房压迅速增加和心输出量的下降。因为在正常个体,机械通气作用于心血管功能的主要效应是通过改变静脉回流改变 RV 前负荷,正压通气对心输出量的有害作用可以通过液体复苏增加静脉系统平均压力或通过保持平均 ITP 和肺容积波动水平尽可能低来消除。在机械通气撤离过程中,这部分增加的液体会加重右心的负担。

因为自主吸气努力通过减少 ITP 增加肺容积,在自主吸气时静脉回流的增加主要是因为右房压的下降,这种静脉回流量的增加是有限度的。如果 ITP 下降到大气压以下,大的静脉在流入胸腔后塌陷,静脉回流出现流量限制。这种流量限制对于心脏来说是安全阀,如果没有流量限制,右心室将过度扩张并出现衰竭。

3. 右室后负荷 在收缩期,RV 后负荷是最大的收缩期室壁应力,根据 Laplace 定律,它与 RV 曲线半径(反映舒张末期功能)和跨壁压(反映收缩期 RV 压)成正比。在呼吸努力时阻断气道可以引起 ITP 的改变而没有肺容积的变化,这时并不改变 RV 和肺动脉间的压力阶差,因而不改变肺血管阻力。因此无论是 Valsalva 动作还是阻断吸气努力(Mueller 动作)均不会明显影响 RV 后负荷。

收缩期 RV 压也是跨壁的收缩期肺动脉压(Ppa)。跨壁 Ppa 增加主要有以下 2 种机制:①肺动脉压的增加而不伴有肺血管张力的增加:主要见于血流的明显增加(运动时)和流出道压力的被动增加(LV 衰竭)的情况;②肺血管力的增加:包括血管张力的增加或被动的肺扩张。通

常情况下,正压通气中跨壁 Ppa 的增加主要因为肺血管阻力的增加,因为无论是瞬时的心输出量(CO)还是 LV 充盈通常都不会明显增加。不管这些过程发生与否,如果跨壁 Ppa 增加,RV 射血将受阻。而且如果右室不再像以前一样的"空",不但出现每搏输出量的下降,而且 RV 残余容积增加,阻碍了下一次静脉回流。对静脉回流的限制通常需要几个心搏周期才能逐渐显现。这一过程导致 RV 壁应力增加,静脉回流的下降并迅速出现急性肺心病。此外如果 RV 持续扩张,将可能发生右室游离壁的缺血和梗死,因为在高的室壁应力情况下,右冠状动脉的灌注不能维持。

正常吸气末、轻微的低氧血症(PaO₂>65mmHg)和 PEEP<7.5cmH₂O,跨壁 Ppa 的增加并不明显。但如果维持 Ppa 的轻微增加,将发生液体潴留,可以通过补液使 RV 舒张末期容积的增加并维持心输出量的恒定。

4. 左室前负荷和心室相互作用 静脉回流的改变必然最终导致 LV 前负荷方向上一致的改变,因为两个心室功能是串联的。比如在 Valsalva 动作时,起初的 RV 充盈是下降的,而 LV 充盈没有变化。当这种竭力屏气继续时,LV 充盈和心输出量就会下降。除了这一系列的相互作用,直接的心室相互依存也可发生,在临床上非常明显。RV 容积的增加将室间隔推向 LV,减少了 LV 舒张顺应性。

正压通气时,RV 容积通常是减小的,心室相互依存是影响血流动力学的主要因素。尽管在正压通气时肺容积的增加产生一定程度的室间隔移位,因为相互挤压,双侧心室的容积通常是减少的。大量的研究已经表明在应用 PEEP 时心输出量的下降是因为 LV 舒张末容积的下降,且 LV 舒张末容积和心输出量均可以通过液体复苏恢复。

和正压通气不一样,在自主吸气时,RV 容积显著增加,瞬间的使室间隔移向左侧,并使 LV 舒张顺应性和 LV 舒张末容积下降。这种瞬间的 RV 扩张引起的室间隔左移是吸气相关的动脉脉压下降的主要原因,且如果下降>10mmHg,称为奇脉。自主吸气努力也可以发生于正压通气,尤其是部分支持通气时,奇脉可以出现在机械通气的患者。

5. 左室后负荷 左室后负荷等于收缩期室壁张力。根据 Laplace 方程,收缩期室壁张力与 LV 跨壁压及 LV 曲缘半径成正比,而其半径与 LV 容积成正比。和 RV 一样,正常情况下最大 LV 室壁张力发生在等容收缩末期,反映了最大的 LV 曲缘半径(舒张末期容积)和主动脉压(舒张压)。在慢性心力衰竭(chronic heart failure,CHF)患者当 LV 舒张时,最大的 LV 室壁张力发生在 LV 射血期,因为这两个参数的最大值此时同时出现。于是在定义上 LV 后负荷的变化依赖心脏收缩力和血管内容量的基础水平。LV 射血压力是跨 LV 收缩压,近似等于动脉跨壁压。正常压力感受器位于颈动脉体,其目的是为了维持动脉血压相对于大气压的恒定,ITP 上升时如果动脉血压保持不变,那么 LV 室壁张力也会下降。同样当 ITP 增加时如果动脉跨壁压保持不变,但 LV 舒张末期容积下降,因为随着 ITP 的增加全身静脉回流相应减少,LV 室壁张力也下降了。因此通过这些机制,ITP 增加使 LV 后负荷减少。同样 ITP

下降而动脉压保持恒定增加了 LV 跨壁压,增加了 LV 后负荷。于是和 ITP 的增加不同,ITP 的下降增加 LV 后负荷。实际上 ITP 的下降,常发生于自主吸气努力时,在撤离机械通气时反映了重要的心脏应激状态。

在自主吸气时奇脉见于严重心包受限,如心脏压塞和缩窄性心包炎。当 RV 容量增大和 ITP 下降时,在过度的自主呼吸努力时即可出现奇脉。出现吸气性 LV 每搏输出量和收缩性动脉血压下降的最主要机制是由于心包容积的限制,静脉回流的增加使室间隔瞬间移向 LV 腔,通过瞬间减少 LV 顺应性,减少左室舒张末期容积。ITP 的负向波动也增加了 LV 射血压(LV 压-ITP),增加了 LV 收缩末期容积。对 LV 收缩功能的影响也可发生于吸气负荷加重时,如阻塞性睡眠呼吸暂停,包括主动脉射入阻抗增加、整个 LV 心肌收缩同步性改变和低氧诱导的收缩性下降。低氧还直接损害 LV 的舒张顺应性。

咳嗽时 ITP 迅速增加,动脉血压也会有相似量的增加,因此不管是相对于 ITP 的动脉血压(动脉跨壁压或 LV 射血压)还是主动脉血流速度都保持恒定。而当 ITP 持续增加时,因为回心血量的下降,必然最终降低主动脉血流速度和动脉压。因为正常压力感受器的自我调节机制倾向于维持不变的动脉压以维持器官的灌注,如果 ITP 增加动脉压而不改变动脉跨壁压,外周血管将反射性的扩张以保持稳定的胸腔外动脉压力-流速关系。冠状动脉灌注压反映了动脉血流的胸内压力梯度,它不会因为 ITP 引起的动脉压增加而增加。而且扩张的肺对冠状动脉的压迫可能阻断冠脉血流,因此可以合并冠状动脉血流下降诱导心肌缺血的发生。

考虑到 LV 能量需要,无论是 ITP 增加高于大气压多少,还是 ITP 从负值上升到大气压水平,只要其绝对值的改变相同,LV 收缩功增加的量就应是相似的。这两种情况下,LV 射血压力的下降和 ITP 的相对增加成正比。但是,减小负向 ITP 水平对静脉回流的影响和增加正的 ITP 效果不同。一旦右房压变为负值,静脉回流即出现流速受限。因此 ITP 的进一步下降并不伴有静脉回流的进一步增加,仅仅是 LV 射血压的增加。因此像在阻断气道后的吸气努力(哮喘、上气道阻塞、声带麻痹)或肺顺应性下降(间质性肺疾病、肺水肿和急性肺损伤)时出现巨大的 ITP 负向压力波动,选择性的增加 LV 后负荷,被认为是这些疾病中常见的 LV 衰竭和肺水肿的原因,尤其是在 LV 收缩功能已经受累的情况下。同样,解除上气道梗阻(气管内导管)、进行机械通气或应用 PEEP 使自主吸气努力减少等措施解除 ITP 巨大的负向波动,可以选择性的降低 LV 后负荷,而没有显著的静脉回流和心输出量的变化。虽然这些在逻辑上是清楚的,并不是所有的观察都得到了人类或动物试验的证明。Sin 等用 CPAP 治疗 66 例患者的结果也支持这一观点。他们发现只有那些左心室功能差的患者出现血流动力学的改善。3 个月心功能恶化和需要心脏移植的危险降低 66%,6 个月的病死率降低 81%。无 Cheye-stokes 呼吸的患者 CPAP 治疗无益。这一结果提示,CPAP 治疗的优点源于对 ITP 负压波动的减轻。考虑到这些不同效应的重要性,在急性 LV 衰竭的患者通过减少负向 ITP 波动降低 LV 负荷,这一证据有重要的临床意义。

二、病理条件下正压通气的心肺血管效应

(一)初始机械通气反映容量状况 在正压通气之初,全身血管阻力(SVR)急性降低是重症监护治疗病房常见的心肺相互作用,此外,插管后急性心血管休克也是其最常见的原因。小儿膨胀肺的扩血管反应是迷走神经过度刺激的结果。正压通气开始时能提示患者的容量状况。尤其是在低血容量情况下,预期的血流动力学监测能有助于防止在通气开始时的心血管损害。液体冲击治疗可以部分缓解由于正压通气所致的静脉回流减少,尤其是在使用高 PEEP 水平时。心功能低下患者应使用正性肌力药物,缩血管药物能减轻血管扩张对心血管功能的影响,增加抗胆碱药物的摄入可有助于减轻插管和通气时的迷走神经反应。

(二)左室功能不全 无创正压通气越来越多地被应用于左室功能不全的治疗。如果患者耐受,经面罩或鼻罩 CPAP 或 BiPAP 可增加氧合,改善左室功能,减少呼吸功耗和降低气管插管率。正压通气能通过增加胸膜腔内压,减轻左室前负荷和后负荷,影响左心功能。心功能正常者,由于 CO 对前负荷的依赖性较后负荷为强,正压通气可使 CO 降低。在 CHF 时,CO 对后负荷的依赖性较前负荷为强,正压通气通过降低左室跨壁压而改善左室功能。

左室功能不全和肺水肿时胸内血容量增加。由于肺间质水肿和肺泡水肿,肺顺应性降低,气道阻力增加,吸气时食管压负向摆动增加,使静脉回心血量增加,增加心脏前负荷。正压通气通过改善肺顺应性和降低气道阻力,使吸气时食管压负向摆动减小。正压通气一方面通过对肺微血管的直接加压作用,其效应使肺血管阻力升高;另一方面通过减轻肺水肿,改善氧合,其效应使肺血管阻力下降,两方面的净效应使肺血管阻力无明显变化或下降或升高。在行有创机械通气时,合理应用 PEEP 还可以改善氧合,使因肺水肿而处于肺不张高危状态的肺泡维持开放和保持肺容积,肺容积接近 FRC 有助于减轻右室后负荷。

(三)慢性阻塞性肺疾病 运动中右室舒张末压和心输出量不成比例的增加是 COPD 患者心肺相互作用的重要特点,它可能与运动中肺动脉压增加所致的右室肺血分数降低有关,与肺血管阻力增加有关。COPD 存在内源性 PEEP(PEEPi),由于 PEEPi 的存在,肺容积及胸膜腔内压增高,对循环系统产生抑制作用。PEEPi 使胸膜腔内压升高,静脉回流减少,肺血管阻力和肺毛细血管楔压增加,右室后负荷增加,导致右室舒张功能障碍。COPD 患者肺容积、胸膜腔内压的增加还使左室舒张受限,肺血管阻力增加,左房回流减少,左室充盈减少,对左心功能产生负面影响。

正确设置呼吸机参数,尤其要认真设置外源性 PEEP(PEEPe),避免对心血管造成负面影响,合理的 PEEPe 或 CPAP 可拮抗 PEEPi,增加心排出量。过低的 PEEPe 或 CPAP 水平起不到足够的辅助作用,而过高水平的 PEEPe 或 CPAP 则会加重肺过度充气。条件具备时可监测 PEEPi,PEEPe 相当于 80% 的 PEEPi 即可。其他的措施包括黏液的清除,应用支气管舒张剂等改善患者的呼吸力学状况。

(四)急性气道阻塞 导致婴幼儿和儿童急性上呼吸道阻塞的常见原因为喉炎等上呼吸道感染和异物吸入,在成年人主要为恶性肿瘤和拔管后的喉痉挛。以上原因可使胸膜腔内压急剧下降,胸内大静脉塌陷,过大的胸内负压使左室后负荷增加,导致负压性肺水肿。缺氧和高碳酸血症导致肺血管收缩、肺毛细血管压升高。因此,对急性上呼吸道阻塞需要马上畅通气道,纠正缺氧,必要时行气管切开、环甲膜穿刺或置入气管内支架、紧急气管插管进行机械通气等急救措施。大约 50% 的急性上呼吸道阻塞患者需要行正压通气治疗并应用 PEEP,以控制胸膜腔内压,减轻肺水肿,改善氧合。药物治疗包括应用利尿剂、糖皮质激素和限制液体等。

(五)肺动脉高压 对肺动脉高压的患者行机械通气时要避免加重肺血管收缩的因素,如缺氧、高碳酸血症或酸中毒、肺不张和肺容积的过度改变等。高频震荡通气时肺容积接近 FRC,避免了肺容积大幅波动导致的肺血管阻力的增加,非常适用于持续性肺动脉高压的新生儿。吸入一氧化氮可用于治疗可逆性的肺动脉高压。

(六)急性呼吸窘迫综合征(ARDS) ARDS 患者心肺相互作用的特征为心动过速,肺动脉高压、左室搏动指数和心搏指数降低,因 ARDS 而死亡的患者,50% 以上出现左室衰竭,而幸存者在恢复期可见平均动脉压和肺动脉嵌顿压明显降低,心搏指数和右室搏动指数增加,提示多数 ARDS 患者有心室泵功能的改变。其机制有:①ARDS 患者的肺脏因肺水肿而顺应性降低,这种僵硬的肺可使心窝变"硬",左室舒张末容积降低,心输出量减少;②在实验条件下发现,肺动脉压和右室压力增加改变了左室舒张末压力-容积关系,这种心室内部依赖性使右室后负荷的增加成为心输出量降低的原因。

总之,临床医师很容易低估机械通气在心血管系统治疗中的作用,并误解机械通气与心肺相互作用,通过以上阐述的心肺交互作用的一些基本概念,分析不同疾病状态下呼吸病理生理改变,以及这些变化对正压通气的影响,有助于我们更好地掌握机械通气技术解决临床实际问题,发挥其优势,并尽可能避免不良反应,最大化地改善患者的预后。

(艾宇航)

主要参考文献

[1] Phalen RF,Oldham MJ. Tracheobronchial airway structure as revealed by casting techniques. Am Rev Respir Dis, 1983,128(2 Pt 2):S1-S4.

[2] Ridge KM, Rutschman DH, Factor P, et al. Differential expression of Na-K-ATPase isoforms in rat alveolar epithelial cells. Am J Physiol Lung Cell Mol Physiol,1997, 273(1 Pt 1):L246-L255.

[3] Verkman AS, Matthay MA. Song Y. Aquaporin water channels and lung physiology. Am J Physiol Lung Cell Mol Physiol,2000,278(5):L867-L879.

[4] Sakuma T, Gu X, Wang Z, et al. Stimulation of alveolar epithelial fluid clearance in human lungs by exogenous epinephrine. Crit Care Med,2006,34(3):676-681.

[5] Folkesson HG, Norlin A, Wang Y, et al. Dexamethasone and thyroid hormone pretreatment upregulate alveolar epithelial fluid clearance in adult rats. J Appl Physiol, 2000,88(2):416-424.

[6] Planes C, Escoubet B, Blot-Chabaud M, et al. Hypoxia downregulates expression and activity of epithelial sodium channels in rat alveolar epithelial cells. Am J Respir Cell Mol Biol,1997,17(4):508-518.

[7] Sakuma T,Zhao Y,Sugita M, et al. Malnutrition impairs alveolar fluid clearance in rat lungs. Am J Physiol Lung Cell Mol Physiol,2004,286(6):1268-1274.

[8] WARE LB. MATTHAY MA. Alveolar fluid clearance is impaired in the majority of patients with acute lung injury and the acute respiratory distress syndrome. Am J Respir Crit Care Med,2001,163(6):1376-1383.

[9] Allen K. Four-step method of interpreting arterial blood gas analysis. Nurs Times,2005,101(1):42-45.

[10] 熊盛道. 血液气体分析和酸碱测定//陈文彬,潘祥林.诊断学. 6 版. 北京:人民卫生出版社,2006:442-450.

[11] Teboul JL,Pinsky MR,Mercat A,et al. Estimating cardiac filling pressure in mechanically ventilated patients with hyperinflation. Crit Care Med, 2000, 28 (11): 3631-3636.

[12] Pinsky MR, Vincent JL, DeSmet JM. Effect of positive end-expiratory pressure on right ventricular function in man. Am Rev Respir Dis,1992,146(3):681-687.

[13] Michard F, Boussat S, Chemla D, et al. Relation between respiratory changes in arterial pulse pressure and fluid responsiveness in septic patients with acute circulatory failure. Am J Respir Crit Care Med,2000, 162(1):134-138.

[14] Vieillard-Baron A,Augarde R,Prin S,et al. Influence of superior vena caval zone condition on cyclic changes in right ventricular outflow during respiratory support. Anesthesiology,2001,95(5):1083-1088.

[15] Luecke T, Roth H, Herrmann P, et al. Assessment of cardiac preload and left ventricular function under increasing levels of positive end-expiratory pressure. Intensive Cere Med,2004,30(1):119-126.

第 24 章

水电解质、酸碱、代谢紊乱

第一节 概 述

水是机体含量最多而又重要的组成成分,具有重要的生理功能:体内一切生化反应进行的场所;良好的溶剂,有利于营养物质及代谢产物的运输;维持产热与散热的平衡,对体温调节起重要的作用。

水与溶解在其中的物质共称为体液,不仅构成细胞生存的环境,同时也是细胞本身必不可少的成分。体液的组成相对恒定是所有细胞正常活动的前提。

体液中的电解质指在体液中解离为带一个或多个电荷的离子,主要包括 K^+、Na^+、Ca^{2+}、Mg^{2+}、Cl^-、HCO_3^-、HPO_4^{2-} 和 SO_4^{2-} 等。电解质的主要功能包括:维持体液的渗透压平衡和酸碱平衡;维持神经、肌肉和心肌细胞的静息电位,并参与其动作电位的形成;参与新陈代谢和生理功能活动。

体液的正常容量和分布、正常渗透压和各种电解质的正常含量,是保证细胞代谢活动正常进行和维持器官功能的必要条件。临床上多种疾病可引起水、电解质紊乱,进而使全身器官系统功能发生紊乱。因此了解水和电解质紊乱的发生机制及其演变规律,对临床防治非常重要。

一、体液的容量及分布

体液总量的分布因年龄、性别、胖瘦等而异。从新生儿到老年人,体液量占体重的百分比逐渐减少。新生儿最高为 80%,老年人约为 45%。另一方面,体液总量随脂肪的增加而减少。成年男性体液总量约占体重的 60%,女性因皮下脂肪较丰富,约占体重的 50%。

体液分为细胞内液(约占 2/3)和细胞外液(约占 1/3)。细胞外液包括血浆(约占体重 5%)和组织间液(约占体重 15%),组织间液除不含红细胞和仅含少量蛋白质外,基本上和血浆相同。绝大多数组织间液能迅速和血管内或细胞内液体进行交换并取得平衡,对于维持机体的水和电解质平衡方面具重要作用,故称为功能性细胞外液。另有一小部分组织间液(约占体重的 1%~2%)仅有缓慢地交换和取得平衡的能力,在维持体液平衡方面作用甚小,称为无功能性细胞外液。结缔组织液和经细胞水(后者又被称为第三间隙液,例如关节液、脑脊液、消化液、胸腔和腹腔液等,由细胞的转运、分泌活动所形成,其成分与血浆不同)都属于无功能性细胞外液,但有时它们的变化导致机体水、电解质和酸碱的失衡却是非常显著的。

二、体液的电解质成分及分布

体内主要的电解质有 K^+、Na^+、Ca^{2+}、Mg^{2+}、Cl^-、HCO_3^-、HPO_4^{2-}、SO_4^{2-} 及有机酸和蛋白质,在细胞外液和细胞内液的分布上具有很大差异,但在正常情况下,均处于动态平衡,保持相对稳定(表 24-1-1)。

细胞外液中主要阳离子是 Na^+,其次是 K^+、Ca^{2+}、Mg^{2+} 等;主要阴离子是 Cl^-,其次是 HCO_3^-、HPO_4^{2-}、SO_4^{2-} 及有机酸和蛋白质。细胞外液的组织间液和血浆的电解质在数量和功能上基本相同,主要区别在于血浆中含有较多量蛋白质,这对于维持血浆胶体渗透压、稳定血管内液(血容量)具有重要意义。

细胞内液中主要阳离子是 K^+,其次是 Na^+、Ca^{2+}、Mg^{2+};主要阴离子是 HPO_4^{2-} 和蛋白质,其次是 HCO_3^-、Cl^- 和 SO_4^{2-} 等。

表 24-1-1 体液中主要电解质含量

电解质		血浆(mmol/L)	组织间液(mmol/L)	细胞内液(mmol/L)
阴离子	Cl^-	103	115	2
	HCO_3^-	27	30	8
	HPO_4^{2-}	1	1	70
	SO_4^{2-}	0.5	0.5	
	有机酸		5	

续表

电解质		血浆（mmol/L）	组织间液（mmol/L）	细胞内液（mmol/L）
	蛋白质		1	55
阳离子	Na^+	142	145	10
	K^+	4	4	160
	Ca^{2+}	2.5	1.5	极微
	Mg^{2+}	1.5	1	极微

注：各部分体液中所含阴、阳离子数的总和是相等的，并保持电中性，如果以总渗透压计算，细胞内外液也是基本相等的。绝大多数电解质在体液中呈游离状态

三、体液的渗透压

溶液的渗透压取决于溶质的分子或离子的数目，体液中起渗透作用的溶质主要是电解质。由 Na^+、K^+ 等晶体颗粒形成的渗透压称为晶体渗透压，由于晶体物质颗粒质量很小，粒子数目多，故血浆渗透压主要取决于晶体离子，尤其是 Na^+ 浓度。而由蛋白质等胶体颗粒形成的渗透压称为胶体渗透压，仅占血浆总渗透压的 1/200，但由于其不能自由通透毛细血管壁，因而对于维持血管内外液体的交换和血容量具有十分重要的作用。

临床上以 mmol/L、mOsm/L 或 mOsm/(kg·H_2O) 表示体液的渗透压。血浆渗透压可用冰点渗透压计测定，或用公式计算：

血浆渗透压 mmol/L=2(Na$^+$+K$^+$)(mmol/l)

+葡萄糖(mg/dl)/18+尿素氮(mg/dl)/2.8

+其他未测定渗透物质。

血浆渗透压的正常范围在 280～310mmol/L，<280mmol/L 为低渗，>310mmol/L 为高渗。Na^+ 为血浆中的主要阳离子，其含量占总渗透压比例的 50%，故 Na^+ 是维持血浆渗透压平衡的主要因素；但显著增加的葡萄糖或外源性物质(酒精和复杂的碳水化合物)也可以增加血浆渗透压，从而导致高渗状态。

四、体液的渗透压和容量的调节

细胞外液渗透浓度和容量的相对稳定是通过神经-内分泌系统(包括下丘脑-垂体后叶-抗利尿激素系统和肾素-醛固酮系统)的调节实现的。两系统共同作用于肾，调节远曲小管对于水及钠等电解质的吸收及排泄，从而达到维持体液平衡的目的。并且，血容量与渗透压相比，前者对机体更加重要。当血容量锐减又兼有血浆渗透压降低时，低血容量对于抗利尿激素(ADH)的促进分泌作用远远强于低渗透压对于其分泌的抑制作用，从而达到优先保持和恢复血容量的目的，使重要器官的灌流得到保证。

五、水和溶质在体液间的转移

（一）水在血管内、外的转移 血浆与组织间液中的钠离子浓度相似，故钠离子产生的晶体渗透压对水在其间的运动不发挥重要作用，而血浆蛋白所产生的胶体渗透压与毛细血管静水压共同决定着水在血管内外的分布，并在水肿的发生中起重要作用。

影响水在血管内外移动的因素主要包括：①驱使血管内液体向外滤出的力量是有效静水压，毛细血管内平均静水压为 20mmHg，组织间隙静水压为-10mmHg，两者之差为 30mmHg，即为有效静水压；②促使液体回流至毛细血管内的力量是有效胶体渗透压，正常人血浆胶体渗透压为 25mmHg，组织间液的胶体渗透压为 15mmHg，两者之差 10mmHg 为有效胶体渗透压；③促使组织液形成的压力称为有效滤过压，有效滤过压=(组织间隙胶体渗透压+毛细血管内静水压)-(毛细血管内胶体渗透压+组织间隙静水压)，正常情况下血管内外液体交换处于动态平衡；④淋巴回流：组织液回流剩余的部分须经淋巴系统回流进入血液循环，组织间隙静水压升高时，淋巴液生成速度加快；另外，淋巴管壁的通透性较高，蛋白质易通过，因此，淋巴回流不仅可把略多生成的组织液送回体循环，而且可以把漏出的蛋白质、大分子物质送回体循环。

上述任何因素失调均可使水向血管外转移异常，导致组织液生成增多，形成水肿。引起水向血管外转移增加，导致组织液生成大于回流的因素主要有以下几方面：①毛细血管血压增高：由于毛细血管血压增高，使液体从毛细血管滤出到组织间隙增多，而又阻碍液体回流入毛细血管，这样就造成组织液积聚过多，当其超过淋巴的回流代偿时，就出现水肿。如心力衰竭时引起的全身性水肿；肝硬化时引起的腹水，以及局部静脉受阻时引起的局部水肿等，基本原因之一就是毛细血管血压增高；②血浆胶体渗透压降低：血浆胶体渗透压是使组织液回流到毛细血管的一种力量，当血浆胶体渗透压降低时，组织液生成增多，回流减少，组织间隙液体积聚过多，形成水肿。这种水肿常为全身性的。由于血浆胶体渗透压的高低主要取决于血浆蛋白含量，尤其是白蛋白含量。因为白蛋白量多，分子小，吸水力强，对渗透压影响极大，所以当血浆蛋白总量<50g/L(正常为 67～79g/L)或白蛋白含量<25g/L(正常为 38～48g/L)时，即可发生水肿。消化道疾病时消化吸收障碍，蛋白质摄取不足；肝功能不全时蛋白质合成减少；肾病综合征时蛋白质丧失过多等，都会引起水肿；③毛细血管通透性增加：正常毛细血管壁仅允许水分、晶体物质(如 Na^+、葡萄糖等)和少量白蛋白通过。但在病理情况下，通

透性增加,会使大量蛋白质漏出到组织液中。结果,一方面血管内液体渗透压降低,另一方面组织液胶体渗透压升高,结果则发生水肿。炎症引起的水肿,就是因毛细血管通透性增加所致;④淋巴回流受阻:组织液除了大部分从毛细血管静脉端回流外,少部分还从淋巴管回流入血。当淋巴管阻塞,淋巴回流受阻时,就可使含蛋白的淋巴液在组织间隙中积聚,使组织间隙的胶体渗透压升高,使液体潴留在血管外。

（二）水在细胞内外的转移　水能自由通过细胞膜,而蛋白质、K^+、Na^+、Cl^-、HCO_3^-等不能自由通过,因此细胞内液和组织间液的化学组分差异较大。但细胞内外的渗透压相等,当出现细胞内外渗透压差时,主要依靠水的移动来维持细胞内外渗透压平衡。若细胞内液渗透压高于细胞外液,水就从细胞外移向细胞内;反之,则从细胞内移向细胞外。

（三）溶质在细胞内外的转移　由于细胞膜是半透膜,水和一些脂溶性物质如尿素、氧和二氧化碳可以自由通过,而一些溶质如蛋白质、K^+、Na^+、Cl^-、HCO_3^-等不能自由通过,受到细胞膜通透性、细胞内外浓度、电位以及细胞膜上酶活性的影响,从而造成细胞内、外液的化学组成和电解质差异很大。

（邱海波）

第二节　水钠代谢紊乱

机体内水与钠的平衡密切相关,同时影响细胞外液的渗透压和容量。水的平衡主要由渴感和抗利尿激素调节,以维持血浆渗等渗;而钠的平衡主要受醛固酮调节,起维持细胞外液容量和组织灌注的作用。血浆渗透压取决于溶质和水的比例。并且,水、钠代谢紊乱障碍往往同时或相继发生,相互影响,关系密切,故临床上常将两者同时考虑。

一、体液平衡紊乱

（一）细胞外液不足　细胞外液不足通常称为低容量血症,是指体液中的钠与水按比例丢失,导致等张性体液容量不足。

1. 病因与发病机制　体液容量不足几乎总是与体液经肾或肾外丢失过多有关。剧烈呕吐、腹泻是等张性体液容量不足最常见的原因。大面积烧伤、腹膜炎、急性呼吸窘迫综合征及肠道梗阻时大量体液渗出到第三间隙;急性肾衰竭的多尿期;长期连续使用利尿药;肾上腺皮质功能不全如艾迪生病时醛固酮分泌不足等均引起肾脏丢失增多。

体液不足使回心血量减少,心排血量下降,导致血压降低,通过外周血管压力感受器引起交感神经兴奋,使心率加快、外周血管收缩和心肌收缩力增强等。同时交感神经兴奋导致肾脏血管收缩,肾灌注减少,激活肾素-血管紧张素-醛固酮系统,增加肾脏对水和钠的重吸收。这些变化通过恢复有效循环血量而恢复心排血量。

2. 临床表现　体液容量不足的临床表现没有特异性,主要依靠病史及详细的体检。主要症状体征有:疲乏无力、口渴、直立性低血压、心率加快和晕厥等。严重时表现为中心静脉压降低、尿量减少等。实验室检查一般可见血液浓缩,红细胞比容增高,白细胞增加等。血钠浓度根据失水、失钠的不同情况,可以正常、降低或过高。肾外原因者尿钠浓度可<10～15mmol/L,尿比重增高;经肾丢失者,尿钠浓度可>20mmol/L,但若严重失钠,尿钠排出仍可在 20mmol/L 以下。

3. 治疗　治疗的目的在于恢复正常血容量,并纠正可能发生的酸碱或电解质紊乱,同时积极治疗原发病。轻度容量不足者,如胃肠道功能正常可增加水的摄入;明显体液容量不足者需静脉补充液体;严重容量不足出现少尿或无尿时,必须首先判断肾功能情况,可行补液试验判断是功能性还是器质性肾功能损害。

（二）细胞外液过多

1. 病因与发病机制　钠和水成比例潴留在体内导致细胞外液过多。体液容量过多常见于充血性心力衰竭、肝硬化、肾病综合征、库欣综合征、低蛋白血症以及医源性过量输注生理盐水等。如液体存在血管内则称为高容量状态,如液体转移到组织间隙则导致水肿。水肿发生的机制包括:

（1）血管内外液体分布异常:组织液的生成主要受到毛细血管内胶体渗透压、静水压和组织间隙胶体渗透压、静水压的调控。促使组织液形成的压力称为有效滤过压,有效滤过压=(组织间隙胶体渗透压+毛细血管内静水压)-(毛细血管内胶体渗透压+组织间隙静水压),正常情况下血管内外液体交换处于动态平衡,但任何使有效滤过压增加的因素均可使组织液生成增多,形成水肿。

（2）体内外水分交换异常:心排血量降低,有效循环血量不足,交感神经和肾素-血管紧张素-醛固酮系统活性增高,促进水、钠重吸收。肾衰竭时,肾小球滤过率降低,而肾小管重吸收不变甚至增多,发生球-管失衡导致水、钠潴留。

2. 临床表现　体重明显增加是细胞外液容量过多的典型体征。另外包括表浅静脉充盈、中心静脉压增高等非特异性表现。水肿好发于下垂部位和组织疏松部位。

3. 治疗　治疗目的在于减轻水肿、恢复有效循环血量和促进过多的水钠排出。限制钠盐及水摄入;输注血浆或白蛋白增加血管内胶体渗透压减轻水肿;使用利尿剂;心功能不全者给予正性肌力药物,增加心排血量;存在严重肾功能不全者可行肾脏替代治疗。

二、钠代谢紊乱

（一）低钠血症　低钠血症是指血清钠浓度<135mmol/L。为了正确判断低钠血症的类型,从而进行进一步治疗,需要注意以下问题:血浆渗透压如何变化;血管内容量状态;血清钠、白蛋白和脂质浓度;尿量、渗透压和电解质成分;患者用药和输液情况;是否有肾脏疾病等。

因为钠是细胞外发挥主要渗透作用的分子,血清渗透压主要由水和钠的相对比例决定,除了钠/水平衡的紊乱,显著增加的葡萄糖或外源性物质(酒精和复杂的碳水化合物)也可以增加渗透压,而渗透压减少事实上总是因为钠浓度的改变。根据渗透压和容量状态可以将低钠血症区分为以下几种类型(表24-2-1)。

1. 分类及发病机制

(1) 等渗性低钠血症:当大量等渗性液体、非盐溶液(包括葡萄糖,羟乙基淀粉、甘露醇和甘氨酸)在细胞外空间积聚,会产生正常血清渗透性的低钠血症。这种体积增加不会造成水分在细胞间的交换。假性低钠血症是当严重高脂血症和高蛋白血症(蛋白浓度通常>12~15g/dl)时出现的假性形式的等渗性低钠血症。当

采用发光测定法测定钠含量时非常显著。然而,最近一些年里,实验室多用钠电极法进行测定,它可以避免出现假象。

(2) 高渗性低钠血症:因输注或自发产生的渗透物质,使得水从细胞内转移到细胞外,从而产生的低钠血症。非酮症高血糖和治疗性输注高渗性葡萄糖、甘露醇或甘油,可以导致渗透压增加和血钠水平降低,并且除了直接提高血浆渗透压外,还可以通过渗透性利尿作用,使得血浆渗透压进一步升高(虽然尿素也增加渗透压,但因为它容易透过细胞膜,减低了渗透压梯度,因此不影响跨细胞

表 24-2-1　低钠血症的分类和病因

高渗性低钠血症	低渗性低钠血症			等渗性低钠血症
	低容量性	等容量性	高容量性	
渗透性药物	出血	ADH 异常分泌综合征	心力衰竭	高蛋白血症
葡萄糖、甘露醇和淀粉	呕吐		肾衰竭	高脂血症
	腹泻		低蛋白血症	等渗液输注
	利尿			甘露醇、甘氨酸、淀粉
	第三间隙丢失(低渗液代替)			

钠浓度)。细胞外的高渗透压使得水分由细胞内转移至细胞外,从而减少渗透压梯度。此效应部分纠正了高渗透压,但是也引起细胞脱水。

(3) 低渗性低钠血症:低渗性低钠血症是最常见的低钠血症类型,表现为水较钠相对过多。低渗性低钠血症可以分为三种类型。了解患者的容量状态对于判断病因和决定治疗均非常重要。

1) 低容量性低渗性低钠血症:产生原因是因为含盐液体丢失,而为低渗性液体所代替。容量不足刺激抗利尿激素(ADH)释放,从而使得自由水的清除减少、低渗液体增多;容量不足导致肾小球滤过率下降,滤过的滤液又大量在近端肾小管被重吸收,到达稀释端的用来制造稀释尿液的滤液不足,尿液未能获得充分稀释;容量过低可刺激口渴中枢,导致饮水过多;另外,伴有血钾偏低时,引起钠向细胞内转移,更促进了低钠血症的形成。

容量丢失的途径包括经肾脏外或肾脏丢失。肾外丢失:经消化道失液(如呕吐、腹泻);液体在第三间隙积聚(如胰腺炎、胸腹膜炎、胃潴留);经皮肤丢失(如大量出汗、大面积烧伤);出血。经肾丢失:长期连续使用高效利尿药;酮酸、葡萄糖或甘露醇所致的渗透性利尿;肾上腺皮质功能不全;肾实质性疾病;肾小管酸中毒。

低容量性低渗性低钠血症对机体的影响包括很多方面:①细胞外液减少,且由于低渗状态,水分从细胞外向细胞内转移,从而进一步加重血容量的减少,故容易发生低血容量性休克。外周循环衰竭症状出现较早,有直立性眩晕、血压下降、四肢厥冷、脉搏增速等症状;②血浆渗透压降低,无口渴感,同时因低渗透压抑制了渗透压感受器,使ADH分泌减少,远曲小管和集合管对水的重吸收也相应

减少,导致多尿和低比重尿。但在晚期血容量显著降低时,ADH 释放增多,肾小管对水的重吸收增加,可出现少尿;③明显的失水体征;④经肾失钠者,尿钠含量增多(>20mmol/L);肾外因素所致者,则因低血容量所致的肾血流量减少而激活肾素-血管紧张素-醛固酮系统,使肾小管对钠的重吸收增加,结果导致尿钠含量减少(<10mmol/L)

2) 高容量性低渗透压性低钠血症:水肿是高容量性低渗透压性低钠血症的特征,在这种综合征时水比钠的潴留更加明显。尽管机体水和钠都明显增加,但体液过多分布于第三间隙,使得血管内有效循环血量不足。

造成这种状态的基本原因是肾脏分泌钠和水的速度不能与摄入保持同步。钠水清除下降可能是内源性肾脏疾病或肾脏灌注障碍的结果。非肾脏原因包括肾脏灌注不足(充血性心力衰竭)和低蛋白血症以及胶体渗透压下降(肝硬化、肝衰竭和肾病综合征);肾脏原因包括几乎任何形式的急慢性肾衰竭。

对机体的影响包括:①细胞外液量增加,血液稀释;②细胞内水肿,过多水分大都聚集在细胞内,因此,早期潴留在细胞间液中的水分尚不足以产生凹陷性水肿;③当血钠浓度降低至<120mmol/L 时,中枢神经系统症状显著;④实验室检查可见血液稀释,血浆蛋白和血红蛋白浓度、红细胞比容降低,早期尿量增加(肾功能障碍者除外),尿比重下降。

3) 等容量性低渗性低钠血症:等容量性低渗性低钠血症患者的总体钠无明显异常,血容量基本不增加或增加有限,无水肿,此时患者体液容量是增多的,但大多位于细胞内,故临床症状不突出。抗利尿激素异常分泌综合征(SIADH)是最常见的原因,也是住院患者中引起低钠血症

的常见疾病。

SIADH 是指由于病理性的 ADH 不适当分泌或肾脏对 ADH 的反应过敏而导致的肾脏保水和稀释性低钠血症。此类患者具有正常容量、正常心输出量和肾脏功能，常合并甲状腺功能减退和肾上腺功能不足。并且，SIADH 常常伴随着恶性肿瘤而发生，尤其是肺癌；中枢神经系统或肺部感染、药物和创伤也可以是其中的原因。SIADH 表现为异常浓缩尿。尿渗透压通常超过血浆。尿钠浓度 >20mmol/L，尿不能被稀释。

2. 临床表现　低钠血症的症状是非特异性的，临床表现通常随着病情发展而变化，既与低钠血症的严重程度有关，更与血钠浓度改变的速度密切相关，另外与血容量水平以及电解质紊乱状况有关。低钠血症的早期症状包括肌肉痉挛、恶心、呕吐和厌食，以及发展到意识模糊、昏睡、昏迷和癫痫发作等神经系统症状。

轻度低钠血症（血钠浓度 120～135mmol/L）主要有味觉减退、肌肉酸痛；中度低钠血症（血钠浓度 115～120mmol/L）有头痛、个性改变、恶心、呕吐等；重度低钠血症（血钠浓度 <115mmol/L）则可出现昏迷、反射消失。

3. 诊断　血清钠浓度 <135mmol/L 即提示为低钠血症，但在进行病因判定时，必须结合血渗透压、细胞外液容量、有效循环容量、尿钠、尿钾等情况进行综合分析。

4. 治疗　低钠血症补钠的总原则是：输注速度应先快后慢，总输入量应分次完成。需要补钠的量由下面的公式计算（1g 氯化钠中含 Na^+ 17mmol）：补钠量（mmol）= 0.6（女性 0.5）× 体重（kg）× [血钠正常值（mmol/L）- 血钠实测值（mmol/L）]

治疗必须首先注意补钠的速度不宜过快，否则会导致细胞脱水，尤其是严重的神经系统后遗症——中央脑桥性脱髓鞘形成（central pontine myelinolysis，CPM）。CPM 是一种中枢神经系统的脱髓鞘综合征，常发生在快速纠正低钠血症后的 1～6 天，表现为疲乏、发音障碍、吞咽困难、昏迷甚至死亡。

其次，血钠浓度降低的速度和程度是决定处理方式的关键。急性或严重低钠血症患者以每小时提高血清钠水平 1～2mmol/L 的速度输注，但血清钠水平升高超过每小时 0.5mmol/L 的速度仅限于第一个 48 小时内。在开始治疗时可予 3% 的氯化钠溶液以每小时 15～50ml 的速度输注。慢性或很难估计病程的低钠血症患者血清钠水平提高应控制在每小时 0.5mmol/L 以内。建议每 24 小时血清钠水平升高应控制在 8～12mmol/L，治疗时间以 48～96 小时为宜。第一个 48 小时血清钠水平的增高不能超过 20～25mmol/L。

第三，治疗过程中密切监测血钠，早期应 2～4 小时检测一次血钠水平，直至症状消失，然后 4～8 小时检测一次，直到血清钠恢复至正常水平。

低钠血症的特异性治疗因病因和疾病严重程度不同而不同。对于高容量性低钠血症，限制盐和水的摄入是主要的治疗措施，通过水的负平衡使血钠浓度上升，而当肾脏功能受损时，可以应用利尿剂和透析。对于大多数低容量低钠血症，应该采用等渗盐水保证循环血量。对于等容

量性低钠血症，治疗方法包括限制自由水摄入和治疗原发疾病。

（二）高钠血症　高钠血症是指血清钠浓度 >150mmol/L。高钠血症患者血浆皆为高渗状态，但体内 Na^+ 总量有减少、正常和增多之分；根据细胞外液量的变化可分为低容量性、高容量性和等容量性高钠血症。

1. 分类及发病机制

（1）低容量性高钠血症：低容量性高钠血症又被称为高渗性脱水，细胞外液量和细胞内液量均减少，特点为失水多于失钠，血清 Na^+ 浓度 >150mmol/L，血浆渗透压 >310mmol/L。常见原因如下：

1）水丢失过多：机体丢失低渗体液，如在发热、过度换气和暴露于高温环境时经呼吸道和皮肤丢失。另外，严重腹泻、呕吐亦可经胃肠道丢失大量低渗体液。中枢神经系统疾病可影响 ADH 的分泌或其对肾脏的作用，削弱肾脏重吸收水的能力，导致肾脏排水多于排钠。渗透性利尿也会使肾脏失水多于失钠。丢失大量低渗体液后，如不能及时补充，可发生伴有细胞外液容量不足的高钠血症。

2）水摄入减少：多见于水源短缺、进食或饮水困难等情况。对机体的影响包括口渴；细胞外液含量减少；细胞内液向细胞外液转移，有助于循环血流的恢复，但同时也引起细胞脱水，致使细胞皱缩；血液浓缩，但没有低容性低钠血症明显；严重时，由于脑细胞严重脱水可引起中枢神经系统功能障碍，如嗜睡、肌肉抽搐、昏迷，甚至死亡。

（2）高容量性高钠血症：高容量性高钠血症的特点是血容量和血钠均增高。

主要原因包括：①医源性盐摄入过多：可见于意外大量口服食盐或海水，医源性因素包括静脉大量输注含钠液体；②原发性钠潴留：如当原发性醛固酮增多症和 Cushing 综合征时。

对机体的影响有：细胞外液高渗，液体自细胞内向细胞外转移，导致细胞脱水，严重者引起中枢神经系统功能障碍。

（3）等容量性高钠血症：等容量性高钠血症的特点是血容量无明显改变而血钠增高。

常见原因主要是由于下丘脑受损，渗透压感受器阈值升高、渗透压调定点上移，口渴中枢和渗透压感受器对渗透压刺激不敏感。

对机体的影响：容量无明显改变，细胞外液高渗引起脑细胞脱水，甚至扯破脑静脉而致脑局部和蛛网膜下腔出血，引起中枢神经系统功能障碍。

2. 临床表现　高钠血症的症状也是非特异性的。这些症状由渗透压升高的程度和高渗形成的速度决定。主要表现为中枢神经系统症状，包括意识状态的改变、恶心、癫痫发作、眼球震颤和中枢性过度通气。其他包括四肢痉挛，代谢性酸中毒和因胰岛素抵抗而产生的高血糖。

3. 诊断　需明确容量状态，并且通过尿和血浆的电解质、渗透压的测定可诊断。

4. 治疗　低容量性高钠血症的治疗原则是防止水继续丢失和纠正低血容量。原则上尽可能通过胃肠道补充，包括口服和鼻饲。不能进食的患者，可静脉给予 0.45%

氯化钠溶液或葡萄糖溶液。对有症状的急性高钠血症,可快速予以纠正,但在血清钠水平已经下降 20~25mmol/L 或血清钠水平已经降至 148mmol/L 以下等情况时应停止快速纠正。水的需要量按下面公式计算:水补充量(L)=(血钠测得值−血钠正常值)×体重(kg)×4,计算所得的补液不宜在当日一次补完,以免发生水中毒。一般可分两日补给,当日给予补水量的一半,余下的一半在次日补给。肾功能障碍者必要时可行血液透析治疗。

高容量性高钠血症的治疗包括应用强效利尿剂,以除去过量的钠;对于肾功能低下或对利尿剂反应差者,或当血清 Na$^+$ 浓度>200mmol/L,可用高渗葡萄糖液进行腹膜透析,但需连续检测血浆电解质水平,以免透析过度。

等容量性高钠血症的治疗在于防治原发病,并且补充水分以降低血钠。

对有症状的急性高钠血症,可快速予以纠正,快速纠正能改善预后而不增加脑水肿危险,但由于血清钠上升过快,脑细胞尚未适应这种不平衡状态,因此这类患者血清钠水平每小时降低 1~2mmol/L 是适当的。但在血清钠水平已经下降 20~25mmol/L 或血清钠水平已经降至 148mmol/L 以下等情况时应停止快速纠正。

发病时间较长或发病时间不明确时应减慢血清钠下降的速度,以预防惊厥、脑水肿、膨出,甚至脑疝的发生。这些患者血钠浓度下降速度最大不超过每小时 0.5mmol/L,以每 24 小时下降 10~12mmol/L 为宜。

治疗过程中密切监测血清钠水平,早期应 2~4 小时检测一次血钠水平,直至症状消失;然后每 4~8 小时检测一次,直到血清钠降低到 145mmol/L。

(邱海波)

第三节 钾代谢紊乱

钾是生命必需的电解质之一,其生理作用包括维持细胞新陈代谢、调节渗透压和酸碱平衡、保持细胞应激功能等。人体每天摄入大约 100mmol 的钾,肾脏排泄 90%,剩余的由胃肠道排泄。钾主要储存在细胞内,血清钾仅占机体总钾的 2%。细胞内钾浓度高达 160mmol/L,而血清钾浓度为 3.5~5.5mmol/L。细胞内和细胞外液中钾离子浓度差异巨大,是形成神经肌肉细胞膜静息电位的主要因素。很小的细胞外钾离子浓度异常,即可导致危及生命的并发症。

一、低钾血症

低钾血症是指血清钾浓度<3.5mmol/L,可因钾总量过少,或钾在细胞内外重新分布所致。

(一)病因与发病机制

1. 摄入减少 长期不能进食而又没有静脉补充足够的钾,此时尽管钾摄入减少,但肾脏仍持续排泄少量的钾。

2. 排出增多

(1)经肾脏外途径丢失:腹泻、呕吐、持续胃肠减压等导致大量富含钾的消化液丢失,呕吐造成的代谢性碱中毒和容量缺失所致继发性醛固酮增多也可使肾脏排钾增

多。经皮肤大量失钾见于过量发汗时。

(2)经肾脏失钾:长期或大量使用排钾利尿剂;急性肾衰竭的多尿期;远曲小管性酸中毒时,由于远曲小管泌 H$^+$ 障碍,K$^+$-Na$^+$ 交换增多,而导致尿钾增多;近曲小管性酸中毒时,近曲小管重吸收 HCO$_3^-$ 和 K$^+$ 障碍,盐皮质激素过多时(原发和继发性醛固酮增多症),肾脏远曲小管和集合管 K$^+$-Na$^+$ 交换增多导致钾排除增多;一些药物如顺铂和两性霉素 B,可通过影响肾小管使肾丢失钾;镁缺失。

3. 钾从细胞外向细胞内转移 碱中毒时 H$^+$ 从细胞内溢出,相应量的钾转移到细胞内;输注葡萄糖和胰岛素,胰岛素促进细胞合成糖原,需要钾参与,细胞外的钾随葡萄糖进入细胞内;低钾周期性瘫痪可能与骨骼肌对钾的吸收异常增多有关;甲状腺素周期性瘫痪可能与甲状腺素增强 Na$^+$-K$^+$-ATP 酶活性,使钾向细胞内转移有关。

(二)临床表现 低钾血症的临床表现是多样的,最危及生命的症状包括心脏传导系统和神经肌肉系统。轻度低钾血症的心电图表现是 T 波低平和出现 U 波,严重低钾血症可导致致命性的心律失常如室性心动过速、室性颤动。在神经肌肉系统,低钾血症最突出的症状是骨骼肌弛缓性瘫痪和平滑肌失去张力,累及呼吸肌导致呼吸衰竭。另外,低钾也引起与细胞代谢障碍有关的损害,比如横纹肌溶解以及尿浓缩功能障碍,低钾血症也可产生胰岛素抵抗或胰岛素释放受阻,导致明显的糖耐量异常。而且,低钾也容易诱发代谢性碱中毒。

(三)诊断 根据血钾浓度<3.5mmol/L 即可诊断。需进行详细的病史采集、体格及实验室检查,以明确低钾血症的原因。另外,尿钾测定有助于判断病因,肾外失钾尿钾一般 <15mmol/L,>20mmol/L 以上多提示经肾脏丢失。

(四)治疗 必须在补充钾的同时治疗原发病,纠正酸碱平衡紊乱。对于轻度低钾血症,可口服补钾或静脉补钾,常规外周静脉补钾浓度应该不超过 0.3%;严重低钾血症患者(K$^+$<2.0mmol/L 或有威胁生命的症状)应快速静脉补钾。初始补钾速度一般为 10~20mmol/h,应定期测定血 K$^+$ 水平,特别在肾功能障碍或细胞内摄入障碍时,更应该监测血 K$^+$ 水平。对于威胁生命的严重低钾血症,在监测的条件下,静脉给钾的速度可达 40mmol/h。钾由外周静脉注入经常引起疼痛,有时甚至产生静脉炎,若渗入软组织可以导致组织坏死。经中心静脉快速注入钾可以导致心律失常。静脉输注钾时最好将钾稀释在非葡萄糖溶液中,因为若使用葡萄糖溶液,将会刺激胰岛素释放,从而使得钾进入细胞、进一步加重低钾血症。

二、高钾血症

高钾血症是指血清钾浓度>5.5mmol/L。

(一)病因与发病机制 高钾血症是由于摄入增加或排出减少,或由于细胞内向细胞外转移造成的。

1. 摄入增多 在肾功能正常的情况下,高钾饮食一般不会引起高钾血症,只有在静脉补钾过多过快,特别是肾功能低下时,可能引起高钾血症。

2. 排出减少 是引起高钾血症的主要原因,常见于

以下情况。

（1）肾衰竭：急性肾衰竭少尿期和慢性肾衰竭的少尿或无尿期，由于肾小球滤过率减少和肾小管排钾功能障碍，可发生高钾血症。

（2）盐皮质激素缺乏：醛固酮分泌减少或作用减弱时，肾远曲小管和集合管对钾的排泄降低，发生高钾血症。见于肾上腺皮质功能不全（Addison 病）、醛固酮的合成障碍（先天性酶缺乏）、某些药物或疾病所引起的继发性醛固酮不足（如血管紧张素转换酶抑制剂类、吲哚美辛、糖尿病、间质性肾炎等）、或肾小管对醛固酮的反应不足（如假性低醛固酮症，少数系统性红斑狼疮患者、肾移植后的早期等）。

（3）原发性肾小管泌钾障碍：见于Ⅳ型肾小管酸中毒，是由于远曲小管对钾的分泌障碍造成的。

（4）药物：保钾利尿剂抑制远曲小管和集合管对钾的分泌；β 受体阻滞剂洋地黄类药物抑制细胞膜 Na^+-K^+-ATP 酶，造成高钾血症；肌肉松弛剂氯化琥珀胆碱可增大骨骼肌膜的 K^+ 的通透性，钾外漏增多。

3. 细胞内向细胞外大量转移　可能发生在细胞大量分解、酸中毒、组织缺氧、家族性高钾性周期性瘫痪和胰岛素缺乏等情况。

（二）临床表现　高钾血症主要影响心脏和神经肌肉的传导，可导致严重的心动过缓、房室传导阻滞甚至窦性停搏。高钾血症对心肌兴奋性的影响经历先升后降低的过程，传导性、自律性和收缩性均明显下降。轻度高钾血症 5.5～6.0mmol/L 时心电图表现为 T 波高尖，而血钾继续升高时，PR 期间延长，P 波消失，QRS 波增宽，最终心脏停搏。对于神经肌肉来说，兴奋性也随血钾逐步升高经历升高后降低的过程，表现为肢体的刺痛、感觉异常和肌无力、甚至肌麻痹。

（三）诊断　根据血清钾浓度>5.5mmol/L 即可诊断。同时需要注意，当运动后或应用止血带时间过长，分析静脉血中钾含量，可能出现假性高钾血症。溶血也导致人为的钾浓度增高。因为凝血时血小板释放钾，因此血清较血浆的钾浓度值高 0.5mmol/L。然而，显著的溶血、严重的白细胞增多症（10 0000/mm³）或血小板增多症（>10⁶/mm³）可能也增加了凝固血中钾浓度，使得达到异常高的水平。诊断"血凝块相关的假性高钾血症"需要结合血浆和血清钾浓度的测定结果。

（四）治疗　对于高钾血症必须在对症治疗同时予以病因治疗。应用呋塞米或其他袢利尿剂治疗可以使肾脏发挥最大排钾作用。口服或直肠应用小剂量聚苯乙烯磺酸钠可以排出钾。严重高钾血症必须立即处理，使钾转移到细胞内，或使钾排出体外，常用治疗方法如下：

1. 停用含钾液体。

2. 通过钙来改变自律细胞的兴奋性，能够立即保护心脏免受高钾血症对传导系统的损害。一般给予 10% 葡萄糖酸钙 10ml 静脉注射。

3. 促使钾离子向细胞内转移，用 10% 葡萄糖加入胰岛素配成 10U/L 的溶液以 250～500ml/h 速度静脉滴注。

4. 呋塞米或者其他袢利尿剂静脉推注后能够最大程度发挥肾脏排钾作用。

5. 静脉滴注 5% 碳酸氢钠溶液，有利于酸中毒的治疗，促使钾移入细胞内。以上处理不能纠正的高钾血症和严重威胁生命的高钾血症需要行血液净化治疗。

（邱海波）

第四节　钙代谢紊乱

人体内的钙主要集中在骨骼系统，起固定作用。血浆钙包括 3 种形式：离子钙、与血浆蛋白结合的钙（主要与白蛋白结合）、与阴离子结合的复合物。但真正发挥生理作用的是离子钙，血浆离子钙浓度约 10mg/dl（2.5mmol/L）。

正常血浆钙离子浓度依赖钙调素和甲状旁腺激素（PTH）的相互作用，维生素 D 在肾脏、小肠和骨骼参与钙离子代谢。通过 PTH 和维生素 D 的增多或减少来调节肠道对钙的吸收。降钙素、PTH 缺乏促使肾脏对钙的排泄增加。

一、低钙血症

血清蛋白浓度正常时，血清钙<2.2mmol/L 称为低钙血症。

（一）病因与发病机制　低钙血症常由于维生素 D 代谢障碍、甲状旁腺功能减退和钙过多丢失引起。

1. 维生素 D 代谢障碍　维生素 D 缺乏、肠道吸收障碍、维生素 D 羟化障碍以及维生素 D 分解加快等，均由于维生素 D 不足引起肠道吸收钙不足，尿钙增多，造成低钙血症。

2. 甲状旁腺功能减退　甲状旁腺功能减退，PTH 分泌不足，造成低钙血症。

3. 其他　可见于急性胰腺炎或者输注钙离子螯合剂如磷酸盐，草酸盐和枸橼酸盐等情况。严重全身感染也会造成低钙血症，可能为甲状旁腺-维生素 D 轴功能不足引起。

（二）临床表现　低钙血症的症状和体征主要表现为组织兴奋性增高。手足抽搐是最主要的临床表现，轻度低钙血症时可出现 Trousseau 征或 Chvostek 征。另外还会造成 QT 间期延长和室性心动过速，导致心肌收缩力下降、心排出量降低。低钙血症还可以引起支气管痉挛，喉痉挛和呼吸衰竭。

（三）治疗　首先应治疗病因，钙剂的补充取决于低钙的程度，对于轻症病例，口服碳酸钙每天 2～4g 分 4 次服用即可。治疗严重低钙血症推荐氯化钙。

二、高钙血症

血清蛋白浓度正常时，血清钙>2.75mmol/L 称为高钙血症。

（一）病因与发病机制

1. 骨质溶解增加　甲状旁腺功能亢进，甲状旁腺激素分泌增多，促进破骨细胞活性，使骨钙释放增加；骨转移性恶性肿瘤可直接破坏骨质，使骨钙释放，非骨转移性恶性肿瘤可能是由于肿瘤细胞释放甲状旁腺激素样多肽，具有生物活性导致骨钙释放。

2. 肠黏膜吸收钙增加　维生素 D 中毒时，过量的维

343

生素D一方面使肠黏膜吸收钙增加,血钙增高,另一方面导致骨组织破骨活跃,骨钙释放,血钙增高。

(二)临床表现　高钙血症时易兴奋组织的兴奋性下降,神经肌肉方面表现为记忆力减退、易疲劳、四肢肌肉松弛、肌张力减退,严重时可出现精神障碍;心血管系统表现为兴奋性和传导性均减低,出现心动过缓、心律不齐,严重时可发生致命性心律失常或心脏停搏。高钙血症时可因肾小管基底膜钙化出现肾小管损害而发生肾功能障碍。血钙升高还会造成多处异位钙化如血管或肾脏钙化。

(三)治疗　高钙血症的治疗应根据症状的严重程度。轻度高钙血症(<2.99mmol/L)可通过积极治疗原发病、限制钙摄入、补液纠正缺水以及增加钙的排泄等治疗措施来降低钙浓度。同时应控制原发病。

严重高钙血症可用降钙素,通过促进骨钙重吸收和尿排出钙来降低血浆钙。必要时应考虑血液透析治疗。

(邱海波)

第五节　镁代谢紊乱

镁是细胞内含量仅次于钾的阳离子,但镁的异常经常被忽略。同钾一样,镁主要存在于细胞内,血清镁浓度正常值为0.75~1.20mmol/L。普通食物能提供足量的镁,主要在小肠吸收。肾脏是镁的主要排泄器官。镁过多能够抑制镁的重吸收并促使肾脏最大限度排泄镁。

一、低镁血症

血清镁含量<0.75mmol/L称为低镁血症。

(一)病因与发病机制　低镁血症的病因主要为摄入不足、过多丢失和细胞内转移。

1. 摄入不足　主要见于长期禁食、厌食或长期肠外营养而未及时补充镁时。

2. 排出过多　主要通过胃肠道或肾脏丢失。胃肠道丢失可见于腹泻、吸收障碍综合征;肾脏丢失常见于大量利尿和肾小管功能障碍,如肾小管酸中毒。一些药物能够造成镁的损耗如顺铂、袢利尿剂、两性霉素B和氨基糖苷类抗生素。

3. 细胞内转移　镁由细胞外向细胞内转移发生在急性心肌损害时,还可以发生在大量饮酒后。

(二)临床表现　低镁血症主要引起神经肌肉系统症状。包括呼吸肌乏力、精神症状、反射亢进,甚至可以看到像低钙血症时的手足搐搦。低镁血症也与室性心律失常、充血性心力衰竭和血栓倾向有关。但室性心律失常常易忽视,后果却往往很严重。低镁血症常和低钾血症、低钙血症或低磷血症同时存在。

(三)治疗　轻度低镁血症可以通过口服镁盐补充,但注意大剂量应用时可引起腹泻。严重低镁血症(镁<0.4mmol/L或者发生手足抽搐或癫痫发作),必须静脉补充,对于肾功能正常的患者,给予硫酸镁50mmol静脉滴注(4~6小时以上)。

二、高镁血症

血清镁浓度>1.25mmol/L称为高镁血症。

(一)病因与机制

1. 摄入增多　多见于硫酸镁治疗先兆子痫,可引起孕妇和胎儿高镁血症。

2. 排出过少　急性或慢性肾衰竭少尿或无尿时,肾小球滤过功能降低使肾排镁减少。

3. 镁重新分布　严重烧伤、酮症酸中毒、创伤和横纹肌溶解可使细胞内镁释放到细胞外,引起高镁血症。

(二)临床表现　高镁血症主要表现为中枢神经系统和神经肌肉系统症状。精神症状、昏睡、深部腱反射减弱和软弱麻痹是高镁血症的主要临床特点。

(三)治疗　立即终止镁的摄入,注意改善肾功能。静脉推注氯化钙改善临床症状。袢利尿剂可以促进镁的排出。严重高镁血症则需要血液透析。

(邱海波)

第六节　磷代谢紊乱

机体磷的储备大约接近10g/kg,大部分以磷酸盐形式存在,其中10%分布于细胞外液中,85%存在于骨骼。同钾一样,测定血清磷不能完全判定机体总磷代谢状况。同时,在分布上可以跨细胞转移使得患者在机体总磷正常的情况下出现高磷或低磷血症。正常饮食每天约摄入1400mg的磷,其中约500mg通过肠道排出,余下的部分通过肾脏排泄。PTH增加磷的排泄。

一、低磷血症

血清磷浓度<0.8mmol/L称为低磷血症。

(一)病因与发病机制　低磷血症见于磷的细胞内转移、磷酸盐摄入减少或排出增加。

1. 细胞内转移　磷的细胞内转移主要见于长期肠外营养而未补充磷的患者。

2. 摄入减少　肠道疾病能够降低磷酸盐和维生素D的吸收,维生素D缺乏进一步削弱磷酸盐在肠道的吸收。一些离子(铝、镁、钙和铁)能通过与食物中的磷酸盐结合成不溶解的物质,抑制磷酸盐吸收,而对磷酸盐平衡造成破坏。

3. 排出增多　急性肾衰竭的恢复期由于肾小管坏死或肾单位阻塞常发生磷酸盐排出增加。

(二)临床表现　急性磷酸盐缺乏的表现是能量(如腺苷三磷酸和2,3-二磷酸甘油酸)储备不足。中枢神经系统的主要表现为昏睡、精神症状和共济失调。心血管系统的损害主要表现为难以控制的心肌炎症性肿大。严重低磷血症时可以发生肌肉乏力、肌痛甚至横纹肌炎症。在非常严重的低磷血症患者可能发生溶血性贫血。

(三)治疗　低磷血症的治疗可以通过口服或静脉补充磷盐。对于无症状的患者(血清磷酸盐0.48~0.81mmol/L),给予足够的食物即可。对有严重症状的低磷血症(血清磷酸盐<0.32mmol/L)则必须积极治疗。静脉输注磷酸盐,直到血清磷酸盐>0.65mmol/L,然后给予口服补充。治疗过程中必须注意血清电解质变化,尤其是钙、磷酸盐和镁。

二、高磷血症

成人血清磷浓度>1.61mmol/L,儿童>1.90mmol/L 称为高磷血症。

（一）病因与发病机制　细胞内磷的释放、排泄不充分或摄取过多可能是造成高磷血症的原因。

1. 细胞内释放　常常是细胞内的储存释放引起,最常见的是红细胞、肌肉细胞和肿瘤细胞的破坏。

2. 排出减少　因为大多数的磷通过肾脏排泄,因此肾功能不全可导致高磷血症。在慢性肾衰竭患者血清磷酸盐水平可以>3.23mmol/L,而急性肾衰竭患者很少出现血清磷酸盐>2.58mmol/L。

3. 摄入增多　因为摄入增加导致高磷血症的病例不多见,但可见于应用含有磷的解痉药或灌肠剂,因磷酸盐损耗而接受过量磷治疗的患者。

（二）临床表现　高磷血症的主要临床表现同低钙血症,这是因为钙和磷构成没有生物活性的钙-磷酸盐复合物。

（三）治疗　治疗高磷血症首选口服磷酸盐胶合剂,如钙盐、镁盐或铝盐。严重高磷血症需血液透析治疗。

（邱海波）

第七节　酸碱平衡紊乱

机体的组织细胞必须处于具有适宜酸碱度的体液环境中,才能进行正常的生命活动,细胞外液适宜的酸碱度用 pH 值表示是 7.35 ~ 7.45,平均为 7.40±0.05,是一个变动范围很窄的弱碱性环境。虽然机体在代谢过程中不断生成酸性或碱性物质,也经常摄取一些酸性或碱性食物,但依靠体液的缓冲系统以及肺和肾的调节作用,血浆 pH 值稳定在正常范围,这种生理情况下维持体液酸碱度的相对稳定性称为酸碱平衡。

尽管机体对酸碱负荷具有强大的缓冲能力和有效的调节功能,但有许多原因可以引起酸碱负荷过量或调节机制障碍,导致体液酸碱度稳定性破坏,形成酸碱平衡紊乱。危重患者的酸碱平衡紊乱尤为常见。目前所用的三个相关但不同的分析酸碱状态的方法是:Henderson-Hasselbalch 公式、碱剩余(base excess,BE)以及强电解质所电离的总的阳离子与阴离子之差(strong ion difference,SID)。然而,为了准确评价和调节酸碱平衡,还是需要结合完整的血气分析数据以及临床表现才能获得。

一般来说,酸碱平衡紊乱的治疗首先应查找原因,而不是急于把 pH 纠正到正常范围,因为盲目的治疗导致的后果可能比酸碱平衡紊乱本身更严重。充分考虑造成病理生理变化的原因,比纠正 pH 对患者更重要。

一、常用指标

当呼吸空气时,正常的 $PaCO_2$ 在 35 ~ 45mmHg,而 PaO_2 值>80 ~ 90mmHg,不同年龄人有所差异。静脉血气较动脉血气的 pH 值低(约 7.35)、PaO_2 低(约 40mmHg)、$PaCO_2$ 高(约 45mmHg)。$PaCO_2$、PaO_2 和 pH 值是经直接测

量的结果,而 HCO_3^- 浓度通常是根据 pH 和 $PaCO_2$ 用 Henderson-Hasselbalch 公式计算所得。同样,动脉氧饱和度(SaO_2)通常也不是经测量而是由 PaO_2 计算所得。根据血气分析相关指标可以对酸碱平衡状况进行评价。

临床上最为常用的监测酸碱代谢紊乱的指标包括:H^+ 浓度和 pH、动脉血氧分压、动脉血二氧化碳分压、标准碳酸氢盐和实际碳酸氢盐、缓冲碱和碱剩余、阴离子间隙、二氧化碳结合力,等等。在这些指标中,pH 反映酸碱平衡紊乱的性质和程度,$PaCO_2$ 反映血浆 H_2CO_3 的含量,SB、AB 和 CO_2CP 都是反映血浆中 HCO_3^- 的指标,BB 和 BE 则反映血液中缓冲碱的总量。因为血浆的酸碱度决定于 $NaHCO_3/H_2CO_3$ 的浓度比,故测定血液 pH、$PaCO_2$ 和 HCO_3^- 就可以初步分析和判断酸碱平衡紊乱的原因和类型。

二、病理生理基础

（一）氧合和通气的改变

1. 低氧血症　低氧血症的耐受性不仅依赖于血氧饱和度下降的情况,而且还与患者对于低氧的敏感性和代偿能力有关。如果心输出量无明显减少或无明显贫血的患者,短期内发生低氧血症,只有当 PaO_2 <50 ~ 60mmHg 时,才会有明显的症状出现。通常首先出现不适、头痛、恶心、眩晕、判断力障碍和动作不协调的症状,提示脑组织对缺氧的反应最敏感。当 PaO_2 下降至 35 ~ 50mmHg 时,会发生类似酒精中毒的意识模糊的表现,对于患有缺血性脑血管疾病的老年患者尤为突出。当 PaO_2 <35mmHg 时,则出现肾脏血流减少,尿量减少,阿托品无反应的难治性心动过缓和传导阻滞。此时,即使心功能正常,也出现乳酸酸中毒。患者呈现出昏睡状、反应性下降,低氧对于呼吸的刺激作用最强。当 PaO_2 在约 25mmHg 时,患者意识丧失,并且因为呼吸中枢的抑制作用,分钟通气量开始下降。对于低氧代偿能力障碍的患者,即使在高于以上 PaO_2 的情况下,也会发生相关症状。对于合并有心功能不全和冠脉供血不足的贫血患者,即使氧分压有轻度降低,机体也难以耐受。因为肺泡氧分压下降会引起肺血管收缩,所以低氧血症会导致原来患有肺动脉高压的患者发生右心功能障碍。

2. 高氧血症　正常压力下,健康人当接触纯氧后,静脉和组织氧张力增加很少。所以,非肺组织所受的影响很小。然而,高浓度氧气最终代替了肺内的氮气,甚至那些通气不足的区域。氮气被氧气代替最终导致通气不良区域的肺泡塌陷,因为静脉血吸收氧气的速度更快。导致肺不张和肺顺应性下降。不仅如此,更重要的是,高浓度的氧气加速氧自由基和其他有害氧化剂的产生,损害支气管和实质组织。虽然已经证实,在实验模型中,氧气可以诱导肺损伤的发生,但对于肺损伤患者是否存在氧毒性作用,还没有确定的答案。

3. 高碳酸血症　除了在通气的调节中发挥重要作用,CO_2 的其他重要临床效应还包括影响脑血流、pH 和肾上腺素能张力。高碳酸血使脑血管扩张、而低碳酸血发挥收缩作用,这对于急性颅内压增高的患者有一定价值。

345

CO_2 的急性增加对意识状态产生抑制作用,主要与神经元酸中毒、脑血流过速和颅内压力增高有关。缓慢发生的高碳酸血症往往可以耐受,可能与缓冲系统的缓冲有关。急性高碳酸血症导致的肾上腺素能刺激可以引起心输出和外周血管阻力的增加。高碳酸血症可导致扑翼样震颤和癫痫发作,并且易于发生电解质异常和神经系统疾病。

对于机械通气患者,若 $PaCO_2$ 逐渐升高($<10mmHg/h$),多可耐受中度呼吸性酸中毒($pH\ 7.10\sim7.20$)。允许性高碳酸血症已经被广泛接受。高碳酸血症减少组织代谢,改善表面活性物质功能。酸中毒也使肌浆钙的释放减少、线粒体呼吸衰竭和减少产生炎症代谢介质的酶的活性。这些改变有利于保证足够的细胞功能、控制炎症反应、改善心输出、维持或再使缺氧性肺血管收缩,最终结果可以改善通气/血流比值。

4. 低碳酸血症 急性低碳酸血症所致碱中毒的主要效应包括脑血管灌注的减少。$PaCO_2$ 的突然减少引起全脑血流的减少、脑神经元细胞 pH 的增加以及离子钙的减少,导致皮质和外周神经的功能异常,会发生头痛、口角周围和足尖感觉异常,以及手足抽搐。因突然发生的 $PaCO_2$ 减少引起碱中毒,可以产生有生命危险的癫痫或心律失常。

(二)酸碱中毒的病理生理改变

1. 酸中毒

(1)心血管系统改变:轻度的酸中毒导致交感神经兴奋而发生心动过速。严重的酸中毒对心血管系统的直接作用是导致心动过缓。代谢性酸中毒降低心室纤颤阈值。呼吸因素所导致的酸中毒对心血管系统的影响不十分清楚,但很可能也是降低室颤阈值。

随 pH 值的降低心肌收缩力下降,增加细胞内的钙离子浓度能够阻止这种作用。代谢性和呼吸性酸中毒对于心肌细胞的作用相似,但呼吸性酸中毒作用更迅速,这是因为 CO_2 能够很快进入心肌细胞。

(2)神经肌肉改变:呼吸性酸中毒能够明显增加大脑的血流,$PaCO_2$ 迅速上升超过 $60mmHg$ 时,会发生头痛。$PaCO_2$ 增加超过 $70mmHg$ 时,会发生意识丧失和抽搐。这主要是因为细胞内 pH 值降低而不是高 CO_2 的结果。事实上,慢性 CO_2 升高,如 COPD 患者能够耐受的 $PaCO_2$ 可高达 $150mmHg$。慢性呼吸衰竭急性发作时发生的肺性脑病的原理不十分清楚,但可能和细胞内酸中毒、低氧和神经内分泌等因素有关。因此认为 CO_2 麻醉是 CO_2 直接作用的结果是不恰当的。

急性高碳酸血症导致膈肌收缩力和收缩持续时间降低。慢性呼吸性酸中毒降低膈肌功能的作用还不明确。代谢性酸血症对呼吸肌的影响尚不清楚。

(3)电解质:快速输注盐酸可导致血浆钾升高。然而,在组织酸中毒如乳酸和酮症酸中毒,血钾水平不但不高反而可能降低。在乳酸酸中毒和酮症酸中毒时低钾血症是普遍现象,较其他因素引起的低钾改变更明显。急性呼吸性酸中毒时血钾不变或仅轻度变化。呼吸性和代谢性酸中毒都会引起细胞外磷酸盐浓度升高。

2. 失代偿性碱中毒

(1)心血管系统改变:碱中毒患者容易发生房性、室性心律失常及心肌收缩功能的受累。

体外实验中碱中毒可以使外周血管扩张,pH 值 7.65 时作用最强。临床上,过度通气可使血压和外周血管阻力降低。碱中毒对血管的主要作用是血管扩张,但一些血管表现为收缩,特别是脑血管。碱中毒也可使冠状动脉痉挛并在心电图上出现明显变化。

(2)神经肌肉:急性呼吸性碱中毒会降低脑部血流,当 PCO_2 降低到 $30mmHg$ 时,脑血流下降到 70%。PCO_2 在 $20mmHg$ 时,脑血流下降最多,达基本血流的 50%,但这种作用仅仅持续 6 小时。急性过度通气可以导致肌红蛋白、肌力紊乱和意识改变。碱中毒可以轻度增加呼吸肌收缩力。

(3)电解质:代谢性酸中毒导致钾离子下降和磷酸盐轻度下降。文献对呼吸性碱中毒对钾离子和磷酸盐的影响的报道是相互矛盾的。因为氢离子调节磷酸果糖功能和随之发生糖酵解增加碱中毒,使乳酸轻度升高($1\sim2mmol/L$)。pH 值每下降 0.1 钙离子下降 $00.3\sim0.09mmol/L$。过度通气时常发生局部麻痹、腕痉挛、手足抽搐等,实际上是氢离子对神经系统直接作用的结果。

(4)肺脏影响:碱中毒导致呼吸衰竭患者的肺部分流增加,PaO_2 降低。这是由于通气/血流比例失调造成的。

(5)氧输送:碱中毒增加血红蛋白与氧的结合力。临床上碱中毒对氧输送的影响较小,但对存在组织缺氧的患者来说血红蛋白与氧的亲和力增加是有害的。

(三)缓冲体系的作用

1. 碳酸盐缓冲体系 化学和蛋白缓冲系统对游离氢离子的改变进行调控,CO_2/HCO_3^-(碳酸盐)和血红蛋白系统尤其重要。临床上通常关注碳酸盐系统,因为其相关因素容易测定,并且有利于判定原发性呼吸或代谢性的方向。根据 Henderson-Hasselbalch 公式:$pH = 6.1 + \log[(HCO_3^-)/(0.03\times PaCO_2)]$,为了维持 pH 在 7.40,$HCO_3^-$ 与 $(0.03\times PaCO_2)$ 的比值必须保持 20:1。

2. 非碳酸盐(蛋白)缓冲 非碳酸缓冲体系可以是在细胞内或细胞外,包括蛋白(白蛋白和血红蛋白)、磷酸和骨碳酸盐。大约 55%~60% 的酸负荷将最终被细胞和骨缓冲系调节,并且当细胞外 HCO_3^- 明显减少引起严重酸中毒时,这种形式的代偿比例更高。非碳酸缓冲体系结合或释放氢离子,减少 pH 值的改变,使得以下反应可以持续向任何一个方向进行:

$$CO_2 + H_2O \Leftrightarrow [H^+] + HCO_3^-$$
$$\Downarrow$$
$$[H^+] + Hgb \Leftrightarrow H^+Hgb$$

因此,若 $PaCO_2$ 急性改变,HCO_3^- 也将以同样的变化方向而改变(约 1mmol/L 每 0.1pH 单位)。这样的 HCO_3^- 自发性改变并非代谢紊乱,此时碱剩余为零。贫血者缺乏对氢离子浓度的缓冲调节。

3. 代偿机制 通常肾脏调控代谢性酸碱平衡紊乱的速度较肺脏慢,然而最终可以发挥更加完全的代偿作用。虽然呼吸系统的反应较快,但不能完全清除过多的 CO_2。而且,呼吸的代偿反应在 24~48 小时才充分发挥作用。代偿性低碳酸血症患者的 CO_2 分压低限为 $10\sim15mmHg$。

一旦达到低限值,甚至很少氢离子额外增加就可以对 pH 值有很大影响。

合并 COPD 或神经肌肉疾病等肺部疾病患者,常常不能通过增加通气发挥代偿功能,易发生代谢性酸中毒。碱中毒所致的代偿性 CO_2 潴留非常有限,一般不超过 60mmHg。另外,低通气所致的低氧血症最终通过触发通气的增加,从而限制 CO_2 的升高。虽然肾脏不能对急性呼吸性酸或碱中毒产生有效的代偿反应,肾脏 3~7 天可能完全代偿中等度的呼吸性碱中毒。肾脏也可以代偿慢性呼吸性酸中毒,但是当 $PaCO_2>65mmHg$ 时不能完全代偿,除非有其他刺激因素存在。

4. 酸碱平衡中电解质的作用　根据维持电神经稳定的原则,体液中的阴和阳电荷必须是相等的。因此,血清阳离子(钠+钾+钙+镁)与阴离子(氯化物+碳酸氢盐+蛋白+硫酸+磷酸+有机酸阴离子)相等。主要的阳离子包括钠+钾+钙+镁,以及主要的阴离子碳酸氢盐、氯离子、蛋白(白蛋白)和磷酸。电解质平衡的改变影响了酸碱状态。事实上,不考虑临床和电解质情况,单纯评价酸碱状态是不全面的。

(四) 酸碱紊乱的命名和评价　酸中毒和碱中毒不是根据 pH 划分的,而是基于基本的病理生理过程或可能发展成失代偿趋势。例如,糖尿病酮症酸中毒的患者(一种原发性代谢性碱中毒)和因肺炎所致的低碳酸血症(一种原发性呼吸性碱中毒)可以表现为正常 pH,这些取决于 $PaCO_2$ 和 HCO_3^- 含量的相对改变。简单的代谢性酸中毒以 HCO_3^- 减少为特点,而 HCO_3^- 增加是指有代谢性碱中毒;呼吸性酸中毒定义为 $PaCO_2$ 增加,而呼吸性碱中毒时 $PaCO_2$ 下降。评价酸碱状态的方法:

1. Henderson-Hasselbalch 法　动脉血气的分析必须结合伴随的血电解质水平和临床表现,才能得出正确的酸碱紊乱情况的判断。pH、$PaCO_2$、$PaCO_2$ 与 HCO_3^- 比值是判断酸碱平衡状态的三个关键性参数。多数情况下,分析 pH 和 $PaCO_2$,就可对酸碱平衡的状态作出判断。通过比较 $PaCO_2$ 实际值与基于碳酸盐水平的 $PaCO_2$ 预期值的关系,可以区分其他类型的酸碱紊乱。碱剩余值也是有意义的信息。

首先分析 pH 值。数值低于正常值范围提示酸中毒(H^+ 浓度增加),高于正常值范围提示碱中毒(H^+ 浓度减少)。pH 值在正常值范围内包括三种可能的情况:①不存在酸碱异常;②两类或更多酸碱平衡紊乱,相互抵消使得 pH 在正常范围;③对于一个或更多种酸碱紊乱几乎完全代偿。当 pH 值偏离正常范围,通常很快就会通过代偿机制使 pH 值恢复正常。若最初紊乱是呼吸性的,肾脏发挥代偿作用;若代谢性缓冲碱耗竭是首发问题,肺脏代偿使 pH 回到正常范围内。

对于酸中毒的患者,升高的 $PaCO_2$ 说明存在呼吸性酸中毒。此时,根据碳酸盐浓度可以判定是否存在代谢性代偿或是否存在代谢性紊乱。根据 $PaCO_2$ 每改变 1mmHg,HCO_3^- 浓度上升 0.1~0.35 单位,若所测 HCO_3^- 浓度高于基础值,提示发生了对于呼吸性酸中毒的代谢性代偿。若所测 HCO_3^- 浓度少于基础值,提示合并复杂代谢性碱中毒或肾脏尚未对快速的 CO_2 改变发生充分的代偿。若

HCO_3^- 浓度很高,说明合并了代谢性碱中毒。

相反,酸中毒合并 $PaCO_2$ 减少提示存在代谢性酸中毒。对于代谢性酸中毒,得出最终诊断需要比较 $PaCO_2$ 实际值与根据 HCO_3^- 所得 $PaCO_2$ 预计值的关系。对于一定的 HCO_3^- 值,$PaCO_2$ 期望值 $=(1.5×HCO_3^-)+(8±2)$。这个公式结果表示碳酸盐含量改变每 1mmol,$PaCO_2$ 大约变化 1.0~1.3mmHg。肺脏代偿对于代谢酸中毒的反应较肾脏更快,但不够充分。若 $PaCO_2$ 的实际值与预期值相等,说明单纯性代谢性酸中毒合并恰当的呼吸性代偿;若 $PaCO_2$ 的实际值超过预期值,提示呼吸性合并代谢性酸中毒;若 $PaCO_2$ 值低于预期值,提示具有代谢性酸中毒和呼吸性碱中毒。

患者为碱中毒时,低 $PaCO_2$ 表明存在呼吸性碱中毒。此时根据 HCO_3^- 的浓度可以评判为单纯性还是混合性酸碱紊乱。HCO_3^- 相对于 $PaCO_2$ 的改变为 0.2~0.5 倍时,提示发生了代偿;HCO_3^- 的下降低于 $PaCO_2$ 变化量的 0.2 倍时,说明同时存在代谢性碱中毒(或代偿时间不够);而当 HCO_3^- 的下降量多于 $PaCO_2$ 变化量的 0.5 倍时,提示合并代谢性酸中毒。

通过比较实际 $PaCO_2$ 值与基于血清 HCO_3^- 浓度的期望值,可以对碱血症合并 $PaCO_2$ 升高的酸碱紊乱状况做出最终评判。当为单纯性代偿性代谢性碱中毒时,预期 $PaCO_2$ 值 $=(0.7×HCO_3^-)+(20±1.5)$。若实际值高,提示同时存在呼吸性酸中毒;若实际 $PaCO_2$ 低,说明合并呼吸性碱中毒。

2. Stewart 法(strong ion difference)　1983 年,Peter Stewart 发表了酸碱化学的现代定量方法,认为关于酸碱平衡相关机制的传统概念存在疑问。机体中体液平衡符合电离和质量守恒原则。其中包括三个因素:①水:只能被轻度电离为 H^+ 和 OH^-;②强酸根离子(strong ion):可被完全电离,比如 Na^+、K^+、Cl^- 和某些其他分子和化合物(如乳酸);③弱酸:不能被完全电离的化合物。Stewart 认为碳酸氢盐、pH 值和氢离子浓度是三个依赖性因素,只能随着 PCO_2、弱酸总量([A^-]被称为 A_{TOT})以及强离子间隙(strong ion difference,SID)等三个非依赖性因素变化而变化。

A_{TOT} 可以根据白蛋白(Alb)和磷酸(Pi)的浓度计算而得:$A_{TOT}=[Alb(0.123×pH-0.631)]+[Pi(0.309×pH-0.469)]$。

可根据所测离子浓度计算 SID:$SID=(Na+K+Ca+Mg)-(Cl+lactate)$。简化公式为 $SIDa=[Na+K]-[Cl]$。

健康成人的 SID 值为 40~42mEq/L。根据 Stewart 关于酸碱化学的代谢性紊乱的理论,pH、H^+ 和 HCO_3^- 随着 SID 或 $A_{TOT}[A^-]$ 的改变而改变。比如,当 SID 减少(如高氯血症)时,这个非依赖性负电荷的增加引起依赖性负电荷 HCO_3^- 的减少,从而导致发生酸中毒。也就是说,SID<40mEq/L,提示存在代谢性酸中毒。根据 Stewart 的理论,高氯性酸中毒时 SID 减少的原因是血清氯离子浓度的增加,这是发生酸中毒的一个原因。又比如,[A^-]减少(如低白蛋白血症)时,引起 HCO_3^- 浓度的增加,SID 随之增加,从而发生碱中毒。SID>42mEq/L,提示存在代谢性碱中毒。通过应用 Stewart 的方法,提出了诸如"高氯性酸中

毒"和"低白蛋白性碱中毒"(也可以同时合并存在)的酸碱紊乱新类型。因此,Stewart 的分析理论使得对于酸碱平衡相关机制的理解更加深入。

可以用以上任何一种方法(根据 HCO_3^- 与 $PaCO_2$ 的比值或 SID),结合血气结果和临床表现,从而判断酸碱平衡状态。

三、代谢性酸中毒

代谢性酸中毒是细胞外液 H^+ 增加或 HCO_3^- 丢失而引起的以原发性碳酸氢盐浓度降低为特征的酸碱平衡紊乱。

(一)病因与发病机制　代谢性酸中毒在病因学上分为 AG 增加型和 AG 正常型。AG 正常型酸中毒是因为 HCO_3^- 中和 H^+ 而丢失,Cl^- 浓度相应增加所致。AG 增加型代谢性酸中毒是因为未常规测量的阴离子取代了 HCO_3^-。

1. AG 正常型酸中毒　AG 正常型酸中毒的特点是各种原因引起血浆中的 HCO_3^- 浓度降低,同时伴有血 Cl^- 代偿性增高。

(1)消化道丢失 HCO_3^-:肠液、胰液和胆汁中 HCO_3^- 的含量高于血浆,在腹泻、肠瘘和胆瘘的患者,可因 HCO_3^- 大量丢失,血浆中 HCO_3^- 减少,肾小管 H^+-Na^+ 交换减少,Na^+ 与 Cl^- 重吸收增多,血 Cl^- 浓度升高。

(2)含氯酸性药物摄入过多:长期或大量使用氯化铵、盐酸精氨酸等含氯酸性药物,其机制为:①此类药物在代谢过程中可产生 H^+ 和 Cl^-;②Cl^- 增多促使近曲小管重吸收 NaCl 增加,远曲小管内 Na^+ 含量减少,H^+-Na^+ 交换减少,HCO_3^- 重吸收减少。此外,大量输入生理盐水可因其中的 Cl^- 含量高于血浆,可引起 AG 正常型代谢性酸中毒。

(3)肾脏泌 H^+ 功能障碍:①肾功能减退但尚未出现 HPO_4^{2-}、SO_4^{2-} 等阴离子潴留,可因肾小管泌 H^+ 和重吸收 HCO_3^- 减少而引起 AG 正常型酸中毒;②肾小管酸中毒:近端肾小管酸中毒是由于近曲小管重吸收 HCO_3^- 减少,远端肾小管酸中毒是由于远曲小管泌 H^+ 障碍,H^+ 在体内潴留,血浆 HCO_3^- 浓度降低;③应用碳酸酐酶抑制剂如乙酰唑胺抑制肾小管上皮细胞内碳酸酐酶活性,使碳酸产生减少,泌 H^+ 和重吸收 HCO_3^- 减少。

2. AG 增高型酸中毒　AG 增高型酸中毒的特点是 AG 增高,但血 Cl^- 正常。

(1)固定酸摄入过多:如过量服用水杨酸类药物,使血浆中的有机酸阴离子增加。

(2)固定酸产生过多:①乳酸酸中毒:各种原因引起的组织低灌注或缺氧导致乳酸产生增加;②酮症酸中毒:严重饥饿、酒精中毒等情况时,葡萄糖利用减少或糖原储备不足,脂肪分解加速,产生大量酮体,当酮体的产生量超过外周组织的氧化能力及肾排泄能力时,可能发生酮症酸中毒。

(3)肾排泄固定酸减少:急、慢性肾衰竭时,肾小球滤过率<正常值 25% 时,机体代谢产生的 HPO_4^{2-}、SO_4^{2-} 等不能充分排出,使血中固定酸增加。

(二)常见代谢性酸中毒

1. 乳酸酸中毒

(1)定义和意义:乳酸酸中毒指动脉血乳酸水平高于正常,同时动脉血 pH 值下降。

乳酸水平与病死率相关。乳酸水平>5mmol/L 的患者病死率达到 83%。但因为乳酸受某些因素如营养状态和肝脏疾病的影响,仅凭乳酸水平做出预后判断是片面的。但乳酸水平改变的趋势有助于评定治疗效果和判断预后。

(2)病因:乳酸酸中毒的常见病因如下:

1)严重全身感染:严重全身感染是引起 ICU 患者乳酸酸中毒的最常见原因。严重全身感染引起乳酸酸中毒的原因仍不清楚,有几种导致乳酸水平增高的发病机制假说:①机械通气复苏治疗后,如果还持续存在严重乳酸酸中毒,说明仍然存在组织缺氧和微循环紊乱,则患者仍然存在无氧代谢;②高分解蛋白质的分解代谢,使丙氨酸、丙酮酸和乳酸增加(丙酮酸与乳酸的比例与正常时一样);③局部组织低氧而使乳酸产生增加导致乳酸酸中毒。

2)癫痫发作:癫痫大发作导致肌肉能量和肝糖原耗竭,许多葡萄糖转变为乳酸。发作时乳酸水平经常 >10mmol/L,pH 值<7.20。

3)恶性肿瘤:有报道多种恶性肿瘤发生乳酸酸中毒,最常见的是白血病和淋巴瘤。乳酸盐产生增多的机制与氧化磷酸化和糖酵解异常有关。当然,恶性肿瘤患者的乳酸酸中毒大都发生在患者休克或严重全身感染时。

4)肝衰竭:肝脏是重要的乳酸代谢器官。严重肝脏疾病时,乳酸清除减慢。对于稳定的慢性肝脏疾病患者,即使存在严重的肝脏功能障碍也不会明显增加血浆乳酸水平。对于暴发性肝衰竭患者,因为乳酸盐清除严重减慢而使患者表现为乳酸酸中毒。

5)其他原因:氰化物、乙醇或甲醇中毒、先天性 1,6-二磷酸果糖缺乏等原因,也会导致乳酸酸中毒。

(3)治疗:首先应病因治疗,由于乳酸是反映组织灌注的重要指标,如考虑灌注相关的乳酸升高,应先考虑改善组织灌注。对症治疗的目的在于避免乳酸酸中毒本身对机体造成的损害进一步加重。

虽然对碳酸氢盐的安全性和有效性至今仍有不同观点,但仍长期被用来作为治疗乳酸酸中毒的标准治疗方法。

目的在于减轻酸中毒对血流动力学的影响。但碳酸氢盐治疗存在使 $PaCO_2$ 增高从而引起细胞内 pH 值急性降低的危险。另外,血液净化治疗也可以用于非灌注相关乳酸酸中毒的治疗。

2. 酮症酸中毒　酮症酸中毒发生在游离脂肪酸产生增加或脂肪酸分解的酮体在肝脏内蓄积。糖尿病酮症酸中毒最常见,通过检测血糖和酮体可确诊。酒精性酮症酸中毒发生在大量饮酒反复呕吐者,表现为在血酮体增高的同时,伴有血糖正常或轻度增高的特点。饥饿性酮症酸中毒是轻微和有自限性的酸中毒,HCO_3^- 的降低很少超过 5mmol/L。

糖尿病酮症酸中毒应通过静脉应用胰岛素治疗,补充碳酸氢盐治疗糖尿病酮症酸中毒无效。对于绝大部分的酒精性酮症酸中毒患者来说,既不需要碳酸氢盐也不需要胰岛素治疗,对输注葡萄糖反应灵敏。饥饿性酮症酸中毒予以进食能迅速纠正。

四、代谢性碱中毒

代谢性碱中毒是细胞外液碱增多或 H^+ 丢失而引起的以原发性 HCO_3^- 浓度升高为特征的酸碱平衡紊乱。

（一）病因与发病机制　凡是引起 H^+ 丢失或 HCO_3^- 进入细胞外液增多的因素，都可以引起血浆 HCO_3^- 浓度升高。正常情况下，肾脏可减少 HCO_3^- 重吸收，维持血浆正常 HCO_3^- 浓度，避免代谢性碱中毒发生。但在某些情况下，如有效循环血量不足、缺氯等，造成肾脏对 HCO_3^- 的调节功能障碍，使血浆 HCO_3^- 水平升高，发生代谢性碱中毒。

1. 消化道丢失 H^+　见于频繁呕吐以及胃肠减压，富含 H^+ 的大量胃液丢失，肠液中的 HCO_3^- 得不到中和而被吸收入血，以致血浆中 HCO_3^- 浓度升高，发生代谢性碱中毒。

2. 肾丢失 H^+

（1）低氯性碱中毒：噻嗪类和袢利尿剂通过抑制髓袢升支对 Cl^- 的主动重吸收，使 Na^+ 的被动重吸收减少，远曲小管液中的 NaCl 含量增高，H^+-Na^+、K^+-Na^+ 交换增加，Cl^- 以氯化铵的形式排出，H^+-Na^+ 交换增加使 HCO_3^- 重吸收增加，引起低氯性碱中毒。

（2）肾上腺皮质激素增多：肾上腺皮质激素增多促使肾远曲小管和集合管 H^+-Na^+、K^+-Na^+ 交换增加，HCO_3^- 重吸收增加，导致代谢性碱中毒和低钾血症，后者又促进碱中毒的发展。

3. H^+ 向细胞内转移　低钾血症时，机体缺钾，细胞内钾向细胞外转移以代偿血钾降低，作为交换细胞外液中的 H^+ 移入细胞内，造成细胞外碱中毒和细胞内酸中毒。同时，因肾小管上皮细胞缺钾，K^+-Na^+ 交换减少，H^+-Na^+ 交换增加，H^+ 排出增加，HCO_3^- 重吸收增加，造成缺钾性碱中毒。

4. 碱性物质摄入过多　口服或静脉输入碳酸氢盐过量可引起代谢性碱中毒。大量输入库存血，库血中的枸橼酸钠在体内氧化产生碳酸氢钠，在肾功能减退时可引起代谢性碱中毒。

（二）治疗　代谢性碱中毒一般是可以预防的。用氯化钾治疗利尿剂引起的钾离子丢失；最大限度控制胃肠减压；用 H_2 受体抑制剂；对于 COPD 患者避免 $PaCO_2$ 下降过快，在许多患者可以避免代谢性碱中毒的发生。如果发生代谢性碱中毒，一般纠正电解质紊乱能恢复酸碱平衡。与氯化物不足有关的必须补充足量的氯化物。

常用的纠正代谢性碱中毒方法，包括盐酸精氨酸、氯化铵和盐酸。近来有学者认为盐酸精氨酸和氯化铵可能会潜在增加细胞内 pH 值，因此不提倡使用。

应用浓度在 0.1~0.2N（100~200mmol/L）的盐酸治疗代谢性碱中毒是安全的，根据碱中毒的严重程度和它的影响程度，输注速度在 20~50mmol/h，但必须通过中心静脉输注，必须每小时监测动脉血 pH 值。

五、呼吸性酸中毒

呼吸性酸中毒是 CO_2 排出障碍或 CO_2 吸入过多引起的以原发性动脉血 PCO_2 增加为特征的酸碱平衡紊乱。急性呼吸性酸中毒时组织缓冲仅可以使碳酸氢盐增高 4~

5mmol/L。慢性呼吸酸中毒时通过肾脏更多的吸收碳酸氢盐来进一步代偿。呼吸酸中毒可以是代谢性碱中毒的代偿反应，但这种情况 pH 值>7.4。

呼吸衰竭时表现为呼吸性酸中毒。由于每分通气量降低而导致肺泡通气量减少，或者无效腔增加而每分通气量没有代偿性增加，肺泡通气量与 CO_2 的产生量相比相对不足时发生呼吸性酸中毒。

（一）病因与发病机制　引起呼吸性酸中毒的病因可以根据对呼吸系统的影响来分类。

1. CO_2 排出减少

（1）呼吸中枢抑制：见于颅脑损伤、脑炎、脑血管意外、麻醉药或镇静药过量等，呼吸中枢抑制使肺泡通气量减少，引起 CO_2 潴留。

（2）呼吸肌麻痹：急性脊髓灰质炎、重症肌无力和脊髓高位损伤的患者，因呼吸动力不足而导致 CO_2 排出减少。

（3）呼吸道阻塞：见于喉头痉挛或水肿、异物阻塞气道等，呼吸道严重阻塞引起急性 CO_2 潴留。

（4）胸部疾病：胸部创伤、气胸、大量胸腔积液或胸廓畸形时，胸廓活动受限导致 CO_2 排出减少。

（5）肺部疾病：严重肺炎、COPD、哮喘或 ARDS 等广泛肺组织病变时，肺泡通气量减少，CO_2 排出障碍。

（6）呼吸机使用不当：呼吸机通气量设置过小，使 CO_2 排出减少。

2. CO_2 吸收过多　主要见于在通气不良的环境中，CO_2 浓度增加，从而吸入增多。

（二）治疗　治疗呼吸性酸中毒的目标在于纠正导致肺泡通气量降低的病因，改善可能导致呼吸性酸中毒发生的因素，包括增加每分通气量，减少无效腔，减少 CO_2 的产生。因为呼吸性酸中毒可以增加脑部血流和增高颅内压，因此对于中枢神经损伤的患者发生的呼吸性酸中毒必须积极纠正。

六、呼吸性碱中毒

呼吸性碱中毒是以过度通气引起的以原发性 PCO_2 降低为特征的酸碱平衡紊乱。

（一）病因与发病机制　呼吸性碱中毒是常见的酸碱紊乱。高通气量是机体对刺激的非特异性反应，特别是那些严重全身感染、肺部或中枢神经系统疾病的主要症状。

1. 低氧血症　外呼吸障碍如肺炎、间质性肺疾病、肺水肿等，以及吸入气氧分压过低（如初入高原），均可因 PaO_2 降低而引起通气过度。

2. 中枢神经疾病或精神障碍　脑血管意外、脑炎、脑外伤或脑肿瘤等均可刺激呼吸中枢引起过度通气。精神性过度通气常见于癔症发作。

3. 机体代谢旺盛　高热、甲状腺功能亢进等刺激呼吸中枢、过度通气。

4. 呼吸机使用不当　呼吸机设置通气量过大而使 CO_2 排出过多，导致过度通气。

（二）治疗　呼吸性碱中毒的主要治疗在于治疗导

致过度通气的原因。严重者可以通过面罩呼出气重复吸入或吸入含有 5% CO_2 的混合气体治疗。对于精神性过度通气者，可予以镇静剂治疗。

七、混合型酸碱紊乱

混合型酸碱紊乱是指同一患者有两种或两种以上的单纯型酸碱平衡紊乱同时存在。如果代谢性和呼吸性异常均为酸中毒或碱中毒，称为相加性混合型酸碱平衡紊乱；如果代谢性和呼吸性异常呈相反方向变化，称为相消性混合型酸碱平衡紊乱。因为同一患者不可能同时发生 CO_2 潴留和排出过多，因此呼吸性酸中毒和呼吸性碱中毒不可能同时存在。诊断混合型酸碱平衡紊乱必须在充分了解原发病及病情变化的基础上，结合实验室检查，从原发病入手，进行综合分析才能得出正确结论。

八、酸碱紊乱的诊断方法

酸碱平衡紊乱的诊断是非常复杂的，许多重症患者存在多重紊乱。实验室检查包括 pH 值，PCO_2，碳酸氢盐水平，电解质水平。

1. 首先要明确目前 pH 值是 <7.35 还是 >7.45。混合性紊乱时也许 pH 值在正常范围，碳酸氢盐、$PaCO_2$、阴离子间隙的改变都标志着酸碱紊乱。

2. 主要紊乱是因为呼吸因素还是代谢因素引起的　对于酸中毒，$PaCO_2$>45mmHg 说明为呼吸性酸中毒，碳酸氢盐水平<22mmol/L 意味着代谢性酸中毒。对于碱中毒，$PaCO_2$<35mmHg，提示呼吸性碱中毒，碳酸氢盐浓度>26mmol/L 说明为代谢性碱中毒。

3. 明确对于主要的紊乱来说是否发生了适当的代偿　代谢性紊乱伴有可以估计的与之相适应的呼吸代偿；呼吸性紊乱时碳酸氢盐浓度的变化分为两部分：急性变化是因为组织缓冲作用，慢性变化是由于肾脏的代偿性变化。呼吸性和代谢性紊乱的代偿预计值公式列于表 24-7-1。如果不在代偿预计值范围，则可能有多重的酸碱紊乱。

4. 计算阴离子间隙　阴离子间隙是指未测定的阴离子和未测定的阳离子之间的差值，用来判断代谢性酸中毒。多数未检测的阴离子一般指血浆蛋白，主要是白蛋白。其余为磷酸盐、硫酸盐等其他有机阴离子。阴离子间隙增高并不总意味着代谢性酸中毒。碱血症时阴离子间隙也会增加，因为这时血浆蛋白携带的净负电荷浓度增加。利尿也会增加阴离子间隙，因为蛋白浓度增加。但是，当阴离子间隙增高>20mmol/L 时，应考虑有代谢性酸中毒存在。

诊断和鉴别诊断酸碱平衡紊乱必须依赖具体患者的具体临床情况。单纯酸碱紊乱的代偿公式见表 24-7-1。

表 24-7-1　单纯酸碱紊乱的代偿公式

酸碱紊乱类型	代偿公式	代偿限值
代谢性酸中毒	$PaCO_2 = (1.5 \times HCO_3^-) + 8 \pm 2$	10mmHg
代谢性碱中毒	$PaCO_2 = (0.7 \times HCO_3^-) + 21 \pm 1.5$ [*]	55mmHg
急性呼吸性酸中毒	$HCO_3^- = [(PaCO_2 - 40)/10] + 24$	30mmol/L
慢性呼吸性酸中毒	$HCO_3^- = [(PaCO_2 - 40)/3] + 24$	45mmol/L
急性呼吸性碱中毒	$HCO_3^- = [(40 - PaCO_2)/5] + 24$	18mmol/L
慢性呼吸性碱中毒	$HCO_3^- = [(40 - PaCO_2)/2] + 24$	12~15mmol/L

[*] 当 $HCO_3^->40$mmol/L 时，用公式 $PaCO_2 = (0.75 \times HCO_3^-) + 19 \pm 7.5$

（邱海波）

主要参考文献

［1］ Kraft MD, Btaiche IF, Sacks GS, et al. Treatment of electrolyte disorders in adult patients in the intensive care unit. Am J Health Syst Pharm, 2005, 62(16):1663-1682.

［2］ Zaloga GP, Chernow B. The multifactorial basis for hypocalcemia during sepsis. Ann Intern Med, 1987, 107(1):36-41.

［3］ Vincent JL, Bredas P, Jankowski S, et al. Correction of hypocalcemia in the critically ill: What is the haemodynamic benefit? Intensive Care Med, 1995, 21(10):838-842.

［4］ Benjamin E, Oropello JM, Abalos AM, et al. Effects of acid-base correction on hemodynamics, oxygen dynamics, and resuscitability in severe canine hemorrhagic shock. Crit Care Med, 1994, 22(10):1616-1620.

［5］ Cardenas VJ, Zwischenberger JB, Tao W, et al. Correction of blood pH attenuates changes in hemodynamics and organ blood flow during permissive hypercapnia. Crit Care Med, 1996, 24(5):827-834.

［6］ Stacpoole PW, Wright EC, Baumgartner TG, et al. A controlled clinical trial of dichloroacetate for treatment of lactic acidosis in adults. N Engl J Med, 1992, 327(22):1564-1570.

［7］ Adrogué HJ, Madias NE. Management of life-threatening acid-base disorders. N Engl J Med, 1998, 338(2):107-111.

第 25 章

严重感染时的免疫功能障碍及其调理途径

第一节 概　述

一、天然免疫系统

天然免疫系统又称为固有免疫系统，是哺乳动物最古老的防御系统，是防止微生物入侵的第一道防线。然而，关于天然免疫的研究却相对滞后。新近研究显示，天然防御反应在全身感染的病理生理过程中起着重要作用。天然免疫系统进化相当保守，在植物及简单的非脊椎动物体内都存在，而且其反应方式及过程有某些类似之处。当病原微生物入侵时，天然免疫系统首先感知到，并动员相应的细胞及介质，防止其进一步入侵直至将其清除掉。同时可能导致局部的炎症反应，激活特异性免疫反应。

天然免疫反应可有效清除各种微生物侵入，如革兰阴性菌、革兰阳性菌、酵母、真菌、病毒及原虫等。因为病原微生物具有一些共同的抗原，可被天然免疫系统识别。这些抗原分子主要来自于病原微生物的细胞壁成分、鞭毛、核糖核酸等，它们有一个统一的名称即病原体相关模式分子（pathogen-associated molecular patterns，PAMPs）。值得注意的是，机体内也可能存在PAMPs的交叉抗原，从而导致自身免疫性疾病。相对应于外界庞大数量的PAMPs，机体发展进化出一套特殊的模式识别受体（pattern recognition receptors，PRRs）。其中，Toll样受体（Toll-like receptors，TLRs）就是一种很典型的PRRs。TLRs家族至少包括12个成员，它们都具有相同的亮氨酸重复区域及Toll-IL-1受体区域。TLRs家族最早是在果蝇中发现的，家族中所有成员都具有序列相似的果蝇Toll蛋白，它具有识别外界抗原的功能。TLRs分布于巨噬细胞、树突状细胞（dendritic cells，DCs）、吞噬细胞、中性粒细胞及表层的上皮细胞的细胞膜上。例如，TLR2/4可迅速识别革兰阴性菌释放的内毒素，在其他辅助蛋白的协同作用下，充分活化并进一步激活炎症细胞内许多信号通路，接着引起杀菌/通透性增加蛋白、防御素等抗菌蛋白的大量急性释放。

天然免疫系统在全身和组织局部均可发挥作用。存在于循环中的PAMPs可被血中巨噬细胞、DCs、吞噬细胞及中性粒细胞识别，这些炎性细胞再进一步激活细胞内的炎症信号通路，释放相应的介质。天然免疫系统还存在于与外界直接接触的上皮细胞，这些系统可根据不同的入侵微生物作出相应的反应。天然免疫系统是机体防御系统的重要组成部分，它可进一步激活特异性免疫反应、引起炎症、过敏或一些急性期反应，使机体内组织发生相应改变。而白细胞介素（interleukins，ILs）、干扰素（interferons，IFNs）、诱生型一氧化氮合酶、环氧化酶等在其中发挥重要作用。

二、获得性免疫系统

获得性免疫系统又称为特异性免疫系统。与天然免疫反应相比较而言，获得性免疫反应只存在于脊柱动物，是天然免疫反应的高级进化形式。该系统的组成包括经典的抗体、淋巴细胞和免疫器官，其主要特点为对外来抗原具有特异性识别、免疫记忆和清除的生物学功能。其中，免疫器官分为中枢与外周两大部分，骨髓、腔上囊（禽类）及胸腺属于中枢免疫器官，淋巴结、脾脏及黏膜相关淋巴组织属于外周免疫器官。

淋巴细胞分为T淋巴细胞、B淋巴细胞和自然杀伤细胞（natural killer cell，NK）：①T淋巴细胞：来源于骨髓中淋巴样干细胞，在胸腺微环境中分化、发育成熟，在分化成熟的不同阶段，细胞膜上表达出不同的分子。其中T淋巴胞受体（T-cell receptor，TCR）和白细胞表面抗原分子CD3分子是T细胞重要标志。CD3分子与TCR以非共价键结合形成TCR-CD3复合物，其主要功能是把TCR与抗原结合后产生的活化信号传递到细胞内，诱导T细胞活化；②B细胞：是获得性免疫系统中抗体产生细胞，分布于血液、淋巴结、脾、扁桃体及其他黏膜组织。B细胞表面有多种标志，迄今为止，属B细胞特有或涉及B细胞的CD分子有29种，它们均有着重要的免疫功能。根据表面标志和功能的不同，把B细胞分为两个亚群：$CD5^+$ B1细胞和$CD5^-$ B2细胞。$CD5^+$ B1细胞可与多种不同的多糖抗原表位结合，产生低亲和力的IgM抗体；$CD5^-$ B2细胞对蛋白质抗原发生应答，产生高亲和力特异性抗体。B细胞充分活化后，不仅能产生特异性抗体，还能分泌细胞因子和呈递抗原，发挥重要免疫效应；③NK细胞：是一类可以不需要抗原预先致敏就能直接杀伤肿瘤细胞和病毒感染靶细胞的淋巴细胞。NK细胞通过自然杀伤作用、抗体依赖细胞介导的细胞毒效应，释放穿孔素、颗粒酶及细胞因子发挥生物学功能，具有抗感染、抗肿瘤和免疫调节的作用。总体上讲，NK细胞主要参与天然免疫反应，是机体固有防御系统中的重要细胞。

三、炎症及免疫反应认识的演变

近年来,关于全身感染(sepsis)的研究受到普遍关注和研究,特别是 20 世纪 90 年代后,美国胸科医师协会和重症医学会提出了关于全身性炎症反应综合征(systemic inflammatory response syndrome,SIRS)的概念,使得人们用更多的精力关注 SIRS、全身感染、多器官功能障碍综合征(multiple organs dysfunction syndrome,MODS)等相关并发症。从某种意义上讲,严重创伤、烧伤和感染后病理生理反应的实质就是一种炎症反应的过程,因此,在一定程度上,SIRS/全身感染和 MODS 概念的提出的确也能解释临床上很多危重患者的临床症状和体征,并由此开展了一系列拮抗炎症介质的临床试验性治疗。但总体而言,无论是各种抗炎介质的应用,或是抗感染制剂的应用,均未能获得理想的结果,显然另一个本应值得人们关注的免疫功能紊乱及其相关的感染易感性问题受到了忽视。20 世纪末,人们开始注意到,在机体发生全身性炎症反应综合征的同时,也存在代偿性抗炎反应综合征(compensatory anti-inflammatory response syndrome,CARS)的表现,后来人们又发现机体往往是 SIRS 与 CARS 并存,随即又提出混合性拮抗反应综合征(mixed antagonistic response syndrome,MARS)的概念,其目的仍然是希望能从炎症反应角度解释严重损伤后出现的一系列病理生理表现。

诚然,炎症是严重创伤、烧伤和感染后最典型的反应,但仅从炎症角度难以概括损伤后所导致的一系列复杂病理生理变化,炎症反应本质上属免疫反应的范畴,因而仅仅依靠 SIRS、CARS、MARS 以及 MODS 来表述机体的免疫功能状态是难以解释危重症的免疫变化规律。至少,机体抗感染免疫防御功能的抑制是难以用上述几个概念能解释的。因此有必要重复以往我们所提出的观点,即创伤后机体表现出的是一种极为复杂的免疫功能紊乱状态,一方面,机体可表现为以前炎症介质过度释放增加为代表的过度炎症反应状态;另一方面,机体同时还表现出以吞噬杀菌活性减弱,抗原呈递功能受抑的抗感染免疫防御能力降低。因此,在严重创伤、烧伤及危重患者的临床救治中,既要控制过度的炎症反应,同时还要提高机体的抗感染功能,两者不能偏废。在治疗的理念上应着眼于免疫调理,而非一味的对症抗炎处理。

(姚咏明 林洪远)

第二节 免疫功能紊乱的分子机制

目前有关机体严重创伤、烧伤后免疫功能抑制的发生机制主要有三种假说:即抑制因子学说、抑制性细胞学说和神经-内分泌-免疫网络学说。

一、抑制因子学说

所谓免疫抑制因子泛指对机体免疫功能具有抑制作用的蛋白、多肽等物质,而本文所指的免疫抑制因子则特指在严重创伤(包括烧伤)后机体血清中出现的对机体免

疫功能具有抑制作用的物质,目前有关其来源尚不清楚。作者所在实验室的研究表明,其对免疫功能的影响似乎并非仅限于抑制作用。但为叙述方便,笔者仍沿用抑制因子这一提法。

关于血清中的免疫抑制物质的研究见于约 50 年前,Kamrin 于 1959 年首次报道在正常人的血清中存在着某些能抑制细胞免疫和体液免疫的蛋白质。随后 Moubray 用离子交换柱层析法从牛血浆中分离出有类似作用的物质,其理化性质属球蛋白,并证实该物质能抑制抗体形成,延长移植皮肤的存活时间。1977 年 Hakim 首次从烧伤患者血清中粗提出一种理化性质与白蛋白类似的物质,并认为其可刺激产生低分子量的蛋白质,或分子量<10 000 的活性肽,并证实该提取物对正常人淋巴细胞转化和豚鼠巨噬细胞游走性产生抑制作用。国内黄文华等用聚丙烯酰胺凝胶电泳法证实,在严重烧伤患者血清中出现了大分子的异常蛋白带。

实际上,创伤血清中除上述的血清免疫抑制因子外,尚存在大量具有免疫抑制作用的物质,目前至少已发现有 10 类:①前列腺素类:主要以前列腺素 E_2(prostaglandin E_2,PGE_2)为代表;②干扰素;③细菌蛋白;④烧伤毒素:关于烧伤毒素在 20 世纪 50 年代末就已有文献提及,人们对于烧伤后机体出现抵抗力下降的机制并不清楚,怀疑在烧伤血清中可能存在某种毒素,故称为烧伤毒素,但至今有关其理化性质仍不清楚;⑤变性蛋白:泛指因创伤或烧伤后由于机体代谢过程或由于机体受损组织产生的一类变性的蛋白质物质;⑥可的松类激素物质;⑦中性粒细胞代谢产物;⑧组织胺类物质;⑨血清蛋白质:有关其具体作用机制及理化性质目前还不清楚,相关资料表明,在正常机体血清中也存在一些具有免疫抑制作用的物质;⑩医源性物质:这类物质较多,如某些抗生素、麻醉剂以及某些本身就具有免疫抑制作用的药物等。上述物质虽然也可造成机体免疫功能的抑制,但并非本文所涉及的创伤血清免疫抑制因子。

一般认为,创伤(烧伤)程度愈重,其血清免疫抑制性亦愈强,40% 以上的深度烧伤,其血清对正常机体的细胞免疫反应有明显的抑制效应。如将血浆予以置换,则血清免疫抑制性则大大减轻,甚至消失。显然,烧伤后血清中存在着对机体免疫功能具有抑制作用的物质。Ozkan 从 40% 以上体表面积深度烧伤患者血清中提取出一种分子量介于 1000~5000 的免疫抑制活性肽(suppressor active peptides,SAP),并发现该抑制活性肽具有以下特点:①为蛋白质、脂类及多糖的复合物;②具有较好的稳定性,置于 56℃、30 分钟水浴处理不改变其抑制活性,且不为胰蛋白酶、DNA 酶和 RNA 酶等灭活;③其抑制作用依赖于花生四烯酸代谢产物(主要为 PGE_2),当使用抗前列腺素药物等可减低其抑制作用;④对细胞无直接的杀伤作用。在创伤及大手术后的患者血清中也存在着低分子量的免疫抑制物(分子量约为 3500~8000)。

实验室的研究证实,当排除外源性感染和麻醉的影响条件下,在双后肢闭合性粉碎性骨折的家兔血清中发现了一分子量约为 9000 的异常蛋白,经初步分离后证实,该异

常蛋白不仅对降低淋巴细胞的刺激转化、IL-2 蛋白合成水平具有明显的抑制效应,而且其作用可通过减低 IL-2 mRNA 的转录水平,抑制淋巴细胞 IL-2 的蛋白合成释放。此外,该异常蛋白还对巨噬细胞的吞噬杀菌能力具有显著的抑制作用,然而,其对巨噬细胞合成和分泌 PGE$_2$、IL-1、肿瘤坏死因子(tumor necrosis factor, TNF)-α 却具有刺激作用。显然,这种异常蛋白对机体的免疫功能并非呈单一的抑制效应。在以股骨骨折为主的严重创伤患者血清中我们同样发现了类似的异常蛋白,其分子量亦为 9000,随着创伤严重程度加重,该异常蛋白出现频率也越高,其出现往往预示患者的不良预后,而当去除该异常蛋白后,创伤患者血清的免疫抑制性得以明显缓解。在动物实验的深入研究中发现该异常蛋白作用的独特性和复杂性,即它不仅具有免疫抑制作用,同时还对炎症介质的合成和释放具有刺激作用。事实上,在遭受严重创伤后机体的免疫功能呈现的是双向性功能紊乱状态:一方面表现为以淋巴细胞功能受抑为代表的抑制状态,另一方面又表现出以 IL-1、IL-6、IL-8 以及 TNF-α 过度分泌为代表的过度炎症反应状态。因此,我们有理由相信,这种仅在创伤后血清中出现的分子量为 9000 的异常蛋白是导致机体免疫功能紊乱的原因之一。

关于血清抑制因子或异常蛋白的来源目前尚不清楚,根据所报道的文献资料我们可以归纳为以下主要的四个方面:即来源于创面局部、内源性的免疫调节因子、外源性的异种抗原以及某些医源性因素。

(一) 创面源性因素　早在 1937 年 Rosenthal 即发现热损伤后的皮肤经体外一系列生化处理的提取物对正常小鼠具有毒性作用。1972 年 Schoenenberger 等采用 250℃ 热铜板法对皮肤进行加压烙伤,随即剪碎致伤皮肤,以 pH 8.6 的 Tyrode 液提取,过滤、离心,取中层离心液通过硫酸铵盐析获得一组分子量约 300 000 的脂蛋白复合物,推测为正常皮肤在热力聚合而形成的三聚体,体外实验表明该复合物对正常小鼠具有毒性作用,但遗憾的是对其免疫学效应未作深入研究。Sparkers 等也从烧伤患者焦痂中提取出一种脂蛋白复合物,体外实验表明这种复合物对淋巴细胞增殖活化及合成 IL-2 水平具有较明显的抑制作用。此外,如在烧伤创面使用某些药物(cerium nitrate,硝酸铈)也能明显减少 SAP 的形成和释放。因而严重烧伤后,切除焦痂常可使患者全身情况明显缓解。以上资料表明烧伤焦痂中的确含有对机体免疫功能具有抑制作用的物质。因此,在 Ozkan、Ninnemann 等人从烧伤患者血清中分离出一组分子量介于 4000 ~ 10 000 具有免疫抑制作用的 SAP 后,探讨其来源时首先考虑的便是烧伤焦痂。

上述资料均来源于对烧伤的研究,而血清免疫抑制物或异常蛋白并非仅在烧伤血清中出现,国外也有学者报道在钝性创伤或大手术后患者血清中也可分离出具有免疫抑制效应的物质。有人将大鼠背侧皮肤作一长约 7cm 的切口,发现其渗出液对免疫细胞具有抑制作用。显然并非只在热力作用下皮肤才具有产生免疫抑制作用的能力。为此,我们实验室建立了家兔双后肢闭合性粉碎性骨折致伤模型,在保持皮肤完整性的条件下从家兔血清中仍可分

离提取出一种分子量为 9000 的免疫抑制性异常蛋白,同样在严重钝性创伤患者,血清免疫抑制性异常蛋白的出现与创伤严重程度有关,而与体表是否开放关系不大。

(二) 外源性异种蛋白　所谓外源性异常蛋白主要指开放性损伤后,皮肤的屏障作用消失,外源性感染菌进入体内,在体内免疫防御系统的作用下形成的一系列细菌代谢产物或细菌毒素。烧伤、创伤、休克和大手术后外源性细菌的侵入,以及肠道细菌的移位是导致感染和全身感染的直接原因,其中,铜绿假单胞菌和肠道杆菌是主要的致病菌。有研究采用层析法纯化大肠杆菌、铜绿假单胞菌、沙雷杆菌和沙门杆菌的内毒素,发现 1.0ng/ml 浓度的内毒素即可使正常人混合淋巴细胞反应和淋巴细胞转化发生明显抑制,并认为细菌毒素有可能是 SAP 的来源之一。在创伤的早期阶段,血清即出现了异常蛋白,Ozkan 的研究也证实,SAP 最早可出现在伤后数小时内,而此时外源性细菌尚未在体内形成感染病灶,内源性移位菌所产生的内毒素含量微弱,对免疫功能的影响可能是次要的;但在创伤后期当细菌大量侵入体内并形成全身感染后,细菌内毒素的免疫抑制作用则不容忽视。当采用闭合性创伤动物模型,以避免外源性感染菌的侵入,同时给予适当的肠道抗生素以尽量控制内源性感染后,在动物血清中仍可见到免疫抑制性异常蛋白,显然细菌毒素并非创伤后血清免疫抑制性异常蛋白的主要来源。

(三) 医源性因素　抗菌药物为严重创伤后特别是开放性创伤后的常规用药。Munster 曾用植物血凝素(phytohemagglutinin, PHA)刺激淋巴细胞转化法观察了临床常用抗生素对淋巴细胞功能的影响,结果表明,林可霉素、四环素、红霉素等对淋巴细胞的增殖反应具有抑制作用。当前临床常用的抗生素其特点是作用广谱、杀菌或抑菌效果强烈,尽管目前尚未见到这些抗生素对免疫功能影响的系统报道,但可以推测,对细菌生长具有广谱、强烈的抑制作用则很难避免随之而来对免疫活性细胞活性的影响。现已证实,某些烧伤的外用药,如磺胺嘧啶银、磺胺灭龙对白细胞的数量和趋化能力也有抑制作用。此外,聚乙烯吡咯烷酮过碘酸对混合淋巴细胞反应及 PHA 刺激的人淋巴细胞转化也存在明显的抑制作用,而丝裂霉素 C 则可增强免疫抑制性细胞的活性,导致机体免疫功能抑制。

创伤患者在接受手术的同时,也不得不接受具有抑制作用的麻醉药物。有人用化学发光法检测了常用麻醉剂,如安氟醚、异氟醚对外周血多形核中性粒细胞的吞噬杀菌能力,结果表明,两者均有明显的抑制作用。此外,一氧化氮、乙醚、氟烷等可抑制正常人 T、B 淋巴细胞的增殖反应,苯巴比妥钠则可使小鼠抗体产生减少。Propofol 可影响机体网状内皮吞噬系统清除侵入感染菌的功能。另有资料证实,静脉输注硫喷妥钠(thiopentone)、美索比妥钠(methohexital sodium)、依托咪酯(etomidate)后,可使外周血 T 淋巴细胞的刺激转化能力下降,从而降低淋巴细胞的免疫功能。Cabie 对一组腹部择期手术的患者外周血单核细胞 IL-1、TNF-α 及 IL-6 的分泌能力进行了检测,结果显示术后 1 ~ 2 天 IL-1、TNF-α 分泌水平明显下降;手术 2 天后细胞因子分泌水平才有所恢复,他们认为静脉麻醉剂的

应用为其主要原因。由此提示,选择适当的麻醉剂和麻醉方式,力图尽可能地避免或减少麻醉对机体免疫系统的干扰,应引起足够的重视。

在严重创伤患者的治疗中往往使用激素以减轻创伤后的应激反应,控制脑水肿或肺水肿等,但随之而来的是对免疫功能的显著抑制;反复多次输入库存血,也可导致机体免疫防御功能下降。由此可见,可导致免疫抑制的医源性因素较多,如何在考虑治疗方案的同时兼顾维护机体免疫系统的功能稳定性应为今后研究的重要课题之一。

(四) 内源性调节因素 提到内源性调节因素,不能不涉及应激反应。应激是创伤产生的最基本也是最重要的反应,所产生的各种应激激素均可抑制免疫反应。在小面积的烧伤创面引流出的渗液中,可检测到较高水平的可的松和α-内啡肽。严重创伤后血中α-内啡肽含量也明显升高,可达正常 5 倍以上,至伤后 4~5 天后方逐渐恢复正常水平,而外周血淋巴细胞的增殖转化同时也出现类似的变化趋势。体外研究表明,内源性阿片肽类物质,如α-内啡肽、强啡肽等可对淋巴细胞及巨噬细胞功能具有抑制作用,因而,有资料报道对创伤患者使用阿片肽拮抗剂,如纳洛酮(naloxone)可减缓患者的免疫受抑状态,改善患者预后。创伤后合成分泌增加的 PGE$_2$ 是目前研究较多的一种免疫抑制物,它主要由巨噬细胞分泌,为花生四烯酸类的代谢产物。淋巴细胞本身并不产生 PGE$_2$,但其胞膜上的 PGE$_2$ 受体与 PGE$_2$ 的结合,可使淋巴细胞功能发生抑制。在生理浓度下,PGE$_2$ 即可使 B 淋巴细胞产生抗体水平下降,并可抑制对 T 淋巴细胞转化和克隆增殖反应,抑制 E 玫瑰花结的形成和淋巴因子的产生,且对杀伤细胞的活化存在抑制作用。此外,PGE$_2$ 还能刺激 Ts 细胞(CD8$^+$)增殖,降低 IL-2 的合成。机体遭受严重创伤后,无论血中或是创面局部组织均检测到高水平 PGE$_2$,并伴随有明显的免疫功能抑制。当用环氧化酶抑制剂吲哚美辛处理后,受抑的免疫功能可得到一定程度的缓解,但仍显著低于正常水平,由此提示关于血清免疫抑制因子的作用机制及来源仍需进一步研究。

除应激激素外,性激素也是影响免疫功能状态的重要因素,资料表明,雄性动物往往在严重损伤后易于出现免疫抑制,并发感染和全身感染,而雌性动物则能保持相对稳定的免疫功能。伤前雄激素去势可减缓雄性动物的免疫功能受抑,如在伤后给予雄激素受体阻滞剂氟他胺也可恢复受抑的免疫功能。对于严重创伤的患者,尽管在细胞因子的合成和释放方面,两性间未见明显差异,但并发全身感染的患者,男性多于女性,绝经后的女性伤员,其表现也与绝经前伤员有较大差异。

为尽可能地减少其他因素对创伤血清免疫抑制性异常蛋白的影响,我们建立了在清醒状态下,家兔双后肢闭合性粉碎性骨折模型,在保持致伤部位皮肤完整性的同时,仅给予骨折部位的简单外固定,未予任何药物治疗。结果证实,随着动物致伤程度的加重(单后肢线形骨折、单后肢粉碎性骨折、双后肢粉碎性骨折)免疫抑制性血清异常蛋白的出现频率逐渐增高,在双后肢闭合性粉碎性骨折的家兔致伤后第 2 天血清中通常均可见到分子量约 9000

的血清异常蛋白。由此表明,血清异常蛋白主要来源于机体针对创伤所产生一系列代谢反应的产物,同时我们也注意到,这种异常蛋白的出现与性别关系不大,由此表明,血清免疫抑制因子很可能是创伤后由于机体内环境的紊乱而特异产生的一种异常蛋白,有关其理化性质及来源和作用机制正在研究当中。

二、抑制性细胞学说

在创伤、烧伤免疫研究的早期,人们注意到某些具有免疫抑制活性的细胞,其细胞功能增强,甚至数量相对发生增多,于是推测损伤可活化抑制性免疫细胞,从而提出抑制性细胞的功能增强是导致免疫功能抑制的主要原因,最典型的表现即是 CD8$^+$ 淋巴细胞活性增强。现在看来这一认识是片面的。创伤后 CD4$^+$ 及 CD8$^+$ 的数量和活性较之正常均有下降,以 CD4$^+$ 下降更为明显,而 CD8$^+$ 的活性相对有所增强。因此,CD4/CD8 比例的降低更有意义,但这种变化多发生于创伤后的中晚期,显然这只是创伤后免疫紊乱的表现之一。近来发现,除 CD4/CD8 比例变化外,创伤后辅助性 T 细胞(helper T cell,Th)1 细胞向 Th2 亚群的转化增加,当 Th2 细胞占优时,其所分泌的细胞因子,如 IL-2、IL-4、IFN-γ 等显著降低,有人认为这是导致 T 淋巴细胞功能抑制的主要原因。事实上,一组 37 例创伤患者的研究结果显示,其中发生 T 淋巴细胞功能无反应性的 20 例的患者,IL-10 与 IL-2 比例<1,而另 17 例患者则>1,表明 T 淋巴细胞分泌的细胞因子及其调节网络的紊乱才是 T 淋巴细胞功能抑制的主要原因,而单纯对某一个或几个细胞因子的检测难以解释 T 淋巴细胞的功能紊乱现象。此外,不同部位的巨噬细胞也产生一些功能上的差异,使巨噬细胞人类白细胞抗原(human leukocyte antigen,HLA)-DR 表达受抑、吞噬杀菌活性减弱,但同时巨噬细胞分泌 PGE$_2$、IL-1、TNF-α 等功能又明显增强,表现出典型的双相性功能紊乱。

三、神经-内分泌-免疫功能网络紊乱学说

应激是机体创伤后最本质也是最基础的反应,机体随后的变化都与之有关。目前对神经-内分泌-免疫网络的认识仅限于现象上的描述和理论上的推测。从细胞生物学基础看,免疫细胞表面具有多种内分泌激素和神经肽类的受体,如 β-内啡肽、脑啡肽、P 物质、糖皮质激素(glucocorticoid,GC)等,免疫细胞本身还可合成和分泌一些神经内分泌激素,如促肾上腺皮质激素(adrenocorticotropic hormone,ACTH)前体分子前阿黑皮素(pro-opiomelanocortin)、生长激素(growth hormone,GH)以及促甲状腺激素(thyroid stimulating hormone,TSH)等。此外,白介素及其他淋巴因子对神经内分泌激素的合成和释放也具有调节作用,如 IL-1、IL-6;同样,很多神经细胞、内分泌细胞也可以分泌一些免疫活性因子,如白介素、免疫黏附分子等;另一方面创伤后大量神经内分泌激素的释放对免疫细胞的活性也存在抑制或促进作用,如 β-内啡肽、ACTH 以及促肾上腺皮质激素释放激素(corticotropin releasing hormone,

CRH)等对巨噬细胞或淋巴细胞功能均具有显著的抑制用。目前尽管认识到神经-内分泌-免疫网络之间存在着密切的联系,但重症患者三者之间如何相互协调和影响,并最终给机体带来怎样的结局,由于研究手段的限制尚难以阐明。从经典的途径看,创伤后的应激至少可以通过 CRH-ACTH-GC 系统、交感-肾上腺髓质通路以及神经内啡肽的参与对机体产生影响。现已知,CRH、ACTH 以及糖皮质激素对巨噬细胞的吞噬、抗原呈递功能以及对淋巴细胞的增殖和分泌 IL-2 作用具有较强烈的抑制效应。此外,β-内啡肽在体内外均被证实为一种具有免疫抑制作用的物质。创伤后应激激素的大量分泌从本质上是机体为防止更严重的损害的一种保护性反应,但在另一方面应激激素对免疫功能产生的抑制作用又使机体易于并发感染和全身感染。我们认为,神经-内分泌-免疫网络的紊乱是导致创伤、烧伤后机体免疫功能障碍的主要原因,有必要深入进行研究。

(姚咏明　林洪远)

第三节　细胞免疫功能障碍在严重感染中的作用

　　传统观念认为,全身感染是一种失控的、持久的炎症反应,是由感染因素诱发的 SIRS,炎症反应失控导致了患者死亡。基于这种认识,人们应用大量抗炎措施治疗全身感染,包括促炎型细胞因子抗体和抗内毒素治疗等。虽然在动物实验中取得了一定的疗效,但是临床应用并没有收到明显的效果。失败的原因是多方面的,但主要原因是人们基于动物实验研究,而动物模型并不能完全反映临床病情,对于机体复杂的炎症与免疫反应本质认识不足。并且细胞因子在全身感染中表现为有害的方面同时也存在有利的作用。例如,应用抗 TNF-α 治疗类风湿关节炎患者,发现对全身感染和其他炎症并发症易感性明显增加,这使我们得以重新评价 TNF-α 在感染中的角色。业已明确,内毒素对机体存在有害的一方面,但完全阻断内毒素的传导途径反而会使病情恶化。因此,我们不能简单地从某一个方面来理解全身感染的复杂发病机制。

　　目前人们渐渐认识到,在全身感染的发病过程中,机体并非总是处于一成不变的炎症激活状态。研究表明,免疫抑制同样也是全身感染的重要特征,其中抗原特异性 T、B 淋巴细胞的清除或失活在其中起着重要作用。在全身感染的初始阶段,全身感染以大量分泌炎性介质为主要特征;而随着全身感染的进展,机体可能经历了一个免疫抑制阶段,表现为淋巴细胞的增殖能力下降、呈现以 Th2 型反应为主的免疫反应和大量淋巴细胞的凋亡等,从而机体对病原体的易感性明显增加。

一、T 淋巴细胞克隆无反应性

　　淋巴细胞克隆无反应性是指在机体经历严重损伤后,淋巴细胞对特异性抗原刺激无增殖反应,并且细胞因子的生成也明显受抑制的状态。研究表明,在 T 淋巴细胞的激活过程中,IL-2 以自分泌、旁分泌和内分泌形式作用于 T

淋巴细胞,并且是 T 淋巴细胞增殖的必要条件。O'Riordain 等研究表明,严重烧伤后 IL-2 产生及 IL-2 mRNA 表达明显下降,IL-2 生成减少与死亡率升高相关。另有资料证实,严重烧伤患者外周循环的淋巴细胞数目明显减少,并且存活者淋巴细胞大部分处于克隆无反应状态。T 淋巴细胞克隆无反应性的机制包括以下几个方面。

　　(一) 凋亡对细胞免疫功能的影响　　凋亡被认为是诱发 T 淋巴细胞克隆无反应状态的主要原因。在全身感染中,大量 T 淋巴细胞发生了凋亡。凋亡清除了大量活化的 T 淋巴细胞,使诱导 T 淋巴细胞克隆无反应成为可能。研究表明,过度表达 Bcl-xl 基因,进而抑制 T 淋巴细胞的凋亡,这样免疫耐受就不能建立。诱发凋亡的因素主要包括:应激性肾上腺糖皮质激素分泌增加和 Fas/FasL、肿瘤坏死因子(TNF)/TNF 受体(TNFR)的相互作用等。另有资料表明,凋亡细胞在诱导 T 淋巴细胞克隆无反应性中也发挥着重要作用。凋亡 T 淋巴细胞与外周血单核细胞相作用时,单核细胞产生抑炎因子 IL-10、转化生长因子(transforming growth factor, TGF)-β 水平显著增加而促炎因子 TNF-α 和 IL-1β 的生成明显减少,提示凋亡的淋巴细胞影响了机体促炎和抑炎反应平衡。另据报道,凋亡细胞被抗原呈递细胞吞噬后,抗原呈递细胞表达共刺激分子的能力明显下降,T 淋巴细胞则不能被激活,表明凋亡细胞在被抗原呈递细胞和巨噬细胞吞噬后严重损害了细胞免疫功能。因此,凋亡细胞诱导的 T 淋巴细胞克隆无反应性和抑制性细胞因子的释放增加严重损害了免疫系统对病原体的反应能力。

　　最近研究表明,在全身感染中,除大量淋巴细胞凋亡外,抗原呈递细胞也发生了凋亡。这样在并发严重感染时,大量淋巴细胞和抗原呈递细胞的凋亡使得免疫细胞不能发生有效的克隆增殖,因此也就不能对病原体产生有效的免疫应答。

　　(二) 免疫抑制细胞的作用　　研究证实,严重创伤后患者循环中调节性 T 细胞(regulatory T cell, Treg)——CD4$^+$CD25$^+$Treg 显著升高,其中死亡组患者 CD4$^+$CD25$^+$T 淋巴细胞升高更明显。据报道,CD4$^+$CD25$^+$Treg 主要通过分泌 IL-10、PGE$_2$等抑制性介质对细胞免疫功能起到抑制作用,且严重创伤所致免疫功能障碍与患者预后不良明显相关。在感染情况下,体内 PGE$_2$水平明显升高,通过抑制 p59fyn 激酶活性进而下调核因子(nuclear factor, NF)-AT 和激活蛋白 1(activator protein, AP-1)的激活,使得 T 淋巴细胞的增殖受抑、IL-2 产生明显减少。有资料显示,严重烧伤后 4~9 天 CD8$^+$CD11b$^+$γδT 淋巴细胞(BA2T 细胞)在脾中明显升高,并抑制脾淋巴细胞的增殖反应。BA2T 细胞和大多数 γδT 淋巴细胞性质截然不同,主要分泌 Th2 型细胞因子(IL-4 和 IL-10),BA2T 细胞回输到正常小鼠体内可明显增加小鼠对全身感染的易感性。这些结果表明,严重烧伤、创伤后免疫抑制细胞对机体的免疫功能起到负向调控作用(图 25-3-1)。

　　近年来的资料表明,Treg 可通过不同的作用机制发挥调节效应,其中包括诱导淋巴细胞凋亡,下调树突状细胞表面共刺激分子表达,抑制 CD4$^+$T、CD8$^+$T 细胞功能,介导

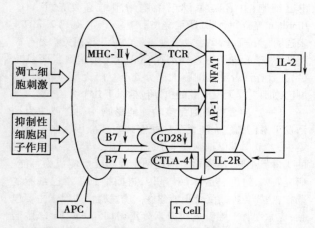

图 25-3-1 T 淋巴细胞克隆无反应性的形成机制
MHC-Ⅱ 为主要组织相容性复合体Ⅱ类抗原；B7、CD28、CTLA-4 为共刺激分子；NFAT 和 AP-1 分别为活化 T 淋巴细胞核因子和激活蛋白 1；APC 为抗原呈递细胞

Th1 反应向 Th2 反应漂移等。正常情况下，这对于维持免疫稳态和自身免疫耐受具有重要意义。全身感染时机体表现为 Treg 水平持续增高，从而加剧免疫无反应状态，表现为对抗原刺激不发生反应性增殖并且也不分泌 IL-2。有关 CD4⁺CD25⁺Treg 与全身感染关系的研究日益受到关注，深入了解 Treg 在全身感染中的作用及其调节机制将有助于预见炎症的发展方向，为实施有效的干预提供新思路。

二、CD4⁺T 淋巴细胞功能性分化

活化的 T 辅助淋巴细胞(CD4⁺Th)依据它们分泌细胞因子的不同可以被分成截然不同的两个功能亚群——Th1 和 Th2 亚群。这两种亚群来自同一前体细胞，Th1 亚群以分泌 IFN-γ 和 TNF-α 为特征，诱导细胞免疫反应；Th2 亚群则主要分泌 IL-4 和 IL-5，诱导 B 淋巴细胞的增殖和分化，介导体液免疫反应并与免疫抑制相关。在决定 T 淋巴细胞功能性分化的因素中，细胞因子微环境作用尤为重要，IL-10 和 IL-4 升高及 IL-12 生成减少在其中起着重要作用(图 25-3-2)。据报道，严重创伤后单核细胞产生细胞因子的能力明显下降，并且 IL-12 生成下降在创伤早期诱导了偏向 Th2 型反应的分化。Th2 型反应导致 IL-4 和 IL-10 的产生增加，从而诱发创伤早期的免疫抑制，为机体再次发生感染奠定了基础。另外，IL-10 除了能诱导 Th2 型免疫反应并抑制 Th1 型免疫反应外，还可通过上调 Fas 和 FasL 引起鼠淋巴细胞出现激活诱导的细胞死亡(activation-induced cell death，AICD)。说明在全身感染的模型中，IL-10 不但可以诱导免疫功能的紊乱，同时也能诱导 Th1 型淋巴细胞的凋亡，通过促进 Th1 型淋巴细胞凋亡而增强了 Th2 型免疫反应。

除细胞因子外，特定的病原体成分、抗原剂量和感染部位也对淋巴细胞的功能性分化产生重要影响。Th1 和 Th2 亚群平衡与否直接影响着机体的免疫功能，并与疾病的状态密切相关。业已明确，在全身感染的发展过程中，出现了倾向于 Th2 型的免疫反应，Th2 型细胞因子(IL-4

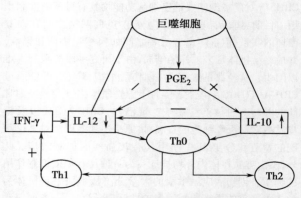

图 25-3-2 细胞因子对淋巴细胞功能性分化的影响

和 IL-10)生成增多而 Th1 型细胞因子(IL-12 和 IFN-γ)产生减少明显损害了机体的细胞免疫功能。应用 IL-12 进行干预，通过纠正 Th2 型免疫反应能明显提高动物生存率。其发生机制可能与丝裂原活化蛋白激酶(mitogen-activated protein kinase，MAPK) p38 通路的激活有关，在全身感染早期应用 MAPK p38 通路抑制剂 SB203580 可显著降低全身感染的死亡率。

三、CD4⁺T 细胞、B 细胞和树突状细胞数目的减少

实验研究显示，全身感染后数小时动物淋巴器官就发生了 CD4⁺T 和 B 淋巴细胞的大量凋亡。非致死性烧伤 3 小时，小鼠脾脏、胸腺和小肠内淋巴细胞凋亡明显增加。FasL、TNF-α 和肾上腺糖皮质激素均能诱导 T 淋巴细胞凋亡，并且在淋巴组织中表达明显升高。研究表明，天冬氨酸特异性半胱氨酸蛋白酶(cysteinyl aspartate-specific protease，caspase)在凋亡的调节中具有重要作用，其中 caspase-3 和 caspase-9 在胸腺凋亡中占有特殊地位，而 caspase-3 和 caspase-8 激活参与了 T 淋巴细胞的凋亡过程。最近的动物实验观察结果也在全身感染患者中得以证实，凋亡诱导的淋巴细胞丢失使得全身感染患者循环淋巴细胞数目明显减少。通过对死亡全身感染患者进行分析发现，尽管 CD8⁺T 淋巴细胞、自然杀伤细胞和巨噬细胞的数量改变不大，但是 CD4⁺T 淋巴细胞和 B 淋巴细胞的数量明显下降。同时，除大量 CD4⁺T 淋巴细胞和 B 淋巴细胞凋亡外，DC 亦发生了凋亡。由此可见，严重感染时大量 B 淋巴细胞、CD4⁺T 淋巴细胞和抗原呈递细胞的凋亡势必造成抗体的产生减少、CD4⁺T 淋巴细胞激活障碍和抗原呈递细胞抗原呈递能力下降。这些改变都使得免疫细胞不能发生有效的克隆增殖，进而对病原体产生有效的免疫应答。

临床资料显示，严重多发伤患者外周血 DC 细胞数明显低于正常对照组，且多发伤组 DC 表面主要组织相容性复合体Ⅱ类抗原(major histocompatibility complex，MHC-Ⅱ)及共刺激分子(CD80、CD86)的表达水平也明显低于正常组。同时，严重多发伤患者 DC 刺激的淋巴细胞增殖反应活性明显弱于正常人。业已明确，感染时失控性全身炎症反应能诱发大量淋巴细胞及 DC 的凋亡。例如，注射

内毒素 24 小时内小鼠脾脏 DC 数量极度减少,引起 DC 凋亡;临床观察结果也证实脓毒症患者外周血 DC 丢失程度与患者死亡率密切相关。DC 凋亡耗竭和细胞抗原提呈能力下降、T 细胞激活障碍,使得免疫细胞不能发生有效的克隆增殖和对病原体产生有效的免疫应答,这些改变与机体免疫功能的损害同步出现,是机体免疫抑制的重要机制。严重创伤、烧伤后脾脏及骨髓来源的 DC 功能状态均发生异常,分泌功能降低、诱导 T 细胞免疫应答能力低下,对感染抵抗能力降低,二次感染后急性肺损伤严重,死亡率明显升高。由此可见,DC 在全身感染过程中具有极其重要的作用,作为调节免疫系统的重要靶标,DC 的数量或功能的维持已经成为干预全身感染的潜在途径之一。

四、单核/巨噬细胞功能的改变

单核/巨噬细胞是抗感染免疫的重要组成部分,它能吞噬、杀死致病微生物并能够中和细菌分泌的毒素。免疫麻痹时存在单核/巨噬细胞的功能紊乱,造成机体抗微生物免疫的减弱进而导致预后不良。目前,所有的证据都直接或间接支持免疫麻痹与单核/巨噬细胞抗感染免疫缺陷的内在联系。严重创伤后,单核/巨噬细胞功能发生了明显的改变,其中单核/巨噬细胞产生细胞因子谱的改变、表达 MHC-Ⅱ 及共刺激分子能力下降对机体细胞免疫功能产生了广泛的影响,并且单核/巨噬细胞功能的改变与死亡率相关。

(一) 细胞因子谱的改变 严重创伤后,单核细胞产生细胞因子(TNF-α、IFN-γ 和 IL-12)的能力下降,而合成 PGF_2 和 TGF-β 的量明显增加。创伤诱导的 IL-12 生成下降在损伤早期介导了 Th2 型免疫反应,引起 IL-4 和 IL-10 产生增加,进而造成创伤早期的免疫功能抑制。在生理状态下,TGF-β 与创伤愈合及瘢痕形成有关,严重创伤、烧伤后巨噬细胞大量合成、释放 TGF-β,TGF-β 能够抑制 T 淋巴细胞的增殖和分化,并诱导脾淋巴细胞的凋亡。另有资料表明,PGE_2 在严重创伤后明显增加,其引起细胞免疫抑制的机制如前所述;应用环加氧酶 2 抑制剂进行干预,能明显减少 PGE_2 的生成,从而有助于恢复免疫功能,提高动物生存率。

(二) 共刺激分子表达下降 已经明确,未致敏 T 淋巴细胞的激活需要 MHC-Ⅱ 和 TCR 结合并辅以协同刺激分子的刺激,两者缺一不可。在全身感染患者中,HLA-DR 表达下降,临床上视其为机体免疫抑制的一个标志。同时,CD86 表达下降和细胞毒性 T 淋巴细胞相关分子-4 表达增加都使得单核细胞和 T 淋巴细胞相互作用的亲和力明显减弱,因此 T 淋巴细胞不能被激活。另有研究观察到,全身感染患者单核细胞表达 CD64 和 CD14 升高,使得单核细胞与抗体及内毒素的结合能力增强,从而改变了单核/巨噬细胞的功能。引起单核/巨噬细胞功能改变的因素可能包括:细胞因子的微环境、激素水平的影响和凋亡细胞的作用。例如,IL-10 不但能使单核/巨噬细胞产生细胞因子的能力下降,并且能抑制单核细胞表达 HLA-DR 能力;而肾上腺糖皮质激素可损伤单核细胞的抗原呈递能力,同时引起 IL-10 生成增加。

协同刺激信号缺失引起细胞免疫紊乱的机制为:在没有共刺激信号的情况下,抗原呈递细胞和 T 淋巴细胞间的亲和力作用减弱,这样就不能引起 T 淋巴细胞内 RasP21 的活化,进而下调了胞外信号调节激酶(extracellular signal-regulated kinase,ERK)和 c-Jun 氨基末端激酶(c-Jun amino-terminal kinase,JNK)两条 MAPK 途径的激活。上述胞内变化使得下游 IL-2 转录因子(NF-ATp 和 AP-1)活化发生障碍,但却增加了负向调节因子 Nil-2a 的生成。业已明确,NF-ATp 和 AP-1 对于 IL-2 的生成和 T 淋巴细胞增殖至关重要。在静止的 T 淋巴细胞中,活化 NF-AT 以磷酸化形式存在于胞浆内;T 淋巴细胞活化后,NF-AT 发生去磷酸化,并转移到细胞核内与 AP-1 结合,成为具有转录活性的 NFAT。NFAT 对于 IL-2 的产生具有高度特异性,在去除 IL-2 基因启动子上 NF-AT 的结合序列后,IL-2 产生明显减少。另有资料表明,NF-AT 介导的 IL-2 基因启动子的转录活性同时也依赖于 AP-1 的存在,AP-1 共有序列的缺失可使 IL-2 基因启动子的活性明显下降。

总之,全身感染的发病机制是一个极其复杂的病理生理过程。在全身感染的发生与发展过程中,机体的免疫状态并不是一成不变的。在受到严重创伤、烧伤打击后,机体可能开始处于一种免疫激活状态,而随着病情的进一步发展可能进入免疫抑制状态,也可能自始至终机体就处于免疫紊乱状态。因此,阐明引起全身感染免疫功能障碍的详细发病机制,进而明确机体所处的免疫状态,可能为全身感染的早期诊断和合理防治提供新思路。

(姚咏明 林洪远)

第四节 免疫状态监测及其意义

一、免疫监测的必要性

感染并发症依然是创伤、烧伤、大手术特别是感染性休克的主要问题,在 ICU 中大部分急危重症患者发生感染与继发性免疫缺陷密切相关。事实上,医源性感染仍然是 ICU 患者的主要并发症,进而发展成为全身感染,使患者的死亡率明显增加。

正常情况下,免疫系统保持着高效和平衡,但是在发生严重的 SIRS 或感染性休克时,必然导致免疫功能严重紊乱。严重创伤、大手术或心肌梗死等可导致暂时性或不可逆性器官功能障碍,但在很多情况下,尽管存在器官功能失常或衰竭,由于监护仪器可动态监测多项重要器官的功能改变,故大部分患者经过积极处理得以生存。在发生严重的器官功能障碍或衰竭时,我们有很多方案可支持、纠正或替代这些失常的功能。然而,尽管免疫功能紊乱在 MODS 中占有重要的地位,但其作用在很长一段时间内被忽视。与其他器官衰竭一样,尤其是全身感染时出现免疫功能衰竭对于 ICU 患者的生存产生极其有害的影响。

如严重创伤等多种急危重症那样,导管监测或气管插管也可使患者天然屏障遭受破坏,进而明显增加了侵入性感染的可能性。此外,应激、炎症、病原体和年龄等因素同样可以抑制天然及继发性免疫反应,因此应提前预防此

357

类感染的发生。在过去的 20 年中，人们对 SIRS 和全身感染的病理生理过程有了进一步的了解。大量实验数据表明，由细菌、真菌或其他微生物毒素诱导的过度炎症反应可能是 SIRS、全身感染和 MODS 的发病基础。因为应用 TNF-α 或 IL-1β 能够复制出与感染性休克相似的动物模型，因此最近几项试验尝试着中和这些炎症介质，但是结果令人失望。相应解释有多种，但从免疫学角度讲，在没有免疫监测的情况下进行免疫干预毫无意义。很多 ICU 患者至少暂时表现为天然免疫或继发性免疫功能的丧失，被称为"免疫麻痹（immuno paralysis）"。

二、选择免疫监测的恰当标记物

在过去的数十年中，普遍认为选择适用于 ICU 的免疫标记物是十分困难的。为了能够得出正确的答案，我们必须回答两个问题：我们进行免疫监测时需要解决哪些问题？检测试剂能达到标准化要求吗？我们认为通过免疫监测需要了解四个问题：即全身性炎症反应水平、组织损伤程度、是否有感染存在及免疫反应的状况等（图 25-4-1）。

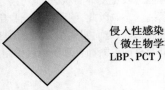

免疫反应
（HLA⁻DR⁺CD14⁺，体外诱生TNF-α，IFNγ/IL-4）

系统性炎症反应
（血浆IL-6、IL-8、TNF-α、IL-10）

侵入性感染
（微生物学检测、LBP、PCT）

组织损伤
（IL-6、sE-选择素）

图 25-4-1　免疫监测所关注的重要问题

三、炎症反应程度评价

在临床上，系统性炎症反应的表现与 SIRS 的临床诊断标准一致，呈现白细胞增多、发热及 C-反应蛋白（C-reactive protein，CRP）水平的升高等，这些表现分别是对炎症急性反应期细胞因子粒细胞集落刺激因子（granulocyte colony-stimulating factor，G-CSF）、IL-1 及 IL-6 的反映。尽管 SIRS 的诊断标准很明确，但是却不能区分不同程度的全身性炎症。几十年来，人们一直把 CRP 作为炎症急性阶段的生化标记物。尽管这一参数有助于门诊诊断急性或慢性炎症，但因其升高、降低较慢（在损伤 24 小时以后达到峰值，炎症反应消失后数天方恢复到正常范围），故在 ICU 中的诊断价值并不确切。目前几项研究已经证实，检测细胞因子比 CRP 具有优势。因为细胞因子产生早于 CRP，故可以在炎症早期检测到（图 25-4-2）。但目前很多 ICU 仍主要检测 CRP，可能考虑到它是一个"成熟的诊断指标"。当然，也有研究证实 CRP 在诊断中的决定性作用。产生这种相互矛盾结论的原因在于诊断性试剂的标准化差、ICU 中不同组患者进行比较及临床研究设计上的不同等。

另外一种急性期反应蛋白，即脂多糖结合蛋白（lipopolysaccharide-binging protein，LBP）最近也被经常作为 ICU 中的一项诊断炎症的标记物。它的表达与 CRP 相似，但是相对于 CRP 而言对于局部、慢性炎症是更好的标志物。但到目前为止，并没有对其确切应用价值进行大规模的研究。

目前的分析技术可以测定相关急性期阶段的细胞因子，特别是 IL-6、TNF-α 常用来评价全身性炎症反应。现在很多免疫学方法灵敏度可达 2pg/ml 或更少，这些方法比生物学方法更为简单，但并非不存在问题。为了对试验

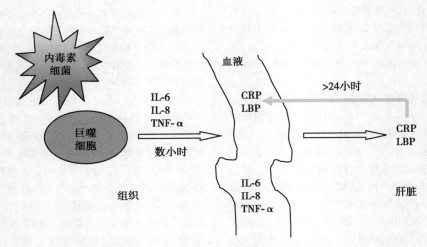

内毒素
细菌

血液

巨噬细胞

IL-6
IL-8
TNF-α

数小时

CRP
LBP

>24小时

CRP
LBP

组织

IL-6
IL-8
TNF-α

肝脏

图 25-4-2　在全身性炎症反应中细胞因子检测时相

结果进行归纳和比较，校订这些方法使之达到国际标准十分重要。但是至今仍有很多相关的分析方法没有根据国际标准进行校订，即使进行了标准校订，结果还是依赖检测方法的类型。以前采用的生物学方法主要检测的是细胞因子的生物活性，而免疫学方法是检测其非活性形式、蛋白水解酶降解的产物或是细胞因子复合物或载体蛋白（溶解性受体）等。同一方法也可能由于所用抗体不同而存在差异，因此不同的研究应用不同的方法其结果不能简

单地进行比较。

例如，有些 TNF-α 检测方法检测其三聚体的生物活性（如 Quantikine，R&D systems），而有些只检测其降解产物的生物活性（如 Immulite DPC，TNF-α Biosource），这种明显的差距可以解释为什么前者在血浆样本中只检测到相对低的 TNF-α 浓度。TNF-α 在攻击后 4 小时内开始产生，其三聚体半衰期为几分钟，因此具有生物活性的 TNF-α 三聚体在体内很难被检测得到，而在受刺激后 12～24 小时 TNF-α 的降解产物（总 TNF-α）检测则较容易。这样，我们必须弄清哪个信息更为重要及研究需达到的目的是什么？如果我们的目的是中和 TNF-α，假如循环中不存在生物活性的 TNF-α 三聚体，那么这种干预是无效的；如果我们的目标是通过回顾 TNF-α 释放过程而监测全身性炎症，那么检测总 TNF-α 更具有意义。因为单核/巨噬细胞是 TNF-α 的主要来源，故 TNF-α 水平的升高反映了在全身性炎症过程中单核/巨噬细胞的活化程度。当然，同时激活的 NK 细胞、T 淋巴细胞及干细胞也同样释放 TNF-α。

由于 TNF-α 的释放过程及半衰期短暂，因此很多中心通过检测 TNF-α 下游的细胞因子 IL-6 来衡量全身性炎症反应。几项研究通过测量 IL-6 水平来预测全身感染的发生及创伤全身感染患者的预后。事实上，因为血浆 IL-6 水平与全身感染的严重性相关，故其中一项应用 TNF-α 单克隆抗体的治疗研究的对象是血浆 IL-6 水平明显升高的全身感染患者。多种细胞产生 IL-6，但单核/巨噬细胞是其主要来源。尽管 IL-6 在体内的半衰期也很短，但与 TNF-α 比较产生的时间相对长，分别为>24 小时和<4 小时。IL-6 不只由单核/巨噬细胞产生，同样不只由 TNF-α 诱生。出于上述原因，血清中 IL-6 的升高并不能特异性的反映全身感染，而受到其他因素如组织损伤的干扰。为了明确单核/巨噬细胞在炎症中的作用程度，可以联合检测 TNF-α 与 IL-6。如果 TNF-α 与 IL-6 升高一致，则认为单核细胞是 IL-6 的来源；相反如果只有 IL-6 的升高则更具有诊断价值。

另一个具有诊断前途的细胞因子为 IL-8，它有明显的趋化中性粒细胞及某些 T 淋巴细胞亚群的特性。它可由静止或浸润的淋巴细胞产生，趋化中性粒细胞向炎症区移动。IL-8 的趋化特性依赖于浓度梯度，表现为即使在局部炎症十分严重的情况下血液循环中 IL-8 水平也很难检测得到。同时游离形式的 IL-8 被红细胞吸附也增加了检测其循环中浓度的难度。因此在红细胞溶血的情况下，即使健康人也能检测得到 IL-8 水平的明显升高（>300pg/ml）。故在检测血浆中 IL-8 的水平时，应防止红细胞溶血。而在检测全血 IL-8 浓度时，红细胞则应完全溶血。最近研究表明，检测全血中 IL-8 较血浆中 IL-8 更具有诊断价值。在全身感染中全血及血浆中 IL-8 都升高，这一病理生理过程极为重要，因为 IL-8 的系统性升高说明其趋化作用的浓度梯度已经发生了破坏，最终导致活化的中性粒细胞不能趋化到炎症区域而是在肺内停留诱发急性呼吸窘迫综合征。换句话说，在严重全身感染时中性粒细胞尽管被广泛激活，但其在局部炎症组织中分布却受限。

IL-8 的升高被认为是发生全身感染的先兆，在新生儿全身感染中更为明显。检测全血的 IL-8 水平仅需要 20～50μl 血液，这对于新生儿尤为适用，同时新生儿气管灌洗液中 IL-8 水平的升高预示着急性呼吸窘迫综合征的发展。

炎症反应同样包括反向调节的抗炎反应。抗炎介质包括 IL-10、可溶性 TNF 受体（sTNFR）、IL-1 受体拮抗剂（IL-1 receptor antagonist，IL-1ra），在发生 SIRS 时，它们被诱导生成，进而导致 MARS。抗炎反应的强弱反映了促炎反应及应激反应的强弱程度。因此几项研究把 IL-10 作为预测急重症患者免疫并发症的重要因子。

四、评估炎症所致组织损伤

众所周知，在多种动物模型中，严重的全身性炎症反应能诱发组织损伤和 MODS。器官衰竭决定了患者及动物的预后，临床上多种病情严重程度的评分系统均显示 MODS 与患者预后密切相关。尽管这些评分系统对于预测病情具有重要意义，但它对于不同个体的评估价值仍然有限。

我们能够找到更加客观的反映组织损伤的参数吗？尽管目前没有结果，但是人们已经致力于这一目标，并且前景诱人。现在已经发现了一些相关的细胞因子，尤其是 IL-6 与组织损伤密切相关。如前所述，IL-6 可由免疫细胞和非免疫细胞产生，病原微生物的致病成分如脂多糖（lipopolysaccharide，LPS）刺激单核/巨噬细胞分泌 TNF-α，TNF-α 随后进一步诱导免疫细胞（单核/巨噬细胞和 T 淋巴细胞）及非免疫细胞（内皮细胞、成纤维细胞）产生 IL-6。LPS 通过与可溶性 CD14 结合诱导非免疫细胞释放 IL-6，而 LPS 通过与膜 CD14 结合进而诱导单核/巨噬细胞激活。此外，由组织损伤或心力衰竭诱导的缺氧同样可以通过核因子 NF-κB 的活化而诱导非免疫细胞释放 IL-6 或 IL-8。这就可以解释为什么不存在感染的慢性心力衰竭的患者，其血浆中 IL-6、IL-8 的水平却明显升高。在应用增加心脏机械收缩药物治疗后，血浆中 IL-6、IL-8 恢复到正常，这些指标能够预测患者的预后。早期 IL-6 的升高即使缺乏 TNF-α 的存在，同样可以预测闭合性头颅外伤患者的预后。由此可见，在血浆 TNF-α 含量并不增多的情况下，IL-6 的持续升高是组织损伤诱导非免疫细胞释放的结果，而并非单核/巨噬细胞激活的结果。显然血浆中 IL-6 的升高与不同类型急危重症患者的不良预后相关。

内皮细胞在 MODS 中起着重要作用，反映内皮细胞被激活或损伤的标记物可以被用于分析全身性炎症对组织损伤产生的后果。E-选择素被认为是内皮细胞激活的特异性标记物，它与其他可溶性的黏附分子并不相同；P-选择素是一种可溶性的黏附分子，可因其他细胞被激活而释放。遗憾的是，目前还没有分析可溶性 E-选择素的半自动系统，因此很难将其标准化。最近研究表明，TNF-α 能够诱导巨噬细胞核蛋白成分即高迁移率族蛋白 B1（high mobility group box-1 protein，HMGB1）的释放。血浆中 HMGB1 升高与全身感染的不良预后有关。HMGB1 被认为是 TNF-α 诱导组织损伤的另一种标记物。进一步的研究发现，HMGB1 自身能够进一步促进全身感染和多器官功能障碍的恶化。因此，HMGB1 被认为是作为诊断及治疗十分有前途的目标之一。我们新近的研究证实，严重烧伤患者伤后第 1 天血浆中 HMGB1 含量即明显升高，其中伤后 7、21、28 天全身感染组 HMGB1 含量显著高于非全身感染组。进一步分析发现，全身感染组存活组在伤后 3、21 天显著低于死亡组，血浆中 HMGB1 含量与是否易并发全身感染有关，但与烧伤总体表面积并无显著相关性。同时，伤后 3、5、7、21 天血浆 HMGB1 与内毒素含量呈显著正相关。上述结果提示，HMGB1 作为重要的晚期炎症介质参与了严重烧伤后全身感染的病理生理过程，其诱生与内毒素刺激密切相关，动态观察其水平有助于烧伤后病程监测及患者预后判断。

在某些情况如预测新生儿全身感染及脑创伤的严重程度时，检测单一细胞因子（IL-6 或 IL-8）就可以。而在预测是否发生全身感染及全身感染患者的预后时，检测多种细胞因子则具有更充分的预测价值。最近，同时检测几种细胞因子的"全身性介质相关反应检测系统（SMART）"对于预测全身感染患者手术后休克或器官衰竭的发生尤为重要。尽管大量研究显示检测细胞因子具有重要临床意义，但在检测质量控制方面鲜有研究。应用该半自动分析系统，使我们能够对几项临床观察的结果进行多中心的研究，以验证其结果的可靠性。表 25-4-1 总结了几种细胞因子检测在临床上的应用。

表 25-4-1 血浆中细胞因子水平的诊断性应用

细胞因子	临床情况	预测价值
IL-6	新生儿全身感染	全身感染的早期识别
	成人全身感染	全身感染的发展
		MODS 的发展
		预后
	创伤及头部外伤	肺炎的发生率
		ARDS 的持续时间
		预后
	慢性心衰	预后
		机械性支持治疗是否成功
IL-8	新生儿全身感染	全身感染的早期识别
		全身感染的晚期状况
IL-10	全身感染	全身感染的发展及患者预后

五、侵入性感染的辅助诊断

如果在大手术或创伤后发生 SIRS，就要明确是否存在局部或全身性感染，因为感染通常是危重症患者的重要死亡原因。细菌培养仍被认为是诊断的金标准，但是在临床全身感染患者中，由于预防或经验性应用抗生素，很难经常在血流和组织中检测到病原菌，即使检测阳性有时也很难排除是否为细菌定植或污染。

因此在这种情况下，寻求 ICU 中感染的其他标志物显得尤为重要。目前在欧洲人们应用前降钙素（procalcitonin，PCT）作为诊断感染的一种手段。PCT 是降钙素的前体蛋白，在全身感染时明显升高，但是 PCT 并不是感染的特异性标志物。研究发现，局部感染如肺炎时 PCT 水平正常。在大手术后发生内毒素移位或器官移植患者进行 T 细胞抗体治疗时，常诱导 PCT 升高；LPS 刺激中性粒细胞后 6 ~ 8 小时，PCT 达到峰值，同时也观察到 TNF-α 升高与 PCT 水平明显相关。其他的一些研究也证实 TNF-α 能在体内、体外诱导 PCT 的产生。然而，在体内中和 TNF-α 却不能阻止 LPS 诱导 PCT 的升高。尽管 TNF-α 与 PCT 在实验中存在一致性，但在全身感染后期 TNF-α 很少检测得到，而 PCT 却仍保持较高水平。有资料提示，虽然 TNF-α 升高能够诱生 PCT，但 TNF-α 并非 LPS 或全身感染诱导 PCT 增多的主要因素。有关 PCT 的释放机制目前并不了解，其半衰期约 24 小时，内毒素移位或注射 LPS 只能短暂性诱导 PCT 的升高，而感染性休克状况下 PCT 持续增高，可见 PCT 产生存在不同的调节途径。

一些研究显示，如果 PCT 在 24 小时内降低 2 倍以上，尽管其仍在病理性升高范围，我们可以把这种情况看作内毒素移位或全身性感染好转的征兆。值得说明的是，当要回答是否存在内毒素移位、全身性感染或感染是否好转等问题时，单一的 PCT 作为诊断价值的意义是有限的。例如，心脏手术后短暂性 PCT 升高有一定的预警意义，而同时分析围术期外周血内毒素移位诊断价值则更大，尤其是术后出现全身感染或急性呼吸窘迫综合征（acute respiratory distress syndrome，ARDS）者。可见，早期 PCT 的升高有助于预测后期感染并发症的高危患者。有趣的是，PCT 水平升高的脑死亡心脏捐献者对受体移植物的功能有不利影响，可能与内毒素血症或全身感染损害了捐献者的器官功能有关。图 25-4-3 显示了 PCT 升高的过程，与其他急性期蛋白相反，其特异性与全身性感染及内毒素血症密切相关。

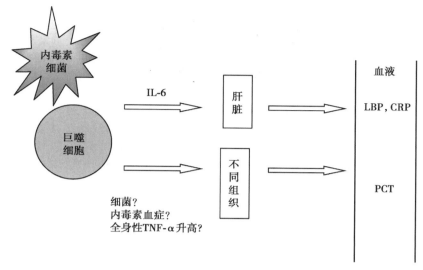

图 25-4-3　脓毒症时前降钙素（PCT）与 LBP/CRP 的细胞来源比较

急性期蛋白主要由肝脏产生。局部炎症或感染可诱导 IL-6 升高，然而炎症越严重 IL-6 升高越明显。全身性 IL-6 升高进入肝脏能进一步诱导急性期蛋白如 CRP、LBP 等产生。目前 PCT 确切的细胞来源并不清楚，但动物实验证实内毒素血症、活菌、TNF-α 均可诱导不同组织细胞（其中包括内分泌细胞）产生。内毒素血症、活菌、TNF-α 导致组织大量产生 PCT，进而引起血浆 PCT 的升高。总之，虽然部分研究尚未能证实 PCT 的诊断价值，但多数临床资料显示它不失为一种反映内毒素血症或全身感染等感染并发症的有效标志物。

六、重症患者免疫状态的检测

机体抗感染免疫由复杂的天然及获得性免疫系统组成，对于预防微生物方面起着重要作用。在发生感染后数小时到数天中，天然免疫起着重要作用。T 淋巴细胞因子包括 IFN-γ 能够放大天然免疫反应，参与了感染早期的机体防御反应过程。而当感染持续存在或出现机会性感染后，获得性免疫则发挥着重要作用。研究表明，在全身感染期间特别是晚期阶段都存在单核细胞及粒细胞的失活，与血中快速循环或波动的细胞因子含量不同，细胞的表型则呈现稳定状态。此外，细胞因子的半衰期很短，而单核细胞或粒细胞离开骨髓后半衰期约 24 小时。单核细胞在迁移向不同组织后分化成为不同类型的巨噬细胞；粒细胞生命短暂，发生炎症后也向炎症区域集聚。以上特性使我们可以把单核细胞或粒细胞的功能分析作为常用的检测指标。

在全身感染过程中，常出现免疫功能的失常，表现为单核细胞分泌 TNF-α 能力下降，HLA-DR 及 CD80/86 表达降低，同时抗原呈递能力的减弱。在这种状态下，机体至少暂时保持着产生抗炎因子 IL-1ra 和 IL-10 的能力，这些抗炎细胞因子的大量释放与机会性感染的危险性和患者不良预后有关。长期处于危重状况的患者极易发生感染，临床上免疫功能严重受到抑制（被称为免疫功能衰竭）是其主要诱因。事实上，在 Volk 等监测的 1000 多例重症患

者中，如果单核细胞的 HLA-DR 表达及产生炎症因子功能不能恢复，则无一存活。他们最初在全身感染器官移植受体患者中观察到这一现象，称之为"免疫麻痹"。另外一些研究也验证了其他几项指标的诊断意义。一般来说，免疫麻痹可定义为：①HLA-DR 表达明显减少（<30% 或<5000 分子/细胞）；②抗原呈递能力下降；③产生促炎细胞因子的能力明显下降（全血受 500pg/ml 内毒素刺激后 TNF-α 产生<300pg/ml）。目前，常规工作中采用这些参数作为诊断依据的主要障碍是流式细胞仪应用及细胞因子检测的标准化程度较差。不同实验室有自己不同的标准，因此不同实验室得出的结果就难以进行比较。因为实行标准化是进行临床多中心试验的前提，因此有必要把改进标准化作为当前工作的主要任务，特别是 HLA-DR 及 TNF-α 检测的标准化问题。

Volk 等应用半自动系统分析全血在低浓度 LPS 刺激时产生 TNF-α 的能力（试剂盒包含标准化的培养试管、稀释液、内毒素及半自动 TNF-α 检测程序，图 25-4-4）。

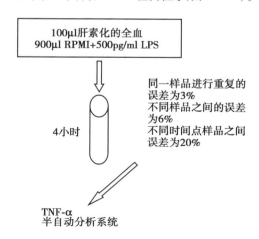

图 25-4-4　采用标准化单核细胞功能半自动分析系统检测 TNF-α 的释放

当用标准化很好的试剂检测中性粒细胞的相关参数时,试剂批内误差<5%,批间误差<20%。然而,在不同个体之间却有时存在较大的差异(低反应者与高反应者相差>5倍),而中性粒细胞的表型却一直保持稳定,显而易见这是由基因差异决定的。

检测方法要求用100μl肝素抗凝同时被稀释10倍的全血,在500pg/ml LPS刺激后4小时,判断免疫麻痹的标准为TNF-α分泌<300pg/ml,而正常范围为500~2500pg/ml。样本处理需15分钟,得出结果总共需要5.5小时。由于培养上清可在-70℃中保存,故不必多中心都拥有TNF-α半自动测量系统。故这种标准化良好的方法较容易应用于多中心的临床试验研究。

另一个衡量免疫反应功能的指标为CD14⁺单核细胞HLA-DR的表达。很多中心应用不同的抗体、流式细胞仪及不同的方案使相关数据之间很难进行比较。应用一种全新的细胞流式分析方法(Quantibrite HLA-DR,Becton-Dickinson公司)能够定量地检测CD14⁺单核细胞HLA-DR的表达。同时采用新的抗体标记技术及标准珠使得标准化过程减少了不少人为的因素,变异系数<10%。若应用溶血素方法整个过程可<45分钟。需要指出的是,使用EDTA抗凝对于防止分析前的影响很关键,定量分析HLA-DR的表达对于评价机体细胞免疫功能极为重要(表25-4-2)。

表25-4-2 HLA-DR 的表达与细胞免疫功能的关系

免疫抑制	旧方法(CD14⁺ HLA-DR 表达率,%)	新方法(CD14⁺细胞 HLA-DR 分子)
无	>85%	>20 000
中度	45%~86%	10 000~20 000
严重	30%~45%	5000~10 000
免疫麻痹	<30%	<5000

有报道采集了77例烧伤体表总面积大于30%患者血标本,通过流式细胞技术(使用 QuantiBRITE™抗 HLA-DR PE*/抗单核细胞 PerCP-Cy5.5 单克隆抗体)对患者烧伤后1、3、5、7、14、21、28 天 CD14⁺单核细胞表面 HLA-DR 结合量进行动态的定量分析。结果显示,严重烧伤患者伤后第1天开始 CD14⁺单核细胞表面 HLA-DR 结合量明显低于正常对照组,其表达均值与烧伤面积呈显著负相关($r=-0.7232,P<0.01$)。并发 MODS 者 CD14⁺单核细胞表面的 HLA-DR 表达量持续下降,其中伤后第3、14、21、28 天显著低于非 MODS 组。随着 CD14⁺单核细胞 HLA-DR 表达水平的下降,MODS 发生频率增加,患者预后不良。说明大面积烧伤可导致机体 CD14⁺单核细胞 HLA-DR 表达严重受损和免疫功能障碍,动态观察其定量表达水平有助于烧伤后 MODS 的病程监测及患者预后判断。

由此可见,目前至少有两种标准化的方法用来检测单核细胞的功能。另外,有些研究还提到了 T 淋巴细胞的功能失调。据报道,T 淋巴细胞的功能抑制与 ICU 患者不良的预后相关,T 淋巴细胞的免疫障碍表现为 IFN-γ/IL-4 的比率失调。这种1型细胞因子与2型细胞因子的比例失调在 CD8 T 淋巴细胞亚群中尤为常见,存在免疫麻痹的全身感染患者发生了 Th1/Th2 的极性化分化。但目前并不清楚 T 淋巴细胞的功能失常是创伤、应激或全身感染的结果,还是不充分的抗原呈递所致,可能与两者均有关。

七、免疫麻痹与器官移植并发感染危险性的关系

一般认为,免疫麻痹时存在单核细胞的功能紊乱,但免疫麻痹是否造成了机体抗微生物免疫的减弱进而导致较差的预后,还是它只是作为具有预后评价的一种免疫现象呢?目前,所有的数据都直接或间接支持免疫麻痹与抗感染免疫缺陷的内在联系。

免疫麻痹并不是由特异性病原菌或毒素侵入诱导,而是代表了机体的一种调节过程。免疫麻痹并非由病原菌直接介导,严重创伤、烧伤、大手术或大剂量免疫抑制剂均可引起单核细胞的功能失活。单核细胞的失活与细胞介导的免疫抑制特别是 Th1 免疫反应障碍密切相关。研究证实,IFN-γ 和粒细胞-巨噬细胞集落刺激因子(granulocyte-macrophage colony-stimulating factor,GM-CSF)对单核细胞的促炎能力(分泌 IL-1、IL-12、TNF-α 的能力)和抗原呈递能力(表达 HLA-DR 即 CD80/86 的能力)具有刺激效应,而 IL-10、TGF-β、PGE₂、肾上腺皮质激素及凋亡成分则起下调作用,

器官移植的患者在应用大剂量免疫抑制剂后,可观察到单核细胞 HLA-DR 表达暂时性下调,体外 LPS 刺激全血产生 TNF-α 明显下降。其原因在于免疫抑制剂使免疫激活因子 IFN-γ 的产生明显减少,同时激素阻断了细胞因子与单核细胞或其他细胞的相互作用,且环孢霉素使单核细胞 TGF-β 的生成增加。一些免疫抑制程度达到免疫麻痹的患者,在未来几周内发生感染并发症尤其是全身感染的可能性极大。的确在发生免疫抑制后2天,有30%的器官移植患者发生了细菌或真菌感染,而没有发生免疫麻痹的患者只有4%发生感染。免疫抑制的时间越长发生感染的可能性越大,免疫抑制的恢复则降低了发生感染的危险性。进一步观察发现,在不影响移植器官功能时,停用免疫抑制剂能够使出现脓毒并发症或免疫麻痹的器官移植患者从全身感染中恢复。以上研究显示,免疫麻痹与难治性感染的发生密切相关,大剂量的外源性免疫抑制剂诱导了免疫麻痹的发生,使患者发生细菌、真菌感染的可能性明显增加,使业已存在的感染更加恶化。因此,可以通过间接的方式如停用免疫抑制剂,或提高器官移植患者的防

御能力来逆转免疫麻痹状态,进而对患者预后产生积极的影响。

但是没有使用外源性免疫抑制剂的患者发生免疫麻痹的机制是什么呢? 几乎所有的多发伤、烧伤、大手术后患者在伤后几小时内都存在一定程度的单核细胞功能失活,其中有些患者进一步发展成为严重的长时间免疫抑制。创伤后应激反应激活在下调系统性免疫反应中发挥着重要作用,其中下丘脑-垂体-肾上腺轴(hypothalamic-pituitary-adrenal axis,HPA)及儿茶酚胺轴激活所致肾上腺糖皮质激素释放的作用已受到普遍关注。新近研究发现,创伤应激后儿茶酚胺轴激活参与了单核细胞功能失活过程,其中 IL-10 具有重要调节作用。据报道,增加大鼠的颅内压及脑室内注入促炎细胞因子模仿脑创伤不会导致促炎细胞因子的广泛释放,却导致了抗炎细胞因子 IL-10 的大量产生,同时离体单核细胞及脾单核/巨噬细胞抗原呈递能力及分泌 TNF-α 能力下降。阻断肾上腺素能 β₂ 受体则可减少 IL-10 的生成,同时单核细胞的失活从 90% 下降到 50%。同时阻断两条通路(肾上腺素能 β₂ 受体和激素受体)能够在实验中完全防止免疫麻痹的发生。同样在脑卒中模型中,免疫抑制导致了自发性感染,阻断肾上腺素能 β2 受体而非激素受体能够预防脑卒中模型免疫抑制的发生,同时降低肺及全身性细菌感染机会。此外,心脏手术时使用麻醉剂 C4/5 阻断交感神经兴奋同样能有效防止 IL-10 的诱生。以上证据都支持应激下调了机体细胞免疫功能。

大部分 ICU 患者在没有并发症的情况下或者对大鼠的创伤模型进行早期干预后,免疫抑制期短暂,单核/巨噬细胞细胞功能通常在应激后 1~3 天后自动恢复。而在一些严重、持久的免疫抑制则增加了患者感染并发症、全身感染及伤口不愈合等情况发生的概率。这种持续免疫抑制在发生内毒素移位(创伤后 24 小时内 PCT 明显升高)及全身感染和感染性休克患者尤为常见。创伤及大手术后,几乎所有患者都发生了短暂的免疫功能抑制,应激性介质参与了这一过程,而在一些危重患者中可出现严重且持续的免疫抑制即免疫麻痹。存在感染的情况下,发生全身感染的危险性明显增加,并且与患者不良的预后相关。

研究表明,发生短暂的单核细胞功能失活与免疫麻痹状态存在明显区别。大手术及创伤可导致内毒素血症(LPS 移位或细菌释放 LPS),而全身感染与内毒素血症密切相关。在静脉给予亚致死量的 LPS 后发现能在 1 小时内迅速激活应激轴。肾上腺糖皮质激素、儿茶酚胺及迷走神经的激活明显下调了细胞介导的免疫反应,其中重要的抗炎因子 IL-10 主要来源于肝脏。除了应激反应轴激活外,机体免疫系统的负反馈调节机制在免疫抑制中也发挥着重要作用。例如,体外 LPS 刺激白细胞后 2 小时 TNF-α 即达峰值,而 IL-10 的产生时限则明显延长(14 小时达峰值)。高浓度的 TNF-α 导致炎症反应增强,同时能够诱导 IL-10 的产生,进而下向调节免疫反应。IL-10 处理可显著抑制单核/巨噬细胞 HLA-DR 表达、抗原呈递活性及分泌 TNF-α 能力,与免疫麻痹的现象非常一致。进一步研究显示,中和 IL-10 后 LPS 刺激单核细胞产生 TNF-α 明显增

加。可见炎症反应可以通过 TNF-α 激活 NF-κB 途径下调自身的反应。在全身感染晚期经常存在免疫抑制,其与免疫反应的负向调节密切相关,该作用被 Bone 称为"代偿性抗炎反应综合征"。

炎症及感染与细胞凋亡密切相关。为了防止凋亡细胞碎裂诱导过度的炎症反应,单核细胞吞噬凋亡物,同时减少 TNF-α 生成,诱导 IL-10 产生增加。其具体机制并不十分明确,但是 CD14/CD36 可能参与了这一过程。在器官衰竭过程中大量细胞的凋亡可能与全身感染或感染性休克时免疫麻痹密切相关。

临床研究显示,在器官移植或非器官移植患者中,长时间的免疫麻痹与发生难治性感染、MODS 及生存等临床指标相关。对儿童全身感染诱导的 MODS 研究同样证实了这一点。例如,存在持续性免疫麻痹的患者(>3 天)发生难治性感染、进行性器官功能衰竭、持续性 ARDS 及死亡的危险性明显增加。但研究表明,IL-10 并非引起创伤及全身感染患者免疫抑制的唯一介质。

大手术及全身感染患者的血浆能够抑制正常对照者单核细胞 HLA-DR 的表达及 TNF-α 的分泌,而健康对照者则没有这一反应。在大部分发生免疫抑制的标本中都能检测到 IL-10,然而中和 IL-10 却显示出不同的逆转免疫抑制的效应(20%~100%),提示标本中至少还存在其他的免疫抑制介质。有人应用 IL-10 治疗银屑病,在给予 IL-10[12μg/(kg·d)]几周后血浆中 IL-10 水平与 ICU 患者中的血浆浓度相仿(20~100pg/ml)。结果显示单核细胞 HLA-DR 的表达、抗原递呈能力和 TNF-α/IL-12 的生成受到抑制,同时 Th1/Th2 型细胞因子的比例明显受抑,但并没有观察到单核细胞下调到免疫麻痹的程度。进一步说明 IL-10 在单核细胞功能失常中起着重要作用,但并不是唯一的因素。因为长期免疫抑制患者存在内毒素移位,因此人们考虑内毒素血症是否在免疫麻痹中起着一定的作用呢? 最近有资料比较了应用内毒素和 IL-10 诱导的单核细胞功能失常的差异。结果表明,内毒素通过 IL-10 介导了免疫异常反应,且内毒素诱导的免疫抑制状态比 IL-10 单独作用更为严重和持久,提示同时存在的其他因子进一步参与了 IL-10 所致单核细胞免疫失活(图 25-4-5)。除此之外,新近发现基因多态性对于 IL-10 及 TNF-α 产生亦有重要影响。

由此可见,应激反应、吞噬凋亡细胞及炎症都能诱导

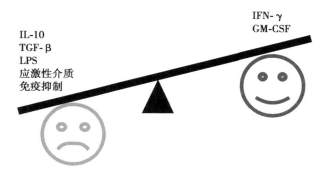

图 25-4-5　影响单核细胞 HLA-DR 表达、TNF-α 分泌及 APC 激活的因素

IL-10 产生,IL-10 在下调机体免疫反应中占有重要地位,同时免疫反应中的负反馈机制也下调了免疫反应。严重创伤、大手术及全身感染而发生内毒素移位的患者,在以上因素的综合作用下可出现长时间的免疫麻痹,并与全身感染的预后不良相关。

总之,免疫系统应被认为是一个重要器官,在危重症中像肝脏或肾脏一样可出现衰竭。在 ICU 中对肝脏、肾脏功能障碍的监护已日趋完善,然而,尽管免疫反应在控制感染的过程中起着重要作用,但对其监护却进展缓慢。因此从某种意义上说,在没有监测免疫变化的情况下对全身感染进行干预,失败也不足为奇。应用 IFN-γ、GM-CSF、G-CSF 及血浆置换等初步研究证实,对于存在免疫麻痹的全身感染患者进行免疫干预治疗是一条全新的干预途径,当然还需要大规模多中心对照试验来验证其可靠性。最近发展的标准化免疫分析方法为多中心临床试验提供了有利条件。一方面,免疫功能是否完整可以应用流式细胞仪对 HLA-DR 进行定量检测,同时采用半自动分析系统对全血分泌 TNF-α 进行检测;另一方面,炎症或组织损伤可以通过检测血浆中 TNF-α 和 IL-6 等完成。另外,通过测定血浆中 PCT 含量可以预知是否发生了细菌或真菌的感染,是否有内毒素血症的存在。毫无疑问,对于高危患者进行预防性干预比对已经发生全身感染的治疗更具有优势,为提高免疫干预的有效性和针对性,明确免疫功能是否受损及其程度对于预警大手术或严重创伤后是否发生感染并发症具有重要意义。

（姚咏明　林洪远）

第五节　免疫功能紊乱的调理措施

许多研究证实,在炎症反应过程中体内免疫活性细胞可被感染性和非感染性刺激物活化,结果使激素和介质包括炎性细胞因子释放增加,这种状态称之为 SIRS。尽管这一反应对于诱导宿主防御机制是必需的,但是过度的和(或)持续的炎症反应将引起组织损伤,并最终诱发器官功能障碍甚至衰竭。随着病程的进一步进展,患者可表现以 T 细胞低反应或无反应、抗原呈递缺陷为特征的免疫低下状态,即所谓 CARS。患者如表现为上述反应的一种混合型,则可称作 MARS。与这些综合征有关的介质包括有血浆级联系统(如补体系统)和可溶性细胞衍生介质[如细胞因子、活性氧簇、血小板活化因子(platelet-activating factor,PAF)、花生四烯酸代谢产物、一氧化氮(nitric oxide,NO)]。

体液性介质和致炎细胞因子如 TNF-α、IL-1β 以及 IL-6 可诱导天然免疫反应和引起 SIRS 的发生。近年来免疫治疗目标主要集中在抑制或减轻炎症反应。尽管动物实验和初步的临床观察取得了令人鼓舞的结果,但大规模的临床试验表明单纯抗感染治疗并不能提高生存率。临床试验未能取得预期效果的原因包括多个方面,其可能解释是:①中和一种特定的细胞因子不足以降低全身感染的死亡率;②药物的效果依赖于其在全身感染过程中给予的时间;③与其他有明确定义的疾病如风湿性关节炎(其抗

TNF-α 治疗是有效的)相比,全身感染患者在临床上缺乏最佳的患者入选标准;④性别差异与基因多态性对全身感染患者的预后均起重要作用;⑤对于免疫治疗药物使用的最佳时间、剂量以及持续时间都缺乏足够的认识;⑥以往免疫调节研究中所使用的大多数动物模型并不能准确模拟在全身感染患者身上所观察到的"多重打击"的模式。

一、全身感染抗感染治疗回顾

业已明确,宿主对细菌和(或)其成分作用产生的主要损伤效应是不可控制的全身炎症反应,其损伤组织反应是由于活化的巨噬细胞释放致炎细胞因子(TNF-α、IL-1β、IL-6 和 IFN-γ)所引起的。机体炎症反应在细菌入侵早期即可启动,天然免疫系统的过度活化则为全身感染患者常常带来严重后果。例如,致炎细胞因子的大量产生以及对其下游介质(如 NO、PAF、前列腺素)的诱生与高凝状态和内皮损伤有关,而高凝状态和内皮改变可以引起低血压、器官低灌注、细胞死亡,最终引起 MODS。最近研究表明,实质器官的凋亡过程与 MODS 的发生密切相关,但凋亡在器官损伤中的确切作用目前还不完全清楚。过去与现在以免疫与炎症为基础的治疗目的大多在于阻止宿主防御系统活化或在于直接拮抗炎性介质。

(一)抗内毒素治疗　抗内毒素抗体包括特异性和非特异性抗体,它们曾用于阻止宿主免疫系统的活化。最初临床试验观察到,用大肠杆菌抗血清治疗全身感染患者可降低其死亡率,然而后来的一些试验却没有重复出这一结果。外科患者术前给予抗核心糖脂的抗血清降低了感染性休克的发生率,但与对照组相比患者感染率并没有明显不同。同样,有人采用可直接对抗细菌内毒素特异成分的免疫球蛋白(包括 IgM、IgG 和 IgA)治疗感染性休克的初步研究表明其可明显降低死亡率。然而应用其他特异性抗体如鼠源性(E5)和人源性(HA-1A)抗 LPS 脂质 A 抗体进行的临床试验疗效并不确切。初步观察提示这两种抗体可改善革兰阴性菌所致全身感染患者的预后,然而,随后进一步多中心试验使用 E5 抗体并没有显著降低病死率,仅仅器官衰竭得到改善。后来用这些抗体进行的临床试验也未表现出有益的临床价值。

最近其他的抗内毒素方法还包括应用杀菌/通透性增加蛋白(bactericidal/permeability increasing protein,BPI)中和 LPS。BPI 是一种与内毒素有高度亲和力的蛋白,BPI 对于啮齿动物的大肠杆菌全身感染和儿童脑膜炎双球菌全身感染是有效的。另外,多黏菌素 B 是一种阳离子抗生素,它可以通过与脂质 A 结合使 LPS 灭活。用多黏菌素 B 的初步研究结果表明,它可以减少感染性休克患者血浆内毒素水平,增加心脏收缩期的动脉血压。然而,由于多黏菌素 B 的毒性使其临床应用受到了限制。

基于抗内毒素试验未能取得成功,有学者质疑抗内毒素治疗是否对于所有全身感染患者都合适。因为只有约 40% 的全身感染患者是革兰阴性菌感染,所以抗内毒素治疗的患者中可能仅有少于一半的患者从中受益。因此治疗前鉴别出革兰阴性菌引起的全身感染患者亚群非常重要。当然,要做到这一点也非常困难,因为革兰阴性菌与

革兰阳性菌引起的全身感染甚至是细菌培养为阴性的全身感染在临床上没有明显差别。有研究表明,致炎细胞因子 IL-18 可在全身感染早期区分是革兰阳性菌还是革兰阴性菌感染所致全身感染,这项研究对于解决上述问题可能会有帮助。

动物实验往往是在内毒素血症发生前或刚发生后进行治疗,这样与动物实验相比,用抗内毒素疗法治疗患者的可行性较差。在许多病例中,当诊断了全身感染并且考虑抗内毒素治疗时,机体过度炎症反应状态就已经存在了。目前还没有完全明确抗内毒素治疗应该是针对最初的革兰阴性菌感染还是在于干扰细菌移位引起的菌血症或内毒素血症,而后者可能是抗内毒素治疗的重点。

(二) 拮抗细胞因子疗法

1. 抗 TNF-α　宿主对分泌型 TNF-α 的反应通过两种表面受体 p55 和 p75 介导。有资料证实,全身感染患者 TNF-α 水平与全身感染的严重程度和预后相关,尽管循环中没有 TNF-α 并不代表局部不产生 TNF-α。中和 TNF-α 活性的两种主要方法包括使用单克隆抗体和可溶性 TNF 受体成分(包括免疫黏附因子)。最近三次大规模临床试验使用了鼠源性的单克隆抗体。总的来说结果令人失望,因为这些抗体对患者生存率无显著影响。

中和 TNF-α 的第二种方法是使用可溶性 TNF 受体结构包括 p75 受体胞外域或 p55 受体胞外域。两次大规模临床试验结果同样令人失望,使用 p75 免疫黏合素全身感染患者病死率随剂量增加而增加。死亡率的增加可能部分是由于其与 TNF 抗体相比对 TNF-α 的抑制作用延长。另一临床试验采用 p55 免疫黏合素没有增加死亡率,但也并未使患者预后明显改善。

2. IL-1 受体拮抗剂　IL-1ra 是 IL-1 天然产生的抑制剂,可以竞争地结合 IL-1 Ⅰ 型受体。IL-1ra 可减少全身感染动物模型致炎细胞因子的产生,降低死亡率。99 例患者的最初 Ⅱ 期临床试验表明 IL-1ra 可提高全身感染患者的生存率,但 Ⅲ 期临床试验并没有取得这样有效的结果。IL-1ra 未能提高生存率的原因之一可能是 IL-1 在全身感染发病中并不起关键作用,正如在对灵长类动物的实验中观察到的那样。

除了高度特异性免疫调节药物如单克隆抗体外,其他拮抗促炎介质如 PAF、前列腺素、NO 合成或生物效应的药物也进行了动物实验和临床研究。尽管它们在动物实验中取得了令人鼓舞的结果,但这些药物对严重全身感染患者的预后均没有明显影响。

全身感染临床试验失败的原因比较复杂,其中重要一点是与机体免疫系统动态变化有关。有资料提示,宿主的免疫系统在与微生物接触后不久就由过度的炎症反应转变为进行性的免疫麻痹。单核细胞和巨噬细胞功能明显受到抑制,从而使致炎细胞因子的合成与释放减少。另外,刺激免疫应答的淋巴因子如 IFN-γ 也减少,这干扰了巨噬细胞与 T 细胞之间的相互作用。免疫系统的这些改变可能就是临床上称之为 CARS 的那种状态。因此,免疫功能低下的患者可能会受益于刺激免疫的药物,而不是抑制炎症反应的药物。

(三) 免疫调节剂

1. 干扰素-γ　IFN-γ 主要是由抗原致敏的 T 细胞分泌,系作用最广泛的防御性细胞因子之一。IFN-γ 可以增加其他粒细胞如中性粒细胞和非专门性的吞噬细胞的抗菌作用。此外,IFN-γ 是单核细胞重要的活化剂,它主要通过上调 HLA-DR 和共刺激分子表达从而使免疫细胞增加由于内毒素诱导的致炎细胞因子的产生。正如之前描述的那样,全身感染患者存在着一种继发性的低炎症反应状态(CARS),它以 TNF-α、IL-1β 和 IL-6 产生减少,淋巴细胞功能障碍,主要组织相容性复合体 Ⅱ 型抗原表达降低的单核/巨噬细胞抗原呈递功能降低为特点。

基于这些事实,最近的一些研究观察了给予 HLA-DR 表达减少的全身感染患者 IFN-γ 对 HLA-DR 表达的影响。研究证实,接受 IFN-γ 注射的患者单核细胞 HLA-DR 表达恢复,血浆 TNF-α 和 IL-6 水平也明显增加。其中一组资料发现 9 例患者中 8 例有效。然而,还需要进一步进行大规模试验来证明 IFN-γ 在严重全身感染和免疫麻痹患者中的治疗作用。应该强调的是,在过度炎症状态下使用 IFN-γ 存在使炎症反应进一步恶化的风险,结果可能增加 MODS 的发生和增加病死率。

2. 粒细胞集落刺激因子　G-CSF 是一种造血生长激素,它在中性粒细胞的增殖、成熟和功能活化方面起重要调节作用。G-CSF 可增加术后患者和创伤患者白细胞数,上调中性粒细胞功能,从而增加了诱发全身感染风险。近来一项研究采用静脉给予 SIRS 患者或全身感染患者 G-CSF 并观察其疗效。有趣的是,在 10 例给予 G-CSF 的 SIRS 患者中没有人发生全身感染和多器官功能衰竭,且患者均存活。然而,在 10 例给予 G-CSF 的全身感染患者中有 4 人死亡。这些结果表明可能只有某些患者受益于 G-CSF 治疗。

相反,用 G-CSF 预防性治疗急性外伤性脑损伤或脑出血减少了感染并发症的发生率,但并没有改善临床预后。那些血浆中 G-CSF 水平较低或检测不到的全身感染患者可能受益于 G-CSF 治疗。不适当的内源性 G-CSF 浓度可能与全身感染的严重后果相关,因为血浆 G-CSF 浓度降低与急性细菌感染患者的死亡有关。此外,接受 G-CSF 治疗但缺乏适当反应的患者也预后不良。

与许多其他免疫调节药物相反,体内对 G-CSF 的反应可以通过粒细胞计数进行监测。目前还需要进一步研究来明确什么样的患者会受益于 G-CSF 治疗以及使用的剂量大小等问题。

3. 白介素-7　IL-7 是维持 T 淋巴细胞功能所必需的,主要通过 IL-7 受体介导,由 IL-7 受体 α 链(CD127)和细胞因子受体 γ 链(CD132)组成。IL-7 能上调抗凋亡分子 Bcl-2 表达,诱导外周 T 淋巴细胞增殖和循环血液中 CD4[+] T 细胞和 CD8[+]T 细胞数量增加。有人观察了 IL-7 治疗淋巴细胞脉络丛脑膜炎小鼠的疗效,发现在给予 IL-7 治疗后感染区域 T 淋巴细胞的聚集和数量增多,且病毒得到清除。体外及体内对患者细胞进行 IL-7 处理可以纠正由脓毒症诱导的免疫缺陷状态,包括促进 CD4[+] T 细胞和 CD8[+] T 细胞增殖活性、IFN-γ 产生,说明 IL-7 对脓毒症的治疗完全有效。此外,200余例接受 IL-7 治疗的患者中,较少出现发热、毛细血管渗漏综合征、促炎细胞因子相关的临床异常反应。因此,IL-7 可能是脓毒症临床辅助诊断的重要标志物之一,并具有潜在免疫治疗效应。

4. 程序性死亡因子 1 及其配体特异性抗体 程序性死亡因子 1(programmed cell death 1,PD-1)及其配体(programmed cell death ligand 1,PDL1)广泛表达于脓毒症患者的免疫效应细胞、内皮细胞和支气管上皮细胞。抑制 PD1 和 PDL1 介导的信号通路能提高临床相关的脓毒症模型生存率,并显著降低由白念珠菌引起的真菌性脓毒症的病死率。在探讨 PD1 对免疫调节的影响中发现,体外阻断 PD1 可以促进结核分枝杆菌感染患者体内 IFN-γ 的生成和减少 T 淋巴细胞凋亡。同时,在脓毒症者患者中发现 T 淋巴细胞 PD1 表达上调,并与 T 细胞增殖活性具有相关性。但 PD1 和 PDL1 特异性抗体的受益群体和有效性还需要大规模临床试验进一步验证。

二、全身感染干预新途径

新治疗策略的出现是以对炎症生物学机制深入认识为基础的,这包括了对胞外刺激细胞内信号通路的反应、炎症的分子反应机制以及对器官衰竭机制的新认识特别是凋亡在其中作用的认识。除了炎性细胞因子释放增加和微循环的改变,程序性细胞死亡(凋亡)在器官功能障碍和衰竭中似乎发挥了关键作用。另外,随着对于调节细胞因子产生和免疫细胞活性信号通路的认识不断深入,为我们发现用于治疗许多炎性疾病的新方法敞开了大门。在这些炎性疾病中细胞因子的产生和凋亡过程的改变起重要作用。

(一)调节凋亡过程 正常情况下,凋亡是一种连续的生理学过程,用于消除衰老细胞。凋亡最主要的细胞内调节因子是 caspase。它们形成一组半胱氨酸蛋白酶,名字来源于它们特异性半胱氨酰天冬氨酸蛋白酶结构。caspase 被认为是凋亡最主要的细胞内发起者和执行者,它们破坏细胞生存通路和诱导不可逆的细胞内重要成分蛋白的降解,如"死亡"底物。在静息细胞中,caspase 以未活化的酶原形式存在。caspase 系统的活化并不一定引起凋亡,因为 caspase 的活化也参与了其他生物学过程,如 T 细胞增殖、分化以及炎症。

caspase 家族按照它们的结构、功能以及分裂特性不同可分为三组。第一组参与致炎细胞因子如 IL-β 和 IL-18 的成熟,并不参与凋亡;第二组作为凋亡的执行者通过分裂众多的死亡底物在凋亡过程中起关键作用;第三组主要起调节作用,在蛋白复合物中通过募集死亡诱导信号复合体(death-inducing signaling complex,DISC)或凋亡小体或通过第二组 caspase 的反式激活而得以活化,从而启动 caspase 级联反应。Bcl-2 家族成员是细胞内 caspase 关键的调节因子。此外,还存在有凋亡前体(Bax、Bid)和抗凋亡(Bcl-2、Bcl-xL)反应成员。

有资料比较了死于全身感染的患者与其他原因死亡的患者,研究表明 50% 以上死于全身感染的患者表现为脾白髓衰竭以及其淋巴细胞凋亡增加。同时,死于全身感染的多数患者淋巴细胞减少。因此,证明大部分全身感染患者都可能存在有淋巴细胞凋亡增加,导致淋巴细胞数量的耗竭,最终引起淋巴细胞减少症。caspase 引起的淋巴细胞减少症可能有着重要临床意义,因为对于创伤和全身感染患者的临床观察证明淋巴细胞减少症与全身感染和多器官功能衰竭的发展有明显相关性。

caspase-3 是凋亡级联反应中的主要效应器。使用 caspase-3 抑制剂可降低盲肠结扎穿孔(cecal ligation and puncture,CLP)所致全身感染动物模型的死亡率。转基因小鼠中过表达抗凋亡蛋白 Bcl-2,可减少全身感染小鼠淋巴器官的凋亡,同时也降低了死亡率。与此相似,在肠上皮细胞过表达 Bcl-2 的转基因小鼠对肠道缺血再灌注损伤有较强的抵抗力。

淋巴组织凋亡对于全身感染死亡率影响的内在机制还不完全清楚,淋巴细胞的减少可能损害了微生物入侵引起机体细胞调节的免疫反应。此外,凋亡的细胞被巨噬细胞和不成熟的树突状细胞吞噬可导致免疫抑制,因为凋亡的淋巴细胞被巨噬细胞吞噬可刺激巨噬细胞产生抗炎细胞因子如 IL-10,其结果将造成促炎细胞因子合成受阻以及 Th1 细胞分化受抑制。与淋巴细胞凋亡增加相似,在内毒素引起的全身感染模型中发现实质器官如肝组织、肾组织细胞凋亡也增加。在这些模型中,给予 caspase 抑制剂治疗有效,从而表明这类药物的潜在治疗效应。

尽管目前推荐采用抗凋亡的方法治疗全身感染还不成熟,但进一步探讨十分必要。在临床应用前还需要解决一些问题,即如何成功作用于适当的信号通路和特异性细胞群。全身感染诱导凋亡的潜在治疗靶点是介导全身感染所致细胞死亡的特异性细胞内信号通路和效应器,包括 caspase 和多聚腺苷二磷酸核糖聚合酶[poly(ADP-ribose)polymerase,PARP]途径,它们的活化或分裂可能是线粒体或胞浆凋亡通路的共同产物。此外,上调抗凋亡蛋白(Bcl-2、Bcl-xL)如使用 IL-10,或抑制凋亡前体蛋白(Bax、Bid)也都证明是有效的。减轻凋亡的其他策略还有调节凋亡诱导因子(apoptosis inducing factor,AIF)或阻止 caspase-3 或 caspase-9 的活化。

与淋巴细胞和实质细胞不同,全身感染时中性粒细胞凋亡明显减少,从而可导致中性粒细胞在炎症局部积累,释放有毒物质(蛋白酶、氧自由基)增加以及引起后续的组织损伤。尽管中性粒细胞寿命延长有利于宿主通过释放这些代谢产物清除微生物,但持续的中性粒细胞凋亡减少将诱发组织损伤和后续的器官衰竭。

全身感染时中性粒细胞寿命延长至少部分是由于细胞内蛋白-酪氨酸磷酸化作用上调或由于血管内外 GM-CSF 与 G-CSF 水平增加引起的。这样通过抗凋亡介质负向调节全身感染诱导的中性粒细胞寿命延长是可能实现的,最近一项体外研究支持这一观点,该研究表明 IL-10 恢复了内毒素诱导的从健康个体与全身感染患者获得的中性粒细胞的凋亡。

(二)信号通路的调节 多种细胞信号通路都是通过细胞内蛋白激酶传递信息,其中对细胞 MAPK 途径的研究较为深入。一般来说,MAPK 家族有四个成员:ERK、

JNK、p38 激酶和 ERK5/大丝裂原活化激酶 1（BMK1）。ERK 激酶主要被不同的生长因子（如血小板来源的生长因子）活化；而 JNK 激酶和 p38 激酶都可以被炎性刺激物所活化。p38 激酶家族包括四个亚成员，它们的组织分布、对激酶活性的调节及其下游底物的磷酸化不同。作为对内毒素刺激的反应，p38 激酶在不同类型细胞中均可上调致炎细胞因子 mRNA 的表达，而特异性抑制 T 细胞中 p38 激酶可减少 IFN-γ 和 TNF-α 的产生。以上述研究结果为基础，有人提出一种通过抑制 p38 激酶治疗 SIRS 和全身感染的治疗方法。这种潜在的干预方法在内毒素血症动物模型中进行了验证，发现抑制 p38 激酶不仅降低了 TNF-α 的水平也降低了动物死亡率。

炎症时其他信号通路中被活化的酶如磷酸肌醇-3 激酶（PI-3K）、蛋白酪氨酸激酶（PKT）以及转录因子 NF-κB 也与凋亡的调节、细胞因子的产生以及后续的基因转录有关。抑制这些信号转导途径中的酶或转录因子可不同程度地提高全身感染动物模型的生存率。总之，抑制信号通路或 NF-κB 活化的治疗性干预可能有益于降低炎症反应，缩短中性粒细胞存活时间。

（三）基因治疗　基因治疗是治疗急慢性炎性疾病的一种新的治疗方式。目前基因治疗在遗传性疾病（如囊性纤维化和 α_1-抗胰蛋白酶缺乏）、慢性炎性疾病（如丙型肝炎和 HIV 感染）以及癌症患者中的临床试验正在进行。近年的研究表明，非遗传性疾病如急慢性炎性疾病（风湿性关节炎、急性炎症以及创伤愈合延迟）均可受益于这种方法。

基因治疗是一种使目的蛋白在个别组织中表达的有效工具。通过修饰载体和启动子系统就可以实现组织特异性的高表达。传统药物治疗需要全身的高药物水平来获得局部的有效浓度；而基因治疗凭借高度的组织特异性实现其治疗作用，并不需要全身有可检测到的蛋白水平。最近建立了一种新方法，它使用一种肝急性期反应蛋白的启动子，急性炎症时它就开启，炎症消退时则关闭。

基因治疗的优点之一就是持续表达某种基因和蛋白。这就意味着仅应用一种或几种基因疗法就可产生有效的蛋白水平，而传统的药物治疗是依靠药物的药代动力学和药效学的原理。传统药物治疗通常半衰期为几分钟到几个小时；而基因药物却可持续几天到几个月，时间的长短与载体有关。基因治疗更大优点是可以直接调节细胞内信号通路。

由于基因治疗有许多潜在的治疗靶点，这使基因治疗成为一种很有希望的治疗方法。与传统药物治疗相似，基因治疗也可以靶向于致炎细胞因子的过度合成，如通过调节特异的信号通路或过表达 IκB（IκB 是 NF-κB 的天然抑制剂）抑制 NF-κB 使致炎细胞因子的产生减少。这种策略在 ARDS、风湿性关节炎、神经元损伤和内毒素攻击的致死模型中证明是有效的。目前问题仍然是什么样的患者会受益于基因治疗？

为了回答这个问题，就有必要在治疗前全面评估每个患者的免疫状态。与传统治疗方法相比，基因治疗可持续诱导目标蛋白的产生和分泌，因此它的一个主要优点是药物的半衰期长，不用多次给药。此外，因为给予免疫调节的药物必须与它们的天然配体竞争结合位点，为了有效必须给予相当高的浓度（100～1000 倍）。与基因治疗相比传统药物治疗就更难实现。

在基因治疗能够常规应用于患者之前还有一些问题需要解决和优化，特别是使用的基因包含在病毒载体中，如重组腺病毒。第一个问题是病毒载体可能因剂量问题引起炎症反应；第二个问题是患者对病毒载体产生的免疫反应可能妨碍反复的注射。然而，最近研究证实对病毒基因组进行修饰可减轻对病毒的免疫反应。载体研制的进步将使基因治疗作为治疗急性炎性疾病的一种潜在工具更加引人注目。

基因治疗是一种新工具，通过它传递基因产生蛋白从而影响全身感染的级联反应。基因治疗还可以克服传统药物治疗无法克服的障碍。但是基因治疗并不是"魔弹"。在基因治疗能够成功应用于干预全身感染患者之前，患者的炎症状态、给药时机以及药物剂量等重要问题都还需要解决。

三、全身感染免疫调理新策略

免疫调理治疗的概念起源于 20 世纪 80 年代中期。其时人们认识到，全身感染的发展及 MODS 的形成并非是细菌感染直接作用的结果，而是机体异常的炎症反应所致。由于免疫调理治疗直接针对这种异常的免疫炎症反应，比支持治疗更贴近病因，因此具有相当大的吸引力。不幸的是，基于对全身感染是"过度炎症反应"认识而采用的多种促炎细胞因子的单克隆抗体治疗并没有达到人们所预期的结果，使人们对免疫调理治疗的前途产生疑问和忧虑。毫无疑问，有效的免疫调理治疗有赖于对全身感染发生机制的充分把握和了解，但目前对此并没有完全厘清，这是阻碍制订有效的免疫调理治疗方法的根本原因。

虽然人们已就 TNF-α、IL-1 和内毒素等多种致炎因子的抗体进行了近 20 年的研究，但迄今尚无一种能够通过 Ⅲ 期临床试验。甚至有使用拮抗剂可增加死亡率的临床报告，如一组伴有低血压的全身感染患者接受三种不同剂量 sTNFR p75 异构体治疗，该制剂并不能有效降低患者 28 天死亡率，相反随着给药剂量的加大还可引起死亡率明显上升。随着人们对全身感染病理生理学认识的不断深入，为全身感染免疫调理治疗研究不断地注入新的活力。特别值得关注的是 1996 年美国学者 Bone 提出假说，明确指出全身感染可以存在免疫麻痹，而非仅为"过度炎症反应"状态。其后，大量的基础研究进一步阐明了全身感染免疫麻痹的确切机制，学习并理解这些进展无疑有助于制订更合理的免疫调理治疗方案。

研究资料显示，全身感染所致大量释放的促炎性介质在引发全身非特异性炎症反应亢进的同时，也诱发了免疫抑制的出现。目前已经确认，促炎性介质 TNF-α、Fas 配体（FasL）和颗粒酶能够通过激活胞浆内半胱天冬酶促进细胞凋亡加速。几项全身感染实验模型均显示，细胞凋亡加速现象可以广泛出现在包括肺、肝、肠道等器官，但以胸腺和脾脏受累最严重，而胸腺和脾脏则是特异性免疫

细胞聚集的场所。因此，全身感染往往造成以 B 细胞和
Th 细胞（CD4$^+$），以及树突状细胞为主的免疫细胞数量
的减少。众所周知，B 细胞和 CD4$^+$ 细胞是机体执行特异
性免疫功能的主体；树突状细胞虽然是非特异性免疫细
胞，但其功能是向 CD4$^+$ 细胞提呈抗原，在连接非特异性
免疫系统和特异性免疫系统中起到桥梁作用，因此树突
状细胞凋亡加速也必然导致特异性免疫功能受损。综上
所述，全身感染造成的免疫抑制应该主要是特异性免疫
功能下调。

在一部分致炎因子促进淋巴细胞凋亡的同时，另外一
些促炎细胞因子却可以延缓白细胞凋亡，包括 IL-1、IL-6
和 G-CSF 等。众所周知，白细胞是非特异性免疫系统的主
体，是氧自由基、弹性蛋白酶、水解蛋白酶等在炎症反应中
直接造成组织损伤物质的主要来源。所以，白细胞凋亡延
缓意味着这些有毒炎性介质的来源增加。此外，包括感染
在内的几乎所有物理、化学、生物性致病因素均可造成细
胞膜损伤而导致细胞内容物外泄。胞浆内含有大量的酶
物质，被释放到细胞外将不可避免地导致全身剧烈的非特
异性炎症反应。这种损害如此普遍，乃至任何病损打击都
或多或少地造成一定程度的炎症反应，但在全身感染尤其
严重。

由此可见，在全身感染的发生和发展过程中，始终存
在着同时导致特异性免疫功能抑制和非特异性免疫炎症
反应亢进的双重因素（图 25-5-1）。

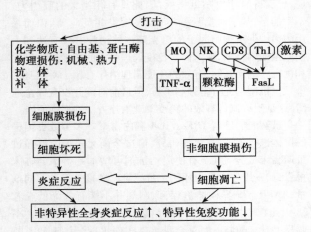

图 25-5-1　脓毒症状态下的全身炎症反应

脓毒症的病理变化可以分别通过不同途径同时导致非
特异性全身炎症反应亢进和特异性免疫抑制。由于相
互促进，所以这种两者并存的状态可能较单纯的"炎症
反应过度"或"免疫抑制"更多见。MO：单核细胞；
NK：自然杀伤细胞

基于上述认识，合理的全身感染免疫调理方案看来应
该是：针对特异性免疫麻痹的免疫刺激治疗与针对非特异
性免疫炎症反应亢进的抗感染治疗并举。对此，有几个问
题需要提起注意：

1. 尽管有报告称使用 IFN-γ 治疗器官移植术后全身
感染获得成功，但我们对其是否普遍地适宜于其他全身感
染患者治疗还须进一步确认。由于多数全身感染存在非

特异性炎症反应亢进（此与器官移植术后使用免疫抑制剂
诱发的全身感染可能有所不同），所以对本身就是炎性介
质的药物作为全身感染的免疫增强剂的使用应该慎重。
相比之下，我们认为，另一类免疫增强剂，如 α$_1$ 胸腺肽应
该更安全和有效。其依据如下：

不像 IFN-γ、白介素等仅在病理状态下才被大量产生
的物质，α$_1$ 胸腺肽本身就是体内正常的生理物质，但随年
龄增长而分泌减少。因此，给予外源性 α$_1$ 胸腺肽不但有
助于提高其靶目标的功能，而且对于机体是十分安全的。
目前已经认识到 α$_1$ 胸腺肽具有以下药理作用：①诱导 T
细胞分化和成熟；②增加 CD4、IFN-γ、IL-2 表达和释放；
③抑制促胸腺细胞（免疫细胞）凋亡基因蛋白的表达；
④抑制半胱天冬酶的激活；⑤提高单核细胞的抗原呈递能
力；⑥提高 Th1 细胞的活力和数量，抑制 IL-4、IL-10 的
产生。

2004 年 4 月，胸腺肽之父——著名的美国学者
Goldstein 曾经在其访华演说中明确表示对 α$_1$ 胸腺肽治疗
全身感染充满信心，并计划将把 α$_1$ 胸腺肽引入全身感染
治疗的研究。限制该药在临床广泛应用的因素曾经是价
格较昂贵，但目前国产 α$_1$ 胸腺肽已经进入市场，这无疑是
全身感染患者的福音。

2. 在抗感染治疗方面，虽然上游细胞因子很重要，但
单克隆抗体既不能覆盖种类繁多的促炎性细胞因子，也不
能对机体提供免受"毒性"炎性介质攻击的直接保护，这
可能是既往抗感染治疗"失败"的真正原因，因此多数学
者已经主张放弃这种治疗。另外，糖皮质激素虽然具有强
大的抗炎能力，但它同时也是加速特异性免疫细胞凋亡的
主要物质之一，因此也不宜用于全身感染的抗感染治疗。
有鉴于此，拮抗下游有毒的炎性介质的治疗就是一个较好
和可行的选择，它不但能够对细胞和机体组织提供最直接
的保护，而且不会造成类似激素的不良后果。对此，我们
认为，一个广谱的酶抑制剂——乌司他丁在全身感染治疗
中是极具潜力的。相信其在治疗重症胰腺炎中（一个典型
的 SIRS 或全身感染病症）所展现的效果，能够为人们将此
药用于全身感染带来有益的经验和巨大的信心。乌司他
丁已经被证实的作用包括：①同 α$_1$ 胸腺肽一样，乌司他丁
也是人体内的正常物质，但在全身感染时消耗增加。因
此，补充外源性乌司他丁不但能够提高机体抗损伤能力，
而且也是安全的；②抑制胰蛋白酶、弹性蛋白酶、水解蛋白
酶的活化；③拮抗氧自由基；④稳定生物膜；⑤通过抑制丝
氨酸酶而抑制凝血系统活化等。

我们认为全身感染时全身炎症反应和免疫抑制在多
数情况下是同时存在的。所以，无论实施抗炎或免疫刺
激，单一治疗均不足以有效逆转免疫炎症反应紊乱，而应
该是抗炎与免疫刺激治疗并举。基于以上认识，同时进行
抗炎和免疫刺激治疗显然较既往任何治疗都更合理和有
效。我们相信，抗感染治疗不但能够减轻组织和器官的炎
性损害，也能使免疫功能得到改善；而免疫刺激治疗则通
过改善免疫功能，使感染能被更有效地控制，进而减轻炎
症反应。此外，全身感染免疫炎症反应紊乱的发生机制还
要求对抗炎和免疫刺激药物进行恰当的选择，并且是成功

治疗的关键。

我们采用经典的大鼠 CLP 所致严重感染模型,分别针对不同类型的抗炎方法和免疫调节剂进行了组合优化与疗效评估,以探讨新的炎症、免疫调理策略的合理性和可行性。结果证实联合应用乌司他丁和 α₁ 胸腺肽能明显减轻机体过度炎症反应、改善免疫功能抑制,并显著降低动物的死亡率,提示采用拮抗过度炎症与免疫刺激并举的全身感染治疗策略具有合理性和良好疗效。为了进一步评估联合拮抗炎症和免疫刺激治疗严重感染策略的有效性,我们组织了全国范围的多中心、前瞻、随机、对照临床试验,结果证明联合使用乌司他丁和 α₁ 胸腺肽治疗严重感染是成功的。治疗组 28 天、90 天病死率均明显低于对照组,绝对存活率分别提高了 13.18%、14.96%,相对存活率分别提高了 21.37%、31.23%。充分说明针对外科感染并发症复杂的病理生理反应,仅仅抗感染治疗难以奏效,兼顾同时并存的免疫功能障碍等关键环节是防治全身感染、改善患者预后的重要发展方向。值得指出的是,关于联合使用乌司他丁和 α₁ 胸腺肽治疗全身感染的最佳时机、剂量和疗程等问题仍有待深入探讨。

机体免疫系统应被认为是一个重要器官,在外科危重症中如同肝脏或肾脏一样可出现功能衰竭。虽然目前对全身感染时免疫应答平衡的确切临床意义仍存在争议,而我们认为免疫功能紊乱很可能是全身感染发病率和致死率居高不下的关键因素之一。因此,对全身感染患者不同发展阶段的免疫活性变化进行密切监测,将有助于对免疫功能是否受损及其障碍程度进行明确评估,以提高免疫调理的有效性和针对性。例如,通过临床前瞻性试验和系统验证优化,我们提出可根据数学模拟对全身感染免疫状态进行定量评分(即免疫功能指数,immune function index)和动态监控,以便早期、敏感、有效地反映病情的变化和临床结局。晚近的研究提示,新型免疫调节剂包括重组 IL-7 和特异性 PD1 抗体可以通过调控免疫细胞功能及相关细胞因子来调节机体免疫反应,且初步疗效明显。虽然部分免疫调节剂的安全性和有效性尚有待大规模临床试验的验证,但从包括炎症等不同重要环节(例如免疫应答、凝血系统)对全身感染病理过程采取针对性综合调理,很可能有助于恢复机体正常的宿主防御反应、进一步防止严重感染并发症的发生与发展,最终为全身感染的有效治疗开辟新途径。

(姚咏明　林洪远)

主要参考文献

[1] 姚咏明,刘辉,盛志勇. 提高对神经-内分泌-免疫网络与创伤全身感染的认识. 中华创伤杂志,2006,22(8):561-564.

[2] 姚咏明,柴家科,林洪远. 现代全身感染理论与实践. 北京:科学出版社,2005:408-413.

[3] 全身感染免疫调理治疗临床研究协作组. 乌司他丁、α1 胸腺肽联合治疗严重全身感染——一种新的免疫调理治疗方法的临床研究. 中华医学杂志,2007,87(7):451-457.

[4] 姚咏明,栾樱译. 提高对创伤感染及其并发症的认识. 临床急诊杂志,2011,12(6):361-364.

[5] 姚咏明,栾樱译. 外科脓毒症免疫功能障碍的监测与调理策略. 中华消化外科杂志,2014,13(7):516-519.

[6] 姚咏明,祝筱梅. 严重创伤感染及其并发症处理若干对策. 中华创伤杂志,2015,31(3):194-196.

[7] Akira S, Hemmi H. Recognition of pathogen-associated molecular patterns by TLR family. Immunol Lett,2003,85(2):85-95.

[8] Cohen J. The immunopathogenesis of sepsis. Nature,2002,420(6917):885-891.

[9] Hotchkiss RS, Monneret G, Payen D. Sepsis-induced immunosuppression:from cellular dysfunctions to immunotherapy. Nat Rev Immunol,2013,13(12):862-874.

[10] Diefenbach A, Raulet DH. Innate immune recognition by stimulatory immunoreceptors. Curr Opin Immunol,2003,15(1):37-44.

[11] Docke WD, Hoflich C, Davis KA, et al. Monitoring temporary immunodepression by flow cytometric measurement of monocytic HLA-DR expression:a multicenter standardized study. Clin Chem,2005,51(12):2341-2347.

[12] Docke WD, Randow F, Syrbe U, et al. Monocyte deactivation in septic patients:restoration by IFN-gamma treatment. Nat Med,1997,3(6):678-681.

[13] Le Tulzo Y, Pangault C, Gacouin A, et al. Early circulating lymphocyte apoptosis in human septic shock is associated with poor outcome. Shock,2002,18(6):487-494.

[14] Angus DC, van der Poll T. Severe sepsis and septic shock. N Engl J Med,2013,369(9):840-851.

第 26 章

药物代谢与器官功能改变

第一节 药物在体内的处置过程

药动学(pharmacokinetics)是运用动力学原理,研究体内药物及其活性代谢物的浓度随时间变化的动态规律,用数学方式(时间函数)来定量描述药物在体内的吸收、分布、代谢和排泄过程。药理学和毒理学研究药物对机体的作用规律,而药动学研究机体对药物的处置过程和特点。

本文着重介绍与临床密切相关的部分概念,探讨临床用药过程中可能遇到的问题。

一、机体与药物的关系

(一)药物的吸收 吸收是指血管外给药后,药物未经化学变化(原形药物)而进入血流的过程。给药途径、药物的理化性质、蛋白结合、药物剂型、吸收部位的血流情况及药物浓度等,均会影响药物的吸收速率。口服给药是最常见的给药方式,它通过消化道的口腔黏膜、胃黏膜、小肠或直肠吸收。影响消化道吸收速度和程度的因素有:

1. 药物(分子大小、解离度、脂溶性)和剂型(溶液、散剂、片剂、控释制剂)。

2. 食物的 pH 值、脂溶性、纤维素含量、对胃肠道的刺激程度。

3. 胃肠道的功能状况 分泌物的容量、组分及黏度,胃排空速率。

4. 首关效应 药物在经过肠道吸收或随血流首次进入肝脏时,部分药物可被肝脏摄取并被肝药酶代谢,使进入体循环的药量减少。这与肝血流量和高摄取率药物有关。克服肝脏首关效应的办法是:短时间内给予较大剂量的药物,有利于使代谢饱和而提高浓度-时间曲线下面积(AUC);或改变给药途径,如吸入、舌下含服或局部外用。

5. 药物相互作用 由于生成复合物、螯合物、离子对等物理化学反应而影响药物的吸收,或发生药理学相互作用(如地衣芽孢杆菌活菌胶囊与左氧氟沙星同服)而直接影响到药物的有效性。

(二)药物的分布 分布表示药物进入血液并通过各种生理屏障向不同部位转运的过程,与该组织的血流量、生物膜的通透性和与药物的亲和力有关。

1. 血液灌注速率 组织血流灌注速度是药物分布的限速因素。

2. 膜扩散速率(血-脑屏障或胎盘屏障)。

3. 药物与血浆蛋白、红细胞、组织成分的结合 血浆蛋白包括白蛋白、α1 酸性糖蛋白和球蛋白。血浆蛋白与药物的结合是可逆的,结合与解离均处于动态平衡,结合程度以结合浓度与总浓度的比值表示,结合率<0.2 表示结合程度低,结合率>0.9 表示高度结合。

药物与蛋白结合的特殊性在于,当药物与血浆白蛋白结合基本达到饱和时,若增加给药量则游离药物浓度剧增;若发生药物间或食物与药物间的相互作用(竞争结合或置换作用)时,可导致被竞争药物的游离浓度和药理作用增强,甚至出现毒副作用。例如口服甲苯磺丁脲或华法林的患者,加用水杨酸后,可因蛋白竞争结合而致药物性低血糖或出血。

(三)药物的生物转化

1. 药物代谢及其影响因素 药物代谢的主要场所是在肝脏。参与药物生物转化的重要酶系是:微粒体混合功能氧化酶系统(简称肝药酶)参与药物的氧化反应,非微粒体酶系主要参与药物的氧化、还原、水解或结合反应。由于细胞色素 P450 混合功能氧化酶系统广泛分布于肝、肾、脑、皮肤、肺、胃肠道及胎盘等组织器官,因此由 P450 酶催化的氧化还原反应可发生在体内许多部位。

P450 酶系组成复杂,称作 P450 基因超家族。目前已知至少有 12 个亚族。参与药物代谢最重要的是 CYP3A4,约占全部药物的 50%;CYP2D6 约为 30%,CYP2C9 约占 10%,CYP1A2 约占 4%,CYP2A6 和 CYP2C19 分别占 2%。

P450 酶具有遗传多态性,这是引起个体间及种族间对同一底物代谢能力不同的原因之一。例如,对 CYP2D6 酶慢代谢型,日本人仅占约 0.7%,而白种人则约有 7%。日本人约 20% 为 CYP2C19 酶的慢代谢型,而白种人仅有 3%。奥美拉唑等质子泵抑制剂多以 CYP2C19 代谢为主,在日本人群中不良反应较多,其在慢代谢患者(PM)和高代谢患者(EM)血药峰浓度相差约 7 倍,因而药理作用和不良反应相应增强。

药物代谢是指药物在体内发生的化学结构改变,其结果有四种:代谢成无活性物质,使无活性的药物转化为有活性的代谢产物,将活性药物转化成为其他活性产物,或代谢生成有毒物质。影响药物代谢的因素主要有:

(1)遗传、年龄、机体状态、营养、吸烟、饮酒等因素。

（2）合并用药物或饮食（如葡萄柚汁）对肝药酶的诱导与抑制。

（3）肝血流的改变：影响以肝消除为主的药物。

（4）环境因素、昼夜节律、病理因素、饮食习惯。

2. 药物间的代谢性相互作用　诱导药酶活性增强（酶促作用）、使其他药物或本身代谢加速、导致药效减弱的药物，称为药酶诱导剂；抑制或减弱药酶活性与临床最为相关的是 CYP450 酶抑制剂和诱导剂。药物抑制或诱导 CYP450 酶系是导致代谢性药物相互作用的主要原因，其中对 CYP450 酶的抑制作用所致的药物相互作用临床意义远大于酶诱导作用，约占代谢性相互作用的 70%。

值得注意的是，有些药具有"一身兼二任"的特性，即在一定条件下可自身诱导（autoinduction），既是促变药又是受变药，这就是长期用药氟西汀发生耐受性的重要原因之一；抗高血压药肾上腺素受体阻滞剂既是 CYP2D6 的底物，且可抑制 CYP2D6 酶活性，可使其本身及合用的药物代谢消除变慢，药理作用或毒性亦相应增加。大环内酯类抗生素亦如此。正是由于药酶具有基因多态性和"一身兼二任"的特性，使药物间相互作用较为复杂。

对药酶活性影响较大的部分药物见表 26-1-1，常用抗高血压药物的代谢情况及其对药酶活性的影响见表 26-1-2。

表 26-1-1　临床意义较大的 CYP450 酶抑制剂和诱导剂

抑制剂	诱导剂
胺碘酮	苯巴比妥, 苯妥英钠
吡咯（唑）类抗真菌药	卡马西平
西咪替丁	地塞米松
环丙沙星/依诺沙星	乙醇（长期）
地尔硫䓬	利福平/利福布汀
葡萄柚汁	曲格列酮（已撤市，但有代表性）
氟哌啶醇	
大环内酯类抗生素	
甲硝唑	磺胺类甲氧苄啶
蛋白酶抑制剂	奎尼丁
选择性 5-羟色胺再摄取抑制剂（SSRIs）	
维拉帕米	扎鲁司特

表 26-1-2　常用抗高血压药物的代谢情况

CYP2D6	CYP3A4	CYP2C9	CYP2C19
底　物			
盐酸普萘洛尔	盐酸地尔硫䓬	氯沙坦	盐酸普萘洛尔
琥珀酸美托洛尔	盐酸维拉帕米		
马来酸噻马洛尔	尼非地平等地平类		
卡维地洛	氯沙坦钾		
	环孢素		
诱导剂/增强剂			
无	利福平	利福平	
	乙醇	苯巴比妥	
	苯巴比妥		
	苯妥英钠		
	卡马西平		
抑制剂			
硫酸奎尼丁	酮康唑	氟康唑	氟康唑
盐酸氟西汀	伊曲康唑	盐酸西咪替丁	非尔氨酯
盐酸去甲氟西汀	葡萄柚汁	盐酸胺碘酮	奥美拉唑
盐酸帕罗西汀	盐酸西咪替丁		盐酸氟西汀
盐酸胺碘酮	克拉霉素		盐酸噻氯匹啶
盐酸西咪替丁	红霉素		
盐酸氯米帕明	盐酸地尔硫䓬		
氟哌啶醇	盐酸维拉帕米		
多种抗病毒药	盐酸奈法唑酮		
	蛋白酶抑制剂		

一般而言,酶抑制作用所致代谢性药物相互作用的临床意义较大,抗抑郁药大部分通过肝药酶的细胞色素P450系统代谢,如果肝药酶被抑制,经其代谢的药物血浓度或疗效就会产生相应增加,甚至出现不良反应。目前发现的大多数严重药物间相互作用,不仅导致患者人身伤害和死亡,也使一些药物因此而撤出市场,如西沙必利、西伐他汀等。部分抗抑郁药物的相互作用见表26-1-3。

表 26-1-3　部分抗抑郁药物的相互作用

抗抑郁剂	可发生相互作用的药物	症状
氟西汀	抗胆碱药(苯扎托品)	谵妄
	抗感染药(克拉红霉素)	谵妄,精神症状
	第一代抗精神病药(氟哌啶醇)	需静脉干预治疗的锥体外系症状
	麻醉药(喷他佐辛)	血压增高
	单胺氧化酶抑制剂(苯乙肼)	死亡(其他有报道中等严重程度反应)
	色胺酸	死亡(其他有报道中等严重程度反应)
帕罗西汀	抗胆碱药(苯扎托品)	谵妄
	苯二氮䓬类药物(氯硝西泮)	心率增快,激越
	抗组胺药(赛庚啶)	自杀观念,妄想
	α 干扰素	严重抑郁症复发
舍曲林	降压药(吲达帕胺)	多发红斑
	单胺氧化酶抑制剂(吗氯贝胺)	死亡

这方面的案例还有,依曲康唑每日200mg与非洛地平每日5mg并用4日后,因依曲康唑抑制CYP3A4的活性,使非洛地平(主要被CYP3A4代谢)的血药浓度增高约8倍,消除半衰期延长约2倍,结果引致血压过度低和心动过速。又如依曲康唑使洛伐他汀的AUC增加20倍以上,其活性代谢物——洛伐他汀酸的AUC增加约13倍,结果引发骨骼肌溶解。类似作用还发生在环孢素或红霉素而导致肌痛或肌溶解危险性增加。反之,利福平可使咪达唑仑或三唑仑的血药浓度减少90%以上,导致药效显著减弱。应注意观察患者临床表现,适时监测药物血药浓度,尤其要注意合并用药后的不良反应是否增加,判断合用药物是否有明显的临床效应变化。

3. 药物转运体(P-糖蛋白)参与的改变　药物进入人体后,必须分布到相应的靶部位才能发挥作用,此举依赖于各种膜转运体(membrane transporters)。膜转运体系一类重要的蛋白质,人体基因编码的转运蛋白约有500～1200个;膜转运体分摄入和泵出两大类:摄入是通过易化作用,泵出是利用ATP的能量;个别转运体则具有双重功能,如有机阴离子转运蛋白(OATPs);人体许多正常组织,尤其是肠道上皮和各种屏障,包括肝、肾小管及中枢神经系统毛细管内皮细胞(血-脑屏障),均有由多药耐药基因-1(MDR-1)又称 *ABCB-1* 基因编码的P-糖蛋白(P-glycoprotein,P-gp)分布。

P-gp为能量依赖性转运蛋白,主要功能是主动外排多种物质或药物(俗称流出泵);P-gp对药物的吸收、分布、代谢、排泄均有影响,如使多种药物泵出细胞外,增加在胆汁、尿、肠道的排泄,减少药物在脑内的蓄积,具有重要的保护作用。

P-gp虽不直接参与药物的代谢,但因其与CYP3A4有着共同的底物和调控剂(诱导或抑制剂),且分布又相似,故对CYP3A4有影响的药物,也直接或间接影响P-gp而发挥作用;P-gp的表达亦可被诱导或抑制,如利福平、抗抑郁药、环孢素等药酶诱导剂,可使肠道P-gp含量显著增加,从而使同服的地高辛的最大血药浓度(Cmax)及其药物浓度-时间曲线下面积(AUC)明显下降;反之,大环内酯类抗生素等CYP3A4抑制剂也可抑制P-gp的功能,从而使并用药物的Cmax和AUC明显升高,如克拉霉素可通过抑制肾上皮细胞的P-gp而减少地高辛的清除率。已知CYP3A4抑制剂可显著升高环孢素的血浓度,其机制除主要抑制其代谢外,还与部分抑制 P-gp有关。

P-gp能够影响药物的生物利用度和组织分布,尤其是治疗中枢神经系统疾病的药物,体外研究表明,P-gp介导的药物外排是能量依赖性的过程,外排作用可被多种抑制剂所抑制。通过使用特异性的P-gp抑制剂,可以验证血脑屏障(BBB)上P-gp在生理或病理状态下与药物之间的相互作用,同时从一定程度上也可以说明P-gp在保护中枢神经系统正常的结构和功能中发挥的重要作用。

药酶、受体以及转运体均有基因多态性表现,从而使药物相互作用更为复杂。常见 P-gp抑制剂见表26-1-4。

表 26-1-4 治疗剂量下可抑制 P-gp 的药物一览表

类别	药物
抗菌药	大环内酯类抗生素
抗心律失常药	胺碘酮、奎尼丁、普罗帕酮
钙道阻滞剂	维拉帕米、地尔硫䓬
心血管药物	地高辛、双嘧达莫、利血平、螺内酯
抗癌药	长春新碱、多柔比星、柔红霉素、表柔比星、伊达比星、紫杉醇、多西他赛、依托泊苷、替尼泊苷、米托蒽醌、放线菌素 D、安吖啶、托泊替康、光辉霉素、丝裂霉素、他莫昔芬
抗精神病药	氯丙嗪、氟奋乃静、异丙嗪、三氟拉嗪

（四）药物的排泄 这是指吸收进入人体内的原形药物及其代谢物被排出到体外的过程。肾排泄和"胆汁-粪便"排泄是主要的排泄途径，其他次要途径包括呼吸排泄、皮肤汗腺的分泌排泄、乳汁分泌排泄等。血管外给药后未被吸收而直接排出体外的药物，应称为"未被机体利用的部分药物"，从药物动力学角度不是排泄。

肾脏的排泄率可表示为：肾排泄率＝肾小球滤过率＋肾小管分泌率－肾小管重吸收

影响药物肾排泄的因素较多，特别是能抑制肾小球滤过的药物均会影响肾排泄为主药物的排泄，其程度与剂量和血药浓度相关；此外，还可通过竞争性减少肾小管分泌或重吸收而发生蓄积和中毒，如磺胺类、甲氧苄啶及青霉素类可通过减少肾小球滤过和肾小管分泌，显著减少甲氨蝶呤的排泄而发生中毒；甲氧苄啶可抑制远曲小管 K^+ 的重吸收，从而引起高钾血症，如与具有留钾作用的药物如螺内酯、阿米洛利、氨苯蝶啶及血管紧张素转化酶抑制剂并用，后果严重。

二、药物动力学基本概念

（一）处置（disposition） 指药物在机体内分布和消除过程的状态和特点。体内药物的处置状况极为复杂，一般采用"房室模型"或"生理模型"理论去推导和解释其量变规律。

（二）药-时曲线（concentration-time curve） 以时间为横坐标，以药物的一些特征数量（例如：体内药量、血药浓度、尿药排泄速度、累计尿药量、尿药亏量等）为纵坐标做出的各种曲线。若纵坐标取对数后作出的图被称为半对数曲线。在药物动力学研究中，多是通过测定血液或尿样中的药物浓度，绘制其浓度随时间变化的"药-时曲线"或半对数曲线。从半对数药-时曲线的消除相斜率的变化，可比较直观地判定该药物的房室数目，形象地表示其药物动力学特征。

从药-时曲线上可以求出最大血药浓度（Cmax）、达峰时间（Tmax）、药物浓度-时间曲线下面积（AUC）等参数，在获得药物治疗窗范围后可以判断疗效与中毒的情况。

（三）半衰期（half-life, $t_{1/2}$） 药物在体内消除一半所需要的时间，或血药浓度降低一半所需要的时间，即 $t_{1/2}=0.693/k$。经估算可知，经过 5 个半衰期后体内药量 96.875% 已经排出；换言之，经过 3.32 个半衰期后体内药量可排出 90%，经过 6.64 个半衰期后体内药量可排出 99%，经过 9.96 个半衰期后体内药量可排出 99.9%。需要注意的是：

1. 只有当药物的吸收和分布远快于消除的情况下，消除半衰期才能比较准确地衡量体内药物消除的速率。消除快则 $t_{1/2}$ 短。

2. $t_{1/2}$ 对正常人来说是个常数。对于符合线性特征和一级消除速率的药物，$t_{1/2}$ 与剂量和给药途径无关。

3. $t_{1/2}$ 受病理变化的影响，当肝功能和肾功能的变化较大时尤其如此。

4. $t_{1/2}$ 有种属差异和个体差异。

5. 缓释制剂的体内过程延长，是由于吸收时间延长而影响了表观半衰期，并不是药物消除半衰期的改变。

6. 多剂量给药时，达到稳态浓度所需要的时间一般需要 5 个半衰期左右；而给药间隔时间与半衰期的比值越大，则所达到的稳态血药浓度就越高。

7. 根据 $t_{1/2}$ 大小，可将常用的药物分为以下五类：

超短 $t_{1/2}$（<1 小时）：阿司匹林，胰岛素，头孢唑啉，青霉素 G，可的松。

短 $t_{1/2}$（1～4 小时）：对乙酰氨基酚，利多卡因，庆大霉素。

中长 $t_{1/2}$（4～8 小时）：茶碱。

长 $t_{1/2}$（8～24 小时）：磺胺嘧啶，普萘洛尔，头孢三代（头孢曲松）。

超长 $t_{1/2}$（>24 小时）：地西泮，地高辛，苯巴比妥。

（四）清除率（clearance, Cl） 即单位时间内从体内消除的含有药物的血浆体积，或单位时间内从体内消除的药物表观分布容积数，表示单位时间内机体将多少毫升血流中的药物全部消除出去。清除率具有加和性，药物在体内的总体清除是由多种器官或组织的参与（肾、肝、肺、肠），所以，并不是每个器官消除率都能方便地测定，只有 Cl_r 是可以通过测定肾排泄速度而求得。

$$总体清除率 = \sum_{i=1}^{n} 器官消除率$$

$$Cl_T = Cl_r + Cl_h + \cdots$$

$$Cl_T = \frac{X_0}{AUC} \quad (静脉注射) \quad (对非血管给药 \ Cl_T = \frac{FX_0}{AUC})$$

$$Cl_T = \frac{K_0}{Css}（静脉输注）$$

$$Cl_T = KVd（一室）, \quad Cl_T = \beta Vd（多室）$$

正常人的肾血流量约 1200ml/min，肾小球滤过率约 120～130ml/min。若

Cl_r<125ml/min，可能有药物从肾小管重吸收；

Cl_r=125ml/min，药物只从肾小球滤过；

Cl_r>125ml/min，有肾小球滤过加肾小管分泌。

（五）表观分布容积（apparent volume of distribution, Vd） 剂量与体内血药浓度间的比值，是指体内药物按照血药浓度分布时所需的体液总容积。换言之，在分布达到稳定

（平衡）后，体内药量（X）与体内血药浓度 C 之比例常数，为表观分布容积 Vd=X/C。

Vd 并不代表具体的生理空间，与药物真实的分布容积没有明显关系，但可以定性了解药物在体内的分布特征。利用表观分布容积，可对药物在体内的分布情况作出推测，它反映了药物分布的广泛程度或药物与组织成分的结合程度。例如：

（1）伊文思蓝和吲哚青绿（ICG）只分布在血浆中，分布容积等于血浆容积，所以，可用于测血浆（血液）的体积。

（2）氯和溴离子不易透过细胞膜，只分布在细胞外液，Vd=血液+细胞外液的容积（3+8=11L），故可用于测细胞外液体积。

（3）如果 Vd>血液+细胞外液的容积（11L），但<体液总体积（36L），例如庆大霉素的 Vd=16.8L，说明药物可分布在血、外液和部分分布于细胞内液中。

（4）如果 Vd=体液总体积（36L），说明药物在整个体液中均匀分布，如安替比林等（脂溶性药物）。脂溶性的药物容易进入细胞内。

（5）很多情况下 Vd>36L（总体液容积），这主要是由于药物与血浆白蛋白结合或与组织的特殊亲和力，使得血药浓度低于分布浓度。

（六）**稳态血药浓度（steady-state plasma concentration）** 当以一定的时间间隔和相同剂量多次给药后，血药浓度可逐次叠加，直至血药浓度维持在一定水平内或在一定水平内上下波动，这个范围称为稳态浓度，其峰值为稳态时最大血药浓度，其谷值为稳态时最小血药浓度。

（七）**消除（elimination）** 指药物从机体消除的过程，是代谢作用和排泄作用之和。

（八）**转运速率——速度常数 K（dX/dt=KX^n）** 表示吸收、分布、消除、生物转化等转运过程的速度常数。K 值越大，转运过程进行得越快。K 的单位是时间的倒数，其临床意义是单位时间内从体内消除的药物的分数或比例。如果 K=0.2h^{-1}，则表示每小时消除体内药量的 2/10。

（九）**药-时曲线下面积（area under concentration-time curve，AUC）** 一般采用梯形法或积分等数学方法求算曲线下的面积，它代表一次用药后的吸收总量，反映出药物被机体吸收和利用的程度。目前可由专用软件计算。

（十）**生物利用度（bioavailability，F）** 是对药物在体内吸收速度和程度的量度。用方差分析和双单侧 t 检验的方法考察药-时曲线上的三个重要参数间的差异性，可对两种制剂作比较。这三个重要参数是：①药-时曲线下面积（AUC）；②峰值血药浓度（Cmax）；③达峰时间（Tmax）。

血管外给药后的 AUC 与静脉给药后的 AUC 之比，为绝对生物利用度。不同厂家生产的同种制剂间的 AUC 之比或不同制剂间的 AUC 之比，称为相对生物利用度。

在双周期双交叉设计 BA/BE 试验的结果判断时，相对 F 差异应≤20%，AUC 的 90% 可信限应该在参比制剂的 80%～125%，Cmax 应该在 70%～143%。

（十一）**房室模型（compartment model）** 根据药物在体内各"区域"转运和处置速率不同，而分成若干个"房室"。同一房室内的药物分布均匀，不同房室之间的药物转运处于动态平衡。这是对实验资料进行动力学处理的假设条件，不具有生理或解剖学的现实性。

例如，如果某药物在血液和全身各组织、体液中迅速达到平衡，分布的时间极短，药物集中在血流丰富的脏器，外周分布的量极少，则该药物被称为具有"一室模型"特征的药物。如果一个房室包括血液和血流丰富的组织，药物在其中迅速达到分布平衡，则这个室可称为"中央室"；而其他血流不够丰富的组织可被统称为"外周室"，药物在这些组织中需要比较长的时间才能达到分布上的动态平衡，这时可把机体视为"二室模型"。

（十二）**群体药物动力学（population pharmacokinetics，PPK）** 又名药动学的群体分析法。它运用经典药物动力学基本原理结合统计学方法，定量地考察患者群体中药物浓度的决定因素，即群体药物动力学参数，包括群体典型值、固定效应参数、个体间变异、个体自身变异等。它研究群体典型患者的药物动力学参数和群体中存在的变异性（确定性变异和随机性变异），即群体参数的分布特征。

群体药物动力学可应用于常规治疗药物监测中，并优化个体化给药。在患者明确诊断、选定药物之后，可首先根据群体药物动力学参数设计给药方案，再采集 1～2 个血样测定其血药浓度，既可以验证血药浓度与预期值的接近程度，又可以快捷、准确地计算出该个体的药物动力学参数，进一步指导个体化治疗。群体药物动力学对初始给药方案没有特殊的限制，对模型也没有限制，所需血样少，也不严格测定时间。大量实验表明，该法可以达到提高疗效和规避不良反应的目的。其基本过程是首先根据群体数据库的信息，结合患者的生理、病理情况估算其药动学参数；然后再结合其血药浓度求算出精确的个体药动学参数，进而对给药方案进行调节。这种根据患者的实际情况优化给药方案的办法，较常规剂量法、体重剂量法、经验法更准确、有针对性。

群体药物动力学可用于特殊生理和病理状况患者的群体分析，如妊娠妇女、婴幼儿、危重症患者、器官移植术后等。NONMEN 软件的极大优越性是可从稀疏数据中获得足够的信息，增加患者的顺应性。而通常的大规模临床研究，则需要严格的随机对照和充足的样本数。

总之，群体药物动力学在临床药物研究中起到越来越重要的作用，可对群体进行定量、综合分析，为个体化用药提供指导，为保证用药的安全性有效性提供理论基础，是医疗机构提高患者治愈率、降低用药风险的有力工具。

（朱珠 商楠）

第二节 临床药动学与治疗药物监测

一、临床药动学

临床药动学是运用药动学原理，处理临床合理用药的学问,是由药动学与临床药学相结合的交叉学科。它更加关注新生儿与儿童、老年人、妊娠与哺乳期妇女等特殊生理状况下药物在体内的处置情况以及肝功能不全、肾功能不全、充血性心力衰竭、糖尿病等特殊病理状况下药物在体内的处置变化特点。它为实现临床个体化治疗提供了科学的依据。

我国的医药事业发展迅速,临床用药品种越来越多,随之而来的问题是:不合理用药增加,药物滥用增加,药源性疾病增加,医疗事故及医患纠纷不断。另外,有些药物的有效剂量与中毒剂量相差较小,如地高辛;有些药物的

个体差异很大,如奥美拉唑、华法林;又由于药物之间的相互作用可以导致吸收、分布或代谢改变,药理作用增强或减弱。所以,用药稍有不慎,就有可能导致治疗无效或中毒、甚至死亡。因此,利用药理学和药动学原理,科学合理地用药,达到安全、有效的治疗目的,保障人民的生命安全很有必要。

许多因素可以影响体内药物浓度。表 26-2-1 中把药物的消除方式做一简要分类,肝功能或肾功能不全会直接影响到 A 类或 C 类药物的消除。

表 26-2-1　药物的代谢消除方式分类

A 类(80%以上原形肾排泄)	B 类(50%以上原形肾排泄)	C 类[80%非肾(主要为肝)代谢]
头孢菌素类	地高辛	茶碱
氨基糖苷类	普鲁卡因胺	氯霉素
乙胺丁醇	西咪替丁	洋地黄毒苷
氟胞嘧啶	羧苄西林	可待因
万古霉素	氨苄西林	异烟肼
锂盐	林可霉素	肝素
大多数利尿药	巴比妥	奎尼丁
黏菌素		三环类抗抑郁药
多黏菌素		抗惊厥药
某些青霉素类		

二、治疗药物监测及其给药方案设计

(一)目的和理论依据　治疗药物监测(therapeutic drug monitoring,TDM)即测定用药后特定时间的体液中药物及其活性代谢产物的浓度,然后利用药物动力学原理和公式计算个体化给药方案,达到及时调整剂量、提高药物的疗效、避免或减少不良反应的目的,避免由此而额外增加的住院日和医疗费用;同时为药物过量中毒的诊断和处理提供重要的实验室依据。

研究表明,给予同一药物、同一剂量、甚至相同的给药途径,由于个体差异和各种病理生理因素,所获得作用部位的药物浓度可能也有差别。对多数药物来说,血药浓度与药理效应之间的关系比剂量与药理效应之间的关系更为密切;当药物浓度超过一定限度时,就可能发生毒性反应。需要强调的是,如果医师未观察到预期的疗效,就加大服药剂量,有时会出现意想不到的后果。苯妥英、阿司匹林等药物的血药浓度与剂量之间只在一定范围内呈线性关系,超过某一水平后,剂量略有增加即可导致血药浓度显著增高、半衰期延长。这种现象即非线性药物动力学。在药物的吸收、分布、生物转化和排泄各过程中,有不少过程涉及蛋白结合、酶或载体-传递系统的饱和现象。例如:肠壁的可饱和转运使核黄素的吸收呈非线性;可饱和的血浆蛋白结合使水杨酸盐的分布、肾清除呈现非线性,当剂量增加至超过蛋白结合饱和点时,游离血药浓度

突然增加,后果不言而喻。

(二)什么情况下需要监测血中药物浓度　许多情况下血药浓度与药理效应存在一定的相关性,但并非所有药物或所有的患者都需要通过血中药物浓度监测来进行个体化给药。需要进行监测的药物应具备如下特征:

1. 治疗指数低,毒性反应强的药物(如强心苷类和抗心律失常药物)。

2. 给予同一剂量后个体差异较大的药物(如三环类抗忧郁药物)。

3. 具有非线性药物动力学特征的药物,特别是非线性发生在有效血药浓度范围内或低于最低有效血浓度的药物(如苯妥英、苯巴比妥、氟尿嘧啶)。

4. 胃肠道疾病、心血管疾病或肝肾疾病等病理因素,可显著改变药物的动力学特性时。如胃肠道疾患可影响口服药物的吸收;肝肾功能损害的患者,体内的原形药物及其代谢物的代谢和消除的速度和程度会受到影响。

5. 某些药物长期使用后会产生耐药性或诱导(或抑制)肝酶活性,而导致药效降低或升高时;或原因不明的药效变化。

6. 合并用药时,药物的相互作用可能改变药物在体内的转运或转化过程,从而影响疗效时(如改变血浆蛋白结合率的药物,改变肝药酶的药物)。

7. 怀疑药物中毒,尤其是有些药物的中毒症状与剂量不足的症状相似而临床又难以辨别时(如地高辛)。

（三）需要监测的药物品种 在有条件的情况下,下列药物通常需要监测其血药浓度(表 26-2-2)。

表 26-2-2 通常需要监测血药浓度的药物

药物品种	药物名称
强心药	如地高辛,洋地黄毒苷
抗心律失常药物	如奎尼丁、利多卡因、胺碘酮、普萘洛尔、硫酸镁
抗哮喘药物	如茶碱
抗癫痫药物	如苯妥英、卡马西平、苯巴比妥、扑米酮、乙琥胺、丙戊酸、卡马西平、托吡酯等
抗微生物药物	如氨基糖苷类(庆大霉素、丁胺卡那)、万古霉素、去甲万古霉素
抗肿瘤药物	如甲氨蝶呤、氟尿嘧啶
免疫抑制剂	如环孢素 A,他克莫司,环孢素,硫唑嘌呤
抗精神病药	包括三环类抗抑郁药和抗躁狂症药,特别是锂盐
抗凝血药	华法林

此外,药物基因组学(pharmacogenomics)研究揭示了对药物作用相关点(如受体等)与药物代谢相关基因多态性的关系,使得药物相关生物标记物检测越来越普遍,原本用传统药动学原理无法解释的临床疗效差异找到了答案。美国 FDA 于 2007 年起在说明书中增加药物相关基因检测信息,至今已有 167 种药物说明书中描述了药物相关生物标记物及其潜在风险。这给公众一个明确的信号:FDA 支持个性化用药方案并推进药物基因组学,以改善药物合理使用;增强对最佳用药时间和剂量的合理选择,使预测药物安全性和效力的不确定性最小化。

（四）监测的步骤和注意事项 标本:最常见的标本是血液,也可以是尿液、唾液或乳汁等其他体液标本。在进行临床药物动力学研究时,可视患者状况或手术情况采集脑脊液、胰液、胆汁、脓液、骨组织、肝组织、肌肉、阑尾组织等特殊标本。

采集标本的原则是:

1. 符合治疗药物监测的特征,所测标本中的药物浓度与靶组织中药物浓度有一定的相关性。

2. 一般来说,达到稳态浓度后的体内药物处置情况反映了长期服药过程中体内的实际情况。如果调整剂量,宜在机体达到新的稳态后再做监测。达稳态时间取决于药物消除半衰期。

3. 采样时间与所需监测药物的服药时间,应有明确记录。

4. 机体对药物的处置能力降低时可导致药物蓄积和中毒,故多监测药物的谷浓度,即再次服药前的浓度。

（五）治疗药物监测的临床意义 通过测定体内药物浓度,为临床诊断和治疗提供科学、客观、及时的数据,可避免和减少因经验用药而致的药物不良反应,进行个体化给药,帮助鉴别某些患者在常用剂量下不产生疗效或出现意外不良反应的原因,验证患者是否按医嘱服药。

通过特定生物标记物的检测,阐明药物代谢、药物转运和药物靶分子的基因多态性与药物效应及不良反应之间的关系,为用药选择、剂量调整、评估治疗效果或毒副作用等提供科学依据,从而为每个患者选择最适宜药物疗法的治疗。

(朱珠 商楠)

第三节 特殊生理条件下的药物动力学特性

看过药品说明书的人都知道,其中介绍了药物成分、药理作用、适应证、不良反应和注意事项等许多与该药物有关的内容。在欧美国家进口或合资企业生产的药品说明书中还包括一个项目:SPECIAL POPULATIONS(特殊人群)。

哪些人属于特殊人群呢?婴幼儿和儿童、老年人、妊娠和哺乳期妇女,他们的机体状况处于特殊的生理时期,不同于健康成年人;而肝功能不全、肾功能不全、多脏器功能衰竭(MOF)等特殊病理状况,会对药物的体内处置过程和疗效产生巨大影响;此外,性别、饮食习惯、血型、生物节律与时辰等等因素均与药物治疗密切相关。

限于篇幅,本文仅关注和研究特殊生理时期人们的机体特点,及在药物治疗中需要注意的问题。

一、儿童安全用药

（一）儿童安全用药的必要性 儿科患者包括新生儿、婴儿(0~2 岁)、儿童(2~12 岁)和青春期(13~18 岁),他们处在生长发育的特殊时期,各年龄段的身高、体重、体表面积、组织器官、内脏功能等差别很大,药物动力学和药效学极具特殊性。

不可将儿童简单视为成人的缩影,根据年龄按成人剂量折算儿童用药剂量的方法简单但误差较大,为不同年龄段的儿童测算准确的用药剂量尤为重要。为确保安全有效,对于药理作用强、毒性较大的药物,建议按体重或体表面积计算剂量。

由于早产儿和新生儿的胃肠道功能不成熟而影响吸收,肌肉和脂肪组织少,静脉输注或口服溶液是主要给药方式,少用肌内注射。对于起病急、同时伴呕吐、腹泻和胃肠道功能受损的患儿,均可考虑胃肠外给药。

（二）影响儿童药物吸收的因素 从机体对药物的处置来看,这个时期的药物吸收、分布、代谢和排泄都各有特点。主要包括:儿童的胃肠蠕动较差,胃排空速率较慢;胃酸 pH 和胃酶浓度低于成人。这会使某些药物(如弱酸性药物)的吸收增加。由于皮肤的角质层比较薄而比表面积大,婴幼儿外用药物时的透皮吸收比成人高。

（三）影响儿童药物分布的因素

1. 新生儿体液总量约占体重的 80%,分布容积相对比成人大。

2. 婴幼儿体内脂肪含量较低,脂溶性药物因分布空间不足而致血中游离药物浓度较高。

3. 血浆总蛋白的数量和结合力较成人低,血中游离药物浓度较高。

4. 婴幼儿的血-脑屏障发育尚不完全,部分游离药物可自由通过。其益处是有助于对细菌性脑膜炎的抗生素治疗,也可导致药物对中枢神经系统的损害。

(四)影响儿童药物代谢的因素

1. 药物的主要代谢器官是肝脏,而新生儿和婴儿体内葡萄糖醛酸转移酶和肝微粒体酶活性较低。这是氯霉素引起"灰婴综合征"、磺胺半衰期延长、茶碱代谢减慢的主要原因。

2. 对患儿进行多药治疗时,应注意因代谢能力改变所致的药物相互作用和不良反应。

(五)影响儿童药物排泄的因素　新生儿的肾血流量低,肾小球滤过率仅为成人的 20% ~ 40%,肾小管分泌和重吸收能力差,均需 6 个月左右才能接近成人水平。可因药物排泄减慢而蓄积中毒。

(六)儿童发生药物不良反应的特点　由于不同年龄阶段儿童的上述代谢和排泄特点,直接影响药物的半衰期(表 26-3-1),而半衰期较长时体内药物的蓄积问题不容忽视。

表 26-3-1　不同年龄期药物半衰期(小时)比较

药物	新生儿	婴幼儿	儿童	成人
青霉素 G	3.0	1.0	1.0	0.7
氨苄西林	4.0	1.5	1.5	1.3
卡那霉素	4.5	1.5	1.5	2.3
庆大霉素	5 ~ 11	2.5	1.2	2 ~ 3
对乙酰氨基酚	2.2 ~ 5	4.9	4.5	2 ~ 3
地西泮	20 ~ 100	8 ~ 14	—	20 ~ 30
苯巴比妥	50 ~ 200	20 ~ 133	—	64 ~ 140

临床资料证明,药物不良反应对儿童的生长发育影响极大。年龄越小,患儿对药物不良反应的耐受越差,后果越严重。例如,我国聋哑儿童中因氨基糖苷类药物所致耳聋占一半以上;8 岁以下儿童服用四环素类药物,可引起牙釉质发育不良及暂时性骨生长抑制;新霉素滴耳给药或冲洗伤口也可导致耳聋。由于儿童的皮肤结构尚不完全,局部外用药物后可能吸收入血的药物所致的不良反应,后果同样严重,也需要提醒医务人员和家长重视。表 26-3-2 为部分局部或外用药物吸收过量时可能对儿童的危害。

表 26-3-2　部分局部或外用药物过量时对儿童的危害

药物名称	吸收途径	不良反应
硼酸	皮肤	全身中毒
乙醇	皮肤湿敷	全身中毒
阿托品	滴眼	结膜充血,瞳孔散大
新霉素	皮肤	久用可致肾损害
红溴汞	皮肤	久用可致肝肾损害
可的松	皮肤	可引起皮肤感染
硝酸银	滴眼	因银质沉着而失明,或引起炎症

(七)预防婴幼儿药源性疾病的措施　建议采取下列措施以预防和减少儿童的药源性疾病:

1. 根据婴幼儿和儿童的病理生理特点,选择不良反应少、半衰期较长的治疗药物,严格掌握适应证。

2. 选择适合婴幼儿和儿童服用的药物和剂型(如溶液或糖浆、混悬液、泡腾片、咀嚼片、栓剂、滴剂),严格掌握给药剂量和给药间隔。

3. 合并用药时,尽量减少药品品种,避免药物相互作用所致的危害。

4. 结合适宜的手段监测体内药物浓度(血、尿、唾液等),密切观察用药后的反应和疗效,及时停药、减量或调整给药方案。

二、妊娠期用药

优孕、优生、优育和提高人口质量,已成为各国人们共同关注的话题。妊娠期和产妇用药正确与否,直接关系到胎儿和新生儿的生长发育;而胎儿各个器官对药物的敏感性在妊娠的各个时期有所不同。

（一）妊娠期的生理变化直接关系到药物在体内的处置

1. 妊娠期体内雌激素导致的生理变化,使得妊娠早期胃酸分泌较少,胃肠蠕动减慢,胃肠道对药物的吸收减少、减慢。

2. 正常妊娠期体重平均增长约 20kg,血浆容积增长 35% ~ 50%,体内药物浓度相对低于非妊娠妇女。

3. 血浆容积增加使得血浆白蛋白浓度相对降低,药物与蛋白结合率相对减少,游离药物浓度增多,药理作用增强,出现相应的不良反应。地西泮、苯巴比妥、利多卡因、哌替啶、普萘洛尔、磺胺类药物等的游离药物浓度升高时,通过胎盘到达胎儿的药量也会增加,会影响胎儿的生长发育。

4. 雌激素水平升高会使胆汁在肝脏淤积、肝脏清除速度减慢,而部分肾排泄的药物因心排出量增加而加快。

（二）母体与胎儿之间的药物转运　妊娠过程中,母体、胎盘、胎儿组成相互关联的特殊整体,其中,胎盘起着重要的转运作用。这期间的生物学性质、药物的代谢和转运,完全不同于非妊娠期。具体来说,脂溶性高的药物容易经胎盘扩散到胎儿循环,分子量小的药物容易进入胎儿的体循环,离子化程度低的药物经胎盘渗透较快;胎盘中的生物合成酶会使某些药物的活性增强,其中的降解酶会使皮质醇及泼尼松等药物的活性降低,而地塞米松可不经代谢通过胎盘直接进入胎儿循环。

胎盘内药物的转运方式可分为:

1. 被动转运　主要是被动扩散,即药物分子被动地从浓度高的区域向低浓度移动。这与药物分子大小、解离度、脂溶性等物理化学性质密切相关。

2. 主动转运　即药物分子可借助载体系统的能量,逆浓度差转运而通过胎盘。

3. 特殊转运　某些药物需先经过胎盘代谢而后通过胎盘到达胎儿体内,再还原成为原形物进入胎儿循环,如维生素 C、核黄素等。

（三）妊娠期用药的安全性分级　妊娠期治疗或预防用药应慎重,因为几乎所有药物都能到达胎盘,只是浓度不同、影响程度大小而已。只有梅毒、HIV 病毒等极少数疾病需要母婴同时治疗,需要胎儿体内达到一定药物浓度。而在正常情况下进入胎儿体内的药物,均被视为有潜在危险的物质。美国药品与食品管理局（FDA）颁布的"药物可能对胎儿危险性的分类"标准,将妊娠期用药的安全性分为 A、B、C、D、X 等五类;制药企业根据临床前和临床实验的数据,按照上述标准对大部分药物的妊娠期用药安全性进行划分,由国家相关部门审定和修订。

由于药物对母体和胎儿组织的选择性不同,在胎儿血浆中的浓度与母体不同。例如,胎儿血中磺胺和水杨酸盐的浓度比母体低 30% 左右;保泰松经胎盘代谢后到达胎儿体内的浓度极低;哌替啶易蓄积在胎儿血中;母体注射氨苄西林后 90 分钟的血药浓度,与胎儿血中浓度相当,而 4 ~ 5 小时后胎儿血药浓度反而高于母体,这是胎儿肾功能不成熟、半衰期延长所致。妊娠妇女如果在分娩前使用过度冷丁、非那西汀、苯巴比妥、甲苯磺丁脲等药物,则新生儿体内的药物会存留较长时间并产生药理作用。

胎儿的肝脏代谢能力低于成人,其代谢酶的水平约为成人的 20% ~ 50%;研究发现,胎儿肝脏细胞中缺乏葡萄糖醛酸酶,所以对药物的解毒能力也很差,所以,妊娠期以不用或少用药物、选择安全恰当的药物、进行个体化治疗为原则。具体来说,宜选用已证明对人类或灵长目动物无害的 A 类和 B 类药物;宜选用对于药物的分布和代谢有清楚说明的药物;宜在妊娠足 4 个月以后适量给予必要的药物;如果不得不采用可能对胎儿有影响的药物,应该权衡利弊、患者及其家属知情同意后再谨慎给药。

三、哺乳妇女用药

母乳喂养是近年国内外妇幼保健专家提倡的喂养方法,而哺乳期妇女是否用药、药物是否从乳汁中分泌、乳汁中所含的药物是否危害婴儿,是专家和社会共同关心的话题。

（一）药物与乳汁分泌　一般来说,哺乳期妇女服用的药物是以被动扩散的方式从母血通过乳腺转运到乳汁中。大部分药物可以从乳汁中分泌出来,浓度也比较低,其乳汁中排出的药量不超过日摄入药量的 1%。只有红霉素、磺胺甲基异噁唑、卡马西平、地西泮等分子量较小或脂溶性较高药物,从乳汁排出量较大,可使得新生儿体内血药浓度接近母体血药浓度（表 26-3-3）。

表 26-3-3　乳汁和婴儿体内的药物浓度（μg/ml）

药物	乳母血浆	乳汁药物浓度	乳儿血药浓度	备注
青霉素 G	60 ~ 120	5 ~ 35	0.2 ~ 1	乳母血浆、乳汁与婴儿血浆药物浓度差异显著
氨苄西林	20 ~ 35	5 ~ 10	0.5 ~ 1.0	
卡那霉素	5 ~ 35	2 ~ 5	0.05	
丙咪嗪	2 ~ 13	0.5 ~ 1.5	0.05 ~ 0.5	
碳酸锂	2 ~ 11	0.7 ~ 4	0.5 ~ 1.5	
氯丙嗪	1	0.3	0.05 ~ 0.1	

续表

药物	乳母血浆	乳汁药物浓度	乳儿血药浓度	备注
异烟肼	6 ~ 12	6 ~ 12	3 ~ 6	乳母血浆和乳汁中药物浓度接近
链霉素	20 ~ 30	10 ~ 30	0.01 ~ 0.02	
氯霉素	20 ~ 40	13 ~ 30	2 ~ 5	
苯巴比妥	20 ~ 50	20 ~ 50	10 ~ 20	乳母血浆、乳汁与婴儿血浆药物浓度差异不显著
地西泮	0.5 ~ 1.5	0.2 ~ 1	0.2 ~ 0.8	
卡马西平	6 ~ 12	5 ~ 10	5 ~ 7	
红霉素	5 ~ 20	20 ~ 50	10 ~ 20	乳汁药物浓度高于母血

注:24 小时婴儿吃奶量为 500 ~ 700ml

（二）影响乳汁中药物排泄速度和程度的因素

1. 药物的脂溶性　乳汁中的脂肪含量高于血浆,因此脂溶性较高的药物易穿透生物膜进入乳汁。

2. 药物分子的大小　药物的分子越小,越容易转运;当分子量<200D 时,乳汁中的药物浓度接近乳母的血药浓度。

3. 乳母体内的游离药物浓度越高,则药物分子向低浓度区域的被动扩散就越容易。

4. 乳母服药剂量大、疗程长,则进入乳汁中的药物浓度相对较高。

5. 血浆与乳汁的 pH 差　正常乳汁的 pH 低于血浆,分子量小、脂溶性高而又呈弱碱性的药物,在乳汁中含量较高。

（三）外用药不容轻视　哺乳期慎用或禁用的药物不仅仅局限于口服、肌内注射或静注等常见给药途径。吸入、黏膜或阴道给药、眼科或鼻腔用药、局部外用等途径给药以后,药物除了在局部作用外,也会吸收入血、继而通过母乳影响到婴幼儿(表 26-3-4)。

表 26-3-4　哺乳期不宜外用的药物

给药途径	药物名称
吸入	沙丁胺醇,倍氯美松,地塞米松,肾上腺素,特布他林
黏膜给药	可卡因
鼻腔给药	倍氯美松,地塞米松
滴眼	沙丁胺醇,阿托品,麻黄碱,肾上腺素,噻吗洛尔,诺氟沙星,考来烯胺,异氟磷
皮肤	阿氯米松,倍氯美松,氯倍他松,地塞米松,氢化可的松,甲泼尼龙,磺胺嘧啶银,氟尿嘧啶
阴道	磺胺,己二烯雌酚,雌二醇,雌酮

（四）乳汁分泌的药物对婴幼儿的危害　由于新生儿胃肠道吸收程度不同,乳汁中分泌的药物对婴儿的影响也不同。首先是引发婴儿的药物过敏,例如,乳汁中的氨苄西林和四环素等抗生素,虽然没有达到治疗浓度,但可引起婴儿过敏反应和耐药菌株的发生。吸收好、浓度高的药物则可能使婴儿体内药物过量而出现不良反应,如乳汁中的地西泮、苯巴比妥、苯妥英钠、氯丙嗪等中枢神经系统抑制药物,可使婴儿嗜睡,并在婴儿体内蓄积;乳汁中的四环素可能使小儿牙齿黄染;乳汁中的丙硫氧嘧啶可抑制婴儿甲状腺功能;乳汁中的异烟肼浓度接近母血,可致婴儿惊厥和神经系统病变;乳母服用麦角制剂可致婴儿中毒,应禁用;乳母经常饮酒过多可造成婴儿嗜睡,生长发育迟缓。另外,吗啡等成瘾性镇痛药物比较容易进入乳汁中,而出生后 6 个月内的婴儿呼吸中枢对吗啡非常敏感,极易成瘾。

（五）哺乳期用药原则　如何减少或避免乳汁中的药物对婴儿的危害呢? 哺乳期妇女用药时宜注意用单剂量疗法代替多剂量疗法;如果不得不需要治疗用药时,应该选用乳汁排出少、相对安全的药物;服药时间应该在哺乳后立即至下一次哺乳前 4 小时左右,避开血药浓度高峰时间。最安全的办法,是在服药期间暂时不哺乳或少哺乳。

四、老年人用药

老年是生命过程中的一个特殊时期。随着神经系统、内分泌和脏器生理功能降低以及机体代偿机制的减弱,老年人患病的机会逐步增加,用药的品种相应增多,发生药物不良反应的机会和程度必然高于其他年龄段。关于老年人合理用药的问题,需要采取科学审慎的态度。

（一）老年期的生理、生化特点　老年人具有特殊的生理、生化特点,例如:脑细胞数目逐年减少,大脑血流量下降,脑血管阻力增加,神经冲动传递速度减慢;内分泌系统也有一定的变化,绝经期妇女的雌激素水平下降,肾上腺素受体的数目和敏感性也相应降低;心血管功能衰退,心排出量减少,血管弹性减弱,对血压的反射性调节功能降低;呼吸功能和消化系统的功能减弱,易出现紊乱。

（二）老年期的药物动力学特性　老年人体内对药

物处置也发生变化。胃肠道活动减弱,吸收能力下降,胃酸减少,会影响某些药物的吸收。加之老年人常有情绪烦闷和抑郁,会影响胃肠的吸收。老年人的饮食量较小,在使用强利尿剂后容易引起低钾血症,这可能是老年人发生地高辛中毒反应较多的原因之一。

从分布来说,老年人细胞功能减弱、细胞内液减少,脂肪组织增加而非脂肪组织减少,会使苯二氮䓬类脂溶性高的药物在体内的分布增加,半衰期延长。血浆白蛋白的含量随着年龄的增加而降低,会直接影响药物的蛋白结合率,使游离药物浓度升高(如抗癫痫药物苯妥英钠),作用增强,还会使蛋白结合率较高的药物之间产生相互作用。

肝脏和肾脏的功能随着年龄的增长而逐渐减弱。肝血流量减少和肝微粒体酶系活性降低,可使以肝脏代谢为主的药物消除半衰期延长;65岁老年人的肾血流量仅为青年人的40%~50%,肾脏排泄能力的下降是造成药物蓄积中毒的重要原因,也是导致以肾脏排泄为主的药物消除半衰期延长的主要原因。

随着老年期肝肾功能下降,对抗癫痫药物苯妥英钠的影响尤为明显:消除半衰期延长,游离药物浓度因血浆蛋白浓度下降而有所增加;又由于老年人通常同时服用至少3种药物,任何诱导或抑制肝药酶活性的药物或可竞争蛋白结合的药物,都会产生较为严重的药物相互作用:华法林的代谢因抗癫痫药的肝药酶诱导作用而增加,凝血酶原时间改变;含钙的抗酸剂延缓抗癫痫药的吸收。虽然苯妥英钠、卡马西平、丙戊酸是首选的一线抗癫痫药物,临床试验证明,老年人对加巴喷丁和拉莫三嗪的耐受性较好,药物相互作用较少。

(三)老年期的药效学改变　老年时期的神经、精神系统功能和耐受力差,抑郁的发病率较高,心血管功能也在逐渐减退,药物效应会发生变化。例如:交感神经系统控制的血管对血压变化的自身调控能力降低,心脏和自主神经系统反应障碍,导致血压调节功能不全。老年人肝合成凝血因子的能力衰退,血管发生退行性病变而致止血反应减弱,正常口服抗凝血药物剂量即可引起持久血凝障碍,甚至有自发性内出血的危险。

老年人的神经递质受体有所改变,对药物的耐受性明显降低,容易因药物作用过强及不良反应而发生危险,女性和合并用药时发生这种现象的程度尤为严重。例如,老年人对镇痛剂较年轻人敏感,在静脉注射标准剂量哌替啶后其血药浓度较高,半衰期也较年轻人长。常规剂量硝西泮容易引发脑功能紊乱;用利尿剂容易失钾,服用抗高血压治疗和吩噻嗪类药物之后易发生直立性低血压;用抗胆碱药物和抗震颤麻痹药物易导致尿潴留;服用利舍平或氯丙嗪后,可能引起精神抑郁和自杀倾向。

老年人常常因患有高血压、冠心病、糖尿病、癫痫等慢性疾病,需要长期、按时、按量服药,不宜随意增减剂量。因记忆力减退、反应迟钝,老年人忘服、误服、甚至因商品名不同而重复服用过量药物的现象时有发生,对药物的依

从性较差,易导致较为严重的毒副作用。宜为老年人选择每日只服用1~2次的药物,定期检查肝、肾功能和血药浓度。

目前规模较大的医院里,对于部分抗哮喘药物(茶碱)、抗癫痫药物(苯巴比妥、苯妥英钠、丙戊酸)、抗心律失常药物(地高辛、洋地黄毒苷)、免疫抑制剂(环孢素、他克莫司)、抗抑郁药物(多塞平、阿米替林)等都有血药浓度监测,如果血药浓度在适宜的范围内,病情控制比较好,说明剂量合适。

(四)预防老年期药物不良反应的基本原则　为了达到安全、有效、合理的药物治疗目的,预防老年人药物不良反应的原则是:

1. 按照最大疗效和最小不良反应的原则,选择最佳治疗方案,以推荐成人剂量的1/3~1/2为起始剂量。

2. 改善处方习惯,用药种类宜少不宜多,尽量避免药物相互作用的发生。

3. 不得不合并服用的药物,应注意其是否发生药物不良反应和相互作用。

4. 选择恰当的抗生素,疗程适当。

5. 尽量选择每日只服用1~2次的药物,提高患者依从性。

6. 密切观察临床表现,定期测定其血象、肝、肾功能、电解质等情况,在用药过程中一旦出现不良反应,应及时停药、减量或更换其他药物。

7. 对治疗指数低、毒性较大的药物和具有非线性动力学特征的药物,应进行必要的血药浓度监测。

(朱珠　商楠)

第四节　病理条件下的药物动力学

一、肾功能不全时的药物动力学特点

肾功能受损或衰退会影响药物在体内的消除过程。肾小球过滤受损或减退,使体液和血液中过多的含氮物质在体内积蓄,而使药物消除减慢,半衰期延长;水和电解质平衡失调会影响药物的分布容积,改变药物的蛋白结合。总体清除率是药物的分布容积和消除速率常数的积,当消除速率常数变小时,药物的总体清除率降低。正常情况下血清肌酐浓度基本恒定,以血清肌酐值代表的肾功能与头孢类抗生素和氨基糖苷类抗生素消除之间的关系见表26-4-1。

肾功能不全者对药物的排泄差别,也体现在该药物消除半衰期的变化。如卡那霉素,在健康人的$t_{1/2}$为1.5小时,而在肾功能不全者则为25小时,是健康人的16倍。头孢类抗菌药物亦如此,肾功能不全时消除半衰期会明显延长。若某药物主要以原形经肾排泄,对肾病患者来说就需要降低剂量,或延长给药间隔,或既降低剂量、也延长间

表 26-4-1　肾功能与药物消除的关系

药物	$K_e(h^{-1})$	排泄与肾功能之间的关系式
头孢菌素类		
头孢噻啶	0.430	$K_e = 0.067 + 0.003Ccr$
氰甲基头孢菌素	0.780	$K_e = 0.008 + 0.006Ccr$
头孢唑啉	0.330	$K_e = 0.014 + 0.003Ccr$
头孢拉定	0.900	$t_{1/2} = 8.3SQR(Ccr)$
头孢吡硫	0.890	$K_e = 0.184 + 0.007Ccr$
头孢孟多	0.740	$K_e = 0.061 + 0.009Ccr$
氨基糖苷类		
妥布霉素	0.281~0.347	$K_e = 0.082 + 0.0025Ccr$
青紫霉素 A	0.277~0.372	$K_e = 0.0147 + 0.002Ccr$
紫苏霉素	0.305~0.347	$K_e = 0.005 + 0.00024Ccr$
阿米卡星	0.283~0.311	$K_e = 0.0094 = 0.003Ccr$
奈替米星	0.312~0.314	$K_e = 0.017 + 0.002Ccr$

隔。氨基糖苷类抗菌药物的临床应用基本上遵循这个原则。

二、肝功能不全时的药物动力学特点

影响肝清除率的因素包括肝血流、内在清除率和药物蛋白结合率。肝药酶的活性、胆汁分泌的变化影响药物从肝消除的速度；内在酶活性与遗传有关，也与疾病有关，还受药物之间的酶诱导或抑制作用的影响。肝功能不全对药物分布、代谢和消除的影响，主要是针对蛋白结合率较高的药物和以肝脏代谢为主的药物。

肝脏疾病对药物蛋白结合率的影响显而易见。从表 26-4-2 的数据可以看出，急性肝炎和慢性肝炎患者可以显著改变药物的蛋白结合率。肝硬化患者用药后血浆中游离药物浓度与健康人相比都会有不同程度增加，其增加幅度会因药而异。这提示对肝病患者用药时，应调整剂量，防止游离药物浓度过高而出现毒性。

表 26-4-2　肝病与蛋白结合的关系

药物	肝病	未结合药物浓度增加的百分数（%）
利多卡因	急性病毒性肝炎	不变
哌替啶	急性病毒性肝炎	不变
吗啡	急性病毒性肝炎/肝硬化	15
普萘洛尔	急性病毒性肝炎/肝硬化	38
异戊巴比妥	急性病毒性肝炎/肝硬化	38
地西泮	肝硬化	210
保泰松	肝硬化	400
保泰松	急性病毒性肝炎/肝硬化	500
苯妥英	急性病毒性肝炎	33
苯妥英	肝硬化	40
奎尼丁	肝硬化	300
甲苯磺丁脲	急性病毒性肝炎	28

肝脏疾病时肝脏血液灌流减少，肝细胞的数量、肝药酶的数量和活性均不同程度下降，使得肝脏的内在清除和转化能力下降。对于快速清除的药物，急性肝炎和慢性肝炎患者对药物处置的影响差别不大，药物清除速度降低

50%左右,消除半衰期延长2~3倍;对于慢清除的药物,在急性和慢性肝炎患者的清除率降低一半,半衰期也延长,但分布容积变化不大。对慢性肝炎患者,分布容积和清除率变化不一致,消除半衰期延长。

三、多脏器功能衰竭时的药物动力学特点

多脏器功能衰竭(MOF)常涉及肝脏、肾脏或心脏等两个以上重要脏器的功能不全、甚至衰竭。虽然偶有肾衰竭合并肝衰竭时极少数药物的药物动力学报道,关于多脏器功能衰竭(MOF)时药物在体内的处置缺乏定性和定量的资料。通常假设危重患者对药物的药物动力学特性,可能完全不同于已发表的、从健康受试者实验获得的药物动力学参数,不宜采用标准的给药方案。

(一)给药途径 如果MOF改变了机体的整体状况,可能会改变药物吸收,在选择给药途径时需要考虑:

1. 由于氨的缓冲作用、抗酸剂的结合作用、因1,25-维生素D缺乏所致的转运受损或肠道水肿、肾衰竭时胃内pH值升高,均会减少口服给药的吸收。外周部位(如皮下)给药后,如果慢性肾衰竭已经引发外周水肿,其药物的吸收可能会滞后。

2. 肝衰竭时,由于肝脏的首关作用减弱,口服给药后全身药量可能会增加;流量限制性(肝脏提取率高)药物的全身药量会增加,而酶代谢限制性(肝脏低提取率)药物的生物利用度则影响不大。

3. 心脏衰竭时,由于心排出量减少和区域性血管收缩所致的外周组织低灌注,在肌内注射、皮下注射、直肠给药、透皮给药、舌下给药后会导致吸收减慢或不规则。又由于交感神经兴奋而减慢胃肠道运动、引起小肠壁水肿、减少小肠的血液灌流,阻碍了药物在小肠吸收的速度和程度。

4. 肺功能衰竭会引起组织缺氧和酸-碱平衡失调,改变血流分布,因而像心脏衰竭时那样影响药物的吸收,并可能会使得静脉注射药物进入心脏和大脑的浓度过高,产生急性毒性。

5. 此外,肝肾功能不全时的恶心和呕吐,可能会减缓胃排空速度,减慢口服药物的吸收。

因此,当多脏器功能处于不同程度的衰竭时,除了静脉输注以外,所有给药途径的吸收均不正常,或难以预料。危重患者所用的绝大多数药物宜采用静脉途径,以避免因脏器功能衰竭引起的药物吸收改变。静脉给药可确保所有的药物均快速、全部地进入全身循环,达到预期的药理作用。那些对皮肤黏膜或胃肠道有局部作用的药物、治疗指数范围较宽的药物、药效反应容易监测的药物,不在此局限之列。

(二)脏器衰竭的药物动力学意义 本文仅就单个脏器衰竭时的药物动力学进行分析。研究疾病状态下的药物动力学,是为了避免因给药方案过于保守而导致血药浓度不足或因给药方案过于激进而导致药物蓄积和中毒。

1. 蛋白结合 各种疾病状态下药物分布的改变,大多是该药物与血浆蛋白结合减少的结果,特别是那些含阴离子的药物。例如:肾衰竭能够通过各种机制改变蛋白结合率,如血浆白蛋白或总蛋白水平降低、该结合蛋白的分子结构改变或尿毒症时蓄积的内源性物质与蛋白竞争结合等。酸性药物的蛋白结合率在尿毒症时趋于降低,而碱性药物的变异性很大。尿毒症还会减少与细胞内蛋白的结合。

慢性肝衰竭时,血浆蛋白(特别是白蛋白)生成减少,而有缺陷的血浆蛋白生成增加,导致药物蛋白结合率降低。对于肝提取率高的药物,蛋白结合率下降会引起肝脏药物清除率下降。相反,对于肝提取率低的药物,蛋白结合率下降会使肝脏药物清除率增加。

肾衰竭和肝衰竭均可导致外源性物质(如药物代谢物)和可竞争蛋白结合位点的内源性物质的蓄积。例如,肝衰竭可导致胆红素水平升高,而胆红素对白蛋白结合位点的亲和力很强,可能会将酸性药物从该蛋白置换出来。

有关心功能衰竭对药物蛋白结合率影响的资料极少。已知α1酸糖蛋白在几种酸性药物的蛋白结合中十分关键,在急性心肌梗死期间它的浓度会升高,因而降低游离药物浓度。心脏病患者可能使用的许多药物之间会竞争蛋白结合位点,这种对蛋白结合的影响大于心脏病的直接影响。

2. 影响分布容积和分布速率的其他因素 影响特定药物的分布容积和分布速率的决定因素,是血浆蛋白结合率和该药物的物理化学性质,与脏器衰竭有关的病理生理因素亦与此有关。

(1)尿毒症可能增加毛细血管通透性,其细胞外液和机体总水量占机体质量的比例比平时高,因而以扩散为主的药物可能会增加分布速率和容积。

(2)由于肝硬化患者的肝血流减少、有效血浆总体积可能降低,导致组织中的药物滞留。

(3)循环不足时,药物到达组织的速率和组织吸收药物的速率可能减慢;正常时原本会在给药后迅速分布出去的血药浓度可能会暂时高于预期值。慢性循环衰竭和水肿时,水溶性药物的分布容积增加。

(4)相对于药物的pKa而言,血液pH能够显著影响其脂溶性。如果血液pH变得偏酸性——在肾衰竭、循环衰竭或呼吸衰竭时较为常见,则弱酸性药物主要呈现非离子化形式,其亲脂性通透性增加。

3. 清除率 肝脏和肾脏是将药物清除出机体的主要脏器。若这两个脏器出了问题,就会直接、显著地改变药物清除率。对于MOF的患者来说,除了游离药物比例和分布容积与药物清除率的关系之外,还会存在可能同时影响清除率的各种其他直接的或者间接的因素。

(1)对于以肾脏排泄为主的药物,肾衰竭会引起消除减少,但由于蛋白结合率下降所致游离部分增加,两者作用相抵。肾衰竭继发的酸中毒会降低肾小管重吸收,减慢某些药物的降解代谢;通过其他途径生成的、活性的或有毒代谢物的蓄积,与肾脏无法消除原形药物一样,都是问题。

(2)肝功能不全通常不影响提取率高的药物,因为其代谢能力远远高于药物到达肝脏的速率,此时的药物清除率与肝脏血流量有关。若肝脏的内在药物代谢能力下降,就有可能使提取率差的药物的全身清除率减少。然而,蛋白结合率下降所致的血浆游离药物比例增加,又会抵消这种减少。

（3）心脏衰竭时，肝提取率高药物的清除率会下降，以肾脏排泄为主的药物亦如此。这时的肝脏，或者由于低灌注或肝脏充血而致肝细胞损伤，或者由于低氧血症而影响微粒体酶对药物的氧化作用，使得肝脏代谢能力下降。肝脏血流量下降和肝脏静脉压升高，是心脏衰竭时肝功能不全的主要原因，而动脉低氧血症是次要原因。这些因素引起肝脏损害的最可能的途径是细胞缺氧。通过低灌注引发的肾小球滤过率降低、肾内血流再分布引发的肾小管重吸收增加和尿量减少，是心功能衰竭影响肾清除率的可能机制。

（4）相对于药物处置而言，虽然某些药物的蓄积和代谢会受到肺的影响，但肺具有较为独特的性质，它不是主要调控因素。有专家认为，肺功能衰竭与药物清除率改变有关，但肺清除率本身是否改变并不清楚。肺功能衰竭时肾脏和肝脏的灌注减少，可能会使血流依赖性药物的清除率降低，这也许是血气结果偏和肺血管阻力增加的结果。

4. 重症疾病和加强监护的药物动力学意义　MOF时，每个脏器功能衰竭对药物动力学的影响后果可能是相加、甚至相乘的关系，其药物动力学参数可能每天、甚至每小时都会改变。如果伴随着脏器功能衰竭同时出现药效学改变，则事态发展更加复杂。例如，原预期产生血药浓度 X 的剂量可能会实际产生血药浓度 2X；如果根据该患者的机体状况降低剂量，就可能获得血药浓度 X；然而，由于药效学敏感性的改变，X 变成了中毒浓度，而 X/2 才是达到实际预期疗效的浓度水平。低钾血症时调整地高辛血药浓度就是这种情况。

MOF 患者需要特别的医疗护理和多种救治措施，了解药物在"正常"生理条件下的药物动力学和药效学，可最大限度地预知其可能的特殊药物动力学变化。例如：

（1）关于血液透析对药物动力学的影响已有报道。血液透析可能会以多种方式改变蛋白结合率，其结果难以预测，但可能会暂时增加水溶性药物的清除率。它最显著的作用是通过人工肾，将游离药物从血浆中直接清除出去。当正在透析治疗的患者接受的是可透析药物时，这一点尤其应该考虑。

（2）心肺搭桥是一个短时的不安定因素，它会引发药物动力学突然的、复杂的、有时可能是长期地改变。这方面的药物研究极少，可能的趋势是：搭桥术后初期，药物清除率下降。

（3）机械通气可能会降低区域性血流灌注，特别是肝脏的血流灌注。血流限制性药物的肝脏消除会因机械通气而减少。

（4）营养不良和饥饿会改变某些药物的处置。事实上，营养性或药理性相互作用是复杂的，可能会干扰药物动力学各个过程，包括胃肠道吸收、肝脏微粒体酶活性、蛋白合成、肾脏的浓缩能力以及心脏功能。其中，血清白蛋白浓度下降就是个特别重要的问题。

（5）还需要考虑血液和液体的置换、胃肠外营养、器官移植、败血症对药物分布和消除的影响。

（6）重症医学中常常采取多药治疗，而药物之间可能发生于吸收、分布、代谢和排泄各环节的相互作用容易被忽视；MOF 可能增加这些药物相互作用的发生机会，加剧这些药物相互作用的后果，进而使这些极其病弱患者的药物动力学和药效学过程更加复杂。例如，血管加压剂会使某些组织的血流再分布、灌注降低，而用于增加心排出量的药物可能会改善肾脏消除。

5. 小结　肝脏疾病对药物动力学的影响不可能一概而论。那么，MOF 的药物动力学意义就更加难以定论了。这些患者对药物动力学的各个环节均处于不确定状态，药物治疗稍有偏差就可能导致严重后果，因而对 MOF 时的药物动力学研究知之甚少又非常需要。这方面的研究，不但能使患者得到更好的医疗护理，还会对 MOF 这个复杂疾病过程产生全新的认识和了解。

尽管 MOF 的药物动力学十分复杂，根据临床经验、总体指导原则、某个血药浓度监测值以及患者的实际效果，可以确定给药方案，而且这样的给药方案基本有效。许多药物用于单个脏器功能衰竭患者的给药推荐方案，已经建立并已有发表。

（朱珠　商楠）

第五节　器官功能改变时的合理用药

临床用药的基本原则是有效、安全、合理、经济。从有效的角度看，少数患者的代谢酶活性较高，需要加大剂量才能达到正常人所能够达到的血药浓度和治疗效果；从安全的角度看，少数因基因多态性而呈现代谢酶数量少或活性低的患者，需要几分之一剂量就足以达到治疗效果，若使用常规剂量则可能因过量而出现中毒症状。这时，不能只看剂量，而要看服用者的生理和病理状况，根据每个患者的药物遗传学和药物基因组学特点，根据经过机体处置后所能够达到的血药浓度或疗效，及时调整给药方案，实现个体化治疗。

合并用药时，需要考虑药物之间在物理化学方面、在药物动力学和药效学方面是否存在相互作用，必要时采取更换适当的药物、错开给药时间、避免配伍等解决办法。

对于危重患者，需要结合患者的病情变化，综合考虑其心脏功能变化、肝肾功能变化对药物的吸收、分布、代谢和排泄的影响。若结合血药浓度监测，则可获得客观的体内药物浓度数据，科学、及时地调整剂量。

需要提醒的是，除了恰当的剂量与给药间隔，给药途径和给药速度也关系到用药的安全性和有效性。例如，阿司匹林在胃中酸性环境下 99% 以上呈分子型易被吸收。老年患者（>70 岁）胃酸缺乏 20%～25%，不利于弱酸性药物吸收，相反使弱碱性脂溶性药物奎宁吸收增加。给婴幼儿外用 3% 硼酸溶液湿敷可因吸收过量而中毒，克林霉素快速静脉滴注可致死，奥美拉唑肠溶包衣制剂研碎鼻饲则使药物暴露于胃酸而被破坏失效；而美罗培南 1g 静脉滴注 3 小时的疗效优于以往滴注 0.5 小时，更符合时间依赖型抗生素的药效学特点。

（朱珠　商楠）

383

第 27 章

内分泌系统功能改变

第一节 概 述

众所周知,在复杂的生命过程中,各种来源的刺激包括寒冷、疼痛、感染、创伤以及低血压等超过一定阈值时,都将激活机体产生应激反应,表现为神经-内分泌-免疫网络的激活,激素、神经递质等活性物质的释放和多系统器官功能的改变,这是机体抵御疾病、维持内环境稳态以及正常生物活动的基本保证。任何原因导致的重要靶腺器官急性功能不全、激素水平紊乱都会累及维系生命的重要系统的脏器功能,机体可以在短时间内发生"危象"甚至迅速死亡。

一、应激时神经-内分泌-免疫
网络激活

已有大量基础和临床研究证实,神经-内分泌-免疫网络是一个具有多重多向复杂反馈调节机制的闭合环路,在应激宿主基础防御系统中充当不可替代的重要角色。当机体内部或外部的刺激信号经由中枢神经系统介导转化为相关脑区的电/化学活动时,宣布了应激反应的正式开始。以感染性休克为例,当刺激信号传递到下丘脑后,神经末梢去极化并释放激素经下丘脑-垂体门脉系统抵达垂体,调节垂体前叶激素释放,兴奋靶器官分泌靶腺激素,从而作用于各个器官系统对其生理功能作出迅速调整。与此同时,来自单核细胞和不同组织的多种炎性介质(如: IL-1α、IL-1β、IL-6、TNF-α)在刺激信号的作用下一方面激活 HPA 轴、促进 ACTH 和皮质激素的释放,另一方面又表现出对 HPA 轴功能的抑制效应。例如,IL-6 的缓慢增加可以减缓 ACTH 的释放;TNF-α 不仅能抑制垂体对 CRH 的反应,还可以降低 ACTH、肾上腺血管紧张素 II 对皮质激素合成释放的促进作用。有研究显示,炎性介质还能影响激素受体的表达和功能,诱导转录活化蛋白(transcription activated protein,TAP)-1 和 NF-κB 的过度表达,通过竞争性抑制及其他机制抑制激素的细胞功能,导致浓度依赖的皮质激素受体抵抗(corticosteroid receptor resistance,CRR)现象出现。例如,IL-1、IL-2、IL-6、TNF 可以降低激素受体的敏感性;IL-2、IL-4 可以明显降低激素受体的亲和性等等。分子生物学研究还发现:作为重要的应激激素,ACTH 广泛存在于人和动物垂体以外的许多组织中,通过直接和间接双重途径发挥免疫调节作用。也就是说,它不仅能够通过 HPA 轴来调节皮质激素的分泌释放,还能够通过在免疫细胞自身合成具有免疫活性的 ACTH(immunoreactive ACTH,irACTH)并表达其特异性受体,来直接影响机体免疫系统的功能。这些研究资料都揭示了这样一个事实,在神经-内分泌-免疫这个闭合环路中,控制部分和受控部分之间存在良好的反馈调节机制,通过激素、细胞因子、内分泌多肽间的相互作用,不同程度不同时相对宿主应激反应进行整体调节,既要阻断炎症的瀑布样连锁反应、有效保护自身组织在扩大的应激反应中免受细胞因子和炎性介质"双刃剑"的损伤,又不能过度抑制宿主防御系统,协助实现炎症和感染的最终控制和消除。

二、重症患者内分泌系统功能不全

过去的 20 年间,重症患者内分泌系统的功能状态、变化规律和对预后的影响引起了越来越多重症医学研究者的兴趣和关注。但是,虽然很多人已经认识到内分泌系统功能不全可以导致机体病情危重、发生"危象",却没有意识到重症疾病本身就可以通过强烈的应激反应损伤内分泌系统功能、进一步加重物质和能量代谢障碍,周而复始,形成恶性循环。幸运的是,随着重症医学研究的不断深入,我们逐渐对重症疾病导致的内分泌系统功能不全和内分泌系统功能不全引起的重症疾病形成了初步的认识和了解。其中,严重感染和感染性休克患者肾上腺皮质功能的监测和评价、"相对肾上腺皮质功能不全(relative adrenal insufficiency,RAI)"概念的提出以及强化胰岛素治疗的探讨等作为该领域理论基础和循证医学研究的典范,具有里程碑的意义。

糖皮质激素是维系生命的重要活性介质,是机体应激反应的基本组成部分,在严重感染和感染性休克患者中是否应用糖皮质激素是近半个世纪以来人们一直争论的话题。虽然包括血流动力学监测、广谱抗生素应用等在内的生命支持能力不断提高,但到目前为止,严重感染和感染性休克的死亡率仍然接近 50%。我们知道,在严重感染和感染性休克时,糖皮质激素释放增加,不仅能够促进循环功能的恢复和稳定,还能够有效提高血糖水平、增加机体代谢底物、满足能量供给。更重要的是,糖皮质激素强大的抗炎和免疫抑制作用通过限制早期炎症细胞的

普遍激活使机体对应激的耐受性大大增强,为炎症和感染的最终控制提供了宝贵的机会。但是,有研究证实,相对肾上腺皮质功能不全(relative adrenal insufficiency, RAI)在重症患者中的发生率为 30%,在严重感染和感染性休克患者中的发生率高达 50%～60%,不经治疗的 RAI 患者死亡率明显升高。为此,很多研究者对于下丘脑-垂体-肾上腺轴(hypothalamic-pituitary-adrenal, HPA)和皮质激素在严重感染和感染性休克发展过程中所发挥的生理作用、RAI 的产生机制和评价策略不断进行各种探索,希望通过临床监测和激素替代予以及时发现和合理治疗,这对于进一步深入理解重症疾病中的内分泌系统功能不全和内分泌系统功能不全引起的重症疾病具有重要意义。

机体在遭受感染、创伤等应激原作用情况下出现的糖代谢改变,即糖的生成率超过了糖的清除率是出现应激性高血糖的主要原因。对于 ICU 患者而言,应激性高血糖是非常普遍的,胰高血糖素、生长激素、儿茶酚胺和糖皮质激素等抗调节激素以及肿瘤坏死因子-α、白细胞介素-1 等细胞因子的大量分泌是产生应激性高血糖的主要原因。长期以来,在 ICU 患者的加强治疗中,同呼吸、循环和肾脏支持治疗相比,血糖的管理显然受到了明显的忽视,这不仅是因为对高血糖的危害性认识不充分,还因为对加强血糖管理策略的成本-效益分析缺乏明确结果。近年来,越来越多的动物实验和临床研究结果显示,虽然应激性高血糖和糖尿病引发高血糖的机制并不完全相同,但两者的危害性是明确相关的,无论是糖尿病还是应激性高血糖患者,机体的免疫功能均有所降低,感染性并发症的风险显著增加。同时,Van den Berghe 等人证实,与常规胰岛素治疗组相比,胰岛素强化治疗组(血糖水平≤6.1mmol/L)的病死率(4.6% vs 8.0%)显著降低($P<0.04$),特别是 ICU 中住院天数>5 天的患者(10.6% vs 20.2%;$P=0.005$)及合并严重感染导致多器官功能衰竭患者的病死率下降尤为显著。虽然强化胰岛素治疗的临床监测标准、操作规范以及由此带来的低血糖等并发症还有待于大规模临床研究加以证实,但我们看到,强化胰岛素治疗作为改善机体内分泌系统功能紊乱的一项重要方法,通过降低感染的发生率和改善机体的能量代谢来改善重症患者的预后,引起了众多临床医师的高度重视,成为目前重症病学内分泌研究领域的典范。

应激反应是机体普遍存在的生理现象,严重感染和感染性休克是其发展过程中程度较为严重的代表,神经-内分泌-免疫网络功能的协调运转和多种介质的正常代谢利用是机体产生应激反应抵御外界刺激的基本条件,其重要性不容忽视。无论是应激性高血糖的代谢和调控,还是生长激素、甲状腺素以及垂体加压素作用机制的重新认识,或者是 HPA 轴功能的监测和 RAI 诊断方法的评价,越来越多重症医学的研究者试图通过总结和定义重症患者正常的内分泌系统功能特点,来客观描述相对功能不全的临床表现,从而使外源性激素的替代治疗更加标准、规范,有助于将其纳入成为临床诊疗常规的一部分。深入理解神经-内分泌-免疫网络系统在机体严重应激反应发生、发展

不同阶段的作用方式和反馈原理并应用于临床,必将推动重症医学各个研究领域进一步迅猛发展。

(崔娜　刘大为)

主要参考文献

[1] Ledingham IM, Watt I. Influence of sedation on mortality in critically ill multiple trauma patients. Lancet, 1983, 1(8336):1270.

[2] Mastorakos G, Chrousos GP, Weber JS. Recombinant interleukin-6 activates the hypothalamic-pituitary-adrenal axis in humans. J Clin Endocrinol Metab, 1993, 77(6):1690-1694.

[3] Jaattela M, Ilvesmaki V, Voutilainen R, et al. Tumor necrosis factor as a potent inhibitor of adrenocorticotropin-induced cortisol production and steroidogenic P450 enzyme gene expression in cultured human fetal adrenal cells. Endocrinology, 1991, 128(1):623-629.

[4] Bamberger CM, Schulte HM, Chrousos GP. Molecular determinants of glucocorticoid receptors function and tissue sensitivity to glucocortocoids. Endocr Rev, 1996, 17(3):245-259.

[5] Kelias LL, Clark AJL. The expression of the ACTH receptor. Braz J Med Bio Res, 2000, 33(10):1245-1248.

[6] Johnson EW, HughesTKJr, Smith EM. ACTH receptor distribution and modulation among murine mononuclear leukocyte populations. J Biol Regul Homeost Agents, 2001, 15(2):156-162.

[7] Clarke BL. Binding and processing of 1-ACTH by isolated rat splenic lymphocytes. Biochem Biophys Res Commun, 1999, 266(2):542-546.

[8] Annane D, Sebille V, Troche G, et al. A 3-level prognostic classification in sepsis shock based on cortisol level and cortisol response to corticotropin. JAMA, 2000, 283(8):1038-1045.

[9] Annane D, Sebille V, Charpentiere C, et al. Effect of treatment with low dose of hydrocortisone and fludrocortisone on mortality in patients with sepsis shock. JAMA, 2002, 288(7):862-871.

[10] Van denBerghe G, Wouters P, Weekers F, et al. Intensive insulin therapy in critically ill patients. N Engl J Med, 2001, 345(19):1359-1367.

[11] Hirshberg E, Lacroix J, Sward K, et al. Blood glucose control in critically ill adults and children: a survey on stated practice. Chest, 2008, 133(6):1328-1335.

[12] Osborn TM, Nguyen HB, Ribers E. Emergency medicine and surviving sepsis campaign: An international approach to managing severe sepsis and septic shock. Ann Emerg Med, 2005, 46(3):228-231.

[13] Annane D, Raphael JC, Gajdos P. Steroid replacement in sepsis: an unexplored side of a multifaceted drug class. Crit Care Med, 1996, 24(5):899-900.

［14］Zaloga GP，Marik P. Hypothalamic-pituitary-adrenal insufficiency. Crit Care Clin,2001,17(1):25-42.

［15］Watters JM，Kirkpatrick SM，Hopbach D，et al. Aging exaggerates the blood glucose response to total parenteral nutrition. Can J Surg, 1996, 39 (6): 481-485.

［16］Hotamisligil GS，Spiegelman BM. Tumor necrosis factor alpha:a key component of the obesity-diabetes link. Diabetes,1994,43(11):1271-1278.

［17］Khaodhiar L，McCowen K，Bistrian B. Perioperative hyperglycemia,infection or risk. Curr Opin Clin Nutr Metabolic Care,1999,2(1):79-82.

［18］Rassias AJ，Marrin CA，Arruda J，et al. Insulin infusion improves neutrophil function in diabetic cardiac surgery patients. Anesth Analg,1999,88(5):1011-1016.

［19］Tannenbaum GS，Epelbaum J，Bowers CY. Interrelationship between the novel peptide ghrelin and somatostatin/growth hormone-releasing hormone in regulation of pulsatile growth hormone secretion. Endocrinology,2003,144(3):967-974.

［20］Iltumur K，Olmez G，Ariturk Z，et al. Clinical investigation:thyroid function test abnormalities in cardiac arrest associated with acute coronary syndrome. Crit Care,2005,9(4):R416-R424.

［21］Sharshar T，Blanchard A，Paillard M，et al. Circulating vasopressin levels in septic shock. Crit Care Med,2003,31(6):1752-1758.

［22］Aimaretti G，Baffoni C，Di Vito L，et al. Hypopituitaric patients with corticotrophin insufficiency show marked impairment of the cortisol response to ACTH(1-24)independently of the duration of the disease. J Endocrinol Invest,2003,26(1):49-55.

第二节　重症患者的下丘脑-垂体-肾上腺轴功能

复杂的生命过程中，各种来源的刺激包括寒冷、疼痛、感染、创伤以及低血压等超过一定阈值时，都将激活机体产生应激反应，出现下丘脑-垂体-肾上腺轴(hypothalamic-pituitary-adrenal,HPA)的激活、促肾上腺皮质激素(adrenocorticotropic hormone,ACTH)的释放和血皮质醇水平的增高，这是机体适应和抵御疾病、维持内环境稳态和各系统器官功能正常的重要保证，即使是轻度的肾上腺皮质功能不全(AI)也将导致应激宿主的迅速死亡。

然而，有文献报道，相对肾上腺皮质功能不全(relative adrenal insufficiency,RAI)在重症患者中的发生率为30%，在严重感染和感染性休克患者中甚至高达50%～60%，不经治疗的RAI患者病死率明显升高。因此，很多研究者在不断探索和评价严重感染和感染性休克中糖皮质激素所发挥的重要生理作用以及RAI的产生机制，希望通过激素替代给予及时治疗，这对改善严重感染和感染性休克等

危重患者预后有重要意义。

一、糖皮质激素的生理作用

糖皮质激素是维系生命的重要活性介质和机体应激反应的基本组成部分。其生理作用主要体现在以下几个方面：

（一）循环系统　生理情况下，糖皮质激素具有维持循环功能稳定的作用。严重感染和感染性休克时，糖皮质激素释放增加，一方面诱导心肌细胞 Na^+-K^+-ATP 酶活性、提高心脏输出量；另一方面增强血管平滑肌细胞肾上腺素能受体基因的转录和表达、提高受体敏感性、改善外周血管对儿茶酚胺的反应性。同时，糖皮质激素还可以抑制诱导型一氧化氮合成酶(inducible nitric oxide synthase,iNOS)活性、减少一氧化氮(nitric oxide,NO)过量生成，促进循环功能的恢复和稳定。

（二）营养代谢　糖皮质激素是体内重要的"升糖"调节激素之一，在严重感染和感染性休克机体代谢底物严重匮乏时，糖皮质激素通过增加糖异生底物、提高关键酶活性等途径加快肝脏糖异生进程，同时抑制胰岛素与受体结合、减少外周组织对糖的再摄取，血糖水平的有效提高增加了糖向组织细胞内的转运，提高能量供给，满足代谢需要。

（三）抗炎和免疫抑制作用　作为糖皮质激素的根本特性，抗炎和免疫抑制作用限制了早期炎症细胞的普遍激活，阻断了炎症的瀑布样连锁反应，有效减少了自身组织在机体扩大的应激反应中所受炎性介质"双刃剑"的损伤，使机体对应激的耐受性大大增强，为炎症和感染的最终控制提供了宝贵的机会。

首先，糖皮质激素可以降低补体活性、抑制多种细胞因子［如:白介素(interleukin,IL)-1β、2、3、6、肿瘤坏死因子(tumor necrosis factor,TNF)、干扰素(interferon,IFN)-γ］和缓激肽、血清素、组织胺等炎性介质的翻译合成，影响包括淋巴细胞、单核和巨噬细胞、中性粒细胞在内的绝大多数参与免疫反应和炎症过程的细胞活性；其次，糖皮质激素可以减少由内皮磷脂系统激活产生的花生四烯酸和血小板活化因子，降低内毒素诱导的粒细胞趋化和黏附效应，以及在一定程度上增强部分抗炎因子(如:IL-1 受体拮抗物、TNF 受体融合蛋白、IL-10)的产生和活性。糖皮质激素这种广泛的抗炎和免疫抑制作用是通过激素-受体复合物对靶基因转录的调控来完成的。

分子生物学证实，基因的表达有赖于两个组成部分:结构基因(即转录模板)和调控基因转录的 DNA 序列。激素-受体复合物既可以作为转录因子通过结合特定 DNA 序列对基因的转录部位、转录速率以及在组织细胞中的特异性表达起决定性作用，还可以作为调节因子影响 cAMP 应答元件结合蛋白(cAMP responsive element binding protein,CREB)、癌基因产物 fos、jun 及其他转录因子的活性。其中，核因子(nuclear factor,NF)-κB 是这一作用机制中的重要环节。有研究显示，NF-κB 能与多种细胞因子、黏附分子基因启动子部位的 κB 位点结合，促进启动复合体组装，增强基因转录。未活化的 NF-κB 与抑制因子(inhibitory,I)-κB 以二聚体形式存在,在 IL-1、TNF-α、脂多糖(lipopolysaccharide,LPS)等刺激信号诱导下,I-κB 发生磷酸化、降解、与 NF-κB 二聚体解离,使 NF-κB 活化并转入核内与相应位点结合,转录信使核糖核酸(messenger ribonucleic acid,mRNA),促进炎症因子的翻译合成。糖皮质激素通过促进 I-κB 表达使 NF-κB 无活性的复合体增加,并能够阻止 NF-κB 的核内转移以及与特定 DNA 序列的结合,从而抑制炎症因子的表达和释放。

机体在严重应激反应过程中必须保证维系生命的重要器官功能,神经-内分泌-免疫网络通过激素、细胞因子、内分泌多肽等生物介质间的相互作用,对应激宿主内环境和不同系统器官功能进行整体调节,试图在增强机体免疫功能、有效抵御疾病的基础上控制炎症反应程度,把自身组织的损伤和消耗减到最低。糖皮质激素的抗炎和免疫抑制作用正是上述调节机制的代表之一。

二、相对肾上腺皮质功能不全(RAI)

HPA 轴是人体内分泌系统的中心轴体之一,合成释放激素、因子、神经递质、神经调质等数十种活性物质,是人体功能正常进行的基本保障。我们知道,健康人群血皮质激素水平约为 5~24μg/dl,但在严重感染和感染性休克等较强应激因素作用下,机体反应强烈,HPA 轴功能状态发生显著改变,皮质激素的代谢和利用受到严重影响,血浆水平波动在 5.6~400μg/dl,范围明显增大。这种炎性介质和血皮质激素水平"平行变化"、靶器官不能对现有皮质激素充分利用的现象被称为"充足的饥饿状态(starvation in plenty)",即 RAI。RAI 是机体在严重感染和感染性休克时代偿不足的被动表现,与 AI 的产生机制、诊断方法和治疗意义大相径庭,其概念的提出,在激素研究领域具有划时代的意义。

(一)产生机制　神经-内分泌-免疫系统网络形成的闭合环路中,存在复杂的反馈调节机制。在刺激信号作用下,机体产生多种炎性介质(如:IL-1α、IL-1β、IL-6、TNF-α)一方面激活 HPA 轴,促进 ACTH 和皮质醇释放,另一方面表出现对 HPA 轴的抑制效应。例如,IL-6 的缓慢增加可以减缓 ACTH 的释放;TNF-α 不仅能抑制垂体对促肾上腺皮质激素释放激素(CRH)的反应,还能降低 ACTH、肾上腺血管紧张素Ⅱ对糖皮质激素合成的促进作用。同时,还有研究证实,炎性介质可以影响激素受体的表达和功能,通过诱导转录活化蛋白(transcription activated protein,TAP)-1 和 NF-κB 的过度表达,导致皮质激素受体抵抗(corticosteroid receptor resistance,CRR)现象的出现。有研究显示,IL-1、IL-2、IL-6、TNF 可以降低激素受体的敏感性;IL-2、IL-4 使激素受体的亲和性大大下降。

(二)诊断方法　严重感染和感染性休克时,炎性介质与 HPA 轴、激素受体之间复杂的相互作用使临床上难以判断满足机体应激反应的"正常"激素水平,寻找准确、可行的评价方法已成为 RAI 诊断迫切需要解决的关键问题。

由于不能有效评价皮质激素的细胞功能,ACTH 刺激试验是目前临床应用最为广泛的测定肾上腺皮质功能的

激发试验。传统方法是记录基础血皮质醇浓度后静脉推注 ACTH 250μg,观察给药前和给药后 30 及 60 分钟的血皮质醇水平。如果刺激后峰值浓度<18μg/dl 或较基线增加幅度<9μg/dl 则可诊断 AI 存在。但我们认为,将上述试验标准直接应用于重症患者可能存在以下问题:①传统试验中,ACTH 的刺激剂量大于正常人体最大应激水平 100 倍以上,可能会导致受试人群的漏诊率明显增加。因此,有人建议将 ACTH 刺激剂量减为 1~2μg,称之为低剂量(low dose,LD)-ACTH 刺激试验,并有临床试验证实,LD-ACTH 刺激试验与前者相比,具有更好的敏感性;②严重感染和感染性休克时,宿主应激反应强烈,将 18μg/dl 作为临界值不能体现机体病理状态下的供需平衡。也有文献提出,将 25μg/dl 定为严重感染和感染性休克等重症患者血皮质醇浓度的最低阈值可能对临床工作有更大的指导意义;③ACTH 刺激后血糖皮质激素水平的增量(Δmax)仅代表肾上腺皮质对 ACTH 的反应能力及储备功能,严重感染和感染性休克时,肝脏代谢能力下降、血浆结合蛋白减少以及 CRR 导致的糖皮质激素代谢和利用障碍使 Δmax 与机体激素水平相关性消失,不足以诊断 RAI 的存在。最后,ACTH 刺激试验只能反映肾上腺皮质的功能状态,对于 HPA 轴功能受损的严重感染和感染性休克患者而言,我们更关注 HPA 轴的整体功能水平,这是试验本身所欠缺的。

(三)临床意义　严重感染和感染性休克是宿主应激反应的一个发展阶段,RAI 是对这个特殊阶段中机体病理生理反应和神经-内分泌-免疫系统功能状态更为准确的描述和判断,寻求临床可行的诊断方法,以"早期目标性治疗(early goal directed treatment,EGDT)"为指导思想,及时给予激素替代治疗,对改善患者预后意义重大。

三、糖皮质激素的临床应用

(一)历史回顾　在严重感染和感染性休克中是否应用糖皮质激素是近半个世纪以来人们一直争论的话题。早在 20 世纪 50 年代,就有应用糖皮质激素可以改善全身严重感染患者预后的报道。基于动物实验和 Schumer 等的早期临床研究结果,在 20 世纪 70 年代末和 20 世纪 80 年代初,人们就开始"早期"(诊断后 24 小时内)、"短程"(<24 小时)、"大剂量"(甲泼尼龙 30mg/kg,每 4~6 小时 1 次)应用糖皮质激素治疗感染性休克。但是,在随后的多中心前瞻、随机、对照临床试验中没有看到这一治疗原则对严重感染和感染性休克患者的预后有任何改善。1998 年和 1999 年,Bollaert 和 Briegel 等分别在各自进行的临床试验中证实,应用生理剂量糖皮质激素可以改善血管活性药物依赖的感染性休克患者的血流动力学状态。这两项试验结果重新鼓起了人们研究激素的勇气和热情。

2000 年,Annane 等应用传统的 ACTH 刺激试验指标评价感染性休克患者的肾上腺皮质功能,提出了 RAI 概念及其诊断标准,为补充外源性糖皮质激素纠正 RAI,从而改善感染性休克患者预后提供了又一理论依据。2002 年,一项入选 299 例患者的大型多中心临床试验结果显示,小剂量(氢化可的松 50mg,每 6 小时 1 次+氟氢化可的

松 50μg,每日 1 次)、长疗程(7 天)补充皮质激素可以降低严重感染和感染性休克 RAI 患者的 28 天病死率和对血管活性药物的依赖性,验证了上述观点的正确性

(二)目前现状　以循证医学为基础的严重感染和感染性休克治疗指南于 2003 年进行了重新修订,其中关于应用糖皮质激素的建议如下:适用于确诊感染性休克,经充分液体扩容后仍依赖血管活性药物维持循环的患者,进行 ACTH 刺激试验之前可应用地塞米松,并根据试验结果继续激素替代治疗(氢化可的松 200～300mg/d 加用或不加用氟氢化可的松 50μg/d),连用 7 天或停止应用激素。如未能进行 ACTH 刺激试验,建议根据患者的临床情况给予上述激素替代治疗,待病情好转后酌情减量。不建议用于感染性休克以外患者,对于 AI 或既往长期服用激素治疗的患者,可根据用药史进行治疗。

(三)未来展望　如前文所述,在严重感染和感染性休克的重症患者中针对 ARI 补充生理剂量皮质激素进行替代治疗有充足的理论依据和良好的治疗效果,但在临床应用中还存在一些问题有待解决:

1. 受益人群　通过传统 ACTH 刺激试验定义 RAI 诊断标准的尝试在激素研究中具有重要指导意义。但由于受试群体的特殊性,简单套用试验可能存在的问题尚需进一步临床试验寻找"补丁"进行完善,确定受益亚组人群是进行糖皮质激素替代治疗的根本前提。

2. 治疗方案　"小剂量""长疗程"是皮质激素替代治疗原则的定性描述,进行大规模的临床试验确定激素治疗的"最适种类""最适剂量"和"最适疗程",实现治疗方案的量化和具体化是进行糖皮质激素替代治疗的重要基础。

3. 评价指标　到目前为止,临床试验只能从回顾的角度评价激素替代治疗的效果。严重感染和感染性休克患者的病情危重,需要相关性好、临床查询便利的参数指标在治疗过程中给予滴定式指导。广泛结合血流动力学、氧代谢等研究领域的相关理论,是寻求评价指标的最佳途径。

应激反应是机体普遍存在的生理现象,严重感染和感染性休克是其发展过程中程度较为严重的代表,正常 HPA 轴功能和皮质激素的代谢利用作为机体产生应激反应、抵御外界刺激的基本元素之一,其重要性不容忽视。深入理解神经-内分泌-免疫系统在上述过程中的作用机制和代偿策略并应用于临床,必将推动重症医学各个研究领域进一步迅猛发展。

(崔娜　刘大为)

主要参考文献

[1] Zaloga GP, Marik P. Hypothalamic-pituitary-adrenal insufficiency. Crit Care Clin, 2001, 17(1):25-42.

[2] 刘大为,曾正陪.糖皮质激素对严重感染及感染性休克的治疗作用. 中华医学杂志, 2002, 82(16):1147-1148.

[3] 任少华,胡华成.急性呼吸窘迫综合征患者防御反应和糖皮质激素治疗的研究.中国危重病急救医学, 2001,13(2):121-123.

[4] Matsumura M, Kakishita H, Suzuki M, et al. Dexamethasone suppresses iNO3 gene expression by inhibiting NF-κB in vascular smooth muscle cells. Life Sci, 2001, 69(9):1067-1077.

[5] Annane D, Cavaillon JM. Corticosteroids in sepsis: From Bench to Bedside? Shock, 2003, 20(3):197-207.

[6] Barnes PJ, Karin M. Nuclear factor-κB: a pivotal transcription factor in chromic inflammatory diseases. N Engl J Med, 1997, 336(15):1066-1071.

[7] Hamrahian AH, Oseni TS, Arafah BM. Measurments of serum free cortisol in critically ill patients. N Engl J Med, 2004, 350(16):1629-1638.

[8] Mastorakos G, Chrousos GP, Weber JS. Recombinant interleukin-6 activates the hypothalamic-pituitary-adrenal axis in humans. J Clin Endocrinol Metab, 1993, 77(6):1690-1694.

[9] Jaattela M, Ilvesmaki V, Voutilainen R, et al. Tumor necrosis factor as a potent inhibitor of adrenocorticotropin-induced cortisol production and steroidogenic P450 enzyme gene expression in cultured human fetal adrenal cells. Endocrinology, 1991, 128(1):623-629.

[10] 马钧.急性呼吸窘迫综合征患者糖皮质激素合理使用方案及受体机制.中国危重病急救医学, 2003,15(11):680-682.

[11] Liu LY, Sun B, Tian Y, et al. Changes of pulmonary glucocorticoid receptor and phospholipase A sub 2 in sheep with acute lung injury after high dose endotoxin infusion. Am Rev Respir Dis, 1993, 148(4 Pt 1):878-881.

[12] Molijn GJ, Koper JW, van Uffelen CJ, et al. Temperature-induced down-regulation of the glucocorticoid receptor in peripheral blood mononuclear leucocyte in patients with sepsis or septic shock. Clin Endocrino, 1995, 43(2):197-203.

[13] 陶晓根,承韶辉,王锦权,等.糖皮质激素抵抗与脓毒血症.中国危重病急救医学, 2001, 13(5):307-309.

[14] Abdu TA, Elhadd TA, Neary R, et al. Comparison of the low dose short synacthen test(1 mg), the conventional dose short synacthen test(250 mg), and the insulin tolerance test for assessment of the hypothalamo-pituitary-adrenal axis in patients with pituitary disease. J Clin Endocrinol Metab, 1999, 84(3):838-843.

[15] Marik PE, Zaloga GP. Adrenal insufficiency in the critically ill: A new look at an old problem. Chest, 2002, 122(5):1784-1796.

[16] Dickstein G. The assessment of the hypothalamo-pituitary-adrenal axis in pituitary disease: Are there short cuts? J Endocrinol Invest, 2003, 26(7 Suppl):25-30.

[17] Rivers E, Nguyen B, Havstad S, et al. Early goal-

directed therapy in the treatment of severe sepsis and septic shock. N Engl J Med, 2001, 345 (19): 1368-1377.

[18] Schumer W. Steroids in the treatment of clinical septic shock. Ann Surg,1976,184(3):333-339.

[19] Bollaert PE,Charpentier C,Levy B,et al. Reversal of late septic shock with supraphysiologic doses of hydro-cortisone. Crit Care Med,1998,26(4):645-650.

[20] Briegel J,Forst H,Haller M,et al. Stress doses of hy-drocortisone reverse hyperdynamic septic shock:A pro-spective,randomized,double-blind,single-center study. Crit Care Med,1999,27(4):723-732.

[21] Annane D,Sebille V,Troche G,et al. A 3-level prog-nostic classification in sepsis shock based on cortisol level and cortisol response to corticotropin. JAMA, 2000,283(8):1038-1045.

[22] Annane D,Sebille V,Charpentiere C,et al. Effect of treatment with low dose of hydrocortisone and fludrocor-tisone on mortality in patients with sepsis shock. JAMA,2002,288(7):862-871.

[23] Dellinger R,Carlet J,Masur H,et al. Surviving Sepsis Campaign guidelines for management of severe sepsis and septic shock. Crit Care Med, 2004, 32 (3): 858-873.

第三节　正常甲状腺功能病态综合征

我们知道,很多重症患者的甲状腺功能化验结果不正常。对于一个没有临床症状体征和相关病史的患者而言,正确理解异常的甲状腺功能化验结果并给予恰当的临床诊疗建议是非常困难的。这首先要求我们对正常状态下甲状腺激素的代谢合成、生理作用、作用的分子机制、靶器官激素分泌功能的测定方法、参考范围以及影像学检查的原理和意义有清晰的认识和了解;在此基础上,我们才能够对"重症患者"这个特殊人群的甲状腺功能状态做出正确判断。研究资料证实,由于机体在严重应激反应过程中必须保证维系生命的重要器官功能,神经-内分泌-免疫网络通过激素、细胞因子、内分泌多肽等生物介质间的相互作用,对应激宿主内环境和不同系统器官功能进行整体调节,试图在增强机体免疫功能、有效抵御疾病的基础上控制炎症反应程度,把自身组织的损伤和消耗减到最低。因此,以"重症患者异常的甲状腺功能"为代表,深入理解神经-内分泌-免疫网络系统在机体严重应激反应发生、发展不同阶段的作用方式和反馈原理,正确评价和判断机体在严重应激反应过程中表现出的与正常状态下不同的内分泌轴体功能、激素水平等"异常"指标并应用于临床,是重症医学研究目前面临的巨大挑战。

正常甲状腺功能病态综合征(euthyroid sick syndrome, ESS)是指非甲状腺的全身性疾病引起的甲状腺功能化验异常。这种异常是下丘脑-垂体-甲状腺轴、甲状腺激素结合血浆蛋白、组织对甲状腺激素的摄取和(或)代谢异常所致。ESS 典型表现为甲状腺素(T_4)和促甲状腺激素(TSH)正常、三碘甲状腺原氨酸(T_3)降低,是机体节省能量、减少消耗、调整内环境稳态的具体表现。由于 ESS 多见于有急、慢性全身疾病的危重患者,发病率和死亡率都很高,快速准确的诊断更显得尤为重要。

一、常　见　病　因

ESS 常见于急性或慢性系统性疾病,如感染、心脏和肺部疾病、创伤或外科手术甚至麻醉本身;也见于一些消耗性疾病,如未控制的糖尿病、慢性肝病、肾脏疾病、肿瘤;多种药物也可以通过影响外周组织中 T_4 向 T_3 的转化而产生 ESS,如丙硫氧嘧啶(PTU)、大剂量糖皮质激素、某些碘化 X 线显影剂等。

二、ESS 甲状腺激素水平异常的主要表现

在 ESS 患者中,最早发生和持续存在的激素水平异常主要表现为循环中的总 T_3(TT_3)和游离 T_3(FT_3)显著下降、无活性的反 T_3(rT_3)明显增高,又被称为"低 T_3 综合征"。通常情况下,患者的病情越严重,血清 T_3 的水平越低,就连心肌梗死患者也会出现血清 T_3 水平的下降;而病程较长的病情更为危重的患者还会出现血清总 T_4(TT_4)的降低(也被称为低 T_4 综合征),当 TT_4 水平<51.6nmol/L(4μg/dl)时,提示患者的预后更差。游离 T_4(FT_4)也是可以直接测量的,但多数危重患者的 FT_4 水平都维持在正常水平或轻度降低,升高的很少。

TSH 通常被认为是评价甲状腺激素水平的较为敏感的指标,原发甲状腺功能减退患者的 TSH 浓度上升非常迅速,甚至发生在血清 T_3 和 T_4 下降到正常参考范围之前(也被称为亚临床甲状腺功能减退)。与之相反,ESS 患者的 T_3 水平(和病情更为危重患者的 T_4)虽然显著下降,但大多数情况下 TSH 水平仍然维持正常或仅轻度降低,只是对促甲状腺激素释放激素(thyrotropin-releasing hormone,TRH)的反应开始变得迟钝,有研究结果显示,较低的 TSH 水平也提示患者的预后更差。

有研究资料证实:发生 ESS 的重症患者的甲状腺激素水平在不同疾病和病程的不同阶段可以正常、升高或降低,表现完全不同。在病程较长的重症患者中我们还看到 TSH 分泌节律也逐渐消失,以夜间分泌峰值的缺失为主要表现,这与我们在中枢源性甲状腺功能减退患者中的发现相一致,提示下丘脑功能改变是 ESS 的表现之一。与此同时,因长期慢性重症疾病死亡患者的尸检结果还提示下丘脑室旁核 TRH 的 mRNA 表达减少,与 TSH 和 T_3 血清水平的变化密切相关。给长期慢性重症患者持续补充 TRH,尤其是联合补充促生长激素释放激素,可以部分维持 T_3、T_4 和 TSH 水平在正常范围。由内分泌学基础理论我们知道,位于下丘脑室旁核的 TRH 水平是整个下丘脑-垂体-甲状腺轴体反馈调节的始动位点,下丘脑功能的改变可以导致整个轴体反馈调节机制的紊乱和靶腺激素水平的异常,如果能够设定合理的实验室检查方法与参考范围或通过

特定的影像学检查来监测和评价下丘脑功能变化在危重患者 ESS 发生、发展过程中所扮演的角色，可能是研究 ESS 发病机制的另一条捷径。

三、ESS 甲状腺激素水平异常的发生机制

不同原发疾病对甲状腺激素的产生、转运、作用与代谢过程的影响不尽相同，从下丘脑-垂体-甲状腺轴到外周组织的各个环节都可能同时受到影响。

以 Oppenheimer 为代表的某些学者曾经认为，ESS 患者的甲状腺激素水平异常是由于激素与血清蛋白的结合受抑制所引起的，他们假设 ESS 患者的血清与外周组织中存在一种抑制因子，该抑制因子与血清中非酯化脂肪酸比例有关，能够通过抑制细胞摄取甲状腺激素、阻止 T_3 与核受体的结合等途径影响甲状腺激素的组织利用，最终导致这些患者的甲状腺激素水平由于轴体的反馈性调节而被动降低。但近年的更多研究资料表明，即使是存在严重全身系统性疾病的患者，也没有证据提示其体内某种已知抑制因子的水平足以影响 FT_4 的血清水平，因此到目前为止，还没有研究能够证实这种假设抑制因子的存在。

根据已有的基础和临床研究结果，绝大多数研究者认为甲状腺外 T_3 生成速率的减低可能是导致 ESS 患者 T_3 下降的主要原因，限制甲状腺外 T_4 向 T_3 转化以及 rT_3 代谢清除降低的关键是位于肝脏和肾脏的 I 型 5′-脱碘酶（D1）活性的递减。同时，细胞质中辅助因子（如 NADPH 与谷胱甘肽）的缺乏还可以进一步引起组织对 T_4 摄取的减少，导致 D1 底物不足，协同降低了甲状腺外 T_4 向 T_3 的转化。D1 是一种硒蛋白，Berger 等人在临床观察中发现，硒在体内组织的重新分布可能是导致严重外伤者 T_3 降低的直接原因。由于硒缺乏在重症患者中十分常见，导致 ESS 发生的 D1 功能障碍是否与硒缺乏有关还在不断地研究与探索中。而 Bates 等人在研究中还发现，脑与垂体特有的 II 型 5′-脱碘酶（D2）在 ESS 患者中的活性明显增强，能够加速垂体内 T_4 向 T_3 的转化、维护 T_3 对垂体分泌 TSH 的负反馈调节，这从另一个方面证实了甲状腺外 T_3 生成速率的减低可能是导致 ESS 患者 T_3 下降的主要原因。

当机体处于严重应激反应过程时，来自单核细胞和不同组织的多种炎性介质（例如 TNF-α、IL-6）可以通过直接或间接途径影响甲状腺激素的分泌合成。Pang 等人应用 FRLT-S 细胞系进行研究发现，TNF-α 可以阻断 TSH 刺激的甲状腺细胞碘转运功能和激素合成作用，其作用点位于 cAMP 以后的环节，阻断作用与 TNF-α 剂量成正比。1991 年，Tominaga 等人在研究中发现，IL-6 可以阻断 TSH 促甲状腺激素释放作用并抑制甲状腺内过氧化酶 mRNA 的合成，Nagataki 和 Hashimoto 也分别在各自的研究中观察到 IL-6 抑制 T_3、T_4、TSH 分泌以及 FRIL-5 细胞甲状腺 5′-脱碘酶活性的现象。由于原发甲状腺功能减退患者 IL-6 的血清水平并不升高，从而提示我们 ESS 患者 IL-6 水平的升高不是继发于 T_3 水平低下，而是与低 T_3 综合征的发病机制密切关联。

T_4 与 T_3 分泌入血后，主要与甲状腺素结合球蛋白（thyroxine-binding globulin, TBG）相结合。TBG 是一种糖蛋白，分子量 64 000，电泳上移动在 α_1 和 α_2 球蛋白之间，它与 T_4 亲和力强，与 T_3 亲和力较弱，TBG 水平的高低可以直接影响 TT_4 的化验室检查结果。例如：大部分有严重全身性疾病的患者都持续存在低蛋白血症，甲状腺运载蛋白与 TBG 的水平也较低，相应 TT_4 的测量结果就偏低；又因为 TBG 是丝氨酸蛋白酶抑制因子的一种，急性炎症疾病炎症部位蛋白酶裂解引起的 TBG 减少也可以导致 TT_4 的实验室检查结果偏低。同理，某些肝脏疾病和急性间歇性卟啉症引起的 TBG 增高还可以导致 TT_4 测量结果的偏高。

除上述机制外，近年来的一些研究证实，多种血清因子诸如胆红素、非酯化脂肪酸、苯甲酰甘氨酸、硫酸吲哚酚等均会抑制组织细胞膜对甲状腺激素的转运，包括多巴胺、糖皮质激素在内的药物治疗也可能导致甲状腺激素的分泌合成受到影响。ESS 患者甲状腺激素水平异常的发生机制是多种因素共同作用的最终结果。

四、ESS 甲状腺激素水平异常的临床意义

观察研究中我们看到，ESS 患者的临床表现多种多样，甚至可以表现为典型的甲状腺功能减低，例如：ICU 的某些重症患者表现为无明显诱因持续存在难以纠正的低血压、心率减慢或低体温等。对于疑诊 ESS 的患者，从患者本人和（或）亲人获取完整既往病史、家族史、相关手术史以及放射性碘治疗史，对于协助诊断患者是否患有原发性甲状腺疾病至关重要。与此同时，甲状腺抗体、甲状腺激素水平和甲状腺功能测定等实验室检查的尽快完善是 ESS 最终确诊的唯一标准。

TSH 水平测定是早期发现原发性甲状腺功能减退的关键，典型原发性甲状腺功能减退患者的 TSH 水平通常>10mU/L（第三代分析法，检测敏感度<0.01mU/L），同时伴有 T_4 降低或病情危重时期的 T_3 下降。由于 TSH 在原发性甲状腺功能衰竭的早期就已经被最大程度激活，即使病情继续恶化也不会进一步升高，所以 TSH 水平本身与患者甲状腺功能减退的临床和代谢危重程度并不平行。虽然 ESS 患者的甲状腺激素尤其是 T_3 水平往往都明显低于正常参照范围，但很少见到 TSH 水平的升高，即使在恢复期，TSH 升高的水平也很少超过 10mU/L。从下丘脑-垂体-甲状腺轴的整体角度出发，TSH 水平完全正常的危重患者几乎可以完全除外诊断原发性甲状腺功能亢进或原发性甲状腺功能减退的可能性，这对于甲状腺轴体功能的评价和 ESS 诊断是非常重要的。对于临床确诊困难的患者，如果同时存在血清 rT_3 水平低下、甲状腺激素结合率下降、或 T_3、T_4 血清含量比值升高（$T_3/T_4>100$）等其他表现，都更支持原发性甲状腺功能减退的诊断而不是 ESS，反之亦然。对于 ICU 的重症患者而言，无论是否存在 ESS，定期监测 TSH 水平变化有助于我们在第一时间对患者可能存在的甲状腺功能异常及其导致的器官功能变化做出准确判断。

众所周知，临床症状体征的搜集和评价是进行疾病鉴别诊断的基础手段，但对于重症患者这个特殊人群，仅仅

依靠常规方法来指导临床实践的困难是非常大的。试想，如果面对一个感染性休克继发多脏器功能不全、气管切开、接受持续镇静和呼吸机辅助呼吸的 ICU 危重患者，我们试图通过是否存在继发性低血压、下肢水肿、视野改变等临床表现来评价患者的内分泌腺功能和激素水平都是难以想象和不切实际的。更多时候，我们需要进行头颅 CT 或 MRI 等影像学检查来确认患者垂体的解剖结构是否正常、是否受到可能存在的肿块或其他浸润性疾病的影响。如果患者近期已经完成过上述影像学检查，则需要对相关资料进行重新审阅再次确认没有遗漏的可能性。当然，回顾同期进行的其他临床治疗并对可能影响下丘脑-垂体功能的治疗（例如：多巴胺、糖皮质激素等）进行调整是非常必要的。

有资料证实，对于可以治愈的原发性疾病，T_3、T_4 下降的严重程度往往反映了病情的轻重；对于不能治愈的原发疾病，可以根据 T_3、T_4 下降的程度估计其预后。

五、ESS 的诊断与鉴别诊断

在患有非甲状腺疾病的患者尤其是危重患者中识别原发性甲状腺疾病的困难是很大的，需要排除药物干扰，根据病史、症状、体征及多项实验室检查综合分析。

最近，有临床研究发现，60 岁以上亚临床甲状腺功能亢进患者（诊断标准：TSH 水平 $<0.5\text{mU/L}$，同时 T_3 和 T_4 水平在正常范围）因心血管功能衰竭导致的死亡率明显升高。虽然相关性还没有确定，但鉴于 ESS 在 TSH 水平受抑人群中的高发生率，我们不能除外罹患 ESS 是否是导致患者死亡率较高的真正原因。当 ESS 患者同时患有严重原发性甲状腺功能亢进的时候，激素水平可能表现为：血清 TSH 测不出（$<0.01\text{mU/L}$，低于第三代分析法最低检测限）；FT_4 升高、降低或正常；FT_3 也正常或轻度升高。因此，亚临床甲状腺功能亢进与 TSH 水平偏低的 ESS 仅凭实验室检查结果极难鉴别，需要辅助更多的相关临床检查。

有文献报道，大约 12% ESS 患者的血清 TSH 水平高于正常范围，其中又有约不足 3% ESS 患者的血清 TSH 水平甚至高于 2mU/L，所以单纯根据 TSH 水平难以完全鉴别 ESS 与原发性甲状腺功能减低。如果患者初始测定的 TSH 水平 $>2.5\sim3\text{mU/L}$，在不使用 TSH 抑制性药物的前提下出现了 FT_4 的显著下降则提示原发性甲状腺功能减低；如果出现 FT_3 和 FT_4 同时降低而 TSH 无明显升高，则需要与继发性甲状腺功能减低仔细鉴别。临床诊疗过程中，由于多数 ESS 患者的 TSH 对 TRH 反应迟钝，在进行 TRH 兴奋试验的基础上必须结合评价其他垂体前叶激素分泌功能及鞍区 MRI 等检查结果对 ESS 和继发甲状腺功能减低进行鉴别诊断。虽然甲状腺功能减低患者的 rT_3 水平通常降低而 ESS 患者的通常正常或增高，但仅仅根据 rT_3 水平我们并不能将甲状腺功能减低与 ESS 患者完全区分。对于甲状腺功能减低的患者而言，内分泌系统自身反馈调节的结果是动员循环中的结合型 T_4 解离为 FT_4 进入外周组织转化为 T_3，从而尽可能确保发挥主要生理效应的 T_3 水平趋于正常，所以 T_4 的下降比 T_3 的下降发生早且幅度大；同理，ESS 患者甲状腺激素水平的改变也是内分泌系统反馈调节的结果，但这种改变是避免机体在应激反应中过度消耗的一种保护性反应，与甲状腺功能减低患者的激素水平变化完全相反，这是鉴别两种疾病的根本所在。此外，TG-Ab、TPO-Ab 等都已经成为临床诊断 ESS 的常规辅助检查项目。

如本文前面所述，ESS 患者甲状腺激素水平的变化是多种影响因素共同作用的最终结果，除外药物治疗等医源性因素可能对患者甲状腺功能造成的影响需要我们临床医师给予特殊的重视。

六、ESS 的治疗

ESS 患者是否应该接受外源性甲状腺激素治疗至今仍有争议。有人认为，ESS 患者下丘脑-垂体-甲状腺轴的功能改变是机体节省能量、减少消耗、适应严重应激反应的一种表现，在大规模随机临床对照研究证实 ESS 患者可以从外源性甲状腺激素治疗中获益之前，不建议常规给予激素治疗。也有人提出，既然我们从来不把休克、呼吸衰竭当做机体适应严重应激反应的表现，我们有什么理由认为 ESS 是机体所必需的适应性反应而不去纠正吗？鉴于临床对照研究可能给患者带来的危害，到目前为止我们能够得到的临床和实验室资料依然非常有限，无法为 ESS 重症患者的诊断和治疗提出建设性意见。在继续深入了解 ESS 产生机制的基础上，设定合理临床研究方法、密切监测 TSH、T_3、T_4 等激素水平的变化规律、完善高危患者相关指标的客观评价（例如，应用 Crooks-Wayne index），必将推动我们对于危重患者甲状腺功能异常的研究进一步迅猛发展。

综上所述，ESS 多见于不同原因导致的急、慢性全身系统性疾病的重症患者，他们的甲状腺功能和激素水平异常的临床表现基本相同，主要表现为 FT_4、TSH 基本正常和 FT_3 的显著下降。患者详实的临床资料（包括：既往史、家族史、用药史、手术史）以及体格检查、实验室检查和影像学检查结果都对 ESS 的准确诊断至关重要。虽然绝大多数 ESS 危重患者的甲状腺功能不正常，在得到大规模随机临床对照研究对 ESS 患者可以从外源性甲状腺激素治疗中获益的有效支持之前，我们不建议给予 ESS 患者外源性甲状腺激素的常规治疗。不远的将来，希望能针对 ESS 患者的激素治疗设定合理有效的临床研究并进行深入探讨，这对重症医学内分泌相关领域的研究具有重要意义。

（崔娜　刘大为）

主要参考文献

[1] Gore DC, Wolf SE, Herndon DN, et al. Metformin blunts stress-induced hyperglycemia after thermal injury. J Trauma, 2003, 54(3):555-561.

[2] Kaptein EM, Robinson WJ, Grieb DA, et al. Peripheral serum thyroxine, triiodothyronine and reverse triiodothyronine kinetics in the low thyroxine state of acute nonthyroidal illnesses. A noncompartmental analysis. J Clin Invest, 1982, 69(3):526-535.

[3] McIver B, Gorman CA. Euthyroid sick syndrome: an over-

view. Thyroid,1997,7(1):125-132.

[4] Friberg L,Werner S,Eggertsen G,et al. Rapid down-regulation of thyroid hormones in acute myocardial infarction. Arcb Int Med,2002,162(12):1388-1394.

[5] Kaptein EM,Grieb DA,Spencer CA,et al. Thyroxine metabolism in the low thyroxine state of critical nonthyroidal illness. J Clin Endocrinol Metab,1981,53(4):764-771.

[6] Chopra IJ,Huang TS,Beredo A,et al. Serum thyroid hormone binding inhibitor in nonthyroidal illness. Metabolism,1986,35(2):152-159.

[7] Meier C,Trittibach P,Guglielmette M,et al. Serum thyroid stimulating hormone in assessment of severity of tissue hypothyroidism in patients with over primary thyroid failure: cross sectional survey. BMJ,2003,326 (7384):311-312.

[8] Staub JJ,Althaus BU,Engler H,et al. Spectrum of subclinical and overt hypothyroidism:effect on thyrotropin, prolactin,and thyroid reserve,and metabolic impact on peripheral target tissues. Am J Med,1992,92(6): 631-642.

[9] Muller B,Zulewski H,Huber P,et al. Impaired action of thyroid hormone associated with smoking in women with hypothyroidism. N Engl J Med,1995,333(15): 964-969.

[10] Van den Berghe G,de Zegher F,Veldhuis JD,et al. Thyrotrophin and prolactin release in prolonged critical illness:dynamics of spontaneous secretion and effects of growth hormone-secretagogues. Clin Endocrinol(Oxf), 1997,47(5):599-612.

[11] Sumita S,Ujike Y,Namike A,et al. Suppression of the thyrotropin response to thyrotropin-releasing hormone and its association with severity of critical illness. Crit Care Med,1994,22(10):1603-1609.

[12] Christ-Crain M,Meier C,Roth CB,et al. Basal TSH levels compared with TRH-stimulated TSH levels to diagnose different degrees of TSH suppression:diagnostic and therapeutic impact of assay performance. Eur J Clin Invest,2002,32(12):931-937.

[13] Adriaanse R,Romijn JA,Brabant G,et al. Pulsatile thyrotropin secretion in nonthyroidal illness. J Clin Endocrinol Metab,1993,77(5):1313-1317.

[14] Romijn JA,Wiersinga WM. Decreased nocturnal surge of thyrotropin in nonthyroidal illness. J Clin Endocrinol Metab,1990,70(1):35-42.

[15] Fliers E,Guldenaaf SE,Wiersinga WM,et al. Decreased hypothalamic thyrotropin-releasing hormone gene expression in patients with nonthyroidal illness. J Clin Endocrinol Metab,1997,82(12):4032-4036.

[16] Van den Berghe G,de Zegher F,Baxter RC,et al. Neuroendocrinology of prolonged critical illness:effects of exogenous thyrotropin-releasing hormone and its combination with growth hormone secretagogues. J Clin Endocrinol Metab,1998,83(2):309-319.

[17] Oppenheimer JH,Schwartz HL,Mariash CN,et al. Evidence for a factor in the sera of patients with nonthyroidal disease which inhibits iodothyronine binding by solid matrices,serum proteins,and rat hepatocytes. J Clin Endocrinol Metab,1982,54(4):757-766.

[18] Mendel CM,Laughton CW,McMahon FA. Inability to detect an inhibitor of thyroxine-serum protein binding in sera from patients with nonthyroidal illness. Metabolism,1991,40(5):491-502.

[19] Chopra IJ,Huang TS,Beredo A,et al. Evidence for an inhibitor of extrathyroidal conversion of thyroxine to 3,5,3'-triiodothyronine in sera of patients with nonthyroidal illnesses. J Clin Endocrinol Metab,1985,60(4): 666-672.

[20] Peeters RP,Wouters PJ,Kaptein E,et al. Reduced activation and increased inactivation of thyroid hormone in tissues of critically ill patients. J Clin Endocrinol Metab,2003,88(7):3202-3211.

[21] Berger MM,Lemarchand-Beraud T,Cavadini C,et al. Relations between the selenium status and the low T_3 syndrome after major trauma. Intensive Care Med, 1996,22(6):575-581.

[22] Berry MJ,Larsen PR. The role of selenium in thyroid hormone action. Endor Rev,1992,13(2):207-219.

[23] St Germain DL,Galton VA. The deiodinase family of selenoproteins. Thyroid,1997,7(4):655-668.

[24] Bates JM,St Germain DL,Galton VA. Expression profiles of the three iodothyronine deiodinases D1,D2 and D3,in the developing rat. Endocrinology,1999,140 (2):844-851.

[25] McIver B,Gorma CA. Euthyroid sick syndrome:an overview. Thyroid,1997,7(1):125-132.

[26] Pang XP,Hershman JM,Smith V,et al. The mechanism of action of tumor necrosis factor-o and interleukin-1 on FRTL-5 rat thyroid cells. Acta Endocrinolo(Copenlt), 1990,123(2):203-210.

[27] Patwardhan NA,Lombardi A. Effect of tumor necrosis factor on growth and function in FRTL-5 cells. Surgery, 1991,110(6):972-977.

[28] Tominaga T,Yamashita S,Nagaya Y,et al. Interleukin 6 inhibits human thyroid peroxidase gene expression. Acta Endocrinol(Copenh),1991,124(3):290-294.

[29] Nagataki S,Mori T,Torizuka K. 80 years of Hashimotos disease. Amsterdam:EIsevier Science Publisher,1993: 315-359.

[30] Hashimoto H,Igarashi N,Miyanaki T,et al. Effect of tumor necrosis factor-α,interleukin-1β and-6 or type 1 iodothyronine 5-deiodination in rat thyroid cell line, ERTL-5. J Interferone Cytokine Res,1995,15(4):

367-375.

[31] Bartalena L, Brogioni S, Grasso L, et al. Relationship of the increased serum interlukin-6 concentration to changes of thyroid function in nonthyroidal illness. J Endocrinol Invest, 1994, 17(4): 269-274.

[32] Schussler GC. The thyroxine-binding proteins. Thyroid, 2000, 10(2): 141-149.

[33] Samuels MH, McDaniel PA. Thyrotropin levels during hydrocortisone infusions that mimic fasting-induced cortisol elevations: a clinical research center study. J Clin Endocrinol Metab, 1997, 82(11): 3700-3704.

[34] Van den Berghe G, de Zegher F, Lauwers P. Dopamine and the sick euthyroid syndrome in critical illness. Clin Endocrinol(Oxf), 1994, 41(6): 731-737.

[35] Burch HB. Abnormal thyroid function tests results in euthyroid persons. In: Becker KL, ed. Principles and Practice of Endocrinology and Metabolism. Philadelphia: Lippincott Williams & Wilkins, 2001: 351-360.

[36] Zulewski H, Muller b, Exer P, et al. Estimation of tissue hypothyroidism by a now clinical score: evaluation of patients with various grades of hypothyroidism and controls. J Clin Endocrinol Metab, 1997, 82(3): 771-776.

[37] Brent GA, Hershman JM, Braunstein GD. Patients with severe nonthyroidal illness and serum thyrotropin concentrations in the hypothyroid range. Am J Med, 1986, 81(3): 463-466.

[38] Iervasi G, Pingitore A, Landi P, et al. Low-T_3 syndrome: a strong prognostic predictor of death in patients with heart disease. Circulation, 2003, 107(5): 708-713.

[39] Parle JV, Maisonneuve P, Sheppard MC, et al. Prediction of all-cause and cardiovascular mortality in elderly people from one low serum thyrotropin result: a 10-year cohort study. Lancet, 2001, 358(9285): 861-865.

[40] Spencer C, Eigen A, Shen D, et al. Specificity of sensitive assays of thyrotropin(TSH) used to screen for thyroid disease in hospitalized patients. Clin Chem, 1987, 33(8): 1391-1396.

[41] Burmeister LA. Reverse T3 does not reliably differentiate hypothyroid sick syndrome from euthyroid sick syndrome. Thyroid, 1995, 5(6): 435-441.

[42] Surks MI, Sievert R. Drugs and thyroid function. N Engl J Med, 1995, 333(25): 1688-1694.

[43] De Groot LJ. Dangerous dogmas in medicine: the nonthyroidal illness syndrome. J Clin Endocrinol Metab, 1999, 84(1): 151-164.

[44] Nylen ES, Zaloga GP, Becker KL, et al. Endocrine therapeutics in critical illness// Becker KL. Principles and Practice of Endocrinology and Metabolism. Philadelphia: Lippincott Williams & Wilkins, 2001: 2108-2121.

[45] Crooks J, Wayne EJ, Robb RA. A clinical method of assessing the results of therapy in thyrotoxicosis. Lancet, 1960, 1(7121): 397-401.

第 四 篇

心搏骤停和心肺复苏

心搏骤停(cardiac arrest)是一种临床突发事件,通常没有明显预兆,由于心脏突然停止泵出血液,引起脑血流显著减少,导致突发意识丧失。这种现象发生后,如果早期开始心肺复苏(cardiac pulmonary resuscitation,CPR),则有可能逆转,但如果没有进行抢救或 CPR 开始的过晚,则可能导致不可逆转的死亡。在心脏停搏的早期,采取有效的抢救措施,建立临时性呼吸循环支持,才有可能恢复自主呼吸和循环。

研究者一直致力于建立早期抢救的方法并进行普及。直至 20 世纪 50 年代及 20 世纪 60 年代,心肺复苏的研究才取得长足进步并逐渐应用于临床。1954 年,Zoll 和 Kouwenhoven 成功地研究出了一种体外电休克除颤技术。1956 年,Zoll 首次报道应用电除颤技术成功抢救一例心室颤动患者。1960 年,Kouwenhoven 报道胸外心脏按压成功。至此,20 世纪 50 年代提出了现代呼吸复苏,即口对口呼吸法,20 世纪 60 年代出现的胸外心脏按压,加上 20 世纪 50 年代的体外电击除颤法,构成现代复苏的三大要素,从而建立了现代心肺复苏术,并系统地提出了现代心肺复苏的基本程序:即基础生命支持(BLS),进一步生命支持(ALS)和长程生命支持(PLS)。

1966 年美国心脏病学会(AHA)编写了第一个心肺复苏(CPR)指南,此后定期进行更新。1974 年开始向公众普及。1980 年建立高级生命支持指南。1986 年建立儿童和新生儿指南。在此基础上,1992 年成立了国际复苏联络委员会(International Liaison Committee on Resuscitation,ILCOR),于 2000 年颁布第一部国际性复苏指南,即《国际心肺复苏和心血管急救指南 2000》。此后,ILCOR 召开一系列会议,总结复苏医学领域的研究成果和进行科学的证据评估,就复苏指南的修订达成国际性协调意见。过去的 50 年间,以早期识别和呼叫、早期 CPR、早期除颤和早期开展急诊医疗救治为基础的方法,已成功挽救了全世界成千上万条生命,这些成功抢救的生命证明心肺复苏研究和临床验证的重要性。

2015 年美国心脏病学会心肺复苏和心血管急症救治指南的出版,代表着现代 CPR 经历了 50 周年发展的成果,进一步规范了心搏骤停患者的抢救程序。

第 28 章

基础生命支持

基础生命支持(BLS)是心搏骤停后挽救生命的基础。BLS 的基础包括突发心搏骤停(SCA)的识别、紧急反应系统的启动、早期心肺复苏(CPR)、迅速使用自动体外除颤仪(AED)除颤。对于心脏病发作和中风的早期识别和反应也被列为 BLS 的其中部分。在 2015 成人 BLS 指南对于非专业施救者和医务人员都提出了这一要求。

一、心搏骤停的判定

（一）判定要点

1. 患者无反应。

2. 呼吸停止或喘息样呼吸(即呼吸不正常)。

3. 10 秒钟内不能明确感觉到脉搏。(医务人员 10 秒钟内应同时检查呼吸和脉搏)

（二）其他表现

1. 瞳孔散大固定

(1) 常于停搏后 45 秒才出现瞳孔散大。

(2) 1~2 分钟后才出现瞳孔固定。

(3) 部分在心搏骤停后无瞳孔散大。

(4) 不能作为早期诊断依据。

2. 全身发绀

3. 心电图表现为心室颤动、无脉有电活动或心室停搏。

（三）问诊要点

1. 不适宜花时间详细询问病史。

2. 扼要询问目击者　发作到就诊时间;患者发作前症状,当时所处环境;有无外伤史;心脏病史;药物、化学品中毒史。

二、心搏骤停的病因和心电图分型

（一）心搏骤停的常见原因及高危因素

1. 心搏骤停病因　包括心脏病变与非心脏病变(表 28-0-1)。

按照年龄分析病因:婴幼儿以呼吸道感染为多见,青年人以心肌疾病为多见,老年人以冠心病和脑卒中多见。按照心搏骤停的基本特点分析:一是电衰竭,包括心搏停止心室颤动及电机械分离;二是动力衰竭,中枢者有心肌动力衰竭及心脏压塞,周围性者有大动脉破裂及大量或大块肺栓塞。

表 28-0-1　心搏骤停病因

心脏病变	非心脏病变
冠心病,心肌梗死,特别是伴有休克、肺水肿及恶性室性心律失常	阻塞性肺疾患、大块或大量肺栓塞(静脉栓塞、气栓、脂肪栓)、各种原因的窒息等
心肌炎、心肌病	颅内疾患常见脑内出血及蛛网膜下腔出血、颅内感染
风心病及各种心瓣膜病	消化道急症如大出血、穿孔及急性出血坏死性胰腺炎等
先心病如法洛四联症、艾森曼格综合征及先天性传导障碍	严重电解质及酸碱平衡失调如严重酸中毒、高血钾、低血钾
严重心律失常如恶性室性期前收缩、室性心动过速、心室颤动、长 Q-T 综合征	药物中毒及毒物中毒、溺水、电击、自缢
细菌性心内膜炎	各种休克、严重创伤、内分泌病急症
心脏肿瘤如左心房球形血栓及黏液瘤、大动脉瘤破裂	其他:麻醉及手术意外,医疗意外,如心包胸腔穿刺、小脑延髓池穿刺等

2. 心搏骤停的高危因素　临床上常见的心搏骤停的危险因素有:室上性心律失常,冠心病的易患因素如高脂血症、高血压、高血糖及吸烟,过度劳累、情绪激动、饱餐、饮酒等。心脏停搏先兆心电图表现有:缓慢心律失常、室性心律失常、心动过速、Q-T 间期延长、ST-T 改变、U 波异常、束支传导阻滞、尖端扭转室速。

（二）心搏骤停的心电图分型

临床上根据心搏骤停后的心电图变化,可将心搏骤停心电图分为三型:

1. 心室颤动（图 28-0-1）　在临床一般死亡中占 30%,在猝死中占 90%。此时心肌发生不协调、快速而紊乱的连续颤动。心电图上 QRS 波群与 T 波均不能辨别,代之以连续的不定形心室颤动波。心室扑动也是

397

死亡心电图的表现，单纯室扑少见，且很快转变为室颤或两者同时存在。心室扑动心电图表现为振幅相同、

快慢规则、顶端及下端均成钝圆形，无法区别 QRS 与 ST-T 波。

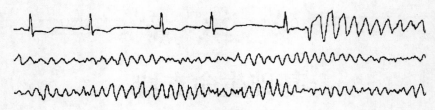

图 28-0-1　心室颤动心电图

2. 心脏电机械分离　常是心脏处于"极度泵衰竭"状态，心脏已无收缩能力。无心搏出量，即使采用心脏起搏救治也不能获得效果。心电图表现为等电位线，有正常或宽而畸形、振幅较低的 QRS 波群，频率多在 30 次/分以下。这种表现是机械停搏而非心电静止，为死亡率极高的一种心电图表现。

3. 心室停搏　心肌完全失去电活动能力，心电图上表现为一条直线。常为窦性、房性、结性冲动不能达到心室，且心室内起搏点不能发出冲动。常发生在室上速进行颈静脉按摩或行直流电击后，也可发生于心室扑动、心室颤动和严重逸搏心律后。

三、气道阻塞的常见病因、　判断和处理

（一）气道阻塞的病因　呼吸道阻塞系指呼吸器官（口、鼻、咽、喉、气管、支气管、细支气管和肺泡）的任何部位发生阻塞或狭窄，阻碍气体交换，或呼吸道邻近器官病变引起的呼吸道阻塞，以至发生阻塞性呼吸困难的总称。

1. 舌后坠　是完全性气道阻塞最常见的原因。当患者意识丧失后，舌肌松弛，如患者的头部处于屈曲位或中位，则松弛的舌肌和颈部肌肉不能把舌根和会厌抬离咽后壁，使之正好覆盖于喉开口处，从而引起气道阻塞。

2. 呼吸道异物　外源性异物如经口误入的鱼骨、豆果、塑料笔套、金属类物等；内源性异物如牙齿、血块、脓液、呕吐物等。异物嵌顿后引起呼吸困难，并可继发感染，造成化脓性炎症。

3. 其他气道阻塞原因

（1）急性炎症：急性喉炎、急性会厌炎、急性喉气管支气管炎。

（2）黏膜肿胀使气道变狭窄。

（3）气道内形成痂皮及假膜，影响气流通畅。

（4）气管内炎性渗出物阻塞。

（5）特殊感染性肉芽肿：喉部、气管内结核、梅毒、麻风真菌和硬结病等可发生肉芽肿和（或）继发感染，也可发生瘢痕收缩使管腔狭窄。咽喉部邻近组织严重感染、咽后脓肿、喉脓肿及甲状腺肿大也可造成阻塞。

（6）肿瘤：喉部及气管内的肿瘤可阻塞气道，气道邻近组织的肿瘤如甲状腺肿瘤及食管肿瘤也可侵袭气道。

（7）外伤与创伤：喉部及气管的挫伤、挤压伤、切伤、腐蚀伤及电与放射线等的烧伤，早期引起黏膜肿胀或合并软骨损伤、骨折、移位等，后期可因瘢痕挛缩或合并粘连造成气道梗阻。

（8）各种咽喉疾病引起的声带瘫痪。

（9）气道水肿及痉挛：如血管源性水肿、过敏反应等，支气管镜检查或插管时间过长，手术损伤等。

（二）气道阻塞的判断　临床上根据气道阻塞的程度，将气道阻塞分为气道完全阻塞和部分阻塞两种。完全性阻塞时，如不立刻予以纠正，在 5～10 分钟内即可引起呼吸停止和心搏骤停。部分性阻塞应立即查明阻塞部位和阻塞原因，及时进行纠正，避免导致脑水肿或肺水肿及进而引起的心跳呼吸骤停。中度部分气道阻塞如支气管痉挛（哮喘危象），当患者精疲力竭或阻塞加剧时出现窒息，随着低氧血症与高碳酸血症的加剧，必将导致继发性呼吸暂停及心脏停搏。

昏迷患者，由于舌肌松弛，覆盖于气道口上，可造成气道完全阻塞。此外，应认真检查口腔有无异物，是否由于误吸造成了呼吸道阻塞。如昏迷患者有自主呼吸，吸气时有锁骨上区和肋间区的内陷，但肺部听不到呼吸音，无胸廓扩张，可判断呼吸道完全阻塞。当以上体征不明显时，可试行正压通气，如吹气时阻力很大，且无胸廓起伏运动，说明气道已完全阻塞。

吸气性呼吸困难是大气道阻塞的重要表现，严重者烦躁不安，可有出冷汗、脉细数、苍白发绀等；固定的吸气性喘鸣为梗阻的显著症状；可出现吸气性软组织凹陷，并可有声音嘶哑等。结合病史及血气不难做出诊断。必要时气道阻塞原因可通过间接喉镜、鼻镜支气管镜检查，以及咽部、气管、胸部摄片、断层扫描及 CT 辅助检查。

与成人不同，引起儿童呼吸道梗阻最常见为异物，以不完全性梗阻较为多见。此外，小儿患会厌炎和喉炎时由于喉头水肿也可以引起呼吸道梗阻。儿童在进食或玩耍时突然噎住并有咳嗽、呕吐或呼吸时有高音调嘈杂声，说明有异物进入气道。较大的儿童还可表现出呼吸道哽噎时普遍特有的"窘迫姿势"，即用拇指和示指抓住自己的颈部，面部通红，颈静脉怒张等。气道部分阻塞时，患儿表现为咳嗽，并有喘息声及吸气时三凹症。鸡鸣音说明存在喉痉挛，哮鸣音提示支气管狭窄，有特殊的咯咯声说明有气道异物。

四、心肺复苏术——基础生命支持

心肺复苏中 A、B、C 分别指的是气道、通气和循环，首

先需要判断患者有无反应、呼吸和循环体征。如果发现无任何反应,应首先求救急救医疗服务(emergency medical services,EMS)系统,即尽快启动 EMS 系统。如果有 2 名急救者,一名立即实施 CPR,另一名快速求救。有条件时,可考虑实施 D,即除颤。

2010 美国心脏病学会心肺复苏和心血管急症救治指南新确定了基础生命支持顺序的改变,2015 版指南继续如此要求。即成年和儿童患者(新生儿除外),抢救顺序从"A-B-C"(气道、呼吸、胸外按压)改为"C-A-B"(胸外按压、气道、呼吸)。对已学习了 A-B-C 顺序 CPR 的任何人员,需要重新接受培训以改变观念。指南推荐这种改变有以下原因:

1. 心搏骤停最大多数发生于成年人,而且已报告心搏骤停后存活率最高的,是各年龄段有目击者的心搏骤停,同时心搏骤停原因为室颤(VF)心律或无脉室速者,这些患者初始 CPR 的最重要措施是胸外按压和早期除颤。

2. A-B-C 顺序中,胸外按压常因施救者开放气道给予口对口呼吸、或因不愿通气而退缩、或因放置其他通气装置等延迟。将顺序改为 C-A-B 后,开始胸外按压的时间缩短,而通气仅在首次胸外按压循环后轻微延迟,先进行 30 次按压仅约 18 秒即可完成。

3. 仅有不到一半的心搏骤停者接受了目击者的 CPR,这有许多可能的原因,但其中一个主要障碍可能是 A-B-C 顺序,因为开放气道和给予人工呼吸这种操作导致施救者最难下手。以胸外按压为开始可确保更多的心搏骤停患者得到 CPR,不能或不愿提供通气的施救者至少可以实施胸外按压。

4. 让医务人员合理地根据产生心搏骤停的最可能原因提供个体化的抢救方案。例如,如果单个医务人员看见患者突然倒下,他可推定患者可能遭受突发 VF 性心搏骤停;一旦医务人员确定患者无反应、无呼吸或仅有喘息样呼吸,医务人员应立即启动急诊反应系统,取来并使用 AED、进行 CPR。如患者因为溺水或其他如窒息性心搏骤停,应在启动急救反应系统前先实施 5 个周期(约 2 分钟)的经典 CPR(包括人工呼吸)。同样,对新生儿,心搏骤停绝大部分是因为窒息,因此,开始通气仍是最初进行心肺复苏的重点。

(一) 开放气道

1. 徒手开放气道方法　昏迷患者气道阻塞的常见原因为舌后坠,所以要使呼吸道畅通,关键是解除舌肌对呼吸道的堵塞。其具体做法是:首先,将患者置于合适的体位,正确的抢救体位是仰卧位,患者头、颈、躯干平卧无扭曲,双手放于躯干两侧。如患者摔倒时面部朝下,应小心转动患者,并使患者全身各部成一个整体。转动时尤其要注意保护头部,可以一手托住颈部,另一手扶着肩部,使患者平稳地转动至仰卧位,以防止可能出现的颈椎损伤。

体位摆好后即可按照下列三种方法施行徒手开放气道术,使头极度后仰。对疑有颈椎骨折者,保持头颈脊柱一直线,并使头适度后仰张口。徒手畅通气道手法有:

(1) 仰头举颏法(图 28-0-2):抢救者左手掌根放在伤病员前额处,用力下压使头后仰,右手的示指与中指

并拢放在伤病员下颏骨处,向上抬起下颏。操作时要注意手指不要压迫患者颈前部颏下软组织,以免压迫气管。此方法不适合于有可疑颈椎骨折的患者。

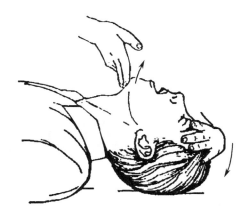

图 28-0-2　仰头举颏法

(2) 仰头抬颈法:伤病员仰卧,撤除枕头,抢救者一手放在伤病员前额,向后向下按压,使头后仰,另一手托住伤病员颈部向上抬颈。此法亦不适用于有可疑颈椎骨折的患者。

(3) 仰头拉颌法:抢救者在伤病员头侧,双肘位于伤病员背部同一水平上,用双手抓住伤病员两侧下颌角,向上牵拉,使下颌向前。同时,使头部后仰,两手拇指可将下唇下推,使口腔打开。头部后仰的程度要求下颌角与耳垂连线和地面垂直。

2. 徒手清除气道异物　当清醒患者突然不能讲话、咳嗽,并有窘迫窒息症状,或在头后仰或三步法开放气道(仰头、开口、托下颌)后,仍不能进行有效正压通气,吹气有阻力或胸廓不能抬起,应考虑气道异物或分泌物阻塞。

成人呼吸道梗阻的急救方法——Heimlich 法(图 28-0-3):如为呼吸道异物引起的呼吸道梗阻,对成人主要采取腹部挤压法进行急救,其具体操作如下:对清醒(立位)的异物阻塞气道患者,抢救者站在患者背后,两臂环绕伤病员的腰,一手握拳,拇指侧顶住其脐上 2cm,远离剑突,另一手抱拳,连续向内、向上猛压 6～10 次,然后,站在患者面前,一手拇指与其他四指将嘴撬开,抓住舌头从咽后部拉开,另一手示指沿颊内侧探入咽喉取出异物。此法不适宜于孕妇患者。

对异物阻塞气道的昏迷(卧位)患者,抢救者应首先将患者摆放为仰卧位,然后跪在患者大腿左侧或骑跪在患者两大腿外侧,一手掌跟顶住患者脐上 2cm,远离剑突,另一手放在第一只手手背上,连续向上向腹内猛压 6～10 次,再用拇指与其他四指撬起舌颏,另一手沿颊内侧探入咽喉取出异物。

强迫患者开口的方法有:

(1) 双指交叉:适合牙关中度松弛者,在患者头顶或一侧,两示指从口角处插入口腔内顶住下牙齿,两拇指与示指交叉顶住上牙齿,打开口腔。

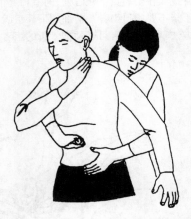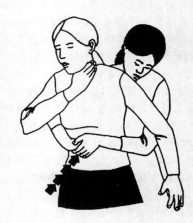

图 28-0-3　腹部冲击法（Heimlich 法）

（2）齿后插入：适合于牙齿紧闭者，用一示指从口角插入，经颊部与牙齿间进入口腔，一直伸到上下齿臼之间将口打开。

（3）舌下颌上提：用于牙关完全松弛者，将拇指深入口咽部，抬起舌根，其余四指抓住下颌骨上提即可。

采取上述方法同时积极准备器械以便行更有效的处理，常用器械有喉镜、压舌板、开口器、手术钳，通过器械直接取出或吸出异物，直至做口咽插管、气管插管、环甲膜穿刺或切开。

（二）呼吸支持　如呼吸道畅通，判断患者呼吸停止，应立即做口对口人工呼吸或口对鼻人工呼吸。无论何种人工呼吸（口对口、口对面罩、球囊-面罩、球囊对高级气道）均应吹气 1 秒以上，保证有足够量的气体进入并使胸廓有明显的提高。

1. 口对口人工呼吸

（1）在保持呼吸道畅通和患者口部张开的位置进行。

（2）抢救者用按于前额一手的拇指和示指，捏闭患者鼻孔。

（3）抢救者深吸一口气，张开口紧贴患者口部，以封闭患者的嘴周围（婴幼儿可连同鼻一块包住，不使漏气）。

（4）用力向患者口内呼气，直至患者胸部上抬。

（5）一次呼气完毕，应立即与患者口部脱离，轻轻抬起头部，眼视患者胸部，吸入新鲜空气，以便做下一次人工呼吸，同时放松捏患者鼻部的手，以便于患者从鼻孔出气，此时患者胸部向下塌陷，有气流从口鼻呼出。

2. 口对鼻呼气　当患者有口腔外伤或其他原因致口腔不能打开时，可采用口对鼻吹气，其操作方法是：首先开放患者气道，头后仰，用手托住患者下颌使其闭住。深吸一口气，用口包住患者鼻部，用力向患者鼻孔内吹气，直到胸部抬起，吹气后将患者口部张开，让气体呼出。如吹气有效，则可见到患者的胸部随吹气而起伏，并能感觉到气流呼出。

3. 口对辅助器吹气　口对口通气或口对鼻通气在一些特殊情况下使人难以接受，如怕传染上传染病，同时直接口对口通气容易给人视觉上不愉快的感觉。还有的民族处于伦理学上的原因，不允许进行口对口或口对鼻吹气。那么，有没有一种可靠的方法来替代口对口或口对鼻通气呢？这成为一个比较实际的讨论课题。就目前来讲，临床上常用的替代方法有经口咽管或带氧面罩吹气。作为直接行人工吹气的口咽管多为 S 形管，过去通气和呼气均经过管的外口，现在经过改进的 S 形管有一单独的呼气活瓣。

人工吹气时抢救者将 S 形管放入患者口咽部，深吸气后用口含住 S 管的外口吹气即可，患者呼气时经单独的呼气口呼出，从而预防了传染病的发生。口咽管如插入清醒或轻度昏迷患者口中时有可能引起呃逆、喉痉挛和呕吐，要注意预防。使用带氧面罩代替口对口或口对鼻通气效果并不优越，它的优点是带有一氧气入口，在进行经面罩人工吹气时可向患者提供 50% ~100% 浓度的氧。为便于及时发现呕吐和通气情况，带氧面罩一般为透明的，可密封于口腔周围，带有一氧气入口和呼吸进出口、充气垫和呼气活瓣。操作时让患者头后仰，下压下唇使口张开，将面罩覆盖整个口和鼻部并用双手固定好，抢救者深吸一口气，经呼吸进出口吹入面罩至患者胸廓抬起为止，然后将嘴离开面罩，患者呼出气通过活瓣活动而呼出。此方法不能长时间使用，应尽早行气管插管或咽部置管。

4. 口对口通气如何防止胃胀气　口对口或口对鼻吹气时如吹气量过小，特别是每次吹气量<800ml 时，通气量则不足，不能有效地解决患者的供氧问题，但如吹气量过大（>1200ml），吹气时间过快，则可造成咽部压力过大，使气体进入食管和胃。虽然在正常情况下，少量气体进入食管和胃是无害的，但如进入胃的气量过大，则可引起胃胀气，胀气严重时，一方面使横膈抬高，肺扩张障碍，容量减少，进而影响肺通气量，不能取得口对口或口对鼻吹气的理想效果；另一方面，由于胃胀气引起的胃扩张可导致呕吐、反流和误吸，造成严重后果。那么，如何有效地防止吹气时胃胀气呢？一般地说，决定吹气时是否引起胃胀气主要由以下因素决定：气道阻力；肺及胸廓顺应性；食管扩约肌张力；最大吸气压。

为了解决以上因素对口对口或口对鼻吹气的影响，防止胃胀气的发生，可采取以下措施：

（1）吹气时间要长,气流速度要慢,这样就会使最大吸气压降低。

（2）提倡用 2 次慢吹气代替传统的 4 次递增吹气。

（3）环状软骨加压法:即吹气时轻压环状软骨,使食管闭塞,阻止气流经食管进入胃。

（4）相对来说,由于口对鼻吹气较口对口吹气气流速度要慢,吹气时间长,所以发生胃胀气的情况较少,故情况允许时可用口对鼻吹气代替口对口吹气。

假如患者已发生胃胀气,抢救者可用手按压患者上腹部,以利于胃内气体的排出,如有反流或呕吐,要将患者头部侧向一旁,防止呕吐物误吸。

（三）循环支持　循环支持又称人工循环,是指用人工的方法促使血液在血管内流动,并使人工呼吸后带有新鲜氧气的血液从肺部血管流向心脏,再经动脉供给全身主要脏器,以维持重要器官的功能。

1. 判断心脏是否停止　患者仍处于昏迷状态,医护人员应在 10 秒钟内判断患者心跳是否已经停止,具体方法是:

（1）在保持开放气道的位置下,抢救者一手置于患者前额,另一手在靠近抢救者一侧触摸颈动脉。

（2）可用示指及中指指尖先触及气管正中部位,然后向旁滑移 2 ~ 3cm,在胸锁乳突肌内侧轻轻触摸颈动脉搏动。

如触摸不到颈动脉搏动,或者 10 秒钟内未确定触及搏动,应立即进行闭胸心脏按压。

2. 闭胸心脏按压操作要领　过去称胸外心脏按压,现在为了和开胸心脏按压对比,也有人称为闭胸心脏按压。闭胸心脏按压的操作步骤:

（1）患者仰卧于硬板床或地上,如为软床,身下应放一木板,以保证按压有效,但不要为了找木板而延误抢救时间。

（2）抢救者体位:抢救者应紧靠患者胸部一侧,一般为其右侧,为保证按压时力量垂直作用于胸骨,抢救者可根据患者所处位置的高低采用跪式或用脚凳等不同体位。

（3）按压部位:正确的按压部位是胸骨下 1/2 处。定位:胸部正中两乳头之间,即把手掌放在胸部正中,双乳头之间的胸骨上,另一只手重叠压在其背上。肘关节伸直,借助身体之力向下按压。

抢救者双肘关节伸直,双肩在患者胸骨上方正中,肩、臂和手保持垂直用力向下按压,肘关节不能弯曲。

每次按压必须使胸廓充分回弹,不可在每次按压后倚靠在患者胸上。

中断时间应限制在 10 秒钟以内。

按压深度:大于 5cm 但不应超过 6cm。

按压频率:按压快速,有力,100 ~ 120 次/分钟,按压与放松时间大致相等。

胸外心脏按压和人工呼吸的比例:30∶2。

（4）儿童闭胸心脏按压标准:按压部位与按压频率与成人相同,对于儿童[包括婴儿(<1 岁)至青春期开始的儿童]按压深度为胸部前后径的 1/3,大约相当于婴儿 4cm,儿童 5cm。对于青少年即应采用成人的按压深度即 5 ~ 6cm。如闭胸心脏按压的对象是婴儿,其操作与成人及儿童有一定区别。婴儿的按压部位在胸骨上两乳头连线与胸骨正中线交界点下一横指,抢救者用中指和无名指按压。

3. 闭胸心脏按压注意事项和常见错误手法　闭胸心脏按压如操作不标准,常会导致并发症的发生。

（1）按压部位不正确:向下错位时则受压部位为剑突,可致剑突受压折断,肝脏受冲击破裂或胃部受压导致呕吐;定位向两旁偏移或按压时手指没有翘起时则易致肋骨骨折及连枷胸,导致气胸、血胸。所以按压前一定要按照标准的方法进行定位,手掌根部的长轴应与肋骨的长轴平行,不要偏向一旁,手指、手心翘起,避免接触和按压肋骨或肋软骨。

（2）抢救者按压时肘部弯曲:导致用力不垂直,按压力量不足,按压深度达不到 4 ~ 5cm。正确的方法是抢救者双臂绷直,双肩在患者胸骨上方正中,垂直向下用力按压,按压时可利用髋关节为支点,以肩、臂部力量向下按压。

（3）冲击式按压、猛压、按压放松时抬手离开胸骨定位点,导致下次按压部位错误等情况,均可由此引起骨折。正确的方法是按压要平稳,垂直用力向下,有规律地进行,不能间断,不能左右摇摆,不能冲击式地猛压。按压与放松时间应大致相等。放松时定位的手掌根部不要离开胸骨定位点,但应尽量放松,使胸骨不承受任何压力,否则,心脏则不能充分舒张,从而导致血液回流障碍,影响心脏按压的效果。此外,按压时要注意不要不自主的加快或放慢两手掌,也不要交叉放置,一定要重叠放置,否则影响按压效果。判断按压是否有效:如按标准手法进行操作,应能触及患者颈动脉搏动。

（四）自动体外除颤（AED）　BLS 现在包括进行 AED,治疗心室颤动（VF）是提高急救存活率最重大的进步之一,及时电除颤又是救治心搏骤停最重要的决定性因素。据报道,实施公众除颤（PAD）计划后,患者的存活率可达到 49%,这是以往最有效急救医疗服务（EMS）系统救治存活率的 2 倍。如果把自动体外除颤（AED）也作为一项基本生命支持（BLS）技术,那么 BLS 就包括生存链前三个环节:早期到达现场,早期 CPR,早期电除颤。AED 作为新的复苏观念和技术,扩大了除颤器使用人员范围,缩短了心脏停搏至除颤所需要的时间,并使电除颤真正成为 BLS 的一项内容。

（王郝　于学忠）

第 29 章

成人高级生命支持

高级生命支持(advanced life support, ALS)应尽早开始,如条件具备,抢救人员及抢救药品充足,最好与BLS同步进行,据有关资料报道,两者开始的早晚与复苏的成功率有密切关系,详见表29-0-1(开始时间从心搏骤停算起):

表 29-0-1　开始复苏时间与复苏成功率

BLS 开始时间(min)	ALS 开始时间(min)	复苏成功率(%)
0～4	0～8	43
0～4	16	1
8～12	8～16	0
12	12	0

引自 JAMA,1979,241:1905

BLS 的主要目的是提供大脑和其他主要脏器所需的最低血供,使其不至发展为不可逆损伤。ALS 则是通过运用辅助设备和特殊技术以维持更有效的血液循环和通气,尽最大努力恢复患者的自主心跳与呼吸。

一、人工气道的建立

(一) 咽部置管　咽部插管主要包括口咽通气管和鼻咽通气管,主要适用于那些由于舌后坠、分泌物、呕吐物、血凝块或其他异物如义齿脱落等机械因素引起的上呼吸道部分或完全梗阻,而又不能长时间坚持抬下颌和张口两个徒手开放气道步骤,从病情上讲又不适宜于做气管内插管,更无必要做气管切开的患者。咽部插管的主要步骤为:首先清除口腔异物及分泌物,徒手开放气道,保持头后仰并偏向一侧,然后放入鼻咽管或口咽管。鼻咽管为一柔软的橡胶或塑料制品,在插入鼻腔前可先用润滑油或麻醉液润滑,鼻腔充分湿润后经一侧鼻孔慢慢插入,出后鼻孔后抵达咽喉部,直至感觉鼻咽管管尖已通过鼻咽部后面的转角,再向前送管,直到气流通过最佳位置,此时,按压胸部可见气流从导管内冲出,证明导管位置正确。注意鼻咽管不要置入过深,以免引起喉痉挛或进入食管。口咽管操作与鼻咽管略有不同,其管有成人、儿童和婴儿之分,一般由塑料或橡胶制成,带有一定弧度,操作前应根据患者的情况选用不同型号。插管时患者取仰卧位,先采用"双指交叉法"或"齿后插指法"、"舌-下颌上提法"等方法强迫

张口,然后置管于舌体上,管的凸面先向下,插入后再旋转至适当位置,使凹面向下直达咽部,有气流冲出或吹气时胸廓抬起则证明位置正确。另外也可采用压舌板压住舌根,直视下置入口咽管。操作过程中要避免粗暴,否则极易损伤牙齿、口唇、舌体及咽后壁,也不要将舌根过度向后推,以免引起气道阻塞。此法适用于牙关有一定松弛度的昏迷患者。为避免交叉感染及患者的唾液反流,目前推荐使用有单向活瓣的新型号 S 形口咽通气管,插管的方法同上。

(二) 阻塞食管通气法　阻塞食管通气法具有操作简单,迅速(仅需 5 秒,而气管插管一般需 30 分钟);成功率高(90%,气管插管为 50%);在声带看不见时或有呕吐物时可操作;在颈椎损伤时也可使用等优点。主要适用于牙关松弛,昏迷或呼吸停止而又不能或不允许行气管插管的患者,或没有经过气管插管训练的人采用。由于食管已被阻塞,在行正压通气时可防止胃液反流和减少胃充气。常用的阻塞食管通气管是一个大口径的圆管,和气管导管的口径相似,外套一个可移动的面罩,其远端为一个封闭的圆形盲端,有一个食管内充气的囊,充气时可阻塞食管。在相当于下咽部水平的管上有许多小孔,正压通气时,由于封闭盲端的作用,食管阻塞,气体不能进入食管和胃,而通过这些管上的小孔将空气和氧送入喉和气管。面罩主要用来防止在正压通气时气体从口鼻漏出。改良的阻塞食管通气管由两根不同长度的管道组成,长管的远端和短管的近端各有一个气囊。长管插入食管,充气后阻塞食管,短管到达咽部,充气后阻塞咽喉部,正压通气时,气体经短管进气道。虽然阻塞食管通气管具有很多优点,但它不可能代替气管内插管,因为它不可能在任何条件下都起到确切地控制或保证气道的作用。其临床使用价值不如气管内插管,缺点在于面罩难以紧密固定,不能控制喉痉挛,且不能行经气管支气管吸引,不能防止上呼吸道异物及血液进入肺部。另外,阻塞食管通气管只能用于深昏迷、呼吸停止、心搏骤停的患者,它不适用于 16 岁以下和有吞服腐蚀剂、有食管疾病史或清醒的患者,因此目前主要用于院外急救。

行阻塞食管通气管的具体操作方法如下:行阻塞食管通气管插管时,先将面罩移向近端,患者取仰卧位,头取中位后仰,操作者一手持导管,一手张开患者的口,在舌背上将导管顺势插入食管。确定位置无误后给食管套囊充气,

并把面罩紧密覆盖于患者口唇上，即可试行正压通气。通气时头保持后仰位。如患者的反射逐步恢复，导管可以一直保留到患者清醒和自主呼吸恢复，至少要保留到上呼吸道恢复保护性反射如咳嗽及吞咽反射，以免拔管时引起胃液反流。行阻塞食管通气管插管一定要选择好适应证，千万不要对清醒的有自主呼吸的头部外伤患者使用阻塞食管通气管，因为插管反射引起的喉痉挛、呕吐和紧张可造成颅内压升高和颅内出血。目前在临床上使用的还有一种新型的紧急通气导管，即食管-气管联合导管。它是一种双腔导管，同时具有食管阻塞导管和常规气管插管的功能，既可插入食管，也可插入气管，通常我们将一管称做"气管型"导管，另一管称为"食管型"导管。两者在结构上有很大差别，"气管型"导管前端一开口，而"食管型"前端一封闭盲端，在咽喉部位水平管上有许多小孔。联合导管在末端及咽喉部各有一个套囊，充气后可分别阻塞食管、气管或咽喉部。如插管时联合导管进入气管，则可通过"气管型"导管末端的开口直接进行加压通气，如进入食管，也可通过"食管型"导管咽喉部位的小孔进行通气，同时，"气管型"导管则可插入胃部，充当胃管，必要时用来抽吸胃液。插管的方法与食管阻塞导管相同。

（三）喉罩　喉罩是一种新型的畅通呼吸道方法，1983 年由英国麻醉医师 Brain 发明。它由一根通气导管和一个硅胶卵圆形可充气罩两部分组成。喉罩用于保持呼吸道畅通方面安全可靠，操作简便，副作用少。需要时可直接将喉罩插入喉头，然后向喉罩内注入适量空气，充气罩即可成为密封圈而覆盖住喉头，然后在喉罩通气管内置入气管导管，同人工通气装置连接即可进行通气。其具体操作过程如下：操作前根据患者情况，选取相应的喉罩型号。按其体积大小，一般分为 1～4 号，1 号和 2 号适用于新生儿和儿童，3～4 号适用于成人。选好喉罩型号后，要进一步检查喉罩气囊是否漏气，然后排空气体，在喉罩上涂一些利多卡因胶冻，以便于插入。患者取仰卧位，打开口部，操作者将喉罩罩囊沿患者上腭和舌体间的间隙轻轻插入，直至感觉有阻力为止，当然，如有条件，也可借助喉镜在直视下插入。按照喉罩的规格大小，向囊内注入空气，使罩囊充涨，覆盖喉头，试行通气时不漏气即可，最后，放入牙垫并固定喉罩。如喉罩置入位置不准确，可因喉罩堵塞呼吸道反而引起呼吸道梗阻，如充气不足，使咽喉部不能完全封闭，也可导致胃内容物反流和误吸。所以，操作时一定要细心，喉罩放好后要认真检查位置是否正确，并严格掌握适应证（肠麻痹、过度肥胖及 COPD 患者应禁用），作好术前准备以及避免高水平正压通气。

（四）球囊面罩装置（简易呼吸器）辅助通气　球囊面罩是急诊最常用辅助通气装置，尤其是在气管插管前。它可提供正压通气，球囊充气容量约 1000ml，足以使肺充分膨胀，但急救中挤压气囊难保不漏气，单人复苏时易出现通气不足，双人复苏时效果较好。成人球囊面罩通气特点：①有入口阀门，允许最大氧气流量 30L/min；②有氧气存贮器，能保证提供高浓度氧气；③具有非再呼吸出口阀门。

如仅单人提供呼吸支持，患者头后仰打开气道，一手压住面罩，一手挤压球囊，并观察通气是否充分。双人球囊-面罩通气效果更好，如还有第三人，可通气时压住环状软骨，防止气体充入胃内。

（五）气管插管　为保证心跳呼吸骤停患者的心、脑及其他重要器官的氧供，条件具备时，对适合进行气管插管的患者要及早进行。

虽然气管插管可确保呼吸道的畅通，但在实施过程中需要一定的器械，且要求具备很强的操作技术，尤其是那些有牙关紧闭，喉部畸形的患者来说，操作难度会更大。在进行 CPR 时，由于闭胸心脏按压和口对口吹气造成咽部压力增加，从而引起胃胀气，容易造成反流和误吸，这也要求尽可能快地完成气管插管，但如果操作粗暴或技术不够熟练，则可引起口、唇、咽喉、牙齿等损伤，在清醒患者，还可因此刺激咽喉导致呛咳，甚至喉痉挛，反而加重缺氧和呼吸道阻塞。

1. 器械准备（见第二篇第 8 章第三节"人工气道的建立"）。

2. 气管插管的操作方法　包括经口进行气管内插管和经鼻进行气管插管，但相对来说，急救时在明视下行经口气管插管较经鼻气管插管操作要简便迅速，成功率高，安全，损伤小。具体操作方法见第二篇第 8 章第三节人工气道的建立。

经鼻气管插管一般情况下不用于心肺复苏患者。因其需要盲插，相对来说较经口气管插管困难且费时，有可能造成损伤，并有可能将鼻腔的细菌带入气管甚至血液，引起严重后果。故目前它主要用于张口困难，下颌活动受限，颈部损伤，头不能后仰，或口腔内损伤难以行经口气管插管等情况。用此方法患者易于耐受，对需长时间保留气管导管者也可采用。经鼻气管插管要求技术水平高，需有一定经验者进行操作。同时要注意，头部外伤疑有颅底骨折者禁止使用经鼻气管插管。

当患者由于生理结构异常如颈组织僵硬、颈短粗、下颌后缩、下颌凸出、头部不能后仰、口腔狭小和舌过大等造成常规插管困难时，可采用困难插管的方法。困难插管的方法如下：

（1）清醒患者，估计插管有困难，但由于一些特殊情况如需要长期机械通气、严重肺功能不全、需要做全身麻醉等需要插管时，插管前要向患者解释清楚，争取患者的合作。术前给予少量镇静剂让患者安静，但不能给肌松剂，同时可少量应用阿托品类制剂以减少咽喉部分泌物。然后，在舌背舌根、软腭、咽喉及声门部位喷洒 1%～2% 利多卡因或 1% 丁卡因做表面麻醉。最后利用环甲膜穿刺做气管内麻醉。在表面麻醉后轻轻向口腔放入喉镜，此时很难见到声门，可将气管导管选择稍细一点，内置导丝使气管导管弯成一 J 形，在明视下将导管插入会厌下，同时认真听气管导管开口处有无气流声，如有气流，说明导管已接近声门，可于患者吸气时将导管送入气管，助手拔除导丝后，继续将导管向前推进到合适位置。试行吹气证明位置无误后，放置牙垫并进行固定。由于清醒患者的插管非常困难，所以要求技术熟练，动作要轻柔，插管前如有反流或呕吐应予以吸引。

（2）手指盲探插管：此方法适用于：深昏迷而不宜使用喉镜时；颈部脊髓损伤，头部不能过分后仰也不能使用喉镜时；分泌物太多而使喉镜视野不清时。

操作时患者取仰卧位或坐位，操作者在进行表面麻醉后将左手示指沿患者口角伸入口腔通过舌根部最后抵达会厌下端，然后将会厌压离舌根，右手将气管导管伸入口腔，在左手示指引导下接近声门，听到气流后，在患者吸气时插入气管。

气管插管是一项机械操作技术，在操作过程中有可能伤及患者口唇、舌、牙齿、咽、扁桃体、喉等，严重的引起牙齿脱落，喉头水肿等，经鼻气管插管时也可引起鼻黏膜损伤出血等，这些并发症均与操作粗暴有关，故行气管插管时要动作轻柔。因为在操作过程中气管导管还可误入食管，引起胃胀气等并发症，所以插管成功后应立即做通气实验，判断气管导管是否真的在气管内或是否插入过深进入右侧主支气管。如通气时双肺听诊呼吸音对称清晰，胸廓起伏明显，腹部无膨隆，说明气管导管位置正确。如仅有右肺呼吸音，则气管导管可能插入过深，造成单侧通气。如吹气时胸廓无反应，只有腹部膨隆，听诊肺部完全没有呼吸音，说明气管导管误入食管，这是气管插管过程中最严重的并发症，如未及时发现，几分钟便可导致严重缺氧，心搏骤停。插管成功后，由于留置时间过长，也可能发生导管受压、扭曲、分泌物阻塞、气囊过度充气、管腔狭窄、导管脱落、单侧肺通气以及由于长时间受压，造成气管支气管黏膜损伤等，所以，为了防止由于长时间置管而发生并发症，必要时应及早行气管切开。另外，在气管导管拔出后也可引起一些并发症，长期插管拔管后可引起失音、咽喉炎、喉部溃疡和肉芽形成等，由于分泌物刺激，以及感染、气管导管作为异物的刺激，拔管后还可发生喉痉挛和喉头水肿。不管在插管什么时间发生并发症，一定要及时采取相应措施进行治疗，能够预防的要提前采取措施防止并发症的发生。

（六）光导纤维支气管镜插管 如患者由于生理变异，相关解剖结构异常而预料到行气管插管有困难时，或患者有自主呼吸但需要插管时，可选用经光导纤维支气管镜引导进行气管插管。纤维支气管镜是内科的一种常用诊断与治疗器械，由镜体、冷光源和附属设备三部分组成。临床上常用的纤维支气管镜长约 50～60cm，外径 6～8mm。进行纤维支气管镜引导的气管插管时，患者取仰卧位，肩部略垫高，而后行口咽部分的表面麻醉。操作者站于患者头侧，先将镜体与冷光源接通，外涂石蜡油或 1% 丁卡因甘油润滑其插入部，再将气管导管套在插入部外。然后，左手握住控制器，右手夹住插入部，经鼻或经口将镜体连同气管导管插入口腔。经鼻时先将导管从鼻孔插入达口咽部，再将吸引器的特制接头接上，进行临时通气和供氧。纤维镜由吸引器口插入经鼻气管导管前部前进到会厌，先将纤维镜送入声门之间，再将套在镜体上的气管导管向里插入，直至进入气管，并确定好导管的深度。经口插入则较简单，操作时先用手将患者的舌体推开，然后

插入纤维镜，进入口腔后左右旋转导管，调节控制器使顶端对准声门，待患者吸气时插入声门，随即再将气管导管经声门送入气管。最后，退出纤维镜，放置牙垫并固定气管导管。行纤维镜引导下的气管插管同时还可利用纤维镜吸引气管内的分泌物和取出异物等。

（七）环甲膜切开术 当由于某些情况导致不能进行气管插管而又必须迅速地建立人工气道时，环甲膜切开术不失为一个比较好的替代方法。其主要适应证包括：

1. 各种原因所致的气道完全阻塞需立刻给氧、吸痰或人工通气。

2. 因异物、喉头水肿、喉痉挛、会厌软骨炎及气道肿瘤导致呼吸道部分阻塞而呼吸严重困难，需立即建立人工气道。

3. 昏迷患者牙关紧闭而不能行气管插管，或有颈椎骨折不能行气管插管者。

因儿童环甲膜切开有引起声门狭窄的危险，故在情况允许时应尽量选择正规的气管切开术。环甲膜切开为一种创伤性操作，要由有经验的医师进行。操作前准备好手术用刀、钳等，尽量选择对喉损伤较小的气管套管。

主要操作步骤如下：患者取仰卧位，两肩垫高 20～30cm 以充分暴露颈部。术者站于患者左侧，用左手于喉结节下方 2～3cm 处触及环甲凹陷，右手紧握钳把，然后在明视下依次切开皮肤及环甲膜，有落空感后稍稍撑开钳把，取出刀片，将钳头向患者头部倾斜并沿气管长轴向下方推进，然后换用左手持固定器，右手将气管导管于钳头两叶间插入气管，固定于颈部。环甲膜切开留置导管最好不要超过 48 小时，特殊情况下可适当延长，但要做好局部护理，不要发生切口感染。

（八）环甲膜穿刺 环甲膜穿刺法主要用于现场急救。当患者因颈部或颌面部外伤或其他原因导致上呼吸道完全或部分阻塞但尚有自主呼吸时，在手法开放气道的同时，为争取抢救时机，可行环甲膜穿刺术（图 29-0-1）。

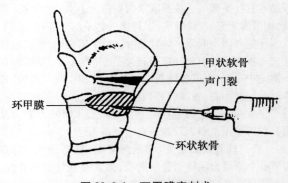

甲状软骨
声门裂
环甲膜
环状软骨

图 29-0-1 环甲膜穿刺术

其主要操作步骤为：术前准备好 16 号针头，患者仰卧位，头尽量后仰，用左手示指扪清甲状软骨与环状软骨间的环甲膜，右手将 16 号针头在环甲膜上垂直刺下，当感觉有落空感并有气体冲出，同时患者的上呼吸道阻塞症状明显改善或解除，说明穿刺成功。环甲膜穿刺还可用于喷射

通气。作此用途时须将 16 号针换成一带有套管的穿刺针,穿刺成功后将针芯取出,套管与喷射呼吸器相连即可进行喷射通气。需要注意的是,由于喷射通气的呼出气要经自然气道排出,故上呼吸道要部分开放(不完全阻塞)才行,如上呼吸道完全阻塞,必须同时另穿刺一粗针头作排气用,并可用作间断吸引。其常见并发症有吹气过度至肺破裂、穿刺部位出血、穿刺不到位引起皮下气肿等,但这些并发症均可通过提高操作技术而避免,如穿刺部位出血较多应采取措施止血,防止血液反流入气管内。环甲膜穿刺喷气仅作为救急措施,必要时或情况许可时应及早行气管插管或环甲膜切开置管。

(九) 气管切开　气管切开术的目的是为了长期进行气道管理。一般来说,气管插管需保留 7 ~ 10 天以上时,或患者神志清醒但需长时间维持机械通气,均应行气管切开术。同气管插管相比,气管切开置管防止了由于气管插管长时间对气管的压迫而导致气管黏膜损伤及发生食管-气管瘘的可能,而且,由于气管切开置管避开了口咽部的自然弯曲,使吸痰更加容易,分泌物排出更加彻底。术前准备:手术刀、剪、止血钳等手术器械和气管导管等。具体操作程序见第二篇第 8 章第三节人工气道的建立。

(十) 经皮穿刺扩张放置气管导管术　也称经皮气管造口(或切开)术,经皮扩张气管切开术是一种微创的、快捷的急救技术,是 21 世纪国际 ICU 的新进展之一,是近年国内外才开展的一项新技术,并发症少,适合于 ICU 的危重患者,尤其是需要紧急进行气管切开的患者,在 ICU 人工气道建立中有很大的应用价值。主要操作步骤如下:

1. 患者仰卧,头后仰。
2. 选择第 2、3 气管软骨环间隙作为穿刺点。

3. 在穿刺点切开皮肤(1cm 横切口),用血管钳稍作钝性分离皮下组织。
4. 注射器(带鞘管)内充入 1 ~ 2ml 水,刺入气管。如果回抽注射器时有气泡,说明已进入气管(图 29-0-2)。
5. 将导丝插入注射器鞘管,进入气管(Seldinger 导引穿刺技术),移去注射器,将导丝前端留在气管内(图 29-0-3)。
6. 用皮肤扩张器扩张皮下组织(图 29-0-4)。

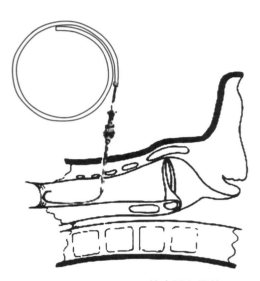

图 29-0-3　Seldinger 技术置入导丝

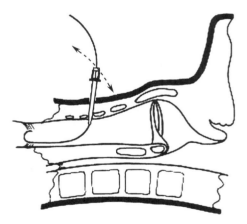

图 29-0-4　皮肤扩张器扩张皮下组织

7. 气切钳扩张皮下组织　合拢气切钳(带小孔),沿导丝滑入,当钳尖端接触气管前壁时,撑开气切钳,扩张皮下组织后,取出气切钳(图 29-0-5)。

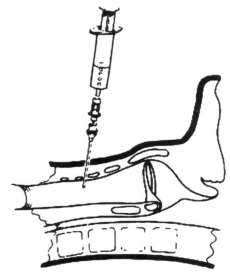

图 29-0-2　带鞘管注射器穿刺

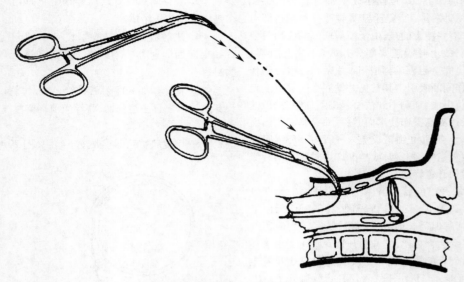

图 29-0-5 气切钳扩张皮下组织

8. 最后沿导丝导入气管套管(图 29-0-6),拔出导丝及套管内芯,确认套管在气管内,固定套管即告手术完成。

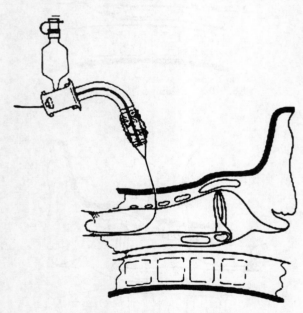

图 29-0-6 沿导丝导入气管套管

二、机械通气

呼吸停止或昏迷患者仅靠口对口或口对鼻人工通气是不够的。口对口或口对鼻人工通气的目的是解决患者的紧急供氧问题,避免因长时间缺氧造成心、脑等重要器官的不可逆损伤,一旦条件具备,应立即建立人工气道并使用呼吸机进行机械通气,确保机体对氧的需求。目前临床上使用的呼吸机种类繁多,究竟什么类型的呼吸机更适合心肺复苏的患者,概括起来说,所有用于心肺复苏的呼吸机必须可以提供准确的气体量和吸入气氧浓度,同时有可靠的监护报警系统来保证患者的安全。

三、非同步直流电除颤

(一)单向波非同步直流电除颤 心搏骤停的流行病学研究显示,80% 左右的心搏骤停类型为心室颤动,而终止室颤最迅速、最有效的方法即电除颤。现在观点认为如果 1 次电击未能终止室颤,则再次电击增加的益处也很有限;2005 版复苏指南推荐在 1 次电击除颤后立即恢复 CPR,而不是以前所指 3 次电击。关于电除颤的理想能量仍无定论,但有一点是确定的,能量越小对心肌的损害也越小,如能量>400J,患者就可能发生心肌坏死。目前临床上主张一开始即用高能量,根据各种除颤仪器的设定,一般为 360J(单向波),如仍然为室颤,则下一次或以后的除颤剂量仍保持不变,简化急救程序。

操作过程:

1. 将适量的导电糊涂到除颤器电极板上和患者胸部(也可用盐水纱布,但不要太湿)。打开除颤器电源并设置到非同步位置,调节除颤器能量至所需读数并开始充电。

2. 用较大压力将一个电极板置于右锁骨下胸骨右侧,另一电极板放在左乳头的左下方,尽量使胸壁与电极板紧密接触,以减少肺容积和电阻。

3. 充电至所需能量,后两手同时按压放电开关。

4. 不应在电击除颤后立即检查患者脉搏和心跳,而应是重新恢复 CPR,5 组 CPR(2 分钟)后再检查脉搏和心律,必要时再进行另一次电击除颤。

5. 如室颤为细颤,除颤前应予以 0.1% 肾上腺素 1ml,使之转为粗颤再行电除颤。

(二)双相波非同步直流电除颤 1996 年美国学者首次使用了双相波除颤器,该仪器为阻抗补偿双相衰减指数(biphasic truncated exponential, BTE)波形,释放 150J 的非递增性电流。通过调整第一阶段的斜抬期和第二阶段的相对持续期可获得阻抗补偿,总的时程为 20 毫秒。动物试验证实了这种波形优于单相的衰减指数波形(MDS

波形）。临床研究比较 BTE 波形的 115J 和 130J 能量与 MDS 波形 200J 及 360J，结果短时间的室颤，第一次电击时低能量 BTE 波形（115J 和 130J）与高能量 MDS（200J）同样有效，而 115J 和 130J 的 BTE 电除颤与 200J 的 MDS 电除颤相比，前者心电图 ST 段的变化更小。另一项临床研究比较了 MDS 波和衰减正弦曲线双相波（Gurich），结果证实双相波终止短时的室颤或室速的效果优于 MDS 波形。

现代生产的 AED 和除颤器几乎都是双向波除颤器，使用直线双向波型除颤首次除颤能量为 120J，使用双向方形波时除颤能量为 150～200J，后续除颤能量相同和选择更高能量；如不清楚厂家提供的除颤能量范围，则可选择 200J。

传统上，除颤是根据"焦耳"即除颤使用的电能量来进行论述的。但这是有局限性和误导性的，因为能量有几种组成成分，每种成分在除颤时起着特殊的作用。1 个焦耳包括发放的电流量，电流流通持续时间及驱动电流通过胸部组织的电压。电流，即电子流，实际上终止心律失常的本质是足够的电流。能量用焦耳为单位计量，用于描述除颤器必须做多少功以产生电流脉冲；而对某些除颤器而言，设定的能量并不表示发放能量的实际量。除颤器显示的心室除颤或心房电复律的焦耳数并不等同于通过心肌的电流量。更重要的是，没有充分数据证明能量（焦耳）与电击诱发心脏损伤的潜在危险有关。与危险直接相关联的是电流量的大小。美国心脏协会（AHA）与欧洲复苏协会（ERC）建议较好方式是用"电流作为除颤基本衡量因素"的方式来衡量是否给患者发放适宜电击。

四、紧急心脏起搏

人工心脏起搏系统是利用外源性电流尖端发放电脉冲，导致心肌除极，促进心脏机械性收缩。在严重心动过缓、心搏骤停而心脏尚有氧合作用时，有节律的低电压刺激能保持心脏搏动，但心肌缺氧或酸中毒的难治性电机械分离对起搏不起反应。

（一）**起搏的适应证** 临时起搏器用于紧急情况下为争取时间，或估计短期内病变可恢复的缓慢心律失常，如急性心肌梗死合并高度房室或三支阻滞并发阿斯综合征，心肌炎、心肌病、药物中毒、电解质紊乱引起的严重心动过缓；用于预防性保护性起搏，如无症状房室传导阻滞或严重心律失常患者施行大手术时，心脏直视手术时，术中出现三度房室传导阻滞者，以及安装心脏永久起搏器之前；顽固性心动过速药物及电复律失败，或对电击有禁忌者可用超速抑制。

永久起搏适用于各种原因所致的不可逆的心脏起搏或传导功能障碍如心脏传导阻滞及 SSS 综合征伴心源性晕厥发作或充血性心力衰竭、心绞痛及进行性氮质血症；其他如颈动脉窦性晕厥合并心动过缓等。对于顽固的致命心律失常，可选用能自动除颤、或能自动进行超速抑制的高精密起搏器。

经皮起搏也在最近的多项试验中得到研究。通常不推荐将起搏用于心脏停搏患者。随机对照试验研究了院外或急诊对心脏停搏患者实施起搏，提示入院率或存活至出院率均无改善。然而，对心动过缓且用阿托品或其他变时性药物无反应的患者，给予起搏是合理的。所以，选择的顺序应为先使用增加心率的药物，如无反应，可以尝试经皮起搏，仍无反应，可以考虑放置心室起搏器。

体外起搏器是通过两个圆盘形皮肤电极，用 25～150V 直流电刺激 2～3 毫秒，频率 75 次/分钟，阴极置于心尖上方（V5 位置），阳极放在胸骨左缘第 3 肋间。但由于所需电流大，引起胸壁肌肉抽搐及局部疼痛且起搏效果不很确切，已基本不用；可选用经胸壁直接刺激心肌起搏法。一旦条件许可，立即改用经静脉心内膜电极起搏法。

（二）**临时性经静脉起搏操作方法** 紧急经静脉临时心脏起搏术前应做好术前准备。术前准备包括家属签字，检查起搏器及所用电极与导线，检查凝血机制，准备液路、抢救药品及监护器，备皮，用镇静药。

1. 在心电图指导下通过锁骨下静脉（或颈内静脉、前臂静脉或股静脉）插入导管至右房或右室，插入的单电极为负极，阳电极置于皮肤上。而双极电极均送入右心。若在心房起搏，则将电极紧靠右房上 1/3 及上腔静脉口下方，如有房室传导阻滞应行右室起搏，即送至右心室尖部，嵌入肌小梁固定。心内膜电极的定位应经过 X 线透视，导管电极在右房内要有一小弯度，电极远端在右心房中部水平横过脊柱向左，表示电极已进入右心室，透视下导管顶端指向前方，说明导管在右心室，指向后方则在冠状窦，为避免导管误入冠状窦，可将导管插到肺动脉然后再拉回右心室。

2. 将双极导管末端负极和心电图 V1 相连，记录心腔内心电图：如在右房，P 波倒置；右室腔内心电图呈 rS 型伴 S-T 段抬高，体表心电图呈左束支阻滞图形；如为右束支阻滞图形，则可能误入冠状窦或电极穿透心肌。

3. 测定起搏阈值，先用 5～10mA 电流，然后逐渐将强度减少至最小为起搏阈值，通常为 0.5～1.0mA，一般不超过 1.5mA。起搏阈值越低，表明电极安置越好。然后用高于阈值 1 倍以上强度起搏。

4. 起搏成功后，让患者改变体位，咳嗽及深呼吸，并核实导管端没有脱位，固定在右心尖部，最后缝合固定包扎。

5. 如果患者病情危急不允许搬动，即在床旁无 X 线透视下进行盲目插管。将双极导管末端连接心电图胸前导联进行监测：当导管到达右房上部，P 波倒置振幅增大，QRS 波群呈 qR 型，T 波倒置；导管到右房中部，P 波双向，QRS 波群呈 QR 型，T 波倒置；导管通过三尖瓣，P 波直立，QRS 波群呈 rR 型，导管紧贴右室内膜时出现 S-T 段抬高。

（三）**紧急心脏起搏注意事项** 由于起搏器本身的结构特点是具有感知和起搏两个独立的功能，所以在起搏术中可单独或同时出现以下障碍。比较常见的起搏功能障碍有：

1. **起搏信号振幅改变** 幅度增高见于双极系统中绝缘系统不良而漏电；幅度减低比较多见，是由于双极系统中脉冲发生器失灵、电极之间短路或部分导线折断；起搏脉冲信号的额面轴发生改变见于心内膜导管电极移位；呼吸运动也可使电轴发生轻微改变。

2 起搏脉冲外出阻滞 当自身心率下降时,起搏脉冲按时出现,但心室不被应激或间歇应激。

心电图表现脉冲信号后 QRS 间歇出现甚至无 QRS 波,见于:①导管电极与心内膜接触不良甚至脱离;②Q-T 间期延长或脉冲落在心室的不应期内;③心肌因缺氧、酸中毒、电解质紊乱导致心肌应激性下降,对脉冲刺激反应性下降;④导线在体内部分绝缘系统破裂漏电;⑤起搏器输出电压或电流强度不足,或起搏阈值增高。纠正方法:增加电量输出强度,检查导管电极位置,导线是否漏电,更换电池或进一步处理;⑥起搏脉冲消失:原因有导线断裂、起搏输出端与导线连接分离、脉冲发生器构件失调、电池耗竭。

3. 判断起搏感知功能障碍 必须在心电图中同时记录到起搏心律与自主心律。遇到感知障碍,调整起搏器的感知灵敏度即可纠治。常见感知功能障碍有:

(1)感知过度:起搏器感知后的逸搏间期明显长于预定逸搏间期,甚至导致心脏不适当地抑制而出现临床症状。常见于起搏器感其后电位及生理电压如 T 波;导线断裂或连接松弛也可产生假信号及外界磁场干扰,导致起搏不规则。

(2)感知消失:在起搏器不应期外提早出现的自主心律其后未见起搏逸搏间期,心电图显示提早出现的自主心律呈插入型期前收缩。常见原因为起搏电极与起搏器正负极接反、电池耗竭或起搏电路构件故障。

(3)感知功能减退:起搏器对其不应期外提早出现的自主心律有时能感知,有时不能,或感知后下一个起搏脉冲推迟出现,且自主 QRS 至该起搏脉冲的间距,短于起搏器原定的逸搏间期。常见于自主 QRS 电压太低或电池耗竭。

五、复 苏 药 物

(一)给药途径

1. 静脉内给药 心肺复苏开始后,应尽快建立静脉通路,以供输液及用药之需。初期复苏期间一般多采用上腔静脉系统内静脉给药。

2. 经气管支气管树给药 如一时静脉通道不能建立而气管插管已成功时,可将复苏药物以静脉用量的 1～2 倍加等渗盐水稀释至 10ml 左右经气管插管注入气管支气管树,因肺内丰富的毛细血管网,药物作用速度和静脉内给药无明显区别。

3. 心内注射 因心内注射可刺破胸膜引起气胸;损伤心脏及冠状动脉;心内注射时때胸心脏按压必须停止等缺点,故临床上不主张心内注射。在特殊情况下必须经心内注射给药时为减少并发症,可采用剑突旁路径(穿刺针自剑突左侧刺入,向上后方推进)将复苏药物静脉用量的半量注入心内。

(二)一线复苏药物

1. 肾上腺素 应用最广泛的儿茶酚胺类药物,兼有 α 及 β 受体的兴奋作用。其 α 受体作用可使全身外周血管收缩(不包括冠状血管及脑血管),进而增加主动脉舒张压,改善心肌及脑的血液灌注,促使自主心搏的恢复。肾上腺素的 β 受体作用在心肺复苏过程中因可增加心肌耗氧量,故弊大于利,但若自主心跳一旦恢复,因其可提高心肌的收缩力,增加心输出量,改善全身及脑的血液供应,故又变得有益。另外,肾上腺素可以改变细室颤为粗室颤,有利于早期实施电除颤。肾上腺素适用于各种类型的心搏骤停。

标准用法:室颤和无脉性室速时,标准剂量 1mg/次,IV/IO(静脉途径/骨髓腔内给药),如未建立 IV/IO 通路,气管内给药 2～2.5mg,每 3～5 分钟重复,到目前为止并没有大规模临床试验证实大剂量肾上腺素提高存活率和改善神经系统恢复。

2. 胺碘酮 静脉使用胺碘酮的作用复杂,可作用于钠、钾和钙通道,并且对 α 受体和 β 受体有阻滞作用,可用于房性和室性心律失常。首选用于初始治疗的血流动力学稳定的宽的 QRS 心动过速,也用于有心功能不全的患者。

患者对 CPR、除颤、肾上腺素、血管加压素无反应时可考虑使用,临床研究证实胺碘酮可提高这类患者的存活率。

用法:首剂 300mg,IV/IO,如无效,可追加 150mg。

3. 利多卡因 为治疗室性心律失常的首选药。它可通过抑制心肌缺血部位的传导性,改善正常心肌区域的传导性,使室颤阈值提高,心室不应期的不均匀性降低,且对血流动力学影响小。适用于室性颤动。

用于室颤或无脉室速的患者。3 组随机对照研究显示,和胺碘酮相比,ROSC(自主呼吸循环恢复)率低,且更易发生心室停搏,可作为胺碘酮的替代品。

用法:1～1.5mg/kg,首剂,间隔 5～10 分钟增加 0.5～0.75mg/kg,最大 3mg/kg,IV。

4. 硫酸镁 用于尖端扭转型室速时。

用法:1～2g,用 5% 葡萄糖 10ml 稀释,5～20 分钟内,IV/IO。

(三)二线复苏药物

1. 血管加压素 血管加压素作为新的复苏一线药物,实际上是一种抗利尿激素,主要是通过直接刺激平滑肌 V_1 受体收缩周围血管而发挥作用。当给药剂量远远大于其发挥抗利尿激素效应时,它将作为一种非肾上腺素能样的周围血管收缩药发挥作用。CPR 时血管加压素与 V_1 受体作用后可引起周围皮肤、骨骼肌、小肠和脂肪血管的强烈收缩,而对冠脉血管和肾血管床的收缩作用相对较轻,对脑血管亦有扩张作用。血管加压素是一种有效的血管收缩药,可以用来治疗伴有顽固性休克的室颤患者,可作为除肾上腺素外的另一种备选药物。

2015 年心肺复苏指南认为联合使用没有优势,已经从流程中去除。

2. 阿托品 具有副交感神经拮抗作用,通过解除迷走神经的张力而加速窦房率和改善房室传导。研究未显示在复苏中的优势,从 2010 版指南开始,不再建议在治疗无脉性心电活动/心搏停止时常规性地使用阿托品,并已将其从高级生命支持的心搏骤停流程中去掉。目前,高级生命支持和儿科高级生命支持（PALS）中的建议和流程对无脉性心电活动/心搏停止的治疗保持一致。

3. 碳酸氢钠 很长时间以来一直作为心肺复苏时的一线用药,用药目的主要是纠正组织内酸中毒。但现在的观点认为,在心跳呼吸骤停早期,主要是由于呼吸停止所继发的呼吸性酸中毒,如过早给予碳酸氢钠则可引起不利反应,因为:

（1）碳酸氢钠在体内可致短暂的碱中毒,使氧解离曲线左移,减少血红蛋白中氧的释放,加重组织的缺氧。

（2）电解质平衡紊乱,降低游离钙和非游离钙之比,使血清中钾离子进入细胞内。

（3）诱发恶性心律失常,并产生高血钠,增加血浆渗透压。

（4）碳酸氢钠本身可直接抑制心脏功能,并降低儿茶酚胺的活性。

（5）碳酸氢钠在体内分解产生二氧化碳:一般来说,药物生成的二氧化碳需用更大的过度通气方可排出,而且二氧化碳较碳酸氢根和氢离子更易通过血脑屏障,若未采用过度通气将二氧化碳呼出,当给予碳酸氢钠使血的 pH 值升高时,由于碳酸氢钠分解产物二氧化碳经血脑屏障弥散入脑,脑的 pH 值非但没有升高,相反却明显降低,最终导致脑水肿。

由于以上原因,有的学者主张不应积极地使用碳酸氢钠,除非在有效通气及闭胸心脏按压 10 分钟后 pH 值仍<7.2 或心搏骤停前即已存在代谢性酸中毒或伴有严重的高钾血症。

六、纠正心跳呼吸骤停后酸中毒的措施

心跳呼吸骤停后,由于体内蓄积的 CO_2 不能经呼吸道呼出,所以,在心跳呼吸骤停后的 5~10 分钟内,以呼吸性酸中毒为主,如在此期间内迅速建立人工气道并实施有效的人工通气,呼吸性酸中毒大都能够缓解;但如未及时采取措施纠正呼吸性酸中毒,则特征性地出现静脉系统中 CO_2 分压升高,使 CO_2 从血液弥散至心肌细胞和脑细胞,造成心肌功能和大脑功能受到抑制,同时由于机体在缺血缺氧条件下主要依靠糖酵解产生 ATP,导致代谢物乳酸堆积,最终在呼吸性酸中毒的基础上并发代谢性酸中毒。代谢性酸中毒的害处有可加重体内血管扩张,增加毛细血管的通透性;电解质的紊乱;拮抗儿茶酚胺,发生传导阻滞;降低心肌细胞的室颤阈值并直接抑制心肌功能。

从以上酸中毒的发展过程可以看出,心跳呼吸骤停后机体首先发生呼吸性酸中毒,其次才是代谢性酸中毒,在此情况下,必须采取切实措施来纠正呼吸性酸中毒。具体措施:迅速有效地解除呼吸道梗阻和建立有效通气。

七、开胸心肺复苏的指征和方法

（一）指征 由经过训练,有一定技能经验和设备的医师进行开胸 CPR 是安全的,且血流动力学较胸外 CPR 为佳。但如心搏骤停>16 分钟又未进行 CPR 者,或为慢性呼吸系统疾病,癌症晚期,尿毒症患者不作开胸 CPR。

（二）适应证

1. 经适当的短暂体外心肺复苏后,仍不能产生人工的颈或股动脉搏动,无自主循环恢复,应尽快进行开胸心肺复苏。

2. 胸廓和脊柱畸形,严重肺气肿不能胸外按压者。

3. 胸部严重创伤,多根多处肋骨骨折,连枷胸,张力性气胸。

4. 心脏贯通伤,挤压伤,疑有心脏压塞,以及心胸外科手术后的患者。

5. 疑有大的肺栓塞,开胸方法可以打碎或取去栓子,可迅速进行体外循环。

6. 若为体温过低导致心搏骤停,开胸心肺复苏可以用温盐水直接加温心脏,这对除颤是必要的。

7. 当胸廓已经打开（如在手术室里的患者）。

（三）操作步骤

1. 医师进行气管插管并持续正压通气。

2. 可不消毒进行直接开胸。左胸第 4 肋间前外侧切口,直接快速切开皮肤、肌肉、胸膜而进胸。

3. 用胸腔撑开器撑开胸腔暴露心包,如暴露欠佳,可用刀切断第 5 肋软骨。

4. 沿膈神经前方 2cm 纵行切开心包,右手直接进行心脏按压。

5. 按压同时观察皮肤颜色、动脉搏动及呼吸瞳孔情况。

6. 需要除颤时,电极板用盐水纱布包裹并带有绝缘把手,置一电极于心脏后的左室上,另一电极位于心脏前表面,开始用 0.5J/kg,无效时逐步增加能量。

（四）按压方法

1. 单手心脏按压 右手拇指放在心脏前面右心室前壁,其余四指并拢深入心脏后面紧贴左心室后壁,握住心脏,拇指与其余四指对合,有节律按压,速率 60 次/分钟。按压时不可用指尖,易损伤较薄的右室壁造成穿孔大出血。

2. 双手心脏按压 单手按压手疲劳时可改为双手按压,术者右手置于左心室后壁,左手放在右心室前壁双手合拢按压心脏。开胸后可不切开心包行心脏按压,但效果较差,一般可作为切开心包前过渡,不要中断心脏按压。

（王郝 于学忠）

第 30 章

长程生命支持

心肺复苏取得初步成功后,患者必须住进 ICU,在严密监护下,继续接受治疗,即为长程生命支持(prolonged life support,PLS)。PLS 包括内容如下。

一、维持循环功能

继续给予心电监护,及时处理各种突发情况。根据患者情况,选用强心、抗心律失常及血管活性药物,适当输血补液,对血流动力学不稳定的心动过缓患者,应使用临时心脏起搏器,尽最大努力确保循环功能的相对稳定。以维持心、肾、脑等重要器官的血液灌注。

二、维持呼吸功能

监测动脉血气变化情况,根据血气分析结果,调整有效通气指标及吸氧浓度,以保证组织的供气。对疑有吸入性肺炎、气胸、肺水肿或 ARDS 的患者应进行胸部 X 线或 CT 检查,并采取相应治疗措施。

三、维持水、电解质平衡及酸碱平衡

心肺复苏成功后继续监测体内水、电解质及酸碱平衡变化情况,纠正可能出现的水、电解质失衡及酸碱失衡。

四、监测肾功能

监测尿量及肾功能变化,以防因心、肺停止继发急性肾衰竭,根据肾功能需要调整相关药物的剂量。

五、监测颅压

为保证中枢神经系统功能恢复,应随时监测颅压变化,使其保持在 15mmHg 以下,必要时可静脉滴甘露醇,呋塞米以降低颅压。必要时可给予一定量的皮质激素,通过稳定细胞膜防止脑水肿及促进水肿的吸收。

六、胃肠系统

病情允许时应尽早恢复胃肠营养,必要时插管予以鼻饲。在不能进食时应通过胃肠外营养(PN)保证患者的营养。

七、脑复苏的措施

在心肺复苏的患者中,约 50% 死于中枢神经系统损伤,20%~50% 生存者有不同程度的脑损伤。基于此,脑复苏的研究越来越受到重视,脑复苏的措施见第 33 章"脑复苏"。

（王郝 于学忠）

第 31 章

儿童和新生儿心肺复苏

在心肺复苏中,我们称<1 岁者为婴儿,1~8 岁者为儿童,对这些患者须采取特殊的急救方法。8 岁以上的儿童则采用与成人相同的心肺复苏法。婴儿与儿童的心肺复苏术与成人的基本相同,也是保持呼吸道通畅、人工呼吸、人工循环。在新生儿和儿童中,心搏骤停的原因是多样化的:最常见的是交通事故,溺水,烧伤,中毒,婴儿猝死综合征(sudden infant death syndrome,SIDS),异物造成的气道阻塞和窒息,呼吸道或呼吸系统的感染以及先天性心脏病。在成人中,则主要是继发于严重的冠状动脉疾病,绝大部分合并恶性的室性心动过速性心律不齐。在儿童中,常见的是低氧血症和气道阻塞,造成慢性心律不齐和心脏

停搏,而其中仅有 10% 的心律不齐是室性心动过速性心律不齐。由于与成人不同,对于儿童,恶性的室性心动过速性心律不齐不是常见的原因,因此,常规的,快速的去除纤颤通常不是最急迫要解决的问题。

体重必须得到准确的测量和评估,以便计算用药的剂量。药物剂量以毫克计,并根据药物浓度换算为毫升,这个过程经常延误时间,以至可能造成严重的错误。

一、新生儿的评价和生命维护

对新生儿的评价常采用 Apgar 评分系统(表 31-0-1)。

表 31-0-1 Apgar 评分表

体 征	评分标准*		
	0 分	1 分	2 分
皮肤颜色	青紫或苍白	身体粉红,四肢青紫	全身粉红
心率	无	<100 次/分	>100 次/分
呼吸	缺乏	不规律,慢	正常,哭声响
对导管插鼻/触觉刺激的反射性反应	无	面部动作,如皱眉	打喷嚏,咳嗽
肌肉张力	松弛	四肢略屈曲	四肢能活动

注:*出生后 5 分钟评分,7~10 分为正常;4~6 分为中度窒息;0~3 分为重度窒息

评分的项目部分是依据生理的成熟度,如皮肤颜色、肌肉张力、对鼻导管插鼻的反射性反应;生后 5 分钟评分 7~10 分为正常,4~6 分为中,0~3 分为低。低 Apgar 评分不仅是产后窒息的指征,也与是否发生长期的神经功能障碍有关。新生儿长时间(10 分钟以上)的低 Apgar 评分,在 1 年内死亡率增高,即使活下来也有脑瘫的可能。

新生儿最初的支持包括:连续的评估和迅速的气道状态评估和维护,排除梗阻,并给予吸引,通气和给氧。对新生儿的触觉刺激(如弹脚心、摩擦后背)是促进规律性,自主性呼吸所必需的,必要时,应给氧,面罩给氧速度为 10L/min,直接用氧气管给氧的速度为 5L/min。

二、基础生命支持

C——Circulation:对婴儿检查脉搏,一般检查肱动脉,它位于上臂内侧,肘与肩的中点。婴儿胸外按摩的部位在

胸骨中部,两乳头之间的连线上,儿童的按摩部位较婴儿为低,成人则更低。婴儿用中指、示指两个指头进行按摩;对儿童用一只手掌根,按压深度为胸部前后径的 1/3,大约相当于婴儿 4cm,儿童 5cm;每分钟 100~120 次。2015 年心肺复苏指南指出所有年龄段的患者(新生儿除外,新生儿 CPR 中所指出生后第一小时还没有离开医院的新生儿)心脏按压和人工呼吸的比率均为 30:2。

A——Airway:儿童心肺复苏法开始同成人一样先判定意识是否消失,然后判定呼吸是否停止,抢救者看不见正常呼吸时,应马上进行呼吸急救。

B——Breathing:抢救者的嘴必须将婴儿的口及鼻一起盖严;如对象为儿童就像对成人一样,捏住鼻子,套住嘴进行人工呼吸。吹气时先迅速连续的呼气两口,以便打开阻塞的气道和小的肺泡,避免肺脏回缩。吹气的力量以胸廓上升为度,人工呼吸的频率,1 名施救者为 30:2;2 名施

救者为 15:2。

三、进一步生命支持

（一）**气道** 儿童上呼吸道解剖与成人不同的是：头大，脸小，下颌骨、鼻和颈相对短小；舌头相对于口腔是大的；喉的位置较高，角度更前倾；会厌长，最狭窄的部分在环状软骨下声带处，因而可在儿童应用无套管的气管内插管（与成人不同），使气道内敏感的黏膜的损害降低到最小程度。气管插管和面罩须根据年龄选择合适的尺寸。

（二）**建立血管通路** 医师应掌握在各种部位建立血管通路的技术，因为有些不常用的部位在特殊情况下却很重要（如烧伤或创伤后）。虽然理论上对于各种年龄，中心静脉插管都是最常采用的，但对于新手却很难成功，准备两只大口径的插管以供选择。推荐选择经股静脉、颈静脉、锁骨下静脉穿刺以及隐静脉切开。对于输注血液、胶质液、晶体液，所有的 CPR 药物以及持续的药物输液，在 6 岁以下小儿采取胫骨骨髓腔留针是安全而有效的。在新生儿，需建立紧急血管通路时，采用脐静脉套管插入的方法相对较简单。

（三）**心脏除颤和心律转复** 心脏除颤很少用，因为室颤很少见，在除颤之前应先抗休克。除颤时，必须选择合适的电极尺寸：新生儿和婴儿（0～12 个月）需用儿科的电极板；学前儿童、学龄儿童和青少年需用成人的电极板。并给予合适的除颤"剂量"。但是，很多通常用于儿科 CPR 的除颤机的能量设置为标准的大增值，不可能在休克时根据体重进行准确的校正。因此，应对除颤功能量设置的数值和范围进行评估，尽量设置合适的级别增值。

心律复位用于治疗有症状的快速室上性和室性心律不齐，但对于新生儿和幼小儿童十分困难，因为他们需要的剂量仅是成人的 1/10～1/2。所以最好从最低的推荐剂量开始，逐渐增大，直至预期疗效出现。

四、心搏骤停后期的评价和治疗

成功的 CPR 之后，紧接着必须考虑多器官功能衰竭的病理生理学。测体温，维持中性温度环境，导尿管集尿监测尿量，插鼻胃管（特别是行气管插管的患者）是很重要的。用修订后的 Glasgow 昏迷量表评价神经系统功能，维持代谢性内环境稳定，维持心血管稳定，继续治疗相关的疾病，转入 NICU 进一步监护治疗，防止多器官功能不全的发生。

（王郝 于学忠）

第 32 章

复苏中的特殊问题

特殊情况下的心跳、呼吸停止,需要复苏者调整方法进行复苏。这些特殊情况包括:创伤性心搏骤停,低血容量,心脏压塞,淹溺及触电事故时出现的心跳呼吸停止。急救人员要仔细注意在各种情况、复苏强度和技术的不同点。

一、创伤性心搏骤停的急救与复苏

对于创伤后心搏骤停应与原发性的心搏骤停一样按照 BLS 与 ALS 救治。在创伤复苏时"初期评估"是必需的,快速评估、稳定气道、呼吸和循环,必须预测、快速确定和立即治疗危及生命的情况,建立有效的气道、供氧、通气和循环。

对创伤性心搏骤停的复苏的同时应迅速评估潜在的心肺功能恶化因素并积极进行纠正。

常见潜在的导致心肺功能恶化的原因包括:

1. 伴发于心血管损伤的严重中枢神经系统损伤。

2. 由于中枢神经损伤、气道阻塞、胸腔开放或气道塌陷断裂导致呼吸系统障碍而致低血氧。

3. 对重要脏器的直接损伤,如心脏、大动脉、肺脏、肝脏。

4. 潜在的医源性或其他情况导致的损伤,如电击伤或驾驶员的突发性室颤。

5. 张力性气胸或心脏压塞导致心输出量减少。

6. 失血导致低血容量使携氧能力下降。

7. 寒冷环境导致的继发性低体温。

抢救者应寻找并封闭明显的开放性气胸,开放性气胸封闭后,可能会出现张力性气胸,所以必须进行减压。血胸也影响通气和肺部伸展,采用输血和胸腔闭式引流来治疗血胸,如果出血严重、持续,考虑外科检查。如果患者有连枷胸,那么通气不足以维持氧供,可以通过正压通气来治疗连枷胸。胸廓切开心脏按压无法改善院外钝性创伤性心搏骤停的预后,但可以拯救穿透性胸部创伤患者的生命,尤其是心脏穿透伤,当要及时给穿透性患者容量补充时,应立即开胸以直接处理心脏情况,例如心脏压塞、胸腔内外的出血。当贯穿伤在左胸或贯穿伤伴发低心输出和心脏压塞症状时(颈静脉怒张、低血压、心音遥远),应考

虑心脏穿透性损伤。

严重无法控制的出血或心、胸、腹损伤时很难复苏,这时需外科手术治疗,适应证包括:容量复苏后血流动力学不稳定;过多的胸腔引流量(总量>1.5 ~ 2.0L 或连续>300ml/h);胸片示大量血胸;可疑心脏损伤;腹部枪击伤;腹膜刺激征阳性(尤其有持续出血);严重实质脏器或肠损伤等。

二、低血容量下心搏骤停的急救与复苏

常见引起低血容量的原因有:严重腹泻、剧烈呕吐、大量排尿或广泛烧伤时大量丢失水、盐或血浆;食管静脉曲张破裂出血、胃肠道溃疡引起大量内出血;肌肉挫伤、骨折、肝脾破裂引起的创伤性休克及大面积烧伤等。低血容量性休克是体内或血管内大量丢失血液、血浆或体液,引起有效血容量急剧减少所致的血压降低和微循环障碍,因此低血容量下心搏骤停复苏成功的基础在于迅速补充血容量以促进循环功能的恢复。迅速有效的血容量补充应遵循扩充血容量,携氧和止血功能三个方面,避免顾此失彼的问题。

(一)恢复有效循环血容量 复苏的液体分为晶体溶液和胶体溶液两大类。晶体溶液有等渗和高渗溶液,胶体溶液有人工和天然之分。等渗溶液相当于细胞外液,是在抢救低容量性休克患者时常用的基本溶液,即恢复有效循环血容量是以维持细胞外液为主要目的。常用的等渗溶液用 0.9% 氯化钠溶液,乳酸复方氯化钠溶液等。目前使用的高渗溶液主要是 7.5% 氯化钠溶液,它的优点是适合于急诊抢救,有扩充血浆容量、增加回心血量、升高血压、扩张小动脉、增加心脏收缩力量和利尿等作用。维持时间约 2 小时左右。虽然价格便宜,使用方便,但一次不能大量使用,用量以 4ml/kg 为宜。

(二)维持血液携带氧的功能 晶体溶液和人工胶体溶液都缺乏携氧的功能。由于扩充容量、降低血液黏度、血液稀释后改善微循环,可改善对组织供氧。但是红细胞比积不能<0.2,达此下线应补充红细胞或其他可以携氧的溶液,如氟碳、无基质血红蛋白、人造红细胞、交联血红蛋白和遗传工程人体血红蛋白等。

（三）维持正常止血功能 晶体溶液、人工胶体溶液都不含有血小板和凝血因子，天然胶体中库存全血的血小板和凝血因子也大都破坏。中等度（300ml）以下失血的治疗，临床上输血输液不存在问题，但严重失血（>3000ml）时的救治，大量输入不含凝血因子和血小板的溶液，会发生凝血功能障碍。

此外在积极液体复苏的同时可予以应用适当的升压药物，增高冠状动脉灌注压，提高复苏的成功率。对于经积极容量复苏血流动力学仍不稳定的患者应针对病因进行外科手术治疗。

三、心脏压塞下心搏骤停的急救与复苏

心脏压塞时心包内容积-压力关系有一临界点。在此临界点之前随心包内填塞的液体容量的增加压力增加不明显，此时心排量仅轻微减少；当心包内填塞的液体容量逐渐增加达到临界点时，心包内的压力迅速上升，心脏受压，影响心脏扩张，导致心脏舒张功不全，腔静脉回心血量减少，从而心排量急剧下降。因此，有时抽去少量的心包积液、积血，就可能恢复心脏的充盈和心输出量，使循环功能恢复。否则患者可因心输出量锐减以致死亡。

心脏压塞的临床表现为颈静脉怒张、低血压、心音遥远。引起心脏压塞的原因有：感染性（如结核）、非感染性（如风湿性、尿毒症性）和创伤性（如心脏穿透性损伤）。鉴于心脏压塞对循环恢复的影响，解除心脏压塞是提高复苏的关键所在，其方法有：心包穿刺，心包穿刺持续引流及心包开窗引流等。但对心脏穿透性损伤、心包内存在活动性出血等情况，应立即外科手术治疗。

四、溺水患者心搏骤停的急救与复苏

溺水最严重、有害的后果是低氧血症，缺氧持续时间长短是决定预后的关键因素，因此要尽快恢复供氧、通气、灌注。现场立即复苏对于溺水后存活及神经系统功能恢复是必需的，这要求现场目击者提供心肺复苏和即时接通急救医疗服务系统。那些到达医院后存在自主呼吸和循环的患者通常预后均较好。缺氧可以产生多器官损害和并发症，包括缺氧性脑病、急性呼吸窘迫综合征。这些并发症与患者复苏后治疗有关，溺水者可发生原发或继发性低温。标准基础生命支持顺序不更改，但溺水患者心肺复苏时有一些问题需要注意和强调。

（一）水中急救 抢救溺水患者时，救援人员应使用一些运输工具（船、救生筏、碎浪艇、漂浮装置），尽快到达患者处，救援人员必须时刻注意自身安全，减少自身及患者危险。所有患者都应视为可能潜在脊髓损伤，应给予治疗，固定颈、胸椎。溺水患者脊髓损伤可能与跳水及相关娱乐设施有特殊关系，当无目击者时，对溺水者应按可疑脊髓损伤处理。呼吸救治应尽快进行，患者被移出水面后方可进行胸外按压，除非患者极小可被救援人员前臂托起

或使用漂浮装置，在水中不可能完成胸外按压。正确使用水中漂浮装置复苏需经过训练。

（二）呼吸救治 对溺水患者治疗首要措施是立即口对口（或口对鼻）人工呼吸，立即开始呼吸救治与生存呈正相关。一旦患者的气道可以开放，营救者安全能够保证，就要开始呼吸救治，这通常在患者处于浅水中或移出水面后完成。如果在水中救援人员捏住患者鼻孔、支持头部、开放气道有困难，可采用口对鼻呼吸取代口对口呼吸。此时不必清除气道内误吸水分，一些患者因喉痉挛或屏气未误吸任何水，大多数溺死患者仅误吸少量水，且水被快速吸收入循环。

（三）闭胸心脏按压 将患者移出水面后立即开始检查循环指征，一般救援人员将检查普通循环指征（呼吸、咳嗽、或对呼吸救治的反应性运动）；医疗人员将检查包括中心脉搏在内的循环指征。在患者溺水，特别是合并低温时脉搏很难发现。如无循环指征，立即开始闭胸心脏按压，但不能在水中完成；如无循环指征，应使用自动除颤仪评估，出现可除颤心律应努力除颤，室颤患者出现低温且核心体温<30℃给予最多3次除颤，假如3次除颤无效，转回基础生命支持，直到核心体温升至30℃以上为止。

五、触电患者心搏骤停的急救与复苏

电击伤患者可能有各种损伤，从间断的麻木到由于高压、强电流造成的心脏停搏。决定电击伤严重程度的因素包括：传输能量的大小、电压、电阻性、电流类型、接触时间和电流路径。虽然家用电流足可以致死（美国、加拿大110V，欧洲、亚洲、澳大利亚220V），但高强度电流将导致更严重的损伤。与大多数家用的60Hz或更高频率电流接触，可致肌肉强直性收缩而阻止从电源脱离，因而导致长时间暴露于电流下，另外交流电频率的改变使其很容易作用于心电周期，引发室颤，类似于R-on-T现象。穿胸电流（如手→手通路）较肢体电流（手→足，足→足）通路更易致死，主要因为电流直接影响或冠脉痉挛，导致心肌损伤。

触电患者心跳呼吸骤停的机制：呼吸停止可能由多种机制引起：电流通过大脑、造成呼吸中枢功能的抑制；电流引起膈或胸壁肌肉的痉挛性收缩，呼吸肌的长时间麻痹，可持续到电击中止后数分钟。如果呼吸停止，心脏停搏就可能出现，电击伤的基本原因是心肺功能骤停，电击可直接导致室颤或心室收缩停止，不同强度电流可导致其他严重的心律失常，包括室颤、室速。

抢救者必须使伤者立即脱离电击，确定伤者心脏、呼吸状况，电击后，伤者呼吸、循环或两者都会迅速衰竭。可出现窒息、意识丧失、循环衰竭。复苏的指征（适应证）是广泛的，甚至包括那些出现死亡征象的人，该类患者预后难以预测，因为电击的强度和时间未知。然而，伤者多为年轻人，多无心肺疾患，如能立即提供心肺功能支持，生存希望很大。如果自发性呼吸、循环消失，按照常规ABCD技术原则急救，包括EMS系统应用，快速CPR，和使用

AED,对心脏停搏或 VF 患者可行心电图监测。保证呼吸道通畅,提供通气和足够的氧气。

触电后的心搏骤停复苏的调整:如果伤者有头或颈部创伤,救治中要注意保护脊髓。电击伤通常引起相关的创伤,包括脊髓损伤、肌肉痉挛、强直引起的骨折;对于面部、嘴、颈前烧伤患者来讲保持呼吸道通畅很困难,迅速出现的软组织肿胀,更可使气道插管很困难,因此在气道阻塞症状出现前就应进行插管;电击伤患者常伴有低血容量休克和严重组织损伤,迅速输注液体是抗休克和纠正体液丢失的有效措施,液体输入应当充分,保持利尿,以利于组织损伤、破坏产生的肌球蛋白、钾和其他副产物的排出。

（王郝　于学忠）

第 33 章

脑 复 苏

心搏骤停时全脑立即处于一种完全缺血缺氧状态,心脏自主循环恢复后再灌注损伤,脑组织则又发生一系列继发性病理生理改变,都可造成脑功能损害。因此,早在 20 世纪 60 年代就开始强调心搏骤停后脑功能恢复的重要性,把之看成与恢复心脏自主循环同等重要。尽管如此,大多数心肺脑复苏患者没有恢复神志就已去世,而复苏后长期存活患者中更有高达 10% ~ 30% 留有永久性脑功能损害。基于此,脑复苏的研究越来越受到重视。对复苏后所遗留的"植物人"尚缺乏有效的治疗手段。特别是在"脑死亡法"尚未正式颁布实施的发展中国家,"植物人"必将给社会、家庭带来沉重的精神和物质负担。人们日益认识到心肺复苏的同时必须重视脑功能的恢复,脑复苏是心肺复苏的最终目标,并因此将逆转临床死亡的全过程统称为心肺脑复苏(cardiopulmonary cerebral resuscitation, CPCR)。

从复苏开始就应不失时机的加强脑复苏,并贯穿于脑复苏的全过程,脑复苏是心肺复苏最后成败的关键。但脑贮备功能极差,脑血流<15ml/(min·100g)超过 1 ~ 2 小时,脑电活动消失;脑血流<10ml/(min·100g)时,离子泵衰竭,脑细胞死亡,因此脑复苏困难重重。在过去的一二十年里,大量的研究也集中在"心搏骤停后脑功能损害的病理生理研究"、"如何改善心肺脑复苏患者神经系统功能"、"怎样准确预测这些患者的神经病学预后"等。

一、心搏骤停后神经系统受损表现

心搏骤停产生神经系统功能损害,患者可表现为相应的神经系统体征。通过对患者的神经系统检查,能确定脑损害的部位、评估脑损害的严重程度、观察和掌握病情变化,并据此及时给予有效的治疗。神经系统体征的出现与消失是判断脑复苏预后的重要依据。心搏骤停后神经功能评价(包括神经体征和电生理检查)是预测患者神经病学预后的最有帮助的早期指标,尽管脑影像学检查和一些血液、脑脊液实验室指标也有一定预测价值。

(一)神经系统功能受损的基础 大脑严重依赖脑血流持续提供氧气和葡萄糖,脑血流与脑代谢密切相关,维持神经细胞电生理功能和细胞内稳态。在心搏骤停后几秒钟内,脑氧储备耗尽,导致氧化磷酸化作用和电生理

功能停止;几分钟后开始无氧酵解,在此期间乳酸水平显著增高,导致细胞内酸中毒。由此产生:正常的细胞代谢被打破、大量复杂的生化反应引起细胞内钙增加、细胞外兴奋性氨基酸递质增加、细胞膜破裂,形成一个易于产生自由基和破坏细胞的环境。

如果在心搏骤停后 5 分钟内开始心肺脑复苏恢复脑血流,运用现代的复苏技术和复苏后监护,患者可恢复正常的神经系统功能,把脑组织学损害降到无或最低限度。然而如心搏骤停持续较长时间,细胞缺血性损害和神经系统功能障碍将接踵而来。

在自主循环恢复后,作为复苏后综合征的一部分,显著的继发性神经系统功能损害将出现。主要由于以下四个原因:①尽管体循环自主循环恢复正常,但局部和全脑血流仍然处于紊乱状态;②氧相关兴奋性毒性、自由基、钙介导神经元损害;③其他原因导致全身紊乱对大脑产生负影响,如反复心搏骤停、其他心肺功能异常、代谢紊乱等;④血管内皮素和血液系统固有成分相互反应,导致脑血管微循环发生紊乱。

(二)临床表现

1. 生命体征改变

(1)意识障碍:意识障碍程度的准确判定对心搏骤停的诊断和心肺复苏后患者预后的分析非常重要。心肺复苏后缺血缺氧性脑病可引起不同程度的意识障碍,如轻则患者烦躁、嗜睡,重则出现深昏迷。其作用机制为脑水肿颅内高压致丘脑和脑干受压变形和异位扭曲,导致脑干网状结构上行激动系统功能受损;脑干供血动脉被挤压或扭曲导致脑干的血液循环障碍。此外脑水肿时外源性或内源性毒素干扰神经元的氧化作用及酶系统,使其功能降低。意识障碍是脑水肿急性颅内压增高的危险信号,昏迷越深说明脑水肿越重,预后越差。

(2)呼吸功能障碍:位于延髓中线两侧网状结构中的呼吸中枢,在脑桥以上直至大脑皮层的较高级呼吸中枢的调节和整合作用下,保证呼吸运动具有节律性,从而保证足够的肺通气量。脑水肿和颅内高压时,这一机制受到损害,出现呼吸频率、节律的改变,呼吸变深变慢。但不同部位的呼吸中枢对呼吸有着特殊的影响,根据呼吸频率节律的改变有助于判断脑损害的部位。如大脑广泛性损害

出现潮式呼吸(即 Cheyne-Strokes 呼吸,表现为呼吸逐渐加深加快,达高峰后变浅变慢);中脑被盖部损害可表现为中枢神经源性过度呼吸(深快而均匀的过度通气);脑桥首端被盖部损害出现长吸气式呼吸(表现为充分吸气后呼吸暂停);脑桥尾端被盖部损害表现为丛集式呼吸(4~5 次不规则呼吸后呼吸暂停);延髓呼吸中枢受损时表现为共济失调式呼吸(呼吸变浅变慢而且不规律,间以不规则的呼吸暂停,严重时为叹息样呼吸,最后呼吸停止),此多为延髓呼吸中枢受压和血液循环障碍所致。

(3)循环障碍:循环中枢位于脑桥和延髓网状结构中,间脑和皮层亦参与其功能调节。脑水肿伴有严重颅内高压时加重脑组织缺血缺氧,常有血压升高,脉搏变慢而洪大。收缩压可上升至 200mmHg,心率可减慢至 40 次/分。这是由于延髓循环中枢对缺血缺氧反射性代偿作用,以及延髓迷走神经中枢受刺激所致。后期则因延髓衰竭而致血压下降、脉速而弱。

(4)体温调节障碍:体温调节中枢位于下丘脑。严重的脑水肿和颅内压增高时,由于下丘脑受压和(或)移位,其血液循环改变,功能受损而出现体温调节障碍,往往体温升高。若体温调节中枢遭到破坏,则出现中枢性高热。

2. 神经系统受损体征

(1)脑干反射:评价脑干反射对预测神经病学结局非常有用,瞳孔对光反射是其中最重要的预测指标,即使在心搏骤停早期瞳孔对光反射的消失也是提示患者预后较差的标志。Levy 等研究报道,在心肺复苏后 6 小时评价患者瞳孔对光反射,瞳孔对光反射消失的 53 例患者中没有 1 例预后良好,1 年后患者不是死亡就是处于植物状态;但需要注意的是,统计学显示,95% 可信区间允许约 7% 的瞳孔对光反射消失患者预后良好。随后一项研究显示,在心肺复苏患者恢复自主循环后迅速检查患者瞳孔反应,89 例无瞳孔反应患者中有 16 例(18%)在心搏骤停后 12 个月仍恢复良好;但持续 3 天无瞳孔反应的 18 例患者中,无一例结局好于植物状态。同样,心搏骤停后 2、3 天其他脑神经反射消失也提示患者预后不佳。

(2)瞳孔的改变:除外麻醉镇静药等对瞳孔的影响,瞳孔大小的改变对脑疝的形成判断有重要价值。两瞳孔等大,但有扩大或缩小,光反射迟钝或消失常提示脑干病变。若两侧瞳孔不等大,出现一侧扩大多提示脑干损伤严重或天幕疝。脑疝早期由于动眼神经的刺激性损害,瞳孔可缩小,或忽大忽小,天幕疝形成早期此改变尤为明显;一旦天幕疝形成,同侧动眼神经损害麻痹时则瞳孔扩大,对光反射消失。双侧瞳孔同时持续扩大,光反射消失提示枕骨大孔疝形成。

(3)眼球的位置及运动:眼球运动测定方法包括眼手动试验、眼前庭反射等。当中脑上、下丘水平眼球垂直运动中枢受损,则出现双眼球向上或向下凝视麻痹。当第二额回后端或对侧脑壳侧视中枢毁坏性病变时,则双眼向一侧注视。双眼球呈钟摆样运动提示脑干受损,双眼球浮

动说明脑干水肿。如果眼球运动消失则预后不良的恶兆。

(4)眼外肌麻痹:脑水肿颅内高压时,脑组织压迫展神经使之麻痹,则眼球为向内凝视,视物成双相(复视)。急性颅内高压影响到海绵窦或因海绵窦的血栓性静脉炎时,病侧的眼球突出,眼外肌麻痹,眼球居中间位置,瞳孔扩大,同时出现球结膜充血水肿,前额静脉怒张。

(5)脑膜刺激征:昏迷患者必须检查脑膜刺激征。当急性枕骨大孔疝形成时,则出现颈项强直,头位固定,但克氏征可不明显。在检查脑膜刺激征时值得注意的是:对颅高压昏迷的患者屈颈时力量要轻,适度而至,否则当有枕骨大孔疝形成时,过度屈颈会引起呼吸停止。

(6)锥体束征:脑水肿和(或)颅内高压时肢体可出现一些不典型锥体束征,如肌张力改变,不恒定的病理反射。病理征从无到有并非表示病情恶化,有时为昏迷解除过程中出现的过渡状态,表示皮层下抑制解除而皮层尚处于抑制状态,是病情好转的表现。病理反射从有到无提示病情好转。当皮层运动区受损时则出现偏瘫,部分患者出现癫痫发作。

(7)运动反应:在心肺复苏早期,运动反应在预测神经系统预后中的价值没有脑干反射那么重要。但这一体征在后期显得越来越重要。Levy 等研究显示,患者运动反应能力越差预后越差,心搏骤停后运动反应能力差(仅肢体出现退缩反应、甚至更差)的 70 例患者中,没有 1 例能独立生活。Edgren 等也报道,在心搏骤停心肺复苏后 3 天,无运动反应的 43 例患者最后均死亡或处于植物状态。

(8)缺氧后肌阵挛:是心搏骤停后常见体征,以四肢或躯干肌肉短暂、不同步抽搐为特征。一旦肌阵挛发作无显著特点且抽搐强而有力,则提示患者脑功能损害严重、预后很差。在一个 107 例心搏骤停心肺复苏的研究中,所有 40 例出现无显著特点、反复肌阵挛发作(肌阵挛持续状态)的患者均死亡或苏醒失败。缺氧后肌阵挛是复苏后常见问题,可在整个急性期持续存在,严重干扰护理和机械通气,患者家属也相当痛苦。治疗上也非常困难,必要时可考虑使用神经肌肉松弛剂以便于监护、治疗。

幸运的是癫痫发作并非是缺血缺氧昏迷后常见问题,但它们时有发生,一旦发作应考虑给予抗惊厥药。

(9)颅内高压综合征和脑疝形成:脑水肿早期,由于脑组织、脑脊液、血液三者相互协调达到相对平衡,起到短时间代偿作用,颅内压增高不明显。如脑水肿继续发展超过了颅腔所能代偿的极限,势必产生颅内高压的相应临床症状,即颅内高压综合征。当脑水肿严重时,颅内高压发展到颅内无缓冲余地时,必然促使某些脑组织向阻力小的方向移动即形成脑疝。脑疝形成反过来加重脑水肿和颅内高压,形成恶性循环,从而引起复杂而严重的临床征象。

1)颅内高压综合征:侧卧位腰椎穿刺测量脑脊液压力时,如压力 >200mmH$_2$O(正常为 70~180mmH$_2$O)即为颅内压增高,颅内高压的典型临床表现为颅内高压三联征:头痛、呕吐、视盘水肿。另外头晕、眩晕、复视、反应性

脉搏变慢、血压增高、意识障碍也较常见。

视盘水肿对颅内压的增高具有诊断价值。颅内高压时,视盘鞘内脊髓液回流和静脉回流发生障碍而出现视盘改变(早期视盘鼻侧边缘消失、视网膜静脉增粗与搏动消失,逐渐发展为中心凹消失、视盘隆起、静脉迂曲、乳头周围有火焰状出血),眼底静脉淤血、搏动消失,视网膜水肿、渗出、出血等变化。延续较久的视盘水肿可继发视神经萎缩及视力减退。但要注意急性颅内压增高不一定出现视盘水肿。

2) 脑疝形成:当脑水肿引起颅内压持续增高时,升高的颅内压可引起脑移位、脑室变形、使部分脑组织嵌入颅脑内的分隔(大脑镰,小脑天幕)和颅骨孔道(如枕骨大孔等)导致脑疝形成。脑疝形成致使脑干、脑神经和血管受压从而引起一系列紧急的临床症候群。临床上以天幕裂孔疝和枕骨大孔疝多见。这两种脑疝多在颅内压急剧增高的情况下形成,生命体征可立即发生显著改变。

a. 天幕裂孔疝:又称天幕疝、小脑幕切迹疝、颞叶海马沟回疝,系颅内高压导致颞叶的海马沟回经小脑天幕孔向下膨出。

临床上海马沟回疝可产生以下严重后果:同侧动眼神经在穿过小脑天幕裂孔处受压,引起同侧瞳孔一过性缩小,继之散大固定,及同侧眼上视和内视障碍;中脑及脑干受压后移,可导致意识丧失;导水管变狭,脑脊液循环受阻加剧颅内压的升高;血管牵拉过度,引起中脑和脑桥上部出血梗死,可导致昏迷死亡;中脑侧移,使对侧中脑的大脑脚被推移受压于该侧小脑天幕锐利的游离缘上,形成 Kernohan 切迹。严重时该处脑组织(含锥体索)出血坏死,导致肢体瘫痪,引起假定位症;压迫大脑后动脉引起同侧枕叶距状裂脑组织出血性梗死。一般患者很快出现意识障碍,并迅速进入昏迷,有时患者可突然出现昏迷。呼吸开始加深加快,继而进一步加深变慢,最后变浅变慢直到最终停止。血压急骤增高。典型的体征为Weber 综合征表现:同侧动眼神经麻痹,瞳孔扩大(直径多>6mm),光反射消失;对侧上、下肢出现锥体束征,肌张力增高,腱反射亢进,病理征阳性;如对侧大脑脚被推移受压,则出现四肢锥体束征。部分患者还出现去大脑强直发作。

b. 枕骨大孔疝:又称小脑扁桃体疝,主要由于颅内高压将小脑和延髓推向枕骨大孔并向下移位而形成。由于延髓受压,生命中枢及网状结构受损,临床表现为双侧瞳孔先缩小,后迅速扩大,光反射消失。呼吸缓慢,不规则呈共济失调样呼吸,并可出现突然呼吸停止,紧接着心脏停搏。可出现双侧锥体束征,部分患者可出现去大脑强直。

二、心肺脑复苏后中枢神经系统恢复过程

对心肺复苏后中枢神经系统恢复过程及其神经细胞机制目前我们仍然知之甚少。现有的有限资料表明复苏的进程基本上是按照:解剖水平自下而上的恢复;低级向高级过渡,也就是说从生理功能在种系发生上比较古老而又为生命必需的基本功能首先恢复的顺序。

中枢神经系统首先恢复的是延髓;恢复自主呼吸后继之瞳孔对光反射恢复,表示中脑开始有功能;接着是咳嗽、吞咽、角膜反射和痛觉反射的恢复;随之出现四肢屈伸活动和听觉,听觉恢复是大脑皮层恢复的信号;呼吸反应的出现意味着患者即将清醒,最后才是视觉和共济功能的恢复。

1. 脑功能恢复的大致规律 心跳恢复→呼吸恢复→瞳孔对光反射出现→腱反射出现→眼泪、吞咽、咳嗽反射出现→角膜反射出现→痛觉反射出现→头部转动、眼球转动→听觉出现→呼唤反应→四肢活动→清醒能讲话→腹壁提睾反射出现→视觉恢复。

2. 人类高级神经活动恢复过程 强直→木僵→感觉性失语→口齿不清→空间和时间定向障碍→记忆力、智力、特殊行为恢复。复苏后 2 周高级神经活动恢复的速度减慢。

但是要注意,抢救过程中有时使用低温冬眠、镇静药物、肌松药等措施,或患者有毒理学异常,有些反应或反射不能如期反映出来,甚至掩盖了对某些反应的观察,在临床上造成假象或混杂因素。因此不管上述出现先后、迟早,只要在恢复,都有完全脑复苏的可能,不能轻易放弃。

三、脑复苏措施

(一)全身支持疗法 心肺复苏术的各个环节均是脑复苏的基本措施,心搏骤停后必须尽快进行标准心肺复苏,保证脑组织代谢所需最低血供。复苏成功后要采取有效措施使颅外器官功能保持相对稳定,这是脑复苏的基本措施。

1. 循环支持改善脑组织的灌注 提高脑灌注压,是改善脑灌注的关键。为达到此目的,可通过快速补液,适当应用血管活性药物来提高血压,且可避免脑组织产生灶性无血现象。关于最适血压水平及维持时间,目前尚无定论。一般认为恢复并维持恰当的脑灌注压为宜。

2. 呼吸支持及控制 低动脉血气 CO_2 分压可引起脑血管收缩,据估计动脉血气 CO_2 分压每下降 1mmHg,可使脑血流下降 2%,从而进一步减少血流使脑缺血恶化,因而目前脑复苏中并不主张使用辅助过度通气。为预防过度通气引起的颅内压增高和脑缺血恶化,应对神志不清的患者使用机械通气维持。

(二)脑组织支持疗法

1. 亚低温疗法 肺复苏时选择性头部降温在我国应用已久,其理论基础是:①低温可降低脑组织的基础代谢率,据研究体温每下降 1℃,基础代谢率可降低约 7%,脑血流减少 6.7%,颅内压、脑脊液压和静脉压下降 5.5%,脑容积减少 4.1%,因而有利于改善脑水肿,减慢缺氧时ATP 的消耗和乳酸血症的发展,进而提高脑组织对缺血缺氧的耐受能力;②低温促进镁离子由细胞外进入细胞内,

减少钙离子内流,有利于稳定细胞膜和血管平滑肌的收缩。

2015 版指南的推荐是:对于昏迷(即对指令缺乏正常的反应)的成人院外 VF 性心搏骤停患者,建议 ROSC 患者应该降温到 32～36℃,并持续 24 小时。但不建议常规在院外就开始早期输注冰盐水降温。对于任何心律失常所致的成人院内心搏骤停,ROSC 后仍昏迷的患者,具有以下心律失常之一的,如无脉性电活动或心脏停搏者,也要考虑人工低温,并维持 ROSC 后 48 小时。对于心搏骤停复苏后的自发性轻度亚低温的昏迷患者,不要进行复温治疗。

2. 渗透疗法　脱水剂的选择和应用一般以甘露醇为首选药物,20% 甘露醇 250ml,静脉滴注,每 8 小时 1 次。对于严重脑水肿或伴有心功能不全、肺水肿者,宜用呋塞米等利尿剂,呋塞米 40～80mg 稀释后静脉推注,每日 1～3 次,也可与甘露醇交替使用。

3. 抗惊厥药物　对抗惊厥性质的神经保护药物,如硫喷妥钠及单剂量的地西泮或镁,在 ROSC 后同时使用,并不能改善存活者的神经预后。还没有研究证实心搏骤停后使用抗惊厥疗法是否能改善预后。心搏骤停后,对于其他病因导致的癫痫持续状态,可以考虑使用相同的抗惊厥药方案进行抗癫痫治疗。

4. 高压及高浓度氧治疗　高压氧能极大提高血氧张力,显著提高脑组织与脑脊液的氧分压,增加组织氧储备,增强氧的弥散范围,纠正脑缺氧,减轻脑水肿,降低颅内压;还具有促进缺血缺氧损害的神经组织和脑血管床修复作用。3 个大气压下吸入纯氧,血氧分压较吸空气可提高 21 倍,氧弥散力大为增加,改善脑组织缺氧,使脑血管收缩,脑体积缩小。国内报告复苏的早期持续或一天多次 2～3 个大气压下吸入纯氧有较好的复苏疗效。但目前高压氧(HBO)应用于心肺复苏仍缺乏足够证据,指南尚未推荐。

5. 神经保护药物的应用　心搏骤停后的分子事件会导致神经退行性变,这在 ROSC 后发生并持续超过几个小时到数天的时候。这个时间的过程对于神经保护药物治疗来说有一个潜在宽广的治疗窗。然而,许多临床试验的数据都很有限,而且都表明在心搏骤停后用神经保护药物并不能改善预后。少数神经保护药物已经通过了临床试验的测试,并仅仅只有一个随机试验是应用神经保护药物联合亚低温疗法来完成的。当患者(没有亚低温)用硫喷妥钠、糖皮质激素、尼莫地平、利多氟嗪、地西泮、硫酸镁治疗时,并没有发现这些药物有神经保护的益处。一个试验对于接受亚低温治疗的患者使用辅酶 Q10 治疗,并没有显示出能提高具有良好神经学结果的存活率。亚低温治疗的患者常规使用辅酶 Q10 的效果并不明确。

四、脑复苏过程中预后的评判

(一) 观察生命体征　生命体征与脑干功能密切相关。大脑及不同部位脑干损害可引起特殊的呼吸节律,脉搏、血压的变化与丘脑下部自主神经中枢以及脑干心血管中枢等功能相关。故观察生命活动是否平稳,了解中枢神经系统的功能状态及其恢复水平,有利于判断预后、指导抢救。延髓中枢,特别是呼吸中枢的恢复是脑功能恢复的先决条件,心搏恢复后,在人工呼吸支持下,自主呼吸恢复与否是决定复苏成功的关键因素。

(二) 判断意识障碍程度　意识障碍程度的判定是脑复苏后临床观察的重点,可分为意识清晰、嗜睡、失定向、谵妄、朦胧、或昏迷、深昏迷及脑死亡。对昏迷程度的判定目前临床上可通过 2 个昏迷评分标准来完成。

1. 格拉斯哥昏迷程度评分法　1974 年英国的 Teasdale 和 Jennett 制定了格拉斯哥昏迷程度评分法(Glasgow coma scale,GCS)(表 33-0-1),主要用于反映患者意识障碍的深度,其优点是简明实用、判断客观,已广泛应用于临床。GCS 最低 3 分,为深昏迷、脑死亡;最高分 15 分,为神志清晰,正常;8 分为病情严重的界限,<8 分预后不良;<6 分为脑功能衰竭;<4 分罕有存活者。

表 33-0-1　Glasgow 昏迷评分表

反应	功能状态	得分
睁眼反应	自主睁眼、觉醒状态	4
	叫声睁眼	3
	疼痛刺激睁眼	2
	无反应	1
语言反应	定向正确可对答	5
	混淆言语	4
	用词不恰当	3
	患者只有呻吟	2
	无言语反应	1
运动反应	遵嘱运动肢体	6
	对疼痛有局限反应	5
	对疼痛屈曲逃避反应	4
	异常屈曲(去皮层强直)	3
	肢体痉挛性强直(去大脑强直)	2
	强刺激肢体无反应	1

2. 格拉斯哥-匹兹堡昏迷程度评分法(Glasgow-Pittsburgh coma cale,GPCS)　GPCS(表 33-0-2)反映昏迷深度加脑干功能,用于评价各种外伤、心搏骤停及其他原因所致的昏迷患者。

表33-0-2　Glasgow-Pittsburgh 昏迷评分表

GCS	得分	Pittsburgh 修订	得分
睁眼反应		瞳孔反应	
自主睁眼、觉醒状态	4	正常	5
叫声睁眼	3	反应迟钝	4
疼痛刺激睁眼	2	反应不对称	3
无反应	1	大小不对称	2
语言反应		无反应	1
定向正确可对答	5	脑神经反射	
混淆言语	4	所有的均存在	5
用词不恰当	3	睫毛反射消失	4
患者只有呻吟	2	角膜反射消失	3
无言语反应	1	Doll 眼和冰水热反射征消失	2
运动反应		所有脑神经反射消失	1
遵嘱运动肢体	6	癫痫发作	
对疼痛有局限反应	5	无癫痫发作	5
对疼痛屈曲逃避反应	4	局限癫痫发作	4
异常屈曲(去皮层强直)	3	间歇性癫痫大发作	3
肢体痉挛性强直(去大脑强直)	2	持续性癫痫大发作	2
强刺激肢体无反应	1	肌肉松弛/无反射	1
		自主呼吸	
		正常	5
		周期性呼吸	4
		中枢性高通气	3
		不规则低通气	2
		无自主呼吸	1

注:①Doll 眼反射(突然将患者的头从一侧转向另一侧,阳性反应一眼球偏转,对疑有头颈外伤患者不能应用)或冰水试验(将头抬高30°,用120ml 冰水刺激外耳道,然后用小导管引出冰水,如眼球无震颤,则表示阳性,注意鼓膜完好无叮咛);②呕吐或咳嗽反射(隆突反射:通过气管导管或套管插入吸引管深达隆突,注意咳嗽运动,或在无气管导管下刺激咽后壁检查有无咬合反射)

缺血缺氧昏迷后48~72小时,用 GCS 或 GPCS 对患者进行意识障碍程度评价。Mullie 等报道,在缺血缺氧昏迷后第2天 GCS 评分≤4分的54例患者中,仅1例14天后脑功能良好;同样在缺血缺氧昏迷后第3天 GCS 评分≤4分的73例患者中,仅2例14天后脑功能良好。Edgren 等研究报道,复苏后3天 GPCS 评分≤22分的48例患者中,12个月后没有1例脑功能好于"严重脑功能障碍";复苏后第3天 GCS 评分≤5分的45例患者中,没有1例存活后脑功能好于植物状态。

(三)脑功能分级　根据脑功能和患者独立程度对心搏骤停后患者进行脑功能分级(cerebral performance category,CPC)(表33-0-3),可用于判断心搏骤停患者预后。根据表33-0-3所示,如果患者日常生活能独立(CPC1或2),则预后良好;如果患者为 CPC3,4,5则预后很差。

表 33-0-3 脑功能分级

CPC		描 述
1	良好脑功能	清醒,警觉,正常脑功能。可有轻度的精神和神经功能缺陷,但无显著损害脑或躯体功能
2	中度脑功能障碍	清醒,警觉,脑功能能满足日常生活(如穿衣、饮食等)。可有半身不遂、癫痫、共济失调、构音障碍、言语困难或永久性记忆或心理改变
3	严重脑功能障碍	清醒,有最低限度的认知功能。由于脑功能损害日常生活需依赖他人,包括大范围脑功能异常,能行动的患者有严重记忆障碍和智力减退,不能独立生活,瘫痪患者仅能通过眼睛交流(如闭锁综合征)
4	昏迷/植物状态	无意识,不能识别周围环境,无认知功能。没有言语和(或)心理与环境交流。由于睡眠-觉醒周期或自主睁眼,患者可表现为觉醒状。包括除 CPC3(清醒)和 CPC5(满足脑死亡标准的昏迷)外的各种程度的无反应状态
5	脑死亡(有心跳)或死亡(无心跳)	无呼吸,反射消失,"昏迷",EEG 静止
A	麻醉,CNS 抑制	由于麻醉状态、使用 CNS 抑制药物、肌肉松弛作用,使上述分类不能被确定

(四) 神经系统查体 脑为中枢神经系统的重要组成部分。大脑与皮层下和周围神经系统联系广泛,脑功能异常即可出现特征定位征象和神经系统损害表现。因此,通过神经系统检查可了解脑功能损害的部位、性质和程度。

1. 角膜反射 角膜反射是衡量意识障碍的重要指标,长时间的角膜反射消失,常提示预后不良。

2. 瞳孔改变 两瞳孔等大,但有扩大或缩小,光反射迟钝或消失,常提示脑干病变,若瞳孔不等大,出现一侧扩大多提示脑干损伤严重或海马沟回疝;两侧瞳孔持续扩大,光反射消失,表示脑干损伤严重或有枕骨大孔疝。

3. 眼球运动 测定方法有眼手动试验及眼前庭反射,如果眼球运动消失则是预后不良的恶兆,故其为判定预后的有力指标。

4. 眼底检查 心搏骤停后即刻检查可见视网膜静脉有节段形成或伴有节段移动等特征;脑水肿严重,颅内压增高,可出现视盘水肿及出血等改变。

5. 病理反射检查 病理反射阳性常提示锥体束病变,病理征从无到有并非均表示病情恶化,有时为昏迷解除过程中出现的过渡状态,表示皮层下抑制解除而皮层尚处于抑制状态,是病情好转的表现;病理反射从有到无,表示病情好转。

(五) 辅助检查

1. 脑电图 脑电图(electroencephalography,EEG)能反映大脑的血供和氧供情况,它不但可以通过脑电活动变化反映脑部本身疾病,还可根据异常脑电图呈弥散性或局限性以及脑节律变化等估计病变的范围和性质,因此连续监测是了解意识障碍患者大脑功能情况的良好指标。对于缺氧性脑病 EEG 可见 α 节律抑制或消失以及出现对称弥漫性慢波等改变。昏迷患者的脑电图除出现 α 波型、β 波型、纺锤波型和发作波型外,最常表现为广泛 δ 活动或 θ 活动的慢波型,昏迷越深,慢波频率越慢,波幅也越低;深度昏迷的患者脑电图常由 δ 活动逐渐转变为平坦活动。去大脑皮质状态时大多数患者表现为广泛性慢活动,严重者显示平坦活动。脑死亡脑电图表现为脑电活动消失,即呈平坦直线型。现已发现,EEG 连续描记,如果早期转为典型的睡眠图则说明预后良好,而"双相"或"多相"活动,不伴有睡眠图则提示损伤严重。目前已有遥测,视频 EEG,皆可进行 24 小时或更长时间监测,是脑复苏的重要客观指标。

早在 1965 年,Hockaday 等就已发表了 EEG 5 级评定系统用于预测心搏骤停后患者预后。根据这一方案,等级越高所记录的异常越多,1 级表示正常记录;5 级表示极度异常,接近平坦活动,提示患者脑功能极微弱。研究显示 39 例 EEG 记录正常的患者中 6 例存活下来,而 14 例记录为 EEG 极度异常的患者均死亡。1990 年,Synek 等根据修订后的评定系统,观察 63 例心搏骤停后缺血缺氧性脑损害患者,11 例 EEG 显示"良好"的患者中 10 例最后存活;而 35 例 EEG 示"恶性"的患者最后均死亡;17 例 EEG 示"不确定"的患者中 9 例最后存活。综上所述,特殊的 EEG 模式对预测生存或死亡很有帮助(虽然不是 100%)。

2. 诱发电位 诱发电位(evoked potentials,EP)是中枢神经系统在感受外或内在刺激过程中产生的短暂的电兴奋现象,是测定脑功能的常用方法之一。诱发电位可用于了解脑损害情况、复苏效果以及有无脑死亡等。常用的有脑干听觉诱发电位(brain-stem auditory evoked potentials,BAEP)、视觉诱发电位(visual evoked potentials,VEP)、运动诱发电位(motor evoked potentials,MEP)、体感诱发电位(somatosensory evoked potentials,SSEPs)、事件相关电位(event-related evoked potentials,ERPs)。

视觉、脑干、事件相关和体感诱发电位被试验证实对预测患者预后有益。其中体感诱发电位(SSEPs)应用最广,似乎也是最有预测价值的。SSEPs 是指通过刺激外周神经,记录不同平面一直到脑皮质感觉区的电活动,来评价感觉通路的完整性。昏迷患者 SSEPs 双侧 $N_{20} \sim P_{25}$ 复合波消失提示预后不良,特别是连续测试几天均呈相同改变,其后果不是死亡便是持续植物状态。如一侧 $N_{20} \sim P_{25}$ 复合波消失患者可能醒转,但受累的肢体功能难以恢复。脑死亡患者不能查出 $N_{20} \sim P_{25}$ 复合波。昏迷患者脑干听觉诱发电位可用于评估脑干功能的完整性,当排除周围听觉器官的病损后,脑干听觉诱发电位仍明显异常时提示预后不良。

3. 脑血流相关检查 脑功能需要依赖足够的血供才能维持,一旦脑血流中断或脑血氧供应障碍,脑功能就难以维持而发生一系列病理生理改变。因此可通过血流监测反应脑功能状态。

（1）脑血管造影:主要根据脑血管有无异常、闭塞、移位等变化,以明确有无脑血管病变、外伤性血肿、颅内占位性病变。

（2）数字减影脑血管造影:数字减影脑血管造影可分为静脉数字减影和动脉数字减影。近几年来动脉数字减影逐渐取代常规脑血管造影,也逐步取代静脉数字减影,成为脑血管造影的主要方法。可瞬时观察到血管收缩运动的动态影像,较清楚地显示脑血管动态变化对脑功能的影响,提高诊断的准确性。

（3）经颅多普勒超声检查:通过经颅多普勒超声检查(transcranial Doppler,TCD)可判定血液有无反流、短路和异常的血流存在。昏迷时如出现颈总动脉、甚至颈内动脉反流到颈外动脉,则提示脑循环停止或脑死亡。

TCD 是利用超声波的多普勒效应来研究脑底大血管及其分支的血流动力学的一门新技术。TCD 能无创的穿透颅骨,直接获得颅内动脉,包括颅底 Willis 环的血流动态信息,在诊断脑血管病、研究脑循环有独特的使用价值。

在心肺脑复苏时 TCD 对探测颅内压增高、脑死亡有重要临床意义。随颅内压增高的程度不同,TCD 频谱改变也不同;当颅内压高于动脉压时舒张期和收缩期血流信号均消失。TCD 对快速、准确地判断脑循环停止和脑死亡的全过程有肯定价值。

4. 计算机断层扫描(CT)和磁共振(MRI) 心搏骤停患者复苏术后头部 CT 和 MRI 可用于评价患者有无脑实质密度降低的脑水肿改变或梗死表现。其中 MRI 对显示梗死区的轮廓优于 CT 检查,是明确梗死程度的敏感方法。此外 MRI 除能像 CT 一样显示颅脑组织结构的解剖图像外,还能提供脑功能和代谢过程等生理生化信息的"化学性图像",其突出特点是可清晰鉴别脑灰质和白质。

CT 和 MRI 对颅内占位性病变、脑血管病变的定位诊断准确性高。但 CT 检查不是所有昏迷患者的适应证,如考虑颅内有结构性损害,应立即做 CT 检查;如考虑为代谢性昏迷,且病情仍在恶化,或经一段时间观察仍没有好转,也需做 CT 检查。然而神经系统影像学在预测神经病学结局中的价值目前尚未建立。

（王郝 于学忠）

第 34 章

心肺复苏相关伦理学问题

心肺复苏的目的是拯救生命、恢复健康,或者缓解痛苦,减少残废。操作应在尊重患者的决定、权利和隐私的基础上完成。做出心肺复苏的决定常常只有几秒钟,抢救者对心搏骤停者可能不了解,也不知道是否有预先声明或遗嘱,因此,实施 CPR 可能不是患者的意愿或不符合其最大利益。专业医务人员在救治那些需要 CPR 患者时,应考虑伦理、法律和文化因素。

在什么情况下可以不进行心肺复苏,什么时候停止心肺复苏或终止长程生命支持,以及谁有权作出这样的决定,这是一个伦理学问题,同时也是一个法律问题。一些国家有相关法律规定,对于神志清醒的患者,要尊重患者的意愿,对于已丧失意识或判断能力的患者,则要由其代理人如:首诊医师、亲属、律师等作出决定或宣布患者医嘱。但前提是必须依据有关程序对患者作出了不可逆病变的诊断。根据患者的遗嘱或代理人的意见对患者采取紧急复苏、一般治疗或"任其死亡"(不作任何医疗)的措施。我国目前还没有这方面的法律规定,在实际工作中主要依据对病情的判断和患者家属的意见进行处理。

终止复苏的指标包括:

1. 恢复有效的自主循环,复苏成功。

2. 治疗转交给高级医疗团队,转入下一阶段治疗。

3. 发现患者不可逆性死亡:

(1)心脏死亡:经 30 分钟的 BLS 和 ALS 抢救,无自主循环恢复,心脏毫无电活动,可考虑停止复苏。

(2)脑死亡:具体标准应参考 2013 年国家卫计委批准的脑死亡判定标准与技术规范。

患者或外表健康的人,可能突然发生心搏和呼吸骤停,出乎医护人员的意料。部分患者原有心脏病,特别是缺血性心脏病(最常见的是冠状动脉粥样硬化性心脏病),部分可能由于外伤、胸腔手术等。患者的亲友多数事先并无思想准备,一时难以接受这残酷的现实,心情往往十分悲痛,情绪可能相当激动。目前的医疗水平,即使医护人员在场的情况下,患者或伤员发生心搏、呼吸骤停,立即熟练地施行复苏抢救,能挽救成功的只占极少数。原因很多:患者基础病的严重程度、受伤的部位和严重性、抢救人员的熟练操作和相互默契配合的水平,以及心脏停搏后,对抗和清除体内病理生理变化所产生的有害物质的有效药物尚在积极研究和临床观察中,还未正式问世。特别是最后一点,关系到防止"再灌注损伤"的发生与否。虽然如此,应给每一例心搏和呼吸骤停的患者进行争分夺秒的复苏抢救。

在社会中应普及复苏术,特别对学生、民警、公共场所服务人员、消防队队员等,进行必要的基础生命维持(BLS)培训。当经过复苏培训的人作为第一目击者,就会立即对心搏骤停患者进行 BLS 操作,同时另一位旁观者即可呼叫"120",救护站立即派遣救护车和急救人员赶到现场,对这一患者施救,并转送到最近的综合性医院急诊室,作进一步抢救(ALS)。救活患者的可能性就大得多。

在医院里,尤其是在重症医学科中,从事重症医学的医师及护士,必须掌握心肺复苏知识及技能,能做到及时、合理、有效的为患者进行抢救,这是重症医学的基础知识和基本技能之一。重症医师有责任不断总结最新的研究成果,并努力使其可以推广及培训。

目前心搏骤停仍是死亡率极高的临床事件,充分了解上述进展并应用到患者的治疗中,是不断改善患者生存率的必由之路。

(王郝 于学忠)

主要参考文献

[1] ECC Committee,Subcommittees,Task Forces of the American Heart Association. 2005 American Heart Association Guidelines for Cardiopulmonary Resuscitation and Emergency Cardiovascular Care. Circulation,2005,112(24 Suppl):IV1-IV203.

[2] Morley PT, Atkins DL, Billi JE, et al. Part 3: Evidence evaluation process:2010 International Consensus on Cardiopulmonary Resuscitation and Emergency Cardiovascular Care Science With Treatment Recommendations. Circulation,2010,122(16 suppl 2):S283-S290.

[3] Neumar RW,Shuster M,Callaway CW,et al. Part 1:Executive Summary:2015 American Heart Association Guidelines Update for Cardiopulmonary Resuscitation and Emergency Cardiovascular Care. Circulation,2015,132(18 Suppl 2):S315-S367.

[4] Gaxiola A,Varon J. Evolution and new perspective of chest compression mechanical devices. Am J Emerg Med,2008,26(8):923-931.

[5] Hickey RW,Nadkarni V. Future directions in cardiocere-

bral resuscitation. Pediatr Clin North Am,2008,55(4):1051-1064.

[6] Diamond LM. Cardiopulmonary resuscitation and acute cardiovascular life support-a protocol review of the updated guidelines. Crit Care Clin,2007,23(4):873-880.

[7] Sanna T,La Torre G,de Waure C,et al. Cardiopulmonary resuscitation alone vs. cardiopulmonary resuscitation plus automated external defibrillator use by non-healthcare professionals:a meta-analysis on 1583 cases of out-of-hospital cardiac arrest. Resuscitation,2008,76(2):226-232.

第 五 篇

机体反应与器官功能不全

20世纪70年代以前,人们一直以为多器官功能不全是严重感染的终末表现,并且是细菌或细菌毒素直接作用的结果。但后来发现,给予动物模型或健康志愿者注射非感染物质,如酵母多糖,也能复制出多器官功能衰竭的临床症状,同时还发现多种促炎细胞素,如TNF-α、IL-1、IL-6、PAF等在血液中大量出现。进一步的研究证实,仅注射或拮抗这类促炎细胞素就可以模拟或弱化多器官功能衰竭的表现。越来越多的研究证明,机体对病损打击后产生的炎症反应的过程是影响患者病情的重要因素。机体反应是指感染、创伤、缺血等多种原因引发的机体对损伤的炎症反应。从病理生理学角度看,可以将机体反应划分为三个阶段:第一阶段:病灶局限,炎症反应只发生在局部组织,对机体具有完全的保护性。发生在浅表部位可以见到红、肿、热、痛和功能障碍的临床症状,但无全身表现。第二阶段:有少量的促炎物质进入到循环中,出现低度的全身炎症反应表现,如低热和身体不适,这种反应仍以机体保护为主。第三阶段:大量促炎物质进入到循环中,引发强烈的全身炎症反应,出现明显的生命体征、血象、生化、血流动力学和器官功能变化。这种反应虽然最早仍有一定的保护作用,但已经蕴藏了导致自身损害的重大风险。

上述机体反应的阶段,实际上反映了机体抗病的代偿机制,从有益逐渐走向可能有害的发展过程,如果再继续延伸,就可以陷入脓毒症或造成器官严重损害。

第 35 章

全身炎症反应综合征

一、全身炎症反应的病理生理学机制

全身炎症反应是由促炎细胞素及其他促炎物质直接驱动的。由于感染不是导致这些促炎物质释放的唯一原因,创伤、缺血及许多化学、物理和生物学作用都可以引发机体同样的反应,所以,全身炎症反应并不具有病因学的特异性。1991 年芝加哥共识会议用四项临床指标将全身炎症反应标准化,称为"全身炎症反应综合征"(SIRS)。

从临床看,决定炎症反应阶段或类型的不仅与病损打击的强度有关,也与涉入途径、方式和持续时间有关。例如,皮肤及软组织的感染或挫伤,可以仅限于第一个阶段,也可以经历三个阶段全部过程;但如果是血源性感染或全身低灌注损伤,开始就可以出现较剧烈的全身炎症反应。还有,尽管全身炎症反应对病因不具特异性,但源于感染的全身炎症反应确实比源于创伤或其他病因的全身炎症反应来得更剧烈和更具威胁性。了解上述特点有助于临床鉴别发生全身炎症反应的原因和指导治疗。

固有免疫系统的中性粒细胞、单核细胞、巨噬细胞是全身炎症反应的主角,被激活后释放的弹性蛋白酶、水解蛋白酶、髓过氧化物酶等多种毒性蛋白酶,能够直接破坏和杀灭入侵的微生物和自身细胞。此外,它们还通过释放促炎细胞因子放大炎症反应。其中,TNF-α 和 IL-1 释放最早,除了造成发热、高代谢、血流动力学变化外,还激活 NF-κB 促使 IL-6、IL-8、γ-干扰素等所谓"二级细胞素"释放,推动全身炎症反应进一步发展。IL-6 在全身炎症反应中也占有重要地位,它是促进急性相蛋白,如 CRP、PCT 合成的主要细胞素,据称对评估预后有意义。高迁移族蛋白 1(high mobility group box 1,HMGB1)是近年很受关注的一种细胞素,它来自激活的固有免疫细胞或其他的受损细胞,同样具有强大的促炎作用。HMGB1 出现较晚,有研究称也具有独立评估预后的能力,这些特性使其在病症后期被赋予特殊的价值。

除了促炎细胞素以外,还有许多其他途径来源的促炎物质参与全身炎症反应,如补体、白三烯、一氧化氮、氧自由基、透明质酸、DNA、RNA、线粒体、热休克蛋白等。通常认为,细胞素的生物学作用主要是调节免疫炎症反应和代谢功能,细胞毒性并不强。造成细胞损伤的直接物质是氧自由基、各种毒性蛋白酶,以及全身炎症反应所导致的多种病理学变化。

近年的研究揭示了感染与非感染触发全身炎症反应的途径(图 35-0-1)。由感染触发的途径被称作"病原分子相关模式"(PAMP),配体是外来入侵的微生物或其代谢产物,如内毒素、外毒素、鞭毛等。非感染触发途径被称作"危险相关分子模式"(DAMP),配体是机体组织、细胞受损或在应激状态下释放的内源性的物质,包括促炎细胞素和各种非细胞素的促炎物质,种类十分庞大,统称为警报素(alarmins)。能与上述配体结合的受体称作"模式相关受体"(PRRs),主要有三类:Toll 样受体(TLRs)、NOD-C 末端富含亮氨酸的重复序列(NOD-LRRs)和视黄酸诱导基因 I 解旋酶样受体(RLHs),分布在细胞膜或胞质内。这些受体与相应的配体结合后便引发细胞内一系列反应,激活 NF-κB 释放促炎细胞素和其他警报素。可见,启动全身炎症反应的途径虽然不同,但最终结果都是导致全身炎症反应,可谓"殊途同归"。特别要指出的是,PRRs 不具细胞特异性。换言之,PRRs 不仅免疫细胞拥有,其他细胞,如内皮细胞、上皮细胞、成纤维细胞等细胞也有,加之促炎配体来源的广泛性,决定了参与全身炎症反应的细胞不只是免疫细胞,还有其他细胞,这对于认识在严重免疫抑制下的炎症反应机制有重要意义。还要指出,在一种疾病发展过程中,PAMP 与 DAMP 两种模式都可能参与。例如,创伤、休克和缺血启动了 DAMP,但全身炎症反应可通过削弱免疫屏障(如胃肠道),引发感染而启动 PAMP。所以,提出 PAMP 和 DAMP 的目的是为了阐明不同病损打击导致全身炎症反应的不同机制,对临床而言,它们可以是相互重叠和并存的,而且病程越长,这种可能性越大,阐明这点对临床治疗也很重要。

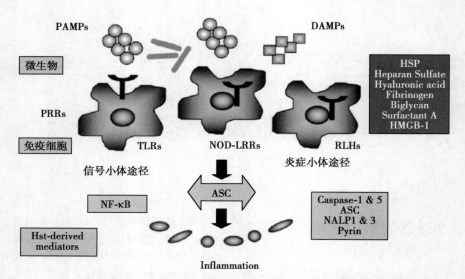

图 35-0-1　启动全身炎症反应的 PAMP 和 DAMP 途径

Signalosome：信号小体，ASC：含有一种半胱天冬酶激活募集域的凋亡相关斑点蛋白（apoptosis-associated speck-like protein containing a caspase activation and recruiting domain）。引自 Ismail Cinel，et al. Molecular biology of inflammation and sepsis：a primer. Crit Care Med 2009；37：291-304

二、伴随全身炎症反应的重要的病理学变化

全身炎症反应的重要影响是导致在多个层面和系统发生的病理学改变，这种变化与多器官损伤和衰竭有密切的关系。目前，人们已经认识到的至少有以下几个方面：

1. 内皮细胞激活及损伤　成人内皮细胞总面积达到 $400m^2$，至少相当于 4 个足球场大小，应该是人体内最大的器官或系统。又由于内皮细胞直接与血液接触，血液中物质及浓度变化都首先被内皮细胞感知并作出反应。基于以上特点，内皮细胞在全身炎症反应中扮演的角色不言而喻。

内皮细胞涉及屏障、凝血、血流调节等一系列功能，非常复杂。在全身炎症反应中，内皮细胞曾被认为只是受害者，但目前已经认识到它也是炎症反应的参与者，通过表达和释放多种物质主动地参与炎症反应。与炎症反应一样，内皮细胞的初始表现对增强抗病和抗感染能力有益，如促凝形成微血栓有助于限制局部感染扩散。但过度的反应则变为有害，如持续促凝导致弥散性血管内凝血（DIC），对造成多器官衰竭或损伤负有重要责任。

外周血流分布紊乱是脓毒症典型的循环表现，特点是血流分布呈与代谢需求不匹配的异质性，部分微循环短路血管开放或过度灌注，而部分微循环血流减少或间断灌流，甚至完全断流。这种状态被认为是内皮细胞失去对局部环境变化的反应性和微血管床被微血栓阻塞，当然也与炎症反应导致的白细胞变形性降低有关。在内皮细胞方面，其表面铺有一层以多糖物质为主要成分的所谓"多糖包被"，含有抗凝血酶和过氧化物歧化酶，炎症反应使它们降解，加之黏附分子的参与，使血小板和炎细胞容易黏附和聚集在细胞表面而阻塞微循环。

内皮细胞对水、溶质和大分子物质选择性地通透，维持相关成分血管内外梯度，这是内皮细胞的基本功能，并与多糖包被共同组成"屏障功能"。用黏合和紧密连接两种方式将内皮细胞紧密衔接在一起，是屏障的基本结构。掌管细胞黏合的物质叫"钙黏素"（VE-cadherin）；掌管细胞紧密连接的物质主要有"闭锁蛋白"（occludins）和"闭合蛋白"（claudins）。全身炎症中的许多物质，如 RhoA GTPase、3 型 1-磷酸鞘氨醇受体（SIP3）、基质金属蛋白酶（matrix metalloproteinase，MMP）、血管内皮生长因子 2（VEGF2）、HMGB1 等，都有内化或降解钙黏素及拆解细胞肌动蛋白骨架的作用，从而导致内皮细胞层的通透性增加。

近年分子生物学的研究显示，在全身炎症反应状态下，内皮细胞改变的机制远不止以上所述。需要临床医生认识到的是：内皮细胞在全身炎症反应中激活和受损是难以避免的事件，由于涉及的范围广，很有可能是其他继发性损害的基础或至少参与这些损害过程。例如，血小板黏附参与凝血激活和 DIC 形成；组织水肿参与微循环异质性，并降低毛细血管密度造成氧弥散障碍等。此外，临床医生还应该关注从分子生物学入手进行的治疗研究，其中有些实验研究已经完成，甚至临床研究也已启动。例如，1 型 1-磷酸鞘氨醇受体（S1P1）拮抗剂促进钙黏素生成和肌动蛋白聚合的实验研究还在进行中；抗血管内皮生长因子 2 受体的抗体的临床研究已经开始；重组人血栓调节蛋白（TM）已在日本临床使用，Ⅲ期临床研究正在欧美进行。

2. 凝血紊乱　脓毒症患者是 DIC 的高危人群。已经有足够的证据证实，全身炎症反应可以激活凝血系统。凝血启动主要归咎于组织因子（TF）在血液中大量出现，它们主要来自激活的单核细胞、巨噬细胞和循环中的"微粒"，或许还来自内皮细胞。微粒由凋亡的内皮细胞和其他血细胞，以及这些细胞碎片组成。除了 TF 以外，微粒还富含磷脂，后者参与催化多个凝血因子激活。TF 可激活 FⅦ并与其结合成复合体，其后再顺序激活凝血酶原和纤维蛋白酶原。所以，外源凝血启动是全身炎症反应对凝血系统影响最早和最重要的步骤，内源凝血系统在此过程中起放大作用。

在凝血启动的同时，抗凝和纤溶系统却被抑制。正常内皮细胞呈抗凝表型，具有抗血小板聚集、抗凝血因子激活和纤溶作用。此作用有赖于内皮细胞分泌的 NO、硫酸肝素、PGI_2 等多种物质，而且人体天然三大抗凝系统 AT、APC 和组织因子途径活化抑制剂（TFPI）的反应都发生在内皮细胞表面。炎症反应能够消耗、破坏或抑制这些机制的相关成分，使内皮细胞失去抗凝表型。与此同时，却能够使血管性假血友病因子（vWF）在内皮细胞表面形成多聚体，加剧血小板聚集，还促使内皮细胞释放纤溶酶原活化抑制剂-1（PAI-1）抑制纤溶，从而导致内皮细胞从抗凝表型转化为促凝表型。

在促凝与抗凝和抗纤溶抑制的共同作用下，全身炎症反应使凝血系统处于高凝状态，在此过程中，凝血物质被持续和大量消耗（故也被称作"消耗性凝血病"，与 DIC 为同义语），同时大量产生的纤维蛋白不能被有效清除，并蓄积在微血管床中而阻塞微循环，可见，DIC 是一种出血与缺血并存的病症。在临床上，出血倾向容易被观察到，微循环阻塞则隐蔽得多，但更重要。许多学者相信，全身炎症反应导致的器官衰竭实际就是 DIC 的表现。对此，国际血栓及止血学会 DIC 专业组（ISTH）给出的 DIC 定义将"器官衰竭"置于十分突出的地位，反映了该业界对 DIC 核心问题的看法。

全身炎症反应与凝血激活并非单行道。被炎症反应激活的凝血因子能够与细胞的蛋白活化受体（PAR）结合，进而激活 NF-κB 释放更多的促炎物质。目前，确定存在的 APR 至少有四种，它们分别与不同的活化凝血因子结合，产生促进血小板聚集、加速细胞凋亡和加剧全身炎症反应的生物学效应（图 35-0-2）。全身炎症反应与凝血激活的这种正反馈关系意味着，无论抗炎或抗凝，都有助于同时抑制另一方面，这是在脓毒症（sepsis）治疗中主张进行抗凝的依据所在。

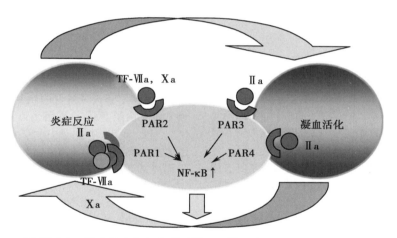

图 35-0-2　炎症反应与凝血激活的正反馈反应（Cross-Talk）示意图
炎症反应激活凝血因子，而活化的凝血因子能够与细胞膜上四种不同的蛋白活化受体（PAR）结合，进而激活 NF-κB，导致更剧烈的炎症反应

3. 线粒体氧利用障碍　有别于循环系统供氧不足或氧弥散障碍，这里指的是，即使处在足够的有氧环境中，细胞仍可以出现严重的缺氧状态。目前认为这是由于细胞内线粒体的三羧酸循环障碍所造成的对氧利用和代谢的干扰，被称作"细胞病性缺氧"。导致细胞病性缺氧的机制十分复杂，尚未完全阐明，目前认为可能与以下因素有关：①自由基损伤使线粒体可通透性转运孔（mitochondrial permeability transition pore，MPTP）开放，导致线粒体膜除极化、膜电位消失和氧化-还原反应受阻；②自由基造成 DNA 断裂，进而激活多 ADP 核酸聚合酶（PARP），PARP 促使 NAD^+ 裂解和消耗，因此干扰三羧酸循环、氧化-磷酸化和氢离子传递等一系列反应；③NO 和 O_2 结合生成具有超强氧化和亚硝酸化的超氧亚硝酸盐 $ONOO^-$，后者通过抑制 F_0F_1 ATP 酶、辅酶Ⅰ和Ⅱ、顺乌头酸酶等途径干扰细胞氧代谢和利用；④NO 与 O_2 竞争与细胞呼吸链的细胞色素 aa_3 结合而干扰代谢物的脱氢氧化；⑤PDH 被抑制，导致丙酮酸难以氧化为乙酰辅酶 A 而进入三羧酸循环等等。细胞病性缺氧加上微循环灌注异质性，可以造成全身炎症反应患者血流动力学一种典型和特征性的表现，即正常或增加的 $ScvO_2$ 和高乳酸血症并存，提示输送的氧不能在外周被细胞有效利用并造成细胞缺氧，这种表现已经被纳入 2001 年华盛顿共识会议提出的新的脓毒症诊断标准中。

4. 细胞自噬(autophagy)和凋亡(apoptosis)　自噬和凋亡是细胞因代谢改变而发生的自身保护或死亡形式,研究已经证实全身炎症反应可以诱发或加剧这种变化。

人们较早关注的是"凋亡"。凋亡其实是机体新陈代谢、清除衰老细胞的生理过程,由基因控制,也被称作"程序性细胞死亡"。但在全身炎症反应状态下,却呈现加速凋亡的病理现象。目前已知,全身炎症反应加速细胞凋亡的有两条途径:①膜途径:促凋亡物质与胞膜相应受体结合,然后启动细胞凋亡程序。促凋亡物质有多种,如TNF-α、Fax配体(FaxL)、颗粒酶、糖皮质激素等。②线粒体途径:是由于线粒体损伤导致细胞色素C漏出,继而在胞质内启动细胞凋亡程序。虽然两者启动途径和中间环节有所不同,但最后都会通过激活caspase-3将凋亡信息转导到细胞核内,导致DNA解聚、染色体固缩,形成"凋亡小体"而被巨噬细胞清除掉。

"自噬"是近年比较关注的另一种细胞损害。与"凋亡"不同的是,自噬应对病损打击的方式不是直接导致细胞死亡,而是胞质中溶酶体融合受损的细胞器,似有"清除垃圾"的作用。这种作用赋予了"自噬"一定的积极意义,既可节约细胞能量,还能清除受损的细胞器,如吞噬掉受损的线粒体,可以阻止经由线粒体途径的细胞凋亡。但即使如此,自噬现象充其量是细胞在病理状态下的代偿反应,如果损害足够严重,仍会走向死亡。

细胞自噬或凋亡与细胞坏死有明显的区别,前两者是被细胞掌控的,虽然正常的细胞结构改变了,但胞膜仍然完整,胞质不会泄漏而引发炎症反应。相反,坏死是细胞被动死亡,结构和形态混乱,胞膜破裂导致细胞内容物外泄而引发严重的炎症反应。无论细胞"自噬""凋亡"还是"坏死"都同样会造成器官结构和功能破坏,成为器官衰竭的重要原因。

5. 高代谢　研究证实,TNF-α等促炎细胞素具有强烈的促蛋白分解作用,并决定了脓毒症的代谢的两个基本特点:①超出机体实际需要的高代谢率,即使处在静息状态也不能降低;②代谢途径异常,一是糖利用受限,主要通过分解蛋白质获取能量;二是对外源营养底物利用差,主要通过消耗自身获取能量,因此也被称作"自噬代谢"。高代谢令患者迅速陷入严重的负氮平衡和低蛋白性营养不良状态。

三、全身炎症反应诱导免疫抑制的机制

尽管全身炎症反应能够对机体产生上述诸多损害,但仅就对免疫功能的影响而言,传统观点认为仍是正面的,这种认识直到21世纪初还是主流。该图用一条单相曲线,明确地将全身炎症反应的强弱标识为免疫功能强弱。但伴随研究深入,越来越多的人已经或开始修正这种错误观点,认识到炎症反应与免疫功能并非完全是正性关系(图35-0-3)。

其实,早在20世纪70年代就有研究发现,严重创伤可以在早期即导致皮肤迟发型过敏反应减弱;其后又有研

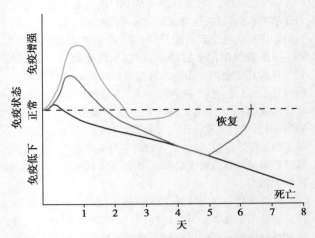

图35-0-3　早年绘制的脓毒症发生、发展示意图
三条曲线分别表示一般患者、糖尿病和老年在病损打击后的免疫炎症反应。作者认为,炎症反应强弱决定了免疫功能强弱,所以可以用单相曲线表示两者的关系。引自 Hotchkiss. NEJM,2003;348;2;138-50

究显示,创伤患者白细胞对内毒素刺激释放TNF-α的能力低于健康对照者,这种现象在伤后1天内即可发生,且抑制强度和持续时间与创伤严重程度(ISS评分)成正比。这些研究提示,在固有免疫系统激活并造成全身炎症反应的同时,免疫抑制就已经出现。所以,应该重新认识全身炎症反应与免疫功能的关系。

更有趣的是几项研究的发现,即中性粒细胞的杀菌功能与促炎细胞素水平并非呈想象中的线性关系,而是呈"U"形关系。过高或过低的促炎细胞素都会削弱中性粒细胞的杀菌能力,而且细菌生长对促炎细胞素具有依赖性。因此,Meduri提出了中性粒细胞对促炎细胞素"双相反应"的概念。虽然在此方面的研究不多,而且机制也尚不清楚,但Meduri研究现象的本身和传递出的信息却非常值得关注。

近10年来,更多的研究是投射在全身炎症反应对获得性免疫功能的影响。现在已经有足够的证据证明,全身炎症反应能够通过加速清除致敏淋巴细胞而启动免疫抑制机制,包括反应性淋巴细胞(主要指CD4[+]和B淋巴细胞)和树突状细胞加速凋亡、单核和树突状细胞提呈抗原能力下降等。而非反应性淋巴细胞(如CD8[+])和抑制性的淋巴细胞(调节性淋巴细胞,Treg,CD4[+]CD25[+])或由于抗凋亡能力较强,或由于绝对数量增加,致使反应性(促炎)与非反应或抑制性(抗炎)淋巴细胞比例失衡,此被称作淋巴细胞亚型"漂移"。不像固有免疫系统的反应在病损打击后迅速出现,获得性免疫的变化较隐蔽,常被全身炎症反应掩盖,但对后续病程发展有重大影响。目前认为,病损打击后,全身炎症反应与免疫抑制在病程早期即可同时出现,两者呈现同步但相悖的变化,对此业界学者已经渐趋一致。可以注意到,10年后当人们再次看到来自前面同一作者绘制的脓毒症发生、发展示意图时,它已经不再使用单相曲线,而是使用双相曲线分别表达炎症反应与免疫功能的变化(图35-0-4)。

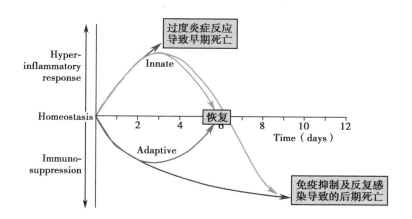

图 35-0-4 Sepsis 发生发展示意图
该图与前面的一幅最明显的不同是分别用两条曲线表达炎症反应与免疫功
能,横坐标上方不再标注"hyperimmune",而是"hyper-inflammatory response"。
引自 Hotchliss et al. Nature:2013,13:862-874

在对获得性免疫抑制机制认识不断深入的同时,固有
免疫早期抑制机制的研究似乎被搁置了。虽然深度的获
得性免疫抑制也会累及到固有免疫系统,但以我们目前的
知识,很难解释这种影响会在创伤或感染后如此短的时间
内便迅速发生,而更应该是 3~5 天以后的事件,对此,目
前尚未见到清晰的答案。

该如何理解机体炎症反应与免疫抑制的矛盾性? 从

生物学角度看,虽然炎症反应有助于增强机体抗病损打击
能力,但同时也存在造成自身炎性损伤的风险,机体启动
免疫抑制的生物学意义就是试图限制炎症反应,避免或减
轻这种风险。所以,免疫抑制与炎症反应一样,也是一种
机体自适应的保护机制。

（林洪远）

第 36 章

脓 毒 症

对于从事重症医学的临床医生来说,脓毒症(sepsis)是我们临床工作中经常需要面对的问题,严重威胁着人类的健康。20世纪80年代开始,脓毒症就成为了重症医学着力解决和研究的热点问题。因为,在现代医学已经较成功地解决了许多曾经对人类健康构成严重威胁的疾病(如急性传染病、心脑血管系统疾病、单器官衰竭等)以后,脓毒症的威胁却变得日趋突出,甚至成为影响重症患者预后最重要的病因。

一、脓毒症的定义及诊断方法

脓毒症被1991年的芝加哥共识会议定义为"机体对感染的全身性反应",诊断标准相应地制定为"感染或高度可疑感染+全身炎症反应综合征(SIRS)",后者的临床诊断标准由体温、脉率、呼吸频率和血象构成。这个定义和诊断标准提出不久就由于缺乏特异性,造成对脓毒症关注问题的失焦而被临床诟病。相比之下,严重脓毒症和多器官功能障碍综合征(MODS)更贴近人们所真正关注的那个脓毒症,所以被临床更普遍地使用。显然,这种情况造成了对脓毒症问题研究和讨论的混乱。

2001年华盛顿共识会议提出了新的脓毒症诊断标准,将器官衰竭诊断标准纳入。遗憾的是,该会议并未对脓毒症定义作相应修改。所以,原诊断标准仍有继续使用的依据,这样就形成了两套脓毒症诊断标准。另外,严重脓毒症术语和定义也仍被保留,其诊断标准与新的脓毒症诊断标准的区别在哪里也不得而知。还可以注意到,华盛顿共识会议文件没有再提及MODS,而且此后国际业界所有正式文件,包括巴塞罗那宣言、几个版本的严重脓毒症治疗指南、世界脓毒症日倡议书等,也均未见再有MODS出现,意味着该术语已经淡出脓毒症领域。确实,按照定义,MODS可以用于所有原因导致的器官损害,对脓毒症的专属性并不强,而无论脓毒症新诊断标准还是严重脓毒症定义,都已经覆盖了MODS中属于脓毒症的内容(继发性MODS)。但迄今没有任何文件对MODS的去留作明确说明,故有一些学者仍在继续使用。由此可见,尽管华盛顿共识

会议试图纠正脓毒症定义和诊断上存在的混乱,但实际导致了更严重的混乱。从此后发布的几项国际脓毒症流行病学调查报告看,均未采用新的脓毒症诊断标准。2004年一项欧美六国的调查报告显示高达80%的ICU医生竟声称不了解脓毒症定义,60%~80%不认可目前的脓毒症定义。以上情况说明,不能认为华盛顿共识会议是个成功的会议。

由于脓毒症的定义和诊断标准不统一,导致目前全世界范围内对其预后和诊断存在混乱。从2014年美国重症医学会联合欧洲重症医学会开始组织了重症医学、感染的病理生理研究及流行病学专业等各个领域的19位专家,进行了相关讨论,经过病历资料分析、文献评阅及专家投票的方式达成了共识,并于2016年美国重症医学年会公布了新的关于脓毒症和感染性休克的定义和诊断标准。脓毒症是指机体对感染的失调反应导致的危及生命的器官功能不全。与普通感染的区别主要在于机体异常或失调的反应和器官功能不全。诊断标准定为:①确定的或可疑的感染;②出现SOFA评分改变≥2分。在本次更新中取消了原有的严重脓毒症的诊断,换言之只有引起器官功能不全的感染才能诊断脓毒症,脓毒症就是之前诊断标准中的严重脓毒症。同时诊断标准中包括了可疑存在的感染,即虽然没有明确的感染灶,但患者不明原因出现器官功能不全,一定要考虑脓毒症,并立即予以适时恰当的治疗和监测。与之前诊断标准不同,最新脓毒症的定义主要强调了器官功能不全的概念,专家组经过统计分析比较SIRS的诊断标准、SOFA的评分标准和多器官功能衰竭的评分标准,发现SOFA评分改变≥2分用来评价脓毒症的特异性和敏感性最好,也最简便。考虑由于SOFA评分需要一定的化验结果,可能会错失最佳的诊断和治疗时机,为了能够及时于床旁识别ICU外的患者是否存在脓毒症,本次会议中还提出了qSOFA(quick SOFA)的评分方法,包括三条:①呼吸频率≥22次/分;②收缩压≤100mmHg;③意识状态改变(GCS<15分),符合其中的2条就需要进入脓毒症的诊治流程(表36-0-1)。

表 36-0-1　全身性感染相关性器官功能衰竭评分标准（SOFA）

SOFA 评分	1	2	3	4
呼吸系统 PaO_2/FiO_2（mmHg）	<400	<300	<200（机械通气）	<100（机械通气）
凝血系统 血小板（10^9/L）	<150	<100	<50	<20
肝脏 胆红素（mg/dl）	1.2～1.9	2.0～5.9	6.0～11.9	>12.0
循环系统 低血压	MAP<70mmHg	Dopa≤5 或 Dobu（无论剂量如何）	Dopa>5 或 Epi≤0.1 或 NE≤0.1	Dopa>15 或 Epi>0.1 或 NE>0.1
中枢神经系统 格拉斯哥昏迷评分	13～14	10～12	6～9	<6
肾脏 肌酐（mg/dl） 或尿量（ml/d）	1.2～1.9	2.0～3.4	3.5～4.9 或<500	>5.0 或<200

注：MAP 为平均动脉压，Dopa 为多巴胺，Dobu 为多巴酚丁胺，Epi 为肾上腺素，NE 为去甲肾上腺素

二、脓毒症的机体反应机制

脓毒症实际上就是机体对损伤的反应已经从有益走向有害、从保护走向破坏，是一个失调的状态。脓毒症的先决条件是感染诱发的，其作用机制是机体早期以制衡过度炎症反应、保护机体为目的的免疫调节，但严重感染却在后续的病程中使机体代偿机制失败，引起了失调的反应导致器官功能不全，这种转变应被视为是机体陷入脓毒症的标志。

器官衰竭是脓毒症的另一个重要表现，并主要被归咎于失调的机体反应。那么，联系机体反应与器官损害的桥梁又是什么？一般认为就是被全身炎症反应所推动的一系列病理学变化。换言之，内皮细胞损害、DIC、细胞凋亡或自噬，以及高代谢等是导致器官衰竭的直接推手。

这里有必要对在严重免疫抑制状态下，全身炎症反应是否还继续存在的问题作简单的讨论，这其实在问，脓毒症存在全身炎症反应的威胁吗？提出此问题似乎有些蹊跷，但恰恰在此几乎早已有共识的问题上，近年却出现了不同见解。

有学者通过对单核细胞基因组检测发现主导促炎机制的基因表达与主导免疫抑制的基因表达，如同镜像般地始终处于同步和相悖状态，即使发生了严重免疫抑制，促炎机制表达仍然十分强劲，所以认为炎症反应不会消退。

但另有学者认为在严重免疫抑制的情况下，固有免疫和获得性免疫系统全面崩溃，免疫细胞已经丧失感受信息和释放促炎细胞素的能力，所以炎症反应不再存在，也不构成对预后的威胁，患者将死于"严重感染"。

如前所述，启动和参与炎症反应的配体种类数不胜数，受体也不仅存在于免疫细胞，所以，免疫细胞失去对促炎物质的反应性，不意味着其他细胞也失去反应性。相反，严重的感染不但造成更多的细菌毒素和代谢产物释放，也使机体陷入更严重的内环境紊乱，使更多的Alarmins 释放，从而导致更多种类细胞作出更严重的反应。TNF-α、IL-1β、IL-6 等这些被认为是最重要的促炎细胞素，几乎能被所有类型细胞释放。一项脓毒症或肺炎合并 ARDS 的研究显示，这些促炎细胞素在死亡患者始终呈持续升高的态势，而存活者 1 周后下降。有研究发现，在严重免疫抑制的脓毒症患者（以 HLA-DR/CD14$^+$<30% 为标准），免疫功能能被逆转且存活的患者的 TNF-α、IL-1β、IL-6 均明显下降；而免疫抑制不能被逆转且死亡病例，以上促炎细胞素却呈持续升高趋势。所以，脓毒症的全身炎症反应完全可以在深度免疫抑制状态下继续存在和发展，不管免疫细胞的基因表达和实际功能究竟如何。

临床为以上见解提供了有力的佐证。在严重免疫抑制和感染状态下，所有被全身炎症反应推动的病理学变化和器官衰竭不但不会缓解，反而更加恶化直至患者死亡。尸检资料也显示，该类患者最明确和一致的变化就是组织和器官的严重水肿及大量的炎细胞浸润。所谓死于"严重感染"的实质是什么，不会是指"细菌毒素"的直接作用吧？它背后所折射的正是更严重的全身炎症反应。

从近年的文献中可以深切感觉到，目前学者们已经十分关注脓毒症中严重免疫抑制的问题，与早年仅着眼于炎症反应相比是认识上的进步。但应该避免从一个极端走到另一个极端，忘却甚至否认炎症反应在脓毒症中的存在和作用，这种片面的看法既得不到病理生理学，也得不到临床支持。机体反应在脓毒症中的地位对于决定正确的治疗方案是十分重要的。

基于以上认识，脓毒症的发病机制示意图如图 36-0-1 所示。

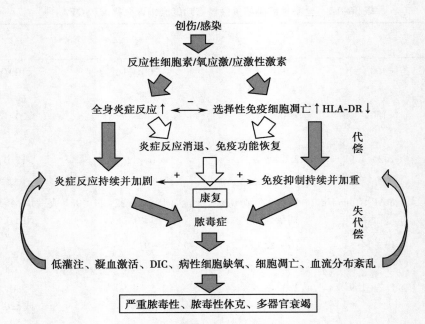

图 36-0-1　脓毒症发生、发展示意图

创伤、休克、感染等病损打击导致全身炎症反应与免疫抑制同步发生,两者都是代偿性的自适应反应,具有自身保护的积极的生物学意义。但如果炎症反应加剧并造成免疫功能深度抑制则导致脓毒症,这是机体免疫炎症反应陷入失代偿的标志。在脓毒症状态下,深度免疫抑制引发的严重感染将进一步加剧全身炎症反应,由炎症反应所推动的多种病理学变化也将进一步恶化,导致或加重器官衰竭,甚至患者死亡。注意:在代偿阶段,炎症反应对免疫抑制是正性诱导;免疫抑制对炎症反应是负性遏制;但失代偿后,免疫抑制不再能够发挥抑制炎症反应的作用,反而与炎症反应互为因果,共同推动脓毒症发展

三、脓毒症的治疗

脓毒症的治疗可以大体分作三部分:病因治疗、支持治疗和免疫调理治疗。病因治疗包括早期清除感染病灶和使用有效抗生素;支持治疗包括早期循环复苏、机械通气、肾替代、代谢支持、抗凝等针对不同器官和系统损害的措施。免疫调理治疗被定义为能够影响机体免疫炎症反应的一切治疗,它既可以是专门针对免疫炎症反应本身;也可以是其他治疗对免疫炎症反应产生间接影响,其中也包括一些支持治疗方法。

1. 病因治疗　尽管全身炎症反应不具病因特异性,但在脓毒症,有效控制感染却是生死攸关的决定性治疗,如果误判导致抗感染治疗缺位,后果将是灾难性的。

在评估感染的可能性时,应警惕由创伤、休克、非感染性疾病引发的全身炎症反应是否有感染因素参与的问题。由于全身炎症反应可以诱导免疫抑制、损伤黏膜免疫屏障和条件致病菌在空腔器官广泛定植,微生物极有可能以非常隐蔽的方式侵入机体形成感染。有研究显示在一组严重创伤患者(ISS > 20),血液中细菌 DNA 检出率达62.5%,最早伤后 2 小时即可出现,且在后续病程中全部合并脓毒症;全部病例内毒素和 D-乳酸均呈阳性发现,提示发生肠道细菌或毒素易位。所以,在评估全身炎症反应的原因时,不宜过于强调触发病因的非感染性质。对此,

临床 PCT 检测具有实用的参考价值。

控制感染首先要清除坏死组织或引流感染灶,但部分疾病的坏死组织在早期是难以完全清除的,如大面积烧伤和软组织挫裂伤;急性胰腺炎也不主张早期手术干预,即使需要手术,也尽可能拖至病程 1 周以后。这些情况均给控制感染带来较大的困难和挑战。

感染患者不可避免需要使用抗生素,指南主张采取先使用广谱抗生素的"经验性"治疗,然后再根据细菌学指示作"目标性"治疗的策略,这对迅速控制感染并尽可能更有针对性地使用抗生素是必要的。对经验性治疗抗生素的选择主要参考患者来源及本科室的优势菌种,而用细菌学资料指导治疗则要满足三个基本前提:①细菌学培养能够获得阳性结果;②获得的菌种确定是致病菌而不是定植菌;③体外鉴定的抗生素敏感性与体内一致,但实践中并不总能满足以上条件。建议采取以下对策:①细菌培养阴性,但使用原抗生素有效就继续使用,如果无效就更换抗生素,并重复进行细菌培养。②细菌培养阳性,且指示与使用的抗生素匹配。如果临床有效,或继续使用原抗生素,或作降阶梯治疗。③细菌培养阳性,且指示与使用的抗生素匹配,但临床无效。对此应考虑增加抗生素剂量,同时重复做细菌学培养。④细菌培养阳性,虽与使用的抗生素不匹配,但临床有效,则继续使用原抗生素,同时重复做细菌培养。⑤细菌培养阳性,与使用的抗生素既不匹配

且临床也无效，则按照培养的指示更换抗生素。总之，无论细菌学的检查结果如何，都只能作为选择抗生素的参考，且主要在抗生素使用无效或决定降阶梯治疗时发挥作用，临床疗效始终是最重要的。

2. 支持治疗 自从 2001 年 Rivers 等的研究发现脓毒症和感染性休克的早期目标导向治疗（EGDT）能够明显降低患者的病死率以来，近年来循环功能支持治疗方面一直根据 EGDT 流程化实施，2013 年澳大利亚和新西兰的学者报告了 2000 ~ 2012 年间严重脓毒症和感染性休克病死率的变化。该研究称，12 年间脓毒症的总病死率已由 35% 降至 18.4%，降幅近 1 倍，年均 4%；感染性休克则从 40.3% 降至 22%，降幅达 45%。

拯救脓毒症运动（surviving sepsis campaign） 2012 年公布的脓毒症的治疗指南中提出了脓毒症/感染性休克的 6 小时集束化治疗方针：3 小时完成项目：①监测乳酸水平；②应用抗生素前获得血培养标本；③使用合适的广谱抗生素；④存在低血压或乳酸》4.0mmol/L 应积极的液体复苏（推荐剂量晶体液 30ml/kg）；6 小时完成项目：⑤初始液体复苏无效的低血压应加用血管活性药物维持平均动脉压≥65mmHg；⑥充分液体复苏后仍存在低血压和乳酸≥4.0mmol/L 的进行 CVP 和 ScvO$_2$ 监测，维持 CVP > 8mmHg，ScvO$_2$ >70%；⑦初始乳酸不正常的患者应复查乳酸情况。2015 年 Surviving Sepsis Campaign 针对 2012 年的指南中提出的 6 小时集束化治疗也进行了更新：3 小时必须完成项目：①监测乳酸水平；②在应用抗生素前留取血培养；③应用广谱抗生素；④对于低血压或乳酸水平≥4mmol/L 的患者早期充分液体复苏（推荐剂量晶体液 30ml/kg）；6 小时必须完成项目：⑤对初始液体复苏治疗无反应的低血压应用血管活性药物维持平均动脉压≥65mmHg；⑥充分液体复苏后仍存在低血压和乳酸≥4.0mmol/L，应重新评估容量状态及组织灌注指标，并记录相应发现；评估方法包括：由有资质的医生重复进行针对性体格检查（在初始液体复苏治疗后），包括生命体征、心肺、毛细血管再充盈时间、脉搏及皮肤或获得以下 2 项指标：测定 CVP，测定 ScvO$_2$，床旁心血管超声检查，通过被动抬腿试验或液体负荷试验动态评估液体反应性；⑦如果初始乳酸水平升高，应重新评估。

近期 PROCESS、ARISE 和 PROMISE 三个分别在美国、澳大利亚新西兰和英国进行的对脓毒症的研究中发现，经过初始复苏治疗后，基于流程化的 EGDT 组与没有流程化的器官灌注的临床评估与管理组相比并没有明显的生存优势，甚至还增加了治疗的强度和治疗费用。随后的多个荟萃分析证实也证实了这一点。与以前的研究相比，这些研究所纳入的人群有着明显不同的生理学状况及较好的入组前液体复苏治疗。这些研究的结果又提出来新的挑战，如何在 EGDT 的基础上更加个体化、更优化的循环支持治疗是以后研究的方向。SEPSISPAM 研究对休克流程中的单一因素-平均动脉压的目标值进行了研究，高平均动脉压目标组（80 ~ 85mmHg）与低平均动脉压组（65 ~ 70mmHg）相比，28 天并没有生存优势，但进行亚组分析时发现原有高血压病史的患者高平均动脉压目标组急性肾

损伤的发生率和肾替代治疗率降低。近期的荟萃分析也指出目前尚缺乏有助于指导血压目标管理的证据。

2013 年法国一项研究报告显示，2009 ~ 2011 年间感染性休克的院内病死率仍然高达 48.7%。国际学术界 2012 年倡议建立世界脓毒症日，其宣传材料提供的数据是脓毒症总病死率为 30%，这个数字与 2001 年 Angus 和巴塞罗那宣言提供的数字相比几乎没有改变，说明十余年的努力并没有取得预期的结果。各个研究之间关于脓毒症/感染性休克的病死率差异非常大，也可能和脓毒症/感染性休克的诊断标准的不统一相关，目前脓毒症最新定义已推出，期待进一步相关的研究。

3. 免疫调节治疗 在病因和支持治疗已经日趋完善的今天，滞后的免疫调理为脓毒症的治疗研究提供了很大的空间，正在成为推动脓毒症治疗继续发展的动力。至 2012 年末，在 Clinical Trials 网站注册与免疫调理治疗相关的研究就有数十项，其中不乏一些新的治疗药物，如 CD28 受体阻滞剂、重组基因的人乳铁蛋白（talactoferrin）、羊抗 TNF-α 多克隆抗体 Fab 片段（Cyto Fab）、人重组可溶性 TM（ART-123）、左旋肉毒碱等等，对旧治疗方法也正在进行更深入的探讨。除此以外，更多的药物正在进行或已经完成实验研究，它们已经或将在未来几年内出现在临床研究中，如 HMGB-1 抑制剂、细胞素讯号抑制剂（SOCS）、迷走神经刺激和 α7 尼古丁乙醯胆碱受体激动剂、过氧化酶增殖因子激活受体 γ（PPAR-γ）激动剂、抗补体 C5a 抗体等等，枚不胜数。就此有学者预言未来 5 ~ 10 年将是免疫调理治疗的收获期。

有效的免疫调理治疗取决于对脓毒症发生机制的正确认识，不管还有多少细节有待澄清，也不管还有多少争议还在继续，不可否认的是，我们离真相已经越来越接近了。通过前面对脓毒症发病机制的阐述可以认识到，在脓毒症整个病程中，全身炎症反应始终是推动疾病发展的主线，正是它诱导了免疫抑制和造成多种病理学损害；免疫抑制则是帮凶，正是它引发了严重的全身感染并进而导致更严重的全身炎症反应。如果说，在全身炎症反应早期两者尚有相互制衡的作用，那么在陷入脓毒症后，两者则相互诱导和加强，成为同一事物的两个方面，共同推动着脓毒症的发展。

基于这种认识，脓毒症免疫调理治疗的基本策略应该是清晰的，无论抗炎还是免疫刺激治疗都有助于遏制和逆转病情，有研究证实两者联合使用更合理和有效。目前，临床上有多种抗炎和免疫增强剂可供选择。但应该强调，抗炎不得损害免疫功能，这是目前不主张使用糖皮质激素的主要原因；免疫增强不得加剧全身炎症反应，这是本作者建议慎用某些本身就是促炎物质药物的主要原因，尽管它们在部分病例有效，但在非粒细胞缺乏的患者有可能加重炎性损害。目前，能够满足要求的药物尚不多。

伴随对脓毒症免疫炎症反应机制认识深入和分子生物学发展，许多学者热衷于研究针对免疫炎症反应上游环节的高度特异的抑制剂或激动剂，但迄今为止，尚未见有任何成功的临床报告，包括近年曾被寄予厚望的 TLR-4 阻滞剂 Eritoran（E5564）和 TAK-242。众所周知，细胞内掌控

免疫炎症反应的网络十分复杂，有限的干预能否足以消除或激活某种生物学效应值得怀疑。另外，也不排除对某一途径干预会引发其他途径预料外的生物学反应。在目前对细胞调控网络尚未完全掌握清楚前，这种针对上游的干预治疗仍是不成熟的，存在很大的不确定性。与其相比，将治疗的靶点定位在下游，即免疫炎症反应紊乱及其导致的病理生理学损害，如拮抗氧自由基和各种毒性蛋白酶、拮抗细胞凋亡、拮抗高凝等，则似乎更有前景，有学者将这种治疗称作覆盖多靶点损害的所谓"鸡尾酒治疗"。目前探讨中的许多药物是"老药新用"，如肝素、他汀类制剂、大环内酯类抗生素、组蛋白去乙酰化酶抑制剂等，它们在其他领域都有较成熟的用药经验，即使扩大到脓毒症领域也易于被掌控。

许多因素都会对研究结果产生影响，包括药物选择、干预靶点、干预时机、药物剂量、疗程、个体差异等。当前免疫调理治疗临床研究中存在的一个突出问题是疗程不足，无论脓毒症病程是否结束，都使用一个固定的疗程，而且时间较短，绝大多数没有覆盖脓毒症病程。过早停药往往导致病情反弹，以人们熟悉的 PROWESS 研究为例，APC 用药四天，从 D-二聚体变化趋势图可以看到，用药后 D-二聚体大幅下降，但停药后次日便迅速反弹，尽管与对照组仍然保持统计学差异，但 P 值却逐渐加大。过早终止免疫调理治疗无异于感染尚未控制就停用了抗生素；呼衰尚未纠正就停用了呼吸机；肾衰竭尚未恢复尿量就停用了 CRRT，这种做法不排除一些本来有效的治疗被错杀。正确的疗程设计应该采用"目标导向"，即根据药物治疗目标，覆盖全身炎症反应和（或）免疫抑制全病程。目标导向设计在其他领域治疗研究很常见，但在脓毒症治疗研究不多，EGDT 是典型，近年一项涉及白蛋白的 ALBIOS 研究设计也是，但在免疫调理治疗研究尚未见到。

多年来，人们始终期盼有明确的生物学指标指导免疫调理治疗。目前，仅单核细胞 HLA-DR/CD14$^+$ 在临床被推荐使用，但方法学尚未统一，可导致较大差异。该检查已经开始从计算百分率进步到计算单个细胞的 HAL-DR 负荷数，据称结果更准确。除此以外，体外检测单核细胞或中性粒细胞对内毒素刺激的反应性也被用以反映免疫功能，但也同样需要标准化。在上述指标不能获取的情况下，淋巴细胞计数、CD4$^+$/CD8$^+$ 等指标也可作参考。本作者认为，动态观察患者病程走势所提供的信息的价值不亚于某些生物学标志物，如果患者在 3~5 天内病情趋于稳定和改善，就没有给予特别干预的必要。否则，陷入脓毒症的风险就会大幅增加，给予免疫调理干预应是明智之举。

免疫调理治疗所针对的是脓毒症发生机制，这种定位理应在脓毒症治疗中发挥主要作用。不幸的是，几十年来免疫调理治疗研究步履蹒跚，迄今尚无一项治疗能够获得业界一致认可，在指南中也处于空白状态。是否使用免疫调理治疗，以及如何使用全凭医生自身的经验和理解，该治疗实际游走在"正规治疗"的边缘。

4. 结语　由于脓毒症新的定义的推出，我们对脓毒症的定义和诊断标准又有了新的认识，更加重视了由于机体对感染的失调反应引起的器官功能不全，这对临床死亡率有着较大的影响。在治疗方面，由于脓毒症甚至感染性休克的诊断标准的变化，导致近几年多个关于感染性休克复苏的大规模研究的结果也要重新认识，相信未来几年会是当前业界探讨的热点领域，悬而未决的问题仍然很多，新的进展和观点仍会不断出现，业内同道应给予密切关注，同时更要积极参与和推动，这是时代赋予我们这代重症医学工作者的责任。

（林洪远　赵华）

主要参考文献

[1] Singer M,Deutschman CS,Seymour CW,et al. The third international consensus definitions for sepsis and septic shock(Sepsis-3). JAMA,2016,315(8):801-810.

[2] Ismail Cinel,Steven M. Opal. Molecular biology of infiammation and sepsis:A primer. Crit Care Med,2009,37:291-304.

[3] Rivers E,Nguyen B,Havstad S,et al. Early goal-directed therapy in the treatment of severe sepsis and septic shock. N Engl J Med,2001,345(19):1368-1377.

[4] Yealy DM,Kellum JA,Huang DT,et al. A randomized trial of protocol-based care for early septic shock. N Engl J Med,2014,370(18):1683-1693.

[5] Peake SL,Delaney A,Bailey M,et al. Goal-directed resuscitation for patients with early septic shock. N Engl J Med,2014,371(16):1496-1506.

[6] Levy MM,Rhodes A,Phillips GS,et al. Surviving Sepsis Campaign:association between performance metrics and outcomes in a 7. 5-year study. Crit Care Med,2015,43(1):3-12.

[7] Dellinger RP,Levy MM,Carlet JM,et al. Surviving Sepsis Campaign:international guidelines for management of severe sepsis and septic shock:2008. Crit Care Med,2008,36(1):296-327.

[8] Dellinger RP,Levy MM,Rhodes A,et al. Surviving Sepsis Campaign:international guidelines for management of severe sepsis and septic shock,2012. Intensive Care Med,2013,39(2):165-228.

[9] Asfar P,Meziani F,Hamel JF,et al. High versus low blood-pressure target in patients with septic shock. N Engl J Med,2014,370(17):1583-1593.

[10] Russell JA. Is there a good MAP for septic shock. N Engl J Med,2014,370(17):1649-1651.

第 37 章

多器官功能障碍综合征

多器官功能障碍综合征（multiple organ dysfunction syndrome，MODS）是指机体受到严重感染、创伤、烧伤等打击后，同时或序贯发生两个或两个以上器官功能障碍以致衰竭的临床综合征。具有高发病率、高病死率、高耗资和持续增加的特点，是当前重症患者中后期死亡的主要原因。近 20 年来的研究显示，MODS 的病死率仍高达 70% 左右，而其病情进一步发展为多器官功能衰竭（multiple organ failure，MOF）后，病死率可达 90% 以上，仍是当前重症医学所面临的最大挑战。MODS 的发病机制复杂，但机体对病损失代偿的反应是其病情发生和发展的根本原因。控制原发病、改善氧代谢是 MODS 的重要治疗手段，针对导致机体反应的不同环节，制定相应的治疗策略以调控机体反应则是 MODS 治疗的关键。

一、MODS 的历史回顾与概念的提出

MODS 定义的变化反映了对其认识的逐步深入。疾病的发生发展和转归犹如一条长链，包含许多环节。人体在遭受损伤后出现某个系统功能衰竭，就像一条长链中的某个薄弱环节在重力的负荷下发生断裂。这个环节是关键。在疾病过程中，功能最为脆弱的器官最早发生衰竭。采取措施加固该环节，甚至临时性替代争取逆转。但是这个薄弱环节得到加固后，如果重力负荷条件仍然存在，另一个隐匿性的、潜在的薄弱环节还可发生断裂，依次类推。这正是对序贯性系统功能衰竭的形象化比喻。对 MODS 的认识也有类似的过程。

在 MODS 提出之前，临床医学面临的难题主要是单一器官衰竭。某一器官衰竭可能危及患者生命，单器官衰竭是临床医师关注的焦点。近代战争对临床医学的影响不可低估。第二次世界大战期间及"二战"前，机体链条中最薄弱环节是循环，休克是当时最为突出的问题。随着对休克认识的进步，20 世纪朝鲜半岛战争期间，肾脏成为最薄弱的环节，急性肾衰竭是威胁患者生命的难题。而到 20 世纪 60 年代末的越南战争期间，机体最薄弱的环节转到肺，急性呼吸衰竭是重症患者死亡的主要原因。人类对疾病认识的进步，使机体最薄弱最容易断裂的环节不断发生改变。20 世纪 70 年代前重症患者发生器官衰竭的最显著特点几乎均为单一器官衰竭，也就是说，由于缺乏有力的支持手段，一旦发生某一器官衰竭，患者往往死于该

器官的衰竭。20 世纪 70 年代以后，器官支持技术的进步，越来越多重症患者不再死于单一器官衰竭，而是死于多个器官衰竭。可以说，20 世纪 70 年代以前实际上是"单器官衰竭时代"或"前 MOF 时代"。

休克是第二次世界大战及第二次世界大战前危及重症患者生命的主要薄弱环节。在第一次世界大战期间，认识的贫乏，导致对创伤性休克的无知。血压的下降被认为是血管动力耗竭、肾上腺皮质功能衰竭和创伤毒素的结果，忽视了创伤后出血、脂肪栓塞和脑创伤等在休克中所起的关键作用。直到 1930 ~ 1934 年，Persons 和 Alfred Balock 等学者通过动物试验，证实并提出创伤性休克是血管内容量大量丢失的结果。尽管如此，第二次世界大战早期，多数学者依然认为创伤性休克是不可逆的，而且主要通过补充血浆恢复血容量、输注盐水纠正脱水和电解质的丢失。血液的丢失和输血未能得到应有的重视，大批创伤性休克士兵得不到积极有效的治疗。1943 年美国哈佛大学外科学教授 Churchill 在纽约时报上撰文，指出严重创伤性休克患者存在大量血液丢失，单纯输注血浆和盐水是远不够的，必须输注全血。Churchill 的呼吁引起强烈反响，美军在北非和意大利战场的前线战地医院，开始装备冰箱以贮存血液。早期积极输血、输液以恢复血容量、补充丢失的全血，大批创伤性休克患者奇迹般地获得存活，创伤性休克不可逆的观念被推翻。令人遗憾的是，部分创伤性休克患者在休克纠正后 10 天左右，出现无尿，进而死于急性肾衰竭。看来肾脏成为新的、容易发生断裂的机体链条的薄弱环节。

对休克认识的偏差，导致肾脏成为机体链条的薄弱环节，临床医学的热点由休克转向急性肾衰竭。第二次世界大战后期及战后，人们对休克展开进一步研究，发现机体受到创伤打击后，醛固酮释放增加，导致钠潴留，而钾不受影响，仍然大量从肾脏排泄。醛固酮释放增加导致的水钠潴留本来是机体对有效循环血量减少而产生的代偿性反应。可惜认识的局限性，导致治疗的偏差，提出对创伤性休克患者应补充必要的全血、血浆，但限制盐水的输注，使机体处于液体偏少或"偏干"的状态，结果导致患者仍然处于低血容量状态。同时，由于把休克与血压低等同起来，认为只要血压正常休克即被纠正，形成以纠正血压为终点的休克治疗思想，使休克不能获得根本纠正，机体始终处于低血容量状态，急性肾衰竭的发生成为必然。

437

美军外科研究中心的报告显示,20世纪50年代朝鲜半岛战争期间,部分创伤性休克士兵经早期清创和血压纠正后,发生急性肾衰竭。200例严重创伤士兵中,就有1例发生急性肾衰竭,患病率是越南战争的20～30倍,而且一旦发生急性肾衰竭,病死率高达90%。针对这一突出问题,美军外科研究中心提出了"创伤后急性肾脏功能衰竭"的观念,以期引起重视。Shires等学者很快认识到休克液体复苏不足和限制水钠摄入,导致细胞外液和血管内容量不足,是引起急性肾衰竭的主要原因。从而形成创伤性休克治疗的新思路,采取快速输血、输液等积极液体复苏手段,补足血管内容量和细胞外容量,在纠正循环衰竭的同时,早期恢复患者尿量,能够有效防止急性肾衰竭。

当创伤患者的循环和肾脏功能得到有效支持后,急性呼吸衰竭浮出水面,肺成为机体链条中最薄弱的环节。20世纪60年代末的越南战争期间,肺成为机体最突出的薄弱环节,急性呼吸衰竭是重症创伤患者死亡的主要原因,病死率高达92%。针对急性呼吸衰竭在创伤中的重要地位,提出了"创伤后急性呼吸衰竭"。早期大量、甚至过量的液体复苏对纠正休克和防止肾衰竭是有利的,急性肾衰竭的发生率降低到0.1%～0.2%,仅为朝鲜半岛战争的1/5～1/2,但过高的液体负荷损害肺脏,加上创伤对肺的直接打击,急性呼吸衰竭在所难免。呼吸支持技术和适当的容量管理成为急性呼吸衰竭治疗的关键。

可见,MOF提出之前,单器官衰竭是临床医师关注的重点。20世纪30年代至第二次世界大战初期,关键环节是休克。对休克的研究取得突破后,20世纪50年代发现关键环节在肾脏,20世纪60年代在肺。直到20世纪70年代提出多系统功能衰竭。可见,20世纪70年代前重症患者发生器官衰竭的显著特点几乎均为单一器官衰竭,也就是说,由于缺乏有力的支持手段,一旦发生某一器官衰竭,患者病情往往难以逆转。因此,20世纪70年代以前实际上是"单器官衰竭时代"或"前MOF"时代。

1973年Tilney首先描述一组腹主动脉瘤破裂患者在术后并发呼吸和肾衰竭,首先提出"序贯性系统功能衰竭",并指出相继衰竭的器官可以是远隔器官,而并不一定是最初受损的器官。1975年Baue通过三例病死患者的尸检发现多器官功能衰竭的证据,命名此综合征为"进行性序贯性多器官衰竭"。1977年Eiseman等首先使用MOF这一名称,初步提出了有关MOF的概念和诊断标准。1985年Norton报道16例死于MODS的腹腔脓肿患者,虽经多次积极的腹腔引流和抗生素治疗,并不能使MODS逆转,也不能降低病死率。之后又有研究发现死于MOF的菌血症患者中,通过剖腹探查或尸检证实30%体内无感染灶。在此基础上,1985年Goris指出,MODS并非细菌/毒素或组织损伤直接作用的后果,可能是机体炎症反应紊乱的结果。1989年Bone等将因感染而引起的全身反应的临床现象称为"全身感染综合征(sepsis syndrome)",揭示了脓毒症及全身炎症反应在诱发多器官功能衰竭发生发展过程中的作用和地位。

1991年美国胸科医师协会与美国重症医学会(ACCP/SCCM)在芝加哥联合召开的讨论会上认为,脓毒症(sepsis)是导致MODS的主要原因,除此之外,非感染因素也可以导致与脓毒症同样的全身机体反应,全身感染综合征不能涵盖感染以外因素导致的机体反应和器官功能衰竭,提出了全身炎症反应综合征(systemic inflammatory response syndrome,SIRS)的命名和定义(表37-0-1)。指出无论非感染或感染因素均可诱发全身炎症反应,当其失代偿时导致炎症细胞大量激活和炎症介质异常过量释放,并涌入循环产生持续性全身性炎症瀑布反应,最终导致MODS。全身炎症反应是MODS的必经之路,而MODS是机体反应失调的发展结果。这是MODS认识上的重大飞跃。

**表37-0-1　全身性炎症反应综合征的诊断标准
(符合下列两项或两项以上)**

项目	标准
体温	>38℃或<36℃
心率	>90次/分
呼吸	呼吸频率>20次/分或动脉血二氧化碳分压(PaCO$_2$)<32mmHg
白细胞	外周血白细胞>12×10^9/L或<4×10^9/L或幼稚杆状核白细胞>10%

二、MODS的流行病学

MODS是重症患者的主要死亡原因。一项回顾性研究显示,1991～1996年1056例入住重症医学科(ICU)的患者中,MODS的患病率为32.1%,其中脓毒症、大手术、创伤等是MODS的主要原发病因。另一回顾性调查表明,入住北京协和医院ICU的214例ARDS患者中,发生MODS的病死率为57.2%,衰竭器官数目越多,病死率越高。脓毒症是导致MODS最主要的原因。有报道表明:脓毒症伴有3或3个以上器官衰竭时,死亡率则超过70%。衰竭器官数目与预后有密切关系,超过3个器官衰竭者少有生存。病原学检查显示真菌感染率上升了2倍,自1987年始与革兰细菌共同成为主要致病菌。上述研究提示MODS的患病率和死亡人数呈持续增加趋势,主要致病菌在发生变迁,对合并多个器官损害的严重病例仍然缺乏有效治疗,防止脓毒症或创伤发展为MODS及MOF是降低重症患者病死率的关键。

三、MODS的发病机制

MODS的发病机制非常复杂,至今尚未完全阐明。近20年的研究涉及了MODS的病理生理学、病理学、免疫学、分子生物学以及分子流行病学,对MODS的认识逐步深刻,提出了"炎症反应学说""自由基学说""肠道动力学说""双相预激学说"和"缺血/再灌注假说"等,这些假说从不同侧面解释了MODS的发病机制,相互之间有一定的重叠和联系。在某种程度上,MODS与机体自身对感染、创伤的失控的免疫炎症反应具有更为本质性的联系。也就是说 MODS 的最大的威胁来自失控的炎症反应。对机体炎症反应的深刻认识有利于早期认识 MODS 病理生理紊乱,并使早期积极干预成为可能。

(一)促炎/抗炎平衡失调与 MODS 传统观念认为 MOF/MODS 是严重感染或创伤的直接后果,但随后研究发现临床上有约 1/3 的 MODS 病例尸检中未发现明确的感染灶;同时,对于 MODS 的诊治,积极使用抗生素,并致力于寻找隐匿的感染灶,甚至在缺乏充分证据的情况下,主张经验性治疗或早期剖腹探查,以期发现隐匿的或未控制的感染灶,达到控制感染、防治 MODS 的目的,但积极的治疗并未获得预期疗效。而大量研究发现,严重感染或创伤患者病程中可以检测到大量的促炎介质,如肿瘤坏死因子(TNF)α、白介素(IL)-1、IL-6、血小板活化因子(PAF)等;给动物注射内毒素或炎症介质(如 TNF 和 IL-1),不但可引起严重炎症反应,而且可进一步诱发 MODS;给健康志愿者静脉注射小剂量内毒素和炎症介质也可导致明显的炎症反应;注射单克隆抗体以阻断内毒素或炎症介质的效应,则可防止感染动物发生 MODS,降低病死率。上述研究提示 MODS 并非严重感染或创伤的直接后果,其实质其实是感染和创伤等所诱发的全身过度的炎症反应及其所引起的组织器官功能受损。

抑制或中和关键性炎症介质,阻断炎症反应来防止 MODS,一度成为 MODS 研究热点。动物实验显示,早期给予单克隆抗体,阻断内毒素、细胞因子和干扰素的作用,具有降低动物炎症反应和病死率的作用。然而,临床试验并未获得满意的临床结果。伴随抗炎治疗失败,促使人们重新检讨和认识炎症反应及其对 MODS 的影响。首先引起注意的是机体受细菌毒素、损伤打击后,出现一过性细胞免疫功能降低,使机体对感染易感;其次,机体受细菌毒素、损伤刺激后,不仅释放炎症介质引起 SIRS,同时大量释放内源性抗炎介质。后者可能是导致机体免疫功能损害的主要原因;第三,临床上盲目使用炎症介质拮抗剂,可能使免疫功能损伤加重,或许这就是炎症介质拮抗剂临床试验失败的主要原因。鉴于上述认识,1996 年 Bone 针对感染或创伤时,导致机体免疫功能降低的内源性抗炎反应,提出了代偿性抗炎反应综合征(compensatory anti-inflammatory response syndrome, CARS)的概念和 CARS 假说。CARS 作为 SIRS 的对立面,正常时两者处于平衡状态。一旦失衡,任何一方占优势均可以导致机体免疫炎症反应紊乱,将引起内环境失去稳定性,导致组织器官损伤,发生 MODS。

CARS 以机体免疫功能低下为特征,但临床难以判断。为了使 CARS 应用于临床,1997 年 Bone 提出 CARS 的诊断标准,即外周血单核细胞 HLA-DR 的表达量低于 30%,而且伴有炎症性细胞因子释放减少。同时,Bone 指出,如果患者同时存在 SIRS 和 CARS,则诊断为混合性炎症反应综合征(mixed antagonistic response syndrome, MARS)。CARS 诊断标准有利于对炎症反应状态的判断,使 SIRS/CARS 失衡理论应用于临床。

就其本质而言,MODS 是 SIRS/CARS 免疫失衡的严重后果。SIRS/CARS 失衡导致 MODS 的发展过程可分为三个阶段:①局限性炎症反应阶段:局部损伤或感染导致炎症介质在组织局部释放,诱导炎症细胞向局部聚集,促进病原微生物清除和组织修复,对机体发挥保护作用。②有限全身炎症反应阶段:少量炎症介质进入循环诱发 SIRS,诱导巨噬细胞和血小板向局部聚集,同时,抗炎反应也被同时启动,内源性抗炎介质释放增加导致 CARS。最早作出这种反应的是神经内分泌系统,该系统所分泌的肾上腺素、肾上腺皮质激素、促肾上腺皮质激素等均具有强大的免疫负调节作用,使 SIRS 与 CARS 处于平衡状态,炎症反应仍属生理性,目的在于增强局部防御作用。③SIRS/CARS 失衡阶段:表现为两个极端,一是诸多的炎性物质,如 IL-1、氧自由基等可以造成多核白细胞延缓凋亡,导致这种炎性介质的主要载体超长地在血液中滞留,大量炎症介质释放入循环,刺激炎症介质瀑布样释放,使炎症反应难以缓解;而内源性抗炎介质又不足以抵消其作用,导致 SIRS。另一个极端是病损打击后 T 淋巴细胞反应性降低,其亚群由反应型(CD4+)向非反应型(CD8+)漂移,导致促炎介质如 TNF-α、IL-1 等分泌减少,而抗炎介质如 IL-10 分泌增加。内源性抗炎介质释放过多而导致 CARS。SIRS/CARS 失衡的后果是炎症反应失控,使其由保护性作用转变为自身破坏性作用,不但损伤局部组织,同时打击远隔器官,导致 MODS。

以上表现充分展现了 MODS 免疫炎症反应紊乱形成的复杂性,由此可以看出,感染创伤是机体炎症反应的促发因素,而机体炎症反应的失控,最终导致机体自身性破坏,是 MODS 的根本原因(图 37-0-1),过度炎症反应与免疫抑制贯穿 MODS 发生和发展的始终,恢复 SIRS 和 CARS 的动态平衡是 MODS 治疗的关键。

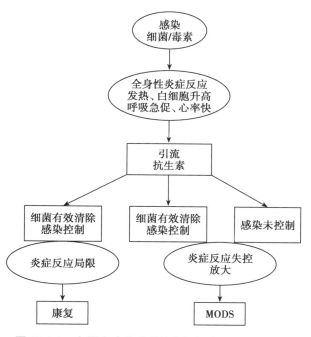

图 37-0-1 多器官功能障碍综合征与炎症反应的关系

（二）**肠道细菌/毒素移位与 MODS**　肠道动力学说的概念最早由 Meakins 和 Marshall 提出。生前诊断为 MODS 且血培养阳性或有全身性感染表现的患者进行尸检发现，30% 的患者找不到感染灶。肠道是机体最大的细菌和毒素库，推测有可能是 MODS 患者菌血症的来源。目前，许多临床和实验研究证实肠道是 MODS 发生的始动器官：①MODS 患者菌血症的细菌往往与肠道菌群一致。②肠道对缺血和再灌注损伤最为敏感，创伤或感染患者或动物模型中，细菌或毒素移位已被证实。③应用肠道营养，保持肠黏膜的完整性，可降低感染发生率。但对这一学说也有不同的看法：①休克或创伤后，肠黏膜通透性增加与感染并发症并无必然联系。②细菌可从肠系膜淋巴结中检出，但进入循环很少。③选择性肠道去污染（SDD）对降低肺部感染有益，但对 MODS 的发病和病死无明显影响。

根据目前的认识水平，肠道不仅仅是一个消化器官，由于肠黏膜内大量散在分布的淋巴细胞、肠系膜中广泛分布的淋巴结以及肝脏内大量的库普弗细胞，肠道实际上也是一个免疫器官。在感染、创伤或休克时，即使没有细菌的移位，肠道内毒素的移位也将激活肠道及其相关的免疫炎症细胞，导致大量炎症介质的释放，参与 MODS 的发病。因此，肠道是炎症细胞激活、炎症介质释放的重要场地之一，也是炎症反应失控的策源地之一。从这一点来看，肠道动力学说实际上是炎症反应学说的一部分。

（三）**缺血再灌注、自由基损伤与 MODS**　缺血再灌注和自由基损伤也是导致 MODS 的重要机制之一。主要通过以下机制导致 MODS：①缺血缺氧致氧输送不足导致组织细胞受损和氧利用障碍。②缺血再灌注促发自由基大量释放。③血管内皮细胞与中性粒细胞互相作用，促进免疫炎症反应。从根本上来看，自由基学说也是炎症反应学说的重要组成部分。

缺血缺氧引起组织器官损伤是 MODS 的重要原因。当氧输送低于临界水平时，必然引起全身组织器官的缺血缺氧，导致器官功能损害。以 Shoemaker 为代表的学者提出，通过提高心排出量、血红蛋白浓度或动脉血氧饱和度，使全身氧输送明显高于临界水平，即超常水平的氧输送，可以达到改善组织器官缺氧的目的。尽管高氧输送是符合逻辑的，但全身氧输送的提高与某一器官血流和氧输送改变并不一致。当全身氧输送高于正常时，肠道、肝脏等内脏器官仍然可能处于缺血缺氧状态。研究证实，以提高氧输送为复苏目标，并不能改变 MODS 的预后。肠道是休克及 MODS 中最易发生缺血缺氧的器官，对肠道缺血的监测可能是有益的。肠道黏膜 pH 值监测可判断肠道缺血程度，用以指导 MODS 患者的复苏治疗似乎更为合理，但以改善器官氧输送为目标的复苏治疗，是否能够最终改善 MODS 患者的预后，尚待进一步研究。

再灌注和自由基的释放也是导致 MODS 的重要机制。组织器官血流灌注的恢复或重建对于机体的生存是很有必要的，但却能诱导自由基的释放。黄嘌呤氧化酶和白细胞激活途径是自由基生成的主要来源。黄嘌呤脱氢酶转化为黄嘌呤氧化酶是自由基释放的前提，一般情况下，肠道再灌注 10 秒后，黄嘌呤脱氢酶即转化为黄嘌呤氧化酶；在心肌组织中，酶的转化发生于再灌注后 8 分钟左右；而在肝脏、脾脏、肾脏和肺等器官，酶的转化发生在再灌注后 30 分钟。再灌注后不同组织器官酶转化时间的差异，是不同组织器官缺血再灌注损伤程度不同的基础。再灌注和自由基造成的损害往往比缺血更为严重，因此，组织器官最严重的损伤不是发生在缺血期，而是发生在再灌注期。针对再灌注期自由基对组织细胞的严重损害，抑制自由基生成、阻断自由基作用或直接中和自由基，则成为合理的 MODS 防治战略。实验研究证实，应用自由基阻滞剂或清除剂可以保护器官功能，但对炎症反应和 MODS 的临床疗效不肯定。天然超氧化物歧化酶（SOD）在血浆中的半衰期很短，且难以通过细胞膜，单独应用不易发挥抗氧化作用。研制理想的抗氧化剂是阻断缺血再灌注损伤的希望。

血管内皮细胞是人体分布广泛、具有多种生理功能的细胞群体。主要作用包括维持血管张力、调节凝血特性、与中性粒细胞相互作用、参与免疫炎症反应等。研究显示，血管内皮细胞遭受致病因素刺激后，黏附分子受体等表达增多，导致中性粒细胞黏附聚集，进而中性粒细胞的跨膜转移增加及炎症介质表达和分泌升高，导致炎症反应的放大和持续。

从本质上看，感染、创伤等是 MODS 的促发因素，炎症反应失控、SIRS/CARS 失衡是产生 MODS 的根本机制。组织缺氧、内皮细胞和再灌注损伤、肠道屏障功能破坏和细菌/毒素移位是既是机体炎症反应失控的表现和结果；同时又是进一步促进炎症细胞激活、炎症介质释放和炎症反应加剧的重要因素；而组织缺血和内皮细胞损伤则既是肠道毒素细菌移位的基础之一，又是细菌毒素移位后产生损伤的结果。上述机制之间相互作用促进 MODS 病情进展，构成 MODS 炎症反应失控的相互重叠的发病机制学说（图 37-0-2）。

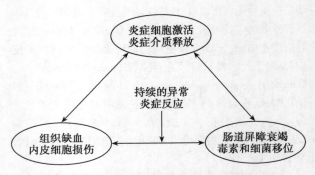

图 37-0-2　多器官功能障碍综合征的发病机制

（四）**基因多态性与 MODS**　随着人类基因组研究的不断深入，研究证实，遗传学机制的差异性是许多疾病发生、发展的内因和基础，基因多态性是决定个体对应激打击的易感性、耐受性、临床表现多样性及对治疗反应差异性的重要因素。有研究报道，存活的全身性感染患者有较高的全身感染复发率，提示该类患者对全身炎症反应可能具有高敏感性。新近研究显示,基因多态性表达与炎症反应具有相关性。一族 Toll 样受体可能作为信号转导受体参与了炎症反应致病因子的信号转导过程。通过对创伤后并发 MODS 患者炎症介质基因型分析发现,TNF-α、IL-1 及其受体拮抗剂、IL-10 等均存在基因多态性。TNF-α 基因上游调控区(启动子区)-308 位点含有 NcoI 限制性内切酶多态性位点。一项对 40 例严重感染患者的研究表明,具有 NcoI 限制性内切酶多态性位点的 TNF-α 纯合子患者,血浆 TNF 浓度和患者病死率均显著高于杂合子或 TNF-α 纯合子患者,证实 TNF-α 基因型可能是患者释放高浓度 TNF-α 和凶险预后的基因标志。另有临床观察显示,TNF-α 双等位基因 NcoI 多态性与创伤后严重感染和器官损害的发生密切相关。分析 NcoI 多态性可能有助于评估并发 MODS 的易感性及明确对抗 TNF 免疫治疗的反应性。另外,抗炎介质也具有基因多态性的特征。IL-1 受体拮抗剂(IL-1ra)基因多态性表现为内含子 2 中具有不同重复数量的 86bp 的重复序列。具有 2 个重复序列的纯合子 IL-1ra A_2/A_2 的患者,IL-1ra 的表达量较低,感染易感性高,而且一旦发生严重感染,病死率明显高于其他基因型的患者。可见,IL-1ra 基因多态性是 IL-1ra 表达水平和预后的基因标志。基因多态性的研究为进一步深入探索 MODS 的发病机制、寻找有效的治疗途径,开辟了新的领域和思路。

(五)二次打击学说与 MODS　MODS 往往是多元性和序贯性损伤的结果,而不是单一打击的结果。1985 年 Dietch 提出 MODS 的二次打击学说,将创伤、感染、烧伤、休克等早期直接损伤作为第一次打击,第一次打击所造成的组织器官损伤是轻微的,虽不足以引起明显的临床症状,但最为重要的是,早期损伤激活了机体免疫系统,使炎症细胞处于预激活状态。此后,如病情稳定,则炎症反应逐渐缓解,损伤组织得以修复。当病情进展恶化或继发感染、休克等情况,则构成第二次或第三次打击。第二次打击使已处于预激活状态的机体免疫系统爆发性激活,大量炎症细胞活化、炎症介质释放,结果炎症反应失控,导致组织器官的致命性损害。第二次打击强度本身可能不如第一次打击,但导致炎症反应的爆发性激活,往往是致命性的。

当第一打击强度足够大时,可直接强烈激活机体炎症反应,导致 MODS,属于原发性 MODS。但大多数患者 MODS 是多元性和序贯性损伤的结果,并不是单一打击的结果,这类 MODS 属于继发性 MODS。常见的第二次打击包括继发性感染、休克、缺氧、缺血、创伤、手术等。对于多发性创伤的患者,如创伤严重,则可直接导致 MODS。但多数患者经早期清创处理后基本稳定,而创伤早期发生的低血压导致各器官发生不同程度的缺血再灌注损伤及巨噬细胞、中性粒细胞激活,使患者出现发热、白细胞升高等炎症反应表现。创伤后 3~7 天,继发性感染或休克,使已处于预激活或激活状态的炎症细胞发生爆发性激活,结果使炎症反应失控,导致自身组织器官的损害,最终发展为 MODS(图 37-0-3)。

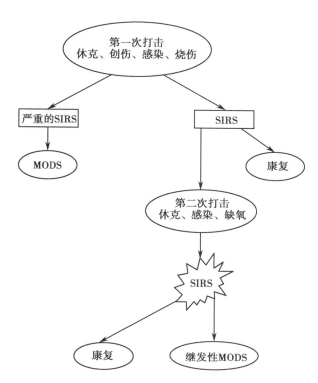

图 37-0-3　二次打击与多器官功能障碍综合征

重症患者的病情往往是复杂的,机体遭受打击次数可能是两次,也可能是多次。多次反复打击将使机体炎症反应放大和失控更易发生,使患者更易发生 MODS。另外,不仅机体免疫系统参与多次打击导致 MODS 的病理生理过程,凝血、纤溶、补体、激肽等多个系统均参与或累及。

MODS 二次打击学说的提出,进一步强调了感染、创伤的后期处理。后期处理不当,后果比早期损伤的结果更为严重,更具危害性。

MODS 与 SIRS 引起的自身性破坏关系密切。损伤引起 SIRS,而异常的炎症反应继发性造成远距离器官发生功能障碍。所以,MODS 与原发损伤之间存在一定的间歇期,易合并感染。在 MODS 中,SIRS 是器官功能损害的基础,全身性感染和器官功能损害是 SIRS 的后继过程。SIRS-全身性感染-MODS 就构成一个连续体,MODS 是该连续体造成的严重后果。

四、MODS 的临床特征

MODS 的临床表现复杂,个体差异很大,在很大程度上取决于器官受累的范围及损伤是由一次打击还是由多次打击所致。一般情况下,MODS 病程大约 14~21 天,并经历四个阶段,包括休克、复苏、高分解代谢状态和器官衰竭阶段(表 37-0-2)。

每个阶段都有其典型的临床特征,且发展速度极快,患者可能死于 MODS 的任一阶段。

表 37-0-2　多器官功能障碍综合征的临床分期和特征

	第 1 阶段	第 2 阶段	第 3 阶段	第 4 阶段
一般情况	正常或轻度烦躁	急性病容,烦躁	一般情况差	濒死感
循环系统	容量需要增加	高动力状态,容量依赖	休克,心排出量下降,水肿	血管活性药物维持血压,水肿、SvO$_2$ 下降
呼吸系统	轻度呼吸性碱中毒	呼吸急促,呼吸性碱中毒、低氧血症	严重低氧血症,ARDS	高碳酸血症、气压伤
肾脏	少尿,利尿剂反应差	肌酐清除率下降,轻度氮质血症	氮质血症,有血液透析指征	少尿,血透时循环不稳定
胃肠道	胃肠胀气	不能耐受食物	肠梗阻,应激性溃疡	腹泻,缺血性肠炎
肝脏	正常或轻度胆汁淤积	高胆红素血症,PT 延长	临床黄疸	转氨酶升高,严重黄疸
代谢	高血糖,胰岛素需要量增加	高分解代谢	代酸,高血糖	骨骼肌萎缩,乳酸酸中毒
中枢神经系统	意识模糊	嗜睡	昏迷	昏迷
血液系统	正常或轻度异常	血小板降低,白细胞增多或减少	凝血功能异常	不能纠正的凝血障碍

MODS 患者处于高应激状态,大量促炎细胞因子具有强烈的促分解作用,导致蛋白质分解、脂肪分解和糖异生明显增加,但糖利用能力和外源性营养底物利用明显降低。机体出现以高分解代谢为特征的代谢紊乱,但同时并存能源利用障碍。高代谢令患者短期内大量蛋白质被消耗而陷入重度低蛋白性营养不良,组织器官和各种酶的结构和功能全面受损;而外源性营养利用障碍则延缓和阻碍器官和组织细胞的功能维护和组织修复,导致 MODS 的进展和病情恶化。

MODS 发生功能障碍的器官往往是直接损伤器官的远隔器官。对于多发性创伤患者,多数患者经早期清创处理后基本稳定,而创伤早期发生的低血压或创伤后继发性感染,均可导致远隔器官发生不同程度的缺血再灌注损伤和炎症反应失控,从而产生远隔器官功能障碍或衰竭。由于原发疾病各异,个体差异明显,MODS 各器官功能障碍的始发时间不一致,一般无固定发病顺序。但首先发生功能衰竭的以呼吸系统较为常见。而对于外科急诊手术后并发感染的患者发生 MODS,器官功能障碍的顺序似乎有规律可循。通常术后首先发生呼吸系统功能障碍,出现全身性感染的时间几乎与此一致,于术后 2.6 天出现。之后依次发生肝脏、胃肠道和肾脏功能障碍或衰竭。认识 MODS 发生器官损伤特点及器官损伤出现的时间有助于临床医师早期认识和预防可能发生的器官功能障碍。

五、MODS 的诊断标准

MODS 可能累及机体所有的器官或系统。其诊断标准经历了不断的修订和完善。

（一）**修正的 Fry-MODS 诊断标准**　MODS 诊断标准的变化反映了对 MODS 认识的变化。1997 年结合国际常用的评判标准提出的修正的 Fry-MODS 诊断标准几乎

包括了所有可能累及的器官或系统(表 37-0-3)。虽未能包括 MODS 的整个病理生理过程,但避免繁琐的程度评分,较为简捷,增加了临床实用性。

表 37-0-3　多器官功能障碍综合征诊断标准

系统或器官	诊断标准
循环系统	收缩压低于 90mmHg (1mmHg = 0.133kPa),并持续 1 小时以上,或需要药物支持才能使循环稳定
呼吸系统	急性起病,动脉血氧分压/吸入氧浓度(PaO$_2$/FiO$_2$)≤200mmHg(无论有否应用 PEEP),X 线正位胸片见双侧肺浸润,肺动脉嵌顿压≤18mmHg 或无左房压力升高的证据
肾脏	血肌酐>2mg/dl 伴有少尿或多尿,或需要血液净化治疗
肝脏	血胆红素>2mg/dl,并伴有转氨酶升高,大于正常值 2 倍以上,或已出现肝性脑病
胃肠	上消化道出血,24 小时出血量超过 400ml,或胃肠蠕动消失不能耐受食物,或出现消化道坏死或穿孔
血液	血小板<50×10^9/L 或降低 25%,或出现 DIC
代谢	不能为机体提供所需的能量,糖耐量降低,需要应用胰岛素;或出现骨骼肌萎缩、无力等表现
中枢神经系统	格拉斯哥昏迷评分<7 分

（二）**反应 MODS 病理生理过程诊断标准**　计分法诊断标准是定量、动态评价 MODS 病理生理过程的较理想手段。但简捷准确是计分法是否实用的关键。1995 年

Marshall 和 Sibbald 提出的计分法 MODS 诊断评估系统值得推广（表 37-0-4）。通过每天做 MODS 评分，可对 MODS 的严重程度及动态变化进行客观的评估。

表 37-0-4　多器官功能障碍综合征计分法评估系统

器官或系统	器官评分				
	0	1	2	3	4
肺（PaO_2/FiO_2）	>300	226～300	151～225	76～150	≤75
肾（血清肌酐，μmol/L）	≤100	101～200	201～350	351～500	>500
肝（血清胆红素，μmol/L）	≤20	21～60	61～120	121～240	>240
心脏（PAR mmHg）	≤10	10.1～15	15.1～20	20.1～30	>30
血液（血小板，10^9/L）	>120	81～120	51～80	21～50	≤20
脑（格拉斯哥昏迷评分）	15	13～14	10～12	7～9	≤6

注：PAR（pressure-adjusted heart rate）：压力校正心率＝心率×右房压（或中心静脉压）/平均动脉压；如应用镇静剂或肌松剂，除非存在神经功能障碍的证据，否则应视作正常计分

（三）**疾病特异性 MODS 评分和诊断系统**　不同疾病导致的 MODS 具有不同特点，建立疾病特异性的 MODS 评分和诊断系统，是 MODS 深入研究的结果。1996 年 Vincent 等提出了全身性感染相关性器官功能衰竭评分（SOFA），它不但体现器官和系统功能衰竭的病理生理过程和程度评价，而且也是对疾病（感染）特异性的 MODS 进行评估（表 37-0-5）。

表 37-0-5　全身性感染相关性器官功能衰竭评分标准（SOFA）

SOFA 评分	1	2	3	4
呼吸系统 PaO_2/FiO_2（mmHg）	<400	<300	<200（机械通气）	<100（机械通气）
凝血系统 血小板（10^9/L）	<150	<100	<50	<20
肝脏 胆红素（mg/dl）	1.2～1.9	2.0～5.9	6.0～11.9	>12.0
循环系统 低血压	MAP<70mmHg	Dopa≤5 或 Dobu（无论剂量如何）	Dopa>5 或 Epi≤0.1 或 NE≤0.1	Dopa>15 或 Epi>0.1 或 NE>0.1
中枢神经系统 格拉斯哥昏迷评分	13～14	10～12	6～9	<6
肾脏 肌酐（mg/dl）或尿量（ml/d）	1.2～1.9	2.0～3.4	3.5～4.9 或<500	<5.0 或<200

注：MAP 为平均动脉压，Dopa 为多巴胺，Dobu 为多巴酚丁胺，Epi 为肾上腺素，NE 为去甲肾上腺素

尽管 MODS 的诊断标准已经能够初步的反映器官功能障碍的病理生理过程，但任何一个 MODS 诊断标准，均难以反映器官功能衰竭的病理生理内涵。机体免疫炎症反应紊乱在 MODS 发生发展中具有关键性作用，但必须通过实验室检查才能够了解免疫功能紊乱的程度，目前还缺乏临床判断指标。对于神经系统功能评估，即使患者格拉斯哥昏迷评分低于 6 分，也很难肯定患者存在严重的神经系统功能障碍。对胃肠道功能衰竭的诊断就更显得复杂和难以确定，当肠系膜动脉灌注明显减少导致肠道缺血时，肠黏膜屏障功能受损，肠道细菌和毒素就能够发生移位，可能引起休克和呼吸衰竭。此时，我们仅仅关注患者发生呼吸循环衰竭，而关键性的胃肠道功能衰竭却被忽视。看来，很难给胃肠道功能衰竭确定一个准确的诊断标准。肝脏功能障碍也面临类似的问题，无论是伴黄疸的肝胆功能障碍，还是全身性的内毒素血症，均可导致肝脏库普弗细胞激活，炎症反应的爆发，临床上可能首先出现循环衰竭，肝脏功能及肝脏免疫功能的改变因缺乏临床表现而被遗漏。

目前的 MODS 诊断标准容易使临床医师产生误解，将 MODS 看作是功能障碍或功能衰竭器官的简单叠加，而忽视了 MODS 的病理机制以及器官之间互相作用的重要性。强调各个单一器官功能衰竭对重症患者的病情判断和治疗无疑是很重要的，但 MODS 并不是各个单一器官功能障碍的简单叠加，同样是两个器官衰竭，但器官不同，对 MODS 患者的影响也不同。Knaus 的大规模调查显示循环衰竭合并血液系统衰竭时，MODS 患者的病死率为 20%，而循环衰竭合并神经系统功能衰竭时，病死率可高达 76%。另外，器官简单叠加的 MODS 诊断标准也难以反映某一器官衰竭或损伤后，对机体炎症反应的刺激和放大效应，而正是放大失控的炎症反应导致器官功能损害的恶化或导致 MODS。还需注意的是 MODS 的临床表现和实验室检查结果（如血清胆红素或血肌酐），尽管在一定程度上反映了相关器官和组织功能受损的程度，但这仅仅是 MODS 机体自身性破坏的部分表象而已，难以说明器官功能损害的本质性原因。因此，有必要强调和确立 MODS 的"关联模式"，以反映 MODS 各器官之间的相互作用，从病理生理机制的角度制定合理的 MODS 诊断标准，将有助于深刻了解 MODS 病理生理学变化，更全面、更深入的认识 MODS。

六、MODS 的治疗

所有 MODS 患者均应进入 ICU，但 MODS 患者的监测和治疗应由专科医师和 ICU 专职医师共同完成。尽管 MODS 的病因复杂、涉及的器官和系统多、治疗中往往面临很多矛盾，但 MODS 的治疗中应遵循以下原则。

（一）控制原发病　控制原发疾病是 MODS 治疗的关键。治疗中应早期去除或控制诱发 MODS 的病因，避免机体遭受再次打击，对于存在严重感染的患者，必须积极的引流感染灶和应用有效抗生素。若为创伤患者，则应积极清创，并预防感染的发生。患者出现腹胀、不能进食或无石性胆囊炎时，应采用积极的措施，保持肠道通畅，恢复肠道屏障功能，避免肠源性感染。而对于休克患者，则应争分夺秒的进行休克复苏，尽可能地缩短休克时间，避免引起进一步的器官功能损害。

脓毒症是导致 MODS 的最主要原因之一。积极寻找并处理感染病灶、及时抗生素治疗是控制感染及 MODS 病情进展的根本措施。因此一旦明确诊断为严重全身性感染，应尽快查找感染部位，并在症状出现后 6 小时内确认。当感染灶来源明确，如腹腔内脓肿、胃肠穿孔、胆囊炎或小肠缺血已经明确为感染源，应该尽可能在液体复苏治疗开始的同时控制感染源。如果感染来自胰周坏死，应尽可能推迟手术。同时，明确诊断为严重全身性感染后，ICU 应在 1 小时内采用广谱抗生素治疗，并积极寻找病原学证据。每天应对抗生素的使用效果进行评估。经验性的抗生素联合治疗应<3～5 天，然后根据细菌的敏感性行降阶梯治疗，并尽可能使用单一抗生素。抗生素常规治疗为 7～10天，但如果对治疗反应差、感染源未确定或合并粒细胞减少症，可适当延长用药。

（二）改善氧代谢，纠正组织缺氧　氧代谢障碍是 MODS 的特征之一，纠正组织缺氧是 MODS 重要的治疗目标。改善氧代谢障碍、纠正组织缺氧的主要手段包括增加全身氧输送、降低全身氧需、改善组织细胞利用氧的能力等。

1. 增加氧输送　提高氧输送是目前改善组织缺氧最可行的手段。氧输送是单位时间内心脏泵出的血液所携带的氧量，由心脏泵功能、动脉氧分压/血氧饱和度和血红蛋白浓度决定，因此，提高氧输送也就通过心脏、血液和肺交换功能三个方面来实现。

支持动脉氧合：提高动脉氧分压或动脉血氧饱和度是提高全身氧输送的三个基本手段之一。氧疗、呼吸机辅助通气和控制通气是支持动脉氧合的常用手段。

至于支持动脉氧合的目标，不同类型的患者有不同的要求。对于非急性呼吸窘迫综合征或急性呼吸衰竭患者，支持动脉氧合的目标是将动脉氧分压维持在 80mmHg 以上、或动脉血氧饱和度维持在 94% 以上。但对于急性呼吸窘迫综合征和急性呼吸衰竭患者，将动脉氧分压维持在 80mmHg 以上常常是困难的，往往需要提高呼吸机条件、增加呼气末正压水平或提高吸入氧浓度，有可能导致气压伤或引起循环干扰，因此，对于这类患者，支持动脉氧合的目标是将动脉氧分压维持在 55～60mmHg 水平以上、或动脉血氧饱和度在 90% 以上。之所以将动脉氧分压维持在 55～60mmHg 以上，与动脉血氧离曲线的"S"形特征有关，当动脉氧分压高于 55～60mmHg 水平时，动脉血氧饱和度达到 90%，进一步提高动脉氧分压，呼吸和循环的代价很大，但动脉血氧饱和度增加却不明显，氧输送也就不会明显增加。

大量肺泡塌陷是急性呼吸窘迫综合征患者的病理生理特征，机械通气是促进和维持塌陷肺泡复张的重要手段，为防止呼吸机相关肺损伤，机械通气时应采用小潮气量通气，并限制气道平台压不高于 30cmH$_2$O。如果没有低灌注证据，应对患者采取限制液体输入的补液策略。

支持心排出量：增加心排出量也是提高全身氧输送的基本手段。保证适当的前负荷、应用正性肌力药物和降低心脏后负荷是支持心排出量的主要方法。

调整前负荷是支持心排出量首先需要考虑的问题，也是最容易处理的环节。若前负荷不足，则可导致心排出量明显降低。而前负荷过高，又可能导致肺水肿和心脏功能降低。因此，调整心脏前负荷具有重要的临床意义。当然，对于重症患者，由于血管张力的改变以及毛细血管通透性的明显增加，往往使患者的有效循环血量明显减少，也就是说，前负荷减少更为常见。监测中心静脉压或肺动脉嵌顿压，可指导前负荷的调整。液体负荷试验后或利尿后，观察肺动脉嵌顿压与心排出量的关系（心功能曲线）的动态变化，比单纯监测压力的绝对值更有价值。补充血容量，可选择晶体液和胶体液，考虑到重症患者毛细血管通透性明显增加，晶体液在血管内的保持时间较短，易转移到组织间隙，应适当提高胶体液的补充比例。

支持血液携带氧能力：维持适当的血红蛋白浓度是改善氧输送的重要手段之一。由于血红蛋白是氧气的载体，机体依赖血红蛋白将氧从肺毛细血管携带到组织毛细血管,维持适当的血红蛋白浓度实际上就是支持血液携带氧能力。但是,并非血红蛋白浓度越高,就对机体越有利。当血红蛋白浓度过高时(如高于 14g/dl),血液黏滞度明显增加,不但增加心脏负荷,而且影响血液在毛细血管内的流动,最终影响组织氧合。一般认为,血红蛋白浓度的目标水平是 8 ~ 10g/dl 以上或红细胞比容维持在 30% ~ 35% 左右。

改善组织灌注和氧代谢是 MODS 的重要治疗目标,对于严重全身性感染患者,应遵循早期目标导向治疗(EGDT):一经临床诊断,应尽快进行积极液体复苏,6 小时内达到以下复苏目标:① 中心静脉压(CVP)8 ~ 12mmHg。②平均动脉压 ≥65mmHg。③每小时尿量 ≥ 0.5ml/kg。④ScvO₂ 或 SvO₂≥70%。机械通气和腹高压可导致患者胸腔内压增高,使 CVP 升高,因此对于这类患者,可以将 CVP 12 ~ 15mmHg 作为复苏目标。若液体复苏后 CVP 达到目标值,而 ScvO₂ 或 SvO₂ 仍未达到 70%,需输注浓缩红细胞使红细胞比容达到 30% 以上。若 ScvO₂ 或 SvO₂ 仍未达到 70%,应给予多巴酚丁胺[最大剂量 20μg/(kg·min)]以达到复苏目标。

2. 降低氧需　降低氧需在 MODS 治疗中常常被忽视。由于组织缺氧是氧供和氧需失衡的结果,氧需增加也是导致组织缺氧和 MODS 的原因之一,降低氧需对 MODS 的防治具有重要意义。

导致重症患者氧需增加的因素很多,针对不同原因进行治疗,就成为防治 MODS 的重要手段。体温每增加一度,机体氧需增加 7%,氧耗可能增加 25%。因此,及时降温,对于发热的患者就很必要。可采用解热镇痛药物和物理降温等手段。物理降温时,要特别注意防止患者出现寒战。一旦发生寒战,机体氧需将增加 100% ~ 400%,对机体的危害很大。疼痛和烦躁也是导致机体氧需增加的常见原因。有效的镇痛和镇静,使者处于较为舒适的安静状态,对防止 MODS 有益。抽搐导致氧需增加也十分明显,及时止痉是必要的。正常情况下,呼吸肌的氧需占全身氧需的 1% ~ 3%,若患者出现呼吸困难或呼吸窘迫,则呼吸肌的氧耗骤增,呼吸肌的氧需可能增加到占全身氧需的 20% ~ 50%。呼吸氧需的明显增加,势必造成其他器官的缺氧。采取积极措施,如机械通气或提高机械通气条件,改善患者的呼吸困难,能明显降低患者呼吸肌氧需。

3. 改善内脏器官血流灌注　MODS 和休克可导致全身血流分布异常,肠道和肾脏等内脏器官常常处于缺血状态,持续的缺血缺氧,将导致急性肾衰竭和肠道功能衰竭,加重 MODS。改善内脏灌注是 MODS 治疗的重要方向。

在传统的血管活性药物应用中,关于药物对内脏器官灌注的影响认识十分模糊,甚至被忽视。我国临床医学中最常应用小剂量多巴胺,以提升血压,改善肾脏和肠道灌注。但多巴胺扩张肾脏血管和改善肠系膜灌注的作用缺乏实验和理论依据。最近十年的研究显示,多巴胺实际上加重肾脏和肠道缺血。而去甲肾上腺素曾被认为可以引起严重的血管痉挛,减少组织和内脏器官灌注,引起组织和内脏器官缺血缺氧。但越来越多研究证实,感染性休克的治疗中,去甲肾上腺素并不引起内脏组织的缺血,与多

巴胺相比,反而有助于恢复组织的氧供需平衡。感染性休克患者外周血管阻力降低,应用去甲肾上腺素可明显提高血压,在保证心脏和脑等重要脏器血液灌注的同时,能改善内脏血流灌注。多巴酚丁胺是强烈的 β 受体激动剂,增加心输出量和全身氧输送的同时,同比例改善胃肠道血流灌注。因此,去甲肾上腺素是有效治疗感染性休克的血管活性药物,可提高血压、改善组织灌注。在合并心功能障碍时应联合应用多巴酚丁胺。

(三)代谢支持与调理　MODS 使患者处于高度应激状态,导致机体出现以高分解代谢为特征的代谢紊乱。机体分解代谢明显高于合成代谢,蛋白质分解、脂肪分解和糖异生明显增加,但糖的利用能力明显降低。Cerra 将之称为自噬现象(autocannibalism)。严重情况下,机体蛋白质分解代谢较正常增加 40% ~ 50%,而骨骼肌的分解可增加 70% ~ 110%,分解产生的氨基酸部分经糖异生作用后供能,部分供肝脏合成急性反应蛋白。器官及组织细胞的功能维护和组织修复有赖于细胞得到适当的营养底物,机体高分解代谢和外源性营养利用障碍,可导致或进一步加重器官功能障碍。因此,在 MODS 早期,代谢支持和调理的目标应当是试图减轻营养底物不足,防止细胞代谢紊乱,支持器官、组织的结构功能,参与调控免疫功能,减少器官功能障碍的产生。而在 MODS 的后期,代谢支持和调理的目标是进一步加速组织修复,促进患者康复。

1. 代谢支持　代谢支持(metabolic support)是 Cerra1988 年提出的,指为机体提供适当的营养底物,以维持细胞代谢的需要,而不是供给较多的营养底物以满足机体营养的需要。与营养支持的区别在于,代谢支持既防止因底物供应受限影响器官的代谢和功能,又避免因底物供给量过多而增加器官的负担,影响器官的代谢和功能。其具体实施方法:① 非蛋白热卡 < 35kcal/(kg·d)[146kJ/(kg·d)],一般为 25 ~ 30kcal/(kg·d),其中 40% ~ 50% 的热卡由脂肪提供,以防止糖代谢紊乱,减少二氧化碳生成,降低肺的负荷;② 提高氮的供应量[0.25 ~ 0.35g/(kg·d)],以减少体内蛋白质的分解和供给急性反应蛋白合成的需要;③非蛋白热卡与氮的比例降低到 100kcal:1g。严格控制血糖是代谢支持的重要组成部分。研究证实,控制严重全身性感染或感染性休克患者血糖水平在 80 ~ 110mg/dl(4.4 ~ 6.1mmol/L)之间可改善愈后;与较高水平相比,不超过 150mg/dl(8.3mmol/L)也可改善愈后。后者可减少低血糖症的发生。因此,对于严重全身性感染和感染性休克患者,应控制血糖 < 150mg/dl,接受胰岛素控制血糖的患者应以葡萄糖作为能源,1 ~ 2 小时测量 1 次血糖,直到稳定后改为 4 小时 1 次。

尽管代谢支持的应用,对改善 MODS 的代谢紊乱有一定的疗效,但并不能避免或逆转代谢紊乱。

2. 代谢调理　代谢调理是代谢支持的必要补充。由于 MODS 患者处于高分解代谢状态,虽根据代谢支持的要求给予营养,仍不能达到代谢支持的目的,机体继续处于高分解代谢状态,供给的营养底物不能维持机体代谢的需要。因此,1989 年 Shaw 提出从降低代谢率或促进蛋白质合成的角度着手,应用药物和生物制剂,以调理机体的代

谢,称为代谢调理(metabolic intervention)。

主要方法包括:①应用布洛芬、吲哚美辛等环氧化酶抑制剂,抑制前列腺素合成,降低分解代谢率,减少蛋白质分解;②应用重组的人类生长激素和生长因子,促进蛋白质合成,改善负氮平衡。

代谢调理的应用明显降低了机体分解代谢率,并改善负氮平衡,但代谢调理也不能从根本上逆转高分解代谢和负氮平衡。

根据 MODS 患者代谢特点,利用代谢支持和代谢调理对机体继续调控和治疗,可望进一步提高营养代谢支持的疗效,改善 MODS 患者的预后。

(四)抗凝治疗　MODS 易于合并凝血功能的紊乱,尤其对于严重全身性感染及由此导致 MODS 的患者。病程早期阶段的炎症反应表现为促凝活性,伴随高凝的发展,血小板、各种凝血因子和抗凝物质均被严重消耗。凝血功能紊乱推动 MODS 病情的进一步进展和恶化。因此抗凝治疗十分必要。人体活化蛋白 C(APC)是一种内源性抗凝物质,同时还具有抗炎特性。大规模、多中心、随机对照研究证实,rhAPC 以 24μg/(kg·h)剂量连续静脉泵注,可以明显降低患者 28 天病死率。亚组分析显示,获益的主要是 APACHE Ⅱ≥25 的高危患者。但 rhAPC 具有诱发出血的较高风险,该研究显示,与对照组相比,应用 rhAPC 患者严重出血发生率为 2.0% vs 3.5%(P=0.06)。其后另一项研究也获得与上述研究相似的疗效,但严重出血发生率达到 6.5%。因此,对于 APACHE Ⅱ≥25 的严重全身性感染导致的 MODS 患者使用 rhAPC,APACHE Ⅱ<20 或单器官衰竭的患者不推荐应用 rhAPC。

(五)免疫调节治疗　基于炎症反应失控是导致 MODS 的本质性原因这一认识,抑制 SIRS 有可能阻断炎症反应发展,最终可能降低 MODS 病死率。免疫调控治疗实际上是 MODS 病因治疗的重要方面。当前,对机体炎症反应认识的深入,取得了阶段性的成果,但要对 MODS 治疗发挥指导性作用,尚有待时日。

1. 炎症反应失控的评估和 MODS 治疗策略　正确判断 MODS 患者 SIRS/CARS 失衡方向,是进行临床干预、恢复 SIRS 与 CARS 平衡的前提。虽然目前尚无快速、准确的指标应用于临床,但有关外周血单核细胞表面 HLA-DR 表达量及 T 辅助细胞(TH)$_1$/TH$_2$ 功能的研究,可判断 SIRS/CARS 的失衡方向,从而为指导免疫调控治疗带来曙光。

外周血单核细胞表面 HLA-DR 表达量是反映细胞免疫功能状态的客观指标之一。Bone 提出 HLA-DR 的表达量低于 30% 则可诊断 CARS。Kox 选择 10 例严重感染伴 MODS 的 CARS 患者,给予 IFNγ-lb,结果在 3d 内全部患者的单核细胞 HLA-DR 的表达量显著增加,而且释放 TNF-α 和 IL-1 的能力也明显恢复,提示 IFNα 可逆转 CARS。当然,HLA-DR 表达>30% 时是否反映机体以 SIRS 为主,尚难以确定。因此,HLA-DR 的表达量仅能粗略反映机体免疫功能状态,尚难以用于评价 SIRS/CARS 失衡方向。

TH$_1$/TH$_2$ 细胞功能改变也能够反映机体的免疫功能状态,TH$_1$/TH$_2$ 漂移方向则有助于反映 SIRS/CARS 的失衡方向和程度。根据 TH 细胞所分泌的不同淋巴因子及其功能,将 TH 细胞分为 TH$_1$ 和 TH$_2$ 细胞两种类型,TH$_1$ 细胞以产生 IL-2、TNF-α 等促炎介质为特征,增强炎症细胞细胞毒性作用,介导细胞免疫应答。TH$_2$ 细胞可产生 IL-4、IL-5、IL-10、IL-13 等细胞因子,以抗炎症反应为主,促进抗体生成,介导体液免疫应答。可见,TH$_1$ 和 TH$_2$ 细胞实际上分别反映促炎和抗炎反应,两者的失衡则反映了 SIRS 和 CARS 是否失衡,是 MODS 免疫失衡的重要环节。

感染、创伤时 TH$_1$ 向 TH$_2$ 漂移,说明机体发生细胞免疫功能低下,CARS 占优势。此时免疫调控的重点应放在通过促进 TH$_0$ 向 TH$_1$ 分化,同时对前列腺素(PGE$_2$)-TH$_2$ 通道进行下调,重建细胞免疫功能,恢复 SIRS 和 CARS 的平衡。Mannick 对烧伤动物的研究显示,外源性补充 IL-12 促进 TH$_0$ 向 TH$_1$ 细胞分化,增强动物的抗感染能力,结果动物病死率显著降低到 15%(对照组为 85%)。Kox 促进单核细胞分泌 IL-6 和 TNF,以对抗 CARS,而且通过抑制单核细胞释放 IL-10,阻止 PGE$_2$ 的释放,从而对 PGE$_2$-TH$_2$ 通道进行下调。尽管能够有效促进 TH$_2$ 向 TH$_1$ 漂移,但是否能够恢复机体免疫功能,降低 MODS 患者的病死率,尚有待进一步的临床观察。

感染、创伤时也存在 TH$_1$ 未向 TH$_2$ 漂移,以炎症反应占优势,免疫调控治疗的方向就应以抑制 SIRS 为主。动物实验研究显示给予 IL-10 等抗炎介质可能是有益的。

当然,TH$_1$/TH$_2$ 的漂移并不能直接测定,需分别测定 TH$_1$/TH$_2$ 表达或释放的细胞因子,以两者比例改变反映漂移方向。因此,临床上还难以迅速捕捉到 SIRS/CARS 失衡方向。寻找准确、快速的炎症反应失衡判断方法,仍然是当前临床研究的重要方向。

2. 炎症介质基因表达的多态性与 MODS 治疗策略　细胞因子的基因型不同,免疫炎症性反应不同。特别值得注意的是,基因表达的多态性对介质表达、感染易感性和重症患者预后具有明显不同的影响。可见,基因多态性与感染患者炎症反应的差异有关。极富挑战性的是,哪些炎症相关基因具有多态性的特征,目前尚不清楚。炎症相关基因多态性的研究日益受到重视,通过对 MODS 动物和患者炎症相关基因多态性的分析,试图寻找与感染及 MODS 的相关基因,弄清细胞因子基因多态性对炎症反应程度和患者预后的影响,并为进一步的基因调控治疗和个体化的免疫调控治疗奠定基础。

(邱海波)

主要参考文献

[1] Bone RC. Immunologic dissonance:a continuing evolution in our understanding of the systemic inflammatory response syndrome(SIRS) and the multiple organ dysfunction syndrome(MODS). Ann Intern Med,1996,125(8):680-687.

[2] Osuchowski MF, Welch K, Siddiqui J, et al. Circulating cytokine/inhibitor profiles reshape the understanding of the SIRS/CARS continuum in sepsis and predict mortality. J Immunol,2006,177(3):1967-1974.

［3］ Joshi VD，Kalvakolanu DV，Cross AS. Simultaneous activation of apoptosis and inflammation in pathogenesis of septic shock：a hypothesis. FEBS Lett，2003，555（2）：180-184.

［4］ 陈德昌. 多器官功能障碍综合征与感染. 中华医学杂志，1996，76：246-247.

［5］ 邱海波，杜斌，刘大为，等. 全身性炎症反应综合征与多器官功能障碍综合征的临床研究. 中华外科杂志，1997，35：402-405.

［6］ Camateros P，Moisan J，Henault J，et al. Toll-like receptors，cytokines and the immunotherapeutics of asthma. Curr Pharm Des，2006，12（19）：2365-2374.

［7］ Deitch EA，Xu D，Kaise VL. Role of the gut in the development of injury- and shock induced SIRS and MODS：the gut-lymph hypothesis，a review. Front Biosci，2006，11：520-528.

［8］ Knotzer H，Pajk W，Dünser MW，et al. Regional Microvascular Function and Vascular Reactivity in Patients with Different Degrees of Multiple Organ Dysfunction Syndrome. Anesth Analg，2006，102：1187-1193.

［9］ Marshall JC. Modeling MODS：what can be learned from animal models of the multiple-organ dysfunction syndrome? Intensive Care Med，2005，31：605-608.

［10］ Fink MP，Delude RL. Epithelial barrier dysfunction：a unifying theme to explain the pathogenesis of multiple organ dysfunction at the cellular level. Crit Care Clin，2005，21：177-196.

［11］ Livingston DH，Mosenthal AC，Deitch EA. Sepsis and multiple organ dysfunction syndrome：A clinical-mechanistic overview. New Horizons，1995，3：257-266.

第 六 篇

循环系统功能改变与治疗

第一节　休克总论

休克,作为对一种综合征的命名来描述循环功能衰竭的发生发展过程,应用于临床已经有远久的历史。1773年法国医生 LeDran 采用"休克"的名称来描述一位枪伤患者的临床表现,首先将休克的命名应用于临床。从伤员在战场上的受到打击(shock)后出现以创伤和失血为主要原因及表现的征候群,到 Moore 等人的"沼泽和溪流"学说,为休克理论的形成奠定了基础,以致从微循环水平认识休克以及发展到今天的从休克与多器官功能障碍综合征(MODS)的相互关系及从分子水平去探讨休克的机制和治疗的可能方法,人们对休克的认识走过了一个漫长的过程。

休克是存在氧输送不足和(或)细胞氧利用障碍的危及生命的急性循环衰竭。当血流动力学及氧输送的概念被引入临床后,休克则被描述为氧输送不能满足组织代谢的需要,使一些原本只是在理论上反映休克的指标可切实有效地应用于临床实践,从而导致了对原有治疗方法的重新认识,并引出了新的治疗方法。这种认识水平的提高及治疗方法的进步也导致了临床有关概念的更新。

一、休克的病理生理特点

确切地说,休克不是一种病,而是机体以代谢及循环功能紊乱为主的一种综合征,是多种致病因素都有可能引发的一种病理生理演变过程。当可以引起休克的致病因素作用于机体后,机体就已经具备了发生休克的潜在危险,或者说休克的病理生理过程已经开始。但临床上并不马上表现出血压下降或出现其他可反映休克的临床指标。休克的病理生理过程是一个进行性发展的过程。虽然有些作者为了易于理解而将休克分为代偿期、失代偿期和不可逆期,但是,休克的发展过程实际上是渐进的、连续的、无法绝对分割的。

当损伤因素作用于机体并启动休克的过程后,体内会发生一系列的改变。循环系统的较早变化是由于心输出量的减少或外周阻力的下降而出现的血压下降。但在一般情况下,这种血压下降可能不出现或是非常暂短的,通常不易引起临床上的注意。这是由于这种早期改变的本身马上启动机体的代偿系统,引起机体出现多种的自身反应。这些反应中包括了大量的血管收缩因素。交感-肾上腺髓质系统强烈兴奋,使儿茶酚胺大量释放,引起小血管收缩或痉挛;肾素-血管紧张素-醛固酮系统的活动增强,导致血管收缩和水钠潴留;左心房容量感受器对下丘脑合成和释放加压素的反射性抑制作用减弱,神经垂体加压素的分泌释放增加,导致外周及内脏血管收缩;血小板产生的血栓素 A_2 生成也增多。这些因素的共同作用的结果导致了血管的收缩性反应。在微循环中,微动脉和毛细血管前括约肌比微静脉对儿茶酚胺更为敏感,所以,微动脉和毛细血管前括约肌的收缩比微静脉的收缩更为强烈,从而,微循环的改变主要是毛细血管前的阻力增加,微循环动脉血液的灌注更为减少,开放的真毛细血管数目急剧减少。同时,微循环中的动-静脉短路开放,导致组织缺氧更为严重。各个器官对血管收缩物质的反应有所不同,内脏血管和皮肤小血管可强烈收缩,但脑血管和冠状动脉的收缩并不明显,可基本保持原有血流量。从整体上讲,可维持血压的正常,维持组织灌注的正常,至少是要维持所谓"重要器官"的组织灌注在正常范围。这时的血流动力学改变,在临床上要仔细观察才可能发现。如血压可以很快恢复正常或略有下降,心率轻度增加,有早期周围血管收缩的表现。如果能开始针对休克进行治疗,多能收到良好的效果。

如果休克的过程继续发展,组织器官的灌注将不能维持,细胞的缺血缺氧则持续加重。组织中酸性代谢产物大量堆积。在微循环中,微动脉和毛细血管前括约肌对酸的耐受性较差,而逐渐对血液中儿茶酚胺收缩血管的反应性降低。而微静脉和小静脉对酸的耐受性较强,持续保持收缩状态。由此,毛线血管网处于流入多而流出少的状态,毛细血管大量开放,血管内容量明显增加,毛细血管网内出现大量的血液淤积。终于,毛细血管内压力升高,同时由于酸性代谢产物、毒素及细胞因子的作用血管的通透性增加,而使液体从血管中大量进入组织间隙,导致循环容量的进一步下降。这些改变导致器官功能的受损,可出现诸如意识障碍、尿量减少、心肌缺血等一系列表现。此时的临床表现可谓是休克典型的表现,出现血压下降、心率加快、呼吸急促、皮肤黏膜湿冷、苍白、发绀、周身皮肤花斑等。这时的临床处理应是紧急的循环功能支持,迅速恢复组织灌注和维持器官功能。如果治疗及时有效,患者有恢复的可能。

如果病情恶化,微循环功能没有得到改善,则休克进一步加重。淤滞在微循环中的血液浓缩,血液流动更加缓慢,血小板红细胞聚积,出现弥散性血管内凝血。血管内皮损伤,组织细胞的损伤进一步加重,释放出大量的细胞因子。器官组织不仅功能性损伤加剧,而且出现组织结构性改变。细胞膜功能改变,组织细胞发生变性坏死。临床上表现为多器官功能障碍综合征(MODS),导致更为严重的代谢紊乱及血流动力学的异常。这种紊乱和异常又导致组织器官功能及结构的损害进一步加剧。由此形成休克的恶性循环,使休克走向不可逆。

针对在休克时所出现的这些循环、代谢及组织器官功能的改变的原因,多年来一直受到人们的重视并进行了多方面的研究。休克的始动因子(initiator)已经被临床学者所熟悉,如出血、创伤、感染、缺氧、内毒素等都可成分导致休克的病因。近年来对于休克介导因子(mediator)的探讨又有所突破。有关的重点内容大致有以下几个方面。

细胞因子:细胞因子是一组具有免疫调节及其他病理生理活性的多肽,分子量大约在 15 000～30 000Da 之间。当机体在诸如缺氧、内毒素等损伤因素的作用下,以单核细胞及巨噬细胞为主的炎性细胞产生细胞因子。在适量的情况下,这些细胞因子引起机体正常的炎性应激反应。但是,如果损伤因素过强或持续存在,或是机体反应异常,细胞因子就会大量产生。这些细胞因子相互作用,使机体的反应过程进行性发展,形成一个呈失控状态并逐级放大的连锁反应过程,并通过直接损伤细胞膜,影响细胞代谢及造成器官的缺血等使机体受到损伤。这种反应被称为全身炎性反应综合征(systemic inflammatory response syndrome,SIRS)。肿瘤坏死因子(TNF)和白细胞介素(IL)被认为是导致休克和炎性反应较为重要的细胞因子。动物实验已经证实,TNF 可以诱导出感染性休克时的循环系统改变。

心肌抑制因子:自 1966 年在失血性休克的动物模型的血浆中发现心肌抑制因子(MDS)的存在后,至今对 MSD 并不十分了解。大量的动物实验和临床研究发现,在失血性休克、感染性休克、心源性休克等不同类型休克时循环系统中存有不同水平的 MDS,主要表现为对心室功能的抑制。其中较多的研究发现,循环中 MDS 的水平与内脏器官缺血的程度有关,尤其是与胰腺的灌注受损程度有密切的关系。所以,有人认为 MDS 主要是在胰腺细胞受损时产生。但多年来一直未能进行 MDS 的分离提纯。近年来有人认为,MDS 实际上就是一组有心肌抑制作用的细胞因子,如 TNF-α 和 IL-1β 等。

一氧化氮:一氧化氮(NO)是一种无色的气体分子,有非常强烈的血管扩张作用。1998 年的诺贝尔生理学或医学奖授予了 NO 的发现者,表彰他们发现了 NO 是一个心血管系统的信号分子。NO 在水中有很好的溶解性。NO 在水中的半衰期一般不超过 3 秒钟。NO 是一种具有很强生物活性的物质,在出生数分钟的婴儿呼出气中就可测量到 NO 的存在。NO 通过促进 cGMP 的形成而具有很强的舒张血管平滑肌的作用。在正常情况下,体内也可生成一定量的 NO。NO 主要在血管内皮细胞和神经细胞内,由

L-精氨酸在结构型一氧化氮合成酶(cNOS)的作用下而生成。NO 通过血管扩张作用而起到调节血压,维持组织器官的血流分布的作用。中枢神经系统内产生的 NO 在神经传导方面和调整神经细胞功能与脑血流的相关性方面起着重要的生理效应。NO 直接参与机体的炎症反应,是自身反应中重要的炎性介质。一些报道发现了 NO 的细胞损伤作用和对肺表面活性物质活性的抑制作用。另外,还可以抑制血小板的聚集和粒细胞的黏附。NO 与血红蛋白结合可以严重地影响血红蛋白的携氧能力。NO 的代谢产物有较强的细胞毒性。

在机体受到损伤时,细菌的内毒素和一些细胞因子,如肿瘤坏死因子(TNF)、白介素 1(IL-1)、γ-干扰素等的刺激下,内皮细胞、巨噬细胞、血管平滑肌细胞、心肌细胞等多种组织细胞可产生平时并不存在于体内的诱导型一氧化氮合成酶(iNOS),从而,生成大量的 NO,导致外周血管的扩张及血管反应性下降,毛细血管通透性增高,体循环阻力下降。有人认为,NO 的过量生成是休克时血管病理性扩张机制的最后共同通道。

氧自由基:组织发生缺血或再灌注损伤的情况下,可产生大量的氧自由基。这些分子基团所具有的非配对电子极易与组织细胞的构成成分发生反应,从而导致细胞的破坏。氧自由基对机体的损伤作用已经得到了广泛的证实。组织灌注的重建是休克治疗的基本要求,但再灌注性损伤却成为休克恶化的原因之一。

另外,应激状态下环氧化酶对花生四烯酸的作用异常,血栓素与前列腺素系统的产生失衡。血栓素引起血小板和中性粒细胞的聚积,血管通透性增加,肺脏、冠状动脉、内脏的血管床收缩,支气管痉挛等,导致器官功能的进一步损伤,休克的进行性加重。其他,诸如血小板激活因子,补体系统的异常,细胞溶媒体的破坏等多种因素,都在休克的发生发展中起重要作用。

二、休克的分类

对休克进行分类主要是出于临床治疗的要求,反映了人们对休克发生发展的认识程度和对威胁患者生命的主要原因的理解程度。多年来临床上一直沿用以基础疾病或病因诊断对休克进行分类的方法。这种分类方法体现了当时对休克的认识和治疗是以诊断基础疾病和纠正休克病因为主。1960 年,有人将休克分为七类。即低血容量性、心源性、感染性、过敏性、神经性、梗阻性和内分泌性休克。以后又有人再分出创伤性、中毒性等。这种分类的方法明确地指出了导致休克的病因,为临床的病因性治疗提供了依据。随着对休克认识和理解的不断深入和临床治疗手段的更新,尤其是当血流动力学理论被应用于临床后,大多数患者可以安全度过初始打击所造成直接损害的阶段,导致休克患者死亡的主要原因不再是基础病因而是由此造成的循环功能的紊乱,同时,不同病因导致的休克可以表现为相同或相近的血流动力学改变。在这种情况下,原有的休克分类方法就显示了明显的不足。

休克的血流动力学变化可以表现为不同的特征。为了区分这些特征,可以把循环系统中主要影响血流动力学

的因素分为五个部分：①阻力血管，包括动脉和小动脉；②毛细血管；③容量血管；④血容量；⑤心脏。几乎所有类型的休克都是通过对这五个部分的不同影响而导致的循环功能紊乱。可以由于动脉系统的阻力改变，血液的重新分布，毛细血管的开放充盈程度，动静脉分流的改变，静脉容量血管的扩张，血容量的变化和心功能的改变而决定了休克的不同特性。这些特征在很大程度上影响了治疗方法的实施。与血流动力学发展的同时，治疗手段也在不断地更新和增多，循环功能的支持在休克的治疗中已经显示出越来越重要的作用。Weil MH 等人于 1975 年提出对休克新的分类方法，已经得到了临床学者的广泛接受。

按照这种分类方法，休克可被分为低血容量性（hypovolemic）、心源性（cardiogenic）、分布性（distributive）和梗阻性（obstructive）四类。

（一）低血容量性休克　低血容量性休克的基本机制为循环容量丢失。循环容量的丢失包括外源性丢失和内源性丢失。外源性丢失是指循环容量丢失至体外，包括失血、烧伤等所致的血容量丢失，呕吐、腹泻、脱水、利尿等原因所致的水和电解质的丢失。内源性容量丢失是指循环容量丢失到循环系统之外，但仍然在体内，其原因主要为血管通透性增高，循环容量的血管外渗出或循环容量进入体腔内，可由过敏、虫或蛇毒素和一些内分泌功能紊乱引起。

低血容量性休克时的氧输送下降，其基本原因是循环容量不足，心脏前负荷不足，导致心输出量下降，组织灌注减少。肺循环灌注减少使肺脏气体交换发生障碍，氧合功能受损，导致氧输送的进一步下降。在低血容量性休克的早期，机体可通过代偿性心率加快和体循环阻力增高维持心输出量和循环灌注压力。进行血流动力学监测时可发现，中心静脉压下降，肺动脉楔压下降，每搏输出量减少，心率加快和体循环阻力增高等参数的改变。如果容量丢失的原因可以及时被去除，容量得以及时补充，低血容量性休克可以很快得到纠正。如果休克持续存在，组织缺氧不能缓解，休克的特点可能发生变化。近些年来对内皮细胞功能及细胞因子的研究已经初步揭示了由于机体的自身反应导致组织细胞进一步损伤的可能性。从而使导致休克的病因也进一步复杂化。临床上也会因为机体自身反应程度的不同及合并症的不同而表现出不同的血流动力学特点。

（二）心源性休克　心源性休克的基本机制为泵功能衰竭，其原因主要为心肌梗死，心力衰竭和严重心律失常等。由于心脏泵功能衰竭而导致心输出量下降，引起的循环灌注不良，组织细胞缺血缺氧。所以，心输出量下降是氧输送减少的基本原因。血流动力学监测时可发现中心静脉压升高，肺动脉楔压升高，心输出量下降，体循环阻力升高等参数的改变。

心输出量下降是心源性休克的基本表现，但是心脏的多种疾病都可能导致心输出量下降，所以，心源性休克时可能会出现不同的血流动力学表现，尤其应该注意的是某些血流动力学参数会表现出明显的局限性。不同心室的功能衰竭也会有不同的血流动力学改变和不同的治疗要

求。当右心室功能衰竭时中心静脉压力升高，体循环淤血，右心室的前负荷增加，但由于右心室的输出量减少，而不能为左心室提供足够的前负荷，这时左心室与右心室的前负荷可能处于不同状态。所以，在监测时应注意血流动力学参数的系统性和不同参数的不同意义。

另外，因为心内梗阻性的原因，如心瓣膜的狭窄、心室流出道的梗阻等原因导致的心输出量下降，由于其本质上并不是泵功能的衰竭，治疗上也与泵功能衰竭有明显的不同，所以，这一类型的休克已经不再被认为是心源性休克，而应该属于梗阻性休克。

（三）分布性休克　分布性休克的基本机制为血管收缩舒张调节功能异常。这类休克中，一部分表现为体循环阻力正常或增高，主要由于容量血管扩张、循环血量相对不足所致。常见的原因为神经节阻断、脊髓休克等神经性损伤或麻醉药物过量等等。另一部分是以体循环阻力降低为主要表现，导致血液重新分布，主要由感染性因素所致，也就是临床上称之为的感染性休克（septic shock）。

临床上，分布性休克往往以循环容量的改变为早期的主要表现，常表现为循环容量的不足。与低血容量性休克不同的是，这种循环容量的改变不是容量已经丢至循环系统之外，而仍然保留的血管内，只是因为血管收缩与舒张调节功能的异常使容量分布在异常的部位。所以，单纯的容量补充常不能纠正休克。感染性休克是分布性休克的主要类型。虽然，在严重感染时出现的毛细血管通透性增加等诸多因素可以导致循环容量的绝对减少，但导致休克的基本原因仍然是血流的分布异常。相比之下，血流分布异常是导致感染性休克低容量状态的根本原因。所以，不应将感染性休克早期的低容量状态与低血容量性休克混为一谈。分布性休克的血流动力学改变与其他三种类型的休克有着明显的不同，治疗上也有一定的区别。以感染性休克为例试述分布性休克的特点。

感染性休克的血流动力学特点为：体循环阻力下降，心输出量增高，肺循环阻力增加和心率的改变。感染性休克时的血压下降主要是继发于阻力血管的扩张。导致组织灌注不良的基本原因是血流分布异常。

1. **体循环阻力下降**　病理性的动脉系统扩张是感染性休克的主要血流动力学特点。虽然血中儿茶酚胺水平增加，但 α 受体的兴奋性明显下降，血管的自身调节功能受损。导致这种现象的原因尚不十分清楚，但几种起主要作用的炎性介质已经受到十分的关注。肿瘤坏死因子（TNF）有直接的血管扩张作用，白介素 1（IL-1）和前列腺素也可通过影响 α 受体和直接的作用而导致血管的扩张。近年来对一氧化氮（NO）的研究正在逐步深入。NO 是由左旋精氨酸通过一氧化氮合成酶（NOS）的作用转化而成，主要通过激活可溶性尿苷酸环化酶而增加内皮细胞和平滑肌细胞内的 cGMP 水平，导致血管扩张。正常情况下，主要在内皮细胞、脑组织和肾上腺内合成一定量的 NO，起调节血管张力的作用。感染时，巨噬细胞、中性粒细胞、库普弗细胞、肝细胞等在内毒素、TNF、IL-1、γ-干扰素等炎性介质的作用下产生大量的、在正常生理状态下不存在的诱导型 NOS，而释放出大量的 NO，使血管扩张，体循环阻力

下降。NO除作用于血管外,还可抑制血小板的聚集和参与白细胞的杀菌作用。另外,有人发现感染性休克时循环中存在目前尚未了解的"血浆因子",在血管扩张中起一定的作用。

2. 心输出量正常或增加 心输出量在感染性休克时常表现为正常或增高。通常认为心输出量的增加是由于感染性休克时心脏后负荷的下降,血儿茶酚胺水平增高和高代谢状态所致。

应该注意的是感染性休克时的循环容量减少是影响心输出量的主要因素。感染时的高热、容量血管扩张、毛细血管通透性增加等因素都可造成有效循环容量的急剧下降。也正是由于低容量状态在感染性休克的一开始就已明显存在,使得人们在一个相当长的时间内错误地认为感染性休克与心源性休克有着基本相似的血流动力学改变。直到20世纪70年代后期,当临床上注重了早期的容量复苏后,才认识到心输出量增高是感染性休克的主要表现形式。甚至在出现顽固性低血压,呈现临终状态时,心输出量仍然可能保持在高于正常水平。心输出量的正常或增高并不等于感染性休克时心脏功能不受到损害。1984年,Parker等人已经证实,感染性休克的早期已经出现左室射血分数下降。感染时出现心肌抑制的主要原因曾被认为是冠状动脉灌注不良所致。近年来由于积极的容量复苏及血管活性药物的合理应用,已经发现感染性休克时的冠状动脉血流量并不减少,而是正常甚至增加,但这时流经心肌的动静脉血氧含量差明显减少。提示心肌的氧摄取能力下降,存在着氧供需的失衡状态。造成这种现象的原因是在感染时心肌抑制因素的存在。如TNF、IL-1、白介素2(IL-2)、白介素6(IL-6)、NO都可以影响心肌细胞的代谢状态和血管反应性,直接或间接地抑制心肌的收缩力。早期的左室射血分数下降,可能因为舒张末容积的扩大而维持了正常或高于正常的心输出量。反而那些左室扩大不明显,不足以维持心输出量的患者有更高的死亡率。

3. 肺循环阻力增加 感染性休克时常伴有肺动脉压力的增高,多表现为轻度至中度的肺动脉高压。其原因可能是由于在感染性休克时肺循环与体循环的血管反应性的不同。动物实验发现感染性休克时肺循环血管对去甲肾上腺素的反应性并不像体循环血管那样受到抑制。肺循环阻力升高造成右心后负荷的增加,影响右室功能。所以,应注意在感染性休克时中心静脉压(CVP)与肺动脉楔压(PAWP)的不一致性。心率在感染性休克时可以加快,但也有心率减慢的报道,可能与β受体的数量减少及亲和力下降有关。炎性介质和毒素可以影响心脏传导系统,导致心律失常。

4. 循环高流量与组织缺氧 感染性休克时心输出量的正常或增高提示循环高流量状态的存在。这与同时的组织缺氧,如血乳酸水平增加、酸中毒等似乎有自我相驳之处。这种现象强烈地提示一定有流量改变之外的原因导致了休克的发生。近年来的研究强调了这样的几种可能性。

(1)血流分布异常:阻力血管舒缩调节功能的损害是造成血流分布异常的基础。以致尽管在心输出量增高的情况下,一些器官仍然得不到足够的血流灌注。甚至在同一器官的内部也可以出现一部分区域组织的血流灌注过多,而另一部分灌注不足。动物实验已经发现在感染性休克时不同器官血流灌注的不同改变,且与其他类型的休克有着明显的不同。动-静脉短路的开放:从理论上讲,动-静脉分流量的增加是在感染时容易出现,且易造成心输出量增高,同时伴有组织灌注减少的重要原因。但是,这种理论尚需进一步的工作加以证实。曾有实验发现,经左心室注入直径为$15\mu m$的放射性颗粒并不能出现在静脉系统,反而被阻留在毛细血管水平。动-静脉短路(直径$25\sim40\mu m$)如果开放,应足以使这些颗粒通过。

(2)线粒体功能不全:细菌毒素和炎性介质对细胞的影响是造成线粒体功能不全的主要原因,以致在正常灌注或高灌注条件下的细胞缺氧。对这种解释,虽然目前未得到反对性证据,但尚有待于进一步论证。

(四)梗阻性休克 梗阻性休克的基本机制为血流的主要通道受阻。如腔静脉梗阻、心包缩窄或压塞、心瓣膜狭窄、肺动脉栓塞及主动脉夹层动脉瘤等。梗阻性休克的血流动力学特点根据梗阻部位的不同而不同,但大都是由于血流的通道受阻导致心输出量减少,氧输送下降,而引起循环灌注不良,组织缺血缺氧。近年来又有人根据梗阻的部位将梗阻性休克分为心内梗阻性和心外梗阻性休克。

梗阻性休克往往会出现非常急剧的血流动力学改变,血流动力学参数变化的幅度较大。由此,血流动力学参数除了具有功能性监测意义之外,对明确梗阻的部位也有较强的诊断价值。对梗阻性休克的根本治疗是梗阻的解除。如暂时无法解除梗阻,则应在血流动力学监测下通过手术或非手术治疗减少梗阻两端的压力差。

近年来的一些流行病学资料显示,分布性休克和心源性休克正在成为休克的主要类型,占据了临床休克的绝大部分,是ICU收治患者的主要组成,且有较高的死亡率。分布性休克增多的原因,一方面是因为感染性休克是分布性休克的主要组成部分。由于临床干预性治疗措施的增加、危重患者生存期的延长、免疫受损情况增多,严重感染和感染性休克占临床患者的比例正在增加。另一方面是组织灌注不良等原因导致的机体炎症反应使任何原因的休克向血液分布异常发展。临床上已经越来越多地可以发现,低血容量性休克的患者在早期复苏后表现为体循环阻力下降和心输出量增加的休克状态。心源性休克由于心脏疾病本身的高发病率和心脏作为循环动力的特点而仍然占临床休克组成的重要地位。

从根据病因对休克进行分类到按照血流动力学改变特点对休克进行分类标志着对休克理解的深入和对休克治疗的进步。在积极控制病因的基础上,将休克治疗的重点转移到循环功能支持方面是这种分类的主要临床意义。

三、休克的诊断

休克是从组织灌注不良开始,诊断也应该针对组织灌注的改变进行。对休克的诊断与监测应该强调对生命体征稳定下组织缺氧的发现。

休克的诊断依赖临床、血流动力学及生物化学指标,主要归纳为以下三个方面:①低血压,成人收缩压<90mmHg 或较基础值下降≥40mmHg 或平均动脉压<70mmHg,伴有心动过速;但单纯血压数值可能并不低,尤其是慢性高血压的患者;②组织低灌注的临床征象,主要体现在身体的三个系统,即皮肤(皮肤湿冷,血管收缩及苍白,在低灌注状态下尤其明显)、肾脏[尿量<0.5ml/(kg·h)]、神经系统(意识改变,尤其表现为反应迟钝、定向力障碍和言语混乱、意识混乱);③高乳酸血症,提示细胞氧代谢异常。正常血乳酸水平约为 1mmol/L,但在急性循环衰竭情况下血乳酸水平升高(>1.5mmol/L)。

从某种意义上讲,血压下降似乎已经成为临床上表达休克的同义语。虽然几乎每个临床医生都可以讲出休克的诊断不能完全依赖血压的改变,但由于血压在临床上非常容易测量,以及缺少其他的评价组织灌注的参数,血压的下降实际上常在休克的诊断上被过度应用。对组织灌注来讲,血压下降是非常不敏感的指标。血压决定于心输出量和外周循环阻力。当其中一个因素首先发生改变时,机体调动一切可以调节的因素保持血压的稳定,甚至不惜牺牲一部分器官或组织的灌注,如消化道。这种现象曾被称为机体的"代偿"。血压变化之前已经有众多因素发生了改变,而血压的改变是这些因素的共同结果。机体自身的所谓"代偿"作用使得血压的变化出现较晚。应当看到,这些"代偿机制"的出现仍然是机体受损的结果和进一步损伤的原因。所以,可以说休克时血压如发生改变,那么休克的过程不仅已经开始,而且已经走过了相当长的路程。这些被牺牲的器官可以是之后发生 MODS 的启动因素。有报道发现,仅有 33% 左右的重度失血患者出现血压下降。如果用静脉氧饱和度或血乳酸评价组织灌注,则有 45% 左右的患者在组织灌注减少时血压保持在正常范围。如果等待患者的临床表现满足休克的诊断标准,则已经失去了重要的治疗时机。目前 ICU 的监测和治疗手段已经可以在血压变化之前更早地发现这些因素,使对休克治疗开始的更早,更为及时。

当氧输送的概念提出后,休克被定义为氧输送的减少不足以满足组织代谢的需求,包括了氧的运输障碍和组织利用障碍。从循环功能不全到细胞功能障碍,休克表现为一个连续的过程。休克在临床上所表现出的是一个由启动因子触发,介导因子促进的循环渐进的过程。虽然在极端强大的启动因子作用下,休克的发生发展过程可以异常迅猛,但休克的临床过程仍然表现出自始至终的连续性。如果将这个过程看做是一条线,那么,休克的诊断标准只是这条线上的一个点。这个点固然有自己定位价值、对比观察的价值等等,但是,对于临床治疗来说,在这个点到来之前就确定这条线的存在,认识到可能向休克发展的变化趋势,则更具有实际意义。

所以,对于临床医生来讲,诊断休克的重要性是确定休克的过程是否已经开始,同时还应该了解休克已经发展到这个过程的哪个阶段,及休克的血流动力学改变属于什么类型。临床治疗首先应当强调"早"。不仅发现要早,

干预也要早。其次,要注重干预的整体性和连续性。目前的一些临床和基础研究工作,已经发现一些生物学指标可能在较早的阶段提示组织灌注不良的存在。如:①混合静脉血氧饱和度(SvO_2)或上腔静脉血氧饱和度($ScvO_2$)在氧输送恒定的情况下可以反映组织对氧的摄取量。Rivers 等人在对一组严重感染和感染性休克患者的治疗中,在满足容量和灌注压力的条件之后,以 $ScvO_2$ 作为治疗目标,可以明显降低死亡率。②血乳酸是临床上已经应用多年的指标,由于容易受到多种因素的干扰,在实际应用上受到影响。近年来越来越多的工作发现,如果动态监测血乳酸浓度的改变,计算血乳酸的清除率,与组织代谢的改变有明确的相关性。③黏膜 pH 值或二氧化碳分压可以直接反映组织本身的代谢情况。尤其是选择微循环易损的区域(如消化道黏膜等)进行监测对临床治疗的目标有更强的指导意义。这些部位通常被认为在休克发生时较早受到损伤,而在休克被纠正后灌注较晚得到恢复。④其他指标(如动脉血 pH 值、碱剩余等)与组织灌注改变的相关性和作为监测指标在方法学上的发展也正在受到越来越多的重视。

从而可以看出,将组织灌注改变作为休克的诊断内容已经成为目前临床可行的方法。休克的诊断应包括:对诱发因素的判断、临床表现的观察、生物学指标的评价和血流动力学的监测(表 38-1-1)。

表 38-1-1　休克诊断应包括的内容

1. 诱发因素　可从病史和伴随表现中获得
2. 临床表现　包括肢体皮肤的温度和湿度,甲床再充盈速度,神志、尿量的变化。其他基本生命体征和可能与病因相关的症状和体征
3. 血流动力学指标　除压力、容积、流量指标外,还包括混合静脉血或上腔静脉血氧饱和度、血乳酸清除率、组织黏膜 pH 值或二氧化碳分压、血碱剩余及与灌注相关的动脉血 pH 值的改变等

作为对休克监测的综合方法,其中血流动力学监测可以定量地指导治疗如何进行,而对组织灌注的评价则提示临床治疗应该何时开始或是否需要。随着科学技术的发展,一些新监测手段的临床应用也在一定程度上促进了对休克的早期认识。ICU 中的监测性和治疗性的仪器在休克的早期诊断和早期治疗中起到了重要的作用。从另一个角度上看,这个对病情判断的过程体现了监测与诊断的不同。在重症患者的治疗中,临床医生要适应这种从诊断向监测的转变。

休克可以是重症的起始原因,也可以发生在重症的过程当中,是导致重症恶化的重要因素。任何程度及原因的组织灌注不足、组织缺氧都是多器官功能障碍综合征(MODS)的重要启动因素。如果休克的临床过程一直进行性发展,患者将逐步出现多个器官或系统功能的改变,直至发展成为多器官功能衰竭。这是在休克的诊断和监测过程中所必须要注意的。

四、休克类型的鉴别

1. 感染性休克是分布性休克的一种,是 ICU 患者最常见的休克类型,其次是心源性休克和低血容量休克,梗阻性休克相对少见。在一项纳入超过 1600 名休克患者的随机对照(多巴胺 vs 去甲肾上腺素)临床研究显示,感染性休克占 62%,心源性休克占 16%,低血容量性休克占 16%,其他类型的分布性休克占 4%,梗阻性休克占 2%。

2. 根据患者的病史、体征或临床辅助检查,很容易辨别休克的类型及病因。例如,创伤后的休克很可能是低血容量性休克(由于血容量丢失),但可能由于存在心脏压塞或脊髓损伤,有可能单独或同时存在心源性休克或分布性休克。完整的体格检查应包括皮肤颜色、皮温、颈静脉充盈和四肢水肿。床边超声心动图的评估有助于诊断,包括心包积液、左右心室大小和功能,评估下腔静脉呼吸变异度,计算主动脉血流速度积分呼吸变化率,测定每搏输出量。在条件允许情况下,休克的患者应立即行心脏超声检查。

五、休克的治疗

休克治疗的基本原则为,减少进一步的细胞损伤,维持最佳的组织灌注,纠正缺氧。要实现这个原则,提高氧输送是首先要完成的基本措施。

提高氧输送是休克支持性治疗的基本原则。通过早期的复苏,氧输送已经提高到一定的范围,组织灌注也有所改善,但此时的组织缺氧是否完全被纠正,是否有进一步发生缺氧的可能性,仍然需要进行仔细的监测和对治疗进行及时的调整。提高氧输送是以改善组织灌注,改善组织的氧代谢为目的。目前可以通过对血流动力学的监测和对氧输送相关指标的监测指导临床治疗而改善循环功能、呼吸功能和维持足够的血红蛋白含量来提高对组织的氧供。而在改善组织细胞对氧的利用方面,目前尚缺少切实有效的措施。近年来对自身反应及细胞因子、细胞代谢研究的进展希望能在不久的将来从分子水平对休克的治疗提供确实的理论和治疗方法。

无论对于何种类型的休克,提高氧输送都是对休克支持性治疗的基本要求。氧输送所表达的是在单位时间内由左心室送往全身组织氧的总量;或者说是单位时间动脉系统所送出氧的总量。氧输送主要受循环系统、呼吸系统和血红蛋白含量的直接影响。氧输送概念的提出使临床治疗注重了器官之间的相互关系及治疗的相互影响,并将氧作为敏感的监测指标对病情的演变和治疗的效果进行定量的监测。同时,根据血流动力学对休克进行临床分类,指出了血流动力学改变的中心点,成为循环功能支持性治疗的关键。这样,大大地提高了对病情的理解程度和治疗的准确性。

维持组织灌注和纠正缺氧应从提高氧输送做起。在休克的不同类型当中,低血容量性休克、心源性休克和梗阻性休克的共同特点是氧输送减少。所以,这三类休克的支持性治疗应以提高氧输送为原则。虽然,感染性休克时氧输送往往是正常或增高的,但维持较高的氧输送仍是目前治疗感染性休克的主要措施,也是目前临床上可行的基本措施。这是因为即使感染性休克在高氧输送条件下仍有很高的死亡率,但如果氧输送下降则可使组织缺氧更为加重,为原本死亡率很高的感染性休克雪上加霜。在组织细胞水平改善氧利用及控制机体的炎性反应方面的措施目前基本处于实验研究阶段。有些方法虽然可初步应用于临床,但效果尚待进一步观察。虽然这些研究工作到临床实际应用尚有一定距离,但对临床治疗概念和方法的更新有着方向性的意义。

氧输送由心输出量和动脉血氧含量的乘积构成,涉及呼吸、循环和血红蛋白的功能或数量。这些指标在休克的监测中对治疗提供了定量的反馈性指导,是休克治疗过程中非常重要的中间目标。如果作为休克治疗的终点,这些指标有着明显的局限性。应用氧输送与氧耗量相关性的临界值作为终点有着明确的理论价值,但缺乏临床的可操作性。Shoemaker 提出的保持"超正常"的血流动力学状态有着明确的非生理性。目前认为,动脉血乳酸清除率、碱缺失、黏膜 pH 值等指标更接近组织灌注的状态。将这些指标作为终点指标与血流动力学指标结合,在休克的治疗中有较大的临床应用价值。如果终点指标已经实现,应根据氧输送相关指标调整支持措施的强度。寻求在保证组织灌注前提下最少的支持措施和最低的支持强度。

(一)早期紧急判断　当患者出现组织灌注不良的表现,无论血压是否正常,临床医生首先应该依次回答三个方面的问题。

1. **心输出量是否降低**　心输出量是维持循环功能和组织灌注的基本因素,也是影响血压的更早期指标。如果临床表现为脉压增大、舒张压降低、发热等感染的表现,很大程度上提示心输出量增加。应该尽快进行容量补充。如果有容量明显丢失的病史(如失血、肠梗阻等)、脉压减小、心率加快、颈静脉无怒张、肢体湿冷,则提示心输出量减少因为循环容量不足,需要进行容量复苏。这两种情况时,容量补充的速度要快,但总量应当控制,因为此时心脏泵功能的改变可能是起始原因或作为潜在因素隐藏其中。尤其是当心脏检查有异常发现、双肺可闻湿啰音,结合心脏病史,强烈提示心脏本身问题。此时,应尽快转入下一问题。

2. **容量负荷是否足够**　无论心脏功能如何,对容量负荷的判断都是至关重要的。甚至在心脏功能不全是也应当回答这个问题。因为当心室收缩功能不全时,舒张末容量的增加是首先的调节机制。临床上可以观察到一系列与容量负荷相关的症状或体征,包括肺底湿啰音、胸部 X 线改变、颈静脉怒张、组织水肿、心电图改变等。如果心源性休克诊断成立,仍然应该对容量负荷进行调整。根据血流动力学的"ABC 理论",尽可能恢复心脏的最佳前负荷。对回答第一个问题时已经开始容量补充的患者,此时的容量评价可以再次调整补液的速度,避免容量的过量补充。如果判断容量负荷已经足够,则应针对心脏泵功能衰竭选用正性肌力药物,或针对周围血管扩张应用血管活性药物。

3. **治疗的程度是否合适**　无论对前两个问题是否有

明确的回答,是否有足够的证据支持已经采取的治疗措施,此时都应该回答这个问题。严重感染和感染性休克时心脏同样是受害器官,通常会合并心脏功能改变;低血容量性休克时的心肌灌注不足可导致心肌梗死的发生;心源性休克可以合并循环容量不足或严重感染。这些情况是临床上常见的问题。患者可出现肢体水肿,甚至出现肺水肿,并不一定循环容量过多。体液在机体不同腔隙中的异常分布,严重影响对循环功能的临床判断。此时可根据需要,选用有创的导管或心脏超声检查等方式,获得更多的血流动力学参数,指导更进一步的治疗。

(二)休克患者的初始治疗 休克患者的早期充分血流动力学支持对防止器官功能障碍加重或衰竭至关重要。即使休克病因仍不明确,仍应立即开始复苏。应迅速纠正已明确的病因(如控制出血,冠脉综合征患者行经皮冠脉介入术,大面积肺栓塞患者行溶栓或血栓切除,感染性休克患者行抗生素治疗及感染源引流)。

如休克没有迅速逆转,应立即放置动脉导管监测有创血压以及获取血标本,并放置中心静脉导管用于输注液体和血管活性药并指导治疗。休克的初始治疗是问题导向的,即使患者休克的病因,以及达到复苏目标过程中所给予的具体治疗存在差异,但是治疗目标是一致的。需要牢记复苏治疗的关键内容是 VIP 原则:ventilate(氧疗)、infuse(液体复苏)和 pump(血管活性药应用)。

1. **呼吸支持** 立即进行氧疗,增加氧输送、预防肺动脉高压。由于存在外周血管强烈收缩 SpO_2 监测常常不可靠,血气分析检查可以准确反映氧耗和氧供。

与气管插管行有创机械通气相比,通过面罩行无创机械通气在休克治疗中地位有限,因为无创通气失败后可引起严重的呼吸心搏骤停。因此存在严重呼吸困难、低氧血症、顽固性或持续恶化的酸血症(pH<7.30)患者应行气管插管、给予有创机械通气。有创正压机械通气还有降低呼吸肌对氧的需求,增加胸腔内压以降低心脏后负荷等益处。有创机械通气后血压的急剧下降强烈提示低血容量和静脉回流减少。使用最小剂量的镇静药物防止患者动脉压及心输出量的进一步下降。

2. **液体复苏** 液体复苏是各种类型休克治疗的关键问题,可增加微血管血流量、增加心输出量。因为急性肺水肿可导致有效血容量减少,因此甚至心源性休克患者也可从输液中受益。然而,液体复苏时应加强监测,因为液体过负荷会带来水肿的风险以及相关的不良反应。

液体复苏的终点指标很难确定。一般来说液体复苏的客观终点是心输出量变成前负荷非依赖性的那一点(即处于 Frank-Starling 曲线的平台段),但在临床上很难评价。在机械通气患者,容量反应性可通过心输出量监测仪直接测量每搏输出量来判断,或者通过动脉压力波形随呼吸周期的脉压变异度来间接评估。然而,这些床边评估方法存在不足——尤其是患者必须接受大潮气量机械通气、无自主呼吸努力(通常需要镇静甚至肌松药治疗)、无显著的心律失常及右心室功能不全。被动抬腿实验可作为判断容量反应性的方法,但由于效应短暂,需要快速反应指标评判。尽管可以采用容量反应试验,但有时仍难以预测患者容量反应性。

容量负荷实验可以被用来判断患者的容量反应性,同时需要注意防治其带来的副作用。容量负荷实验在实施之前需明确四个要点:①液体类型的选择,晶体液是第一选择,因为其相容性好且便宜。在一些患者中输注白蛋白纠正低蛋白血症是合理的(有关复苏液体选择的详细说明已在该系列的前篇文章中论述,本综述不再赘述);②液体输注的速度,应快速输注液体以观察液体复苏的反应,但不应快到人为造成机体的应激反应;一般来说,20~30分钟内输注 300~500ml 液体;③容量负荷试验的目标,在休克患者,目标通常是血压上升或同时伴有心率下降或尿量增加;④安全范围,肺水肿是液体复苏的最严重并发症。也许中心静脉压不是个完美的指标,但可以通过限制复苏后中心静脉压较基础水平高数毫米汞柱以预防液体过负荷。

在容量反应性评价过程中,应避免刺激患者或改变任何治疗。必要时液体负荷试验可重复进行,但在容量无反应性时必须立即停止液体复苏,以避免液体过负荷。

3. **血管活性药** 如果存在严重低血压或积极液体复苏后持续低血压应使用血管活性药。当正在进行积极液体复苏时,可考虑临时加用血管活性药,在低血容量得到纠正且病情允许下逐渐减量并停用。

因为起效快、高度选择性和半衰期短,剂量调整方便,肾上腺素受体激动剂是血管活性药的一线选择。各种类型肾上腺素能受体的激活可能引起有利和有害的不同作用。例如,β 肾上腺素能受体的激活增加血流量但因为心率及心肌收缩力增加而增加心肌缺血的风险。因此,异丙肾上腺素的使用,一种纯 β 受体激动剂,只限用于严重心动过缓患者。在另一极端情况下,α 肾上腺素受体激动后会增加血管紧张度和血压,但降低心输出量、减少组织血流量,尤其是内脏器官血流量。由于这个原因,作为几乎是纯 α 受体激动剂的去氧肾上腺素,极少应用于休克的而治疗。

我们认为去甲肾上腺素是血管活性药的首选。它以 α 肾上腺素能效应为主,但是存在一定的 β 肾上腺素能效应以维持心输出量。临床上应用去甲肾上腺素可显著升高平均动脉压,而心率和心输出量改变很小。常规剂量是 $0.1 \sim 0.2 \mu g/(kg \cdot min)$。

多巴胺在小剂量应用时主要以 β 肾上腺素能效应为主,而在大剂量应用时以 α 肾上腺素能效应为主,但作用均相当微弱。多巴胺效能在小剂量使用时[$<3\mu g/(kg \cdot min)$,静脉给药]可能选择性扩张内脏器官及肾脏的循环,但对照实验并未显示其保护肾功能的作用,且不推荐常规使用多巴胺以保护肾脏功能。多巴胺能的激活可能作用于下丘脑-垂体系统引起内分泌相关副作用,主要通过抑制泌乳激素的释放引起免疫抑制。

近期一项的随机对照双盲实验显示,作为血管活性药的一线用药,多巴胺并不优于去甲肾上腺素,此外,多巴胺组心律失常发生率增加,多巴胺增加心源性休克患者 28 天病死率。多巴胺的使用,相比去甲肾上腺素,也可能增加感染性休克患者的病死率。因此我们不再推荐多巴胺治疗休克。

肾上腺素，作为强效血管活性药物，在小剂量使用时以β肾上腺素能效应为主，在大剂量使用时，临床上明显以α肾上腺素能效应为主。然而肾上腺素的使用可能增加心律失常发生率、降低内脏器官的血流量、增加细胞代谢而导致血乳酸水平升高。前瞻性随机对照研究并未显示肾上腺素在治疗感染性休克方面较去甲肾上腺素存在任何益处。在严重患者可考虑选择肾上腺素作为二线血管活性药物。

其他用于持续静脉输注的强血管加压药（如血管紧张素或间羟胺）已经被废弃。非选择性一氧化氮抑制剂在心源性休克患者并没有显著优势，而对感染性休克患者有明显不利作用。

存在高动力循环的分布性休克患者常常存在血管加压素缺乏，补充小剂量血管加压素能明显升高动脉压。在VASST研究中，研究者发现感染性休克患者在应用去甲肾上腺素的基础上加用小剂量血管加压素是安全的，且可能改善轻到中度的休克、给予糖皮质激素激素治疗的患者的生存率。血管加压素只用于高心输出量的患者，使用剂量不高于0.04U/min。

特利加压素，一种垂体后叶素类似物，相比垂体后叶素的数分钟，其药效能维持数小时。因此我们不认为其在ICU中应用较垂体后叶素更有优势。目前正在开发具有更强V1受体选择活性的垂体后叶素衍生物。

4. 正性肌力药　无论是否同时应用去甲肾上腺素，多巴酚丁胺都是增加心输出量的正性肌力药。其药效以β肾上腺素能性能为主，相比异丙肾上腺素，多巴酚丁胺不太引起心动过速。仅数$\mu g/(kg \cdot min)$起始剂量的多巴酚丁胺能够明显增加心输出量。静脉应用剂量超过$20\mu g/(kg \cdot min)$其强心作用有限。以心功能障碍为主要病因的患者使用后会出现血压轻度上升，低血容量患者会出现血压轻度下降，总的来说多巴酚丁胺对血压影响很小。相比常规应用多巴酚丁胺达到超高氧输送水平，多巴酚丁胺剂量应个体化调节以保证组织灌注。多巴酚丁胺可能改善感染性休克患者微循环灌注，但与其全身效应无关。

磷酸二酯酶Ⅲ抑制剂，如米力农和依诺昔酮，兼有强心及血管扩张性能。通过降低环状AMP代谢，这些药物可能强化多巴酚丁胺的作用。该药物也能应用于β肾上腺素能受体受抑制或近期应用β受体阻滞剂的患者。磷酸二酯酶Ⅲ抑制剂对低血压患者可能产生严重副作用，且该类药物的长半衰期（4~6小时）使实时剂量调节受限。因此休克患者间断、短期小剂量静推磷酸二酯酶Ⅲ抑制剂可能优于持续静脉输注。

左西孟旦是一种更加昂贵的药物，主要通过结合心肌肌钙蛋白C以增加心肌细胞钙敏感性达到强心作用，还可通过开放血管平滑肌表面ATP敏感钾通道引起血管舒张。然而，该药物半衰期达几天，限制了其在急性休克情况下的使用。

5. 血管舒张药　通过降低心室后负荷，血管舒张剂可能增加心输出量，而不增加心肌氧需。这些药物使用的

主要限制因素是存在降低血压，不能保证组织灌注的风险。选择性合理使用硝酸酯类以及其他血管舒张药可增加微血管灌注及改善细胞功能。

6. 复苏的目标　休克早期复苏的目标应该是在最短的时间内改善组织灌注，纠正组织细胞缺氧，恢复器官的正常功能。提高氧输送是实现这些目标的基本方法。血流动力学监测指标为复苏的过程提供反馈性指导，保证具体方法在时间上和程度上的准确实施。应当注意的是，不要将诸如血压、心输出量、中心静脉压等血流动力学指标作为复苏的最终目标。这些指标作为复苏过程中的阶段性目标可以保证整个复苏过程以最合理及最快的方式进行。休克复苏的血流动力学支持目标包括：

（1）动脉压：复苏的首要目标不但是恢复血压而且还要维持细胞正常代谢，纠正低血压是先决条件。维持平均动脉压在65~70mmHg是初始目标，血压水平需根据正如前面所述的意识、皮肤情况、尿量等组织灌注情况来调整。除已经合并急性肾衰竭的少尿的患者，应定期评估进一步增加动脉压对尿量的影响。相反对于急性出血而神经系统无明显异常的患者，平均动脉压低于65~70mmHg是可接受的，可防止出血及相关凝血功能异常的发生，直至出血得到控制。

（2）心输出量及氧输送：休克患者存在氧供与氧需的失衡，维持组织充足的氧供是必要的，但常常事与愿违。在纠正低氧血症及严重贫血后，心输出量是增加氧输送的主要决定因素，但合适的心输出量水平很难定义。临床用来测量心输出量的方法很多，每一种方法均存在优缺点。心输出量在干预措施如容量负荷实验等后的变化趋势较绝对值更有价值。预先设定高心输出量的目标水平是不可取的，因为患者最合适的心输出量因患者不同，及同一患者疾病不同阶段而异。

监测混合静脉血氧饱和度（SvO_2）有助于评估氧供与氧需的平衡情况；也有助于反映心输出量。在低容量状态或贫血的患者，SvO_2明显降低，如存在分布性休克，其SvO_2正常甚至是增高的。其替代指标，中心静脉血氧饱和度（$ScvO_2$），通过放置于上腔静脉的中心静脉导管测得，仅反映上半身静脉回流血的氧饱和度。在正常情况下，$ScvO_2$较SvO_2值稍低，但是在重症患者，$ScvO_2$较SvO_2值高。Rivers等人发现，入急诊的感染性休克患者，在复苏6小时内，根据流程使$ScvO_2 \geqslant 70\%$能够明显降低患者病死率。该结论的准确性被目前已经进行的三个多中心研究再次评估。

（3）血乳酸水平：血乳酸水平增高提示细胞功能异常。在低灌注状态下，高乳酸血症的首要机制是组织缺氧引起的无氧代谢，但是在分布性休克情况下，其病理生理机制更复杂，可能包括糖酵解增加及丙酮酸脱氢酶受抑制。由于肝功能受损导致的乳酸清除障碍可见于所有休克患者。

乳酸水平连续监测在休克治疗中的价值早在30年前已经被认识。尽管血乳酸值的改变较血压或心输出量改变慢，但在得到有效治疗后，乳酸水平在数小时内可下降。Jansen等发现，休克合并血乳酸水平高于3mmol/L的患

者,两小时内将血乳酸水平降低至少 20% 能够降低患者院内病死率。

(4) 微循环指标:正交偏振光谱成像(OPS)以及后来出现的暗视野旁流成像(SDF)手持设备的发展,为直接监测组织表面微循环,如舌下微循环,以及评估各种治疗干预措施对微循环血流影响提供新的方法。休克患者的微循环改变在各种类型休克中均被证实,如毛细血管密度减少,灌注微血管比例减少,血流异质性增高,且这些改变的持续存在与患者不良预后相关。

近红外光谱学是一种通过使用近红外光探测氧合血红蛋白及脱氧血红蛋白分数来确定组织氧饱和度的技术。通过对前臂短暂缺血期间组织氧饱和度改变的分析来量化微循环功能,也与患者预后相关。研究显示各种治疗措施均明显影响微循环变量,但微循环导向的治疗是否能够改善患者预后仍需进一步研究,目前尚无明确推荐意见。

(三) 病因治疗 病因治疗是治疗休克的基础。当人们对休克的血流动力学改变了解不多以及临床上对休克支持性治疗的手段非常有限时,病因治疗几乎包括了对休克治疗的全部内涵。即使是在今天,病因治疗仍然是休克治疗的基本内容,是休克支持治疗的基础。如果导致休克的病因不能被去除,单纯的支持性治疗无法收到良好的效果。

休克的病因治疗是指对导致休克发生发展原因的去除。低血容量性休克时纠正造成循环容量减少的原因,如进行彻底的止血等;心源性休克是对心脏本身基本的治疗,如治疗心肌梗死、纠正心律失常等;分布性休克时去除导致血管收缩舒张功能异常的原因,如彻底控制感染、稳定机体自身炎症反应、去除过敏原因等;梗阻性休克时疏通循环血流通路,如狭窄瓣膜的扩张、心脏压塞的引流等,这些治疗都属于对休克病因治疗的范围。休克的病因治疗往往需要一定的时间过程(如控制感染)或在另一方面对机体造成新的损伤(如手术打击),使得患者没有机会等待病因治疗的完成或无法耐受病因治疗的实施。这种矛盾已经成为导致休克的死亡率难以进一步下降的主要原因。所以,在治疗休克时,病因治疗一定要与支持性治疗有机地结合才有可能提高休克的治愈率。重症医学注重器官之间的相互影响。ICU 以强有力的支持性治疗为休克提供了病因治疗与支持性治疗相互结合的理想治疗场所。

休克的支持性治疗近些年有了很大的发展。由于氧输送的理论的形成及对组织缺氧的进一步理解,血流动力学监测可以应用于临床,使得支持性治疗在休克的治疗中占有越来越重要的地位,甚至引起了对休克治疗重点的转移。休克的支持性治疗已经成为当今影响休克治愈率的关键所在。

从对休克的分类中也可以看到对休克的认识和治疗是由对导致休克病因的认识和治疗发展起来的,并将休克的治愈率提高到一个相当的水平。但随着治疗水平的提高,休克病程更为严重的阶段可以得以表现,临床上也出现了更为严重的休克。由于病情危重而没有机会等待病

因治疗的完成或是无法耐受病因性治疗所必须造成的新损伤(如手术打击)已经成为导致休克治疗的主要原因。这样,对休克的支持性治疗则逐步成为影响休克治愈率的关键因素。强调休克的支持性治疗并不是要否认病因治疗是基础,但如果仍然只以病因治疗作为对休克治疗的全部,那么,对休克的治疗水平只会停留在数十年之前的状态。

(四) 休克治疗分期 休克的治疗可以分为四个阶段,每个阶段具有相应的治疗目标及监测需求。第一(紧急抢救)阶段:治疗的目标是实现保证生存的最低血压和心输出量。这时,仅需要建立最少和必要的监测,在大多数情况下放置动脉导管和中心静脉导管即可。紧急抢救的措施包括:针对创伤的手术,引流心包积液,急性心肌梗死的心肌血运重建术以及针对重症感染的抗生素。在第二(优化)阶段:虽然紧急抢救能够提供基本的生命保证,但仍需要进一步改善组织灌注。此阶段目标是进一步改善细胞的氧利用。尽管干预措施的调整余地很小,这时的血流动力学指标仍然可以提供明确治疗空间,目标导向血流动力学治疗仍然非常必要。另外,充分的复苏还可以减轻炎症反应、细胞凋亡的激活和纠正线粒体功能障碍。在此阶段,心输出量、SvO_2 和乳酸的测量有助于对治疗的指导。第三(稳定)阶段:当已经达到血流动力学治疗目标后,应继续维持稳定一段时间,以期促进器官功能恢复和防止进一步损伤。第四(降级)阶段:此阶段在血流动力学稳定基础上,器官功能逐渐改善,相应的血流动力学目标需要进行调整,干预措施需逐渐降级,包括:减停血管活性药物;通过使用利尿剂或血液滤过消除过多液体,实现了液体负平衡等。

(五) 其他 紧接在早期复苏达到目标之后,在医疗措施的干预下,机体组织灌注得以改善。继续维持组织灌注、纠正机体内环境的紊乱及进行营养支持则成为支持治疗的主要组成部分。

纠正机体内环境紊乱是延续性支持治疗的重要内容。机体内环境在休克的过程中受到破坏,虽然经过早期的复苏,组织灌注可基本维持,但并不是内环境紊乱被纠正。这时,导致休克的原因可能还没有被完全去除,休克导致的组织细胞损害仍然存在,治疗措施对机体的影响尚未结束。此时应积极地对导致休克的原因及其产生的后果进行治疗,以减少对机体的进一步损害。应该看到,医疗干预措施通常带有明显的非生理性。早期复苏的必要措施所导致的一些后果,需要在后期的治疗中进行一定的调整。例如,早期的容量复苏使大量的液体进入体内。这些液体在早期复苏阶段是非常必要的或者说是生命攸关的,随着血管收缩舒张功能的恢复及毛细血管通透性的改善,这些已经输入体内的液体可能导致循环系统的容量负荷增高,加重肺水肿及其他器官组织水肿的形成。所以,采用脱水、利尿的方法,积极地降低循环的容量负荷可能成为此时的重要治疗措施。应根据患者的具体情况,在血流动力学监测指标的反馈指导下,对循环功能状态进行积极调整。

营养支持是休克治疗的重要组成部分。当患者的生命体征平稳之后,甚至只是在积极治疗措施的干预下的生

命体征稳定后,就应采用相应的方法进行必要的营养支持治疗。营养支持的具体方法请参阅本书的有关章节。

(刘大为)

第二节 低血容量性休克

一、概 述

低血容量休克是指各种原因引起的循环容量减少导致的心输出量下降而引起的休克。近三十年来,低血容量休克的治疗已取得较大进展,然而,其临床病死率仍然较高。低血容量休克的主要死因是组织低灌注及大出血、感染和再灌注损伤等原因导致的多器官功能障碍综合征(MODS)。目前,低血容量休克缺乏较全面的流行病学资料。创伤失血是低血容量休克最常见的原因。据国外资料统计,创伤导致的失血性休克死亡者占创伤总死亡例数的10%～40%。

低血容量休克的主要病理生理改变是有效循环血容量迅速减少,导致组织低灌注、无氧代谢增加、乳酸性酸中毒、再灌注损伤以及内毒素易位,最终导致MODS。低血容量休克的最终结局自始至终与组织灌注相关,因此,提高其救治成功率的关键在于尽早去除休克病因的同时,尽快恢复有效的组织灌注,以改善组织细胞的氧供,重建氧的供需平衡和恢复正常的细胞功能。

二、病因与早期诊断

低血容量休克的循环容量丢失包括显性丢失和非显性丢失。显性丢失是指循环容量丢失至体外,失血是典型的显性丢失,如创伤、外科大手术的失血、消化道溃疡、食管静脉曲张破裂及产后大出血等疾病引起的急性大失血等。显性丢失也可以由呕吐、腹泻、脱水、利尿等原因所致。非显性容量丢失是指循环容量丢失到循环系统之外,主要为循环容量的血管外渗出或循环容量进入体腔内以及其他方式的非显性体外丢失。

低血容量休克的早期诊断对预后至关重要。传统的诊断主要依据为病史、症状、体征,包括精神状态改变、皮肤湿冷、收缩压下降(<90mmHg或较基础血压下降大于40mmHg)或脉压减少(<20mmHg)、尿量<0.5ml/(kg·h)、心率>100次/分、中心静脉压(CVP)<5mmHg或肺动脉楔压(PAWP)<8mmHg等指标。然而,近年来,人们已经充分认识到传统诊断标准的局限性。人们发现氧代谢与组织灌注指标对低血容量休克早期诊断有更重要参考价值。有研究证实血乳酸和碱缺失在低血容量休克的监测和预后判断中具有重要意义。此外,人们也指出了在休克复苏中每搏量(SV)、心排量(CO)、氧输送(DO$_2$)、氧消耗(VO$_2$)、胃黏膜CO$_2$张力(PgCO$_2$)、混合静脉血氧饱和度(SvO$_2$)等指标也具有一定程度的临床意义,但尚需要进一步循证医学证据支持。

低血容量休克的发生与否及其程度,取决于机体血容量丢失的量和速度。以失血性休克为例估计血容量的丢失(表38-2-1)。成人的平均估计血容量占体重的7%(或70ml/kg),一个70kg体重的人约有5L的血液。血容量随着年龄和生理状况而改变,以占体重的百分比为参考指数时,高龄者的血容量较少(占体重的6%左右)。儿童的血容量占体重的8%～9%,新生儿估计血容量占体重的9%～10%。可根据失血量等指标将失血分成四级。大量失血可以定义为24小时内失血超过患者的估计血容量或3h内失血量超过估计血容量的一半。

表38-2-1 失血的分级(以体重70kg为例)

分级	失血量(ml)	失血量占血容量比例(%)	心率(次/分)	血压	呼吸频率(次/分)	尿量(ml/h)	神经系统症状
I	<750	<15	<100	正常	14～20	>30	轻度焦虑
II	750～1500	15～30	>100	下降	20～30	>20～30	中度焦虑
III	1500～2000	30～40	>120	下降	30～40	5～20	萎靡
IV	>2000	>40	>140	下降	>40	无尿	昏睡

三、血流动力学特点

(一)**循环容量减少** 主要机制是循环系统内容量丢失到循环系统外,包括直接丢失到体外或机体的特殊体腔内,如胸水和腹水等。

(二)**心输出量下降** 循环容量急剧减少的直接后果即为每搏输出量和心输出量的快速减低,同时引起氧输送减低,低血容量休克时,由于有效循环血容量下降,导致心输出量下降,因而DO$_2$降低。对失血性休克而言,DO$_2$下降程度不仅取决于心输出量,同时受血红蛋白下降程度影响。在低血容量休克、DO$_2$下降时,VO$_2$是否下降尚没有明确结论。由于组织器官的氧摄取增加表现为氧摄取率(O$_2$ER)和动静脉氧分压差的增加,当DO$_2$维持在一定阈值之上,组织器官的VO$_2$能基本保持不变。DO$_2$下降到一定阈值时,即使氧摄取明显增加,也不能满足组织氧耗。

血红蛋白下降时,动脉血氧分压(PaO$_2$)对血氧含量的影响增加,进而影响DO$_2$。因此,通过氧疗增加血氧分压应该对提高氧输送有效。

有学者在外科术后高危患者及严重创伤患者中进行了以超高氧输送(supranormal DO$_2$)为复苏目标的研究,结果表明可以降低手术死亡率。但是,也有许多研究表明,与以正常氧输送为复苏目标相比,超高氧输送并不能降低死亡率。有研究认为两者结果是相似的，甚至有研究认为可能会增加死亡率。Kern 等回顾了众多 RCT 的研究发现，在出现器官功能损害前，尽早复苏可以降低死亡率，对其中病情更为严重的患者可能更有效。

（三）体循环阻力增加 有效循环血容量丢失触发机体各系统器官产生一系列病理生理反应，以保存体液，维持灌注压，保证心、脑等重要器官的血液灌注。

低血容量导致交感神经-肾上腺轴兴奋，儿茶酚胺类激素释放增加并选择性地收缩皮肤、肌肉及内脏血管。其中动脉系统收缩使外周血管总阻力升高以提升血压；毛细血管前括约肌收缩导致毛细血管内静水压降低，从而促进组织间液回流；静脉系统收缩使血液流向中心循环，增加回心血量。儿茶酚胺类激素使心肌收缩力加强，心率增快，心排血量增加。

低血容量兴奋肾素-血管紧张素Ⅱ-醛固酮系统，使醛固酮分泌增加，同时刺激压力感受器促使垂体后叶分泌抗利尿激素，从而加强肾小管对钠和水的重吸收，减少尿液，保存体液。

上述代偿反应在维持循环系统功能相对稳定，保证心、脑等重要生命器官的血液灌注的同时，也具有潜在的风险。这些潜在的风险是指代偿机制使血压下降在休克病程中表现相对迟钝和不敏感，导致若以血压下降作为判定休克的标准，必然贻误对休克时组织灌注状态不良的早期认识和救治；同时，代偿机制对心、脑血供的保护是以牺牲其他脏器血供为代价的，持续的肾脏缺血可以导致急性肾功能损害，胃肠道黏膜缺血可以诱发细菌、毒素易位。内毒素血症与缺血-再灌注损伤可以诱发大量炎性介质释放入血，促使休克向不可逆发展。

机体对低血容量休克的反应还涉及代谢、免疫、凝血等系统，同样也存在对后续病程的不利影响。肾上腺皮质激素和前列腺素分泌增加与泌乳素分泌减少可以造成免疫功能抑制，患者易于受到感染侵袭。缺血缺氧、再灌注损伤等病理过程导致凝血功能紊乱并有可能发展为弥散性血管内凝血。

细胞缺氧是休克的本质。休克时，组织低灌注和细胞缺氧，糖的有氧氧化受阻，无氧酵解增强，腺苷三磷酸（ATP）生成显著减少，乳酸生成显著增多并组织蓄积，导致乳酸性酸中毒，进而造成组织细胞和重要生命器官发生不可逆性损伤，直至发生 MODS。

四、监 测

有效的监测可以对低血容量休克患者的病情和治疗反应做出正确、及时的评估和判断，以利于指导和调整治疗计划，改善休克患者的预后。

（一）血流动力学监测 一般监测包括皮温与色泽、心率、血压、尿量和精神状态等监测指标。然而，这些指标在休克早期阶段往往难以表现出明显的变化。皮温下降、皮肤苍白、皮下静脉塌陷的严重程度取决于休克的严重程度。但是，这些症状并不是低血容量休克的特异性症状。心率加快通常是休克的早期诊断指标之一，但是心率不是判断失血量多少的可靠指标。比如较年轻患者可以很容易地通过血管收缩来代偿中等量的失血，仅表现为轻度心率增快。

血压的变化需要严密地动态监测。休克初期由于代偿性血管收缩，血压可能保持或接近正常。有研究支持对未控制出血的失血性休克维持"允许性低血压"。然而，对于允许性低血压究竟应该维持在什么标准，由于缺乏血压水平与机体可耐受时间的关系方面的深入研究，至今尚没有明确的结论。目前一些研究认为，维持平均动脉压（MAP）在 60~80mmHg 比较恰当。

尿量是反映肾灌注较好的指标，可以间接反映循环状态。当尿量<0.5ml/（kg·h）时，应继续进行液体复苏。需注意临床上患者出现休克而无少尿的情况，如高血糖和造影剂等有渗透活性的物质造成的渗透性利尿。

体温监测亦十分重要，一些临床研究认为低体温有害，可引起心肌功能障碍和心律失常，当中心体温<34℃时，可导致严重的凝血功能障碍。

（二）压力流量监测
1. MAP 监测 有创动脉血压（IBP）较无创动脉血压（NIBP）高 5~20mmHg。持续低血压状态时，NIBP 测压难以准确反映实际大动脉压力，而 IBP 测压较为可靠，可保证连续观察血压和即时变化。此外，IBP 还可提供动脉采血通道。

2. CVP 和 PAWP 监测 CVP 是最常用的、易于获得的监测指标，与 PAWP 意义相近，用于监测前负荷容量状态和指导补液，有助于了解机体对液体复苏的反应性，及时调整治疗方案。CVP 和 PAWP 监测有助于对已知或怀疑存在心功能不全的休克患者的液体治疗，防止输液过多导致的前负荷过度。

3. CO 和 SV 监测 休克时，CO 与 SV 可有不同程度降低。连续地监测 CO 与 SV，有助于动态判断容量复苏的临床效果与心功能状态。

除上述指标之外，目前的一些研究也显示，通过对失血性休克患者收缩压变化率（SPV）、每搏量变化率（SVV）、脉压变化率（PPV）、血管外肺水（EVLW）、胸腔内总血容量（ITBV）的监测进行液体管理，可能比传统方法更为可靠和有效。而对于正压通气的患者，应用 SPV、SVV 与 PPV 可能具有更好的容量反应性评价作用。

应该强调的是，任何一种监测方法所得到的数值意义都是相对的，因为各种血流动力学指标经常受到许多因素的影响。单一指标的数值有时并不能正确反映血流动力学状态，必须重视血流动力学的综合评估。在实施综合评估时，应注意以下三点：结合症状、体征综合判断；分析数值的动态变化；多项指标的综合评估。

（三）氧代谢监测 休克的氧代谢障碍概念是对休克认识的重大进展，氧代谢的监测进展改变了对休克的评估方式，同时使休克的治疗由以往狭义的血流动力学指标调整转向氧代谢状态的调控。传统临床监测指标往往不能对组织氧合的改变具有敏感反应，此外，经过治疗干预后的心率、血压等临床指标的变化也可在组织灌注与氧合未改善前趋于稳定。因此，给予低血容量休克的患者同时监测和评估一些全身灌注指标（DO₂、VO₂、血乳酸、SvO₂ 或

461

$ScvO_2$ 等)及局部组织灌注指标如胃黏膜内 pH 值(pHi)与 $PgCO_2$ 等具有较大的临床意义。

1. 脉搏氧饱和度(SpO_2) SpO_2 主要反映动脉血氧合状态,可在一定程度上表现组织灌注状态。低血容量休克的患者常存在低血压、四肢远端灌注不足、氧输送能力下降或者给予血管活性药物的情况,影响 SpO_2 的精确性。

2. 动脉血气分析 根据动脉血气分析结果,可鉴别体液酸碱紊乱性质,及时纠正酸碱平衡,调节呼吸机参数。当休克导致组织供血不足时碱缺失下降,提示组织灌注不佳,经常伴有乳酸血症的存在。碱缺失与血乳酸结合是判断休克组织灌注较好的方法。

3. DO_2、SvO_2 的监测 DO_2、SvO_2 可作为评估低血容量休克早期复苏效果的良好指标,动态监测有较大意义。$ScvO_2$ 与 SvO_2 有一定的相关性,前者已经被大量研究证实是指导严重感染和感染性休克液体复苏的良好指标。

4. 动脉血乳酸监测 动脉血乳酸浓度是反映组织缺氧的高度敏感的指标之一。持续动态的动脉血乳酸以及乳酸清除率监测对休克的早期诊断、判定组织缺氧情况、指导液体复苏及预后评估具有重要意义。但是,血乳酸浓度在一些特别情况下如合并肝功能不全难以充分反映组织的氧合状态。研究显示,在创伤后失血性休克的患者,血乳酸初始水平及高乳酸持续时间与器官功能障碍的程度及死亡率相关。

(四) 实验室监测

1. 血常规监测 动态观察红细胞计数、血红蛋白(Hb)及红细胞比容(HCT)的数值变化,可了解血液有无浓缩或稀释,对低血容量休克的诊断和判断是否存在继续失血有参考价值。有研究表明,HCT 在 4 小时内下降 10% 提示有活动性出血。

2. 电解质监测与肾功能监测 对了解病情变化和指导治疗十分重要。

3. 凝血功能监测 在休克早期即进行凝血功能的监测,对选择适当的容量复苏方案及液体种类有重要的临床意义。常规凝血功能监测包括血小板计数、凝血酶原时间(PT)、活化部分凝血活酶时间(APTT)、国际标准化比值(INR)和 D-二聚体。此外,还包括血栓弹力描记图(TEG)等。

五、治　疗

(一) 病因治疗 休克所导致的组织器官损害的程度与容量丢失量和休克持续时间直接相关。如果休克持续存在,细胞缺氧不能缓解,休克病理生理改变将进一步恶化。所以,尽快纠正引起容量丢失的病因是治疗低血容量休克的基本措施。多项研究表明尽可能缩短创伤至接受决定性手术的时间能够改善预后,提高存活率。对医生进行 60 分钟初诊急救时间限制的培训后,可以明显降低失血性休克患者的死亡率。大样本的回顾分析发现:在手术室死亡的创伤失血患者主要原因是延迟入室,并且应该能够避免。进一步研究提示,对于出血部位明确的失血性休克患者,早期进行手术止血非常的必要,一个包括 271 例的回顾对照研究提示,早期手术止血可以提高存活率。

对于存在失血性休克又无法确定出血部位的患者,进一步评估很重要。因为只有早期发现、早期诊断才能早期进行处理。目前的临床研究提示,对于多发创伤和以躯干损伤为主的失血性休克患者,床边超声可以早期明确出血部位从而早期提示手术的指征;另有研究证实:CT 检查比床边超声有更好的特异性和敏感性。

(二) 液体复苏 液体复苏治疗时可以选择晶体溶液(如生理盐水和等张平衡盐溶液)和胶体溶液(如白蛋白和人工胶体)。由于 5% 葡萄糖溶液很快分布到细胞外间隙,因此此不推荐用于液体复苏治疗。

1. 晶体液 液体复苏治疗常用的晶体液为生理盐水和乳酸林格液。在一般情况下,输注晶体液后会进行血管内外再分布,大部分将迅速分布于血管外间隙。因此,低血容量休克时若以大量晶体液进行复苏,可以引起血浆蛋白的稀释以及胶体渗透压的下降,同时出现组织水肿。但是,应用两者的液体复苏效果没有明显差异。另外,生理盐水的特点是等渗,但含氯高,大量输注可引起高氯性代谢性酸中毒;平衡盐溶液,如乳酸林格液的特点在于电解质组成接近生理,含有少量的乳酸。一般情况下,其所含乳酸可在肝脏迅速代谢,大量输注乳酸林格液应该考虑到其对血乳酸水平的影响。

高张盐溶液的复苏方法起源于 20 世纪 80 年代。一般情况下高张盐溶液的钠含量为 400 ～ 2400mmol/L。近年来研究的高张盐溶液包括高渗盐右旋糖酐注射液(HSD)、高渗盐注射液(HS)及 11.2% 乳酸钠等高张溶液,其中以前两者为多见。研究表明,休克复苏时 HSD 扩容效率优于 HS 和生理盐水,但是,对死亡率没有影响。迄今为止,没有足够循证医学证据证明高张盐溶液作为复苏液体更有利于低血容量休克复苏。一般认为,高张盐溶液通过使细胞内水进入循环而扩充容量。有研究表明,在出血情况下,应用 HSD 和 HS 可以改善心肌收缩力和扩张毛细血管前小动脉。其他有关其对微循环以及炎症反应等的影响的基础研究正在进行中,最近一项对创伤失血性休克患者的研究,初步证明高张盐溶液的免疫调理作用。对存在颅脑损伤的患者,有多项研究表明,由于可以很快升高平均动脉压而不加剧脑水肿,因此高张盐溶液可能有很好的前景,但是,目前尚缺乏大规模的颅脑损伤高张盐溶液使用的循证医学证据。一般认为,高张盐溶液主要的危险在于医源性高渗状态及高钠血症,甚至因此而引起的脱髓鞘病变,但在多项研究中此类并发症发生率很低。

2. 胶体液 目前有很多不同的胶体液可供选择,包括白蛋白等血液制品和人工胶体如:羟乙基淀粉、明胶及右旋糖酐等。

白蛋白是一种天然的血浆蛋白质,在正常人体构成了血浆胶体渗透压的 75% ～ 80%,白蛋白的分子质量约 66 000 ～ 69 000Da。目前,人血白蛋白制剂有 5%、10%、20% 和 25% 几种浓度。作为天然胶体,白蛋白构成正常血浆中维持容量与胶体渗透压的主要成分,因此在容量复苏过程中常被选择用于液体复苏。但白蛋白价格昂贵,并有传播血源性疾病的潜在风险。

目前临床应用的人工胶体均可达到容量复苏的目的。

不同的胶体理化性质以及生理学特性不同,在应用安全性方面,对肾功能的影响、对凝血的影响以及可能的过敏反应这些临床关注点是一致的。

3. 复苏治疗时液体的选择 胶体溶液和晶体溶液的主要区别在于胶体溶液具有一定的胶体渗透压,胶体溶液和晶体溶液的体内分布也明显不同。研究表明,应用晶体液和胶体液滴定复苏达到同样水平的充盈压时,它们都可以同等程度的恢复组织灌注。多个荟萃分析表明,对于创伤、烧伤和手术后的患者,各种胶体溶液和晶体溶液复苏治疗并未显示对患者病死率的不同影响。其中,分析显示,尽管晶体液复苏所需的容量明显高于胶体液,两者在肺水肿发生率、住院时间和 28 天病死率方面差异均无显著意义。现有的几种胶体溶液在物理化学性质、血浆半衰期等方面均有所不同。

4. 复苏液体的输注

(1)静脉通路的重要性:低血容量休克时进行液体复苏刻不容缓,输液的速度应快到足以迅速补充丢失液体,以改善组织灌注。因此,在紧急容量复苏时必须迅速建立有效的静脉通路。中心静脉导管以及肺动脉导管的放置和使用应在不影响容量复苏的前提下进行。

(2)容量负荷试验与容量复苏:一般认为,容量负荷试验的目的是判断容量反应性,可提高容量复苏的准确性及减少容量过度负荷的风险。容量复苏包括以下四方面:液体的选择,输液速度的选择,时机和目标的选择和安全性限制。后两条可简单归纳为机体对容量负荷的反应性和耐受性,对于低血容量休克血流动力学状态不稳定的患者应该积极使用容量负荷试验。

(三)**输血治疗** 输血及输注血制品在低血容量休克中应用广泛。失血性休克时,丧失的主要是血液,但是,在补充血液、容量的同时,并非需要全部补充血细胞成分,也应考虑到凝血因子的补充。同时,应该认识到,输血也可能带来的一些不良反应甚至严重并发症。

1. 浓缩红细胞 为保证组织的氧供,血红蛋白降至 70g/L 时应考虑输血。对于有活动性出血的患者、老年人以及有心肌梗死风险者,血红蛋白保持在较高水平更为合理。无活动性出血的患者每输注 1 个单位(200ml)的红细胞其血红蛋白升高约 10g/L,红细胞比容升高约 3%。输血可以带来一些不良反应如血源传播疾病、免疫抑制、红细胞脆性增加、残留的白细胞分泌促炎和细胞毒性介质等。资料显示,输血量的增加是预测患者不良预后的独立因素。目前,临床一般制订的输血指征为血红蛋白≤70g/L。

2. 血小板 血小板输注主要适用于血小板数量减少或功能异常伴有出血倾向的患者。血小板计数<50×10⁹/L,或确定血小板功能低下,可考虑输注。对大量输血后并发凝血异常的患者联合输注血小板和冷沉淀可显著改善止血效果。

3. 新鲜冰冻血浆 输注新鲜冰冻血浆的目的是为了补充凝血因子的不足,新鲜冰冻血浆含有纤维蛋白原与其他凝血因子。有研究表明,多数失血性休克患者在抢救过程中纠正了酸中毒和低体温后,凝血功能仍难以得到纠

正。因此,应在早期积极改善凝血功能。大量失血时输注红细胞的同时应注意使用新鲜冰冻血浆。

4. 冷沉淀 内含凝血因子Ⅴ、Ⅷ、ⅩⅢ、纤维蛋白原等,适用于特定凝血因子缺乏所引起的疾病以及肝移植围术期肝硬化食管静脉曲张等出血。对大量输血后并发凝血异常的患者及时输注冷沉淀可提高血液循环中凝血因子及纤维蛋白原等凝血物质的含量,缩短凝血时间、纠正凝血异常。

5. 凝血酶原复合物和纤维蛋白原 凝血酶原复合物含凝血因子Ⅱ、Ⅶ、Ⅸ及Ⅹ,由健康人混合血浆提取制成。因子Ⅸ参与内源性凝血系统,在因子Ⅺa 及 Ca²⁺存在的情况下,可转化为因子Ⅸa,进而连同因子Ⅷ、Ⅹa,促进凝血酶原转化为凝血酶。因子Ⅶ参与外源性凝血过程,在因子Ⅹa 和Ⅸa 存在的情况下可转化为因子Ⅶa,并与组织因子共同活化因子Ⅹ,促进凝血酶生成。当因子Ⅶ缺乏时,补充凝血酶原复合物亦可预防及治疗出血。因香豆素类药物及茚满二酮抑制维生素 K 合成,从而影响因子Ⅱ、Ⅶ、Ⅸ及Ⅹ的活化,给予本药可对抗其抗凝作用。浓缩剂静脉注射后 10~30 分钟达血药峰浓度。因子Ⅸ的分布半衰期为 3~6 小时,消除半衰期为 18~32 小时。

纤维蛋白原一种由肝脏合成的具有凝血功能的蛋白质,是纤维蛋白的前体。分子量 340 000,半衰期 4~6 日。血浆中参考值 2~4g/L。纤维蛋白原由 α、β、γ 三对不同多肽链所组成,多肽链间以二硫键相连。在凝血酶作用下,α 链与 β 链分别释放出 A 肽与 B 肽,生成纤维蛋白单体。

当然,大量失血引起的凝血因子丢失,或各种原因引起 DIC,或严重肝功能异常时,发生出血或具有出血风险时,可以补充凝血酶原复合物或纤维蛋白原。

6. 凝血因子Ⅶa 重组人凝血因子Ⅶa,适应证为下列患者群体的出血发作及预防在外科手术过程中或有创操作中的出血:凝血因子Ⅷ或Ⅸ的抑制物>5BU 的先天性血友病患者;预计对注射凝血因子Ⅷ或凝血因子Ⅸ具有高记忆应答的先天性血友病患者;获得性血友病患者;先天性 FⅦ缺乏症患者;具有 GPⅡb/Ⅲa 和(或)HLA 抗体和既往或现在对血小板输注无效或不佳的血小板无力症患者。大量失血后考虑凝血因子Ⅶa 丢失过多导致活动性出血时可以考虑应用。

(四)**血管活性药与正性肌力药** 低血容量休克的患者一般不常规使用血管活性药,临床通常仅对于足够的液体复苏后仍存在低血压或者输液还未开始的严重低血压患者,才考虑应用血管活性药。正性肌力药仅用于在治疗过程中出现心功能抑制或相关并发症引起心功能不全同时有证据表明心输出量不足时。

(五)**纠正酸中毒** 低血容量休克时的有效循环量减少可导致组织灌注不足,产生代谢性酸中毒,其严重程度与创伤的严重性及休克持续时间相关。一项前瞻性、多中心的研究显示,碱缺失降低明显与低血压、凝血时间延长、高创伤评分相关。碱缺失的变化可以提示早期干预治疗的效果。有作者对 3791 例创伤患者回顾性死亡因素进行分析发现,80% 的患者有碱缺失,BE<-15mmol/L,死亡

率达到25%。研究乳酸水平与MODS及死亡率的相关性发现,低血容量休克血乳酸水平24~48小时恢复正常者,死亡率为25%,48小时未恢复正常者死亡率可达86%,早期持续高乳酸水平与创伤后发生MODS明显相关。

快速发生的代谢性酸中毒可能引起严重的低血压、心律失常和死亡。临床上使用碳酸氢钠能短暂改善休克时的酸中毒,但是,不主张常规使用。研究表明,代谢性酸中毒的处理应着眼于病因处理、容量复苏等干预治疗,在组织灌注恢复过程中酸中毒状态可逐步纠正,过度的血液碱化使氧解离曲线左移,不利于组织供氧。

(六)肠黏膜屏障功能的保护　失血性休克时,胃肠道黏膜低灌注、缺血缺氧发生得最早、最严重。胃肠黏膜屏障功能迅速减弱,肠腔内细菌或内毒素向肠腔外转移机会增加。此过程即细菌易位或内毒素易位,该过程在复苏后仍可持续存在。近年来,人们认为肠道是应激的中心器官,肠黏膜的缺血再灌注损伤是休克与创伤病理生理发展的不利因素。保护肠黏膜屏障功能,减少细菌与毒素易位,是低血容量休克治疗和研究工作重要内容。

(七)体温控制　严重低血容量休克常伴有顽固性低体温、严重酸中毒、凝血障碍。失血性休克合并低体温是一种疾病严重的临床征象,回顾性研究显示,低体温往往伴随更多的血液丢失和更高的病死率。低体温(<35℃)可影响血小板的功能、降低凝血因子的活性、影响纤维蛋白的形成。低体温增加创伤患者严重出血的危险性,是出血和病死率增加的独立危险因素。但是,在合并颅脑损伤的患者控制性降温和正常体温相比显示出一定的积极效果,荟萃研究显示,对颅脑损伤的患者可降低病死率,促进神经功能的恢复。另一个荟萃分析显示控制性降温不降低病死率,但对神经功能的恢复有益。入院时GCS评分在4~7分的低血容量休克合并颅脑损伤患者能从控制性降温中获益,应在外伤后尽早开始实施,并予以维持。

六、复苏终点与预后评估指标

(一)临床指标　对于低血容量休克的复苏治疗,以往人们经常把神志改善、心率减慢、血压升高和尿量增加作为复苏目标。然而,在机体应激反应和药物作用下,这些指标往往不能真实地反映休克时组织灌注的有效改善。有报道高达50%~85%的低血容量休克患者达到上述指标后,仍然存在组织低灌注,而这种状态的持续存在最终可能导致病死率增加;因此,在临床复苏过程中,这些传统指标的正常化不能作为复苏的终点。

(二)氧输送与氧消耗　低血容量休克的特点为氧输送低下,因此提高氧输送是治疗的关键。然而,有研究表明这些该指标并不能够降低创伤患者的病死率,作者发现复苏后经过治疗达到超正常氧输送指标的患者存活率较未达标的患者无明显改善。然而,也有研究支持,复苏早期已达到上述指标的此类患者,存活率明显上升。因此,严格地说,该指标可作为一个预测预后的指标,而非复苏终点目标。

(三)混合静脉氧饱和度(SvO₂)　SvO₂的变化可反映全身氧摄取,在理论上能表达氧供和氧摄取的平衡状态。River等以此作为感染性休克复苏的指标,使死亡率明显下降。目前,缺乏SvO₂在低血容量休克中研究的证据,除此以外,还缺少SvO₂与乳酸、DO₂和胃黏膜pH作为复苏终点的比较资料。

(四)血乳酸　血乳酸的水平、持续时间与低血容量休克患者的预后密切相关,持续高水平的血乳酸(>4mmol/L)预示患者的预后不佳。血乳酸清除率比单纯的血乳酸值能更好地反映患者的预后。以乳酸清除率正常化作为复苏终点优于MAP和尿量,也优于DO_2、VO_2和CI。以达到血乳酸浓度正常(≤2mmol/L)为标准,复苏的第一个24小时血乳酸浓度恢复正常(≤2mmol/L)极为关键,在此时间内血乳酸降至正常的患者,在病因消除的情况下,患者的生存率明显增加。

(五)碱缺失　碱缺失可反映全身组织酸中毒的程度。碱缺失可分为三种程度:轻度(-5~-2mmol/L),中度(≥-15mmol/L~<-5mmol/L),重度(<-15mmol/L)。碱缺失水平与创伤后第一个24小时晶体和血液补充量相关,碱缺失加重与进行性出血大多有关。对于碱缺失增加而似乎病情平稳的患者须细心检查有否进行性出血。多项研究表明,碱缺失与患者的预后密切相关,其中一项前瞻性、多中心的研究发现:碱缺失的值越低,MODS发生率、死亡率和凝血障碍的概率越高,住院时间越长。

(六)其他　皮肤、皮下组织和肌肉血管床可用来更直接地测定局部细胞水平的灌注。经皮或皮下氧张力测定、近红外线光谱分析及应用光导纤维测定氧张力测定等新技术已将复苏终点推进到细胞和亚细胞水平。但是,缺乏上述技术快速准确的评价结果及大规模的临床验证。

七、未控制出血的失血性休克复苏

未控制出血的失血性休克是低血容量休克的一种特殊类型,常见于严重创伤(贯通伤、血管伤、实质性脏器损伤、长骨和骨盆骨折、胸部创伤、腹膜后血肿等)、消化道出血、妇产科出血等。未控制出血的失血性休克患者死亡的原因主要是大量出血导致严重持续的低血容量休克甚至心搏骤停。

大量基础研究证实,失血性休克未控制出血时早期积极复苏可引起稀释性凝血功能障碍;血压升高后,血管内已形成的凝血块脱落,造成再出血;血液过度稀释,血红蛋白降低,减少组织氧供;并发症和病死率增加。因此提出了控制性液体复苏(延迟复苏),即在活动性出血控制前应给予小容量液体复苏,在短期允许的低血压范围内维持重要脏器的灌注和氧供,避免早期积极复苏带来的副作用。动物试验表明,限制性液体复苏可降低死亡率、减少再出血率及并发症。

有研究比较了即刻复苏和延迟复苏对躯体贯通伤的创伤低血压患者(收缩压<90mmHg)死亡率和并发症的影响,即刻复苏组死亡率显著增高,急性呼吸窘迫综合征、急性肾衰竭、凝血障碍、严重感染等的发生率也明显增高。回顾性临床研究表明,未控制出血的失血性休克患者现场就地早期复苏病死率明显高于到达医院延迟复苏的患者。

另一项临床研究也发现活动性出血早期复苏时将收缩压维持在 70 或 100mmHg 并不影响患者的病死率,其结果无差异可能与患者病例数少、病种(钝挫伤占 49%,穿透伤占 51%)、病情严重程度轻和研究中的方法学有关,其限制性复苏组的平均收缩压也达到了 100mmHg。另外,大量的晶体复苏还增加继发性腹腔室间隔综合征的发病率。对于非创伤性未控制出血的失血性休克,有研究显示在消化道出血的失血性休克患者,早期输血组再出血率明显增加。但早期限制性液体复苏是否适合各类失血性休克,需维持多高的血压,可持续多长时间尚未有明确的结论。然而,无论何种原因的失血性休克,处理首要原则必须是迅速止血,消除失血的病因。

对于颅脑损伤患者,合适的灌注压是保证中枢神经组织氧供的关键。颅脑损伤后颅内压增高,此时若机体血压降低,则会因脑血流灌注不足而继发脑组织缺血性损害,进一步加重颅脑损伤。因此,一般认为对于合并颅脑损伤的严重失血性休克患者,宜早期输液以维持血压,必要时合用血管活性药物,将收缩压维持在正常水平,以保证脑灌注压,而不宜延迟复苏。允许性低血压在老年患者应谨慎使用,在有高血压病史的患者也应视为禁忌。

(管向东)

第三节 心源性休克

心源性休克(cardiogenic shock)是 ICU 中常见的休克类型,近二三十年来,由于血流动力学以及代谢方面监测的开展与提高,大大地增加了对心源性休克的病理生理机制的认识。一些新治疗技术的发展,如循环辅助装置及心脏外科手术等,虽取得了一定的效果,但本病病死率未见明显下降,仍超过 50%,值得临床努力加以研究与改进。

一、心源性休克的定义

心源性休克是指由于心肌功能异常导致的心脏泵功能下降、心输出量降低而引起的休克。心肌功能异常包括心肌收缩功能异常和舒张功能异常,理论上两者可以单独或同时存在。除心肌本身的病变外,心律失常也是引起心肌功能异常的常见原因。心律失常包括心率快慢的异常和心脏节律的异常。应注意的是,瓣膜类疾病,心包类疾病等引起休克一般属于梗阻性休克。心源性休克核心是心输出量减低引起的低血压与组织灌注不足。而在有慢性疾病的患者如难治性充血性心力衰竭中血压可以达到 90mmHg 或接近 90mmHg,只能称为低血压,而不能称为休克,因为休克除了低血压外,组织灌注不足仍是必须的。甚至在 SHOCK 多中心登记资料中,休克诊断中无低血压,而是根据组织灌注不足、低心排血量、左室充盈压的升高,它认为血压之所以维持在 90mmHg 左右是由于代偿性的系统血管收缩保持高的血管阻力,但它的预后和低血压休克一样,仍是引起死亡的主要原因。

二、病 因

凡是能够使心排血量急剧减少的各种原因,均可引起

心源性休克。急性心肌梗死是心源性休克最常见的原因,据国外报道 80 万~100 万例急性心肌梗死中,休克的发生率为 10%~20%,休克的病死率为 87%。

三、血流动力学特点

心源性休克的病理生理机制复杂,但主要还是由于原发心脏问题,如急性心肌梗死、心脏外科术后导致的心排血量下降,组织灌注不足,其血流动力学特点如下。

(一) 泵功能异常导致的心输出量下降

1. 心肌部分坏死致心肌收缩与舒张功能受损,心输出量降低、缺血性损伤或细胞死亡所造成的大块心肌病变是导致心肌收缩力减退和引起休克的决定性因素。Alonso 等观察了 22 例死于休克的急性心肌梗死患者,发现平均 50% 以上的左心室心肌丧失功能;与此对比,10 例猝死但无休克者,只有 25% 以下的心肌丧失功能。证实了可收缩心肌量的显著减低是心肌梗死发生休克综合征的根本原因,并由此导致一系列病理生理变化。首先导致动脉压减低,从而使凭借主动脉灌注压力的冠状动脉血流量减低,这又进一步损害心肌功能,并可扩大心肌梗死的范围,加上随之而来的心律失常和代谢性酸中毒,可促进上述结果的恶化(图 38-3-1)。

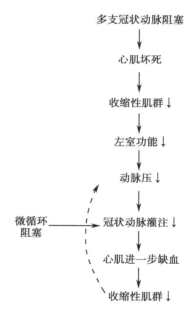

图 38-3-1 AMI 引起心源性休克和进行性
循环衰竭的恶性循环

由于急性心肌梗死合并心源性休克时,心搏出量急性下降,在静脉回流无变化的情况下,使心室内残余血量增加,心肌纤维伸展的强度增加。根据 Frank-Starling 机制,心肌纤维伸展增强,长度增加,可使心排血量相应增加。Ross 等研究表明,心室充盈压在 2.67kPa(20mmHg)范围内,心搏出量的上升与压力的上升相平行;急性心包伸展障碍和急性梗死区域的心肌僵硬,均影响心室舒张期进一步扩张和充盈。由于充盈压上升,使心肌,特别是心内膜下心肌的灌注进一步减少。心搏出量的下降,还可影响心

肌的化学和压力感受器与主动脉弓和主动脉窦内压力感受器之间的关系,使之趋向于强烈的反调节。此过程称为交感肾上腺反应,其结果是强烈地刺激了肾上腺,并使节后交感神经末梢释放儿茶酚胺。所以在急性心肌梗死伴有心源性休克时,血中儿茶酚胺比无合并症者明显增高。交感肾上腺反应可以使尚有收缩能力的心肌纤维的收缩力增强,还使心率加快,两者均使心肌耗氧量增加。此外,

这一反应还可刺激周围血管的 α 受体,使血管收缩,其作用主要是维持动脉血压,并保证足够的冠状动脉灌注。这一点有决定性的意义,因为灌注压如低于 8.66 ~ 9.33kPa(65 ~ 70mmHg),冠状动脉血流将不成比例地急剧下降。如原有冠状动脉狭窄,灌注量进一步减低,心肌缺血更为严重,坏死区域继续扩大,心排血量更为降低,心室充盈压继续上升,影响心肌灌注,构成恶性循环(图 38-3-2)。

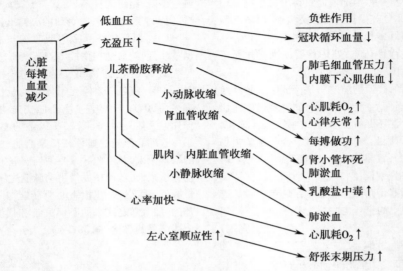

图 38-3-2　心肌梗死合并休克的恶性循环

2. 心肌收缩运动不协调,心输出量降低　梗死部位的心肌不仅本身不很好地收缩,且在梗死发生的早期,由于梗死的心肌尚保持一定的顺应性,在正常心肌收缩时,该部位被动地拉长,且向外膨出。这种不协调的心室收缩现象,严重影响了心脏做功,其作用犹如二尖瓣关闭不全。继之梗死心肌变得僵硬,心脏收缩时梗死部位不再被拉长,但也不能起收缩作用,同样表现为心脏收缩期运动不协调,即未梗死部位的心肌必须增加舒张期长度以保持适当的心输出量。如果左室有大片心肌梗死,则剩余心肌即使最大限度地伸长也不能维持心输出量,每搏心输出量便明显降低。虽心率增加也不能使每分心输出量适应全身循环的需要。

3. 心律失常,心输出量降低　正常心脏能适应较大范围的心率变化,缺血心脏的这种适应能力明显减弱。急性心肌梗死发生快速心律失常可引起严重的心输出量降低。发生慢性心律失常时,由于心脏贮备已经不足,心跳减慢本身即可成为心输出量降低的原因,或使已经降低的心输出量进一步减少。

4. 其他　心肌自体抗原作用,影响心脏泵功能。

近年来,有人提出起源坏死心肌的自体抗原,可能在急性心肌梗死休克的发生发展中起一定的作用。试验发现心肌梗死患者循环血液中存在自体抗原。梗死发生后6小时自体抗原开始释放入血,并随时间的延长,其滴定度上升。如将心肌梗死的自体抗原静脉注入正常狗及致敏狗,可引起血压下降,心率增加。可见心肌自体抗原具

有降压及心肌毒性作用,为此成为急性心肌梗死休克的附加发病因素。

(1) 心肌抑制因子:Glenn 等证实心源性休克以及其他休克过程中,血液循环中存在一种心肌抑制因子(MDF)。MDF 为一多肽类,胰腺因为缺血,其中的溶酶体便解体,酸性蛋白酶使内源性蛋白质分解,产生 MDF。MDF 可使心肌收缩力明显减弱,从而加重休克的进展。

(2) 其他附加因素:虽然急性心肌梗死合并休克的基本发病环节是心肌部分坏死,导致心输出量的降低,但是血容量不足或恶心、呕吐、大量失水、异位心律等可能成为促进休克发生发展的因素。

(二) 体循环阻力增高　应该认识到,心源性休克时,外周的阻力高的原因是继发于心输出量的明显减低。无论是心脏舒张功能还是收缩功能受损,无论左心还是右心,只要出现心输出量减低,均可引起外周阻力增加。

(三) 心室充盈压增高和静脉系统淤血　泵功能衰竭是心源性休克关键问题,可以表现为射血分数正常和射血分数减低。心室充盈压升高是心功能不全的特征之一;心室射血分数正常的患者,心室充盈压升高是心室舒张功能不全的主要指标。因此,心室充盈压增高是核心环节,右心室增高可直接引起体循环静脉系统淤血;左心室充盈压力增加肺静脉系统淤血、肺高压,出现右心功能异常,右心室充盈压力增加,最终引起体循环静脉系统淤血。左心室充盈压力急性明显增高也可以直接通过室间隔影响右心室顺应性,导致右心室充盈压力增加,体循环静脉系统

淤血。

四、诊　　断

目前一般认为心源性休克的临床诊断标准为：①收缩压降至<90mmHg 或平均动脉压<65mmHg 持续 30 分钟及以上，或需要应用血管活性药物维持收缩压≥90mmHg；②心输出量下降；③有器官灌注不良的表现，符合至少如下一个标准：a. 如精神改变，昏迷或烦躁；b. 皮肤苍白湿冷，四肢厥冷；c. 尿量减少<20ml/h；d. 乳酸升高；④静脉系统淤血或心室充盈压增加。

实际上，心源性休克的临床诊断是一个动态的过程。有分析显示，心源性休克诊断标准的不同可导致预后的显著差异。在诊断左室功能损害引起心源性休克时，必须排除二尖瓣反流和其他机械性并发症，如室间隔穿孔、室壁瘤和假性室壁瘤。在二尖瓣重度反流时，根据肺动脉楔压来估计的左室充盈压可能发生错误的判断，因为左房压力曲线高大 V 波使左房舒张末期平均压力升高。AMI 患者发生循环衰竭时，应首先注意排除机械性并发症并进行紧急的血流动力学监测、冠状动脉造影、超声心动图检查。

心源性休克的临床诊断关键在于早期识别，以下诊断依据必须得到充分的重视：

1. 有急性心肌梗死、急性心肌炎、原发或继发性心肌病、严重的恶性心律失常、具有心肌毒性的药物中毒、急性心脏压塞以及心脏手术等病史。

2. 早期患者烦躁不安、面色苍白、诉口干、出汗，但神志尚清；后逐渐表情淡漠、意识模糊、神志不清直至昏迷。

3. 体检发现心率逐渐增快，常>120 次/分。收缩压<10.7kPa(80mmHg)，脉压<2.67kPa(20mmHg)，后逐渐降低，严重时血压测不出。脉搏细弱，四肢厥冷，肢端发绀，皮肤出现花斑样改变。心音低钝，严重者呈单音律。尿量<20ml/h，甚至无尿。休克晚期出现广泛性皮肤、黏膜及内脏出血，即弥散性血管内凝血的表现，以及多器官衰竭。

4. 血流动力学监测提示心脏指数降低、左室舒张末压升高等相应的血流动力学异常。

五、监　　测

心源性休克病情进展快，死亡率较高，为此应严密观察病情和不断根据患者的血流动力学、呼吸以及代谢状态制订合理的治疗方案。心源性休克患者的监测内容如下：

（一）临床特征的监测　患者的临床主诉和体征的监测，在众多的新技术面前，仍然是十分重要和不可替代的。烦躁、神志淡漠、冷汗、体温下降、脉快等，是休克的重要征候。这些指标可以帮助医师更早地发现或确诊病情的变化。这些提示有时是仪器所无法代替的。心源性休克患者应有以下一些临床特征：①血压降低，收缩压低于11.7kPa(80mmHg) 或者原有高血压者，其收缩压下降幅度超过 4.0kPa(30mmHg)；②心率增加、脉搏细弱；③面色苍白、肢体发凉、皮肤湿冷有汗；④有神志障碍；⑤尿量每小时少于 20ml；⑥除外由于疼痛、缺氧、继发于血管迷走反应、心律失常、药物反应或低血容量血症等因素的影响。急性心肌梗死患者出现第一心音减弱可认为有左心收缩

力下降；当出现奔马律时，即可认为左心衰竭的早期衰竭现象；新出现的胸骨左缘响亮的收缩期杂音，提示有急性室间隔穿孔或乳头肌断裂所致急性二尖瓣反流，如杂音同时伴有震颤或出现房室传导阻滞，都支持室间隔穿孔的诊断。以上有特征性的临床表现与体征均应密切的动态监测，这也是心源性休克患者最基本的监测内容。

（二）血流动力学的监测　休克时的血流动力学监测包括：有创和无创动静脉压、心输出量(CO)、右房压(RAP)、肺动脉压(PAP)、肺动脉楔压(PAWP)、心脏指数(CI)、体循环阻力、肺循环阻力等。有的监测数据要靠放置静脉导管、漂浮导管(Swan-Ganz 导管)获得，后者可能增加患者的并发症发生率。

1. 血压的监测　包括无创和有创方法，仍然是心源性休克时的最重要、最基本的监测手段。关键的是要特别注意对数据的正确评价，强调利用它的"及时性"。严重休克和血压不稳定的患者，使用直接有创血压监测更为有效和安全。脉搏血氧饱和度(SpO$_2$)的波幅和波形变化，可以间接及时地了解血压和周围血流的变化。低于12kPa(90mmHg)的收缩压对 60 岁以上、合并各种隐匿肾病患者是危险的。这些患者的肾脏对缺血缺氧的耐受性大大降低。所以应尽量并迅速将这类患者的血压维持在13.3kPa(100mmHg)以上。

2. 中心静脉压(CVP)的监测　中心静脉压反映的是右心室的前负荷，因此，常常作为一种临床简单、实用的容量指标。虽然，近几年对中心静脉压绝对数值本身包含的临床意义，许多学者提出了异议，但作为一种低创的监测指标，尤其是动态监测中心静脉压的变化，仍不失为一种极佳的临床血流动力学监测方法。在心源性休克患者，适当维持较高的中心静脉压水平，以满足足够的右心室前负荷，对于增加左心室排量有一定的帮助。

3. 肺动脉漂浮导管(Swan-Ganz)的测定　ACC/AHA对 AMI 的治疗指南推荐插入肺动脉导管(Swan-Ganz)作为心源性休克患者有创监测的 I 类适应证。同时，也被作为高风险的心脏外科患者术中与术后管理的常规手段。Swan-ganz 导管能提供有价值的血流动力学信息，包括肺动脉楔压(PAWP)、肺动脉压、热稀释法心输出量、中心静脉压等，同样可以测量混合静脉氧饱和度，这些参数有助于指导治疗。

心源性休克时，血流动力学表现为严重的左心室功能衰竭；心脏每搏做功降低，每搏血量减少，因而导致左心室舒张末压或充盈压上升，以及心排血量下降。此外，按一般规律，心输出量降低均会引起外周阻力的代偿性升高，心肌梗死患者中大部分心输出量的降低可由全身血管阻力的代偿性升高而得到代偿，血压不致明显下降。而在急性心肌梗死合并休克时，相当一部分患者的全身血管阻力(SVR)并没有预期的代偿性升高，而是处于正常或偏低的状态。因为心肌梗死时全身血管阻力受两种相反作用的影响。一种作用是心输出量降低，使主动脉弓和颈动脉窦的压力感受器的冲动减少，反射性地引起交感传出冲动增加，SVR 升高。另一种作用是心室壁内的牵张感受器受牵引，拉长时反射性抑制交感中枢而使交感传出冲动减少，

SVR 降低,上述两种相反作用的力量对比决定着 SVR 的变化方向。因此,在急性心肌梗死休克时,SVR 的变化很不一致,这不仅是因为心输出量降低的程度不同,而且还由于上述两种反射效应的相对强度不同所致。因此在急性心肌梗死合并及不合并休克时心脏指数(CI)、平均动脉压(MAP)、左室做功指数(LVWI)均有明显差异,而两者的 SVR 变化不完全一致,即多数表现增高,部分正常,少数则降低。心肌梗死休克时由于组织的血液灌注量减少,因而出现动脉血氧降低、高或低碳酸血症、代谢性酸中毒、血中乳酸盐增加等改变。

肺动脉舒张压、PAWP 以及心输出量等指标可作为鉴别心源性休克和血容量不足引起的低血压的重要依据。分析血流动力学监测所获得的数据,可以辨别心源性休克是否合并绝对循环血容量不足。根据血流动力学的结果,决定是否补液以及补液量。PAWP≤14mmHg,在 30 分钟内给予补液 250ml,如果血压回升,尿量增加,肺内无湿啰音或湿啰音无增加,测 PAWP 仍＜14mmHg,CI＜2.2L/(min·m²),可在 1 小时内继续补液 250～500ml,直至低血压纠正,PAWP 升至 15～18mmHg 为止。如果粗测 PAWP 在 15～18mmHg 水平,可于 15 分钟内输液 100ml,监测 PAWP、CI、BP 和肺内湿啰音变化。在 PAWP≥18mmHg 时,应停止扩容治疗,必要时加用利尿剂或(和)血管活性药物,在治疗过程中要密切观察 PAWP 变化,至少每 15～20 分钟测 1 次,并据此调整血管活性药物的应用。

4. 超声评估血流动力学指标　应用常规心脏超声[经胸和(或)经食管]检查为明确相关的原因,如(心脏舒张/收缩功能改变,特殊的结构异常如、腱索断裂、乳头肌功能不全、室间隔穿孔等)非常重要。同时,可进行血流动力学评估,包括:心脏功能和心输出量测量,容量状态和容量反应性评估及并发症(如心脏压塞)等的诊断,达到为血流动力学治疗提供依据的目的。

(三) 重要脏器功能监测

1. 呼吸功能监测　心源性休克时的呼吸功能监测包括有无呼吸困难体征、呼吸次数、血气、PaO_2/FiO_2 值、胸片、潮气量、肺顺应性、$A-aDO_2$ 等。

2. 心功能和心肌供血监测　心肌缺血、心律失常、心力衰竭及肺水肿等变化会加速或加重 MODS 或 MOF 的发生。监测项目包括持续心电图、血流动力学(见前述)、肺水含量等。

3. 中枢神经系统监测　神志、神经系统体征、瞳孔、球结膜有无水肿等、Glasgow 评分。警惕缺氧、低灌注、脑水肿对中枢神经系统造成的损害。保持脑灌注压＞10.7kPa(80mmHg)。在诊断和控制脑水肿有困难时,可以进行颅内压监测。

4. 肾功能监测　尿液监测是休克时反映肾功能状况最敏感、最及时的信息。除了每小时尿量、尿比重、尿电解质、尿 BUN、尿肌酐,以及血液肌酐、BUN、电解质外,少数患者可以不出现少尿症状,或者早期的肾损伤不表现为尿量减少。此外,尿比重会受到尿里溶质含量(如尿糖)的影响。尿量的增减也受治疗因素的影响(如使用利尿剂、大量输液)。因此,应当同时进行尿比重、尿 BUN、尿肌酐

含量的实时监测。尿内 BUN 和肌酐含量的下降,往往表明肾功能开始受损。

5. 血液系统监测　心源性休克时,由于微循环的变化可导致凝血机制出现障碍。一旦休克纠正、补充凝血成分后就很快恢复正常。如果血小板进行性下降、凝血机制指标进一步恶化、出现出血倾向,结合纤维蛋白降解产物(FDP)＞40mg/L(40μg/dl),即应考虑 DIC。

六、处　理

心源性休克的治疗目的是使心排血量达到保证组织器官有效灌注的水平,包括病因治疗与血流动力学支持两个方面。

病因治疗指纠正引起心源性休克各种原因,其中最常见的就是急性心肌梗死,应用冠脉血管再通,全身或冠状动脉局部溶栓治疗,必要时急性冠状动脉旁路手术等。如果暂时没有病因治疗的条件,则应采取紧急维持生命功能的机械性循环辅助。

血流动力学支持的一般目标:通过正性肌力药物和(或)血管活性药物治疗可使平均动脉压(MAP)至少达到 65mmHg,或既往有高血压病史的患者允许较高的血压;心率 90～100 次/分;左室充盈压 20mmHg 以下,心脏做功降低,心输出量提高。临床上,心源性休克机械循环辅助主要包括机械性辅助循环(IABP)、ECMO 以及左室辅助等。

(一) 一般处理　绝对卧床休息,有效止痛,由急性心肌梗死所致者用吗啡 3～5mg 或哌替啶 50mg,静注或皮下注射,同时予地西泮、苯巴比妥。

建立有效的静脉通道,行深静脉插管。留置导尿管监测尿量。持续心电、血压、血氧饱和度监测。

氧疗:持续吸氧,氧流量一般为 4～6L/min,必要时气管插管或气管切开,人工呼吸机辅助呼吸(详见机械通气)。

(二) 优化容量状态　恰当的容量负荷对于心源性休克患者至关重要。大多数初治的心源性休克患者可能都存在血容量不足的问题,此时应作容量负荷试验,在 20～30 分钟内快速输入 250～500ml 液体,观察压力、心率和新输出量的变化。如压力不增加、心率下降、CO 增加,说明前负荷不足,可继续补液;反之,须限制输液量。心源性休克时此试验可了解心脏容量负荷的状态或潜力。但它可以代表容量、心脏功能、顺应性等变化因素中的一项或多项问题。

(三) 正性肌力药物　在心源性休克的治疗中虽然正性肌力药物通常能够改善患者的血流动力学状态,常可增加心肌耗氧,尚无研究显示正性肌力药物应用可以显著提高患者的住院生存率。一般认为,肾上腺素可被用作多巴酚丁胺和去甲肾上腺素联合治疗的替代治疗,但它可增加心律失常、心动过速和高乳酸血症的风险。多巴酚丁胺应被用于心源性休克时低心排血量的治疗。磷酸二酯酶抑制剂或左西孟旦不作为一线用药。

1. 儿茶酚胺类　常用药物有去甲肾上腺素、肾上腺素、异丙肾上腺素、多巴胺、多巴酚丁胺等。在低血压的情况下,肾上腺素可以提高血压和心脏指数。当血压较高

时,肾上腺素不能使心肌灌注量再增加,反而使心脏指数下降,故肾上腺素仅能短期应用,待血流动力学稳定后,尽快改用较弱的升压药。但也有人认为肾上腺素可使冠状动脉狭窄段后的血供区血流量相对降低,所以不适用于急性心肌梗死后心源性休克的治疗。心源性休克时,应用低浓度[0.03~0.15mg/(kg·min)]去甲肾上腺素,可通过提高心肌血流量而改善心肌氧供。异丙肾上腺素虽可提高心排血量,但由于扩血管作用降低血压,而使心肌氧供减少。多巴胺是去甲肾上腺素的前体,具有对多巴胺受体、β受体和α受体的兴奋作用。作用效果与应用剂量有密切关系,临床应用时应予注意。多巴酚丁胺较多巴胺有更强的 $β_1$ 受体选择性,所以心肌的正性肌力作用更为突出,可增加心率,但收缩外周血管的作用较弱,用药后可使心脏指数提高,治疗量通常为 5~10μg/(kg·min)。

多培沙明是一种静脉使用的新型儿茶酚胺类制剂,半衰期约为 7 分钟。它主要兴奋 $β_2$ 肾上腺素能和 I 型多巴胺受体。$β_2$ 肾上腺素能效应扩张小动脉,降低全身血管阻力。多巴胺能效应增加肾血流和尿量,两者都增加内脏血流。多培沙明不兴奋 $β_1$ 受体,对心率无影响也无致心律失常作用。因其兴奋心脏 $β_2$ 受体,抑制去甲肾上腺素的释放,所以有正性肌力作用。

2. 磷酸二酯酶抑制剂　磷酸二酯酶抑制剂能增加心脏和血管系统细胞内环腺苷酸水平,增加心肌收缩力并扩张外周血管,主要的代表药物有米力农、氨力农。米力农比氨力农正性肌力作用强,不引起血小板减少,故在心源性休克治疗中已取代氨力农。与多巴酚丁胺相比,米力农增加心输出量效果与之相同,而降低 PAWP 更有效。米力农负荷剂量为 50~75μg/kg,但 20μg/kg 也可能有效,且不需同时使用大剂量去甲肾上腺素维持血压。米力农与常规儿茶酚胺合用可增强正性肌力效应,或用于因接受大剂量 β 受体阻滞剂或 β 受体下调而对儿茶酚胺反应降低的患者。

3. 左西孟旦　为钙离子增敏剂,通过改变钙结合信息传递而起作用。直接与肌钙蛋白相结合,使钙离子诱导的心肌收缩所必需的心肌纤维蛋白的空间构型得以稳定,从而使心肌收缩力增加,而心率、心肌耗氧无明显变化。同时具有强力的扩血管作用,通过激活腺苷三磷酸(ATP)敏感的钾通道使血管扩张,主要使外周静脉扩张,使心脏前负荷降低,对治疗心力衰竭有利。当大剂量使用时,具有一定的磷酸二酯酶抑制作用,可使心肌细胞内 cAMP 浓度增高,发挥额外的正性肌力作用。

4. 洋地黄类　在心源性休克时通常只有在伴发快速性房性心律失常时方考虑应用。目前相应指南推荐强度不高。

(四)后负荷调整　在心源性休克的血流动力学治疗过程中,后负荷调整与调整滴定心输出量息息相关。首先应该认识到,心源性休克时,外周的阻力高的原因是继发于心输出量的明显减低。临床上任何提升心输出量的治疗均能达到降低外周阻力的目的,是后负荷调整的关键组成部分;维持心脏后负荷保证足够灌注压力,也是心源性休克治疗的重要组成部分。舒张血管药物应用也可以

通过改善心肌供血,改善心功能,提升心输出量。当然,当心源性休克患者合并感染等导致血管张力下降因素时,后负荷的调整即是应用血管收缩药物维持组织灌注需要的压力。在应用血管收缩药物提升血压改善外周器官灌注时,也改善了心肌供血,甚至逐渐改善心功能,达到提升心输出量的目的;有时合理镇静减低机体氧耗,降低对氧供和灌注压的需求,间接起到后负荷调整的作用。

心源性休克应使用去甲肾上腺素来维持有效灌注压,肾上腺素可被用作多巴酚丁胺和去甲肾上腺素联合治疗的替代治疗,但它可增加心律失常、心动过速和高乳酸血症的风险。应用血管活性药物(血管收缩剂和血管扩张剂)以改变血管功能和改善微循环,也是治疗心源性休克的一项重要措施。由于对休克的发生机制有了进一步的认识,对血管活性药物的应用也有一些进展。由于血管扩张也是造成血压降低的原因之一,所以在治疗时常常应用血管收缩药。现在认识到毛细血管灌注不良乃是休克的主要原因,因而治疗休克就从改善微循环血流障碍这个根本问题着手。根据休克的不同阶段,适当地使用血管收缩剂,或在补充血容量的基础上使用血管扩张剂。从理论上说,如能使不同器官在同一时间内有区别地发生血管收缩或血管扩张作用,则最有利于改进休克状态下重要器官的供血不足,例如使结缔组织、皮肤、骨骼肌等小动脉收缩,而使心脏、肝脏、肾的小动脉扩张,从而改善这些器官的供血情况。肾上腺素类血管活性药物占有重要的地位。主要作用于 α 受体的拟肾上腺素药如去甲肾上腺素等可引起皮肤、黏膜血管和内脏血管的收缩,使外周阻力增加,血压上升;主要作用于 β 受体的拟肾上腺素药如异丙肾上腺素等可使心收缩力增强,心率加快,心排血量增加,从而亦使血压上升,同时对某些血管有扩张作用,可改善微循环;α 受体阻滞剂如酚妥拉明等则能解除血管痉挛,使微循环功能得到改善,而硝酸甘油还有改善冠状动脉血液供应,改善心肌缺血的作用,更适用于心源性休克的患者。

(五)辅助循环

1. 主动脉内球囊反搏(intra-aortic balloon pump, IABP)　自从 1962 年 Mouloupoulos SD 等报道 IABP 以来,这种机械循环辅助装置在心源性休克中得到广泛应用。通常在透视下经股动脉由导管插入一个 40ml 的球囊置于降主动脉左锁骨下动脉开口和肾动脉开口之间,球囊的通气和放气与心动周期同步。此法对心脏有如下四个优点:①由于收缩期压力减小,使心工作量减少;②心肌耗氧量减少;③由于舒张压力上升,使冠状动脉血量增加;④保持平均动脉压。IABP 对心源性休克的治疗效果意见不一致,存活率为 11%~70%,这和适应证的选择、使用时机,以及是否同时采取外科治疗措施有关。

AMI 并发机械性缺损或严重左心功能不全,血管重建术后(PTCA、CABG)引起心源性休克,经内科治疗无效,应积极使用 IABP。应用 IABP 后血流动力学变化通常使心输出量增加 10%~20%,收缩压降低,舒张压增加,平均动脉压几乎无影响,尿量增加,心率减慢。左室后负荷降低使心肌耗氧量减少,结果无氧代谢减少和心肌缺血减轻,心源性休克目前最有效的支持性治疗措施之一。但

是,心源性休克患者治疗中,血流动力学改善常是暂时的,常出现"气囊依赖性"。而且,对于非冠脉病变引起的心源性休克患者可能疗效甚微。

IABP适应证:

(1)血流动力学不稳定,患者需要循环支持;做心导管检查、冠状动脉造影发现可能存在外科手术可纠正的病变;或为PTCA或CABG作准备。

(2)对内科治疗无效的心源性休克。

(3)AMI患者有持续性心肌缺血性疼痛,对β受体阻滞剂和硝酸酯治疗无效的患者。

总之,使用IABP者,存活率要比单纯药物治疗者高。所以,只要患者没有明显禁忌证(如主动脉瓣关闭不全,盆腔动脉栓塞性病变),且有可能接受手术治疗者,应采用IABP治疗。目前认为,一般不建议IABP用于被有效控制的心肌梗死所致心源性休克患者。

2.其他循环支持措施　如果需要短暂的循环支持,最好用体外膜肺氧合技术。在手术团队对病灶定位很有经验时,在心源性休克并发心肌梗死的治疗中可应用LVAD设备辅助。一般建议在将患者转运至专业治疗中心之前就地建立动静脉ECMO循环支持。

(1)左心室辅助装置(LVAD):是最常用的模式,较常用于预计IABP支持无效的患者。除AMI合并心源性休克外更多地用于心脏手术后的循环支持,也用于心脏移植前心力衰竭的支持治疗。随着技术的改进,对于不适合心脏移植的患者可永久置入LVAD,也能获得比较好的效果。

(2)经皮心肺旁路模式氧合器(ECMO):为心源性休克患者心脏切除后短期内提供心肺功能支持,为进一步接受心脏移植术争取时间,早期应用可尽快达到血流动力学的稳定,靠ECMO生存的患者通常需要植入LVAD或心脏移植。

(六)机械通气在心源性休克中的应用　心源性肺水肿导致严重低氧血症是心源性休克、急性左心衰竭患者致死的主要原因之一。患者可以在较短时间内发展为意识丧失、呼吸变慢、点头样呼吸、甚至呼吸心搏骤停。随着对心力衰竭病理生理的深入了解,对机械通气血流动力学的研究,机械通气在抢救心源性休克、严重急性左心衰竭的作用正在被人们接受。紧急气管插管和机械通气是抢救心源性休克、重症急性左心衰竭有效的措施。气管插管的作用在于:利于充分吸痰,保证气道通畅;充分供氧尽快纠正缺氧状况;有利于气道内给药,促使气道痉挛的缓解。下列情况可作为紧急气管插管和机械通气的指征。①严重急性左心衰竭,经过一般氧疗和药物治疗,大量泡沫痰或粉红色泡沫痰不缓解或加重;②呼吸变慢和(或)不规则,胸腹反常呼吸;③意识障碍;④$PaO_2 < 8.0kPa$,$PaCO_2 > 7.33kPa$。对于急性心肌梗死的患者,以往曾列为机械通气的禁忌证,现在已有所改变。当吸氧浓度>60%,PaO_2仍<8.0kPa时,亦可进行机械通气治疗。

一般而言,急性左心衰竭机械通气治疗需时较短,大部分在72小时之内,一般不会发生撤机困难。经治疗患者缺氧症状改善,意识转清,自主呼吸平稳,气道分泌物减少,支气管哮鸣音及肺部湿啰音明显减少,气道阻力接近正常,自主吸气压>20cmH_2O,即可试撤机,观察病情无反复后即完全撤机。

(七)冠脉疾病特殊处理　再灌注与血管重建术。AMI引起的心源性休克最有效的治疗措施是早期再灌注与血管重建术治疗,即早期溶栓、急诊PTCA和CABG,可逆转心源性休克。

1.溶栓治疗　溶栓治疗是ST段抬高患者治疗的基石,其中有50%的心源性休克患者发生在AMI后的6小时内,因此是溶栓治疗的适应证。但如果以住院病死率来衡量其疗效是有争议的。大规模溶栓试验分组表明,使用链激酶,阿替普酶或瑞替普酶表明在降低死亡率上没有统计学意义。溶栓治疗在心源性休克中的这种有限作用与休克时低血压,低冠脉灌注压有关。溶栓药物难以到达血栓形成部位,从而延长冠脉再灌注时间并有较高的冠脉再闭塞率。实验和临床证据表明通过使用升压药恢复血压或使用IABP能提高血栓溶解率,在NRMI试验中,23 180例AMI合并心源性休克患者,平均年龄72岁,54%为男性,总死亡率70%,其中31%的患者使用IABP,IABP联合溶栓治疗显著减少死亡率(67% vs 49%),单变量分析表明使用IABP联合溶栓治疗减少18%的总死亡率,因而证明AMI合并心源性休克肯定能从IABP联合溶栓治疗中获益。

2.血管重建术　由于溶栓治疗的有限作用,因而更加强调机械血管成形术的作用。包括冠脉介入(PCI)和冠脉搭桥(CABG)。PCI和CABG确实有益于中止或逆转休克状态下心肌缺血及坏死进展,因此被广泛提倡使用,特别是早期PCI能较快速地恢复再灌注。非随机或回顾性研究表明AMI合并心源性休克患者冠脉内成形术和CABG优于药物治疗。SHOCK试验研究者随机对302个心源性休克的患者分成紧急血管成形术(6小时内)和开始血流动力稳定延迟血管成形术组,两组患者的基线特征具有可比性,IABP的使用率是86%,血管成形术组支架的使用率是35.5%、GPⅡb/Ⅲa拮抗剂的使用率是41.7%。直接PTCA对于减少初级重点事件(30天内死亡率)没有显著的意义(46.7% vs 56%,$P=0.1$),但是6个月的总死亡率显著减少(50.3% vs 63.1%,$P=0.027$),其益处持续1年。亚组分析表明年龄对治疗效果有显著的影响,>75岁的患者紧急血管成形术有较高的死亡率,手术成功者的死亡率低于不成功者(38% vs 79%,$P=0.03$)。Dauerman HL等随机前瞻性临床试验也证明早期血管成形术是AMI并心源性休克住院病死率最有力的独立预测因子,同样也可使年龄>75岁的心源性休克患者病死率下降。Bulpa P等对一组AMI并心源性休克血管成形术的患者进行5年的追踪研究表明,成功PTCA者5年生存率为(44±5)%,不完全成功者为(17±8)%,多变量分析表明年龄、左室功能、冠脉病变程度和手术效果是长期预后的预测因子。溶栓治疗的时间对于生存率很重要,但是初期PCI治疗的时间确有争议,尤其没有单独分析AMI并心源性休克患者。Brodie BR等前瞻性连续观察1843例在LeBauer心血管研究基金注册的患者,随后对98%的患者进行了平均6.1年的临床随访,结果表明心源性休克患者住院死亡率随着再灌注时间的延长而升高(<3 小时,31% ;3～6 小时,50% ;≥6 小时,62% ;P=0.01),没有休克的患者住院死亡率和远期死亡率在三组再灌注时间内分别为:<3 小时,5.8% ;3～6 小时,4.6% ;≥6 小时,4.8% ;P=0.46,单因素分析表明再灌注时间是休克患者住院死亡率独立的预测因子。这一结果进一步强调 AMI 并 CS 早期再灌注的重要性。最近有研究表明转运 AMI 患者到有条件的医院行血管成形术优于就地溶栓和易化溶栓(院前溶栓+延迟 PCI),但这一策略是否有益于心源性休克患者还待临床验证。心源性休克患者大部分有 3 支病变并且 10%～15% 有左主干狭窄,因此需要紧急 CABG。SHOCK 试验中第一次血管成形术中需要搭桥的占 36%,死亡率和早期 PCI 相似。一些新颖的外科手术方法如断泵旁路术、最低限度侵入性旁路外科等常常在心源性休克患者 CABG 中推荐使用。从目前情况来看在所有可以选用的治疗干预中,血管成形术可能是唯一的措施特别是年龄>75 岁的心源性休克患者,因此早在 1999 年 ACC/AHA 关于 AMI 的治疗指南中就已经提升年龄>75 岁患者早期血管成形术的等级从 Ⅱa 到 Ⅰa 级。因此对于早期发病(心肌梗死发病 6 小时内)和具有进展性心肌缺血,如持续性胸痛的患者及时的血管成形术十分重要。但治疗中必须对病情及患者的整体情况进行评价,对于心源性休克晚期,存在大面积梗死的心肌,往往是不可逆损伤,血管重建术不能达到有效的治疗目的,反而加大术中的死亡风险。SHOCK 试验还表明,血管成形术对于年龄小于 75 岁的患者更为有效,原理是高龄患者心肌梗死发生前约 30% 的心肌已有损伤及纤维化,心肌梗死发生时心肌耐受缺血的能力进一步减低,而可救治的心肌减少。临床应根据患者具体情况和一般状况,如年龄、精神状态、伴发疾病等,决定是否接受有创性积极治疗。准备作冠状动脉再通术的患者应迅速接受主动脉内气囊反搏术和冠状动脉造影。根据冠状动脉解剖情况,再决定患者适合作 PTCA 抑或 CABG。

(八)外科治疗进展　急性心肌梗死并发室间隔穿孔或乳头肌断裂而致急性二尖瓣反流者,半数以上的患者将发生心源性休克。对于这种患者如先经药物和主动脉内气囊反搏治疗,待病情稳定后 3～6 周再行选择性手术,可大大降低病死率。急性心肌梗死心源性休克,经保守治疗病情稳定 12 小时后,作冠状动脉搭桥手术,其病死率也明显低于保守治疗者。

1. 心脏移植　由于溶栓治疗、血管成形术、机械循环辅助、正性肌力药物的使用,AMI 并心源性休克患者的死亡率已显著下降,但当以上措施失败时,死亡总是难以避免的,心脏移植可能是心力衰竭终末期患者的唯一选择,可应用机械循环辅助(MCA)作为心脏移植的过渡治疗。目前国外报道紧急心脏移植已成功应用于治疗急性心肌梗死合并心源性休克的患者经皮体外生命支持(ECLS)、急性心肌梗死引起的室间隔穿孔、心室游离壁破裂等机械性致命性并发症。

2. 经皮心房-股动脉分流辅助器　急性心肌梗死合并心源性休克患者接受血管重建术,术后心肌功能恢复需数

天,若此时期内患者发生心源性休克,则预后极差。一种新的经皮心室辅助仪通过对循环有效支持,从而对上述患者起到良好治疗效果。这种仪器通过导管安置,协助心脏产生 4L/min 以上的搏出量,有利于心源性休克的逆转。此装置将心房血流直接分流到循环中,使左室负荷得以减轻,但长期疗效尚待研究。

(严静　刘大为)

第四节　分布性休克

分布性休克源于休克血流动力学分类,是指血管收缩舒张功能异常导致的休克,包括感染性休克、神经源性休克、过敏性休克、内分泌性休克以及全身性炎症反应(重症胰腺炎早期)引起的休克。感染性休克是分布性休克中最常见的类型。

一、病　因

导致分布性休克的原因很多,主要包括:①各类严重感染,可导致感染性休克;②重症胰腺炎早期、严重烧伤早期及创伤等导致全身性炎症反应综合征(SIRS),可导致 SIRS 休克;③脑干延髓损伤、颅内高压等,可引起中枢性休克;④脊髓休克、神经节阻断或麻醉药物过量,可引起脊髓和外周神经性休克;⑤药物过敏和蚊虫叮咬等,可引起过敏性休克;⑥肾上腺皮质功能不全或衰竭,可引起内分泌性休克。

分布性休克中最常见的感染性休克时的血流动力学类型主要取决于患者的前负荷状态,而与感染致病菌的种类无明显关系。感染性休克早期,当前负荷明显不足时,患者表现为低排高阻(低动力型休克)。前负荷基本正常者或积极的液体复苏后,如心脏前负荷恢复正常,则几乎所有的感染性休克患者均表现为高排低阻(高动力型休克)。可见,感染性休克按致病菌种类分为高动力型和低动力型,往往使低动力型休克的患者失去积极液体复苏的治疗机会,延误治疗时机。因此,将分布性休克分为低前负荷型和正常前负荷型,有助于警示临床医师尽早开始积极的容量复苏,纠正患者的低前负荷状态。

当然,也有少数分布性休克患者,特别是感染性休克患者,经积极容量复苏,心脏前负荷恢复后,血流动力学未表现为正常前负荷型的高排低阻,而仍然表现为低排高阻。主要原因包括:①分布性休克伴有心肌梗死或严重心肌缺血,导致心脏功能严重抑制,前负荷恢复后仍然不能代偿性增加心排血量;②分布性休克,特别是感染性休克,如心室顺应性明显降低,则由于心脏舒张功能障碍,导致患者前负荷恢复后仍然不能代偿性增加心排血量,出现低排高阻。

尽管分布性休克首先表现为低前负荷状态,但与低血容量性休克具有明显不同的特征。低血容量性休克以血管内容量明显减少为特征,而分布性休克引起的循环容量减少是相对的,血管收缩和舒张功能异常使血管容积明显增加,血容量分布到异常部位,导致有效循环血量减少,也就是说,血管收缩和舒张异常导致血流分布异常是导致分

471

布性休克早期低血容量状态的根本原因。单纯的容量补充能够纠正低血容量性休克，而分布性休克则不能纠正。因此，不能将分布性休克早期的低血容量状态与低血容量性休克混为一谈。

二、发病机制

感染性休克是分布性休克的典型类型，以下以感染性休克为例，试述分布性休克的发病机制，机体遭受各种感染时，细菌、真菌、病毒、寄生虫及毒素激活机体免疫炎症系统，导致全身炎症反应，引起组织细胞的自身性破坏，最终发生感染性休克。感染是感染性休克的始动因子，而感染性休克是机体炎症反应失控的结果，从本质上来看，感染性休克是全身炎症反应综合征导致自身损害的结果。

机体受到感染性侵袭时，必然引起炎症反应。细菌或毒素激活巨噬细胞等炎症细胞，释放大量的炎症介质，其中白细胞介素（IL）-1 和肿瘤坏死因子（TNF）-α 是最早释放的炎症介质，可进一步激活机体炎症细胞，形成瀑布样连锁反应，可引起广泛的全身代谢和生理功能的改变，主要包括：①发热和白细胞动员；②肝脏合成功能改变；③能量利用障碍；④血管通透性增加等。

炎症性细胞因子引起广泛血管舒张效应和毛细血管通透性增高，使有效循环容量明显减少，这是感染性休克最重要的发病机制：①一氧化氮爆发性释放：TNF 等炎症性细胞因子刺激巨噬细胞、中性粒细胞、肝细胞等，激活在生理状态下不表达的诱导型一氧化氮合酶，导致一氧化氮爆发性释放，血管强烈扩张，严重时可出现对 α 受体激动剂无反应的"血管麻痹"状态；②血管内皮损伤和毛细血管通透性明显增加：首先，TNF 等炎症性细胞因子直接或间接损害血管内皮细胞，导致血管通透性明显增加，同时破坏骨骼肌细胞膜，使液体进入细胞外。其次，炎症性细胞因子同时经经典及旁路途径激活补体系统，C3a 和 C5a 等补体系统激活产物引起毛细血管扩张和通透性明显增加。另外，微生物的各种抗原成分与凝血因子Ⅻ激活凝血、纤溶、激肽及缓激肽系统，导致强大的扩血管效应。总之，感染致病微生物和毒素通过激活机体免疫炎症反应，导致强烈的血管扩张和毛细血管通透性增加，构成感染性休克体循环阻力明显降低和血流分布异常的基础。

三、血流动力学特点

分布性休克的血流动力学特点一般包括以下几个方面：

1. 体循环阻力下降　体循环阻力的下降是分布性休克最典型的血流动力学特点。感染性休克时，病理性血管扩张是血压下降的主要原因，其中包括阻力血管、微循环和静脉系统血管。过敏性因素和神经源性因素导致的休克也是以体循环阻力下降为主要特点。不同原因导致的分布性休克时，动脉系统和静脉系统的阻力改变程度可以不同。

2. 心输出量正常/增加　分布性休克时，一般表现为心输出量正常或增加。心输出量增加的原因经常包括外周阻力下降导致心脏后负荷减低、儿茶酚胺浓度增加导致

心率增快、心肌收缩力增强等。有时分布性休克可以合并心肌抑制，导致分布性休克合并心源性休克。

3. 肺循环阻力改变　在分布性休克时，肺循环阻力改变与体循环不同。感染性休克体循环阻力下降的同时，肺循环阻力可以增加。如果合并 ARDS 时，肺循环阻力增加更为明显；另有研究提示一些特殊的过敏性因素会引起肺动脉压力的增加。

4. 分布性休克时的低容量状态　分布性休克通过对血管张力的影响尤其静脉血管，包括内脏静脉系统与非内脏静脉系统，引起张力容量向非张力容量的转变，导致在循环内容量没有丢失的情况下，出现低血容量状态；当然若感染性休克或过敏性休克出现或合并出现毛细血管渗漏情况，无论胸腔、气道还是腹腔的大量渗漏，均会出现或加重低血容量状态。

5. 微循环障碍和细胞代谢异常　引起分布性休克的原因经常可以直接引起微循环障碍和细胞代谢异常。此时，在增高或正常氧输送状态仍合并存在明确的组织缺氧，提示明确存在微循环障碍和细胞代谢异常。微循环障碍可由于血流分布异质性改变、局部血流量的减少、氧弥散距离增大和局部血流氧含量下降等导致到达细胞周围的氧不足。细胞代谢异常可以是由于氧摄取不足或细胞病缺氧。感染性休克时，微循环障碍与细胞线粒体功能异常更加容易导致细胞代谢异常。

四、诊　　断

（一）分布性休克临床诊断

1. 有血管舒张收缩异常的病因存在，如感染、过敏和脊髓损伤等。

2. 符合分布性休克的血流动力学特点。

3. 符合休克诊断标准。

（二）感染性休克诊断、发展及经历过程

1. 以 sepsis 1.0 为基础　《1992 巴塞罗那宣言》。

（1）SIRS（全身性炎症反应综合征）：是由于感染或非感染因素导致全身性炎症反应。符合以下 4 项条件中两项以上即可诊断：

1）体温>38.3℃ 或<36℃。

2）心率>90 次/分。

3）呼吸频率>20 次/分或 $PaCO_2$<32mmHg。

4）白细胞总数>$12×10^9$/L，或<$4×10^9$/L，或杆状核>0.10。

（2）sepsis 是指由感染或由高度可疑感染灶引起的全身炎症反应综合征（SIRS），其病原体包括细菌、真菌、寄生虫及病毒等。是由于机体过度炎症反应或炎症失控所致，并不是细菌或毒素直接作用的结果。即为 sepsis 1.0 标准。

（3）感染性休克诊断需符合以下标准：①有明确感染灶；②有全身炎症反应存在；③收缩压<90mmHg，或较原来基础值下降 40mmHg，经积极液体复苏（20～40ml/kg）后血压没有反应，或需血管活性药维持；④伴有器官组织的低灌注，如尿量<30ml/h，或有急性意识障碍等；⑤血培养可能有致病微生物生长。

2. 增加 PIRO 分级系统的 sepsis 2.0 标准 全身性感染和感染性休克的概念和诊断对于广大临床医生和研究人员仍然是有用的，但目前相关的定义不能精确地反映机体对感染反应的分层和预后。2001 年 12 月美国胸科医师学会（ACCP）、危重病医学会（SCCM）、美国胸科学会（ATS）、欧洲危重病医学会（ESICM）及美国外科感染学会（SIS）在美国华盛顿召开联席会议，对 1991 年 ACCP/SCCM 提出的脓毒症及相关术语的定义和诊断标准重新进行评估，最终形成共识文件，其主要内容可以总结为：会议设想制定出脓毒症的分级诊断系统，共 21 条诊断指标，以易患因素（predisposition）、感染的性质（infection/insult）、机体反应特征（response）、器官功能障碍程度（organ dysfunction）等为基础，即所谓 PIRO 分级系统，将有利于提高严重感染和感染性休克患者救治水平，最终改善感染性休克的预后。

PIRO 分级系统的基本内容包括：①易患因素指脓毒症患者病前的基础状况、年龄、性别、文化、宗教习俗、对疾病及治疗的反应性、对脓毒症的易感性（遗传背景与基因多态性）等；②感染或损伤主要涉及感染的部位、性质和程度、致病微生物种类及其毒性产物、药物敏感性等；③要求所采用的指标能够准确、客观地反映机体反应严重程度，通过临床流行病学观察以确定新的指标是否有助于脓毒症患者的分层分析；④希望建立一个类似肿瘤患者诊断的肿瘤淋巴结转移（TNM）分类系统，最终能清晰而又准确地反映器官功能障碍程度。

总之，sepsis 2.0 在 sepsis 1.0 的基础上发展为 21 条诊断指标，过于复杂，故临床上很少应用。

3. sepsis 3.0 和感染性休克新标准 20 多年来，脓毒症的诊断都是以 SIRS 作为标准，但 SIRS 往往忽视了机体的抗炎反应和对于炎症的适应性反应。同时以 SIRS 为标准的传统定义太过宽泛，特异性太低。专家组经过讨论，认为脓毒症应该指情况更严重、可导致器官衰竭的感染，是患者预后差的重要因素。因此，sepsis 3.0 是由于机体对感染反应失调引起的危及生命的器官功能不全。器官功能不全可表现为：与脓毒症相关的序贯脏器衰竭评分（SOFA）急性改变≥2 分。而在医院外、急诊科或病房中，成年疑似感染患者存在快速 SOFA（qSOFA）评分中至少两种标准，则可快速确诊为预后不良的全身性感染：呼吸频率≥22 次/分钟、精神状态改变、收缩压<100mmHg。由此可见，对于符合 2 条及以上 SIRS 标准但未出现器官功能障碍的感染患者将不被诊断为脓毒症。

进而，在 sepsis 3.0 基础上，感染性休克是脓毒症的一种类型，是导致病死率明显增加的循环系统衰竭、细胞和（或）代谢异常。诊断标准为：在脓毒症基础上，液体复苏后仍需要血管活性药才能将平均动脉压维持在 65mmHg 或以上，同时乳酸>2mmol/L。

（三）病因学诊断

1. 分布性休克的病因诊断 积极救治同时根据病史和临床表现进行病因诊断非常重要。导致分布性休克的原因很多，主要包括：①各类严重感染，可导致感染性休克；②重症胰腺炎早期、严重烧伤早期及创伤等导致全身性炎症反应综合征（SIRS），可导致 SIRS 休克；③脑干延髓损伤、颅内高压等，可引起中枢性休克；④脊髓休克、神经节阻断或麻醉药物过量，可引起脊髓和外周神经性休克；⑤药物过敏和蚊虫叮咬等，可引起过敏性休克；⑥肾上腺皮质功能不全或衰竭，可引起内分泌性休克。

2. 感染性休克的病原学诊断 明确导致感染性休克的感染灶及其致病菌，是确诊感染性休克病因的关键。结合病史、体检及实验室检查，感染部位常可明确。中枢神经系统感染、肺部感染、腹腔感染或泌尿系感染、皮肤或软组织感染、菌血症等均是感染性休克的常见原因。

重症肺炎是感染性休克的常见原因。铜绿假单胞菌、不动杆菌、金黄色葡萄球菌、肠杆菌科菌和嗜肺军团菌等是较常见的致病菌。剧烈呕吐、吞入尖锐物品及食管镜检查，可引起食管穿孔和急性纵隔炎，胸片检查可见纵隔积气，食管造影可明确诊断。

中枢神经系统感染也常引起感染性休克。细菌性脑膜炎以肺炎链球菌和脑膜炎双球菌感染较多见。多数患者存在颈项强直，意识障碍。肺炎链球菌脑膜炎患者，胸片上常有肺炎表现。脑膜炎双球菌性脑膜炎引起的休克，常无脑膜炎表现，但皮肤常有瘀点、瘀斑。神经外科术后发生的医院获得性颅内感染，金黄色葡萄球菌、肠杆菌科菌、铜绿假单胞菌是主要病原菌。颅底骨折伴脑脊液漏的患者，肺炎链球菌是主要原因，但早期很少发生休克。脑脓肿、硬膜下或硬膜外脓肿及病毒性脑炎的神经系统症状明显，但很少合并休克。

腹腔感染是感染性休克的重要原因之一。患者大多有腹部手术史，化脓性胆管炎和胆囊脓肿最为常见。肠穿孔并发急性腹膜炎及肠黏膜缺血也常引起感染性休克。急性胰腺炎后期的继发性感染是休克的重要原因。乳酸酸中毒进行性加重是休克的强烈信号。对于女性患者，流产或子宫内膜炎也可能引起腹腔感染。急性肾盂肾炎多见于尿道梗阻引起的肾盂积脓，有时也引起休克，细菌主要是来自肠道的大肠杆菌或者是肠球菌。当患者出现腹腔感染征象时，应早期处理。腹部平片有助于肠穿孔的诊断，腹部超声和 CT 有助于胆系疾病、腹腔内脓肿、胰腺及肝周脓肿、肾盂肾炎的诊断。血管造影可以排除或明确肠系膜动脉的缺血。

皮肤及软组织感染也可引起感染性休克。常见于金黄色葡萄球菌和链球菌引起的各种类型的蜂窝织炎。静脉注射吸毒者易发生革兰阴性菌，特别是假单胞菌感染，临床症状明显，常伴有菌血症。由厌氧菌及需氧菌混合感染引起的坏死性软组织炎易导致休克。另外，A 族溶血性链球菌引起组织的坏死和毒素释放，也易引起感染性休克。

实验室检查有助于感染性休克诊断。白细胞计数增加伴核左移或白细胞计数减少的患者伴杆状核白细胞明显增加，均提示患者存在严重感染。即使临床上无过度通气的表现，血气分析可显示呼吸性碱中毒，有时伴有轻度的低氧血症，而且常伴有乳酸浓度升高的代谢性酸中毒改变。呼吸性碱中毒及不同程度的代谢性酸中毒见于各型休克。但是，进行性加重的重度代谢性酸中毒是肠系膜缺血的标志。血清胆红素、碱性磷酸酶及转氨酶升高提示胆道梗阻。早期血清肌酐升高多见于肾盂肾炎及肾盂脓肿，尿检常见白细胞。

血及尿的细菌培养对所有感染患者都是必需的。除非胸片完全排除肺部感染，否则呼吸道分泌物的革兰染色及培养也是必需的。可疑部位的细菌培养包括胸水、腹水、脓肿或窦道的引流液、关节腔积液等细菌性检查有助于感染的病源学诊断。对有颈项强直、头痛及意识障碍的患者应进行腰穿及脑脊液培养。

感染部位的革兰染色是选择抗生素的唯一、快速的根据，也是诊断病原菌的依据。经验性的抗生素治疗的同时，应及时送检有关感染部位的标本，等待培养结果。许多化脓性细菌培养快，24小时可培养出细菌，但药敏需再等24小时，而厌氧菌培养至少需72小时。

五、治　疗

分布性休克治疗的概述

1. 针对病因的处理，如感染、过敏等。

2. 然后根据血流动力学特点进行循环治疗。

（1）积极的容量复苏：由于分布性休克时容量的改变经常是张力容量向非张力容量改变，同时合并毛细血管渗漏存在，因此积极进行容量复苏是首先选择的治疗措施。虽然此时的容量复苏仍然不能完全纠正低血压状态，但是，早期容量复苏仍然是治疗分布性休克的基本保证。通过液体复苏寻找并维持最佳的容量负荷状态。

（2）及时应用血管收缩药物：体循环阻力下降是分布性休克的典型特点，应用血管活性药物，改善血管张力，维持足够的血压是主要的治疗。感染性休克时，去甲肾上腺素被推荐为一线用药。不同因素导致的分布性休克血管张力改变有所不同，对于血管活性药物的选择有一定影响。

（3）注意心功能及肺循环阻力改变：虽然分布性休克时，心输出量通常表现为正常或增高，但心肌氧供需平衡已经开始受损，心脏处于高负荷状态。同时，不同的致病因素可直接或间接作用于心肌，导致心脏功能受累。有研究发现，感染性休克心输出量增高同时合并左室射血分数下降。因此，心肌保护成为关键的治疗措施。在维持组织灌注的同时，维持合适心脏前后负荷，减慢心率、纠正高热、镇痛镇静与减低机体应激反应，通过增加心肌氧供、减低氧耗实现心肌保护的目的。

（4）关注肺循环阻力改变：肺循环阻力的增加是感染性休克的典型特点，过敏性休克也可以发生肺动脉压力增加的情况，此时，积极抗感染和过敏是关键措施。需要机械通气时，合理设置支持条件。一般避免选用明显增加肺动脉压力的药物。

（5）改善微循环与细胞代谢状态：早期积极复苏，维持大循环稳定，控制感染和纠正其他导致分布性休克的因素，是改善分布性休克时的微循环障碍和细胞代谢异常的基础。应用任何治疗措施都应对微循环影响，如减少组织水肿可以缩短氧弥散距离、输注足够红细胞可以提高局部氧含量等。有研究提示硝酸甘油、多巴酚丁胺、不同种类

的液体可以改善微循环血管分布的异质性改变。以微循环复苏作为休克治疗的目的是休克治疗突破的关键。

3. 以感染性休克为例的分布性休克治疗　感染性休克的治疗包括积极抗感染和器官功能支持治疗。近年来，虽然抗生素和器官功能支持手段取得了巨大的进步，但感染性休克的病死率一直居高不下，高达50%。面对严重感染和感染性休克的挑战，代表11个国际组织的各国危重病、呼吸疾病和感染性疾病专家组成委员会，就感染性疾病的诊断和治疗达成共识，于2004年制定了《严重感染和感染性休克治疗指南》，目的是规范严重感染及感染性休克的治疗，最终降低其病死率。2008年、2012年分两次对《严重感染和感染性休克治疗指南》进行了修订。

早期目标性血流动力学支持治疗是严重感染及感染性休克治疗指南的关键性内容，但除了积极有效的血流动力学支持外，还需要同时联合其他有效的治疗，也就是形成一个联合治疗的套餐，称之为"严重感染的集束化治疗"。在严重感染和感染性休克确诊后早期立即开始并应在短期内（3~6小时）内必须迅速完成的治疗措施，是将指南中的重要治疗措施组合在一起，形成集束化治疗措施（sepsis bundle），从而保证了指南的落实。感染性休克的集束化治疗分为3小时复苏集束化治疗和24小时管理集束化治疗。

（1）3小时集束化治疗（3h bundle）：3小时复苏集束化治疗是指在确诊严重感染立即开始并在3小时内必须完成的治疗措施，包括：①测定乳酸水平；②在应用抗生素前留取血培养；③应用广谱抗生素；④对于低血压或乳酸水平≥4mmol/L的患者输注晶体液30ml/kg。

1）血清乳酸水平测定：严重感染和感染性休克的本质是组织缺氧，尽早纠正组织缺氧是改善预后的关键。严重感染和感染性休克的早期已经发生了组织器官的缺氧，但由于重要脏器功能和基本生命体征尚处在正常范围内，即使给予严密的临床观察，临床医生也难以作出早期诊断，也就不能及时实施早期治疗。因此，寻求早期诊断的指标显得尤为重要。

严重感染和感染性休克时组织缺氧使乳酸生成增加。在常规血流动力学监测指标改变之前，组织低灌注与缺氧已经存在，乳酸水平已经升高。研究表明，血乳酸持续升高与APACHE II评分密切相关，感染性休克患者如血乳酸>4mmol/L，病死率达80%，因此乳酸可作为评价疾病严重程度及预后的指标之一。但乳酸水平受肝功能影响。进一步研究显示，感染性休克患者复苏6小时内乳酸清除率≥10%者，血管活性药用量明显低于清除率低的患者，且病死率也明显降低。因此，动态监测血乳酸水平和乳酸清除率，将有助于筛选出早期患者，有利于严重感染和感染性休克的及早治疗。

2）尽可能在抗生素使用前留取标本：一旦考虑严重感染/感染性休克，尽可能在抗生素使用前留取标本，并进行病原微生物培养+药敏，为目标性使用抗生素提供依据。留取标本的部位包括：不同部位的血标本[至少1份外周血和每根导管的导管血（导管留置>48小时）]和相应可疑感染部位的标本（如尿培养、脑脊液培养、伤口培养、痰

培养或引流液）。

3）早期有效抗生素明显改善患者预后：早期有效的抗生素治疗能够明显降低严重感染和感染性休克的病死率。一旦发现患者出现严重感染和感染性休克，应在1小时内给予有效的抗生素治疗。如果留取标本（如血培养）不会延误抗生素使用，那么应在抗生素使用前先留取标本进行培养；如果预计留取标本的时间会超过45分钟，则不应为了留取标本而延误抗生素的使用时机。

抗生素使用的时机明显影响严重感染患者预后。研究表明，对于医院获得性肺炎，早期经验性使用抗生素的患者病死率为38%，而早期未予抗生素治疗患者，病死率高达60%。最近有报道，重症肺炎患者若能在诊断后4小时内应用抗生素，能够明显改善预后。抗生素应用每延误1小时，存活率降低7.6%。可见，对于严重感染和感染性休克，尽早使用抗生素治疗，具有重要的临床意义。

早期经验性抗感染治疗不仅需要早期给药，而且覆盖面要广。抗生素可以单用或者联合，其抗菌谱应该能够覆盖可疑病原菌。值得强调的是，抗生素的选择还需关注其组织穿透能力，保证有足够的组织浓度杀灭感染源的病原菌。患者在治疗过程中，每日都需要对抗生素疗效进行评价，以期目标性抗感染治疗以降低细菌耐药、抗生素毒性和治疗费用。如果没有感染的依据且PCT不高，应停用经验性抗生素治疗。抗生素治疗的疗程为7~10日，但对于存在感染源引流障碍、多药耐药菌、真菌、病毒感染及免疫功能缺陷的患者，抗生素疗程需要适当延长。

尽早经验性使用抗生素能改善患者的预后，但经验性使用抗生素是否合适，是否有效覆盖可能的病原菌，是影响预后的关键因素。早期经验性抗生素的选择不仅要考虑患者的病史、基础疾病状态、临床症状体征和可能的感染部位，而且要充分考虑患者所在社区、医院或病区的微生物和药敏的流行病学情况，尽可能选择广谱的强有效的抗菌药物，覆盖可能的致病菌。在48~72小时后，根据微生物培养结果和临床的疗效，选择目标性的窄谱抗生素，以减少耐药菌的发生。

急性梗阻、化脓性胆管炎、脓肿及组织坏死引起的感染性休克，多数需要外科处理。尽管积极的抗生素治疗及其他支持治疗，可能使部分患者的病情稳定，但是，积极而有效的外科引流是抗感染最关键的第一步。积极支持和合适的抗生素治疗后，心肺功能仍不稳定不是延迟外科处理的理由。相反，正是需要引流的指征，这在溶血性链球菌引起的组织坏死中，尤为突出。早期的临床表现可能不典型，但外科手术探查可为早期诊断提供依据，而且能够准确、彻底的清除感染灶和坏死组织。

4）早期目标性的血流动力学治疗是关键：早期积极液体复苏和血管活性药物应用是感染性休克重要的支持手段。有效循环血量减少是严重感染和感染性休克突出的病理生理改变，尽早恢复有效循环血量是治疗的关键。液体复苏的初期目标是保证足够的组织灌注。一旦临床诊断严重感染或感染性休克，应尽快积极液体复苏。

A. 明确液体复苏的时机和目标：当患者出现组织低灌注时（持续低血压或者血乳酸≥4mmol/L），临床医师就应开始液体复苏，并且力争在6小时内达到复苏目标：①中心静脉压在8~12mmHg；②平均动脉压≥65mmHg；③尿量维持在0.5ml/（kg·min）；④中心静脉或者混合静脉血氧饱和度分别大于70%或65%。临床研究表明，早期目标导向性治疗能够将严重感染和感染性休克患者病死率降低10%~16%。

B. 晶体液是液体复苏的首选：目前认为晶体液是严重感染/感染性休克首选的复苏液体。对于存在有效循环血量不足的严重感染患者，在最初的4~6小时内，晶体液复苏剂量至少为30ml/kg，若患者仍需要大量的晶体液复苏，可加用白蛋白。由于肾脏毒性和凝血功能障碍等，几项大规模RCT研究显示羟乙基淀粉不改善严重感染/感染性休克患者预后，故《2012年SSC指南》中不推荐使用羟乙基淀粉来进行严重感染/感染性休克的液体复苏。在液体复苏过程中，如果患者ScvO₂<70%或者乳酸清除率持续<10%，为提高氧输送，建议给予输注浓缩红细胞以达到红细胞比容>30%，或者给予多巴酚丁胺持续静脉泵入以提高心输出量。

C. 去甲肾上腺素是严重感染/感染性休克患者血管活性药物的首选：经过积极的液体复苏，若患者MAP仍<65mmHg，可应用血管活性药物。去甲肾上腺素是严重感染/感染性休克患者血管活性药物的首选，肾上腺素和血管加压素也可以用来联合或替代去甲肾上腺素维持患者的血压，对于左心室收缩功能障碍或者心率较慢而没有心律失常发生风险的患者，可以选择多巴胺，但小剂量多巴胺并无肾脏保护作用。

（2）6小时集束化治疗（6h bundle）

1）存在低血压状态患者对初始液体复苏无反应的患者，应用血管活性药并将平均动脉压提高至≥65mmHg水平。

2）对于经过初始液体复苏后仍然持续低血压状态（MAP<65mmHg）或者初始乳酸≥4mmol/L时，再次评估容量状态和组织灌注并根据图表（表38-4-1）记录测量值。

表38-4-1　容量状态和组织灌注的再次评估方式（update 3 hour）

容量状态和组织灌注的再次评估方式
（在初始液体复苏后）由医师进行有针对性的体格检查，包括重要征象、心肺功能、毛细血管再充盈症状、脉搏和皮肤等方面。
或者进行如下操作： 　1. 测量 CVP 　2. 测量 ScvO₂ 　3. 床边心血管超声监测 　4. 根据被动抬腿实验或者容量负荷实验评估液体反应性

3）如果初始乳酸水平升高，应重新评估。

对于严重感染和感染性休克患者，在6小时内完成复苏集束化治疗明显降低病死率，改善患者预后。Rivers的研究显示，6小时内实施并完成EGDT目标，严重感染住院病死率下降16%。2005年英国的另一项前瞻性、双中心的观察研究显示,101个严重感染和感染性休克患者纳入观察,在6小时内达到脓毒症集束化治疗策略(sepsis bundle)复苏目标组病死率为23%,而6小时内未达标组病死率为49%,也就是达标组住院病死率下降26%。提示6小时复苏集束化治疗将有利于改善严重感染和感染性休克预后。

(3) 其他支持治疗

1) 血糖:对于连续2次血糖≥180mg/dl的患者,应当制订血糖控制方案,其目标血糖应控制在<180mg/dl。当患者在接受葡萄糖输注和同步胰岛素泵入时,应当每1~2小时监测一次血糖,当血糖和胰岛素泵入剂量稳定时,可以每4小时监测一次。若患者出现低血糖,应当及时调整胰岛素治疗方案。

2) 体温的控制:体温不升患者预后差,应及时纠正。发热明显增加患者的氧需,也需要处理。冰毯可以有效快速降低体温。但要记住,降温时可能出现寒战,增加机体氧耗。机械通气患者发生寒战伴高热,镇静后予以肌松剂,可以明显降低氧耗。

3) 内环境稳定:感染性休克常伴有高血糖,当血糖>250mg/dl时,需给予胰岛素治疗。及时纠正电解质紊乱,低钾、低镁、低磷应及早注意,及时纠正。低钙与低蛋白血症有关,发现低血钙时予以补充氯化钙。

当血红蛋白>8g/dl时,心肺功能好的患者均能耐受,可不输血。但是对于休克患者,特别是伴有低氧血症时,血红蛋白应纠正到10~12g/dl。感染性休克时,血小板活性明显下降,血小板计数明显降低时,可考虑输注血小板。

4) 肾功能支持:所有感染患者都必须监测尿量及肾功能。血肌酐升高或明显少尿应首先考虑血容量是否合适以及血管活性药的使用是否合适。因为低血压和低心排血量引起的肾脏低灌注是引起少尿的主要原因。感染性休克时肾功能的维护是十分重要的,与液体平衡、营养支持、感染控制等相关治疗有关。如果不能很好维持,最后均需血液净化治疗。

5) 营养支持:早期营养支持是感染性休克患者的重要支持手段之一。首先,应尽早开始肠内营养。缺血和感染抑制胃肠道蠕动,另外镇静、镇痛剂的应用,也可导致胃肠道蠕动减弱,引起胃排空障碍和胃肠胀气。应用胃肠道动力药物,部分患者的胃肠动力可恢复。胃排空障碍不能改善者,可将营养管经胃插入十二指肠或空肠直接进行肠内营养。如果无法实施肠内营养,应给予肠外营养。

6) 其他治疗:感染或感染性休克是机体炎症反应失控的结果,干预和降低炎症反应应当有益。抗感染治疗及炎症介质拮抗剂在动物试验有效,但临床应用均告失败。应用血液透析及血液滤过清除炎症介质,对感染性休克可能有益。近来,多中心的布络芬治疗感染性休克的研究,未能证实抑制炎症反应有效。阻断一氧化氮合酶后,提高体循环阻力,理论上对感染性休克是合理的治疗手段,但心排血量却下降了,甚至加重内脏器官缺血。选择性阻断一氧化氮合酶或阻断其作用还需进一步的研究。

(邱海波　王小亭)

第五节　梗阻性休克

梗阻性休克(obstructive shock)是各种原因导致的血流主要通道受阻引起的休克。其氧代谢特征为心排血量减少导致氧供下降,结果是组织缺血缺氧。临床上,经常因为梗阻部位的不同分为心内梗阻性因素和心外梗阻性因素。

一、病　因

梗阻性休克根据梗阻部位不同分为心内梗阻性因素和心外梗阻性因素。心内梗阻性因素常见于瓣膜和结构异常、左房黏液瘤或血栓、乳头肌功能不全或断裂和室间隔穿孔;心外梗阻性因素包括静脉或动脉通路受阻,如肺栓塞、气胸、血胸、主动脉夹层、心包缩窄或填塞等。各种致病因素中又以肺栓塞、心脏压塞、张力性气胸最为常见。

二、血流动力学特点

1. 血流主要通路受阻　由于循环通路受阻,导致回心血量降低、心脏射血受限,动脉流量减少,致使氧输送减少,导致组织灌注不足。不同部位梗阻可有相应的临床表现。

梗阻性休克的直接后果是循环系统流量的下降,导致组织灌注不足,氧输送的不足。在此过程中,心输出量可以明显下降。

2. 体循环阻力增加　无论梗阻在什么部位,由于循环流量下降、心输出量减低,临床上经常合并出现体循环阻力的增加。

三、诊　断

常用休克诊断标准如下:

1. 有导致循环血流通道梗阻的病因　临床可根据患者的临床表现对其致病原因作出初步判断,如端坐呼吸、颈静脉怒张提示心脏压塞;晕厥及低氧血症提示肺栓塞。机械通气患者突然出现呼吸机峰压报警,合并低氧低血压,应考虑张力性气胸。

2. 符合梗阻性休克的血流动力学特点　包括血流主要通路受阻;心输出量下降,氧输送减低;体循环阻力增加。

3. 符合休克诊断标准。

四、治　疗

梗阻性休克的治疗原则是控制原发病因和提高氧输送(DO_2)。

在病因治疗的同时,特别强调休克治疗的时间性。延误治疗的必然后果是多器官功能障碍综合征(MODS)。这些概念是通过生理学半数细胞死亡时间而建立的。休克早期或程度轻微,组织细胞损伤或死亡的数量尚少,例如在50%以内,则脏器功能损害还可能限制在一定范围内,病程大多数是可逆的;随着休克的持续,细胞缺氧损伤程度加重、范围扩大,最终将不可避免地出现脏器功能不可逆损害,临床表现即为 MODS。因此,梗阻性休克治疗强调争分夺秒地尽快恢复组织细胞的供氧,对休克和濒临休克的患者要立即吸入大流量氧,必要时可选用气管内插管机械通气,目的在于保持一定水平的 SaO₂。有些学者指出保持 DO₂在 600ml/min 作为治疗目标可提高治愈率。

1. 需要立即解除致使血流的主要通道受阻的病因 立即解除致使血流的主要通道受阻的病因是梗阻性休克救治的关键手段。临床可根据患者的临床表现对其致病原因作出初步快速判断,如端坐呼吸、颈静脉怒张,若提示心脏压塞,确诊后尽快进行心包穿刺引流;术后卧床患者,活动后晕厥及低氧血症提示肺栓塞,应快速诊断,积极溶栓或抗凝治疗,甚至手术切开取栓;机械通气患者突然出现呼吸机峰压报警,合并低氧低血压,应考虑张力性气胸,及时判断进行胸腔穿刺闭式引流。

2. 评估与调整前负荷 根据病理生理学 Frank-Starling 左心功能曲线,在 S 型曲线中斜率较大的上升段中,可能以较小的代价(心肌耗氧量增加)换取较大的治疗效果(心输出量增加)。梗阻性休克的循环支持治疗应该先了解和调整前负荷,随着心输出量的增加,组织的缺氧通常也可得到相应的纠正,临床上可以根据患者皮肤温度、色泽、尿量等反映组织灌注的指标作为指导循环支持的目标。

3. 维持循环灌注压力 还应指出梗阻性休克的病程发展中往往是,一种休克形式与另一种形式并存或过渡。例如在急性肺栓塞时,肺动脉高压导致前列腺素等炎症介质的释放,前列腺素作用于血管内 α 受体,直接导致血管扩张,外周循环阻力下降,使梗阻性休克合并分布性休克。所以对于梗阻性休克的治疗应当系统全面的综合分析。

五、导致梗阻性休克的常见病

(一)急性肺栓塞 肺栓塞(pulmonary embolism,PE)是因各种栓子阻塞肺动脉系统的一组疾病或临床综合征的总称,包括肺血栓栓塞症、脂肪栓塞综合征、羊水栓塞、空气栓塞等。其中肺血栓栓塞症是肺栓塞的最常见类型,占肺栓塞中的绝大多数,其栓子多来自静脉系统或右心的血栓阻塞肺动脉或其分支,以肺循环和呼吸功能障碍为其主要临床和病理生理特征(详见第 47 章静脉血栓栓塞症)。

(二)急性心脏压塞 急性心脏压塞是由于感染、出血、肿瘤等原因引起的心包腔内液体积聚较多,腔内压力骤然升高,显著妨碍心脏舒张期的血液充盈和心脏搏动,降低了心肌的顺应性,引起急性循环衰竭的一系列综合症状的统称。急性心脏压塞是循环系统的危急症候群,如不及时救治,病死率极高。

1. 病因 心包积液可由多种疾病引起,包括心肌梗死、外伤、结缔组织疾病、炎症、肿瘤、代谢性疾病、放射及药物等。恶性心包积液多由心包转移癌所致,人体任何系统的恶性肿瘤都可能转移到心包,以肺癌、乳腺癌、白血病、恶性淋巴瘤及黑色素瘤者为常见。

急性心脏压塞的原因:能引起心包腔积液并使其内压力急剧升高的疾病都可导致心脏压塞,见于急性心肌梗

死、心包炎、急性主动脉夹层瘤、胸部损伤等。自发性心脏破裂仅见于心脏本身有器质性病变,如室壁瘤和心脏肿瘤破裂等,而结构正常的心脏发生破裂尚未见文献报道。

2. 病理生理 心脏是维持人体血液循环的动力器官,它保障供给全身各个脏器和组织的血液供应。心包为一包裹心脏及出入心脏大血管根部的囊样结构。心包腔是指壁层心包与心脏表面的脏层心包之间的潜在腔隙。正常心包腔内有 15~30ml 淡黄色液体润滑心脏表面。由于心包的弹力有限,如积聚较多液体时,心包腔内压力会升高,当液体积聚达到一定程度时,可显著妨碍心脏舒张期的血液充盈,降低心肌的顺应性,从而产生心脏压塞症状。急性心包积血或积液达到 150ml 即可限制血液回心和心脏跳动,引起急性循环衰竭,进而导致心搏骤停。心脏压塞时对心脏功能的影响主要由于在舒张期阻碍了心室的舒张,致心脏内血液充盈减少,心搏出量下降而引起代偿性心动过速,收缩压因心排血量减少而下降,舒张压无明显变化,脉压变小。另一方面心包腔内压力增加使静脉血液回流到右心困难,致使静脉压升高。这些改变构成了心脏压塞的临床表现。

心脏压塞是由 Starling 提出并在 1954 年为 Isaacs 所证实的,心脏压塞发生时为维持足够的心功能,增快心率以暂时阻止心排量的减少,尽管心排量已减少,因周围血管收缩亦能暂时维持正常的动脉压,因此,心脏压塞时静脉压影响较早,动脉压影响较晚,如果动脉血压已下降提示病情濒危。

3. 临床表现

(1)急性心脏压塞症状:胸闷、烦躁不安、面色苍白、皮肤湿冷、呼吸困难、甚至意识丧失。呼吸浅表、急速,严重时患者取坐位,心包积液量极大时可有压迫气管及食管的症状,如干咳、声音嘶哑、吞咽困难等。

(2)体征:呼吸急促,可有发绀。颈静脉怒张、脉快弱、血压下降、脉压变小、中心静脉压增高、外伤患者心前区可有伤口(随呼吸或心跳有血液外溢)、心尖搏动减弱或消失,心音遥远。可有奇脉(吸气时脉搏明显减弱或消失,呼气终了时变强),也可出现 Kussmaul 呼吸(吸气时颈静脉明显怒张)。心包渗液积聚加快时,静脉压不断上升,动脉压持续下降,严重时可发生休克。典型体征为血压突然下降,颈静脉怒张,心音低弱。如渗液积聚较慢可出现静脉压增高、肝大、下肢水肿、腹水、颈静脉吸气时扩张、肝颈静脉回流征阳性、奇脉等。

(3)其他:有胸部外伤史,尤其心前区部位有锐器伤史。当患者出现低血压休克时,即使无典型的 Beck 三联征(心音遥远、中心静脉压上升、动脉压下降)也要考虑到心脏血管损伤合并心脏压塞的可能,尤其是心前区穿透伤。

另外,心脏压塞多与失血并存,使典型的 Beck 三联征出现的机会甚少。心脏压塞限制了大量失血,延长伤员生存时间,以致大约 50% 的伤员即使有潜在的严重损伤而入院时病情相对平稳。有人统计左或右心室刀伤或枪伤时,表现为心脏压塞的被救活较多,生存率较高(73%),而无心脏压塞的生存率仅 11%。因此,心脏压塞具有两

面性:一方面它能阻止血液流出心包,避免继续失血,使患者能有机会接受治疗;另一方面,它又使心腔受压,影响回心血量和心排量,如不及时抢救就可发生心搏骤停。

4. 诊断

(1) 诊断依据

1) 有急性心脏压塞症状体征。

2) 胸部 X 线检查透视下心脏搏动减弱,胸片显示心脏阴影正常或稍大。

3) 心电图:无特殊改变或各导联普遍呈低电压和 ST-T 的改变。

4) 超声心动图检查:可了解心包腔内积血情况。

5) 磁共振(MRI)检查:病情稳定者可作此项检查,明确心包腔内积血情况。

6) 心包穿刺:可明确诊断,又可立即缓解心脏压塞症状。

7) 局限性心包探查术:临床高度怀疑有心脏压塞,但心包穿刺又不能证实,可行局限性心包探查术。

(2) 辅助检查

1) 胸部 X 光片:透视下心脏搏动减弱,心脏阴影稍大,当心包腔积液增加到 250ml 以上时,心脏才会呈现水瓶样改变。

2) 心电图:异常表现为 QRS 低电压和 ST-T 的改变,心脏压塞或大量渗液时可见电压交替。

3) 心脏超声:确定心包积液的简而易行的可靠方法是超声心动图检查,有助于观察心包积液量的变化,具有敏感性高,重复性好,对患者无创,可动态观察积液量增长等优点。急诊 B 超检查是诊断急性心脏压塞的最有价值的手段,还可同时了解心脏结构有无异常。

可见于吸气时三尖瓣及肺动脉瓣血流速度增加而二尖瓣流速减少;在呼气时则呈相反表现。下述改变需结合临床表现加以判断,包括舒张期右心室或右心房受压、吸气时室间隔向左偏移、心包内积液、右心室前壁于收缩早期有凹陷、下腔静脉淤血征、主动脉在吸气时提前关闭等。但是也应注意不能单凭首次 B 超检查阴性就排除心脏损伤的可能性。

4) 心导管检查:可明确心脏压塞及评估血流动力学状态。

5) 心包穿刺:可明确诊断,又可立即缓解,心脏压塞症状。

6) 局限性心包探查术:临床高度怀疑有心脏压塞,但心包穿刺又不能证实,可行局限性心包探查术。

5. 治疗

(1) 急性心脏压塞诊断确立后,应尽快解除心脏受压状态,并根据原发病及病情轻重采取相应的急救措施,即使在接诊过程中发生心搏骤停,也不要轻易放弃。心脏压塞可同时合并大量失血。在开放性胸部外伤中,如果伤道经过心脏裸区,未进入胸腔,开始可能表现为失血性休克,后来形成纵隔血肿可能变为心脏压塞。这种大量失血性休克之后发生急性心脏压塞的病死率较高。同样,在进行各种检查的转运过程中,使本堵塞心壁和心包破口的血块脱落从而引起心脏突然再次大出血,结果以心脏压塞

为主的病理改变转变成更为凶险的重度失血性休克。因此,在接诊开放性胸部外伤合并心脏血管损伤中,应高度注意心脏压塞和重度失血性休克的相互转变而使病情恶化。

(2) 虽然心包穿刺抽液可缓解症状,但对于诸如心脏破裂等活动性出血的伤病员来说不能解决根本问题,反而延误时机,而且快速剖胸手术既可解除心脏压塞,控制出血,又能及时处理原发伤,不遗留心包内血液机化、感染等后患。如患者处于濒死状态或收缩压<60mmHg,接诊后应立即在急诊室解除心脏压塞,控制出血。病情相对稳定的伤病员方能送至条件更好的手术室治疗,并且在转运过程中注意病情变化。

(3) 濒死状态的伤病员需在急诊室剖胸探查时先采用简便的前外侧切口,进胸后首先剪开心包行心包减压。进胸后不可急于修补心脏,先压迫心脏裂口临时止血,待心跳恢复,循环较为稳定后再彻底缝合止血。如果心脏裂口显露不佳时,可横断胸骨。心脏压塞解除后,可能出血更多,应及时扩容,也可从心脏破口插入输血管子,将回收的自体血液快速输入。遇心脏损伤在心脏后面难以缝合时,应先用棉垫压迫止血,在体外循环支持下显露、修补心脏。若病情容许可直接进手术室抢救的心脏压塞患者,手术径路以前正中切口为宜,显露较好,遇有需要建立体外循环时更为方便。也可在纵劈胸骨之前先经剑突下切开心包减压。

(4) 外伤造成的心脏压塞一般由心脏损伤所致,心脏损伤是胸部外伤中的一种较严重类型,心脏损伤致心脏压塞引起心排血量降低,急性心力衰竭,严重影响有效循环血量,病情危急,进展迅速,随时可能发生心搏骤停,这也是心脏压塞最严重最常见的并发症,若不及时抢救而延误治疗,往往造成极严重后果,患者在短期内死亡,所以心脏损伤合并有急性心脏压塞和急性心力衰竭的患者争取手术时间尤其重要,尽早剖胸探查,不应长时间观察而延误治疗时机。

(5) 术前准备力求简捷,气管插管、建立静脉通路与剖胸手术同时进行,对无菌条件及手术器械不必苛求。在解除心脏受压前人工或机械通气以低压给氧为妥,适度补液,对低血压型心脏压塞扩容与应用血管活性药物可同时进行。

(6) 术前听诊应注意是否有心脏杂音,术中要探查心脏表面是否有震颤以除外室间隔及心脏瓣膜损伤,以免术中漏治,术后出现心功衰竭。

(7) 关于心包穿刺问题,认为当急性心脏压塞时除非处于濒死状态,尚来不及做手术时,为了减压缓解症状目的可做心包穿刺术,但绝不能因为做心穿刺术耽误手术,只要怀疑为心脏压塞,开胸探查,直接修复伤处是最有效的确切性治疗。

(三) **张力性气胸**　正常人体胸膜腔是由脏层胸膜和壁层胸膜构成的密闭腔隙,其内的压力为负压,低于大气压 3~5cmH$_2$O,以保障肺脏呈膨胀状态,参与正常的通气与换气。气胸就是胸膜腔内进入一定的气体,使肺组织受压萎陷而引起的,从而产生一系列临床表现,需要及时

诊断和处理,否则将引起肺功能损害,甚至危及生命。根据胸膜破裂情况及胸腔压力变化将气胸分为以下 3 种类型。闭合性气胸(单纯性)、开放性气胸(交通性气胸)、张力性气胸。由于张力性气胸可在短时间内造成肺脏大面积受压,纵隔移动,产生严重的循环障碍,可诱发梗阻性休克,需要紧急处理。因此,本节重点介绍张力性气胸。

1. 病因

(1) 胸部创伤后可出现张力性气胸,伤后由于呼吸道分泌物刺激,患者反复出现剧烈咳嗽,气道内压力明显增加,气体从肺组织或支气管裂口处被压入胸膜腔,只进不出形成高压,如外伤肋骨骨折刺破胸膜,高压气体可经胸膜破口持续进入胸壁、纵隔,引起颈、胸及全身皮下气肿。

(2) 严重全身皮下气肿,可起到减低张力性气胸的压力作用,减少呼吸困难程度,对循环的影响亦不大,但仍需要安置胸腔闭式引流管,才能杜绝皮下气肿的气源,否则皮下气肿继续扩大、加重,气胸亦无法消除。

(3) 机械性通气、手术麻醉时均可发生危及生命的张力性气胸。如此时误认为患者发绀是通气不足引起,继续加大通气量,以致加重张力性气胸而造成患者死亡。

2. 病理生理 Rutharford 等研究认为张力性气胸对机体的主要危害是进行性缺氧,这是由于胸部创伤后,损伤肺部组织,形成单向活瓣,空气进入胸膜腔;呼气时压力升高,活瓣关闭,气体不能排出。致使空气不断进入胸腔,而且是只进不出,胸腔内压力不断升高,可以超过 20cm H_2O,抽气后短时间内压力又上升。肺组织不断被压缩并将纵隔推向健侧,又使健侧肺组织压缩,呼吸通气面积不断减少,形成萎陷肺的肺内分流,出现进行性低氧血症;同时纵隔移位又造成心脏及大血管移位,回心血流量减少,心排除量降低,引起休克。

3. 临床表现 本病的临床表现取决于气胸发生的速度、肺部受压程度及肺部原有病变的情况。气胸发生越慢,症状越轻微,肺受压体积越大,症状越重;肺部原有病变严重时,即使小量气胸也会出现严重表现,如慢性支气管炎、肺气肿的患者,即使肺压缩 20%,就可能出现呼吸困难明显加重状况,甚至导致呼吸衰竭。急性发作症状以突发胸痛、呼吸困难和刺激性咳嗽为多见,占80% ~90%。

(1) 症状

1) 呼吸困难:由于患侧肺组织完全萎陷,纵隔移位又把健侧肺压缩,通气量严重不足,患者出现颈、胸呼吸肌都参与的剧烈呼吸活动,可有明显的发绀。

2) 循环功能障碍:由于极度呼吸困难,患者出现躁动不安、大汗、四肢厥冷、脉细而快等缺氧征象,血压降低甚至休克、心脏骤停等循环功能障碍。

3) 颈、胸部皮下气肿:伤侧胸壁饱满,胸廓呼吸运动明显减低,气管移向健侧,伤侧叩诊呈鼓音,呼吸音消失。

(2) 体征

1) 呼吸增快、发绀。

2) 气管、心脏向健侧移位,颈、胸部甚至头及腹部可有皮下气肿出现,左侧气胸时心脏浊音界可消失。

3) 胸部体征:气管向健侧移位,患侧胸壁饱满,肋间隙增宽,呼吸运动减弱,语颤减弱或消失,叩诊鼓音,听诊呼吸音明显减弱或消失。硬币叩击征阳性(由一人将硬币或扁平钥匙,平压在前胸壁中部,然后用另一硬币叩击此硬币,医生将听诊器的胸件放在患者同侧后背中部进行听诊,可听到一种带有金属鼓音的声音),此体征较为敏感。在小量胸腔积气时,患侧呼吸音减弱可能是唯一的疑诊气胸的体征。左侧气胸或纵隔气肿时,Hamman 征阳性(可听到与心脏搏动一致的"噼啪"音)。

4. 诊断

(1) 除极度呼吸困难、循环功能障碍等表现以外,通过辅助检查可确诊。紧急情况下可用 20ml 注射器于前胸 2 ~3 肋间穿刺,当穿刺针的针芯被空气顶出时,即可诊断为张力性气胸。

(2) X 线检查:为诊断气胸最可靠的方法,还可了解肺萎陷的程度。胸片上患侧外带透光度增强,肺纹理消失。内侧见肺压缩影,两者间可见发线状阴影,即气胸线;有积液者可见液平面。张力性气胸可发现伤侧胸腔大量积气,肺压缩呈团状,气胸压缩线呈弧形或分叶状,纵隔明显向健侧移位。

(3) 胸部 CT:可清楚显示胸膜腔积气的位置,尤其在纵隔面的胸膜腔可与纵隔气肿区别,并且能显示肺内炎症、空洞或肿瘤。必要时可行高分辨 CT(HRCT)。

(4) 肺功能检查:当急性气胸肺萎陷>20% 时,在气胸发生的最初几小时,由于萎陷肺不能进行气体交换,通气/血流比值下降,导致肺内右向左分流增加,血气分析可显示 PaO_2 降低,$PaCO_2$ 多正常或因呼吸快而降低,但随后由于萎陷肺血流的减少,分流不再存在,$PaCO_2$ 很快恢复正常。

(5) 程度判定:根据胸膜腔积气量及肺萎陷程度可分为小量、中量和大量。小量气胸指肺萎陷在 30% 以下,患者可无明显呼吸与循环功能紊乱。中量气胸肺萎陷在 30% ~50%,而大量气胸肺萎陷在 50% 以上,均可出现胸闷、气急等低氧血症的表现。

5. 治疗

(1) 张力性气胸的处理原则是迅速排出胸腔内积气。

(2) 紧急处理:一旦确诊为张力性气胸,应马上紧急处理,以免患者因迅速出现呼吸、循环衰竭致死,最紧急的办法是于患侧前胸壁锁骨中线第 2 或 3 肋间刺入一粗针头至胸膜腔,即刻排气减压。针头固定于胸壁并连接一消毒胶管,其远端接闭式引流。患者如需转送,可在穿刺针头尾部缚一橡皮指套,其顶端剪一裂口,制成活瓣排气针。目前已研制出特制胸腔引流套管针和胸腔闭式引流装置,封袋消毒,随时可用;若张力性气胸系胸腔壁上较小的穿透性伤口引起,应立即予以封闭、包扎及固定。

(3) 患者经急救处理后,一般需送入医院进行检查和治疗。若气胸仍未能消除,应在局麻下经锁骨中线第 2 或第 3 肋间隙插入口径 0.5 ~1.0cm 的胶管做闭式引流,然后行 X 线检查。若肺已充分复张,可于漏气停止后24 ~48 小时拔除胸引管。若肺不能充分复张,应追查原因。

疑有严重的肺裂伤或支气管断裂，或诊断出食管破裂（口服美兰观察胸腔引流的颜色或口服碘油造影），应进行开胸探查手术。纵隔气肿和皮下气肿一般不需处理，在胸腔排气减压后多可停止发展，以后自行吸收。极少数严重的纵隔气肿，尤其偶因胸膜腔粘连而不伴明显气胸者，可在胸骨上窝做 2～3cm 长的横切口，逐层切开皮肤、颈浅筋膜和颈阔肌，钝性分离颈部肌肉，直至气管前筋膜，切口内以纱布条作引流，气体即可从切口排出。

（4）张力性气胸经确诊后均应立即行胸腔闭式引流，并给予吸氧，对于负压引流 1 周后肺仍无复张者，需进行持续负压排气法。将闭式引流管连接于负压排气装置，压力调节以插入水中的高度来调节，初为 5cmH$_2$O，以后用 8～12cmH$_2$O。注意：①消毒瓶应置于低于病床的位置，以防止瓶内水倒流入胸腔；②应用持续负压排气时，负压不能太大，过早或过大的负压会使裂口重新张开或发生复张后肺水肿；③治疗 1 周左右，无气体从引流瓶中溢出，故可夹管，再观察 24 小时，如胸腔内仍无气体，可考虑拔管。

低血容量性、心源性、梗阻性休克在血流动力学表现为低心输出量，氧输送不足，分布性休克时由于外周血管阻力下降，心输出量通常增高。但是几种休克机制可以共同存在，相互转化，如急性胰腺炎、严重过敏、严重感染等原因导致的分布性休克可以出现低血容量、心肌抑制等因素。而无论是心源性休克，低血容量性休克还是梗阻性休克如由于休克严重或复苏不及时都可因外周血管麻痹出现外周阻力下降，出现分布性休克的表现。因此，不同类型休克可以共同存在，相互转化，应进行连续血流动力学评估并动态调整治疗措施，才能达到优化血流动力学治疗目的。

（贾建国　王小亭）

主要参考文献

[1] Vincent JL, Abraham E. The last 100 years of sepsis. Am J Respir Crit Care Med, 2006, 173: 256-263.

[2] Levy MM, Pronovost PJ, Dellinger RP, et al. Sepsis change bundles: converting guidelines into meaningful change in behavior and clinical outcome. Crit Care Med, 2004, 32: S595-S597.

[3] Rivers E, Nguyen B, Havstad S, et al. Early goal-directed therapy in the treatment of severe sepsis and septic shock. N Engl J Med, 2001, 345: 1368-1377.

[4] Gao F, Melody T, Daniels DF, et al. The impact of compliance with 6-hour and 24-hour sepsis bundles on hospital mortality in patients with severe sepsis: a prospective observational study. Crit Care, 2005, 9: R764-R770.

[5] Jonathan E, Mitchell M, John J. Mechanical ventilation in sepsis-induced acute lung injury/acute respiratory distress syndrome: an evidence-based review. Crit Care Med, 2004, 32: S548-S553.

[6] Cole L, Bellomo R, Hart G, et al. A phase II randomized, controlled trial of continuous hemofiltration in sepsis. Crit Care Med, 2002, 30: 100-106.

[7] Cheng TO. Increasing incidence of pulmonary embolism in China: Another price of modernization. International Journal of Cardiology, 2007, 120: 143-144.

[8] Hirai LK, Takahashi JM, Yoon HC. A Prospective Evaluation of a Quantitative D-dimer Assay in the Evaluation of Acute Pulmonary Embolism. Journal of Vascular and Interventional Radiology, 2007, 18: 970-974.

[9] Tanoue Y, Fujita S, Kanaya Y, et al. Acute Cardiac Tamponade Due to a Bleeding Pericardial Cyst in a 3-Year-Old Child. The Annals of Thoracic Surgery, 2007, 84: 282-284.

[10] Simon LS. European Resuscitation Council guidelines for resuscitation—Ruling out tension pneumothorax in cardiac arrest. Resuscitation, 2006, 71: 395.

[11] Hollenberg SM, Ahrens TS, Annane D, et al. Practice parameters for hemodynamic support of sepsis in adult patients: 2004 update. Crit Care Med, 2004, 32: 1928-1948.

[12] Vincent JL, Dufaye P, Berre J. Serial lactate determinations during circulatory shock. Crit Care Med, 1983, 11: 449-451.

[13] 中华医学会重症医学分会. 低血容量休克复苏指南 (2007). 中国实用外科杂志, 2007, 27(8): 581-587.

[14] 中华医学会重症医学分会. 成人严重感染与感染性休克血流动力学监测与支持指南(2006). 中华内科杂志, 2007, 46(4): 4.

[15] Dellinger RP, Levy MM, Rhodes A, et al. Surviving Sepsis Campaign: international guidelines for management of severe sepsis and septic shock, 2012. Intensive care medicine, 2013, 39: 165-228.

[16] Vincent JL, De Backer D. Circulatory shock. N Engl J Med, 2013, 369: 1726-1734.

[17] Cecconi M, De Backer D, Antonelli M, et al. Consensus on circulatory shock and hemodynamic monitoring. Task force of the European Society of Intensive Care Medicine. Intensive Care Med, 2014, 40: 1795-1815.

[18] Levy B, Bastien O, Karim B, et al. Experts' recommendations for the management of adult patients with cardiogenic shock. Annals of Intensive Care, 2015, 5(1): 1-10.

[19] 刘大为. 血流动力学从监测走向治疗. 中国危重病急救医学, 2012, 24: 1-3.

[20] 刘大为. 重症血流动力学治疗—北京共识. 中华内科杂志, 2015, 54(3): 248-271.

第 39 章

应激和感染相关心肌损伤

第一节 应激性心肌病

应激性心肌病又称为 Takotsubo 综合征(Takotsubo syndrome,Takotsubo cardiomyopathy),最早是在 1990 年首次报道于日本,Sato 等对应激性心肌病进行了描述:是一种短暂的心脏综合征,大部分该病患者发病前曾遭受比较严重的心理或躯体等相关应激因素,而后出现酷似急性心肌梗死的表现,包括左心室(LV)心尖部运动缺失和基底部收缩增强。2/3 的应激性心肌病患者在经历重要情绪事件(如所爱的人意外死亡、离婚、不利的财经新闻)或机体应激(如车祸、重大手术、入住重症医学科病房)后进展为应激性心肌病。应激性心肌病作为一种新的临床综合征在 2006 年美国心脏病协会(AHA)将其归为获得性心肌病,成为心脏病学领域的研究热点。近期,欧洲心脏病学会(ESC)心衰协会发布了有关应激性心肌病的声明。该声明推荐使用"Takotsubo 综合征"作为疾病的名称。该声明指出,Takotsubo 综合征与冠心病不同,似乎比以前所认为的更常见,但确切的发生率不详。并指出 Takotsubo 综合征的五个关键特征包括:①不能用斑块破裂和血栓形成来解释的一过性左室运动异常;②局部室壁运动异常超出冠脉供血范围;③可逆的心电图异常;④肌钙蛋白阳性但轻度升高;⑤3～6 个月心室功能恢复。

一、流 行 病 学

对应激性心肌病的认识和报道日益增多,许多特征表明它是不同于冠状动脉粥样硬化的病理生理状态。应激性心肌病似乎比以前所认为的更常见,但确切的发生率还是未知的。目前的报道显示应激性心肌病的患者中有 90% 的病例为 60～75 岁绝经后的女性,剩下 10% 的男性患者也大多在同样的年龄段。总之,只有小于 10% 的应激性心肌病患者在 50 岁以下。在疑似冠脉综合征患者行冠脉造影检查中,大约有 2% 被诊断为应激性心肌病。

目前人们对应激性心肌病的自然病程、管理和结果还不完全理解。最近,一个由欧洲和美国的 26 个中心组成的团体调查了应激性心肌病的临床特点、预后因素以及结果。该研究的 1750 例应激性心肌病患者中,89.8% 为女性(平均年龄 66.8 岁)。情感诱因并不像物理诱因那样常见,28.5% 的患者没有明显的诱因。与急性冠脉综合征患者相比,应激性心肌病患者的神经或精神障碍率较高,平均左心室射血分数均显著降低。两个组的严重的院内并发症,包括休克和死亡率是相似的($P=0.93$)。物理因素、在住院期间急性神经或精神疾病、高肌钙蛋白水平及低射血分数是并发症的独立预测因素。在长期的随访期间,主要不良心、脑血管事件发生率是每患者-年 9.9%,死亡率为每患者-年 5.6%。急性心脏衰竭综合征的患者中,应激性心肌病患者具有与急性冠脉综合征患者相似的死亡率。

二、典型应激性心肌病及分类

1. 心尖型应激性心肌病　造影显示出舒张期(图 39-1-1A)及收缩期末(图 39-1-1B)LV 中部和心尖部的典型形态。在收缩期末,心尖部和 LV 下段可明显呈气球样扩张,又称为"心尖球形综合征"。

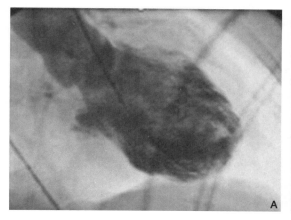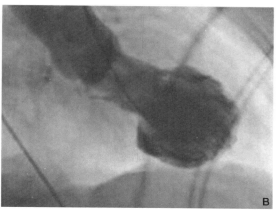

图 39-1-1　心尖型应激性心肌病

481

2. 心室中段型应激性心肌病　见图 39-1-2。

3. 心底型应激性心肌病　见图 39-1-3。

4. 局灶型应激性心肌病　见图 39-1-4。

描述右室问题：右室受累发现逐渐增加，也有人把这种情况单列为右室受累型：右室受累的患病率在 14.5%。

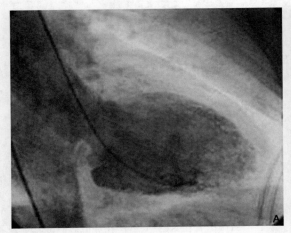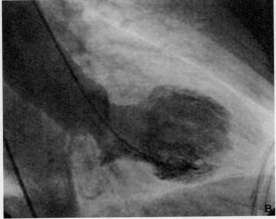

图 39-1-2　心室中段型应激性心肌病

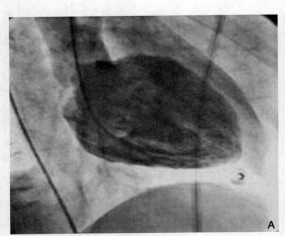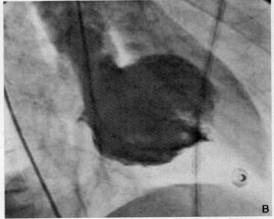

图 39-1-3　心底型应激性心肌病

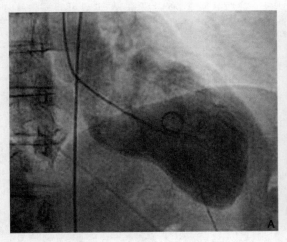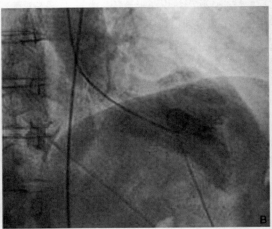

图 39-1-4　局灶型应激性心肌病

三、发病机制

一般认为,多由于压力引起的儿茶酚胺释放对心肌产生影响(心肌顿抑和微梗死)。其他机制包括多支心外膜冠状动脉痉挛,冠状动脉微血管功能障碍和受损心肌脂肪酸代谢异常。

1. 交感神经系统和儿茶酚胺介导的心肌顿抑　有研究表明,心尖部心肌对交感神经刺激的反应性强,可能使得心尖部更容易受到血儿茶酚胺水平升高的影响。这一现象也许可以解释应激性心肌病患者的心尖部室壁运动减低甚至消失的现象。心肌不同节段对高水平儿茶酚胺的反应性存在差异(例如,心尖部对正性肌力的肾上腺素更敏感)似乎支持儿茶酚胺的作用。Wittstein 等认为,交感神经的过度激活在发病过程中起关键作用,其机制可能是儿茶酚胺对心肌细胞的直接损伤导致心肌顿抑。高浓度的儿茶酚胺通过钙超载、氧自由基释放等使心肌细胞受损,导致心脏收缩功能降低,表现为室壁运动异常和心功能不全。另一证据是,Wittstein 等也发现了局灶性收缩带性心肌细胞坏死。而心肌收缩带坏死往往与儿茶酚胺介导心肌细胞毒性密切相关。Spe 等报道一例反复发生应激性心肌病的患者,发现该患者有嗜铬细胞瘤,该现象支持儿茶酚胺在应激性心肌病发病中起主要作用。这一假说在动物模型中也得到了支持。血清雌激素水平增加可部分减轻这种心脏变化。Ueyama 等认为激活 α 和 β 受体是应激诱导的心脏改变的触发因素。但是,从另一角度考虑,男性比女性有着更高的交感神经活性,在应激状态下产生更高水平的血浆儿茶酚胺,且对儿茶酚胺介导的血管收缩更敏感。可是该心肌病女性患者占绝大多数,提示女性可能对应激诱导的心肌病有易感性,进一步的机制仍不清楚。

2. 冠状动脉痉挛　Kirusu 等认为心外膜冠状动脉痉挛和交感神经兴奋导致血管收缩在应激性心肌病的发病中起到一定作用。因为在血管造影中,70% 的患者可诱发出单支或多支血管痉挛。

3. 微血管痉挛　近来,有报道在应激诱导的心肌病患者中,无明显狭窄的冠状动脉也存在灌注减低,考虑为微血管痉挛所致。另外一些研究也支持冠状动脉血流储备下降和局部灌注缺损提示交感神经介导的微循环功能障碍在应激性心肌病发病中起到主要作用。

4. 雌激素水平减低　雌激素水平减低可能是应激性心肌病在绝经后女性中发病率增高的基础。Ueyama 等研究表明卵巢切除的大鼠,应激后射血分数显著降低,卵巢切除+雌激素替代治疗的大鼠射血分数降低不明显。Ueyama 等认为血清中雌二醇水平增加能够减少精神应激诱导的心脏病理改变。

5. 脂肪酸代谢障碍　Kuirsu 等对 14 例应激性心肌病的患者进行了 ^{201}Tl 和 ^{123}I-BMIPPBMIP 两种放射性核素的单光子发射型计算机断层显像(SPECT)。结果表明心肌的脂肪酸代谢障碍比心肌灌注缺损更为严重。

6. 病毒感染　目前有少数个案报道,支持应激性心肌病与病毒感染相关。包括微小病毒 B19 和巨细胞病毒。心内膜活检显示单核淋巴细胞、白细胞、巨噬细胞和间质浸润,以及心肌纤维化和收缩带坏死。这些结果与冠状动脉闭塞后心肌梗死(MI)形成的凝固性坏死不同。心脏收缩动态磁共振成像(MRI)显示了一患者最初诊断 TCM 后 3 天两腔位图像,该患者在全身发作后出现短暂的心电图(ECG)改变和肌钙蛋白水平升高。

总之,目前关于应激性心肌病发病机制的认识尚未统一,其确切的病理生理变化有待进一步的研究。

四、临床特点

应激性心肌病的实际发生率尚不清楚,但该病可能占所有疑似急性心肌梗死病例的 1% ~ 2%。患者一般表现为胸痛、心电图 ST 段抬高和心肌酶水平升高,与急性 MI 的表现是一致的。但当患者行冠状动脉血管造影术时,可发现无显著冠状动脉狭窄,而左心室造影显示左心室心尖部存在球样扩张。

如前所述,最终诊断为应激性心肌病患者的临床表现(即胸痛和呼吸困难、心悸、恶心)通常与 ACS 患者类似。然而,与 ACS 发病高峰为清晨不同,应激性心肌病最常发生于下午,因为这个时间出现压力刺激的可能性更大。此外,应激性心肌病患者的危险因素往往较传统的心脏疾病危险因素较低(如高血压、高脂血症、糖尿病、吸烟、心血管疾病阳性家族史)。急性 LV 收缩功能障碍或流出道梗阻时,心搏出量降低可导致低血压。

五、诊 断 标 准

诊断标准有 7 项内容,包括解剖学特征、心电图改变、心脏生物标志物及心肌功能障碍的可逆性(表 39-1-1)。

表 39-1-1　欧洲心脏病学会(ESC)心力衰竭协会 Takotsubo 综合征诊断标准

1. 压力触发(心理或生理)导致 LV 或 RV 心肌短暂局部室壁运动异常经常发生,但不总是出现
2. 局部室壁运动异常通常会超出单一心外膜血管分布范围,常导致所涉及的心室节段周围功能障碍
3. 不能用冠状动脉粥样硬化性疾病,包括急性斑块破裂、血栓形成、冠脉夹层或其他病理状态来解释观察到的一过性 LV 功能障碍(如肥厚型心肌病、病毒性心肌炎)
4. 急性期(3 个月)新发和可逆的心电图异常[ST 段抬高,ST 段压低,左束支传导阻滞,T 波倒置和(或)QT 间期延长]
5. 急性期显著升高的血清钠尿肽(BNP)水平
6. 肌钙蛋白虽然阳性但只是轻度升高(肌钙蛋白水平和受累心肌量不一致)
7. 随访发现心室收缩功能 3 ~ 6 个月恢复

六、辅 助 检 查

（一）心电图和心肌酶　急性应激性心肌病最常见的 ECG 表现为胸导 ST 段抬高（通常为 $V_2 \sim V_3$），虽然 20%～30% 患者最初的心电图表现正常或非特异性。ST 段抬高，随后是弥漫性 T 波倒置（同时 ST 段正常），并伴有 QT 间期延长。因此，仅依靠心电图结果不能可靠地鉴别 TCM 和急性 ST 段抬高型心肌梗死（STEMI）。

此外，应激性心肌病患者的心脏生物标记物水平通常升高，但升高幅度一般低于 ACS（包括 STEMI）。因此，诊断通常需要除外冠状动脉阻塞造成的心肌损害，如采用冠脉造影术。

（二）标准超声心动图评估

1. 左室收缩功能　在急性期，经胸超声心动图（TTE）通常可以检查出应激性心肌病特征性的左室形态学改变。根据不同位置心室壁运动异常（WMAs），标准 TTE 可以检测到不同的左室形态图形。在大多数病例中，心室壁运动异常通常都累及心尖和中段心室壁，并且相较于基底部的运动增强出现心尖和心室中段室壁无运动或运动障碍（定义为球形心尖）。特殊分型的如中段或反转型的应激性心肌病也能被发现。左室中段球囊样变的应激性心肌病表现为左室中段的运动消失，轻度运动障碍或心尖收缩功能正常和基底部过度收缩。反转型的应激性心肌病表现为两种形式，一种为心尖功能保留但其余心室壁有严重的运动障碍，还有一种为仅限于基底部的运动障碍。这两种特殊分型的患病率目前未知。

在急性期，应激性心肌病患者左室射血分数下降，心肌顿抑在恢复后好转。射血分数的下降程度与心肌损伤的严重程度、合并症及年龄有关。心肌功能障碍分布广泛，与冠脉供血区域无关；同时由于生物标记物的释放量很低，所以与心室壁运动障碍的程度有微弱的正相关。恰恰相反的是急性 ST 段抬高型心肌梗死肌钙蛋白的峰值非常高，且与局部心肌功能障碍程度相关。基于此，肌钙蛋白 I 的水平（特异性 95%）和心超的左室射血分数（特异性 87%）被作为两个重要参数来鉴别 TTC 和 ST 段抬高型心肌梗死。在之前的研究中，Dib 等比较了应激性心肌病患者的超声心动图，没有发现临床特征、EF 值和结果的区别。

有研究发现显著的左室射血分数下降并随之在短期内明显改善。而且左室射血分数作为主要并发症的独立预测指标可以早期筛选出高危患者，尤其是对于年龄在 75 岁以上 EF 小于 40% 或者 70 岁以上处于机体应激状态的患者。年龄、EF 值和应激史也是应激性心肌病急性心力衰竭风险评分中的三项标准。越高龄的患者的左室收缩功能更差，恢复也明显慢于年轻患者。

广泛的心尖部心肌功能障碍和下降的心室内收缩血流是血栓的成因。在发病早期的两天内，最多有 1%～2% 的应激性心肌病患者可以观察到左室附壁血栓或血栓性的赘生物，有 1/3 的人会出现脑卒中和系统性的栓塞（肾脏或下肢血栓）。一旦血栓被发现需要马上抗凝治疗，并通过 TTE 连续监测，直至血栓溶解和心肌收缩力恢复。而且，为了避免误诊，采用前后对比或实时三维心脏超声在发现小血栓方面会大有帮助。

应激性心肌病室壁运动的图像包含有心尖和心室中段心肌成环形，而急性心肌梗死主要为病变血管累及的区域。对称的心室壁运动障碍累及心室中段前、下和侧壁，整体表现为左室心肌功能障碍的环形图案，诊断时需要特别考虑应激性心肌病，并与急性冠脉综合征相鉴别。这些发现均支持之前的应激性心肌病发病机制假说——继发于心肌顿抑的弥漫心室功能障碍。

心尖区前外侧壁的收缩力恢复最快。完全恢复要等到出院后，但通常在几个月以内。尽管有时候冠脉造影时没有明显的冠脉梗阻，为了以防可能出现的中晚期的心室壁运动障碍，心脏磁共振可以帮助排除心肌坏死。

2. 左室舒张功能　有多篇报道称应激性心肌病患者会出现左室舒张功能障碍，近期的实验和数据统计也证明了应激性心肌病患者存在左室舒张末压力增加。有一部分应激性心肌病患者在疾病早期出现了整体和局部的舒张功能障碍，表现为左室损伤和 E/e' 比升高。尽管尚存争议，心力衰竭患者的 E/e' 比仍被作为评估左室充盈压力的实用性指标。在 TIN 研究中，有主要不良事件的患者 E/e' 比明显其他患者，并作为多变量分析中急性心力衰竭和院内死亡率的独立预测因素。应激性心肌病最常见的早期并发症为急性心力衰竭，应该尽早检查 E/e' 比，系统性地确定高危患者血流动力学不稳定，指导更合理的治疗。此外，舒张功能障碍是短暂且可逆的，之后 E/e' 比的改善可以提示左室功能恢复。

3. 左室流出道梗阻和二尖瓣反流　在合并小左室和室间隔膨出的绝经期妇女中，左室流出道梗阻（LVOTO）可能由应激性心肌病某个特别分型的基底部过度收缩导致，也可能在使用儿茶酚胺类药物后出现或加重。应激性心肌病患者 LVOTO 在超声心动图上的表现（心室内压力差≥25mmHg）是很重要的提示，尤其对于严重的收缩期心力衰竭。在这群患者中，正性肌力药物导致基底部心肌收缩力加强，同时利尿剂包括其他容量流失会加重心室内压力差，继发的血流动力学不稳定，最终导致心源性休克。因此心源性休克合并 LVOTO 的患者应避免使用正性肌力药物和过度脱水；并注意血流动力学监测，尤其应关注体循环阻力，指导治疗。一旦出现肾上腺素水平升高的临床情况，可以谨慎使用 β 受体阻滞剂。对于体循环压力过低的患者可以使用 α_1 受体激动剂。

尽管主动脉球囊反搏会通过减轻后负荷来增加心输出量，但要谨慎使用。后负荷减轻，特别在收缩早期，可能会导致不良后果，高动力状态下的左室会对变化的左室流出道压力差敏感。

对血流动力急速恶化的病例,可以考虑体外膜静脉血氧合或者使用辅助器械辅助左室或者双室类似 Bridge 疗法。

LVOTO 与左室后负荷和收缩期室壁压力升高导致心内膜下缺血和急性心肌顿抑相关。最初,应激性心肌病发病机制被认为是以心尖部球囊变为表现 LVOTO 引起,但这个论点被之后从应激性心肌病大量患者收集到的数据推翻了,事实上 LVOTO 的发生率仅(12.8% ~ 25%)。需要特别重视应激性心肌病合并严重的 LVOTO,因为会继发恶性心律失常和致命的左室壁破裂。可逆的 LVOTO 程度可轻可重,也许与收缩前二尖瓣的运动(SAM)有关,并导致二尖瓣反流。在 TIN 研究中,LVOTO 在合并有不良事件的患者中更加常见(P = 0.006)。注明有 17 名患者合并有收缩期前的二尖瓣运动和明显的二尖瓣反流。其他研究中表明 1/5 的患者有中重度可逆的二尖瓣反流。Parodi 等第一个结合 Killip 分型描述了应激性心肌病患者中可逆性的二尖瓣反流。左室射血分数和收缩期前的二尖瓣运动是二尖瓣反流的独立预测因素。

左室射血分数明显下降和高左室容量以及室壁损伤运动评分缺失的 SAM 患者常出现显著的可逆性 MR。这些发现表明在扩张的和心尖区功能障碍的左心室中继发于乳头肌移位的二尖瓣叶对称运动是引发二尖瓣反流的原因。

虽然二尖瓣反流在此前的小范围研究中并未表现显著影响患者预后结果,但在 TIN 病例中,二尖瓣反流已明确成为一个与心源性休克和院内死亡率有关联的重要预后指标。

鉴于对血流动力学稳定性的负面影响和对治疗和预后的影响,在应激性心肌病病程初期,LVOTO 和显著二尖瓣反流需要被排除,特别是如果听到了一个新的杂音。在重症应激性心肌病病例且其超声声窗不佳的情况下,须进行经食管超声心动图检查。

4. 右室受累　鉴于其对血流动力学和心脏病发病率的负面影响,应特别关注检查在应激性心肌病病例中是否有右室受累,特别是在那些在心动超声图中显示"右室应变模式"的患者中检查。

右室受累的患病率在 14.5% 。然而,它的实际的发生率很有可能被低估了。多声窗的心脏超声检查,甚至是偏离轴线的斜切面应该被综合应用于评估解剖结构复杂的右心室,从而可以克服传统心动超声的根本局限。对于双侧心室球形改变的病例,右心室收缩模式与左心室室壁收缩呈现镜像对应。这恰恰与急性和大面积肺栓塞患者在传统超声心动图中所表现的右室心尖部过度运动和基底部无运动,即 McConnell 征,相反。鉴于此,Liu 和 Carhart 将应激性心肌病右室受累病例的这一特殊现象命名为"反 McConnell 征"(图 39-1-5)。此外,右心室功能失调也可以用于鉴别 TTC 和急性前壁心肌梗死。

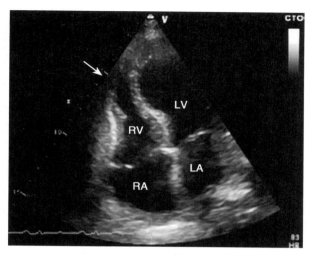

图 39-1-5　心尖四腔心切面显示右心室基底部运动过度,右心室心尖部运动障碍(箭头)提示伴双侧心室球形改变的 TTC 患者的右室受累

LA,左心房;LV,左心室;RA,右心房;RV,右心室。

(引自意大利萨勒诺 San Giovanni di Dio e Ruggi d' Aragona 大学医院,心脏科超声心动图实验室)

虽然右室受累一直和充血性心力衰竭发生率高、心肺复苏术或主动脉内反搏术的施行及更长的住院时间有关,但是 Fitzgibbons 等报道并未发现其与短期发病率和死亡率有联系。根据研究结果,右室受累明显在有严重并发症的患者上表现得更为普遍。值得注意的是,在存在和不存在主要不良反应的病例间,未发现三尖瓣环收缩期位移的显著不同。

由于右心室基底部的过度运动,日常操作所通行的评估两项心动超声指标的方法,例如三尖瓣环收缩期位移和三尖瓣环面组织多普勒速度,可能无法检出右心室功能损害。

(三)心血管磁共振成像　CMRI 为应激性心肌病病理生理机制的探索提供了新的可能,可能具有判断患者急性表现的潜力,全面识别病情并提高临床疗效。应激性心肌病患者,延迟增强四腔 CMRI 显示 LV 无异常增强。然而,由于冠状动脉闭塞或急性心肌炎导致的急性心肌坏死患者会出现对比增强,这可能有助于鉴别 TCM 和急性心肌坏死。

七、治　疗

应激性心肌病目前尚无标准治疗指南,治疗主要为经验治疗和支持疗法。大部分患者有严重心功能不全,部分患者甚至以心力衰竭为首发症状,因此应激性心肌病患者同急性心肌梗死一样需要严密监测。

药物治疗方面,研究表明该心肌病发病过程中有大量儿茶酚胺释放,因此应避免使用儿茶酚胺类药物和 β 受体激动剂。在血流动力学状态允许的情况下,β 受体阻滞剂治疗可能会有所帮助,可能同时有预防复发的作用。此外硝酸酯类药物亦应避免使用,可根据经验使用利尿剂。

严重血流动力学紊乱患者可使用机械循环辅助装置。据报道,有 1/3 的患者需要升压药物或体外膜氧合技术(ECMO)来维持血流动力学稳定。少数病例出现高度房室传导阻滞需要置人起搏器。

5%～8% 伴有 LV 血栓的应激性心肌病患者需要进行抗凝治疗。

通过动态超声心动图检查确保心肌病得到缓解,建议在诊断后密切随访数周。此后应每年监测,因为应激性心肌病的长期影响和自然史尚不清楚。

应激性心肌病作为一种临床综合征,正在成为重症领域的研究热点。其临床表现类似急性冠状动脉综合征,但临床治疗和预后又与后者有很大区别。因此,作为重症的重要组成,应激性心肌病应当受到更进一步的关注。

（王小亭）

第二节　感染性心肌损伤

感染性心肌损伤是指感染直接或间接引起的心肌损害,严重时可导致心肌抑制甚至心功能不全,进展为脓毒症心肌病。

脓毒症和感染性休克是常见病、多发病。已有资料显示,每年全球脓毒症患者超过 1800 万,且每年以 1.0% 的速度增加,同时发病率与急性心肌梗死相当,而病死率却高于急性心肌梗死,达到 30%～60%,成为院内最常见的死亡原因之一,其中早期出现心功能异常的患者预后更差,有国外研究提示若脓毒症和感染性休克表现为低心输出量(CO)时,死亡率大于 80%,另有相关的研究提示合并出现心血管损害的脓毒症患者,死亡率由 20% 升至 70%～90%。所以尽管在临床上脓毒症和感染性休克时,目前较为重视的早期表现是血管功能不全,即血管麻痹,但有研究表明在感染性休克患者,虽然心输出量大多是不变或增加的,而心肌功能却是不全的,且这种心肌功能不全也多出现于感染性休克的早期。因此,脓毒症和感染性休克时心功能不全和血管功能不全一样重要。严重感染和感染性休克常见的临床现象包括:出现明显的血管功能不全合并"隐性的"心功能不全,即在这些患者可能是适应细胞代谢的要求,CO 保持较高,此时不必应用正性肌力药物;以及那些心功能不全需要应用正性肌力药物的"显性的心功能不全",即临床上认识的感染性休克合并心功能不全。

一、历史回顾

作为脓毒症和感染性休克时多器官受损的关键环节之一:心功能不全的既往相关研究从 1960 年开始经历了三个阶段,而三个阶段都与评估心脏功能的逐渐先进复杂的技术的发展息息相关。

在第一阶段,即肺动脉漂浮导管出现之前,感染性休克的临床表现分为两种明显不同的情况,第一认为是高心输出量的高动力状态(染料稀释法测量),临床特征就是皮肤温暖,脉搏有力和低血压(暖休克);另一种认为与低的心输出量有关,表现为皮肤冰冷和脉搏无力(冷休克),此时,患者认为存在由脓毒症引起的心力衰竭或心肌抑

制,而且认为在感染性休克患者,都是经历初期代偿的高动力阶段后或者恢复或者在死亡之前进入低动力期,即典型"前高后低"表现。当时研究认为心肌抑制表现为心肌收缩性减弱或静脉回流减少,同时,心输出量增高提示与存活率强烈相关。可贵的是,在此时期有许多研究提出了质疑,包括有研究较早提出容量状态才可能是决定心输出量和预后的关键因素;还有的研究显示:将感染性休克与心源性休克及低血容量休克相比,血流动力学表现为正常或者升高的心输出量,并且用亚致死量的内毒素制作出犬的与人类感染性休克血流动力学状态类似的内毒素休克模型,但这些在当时并没有被广泛接受。

随着以肺动脉导管的广泛应用为标志的第二阶段的开始,一切才有了改观,因为有了比中心静脉压(CVP)更能接近左心室前负荷的肺动脉楔压(PAWP)以及方便成熟的热稀释法测量 CO,更多研究发现感染性休克患者容量复苏不到位是主要问题,因此经过充足容量复苏后感染性休克患者均表现为循环高动力状态,即高 CO 和减低的外周阻力,甚至在那些死亡的患者,高动力状态经常持续存在直到患者死亡。并且在同期,有许多动物实验也证明了充分液体复苏后的各种高动力感染性休克模型。在此时期,心脏在感染性休克时处于高 CO 状态成为主流认识,即进入"只高不低"的认识阶段,此时,认为患者的预后与心功能无关。之后,尽管有很强的证据显示脓毒症表现为高动力循环状态,但感染性心肌抑制的概念与认识始终在学术界存在争论。随着便携式核素造影(RNCA)技术和心脏超声技术发展及在 ICU 危重患者的广泛应用才再次真正改变了人们对脓毒症和感染性休克时心血管表现的认识,进入"高的同时即有低(抑制)"阶段,此阶段几个重要的研究过程体现了理解感染性心功能抑制的内涵深入,第一个重要的研究是 Paker 等发现在 20 名感染性休克的患者尽管维持典型正常或升高的心脏指数(CI)或每搏输出量指数(SVI),但心肌抑制却是存在的,即:左室射血分数(LVEF)总体下降。与想象不同的是,研究中存活组患者具有更低的 LVEF 和心室扩张而且在 7～10 天后可以恢复正常,说明感染性休克的心肌抑制可能是可逆的。这些看起来似乎与临床的一般认识有些矛盾,即有心肌抑制的患者反而预后好。但分析该研究后发现,首先,感染性休克的心肌抑制是客观存在的,患者总体 LVEF 低于正常值,但缺乏理想对照;其次,死亡患者似乎心肌抑制轻于存活患者(CO 和 LVEF 均高于存活组)值得进一步研究和讨论,再次分析此研究中的前四天,可以发现死亡组患者的外周阻力明显低于存活组,因此可以解释似乎较高的 CO 和 LVEF,也就是说,研究中对心肌抑制的评价可能是不准确的,真正心肌抑制和预后的关系仍需进一步明确;第二个重要的研究是 Raper 等的关于血压正常的存在高动力循环状态的脓毒症患者的研究,此研究的与众不同在于,首先患者血压正常,其次研究的对照组选取了同样存在循环高动力的创伤患者,研究发现,两组患者具有接近的升高的 CI 和 SVI 以及平均动脉压,但是,在血压正常的 sepsis 患者,PAOP 和心室舒张末容积明显高于创伤患者,而且在同样水平的外周阻力情况下,LVEF 和 RVEF 明

显低于创伤患者,在接近水平的左室舒张末容积情况下,LVSWI 和 SVI 也明显低于创伤组患者。因此,此项研究进一步明确和肯定了感染对心肌的抑制作用。之后心脏超声开始应用于脓毒症时心脏功能的研究,由于当时超声指标与 RNCA 接近,因此相关结果仅仅进一步证实了脓毒症和感染性休克时明确的心脏左室收缩功能不全。第三个值得关注的研究是有关利用容量复苏时心室的反应情况来评价感染性休克时心脏功能的改变,Ognibene 等将患者分三组,危重但无感染的患者组;无休克的脓毒症组;感染性休克组,同时运用热稀释法测量 CO 和 RNCA 技术评价心肌收缩性,研究发现感染性休克组表现为明确的向右向下的 Frank-Starling 曲线变化,即:感染性休克时心脏对液体复苏的反应明显减低的,并且认为在感染性休克早期,心室收缩性下降是引起心肌抑制即心脏对液体复苏的反应明显减低的主要原因。总之,由于 RNCA 和心脏超声技术的充分应用,大大提高了对感染性心肌功能不全的认识。总结为:尽管存在经典的高动力循环状态,感染性心肌抑制明确存在,表现为复苏后的心肌收缩功能低下,心室扩张,Frank-Starling 曲线下移;在感染性休克患者,上述的变化在最初几天出现,存活患者在 7～10 天恢复,但仍然留下了心肌抑制如何影响预后的疑问。

而近年来,相关的研究又进入了新的阶段,应该称之为:深入认识阶段,尤其最近几年,相关研究都优先选择了心脏超声,但结果却与之前有所区别。其中,有以 LVEF 为指标的研究,提示其>55% 可以是脓毒症的独立预测指标;同时,也有研究在血流动力学不稳定的感染性休克患者具有正常的左室舒张末容积(LVEDV)和减低的 LVEF 以及严重减低的每搏输出量,LVEDV 在存活者逐渐增加而死亡患者逐渐减低;还有更多的研究发现,在持续>48 小时的感染性休克患者,24%～44% 出现了明显的左室收缩性心功能不全,而且与没有心肌抑制的患者相比,在存在心肌抑制的患者具有更高的死亡率,当总体死亡率为 29% 时,在心肌抑制组患者(fractional area contraction,FAC < 50%)死亡率是无抑制组患者(FAC > 50%)近 3 倍,在这些研究中选用了类似于 EF 的指标。因此,可能由于类似 EF 这样的心功能指标受到心脏前、后负荷,心率,心肌收缩性等多因素的影响,而且在感染性休克患者乃至危重患者相关的影响因素又很多,所以不能真正代表心肌的内在收缩性能,因此相关研究中应用其对预后进行评价似乎不够理想或者不够准确,当然,尽管在心源性疾病导致的心力衰竭中(慢性充血性心力衰竭),EF 与预后的关系明显好于 CO 等心功能指标。因此不能说 EF 有用或没用,同时说明,我们需要比类似 EF 指标更接近心肌内在性能的指标。

二、严重全身感染和感染性休克相关心肌损伤的机制

(一)超细胞水平假说　相关研究经历了不同的阶段,在 1990 年之前,"超细胞水平假说"如减少的冠脉血流以及循环的心肌抑制因子作用始终被认为是脓毒症诱导的心肌损伤的主要机制,内容如下:

1. 减少的冠脉血流　由于冠脉血流减少导致心肌的弥漫缺血几十年来一直认为是感染性心脏抑制的主要原因。然而,1980 年来冠脉血流的直接测量和之后心脏代谢研究的结果均除外了此种假说。近来的一些研究报道,在严重全身感染和感染性休克时,血浆肌钙蛋白升高与心肌抑制严重程度有密切的关系。但是,很多研究在那些死于感染性休克的患者却没有发现任何心肌或骨骼肌的坏死。因此,血浆肌钙蛋白的升高好像不是由于细胞死亡本身,更有可能是由于在炎症细胞因子的作用下,心肌细胞膜通透性增加的结果。

2. 循环心肌抑制因子　在 1971 年,首次有人提出心肌抑制的原因是循环心肌抑制因子。之后 Parrillo 等研究发现早期感染性休克患者的血浆可以抑制新生小鼠心肌细胞的收缩速度和程度,从而确认了人类心肌抑制因子的存在。由于细胞因子 TNF-α 和 IL-1β 在脓毒症早期释放入血,同时研究发现两者在体外具有直接的尽管是短期的心肌收缩抑制作用,因此被认为是"循环心肌抑制因子"。然而,尽管如此细胞因子的作用可以解释在脓毒症早期心肌抑制,同时可以解释 Parrillo 等的研究结果,但却无法解释脓毒症时后期的心肌抑制。事实上正如文前所述,无论人类还是动物,心脏功能改变发生在病程的 7～10 天内,而 TNF 和 IL-1 的血浆水平却在脓毒症发生后 48 小时即已恢复正常。进而更有几个研究发现在脓毒症的早期取出的小鼠心肌细胞在体外存在与体内测量一样的心肌收缩功能抑制,尽管在体外心肌并不直接与含有细胞因子的血浆直接接触。

总之,上述的一些研究驳斥了循环心肌抑制因子的主要作用,从而支持心肌内在改变的概念,并且认为其才是脓毒症相关心功能不全的主要机制。但客观上,尽管循环心肌抑制因子不能解释持续的心肌抑制,但他们应该参与了促使出现内在心肌抑制的细胞事件。因此在 1990 年以后相关研究都集中在了在细胞水平研究脓毒症相关心功能不全的机制。

(二)内在的细胞水平机制

1. CD14 受体,Toll 样受体的信号传导机制及细胞因子作用　CD14 是一种 T 细胞分化抗原,在 LPS 诱导单核巨噬细胞产生 TNF-2α 的过程中起重要作用,故被认为是 LPS 受体。在单核巨噬细胞膜上 CD14 有 2 种表达形式:膜结合 CD14(mCD14)和可溶性 CD14(sCD14)。其中,mCD14 通过糖基磷脂酰肌醇(GPI)附着单核巨噬细胞、中性粒细胞等成熟的髓性细胞膜表面,介导这类细胞对 LPS 的反应。目前,认为 sCD14 产生于 mCD14 直接脱落和(或)单核巨噬细胞合成分泌,介导内皮细胞、上皮细胞、平滑肌细胞及树突状细胞等对 LPS 的反应。CD14 不但能与溶解的 LPS 相互作用,也能与完整的 G⁻ 菌结合。CD14 与 LPS 结合完成信号转导发挥其生物学效应。有研究者在血清中发现了一种急性期蛋白 LBP,通过传导和催化等信号放大作用,促进 LPS 与 CD14 的结合,显著增强激活细胞的作用。LBP 传导 LPS 信号至靶细胞方式有以下 2 种途径:①LPS 与 LBP 结合形成 LPS-LBP 复合物,复合物与髓性细胞膜上 mCD14 作用,形成 LPS-LBP-CD14 复合

物;②LPS-LBP 复合物中的 LPS 与 sCD14 结合形成 LPS-sCD14 复合物。尽管 LBP-CD14 系统在 LPS 的信号传导过程中起重要作用,但并不是唯一的途径。此外,CD14 和 CD11-2CD18 都无跨膜信号传导功能,要将 LPS 信号传导至细胞内,需要 Toll 样受体的共同作用。通过上述途径的信号跨膜传导,促丝裂原激活的蛋白激酶(MAPK)途径和蛋白酪氨酸激酶(PTK)途径得以活化,在转录和翻译水平上调控 NO 合酶及其他蛋白激酶等的合成和分泌,诱导和释放多种炎症性细胞因子和免疫调节因子直接损伤心肌细胞。感染性休克时产生的多种细胞因子(如 TNF-2α、IL-21、IL-26、IL-28 及 NO 等),对心肌细胞有广泛的损害作用。特别是 IL-28 的释放,可激活中性粒细胞释放溶菌酶,导致心肌细胞受损。

Toll 蛋白最早是从果蝇中分离得到,可诱导成熟个体的抗真菌免疫反应。迄今为止,果蝇体内已分离出的 Toll 蛋白有 11 种,现已确认的人类发现单核巨噬细胞表面的 Toll 样受体(Toll-like recepter,TLR)家族成员有 TLR1～10 的 10 个种类。其中,TRL2 和 TLR4 已证实有传导 LPS 信号的功能活性。已经证明心肌细胞有 CD14 和 TLR4 表达,人类 TLR 由胞外区、跨膜段和胞内区 3 部分组成,属于 I 型跨膜受体。已经确定 LPS、TNF 等是激活 TLR4 的天然配体。现在认为受 LPS 刺激后,TLR4 与 mCD14 相互作用导致 TLR4 寡聚化并与 IRAK 形成信号传导复合物,进一步启动胞内的信号传导过程。LPS 激活 TLR4 需要细胞膜表面同时存在 MD2 分子,MD2 分子能够增加 TLR4 在细胞膜上的表达并且在 TLR4 发挥信号传导功能中起重要作用。作为 LPS 的位点识别受体,TLR4 与 CD14 受体所介导的胞内信号传导机制相似,都促使合成一系列的细胞因子和炎性介质,直接损伤心肌细胞。

总之,与病原微生物接触后,激活的免疫细胞产生或释放的细胞因子可以抑制心肌功能,因此,心肌细胞本身首先担当受害者的角色。

2. 心肌细胞凋亡 一般存在两条细胞凋亡途径:①线粒体途径:主要由心肌细胞内线粒体释放细胞色素 C 到细胞质而诱发;②死亡受体途径:最常见就是 TNF-2α 与受体结合启动细胞凋亡,它主要由 LPS 诱导产生。许多细胞膜上包括心肌细胞存在 2 种 TNF 结合蛋白(P55 受体和 P75 受体),P55 受体可以介导 TNF 引起心肌细胞凋亡,而 P75 受体却无此介导作用。P55 TNF 受体具有所谓的凋亡区域,P55 在胞质内的部分称为 TNF 受体相关凋亡区域(TRADDs),TRADDs 的过度表达将引起细胞凋亡。TRADDs 也可使细胞内半胱氨酸蛋白酶 caspase 家族活化。caspase 系统活化构成了 TNF 引起细胞凋亡信息传递的又一途径。因此,在感染性休克发生的过程中,TNF-2α 不但起到了启动其他炎性细胞因子大量生成的连锁反应作用,更重要的是 TNF-2α 本身就可以引起心肌细胞功能发生异常。

但遗憾的是,关于心肌细胞死亡的许多研究发现,仅仅有很少动物研究在那些没有液体复苏的脓毒症模型,在心内膜可以见到心肌细胞坏死,而更多研究仅仅见到可以忽略的细胞坏死和凋亡,尤其一些感染性休克的患者尸检,在心肌发现了明显的炎性细胞浸润,但同时发现即便有也是很少的细胞死亡。另外,尽管有研究发现,抑制细胞凋亡(caspase 系统抑制剂)可以轻度减轻心肌抑制的程度,但总的认为,心肌细胞死亡包括凋亡在脓毒症可能不是引起心肌功能抑制的主要因素。

3. 重要因子 NO 对心肌细胞舒缩功能的影响 感染性休克时,血管张力减低,内皮衍生性舒张因子(endothelium derived relaxing factor,EDRF)明显增加,此因子就是 NO。NO 可直接或间接对心功能产生影响。Gunnett 等发现,缺乏诱导型 NO 合成酶(inducible NO synthase,iNOS)基因的小鼠,LPS 引起感染性休克的死亡率较低,提示 iNOS 在感染性休克中起关键作用。有报道显示,感染性休克时,iNOS 活性增强,而心功能下降。有研究证实,iNOS 的存在是感染性休克时心脏收缩和舒张功能减弱的原因之一。NO 的负性肌力作用是由 cGMP 介导的,并且与冠状动脉自主调节功能的减弱和氧利用能力降低有关。cGMP 是三磷酸鸟苷在鸟苷酸环化酶(GC)作用下水解的产物,NO 是 GC 的主要激活物,在 Mg^{2+} 和 ATP 参与下,促进 cGMP 合成。cGMP 通过激活环核苷酸磷酸二酯酶途径来降低 cAMP 浓度,抑制心肌舒缩功能,使心肌细胞受损。cAMP 由心肌细胞膜上腺苷酸环化酶(AC)活化后催化胞质中的 ATP 而形成,作为第二信使把各种调节信息带到细胞内特定的部位。cAMP 激活其依赖的蛋白激酶(APK),使靶蛋白磷酸化而传递信号,同时,cAMP 通过激活糖原磷酸化激酶,使 12 磷酸葡萄糖增加,抑制糖原合成并催化 1,6 二磷酸果糖生成,为心肌细胞提供能量,起保护心肌细胞的功能。以 NO 为代表的细胞因子在感染性休克时抑制肾上腺素介导的心肌细胞 cAMP 产生,从而使心肌细胞受到损害。

4. 心肌收缩功能不全

(1) 肾上腺素能信号通路:对 β 肾上腺素受体短期的刺激可以增加心肌收缩力和心率。然而,长时间或过度的刺激会导致钙超载从而引起心肌细胞损害乃至细胞坏死。在脓毒症患者或动物,许多研究已经证明存在升高的儿茶酚胺水平。循环的儿茶酚胺类物质可以被超氧化物自动氧化而失活。在感染性休克的小鼠模型,给予超氧化物歧化酶 mimetic 可以增加血浆的儿茶酚胺浓度及 β 肾上腺素能受体的反应性。在心肌细胞水平,对儿茶酚胺水平增高不同的适应性机制已经被研究明确。在感染性小鼠,心肌 β 肾上腺素受体的密度发现是适应性减低的;另外有些研究在那些小鼠心肌 β 肾上腺素受体的密度正常情况下,给予细胞因子刺激后,心肌的收缩反应明显钝化;不同的是,心肌细胞对细胞外高的钙浓度反应却是正常的。还有研究认为,潜在的机制是经过细胞膜的信号传导受到干扰。在内毒素血症兔,刺激性 G 蛋白是减低的,同时,在死亡的感染性休克患者和感染性动物,两者的抑制性 G 蛋白是增加的。以上所述的改变最终导致腺苷环化酶活性减低及 cAMP 水平减低。总之,在脓毒症时,β 肾上腺素能的刺激因为在信号传导接连反应过程中发生不同水平的改变从而被钝化。在左室功能不全患者或感染小鼠,β 肾上腺素能反应的下调是与 NO 水平的升高相关的。

（2）钙：心肌细胞细胞膜去极化后，L-钙通道开放，导致细胞外钙离子内流，从而引起肌质网的 RyR 钙离子诱导钙离子的大量释放，细胞内钙离子浓度增加。细胞内钙离子浓度高低决定心肌收缩力大小。心肌舒张的发生取决于钙离子通过能量依赖肌质网钙-ATP 酶（心肌细胞肌质网 Ca²⁺-ATPase）返回肌质网，钙-ATP 酶（通道）的活性由受磷蛋白（phospholamban）调节，受磷蛋白是心肌收缩的一个重要调节因子，可抑制心肌肌质网钙-ATP 酶的活性、降低其对钙的亲和力，正常情况下，受磷蛋白可被不同的蛋白激酶磷酸化从而解除其对肌质网钙-ATP 酶的抑制作用。当然还有一些其他减低胞质内钙离子浓度的途径：一定比例的钙离子进入线粒体；一些经过细胞膜钠-钙泵转运到细胞外；另外一些钙离子与 CM 结合，直接降低细胞质钙离子浓度，然后通过 CMK 刺激钙离子进入肌质网。CMK 也可以激活 CN，与线粒体通透性转运孔相互作用，同时可以刺激线粒体相关的死亡途径。脓毒症时，作用与不同位点，抑制钙离子流动，影响心肌功能。

（3）心肌肌丝：在心肌肌丝水平，细胞质钙离子与肌钙蛋白 C 结合，调节肌钙蛋白 I 和原肌球蛋白的抑制活动，因而暴露结合位点给肌球蛋白。之后，肌动蛋白与肌球蛋白产生相互作用，肌球蛋白头部改变其形态，从而引起肌动蛋白肌丝向肌球蛋白肌丝运动，产生强有力收缩。有研究发现：在死亡的感染性休克患者，心肌免疫组化提示存在肌原纤维肌丝的破坏。并且有可能与基质金属蛋白增强有关，这些酶可以降解细胞骨架和心肌收缩的组成部分（基质金属蛋白酶（MMPs）是一种金属离子依赖的蛋白酶。MMP 其主要功能是降解细胞外基质，参与体内多种生理及病理过程如胚胎发育、创伤修复、血管形成、炎症、肿瘤的浸润及转移、结缔组织病等）。这些结构的改变恢复可能非常缓慢，尤其蛋白需要重新合成时。脓毒症的多种动物模型，心肌收缩成分肌原纤维蛋白钙敏感性的改变从而影响心肌（游离的乳头肌）收缩。总之，心肌收缩装置的改变，包括钙敏感性下降，可能造成脓毒症时心肌抑制。

5. 热休克蛋白和黏附分子 热休克蛋白位于线粒体的内部或外部，在应激状态时保护蛋白的重要结构和功能，在脓毒症小鼠，热休克蛋白的激活可以减少心脏的线粒体功能不全，同时减低死亡率。

热休克蛋白最早于 1962 年发现，是由热和应激诱导的超家族蛋白。它们基于分子量被分类。热休克蛋白（HSP 70）家族是对温度最敏感的同时高度保守的种系蛋白，其中至少包括四种蛋白：HSP 72、HSP 73、HSP 75 和 HSP 78。热休克蛋白（HSP 70）家族被认为在蛋白折叠即：分子陪伴方面具有作用，同时通过抗炎和抗细胞凋亡机制而具有细胞保护作用。在体外，诱导 HSP 70 在 LPS 刺激的巨噬细胞可以抑制 TNF-α 的产生。在转染的小鼠心肌细胞 HSP 的过度表达可以在暴露于 LPS 时保护心肌。进一步研究发现，转基因的内毒素小鼠，心肌过度表达 HSP 70 可以提高生存率和减少心肌 iNOS 的产生。当 HSP 24 被诱导产生时，CLP 的小鼠可以维持电子传递链酶的含量和活动度，以及 ATP 的含量。

中性粒细胞浸润至心肌细胞可以导致组织坏死。细胞间的黏附分子-1（ICAM-1）和血管细胞黏附分子-1（VCAM-1）介导了中性粒细胞向内皮细胞的黏附，研究证明 LPS 和 TNF-α 可是上调冠脉内皮细胞和心肌细胞的黏附因子表达（ICAM-1/VCAM-1）。在 LPS 相关的心脏功能不全小鼠，心肌细胞 ICAM-1 和 VCAM-1 表达增加，同时中性粒细胞积聚。在 CLP 的小鼠，心肌 ICAM-1 的表达也时增加的。进一步的研究表明，抗体阻滞 VCAM-1 可以预防心肌功能不全和减少中性粒细胞积聚。如果同时抗体阻滞和敲除 ICAM-1 可以预防在 LPS 后的心脏功能不全，但并不能影响中性粒细胞积聚。另有研究发现，减少中性粒细胞并不能预防 LPS 诱导的心肌抑制。

（三）其他重要机制

1. 心肌细胞的能量代谢异常和线粒体功能异常 在正常和衰竭的心脏，代谢改变已经被广泛的回顾分析。在脓毒症时，那些死亡的患者和小鼠心肌细胞内类脂类、糖原的潴留表明了代谢的改变。另外，尽管脓毒症时特征性表现为高乳酸血症，但是通过测量动脉血和冠状窦静脉血乳酸含量发现心脏为净的乳酸摄取，也就是说静脉血的乳酸含量竟然低于动脉血，同时表现为：心肌减少的糖、酮体和游离脂肪酸的摄取。重要的是，在脓毒症早期，与正常代谢相比，患者的氧耗以及静息代谢率是增强的，但随着病程的发展，包括休克进展或脏器功能不全发展时，两者都是明确下降的。这些都表明在存在明确脏器功能不全或休克时，患者可以耐受氧输送较低的情况。另外，长期的脓毒症患者，组织的氧分压与病情的严重性同步进展，也就是说，病情越重，组织氧分压越高。所有这些都提示，问题的关键可能在于细胞的氧利用减少（线粒体氧摄取及利用障碍）而不是氧输送不足。同时，因为全身氧耗的 90% 都是被线粒体用来产生 ATP，因此，线粒体在脓毒症诱导的器官功能不全时包括心脏功能不全起着重要而关键的作用。

较早的脓毒症相关心功能抑制理论包括心脏的氧输送减少，但最终被两项有关人的冠脉血流动力学研究所驳斥，研究中在脓毒症的患者，全心的灌注是正常或增加的，另外一项有关小鼠的脓毒症模型研究表明冠脉血流也是增加的，因此新的假说出现，称为"细胞病性缺氧"，主要是指组织细胞的氧摄取及利用障碍，一般认为机制是炎症反应引起细胞内氧化磷酸化解偶联进而影响高能磷酸盐的产生，但许多研究让人迷惑，因为在脓毒症相关的功能不全的有些研究发现 ATP 浓度是减低的，而另外有的研究发现心肌 ATP 浓度是不变的。因此研究者开始测量电子传输链的激酶活性来代替测量 ATP 浓度，并且已获得可喜的结果。其中复合物 I 和 III 已被证明收到抑制。

另外，还有很多关于脓毒症的研究证明了其他线粒体功能不全的重要作用，包括与病情严重性和后果的明确相关性。在脓毒症的动物和患者，心肌细胞存在线粒体的超微结构损伤。在 sepsis 后期，氧耗的减少发现与线粒体呼吸功能受损有关。在脓毒症的动物心脏，线粒体电子传递链酶复合物的活性减低。机制包括活性氮和活性氧自由基对氧化磷酸化和 ATP 产生的抑制作用。这些均与在脓毒症时,超氧化物和 NO 生成增加及线粒体内抗氧化物消耗减少有关。另外,线粒体 DNA 是比细胞核 DNA 更易于收到内毒素诱导的损害。但是在小鼠心脏氧自由基也可以通过激活线粒体生物合成从而刺激其恢复。增加线粒体解耦联蛋白(UCP)的表达可以减低线粒体膜电位,从而减少 ATP 的合成。UCP1 多存在于棕色脂肪组织导致产热增加和 ATP 合成减少,但 UCP2 和 UCP3 发现存在于人类心肌中,他们的作用尚不明确,尤其在脓毒症时。还值得注意的是,UCP 在介导线粒体内膜质子漏的同时潜在的限制了超氧化物的产生。另外线粒体的通透转运孔也在线粒体功能不全时起着重要的作用。因为研究发现在脓毒症小鼠,抑制线粒体的通透转运孔可以改善线粒体呼吸,同时恢复心肌细胞膜的电位、在体外改善心脏功能和减少死亡率。

2. 循环和微循环改变　严重感染和感染性休克的早期临床表现特征是:由血管内容量减少和外周血管扩张引起的循环异常,接着,心脏的充盈不足可以导致心输出量减少。这些潜在的导致了在不同器官床的氧供和氧需求的失衡,这些似乎经常可以被液体复苏所纠正。复苏不足的动物模型因此可能导致心脏功能下降。由于炎症诱导的血管瘘导致的心肌水肿可能也会影响心脏的顺应性和功能。另外,心室功能受负荷改变的影响。肺动脉高压可以恶化右室功能,同时右室扩张可以损害左室功能。最后,内在心脏收缩功能受影响表现为心室功能对液体复苏的反应下降。如前所述,对于感染性休克患者,冠脉的大循环血流是增加的,但是关于微循环的作用仍然在争议中。有研究报道,在内毒素休克狗的心脏,存在不均匀的心脏微循环血流、内皮细胞水肿以及非阻塞性的纤维蛋白潴留。但也有报道,利用乏氧标记物^{18}F-氟米索硝唑(^{18}F-fluoromisonidazole)显示感染性休克小鼠的心脏没有发现细胞缺氧。

3. 细胞对细胞功能的影响(旁分泌功能影响)　血管内皮细胞和心肌细胞之间的关系非常紧密。内皮细胞激活导致 NO 和内皮素、前列腺素产生增加,因而产生旁分泌效果作用于心肌细胞调节心脏功能,如激活的内皮细胞分泌的 NO 可以损害游离的心肌细胞的等容收缩功能。另一方面,感染的小鼠的心肌细胞激活后影响内皮细胞的屏障功能,因而促使循环中性粒细胞跨内皮细胞进入心肌间质。

4. 自主神经功能失调　一些研究者认为脓毒症的特征就是自主神经功能衰竭,可能与心血管自主神经中心的细胞凋亡相关,并且可能休克发生之前。快速心律失常,作为脓毒症的典型临床特点,一直被认为是对心脏充盈不良、肾上腺素能刺激、发热的反应。而脓毒症相关的快速心律失常对心脏有许多不良作用,包括限制心室的舒张期充盈、增加氧耗,以及一种快速心律失常相关的心肌病。事实上,在临床上,心率是预测感染性休克患者存活率的重要因素。

(四)心肌冬眠在脓毒症时的影响　与上述的许多研究结果不同,我们还应该考虑到:在缺血性心脏病,因为缺血而引起的心肌冬眠现象,作为维持心肌完整性和活性

的重要机制已经被广泛认识。而在脓毒症时,由于线粒体功能不全和微循环障碍而引起的能量产生减少出现的心肌抑制(减少的细胞能量消耗)是否也是一种心脏保护?心肌冬眠? Levy 等研究发现,在感染的动物,心肌细胞产生与心肌冬眠类似的细胞改变,并且伴随心脏功能的下降。所以,若由于存在"心肌冬眠"心肌细胞在缺氧或炎症刺激时会自动减低心肌收缩活性和氧耗量,从而维持 ATP 浓度。这些想法或研究未来会促进新的研究发现进而给危重患者管理带来重要影响。

综上所述,脓毒症与心肌损伤存在着多方面的内在联系,对病情转归起着重要的影响。这种继发于脓毒症的急性心肌抑制机制路径多样而广泛,且对死亡具有重要的促进作用,尚存在许多问题有待进一步探讨。

三、严重感染和感染性休克相关心肌损伤的评估

(一)生化指标

1. 中心静脉血氧饱和度(ScvO$_2$)　主要依据来源于 2001 年,Rivers 的 EGDT(早期目标指导治疗),从复苏的过程来看,早期发现心功能异常是复苏的重点,所用指标是中心静脉血氧饱和度(ScvO$_2$)。在经充分扩容,维持理想灌注压,补充红细胞的情况下依然低于 70%,此时认为提示存在心功能不全即加用强心治疗,从而明显降低了死亡率。近几年,多项循证医学进一步证明了 EGDT 的临床价值,但运用 ScvO$_2$ 监测是否能够真及时发现心功能异常并能早期处理,以最终达到改善预后的目的,尚不能判定。

2. 肌钙蛋白(troponin Ⅰ)和脑利钠肽(BNP 和 NT-proBNP)　目前在早期发现心功能异常方面生化指标有:肌钙蛋白(Troponin Ⅰ)和脑利钠肽(BNP 和 NT-proBNP),其中肌钙蛋白与严重感染及感染性休克心功能不全和预后的相关性已经过大量研究证明;目前,虽然脑利钠肽作为慢性充血性心力衰竭、急性冠脉综合征的诊断与治疗的标记物已形成共识,而其对于严重感染及感染性休克相关心功能不全的诊断与预后仅仅被部分研究证明,但仍需进一步研究。

目前有必要进行研究进一步明确:生化指标与 ScvO$_2$ 变化及心脏超声诊断的相关性;下一步判断生化指标对于严重感染及感染性休克相关心功能不全的早期诊断、治疗与预后的作用。期望能通过进一步研究有助于发现运用更快捷及更经济的方法早期发现严重感染及感染性休克相关心功能不全,有助于早期干预,最终有助于改善其预后。

(二)心功能评价研究时动物模型的选择

1. LPS(脂多糖)或内毒素　LPS 是位于革兰阴性杆菌细胞壁的糖脂类分子,而内毒素是包含 LPS 在内多糖类和细胞壁蛋白、类脂等的混合物,由于在脓毒症患者血浆中分离出了 LPS,因而众多学者认为 LPS 是脓毒症的主要致病因素,事实上,给人注射小剂量的 LPS 可以导致类似脓毒症时的血流动力学表现,同时,将 LPS 或内毒素注射给不同的动物时均可出现血流动力学受抑或内毒素性休

克。其中 LPS 的注射途径包括血管内或腹腔内。无论是鼠类还是兔子或犬类均可以看到明显的心功能受抑。此种方法优点是与注射细菌相比稳定，但主要缺点是因缺乏感染灶而不能代表临床的脓毒症。

2. 注射细菌　更多的专家认为静脉持续泵入病原体比负荷量注射病原体更能模拟人类脓毒症，例如注射大肠杆菌或绿脓杆菌。在狒狒、猪、狗或羊静脉注入大肠杆菌均可以模拟出脓毒症同时运用 PAC 等方法可以发现明确的心脏收缩或舒张功能受抑。但此种方法的缺点是：①模型经常是爆发性的且血流动力学反应各异，同时血浆细胞因子反应是短暂的不能代表临床脓毒症的特点；②必须大剂量注射细菌以对抗机体的防御反应；③缺乏产生致病菌的感染灶。

3. 腹膜接种　研究者将充满细菌的纤维结节接种到实验动物的腹膜腔，可以模拟人类的革兰阴性腹膜炎的临床表现，例如给狒狒或狗腹膜腔接种大肠杆菌结节可以导致高动力型休克。Natanson 等报道大肠杆菌接种的狗模型在存活组表现出明显的收缩和舒张功能减低，从而导致心室舒张、舒张期容量压力曲线右移；在非存活组表现出较小的心室容积和减低的心室顺应性以及减低的每搏量。大多研究者认为，此种模型与 LPS 及注射细菌模型相比，优点是因为具有感染灶并有类似于人类脓毒症的细胞因子反应所以更能模拟人类脓毒症同时具有较少的爆发性表现，另外此种方法简单而具有定量性。

4. 结肠结扎后穿孔（CLP）　CLP 模型于 20 世纪 80 年代由 Wichterman、Baue、Chaudry 等发展而来，历史上，例如鼠类、羊等均被选择应用 CLP 方法，早期由于此模型是结肠漏出的多细菌引起的腹膜炎，因此无法控制污染细菌的量；但近年来发现，通过标准化结肠穿刺针的大小，以及结扎结肠的长度可以导致可预测的死亡率。在鼠类模型中，不同的时间段具有不同的血流动力学特点，大约 2 到 10 小时表现为高动力血流动力学状态，而 24 小时后，表现为低每搏量、低心排血量及外周血管收缩。

此种模型的优点：①类似腹膜接种，方法简单且具有之后的细胞因子反应（炎症反应）；②不需细菌定量；③与人类类似的脓毒症病因。因此 CLP 模型最具有吸引力。

5. 细胞培养　动物模型的缺点是不同动物面临技术上的难题和不同动物表现的多变性，另外容易受整体神经反应和内分泌的影响。而通过运用包含多种炎症因子的培养液培养心肌细胞可以观察到对心肌细胞功能的影响。例如有研究者运用脓毒症患者的超滤液培养小鼠心肌细胞，可以发现心肌收缩频率的减低；也有研究运用儿童的脑膜炎球菌脓毒症血浆的上清液培养小鼠心肌细胞减低的收缩速度和幅度。本方法优点是研究脓毒症不同的介质将很有用，缺点是模型均是离体的。

（三）评价心脏功能的力学指标和技术

1. 力学指标　心脏在人体起着泵的作用，它的功能依赖于前负荷、后负荷以及心肌的收缩性；其中心脏收缩功能的评估不能独立于心脏的前后负荷，另外要注意的是：在活体，心脏功能的评价不得不忽略了心脏功能的内在方面，它包括激素及自主神经的影响，因此有研究以游离的心肌细胞为对象。

评价心肌收缩功能的指标有：①收缩末斜率：在活体完整的心脏前后负荷均可调节，前负荷通过改变腔静脉的阻塞程度而后负荷通过改变血管收缩药物的剂量或阻塞主动脉的程度来调节，其中通过前负荷的调节画出一系列压力容积环，而收缩末的点形成曲线成为收缩末斜率，此斜率对于收缩功能的改变非常敏感，斜率的提高提示收缩功能提高。②缩短分数与平均缩短速度：两者均独立于后负荷，而前者为前负荷依赖，因此两者联合评价心肌收缩功能更加准确。③dp/dt：为压力增加的速度，它主要的假设是代表等容收缩时心腔大小形态不变而有压力的变化，如此可以不受后负荷影响；另外运用 dp/dt/Pmax 指标可以不受后负荷影响。

评价心肌舒张功能指标有：①压力下降速度：等容舒张时，心室容积和室壁厚度假设不变，其中压力下降的最大速度代表舒张功能。②时间常数（time constant）：用于评价舒张的足够性及舒张功能。

2. 评价技术

（1）在体外全心和心肌细胞的功能评估：游离、灌流的全心脏模型制备具有可重复性好及较为廉价等优点。最早，模型由 Langendorff 描述，游离的心脏被去神经化从而不受循环神经激素的影响。尽管此模型被许多研究人员诟病，但是还是被用来评估一些特殊药物对心脏功能的影响，并且不受其他器官系统功能的混杂影响。目前，最常见小鼠的心功能用此模型来研究评估，尤其那些内毒素休克模型的小鼠。

另一种体外评估心肌功能的方法就是游离心肌细胞的收缩功能评估。有研究发现，在内毒素的几内亚猪的游离左房心肌细胞，2 小时时，收缩张力和 dp/dt max 明显受抑，24 小时后恢复基线水平。相似结果也发现存在于左室乳头肌细胞。之后包括有关小鼠和兔的相关心肌细胞研究也有类似结果。当然此种方法的优点也是不受神经内分泌及其他器官功能的影响。

（2）PAC（肺动脉导管）和动脉导管：在危重患者出现脓毒症时，经常已应用 PAC 及动脉导管来进行有创血流动力学监测。应用这些方法，临床医生可以直接获得 CO、SV、SvO2 等指标。另外，通过测量心内或血管内的压力间接获得一些压力指标来评估心脏功能有一定相关性。

（3）脉搏轮廓连续心排血量监测：PiCCO 由经肺热稀释技术和动脉脉搏轮廓分析技术两种技术组成，用于更有效地进行血流动力和容量治疗，使大多数患者可以不必使用肺动脉导管。导管不经过心脏，创伤更小，对每一次心脏搏动进行分析和测量（beat to beat），测量全心指标，反映全心功能，不是以右心代表整个心脏，直接给出容量参数，无需对其他指标（如压力）进行翻译，不受机械通气等外部压力变化的影响，测量前负荷、后负荷和流量等多种指标，在床旁就可以完成定量测量肺水肿情况，避免 X 线造成的困惑，技术容易掌握，并发症少。因此在重症医学领域 PiCCO 应用前景广阔。

（4）无创方法——心脏超声和磁共振图像（MRI）：心脏超声被认为是评估全心结构和功能的强有力的工具。

它的优点包括迅速可用、便携和几乎无创伤，包括不需要暴露于射线等有害物质。另外，随着技术（包括多普勒技术）的发展，应用多普勒心脏超声评估心脏功能已经由开始的腔室评价到心肌内在功能的评估。例如早期的腔室评价指标最典型的是射血分数（EF），每搏输出量（SV）及衍生出的心输出量（CO）等；中间阶段包括一些能够部分独立于心脏负荷状态的指标：LV dD/dt、室壁应力纠正的mVCF和Tei指数；而目前已发展到心肌内在功能指标：组织多普勒指标（心肌收缩期速度）、应变和应变率以及结合可能的应力变化。最终理想是出现一种无创指标，完全独立于心脏前后负荷及心率，完全代表心肌本身的功能，但目前尚没有，因此综合评价各阶层指标，同时综合分析仍然是主流的方法。

目前，心脏功能的评估进展很快，但临床仍以心脏超声的简单指标结合临床常用的血流动力学监测指标如肺动脉导管监测的心输出量和每搏输出量等为主，而这些指标受心脏负荷状态的影响大，只能对心脏的泵血功能和部分心肌内在功能进行评估，尚缺乏受心脏负荷影响小的被广泛认可的指标。所以，有关心脏超声多普勒技术领域，评估左室心脏收缩指标的进展集中在两个方向，一是发展一些对负荷依赖程度低的指标，即接近心肌内在性能的指标，如LVdP/dT和Peak LVdP/dT不依赖于后负荷而前负荷轻度依赖、室壁应力纠正的m VCF相对的对前后负荷均依赖程度低、Tei指数相对不依赖负荷指标等，同时，已有许多研究认为，这些指标有助于预后的判断，如LVdP/dT和Peak LVdP/dT可以独立预测充血性心力衰竭的预后及包括瓣膜手术后转归等；二是那些研究心肌本身的指标：以往的一些指标都是测量心室对血容量（腔室的大小）和血流（多普勒流速和压力的变化）的效果，而最近许多研究开始对心肌本身的研究产生强烈的兴趣，在基础研究中，已经能够游离动物模型的心肌细胞然后测量长度、大小、收缩状态及收缩和舒张功能，尽管可以真正代表心肌本身的实际状态，但不可能真正常规应用于临床。随着超声多普勒技术的进步，尤其组织多普勒的发展，应用无创技术测量心肌本身或内在的功能成为可能，目前已有的指标有心肌收缩速度、左室质量等。最为重要的是，近年来，生物力学作为一门快速发展的跨学科专业，而其中动力学与变形体力学与严重感染和感染性休克时的血流动力学改变的两大关键息息相关，其中变形体力学（材料力学）与心脏本身的力学改变到功能改变极为相关，而应力与应变及两者关系（本构关系）是研究变形体材料本质特征的黄金方法和指标，它既表现为既往关注的压力-容量关系又为其根本，受负荷影响小，因此临床更为有意义。最近，由于临床上超声及多普勒技术的快速发展，使得应力和应变的测量变得能够较为准确获得，同时两者的关系分析也变得可行。因此，应变和应变率以及与应力的关系应该具有更好的前景。另外，这些指标对预后的影响研究尚少，尤其大规模的几乎没有，仅发现在充血性心力衰竭患者心肌收缩速度 < 5cm/s 可以预测心脏不良事件的发生。目前，国外相关临床研究集中在心肌病、冠心病以及高血压心脏改变的研究上，仅见有在儿童的研究中生物力

学的研究有助于发现肥厚型心肌病的隐性心功能不全。

MRI通过在一个磁场不同的组织产生不同的电磁波频率而产生空间图像。由于具有尺度准确及很高的分辨率等优点，MRI能够准确而无创的测量CO、SV及射血分数等指标。已有研究多集中在鼠类的心脏模型，包括CLP大鼠模型。

（5）功能性血流动力学监测/心功能的连续监测：对于严重感染和感染性休克而言，应用六腔PAC和PiCCO等技术进行功能性血流动力学监测的意义在于强调了需要全面、动态地观察心输出量的变化，评价其是否符合机体氧的需要，从而及时发现心功能异常，优化治疗方案，最终提高存活率。

四、治疗的进展及对预后的影响

一些研究进一步说明了严重感染和感染性休克时心功能不全对预后的影响，一方面，就是那些关于生化指标的研究，包括较前的cTNI和最近的BNP，研究均证明在严重感染尤其感染性休克时，两个指标均明显升高，同时与EF及左心室每搏做功指数（LVSWI）呈负相关，而与病死率明显正相关，侧面说明心功能抑制可能导致病死率的增加。另一方面，在治疗方面的研究进展，包括重组活性蛋白C（r-APC）和左西孟旦（levosimendan）的相关研究：既往在感染性休克合并临床心功能不全，需要强心治疗均选择了多巴酚丁胺，但临床面临的问题是：①只有容量充足时才能应用，若非如此，反而会引起心肌细胞受损，进一步恶化心功能；②若是容量充足情况下追求超高氧输送时反而增加了死亡率。而r-APC和左西孟旦的临床应用恰恰解决了这些问题，它们在提高心输出量时，带来了改善的预后，同时治疗的重点是增加了心功能的储备，而不是仅仅去解决由于流量减低造成的组织灌注不足，在证明提高心功能可以改善预后时同时进一步提示严重感染和感染性休克时心功能不全对预后的影响。

五、小　结

由于临床上对于脓毒症时心肌损伤的认识近年来有了很大的进步，对感染性休克认识的早期由于对于容量认识的缺乏，认为感染性休克主要是严重的心功能受抑，随着对容量认识的提高，对患者进行积极的容量复苏后主要表现为增高的心输出量和减低的外周阻力，因此人们开始认为感染性休克患者主要是外周阻力下降而心脏功能基本正常甚至增强，但近年来越来越多的证据表明无论心输出量正常还是增加，均存在心肌抑制，尤其最近一些小样本流行病学结果表明严重感染和感染性休克时心功能不全发生率很高且具有极高的死亡率，由此进一步推进了对脓毒症相关心肌损伤的研究。

在病因学研究方面，近年来发展非常迅速，尤其在心肌代谢线粒体功能不全以及NO方面取得可喜的结果，未来几年随着研究的进一步深入希望能够取得更大的进步，包括，哪里是最重要的环节或者哪些因素更为关键一些等，最终能够寻找到临床干预的突破点，并且有助于对严

重感染和感染性休克时其他脏器的功能不全的深入研究。

在心功能评价方面，无论是模型的建立还是评价方法的选择都需要进一步进行研究，关于脓毒症心功能不全模型的建立，由于人类脓毒症的极端复杂性，目前应该说依然没有能够理想模拟人类脓毒症的完美选择，但是应该看到由于几十年来许许多多的学者进行的不同的动物模型研究，我们已成为判断在特定的时间点对于一定的损害一定动物的器官系统具有如何的反应的专家，我们还能敏感地认识到这些反应与人类如何相似又如何不同。所以说，尽管产生完美的动物模型几乎不可能，但是通过持续的应用目前的模型并且仔细的观察不同动物种类之间的相似与不同，我们肯定能逐步提高对于机体对脓毒症的反应和脓毒症相关损害，如心肌损伤的认识。另一方面，对于心功能不全评价的局限性应该充分认识，虽然在活体或是离体的心功能评价均试图说明真正的心功能变化，但在活体的全心的心功能评价是受自身假设的限制不能真实反映心肌功能；而离体心肌研究的心肌也提取自宿主环境。理想的方法应该是在活体不受干扰的个体化的进行心肌功能测量，但这明显是非常困难的。最后很重要的是关于评价技术的问题，近年来有两大趋势，逐步无创化和影像化，他们的进步已经引起了临床医学的极大进步，同时对于在小的实验动物评价技术进步也是同步的，尽管有些技术应用仅仅几年时间，但是他们的持续进步都很有可能引发无论在动物还是在人类脓毒症相关心功能评价的革命性进步。

最后，我们相信随着技术的进步和我们对在严重感染和感染性休克时心肌损伤认识的飞速提高，创新性的诊断、评估、监测及治疗干预手段将必然出现和发展。

（王小亭）

主要参考文献

[1] Court O, Kumar A, Parrillo JE, et al. Myocardial depression in Sepsis and septic shock. Crit Care, 2002, 6:500-507.

[2] Rudiger A, Singer M. Mechanism of sepsis-induced cardiac dysfunction. Crit Care Med, 2007, 35:1599-1608.

[3] Levy RJ, Clifford S. Evaluating myocardial depression in sepsis. Shock, 2004, 22(1):1-10.

[4] Brealey D, Brand M, Hargreaves I, et al. Association between mitochondrial dysfunction and severity and outcome of septic shock. Lancet, 2002, 360:219-223.

[5] Roshon MJ, Kline JA, Thornton LR, et al. Cardiac UCP2 expression and myocardial oxidative metabolism during acute septic shock in the rat. Shock, 2003, 19:570-576.

[6] Kreymann G, Quenot JP, Teuff GL. Myocardial injury in critically ill patients: Relation to increased cardiac troponin I and hospital mortality. Chest, 2005, 128:2758-2764.

[7] Schultz MJ, van der Poll T. Animal and human models for sepsis. Ann Med, 2002, 34:573-581.

[8] Dittoe N, Stultz D, Schwartz BP, et al. Quantitative left ventricular systolic function: From chamber to myocardium. Crit Care Med, 2007, 35:s330-s335.

[9] Varpula M, Pulkki K, Karlsson S, et al. Predictive value of N-terminal pro-brain natriuretic peptide in severe sepsis and septic shock. Crit Care Med, 2007, 35(5):1277-1283.

[10] Maeder M, Fehr T, Rickli H, et al. Sepsis-associated myocardial dysfunction: diagnostic and prognostic impact of cardiac troponins and natriuretic peptides. Chest, 2006, 129(5):1349-1366.

[11] Pinto BB, Rehberg S, Ertmer C, et al. Role of levosimendan in Sepsis and septic shock. Curr Opin Anaesthesiol, 2008, 21(2):168-177.

[12] Lyon AR, Bossone E, Schneider B, et al. Current state of knowledge on Takotsubo syndrome: a Position Statement from the Taskforce on Takotsubo Syndrome of the Heart Failure Association of the European Society of Cardiology. European Journal of Heart Failure, 2016, 18(1):8-27.

[13] Templin C, Ghadri JR, Diekmann J, et al. Clinical Features and Outcomes of Takotsubo(Stress)Cardiomyopathy. New England Journal of Medicine, 2015, 373(10):929-938.

[14] Madias JE, Madias JE. Plausible speculations on the pathophysiology of Takotsubo syndrome. International Journal of Cardiology, 2015, 188(3):19-21.

第 40 章

重症患者的急性冠脉综合征

急性冠状动脉综合征（acute coronary syndrome，ACS）是以冠状动脉硬化斑块破溃，继发完全或不完全闭塞性血栓形成，为病理基础的一组临床综合征。根据胸痛时的心电图表现，分为 ST 段抬高型心肌梗死（ST-segment elevation myocardial infarction，STEMI）和非 ST 段抬高心肌梗死。STEMI 根据最新版"心肌梗死全球定义"，将 STEMI 分为自发性 MI（1 型）、继发于心肌氧供需失衡的 MI（2 型）、心脏性猝死（3 型）、经皮冠状动脉介入治疗（PCI）相关 MI（4a 型）、支架血栓形成引起的 MI（4b 型）和外科冠状动脉旁路移植术（CABG）相关 MI（5 型）。非 ST 段抬高的 ACS 根据心肌损伤血清标志物测定结果，分为不稳定型心绞痛（unstable angina，UA）和非 ST 段抬高心肌梗死（non ST-segment elevation myocardial infarction，NSTEMI）。

ACS 患者的临床症状表现可以各异，向临床医生提出了挑战：如何从胸痛或胸部不适的患者中识别 ACS 而决定可行的治疗决策？临床上 STEMI 诊断的特异性较高，而非 ST 段抬高的 ACS 临床漏诊率较高，诊断后需进一步明确是 UA 还是 NSTEMI。UA 或 NSTMI 的患者时刻面临着 ST 段抬高心梗和心脏性猝死的危险，通称为非 ST 抬高的 ACS（又称为不稳定性冠状动脉疾病）；正确的治疗能减少最初的心肌缺血和随后的心脏事件；此类患者需及时抗栓治疗稳定病情，同时进行危险分层，确定理想的治疗策略。由于存在严重应激状态，重症患者易合并 ACS，而手术或原有疾病状态往往掩盖了 ACS 的临床特征。因此，ACS 应引起 ICU 医生的高度重视。

一、发 病 机 制

ACS 这组病症是一个连续体，彼此之间存在交叉也存在着差别。其共同的病理生理基础是在多种因素作用下由"稳定斑块"向"不稳定斑块"转变，导致冠状动脉粥样硬化斑块破裂或糜烂，随之血小板活化、凝集和凝血酶形成，最终导致血栓形成或微小栓塞，造成一组呈波谱样分布的病症（图 40-0-1）。

不稳定斑块特点：脂质含量多（占斑块 40% 以上）；纤维帽薄；胶质与血管平滑肌少；炎症细胞多；容易破裂；斑块大多数导致冠状动脉管腔轻、中度狭窄。心血管事件发生危险性主要决定于斑块类型与性质，而不是斑块所致管腔狭窄程度。

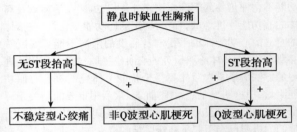

图 40-0-1　急性冠状动脉综合征疾病谱
"+"血清心肌标记物阳性

斑块破裂因素包括高血压、糖尿病、高血脂、超重及吸烟。斑块一旦破裂，在炎症细胞的介导下，血小板黏附、激活、聚集，凝血酶激活与纤维蛋白结合，导致血栓形成。大多数 ST 段抬高心肌梗死的血栓为富含红细胞和纤维蛋白的红血栓，完全闭塞梗死相关冠状动脉。大多数非 ST 段抬高 ACS 的血栓为富含血小板的白色血栓或灰血栓，周期性、不完全闭塞相关冠状动脉。

近年来，随着人们对 ACS 病理生理的进一步认识，提出了易损斑块的概念。易损斑块是指那些不稳定和有血栓形成倾向的斑块，主要包括破裂斑块、侵蚀性斑块和部分钙化结节性病变。大量的研究表明，约 70%～80% 的 ACS 是由于轻、中度狭窄的冠状动脉斑块的破裂、继发血栓形成所致。然而，斑块破裂并不是易损斑块的唯一内容，那些有血栓形成倾向、可能快速进展成为罪犯斑块的粥样病变都属于易损斑块的范畴。Naghavi 等给出了易损斑块的组织学定义和标准。主要标准包括急性炎症（单核/巨噬细胞以及有时 T 细胞浸润）；纤维帽薄伴大的脂质核心；内皮剥脱伴表面血小板聚集；斑块裂口；狭窄>90%。次要标准包括表面钙化小结；亮黄色；斑块内出血；内皮功能不全；扩张性重塑。

易损斑块可能导致临床事件，但是导致临床事件的发生除斑块以外还有其他因素，例如易形成血栓的血液（易损血液），电不稳定易于发生威胁生命的心律失常的心肌（易损心肌）。因此，专家们提议这些患者为易损患者。心血管易损患者是指以斑块、血液或心肌易损性为基础，易发生急性冠状动脉综合征或心脏性猝死的患者。

二、临 床 表 现

（一）病史与症状　病史采集应重点询问胸痛和相

关症状。

1. 典型缺血性心脏疼痛　多数 ACS 患者均有不同程度的胸痛不适症状,典型的缺血性胸痛多为心前区或胸骨后压榨性疼痛或窒息样感觉。部分患者可能表现为闷痛、心前区烧灼感,常在劳累或情绪激动后发作,也有静息状态下发作者。ACS 患者不稳定型心绞痛包括:①静息性心绞痛:静息时心绞痛发作,发作时间较长,通常超过 20 分钟;②初发性心绞痛:新近发生严重的心绞痛(发病时间 2 个月以内),CCS 分级为Ⅲ级以上的心绞痛,尤其注意近 48 小时有无静息性心绞痛发作及其发作频率;③恶化性心绞痛:既往诊断的心绞痛,最近发作次数频繁,持续时间延长,或痛阈降低(CC 分级增加≥1 级至 CCS 分级Ⅲ级或以上);④心肌梗死后心绞痛,急性心肌梗死 24 小时以后至 1 个月内发生的心绞痛。⑤变异型心绞痛:休息或一般活动时发生的心绞痛,发作时心电图显示 ST 段暂时性抬高。

2. 不典型心绞痛　少数 ACS 患者的胸痛症状并不典型,这多见于老年人、糖尿病或女性患者,其首发症状可能仅仅是胸闷,针刺样疼痛,无明显的放射痛,部分患者可能表现为上消化道症状,上腹部疼痛,初发的消化不良,或胸膜刺激症状,胸部刺痛或触痛,逐渐加重的呼吸困难。重症患者由于手术或原有疾病状态的影响掩盖了 ACS 的胸痛症状。这些不典型的主诉症状是导致误诊或漏诊的主要原因,其结果可能导致患者治疗时间的延误或漏诊。

重视病史的询问在拟诊 ACS 并除外其他胸痛疾病方面有重要意义。询问病史,应注意冠心病的危险因素。①冠心病可变的危险因素:包括高血压、糖尿病、高脂血症、吸烟。②冠心病不可变的危险因素:包括年龄、性别、冠心病早发家族史(家族成员中男性 55 岁、女性 65 岁以前发病)。尚需询问既往冠心病病史、既往诊断与治疗情况。患者有气促、心悸和咳粉红色泡沫样痰,需注意有无急性左心功能不全。有双下肢水肿、腹胀与尿少,需注意有无右心功能不全;有大汗、头晕、晕厥、气促与尿少,需注意有无心源性休克。

病史询问还能对鉴别不同性质的胸痛疾病提供重要的信息,一些临床高危、易引起猝死的胸痛疾病,如肺动脉栓塞、主动脉夹层等,仔细了解胸痛情况可获得一些对诊断有价值的线索。

（二）体征　体格检查应系统而有重点地进行,其目的是发现可能加重心肌缺血的因素(如感染或严重应激、未得到控制的高血压、甲状腺功能亢进症和各种肺病),评价心肌缺血对血流动力学的影响,排除非缺血性心脏病(心包炎、心瓣膜病等)及心外原因(气胸等),并确定胸痛原因。如体检发现低血压、左心功能不全(肺部啰音、第 3 心音奔马律)或急性二尖瓣关闭不全(心尖区 2 级以上收缩期杂音),高度提示存在严重冠心病而且预后不良。出现颈部血管杂音或无脉征提示有心外血管(颈动脉、主动脉、周围血管)病变。重症患者由于疾病严重状态和生命支持设备(如机械通气)的影响,掩盖了 ACS 的体征。

三、辅 助 检 查

（一）心电图　对于疑诊 ACS 患者,心电图检查具有重要的价值。静息心电图是诊断 ACS 的关键,ST 段移位、T 波改变及 Q 波出现是 ACS 最可靠的心电图标志。应反复检查并动态观察心电图的变化,注意与既往心电图比较,有症状或胸痛发作前、中、后心电图比较,往往有意外发现。必要时行 24 小时动态心电图检查,可以明确胸痛与心电图的关系。对非心肌缺血性胸痛如心肌炎、肺动脉栓塞,也可通过特有的 ECG 改变辅助诊断。

静息状态症状发作时记录到一过性 ST 段改变,症状缓解后恢复正常,强烈提示急性心肌缺血,并高度提示存在严重冠心病。现有心电图提示急性心肌缺血,并与以前的心电图作比较,则可提高诊断的准确性。有可逆性 ST 段压低的 ACS 患者,其凝血酶活性增高,提示冠状动脉病变复杂而且有血栓形成。

根据临床表现拟诊 ACS 的患者,2 个或 2 个以上导联 ST 段抬高超过 1mm(其中胸导联超过 2mm),提示冠状动脉闭塞导致透壁性缺血,考虑为 STEMI,结合病史、体征、心肌损伤标记物,是否立即行冠状动脉再灌注治疗。如果胸前导联出现显著对称性 T 波倒置(≥0.2mV),高度提示急性心肌缺血,多由左前降支严重狭窄所致。这类患者多有前壁心肌运动减弱,药物治疗的风险较大。非特异性 ST 段和 T 波改变(ST 段抬高或压低<0.05mV 或 T 波倒置<0.2mV)意义相对较小。Q 波≥0.04 毫秒表明曾经患过 MI,对于诊断 ACS 的意义较小,却高度提示存在严重冠心病。

应当注意,有时胸痛患者心电图正常,也不能排除 ACS。研究发现,其中约 1% ~ 6% 最终诊断为 NSTEMI,4% 以上为 UA。

（二）心肌损伤的生物学标志　心肌损伤标志物的检测主要用于心肌缺血坏死的诊断及临床预后的判断。目前,临床上常用的有磷酸肌酸激酶(CK)及同工酶-MB(CK-MB)、肌红蛋白和肌钙蛋白。

CK-MB 一直是评估 ACS 的主要血清标记物之一。CK-MB 在心肌坏死或梗死后 3 ~ 4 小时内升高。有研究表明在胸痛发作 3 小时内若 CK-MB 检测值升高,对判断心肌坏死的敏感性和特异性大于 90%。CK-MB 检测对 NSTEMI,尤其是无明显胸痛症状或心电图无诊断意义的 NSTEMI 患者的早期初步筛查具有一定价值。溶栓治疗后梗死相关动脉开通时 CK-MB 峰值前移(14 小时以内)。另外,CK-MB 测定也适于诊断再发心肌梗死。但 CK-MB 并非心肌的特异性酶谱,在骨骼肌损伤时也显著升高,因此,在判断其意义时应联合其他标志物或结合临床综合考虑。CK-MB 的同工酶(或亚型)有助于诊断极早期(4 小时以内)MI。心肌中仅存在 CK-MB2 亚型而血浆中则为 CK-MB1。与常规检测 CK-MB 相比,应用其亚型指标(CK-MB2/CK-MB1>1.5)可以提高 6 小时以内 AMI 诊断的敏感性,但其检测条件要求较高。

肌红蛋白是一种发现于心肌和骨骼肌中的低分子量血红素蛋白,可在心肌坏死后 2 小时检出,但缺乏心脏特异性,而且检测时间窗较小(<24 小时),尽管协助诊断价值有限,但由于其敏感性较高,且心肌坏死后出现于血浆中较早。因而对早期诊断,尤其是早期除外心肌缺血坏死

的可能性具有重要临床价值。

肌钙蛋白复合物包括 3 个亚单位：肌钙蛋白 T（cTnT）、肌钙蛋白 I（cTnI）和肌钙蛋白 C（cTnC），cTn 是诊断心肌坏死最特异和敏感的首选心肌损伤标志物。肌钙蛋白 I 或 T 的分子量分别为 23 000 与 39 000Da，较 CK-MB 小，当心肌损伤后，先于 CK-MB 进入血液中，其持续升高时间达 1～2 周。肌钙蛋白检测除了在 STEMI 及 NSTEMI 患者中明显升高外，研究表明其在部分 UA 患者亦升高，这类患者可能系高危 UA，因不稳定性斑块及表面的白血栓反复脱落致远端小血管栓塞而引起局灶性心肌坏死，CK-MB 可能仍在正常范围，但 TnI 或 TnT 已升高。在慢性肾功能不全时有极少数患者出现假阳性反应，在心肌炎、肺动脉栓塞和急性心力衰竭患者可能也会升高。

（三）影像学检查　超声心动图、冠状动脉造影等影像学检查有助于对急性胸痛患者的鉴别诊断和危险分层。测量左心室射血分数是 ACS 重要预后变量，缺血时左心室壁暂时性局限性运动减弱或消失，同时可发现其他合并症（如心瓣膜病、先天性心脏病）。

四、诊　断

ACS 主要根据病史（胸痛特征和冠心病危险因素）、体征（左心功能不全、严重心律失常与休克体征）、实验室检查（心电图改变、心脏损伤标记物与冠状动脉造影），确定是否为 ACS（STEMI、NSTEMI 或 UA）；诊断为 ACS 后进行危险性分层。危险分层是一个连续的过程，需根据临床情况不断更新最初的评估。高龄、女性、Killip 分级 Ⅱ～Ⅳ 级、既往心肌梗死史、心房颤动、前壁心肌梗死、肺部啰音、收缩压＜100mmHg、心率＞100 次/分、糖尿病、cTn 明显升高等是 STEMI 患者死亡风险增加的独立危险因素。溶栓治疗失败、伴有右心室梗死和血流动力学异常的下壁 STEMI 患者病死率增高。合并机械性并发症的 STEMI 患者死亡风险增大。冠状动脉造影可为 STEMI 风险分层提供重要信息。

五、治　疗

（一）治疗原则　早期、快速和完全地开通梗死相关动脉是改善 STEMI 患者预后的关键。

对拟诊或诊断为急性缺血性胸痛的 ACS 患者，应进行严密观察，迅速心电监测并建立静脉通道，根据病情分别予以吗啡、吸氧、硝酸酯类及阿司匹林（MONA 方案）治疗。

心电图发现 ST 段抬高的患者，应评估即刻再灌注治疗的可能性和必要性，并根据有关 AMI 的处理指南进行治疗。再灌注治疗包括静脉溶栓治疗、经皮冠状动脉介入干预（PCI）、冠状动脉旁路手术（CABG）。

症状复发、心电图 ST 段压低（＞0.05mV）和（或）T 波倒置（＞0.2mV）或心脏标记物阳性的血流动力学稳定患者，应收住冠心病监护病房，按危险分层标准将患者分类并给予治疗，高危者"预治疗" 2～3 天，给予抗缺血、抗血栓、调脂治疗，早期积极作 PCI，低危者转入普通病房治疗，稳定后出院，门诊随访。

对心电图正常或呈非特征性心电图改变的患者，应在急诊科继续对病情进行评价和治疗，并进行床旁监测，包括心电监护、迅速测定血清心肌标记物浓度及二维超声心动图检查等。二维超声心动图可在缺血损伤数分钟内发现节段性室壁运动障碍，有助于 AMI 的早期诊断，对疑诊主动脉夹层、心包炎和肺动脉栓塞的鉴别诊断具有特殊价值。床旁监测应一直持续到获得一系列血清标记物浓度结果，最后评估有无缺血或梗死证据，再决定继续观察或入院治疗。

心电图 ST 段压低＜0.05mV 和（或）T 波倒置＜0.2mV、心脏标记物阴性、心脏负荷试验阴性的低危 ACS 患者可以出院或在门诊治疗。

（二）一般治疗　所有 STEMI 患者应立即给予吸氧和心电、血压和血氧饱和度监测，及时发现和处理心律失常、血流动力学异常和低氧血症。合并左心衰竭（肺水肿）和（或）机械并发症的患者常伴严重低氧血症，需面罩加压给氧或气管插管并机械通气。STEMI 伴剧烈胸痛患者应迅速给予有效镇痛剂，如静脉注射吗啡 3mg，必要时间隔 5 分钟重复 1 次，总量不宜超过 15mg。但吗啡可引起低血压和呼吸抑制，并降低 P2Y12 受体拮抗剂的抗血小板作用。注意保持患者大便通畅，必要时使用缓泻剂，避免用力排便导致心脏破裂、心律失常或心力衰竭。

（三）再灌注治疗

1. 溶栓治疗　溶栓治疗快速、简便，在不具备 PCI 条件的医院或因各种原因使 FMC 至 PCI 时间明显延迟时，对有适应证的 STEMI 患者，静脉内溶栓仍是较好的选择。决定是否溶栓治疗时，应综合分析预期风险/效益比、发病至就诊时间、就诊时临床及血流动力学特征、合并症、出血风险、禁忌证和预期 PCI 延误时间。左束支传导阻滞、大面积梗死（前壁心肌梗死、下壁心肌梗死合并右心室梗死）患者溶栓获益较大。

适应证：①发病 12 小时以内，预期 FMC 至 PCI 时间延迟大于 120 分钟，无溶栓禁忌证；②发病 12～24 小时仍有进行性缺血性胸痛和至少 2 个胸前导联或肢体导联 ST 段抬高＞0.1mV，或血流动力学不稳定的患者，若无直接 PCI 条件，溶栓治疗是合理的；③计划进行直接 PCI 前不推荐溶栓治疗；④ST 段压低的患者（除正后壁心肌梗死或合并 aVR 导联 ST 段抬高）不应采取溶栓治疗；⑤STEMI 发病超过 12 小时，症状已缓解或消失的患者不应给予溶栓治疗。

禁忌证：绝对禁忌证包括：①既往脑出血史或不明原因的卒中；②已知脑血管结构异常；③颅内恶性肿瘤；④3 个月内缺血性卒中（不包括 4.5 小时内急性缺血性卒中）；⑤可疑主动脉夹层；⑥活动性出血；⑦3 个月内严重头部闭合伤或面部创伤；⑧2 个月内颅内或脊柱内外科手术；⑨严重未控制的高血压[收缩压＞180mmHg 和（或）舒张压＞110mmHg]。相对禁忌证包括：①年龄≥75 岁；②3 个月前有缺血性卒中；③创伤（3 周内）或持续＞10 分钟心肺复苏；④3 周内接受过大手术；⑤4 周内有内脏出血；⑥近期（2 周内）不能压迫止血部位的大血管穿刺；⑦妊娠；⑧不符合绝对禁忌证的已知其他颅内病变；⑨活动性消化性溃疡;⑩正在使用抗凝药物[国际标准化比值(INR)水平越高,出血风险越大]。

溶栓剂选择:建议优先采用特异性纤溶酶原激活剂。重组组织型纤溶酶原激活剂阿替普酶可选择性激活纤溶酶原,对全身纤溶活性影响较小,无抗原性,是目前最常用的溶栓剂。但其半衰期短,为防止梗死相关动脉再阻塞需联合应用肝素(24 ~ 48 小时)。其他特异性纤溶酶原激活剂还有兰替普酶、瑞替普酶和替奈普酶等。非特异性纤溶酶原激活剂包括尿激酶和尿激酶原,可直接将循环血液中的纤溶酶原转变为有活性的纤溶酶,无抗原性和过敏反应。

疗效评估:溶栓开始后 60 ~ 180 分钟内应密切监测临床症状、心电图 ST 段变化及心律失常。血管再通的间接判定指标包括:①60 ~ 90 分钟内心电图抬高的 ST 段至少回落 50%。②cTn 峰值提前至发病 12 小时内,CK-MB 酶峰提前到 14 小时内。③2 小时内胸痛症状明显缓解。④2 ~ 3 小时内出现再灌注心律失常,如加速性室性自主心律、房室传导阻滞、束支阻滞突然改善或消失,或下壁心肌梗死患者出现一过性窦性心动过缓、窦房传导阻滞,伴或不伴低血压。上述 4 项中,心电图变化和心肌损伤标志物峰值前移最重要。冠状动脉造影判断标准:TIMI 2 或 3 级血流表示血管再通,TIMI 3 级为完全性再通,溶栓失败则梗死相关血管持续闭塞(TIMI 0 ~ 1 级)。

2. 介入或手术治疗　ST 段抬高的 ACS 患者,应评估即刻再灌注治疗的可能性和必要性,尽可能早期再灌注治疗,包括经皮冠状动脉介入干预(PCI)或冠状动脉旁路手术(CABG)。

对于临床上血流动力学不稳定的 ACS 患者和(或)难以即刻启动心导管检查者,可考虑主动脉内反搏(IABP)治疗支持。

对于药物治疗后病情稳定的 ACS 患者,应进行危险分层和处理,处理策略包括早期干预和早期保守两大类。

对于药物治疗 12 ~ 48 小时后病情稳定的患者,临床处理上有两种倾向:一种是早期干预:对所有的无血管再通治疗禁忌的患者进行常规的冠状动脉造影检查,并依据造影结果进行血管再通治疗;另一种是早期保守:对所有患者进行药物保守治疗 12 ~ 48 小时,然后进行负荷试验检查并对左室功能进行评价,仅对于有缺血反复发作(心绞痛、静息或轻体力活动时出现的心电图变化)、运动试验强阳性、左室功能严重减低(EF 低于 40%)者进行冠状动脉造影检查和必要的再血管化治疗。

尽管随机研究结果提示在中危和高危患者倾向于采用早期干预策略。临床实践中,我们还必须考虑手头可用的技术和设备资源、患者的意愿、伴随疾患等因素。现阶段,对于非 ST 段抬高的病情平稳的低危 ACS 患者,无论是选择进行早期干预或是进行早期保守都是可接受的,但是对于高危患者更倾向于早期干预。

(四) 抗栓治疗

1. 抗血小板治疗　阿司匹林:通过抑制血小板环氧化酶使血栓素 A2 合成减少,达到抗血小板聚集的作用。所有无禁忌证的 STEMI 患者均应立即口服水溶性阿司匹林或嚼服肠溶阿司匹林 300mg,继以 75 ~ 100mg/d 长期维持。

P2Y12 受体抑制剂:干扰二磷酸腺苷介导的血小板活化。氯吡格雷为前体药物,需肝脏细胞色素 P450 酶代谢形成活性代谢物,与 P2Y12 受体不可逆结合。替格瑞洛和普拉格雷具有更强和快速抑制血小板的作用,且前者不受基因多态性的影响。STEMI 直接 PCI(特别是置入 DES)患者,应给予负荷量替格瑞洛 180mg,以后 90mg/次,每日 2 次,至少 12 个月(I,B);或氯吡格雷 600mg 负荷量,以后 75mg/次,每日 1 次,至少 12 个月。肾功能不全(肾小球滤过率<60ml/min)患者无需调整 P2Y12 受体抑制剂用量。STEMI 静脉溶栓患者,如年龄 ≤75 岁,应给予氯吡格雷 300mg 负荷量,以后 75mg/d,维持 12 个月。如年龄>75 岁,则用氯吡格雷 75mg,以后 75mg/d,维持 12 个月。挽救性 PCI 或延迟 PCI 时,P2Y12 抑制剂的应用与直接 PCI 相同。未接受再灌注治疗的 STEMI 患者可给予任何一种 P2Y12 受体抑制剂,例如氯吡格雷 75mg、1 次/天或替格瑞洛 90mg、2 次/天,至少 12 个月。

血小板糖蛋白(glycoprotein, GP)Ⅱb/Ⅲa 受体拮抗剂:在有效的双联抗血小板及抗凝治疗情况下,不推荐 STEMI 患者造影前常规应用 GPⅡb/Ⅲa 受体拮抗剂。高危患者或造影提示血栓负荷重、未给予适当负荷量 P2Y12 受体抑制剂的患者可静脉使用替罗非班或依替巴肽。直接 PCI 时,冠状动脉腔内注射替罗非班有助于减少无复流、改善心肌微循环灌注。

2. 抗凝治疗　直接 PCI 患者:静脉推注普通肝素(70 ~ 100U/kg),维持活化凝血时间(activated clotting time,ACT)250 ~ 300 秒。联合使用 GPⅡb/Ⅲa 受体拮抗剂时,静脉推注普通肝素(50 ~ 70U/kg),维持 ACT 200 ~ 250 秒。或者静脉推注比伐卢定 0.75mg/kg,继而 1.75mg/(kg·h)静脉滴注(合用或不合用替罗非班),并维持至 PCI 后 3 ~ 4 小时,以减低急性支架血栓形成的风险。出血风险高的 STEMI 患者,单独使用比伐卢定优于联合使用普通肝素和 GPⅡb/Ⅲa 受体拮抗剂。使用肝素期间应监测血小板计数,及时发现肝素诱导的血小板减少症。磺达肝癸钠有增加导管内血栓形成的风险,不宜单独用作 PCI 时的抗凝选择。

静脉溶栓患者:应至少接受 48 小时抗凝治疗(最多 8 天或至血运重建)。建议:①静脉推注普通肝素 4000U,继以 1000U/h 滴注,维持 Am 1.5 ~ 2.0 倍(约 50 ~ 70 秒);②根据年龄、体质量、肌酐清除率给予依诺肝素。年龄<75 岁的患者,静脉推注 30mg,继以每 12 小时皮下注射 1mg/kg(前 2 次最大剂量 100mg);年龄 ≥75 岁的患者仅需每 12 小时皮下注射 0.75mg/kg(前 2 次最大剂量 75mg)。如肌酐清除率<30ml/min,则不论年龄,每 24 小时皮下注射 1mg/kg。③静脉推注磺达肝癸钠 2.5mg,之后每天皮下注射 2.5mg。如果肌酐清除率<30ml/min,则不用磺达肝癸钠。

溶栓后 PCI 患者:可继续静脉应用普通肝素,根据 ACT 结果及是否使用 GPⅡb/Ⅲa 受体拮抗剂调整剂量。对已使用适当剂量依诺肝素而需 PCI 的患者,若最后一次皮下注射在 8 小时之内，PCI 前可不追加剂量，若最后一次皮下注射在 8~12 小时之间，则应静脉注射依诺肝素 0.3mg/kg。

发病 12 小时内未行再灌注治疗或发病>12 小时的患者：须尽快给予抗凝治疗，磺达肝癸钠有利于降低死亡和再梗死的发生率，而不增加出血等并发症。

（五）抗缺血治疗　ACS 的抗缺血治疗目的在于缓解或解除心肌缺血，防止持续缺血引起心肌坏死，发生心肌梗死。目前应用的药物主要包括硝酸酯类、β 受体阻滞剂、钙通道阻滞剂。

静脉滴注硝酸酯类药物用于缓解缺血性胸痛、控制高血压或减轻肺水肿。患者收缩压<90mmHg 或较基础血压降低>30%、严重心动过缓（≤50 次/分）或心动过速（≥100 次/分）、拟诊右心室梗死的 STEMI 患者不应使用硝酸酯类药物。静脉滴注硝酸甘油应从低剂量（5~10μg/min）开始，酌情逐渐增加剂量（每 5~10 分钟增加 5~10μg/min），直至症状控制、收缩压降低 10mmHg（血压正常者）或 30mmHg（高血压患者）的有效治疗剂量。在静脉滴注硝酸甘油过程中应密切监测血压（尤其大剂量应用时），如出现心率明显加快或收缩压≤90mmHg，应降低剂量或暂停使用。静脉滴注二硝基异山梨酯的剂量范围为 2~7mg/h，初始剂量为 30μg/min，如滴注 30 分钟以上无不良反应则可逐渐加量。静脉用药后可过渡到口服药物维持。使用硝酸酯类药物时可能出现头痛、反射性心动过速和低血压等不良反应。如硝酸酯类药物造成血压下降而限制 β 受体阻滞剂的应用时，则不应使用硝酸酯类药物。此外，硝酸酯类药物会引起青光眼患者眼压升高；24 小时内曾应用磷酸二酯酶抑制剂（治疗勃起功能障碍）的患者易发生低血压，应避免使用。

β 受体阻滞剂：有利于缩小心肌梗死面积，减少复发性心肌缺血、再梗死、心室颤动及其他恶性心律失常，对降低急性期病死率有肯定的疗效。无禁忌证的 STEMI 患者应在发病后 24 小时内常规口服 β 受体阻滞剂。建议口服美托洛尔，从低剂量开始，逐渐加量。若患者耐受良好，2~3 天后换用相应剂量的长效控释制剂。以下情况时需暂缓或减量使用 β 受体阻滞剂：①心力衰竭或低心排血量；②心源性休克高危患者（年龄>70 岁、收缩压<120mmHg、窦性心律>110 次/分）；③其他相对禁忌证：P-R 间期>0.24 秒、二度或三度 AVB、活动性哮喘或反应性气道疾病。发病早期有 β 受体阻滞剂使用禁忌证的 STEMI 患者，应在 24 小时后重新评价并尽早使用；STEMI 合并持续性房颤、心房扑动并出现心绞痛，但血流动力学稳定时，可使用 β 受体阻滞；STEMI 合并顽固性多形性室性心动过速，同时伴交感兴奋电风暴表现者可选择静脉 β 受体阻滞剂治疗。

钙拮抗剂：不推荐 STEMI 患者使用短效二氢吡啶类钙拮抗剂；对无左心室收缩功能不全或 AVB 的患者，为缓解心肌缺血、控制房颤或心房扑动的快速心室率，如果 β 受体阻滞剂无效或禁忌使用（如支气管哮喘），则可应用非二氢吡啶类钙拮抗剂。STEMI 后合并难以控制的心绞痛时，在使用 β 受体阻滞剂的基础上可应用地尔硫䓬。

STEMI 合并难以控制的高血压患者，可在血管紧张素转换酶抑制剂（ACEI）或血管紧张素受体阻滞剂（ARB）和 β 受体阻滞剂的基础上应用长效二氢吡啶类钙拮抗剂。

（六）其他治疗　ACEI 和 ARB：ACEI 主要通过影响心肌重构、减轻心室过度扩张而减少慢性心力衰竭的发生，降低死亡率。所有无禁忌证的 STEMI 患者均应给予 ACEI 长期治疗。早期使用 ACEI 能降低死亡率，高危患者临床获益明显，前壁心肌梗死伴有左心室功能不全的患者获益最大。在无禁忌证的情况下，即可早期开始使用 ACEI，但剂量和时限应视病情而定。应从低剂量开始，逐渐加量。不能耐受 ACEI 者用 ARB 替代。不推荐常规联合应用 ACEI 和 ARB；可耐受 ACEI 的患者，不推荐常规用 ARB 替代 ACEI。ACEI 的禁忌证包括 STEMI 急性期收缩压<90mmHg、严重肾衰竭（血肌酐>265μmol/L）、双侧肾动脉狭窄、移植肾或孤立肾伴肾功能不全、对 ACEI 过敏或导致严重咳嗽者、妊娠及哺乳期妇女等。

醛固酮受体拮抗剂：通常在 ACEI 治疗的基础上使用。对 STEM 后 LVEF≤0.40、有心功能不全或糖尿病，无明显肾功能不全［血肌酐男性≤221μmol/L（2.5mg/dl）、女性≤177μmol/L（2.0mg/dl）、血钾≤5.0mmol/L］的患者，应给予醛固酮受体拮抗剂。

他汀类药物：除调脂作用外，他汀类药物还具有抗炎、改善内皮功能、抑制血小板聚集的多效性，因此，所有无禁忌证的 STEMI 患者入院后应尽早开始他汀类药物治疗，且无需考虑胆固醇水平。

六、ACS 并发症及处理

（一）心力衰竭　轻度心力衰竭（Killip Ⅱ级）时，利尿剂治疗常有迅速反应。如呋塞米 20~40mg 缓慢静脉注射，必要时 1~4 小时重复 1 次。合并肾衰竭或长期应用利尿剂者可能需加大剂量。无低血压患者可静脉应用硝酸酯类药物。无低血压、低血容量或明显肾衰竭的患者应在 24 小时内开始应用 ACEI，不能耐受时可改用 ARB。

严重心力衰竭（Killip Ⅲ级）或急性肺水肿患者应尽早使用机械辅助通气。适量应用利尿剂。无低血压者应给予静脉滴注硝酸酯类。急性肺水肿合并高血压者适宜硝普钠静脉滴注，常从小剂量（10μg/min）开始，并根据血压逐渐增加至合适剂量。当血压明显降低时，可静脉滴注多巴胺［5~15μg/(kg·min)］和（或）多巴酚丁胺。如存在肾灌注不良时，可使用小剂量多巴胺［<3μg/(kg·min)］。STEMI 合并严重心力衰竭或急性肺水肿患者应考虑早期血运重建治疗。STEMI 发病 24 小时内不主张使用洋地黄制剂，以免增加室性心律失常危险。合并快速房颤时可选用胺碘酮治疗。

（二）心源性休克　心源性休克通常由于大面积心肌坏死或合并严重机械性并发症（例如室间隔穿孔、游离壁破裂、乳头肌断裂）所致。心源性休克临床表现为低灌注状态，包括四肢湿冷、尿量减少和（或）精神状态改变；严重持续低血压（收缩压<90mmHg 或平均动脉压较基础值下降≥30mmHg）伴左心室充盈压增高（肺毛细血管嵌入压>18~20mmHg，右心室舒张末期压>10mmHg），心脏指数明显降低[无循环支持时 <1.8L/(min·m²)]，辅助循环支持时 <2.0~2.2L/(min·m²)。须排除其他原因引起的低血压。心源性休克可为 STEMI 的首发表现，也可发生在急性期的任何时段。心源性休克的近期预后与患者血流动力学异常的程度直接相关。需注意除外其他原因导致的低血压，如低血容量、药物导致的低血压、心律失常、心脏压塞、机械并发症或右心室梗死。

除 STEMI 一般处理措施外，静脉滴注正性肌力药物有助于稳定患者的血流动力学。严重低血压时静脉滴注多巴胺 5~15μg/(kg·min)，必要时可同时静脉滴注多巴酚丁胺 3~10μg/(kg·min)。大剂量多巴胺无效时也可静脉滴注去甲肾上腺素 2~8μg/min。

急诊血运重建治疗（包括直接 PCI 或急诊 CABG）可改善 STEMI 合并心源性休克患者的远期预后，直接 PCI 时可行多支血管介入干预。STEMI 合并机械性并发症时，CABG 和相应心脏手术可降低死亡率。不适宜血运重建治疗的患者可给予静脉溶栓治疗，但静脉溶栓治疗的血管开通率低，住院期病死率高。血运重建治疗术前置入 IABP 有助于稳定血流动力学状态，但对远期死亡率的作用尚有争论。经皮左心室辅助装置可部分或完全替代心脏的泵血功能，有效地减轻左心室负担，保证全身组织、器官的血液供应，但其治疗的有效性、安全性以及是否可以普遍推广等相关研究证据仍较少。

（三）右心室梗死和功能不全　急性下壁心梗中，近一半存在右室梗死，右室梗死伴下壁梗死者死亡率可达 25%~34%。这组患者应积极考虑进行再灌注治疗。下壁梗死时出现低血压、无肺部啰音、伴颈静脉充盈或 Kussmaul 征（吸气时颈静脉充盈）是右室梗死的典型三联征。但临床上常因血容量减低而缺乏颈静脉充盈体征，主要表现为低血压。下壁心肌梗死出现低心排血量的临床表现时要想到右室可能受累，应引起特别重视。因为右室梗死的治疗与以左心衰竭为主患者的治疗截然不同。右胸导联 V_{3R}、V_{4R} 导联 ST 段的抬高是下壁心肌梗死患者右室受累的一个单独的、最有力的指征，尤为 V_{4R} ST 段抬高 >0.1mv 是右室梗死最特异的改变。故所有下壁梗死患者都要描记 V_{4R} 导联心电图进行筛选。维持右心室前负荷为其主要处理原则。下壁心梗合并低血压时应避免使用硝酸酯和利尿剂，需积极扩容治疗，每日需补充液体 3~5L，但快速输液时应密切观察，防止出现左心功能不全。

（四）复发性缺血或梗死　处理应遵循不稳定心绞痛的流程，包括心内科医生会诊、考虑使用肺链激酶药物再次溶栓，及血管成型或心肺旁路手术等。

（五）并发心律失常的处理　首先应加强针对 AMI、心肌缺血的治疗。溶栓、血运重建术（急诊 PTCA、CABG）、β 受体阻滞剂、IABP、纠正电解质紊乱等均可预防或减少心律失常发生。不推荐使用预防性药物，若出现心室扑动、心室颤动则遵循 ACLS 指南。

（六）机械性并发症　包括左室游离壁破裂、室间隔穿孔、乳头肌和邻近的腱索断裂等。常发生在 AMI 发病第 1 周，尤其第 1 次及 Q 波心肌梗死患者。溶栓治疗年代，心脏破裂并发症发生率降低，但发生时间前移。临床表现为突然或进行性血流动力学恶化伴低心排血量、休克和肺水肿。药物治疗病死率高。

七、围术期心肌梗死

手术后第三天发生率最高，由于没有胸痛，或其他疼痛可能妨碍围术期心肌梗死的诊断。出现以下情况时，如新发或恶化的心律失常、肺水肿等，提示围术期心肌梗死的发生。此时，溶栓治疗为禁忌，可考虑行 PTCA。

（严　静）

主要参考文献

[1] 中华医学会心血管病学分会,中华心血管病杂志编辑委员会. 非 ST 段抬高急性冠脉综合征诊断与治疗指南. 中华心血管病杂志,2012,40:353-367.
[2] 中华医学会心血管病学分会,中华心血管病杂志编辑委员会. 急性 ST 段抬高型心肌梗死诊断与治疗指南. 中华心血管病杂志,2015,43:380-393.
[3] White HD,Thygesen K,Alpert JS,et al. Clinical implications of the Third Universal Definition of Myocardial Infarction. Heart,2014,100:424-432.
[4] O'Gara PT,Kushner FG,Ascheim DD,et al. American College of Cardiology Foundation/American Heart Association Task Force on Practice Guidelines. 2013 ACCF/AHA guideline for the management of ST-elevation myocardial infarction:a report of the American College of Cardiology Foundation/American Heart Association Task Force on Practice Guidelines. Circulation,2013,127:e362-e425.
[5] Authors/Task Force members,Windecker S,Kolh P,et al. 2014 ESC/EACTS Guidelines on myocardial revascularization:The Task Force on Myocardial Revascularization of the European Society of Cardiology(ESC)and the European Association for Cardio-Thoracic Surgery(EACTS)Developed with the special contribution of the European Association of Percutaneous Cardiovascular Interventions(EAPCI). Eur Heart J,2014,35:2541-2619.

第 41 章

重症患者心律失常的识别和处理

在重症患者的处理过程中,常常遇到各种类型的心律失常。由于这类患者病情危重,临床情况复杂,常合并多系统多脏器的病变,对心律失常的处理不当,常可危及患者的生命。因此,了解重症患者心律失常的发生机制、临床表现、严重程度、预后,并针对上述特点采取相应的治疗措施,是重症患者治疗过程中的重要环节。

一、心律失常的病因

心律失常的病因常常与患者的基础疾病相关联,但由于治疗的介入,可以使其病因变得复杂多样,有时可能是多种因素同时存在,故需要临床医生认真分析,分清主次,采取合理的治疗方案。

（一）严重感染和创伤 在严重感染和创伤(包括严重外伤、枪伤、烧伤、手术等)时,由于机体处于应激状态,交感神经系统激活,大量的儿茶酚胺释放入血,刺激心肌组织;严重感染时致病原释放的毒素可以导致急性中毒性心肌病变,心肌细胞兴奋性的改变;感染和创伤刺激氧自由基释放,导致心肌细胞中膜结构的氧化,功能改变,动作电位的异常;应激状态下机体分泌的 β-内啡肽增加,使自主神经系统的调节发生异常,出现心律失常;此外治疗过程中可能出现的电解质、酸碱平衡的紊乱、某些血管活性药物(如多巴胺)和抗心律失常药物的应用均可能是心律失常发生的原因。

（二）严重的心肌病变 如急性心肌梗死、急性心肌炎、心脏手术后、心脏外伤、全身性疾病累及心脏等,由于对心肌组织的直接损伤或导致心肌缺血缺氧,引起心律失常。严重心脏病变及患者的应激状态所引起的体内儿茶酚胺过度释放,也可促进恶性心律失常的发生。

（三）呼吸系统病变 呼吸系统严重病变导致呼吸衰竭所引起的缺氧和二氧化碳潴留,不仅造成心肌细胞的脂肪变性、纤维化,出现异常的兴奋灶;缺氧和二氧化碳潴留本身以及由此引起的血浆儿茶酚胺的大量释放,均可以触发心肌自律细胞的后除极,异位起搏点自律性增高。

（四）中枢神经系统损伤 颅脑外伤、脑部手术或脑血管意外时,常常由于对位于下丘脑、延髓、大脑皮质的血管运动中枢不同程度的损伤,出现脑水肿、颅内压升高等;应激状态引起的儿茶酚胺大量释放、脱水治疗引起的电解质失平衡等,可以引起各种类型的缓慢或快速心律失常。

（五）药物过量 如洋地黄中毒、奎尼丁晕厥等,由于对钠-钾 ATP 酶的过度抑制导致细胞内钙离子增高,或引起 QT 间期不均匀地延长,心肌纤维之间形成异常折返环,出现快速或缓慢性心律失常。此外其他抗心律失常药物的过量应用对心肌细胞的抑制作用,或抗心律失常药物的致心律失常作用,也是药物引起心律失常的重要原因。

（六）电解质紊乱 重症患者,钾代谢的紊乱是电解质紊乱引起心律失常的最常见原因。由于患者多处于禁食状态、肾功能异常、大量的液体量出入、不合理的补充,均可能是引起电解质紊乱的原因。血钾过低时,心肌细胞的静息膜电位降低,动作电位 4 相自动除极时间缩短,心肌细胞兴奋性增高,异位起搏点自律性增高;血钾轻度升高时,心肌细胞内外浓度梯度减少,膜电位与阈电位接近,故兴奋性升高;血钾明显升高时,膜电位绝对值过低,钠通道失活,心肌细胞兴奋性降低,主要表现为缓慢性心律失常。严重高钾血症可以导致心脏搏动停止于舒张期。血镁降低可以影响血钾和血钙的代谢,诱发各种心律失常,常常和低钾血症合并存在。

二、常见的心律失常

（一）窦性停搏和窦房传导阻滞 窦性停搏是指病变导致窦房结兴奋性降低,不发出冲动,使整个心脏的电活动暂时停止。窦房传导阻滞是由于窦房结周围病变使窦房结发出的冲动向周围心房组织的传导发生障碍。

1. 病因 窦性停搏和窦房传导阻滞常见于各种原因导致的心肌病变、药物中毒、高钾血症、迷走神经张力过高等,或见于严重的心肌缺血缺氧。

2. 心电图特点 窦性停搏:窦性心律伴长 P-P 间期(常大于 2 秒),长 P-P 间期与正常 P-P 间期不成倍数关系,长 P-P 间期中出现逸搏或逸搏心律(图 41-0-1)。

窦房传导阻滞:根据其心电图表现和严重程度分为一度、二度(包括 I 型和 II 型)和三度。由于一度和二度 I 型窦房阻滞预后好,不引起临床症状,除需要观察病情进展外,一般不需要特殊处理,故在此仅介绍二度 II 型和三度窦房传导阻滞。

二度 II 型窦房传导阻滞:窦性心律伴长 P-P 间期(常大于 2 秒),长 P-P 间期与正常 P-P 间期成倍数关系,长 P-P 间期中出现逸搏或逸搏心律(图 41-0-2)。

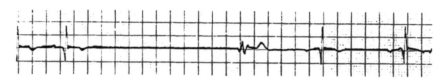

图 41-0-1 窦性停搏的心电图表现

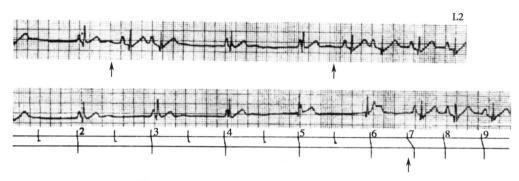

图 41-0-2 二度 Ⅱ 型窦房传导阻滞的心电图表现

三度窦房传导阻滞:所有的窦性冲动均不能传出,心电图表现为长时间 P 波消失,出现结性或室性逸搏心律。在心电图上与无法与长时间的窦性停搏相鉴别。

3. 临床表现 在出现短暂窦性停搏或高度窦房传导阻滞时,大部分患者表现为心悸、疲乏,较长时间的窦性冲动消失,且低位起搏点不能以逸搏心律起搏时,可产生黑蒙、晕厥,严重者出现意识丧失、抽搐(阿斯综合征)。

4. 治疗

(1)去除诱因:包括治疗原发病,纠正高钾血症、心肌缺血缺氧,降低颅内压等。

(2)阿托品:建议首剂 0.5mg 静脉注射,如心电图改善不明显,10 分钟后给予 1~2mg 静脉注射。用药时应避免引起显著的心动过速。剂量过大或长时间用药可引起尿潴留、视力模糊、口干等不良反应。合并二度 Ⅱ 型以上房室传导阻滞时,应避免使用阿托品,以免加重房室传导阻滞。

(3)异丙肾上腺素:用于阿托品治疗无效或患者对阿托品不能耐受时静脉滴注。建议以 0.5~1.0μg/min 开始,逐渐增加给药剂量,将心率维持在 50~60 次/分即可。最好采用输液泵给药,以确保用药的安全性。常见的副作用是引起快速心律失常,如频发房性期前收缩、室性期前收缩、房性或室性心动过速等,主要与给药速度及个体对药物的敏感性有关,给药初期应严密观察。

(4)人工心脏起搏:用于对药物治疗反应不满意、心律恢复不稳定、用药后出现不能耐受的不良反应或严重快速心律失常、或长时间不能恢复窦性心律的患者。在疾病的急性期多采用临时心脏起搏,大多数患者在原发病治愈或缓解后,心律可以恢复。对少数窦性心律持续不能恢复的患者应采用永久心脏起搏器治疗。

(二)房室传导阻滞 房室传导阻滞是指病变影响房室结组织,使室上性冲动下传心室发生障碍,部分或完全不能下传。根据其心电图表现和严重程度分为一度、二度(包括莫氏 Ⅰ 型和莫氏 Ⅱ 型)和三度。由于一度和二度Ⅰ型房室传导阻滞预后好,不引起临床症状,除需要密切观察病情进展、尽可能去除引起传导阻滞的病因之外,一般不需要特殊处理,故在此仅介绍二度 Ⅱ 型、高度和三度房室传导阻滞。

1. 病因 房室传导阻滞是病变累及房室结的结果,常见于各种原因导致的心肌病变、药物中毒、高钾血症、迷走神经张力过高等。

2. 心电图特点 二度 Ⅱ 型房室传导阻滞(莫氏 Ⅱ型):窦性心律伴单个 P 波脱落,P-R 间期正常或延长,但P-R 间期固定不变(图 41-0-3)。

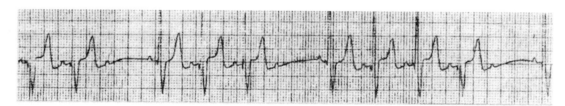

图 41-0-3 莫氏 Ⅱ 型心电图表现

高度房室传导阻滞:连续两个或两个以上的 P 波不能下传(包括 2:1 房室传导阻滞),可以出现逸搏或逸搏心律(图 41-0-4)。

三度(完全性)房室传导阻滞:所有的 P 波均不能下传,心室由结性或室性逸搏心律所控制,P 波与 QRS 波无对应关系,P 波频率大于 QRS 波频率(图 41-0-5)。

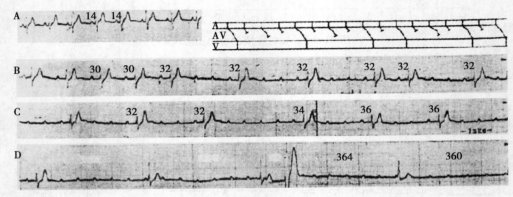

图 41-0-4　高度房室传导阻滞心电图表现

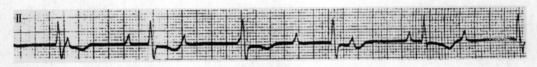

图 41-0-5　三度房室传导阻滞心电图表现

3. 临床表现　在出现二度 Ⅱ 型或传导比例较大的高度房室传导阻滞时,大部分患者表现为心悸、疲乏,较长时间的室上性冲动不能下传,且低位起搏点不能以逸搏心律起搏时,可产生黑蒙、晕厥,严重者出现意识丧失、抽搐(阿斯综合征)。

4. 治疗

(1) 去除诱因:包括治疗原发病,纠正高钾血症,降低颅内压、纠正缺氧状态等。

(2) 异丙肾上腺素:建议以 0.5~1.0μg/min 开始,逐渐增加给药剂量,将心室率维持在 50~60 次/分即可。最好采用输液泵给药,以确保用药的安全性。不良反应及注意事项见"窦性停搏和窦房传导阻滞"。除非合并严重窦房结功能障碍或房室传导阻滞由迷走神经张力过高所引起,对重度房室传导阻滞的患者,一般不采用阿托品治疗,以免室上性冲动发放增加,加重房室结隐匿性传导,进一步加重房室传导阻滞的程度。

(3) 人工心脏起搏:用于对药物治疗反应不满意、心律恢复不稳定、用药后出现不能耐受的不良反应或严重快速心律失常,或长时间房室结传导不能恢复的患者。在疾病的急性期多采用临时心脏起搏,大多数患者在原发病治愈或缓解后,房室结传导可以恢复。对少数持续不能恢复的患者,应采用永久心脏起搏器治疗。

(4) 糖皮质激素:对急性心肌炎或急性下后壁心肌梗死引起的严重房室传导阻滞,可以试用糖皮质激素治疗。常用药物:氢化可的松 200mg 加入 5% 葡萄糖溶液 100ml 静脉滴注,连用 3 天,无论有效与否,均应停药。对于糖皮质激素在上述疾病状态下的疗效,至今尚无定论。

(三) 室上性快速心律失常　是由于房室结和房室结以上部位的自律细胞兴奋性增高,而出现的心律失常。常见的表现形式有:房性期前收缩、房性心动过速、心房颤动、心房扑动、阵发性室上性心动过速。

1. 窦性心动过速　正常人窦性心律约为 60~90 次/分,窦性心动过速时心率大于 100 次/分。

(1) 病因:可见于生理情况下(如运动、情绪激动、吸烟、饮酒等);或各种原因导致的心肌病变、急性左心衰竭、缺氧和二氧化碳潴留、心脏手术后等;也可见于一些全身性疾病状态下(如甲状腺功能亢进、全身性感染、贫血、休克等);一些药物也可以引起窦性心动过速(如氨茶碱、阿托品、儿茶酚胺等)。

(2) 心电图特点:窦性心律(Ⅰ、Ⅱ、aVF、V_5、V_6 导联 P 波直立,AVR 导联 P 波倒置,P-R 间期 0.12~0.20 秒),QRS 一般为正常形态,R-R 间期整齐,频率 100~160 次/分。

(3) 临床表现:随着心率增快的程度,患者可以无症状,或出现不同程度心悸、胸闷等表现,以及引起窦性心动过速的原发病的表现。

(4) 治疗:原则上应注意寻找窦性心动过速的诱因,如缺氧、二氧化碳潴留、感染、心力衰竭、药物等,并予以纠正。当心率增快明显,或在一些特殊情况下(如心肌缺血),心率增快会加重心肌缺氧,可采用 β 肾上腺素能受体阻滞剂(β 阻滞剂)进行治疗。目前多采用心脏选择性的 β 阻滞剂。常用的药物有美托洛尔、阿替洛尔、比索洛尔、艾司洛尔及 HCN 通道(I_f 电流)选择性抑制剂伊伐布雷定(ivabradine)等。对存在心功能不全或慢性阻塞性肺病、哮喘的患者应慎用或禁用。使用方法:

1) 美托洛尔:为 $β_1$ 受体选择性 β 阻滞剂。口服用药常以 12.5 ～ 25mg 开始,根据心率、房室传导情况及治疗反应逐渐增大剂量,治疗剂量多在 50 ～ 100mg,每日两次。静脉用药以 1 ～ 2mg/min 开始,用量可达 5mg,随后可根据心率、房室传导情况及治疗反应 5 ～ 10 分钟后重复给药,总量可以达到 10 ～ 15mg。心率得到控制后即可给予口服。

2)阿替洛尔:为 β_1 受体选择性 β 阻滞剂。口服用药常以 6.25 ～ 12.5mg 开始,根据心率、房室传导情况及治疗反应逐渐增大剂量,治疗剂量多在 25 ～ 50mg,每日 2 次。

3)比索洛尔:为 β_1 受体高选择性 β 阻滞剂。口服用药以 2.5 ～ 5mg 开始,根据心率、房室传导情况及治疗反应逐渐增大剂量,治疗剂量多在 5 ～ 10mg,每日 1 次。

4)艾司洛尔:为 β_1 受体选择性 β 阻滞剂,仅有静脉制剂。给药方法:负荷量:0.25 ～ 0.5mg/(kg·min)给药 1 ～ 5 分钟,维持量:50 ～ 200μg/(kg·min)。

5)伊伐布雷定:是一种新型的控制心率的药品,其通过特异性的抑制 I_f 起搏电流降低窦房结节律,从而达到减慢心率的作用。伊伐布雷定的作用机制决定了其在减慢心率的同时不影响心肌收缩力和左心室收缩功能;治疗剂量下不影响 QTc,无尖端扭转性室速的风险,不影响 PR 间期和 QRS 间期,也不干扰心肌工作细胞和传导细胞的不应期和传导功能;对支气管平滑肌、血脂、血糖、血压无干扰的特点。通常推荐起始剂量:5mg/次,2 次/日。用药三至四周后,根据治疗效果,增加至 7.5mg/次,2 次/日。如果在治疗期间,休息时心率减少持续低于 50 次/分,或患者体验涉及心跳缓慢的症状,如头昏、疲劳或者血压过低,剂量必须向下调整,包括可能剂量 2.5mg/次,2 次/日。必须每日两次口服,例如早餐和晚餐时服用。如果心率低于 50 次/分,或心动过缓症状持续,则应停止用药。

当患者存在 β 阻滞剂使用的禁忌证或不能耐受时,也可以使用维拉帕米(异搏定),为非双氢吡啶类的钙通道阻滞剂。对由于触发活动引起的房速有效。口服给药 40 ～ 80mg,每日 3 ～ 4 次。静脉给药,5mg 溶于 10ml 生理盐水于 10 分钟静脉推注,同时监测心率,心率下降后停止注射。如无效,20 分钟后可考虑重复给药,总剂量不能超过 15mg。静脉用药心率有所控制后可改为口服给药。心功能不全患者慎用或禁用。

2. 房性期前收缩(房性早搏)

(1)病因:常见于正常人,或各种原因导致的心肌病变、缺氧和二氧化碳潴留、药物中毒、低钾血症、心脏手术后等。

(2)心电图特点:窦性心律基础上,提早出现的 P'-QRS-T 波群,QRS 室上型,T 波方向与 QRS 主波方向一致。代偿间期常为不完全性(图 41-0-6)。

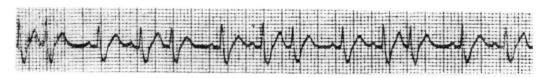

图 41-0-6　房性过早搏动心电图表现

(3)临床表现:患者多无症状,期前收缩频繁时,少数患者可出现不同程度心悸、胸闷等表现。

(4)治疗:房性期前收缩原则上无需特殊治疗。但对突然出现的频发房性期前收缩,应注意寻找可能存在的诱因,如电解质紊乱、缺氧、二氧化碳潴留、感染、心力衰竭等,并予以纠正。期前收缩过于频繁,引起患者明显不适,或频发的房性期前收缩可能或曾经诱发其他心律失常如心房颤动、房性心动过速时,可采用下列方法治疗。

1)β 肾上腺素能受体阻滞剂(β 阻滞剂):目前多采用心脏选择性的 β 阻滞剂,能有效地抑制由于体内交感神经兴奋性过度增高所引起的房性期前收缩。常用的药物有美托洛尔、阿替洛尔、比索洛尔、艾司洛尔等。注意事项见"窦性心动过速"。使用方法如下:

A. 美托洛尔:为 β_1 受体选择性 β 阻滞剂。口服用药常以 12.5 ～ 25mg 开始,根据心率、房室传导情况及治疗反应逐渐增大剂量,治疗剂量多在 50 ～ 100mg,每日 2 次。对于房性期前收缩一般无需采用静脉给药,除非频发并可能诱发其他严重情况时,静脉用药方法见"窦性心动过速"。

B. 阿替洛尔:用药方法见"窦性心动过速"。

C. 比索洛尔:用药方法见"窦性心动过速"。

D. 艾司洛尔:房性期前收缩时一般无需使用静脉艾司洛尔,在一些特殊情况下,可以考虑使用。用药方法见"窦性心动过速"。

2)维拉帕米(异搏定):为钙离子拮抗剂。对由于触发活动引起的房性期前收缩有效。针对房性期前收缩多采用口服给药,40 ～ 80mg,每日 3 ～ 4 次。对心功能不全患者慎用或禁用。

3)普罗帕酮(心律平):为 I_c 类抗心律失常药。口服,剂量 150 ～ 300mg,每日 3 次。

4)胺碘酮:仅用于房性期前收缩可能诱发心房颤动、房性或折返性心动过速时,预防其发生。口服给药:第 1 周:0.2g,每日 3 次;第 2 周:0.2g,每日两次;以后 0.2g,每日 1 次;2 ～ 3 个月后根据情况以 0.1 ～ 0.2g,每日一次维持。长期用药使用前应测定甲状腺功能、摄胸片。服药过程中每半年复查。不良反应有皮肤、角膜色素沉着,甲状腺功能改变,肺纤维化少见。

3. 房性心动过速(房速)

(1)病因:见于各种原因导致的心肌病变,缺氧和二氧化碳潴留,低钾血症,洋地黄过量,心脏手术后等。

(2)心电图特点:窦性心律时,连续提早出现三个或三个以上的 P'-QRS-T 波群,频率多在 120 ～ 160 次/分,QRS 室上型,T 波方向与 QBS 主波方向一致。当心动过速频率较快,出现心室内差异传导时,P' 后的 QRS 波可出现宽大畸形(图 41-0-7)。

503

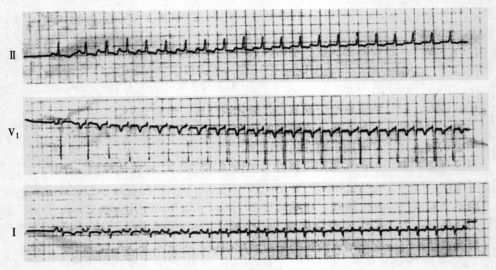

图 41-0-7 房性心动过速心电图表现

（3）临床表现:取决于心动过速的频率,患者可出现不同程度心悸、胸闷等表现。严重者出现心绞痛、心力衰竭、血压下降,需要紧急处理。

（4）治疗:对突然出现的房性心动过速,应注意寻找其诱因,如电解质紊乱、缺氧、心力衰竭、洋地黄过量等。对持续性房速,多采用静脉抗心律失常药或电复律予以终止,发作频繁者可予射频消融根治术。

1）β阻滞剂:目前多采用选择性 β_1 阻滞剂,对于体内交感神经兴奋性过度增高所引起的房速有效。常用的药物有艾司洛尔、美托洛尔等。对存在心功能不全或慢性阻塞性肺病、哮喘的患者禁用。使用方法:

A. 美托洛尔:终止房速可采用静脉用药以 1~2mg/min 开始,用量可达 5mg,随后可根据心率、房室传导情况及治疗反应 5~10 分钟后重复给药,总量可以达到 10~15mg。同时监测心率,房速终止后立即停止注射。

B. 艾司洛尔:用法同"窦性心动过速"。

2）维拉帕米:为钙离子拮抗剂。对由于触发活动引起的房速有效。一般采用静脉给药,5mg 溶于 10ml 生理盐水于 10 分钟静脉推注,同时监测心率,房速终止后立即停止注射。如无效,20 分钟后可考虑重复给药,总剂量不能超过 15mg。

3）普罗帕酮:房速时一般采用静脉给药,70mg 溶于 10ml 生理盐水于 10 分钟静脉推注,同时监测心率,房速终止后立即停止注射。如无效,20 分钟后可考虑重复给药。有效后可以根据情况给予口服 150~300mg,每日 3 次。

4）胺碘酮:终止房速采用静脉用药:300mg 溶于 10ml 生理盐水于 10 分钟静脉推注,同时监测心率,房速终止后立即停止注射。

5）食管调搏超速抑制:将食管调搏电极经食管置入左心房后方,以稍快于房速的频率起搏,8~10 跳后起搏心律夺获心房,突然停止起搏,即可终止房速发作。该方

法优点是安全性高,疗效确切;缺点是操作略复杂,对自律性房速无效,需要食管调搏的仪器。

6）同步直流电复律:对出现心绞痛、心力衰竭、血压下降的房速患者,应首选同步直流电复律。复律的能量多采用 100~200J。该方法优点是对血流动力学影响小,安全性高,疗效确切;缺点是操作复杂,并需要电除颤设备,自律性房速无效。对清醒患者,需静脉用药进行浅麻醉（常用地西泮或硫喷妥钠）。在静脉缓慢推注地西泮过程中,观察患者意识变化,在患者出现意识蒙眬（角膜反射消失、对呼唤反应明显迟钝）时,即可进行同步直流电复律。

7）射频消融术:射频消融是唯一可以根治房速的手段。房速有明显好发部位,右房占 75%,并常见于右房界嵴、冠状窦口、三尖瓣环、右心耳等;左房常发生于肺静脉、二尖瓣环、左心耳等。单形性局灶或大折返房速一次手术成功率为 80%~90%。右房房速成功率高于左房房速。

4. 心房扑动（房扑）

（1）病因:常见于风湿性心脏病、冠心病、洋地黄过量、心脏手术后等。大部分房扑为一过性,多数转变成心房颤动。

（2）心电图特点:窦性 P 波消失,心电图基线消失,代之以锯齿波（F 波）,在 Ⅱ、Ⅲ、T 导联最明显。F 波的频率 250~350 次/秒。F 波的传导比例（2~4）:1。一般 QRS 波为室上型,QRS 主波与 T 波反向。当出现心室内差异传导时,QRS 波群增宽（图 41-0-8）。

（3）临床表现:取决于 F 波下传的程度,患者可出现不同程度的心悸、胸闷等表现。当出现心绞痛、心力衰竭、血压下降时,应采取紧急处理。

（4）治疗:对突然出现的房扑,应注意寻找其诱因,如电解质紊乱、缺氧、心力衰竭、洋地黄过量等。对持续性快速房扑,必须采用静脉抗心律失常药控制心室率或以电复律予以终止。

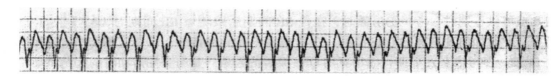

图 41-0-8　心房扑动心电图表现

1) 依布利特:为转复房扑的首选药物。用法:0.01mg/kg 静脉注射 10 分钟以上,如房扑在用药后 10 分钟内不能转复,可以用上述剂量重复给药 1 次。禁用于左室射血分数明显降低的患者,此时依布利特可能导致严重的室性心动过速。

2) β 阻滞剂:多采用 β₁ 受体选择性 β 阻滞剂。对房扑的转复作用差,主要用于降低房扑时的心室率。常用的药物有艾司洛尔、美托洛尔等。对存在心功能不全或慢性阻塞性肺病、哮喘的患者禁用。使用方法见"房性心动过速"。

3) 维拉帕米:对房扑的转复作用差,主要用于降低房扑时的心室率。使用方法见"房性心动过速"。

4) 普罗帕酮:对房扑的转复作用欠佳。一般采用静脉给药,使用方法见"房性心动过速"。

5) 毛花苷丙:通过增加房室结的隐匿性传导,降低房扑时的心室率。对房扑的转复作用差。使用方法:0.4 ~ 0.6mg 溶于 5% 葡萄糖溶液 10ml 缓慢静脉注射,必要时 20 ~ 30 分钟后可重复 0.2 ~ 0.4mg。但 24 小时总量不宜超过 1.2mg。注意在血钾偏低、缺氧、甲亢、严重感染时,易出现洋地黄过量。

6) 同步直流电复律:是终止房扑最安全、有效的方法。对出现心绞痛、心力衰竭、血压下降的房扑患者,应首选同步直流电复律。复律的能量多采用 50 ~ 150J。该方法的缺点是操作复杂,对清醒患者,需静脉用药进行浅麻醉(见房性心动过速)。

7) 也可以选择食管调搏或射频消融术。

5. 心房颤动(房颤)

(1) 病因:常见于风湿性心脏病、高血压、甲状腺功能亢进、手术后及其他各种机体应急状态下。

(2) 心电图特点:窦性 P 波消失,代之以大小不等、形态各异的颤动波(f 波),在 Ⅱ、Ⅲ、aVF 和 V₁ 导联最明显。F 波的频率 350 ~ 600 次/秒。一般 QRS 波为室上型(图 41-0-9)。

当出现心室内差异传导时,QRS 波群增宽(图 41-0-10)。

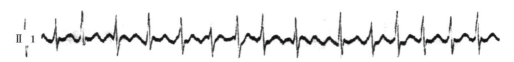

图 41-0-9　心房纤颤心电图表现,QRS 主波与 T 波反向

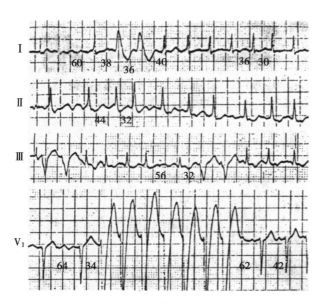

图 41-0-10　心电图表现为 QRS 波群增宽

快速房颤时,心室内差异性传导引起宽大畸形的 QRS 波群不易与室性过期前收缩动或室速相鉴别。下列几点

可供鉴别时参考:①房颤时,在长 RR 间期后跟随短 RR 间期时,易发生室内差异性传导,此时如出现增宽的 QRS 波群,多考虑室内差异性传导;②增宽的 QRS 波群时限超过 0.14 秒,多考虑室性心律失常;③增宽的 QRS 波群的起始向量与窦性搏动时的起始向量相反,则肯定为室性心律失常;反之,增宽的 QRS 波群的起始向量与窦性搏动时的起始向量相同时,并不能排除室性心律失常的可能;④同一导联每个增宽的 QRS 波起点与相应的前一个 QRS 波群的起点的间距(联律间期)不等时,应考虑室内差异性传导;⑤增宽的 QRS 波群后无固定的代偿间隙,应考虑差异性传导,反之,应考虑室性心律失常;⑥房颤心率较慢时持续增宽的 QRS 波群,多考虑室性心律失常。

(3) 临床表现:取决于房颤时的心室率,心室率不快时,患者可以无明显症状;快速房颤时患者可出现不同程度心悸、胸闷等表现,严重者可出现心绞痛、心力衰竭、血压下降。

(4) 治疗:对阵发快速房颤,应注意寻找其诱因,如电解质紊乱、缺氧、心力衰竭等。对快速房颤,多采用静脉抗心律失常药以减慢心室率或以电复律予以终止。

1) 依布利特:为转复房颤的有效药物。用法和注意事项见"心房扑动"。

2）β阻滞剂:对房颤的转复作用差,主要用于降低房颤时的心室率。常用的药物有艾司洛尔、美托洛尔等。使用方法和注意事项见"房性心动过速"。

3）维拉帕米:对房颤的转复作用差,静脉给药主要用于降低快速房颤时的心室率。使用方法和注意事项见"房性心动过速"。

4）普罗帕酮:对房颤的转复作用约为30%,故主要用于降低房颤时的心室率。使用方法和注意事项见"房性心动过速"。注射过程中心室率减慢或房颤终止后立即停止注射。

5）毛花苷丙:通过增加房室结的隐匿性传导,降低房颤时的心室率。对房颤的转复作用差。使用方法和注意事项见"心房扑动"。

6）同步直流电复律:是终止房颤安全、有效的方法。对出现心绞痛、心力衰竭、血压下降的快速房颤患者,应首

选同步直流电复律。复律的能量多采用双向150~200J。操作方法和注意事项同前。

6. 预激合并心房颤动

（1）病因和发病机制:心房和心室之间存在除房室结以外的功能性传导通路(即附加房室旁路),且附加旁路的不应期极短。当阵发性房颤发生时,心房率高达350~600次/分,故冲动可以以极快的速度沿房室旁路下传,使心室率可高达200~300次/分,甚至诱发心室颤动。因此预激合并心房颤动是心脏急症,需要紧急处理以终止房颤的发作。

（2）心电图特点:P波消失,为f波所取代。快速出现的QRS波群,频率200~300次/分,RR间期绝对不规则,QRS宽大畸形>0.12秒,QRS主波与T波反向,QRS波起始可见心室预激的δ波。在心室率极快时,RR间期的不匀齐可以表现得不明显(图41-0-11)。

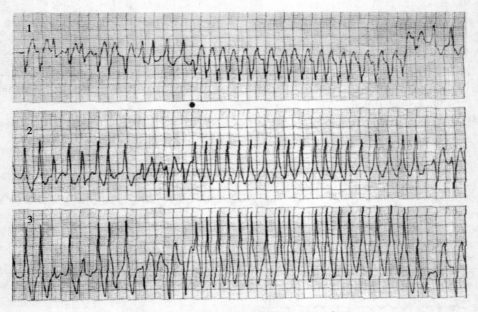

图41-0-11　预激合并心房纤颤心电图表现

（3）治疗:预激合并心房颤动的危险性主要在于冲动沿房室旁路的快速下传可能导致心室颤动。当最短的RR间期小于200毫秒时,极易诱发心室颤动。故应立即进行干预:用药物延长旁路的不应期,通过延缓其传导而减慢心室率;或直流同步电复律。由于洋地黄制剂、维拉帕米和β阻滞剂可以易化旁路的传导,进一步缩短旁路的不应期,故禁止使用。常选用的药物有:

1）依布利特:可以抑制房室旁路传导,并使房颤转为窦性心律。用法和注意事项见"心房扑动"。

2）普罗帕酮:可抑制房室旁路的传导,故可以降低预激合并房颤时的心室率,但对房颤的转复作用较差。使用方法见"房性心动过速"。

3）胺碘酮:通过延长房室旁路的有效不应期,可以降低预激合并房颤的心室率,静脉用药对快速房颤的转复率仅30%~40%。300mg溶于10ml生理盐水于10分钟静脉推注,同时监测心率,心室率明显减慢或房颤转复后立

即停止注射。

4）利多卡因:可以抑制房室旁路的传导。有人认为可以减慢预激合并房颤时的心室率,但其确切疗效有待进一步肯定。用法:50mg利多卡因静脉推注,5~10分钟后重复,总量不超过300mg,无效则考虑应用其他方法。利多卡因对心房颤动无转复作用。

5）同步直流电复律:对预激合并房颤,同样是安全、有效的复律方法。对出现心绞痛、心力衰竭、血压下降或最短RR间期小于200毫秒,或药物治疗后改善不明显的患者,应首选同步直流电复律。复律的能量多采用双向150~200焦耳。操作方法和注意事项同"房性心动过速"。

7. 阵发性室上性心动过速（阵发性室上速,PSVT）前面已经介绍过房性自律性心动过速。另一大类室上性快速心律失常是折返性室上速,约占阵发性室上速患者的90%以上。目前根据电生理研究结果,将折返性阵发性室

上速又区分为房室结折返性(约占60%)和房室折返性。

（1）房室结折返性心动过速(AVNRT)

1）病因和发病机制：由于房室结内存在两条或两条以上的功能性传导通路，且根据冲动在此传导通路上的传导速度将通路分为慢径和快径。慢径传导速度慢，不应期短，快径传导速度快，不应期长。某些原因如引起快径不应期进一步延长，导致冲动在快径不能下传，仅能沿慢径下传，至慢径远端时，快径已经脱离其不应期，因此由慢径下传的冲动在继续下传激动心室的同时，沿快径逆传至心房，激动心房，冲动再由慢径下传，由快径逆传，周而复始，形成阵发性室上速。

房室结内双径为先天形成，很多人终身存在，但并不

出现室上速。但在应激、手术、创伤、严重感染时，体内内环境的急剧变化，使快、慢径的不应期进一步发生改变，形成折返环，出现阵发性室上速。

2）心电图特点：连续三个或三个以上的快速的QRS-T波群，频率160～220次/分，QRS一般为正常形态，R-R间期绝对匀齐。窦性P波消失，但有时可见冲动沿快径逆传激动心房后产生的心房除极波(P'波)，一般出现在QRS波群后面，在Ⅱ、Ⅲ、aVF比较清楚，常仅表现为基线的顿挫，P'-R应大于0.12秒，P'波在Ⅱ、Ⅲ、aVF一般倒置，在aVR一般直立(图41-0-12)。

当心动过速同时伴室内差异型传导时，QRS波群则表现为宽大畸形，应与室性心动过速相鉴别(图41-0-13)。

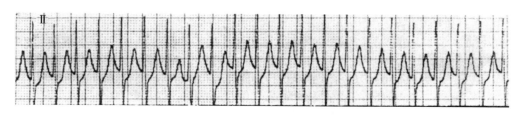

图41-0-12　房室结折返性室上速心电图表现

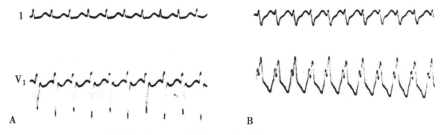

图41-0-13　心电图QRS波群表现为宽大畸形

3）临床表现：根据发作时的心室率，患者可表现为不同程度心悸、胸闷等表现。当心室率大于200次/分时，患者可表现血流动力学的紊乱，如血压下降，并可能出现心绞痛、心力衰竭。在原有疾病的基础上，血流动力学的改变可以出现的更早，使患者的全身情况进一步恶化。

4）治疗：在急性发作时，应尽快终止其发作，可采用下列方法。

A. 刺激迷走神经：是通过物理的方法，刺激迷走反射，延缓房室结的传导，故可以终止折返。常用的方法有：①按压眼球：但在高度近视或存在眼底病变的患者，动作过猛可能引起视网膜剥离；②按压颈动脉窦：操作过程中应进行心电监测，心动过速一旦终止，应立即停止按压。注意不能同时按压双侧的颈动脉窦；③Valsalva动作：结合下蹲，效果更好；④刺激咽反射；⑤倒立等。但对于危重症的患者，不推荐采用刺激迷走的方法终止发作。

B. 药物治疗：对于血流动力学平稳的患者，可首先采

用静脉给药以终止发作。静脉用药过程中，应严密监护心率、血压的变化，在心动过速转复后应立即停止注射。如患者病情许可，在静脉给予抗心律失常药物的同时，常给予一些镇静药物(口服或肌注)，以增强转复的效果。

a. 维拉帕米：为终止AVNRT的首选药物。一般采用静脉给药，用法和注意事项见"房性心动过速"。

b. 依布利特：为转复AVNRT药物的有效药物。用法和注意事项见"心房扑动"。

c. 普罗帕酮：对AVNRT有较好的转复作用。用法和注意事项见"房性心动过速"有效即可转为口服，150～300mg，每日3次。

d. β受体阻滞剂：多采用心脏选择性β阻滞剂，通过抑制交感神经系统，增高迷走神经张力，从而终止发作。但β阻滞剂对AVNRT转复的疗效并不乐观。常用药物有艾司洛尔、美托洛尔等。使用方法和注意事项见"窦性心动过速"，AVNRT终止后停止注射。

e. 毛花苷丙:对合并存在心功能不全的患者,毛花苷丙应为首选。该药对 AVNRT 并无直接的转复作用,主要通过提高迷走神经的张力,终止房室结内的折返。使用方法:0.4~0.6mg 溶于 5% 葡萄糖溶液 10ml 缓慢静脉注射,必要时 20~30 分钟后可重复 0.2~0.4mg。但 24 小时总量不宜超过 1.2mg。

f. 胺碘酮:通过延长房室结的有效不应期,终止折返环。300mg 溶于 10ml 生理盐水缓慢静脉推注 10 分钟以上。该药对血压影响较明显,注射时应密切观察血压变化。

g. 腺苷三磷酸(ATP):终止 AVNRT 的机制不明。首剂 6mg 静脉快速推注(1 秒钟),如无效,2~3 分钟后予 10mg 快速推注。由于 ATP 在体内半衰期仅数秒钟,故每次用药间隔 2~3 分钟即可。应避免首剂采用大剂量,因该药在大剂量快速推注后,容易引起心脏较长时间的暂时停搏,患者可能出现意识丧失、抽搐,甚至出现室颤。因此,在用药后即刻,应监护心电图,在出现复律过长现象时,应嘱患者咳嗽或采用胸外心脏按压,均能在数秒钟内恢复自主心律。如能按照上述方法给药,并进行严密监护,ATP 仍不失为安全有效的终止 AVNRT 的方法。

C. 食管调搏超速抑制:令患者将食管调搏电极吞入,置入左心房后方,以稍快于心房率的频率起搏 8~10 跳、将心房夺获后突然停止,即可恢复窦性心律,终止 AVNRT 的发作。该方法优点是安全性高,疗效确切,一次无效后可以重复尝试;缺点是操作略复杂,需要食管调搏的设备,并需要患者的很好配合。

D. 同步直流电复律:是终止 AVNRT 安全、有效的方法。对药物治疗无效,或出现心绞痛、心力衰竭、血压下降的患者,应采用同步直流电复律。复律的能量多选用 150~200J。操作方法和注意事项见"房性心动过速"。

对反复发作的患者,在缓解期可选用口服药物来预防发作。常选用的药物包括维拉帕米、普罗帕酮、胺碘酮等。此外,近年来广泛应用的射频消融治疗是根治 AVNRT 的最有效方法,成功率可达 95% 以上,并发症发生率低。通过消融房室结慢径从而消除折返赖以形成的基础,永久性地终止 AVNRT 的发作。

(2) 房室折返性心动过速

1) 病因和发病机制:由于心房和心室之间存在除房室结以外的功能性传导通路(即附加房室旁路),与房室结一起,形成心房和心室间的折返环。在合适的条件下,冲动通过房室结和附加房室旁路周而复始,形成房室折返性心动过速(AVRT)。根据发作时,房室结是由心房至心室下传或由心室至心房逆传,AVRT 又分为顺向性和逆向性房室折返两种。由于两种类型的 AVRT 在心电图表现和治疗用药均有不同,故对其发病机制的了解对指导临床有重要的意义。

顺向性 AVRT:占 AVRT 的绝大多数。冲动由心房→房室结(正传)→心室→附加旁路→心房,以此周而复始,每循环一次,分别激动心房和心室一次。逆向性

AVRT:冲动由心房→附加旁路→心室→房室结(逆传)→心房,以此周而复始,每循环一次,分别激动心房和心室一次。

由于附加旁路的不应期短,故房室结逆向激动的 AVRT,冲动可以以极快的频率经旁路下传激动心室,容易引起严重的血流动力学改变,甚至引起室颤。故对此类患者,应采取紧急的处理措施。

房室附加旁路为先天性,仅在部分 AVRT 患者发现有解剖学的结构存在,而在相当部分的患者,并不能发现解剖学的旁路存在,故有人称之为功能性旁路。存在房室旁路的个体,并不都发生 AVRT。但应激、手术、创伤、严重感染、药物过量常常是激活旁路的诱因,当形成折返环时,造成 AVRT 的发作。

2) 心电图特点:发作间期心电图可以表现为正常(隐性预激)或预激症候群(显性预激),其中 W-P-W 综合征较常见。表现为窦性心律时,各导联 PR 间期小于 0.12 秒,QRS 波群增宽,PJ 间期正常,胸导联 QRS 主波方向与 T 波方向相反(图 41-0-14)。

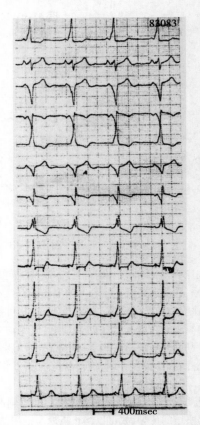

图 41-0-14 WPW 综合征的心电图表现

顺向型 AVRT:连续三个或三个以上的快速的 QRS-T 波群,频率 160~220 次/分,QRS 一般为正常形态,R-R 间期绝对匀齐。窦性 P 波消失,但有时可见冲动沿房室旁路逆传激动心房后产生的心房除极波(P'波),一般出现在 QRS 波群后面,常仅表现为基线的顿挫,P'-R 应大于 0.12 秒(图 41-0-15)。

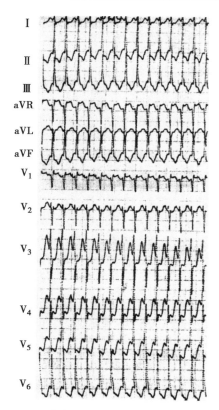

图 41-0-15　房室结正向折返性 SVRT 的心电图表现

当心动过速伴室内差异型传导时,QRS 波群则表现为宽大畸形,应与房室结逆向折返性 AVRT 和室性心动过速相鉴别。

逆向型 AVRT:连续三个或三个以上的快速的 QRS-T 波群,频率200～300 次/分,QRS 宽大畸形,QRS 主波与 T 波反向,形态可酷似室性心动过速。R-R 间期绝对匀齐。窦性 P 波消失,但有时可见冲动沿房室结逆传激动心房后产生的心房除极波(P'波),一般出现在 QRS 波群前面,P'-R 一般小于 0.12 秒(图 41-0-16)。

对于宽 QRS 波的 SVT(SVT 伴室内差异型传导或房室结逆向性 SVT),单纯根据体表心电图与室性心动过速进行鉴别有时非常困难。一般来说,宽 QRS 波的 SVT 增宽的 QRS 波群时限很少超过 0.14 秒;增宽的 QRS 波群的起始向量与窦性搏动时的起始向量常同向,但增宽的 QRS 波群的起始向量与窦性搏动时的起始向量相同时,也不能完全排除室性心动过速的可能。

3)临床表现:根据发作时的心室率,患者可表现为不同程度心悸、胸闷等表现。当心室率大于220 次/分时,患者可表现血流动力学的紊乱,如血压下降,并可能出现心绞痛、心力衰竭。在原有疾病的基础上,血流动力学的改变可以出现的更早,使患者的全身情况进一步恶化。当心室率进一步增快时,可能诱发室速、室颤等严重室律失常。

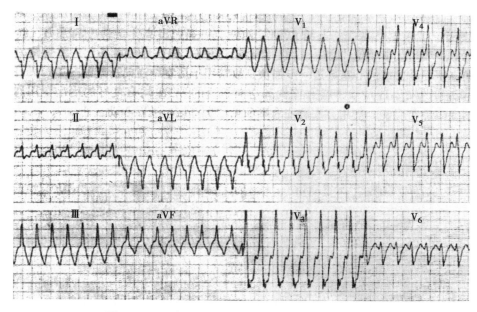

图 41-0-16　房室结逆向折返性 SVRT 的心电图表现

4)治疗:对 SVT 的终止方法的选择需要依据患者的临床表现和对血流动力学影响的程度。对病情稳定的患者,可以考虑采用刺激迷走方法或静脉用药终止发作,但对于出现心绞痛、心力衰竭或血流动力学不稳定的患者,应采用直流电复律。当 QRS 波群增宽无法与室性心动过速进行鉴别时,应按照室性心动过速的治疗原则进行处理。

在急性发作时,可采用下列方法终止发作:

A. 刺激迷走神经:是通过物理的方法,刺激迷走反射,延缓房室结的传导,可以终止部分房室结正向传导的 SVT,但对房室结逆向传导的效果差。操作方法和注意事项见"房室结折返性心动过速"。

B. 药物治疗:对于血流动力学平稳的患者,在迷走刺激无效时,一般首先采用静脉给药以终止发作。静脉用药过程中的注意事项见"房室结折返性心动过速"。

a. 普罗帕酮:可抑制房室结及房室旁路的传导,故对房室结正向和逆向传导的 AVRT 均有较好的转复作用。使用方法见"房室结折返性心动过速"。

b. 依布利特:可抑制房室结及房室旁路的传导,对房室结正向和逆向传导的 AVRT 均有较好的转复作用。用法及注意事项见"心房扑动"。

c. 维拉帕米:通过抑制房室结传导,对房室结正向传导的 AVRT 有很好的转复作用。但维拉帕米可以易化房室旁路的传导,对房室结逆向折返的 SVT 无效,甚至可能进一步恶化,因此,不能用于治疗房室结逆向折返的 SVT。在房室结正向传导 SVT,使用方法同"房室结折返性心动过速"。

d. β 阻滞剂:多采用心脏选择性 β 阻滞剂。主要用于治疗房室结正向传导的 SVT,通过对交感神经的抑制,增高迷走神经张力,抑制冲动在房室结的传导。常用的药物有艾司洛尔、美托洛尔等。使用方法和注意事项见"房室结折返性心动过速"。对房室旁路的影响不肯定,可能易化旁路的传导,故不用于治疗房室结逆向折返的 SVT。

e. 胺碘酮:通过延长房室结和房室旁路的有效不应期,可终止房室结正向和逆向折返的 SVT。使用方法和注意事项见"房室结折返性心动过速"。

f. 毛花苷丙:对房室结正向折返的 SVT,毛花苷丙可通过提高迷走神经的张力,终止其发作。使用方法和注意事项见"房室结折返性心动过速"。但毛花苷丙可易化房室旁路,缩短旁路不应期,使心动过速的心室率进一步加快,故禁用于房室结逆向折返的 SVT。

g. 腺苷三磷酸(ATP):对房室结正向和逆向折返的 SVT 均有良好的治疗作用。发挥作用的机制尚不完全明确。使用方法和注意事项见"房室结折返性心动过速"。

C. 食管调搏超速抑制:可用于房室结正向和逆向传导的 AVRT。使用方法和注意事项见"房室结折返性心动过速"。

D. 同步直流电复律:是终止 AVRT 安全、有效的方法。对药物治疗无效,或出现心绞痛、心力衰竭、血压下降的患者,应采用同步直流电复律。使用方法和注意事项见"房室结折返性心动过速"。

射频消融治疗是根治 AVRT 的最有效方法,成功率可达 95% 以上,并发症发生率低。通过消融房室结慢径从而消除折返形成的基础,永久性地终止 AVNRT 的发作。

8. 室性期前收缩(室早)

(1)病因:可见于正常人,在情绪改变、吸烟、失眠、喝浓茶后更为常见;或各种原因导致的心肌病变、缺氧、洋地黄中毒、低钾血症、心脏手术后等。

(2)心电图特点:窦性心律基础上,提早出现的 QRS-T 波群,QRS 宽大畸形,时限大于 0.12 秒,T 波方向与 QRS 主波方向相反。同一起源的室性期前收缩其配对间期恒定。代偿间期为完全性,即包含室早在内的两个下传的窦性搏动之间期,等于两个窦性 RR 间期之和(图 41-0-17)。

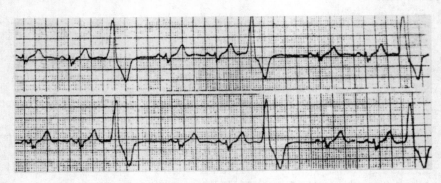

图 41-0-17 室性过早搏动的心电图表现

期前收缩后无代偿间期者为插入性室性期前收缩。如每个窦性搏动后跟随一个室早称为二联律,如每两个窦性搏动后跟随一个室性期前收缩称为三联律,如此类推。同一导联内室性期前收缩形态相同者为单形性室性期前收缩,形态不同者称为多形性室性期前收缩(图 41-0-18)。

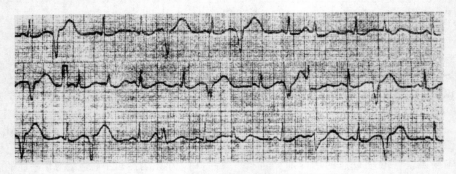

图 41-0-18 多形性室性期前收缩的心电图表现

期前收缩出现落在前一个窦性搏动 T 波的降支上,称为室性期前收缩的 R on T 现象(图 41-0-19)。

对于重症患者的室性期前收缩,一般认为单形性的预后良好,而多形性室性期前收缩、阵发性短阵性室性心动过速(连续三个或三个以上的室性期前收缩)、室性期前收缩 R on T 现象等预后多不良。但在临床工作中,判断室性期前收缩的危险性时,除根据期前收缩的形态外,还应根据患者基础的心脏疾病及全身情况综合判定。

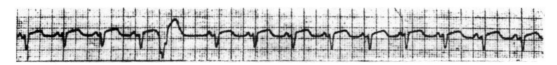

图 41-0-19　室性期前收缩的 R on T 现象

(3) 临床表现:患者多无症状。期前收缩频繁时,少数患者出现不同程度心悸、胸闷等表现。

(4) 治疗:对于无器质性心脏病的室性期前收缩,原则上无需特殊治疗。但对重症患者突然出现的频发单源性室性期前收缩,应注意寻找可能存在的诱因,如电解质紊乱、缺氧、二氧化碳潴留、感染、心力衰竭等,并予以纠正。对于多形性室性期前收缩、短阵室性心动过速、心肌缺血或心肌梗死后出现的频发室性期前收缩,应采取积极的治疗,以防出现更严重的室性心律失常。对出现室性期前收缩 R on T 现象,应静脉紧急应用抗心律失常药,并做好相应的应激措施。

1) 利多卡因:对心肌缺血引起的室性期前收缩疗效甚佳,但对其他原因引起室性期前收缩效果较差。由于其使用方便、安全,故目前为治疗危重病患者合并室性期前收缩的常用药物。但临床研究显示,常规预防使用利多卡因对患者并无益处,因此仅用于存在明确室律失常的患者。方法:50mg 利多卡因静脉推注,5 ~ 10 分钟后重复,总量不超过 300mg,有效后以 1 ~ 3mg/min 持续静脉维持。对急性心肌梗死急性期出现的室性期前收缩,应常规维持 72 小时以上,停药后如无室性期前收缩出现,可不用口服药物维持,如室性期前收缩仍频发,应选用口服胺碘酮维持。

2) 美西律:为ⅠB类抗心律失常药。口服给药,有人称为“口服的利多卡因”。适用于无器质性心脏病、室性期前收缩出现时症状明显者。不良反应发生率低,口服起始量为 150mg,每日 3 次,根据治疗反应可增至 200 ~ 300mg,每日 3 次。

3) 心律平:为ⅠC类抗心律失常药,对各种原因引起的室性期前收缩均有效。静脉用药 70 ~ 140mg 加入 100ml 液体,在 1 ~ 2 小时内滴完,每 6 ~ 8 小时重复一次。有效即可转为口服,150 ~ 300mg,每日 3 次。

4) 胺碘酮:当室性期前收缩对其他抗心律失常药物反应不良时,或心脏性猝死复苏后频发室性期前收缩的患者,首选胺碘酮治疗。对心肌梗死急性期后、慢性充血性心力衰竭、心肺复苏后频发室性期前收缩的患者,应长期口服胺碘酮以预防严重心律失常的发生。静脉给药方法:第一天 100 ~ 150mg 于 10 分钟静脉推注,继以静脉滴注维持,24 小时总量 1000 ~ 1200mg,均匀滴入。以后每天 800mg,在 24 小时内均匀滴注。

5) β阻滞剂:对无器质性心脏病患者,室性期前收缩出现时症状明显,宜选用心脏选择性β阻滞剂。β阻滞剂长期口服用于慢性充血性心力衰竭或心肌梗死的患者,可以显著减少因心律失常引起的猝死,故对存在频发室性期前收缩的这些患者,也推荐使用β阻滞剂。但对室性期前收缩的抑制程度不如胺碘酮;β阻滞剂与胺碘酮联合应用的经验,尚有待于进一步积累。常用的β阻滞剂有美托洛尔、比索洛尔等。

对心肌梗死急性期频发的室性期前收缩,当心室率偏快、无明显心力衰竭症状时,推荐口服或静脉β阻滞剂治疗。但在合并明显急性左心衰竭时禁用β阻滞剂。

A. 美托洛尔:口服用药常以 12.5 ~ 25mg 每日两次开始,根据心率、房室传导情况及治疗反应逐渐增大剂量,治疗剂量多在 50 ~ 100mg,每日两次。静脉用药见“窦性心动过速”,室性期前收缩控制后转为口服。

B. 比索洛尔:为高选择性β_1受体阻滞剂。口服用药以 2.5 ~ 5mg 开始,根据患者耐受情况逐渐增大剂量,治疗剂量多在 5 ~ 10mg,每日 1 次。

C. 艾司洛尔:用法和注意事项见“窦性心动过速”。室性期前收缩控制后改用口服β阻滞剂。

9. 室性心动过速(室速)

(1) 病因:可见于各种原因导致的心肌病变、缺氧、洋地黄中毒、严重低钾血症、心脏手术后等。室性心动过速的出现常表明心肌存在严重的病变。偶尔也可发生于无器质性心脏病者。

(2) 心电图表现:连续出现 3 个或 3 个以上的室性期前收缩;QRS 波群宽大畸形,时限超过 0.12 秒,QRS 主波方向与 T 波方向相反;心律基本规则,心室率多在 120 ~ 230 次/分;P 波与 QRS 无固定关系(房室分离),但 P 波频率小于 QRS 频率;室速发作时,少数室上性冲动可以下传至心室,表现为 P 波后正常的 QRS 波群(心室夺获)(图 41-0-20)。

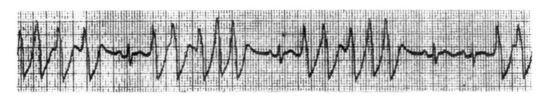

图 41-0-20　室性心动过速的心电图表现

室速发作时,有时可见少数 QRS 波群介于窦性搏动与心室搏动之间,是由于室上性冲动部分夺获心室,与室性搏动共同使心室除极而形成的 QRS 波群(室性融合波)(图 41-0-21)。

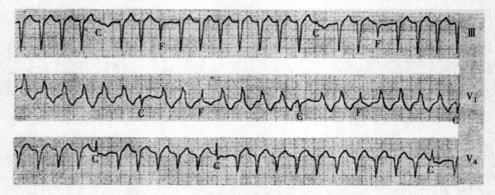

图 41-0-21　室性心动过速时形成的 QRS 波群

宽 QRS 波心动过速时,出现房室分离、心室夺获或室性融合波是心电图确立室速诊断的最重要的依据。

室上性心动过速伴室内差异传导时形成的宽 QRS 波群心动过速,有时与室性心动过速在心电图上的表现极为相似,鉴别比较困难,但由于两种心律失常的临床意义截然不同,临床处理方法也有差别,故对两者的鉴别十分重要。

下列心电图表现支持室上性心动过速伴室内差异性传导的诊断:①每次心动过速均由提前发生的 P 波开始;②QRS 波群至逆传 P 波的间期(RP 间期)≤0.10 秒;③心动过速的 QRS 波形态,与心率大致相等的 QRS 波群的形态相同;④P 波与 QRS 波群相关,通常呈 1:1 传导,但可能出现不同程度的房室传导阻滞;⑤刺激迷走神经可以减慢或终止心动过速;⑥右束支传导阻滞的图形常见,V₁ 导联常呈 RSR' 形;⑦长短周期序列(即在长 RR 间期后跟随短 RR 间期)后常易发生室内差异性传导。

下列心电图表现提示为室性心动过速:①室性融合波或心室夺获;②房室分离,但心室搏动逆传时,可出现不同程度的室房传导;③QRS 波群时限超过 0.14 秒,电轴左偏;④全部胸导联 QRS 波群主波方向呈同向性:即全部向上或向下;⑤QRS 波群的起始向量与窦性搏动时的起始向量相反;⑥当 QRS 波群形态表现为右束支传导阻滞时,V₁ 导联呈单相波或双向波(R>R'),V₆ 导联呈 rS 或 QS 波;⑦左束支传导阻滞。

(3)治疗:治疗原则是:对于无器质性心脏病者发生非持续性室速,应根据心动过速发作的数量、症状决定治疗方案。对于无症状、且发作不频繁者,可不予针对性治疗,着重去除可能引起室律失常的病因。对有器质性心脏病或存在严重触发因素(如缺血、缺氧、电解质紊乱)的非持续性室速,应考虑药物治疗。对于持续性室速,无论有无器质性心脏病存在,均应给予积极治疗。

发作期的治疗:在持续性室速发作期,应采取积极治疗终止室速的发作。对无显著血流动力学障碍的患者,可考虑静脉药物治疗,常选用的药物有:

1)利多卡因:方法:50～100mg 静脉推注,5～10 分钟

后根据情况可以重复给药,但总量不超过 300mg,有效后以 1～3mg/min 持续静脉维持。

2)普罗帕酮:患者血压正常时,可采用 70mg 于 10 分钟静脉推注,密切观察心率及心律,转复后立即停止注射,必要时 20 分钟后可重复。转复后预防复发可采用静脉用药,70～140mg 加入 100ml 液体,在 1～2 小时内滴完,每 6～8 小时重复 1 次。度过急性期后可转为口服,150～300mg,每日 3 次。

3)胺碘酮:静脉用药:150～300mg 于 10 分钟静脉推注,期间密切观察血压、心律及心率,转复后立即停止静脉注射。有效者应继以静脉滴注维持,第一个 24 小时总量 1000～1200mg,均匀滴入。以后每天 800mg,在 24 小时内均匀滴注。度过急性期后可转为口服给药:第一周:0.2g,每日 3 次;第二周:0.2g,每日 2 次;以后 0.2g,每日 1 次。服药过程中注意事项见"房性心动过速"。

对已经发生低血压、休克、心绞痛、心力衰竭或意识丧失的患者,应首选直流电复律。对意识清醒患者,需静脉用药进行浅麻醉(常用地西泮或硫喷妥钠)。在静脉缓慢推注过程中,患者出现意识矇眬(角膜反射消失、对呼吸反应明显迟钝)时,即可进行同步直流电复律。复律的能量多采用 200～300J,无效者可增至 360J。仍无效者,可静脉应用抗心律失常药物予以辅助。常用的药物有利多卡因、普罗帕酮、溴苄胺(5mg/kg,静脉注射)等,以增强电复律的效果。对意识丧失者,可直接进行同步直流电复律。

对洋地黄过量引起的室速,不应首选电复律治疗,因为此时心肌的兴奋性较高,电复律常不易奏效。但对静脉用药效果不满意者,可试用小剂量直流电复律。对尖端扭转性室速,不宜采用电复律治疗。

10. 尖端扭转性室性心动过速(扭转性室速)

(1)病因:常见于奎尼丁中毒、洋地黄过量、锑剂中毒、严重低钾血症时。由于药物导致 QT 间期不均匀地延长,心肌复极过程中复极不均匀的心肌组织间形成电流,出现折返所致。虽然仍属于室速的范畴,但其心电图表现、发作方式及处理方法与普通室速有较大差别,故分别描述。

（2）心电图表现：常由室性期前收缩诱发。表现为突然发生的快速的 QRS 波群，RR 间期很不规则，QRS 主波方向沿等电位线上下翻转，故称为尖端扭转型室速。每次发作持续数秒至十几秒不等，可自动转复为窦性心律，但很短时间内反复复发，最终引起心室颤动，患者死亡。

（3）临床表现：患者存在服用上述药物的病史。发作持续时间短者，患者可仅感觉心悸、头晕，发作终止后症状消失，但可反复出现。发作持续时间较长者，可出现一过性意识丧失、抽搐，发作间期意识可以恢复。随着发作越来越频繁，患者可本人持续的昏迷状态。

（4）治疗

1）停用可能引起扭转性室速的药物，如洋地黄、奎尼丁、胺碘酮。

2）补钾、补镁：几乎所有发生扭转性室速的患者均存在严重的低钾和低镁，补钾和补镁是永久性终止室速发作最重要的治疗措施之一。必要时在一天内氯化钾的补充量可以在 10g 以上。为避免对外周血管的损伤，并尽快纠正低钾、低镁状况，应采用中心静脉插管，较快速的补钾方法（氯化钾 3~4.5g/500ml 液体，以 1ml/min 速度滴注），但禁止静脉快速注射氯化钾。

3）异丙肾上腺素：出现扭转性室速时，患者心率一般较慢（50~60 次/分），应用异丙肾上腺素将心率升高至 90~100 次/分左右，即可很大程度上纠正心肌细胞复极不均匀的状况，终止扭转性室速的发作。使用方法：以 0.5~1.0μg/min 开始，逐渐增加给药剂量，将心室率维持在 90~100 次/分即可。最好采用输液泵给药，以确保用药的安全性。副作用是可能引起其他快速心律失常。

4）在扭转性室性心动过速发作时，应避免采用直流电复律。可采用胸前叩击，对意识丧失者，应进行人工胸外按摩，维持心脏的泵血功能，发作期间应停止按摩。

5）对有指征的患者应予射频消融或 ICD 植入术。

（严晓伟）

主要参考文献

［1］Fuster V，Rydén LE，Cannom DS，et al. ACC/AHA/ESC 2006 Guidelines for the Management of Patients With Atrial Fibrillation. J Am Coll Cardiol，2006，48：149-246.

［2］Blomström-Lundqvist C，Scheinman MM，Aliot EM，et al. ACC/AHA/ESC Guidelines for the Management of Patients with Supraventricular Arrhythmias ＊-Executive Summary. Journal of the American College of Cardiology，2006，48（5）：1064-1108.

［3］Zipes DP，Camm AJ，Borggrefe M，et al. ACC/AHA/ESC 2006 guidelines for management of patients with ventricular arrhythmias and the prevention of sudden cardiac death executive summary：A report of the American College of Cardiology/American Heart Association Task Force and the European Society of Cardiology Committee for Practice Guidelines Developed in Collaboration with the European Heart Rhythm Association and the Heart Rhythm Society. Eur Heart J，2006，27（17）：2099-2140.

［4］中华医学会心血管病学分会，中国生物医学工程学会心脏起搏与电生理分会. 室上性快速心律失常治疗指南. 中华心血管病杂志，2005，33（1）：2-16.

第 42 章

高血压危象

高血压危象是一类以血压明显升高为重要表现的临床急症，临床表现具有高度异质性，可能无明显自觉症状或出现危及生命的靶器官损害。多发生在既往血压控制不满意或未治疗的高血压患者。由于缺乏大规模的循证医学证据，高血压危象的治疗更倾向于针对具体病理生理机制的药物选择，临床普遍使用的一些药物（如短效的硝苯地平）对高血压危象患者是不安全的，本文详细介绍了高血压危象的病理生理、治疗原则以及具体药物的应用。

一、定　　义

高血压危象包括高血压急症及亚急症。高血压急症指血压短时间内严重升高（通常 BP>180/120mmHg）并伴发进行性靶器官损害的表现。高血压急症危害严重，通常需立即进行降压治疗以阻止靶器官进一步损害。高血压急症包括脑血管意外（缺血性、出血性）、急性心肌梗死、急性左心衰竭伴肺水肿、不稳定型心绞痛、主动脉夹层。

高血压亚急症指血压显著升高但不伴靶器官损害，通常不需住院，但应立即进行口服抗高血压药联合治疗，应仔细评估、监测高血压导致的心肾损害并确定导致血压升高的可能原因。

高血压急症和高血压亚急症统称为高血压危象。需要强调的是，靶器官损害而非血压水平是区别高血压急症与高血压亚急症的关键。患者血压的高低并不完全代表患者的危重程度，是否出现靶器官损害以及哪个靶器官受累不仅是高血压急症诊断的重点，也直接决定治疗方案的选择，并决定患者的预后。在判断是否属于高血压急症时，还需要注重其较基础血压升高的幅度，其比血压的绝对值更为重要。

国内外尚存在一些其他高血压急症的相关术语如高血压脑病、恶性高血压等，其实质均属于高血压急症范畴。高血压脑病：高血压脑病是由于过高的血压突破了脑血流自动调解范围，脑组织血流灌注过多引起脑水肿所致的临床综合征。恶性高血压：指动脉血压严重升高（舒张压通常>140mmHg，但不是必须），伴血管损害，包括视网膜出血、渗出和（或）视盘水肿。如无视盘水肿的表现，则称为急进型高血压。

二、发病机制及相应的治疗方案

（一）一般的发病机制　高血压危象发病机制较为复杂，不同类型高血压危象发病机制不同，总的发病机制

介绍如下。

1. 血压的决定因素　血压（blood pressure，BP）的高低取决于心输出量（cardiac output，CO）和总的外周血管阻力（total peripheral vascular resistance，TPR），即 BP = CO × TPR =（心率×每搏量）×血管收缩力。因此，外周血管阻力的增加或血容量的增加均可导致 BP 的升高，对于所有高血压患者均适用。正常情况下，肾素-血管紧张素在血压调节中起重要作用。肾脏分泌过多的肾素，进而形成过多的血管紧张素Ⅱ（一种血管收缩因子），因此血压升高，在许多没有控制的原发性高血压中均有肾素-血管紧张素Ⅱ的参与。

2. 高血压危象患者血压升高的机制　高血压危象患者，血管张力增大，导致由血管壁释放到血液的血管收缩因子增加，这是高血压危象启动和发展的主要机制。血压升高引起血管内皮损害，血管内凝血瀑布被激活，血管收缩物质释放增加，这导致血管损害加重，反过来进一步引起血管内皮损伤、组织缺血以及血管收缩物质的释放。同样肾素-血管紧张素系统的激活，进一步引起肾素-血管紧张素Ⅱ水平的增加，这种恶性循环是高血压危象的一种常见机制。血管紧张素转换酶（angiotensin converting enzyme，ACE）抑制剂、β受体阻滞剂、血管紧张素Ⅱ受体拮抗剂（ARB）或切除缺血的肾脏可以终止高血压危象，证实了肾素-血管紧张素Ⅱ与高血压危象的关系。最近也有研究表明氧化应激与血管内皮功能损害也与高血压危象的病理生理机制相关。

3. 根据发病机制的分型　高血压危象可依据患者血清肾素水平（plasma renin levels，PRA）分为两类，具体分类见表 42-0-1。

表 42-0-1　高血压危象分型

R 型高血压危象	V 型高血压危象
高血压脑病	先兆子痫/子痫
颅内出血	
不稳定型心绞痛	
急性心肌梗死	
伴肺水肿的急性左心衰竭	
主动脉夹层动脉瘤	
急性肾衰竭	
症状性微血管病性溶血性贫血	

（1）高肾素水平，PRA≥0.65ng/（ml·h），称为肾素-血管紧张素型或 R 型高血压危象。抑制肾素、血管紧张素Ⅱ水平的药物（ACE 抑制剂、ARB 和 β 受体阻滞剂）对它们有效，称为 R 药物。

（2）PRA 水平较低，<0.65ng/（ml·h），仅与体内容量有关，称为容量依赖型或 V 型高血压危象。利尿剂、醛固酮受体拮抗剂、钙拮抗剂或 α 受体阻滞剂有效，称为 V 药物。

虽然测定 PRA 需要一定时间，但 24 小时测定出 PRA 后仍能指导临床治疗。PRA 结果未测定出前，我们可以使用不同类型药物，观察治疗效果来初步判断高血压危象类型。

（二）不同类型高血压危象的发病机制及相应的治疗选择　传统处理高血压危象的策略主要集中在快速地降低血压，这种策略忽略了不同类型高血压危象发病机制的不同，因而有效性较低，甚至有害。下面重点讨论不同类型高血压危象的发病机制及相应的治疗选择。

1. 脑卒中　80% 以上急性缺血性脑卒中患者均有血压升高，经常发生在既往有高血压病史者，甚至药物控制的患者中。这种情况下，血压的控制目前存在争议，主要原因在于即使不用额外的降压药物，血压一般在发病 4 天内逐渐降至发病前水平。

脑血流量（cerebral blood flow，CBF）的自身调节取决于脑灌注压（cerebral perfusion pressure，CPP）和脑血管阻力（cerebrovascular resistance，CVR）之间的相互作用，即：CBF = CPP/CVR = [平均动脉压（mean arterial pressure，MAP）–静脉压]/CVR。正常情况下，静脉压可以忽略不计，因此 CPP 就等于动脉压。当系统动脉压降低或局部静脉压增高引起颅内压（intracranial pressure，ICP）升高时，CPP 明显降低。ICP 增加可见于动脉或静脉阻塞性疾病，或颅内出血。从上面的方程中可以看出当静脉压异常升高，同时 MAP 降低时，可以导致 CPP 明显降低，进而出现 CBF 降低。

血压正常的成人中，CPP 在 60～150mmHg 范围内波动时，对 CBF 影响较小（图 42-0-1）。CPP 增加相应地导致血管阻力增加，因此 CBF 基本不变；同样，CPP 降低会引起血管扩张导致血管阻力降低，同样 CBF 基本不变。当 CPP 超出 150mmHg 界限时，会引起 CBF 增加导致脑水肿的发生，这一现象称为"突破点"脑灌注，认为是高血压脑病的发病机制。相反，当 CPP 低于 60mmHg 时，CBF 明显降低，导致脑组织供血、供氧不足引起缺血性脑病。

慢性高血压患者，CPP 与 CBF 间的关系发生了变化，CPP 的低限高于血压正常者（图 42-0-1）。

国外有学者报告未控制的高血压患者可自身调节的CPP 低限由 73mmHg（正常血压者）增至 113mmHg。无论高血压患者或血压正常者，CPP 自身调节的低限一般为静息状态 MAP 的 75%，因此既往经验认为急性脑卒中患者使用降压药物将 MAP 降低 25% 是安全的。然而许多随机、对照临床试验得出的结论恰恰相反。一项大规模（n =

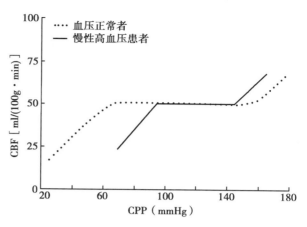

图 42-0-1　脑血流量自身调节示意图

624）比较降压治疗（如拉贝洛尔、硝普钠）联合组织纤维蛋白溶酶原激活剂重组体（rt-PA）在缺血性脑卒中患者中效果的临床对照研究表明，接受 rt-PA 和降压治疗组的死亡率和慢性神经系统损害率是只接受 rt-PA 而未接受降压治疗组的 4 倍，同时接受 rt-PA 和降压治疗组患者血压下降更明显，两组患者的基本情况（年龄、脑卒中程度、高血压程度等）相似；进一步研究发现，没有接受 rt-PA 治疗患者中，神经系统恢复与死亡率并未从降压治疗中获益。上述研究表明缺血性脑卒中患者并不能从降压治疗中获益；同时使用 rt-PA 和降压治疗对临床结果（神经系统恢复与存活率）有害。其他安慰剂对照临床试验支持上述抗高血压治疗对缺血性脑卒中患者无益的观点。国外学者将缺血性脑卒中患者随机分入安慰剂组与尼莫地平组，1 个月和 3 个月随访中发现尼莫地平组死亡率更高；尽管尼莫地平组第 1 周血压明显下降，并没有发现血压水平与死亡率相关。一项小规模（n=16）临床对照试验将患者随机分入安慰剂组与尼卡地平组，发现尼卡地平对梗死区域 CBF 无影响；相反，使用 ACE 抑制剂（卡托普里）或中枢性 α₂ 受体激动剂（可乐定）治疗患者，梗死区域 CBF 明显增加。上述研究表明，钙拮抗剂对 CBF 自身调节无影响甚至有害，而 ACE 抑制剂或中枢性 α_2 受体激动剂对缺血性脑卒中有益。

2. 蛛网膜下腔和颅内出血　颅内出血早期经常伴有高血压，血压升高程度一般比缺血性脑卒中更严重，而且最初几天很少能自发降低。严重高血压是蛛网膜下腔出血的常见特征。尼莫地平可以明显改善蛛网膜下腔出血患者的预后，但一过性低血压是其常见副作用，特别是静脉使用时；大约 30% 患者需要使用血管收缩药物（如多巴胺、肾上腺素、去甲肾上腺素）来逆转其血管扩张作用。这种相互抵消的治疗策略使得临床预后具有不稳定性和不可预测性。颅内出血或蛛网膜下腔出血早期使用二氢吡啶类钙拮抗剂，对 CBF 有害。短效硝苯地平使用 30 分钟内，MAP 下降 20%，平均颅内压增加 40%，因此 CPP 降低 40%，这表明硝苯地平可以引起脑水肿，降低 CPP，因此损害 CBF 自身调节。一些临床试验得出结论二氢吡啶类钙拮抗剂有限的治疗作用可由其对血流动力学的不利影响抵消。举例说明，一项大规模（$n=906$）随机临床对照试验在动脉瘤破裂所致蛛网膜下腔出血患者中比较大剂量静脉尼卡地平与对照组扩容治疗，结果发现低血压发生率在尼卡地平组是对照组2倍，3个月随访时两组的神经系统恢复情况和存活率相似。

以上研究表明，降压治疗对急性脑卒中患者疗效有限，缺血性脑卒中患者血压可在数天内逐渐恢复至脑卒中前水平。临床与实验室研究均表明降压治疗对脑循环自身调节有害，特别是二氢吡啶类钙拮抗剂。尽管尼莫地平对于急性蛛网膜下腔出血患者有效，但是治疗诱发的低血压可限制其有效性。

3. 高血压脑病　高血压脑病临床特点包括头痛、昏睡、癫痫发作以及视盘水肿。发病机制主要是血压的快速升高引起脑灌注压明显升高超过自身调节上限，导致脑水肿和CBF降低。最近国外有学者使用磁共振（MRI）研究高血压脑病患者神经系统改变时发现，缺血部位主要在大脑后循环，当血压控制后缺血改变均可恢复，该研究表明大脑循环调控异常参与病理生理过程。局部神经系统查体一般无特殊发现。血压快速升高最常见原因为肾脏缺血引起肾素和血管紧张素Ⅱ分泌增多所致。这会增强压力-利钠作用，进一步刺激肾素-血管紧张素-醛固酮释放，因此加重肾素相关的代谢异常（包括低钾血症和代谢性碱中毒），同时增强血管紧张素Ⅱ诱发的脑、心和肾血管毒性作用。治疗前高血清PRA水平，抗肾素治疗后临床预后改善、血清PRA水平下降支持高肾素活性在发病中的关键作用。基于以上研究，高血压脑病治疗中主要针对肾素-血管紧张素系统。如卡托普利（口服ACE抑制剂）在高血压脑病急性期以及后续治疗中是安全、有效的。静脉使用依那普利在高血压脑病急性期可快速起效。因此，在不同水平阻断肾素-血管紧张素系统的ACE抑制剂和β受体阻滞剂可以改善脑循环自身调节，提高CBF。相反，经验性使用利尿剂或直接血管扩张剂（如肼屈嗪、硝普钠）可以刺激肾素系统的分泌，对高血压脑病患者无效，甚至有害。

4. 主动脉夹层　主动脉夹层依据对治疗的反应不同分为A、B两型，累及升主动脉称为A型，否则称为B型。一般而言，A型主动脉夹层手术治疗后死亡率较低；而B型主动脉夹层对药物治疗反应好。尽管有区别，最初的药物治疗是相似的，主要针对夹层的进展、出血和破裂。主动脉夹层及其并发症的主要决定因素为主动脉波增加的速度，即dP/dt。影响dP/dt的因素包括心肌收缩力、血压和心率。因此针对降低dP/dt的治疗可以减轻主动脉夹层及其并发症的危害，因此β受体阻滞剂和神经节阻断剂为主动脉夹层的一线治疗。几乎所有主动脉夹层患者均存在高血压，降压目标为能耐受的最低血压水平。大多数患者单独使用β受体阻滞剂并不能满意控制血压，一般需要联合其他抗高血压药物。

硝普钠由于起效快、作用时间短以及容易滴定等优点，临床上广泛用于主动脉夹层的治疗。但是，没有同时使用β受体阻滞剂时，小剂量的硝普钠可引起压力反射刺激和相关肾素-血管紧张素-醛固酮系统的激活，进而导致

dP/dt明显增加；同时外周血管阻力增加以及肾脏钠重吸收增加，因此硝普钠降压作用被抵消，这种现象称为硝普钠抵抗。二氢吡啶类钙拮抗剂增加心率、心肌收缩力和血浆儿茶酚胺水平，没有使用β受体阻滞剂前应慎用。

5. 急性肺水肿和心力衰竭　心力衰竭是指心脏泵血功能不能满足机体代谢需要的病理生理状态，临床特点包括血管内和间质内容量负荷过多，或组织灌注不足表现（如乏力、运动耐力下降等）。90%以上心力衰竭患者有高血压史，高血压与急性肺水肿互为因果关系，反映了在肾素-血管紧张素-醛固酮轴及其他神经激素系统过度激活后左心室收缩和舒张功能障碍。

心肌梗死后肾素系统在左室扩大和功能障碍进展中起重要作用。卡托普利（ACE抑制剂）可以改善心脏顺应性，降低20%总死亡率。失代偿性心力衰竭治疗中，血管紧张素Ⅱ1型受体阻断剂与ACE抑制剂同样有效。醛固酮在心力衰竭病理生理中的作用已阐明，醛固酮拮抗剂可以明显改善存活率。ACE抑制剂在心力衰竭治疗中的益处不仅局限在血清肾素水平非常高者。国外研究表明大约50%中-低肾素水平[PRA<2ng/（ml·h）]患者可从卡托普利治疗中获得持续性左室功能和临床症状的改善，这些治疗益处通常伴随血清平均PRA水平15倍增加，表明肾素对血管紧张素Ⅱ生成阻断后的反应性升高。相反，卡托普利治疗后血清肾素水平没有增加者，并不能从ACE抑制剂中获益。因此，血清肾素水平对ACE抑制剂的反应可预测心力衰竭患者能否从ACE抑制剂治疗中获益。

总之，失代偿性心力衰竭与高血压危象互为因果，反映了体内钠含量增加后肾素-血管紧张素-醛固酮系统的过度激活。治疗策略包括利尿（优先选用螺内酯）、最好联合降低或阻断肾素-血管紧张素Ⅱ形成与释放，或直接作用于血管紧张素Ⅱ1型受体的R类药物（如β受体阻滞剂、ACE抑制剂或血管紧张素Ⅱ1型受体阻断剂）。

6. 急性心肌梗死（AMI）　像心力衰竭一样，高血压危象时可发生AMI，初期通常与肾素系统的过度激活有关。关于AMI研究强调神经内分泌激活（如肾素系统激活）在其病理生理过程中的重要性，并将神经内分泌系统的激活作为临床预后（包括心功能分级、室壁瘤形成、心室顺应性及存活率）的一项预测因子。关于AMI使用R药物的数十万例患者的临床试验表明ACE抑制剂和β受体阻滞剂可明显改善存活率，已经成为AMI的标准治疗。相反，也有临床证据表明AMI患者使用血管扩张剂（如硝普钠、短效二氢吡啶类钙拮抗剂）有害。有研究表明，硝普钠有冠脉窃血作用，可使心肌缺血区域的冠脉血供更少。AMI或心血管手术后，短效钙拮抗剂与并发症有关，因此高血压危象，特别是合并心血管疾病时禁用短效钙拮抗剂。相反，ACE抑制剂和β受体阻滞剂可改善AMI患者存活率，成为一线治疗。

可卡因中毒可引起难控制的高血压以及冠脉收缩所致心绞痛、心肌梗死和心源性猝死。治疗上，选择性 α_1 肾上腺素受体阻滞剂联合 α、β 肾上腺素阻断剂（如拉贝洛尔），或非二氢吡啶类钙拮抗剂（如维拉帕米）为有效的方法。相反，没有联合 α_1 肾上腺素受体阻滞剂，单独使用β

受体阻滞剂可使病情恶化。

7. 先兆子痫/子痫　妊娠特异综合征通常发生在妊娠 20 周后或滋养层疾病(如葡萄胎等)早期,妊娠期血压升高和蛋白尿为典型特点。妊娠期血压升高是指妊娠前血压正常者,妊娠期收缩压 > 140mmHg,或舒张压 > 90mmHg。蛋白尿是指 24 小时尿蛋白≥300mg。先兆子痫病理生理机制尚不清楚,可能与以下因素有关:①对血管紧张素Ⅱ和其他血管收缩因子反应性增加;②血管内皮功能异常导致内皮生成的血管舒张因子产量下降或对其反应性降低。

先兆子痫的临床和实验室特点多种多样,包括头痛、视觉障碍、上腹痛、血肌酐>1.2mg/dl、血小板计数<10 万以及同时发生的微血管病性溶血性贫血和乳酸脱氢酶升高及肝脏转氨酶升高。子痫是指先兆子痫患者在既往无癫痫发作史情况下,有癫痫发作。先兆子痫的临床与实验室表现是可逆的,在分娩后逐渐消退。

一旦发现先兆子痫或严重妊娠期高血压需要尽快住院治疗。先兆子痫严重性分级见表 42-0-2。妊娠期 23～32 周患者可通过限制活动,使病情稳定或缓解。轻度先兆子痫患者一般不建议使用静脉硫酸镁,但妊娠相关高血压或严重先兆子痫患者静脉使用硫酸镁可减少子痫的发作。舒张压超过 105mmHg 或从正常水平快速升至 100mmHg 以上时,应该使用降压药物治疗。考虑到对胎儿的影响,降压药物选择受到限制,ACE 抑制剂和血管紧张素Ⅱ受体拮抗剂增加胎儿和新生儿的致残率和死亡率,禁止使用。治疗上可选用药物有以下几种:①α 甲基多巴,对胎儿影响较小,为主要治疗选择;②肼屈嗪,可静脉注射或肌内注射,起效迅速,常见副作用包括反射性心动过缓、低血压和水钠潴留;③拉贝洛尔,同样有效,可静脉使用,但哮喘和失代偿心力衰竭患者禁用。硝普钠和短效钙拮抗剂应慎用。

表 42-0-2　先兆子痫严重性分级表

参数	轻度	重度
血压	130/80mmHg 至 140/95mmHg	>160/110mmHg
绝对值	收缩压≥140mmHg	
	舒张压≥90mmHg	
相对值	收缩压增加>30mmHg	
	舒张压增加>15mmHg	
体重	<5 磅/周(1 磅=0.45kg)	>5 磅/周
实验室检查		
蛋白尿	300mg/24h	≥5g/d;+++/++++半定量
血小板计数	正常	可能<150 000×10⁹/L
肝功能	正常	ALT/AST 升高
凝血试验	正常	可能延长
血清胆红素	正常	可能升高

注:ALT:谷丙转氨酶;AST:谷草转氨酶

三、高血压危象的诊治策略

高血压危象病理生理机制复杂,涉及所有高血压相关的病理机制和靶器官并发症(如心肌梗死、脑卒中、肾衰竭等),很多患者平时仅轻度高血压。高血压危象处理与慢性高血压处理一样,根据不同的发病机制选用不同降压药物,打断其病理生理过程;高血压危象要求根据靶器官损害程度尽快控制血压至安全水平并且持续、密切地进行严密监护。

(一)高血压危象与慢性高血压诊治方面的区别

1. 慢性高血压的治疗通常在数周内完成,有充足时间对高血压及其心血管危险因素进行评估。国外通常对患者血清肾素活性进行评估,当患者 PRA≥0.65ng/(ml·h),通常选用抗肾素活性的 R 药物,包括 ACE 抑制剂、β受体阻滞剂和血管紧张素Ⅱ受体阻断剂;相反,当患者 PRA<0.65ng/(ml·h),通常考虑为钠-容量相关性高血压,通常选用抗钠-容量的降压药物,包括醛固酮拮抗剂(如螺内酯)、α 受体阻滞剂和钙拮抗剂。

2. 高血压危象患者诊断与处理明显要比慢性高血压紧急。很多患者需要尽快降低血压,因此在开始治疗前很多诊断信息(如 PRA、血清儿茶酚胺水平)不能获得。我们可以通过观察血压对某一种药物的治疗反应,初步判断类型及病理生理机制。

(二)高血压危象的诊断与治疗

1. 详细的病史与全面的体格检查可以帮助选择降压药物。详细询问患者发病前高血压控制情况及其依从性,包括服用的处方药、非处方药以及娱乐性药物(软性毒品),以及合并症情况能帮助判断高血压危象类型。

2. 实验室检查可以帮助阐明高血压危象发病机制，明确靶器官损害程度，包括血清电解质、尿素氮、肌酐、血常规、心电图、胸部 X 光片以及尿液分析；同时抽血查肾素和儿茶酚胺水平（尽管在开始治疗前不能得到结果，但对后续治疗有很重要的指导意义）。

3. 要特别注意是否有主动脉夹层的证据，一旦怀疑主动脉夹层，应开始使用 β₁ 肾上腺素受体阻滞剂。艾司洛尔可持续静脉用于围术期治疗。若无手术计划，考虑到患者精神状态的变化，或胃肠道功能受损，应采用胃肠外

治疗策略，静脉美托洛尔使用更简便，优于艾司洛尔。如患者有哮喘史或存在支气管痉挛，可使用神经节阻断剂或非二氢吡啶类钙拮抗剂替代。单独使用 β 肾上腺素受体阻滞剂不能控制血压时，应加用 α 肾上腺素受体阻滞剂或利尿剂。如果患者需要紧急手术治疗，应在 β 肾上腺素受体阻滞剂充分起效基础上，加用硝普钠，以减弱其对主动脉 dP/dt 的影响。

4. 不同类型高血压危象推荐的治疗方案不同，具体见表 42-0-3。

表 42-0-3 不同高血压危象的推荐方案

疾病	治疗药物	治疗目标	血压目标
急性左心衰竭	硝酸甘油、硝普钠、呋塞米，奈西立肽	减少外周血管阻力和心脏做功，不影响心肌收缩力	降低基线血压 15%，直至急性肺水肿缓解
急性舒张性心力衰竭	硝酸甘油、呋塞米、β 受体阻滞剂、二氢吡啶类钙离子拮抗剂	减少外周血管阻力和心脏做功（减慢心率）	降低基线血压 15%，直至急性肺水肿缓解
急性冠脉综合征	硝酸甘油、硝普钠、拉贝洛尔、美托洛尔、艾司洛尔、尼卡地平	减少心脏做功和改善冠脉灌注	在 3～4 小时内降低基线血压 25%
急性主动脉夹层	拉贝洛尔，硝普钠，尼卡地平及静脉的 β 受体阻滞剂，氯维地平	降低血压及血管壁剪切力	至少小于 120/80mmHg
急性缺血性卒中	拉贝洛尔、艾司洛尔、尼卡地平、氯维地平、硝酸甘油、硝普钠（只在舒张压＞140mmHg 时）	避免转变为出血性，及缺血半暗带的扩大	在 2～3 小时内降低基线血压 15%（如果＞220/115mmHg）
急性出血性卒中	拉贝洛尔、艾司洛尔、尼卡地平、氯维地平	避免血肿增大和血肿周围水肿	血压＜180/105mmHg
高血压脑病	拉贝洛尔、尼卡地平、艾司洛尔	降低颅内压	在 2～3 小时内降低基线血压的 25%
急性肾衰竭	硝普钠、非诺多泮、尼卡地平、氯维地平	减低肾脏血管压力	在 2～3 小时内降低基线血压的 25%
子痫	肼屈嗪、拉贝洛尔、尼卡地平	降低颅内压，保证胎盘灌注	舒张压＜90mmHg
交感风暴	酚妥拉明、硝酸甘油、非诺多泮、尼卡地平、氯维地平、拉贝洛尔	减少 α₁ 受体介导的血管收缩	症状缓解
嗜铬细胞瘤	拉贝洛尔、酚妥拉明	减少血管收缩，降低心率	症状缓解

（三）高血压危象治疗的流程

1. 若患者除外主动脉夹层，可逐一开始单药治疗，首先选用 R 药物（卡托普利或依那普利）评估肾素活性，然后选用 R+V 药物，使用 α 和 β 受体阻滞剂拉贝洛尔，评估儿茶酚胺在病理生理中的作用，最后直接选用 V 药物（呋塞米）评估钠-容量因素在病理生理中的作用，通过观察、血压对不同类型药物的治疗方应，初步判断高血压危象的

发病机制。具体不同类药物的口服剂型和静脉剂型见表 42-0-4。具体药物的试用顺序可依据病史、体格检查以及实验室检查结果调整。

2. 大多数患者使用口服药物即可，以下三种情况应选用胃肠外途径给药：精神状态改变、胃肠道疾病限制药物吸收以及需要紧急手术者。

3. 高血压危象治疗流程见图 42-0-2。

表 42-0-4　高血压危象的药物治疗

药物类型	口服药物	胃肠外药物
ACE 抑制剂	卡托普利	依那普利
α_1 受体阻滞剂	特拉唑嗪,多沙唑嗪,哌唑嗪	酚妥拉明
利尿剂	呋塞米	呋塞米
β_1 受体阻滞剂	美托洛尔	艾司洛尔,美托洛尔
α_1,β_1 受体阻滞剂	拉贝洛尔,卡维地洛	拉贝洛尔
中枢 α_2 受体激动剂	可乐定,胍法辛	可乐定(经皮肤)

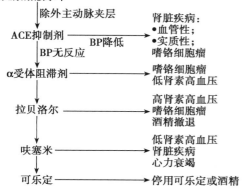

辅助检查:
• 血清电解质、BUN、肌酐
• 血清肾素活性
• CXR、ECG
• 血清儿茶酚胺水平

图 42-0-2　高血压危象治疗流程图

四、高血压危象具体药物的使用方法及注意事项

高血压危象常用药物按照分类下面给予介绍,静脉常用药物的剂量和使用方法见表 42-0-5。

（一）ACE 抑制剂

1. 首先试用 ACE 抑制剂判断血清肾素活性程度及其在发病机制中的作用。

2. 口服卡托普利或静脉使用依那普利在 30~60 分钟充分起效。

3. 明显血压下降支持患者高血压危象发病机制为肾素依赖性。

4. 失代偿性心力衰竭、急性肺水肿,或急性冠脉综合征(如急性心肌梗死、不稳定型心绞痛)患者应首先选用 ACE 抑制剂。

5. 如果患者血压对 ACE 抑制剂无明显反应,肾素依赖机制可能性较小,应换用其他类型药物。

6. ACE 抑制剂在先兆子痫/子痫患者中禁用。

（二）α_1 受体阻滞剂

1. 嗜铬细胞瘤和低肾素型高血压危象患者有效。

表 42-0-5　静脉常用药物的剂量和使用方法

药物	使用方法
依那普利	静脉注射 1.25mg(5min)/6h,每 12~24h 增加 1.25mg 至最大量 5mg/6h
艾司洛尔	负荷量 500μg/(kg·min),随后泵入 25~50μg/(kg·min),每 10~20min 增加 25μg/(kg·min),最大量 300μg/(kg·min)
拉贝洛尔	最初快速注射 20mg,随后每次注射 20~80mg 或泵入以 2mg/min 始,至最大剂量 300mg/24h
尼卡地平	5mg/h;根据血压滴定,每 5min 增加 2.5mg/h 至最大剂量 15mg/h
酚妥拉明	快速注射 1~5mg;最大量 15mg
硝普钠	0.5μg/(kg·min);根据血压滴定,最大量 2μg/(kg·min)
咪噻吩	0.5~1mg/min;如耐受以 0.5mg/min 增加剂量;最大剂量:15mg/min
诺多泮	初始剂量 0.1μg/(kg·min),以 0.05~0.1μg/(kg·min) 增加至最大剂量 1.6μg/(kg·min)

2. 口服特拉唑嗪大约 1 小时起效,静脉使用酚妥拉明即刻起效。

3. 血压明显降低表明 α 肾上腺素机制在发病中的作用,诊断方面高度怀疑嗜铬细胞瘤。

4. 如血压无反应则换药。

（三）利尿剂

1. 钠敏感、容量依赖高血压危象患者使用利尿剂治疗后血压明显下降。

2. 失代偿性心力衰竭、肾衰竭或水肿患者应尽早开始使用利尿剂。

3. 袢利尿剂一般在 30~60 分钟起效,应加量至出现利尿作用。

4. 对利尿剂无反应的氮质血症患者应考虑透析或超滤治疗。

（四）中枢 α_2 受体激动剂

1. 可乐定、胍法辛或 α 甲基多巴的突然停用可造成撤药综合征,临床特点为烦躁、严重头痛、流涎过多、恶心、失眠、胃痛,以及伴有血压和心率明显升高。症状与体征类似嗜铬细胞瘤,重新恢复停用的药物或联合 α,β 受体阻滞剂可以减轻症状。

2. 一旦病史明确诊断后,恢复停用的药物应为首选治疗。

3. 如需胃肠外用药,静脉拉贝洛尔,或酚妥拉明联合艾司洛尔均有效。经皮肤给药可乐定,数小时后达治疗浓度,也可选用。

4. 长期治疗角度看,可选择同类非依赖性药物。

（五）α_1 非选择型 β 受体阻滞剂

1. 拉贝洛尔在高血压危象治疗中有效,可以口服也可胃肠外使用。

2. 口服起始剂量 200mg,每 1 小时增加一次剂量直至 1200mg,可在急诊室用于高血压危象治疗。

（六）硝普钠 硝普钠由于起效迅速、容易滴定经常用于高血压危象的一线治疗。但是以下几点限制了其应用:

1. 使用过程中经常无意地将血压降至安全水平以下。特别容易发生在患者容量降低,血管减压反射情况下;或同时使用了其他降压药物;或合并心肌或脑缺血。一过性低血压甚至可能引起致命性后果。

2. 硝普钠可致压力反射激活,引起心动过缓,进而使得急性冠脉综合征和心力衰竭恶化。由于肾素-血管紧张素-醛固酮系统激活,导致血管收缩因子增加以及钠潴留,抵消了其他降压药物的作用。

3. 硝普钠使用需要在监护室内进行有创血压监测,这会增加治疗费用及相关并发症的发生率。

4. 不像其他类型降压药物,经验性使用硝普钠并不能阐明高血压危象的病理生理机制,并不能对疾病的鉴别诊断提供有用的信息。

5. 患者最终要过渡到口服降压药物,使用硝普钠会导致选择口服降压药物延迟。而且硝普钠与口服降压药物合用会导致血流动力学更不稳定。

6. 硝普钠有毒性作用,特别在疾病急性期,而且其血管扩张作用并不能从毒性作用中分离。硝普钠进入体内后,立即分离形成氰化物（CN）和血管舒张因子一氧化氮（NO）。与有机硝酸盐类（如硝酸甘油）形成 NO 需要结合含巯基的化合物不同,硝普钠是自发形成代谢产物,因此硝普钠被称为 NO 和 CN 的前体药物。NO 和 CN 的清除均不需酶的参与。一个硝普钠分子分解为 5 个 CN 分子,CN 分子与高铁血红蛋白结合形成氰化血红蛋白,余下 CN 基团在肝脏转化为硫氰酸盐。营养不良、利尿剂的使用,或手术,或使用高剂量硝普钠（30～120μg/min）时会引起体内硫酸基团降低或相对不足,容易发生氰化物毒性作用。不管硝普钠剂量多少,一旦出现中枢神经系统功能异常、循环系统不稳定和乳酸酸中毒,应考虑氰化物中毒。治疗方法包括静脉输注维生素 B_{12} 和硫代硫酸钠,体内与氰化物结合加速通过肾脏排泄。内源性硫代硫酸盐在体内与氰化物结合形成硫氰酸盐后通过肾脏排泄。慢性肾衰竭患者连续使用 3～6 天可发生氢化物中毒,透析可帮助清除。

五、特殊类型高血压危象的处理特点

（一）主动脉夹层

1. 一旦怀疑主动脉夹层,患者应尽早开始静脉抗高血压治疗（低血压患者除外）。

2. 一旦明确主动脉夹层诊断后应急诊收住 ICU,严密监测血压、尿量、精神状态以及神经系统体征,密切观察有无恶化的证据。

3. 抗高血压治疗目标为降低血压减轻主动脉的压

力,相应的,降低左心室收缩力可以协助降低主动脉的压力,避免夹层的进展、甚至夹层破裂。

4. 标准治疗为血管扩张剂与 β 受体阻滞剂联合使用,避免单独使用血管扩展剂。

5. β 受体阻滞剂以艾司洛尔首选,其次可考虑美托洛尔和拉贝洛尔。

6. 当硝普钠无效或 β 受体阻滞剂相对禁忌（如 COPD、缓慢性心律失常或心力衰竭）时,可选用神经节阻断剂咪噻吩（trimethaphan）,其优点为动脉压力及其升高的速率,不需要与 β 受体阻滞剂合用,副作用包括快速耐药、严重低血压、尿潴留和肠梗阻。

7. 所有主动脉夹层患者均应请外科协助治疗。

（1）所有 A 型主动脉夹层患者均有手术指征。

（2）低血压常常表明主动脉破裂,应考虑紧急手术修补。

（3）有并发症的 B 型主动脉夹层患者也应积极建议手术治疗。

（4）如充分药物治疗情况下仍由脏器或肢体血供不足,或持续疼痛患者。

（5）Marfan 综合征患者应建议手术治疗。

8. 无并发症的远端夹层患者以药物保守治疗为主,无论是否手术,存活率均为 75% 左右。

（二）脑血管意外

1. 对于缺血性脑卒中患者应避免将血压降得过低或"血压正常化"。AHA 目前对急性缺血性脑卒中推荐舒张压不低于 120～130mmHg,目标为最初 24 小时血压降低不超过 20%。

2. 出血性脑卒中患者收缩压>200mmHg,或舒张压>120mmHg 时,最初 24 小时内降压必须非常慎重,过快地降压将导致死亡率增加。

3. 一旦明确诊断脑血管以外的高血压危象患者建议尽快收住 ICU,密切监测血压变化。药物首选短效、静脉使用的药物,拉贝洛尔为有效的药物,其次可选尼卡地平或诺多泮;慎用硝普钠;避免使用 ACE 抑制剂、尼群地平和肼屈嗪。

（三）先兆子痫

1. 先兆子痫患者应与产科医生共同协商治疗方案,特别是关于是否需要终止妊娠。

2. 预防子痫发作方面首选硫酸镁。硫酸镁使用方法为:4～6g 硫酸镁放在 100ml 葡萄糖盐溶液中 15～20 分钟输注,维持量为 1～2g/h。每小时记录尿量,检查腱反射情况。详细记录出入量。

3. 肼屈嗪为子痫患者的常用药物,如患者收住 ICU,以拉贝洛尔和尼卡地平为首选,无论口服或静脉使用均安全、有效。

（四）终末期肾病

1. 高血压危象与肾衰竭引起钠潴留和细胞外液增多有关。考虑到高血压危象可加重肾功能损害,降压治疗必须迅速。

2. 静脉使用钙离子拮抗剂对部分患者有效,如无效应行紧急超滤治疗。

3. 对于血液透析患者,高血压危象药物治疗效果欠佳时可考虑双侧肾脏切除术。

高血压危象临床特点、临床过程以及预后各异,有相似的病理生理过程者治疗上选用作用机制相似的降压药物。高血压危象急性期,在辅助检查不能完善前有特定的用于诊治的药物治疗流程。PRA 的水平可提供高血压危象类型的重要信息,在选择降压药物方面起关键作用;PRA<0.65ng/(ml·h)称为钠-容量介导高血压危象,PRA≥0.65ng/(ml·h)称为肾素介导高血压危象。由于测定 PRA 水平需要 24～48 小时,高血压危象开始治疗前得不到 PRA 结果,但对其后续治疗有指导意义。我们通过血压对不同类型降压药物的治疗反应初步判断其病理生理机制。如血压对 ACE 抑制剂反应良好支持肾素-血管紧张素-醛固酮系统在病理生理中的作用,同样血压缺乏对 ACE 抑制剂反应则支持钠-容量机制在病理生理中的作用。现阶段,尽量避免使用硝普钠和二氢吡啶类钙拮抗剂,一方面延误诊断,另一方面增加治疗风险特别是在主动脉夹层、急性心肌梗死和脑出血时。

（田然　张抒扬）

主要参考文献

［1］ Labinson PT,White WB,Tendler BE,et al. Primary hyperaldosteronism associated with hypertensive emergencies. Am J Hypertens,2006,19(6):623-627.

［2］ Haas AR,Marik PE. Current diagnosis and management of hypertensive emergency. Semin Dial,2006,19(6):502-512.

［3］ Patel HP,Mitsnefes M. Advances in the pathogenesis and management of hypertensive crisis. Curr Opin Pediatr,2005,17(2):210-214.

［4］ Blumenfeld JD,Laragh JH. Management of hypertensive crises:the scientific basis for treatment decisions. Am J Hypertens,2001,14:1154-1167.

［5］ Brott N,Lu M,Kothari R,et al. Hypertension and its treatment in the NINDS rt-PA stroke trial. Stroke,1998,29:1504-1509.

［6］ Adams R,Powers W. Management of hypertension in acute intracerebral hemorrhage. Crit Care Clin,1997,13:131-161.

［7］ Gardner CJ,Lee K. Hyperperfusion syndromes:insight into the pathophysiology and treatment of hypertensive encephalopathy. CNS Spectr,2007,12(1):35-42.

［8］ Schneider JP,Krohmer S,Zimmer C,et al. Cerebral lesions in acute arterial hypertension:the characteristic MRI in hypertensive encephalopathy. Rofo,2006,178(6):618-626.

［9］ Pretre R,von Segresser L. Aortic dissection. Lancet,1997,349:1461-1464.

［10］ Pickering TG,Blumenfeld JD. Renovascular hypertension,in Brenner BM:The Kidney. Philadelphia:WB Saunders Co,1999,2007-2034.

［11］ Vantrimpont P,Rouleau J,Ciampi A,et al. Two-year time course and significance of neurohumoral activation in survival and ventricular enlargement(SAVE)study. Eur Heart J,1998,19:1552-1563.

［12］ Blumenfeld JD,Sealey JE,Mann SA,et al. Beta-adrenergic receptor blockade as a therapeutic approach for suppressing the renin-angiotensin-aldosterone system in normotensive and hypertensive subjects. Am J Hypertens,1999,12:451-459.

［13］ Poon J,van den Buuse M. Autonomic mechanisms in the acute cardiovascular effects of cocaine in conscious rats. Eur J Pharmacol,1998,363:147-152.

［14］ Working group on high blood pressure in pregnancy:Report of the National High Blood Pressure Education Program Working Group on High Blood Pressure in Pregnancy. Am J Obstet Gynecol,2000,183:S1-S22.

［15］ Aggarwal M,Khan IA. Hypertensive crisis:hypertensive emergencies and urgencies. Cardiol Clin,2006,24(1):135-146.

第 43 章

围术期患者的循环功能管理

随着人类平均寿命的延长和现代医学科学技术的不断发展,施行心脏和非心脏手术的心脏患者日益增多,心脏病患者手术死亡率显著高于无心脏病的患者。手术的风险程度不仅仅取决于心脏病本身性质和心功能状态,还与手术对循环功能的影响以及术中术后对循环功能的有效管理有关。即使在无心脏病的患者,围术期的血容量变化、水电解质平衡和酸碱平衡的改变、缺氧和高碳酸血症、低血压和血管活性药物等也会影响患者的心脏和循环功能。因此,维持良好的循环功能是围术期特别是重症患者围术期处理中的重要环节。

一、术前评估及循环功能管理

手术前要详细采集病史,尤其对心脏患者要注意其症状、疾病过程、并发症、用药情况和治疗反应。

多数风湿性心脏病患者和部分冠心病及先天性心脏病患者手术前常合并心功能不全,在手术前需要评价心功能状态。心脏功能分为四级:Ⅰ级:患者可自由活动,在从事一般的体力活动时无心悸、气短、呼吸困难、疲劳与心绞痛。Ⅱ级:患者的体力活动轻度受限。休息时无症状,但从事一般的体力活动时即可出现心悸、气短、呼吸困难、疲劳、心绞痛等症状。Ⅲ级:患者的体力活动明显受限。休息时无症状,但在轻微的体力活动时就有症状。Ⅳ级:患者不能做任何体力活动,即使在休息时也有心悸、气短、呼吸困难或心绞痛等症状,并出现心功能不全的体征。

患者有明显心功能不全表现,如呼吸困难、心慌、不能平卧、肝大、腹水、尿少等,需卧床休息,根据病情使用扩血管药物如硝酸甘油、硝普钠等,或联合应用利尿剂,降低心脏前后负荷及循环阻力。也可应用正性肌力药物如肾上腺素、多巴胺、米力农等,增强心肌收缩力,改善心脏功能和一般状态。心功能最好能调整至Ⅰ~Ⅱ级。

Goldman 提出非心脏手术的心脏危险因素计分方法(表43-0-1),计分<5 分为 1 级,6~12 分为 2 级,13~25 分为 3 级,>26 分为 4 级。1 级和 2 级手术危险小;3 级手术危险较大,威胁生命的并发症发生率为 11%,术前应有适当治疗,改善心功能后再手术;4 级手术危险性极大,威胁生命的并发症发生率可高达 22%,只做抢救生命的手术。

表 43-0-1 Goldman 心脏危险因素计分

危险因素		计分
1. 病史	年龄>70	5
	心肌梗死<6 个月	10
2. 体征	充血性心力衰竭(S3 奔马律或颈静脉怒张)	11
	主动脉狭窄	3
3. 心电图	非窦性心律	7
	室性期前收缩>5 次/分	7
4. 全身情况:	PaO$_2$<8kPa(60mmHg)	3
	PaCO$_2$>6.7kPa(50mmHg)	3
	血钾<3mmol/L	3
	HCO$_3^-$<20mmol/L	3
	BUN>50mg/dl 或 Cr>3mg/dl	3
	慢性肝病或 SGOT 升高	3
5. 手术:	开腹或开胸手术	3
	急诊手术	4
	主动脉手术	3

术前存在心律失常的患者的处理原则如下:①判断患者的循环是否稳定。不稳定应立即处理,如室上性或室性快速性心律失常应尽快电复律。如果循环稳定,可暂不处理(甚至单形性室速);②患者是否伴有器质性心脏病。如果患有器质性心脏病者需要积极治疗;③如果择期非心脏手术患者有高度(二度Ⅱ型以上)房室传导阻滞,或有病因的室性心律失常且有明显症状或有未能控制室率的室上性心动过速,应进行治疗后再行手术。心房颤动是手术患者最常见的心律失常类型,尤其多见于老年患者。应尽量控制心室率至 100 次/分左右,以保持较好的心功能,治疗药物应选择 β 受体阻滞剂、胺碘酮等。仍不能有效控制者可加用洋地黄类药物如毛花苷丙。

任何抗心律失常药物都有致心律失常和抑制心脏功

能的不良反应,因此,减少心律失常的发生并不意味增加患者的生存率。近年来治疗学中的最大进展在于非药物治疗心律失常方法,如对慢心律失常放置起搏器、对快速心律失常进行射频消融或放置除颤器。这些方法疗效肯定,不良反应少,应当尽量采用这些方法。

高血压的处理:高血压的病理生理基础是动脉调节衰竭。其危险性在于麻醉和手术中,血压常发生较大幅度的波动,特别是在麻醉诱导及气管插管时,血压可骤然升高,诱发高血压患者产生严重或致命性的并发症,如脑血管意外和心力衰竭等。有报道术前收缩压高于 180mmHg 患者脑出血发生率较常人高 3.4 倍,高血压性心脏病患者围术期心力衰竭发生率及死亡率分别可达 88.8% 和 32%。如术前有效的降压治疗使血压下降并控制在一定水平,将有利于麻醉和术中循环功能的稳定,减少上述并发症的发生。一般认为,血压控制在 180/100mmHg 以下时,手术的危险性较少。对尚未控制的充血性心力衰竭患者,不管血压已经降到上述水平与否,均宜在心力衰竭控制一年后手术。对血压过高而需要急诊手术的患者,可通过静脉滴注硝普钠或硝酸甘油降压,输注期间应注意监测血压。

二、重症患者术后循环系统监测

(一)心电监测　心电监测的作用在于测定心率,发现和诊断心律失常、起搏器功能和心肌缺血,某些心电图征象也可以提示电解质异常。心电图信号存在并不能保证有心脏收缩或心排血量。重症患者术后应常规进行 24 小时连续床旁心电监测,警惕任何心率、心律和传导的异常改变,及时发现各种心律失常和心搏骤停。

术后 24 小时内心率变化较大,成人理想心率应保持在 80 ~ 100 次/分,超过 130 次/分或低于 60 次/分可能会影响血流动力学。术后心率增快常见的原因有血容量不足或存在出血、低钾血症、心功能不全、高热、药物作用(如肾上腺素、多巴胺等血管活性药物应用)以及缺氧和疼痛等。而心率减慢常见原因为深度麻醉或镇静、结性心律、电解质紊乱及传导阻滞等。应针对可能原因给予及时处理。

术后心律失常可在任何时间发生,在术后 3 天内较常见,心脏手术后心律失常发生率更高,常见引起心律失常的原因包括存在基础心脏疾患、心肌缺血缺氧、电解质紊乱、代谢紊乱以及药物作用(如使用异丙基肾上腺素、洋地黄类药物过量)等。影响血流动力学稳定的心律失常需要及时处理。

(二)血压监测

1. 无创血压监测　ICU 内最常用的是自动测压技术,连接于监护仪的袖带充气至压力超过前一次收缩压 40mmHg(初始测量压力约为 170mmHg),然后逐渐放气并感知袖带内的压力震荡。感知最大震荡时的最低压力计为平均动脉压(MAP),收缩压和舒张压可通过计算得出。

自动测压的局限性:

(1)袖带尺寸应覆盖上臂或大腿的 2/3,袖带过窄可使血压测得值偏高;过宽则测得值偏低。

(2)节律影响:如心房颤动可使测得值难以分析。

(3)活动影响:测压时患者活动会影响血压测得值。

(4)如果仪器自动测压设定的周期过频可造成静脉淤血。常规监测周期时间应避免低于 2 分钟。

(5)血压过高或过低时可能与动脉内测压结果不一致。

2. 有创血压监测　是 ICU 内最常用直接测压方法,常选择桡动脉测量。通过内置动脉套管连接充满液体的管道,再与外部压力换能器相连接,压力换能器将压力信号转换为电信号,再经滤波后显示于监护仪屏幕上。

有创血压监测的适应证:

(1)须严格控制血压者(如动脉瘤患者)。

(2)血流动力学不稳定者(如休克或心脏手术患者)。

(3)需频繁采集动脉血标本者。

有创血压监测过程中注意事项:

(1)换能器与装有肝素盐水(0.1mg/ml)的加压袋相连接,此通路以 1 ~ 3ml/h 速度维持输液,以避免套管尖端形成凝血块。

(2)连接管道应有一定硬度,并且应尽量短以保证压力波形的正确传递,整个装置应严格排空气泡。

(3)换能器与大气相通时进行零点校正,换能器在任何高度均可进行,但测压时应将换能器保持在稳定高度,通常选择冠状窦水平高度(临床中可选择第 4 肋间腋中线水平)。

(4)连续测压过程中尽量保持测压部位的稳定,防止因患者穿刺置管部位关节活动导致的动脉内置套管打折或脱出。

(三)中心静脉压监测　中心静脉压(CVP)通常是指右心房和胸腔内大静脉的血压,压力值的高低取决于心脏射血能力和静脉回心血量之间的相互关系。CVP 可通过经皮深静脉置管测得,常选择颈内静脉、锁骨下静脉或股静脉(更多选择上腔静脉系统静脉)。导管置入深度以接近右心房为宜,导管与简单的水柱式测量装置相连可直接从水柱高度得出读数,或连接换能器进行持续监测。测量前进行零点校正,通常以腋中线与乳头水平连线交点作为零点。

CVP 正常值为 5 ~ 12cmH$_2$O,但每个人的 CVP 值相差可能很悬殊,还有很多因素可以影响 CVP 的正常值,如血管活性药物的应用、胸腔内压力改变以及心脏内畸形或心脏瓣膜疾病等,故在临床监测时应着重观察其动态变化的趋势,而不能局限于某一具体数据。

CVP 能代表右心前负荷,其本身并不能表明患者的容量状态,但 CVP 包含一些有关心脏功能状态的信息。

(1)CVP 降低:表明心脏实际功能增强,静脉回流阻力增高或体循环平均压力(容量)下降。若同时伴有血压升高,CVP 降低最能表明心脏实际功能增强。若血压下降,同时 CVP 降低则提示容量不足或静脉回流阻力增加。

(2)CVP 升高:表明心脏实际功能减弱,静脉回流阻力下降或体循环平均压力(容量)增高。若同时伴血压下降,则 CVP 升高原因可能是心脏实际功能降低。若 CVP

升高同时血压也升高,则可能是由于容量增多或静脉回流阻力下降。

（四）左房压监测　左心房测压管是在心脏外科手术中经右上肺静脉植入左心房或直接左心房穿刺置管。左心房压力（LAP）是心脏手术后患者早期血流动力学监测中的常用指标之一,它能准确地反映左心室前负荷及左心室的收缩功能。LAP波形与中心静脉压力波形相似,正常值维持在12～15mmHg。压力传感器固定于腋中线水平,连接监护仪可显示LAP的波形及数值。一般在手术后48小时拔除胸腔、纵隔引流管之前拔除测压管,以便局部的渗血能够及时被发现和引流。

左心房测压管要经常检查通畅情况,冲洗管路要确保无空气或血栓存在,连接管路应常规安放空气滤过器。每间隔1小时用肝素盐水冲洗管路1次,冲洗前检查管道内有无气泡,如有气泡应从三通管口排出。如发现管路堵塞,应从三通管中抽吸,将血块吸出,如无法解决堵塞,则应拔除测压管,切忌强行冲洗,使血栓脱落冲入左心房导致外周动脉栓塞。

（五）心输出量监测　心输出量（CO）是指心脏每分钟排出的血量,成人CO的正常值为4～6L/min,是反映心脏功能的重要参数之一,对重症患者准确监测CO及相关的血流动力学指标,对于指导临床治疗显得相当重要。监测CO有很多种方法,有创性的方法包括插入肺动脉漂浮导管的热稀释法及Fick定律法;无创性方法包括经食管多普勒法、经气管插管多普勒法、部分二氧化碳重复吸收法、胸阻抗法及超声心排量监测仪等方法。理想的CO监测法应具有创伤小或无创、准确、重复性高、操作方便、价格便宜等特点。

1. **温度稀释法**　插入肺动脉导管以温度稀释法测量心排血量是一种迄今为止观察血流动力学最准确的手段。通过肺动脉导管的CVP端口注入固定量的冷溶液,当其通过左心室时与血液混合,通过肺动脉导管尖端的热敏电极测定混合血液温度。经典的是冷盐水或5%葡萄糖溶液10ml,在4秒内注入,根据公式计算出心排血量。

2. **脉波指示剂连续心排血量（PiCCO）**　脉波指示剂连续心排血量需要一条中心静脉导管和一条动脉通路,深静脉导管用于注射冰盐水。动脉导管可连续监测动脉压力,同时监测仪通过分析动脉压力波型曲线下面积来获得连续的心输出量（CCO）。动脉导管带有特殊的温度探头,用于测定大动脉的温度变化。监测仪利用热稀释法测量单次的心输出量。测量单次的心输出量可用于校正CCO。通常需要测定3次心输出量,求其平均值来校正CCO。

3. **经食管超声多普勒法**　经食管超声多普勒法是一种无创的、通过M型超声和多普勒超声系统的探头测定降主动脉血流速度测定心输出量的方法。此方法操作简便,将超声探头经口放入食管内,探头深度距离门齿约35cm（约第5、6胸椎间隙水平）,旋转超声探头,使探头面向后方降主动脉中心血流,通过M型超声显示降主动脉前后壁,确保测定降主动脉直径的良好位置。通过降主动脉的直径及此截面上的血流速度,可以精确地连续测量单位时间主动脉内的血液流量。再通过计算得出心输出量。

4. **胸阻抗法（thoracic electrical bioimpedance, TEB）**　胸阻抗法心排量测定原理是根据欧姆定律,电流与电阻成反比。高频电流通过人体时产生阻抗且可以进入深部组织,从而反映内脏血流的容积变化。随着心脏收缩和舒张活动,主动脉内的容积随血流量而变化,故其阻抗也随血流量而变化。心脏射血时,左心室内的血液迅速流入主动脉,主动脉血容量增加,体积增大,阻抗减小;当心脏舒张时,主动脉弹性回缩血容量减少,体积减小,阻抗增大。因此胸腔阻抗将随着心脏的收缩和舒张发生搏动性变化。利用心动周期中胸部电阻抗的变化,测定左心室收缩时间和计算心搏量。胸阻抗法测定心脏血流量具有良好的精确性和重复性,可实时无创的监测血流动力学,心脏动力学和血管外肺水的变化,有利于临床医生采用多种治疗方法来纠正重危患者的循环异常,有效的降低病死率,且操作简单、费用低廉并能动态观察心血管系统的变化趋势。但TEB易受一定的干扰,故临床上的广泛应用受到一定程度限制。

CO是反映心泵功能的重要指标,CO测定常用于低血压的分析:CO的测定有利于低张力状态（如体循环血管阻力低）、低CO或两者均低时的诊断。如CO降低,再测定心率有助于明确其原因是否与心率或心室实际功能有关。在心室充盈减少时（如低血容量）CO降低,心肌收缩力下降（如心肌缺血）或血管扩张（如感染性休克）时也会使CO降低。引起CO升高的原因可能包括全身性炎症导致氧需增加、血液系统疾病或神经源性介导的血管扩张等。

（六）体温监测　体温监测是临床的常规监测项目。正常人的体温保持在相对恒定的范围内,一般为36～37℃左右。危重患者通过动态监测外周温度及中心温度的温度梯度,可判断末梢循环状态改善与否,休克是否纠正等。

1. **深部或中心体温监测**　测试中心温度常用的方法有:

（1）口腔测温:适用于一般患者的体温监测,将温度计置于舌下测得。其优点是所测温度值比较准确,测量也较为方便。注意患者张口呼吸、测温前冷热饮食可造成误差。对不能配合的患者,如哭闹的小儿以及躁狂的患者,以及麻醉和昏迷患者不适宜测口腔温度。

（2）直肠测温:是临床最常用的测试深部体温的方法,将温度计置于肛门深部测得,一般小儿为2～3cm,成人6～10cm。如果将温度计入直肠6cm以上,所测得的温度就接近于中心温度。但需要注意当体温改变迅速时,直肠温度反应较慢。直肠温度在插入探头或温度计前先检查肛门,因为粪便会影响测量的准确性。

（3）鼻咽测温:是目前监测中心温度常用的方法,将测温探头置于鼻咽部或鼻腔顶部测得,可反映脑的温度变化。注意自主呼吸时测温可受呼吸气流温度影响。将测温探头置于鼻咽部时要操作轻柔,避免损伤黏膜。有明显出血倾向及已肝素化的患者不宜应用此法测量。

其他还有通过食管、鼓膜、膀胱、中心静脉测温等方法。

2. **外周或末梢温度监测**

（1）腋窝测温：是临床最常用监测外周体温的方法。操作简便，与中心温度相差约2℃。腋窝皮肤表皮温度较低，只有让被检者上臂紧贴其胸廓，使腋窝紧闭形成人工体腔，机体内部的热量逐渐传导过来，测得的温度才接近中心温度。注意腋窝处应保持干燥。

（2）脚趾皮肤温度：是临床连续监测外周温度的方法。受影响的因素较多。其与中心温度差可作为机体末梢循环灌注的判断依据，常用于评估末梢血流的灌注状态，与中心温度差大于6℃时预示病情危重，预后不佳。

（七）尿量监测　重症患者术后常规留置导尿并每小时监测尿量，成人 24 小时尿量不应<700ml，每小时不应<30ml。小于此量说明低心输出量达到了临界点以下，常常提示平均动脉血压<8.0kPa（60mmHg），导致肾前型肾衰竭，此时必须开始治疗。在低心输出量的患者，如其肾脏正常，只要还能维持足够的肾功能，说明其他生命器官如心、脑的灌注是足够的，但并不说明心输出量是足够的。

（八）混合静脉血氧饱和度监测　通过测定混合静脉血氧饱和度（SvO_2）来计算动静脉血氧含量差，能较准确反映心排血量。SvO_2 和心脏指数、每搏指数及左心室每搏指数之间有很高的相关性。SvO_2 下降，而动脉血氧饱和度和耗氧量尚属正常时，则可证明心排血量也是低的。因此现在认为混合静脉血的氧饱和度检查对严重心肺疾患的监测具有重要价值。

SvO_2 正常范围 60% ~80% ，平均值约为 75% ，SvO_2 增高的常见原因是脓毒症，此外氰化物中毒及低温也可使 SvO_2 增高。SvO_2 降低的原因有：心输出量下降导致的血液循环量不足、周围循环衰竭、败血症、心源性休克、甲亢、贫血及变性血红蛋白症、肺部疾患等各种原因导致的氧合功能减低者。SvO_2 低于 60% 时，通常提示组织耗氧增加或心肺功能不佳。临床上连续测定 SvO_2 对危重患者的监测起到重要作用，并对治疗方法及药物使用也有一定的指导作用。

三、循环系统管理

（一）心律失常的处理

1. 缓慢性心律失常　常见的缓慢性心律失常包括窦性心动过缓和一度至三度房室传导阻滞，引起缓慢心律的原因包括迷走神经张力过高（如运动员）、窦房结病变、窦房结动脉疾病、甲状腺功能减退及以药物作用如（β受体阻滞剂）等。

如果患者无症状，除完全性心脏阻滞外无需特殊治疗。

如果患者有症状，如晕厥、心绞痛或气短等，可给以下治疗措施：

（1）停用抗心律失常药物或结性阻滞剂。

（2）给予阿托品 0.5mg 静脉注射，可重复应用，总剂量为 2mg。

（3）如果患者对阿托品无反应，可给予多巴胺 5 ~20μg/（kg·min）。

（4）如果患者仍有症状，加用异丙肾上腺素 2 ~10μg/（kg·min）。

（5）可采用经皮临时起搏或安置永久起搏器。

2. 期前收缩（期前收缩）　包括房性期前收缩、交界性期前收缩和室性期前收缩。治疗主要包括以下措施：

（1）纠正病因如缺氧、心肌缺血、电解质紊乱、药物中毒以及儿茶酚胺类药物应用过量以及烟草、咖啡或酒精过量等。

（2）频发室性期前收缩（>5 个/分）、室性期前收缩二联律、三联律或成串出现应加以控制。开始利多卡因 1mg/kg 静注，以后持续利多卡因静点 1 ~4mg/min。长时间应用时注意检查患者是否有中毒症状。利多卡因无效时可选用胺碘酮 150 ~300mg 静注后，维持量 0.5 ~1mg/min 持续静点，每日最大量不超过 2g。

（3）患者有冠状动脉性疾病，可选择给予 β受体阻滞剂。

3. 常见快速性心律失常

（1）窦性心动过速：治疗主要是纠正基础病因：发热、低血容量、低氧血症、疼痛、精神紧张、心肌缺血或心肌梗死、肺栓塞、儿茶酚胺药物应用、甲状腺功能亢进、停药反应等。

（2）室上性心动过速：包括房性、房室结折返性及房室交界性心动过速。治疗措施如下：

1）寻找并纠正常见基础病因如洋地黄药物过量、酒精中毒、应激状态、儿茶酚胺用量增加、发热、心肌缺血、心肌炎等。

2）抗心律失常药物常用钙通道阻滞剂（如维拉帕米）以减慢心率。应用 β受体阻滞剂（艾司洛尔）可以达到快速终止的作用，但这两类药物的应用可能受到低血压的限制，应用时应注意血压的观察。

3）对很难被抗心律失常药物控制的折返性心动过速可选择射频消融治疗。

（3）心房纤颤：是老年人常见心律失常。开始治疗的目的是控制心室率，措施包括：

1）纠正患者电解质紊乱。

2）应用钙通道阻滞剂和 β受体阻滞剂能快速控制心室率，但低血压时慎用。

3）洋地黄类药物用于治疗中重度心功能不全的患者，能降低心房纤颤患者心室率。

4）对血流动力学不稳定的患者应立即心脏直流电复律，可使患者恢复窦性心律。如超声检查除外心脏内血栓且患者已有抗凝治疗，可立即行心脏电复律。患者在电复律前和电复律后需抗凝治疗 3 周。新发的心房纤颤患者应在 72 小时内转复为窦性心律（抗心律失常药物治疗或心脏直流电复律），超过这一时限需开始应用阿司匹林或肝素治疗，使之有可能行心脏电复律治疗。

（4）室性心动过速：最常见于冠心病患者，也可见于其他任何先天性或后天性器质性心脏病患者，很少发生于无器质性心脏病的患者。室性心动过速的治疗取决于患者的血流动力学稳定性。如果患者不稳定，立即给予同步直流电复律；如果患者稳定，可给予利多卡因、普鲁卡因胺或胺碘酮等药物持续静点。

（5）心室扑动与心室颤动：根本治疗是非同步心脏

电复律,同时按照高级心脏生命支持方案,给予肾上腺素及利多卡因等心脏复苏用药。如患者情况稳定后,纠正心肌缺血、低氧血症、严重酸中毒、电解质紊乱及药物中毒等诱因。

（二）重症患者术后的液体管理　围术期恰当的液体管理是保证患者循环状态稳定、减少手术并发症的重要部分,目前对于围术期患者开放输液还是限制输液仍存在争论,充沛的容量负荷有着能够保证术中循环稳定,减少术后恶心、呕吐发生率,使患者进食固体食物提前,缩短住院时间等优点,但也存在着术后循环和呼吸系统并发症增加,影响伤口愈合等缺点,有增加围术期死亡率的风险。无论开放或是限制输液,其目标应是给予患者适当和足够的血容量以保证适当的器官组织血流灌注,改善患者手术后的结局。

1. **术后患者液体需要量评估**　血容量不足应根据失血量、失血速度、失血已经被控制还是未被控制等因素计算。水、电解质和热量补充应考虑除手术创伤丢失外的全部因素及术后的额外丢失量,如胃肠减压、各种引流液、机械通气和体温因素等体液丢失量。

2. **围术期患者输液治疗方案**　围术期患者输液治疗的原则是稳定循环功能、保证体内水和电解质平衡。评估水和电解质失衡应根据病史、查体、实验室检查和外科手术应激强度决定,所有体液的丢失都必须计算在内。而在纠正水和电解质失衡中应根据目标分清轻重缓急,最重要的目标是维持血流动力学的稳定和在血流灌注不足时保护重要的脏器(心、脑、肾、肝)。同时,水和电解质失衡应该逐渐纠正,应尽量避免短期内大量输液导致液体过多,进一步造成循环超负荷和组织水肿。

围术期患者输液量为维持输液量、补充输液量及额外缺失量的总和。维持输液量包括生理需量、平时尿量加500ml维持液。补充输液主要针对输液中的异常丢失(如消化液丢失、异常利尿和出汗、第三间隙的形成等),可采用平衡液或其他电解质输液等补充。额外缺失量输液主要指在输液开始前液体丢失量的补充,可根据液体丢失情况采用电解质、葡萄糖输液以及血液制品。计算输液量时,应将带入治疗药物所需的生理盐水和5%葡萄糖等液体量也计算在内。

3. **液体复苏**　低血容量休克是外科最常见的休克类型,是由于各种原因引起的循环容量丢失而导致的有效循环血量与心排血量减少、组织灌注不足、细胞代谢紊乱和功能受损的病理生理过程。通过有效的血流动力学监测及化验室检查可以早期诊断患者的低血容量休克。传统诊断依据包括精神状态改变、皮肤湿冷、血压下降(收缩压下降<90mmHg或较基础血压下降>40mmHg)或脉压减少(<20mmHg)、尿量<0.5ml/(kg·h)、心率增快>100次/分、CVP<5mmHg或PAWP<8mmHg等指标,近来许多专家开始重视血乳酸与碱缺失在低血容量休克早期诊断中的作用。

当确定患者处于低血容量休克或休克早期,应进行早期的液体复苏,可以选择晶体液(如生理盐水或平衡盐溶液)和胶体液(如白蛋白和人工胶体),5%葡萄糖液由于很快分布到细胞内间隙,因此不推荐用于液体复苏治疗。早期复苏适当的终点定为:MBP>65mmHg;尿量>0.5ml/(kg·h);CVP达到8~12mmHg;$ScvO_2$≥70%。

4. **晶体液与胶体液的选择**　围术期患者的液体治疗过程中可以选择晶体液或胶体液,大量应用晶体液的缺点包括:达到终点指标的用量大,可引起明显的血液稀释,血浆胶体渗透压下降,更容易造成明显水肿并且难以维持稳定的容量扩张。

在扩充血容量方面,血液制品和胶体液优于低渗或等渗的晶体液。虽然快速灌注晶体液可以增加血容量,但这种作用只是一过性的,1000ml乳酸林格液在5分钟内灌注可扩容630ml,乳酸林格液很快会重新分布到组织间隙,而一小时后仅有20%留在血管内。同样,生理盐水在灌注后一小时仅剩25%。相反,6%羟乙基淀粉溶液1000ml在5分钟灌注后可扩容1123ml,而且作用时间更长,扩容作用降低慢,可达24~36小时。白蛋白作为常用的胶体液,也能起到非常好的扩容效果,每输入25%白蛋白100ml可增加血容量约450ml,白蛋白半衰期为16小时,其脱离血流的速度大约为5~8g/h。但白蛋白的使用同时给患者带来不利影响如引起液体负荷过重、降低Ca^{2+}利用而影响心肌收缩性、通过抗凝增加出血、影响水钠排泄促使肾衰竭、渗漏至间质以及损害免疫机制等。因此,目前有研究者认为白蛋白不宜常规用于容量扩张,在临床上应主要用于纠正低蛋白血症。

适宜的输液策略应该是用晶体液补充不显性丢失(功能性细胞外液的丢失)通常为1500~2000ml,其中包括营养液和药物注射所用液体。同时用胶体液补充血浆容量的丢失,注意观察动态的容量变化过程,在循环状态稳定的前提下均匀低速输注,满足维持足够的心排血量所需要的血容量,同时通过检测血压、CVP或PCWP、心排血量等指标充分评估容量输注后的循环反应。

5. **特殊情况的液体治疗**

（1）心功能不全非心脏手术患者的液体治疗原则

1）液体治疗应以改善组织器官血流灌注,维持血流动力学稳定和避免因体液失衡所致心功能或血容量失代偿为原则。

2）液体输注期间可适当选用正性肌力药(如强心苷、多巴胺、多巴酚丁胺)加强心泵功能,并用血管扩张药(硝普钠、硝酸甘油)及利尿剂降低心脏前后负荷。

3）失代偿性心功能不全患者即便是出汗、唾液分泌增加也会导致Na^+丢失过多。液体治疗时除注意维持胶体渗透压外,还应注意补充一定量的钠盐(林格液或乳酸钠林格液)。

4）同等充盈压条件下,胶体液能获得比晶体液更高的心排血量。PCWP升高或血浆胶体渗透压下降时,应适量输注胶体液或含胶体液的晶体液(如人工胶体、血浆、白蛋白、全血等)。

5）可依据尿量和失血量调整输液速度,一般维持2~3ml/(kg·h)即可。

（2）少尿患者的液体治疗原则

1）在排除肾、心脏疾病前提下,术中或术后少尿多因低血容量所致,此时可按 5ml/kg 输注乳酸钠林格液。低血容量性少尿时,晶体液能增加肾小球滤过,使尿量恢复正常甚至增加。

2)休克急性期液体复苏时,补充较多的含 Na^+ 晶体液,能增加尿量,保护肾功能。液体治疗时应以含 Na^+ 晶体液为主,适量补充胶体液,确保尿量 0.5ml/(kg·h)。

3)确诊为肾功能不全的患者,应限制液体量的输入,准确记录液体出入量。

(3)颅内高压患者的液体治疗原则

1)液体治疗期间监测重点应在防止脑水肿、维持正常脑灌注压、控制颅内压升高及血糖含量异常和钠-水失衡等方面。

2)若患者无低血容量征兆,手术前晚的不显性失水无需补充。术中维持输液可选乳酸钠林格液或其他平衡液[输注量:1~1.5ml/(kg·h)],根据情况可适量输注胶体液(5% 白蛋白或全血),以补充机体胶体液的丢失。

3)单纯或大量(3L)输注乳酸钠林格液,有可能因降低血浆渗透压而致脑水肿。为避免此种情况发生,可同时交替应用其他等张含 Na^+ 溶液(0.9% 氯化钠液)、胶体或高张性溶液,右旋糖酐干扰血小板功能,不用于颅脑手术患者,羟乙基淀粉可限量使用[20ml/(kg·h)];甘露醇(1~2g/kg)有利尿、降颅压和改善脑组织顺应性作用,但输注速度不宜过快(滴注时间>10 分钟)。

4)只有出现低血糖时,才考虑输注葡萄糖溶液。

(4)高糖血症患者液体治疗原则

1)围术期引起高糖血症的主要原因有:糖尿病、应激状态、摄入糖量过多等。

2)糖尿病酮血症时,往往需补充欠缺的液量约 2~3L,这其中大部分应在术前以生理盐溶液补充。若血清 Cl^- 含量高,可用碳酸氢钠的晶体液替代,若血清 K^+ 含量不高,则以乳酸钠林格液输注。

3)非糖尿病性高糖血症患者液体治疗同上,但此类患者对胰岛素反应特别敏感,有发生严重低血糖可能,应连续监测血糖。

4)非酮血症性高渗性糖尿病昏迷(NKHHC)常伴高钠血症,液体治疗原则应尽力纠正脱水和血浆高渗状态。输注低张溶液(0.45% 氯化钠)1000ml,降低高浓度血糖所致的高血浆渗透压。1~2 小时后可再重复输注,24 小时内输注总量可达 4~6L,同时应注意适量补 K^+。

5)监测血流动力学、神志、血糖、血浆渗透浓度和尿量等,若需给胰岛素治疗更应密切监测血糖,以免发生低血糖昏迷。

(5)体外循环心脏手术术后患者的液体治疗原则

1)体外循环后血液稀释作用的结果使得手术后大多数患者体内钠水过多,但因为体外循环后毛细血管渗透性增加,血浆胶体渗透压降低和术后血管舒张,此时心脏的充盈压不能准确反映体内液体过多的情况,尽管患者体内已经液体过多但仍需继续补液。

2)术后 4~6 小时,心排血量通常是降低的,而之所以循环稳定是依赖于前负荷和正性肌力药物的支持,即使组织间隙扩张,为保证有效循环血量和血流动力学稳定就

需要补液治疗。

3)体外循环后毛细血管膜的完整性破坏,液体的灌注将会造成进一步的组织间隙扩张和水肿,此时应当选用能有效增加血管内容量同时减少组织间隙液量的液体。在扩充血容量方面,血和胶体液要优于低渗或等渗的晶体液。

4)如果心功能状态满意但需要不断输注液体以维持充盈压或血压时,应避免大量输液灌注患者。如果给予液体后心排血量及尿量仍不满意,应考虑增强心肌收缩力,在全身血管阻力很低的情况下可适当使用 α 受体激动剂。

5)术后 6~12 小时患者的中心温度达到稳定状态,毛细血管渗漏停止,此时少量补液可以使充盈压稳定或升高,心功能恢复,这时可以开始利尿以排除在体外循环和术后早期给予的过多的盐和水分。

(三)血管活性药物应用　重症患者病情发展到一定阶段往往发生血流动力学改变和微循环障碍,引起机体重要器官灌注不足,严重者可导致多脏器功能不全甚至死亡。因此,治疗上除根据不同病因和疾病不同阶段采取相应措施外,也会需要应用血管活性药物,以改善心血管功能和全身微循环状态,维持稳定的血流动力学,从而保证重要脏器的血液灌注。随着临床危重病监测技术的不断发展,特别是血流动力学监测技术的不断完善,血管活性药物也越来越日益广泛地应用于临床重症患者的治疗。

1. 肾上腺素能受体药理学　肾上腺素能受体亚型:

(1)α_1 受体:位于血管、平滑肌、心肌、子宫、虹膜,胃肠道和泌尿生殖道括约肌的突触后膜上。刺激 α_1 受体可引起平滑肌收缩,较弱的正性变力和糖原异生作用。强烈刺激可引起反射性心动过缓。

(2)α_2 受体:突触前 α_2 受体位于中枢神经系统,抑制交感神经传出,刺激这些受体可引起低血压和心动过缓。突触后 α_2 受体位于血管平滑肌、脂肪组织、胃肠道、胰腺 β 细胞和中枢神经系统中,刺激这些受体可收缩血管、抑制胰岛素释放和脂肪分解。

(3)β_1 受体:位于心肌、窦房结、心室传导系统、脂肪组织和肾脏。刺激 β_1 受体可引起正性变力和变时效应,增加传导速度,减慢房室结的不应期。它们也引起脂肪分解和肾素释放。

(4)β_2 受体:位于血管、支气管、泌尿生殖道和子宫平滑肌。刺激 β_2 受体可引起血管和支气管舒张,膀胱和子宫松弛,胰岛素释放,糖原异生和细胞内钾的摄取。

(5)β_3 受体:主要参与脂肪分解和代谢率的调整。

(6)多巴胺-1 受体(D_1):调控肠系膜、肾脏、冠状动脉和脑血管的扩张。

(7)多巴胺-2 受体(D_2):主要位于突触前膜,抑制去甲肾上腺素的释放。

(8)其他多巴胺受体亚型(D_3,D_4)已被确定。其确切生理作用还需全面研究。

2. 拟交感药-儿茶酚胺类

(1)肾上腺素(adrenaline,epinephrine):是一种由肾上腺髓质产生的强效拟交感神经物质,兼具 α 和 β 受体兴奋作用,其作用呈剂量依赖性。

生理效应:小剂量($1\sim2\mu g/min$)兴奋 β_2 受体,使支气管和肠道平滑肌舒张松弛。兴奋 β_1 受体可增加心率、心肌收缩力和心排血量,使冠状动脉扩张,心肌供血、供氧改善,从而提高心脏复苏成功率。但因 β_2 受体介导的扩血管作用,动脉压开始时可不升高。在较大剂量($>10\mu g/min$)时激动 α 受体的作用增强,引起明显的血管收缩、高血压和心动过速。

临床应用:常用于顽固性严重低血压、支气管痉挛(哮喘状态)、过敏和心搏骤停的患者。尽可能经中心静脉用药,因药物外渗可引起局部组织坏死,因肾上腺素作用持续时间很短,通常持续输注,按效果调节输注速度。小剂量($0.5\sim1\mu g/min$)可有效治疗支气管痉挛,很少引起心动过速。剂量更大时以 β_1 受体和 α 受体效应为主。治疗严重低血压和过敏初始推注剂量为 $100\sim500\mu g$,然后持续静脉输注,按效果调节速度。在没有静脉通路的情况下,可按初始剂量 $100\sim500\mu g$ 皮下注射,根据临床反应反复用药,气管插管时也可气管内用药,剂量为静脉用量的 $2\sim3$ 倍。

不良反应:肾上腺素最常见的不良反应是心动过速性心律失常,这与强效 β_1 受体激动有关。可发生房性或室性心律失常,最常见的是节律加快,且可被常见危险因素所加重,如低镁血症、低钾血症、低氧血症和酸中毒,或同时使用其他的致心律失常药物。α_1 受体介导的不良反应包括血管过度收缩,心脏、肾脏和皮肤的血流减少,可引起心肌缺血和梗死。使用 β 受体阻滞剂的患者因 α 受体激动效应失去了对抗作用,给予肾上腺素时可出现严重的高血压反应。

(2)去甲肾上腺素(noradrenalin):一种有节后交感神经末梢产生的强效拟交感神经药物。表现为对 α_1、α_2、β_1 受体的激动效应。常用于治疗外周血管张力降低、心肌抑制或两者均有所致的低血压。

生理效应:主要兴奋 β_1 受体和 α_1 受体,对阻力血管和容量血管均有强烈的收缩作用,增加体循环和肺循环血压、增加心肌收缩力和心排血量。血流可从骨骼肌、胃肠道和肾脏重新分布到心脏和中枢神经系统。与肾上腺素相似,无 β_2 受体激动作用,所以可增加其血管收缩作用。

临床应用:应通过中心静脉使用去甲肾上腺素。因药效很强,一般不使用单次静脉推注。应采用持续输注,按效应调整速度,常用剂量为 $1\sim20\mu g/min$。临床上常用于各类难治性休克的外周血管扩张,对其他血管收缩剂反应不佳的患者,常见于感染性休克,难治性低血压伴外周阻力降低(低排低阻型);还可用于嗜铬细胞瘤摘除后血压急剧下降和应激性溃疡等上消化道出血的辅助治疗。

不良反应:主要与其强烈的 α_1 受体激动效应有关。强烈收缩外周血管,不利于微循环和肾灌注,可引起组织灌注不足和缺血。在输注缩血管药物期间维持充足的液体量可以改善器官灌注。肺血管收缩可以减少已有肺动脉高压或右室功能障碍患者的右心室排血量,可使用选择性肺血管扩张药物(如前列腺素或一氧化氮吸入)可能有益。应用去甲肾上腺素很少发生心律失常。

(3)多巴胺(dopamine):去甲肾上腺素的生物前体,

是一种内源性儿茶酚胺。对多巴胺受体、β_1 受体和 α_1 受体产生剂量依赖性作用。

生理效应:增加多巴胺的剂量时,逐渐表现出多巴胺、β 和 α 受体的激动效应,具体的剂量有很大的变化范围,应根据所需效应而不是固定的剂量范围来调节输注速度,初始剂量通常选择 $2\sim3\mu g/(kg\cdot min)$。多巴胺应用在小剂量[$2\sim5\mu g/(kg\cdot min)$]时选择性兴奋肾、脑、冠状动脉和肠系膜血管壁上多巴胺能受体,增加这些区域血流量,有肾血管扩张作用,尿量可能增加,但研究表明小剂量多巴胺不能防止急性肾衰竭或改变其病程;同时兴奋心脏 β_1 受体,有轻度正性肌力作用,对心率和血压影响不大。中等剂量[$5\sim10\mu g/(kg\cdot min)$]主要起 β_1 受体、β_2 受体激动作用,其正性肌力作用通过提高心脏每搏输出量(SV)增加心脏指数(CI),同时使心率增加。此剂量范围很少引起全身血管阻力改变。但可以引起静脉收缩和肺动脉压增高。较大剂量[$>10\mu g/(kg\cdot min)$]使用时,α_1 受体激动效应占主要地位,引起体循环和内脏血管床动、静脉收缩,全身血管阻力增高,静脉容积减少,血压升高;肾动脉开始收缩后尿量逐步减少;随着剂量增加,α 受体强烈兴奋,可使肾、肠系膜等血管收缩,血流量减少,同时心率增快,甚至引起心律失常。$>20\mu g/(kg\cdot min)$ 的剂量其血流动力学效应类似于去甲肾上腺素。

临床应用:最好选择中心静脉输注,但因多巴胺收缩血管的作用不强,也可以选择周围静脉给药。临床上常用于各种类型的休克,感染性休克在充分的容量补充后仍持续低血压的主要原因是心功能不全和(或)周围血管扩张,常选用多巴胺改善血压,或联用其他正性肌力药;尚可用于心脏手术后低排高阻型心功能不全,有正性肌力作用,可增加心排量;心肺复苏中的应用限于症状性心动过缓和自主循环恢复后伴发的低血压。

不良反应:较大剂量应用时可引起心动过速,也可发生心律失常和心肌缺血,大剂量应用主要表现出 α 受体激动效应,但没有肾上腺素和去甲肾上腺素强烈。

(4)间羟胺(metaraminat),又名阿拉明(aramine):为效应较强的拟交感胺类。

生理效应:直接兴奋 α 受体,使血管平滑肌收缩,具有较强升血压作用,为外周升压药。其作用与去甲肾上腺素相似。

临床应用:适用于各种类型休克、心脏手术后低排综合征等引起的低血压,使用后可提高血压,增加心脑等重要器官灌注。用法可将 $10\sim100mg$ 加入5%葡萄糖溶液中,根据应用效果调节输注速度。

不良反应:由于其强烈的 α 受体激动效应,可增高静脉张力,使中心静脉压上升,血管收缩可能引起肾血流量减少。

3. 合成儿茶酚胺类

(1)多巴酚丁胺(dobutamine):为多巴胺的前体,是合成的儿茶酚胺。有 β_1、β_2 和很小的 α 受体激动效应。

生理效应:β_1 受体兴奋产生正性变力和变时效应,增强心肌收缩,增加心排量和心脏指数,降低肺小动脉楔压,加快房室传导;尚能轻度兴奋 β_2 受体,其效应可对抗微弱

的 α_1 受体激动效应,因此常用剂量下周围动脉收缩作用极为微弱。多巴酚丁胺对支气管 β_2 受体无明显作用。多巴酚丁胺在碱性溶液中可被灭活。

临床应用:常用于充血性心力衰竭,尤其适用于慢性代偿性心力衰竭和严重心力衰竭,用药后表现为心排量增加,肺动脉压和肺小动脉楔压下降,尿量增加。还可用于心脏手术后低排高阻型心功能不全、急性心肌梗死并低心排量以及感染性休克血容量补充后血压仍不能维持等情况。

不良反应:包括心动过速和心律失常,这主要与 β_1 受体作用有关。激动 β_1 受体可增加心肌耗氧量,在易感患者可导致心肌缺血,β_2 受体激动可引起低血压。连续用药几天后可产生耐药性。

（2）异丙基肾上腺素:一种强效 β 受体激动剂。

生理效应:兴奋 β_1 受体增强心肌收缩力,心输出量增加,由于兴奋窦房结和传导系统,可使心率明显加快,增加心肌耗氧;由于使外周阻力血管扩张,所以心输出量增加的同时平均动脉压可以不变或降低,并可降低冠状动脉灌注压;兴奋 β_2 使支气管平滑肌松弛。

临床应用:用于血流动力学不稳定的心动过缓或心脏阻滞,伴心动过缓的低心排状态（如心脏移植后患者）以及严重支气管痉挛。因不引起血管收缩,可以经周围静脉给药,常用剂量为 $2 \sim 20\mu g/min$。

不良反应:因强烈的 β 受体激动效应,可出现过速性心律失常,甚至诱发严重心律失常,包括室速和室颤。还有低血压、高血糖和低钾血症等不良反应。增加心肌耗氧,易致心肌缺血,有冠脉缺血危险的患者不宜应用,因此异丙基肾上腺素常用于危重儿童的治疗,成人较少应用。

4. 合成非儿茶酚胺类

（1）麻黄碱:是一种混合型肾上腺素能激动剂,可激动 α 受体和 β 受体。

生理效应:与肾上腺素相似,但作用程度较轻,与其他 α_1 受体激动剂不同,麻黄碱不会减少子宫血流量。

临床应用:常用来治疗中度低血压,尤其伴有心动过缓的患者。与肾上腺素相比麻黄碱起效慢,作用时间长,因此不适用于严重血流动力学不稳定的患者。通常 $5 \sim 20$ 分钟静脉推注 $5 \sim 10mg$。

不良反应:因麻黄碱作用较弱,不良反应很少,可发生轻度心动过速和中枢神经系统兴奋症状（如恶心、躁动等）及散瞳作用。

（2）去氧肾上腺素:是一种纯的 α_1 受体激动剂。

生理效应:可引起动脉和静脉收缩,通过增加动脉和静脉的张力及增加静脉回心血量提高血压,在低血容量的患者应用去氧肾上腺素引起的血压升高主要是由于收缩血管所致,因此可影响脏器的血液灌注。纯 α_1 受体激动效应也可引起反射性心动过缓。

临床应用:可用于治疗周围血管扩张引起的低血压。最好通过中心静脉给药,去氧肾上腺素起效快,持续时间短,适合持续输注,输注速度 $30 \sim 300\mu g/min$,根据血流动力学改善效果调整速度。

不良反应:因效能相对较弱及良好的药代动力学特性,不良反应很小。常见为反射性心动过缓,周围血管给药外渗可引起皮肤坏死。去氧肾上腺素不适于左室功能障碍、主动脉瓣或二尖瓣关闭不全的患者。

5. 非拟交感药

（1）血管加压素:非拟肾上腺素药,实际上是一种抗利尿激素,如垂体后叶素。

生理效应:给药剂量远远大于其发挥抗利尿激素效应时,通过直接刺激平滑肌 V1 受体而发挥周围血管收缩作用,但对冠状动脉和肾动脉的收缩作用较轻,对脑血管有扩张作用。

临床应用:心肺复苏抢救用药,可作为除肾上腺素以外的另一种备选药物。血管加压素和肾上腺素对短时间心脏停搏的 CPR 效果相似,而对于心脏停搏时间较长、基本生命支持反应差的患者,血管加压素的效果特别好,原因在于酸血症时肾上腺素缩血管作用迟钝,而血管加压素作用不受影响。CPR 时使用剂量为 40U 静推,无效可重复应用。还可用于感染性休克伴血管扩张经标准治疗效果差时,以维持血流动力学。

不良反应:主要引起强烈的缩血管作用可使内脏血流减少。

（2）磷酸二酯酶（PDE）抑制药:包括氨力农和米力农。

生理效应:通过激活腺苷环化酶,增加细胞内 cAMP 浓度而使细胞内 Ca^{2+} 浓度升高,产生正性变力作用和心室舒张效应。兼有正性变力作用和血管扩张作用,心肌收缩力增强的同时,心肌氧耗一般是不增加或降低的。心脏变时效应小,一般不引起心率加快。是双室功能衰竭患者理想的药物,其效应不受 β 受体阻滞剂的影响,与肾上腺素受体激动剂如多巴酚丁胺有相加作用。

临床应用:治疗各种原因引起的严重心力衰竭,临床上与多巴酚丁胺合用可增强其强心作用,因为多巴酚丁胺可使 cAMP 含量升高。尤其适用于收缩功能障碍或肺动脉高压引起的低心排状态。氨力农起效慢,作用时间长,不易调整输注速度,开始 10 分钟单次注射 $0.5 \sim 1mg/kg$,此后以 $5 \sim 10\mu g/(kg \cdot min)$ 持续输注。米力农为氨力农的衍生物,两者作用相似,但相似剂量时前者作用较后者强 $20 \sim 30$ 倍,静注时一般首先在 10 分钟内给予负荷剂量 $50\mu g/kg$,然后以 $0.25 \sim 1\mu g/(kg \cdot min)$ 持续输注。

不良反应:较少,可发生心动过速,但心律失常很少见,低血容量的患者可导致低血压。血小板减少症和胃肠症状在氨力农应用时多见,在米力农却少见。

（3）洋地黄类药物:短期应用最常用者为毛花苷丙。

生理效应:洋地黄类药物与心肌细胞膜上 K^+、Na^+/ATP 酶结合,从而抑制 Na^+ 泵,使 Na^+-K^+ 交换减少,而 Na^+-Ca^{2+} 交换增加,使细胞内 Ca^{2+} 浓度增加,促进肌质网内 Ca^{2+} 的释放,细胞内 Ca^{2+} 增加使心肌收缩力增强,起到强心作用;此外,洋地黄对窦房结和房室结有负性变时作用,通过减慢房室传导速度,延长有效不应期,增强迷走神经张力,使心室率减慢,降低了心脏的耗氧量。

临床应用:主要用于急、慢性充血性心力衰竭,对风湿性心脏病、先心病等引起心功能不全效果较好。对非洋地黄类药物引起的快速房颤、房扑及阵发性室上速有较好疗效。重症患者开始给予 0.4 ~ 0.6mg 负荷剂量，以 5% 葡萄糖注射液稀释后缓慢静注，以后每 2 ~ 4 小时可再给 0.2 ~ 0.4mg，总量可达 1 ~ 16mg，以后可按 0.2mg/d 维持。儿童剂量按体重 0.025mg/kg。在治疗心力衰竭时剂量宜小，而抗快速性心律失常时用量宜大。

不良反应：在洋地黄的中毒表现中，心律失常最重要，最常见者为室性期前收缩，约占心脏反应的 33%。其次为房室传导阻滞，阵发性或加速性交界性心动过速，阵发性房性心动过速伴房室传导阻滞、室性心动过速、窦性停搏、心室颤动等。儿童中心律失常比其他反应多见，但室性心律失常比成人少见。新生儿可有 P-R 间期延长。可增加洋地黄毒性的因素有低钾血症、低镁血症、酸血症和使用其他抗心律失常药物如 II a 类药物、β 受体阻滞剂和钙通道阻滞剂等。洋地黄类忌用于心脏电复律术、肥厚型梗阻性心肌病及缩窄性心包炎等患者，否则易致猝死。

（4）钙剂：一种无机元素，在心肌兴奋-收缩耦联过程中起重要作用。

生理效应：Ca^{2+} 生理效应包括增强心肌收缩力和血管扩张，从而增加心排血量和体循环血压。作用快，持续时间短，可用于临时升高血压。

临床应用：常用 10% 氯化钙或 10% 葡萄糖酸钙 0.1 ~ 1g 静脉推注，可在几秒钟内升高体循环血压，用于低血压的紧急治疗。

不良反应：剂量过大时可引起高血压、心动过速和心律失常，在易感患者可导致心肌缺血。

（四）常用人工循环支持　患者心力衰竭、循环功能不良、常规治疗效果不佳时，可选择人工辅助循环系统给予患者暂时性的循环支持。

1. 主动脉内球囊反搏

原理：主动脉内球囊反搏由一个外置的可间歇膨胀的球囊（容积 30 ~ 40ml）组成，球囊通过导管连接于反搏仪器，球囊置于降主动脉。工作原理：球囊在心室舒张期（主动脉瓣关闭）充气，增加舒张期血压并改善冠状动脉血流及心肌供氧；心室收缩期前（主动脉瓣开放）放气，降低主动脉内收缩压，能增加左室输出量并降低左心室负荷及心肌耗氧量。

适应证及禁忌证：主动脉内球囊反搏的应用可以提供临时的循环支持，通过改善心肌血流而加速心肌恢复，适用于难治性心力衰竭、已得到最大限度治疗的难治性心绞痛以及存在心肌梗死并发症的患者围术期处理等，其他适应证包括急性心肌炎和心肌抑制剂中毒。因主动脉内球囊反搏将增加舒张期反流，故禁用于存在主动脉瓣反流的患者；此外，胸主动脉或腹主动脉瘤以及严重动脉粥样硬化的患者也不适于应用主动脉内球囊反搏。

球囊的置入：常选择股动脉，经皮导丝法置管术提供快速而安全的方法，减少动脉损伤和出血。球囊置入后拍摄胸片确定球囊位置，球囊尖端应位于第二肋间隙水平（左锁骨下动脉远端），同时检查左侧桡动脉脉搏没有消失。球囊置入后需要全身抗凝来防止血栓形成，球囊保持放气状态不能超过 1 分钟，否则即使抗凝也不能完全避免

形成血栓。

球囊充、放气的控制：选择心电触发时充气在 T 波峰上，即心脏收缩末期，主动脉瓣关闭时。放气在 R 波起始点或波峰上。心电要求：R 波>0.3mV，每次 R 波可以触发指示灯。也可以选择主动脉压力波形触发：充气在重搏波切迹上，放气位于主动脉波形起始前。选择压力波形触发时要求主动脉收缩压>50mmHg，压力信号清晰，脉压>15mmHg。理想的球囊反搏效果包括收缩压下降、舒张压升高（一般大于收缩压）及舒张末压下降 5 ~ 10mmHg。

球囊撤除指征：①心指数>2.0L/（min·m^2）；②动脉收缩压>90mmHg；③左房压<30mmHg；④心率<100 次/分；⑤尿量>0.5 ~ 1ml/（kg·h）；⑥无正性肌力药物或小量。撤离球囊可以通过逐渐减少充气速率实现。

2. 体外膜氧合　体外膜氧合（extracorporeal membrane oxygenation，ECMO），引流患者静脉血至体外，经气体交换后再送回患者的动脉。原理与体外循环相似。ECMO 对心脏而言可增加组织灌流改善循环，减轻心脏负荷，减少强心药物用量，使心脏有适当休息恢复的机会。同时 ECMO 引流部分静脉血，减少前负荷，减轻充血性心力衰竭的症状。对于急性心肺衰竭的患者，ECMO 可以暂时支持患者生理需求等待心肺功能恢复，如果不能恢复也可以在稳定后进行进一步的心室辅助器或接受心肺移植，但 ECMO 只能为患者争取时间而本身无法治愈疾病。

适应证：任何需要暂时性心肺支持的患者，均可应用 ECMO，包括心力衰竭（心脏手术后低心排、急性心肌炎、急性心肌梗死、急性肺栓塞、各种心肌病变等）、呼吸衰竭（急性呼吸窘迫综合征、新生儿肺部疾病等），其他情形如心、肺移植、无心跳器官捐赠者的维持等。

使用方法：

（1）一般使用生理盐水加入肝素预冲，体重<10kg 的患者才需要使用血液预充。

（2）通常使用股动静脉插入导管建立 ECMO。体重<10kg 者需选择颈动静脉放置导管，应选择适当尺寸的导管。

（3）ECMO 使用期间，连续给予肝素静脉注射以防止血栓形成，每 8 小时测量 ACT 并调整肝素注射速度，维持 ACT 在 180 ~ 220 秒之间，氧合器排除二氧化碳的能力较强，需注意监测患者二氧化碳分压。

（4）使用期间出现机械性溶血、氧合器严重血浆渗漏、氧合器功能下降以及系统内血栓形成等情况时，应更换整套 ECMO 系统。

（5）ECMO 的脱离：逐渐减少血管活性药物用量，减少 ECMO 血流速，观察血氧浓度是否有变化，心脏超声检查左室射血分数>40%。

并发症及处理：

（1）出血：在肝素使用下，任何部位可能出血，包括手术区出血、心脏压塞、穿刺部位出血等。处理原则：维持血小板>50000/ml，ACT 也可以根据临床出血的危险性而调整。

（2）感染：严格无菌操作，尽早恢复经口进食，减少静脉给药。

（3）溶血:静脉引流不良或离心式辅助装置轴心产生血栓,是引起溶血的常见原因。

（4）肢端缺血:血栓及导管阻塞血管都是造成肢体缺血原因,若放置导管后末端动脉压<50mmHg,则应放置末端灌流导管供应肢体血流。

（5）心肌顿抑(myocardial stunning):原因不明,临床表现为脉搏压力变窄甚至消失。可能原因为缺血再灌注损伤、动脉导管位置不良导致心脏负荷增加或冠状动脉缺血。

（6）神经系统:出血、癫痫。

（7）呼吸系统:气胸、血胸、心脏压塞。

（8）肾衰竭:患者休克时间过长或 ECMO 血流仍不足以提供足够灌流,会出现肾衰竭。可通过提高心输出量或暂时使用肾脏替代疗法。

（于凯江）

主要参考文献

[1] Brock H,Gabriel C,Bibl D,et al. Monitoring intravascular volumes for postoperative volume therapy. Eur J Anaesthesiol,2002,19(4):288-294.

[2] Secher NH,Van Lieshout JJ. Normovolaemia defined by central blood volume and venous oxygen saturation. Clin Exp Pharmacol Physiol,2005,32(11):901-910.

[3] Marik PE,Baram M,Vahid B. Does central venous pressure predict fluid responsiveness? A systematic review of the literature and the tale of seven mares. Chest,2008,134(1):172-178.

[4] Huang L,Tang W. Vasopressor agents:old and new components. Curr Opin Crit Care,2004,10(3):183-187.

[5] 曾因明,邓小明.危重病医学.2 版.北京:人民卫生出版社,2006.

[6] Bojar RM.成人心脏外科围手术期处理手册.4 版.北京:科学出版社,2007.

第 七 篇

呼吸系统功能改变与治疗

第 44 章

概　述

呼吸衰竭是指肺气体交换严重障碍,致动脉血氧分压(PaO_2)低于正常范围,伴或不伴有动脉血二氧化碳分压($PaCO_2$)增高的病理过程。低氧血症和高碳酸血症的临床表现并不特异,必须进行动脉血气分析方可确诊。一般以成年人在海平面标准大气压下,静息和呼吸室内空气时,PaO_2 低于 60mmHg($1mmHg = 0.133kPa$),或(和)$PaCO_2$ 高于 50mmHg 作为诊断呼吸衰竭的标准。

急性呼吸衰竭是以低氧血症为特征的急性起病的呼吸衰竭,是威胁重症患者生命的常见重症。

氧气储存于肺、血红蛋白、肌红蛋白以及机体水分中。氧在液体中的溶解度很低,在机体水分中的氧储备量极少;氧与肌红蛋白的亲和力很高,在生理情况下氧气不能与肌红蛋白解离。因此,可利用的氧储备主要分布于肺脏和血红蛋白。生理情况下,肺约含氧 400ml,而血红蛋白结合氧约 850ml,人体总的可利用的氧储备共 1250ml。

正常人氧耗量大约 $200 \sim 300ml/min$,窒息 5 分钟左右即可将氧储备耗竭。肺泡缺氧或低氧血症时,氧储备更低。如突发窒息或呼吸骤停,可在数分钟内死于生命器官严重缺氧。一般情况下,窒息时 $PaCO_2$ 以 $3 \sim 6mmHg/min$ 的速度增加,$10 \sim 15$ 分钟可升至危及生命的 $90 \sim 100mmHg$。因此,呼吸骤停患者的死因主要为缺氧。当然,$PaCO_2$ 迅速上升时,pH 下降到 7.20 左右,可引起严重的内环境紊乱。

肺气体交换障碍发生较快或机体不能进行有效代偿,将产生致命的内环境紊乱,即急性呼吸衰竭。若呼吸衰竭产生过程为渐进性(一般为 3 天以上),机体则可进行代偿,称为慢性呼吸衰竭。

一、急性呼吸衰竭的病因分类

肺气体交换涉及两个环节,首先为肺通气(依赖"通气泵"作用),其次为肺换气(肺泡和血液之间的气体交换过程)。根据气体交换的两个环节,可按常见病因分为通气功能衰竭和换气功能衰竭。

(一)换气功能衰竭　换气功能衰竭是各种原因引起的肺泡气体交换不足的病理状态。主要表现为动脉氧合不足,而无明显的二氧化碳潴留。主要见于肺实质疾病,如严重肺部感染、毛细支气管炎、间质性肺疾病、肺水肿、肺栓塞和各种原因引起的肺实质损伤和急性呼吸窘迫综合征(ARDS)。

换气功能衰竭均伴有呼吸功增加,可导致呼吸肌疲劳,进一步恶化可引起通气功能衰竭。下列情况均有呼吸功增加:低氧血症引起通气驱动增强;气道阻力增加;肺顺应性降低;生理无效腔增加。

(二)通气功能衰竭　通气功能主要决定于胸廓、呼吸肌以及调节呼吸肌收缩和舒张的神经系统的功能,是影响 CO_2 排出的主要因素。通过保持一定的跨肺压梯度,实现有效的通气功能。跨气道压梯度为气管和肺泡压之差,跨肺压梯度为气管和胸膜腔压力之差。跨气道压梯度改变时,气体才能进入或排出肺脏。呼吸肌收缩降低了胸腔内压,进而降低肺泡压。跨肺压梯度变化导致跨气道压梯度改变。

通气功能衰竭常见原因包括:

1. 呼吸肌疲劳或衰竭　气道阻力增加和肺顺应性降低导致呼吸肌过负荷。

2. 胸廓和胸膜病变　严重气胸、大量胸腔积液、连枷胸、脊柱侧后凸、腹膜炎、血胸、上腹部和胸部术后。

3. 神经肌接头病变　重症肌无力、药物阻滞作用。

4. 运动神经病变　脊髓损伤、脊髓灰质炎、吉兰-巴雷综合征、肌萎缩侧索硬化。

5. 中枢神经系统抑制或功能紊乱　脑血管意外、病毒性脑炎、细菌性脑膜炎、药物中毒、脑水肿、颅脑外伤、中枢性通气不足综合征。

二、急性呼吸衰竭的发生机制

呼吸衰竭包括肺通气障碍和(或)肺换气功能障碍。肺换气功能障碍又可分为通气/血流(V/Q)比值失调和弥散障碍。

(一)通气不足　海平面大气压为 760mmHg。空气进入上气道时被加温和湿化,37℃ 时饱和水蒸气压是 47mmHg。其他气体分压之和为 $760-47 = 713mmHg$。大气中氧浓度约是 21%,上气道中已加温湿化的吸入气氧分压(PiO_2)为 $0.21 \times 713 \approx 150mmHg$。空气进入肺泡后,氧气被吸收,同时 CO_2 从体内排出。理想情况下,肺泡氧气吸收量和进入肺泡的 CO_2 量相等,则肺泡氧分压(P_AO_2)$= PiO_2 -$肺泡二氧化碳分压(P_ACO_2)。

实际上,进入肺泡的 CO_2 量低于肺泡氧气吸收量。$P_AO_2 = PiO_2 - P_ACO_2/R$。其中 R 为呼吸商,为 CO_2 产生量与耗氧量之比,由人体代谢状态决定,主要受碳水化合

535

物、蛋白质和脂质代谢的影响,取决于3类物质在代谢中所起作用的比例。R一般为0.8(0.7～1.0)。碳水化合物为1.0,脂质为0.7,蛋白质为0.85。

肺泡通气量增加,$P_{A}CO_2$则下降;通气量低于正常时,$P_{A}O_2$随通气量增加而升高,但当通气量高于4L/min以上时,$P_{A}O_2$增加趋势变缓。在轻度通气不足时,动脉血氧饱和度(SaO_2)仍较高;但严重通气不足时,SaO_2显著减少。

呼吸系统排出CO_2的能力,主要取决于肺泡通气量。肺泡通气量主要受呼吸频率(RR)、潮气量(V_T)和无效腔量(Vd)的影响。肺泡通气量=(V_T-Vd)XRR,当潮气量或呼吸频率明显降低,或无效腔量明显增加时,则肺泡通气量明显降低,引起呼吸系统CO_2排除明显减少,导致CO_2潴留。

肺泡通气不足的常见原因为阻塞性通气功能障碍和限制性通气功能障碍,主要见于下列情况,肺实质或气道的严重疾病(如COPD)、影响呼吸中枢的疾病、抑制中枢神经系统的麻醉药或镇静剂过量、损伤呼吸肌功能的神经肌肉疾患、胸廓损伤。

(二)通气/血流(V/Q)比值失调

1. 正常人的V/Q比值　肺内气体交换有赖于单位时间内肺泡通气量和肺泡血流灌注量之间一定的比例。

理想状态下,肺泡通气量为4L/min,血流灌注量为5L/min,V/Q比值为0.8,肺泡动脉氧分压差(A-aDO_2)为0。但是,即使在健康人体,吸入气体和肺血流的分布并非均匀一致,V/Q比值亦非均为0.8,存在轻度的V/Q比值失调,A-aDO_2为2～5mmHg。这是因为正常人在直立位时,由于重力的作用,血流量自肺尖到肺底逐渐递增;胸腔内负压从肺尖部到肺底部递减,递减幅度大约在0.25cmH_2O/cm,负压使肺尖部肺泡扩张度较肺底部明显,肺泡顺应性较差,吸气时进入肺尖部的气体量相对较少,使肺泡通气量从上而下递增;而肺泡血流灌注量从肺尖部至肺底部的递增量比肺泡通气量明显,肺尖部和肺底部血流量分别为0.6L/min和3.4L/min,两者相差6倍之多。从而使V/Q比值自上而下递减,V/Q的变化范围从肺尖部的3左右降至肺底部的0.6左右。该变化幅度在健康老年人明显增大,约为0.01至10以上。

2. 病理情况下的V/Q比值　凡累及气道、肺泡、肺间质的肺部疾病均可导致不同程度的肺部气体分布不均和V/Q比值失调,从而引起PaO_2下降。

(1) V/Q失调的常见原因:包括肺内气道阻力分布不均和顺应性分布不均。

1) 肺内气道阻力分布不均:见于支气管痉挛、收缩,肺气肿时肺泡弹性回缩力下降引起气道萎陷,肺泡表面活性物质缺乏所致的小气道萎陷,支气管黏膜充血水肿、气道分泌物增多、清除障碍引起的气道狭窄,气道内肿物或管腔外肿物、肿大淋巴结压迫,气胸、胸腔积液对局部气道的压迫等。

2) 顺应性分布不均:见于肺间质纤维化、肺气肿、ARDS、胸腔积液、气胸、肺炎,以及肺内肿瘤、脓肿、囊肿等。

(2) V/Q失调的分类:可分为低V/Q比值失调和高V/Q比值失调,大部分疾病均同时存在两种情况。

1) 低V/Q比值或部分肺泡通气不足:从低通气肺单位流出的血液气体成分近于混合静脉血,与动脉血混合后导致血氧含量显著降低,产生"功能性分流"。血流灌注相对正常而无肺泡通气时,称为"解剖样分流",其V/Q比值为零。

低V/Q比值现象在呼吸衰竭患者极为常见,主要产生于肺内分流,继发于气道阻力增高所致的低通气而血流灌注相对正常的区域。如低V/Q比值的肺单位较多,血中血红蛋白氧合受损,则产生低氧血症。如支气管哮喘严重发作时,支气管广泛痉挛和痰栓形成,肺泡通气量明显减少,功能性分流明显,故均有低氧血症。慢性阻塞性肺疾病存在支气管和细支气管广泛性管壁增厚、扭曲,尤其在肺部感染和支气管痉挛时,气道阻力明显增加,肺泡通气量减少,产生功能性分流。心源性肺水肿、ARDS、肺部感染等导致肺不张、肺水肿或肺萎陷,使受累肺泡塌陷,而相应区域的毛细血管血流量依然可能正常,则导致血流灌注正常而无肺泡通气,引起解剖样分流。

2) 高V/Q比值或部分肺泡血流不足:在肺泡通气相对正常而肺泡周围毛细血管血流灌注减少的肺单位,V/Q比值明显大于0.8,形成"无效腔样效应";肺泡通气相对正常而无血流灌注时,称为"无效腔通气",其V/Q比值为无穷大。此时血红蛋白的氧合处于氧离曲线的平台段,无低氧血症产生。

单纯高V/Q比值现象较为少见,主要见于肺栓塞所致的血流灌注减少。但由于肺微栓塞和肺小动脉收缩,肺动脉压增高,使肺动静脉吻合支开放,从肺动脉流出的静脉血未参与气体交换而直接渗入动脉血,导致低氧血症,严重者产生急性呼吸衰竭。高V/Q比值现象亦见于慢性阻塞性肺疾病、肺间质纤维化、ARDS。

V/Q比值失调对$PaCO_2$的影响轻微。生理情况下,混合静脉血PCO_2比$PaCO_2$仅高6mmHg,两者混合对$PaCO_2$不会产生明显影响,即使存在明显的V/Q比值失调,产生静脉血掺杂,部分通气良好的肺泡仍可将过多的CO_2排出,使$PaCO_2$保持正常。

(三)弥散障碍　弥散障碍是指由于肺泡膜面积减少或肺泡膜异常增厚所引起的气体交换障碍。气体弥散率取决于肺泡膜两侧的气体分压差、肺泡膜面积与厚度以及气体的弥散常数。弥散常数又与气体分子量和溶解度有关。气体弥散量还取决于血液与肺泡接触的时间。氧气从肺泡弥散入毛细血管存在明显障碍,可产生低氧血症。但在大部分疾病,单纯由弥散障碍引起的低氧血症少见。单纯弥散障碍不会导致CO_2潴留。

1. 肺泡膜减少　正常成人肺泡膜表面积约为80m^2,静息时仅有大约一半的面积参与气体交换,储备量较大。只有在肺泡膜表面积减少1/2以上时,方可能产生弥散障碍。

肺泡膜面积减少见于肺气肿、肺叶切除后、严重肺不张、大面积肺实变等。

2. 肺泡膜增厚　健康人血液通过肺毛细血管大约需0.75秒,而肺泡膜两侧的氧气仅需0.25秒即达到平衡。

弥散膜减少或增厚时,虽然气体弥散速度降低,一般在静息时仍可在正常的接触时间(0.75 秒)内达到血气和肺泡气的平衡,而不致发生血气的异常。

只有在体力负荷增加等使心排出量增加和肺血流加快,血液和肺泡接触时间过于缩短的情况下,才会由于气体交换不充分而发生低氧血症。

肺泡膜增厚见于液体(间质性肺水肿)、细胞成分(病毒性肺炎、癌细胞肺脏广泛转移、自身免疫性疾病)、胶原(结节病、弥漫性肺间质纤维化)在肺间质聚积或增生。

三、低氧血症对机体的影响

低氧血症可引起与氧运输有关的组织器官的代偿反应(如呼吸系统、心血管系统、造血系统)、对缺氧敏感组织器官(如神经系统)的功能紊乱。组织器官的代偿反应本身可引起严重的病理变化。

（一）呼吸系统 动脉低氧血症通过刺激颈动脉体、主动脉窦化学感受器,兴奋呼吸中枢,引起肺泡通气量增加,后者使 PaO_2 增加和 $PaCO_2$ 下降。但严重低氧血症本身可削弱组织器官对低氧血症的代偿反应,这取决于低氧血症的严重程度和持续时间。严重低氧血症($PaO_2 <$ 30mmHg)可直接抑制呼吸中枢的神经元细胞,从而使通气量下降。

（二）心血管系统 心血管系统对低氧血症的反应包括:①每搏输出量和心率增加,使心排出量增加,但低氧血症持续数天后,心肌产生缺氧性损伤,心排出量可下降;②血流重分布。低氧血症时,心脏和大脑的血流量增加,其上升比例超过了心排出量的变化比值。这有利于保护心脏和大脑的功能,因为两者代谢旺盛,耗氧量大,对缺氧极为敏感。

低氧血症时常发生肺小血管收缩。局部肺组织缺氧严重,血流将重分布至通气相对较好的区域,以改善通气/血流比值,增加 PaO_2。全肺组织存在缺氧,如弥漫性肺部疾病,将产生广泛性肺血管痉挛,导致肺动脉高压。

（三）造血系统 肾脏缺氧可刺激肾脏细胞产生促红细胞生成素,后者刺激骨髓产生红细胞,增加血液携氧量,代偿低氧血症。然而红细胞明显增加时,血液黏滞度增高,加重心脏后负荷,降低脑血流量。

（四）神经系统 神经系统对缺氧非常敏感,脑血流停止 10～15 秒(如心脏骤停),即可发生功能障碍或晕厥。轻度低氧血症尽管可增加脑血流量,但仍可引起神经细胞的可逆性损伤;严重持续的低氧血症导致神经细胞死亡。神经细胞不可再生,严重缺氧脑损伤为永久性。

PaO_2 降至 35～50mmHg 时,大脑皮质功能可发生严重但可逆的损害,如定向能力、计算能力、记忆、精神运动障碍,以烦躁不安和神志模糊为多见。PaO_2 低于 30mmHg 时,可出现神志丧失。PaO_2 降至 20mmHg 以下仅数分钟,即可发生神经细胞不可逆损伤。

四、高碳酸血症对机体的影响

（一）呼吸性酸中毒 作为细胞能量代谢产物,CO_2 源源不断地在体内产生。CO_2 极易弥散入血浆,进入红细胞。在红细胞内,CO_2 分子与水分子相互作用形成碳酸(H_2CO_3),碳酸立即解离产生 H^+ 和 HCO_3^-,H^+ 释放入血,降低血液 pH 值。肺脏的主要功能之一是排出血液中的 CO_2。通气量增加时,CO_2 排出增加,pH 值增高;通气量下降,CO_2 潴留在血液中,pH 值降低。

酸碱平衡紊乱时,呼吸、肾脏系统以及一系列缓冲对(细胞内和细胞外)将发挥作用调节血浆 pH 值,避免 pH 值的明显波动,保持内环境稳定。

血液中,主要缓冲对包括:

血浆	红细胞
HCO_3^-/H_2CO_3	HCO_3^-/H_2CO_3
$HPO_4^{2-}/H_2PO_4^-$	Hb^-/HHb
Pr^-/HPr	$HbO^-/HHbO$

Pr^- 为血浆蛋白;Hb^- 为非氧合血红蛋白;HbO^- 为氧合血红蛋白。血浆 pH 值发生变化时,体液的化学缓冲系统迅速发挥作用。缓冲对不能缓冲其本身成分的变化。

在急性呼吸性酸中毒,$PaCO_2$ 每增加 10mmHg,$[HCO_3^-]$ 仅上升 1mmol/L。对 H_2CO_3 的缓冲几乎全由血红蛋白、蛋白质和磷酸盐完成。但由于血浆中蛋白质盐和磷酸盐的含量较低,故其缓冲能力有限。

除上述化学缓冲对外,肾脏亦发挥了作用。肾脏可直接分泌 H^+,每分泌一分子 H^+,将产生一分子 HCO_3^-;此外,肾脏还可吸收肾小球液中的 HCO_3^-。此过程较为缓慢,需数小时至数天。最大代偿作用需一周时间。随着 $[HCO_3^-]$ 上升,血液 pH 值将恢复正常。在慢性呼吸衰竭,PCO_2 每增加 10mmHg,$[HCO_3^-]$ 上升大约 4mmol/L。

呼吸性酸中毒是通气功能障碍所致,所以呼吸系统本身不能起代偿调节作用。急性呼吸性酸中毒时,$PaCO_2$ 和 H_2CO_3 浓度急剧升高,肾脏尚来不及发挥代偿作用,血液 pH 值下降,往往为失代偿性。

（二）对循环系统的影响 高碳酸血症对循环系统的影响是复杂的。除 CO_2 对血管平滑肌的直接松弛作用外,它还可使交感神经系统的活性增高。后者使血管平滑肌收缩,并对心脏有正性肌力作用。所以轻中度高碳酸血症或发病初始,心排出量增加和脉搏洪大较为常见。高碳酸血症严重时,酸中毒的作用为主,导致心排出量下降、血压降低。高碳酸血症和呼吸性酸中毒均可导致肺小动脉痉挛,产生肺动脉高压,加重右心室负担,严重时产生右心衰竭。

（三）对中枢神经系统的影响 $PaCO_2$ 急剧升高后数秒钟,脑脊液 pH 值就可发生变化,导致神志错乱,甚至昏迷。其原因如下:①脂溶性 CO_2 极易通过血脑屏障和细胞膜,从而使脑细胞内 $[H^+]$ 增加;②$PaCO_2$ 升高引起的脑组织的细胞外液 $[H^+]$ 增加幅度大于其他组织的细胞外液 $[H^+]$ 增加的幅度。正常情况下,血脑屏障使蛋白质和红细胞不能进入脑脊液,脑脊液的缓冲能力有限,其 pH 值取决于 HCO_3^- 和 PCO_2。脑脊液 PCO_2 较血浆高约 8mmHg,$[HCO_3^-]$ 也低于血浆,故其 pH 值低于血液,加之 CO_2 可自由通过血脑屏障,转化为 H^+ 及 HCO_3^-,后者通过血脑屏障的能力明显低于 CO_2。所以脑组织细胞外液酸中毒较其他组织明显;③CO_2对脑血管具有显著的扩张作用,而脑血流增加可增加组织间液压力,引起脑水肿;④"CO_2麻醉作用",这在严重的急性呼吸性酸中毒尤为显著。

五、急性呼吸衰竭的临床表现

患者均有胸闷气急,呼吸困难,呼吸频率增加,鼻翼扇动,辅助呼吸肌活动增强。严重时有呼吸节律紊乱,如陈-施呼吸、叹息样呼吸,主要见于中枢神经系统疾病。严重者神志障碍,烦躁不安,定向力障碍,进而谵妄、昏迷、抽搐。早期心动过速、血压增高,严重时心率减慢、血压下降。同时伴CO_2潴留者可有头痛、嗜睡、扑翼样震颤和睡眠颠倒。

动脉低氧血症是急性呼吸衰竭的主要特征,可伴有CO_2潴留和酸中毒。动脉血气分析发现PaO_2降低,可伴有$PaCO_2$增加和pH值下降。可伴有肝、肾功能损害。大多同时伴有酸碱和电解质紊乱。以下就导致急性呼吸衰竭的常见疾病作简要阐述。

(一) ARDS　ARDS是感染、创伤等因素引起的,以顽固性低氧血症为特征的急性呼吸衰竭,病死率高达50%~60%。往往在原发病发生数小时或数天后,出现呼吸增快和窘迫、发绀,常规氧疗无效。早期两肺可无阳性体征,后期有干、湿性啰音,心率增快、甚至血压下降。可伴多器官功能损害。

(二) 慢性阻塞性肺病急性加重期　慢性阻塞性肺病患者并发感染或劳累后,可急性发作,引起急性呼吸衰竭。往往咳嗽、咳痰较平时严重,呼吸困难加剧,呈端坐呼吸,颈、肩部辅助呼吸肌参与呼吸运动,常呈缩唇呼吸,可有胸腹矛盾运动。在严重缺氧和二氧化碳潴留时,可伴右心衰竭,表现为口唇发绀、球结膜水肿、颈静脉怒张、双下肢水肿、意识模糊、烦躁不安或昏迷。动脉血气分析大多为Ⅱ型呼吸衰竭,常合并呼吸性酸中毒、代谢性酸中毒、代谢性碱中毒。

(三) 重症支气管哮喘　重症哮喘可引起急性呼吸衰竭。患者均有严重呼吸困难、喘息和咳嗽,呼吸频率>30次/分,或呼吸微弱和呼吸节律异常;可见辅助呼吸肌收缩,常表现为矛盾运动;胸部呈过度充气改变,听诊可闻及广泛的吸气和呼气相哮鸣音,危重时呼吸音和哮鸣音明显减弱,甚至消失(称为沉默肺);发绀明显;易并发气胸、皮下气肿或纵隔气肿。PaO_2低于60mmHg,提示合并呼吸衰竭。$PaCO_2$可下降,$PaCO_2$值上升,提示气道阻塞进行性加剧,病情恶化。

(四) 胸部损伤　胸部创伤导致多发性肋骨骨折和气胸,易合并急性呼吸衰竭,需紧急处理。

1. 多发性肋骨骨折　呼吸运动可引起剧烈胸痛,多发性骨折患者有意识地抑制呼吸运动,常常引起通气不足。多根多处肋骨骨折易引起局部胸壁失去肋骨支撑而软化,出现反常呼吸运动现象,吸气时软化区的胸壁内陷,而不随其余胸廓向外扩展,呼气时则反之,软化区向外膨出(连枷胸),导致急性呼吸衰竭。软化区范围较大时,呼吸时两侧胸膜腔内压力不平衡,使纵隔左右摆动,可同时出现呼吸、循环衰竭。

2. 气胸　胸壁外伤时,若胸壁形成单向活瓣,则吸气相外界气体可进入胸腔,而呼气相胸腔内气体不能排出,导致胸膜腔内压进行性升高,即张力性气胸。不仅使患侧肺萎陷,影响呼吸功能,还会引起静脉回流障碍,导致循环衰竭。开放性气胸可导致纵隔摆动,引起心源性休克和心脏骤停。

六、急性呼吸衰竭的治疗原则

急性呼吸衰竭的治疗原则为在保证气道通畅的前提下,尽快改善和纠正低氧血症、CO_2潴留和代谢功能紊乱,同时积极治疗原发疾病。

机械通气是急性呼吸衰竭最重要的治疗手段之一。在临床应用中,往往存在两个突出问题,一是过分强调机械通气的指征,而有关指征又局限于呼吸生理指标,对于重症人来说,难以确定恰当的机械通气时机,使不少患者痛失早期治疗的有利时机,这在严重急性呼吸综合征(SARS)呼吸衰竭的处理上表现得尤为突出;二是机械通气的目的不明确,导致治疗缺乏个体化,使机械通气未能获得积极的疗效。因此,合理的机械通气首先必须明确机械通气的目标。明确有创机械通气的生理和临床目标,既有助于解决指征问题,以免延误治疗,同时又能使机械通气治疗实现个体化,获得最佳疗效。

(一) 机械通气的生理目标

1. 支持肺泡通气　使肺泡通气量达到正常水平,将动脉二氧化碳分压水平维持在基本正常的范围内,是机械通气的基本生理目标之一。但对于颅内高压患者,往往需要提高肺泡通气量,使动脉二氧化碳分压低于正常以降低颅内压;对于ARDS患者,由于肺泡容积明显减少,为防止呼吸机相关性肺损伤,需采用小潮气量,允许动脉二氧化碳分压有所升高。

2. 维持肺容积　维持或增加肺容积是机械通气中常被忽视的生理目标。肺泡容积明显减少主要见于肺不张、ARDS、肺部感染、肺水肿等,是患者出现呼吸窘迫、低氧血症和肺顺应性明显降低的主要原因。通过应用控制性肺膨胀、间歇性高水平呼气末正压(PEEP)、叹息(sigh)、俯卧位通气等肺泡复张手段,可明显增加呼气末肺泡容积(功能残气量),改善呼吸窘迫和低氧血症。

3. 改善或维持动脉氧合　改善低氧血症,提高氧输送是机械通气最重要的生理目标。吸入氧浓度(FiO_2)适当条件下,动脉血氧饱和度>90%或动脉氧分压>60mmHg(1mmHg=0.133kPa)是保证氧输送的前提。由于组织氧输送是由动脉血氧饱和度(或动脉血氧分压)、血红蛋白浓度和心排出量共同决定,过分强调动脉氧分压达到正常水平对机体并无益处。

4. 减少呼吸功　机械通气替代患者呼吸肌肉做功,降低呼吸肌氧耗,有助于改善其他重要器官或组织的氧供。正常情况下,呼吸肌氧需占全身氧需的1%~3%,呼吸困难或呼吸窘迫时,氧需骤增,使得氧需增加到全身氧需的20%~50%。呼吸氧需的明显增加,势必造成其他器官的缺氧,可能导致或加重多器官功能障碍综合征

（MODS），上消化道出血常常是发生 MODS 的先兆。及时的机械通气治疗，改善呼吸困难，能明显降低呼吸肌氧需，防止 MODS。

（二）机械通气的临床目标 强调机械通气的生理目标无疑是很重要的，但机械通气的临床目标对机械通气的指导更直接、更具可操作性。临床目标主要包括：

1. 纠正低氧血症，通过改善肺泡通气量、增加功能残气量、降低氧耗，可纠正低氧血症和组织缺氧。

2. 纠正急性呼吸性酸中毒，但动脉二氧化碳分压并非一定要降至正常水平。

3. 缓解呼吸窘迫，缓解缺氧和二氧化碳潴留引起的呼吸窘迫。

4. 防止或改善肺不张。

5. 防止或改善呼吸肌疲劳。

6. 保证镇静和肌松剂使用的安全性。

7. 减少全身和心肌氧耗。

8. 降低颅内压，通过控制性的过度通气，降低颅内压。

9. 促进胸壁的稳定，胸壁完整性受损的情况下，机械通气可促进胸壁稳定，维持通气和肺膨胀。

10. 改善循环功能。

11. 减少呼吸机相关的肺损伤。

（三）机械通气的实施中应遵循的原则

1. 氧输送原则 机械通气的根本目的是保证全身氧输送，改善组织缺氧。因此，单纯强调提高动脉氧分压是片面的。过高的通气条件干扰循环，使动脉氧分压的提高以心排出量下降为代价，则降低氧输送，加重组织缺氧，将使呼吸治疗得不偿失。血流动力学监测及氧输送监测对机械通气的重症患者是非常必要的。

2. 肺保护原则 机械通气不当可引起呼吸机相关性肺损伤等严重并发症，不但可加重肺损伤，而且对正常肺组织也可导致肺损伤。因此，机械通气时坚持肺保护原则就显得很重要。不应把正常生理指标作为机械通气的目标，如 ARDS 肺容积明显减少，应采取允许性高碳酸血症的通气策略，为防止肺泡跨壁压过高，应保证气道平台压力低于 $30cmH_2O$，防止呼吸机相关性肺损伤。

3. 连续监测原则 机械通气过程中，应监测潮气量、气道压力、呼吸频率、分钟通气量、PEEP 及内源性 PEEP 等呼吸生理参数。气体闭陷或内源性 PEEP 导致的动态肺过度充气常见于哮喘、慢支等气道阻塞患者，常被忽视。监测内源性 PEEP，才有可能及时发现和防止动态肺过度充气，避免其不良影响。监测上述参数的同时，应监测经皮血氧饱和度（SpO_2）、呼气末二氧化碳等，确保机械通气能够有效地改善通气和换气功能。

4. 肺外器官保护原则 机械通气不当不但可加重肺损伤，而且可引起或加重肺外的多器官功能衰竭（即MODS）。以往认为，机械通气对肺外器官的影响主要与循环干扰有关。一般情况下，机械通气对循环功能的影响不明显，但对于血容量明显不足或休克的患者，正压通气对循环具有一定抑制作用。表现为静脉回心血量减少和心输出量降低，导致循环更不稳定和肠道等内脏器官灌注

降低。当然，影响程度与机械通气条件和患者代偿能力等因素有关。

近年来，ARDS 机械通气研究结果令人瞩目，使机械通气对急性呼吸衰竭的治疗影响从肺部扩展到全身各器官，特别是注意到不适当的机械通气激活和放大肺部炎症反应，并导致炎症介质向循环系统移位，可能导致或加重MODS。10 年前我们就注意到，仅有 13% 的 ARDS 死于呼吸衰竭，而且绝大多数患者死于肺外器官衰竭或 MODS，但机制不清楚。目前基本证实，以大潮气量和低 PEEP 为特征的传统机械通气策略，不但明显加重 ARDS 肺部炎症反应，而且可导致正常肺组织中炎症细胞激活和炎症介质释放，肺泡和间质中炎症介质和毒素向毛细血管移位，介导或加重 MODS。可见，不合理的机械通气治疗使 ARDS 向 MODS 发展，增加 ARDS 病死率，这一认识是近 10 年来急性呼吸衰竭机械通气治疗的最显著的进步。

（邱海波）

主要参考文献

[1] Slutsky AS. Consensus conference on mechanical ventilation. Intensive Care Med,1994,20:150-162.

[2] Tobin MJ. Advances in mechanical ventilation. N Engl J Med,2001,344:1986-1996.

[3] Pierson DJ. Indications for mechanical ventilation in adults with acute respiratory failure. Respir Care,2002,47:249-262.

[4] Dellinger RP,Carlet JM,Masur H,et al. Surviving sepsis campaign guidelines for management of severe sepsis and septic shock. Intensive Care Med,2004,30:536-555.

[5] Sevransky JE,Levy MM,Marini JJ. Mechanical ventilation in sepsis-induced acute lung injury/acute respiratory distress syndrome:An evidence-based review. Crit Care Med,2004,32:s548-s553.

[6] Villar J,Kacmarek RM,Perez-Mendez L,et al. A high positive end-expiratory pressure,low tidal volume ventilatory strategy improves outcome in persistent acute respiratory distress syndrome:a randomized,controlled trial. Crit Care Med,2006,34:1311-1318.

[7] Tassaux D,Dalmas E,Gratadour P,et al. Patient-ventilator interactions during partial ventilatory support:a preliminary study comparing the effects of adaptive support ventilation with synchronized intermittent mandatory ventilation plus inspiratory pressure support. Crit Care Med,2002,30:801-807.

[8] Esteban A,Alia I,Gordo F,et al. Extubation outcome after spontaneous breathing trials with T-Tube or pressure support ventilation. Am J Respir Crit Care Med,1997,156:459-465.

[9] Esteban A,Alia I,Tobin MJ,et al. Effect of spontaneous breathing trial duration on outcome of attempts to discontinue mechanical ventilation. Am J Respir Crit Care Med,1999,159:512-518.

［10］ Vallverdu I, Tobin MJ, Subiran M, et al. Clinical characteristics, respiratory functional parameters, and outcome of a two-hour T-piece trial in patients weaning from mechanical ventilation. Am J Respir Crit Care Med,1998,158:1855-1862.

［11］ Macintyre NR, Cook DJ, Ely EW, et al. Evidence-based guidelines for weaning and discontinuing ventilatory support. Chest,2001,120:375s-395s.

［12］ Perren A, Domenighetti G, Mauri S, et al. Protocol-directed weaning from mechanical ventilation:clinical outcome in patients randomized for a 30-min or 120-min trial with pressure support ventilation. Intensive Care Med,2002,28:1058-1063.

第 45 章

急性呼吸窘迫综合征

第一节 概　述

急性呼吸窘迫综合征(acute respiratory distress syndrome,ARDS)是在严重感染、休克、创伤及烧伤等疾病过程中,肺毛细血管内皮细胞和肺泡上皮细胞炎症性损伤造成弥漫性肺泡损伤,导致的急性低氧性呼吸功能不全或衰竭。以肺容积减少、肺顺应性降低、严重的通气/血流比例失调为病理生理特征,临床上表现为进行性低氧血症和呼吸窘迫,肺部影像学上表现为非均一性的渗出性病变。ARDS 是急性呼吸衰竭最常见的类型。

1967 年 Ashbaugh 观察到 12 例重症患者[7 例严重创伤、1 例急性胰腺炎、1 例病毒性肺炎、1 例吉兰-巴雷(原名格林-巴利)综合征合并肺炎、2 例药物中毒合并误吸],在原发病治疗过程中,均出现类似急性呼吸衰竭表现:呼吸频速、低氧血症、肺顺应性明显降低、肺泡表面张力明显升高。X 线胸片早期为双肺斑片状浸润阴影,随病情进展,浸润阴影进一步扩大。最后 9 例患者死亡,其中 7 例尸检,发现肺重量明显增加,而且变硬,肺切面类似肝脏。光镜检查显示肺毛细血管充血、扩张,广泛肺泡萎陷,并有大量中性粒细胞浸润,肺泡内有透明膜形成。部分尸检标本有明显的间质纤维化。患者的低氧血症不能被吸氧等传统治疗手段纠正,但呼气末正压(PEEP)能够部分纠正低氧血症。鉴于上述患者有类似临床表现、病理结果和治疗反应,Ashbaugh 将其归结为"成人呼吸窘迫综合征"。4 年后,"成人呼吸窘迫综合征"被正式推广采用。根据病因和病理特点不同,ARDS 还被称为休克肺、灌注肺、湿肺、白肺、成人透明膜病变等。

近年来,许多学者认识到"成人呼吸窘迫综合征"这一名称并不合适。并非仅发生在成人,儿童亦可发生。ARDS 的特点在于急性起病。因此,为澄清并统一概念,1992 年欧美危重病及呼吸疾病专家召开了 ARDS 联席会议,将 ARDS 中的"A"由成人(adult)改为急性(acute),称为"急性呼吸窘迫综合征"。

以往认为,ARDS 是肺部遭受直接损伤的结果,目前认为各种原因导致的机体失控的炎症反应才是 ARDS 的根本原因,急性肺损伤(ALI)与 ARDS 是连续的病理生理过程,ARDS 并不是孤立的疾病,而是多脏器功能障碍综合征(MODS)在肺部的表现。

当然,ARDS 的概念至今不甚严谨。自从 1967 年 Ashbaugh 提出了 ARDS 的概念,20 年来,尽管 ARDS 越来越受重视,但在临床研究中,ARDS 的概念模糊,并一直沿用早期的松散标准。1996 年 Garber 的 Meta 分析显示,83 篇 ARDS 的临床研究中,51% 对 ARDS 缺乏确切定义。

1992 年由美国和欧洲危重病医学会倡导,欧美危重病和呼吸专家召开 ARDS 联席会议,试图提出确切的、具有特征性的 ARDS 概念与诊断标准,会议上提出,急性肺损伤和 ARDS 是感染、创伤和休克等疾病过程中,以肺泡膜通透性增加和肺部炎症反应为特征,具有临床、影像学异常改变,且不能用急性左心衰竭解释的临床综合征。同时指出 ARDS 是急性肺损伤最严重的阶段。概念与诊断标准一经提出即受到强烈质疑。

2011 年在柏林举行的第 23 届欧洲重症医学年会中,提出了新的 ARDS 柏林诊断标准,并于 2012 年正式发表。柏林标准针对既往 ARDS 诊断标准中存在的问题,从起病时间、低氧血症程度、肺水肿来源、X 线胸片等四个方面进行描述。该标准将 ARDS 依据氧合指数分为轻、中及重度,并且去除了急性肺损伤的诊断标准,对于 ARDS 起病时间进行了明确规定,并加入了 PEEP 对氧合指数的影响,剔除了肺动脉楔压对心功能不全的诊断,支持高静水压肺水肿并非导致呼吸衰竭的主要原因,此外,临床可以借鉴胸片,协助对 ARDS 中重度的分层。柏林标准可更有效区别出 ARDS 的严重程度,并且有助于 ARDS 预后的判断。

所谓概念或定义,必须有明确的特征性的界定。欧美联席会议上提出的 ARDS 概念既缺乏明确的特征性,又需要通过排除其他疾病(除外左心衰竭)来确定。ARDS 既然是一种严重的肺损伤,那么损伤有什么特征呢?实际上,早在 1976 年 Katzenstein 就提出"弥漫性肺泡损伤(diffuse alveolar damage,DAD)"是 ARDS 的特征性病理改变,但未被广泛接受,直至 2005 年,Esteban 等提出更为明确的弥漫性肺泡损伤的病理判断标准,包括肺泡透明膜形成(富含蛋白的肺泡和间质水肿),并合并 I 型肺泡上皮细胞或肺毛细血管内皮细胞坏死、广泛的炎症细胞浸润、明显的间质纤维化、II 型上皮细胞增生(晚期)等 4 项中的至少一项,使 ARDS 的病理诊断成为可能。有研究通过尸检评估 ARDS 柏林标准与 DAD 病理诊断的一致性,发现柏林标准对诊断弥漫性肺泡损伤(DAD)的灵敏度高达 89%,但特异度较低为 63%。

如肌钙蛋白升高是心肌梗死特征性改变一样,ARDS的病理改变若可导致某种特征性标志物的明显升高,则有助于使 ARDS 的概念与诊断标准具有特征性。气体交换是肺的主要功能,弥散性肺泡损伤主要损害肺交换功能,故氧合(甚至 CO_2 清除)参数被认为是 ARDS 肺交换功能损害的可靠标志。遗憾的是,导致氧合障碍的原因很多,远不止 ARDS,即氧合障碍并非是 ARDS 的特征性表现,需要进一步探寻弥漫性肺泡损伤与氧合障碍的关系。与急性左心衰竭导致的高静水压性肺水肿不同,ARDS 弥漫性肺泡损伤引起的是高通透性肺水肿,高蛋白性肺泡水肿就是 ARDS 的特征。

纵观 ARDS 结构与功能改变,具有特征性的概念应包括以下内容:ARDS 是由不同病因造成具有明显特征的肺损伤,病理上表现为弥漫性肺泡损伤,以肺泡上皮和毛细血管内皮损伤、肺泡膜通透性明显增加导致高蛋白性肺泡和间质水肿为病理生理特征,低氧血症与呼吸窘迫为其主要表现的临床综合征。

ARDS 是临床常见危重症。根据 1994 年欧美联席会议提出的 ALI/ARDS 诊断标准,ALI 发病率为每年 18/10万,ARDS 为每年 13 ~ 23/10 万。2005 年的研究显示,ALI/ARDS 发病率分别在每年 79/10 万和 59/10 万。采用AECC 的诊断标准后,近 10 年来欧洲 ARDS 的发病率亦无明显变化,维持在 5 ~ 7.2/10 万人之间,但低于美国 ARDS的发病率(33.8/10 万人)。ARDS 发病率高,甚至可与胸部肿瘤、AIDS、哮喘或心肌梗死等相提并论,显著增加了社会和经济负担。

病因不同,ARDS 患病率也明显不同。严重感染时ALI/ARDS 患病率可高达 25% ~ 50%,大量输血可达 40%,多发性创伤达到 11% ~ 25%,而严重误吸时,ARDS 患病率也可达 9% ~ 26%。同时存在两个或三个危险因素时,ALI/ARDS 患病率进一步升高。另外,危险因素持续作用时间越长,ALI/ARDS 的患病率越高,危险因素持续 24、48 及 72小时,ARDS 患病率分别为 76%、85% 和 93%。

虽然不同研究对 ARDS 病死率的报道差异较大,但总体来说,目前 ARDS 的病死率仍较高。文献报道 1967 至1979 年 ARDS 平均病死率约为 70%,1980 至 1989 年ARDS 平均病死率约为 60%,1990 至 1997 年约为 50%,1998 至 2013 年约为 40%。但 1998 年以前 ARDS 的诊断标准尚未形成共识,各研究中病死率的统计受到 ARDS 诊断标准不一致的影响。根据 1998 年欧美联席会议制定ARDS 诊断标准,自 2000 年 ARDSnet 研究提出 ARDS 肺保护性通气策略后,ARDS 病死率在 10 余年间并无明显降低,仍维持在 40% ~ 50% 之间。不同研究中,ARDS 的病因构成、疾病状态和治疗条件的不同,可能是导致其病死率不同的主要原因。

(邱海波)

第二节 病因与发病机制

一、病 因

ARDS 的原因复杂多样,其中感染是导致 ARDS 的最常见原因。有研究显示报道,ARDS 患者中,约 40% 与感染(infection)或全身性感染(sepsis)有关,30% 与胃内容物误吸继发感染有关,也有部分与肠道屏障功能障碍导致的肠源性感染有关。另外,多发性创伤和手术也是导致ARDS 的另一主要原因,约 5% ~ 8% 并发 ARDS。

根据肺损伤的机制,可将 ARDS 病因分为直接性和间接性损伤。

(一)直接性损伤 ①误吸:吸入胃内容物、毒气、烟雾、溺水、氧中毒等。②弥漫性肺部感染:细菌、病毒、真菌及肺囊虫感染等。③肺钝挫伤。④肺手术:肺移植后、肺部分切除术后。⑤肺栓塞:脂肪栓塞、羊水栓塞、血栓栓塞等。⑥放射性肺损伤。

(二)间接性损伤 ①休克:低血容量性、感染性、心源性、过敏性休克。②严重的非胸部创伤:头部伤、骨折、烧伤等。③急诊复苏导致高灌注状态。④代谢紊乱:急性重症胰腺炎、糖尿病酮症酸中毒、尿毒症等。⑤血液学紊乱:弥散性血管内凝血(DIC)、体外循环、血液透析、大量输血。⑥药物:海洛因、噻嗪类、水杨酸盐类、巴比妥类催眠剂等。⑦神经源性因素:脑干或下丘脑损伤、颅内压升高等。⑧妇产科疾病:妊娠高血压综合征、子宫瘤、死胎。

二、发 病 机 制

尽管 ARDS 病因各异,但发病机制基本相似。共同的基础是各种原因引起的肺泡-毛细血管膜急性损伤。目前认为,ARDS 是感染、创伤导致机体炎症反应失控的结果。外源性损伤或毒素对炎症细胞的激活是 ARDS 的启动因素,炎症细胞在内皮细胞表面黏附及诱导内皮细胞损伤是导致 ARDS 的根本原因。代偿性炎症反应综合征(CARS)和 SIRS 作为炎症反应对立统一的两个方面,一旦失衡将导致内环境失衡,引起 ARDS 等器官功能损害。炎症细胞如多形核白细胞(PMN)的聚集和活化、花生四烯酸(AA)代谢产物以及其他炎症介质为促进 SIRS 和 ARDS 发生发展的主要因素,彼此之间错综存在,互为影响。近期提出重症感染早期持续的炎症反应可能与免疫抑制共存并导致高分解代谢,即所谓的持续炎症-免疫抑制-分解代谢综合征(PICS)。对重症感染过程的免疫功能变化及其相关的器官功能损害认识不断深入。

(一)炎症细胞的聚集和活化 多形核白细胞(PMN)介导的肺损伤在 ARDS 发生发展中起极为重要的作用。机体发生感染后数小时内,PMN 在肺泡巨噬细胞产生白介素(ILs)和肿瘤坏死因子-α(TNF-α)、肺毛细血管内皮细胞和中性粒细胞表面黏附分子的作用下,在肺内积聚和活化,通过释放蛋白酶、氧自由基、花生四烯酸代谢产物等损伤肺毛细血管膜。另外 PMN 还可通过释放上述炎症介质激活补体、凝血和纤溶系统,诱发其他炎症介质的释放,产生瀑布级联反应,形成恶性循环,进一步促进和加重肺损伤。在 ARDS 发生和发展的过程中,PMN 发挥着中心作用。

肺泡巨噬细胞主要分布在肺泡膜表面的衬液中,组成肺组织的第一道防线。受到毒素等的刺激后产生肿瘤坏死因子(TNF)-α、白细胞介素(IL)-1 等细胞因子和白三烯等,有助于杀灭病原体;同时在肺泡局部释放大量氧自由基、蛋白溶解酶,强烈趋化 PMN 在肺内聚集,进一步促进炎症介质大量释放,导致肺泡-毛细血管损伤。肺间质巨噬细胞与间质内其他细胞形成肺组织防御的第二道防线。该细胞产生和释放炎症介质的能力明显低于肺泡巨噬细胞,但有较强的分泌 IL-1 和 IL-6 的功能。肺血管内巨噬细胞受到毒素等的刺激后,也可产生氧自由基、溶酶体酶、前列腺素和白三烯等炎症介质,参与 ALI 的发病。

肺泡上皮和内皮细胞既是构成肺泡膜屏障的重要组成部分,同时也参与 ARDS 的发生和发展。如有害气体吸入后,损伤肺泡上皮细胞,并刺激其合成炎症介质。而创伤或感染等损伤肺毛细血管内皮细胞,使其释放氧自由基,并表达黏附分子。黏附分子介导粒细胞和巨噬细胞与血管内皮的黏附和移位。

(二) 炎症介质合成与释放

1. 肿瘤坏死因子　TNF-α 是 ARDS 的启动因子之一。主要由单核-巨噬细胞产生。TNF-α 可使 PMN 在肺内聚集、黏附、损伤肺毛细血管内皮细胞膜,并激活 PMN 释放多种炎症介质;刺激前凝血质和纤溶酶原抑制物的合成;刺激血小板产生血小板活化因子;导致凝血-纤溶平衡失调,促使微血栓形成。TNF-α 还能抑制肺毛细血管内皮细胞膜增生,增加血管的渗透性。

2. 白细胞介素　与 ARDS 关系密切的白细胞介素(IL)包括 IL-1、IL-8 等。IL-1 主要由单核-巨噬细胞产生。是急性相反应的主要调节物质,亦为免疫反应的始动因子,具有组织因子样促凝血作用。IL-1 与 IL-2 和 γ-干扰素同时存在时可显著增强 PMN 趋化性。IL-1 还诱导单核-巨噬细胞产生 IL-6、IL-8、PGE2 等。IL-8 是 PMN 的激活和趋化因子,IL-8 不能被血清灭活,在病灶内积蓄,导致持续炎症反应效应。

3. 血小板活化因子　血小板活化因子(PAF)主要来自血小板、白细胞、和血管内皮细胞。血小板受到血液循环中的致病因子或肺组织炎症的刺激,在肺内滞留、聚集,并释放 TXA2、LTC4、LTD4 和 PAF 等介质。PAF 引起肺-毛细血管膜渗透性增加的机制为:①PAF 是很强的趋化因子,可促使 PMN 在肺内聚集,释放炎症介质。②PAF 作用于肺毛细血管内皮细胞膜受体,通过第二信使磷酸肌醇的介导,使内皮细胞中 Ca^{2+} 浓度升高,使微丝中的肌动蛋白等收缩成分收缩,内皮细胞连接部位出现裂隙,通透性增加。

4. 花生四烯酸代谢产物　花生四烯酸(AA)代谢产物是导致 ARDS 的重要介质。经脂氧酶催化,AA 转化为白三烯 A4(LTA4)、LTB4、LTC4 和 LTD4 等物质。LTB4 具有强大的化学激动和驱动作用,LTC4 和 LTD4 具有支气管平滑肌和毛细血管收缩作用。另外 AA 经环氧合酶途径代谢为前列腺素 F2(PGF2)、PGE2、PGD2、血栓素 A2(TXA2)和前列环素(PGI2)。TXA2 显著降低细胞内环磷酸腺苷水平,导致血管的强烈收缩和血小板聚集。PGI2 主要来自血管内皮细胞,可刺激腺苷酸环化酶,使细胞内环磷酸腺苷水平升高,因此具有对抗 TXA2 的作用。感染、休克、弥散性血管内凝血等导致 TXA2 与 PGI2 的产生和释放失调,是引起肺损伤的重要因素。

5. 氧自由基　氧自由基(OR)是诱导 ARDS 的重要介质。PMN、肺泡巨噬细胞等被激活后产生呼吸暴发,释放大量 OR,对机体损伤广泛。机制主要包括:①脂过氧化:主要作用于生物膜磷脂的多不饱和脂肪酸,形成脂过氧化物,产生大量丙二醛及新生 OR,细胞线粒体膜受损伤后,失去正常氧化磷酸化过程,导致三羧酸循环障碍和细胞呼吸功能异常,溶酶体膜损伤导致溶酶体酶释放和细胞自溶。核膜的破坏可造成 DNA 等物质损伤。②蛋白质的氧化、肽链断裂与交联:OR 可氧化 α_1-抗胰蛋白酶等含巯基的氨基酸,使该类酶和蛋白质失活。③OR 可导致 DNA 分子的断裂,从而影响细胞代谢的各个方面。④与血浆成分反应生成大量趋化物质,诱导粒细胞在肺内聚集,使炎症性损伤扩大。

6. 补体及凝血和纤溶系统　补体激活参与 ARDS 发生。ALI 早期,首先补体系统被激活,血浆补体水平下降,而降解产物 C3a 和 C5a 水平明显升高,导致毛细血管通透性增加。脓毒血症导致的细菌毒素或细胞损伤等可直接激活凝血因子XII,引起凝血系统的内源性激活,导致高凝倾向和微血栓形成,是导致 ARDS 的重要原因;XIIa 可使激肽释放酶原转化为激肽释放酶,引起缓激肽的大量释放,诱导肺毛细血管扩张和通透性增高,导致肺损伤。

(三) 炎症反应在 ARDS 发病机制中的地位　目前认为,ARDS 是感染创伤导致机体炎症反应失控的结果。外源性损伤或毒素对炎症细胞的激活是 ARDS 的启动因素,炎症细胞在内皮细胞表面黏附及诱导内皮细胞损伤是导致 ARDS 的根本原因。代偿性炎症反应综合征(CARS)和 SIRS 作为炎症反应对立统一的两个方面,一旦失衡将导致内环境失衡,引起 ARDS 等器官功能损害。

感染、创伤导致 ARDS 等器官功能损害的发展过程表现为两种极端,一种是大量炎症介质释放入循环,刺激炎症介质瀑布样释放,而内源性抗炎介质又不足以抵消其作用,结果导致 SIRS。另一种极端是内源性抗炎介质释放过多,结果导致 CARS。SIRS/CARS 失衡的后果是炎症反应扩散和失控,使其由保护性作用转变为自身破坏性作用,不但损伤局部组织细胞,同时打击远隔器官,导致 ARDS 等器官功能损害。就其本质而言,ARDS 是机体炎症反应失控的结果,也就是说是 SIRS/CARS 失衡的严重后果。此外,近期提出重症感染早期持续的炎症反应可能与免疫抑制共存并导致高分解代谢,即所谓的持续炎症-免疫抑制-分解代谢综合征(PICS)。PICS 在 ARDS 发病中的作用仍值得进一步研究。

总之,感染、创伤、误吸等直接和间接损伤肺的因素均可导致 ARDS。但 ARDS 并不是细菌、毒素等直接损害的结果,而是机体炎症反应失控导致的自身破坏性反应的结果。ARDS 实际上是 SIRS 和 MODS 在器官水平的表现。

(邱海波)

第三节　病理与病理生理

一、病理改变

各种原因所致 ARDS 的病理改变基本相同,经过渗出期、增生期和纤维化期三个阶段,各阶段相互关联且部分重叠。

（一）渗出期（early exudative phase）　发病后24～96小时,主要特点是毛细血管内皮细胞和Ⅰ型肺泡上皮细胞受损。毛细血管内皮细胞肿胀,细胞间隙增宽,胞饮速度增加,基底膜裂解,导致血管内液体漏出,形成肺水肿。由于同时存在修复功能,与肺水肿的程度相比,毛细血管内皮细胞的损伤程度较轻。肺间质顺应性较好,可容纳较多水肿液,只有当血管外肺水超过肺血管容量的20%时,才出现肺泡水肿。Ⅰ型肺泡上皮细胞变性肿胀,空泡化,脱离基底膜。Ⅱ型上皮细胞空泡化,板层小体减少或消失。上皮细胞破坏明显处有透明膜形成和肺不张,呼吸性细支气管和肺泡管处尤为明显。肺血管内有中性粒细胞扣留和微血栓形成,有时可见脂肪栓子,肺间质内中性粒细胞浸润。电镜下可见肺泡表面活性物质层出现断裂、聚集或脱落到肺泡腔,腔内充满富含蛋白质的水肿液,同时可见灶性或大片性肺泡萎陷不张。

（二）增生期（proliferative phase）　发病后3～7日,显著增生出现于发病后2～3周。主要表现为Ⅱ型肺泡上皮细胞大量增生,覆盖脱落的基底膜,肺水肿减轻,肺泡膜因Ⅱ型上皮细胞增生、间质PMN和成纤维细胞浸润而增厚,毛细血管数目减少。肺泡囊和肺泡管可见纤维化,肌性小动脉内出现纤维细胞性内膜增生,导致管腔狭窄。

（三）纤维化期（fibrotic phase）　肺组织纤维增生出现于发病后36小时,7～10日后增生显著,若病变迁延不愈超过3～4周,肺泡间隔内纤维组织增生致肺泡隔增厚,Ⅲ型弹性纤维被Ⅰ型僵硬的胶原纤维替代。有研究显示,死亡的ARDS患者其肺内该胶原纤维的含量增加至正常的2～3倍。电镜下显示肺组织纤维化的程度与患者病死率呈正相关。另外可见透明膜弥漫分布于全肺,此后透明膜中成纤维细胞浸润,逐渐转化为纤维组织,导致弥漫性不规则性纤维化。肺血管床发生广泛管壁增厚,动脉变性扭曲,肺毛细血管扩张。肺容积明显缩小。肺血管的纤维化是晚期ARDS患者的典型病理变化。进入纤维化期后,ARDS患者有15%～40%死于难以纠正的呼吸衰竭。

病理学改变具有以下特征:①病变部位的不均一性:ARDS病变可分布于下肺,也可能分布于上肺,呈现不均一分布的特征。另外病变分布有一定的重力依赖性,即下肺区和背侧肺区病变较重,而上肺区和前侧肺区病变轻微,中间部分介于两者之间。②病理过程的不均一性:不同病变部位可能处于不同的病理阶段,即使同一病变部位的不同部分,可能也处于不同的病理阶段。③病因相关的病理改变多样性:不同病因引起的ARDS,肺的病理形态变化有一定差异。全身性感染和急性胰腺炎所致的ARDS,肺内中性粒细胞浸润十分明显。创伤后ARDS患者肺血管内常有纤维蛋白和血小板微血栓形成,而脂肪栓塞综合征则往往造成严重的肺小血管炎症改变。

二、病理生理

（一）ARDS肺容积明显减少　维持正常的肺容积,特别是维持一定的功能残气量,是维持肺功能的前提。

1967年Ashbaugh首先描述ARDS时,在病理上就注意到,广泛存在肺泡和肺间质高蛋白性水肿、肺出血、肺不张、大量炎细胞浸润。提示ARDS存在广泛的肺泡塌陷和水肿。1986年Gatinonni首次对ARDS患者行胸部CT扫描,结果令人惊诧,大量肺泡塌陷,参与通气的肺泡仅占肺容积20%～30%,可见,ARDS的肺是小肺(small lung)或婴儿肺(baby lung)。

导致肺泡塌陷的原因主要包括:表面活性物质减少,导致肺泡表面张力增加,引起肺泡塌陷;小气道痉挛和肺间质水肿压迫导致细支气管塌陷,远端肺单位陷闭;严重的肺泡水肿填充整个肺泡,使肺泡丧失功能。

大量肺泡塌陷的直接后果是不同程度肺容积降低。主要表现为肺总量、肺活量、潮气量和功能残气量明显低于正常,其中以功能残气量减少最为明显。

（二）肺泡塌陷导致肺顺应性明显降低　肺顺应性降低是ARDS的病理生理特征之一。肺泡塌陷引起的肺不张、肺水肿和肺出血是ARDS患者肺顺应性降低的主要原因,其中,肺泡塌陷引起的肺不张是最重要的因素。当然,在ARDS后期,肺纤维化也可导致肺顺应性明显降低。呼吸力学方面,肺顺应性降低表现为肺压力-容积曲线向右下方向移位,即获得同样潮气量,需要较高气道压。这也是ARDS患者呼吸困难的主要机制。

正常肺顺应性曲线（肺P-V曲线）呈反抛物线形,分为二段一点,即陡直段和高位平坦段,二段交点为高位转折点(upper inflection point,UIP)。曲线陡直段的压力和容量的变化呈线性关系,较小的压力变化即能引起较大的潮气量变化,提示肺顺应性好;而在高位平坦段,较小的容量变化即可导致压力的显著升高,提示肺顺应性减低,发生肺损伤的机会增加。正常情况下,UIP为肺容量占肺总量85%～90%和跨肺压达35～50cmH₂O的位置。

ARDS患者由于肺泡大量萎陷,肺顺应性降低,故肺P-V曲线呈现"S"形改变,起始段平坦,出现低位转折点(lower inflection point,LIP),同时FRC和肺总量下降,导致中间陡直段的容积显著减少。低位平坦段显示随着肺泡内压增加,肺泡扩张较少,提示肺顺应性低;随着肺泡内压的进一步升高,陷闭肺泡大量开放,肺容积明显增加,肺P-V曲线出现LIP,代表大量肺泡在非常窄的压力范围内开放;随着肺泡内压的进一步增加,正常肺组织和开放的陷闭肺组织的容积增加,出现陡直段;同正常肺组织相似,肺容积扩张到一定程度,曲线也会出现UIP和高位平坦段,提示肺泡过度膨胀,肺顺应性降低。

（三）通气/血流比例失调　通气/血流比例失调,特别是肺内分流增加,是ARDS发生顽固性低氧血症的主要机制。间质肺水肿压迫小气道、小气道痉挛收缩和表面活性物质减少均导致肺泡部分萎陷,使相应肺单位通气不足,从而通气/血流比值降低,产生生理学分流。广泛肺泡不张和肺泡水肿引起局部肺单位只有血流而无通气,即真性分流或解剖样分流。ARDS早期肺内分流率(Qs/Qt)可达10%～20%,后期高达30%以上。

ARDS也存在通气/血流比值升高。肺微血管痉挛或狭窄、广泛肺栓塞和血栓形成使部分肺单位周围的毛细血管血流量明显减少或中断,导致无效腔样通气。ARDS 后期无效腔率可高达 60%。

（四）肺循环改变　ARDS 肺循环的主要改变是肺毛细血管通透性明显增加。通透性增高性肺水肿是 ARDS 病理生理改变的基础。

肺动脉高压伴肺动脉嵌顿压正常是 ARDS 肺循环的另一个特点。ARDS 也可出现肺动脉高压,肺泡塌陷参与了肺动脉高压的发生。功能残气量水平直接影响肺循环阻力,正常功能残气量时肺循环阻力最低,但 ARDS 时肺泡大量塌陷导致功能残气量明显降低,导致肺循环阻力明显增加,参与肺动脉高压的发生。另外,肺泡塌陷导致局部肺单位处于低氧状态,诱发低氧性缩血管反应,加重肺动脉高压。当然,大量缩血管炎症介质可能是导致肺动脉高压的主要原因。值得注意的是,尽管肺动脉压力明显增高,但肺动脉嵌顿压一般为正常,这是与心源性肺水肿的重要区别。

三、肺泡塌陷导致的临床后果

大量肺泡塌陷的直接后果是不同程度肺容积降低。主要表现为肺总量、肺活量、潮气量和功能残气量明显低于正常,其中以功能残气量减少最为明显。同时,大量肺泡塌陷也是导致肺顺应性明显降低和通气/血流比例失调的主要原因。可见,大量肺泡塌陷可导致严重的病理生理损害。

（一）肺泡塌陷是低氧血症难以纠正的重要原因　大量肺泡塌陷导致肺内分流明显增加,是引起 ARDS 顽固性低氧血症的主要原因。Gattinoni 的研究显示,重度 ARDS 患者若不实施肺复张,塌陷肺泡占到全肺组织的 55.6%,吸入氧浓度（FiO_2）即使为 100%,动脉氧分压（PaO_2）也只有 100mmHg（$PaO_2/FiO_2 = 100$）,实施肺复张手法可使塌陷肺泡明显减少到全肺组织的 11.7%,PaO_2 明显升高到 350mmHg。最近,Amato 进一步观察了肺泡塌陷与 PaO_2 的关系,提示塌陷肺泡比例与 PaO_2 呈明显的负相关（r=-0.91,$P<0.0001$）。可见,复张塌陷肺泡,降低肺内分流,可以改善低氧血症。

（二）肺泡塌陷可导致肺泡表面活性物质丢失　表面活性物质是维持肺泡低表面张力,保持肺泡处于膨胀状态的重要物质,若表面活性物质减少,则肺泡表面张力明显增加,易发生肺泡塌陷。研究显示,完全塌陷的肺泡因 Ⅱ型上皮细胞功能障碍,不能有效合成表面活性物质。对于周期性塌陷和开放的肺泡,呼气肺泡萎陷时,表面活性物质极易被挤出肺泡,而进入细支气管,再次吸气时,表面活性物质难以回到肺泡表面,导致表面活性物质的丢失,造成这部分肺泡持续性的塌陷。可见,肺泡表面活性物质丢失,促进了肺泡的周期塌陷向持续性塌陷发展。

当然,ARDS 肺毛细血管高通透性导致血浆样物质渗出到肺泡腔内,血浆样物质能够直接灭活表面活性物质,导致肺泡塌陷。

（三）肺泡塌陷导致呼气气流受限　ARDS 患者的肺泡存在三种不同的状态,即膨胀的肺泡、周期性塌陷的肺泡和完全塌陷的肺泡。由于膨胀肺泡和周期性塌陷肺泡的时间常数不同,同时肺间质和细支气管的不同程度的水肿导致不同程度的小气道狭窄,气道水肿和狭窄的分布也不均一,呼气后期出现肺泡呼气尚未完成,已发生气道闭陷,结果表现为呼气气流受限。将进一步加重肺内气体分布异常,加重通气/血流比例失调。

（四）周期性的肺泡塌陷与复张导致去复张性肺损伤　肺泡周期性的塌陷和复张加重肺损伤。塌陷的肺泡再次复张时,巨大的剪切力作用于细支气管和肺泡,从而导致细支气管和肺泡损伤,加重肺损伤。由于这种损伤与反复的肺泡开放和塌陷有关,因此,有学者将其称为去复张性肺损伤。实验研究显示,周期性的塌陷和复张可导致肺组织炎症细胞活化,核因子 NF-κB 表达明显增加,进而导致炎症介质大量释放。炎症性损伤的加重最终导致肺损伤恶化,氧合指数明显降低,而实施肺复张开放塌陷的肺泡,并应用适当的 PEEP 维持肺泡开放,可防止去复张性肺损伤。可见,避免周期性的肺泡塌陷与复张是避免去复张性肺损伤,遏制肺损伤恶化的重要手段。

（五）肺泡塌陷可加重肺部感染　肺泡塌陷不仅有助于细菌等微生物在局部滋生,同时导致细支气管和肺泡引流障碍,使塌陷区域易于发生感染,而一旦发生感染,控制也较为困难。对全身麻醉后肺不张与肺部感染的研究显示,肺不张发生率越高,肺部感染发生率也越高,而且肺不张的范围越大,也越易发生肺部感染。可见,积极使塌陷肺泡复张,有可能降低肺部感染的发生率。

（六）肺泡塌陷导致生物性肺损伤　不仅周期性塌陷和复张的肺泡和细支气管可产生剪切力,引起去复张性肺损伤,Slusky 等认为,持续塌陷的肺泡与相邻的膨胀肺泡之间存在巨大的剪切力,即牵拉力量,压力可达到 120cmH$_2$O 以上,导致塌陷肺泡和膨胀肺泡均发生机械性钝挫伤,同时也对肺泡间的毛细血管产生巨大的牵拉,引起内皮细胞间紧密连接的断裂和损伤激活。如同机械性肺钝挫伤,肺泡和毛细血管的机械损伤同样可剧烈激活炎症细胞,导致炎症介质的暴风式释放,导致生物性肺损伤,加重 ARDS。

还需强调的是,肺部剧烈的炎症反不仅打击肺脏,而且炎症介质也可随血流进入体循环,向全身移位,将导致或加重肺外器官的衰竭,即导致多器官功能障碍综合征。

（邱海波）

第四节　临　床　特　征

一、症　状　和　体　征

（一）症状　呼吸频速、呼吸窘迫是 ARDS 的主要临床表现。其特点是起病急,呼吸频速和呼吸困难进行性加重是其临床特点。通常在 ARDS 起病 1～2 天内,发生呼吸频速,呼吸频率>20 次/分,并逐渐进行性加快,可达30～50 次/分。随着呼吸频率增快,呼吸困难也逐渐明显,危重者呼吸频率可达 60 次/分以上,呈现呼吸窘迫症状。

随着呼吸频速和呼吸困难的发展,缺氧症状也愈益明显,患者表现烦躁不安、心率增速、唇及指甲发绀。缺氧症状以鼻导管或面罩吸氧的常规氧疗方法无法缓解。此外,

545

在疾病后期,多伴有肺部感染,表现为发热、畏寒、咳嗽和咳痰等症状。

（二）体征　疾病初期除呼吸频速外,可无明显的呼吸系统体征,随着病情进展,出现唇及指甲发绀,有的患者两肺听诊可闻及干湿性啰音、哮鸣音,后期可出现肺实变体征,如呼吸音减低或水泡音等。

二、典型的 ARDS 临床分期

（一）第一期（急性损伤期）　损伤后数小时,原发病为主要临床表现。呼吸频率开始增快,导致过度通气。无典型的呼吸窘迫。可不出现 ARDS 症状,血气分析示低碳酸血症,动脉血氧分压尚属正常或正常低值。X 线胸片无阳性发现。

（二）第二期（相对稳定期）　多在原发病发生 6～48 小时后,表现为呼吸增快、浅速,逐渐出现呼吸困难,肺部可听到湿性啰音或少数干性啰音。血气分析示低碳酸血症,动脉血氧分压下降,肺内分流增加。X 线胸片显示细网状浸润阴影,反映肺血管周围液体积聚增多,肺间质液体含量增加。

（三）第三期（急性呼吸衰竭期）　此期病情发展迅速,出现发绀,并进行性加重。呼吸困难加剧,表现为呼吸窘迫。肺部听诊湿性啰音增多,心率增快。动脉血氧分压进一步下降,常规氧疗难以纠正。X 线胸片因间质与肺泡水肿而出现典型的、弥漫性雾状浸润阴影。

（四）第四期（终末期）　呼吸窘迫和发绀持续加重,患者严重缺氧,出现神经精神症状如嗜睡、谵妄、昏迷等。血气分析显示严重低氧血症、高碳酸血症,常有混合性酸碱失衡,最终导致心力衰竭或休克。X 线胸片显示融合成大片状阴影,呈"白肺"（磨玻璃状）。

不同原因引起的 ARDS,其临床表现可能会有所差别。通常内科系统疾病引起的 ARDS 起病较缓慢,临床分期不如创伤等原因引起的 ARDS 分期那样明确。但总的来说,ARDS 的病程往往呈急性过程。但也有一部分病例,病程较长。

三、辅　助　检　查

（一）X 线胸片　早期胸片常为阴性,进而出现肺纹理增加和斑片状阴影,后期为大片实变阴影,并可见支气管充气征。ARDS 的 X 线改变常较临床症状延迟 4～24 小时,而且受治疗干预的影响很大。为纠正休克而大量液体复苏时,常使肺水肿加重,X 线胸片上斑片状阴影增加,而加强利尿使肺水肿减轻,阴影减少;机械通气,特别是呼气末正压（PEEP）及其他提高平均气道压力的手段,也增加肺充气程度,使胸片上阴影减少,但气体交换异常并不一定缓解。

（二）CT 扫描　与正位胸片相比,CT 扫描能更准确的反映病变肺区域的大小。通过病变范围可较准确的判定气体交换和肺顺应性病变的程度。另外,CT 扫描可发现气压伤及小灶性的肺部感染。

（三）肺气体交换障碍的监测　监测肺气体交换对 ARDS 的诊断和治疗具有重要价值。动脉血气分析是评价肺气体交换的主要临床手段。ARDS 早期至急性呼吸

衰竭期,常表现为呼吸性碱中毒和不同程度的低氧血症,肺泡-动脉氧分压差（A-aDO$_2$）升高,高于 35～45mmHg。由于肺内分流增加（>10%）,通过常规氧疗,低氧血症往往难以纠正。对于肺损伤恶化、低氧血症进行性加重而实施机械通气的患者,PaO$_2$/FiO$_2$ 进行性下降,可反映 ARDS 低氧血症程度,与 ARDS 患者的预后直接相关,该指标也常常用于肺损伤的评分系统。另外,除表现为低氧血症外,ARDS 患者的换气功能障碍还表现为无效腔通气增加,在 ARDS 后期往往表现为动脉二氧化碳分压升高。

（四）呼吸力学监测　呼吸力学监测是反映肺机械特征改变的重要手段,可通过床边呼吸功能监测仪监测。主要改变包括顺应性降低和气道阻力增加等。

（五）肺功能检测　肺容量和肺活量、FRC 和残气量均减少;呼吸无效腔增加,无效腔量/潮气量>0.5;静-动脉分流量增加。

（六）血流动力学监测　血流动力学监测对 ARDS 的诊断和治疗具有重要意义。ARDS 的血流动力学常表现为肺动脉嵌顿压正常或降低。监测肺动脉嵌顿压,有助于与心源性肺水肿的鉴别;同时,可直接指导 ARDS 的液体治疗,避免输液过多或容量不足。

（七）支气管肺泡灌洗液　支气管肺泡灌洗及保护性支气管刷片是诊断肺部感染及细菌学调查的重要手段,ARDS 患者肺泡灌洗液的检查常可发现中性粒细胞明显增高（非特异性改变）,可高达 80%（正常<5%）。肺泡灌洗液发现大量嗜酸性粒细胞,对诊断和治疗有指导价值。

（八）肺泡毛细血管屏障功能和血管外肺水　肺泡毛细血管屏障功能受损是 ARDS 的重要特征。测定屏障受损情况,对评价肺损伤程度具有重要意义。测定肺泡灌洗液中蛋白浓度或肺泡灌洗液蛋白浓度与血浆蛋白浓度的比值,可反映从肺泡毛细血管中漏入肺泡的蛋白量,是评价肺泡毛细血管屏障损伤的常用方法。

肺泡灌洗液中蛋白含量与血浆蛋白含量之比>0.7,应考虑 ARDS,而心源性肺水肿的比值<0.5。血管外肺水增加也是肺泡毛细血管屏障受损的表现。肺血管外含水量测定可用来判断肺水肿的程度、转归和疗效。正常人血管外肺水含量不超过 500ml,ARDS 患者的血管外肺水可增加到 3000～4000ml。研究显示,ARDS 患者血管外肺水过多与预后不良相关。

（邱海波）

第五节　诊断依据与标准

一、诊　断　标　准

具有全身性感染、休克、重症肺部感染、大量输血、急性胰腺炎等引起 ARDS 的原发病;疾病过程中出现呼吸频速、呼吸窘迫、低氧血症和发绀,常规氧疗难以纠正缺氧;血气分析示肺换气功能进行性下降;X 线胸片示肺纹理增多,边缘模糊的斑片状或片状阴影,排除其他肺部疾病和左心功能衰竭,应考虑 ARDS。

柏林标准公布以前,临床 ARDS 诊断常用的是 1992

年欧美 ARDS 联席会议提出的诊断标准（表 45-5-1）。ALI 需满足：①急性起病；②$PaO_2/FiO_2 \leqslant 300mmHg$（不管 PEEP 水平）；③正位 X 线胸片显示双肺均有斑片状阴影；④PAWP≤18mmHg，或无左心房压力增高的临床证据。而诊断 ARDS 除要满足上述 ALI 的诊断标准外，PaO_2/FiO_2 需≤200mmHg，反映了肺损伤处于更严重的程度。

表 45-5-1　ALI 与 ARDS 的诊断标准

	起病	氧合障碍程度	X 线胸片	PAWP
ALI	急性	$PaO_2/FiO_2 \leqslant 300mmHg$	双肺有斑片状阴影	PAWP≤18mmHg，或无左心房压力增高的临床证据
ARDS	急性	$PaO_2/FiO_2 \leqslant 200mmHg$	双肺有斑片状阴影	PAWP≤18mmHg，或无左心房压力增高的临床证据

该标准与以往标准有很大区别：①PEEP 改善氧合的效应具有时间依赖性，而且其水平的提高与氧合改善并不呈正相关，因此不考虑 PEEP 水平。②医师的经验及指征掌握等许多因素均影响机械通气应用，可因未及时采用机械通气，而使患者延误诊断，因此，也不把机械通气作为诊断条件。③PAWP≤18mmHg 作为诊断条件，有助于排除心源性肺水肿。④与以往常用的 $PaO_2/FiO_2 \leqslant 100 \sim 150mmHg$ 相比，≤200mmHg 作为诊断条件能使患者更早地得到诊断。Moss 等将欧美 ARDS 标准与 Murray 的评分标准做比较，结果显示对于具有明确 ARDS 危险因素的患者来说，特异性分别为 96% 和 94%，敏感性分别为 100% 和 81%，诊断准确率分别为 97% 和 90%，显然前者优于后者。对于无明确 ARDS 危险因素患者来说，欧美 ARDS 标准也略优于 Murray 的评分标准。因此，欧美 ARDS 诊断标准对临床更有价值，目前已被广泛采用。

柏林标准公布以来，其应用日益广泛（表 45-5-2）。该标准将 ARDS 依据氧合指数分为轻、中及重度，并且去除了急性肺损伤的诊断标准。

表 45-5-2　ARDS 的柏林诊断标准

柏林标准	ARDS		
	轻度	中度	重度
起病时间	1 周之内急性起病的已知损伤或者新发的呼吸系统症状		
低氧血症	P/F:201 ~ 300 并且 PEEP≥5cmH₂O	P/F:≤200 并且 PEEP≥5cmH₂O	P/F:≤100 并且 PEEP≥5cmH₂O
肺水肿来源	不能被心功能不全或液体过负荷解释的呼吸衰竭**		
X 线胸片	双侧浸润影*	双侧浸润影*	至少累积 3 个象限的浸润影*

注：* 通过专业影像学培训，不能被胸腔积液，结节，肿块，肺叶塌陷所完全解释；** 如果没有危险因素，需要客观指标的评估

柏林标准公布以来，多项临床研究评估了其在临床应用中的 ARDS 诊断准确性，预后预测价值等。Thille 等采用尸检评估 ARDS"柏林标准"诊断的准确性，纳入 1991 ~ 2010 年所有临床尸检的死亡患者 712 例，符合 ARDS"柏林标准"的 366 例，结果发现柏林标准用于临床诊断 ARDS，对诊断弥漫性肺泡损伤（DAD）有较高的灵敏度 89%，但特异度较低为 63%。在满足 ARDS 临床诊断标准的患者中，尸检发现 DAD 的患者比例不足 50%，有可能将无 DAD 病理改变的患者临床诊断为 ARDS。满足 ARDS 诊断标准大于 72 小时的重度 ARDS 患者，尸检发现 DAD 的患者比例为 69%。柏林标准将 ARDS 分为轻、中、重三度，研究显示临床分级和血管外肺水、肺血管通透性有很好的相关性，反映 ARDS 的严重程度。

二、诊断标准存在的问题

对 ARDS 患者及时准确的诊断，是早期认识和积极治疗的前提。遗憾的是，Ashbaugh 提出 ARDS 诊断只是一个松散的诊断方法，严格地说，不能称之为诊断标准。1992 年 ARDS 联席会议的诊断标准尽管是经过广泛的讨论后提出的，依然存在诸多的问题和缺陷，值得商榷。

病理诊断是金标准，可有效评估目前诊断标准的准确性。Esteban 以弥漫性肺泡损伤作为 ARDS 的病理标准，对 382 例 ICU 死亡的重症患者进行研究，根据 ARDS 联席会议的诊断标准，33% 的患者（n=127）符合 ARDS，而以病理改变为标准，29%（n=112）符合 ARDS。ARDS 联席会议诊断标准的敏感度为 75%，特异性为 84%。进一步扩大样本的研究也显示，以病理为标准，ARDS 联席会议诊断标准的敏感度和特异性分别为 83% 和 51%，而 Murray 肺损伤评分标准的敏感度和特异性分别 74% 和 77%，而柏林标准的敏感性为 89%，特异度为 63%。

急性起病是 ARDS 诊断的主要条件之一，也就是说应该类似于急性心源性肺水肿那样骤然起病，尽管可见于禽流感或休克型猪链球菌感染等少见的疾病引起的 ARDS，然而，多数病因导致的 ARDS，起病并非骤然，那么，应该是以 ARDS 病因出现后 1 天，抑或是 3 天作为急性的标准，难以确定。更为困难的是，有些 ARDS 是在病因持续 3 ~ 7 天后才发病。因此在柏林标准中，将 ARDS 的起病时间明确界定为一周。

氧合障碍是 ARDS 肺损伤导致肺功能改变的主要表现，PEEP 是纠正氧合障碍的有效手段。令人费解的是，ARDS 联席会议将"$PaO_2/FiO_2 \leq 200mmHg$"与"不管 PEEP 水平"同时作为 ARDS 诊断标准。Estenssoro 的研究观察了 PEEP 对 ARDS 氧合障碍的影响，在 PEEP $0cmH_2O$ 条件下，符合 ARDS 联席会议诊断标准，然后根据临床经验将 PEEP 调整到 $11.5mH_2O$，6 小时后 PaO_2/FiO_2 从（121 ± 45）mmHg 显著增加到（203 ± 75）mmHg，24 小时后进一步增加到（234 ± 85）mmHg。尽管在 24 小时内 Murray 急性肺损伤评分无明显改变，但氧合障碍明显改善，而且 PEEP 应用 24 小时后只有 38% 的患者 PaO_2/FiO_2 依然 <200mmHg。可见，ARDS 的氧合障碍与 PEEP 应用水平密切相关，也与 PEEP 作用时间有关。另外，充分的肺复张也可使 ARDS 低氧血症迅速改善。由此可见，ARDS 诊断标准中确定氧合障碍临界值时，将 PEEP 和肺复张等因素置之度外，显然是不准确的。在柏林标准中，将氧合障碍的临界值与 PEEP 水平共同考虑，明确提出 PEEP $\geq 5cmH_2O$ 情况下，并根据氧合的不同临界值将 ARDS 分成不同的严重程度。

欧美联席会议 ARDS 诊断标准中，排除左心衰竭或 PAWP<18mmHg 作为 ARDS 的诊断标准，势必将 ARDS 与急性左心衰竭或高容量状态对立起来。首先，根据该标准，诊断 ARDS 的患者，就不能有左心衰竭或高容量状态，而有左心衰竭或高容量状态的患者，就不能患有 ARDS，这显然不符合临床情况。当然，单纯根据病史、临床表现和 X 线胸片，要对 ARDS 与急性左心衰竭进行鉴别诊断，显然也是很困难的。其次，理论上，以 PAWP<18mmHg 作为排除急性左心衰的依据是可行的，但是急性左心衰竭以外的原因，如液体复苏导致高容量状态、高 PEEP 或平台压，甚至测定方法不当等因素，均可导致 PAWP 的水平明显升高，可见，不能将 PAWP>18mmHg 均简单的归结为急性左心衰竭而排除 ARDS。第三，即使是以 PAWP<18mmHg 作为 ARDS 诊断标准，若动态监测 ARDS 患者的 PAWP 水平，仍有 PAWP>18mmHg 的情况出现。Ferguson 动态观察符合 ARDS 联席会议诊断标准的 ARDS 患者的 PAWP，结果出人意料，尽管入组时的 PAWP 均 <18mmHg，动态监测发现仍有 30% 的患者出现 PAWP>18mmHg[心脏指数 $5.3L/(min \cdot m^2)$，基本可排除急性左心衰竭]，其均值达到 22.5mmHg，而且出现 PAWP>18mmHg 的患者，病死率明显增加（OR 高达 6.82）。说明 ARDS 患者在不合并心力衰竭的情况下，仍有可能出现 PAWP>18mmHg 的情况，PAWP>18mmHg 不宜作为排除标准，而是 ARDS 预后不良的指标。ARDS 柏林诊断标准中，将不能被心功能不全或液体过负荷解释的呼吸衰竭作为诊断的依据，考虑到了 ARDS 患者可能同时左心衰竭或高容量状态的患者同时存在，但呼吸衰竭及肺水肿的主要原因仍为 ARDS 高通透性的肺水肿。

肺毛细血管通透性明显增加是 ARDS 区别于心源性肺水肿的特征性改变，应在诊断标准中体现，使标准更具特征性。ARDS 联席会议的标准仅包含了 X 线胸片双肺均有斑片状阴影，说明有肺水肿的改变，难以作为肺毛细血管通透性明显增加的标志。有必要寻找反映肺毛细血管通透性明显增加的标志性指标。

过去 20 多年中，一直有学者致力于探寻反映肺毛细血管通透性明显增加的临床指标，以鉴别 ARDS 的高通透性肺水肿和急性左心衰竭为代表的高静水压性的肺水肿，近来这些努力带来了一线曙光。首先，不少学者试图根据病史、临床特征和 X 线胸片的特征来区别 ARDS 与高静水压性肺水肿，即便是两者具有一些不同特点，但在重症患者的实际应用中也很困难，或根本就不可行。之后，鉴于两种不同性质的肺水肿机制不同，高通透性肺水肿通过弥散机制，使血浆蛋白和液体（富含蛋白）向血管外移动，而高静水压性肺水肿则通过对流机制，主要使液体（乏含蛋白）向血管外移动，那么血管外白蛋白的漏出量就可能成为区别肺水肿的标志物。无创性核医学技术为该设想提供了可能，让人沮丧的是，2002 年 Schuster 以双肺水肿、病程<24 小时的重症患者为研究对象，利用 ^{99m}Tc 标记白蛋白为示踪剂，结果临床诊断为 ARDS（$n=21$）和急性左心衰竭（$n=7$）的患者，肺部同位素放射强度并无显著差别。高静水压性肺水肿也有少量白蛋白漏出以及肺泡 II 型上皮细胞对肺泡内液体的主动清除，可能是急性左心衰竭与 ARDS 的放射强度无明显差别的原因，当然，核素示踪技术的敏感性不足，可能也是重要原因。

尽管如此，评估肺毛细血管通透性的研究并未止步。热稀释技术的进步，可根据热稀释曲线计算出肺内血容量（PBV）与血管外肺水（EVLW），并推算出肺血管通透性指数（PVPI），即 EVLW 与 PBV 的比值，反映肺毛细血管通透性。

急性左心衰竭和高容量状态导致的高静水压性肺水肿，不仅 EVLW 明显增加，PBV 也会明显增加，则 PVPI 降低或正常。相反，若 EVLW 增加是由 ARDS 引起的，则 PBV 不增加，PVPI 将明显升高。可见，PVPI 可能成为反映肺毛细血管通透性，鉴别 ARDS 与高静水压性肺水肿的标志性指标。Monnet 对 48 例急性呼吸衰竭患者的研究显示，36 例 ARDS 患者的 PVPI 明显高于 12 例非 ARDS 患者，若以 PVPI<3 为临界值，则该指标诊断 ARDS 的敏感性达到 85%，而特异度更是达到 100%。提示 PVPI 升高可能成为反映 ARDS 高通透性肺水肿的特征性指标。尽管测定是有创性，而且 PVPI 和 EVLW 的临界值还需进一步研究，若能将 PVPI 加入诊断标准中，将使诊断标准包含 ARDS 的特征性病理生理改变，诊断的特异性和准确性将明显提高。

三、ARDS 的肺损伤程度的定量评价

对肺损伤程度的临床评价，主要有以下指标：

（一）1988 年 Murray 等提出的肺损伤程度评分法 此方法对 ARDS 的肺损伤程度做量化分析。Murray 急性肺损伤评分包括 3 方面内容（表 45-5-3）：①肺损伤程度的定量评分；②具有 ARDS 患病的危险因素；③合并肺外器官功能不全。根据氧和指数（PaO_2/FiO_2）、呼气末正压（PEEP）水平、X 线胸片中受累象限数及肺顺应性变化的评分评价肺损伤程度。评分>2.5 分为重度肺损伤，即 ARDS；0.1 ～ 2.5 分者为轻中度肺损伤。该标准强调了肺

损伤从轻到重的连续发展过程,对肺损伤做量化评价。Owens 等研究显示肺损伤评分与肺脏受累范围呈显著正相关($r=0.75$,$P<0.01$),而且也与肺血管通透性密切相关($r=0.73$,$P<0.01$)。可见,该标准可较准确地评价肺损伤程度,目前在临床中应用最为广泛。

(二) 气体交换障碍的程度　PaO_2/FiO_2 可反映 ARDS 早期肺损伤程度,部分研究认为该指标与 ARDS 患者的预后具有相关性。ARDS 柏林诊断标准中,也采用 PaO_2/FiO_2 的不同临界值区分 ARDS 严重程度。近期研究显示,ARDS 治疗 24 小时后的 PEEP 及氧合水平与预后相关。

(三) 急性生理和既往健康状况评分(APACHE) Ⅱ 和 Ⅲ　APACHE 评分系统并非是专门为 ARDS 患者设计的,但其对 ARDS 患者的预后有一定预测价值。

表 45-5-3　Murray 肺损伤评分 *

项目	评分	项目	评分
1. X 线评分		3. PEEP 评分	
无肺泡浸润	0	PEEP $\leqslant 5cmH_2O$	0
肺泡浸润限于 1 个象限	1	PEEP $6\sim 8cmH_2O$	1
肺泡浸润限于 2 个象限	2	PEEP $9\sim 11cmH_2O$	2
肺泡浸润限于 3 个象限	3	PEEP $12\sim 14cmH_2O$	3
肺泡浸润限于 4 个象限	4	PEEP $\geqslant 15cmH_2O$	4
2. 低氧血症评分		4. 肺顺应性(必要时)	
$PaO_2/FiO_2 \geqslant 300$	0	$\geqslant 80ml/cmH_2O$	0
$225\sim 299$	1	$60\sim 79ml/cmH_2O$	1
$175\sim 224$	2	$40\sim 59ml/cmH_2O$	2
$100\sim 174$	3	$20\sim 39ml/cmH_2O$	3
<100	4	$\leqslant 19ml/cmH_2O$	4

注:* 上述 4 项或 3 项(除肺顺应性)评分的总和除以项目数(分别为 4 或 3),就得到肺损伤评分结果

四、鉴　别　诊　断

ARDS 突出的临床征象为肺水肿和呼吸困难。在诊断标准上无特异性,因此需要与其他能够引起与 ARDS 症状类似的疾病相鉴别。

(一) 心源性肺水肿　见于冠心病、高血压性心脏病、风湿性心脏病和尿毒症等引起的急性左心功能不全。其主要原因是左心功能衰竭,致肺毛细血管静水压升高,液体从肺毛细血管漏出,至肺水肿和肺弥散功能障碍,水肿液中蛋白浓度不高。而 ARDS 的肺部改变主要是由于肺泡-毛细血管膜损伤,致通透性增高引起的肺间质和肺泡性水肿,水肿液中蛋白浓度增高。根据病史、病理基础和临床表现,结合 X 线胸片和血气分析等,可进行鉴别诊断(表 45-5-4)。

(二) 其他非心源性肺水肿　ARDS 属于非心源性肺水肿的一种,但其他多种疾病也可导致非心源性肺水肿,如肝硬化和肾病综合征等。另外还可见于胸腔抽液、抽气过多、过快,或抽吸负压过大,使胸膜腔负压骤然升高形成的肺复张性肺水肿。其他少见的情况有纵隔肿瘤、肺静脉纤维化等引起的肺静脉受压或闭塞,致肺循环压力升高所致的压力性肺水肿。此类患者的共同特点为有明确的病史,肺水肿的症状、体征及 X 线征象出现较快,治疗后消失也快。低氧血症一般不重,通过吸氧易于纠正。

(三) 急性肺栓塞　各种原因导致的急性肺栓塞,患者突然起病,表现为剧烈胸痛、呼吸急促、呼吸困难、烦躁不安、咯血、发绀和休克等症状。PaO_2 和 $PaCO_2$ 同时下降,与 ARDS 颇为相似。但急性肺栓塞多有长期卧床、深静脉血栓形成、手术、肿瘤或羊水栓塞等病史,查体可发现气急、心动过速、肺部湿啰音、胸膜摩擦音或胸腔积液、肺动脉第二音亢进伴分裂、右心衰竭和肢体肿胀、疼痛、皮肤色素沉着等深静脉血栓体征。X 线胸片检查有时可见典型的三角形或圆形阴影,还可见肺动脉段突出。典型的心电图可见 Ⅰ 导联 S 波加深、Ⅲ 导联 Q 波变深和 T 波倒置(即 $S_ⅠQ_ⅢT_Ⅲ$ 改变)、肺型 P 波、电轴右偏、不完全或完全性右束支传导阻滞。D-二聚体(+)。选择性肺动脉造影和胸片结合放射性核素扫描可确诊本病。

(四) 特发性肺间质纤维化　此病病因不明,临床表现为刺激性干咳、进行性呼吸困难、发绀和持续性低氧血症,逐渐出现呼吸功能衰竭,可与 ARDS 相混淆。但本病起病隐袭,多属慢性经过,少数呈亚急性;肺部听诊可闻及高调的、爆裂性湿啰音,声音似乎非常表浅,如同在耳边发生一样,具有特征性;血气分析呈 Ⅰ 型呼吸衰竭(PaO_2 降低,$PaCO_2$ 降低或不变);X 线胸片可见网状结节影,有时呈蜂窝样改变;血清免疫学检查示 IgG 和 IgM 常有异常;病理上以广泛间质性肺炎和肺间质纤维化为特点;肺功能检查可见限制性通气功能障碍和弥散功能降低。

(五) 慢性阻塞性肺疾病并发呼吸衰竭　此类患者既往有慢性胸、肺疾患病史,常于感染后发病;临床表现为发热、咳嗽、气促、呼吸困难和发绀;血气分析示 PaO_2 降低,多合并有 $PaCO_2$ 升高。而 ARDS 患者既往心肺功能正

表 45-5-4　ARDS 与心源性肺水肿的鉴别诊断

	ARDS	心源性肺水肿
发病机制	肺实质细胞损害、肺毛细血管通透性增加	肺毛细血管静水压升高
起病	较缓	急
病史	感染、创伤、休克等	心血管疾病
痰的性质	非泡沫状稀血样痰	粉红色泡沫痰
痰内蛋白浓度	高	低
BALF 中蛋白/血浆蛋白比值	>0.7	<0.5
体位	能平卧	端坐呼吸
胸部听诊	早期可无啰音;后期湿啰音广泛分布,不局限于下肺	湿啰音主要分布于双肺底
PAWP	≤18mmHg	>18mmHg
X 线		
心脏大小	正常	常增大
血流分布	正常或对称分布	逆向分布
叶间裂	少见	多见
支气管血管袖	少见	多见
胸膜渗出	少见	多见
支气管充气征	多见	少见
水肿液分布	斑片状,周边区多见	肺门周围多见
治疗		
强心利尿	无效	有效
提高吸入氧浓度	难以纠正低氧血症	低氧血症可改善

常,血气分析早期以动脉低氧血症为主,$PaCO_2$ 正常或降低;常规氧疗不能改善低氧血症。可见,根据病史、体征、X 线胸片、肺功能和血气分析等检查不难与 ARDS 鉴别。

(邱海波)

第六节　病因治疗

ARDS 是 MODS 的一个重要组成部分,对 ARDS 的治疗是防治 MODS 的一部分。其原则为纠正缺氧,提高全身氧输送,维持组织灌注,防止组织进一步损伤,同时尽可能避免医源性并发症,主要包括液体负荷过高、氧中毒、容积伤和院内感染。在治疗上可分为病因治疗和支持治疗。目前对于 ARDS 患者肺毛细血管通透性增加和肺泡上皮受损的病理生理改变以及发病根本原因过度的炎症反应,均缺乏特异而有效的治疗手段,主要限于器官功能及全身支持治疗,特别是呼吸支持治疗,为肺损伤的缓解和恢复创造时间。治疗上要取得突破,必须探索有效的病因治疗手段,并改进支持治疗措施。

一、控制致病因素

原发病是影响 ARDS 预后和转归的关键,及时去除或控制致病因素是 ARDS 治疗最关键的环节。主要包括充

分引流感染灶、有效的清创和合理应用抗菌药物。当然,腹腔、肺部感染的迁延,急性胰腺炎的发展等都使病因治疗相当困难。

二、调控机体炎症反应

ARDS 作为机体过度炎症反应的后果,过度的炎症反应是其根本原因,调控炎症反应不但是 ARDS 病因治疗的重要手段,而且也可能是控制 ARDS、降低病死率的关键。近年来,国内外学者对炎症反应的调控治疗进行了大量研究。

(一)糖皮质激素　全身和局部的炎症反应是 ARDS 发生和发展的重要机制,研究显示,血浆和肺泡灌洗液中的炎症因子浓度升高与 ARDS 病死率呈正相关。长期以来,大量的研究试图应用糖皮质激素控制炎症反应,预防和治疗 ARDS。早期的 3 项多中心随机对照研究观察了大剂量糖皮质激素对 ARDS 的预防和早期治疗作用,结果糖皮质激素既不能预防 ARDS 的发生,对早期 ARDS 也没有治疗作用。荟萃分析显示,应用小剂量糖皮质激素治疗早期 ARDS 患者可改善 ARDS 患者氧合,缩短机械通气时间并降低患者的病死率,提示对于重症 ARDS 患者早期应用小剂量糖皮质激素可能是有利的,但其有益作用仍需要大规模的随机对照研究进一步证实。但对于过敏原因导致的 ARDS 患者,早期应用糖皮质激素经验性治

疗可能有效。

持续的过度炎症反应和肺纤维化是导致 ARDS 晚期病情恶化和治疗困难的重要原因。糖皮质激素能抑制 ARDS 晚期持续存在的炎症反应，并能防止过度的胶原沉积，从而有可能对晚期 ARDS 有保护作用。小样本随机对照试验显示，对于治疗 1 周后未好转的 ARDS 患者，糖皮质激素治疗组的病死率明显低于对照组，感染发生率与对照组无差异，高血糖发生率低于对照组。然而，最近 ARDSnet 的研究观察了糖皮质激素对晚期 ARDS（患病 7 ～ 24 天）的治疗效应，结果显示，糖皮质激素治疗（甲泼尼龙每天 2mg/kg，分 4 次静脉点滴，14 天后减量）并不降低 60 天病死率，但可明显改善低氧血症和肺顺应性，缩短患者的休克持续时间和机械通气时间。进一步亚组分析显示，ARDS 发病>14 天应用糖皮质激素会明显增加病死率。可见，对于晚期 ARDS 患者不宜常规应用糖皮质激素治疗。

（二）环氧化酶抑制剂及前列腺素 E1　布洛芬、吲哚美辛等环氧化酶抑制剂对炎症反应有强烈抑制作用，可改善 ARDS 炎症反应，降低体温和心率。前列腺素 E1 具有扩张血管、抑制血小板聚集和调节炎症反应、降低肺动脉和体循环压力、提高心排血量、氧合指数和组织供氧量的作用。但有关前列腺素 E1 对 ARDS 的治疗作用尚不肯定，需进一步研究明确其作用。

（三）酮康唑　酮康唑是一种抗真菌药，但可抑制白三烯和血栓素 A2 合成，同时还可抑制肺泡巨噬细胞释放促炎因子，有可能用于 ARDS 治疗。但是由 ARDSnet 完成的大样本（$n = 234$）临床试验显示，酮康唑既不能降低 ARDS 的病死率，也不能缩短机械通气时间。在外科 ICU 患者中预防性口服酮康唑，治疗组的 ARDS 患病率明显降低，提示在高危患者中预防性应用酮康唑可能有效，但仍需要进一步临床试验证实。因此，目前仍没有证据支持酮康唑可用于 ARDS 常规治疗，同时为避免耐药，对于酮康唑的预防性应用也应慎重。

（四）己酮可可碱　己酮可可碱是一种磷酸二酯酶抑制剂。在全身性感染和 ARDS 的动物实验研究中，己酮可可碱能明显抑制白细胞趋化和激活，对 TNF 等炎性细胞因子的表达具有明显抑制效应。但己酮可可碱对 ARDS 的临床疗效尚不肯定，需进一步临床研究证实。

（五）内毒素及细胞因子单克隆抗体　内毒素单克隆抗体、细菌通透性增高蛋白可阻断内毒素对炎症细胞的激活，而 TNF、IL-1 和 IL-8 等细胞因子单克隆抗体或受体拮抗剂（IL-1ra）可直接中和炎症介质，在动物实验中均能防止肺损伤发生，降低动物病死率，结果令人鼓舞。但针对细胞因子的免疫治疗措施在感染及 ARDS 患者的临床试验均未观察到肯定疗效。

（六）重组人活化蛋白 C　重组人活化蛋白 C（rhAPC 或称 Drotrecogin alfa）具有抗血栓、抗炎和纤溶特性，已被试用于治疗严重感染。III 期临床试验证实，持续静脉注射 rhAPC 24μg/(kg·h)×96 小时可以显著改善重度严重感染患者（APACHE II >25）的预后。基于 ARDS 的本质是全身性炎症反应，且凝血功能障碍在 ARDS 发生中具有重要地位，rhAPC 有可能成为 ARDS 的治疗手段，

但近期随机对照研究显示，rhAPC 治疗并不能改善 ARDS 患者肺毛细血管通透性，也不能减缓肺损伤改善预后。

（七）鱼油　鱼油富含 ω-3 脂肪酸，如二十二碳六烯酸（DHA）、二十碳五烯酸（EPA）等，也具有免疫调节作用，可抑制二十烷花生酸样促炎因子释放，并促进 PGE$_1$ 生成。研究显示，通过肠道给 ARDS 患者补充 EPA、γ-亚油酸和抗氧化剂，可使患者肺泡灌洗液内中性粒细胞减少，IL-8 释放受到抑制，病死率降低。早期对机械通气的 ALI 患者的研究显示，肠内补充 EPA 和 γ-亚油酸可以显著改善氧合和肺顺应性，明显缩短机械通气时间，但对生存率没有影响。一项针对严重感染和感染性休克的临床研究显示，通过肠内营养补充 EPA、γ-亚油酸和抗氧化剂，明显改善氧合，并可缩短机械通气时间与 ICU 住院时间，减少新发的器官功能衰竭，降低了 28 天病死率。但仍有研究显示，每天两次肠内补充 ω-3 脂肪酸、亚麻酸及抗氧化剂并不能减少急性肺损伤患者机械通气时间，也不能改善预后，甚至有可能对是有害的。鱼油对 ARDS 患者的有益作用是依赖其抑制炎症反应实现的，ARDS 患者是否应补充鱼油仍有争议。

（邱海波）

第七节　呼吸支持治疗

呼吸支持治疗主要包括纠正低氧血症，提高全身氧输送，防止组织缺氧，并尽早进行营养支持。早期积极的呼吸支持治疗，是纠正或改善顽固性低氧血症的关键手段，使患者不至于死于早期严重的低氧血症，为治疗转机赢得时间。

早期有力的呼吸功能支持，纠正低氧血症是 ARDS 治疗的首要任务，而且早期有力的呼吸功能支持是当前 ARDS 治疗的主要手段，其根本目的是保证全身氧输送，改善组织细胞缺氧。

一、氧　疗

氧疗是纠正 ARDS 患者低氧血症的基本手段。ARDS 患者吸氧治疗的目的是改善低氧血症，使动脉血氧分压（PaO_2）达到 60 ～ 80mmHg。可根据低氧血症改善的程度和治疗反应调整氧疗方式，首先使用鼻导管，当需要较高的吸氧浓度时，可采用可调节吸氧浓度的文丘里面罩或带贮氧袋的非重吸式氧气面罩。ARDS 患者往往低氧血症严重，大量的肺泡塌陷导致的肺内分流是其低氧血症最主要的原因，常规的氧疗常常难以奏效，机械通气仍然是最主要的呼吸支持手段。

二、无创机械通气

无创机械通气（NIV）可以避免气管插管和气管切开引起的并发症，近年来得到了广泛的推广应用。尽管随机对照试验（RCT）证实 NIV 治疗慢性阻塞性肺疾病和心源性肺水肿导致的急性呼吸衰竭的疗效肯定，但是 NIV 在急性低氧性呼吸衰竭中的应用却存在很多争议。但对于符合无创通气条件轻度 ARDS 患者，仍可在疾病早期将无创通气作为一线治疗。

551

早期观察性研究显示 NIV 对 ARDS 治疗的失败率往往超过 50%。一项纳入 3 个随机对照研究的荟萃分析显示,无创通气并不降低 ARDS 患者的气管插管率及病死率。值得关注的是,很对研究显示 ARDS 患者基础氧合指数低及应用无创通气 1~2 小时后氧合不改善是 NIV 失败的独立危险因素。一项包括 113 例低氧性呼吸衰竭(其中 82 例 ARDS)的观察性研究显示,无创通气治疗非 ARDS 的低氧性呼吸衰竭的失败率为 35%,治疗轻度 ARDS 患者失败率为 31%,而治疗中、重度 ARDS 的失败率分别为 62% 及 84%。近期一项多中心随机对照研究,证实了对于早期的肺损伤患者,无创通气能够降低气管插管率(1/21 vs 7/19,$P=0.02$),同时有降低住院病死率的趋势。因此,NIV 可能适用于轻度的 ARDS 患者,且在 NIV 的过程中需要严密监测氧合的变化。

应用 NIV 可使部分合并免疫抑制的 ARDS 患者避免有创机械通气,从而避免呼吸机相关肺炎(VAP)的发生,并可能改善预后。目前两个小样本 RCT 研究和一个回顾性研究结果均提示,因免疫抑制导致的急性低氧性呼吸衰竭患者可以从 NIV 中获益。对 40 名实体器官移植的急性低氧性呼吸衰竭患者的 RCT 研究显示,与标准氧疗相比,NIV 组气管插管率、严重并发症的发生率、入住 ICU 时间和 ICU 病死率明显降低,但住院病死率无差别。而对 52 名免疫抑制合并急性低氧性呼吸衰竭患者(主要是血液系统肿瘤)的 RCT 研究也显示,与常规治疗方案比较,NIV 联合常规治疗方案可明显降低气管插管率,而且 ICU 病死率和住院病死率也明显减低。对 237 例机械通气的恶性肿瘤患者进行回顾性分析显示,NIV 可以改善预后。因此,免疫功能低下的患者发生 ARDS,早期可首先试用 NIV。

无创通气也可应用于 ARDS 患者序贯撤机。Vaschetto 等研究显示,对机械通气原发病已经控制的患者 PEEP+PS≤25cmH2O,氧合指数>200mmHg,并且吸氧浓度小于 0.6,可以早期将有创通气转为无创通气,能够降低患者的机械通气时间。

应用无创机械通气治疗 ARDS 应严密监测患者的生命体征及治疗反应。一般认为,ARDS 患者在以下情况时不适宜应用 NIV:①神志不清;②血流动力学不稳定;③气道分泌物明显增加而且气道自洁能力不足;④因脸部畸形、创伤或手术等不能佩戴鼻面罩;⑤上消化道出血、剧烈呕吐、肠梗阻和近期食管及上腹部手术;⑥危及生命的低氧血症。应用 NIV 治疗 ARDS 时应严密监测患者的生命体征及治疗反应。如 NIV 治疗 1~2 小时后,低氧血症和全身情况得到改善,可继续应用 NIV。若低氧血症不能改善或全身情况恶化,提示 NIV 治疗失败,应及时改为有创通气。

三、有创机械通气

(一)机械通气的时机选择 ARDS 患者经高浓度吸氧仍不能改善低氧血症时,应气管插管进行有创机械通气。ARDS 患者呼吸功明显增加,表现为严重的呼吸困难,早期气管插管机械通气可降低呼吸功,改善呼吸困难。虽然目前缺乏 RCT 研究评估早期气管插管对 ARDS 的治疗意义,但一般认为,气管插管和有创机械通气能更有效地改善低氧血症,降低呼吸功,缓解呼吸窘迫,并能够更有效地改善全身缺氧,防止肺外器官功能损害。

(二)肺保护性通气 由于 ARDS 患者大量肺泡塌陷,肺容积明显减少,常规或大潮气量通气易导致肺泡过度膨胀和气道平台压过高,加重肺及肺外器官的损伤。ARDSnet 的研究结果显示,小潮气量保护性通气能够改善 ARDS 患者。机械通气的设置和理想潮气量(以身高为标准计算的理想体重)见表 45-7-1。

表 45-7-1 NIH ARDS net 机械通气模式和参数设置方法

通气模式——容量辅助/控制通气
潮气容积 6ml/kg(理想体重*),并保持气道平台压<30cmH2O
潮气容积 6ml/kg 时气道平台压>30cmH2O,减少潮气容积至 4ml/kg(理想体重)
动脉血氧饱和度或经皮血氧饱和度 88%~95% 之间
不同 FiO_2 对应的预期 PEEP 水平

FiO_2	0.3	0.4	0.4	0.5	0.5	0.6	0.7	0.7	0.7	0.9	0.9	0.9	0.9	1.0
PEEP	5	5	8	8	10	10	10	12	14	14	14	16	18	20~24

注:* 理想体重的计算公式:
男性=50+2.3[身高(英尺)-60]或50+0.91[身高(cm)-152.4]
女性=45.5+2.3[身高(英尺)-60]或45.5+0.91[身高(cm)-152.4]

目前有 5 项多中心 RCT 研究比较了常规潮气量与小潮气量通气对 ARDS 病死率的影响(表 45-7-2)。其中 Amato 和 ARDSnet 的研究显示,与常规潮气量通气组比较,小潮气量通气组 ARDS 患者病死率显著降低,另外 3 项研究应用小潮气量通气并不降低病死率。进一步分析显示,阴性结果的 3 项研究中常规潮气量组和小潮气量组的潮气量差别较小,可能是导致阴性结果的主要原因之一。

气道平台压能够客观反映肺泡内压,其过度升高可导致呼吸机相关肺损伤。在上述 5 项多中心 RCT 研究中,小潮气量组的气道平台压均<30cmH2O,其中结论为小潮气量降低病死率的 2 项研究中,对照组气道平台压>30cmH2O,而不降低病死率的 3 项研究中,对照组的气道平台压均<30cmH2O。若按气道平台压分组(<23、23~27、27~33、>33cmH2O),随气道平台压升高,病死率显著升高($P=0.002$)。而以气道平台压进行调整,不同潮气量

表 45-7-2　5 个 ARDS 小潮气容积与常规潮气容积机械通气的比较研究

作者	病例	潮气容积（ml/kg）		病死率（%）		P
		对照组	小潮气量	对照组	小潮气量	
Amato 等	53	11.9±0.5	6.1±0.2	71	38	<0.001
Brochard 等	116	10.4±0.2	7.2±0.2	38	47	0.38
Stewart 等	120	10.6±0.2	7.2±0.8	47	50	0.72
Brower 等	52	10.2±0.1	7.3±0.1	46	50	0.60
ARDSnet	861	11.7±0.1	6.3±0.1	40	31	0.007

通气组（5~6、7~8、9~10、11~12ml/kg）病死率无显著差异（$P=0.18$），并随气道平台压升高，病死率显著增加（$P<0.001$）。说明在实施肺保护性通气策略时，限制气道平台压比限制潮气量更为重要。对 ARDS 患者实施机械通气时应采用肺保护性通气策略，气道平台压不应超过 $30cmH_2O$。由于 ARDS 肺容积明显减少，为限制气道平台压，有时不得不将潮气量降低，允许动脉血二氧化碳分压（$PaCO_2$）高于正常，即所谓的允许性高碳酸血症。允许性高碳酸血症是肺保护性通气策略的结果，并非 ARDS 的治疗目标。急性二氧化碳升高导致酸血症可产生一系列病理生理学改变，包括脑及外周血管扩张、心率加快、血压升高和心输出量增加等。但研究证实，实施肺保护性通气策略时一定程度的高碳酸血症是安全的。当然，颅内压增高是应用允许性高碳酸血症的禁忌证。酸血症往往限制了允许性高碳酸血症的应用，目前尚无明确的二氧化碳分压上限值，一般主张保持 pH>7.20。

当 ARDS 患者病情严重，小潮气量通气时气道平台压仍超过 $30cmH_2O$ 时，可考虑在体外二氧化碳清除技术的支持下进一步降低潮气量（<6ml/kg 理想体重），即所谓的"超级肺保护通气"。研究显示，超级肺保护通气可明显降低通气过程中的肺周期性复张/去复张，减轻呼气末肺泡过度膨胀，有助于减缓呼吸机相关肺损伤。多中心随机对照研究显示，体外二氧化碳清除支持下 3ml/kg 理想体重的通气策略与常规肺保护通气（6ml/kg 理想体重）相比，两组间 60 天内的非机械通气天数无统计学差异但对于严重低氧血症（$PaO_2/FiO_2 \leqslant 150$）的患者，极低潮气量组 28 天和 60 天内的非机械通气天数显著延长，两组肺损评分、住院天数、住 ICU 天数和住院病死率无差异。该研究中体外二氧化碳清除未出现明显的不良事件且不需要专科操作，提示该技术可以应用于临床。超级肺保护通气结合体外二氧化碳清除与常规的肺保护通气策略相比，可能会减缓重症 ARDS 患者呼吸机相关性肺损伤，然而能否改善 ARDS 的生存率还需要大样本的 RCT 研究进一步证实。

（三）肺复张　充分复张 ARDS 塌陷肺泡是纠正低氧血症和保证 PEEP 效应的重要手段。为限制气道平台压而被迫采取的小潮气量通气往往不利于 ARDS 塌陷肺泡的膨胀，而 PEEP 维持肺复张的效应依赖于吸气期肺泡的膨胀程度。目前临床常用的肺复张手法包括控制性肺膨胀、PEEP 递增法及压力控制法（PCV 法）。其中实施控制

性肺膨胀采用恒压通气方式，推荐吸气压为 30~45cmH_2O，持续时间 30~40 秒。临床研究证实肺复张手法能有效地促进塌陷肺泡复张，改善氧合，降低肺内分流。一项 RCT 研究显示，与常规潮气量通气比较，采用肺复张手法合并小潮气量通气，可明显改善 ARDS 患者的预后。然而，ARDSnet 对肺复张手法的研究显示，肺复张手法并不能改善氧合，试验也因此而中断。有学者认为，得到阴性结果可能与复张的压力和时间不够有关。目前仍无循证医学证据证实肺复张可改善 ARDS 患者的预后。对于低氧血症严重的中、重度 ARDS 患者，采用肺复张手法促进 ARDS 患者塌陷肺泡复张可能改善氧合。对于轻度 ARDS 患者，肺复张的效益可能并不明显，而其可能导致的肺泡过度膨胀的风险增加。

肺复张的实施应考虑到肺的可复张性。Gattinoni 根据将 PEEP 由 $5cmH_2O$ 升至 $45cmH_2O$ 后，通过 CT 评估可复张的肺组织>9% 的患者的肺具有高可复张性。此类患者应积极采取肺复张手法促进塌陷的肺泡复张，并可能在复张后需要更高水平的 PEEP 维持肺泡处于开放状态。临床上对每个患者均通过 CT 来评估肺的可复张性显然并不现实。重症肺部超声、肺复张容积的测定以及肺复张后患者氧合及呼吸力学的变化均可作为床旁评估肺可复张性的参考。

肺复张的效应受多种因素影响。除了患者肺是否具有可复张性之外，实施肺复张手法的压力和时间设定对肺复张的效应有明显影响，不同肺复张手法效应也不尽相同。另外，ARDS 病因不同，对肺复张手法的反应也不同，一般认为，肺外源性的 ARDS 对肺复张手法的反应优于肺内源性的 ARDS；ARDS 病程也影响肺复张手法的效应，早期 ARDS 肺复张效果较好。

值得注意的是，肺复张手法可能影响患者的循环状态，实施过程中应密切监测患者血流动力学的变化。一旦肺复张的实施过程对血流动力学明显恶化，应及时终止肺复张。

（四）PEEP 的选择　ARDS 广泛肺泡塌陷不但可导致顽固的低氧血症，而且部分可复张的肺泡周期性塌陷开放而产生剪切力，会导致或加重呼吸机相关肺损伤。充分复张塌陷肺泡后应用适当水平 PEEP 防止呼气末肺泡塌陷，改善低氧血症，并避免剪切力，防治呼吸机相关肺损伤。因此，ARDS 应采用能防止肺泡塌陷的最低 PEEP。

ARDS 最佳 PEEP 的选择目前仍存在争议。目前尚无

研究显示高水平的 PEEP 可降低 ARDS 患者的病死率。但 ARDS 患者的异质性很大，不同 ARDS 患者的病因及肺泡塌陷的严重程度明显不同，因此可能需要不同的 PEEP 水平，这也可能是多项随机对照研究未能得出 PEEP 改善预后结论的主要原因。荟萃分析中将 $PaO_2/FiO_2 \leq 200$ 的中、重度 ARDS 进行分析，显示高 PEEP 可降低此类患者的病死率。临床上可根据 ARDSnet 提出的 PEEP 表格选择 PEEP。条件允许的情况下应根据 ARDS 患者的情况个体化设置 PEEP 水平。

（五）自主呼吸　自主呼吸过程中膈肌主动收缩可增加 ARDS 患者肺重力依赖区的通气，改善通气血流比例失调，改善氧合。一项前瞻对照研究显示，与控制通气相比，保留自主呼吸的患者镇静剂使用量、机械通气时间和 ICU 住院时间均明显减少。因此，在循环功能稳定、人机协调性较好的情况下，轻或中度 ARDS 患者机械通气早期即可考虑保留自主呼吸。但重度 ARDS 患者往往由于呼吸窘迫明显，机械通气早期保留自主呼吸可由于自主吸气努力过强导致跨肺压过大而加重肺损伤。随机对照研究显示，对重度 ARDS 患者早期（48 小时内）充分的镇静基础上肌松治疗明显降低患者的病死率，肌松抑制患者的自主呼吸避免人机不同步及跨肺压过大导致的肺损伤可能是病死率降低的原因之一。因此，对于 ARDS 患者是否应保留自主呼吸不应一概而论，因考虑到 ARDS 的严重程度及病程早晚。轻、中度 ARDS 患者早期即可考虑保留自主呼吸，以发挥其积极作用。而重度 ARDS 患者早期应抑制过强的自主呼吸避免跨肺压过大加重肺损伤。

采用保留部分自主呼吸的通气模式有助于使萎陷肺泡复张，而改善通气/血流比值。可减少镇静剂和肌松剂的使用，保留患者主动运动能力和呼吸道清洁排痰能力，减少对血流动力学和胃肠运动的干扰。当然，部分通气支持尚存在一些问题，例如自主呼吸引起胸腔内压降低，可能使肺泡的跨肺压增大，有可能增加气压伤的危险性。

压力预设通气为减速气流，吸气早期的气流高，有助于萎陷肺泡复张，也有助于低顺应性肺泡的充张，改善肺内气体分布和通气/血流比值；吸气期气道压力恒定，使肺泡内压不会超过预设压力水平，同时气道压力恒定，防止气道峰值压力过高，均可降低气压伤发生的可能性，但在自主呼吸努力过强的情况下，跨肺压仍可能升高并加重肺损伤；减速气流与生理条件下的气流类似，患者易耐受，减少人机对抗。由此可见，ARDS 患者采用减速气流的通气模式更为有益。常用的支持自主呼吸的压力预设通气主要包括压力支持通气（PSV）、容量支持通气（VSV）、气道压力释放通气（APRV）及双相气道压力正压通气（BIPAP）等。

BIPAP 是一种定时改变 CPAP 水平的通气模式，可支持患者的自主呼吸。高水平 CPAP 促使肺泡扩张，CPAP 的压力梯度、肺顺应性、气道阻力及转换频率决定肺泡通气量。在无自主呼吸情况下，BIPAP 实际上就是压力控制通气，但有自主呼吸时，自主呼吸可在高、低两个水平 CPAP 上进行。目前认为 BIPAP 是实施低潮气容积通气的最佳模式之一。VSV 是 PSV 的改进模式，通过自动调

节 PSV 支持水平，使潮气容积保持恒定，具有较好的应用前景。另外，成比例通气（PAV）是一种新型的通气模式，吸气期呼吸机提供与患者吸气气道压力成比例的辅助压力，而不控制患者的呼吸方式。该通气模式需要患者具有正常的呼吸中枢驱动。采用 PAV 时，患者较舒适，可减少人机对抗和对镇静剂的需求量；同时利于恢复和提高患者的呼吸控制能力，适应自身通气的需求。可见，PAV 是根据患者自主呼吸设计的通气模式，更接近于生理需求，或许是治疗 ARDS 的更有前途的通气模式。

（六）俯卧位通气　俯卧位通气通过降低胸腔内压力梯度、促进分泌物引流和促进肺内液体移动，明显改善氧合。应用高 FiO_2 或高气道平台压通气者，若体位改变无明显禁忌证，可采用俯卧位通气。ARDS 病变分布不均一，重力依赖区更易发生肺泡萎陷和不张，相应地萎陷肺泡的复张较为困难。俯卧位通气降低胸膜腔压力梯度，减少心脏的压迫效应，促进重力依赖区肺泡复张，有利于通气/血流比值失调和氧合的改善，同时还有助于肺内分泌物的引流，以利于肺部感染的控制。

俯卧位通气可改善 ARDS 患者氧合，改善肺不均一性，已逐渐成为重症 ARDS 的标准治疗措施。早期随机对照研究采用每天 7 小时俯卧位通气，连续 7 天，结果表明俯卧位通气明显改善 ARDS 患者氧合，但对病死率无明显影响。然而，若依据 PaO_2/FiO_2 对患者进行分层分析结果显示，$PaO_2/FiO_2 < 88mmHg$ 的患者俯卧位通气后病死率明显降低。此外，依据简化急性生理评分（SAPS）Ⅱ 进行分层分析显示，SAPS Ⅱ 高于 49 分的患者采用俯卧位通气后病死率显著降低。上述研究均提示俯卧通气可能对重症 ARDS 患者有益。法国进行的 PROSEVA 研究随机对 466 例严重 ARDS 患者随机进行仰卧位和俯卧位通气，严重 ARDS 定义为氧合指数（PaO_2/FiO_2）<150mmHg，FiO_2 至少为 0.6，呼气末正压至少为 5cmH_2O，潮气量为 6ml/kg PBW；结果发现早期实施俯卧位通气（16 小时/天）降低患者 28 天及 90 天病死率。进一步证实每天 16 小时的俯卧位通气可改善重度 ARDS 患者的预后。对于常规机械通气治疗无效的重度 ARDS 患者，可考虑采用俯卧位通气。

俯卧位通气的临床疗效还与 ARDS 的病因有关，肺内原因和肺外病变引起 ARDS 的病理生理变化不同。肺内原因所致的 ARDS，病理改变以肺泡上皮细胞损伤导致的肺实变为主；而肺外原因所致的 ARDS，以肺毛细血管内皮细胞损伤导致肺间质、肺泡水肿和肺泡萎陷为主，因此，两者对俯卧位通气的反应不同，而且具有时间依赖性。研究表明，俯卧位通气对肺外原因 ARDS 氧合的改善明显优于肺内原因 ARDS，而且需时较短，通常不长于 2 小时，而后者通常需俯卧位 2 小时以上。

俯卧位通气可通过翻身床来实施，实施过程中避免压迫气管插管，注意各导管的位置和连接是否牢靠。没有翻身床的情况下，需在额部、双肩、下腹部和膝部垫入软垫。防止压迫性损伤和胸廓扩张受限。俯卧位通气伴随危及生命的潜在并发症，包括气管内插管及中心静脉导管的意外脱落，但予以恰当的预防，这些并发症是可以避免的。对于合并有休克、室性或室上性心律失常等的血流动力学

不稳定患者,存在颜面部创伤或未处理的不稳定性骨折的患者,为俯卧位通气的相对禁忌证。在临床中实际操作俯卧位通气时,要注意尽量避免并发症的发生。

(七)液体通气　部分液体通气是在常规机械通气的基础上经气管插管向肺内注入相当于功能残气量的全氟碳化合物,以降低肺泡表面张力,促进肺重力依赖区塌陷肺泡复张。研究显示,部分液体通气 72 小时后,ARDS 患者肺顺应性可以得到改善,并且改善气体交换,对循环无明显影响。但患者预后均无明显改善,病死率仍高达 50% 左右。近期对 90 例 ARDS 患者的 RCT 研究显示,与常规机械通气相比,部分液体通气既不缩短机械通气时间,也不降低病死率,进一步分析显示,对于年龄<55 岁的患者,部分液体通气有缩短机械通气时间的趋势。部分液体通气能改善 ARDS 患者气体交换,增加肺顺应性,可作为严重 ARDS 患者常规机械通气无效时的一种选择。

(八)体外膜氧合技术(ECMO)　体外膜氧合(ECMO)是以肺外气体交换提供氧气和排出二氧化碳,减缓呼吸机相关性肺损伤,让已受损的肺充分休息和修复愈合。

ECMO 可作为 ARDS 的一线治疗策略。ECMO 一方面能够保证充分氧供给以及二氧化碳清除,另一方面还可以使得受损的肺组织得到充分休息,减少炎症介质释放,促进损伤修复愈合。近年来研究发现,ECMO 能够明显降低 ARDS 患者病死率,接受 ECMO 治疗的 ARDS 患者远期生存率大于 50% 。2011 年发表在 JAMA 的文献将 H1N1 导致的重症 ARDS 患者分为 ECMO 治疗组和非 ECMO 治疗组,并根据 Individual、GenMatch、Propensity score 分别进行组间匹配,发现匹配后 ECMO 治疗组患者生存率均明显高于非 ECMO 治疗组,显示 H1N1 相关重症 ARDS 患者 ECMO 治疗的优势明显,但对不同病因导致的重症 ARDS 患者是否均适用 ECMO 仍需进一步探索。

ARDS 患者 ECMO 治疗的时机仍无明确定义。2009 年国外的体外生命支持组织(Extracorporeal Life Support Organization,ELSO)提出的 ECMO 治疗指南中指出需要积极 ECMO 治疗,但具体应用时机仍无明确定义。2004 年 Mark 等针对 ECMO 上机时机曾进行研究,指出高水平机械通气超过 7 天属于相对禁忌。而近年来研究却发现,即便高水平机械通气时间超过 7 天,此类患者接受 ECMO 治疗后病死率亦明显低于非 ECMO 治疗者。Peng 等对 ARDS 患者 ECMO 治疗病死率进行研究,发现存活者 ECMO 前机械通气时间(15.5±12.38)小时,非存活者(144±160.2)小时,提示 ECMO 前长期高水的机械通气可能与预后不良有关。目前我国越来越多的医学中心开展 ECMO 治疗,也亟待形成适合我国目前情况的 ECMO 规范化操作流程。

(九)呼吸机撤离与自主呼吸测试　机械通气一方面纠正低氧血症,改善肺泡通气,促进肺泡复张,降低患者呼吸做功;另一方面可出现 VAP、呼吸机相关性肺损伤、呼吸机依赖等并发症。因此,机械通气期间应客观评估患者病情,做出相应合理的临床决策。当患者满足以下条件时,应开始脱机试验,并进行自主呼吸测试(SBT),以便尽早脱机拔管,尽可能缩短机械通气时间。

SBT 的目的是评估患者是否可终止机械通气。进行 SBT 时应满足:①清醒;②血流动力学稳定(未使用升压药);③无新的潜在严重病变;④需要低的通气条件及 PEEP;⑤面罩或鼻导管吸氧可达到所需的 PaO_2。如果 SBT 成功,则考虑拔管(图 45-7-1)。SBT 可采用 5cmH_2O 的 CPAP 或 T 管进行,或低水平(依据气管插管的内径采用 5~10cmH_2O)的 PSV。

前瞻性、随机、多中心、对照研究表明,对达到上述条件的机械通气患者每日进行 SBT,可缩短机械通气时间,提高脱机拔管成功率。另外,有研究对比了 SBT 持续 30 分钟与 120 分钟对患者的影响,结果显示两种 SBT 时间对患者成功脱机拔管和再插管率均无显著性差异,而 SBT 持续 30 分钟组 ICU 停留时间和总住院时间均显著缩短。故 SBT 推荐持续 30 分钟。需要指出的是,该方法也适用于

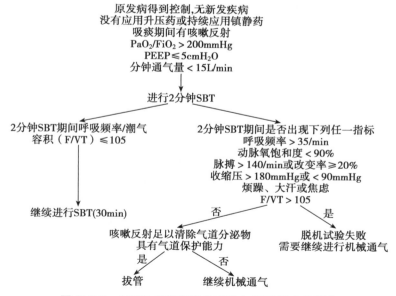

图 45-7-1　ARDS 患者在脱机过程中 SBT 的实施程序

ALI/ARDS 以外的机械通气患者（图 45-7-1）。

四、半卧位与 VAP 的预防

ARDS 患者合并 VAP 往往使肺损伤进一步恶化，预防 VAP 具有重要的临床意义。机械通气患者平卧位易发生 VAP。研究表明，由于气管插管或气管切开导致声门的关闭功能丧失，机械通气患者胃肠内容物易反流误吸进入下呼吸道，导致 VAP。低于 30 度角的平卧位是院内获得性肺炎的独立危险因素。前瞻性 RCT 研究显示，机械通气患者平卧位和半卧位（头部抬高 45° 以上）VAP 的患病率分别为 34% 和 8%（$P=0.003$），经微生物培养确诊的 VAP 患病率分别为 23% 和 5%（$P=0.018$）。可见，半卧位可显著降低机械通气患者 VAP 的发生。因此，除非有脊髓损伤等体位改变的禁忌证，机械通气患者均应保持半卧位，预防 VAP 的发生。

五、与机械通气相关的治疗措施

（一）一氧化氮吸入　近年来一氧化氮在 ARDS 中的作用受到重视。其生理学效应主要表现为以下几方面：①调节肺内免疫和炎症反应：主要通过杀灭细菌、真菌及寄生虫等病原菌而增强非特异性免疫功能，同时可抑制中性粒细胞的趋化、黏附、聚集和释放活性物质，减少炎症细胞释放 TNF-α、IL-1、IL-6、IL-8 等炎性细胞因子，减轻肺内炎症反应。②减轻肺水肿：吸入一氧化氮可选择性扩张肺血管、降低肺动脉压力，减轻肺水肿。③减少肺内分流：一氧化氮吸入后进入通气较好的肺泡，促进肺泡周围毛细血管的扩张，促进血液由通气不良的肺泡向通气较好的肺泡转移，从而改善通气/血流比值失调，降低肺内分流，改善气体交换，改善氧合。可见，吸入一氧化氮不仅对症纠正低氧，而且还具有病因治疗作用。吸入的一氧化氮很快与血红蛋白结合而失活，可避免扩张体循环血管，对动脉血压和心输出量无不良影响。一般认为，吸入低于 20ppm 的一氧化氮就能明显改善气体交换，而对平均动脉压及心排出量无明显影响。由于一氧化氮吸入可改善顽固性低氧血症，降低呼吸机条件和 FiO_2，对需高通气条件和高 FiO_2 的重度 ARDS 患者，可能减少医源性肺损伤，并赢得宝贵的治疗时间。

（二）补充外源性肺泡表面活性物质　肺泡表面活性物质有助于降低肺泡表面张力，防止肺泡萎陷和肺容积减少，维持正常气体交换和肺顺应性，阻止肺组织间隙的液体向肺泡内转移。ARDS 时，肺泡 Ⅱ 型上皮细胞损伤，表面活性物质合成减少；肺组织各种非表面活性蛋白如免疫球蛋白、血清蛋白、纤维蛋白、脂肪酸、溶血卵磷脂以及 C 反应蛋白等浓度大大增加，竞争表面活性物质在气液界面的作用，稀释表面活性物质的浓度，并且抑制磷脂和表面活性物质合成和分泌；导致肺泡表面活性物质明显减少和功能异常。补充外源性肺泡表面活性物质在动物试验和小儿患者取得了良好效果，能够降低肺泡表面张力，防止和改善肺泡萎陷，改善通气/血流比值失调，降低气道压力以及防止肺部感染。另外，有研究认为补充外源性肺泡表面活性物质还具有抑制微生物生长和免疫调节的作用。

目前关于表面活性物质对成人 ARDS 治疗的时机、使用方法、剂型（人工合成或来源于动物）、使用剂量、是否需要重复使用以及应用使所采取的机械通气模式和参数设置等均需进行进一步的研究和探讨。

（三）液体通气　液体通气，特别是部分液体通气明显改善 ARDS 低氧血症和肺功能，可能成为 ARDS 保护性通气策略的必要补充。目前液体通气多以潘氟隆（perflubron，PFC）为氧气和二氧化碳的载体。其有效性机制包括以下几方面：①促进下垂和背部肺泡复张：PFC 的比重较高，进入肺内位于下垂部位或背部，使该区域肺内压升高，有效对抗由重力引起的附加静水压，促进肺泡复长。可见，PFC 的作用类似于 PEEP 的作用，但可避免 PEEP 引起的非下垂区域肺泡过度膨胀而导致的气压伤以及心输出量下降等副作用。②改善肺组织病变：PFC 可减轻血浆向肺泡内渗出，促进肺泡复张；PFC 比重较大，作为灌洗液将肺泡内渗出物及炎症介质稀释清除。③类表面活性物质效应：PFC 的表面张力低，进入肺泡可作为表面活性物质的有效补充，促进肺泡复张，改善通气/血流失调，纠正低氧血症。

尽管液体通气用于动物 ARDS 模型的研究已经取得相当成功的经验，但用于人类的研究尚处于初级阶段。由于液体通气的作用机制是针对 ARDS 的病理生理过程，故成为 ARDS 治疗的新途径。但液体通气需较强镇静、甚至肌松抑制自主呼吸，循环易发生波动；PFC 的高放射密度，可能影响观察肺部病理改变；PFC 剂量和效果维持时间的进一步探讨均是应用液体通气需关注的方面。

（四）气管内吹气　气管内吹气（TGI）通过放置于气管或主支气管近端的导管，连续或定时向气管内吹入新鲜气体。可达到以下治疗作用：①吸气期 TGI 可减少无效腔通气，增加肺泡通气量，降低 $PaCO_2$，提高 PaO_2。②提高气管内氧浓度（特别是呼气期），提高 PaO_2。③呼气期 TGI 可增大 PEEP。缺点是无统一的 TGI 的设备，且导管本身和高速气流皆可能损伤气管黏膜。目前主要用于允许性高碳酸血症通气的辅助治疗。

（五）镇静镇痛与肌松　机械通气患者应使用镇静镇痛剂，以缓解焦虑、躁动、疼痛，减少过度的氧耗。合适的镇静状态、适当的镇痛是保证患者安全和舒适的基本环节。

机械通气时应制订镇痛镇静方案，包括镇静目标和评估镇静效果的标准，根据镇静目标水平来调整镇静剂的剂量。

目前对机械通气早期即者可采用镇痛为先的浅镇静策略。既往研究显示，目前大部分患者机械通气早期镇静程度较深，往往在机械通气 72 小时后才开始实施浅镇静。而对机械通气患者实施早期目标导向的浅镇静策略安全可行，并明显缩短患者的机械通气时间。临床研究中常用 RAS 或 Ramsay 评分来评估镇静深度、制订镇静计划，以 RAS 评分 $-2 \sim 1$ 分 Ramsay 评分 $3 \sim 4$ 分作为镇静目标。RCT 研究显示，与持续镇静相比，每天间断镇静患者的机械通气时间、ICU 住院时间和总住院时间均明显缩短，气管切开率、镇静剂的用量及医疗费用均有所下降。近期指南推荐对于机械通气患者应采每天中断镇静的策略或实施浅镇静策略。且应实施以镇痛为先的镇静策略。

重度 ARDS 患者早期为避免过强的自主呼吸导致肺损伤加重,可采用深镇静甚至肌松。多中心前瞻性对照研究显示,对于重度 ARDS 患者早期在充分镇静的基础上肌松治疗可明显降低患者的病死率。但对于其他的机械通气患者应用肌松剂,可能延长机械通气时间、导致肺泡塌陷和增加 VAP 发生率,并可能延长住院时间。机械通气的 ARDS 患者应尽量避免使用肌松药物,如确有必要使用肌松药物,应监测肌松水平以指导用药剂量,以预防膈肌功能不全和 VAP 的发生。

(邱海波)

第八节　液体管理与其他治疗

一、液体管理

高通透性肺水肿是急性呼吸窘迫综合征(ARDS)的病理生理特征,肺水肿的程度与 ARDS 的预后呈正相关。ARDS 的肺水肿主要与肺泡毛细血管通透性增加导致血管内液体漏出有关,其次毛细血管静水压升高可加重肺水肿的形成。因此,通过积极的液体管理,改善 ARDS 患者的肺水肿具有重要的临床意义。

研究显示液体负平衡与感染性休克患者病死率的降低显著相关,且对于创伤导致的 ARDS 患者,液体正平衡使患者病死率明显增加。应用利尿剂减轻肺水肿可能改善肺部病理情况,缩短机械通气时间,进而减少呼吸机相关肺炎等并发症的发生。但是利尿减轻肺水肿的过程可能会导致心输出量下降,器官灌注不足。因此,ARDS 患者的液体管理必须考虑到两者的平衡,必须以保证脏器灌注为基础。

最近,ARDSnet 完成的不同 ARDS 液体管理策略的研究显示,通过限制输液和利尿而保持较低 PAWP 的 ARDS 患者,有可能改善肺功能和转归。尽管限制性液体管理与非限制性液体管理组病死率无明显差异,但与非限制性液体管理相比,限制性液体管理(利尿和限制补液)组患者第 1 周的液体平衡为负平衡(-136ml vs +6992ml),氧合指数明显改善,肺损伤评分明显降低,而且 ICU 住院时间明显缩短。特别值得注意的是,早期限制输液和利尿并不增加肾衰和休克的危险性。可见,在维持循环稳定、保证器官灌注的前提下,限制性的液体管理策略,保持较低前负荷,使 PAWP 不超过 12mmHg 是必要的,对 ARDS 患者可能是有利的。

当然,应注意避免患者出现低血容量状态,导致心排出量降低和全身组织缺氧。Wheeler 等通过多中心前瞻、对照性研究发现,ARDS 患者发病 48 小时内选择放置肺动脉导管或中心静脉导管来指导血流动力学监测,两组患者休克逆转时间、肺脏和肾脏等器官功能、低血压的发生率、机械通气的条件及血管活性药物的使用、液体出入量及 60 天病死率等均无差异。而放置肺动脉导管组出血、感染及置管困难的并发症是中心静脉导管组的 2 倍。因此,ARDS 患者是否应该放置放置肺动脉导管,放置导管的时机,以及医生是否能正确测量、解读数据,并加以合理正确分析后应用于临床,还有待于进一步的研究和观察。在无法判断心功能状态或液体管理有困难时,ARDS 患者可以放置肺动脉导管,监测血流动力学状态。

ARDS 患者采用晶体液还是胶体液进行液体复苏一直存在争论。ARDS 的基本病理生理改变是高通透性肺水肿,有学者认为,用胶体液进行复苏可提高血浆胶体渗透压,缓解肺血管渗漏和肺水肿,可能对 ARDS 患者有益。但最近的大规模 RCT 研究显示,应用白蛋白进行液体复苏,在改善生存率、脏器功能保护、机械通气时间及 ICU 住院时间等方面与生理盐水无明显差异。因此,目前尚无证据支持在 ARDS 患者液体复苏时采用胶体液优于晶体液。一般主张在 ARDS 早期,肺毛细血管通透性明显增加的情况下,输注晶体液;当血清蛋白浓度降低时,可输注胶体液如血浆和代血浆制品,必要时应用白蛋白。

值得注意的是,胶体渗透压是决定毛细血管渗出和肺水肿严重程度的重要因素。研究证实,低蛋白血症是严重感染患者发生 ARDS 的独立危险因素,而且低蛋白血症可导致 ARDS 病情进一步恶化,并延长机械通气时间,病死率也明显增加。因此,对低蛋白血症的 ARDS 患者,有必要输入白蛋白,提高胶体渗透压。最近两个多中心随机对照研究显示,对于存在低蛋白血症(血浆总蛋白< 50 ～ 60g/L)的 ARDS 患者,与单纯应用呋塞米(呋塞米)相比,尽管白蛋白联合呋塞米治疗未能明显降低病死率,但可明显改善氧合、增加液体负平衡,并缩短休克时间。因此,对于存在低蛋白血症的 ARDS 患者,在补充白蛋白等胶体溶液的同时联合应用呋塞米,有助于实现液体负平衡,并改善氧合。人工胶体对 ARDS 是否也有类似的治疗效应,需进一步研究证实。

二、促进肺泡上皮修复和水肿液的吸收

促进肺泡上皮细胞修复是 ARDS 肺功能恢复的重要条件。动物实验证实上皮生长因子、角质细胞生长因子、转化生长因子和成纤维细胞生长因子等能够促进肺泡上皮修复。但缺乏临床资料。肺泡水肿液吸收主要为被动吸收,但也包括主动 Na^+ 转运,肾上腺能激动剂对此可能具有促进作用,但尚缺乏临床对照资料。

三、营养和代谢支持

早期营养支持值得重视。重症患者应尽早开始营养代谢支持,根据患者的肠道功能情况,决定营养途径。肠道功能障碍的患者,采用肠外营养,应包括糖、脂肪、氨基酸、微量元素和维生素等营养要素,根据全身情况决定糖脂热卡比和热氮比。总热卡量不应超过患者的基本需要,一般为 25 ～ 30kcal/(kg·d)。如总热卡过高,可能导致肝功能不全、容量负荷过高和高血糖等并发症。肠道功能正常或部分恢复的患者,应尽早开始肠内营养,有助于恢复肠道功能和保持肠黏膜屏障,防止毒素及细菌易位而加重 ARDS。

四、其他器官功能支持

肺外器官功能支持是 ARDS 治疗不可忽视的重要环节。近年来，早期有力的呼吸支持使患者较少死于低氧血症，而主要死因是 MODS。ARDS 恶化可诱发或加重其他器官发生功能障碍、甚至衰竭，而肺外器官功能的衰竭反过来又可加重 ARDS。加强肺外器官功能支持，防止 MODS 的发生和发展，可能是当前改善 ARDS 患者预后的重要手段。

ARDS 是 MODS 的一个重要组成部分，对 ARDS 的治疗是防治 MODS 的一部分。在进行 ARDS 呼吸功能支持和治疗的同时，不容忽视对循环功能、肾功能、肝功能等器官功能的监测和支持。

（邱海波）

第九节　ARDS 呼气末正压选择的方法和意义

呼气末正压（PEEP）是实现塌陷肺泡复张和维持复张肺泡保持开放的重要手段，从 ARDS 的病理生理特点和肺泡塌陷造成的严重后果来看，采取积极有效的措施，使塌陷肺泡复张，并保持开放状态，就显得很有必要。

一、PEEP 的选择方法

目前在临床和实验室具有很多 PEEP 的设置方法，多数缺乏大规模、前瞻、随机、对照研究，无统一标准。主要包括以下几种方法：

（一）FiO₂-PEEP 递增法（PaO₂ 经验法）　该方法首先设定机械通气的氧合目标，一般为 PaO_2 55～80mmHg，或 SaO_2 88%～95%，然后交替提高 FiO_2 和 PEEP 的水平，以达到氧合目标的 PEEP 水平为适当的 PEEP。该方法简单方便，在临床上最为常用，也用于 ARDS net 小潮气通气的随机对照研究中（FiO_2 和 PEEP 对照表格见表 45-7-1）。但是该方法依赖氧合障碍的严重程度和维持氧合目标来设置 PEEP，以维持一定 SaO_2，当患者所需 FiO_2 越高，设置的 PEEP 水平也越高，可以看出，PEEP 的设置基于患者氧合障碍的严重程度，但 PEEP 维持肺泡复张的效应如何并不明确。

（二）低位转折点法　该方法首先以低流速法描记压力-容积曲线，以目测法或双向直线回归法测定低位转折点压力（Pinf），以作为设置 PEEP 的依据（Pinf+2cmH₂O）。该方法是根据肺的弹性力学特征，特别是根据塌陷肺泡复张的特征，指导 PEEP 选择，显然比较符合 ARDS 的病理生理改变。但是部分 ARDS 患者肺静态 P-V 曲线无低位转折点，而且 Pinf 对应的压力仅代表萎陷肺泡开始复张，随着气道压力的升高，萎陷肺泡的复张仍在继续，因此，不少学者认为以 Pinf+2cmH₂O 选择 PEEP，并不能实现塌陷肺泡的充分复张。

（三）顺应性法　依据床边测定的肺顺应性来滴定 PEEP，即获得最大顺应性所需的 PEEP 水平。以往一般以静态顺应性指导 PEEP 的选择，临床应用十分烦琐，最近 Henzler 等通过 CT 观察肺复张的效果，结果肺顺应性的变化比动脉氧合和肺内分流能更好地反映复张后肺通气区域与非通气区域的变化。由此提出以保持最佳肺顺应性为导向的 PEEP 选择方法。具体方法是在充分肺复张的基础上，首先设定较高的 PEEP 水平（如 20cmH₂O），然后逐步缓慢降低 PEEP 水平，同时观察每次 PEEP 调整后的肺动态顺应性变化，直到肺动态顺应性突然下降，然后重新肺复张后将 PEEP 水平调至肺动态顺应性突然下降前的水平。最大顺应性法的实施要求呼吸机具有监测肺动态顺应性的功能，最好能监测每次呼吸肺动态顺应性的变化曲线。

（四）肺牵张指数法　肺牵张指数（stress index）是近年来提出的一项指标，指取容量控制通气恒流的压力-时间曲线吸气支，用曲线回归法算得方程 $Y = a \times t^b + c$，此 b 值即为肺牵张指数。肺牵张指数可以反映随着呼气末正压（PEEP）增加，肺泡是不断复张还是过度膨胀。研究显示，b<1 时反映随着吸气潮气量增加，肺泡不断复张，肺顺应性持续增加；b>1 时代表随着吸气潮气量增加肺泡过度膨胀，肺顺应性持续降低；b=1 对应的是肺泡一直处于开放状态，没有肺泡的塌陷再复张和过度膨胀，避免了塌陷肺泡和细支气管的周期性开放形成的剪切力损伤和肺泡过度扩张导致的过度牵张。因此，有可能根据肺牵张指数，从维持萎陷肺泡复张的角度设置 PEEP，该方法更加符合 ARDS 的病理生理改变，可能成为设置 PEEP 的主要方法，但其临床实用和可靠性需要循证医学加以证实。

精确测算 b 值需用呼吸功能监护仪记录吸气过程的所有压力及其所对应时间，并应用计算机软件计算出 b 值，步骤繁琐。临床上也可根据容量控制通气压力-时间曲线吸气支的形状通过目测来粗略判断 b 值。目测的 b 值虽然不够准确，但可操作性好，利于临床应用。

（五）CT 导向的 PEEP 递减法　胸部 CT 扫描是反映塌陷肺泡是否复张最为可靠的方法，因此，根据胸部 CT 扫描选择最佳呼气末正压（PEEP）被认为是最佳 PEEP 选择的金标准。首先进行充分的肺复张，使塌陷的肺泡充分复张（塌陷肺泡<5%），然后将 PEEP 设置到较高的水平（如 20cmH₂O），每隔 3～5 分钟将 PEEP 递减 2cmH₂O，每一 PEEP 水平均做胸部 CT 扫描，直至出现肺泡明显塌陷（或塌陷肺泡>5%），此时的 PEEP 为肺泡重新开始塌陷的临界值，该 PEEP 加 2cmH₂O，即为最佳 PEEP。CT 法选择最佳 PEEP 客观、准确，但在操作上需要反复进行 CT 扫描，在临床上缺乏可操作性，仅用于实验和临床研究。

（六）最佳氧合法　氧合法选择 PEEP 是以保持最佳氧合为导向的 PEEP 选择方法。由于塌陷肺泡的比例与氧合呈明显的负相关，即最佳氧合法与 CT 法具有很好的相关性，但 CT 法烦琐不宜临床实施，不少学者主张将最佳氧合法作为肺复张后 PEEP 选择的金标准。首先实施充分的肺复张，肺复张充分的标准是实施肺复张手法后氧合指数（PaO_2/FiO_2）>400mmHg，或两次肺复张后 PaO_2/FiO_2 的变化<5%。肺复张后直接将 PEEP 设置到较高的水平（如 20cmH₂O），然后每 3～5 分钟将 PEEP 降低 2cmH₂O，直至 PaO_2/FiO_2 的降低>5%（提示肺泡重新塌陷），然后重新肺复张后将 PEEP 水平调至 PaO_2/FiO_2<400mmHg 后

降低>5%，此时的 PEEP+2cmH$_2$O，即为最佳 PEEP。氧合法选择最佳 PEEP 原理比较简单，但在临床操作上需要反复进行血气分析，可行性受到一定限制。

当然，临床研究中，也有学者提出应用压力容积曲线高位转折点压力、呼气支的最大曲率点压力等作为 ARDS PEEP 选择的方法，这些方法选择的 PEEP 均明显高于低位转折点法，而且测定较困难，还需要进一步研究其可能的临床价值。

（七）肺通气分布导向的 PEEP 选择 电阻抗断层扫描（EIT）技术的进步使得床旁通过实时监测肺通气的变化指导 PEEP 的设定成为可能。EIT 是通过在胸壁的电极监测肺通气过程中电阻抗的变化，实时监测每次通气过程中不同肺区域的通气分布。在 PEEP 的设置的过程中，可根据不同 PEEP 水平下肺重力依赖区及上肺区气体分布的变化判断不同肺区肺泡塌陷及过度膨胀的变化。实现床旁可视的个体化 PEEP 滴定。

二、PEEP 选择方法对 ARDS 预后的影响

ARDS 塌陷肺泡越多，病死率越高。Duggan 通过动物实验研究显示，动物 ARDS 模型复制成功后出现大量肺泡塌陷，若未使用 PEEP 或 PEEP 水平过低，塌陷肺泡处于持续塌陷状态，则动物的死亡率很高，反之，如应用 PEEP 使塌陷肺泡充分复张，则动物的死亡率明显降低。持续肺泡塌陷与预后的关系在 ARDS 患者的临床研究中也得到证实，2006 年 Gatinonii 的研究显示 ARDS 患者塌陷肺泡越多，患者的病死率越高。可见，选择恰当的 PEEP，减少肺泡的塌陷，有可能改善 ARDS 患者的预后。

采用何种方法选择的 PEEP 能够明显改善 ARDS 患者的预后尚存在争议。荟萃分析比较了不同 PEEP 对 ARDS 患者生存率的影响，结果表明，ARDS 早期采用 PEEP>12cmH$_2$O、尤其是>16cmH$_2$O 时明显改善生存率，似乎 PEEP 水平越高越好。2004 年美国 NIH 资助的 ALVEOLI 研究试图弄清 PEEP 水平的 ARDS 患者预后的影响，该研究以 FiO$_2$-PEEP 递增法选择 PEEP，尽管高 PEEP 组的 PEEP 水平明显高于常规组，遗憾的是，与常规 PEEP 组比较，高水平的 PEEP 对预后并无影响。

PEEP 选择对 ARDS 预后影响的研究并未终结。2007 年 Amato 对 ALVEOLI 研究进行亚组分析，以气道平台压力的高低分为 5 个组，并将 PEEP 和气道开放压（即气道开放压=气道平台压力–PEEP）与预后的关系分别进行分析，无论是气道平台压力，还是气道开放压，随着压力的升高，ARDS 患者死亡危险度显著增加，而且气道开放压对预后的影响更为明显，进一步说明了 ARDS 实施肺保护性通气的重要性，但结果出乎意料的是，随着 PEEP 的升高，ARDS 患者的死亡危险性明显降低，而且若去除气道开放压的影响（以气道开放压进行调整），则 PEEP 增加对预后的影响更为明显。尽管尚需进一步的随机对照研究证实 PEEP 水平对预后的影响，但这足以说明，PEEP 的水平和选择方法是至关重要的。

根据 ARDS 的严重程度选择 PEEP 可能为更合理，并有助于改善预后。对 ARDS 患者 PEEP 的选择的 3 项大规模研究（2004 年 ALVEOLI 研究，2008 年 LOVS 及 EXPRESS 研究）进行荟萃分析显示，高水平 PEEP 可缩短中、重度 ARDS 患者（PaO$_2$/FiO$_2$<200mmHg）的机械通气时间并降低住院病死率，而对于轻度 ARDS 患者（PaO$_2$/FiO$_2$>200mmHg，或欧美联席会议诊断标准中的急性肺损伤患者）反而延长机械通气时间，也不降低病死率。不同严重程度的 ARDS 肺泡塌陷程度有很大差异，PEEP 水平理应由不同的选择。Gattinoni 教授建议对于诊治 ARDS 经验不够丰富的医师或医院可采用以 ARDS 严重程度为基础的简单 PEEP 设置方法设置初始 PEEP 水平。轻度 ARDS 患者 PEEP 初始设置为 5～10cmH$_2$O，中度 ARDS 患者 PEEP 初始设置为 10～15cmH$_2$O，重度 ARDS 患者初始设置>15cmH$_2$O。在 PEEP 初始设置后，实现根据患者情况个体化设置 PEEP 是我们努力的目标。

三、PEEP 的双刃剑效应

塌陷肺泡的复张是压力依赖性。PEEP 水平不足可导致肺泡持续或周期性塌陷，不但可导致顽固性低氧血症，而且部分可复张的肺泡周期性塌陷开放而产生剪切力，会导致或加重呼吸机相关肺损伤。Amato 的临床研究显示，应用 5cmH$_2$O 的 PEEP 时，ARDS 患者有 69.2% 的肺组织处于塌陷状态，PEEP 增加到 23cmH$_2$O 时，塌陷肺组织的含量降低到 1.8%。可见，PEEP 水平不足将无法使塌陷的肺泡复张。另外，在充分复张塌陷肺泡后应用适当水平 PEEP 可防止呼气末肺泡塌陷，改善低氧血症，并避免剪切力，减轻呼吸机相关肺损伤。可见，PEEP 水平不足具有严重病理生理和临床后果，应避免 PEEP 水平不足。

然而，PEEP 水平过高也可造成不良后果。Vieira 通过 CT 扫描观察 PEEP 对肺泡复张和过度膨胀的影响，结果显示，PEEP 13cmH$_2$O 时，可使 6 例 ARDS 患者的塌陷肺泡部分复张，但与此同时，三例患者出现明显的肺泡过度膨胀，过度膨胀的容积达到 238ml。可见，PEEP 促进塌陷肺泡复张的同时，可导致肺泡过度膨胀。

ARDS 患者机械通气时，PEEP 水平的选择不仅要使肺泡塌陷时复张，同时还要尽可能避免肺泡过度膨胀。对 ARDS 绵羊的 CT 肺三维重建研究也显示，当 PEEP 水平从 10cmH$_2$O 增加到 20cmH$_2$O，尽管正常通气的肺泡明显增加，塌陷的肺泡量明显降低，但是过度膨胀的肺泡也显著增加。同时兼顾塌陷肺泡复张和避免肺泡过度膨胀的 PEEP 才是 ARDS 的最佳 PEEP。

需要指出的是，塌陷肺泡的复张主要由肺复张手法等来完成，PEEP 在塌陷肺泡中的效应，更重要的是使复张的肺泡保持开放状态，从一个侧面提示避免肺泡过度膨胀在 PEEP 的选择中具有更重要的地位。

总之，大量肺泡塌陷是 ARDS 病理生理改变的基础，可导致严重的病理生理损害。PEEP 是实现塌陷肺泡复张或使复张后的肺泡处于开放状态的重要手段。但 PEEP 也具有导致肺复张和肺泡过度膨胀的双刃剑效应，PEEP 水平的选择不仅要使肺泡塌陷实现最大程度的复张，同时还要尽可能地避免肺泡过度膨胀，在塌陷肺泡复张和避免

肺泡过度膨胀之间寻求平衡,才能使 PEEP 确立其在 ARDS 治疗中的恰当地位。

（邱海波）

第十节　ARDS 肺复张的实施和价值

一、实现塌陷肺泡复张的手段

从 ARDS 的病理生理特点和肺泡塌陷造成的严重后果来看,采取积极有效的措施,使塌陷肺泡复张并保持开放状态至关重要。

塌陷肺泡的复张是压力依赖性和时间依赖性的,也就是说,塌陷肺泡的复张需要一定的开放压和维持时间。在盐水灌洗猪模型中开放肺泡需要 55cmH$_2$O,在油酸所致 ARDS 狗中压力超过 50cmH$_2$O 时,仍有约 4% 处于不张状态。研究表明肺泡灌洗导致的重度 ARDS 家兔模型实施控制型肺膨胀的最佳压力是 5 倍平均气道压。术后肺不张患者实施肺复张需 30～40cmH$_2$O 的压力。目前临床常用压力为 30～45cmH$_2$O,有的可达 60～70cmH$_2$O。持续时间为 20～60 秒,有的可达 2 分钟。

目前常用的肺开放的实施方法包括:控制性肺膨胀、PEEP 递增法、压力控制法等。

控制性肺膨胀(SI)推荐采用恒压通气方式,吸气压力 30～45cmH$_2$O,持续时间 30～50 秒。一般设置正压水平 30～45cmH$_2$O(1cmH$_2$O=0.098kPa),持续 30～40 秒,然后调整到常规通气模式。

PEEP 递增法的实施是将呼吸机调整到压力模式,首先设定气道压上限,一般为 35～40cmH$_2$O,然后将 PEEP 每 30 秒递增 5cmH$_2$O,气道高压也随之上升 5cmH$_2$O,为保证气道压不大于 35cmH$_2$O,高压上升到 35cmH$_2$O 时,可只每 30

秒递增 PEEP 5cmH$_2$O。直至 PEEP 为 35cmH$_2$O,维持 30秒。随后每 30 秒递减 PEEP 和气道高压各 5cmH$_2$O,直到实施肺复张前水平。

压力控制法的实施是将呼吸机调整到压力模式,同时提高气道高压和 PEEP 水平,一般高压 40～45cmH$_2$O,PEEP 15～20cmH$_2$O,维持 1～2 分钟,然后调整到常规通气模式(图 45-10-1)。

二、肺复张效果的评价

肺复张效果的评价方法很多。CT 法测肺组织密度是较常用的方法,但临床上不可能将每例患者均在 CT 指导下实施肺复张。

临床上比较简单实用的方法是测动脉血氧合状况,当 FiO$_2$ 为 100%,PaO$_2$ 高于 350～400mmHg 或反复肺复张后氧合指数变化<5% 时,则认为达到充分的肺泡复张。

胸部电阻抗法也可用于评价肺开放效果,但尚处于实验阶段。还可根据压力容积曲线和呼吸力学的变化判断肺复张效果,但尚缺乏标准。

三、肺复张的耐受性

肺复张的耐受性特别需要重视。大多数 ARDS 患者能比较好地耐受肺复张。肺复张时,较高压力和较长时间可能导致气压伤和影响血流动力学。因此,实施肺复张时,应密切观察血流动力学变化和有无气压伤的表现。

实施肺复张过程中,由于采用了较高的复张压力,胸腔内压也随之增加,在短时间内可能产生以下病理生理学影响:①部分肺泡过度膨胀导致局部肺血管阻力增加,产生无效腔样通气,同时血液流入充气不良或塌陷的肺泡区域,又导致肺内分流增加;②胸腔内压增加压迫心脏,导致右心房压升高,回心血量减少,心输出量随之下降;③膈肌下移,腹内压增加,阻碍肝脏血流回流。虽然肺复张在实

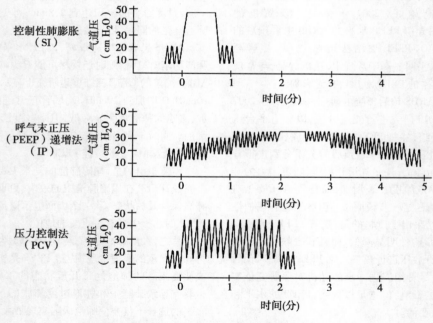

图 45-10-1　肺复张手法实施过程压力-时间波型

施过程中可能产生一些不利的病理生理学改变,但由于肺复张实施时间较短,实施肺复张后上述病理生理学变化很快消失,所以往往并未产生不良临床后果。

实施肺复张需注意的并发症主要有血流动力学波动及气压伤等。实验及临床研究均显示,肺复张实施过程中可导致短时间的血流动学波动。Lim 等的实验研究显示,不同肺复张手法实施过程中均可导致心输出量和平均动脉压的明显下降,但在 5~15 分钟内可恢复到基础水平。因此,对于基础血流动力学不稳定的患者实施肺复张手法时应格外慎重,必须首先保证充足容量状态。复张压力过高可能会导致气压伤,临床上应注意避免复张压力过高,当然,由肺复张导致的气压伤并不常见。

值得注意的是,不同的肺复张手段对血流动力学的影响不同。压力控制法是最为有效的肺复张手段,而且血流动力学影响最小,控制性肺膨胀法血流动力学干扰最大。同样,ARDS 病因不同,肺复张的效果和血流动力学的耐受性也不同,一般来说,肺内原因的 ARDS 肺复张效果不佳,往往需要较高的压力和时间,而且血流动力学干扰明显,但肺外原因的 ARDS 肺复张所需的压力和时间较低,血流动力学干扰也较小。

临床实施肺复张手法的过程中,如动脉收缩压降低到 90mmHg 或比复张前下降 30mmHg,心率增加到 140 次/分,或比复张前增加 20 次/分,SpO₂ 降低到 90% 或比复张前降低 5% 以上,以及出现新发生心律失常时,应及时终止肺复张。

四、肺可复张性的评估

尽管塌陷肺泡的范围越大,病理生理损害就越重,临床预后就越差,但常规肺复张手法能否实现肺泡复张因患者而异,是否需要将所有的塌陷肺泡全部复张仍存在的很多争议。

(一) 肺复张的实施应考虑到肺的可复张性　Gattinoni 教授首先提出肺可复张性的想法,并通过 CT 影像学评估肺的可复张性。将 PEEP 由 5cmH₂O 升至 45cmH₂O 后,通过 CT 评估可复张的肺组织>9% 的患者,认为肺具有高可复张性。此类患者应积极采取肺复张手法促进塌陷的肺泡复张,并可能在复张后需要更高水平的 PEEP 维持肺泡处于开放状态。

可采用不同的方法对肺的可复张性进行评估。通过 CT 肺复张前后正常通气及塌陷肺组织的变化可较准确的评估肺复张肺组织量,但该方法并不适合在床旁实施,且具有一定的放射性。

临床上对每个患者均通过 CT 来评估肺的可复张性显然并不现实。重症超声、肺复张容积的测定以及肺复张后患者氧合及呼吸力学的变化均可作为床旁评估肺可复张性的参考;床旁肺部超声在肺复张过程中监测到塌陷肺组织的复张情况,但操作需要相应的技术培训且评估的主观性较强,仍需要制定客观的评价标准;可以通过计算不同 PEEP 水平下的肺复张容积间接评估肺的可复张性;采用 EIT 床旁监测肺复张前后不同非区域通气分布的变化可直接观察到重力依赖区塌陷肺泡恢复通气的情况,判断肺

的可复张性;此外,还可以通过在床旁将 PEEP 由 5cmH₂O 升至 15cmH₂O 后,如果 PaO₂:FiO₂ 升高,PaCO₂ 降低或肺静态顺应性降低者三项标准中达到两项,则可认为肺具有可复张性以 CT 法为金标准,此方法判断肺可复张性的敏感性为 71%,特异性为 59%。这种方法虽然敏感度及特异度不高,但操作简单床旁可行性好。

(二) 过度积极的肺复张可能加重肺损伤　肺复张采用较高的压力和较长时间,对塌陷肺泡的复张是有益的,但对于处于膨胀状态的肺泡,可造成高跨肺压和过度膨胀,面临着发生气压伤(或气胸)、肺毛细血管牵拉损伤(导致肺水肿加重)的危险。研究显示,10%~13% 的 ARDS 发生气胸。一旦发生气胸,ARDS 的呼吸治疗往往更为困难,因此,实施肺复张时,应谨慎预防。实际上,气胸只是气压伤的一部分,应重视纵隔气肿、间质气肿和肺水肿等气压伤表现。

(三) 过度积极的肺复张可导致循环干扰　实施肺复张时,胸腔内压力明显增加,导致静脉回流减少,降低右心室前负荷;肺容积明显增加导致肺血管阻力增加,增加右心后负荷;另外,胸腔内压增加使胸腔内外压力差增加,导致左心后负荷明显降低。当然,肺复张综合的血流动力学效应是心输出量降低,对于前负荷明显不足和严重心功能衰竭的患者,血流动力学干扰就更为明显,可出现血压降低,有时会出现心律失常。若复张压力过高、时间过长,循环干扰会更为突出。

(四) 部分塌陷肺泡并不能实现肺复张　塌陷肺泡是否能够实现复张受到以下因素的影响:

(1) ARDS 的病因:间接原因导致的 ARDS,肺损伤以肺泡塌陷为主,压力不需很高,易于实现肺泡复张。而直接原因导致的 ARDS,肺损伤以炎症性实变为主,肺顺应性降低更为明显,气道平台压较高,实现肺复张需较高的压力,若为肺泡完全实变,则肺复张就根本无法实现。

(2) ARDS 的病程:ARDS 早期一般 7 天内,塌陷肺泡易于实现复张,但 ARDS 后期肺水肿逐渐减轻,肺纤维化越来越严重,肺泡结构重构,导致气道平台压明显升高,肺泡复张越来越困难。

(3) 肺损伤的病理特征:研究显示,麻醉和手术导致的去氮性肺不张或压缩性肺不张,实现肺复张仅需要 5~10 秒,而炎症性损伤导致的肺泡塌陷,实现肺复张至少需要 30 秒以上。完全肺泡实变,肺泡被炎症性物质完全填充时,则肺复张完全无效。

(4) 压力和时间条件:肺复张效应受压力和时间的影响。Borges 的研究发现以 40cmH₂O 平台压实施肺复张,只有不到 50% 的患者能够实现完全肺复张,而近 20% 的 ARDS 患者实现完全肺复张,需要的气道平台压高达 60cmH₂O。因此,当需要的复张压过高时,可能因为循环不能耐受而难以实施。

(五) 全麻术后的肺不张并不一定需要肺复张　全身麻醉的患者,多数在麻醉期间发生肺不张。研究显示,麻醉诱导后 6 分钟就开始出现不张。全身麻醉可导致功能残气量降低 20% 以上,即肺容积从正常的 3L 降低到 2L。导致 90% 患者麻醉过程中发生肺不张,不张的范围

占 3% ~4% 的面积,或 10% ~15% 的肺组织。开胸手术患者,肺不张的范围更高达 40% 以上。尽管全麻术后的肺不张的发生率高,而且不张的范围也不很低,但绝大多数患者术后不需机械通气支持,也不需实施肺复张。患者麻醉清醒后,24 小时内肺不张明显改善。这可能与患者清醒后体位改变、咳嗽、深呼吸等有关,这些动作实际上是生理性的肺复张手段。提示对于 ARDS 患者似乎也不需要完全的肺泡复张,只要能够保留自主呼吸,鼓励积极的体位改变、咳嗽和深呼吸,部分的肺泡塌陷可能并需要完全复张。

总之,大量肺泡塌陷是 ARDS 病理生理改变的基础,可导致严重的病理生理损害。对具有肺可复张性的 ARDS 患者积极的实施肺开放策略,实现塌陷肺泡的复张具有重要的临床意义。肺复张也可导致肺泡过度膨胀、循环干扰,以及肺泡难以复张因素的存在,使全部的肺泡复张既不可能,也不必要。在避免肺泡塌陷危害与肺复张的局限性之间寻求平衡,才能使肺复张确立其在 ARDS 治疗中的恰当地位。

(邱海波)

主要参考文献

[1] Bernard GR, Artigas A, Brigham KL, et al. The American-European Consensus Conference on ARDS, definitions, mechanisms, relevant outcomes, and clinical trial coordination. Am J Respir Crit Care Med, 1994, 149: 818-824.

[2] Lewandowski K, Lewandowski M. Epidemiology of ARDS. Minerva Anestesiol, 2006, 72: 473-477.

[3] Lim SC, Adama AB, Simonson DA, et al. Intercomparison of recruitment maneuver efficacy in three models of acute lung injury. Crit Care Med, 2004, 32: 2371-2377.

[4] Lmai Y, Kuba K, Rao S, et al. Angiotensin-converting enzyme 2 protects from sever acute lung failure. Nature, 2005, 436: 112-116.

[5] Mira JP, Cariou A, Grall F, et al. Association of TNF_2, a TNF-alpha promoter polymorphism with septic shock susceptibility mortality: A multicenter study. JAMA, 1999, 282: 561-568.

[6] Oczenski W, Hörmann C, Keller C, et al. Recruitment maneuvers after a positive end-expiratory pressure trial do not induce sustained effects in early adult respiratory distress syndrome. Anesthesiology, 2004, 101: 620-625.

[7] Villar J, Kacmarek RM, Perez-Mendez L, et al. A high positive end-expiratory pressure, low tidal volume ventilatory strategy improves outcome in persistent acute respiratory distress syndrome: a randomized, controlled trial. Crit Care Med, 2006, 34: 1311-1318.

[8] Grasso S, Terragni P, Mascia L, et al. Airway pressure-time curve profile (stress index) detects tidal recruitment/hyperinflation in experimental acute lung injury. Crit Care Med, 2004, 32: 1018-1027.

[9] American Thoracic Society and the Infectious Diseases Society of American. Guidelines for the management of adults with hospital-acquired, ventilator-associated, and healthcare-associated pneumonia. Am J Respir Crit Care Med, 2005, 171: 388-416.

[10] The National Heart, Lung, and Blood Institute acute respiratory distress syndrome (ARDS) clinical trials network. Comparison of two fluid-management strategies in acute lung injury. N Engl J Med, 2006, 354: 2564-2575.

[11] Martin GS, Moss M, Wheeler AP, et al. A randomized, controlled trial of furosemide with or without albumin inhypoproteinemic patients with acute lung injury. Crit Care Med, 2005, 33: 1681-1687.

[12] 郭凤梅, 邱海波, 谭焰, 等. 低流速法测定急性呼吸窘迫综合征静态肺压力-容积曲线的比较性实验研究. 中华结核和呼吸杂志, 2001, 12: 728-731.

[13] Papazian L, Forel J M, Gacouin A, et al. Neuromuscular blockers in early acute respiratory distress syndrome. N Engl J Med, 2010, 363: 1107-1116.

[14] Ranieri VM, Rubenfeld GD, Thompson BT, et al. Acute respiratory distress syndrome: the Berlin Definition. JAMA, 2012, 307(23): 2526-2533.

[15] Thille AW, Esteban A, Fernandez-Segoviano P, et al. Comparison of the Berlin definition for acute respiratory distress syndrome with autopsy. Am J Respir Crit Care Med, 2013, 187(7): 761-767.

[16] Güldner A, Pelosi P, Gama de Abreu M. Spontaneous breathing in mild and moderate versus severe acute respiratory distress syndrome. Curr Opin Crit Care, 2014, 20(1): 69-76.

[17] Villar J, Sulemanji D, Kacmarek RM. The acute respiratory distress syndrome: incidence and mortality, has it changed? Curr Opin Crit Care, 2014, 20(1): 3-9.

[18] Gattinoni L, Carlesso E, Brazzi L. Friday night ventilation: a safety starting tool kit for mechanically ventilated patients. Minerva Anestesiol, 2014, 80(9): 1046-1057.

第 46 章

慢性阻塞性肺疾病的急性加重

一、慢性阻塞性肺疾病的概念

慢性阻塞性肺疾病(chronic obstructive pulmonary disease,COPD)是一种具有气流受限特征的可以预防和治疗的肺部疾病,气流受限不完全可逆,呈进行性发展。确切的病因还不十分清楚,但认为与肺部对有害气体或有害颗粒的异常炎症反应有关。

COPD 与慢性支气管炎和肺气肿密切相关。慢性支气管炎是指每年咳嗽、咳痰 3 个月以上,连续 2 年或更长者,并除外其他已知原因的慢性咳嗽。肺气肿则指肺部终末细支气管远端气腔出现异常持久的扩张,并伴有肺泡壁和细支气管的破坏而无明显的肺纤维化。"破坏"是指呼吸性气腔扩大且形态不均匀一致,肺泡及其组成部分的正常形态被破坏和丧失。当慢性支气管炎或(和)肺气肿患者肺功能检查出现气流受限并且不能完全可逆时,则诊断 COPD。如患者只有慢性支气管炎或(和)肺气肿,而无气流受限,则不能诊断为 COPD,而视为 COPD 的高危期。

支气管哮喘也具有气流受限,但支气管哮喘是一种特殊的气道炎症性疾病,其气流受限具有可逆性,它不属于 COPD。某些患者在病程中,可能会出现慢性支气管炎合并支气管哮喘或支气管哮喘合并慢性支气管炎,在这种情况下,表现为气流受限不完全可逆,从而使两种疾病难以区分。鉴于此,GOLD 2015 提出了 ACOS 的概念,ACOS 以持续性气流受限为特征,通常兼备支气管哮喘及 COPD 的特征。当患者具有支持支气管哮喘和 COPD 特征的条目为 3 条以上时即可考虑 ACOS。如吸入支气管扩张剂后 FEV1/FVC<70%,同时伴有可逆性气流受限时则可诊断为 ACOS。ACOS 患者病情重,肺功能下降快,急性加重常反复发生,预后差。

此外,一些已知病因或具有特征病理表现的气流受限疾病,如肺囊性纤维化、弥漫性泛细支气管炎以及闭塞性细支气管炎等均不属于 COPD。

COPD 是一种常见病、多发病,目前尚无完全治愈的方法,严重影响患者的劳动能力和生活质量。目前,COPD 居目前世界上死亡原因的第 4 位,预计到 2020 年,COPD 将成为第 3 位死亡病因。

二、COPD 急性加重(AECOPD)的概念

COPD 患者在漫长的病程中,每年平均急性加重 2~3 次,成为 COPD 患者住院和死亡的最重要原因。急性加重影响着疾病的严重程度和患者预后。有资料显示,住 ICU 的患者其病死率可达到 15%~24%,年龄>65 岁的患者的病死率更高达 30%。因此,如何对急性加重期 COPD(AECOPD)进行有效管理具有非常重要的现实意义。

1. 定义　COPD 急性加重的定义为:短期内患者的呼吸道症状加重(呼吸困难及咳嗽加重,痰液增多,痰液变脓),超出了其日常的波动范围,需要更改药物治疗。COPD 急性加重是 COPD 患者重要的临床事件,频繁的急性加重可显著影响生活质量,加速患者肺功能恶化,并与病死率密切相关。

CODP 急性加重的频率平均为 2~3 次/年。但这一数据要低于实际的急性加重次数。可能原因是由于患者对疾病状态耐受,而在急性加重后不去就诊。合并高碳酸血症及酸中毒的 AECOPD 患者住院病死率大约 10%,因 COPD 急性加重导致住院的患者长期预后不佳,5 年内死亡率约为 50%。提示患者预后差的独立危险因素包括:高龄、低体重指数(BMI)、合并症(心血管疾病或肺恶性肿瘤)、既往因 COPD 急性加重住院史、COPD 急性加重的严重程度及出院后仍需长期家庭氧疗的患者。

2. COPD 急性加重的主要原因　COPD 急性加重的常见原因包括有支气管-肺部感染、大气污染、肺栓塞、肺不张、胸腔积液、气胸、左心功能不全、心律失常等,另外还有三分之一急性加重无明显的诱因。其中支气管-肺部感染为最常见诱因。50% 的 AECOPD 患者在稳定期下呼吸道已存在细菌定植,并有研究发现这种细菌定植与急性加重有关。

3. COPD 急性加重评估　COPD 急性加重严重度的评估主要包括患者的病史、症状和体征,肺功能,血气指标,胸片和其他的辅助检查等。应特别注意患者本次发病时呼吸困难和咳嗽的频率和严重程度,痰液的性状,日常生活的限制情况,患者合并症,目前治疗方案及既往机械通气应用史。当患者出现以下情况提示严重的急性加重:胸腹矛盾运动,辅助呼吸肌的参与,意识状态的恶化,持续恶化或新发的发绀,进行性加重的外周水肿,低血压,出现右心功能不全等。

若患者的一秒钟用力呼气容积(FEV1)<1L,或呼气峰流速(PEF)<100L/min 提示存在严重的急性加重,但严重患者的稳定期亦会出现这种改变。此外,由于急性加重

患者有时不能配合简单的肺功能检查,所以 FEV_1 和 PEF 并不是可靠的评价指标。

以下实验室检查有助于评估患者急性加重的严重程度:

(1) 动脉血气分析是非常重要的评价疾病严重程度的指标,它能指导合理的氧疗和机械通气。但对其指标进行分析时,需考虑到患者稳定期的水平。

(2) 常规胸片检查能帮助临床医生找到急性加重的诱因,或排除与 COPD 急性加重有相似临床表现的其他疾病,如肺栓塞、气胸、肺水肿等。

(3) 心电图可辅助除外并存的心源性疾病。

(4) 出现脓痰为经验性应用抗生素的指征。病原学以流感嗜血杆菌、肺炎链球菌及卡他莫拉菌最为常见,此外对于 GOLD3 和 4 级的患者也应考虑到铜绿假单胞菌的可能。若患者对经验性抗细菌治疗无反应,应尽早留取痰培养并行药敏试验。

当患者出现严重的急性加重症状时,临床医生需考虑将患者直接转入 ICU 接受治疗。AECOPD 患者若出现以下情况应转入 ICU:对于初始治疗反应较差的严重呼吸困难患者;出现意识不清、昏迷;给予充分的氧疗和无创通气后仍存在持续或进行性加重的低氧血症(PaO_2 < 40mmHg),严重/进行性恶化的高碳酸血症($PaCO_2$ > 60mmHg),严重/进行性恶化的呼吸性酸中毒(pH<7.25)。

4. AECOPD 患者发生呼吸衰竭的病理生理机制　慢性炎性反应累及全肺,在中央气道(内径>2~4mm)主要改变为杯状细胞和鳞状细胞化生、黏液腺分泌增加、纤毛功能障碍;外周气道(内径<2mm)的主要改变为管腔狭窄,气道阻力增大,延缓肺内气体的排出,造成了患者呼气不畅、功能残气量增加。其次,肺实质组织(呼吸性细支气管、肺泡、肺毛细血管)广泛破坏导致肺弹性回缩力下降,使呼出气流的驱动压降低,造成呼气气流缓慢。这两个因素使 COPD 患者呼出气流受限,在呼气时间内肺内气体呼出不完全,形成动态肺过度充气(dynamic pulmonary hyperinflation,DPH)。由于 DPH 的存在,肺动态顺应性降低,其压力-容积曲线趋于平坦,在吸入相同容量气体时需要更大的压力驱动,从而使吸气负荷增大。

DPH 时呼气末肺泡内残留的气体过多,呼气末肺泡内呈正压,称为内源性呼气末正压(intrinsic positive end-expiratory pressure,PEEPi)。由于 PEEPi 存在,患者必须首先产生足够的吸气压力以克服 PEEPi 才可能使肺内压低于大气压而产生吸气气流,这也增大了吸气负荷。肺容积增大造成胸廓过度扩张,并压迫膈肌使其处于低平位,造成曲率半径增大,从而使膈肌收缩效率降低,辅助呼吸肌也参与做功。但辅助呼吸肌的收缩能力差,效率低,容易发生疲劳,而且增加了氧耗量。COPD 急性加重时上述呼吸力学异常进一步加重,氧耗量和呼吸负荷显著增加,超过呼吸肌自身的代偿能力使其不能维持有效的肺泡通气,从而造成缺氧及 CO_2 潴留,严重者发生呼吸衰竭。

三、机械通气对 AECOPD 患者的治疗作用

NPPV 与 IPPV 通过提供正压通气,都能有效地增加肺泡通气量,排出潴留的 CO_2;在 AECOPD 的早期,患者神志清楚,咳痰能力尚可,痰液引流问题并不十分突出,而呼吸肌疲劳是导致呼吸衰竭的主要原因,此时予以 NPPV 早期干预可减少呼吸功耗,缓解呼吸肌疲劳;若痰液引流障碍或有效通气不能保障时,需建立人工气道行 IPPV,可以有效地引流痰液和提供较 NPPV 更有效的通气;一旦支气管-肺部感染或其他诱发急性加重的因素有所控制,自主呼吸功能有所恢复,痰液引流问题已不是主要问题时,可撤离 IPPV,改用 NPPV 以辅助通气,可进一步缓解呼吸肌疲劳。

四、AECOPD 的一般处理

AECOPD 的治疗目标是尽可能降低此次急性加重对患者的影响并预防再次急性发作。

(一) 确定急性加重期的原因及病情严重程度　如上所述,多种原因可导致 COPD 急性加重。明确急性加重期的原因并加以针对性的处理是治疗成功的关键。

(二) 药物治疗　抗生素、支气管扩张剂及糖皮质激素为 AECOPD 的常用药物。

1. 抗生素　COPD 急性加重大约有 80% 是由支气管肺部感染所造成,所以抗生素的治疗可能会改善临床结果。一项系统综述显示,抗生素的应用可显著降低短期病死率及治疗失败率。一般认为出现下列情况应给予抗生素治疗:呼吸困难加重、痰量增加和出现脓痰症状;需正压机械通气的严重 AECOPD,包括有创和无创通气。

研究显示,AECOPD 患者的严重程度不同,其病原微生物的类型亦随之改变。病情较轻患者主要的病原菌以流感嗜血杆菌,卡他莫拉菌和肺炎链球菌多见;病情严重、需接受机械通气治疗则以肠道革兰阴性杆菌和铜绿假单胞菌比较多见。在法国进行的一项研究也得到了相同的结果,并且显示有严重肺功能损害的患者从抗生素治疗中获益更多。

应根据患者临床情况、痰液性质、当地病原菌感染趋势及细菌耐药情况选用合适的抗菌药物。一般抗生素治疗 5~10 天。但大约有 20%~30% 患者对经验性治疗没有反应,此时需重新评估急性加重的原因(如心力衰竭、肺栓塞等)和重新进行病原学检查。

2. 支气管扩张剂　吸入型的短效 β_2 肾上腺素受体激动剂是 AECOPD 最常用的支气管扩张剂,主要用于短期内控制症状,包括沙丁胺醇(albuterol)和特布他林(terbutaline)。M 胆碱受体阻滞剂是另一类支气管扩张剂,如异丙托溴铵(ipratropium bromide)。而最近上市的一种高选择性抗胆碱能药噻托溴铵(tiotropium bromide)具有血药浓度维持时间长,副作用小等优点。β_2 肾上腺素受体激动剂和 M 胆碱受体阻滞剂同样可以达到有效扩张支气管的作用,尽管没有充足的证据证实两者的联用会进一步扩张支气管,但若 β_2 肾上腺素受体激动剂达到最大剂量后仍未见明显的效果,可考虑联用 M 胆碱受体阻滞剂。

此外,目前并无评价吸入长效支气管扩张剂合用/不合用吸入用糖皮质激素 ICS 在 COPD 急性加重患者中的临床研究。

对于雾化装置的选择,已有些研究显示 MDI 和喷射雾化器(jet nebulizer)都可达到有效舒张支气管的效果,但 MDI 具有简单、便携、便宜等优点。为了增加药物的吸入效率,可将 MDI 与储雾罐(spacer)合用。

另外,对于严重的 AECOPD 患者还可以加用口服或静脉使用的氨茶碱以缓解气道痉挛。氨茶碱作为 AECOPD 的二线用药,应用前应严格选择患者,氨茶碱多用于短效支气管扩张剂无效的患者中。在确定使用茶碱类药物之前要考虑其副作用,使用时注意监测血药浓度,防止茶碱中毒。此外,氨茶碱在改善患者肺功能及临床预后中的效果并不肯定。

3. 糖皮质激素　研究显示,全身应用糖皮质激素可加速 AECOPD 患者的康复,改善肺功能(表现为 FEV_1 增高),改善 PaO_2 并降低再次急性加重风险及治疗失败率,降低住院时间。

目前推荐口服泼尼松 40mg/d,共 5 天。布地奈德雾化治疗也可作为 AECOPD 患者的替代治疗方案,但其费用远较口服泼尼松高。合用沙丁胺醇及镁的雾化吸入治疗并无改善 FEV1 的作用。

（三）呼吸支持

1. 控制性吸氧　发生低氧血症者可经鼻导管吸氧,或通过文丘里面罩吸氧,维持 SaO_2 于 88% ~ 92%,并于 30 ~ 60 分钟后复查血气分析,避免高碳酸血症。

2. 机械通气　机械通气是治疗 AECOPD 必不可少的手段,其主要作用是在提供生命支持的同时,为原发病的治疗争取时间。具体参见本章第三部分。

（四）其他治疗　在一项 Meta 分析中显示,5 项 RCT 中的不同黏液溶解剂对 AECOPD 患者的肺功能没有改善作用,亦无明显缩短急性加重期时间。

最近很多学者试图从细胞和分子水平阻止 COPD 气道阻塞的进展。新一代治疗药物主要以抗炎为基本作用机制,初步显示了一定的临床疗效,但仍需大量的基础和临床研究来证实。主要包括以下几类:磷酸二酯酶 4 抑制剂、炎症介质抑制剂、抗氧化类药物、抗蛋白酶类药物等。

通过器械和手动的胸部物理治疗并不能改善 AECOPD 患者的症状和肺功能。但一般在临床中,对于痰液比较多或存在肺不张的患者可给予胸部物理治疗。

此外,加强营养支持、合理应用利尿剂、维持液体平衡及预防下肢深静脉血栓及肺栓塞的形成对于 AECOPD 同样十分重要。

（五）预防再次急性加重　频繁的 COPD 急性加重可加速患者肺功能恶化并影响长期预后。预防急性发作的措施包括:戒烟、定期注射流感及肺炎链球菌疫苗、正确使用吸入装置,坚持应用长效支气管扩张剂合用/不合用吸入用糖皮质激素或应用磷酸二酯酶-4 抑制剂。出院患者早期肺康复治疗是安全有效的,可显著增加患者活动耐力并改善健康状态。

五、机 械 通 气

机械通气包括无创正压通气技术(noninvasive positive pressure ventilation, NPPV)和有创正压通气技术(invasive positive pressure ventilation, IPPV)。近年来,有多项随机对照研究(RCT)显示,对于 AECOPD 患者,早期 NPPV 的应用能在短期内明显缓解呼吸困难症状、增加 pH 值、降低 $PaCO_2$,并能降低气管插管率、住院时间和住院死亡率。对于 NPPV 禁忌或使用 NPPV 失败的严重呼吸衰竭患者,应及早插管改用 IPPV。此外,以 NPPV 辅助 IPPV 撤机,即早期拔管改用 NPPV 的有创-无创序贯通气策略使患者的机械通气时间明显减少,呼吸机相关肺炎(VAP)的发生率和院内死亡率也显著地降低,极大地改善了 AECOPD 的治疗面貌。

（一）无创正压通气

1. 适应证和禁忌证　患者应具备应用 NPPV 的基本条件:意识清楚,咳痰能力较强,血流动力学稳定,具有较好的主动配合能力等。对于具体适应证,应综合分析病情后决定:①对于病情较轻(pH>7.35, $PaCO_2$ >45mmHg)的患者,应用 NPPV 可在一定程度上缓解呼吸肌疲劳,预防呼吸功能不全进一步加重;②对于出现轻中度呼吸性酸中毒(7.25<pH<7.35)及明显呼吸困难(辅助呼吸肌参与、呼吸频率>25 次/分)的 AECOPD 患者,推荐应用 NPPV;③对于出现严重呼吸性酸中毒(pH<7.25)患者,可在严密观察的前提下短时间(1 ~ 2 小时)试用 NPPV;④对于伴有严重意识障碍的患者不宜行 NPPV;⑤对于有创正压通气条件不具备或患者/家属拒绝有创正压通气时,可考虑试用 NPPV。下述情况为 NPPV 禁忌证:①误吸危险性高及气道保护能力差;②气道分泌物多且排除障碍;③心跳或呼吸停止;④面部、颈部和口咽腔创伤、烧伤、畸形或近期手术;⑤上呼吸道梗阻。

2. 无创正压通气模式的选择和参数调节　常用于 NPPV 模式有以下几种:压力控制通气(PCV)、持续气道正压通气(CPAP)、双水平正压通气(BiPAP)及比例辅助通气(PAV),其中以 BiPAP 模式最为常用有效。

如何为患者设定个体化的合理治疗参数十分重要。压力和潮气量过低导致治疗失败,但过高也可能导致漏气和不耐受的可能性增加。一般采取适应性调节方式:呼气相压力(EPAP)从 2 ~ 4cmH$_2$O 开始,逐渐上调压力水平,以尽量保证患者每一次吸气动作都能触发呼吸机送气;吸气相压力(IPAP)从 4 ~ 8cmH$_2$O 开始,待患者耐受后再逐渐上调,直至达到满意的通气水平,或患者可能耐受的最高通气支持水平。

（二）有创正压通气

1. 适应证　出现下述情况应考虑应用 IPPV:①危及生命的低氧血症(PaO_2 <50mmHg 或 PaO_2/FiO_2 <200mmHg);②$PaCO_2$ 进行性升高伴严重的酸中毒(pH≤7.20);③严重的神志障碍(如昏睡、昏迷或谵妄);④严重的呼吸窘迫症状(如呼吸频率>40 次/分、矛盾呼吸等)或呼吸抑制(如呼吸频率<8 次/分);⑤血流动力学不稳定;⑥气道分泌物多且引流障碍,气道保护功能丧失;⑦NPPV 治疗失败的严重呼吸衰竭患者。

2. 人工气道的建立　AECOPD 患者行 IPPV 治疗时,人工气道应首选经口气管插管。它与经鼻气管插管相比,能明显降低鼻窦炎和 VAP 的发生。原则上应尽量避免气管切开,因为切开后可能发生气管狭窄,对于可能因反复呼吸衰竭而需要多次接受人工通气的COPD患者而言,再次实施气管插管或气管切开皆非常困难;若需行气管切开,可首选经皮扩张气管切开术。

3. 模式和参数的调节　在通气早期,为了使呼吸肌得到良好的休息,使用控制通气较为合适,但需尽量减少控制通气的时间,以避免大量镇静剂的使用和肺不张、通气血流比失调及呼吸肌失用性萎缩的发生。一旦患者的自主呼吸有所恢复,宜尽早采用辅助通气模式,保留患者的自主呼吸,使患者的通气能力得到锻炼和恢复,为撤机做好准备。常用的通气模式包括辅助控制模式(A/C)、同步间歇指令通气(SIMV)和压力支持通气(PSV),也可试用一些新型通气模式,如比例辅助通气(PAV)等。其中SIMV+PSV和PSV已有较多的实践经验,临床最为常用。

对接受有创正压通气的AECOPD患者可采取限制潮气量(6~8ml/kg)和呼吸频率(10~15次/分)、增加吸气流速(40~60L/min)等措施以促进呼气,改善DPH的发生,同时给予合适水平的外源性PEEP(大约内源性PEEP的80%左右)以防止气道的动态塌陷、降低呼吸功耗。此外,还需注意,在参数调节时要加强$PaCO_2$值的监测,应尽量避免其下降过快所致的严重碱中毒。

4. 有创正压通气的撤离　当患者满足以下条件时,可考虑进行撤机:

(1) 引起呼吸衰竭的诱发因素得到有效控制:这是撤机的先决条件,应仔细分析可能的诱发因素并加以处理。

(2) 神志清楚,可主动配合。

(3) 自主呼吸能力有所恢复。

(4) 通气及氧合功能良好　$PaO_2/FiO_2>250mmHg$,$PEEP<5~8cmH_2O$,$pH>7.35$,$PaCO_2$达缓解期水平。

(5) 血流动力学稳定:无活动性心肌缺血,未使用升压药治疗或升压药剂量较小。

当患者满足上述条件后,可逐渐降低部分通气支持模式的支持力度,直至过渡到完全自主呼吸。常用的部分支持通气模式包括SIMV+PSV和PSV模式。在运用SIMV+PSV模式撤机时,可逐渐降低SIMV的指令频率,当调至2~4次/分后不再下调,然后再降低压力支持水平,直至能克服气管插管阻力的压力水平(5~7cmH_2O),稳定4~6小时后可脱机。单独运用PSV模式撤机时,压力支持水平的调节可采取类似方法。与其他撤机方式相比,SIMV可能会增加撤机的时间,不宜单独运用于撤机。

自主呼吸试验(spontaneous breathing trial,SBT)是指导撤机的常用方法。有研究显示,能耐受30~120分钟SBT的患者其成功撤机的比例可达80%左右,但仍有部分患者(大约15%左右)需在48小时内重新气管插管。因此,SBT只可作为撤机前的参考。

(三) 有创-无创序贯机械通气　有创-无创序贯机械通气是指接受IPPV的急性呼吸衰竭患者,在未达到拔管撤机标准之前即撤离IPPV,继之以NPPV,从而减少IPPV时间和与IPPV相关的并发症。国内外已有多项RCT证实采用有创-无创序贯通气可显著提高AECOPD患者的撤

机成功率,缩短IPPV和住ICU的时间,降低院内感染率,并增加患者存活率。成功实施有创-无创序贯通气的要点如下。

1. 病例选择　适合有创-无创序贯通气的病例首先应具备如前所述应用NPPV的基本条件。再者,由于NPPV的通气支持水平有限,对于基础肺功能很差而需较高呼吸支持水平的病例也不适合。因此,在所有有关有创-无创序贯通气的RCT中,均有较明确的病例入选与排除标准。在国内进行的一项研究中,要求入选患者年龄不超过85岁,近一年内生活能基本自理,并且存在以下情况之一则予以排除:严重的心、脑、肝、肾衰竭;严重营养不良;严重且难以纠正的电解质紊乱;导致无法佩带鼻/面罩的上气道或面部损伤;出现肺部感染控制窗时咳嗽反射极弱或咳痰无力;不能配合NPPV。

2. 有创正压通气与无创通气切换点的把握　切换点的把握是实施序贯通气的另一个关键因素。由于COPD急性加重主要是由支气管-肺部感染引起,AECOPD患者建立有创人工气道有效引流痰液并合理应用抗生素后,在IPPV 5~7天时支气管-肺部感染多可得到控制,临床上表现为痰液量减少、黏度变稀、痰色转白、体温下降、白细胞计数降低、胸片上支气管-肺部感染影消退,这一肺部感染得到控制的阶段称为"肺部感染控制窗(pulmonary infection control window,PIC window)"。PIC窗是支气管-肺部感染相关的临床征象出现好转的一段时间,出现PIC窗后若不及时拔管,则很有可能随插管时间延长并发VAP。出现PIC窗时患者痰液引流问题已不突出,而呼吸肌疲劳仍较明显,需要较高水平的通气支持,此时撤离IPPV,继之NPPV,既可进一步缓解呼吸肌疲劳,改善通气功能,又可有效地减少VAP,改善患者预后。国外的研究以IPPV早期T管撤机试验为标准,对撤机试验失败的患者行序贯通气。对肺部感染不显著的COPD患者可采用此法,而支气管-肺部感染明显的患者,以PIC窗的出现作为切换点,更符合COPD急性加重的治疗规律。

3. 规范地操作NPPV　由于患者提前拔管后还合并有较明显的呼吸肌疲劳和呼吸功能不全,往往还需要较长时间的使用NPPV。因此,规范地操作NPPV能保证患者从NPPV获得最佳呼吸支持,是成功实施有创-无创序贯通气治疗的另一重要方面。

(詹庆元)

主要参考文献

[1] Vestbo J,Hurd SS,Agustí AG,et al. Global strategy for the diagnosis,management,and prevention of chronic obstructive pulmonary disease:GOLD executive summary. Am J Respir Crit Care Med,2013,187(4):347-365.

[2] The Global Strategy for Diagnosis,Management and Prevention of COPD(updated 2015),the Pocket Guide(updated 2015)and the complete list of references examined by the Committee are available on the GOLD website www.goldcopd.org.

[3] 中华医学会重症医学分会. 慢性阻塞性肺疾病急性

加重患者的机械通气指南. 中华急诊医学杂志,
2007,16(4):102-109.

［4］Lightowler JV,Wedzicha JA,Elliott MW,et al. Non-inva-
sive positive pressure ventilation to treat respiratory fail-
ure resulting from exacerbations of chronic obstructive
pulmonary disease:Cochrane systematic review and meta
analysis. BMJ,2003,326:185.

［5］Ferrer M,Esquinas A,Arancibia F,et al. Noninvasive
ventilation during persistent weaning failure:a random-
ized controlled trial. Am J Respir Crit Care Med,2003,
168(1):70-76.

［6］有创-无创序贯机械通气多中心协作组. 以"肺部感染
控制窗"为切换点行有创与无创序贯性通气治疗慢
性阻塞性肺疾病所致严重呼吸衰竭的多中心前瞻性
随机对照研究. 中华结核和呼吸杂志,2006,29(1):
14-18.

［7］Barnes PJ. Theophylline:new perspectives for an old
drug. Am J Respir Crit Care Med,2003,167(6):813-
818.

［8］Li H,He G,Chu H,et al. A step-wise application of
methylprednisolone versus dexamethasone in the treat-
ment of acute exacerbations of COPD. Respirology,
2003,8(2):199-204.

［9］Vondracek SF,Hemstreet BA. Retrospective evaluation of
systemic corticosteroids for the management of acute ex-
acerbations of chronic obstructive pulmonary disease. Am
J Health Syst Pharm,2006,63(7):645-652.

［10］Burgel PR. Antibiotics for acute exacerbations of chron-
ic obstructive pulmonary disease(COPD). Med Mal In-
fect,2006,36(11-12):706-717.

［11］McCrory DC,Brown C,Gelfand SE,et al. Management
of acute exacerbations of COPD:a summary and ap-
praisal of published evidence. Chest,2001,119:1190-
1209.

［12］Sethi S,Evans N,Grant BJ,et al. New strains of bacte-
ria and exacerbations of chronic obstructive pulmonary
disease. N Engl J Med,2002,347(7):465-471.

第 47 章

静脉血栓栓塞症

静脉血栓栓塞症(venous thromboembolism，VTE)是指血液在静脉内不正常地凝固，形成血栓，使管腔部分或完全阻塞。血栓(主要在下肢深静脉)可能脱落、进入并栓塞肺动脉，从而导致循环和呼吸功能障碍。因此 VTE 在不同阶段既可表现为深静脉血栓形成(deep venous thrombosis，DVT)或肺血栓栓塞症(pulmonary thromboembolism，PTE)。两者也可同时存在，VTE 是 DVT 和 PTE 的统称。近年来 VTE 诊断和防治的研究有了明显进展，最重要的是发现遗传性 VTE 患者的动脉心血管事件(急性心肌梗死、缺血性卒中和周围动脉病变)的发生率较一般人群和继发性 VTE 者高(约为一般人群的 3 倍)；其次是以 VTE 观念进行 DVT 和 PTE 的诊断、治疗和预防；此外，心脏超声检查、下肢深静脉超声检查、血浆 D-二聚体测定和螺旋 CT 肺动脉造影等一些无创检查在 VTE 临床诊断上已被广泛应用，减少了过去较多使用的静脉造影、肺动脉造影等创伤性检查。根据循证医学为基础的临床试验，美国胸科协会、医师协会、英国胸科协会、国际血管医学联盟和欧洲心脏病协会等相继发表了 PTE-DVT 诊断和防治指南，我国也出台了 VTE 诊断治疗和预防指南及相关检查操作规程，并将 VTE 的防治研究列入了国家科技攻关专题，从而使 VTE 的临床研究达到了新的水平。

一、流行病学

VTE 在西方国家已成为重要的医疗保健问题，是继冠心病和高血压后第三位最常见的心血管疾病。症状性 VTE 年发病率 1.0‰，平均为 1.3‰。对于重症医学科(ICU)的危重患者，尸检材料显示 PTE 发生率达 13.1%(57/436)，如果未采用预防措施，DVT 发生率高达 28%，而尽管已采取了预防措施，DVT 的发生率也可达 13%。据估计美国 VTE 年发病例数约 200 万，其中 DVT 占 70%，PTE(伴或不伴 DVT)占 30%，在欧洲每年 VTE 病例 150 万，其中 PTE 为 43.5 万。VTE 发病率在男性高于女性(但在生育期妇女略高)，40 岁以后发病率逐年增加。急性 PTE 误诊率、病残率高，首次发作表现为 PTE 的患者再次发生 PTE 的概率是首次发生为 DVT 患者的 3 倍，3 个月内再发率为 7.9%，病死率 17.4%，特别是血流动力学不稳定者病死率高达 25%，心源性猝死、右心衰竭、呼吸衰竭和复发性 PTE 是主要死亡原因，多数发生在发病后 2 周内，在美国每年因 PTE 而死亡的人数约为 50 000 人，是

心血管病第三位死因，病死率仅次于冠心病和卒中，急性 PTE 在西方国家是围术期和产褥期患者的首位死因，也是院内非预期死亡的最常见原因之一(约占 10%)。此外，经过治疗的 PTE 中 4% 可发展成慢性血栓栓塞性肺动脉高压，而在 DVT 中 33% ～50% 可发生血栓栓塞后综合征。我国目前尚无确切的有关 VTE 的流行病学资料。据北京朝阳医院和安贞医院对收住 ICU 的 202 例患者 VTE 发生率的前瞻性研究显示：在入住 ICU 时 DVT 发生率 11.9%。在住 ICU 期间，15% ～19% 患者新发生 DVT，其中三分之一为下肢近端 DVT，PTE 发生 9 例，其中 6 例猝死。国际研究的资料则显示 ICU 中 DVT 的发生率介于 5% ～31% 之间。北京协和医院的病理资料显示 PTE 尸解检出率为 3%(3/100)，解放军总医院的病理资料为 2.1%(31/450)，误诊率高达 81.6%，阜外心血管医院连续 900 例尸检材料表明段以上肺动脉的 PTE 占心血管疾病的 11.0%。国家"十五"攻关课题"肺血栓栓塞症规范诊断和治疗"等研究表明：近年来诊断 PTE 病例有增多趋势，很多医院所诊断的 PTE 病例数量呈 3～10 倍以上的增长，如北京协和医院，北京朝阳医院在 20 世纪 90 年代前，每年诊断病例数约 10 例，而近几年每年诊断达 100～200 余例，因此我国与西方国家一样，VTE 绝非少见病，它已越来越引起国内外医学界的重视，已成为当今研究的热点。

二、危险因素

VTE 是一种受遗传和环境因素影响的多基因、多因素疾病，血栓形成的基础是 1856 年 Virchow 提出的血管内凝血三要素：血管内膜损伤、血流停滞和血液高凝状态。因机械损伤、长期缺氧及免疫复合物沉着等引起的静脉内皮细胞损伤，使内皮下组织暴露，组织因子释放或表达，与选择素 P、E 和磷脂酰丝氨酸糖蛋白配基-1(PSGL-1)结合，并刺激血小板、白细胞黏附和凝血因子聚集，激活凝血反应链，在 VTE 发病中发挥启动和维持血栓形成的作用，而血液高凝状态和血流停滞也是静脉血栓形成的重要机制。

虽无任何危险因素存在的情况下，也可以发生 VTE，但绝大多数 VTE 患者都存在可引起血栓形成的上述病理生理改变的危险因素，他们可以是遗传性的，但绝大多数是继发性的，可单独存在，也可同时存在协同作用。增强意识、及时识别、常规评价(住院)患者有无 VTE 高危险因素存在，不仅有助于诊断，也有利于采取预防措施，减少

VTE 的发生。

（一）**医源性和环境相关危险因素**　大部分入住 ICU 的危重患者有多重 VTE 危险因素，有些危险因素在入住 ICU 时即存在，如高龄、肥胖、严重头颅创伤、腹部损伤、妊娠、败血症、卒中、因存在肝素所引起的血小板减少症而停用肝素、心功能衰竭或呼吸衰竭、既往 VTE 病史或有遗传性危险因素等，有些危险因素是患者在 ICU 治疗过程中出现，如制动、中心静脉置管、机械通气、血管活性药物、血液透析、药物镇静或肌松弛剂等。ICU 患者 DVT 和 PTE 发生率分别高达 26% ～32% 和 15%（5% 是致死性 PTE），尤其是外伤和休克患者 VTE 发生率可达 60%。5% 患者入住 ICU 前即有 DVT 存在，其中 10% ～30% VTE 在入住 ICU 病房第 1 周内发生。中心静脉置管患者 VTE 发生率为 4% ～9%，在插管后第一天即可能发生。因起病初期常无明显症状，发生率被低估。在下述情况更容易发生：①置管时间>6 天；②与置管部位有关，多寡依次为股静脉、颈内静脉、锁骨下静脉或腋静脉；③同时多部位置管；④年龄>65 岁或早产儿；⑤患者未使用肝素或处于血栓形成状态，伴发恶性肿瘤、脱水、组织灌注差等情况，或进行抗肿瘤药静脉治疗；⑥与插管材料有关，多寡依次为聚乙烯和聚氨酯、硅树脂、硅橡胶、涂膜聚氨酯；⑦插管未肝素化；⑧夜间仍中心静脉置管。

（二）**外科手术与创伤**　麻醉时间 30 分钟以上的大型手术，尤其当患者存在一些基础疾病（如恶性肿瘤）和其他易感因素（如老年）时，容易发生下肢近端 DVT（手术中和手术后当日发生率最高）和致死性 PTE，是最重要的 VTE 危险因素，其百分数在进行手术的 VTE 低、中危患者（定义见于 PTE 预防部分，下同）分别为 0.4、<0.01 和 2 ～4、0.4，在 VTE 高危、极高危患者则分别为 4 ～8、0.5 ～1.0 和 10 ～20、1 ～5，而相当大部分发生 VTE 是无症状的。围术期容易发生 VTE 与以下因素有关：术前禁食、禁水、术中卧床、全身麻醉（血管扩张、血液淤滞）、器械压迫损伤血管；失血多；术后脱水和使用止血药。在全髋关节、全膝关节置换术、严重创伤如髋骨或骨盆骨折、下肢骨折、泌尿科和妇科等盆腔手术（腿架位置不当）、腹部手术、胸腹部创伤、各种烧伤（特别是电击伤）、脊髓损伤、头颅损伤和昏迷时，发生 VTE 的危险性增加 6 ～22 倍。根据国内 493 例骨科住院患者的分析，DVT 发生率 25.5%。微创手术为便于内镜进入，常用气体扩张腹腔和腹膜外间隙，从而影响外周静脉回流，同时手术性广泛内部组织损伤（如带电操作的电热损伤）可能激活凝血过程，因此腹腔镜手术后，症状性 DVT 发生率 0.2%，而关节镜术后 DVT 发生率可达 0.6%。有研究报道在 303 例 PTE 中，因大手术及介入手术后发生的占 16.5%，多数在术后下床活动时发生，其中妇科、腹部手术各占 16%，胸部、下肢血管手术各占 14%，泌尿科手术 10%，骨科手术 8%（发生率较低与对患者进行预防性抗凝治疗有关）。

（三）**恶性肿瘤和其他内科疾病**　恶性肿瘤与 VTE 存在一定的生物关系，其 VTE 的发生率可达 4% ～20%，尸解发现发生率可高达 50%。有研究指出在 251 例住院 PTE 中 24% 存在恶性肿瘤，恶性肿瘤患者（尤其是已有转移的腹部和盆腔进展期肿瘤）发生 VTE 常是提示预后差的信号。发生 VTE 的肿瘤患者 1 年死亡率增加 3 倍。在实体肿瘤被发现前 1 年，VTE 发生率即比普通人群高 30%；血栓形成可能是肿瘤的前驱信号，当没有危险因素的患者出现 VTE 时，要警惕已有潜在癌存在（并常于 VTE 发生后 4 个月内得到诊断）或癌已存在并发生转移。VTE 发生与恶性肿瘤的病理类型无明显关系，与某些部位的肿瘤有关。急性髓性白血病、非霍奇金淋巴瘤、肾癌、卵巢癌、胰腺癌、胃癌、结肠癌、乳腺癌和肺癌等 VTE 发生率均较高（在癌症诊断后 3 ～6 个月时最高），恶性实体肿瘤近期大手术患者 VTE 发生率也高，是一般手术患者的 2 ～3 倍，如胶质瘤多在手术后 2 个月发生 VTE；而肿瘤化疗、近期接受抗血管再生治疗（如沙利度胺、来那度胺）、促红细胞刺激因子治疗和激素治疗（他莫昔芬）者 VTE 发生率也可达 4% ～50%。此外，癌症患者住院期间、肿瘤有近期转移或化疗前血小板数>$350×10^9$/L 者 VTE 发生率亦增加。此外内科疾病急性期住院的患者，因卧床并存在其他慢性基础疾病和（或）接受增加 VTE 危险性的治疗措施，发生 VTE 的危险性较普通人群增加 8 倍，75% 致死性 PTE 发生在内科患者。急性缺血性卒中伴瘫痪，急性心肌梗死和急性心力衰竭的住院患者，VTE 发生率分别为 25.9%、20% 和 15%；卒中后急性期的死亡原因约 25% 是由 PTE 引起；急性呼吸衰竭和严重感染脓毒血症患者也可增加 VTE 的发生。

（四）**妊娠和其他继发性危险因素**　妊娠期和产褥期是妇女 VTE 发生的高危期，发生率约 0.5‰ ～3‰，是非妊娠妇女的 5 倍（特别是年龄>40 岁、肥胖、手术性分娩尤其是剖宫产、多胎分娩或既往有 VTE 史患者发生 PTE 危险性更大）。VTE 易发生在妊娠的头 3 个月和围产期，66% 的 PTE 发生于产褥期。据美国和瑞典的材料统计：每年在每 1000 次生产中有近似一次 PTE 发生，在每 10 万次生产中发生 1 次致命性 PTE，因此在发达国家 PTE 是妇女产后死亡的第一位原因，而 DVT 在产褥期妇女中发生率也可增加 20 倍。其他主要的继发性危险因素包括卧床、长途旅行、既往 VTE 史、抗磷脂综合征、动脉硬化、安装起搏器、冠状动脉造影、射频消融术、静脉曲张、肥胖、脱水、激素治疗、高血压、糖尿病、代谢综合征、肝素引起的血小板减少症、高胱氨酸尿症和高胱氨酸血症。

（五）**遗传性或者自身免疫性疾病相关的危险因素**　参与凝血、抗凝、纤溶过程的部分抗凝蛋白缺乏和凝血因子活性因基因突变而异常增强，均可使血栓形成的风险增加，这被认为是发生 VTE 的遗传性危险因素。它们多以常染色体显性方式遗传，有明显的种族差异。据估计超过 60% 的血栓易感性与遗传因素有关。当一个 40 岁以下患者，不明原因反复发生 VTE，或呈家族性发病倾向，应进行包括抗凝血酶、纤溶酶原、Ⅻ 因子、蛋白 S 缺乏和蛋白 C 缺乏等易栓症的相关检查。与东方国家（仅占危险因素的 2%）相比，在西方国家危险因素属遗传性的高达 25%，而 Ⅴ 因子 Leiden 突变引起的活化蛋白 C 抵抗（APC-R）和凝血酶原基因 G20210A（PTG20210A）突变是白种人发生 VTE 最常见的原因而东亚人种罕见发生，其 APC-R 患者的 DVT 发生率较正常人高 3~7 倍(服用避孕药者则更高并可出现习惯性流产),VTE 发生率为 20%~60%(健康对照组 4%~6%);而 PTG20210A 突变的患者 DVT 发生率较正常人高 2.7~3.8 倍,VTE 发生率为 5%(健康对照<2%)。当患者同时携带两种遗传性危险因素时,DVT 复发的危险性会更高。据我国健康人群血浆抗凝蛋白活性水平调查:在 3489 例受检者中,抗凝血酶、蛋白 C、蛋白 S 缺乏的比例分别为 2.3%、1.1% 和 1.2%,显著高于欧美人群,提示抗凝蛋白缺乏可能是我国 VTE 发生最常见的遗传性危险因素。

已知自身免疫性疾病(如系统性红斑狼疮,抗磷脂抗体综合征等)处于活动期时由于血管内皮损伤和高凝等病生理机制会增加 VTE 的发生率。因此,当患者没有明显危险因素而发生了 VTE 或者多次早孕失败(在小于孕 10 周之内发生三次或者是更多的流产),建议做抗磷脂抗体和狼疮抗凝物的检测。

三、病理生理

急性 PTE 患者中有 10% 在症状发生后 1 小时内死亡,5%~10% 表现为低血压或休克,50% 表现为右心功能不全或推测有心肌损伤,因此 PTE 是 VTE 最严重的表现,其病理生理改变取决于肺动脉内血栓在纤溶系统作用下溶解、移位、机化和血流再通的结果,而患者的基础心肺功能和神经体液反应对发病过程也有重要影响。PTE 的栓塞部位在双肺多于单肺,右侧多于左侧,下肺多于上肺(与该处血流较多有关),多发较单发常见,约 70% 的栓子栓塞于主肺动脉、叶和段肺动脉。发生 PTE 后在栓塞部位的继发血栓形成也可能参与发病过程。肺栓塞的转归是血栓溶解或肺梗死,也可能因休克病情严重而死亡或产生慢性血栓栓塞性肺动脉高压(CTEPH)及复发性 PTE。

(一)静脉功能的改变 绝大多数(占 85%)PTE 以下肢静脉疾病开始,而以肺疾病终结,DVT 是源,PTE 是果。下肢 DVT 通常起始于腓肠静脉的静脉瓣,局限于小腿 DVT 的大部分血栓较小,是由细胞成分和纤维蛋白组成的机化体,可自溶或退缩使血流再通,因此很少因血栓脱落发生有临床意义的 PTE。如不进行治疗,33% 有症状的小腿 DVT 血栓可增大并沿血流向上延伸至腘静脉、髂静脉甚至下腔静脉,引起下肢近端 DVT,或逆血流下行使管腔阻塞下肢缺血。下肢近端 DVT 的血栓较大,很少发生自行完全溶解,因此容易使静脉管腔狭窄、局部血流停止而形成新血栓。突入管腔内较大不稳定的新鲜血栓(主要由纤维蛋白、红细胞及血小板组成)如不治疗,DVT 发生 3~7 天后约 50% 可因血流冲击或下肢活动挤压脱落而发生有症状的急性 PTE。DVT 未完全溶解的血栓,发生机化可引起静脉管腔狭窄或闭塞及静脉瓣功能不全,从而发生血栓栓塞后综合征,血栓反复形成者约 20% 可产生复发性 VTE。上腔静脉和右心腔血栓或上肢 DVT 也可是少数急性 PTE 的血栓来源,极少数血栓栓子可来源于肺循环本身、左向右心内分流的左心附壁血栓等,而下肢浅静脉炎因静脉管壁炎性增厚,血栓与管壁紧贴不易脱落,很少发生 PTE。

(二)循环功能的改变 血栓栓子阻塞肺动脉及其分支后,因机械阻塞作用、神经因素、血栓和肺血管产生的血管收缩因子如 5-羟色胺、二磷酸腺苷、血栓素 A2、白三烯肽类和前列环素 H2 等体液因素以及低氧引起肺动脉收缩,使肺血管床横截面积减少、肺血管阻力与肺动脉压力升高,右心室后负荷增大做功增加右室扩大。当肺血管床堵塞超过 30%~50% 时,上述改变表现明显,约 80% 急性 PTE 患者可发生肺动脉高压,mPAP 一般不超过 40mmHg(正常情况下 mPAP 12~16mmHg),但严重者可达 60mmHg。右心衰竭发生与肺动脉阻塞程度和患者是否存在基础心肺疾病有关。当肺循环阻力显著增加,右心室收缩压>50mmHg 才能维持足够心排血量时,可迅速导致右心室扩大和运动幅度降低、右心输出量下降,从而发生急性肺源性心脏病(acute cor pulmonale)。右心室压力中等程度升高又可导致室间隔左移,由于心包的限制,使左心室舒张末期容积减少和舒张期充盈功能减弱,而右心输出量下降,左心充盈减少,可致心搏量下降,其结果是体循环低血压或休克;主动脉低血压和右心房压升高,使冠状动脉灌注压下降,而同时存在的右心室室壁张力升高,导致右冠状动脉血流量进一步减少,特别是右心室内膜下心肌处于低灌注状态,加之 PTE 时右心室心肌耗氧量增加,可出现心肌缺血,诱发心绞痛,甚至心肌梗死,存在冠心病的 PTE 患者更易发生右心衰竭,而心排血量急剧降低使大脑血流灌注减少,还可引起晕厥。

(三)呼吸功能的改变 急性肺栓塞部位肺组织血流量减少,肺泡无效腔增大;无肺栓塞部位的肺组织血流量增大,局部导致通气血流比值下降,相对性肺低通气;血栓释放的 5-羟色胺、组胺、缓激肽、血小板活化因子和肺泡低 PCO_2 可引起支气管痉挛,通气阻力增加;肺栓塞部位肺泡表面活性物质分泌减少(24 小时内最明显),肺泡毛细血管膜通透性增高,间质和肺泡内液体增多或出血,导致肺顺应性和弥散功能下降、肺泡萎陷、肺不张;约 33% 患者因右房压升高可引起功能性闭合的卵圆孔开放,产生心内右向左分流,同时由于肺内原闭合的血管直接通路开放,产生肺内右向左分流;以上因素均可导致通气血流比例失调,静脉血混合占心排血量 10.5%~25.6%,从而引起肺泡动脉血氧分压差增大、低氧血症、代偿性过度通气(低碳酸血症),甚至呼吸功能不全。肺动脉发生栓塞后,若其支配的肺组织因血流受阻或中断可发生肺梗死(pulmonary infarction,PI),肺梗死若累及胸膜,可出现胸腔积液,由于肺组织接受肺动脉、支气管动脉和肺泡内气体弥散等多重氧气供给,当肺动脉栓塞时,阻塞部位远端的肺动脉压力降低,富含氧的肺静脉血可逆行滋养肺组织,所以急性 PTE 较少出现肺梗死,但若患者病情严重或存在基础心肺疾病,影响到肺组织的多重氧供,可能导致肺梗死。若急性 PTE 后肺动脉内血栓未完全溶解、栓子逐渐机化或反复发生 PTE,导致肺循环阻力和压力持续或进行性升高,可形成慢性血栓栓塞性肺动脉高压(chronic thromboembolism pulmonary hypertension,CTEPH),继而出现右心室代偿性肥厚和右心衰竭,发生慢性肺源性心脏病。

四、临 床 表 现

（一）急性 DVT 症状和体征　急性 DVT 可发生在全身任何部位的静脉，一般可分为三种类型，周围型、中心型和混合型。由于重力作用，下肢血流缓慢，易淤滞，当长期制动时易形成血栓，因此下肢 DVT 最常见也最重要，包括下肢近端（腘静脉及以上部位静脉）DVT 和小腿（腘静脉以下部位静脉）DVT 两种类型，前者静脉管腔大，分支少，血栓大，是急性 PTE 血栓的最主要来源，后者静脉管腔小，血栓小，通常无明显症状。因左髂总静脉受右髂总动脉和骶骨岬的骑跨压迫，使其血液回流受阻，故又以左下肢 DVT 更多见。不同类型 DVT 临床特点不同。值得注意的是 ICU 患者由于血管内植入物的频繁应用会导致一种特殊的导管相关性血栓。锁骨下静脉导管相关性血栓的发生率最低，只有 2%～10%，颈内静脉导管其次 40%～56%，发生率最高的是股静脉导管介于 10%～69%，其发生率伴随导管植入时间的延长而增加。

1. 下肢 DVT　见表 47-0-1。

（1）疼痛和压痛：疼痛多为坠痛或胀痛，一般在下肢深静脉阻塞处远端明显，久站或行走时疼痛加重，病变的深静脉周围触诊时常有局限性压痛，腓肠肌也有压痛，13%～48% 患者 Homan 征阳性（足背屈时可引起腓肠肌疼痛）。

（2）肿胀：患侧小腿或大腿周径（测定部位分别为胫骨粗隆下 10cm 和粗隆上 15cm）比对侧增粗超过 1cm，分别为小腿和下肢近端 DVT 的征象。可根据下肢水肿水平来判断病变部位：肿胀在小腿中部以下、膝以下、大腿以下或臀部以下和双侧下肢分别表示病变位于胫静脉、腘静脉、股静脉、髂总静脉和下腔静脉。严重肿胀的 DVT 可致患肢动脉痉挛，患肢可剧痛、股白肿和股青肿。

（3）浅静脉曲张、皮下静脉突出：因深静脉受阻后浅静脉代偿引起，多为慢性期侧支循环建立的表现，常发生在患侧病变深静脉周边。

（4）低热：一般不超过 38.5℃，如出现高热提示合并感染，如蜂窝织炎或淋巴管炎。

表 47-0-1　急性下肢近端 DVT 和小腿 DVT 的临床特点

下肢近端 DVT	小腿 DVT
大腿部或腓肠肌不适	腓肠肌疼痛
水肿	腓肠肌压痛
皮肤温度升高	组织肿胀
皮肤红斑	+/-水肿
沿受累静脉径路压痛	束状物极少见
束状物	
浅静脉扩张	
浅表侧支静脉隆起	

（5）患肢轻度发绀，局部皮肤温度升高，可出现红斑。

（6）束状物：邻近体表的深静脉如股静脉血栓形成时，常可在局部扪及静脉内的条索状血栓。

2. 上肢 DVT　上肢 DVT 是指腋静脉和锁骨下静脉血栓形成，约占全部 DVT 的 3%～15%，近年来随着锁骨下静脉插管、血管内支架的操作增多，上肢 DVT 发生率也较前增多（65% 的上肢 DVT 与中心静脉插管有关），其他还可因上肢异常用力引起，少数与肿瘤压迫有关。上肢 DVT 以右侧多见，常见于消瘦者，可在发病后 24 小时内出现临床表现。

（1）疼痛：上肢疼痛范围与受累血管有关，如局限于腋静脉，疼痛主要表现在患侧上肢前臂和手，发生在腋-锁骨下静脉时疼痛可累及整个患侧上肢、肩和前胸壁，伴患肢麻木不适、沉重感和活动受限，上肢下垂时疼痛和肿胀加重。

（2）肿胀：多在患侧上肢疼痛后发生，肿胀呈非凹陷性，可向上方扩展，并随用力而加重，随肢抬高、伸直或休息后减轻。中心静脉插管相关性 DVT 通常只有轻度肿胀。

（3）发绀：患侧上肢常呈轻度发绀，可伴患肢上臂和胸壁皮下浅静脉扩张，在发病初期可因伴有动脉痉挛而出现患肢皮肤温度降低，动脉搏动减弱或消失。

3. 下腔静脉或上腔静脉血栓形成

（1）下腔静脉血栓形成：系因下肢 DVT 向上延伸所致，因双下肢深静脉回流障碍，可表现为对称性水肿（易被忽略而漏诊）和躯干浅静脉扩张。

（2）上腔静脉血栓形成：多由肺、纵隔恶性肿瘤或转移的淋巴结压迫上腔静脉所致，除双上肢静脉回流障碍表现外，头颈部肿胀、颈前胸壁和肩部浅静脉扩张，可伴有头痛和原发疾病的症状。

需要强调指出的是 50%～80% 的 DVT 并无上述临床表现（以久卧床的 DVT 患者多见，尤其在围术期），由于近 50% 的下肢近端 DVT 可引起急性 PTE，90% 以上的 PTE 血栓来源于 DVT，故 DVT 又被称为无声的杀手。

DVT 重要的并发症主要是血栓形成后综合征（post-thrombotic syndrome，PTS），发生率 33%～50%，即因静脉瓣功能不全引起的浅静脉压力升高，导致站立或活动后出现患肢沉重感、疼痛、水肿、通常可引起下肢浅静脉曲张、小腿皮肤色素沉着、硬化、甚至形成溃疡及静脉性跛行等。反复持续出现上述情况时，应注意是否有复发性 DVT 发生。

（二）急性 PTE 症状和体征　见表 47-0-2。

1. 症状　急性 PTE 症状多种多样，无特异性，有典型征象患者不多，其症状轻重不仅取决栓子机械阻塞肺动脉的程度（血栓大小、多寡、栓塞部位范围）、发病速度（血管活性物质的释放），还与发病前患者的心肺功能状态有关，因此临床表现悬殊，可从 1～2 个段肺动脉栓塞引起的呼吸频速和憋气（近 7% 患者可无症状）到十几个段肺动脉栓塞引起的急性肺源性心脏病、右心功能不全和休克，甚至猝死，此外，PTE 的症状还可与原存在的其他基础疾病

表 47-0-2　国人 516 例急性 PTE 临床表现

症状	%	体征	%
呼吸困难	88.6	呼吸急促>20 次/分	51.7
胸痛	59.9	发绀	34.5
胸膜炎性	45.2	颈静脉充盈	20.2
心绞痛样	30.0	湿啰音	25.4
咳嗽	56.2	哮鸣音	8.5
咯血	26.0	心动过速	7.8
心悸	32.9	三尖瓣区杂音	41.9
晕厥	13.0	P2 亢进	41.9
惊恐和濒死感	15.3	单侧或双侧下肢水肿	28.9
		下肢静脉曲张	13.6

症状重叠,因此应仔细鉴别。

(1) 呼吸困难:最为常见,呈劳力性呼吸困难,尤其在活动后明显。迅速出现的单纯性呼吸困难由肺动脉较中心部位的 PTE 所致,因此当患者出现无其他原因解释的进行性呼吸困难(特别是伴发胸痛,约占 50% 以上的 PTE 患者)应想到 PTE 可能;对既往有心力衰竭或肺疾病的患者,呼吸困难加重可能是提示 PTE 的唯一症状。

(2) 胸痛:呼吸或咳嗽时胸痛加剧,多数为胸膜炎性胸痛,是由于远端肺动脉栓塞累及胸膜发生纤维素炎所致,据此可大致判断 PTE 部位。少数胸骨下心绞痛样胸痛发作,胸骨后压榨感,可向肩胛部和颈部放射,为体循环低血压、冠状动脉痉挛和右室张力增高使冠状动脉缺血,加之低氧血症和心肌耗氧量增加所致。

(3) 咳嗽:多为干咳,也可伴少许白痰或喘息。

(4) 咯血:提示肺梗死(和充血性肺不张)。多在肺梗死后 24 小时内发生,鲜红色,量不多,数日后变为暗红色。

(5) 晕厥:常见于主肺动脉 PTE,因急性高危和中危 PTE(既往称为大面积和次大面积 PTE)导致心排血量急剧降低,引起脑供血不足所致,为时短暂。

(6) 其他:因呼吸困难、过度通气和胸痛,可引起患者烦躁不安、焦虑等。

传统上,诊断 PTE 的"三联征"(呼吸困难、胸痛、咯血)同时存在者不足 1/5。低危 PTE(既往称为非大面积 PTE)者胸膜炎性胸痛多见,而高危和中危肺栓塞者,呼吸困难、晕厥、发绀和低血压或休克更为常见。

2. 体征

(1) 发热:多为低热,可持续 1 周,与出血性肺不张和肺梗死后出血坏死物质吸收有关,如表现为高热,应警惕感染或血栓性静脉炎。

(2) 呼吸系统征象:呼吸急促,频率>20 次/分,最高每分钟可达 40～50 次;肺栓塞病变部位听诊有时可闻及细湿啰音或哮鸣音,也可闻及肺血管杂音(在吸气相时杂音增强),可有胸膜摩擦音或胸腔积液体征。

(3) 心血管系统征象:心动过速或心律失常,可能有肺动脉高压和右心衰竭的表现,如 P2 亢进,三尖瓣反流性杂音,颈静脉充盈搏动增加,下肢水肿或心包摩擦音等。危重者可出现低血压、休克或心搏骤停。

(三) 急性 PTE 的分型　按照急性 PTE 的临床表现可分为以下 4 种类型:

1. 肺梗死(肺出血)型　突然胸膜炎性胸痛(使用麻醉药止痛常无效)、咯血、低热和血白细胞数增多,有胸膜摩擦音或胸腔积液,多见于周围段肺动脉栓塞者,病情不一定很严重。

2. "不能解释"的呼吸困难型　呼吸困难和气促,活动后加重,多由中、低危肺动脉血栓栓塞引起,可能是肺泡无效腔增加的唯一临床表现,此型较为常见。

3. 急性肺源性心脏病型　突然呼吸困难,发绀,有颈静脉怒张,肝脏肿痛,下肢水肿等右心衰竭表现,多见于两个以上叶肺动脉栓塞或肺动脉被广泛血栓栓塞者。

4. 休克型　表现晕厥、低血压或休克和心绞痛样胸痛,严重者可猝死(占 1%),多见于高危肺栓塞患者。

5. 其他　急性 PTE 后肺动脉内血栓未完全溶解或反复发生 PTE,导致肺循环阻力和压力持续或进行性升高,可形成慢性血栓栓塞性肺动脉高压,此型发病隐匿、缓慢,主要表现为重度肺动脉高压、右心室肥厚和右心功能不全,是临床进行性的一个类型。

另外,因肺动脉高压使卵圆孔开放,静脉血栓可经卵圆孔进入体循环发生矛盾性(动脉)栓塞(对年轻或不明原因发生脑卒中患者应想到发生矛盾性栓塞可能),但此种类型临床表现少见。

五、辅 助 检 查

(一) 血浆 D-二聚体(D-dimer,DD)测定　血浆 DD 是交联纤维蛋白在纤溶系统作用下产生的降解产物,是特异的纤溶过程标记物,在急性 PTE 或 DVT 时可异常增高大于 500ng/ml,但血浆 DD 在手术、创伤、急性心肌梗死、心力衰竭、妊娠、恶性肿瘤、肺炎等时也可增加,因此特异性低,诊断急性 PTE-DVT 的价值有限(尤其在老年人、住院患者或手术创伤者),但在急性 VTE 临床低度、中度可能性者,对大部分患者,优选高敏检测方法测定血浆 DD 有安全排除 VTE 诊断价值,特别是在没有合并其他基础疾病、既往无 VTE 史和出现 VTE 样症状时间短的较年轻患者,当 DD<500ng/ml 时,可除外急性 PTE-DVT 的存在,无需再做进一步影像学检查。不推荐 VTE 临床高度可能的患者进行 DD 检查(因为即使结果正常亦不能排除急性 VTE)动态监测异常增高的血浆 DD 水平还有助于对急性 VTE 病情发展的了解。酶联免疫吸附法(ELISA)、乳胶凝聚比浊法(两种测定方法敏感性和阴性预计值相似)和全血凝集测定法约可排除 30% 疑诊 VTE 患者,因此是较为可靠的检测方法。

(二) 动脉血气分析(arterial blood gas,ABG)和肺功能检查　由于呼吸功能不全和代偿性过度通气,约 80% 急性 PTE 患者表现为肺泡-动脉血氧分压差($P_{A-a}O_2$)增大,动脉血氧分压(PaO_2)和血二氧化碳分压($PaCO_2$)降低,如果 PaO_2 和 $PaCO_2$ 两者都正常有助于排除较大面积的急性 PTE。此外,急性 PTE 肺功能检查可显示肺泡无效腔(V_D)异常增高,潮气末二氧化碳分压($ET-CO_2$)减低,对急性 PTE 疑诊者,当 V_D 与潮气容积比值(V_D/V_T)超过0.4(正常值 0.3),肺通气功能正常时,应高度疑诊急性 PTE;反之,如果 $ET-CO_2$(正常值 31mmHg)及 V_D 为正常,则发生急性 PTE 可能性小甚至可排除,观察 PTE 患者的 $ET-CO_2$ 动态变化趋势,还可评价 PTE 是否复发或治疗疗效,由于 $ET-CO_2$ 及 V_D 测定为无创手段,对急性 PTE 患者无禁忌,因此可对急性 PTE 的诊断提供有价值的信息。

（三）心电图（ECG）　急性 PTE 患者心电图多可见异常,虽对诊断既不特异也不敏感,但 EKG 右心室负荷增加的征象对 PTE 诊断有提示作用,可与急性心肌梗死相鉴别。最常见的表现是窦性心动过速,当出现肺动脉压或右心负荷增高时可出现 $V_1 \sim V_4$、Ⅱ、Ⅲ、aVF 的 T 波倒置(多呈对称性类似"冠状 T"改变)和 ST 段异常、呈 $S_IQ_{III}T_{III}$ 型(即 Ⅰ 导联 S 波加深>1.5mm,Ⅲ 导联出现深 Q 波及 T 波倒置)、完全或不完全右束支传导阻滞、肺型 P 波、电轴右偏及顺钟向转位等。有时急性 PTE 心电图改变的程度与临床症状严重度不一致。ECG 异常在发病后即可出现,可呈一过性,随病程演变和治疗而时序性变化,因此多次心电图检查观察动态变化并结合病史临床表现进行综合分析,对提示 PTE 有更大意义。大约 25% 急性 PTE 患者 ECG 无异常改变。

（四）X 线胸片（CXR）　胸片在约 80% 急性 PTE 患者有提示诊断的异常表现(但缺乏特异性)。肺动脉阻塞征象:区域性肺纹理变细、稀疏或消失,肺野透亮度增高(Westermark 征),未受累部分肺纹理相应增多(即肺血流与分布不匀);肺动脉高压及右心扩大征象:右下肺动脉干增宽或伴截断征,肺动脉段膨隆,上腔静脉、奇静脉扩大以及右心室扩大;肺组织继发改变:肺片状阴影,尖端指向肺门的楔形阴影(Hampton 驼峰征),肺膨胀不全或肺不张,患侧或严重侧横膈抬高,或合并少至中量胸腔积液。X 线胸片可提供心肺的全面情况,既经济又便于随访,对疑诊急性 PTE 和鉴别其他胸部疾病有很大帮助,但仅凭 CXR 不能确诊或排除 PTE。

（五）超声检查　超声检查可以发现下肢静脉血栓,以及右室扩张、室间隔受压、三尖瓣反流流增加等征象。有证据显示至少 25% 的 PTE 患者存在右心室的扩张,尽管诊断方法不同,但是主要还是依靠观察三尖瓣的反流速度和右心室扩张来诊断 PET。对于那些怀疑 PET 的重症患者,床旁超声心动图检查非常有帮助。如果患者出现了休克或者低血压,而超声心动图的检查不提示其同时存在右心室过负荷或者功能障碍,那么可以除外是由于 PET 导致的该血流动力学紊乱。

（六）DVT 相关影像学检查　国人 520 例急性 PTE 和 248 例大面积或次大面积 PTE 中有下肢 DVT 的分别为 58.5%、81.6%,因此下肢 DVT 是急性 PTE 血栓栓子的主要来源,而大多数下肢 DVT 无明显临床症状和体征,对每例疑诊 PTE-DVT 患者均应及时有针对性地选用下列检查进行筛查,当任何一项阳性即可诊断 DVT,诊断手段包括:

1. 多普勒加压静脉超声（DCVUS）　因无创、可重复、价廉,能在床旁进行,可作为下肢 DVT 的最初筛选检查,特别适合于有症状下肢近端 DVT 的诊断,敏感性 95%,特异性 98%,对无症状下肢近端 DVT 或小腿 DVT 敏感性较低,分别是 62% 和 48%,对非闭塞性和复发性 DVT 诊断的敏感性也低。应对中心静脉置管的疑诊 DVT 患者沿导管进行仔细的深静脉超声检查。对 DCVUS 阴性仍疑诊 DVT 患者可在 5 ~ 7 天后重复此检查,如结果仍阴性而测定血浆 DD 也正常,可排除有临床意义需抗凝治疗的急性 DVT。

2. 下肢深静脉核素显像（RDV）　有两种显像方法: ^{99m}锝(^{99m}Tc)标记人血白蛋白静脉显像及 ^{131}碘(^{131}I)人血纤维蛋白原静脉显像,两者诊断 DVT 的敏感性、特异性均达 90%。静脉核素显像 DVT 征象:完全或不完全性血流梗阻,侧支循环形成,静脉功能异常,血流逆流入浅静脉和浅静脉代偿性增粗扭曲。RDV 可与肺灌注显像联合进行,以简化 VTE 诊断过程。

3. CT 静脉造影（CTV）　CTV 实际上是间接的下肢静脉造影,是在 CT 肺动脉造影（CTPA）完成后 2 ~ 3 分钟进行下腔和双下肢深静脉扫描(不需要额外注射对比剂),除肺动脉外,可同时了解下腔静脉、髂静脉、盆静脉和双下肢深静脉有无血栓等情况,因此不仅诊断 DVT 敏感性 97%,特异性 100%,也提高 CTPA 诊断 PTE 的敏感性和特异性(特别是对不典型段以下肺动脉栓塞影像异常改变者)。由于 CTV 还能提供除 DVT 之外腹部、盆腔脏器和下肢有无病变的依据,为诊断和鉴别诊断提供更多信息,因此优于下肢静脉多普勒超声检查,其缺点是需接触较多剂量的放射线和对比剂相关性肾损害。急性 DVT 的征象:静脉充盈缺损、管腔狭窄及阻塞,或管腔扩张、静脉周围水肿和侧支循环(慢性 DVT 表现为血栓边缘不规则、血管壁钙化、局限性或弥散性增厚,管腔小于伴行动脉)。

4. 磁共振静脉造影（MRV）　对急性 DVT 诊断的敏感性及特异性均可高达 99% ~ 100%,能同时显示下腔静脉、盆腔静脉、双下肢深静脉血栓情况,有潜在鉴别急、慢性血栓的功能,对无症状 DVT 诊断也具有很好的临床应用前景。MRV 使患者不接受电离辐射,不用对比剂,并可同时进行磁共振肺动脉造影,了解肺动脉有无血栓。

5. 肢体阻抗容积图（IPG）　测定大腿袖带充气前后小腿血流容量变化时电阻抗改变,评价下肢深静脉血流速度,从而间接诊断 DVT。诊断有症状下肢近端 DVT 和闭塞性下肢 DVT 的敏感性和特异性分别为 92% ~ 98% 和 90%,诊断无症状或非闭塞性下肢近端 DVT 和小腿 DVT 敏感性仅 20%。当存在下列情况者,IPG 可产生假阳性:动脉血流量减少(充血性心力衰竭、休克、动脉硬化)、中心静脉压增高(如心脏压塞)、COPD、妊娠、腹部肿瘤和包块使下腔静脉受压或阻塞、腹腔内压增高(大量腹水、过度肥胖)、下肢肌肉紧张,此外 IPG 不适合检测上肢 DVT 及已形成侧支循环再通的慢性 DVT。由于 IPG 可能引起医源性 DVT,现临床已很少应用。

6. X 线静脉造影（CV）　可清楚显示静脉血栓阻塞的部位、范围、形态和侧支循环情况,还可进一步了解盆腔、腹腔内静脉系统的血栓形成情况,因此是诊断 DVT 的金标准,诊断敏感性及特异性接近 100% 。本方法属有创性检查,可引起局部疼痛、静脉损伤及过敏反应,严重时可致肾衰竭,偶致栓子脱落可发生肺栓塞,因此不宜作为筛查手段,目前主要用于经无创检查仍不能确诊的高度疑诊 DVT 者。

(七) PTE 相关影像学检查

1. 螺旋 CT 肺动脉造影(CTPA)　CTPA 属解剖显像,随着新一代 16 层和 64 层等多排螺旋 CT(MDCT)问世(显示 1mm 层厚、0.6mm 间距重建图像对亚段肺动脉的显示率达 93% ,对 5 级肺动脉的显示率达 72%),由于敏感性 83% (结合 CT 静脉造影敏感性 90%)和特异性 96% ,结合一致的临床可能性评估,阳性预测值和阴性预测值高(如其结果与临床可能性评估不一致,需结合其他检查),又属无创检查安全性好(也适合重度肺动脉高压或老年患者),操作快捷,较经济,已成为最常用的急性 PTE 确诊手段和中低危急性 PTE 首选检查,基本可替代肺动脉造影,被认为是 PTE 诊断方法上的革命。CTPA 的 PTE 直接征象:可显示肺动脉充盈缺损,血栓累及范围、形状、大小、与血管壁关系,管壁不规则狭窄和排空延迟,还可确定血栓的新旧及与 CTEPH 的鉴别:新鲜血栓呈圆形凸出,充盈缺损常位于肺血管中心(如偏心性或附壁性充盈缺损,与管壁呈锐角),被梗阻的血管增宽(陈旧血栓呈圆凹形,常附着血管壁与管壁呈钝角,被梗阻的血管变窄,管壁不规则增厚);PTE 间接征象:肺血管、血流分布不均匀,肺栓塞区与正常血运区或实变肺组织与非实变组织间在灌注期可显示马赛克征(mosaic perfusion),肺动脉增宽,肺梗死或肺实变,右心房、右心室增大,胸腔积液或心包积液。单层螺旋 CTPA 对亚段肺动脉及以下水平的肺栓塞诊断率约 6% ,结合 CT 静脉造影、核素肺通气/灌注扫描可提高检出率。CTPA 还能为急性 PTE 与其他肺血管病,肺实质、纵隔和胸膜疾病鉴别诊断提供依据(当 PTE 被排除时可能做出另一正确诊断),也是评估 PTE 严重度、指导治疗和评价疗效的可靠方法,而 MSCT 还可兼顾右心功能和下腔静脉、下肢 DVT 检查,缺点是不能得到血流动力学资料。

2. 核素肺通气/灌注显像(V/Q)　肺 V/Q 属无创伤性检查,患者接受放射剂量小,对段或亚段肺动脉栓塞的诊断有独到价值,因此是急性 PTE 重要的诊断方法。急性 PTE 的典型征象是呈肺段分布的肺灌注缺损,与肺通气显像或 X 线胸片不匹配。肺 V/Q 扫描结果可分为三类:①PTE 高度可能:至少 2 个或更多肺段大小的局部肺灌注缺损而肺通气显像良好或 X 线胸片无异常,如临床 PTE 高度可疑,可诊断 PTE;②正常:可排除 PTE;③非诊断性异常:其征象介于 PTE 高度可能与正常之间,不能诊断和排除 PTE,但在临床低度可疑者可排除 PTE,尤其下肢近期超声科查无 DVT 者。肺 V/Q 是功能性检查,不能够直接显示肺动脉管径及栓子,而是依据肺动脉栓塞后继发的肺实质血流灌注缺损来间接诊断 PTE,由于任何能影响肺血流灌注的心肺疾病(如左心衰竭引起肺静脉高压、COPD、肺叶切除术后)、缺氧、重度吸烟、肺血管外压等均可出现肺灌注缺损,而当栓子不完全阻塞肺动脉时,核素

肺灌注显像又可能显示其累及范围仍存在血流灌注,出现假阴性结果,因此肺 V/Q 敏感性高,特异性低,仅能在约半数可疑患者中诊断或排除 PTE。肺 V/Q 显像可应用于既往没有严重心肺疾病或 PTE 病史,且同期 CXR 无异常的疑诊 PTE 患者的诊断(否则容易因假阳性造成 PTE 过度诊断),也推荐作为肾功能不全者、对比剂过敏者或妊娠妇女的一线检查,结合患者发生 PTE 临床可能性或进行肺 V/Q 断层显像可提高 PTE 诊断的敏感性和特异性。

3. 磁共振肺动脉造影(MRPA)　在单次屏气下(20 秒内)完成 MRPA 扫描,可确保肺动脉内较高信号强度,可直接显示肺动脉内栓子及 PTE 所致的低灌注区,对 PTE 做出诊断(段以上肺动脉栓塞诊断的敏感性和特异性分别为 85% 和 96%),而 Gd-DTPA 增强 MRPA 有利观察外周肺动脉栓子。磁共振检查虽无电离辐射,不使用含碘对比剂,可以重复,任意方位成像,但扫描时间长,重症患者不易耐受,目前仅作为 PTE 诊断的二线检查方法,可用于有肾功能严重受损或碘对比剂过敏患者。

4. 肺动脉造影(PAA)　PAA 属有创性检查,诊断 PTE 的敏感性 94% ,特异性 96% ,是诊断 PTE 的"金标准"与参比方法。PTE 直接征象:肺动脉内对比剂充盈缺损,伴或不伴轨道征的血流阻断,可以发现肺动脉亚段当中直径 1~2mm 的栓子;PTE 间接征象:肺动脉对比剂流动缓慢,局部低灌注,静脉回流延迟。PAA 的严重并发症发生率为 1.5% ,死亡率为 0.2% ,特别容易发生在有重度肺动脉高压的患者。PAA 目前仅用于经其他无创检查不能确诊或与临床评估矛盾的高度疑诊 PTE 者及与复杂心肺血管疾病的鉴别诊断、或为介入治疗提供最佳解剖学和血流动力学监测肺动脉压。

5. 超声检查　在床旁进行经胸超声(TTE)或经食管超声(TEE)是对疑诊急性高危 PTE 或围术期疑诊 PTE 患者的首选检查,对于休克或低血压患者超声未发现右室负荷增大或右心功能不全,可排除 PTE,超声也是对急性 PTE 临床中度或高度疑诊患者的重要筛查手段。国人 520 例急性 PTE 患者 TTE 研究表明,6% 可显示主肺动脉或左右肺动脉血栓,有直接确诊价值,而经食管超声检查检出主肺动脉 PTE 的敏感性为 97% ,特异性 88% 。国人 248 例急性大面积或次大面积急性 PTE 患者的 TTE 检查,99.2% 可显示有右心室功能障碍或其他对 PTE 诊断有支持意义的下述至少一项间接征象:右室壁局部运动幅度降低、右心室和(或)右心房扩大、右心室横径/左心室横径增大、右房室内血栓、室间隔左移运动异常、左室腔变小呈"D"字形、近端肺动脉扩张、三尖瓣反流速度增快(>2.8m/s)和反流压差>30mmHg、下腔静脉扩张(吸气时不萎陷);此外,TTE 对 PTE 临床分型和危险分层、评估预后(右室功能障碍者预后较差)、鉴别急性 PTE 和 CTEPH、除外疑似急性 PTE 的急性心肌梗死、心源性休克、主动脉夹层、心脏压塞、急性瓣膜功能不全等其他心脏危重症及指导治疗均有重要价值。

上述影像学检查是急性 PTE-DVT 确诊和排除的主要依据,应树立 VTE 观念恰当地选择检查手段,互补各种检查方法的优劣,密切结合患者发生 PTE-DVT 临床可能性,

综合分析检查结果（表 47-0-3）。

表 47-0-3　根据临床可能性确诊 VTE 的标准

诊断方法	VTE 临床可能性		
	低度	中度	高度
排除 DVT			
X 线静脉造影正常	√	√	√
静脉核素显像正常	√	√	×
血浆 D-二聚体<500μg/L	√	√	×
下肢近端加压静脉超声检查阴性	√	√	×
螺旋 CT 静脉造影检查正常	√	√	×
诊断 DVT			
X 线静脉造影提示 DVT	√	√	√
静脉核素显像示 DVT 改变可能	√	√	√
下肢近端加压静脉超声检查提示 DVT	√	√	√
螺旋 CT 静脉造影检查提示 DVT	√	√	√
排除 PTE			
CTPA 或肺动脉造影正常	√	√	√
肺灌注扫描正常	√	√	×
血浆 D-二聚体<500μg/L	√	√	×
肺 V/Q 扫描非诊断性异常及下肢近端加压静脉超声检查阴性	√	×	×
单层螺旋 CTPA 检查正常及下肢近端加压静脉超声检查阴性	√	√	×
多层螺旋 CTPA 检查正常	√	√	×
诊断 PTE			
肺动脉造影提示 PTE	√	√	√
肺 V/Q 扫描 PTE 高度可能	×	√	√
下肢近端加压静脉超声检查提示 DVT△	√	√	√
螺旋 CTPA 发现段或更近端肺动脉血栓*	√	√	√

注：√表示可以排除或诊断 PTE，×表示不能诊断或排除 PTE，△若超声波仅发现远端 DVT，需进一步检查，* 若 CTPA 仅提示亚肺段血栓需进一步检查

　　复杂病例的鉴别诊断应采用综合影像学检查。CTPA 联合下肢静脉加压多普勒超声，可作为急性 PTE-DVT 影像学最佳检查方法；床旁超声配合下肢静脉超声检查可及时发现右心室负荷增加和 DVT 的存在，大大提高超声检查在急性 PTE，尤其在高危急性 PTE 中的诊断价值，为在床旁及时、快速诊断血流动力学不稳定的急性 PTE，提供了可靠而便捷的手段；CTPA 和 CTV 联合扫描技术或肺 V/Q 联合 RDV 显像以及 MRPA 和 MRV 联合扫描均可以

简化 VTE 诊断流程，提高 PTE-DVT 的诊断率；下肢 DVT 的相关检查对肺栓塞 CTPA 或肺 V/Q 影像表现不典型可疑病例的确定诊断、有创导管检查及介入治疗（如下腔静脉滤器置入）方法的选择均有重要意义；有创 PAA 检查仅用于经过无创检查仍不能确诊 PTE 的疑难病例和进行介入治疗；应重视矛盾性栓塞诊断，CTPA 和超声是最理想的检查方法；而规范的影像学检查技术程序、阅片医师的专业技能与经验及临床医师的知识经验和病史的了解对 VTE 影像诊断结果有重要影响。

六、诊　　断

　　应提高对 VTE 的诊断意识，尤其是 PTE，当患者出现突发原因不明的呼吸困难/难以纠正的低氧血症、晕厥、低血压/休克、心脏骤停，或胸痛、咯血、X 线胸片显示肺部阴影和胸腔积液时，如同时存在下列一种情况应考虑急性 PTE 可能：①双侧下肢不对称性肿胀或下肢静脉超声检查有 DVT 者；②患者有发生 VTE 危险因素；③症状与心肺体征不相称或难以用心肺基础疾病解释；④在创伤、围术期或较长期制动后下地活动时发生；⑤突发明显的呼吸困难，但患者可平卧；⑥急性右心室负荷增加的临床表现；⑦心电图提示有明显右心室负荷过重的表现，患者既往无慢性肺部疾病史；⑧超声心动图提示肺动脉高压和右心室增大、功能不全的表现，但无右心室肥厚，尤其是当左心室功能正常时。而当出现单侧下肢肿痛和浅静脉曲张可能是下肢 DVT。VTE 的诊断策略包括以下三方面。

　　（一）急性 PTE 临床可能性评估　对不明原因发生呼吸困难、呼吸频速、胸痛或晕厥疑似急性 PTE 临床表现患者，首先应进行急性 PTE 临床可能性评估：①有否发生 VTE 的危险因素；②结合病史、体检和 CXR、EKG、BGA 检查，综合分析能否除外 PTE 以外的其他诊断。患者如具备上述两项情况属急性 PTE 临床高度可能，具有两项之一者属 PTE 临床中度可能，两项皆无者属 PTE 临床低度可能。急性 PTE（DVT）临床可能性评估也可采用评分方法（参见附录），对评估为急性 PTE（DVT）临床低度、中度可能患者，如联合血浆 D-二聚体检查<500μg/L，则基本可排除急性 PTE（DVT）诊断。

　　（二）确诊急性 PTE　对评估为急性 PTE 临床高度可能患者或经上述评估仍不能排除的可疑 PTE 患者，应根据患者病程及时选择 CTPA、肺 V/Q、超声心动图和下肢加压静脉超声、MRPA 或 PAA 检查，其中任一项阳性即可确诊，对仍难于确定者，可进行多项确诊措施以求相互印证。对血流动力学不稳定的可疑急性高危 PTE 患者可行急诊 CTPA 或床旁超声（和下肢静脉超声检查），应在就诊后 1 小时内完成。CTPA 检查已被广泛应用，可作为急性 PTE 一线检查，宜在 24 小时内完成。对不能进行 CTPA（如肾功能不全、孕妇）或对碘对比剂过敏患者可进行肺 V/Q 显像或 MRPA。对经上述无创检查仍不能确诊的可疑 PTE 患者才考虑进行 PAA 确诊（或排除）PTE，疑诊急性高危和非高危 PTE 的诊断流程见图 47-0-1 和图 47-0-2。

　　（三）划分急性 PTE 临床类型　急性 PTE 的严重程

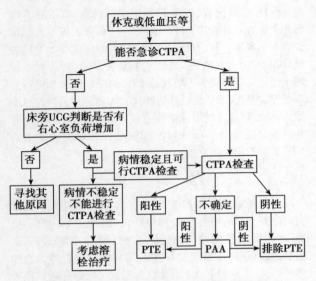

图 47-0-1　疑似急性高危 PTE 诊断流程

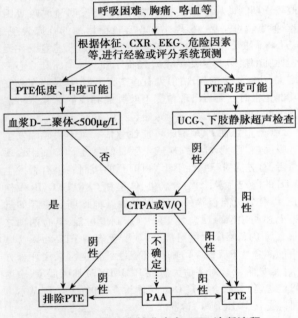

图 47-0-2　疑似急性非高危 PTE 诊断流程

度应依据与 PTE 相关的早期死亡风险进行评估,休克与低血压是早期死亡的高危标记,右心功能不全与短期死亡率增加相关,肌钙蛋白 T、I 异常升高则增加短期死亡风险。根据患者的临床特征、右心功能不全表现(如 CTPA 示右室增大,超声示右室运动幅度降低、右心漂浮血栓、卵圆孔未闭),和心肌损伤标记物(如血浆肌钙蛋白 I 或 T、血清脑钠肽(BNP)或 N 末端脑钠肽(NT-proBNP)水平异常增高),分为高危及非高危 PTE,替代以往可能引起误解的解剖学的评估(即大面积 PTE、次大面积 PTE 及非大面积 PTE)。

1. 高危 PTE　发生率5%,临床以休克和持续低血压(收缩压<90mmHg 或较患者血压基础值下降≥40mmHg,持续时间>15 分钟,除外新发生的心律失常、低血容量、感

染中毒等其他原因所致血压下降)为主,或多器官衰竭组织灌注差,或表现为心跳呼吸骤停。有右心功能不全表现及心肌损伤标志物阳性者早期死亡风险率大于15%。

2. 中危 PTE　发生率30%,不符合高危肺栓塞的诊断标准,但心肌损伤标记物阳性或右心功能不全(如超声心动图有右心室功能障碍表现或右室运动幅度<5mm,或右室舒张末期前后径/左室舒张末期前后径比值>0.6 或右室横径/左室横径比值>1.0,或临床上出现右心功能不全的表现)。早期死亡风险率3%~15%。

3. 低危 PTE　发生率65%,不符合以上情况者为低危肺栓塞。早期死亡风险率<1%。

上述这种危险分层亦可用于疑诊的 PTE 患者。

(四)寻找急性 PTE 的成因——DVT　DVT 和 PTE 是不可分割的整体,是 PTE 最主要的血栓来源及 PTE 发生的主要标识,因此应树立 VTE 观,对每个疑诊或已确诊急性 PTE 患者,均应同时寻找 PTE 成因,进行 DVT 检查(不管患者有无 DVT 症状体征),这对于确诊 PTE 及明确栓子来源有重要价值(反之,当患者先已确诊 DVT 时也应该同时检查有无 PTE),这对指导治疗(特别是抗凝疗法的时间和强度)评价预后也有重要意义。应对确诊的 DVT 类型、严重程度、病程(是特发性的、还是继发性的,是初发的、还是复发的)以及与 PTE 发病的联系作出评价。经积极寻找仍不能明确由已知易栓症或其他继发性 VTE 危险因素引起的 VTE,称为特发性 VTE(idiopathic venous thromboembolism,IVTE),它是一种慢性疾病状态,对其中反复发生 VTE 和双侧下肢同时发生急性 DVT 者应警惕有否潜在恶性肿瘤发生,需注意认真筛查和鉴别,对未发现恶性肿瘤的患者要定期随诊,观察时间至少2年。

七、鉴 别 诊 断

在 VTE 中,尤以急性 PTE 容易与其他疾病相混淆被漏诊与误诊,其后果也更严重,因此应详细询问病史,注意症状发作方式、体征,认真加以鉴别,需要鉴别的主要疾病包括:

(一)肺炎　当急性 PTE 患者有咳嗽、咯血、呼吸困难、胸膜炎性胸痛,胸片出现肺部阴影,尤其合并发热时,极容易误诊为肺炎。肺炎有相应的全身和肺部表现,如高热、寒战、咳脓性痰,外周血白细胞计数增高、痰涂片及培养病原体阳性,抗感染治疗有效。而急性 PTE 患者有发生 VTE 的危险因素,可发现下肢 DVT 和呼吸循环系统的相应异常表现。肺炎患者发作低氧血症时通过吸氧或者呼吸机支持氧合往往很快得到改善,而 PET 的患者则不明显。

(二)冠状动脉硬化性心脏病(心绞痛或心肌梗死)　19%的肺梗死者可合并心绞痛,而部分急性 PTE 患者的 EKG 因肢体导联出现 ST-T 改变,T 波倒置或胸前导联呈"冠状 T",同时存在气短、胸痛,并向肩背部放射,在血清心肌酶不升高或轻度升高时,容易被误诊为冠心病心绞痛。急性 PTE(特别是大面积 PTE)和急性心肌梗死的临床表现也相似,可剧烈胸痛、休克,甚至猝死,32%患者血浆肌钙蛋白升高,或血清 CK、CK-MB 升高,而且常出现类

似急性非 Q 波性心肌梗死心电图图形，含服硝酸甘油症状不能缓解，所以极易被误诊为急性心内膜下心肌梗死，但心绞痛或心肌梗死患者多有冠心病或高血压史，年龄较大，心肌梗死的 EKG 呈特征性动态演变过程，即面向梗死区导联出现异常 Q 波、ST 段抬高、T 波倒置，胸前各导联 T 波倒置的程度多从右向左逐渐加深（急性 PTE 的 $T_{V_{1-4}}$ 倒置是从右向左逐渐变浅，ST 段抬高少见），而且 S_I 加深，不完全右束枝传导阻滞或 $S_{V_{1,2}}$、V_{5R} 挫折、粗钝者少见，此外，呼吸困难不一定明显。

（三）血管神经性晕厥　急性 PTE 发生晕厥常被误诊为血管神经性晕厥或其他原因所致晕厥。单纯性晕厥多见于体质瘦弱的女性，多有诱因及前期症状，容易在炎热拥挤的环境疲劳状态下发生；排尿性晕厥多见于年轻男性，发生在排尿时或排尿后；咳嗽性晕厥多见于存在慢性肺病的中老年男性；心源性晕厥多有心脏病史，晕厥发生突然，发作时心电图呈心动过缓、室扑或室颤甚至停搏。对不明原因晕厥者应注意询问有无发生 VTE 的危险因素，有无下肢 DVT 和低氧血症，应警惕急性 PTE 的发生。

（四）主动脉夹层　多有高血压史，起病急骤，呈刀割样或撕裂样胸背痛，较剧烈，与呼吸无关，可向腹部或下肢放射，发绀不明显，病变部位有血管杂音和震颤，周围动脉搏动消失或两侧脉搏强弱不等，胸片常显示纵隔增宽，心血管超声和增强螺旋 CT 扫描或磁共振成像可见主动脉夹层征象。

（五）急性心脏压塞　症状与急性 PTE 相似，但体格检查有颈静脉怒张、心浊音界扩大、心音遥远、肝颈静脉反流征阳性；ECG 呈低电压、普遍性 ST 段弓背向下抬高、T 波改变；超声见心包积液。

（六）急性呼吸窘迫综合征（ARDS）　常出现于以往无心肺疾病史患者，多存在发生 ARDS 的相关疾病（危险因素），包括严重的感染、休克、创伤、大面积烧伤、吸入毒物、溺水、急性胰腺炎及氧中毒等。临床表现为急性呼吸窘迫，呼吸频数，RR>28 次/分；发绀，明显低氧血症，氧合指数（PaO_2/FiO_2）<200mmHg，常规给氧不能缓解；X 线胸片典型表现呈双肺大片状浸润阴影；临床上可除外心源性肺水肿（PCWP<18mmHg）。但是，此类患者往往通过有创或者无创正压通气可以很快改善低氧症状，而 PET 不具有此特点。

（七）非血栓性（脂肪、羊水、空气、感染性栓子等）肺栓塞　患者有非血栓性肺栓塞的相关病史和临床表现，如脂肪栓塞主要发生在严重创伤特别是长骨骨折者，临床表现为呼吸困难、脑功能障碍及皮肤瘀斑，CTPA 检查显示肺动脉腔内有小圆形或连续充盈缺损，移动快可嵌顿于相应末梢肺血管。

（八）其他原因所致胸腔积液　急性 PTE 患者胸腔积液需与结核性、细菌性、恶性肿瘤及心功能衰竭等其他原因胸腔积液鉴别。结核引起胸腔积液者常有低热、盗汗、结核菌素皮肤试验呈强阳性；细菌性胸液白细胞计数增多，常伴肺炎；恶性肿瘤性胸液可找到癌细胞，多伴有原发性肿瘤。急性 PTE 胸液多为血性渗出液（少数也可因为右心功能不全引起的漏出液）、少或中等量、1～2 周内可自然吸收，胸片有吸收较快的肺部浸润阴影或肺动脉高压征象，有胸痛、咯血、呼吸困难或下肢 DVT，一旦考虑到急性 PTE，就不难与胸腔积液的其他病因鉴别。

（九）特发性肺动脉高压　多见于生育期女性，可有 PTE 相似症状，但多呈慢性病程，亦无下肢 DVT，CTPA 检查主肺动脉及左右分支明显扩大，管壁光滑，无充盈缺损狭窄或缺支改变，也无肺动脉截断征象，肺灌注显像一般正常或缺损区呈弥漫性稀疏，肺动脉造影显示肺动脉呈"剪枝"样改变，UCG 检查可显示右心室肥厚、扩大。

（十）肺血管炎　有时累及肺动脉的大动脉炎（约占 50%）和白塞病可出现疑似肺栓塞的临床表现。前者多发生在肺动脉的单侧，右侧多于左侧（右上叶多发）；后者主要见于青年男性，常有咯血，因可引起肺动脉瘤样局部扩大及动脉附壁原位血栓形成，核素肺灌注显像呈节段性肺灌注缺损，CTPA 检查肺动脉可显示血管壁增厚，受累肺动脉狭窄变细或闭塞，类似肺栓塞的缺损，下肢超声静脉有血栓形成，极易被误诊为 PTE-DVT。大动脉炎的其他病变如无脉和白塞病的反复发作性口腔、外阴溃疡、眼炎和皮肤针刺试验阳性等表现，以及在其他任何部位可引起大中动脉炎（表现瘤样局部扩大或狭窄）和大中静脉（表现为上、下腔静脉狭窄或四肢尤其是下肢血栓性静脉炎），胸部影像学表现为肺门增大呈团块或结节影，有助于鉴别诊断。

（十一）高通气综合征　又称焦虑症，多见于年轻女性，一般情况好，无器质性病变，常有精神心理障碍，情绪紧张为诱因，表现为发作性呼吸困难，全身不适，过度通气，$PaCO_2$ 降低，呈呼吸性碱中毒，心电图有时可有 T 波低平或倒置等，症状可自行缓解，但可反复发生。

（十二）先天性肺动脉发育异常　先天性一侧肺动脉缺如：多发生在右肺动脉，患侧肺纹理稀疏（健侧肺血管增粗、肺血流增多），肺容积减小，在肺动脉分岔部呈现截断征，盲端光滑，右心房室增大，可单独发生，也可合并其他心血管畸形，患者幼年起病，活动后气短，反复肺部感染，咯血等。先天性肺动脉狭窄：多发性外周肺动脉分支狭窄，呈粗细不均串珠样改变，有肺动脉高压征象。

（十三）肺动脉肿瘤　原发性肺动脉肿瘤：胸片显示肺门呈"三叶草"征或 CTPA 在肺动脉腔内呈结节或分叶样充盈缺损，呈膨胀性生长，增强后不均匀强化，X 线影像改变与患者症状不平行，也无下肢 DVT。子宫平滑肌瘤病引起肺动脉肿瘤：见于有子宫肌瘤手术病史成年女性患者，CTPA-CTV 检查可在下腔静脉-右房-右室腔内有占位性病变（有包膜），呈现连续条索状充盈缺损。

（十四）其他　急性肺栓塞还需与心源性休克、急性瓣膜功能不全、电解质紊乱、CTEPH 或 CTEPH 急性加重、甲状腺功能亢进、慢性阻塞性肺疾病、支气管哮喘、癫痫、肺动脉外肿物压迫或结核缩窄性心包炎或钙化灶引起的肺动脉扭曲变形、心肌炎、自发性气胸、肋软骨炎、纵隔气肿和术后肺不张等疾病鉴别。

八、治　疗

（一）一般处理　急性 PTE 和 DVT 具有相似的疾病

过程两者治疗方案相似,绝大多数急性 PTE 是可以治疗的,治疗目的是缓解症状、度过危险期,缩小或消除肺动脉和深静脉血栓,控制栓塞引起的心肺功能紊乱和减少慢性血栓栓塞性肺动脉高压的发生以及预防 VTE 复发和血栓栓塞后综合征和 DVT 复发。急性 PTE 的治疗措施不仅取决于其临床类型,也决定于 DVT 的类型。及时治疗者死亡率为 5% ~8% ,不及时治疗者死亡率高达25% ~30%。对高度疑诊或确诊急性 PTE 的患者,应进行严密监护,监测呼吸、心率、血压、心电图及动脉血气的变化;对血流动力学不稳定的急性高危 PTE 患者可收入ICU 病房,应限制液体入量,一般控制在约 500 ~1000ml,过度容量负荷将加重右室衰竭。如果准备溶栓治疗应尽量避免有创检查及多次静脉穿刺;对于高度疑诊或确诊下肢近端(髂股静脉)DVT 的患者,为防止新鲜栓子脱落,一般要求卧床休息(已建立有效抗凝治疗者可早期下床活动),并保持大便通畅,避免用力。但是当全身抗凝已经起效后即使存在 DVT 的患者早期下地活动也并不增加 PTE 的发生率,相反因为减少了坠积性肺炎和压疮的发生率死亡率有降低的趋势;当全身症状和局部压痛缓解后即可进行轻度活动;对于下肢或上肢 DVT 伴有持续性水肿或疼痛者可抬高患肢局部湿热敷,在有效抗凝的基础上应用间断压力驱动泵(IPP)可以明显缓解症状和降低 PTE 的发生率,即使不用 IPP 单纯应用有压力梯度的弹力袜也可以改善水肿症状;有焦虑和惊恐症状的患者应予安慰并可适当使用镇静剂及小剂量抗焦虑药;有胸痛者可给予止痛剂吗啡、杜冷丁;有发热、咳嗽等症状者可给予对症治疗;为预防肺部感染和治疗静脉炎可用抗生素。

(二)急救措施　对于低氧血症患者,可采用经鼻导管或面罩吸氧纠正,对存在低心排出量者,应给予持续面罩或鼻导管吸氧,吸入氧浓度应使血氧饱和度在 90%以上为宜,降低体温、镇静等可降低氧耗量。当合并严重的呼吸衰竭呼吸功过高时,可使用经鼻/面罩无创性机械通气或经气管插管机械通气治疗,由于正压通气会导致胸腔内压升高进而降低静脉回流加重右心衰竭,因此正压通气的设置应该非常慎重,注意潮气量 6ml/kg(理想体重),维持气道平台压低于 30cmH_2O。应避免早期气管切开,以免在抗凝或溶栓治疗过程中局部大量出血。应用机械通气治疗需注意尽量减少正压通气对血液循环的不利影响。PET 的患者容量负荷的调节应该慎重,大多数研究认为快速扩容会损害右心室的功能,但是有小规模的临床研究证实在血压正常但是低心排量的 PTE 患者,快速补液 500ml可以看到 CI 从 1.6 增加到 2.0L/(min · m^2);对于临床表现为急性肺源性心脏病心排量低而血压正常者,可给予有正性肌力作用和扩张肺血管作用的多巴酚丁胺 3.5 ~10μg/(kg · min)和多巴胺 5 ~10μg/(kg · min);若低血压的 PTE 患者可使用其他升压药物,如肾上腺素(注意患者此时对这些药敏感,阈值降低);迅速纠正引起低血压的心律失常,如心房扑动、心房颤动等。维持平均动脉血压大于 80mmHg,心脏排血指数>2.5L/(min · m^2)及尿量>50ml/h,同时积极进行溶栓、抗凝、介入及手术等治疗。由

于急性 PTE 患者 80%的死亡在发病后 2 小时内发生,因此对危重者应及时紧急抢救,争取病情缓解。

血管舒张剂的应用一度因为难以特异性作用在肺动脉而受到限制。有研究证实 PTE 的患者通过吸入一氧化氮可以改善血流动力学状态和氧交换,但是雾化吸入前列环素的临床效果尚需进一步证实。

初步的临床试验证实钙离子增敏剂左西孟旦可以改善右心室-肺动脉偶联,增加右心室的顺应性。

(三)抗凝治疗

1. **适应证**　抗凝治疗适用于绝大多数急性 VTE,是急性 VTE 的基础治疗,不管初始治疗的选择如何。抗凝治疗能加速内源性纤维蛋白溶解,防止纤维蛋白及凝血因子的沉积,使已经存在的血栓缩小,防止急性 VTE 患者新血栓形成和 VTE 复发。抗凝治疗 1 ~4 周,肺动脉血栓完全消失者为 25% ,4 个月后为 50% ,其住院期间出血发生率约 5%。常用抗凝药物有普通肝素、低分子量肝素和华法林,单纯抗血小板药物的抗凝作用,尚不能满足 PTE 或DVT 的抗凝要求。非类固醇抗炎药治疗 VTE 疗效也证据有限。抗凝治疗适应证是低危急性 PTE 和临床高度疑诊急性 PTE 等待诊断性检查结果时(诊断明确后继续治疗),已经确诊急性 DVT 或广泛浅静脉血栓者,如无抗凝治疗禁忌证,均可立即开始应用普通肝素、低分子量肝素或磺达肝葵钠抗凝治疗。对于有溶栓治疗适应证的确诊急性高危 PTE 或 DVT 者,立即静脉弹丸法给予 UFH,并在迅速溶栓治疗后序贯抗凝治疗以巩固加强溶栓效果避免VTE 复发。

2. **禁忌证**　近期有活动性出血、凝血机制障碍、难以控制的严重高血压、严重肝肾功能不全及近期手术史或严重创伤、感染性心内膜炎、心包积液、动脉瘤及活动性消化道溃疡者。在妊娠头 3 个月和产前 6 周不用华法林(可选用普通肝素或低分子量肝素)。当确诊有急性 PTE 时,上述情况大多属于相对禁忌证。

3. **抗凝治疗的靶点**　抑制凝血酶活性,如普通肝素和低分子量肝素;抑制因子Ⅹa 活性,如磺达肝葵钠、利伐沙班;抑制因子Ⅱa 活性,如水蛭素类、比伐卢定;抑制凝血因子合成,如华法林。应依据急性 VTE 患者病情、出血风险及个体化原则,选择下述抗凝治疗方案:监测静脉泵入或皮下注射普通肝素;皮下注射低分子量肝素;或皮下注射无需监测仅根据体重调节的普通肝素或磺达肝葵钠治疗。

(1) 普通肝素(unfractionated heparin, UFH):普通肝素是一硫化的糖胺聚糖,相对分子质量约 5000 ~30 000,是间接凝血酶抑制剂,主要通过与血浆中抗凝血酶(AT)结合形成复合物,从而增强后者抗凝作用,AT 能使以丝氨酸为活性中心的凝血因子Ⅱa(凝血酶)、Ⅸa、Ⅹa、Ⅺa、Ⅻa失活,是治疗急性 VTE 的有效药物。肝素的抗-Ⅹa:抗-Ⅱa活性比例与多糖链的长短和分子量的大小有关,对因子Ⅱa 的灭活有赖于肝素、抗凝血酶、因子Ⅱa 三联复合物的形成,起模板作用的肝素多糖单位必须达到 18 个。因子Ⅹa 的灭活无须与肝素结合,少于 18 个糖单位的肝素仍可使因子Ⅹa 灭活。

UFH 起效迅速,能快速有效肝素化,作用较强,持续静脉泵入法较间断滴注法更安全(出血发生率少),是首选的起始治疗方法之一。对于需快速达到抗凝效果的急性高危 PTE 患者(尽快使 APTT 达到靶目标)、肥胖者(>120kg)、已进行创伤手术或肾功能不全出血风险高的患者、可能需紧急使用鱼精蛋白中和终止抗凝治疗的患者,普通肝素抗凝治疗(但对无上述特殊情况的急性 PTE 患者,推荐 LMWH 作为初始治疗)。UFH 生物利用度为 30%,半衰期短,平均 1.5 小时,需要持续泵入,抗凝效应个体差异大,治疗窗窄,不易达到稳态血药浓度,在治疗过程中应动态进行活化部分凝血活酶时间(APTT)监测并进行剂量调整以确保最佳治疗效果和安全。首剂负荷量 80IU/kg(或 5000IU 静推)继之以 18IU/kg/h 速度泵入,然后按照 Raschke 计算表(表 47-0-4)根据 APTT(静脉滴注 6 小时后进行测定)调整肝素剂量。

表 47-0-4　根据 APTT 调整泵入肝素用量表

APTT(秒)	肝素剂量调整
<35(<1.2 倍正常对照值)	追加 80IU/kg 静脉注射,继之泵入速度增快 4IU/(kg·h)
5~45(1.2~1.5 倍正常对照值)	追加 40IU/kg 静脉注射,继之泵入速度增快 2IU/(kg·h)
6~70(1.5~2.3 倍正常对照值)	无需调整
71~90(2.3~3.0 倍正常对照值)	泵入速度减慢 2IU/(kg·h)
>90(>3 倍正常对照值)	暂停用药 1 小时,继之泵入速度减慢 3IU/(kg·h)

在最初 24 小时内每 4~6 小时测定 APTT,尽快使 APTT 在第一天内即达到并维持于正常对照值的 1.5~2.5 倍(此后可每天测定一次 APTT)。由于血浆 APTT 水平是波动的,一次结果不能预示 24 小时内的情况,应进行动态检测,特别在治疗初期调整肝素剂量,应尽量使 APTT 在正常对照值 2 倍以上,否则可因抗凝强度不够、血栓延伸而使肝素需用量增加,达到 APTT 治疗水平时间延长,静脉血栓复发率明显增高。在维持有效抗凝至少 5 天临床情况平稳后可过渡到口服抗凝治疗。大多数患者的足够肝素抗凝量是 1000~2000IU/h,但在急性大面积 PTE 患者,可因体内肝素半衰期短清除增加而使每日肝素用量增大,此时 APTT 和肝素的浓度之间失去相关性,应监测抗 Xa 因子浓度调节肝素剂量,治疗剂量范围应相当于肝素抗 Xa 因子浓度 0.35IU/ml(鱼精蛋白硫酸盐测定方法),一般不超过 1667U/h(即 40 000U/d)。在急性大面积 PTE、复发 PTE 或髂股深静脉血栓形成患者,UFH(或 LMWH)抗凝疗程至少 10 天或更长,使临床情况平稳。总之,肝素用药原则应快速、足量(因抗凝剂量不足不能阻止血栓扩大)和个体化。

应用 UFH 治疗 2 周内,血小板计数下降≥50% 和(或)发生血栓事件的患者可诊断为肝素诱导的血小板减少症(HIT),其发生率约为 1.5%~3.0%,常发生于开始用普通肝素后的前 5 天,峰值在第 10~14 天。轻型 HIT 是肝素直接引起血小板聚集而导致的,可在用药 3 天内发生,停药后很快恢复;如果血小板不低于(70~100)×10⁹/L,不必停药即自行恢复。重型 HIT 常由依赖与血小板 4 因子(PF4)结合的肝素形成抗血小板 IgG 抗体与血小板相互作用使之聚集所致,肝素初用者在用药后 4~15 天内发生,再次用 UFH 者在用药后 2~9 天内出现,血小板常降低至 50×10⁹/L 以下,或是较基础值减少 1/2。临床表现为由血栓形成而产生的动脉或静脉综合征(如肢体缺血、心肌梗死或 PTE-DVT 的进展或复发),同时因血小板减少症有出血倾向或肝素注射部位皮肤损伤。HIT 预后不良,对于高度疑诊或确诊者,无论合并血栓形成与否都不应继续给予 UFH 或 LMWH 以及维生素 K 拮抗剂(VKA)的治疗,亦不建议输注血小板,可改用凝血酶直接抑制剂如阿加曲班、重组水蛭素、磺达肝癸钠等,直到血小板计数正常。血小板计数一般在停用肝素后 10 天内开始恢复,当恢复到 150×10⁹/L 时再开始应用 VKA,应从较低维持剂量开始,并继续上述非肝素抗凝剂治疗,直到血小板计数稳定且 INR 达到预期目标值,与 VKA 至少重叠治疗 5 天后可停用。为防止 HIT 发生,在肝素使用前和以后的第 3~5 天必须动态观察血小板计数变化,若长时间使用肝素尚应在第 7~10 天和 14 天复查。肝素半衰期 1~6 小时,平均 1.5 小时,通常在停药后凝血功能很快恢复。出血通常与肝素过量、联合用药有关,其他因素包括:患者肾功能不全、肥胖、凝血系统缺陷、女性>70 岁、手术创伤或有创操作等。紧急终止出血可用硫酸鱼精蛋白,在 15 分钟内 1mg 鱼精蛋白能中和普通肝素约 100IU。对于已接受 VKA 治疗的 HIT 患者可给予维生素 K 10mg 口服或 5~10mg 静脉注射治疗。长期大量使用肝素还可能引起骨质疏松,多见于孕妇女。

(2)低分子量肝素(low molecular weight heparin,LMWH):LMWH 是肝素的短链剂,其平均相对分子质量为 4000~5000,也是间接凝血酶抑制剂,糖单位数少于 18 个,不能灭活因子 Ⅱa,但可灭活因子 Xa,因此抗 Xa 因子:抗 Ⅱa 因子比例增大。与肝素相比,LMWH 具有以下优点:药物吸收完全、生物利用度高(>90%);半衰期较长约 3~6 小时(因与巨噬细胞和内皮细胞结合较少,被细胞灭活少);抗凝剂量-效应关系好(因与血浆蛋白结合率低);血小板减少、大出血发生率(<1%)及骨质疏松发生率低(与成骨细胞结合率差,使破骨细胞不易被激活);根据体重下注射(超过 120kg 肥胖者可导致过量,此时应监测抗 Xa 因子水平),一般不需要常规监测凝血指标,使用简便。应用 LMWH 对急性 PTE 疗效至少与 UFH 相当,对急性 DVT 的初始疗效优于 UFH,特别是降低死亡率和出血风险,还可应用于急性 PTE 和 DVT 的院外治疗,因此从临床抗凝易化角度来讲,已成为临床广泛应用的抗凝药物,但不推荐用于血流动力学不稳定的高危 PTE 患者。各种 LWMH 抗 Xa:抗 Ⅱa 比值不同,药代动力学存在一定差异,推荐治疗剂量各不相同,但疗效和安全性没有差异,

但达肝素更适合于老年患者,应注意个体化评价,一般可根据体重确定剂量,每日 2 次或 1 次皮下给药,至少 5 天。

各种 LMWH 应视为独立的产品,最好不要替换,使用方法需参照不同厂家制剂产品说明(表47-0-5)。

表 47-0-5　各种 LMWH 推荐使用方法

LMWH 药品名	剂量	使用方法
那屈肝素钙(nadroparin,速碧林)	<50kg,0.4ml	每 12 小时 1 次,SC
	50 ~ 59kg,0.5ml	每 12 小时 1 次,SC
	60 ~ 69kg,0.6ml	每 12 小时 1 次,SC
	70 ~ 79kg,0.7ml	每 12 小时 1 次,SC
	80 ~ 89kg,0.8ml	每 12 小时 1 次,SC
	>90kg,0.9ml	每 12 小时 1 次,SC
依诺肝素钠(enoxaparin)	1.0mg/kg 或 1.5mg/kg	每 12 小时 1 次,SC1 次/日,SC
达肝素钠(dalteparin)	200 抗 Xa IU/kg	1 次/日,SC
瑞肝素钠(reviparin)	35 ~ 45kg,3500 抗 Xa IU/kg	每 12 小时 1 次,SC
	46 ~ 60kg,4200 抗 Xa IU/kg	每 12 小时 1 次,SC
	>60kg,6300 抗 Xa IU/kg	每 12 小时 1 次,SC
亭扎肝素钠(tinzaparin)	175IU/kg	1 次/日,SC
磺达肝癸钠(fandaparinux)	5mg(体重<50kg)	
	7.5mg(体重 50 ~ 100kg)	1 次/日,SC
	10mg(体重>100kg)	

注:SC 皮下注射,依诺肝素钠 1.5mg/kg,1 次/日的用法只在美国住院患者有应用过

在无禁忌证情况下,LMWH 对绝大多数患者使用安全,不需常规监测血浆抗 Xa 因子浓度;在重度肥胖者、孕妇、出血高风险者和肾功能不全者,特别是肌酐清除率低于 30ml/min 或 LMWH 用量较大时,出血危险性增加,应监测血浆抗 Xa 因子活性,皮下注射 LMWH 后 4 小时是测定血浆抗 Xa 因子最合理时间,LMWH 一天两次用药的患者血浆抗 Xa 因子靶目标值是 0.6 ~ 1.2IU/ml,避免过度抗凝。每日一次用药的是 1.0 ~ 2.0IU/ml,避免过度抗凝。APTT 受 LMWH 的影响小,不能以 APTT 代表 LMWH 的活性。LMWH 的分子量较小,HIT 发生率较普通肝素低,可在疗程>7 天时每隔 2 ~ 3 天检查血小板计数。LMWH 对有肝素或 LMWH 诱导的血小板减少症病史、对肝素或 LMWH 过敏患者禁用,对有出血性脑卒中史、糖尿病性视网膜病变和需要进行神经麻醉患者应慎用;对严重肾功能不全患者也不适合(LWMH 经肾排泄,因蓄积使出血风险增加),宜选用普通肝素。鱼精蛋白只能中和 LMWH 60% 的抗 Xa 因子活性(如在 LMWH 给药 8 小时内,可按每 100 抗 Xa 因子单位给予 1mg 鱼精蛋白)。

(3) 维生素 K 拮抗剂(VKA):为体内间接抗凝血药物,可抑制肝脏环氧化酶,使无活性氧化型维生素 K 不能成为有活性还原型维生素 K,干扰维生素 K 依赖性凝血因子 II、VII、IX、X 的羧化,使这些凝血因子停留在无活性的前体阶段,因此 VKA 被作为静脉血栓栓塞症长期抗凝维持阶段治疗的首选药物。

常用的维生素 K 拮抗剂方案:①华法林(warfarin):第1 ~ 2 天起始诱导剂量 5mg 口服(对于高龄、体弱、营养不良、慢性心力衰竭或肝脏疾病患者起始剂量<5mg),维持量 2.5 ~ 5.0mg/d;②醋硝香豆素(新抗凝):第 1 天 2 ~ 4mg,维持量 1 ~ 2mg/d;③双香豆素:第一天 200mg,第二天 100mg,维持量 25 ~ 75mg/d。华法林是多数 VTE 的首选药物,可减少 80% ~ 90% VTE 的复发危险,它可抑制凝血因子 II、VII、IX、X 的合成,但对已活化的凝血因子无抑制作用,因此起效缓慢;此外华法林还可抑制蛋白 C 和蛋白 S(生物半衰期较凝血因子 II 等短)的羧化作用,在最初 3 ~ 5 天内有一定促凝作用,因此不推荐华法林起始负荷剂量高强度抗凝,在使用肝素(或 LMWH、磺达肝癸钠)治疗的第 1 天同时启用华法林,并与肝素(或 LMWH、磺达肝癸钠)至少合用 5 天,当连续两天测量得到 INR 在 2.5(2 ~ 3)或 PT 延长至 1.5 ~ 2.5 倍时可停用肝素、LMWH 或磺达肝癸钠,单独口服华法林治疗,不直接单独应用华法林(否则 VTE 复发率增加 3 ~ 4 倍)以达到最佳抗凝效果、防止血栓形成和 VTE 复发。华法林由于治疗剂量范围窄和个体差异大,应根据国际标准化比值(INR)或血浆凝血酶原时间(PT)常规调整剂量(对调整 INR 困难的患者可选择 LWMH 治疗),并保持稳定至少 24 小时后。INR 一般在用药后第 3 天开始测定,在达到治疗水平前,应每日测定 INR,待 INR 达到治疗目标并至少维持 2 天后每 1 ~ 2 周监测 1 次,若行长期治疗可每 4 周测定 1 次,视结果调整华法林剂量。INR 高于 3.0 无助于提高疗效,反使出血现象增加,对有出血倾向患者,应尽量将 INR 控制在

有效抗凝治疗水平的低限。口服抗凝剂在急性 PTE-DVT 确诊后方可使用，为预防 VTE 的复发需较长期抗凝治疗，否则 50% 的症状性下肢近端 DVT 或 PTE 患者在三个月内会复发，其疗程不仅需根据发生 VTE 的危险因素决定，更应考虑 DVT 的性质、部位和血栓大小以及疾病状态，如：是特发性的还是继发性的，是在下肢近端深静脉大块血栓还是在下肢远端深静脉较小块血栓，是初发的还是复发的（次数多少）。此外，患者的年龄、性别、体重指数、合并疾病等对决定疗程也很重要。一般而言，既往存在 VTE 的患者经过 3 ~ 12 个月的抗凝治疗后，致死性 PTE 的发生风险是 0.19 ~ 0.49/100 人年。有以下因素患者 VTE 复发风险高：既往一次或多次发生 VTE；抗磷脂抗体综合征；遗传性易栓症；近端静脉残留血栓；出院时 UCG 持续存在右心室功能不全。因一过性（可逆性）危险因素（如手术创伤）首次发生的 VTE 患者抗凝 3 个月；初次发病的特发性 VTE 者，至少抗凝治疗 6 ~ 12 个月或长期抗凝；VTE 合并恶性肿瘤患者 LMWH 抗凝治疗 3 ~ 6 个月（之后只要癌症存在应给予长期口服华法林或者 LMWH 抗凝治疗）；不明原因的 PTE 发作，口服华法林抗凝至少 3 个月；VTE 并发肺动脉高压和肺心病者，抗凝疗程应延长或终生抗凝；复发性 PET 者建议长期抗凝治疗；因抗凝血酶、蛋白 C、蛋白 S 缺乏，凝血因子 V Leiden 或凝血酶原 20210A 基因突变、高同型半胱氨酸血症、凝血因子Ⅷ水平增高而首次发生的 VTE 抗凝治疗 12 个月（最好同时使用抗血小板药物以预防发生动脉心血管事件）；至少发生过 2 次 PTE 或 DVT，抗磷脂抗体阳性或具有 2 个以上易栓危险因素患者应该长期甚至终生抗凝治疗（对慢性血栓栓塞性肺动脉高压、深静脉血栓后综合征及放置腔静脉滤器者也需终生抗凝）。总之，临床医师要充分考虑延长抗凝治疗时间的获益、出血风险和患者的选择。对长期抗凝治疗的患者，应结合患者教育、系统地监测 INR，与患者交流监测结果与剂量调整，如患者强烈希望减少 INR 监测频率，在 3 个月抗凝强度（INR 2.0 ~ 3.0）治疗后，推荐低抗凝强度（INR 1.5 ~ 1.9）治疗，至少每年评估一次抗凝获益/风险比，以决定是否继续抗凝治疗。谨慎停用抗凝药物，逐渐减少用量，以避免发生血凝度增加，病情反复。华法林停用 1 个月后，应进行血浆 D-二聚体检查，以监测停止抗凝治疗后的病情，如 D-二聚体异常增高，反映可能有新血栓形成，提示 VTE 复发。

年龄、服用的食物、药物和伴随的基础疾病等许多因素均能影响华法林在患者体内的代谢，老年人、肝病及甲状腺功能亢进者对华法林敏感性增高；保泰松、磺吡酮能使华法林从血浆蛋白结合部位置换出来，增加其浓度；由于抑制肠道产生维生素 K 的细菌，头孢菌素可使维生素 K 吸收减少，妨碍凝血酶原合成；西咪替丁、甲硝唑抑制华法林的代谢；考来烯胺在肠道内与华法林结合，降低华法林的吸收和生物利用度；巴比妥类、利福平、灰黄霉素能使华法林代谢加快。此外华法林口服吸收完全，入血后几乎全部与血浆蛋白结合，所以患急性病、手术创伤后等血浆蛋白水平低的患者对华法林更加敏感。总之，当患者存在加强华法林抗凝作用因素时，华法林宜减量，反之用量可略增加，可视 INR 值大小调整剂量。长期服用华法林（尤其

老年患者）的常见不良反应是出血。大出血发生率每 100 人每年约 0.5 ~ 2.5 人，颅内或致死性出血每 100 人每年为 0.1% ~ 0.2%。出血高风险与高龄（>75 岁）、既往胃肠道出血、非心源性卒中、慢性肾病或肝病、存在其他严重急慢性疾病、抗凝监测控制不理想、合用抗血小板药物及遗传因素等有关。出血时应用维生素 K_1 10mg 皮下或静脉注射治疗，能在 6 ~ 12 小时内终止抗凝作用，也可以输注凝血酶原复合物。使用华法林也可能发生皮肤坏死，多在治疗后第 1 周发生，可出现斑丘疹，血管性紫癜，随后迅速发生溃疡和坏死，常见于蛋白 C 或蛋白 S 缺乏，恶性肿瘤或抗磷脂抗体综合征者。此外，长期（≥1 年）服用华法林者发生骨质疏松性骨折的危险性也增加，以男性患者多见。

（4）新型抗凝药物

1）磺达肝癸钠（fondaparinux）：又称戊聚糖钠，是化学合成的新一代抗凝药物，属间接凝血因子Ⅹa 抑制剂，磺达肝癸钠与抗凝血酶（AT）结合后，加速 AT 灭活凝血因子Ⅹa 的速度，具有较强的抑制Ⅹa 因子的能力，从而减少凝血酶生成，防止血栓形成和发展。磺达肝癸钠可作为 LMWH 的替代药物，已成为急性 VTE 治疗和骨科大手术、腹部手术预防 VTE 的新型抗凝药，优点是起效快（2 小时），不经肝脏代谢，不与凝血因子Ⅱ、血小板和其他血浆蛋白结合，生物利用度 100%，半衰期 17 小时，药代动力学稳定具有可预见性，无需按患者体重调整剂量，皮下注射 1 次/天，无需常规监测凝血指标，使抗凝治疗更加易化，其在预防术后 VTE 和降低住院患者死亡率方面均优于 UFH 和 LMWH；由于与血小板无相互作用，无需监测血小板计数，可用于 HIT 患者的替代抗凝治疗，安全性也更好；此外，非动物源性无病原污染的风险。因磺达肝癸钠由肾排泄，对于肾功能损害轻度（CCr≥50ml/min）者无需减量，中度（CCr 20 ~ 50ml/min）者建议减量，重度（CCr≤20ml/min）者应禁用。

2）艾卓肝素（idraparinux）：是磺达肝癸钠的衍生物，间接凝血因子Ⅹa 抑制剂，与 AT 有极高的亲和力，使其半衰期长达 130 小时，因此可一周给药一次，在治疗下肢近端 DVT 的Ⅱ期试验中，与华法林比较，不同剂量的艾卓肝素与华法林相比，疗效相似，无剂量-效应关系，而出血发生率则有明显的剂量-反应关系，可固定剂量 2mg 皮下注射，每周 1 次，应用于 DVT 预防和治疗。

3）利伐沙班（rivavoxaban）：是第一个口服直接凝血因子Ⅹa 抑制剂，能抑制游离及与纤维蛋白结合的Ⅹa 因子活性，降低凝血酶原活性，因此可减少凝血酶和纤维蛋白的凝块生成，防止血栓形成和发展。利伐沙班生物利用度 100%，半衰期 9 小时，可固定剂量，口服 1 次/天，治疗窗宽，无需常规进行凝血功能监测，与食物、药物相互作用小。目前已用于骨科大手术等 VTE 的预防。与 LMWH 相比较，发生 DVT、非致命性 PTE 及死亡率减少 49%，有症状的 VTE 风险减少 64%，而出血事件、安全性相似，此外在与依诺肝素或 VKA 治疗有症状 DVT 的Ⅲ期临床研究中，每日口服 20mg、30mg 或 40mg 利伐沙班，总 VTE 事件发生率分别为 6.1%、5.4% 和 6.6%，大出血在内的严重

不良事件发生率分别为 5.9%、6.0% 和 2.2%，而依诺肝素或华法林的总 VTE 发生率为 9.1%，严重不良事件发生率为 8.5%。

4）希美加群（ximelagatran）：直接抑制凝血酶活性和抗血小板聚集的双重作用，口服 80% 由肾脏排泄，半衰期 3～5 小时。一项由 279 个中心参加的随机双盲 THRIVE Ⅰ 研究比较了希美加群（36mg，2 次/天）与华法林治疗 2489 例 DVT 的疗效和安全性，结果显示两组均对 69% 的患者有效，严重出血率希美加群组低于华法林组（1.3% vs 2.2%），但希美加群组肝转氨酶异常（发生率 7%）高于华法林组。而 THRIVE Ⅲ 研究是评价希美加群治疗 VTE 的远期疗效和安全性的，结果显示希美加群组复发 VTE 明显减少（$P<0.001$），临床事件发生率也小于安慰剂组（2.8% vs 12.6%），差异显著，而死亡率及出血发生率在两组间差异无统计学意义。

5）阿加曲班（argatroban）：属于静脉使用的直接凝血酶抑制剂，是精氨酸衍生的小分子肽，可进入到血栓内部，直接灭活已经与纤维蛋白结合的凝血酶，还可调节内皮细胞功能，抑制血管收缩，下调各种导致炎症和血栓的细胞因子。抗凝作用迅速（约 30 分钟起效），半衰期仅数分钟，抗凝效果个体差异小，临床容易控制，无抗原性，与肝素抗体无交叉反应，可用于 HIT 和不能耐受肝素的患者。与华法林同时应用可使 INR 明显延长，对华法林无效患者有效率可达 55%。不干扰血小板功能，不引起血小板数下降，不引起出血时间延长，安全性及安全有效范围较宽。通过肝脏代谢，肾功能不全时不需要减量，但肝功能不全时需加强监测并适当减量。对活动性出血及脑栓塞者禁用，对孕妇或哺乳期妇女慎用。

6）水蛭素（hirudin）与重组水蛭素（lepirudin）：为直接凝血酶抑制剂，抗凝作用不需要血浆抗凝血酶的参与，而直接与凝血酶结合并阻断其与底物的相互作用。由于不与血浆蛋白结合，生物利用度较高，抗凝效果个体差异较小，又由于不与血小板 4 因子结合不引起抗体介导的血小板减少症，出血不良反应少，它即灭活与纤维蛋白结合的凝血酶，也灭活血液中游离的凝血酶，可通过静脉或皮下给药，主要经肾脏清除，肾功能不全者减量，严重肾衰竭者应禁用。前者静脉给药半衰期为 60 分钟，皮下注射半衰期 120 分钟，首剂量 0.4mg/kg，维持量为每小时 0.15mg/kg，抗凝作用优于 UFH。重组水蛭素半衰期为 1.3 小时，首剂量 0.4mg/kg，维持量为每小时 0.2mg/kg，具有抗凝血酶和抗血小板聚集双重功能。对合并血小板减少的 VTE 和 HIT 患者，可使用重组水蛭素，待血小板升至 $100×10^9$/L 时再给予华法林治疗，对于存在过敏风险者不推荐重复使用重组水蛭素。

7）其他：作用于 TF/Ⅶa 复合体的药物：组织因子途径抑制剂、线虫抗凝肽、凝血因子Ⅶa 活性位点阻滞剂等。Ⅸa 抑制剂和直接因子Ⅹa 抑制剂：如艾比沙班（apixaban）、YM-150、DU-176b 等；Ⅷa 和Ⅴa 抑制剂：蛋白 C，活性蛋白 C，可溶的凝血调节因子等。

4. 特殊情况下抗凝治疗

（1）妊娠期：围产期的 PTE 有很高的发生率，大约为 0.3～1/1000 产程，尤其是在剖宫产术后。

双香豆素类药物可通过胎盘，对胎儿有潜在的致畸危险，因此对长期 VKA 治疗的育龄妇女需注意避孕，对准备妊娠的女性应经常进行妊娠试验监测，由于在妊娠 6～12 周时服用华法林，10%～25% 的胎儿可发生鼻、骨骼和肢体发育不良及中枢神经系统和眼部异常（视神经萎缩、小眼），而 UFH、LMWH 不能通过胎盘和乳汁，对胎儿无影响，因此在妊娠头 3 个月可用 UFH 或 LMWH 替代华法林。华法林会导致胎儿出血（包括颅内出血）、胎盘早期剥离、甚至死亡，因此在产前 6 周也应禁用 VKA。在整个妊娠期间，可持续皮下给予调整剂量 LMWH（根据体重调整剂量如达肝素 200IU/kg，每天 1 次或 100IU/kg，每 12 小时 1 次，皮下注射），总疗程至少 6 个月。产褥期发生 VTE 危险性较高，因此一旦产科出血停止即应给予 UFH 或 LMWH 充分抗凝，在分娩后第 1 天开始口服华法林，按规定抗凝治疗，疗程至少 6 周。华法林和 UFH 在母乳中分泌极少，因此对哺乳期妇女可应用。

（2）围术期：为避免 UFH、LMWH 发生最大抗凝作用时间出现在大手术后 6～8 小时，抗凝治疗可在大手术后 12～24 小时进行，为便于调节剂量和控制抗凝强度，一旦发生出血可用鱼精蛋白有效中和，推荐首选 UFH 抗凝治疗（普通肝素不使用首剂负荷量，4 小时后检查 APTT）。如果手术部位有出血应推迟抗凝治疗。手术后使用肝素剂量宜比常规剂量略小，抗凝强度较小，治疗中应密切观察患者血压、血小板、血红蛋白以及有无出血情况，尤其是手术部位。围术期如必需溶栓治疗者应延缓，必要时采用导管碎栓、取栓、局部溶栓介入治疗方法，适应证为在术后 2 周内或有出血潜在危险。此外，可放置腔静脉滤器，但应慎重。

（3）恶性肿瘤：恶性肿瘤合并 VTE 者的病死率要高于无 VTE 恶性肿瘤者（7.98% vs 14.85%），因此须积极治疗 VTE。推荐初始治疗应用 LMWH（优于泵入 UFH 和华法林），疗程至少 6 个月，6 个月后对于有转移或接受化疗的活动期患者应给予长期抗凝治疗，直到癌症治愈。两项随机研究比较了 LMWH（克赛和法安明）与华法林（标准抗凝强度）治疗各 336 例癌症 VTE 患者的疗效和安全性（疗程分别为 3 个月和 6 个月），结果显示 LMWH 治疗组 VTE 复发率仅为华法林治疗组的一半（10.5% vs 21% 和 8.0% vs 15.7%），严重出血率约 3%～6%。因此，与华法林相比，LMWH 能更有效地预防 VTE 复发。LMWH 还有调节肿瘤生长、增殖、浸润、转移和瘤血管生成等抗癌作用，因此对实体肿瘤不管有无转移，化疗和 LWMH（如法安明）联合治疗较单纯化疗效果更好，可延长患者生存期。

（4）抗凝或抗血小板治疗期间手术或进行其他侵入性治疗：对于口服抗凝剂华法林的 VTE 高危患者，为避免在抗凝期间手术可能引起的大出血，和因手术而减弱或停止抗凝治疗引起的血栓栓塞危险，可在手术前暂停华法林，实施皮下 LWMH 或静脉 UFH 的过渡抗凝疗法（bridging anticoagulant therapy）。术前 5 天停用华法林、使 INR 调整至正常，对于术前 1～2 天 INR 仍高（>1.5）者可口服维生素 K 1~2mg 以调整 INR。停用华法林期间,采用 LMWH 或 UFH,LMWH 须在术前第 2、3 天给予 200IU/kg,皮下注射,每天 1 次,手术前 24 小时调整剂量至全天的一半即 100IU/kg,皮下注射(在术前 24 小时停用 LMWH,对于采用 UFH 过度抗凝的患者可在术前 14 小时停用),对上述无继续出血的患者可在术后 12~24 小时继续服用华法林预防,术后根据不同患者出血风险灵活掌握 LMWH 或 UFH 抗凝的时间(需要密切监测)(表 47-0-6)。对于进行一般性皮下组织手术(如皮下静脉或动脉穿刺,皮肤治疗)和介入性治疗(如无创伤性内镜检查、小型外科手术),对发生 VTE 低、中危的患者,不需采用过渡抗凝疗法,华法林可在术前 5 天减量继续治疗,手术前 INR 调整至 1.3~1.5,术后恢复原剂量治疗。对需要紧急手术者(如妇女生产),可尽快用维生素 K_1(≤5mg 静推或口服)中和 VKA 抗凝治疗,只有当 INR<1.5 时才考虑手术;如要立即重建正常止血效果,还可补充新鲜血浆,输入浓缩凝血酶原复合物 500~1500IU,或重组因子Ⅶa,可每隔 12 小时重复给予维生素 K_1。

对于接受阿司匹林或氯吡格雷等抗血小板治疗的患者,建议手术前停用 7~10 天,对于急需手术者建议输注血小板。术后 24 小时或血流动力学稳定后可继续抗血小板治疗。

(四)溶栓治疗　溶栓疗法是通过内源性或外源性纤溶酶原激活剂,直接或间接将血浆蛋白纤溶酶原转化为纤溶酶迅速降解纤维蛋白,使肺动脉内血栓迅速溶解、恢复肺组织再灌注、减少肺动脉阻力、降低肺动脉压、改善右室功能、增加肺毛细血管血容量,减少急性高危 PTE 患者的病死率、病残率和复发率(表 47-0-7)。理想的溶栓药物应具备:高效和高标准蛋白选择性,能迅速纠正心功能不全;出血风险低;使用方便和价格低廉。对所有确诊急性 VTE 患者应尽早进行溶栓风险与获益的评估,对于大多数急性 PTE 患者不推荐常规全身溶栓治疗。

表 47-0-6　口服抗凝剂患者围术期抗凝治疗

星期	日期	华法林	血液检验	LMWH
日	31	末次给药 2.5~5mg		
一	1	–		
二	2	–		
三	3	–		上午,下午
四	4	–		上午,下午
五	5	–	INR	上午
六 手术	6	5mg	INR(必要时)	下午?
日	7	2.5~5mg	INR(必要时)	上午,下午?
一	8	2.5~5mg	INR(必要时)	上午,下午?
二	9	2.5~5mg	INR(必要时)	上午,下午?
三	10	2.5~5mg	INR(必要时)	上午,下午?
四	11	2.5~5mg	INR	上午,下午?
五	12	2.5mg~5mg?		上午,下午?

注:? 根据情况决定

表 47-0-7　大面积和非大面积急性 PTE 抗凝溶栓治疗比较

	大面积 PTE			非大面积 PTE		
	溶栓治疗 n/N(%)	抗凝治疗 n/N(%)	OR (95% CI)	溶栓治疗 n/N(%)	抗凝治疗 n/N(%)	OR (95% CI)
PTE 复发	5/128 (3.9)	9/126 (7.1)	0.61 (0.23~1.62)	5/246 (2.0)	7/248 (2.8)	0.76 (0.28~2.08)
死亡	8/128 (6.2)	16/126 (12.7)	0.47 (0.20~1.10)	8/246 (3.3)	6/248 (2.4)	1.16 (0.44~3.05)
大出血	28/128 (21.9)	15/126 (11.9)	1.98 (1.00~3.92)	6/246 (2.4)	8/248 (3.2)	0.67 (0.24~1.86)

1. 常用溶栓药物

（1）链激酶（streptokinase,SK）：是从 β-溶血性链球菌分离纯化的非酶蛋白，可与纤溶酶原非共价结合，形成激活型复合物，使其他纤溶酶原分子转变成纤溶酶，使血栓的纤维蛋白降解。SK 具有抗原性，循环抗体可灭活药物，引起严重的过敏反应，因此至少 6 个月内不能重复使用，而重组链激酶（recombinant streptokinase,r-SR）虽抗原性较弱，但对 3 个月内有链球菌感染者也不能重复使用。

（2）尿激酶（urokinase,UK）：是从人尿或人胚肾细胞培养液分离的类胰蛋白酶，有高、低两个分子量型，直接激活纤溶酶原转化成纤溶酶发挥溶解纤维蛋白作用，UK 无抗原性。

（3）重组组织型纤溶酶原激活剂（recombinant human tissue-type plasminogen activator,rt-PA）：是一种糖蛋白，用各种细胞系重组 DNA 技术生产，无抗原性，可直接激活纤溶酶原转化成纤溶酶，导致纤维蛋白降解。rt-PA 具有高度血栓蛋白亲和力和选择性，较少激活血液循环系统其他纤溶酶原，因此比 SK 或 UK 更具有特异性，出血发生率也较低。

2. 适应证

（1）深静脉血栓形成的溶栓治疗：对出血风险小的下肢近端大面积如髂股静脉急性 DVT，病程<14 天且预期生存时间>1 年者，推荐导管溶栓治疗，可使血栓部分或完全溶解，减轻症状，提高生活质量，并可以减少致命性 PTE 发生、DVT 复发以及 PTS 发生；成功的导管溶栓后应继续联合抗凝治疗，药物剂量和疗程不应该减少，部分成功导管溶栓的患者可以进行球囊扩张或支架治疗。急性上肢 DVT 的治疗与下肢 DVT 相同。

（2）PTE 的溶栓治疗：适用于急性高危 PTE；部分急性中危 PTE，尤其无出血风险的患者，在充分考虑风险与收益比后可进行；危重复发性 PTE；急性 PTE 伴有难治性低氧血症或严重呼吸衰竭。

3. 禁忌证

（1）绝对禁忌证：包括 1 月内胃肠道出血；任何时间发生的出血性或不明原因卒中，6 个月内缺血性卒中；中枢神经系统损害或肿瘤；近期（3 周内）重大创伤、手术和头部创伤等；已知的活动性出血。

（2）相对禁忌证：包括难以控制的重症高血压（收缩压>180mmHg）；不能用压迫止血部位的血管穿刺、器官活检或分娩；进展性肝脏疾病；近期心肺复苏；感染性心内膜炎；妊娠及产后 1 周；近 6 个月内出现过短暂性脑缺血发作；口服抗凝治疗期间；消化性溃疡活动期。

4. 投药方案的选择　溶栓治疗应该采取因人而异，通则停的原则。只要严格按照适应证、禁忌证，现代溶栓治疗是有效安全的。急性 PTE 推荐采用中等或大剂量、较短时间如 2 小时内静脉滴入方法优于长时间静滴，不推荐常规使用局部肺动脉内导管引导溶栓治疗，因为注射部位出血危险性增加，除非联合局部机械碎栓术。不论选用 rt-PA、UK 或者是 SK，都能达到改善血流动力学的效果，但 rt-PA 的溶栓迅速，即刻效果更好，对于高危患者尤为合适，而急性大面积 DVT 溶栓可经患肢动脉导管溶栓治疗（其优点是药物剂量较小，药物能与血栓充分接触，但必须

是血栓部分再通）或采用患肢深静脉给药（药物剂量较小，出血并发症少）。DVT 抗凝治疗不能保护静脉瓣的功能，1 年、2 年和 3 年 PTS 发生率分别可达 18%、25% 和 30%。

（1）溶栓治疗方案：常用给药方案：

1）尿激酶（UK）：（2～4）万 IU/kg，2 小时静脉滴注，或者 4400IU/kg，10 分钟静注，随后 2200～4400IU/（kg·h），12 小时持续静滴，两种给药方法、疗效、安全性相似。

2）链激酶（SK）：150 万 IU，2 小时内静脉输入，或 SK 负荷量 250 000IU，30 分钟内静点，继以 100 000IU/h 持续静点 24 小时。链激酶具有抗原性，用药前需肌注苯海拉明或地塞米松以防止过敏反应。

3）重组组织型纤溶酶原激活剂（rt-PA）：50～100mg，2 小时静脉滴注，或者 0.6mg/kg 静滴 15 分钟以上（最大剂量 50mg）。我国 30 个研究中心的结果推荐 rt-PA 50mg 为国人标准方案，疗效与 rt-PA 100mg 相似，但安全性更好。

4）瑞替普酶（reteplase,rPA）：新型溶栓药，在国外已开始应用，血栓溶解迅速。用法：10U 负荷量静推，30 分钟后重复 10U。

因使用 UK、SK 溶栓期间勿同时使用 UFH，故一般不需做凝血检查。对于 rt-PA 溶栓治疗时是否使用 UFH 无特殊要求，溶栓后应注意对临床及相关检查进行动态观察评价溶栓效果。

（2）溶栓治疗最佳时间窗：因肺组织氧供丰富，肺梗死发生率仅 10%，即使发生也相对比较轻。肺栓塞溶栓治疗的目的是溶解血栓、疏通血管，而不完全是保护肺组织（急性心肌梗死溶栓治疗要挽救濒临坏死的心肌组织）。溶栓治疗应在急性 PTE 确诊的前提下慎重进行，对有溶栓治疗指征的病例，溶栓治疗越早越好，症状出现 48 小时内进行溶栓效果最好，但对症状发生 6～14 天的患者仍有效，症状 2 周以上溶栓也有一定疗效。但鉴于可能存在血栓动态形成过程，对溶栓治疗时间窗不作严格限定（血栓新旧还与血栓大小，是否反复发生和基础心肺情况等有关）。因溶栓治疗可能使下肢近端深静脉血栓栓子脱落发生 PTE，必要时可于溶栓前植入可回收的下腔静脉滤器。溶栓治疗结束后，应每 2～4 小时测定 APTT 或 PT，当其水平低于正常值的 2 倍，即应开始规范序贯给予肝素、低分子肝素、磺达肝癸钠和华法林抗凝治疗。

（3）溶栓治疗疗效评价：起效迅速，可在治疗后最初几天显现，应注意观察治疗后患者的呼吸困难等症状是否好转，心率、血压、脉压等血流动力学指标及动脉血气分析指标是否改善，急性右心功能不全表现是否减轻，尤其是具有确诊性质的技术与方法的参数变化，如超声心动图、核素肺灌注显像、CTPA、肺动脉造影等栓塞直接征象是否有显著改善。这也为以后可能需要的确定是否有 PTE 复发做基线参考，因约 50% PTE 患者残留血栓可持续多年（对抗凝治疗结束后或出院患者也应作相应的影像学复查）。

5. 特殊情况下的溶栓治疗

（1）肺栓塞二次溶栓问题：通常急性大面积肺栓塞

溶栓治疗只需进行一次。如溶栓后原正常肺组织新出现较大面积肺栓塞,在无出血并发症时,可进行第二次溶栓。而对初次溶栓治疗无反应,即有持续血流动力学不稳定和右心功能不全者(约占 8%),特别是肺动脉主干或主要分支被栓子阻塞的,目前多推荐介入治疗,经静脉导管碎解和抽取血栓或外科肺动脉血栓摘除术(病死率和 PTE 复发率均低于二次溶栓治疗)。对发病时间较长(有时病程难以确定)的肺栓塞(多伴肺动脉高压、DVT,通常是 CTEPH),如一次溶栓治疗无效无需进行第二次,否则不仅可加重病情,还可能引起出血的危险。重复溶栓治疗应在首次溶栓复查后(通常在第二天)出现上述情况时进行,溶栓药的剂量通常小于首次剂量,药物种类可与首次相同,但 SK 例外。

(2) 咯血患者的溶栓治疗:大约 1/3 急性 PTE 患者发生咯血,可来源于肺梗死出血,也可能是肺组织坏死后支气管动脉血溢流。因咯血多发生在外周较细肺动脉栓塞患者,病情较轻,血流动力学稳定,一般抗凝治疗即可。当急性大面积 PTE 并发咯血,或溶栓抗凝治疗后 PTE 复发伴咯血,是否溶栓治疗应权衡利弊,并征求家属同意,原则上具备以下几点可以考虑进行溶栓治疗:①大面积 PTE 伴血流动力学不稳定者;②原有心肺疾病的急性次大面积 PTE 者;③无其他溶栓禁忌证或潜在性出血疾病者。经验证明,肺栓塞咯血患者经溶栓治疗后,仅少数咯血量增多,多数变化不大,但溶栓治疗前检验患者血型,准备新鲜冷冻血浆和对抗纤溶酶原活性的药物仍是必需的。

(3) 妊娠期合并急性 PTE 的溶栓治疗:溶栓治疗在妊娠期是相对禁忌证,一般仅用于合并血流动力学不稳定的急性大面积 PTE 者在分娩时也不主张溶栓治疗,除非患者濒临死亡而又不能立即进行外科手术取栓,溶栓药物不能通过胎盘,使用方法与非妊娠者相同。经溶栓和抗凝治疗后能否继续妊娠应根据以下方面综合评估:①治疗后效果;②肺动脉压力高低;③患者的心功能状态;④能否耐受继续抗凝治疗。对于经溶栓治疗后肺动脉压仍高、心功能较差,不能长期耐受抗凝治疗的孕妇应终止妊娠。

(4) 右心血栓的溶栓治疗:多位于右心房的右心血栓也被称为迁移性栓子,因 UCG 检查在 PTE 诊断的普及,使右心血栓检出率增加,发生率达 3%～23%。右心血栓的病死率 27.1%,经多变量分析表明,溶栓疗法优于抗凝疗法,溶栓治疗病死率可下降到 11.3%,差异比值比(OR)为 0.33(95% CI 0.11～0.98),溶栓治疗可作为手术安全有效地替代治疗。

(5) 心脏停搏的溶栓治疗:约 4.8% 的心脏停搏由急性 PTE 引起,临床表现为心脏无收缩,心电活动消失。期间进行溶栓治疗可提高心肺复苏成功率。最近一个回顾材料显示,约 70% 的急性 PTE 发生的心脏停搏可于生前被临床诊断,经溶栓治疗(rt-PA 100mg)能使约 81% 的患者恢复心跳和血液循环,病情稳定并长期成活。因此对因 PTE 心搏骤停患者除常规进行心肺复苏外(机械作用可促进血栓破碎),应于复苏 15 分钟后立即给予 rt-PA 50mg 和 5000IU UFH,如在 30 分钟内无自主循环,可追加等剂量的 rt-PA 和 UFH(而采用其他治疗方法,仅 43% 的患者有较

好效果)。其他可选的溶栓治疗方案为 UK 100 万～300 万 IU,或 SK 25 000～75 000IU 静注。

6. 溶栓治疗并发症　不论根据何种适应证、采用哪种溶栓治疗方案、应用何种溶栓药物,凡接受溶栓治疗者可能有不同程度出血并发症,因此应慎重评价患者出血的危险,如有无颅内病变、近期手术史,创伤等,根据各家报告,出血发生率 5%～10%(腹膜后出血隐匿,多表现为不明原因的休克),致死性出血发生率 1%,颅内出血发生率 1.2%,约半数死亡。随机对照研究往往低估出血发生率,而注册研究能真实地反映临床情况,在涉及 7 个国家 52 个医院,2454 例急性 PTE 患者的调查结果(ICOPTER)显示,304 例溶栓治疗者总体出血发生率 22%,其中 12% 需要输血,颅内出血发生率 3%,高龄、高血压、体重指数增高及肺血管造影是出血的危险因素。国人 246 例急性 PTE 溶栓治疗出血发生率较低,仅 8.86%,多数为穿刺部位皮肤出血,颅内出血发生率 0.41%。尽管如此,仍要警惕溶栓治疗后出血的风险,尤其老年和低体重的高血压患者,可增加颅内出血风险。溶栓治疗前宜留置外周静脉套管针,以避免反复穿刺血管,并有效降低局部出血的发生和方便溶栓治疗中取血监测。溶栓治疗的其他并发症包括发热、过敏反应、低血压、恶心、呕吐、肌痛、头痛。

(五) 其他治疗

1. 外科治疗　肺动脉血栓清除术适用于危及生命伴有休克的急性大面积肺栓塞,或肺动脉主干或主要分支完全堵塞,而有溶栓治疗禁忌证或溶栓等内科治疗失败者。手术成功率 70% 左右,手术死亡率与患者术前循环状态(尚未发生失代偿性心源性休克)有关,80% 存活的患者能保持正常肺动脉压和活动耐量,也较少复发肺栓塞。有报告手术后一年存活率达 86%。血栓清除术应在主肺动脉和叶肺动脉内进行,而不要一味追求血管造影的结果在段肺动脉中也进行。一旦血流动力学改善即应中止操作。那些有 PTE 病史而且长期呼吸困难肺动脉高压的患者很可能是慢性血栓栓塞性肺动脉高压,这些患者不宜做肺动脉血栓清除术,要做也是肺动脉内膜剥脱术。下肢 DVT 的手术取栓适应证为导管溶栓效果不佳或有溶栓禁忌证;预期寿命长、对活动能力期望较高者;原发性髂股静脉血栓形成而病期未超过 72 小时;严重肿胀甚至有股青肿及股白肿者。术后早期髂静脉的通畅率可达 88%。

2. 介入治疗　如果患者存在全身溶栓绝对禁忌而且肺动脉血栓清除术不可立即实施可考虑经皮导管取栓术、碎栓术及导管引导下的溶栓治疗,其方法具有简便、易行、比手术安全、创伤小等优势,可迅速恢复肺血流,改善血流动力学状态。用猪尾旋转导管破裂巨大血栓或抽吸取栓,并用局部溶栓药溶栓治疗,48 小时后肺动脉平均压明显下降,有效率为 60%,死亡率 20%。介入治疗的适应证为:①动脉低血压(收缩压<90mmHg 或较基础血压值下降>40mmHg;②伴周围低灌注和低氧性休克;③需心肺复苏的循环虚脱(晕厥);④超声心动图示右心室后负荷增加和(或)肺动脉高压;⑤肺泡-动脉血氧分压差增大(>50mmHg);⑥重症肺栓塞溶栓、抗凝治疗禁忌或失败的患者。介入治疗存在一定并发症,包括心血管结构的穿孔或

破裂、心脏压塞、肺出血、致命性肺栓塞、失血、心律失常、对比剂所致肾病、过敏、血肿、假性动脉瘤和动静脉瘘等。

3. 腔静脉滤器(vena caval filter, VCF)　可分为永久型、临时型和可选择滤器(可回收滤器和可转换滤器),根据患者不同临床特点谨慎选用,以阻截下肢 DVT 脱落的栓子,降低 PTE 的发生。对 400 例 DVT 患者安置和未安置 VCF 的前瞻性随机对照研究表明:放置 VCF 8~12 天内 PTE 发生率可明显下降,但在植入滤器 2 年内 PTE 发生率并没有减少,而发生复发性 DVT 的长期危险性却较未放置 VCF 增加几乎一倍(20.8% vs 11.6%),而两组的近期、远期死亡率也无统计学差异,对生存率无影响,因此对于多数急性 DVT 患者,不推荐在抗凝基础上常规使用 VCF。最常用的下腔静脉滤器是 Greenfield 和 Rutherford 滤器。

VCF 适应证是:①存在全剂量抗凝治疗禁忌证但是 VTE 复发的高危人群,例如神经外科术后、大手术后、产后数周内 DVT 进行性加重;②经充分抗凝治疗后仍肺血栓栓塞症复发或加重者。

植入 VCF 的禁忌证:包括静脉解剖异常、妊娠和欲植入 VCF 部位近端有血栓栓子。应慎重使用 VCF,严格掌握指征,尽可能置入可回收或临时 VCF。只要接受抗凝治疗是安全的,就可移除可回收的植入 VCF,植入 VCF 的并发症包括滤器错位、移位、倾斜、血栓脱落、滤器折断、腔静脉穿孔、滤器血栓等。植入滤器后,如无禁忌证需长期口服华法林抗凝治疗,定期检查滤器周围有无血栓形成。

4. 慢性血栓性肺动脉高压治疗　急性 PTE 后 6 个月、1 年和 2 年后 CTEPH 的发生率分别是 1.0%、3.1% 和 3.8%,主肺动脉、叶及近端段水平肺动脉栓子阻塞的 CTEPH 应考虑肺动脉血栓内膜剥脱术作为一线治疗,术后多数患者血流动力学明显改善,肺动能与生存期明显延长。

CTEPH 患者在以下 4 种情况使用降低肺动脉压的药物治疗可能获益。

(1) 明显的肺血管远端病变不能进行手术者(对于特别严重的患者要考虑肺移植手术)。

(2) 血流动力学不稳定的高危患者,即肺动脉高压功能分级Ⅳ级、mPAP>50mmHg、心脏指数<2.0L/(min·m²)、肺循环阻力>1000dyn·s·cm⁵,肺动脉高压的特异治疗使患者获得等待 PTE 手术的机会。

(3) PTE 手术后 10%~15% 的患者仍存在显著的远端肺微血管病变导致的持续肺动脉高压。

(4) 其他严重合并症不能进行手术者。

九、预　防

VTE 起病隐匿,约 50%~80% DVT 无临床表现,致死性 PTE 发生前常无先兆,生前被确诊的不到 1/3(这类患者心肺复苏成功率也极低),PTE 发病凶险,病死率极高,发病 3 个月内高达 17%。VTE 高危患者广泛分布于各科,如骨科、妇产科、血管外科、神经科、老年病房和 ICU,如果采用规范预防措施,近 2/3 的 VTE 是可以预防的,是常见的可以预防的院内死亡原因。而在 ICU 等科室因顾虑抗凝药物引起出血风险,对 VTE 发生的危险重视不够,预防措施也不规范。规范医疗行为,识别高危患者,建立合理的立体化 DVT 预防体系,建立以"防"为主和多学科协作观念,是降低 VTE 发生的关键。预防的原则包括:危险分层(评估危险因素)、预防的选择(针对发病机制)、预防的决策(平衡获益/风险)和评价的标准(安全性和死亡率)。

(一) VTE 危险性评估　对可能发生 VTE 的患者进行危险分层,采取相应的预防措施,防患于未然,是切实降低 VTE 发生率和病死率的关键。美国胸科学会等建议对外科患者,应根据手术类型、是否存在附加危险因素(高龄、恶性肿瘤、凝血因子高凝状态、既往 VTE 病史、肥胖、妊娠或产褥期、避孕药或激素替代治疗等)进行 VTE 危险分层(表47-0-8)。

表 47-0-8　外科患者 VTE 危险分层

危险分层	疾病性质	附加危险因素
低度危险	非骨科小手术;单纯下肢损伤	无
	良性妇科疾病小手术≤30 分钟;膝关节镜	
	经尿道手术或其他低危泌尿外科手术	
中度危险	非骨科、小手术	有
	血管外科大手术;大型、开放性泌尿科手术;大型神经外科手术	
	非大型普外科手术(40~60 岁);创伤烧伤;大型普外科手术(<40 岁)	无
	大型妇科手术、良性疾病	
高度危险	大型妇科手术、良性疾病;择期脊柱手术	有
	恶性肿瘤扩大手术	无
极高度危险	全髋或膝关节置换术(TKR 或 THR);髋部骨折(HFS);择期脊柱手术;严重创伤;	无
	脊髓损伤	有
	膝关节镜(时间长、复杂)	

对下列内科住院患者进行 VTE 的预防性治疗:40 岁以上因急性内科疾病住院患者;卧床≥3 天,同时合并下列病症或危险因素之一:呼吸衰竭、COPD 急性加重、急性脑梗死、心力衰竭(NYHA Ⅲ 或 Ⅳ 级)、急性感染性疾病

（重症感染或感染中毒症）、急性冠状动脉综合征、VTE 病史、恶性肿瘤、炎性肠病、慢性肾脏疾病、下肢静脉曲张、肥胖（体重指数>30kg/m²）及高龄（≥75 岁）。

（二）**基本预防措施** 应对患者进行预防 VTE 知识教育，鼓励患者勤翻身、早期功能锻炼、下床活动、做深呼吸及咳嗽动作；手术操作应轻巧、精细，避免损伤静脉内膜，尽可能缩短麻醉及手术时间，规范使用止血带；围手术期注意维持水、电解质平衡，及时补充液体，纠正禁食、灌肠等引起的脱水；对贫血或术中出血多的患者输注新鲜全血或成分输血；术后尽可能不用止血药。

（三）**物理预防措施** 可增加静脉血流流速，减少下肢静脉淤血，促使血管内皮纤维蛋白溶解，防止血栓形成，预防 DVT 的发生。方法包括梯度加压弹力袜（graduated compression stocking, GCS）、间歇充气压力泵（intermittent pneumatic compression, IPC）和静脉足泵（venous foot pumps, VFPs）。

物理预防可即时起效，没有出血并发症，适用于合并凝血异常疾病有高出血风险患者，直至出血危险降低后，建议转为药物预防或与药物联合应用，对于患肢无法或不宜采取物理预防的患者可在对侧肢体实施预防。IPC 还可预防下肢血栓栓塞后综合征发生，应在下肢近端 DVT 诊断明确已经开始充分抗凝治疗后常规使用，时间可用至确诊后 1~2 年。

物理预防措施在以下情况禁用：如下肢局部异常者（皮炎、坏疽、近期皮肤移植）；下肢血管严重动脉硬化或有其他缺血性血管病；下肢严重畸形等。对同时合并下肢动脉供血不足或因心力衰竭引起下肢严重水肿和有皮炎、坏疽的患者慎用 GCS 预防 VTE。

（四）**药物预防措施** 预防 PTE-DVT 应以抗凝血酶药物为主，LMWH 一般优于 UFH，对严重肾功能不全者宜用 UFH，不主张单独使用抗血小板药物如阿司匹林预防 PTE-DVT。大量荟萃分析证实，预防性抗凝治疗不仅几乎不增加有临床意义出血并发症的危险，还能改善患者的预后，降低住院总费用。表 47-0-9 为 Meta 分析 LMWH 与 UFH 预防手术后 VTE 发生情况。国际多中心试验显示 2045 例大手术使用低剂量肝素（low dose unfractionated heparin, LDUH）组 PTE 发病率 0.097%，而对照组为 0.77%（$P<0.005$）。

表 47-0-9 LMWH 与 UFH 预防手术后 VTE 发生分析

	普外科手术			骨科手术		
DVT%	LMWH	UFH	RR	LMWH	UFH	RR
n/N	5.3	6.7	0.79	13.8	21.2	0.68
	(184/347)	(230/3411)		(93/672)	(132/622)	
PTE%	0.3	0.7	0.44	1.7	4.1	0.43
n/N	(9/2888)	(20/2843)		(10/590)	(24/582)	
严重出血	2.6	2.6	1.01	0.9	1.3	0.75
n/N	(5.2/1977)	(51/1966)		(6/672)	(8/622)	

对外科手术患者 VTE 预防措施是：低度危险患者，推荐早期活动，不需特殊预防措施。中度危险患者，推荐 LDUH 皮下注射 5000IU，2 次/天或 LMWH≤3400IU，1 次/天，或磺达肝癸钠皮下注射 2.5mg，1 次/天；高度危险患者，推荐使用 UFH 5000IU，3 次/天或 LMWH>3400IU，1 次/天，或磺达肝癸钠皮下注射 2.5mg，1 次/天；极高度危险患者，推荐选用 UFH 5000IU，3 次/天 或 LMWH>3400IU，1 次/天，皮下注射或磺达肝癸钠 2.5mg，1 次/天，皮下注射或维生素 K 拮抗剂，INR 调至 2.5(2.0~3.0)，或利伐沙班口服，10mg 1 次/天。药物预防总的原则是用药至患者恢复活动或出院即可，总疗程至少 10 天；对某些进行大手术高危患者如全膝关节、髋关节置换术，髋骨骨折，癌症手术，年龄>60 岁或既往有 VTE 病史者；推荐预防性抗凝治疗可使用 10 天以上，可至 35 天。研究显示在手术后预防性抗凝 4 周组患者 DVT 发生率 4.8%（8/165），而抗凝治疗 1 周组发生率 12%（20/167），差异具有显著性。预防性抗凝治疗开始时间受手术和出血危险的影响：一般普外科、妇产科和泌尿外科手术可在手术前 12 小时皮下注射 UFH；对大多数中危、高危创伤者，一旦控制出血后即可开始（绝大多数在创伤后 36 小时）LMWH 预防；对矫形外科（如全髋关节置换术）在手术前 12 小时或术后 12~24 小时给予常规剂量 LMWH；术后 4~6 小时给予常规剂量一半，次日恢复到常规剂量。髋部骨折建议术前即开始短效抗凝剂 UFH 或 LMWH，而对有出血高危因素患者，建议推迟至术后 12~24 小时给予常规剂量 LMWH，即确认手术部位出血基本停止，利伐沙班 10mg 可在术后 6~10 小时开始口服，随后每日 1 次，10mg/次，而磺达肝癸钠 2.5mg 在术后 24 小时或术后第 2 天使用，随后每日 1 次，2.5mg/次，皮下注射。对因充血性心力衰竭、严重呼吸系统疾病住院有≥1 项危险因素（包括进展期恶性肿瘤、既往 VTE 史、败血症、急性神经系统疾病等）的急性期需要卧床的内科患者，推荐使用 LDUH 5000IU，每 8 小时 1 次，皮下注射或 LMWH，如法安明 5000IU，每日 1 次，皮下注射，或利伐沙班或磺达肝癸钠预防 PTE-DVT，疗程一般为 2 周。对大多数 ICU 患者都需要进行预防性抗凝，并在治疗过程中分析抗凝和出血风险，选择相应的预防措施。对出血风险高的 ICU 患者，可先给予 GCS 或合并使用 IPC 直至出血风险降低，对中高危 ICU 患者可给予 LDUH、

LMWH或磺达肝癸钠,进行预防。如无出血或其他抗凝禁忌证,住院的癌症患者或接受沙利度胺(或 lenalidomide)、糖皮质激素治疗患者应给予 LMWH 或小剂量华法林(每日 1mg,共 6 周,使 INR 达到 1.5)预防 VTE 发生。静脉血栓栓塞的预防不再推荐的抗凝药物包括:达那肝素(danaparoid)、重组水蛭素和低分子右旋糖酐等,不主张采用调整剂量的 UFH 进行预防性抗凝治疗。

十、小　结

1. 任何可引起静脉内皮损伤、血液高凝状态和血液滞留的因素均是发生 VTE 的危险因素。危险因素越多,越易发生。他们可以是特发性的,但绝大多数是继发性的,而外科手术、创伤和因急性内科疾病住院患者是发生的 VTE 高危人群。

2. VTE 的症状体征不特异,也不敏感,因此临床诊断不可靠,而诊断前进行临床可能性评估对 VTE 的诊断路径包括检查的选择和解释等将发挥十分重要的作用。

3. 血浆 D-二聚体检查<500ng/ml 对急性 VTE 临床低度、中度可能的门急诊患者有排除诊断的价值,特别是对未合并其他基础疾病,既往无 VTE 史且 VTE 样症状出现时间短的较年轻患者,无需做进一步的影像学检查。

4. 90% 以上急性 PTE 的血栓来源于 DVT,近 50% 的下肢近端急性 DVT 可发生 PTE,DVT 与 PTE 是不可分割的整体,是同一种疾病 VTE 不同阶段、不同的临床表现。因此,须树立 VTE 观,临床诊断 PTE 的同时应检查有无 DVT,反之亦然。

5. 急性 PTE 是发病率、病死率、误诊率高但可以治疗的疾病,应提高诊断意识,力求早期诊断。对每例不能解释的呼吸困难、呼吸急促、咯血或胸痛患者,均应警惕 PTE 发生可能。

6. 床旁 UCG(和下肢深静脉超声)检查是可疑急性大面积 PTE 首选检查,应在 1 小时内完成。CTPA 是可疑非大面积 PTE 一线检查,应在 24 小时内完成。肺 V/Q 在患者无严重心肺基础疾病和既往无 PTE 史或不适合 CTPA(如对对比剂有禁忌、肾功能不全或妊娠)时进行。下肢静脉超声是急性 DVT 首选检查。

7. 应重视急性肺栓塞与其他疾病鉴别诊断,以急性重症表现者需与常见的急性心肌梗死、肺炎等心肺重症鉴别,非急性表现者要注意与 CTEPH 急性加重和肺血管炎等少见病鉴别。

8. 急性 PTE 的诊断路径包括 PTE 临床可能性评估、确诊,临床分型和寻因。

9. 绝大多数急性 VTE 可采取抗凝治疗,LMWH 优于 UFH,不推荐常规溶栓治疗。对多数患者不推荐在抗凝基础上常规使用腔静脉滤器。

10. VTE 是院内非预期死亡的最常见原因之一,可发生在临床许多科室,因此 VTE 的干预策略应该重在预防,特别是把 VTE 的预防重点前移到 DVT,可取得防治 PTE 釜底抽薪的效果。

11. VTE 的预防包括基本预防措施、物理预防措施、药物预防措施和植入腔静脉滤器,措施的开始及具体方法的选择应个体化,根据每个患者出血和血栓发生风险比,进行判断。

(陆慰萱　芮曦)

附:

一、PTE 临床可能性评分方法

1. 改进型 Geneva 评分

(1) 诱因

1) 年龄>65 岁,1 分。

2) PTE 或 DVT 病史,3 分。

3) 1 个月内外科手术史或者骨折,2 分。

4) 恶性肿瘤活跃期,2 分。

(2) 症状

1) 单侧下肢痛,3 分。

2) 咯血,2 分。

(3) 临床体征

1) 心率:75～94 次/分,3 分;≥95 次/分,5 分。

2) 下肢深静脉触痛而且单侧水肿,4 分。

预测可能性分级:低度可能 0～3 分;中度可能 4～10 分;高度可能 ≥11 分;对 PTE 阳性预测值分别为 10%、30% 和 65%。

2. Wells 方法

(1) 既往 PTE 或 DVT 病史,1.5 分。

(2) 心率>100 次/分,1.5 分。

(3) 近期手术或卧床,1.5 分。

(4) DVT 临床体征,3 分。

(5) 诊断为其他疾病的可能性小于 PTE,3 分;咯血,1 分。

(6) 肿瘤,1 分。

预测可能性分级:低度可能 0～1 分;中度可能 2～6 分;高度可能≥7 分;对 PTE 阳性预测值分别为 4%、21% 和 67%。

二、DVT 临床可能性评分方法

Wells 方法:

(1) 恶性肿瘤进展期(化疗或姑息治疗正在进行或已停止 6 个月),1 分。

(2) 瘫痪、偏瘫或近期下肢石膏固定,1 分。

(3) 近期卧床大于 3 天或 12 周内接受了全麻或局麻下的大手术,1 分。

(4) 沿深静脉径路局部触痛 1 分。

(5) 腓肠肌、腘窝、大腿肿胀,1 分。

(6) 与无症状侧下肢对比,小腿周径增大 1cm(标准测量位置在胫骨粗隆下 10cm),1 分。

(7) 患侧下肢凹陷性水肿,1 分。

(8) 浅静脉侧支循环(无浅表静脉曲张情况下),1 分。

(9) 有与 DVT 同样可能性的其他诊断,-2 分。

预测可能性分级:低度可能<0 分;中度可能 1～2 分;

高度可能性>2 分;对 DVT 阳性预测值分别为 5%、20%
和 80%。

三、PTE 临床预后评分方法

（1）恶性肿瘤,1 分。

（2）心力衰竭,2 分。

（3）既往静脉栓塞史,1 分。

（4）收缩压<100mmHg,1 分。

（5）PaO$_2$<60mmHg,1 分。

（6）超声显示有 DVT,1 分。

预测预后可能性分级:预后差低危者≤2 分;预后差
高危者≥3 分。两者 3 个月内死亡,复发性 PTE 和（或）严
重出血发生率分别为 2.2% 和 26.1%。

主要参考文献

［1］ 国家十五科技攻关课题"肺栓塞规范化诊治方法的
研究"课题组. 急性肺血栓栓塞症 516 例临床表现分
析. 中华医学杂志,2006,86:2161-2165.

［2］ 中华医学会骨科分会.预防骨科大手术后深静脉血
栓形成指南（草案）.中华骨科杂志,2007,27:790-
792.

［3］ 中华医学会呼吸病学会.肺血栓栓塞症的诊断和治
疗指南（草案）.中华结核和呼吸杂志,2001,24:259-
264.

［4］ 中华医学会呼吸病学会.肺血栓栓塞症的操作规范.
中华结核和呼吸杂志,2005,12:594-598.

［5］ 陆慰萱.肺血栓栓塞症//陆慰萱.呼吸系统疾病诊断
与诊断评析.上海:上海科技出版社,2004:398-412.

［6］ Geerts W,Cook D,Selby R,et al. Venous thromboembolism and its prevention in critical care. J Crit,2002,17
（2）:95-104.

［7］ Snow V,Qaseen A,Barry P,et al. Management of venous
thromboembolism in primary care:a clinical practice
guideline form the American College of Physicians and
the American Academy of Family Physicians. Ann Intern
Med,2007,146:204-210.

［8］ Geerts WH,Pineo GF,Heit JA,et al. Prevention of venous thromboembolism:the seventh ACCP Conference on
Antithrombotic and Thrombolytic Therapy. Chest,2004,
126（3 suppl）:338-400.

［9］ British Thoracic Society Standards of Care Committee
Pulmonary Embolism Guideline Development Group.
British thoraxic society guidelines for the management of
suspected acute pulmonary embolism. Thorax,2003,58:
470-483.

［10］ Bates SM,Kearon C,Crowther M,et al. A diagnostic
strategy involving a quantitative latex D-dimer assay reliably excludes deep venous thrombosis. Ann Inter

Med,2003,138:787-794.

［11］ International union of angiology. Prevention and treatment of venous thromboembolism. International Consensus Statement(guidelines according to scientific evidence). Int Angiol,2006,25:101-161.

［12］ Arcasoy SM,Vachani A. Local and systemic thrombolytic therapy for acute venous thromboembolism. Clin
Chest Med,2003,24:73-91.

［13］ Qaseem A,Vincenza S,Patricia B,et al. Current diagnosis of venous thromboembolism in primary care:a
clinical practice guideline from the American academy
of family physician and the American college of physicians. Ann Fam Med,2007,5:7-62.

［14］ Vincenza S,Amir Q,Patricia B,et al. Management of
venous thromboembolism:a clinical practice guideline
from the American college of physicians and the American academy of family physicians. Ann Fam Med,
2007,5:74-80.

［15］ Kucher N,Rossi E,Rosa MD,et al. Massive pulmonary
embolism. Circulation,2006,113:577-582.

［16］ Lyman GH,Khorana AA,Falanga A,et al. American society of clinical oncology guideline:recommendations
for venous thromboembolism prophylaxis and treatment
in patients with cancer. J Clin Oncol,2007,25:5490-
5502.

［17］ Eikelboom JW,Karthikeyan G,Fagel N,et al. American
Association of Orthopedic Surgeons and American College of Chest Physicians Guidelines for Venous Thromboembolism Prevention in Hip and Knee Arthroplasty
Differ what Are the Implications for Clinicians and Patients? Chest,2009,135:2 513-2520.

［18］ McLaughlin VV,Archer SL,Badesch DB,et al. ACCF/
AHA 2009 Expert Consensus Document on Pulmonary
Hypertension. J Am Coll Cardiol,2009,53（17）:1573-
619.

［19］ Schünemann HJ,Cook D,Guyatt G,et al. Methodology
for antithrombotic and thrombolytic therapy guideline
development:American College of Chest Physicians
Evidence-based Clinical Practice Guidelines. 8th ed.
Chest,2008,133:113-122.

［20］ 中华医学会麻醉学分会.围手术期深静脉血栓/肺动
脉血栓栓塞症的诊断、预防与治疗专家共识
（2014）.中华麻醉在线,2015,2:34.

［21］ Minet C,Potton L,Bonadona A,et al. Venous thromboembolism in the ICU: main characteristics, diagnosis
and thromboprophylaxis. Critical Care,2015,19:287.

第 48 章

肺 高 压

各种原因导致肺动脉压力升高超过一定界值的一种血流动力学和病理生理状态为肺高压,肺高压可导致右心衰竭,其本身可以是一种独立的疾病,也可以是并发症,还可以是疾病综合征。世界卫生组织(WHO)定义 PH 的标准为:静息状态下肺动脉平均压>3.3kPa(25mmHg)或运动时肺动脉平均压>4.0kPa(30mmHg)。在肺高压中以肺小动脉的血管痉挛、增生和重构所致肺血管阻力增加伴/不伴右心功能不全的一组疾病为肺动脉高压(pulmonary arterial hypertension),是除原发性肺动脉高压外,更多是全身性、系统性疾病侵袭肺循环导致的病理生理改变,也是多种心肺疾病发生、发展过程中的重要环节,严重影响疾病的进展及预后。其发病机制至今尚未完全阐明。近年来随着细胞生物学和分子遗传学的飞速发展促进了肺动脉高压发病机制的深入研究,从而进一步带动了肺高压诊断学和治疗学的进步。

一、肺高压的分类

既往曾经根据导致肺高压的病因及是否存在或相关危险因素将其分为原发性肺动脉高压和继发性肺动脉高压。1998 年第二届国际肺动脉高压会议制定的肺高压的分类是根据其发病的病理生理机制、临床表现及治疗方案进行分类的,并经过 2013 年第五届国际会议的修订如下(表 48-0-1):

二、肺高压的病因

由于肺高压的分类不同,导致或促使肺高压形成的病因或相关危险因素也各有不同。而且在肺高压发生及发展过程中的影响程度不同。了解这些将更有助于对肺高压的预防和诊治。

(一)**肺动脉高压相关危险因素**　指由某些疾病或因素促使或影响了患者肺动脉高压的形成和发展,这些疾病或因素被称为相关危险因素(表 48-0-2)。

1. 肺动脉高压与性别存在明显的相关性。IPAH 和FPAH 的女性发病率较男性高 2～2.5 倍;其他类型的肺高压女性发病率也较高,但差别并不很明显。

2. 目前已证明肥胖不是肺动脉高压的危险因素;但当肥胖合并阻塞性睡眠呼吸障碍时将增加肺动脉高压的风险。

3. HIV 感染导致肺动脉高压的机制尚不明确。可能

表 48-0-1　经修订的肺高压分类(2013)

1. 肺动脉高压
   1.1　特发性肺动脉高压(IPAH)
   1.2　遗传性肺动脉高压(FPAH)
   　　1.2.1　骨形成蛋白受体Ⅱ基因突变
   　　1.2.2　活化素受体样激酶Ⅰ,转化生长因子-β 受体Ⅲ基因突变
   　　1.2.3　未知的基因突变
   1.3　药物与毒性物质导致
   1.4　相关因素所致肺动脉高压(APAH)
   　　1.4.1　结缔组织病
   　　1.4.2　HIV 感染
   　　1.4.3　门静脉高压
   　　1.4.4　先天性体-肺分流性心脏病
   　　1.4.5　血吸虫病
   　　　　(1)肺静脉阻塞性疾病或肺毛细血管多发性血管瘤
   　　　　(2)新生儿持续性肺动脉高压(PPHN)
2. 左心疾病致肺高压
   2.1　左室收缩功能异常
   2.2　左室舒张功能异常
   2.3　瓣膜性疾病
   2.4　先天性/获得性左心流入道/流出道传导束阻滞和先天性心肌病
3. 肺部疾病或缺氧相关的肺高压
   3.1　慢性阻塞性肺疾病
   3.2　间质性肺疾病
   3.3　其他肺部疾病混合限制性与阻塞性通气功能障碍
   3.4　睡眠呼吸障碍
   3.5　肺泡低通气综合征
   3.6　慢性高原病
   3.7　进展性肺部疾病
4. 慢性血栓栓塞性肺高压(CTEPH)
5. 尚不明确的多种机制的肺高压
   5.1　血液相关功能异常:慢性溶血性贫血,骨髓增殖异常,脾切除术
   5.2　系统性疾病:类肉瘤样病,肺组织细胞增多症,淋巴管平滑肌瘤病
   5.3　代谢异常:糖原储存疾病,戈谢病(Gaucher病),甲状腺功能异常
   5.4　其他:肿瘤阻塞,纤维素性纵隔炎、慢性肾衰竭,部分肺动脉高压

**表 48-0-2 根据依据的可靠程度对肺动脉高压
发生的相关危险因素分类**

1. 药物和毒物
   1.1 明确
      阿米雷司
      芬氟拉明(减肥药)
      右芬氟拉明
      毒性菜籽油
   1.2 非常可能
      安非他明
      L-色氨酸
   1.3 可能
      甲基安非他明
      可卡因
      化疗药物如丝裂毒素 C 卡莫斯汀 环磷酰
      胺
   1.4 不太可能
      抗抑郁药
      口服避孕药
      雌激素治疗剂
      吸烟
2. 人口统计学及健康状况
   2.1 明确的
      性别
   2.2 有可能的
      怀孕
      系统性高血压
   2.3 不可能的
      肥胖
3. 疾病
   3.1 明确的
      HIV 感染
   3.2 可能性强的
      门静脉高压/肝脏疾病
      结缔组织病
      先天性体-肺分流性心脏病
   3.3 有可能的
      甲状腺疾病
      血液病
         继发于脾切除的无脾症
         镰刀形红细胞性贫血症
         地中海贫血
         慢性骨髓及外骨髓增殖病
      罕见的遗传性或代谢性疾病
         1a 型糖原储备异常(Von Gierke 病)
         Gaucher 病
         遗传性出血性毛细血管扩张症(Osler-We-
         ber-Rendu 病)

注:明确:至少有一项大规模对照研究或流行病学调查的证据支持;非常可能:几项队列分析和对照研究的证据支持;可能:根据对照研究、注册登记结果或专家观点认为可能;不太可能:对照研究未发现与肺动脉高压之间存在关系

与以下作用相关:反复发作的呼吸道疾病间接引起;导致血小板生长因子升高,引起平滑肌细胞和成纤维细胞增殖;直接损伤肺动脉内皮细胞或平滑肌细胞,并发其他病毒感染共同损伤肺血管。

4. 结缔组织病与肺动脉高压相关性最大,1/3 合并肺高压;局限性硬皮病(CREST 综合征)60% 发生肺动脉高压;类风湿关节炎21% 合并轻度肺动脉高压;系统性红斑狼疮 4% ~14% 合并肺动脉高压;血管炎和混合型结缔组织病 2/3 发生肺动脉高压。

5. 先天性体肺分流性心脏病相关肺动脉高压的相关危险因素包括先天性心脏病的类型、缺损的大小、是否合并心外畸形以及是否得到矫正(表 48-0-3)。这些因素显著影响肺动脉高压的进展、Eisenmenger 综合征的出现及其预后。在单纯的心脏病中室间隔缺损(VSD)最易发展为肺动脉高压,其次为房间隔缺损(ASD)及动脉导管未闭(PDA)。10% 两岁以上的 VSD 将发展为 Eisenmenger 综合征,而 ASD 患儿中只有 4% ~6%。如果缺损较大,几乎所有 PDA,50% 的 VSD 以及 10% 的 ASD 患者将发展为 Eisenmenger 综合征。在 ASD 患者中,冠状静脉窦缺损的患者(16%)肺动脉高压的发生率高于卵圆孔未闭患者(4%)。肺高压的发展与缺损的大小关系密切。轻度及中度缺损的患者中只有 3% 发展为肺动脉高压;缺损超过 1.5cm 的患者 50% 会出现肺动脉高压。临床上常会发现,虽然畸形被成功的矫治,但仍会发展为严重的肺高压。这是因为在矫治之前,肺血管已经出现不可逆的损伤,矫治仍不能阻止肺血管病变的进展。因此早期的矫治可以预防肺动脉高压的发生。

表 48-0-3 先天性体-肺分流性心脏病的分类

1. 类型
   单纯
      房间隔缺损(ASD)
      室间隔缺损(VSD)
      动脉导管未闭(PDA)
      完全性或部分性非梗阻性肺静脉畸形引流
   复合
      同时合并两种或以上的常见缺损类型
   复杂
      大动脉共干
      单心室合并肺循环无梗阻
      房室间隔缺损
2. 缺损大小
   小(ASD<2.0cm 和 VSD<1.0cm)
   大(ASD>2.0cm 和 VSD>1.0cm)
3. 合并心外畸形
4. 畸形矫治情况
   未矫治
   部分矫治
   矫治:自发或外科

6. 门脉高压性肺动脉高压最常见病因为肝硬化,但如何导致肺高压仍不清楚。还可能与血管收缩素、促血管

增生物或毒物未能在肝脏中完全代谢而在血中蓄积直接到达肺循环有关。

7. 镰刀细胞病患者的红细胞呈镰刀状,变形性差且边缘不整齐,容易黏附在肺动脉等的小血管内从而阻断血液循环。另外血液中过多的游离血红蛋白还可导致 NO 合成减少,引起血管收缩。

8. 甲状腺功能减退及甲状腺功能亢进患者肺动脉高压的发病率高,但仍不知道两者的因果关系,也许是这些患者存在自身免疫性疾病或遗传缺陷促使这两种疾病的发生。

9. 骨髓纤维化患者血液呈高凝状态、肺泡内红细胞渗出及左室功能衰竭等病理改变,均有可能促使肺动脉高压的发生。

10. 肺静脉闭塞病(PVOD)和肺毛细血管瘤(PCH)很少见,发病率不到 IPAH 的 1/10。病因尚不明确,部分患者也有 *BMPR Ⅱ* 的突变发生。该类肺高压是疾病直接侵袭肺血管床所致,导致含铁血黄素沉积、肺间质水肿、淋巴管扩张以及血管内膜增生等。这一类肺动脉高压与 IPAH 有相同的临床表现,但其相关危险因素与其他类型的肺动脉高压相同,包括:硬皮病、HIV 感染及服用食欲抑制剂。

(二) 左心疾病相关性肺高压 左心房或心室疾病以及左心瓣膜性心脏病都导致左心房压力升高,肺静脉压被动升高,依次出现各级小肺静脉、肺毛细血管压力升高,肺细小动脉压力升高引起肺动脉高压。

(三) 呼吸系统疾病和(或)缺氧相关的肺高压

1. COPD 包括慢性支气管炎、肺气肿、哮喘发作以及肺囊性纤维化。

2. 间质性肺病包括不同原因引起的 180 种疾病如特发性肺间质纤维化、硅沉着病(矽肺)等。

3. 肺泡低通气是指肺泡内没有足够的空气进行气体交换,是由于机械性因素或影响呼吸功能的神经系统疾病引起。

4. 高原病包括"三高",高海拔、高温度和高湿度都可引起空气稀薄。

(四) 慢性血栓和(或)栓塞性肺动脉高压(CTEPH)

1. 血凝块引起的肺动脉高压 约占全部肺动脉高压的 10%。如果栓塞后患者能够存活,则血凝块一般会自行溶解,不会引起肺动脉高压。如果血凝块持续多年不溶解则可引起肺动脉高压。在肺动脉高压症状出现以前会有数月到数十年的蜜月期。2005 年的一项临床研究认为 CTEPH 发生的危险因素包括:脾切除,治疗性脑室引流和慢性炎症如骨髓炎和肠炎等。另外,血栓不溶解并进展为肺动脉高压与这些患者有遗传易栓倾向有关,如 CTEPH 患者血液中Ⅷ因子数量和抗心磷脂自身抗体水平均高于一般人群。

2. 血栓栓塞远端肺动脉 小肺动脉内的小的原位血栓形成。往往发生在严重肺动脉高压的患者。并不是患者凝血功能异常所致,而是肺高压患者血管内膜抗血栓形成能力受损的结果。与肺高压互相促进加重病情。

3. 非血栓性肺栓塞 少量肿瘤可引起肺栓塞,其中

腺体肿瘤引起肺栓塞的发病率最高。血吸虫通过门静脉高压引起肺动脉高压,还可通过虫卵阻塞肺动脉引起肺动脉高压和肺纤维化。白塞病通过肺血管血栓栓塞和炎症反应引起肺高压。

(五) 原因不明/多种因素所致肺高压 多种疾病导致肺动脉阻塞、肺静脉受压以及炎症反应,导致的肺动脉高压如肉状瘤病、肉芽肿、组织细胞增多症 X 和纤维性纵隔炎。

另外,根据不同人群的肺动脉高压发生率的差别能体现出各种相关危险因素对肺动脉高压的影响程度不同(表48-0-4)。

表 48-0-4 不同人群肺动脉高压的发生率

普通人群	0.0002%
FIPH	9.9%
结缔组织病	0.1% ~ 10%
HIV 感染者	0.5%
肝硬化/门静脉高压	0.5% ~ 0.8%
服用食欲抑制剂 3 个月以上	0.006%
服用食欲抑制剂 6 个月以上	0.01%
ASD	4% ~ 6%
未经手术治疗的	10%

三、肺高压的发病机制

尽管我们已经意识到有更多的机制参与肺高压的发生过程中,但对其确切的发病过程仍不清楚。肺高压的发生发展过程是由不同生化途径、不同类型细胞共同参与的多因素病理生理过程。肺血管阻力的增加是由不同机制共同导致的,包括:肺血管收缩、肺血管壁重建、炎症及血栓栓塞。内皮细胞、平滑肌细胞、成纤维细胞和血小板等的异常;血管舒缩因子、促进和抑制增殖因子、促凝及抗凝物质等多种血管活性物质的失衡都参与肺高压的发生,而遗传因素在其发病机制中的作用更备受关注。

肺血管收缩是导致肺高压的早期因素。肺血管的过度收缩与平滑肌细胞钾离子通道的功能或表达异常以及内皮功能紊乱相关。一些异常因素,如缺氧、机械剪切力、炎症、某些药物或毒物等导致内皮损伤,破坏了血管内皮和肺循环所产生的血管活性物质之间的平衡和内皮细胞对平滑肌细胞的调节。内皮功能紊乱导致血管扩张剂一氧化氮(NO)和前列环素等物质慢性生成减少,同时伴有血管收缩剂内皮素(ET-1)、血栓素 A2 及 5-羟色胺(5-HT)的过度表达。这些因素往往导致血管张力的增加及血管重建。肺血管重建累及血管壁各层,是由内皮细胞、平滑肌细胞和纤维细胞参与的增生性和阻塞性改变。另外,在血管外膜某些细胞外基质的产生增加包括:胶质、弹性蛋白、纤维素等。另外,肺动脉高压患者中促进血管内皮分裂增生的血管内皮生长因子(VEGF)过度表达以及内皮细胞转化生长因子(TGF-13)2 型受体表达缺陷均导致内

皮细胞损伤后过度增生和丛状改变的形成。另外有研究证明促进肺血管发育的血管成形素-1,血管生成因子被重新调控参与了肺高压的形成并与其严重程度直接相关。

另外,炎症及血栓栓塞也是肺高压的重要发病机制。实际上,在肺高压的病理生理改变中,炎性细胞是普遍存在的,前炎性介质在肺高压患者的血浆里普遍升高。部分 IPAH 患者体内可发现抗核抗体等自身抗体及 IL-1 和 IL-6 等炎性细胞因子水平升高,肺组织学检查发现丛样病变中有巨噬细胞及淋巴细胞浸润,提示炎症细胞可能参与了 IPAH 的发病。此外,炎症反应在结缔组织病及 HIV 感染所致肺动脉高压中均起一定作用,部分狼疮相关性肺高压经免疫抑制剂治疗病情可得到改善。肺高压患者普遍存在凝血功能的异常。血管内皮组织通过分泌多种物质来维持血液正常的凝固性,这些物质包括各种细胞因子、硫酸乙酰肝素、血栓调节素、组织纤溶酶活化因子、尿激酶型纤溶酶活化因子、血浆血管性假血友病因子(vWF)等。当内皮功能障碍时上述物质失衡引起原位血栓的形成;同时肺血管内皮损伤后,产生易损表面,促进血小板活化和凝集、血栓调节素系统及纤维蛋白溶解系统的异常反应,促使肺动脉原位血栓形成。另外,抗凝血分子(前列腺素、NO)缺乏,内膜增生致肺血流减慢都将促进原位血栓的形成。

血管内皮细胞、平滑肌细胞、成纤维细胞、血小板以及单核巨噬细胞能够产生多种血管活性物质,如血管活性肠肽、血小板源性生长因子、血管内皮生长因子、表皮生长因子、成纤维细胞生长因子、TGF、血小板激活因子和加压素等。正常情况下它们之间处于动态平衡,维持肺血管的正常生理结构和功能。在一些外来刺激下(如高肺血流、低氧、毒物等),这些介质产生分泌平衡失调,促进血管收缩、血管重构以及血栓形成,是肺高压发生的重要机制。

尽管已经确定 60% 家族性肺动脉高压患者和 25% 散发 IPAH 在基因位点骨形成蛋白 2 型受体(BMPR Ⅱ)上发生突变,但是遗传基因的异常与肺动脉高压疾病的病理生理关系仍不明确。另一方面,散发的 IPAH 发生率的增加,FPAH 外显率的下降(只有 20% BMPR Ⅱ 突变基因的携带者患有该病)提示有其他的诱发因素导致该病的发生。导致肺高压的基因突变也可能发生在不稳定的合成 BMPR Ⅱ 途径中的其他基因上;另外,肺高压相关基因的多形性如 5-羟色氨转运蛋白(5-HTT)基因、一氧化氮合成酶(NOS)基因和氨基甲酰磷酸合酶(CPS)基因;或任何因素干扰了肺血管细胞生长控制都可能导致肺动脉高压的形成。5-HTT 等位基因的变异是肺动脉高压的发病机制。5-HTT 的长等位基因与短等位基因相比能导致 5-HTT 合成增加从而增加患 PAH 的风险。近来 Vaccharajani 等研究显示长等位基因的纯合体型与儿童 IPAH 的发生有显著相关性。另外,与 BMP/TGF-β 途径相关的其他基因突变被证明引发肺高压的形成。在 Harrison 等人的研究中描述了在 IPAH 患者中出现 TGF-β 受体家族中的多个基因突变,除了 BMPR Ⅱ 基因外还有 ALK-1 基因和 endoglin 基因的突变,与其相关的疾病是遗传性毛细血管扩张症。

尽管在细胞和组织学水平有很多病理生理机制参与肺动脉高压的发生,但是这些机制之间在该病的病理生理变化过程中确切的相互关系仍不清楚。可能的理论途径包括遗传易感性和危险因素之间的经典关系导致不同类型细胞和肺微循环的血管外间质的变化。触发并维持肺的微循环的病理性过程如:血管收缩、增生、血栓形成和炎症反应。这些机制会导致肺高压的病理性阻塞性病变的产生和发展。这一过程最终会导致肺循环阻力增加,右心负荷加重,右心衰竭及死亡,如图 48-0-1 所示。

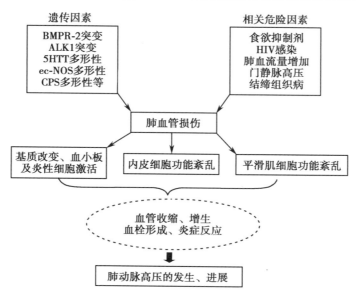

图 48-0-1　肺动脉高压的发病机制
BMPR-2:骨形成蛋白 2 型受体基因;ALK 1:activin-receptor-like kinase 1 gene (苯丙酸诺龙受体类激酶-1 基因);5-HTT:5-羟色氨转运蛋白基因;ec-NOS:一氧化氮合成酶基因;CPS:氨基甲酰磷酸合酶基因

四、肺高压的病理改变

肺高压虽然有不同病因导致,但其临床表现及治疗效果相似。不同类型的肺高压本质上有相似的组织病理学改变,但是病理学改变在肺血管的不同节段上(细动脉、毛细血管或静脉)存在程度及分布上的差别。

与体循环相比,肺循环是一个相对低阻力、低张力、高扩张性的循环系统,这是由肺血管独特的结构和布局决定的。肺动脉起自右心,沿气道逐级分支,依次分为弹性动脉、肌型动脉及肺腺泡内动脉。肺腺泡内动脉是在呼吸性细支气管、肺泡管及肺泡水平上肺动脉的总称,包括肌型动脉末梢段、部分肌型动脉和非肌型动脉。肌型动脉在向外周延伸的过程中,完整的平滑肌层被螺旋形平滑肌取代,故动脉横切面仅部分存在平滑肌,称为部分肌型动脉。继续延伸至肺泡管和肺泡水平,平滑肌完全消失,成为非肌型动脉。肺腺泡内动脉各段血管的占位和比例,可能是肺循环高灌注低阻力的形态学基础。其中非肌型动脉数量多,横切面积大,血管壁薄,无平滑肌细胞,对肺循环的血流量和阻力改变具有相当的缓冲作用。病理状态下,非肌型动脉的破坏,肌型动脉的增加和异常,肺血管调节功能紊乱,导致肺循环阻力增加,血流减少,肺动脉高压形成。

肺高压的组织病理学改变包括:动脉中层肥厚,内膜增生,外膜增厚及混合性病变。肺泡动脉和肺泡动脉前动脉的全层中膜肥厚。这是由动脉中层平滑肌纤维和弹性纤维增生肥厚所致。内膜增厚表现为向心性层状或偏心性(或向心性)非层状增生。这些内膜细胞在超微结构和免疫组织化学方面具有纤维原细胞、肌纤维原细胞和平滑肌细胞的特性。大多肺动脉高压都存在外膜的肥厚,但是很难对其进行评估。复合病变:在血管内皮管道中由肌纤维原细胞、平滑肌细胞和基质组成的局灶性丛样增生。这些病变通常出现在动脉分叉处或侧支动脉的起始部位在PAH中丛状病变的发生率仍不能确定。动脉炎常表现为内膜的丛状改变同时伴随动脉壁的纤维素样坏死和炎性细胞的浸润。

肺静脉阻塞性病变导致的肺高压所占比例相对较少。阻塞性病变累及不同内径各阶段的肺静脉。静脉阻塞可以是全腔也可以是不规则的。可合并中膜的增厚。在肺静脉阻塞性疾病中,大量的血红素沉积在肺泡巨噬细胞及Ⅱ型肺泡细胞的胞质中,也沉积在间质当中。肺毛细血管阻塞显著,曲张形成肺的微毛细血管瘤。肺动脉则表现为再塑形,中膜肥厚和内膜纤维化。尚未发现血管丛样改变及纤维蛋白样动脉炎。肺小叶间质表现为水肿,可能发展成为间质纤维化。肺及胸膜的淋巴管扩张。

肺毛细血管瘤样病变是另一种罕见的病变表现为局灶的毛细血管增生。这种病变累及全小叶或片状。异常增生的毛细血管常侵入动静脉管壁,浸润肌层,阻塞管腔。在毛细血管增生病灶内,也表现为巨噬细胞、Ⅱ型肺泡细胞内充满血红素。与肺静脉阻塞病相同,也合并肺动脉中膜肥厚、内膜增厚的表现(表48-0-5)。

表48-0-5　肺高压血管的病理改变的分类

1. 肺动脉病(肺泡动脉或肺泡动脉前动脉)
   单纯中层肥厚的肺动脉病
   中层肥厚和内膜增生(细胞性、纤维性)的肺动脉病
   —向心性层状
   —离心性,向心性非层状
   丛状和(或)扩张性病变或动脉炎性肺动脉病
   动脉炎性肺动脉病
2. 在以上病变的基础上同时合并静脉的改变[a][细胞性和(或)纤维性内膜增生,肌性肥厚]
3. 肺静脉阻塞性疾病[b](不同内径的静脉)合并或不合并动脉病变
4. 肺微血管病变[c]合并或不合并动脉和(或)静脉病变
5. 无法分类
   不典型的组织病理学特点或血管取材不适当

注:a. 见于特发性肺动脉高压,家族性肺动脉高压和相关因素所致肺动脉高压;b. 见于肺静脉阻塞性疾病;c. 见于肺毛细血管瘤病

五、肺高压的诊断及评估

目前应用于临床的肺高压的诊断及评估手段很多,对判断疾病的预后、指导治疗及治疗效果的评价有重要的临床价值。根据目的的不同将肺高压的诊断过程分为三个阶段:肺高压的初步诊断;肺高压临床分类的确定;肺高压严重程度的评估。

(一)肺高压的初步诊断　临床中通常在三种情况下发现肺高压的存在。第一种情况:患者出现活动后的呼吸困难等典型症状来就诊;第二种情况:没有症状的患者体检时发现符合肺动脉高压的体征或检查结果;第三种情况:合并肺动脉高压相关危险因素的患者定期复查时发现。临床医生对三种情况的警惕也是尽量避免漏诊的重要因素。

1. 临床症状和体征　所有类型肺高压的症状都十分相似,但很少有患者出现所有症状。在无其他心肺疾病的基础上出现呼吸困难或虽然伴随其他的心肺疾病,但与呼吸困难的严重程度不匹配。另外还包括:慢性疲劳、胸痛、胸闷、干咳、头晕、晕厥不伴意识丧失。早期于活动后出现以上症状或加重,进展性病例中可观察到静息时仍有明显症状。有基础肺部疾病的患者也可能经常出现咳嗽和哮喘发作。肺高压患者出现咯血相对较少,而合并肺血栓栓塞和肺梗死或严重的二尖瓣狭窄患者也可出现咯血。晕厥是肺高压的一个特征性症状,被认为是由于心输出量固定引起的。扩张的肺动脉压迫引起喉返神经麻痹较少见。COPD引发的PH往往为轻中度时就已经表现严重的呼吸体统症状。

肺高压的体征:胸骨左缘P_2亢进,三尖瓣反流导致的全收缩期杂音,肺动脉反流的舒张期杂音和右室的第三心音。在合并右心功能不全的病例中表现为颈静脉扩张、肝大、下肢水肿、腹水及末梢凉。中心型发绀(有时为外周发绀或混合型)患者表现为甲床发绀和杵状指。部分病例还会出现雷诺现象。一些疾病如:CTD、HIV感染和先天性心脏病合并体肺分流的发展过程中出现上述症状及体征

时就应该考虑肺高压的诊断。

2. 心电图（ECG）　心电图可以提示肺高压，但心电图正常也不能排除，异常心电图通常表现在较为严重的肺动脉高压。异常心电图包括肺型 P 波，表现为右室肥厚、电轴右偏，右室扩张，右束支传导阻滞，QTc 延长。右室肥厚敏感性 55%，特异性为 70%，右室扩张敏感性较高。QRS 波与 QTc 延长预示疾病更严重。不同的心电图可能包括前侧壁心肌缺血。有报道描述胸前导联的 R 波振幅及 R/S 比值与肺动脉压水平有显著相关性。Ⅰ导联 S 波振幅>0.2mV、QRS 电轴>87°、Rv1+Sv5>0.76mV 诊断 PAH 的敏感性分别为 89%、86% 和 84%；诊断特异性分别为 81%、92% 和 83%。合并 COPD 患者的心电图异常通常没有其他原因引起的肺高压患者明显，因为他们的肺动脉压通常不是很高或者受肺过度膨胀的影响掩盖了心电图的异常改变。

严重患者可能出现室上性心律失常，尤其是房扑、房颤，5 年患者的发病率为 25%。房性心律失常可能导致疾病恶化。室性心律失常很少见。

3. 胸片　90% IPAH 患者的胸片表现异常：右心房室扩大，中心肺动脉扩张，外周肺血管呈枯枝样改变。右下肺动脉最宽处宽度为 16 ~ 20mm 的患者提示为肺高压。胸片影像也可提示肺气肿或肺间质纤维化等疾病。由慢性血栓引起的肺高压的表现是肺内瘢痕组织形成的三角形或楔形片状影。正常的胸片可排除有中重度肺疾患或由左心异常导致的肺静脉高压，但是仍不能排除轻度的毛细血管后肺动脉高压或肺静脉梗阻性疾病。影像学的异常与 PH 程度不成相关性，即使正常胸片也不能除外 PH。

4. 心脏超声　用于筛查肺高压很好的无创检查手段。可评估肺动脉收缩压。肺动脉收缩压是根据三尖瓣反流来测定的，74% 的肺动脉高压患者可通过这种方法测定。有研究示这种方法测定的动脉压与动脉导管测定的值有显著相关性（0.57 ~ 0.93）。

肺动脉收缩压基于三尖瓣反流峰值流速（TRV）以及通过简易的 Bernoulli 方程式所得的右房压（RAP）。右房压可由上腔静脉（IVC）的直径与呼吸变异率确定：IVC 直径<2.1cm，吸气坍塌>50% 预示正常的右房压 3mmHg（范围 0 ~ 5mmHg），IVC 直径>2.1cm，吸气坍塌<50% 预示高的右房压 15mmHg（范围 10 ~ 20mmHg）。如果 IVC 直径与坍塌不在此范围内，可能为中间值 8mmHg（范围 5 ~ 10mmHg）。EACVI 推荐用此方法而不是固定的 5 或 10mmHg 作用肺动脉收缩压的评估（PASP）。由于 RAP 的不精确性和测量误差大，我们建议用持续的多普勒测量峰值 TRV（而不是估测的 PASP）去评判 PH 的可能性（表 48-0-6）。

提示 PH 的征象：三尖瓣反流速度加快；肺动脉瓣反流速度增加；右室射血至肺动脉加速时间缩短；右房、室扩大；室间隔形状及功能异常；右室壁增厚及主动脉扩张。

右室收缩压的正常值为（28 ± 5）mmHg（15 ~ 57mmHg），且随年龄和体表面积指数的升高而升高。轻度的 PAH 其肺动脉压为 36 ~ 50mmHg 或静息时三尖瓣反流速为 2.8 ~ 3.4m/s。根据这个诊断标准，对于大部分患者

表 48-0-6　超声评判症状性患者肺动脉高压的可能性

三尖瓣反流峰值流速（m/s）	超声其他 PH 的证据	超声提示肺动脉高压的可能性
≤2.8 或无法测量	无	低
≤2.8 或无法测量	有	中
2.9 ~ 3.4	无	
2.9 ~ 3.4	有	高
>3.4	不需要	

来说是相当准确的，部分病例会出现假阳性，特别是高龄或合并心功能Ⅱ ~ Ⅲ级的风湿性心脏病患者，当压力非常高时（>100mmHg）数据更容易发生偏离。目前也有应用肺动脉血流速度曲线来测量肺动脉压力，此法不受三尖瓣反流及心功能不全影响，是目前常用的估测方法。除了对肺动脉压的评估外，超声还可用于检查左右心功能，各瓣膜的情况。另外还能对 PAH 的严重程度进行评估并为病因等的诊断提供信息。

（二）肺高压临床分类的诊断　我们可以通过特定的检测方法对肺高压进行如上所述的临床分类，同时也是对病因的诊断。这些方法除了前述的 UCG 外，还有下列检测手段。

1. 常规生化、血液学及甲状腺功能检查　通过对这些肝肾功能、凝血功能、内分泌功能及免疫系统的检查明确或排除肺高压的相关危险因素。血栓形成倾向的筛查有抗磷脂抗体（狼疮抗凝、抗心磷酸抗体）。CTD 的诊断靠临床表现、实验室检查及免疫筛查，包括：抗核抗体（ANA）包括抗着丝点抗体，抗 SCL70 和 RNP。大约 1/3 IPAH 患者 ANA 阳性但滴度小（<1∶80）。当患者的 ANA 明显抬高和（或）出现可疑的临床表现时就需要更进一步的血清学评估和风湿病学检查。所有患者都需要做 HIV 的血清学检查。如果存在着慢性动脉氧饱和度减低，会出现红细胞增多。许多研究者报道了 PPH 患者的高凝状态、血小板功能异常，纤维蛋白溶解缺陷和凝血的其他异常。NT-proBNP 可能升高并作为 PH 患者的危险预测因子。

2. 腹部超声　用于诊断肝硬化和门脉高压。彩超还可用于鉴别由右心衰竭导致的被动性门脉高压和有肝硬化导致的门脉高压，对比剂的使用更有利于诊断。通过右心导管可监测门脉压力阶差。

3. 肺功能检测、一氧化碳弥散试验（DL_{CO}）和动脉血气分析　能帮助分析是否合并呼吸系统的疾病。肺高压患者常表现为肺容积轻至中度的减少，这是由于肺高压导致的肺顺应性降低。DL_{CO} 是了解氧气通过肺泡囊进入血液的过程是否正常。PH 患者通常对 CO 的弥散功能降低，DL_{CO} 异常定义为<45% 预测值，与预后差相关。降低的肺容积伴 DL_{CO} 可诊断间质性肺病。该项检查正常者强烈提示患者的肺动脉高压不是肺纤维化、肺气肿等引起。PaO_2 正常或轻度降低，与通气/灌注比例失调和（或）低心

输出量引起的混合静脉血氧饱和度下降有关。$PaCO_2$ 降低是由于肺泡的过度通气。在严重的患者中低氧血症更为常见。对于某些重度肺高压患者血氧饱和度正常也是可能的。而对于间质性肺病以及心内间隔缺损者即使为轻度肺高压也会出现氧饱和度降低。作为缺氧性肺高压原因的 COPD 表现为不可逆的气体流速减慢，通过第一秒用力呼气容积（FEV_1）来测量。这类患者通常表现为正常或增高的 $PaCO_2$ 伴有流速限制、残气量增加及 DL_{CO} 降低。夜间氧的监测可排除呼吸睡眠暂停综合征及夜间低氧血症。

4. 肺的通气灌注扫描　PAH 患者的肺通气/灌注可以是正常的，但也可能因为肺外周非节段性灌注缺损，而通气是正常的，因此表现为 V/Q 的不匹配。同时该检测为 CTEPH 提供诊断依据，敏感性高于 CT。该病表现为肺叶和段的区域性灌注缺损，通气的正常是其表现为 V/Q 不匹配。对 IPAH 和 CTEPH 的鉴别诊断上的敏感性为 90% ~ 100%，特异性为 94% ~ 100%。不匹配的灌注缺损也见于静脉阻塞性疾病。这类患者需要通过 HRCT 作进一步的诊断。肺实质病变的患者存在与通气匹配的灌注缺损。

5. 高分辨 CT（high resolution）　表现肺实质的影像学改变，HRCT 作为一个诊断工具发展的越来越好。用于诊断 ILD、肺气肿、肺静脉阻塞性疾病和肺毛细血管瘤。胸部高分辨 CT 是探测肺气肿的最精确的无创性检测手段。能辨别出肺功能试验正常或轻微异常的肺气肿，主要表现为肺组织的高透光区，看不到或仅看到很细的可见壁。CT 影像出现类似于急性左心衰竭的弥散性毛玻璃样不透明改变及叶间裂增宽提示肺静脉阻塞性疾病；双肺弥漫性叶间裂增宽和小叶中心型的边界不清的小结节的存在提示肺毛细血管瘤。在高分辨区还可见到包括肺大疱、支气管壁的增厚、支气管与细支气管的黏液性阻塞、肺膨胀、气道堵塞等（呼气扫描时出现肺不透光区缺少预期的增加），反映肺高压的中心动脉扩张、中纵隔淋巴结病。另外，能检出肺内大动脉内的血凝块、慢性血栓栓塞问题，肺静脉阻塞、肿瘤、血管炎或纵隔纤维化。

6. 肺部增强螺旋 CT、肺血管造影和胸部磁共振（MRI）　胸部 CT 可通过测量肺动脉直径来判断肺高压的存在与严重程度。螺旋 CT 扫描已成功地用于 CTEPH 的诊断，除能在增强 CT 中看到肺血管中栓子的显影外，在未增强 CT 中则可看到与不规则肺灌注相一致的组合图案的不断衰减。慢性肺血栓栓塞性疾病，如节段肺血管大小的显著不同也是一个特异性变化。许多情况下，螺旋 CT 已代替肺闪烁扫描来对 PPH 患者作出诊断的一种检测方法。传统的肺血管造影主要用于诊断 CTEPH，特别是对远端梗阻的病例，因此也是判断有无手术治疗指征的金标准。另外新型对比剂的应用和选择性造影等技术使这一检查更加安全有效。MRI 有助于肺高压患者心肺病理及功能改变的诊断，未来 MRI 检查可能取代肺血管造影和 CT，但仍需积累经验。研究发现 MRI 相位速度图对肺动脉的血流动力学研究具有重要意义，它能准确、可重复地测量主肺动脉的血流动力学变化，开辟了功能性肺动脉血流动力学的新途径。

7. 血管镜检查　是一种纤维光学仪器。经过以上的影像学检查仍有大约 1/3 CTEPH 患者不能明确能否手术。可以通过该项检查清楚的观察到血栓栓塞的动脉内

壁，明确手术的意义。CTEPH 的镜下典型改变为血管内壁粗糙、凹陷、内膜斑块、条索或网状纤维横贯管腔、隧道样改变或部分再通。

8. 肺活检　开胸或胸腔镜取肺活检需要承担一定风险，而病理结果对诊断和治疗影响的可能性很小，因此不提倡常规的活检。是肺静脉闭塞病和肺毛细血管瘤的最佳确诊手段，用于与间质性肺病进行鉴别。

（三）肺高压严重程度及预后的评估　对肺高压严重程度及治疗效果的评估，对预后的预测有利于治疗方案的选择和及时调整，是肺高压诊治过程的重要环节。理想的评估指标是与疾病的严重程度和预后存在显著的相关性，并不是每种肺动脉高压都有其理想的评估指标；而单一指标的预测价值不高，多指标的预测较为可靠。

1. 肺高压的功能分级　在各种临床指标中，NYHA 心功能分级是对传统治疗下的 IPAH 有明确预测价值的指标。通常在依前列醇治疗前和治疗后 3 个月做评估比较。在依前列醇治疗前存在右心衰是负面的预测指标。WHO 肺高压的功能分级是 NYHA 心功能分级的改版（表 48-0-7）。

表 48-0-7　肺高压的 WHO 功能分级

Ⅰ级	体力活动不受限，一般体力活动不引起呼吸困难、乏力、胸痛或晕厥
Ⅱ级	体力活动轻度受限，休息时无不适，一般体力活动可引起呼吸困难、乏力、胸痛或晕厥
Ⅲ级	体力活动明显受限，休息时无不适，轻微体力活动可引起呼吸困难、乏力、胸痛或晕厥
Ⅳ级	不能进行任何形式的体力活动，出现有心力衰竭的表现，甚至在休息时也可出现呼吸困难和（或）乏力、随着体力活动增加，症状加重

2. 活动耐力的评估　是对肺高压的严重程度和治疗效果评估的方法之一。最普及的 PAH 耐力检测是六分钟步行试验（6MWT）和心肺活动试验（CPET）。肺高压患者运动期间出现的呼吸困难与肺的相对性低灌注有关，这引起无效腔通气增加，通过每分钟通气量的双曲线增大反映出来。6MWT 与工作负荷，心率、氧饱和度和呼吸困难有关，同时与 NYHA 心功能状态的严重性相关。在临床上常作为肺高压患者的疗效评估的临床试验，在随机临床试验中，已成为一个死亡率的独立预测指标。有研究报道，IPAH 患者步行少于 332m 具有较低的生存率，每增加 50m 患者死亡的风险减少 18%。在依前列醇治疗中做 6MWT：治疗前步行<250m 或治疗 3 个月后<380m 者预后较差。CPET 通过对活动中肺换气量的测定提供病理生理的信息与标准活动试验结果进行对比，肺高压患者显示峰值 VO_2、峰值功率以及 VO_2 上升值与功率上升值的比值的降低；动脉氧饱和度峰值的降低；同时显示代表无效通气的 VE 和 VCO_2 斜坡的增加，这一指标与 PAH 患者的预后相关。应用 CPET 检测到的 VO_2 的峰值<10.4ml/（kg·min）与肺高压患者预后差相关。在临床应用中，6MWT 较 CPET 更有优越性，因为其技术操作难度小，不受评估者主观的影响；另外对治疗反应性的监测上更敏感。

3. 血流动力学监测　包括左心及右心导管检查,直接测量心脏各腔室和大血管腔内压力。

右心导管:用于肺高压的诊断,评估血流动力学改变的严重程度并检测肺循环的血管反应性。其所监测的相关指标包括:HR、RAP、PAP、PWP、CO、AP、PVR、SVR、SaO_2、SvO_2。肺动脉高压定义为:静息时平均 PAP>25mmHg 或活动时>30mmHg,PCWP≤15mmHg,PVR>3mmHg/(L·min)(Wood units)。并且可以根据肺动脉压的高低分级:平均肺动脉压:轻度 26～35mmHg;中度 36～45mmHg;重度>45mmHg;肺动脉收缩压:轻度 40～55mmHg;中度 55～75mmHg;重度>75mmHg。有超声心动提示的轻度肺动脉高压合并心功能Ⅱ、Ⅲ级需要有心导管的检查来确定诊断。对于中重度肺高压,右心导管检查指标的意义在于对预后有预测价值。平均 PAP、RAP 的升高,心输出量和中心静脉氧饱和度的降低提示 IPAH 的预后很差。也常被用于 PAH 治疗效果和远期生存率的评估。经依前列醇治疗后 3 个月肺血管阻力降低<30%者预后不好。

2015 ESC 关于肺高压右心导管检查(RHC)的推荐:

(1) 建议使用 RHC 确诊肺高压和支持肺高压的治疗。

(2) 对于肺高压的患者,建议在专业的医疗中心行 RHC 治疗,毕竟其有一定的技术要求,而且可能导致严重并发症。建议根据 RHC 结果判断肺高压的药物治疗效果。

(3) 对于先天性心脏分流,建议行 RHC 检查,以协助确定治疗方案。

(4) 如果肺高压是由左心疾病或者肺部疾病引起,而且考虑器官移植治疗的话,建议行 RHC 检查。如果肺动脉楔压结果不满意,可以考虑行 RHC 检查,以明确左心舒张末期压力。

(5) 对于疑似肺高压和左心疾病或肺部疾病的患者,建议行 RHC 检查,以辅助鉴别诊断和确定治疗方案。

建议使用 RHC 确诊慢性血栓栓塞引起的肺高压和支持肺高压的治疗。左心导管:怀疑有左心疾病或部分先天性心脏病患者;右心导管测肺毛细血管楔压(PCWP)困难者可测量左室舒张末压,以反映左心房压力情况(需除外二尖瓣疾病)。

4. 心脏超声的监测指标　心包渗出及其多少,右房大小和左心室的偏心指数对 IPAH 有预测价值。右心室指数用于评估右心室的收缩和舒张功能的指标与肺高压的预后有相关性。

5. 其他指标　高尿酸血症多发生于肺动脉高压患者与血流动力学异常相关如 RAP 升高,在 IPAH 患者中死亡率增加。脑钠素水平的升高提示右心室压力超负荷,与右心功能不全及肺高压患者死亡率相关。神经激素如去甲肾上腺素、ET-1 的血浆水平与肺动脉高压患者的生存率相关。肌钙蛋白的基础水平及治疗后水平与肺高压患者的预后相关。

(四) 肺高压的诊断流程　见图 48-0-2。

(五) 肺高压的风险和预后评估　见表 48-0-8。

表 48-0-8　肺高压的风险和预后评估

预测 1 年死亡风险的预后决定因素	低风险<5%	中风险 5%～10%	高风险>10%
临床右心衰竭表现	不存在	不存在	存在
症状进展速度	无	慢	快
晕厥	无	偶尔	反复出现
WHO 心功能	Ⅰ,Ⅱ	Ⅲ	Ⅳ
6 分钟步行试验	>440m	165～440m	<165m
心肺运动试验	峰值最大摄氧量>15ml/(kg·min)(>65%预测)二氧化碳通气当量斜率(VE/VCO₂ slope)<36	峰值最大摄氧量 11～15ml/(kg·min)(35%～65%预测)二氧化碳通气当量斜率(VE/VCO₂ slope)36～44.9	峰值最大摄氧量<11ml/(kg·min)(<35%预测)二氧化碳通气当量斜率(VE/VCO₂ slope)≥45
血浆 NT-proBNP 水平	BNP<50ng/L NT-proBNP<300ng/L	BNP 50～300ng/L NT-proBNP 300～1400ng/L	BNP>300ng/L NT-proBNP>1400ng/L
影像学(超声新动态,CMR 影像)	右心房面积<18cm² 无心包积液	右心房面积 18～26cm² 无或少量心包积液	右心房面积>26cm² 心包积液
血流动力学参数	右心房压力(RAP)<8mmHg 心排指数(CI)≥2.5L/(min·m²) SvO₂>65%	右心房压力(RAP)8～14mmHg 心排指数(CI)2.0～2.4L/(min·m²) SvO₂ 60%～65%	右心房压力(RAP)>14mmHg 心排指数(CI)<2.0L/(min·m²) SvO₂<60%

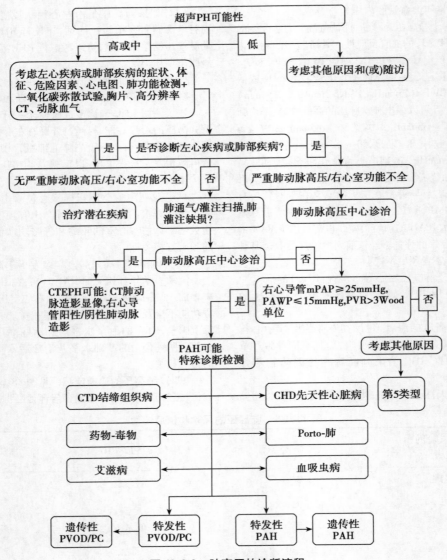

图 48-0-2　肺高压的诊断流程

（六）肺高压危象　肺高压危象是在肺动脉高压的基础上,各种因素诱发肺血管痉挛性收缩,肺循环阻力升高,右心血泵出受阻,导致突发性肺高压和低心排血量的临床危象状态。临床通常表现为肺动脉压急剧升高,肺动脉收缩压与体动脉收缩压比值(sPAP/sBP)>0.8,低氧血症,右心功能衰竭为肺动脉高压危象。

六、肺高压的治疗

肺高压的治疗一直被认为是可选择性小,治疗效果差。随着对肺高压发病机制的不断深入地了解,临床诊断及评估技能的提高,更多的治疗方法涌现出来。近十年来通过大量的随机对照试验(RCT)的结果对不同治疗方法的效果进行评估,制订出效果可靠的治疗方案。

（一）基础疾病的治疗　除了 IPH 和 FPH 以外,其他肺高压都有其发生的相关因素或疾病存在。治疗相关疾病是缓解肺动脉高压进展的关键措施。如慢性阻塞性肺

疾病所导致的肺高压需要治疗阻塞性肺病,肺炎及支气管炎需要抗生素治疗;血吸虫病应用抗寄生虫药比喹酮。系统性红斑狼疮合并肺动脉高压患者应用免疫抑制剂。二尖瓣狭窄或关闭不全者施行修补或瓣膜置换术可消除肺高压。停用导致肺高压的药物、远离毒性物质,等等。

当然,临床中也观察到,部分肺高压已存在,即使治愈了导致肺高压的疾病也不能完全消除肺动脉高压,所以需要单独治疗肺动脉高压。

（二）一般治疗方法　指限制或去除外界不良影响因素,包括药物或临床干预,大多治疗措施不是临床或实验研究的结论而是建立在专家建议的基础上。

1. 体力活动　在肺高压进展中是否有负面影响仍不清楚。但是有严重的呼吸困难、晕厥和胸痛时应该避免。运动应限制在没有症状的强度范围内达到维持骨骼肌功能的目的。应避免餐后和高温下运动。每天适当的运动可以提高生活质量,减少症状发生的频率。

2. 高海拔地区的旅行　由于低氧导致肺高压患者的血管收缩,建议不要到海拔超过 1500 ~ 2000m 的低氧地区。客机飞行高度超过 1600 ~ 2500m 时应考虑给肺高压患者额外提供氧气。

3. 预防感染　肺高压患者因肺炎导致死亡的占 7%。肺高压患者对合并肺部感染的耐受性很差,应尽快诊断和治疗。建议于流感和肺炎流行期接种疫苗。对于持续经静脉给药的患者出现持续高热应怀疑导管感染的可能。

4. 怀孕、分娩和绝经期后激素治疗　怀孕和分娩会导致肺高压病情的恶化和死亡率的增加。美国心脏病协会的指导意见是伴有发绀型先天性心脏病,肺高压及 Eisenmenger 综合征的患者不应怀孕,并认为严重的肺血管疾病的患者怀孕期间的死亡率为 30% ~ 50%。另外,绝经后的肺高压患者是否建议使用激素类药物仍不确定,这种药只被建议应用于不能忍受更年期症状者,并应与抗凝剂合用。

5. 血红蛋白浓度　肺高压的患者对血红蛋白浓度的降低非常敏感。任何轻度的贫血都应积极治疗。另一方面,长期处于低氧状态的患者如:右向左分流的患者多发展成红细胞增多症。在这种情况下,当红细胞比容超过 65% 伴有头痛、注意力不集中等症状,放血治疗是有效的,可以减少高黏滞血症的副作用。

6. 避免滥用药物　注意避免服用一些可能干扰抗凝药作用或增加消化道出血危险的药物。尽管非类固醇的抗炎药在一项病例对照研究中表现出和肺高压没有相关性,但它们可减少低心排出量患者肾小球滤过率和肾前性氮质血症,导致部分药物的蓄积。有些药物直接导致肺高压如:食欲抑制剂,更不建议应用于肺动脉高压的患者。治疗慢性全心衰竭的 ACEI 和 β 受体阻滞剂并没有在治疗 PAH 中取得好效果。相反,经验性的治疗即便是小剂量都会导致严重的并发症如低血压和右心衰竭,并不提倡应用。

7. 心理辅助治疗　肺高压的患者平均年龄为 40 岁且运动受限,疾病会改变他从前的生活方式。另外,患者多会获得来自于非专业途径的关于疾病严重性的信息。基于这些原因,肺高压患者往往被不同程度的焦虑和沮丧的情绪困扰,大大影响生活质量。因此给其足够的专业信息及心理上的咨询,并支持患者群体和家人同心协力更有利于患者尽快理解并接受疾病状态。

8. 择期手术的围术期处理　尽管缺乏这方面的研究,择期手术会增加肺高压患者的风险是可以预见的。而且在严重的 NYHA 心功能分级和胸腹手术的患者中风险更高。虽然不确定何种类型的麻醉更适合 PAH 患者,但硬膜外麻醉的风险小于全麻。在这类病例中应由有经验的麻醉师和肺动脉高压的治疗专家共同处理术中的患者。因为对于全麻和机械通气患者,口服和吸入药不方便,而静脉给予依前列醇或皮下给予曲前列环素比口服和吸入存在更少的问题。抗凝药应在术前可能的最短时间内停用,同时预防术后深静脉血栓形成。

(三)药物治疗

1. 口服抗凝药治疗　肺高压患者应用口服抗凝药的适应证是存在传统的静脉血栓栓塞危险因素如心力衰竭和久坐习惯;或者有血栓形成倾向;或者肺微循环及弹性动脉系统有血栓形成改变。另外,长期经静脉行前列环素治疗者应抗凝,否则增加导管相关血栓形成的风险。尽管多数肺高压患者的凝血功能正常,但是患者受损的肺血管对凝血过程的抵抗能力却大大降低。抗凝治疗不能直接改善症状但可以延长寿命。有研究证实在 IPAH 和减肥药相关性 PAH 患者口服抗凝药有效。常用药物有华法林、阿司匹林、希美加群等。INR 控制在 1.5 ~ 2.5。但是口服抗凝药也有它的风险。如先天性心脏病肺内分流的肺动脉高压患者会增加咯血的风险但同时也会增加肺动脉反常血栓栓塞和脑静脉血栓形成。门脉高压性肺动脉高压患者增加消化道出血风险,因为静脉曲张及血小板减少。

2. 利尿剂　合并有心功能不全失代偿的患者出现液体潴留导致中心静脉压升高,腹腔脏器淤血,四肢水肿和腹水。虽然没有 RCT 的证明,利尿剂可明确减轻右心功能衰竭患者的病情,对肺动脉高压的患者可改善症状。由于存在个体差异,应用何种利尿剂及用量需根据医生的经验。并要严密监测电解质和肾功能的变化。

3. 吸氧治疗　除了先天性心脏病体肺分流性肺高压,大多数患者都存在静息状态下的轻度缺氧。这些病例的病理生理机制是低心排和通气/灌注不匹配导致的混合静脉氧饱和度降低。部分患者出现严重的低氧血症是由于继发卵圆孔开放。在先天性心脏病继发肺高压患者中,低氧血症是由于右向左分流的出现,增加吸氧时可降低肺循环阻力,逆转分流方向。目前没有长期氧疗效果的相关资料。虽然在一些病例中低流量氧供可改善肺动脉高压的病情,但没有临床对照研究的证据。普遍认为维持患者氧饱和度超过 90% 是必要的。对于心内分流的患者应用氧疗仍存在争议。在一项对照研究中对于 Eisenmenger 综合征病例,夜间氧疗不能改善其血流动力学指标,生活质量及生存率。

4. 洋地黄和多巴酚丁胺　右心功能衰竭的首要异常是心肌收缩力的降低,是应用正性肌力药物的适应证。IPH 患者短期应用洋地黄,能提高心输出量降低循环系统肾上腺素水平,但是没有长期治疗效果的观察。洋地黄更适用于肺动脉高压合并房颤、房扑,控制心室率。肺心病患者由于慢性缺氧及感染,对洋地黄类药物的耐受性很低,疗效较差,且易发生心律失常,因此强心剂的剂量宜小,一般约为常规剂量的 1/2 ~ 2/3。终末期肺动脉高压可静脉应用多巴酚丁胺,可以改善临床状况及左心功能。

5. 钙离子通道阻滞剂(CCBs)　从理论上讲,根据 IPH 的病理及病理生理改变中血管收缩机制,应用扩血管药可以降低肺血管阻力。但临床上发现只有少数患者长期应用扩血管剂可实现明显的降低肺动脉压力的效果。有的临床研究证明大剂量 CCBs 对于急性血管扩张试验阳性的患者有治疗和预防作用。血管反应性试验是评估 PAH 患者对血管扩张剂反应敏感性的试验。试验的阳性标准:肺动脉压力至少下降 10mmHg 并降至等于或少于 35mmHg,不伴有心脏输出量下降(欧洲心脏病协会)。常用的 CCBs 是硝苯地平（120～240mg/d）和硫氮䓬酮（240～720mg/d），并根据患者的心率选择：心率慢时用硝苯地平，心率快时用硫氮䓬酮。可先从小剂量开始，之后数周逐渐加至最大耐受量。剂量相关性副作用是低血压和下肢水肿。在一些病例中合用地高辛和利尿剂可减轻 CCB 的副作用。但是 IPAH 中只有 10%～15% 为急性血管扩张试验阳性，而其中只有一半对 CCBs 的远期治疗效果好，因此也只有在这些病例中 CCBs 作为单独治疗措施。另一方面，对于 CTD 和先天性心脏病相关性肺动脉高压患者，血管反应性试验的结果也不能准确指导 CCBs 的长期治疗。但是专家仍建议对这些患者做急性血管扩张试验，阳性者应用 CCBs，监测其效果及安全性来决定是否继续应用其治疗。

6. 人工合成前列环素和其类似物 前列环素是由内皮细胞产生，可诱导所有血管床显著扩张。这种复合物还有抑制血小板聚集和细胞增生的强大作用。肺动脉高压的患者合并前列环素代谢异常，表现为其合成表达的减少。其对肺高压治疗的机制是多因素的，包括：血管平滑肌的松弛；抑制血小板的聚集；血小板聚集的分散；内皮细胞损伤的修复，抑制血管细胞移植，增生以阻止肺血管重构；改善肺 ET-1 的清除能力；直接的正性肌力作用；提高外周氧的利用能力。临床应用的前列环素是性质稳定的人工合成剂，它们的成分不同，但药理作用相同（表48-0-9）。

表 48-0-9 肺动脉高压患者前列环素治疗的临床随机对照试验

试验	依前列醇	曲前列腺素	贝前列素	伊洛前列环素
患者数	111	469	130	203
给药方式	静脉	皮下	口服	吸入
治疗时间（月）	3	3	3	3
NYHA 功能分级				
II	5	11	49	–
III	78	82	51	59
IV	17	7	–	41
病因（%）				
IPAH	–	58	48	54
CTD	100	19	7	17
CHD	–	24	21	–
CTEPH	–	–	–	28
HIV	–	–	7	–
P-PH	–	–	16	–
治疗效果				
6MW 变化（m）	+94	+16	+25	+36
血流动力学	改善	改善	不变	改善
临床症状	不变	减轻	不变	减轻

（1）依前列醇（epoprostenol）：循环半衰期只有 3～5 分钟，在室温下只能稳定保存 8 小时。这就是为什么它需要持续静脉给药。依前列醇持续静脉给药的治疗作用包括：可以改善 PAH 患者的症状、运动耐量及血流动力学指标。其长期的治疗方案：初始剂量为 2～4ng/（kg·min），之后 2～4 周逐渐增加到 10～15ng/（kg·min），之后周期性增加剂量之达到最大效果的需要量。在此过程中可能出现副作用，如面部潮红、下颌痛、头痛、恶心、腹泻和腿脚痛及少见的低血压，影响用药量。当副作用的强度为中重度时才考虑减量，如果是轻度或自限性的无需减量。由于个体差异的存在，用药量波动在 20～40ng/（kg·min）。目前已有 RCT 证实依前列醇能改善 IPH 和硬皮病相关性

肺动脉高压的预后，小儿 IPH、CTD 和先天性心脏病相关肺动脉高压，门脉高压和 HIV 相关性肺动脉高压也都有研究证实其有效性。但是不宜手术的 CTEPH 虽有临床效果但未得到临床研究的验证。对于肺静脉高压患者，应用该药不仅无效，而且可能加重病情，如由严重左心室收缩功能不全，肺静脉闭塞引起的肺动脉高压。

（2）曲前列环素（treprostinil）：其化学性质稳定，在外界环境中不分解，因此可通过静脉及皮下途径给药。应用皮下途径时可通过微量泵给予，可减少感染等并发症。皮下途径给药的治疗方案经过 RCT 验证：可改善运动耐量、血流动力学指标和临床症状。副作用以给药处的疼痛最常见，导致治疗的中断和限制药量的增加。

（3）贝前列素（sodium beraprost）：是第一个化学性质稳定，可以口服的前列环素类似物。其口服吸收快，口服后 30 分钟达到峰值浓度，半衰期为 35~40 分钟。口服该药的临床效果经过两个 RCT 验证是有效的。

（4）伊洛前列环素（iloprost）：是一种化学性质稳定的合成剂，可静脉、口服和喷雾给药。是肺动脉高压导致右心衰竭患者的首选抢救药物，也是心功能Ⅲ~Ⅳ级患者的一线用药。气雾剂是一种很好的治疗方法。当气雾颗粒大小适当（3~5μm）给药时可以沉积在肺泡内，使肺内小动脉扩张。一次吸入性治疗，肺动脉压可降低 10%~20%，作用持续 45~60 分钟，因此需要给药 6~12 次/天才能维持恒定的效果。它可以改善功能Ⅲ和Ⅳ级患者的运动耐量、血流动力学、呼吸困难等症状，并且能够提高生活质量，降低肺动脉高压的功能分级。药物的耐受性较好，副作用轻微，其中咳嗽比面部充血及头痛更常见。该药经过一项 RCT 验证在治疗各类 PAH，包括 IPAH、减肥药继发肺动脉高压、硬皮病继发肺动脉高压、远端或不能手术的 CTEPH 中有效。另外，有研究表明该药还能增加 CI，改善气体交换，对肺纤维化等其他肺动脉高压也有效。

（5）静脉用伊洛前列环素：其对 PAH 和 CTEPH 的临床效果同静脉用依前列醇。其优势是稳定性更强，体内持续更长久，可室温保存。

7. 内皮素受体拮抗剂　ET-1 是一种有血管内皮细胞产生的肽，它是很强的血管收缩剂和平滑肌细胞分裂促进剂。ET-1 有两种作用受体，ETA 受体位于平滑肌细胞；ETB 受体位于内皮细胞和平滑肌细胞。在平滑肌上的 ETA 和 ETB 受体的激活介导血管收缩和平滑肌细胞分裂、增殖。内皮细胞上的 ETB 受体激活介导 ET-1 的清除和 NO 及前列环素的释放。PH 患者 ET-1 系统在血浆及肺组织中都有激活。虽然血浆 ET-1 水平的升高是肺动脉高压的病因抑或结果尚未得知，但肺组织中 ET-1 系统的表达是肺动脉高压的病因。肺动脉高压患者 ET 系统被激活这一明确的证据为 ET-1 受体拮抗剂的应用提供理论基础。

（1）波生坦（bosentan）是一种口服的 ETA 受体拮抗剂，是该类药物中第一个人工合成剂。经过 RCT 验证能改善运动耐量，肺动脉高压的功能分级，血流动力学指标，推迟病情恶化时间。长期（>1 年）服用是安全的，作用是持续的。对部分患者的心脏有益：缩小了右心室，改善了右心功能；增大左心室同时也改善了左心功能。建议用于 NYHA 心功能分级Ⅲ级或Ⅳ级肺动脉高压患者，用于 IPAH 及硬皮病相关性肺高压不合并明显的肺纤维化。是 IPAH 的一线用药，其提高生存率的效果与依前列醇相同。2005 年几项非对照的临床试验证明波生坦对治疗先天性心脏病性肺高压、静脉阻塞性肺高压和 CETPH 是安全、有效的。经临床观察后建议的治疗剂量为 125mg，每日 2 次。其副作用是引起的胆盐的蓄积所致的肝细胞损害。建议每月一次肝功能监测，预防肝损害的发生。另外，贫血、液体潴留和下肢水肿发生较少，并有潜在的致畸作用，也会降低避孕药的效果，所以不适用于怀孕或可能受孕的妇女。其他副作用（一般不严重或不持久）包括：头痛、面

部潮红、鼻炎、咽喉炎、低血压、头晕或恶心。它也被建议替代由于严重并发症不能耐受的静脉用前列环素。

（2）德林（sitaxsenta thelin）：是一种口服 ETA 受体拮抗剂，经过 RCT 验证在肺动脉高压功能分级中的Ⅱ级、Ⅲ级、Ⅳ级 IPAH 和 CTD 相关性肺高压患者中的应用效果：能够改善运动耐力，心肺血流动力学及临床症状。其导致的肝功能损害是可复的，并可通过减少用药量来减轻肝细胞的损害。另外对凝血功能有影响：增加 INR 和 PT 值，由于阻碍瓦夫林的肝内代谢酶，需要同时减少瓦夫林的用量。其他副作用包括头痛、周围水肿、鼻塞和头晕。目前仍在临床试验中。

（3）安贝生坦（ambrisentan）：也是一种仍在临床试验中的 ETA 受体拮抗剂作用效果及副作用基本同上。

8. 磷酸二酯酶抑制剂　西地那非（sildenafil）：是一种口服的强效选择性环单磷酸鸟苷特异的磷酸二酯酶 5（cGMP-PDE-5）的抑制剂。同类药还有伐地那非和他达拉非。其药效为增加细胞内 cGMP 细胞内浓度，进而增强一氧化氮介导的血管扩张，降低肺动脉压力，此外还有抗增生作用。PDE-5 在肺循环中含量丰富，在慢性 PH 患者中其表达和活性都有增加。有研究显示在治疗 IPH、CTEH 和肺纤维化相关性 PAH 患者中有血流动力学指标和运动耐量的改善。其副作用很少，包括腹泻、头痛、鼻塞及视觉异常。在一项对 PAH 功能分级为Ⅱ级和Ⅲ级的患者进行西地那非治疗的 RCT 中证实可于治疗后 6 周改善症状，治疗后 12 周降低肺动脉压。目前它常被用于其他治疗无效或不能接受时的替代治疗。

9. 一氧化氮（NO）和精氨酸

（1）NO：NO 被吸入后只选择性的扩张肺动脉，避免了大部分副作用。被用于新生儿持续性肺动脉高压及先天性心脏病心力衰竭患者术后肺动脉高压的治疗。在肺内不但舒张血管，且阻止血小板的黏附，抑制平滑肌细胞增殖，防止血管闭塞，长期应用可逆转肺动脉高压造成的血管壁增厚。NO 是兼有肺病的肺动脉高压患者最有效的治疗，如硬皮病或镰刀细胞贫血。依前列醇的治疗可导致病情加重，这是因为血流/通气不匹配的发生或加重。而 NO 只能进入有空气的肺泡，因此不会出现不匹配的现象。常用吸入 NO 的浓度为百万分之 10~40IU。临床可与其他药物合用。副作用为停用时出现严重的病情反跳如晕厥的发生。

（2）精氨酸：小规模的研究结论并不一致。有研究显示可降低肺血管阻力，改善血流动力学及活动耐量。副作用为低血压，如用量较大可引起腹痛及腹泻。

10. Rho 激酶抑制剂——法舒地尔　通过阻断 Rho 激酶通路，抑制平滑肌收缩最终阶段的肌球蛋白轻链磷酸化，从而降低肺动脉压力，逆转肺血管和右心室重构。有研究证实，该药对 PAH 患者的急性血流动力学影响与吸入伊洛前列醇相似。有小样本临床研究发现，静脉注射后可降低 PH 患者的肺血管阻力，增加心排血量，且安全性好。

（四）综合治疗　由于肺高压的病理生理机制是多因素的，综合治疗将是一种不错的选择。同时给予两种或

两种以上的治疗;或者当一种治疗效果不充分时加用一种或两种辅助治疗方法。许多专家认为前列环素、ET-1受体激动剂和PDE-5拮抗剂在未来的PH治疗中将发挥非常重要的作用。大量的临床非对照研究都证明其安全及有效性。有研究报道三者的联合应用患者3年的生存率为80%,明显高于既往单独用药组。也可减少静脉用药及肺移植概率。有研究显示在治疗肺动脉高压功能分级Ⅲ级和Ⅳ级的患者时,依前列醇+波生坦的治疗效果优于单纯应用依前列醇,但是其副作用的发生率也高于后者。在非对照研究中,给予长期非胃肠内前列环素治疗的PH患者病情恶化时加用波生坦和西地那非的治疗有利于肺循环及运动能力的改善。

(五)介入治疗

1. 房间隔球囊造口术　几项试验及临床研究证实对严重肺动脉高压患者行房间隔造口是有益的。房间隔缺损形成右向左分流,尽管体循环的氧饱和度降低,但可增加左心输出量,并且降低右心房及心室的压力,缓解右心衰竭的症状及体征。与不做该治疗的对照组相比,血流动力学和症状都有改善,存活率也提高。这种方法治疗肺动脉高压的效果是不确定的,因为关于这点只有小样本和个案报道。目前该方法用于PH功能分级为Ⅲ级和Ⅳ级的患者合并晕厥和(或)右心功能衰竭,可作为肺移植的过渡治疗或无办法可用的选择,因此死亡率偏高(5%~15%)。

2. 球囊扩张肺动脉　使用球囊扩张动脉内以增加狭窄动脉的直径。主要针对CETPH患者无法手术取栓或由其他医学问题而不能进行手术者。该项治疗可以增加运动耐量。

(六)手术治疗

1. 肺动脉内膜剥脱术　对阻塞较大肺动脉的CETPH可采用肺动脉内膜剥脱术清除血栓。使肺血流基本恢复正常,降低肺动脉压,给患者药物治疗的机会。术前大多患者的心功能是Ⅲ级或Ⅳ级,术后存活的患者中大约有2/3心功能改善至Ⅰ级或Ⅱ级。死亡的主要原因是未能取出足够的血栓导致肺动脉压居高不下,手术创伤诱发右心功能衰竭。除此之外,影响患者手术结果的因素还有患者心功能状况,是否合并其他疾病以及年龄。要求患者术后终身抗凝,将INR控制在2.5~3.5。但多半患者术后仍存在不同程度的肺高压。可能与循环血液中血管收缩因子的数量、肺高压遗传易感性及右室对血压升高的适应能力等因素导致远离栓塞中央肺动脉的小肺动脉(远端肺动脉)发生肺动脉高压样血管重构有关。

2. 肺移植　重度肺高压(肺动脉收缩压>70mmHg)经充分的内科治疗仍反复发生晕厥或右心衰竭,如静息状态下动脉血氧饱和度>80%,红细胞比容>35%时可考虑肺移植或心肺联合移植。肺移植后随肺动脉压力下降右室功能明显改善。有报道肺或心肺移植后3~5年的存活率分别为55%和45%。单肺和双肺移植的死亡率无差别。但许多移植中心更多选择双肺移植,因为单肺移植手术时间短,创伤较小,但并发症多(移植肺出现通气血流比失调)。对PAH患者可做单肺或双肺移植同时作

Eisenmenger综合征的缺损修补。对于合并复杂先天性心脏病的情况可考虑做心肺移植。迄今未发现有关肺动脉高压接受肺移植后复发的报道。另外,还有肺叶活体移植等手术方法。

(七)肺高压危象治疗策略

1. 一旦出现肺高压危象,主要从以下几个方面给予积极的治疗。

(1) 降低肺动脉压力:药物,如吸入前列腺素E。

(2) 维持适当的体循环压力,如应用血管加压素等缩血管药物。

(3) 保持适当的容量状态。

(4) 正性肌力药物的选择:米力农,左西孟旦。

(5) 纠正低氧和高碳酸血症。

(6) 纠正酸中毒。

(7) 镇痛镇静(肌松)。

紧急处理:应用酚妥拉明静注降低肺动脉压力;肾上腺素及异丙肾上腺素维持血压提高心排血量;同时纠正酸中毒等措施可使病情迅速缓解。

2. 镇静与肌松剂的应用　2~3天内保持患者绝对安静,尽量避免刺激,在机械通气中除常规应用吗啡、咪达唑仑、维库溴铵等镇静剂和肌松剂外,芬太尼持续静脉给药亦是有效措施。

3. 血液的酸碱度　血液的pH对肺血管阻力有很大的影响。通常使患者保持适宜的过度通气和碱中毒,pH维持在7.45~7.55水平,可降低肺血管压力和阻力。

4. 扩血管药物的应用　前列腺素E(PGE)为花生四烯酸的代谢产物,它具有强大的扩血管作用,扩张肺血管作用大于体循环血管。通过肺动脉测压管持续泵入可以达到良好的效果。

5. 呼吸机辅助呼吸　吸入高浓度的氧(不超过60%)可扩张肺血管,降低肺血管阻力。过度通气引起低碳酸血症可降低肺动脉平均压及肺血管阻力,从而减轻右心室后负荷。通常维持动脉血$PaCO_2$在25mmHg左右为宜。

6. NO吸入治疗　NO是一种强有力的肺血管扩张剂,它通过激活鸟苷酸环化酶来松弛肺血管平滑肌,克服了大多数传统静脉用血管扩张剂造成体循环低血和增加肺内分流等缺点。通过吸入强有力的肺血管扩张剂NO,达到了选择性降低肺动脉压,改善血氧状况的目的。

总之,肺高压应遵循下列治疗原则:对于PH功能分级为Ⅲ级和Ⅳ级的患者应积极给予抗肺动脉高压的治疗;对于PH功能分级为Ⅰ级和Ⅱ级的患者以基础病因治疗为主,对于急性血管扩张试验阳性的患者可考虑应用CCBs口服治疗;对于只是检测指标阳性的无症状患者可随诊观察。

经过大量RCT验证,以上提到的各种方法对治疗IPH和硬皮病相关性PH或减肥药(食欲抑制剂)所致肺高压有效。这些方法被外推到其他类型PH患者仍须谨慎。当肺高压被诊断,应先进行一般治疗和病因治疗,包括口服抗凝药(如无禁忌)、对有水潴留者应用利尿剂,低氧者做氧疗,难治性右心功能衰竭者或室上性心律失常给地高辛。对所有的患者进行急性血管扩张试验,功能分级为Ⅰ

级和Ⅱ级的阳性者应选择可耐受的高剂量的 CCBs 治疗 3~6 个月;对急性血管扩张试验阴性者应继续病因治疗并严密随诊。对试验阴性或阳性的Ⅲ级患者应考虑应用 ETA 受体拮抗剂或前列环素治疗。药物的选择受很多因素影响:病情、治疗方案、副作用、患者的选择和医生的经验。PDE-5 并不建议使用,除非没有其他可选择的治疗方法。PH 功能分级为Ⅳ级的 IPAH 患者应以静脉持续泵入

依前列素为一线用药。尽管波生坦和曲前列腺素也被建议应用于Ⅳ级患者,但实际应用并不多。多数专家认为该类药可作为严重患者的二线用药。对于依前列醇治疗无效或继续恶化的患者给予药物的综合治疗可以减少用药量及副作用而被提倡,但仍缺乏对治疗效果的评价研究。当其他治疗无效或顽固性 PAH 患者则应考虑房间隔球囊造口术及肺移植的治疗(图 48-0-3)。

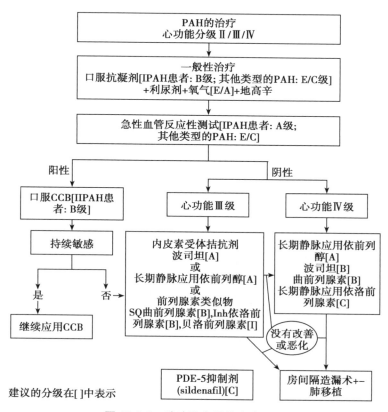

图 48-0-3 肺动脉高压的治疗原则

七、肺高压治疗的新进展

新治疗理念就是特异性阻断肺血管的重构。从骨髓获得的内皮细胞祖细胞能够再造和修复损伤的肺组织,成为肺血管再生的治疗新方法。McMurtry 等人在研究中发现肺高压患者中 survivin——细胞凋亡抑制剂(最初认为是肿瘤细胞的产物)存在过度表达。基因治疗就是指应用携带 survivin 阴性突变基因的腺病毒来消除 survivin 的过度表达,从而逆转肺高压的形成。但这些治疗近期仍不能进行临床试验。另一治疗新方法是实现对生长因子的调节,这种治疗方法将很快进行临床研究。Merklinger 等人的研究证明:阻断肺高压模型小鼠的表皮生长因子受体将导致肺血管平滑肌细胞的凋亡和肺高压的缓解。另外,Schermuly 应用 imatinib 一种酪氨酸激酶抑制剂可以通过阻断血小板源性生长因子来缓解肺动脉高压的形成。

八、肺高压的预后

肺高压是一种慢性进展性疾病,其预后受很多因素的

影响。包括:肺高压的分类;症状的严重程度及心功能分级;肺高压的治疗效果。其中后两者已在肺高压的评估和治疗中分别得到论述。而肺高压的分类是影响其预后的显著相关因素。

IPAH 的自然病程预后很差,患者的平均生存时间只有 2.8 年,但近年来接受治疗的患者预后有很大改善。先天性心脏病体肺分流相关 PAH 病情进展较 IPAH 慢。一组关于艾森曼格综合征患者的生存率统计数字为:1 年 97%,2 年 89%,3 年 72%。CTEPH:PH 功能分级为Ⅲ级、Ⅳ级的患者预后非常差。食欲抑制剂相关性肺高压病情比 IPAH 更严重,更难治疗。其生存率很低,1 年 50%,3 年 17%。HIV 相关性 PAH:合并肺高压的 HIV 感染者比不合并 PAH 者生存时间缩短一半;其生存率 1 年 73%,2 年 60%,3 年 47%。门静脉性肺高压:确诊后的平均生存时间只有 15 个月(未经治疗)。结缔组织病相关性肺高压中,硬皮病性肺高压 2 年生存率为 50%;CREST 相关性肺高压 2 年生存率为 40%;SLE 相关性肺高压 2 年生存率为 25%~50%。

(张海涛 隆云)

主要参考文献

[1] Galie N,Torbicki A,Barst R,et al. Guidelines on diagnosis and treatment of pulmonary arterial hypertension. European Heart Journal,2004,25:2243-2278.

[2] Bonderman D,Jakowitsch J,Adlbrecht C,et al. Medical conditions increasing the risk of chronic thromboembolic pulmonary hypertension. Thromb Haemost, 2005, 93: 512-516.

[3] Budhiraja R,Tuder RM,Hassoun PM. Endothelial dysfunction in pulmonary hypertension. Circulation, 2004, 109:159-165.

[4] Humbert M,Morrell N,Archer S,et al. Cellular and molecular pathobiology of pulmonary arterial hypertension. J Am Coll Cardiol,2004,43:S13-24.

[5] Yeager ME,Halley GR,Golpon HA,et al. Microsatellite instability of endothelial cell growth and apoptosis genes with plexiform lesion in primary pulmonary hypertension. Circ Res,2001,88:8.

[6] Du L,Sullivan CC,Chu D,et al. Signaling molecules in nonfamilial pulmonary hypertension. N Engl J Med, 2003,348:500-509.

[7] Newman JH,Fanburg BL,Archer SL,et al. Pulmonary arterial hypertension future directions: Report of a national heart,lung and blood institute/office of rare diseases work-shop. Circulation,2004,109:2947.

[8] Vachharajani A,Saunders S. Allelic variation in the serotonin transporter(5HTT)gene contributes to idiopathic pulmonary hypertension in children. Biochem Biophys Res Commun,2005,334:376-379.

[9] Trembath RC,Thomson JR,Machado RD,et al. Clinical and molecular genetic features of pulmonary hypertension in patients with hereditary hemorrhagic telangiectasia. N Engl J Med,2001,345:325-334.

[10] Denton CP,Cailes JB,Phillips GD,et al. Comparison of Doppler echocardiography and right heart catheterization to assess pulmonary hypertension in systemic sclerosis. Br J Rheumatol,1997,36:239-243.

[11] Mukerjee D,St George D,Knight C,et al. Echocardiography and pulmonary function as screening tests for pulmonary arterial hypertension in systemic sclerosis. Rheumatology,2004,43:461-466.

[12] Sitbon O,Humbert M,Nunes H,et al. Long-term intravenous epoprostenol infusion in primary pulmonary hypertension: prognostic factors and survival. J Am Coll Cardiol,2002,40:780-788.

[13] Wensel R,Opitz CF,Anker SD,et al. Assessment of survival in patients with primary pulmonary hypertension: importance of cardiopulmonary exercise testing. Circulation,2002,106:319-324.

[14] Nagaya N,Nishikimi T,Uematsu M,et al. Plasma brain natriuretic peptide as a prognostic indicator in patients with primary pulmonary hypertension. Circulation, 2000,102:865-870.

[15] Torbicki A,Kurzyna M,Kuca P,et al. Detectable serum cardiac troponin T as a marker of poor prognosis among patients with chronic precapillary pulmonary hypertension. Circulation,2003,108:844-848.

[16] Expert consensus document on management of cardiovascular diseases during pregnancy. Eur Heart J,2003, 24:761-781.

[17] Simonneau G,Barst RJ,Galie N,et al. Continuous subcutaneous infusion of treprostinil, a prostacyclin analogue,in patients with pulmonary arterial hypertension. A double-blind, randomized, placebo-controlled trial. Am J Respir Crit Care Med,2002,165:800-804.

[18] Galie N,Humbert M,Vachiery JL,et al. Effects of beraprost sodium,an oral prostacyclin analogue,in patients with pulmonary arterial hypertension: a randomised, double-blind placebo-controlled trial. J Am Coll Cardiol,2002,39:1496-1502.

[19] Olschewski H,Simonneau G,Galie N,et al. Inhaled Iloprost in severe pulmonary hypertension. N Engl J Med, 2002,347:322-329.

[20] Rubin LJ,Badesch DB,Barst RJ,et al. Bosentan therapy for pulmonary arterial hypertension. N Engl J Med, 2002,346:896-903.

第 49 章

急性肺水肿

第一节　急性肺水肿

肺内正常的解剖和生理机制保持肺间质水分恒定和肺泡处于理想的湿润状态,以利于完成肺的各种功能。如果某些原因引起肺血管外液体量过多甚至渗入肺泡,引起生理功能紊乱,则称之为肺水肿(pulmonary edema)。临床表现为呼吸困难、发绀、咳嗽、咳白色或血性泡沫痰,两肺散在湿啰音,影像学呈现为以肺门为中心的蝶状或片状模糊阴影。本病的预后与基础病变、肺水肿的程度和有无并发症及治疗是否得当关系密切,个体差异较大。

急性肺水肿是引起重症患者急性呼吸衰竭的最常见的一个原因。

一、病　因　学

从病因上看,急性肺水肿主要分为两种类型:心源性肺水肿(也称为静水压性或血流动力学性肺水肿,如充血性心力衰竭或血管内容量过负荷)和非心源性肺水肿(也称为通透性增高性肺水肿、急性肺损伤,或急性呼吸窘迫综合征)。虽然两者有不同的致病因素,但因为其临床表现相似,临床很难加以鉴别。在某些患者中,这两种因素可以同时存在,共同导致急性肺水肿的发生。

(一)心源性肺水肿　常见于心肌梗死或缺血、急性或慢性二尖瓣或主动脉瓣病变、慢性左心室功能不全急性发作、快速或慢速心律失常、心室舒张功能障碍、高血压危象等。

(二)非心源性肺水肿　非心源性肺水肿通常是由于各种原因损伤了肺泡上皮细胞或肺泡毛细血管内皮细胞,导致肺泡-毛细血管屏障受损,通透性增加所产生。如果损伤作用在肺泡上皮细胞,可直接破坏肺泡毛细血管屏障,并引发一系列炎症反应使通透性增加。如果损伤因素作用在肺泡毛细血管内皮细胞,则可引起补体激活,中性粒细胞在肺泡微血管内浸润,引发炎症反应导致通透性增加。按其具体发生机制不同可分为6类。

1. 肺毛细血管压增高。
(1) 输液过量(也见于肾衰竭)。
(2) 肺静脉闭塞性疾病。
2. 肺毛细血管通透性增高。
(1) 病毒性肺炎。

(2) 吸入有害气体如光气、臭氧、氮氧化合物。
(3) 血液循环毒素如四氧嘧啶、α萘硫脲、蛇毒。
(4) 免疫反应如药物特异反应、过敏性肺泡炎。
(5) 放射性肺炎。
(6) 尿毒症。
(7) 淹溺。
(8) 吸入性肺炎。
(9) 氧中毒。
(10) 急性呼吸窘迫综合征(ARDS)。
(11) 弥漫性毛细血管渗漏综合征如内毒素血症。
(12) 弥散性血管内凝血(DIC)、严重烧伤等。
3. 血浆胶体渗透压减低　肝、肾疾病、蛋白丢失性肠病、营养不良性低蛋白血症。
4. 淋巴循环障碍。
5. 组织间隙负压增高　胸、腹腔积液高负压抽吸后。
6. 综合因素或原因不明。
(1) 高原肺水肿。
(2) 神经性肺水肿。
(3) 麻醉药过量。
(4) 肺栓塞。
(5) 子痫。
(6) 电击复律。
(7) 心肺转流术。
(8) 肺脏移植。

二、与肺水肿有关的肺组织结构

1. **肺毛细血管**　其总面积约 70m²,其管壁由一层内皮细胞相互连接而成,各细胞间有裂缝,由胞质连接,连接处有小裂隙可通过液体及蛋白质,当肺毛细血管静水压增高或内皮细胞受损,液体易通过裂隙外漏入间质和肺泡内。

2. **肺泡**　表面总面积约达 100m²,内壁为 Ⅰ 型肺泡上皮细胞覆盖,间有少许 Ⅱ 型肺泡上皮细胞,后者有分泌表面活性物质功能,可防止肺泡陷闭,其缺乏可使毛细血管周围负压增加,有利于液体外漏。

3. **基底膜**　肺泡上皮细胞和肺毛细血管内皮细胞下层各有基底膜,平时相互融合而不留裂隙,防止液体流入肺泡,肺水肿发生时,可使液体易于漏过。

4. **间质**　在基底膜之间存在间质,为疏松结缔组织,在肺毛细血管周形成一薄鞘,相互连贯沟通,当肺毛细血管的液体漏入其间,形成间质性肺水肿,漏入肺泡性成肺泡性肺水肿。

5. 淋巴管 在间质中有淋巴管,它有导流间质液体入体循环的作用,当淋巴管阻塞,有助肺水肿的发生。

三、肺循环的特点

1. 低阻力 肺血管阻力只占体循环的 1/10。

2. 低压力 肺毛细血管静水压平均为 7~8mmHg,血流方向取决于血管压力梯度,压力高的流向压力低处。

3. 肺毛细血管壁菲薄,易受各种有害因素损害,导致通透性增加,血浆外漏。

4. 血量 肺脏循环血量约 600ml,而肺毛细血管床仅能容纳约 70ml 血液,体循环血量易流入低阻力、低压力的肺循环,如肺血容量呈非正常的增多,导致肺毛细血管静水压增大,液体外漏。

5. 肺循环受左、右心排血量影响,如左心排血量少或右心回流血量增多,相互不平衡,易导致肺淤血。

四、发病机制

准确的诊断急性肺水肿需要对肺脏正常的微血管液体交换有充分的了解。在正常肺脏,液体和蛋白可通过毛细血管内皮细胞之间的微小间隙发生渗漏。在正常情况下,肺泡上皮细胞之间存在着紧密连接,所以从血液循环中滤出到肺泡间质腔的液体和溶质不会进入到肺泡腔内。而当液体渗入肺泡间质腔后,即会向近心端流动到支气管血管束周围,大部分通过淋巴系统转运回全身循环系统内。

血管外肺水的量的多少取决于促使其形成的力量与阻止其形成的力量之间的平衡。这种平衡被称作 Starling 定律,主要取决于肺血管内与血管外间隙之间静水压和胶体渗透压,同时兼顾到液体的滤过面积、传导性以及肺泡毛细血管膜的通透性。这种液体交换可以用下述公式来表示:

$$EVLW = (Lp \times S)[(Pc-Pi) - \sigma(\Pi c - \Pi i)]$$

其中,EVLW 为肺血管外液体含量,Lp 为水流体静力传导率[cm/(min·mmHg)],S 为滤过面积(cm²),P 为静水压力(mmHg),σ 为蛋白反射系数,Π 为胶体渗透压(mmHg),c 为毛细血管,i 为间质腔。

此外,Lp×S = Kf,为水的滤过系数。如考虑到淋巴循环的作用,上述公式可被简化为:

$$EVLW = Kf[(Pc-Pi) - \sigma(\Pi c - \Pi i)] - Flymph$$

Flymph 为淋巴流量。

虽然很难测定滤过面积和水流体静力传导率,但公式中强调了滤过面积对肺内液体全面平衡的重要性。蛋白反射系数表示血管对蛋白的通透性。如果半透膜完全阻止可产生渗透压的蛋白通过,σ 值为 1.0,相反,如其对蛋白的滤过没有阻力,σ 值为 0。因此,σ 值可反映血管通透性的变化所影响的渗透压梯度变化,进而反映肺血管内外液体流动的作用。肺血管内皮细胞的 σ 值为 0.9,肺泡上皮细胞的 σ 值为 1.0。因此,在某种程度上说,内皮细胞较肺泡上皮细胞容易滤出液体,导致肺间质水肿通常发生在肺泡水肿之前。

从公式可看出,如果滤过面积、水流体静力传导率、毛细血管静水压力、间质胶体渗透压部分或全部增加,其他因素不变,血管外肺水即可增多。间质静水压力、蛋白反射系数、毛细血管胶体渗透压和淋巴流量的减少也产生同样效应。

正常时,尽管肺毛细血管和间质静水压力受姿势、重力、肺容量乃至循环液体量变化的影响,但肺间质和肺泡均能保持理想的湿润状态。这是由于淋巴系统、肺间质蛋白和顺应性的特征有助于对抗液体潴留和连续不断的清除肺内多余的水分。肺血管静水压力和通透性增加时,淋巴流量可增加 10 倍以上。其次要作用的是间质蛋白的稀释效应。它是微血管内静水压力升高后致液体滤过增多引起,降低间质胶体渗透压,反过来减少净滤过量,但对血管通透性增加引起的肺水肿不起作用。预防肺水肿的另一因素是顺应性变化效应。肺间质中紧密连接的凝胶结构不易变形,顺应性差,肺间质轻度积液后压力即迅速升高,阻止进一步滤过。但同时由于间质腔可扩大范围小,当清除肺间质水分的速度赶不上微血管滤出的速度时,则易发生肺泡水肿。

近来的研究又发现,肺水肿的形成还受肺泡上皮液体清除功能的影响。肺泡 II 型上皮细胞在儿茶酚胺依赖性和非依赖性机制的调节下,主动的清除肺泡内的水分,改善肺水肿。据此,可以推论,肺水肿的发病机制除了与 Starling 公式中概括的因素有关外,还受肺泡上皮的主动液体转运功能左右。只有液体漏出的作用强于回吸收的作用并超过了肺泡液体的主动转运能力后才发生肺水肿。而且,肺泡液体转运功能完整也有利于肺水肿的消散。

简而言之,肺水肿的形成与以下因素相关:

1. 肺毛细血管静水压增高 肺毛细血管平均静水压为 7~8mmHg,当压力达 15~20mmHg,血管膨胀,当压力超过 25mmHg,高于胶体渗透压,可产生间质肺水肿,如超过 35~40mmHg,可产生肺泡性肺水肿,特别是压力的急骤升高,是发生急性肺水肿的一个重要因素。

2. 肺毛细血管壁通透性增加 肺泡壁及肺毛细血管壁十分菲薄,易受缺血、缺氧、有毒气体、感染、毒素、酸性代谢物质、组织胺、儿茶酚胺等因素损害,使肺泡壁破坏,血管内皮细胞损伤,组织间裂隙增宽,通透性增加。

3. 肺毛细血管内血浆胶体渗透压降低 血浆蛋白质是渗透压的主要维持者,总蛋白为 70g/L 时,胶体渗透压为 25~30mmHg。当血浆总蛋白下降至 55g/L,白蛋白下降至 25g/L,渗透压下降低于毛细血管静水压,液体外漏。

4. 肺间质淋巴回流障碍 淋巴管的静水压低于大气压,有回收间质之间液体的作用,如淋巴液回流障碍,有利于肺水肿的产生。

肺毛细血管静水压的急速增高导致跨血管的液体渗漏增加是急性心源性或容量过负荷性肺水肿的主要发病机制。左心室舒张末期压力和左心房压力增加,导致肺静脉压力增加,最终导致肺毛细血管的静水压增高。左心房压力轻度增加(18～25mmHg)可引起肺微血管周围和支气管血管束周围间质水肿。如果左心房压力进一步增加(>25mmHg),水肿液就会突破肺泡上皮细胞,引起肺泡水肿,而这种水肿液的蛋白质含量很低。

相反,非心源性肺水肿的发生是由于肺血管通透性增加,导致液体和蛋白质向肺间质和肺泡腔流动增加所造成。由于血管膜通透性增加,利于血浆蛋白质的渗出,所以非心源性肺水肿的水肿液富含蛋白质成分。

五、病理和病理生理

肺表面苍白,含水量增多,切面有大量液体渗出。显微镜下观察,可将其分为间质期、肺泡壁期和肺泡期。

间质期是肺水肿的最早表现,液体局限在肺泡外血管和传导气道周围的疏松结缔组织中,支气管、血管周围腔隙和叶间隔增宽,淋巴管扩张。液体进一步潴留时,进入肺泡壁期。液体蓄积在厚的肺泡毛细血管膜一侧,肺泡壁进行性增厚。发展到肺泡期时,可见充满液体的肺泡壁丧失了环形结构,出现皱褶。无论是微血管内压力增高还是通透性增加引起的肺水肿,肺泡腔内液体的蛋白均与肺间质内相同,提示表面活性物质破坏,而且上皮丧失了滤网能力。

肺水肿可影响到肺顺应性、弥散功能、通气/血流比值及呼吸类型,其程度与上述的病理改变有关。间质期最轻,肺泡期最重。肺含水量增加和肺表面活性物质破坏,可降低肺顺应性,增加呼吸功。间质和肺泡壁液体潴留可加宽弥散距离。肺泡内部分或全部充满液体可引起弥散面积减少和通气/血流比值降低,产生肺泡动脉血氧分压差增加和低氧血症。区域性肺顺应性差异易使吸入气体进入顺应性好的肺泡,增加通气/血流比值。同时由于肺间质积液刺激 J 感受器,呼吸浅速,进一步增加每分钟无效腔通气量,减少呼吸效率,增加呼吸功耗。当呼吸肌疲劳不能代偿性增加通气保证肺泡通气量后,即出现 CO_2 潴留和呼吸性酸中毒。

肺水肿间质期即可表现出对血流动力学的影响。间质静水压力升高可压迫附近微血管,增加肺循环阻力,升高肺动脉压力。低氧和酸中毒还可直接收缩肺血管,进一步恶化血流动力学,加重右心负荷,引起心功能不全。如不及时纠正,可因心力衰竭、心律失常而死亡。

六、临床表现

(一)临床表现特点

1. 细胞内水肿期　患者表现为失眠、不安、心动过速、血压增高。

2. 间质性水肿期　表现为阵发性夜间呼吸困难、端坐呼吸,可闻及喘鸣音,颈静脉怒张,此时,心排血量降低,血压下降,PaO₂ 下降,发绀明显,中心静脉压升高。

3. 肺泡性水肿期　表现为呼吸困难加重,发绀更明显,咳白色或粉红色泡沫样痰,双肺广泛性湿啰音,PaO₂ 明显下降。

4. 休克期　表现为液体大量从血管内向外渗漏,血容量减少,心脏收缩力差,出现休克、意识模糊。

5. 终末期　表现昏迷,常因心肺功能衰竭死亡。

急性肺水肿常常病情发展快,临床表现变化迅速,上述分期并无明确界限。急性心源性肺水肿和非心源性肺水肿的临床特征相似。

(二)原发病的表现
除肺水肿的临床表现外,原发病的表现各有不同,而且同一病因引起的肺水肿也可依不同的患者而具有不同的临床表现。

吸入有毒性气体后患者可表现为咳嗽、胸闷、气急,听诊可发现肺内干啰音或哮鸣音。吸入胃内容物后主要表现为气短、咳嗽,咳嗽通常为干咳,如果经抢救患者得以存活,度过急性肺水肿期,可咳出脓性黏痰,痰培养可鉴定出不同种类的需氧和厌氧菌。淹溺后,由于肺泡内的水分吸收需要一定时间,可表现咳嗽、肺内湿啰音,血气分析提示严重的持续性低氧血症,部分病例表现为代谢性酸中毒,呼吸性酸中毒少见。高原性肺水肿的症状发生在到达高原的12小时至3天内,主要为咳嗽、呼吸困难、乏力和咯血,常合并胸骨后不适。体检可发现发绀和心动过速,吸氧或回到海平面后迅速改善。吸毒或注射毒品过量发生急性肺水肿的患者送到医院时通常已昏迷,鼻腔和口腔喷出粉红色泡沫状水肿液,严重的低氧血症、高碳酸血症,呼吸性合并代谢性酸中毒。急性呼吸窘迫综合征则常表现为呼吸窘迫,常规氧疗难以纠正的低氧血症等。

(三)体格检查
非心源性肺水肿的患者通常呈现高血流动力学的表现,四肢末端常温暖,外周血管扩张。而心源性肺水肿的患者由于心排出量低下而呈现低血流动力学的表现,四肢末端冰冷、花斑。但如非心源性肺水肿患者伴发有心脏疾病或心室前负荷不足时,也常表现为外周血管收缩的体征。

心源性肺水肿的患者通常都有心脏方面的异常体征。心脏听诊听到第三心音奔马律对提示左心室舒张末压力增高和左心室功能障碍有一定的特异性(90%～97%),但敏感性较低(9%～51%)。对于重症患者来说,由于机械通气所产生的胸腔内的干扰声音,对于第三心音奔马律的听诊变得更加困难。非心源性肺水肿的患者除非合并有液体过负荷,常没有第三心音的存在。

对于其他异常心脏体征缺乏有关敏感性及特异性的数据。瓣膜狭窄或关闭不全通常伴有心脏杂音,如听到心脏杂音的存在,常应考虑心源性肺水肿的可能。颈静脉怒张、肝脏增大及四肢水肿常提示中心静脉压力增高。但重症患者引起中心静脉压力增高的影响因素较多,如果依此来鉴别急性肺水肿的类型较为困难。

肺脏的体检对于区别心源性或非心源性肺水肿的帮助不大。无论哪一种类型的肺水肿均可表现为吸气性的湿啰音或干鸣音。

腹部、盆腔或直肠的检体对诊断急性非心源性肺水肿有重要的意义。如果患者存在急腹症的表现,例如肠道憩室穿孔,常可并发急性肺损伤导致非心源性肺水肿。但是接受机械通气治疗的重症患者通常无法表述腹部的症状及体征,给临床判断增加难度。

总之,单纯依靠病史和体格检查,无法确切的鉴别心源性与非心源性肺水肿。

(四) 实验室检查

1. 心电图　通常能提示心肌缺血或心肌梗死的存在。

2. 肌钙蛋白水平　肌钙蛋白水平的增高常提示心肌细胞的损伤。但一些严重脓毒血症的患者，尽管其不伴有急性冠脉综合征的表现，也可表现为肌钙蛋白水平的增高。

3. 血生化检查　对于昏迷伴有不明原因的肺水肿的患者，检查血清电解质、血清渗透压以及毒理学方面的分析可发现相应的信息，如药物中毒等。血清淀粉酶和脂肪酶水平增高常提示急性胰腺炎的存在。

4. 血浆脑利钠肽　血浆脑利钠肽(brain natriuretic peptide, BNP)的水平常被用于肺水肿的鉴别诊断。BNP主要是由心室在受到牵张或心室内压力增高等因素影响下所分泌的。在充血性心力衰竭的患者，血浆 BNP 的水平与左心室舒张末期压力和肺动脉楔压密切相关。如果BNP 水平低于 100pg/ml，则心力衰竭的可能性很小(阴性预计值>90%)，而 BNP 水平高于 500pg/ml 常提示心力衰竭(阳性预计值>90%)。但是，BNP 水平在 100pg/ml 与500pg/ml 之间的时候，对于鉴别诊断的意义不大。

对重症患者来说，对 BNP 水平的判断应更为慎重。一些研究报道对于不伴有心力衰竭的重症患者，BNP 水平也可以增高。在这类患者中，BNP 水平多在 100pg/ml 至500pg/ml 之间。另一篇报道中，全部 8 名伴有正常左心室功能的脓毒血症患者，其 BNP 水平超过 500pg/ml。所以，BNP 水平低于 100pg/ml 对于重症患者更有诊断意义。肾衰的患者血浆 BNP 水平也可以增高，如果患者的肌酐清除率低于 60ml/min，则 BNP 水平在 200pg/ml 以下可以除外心力衰竭的存在。BNP 也可以由右心室分泌，有报道在急性肺栓塞、肺心病和肺动脉高压的患者中，BNP 水平也可以轻度增高。

5. 胸部影像学检查　胸部 X 线检查通常是临床判断是否存在肺水肿及肺水肿严重程度的最常用的无创手段。在肺水肿的不同时期有着不同的影像学表现。

(1) 间质性肺水肿呈肺野透亮度下降，为间质或部分肺泡有渗漏液体，含气量减少所致。当肺水肿进一步发展，呈现或大或小，或多或少的肺门附近模糊阴影，在肺门附近周围有呈放射状线条样，长约 2～5cm 直线，称为Kerley A 线，它是淋巴管扩张所致，是间质性水肿的一种表现。在肺底部肋膈角上方，也可出现长 1～2.5cm，宽1～2mm 之平行线，称为 Kerley B 线，其产生原因也认为是淋巴管扩张。

(2) 肺泡性肺水肿可呈多样化表现：①双侧肺门呈蝴蝶状、放射状阴影；②肺周围呈边缘不清之粗大结节、小片状、类粟粒状或融合为大片状阴影；③呈密度增高的大叶性分布的大片阴影，或假肿瘤样，此型比较少见。④有时可伴少量胸腔积液。

但仅当血管外肺水含量增加 30% 以上时，才可出现上述 X 线表现，无法早期诊断急性肺水肿。CT 和磁共振成像术可定量甚至区分肺充血和肺间质水肿，但临床常规应用困难。

胸部 X 线检查仅能证明肺水肿的存在，并不能依赖于此来准确的判断血管外肺水的含量以及区别肺水肿的类型。但 Milne 等研究发现，胸部 X 线片上仍有一些表现对于鉴别急性心源性或非心源性肺水肿具有一定的价值，分别为肺水肿的分布情况、肺血流的分布情况以及血管蒂的宽度。

心源性肺水肿的后前位胸部 X 线片上可见支气管血管周围间隙增宽，Kerley B 线，双侧肺门呈蝴蝶状、放射状阴影，肺水肿以中心型分布为主，肺野周边相对清晰。非心源性肺水肿的后前位胸部 X 线片上可见弥漫性肺泡浸润阴影，以周围型分布为主，成斑片状阴影或融合成片，其内可见支气管气像，而缺乏血管影像增大或肺血流重新分布的影像证据。急性心源性肺水肿与非心源性肺水肿胸部 X 线片上的区别见表 49-1-1。

表 49-1-1　心源性肺水肿与非心源性肺水肿胸部 X 线片上的区别

影像学特征	心源性肺水肿	非心源性肺水肿
心脏大小	正常或增大	通常正常
血管蒂宽度	正常或增大	正常或小于正常
血流分布	逆向分布	正常或对称分布
水肿液分布	中心性、肺门周围多见	斑片状、周边多见
胸腔积液	多见	相对少见
Kerley B 线	多见	少见
支气管充气征	少见	多见
支气管血管袖	多见	少见

胸部 X 线片对于肺水肿的诊断存在一些局限性，其原因可能有以下几点。

(1) 血管外肺水的含量只有超过 30% 的时候，胸片上才可见到肺水肿的影像，所以对于轻度肺水肿从胸片上无法早期诊断。

(2) 另外，任何不透射线的物质充填了肺泡腔(如肺泡出血、痰液及支气管肺泡癌)均可产生类似肺水肿的影像学表现。

(3) 一些技术上的问题包括体位的旋转、吸气的影响、正压通气的影响、患者的体位、透过度过高或过低等，均可以降低胸片诊断肺水肿的敏感性和特异性。

(4) 读片者之间的个体差异也影响了胸片的诊断结果。

6. 血气分析　由于肺间质、肺泡水肿积液，肺泡闭合、气道阻塞、通气阻力增大和支气管痉挛等原因，使通气量降低、通气与血流比例失调，肺内分流增加，PaO_2 下降，并随病情加重而渐趋严重。$PaCO_2$ 在肺水肿早期，因通气加强，其值降低或正常；后期因通气、弥散功能严重障碍，其值常呈增高。非心源性肺水肿患者常较心源性肺水肿患者表现更为严重的氧合障碍。

7. 肺功能　间质性肺水肿期，弥散功能降低，闭合气量增大出现较早，肺顺应性降低。肺泡性肺水肿期，因肺顺应性明显下降,肺活量明显减少,呼吸功增加。

8. 血流动力学的监测 用肺动脉漂浮导管测量肺动脉、肺毛细血管压力,心源性肺水肿时肺毛细血管压大于 $20 \sim 25mmHg$,非心源性肺水肿压力仅为 $5 \sim 10mmHg$(除非合并心力衰竭或输液过量)。应用肺动脉导管测量肺动脉楔压被认为是判断急性肺水肿病因的"金标准"。同时通过肺动脉导管还可以在治疗的过程中监测心室充盈压力、心输出量以及全身血管阻力。

非心源性肺水肿与伴发疾病一起常表现为高血流动力学状态,表现为外周血管扩张,高中心静脉氧分压(或氧饱和度),全身氧输送(DO_2)及氧消耗(VO_2)增加,二氧化碳产量(VCO_2)增加。而心源性肺水肿常见心排出量降低,周围血管阻力增加。

在近期的两个关于应用肺动脉导管治疗心力衰竭或危重病的大型、随机研究中报道,留置肺动脉导管的副作用发生率为 $4.5\% \sim 9.5\%$。主要的并发症包括穿刺部位血肿、动脉破裂、出血、心律失常以及血源性感染,但均无致命性的并发症。

9. 重症超声 床边经胸的心脏超声可以评价心肌及瓣膜的功能,有助于明确肺水肿的病因。有报道,对 49 位伴有不明原因肺水肿或低血压的重症患者,通过床边经胸壁的二维心脏超声评价的左心室功能与通过肺动脉导管得到的数据吻合率达 86%,充分证明对于依靠病史、体格检查、实验室检查以及胸部 X 线片等资料仍不能明确肺水肿的病因的重症患者,经胸的心脏超声可作为评价左心室及瓣膜功能的首选手段。

对于一些重症患者,经胸壁的心脏超声可能无法实施或可获得的有效信息较少,这时可采用经食管心脏超声,但副作用相应有所增加,例如口咽部出血、与镇静剂应用有关的低血压、心律失常以及营养管移位等,总体报道发病率在 $1\% \sim 5\%$ 左右。尽管心脏超声能很好的判断左心室收缩功能障碍以及瓣膜功能障碍,但对于评价舒张功能敏感性较低。所以,即使心脏超声未见异常,也不能完全除外心源性肺水肿的可能。新的心脏超声技术例如通过二尖瓣环的组织多普勒显像可用于评价左室舒张末期压力及判断舒张功能障碍。肺部超声有助于快速判断肺水的性质及量。

10. 水肿液成分及血清补体分析 非心源性肺水肿由于肺泡毛细血管膜通透性增加,导致肺泡内水肿液常为渗出液,而心源性肺水肿的水肿液性质常为漏出液。水肿液的性状常与肺间质液体性状相近。与血浆相比,如果水肿液蛋白含量:血浆蛋白含量>0.7,常代表渗出液,提示非心源性肺水肿。如果水肿液蛋白含量:血浆蛋白含量<0.5,则代表漏出液,常提示心源性或静水压性肺水肿。

由于非心源性肺水肿常伴有血清补体的激活,有报道在此类型肺水肿患者中可见补体降解产物 C5a 水平增加。也有研究证实,对于非心源性肺水肿或 ADRS,血清 C5a 水平是一个相对特异的指标。

11. 放射核素检查 对于非心源性肺水肿,可应用静脉注射或吸入的放射性核素检查来明确肺泡毛细血管膜通透性增高的程度,但此种检查目前在临床仍不能作为常规检查操作。

为明确肺泡毛细血管内皮细胞受损导致的通透性增高,可应用不同分子量的放射性核素静脉注射,常用的有 ^{111}Indium-DTPA(MW504)和 ^{125}I-HAS(MW69 000)。静脉注射后 $4 \sim 6$ 小时同时留取血浆和肺水肿液进行放射性核素活性分析,计算其清除率,来评价放射性核素从血浆向水肿液的渗出情况。对于非心源性肺水肿,上述两种放射性核素的清除率都明显高于心源性肺水肿患者。但是此种方法较费时,且需要留取水肿液,对某些患者来说难以操作(如应用高水平 PEEP)。Sugerman 等采用了一种临床更可行的方法。静脉注射 ^{99m}Tc-HAS,$2 \sim 3$ 小时后采用可移动式的 γ 照相机评价心脏和肺脏的放射性活性。肺脏与心脏放射性活性的比值在非心源性肺水肿患者常高于心源性肺水肿患者。Brigham 等则采用了同时注射的四种放射性核素的首过活性分析来鉴别心源性与非心源性肺水肿,并能同时测量血管外肺水含量,但整个过程较费时,费用也较昂贵。

为评价肺泡的通透性,也有学者采用吸入的放射性核素 ^{99m}Tc-DTPA,在正常情况下,此种放射性核素可以缓慢的通过肺泡毛细血管膜。采用体外的放射性核素计数系统对特定肺区放射活性消失的情况连续监测 7 分钟,可计算出放射活性的衰减情况。非心源性肺水肿患者的衰减情况明显高于心源性肺水肿患者,提示肺泡毛细血管膜通透性增加。

对于常规临床应用放射性核素技术来鉴别心源性与非心源性肺水肿仍存在较多的问题,多数情况下仍仅应用于临床研究中。

12. 血管蒂的宽度 血管蒂宽度(vascular pedicle width,VPW)是指纵隔大血管袖套宽度,有助于评价患者的血管内容量状态。其测量方法是在立位后前位胸部 X 线片上,经过左锁骨下动脉与主动脉弓交界处画一条垂线,上腔静脉经过右主支气管处与此垂线之间的垂直距离即为血管蒂宽度。如果上腔静脉经过右主气管处不明显,可采用上腔静脉或右头臂静脉的垂直外侧缘来进行测量。Milne 等报道血管蒂宽度的正常值应为 $48mm \pm 5mm$。

VPW 值除受患者的身高、体重影响之外,一些技术上的因素如患者体位的旋转、吸气不足、或卧位均影响 VPW 的测量。如果患者取卧位,则所测量的 VPW 值较立位高 17% 左右。如果患者向右侧旋转(例如左前斜位),则 VPW 值高于正常;如果患者向左侧旋转(例如右前斜位),则所测量的 VPW 值低于正常。血管或纵隔的一些基础疾病也会影响 VPW 的测量,如胸部手术、放射治疗或创伤等。Milne 等发现吸气及呼气也可以对 VPW 测量产生微小的影响。尽管机械通气可以影响后前位胸片上的一些影像,例如肺实质浸润阴影的类型及程度等,但研究发现不论是自主呼吸还是正压通气,对 VPW 的影响不大。

经过一系列的临床观察,Milne 等发现依靠后前位胸片来鉴别急性肺水肿的类型最有价值的依据为以下三点:肺血流的分布、肺水肿的分布及血管蒂的宽度。如果血管蒂的宽度<43mm 则更多的提示为损伤导致的通透性增高性肺水肿,而如果血管蒂宽度增宽(立位胸片上>53mm)

则提示为容量过负荷状态,如心源性肺水肿或肾功衰竭所致肺水肿。

Thomason 等进一步评价了血管蒂宽度在鉴别肺水肿类型方面的作用,发现如果结合血管蒂宽和(或)心胸比例,可以使鉴别诊断的准确率提高 30% 左右,并提出综合考虑敏感性及特异性的问题,对于鉴别诊断通透性增高性肺水肿或静水压性肺水肿,较适宜的血管蒂宽度指标为 68mm。

尽管 VPW 的变化与血管内容量状态的变化密切相关,但很多临床医生并不清楚这种关系,导致 VPW 的测量在临床上的应用受限。Pistolesi 等研究发现 VPW 值与全身总血容量密切相关($r=0.80,P<0.001$),并且全身血容量的变化也与 VPW 的变化密切相关($r=0.93,P<0.001$)。如果全身总血容量增加 1L,则立位胸片上所测量的 VPW 值可增加 5mm。尽管单次测量的 VPW 值具有一定的提示意义,但我们相信如果能够对 VPW 进行动态、连续性的监测,则临床意义更大。一项对于 42 例烧伤患者的临床观察发现,在伤后 3.3 天内急性肺水肿的发生与进行液体复苏的第一个 24 小时内 VPW 的增加密切相关,在这段时间内 VPW 增加超过 1cm 的患者,较 VPW 未增加或降低的患者接受了更多的液体复苏(16L vs 8.9L),最终导致急性肺水肿的发生。

综上所述,血管蒂的宽度为我们在临床上更好的解读胸部 X 线片来判断是否存在急性肺水肿以及鉴别急性肺水肿的类型提供了又一个有力的证据。简而言之,在临床操作中我们可以依照以下程序来应用血管蒂宽度为急性肺水肿的鉴别诊断提供帮助。

(1)首先,判断胸部 X 线片上是否可见肺实质浸润阴影。

(2)如果存在肺实质浸润阴影,同时血管蒂宽度增加(>70mm),则提示患者存在静水压性肺水肿、心功能衰竭或肾衰竭;如果血管蒂宽度未见增宽或反而降低(<70mm),则提示患者存在通透性增加性肺水肿、ARDS、肺炎或肺泡出血。

(3)如果胸片上未见肺实质浸润阴影,同时血管蒂宽度未见增加或降低,常提示为正常表现或同时存在应用

利尿剂或临床出血等情况;如果血管蒂宽度反而增加(>70mm),则应考虑是否存在液体过负荷的情况,应检查患者的出入液量是否平衡。

13. 血管外肺水的测定　急性肺水肿通常表现为血管外肺水含量(extravascular lung water, EVLW)的增加。在相同肺毛细血管楔压(PCWP)或肺毛细血管楔压与胶体渗透压梯度(PCWP-COP)的情况下,通透性增加性肺水肿患者的血管外肺水含量常明显高于心源性肺水肿患者,所以准确的测量血管外肺水含量有助于鉴别急性肺水肿的类型。既往通常采用放射性核素的方法来测量血管外肺水的含量,但不能作为一种常规手段来床边反复应用。

近年来,一种用于测量血管外肺水含量的新的微创的方法(经胸热稀释方法, transthoracic thermodilution, PiCOO, Pulsion Medical, Munich, Germany)在 ICU 得到广泛应用。经中心静脉(通常为右颈内静脉)注射热指示剂(通常为冰盐水),同时通过热敏探头在体循环动脉处(通常为股动脉或肱动脉)感受血温的变化,可以描记出热稀释曲线,通过热稀释曲线可以计算出心排血量(CO)、心脏血容量(即全心舒张末期容积,GEDV)、胸腔内血容量(IT-BV)等血流动力学参数,并可进一步估算出血管外肺水(EVLW)的含量。正常情况下,血管外肺水的含量不超过 $7\sim10ml/kg$,非心源性肺水肿患者血管外肺水的含量通常明显高于心源性肺水肿的患者[(19.3 ± 5.3)ml/kg vs (10.1 ± 2.7)ml/kg],而 ARDS 的患者血管外肺水的含量甚至可达到 $3000\sim4000ml$。

七、诊断及鉴别诊断

根据病史、症状、体检和 X 线表现常可对肺水肿做出明确诊断。但由于含水量增多超过 30% 时才可出现明显的 X 线变化,必要时可应用 CT 和磁共振成像术帮助早期诊断和鉴别诊断。热传导稀释法和血浆胶体渗透压-肺毛细血管楔压梯度测定可计算肺血管外含水量及判断有无肺水肿,但均需留置肺动脉导管,为创伤性检查。用 ^{99m}Tc-人血球蛋白微囊或 ^{113m}In-运铁蛋白进行肺灌注扫描时,如果通透性增加可聚集在肺间质中,通透性增加性肺水肿尤其明显。急性心源性肺水肿与非心源性肺水肿的鉴别见表 49-1-2。

表 49-1-2　心源性与非心源性肺水肿鉴别

项　目	心源性肺水肿	非心源性肺水肿
发病机制	肺毛细血管静水压升高	肺实质细胞损害、肺毛细血管通透性增加
起病	急	相对较缓
病史	有心脏病史	无心脏病史,但有其他基础疾患病史,如感染、创伤等
痰的性质	粉红色泡沫痰	非泡沫状稀血样痰
体位	端坐呼吸	能平卧
体征	有心脏病体征	无心脏异常体征
肺部听诊	湿啰音主要分布于双下肺	早期可无啰音,后期湿啰音广泛分布,不局限于下肺

续表

项　目	心源性肺水肿	非心源性肺水肿
X 线表现	自肺门向周围蝴蝶状浸润,肺上野血管影增深	肺门不大,两肺周围弥漫性小斑片阴影
血管蒂宽度	>70mm	<70mm
水肿液性质	蛋白含量低	蛋白含量高
水肿液胶体渗透压/血浆胶体渗透压	<60%	>75%
肺毛细血管楔压	>1.3kPa	<1.3kPa
肺动脉舒张压-肺毛细血管楔压差	<0.6kPa	>0.6kPa
血管外肺水含量	轻度增加	常明显增加
心排出量	降低	正常或增加
外周血管阻力	常升高	正常或降低
肺内分流量(Qs/Qt)	轻度升高	明显升高

从病史的分析上应该着重关注引起肺水肿的基础疾病。心源性肺水肿的常见原因包括心肌缺血伴或不伴有心肌梗死、慢性收缩性或舒张性心力衰竭的急性发作以及二尖瓣或主动脉瓣功能障碍。容量过负荷的因素也应给予考虑。如果存在典型的夜间阵发性呼吸困难或体位性呼吸困难的病史,常常提示心源性肺水肿。但是,一些无症状性心肌梗死或隐性舒张功能障碍可以急性肺水肿为首发表现,而相关的病史资料却较少,需要临床仔细加以判别。

相反,非心源性肺水肿通常伴有其他原发病的临床疾病,包括肺炎、脓毒血症、胃内容物误吸、多发创伤、大量输血等。对于病史的分析应将重点放在感染的症状及体征、神志的改变、呕吐的情况、创伤以及药物治疗等细节上。

不幸的是,仅依靠病史的分析来鉴别心源性或非心源性肺水肿常常很不可靠。例如,一位急性心肌梗死的患者(常提示心源性肺水肿)可因并发晕厥或心搏骤停而吸入胃内容物,而发生非心源性肺水肿。相反,在严重创伤或感染的患者(常提示非心源性肺水肿)进行液体复苏时可能导致容量过负荷而产生肺循环静水压力增高性肺水肿。

对于急性肺水肿的诊断可依照图 49-1-1 的步骤进行。

对于重症患者,除应用上述程序进行急性肺水肿的诊断外,还需强调动态监测,尤其是边治疗边评价,随时进行调整。另外,大约 10% 的急性肺水肿的患者具有多种发病因素同时存在。例如,一个感染性休克合并急性肺损伤的患者可能在积极的液体复苏过程中出现液体过负荷或心肌功能受抑制,而一个充血性心力衰竭急性发作的患者可并发肺炎及急性肺损伤。对于不明原因或存在多种原因的急性肺水肿患者,置入肺动脉导管进行监测是很有必要的。

八、治　疗

肺水肿的病因众多,发病机制复杂,病情变化迅速,需采用紧急的和短期内多种疗法兼施的综合性治疗。积极治疗病因,采用多种措施,消除液体渗漏入肺间质、肺泡、通气道,保持呼吸道通畅,消除泡沫阻塞,从而提高肺泡、血液氧浓度。

(一)病因治疗　对肺水肿的预后至关重要,可减轻或纠正肺血管内外液体交换紊乱。输液速度过快者应立即停止或减慢速度。尿毒症患者可用透析治疗。感染诱发者应立即应用适当抗生素。毒气吸入者应立即脱离现场,给予解毒剂。麻醉剂过量摄入者应立即洗胃及给予对抗药。

(二)体位　半坐位或坐位,双足下垂,可减少回心血量约 400ml 左右,减轻呼吸中枢淤血状态。肺血管位置每低于心脏 25mm,其血管内压可增加 2mmHg,而肺动脉的根部位于胸腔中点,如采用坐位,则可减少有过高静水压的肺区域,也可增加潮气量。但对低血压、休克的患者则宜平卧位。

(三)氧疗　应立即吸氧,其目的是希望 PaO_2 提高达到 50~60mmHg 的安全水平。肺水肿患者通常需要吸入较高浓度氧气才能改善低氧血症,最好用面罩给氧。

1. 经鼻导管或面罩供氧,导管末端插至悬雍垂上方,氧流量 6~10L/min,氧浓度约达 45%~60% 左右;普通面罩供氧流量大于 12L/min,供氧浓度接近 100%,上述供氧法由于肺泡、气道被泡沫阻塞,通常难以达到提高 PaO_2 浓度满意效果。

2. 密封面罩配合双向活瓣气囊,在吸气相,用手挤压气囊加压供氧,疗效较好;纯氧适合用于重症患者,但吸纯氧的持续时间不宜过长,通常不超过 2~4 小时,以后降低供氧浓度在 60% 以下,吸氧时注意湿化,吸氧浓度大于 60%,缺氧仍无改善,考虑存在气道阻塞和弥散功能障碍、通气与血流比例失调,宜改为气管插管或气管切开进行机械通气治疗。长期吸入高浓度氧或纯氧,易产生氧中毒,通常吸入大于 60% 氧 1~2 天、100% 氧 3~30 小时,可产生氧中毒,包括肺泡间质水肿、肺泡膜增厚、肺不张、肺出血、肺透明膜变的肺损害。如吸纯氧后 2~3 小时,可出现

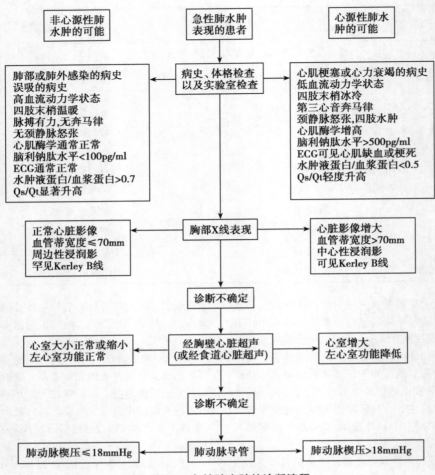

图 49-1-1 急性肺水肿的诊断流程

呼吸加速、胸骨后痛，咳嗽时加重，分泌物干燥，呕吐，以后眼晶体纤维增生，中枢神经系统损害。因此，一般情况下，吸氧浓度以低于50%为宜。

（四）机械通气治疗

1. 无创正压通气治疗 已有多项临床研究证实无创正压通气治疗，尤其是持续气道内正压通气治疗（continuous positive airway pressure，CPAP）对急性心源性肺水肿患者疗效颇佳。对于这类患者，CPAP通过复张被水肿液充填的肺泡，增加功能残气量，使肺顺应性改善，从而提高氧合状态，降低呼吸功，并通过提高心脏周围压力，降低跨壁压，减轻后负荷，从而改善心脏功能。Pang等研究发现，对心源性肺水肿患者来说，CPAP与常规治疗相比，能降低气管插管率以及降低住院病死率。

对于应用无创间歇正压通气（noninvasive intermittent positive pressure ventilation，NIPPV）来治疗急性心源性肺水肿目前仍有争议。Mehta等对急性心源性肺水肿患者随即分成两组，分别接受CPAP 10cmH_2O和NIPPV吸气压力15cmH_2O，呼气压力5cmH_2O治疗，结果发现，在治疗30分钟后，与CPAP组相比，虽然NIPPV组的PaCO_2、动脉收缩压以及平均动脉压明显降低，但心肌梗死的发生率明显增多（71% vs 31%）。目前也没有充足的证据证明NIPPV

可以降低急性心源性肺水肿患者的气管插管率及病死率。而且对于急性心源性肺水肿患者进行亚组分析，发现NIPPV仅可使合并高碳酸血症的肺水肿患者受益。

因此，对于急性心源性肺水肿患者，如采用无创正压通气治疗，推荐初始采用CPAP 10cmH_2O治疗，根据患者耐受情况及氧合状态等指标逐渐调整治疗压力。只有当患者合并有CO_2潴留时，才考虑将治疗模式转换为NIPPV。

另外，对于非心源性肺水肿患者，无创正压通气治疗的效果不一。对于合并有免疫抑制状态的患者，应用无创通气治疗可改善氧合状态，降低气管插管率及病死率。对于ARDS患者，目前仍缺乏大规模随机对照研究证实无创正压通气治疗的效果。因此，目前推荐仅在ARDS的早期或病情相对较轻的患者中可以试用无创正压通气治疗，但在治疗过程中应严密监测患者的氧合状态改善情况以及血流动力学指标，一旦病情加重或恶化，应及时改为有创机械通气治疗。对于合并多器官功能障碍的患者通常需要应用复杂的机械通气模式进行长时间的通气支持，一般不推荐应用无创正压通气来治疗。

2. 高频正压通气（HFPV） 可改善供氧状态，选用频率200次/分，气源驱动力$(1～1.5)×10^4 kg/m^2$，供氧效果会较好。

3. 气管插管、气管切开，机械通气　在吸纯氧后，如 PaO_2 仍低于 70mmHg，肺泡-动脉氧分压差（A-aDO$_2$）大于 450mmHg，或有大脑缺氧、呼吸性酸中毒剂病情危重者，宜迅速作气管插管或气管切开，进行机械正压通气治疗，同时可进行气管内抽吸泡沫样阻塞物、雾化吸入消泡剂。可选用低压气囊的插管，患者易于接受和维持时间较久。如应用正压通气后，PaO_2 仍较低，可加用呼气末正压通气（PEEP），能有效阻止呼气时肺泡萎陷，防止肺毛细血管液渗出，但因胸腔和肺泡内于吸气相和呼气相均为正压，易导致血压下降和气胸。如在 PEEP 治疗下，PaO_2 仍低于 50mmHg，可使用体外膜式氧合器（ECMO），可改善缺氧状态。

（五）消泡剂　大量浆液从肺毛细血管渗漏，在气道中经呼吸气流冲击形成泡沫，充满于肺泡和支气管、气管内，严重影响通气及换气功能，使用消泡剂可以减少或消除泡沫，但是更为重要的是终止液体从血管内向外渗漏，从根本上消除泡沫的来源。

1. 在湿化瓶中放入 75%～95% 乙醇，通过鼻导管、面罩供氧吸入，或 20% 乙醇超声雾化吸入，可达到消泡作用。低浓度乙醇适用于昏迷患者，高浓度乙醇适合用于清醒患者，如采用高浓度乙醇吸入，宜间歇使用，吸入 30～40 分钟，休息 10～15 分钟，注意患者是否耐受乙醇和防止乙醇的全身反应。

2. 1% 聚二甲基硅氧烷或 10% 硅酮适用于各种原因肺水肿，有助降低急性肺水肿病死率。前者为一种油液体，不溶于水，表面张力低于水肿液，能消除急性肺水肿在深呼吸道和肺泡内被泡沫阻塞所致缺氧状态。

（六）利尿　进行脱水治疗前，需保证患者有基本的循环内容量，避免心脏前负荷过低。

此类药物通过大量利尿减少血容量，从而降低肺毛细血管静水压，奏效时间不及血管扩张药物快，通常需 20～30 分钟起效，常与血管扩张剂合用，取得较满意效果。

静脉注射呋塞米（呋塞米）40～100mg 或布美他尼（丁尿胺）1mg，可迅速利尿，减少循环血量和升高血浆胶体渗透压，减少微血管滤过液体量。此外静脉注射呋塞米还可扩张静脉，减少静脉回流，在利尿作用发挥前即可产生减轻肺水肿的作用。但不宜用于血容量不足者。有报告提出超大剂量（100～2465mg）呋塞米治疗危重型肺水肿，可获得良好效果。此外，口服呋塞米利尿剂有预防肺水肿再发的作用。对低血压、休克患者不宜使用，利尿效果产生后，注意有可能发生低血容量、低血钠、低血钾、低血氯的可能，应及时治疗。

临床也有见到伴有高热的肺水肿患者，应用退热发汗剂后，减少了血容量，从而减轻肺水肿症状。

（七）镇静剂　吗啡 5～10mg 皮下或静脉注射可减轻焦虑，并通过中枢性交感抑制作用降低周围血管阻力，使血液从肺循环转移到体循环。还可舒张呼吸道平滑肌，改善通气。对心源性肺水肿效果最好，但对脑血管意外、颅内高压、慢性肺源性心脏病、支气管哮喘、广泛性心肌梗死、肺水肿晚期、昏迷、休克、严重肝损害者，不宜使用

吗啡。

哌替啶（度冷丁）较吗啡作用弱，可用 50～100mg，皮下注射或肌注，必要时，在 2～4 小时后再用上述剂量之半。此药可用于颅内高压、休克、慢性肺源性心脏病 CO_2 潴留和溺水患者。

（八）血管扩张剂　应用血管扩张剂前，需保证患者有基本的循环内容量，避免心脏前负荷过低。

此类药物在救治急性肺水肿起相当重要作用，它起作用时间快于利尿剂。作用为：①解除体循环静脉和肺微小静脉痉挛，增加了体循环血容量，从而减少了回心血量；②解除体循环动脉和肺微小动脉痉挛，减低了心排血阻力，使肺毛细血管静水压下降；③减轻心脏前、后负荷，降低中心静脉压；④解除肺小血管痉挛，使开放的动静脉短路关闭，动静脉分流减少，使血氧饱和度增加；⑤解除冠状动脉血流，使心泵力增强。

1. α 受体阻滞剂　α 受体阻滞剂可阻断儿茶酚胺、组胺和 5-羟色胺等介质的血管收缩作用，扩张肺和体循环的小动脉、小静脉。常用苄胺唑啉 0.2～1mg/min 或苯苄胺 0.5～1mg/kg，静滴。或酚妥拉明，用量 1mg，静注，按病情隔 5～20 分钟后再给药 1 次，有效后用 10～20mg，加入 100ml 溶液中，静滴；或以 3mg，溶于 10% 葡萄糖 40ml 中，在 10 分钟内静注；或以 0.3mg/min，持续静滴，期望于 15～40 分钟内改善患者症状；也有用 0.1～0.2mg/min，持续静滴已能奏效。但应注意调整滴速和补充血容量，保持血压在正常范围，收缩压不能低于 90mmHg。

2. 血管平滑肌直接扩张剂

（1）硝酸甘油：为速效、短效药物，可使全身血管扩张，外周阻力减低，静脉回心血量减少。一种稳妥给药法为 0.5mg，舌下含 15 分钟后，测血压，再给 0.5mg，以后每 10 分钟测血压后给药，直至症状改善，收缩压保持在 100～110mmHg。硝酸甘油也可用于静滴，25mg，加入 10% 葡萄糖液 500ml 中（50μg/ml），以 5～10μg/min 速度静注，以后按病情，可每 5～15 分钟递增 5～10μg/min，有效量为 20～200μg/min。

（2）硝酸异山梨酯（消心痛）：作用持续时间较长，以 2.5～10mg，舌下含服，3 分钟见效；5～10mg，口服，半小时见效；按需要可多次再用。

（3）硝普钠：为强效、速效、短效药物，扩张周围小动脉和小静脉，降低心脏前、后负荷。以 50mg，加入 5% 葡萄糖液 500ml 中（100μg/ml），初始量约 15μg/min，以后按病情，每 5～10 分钟增加 5～10μg/min，直至获效，通常维持量为 25～150μg/min，用药期间密切注意监测血压、心率，避免副作用和休克发生。

血管扩张剂的应用原则为：如以肺充血、肺水肿为主，心室充盈明显增高，而无周围灌注不足者，宜选用以静脉扩张为主药物如硝酸酯类；如心排血量降低，周围灌注不足，而肺水肿不明显者，以扩张小动脉为主药物，如酚妥拉明；如两者皆有，则选用硝普钠。

3. 抗胆碱药　主要有阿托品、合成山莨菪碱（654-2）、东莨菪碱。

（九）正性肌力药物　主要适用于快速心房纤颤或

扑动诱发的肺水肿。两周内未用过洋地黄类药物者,可用毒毛花苷 K 0.25mg 或毛花苷 C 0.4～0.8mg 溶于葡萄糖内缓慢静注。也可选用氨利酮(氨力农)静滴。

(十) 氨茶碱　静脉注射氨茶碱 0.25g 可有效地扩张支气管,改善心肌收缩力,增加肾血流量和钠排除。但应注意注射速度,不宜快速给药,避免血管扩张、室性心律失常、晕厥等,预防对心脏的不利影响。氨茶碱对大多数肺水肿是有益的,它可以松弛支气管平滑肌痉挛,轻度扩张支气管及小血管,并有轻度利尿作用,也有扩张冠状动脉改善心肌供血作用。但它又是一种呼吸兴奋剂,在急性肺水肿时,有引起反射性呼吸过速,增加呼吸困难,加快心率作用。

(十一) β₂ 受体激动剂　已有研究表明雾化吸入长、短效 β₂ 受体激动剂,如特布他林或沙美特罗可能有助于预防肺水肿或加速肺水肿的吸收和消散,但其疗效还有待于进一步验证。

(十二) 肾上腺糖皮质激素　对肺水肿的治疗价值存在分歧。一些研究表明,它能减轻炎症反应和微血管通透性,促进表面活性物质合成,增强心肌收缩力,降低外周血管阻力和稳定溶酶体膜。可应用于高原性肺水肿、中毒性肺水肿和心肌炎合并肺水肿。通常用地塞米松 20～40mg/d 或氢化可的松 400～800mg/d 静脉注射连续 2～3 天。但也有不同意见,且不适合长期应用。

(十三) 减少肺循环血量

1. 四肢束缚法　患者坐位,以 3 个血压计的袖带,分别绑扎于 3 个肢体近心端的内侧,压迫大血管,保持动脉压处于收缩压和舒张压之间,每隔 5 分钟轮流松解其中 1 个肢体,即每个肢体绑扎 15 分钟,保持 3 个肢体同时受缚,直至肺水肿控制为止。如用橡皮管绑扎,要注意不宜过紧过松,绑扎后以能触到肢体远心端的动脉搏动为度。当肺水肿缓解,可以除去束缚带,但不能将全部止血带同时松解,以每 10 分钟松解 1 个肢体为宜,避免肺水肿再发。适用于输液超负荷或心源性肺水肿,禁用于休克和贫血患者。

2. 泻血法　各种疗法无效,患者无休克情况,有颈静脉充盈、怒张,静脉压升高,可采用静脉泻血法,在肘前静脉用大号针头放血 250～500ml,将放出血液集在一个无菌的空瓶内,必要时,除去红细胞,再给患者输入血浆。此疗法对急性肺水肿有疗效,尤以对高血压、多血症的心脏性肺水肿患者有效,对低血压、贫血、体弱患者不宜泻血。

(十四) 抗生素治疗,控制感染

(十五) 密切监测各脏器功能,及时给予脏器保护及支持治疗

(马晓春)

第二节　神经性肺水肿

一、病因与发病机制

神经性肺水肿(neuralpulmonary edema)多发生于重型颅脑损伤和以脑出血为主的脑血管意外、脑脓肿、脑炎、脑膜炎、脑肿瘤。通常起病急骤,速度快,特别是损害位于丘脑下部,使交感神经功能紊乱、失衡,呈兴奋状态,释放大量 α 肾上腺素能递质,引起广泛性、一时性周围血管收缩,使体循环血液大量转移入较低压的肺循环,回心血量增加,左心排血量增大,左心房终末正压增加,肺毛细血管静水压增高,通透性增加,导致肺水肿。近年研究用 α 受体阻滞剂,可抑制交感神经兴奋的外周反应,可防止肺水肿的发生。

二、诊　　断

(一) 临床表现特点　神经性肺水肿与一般肺水肿通常表现不完全一致,有以下特点:

1. 肺水肿的症状常出现于伤后不久,有些患者仅在几秒至几分钟。

2. 患者因严重昏迷,不能表达自觉症状,常在出现泡沫样痰液后才被发现。

3. 此外,常伴有丘脑下部受累的其他症状,如中枢性高热、多尿、应激性溃疡。

4. 如脑部病变经治疗好转,肺水肿随之好转或消失。

(二) 诊断要点

1. 有明确的颅脑外伤等疾病史及症状。

2. 临床表现咳嗽、呼吸困难、发绀、咳泡沫样痰。

3. 发病多急骤。

4. 肺部有湿啰音。

5. 胸部 X 线检查呈肺水肿征。

6. 除外心源性或其他原因肺水肿。

三、治　　疗

1. 兼治颅脑原发病和肺水肿。

2. 高浓度吸氧,宜避免使用 PEEP,因可导致颅内压增高和减少脑血流量。

3. 消泡剂。

4. 保持呼吸道通畅,吸痰或经纤维支气管镜下吸痰。

5. 宜作气管插管或切开。

6. 应用肾上腺皮质激素,效果颇佳,患者如有应激性溃疡,则宜避免使用。

7. 利尿剂。

8. 对脑出血患者应慎用氨茶碱,避免加重脑出血。

9. 星状神经节封闭,对脑血管意外并有迁延性肺水肿患者有效,但不宜用于低血压者。

10. 不宜应用吗啡,避免呼吸中枢抑制和使脑脊液压力升高。

11. 脑出血患者不宜应用血管扩张剂。

12. 预防肺炎、尿路感染、压疮等并发症。

(马晓春)

第三节　肺复张后肺水肿

肺脏受胸腔积液或气体压缩后,迅速减压而产生肺水肿称肺复张后肺水肿(re-expansionpulmonary edema)。

一、病因与发病机制

产生本病的原因不十分清楚,可能与下述因素有关:

1. 长期受压缩的肺脏受严重压缩萎陷后,因迅速抽液或抽气,致使胸腔迅速形成负压,肺脏突然复张,肺毛细血管内静水压高于组织间隙压力,液体易从血管内漏出,进入肺间质和肺泡。

2. 肺脏受压后,长期缺氧,肺毛细血管及肺泡壁受损害,其通透性增加,有利于肺毛细血管液体外漏。

3. 肺脏受压过久,肺表面活性物质减少,使肺表面张力增加,肺毛细血管周围负压,液体容易从毛细血管漏出。

二、临床表现

胸腔积液或积气、肺脏受压缩时间过久,萎陷的肺脏血液灌注极差,一般受压时间多在 3 天以上,特别是肺脏在完全压缩情况下,作快速而又大量抽出积液,通常在 2000ml 以上,不久,患者可能出现剧烈咳嗽、胸闷、呼吸困难、咳白色或粉红色泡沫样痰、发绀、心跳加快、血压下降,PaO_2 降低,患侧肺有湿啰音,胸部 X 线检查呈肺水肿征。通常,此型肺水肿在治疗后,其预后较心源性肺水肿为好,但重症患者,亦可出现休克死亡,如伴有心、肺功能不全者,其死亡率可达 20%。

三、治　　疗

1. 在抽液、抽气过程中,出现上述症状,应立即停止操作,如在胸腔内再注入 50 ~ 100ml 气体,可防止肺水肿的发生或发展。

2. 抽液、抽气不宜过快、过多,每次抽液限于 1000ml 左右;如负压抽气引流,负压不宜超过 -8 ~ -6cmH_2O,如病情许可,尽量采用水封瓶引流,而不加负压吸引。

3. 操作过程中,密切观察患者症状变化,如出现头晕、面色苍白、心慌、出汗、脉搏增快、血压下降、咳嗽、咳泡沫样痰、气短等停止操作。

4. 吸氧。

5. 呋塞米 20 ~ 40mg,静注。

6. 氢化可的松 100 ~ 200mg,稀释,静滴;或地塞米松 10 ~ 20mg,静注。

（马晓春）

第四节　中毒性肺水肿

通过皮肤、呼吸道、消化道和其他途径,使机体吸入有毒物质、烟雾、气体、药物、麻醉品等引起的肺水肿,称为中毒性肺水肿(toxic pulmonary edema)。下文主要介绍药物与化学性肺水肿。

一、药物性肺水肿(pharmaceutic pulmonary edema)

（一）病因及发病机制　大量使用麻醉药、镇静药及其他药物,如海洛因、美沙酮、丙氧酚、吗啡、苯妥英钠、巴比妥类和磺胺、水杨酸、呋喃妥因、有机磷农药等药物可诱发肺水肿。

其产生机制被认为是:

1. 药物抑制呼吸中枢,导致缺氧,引起肺毛细血管通透性增加。

2. 缺氧使下丘脑受刺激,引起交感神经兴奋,使周围血管收缩,体循环血液转移入肺循环增多,使肺毛细血管静水压增高。

3. 有机磷农药中毒是由于乙酰胆碱积聚,支气管腺体分泌亢进,支气管通气受阻而缺氧。

4. 患者对药物有个体过敏性、易感性。

（二）诊断

1. 有明确上述药物接触、服用、注射史。

2. 临床表现咳嗽、咳泡沫样痰,进行性发绀,呼吸困难,两肺捻发音、湿啰音。

3. 胸部 X 线检查呈肺水肿征。

4. 除外心源性和其他原因所致肺水肿可能。

（三）治疗

1. 吸氧。

2. 氨茶碱 0.25g,稀释,静注。

3. 氢化可的松或地塞米松 20 ~ 60mg,静滴或静注。

4. 利尿剂静注。

5. 消泡剂吸入。

6. 50% 葡萄糖 40ml,每 4 小时静注 1 次,促使药物排泄;甘露醇可利尿排毒。

7. 纠正酸中毒及电解质紊乱。

8. 必要时作气管插管、气管切开,吸痰,机械通气。

9. 血液透析或腹膜透析疗法可促使药物排出。

10. 保护心、肝、肾、脑功能。

二、化学性肺水肿(chemical pulmonary edema)

（一）病因

1. 酸碱类　硫酸、硝酸、氢氟酸、铬酸、冰醋酸、硫化氢、氮氧化物、二氧化硫、五氧化二磷铵、氨。

2. 卤素和卤烃　氯、氟、溴、溴化烷、氰溴甲苯等。

3. 醛类和酯类　甲醛、丙烯醛、硫酸二甲酯。

4. 无机氯化物　三氯氧磷、二氯化磷、光气、双光气。

5. 其他　氧、羟基镍、镉、有机氟化物的裂解气等。

（二）发病机制

1. 肺泡上皮细胞和肺毛细血管内皮细胞被损伤,通透性增加。

2. 肺淋巴管受损,回流障碍。

3. 支气管腺体分泌增多,阻塞通气,导致缺氧。

4. 缺氧和神经体液作用,使肺毛细血管收缩,静水压增高,液体外漏。

（三）诊断

1. 临床表现特点　化学性肺水肿有明确吸入有害气体史,起病多急骤,潜伏期 1/2 ~ 48 小时不等,可分为 4 期:

（1）刺激期:上呼吸道刺激征,呛咳,胸骨后痛,呼吸困难,眼结膜充血。

（2）肺水肿前期：表现刺激症状好转或消失，但病理变化仍在进行中，易被忽视，延误诊治，此称虚幻好转期，为时 1/2～48 小时。

（3）肺水肿期：症状又出现且较前加重，表现气促加重、发绀明显、烦躁、咳白色或粉红色泡沫样痰，两肺湿啰音。胸部 X 线检查呈双肺大小不一，边缘模糊片状阴影。

（4）恢复期：经治疗后，症状常于 3～4 天内缓解，7～10 天消失，多无后遗症。但有部分中毒严重者，可并发纤维增生的支气管、细支气管炎，阻塞气道，有发热、咳嗽、黄痰、气短、发绀、肺细湿啰音、白细胞增多或并发心、肝、肾功能损害致死。

2. 诊断要点

（1）有明确的吸入有害气体史、接触史，起病多急骤。

（2）表现呛咳、胸骨后痛、气短、发绀、咳泡沫样痰。

（3）两肺干、湿啰音。

（4）胸部 X 线检查呈两肺大小不等，边缘模糊阴影。

（5）除外心源性及其他原因肺水肿。

（四）治疗

1. 立即搬移患者离开有毒化学物污染区，清除污染现场。

2. 吸氧。

3. 限制过多液体输入。

4. 肺水肿的早期即使用糖皮质激素，可以预防肺水肿的发生和发展。

5. 肺水肿期

（1）高浓度吸氧。

（2）消泡剂：选用无刺激性二甲硅油或 10% 硅酮吸入，不宜选用有刺激性的乙醇。

（3）吸入酸性气体，如氯气、硝酸、硫酸、硫酸二甲酯等，可用 2%～5% 碳酸氢钠或 1.8% 乳酸钠溶液，雾化吸入；或用含 12.5% 氨茶碱 6ml、2% 普鲁卡因 4ml、3% 麻黄碱 4ml、5% 碳酸氢钠液加至 30ml，每次用 3～5ml 雾化吸入；吸入碱性毒物如氨气等，可用 2%～5% 硼酸或柠檬酸液雾化吸入；光气中毒可用 20% 乌托洛品 10ml，静注。

（4）氢化可的松 100～300mg 或更大剂量，加入葡萄糖液中，静滴；或地塞米松 10～20mg，稀释，静注，可多次应用。

（5）支气管解痉剂：用氨茶碱，静注；沙丁胺醇（舒喘灵）2mg，每日 3 次，口服；或其雾化剂（沙丁胺醇雾化剂）、粉剂吸入。

（6）抗生素预防感染。

（7）如有喉头水肿，或坏死黏膜脱落，或神志不清者，有可能窒息，应及早作气管切开。

（马晓春）

第五节　高原性肺水肿

一、病因和发病机制

进入海拔 2500m 以上高原地区的人易发生高原性肺水肿（high altitude pulmonary edema），在海拔 3500m 以上地区更易发生，对初进入高原者尤易发病，高原居民离开高原 2 周后，再次进入高原也可发病，但对世居高原地区居民，长期习惯生活当地环境，则发病率低。通常症状多出现在进入高原 1～7 天内，发病急，进展快，如及时治疗，多能治愈。

发病机制未明，认为：

1. 主要为缺氧引起肺小动脉痉挛，导致肺动脉高压和肺毛细血管液体外漏。

2. 缺氧使肺释放组胺和 5-羟色胺，使肺毛细血管通透性增加。

3. 缺氧使交感神经兴奋，外周血管收缩，回心血量增加，肺循环血容量增多。

4. 肺毛细血管广泛纤维蛋白血栓形成。

上述原因皆可使液体从肺毛细血管漏入肺泡间质、肺泡和细支气管内，形成肺水肿。此外，与患者本人个体的易感性、劳累、受寒等因素也有关系。

二、诊　　断

（一）临床表现特点

1. 进入高原的人，出现头昏、头痛、气急、胸闷、疲乏、面色苍白、咳嗽、肺有干性啰音，要注意为高原性肺水肿的早期。

2. 上述症状加重，咳白色泡沫样痰，心率和呼吸加快，双肺有捻发音，肺水肿的诊断可以成立（中型）。

3. 呼吸困难加重，咳粉红色泡沫样痰，明显发绀，双肺或一侧肺广泛湿啰音，X 线胸片呈典型肺水肿征（重型）。

4. 呼吸极度困难，不能平卧，昏睡、昏迷、休克、发绀、病情危殆（极重型）。

（二）诊断要点

1. 患者为进入高原地区 2500m 以上患者。

2. 表现咳嗽、呼吸困难、发绀、咳白色或粉红色泡沫样痰。

3. 双肺有捻发音，干、湿啰音。

4. X 线胸片呈肺水肿征，PaO_2 下降。

5. 除外心源性和其他原因肺水肿。

三、预　　防

1. 对有严重心血管、呼吸道疾病患者，不宜进入高原地区。

2. 进入高原前做好御寒，防治感染措施。

3. 有高山反应者，需有足够时间休息，在适应环境后才开始活动。

4. 避免产生恐惧心理，使交感神经兴奋，增加高原性肺水肿发生。

四、治　　疗

（一）早期肺水肿

1. 静卧休息，鼻管吸氧，流量 3～6L/min。

2. 呋塞米 20mg，每日 1～2 次，口服或肌注。

3. 泼尼松 5mg,每日 1 ~ 3 次,口服。

4. 氨茶碱 0.1g,每日 3 次,口服。

(二) 中型肺水肿

1. 加大吸氧量,鼻管吸氧或密封面罩气囊加压吸氧,鼻管吸氧的疗效,通常难达到理想目的,宜改用机械人工呼吸吸氧,效果较好。

2. 消泡剂　氧气通过 95% 乙醇鼻管吸入,或通过 20% ~30% 乙醇面罩吸入 30 分钟,停止 15 分钟;聚二甲基硅氧烷吸入更佳。

3. 吗啡 5 ~ 10mg,肌注。

4. 氨茶碱 0.25g,稀释,静注。

5. 呋塞米 20 ~ 40mg,静注或肌注。

6. 地塞米松 5 ~ 20mg,静注。

7. 硝苯地平(心痛定)20mg,每日 3 次,口服;苯胺唑啉 5 ~ 10mg,加入 10% 葡萄糖 50ml,静注(平均速度为 0.1 ~ 0.3mg/min)。上述药物,按病情变化再次应用。

(三) 重型肺水肿

1. 加大吸氧量,密封面罩加压气囊供氧或机械人工加压呼吸。IPPV,吸气压 30cmH$_2$O;或 PEEP,呼气末压力 5cmH$_2$O。

2. 氢化可的松,每日 400 ~ 800mg,或地塞米松,每日 30 ~40mg,静滴;呋塞米 20 ~ 40mg、吗啡 10mg,静注,以后按病情重复再用。

3. 毛花苷 C 0.4mg,静注;或混合应用地塞米松,每日 30 ~40mg、呋塞米 20mg、氨茶碱 0.25g、维生素 C 3g,加入 10% 葡萄糖 500ml,缓慢静滴。

4. 硝苯地平 20mg,每日 4 次,口服;或硝普钠,15μg/min 开始,每 5 分钟增加滴注速度,约 20 ~ 120μg/min,平均达 40μg/min。应用血管扩张剂静滴、静注和应用利尿剂,要保持足够血容量和密切监测血压下降。

(四) 极重型肺水肿

1. 治疗同上述。

2. 此外,烦躁者用镇静剂如苯巴比妥钠、地西泮(安定)、异丙嗪。

3. 呼吸功能差者,应用气管插管、气管切开机械通气。

4. 可以试用颈星状神经节封闭。

5. 应用高压氧舱治疗,疗效颇佳。

6. 抗生素预防感染。

发生高原性肺水肿,宜就地治疗,如疗效欠佳,时间过长,医疗条件不足,转送地海拔地区治疗。

(马晓春)

主要参考文献

[1] Daniel PS,Manuel I,Michael B. Respiratory failure part Ⅱ:The acute respiratory distress syndrome and pulmonary edema//Richard SI,James MR. Intensive Care Medicine. 5th ed. Philadelphia,Lippincott Williams and Wilkins Company,2003:489-502.

[2] 白春学. 肺水肿//陈灏珠. 实用内科学. 第 12 版. 北京:人民卫生出版社,2005:1746-1750.

[3] 李溢煊. 非心源性急性肺水肿//邝贺龄. 内科急症治疗学. 第 3 版. 上海:上海科学技术出版社,1997:98-112.

[4] Lorraine BW,Michael AM. Acute pulmonary edema. N Engl J Med,2005,353:2788-2796.

[5] William JS,David RC,Dat NC. Non-cardiac or cardiac pulmonary edema? A practical approach to clinical differentiation in critically ill patients. Chest,1983,84:452-461.

[6] Denise RA,Jeanine PW,Richard W. Hydrostatic versus increased permeability pulmonary edema:diagnosis based on radiographic criteria in critically ill patients. Radiology,1988,168:73-79.

[7] Wesley E,Edward FH. Using the chest radiograph to determine intravascular volume status. The Role of Vascular Pedicle Width. Chest,2002,121:942-950.

[8] Dean RH. The Evidence for noninvasive positive-pressure ventilation in the care of patients in acute respiratory failure:A systematic review of the literature. Respir Care,2004,49(7):810-829.

[9] Timothy L,Henry K,Nicholas SH. Acute applications of noninvasive positive pressure ventilation. Chest,2003,124:699-713.

[10] Edward B,Frederic M. Hemodynamic monitoring Ⅱ//Luca MB. Critical Care Handbook of the Massachusetts General Hospital. 4th ed. Philadelphia,Lippincott Williams and Wilkins Company,2006:19-32.

第 50 章

吸入性肺炎

吸入(aspiration)是指胃内容物或口咽部分泌物被吸入下呼吸道。这些物质吸入后可导致非感染性吸入性肺炎(aspiration pneumonitis)和感染性吸入性肺炎(aspiration pneumonia)。吸入也常被称为误吸,是重症患者经常发生的临床问题,对肺部的损害轻重不一,主要与吸入物的量、吸入物的性状(如固体或液体,酸碱度等)、吸入的频率和

宿主的抵抗力有关,严重时可导致患者的迅速死亡。

非感染性吸入性肺炎(Mendelson 综合征)是指吸入无菌性胃内容物后所导致的肺化学性损伤,而吸入性肺炎是指吸入有病原菌定植生长的口咽部分泌物后所导致的肺部炎性改变。两者在病因、临床表现和治疗等方面有所不同(表50-0-1),但在临床上两者统称为吸入性肺炎。

表 50-0-1 吸入性肺炎样肺炎与吸入性肺炎的区别

	非感染性吸入性肺炎	吸入性肺炎
机制	无菌性胃内容物的吸入	口咽部定植菌的吸入
病理生理	酸性胃内容所致的急性肺损伤	细菌及其产物所致的急性肺部炎症
细菌学	肺部早期为无菌性反应,后期可能会继发细菌感染	革兰阳性球菌,革兰阴性杆菌以及厌氧菌(少见)
易感因素	严重的意识障碍	吞咽障碍和胃运动功能障碍
年龄段	任何年龄段,年轻人多见	常见于老年人
吸入事件	多见	很少见
典型表现	患者具有意识水平下降的病史,出现呼吸道症状和肺部渗出影	吞咽障碍的住院患者,具有肺炎的临床特点,肺底部支气管肺段可出现渗出影
临床特点	无症状,或者在误吸 2~5 小时后出现从轻度的干咳到呼吸困难、支气管痉挛、血性或泡沫样痰和呼吸急促	呼吸急促,咳嗽,肺炎体征

一、流行病学

吸入性肺炎是一种常见的临床疾病,但各研究报道的发生率差异较大,而且大多数研究未能将这两种类型的肺炎区分开。非感染性吸入性肺炎可见于任何年龄段,但常见于年轻人,而感染性吸入性肺炎常见于老年人。男性患者多于女性患者。在美国,大约有 5%~15% 的社区获得性肺炎为吸入性肺炎。日本 NHCAP 及 HAP 指南指出,高达 70% 医院获得性肺炎为吸入性肺炎,且吸入性肺炎的发生率随患者年龄增加而增多。吸入性肺炎是因神经系统疾病导致吞咽障碍患者的最常见死因。在一项对看护中心(nursing home)获得性肺炎与社区获得性肺炎的对照研究中发现,吸入性肺炎的发生率分别为 18% 和 5%,且感染性吸入性肺炎的病死率显著高于非吸入性肺炎患者,吸入性肺炎可作为预后较差预测指标之一;此外,感染性

吸入性肺炎可能作为出现耐药菌的危险因素。在因药物过量而住院的患者中,大约 10% 的患者会发生吸入非感染性吸入性肺炎。在 3000 台全麻手术中,将近有 1 台手术患者会发生吸入性肺炎,占所有因麻醉而死亡病例中的 10%~30%。严重的感染性吸入性肺炎样肺炎病死率可高达 70%。

二、病因、发病机制和病理

任何能影响吞咽、呕吐反射等保护气道能力的因素,均可导致吸入性肺炎的发生。表 50-0-2 列出了一些易发生感染性吸入性肺炎的常见危险因素。此外,高龄、男性、糖尿病及血管紧张素转化酶基因缺乏均为发生感染性吸入性肺炎的高危因素。

(一)非感染性吸入性肺炎 是指无菌性胃内容反流吸入后所致的急性肺损伤。常发生于严重意识障碍的

618

患者,如药物过量,癫痫,严重的脑血管意外,或者使用麻醉剂的患者等。吸入的风险与意识障碍的程度呈正相关。

表 50-0-2 易发生感染性吸入性肺炎的常见危险因素

易发生感染性吸入性肺炎的常见危险因素
意识障碍
吞咽障碍
神经系统疾病
喂饲管
药物:利尿剂,镇静剂,胆碱受体阻滞剂,质子泵抑制剂和抗焦虑药物等
基础疾病:慢性阻塞性肺疾病,充血性心力衰竭和胃食管反流疾病等

酸性胃内容物吸入后可引起气管支气管树和肺实质的化学性烧伤,使组织产生强烈的炎症反应。支气管镜下可见气道内出现弥漫性红斑。肺部损伤程度与吸入胃内容物的酸度有关。一般认为在吸入胃内容物的 pH<2.5,总量>0.3ml/kg(成年人 20 ~ 25ml)的情况下才可能形成吸入性肺炎样肺炎。

动物研究显示酸性物质吸入后对肺组织的损伤可分为两阶段。第一个阶段高峰在吸入后 1 ~ 2 小时,此时肺组织的损伤主要与酸性物质对肺泡-毛细血管膜的直接腐蚀作用有关。第二阶段高峰发生在吸入后 4 ~ 6 小时,此时肺组织的损伤主要与中性粒细胞渗透至肺泡及肺间质有关,组织学特点表现为急性炎症。胃内容物吸入导致肺损伤与一系列炎性介质,炎症细胞,黏附分子和酶,包括肿瘤坏死因子 α,白介素-8,环氧化酶和脂肪氧化酶产物和活性氧粒子有关。其中性粒细胞和补体起到了很重要的作用。

胃酸能抑制细菌生长,胃内容物在通常状况下处于无菌状态。因而,在吸入的早期一般无细菌感染,但在后期可能会伴发有细菌感染。在接受肠内营养、胃轻瘫、小肠梗阻的患者中,胃内可能会出现革兰阴性菌的定植。在这些情况下发生误吸后,肺内的炎症反应由细菌感染和对胃内容物的炎症反应共同决定。

(二)感染性吸入性肺炎 感染性吸入性肺炎是由于吸入口咽部定植菌所造成的。感染性吸入性肺炎的发生与否取决于吸入物所含致病菌的量及毒力,以及患者自身的抵抗力。大约一半的健康成年人在睡眠过程中会吸入少量口咽部分泌物。由于有效的咳嗽,正常的纤毛输送系统和正常的体液、细胞免疫机制,机体常能自行清除感染性物质而不致发病。在防御机制受到损的患者中,任何增加口咽部分泌物量和细菌含量的因素均易导致吸入性肺炎的发生。如在中风患者,因吞咽障碍,口咽部分泌物会明显增多,感染性吸入性肺炎的发生率因此显著增加。在无牙和常规接受口腔护理的老年患者中,因减少了口咽部潜在致病菌定植的风险和细菌含量,发生吸入性肺炎的风险明显低于其他患者。

(三)病原菌 最早的细菌学研究显示,厌氧菌是社区获得性吸入性肺炎最主要的病原菌。但最近的研究发现厌氧菌所占比例明显降低,吸入性肺炎多以混合感染为主,在社区获得性吸入性肺炎中,最常见的病原菌为肺炎链球菌、金黄色葡萄球菌、嗜血流感杆菌和肠杆菌;在医院获得性吸入性肺炎中,革兰阴性菌占主要地位,以革兰阴性肠杆菌属为主,尤其在气管插管患者中;尽管厌氧菌感染的发生率较前明显降低,但应注意厌氧菌在气管插管患者中的发生率仍高于非气管插管患者。

三、临床表现

(一)症状和体征 非感染性吸入性肺炎和感染性吸入性肺炎的临床表现轻重不一,轻者可无明显症状,重者可出现重症感染性休克、呼吸衰竭相关症状和体征。非感染性吸入性肺炎一般起病急,口咽部可见胃内物,有急性意识障碍病史。而感染性吸入性肺炎患者一般有误吸口咽部分泌物的危险因素,但很难发现误吸的证据。两者的临床表现与社区获得性肺炎相似,可表现为发热、咳嗽、咳痰、气短、发绀、低血压、低氧血症,重症患者会迅速进展为 ARDS,甚至死亡。

病情较重者或治疗不彻底的患者,会出现 ARDS、肺脓肿、脓胸和支气管胸膜瘘等严重并发症。

(二)实验室检查 白细胞总数和中性粒细胞分类增高提示细菌感染较重。下呼吸道分泌物和血培养可明确病原学。血气分析往往显示低氧血症。

(三)影像学检查 当患者出现误吸后,胸片可见肺重力依赖区出现渗出影。患者在仰卧位误吸时,常累及上叶的后段和下叶的背段,处于坐位或立位误吸时,下叶基底段最易受累。但部分患者胸片也可表现为正常,对于高度怀疑感染性吸入性肺炎的患者,尤其是长期卧床的患者,即使胸片正常也不应除外诊断,针对此类患者,CT 检查有利于进一步明确病变范围。

(四)支气管镜检查 对于部分患者,支气管镜检查可在直视下建立吸入性肺炎的诊断,并且可以充分引流误吸物和痰液,对获取可靠的病原学标本和评价病情也有很大的临床价值。

(五)生物学标志物 对于诊断感染性吸入性肺炎较为特异性生物学标志物包括胃蛋白酶原及淀粉酶含量。VAP 患者中,气管内吸引物或支气管肺泡灌洗液(BALF)内的胃蛋白酶原含量增高高度提示 VAP 的发生与吸入因素相关;BALF 内淀粉酶含量升高可作为临床中发生吸入性肺炎的危险因素。

四、治疗

急性误吸的初始治疗关键在于对误吸的正确识别和对急性低氧血症的紧急处理。应立即停止鼻饲,吸净上气道可见的喂饲液、外界异物或分泌物。吸引时应注意动作轻柔,以避免患者呕吐。若出现低氧血症,可给予氧疗,维持基本氧合,首选文丘里吸氧面罩或经鼻高流量吸氧,以提供稳定的高浓度氧气。若病情进一步进展,需考虑行气管插管和正压机械通气。一般不考虑无创正压通气。

(一)非感染性吸入性肺炎 对于吸入性肺炎样肺炎,一般不推荐进行预防性抗生素治疗。即使对于误吸后出现发热,白细胞增高或者肺部渗出影进展的患者,也不鼓励使用抗生素治疗。因为对于没有并发症的吸入性肺炎样肺炎患者,抗生素可选择出更多耐药的微生物。但在下列情况下可考虑使用抗生素:误吸48小时后症状仍未缓解;患者同时存在易导致细菌在胃内定植的因素,如肠梗阻、胃瘫和抗酸药物的应用等。此时推荐使用广谱抗生素的经验治疗(表50-0-3),不常规使用抗厌氧菌的抗生素。在气管插管的患者,应积极地采取下呼吸道的标本(可采用保护性标本刷或者支气管肺泡灌洗),进行定量培养,以便选择针对性强的抗生素,培养阴性者可停止抗生素的治疗。

皮质激素以前一直用于吸入性肺炎样肺炎的治疗,但最近的研究显示,大量激素的应用不仅未能给患者带来益处,而且还会增加革兰阴性菌感染的机会和延长住ICU的时间。因此对于此类患者一般不推荐使用皮质激素,除非患者发生感染性休克,可应用皮质激素满足应激的需求。

（二）感染性吸入性肺炎　对于感染性吸入性肺炎,必须应用抗生素治疗。抗生素的选择应该根据误吸发生的地点以及患者的总体情况而定(表50-0-3)。社区获得性吸入性肺炎中,克林霉素、氨苄西林/舒巴坦、碳青霉烯类及莫西沙星均可作为一线用药,医院获得性吸入性肺炎中一般均需使用对革兰阴性菌敏感的药物,如第三代头孢,氟喹诺酮和哌拉西林。具有抗厌氧菌活性的抗生素一般均不常规使用,而仅用于有严重牙周疾患,痰有恶臭,或者胸部影像学证实有坏死性肺炎或肺脓肿存在的患者。

表50-0-3　吸入性肺炎经验性应用抗生素的选择

症状和临床情况	抗生素（使用剂量）
非感染性吸入性肺炎	
体征或者症状持续超过48小时	左旋氧氟沙星(500mg/d)△或者头孢曲松(1~2g/d)
小肠梗阻,使用抗酸剂或抗分泌药物	左旋氧氟沙星(500mg/d)△或者头孢曲松(1~2g/d)或者环丙沙星(每12小时400mg)或者哌拉西林-他唑巴坦(每6小时3.375g)或者头孢曲松(每8小时2g)
感染性吸入性肺炎	
社区获得	左旋氧氟沙星(500mg/d)△或者头孢曲松(1~2g/d)
长期在护理机构居住	左旋氧氟沙星(500mg/d)△或者哌拉西林-他唑巴坦(每6小时3.375g)或者头孢曲松(每8小时2g)
严重牙周疾病,痰有恶臭或者酒精中毒	哌拉西林-他唑巴坦(每6小时3.375g)或者亚胺培南(每8小时500mg到每6小时1g)或者联合使用两种药物:左旋氧氟沙星(500mg/d)△或者环丙沙星(每12小时400mg)或者头孢曲松(1~2g/d)加上克林霉素(每8小时600mg)或者甲硝唑(每8小时500mg)

注:上述所列剂量主要针对肾功能正常的患者;△左旋氧氟沙星需在60分钟内缓慢静脉输入;左旋氧氟沙星(500mg/d)可由加替沙星(400mg/d)代替

五、预　防

吸入性肺炎是一种可预防性疾病。抬高患者床头(30°~45°)能预防胃内容反流和误吸的发生。所以,对有高度误吸危险因素的患者喂食时,患者应处于坐位或半卧位直至喂食后1~2小时。此外,还需正确地管理喂饲管:注意鼻饲管位置的监测,预防长时间使用后出现位置移位;注意对胃潴留物的监测,若潴留物超过50ml,就应停止喂饲;肠内营养方式的选择:鼻胃管及鼻空肠管在预防吸入性肺炎的发生中并无明显差异,相比于鼻胃管,经皮胃造瘘术可尽快达到喂养目标且不增加吸入性肺炎发生率。清洁口腔在预防吸入性肺炎中也能起到很重要的作用。其他的预防措施还包括减少使用可增加误吸发生的药物(如利尿剂、镇静剂、胆碱受体阻滞剂和抗焦虑药物等),应用ACEI类药物增强咳嗽反射,加强患者吞咽和咳嗽功能的锻炼,加强人工气道气囊的管理等。此外,对于具有发生吸入性肺炎高危因素的气管插管患者,短期内(≤24小时)应用β-内酰胺类抗生素降低后续VAP发生的风险。

（詹庆元）

主要参考文献

[1] David MD, Richard GW. Aspiration pneumonia:A review of modern trends. Journal of Critical Care,2015,30:40-48.

[2] Kosaku K,Hiroshi I,Junichi K,et al. Healthcare-associated pneumonia and aspiration pneumonia. Aging and Disease,2015,6(1):27-37.

[3] Shinji T,Kazufumi Y,Nobuyuki H. Update on the pathogenesis and management of pneumonia in the elderly-roles of aspiration pneumonia. Respiratory Investigation,2015,53:178-184.

[4] Marik PE. Aspiration pneumonitis and aspiration pneumonia. N Engl J Med,2001,344(9):665-671.

[5] Metheny NA,Clouse RE,Chang YH. Tracheobronchial aspiration of gastric contents in critically ill tube-fed pa-

tients：frequency，outcomes，and risk factors. Crit Care Med,2006,34(4):1007-1015.

［6］ Adnet F,Baud F. Relation between Glasgow Coma Scale and aspiration pneumonia. Lancet, 1996, 13, 348 (9020):123-124.

［7］ Kennedy TP,Johnson KJ,Kunkel RG,et al. Acute acid aspiration lung injury in the rat：biphasic pathogenesis. Anesth Analg,1989,69:87-92.

［8］ Yoneyama T,Yoshida M,Matsui T,et al. Oral care and pneumonia. Lancet,1999,354:515.

［9］ Marik PE,Careau P. The role of anaerobes in patients with ventilator associated pneumonia and aspiration pneumonia：a prospective study. Chest,1999,115:178-183.

［10］ Vadeboncoeur TF, Davis DP, Ochs M. The ability of paramedics to predict aspiration in patients undergoing prehospital rapid sequence intubation. J Emerg Med, 2006,30(2):131-136.

［11］ Metheny NA. Strategies to prevent aspiration-related pneumonia in tube-fed patients. Respir Care Clin N Am,2006,12(4):603-617.

第 51 章

支气管哮喘急性发作

一、支气管哮喘的概念

支气管哮喘(bronchial asthma),简称哮喘,是一种异质性疾病,由多种细胞(如嗜酸性粒细胞、肥大细胞、T 淋巴细胞、中性粒细胞、气道上皮细胞等)和细胞组分参与的气道慢性炎症性疾病。其定义包含随时间不断变化的呼吸道症状,如喘息、气短、胸闷和咳嗽,同时具有可变性呼气气流受限。

支气管哮喘是当今世界威胁公共健康最常见的慢性肺部疾病,在不同国家中所占比例从 1% ~18% 不等。全球至少有 1 亿患者,其中儿童患病率高于青壮年,老年人群的患病率有增高的趋势。哮喘是一种慢性气道炎症性疾病,这种慢性炎症可导致气道反应性增加,通常会出现广泛多变的可逆性气流受限。哮喘如诊治不及时,随病程的延长可产生气道不可逆性狭窄和气道重塑。因此,合理的防治至关重要。自 1995 年 1 月首次发布"支气管哮喘防治全球创议(Global Initiative for Asthma,GINA)"以来,哮喘的防治有了长足的进步,诸如吸入疗法、吸入糖皮质激素(简称激素)为基础的分级阶梯疗法和"六部分综合防治方案"等治疗观点已经得到了哮喘学界的广泛认可。

尽管对哮喘的病理生理日臻了解及治疗药物不断增多,GINA 方案在我国也开始逐渐推广,但严重的哮喘病例依然较多,病死率仍较高。国内至今尚无全国范围内哮喘死亡资料和数据,尤其缺乏较为长期的纵向资料。1999 年中华医学会北京分会呼吸专业委员会对北京市 16 家大医院 1988 ~1998 年期间住院哮喘患者资料进行了分析,结果显示 10 年期间 16 家医院共收治 6410 例哮喘患者,且这些患者病情都是较复杂和严重的,其中死亡 56 例,病死率为 0.86% 。死亡原因主要有患者发病后就诊过晚,病情重,合并症及伴发病多,以及机械通气时机过晚,也有原来哮喘并不严重,因突发气道阻塞于数小时内致死者。因此如何识别重症哮喘并给予恰当的处理,特别是如何有效而安全地使用机械通气,是我们所面临的重要问题。

二、支气管哮喘的诊断、分期及病情严重程度分级

(一)诊断标准 诊断哮喘必须具备可变的呼吸道症状病史及确切的可变性呼气气流受限两方面内容(表 51-0-1)。

表 51-0-1 支气管哮喘的诊断标准

诊断要点	诊断标准
1. 可变的呼吸系统症状病史	
喘息、气短、胸闷、咳嗽	✓ 不仅一种呼吸系统相关症状(成人中,单纯咳嗽很少由于哮喘引起) ✓ 症状出现时间及强度可变 ✓ 症状经常在夜间和晨起更重 ✓ 症状常由锻炼、大笑、过敏原及冷空气引起 ✓ 症状在病毒感染后加重
2. 确切的可变性呼气气流受限	
可变的较大程度的功能改变和气流受限	✓ 改变的越大或者改变的次数越多,诊断的可能性越大 ✓ 在诊断过程中,至少一次 FEV_1 降低,确定 FEV_1/FVC 减少(成人正常是 >0.75 ~0.8,儿童>0.9)
支气管舒张试验阳性	✓ 吸入沙丁胺醇 200 ~400mg,10 ~15 分钟后 FEV_1 增加>12% 且绝对值增加 >200ml ✓ 若 FEV_1 增加>15% 且绝对值增加>400ml,则诊断的可能性更大

续表

诊 断 要 点	诊 断 标 准
PEF 较大程度的可变性,2 次/天,超过 2 周	✓ 日间平均 PEF 变异率>10%
抗感染 4 周后肺功能明显好转	✓ 抗感染治疗 4 周治疗后,FEV₁ 增加>12% 且绝对值>200ml(或者 PEF 变异率>20%)
运动激发试验阳性	✓ 标准剂量的乙酰胆碱和组胺治疗后,FEV₁ 下降≥20% ✓ 过度通气、高渗盐水和甘露醇后 FEV₁ 下降≥15%

做出哮喘的诊断是基于识别特征性的呼吸道症状,同时识别可变性呼气气流受限;存在典型呼吸道症状的患者,获得肺功能过度变化的证据是诊断哮喘的必要组成部分。

临床上需与以下情况进行鉴别:心源性哮喘,喘息型慢性支气管炎,大气道狭窄(如支气管肺癌致大气道病变等),变态反应性肺浸润(如热带嗜酸性粒细胞增多症、单纯性肺嗜酸性粒细胞增多症、外源性变应性肺泡炎等)。

(二) 分期及病情严重程度分级　支气管哮喘可分为急性发作期、慢性持续期和缓解期。

1. **急性发作期**　哮喘急性发作表现为患者的症状及肺功能从正常状态下的恶化。相比患者之前的肺功能,患者呼吸流速的下降可以通过呼气峰流速(PEF)及 FEV₁ 的下降表示,常因接触变应原等刺激物或治疗不当所致。哮喘急性发作时其程度轻重不一,病情加重可在数小时或数天内出现,偶尔可在数分钟内即危及生命,故应对病情做出正确评估,以便给予及时有效的紧急治疗。哮喘急性发作时严重程度评估(表 51-0-2)。一般而言,重度和危重哮喘可称之为重症哮喘,重症哮喘常具有潜在的致命风险,需要慎重的评估及严密的检测,为 ICU 的收治对象。

表 51-0-2　支气管哮喘急性发作的病情严重度分级

临床特点	轻度	中度	重度	极重
气短	步行、上楼时	稍事活动	休息时	
体位	可平卧	喜坐位	端坐呼吸	
讲话方式	连续成句	常有中断	单字	不能讲话
精神状态	可有焦虑/尚安静	时有焦虑或烦躁	常有焦虑、烦躁	嗜睡意识模糊
出汗	无	有	大汗淋漓	
呼吸频率	轻度增加	增加	常>30 次/分	
辅助呼吸肌活动及三凹征	常无	可有	常有	胸腹矛盾运动
哮鸣音	散在,呼吸末期	响亮、弥漫	响亮、弥漫	减弱、乃至无
脉率(次/分)	<100 次/分	100~120 次/分	>120 次/分	>120 次/分或脉率变慢或不规则
奇脉(收缩压下降)	无(<10mmHg)	可有(10~25mmHg)	常有(>25mmHg)	无
使用 β₂ 激动剂后 PEF 预计值或个人最佳值%	>80%	60%~80%	<60% 或<100L/min 或作用时间<2 小时	
PaO₂(吸空气)	正常	60~80mmHg	<60mmHg	
PaCO₂	<45mmHg	≤45mmHg	>45mmHg	
SaO₂(吸空气)	>95%	91%~95%	≤90%	
pH			降低	

某些哮喘患者的肺功能是在几天内逐渐恶化的,而有些患者在几分钟到数小时内可从正常的肺功能状态下发

生哮喘的致死性发作。因此有人将哮喘引起急性呼吸衰竭的临床表现分成两类,即急性严重哮喘和急性窒息性哮

喘(表51-0-3)。

表 51-0-3 哮喘引起呼吸衰竭的临床表现类型

	急性严重哮喘	急性窒息性哮喘
性别	女>男	男>女
基础情况	中到重度气流阻塞	正常或轻度下降的肺功能
发作	几天到数周	几分钟到数小时
病理	1. 气道壁水肿 2. 黏液腺增生 3. 痰栓形成	1. 急性支气管痉挛 2. 中性白细胞性、非嗜酸性支气管炎
对治疗的反应	慢	快

重症哮喘形成的原因较多,发生机制也较为复杂,哮喘患者发展成为重症哮喘的原因往往是多方面的。作为临床医生在抢救重症哮喘患者时应清醒地认识到,若要有效地控制病情,寻找每个患者发展成重症哮喘的病因并排除是非常重要的。目前已基本明确的病因主要有以下几点:变应原或其他致病因素持续存在;β_2 受体激动剂应用不当和(或)抗感染治疗不充分;脱水、电解质紊乱和酸中毒;突然停用激素,引起"反跳现象";有严重并发症或伴发症,如并发气胸、纵隔气肿或伴发心源性哮喘发作、肾衰竭、肺栓塞等均可使哮喘症状加重等。

2. 慢性持续期 许多哮喘患者即使没有急性发作,但在相当长的时间内仍有不同频度和(或)不同程度地出现症状(喘息、咳嗽、胸闷等)。

3. 缓解期 系指经过治疗或未经治疗症状、体征消失,肺功能恢复到急性发作前水平,并维持 4 周以上。

三、支气管哮喘急性发作的药物治疗

哮喘治疗的长期目标是获得良好的症状控制,降低未来急性发作、气流受限持续存在及出现副作用的风险。每个患者都要根据目前的哮喘控制水平,持续不断地调整治疗方案。

1. 糖皮质激素 简称激素。

(1) 全身性应用:激素是目前最有效的抗炎药,能迅速地缓解哮喘的急性发作症状,但全身使用的激素不良反应大,故全身用药主要用于中重度急性发作期哮喘。已有研究显示,激素经胃肠道途径与经静脉途径同样能有效控制哮喘的急性发作,一般情况下可口服激素。但若患者已有静脉通道或存在胃肠道的吸收功能障碍,可先考虑经静脉途径给药。具有以下情况的患者需考虑短期口服糖皮质激素:①增加缓解药物及维持用药后 2 ~ 3 天患者症状仍无好转;②肺功能急剧恶化(PEF 或 FEV_1 <60% 预计值);③具有重症哮喘急性发作病史。全身糖皮质激素应在哮喘急性发作 1 小时内应用。GINA 推荐对于急性发作期哮喘患者口服糖皮质激素用量及时间,一般成人需泼尼

松 40 ~ 50m/d 或氢化可的松 200mg 分次服用,治疗 5 ~ 7天(与 10 ~ 14 天疗效相当),儿童需 1 ~ 2mg/(kg · d)(最大剂量 40mg/d),治疗 3 ~ 5 天较为合适。

(2) 吸入激素(ICS):一项针对哮喘自我管理的系统综述显示,双倍剂量的 ICS 可能改善哮喘患者的预后并降低医疗机构就诊率,但短期应用双倍剂量 ICS 是无效的。越来越多的研究证实,增加 ICS 用量可防止哮喘患者恶化进展为重症哮喘。哮喘急性发作的患者,使用高剂量 ICS 7 ~ 14 天与口服糖皮质激素(OCS)疗效相当。

ICS 可以有效地预防哮喘的急性发作和复发。研究表明,尽早使用低剂量 ICS 的哮喘患者,相对于症状已存在 2 ~ 4 年再使用的患者,肺功能能有很大提升;症状存在 2 ~ 4 年后,则需要高剂量 ICS,且已发生肺功能降低。有严重发作但未应用 ICS 的患者,远期肺功能降低的情况要比应用 ICS 患者严重得多。

目前没有确切证据表明其他雾化装置的疗效优于定量气雾剂(MDI),而 MDI 具有成本低、使用方便等优点,因此可作为首选。另外,以氢化氟烷(hydrofluoroalkane,HFA)为助推剂与以氟利昂(chlorofluorocarbon,CFC)为助推剂的 MDI 的治疗效果和安全性相似,但 CFC 具有污染环境的严重危害,所以临床中尽量减少以 CFC 为助推剂的 MDI 的使用。

2. β_2 受体激动剂 短效 β_2 受体激动剂(SABA)是治疗急性发作期哮喘最常用、起效快的平喘药。GINA 推荐使用 MDI 和储雾罐吸入短效 β_2 受体激动剂,因为在相同支气管扩张剂剂量的条件下,其与其他雾化器相比,更能快速地控制症状、减少副作用和缩短住急诊科的时间。对于不能使用 MDI 的患者,如严重呼吸窘迫患者,可考虑使用喷射雾化器,同时用氧气作为气体驱动源,尤其对于重症患者,可减少严重低氧血症的发生。

短效 β_2 受体激动剂持续与间断雾化治疗对于哮喘急性发作的患者的疗效仍有争议。有研究显示持续雾化吸入具有增加患者的呼气峰流速(PEF)和降低住院率等优点。另外,对于住院的急性发作期患者,按需雾化吸入治疗较常规的定时(每 4 小时)雾化吸入治疗更能降低住院时间和减少短效 β_2 受体激动剂的剂量。所以,急性发作期的哮喘患者初始可给予持续的雾化吸入治疗,住院后选择按需雾化吸入治疗较为合适。

长效的 β_2 受体激动剂(LABA)已被证实能降低慢性稳定期的哮喘患者的急性发作次数。对于尽管使用低剂量 ICS,但症状仍然持续和(或)病情加重,可以考虑升级治疗。升级治疗方案优选 ICS 联合 LABA。福莫特罗是快速长效的 β_2 受体激动剂,已经被应用于急症处理哮喘的急性发作,但其单独吸入制剂已不再被推荐用于哮喘的治疗。对于尽管使用其他疗法,但病情仍然加重的患者,可以通过联合使用低剂量 ICS 联合福莫特罗降低病情加重的风险,因为相比较高剂量 ICS 加 SABA 而言,这两种药物都可以维持和减轻症状。

3. M胆碱受体阻滞剂 M胆碱受体阻滞剂可通过降低迷走神经张力而舒张支气管,但其舒张支气管作用较 β_2 受体激动剂弱,起效也较缓慢。GINA 推荐联用 M胆碱

受体阻滞剂和 β₂ 受体激动剂雾化吸入治疗急性发作期哮喘患者，因为两者联用较两者单用更能有效地扩张气道，改善 FEV₁ 和 PEF，且具有起效快，效用时间长和降低住院率等优点。但最近有研究显示，持续雾化吸入 M 胆碱受体阻滞剂和短效 β₂ 受体激动剂与单持续雾化 β₂ 受体激动剂相比，两者在改善肺功能方面并没有显著性差异。

4. 茶碱类　茶碱类药物作用于支气管哮喘和慢性阻塞性肺部疾病的治疗已有数十年的历史，与短效的 β₂ 受体激动剂具有相同的舒张支气管作用。对于轻度急性发作患者，静脉输入茶碱可以显著地改善肺功能和缓解呼吸困难症状。传统认为茶碱只具有舒张支气管平滑肌作用，且安全范围小，所以限制了其应用。现在认为茶碱还有其他作用：抗炎，免疫调节，拮抗腺苷受体，诱导 B 细胞凋亡，增加膈肌张力，减轻膈肌疲劳等。茶碱的使用关键在于监测血药浓度。茶碱的治疗剂量与中毒剂量相近，而茶碱缓释剂可以维持有效的血药浓度，是理想的茶碱制剂。

5. 硫酸镁　硫酸镁亦具有舒张支气管的作用，但一般不主张对急性发作期哮喘患者常规静脉滴注硫酸镁。最新 GINA 推荐，若出现下列情况可以考虑使用：FEV₁ 小于预计值的 25%～30%；对初始治疗无效的成人或儿童；初始治疗 1 小时后，FEV₁ 仍未超过预计值的 60%。一般使用 2g 硫酸镁在 20 分钟内推注完。

一项大规模随机对照研究证实静脉或雾化镁剂常规治疗哮喘与安慰剂治疗相比无获益，反而会增加重症哮喘发生。总体而言，镁剂治疗哮喘的疗效不明，但镁剂或许能够改善重症哮喘患者（FEV₁<50% 预计值）的肺功能。

6. 氦氧混合气　氦氧混合气能减少小气道由于狭窄和黏膜表面分泌物增多所引起湍流的发生，从而减少气道阻力，减少呼吸功和氧耗，此外还利于 CO_2 排出。系统综述表明，与常规氧疗相比，吸入氦氧混合气并无益处，但对于常规治疗无效的患者或许有效，但其可行性，费用及吸入装置等因素受限。

7. 白三烯拮抗剂　白三烯是引起气道痉挛、气道变应性炎症介质之一，在哮喘发病中起关键作用。目前已投入临床使用的白三烯拮抗剂主要为其受体拮抗剂（扎鲁司特和孟鲁司特）。每日两次 20mg 扎鲁司特能有效地改善哮喘的症状，且能显著的改善纤毛摆动频率。但对于应用此类药物作为维持治疗的患者，其疗效仍需更多的研究来评估。

8. 其他治疗

（1）抗生素：一般不常规使用抗生素。当患者出现细菌感染的征象时才考虑使用，如出现发热、咳脓痰等。

（2）黏液溶解剂和胸部物理治疗：目前没有确切的证据表明黏液溶解剂和胸部物理治疗对急性发作期哮喘有效。

四、重症哮喘的处理

1. 氧疗　重症哮喘常由于通气血流比的失调致不同程度的低氧血症的发生，因此原则上应及时给予吸氧治疗。吸氧流量为 1～3L/min，吸氧浓度一般不超过 40%，维持 SpO_2 于 93%～95% 即可。普通氧疗装置对氧合改善

不明显者，可考虑给予机械通气治疗。此外，为避免气道干燥，吸入的氧气应经过加温加湿。

2. 解除支气管痉挛　对于重症哮喘患者不宜经口服或直接 MDI 给药，因为此时患者无法深吸气、屏气，也不能协调喷药与呼吸同步。可供选择的给药方式包括：①借助储雾器使用 MDI 给药。②以高压氧气为动力，雾化吸入 β₂ 受体激动剂或（和）抗胆碱能药物。一般情况下，成人每次雾化吸入喘乐宁 1～2ml（含沙丁胺醇 5～10mg），每日 3～4 次。③静脉给予氨茶碱：氨茶碱 0.25 加入 100ml 葡萄糖液中 30 分钟静滴完毕，继后予以氨茶碱 0.5 加入葡萄糖液中持续静点，建议成人每日氨茶碱总量一般不超过 1～1.5g。对于老年人、幼儿及肝肾功能障碍、甲亢或同时使用甲氰咪胍、喹诺酮或大环内酯类抗生素等药物者，最好应监测氨茶碱血药浓度。

3. 激素的应用　一旦确诊患者为重症哮喘，就应在应用支气管解痉剂的同时，及时足量地从静脉快速给予糖皮质激素，建议使用琥珀酸氢化可的松（因为该药为水溶制剂）（400～1000mg/d）或甲泼尼龙（80～160mg/d）。地塞米松抗炎作用较强，但由于血浆和组织中半衰期长，对脑垂体-肾上腺轴的抑制时间长，故应尽量避免使用或短时间使用。另外，同时可将激素雾化和吸入 β₂ 受体激动剂联用治疗中重度的急性加重患者。

4. 纠正脱水　重症哮喘由于存在摄水量不足，加之过度呼吸及出汗，常存在不同程度的脱水，使气道分泌物黏稠，痰液难以排出，影响通气，因此补液有助于纠正脱水，稀释痰液，防治黏液栓形成。一般每日输液 3000～4000ml，而初始治疗时所需液量往往会很大，可根据实际监测情况决定补液量。

5. 积极纠正酸碱失衡和电解质紊乱　重症哮喘时，由于缺氧、过度消耗和入量不足等原因易于出现代谢性酸中毒，而在酸性环境下，许多支气管扩张剂将不能充分发挥作用，故及时纠正酸中毒非常重要。建议在 pH<7.2 时可使用碱性药物。如果要立即实施机械通气，补碱应慎重，以避免过度通气造成呼吸性碱中毒。由于进食不佳和缺氧造成的胃肠道反应，患者常伴呕吐，并出现低钾、低氯性碱中毒，故应予以补充。

6. 针对诱发发作的因素和并发症或伴发症进行预防及处理　如及时脱离致敏环境；对于感染导致哮喘加重的患者，应积极地抗感染治疗，包括使用抗生素，但抗生素的应用应基于有充分的肺部细菌感染的证据，否则不提倡常规使用抗生素。另外，也应对重症哮喘并发症或伴发症进行预防及处理，包括心律失常、颅内高压、脑水肿、消化道出血等。

五、机械通气在重症哮喘中的应用

经氧疗及全身应用激素、雾化吸入 β₂ 激动剂等药物治疗后，病情仍持续恶化，出现神志改变，呼吸肌疲劳，血气分析 $PaCO_2$ 由低于正常转为正常或>45mmHg 需考虑机械辅助通气。

1. 无创正压通气　对于达到何种程度的病情就需要应用无创正压通气（NPPV），由于相关研究少，目前尚无统

一的标准供临床参考。考虑到 NPPV 的并发症少，对于尚未达到插管上机标准的重症患者，尤其是伴有 CO_2 潴留而又无明显使用 NPPV 的禁忌证者，早期使用 NPPV 对于改善患者的病理生理状况，避免插管可能有积极的意义。可在严密监测的条件下试用 NPPV 1~2 小时，若病情有恶化趋势，需尽早改为有创压通气。对于更重的患者是否也可以考虑使用 NPPV，虽然国内也有个案报道，但由于 NPPV 的通气效果不如有创通气可靠，监测功能不完善，加之哮喘患者本身所需的通气时间较短，为避免延误病情，及早插管上机可能更安全、有效。

2. 有创正压通气　哮喘患者行有创通气的适应证为 $PaCO_2$ 进行性升高伴酸中毒者。凡 $PaCO_2>45mmHg$，又具有下列情况之一者可考虑行有创正压通气：以前因哮喘严重发作而致呼吸停止曾气管插管者；以往有严重哮喘发作史，在使用糖皮质激素的情况下，此次又再发重症哮喘者。

为了减少因延误治疗出现的严重并发症，在医疗条件允许的情况下，插管上机宜早不宜迟，当患者出现呼吸肌疲劳的迹象，估计 $PaCO_2$ 开始超过患者基础 $PaCO_2$ 值时，就应准备插管上机。若经积极治疗无效，患者出现极度呼吸肌疲劳、低血压、心律失常、神志异常，应建立人工气道。一般选择经口气管插管，因为经口气管插管管径大，气道阻力小，便于痰液的引流和支管镜的操作。

因患者在上机前已存在严重的呼吸肌疲劳，上机早期可给予控制通气让呼吸肌能得到充分休息，但当患者自主呼吸有所恢复，需尽早改为辅助通气。

通气参数起始设置：原则为低通气，慢频率，长呼气。可选用定容模式，潮气量 5~8ml/kg 理想体重，频率 8~15 次/分，$PEEP<5cmH_2O$，调整吸气流速以延长呼气时间，保证吸呼比 < 1：2，尽可能保持吸气末平台压 <30~35cmH_2O。

PEEP 在哮喘患者中的应用仍存在着很大争议。PEEP 使呼气末肺泡内压和功能残气量及胸腔内压增加，从而影响肺循环和体循环，因此对有严重气流受阻的重症哮喘，应用 PEEP 可能是有害的。此类患者的初始 PEEP 一般设置为 0，之后可根据平台压的变化调节，若上调 PEEP 的同时可见明显的平台压增加，则不宜再增加 PEEP。对于气流受阻相对较轻，并且具有自主呼吸的患者，给予低水平 PEEP（3~8cmH_2O，或不超过内源性 PEEP 的 80%），则可能从中受益。

一旦气道阻力开始下降以及 $PaCO_2$ 恢复正常，镇静药及肌松剂已撤除，症状也明显好转，则应考虑撤机。其方法可采用同步间歇强制通气（SIMV）或（和）压力支持通气（PSV）。

3. 镇静剂和肌松剂在重症哮喘中的应用　对重症哮喘患者在使用气管插管或气管切开行机械通气时要重视镇静及肌松剂的应用。镇静剂能给患者以舒适感，减少呼吸不同步，降低氧耗和二氧化碳的产生及内源性 PEEP。常用的镇静药物有咪达唑仑和异丙酚等。与安定比较，咪达唑仑是一种快速和相对短效的苯二氮䓬类药物，注射部位疼痛和血管刺激少，可比安定产生更舒适的催眠作用，同时产生明显的抗焦虑作用。咪达唑仑达到中枢峰效应的时

间为 2~4 分钟，其消除半衰期约 2 小时，多采用连续输注给药，先静注负荷量 0.025~0.05mg/kg 后，以 1.0~2.0μg/（kg·min）维持。异丙酚具有起效快，过程平稳，不良反应少，镇静水平易于调节等优点，此外，该药还有一定的支气管扩张作用。用法：连续输注给药约50μg/（kg·min），可根据患者镇静状态进行调节。

肌松剂虽可以减少人机的不协调，降低气压伤的发生，降低呼吸功耗等优点，但亦会伴随有严重的副作用，如肌病、分泌物产生增多、组胺释放增加、心动过速和低血压等。特别是在合并使用大剂量激素治疗的重症哮喘患者时，肌松剂的使用可能会增加肌病的发生率。所以，对于重症哮喘患者应尽量减少肌松剂的使用，除非经充足的镇静剂使用后，仍存在人机不协调，频繁气道高压报警，甚至出现 PaO_2 下降等情况，可考虑使用小剂量的肌松剂。

4. 难治性重症哮喘的处理　部分哮喘患者经上述处理后气道痉挛和（或）肺过度充气仍难以纠正，此时需积极地寻找原因并予以处理。常见的原因有：大量痰栓的形成，感染未控制（如合并严重的肺部真菌感染），合并有肺栓塞和其他脏器功能不全等。

（詹庆元）

主要参考文献

[1] Ducharme FM, Ni Chroinin M, Greenstone I, et al. Addition of long-acting beta2-agonists to inhaled corticosteroids versus same dose inhaled corticosteroids for chronic asthma in adults and children. Cochrane Database Syst Rev, 2010, (5): CD005535.

[2] Cates CJ, Karner C. Combination formoterol and budesonide as maintenance and reliever therapy versus current best practice (including inhaled steroid maintenance), for chronic asthma in adults and children. Cochrane Database Syst Rev, 2013, 4: CD007313.

[3] Patel M, Pilcher J, Pritchard A, et al. Efficacy and safety of maintenance and reliever combination budesonide/formoterol inhaler in patients with asthma at risk of severe exacerbations: a randomised controlled trial. Lancet Respir Med, 2013, 1: 32-42.

[4] Rodrigo G, Rodrigo C. Corticosteroids in the emergency department therapy of adult acute asthma treatment: an evidence based evaluation. Chest, 2002, 121: 1977-1987.

[5] Foresi A, Paggiaro P. Inhaled corticosteroids and leukotriene modifiers in the acute treatment of asthma exacerbations. Current Opinion in Pulmonary Medicine, 2003, 9: 52-56.

[6] Brocklebank D, Wright J, Cates C. Systematic review of clinical effectiveness of pressurised metered dose inhalers versus other hand held inhaler devices for delivering corticosteroids in asthma. BMJ, 2001, 323 (7318): 896-900.

[7] Anderson PB, Langley SJ, Mooney P, et al. Equivalent efficacy and safety of a new HFA-134a formulation of BDP

compared with the conventional CFC in adult asthmatics. J Investig Allergol Clin Immunol,2002,12（2）:107-113.

［8］ Boonsawat W,Charoenratanakul S,Pothirat C,et al. Formoterol（OXIS）Turbuhaler as a rescue therapy compared with salbutamol pMDI plus spacer in patients with acute severe asthma. Respir Med,2003,97（9）:1067-1074.

［9］ Hospenthal MA,Peters JI. Long-acting beta（2）-agonists in the management of asthma exacerbations. Curr Opin Pulm Med,2005,11（1）:69-73.

［10］ Salo D,Tuel M,Lavery RF,et al. A randomized,clinical trial comparing the efficacy of continuous nebulized albuterol（15mg）versus continuous nebulized albuterol（15mg）plus ipratropium bromide（2mg）for the treatment of acute asthma. J Emerg Med,2006,31（4）:371-376.

［11］ Yamauchi K,Kobayashi H,Tanifuji Y,et al. Efficacy and safety of intravenous theophylline administration for treatment of mild acute exacerbation of bronchial asthma. Respirology,2005,10（4）:491-496.

［12］ Blitz M,Blitz S,Hughes R,et al. Aerosolized Magnesium Sulfate for Acute Asthma:A Systematic Review. Chest,2005,128:337-344.

［13］ Blitz M,Blitz S,Beasely R,et al. Inhaled magnesium sulfate in the treatment of acute asthma. Cochrane Database Syst Rev,2005,19（4）:CD003898.

［14］ Piatti G,Ceriotti L,Cavallaro G. Effects of zafirlukast on bronchial asthma and allergic rhinitis. Pharmacological research,2003,6:541-547.

［15］ Ram FS,Wellington S,Rowe B,et al. Non-invasive positive pressure ventilation for treatment of respiratory failure due to severe acute exacerbations of asthma. Cochrane Database Syst Rev,2005,20（3）:CD004360.

［16］ 詹庆元,刘利,王辰. 无创正压通气治疗急性重症支气管哮喘. 中华结核和呼吸杂志,2004,27（2）:132-133.

第 52 章

围术期患者的呼吸功能管理

第一节 概　述

几乎所有的麻醉药物对呼吸均有抑制作用,它们可以通过不同的机制和途径对患者的呼吸功能产生影响。手术的性质和部位也会不同程度地影响患者的呼吸功能。对于重症患者来说,一般患有严重的基础疾病,并伴有器官功能障碍或全身状态较差,这些患者术中及术后呼吸系统并发症的发生率与病死率明显增加。另外一部分患者尽管病情不重,但有较高的发生呼吸系统严重并发症的风险。主要包括以下情况:①严重创伤、感染;②胸、腹部手术;③脑血管意外或颅脑手术;④较大的肢体手术,特别是输血量或输液量较大时;⑤在全麻条件下实施的胆囊、前列腺等所谓小手术,特别是在老年、肥胖、高血压、冠心病、有呼吸系统基础疾病的患者。正确评估这些患者术前的呼吸功能,进行严密的呼吸功能监测,并加强术后呼吸功能管理对于保护及改善患者围术期的呼吸功能至关重要。

对围术期的重症患者进行系统化、规范化的呼吸功能管理是重症医学和麻醉学的重要命题之一。本文将着重对围术期重症患者术前呼吸功能评估,以及术后呼吸功能管理两个方面问题进行讨论,术中的呼吸管理是麻醉学的重要组成部分,本文将不作赘述。

(康　焰)

第二节　麻醉与手术对患者呼吸
功能的影响

一、麻醉对呼吸功能的影响

(一) 麻醉药物对呼吸功能的影响　常用麻醉药物有吸入和静脉用药两种。麻醉药物对呼吸功能的影响主要表现为药物对呼吸中枢,以及对气道和肺血管的影响。很多药物,如巴比妥类、麻醉性镇痛药、吸入麻醉药可降低缺氧反射。有的药物可改变 CO_2 通气反应曲线,如巴比妥及卤素碳氢化合物,使曲线右移,并明显降低其斜率,最后完全无反应。麻醉性镇痛药,如吗啡,使曲线右移,但斜率不变,除非患者入睡。不同麻醉药物对气道和肺血管的影响是不一样的。如氨氟醚、异氟醚,有扩张支气管和肺血管的作用,而氧化亚氮则是血管收缩药。氯胺酮有扩张支

气管的作用。

(二) 麻醉方法对呼吸功能的影响　全麻对患者呼吸功能影响较其他麻醉影响大。全麻患者均需要进行机械通气(MV),多个环节可影响肺功能,如气管内插管的内径、机械无效腔以及麻醉时人工呼吸操作是否恰当等。胸外科手术常采用单肺通气,由于术侧肺没有通气但血流灌注仍然存在,导致静动脉分流量增加,使 PaO_2 降低,而健侧肺可能出现过度通气。椎管内麻醉若平面过高,可导致肋间肌、膈肌麻痹,影响患者通气功能。

(三) 其他　如麻醉机供氧系统障碍,包括供氧系统机械失灵及其管道与接口脱离,氧流量不足、麻醉剂报警系统失灵钠石灰失效等均可引起低氧或二氧化碳潴留。

二、手术对呼吸功能的影响

(一) 手术损伤　主要见于胸外科手术,如肺切除术导致的肺容积丢失和各种胸部手术后胸膜粘连等常导致限制性肺功能减退;开胸手术切口影响正常胸廓的正常活动,限制肺的充分膨胀和回缩;上腹部手术影响膈肌的活动,术后伤口疼痛限制呼吸运动和咳嗽等均对呼吸功能造成不同程度的影响。高位脊柱手术术后,脊髓水肿或椎管内出血压迫脊髓可产生呼吸抑制。

(二) 体位　如甲状腺手术常采用颈后仰位,这种体位常会使患者感觉憋气,特别是颈部肿物较大或肥胖患者及肿瘤更易致呼吸不畅。凡限制胸廓或膈肌活动,或使肺内血容量增加的体位,均可使胸廓和肺的顺应性降低,如俯卧位时易导致患者通气不足和低氧血症。各种体位摆放时应严格设计重心支撑点、固定点以及人体各个部位的位置,尤其是头部的位置,否则体位变化可能对呼吸功能造成严重的影响。

(三) 其他　如与手术相关的大量输血、输液等均可对呼吸功能造成影响。

(康　焰)

第三节　术前呼吸功能评估

麻醉和手术都会不同程度地影响患者的呼吸功能,在各种术后并发症中,呼吸系统的并发症的发生率是最高的,与心脏并发症类似。尤其对于术前存在高危因素的患者,比如合并有慢性呼吸系统疾病的患者,他们围术期的

呼吸系统并发症明显增加,严重者甚至死亡。因此,正确评估患者术前的肺功能情况,及时发现存在高危因素的患者,采取积极的措施尽可能减少这些危险因素,选择更为合理的麻醉和手术方式,使患者安全地渡过手术期,显得尤为重要。

一、常用术前呼吸功能评估方法

（一）病史　应在全面了解患者的病史的情况下,重点询问有无咳嗽、咳痰、咯血、呼吸困难、喘鸣、胸痛等常见症状,既往有无慢性呼吸系统疾病史、有无心脏病疾病史、吸烟、饮酒等情况。

（二）体格检查　包括体型、胸廓有无改变,呼吸的频率以及呼吸幅度,有无辅助呼吸肌的异常活动、有无气管移位、有无呼吸音的改变等。

（三）实验室检查　主要包括术前的三大常规、胸片、心电图等。通过血常规可了解患者有无感染、慢性缺氧等征象。血生化检查可以帮助了解患者的肝肾功能,以及营养状况。胸片对于患者有无肺部疾病,以及心脏情况十分有用。肺心病患者的心电图会有相应的改变。

病史、体格检查、实验室检查是临床肺功能评估的基础,依次可初步了解呼吸系统疾病的类型、肺功能受损程度,再根据手术的大小和部位,进一步决定是否需作进一步的呼吸功能检查。

（四）呼吸功能检查与监测　主要包括肺功能测定、血气分析、呼吸中枢驱动力、呼吸肌功能、呼吸力学等手段。这些监测手段项目繁多,且临床意义各不相同。在做术前评估时,由于目前缺乏相应的指南建议哪一种患者需要作哪方面的监测,所以如何选择合适的监测手段,需要根据患者的具体情况。在此,我们仅介绍与手术相关的主要的肺功能指标。

1. 预测术后通气储备　预测术后最大通气量（MMV）与每分钟通气量（V_E）之比（MMV/V_E）的大小。该比值越高,手术安全性越大。若 $MMV/V_E=3$ 时,胸部和上腹部手术可考虑,但安全性相对较小,而中下腹手术安全性大。而对于胸外科手术来说,情况显得更为复杂。如一侧肺叶切除,肺活量（VC）下降接近 1/4;若手术肺叶的基础病变重,则 VC 下降幅度小;一侧不完全堵塞的肺叶切除,VC 稍下降;而切除的肺基础病变轻,对侧肺的基础病变重,则 VC 下降大。肺减容手术的气肿周围被压迫的有效肺组织越多,手术后肺功能改善越明显,因此术后肺功能的判断需要结合手术类型和影像学的变化。

2. 预测术后 $FEV_1 \geq 0.8$ 是手术的基本要求,否则禁忌行肺叶或肺段切除。

3. FEV_1 可逆度的变化　与支气管哮喘的发作有关,若为阳性,必须注意预防哮喘发作。

4. 分侧肺功能　在有明显肺功能损害的患者,分侧肺功能测定是判断能否进行肺切除术比较可靠的方法,习惯上用侧位肺功能测定来判断。手术侧的肺功能比例可以较好预测切除术后 VC 的下降程度。

5. PaO_2　若术前无低氧血症或轻度低氧血症则患者一般能承受手术;若 PaO_2 降低较明显,但低流量吸氧即可

改善,手术也可以考虑,否则风险较大（心脏及病变肺部分不张等手术除外）。

6. 最大峰流速（Vmax）　与术后咳痰能力直接相关,大于 3L/s 者,咳痰能力较好,术后发生痰栓堵塞的机会较小。

7. 其他肺容积时的峰流速（V_{75}、V_{50}、V_{25}）　与术后中小气道分泌物的引流和是否容易发生肺部感染有关。若三者皆低于 1L/s,则分泌物的引流差,感染的机会多。

二、识别高危患者

通过上述评估手段,可以让我们对患者的基本情况以及呼吸功能有比较全面的了解,那么怎样通过这些信息来识别围术期肺并发症的高危患者呢? 2006 年,美国内科医师协会综合了 1980 年 1 月到 2005 年 6 月的非心脏手术术后关于肺并发症的高危因素的研究做的系统评价,使得为我们识别这些具有高危因素的患者提供了有价值的参考（表 52-3-1）。

（一）患者相关的危险因素　高龄、ASA 评分> Ⅱ级、充血性心力衰竭、COPD 有好的证据支持。一般的证据（相关的研究要比 A 级少一些,或者 OR 值要低一些）支持意识障碍、胸部体格检查异常、吸烟、饮酒、体重下降是危险因素。有好的研究支持肥胖和控制良好的哮喘不是 PPCs 的危险因素。只有一个研究显示控制不良的哮喘会增加 PPCs 的发生。对于阻塞性睡眠呼吸暂停综合征、激素的使用以及缺乏锻炼是否为风险因素证据不足。

相对于患者相关危险因素,麻醉和手术相关的危险因素的 OR 值更高,也就是说由手术和麻醉引起的 PPCs 风险更大。主动脉瘤修补术、胸外科手术、腹部手术、颅脑外科手术、血管手术、头颈部手术以及全麻均有好的证据支持是 PPCs 的危险因素。而食管手术以及围术期输血有一般的证据支持。

术前通过肺功能检查来评估肺功能可以说是术前评估领域中最有争议的问题。许多研究评价了肺功能检查对患者术后肺部并发症的预测作用。大多数研究表明术前肺功能检查有异常的患者,术后发生肺并发症的概率增加。但各个研究采用的标准不一样,因此,目前并不存在一个可以作为手术禁忌证的准确的肺功能检查的阈值。一个纳入了 107 个患有严重慢性阻塞性肺疾病的患者（$FEV_1 < 50\%$,$FEV_1/FVC < 70\%$）的研究,术后的死亡率以及严重肺并发症的风险是很高的（6 例死亡,7 例发生严重并发症）,然而,如果临床医生认为通过手术可以挽救患者的生命,那么这样的肺功能状态仍然是可以接受手术的。而且,目前也没有任何研究显示肺功能检查对于患者术前肺功能评价以及术后肺并发症预测比传统的询问病史以及体格检查价值更高。所以临床工作者在做术前肺功能评估时,不能过分依赖辅助检查,询问病史及体格检查同等重要。而白蛋白水平<35g/L 以及尿素氮>7.5mmol/L（21mg/dl）是强有力的发生 PPCs 的风险预测因子。

（二）胸外科手术术后发生肺部并发症的高危因素　对于非胸外科手术术后肺并发症的危险因素已经有了比较有力的证据,然而对于胸外科手术术后肺并发症的危险

表 52-3-1　术后肺并发症高危因素及推荐强度

危险因素	推荐强度	比值比（OR）	危险因素	推荐强度	比值比（OR）
患者相关的风险			胸外科手术	A	4.24
高龄	A	2.09 ~ 3.04	腹部手术	A	3.01
ASA 评分>Ⅱ级	A	2.55 ~ 4.87	上腹部手术	A	2.91
充血性心力衰竭	A	2.93	颅脑手术	A	2.53
COPD	A	1.65 ~ 2.51	手术时间延长	A	2.26
体重下降	B	1.79	头颈部手术	A	2.21
意识障碍	B	1.62	急诊手术	A	2.21
吸烟	B	1.39	血管手术	A	2.20
饮酒	B	1.21	全麻	A	1.83
胸部体格检查异常	B	NA	围术期输血（>4unit）	B	1.47
糖尿病	C		髋部手术		
肥胖	D		妇产科及泌尿科手术	D	
阻塞性睡眠呼吸暂停综合征	I		食管手术	I	
激素的使用	I		实验室检查		
HIV 感染	I		血浆白蛋白<35g/L	A	2.53
心律失常	I		胸片异常	B	4.81
缺乏锻炼	I		尿素氮>7.5mmol/L（21mg/dl）	B	NA
与麻醉手术相关的风险			肺功能测定	I	
主动脉瘤修补术	A	6.90			

注：①NA=未能提供；②A=有好的证据支持；B=至少有一般的证据支持；C=至少有一般的证据建议；D=有好的证据建议该因素不是术后肺并发症的危险因素；I=证据不足，或研究质量差，或相互矛盾；③对于 A 和 B 级危险因素，提供了 trim and fill 估计的比值比；当不能计算 trim and fill 估计的比值比时，提供的是总额估计

因素目前尚缺乏相关的指南。胸外科手术由于操作均要进入胸腔，故其对患者呼吸功能的影响比较大，对该类患者的术前呼吸功能评估以及术后的呼吸管理具有一定的特殊性和难度。

1. 肺切除术　对于肺癌患者来说术前评估包括肿瘤的类型、大小以及患者的心肺储备情况来估计患者手术后生存的最大可能性。最近有一个大样本的回顾性研究（纳入了 3424 例行肺切除术）表明，术前呼吸困难的程度、ASA 评分、手术的级别，以及年龄都是住院病死率的独立危险因素。还有一些研究表明纤维蛋白原以及乳酸脱氢酶的水平与围术期死亡率相关。也有研究表明肿瘤的大小、手术时间、心脏疾病以及高龄都与死亡率增加有关。2003 年，美国胸科医师协会发表了关于考虑作肺切除术患者肺癌术前生理评估的指南（表 52-3-2）。

2. 心脏手术　心脏手术患者术后常有较高的肺并发症，尤其是同时伴有肺部疾病的患者，PPCs 以及病死率明显增加。这主要是由于心脏手术进行了胸骨切开后，引起了肺和胸壁运动机制的改变、体外循环时低温状态下造成呼吸抑制、膈神经损害等原因。

表 52-3-2　拟行肺切除术的肺癌患者术前生理评估

年龄不是肺切除术的禁忌证

术前需要进行心功能的评估

需要作肺功能检查，如果预计 FEV_1>80% 或>2L，则患者可以进行肺切除术而不需要作进一步的评估；如果 FEV_1>1.5L，患者可以进行肺叶切除而不需要作进一步的评估

如果胸片有间质性肺改变或者劳力性呼吸困难，即使患者的 FEV_1 在可接受的范围仍需要进一步作一氧化碳肺弥散量（DL_{CO}）的测定

如果预测患者 FEV_1 或者 DL_{CO}<80%，则应该行其他检查估计术后的肺功能

如果估计患者术后的 FEV_1 或者 DL_{CO}<40%，则该进一步作运动负荷试验

3. 食管切除术　食管切除术术后肺并发症的发生率也是很高的，一个多中心的前瞻性的研究（纳入了 1777 例食管切除术患者），术后肺炎的发生率是 21%，呼吸衰竭

的发生率是 16% 。术前的危险因素包括：高龄、呼吸困难、糖尿病、COPD、碱性磷酸酶>125U/L,低蛋白血症,功

能状态的下降。

（三）分步评估术前肺功能　见图 52-3-1。

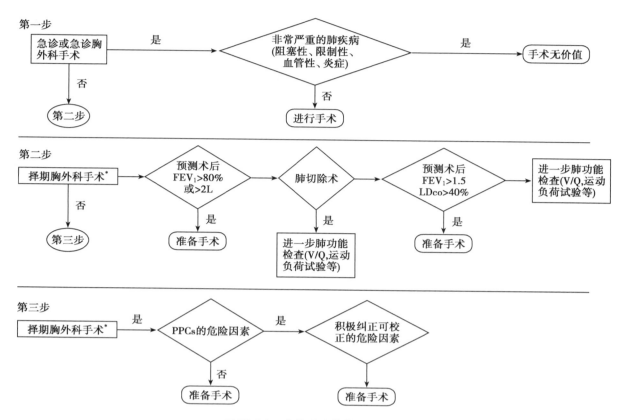

图 52-3-1　术前肺功能的分布评估

*,表示吸烟者已戒烟>6 周,对于有气道高反应的患者已接受 β_2 受体激动剂或激素治疗

三、降低风险的策略

　　降低 PPCs 的策略应该贯穿整个围术期,包括术前、术中以及术后。对于这些高危患者术前应该积极纠正可校正的危险因素,尽可能减少患者术后并发症的发生。术前积极控制原发呼吸系统疾病,改善患者心功能,加强营养支持,纠正低蛋白血症,鼓励患者加强呼吸肌功能的锻炼(具体方法详见物理治疗),尤其对于准备作胸外科手术的患者来说至关重要。有研究表明,对拟行冠状动脉旁路血管移植术(CAGB)的具有 PPCs 高危因素的患者进行术前进行呼吸肌锻炼,可以明显减少 PPCs 的发生率。

　　麻醉医师和外科医师应该根据患者的具体情况选择更为合理的麻醉手术方式。比如对于有多种高危因素的患者,预计围术期并发症发生率很高的患者,是否可以尽量不用全麻,若必须全麻,应避免使用长效的神经肌肉阻滞剂等对患者呼吸功能影响大的药物;是否可以选择对患者呼吸功能影响可能更小的手术方式,比如开放式的腹部手术改为腹腔镜手术;对这部分高危患者术后应该尽可能转入 ICU 进行严密的呼吸功能监测以利于及早发现病情变化,及时治疗。

（康　焰）

第四节　术后呼吸功能管理

　　尽管我们经过了术前正确的肺功能评估,也采取了各种减少降低 PPCs 的各种方法,但我们可以看出,这些方法是很有限的,把术后的这些高危患者集中在 ICU,对其进行准确、细致的呼吸功能监测,提供及时、有针对性的治疗和抢救措施,可以为这些患者顺利度过术后危险期提供有力的保障。这也是 ICU 术后呼吸管理工作的核心。ICU 医生应该回顾患者的基本病史,术前的呼吸功能状态,麻醉及手术情况,结合患者目前的情况,尽量维持患者正常的呼吸功能,对于呼吸功能有损害的患者,应该加强呼吸支持,努力促进其尽早恢复。

一、术后床旁呼吸功能监测常见异常情况原因分析

　　对术后患者进行床旁持续地呼吸监测是 SICU 术后监测的重要内容。最常用的连续监测手段包括经皮无创脉搏血氧饱和度法(noninvasive pulse oximetry,NPO),呼出气 CO_2 ($PetCO_2$) 监测以及呼吸机参数监测。下面是对针对术后患者出现监测异常的常见原因的分析:

　　（一）低 SpO_2　经皮无创脉搏血氧饱和度法(noninvasive pulse oximetry,NPO),其测得的值 SpO_2 是 ICU 的常规监测项目,监测 SpO_2 能及时发现危重症患者低氧血症及其程度。SpO_2 下降常见于以下原因:

1. 与患者相关的因素

(1) 基础疾病:如患者本身就存在慢性阻塞性肺病、重症肌无力等基础呼吸系统疾病;或患者有向左分流的心脏疾患、存在心功能不全、心排血量减低、严重贫血等疾患导致肺血流不足,导致肺换气功能障碍;合并有颅内肿瘤、血肿等神经系统疾患,造成中枢性呼吸抑制。

(2) 术后并发症:常见的有呼吸系统并发症,如气道梗阻、肺气肿、肺不张、胸腔积液、肺栓塞等;循环系统并发症,如各种原因所致的休克;神经系统并发症,如脑血管意外、脑水肿或缺血缺氧性脑病等。

2. 手术相关的因素

(1) 常见的有胸部和上腹部手术引起限制性通气障碍。

(2) 头颈部手术常引起气道梗阻。

(3) 一侧肺切除术后,对侧肺功能失代偿。

(4) 胸外科术中误伤膈神经或肺下叶切除后作膈神经麻痹,使膈肌在吸气相中不能发挥作用。

(5) 心脏手术术后引起心功能不全。

(6) 颅内手术造成呼吸中枢的影响等。

3. 与麻醉相关的因素

(1) 麻醉肌松药的残余作用,或者术后由于应用了拮抗药物再度出现肌肉松弛作用。

(2) 麻醉性镇静、镇痛药的延迟效应导致呼吸抑制。

(3) 椎管内麻醉时,由于阻滞平面过高,导致支配辅助呼吸肌的肋间神经、膈麻痹。

4. 与术后治疗相关的因素

(1) 术后由于使用了镇静镇痛药物,而使患者出现呼吸抑制。

(2) 吸入氧分压过低,呼吸机参数设置不合适,潮气量过低等。

(3) 术后镇静镇痛药物的使用也会产生呼吸抑制。

5. 在分析和鉴别这些原因时应注意一些可能影响读数准确性的因素

(1) 脉搏的强弱:任何搏动性血流减弱的因素,如寒冷刺激、交感神经兴奋、糖尿病及动脉硬化的患者,都会减低仪器的测定效能。体外循环停跳期和心脏骤停患者无法检测 SpO_2。静脉血流搏动是一种病理性干扰,常发生在右侧心力衰竭、三尖瓣关闭不全和 CVP 升高者,此时将患者手抬过头,可得到正确的读数。

(2) 血红蛋白的质和量:低 Hb,如贫血、血液过度稀释会影响测定的准确性。

(3) 血液中的色素成分:亚甲蓝、靛胭脂、吲哚花青绿及荧光素均使 SpO_2 下降。因此,监护时应了解这些染料的代谢过程,排除其干扰。一般体内染料很快能重新分布并被肝脏清除,因此其影响比较短暂。

(4) 探头放置部位:在 FiO_2 迅速变化的情况下,将探头放在耳垂、鼻部、面颊等靠近心脏中心部位可更快、更准确地反应 SpO_2 的变化,而放置在手指、足趾等远离心脏部

位则反应较慢、误差大。

(5) 皮肤和指甲:大多数 NPO 对不同肤色人种精确性相似。在黄疸患者中,由于胆红素吸收波长与 NPO 所用的波长不同,故 NPO 偏差较小。高胆红素血症时 COHb 增高,可能造成测定结果偏高。指甲对光的吸收是非波动性的,故理论上讲,指甲光泽不影响 SpO_2 读数。但有资料显示指甲光泽仍会影响 NPO 的准确性。蓝、绿、黑色指甲能使 SpO_2 读数偏低。指甲过长、指甲真菌均会影响读数。

(6) 血流动力学状态:心脏指数、温度、平均动脉压、体循环阻力指数都可能影响 NPO 的准确性。低血容量休克患者,由于末梢血管扩张,组织氧利用障碍,形成一定程度的动静脉分流以及存在静脉搏动,SpO_2 测定存在误差,这种误差虽然很小,但具有统计学意义,值得注意。

(二) $PetCO_2$ 监测出现的异常　正常 CO_2 波形如图52-4-1。

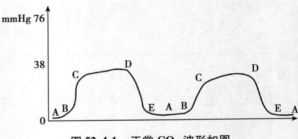

图 52-4-1　正常 CO_2 波形如图

Ⅰ相:相当于 A、B 段,代表吸气停止,呼气开始,呼出的气体是来自气管(或人工气道时的气管导管)、支气管和小支气管的无效腔气,在此期间,PCO_2 为零。Ⅱ相:相当于 B、C 段,曲线呈 S 形上升,代表无效腔气和肺泡气的混合过程,由于肺泡气开始呼出,CO_2 水平快速升高。Ⅲ相:呼气平台,呈水平线,相当于 C、D 段,代表含 CO_2 气体的肺泡混合气被持续呼出,其末尾最高点(D 点)即为仪器显示的 $PetCO_2$ 值。正常情况下 $PetCO_2$ 为 35~40mmHg。Ⅳ相:为吸气下降支。相当于 D、E 段。Ⅰ 相与Ⅱ相之间的夹角称 α 角,可间接反映通气血流比(V/Q)。当 α 角增大时,斜率缩小,说明无效腔量增加。

1. CO_2 波形图分析　包括高度决定 $PetCO_2$ 值、频率反映 RR、节律反映呼吸中枢功能、基线代表呼气时气道内的 CO_2 浓度或分压、波形改变具有特殊意义。以下是常见的异常 CO_2 曲线图分析。

2. Ⅰ相变化　基线升高但波形正常见于 CO_2 重复吸入。正常情况下,吸入气中 CO_2 浓度几乎为零,存在重复吸入时升高(图 52-4-2)主要见于呼吸回路异常,如钠石灰耗竭、吸气活瓣失灵或被蒸气、分泌物及灰尘等污染。

3. Ⅱ相变化　呼气升支逐渐延长、斜率缩小,随着呼气时间逐渐延长,吸气可在呼气完成前开始,$PetCO_2$ 降低(图 52-4-3)。见于呼出气流受阻,如气管导管阻塞、COPD、支气管哮喘。对判断阻塞性肺疾病和估计通气功能具有特殊意义。

4. Ⅲ相变化　可有多种表现,临床意义复杂。

(1) $PetCO_2$ 降低和呼气平台正常:常见于过度通气

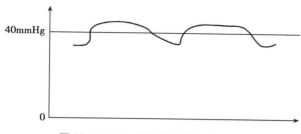

图 52-4-2　PetCO$_2$ 波形的 Ⅰ 相变化

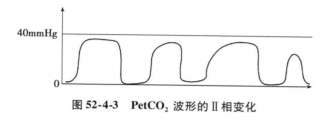

图 52-4-3　PetCO$_2$ 波形的 Ⅱ 相变化

或无效腔通气增加（图 52-4-4）。通过比较 PetCO$_2$ 和 PaCO$_2$ 可进行鉴别，如 PaCO$_2$ 降低，提示过度通气。

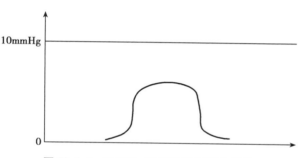

图 52-4-4　PetCO$_2$ 降低和呼气平台正常

（2）PaCO$_2$ 升高，则为无效腔通气增加。PetCO$_2$ 升高和呼气平台正常：见于通气不足、CO$_2$ 产量增加（图 52-4-5），如甲亢危象、恶性高热和全身性感染等以及突然放松止血带、静脉输注碳酸氢钠过多等。

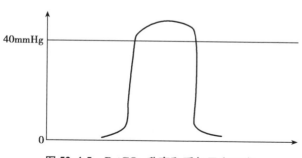

图 52-4-5　PetCO$_2$ 升高和呼气平台正常

（3）呼气平台沟裂：表示自主呼吸恢复，肌松药作用即将消失，沟裂的深度和宽度与自主呼吸的 VT 的大小呈正比，可用来估计呼吸和通气功能的恢复程度（图 52-4-6）。随着自主呼吸 VT 逐步增大，沟裂加深加宽，最后平台分离，成为一大一小依次排列的波形，前者代表 MV，后

者代表自主呼吸。在 CO$_2$ 曲线图的吸气和呼气相，存在许多小的呼吸波，常见于呼吸机调节不良、肌松不满意、严重缺氧等。

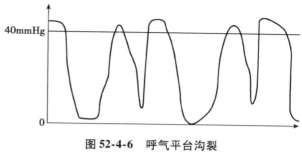

图 52-4-6　呼气平台沟裂

（4）呼气平台后段降低：见于手术者按压患者胸廓或肺部，造成胸廓和肺反弹，气道内气体逆向流动所致（图52-4-7）。

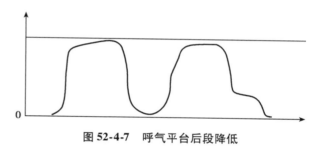

图 52-4-7　呼气平台后段降低

（5）呼气平台前段降低：见于呼气活瓣失灵，有新鲜气流混入（图 52-4-8）。

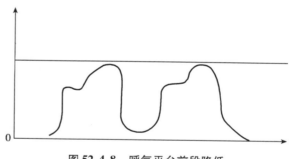

图 52-4-8　呼气平台前段降低

（6）驼峰样 CO$_2$ 曲线：呼气平台呈驼峰样，由两侧肺呼出气流率不同所致（图 52-4-9）。见于患者侧卧位和气管插管导管插入一侧主支气管。

5. Ⅳ相变化　与Ⅲ相相似，可有多种表现。

（1）心源性震荡样 CO$_2$ 曲线：吸气下降支出现锯齿样波形（图 52-4-10）。由心脏、胸腔大血管收缩和舒张对肺的拍击作用造成。震荡的频率与心电图同时记录的心率一致。许多原因与心源性震荡有关，如胸腔负压、RR 过慢、VT 过低、I：E 短、肌肉松弛等。大部分情况下，调节呼吸机 RR、流速或 VT 可消除心源性震荡。

（2）下降支坡度变大、斜率增大：提示吸气流速减慢，见于限制性通气功能障碍或吸气单向活瓣关闭不全

633

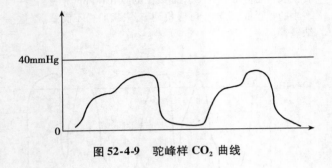

图 52-4-9　驼峰样 CO_2 曲线

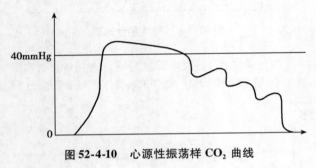

图 52-4-10　心源性振荡样 CO_2 曲线

（图 52-4-11）。

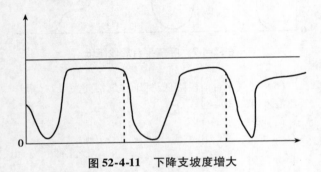

图 52-4-11　下降支坡度增大

（3）冰山样 CO_2 曲线：见于自主呼吸恢复初期，无峰相，频率慢，$PetCO_2$ 可正常，提示肌松药作用消失（图 52-4-12）。

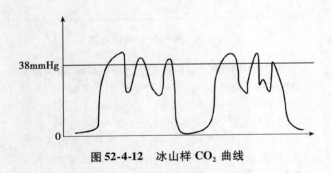

图 52-4-12　冰山样 CO_2 曲线

（4）冲洗样曲线：为麻醉或呼吸机管路的回路与气管导管接头脱落（图 52-4-13）。

（三）呼吸机参数监测异常　气道压力异常最为常见。

1. 首先应考虑呼吸机相关的因素　常见的因素

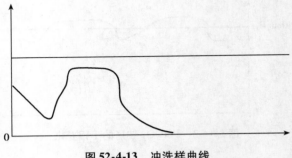

图 52-4-13　冲洗样曲线

如下：

（1）导管扭曲：多与头颈部过度活动、经鼻插管、呼吸机管道牵拉等情况。

（2）气囊疝出而嵌顿导管远端开口：常见于头颈部位置改变或管道位置改变、气囊充气过多或气囊偏心、导管使用时间过长等。

（3）痰栓或异物阻塞管道。

（4）管道塌陷：多见于经鼻插管，特别是鼻中隔偏曲压迫管道。

（5）管道远端开口嵌顿于隆突、气管侧壁或支气管：多见于导管插入过深或位置不当等。

2. 排除这些原因后，应考虑患者本身病情变化所致，常见的原因有：

（1）支气管痉挛：有哮喘和支气管炎病史的患者常见，若有支气管痉挛的促发因素，如吸入刺激性药物、气管插管机械刺激等，更应警惕。

（2）气胸：是机械通气患者最严重的并发症之一，气道压突然增高，患者烦躁、呼吸窘迫、血压下降，气管偏向健侧，患侧叩诊呈鼓音，胸片及胸腔穿刺出气体可协助确诊。

（3）急性胸腔积液、血胸等也可致气道压突然增高。

（4）人机对抗：表现为人机不同步，自主呼气时，呼吸机送气，患者常烦躁不安。应立即脱开呼吸机，利用人工气囊或简易呼吸器给予人工呼吸，吸纯氧，并立即寻找原因，根据具体情况进行处理。

（5）其他：任何原因导致腹压增高如腹胀、大量腹水等也可引起气道压增高。

气道压力异常，除了压力增高外，与之相反的是气道压力突然下降，甚至变为 0，通常为呼吸回路的各接口处脱落或呼吸机故障所致。

二、术后需要机械通气患者的呼吸管理

术后转入 ICU 的患者中，很大一部分患者都是需要进行机械通气的，因此对这部分患者的呼吸管理可以说是 ICU 的工作重点。一方面，需要合理地设置呼吸机模式和参数，使其比较理想地符合呼吸生理，改善患者的通气和换气功能；另一方面，应尽早使患者脱离呼吸机，努力减少气压伤及其对循环影响，降低呼吸肌相关肺炎的发生。呼吸机模式与参数的设置以及呼吸机撤离问题等，在机械通

气一章进行了专门讲述,术后机械通气的原则与其他危重情况下呼吸机使用是一致的,故详细方法可参见呼吸治疗技术一章,在此仅涉及一些有关术后机械通气患者需要特别注意的问题。

1. 麻醉药和肌松药残留引起的通气不足　术后应继续给予机械通气,可给予 SIMV、MMV、CSV 或 PSV 模式辅助呼吸;若无禁忌证,可适当加快输液速度或(和)应用小剂量利尿剂,加速药物排泄;可适当给予呼吸兴奋剂或麻醉药物的拮抗剂,如丙烯吗啡或纳洛酮,以促进患者自主通气功能尽快恢复。待神志完全清醒、生命体征平稳、肌松药和镇静药作用消失,即可考虑停机拔管。

2. 开胸、上腹部术后患者常因伤口疼痛限制呼吸,可采用小潮气量和增快呼吸频率的通气方式,并给予适当的 PEEP 来预防肺不张。心脏手术术后的患者进行机械通气常常也需要加用一定的 PEEP 来保证氧合,一般认为对患者心脏舒缩功能影响最小而氧分压上升明显的 PEEP 称为最佳 PEEP。

3. 对于肺和气道手术术后患者,应该避免使用过高的正压通气和叹气,以免肺内压过高,而引起手术缝合口破裂。

4. 剧烈腹胀的患者,应行胃肠减压,以降低吸气阻力。

5. 肺大疱或既往有自发性气胸的患者,机械通气压力不能过大,必要时使用高频喷射通气(HFJV)或高频通气(HFV)来保证气体交换。

6. 对于气道烧伤患者,初期治疗应以防治小气道闭塞为主,并尽早行气管切开,局部应用激素、麻黄碱、抗生素等药物;后期应注意清除脱落的痂皮,可行支气管肺泡灌洗,同时用高频喷射通气(HFJV)或高频通气(HFV)来保证气体交换。

7. 对于口、咽、颌、面、喉部大手术后的患者,为保持气道通畅,应保留气管插管,或行气管切开,避免误吸及呼吸道梗阻等并发症的发生。

8. 颈部巨大肿物的患者,气管壁由于长期受压可发生软化,肿物切除后可因气管塌陷而发生窒息,拔除气管插管前应进行必要的检查和评估,必要时再次快速建立人工气道。

9. 并发 ARDS 的患者应采用小潮气量通气策略,VT<6ml/PBW(预测公斤体重),平台压压≤30cmH$_2$O,可以允许 PaCO$_2$ 略高于正常,以及加用适当水平的 PEEP(详细方法可参见第 45 章)。

10. 对于需要进行单肺通气的患者,目前的经验尚不丰富,故对血气分析应该更加密切,根据血气分析结果调整呼吸参数设置。对于单肺合并高碳酸血症的患者进行 MV 时,建议 V$_T$ 和 RR 都应比较低 6～7ml/kg,RR 10～15 次/分,如仍存在碱中毒,应降低通气参数,以降低 RR 为主。

三、胸部物理治疗

在减少术后肺并发症的各种手段中,胸部物理治疗是目前证据最充分的有效手段。主要包括两个方面:促进气道清洁的技术,包括体位引流、胸部叩击、胸部震颤、刺激咳嗽等;增加患者呼吸效能的技术,包括深吸气锻炼和刺激性肺量计。所以胸部治疗在术后患者呼吸管理中的地位日益增加。所以,作为 SICU 医生务必熟练掌握各种物理治疗技术的使用方法。

1. 体位引流　体位引流是通过不断改变患者的体位,利用重力作用,使肺、支气管内分泌物排出体外的一种治疗和预防肺部疾病的重要手段。通过体位引流不仅可以促进分泌物排出,有效预防感染,而且还可以改善肺内通气/血流分布,从而纠正和防止因通气/血流比失调而致的低氧。

(1) 适应证:呼吸道分泌物潴留或呼吸道清洁功能障碍者。如有肺部基础疾病(如慢性支气管炎、支气管扩张、肺脓肿等)、脊髓损伤、胸腹部手术术后患者术后均应进行体位引流。

(2) 操作方法:应根据肺部病变部位,决定采取的体位,将病变部位置于最高位,使引流区的支气管呈垂直。下肺病变,为引流下叶支气管,应采取仰卧、头低脚高位;上叶病变,应采用半坐位引流;右中叶或左舌叶病变,需采用侧卧位。同时需拍击背部,震动局部以协助黏痰排除。一般体位引流需在餐前或餐后 1～2 小时进行,每日 1～3 次,每次治疗时间不宜超过 30 分钟。

(3) 禁忌证:头颈部损伤未固定、有活动性出血伴血流动力学不稳定者为绝对禁忌证;相对禁忌证包括:①颅脑手术后采取头低脚高位时可能致颅内压增高;②植皮术和脊柱手术,体位变换可增加缝合口的张力;③血压过高、心功能Ⅲ～Ⅳ级患者;④肺水肿;大量胸腔积液、脓胸;近期内有大咯血病史;⑤有潜在误吸危险者;⑥意识模糊、焦虑或不合作者;⑦不能耐受体位改变者等。

2. 胸部叩击和胸部震颤　主要目的是通过引起胸壁的振动起到松动痰液、促进其移动的作用,常与体液引流联合使用。适应证同体液引流。胸部叩击的方法是将双手手指并拢,手掌呈杯状,两手交替从肺底由下向上、由外向内轻拍胸壁震动气道。胸部震颤是将手掌放在患者胸部表面,操作者肩部和手掌快速、小幅度的颤动,并沿肋骨方向轻轻的压迫患者胸部,应在患者呼气时进行。对于胸部有手术切口、肋骨骨折及恶性肿瘤骨转移、有全身出血倾向等患者应视为相对禁忌证。

近年来,在传统方法的基础上,出现了许多新技术,主要原理是通过引起胸壁或吸入气体的振动而起到松动痰液、降低黏稠度、促进其排出的作用。主要包括两类:

(1) 外部振动(作用于胸壁),也称高频胸壁振动(HFCWO)。

(2) 内部振动,又分两种:①呼气正压技术(PEP)和气道内振动(flutter valve)以及 Acapella;②肺内叩击通气(IPV)。虽然没有足够的证据支持这些方法的疗效优于传统方法,但至少有一些证据支持其是同样有效的,而且可以明显减轻医务人员的体力强度。

3. 有效咳嗽　在进行了体位引流、胸部叩击、胸部震颤等措施后,最终需借助咳嗽将分泌物排出体外。咳嗽虽然是呼吸道受刺激后自然发生的保护反射,但同时也可由人主动发动与控制。适用于成人及神志清醒的患者。常用的方法是指导性咳嗽技术(directed cough, DC)，根据病情患者采取坐位或卧位，指导患者以腹式呼吸深吸气，屏气一段时间后在身心放松下突然放开声门、运用腹肌的有力收缩将痰液咳出，对于胸腹部大手术后及神经肌肉疾患患者，可在此基础上用手置于两侧胸壁或上腹部，在咳嗽时施压辅助。这一咳嗽方式对一般患者是有效的，但对于COPD患者会因为用力呼气使胸膜腔内压升高，因此在此基础上，人们改良了该技术，产生了强迫呼气技术(FET)。是指在正常吸气后，口与声门需保持张开，压缩胸部和腹部肌肉将气体挤出，如同在用力地发出无声的"哈"。

在促进有效咳嗽方面近年来也有许多新进展。如主动呼吸周期(ACBT)、自发引流(AD)、间歇正压吸气(IP-PB)、机械吸-呼技术(MI-E)等，都是基于咳嗽的原理，即刺激、吸气、屏气、咳嗽这四个步骤模仿或加强咳嗽过程的技术，旨在提高患者的咳嗽效率。

4. 呼吸肌锻炼　包括缩唇呼吸、用力腹式呼吸等。

(1) 缩唇呼吸：即用鼻吸气用口呼气，呼气时口唇缩拢似吹口哨状，持续慢慢呼气，同时收缩腹部。吸气时应有意尽力应用膈肌，达到上腹部最大隆起。呼气时腹肌收缩腹壁下陷推动膈肌上移。缩唇呼吸可提高呼气相气道内压，防止呼气时小气道的陷闭，对COPD的患者尤其适用。目前也有很多模拟缩唇呼吸原理增加呼气相气道压的装置，协助患者进行呼吸锻炼。

(2) 用力腹式呼吸：从呼气开始，嘱患者逐渐紧缩上腹部，有意识地用力，尽可能延长呼气。在呼气末，让患者经鼻腔吸气，同时让腹部膨出，重复呼吸周期数次。其主要目的是为了增强腹壁肌肉的收缩力。适用与呼吸肌协调性差或呼吸肌无力导致咳嗽无效的患者。

这些方法虽然简单，却是目前为数不多的多个研究证实对改善患者呼吸功能行之有效的方法。所以医务工作者应该耐心给予患者指导，先作示范，然后不断给予患者辅导和纠正。开始的时候每次锻炼次数宜少，锻炼时间宜短，以后逐渐增加锻炼强度和时间。在锻炼前应先进行体位引流及有效咳嗽。

5. 刺激性肺测量法(incentive spirometry, IS)　刺激性肺测量法的原理是通过产生内部负压而形成跨肺压力梯度，使得在吸气阶段吸入最大流量以保证肺泡扩张。该方法的主要目的是控制气道感染，防止肺不张。临床上有多种类型的IS模式类型，具体操作需要遵守仪器的指导说明。IS可以帮助那些各种原因所致自主呼吸功能效果差的患者进一步通畅呼吸道。在使用IS之前应控制急性肺部感染，且患者自主呼吸潮气量及呼吸频率应在可接受的范围内。

6. 持续气道正压(continuous positive airway pressure, CPAP)　即吸气及呼气相均保持正压，既可经人工气道进行，也可经面罩或鼻罩进行。CPAP能增加FRC，减少呼吸功以及在呼气时预防小气道的陷闭。没有使用的绝对禁忌证，但在使用面罩对患者进行CPAP时，要注意患者有无头部外伤，如有颅骨骨折则不能进行该操作。

7. 胸部物理治疗效果的评价　患者在接受了胸部物理治疗后，应对其效果进行评估。

(1) 观察痰液的性状：治疗后24小时对痰液进行评价。如为绿色痰液，则提示痰液在肺内潴留时间较长；如为棕色痰液，则提示与陈旧性出血有关，而红色提示为新鲜血液。

(2) 肺部听诊：注意肺部湿啰音、干啰音及哮鸣音出现的部位及程度，与治疗前进行比较。

(3) 呼吸功的改变：当有痰液潴留时，患者常有运用辅助呼吸肌、胸腹部反常运动等呼吸功增加的表现，如上述症状缓解，说明治疗有效。

(4) 动脉血气分析：若血气分析改善，说明治疗有效，但无改善时，需综合其他可能影响患者肺功能的因素综合考虑。

四、术后镇痛、谵妄、躁动与呼吸管理

(一) 术后疼痛与呼吸管理　疼痛是机体对疾病本身和手术创伤所致的一种复杂的生理反应，会加重患者已经存在的应激反应，使肌体处于高代谢状态，增加耗氧量，而且还可引起疼痛部位肌肉紧张、广泛肌肉强直或痉挛，使胸壁和膈肌运动受到限制，从而造成呼吸功能障碍。因此术后进行有效镇痛，对患者呼吸功能的保护以及病情恢复都十分重要，但多种镇痛药物都会对患者的呼吸功能造成抑制，故应在合理选用镇痛药物及镇痛方式的基础上，应监测患者呼吸功能的各项指标，严格控制镇痛药物对呼吸的抑制。

1. 常用的镇痛措施

(1) 药物镇痛：目前常用的术后镇痛药物包括：

1) 阿片类镇痛药，如吗啡、芬太尼、瑞芬太尼、舒芬太尼。

2) 非阿片类中枢性镇痛药，曲马多。

3) 非甾体类抗炎药，如对乙酰氨基酚等。

非甾体类抗炎药由于其对危重患者镇痛效果不确切，起效慢，且不良反应明显，如胃肠道出血等，术后患者一般为急性疼痛，故较少使用。一般可与阿片类药物联用增强疗效。阿片类药物间断肌注也是临床上常用的方法，其用药间隔时间尽量延长，以减少用药次数，用药持续时间应短，一般术后镇痛药的应用不超过48小时。但该法需反复给药且不可能消除患者药效学和药代学的个体差异，尤其在血流动力学不稳定时不推荐此法。持续静脉用药常比肌肉用药量少，对血流动力学影响小，但需根据镇痛效果不断调整用药剂量。在药物选择上应根据患者年龄、体质、伴随疾病、手术部位、类型及创伤程度等情况，从最小有效剂量开始。一般来讲，吗啡是血流动力学稳定患者的首选；芬太尼适用于血流动力学不稳定、肾功能不全的患者；曲马多适用于轻中度疼痛，对呼吸循环抑制作用较轻；哌替啶不推荐重复应用于危重患者。

(2) 患者自控镇痛(PCA)：对于估计术后会有疼痛的患者，应在手术快结束时预留PCA泵，可经静脉也可经硬膜外、皮下给药。PCA能真正做到及时、迅速、用药个体化，止痛效果好且呼吸抑制的发生率低，是目前常用的术后镇痛方式。

（3）神经干镇痛:对术后患者或创伤患者蛛网膜下隙或硬膜外给予局麻药或阿片类药物也是非常好的镇痛方法。这些技术特别适用于血管外科、胸外科、腹部手术及矫形手术后。不断有研究表明,麻醉方案包括硬膜外镇痛,可减少胸外科、腹部手术患者的术后肺部并发症的发生。

（4）外周神经阻滞:外周神经阻滞作为外科和创伤后控制疼痛的特有方式,可单独注射,也可连续应用。当神经干阻滞和胃肠道外给阿片类药物禁忌或不适时,可选用该方法。

1）肋间神经阻滞:对胸部切口及肋骨骨折非常有效。其优点是注入局麻药后起效快,可产生胸部或上腹部的镇痛作用,减轻肌肉痉挛,而且不影响患者深呼吸和有效咳嗽,降低术后肺功能不全的程度。缺点是术后镇痛需反复多次注射给药,穿刺有一定难度及风险,且不能消除内脏或腹膜深部疼痛。

2）臂丛神经阻滞:主要用于上肢手术后镇痛。

3）下肢外周神经阻滞:适用于下肢手术镇痛。这些外周神经阻滞法,对危重患者内环境以及呼吸影响小,条件许可的情况下,推荐使用。

2. 镇痛效果评价　不管采用何种方式的镇痛,ICU 医生应对患者的疼痛进行定期的评估,包括疼痛的部位、特点、加重及减轻因素和强度,并借助多种评分方法来评估疼痛的程度以及对治疗的反映。目前常用的评分包括:

（1）语言评分法:按从疼痛最轻到最重的顺序以 0 分（不痛）至 10 分（疼痛难忍）的分值来代表不同的疼痛程度,由患者自己选择不同的分值来量化疼痛程度。

（2）视觉模拟法(VAS):用一条 100mm 的水平直线,两端分别定为不痛和最痛。由测试者在最接近自己疼痛程度的地方画垂线标记,以此量化其疼痛强度（图 52-4-14）。

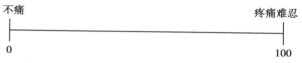

图 52-4-14　视觉模拟评分法(VAS)

（3）数字评分法(NRS):是一个从 0 ~ 10 的点状标尺,0 代表不疼,10 代表疼痛难忍,由患者从上面选一个数字描述（图 52-4-15）。

（4）面部表情评分法(FPS):由 6 种面部表情及 0 ~ 10 分（或 0 ~ 5 分）构成,程度由不痛到疼痛难忍。由患者选择图像或数字来反映最接近其疼痛的程度（图 52-4-16）。

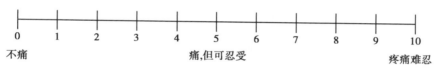

图 52-4-15　数字疼痛评分法(NRS)

图 52-4-16　面部表情评分法(FPS)

这些评分方法的有效性和可靠性已为多个研究证实,而且后三者有很好的相关性,重复性也较好。根据患者的评分情况及时调整镇痛方式以及药物用量,与此同时,需严密监测患者有无因镇痛药物而致的呼吸抑制,尤其对于没有人工气道的患者尤应高度警惕,一旦发生呼吸抑制或低氧血症应及时供氧通气,严重者建立人工气道,进行机械通气。

（二）术后谵妄与呼吸管理　谵妄也是术后患者常见的并发症,其特点为兴奋与嗜睡交替,定向力障碍和不协调行为。可发生于任何年龄患者,老年人更常见。胸外科和颅脑外科手术后患者发生率高。常见原因有:①严重的躯体疾病所致;②低氧血症;③水电解质酸碱失衡;④疼痛;⑤低血糖;⑥酒精戒断症状;⑦某些药物可诱发,如阿片类、氯胺酮、巴比妥类药物。因谵妄一方面可由患者呼吸功能差引起,另一方面它可以加重患者的呼吸功能的损害,因此应早期发现,积极治疗。

目前推荐使用ICU 谵妄诊断的意识状态评估（CAM-ICU)来对谵妄进行诊断（表 52-4-1）。

对于诊断为谵妄的患者应:①维持呼吸道通畅,支持呼吸;②做血气分析、血糖、电解质等检查以及疼痛评估等寻找引起谵妄的原因,针对病因进行治疗;③氟哌啶醇曾经是治疗谵妄的常用药物,目前不推荐可间断肌注或静注,由于该药半衰期长,对急性发作者需给予负荷剂量,以快速起效。④目前尚无有效的谵妄治疗药物,右美托嘧啶、奥氮平等药物可能有助于缩短谵妄持续时间。

（三）术后躁动与呼吸管理　术后躁动是 SICU 常见的并发症,躁动会增加耗氧量,并且存在意外拔除气管导管等危险,因此应该明确躁动的原因,积极处理。

躁动常见原因有:①年龄因素（多见于儿童和青少年)；②术前有脑功能障碍（脑疾患、精神疾病史)③创伤及颅脑手术术后患者常见;④膀胱过度充盈;⑤呼吸道欠通畅,呼吸困难;⑥精神过度紧张;⑦镇静不够等原因。对于躁动的患者首先应排除由缺氧所致的躁动,千万不能盲目给予镇静剂,否则将加重气道阻塞和呼吸困难。然后需

表 52-4-1　谵妄的评估

临床特征	评价指标
(1) 精神状态突然改变或起伏不定	患者是否出现精神状态的突然改变？过去 24 小时是否有反常行为，如：时有时无或者时而加重时而减轻？过去 24 小时镇静评分(SAS 或 MAAS)或 GCS 是否有波动
(2) 注意力散漫	患者是否有注意力集中困难？患者是否有保持或转移注意力的能力下降？患者注意力筛查(ASE)得分多少？（如：ASE 的视觉测试是对 10 个画面的回忆准确度；ASE 的听觉测试是测试患者对一连串随机字母读音"A"时点头或捏手示意）
(3) 意识程度变化(指清醒以外的任何意识状态，如警醒、嗜睡、木僵或昏迷)	清醒：正常、自主地感知周围环境，反应适度 警醒：过于兴奋。嗜睡：瞌睡但易于唤醒，对某些事物没意识，不能自主、适当地交谈，给予轻微刺激就能完全觉醒并应答适当 昏睡：难以唤醒，对外界部分或完全无感知，对交谈无自主、适当的应答；当予强烈刺激时，有不完全清醒和不适当的应答，强刺激一旦停止，又重新进入无反应状态 昏迷：不可唤醒，对外界完全无意识，给予强烈刺激也无法进行交流
(4) 思维无序	若患者已撤机拔管，需要判断其是否存在思维无序或不连贯。常表现为对话散漫离题、思维逻辑不清或主题变化无常。若患者在带呼吸机状态下，检查其能否正确回答以下问题：①石头会浮在水面上吗？②海里有鱼吗？③一磅比两磅重吗？④你能用锤子砸烂一颗钉子吗？在整个评估过程中，患者能否跟得上回答问题和执行指令？①你是否有一些不太清楚的想法？②举这几个手指头(检查者在患者面前举两个手指头)。③现在换只手做同样的动作(检查者不用再重复动作)

注：若患者有特征(1)和(2)，或特征(3)，或特征(4)，就可诊断为谵妄

寻找相关可能的病因，针对病因进行处理，如因膀胱过度充盈所致，应及时安置尿管。在排除了与呼吸相关的原因后，如必须使用镇静剂，须在保持呼吸道通畅且有呼吸支持的准备下使用。对于需经气管插管进行机械通气的术后患者需常规进行镇静。常用镇静药物包括：苯二氮䓬类及丙泊酚。在进行镇静的同时，需对患者进行镇静评估，常用的评估方法包括 Ramsay 评分，Ricker 镇静、躁动评分(SAS)，在避免躁动的同时避免镇静过深所致的严重的药物副作用。并应进行每日唤醒计划，目前大多数研究认为该方案可减少用药量，减少机械通气时间和 ICU 停留时间，但患者清醒期应注意严密监测和护理，以防止患者自行拔管等危险发生。

五、常见术后呼吸系统并发症的诊治

（一）**气道阻塞**　气道阻塞在麻醉后恢复期是常见并发症之一，其临床表现为患者深睡状态、鼾声明显、吸气困难，严重气道梗阻时会出现三凹征，或呼吸频率较快，呼吸幅度较弱。监测项目：SPO_2 降低，$PaCO_2$ 升高；通气量（潮气量、分钟通气量）明显减少，气道阻力明显增加。气道阻塞原因有舌后坠，分泌物、血液堵塞上呼吸道及喉头痉挛，另外全麻尚未完全清醒患者，在实施气管切开术后，应特别注意口内血液流入气管内堵塞气道的危险。舌后坠原因多系患者未完全清醒，或肌松剂残余，致舌体落下，和咽腔肌肉失去肌张力，致堆积在喉头，堵塞上呼吸道所致；血凝块、大量黏性痰堵住气道，特别是婴幼儿和高龄患者，这两类患者麻醉后咽肌张力恢复较慢，且苏醒也慢，苏醒又易复睡，较易在术后发生气道梗阻。喉痉挛诱因较多，如呼吸道分泌物和置入口咽通气道或过强，过于频繁吸痰刺激；也可能远处刺激，如术后伤口远处刺激，如术后伤口疼痛及调整引流管等。其处理包括面罩吸入 100% 氧气人工呼吸和清除气道分泌物及托起下颌，或置入口咽通气道；严重喉痉挛可应用肌松剂，若效果不佳，可行环甲膜穿刺置管，造口置管通气给氧，也可行紧急气管切开通气供氧。

除上述原因引起上呼吸道梗阻外，还存在气道水肿和手术切口血肿及声带麻痹和气管塌陷造成气道阻塞。

1. 气道水肿　以小儿多见，特别是手术前存在上呼吸道感染者；反复多次插管；气道局部或毗邻部位，如头颈、口腔、下颌及口底的检查或手术，如正颌手术更为明显，头低位手术时间过长，过敏反应等。处理：术中可应用地塞米松 5～10mg 静注，预防气道水肿发生。术后应用面罩纯氧吸入，静注地塞米松 10～20mg，严重病例应使用 0.25% 肾上腺素 0.5～1ml 雾化吸入。并应用地塞米松 20～30mg+5% GS，静脉滴注，1 次/天，使用 3 天以上。必要时使用抗生素。

2. 手术切口血肿　颈部手术切口血肿压迫可致上呼吸道梗阻，立即引流血肿是解除气道压迫最直接有效的方法。在病情紧急时，可实施切口引流，必要时应行钢丝支架气管导管插管或气管切开，解除气道梗阻。

3. 声带麻痹和气管塌陷　凡疑手术操作损伤喉返神经或有可能在术后发生气管塌陷者，拔管时应作好气道阻塞预防，如拔管前先置入一细塑料管，以利于一旦发生气管塌陷时，好通气供氧和作好紧急插管、环甲膜穿刺、气管切开准备。

（二）**支气管痉挛**　麻醉或手术中支气管痉挛均可发生，从而形成下呼吸道梗阻。支气管痉挛常见原因是：

术前患者气道已处于高反应状态,如有哮喘或慢性呼吸道疾患史,这类患者在麻醉手术过程中和术后支气管平滑肌处于应激状态,某些麻醉药物或肌松剂会促使组胺释放及浅麻醉下手术、气管导管拔管刺激、吸痰刺激等都有可能引起支气管痉挛、哮喘发作。处理主要是应用支气管扩张药物,解除支气管痉挛,如氨茶碱和糖皮质激素等,当然消除诱因更重要。

（三）呕吐与误吸　全麻恢复期发生呕吐情况较多,若是在患者未完全清醒或非气管内全麻时呕吐发生后均有发生误吸可能,一旦发生误吸胃内容物($pH<2.5$),可造成肺的严重损伤,并发有肺部感染,化学性肺炎,甚至急性呼吸窘迫综合征。其防治方法有:术前有效禁食禁饮;在术毕拔管前,给予恩丹西酮 4～8mg 静注,有较好预防呕吐作用;对于某些手术患者预计可能术后发生呕吐时,应完全苏醒后拔除气管导管,非气管内全麻患者,术后应将患者头颈后仰（伸展）,偏向一侧,且头低位,以利于呕吐物流出口外;一旦发生呕吐,除及时吸除上呼吸道分泌物、呕吐物外,还应考虑到误吸可能,可听诊呼吸音,如有无干湿啰音及哮鸣音等,若有上述异常呼吸音均有可能已经发生误吸（没有异常呼吸音也不能排除误吸）,若两肺呼吸音清晰、对称,一般发生误吸可能性小。

不论什么原因引起呕吐,当考虑到患者有误吸可能时,应果断实施气管插管进行气道冲洗吸出误吸的呕吐物,冲洗液含有生理盐水、地塞米松、庆大霉素、糜蛋白酶等。每次注入气道内冲洗液 5～10ml,在气道内停留 2 分钟后,用吸痰管吸出,重复 5～6 次,同时应用拍击胸背,使冲洗液在气道内振动,稀释误吸物,且采用体位引流方式,使气道误吸物排出吸出。若误吸入气道内为固定食物,则应用支气管纤维镜将固体物取出。气道冲洗目的是使气道损伤减低到最低程度,随后应用大量液体输入,增加体内有害物质排泄及应用有效抗生素预防肺部感染,必要时应用机械呼吸支持。

（四）急性肺水肿　急性肺水肿是不同原因引起的肺组织血管外液体积聚过多,并涌入气道内,肺泡充满液体,严重影响气体交换。患者表现为急性呼吸困难、发绀,呼吸做功增加,两肺布满湿啰音,甚至从气道涌出大量泡沫样痰液。胸片、肺小动脉楔压可协助明确诊断。

治疗原则包括:①病因治疗,这也是缓解和根本消除肺水肿的基本措施;②维持气道通畅,充分供氧和机械通气治疗,积极纠正低氧血症;③降低肺血管静水压,提高血浆胶体渗透压,改善肺毛细血管通透性;④保持患者镇静,预防和控制感染。

（五）肺部感染　术后肺部感染是较常见的并发症,在 ICU 病房更为常见。常见病因包括:术后患者的咳嗽反射受到抑制,气道内分泌物容易潴留、排出困难,引起肺不张和细菌繁殖;误吸胃肠内容物入呼吸道,引起呼吸道及肺实质的急性化学性刺激反应,在此基础上继发细菌感染;呼吸机相关肺炎,为机械通气患者常见的并发症。加上术后患者常伴有营养状况差、低蛋白血症、长期卧床等高危因素。一旦患者出现肺部感染征象,如体温升高、白细胞增高、脓性痰以及胸片浸润阴影等肺部感染征象,应

积极治疗,合理应用抗生素,加强痰液引流,以及营养支持等对症处理。

（六）急性呼吸窘迫综合征（ARDS）　感染、手术创伤等多种原因是导致术后 ARDS 发生的常见病因。该病起病急,病死率高,故早期诊断及时治疗非常关键。近年关于 ARDS 的诊断与治疗有很多新的进展,主要包括控制致病因素,调整机体炎症反应,小潮气量通气治疗策略以及肺外器官功能支持和全身营养支持等。

（七）急性肺栓塞　是血栓性或（和）肺血栓性栓子突然脱落而堵塞肺动脉或分支引起的急性呼吸循环功能障碍综合征。常见于长期卧床,长骨或骨盆多发性骨折,以及较大的下肢矫形手术、全腹或盆腔肿瘤手术的患者。发病前患者常有久病离床、用力咳嗽、或排便等诱因。临床症状包括呼吸困难、烦躁不安、晕厥、发绀、休克等症状,对于有高危因素的患者应尽快行动脉血气分析、EEG、胸片、超声心动图、下肢静脉血栓检查、D-二聚体（DD）、肺动脉造影和螺旋 CT 等检查确诊。治疗包括呼吸支持、抗休克、溶栓、抗凝等对症支持治疗（详见第 47 章）。

（八）胸外科手术常见术后呼吸系统并发症　开胸手术由于破坏了胸廓的完整性及胸腔的负压,损伤了呼吸肌,再加之术中造成肺机械性创伤,故其术后患者呼吸功能的损害十分常见,除了前述的常见并发症以外,由于胸外科手术的特殊性,ICU 医生应能够早期识别其特有的并发症,从而与胸外科医生一起对患者的这些并发症进行积极的救治,保护患者平稳渡过开胸手术后的危险期。

1. 气胸　开胸手术后,胸膜腔的环境受到破坏,加上患者合并慢支炎、肺气肿,术后机械通气,胸腔闭式引流过程中引流管滑脱、水封瓶内水太少等原因,均可能导致闭合性或张力性气胸的发生。闭合性气胸肺压缩低于 20% 时多无症状,超过 20% 时可有胸闷,呼吸困难,气管及心脏向健侧移位,叩诊呈鼓音,严重者有皮下气肿及纵隔气肿。张力性气胸患者呼吸困难、发绀进行性加重,患者极度烦躁,甚至出现昏迷、休克;可出现皮下气肿及纵隔气肿,气管偏位明显等表现。胸片,及胸腔穿刺出气体可确诊。

2. 支气管胸膜瘘　支气管胸膜瘘是肺切除术后的严重并发症之一,其原因有支气管缝合处张力过大,缝线脱落,支气管残端血运不良、术前放射治疗等。患者常诉随着体位变化而发生的顽固性咳嗽,咳出痰液性状也会改变,最典型的是大量稀薄暗褐色或铁锈色液体。术后一周左右仍持续排出大量气体。一系列胸片的随访是诊断支气管胸膜瘘的关键。

3. 胸腔积液和脓胸　大量胸腔积液可使纵隔向对侧移位,严重影响心肺功能。慢性脓胸可在肺表面形成一层厚的纤维板,限制肺的膨胀。

4. 食管吻合口瘘　食管吻合口瘘是食管手术术后最严重的并发症,可表现为胸腔引流液中有食物残渣,患者出现持续性体温升高、心率增快、呼吸困难、频繁刺激性咳嗽、胸部剧痛及全身中毒症状。

5. 呼吸道食管瘘　呼吸道食管瘘的发生多与手术引起的创伤及感染有关。患者常于进食后出现剧烈咳嗽,这

也是该并发症特征性的表现。由于多伴有脓胸的发生,发热、胸痛等症状也十分常见。引流出胸液具有恶臭味,可以在脓液或咳出物中发现食物残渣,细菌培养呈现消化道菌群谱。

6. 重症肌无力危象　常发生于胸腺手术后,表现为全身性肌无力,呼吸困难,甚至呼吸突然停止。及时建立人工气道是抢救患者的首要措施。

总之,对于重症患者术后的呼吸管理是在以 ICU 严密的呼吸监测基础上,对患者进行呼吸支持,以及预防和治疗相关并发症的综合管理。

（康　焰）

主要参考文献

［1］万献尧. 呼吸功能和血气分析监测. 实用危重症医学. 北京:人民军医出版社,2008:66-87.

［2］王祥瑞. 呼吸系统物理治疗. 围手术期呼吸治疗学. 北京:中国协和医科大学出版社,2002:346-357.

［3］朱蕾. 围手术期的呼吸功能管理. 机械通气. 上海:上海科学技术出版社,2001:374-383.

［4］Srinivas R, Whitaker JF, Schulz T, et al. Evaluation of the Patient With Pulmonary Disease. Chest, 2007, 132:1637-1645.

［5］Smetana GW, Lawrence VA, Cornell JE, et al. Preoperative Pulmonary Risk Stratification for Noncardiothoracic Surgery:Systematic Review for the American College of Physicians. Ann Intern Med,2006,144:581-595.

［6］Lawrence VA, Cornell JE, Smetana GW, et al. Strategies To Reduce Postoperative Pulmonary Complications after Noncardiothoracic Surgery: Systematic Review for the American College of Physicians. Ann Intern Med,2006,144:596-608.

［7］Hulzebos EH, Helders PJ, Favié NJ, et al. Preoperative Intensive Inspiratory Musucle Training to Prevent Postoperative Pulmonary Complications in High-risk Patients Undergoing CABG Surgery. JAMA, 2006, 296: 1851-1857.

［8］Kroenke K, Lawrence VA, Theroux JF, et al. Operative risk in patients with severe obstructive pulmonary disease. Arch Intern Med,1992,152:967-971.

第 八 篇

急性肾功能改变与防治

第 53 章

重症患者的肾脏功能改变

急性肾衰竭(acute renal failure, ARF),目前称为急性肾损伤(acute kidney injury, AKI),系指肾小球滤过率、尿量,或两者同时出现突然和持续的下降,产生氮质血症、体液、水和电解质代谢异常等而引起内环境紊乱的综合征。大约7%的住院患者、11%~67%的重症患者会发生AKI。

根据受损的部位和原因,AKI可分为肾前性、肾性和肾后性。肾前性AKI无肾实质损伤,主要由肾血流量减少,使肾小球滤过率(glomerular filtration rate, GFR)降低所致,肾小管功能正常。肾性AKI主要由急性肾小管坏死、肾实质受损引起。肾后性AKI由急性尿路梗阻使尿液排出障碍引起。

AKI发生的原因很多,包括缺血、肾毒性药物及脓毒症等。根据损害的刺激因素、严重性和表现时间的不同,AKI的病理生理变化包括肾血管、肾小管和肾小球的功能障碍。部分患者存在血流动力学不稳定(包括低血压和全身严重感染)导致肾功能障碍。肾毒性的损害导致原发性肾小管上皮损伤,引起上皮细胞功能障碍并最终导致肾小管滤过功能停止。

重症患者的肾脏功能改变可严重影响预后。我国的一项多中心研究发现,AKI患者ICU病死率可达35.9%,90天病死率达41.9%。因此重症患者肾功能临床评价在优化ICU患者的管理中是必不可少的。GFR是肾功能的标准测量方法,反映了全部的肾功能,在肾衰竭时与肾脏结构损伤相关。本章描述肾功能的临床测量方法和功能改变的后果。重点在测量及优化肾血流量(renal blood flow, RBF)和GFR。

一、RBF 调节及测量

生理情况下,每分钟两肾的血流量很高(1~1.2L),约占心输出量的20%,而肾仅占全身体重0.5%左右。

(一) RBF 的调节

1. RBF自身调节 RBF自身调节机制对于维持肾小球滤过功能的稳态有重要意义。所谓的肾血流的自我调节是指当动脉血压在80~180mmHg范围内波动时,肾小球毛细血管血压可保持相对稳定,从而使肾小球滤过功能保持稳态。但是当动脉血压<80mmHg以下时肾小球毛细血管血压就会下降,肾小球的滤过功能减退,临床上比较常见于急性大失血导致的AKI。

2. 神经调节 肾交感神经活动加强时,其末梢释放的去甲肾上腺素作用于小动脉血管平滑肌的α肾上腺素能受体,引起血管收缩,从而使RBF减少。反之当交感神经活动抑制时,RBF增加。

3. 体液调节

(1) 血管紧张素(angiotensin, Ang)Ⅱ:肾素-血管紧张素-醛固酮系统是调节肾脏活动的一个重要体液系统。肾灌注压下降时,致密斑和髓袢升支可感受肾小管液中NaCl浓度的变化,将信息传递给球旁细胞,引起肾素分泌。而肾素分泌增加反馈性导致局部肾单位AngⅡ生成增加。AngⅡ使肾脏小动脉血管平滑肌收缩,因而使肾血流量降低。出球小动脉较入球小动脉对AngⅡ的敏感性高,低浓度的AngⅡ就可使出球小动脉收缩;而在入球小动脉,AngⅡ可使血管平滑肌生成前列环素和一氧化氮(nitric oxide, NO),这些物质能减弱AngⅡ的缩血管作用。

(2) 前列腺素:前列腺素的作用主要是对抗交感神经和血管紧张素的缩血管效应,具有很强的扩血管效应,对血压和体液的调节起重要作用。前列腺素对血管收缩的反应对于维持肾灌注和GFR起到了保护性作用,同时导致利尿排钠效应,使动脉压下降。非甾体抗炎药物可抑制前列腺素释放。

(3) 缓激肽:缓激肽可使肾脏的小动脉舒张,也能促进肾脏内NO和前列腺素的生成,导致肾血流量增加。肾素-血管紧张素系统和激肽释放酶-激肽系统在功能上互相制约,互相协调,两者之间又存在密切的联系。血管紧张素转换酶是使AngⅠ转化成AngⅡ的酶,同时也是使缓激肽降解的酶。临床上应用的血管紧张素转换酶抑制剂在减少AngⅡ生成的同时也可以减少缓激肽的降解。

(4) NO:NO是由血管内皮细胞合成和释放的一种舒血管物质,肾脏入球小动脉血管内皮生成的NO可使入球小动脉舒张,从而使肾血流量增加。

(5) 内皮素(endothelin, ET):ET是由血管内皮细胞合成和释放的一族肽类物质,是已知的最强烈的缩血管物质之一。在肾脏中起作用的ET是ET-1,它的主要作用是使小动脉收缩,血管阻力升高,故肾血流量减少。

(6) 儿茶酚胺:α及β肾上腺素能激动剂可分别导致血管收缩和舒张,从而影响肾血管张力。

(7) 其他血管活性物质:心房钠尿肽和嘌呤类药物如腺苷近来越来越受到关注,其作用可能受盐摄取、细胞外液容量和水化状态的影响。例如,AngⅡ在低钠时对于肾血流动力学的影响更大,低钠也激活了交感神经系统。对于血压正常的轻度出血,肾血流动力学可维持相对稳定,而严重的出血导致血容量进一步减少时,可能会发生由血管紧张素系统、肾脏肾上腺素能神经及循环儿茶酚胺激活所介导的肾缺血。

（8）蛋白和氨基酸:日常饮食蛋白和氨基酸的摄入可能影响肾血流动力学。饮食蛋白摄入超过 $1g/(kg \cdot d)$同输注酪蛋白水解物及氨基酸一样,均与肾血管舒张相关。相反,长期低蛋白饮食可能与肾脏血管收缩有关。

（二）肾血流量的测量　临床上常应用对氨基马尿酸（p-aminohippuric acid,PAH）法测定肾血流量。肾血流中PAH通过肾小球滤过和肾小管分泌几乎全部被清除,因此PAH的清除率与肾血浆流量（renal plasma flow,RPF）接近。RBF可运用红细胞比容（hematocrit,Hct）校正来估算。

$$RPF = U_{PAH} \cdot V/P_{PAH}$$

U_{PAH},指尿 PAH 浓度;P_{PAH},指血浆 PAH 浓度;V 指单位时间的尿量（ml/min）。

$$RBF = RPF/(1-Hct)$$

虽然这一方法有效,但除了用于研究之外,实际上很少直接定量测量 RPF 和 RBF。然而,有时候了解肾脏的灌注情况是很重要的,此时可采用下面三种方法之一:①选择性动脉造影,包括 CT 血管造影和 MR 血管造影;②超声多普勒检查;③放射性核素扫描。更为推荐后两种方法,因为它们是无创性的。核素研究通常采用[125]I-邻碘马尿酸来测定RPF,正常值为 600～800ml/min。其他核素,如[127]I-邻碘马尿酸和[99m]Tc-L,L-双半胱氨酸可能更有优势。

（三）肾血流量临床相关因素　在肾脏低灌注和容量不足时提高细胞外液量和提高心输出量是维持肾脏灌注的基本措施。当上述不能起效时通常应用血管活性药物来维持肾脏灌注。曾经广泛应用的小剂量或肾脏剂量多巴胺输注,是基于小剂量[$<3\mu g/(kg \cdot min)$]多巴胺可导致肾血管舒张,而大剂量则会出现肾血管收缩的想法,但现有证据并不支持多巴胺应用于保护肾功能。而且,多巴胺还会引起一些相关的不良反应。一些医院已经尝试持续输注甲磺酸非诺多泮（多巴胺 A-1 受体激动剂）来维持肾功能,但最新研究也已经证明无效。目前还没有强有力的证据使用其他潜在的血管扩张剂,如前列腺素。虽然高蛋白饮食及输注氨基酸可能增加 RBF,但目前单独应用这些治疗并未取得合理的数据支持。

二、肾小球滤过率

每分钟运送到肾脏的血浆为 500～700ml（相应的肾血流量为 1～1.2L/min）。其中 20%～25% 滤过。肾小球滤过是肾脏的主要功能,正常男性平均约为 130ml/（min·$1.73m^2$）,成年女性约为 120ml/（min·$1.73m^2$）。直接评估或估算 GFR 是评估肾脏功能的最重要的测量,仍然在临床广泛应用。

（一）GFR 的测量

1. 菊粉清除率（clearance of inulin,CIn）　经典的 GFR 测量方法是 CIn。菊粉（inulin）是一种植物多糖,平均分子量约为 5000 道尔顿,全部经肾小球滤过,不被肾小管重吸收或分泌,人体也不产生菊粉。菊粉必须在负荷剂量后给予持续输注。菊粉较为昂贵,经常难以获取,应用时也较难处理,因此,除了用于科研,临床很少应用。

最近,有研究者发现其他的放射性核素标记的物质可以很好地代替 CIn,并且在测量 GFR 上具有优势。[99m]Tc 标记的二乙三胺五乙酸（DTPA）及[131]I 标记的碘酞酸盐的清除率均接近于 CIn。在 ICU 患者中测量[99m]Tc-DTPA 可接近于 CIn。仅在很少情况下才应用庆大霉素清除来测量 GFR。

目前,直接测量 GFR 并不普遍。GFR 可通过内生肌酐清除率或血清肌酐估算。

以前 GFR 正常值的范围是适用于青少年到 35 岁,35 岁之后,大部分个体肾小球滤过均下降。之前认为肾小球滤过是以一个相对固定的速率下降,每十年下降 10ml/min。然而,新的数据表明并非如此。而且,GFR 还存在昼夜节律,正常人 GFR 在白天最高,夜晚最低。重症住院患者 GFR 的这一节律的原因目前仍不太清楚。

2. 血清肌酐（serum creatinine,SCr）和肌酐清除率（creatinine clearance,CCr）　肌酐是由肌氨酸在肝内非酶性水解而成,是肌肉代谢的副产物,98% 的肌酐池在肌肉中。肌酐是内源性产生的,很容易通过便宜的方法测量到。肌酐是自由滤过并且较少在肾小管重吸收,因此,肌酐是一个较好的内源性肾小球滤过标记物。由于采用菊粉测定 GFR 较为麻烦,临床上常用内生肌酐清除率（creatinine clearance,CCr）来估算 GFR。

由于肌酐经肾脏的清除比较稳定,只要同时测定血和尿中肌酐浓度,并记录单位时间内的尿量就可计算出内生肌酐清除率:

$$CCr = UCr \cdot V/PCr$$

其中,UCr:尿肌酐;V:单位时间的尿量（ml/min）;PCr:血肌酐。

校正 $CCr = CCr \times$ 标准体表面积/实际体表面积

标准体表面积为 $1.73m^2$,校正后的 CCr 正常范围为 80～120ml/（min·$1.73m^2$）。

对于大多数肾功能正常的患者,SCr 或 CCr 可以近似代表 GFR。当重症患者合并临床情况动态、频繁地变化时,SCr 仍然是获取肾功能、诊断 AKI 的首要手段。

CCr 与实际 GFR 存在一定的偏差。导致 CCr 偏离GFR 的主要原因是肾小管可分泌少量的肌酐,使 CCr 高于GFR。SCr 正常时,肾小管分泌肌酐量很少,对 CCr 影响不大;且由于肾小管对肌酐的分泌存在昼夜规律,肌酐的分泌主要集中在夜间,因此采用 4 小时晨尿 CCr 会比 24 小时 CCr 的偏差小。但是如果肾小球功能降低,SCr 水平升高时,肾小管就会失去分泌肌酐的昼夜规律,分泌肌酐量会显著增多,使测得的 CCr 远高于实际 GFR。GFR<40ml/min,CCr 超过 CIn 50%～100%,这时,用 CCr 来反映 GFR就会很不准确,当 GFR 明显下降时应该采取更精确的测量手段。当 CIn<20ml/min 时,CCr 高估 GFR,而尿素清除

率则低估 GFR,因此通过获得肌酐和尿素清除率并计算平均值可更接近 CIn。

SCr 水平受机体代谢等多种复杂因素的影响,年龄、性别、种族、肌肉体积、分解代谢状态和药物均可影响肾脏功能。扩容可导致 GFR 轻度升高,而容量缺乏、严重心力衰竭、低血压、麻醉、手术、创伤、脓毒症及甚至没有低血压的轻度消化道出血可以降低 GFR。乙酰乙酸(酮症酸中毒时)、丙酮酸、抗坏血酸、5-氟胞嘧啶、一些头孢菌素和尿酸盐明显升高等均可以使正常人 SCr 假性升高 0.5 ~ 2mg/dl。这些物质排泄入尿中,对于 UCr 影响很小。

实验室检验方法的影响:碱性苦味酸法测量肌酐的同时也能测定出非肌酐色素原,因此可使肌酐假性升高。直接酶促肌酐测量方法则不被非肌酐色素原影响。血糖过高(>1000mg/dl)和 5-氟胞嘧啶可以干扰酶促反应,同时过高的胆红素(>5mg/dl)影响自动分析仪方法,导致低估 SCr。因此了解实验室检验方法很重要。在近端小管有机碱分泌部位与肌酐竞争的药物(如甲氧苄啶、丙磺舒和西咪替丁等)可竞争性抑制肌酐分泌而导致 SCr 升高,通常为轻度升高,常 ≤0.5mg/dl。由于在肾小管分泌过程中西咪替丁与肌酐相互竞争,因此应用西咪替丁可以抑制肾小管分泌肌酐,能明显减少 CCr 的偏差,增加 24 小时和 4 小时收集尿的肌酐清除率的精确性,是一种简便、准确和经济的方法。当给予西咪替丁首剂 400mg,之后每 3 小时给予 200mg 后可得到接近 CIn 的 CCr。

正如全部测量清除率的方法一样,CCr 的误差较大,大约 10% ~ 15% 或更高。除了估测 SCr 和 UCr 的潜在问题外,在尿液收集时存在误差,收集不完全、尿量测量错误也是引起误差的因素。24 小时的尿 CCr 广泛应用,并不需要在特殊的时间段收集尿液。实际上,非少尿患者短期收集(几小时)尿液可能比长时间所得的结果更为精确,尤其是患者处于不稳定状态时更是如此。大部分 ICU 患者已经放置了导尿管,可精确收集尿液和精确测量 CCr。

临床实践中,收集单位时间内的尿量计算 CCr 并不适宜。许多情况下,通过这种方法计算得出的 CCr 并不比通过公式估算 GFR 更好,尿量收集过程中的差错、GFR 昼夜间的变异、肌酐分泌的变化均影响 GFR 的估算。在饮食摄入(素食者、补充肌酸者)或肌肉(截肢、营养不良、肌肉消耗)存在变异的情况下,由于这些因素没有考虑在预测公式中,此时应收集 24 小时尿量计算 CCr 或通过外源性肾小球滤过标记物测量 GFR。

3. 常用的 GFR 估算公式　三种不同的公式常用于估算 GFR(表 53-0-1):Cockcroft-Gault 公式、肾脏病膳食改良(the Modification of Diet in Renal Disease,MDRD)公式和慢性肾病流行病学合作研究(the Chronic Kidney Disease Epidemiology Collaboration,CKD-EPI)公式。三种公式都以 SCr 为主要计算参数,同时对年龄、性别、体重和/或种族等影响因素进行了校正,MDRD 和 CKD-EPI 公式还应用标准的体表面积 1.73m^2 予以校正。

表 53-0-1　常用的 GFR 估算公式

公式名称	公　式
Cockcroft-Gault 公式(eCrCl)	$[140-年龄(岁)]×理想体重(kg)×(0.85,如果是女性)/[SCr(mg/dl)×72]$
MDRD(eGFR)	$186×[SCr(mg/dl)]^{-1.154}×[年龄(岁)]^{-0.203}×(0.742,如果是女性)×(1.212,如果是黑种人)$
CKD-EPI	黑种人女性 $SCr≤0.7mg/dl$　　$166×[SCr(mg/dl)/0.7]^{-0.329}×(0.993)^{年龄(岁)}$
	黑种人女性 $SCr>0.7mg/dl$　　$166×[S_{Cr}(mg/dl)/0.7]^{-1.209}×(0.993)^{年龄(岁)}$
	黑种人男性 $SCr≤0.9mg/dl$　　$163×[SCr(mg/dl)/0.9]^{-0.411}×(0.993)^{年龄(岁)}$
	黑种人男性 $SCr>0.9mg/dl$　　$163×[SCr(mg/dl)/0.9]^{-1.209}×(0.993)^{年龄(岁)}$
	白种人或其他女性 $SCr≤0.7mg/dl$　　$144×[SCr(mg/dl)/0.7]^{-0.329}×(0.993)^{年龄(岁)}$
	白种人或其他女性 $SCr>0.7md/dl$　　$144×[SCr(mg/dl)/0.7]^{-1.209}×(0.993)^{年龄(岁)}$
	白种人或其他男性 $SCr≤0.9md/dl$　　$141×[SCr(mg/dl)/0.7]^{-0.411}×(0.993)^{年龄(岁)}$
	白种人或其他男性 $SCr>0.9mg/dl$　　$141×[SCr(mg/dl)/0.7]^{-1.209}×(0.993)^{年龄(岁)}$

注:eCrCl,估算的肌酐清除率;MDRD,肾脏病膳食改良公式;eGFR,估算的肾小球滤过率;CKD-EPI,慢性肾病流行病学合作研究公式;SCr,血清肌酐

三种公式在临床实践中都有各自的优势和局限。Cockcroft-Gault 公式最早用于估算 CCr,该公式校正了年龄、性别和体重对 CCr 的影响,单位为 ml/min。实践证明,Cockcroft-Gault 公式低估了老年患者的 GFR,对正常肾功能患者的 GFR 估算也不够准确。MDRD 公式通过研究非住院慢性肾脏病(chronic kidney disease,CKD)患者发展而来。MDRD 公式对种族、体表面积、年龄和性别进行了校正,单位为 ml/(min·1.73m^2)。由于 MDRD 公式从 CKD 人群发展而来,当 GFR>60ml/(min·1.73m^2)时,MDRD 公式低估了患者的 GFR,导致假阳性。而且 MDRD 公式在年龄<18 岁或>75 岁、孕妇、极端体重、白种人和非洲人之外的人群中并没有得到很好的验证。CKD-EPI 公式最

常用于 CKD 分级。该公式基于美国人口,对种族、体表面积、年龄和性别进行了校正,单位为 $ml/(min \cdot 1.73m^2)$,在美国人口中预测 GFR 的能力高于 MDRD 公式。

4. 血清尿素氮(serum urea nitrogen,SUN)　SUN 或全血尿素氮(blood urea nitrogen,BUN)不如 SCr 那样准确预测 GFR,但临床中仍被广泛应用于肾功能的评价。像肌酐一样,尿素可以自由滤过,当 GFR 下降时血液中的水平升高。但是同肌酐相比,尿素可以有相当部分被重吸收,当尿流率增加时尿素的排泄也随之增加,当肾小管中液体重吸收增加时尿素排泄减少。更重要的是尿素的产生比肌酐的可变性更大。高蛋白摄入、氨基酸输注和高分解代谢状态时,肝脏产生的尿素增加。而且,内源性蛋白(如从消化道出血中吸收的血红蛋白)可以增加尿素的合成。

一些药物也可能影响尿素氮形成。四环素可以通过抗合成代谢效应导致 SUN 升高;糖皮质激素和严重疾病或创伤通过导致内源性蛋白高分解代谢也同样引起尿素氮升高,这些因素均对 GFR 没有明显影响。因为 ICU 患者广泛应用静脉高营养,因此经常会出现一种与 SCr 不相匹配的尿素氮升高相关的肾功能损害。当血尿素氮:肌酐从正常的 10:1 升高到 ≥20:1 时应考虑肾前性肾损伤诊断。这时,测量尿素清除率可以评估 GFR 下降导致的 SUN 升高是否有其他因素(消化道出血、氨基酸过度输注和给予蛋白)参与。尿素氮(urea nitrogen,UN)清除率是由尿尿素氮(urine urea nitrogen,UUN)、SUN 和体重决定的。

$$UN = UUN \cdot V + \Delta body\ pool\ UN$$

UUN $\cdot$ V 指 24 小时尿素氮排泄;V:单位时间的尿量(ml/min);$\Delta body\ pool\ UN = 0.6 -$干体重(kg)×每天 SUN 的变化。如果体重发生变化,$\Delta body\ pool\ UN = (0.6 \times$干体重(kg)×血清尿素氮的变化)+(体重变化×最终 SUN)。

氮平衡(Nitrogen balance,BN)等于:

$$BN = IN - UN - NUN$$

IN 指尿素氮摄入,NUN 指非尿素的氮排泄。NUN 包括粪便中的氮、尿肌酐、尿酸和无法测定的氮,平均 0.031g 氮/(kg · d)。评估 SUN 不成比例地升高时,数据的正确测量是非常重要的。如果患者处于一个稳定状态(稳定的体重和 SUN),BN=0,IN 就等于 UN+NUN。除了严重的创伤和烧伤,每天分解代谢通常产生 2~4g 氮。如果患者处于非稳定状态下,消耗的氮可以不同。例如,如果已知 IN 低于 UN+NUN 可能提示消化道出血合并/不合并分解代谢过度。同理,可以评估 SUN 升高是否是因为过度的内源性蛋白和氨基酸供给导致的反应[通常>1.5g/(kg · d);UN×0.16(g)= 蛋白质或氨基酸)(g)]。如果 IN 超过 UN,如严重肝病,临床医生应该更仔细地评估体重和 SUN 的变化,因为清除率可能比预想下降更明显。

三、钠平衡及细胞外液量

钠是细胞外液中最主要的阳离子,细胞外液量大约占体重的 20%,占全身水分的 1/3。在生理及稳定状况下,钠的分泌量等于通过口服及静脉途径进入人体的量,因此钠可以维持平衡状况。钠的分泌和钠排泄分数(fractional excretion of sodium,FE_{Na})很容易获得。钠绝对分泌量由尿钠(U_{Na})浓度和尿量(V)决定:

$$Na^+ 分泌量 = U_{Na} \cdot V$$

而 FE_{Na} 由下列因素决定:

$$FE_{Na} = (U_{Na} \cdot V)/(GFR \cdot S_{Na})$$

出于实用原因,CCr($= UCr \cdot V/SCr$)用于估算 GFR,可推导出 FE_{Na} 公式:

$$FE_{Na} = (U_{Na} \cdot SCr)/(S_{Na} \cdot UCr)$$

因此 FE_{Na} 可通过留取随机尿液标本及同时留取血清或血浆测定钠和肌酐来计算,结果以百分数表示。在尿路梗阻和存在慢性肾功能不全时 FE_{Na} 用处不大。原因是在慢性肾功能不全时如下情况很难解释:在 GFR 为 130ml/min、饮食摄入钠 3g(130mmol)的患者,会分泌出滤过钠量的 0.5%($FE_{Na} = 0.5\%$)。由于相同的钠摄入而 GFR 较低时要维持钠平衡,FE_{Na} 必须明显升高。GFR 从 130ml/min 每连续下降 2ml/min 将会导致 FE_{Na} 分别升高 1%、2%、4% 和 8%。因此除非已知之前稳定状态的 FE_{Na},否则当慢性肾功能不全患者发生 AKI 时不应应用 FE_{Na}。尿渗透压、尿钠浓度和 FE_{Na} 可以用来鉴别肾前性和肾性急性肾衰竭。肾前性氮质血症尿渗透压>500mOsm/L,尿钠浓度<20mmol/L,FE_{Na}<1.0%;肾性急性肾衰竭的特点是尿渗透压<350mOsm/L,尿钠浓度>40mmol/L,FE_{Na}>1.0%。这些指标的准确性在容量复苏、应用多巴胺、甘露醇和利尿剂时是下降的。因此,在开始进行上述治疗之前建议留取尿液样本检测尿渗透压、尿钠浓度和 FE_{Na}。

如果患者近期接受利尿剂治疗,可应用尿素排泄分数(fractional excretion of urea,FE_{Ur})来替代 FE_{Na}。FE_{Ur} 正常值为 50%~65%,<35% 提示肾脏低灌注。FE_{Ur} 不能鉴别肾前性肾衰和肾性急性肾衰竭,而且,在患者使用渗透性利尿剂时可能并不准确。由于各种对照试验的结论不同,因此 FE_{Ur} 并未广泛应用。

氯化物排泄分数(fractional excretion of urea,FE_{Cl})在鉴别急性肾衰竭的病因时比 FE_{Na} 更为精确,尤其是在 AKI 合并代谢性酸中毒时更是如此。如果尿中含有大量碳酸氢盐(尿 pH>7),那么为了保持电中性,钠的分泌就会增加。这时,FE_{Na} 可能会出现错误结论,而 FE_{Cl} 可以获得真实的结论。

虽然尿钠分泌在某些情况下对于判断细胞外液量有帮助,但是也可能存在错误。临床医生会依靠床边的评估来弥补 FE_{Na} 的不足,可以通过中心静脉压及肺毛细血管楔压来辅助判断细胞外液容量状态。例如,FE_{Na} 低(<1.0%),仅仅提示肾灌注下降,但并没有提供细胞外液容量的信息,因为 FE_{Na} 低既可能是细胞外液容量不足,又可能存在严重的充血性心力衰竭,而这些状况需要在床边来鉴别。而且,有时 FE_{Na} 低也存在于实质性肾脏病中,例如急性肾小球肾炎、严重烧伤和造影剂肾病。最后,应用利尿剂也会影响 FE_{Na},导致 FE_{Na} 下降。因此,应该在利尿剂应用前留取尿样。

一些研究者注意到利尿剂的使用价值。目前大量证据表明钠正平衡的患者，在没有同时严格限制钠盐摄入（包括静脉生理盐水）的情况下利尿剂治疗并不能起到利尿作用，而如果钠负平衡时则容易减轻水肿。总之，对于水肿形成阶段的患者需要限制饮食中钠盐的摄取，通常<2g 钠（87mmol）。当利尿剂的效应受影响（甚至受到钠摄入量的影响）时，需要更高剂量及更多次使用利尿剂。低钠血症时也不应该停止限制钠摄入，而是应该更关注无溶质水的摄取。当然某种情况下，强制限制摄取钠很难达到理想的辅助利尿的限钠状态。也就是说，在 ICU 急性重症患者中，不同的药物、血液制品和喂养方法都会成为一个难题，这种情况下需要增加利尿剂的剂量（包括持续输注袢利尿剂）。

重症患者中 AKI 成为越来越重要的公共卫生问题。血清肌酐很小的变化即可引起明显肾功能改变，因此肾功能的规范化评价至关重要。重症医师应早期发现肾脏功能改变、预防肾损伤及阻止肾损伤的恶性循环，预防 AKI 转化为终末期肾病。

（席修明）

主要参考文献

［1］ Chertow GM, Soroko SH, Paganini EP, et al. Mortality after acute renal failure: Models for prognostic stratification and risk adjustment. Kidney Int, 2006, 70 (6): 1120-1126.

［2］ Nash K, Hafeez A, Hou S. Hospital-acquired renal insufficiency. Am J Kidney Dis, 2002, 39(5): 930-936.

［3］ Hoste EA, Clermont G, Kersten A, et al. RIFLE criteria for acute kidney injury are associated with hospital mortality in critically ill patients: a cohort analysis. Crit Care, 2006, 10(3): R73.

［4］ Cruz DN, Bolgan I, Perazella MA, et al. North East Italian Prospective Hospital Renal Outcome Survey on Acute Kidney Injury (NEiPHROS-AKI) Investigators. North East Italian Prospective Hospital Renal Outcome Survey on Acute Kidney Injury (NEiPHROS-AKI): targeting the problem with the RIFLE Criteria. Clin J Am Soc Nephrol, 2007, 2(3): 418-425.

［5］ Bagshaw SM, George C, Dinu I, et al. A multi-centre evaluation of the RIFLE criteria for early acute kidney injury in critically ill patients. Nephrol Dial Transplant, 2008, 23(4): 1203-1210.

［6］ Joannidis M, Metnitz B, Bauer P, et al. Acute kidney injury in critically ill patients classified by AKIN versus RIFLE using the SAPS 3 database. Intensive Care Med, 2009, 35(10): 1692-1702.

［7］ Piccinni P, Cruz DN, Gramaticopolo S, et al. Prospective multicenter study on epidemiology of acute kidney injury in the ICU: a critical care nephrology Italian collaborative effort (NEFROINT). Minerva Anestesiol, 2011, 77(11): 1072-1083.

［8］ Wen Y, Jiang L, Xu Y, et al. China Critical Care Clinical Trial Group (CCCCTG). Prevalence, risk factors, clinical course, and outcome of acute kidney injury in Chinese intensive care units: a prospective cohort study. Chin Med J (Engl), 2013, 126(23): 4409-4416.

［9］ Richards JB, Stapleton RD. Non-Pulmonary Complications of Critical Care: A Clinical Guide. New York: Humana Press, 2014.

［10］ Vincent JL, Abraham E, Kochanek P, et al. Textbook of Critical Care. 6th ed. Oxford: Elsevier Saunders, 2011.

［11］ Wharton 3rd WW, Sondeen JL, McBiles M, et al. Measurement of glomerular filtration rate in ICU patients using 99mTc-DTPA and inulin. Kidney Int, 1992, 42: 174-178.

［12］ Levey AS, Stevens LA, Schmid CH, et al. A new equation to estimate glomerular filtration rate. Ann Intern Med, 2009, 150: 604-612.

［13］ Robert S, Zarowitz BJ, Peterson EL, et al. Predictability of creatinine clearance estimates in critically ill patients. Crit Care Med, 1993, 21: 1487-1495.

［14］ Cockcroft DW, Gault MH. Prediction of creatinine clearance from serum creatinine. Nephron, 1976, 16(1): 31-41.

［15］ Levey AS, Bosch JP, Lewis JB, et al. Modification of Diet in Renal Disease Study Group. A more accurate method to estimate glomerular filtration rate from serum creatinine: a new prediction equation. Ann Intern Med, 1999, 130(6): 461-470.

［16］ Inker LA, Schmid CH, Tighiouart H, et al. Estimating glomerular filtration rate from serum creatinine and cystatin C. N Engl J Med, 2012, 367(1): 20-29.

［17］ Levey AS, Inker LA, Coresh J. GFR Estimation: From Physiology to Public Health. Am J Kidney Dis, 2014, 63(5): 820-834.

［18］ Chertow GM, Sayegh MH, Allgren RL, et al. Is the administration of dopamine associated with adverse or favorable outcome in acute renal failure? Am J Med, 1996, 101: 49-53.

［19］ Wilcox CS, Mitch WE, Kelly RA, et al. Response of the kidney to furosemide: I. Effects of salt intake and renal compensation. J Lab Clin Med, 1983, 102: 450-458.

第 54 章

急性肾损伤

第一节　从急性肾衰竭到急性肾损伤

急性肾衰竭是临床上常见的一种疾病,它是由各种病因使肾脏的排泄功能在短期内迅速减低,尿量减少,血尿素氮及血肌酐水平迅速升高,并出现水、电解质及酸碱平衡失调等急性尿毒症症状。尽管急性肾衰竭已受到临床广泛的重视,但在很长一段时间内,尚缺乏统一的诊断标准,不同国家和地区对于急性肾衰竭的诊断标准多达数十个。诊断标准的非统一性,导致急性肾衰竭的流行病学研究结果不具可比性。另一方面,多数急性肾衰竭诊断标准已经涉及临床过程较晚期的特点,确诊时往往需要肾脏替代治疗,有的甚至以需要肾脏替代治疗作为诊断标准,不利于急性肾衰竭的早期防治。

一、急性肾损伤的概念与分期标准

急性肾损伤(acute kidney injury,AKI)的发病率和死亡率一直居高不下,并有增长趋势。Hoste 对国际上 97 个中心的流行病学研究结果显示:按照 KDIGO 标准,ICU 内 AKI 的发病率高达 57.3%;AKI 1、2、3 期的死亡风险分别为 1.679、2.945 和 6.884。

鉴于此,全球的重症医学专家和肾脏病专家们先后成立了一些相应的学术团体,致力于急性肾衰竭诊断标准的统一和早期防治。

1. RIFLE 分级标准　急性透析质量倡议组织(Acute Dialysis Quality Initiative,ADQI)于 2002 年针对急性肾衰竭的早期防治提出了 AKI 的概念,并同时提出了 AKI 的分层诊断标准——RIFLE 标准(表 54-1-1)。

该标准涵盖了从存在急性肾损伤的危险因素开始到急性肾损伤的最严重阶段—急性肾衰竭的全过程,包括风险(risk)、损伤(injury)、衰竭(failure)、肾功能丧失(loss)和终末期肾病(end-stage kidney disease)五个分级,RIFLE 为这五个层次的英文首字缩写。

AKI 概念的提出,使急性肾衰竭的早期诊断问题得到

解决;RIFLE 分层标准又对 AKI 的严重程度进行了分级。已有大量文献报道,ADQI 制定的 RIFLE 分级标准可以很好地判断不同 AKI 患者的肾损伤程度和预后。近年的研究表明,即使血清肌酐值轻度增加(26.4μmol/L),也会使危重患者的死亡率明显增加。

表 54-1-1　急性肾损伤(AKI)的 RIFLE 分级标准

	GFR 或 SCr	尿量
危险	SCr 增加 1.5 倍或 GFR 下降>25%	< 0.5ml/(kg·h),持续 6 小时
损伤	SCr 增加 2 倍或 GFR 下降>50%	< 0.5ml/(kg·h),持续 12 小时
衰竭	SCr 增加 3 倍或 GFR 下降>75% 或 SCr≥335μmol/L 或 SCr 升高>44.2μmol/L	< 0.5ml/(kg·h),持续 24 小时 或 无尿 12 小时
丢失	持续肾功能完全丢失>4 周	
终末期肾病	持续肾功能完全丢失>3 个月	

2. AKIN 分期标准　为了使 RIFLE 分级标准更加方便实用和准确,急性肾损伤网络组织(Acute Kidney Injury Network,AKIN)于 2005 年对 RIFLE 分级标准进行了改良,仅保留了前面 3 个急性病变期(改称 AKI 1 期、2 期、3 期),而且在分级标准上作了微调,将血清肌酐(SCr)48 小时内升高 26.4μmol/L 也归为 AKI 1 期(表 54-1-2)。肾功能丧失和终末期肾病未纳入分期是由于它们是 AKI 本身的结果。AKIN 建议的 AKI 定义为:在 3 个月内发生的临床表现为血、尿、组织检测和影像学检查下不同程度的肾脏结构、功能以及肾脏损害标志的异常,包括 ARF、急性肾小管坏死(ATN)、移植肾延迟复功(DGF)等一大组疾病的临床术语。

表 54-1-2　AKIN 的急性肾损伤分期标准

分期	血清肌酐(SCr)标准(48 小时内)	尿量标准
1 期	SCr>26.4μmol/L(0.3mg/dl)或增加到基线的 1.5~2 倍	<0.5ml/(kg·h),>6 小时
2 期	SCr 增加到基线的 2~3 倍	<0.5ml/(kg·h),>12 小时
3 期	SCr 增加到>基线 3 倍,或>354μmol/L(4mg/dl),且急性上升 >44μmol/L(0.5mg/dl)	<0.3ml/(kg·h),>24 小时,或无尿>12 小时

3. KDIGO 分期标准　2012 年,改善全球肾脏病预后组织(Kidney Disease:Improving Global Outcomes,KDIGO)工作组对 RIFLE 和 AKIN 标准进行了整合,制定出 KDIGO AKI 诊断标准。KDIGO AKI 指南指出符合下列情况之一者即可诊断为 AKI(未分级):①血肌酐在 48 小时内升高>0.3mg/dl(26.5μmol/L);②或者确认或推测 7 天之内,血肌酐达到基础肌酐值的 1.5 倍;③或者尿量少于 0.5ml/(kg·h),且持续 6 个小时以上(表 54-1-3)。

表 54-1-3　KDIGO 指南的急性肾损伤严重程度分期标准

分期	血清肌酐(SCr)	尿　　量
1 期	升高达到基线的 1.5~1.9 倍; 或升高≥26.5μmol/L(0.3mg/dl)	<0.5ml/(kg·h),持续 6~12 小时
2 期	升高达到基线的 2.0~2.9 倍	<0.5ml/(kg·h),持续≥12 小时
3 期	升高达到>基线的 3 倍 或升高达到≥353.6μmol/L(4mg/dl) 或开始肾脏替代治疗 或对于年龄<18 岁的患者,eGFR 下降至<35ml/(min· 1.73m²)	<0.3ml/(kg·h),持续≥24 小时;或无尿≥12 小时

尽管 AKIN 和 KDIGO 的高敏感诊断标准也会造成一些假阳性结果,但其旨在强调即使血清肌酐值轻度增加也会对危重患者的预后产生明显影响,使临床医生能够重视 AKI 的早期诊断和治疗。我们应该认识到,以前所说的急性肾衰竭只是 AKI 的一个较重的阶段;以前所说的肾前性氮质血症,并非是肾脏没有受到损害,而更可能是肾脏已经受到损伤,只不过损伤较轻,尚未达到衰竭的程度。因此,有的学者建议,用急性肾损伤代替急性肾衰竭;不再采用肾前性氮质血症的说法。

无论是 AQDI 的 RIFLE 分级标准,还是 AKIN 和 KDIGO 的 AKI 分期标准都采用了血清肌酐和尿量的变化作为诊断标准。众所周知,血清肌酐和尿量的变化会受到很多因素干扰,并不能完全反映肾小球滤过率的变化和肾脏受损伤的程度。因此,目前 AKI 诊断标准仍存在不足,随着对肾损伤更加敏感和特异的新标记物的研究和发现,将会产生更加科学准确的 AKI 诊断标准。

AKI 概念的提出,既解决了急性肾衰竭的早期诊断问题,又为各种原因导致的肾脏的急性损害提出了统一的标准,使基于此基础上的流行病学等研究具有可比性,从而会大大加速危重肾病的发展。

二、急性肾损伤的危险因素与分类

急性肾损伤并非一种疾病,而是可以由种病因引起的急性肾脏损伤性病变。引起 AKI 常见的危险因素主要包括低血容量、全身性感染、肾毒性药物、外科大手术、肾移植及其他脏器功能不全,如心力衰竭、肝衰、胰腺炎、ARDS 等。

根据危险因素在肾脏直接作用的部位不同,习惯将这些危险因素分为肾前性、肾性及肾后性因素。

(一)肾前性 AKI　肾前性 AKI 主要与血容量不足和心脏泵功能明显降低导致的肾脏灌注不足有关,是 AKI 最为常见的致病原因之一,也是医院内患者发生肾衰的主要原因之一。各种肾前性因素引起血管有效循环血量减少,肾脏灌注量减少,肾小球滤过率降低,从而导致尿量减少,血尿素氮及肌酐增加。

急性肾前性 AKI 常见的原因是:

1. 循环容量原因　腹泻、呕吐和大量使用利尿剂等引起的脱水,或由严重外伤、大手术、大出血、感染性休克、急性胰腺炎或大剂量降压药引起的血容量相对或绝对不足。

2. 心脏原因　心力衰竭、心肌梗死、严重心律失常、心源性休克或肺栓塞引起的心输出量下降也使有效肾血流量不足。

3. 血管原因　肾动脉或肾静脉的阻塞或肾血管的自身调节紊乱也可引起肾前性 AKI。

需要说明的是,肾前性 AKI 是由各种原因导致肾脏低灌注引起的,其肾实质往往发生缺血再灌注损伤。对于一个少尿、血清肌酐升高的患者,在临床上很难分清什么时候是只存在低灌注而没有肾脏实质的损伤的肾前性氮质血症,什么时候是已经发生肾实质性损伤的肾衰。以前根据钠排泄分数、肾衰指数等指标来判断肾前性及肾性肾衰并不准确,不能反映轻度 AKI 的存在。因此肾前性氮质血症的说法并不科学,有的学者已经建议不再采用肾前性氮质血症的说法。

（二）肾性 AKI　肾性 AKI 是直接损害肾实质的各种致病因素所导致的 AKI,是 AKI 的常见病因。

1. 肾小管疾病　血管内溶血、肾毒性物质(药物、造影剂、重金属、中草药等)可导致的急性肾小管坏死或凋亡,从而引起 AKI。

2. 肾小球疾病　急性链球菌感染后肾炎、急进性肾炎、狼疮性肾炎、过敏性肾炎等。此类病例大都有原发病伴肾小球肾炎的临床表现,多数表现为少尿型肾衰竭。

3. 肾血管病变　恶性高血压诱发的肾小动脉纤维素样坏死,常可导致急性肾功能恶化;弥散性血管内凝血可导致双肾皮质坏死,硬皮病如累及肾血管病变,可使肾脏供血急剧下降;肾动脉栓塞或血栓形成。

4. 肾间质病变　急性肾盂肾炎常伴肾小管及间质炎症;病毒感染如流行性出血热、恶性疟疾及药物过敏反应所致急性间质性肾炎;肾移植后的排斥反应所致急性肾衰常见为间质和小血管病变。

5. 肾乳头坏死　糖尿病或尿路梗阻伴有感染时,可发生双侧肾乳头坏死;镰形细胞贫血急性发作时,乳头部供血不足亦可出现双侧乳头坏死,导致 AKI。

（三）肾后性 AKI　各种原因引起的急性尿路梗阻可导致肾后性 AKI。肾后性 AKI 比较少见,临床上常出现突然的尿闭。如诊治及时,这类 AKI 往往可恢复。

引起肾后性急性肾衰的常见原因如下:

1. 尿道阻塞　尿道狭窄、膀胱颈阻塞、前列腺肥大。

2. 神经性膀胱　神经病变、神经节阻断剂。

3. 输尿管阻塞　结石、血块、结晶(如磺胺、尿酸)、盆腔手术时无意结扎输尿管、腹膜后纤维化。

三、AKI 的发病机制

当各种可以直接导致 AKI 的病因或者增加肾脏 AKI 易感性的因素出现时,患者可能会发生 AKI。不同病因引起的 AKI 发生机制不相同。下面介绍一下临床常见 AKI 的发病机制:

（一）缺血性 AKI　如前所述,缺血性 AKI 主要是由肾脏低灌注引起的。全身低灌注时,交感-肾上腺髓质兴奋,儿茶酚胺增多;肾素-血管紧张素系统激活;内皮素与一氧化氮(NO)的产生失衡,从而引起肾血管收缩,肾血流量急剧减少。缺血可引起肾脏组织的 ATP 减少,从而引起肾脏细胞一系列功能及器质上的改变,最终发生坏死或凋亡,导致 AKI。有研究发现凋亡还是坏死取决于 ATP 消耗的程度:中度降低(25%～75%)可引起凋亡;而严重降低(>75%)方可引起坏死。另一方面,再灌注损伤会产生较多活性氧自由基,会进一步加重肾脏损伤。

缺血性 AKI 的发生常伴有低血压和休克。但有时在正常血压下也会发生缺血性 AKI。这是因为:

1. 肾脏局部灌注减低而血压正常,如肾动脉狭窄。

2. 血压测量的问题　休克时,无创血压测量值较真实值高。

3. 严重低灌注伴随血管收缩物质水平增高,阻止血压下降,有时甚至可以增加血压。如急性心肌梗死;肺栓塞;高钙血症。

4. 肾脏自身调节障碍,肾脏对低灌注敏感性增加,轻度低灌注即可引起肾脏功能改变。可见于以下情况:①无法降低微动脉阻力:肾脏微动脉和小动脉的结构改变,如高龄、动脉硬化、高血压、慢性肾病等;前列腺素减少,如非甾体抗炎药物、环氧合酶抑制剂;入球小动脉收缩:全身感染、高钙血症、肝肾综合征、环孢素 A 或他克莫司、造影剂。②无法增加出球小动脉阻力:血管紧张素转换酶抑制剂、血管紧张素受体阻滞剂。

（二）全身感染所致 AKI　严重感染和感染性休克导致 AKI 的机制还不完全清楚,涉及肾脏血流动力学和肾脏灌注的改变、肾脏细胞功能改变和损伤,以及内毒素或内毒素样物质诱发的复杂的炎症和免疫网络反应等多个方面。

在血流动力学方面,一直以来,受动物实验结论的影响,人们普遍认为严重感染时肾血管收缩引起的肾灌注减少和肾脏缺血是 AKI 发病的关键因素。令人瞩目的是,Langenberg C 等采用大肠杆菌持续输注的方法制作出大动物的高动力感染性休克模型,并采用目前监测血流量的标准 Transonic Systems 的 Transit time 技术测量非麻醉状态下的肾血流变化,发现严重感染时随着心排出量的升高,肾血流量可升高达 2 倍以上。可见,肾血流量的高低与全身的血流动力学状态密切相关。

在肾灌注流量没有减少的情况下,肾小球滤过率也会下降,从微循环的角度讲,肾小球滤过率下降可能是肾小球内血流动力学发生变化所致,严重感染引起肾小球入球小动脉和出球小动脉尤其是后者的扩张,则可引起肾小球内滤过压力的下降,引起 GFR 下降。临床实验中,应用各种血管扩张剂治疗感染性 AKI 无效而使用能收缩出球小动脉的血管加压素能增加尿量和肌酐清除率恰好与上述观点吻合。近年来的研究表明,除了血流动力学因素外,还有很多非血流动力学的因素,如内毒素诱发的复杂的炎症和免疫网络反应等多个方面,参与了感染性 AKI 的发病,并可能成为其主要机制。

（三）药物性 AKI　药物是 AKI 的常见原因。药物通过多种作用机制导致肾脏损伤,如使肾小球内血流动力学发生改变;药物作为抗原沉积于肾间质,诱发免疫反应,导致炎症;以及药物在肾脏浓集,产生结晶体损伤肾小管等。一种药物可以通过一种或几种方式导致肾脏损伤,如造影剂对肾脏的作用主要表现为肾血流动力学改变导致的肾缺血性损伤和造影剂对肾小管的直接毒性作用。

1. 肾小球内血流动力学改变　肾脏维持或自身调节

肾小球内压力,是通过调节入球和出球小动脉张力以维持肾小球滤过率(GFR)和尿量而实现的。抗前列腺素药物,如非类固醇类抗炎药(NSAID)或抗血管紧张素Ⅱ药物[如血管紧张素转换酶(ACE)抑制剂、血管紧张素受体拮抗剂(ARBs)],有干扰肾脏自我调节肾小球压和降低GFR的能力。另外一些药物,如造影剂、钙蛋白阻滞剂(环孢素、他克莫司)等可以引起剂量依赖的入球小动脉收缩,导致高危患者发生肾损伤。

2. 肾小管细胞毒性　肾小管,特别是近端小管,由于在肾的浓缩和重吸收中的作用,使其暴露于高浓度的循环毒素之下,而易于受药物毒性影响。一些药物可以通过损伤线粒体功能、干扰肾小管运输、增强氧化应激或生成自由基等途径造成肾小管细胞毒性反应。造影剂不仅能直接导致氧自由基的产生,还能降低肾皮质的超氧化物歧化酶和过氧化氢酶的活性,从而升高肾组织中氧自由基的水平,显著增加的氧自由基具有直接的细胞毒性而致肾损伤。

3. 炎症　急性间质性肾炎以特异性、非药物剂量依赖的方式发病。某些药物可以与肾脏内的抗原相结合,或者本身作为抗原沉积于肾间质,从而诱发免疫反应,导致急性间质性肾炎。

4. 结晶体肾病　药物产生的结晶体不溶于尿液,常沉积于远端小管腔内阻塞尿流、激发间质反应。通常易产生结晶体的药物包括抗生素和抗病毒药等。结晶体的沉积依赖于尿中药物的浓度和尿液pH值。有容量不足和潜在肾功能不全的患者容易发生结晶体肾病。对淋巴组织增生病进行化疗,可以导致伴随尿酸和磷酸钙晶体沉积的肿瘤溶解综合征,这也与AKI的发生相关。

5. 横纹肌溶解　药物可以通过对肌细胞的直接毒性作用,或间接损伤肌细胞而诱发横纹肌溶解,致使肌细胞内肌红蛋白和肌酸激酶释放入血。肌红蛋白通过直接毒性作用、阻塞肾小管和改变GFR给肾脏造成损伤。高达81%的横纹肌溶解是由药物和酒精引起的,50%的患者随后会发生急性肾衰竭。他汀类药物是确认的可引起横纹肌溶解的药物。

6. 血栓性微血管病　血栓性微血管病的器官损伤,是由微循环中的血小板性血栓引起。继发于药物性血栓性微血管病肾损伤的机制包括免疫介导的反应或直接内皮毒性。

(四)脏器功能改变与AKI

1. 心肾综合征　心肾综合征是指由于心力衰竭引起肾功能不全时的一种临床综合征。狭义上讲,心肾综合征是指慢性心力衰竭患者出现进行性肾功能不全,表现为治疗过程中血肌酐渐进性升高。广义上讲,心肾综合征是指心脏或肾脏功能不全时相互影响、相互加重导致心肾功能急剧恶化的一种临床综合征。心肾综合征的发病机制如下:

(1)肾脏的生理变化:人在30岁以后,肾脏即呈现生理性结构和功能的变化,使其对慢性心力衰竭中有害因子的敏感性增加。

(2)共同的危险因素:慢性心力衰竭与慢性肾功能不全的危险因素相同,如糖尿病、高脂血症、高血压、动脉粥样硬化等。

(3)肾血流量减少:心力衰竭时,心排血量下降,肾血供应减少,引起肾前性肾功能减退。

(4)神经体液异常:心力衰竭时水钠潴留,有效循环血量的降低激活交感神经系统和肾素-血管紧张素-醛固酮系统,其对肾脏结构及功能也产生重要影响,除引起肾血管收缩肾血流量减少外,儿茶酚胺也可对肾小管肾小球产生损伤。血管紧张素Ⅱ也作用于肾系膜细胞,导致肾功能损害和肾小球硬化。

(5)贫血:心力衰竭时心排血量减少及肾血管收缩致肾血流量减少,肾脏缺血,促红细胞生成素减少,引起贫血。贫血又引起心率加快、心肌肥厚、心肌细胞凋亡加重心力衰竭和肾功能损害,有人称之为心肾贫血综合征。

2. 肝肾综合征　肝肾综合征是指严重肝脏疾病患者体内代谢产物的损害,血流动力学的改变及血流量的异常,导致肾脏血流量的减少和滤过率降低所引起,而其肾脏并无解剖和组织学方面的病变。

(1)肝肾综合征的临床表现:包括肝硬化失代偿期及功能性肾衰竭两方面的症状和体征。患者常有门脉高压症、脾大、大量腹水、黄疸、氮质血症、少尿、低钠血症等。据资料统计肝硬化晚期约有70%~80%的患者出现肾损伤。

(2)肝肾综合征的发病机制:一般认为主要是由于肾脏血流动力学的改变,而引起肾血流动力学异常所致,多数学者认为非单一因素所致,可能与如下因素有关:

1)有效循环血容量的减少:如上消化道出血、大量放腹水、大量利尿及严重腹泻等致有效循环血容量急骤降低,导致肾血流量减少,肾小球滤过率明显降低而发病。

2)内毒素血症:严重肝病时肠道功能紊乱,致肠内革兰阴性杆菌大量繁殖,产生大量内毒素。内毒素血症可致肾内血液分流,皮质血流减少,肾小球滤过率降低而发病。

3)心房利钠因子作用:有人测定肝肾综合征患者,血中心房利钠因子含量均显著降低。故肝肾综合征患者肾脏对体液容量增加不产生利尿利钠反应。

4)前列腺素作用:近年有人发现肝肾综合征时,尿中前列环素I2下降,血栓素B2含量增高,推测严重肝功能损害时,患者前列腺素代谢失调在肝肾综合征中起重要作用。

5)肾小球加压素的作用:已证实胰高血糖素可增加肾小球滤过率。但有人把胰高血糖素输入狗肾动脉,却不能使其肾小球滤过率增高,说明胰高血糖素并非直接引起肾小球滤过率升高。有人通过实验证实,当肝门脉注入胰高血糖素时,可在肝静脉血中查到肾小球加压素,肾小球加压素通过降低入球小动脉的压力而增加肾小球滤过率。还有人研究证实肾小球加压素参与了正常人体的肾小球滤过率调节过程,在严重肝脏疾病时,该激素产生障碍,肾

651

小球滤过率下降而发病。

3. 挤压综合征所致 AKI　由创伤等因素引起的挤压综合征近年来引起人们的广泛重视,如地震等突发灾害可造成大量人员伤亡,发生挤压伤的绝对人数可相当惊人。这种患者的代谢呈高分解型,AKI 表现为血速升高的血肌酐、尿素氮水平,以及高磷、高钾和严重的酸中毒。特别是高钾血症可导致心脏骤停,或因心搏无力伴血容量不足引起严重休克,这是挤压综合征者早期死亡的主要原因。

挤压伤所致急性肾损伤的发病机制有缺血、代谢、创伤和肾毒素等因素参与。挤压伤早期,由于肢体受压造成受压部位肌肉损伤,肌膜通透性增加,水分、钠等溶液快速进入肌肉并堆积在肌肉内,引起肌细胞肿胀、肌体高度肿胀、肌内压增高、血容量急骤减少。临床观察广泛肌群挤压几小时即可使相当于细胞外液的量进入受损肌肉,故很快即可出现低血容量休克,导致肾脏低灌注。坏死或受损伤部位肌肉释放大量钾、肌球蛋白、磷、尿酸进入细胞外液、加上细胞外钙进入受损肌肉内造成低钙血症以及休克和急肾衰引起代谢性酸中毒,加重高钾血症所致心血管抑制、严重心律失常、休克和急性肾衰;横纹肌裂解、肌球蛋白沉积肾小管造成肾小管阻塞,肾小管腔内液反流入肾间质造成间质水肿。

(杨荣利)

第二节　急性肾损伤的防治

AKI 相关的患病率和死亡率均很高,并且没有特殊的治疗可以逆转 AKI 的临床经过,因此早期对 AKI 的危险因素进行评估以及早期识别和诊断 AKI,并采取防治措施非常重要。

一、急性肾损伤的风险评估与早期诊断

1. 急性肾损伤的风险评估　如前所述,引起 AKI 的常见危险因素主要包括低血容量、全身性感染、肾毒性药物或毒物、外科大手术、创伤、烧伤、肾移植及其他脏器功能不全,如心力衰竭、肝衰竭、胰腺炎、ARDS 等。了解危险因素都有哪些有助于预防 AKI 的发生。如:对于拟行手术或应用肾毒性药物的患者,如果事前对其 AKI 易感性进行评估,则可通过纠正其中的部分易感因素、避免或改进治疗操作过程,降低发生 AKI 的风险。肾脏损伤易感性的因素包括:高龄、儿童、脱水状态、某些人口学特性(如黑种人或女性)、遗传易感性、合并急性或慢性疾病等。对损伤的易感性与损伤类型和持续时间之间的相互作用决定了 AKI 发生的风险程度。

因此,2012 年 KDIGO 指南推荐:应根据患者的易感性和暴露损伤进行 AKI 的风险分层;根据患者的易感性和暴露损伤进行干预以降低 AKI 的风险;对于 AKI 高风险的患者进行 SCr 和尿量的检测以发现 AKI;根据患者的风险评分和临床经过制订个体化的监测频度以及持续时间。

对于那些已经存在风险因素(如严重感染、创伤等)的患者,应该进行 AKI 的筛查并且对于高风险的病例持续监测直至高风险状态缓解。检测 SCr 和监测尿量的频度需要临床医生自己进行判断。通常情况下,对于高 AKI 风险的患者应该至少每天检测 SCr;对于重症病例应该监测尿量。

2. 急性肾损伤的早期诊断　由于 AKI 的严重程度与预后呈正相关,而且除了对已经衰竭的肾脏行肾脏替代治疗外,AKI 又缺乏行之有效能够减少病程的治疗方法,因此对 AKI 的早期诊断和早期防治就显得尤为重要。

美国多家大学对 AKI 的多中心临床试验(PICARD 研究)的数据进一步分析后发现,在危重患者发生 AKI 时,出现体液负荷过重是常见的临床现象。体液的正平衡通常对血肌酐水平有明显的影响,并可能会延迟 AKI 的诊断时机。

由于目前 AKI 的诊断标准均是采用血肌酐值的变化或是以血肌酐为基础的校正公式估算 GFR 的变化来判定的,因此,在危重患者或某些情况下,AKI 诊断的敏感性和特异性均会受到明显的影响,故不少研究者仍热衷于寻找诊断 AKI 的敏感指标。

在临床上我们评价肾小球滤过率常采用 24 小时肌酐清除率(CCr),但 CCr 敏感度较差,当 CCr 降至正常 80% 以下,BUN 和 SCr 仍可在正常范围。近年来,人们发现一个更好的评价肾小球滤过率的指标:半胱氨酸蛋白酶抑制剂 C(cystatin C)。Cystatin C 在体内产生速率稳定,影响因素极少,是反映早期肾小球滤过功能受损的一个更理想、更可靠的指标。此外,有学者认为 4 小时肌酐清除率比血清肌酐更能动态、及时地反应肾功能的变化,更加适合 ICU 的重症患者。

为了更早地发现 AKI,达到早期防治的目的,有学者将急性肾损伤与急性冠脉综合征类比,将急性肾损伤的早期表现称为"肾绞痛(renal angina)";并期望找到灵敏且特异的生物学标志物"肾脏的肌钙蛋白"。

一些生物学标志物能及时地反映早期 AKI,如中性粒细胞明胶酶相关脂质运载蛋白(NGAL)、IL-18、肾损伤分子(KIM)-1 等。这些早期诊断指标对于缺血/再灌注(I/R)、药物毒性、心脏手术后以及造影剂引起的 AKI,具有重要的诊断价值。NGAL 是一种调控肾小管上皮细胞凋亡的蛋白分子,肾缺血及顺铂引起肾损害时其在肾组织中的表达上调其变化非常敏感和特异。KIM-1 是位于近曲小管上皮细胞膜上,与肾脏再生有关的黏附因子蛋白,缺血性损伤时从尿中排出。上述这些 AKI 生物学标志物虽然灵敏性很高,但特异性相对性较差,影响它们在临床上的应用。最近,美国的 Kellum 教授团队发现了将细胞周期阻滞的生物学标志物 IGFBP7 与 TIMP2 联合用于预测 AKI 的发生,有着很高的灵敏度和特异性;其开发的相关产品已获得 FDA 的认证。

二、急性肾损伤的预防

目前临床上对急性肾衰竭除行肾脏替代治疗(RRT)

652

外,尚缺乏行之有效的能够减少急性肾衰竭病程的治疗方法,因此对 AKI 早期预防非常重要。临床上,应早期进行 AKI 风险评估,对于存在 AKI 高危因素和易感者应积极采取以下措施:尽可能停用所有肾毒性药物;确保维持合适的容量状态和灌注压;考虑功能性的血流动力学监测;监测血肌酐和尿量;避免高糖血症;尽量采用其他方法替代造影检查。

针对 AKI 的不同病因,采取不同的预防方法。

(一) 缺血性 AKI 的预防 缺血性 AKI 是由各种原因导致全身血容量不足,肾脏低灌注引起的,也是医源性 AKI 常见的原因。因此采取措施补充血容量,迅速改善肾脏的血供是必须首先考虑到和做到的。

但在临床上我们又很难做到对血容量的正确评估,肾血流量更无法监测。这就要求每位临床医生对患者的病情做到充分细致的观察,通过血压、中心静脉压、容量指标等血流动力学指标及血乳酸、pH 值、中心静脉血氧饱和度等灌注的变化,对患者的血容量及全身灌注做出正确的评估,及时补充血容量,改善肾脏灌注,防止缺血性 AKI 的发生。

(二) 药物性 AKI 的预防

1. 评估危险因素 药物对某些患者更易于引起肾损伤,如老年人、肾功能不全、血容量不足者。另外,某些药物本身就具有肾毒性。对于上述患者用药前应评估危险因素。

(1) 患者相关危险因素:所有致肾损伤药物共有的患者相关危险因素包括:年龄>60 岁、潜在的肾功能不全[如 GRF<60ml/(min·1.73m^2)]、血容量不足、多种肾毒性药物联用、糖尿病、心力衰竭和全身感染。

(2) 药物相关危险因素:一些药物本身就有肾毒性,另一些则是剂量依赖性或与治疗时间延长相关。多种肾毒性药物联用可导致协同作用,增加肾损伤危险。在住院患者中,造影剂肾病是造成急性肾衰竭的第三个主要原因。

2. 预防措施 一般预防措施包括:尽可能使用等效但没有肾毒性的药物、校正肾毒性的危险因素、开始治疗前评估基础肾功能、根据肾功能调整用药剂量、避免肾毒性药物联用。

对于使用造影剂的患者,通过水化、碱化尿液及预防性应用 N-乙酰半胱氨酸等措施,可明显减少造影剂引起的急性肾损伤。造影剂一般为小分子物质,具有低脂溶性、低化学活性及低蛋白结合率,能经肾脏快速排泄,半衰期一般为 1～2 小时。因此,造影剂容易被血液净化所清除。单纯血液透析可清除循环中 60%～90% 的造影剂,但目前研究认为预防性血液透析并不能有效降低造影剂相关 AKI 的发生率,这可能与血透导致血容量减低,造成肾脏缺血有关,因此不推荐预防性血液透析。有研究证实连续性血液滤过/血液透析滤过可有效预防高危患者造影剂相关 AKI 的发生,特别是显著减少大剂量使用造影剂后发生 AKI 的可能性,改善院内及远期效果。其原因可能与

血液滤过的血流动力学更稳定,可快速有效清除造影剂,还可高容量水化、减轻肾脏损伤有关。由于血液滤过费用高昂,尚不推荐作为常规预防造影剂相关 AKI 的方法;但对已经存在慢性肾病的高危患者,可考虑在使用造影剂后立即采用连续性血液滤过来清除造影剂,预防 AKI 的。

任何时候,尽可能在使用肾毒性制剂前对患者的容量状态进行评估和纠正。当使用诸如 ACE 抑制剂、ARBs 和 NSAID 等可以导致显著容量不足患者的肾脏血流动力学改变的药物时尤其如此。

建立医师和药剂师之间的良好协作系统,可能会降低高危患者使用肾毒性药物的危险。

(三) 全身感染所致 AKI 的预防 全身严重感染所致的急性肾损伤发生机制复杂,主要涉及血流动力学变化及内毒素诱发的复杂的炎症和免疫损伤有关。从预防措施上也应从这两个方面着手。

从血流动力学上来讲,严重感染可引起全身有效血容量不足等与缺血性 AKI 类似的情况,因此正确评价患者的容量情况,及时改善全身的低灌注,有助于减少和减轻严重感染所致的 AKI。早期目标指导治疗(EGDT)即在严重感染和感染性休克发生的 6 小时内积极复苏,使中心静脉压(CVP)、平均动脉压(MAP)、中心静脉血氧饱和度(ScvO$_2$)及红细胞比容(Hct)分别达到所规定的目标,可通过改善全身灌注达到减少和减轻严重感染所致 AKI。

一些学者发现在高动力状态下,严重感染和感染性休克的肾血流量并不下降,甚至升高,但仍能发生急性肾损伤。因此,对于高动力感染性休克,虽然流量灌注并没有降低,但存在压力灌注明显降低,提高感染性休克患者的平均动脉压至 65～70mmHg,可减少 AKI 的发生。但进一步将平均动脉压提高至 80mmHg 以上,并不能降低感染所致 AKI 的发病率。

在阻断炎症反应方面,二十世纪九十年代曾涌现很多针对控制炎症反应的炎性细胞因子单克隆抗体的研究,但结果大多数的临床研究以失败告终。提示单纯阻断一两个炎症介质并不能控制复杂的炎症反应网络,难以改善严重感染的死亡率。

(四) 围术期肾脏功能的维护 重大手术也是急性肾损伤的高危因素之一,一项纳入 88 504 例外科大手术后患者的研究提示,手术相关急性肾损伤的发生使死亡风险增加了 1.8 倍。因此在围术期应特别注意对肾脏功能的保护,尤其是对那些具有糖尿病、高血压、充血性心力衰竭及肝肾功能不全的患者。

大手术导致 AKI 的原因在于:术中失血引起的有效灌注减少及应激导致的肾小球入球小动脉收缩;术后并发全身感染、休克、心力衰竭等并发症或应用肾毒性药物,构成对肾脏的二次打击。因此围术期的肾脏功能维持也应从维护患者术中及术后的血流动力学稳定和减少术后并发症、尽量避免使用肾毒性药物等几方面着手。对于既往有高血压及肾动脉狭窄等病史的患者,应注意使其术中及术后的血压维持在较高水平,以避免潜在低灌注的发生。

三、急性肾损伤的非替代治疗

由于急性肾损伤常来继发于全身低灌注、全身感染等全身或其他器官疾病，因此，其治疗的第一步是积极处理原发病，去除病因，控制感染，优化全身血流动力学，停止使用导致肾损害的药物，维持内环境稳定，防止急性肾损伤进一步加重。

急性肾损伤的分期及分级标准与患者的预后密切相关，即肾损伤的程度越重，患者的死亡率越高。因此，AKI的防治不仅仅是防止 AKI 的出现，还在于如何阻止 AKI 由轻向重进展。对于 AKI Ⅰ期和Ⅱ期，我们要做的是采取有效措施，阻止其向Ⅲ期发展；对于 AKI Ⅱ期和Ⅲ期，我们需慎重决定是否进行肾脏替代，肾脏替代的方式和剂量，以及在肾脏替代过程中如何保证血流动力学稳定，以防止 AKI 向尿毒症发展，减少患者对透析的依赖和改善预后。

（一）血流动力学管理　伴有循环不稳定的重症 AKI 患者需要谨慎应用补液和血管活性药物。当循环血容量不足时，血管收缩剂会减少组织血流量。相反，AKI 患者也面临容量超负荷的风险，不考虑血管内容量增加而一味补液也会导致损伤。补液和血管活性药物的应用需要慎重，同时应在严密监测血流动力学指标的情况下滴定使用。

1. 液体管理　液体管理是 AKI 治疗中最基本的一个环节，无论是在少尿期还是多尿期，无论是防止 AKI 的加重还是促进 AKI 的恢复，都离不开恰当的液体管理。

液体复苏是临床上治疗休克及改善组织灌注的最常用的手段。容量不足会导致低灌注，加重肾脏损伤或增加死亡率，因此，当患者存在容量不足时应积极地进行液体复苏。但临床上也经常遇到的这样的问题：如果复苏至心输出量正常，平均动脉压满意的状态，肾脏却持续恶化，还应该如何复苏？有些医生倾向于继续给予液体，直至肾功能指标好转，如尿量增多。但这种做法的风险在于，如果患者的尿量始终不见增多，则会发生明显的液体过负荷。而越来越多的研究表明：容量过负荷也同样会加重 AKI 的程度，甚至影响预后。

容量过负荷会加重 AKI 的原因如下。首先，容量过负荷会引起腹腔脏器水肿，导致腹腔高压的发生，腹腔高压会引起肾静脉回流障碍，从而导致鲍曼囊压力增高和肾血流减少，引起或加重已经存在的 AKI。其次，即使不发生腹腔高压，液体过负荷引起的静脉压力增高和肾脏间质水肿也会导致肾脏纤维囊内压力增高，从而降低肾血流和肾小球滤过率。肾小管压力增加也会影响肾脏功能的恢复。若液体过负荷持续存在，则会导致 AKI 持续加重，甚至最终难以恢复，并使患者死亡率增加。

可见，重症 AKI 患者无论容量不足还是容量过多都会导致 AKI 加重，甚至影响预后。因此，重症 AKI 患者应该进行血流动力学监测，认真评估患者的容量状态，加强对液体的管理，避免医源性容量不足或液体过负荷的发生。

在肾损伤的不同时期，液体管理的策略是不同的。对于轻度 AKI，主要是评估患者容量状态，一方面防止低灌注的发生，另一方面防止容量过负荷的出现。在肾衰的少尿期，应保持液体平衡，在纠正了原有的体液缺失后，坚持"量出为入"的原则。每日输液量为前一日的尿量加上显性失水量和非显性失水量约 400ml（皮肤、呼吸道蒸发水分 700ml 减去内生水 300ml）。在肾衰竭的多尿期：尿量明显增多后要特别注意水及电解质的监测，尿量过多可适当补给葡萄糖、林格液、用量为尿量的 1/3～2/3。

液体复苏时采用何种液体，胶体溶液和晶体溶液孰优孰劣，一直存在争议。就恢复有效循环血量的速度和效率而言，胶体溶液明显优于晶体溶液；但在预后的改善上循证研究并未证明其存在优势。有研究标明，10% 羟乙基淀粉的使用可能会增加 AKI 的发生。

2. 利尿剂的利弊　重症患者由于液体复苏和水、溶质的排泄障碍，常发生体内容量过多。越来越多的证据表明，液体负荷过多会影响重症患者的预后。重症患者如果发生急性肾损伤和少尿，治疗选择很有限，主要包括优化全身血流动力学、液体治疗、补充液体或开始肾脏替代治疗。祥利尿剂（特别是呋塞米）是目前合并急性肾损伤的重症患者临床上最常用的药物之一，有研究表明，70% 的 ICU 急性肾损伤患者接受利尿剂治疗，其中 98% 使用呋塞米。

临床上应用呋塞米的主要目的是改善少尿患者的液体管理，保证营养支持的给予和电解质的平衡。但呋塞米对肾脏本身有何影响，尚不完全清楚。从理论上讲，祥利尿剂可能通过抑制钠离子转运降低 Henle 祥的氧耗，减轻最脆弱的外髓肾小管的缺血性损伤；呋塞米还能对阻塞肾小管的坏死组织进行冲刷，并通过抑制前列腺素脱氢酶来降低肾内血管阻力、增加肾脏血流量。因此，呋塞米可能在肾脏的缺血性损伤中起到保护作用。少数研究提示利尿治疗可以缩短急性肾损伤的时间或减少患者对肾脏替代的需求。但多数临床研究标明祥利尿剂不能预防 AKI 的发生；对已经发生 AKI 的患者，呋塞米对其生存率及肾脏的恢复并无改善作用，甚至可能有危害。因此，尚需要大样本、设计合理的前瞻实验进一步明确祥利尿剂在急性肾损伤中的作用。除用于防治容量过负荷之外，2012 年 KDIGO 指南不推荐用利尿剂来防治 AKI。

临床上使用利尿剂之前首先要对机体的容量情况正确进行评估，如果存在血容量不足，则不宜使用利尿剂，否则可能会加重肾脏灌注不足，从而加重急性肾脏损伤。使用过程中必须避免低血压的发生，因为已经损伤的肾脏对灌注压的降低等进一步损害非常敏感。呋塞米可静脉注射或静脉泵入，剂量从小到大。大剂量使用呋塞米可导致耳鸣、耳聋等副作用，因此要注意总量不宜过大。如果患者对大剂量的利尿剂敏感性变差，即发生耐药，尤其是当利尿剂容积与尿量的比值>1 时，应停止使用利尿剂，考虑开始肾脏替代治疗，以避免耳毒性的发生。

最近有研究表明：呋塞米负荷试验（furosemide stress test，FST）可以很好评估肾小管损伤程度和急性肾损伤的严重程度，并指导 RRT 治疗。即一次性静脉给予 1.0 或 1.5mg/kg 负荷量呋塞米，2 小时内尿量<200ml 提示肾损

伤程度严重,容易快速进展至 AKI Ⅲ期或需要 RRT 治疗。

3. 血管活性药物的选用　各种原因的休克是导致肾脏低灌注、引起肾损伤的主要原因之一。由于分布性休克存在外周血管扩张,单纯补液容易引起容量性过负荷,因此,对于已出现 AKI 的血管运动性休克,应该联用补液和血管活性药物。治疗休克的常用治疗药物主要包括了多巴胺、去甲肾上腺素等血管活性药物。

小剂量的多巴胺或者说肾剂量多巴胺[$2 \sim 5\mu g/$(kg·min)]曾在临床上被广泛用于急性肾衰的防治。因为一些动物及小规模临床研究认为这个剂量的多巴胺具有兴奋肾内 D1、D2 和 D4 受体,选择性肾扩张血管而增加肾血流和利钠利尿的作用,因此可能用来预防和治疗 AKI。相反的研究认为,虽然小剂量多巴胺能够增加患者的尿量,但主要与其抑制远曲小管 Na-K ATP 酶的活性,减少钠的重吸收有关,并不会增加肌酐清除率;反而因抑制了对肾脏起保护作用的管-球反馈及增加外层髓质的氧动力学,可能引起肾损伤加重。几个循证医学分析也都得出小剂量多巴胺不能预防 AKI 的发生,不能减少透析和死亡率,甚至会使肾脏灌注恶化。因此感染性休克指南指出,在治疗严重感染过程中,小剂量多巴胺不应该用于肾脏保护。故小剂量多巴胺并无肾脏保护作用,临床上不应常规用来防止 AKI。

去甲肾上腺素有着很强的 α 肾上腺素能兴奋作用,是一种非常有效的血管收缩药物,在严重感染等分布性休克的治疗中使用非常普遍。确实有些研究证明了去甲肾上腺素会减少肾血流量和尿量,但它们的研究对象往往是正常或低血容量性休克的机体,而非血管扩张性休克。很多关于去甲肾上腺素对严重感染时肾脏血流动力学的实验性研究提示,在严重感染时应用去甲肾上腺素不仅能够提高血压,增加尿量,改善肾小球滤过率,肾血流量常不会减少,甚至往往可见提高;也有很多临床研究也提示应用去甲肾上腺素治疗感染性休克不会加重肾脏损伤,有助于改善感染性休克患者的预后。

但去甲肾上腺素对 RBF 的影响除了受到是否存在全身感染影响外,还与药物剂量有关。有研究用去甲肾上腺素将平均动脉压从 65mmHg 升至 85mmHg,发现肌酐清除率和尿量并没有明显增加,而肾血管阻力指数在 75mmHg 时最低。说明血压目标的合理设定对严重感染所致 AKI 的预防和治疗非常重要。

(二)维持内环境稳定　轻度高钾血症(<6mmol/L)只需密切观察及严格限制含钾量高的食物和药物的应用。如血钾>6.5mmol/L,心电图出现 QRS 波增宽等不良征兆时,应及时处理。措施有静注 10% 葡萄糖酸钙 10 ~ 20ml,2 ~ 5 分钟内注完;静注 5% 碳酸氢钠 100ml,5 分钟注完,有心功能不全者慎用;50% 葡萄糖 40ml 静脉注射,并皮下注射胰岛素 10U;或及早行肾脏替代治疗。多尿期应注意钾的丢失,防止低钾血症的出现。

血钠的监测为补液量提供依据。不明原因的血钠骤降提示入液量过多,尤其是输入水分过多,导致稀释性低钠血症。血钠急速增高表明处于缺水状态,引起浓缩性高钠血症,则不必过分严格限制低张液体的摄入。轻度的水过多,仅需严格限制水的摄入。明显的水过多,上述措施无效,应即行肾脏替代治疗。

(杨荣利)

主要参考文献

[1] Hoste EA,Bagshaw SM,Bellomo R,et al. Epidemiology of acute kidney injury in critically ill patients:the multi-national AKI-EPI study. Intensive Care Med, 2015, 41(8):1411-1423.

[2] Bellomo R,Ronco C,Kellum JA,et al. Acute renal failure - definition, outcome measures, animal models, fluid therapy and information technology needs:the Second International Consensus Conference of the Acute Dialysis Quality Initiative(ADQI) Group. Crit Care,2004,8(4):R204-R212.

[3] Martensson J,Bellomo R. Sepsis-Induced Acute Kidney Injury. Crit Care Clin,2015,31(4):649-660.

[4] Sadat U,Usman A,Boyle JR,et al. Contrast Medium-Induced Acute Kidney Injury. Cardiorenal Med, 2015, 5(3):219-228.

[5] Virzi G,Day S,de Cal M,et al. Heart-kidney crosstalk and role of humoral signaling in critical illness. Crit Care,2014,18(1):201.

[6] Durand F,Graupera I,Gines P,et al. Pathogenesis of Hepatorenal Syndrome:Implications for Therapy. Am J Kidney Dis,2015.67(2):318-328.

[7] Gibney RT,Sever MS,Vanholder RC. Disaster nephrology:crush injury and beyond. Kidney Int,2014,85(5):1049-1057.

[8] Pickering JW,Frampton CM,Walker RJ,et al. Four hour creatinine clearance is better than plasma creatinine for monitoring renal function in critically ill patients. Crit Care,2012,16(3):R107.

[9] Chawla LS,Goldstein SL,Kellum JA,et al. Renal angina:concept and development of pretest probability assessment in acute kidney injury. Crit Care,2015,19:93.

[10] Kashani K,Al-Khafaji A,Ardiles T,et al. Discovery and validation of cell cycle arrest biomarkers in human acute kidney injury. Crit Care,2013,17(1):R25.

[11] Azzalini L,Spagnoli V,Ly HQ. Contrast-Induced Nephropathy:From Pathophysiology to Preventive Strategies. Can J Cardiol,2016,32(2):247-255.

[12] Guastoni C,Bellotti N,Poletti F,et al. Continuous venovenous hemofiltration after coronary procedures for the prevention of contrast-induced acute kidney injury in patients with severe chronic renal failure. Am J Cardiol,2014,113(4):588-592.

［13］ Dellinger RP,Levy MM,Rhodes A,et al. Surviving sepsis campaign：international guidelines for management of severe sepsis and septic shock：2012. Crit Care Med, 2013,41(2):580-637.

［14］ Asfar P,Meziani F,Hamel JF,et al. High versus low blood-pressure target in patients with septic shock. N Engl J Med,2014,370(17):1583-1593.

［15］ Patel NN,Rogers CA,Angelini GD,et al. Pharmacological therapies for the prevention of acute kidney injury following cardiac surgery：a systematic review. Heart Fail Rev,2011,16(6):553-567.

［16］ Heung M,Wolfgram DF,Kommareddi M,et al. Fluid overload at initiation of renal replacement therapy is associated with lack of renal recovery in patients with acute kidney injury. Nephrol Dial Transplant,2012,27 (3):956-961.

［17］ Herrler T,Tischer A,Meyer A,et al. The intrinsic renal compartment syndrome：new perspectives in kidney transplantation. Transplantation,2010,89(1):40-46.

［18］ Mutter TC,Ruth CA,Dart AB. Hydroxyethyl starch (HES) versus other fluid therapies：effects on kidney function. Cochrane Database Syst Rev, 2013, 7: CD007594.

［19］ Chawla LS,Davison DL,Brasha-Mitchell E,et al. Development and standardization of a furosemide stress test to predict the severity of acute kidney injury. Crit Care,2013,17(5):R207.

第 55 章

肾脏替代治疗

肾脏替代治疗是血液净化治疗的一个重要组成部分。肾脏替代治疗起源于血液透析,伴随机械和电子技术的进展,肾脏替代治疗方式也逐渐拓展,应用范围不断扩大。临床上将利用净化装置通过体外循环方式清除体内代谢产物、异常血浆成分以及蓄积在体内的药物或毒物,以纠正机体内环境紊乱的一组治疗技术,统称为血液净化,一般包括血液透析、血液滤过、血浆置换和血液灌流等。用于肾功能支持治疗时称为肾脏替代治疗技术。腹膜透析虽然没有经过体外循环,但从广义上讲,也应属于肾脏替代治疗的范畴。肾脏替代治疗根据时间不同可分为间断肾脏替代治疗和连续性肾脏替代治疗(continuous renal replacement therapy,CRRT)。

第一节 肾脏替代治疗的时机和指征

一、肾脏替代治疗的应用指征

肾脏替代治疗(renal replacement therapy,RRT)初始应用于存在各种类型疾病导致的肾功能不全的患者,用于调节因肾脏功能不全导致的水及电解质紊乱、氮质血症及酸中毒情况。临床上,急性肾损伤(acute kidney injury,AKI)、慢性肾衰竭仍是肾脏替代治疗的主要适应证,但在另一方面,通过肾脏替代治疗,能够清除体内过多水和溶质、调节内环境等,在重症感染、急性胰腺炎、心功能衰竭等重症的治疗中发挥越来越重要的作用,肾脏替代治疗的指征也逐渐扩增。目前对肾脏替代治疗的指征不仅仅局限于肾脏"替代",更逐渐倾向于多器官"支持"。

在急、慢性肾脏功能衰竭的患者中,若患者出现明显水负荷过重、酸中毒、高钾血症及氮质血症时,有紧急行RRT指征。而在一般治疗过程中,出于防止肾脏进一步损伤,促进肾脏功能恢复的考虑,Glassock 等提出 AKI 患者的 RRT 指征包括:①液体负荷过重,出现肺水肿表现;②高钾血症,血清钾>6.5mmol/L;③代谢性酸中毒,血 pH<7.15;④伴有症状的严重低钠血症,血清钠<120mmol/L;⑤心包炎;⑥脑病(精神错乱、肌阵挛性反射、抽搐、昏迷);⑦尿毒症症状;⑧高分解代谢(血尿素氮每日升高>10.7mmol/L,血肌酐>176.8μmol/L);⑨清除毒素(乙二醇、水杨酸等毒物中毒);⑩严重尿毒症导致出血。

在非肾性疾病的治疗中,RRT 可以从以下方面发挥器官功能支持的作用:①液体平衡调节;②酸碱平衡调节;③体温控制;④心脏支持;⑤保护性肺功能支持;⑥脑保护;⑦保护骨髓功能;⑧肝脏支持与解毒。因此,临床出现各种疾病导致的各器官功能损害时,RRT 可能使患者受益,因此也具有应用的指征。

1. 液体平衡调节及心肺支持 液体过负荷是 ICU 患者死亡的独立危险因素。在重症患者中,常需要补液以维持循环,保证组织灌注,但一方面大量补液常造成严重组织水肿,进一步加重脏器功能损害;另一方面,心脏功能不全在重症患者中亦常见,无论心肌收缩功能或舒张功能不全,均需要合适的液体管理调节心脏前后负荷,进而调节心脏功能,减轻组织水肿。因此,具有水负荷过重及严重心脏功能不全的患者,可以通过缓慢持续超滤、血液滤过等模式进行 RRT 治疗。但在临床实施过程中,如何在维持组织灌注与减轻组织水肿之间达到平衡,以及各器官对液体的需求不完全一致,需要在临床及进一步的研究中不断探索。

在合并急性肺损伤或急性呼吸窘迫综合征的重症患者中,常需要行机械通气治疗。由于炎症等因素导致的血管通透性增高、补液及心功能不全等导致的血管内静水压增高等因素,常表现为肺组织水肿,监测血管外肺水多,也需要较高的机械通气支持条件,因此也增加了气压伤、容积伤等机械通气并发症的可能。在此临床状况下,可考虑RRT 调节全身容量状态,改善肺组织水肿。

2. 维持内环境稳定 多数情况下,通过调整补液及纠正血流动力学紊乱等治疗措施,可以纠正患者的酸碱及电解质平衡异常。但部分重症患者仍会出现严重内环境紊乱,表现出严重的顽固性酸中毒、严重高钾血症等危及生命的情况时,RRT 成为合适的治疗选择之一。选择血液滤过、血液透析等模式的 RRT 可以较快地调节内环境。因此,严重休克合并常规治疗难以纠正的内环境紊乱、尿崩症时出现无法控制的高钠血症等临床疾病均具有 RRT 指征。在实施 RRT 过程中,需要注意控制调节内环境的速度,避免矫枉过正,造成新的严重器官损害。

3. 体温调节及能量控制 重症患者常伴有因炎症引起的顽固性发热、中枢神经系统损害造成的中枢性高热、脊髓损伤导致散热功能障碍出现发热等临床表现。在上述情况下,机体的能量消耗明显增加,且高热或过高热可能引起组织细胞的严重损害,且在临床治疗中,常规治疗常效果欠佳。此时体外 RRT 方法可以用于控制体温,减少能量失衡情况。此外,通过 RRT 也有利于各种营养物质及机体需要的元素的补充,增加了能量供应,可以进一步调节重症患者出现的能量供需严重失衡。因此,顽固的感染性高热、中枢性高热(脑出血、脑梗死等)、严重脊髓损伤、中暑等在常规治疗效果不佳时,有 RRT 治疗指征。

4. 脑及骨髓保护 严重脑外伤或脑疾病常导致严重脑组织水肿,严重的内环境紊乱(如高钠血症、低钠血症等)可能导致神经脱髓鞘改变,肾衰竭导致的体内代谢毒素可能导致肾性脑病,均可能进一步加重脑损伤。RRT 可以减轻或逆转上述各种损害,根据需要选择血液滤过、血液透析等模式均有助于脑保护治疗。

在严重感染及肾脏功能衰竭时,炎症因子及代谢毒素可能导致骨髓抑制,红细胞生成减少、血小板功能降低是常见的临床表现,通过 RRT 清除炎症因子及代谢毒素有利于减轻骨髓抑制,起保护骨髓造血功能的目的。

5. 肝功能支持及解毒 肝脏是机体的主要解毒器官之一,同时也是具有分泌凝血因子、蛋白及激素等的功能。在严重肝脏疾病时,体内多种代谢毒素清除障碍,以及内分泌功能损害可能导致多系统及器官损害。此时,体外的肝脏支持方法具有应用指征。在严重肝病时,根据清除的毒素的需要,可以选择血液透析、血液滤过、血液灌流、血浆置换、分子吸附再循环系统(molecular adsorbents recycling system,MARS)等。

在药物及毒物中毒时,若剂量较大超过机体清除能力,或需尽快、尽可能多地清除毒物时,有 RRT 指征。应该根据患者病情、治疗目的、药物和毒物特点合理选用 RRT 模式。血液透析是通过溶质弥散来清除毒物或药物,故仅适用于水溶性、不与蛋白或血浆其他成分结合的小分子物质,对中、大分子量的物质无效。对大分子量、脂溶性、易于蛋白结合的药物或毒物,血液灌流的清除效果明显优于血液透析,这也是在抢救严重药物和毒物中毒时首选血液灌流的主要原因。治疗急性药物和毒物中毒时,常将血液灌流与血液透析、血浆置换和血液滤过等联合应用,以达到更好的清除效果。

6. 其他 大量研究表明,RRT 能够清除机体循环内的部分炎症因子,进而调节机体炎症反应,因此在常规治疗基础上可考虑应用 RRT 辅助治疗,对重症感染患者可考虑高流量血液滤过,进一步增加炎症因子的清除,改善患者病情。但目前对于感染患者的 RRT 治疗时,有研究发现提高清除炎症因子效率的超滤率 70ml/(kg·h)并没有比 35ml/(kg·h)更好,所以,清除炎症因子是否能作为治疗指征仍未证实。持续性血浆滤过吸附(continuous plasma filtration adsorption,CPFA)、多黏菌素 B 血液灌流等治疗方式,有研究证明在重症感染治疗中有效。

此外,重症胰腺炎、横纹肌溶解、免疫系统疾病时,RRT 可以清除炎症因子或免疫相关因子、调节内环境及液体平衡等,在临床治疗中也可以尝试。

二、肾脏替代治疗的时机

既往的观点认为,在患者出现无尿、酸中毒、严重氮质

血症或电解质紊乱等情况时可以考虑 RRT 治疗,但缺乏统一的具体的实施时机的标准,导致不同的研究 RRT 治疗重症患者的效果也存在明显差异。随着认识的深入,目前越来越强调疾病的早期诊断、早期治疗,因此 RRT 的时机也越来越受到临床的重视。

1. 肾脏替代治疗的开始时机

(1) AKI 患者 RRT 开始时机选择:目前临床常采用 RIFLE(Risk,Injury,Failure,Loss,and End-stage of Renal Disease)评分进行 AKI 的分级诊断。研究发现 AKI 在重症患者中的发生率为 10% ~ 60%,是影响重症患者病死率的疾病之一,重症感染导致的急性肾衰竭患者病死率一直居高不下。一般认为 AKI 患者应在常规治疗仍无法纠正顽固性内环境紊乱或液体过负荷等病理情况时进行 RRT,但缺乏明确的早期、晚期定义标准。目前仍多以 AKI 时患者血清学指标变化作为参考。较早期的研究多将尿素氮在 21.4 ~ 53.6mmol/L 以下开始的 RRT 定义为"早期",否则为"晚期",多数结果表明当尿素氮在 35.7mmol/L 左右开始 RRT 治疗,能够明显改善 AKI 患者预后,而更早的 RRT 对患者预后及肾脏功能的改善无明显影响。Carl 等对 130 例 AKI 合并重症感染的患者按照尿素氮水平是否大于 35.7mmol/L 行 RRT 治疗,结果同样证实早期行 RRT 组(平均尿素氮 23.6mmol/L)比晚期治疗组(平均尿素氮 48.9mmol/L)能够明显降低患者的 14 天、28 天和 1 年的病死率(P 值均<0.05)。但尿素氮影响因素较多,患者的容量状态、营养情况等均可能对尿素氮测定值产生明显的影响,因此单以尿素氮作为 AKI 严重程度的评价指标及 RRT 的指征依据可能并不充分。

另一方面,除尿素氮外,AKI 患者还存在血肌酐增高、尿量减少等多种实验室及临床指标变化,因此,按照不同指标判定 RRT 的时机对患者预后的影响,可能得出并不一致的结论。Bagshaw 等进行了一项前瞻性多中心观察性研究,共纳入 1238 例需行 RRT 的重度 AKI 患者,分别按血清尿素氮水平、血清肌酐水平、入 ICU 至开始 RRT 时血清尿素氮或肌酐变化值、入 ICU 时间作为 RRT 时机的判断标准,结果发现按血清尿素绝对值(24.2mmol/L)或入院后至开始 RRT 时血清尿素升高值(3.1mmol/L)分组,早期 RRT 组与晚期 RRT 组患者病死率无明显差异;按血清肌酐绝对值(309μmol/L)或入院后至开始 RRT 时血清肌酐升高值(163μmol/L)分组,晚期 RRT 组比早期 RRT 组病死率明显升高(P 均<0.01);而按入 ICU 至开始 RRT 的时间分组,晚期治疗组(>5 天)比延迟 RRT 组(2~5 天)及早期治疗组(<2 天)病死率均明显增高(P<0.001)。但无论哪种标准分组,晚期治疗组患者需行 RRT 的时间、住院时间及需长期血液透析治疗的比例均明显增加。Ji 等在 58 例心脏手术后出现的 AKI 患者中,按照尿量<0.5ml/(kg·h)后开始 RRT 的时间定义,发现<12 小时开始的早期组患者病死率比>12 小时开始 RRT 的晚期组明显降低(P=0.02);并且在存活患者中,晚期治疗组比早期治疗组的 ICU 时间、机械通气时间及 RRT 持续时间均明显延长。由此可见,不同的 RRT 开始时间定义的标准会直接影响 RRT 的治疗效果。

总之,早期行 RRT 治疗有助于改善 AKI 患者的肾功能、降低病死率,因此目前仍推荐在 AKI 患者出现明显的并发症前,尽早开始 RRT,血尿素氮、尿量等指标可以作为开始 RRT 的参考,但尚缺乏统一的、理想的血清学标准或临床标准,不同的早期、晚期定义可能导致 RRT 的治疗效果产生显著差异,需要进一步的研究明确。

(2) 慢性肾衰竭患者 RRT 开始时机:在终末期肾脏疾病患者中,RRT 已经成为一项常规且极其重要的治疗手段。越来越多的患者需要长期行血液透析或腹膜透析等治疗。由于慢性肾衰竭患者可能并发肾性脑病、凝血功能异常、容量过负荷等并发症,因此一般也认为应在达到终末期肾脏疾病诊断标准的患者中,早期开始维持性 RRT。一般认为,估算肾小球滤过率(estimated glomerular filtration rate,eGFR)>10ml/(min·1.73m²)时就开始 RRT 认为是早期。美国早期行 RRT 治疗终末期肾脏疾病的比例从 1996 年的 19% 增加至 2005 年的 54%。最近法国的一项全国范围内调查结果也提示,12 865 例维持性透析治疗的终末期肾病患者开始 RRT 时的 eGFR 在 5.9 ~ 11.8ml/(min·1.73m²)。但是,早期 RRT 也会同时造成严重的社会负担和经济负担,并可能降低患者的生存质量。因此,对于慢性肾衰竭的患者 RRT 时机也仍存在争议。Cooper 等将 828 例慢性肾病患者随机分为早期治疗组和晚期治疗组,分别在患者 eGFR 为 10 ~ 14ml/(min·1.73m²)和 5 ~ 7ml/(min·1.73m²)时开始 RRT,研究发现随访 3 年后,两组患者的病死率并无明显差异,且心血管不良事件、感染及透析相关并发症等的发生率也无统计学差异。

因此,尽管越来越多的慢性终末期肾病患者接受较早期的维持性透析治疗,但目前并没有太多的证据表明以 eGFR<10ml/(min·1.73m²)作为晚期 RRT 治疗的标准,患者预后及病情会明显变差。所以在慢性肾衰竭相关的严重并发症出现之前开始 RRT 是恰当的,但并非越早越好。

(3) 其他非肾性重症的 RRT 开始时机选择:随着对疾病认识的深入及 RRT 技术的提高,RRT 已经不再局限于"肾脏替代",而是更多的发挥"肾脏支持"作用,也越来越多地用于严重感染及感染性休克、横纹肌溶解、重症胰腺炎等非肾性重症患者的治疗。目前对这些疾病开始 RRT 的时机的研究较少,尚缺乏统一的标准。

对严重感染或感染性休克及存在严重全身炎症反应的重症胰腺炎患者,可以采取高流量血液滤过、多黏菌素 B 血液灌流等模式进行治疗。由于 RRT 能够清除炎症因子、降低全身炎症反应,进而可以改善患者的病情,因此此时的 RRT 开始时间更倾向于早期进行,尤其是在常规治疗效果欠佳时应尽早开始。

横纹肌溶解时由于肌肉破坏释放大量肌红蛋白,可能进一步导致急性肾功能损害,出现严重的电解质紊乱。在常规治疗基础上,当患者出现血清肌酐>150μmol/L、肌酸激酶>5000U/L 时,常提示患者出现 AKI 的危险程度明显增高,需要行 RRT 治疗。

在严重心力衰竭、急性呼吸窘迫综合征等重症患者中,临床仍多在常规治疗无效或效果欠佳时考虑使用 RRT,但开始的时机并不十分明确,仍缺乏较为客观的标准,需要将来的进一步探索与研究。

2. 肾脏替代治疗的停止时机　与其他有创治疗类似,当临床在重症患者中开始 RRT 治疗时,需要考虑在何时撤离。一方面 RRT 治疗存在有益物质丢失、凝血功能异常等并发症;另一方面患者或医疗保险经济负担增加、患者生活质量降低,因此在患者病情好转,条件许可时也应尽早撤离 RRT。Uchino 等对 23 个国家的 54 家重症医学科的 1006 例持续 RRT 的 AKI 患者进行前瞻性观察性研究,发现临床在患者尿量增加、代谢紊乱纠正、容量负荷过多改善、尿素氮或血肌酐水平下降及血流动力学稳定等均是临床考虑停止持续 RRT 的指征,经过统计学分析,发现尿量明显增加、血肌酐下降是预测 RRT 能够成功撤离的指征。在无利尿剂干预情况下 24 小时尿量>400ml 或在利尿剂干预下 24 小时尿量>2300ml 的患者中,约 80% 能够成功撤离持续 RRT。此外,研究也发现,成功撤离 RRT 的患者比不能成功撤离 RRT 患者的病死率明显下降,ICU 时间及住院时间显著缩短。因此,选择更好的时机撤离 RRT 尤为重要。但目前对 RRT 撤离时机的资料仍十分缺乏,临床更多的是在需要行 RRT 的原发疾病得到控制,肾脏功能逐步恢复,患者病情明显改善时按照经验选择 RRT 撤离时机,但标准并不统一。尿量、血肌酐水平可以作为 AKI 患者 RRT 撤离的敏感参考指标。而其他疾病的 RRT 的撤离时机仍需要大规模的随机对照研究证实。

(邱海波　杨毅)

第二节　管路的建立与管理

持续肾脏替代治疗(continuous renal replacement therapy,CRRT)不仅是终末期肾病患者维持生命最主要的治疗措施,在多脏器功能衰竭的重症患者的抢救中也具有重要的地位,目前 CRRT 在国内外的重症监护病房已得到了广泛的应用。但要进行充分的肾脏替代治疗,达到治疗目标,建立良好的血管通路则是其关键的前提条件。

血管通路是指体外循环的血液通路,即血液从人体内引出,经过体外循环部分,再返回人体内的通道。建立和维持一个有效的血管通路是进行血液净化的必要条件之一。良好的血管通路需要具备三个特点:首先,需要提供充分的血流量,在间断血液透析治疗时要求血流量达到 200 ~ 300ml/min,而在持续血液滤过时,对血流量的要求降低,达到 150 ~ 200ml/min 即可,但要求长时间持续提供;其次,良好的血管通路需要保持持久的开放性,尽量避免管腔发生阻塞、打折或者血栓形成;再次,血管通路建立过程中对血管内皮损伤小,从而将静脉血栓形成和血管狭窄的风险降到最低。

良好血管通路的建立和维持受到多种因素的影响,包括血管通路的类型、导管材料与设计、导管的置入方法、血管通路功能的监测和血管通路的管理等。因此,本节主要对以上几个方面进行阐述。

一、血管通路的类型

不同的治疗需求决定不同的血管通路类型。临床上常见的血管通路主要包括临时性血管通路和永久性血管通路两大类。

1. 临时性血管通路　是一种操作简单、快速建立、短期内使用的血管通路。临时血管通路可通过直接穿刺、动静脉外瘘或中心静脉置管等方法建立。直接穿动静脉建立血管通路只用于患者血压不低但血容量极度超负荷，或伴有心力衰竭、肺水肿等致命性并发症，不允许行中心静脉置管时临时使用。往往难以保证充足的血流量和治疗的连续性。动静脉外瘘是用两根人造导管，分别置入远端动脉及相邻静脉，虽然手术操作较动静脉内瘘简单，血透时不穿刺患者的血管，减少了患者的痛苦，但并发症较多，易引起感染、外瘘破损、外伤或不慎拔出时可造成严重大出血，使用寿命较内瘘短，患者的生活和活动有诸多不便，故目前应用已逐渐减少。中心静脉置管是目前最常用的临时血管通路建立方法，具有操作简便、并发症少、血流充分等优点。随着技术的发展，经皮穿刺中心静脉置管的应用越来越广泛，已成为建立临时血管通路的首选方法。

根据是否需要使用血泵，临时性血管通路的建立可分为两种模式，一种是"动脉-静脉"模式，其主要是利用动-静脉压力差来驱动血液循环，此法效率低、并发症多且不能用于严重低血压的患者，目前临床应用较少；另一种是"静脉-静脉"模式，它在体外血泵的驱动下将血液引出经过滤器进行透析或滤过，再将血液回输体内，特别适用需要紧急透析以及连续性动静脉血液滤过者。该方法效率高，并发症少，目前广泛用于临床，基本替代了"动脉-静脉"模式。

2. 永久性血管通路　是一种使用方便、并发症少、易于长期保存的血管通路，主要适用于需要维持性血透或预计肾脏替代治疗大于 1～3 周的患者。永久性血管通路的建立方法包括动静脉内瘘和皮下隧道-带扣深静脉置管。

动静脉内瘘是目前应用最为广泛的透析患者血管通路。常选用前臂桡动脉和头静脉作动静脉内瘘，手术数周后静脉扩张，管壁增厚，可在已动脉化的静脉血管中反复穿刺，多选用非优势侧前臂。内瘘最为安全，应用时间最长，据统计透析 3 年后65%～75%的内瘘仍可使用。当然动静脉内瘘也存在成熟时间长、部分患者的血流量不足等缺点，对于血管条件差患者也不适宜应用。

皮下隧道-带扣深静脉置管尽量在 X 线照射条件下将导管植入上腔静脉近心房处，操作较复杂，插管时间长，插管相关并发症如血肿的发生率较高，但它提高了导管的机械稳定性并且可以减少留管过程中导管相关性血源性感染的发生率，维持时间长并能更好地达到预计透析量，研究还发现皮下隧道-带扣深静脉置管能提高急性肾衰患者的生存率。皮下隧道-带扣深静脉置管目前主要应用于慢性肾病患者，由于 AKI 患者肾脏替代治疗时间难以估计，故其在 AKI 中的应用价值还有待进一步的研究。

二、导　管　材　料

导管材料的材质及设计决定导管与血液的相容性，与置管留管过程中血管内皮损伤、血栓形成等并发症的发生息息相关。目前应用的导管材料包括聚四氟乙烯、聚氯乙烯、聚乙烯、聚氨酯、硅胶等，这些导管表面光滑，生物相容性好，血栓形成风险小，但最常用的是聚氨酯和硅胶导管。近年来，为预防导管相关性血源性感染的发生，抗生素包被的血滤导管已逐步在肾脏替代治疗的患者中得到应用。

1. 聚氨酯管　聚氨酯管在常温下是一种硬度较大的导管，操作简单，易穿刺入血管，但容易损伤内皮，有导致血栓形成的风险，但是当导管进入血液后在体温的作用下会变得非常柔软，是紧急情况下短期肾脏替代治疗（1～2周）的理想选择。

2. 硅胶管　与聚氨酯管相比，硅胶管更加柔软，对血管内皮损伤小，且可以留置到心房，无穿破心房的危险，可保证足够的血流量，并降低再循环率，可用于肾脏替代治疗时间较长的患者，有时也用于维持性血透的患者。但由于导管太柔软而经皮穿刺置入困难，往往需要手术置入，故不适用于紧急情况。

3. 抗生素包被的血滤导管　在前两者的基础上，又衍生出抗生素包被的血滤导管。目前在临床应用的抗生素包被导管主要有两种：包被氯己定和磺胺嘧啶银的血滤导管以及包被米诺环素和利福平的血滤导管。研究发现，此类导管的应用可明显减少导管相关性血源性感染的发生率和减少导管感染相关医疗费用。但同时，抗生素包被血滤管的应用也增加了耐药及二重感染的发生率，而且价格昂贵，故该导管主要用于血管通路有限且易发生导管相关性血行感染的患者。

三、导管的设计

良好的血管通路需要保证充足的血流量，而血流量=压力/阻力。体外循环对血流的阻力=导管长度×黏滞系数/管腔直径^4×K，可见阻力与导管长度成正比，与管腔直径成反比，因此，通过设置不同的导管长度及管腔直径就可在不同的压力下调节血流量的大小。目前临床多为双腔血滤导管，常规双腔导管的管腔设计特点及其在测试血流量 450ml/min 时动静脉端压力见表55-2-1。

表 55-2-1　双腔导管的管腔设计及血流特征

腔内型状	直径×长度 F×mm	动脉压 mmHg	静脉压 mmHg
传统双 D	12×200	−190	+130
同轴双 O	14×200	−230	+170
猪鼻子双圆	11×200	−190	+160
肾形/椭圆形	13×200	−160	+140

导管的长度及体外部分的设计因置管部位不同而有所差异。用于股静脉置管的导管较长（约 20cm），且体外部分设计为直型，用于颈内静脉置管的导管较短，且体外部分为弯型（图 55-2-1）。不同双腔血滤导管开口方式亦多种多样，一般动脉腔为侧孔，静脉腔开口在导管尖端，两者间有一定的距离，与导管血流的再循环率有关。常见导管的开口方式见图 55-2-2。

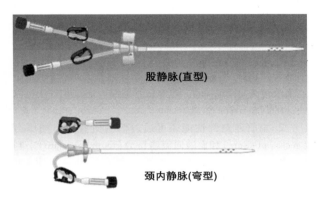

图 55-2-1 不同置管部位导管的设计

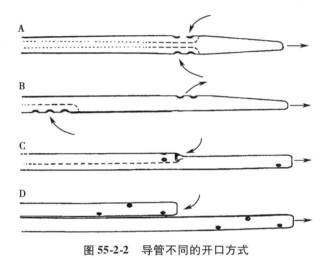

图 55-2-2 导管不同的开口方式

四、导管的置入

1. **置管部位的选择** 肾脏替代治疗置管部位常选择股静脉、颈内静脉和锁骨下静脉,以上三者均能达到预计的血流量,但具体部位的选择主要取决于患者特点、各部位导管置入的特点、操作者经验及导管置入的固有并发症,包括血栓形成、感染、置管并发症及导管功能障碍,三个置管部位各有利弊(表 55-2-2)。2011 年指南推荐避免使用锁骨下静脉在急性或慢性肾衰时进行肾脏替代治疗,以减少锁骨下静脉狭窄。考虑 ICU 重症患者常需呼吸支持,开放气道患者多,颈内静脉感染风险增加,且颈内静脉及锁骨下静脉常需进行血流动力学监测,故股静脉置管进行肾脏替代治疗对 ICU 的重症患者更加适用,且 ICU 患者大多卧床,导管局部护理方便,并不增加感染风险。

2. **置管深度及位置确认** 导管尖端的应位于大静脉内,颈内、锁骨下静脉置管理想位置在上腔静脉与右心房交界上方 1~2cm,股静脉置管尖端如能达到下腔静脉,可以明显减少再循环率。置管的深度可根据患者体型估计,一般右侧颈内静脉置管深度为 12~15cm,左侧颈内静脉或锁骨下静脉置管深度为 15~20cm,股静脉置管深度为 19~24cm。研究显示,即使是操作熟练的医师置管也有一定的导管异位发生率,因此,导管置入后其尖端位置需要经过 X 线摄片确认。

3. **置管方法** 目前临床上最常用的中心静脉置管方式是 Seldinger 技术,该技术是 Seldinger 在 1953 年动脉造影时通过置入导丝而经皮插入导管的方法。随后,人们将此技术用于动静脉置管,建立血管通路,并随着技术的发展,由于其操作简单易行,患者痛苦小,并发症少,Seldinger 中心静脉导管置入法在临床上的应用也越来越广泛。

表 55-2-2 各置管部位优缺点比较

置管部位	优 点	缺 点
颈内静脉	①简单易置入 ②导管功能障碍及再循环率低(与股静脉相比) ③感染发生率低(气管切开患者除外)	①患者舒适度差(与锁骨下静脉相比) ②不易固定(与锁骨下静脉相比)
锁骨下静脉	①舒适 ②易固定	①置管技术要求高 ②凝血功能异常者禁忌 ③容易发生气胸、血胸等并发症 ④锁骨下静脉狭窄和血栓形成风险高
股静脉	①置管技术要求低 ②易固定 ③中心静脉狭窄发生率低 ④与颈内静脉相比,ICU 患者股静脉置管不增加感染风险	①活动受限 ②感染及血栓形成风险高(与锁骨下静脉置管相比) ③肥胖患者感染风险增加 ④导管功能障碍及再循环率较颈内静脉置管高

然而对于存在血管位置或形态变异、儿童及穿刺难度高的成年患者,Seldinger 导管置入法成功率大大降低,且增加并发症的发生风险。随着血管超声技术的进步,超声引导下的中心静脉置管技术得到了快速发展。它不仅可以在直视下发现中心静脉的位置、形态结构异常,使穿刺更加安全可靠;还可减少试穿次数及相关并发症的风险,但需要操作者有娴熟的超声技术操作经验。超声引导下的中心静脉置管技术可能是今后发展的方向。

4. 置管即刻并发症

（1）出血/血肿：主要是由误穿动脉引起，误穿颈动脉出血可压迫止血，但可能导致一些少见但严重并发症（如气道梗阻、动脉夹层、动静脉瘘、脑血管意外等）；若误穿锁骨下动脉则不能直接压迫止血，对于凝血功能障碍者可能致命性大出血，但一般不出现压迫气道或脑血管以外等并发症；误穿股动脉后一般可有效的压迫止血，严重并发症少见。

（2）气胸/血胸：见于锁骨下静脉置管及颈内静脉置管时，颈内静脉置管比锁骨下静脉置管气胸发生率低。该并发症的处理主要根据病情穿刺抽吸或胸腔闭式引流处理。

（3）导管异位：常见异位包括颈内静脉至腋静脉、颈内静脉至心房、锁骨下静脉至对侧锁骨下静脉、锁骨下静脉至颈内静脉。置管完毕后需拍摄胸片确定导管位置。

（4）其他：中心静脉置管即刻并发症还包括一过性心律失常、心脏传导阻滞、神经淋巴管损伤、气体栓塞、导管打结、瓣膜损伤、心脏穿孔、心脏压塞等，但较罕见。

5. 置管远期并发症　置管远期并发症主要包括导管功能障碍、导管相关血栓形成和血管狭窄及导管相关感染等。

（1）导管功能障碍：是指导管因不能提供充足的血流量而必须拔出导管。不同时期导致导管功能障碍的原因不同，在留置导管早期主要是由于机械因素如置管位置、打折、固定太紧所致，而晚期则常由导管内血栓形成、导管阻塞、导管外鞘或内鞘形成（纤维附着于导管内外）所引起。导管功能障碍的处理方法包括解除机械因素、拔除导管、抗纤溶药物的应用。抗纤溶药物仅在不能拔出导管的紧急情况下使用。

（2）导管相关血栓形成和血管狭窄：导管相关血栓发生率远比临床上观察到的多，Trottier 和 Rahn 的报道其发生率在 20% ~ 70%，与置管次数及留置导管时间成正相关，锁骨下静脉置管最易发生血管狭窄。导管相关血栓形成和血管狭窄临床表现多样，可无症状或表现为导管功能障碍、同侧肢体水肿、局部静脉曲张。根据置管史、临床表现结合血管造影和多普勒超声检查可以确诊。临床治疗主要根据患者情况，按照深静脉血栓的治疗原则进行处理，必要时拔除导管。

（3）导管相关感染：导管相关感染是留管过程中的常见并发症，包括出口皮肤感染、隧道感染、皮下囊感染、导管相关血行感染等。导管相关感染随着导管使用次数的增加及使用时间的延长而增加。不同部位置管其感染的发生率亦不相同，一般认为导管相关感染的机会股静脉>颈内静脉>锁骨下静脉。导管相关性血行感染的防治原则是防重于治，及时发现，及时处理。

五、血管通路的性能和监测

1. 目标血流量是反映血管通路的性能的主要指标。血流量取决于导管的顺应性、弹性、长度、直径及开口情况，同时导管尖端位置局部血流情况也是影响导管血流量的重要因素。上下腔静脉的血流分别可达到回心血量的

35% 和 40%，双侧颈内静脉、股静脉血流量均可达回心血量的 25%，而双侧锁骨下静脉血流量仅为回心血量的 10% 左右。一般双腔导管能满足 150 ~ 250ml/min。临床上可采取简易的方法来判断导管血流量：即使用 20ml 注射器连接动脉腔，如注射器在 6 秒钟内被充满，则相当于血液流速为 200ml/min。建立血管通路后通过此方法可以快速的判断导管的性能。

2. 血管通路的性能还可通过监测血液输出端压力（access pressure）和血液回流端压力（return pressure）来判断，在保持稳定的血流量的条件下，两个压力一般保持恒定，静脉回流端压力突然升高，提示患者静脉端回流障碍，当输出端压力绝对值突然升高，提示动脉端引血阻力增加。当导管打折时可能出现当两个压力同时升高。当导管压力突然变化时应仔细鉴别原因并及时处理。

3. 导管的再循环率是反映血管通路性能的另一指标。双腔导管静脉部分血流会再回流至动脉称为再循环，再循环可以使肾脏替代治疗效率下降。再循环率可以通过以下公式进行计算：

$$R\% = (P-A)/(P-V)$$

其中 R%：再循环率；P：外周静脉溶质浓度；A：动脉导管溶质浓度；V：静脉导管溶质浓度，同时测定肌酐、尿素氮浓度。

再循环率的发生不仅与管腔开口有关，还与血流量、置管位置、置管深度有关。再循环率随血流量的增加而升高；股静脉置管（特别是置管深度小时）比颈内静脉和锁骨下静脉再循环率高，尤其当置管深度浅（<15cm）导管尖端位于髂外静脉内时，再循环率可高达 20% 以上。将双腔管动静脉端倒接再循环率明显增加（可达到 20% ~ 30%）。因此，双腔管动静脉端倒接是非常规操作，严重影响溶质的清除，双腔管动静脉端倒接对持续肾脏替代治疗的影响要低于间断肾脏替代治疗，仅用于持续肾脏替代治疗持续时间长，对单位时间溶质的清除效率要求不高时。在肾脏替代治疗的过程中应尽量降低再循环率的发生，避免降低溶质清除效率。

六、血管通路的管理

血管通路的管理是在保证充足血流量和透析效率的同时，又要尽量避免相关并发症的发生，尤其是导管相关感染等并发症的发生。首先在替代治疗过程中要随时关注血流量及监测压力的变化，及时解除机械梗阻等因素，同时保持充分的体内或体外抗凝可有效预防血栓的发生，减少对滤器的损害及减少梗阻的发生。

导管相关感染并发症的预防包括置管中及置管后的处理。在置管过程中严格按照无菌原则进行操作，包括手卫生，最大限度的消毒和无菌屏障，穿戴好口罩、帽子、消毒隔离衣、消毒手套，大的无菌单，氯己定局部杀菌消毒。在留管过程中也要注意导管相关感染的防护，如穿刺点的护理，如手卫生、局部潮湿或有污染需随时更换贴膜、局部用氯己定消毒、避免使用抗生素软膏或用抗生素封管等。尽量限制导管的开放及使用次数，仅在肾脏替代治疗

时使用管路,不推荐常规定期更换导管,如果不需要导管应及时拔出。在以上预防措施的基础上,总结出预防导管相关感染并发症的集束预防措施:①手卫生;②更严格的无菌操作;③氯己定皮肤消毒;④每天评估插管必要性,去除不必要的导管。以期有利于减少导管相关性感染并发症的发生。

(邱海波 杨毅)

第三节 滤器选择

一、滤膜的分类

滤器主要由支撑结构和滤膜组成,决定滤器性能最重要的部件是滤膜。临床上早期用于维持性血透的透析膜是由天然棉花制成的纤维素膜,系生物不相容性生物膜,能激活补体系统、白细胞、血小板和内皮细胞,诱发"氧化应激"和"炎症应激"。而现在常用的血液滤过器(简称滤器)的滤膜通常是通过化学方法合成,对纤维素膜的羟基进行修饰,使其生物相容性改善,同时合成膜的孔径增大,对水的通透性增加,对中大分子溶质的清除率更高。

根据膜的材料性能分为未修饰纤维素膜、修饰纤维素膜和合成膜三大类型。各种膜的孔径大小也不同,通常将大孔径膜称为高通量膜,小孔径膜称为低通量膜。目前市场上常用的膜有下列五类:

1. 未修饰纤维素膜(低通量) 铜仿膜、双醋酸纤维素膜、尼龙铜胺膜。
2. 修饰纤维素膜(低通量) 血仿膜。
3. 合成膜(低通量) 聚砜膜、聚碳酸酯膜。
4. 修饰纤维素膜(高通量) 三醋酸纤维素膜。
5. 合成膜(高通量) 聚砜膜、聚酰胺膜、聚丙烯腈膜、聚甲基丙烯酸甲酯膜(polymethylmethacrylate,PMMA)。

二、滤膜的特点

滤过膜是用高分子聚合材料制成的非对称膜,即由微孔基础结构所支持的超薄膜,膜上各孔径大小和长度都相等。未修饰纤维素膜的价格低廉,但通量低、生物相容性较差;经修饰纤维素膜生物相容性略有改善。合成膜具有高通量、超滤系数高、生物相容性良好的优点,成为目前重症患者 CRRT 治疗中应用最多的膜材料。评估膜的性能主要包括以下几点:

1. 超滤系数 指每小时在每毫米汞柱跨膜压力下,液体通过透析膜的毫升数,反映膜对水的清除能力,其大小决定脱水量,是衡量透析膜通透性的一个指标,单位为 ml/(h·mmHg)。一般高通量膜的超滤系数≥20ml/(h·mmHg),常规的 CVVH 超滤率需达到 25～35ml/(kg·min),高流量血液滤过的超滤率则需 35～50ml/(kg·min),因此用于 CRRT 的滤器要求超滤系数应>30ml/(h·mmHg),才能达到足够的超滤率。

2. 通透性 膜的通透性是评估膜的性能最重要的指标,通常用溶质的清除率来表示,它是评价滤器对溶质的清除能力。单位面积清除率是单位面积的质量转运系数,

它反映最大血流条件下,得到的最大清除率。高通量的合成膜孔径大,允许分子量在 30～50kD 的分子通过,有助于清除中大分子溶质的清除。一般高通量透析膜要求尿素清除率>200ml/min,β_2-微球蛋白清除率>40ml/min。

为增加溶质的清除,尤其是大分子物质的清除,目前已有高截留分子量膜上市,其截留分子量可达60～100kD。

3. 生物相容性 生物相容性泛指血液与生物膜接触后发生的一切不良反应。非生物相容性膜容易活化补体系统,产生过敏毒素 C3a、C4a 和 C5a,以及调理素 iC3b 和膜攻击复合物,C5a 可诱导白细胞活化,诱发"氧化应激"和"炎症应激",加重炎症反应。通常合成膜的生物相容性好,对补体系统、白细胞和血小板的活化作用弱,而且合成膜的吸附作用较强,活化产生的一些过敏毒素、细胞因子也能及时被膜吸附。

4. 吸附功能 未修饰纤维素膜表面有丰富的羟基团,亲水性好而蛋白吸附差,对纤维素进行修饰后,随着膜的疏水性增加,吸附能力也增加。大多数的合成膜材料由高度疏水性物质组成,具有吸附蛋白的功能,大分子物质,如肿瘤坏死因子 α(tumor necrosis factor-α,TNF-α)三聚体、多肽、白细胞介素-6(interleukin-6,IL-6)和 β_2-微球蛋白等的清除主要靠吸附清除。合成膜的吸附能力也不完全一致,聚甲基丙烯酸甲酯膜和聚丙烯腈膜的吸附能力最强,聚酰胺膜和聚砜膜次之,铜仿膜吸附能力最差。合成膜的吸附功能不仅对炎症介质和细胞因子的吸附清除增加,改善了机体的过度炎症反应,而且改善生物相容性。如聚丙烯腈膜是被聚乙烯亚胺基所修饰后的新型生物膜,聚乙烯亚胺基降低了膜表面的电负性,但膜内部的电负性不受影响,因此对补体成分的吸附清除增加,改善了生物相容性。

因为膜的面积有限,所以膜的吸附能力有饱和性,要增加吸附清除需定时更换滤器。

5. 对凝血功能的影响 滤膜与血液接触后可激活ⅩⅡ因子产生ⅩⅡa 因子,启动内源性凝血途径,最终纤维蛋白原变成纤维蛋白,沉积于滤膜的表面,同时血小板被活化,聚集黏附在滤膜表面,加重了凝血反应。如铜仿膜这样的非生物相容性膜容易引起内皮细胞损伤和血小板活化。与纤维素膜相比,合成膜对内皮细胞损伤和血小板活化明显降低,因此对凝血功能的影响也相对较小。将某些具有抗凝作用的物质固化在透析膜材料上,可抑制血液凝固,提高膜的生物相容性,还可降低肝素用量,并有可能实现无肝素化透析。研究结果显示:将肝素聚合在聚丙烯腈-聚乙烯亚胺膜上,透析效果良好,并可减少透析期间的过敏反应;固化壳聚糖和肝素共价物的聚丙烯腈透析膜也显示了良好的血液相容性,并可抑制铜绿假单胞菌的活性,降低了细胞毒性反应。将肝素共价结合到聚醚砜表面,既保持了聚醚砜的力学性能,又能提高透析膜的抗凝血性能。

综上所述,理想的滤器应当具有以下几个特性:①无毒、无致热原、物理性能高度稳定;②高通量,截留分子量明确,使代谢产物(包括中分子物质)顺利通过,而大分子物质如蛋白质等仍留在血液内;③高超滤系数;④生物相

容性好;⑤对凝血功能影响小。

三、滤器的选择

CRRT 是所有连续、缓慢清除水分和溶质治疗方式的总称。CRRT 的治疗目的已不仅仅局限于替代功能受损的肾脏,近来更扩展到常见危重疾病的急救,成为各种危重病救治中最重要的支持措施之一,与机械通气和全胃肠外营养地位同样重要。中华人民共和国卫生部 2010 年颁发的《血液净化标准操作规程》推荐 CRRT 时要求使用高通量透析器或滤器:具有高水分通透性和高溶质滤过率,有足够的超滤系数通常 ≥50ml/(h·mmHg),以保证中小分子毒素被有效清除,同时根据患者体表面积选择滤器的膜面积。

膜材料、膜面积影响膜的清除能力。合成膜较天然膜清除能力强,在相同膜材料,膜通透性的条件下,膜面积越大,溶质清除越多。Hirayama 通过一个体外试验比较了不同的滤膜材料和滤膜面积对 IL-6 的清除能力,结果发现采用 PMMA 滤器滤出液中可检测到 IL-6,采用三醋酸纤维素膜和聚砜膜滤膜通过对流清除 IL-6 较 PMMA 滤膜清除的明显增加,但比较吸附清除 IL-6 能力,大面积的 PMMA 滤器显示了很好的清除能力。另有研究表明修饰的三乙酸纤维素膜与标准的合成膜滤器相比,具有相当的筛选系数和小分子溶质的清除率,而且价格便宜,是急性肾衰竭患者合适的选择。

通透性是滤器性能的重要指标之一。同样采用聚酰胺膜滤膜,通透性高、滤过面积小的滤器(P2SH,面积 0.6m²,分子截留点 60kD)与通透性低而滤过面积大的滤器(Polyflux11S,面积 1.1m²,分子截留点 30kD)相比,前者更能有效清除炎症介质,显著恢复脓毒症患者外周血单核细胞增殖;高通透性滤器还可显著降低感染性休克患者去甲肾上腺素的用量,其作用与高通透性滤器清除循环 IL-6 和 IL-1 受体拮抗物的效率明显高于低通透性滤器有关,但研究发现高通量滤器(P2SH)对 TNF-α 三聚体(分子质量为 51kD)的清除率仍不理想。

近年来,脓毒症、MODS 应用 CRRT 治疗越来越广泛,因为 CRRT 不仅能控制氮质血症、维持水、电解质和酸碱平衡,而且能通过清除炎性介质来恢复失衡的免疫内稳状态。许多研究表明 CRRT 除通过对流清除细胞因子、补体成分等,合成膜的吸附作用也是 CRRT 清除细胞因子的机制之一。有研究发现经 CVVH 治疗后患者血浆中的 TNF-α、IL-6 水平下降,超滤液中有较高浓度的 IL-6,但超滤液中未发现 TNF-α,说明 IL-6 可能通过对流清除,而 TNF-α 可能通过吸附的方式清除。体外研究中用 1% 白蛋白溶液作为置换夜,发现各种膜对 TNF 和白细胞介素-1(interleukin-1,IL-1)的筛选系数比预计的要高,因为其与膜的结合力高达 32%。Matsuda 对 51 例伴发肾衰竭的 ARDS 患者分成两组,一组采用具有吸附功能的 PMMA 滤器行持续血液透析滤过(continuous hemodiafiltration,CHDF),另一组采用间断血液透析(intermittent hemodialysis,IHD)和单纯超滤作为对照组,结果显示在 PMMA-CHDF 组在治疗 3 天后血 IL-6、白细胞介素-8(interleukin-8,IL-8)水平明

显下降,呼吸指数改善,28 天生存率较对照组明显增高(68.8% vs 36.8%),表明采用具有吸附功能的 PMMA 滤器行 CHDF 来清除细胞因子是 ARDS 治疗的一种新的治疗方式。

不同的合成膜的吸附能力也不完全一致,PMMA 和聚丙烯腈膜的吸附能力最强。但 Matsudak 比较了不同的膜治疗由脓毒症引起的 AKI 患者,发现 PMMA-CHDF 在治疗 24 小时后尿量明显增多,而聚丙烯腈膜组则尿量无改变,Sakamoto 对感染性休克的患者在多黏菌素 B 的内毒素吸附柱进行血液灌流治疗后分别采用 PMMA 膜和聚丙烯腈膜的滤器进行序贯治疗,结果发现两组患者虽然急性生理和慢性健康(Acute Physiology and Chronic Health Evaluation,APACHE)评分和序贯器官衰竭评分(sequential organ failure assessment,SOFA)评分没有差异,但 PMMA 组血清纤溶酶原激活物抑制物-1、蛋白 C 和 IL-6 水平明显改善。Nakamura 采用 PMMA-CHDF 方法治疗严重感染、感染性休克患者,发现 PMMA 滤器有很好的吸附能力,不仅有效地清除促炎性介质如 TNF-α、IL-6、IL-8,也能有效地清除抗炎性介质如 IL-10,从而改善免疫麻痹状态。Abe 发现采用 PMMA-CHDF 治疗腹腔高压的重症急性胰腺炎患者,24 小时后腹内压明显下降,而且腹内压的下降与血清 IL-6 的下降呈正相关,PMMA-CHDF 通过清除炎性介质,改善了血管高通透性,减轻了间质水肿,从而改善了腹腔高压。Hirasawa 研究发现 PMMA-CHDF 能够降低单核细胞位点抗原的表达,恢复延迟的中性粒细胞凋亡。

滤器的吸附作用在一定时间内可到达饱和。一项使用聚丙烯腈膜滤器的研究显示,每 3 小时更换血滤器可提高细胞因子清除率并显著减少去甲肾上腺素用量;另 2 项使用 PMMA 膜滤器的研究也发现每 24 小时更换一次滤器可以显著降低感染性休克患者血中炎症介质水平,并改善临床表现。所以感染性休克患者接受 RRT 时应当定期更换血滤器以增加细胞因子的清除。更换滤器的另外一个原因是治疗过程中滤器中可发生微血栓形成而降低效率。

血小板减少是重症患者接受 CRRT 治疗的一个常见并发症,不同的滤器对血小板减少的影响也不同。Liu 将 96 位伴血小板减少的需接受 CVVH 治疗的 AKI 患者随机分成四组,分别为接受低分子肝素的聚砜膜滤器组和三醋酸纤维素膜滤器组,无肝素的聚砜膜滤器组和三醋酸纤维素膜滤器组,结果发现三醋酸纤维素膜滤器的两组不管是否抗凝均没有发现血小板数目的下降和血小板活化的增加,但聚砜膜滤器的无抗凝组出现血小板数目明显下降,同时血小板活化明显加强,提示三醋酸纤维素膜对血小板数量的影响比聚砜膜小,且经济,可作为急性肾衰竭合并血小板减少患者血液滤过治疗的较好选择。

随着科学技术的不断发展,近年来不断有新的滤器问世。新滤器主要有两大特点:其一是高截留分子滤器,其滤过膜孔径更大,截留分子量更大,能有效清除炎性介质;其二是新颖的膜材料,减少了血栓的形成和蛋白的吸附,延长了滤器的寿命。

高截留分子滤器的膜孔径大概 0.1μm,截留分子量在 45~100kD。如 P2SH 滤器,滤膜孔径为 10nm,膜的厚度为

$50\mu m$,纤维内径为 $215\mu m$ 对溶质的截留分子量为 60kD,用 P2SH 行 CRRT 治疗时,治疗前后血浆总蛋白和白蛋白无明显变化,对 IL-6 和 IL-1 受体拮抗物的筛过系数分别为 $0.65\sim0.92$ 和 $0.9\sim1.4$。另一种超高通量的滤器 P2SX,面积为 $1.27m^2$,膜的厚度为 $40\mu m$,纤维内径为 $200\mu m$,对溶质的截留分子量为 100kD,对 IL-6 的清除率为 $23\sim42ml/min$,TNF-α 清除率为 $15\sim28ml/min$,IL-1 受体拮抗物的清除率为 $25\sim54ml/min$,但治疗前后血浆白蛋白亦有下降。目前上市的高截留分子滤器有不同的材料制成,包括聚酰胺膜,聚砜膜,聚丙烯腈膜和三醋酸纤维素膜,由于采用了不同的膜材料,不同的肾替代模式,而且很多研究缺乏对照组,很难评估高截留分子滤器对预后的影响。对两个中心采用高截留分子滤器膜治疗脓毒症引起的急性肾衰竭的 4 个队列研究共 70 例患者进行荟萃分析,发现该滤器对 IL-6 的清除率为 $40ml/min$,IL-1 受体的清除率为 $42ml/min$,与对照组相比,高截留分子滤器治疗组 IL-6,IL-1 受体拮抗物及血管活性药物剂量明显下降。高截留分子滤器对细胞免疫的影响研究很有限,在一项体外研究中发现经高截留分子滤器的滤出液与正常志愿者的单核细胞一起培养发现正常志愿者的单核细胞增殖能力下降,作者推测这可能和高截留分子滤器清除了脓毒症患者部分能抑制单核细胞增殖的物质有关。

使用高截留分子滤器行 CRRT 治疗时,应考虑到由于膜的孔径增大,一些有益物质也会同时部分丢失,如白蛋白,凝血因子等,同时对药物的剂量,营养的补充也都需要做相应的调整。

日本最近开发的新型聚砜膜滤器,该滤器膜面积为 $1.3m^2$,膜的厚度为 $45\mu m$,纤维内径为 $200\mu m$,该膜是由聚砜膜和聚乙烯吡咯烷酮膜两种既含有疏水基团又含有亲水基团的一种混合物,疏水基团和亲水基团同时存在使得在滤器的表面能产生 $2\sim3nm$ 厚的薄水凝层,从而能减少血栓的形成和蛋白的吸附。研究发现该滤器对中小分子溶质(包括 β_2-微球蛋白)的筛系数接近 1.0,对白蛋白的筛系数接近 0。

不同滤膜是否对 AKI 患者预后的影响仍有争议。一项前瞻、随机的临床研究中,低通量聚砜膜、高通量聚砜膜和低通量三醋酸纤维素膜三组的生存率和肾功能恢复并无显著性差异,多因素分析显示患者的生存率仅与疾病严重程度相关,与滤膜的特性无关。但更多研究表明滤膜的通透性和生物相容性是影响患者生存率和肾功能恢复与否的重要因素。如一项前瞻性随机对照研究表明用 PMMA 治疗脓毒症引起的 AKI 生存率为 84.6%,而用聚丙烯腈膜滤器治疗的生存率仅为 38.5%,两者有显著性差异。

总之,对重症患者行 CRRT 治疗时,尤其是行高容量血液滤过时,应选用高通透性、生物相容性好,并具有一定吸附作用,不激活补体系统,对凝血系统影响小的滤器,同时应该根据患者的体表面积、水肿情况选择合适膜面积的滤器。

(邱海波　杨毅)

第四节　肾脏替代治疗的模式与选择

肾脏替代治疗起源于血液透析。过去 30 年,伴随机械和电子技术进展,肾脏替代治疗模式也得以迅速发展。早期的肾脏替代治疗应用动静脉建立血液循环通路,20 世纪 80 年代末,单针双腔静脉留置导管和新一代血泵开发研制并应用于临床,肾脏替代治疗的模式发生了根本的转变,由原来的动-静脉治疗模式转变为静脉-静脉治疗模式。肾脏替代治疗方式也逐渐拓展,由最初的血液透析扩展为缓慢持续性超滤、持续静脉-静脉血液透析、持续静脉-静脉血液滤过、持续静脉-静脉血液滤过透析、腹膜透析、血浆置换、血液灌流及上述治疗方式的组合如血浆滤过吸附等。按照替代治疗持续时间分为间歇性和持续性肾脏替代治疗。按照治疗剂量可分为高流量和低流量肾脏替代治疗。

一、肾脏替代治疗模式的原理

缓慢持续性超滤(slow continuous ultrafiltration,SCUF):液体在压力梯度作用下通过半透膜的运动,称为超滤。当膜的一侧液面压力大于另一侧时,在膜的两侧产生流动压差,即跨膜压,使小分子溶质从压力高的一侧向压力低的一侧做跨膜移动,小分子溶质以原溶液相同浓度随水分子一起通过半透膜而被清除,大分子溶质保持不变(见文末彩图 55-4-1)。

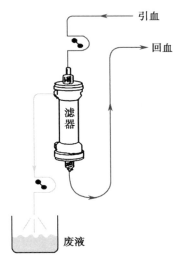

图 55-4-1　SCUF

持续静脉-静脉血液透析(continuous veno-venous hemodialysis,CVVHD)是根据膜平衡原理,将患者血液通过半透膜与含一定成分的透析液相接触,两侧可以透过半透膜的分子(如水、电解质和小分子物质)做跨膜移动,达到动态平衡,从而使血液中的代谢产物和过多的电解质透过半透膜弥散到透析液中,而透析液中的物质如碳酸氢根等也可弥散到血液中,从而清除有害物质。血液透析通过弥散清除溶质(见文末彩图 55-4-2)。

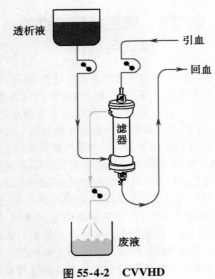

图 55-4-2　CVVHD

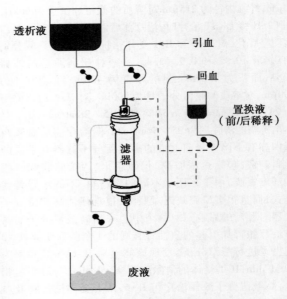

图 55-4-4　CVVHDF

持续静脉-静脉血液滤过（continuous veno-venous he-mofiltration,CVVH）通过血泵维持一定的血流量,将血液引入滤器,在跨膜压的作用下,液体从压力高的一侧通过半透膜向压力低的一侧移动,液体内的溶质也随之通过半透膜得以清除,通过输入置换液补充水分和电解质,并将已经净化的血液经静脉输回体内。其溶质清除原理为对流（见文末彩图 55-4-3）。

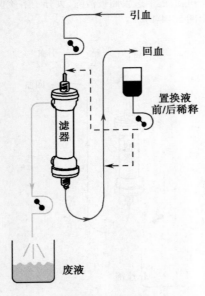

图 55-4-3　CVVH

持续静脉-静脉血液滤过透析（continuous veno-venous hemodiafiltration,CVVHDF）由于 CVVH 单位时间内对小分子有毒物质的清除较差,在此基础上又发展出 CVVHDF。CVVHDF 是在 CVVH 的基础上实施的滤过和透析,是通过滤器膜两侧的压力差及浓度梯度达到清除水分和溶质的目的,从而可以清除过多的水分,又能清除一定的氮质代谢产物,保持机体内环境的稳定（见文末彩图 55-4-4）。

腹膜透析（peritoneal dialysis,PD）:腹膜是具有透析功能的半透膜,具有良好的渗透和扩散作用,还有吸收和分泌功能。根据此原理,将透析液灌入腹腔,血浆中的小分子物质如浓度高于透析液,则弥散入透析液,而透析液中浓度高的物质则从透析液进入血浆和组织液,如透析液的渗透压高于血浆,血浆中过多的水分便渗透到透析液中。腹膜透析时,通过弥散进行溶质清除。

血浆置换（plasma exchange,PE）:主要用于排除体内的致病因子。通过离心或血浆分离器的方法,从全血中分离出血浆,以清除其中含有的致病因子,同时向体内补充等量新鲜血浆或其他替代品的治疗方法。该方法不但有利于清除血浆中的病理性物质,还有助于血浆因子功能的恢复。

血液灌流（hemoperfusion,HP）:是将患者的血液从体内引出进行体外循环,利用体外循环灌流器中吸附剂的吸附作用清除外源性和内源性毒物、药物以及代谢产物等,从而达到净化血液的目的。溶质被吸附到吸附材料的表面,与溶质和吸附材料的化学亲和力及吸附材料的吸附面积有关,而与溶质的浓度关系不大。吸附过程主要在吸附材料的小孔中进行。滤器膜对补体成分的吸附清除,可避免补体激活,改善组织的相容性,同时对炎症介质及细胞因子的吸附清除可改善机体的过度炎症反应。影响这种疗法的核心部分就是吸附材料,最常用的吸附材料是活性炭和树脂。

血浆滤过吸附（plasma filtration adsorption,PFA）:指先由血浆分离器分离出血浆,被吸附剂吸附后与血细胞混合,再经过第二个滤器的作用,清除多余的水分和小分子毒素。PFA 通常用树脂为吸附剂,清除炎症介质和细胞因子等中、大分子物质。

高流量血液滤过（high-volume hemofiltration,HVHF）:是近几年出现的新技术。HVHF 显著增加了置换液量及单位时间内经过滤器的血流量,使大、中分子炎症介质的吸附和对流清除相应显著增加,有利于控制炎症反应,阻止或逆转由此导致的临床症状。

二、肾脏替代治疗的模式选择

重症患者应采用何种肾脏替代治疗方法,目前没有统一的标准。持续肾脏替代治疗虽然没有显示患者最终的生存优势,但随着其设备广泛发展和重症患者病情日益复杂,已成为重症患者不可缺少的重要治疗手段之一。随着对持续缓慢低效透析(sustained low-efficiency dialysis,SLED)和延长的每日透析(extended daily dialysis,EDD)等新的治疗方式的应用和了解的深入,肾脏替代治疗在重症患者中的应用不断深入。由于缺乏推荐标准,重症患者肾脏替代疗法的模式选择主要依赖于患者病情、不同治疗模式的溶质清除机制、清除效率、清除强度和特点、各医疗机构现有的资源以及该机构的专长等。

1. 溶质清除的临床选择　肾脏替代治疗的溶质清除机制包括弥散、对流和吸附,不同情况下选择不同。

血液透析和血液滤过是目前临床上重症患者的主要肾脏替代治疗方式。血液透析通过弥散清除溶质,所采用的透析器膜的孔径较小,可清除血液中的小分子溶质如尿素氮、肌酐及尿酸,而对中大分子溶质如细胞因子等清除效果差。血液滤过主要是模拟正常肾小球的滤过功能,即主要是通过对流的方式来清除水与溶质。由于滤器的通透性较高,通常低于 40~50kD 的溶质可被滤出,因此,对中分子物质的清除优于血液透析。

临床治疗中需要纠正威胁生命的电解质和酸碱紊乱,如患者出现高钾血症时,应首选血液透析,以快速高效降低血钾。与血液透析相比,持续血液滤过具有血流动力学稳定、溶质清除率高、利于清除炎症介质、为重症患者的营养和液体治疗提供治疗空间等优势。如患者以容量负荷过高为主要表现,伴有血流动力学不稳定时,如采用血液透析治疗,在 3~4 小时内清除过多水分,则往往受到限制。然而,许多临床研究和荟萃分析的结果显示 CRRT 和血液透析的临床疗效、并发症、患者预后均无显著差异。近年来 Vinsonneau 等进行了前瞻性、多中心研究,纳入 360 例重症患者,随机进行血液透析或 CRRT 治疗,两组患者疾病严重程度和一般情况无显著差异。为保持血液透析过程中血流动力学稳定,应用高钠(150mmol/L)和低温透析液(35℃),透析频率为每 48 小时 1 次,每次透析时间 5.2 小时。结果显示两组患者治疗后平均尿素氮水平无差异,28 天、60 天、90 天生存率也无差异。提示维持患者血流动力学稳定、控制机体代谢水平方面,行血液透析能够取得与 CRRT 类似的临床疗效。但影响肾脏替代治疗和患者预后的因素众多,如肾脏替代的治疗剂量、开始治疗的时机、不同的膜材及营养支持强度等。故尽管目前的研究还不能得出明确的结论,但可以肯定的是,CRRT 更适用于血流动力学不稳定而不能耐受血液透析的患者,而血液透析对于血流动力学稳定、需要快速清除小分子溶质的患者更有优势,同时,血液透析的费用也低于 CRRT 治疗。

虽然腹膜透析治疗逐渐被相关的血液透析技术代替,但在发展中国家和贫穷国家,腹膜透析在肾脏替代治疗中仍然发挥一定作用。腹膜透析治疗的优点包括:设备和操作简单,安全易于实施;不需要建立血管通路和抗凝,特别适合于有出血倾向、手术后、创伤以及颅内出血的患者;血流动力学稳定,较少出现低血压以及血压波动对受损肾脏的进一步损害;有利于营养支持治疗。但腹膜透析也有其局限性,如要求腹膜完整、有发生腹膜炎的可能、导致蛋白质丢失及透析效率低等。

血液灌流是目前临床上一种非常有效的血液净化治疗手段,通过吸附作用清除血液中外源性和内源性毒物、药物以及代谢产物等,从而达到净化血液的目的,在临床上可用于急性药物和毒物中毒、肝性脑病、感染性疾病、系统性红斑狼疮、甲状腺危象等疾病的治疗。尤其在治疗药物和毒物中毒方面,占有非常重要的地位,是重症中毒患者首选的血液净化方法。在急性药物和毒物中毒时如出现以下情况应考虑血液灌流:血药浓度已达或超过致死剂量,药物和毒物有继续吸收可能,严重中毒导致呼吸衰竭、心力衰竭、低血压等,伴有严重肝、肾功能不全导致药物排泄功能降低者,能够产生代谢障碍和(或)延迟效应的毒物中毒(如甲醇、百草枯)。

2. 单纯与组合治疗的选择　肾脏替代治疗有多种模式,其溶质清除机制各不相同,多种模式优势互补。临床治疗中,常采用多种治疗模式的组合。例如,血液透析滤过是将血液滤过与透析相结合的治疗模式,是对流和弥散清除机制的组合。近来有研究显示与单纯对流清除相比,弥散结合对流有利于进一步改善患者的预后,但结论的推广仍需进一步论证。血液灌流常与血液透析、血浆置换和血液滤过联合应用,治疗急性药物和毒物中毒。目前,滤器的工艺和性能得到极大提高和改善,许多滤器膜增加了吸附性能,尤其是聚丙烯腈纤维(俗称腈纶)膜,在应用的最初 1~2 小时有利于细胞因子的吸附清除。联合应用肾脏替代治疗时,应给根据患者病情、治疗目的、药物和毒物类型合理选用。

3. 置换液前稀释和后稀释的选择　CVVH 和 CVVHDF 模式治疗时,根据置换液的补充途径不同可分为前或后稀释。将置换液在滤器前的管道中输入,即前稀释法。其优点是置换液可以降低血液黏滞度,从而使滤器内不易发生凝血,有利于保证液体流变学条件。但该方式置换液的使用量较大,置换液的输入稀释了可以进行对流或弥散的溶质浓度,结果滤出液中的溶质浓度低于血浆,结果溶质总转运量降低。后稀释法是指置换液在滤器后的管道中输入。此种方法可节省置换液的用量,滤过液中溶质的浓度几乎与血浆相同,但超滤时增加了滤器血液侧红细胞与蛋白质的浓度,易发生滤器内凝血,限制了超滤速率,降低实际超滤效率。尤其在红细胞比容>45% 时不宜采用。前后稀释各有优缺点,临床治疗中常两者结合应用,即混合稀释法,既保证目标超滤率,又不至于发生滤器内凝血。

Pedrini 等比较了前稀释、后稀释(置换液输入量均为 120ml/min)和混合稀释法(置换液输入量前后均为 60ml/min)的溶质清除效率。结果显示后稀释和混合稀释法时尿素氮和肌酐清除明显高于前稀释。后稀释时随着滤过分数的增加,跨膜压亦随之增加,滤器的瞬时清除率随时间延长而降低。混合稀释法能较好地保留滤器膜的水和溶质转运特点,与后稀释相比,不影响溶质清除效率。

4. 血液循环回路的选择　持续肾脏替代治疗最初采用动-静脉回路,依赖血压驱动血液进行体外循环。优点为回路建立方便,循环回路中血容量少。但具有其不可避免的缺点,包括动脉置管易于损伤动脉,导致出血或动脉粥样硬化性栓塞和肢体远端缺血;血流速无法控制,依赖于动脉置管所在血管腔的大小和患者血压等血流动力学状态,使溶质的有效清除受到极大限制。这一问题在血流动力学不稳定的危重病患者尤为突出,动脉血压低使得血液流量明显受限。故目前通常不使用动-静脉血液循环回路。

单针双腔静脉留置导管和血泵开发研制并应用于临床后,静脉-静脉血液回路成为临床治疗中常规采用的循环回路。双腔的静脉导管置入颈内静脉或股静脉等深静脉内,通过血泵产生血滤器前后的压力差,驱动血液流动,由于血泵提供恒定的血流量而不依赖于平均动脉压,能够保证较高的恒定的溶质和液体清除。静脉置管可避免动脉血管的损伤和出血等并发症。然而,使用泵驱动的体外回路,必须采用更为先进的仪器,包括压力监测器和空气泄漏探测器。随着超滤平衡控制机制的应用,现在的血滤机能够精确的调节超滤。目前,已形成专家共识,即在具备所需的设备和专业知识情况下,肾脏替代治疗应首选泵驱动的静-静脉血流回路。

（邱海波　杨毅）

第五节　肾脏替代治疗的剂量选择

肾脏替代治疗的剂量选择涉及治疗的频率、强度、效率及临床效应。如何合理制定肾脏替代治疗的剂量是目前研究和争议的重点。

一、肾脏替代治疗剂量的相关概念和计算

1. CRRT 的溶质清除率　血液净化的剂量和强度通常指溶质清除率。溶质清除率可以通过血液中被清除的溶质计算,也可以通过废液中溶质含量计算。经过滤过器后,血液中溶质的浓度通常明显降低,因而通过废液中溶质的含量进行计算的分析方法更为常用。计算公式为:

$$K = (Q_E C_E - Q_D C_D)/C_B$$

其中 K 表示溶质清除率,Q_D 和 Q_E 分别是单位时间内的透析液和废液量。C_B、C_D 和 C_E 分别是血液中、透析液和废液中溶质的浓度。由于超滤率(Q_{UF})等于单位时间内废液和透析液量的差值:

$$Q_{UF} = Q_E - Q_D$$

方程式 1 就可以变换成:

$$K = Q_D(C_E - C_D)/C_B + Q_{UF} C_E/C_B$$

方程中 $Q_D(C_E - C_D)/C_B$ 为无超滤时的清除率,近似于通过弥散对溶质的清除率。如透析液未清除血液中的溶质,即 $C_D = 0$,故可以简化为 $Q_D C_E/C_B$,反映血液中的溶质经透析清除后在透析液和血液中得以平衡。$Q_{UF} C_E/C_B$,是在透析液流量为 0($Q_D = 0$)情况下溶质清除率,近似于对流清除。

与传统的间歇性血液透析不同,透析液流速(Q_D)在持续性血液透析期间实质上低于血液流速(Q_B)。因此,小分子量溶质可能在血液和透析液之间达到完全平衡($C_E/C_B \sim 1$),特别是在透析液流速较低时。随着透析液流速的增加到一定程度时,才无法达到平衡,因此,此时透析液流速和小分子量溶质清除率之间产生近似线性的关系。相比之下,像 β_2 微球蛋白这种高分子量的溶质的清除率受到扩散的速率限制,较少依赖于透析液的流速。

2. CVVH 超滤率和筛过系数的概念和计算　CVVH 模式下通过超滤作用清除液体,超滤率指单位时间内通过超滤作用清除的血浆中的水分,单位通常为 ml/(kg·h)。随着液体清除,血液中的溶质随之通过对流作用清除,超滤率越高,溶质清除越多。同等量置换液,通过前稀释、后稀释或混合稀释输注,超滤率各不相同。

后稀释方式进行 CVVH 治疗时,单位时间内通过血滤器清除的液体全部来自于血浆,故超滤率的计算公式为:

滤出率 Q_{UF} =（每小时滤出液量）/患者体重

前稀释和混合方式进行 CVVH 治疗时,置换液和血液同时流经滤器进行超滤,故超滤清除的液体一部分来源于患者血浆,一部分来源于置换液,故超滤率的计算公式应为:

滤出率 Q_{UF} = A×（每小时滤出液量）/患者体重

其中 A = 流经滤器血浆流速/（流经滤器血浆流速+流经滤器的置换液流速）

通常血浆和置换液的流速单位为 ml/min。

从上述计算公式不难发现,同等条件下,等量的置换液采用后稀释治疗时超滤率高于前稀释治疗,前稀释超滤率降低的幅度取决于血液流速和置换液输入速率之间的关系。当血液流量和总废液流量保持不变时,增加前稀释置换液的输入速率将导致超滤率进一步减少。相反,增加血液流量将降低前稀释对超滤率的影响程度。但后稀释方式血液经滤器超滤后浓缩度高于前稀释,导致血液黏滞度增高明显,易于发生滤器内凝血,反而影响超滤效率,降低滤器寿命。而前稀释条件下,血液浓缩度相对较低,不易发生滤器内凝血。可见,前、后稀释优缺点互补,所以临床治疗中,常常采用混合稀释治疗,以减少滤器内凝血,并保证溶质清除效率。

上述公式真正反映的是液体的清除,间接代表溶质清除。而事实上,溶质清除还受其他因素如滤器膜的筛过系数等的影响。对筛过系数(C_E/C_B)接近 1 的小分子量溶质,在连续性血液滤过时溶质的清除率大约等于超滤率。对于中大分子量的溶质,如 β_2 微球蛋白,其实际清除率仍有争议,有研究显示其筛过系数随着超滤率的增加而增加,也有研究表明超滤率增加时其筛过系数不变甚至

降低。

总之，作为小分子溶质的清除，如尿素，维持性血液透析时可达平衡。在总废液流量相当时，小分子溶质清除率在连续性静脉血液透析和后稀释 CVVH 类似。虽然在前稀释 CVVH 时，超滤率和溶质清除率降低，但这种清除率的减少似乎被保护的滤器通畅性所抵消。因此，CRRT 的模式对小分子溶质的清除率影响不大。相比之下，与相当剂量的弥散相比，对流会更好的清除大分子量溶质。

二、CRRT 治疗剂量与临床疗效

CRRT 超滤率与溶质清除密切相关，一直以来，不断有研究探讨 CRRT 治疗剂量与临床疗效之的关系。早年有影响的报告来自 Ronco 等的单中心研究，该研究将 425 例进行后稀释 CVVH 治疗的急性肾损伤（AKI）的危重患者随机分为超滤率 20、35、或 45ml/（kg·h）组。患者 15 天的生存率在各组分别是 41%、57% 和 58%。低剂量组与后两组相比有显著差异（$P<0.001$），而后两组之间无差异。提示 AKI 合并多器官功能障碍的重症患者应尽早行 CRRT 治疗，在进行 CRRT 治疗时，超滤率至少应不低于 35ml/（kg·h）。

但该研究也有其局限性。首先资料来自单中心研究；其次，研究持续了 5 年（1994～1999），跨度较大，而在研究的后两年感染性休克的治疗进展明显，患者预后有明显改善；该研究无辅助治疗资料，患者预后的影响因素不明确。另外，严重感染和感染性休克患者较少（15%），低于 ICU 中平均发生率（50%～60%）。

随后有研究继续探讨 CRRT 治疗剂量对 AKI 的重症患者预后的影响。其中，Bouman 等观察了 CRRT 治疗时机和治疗剂量对重症患者预后的影响。入组患者 106 例，治疗剂量分别为后稀释 CVVH 3L/h［中位值 48ml/（kg·h）］与 1～1.5L/h［中位值 19ml/（kg·h）］，结果未观察到生存率的区别。早期高流量治疗剂量组的 28 天生存率为 74.3%，早期低流量组为 68.6%，而晚期低流量组为 75.0%（$P=0.80$）。Tolwani 等对 200 例入选患者采用不同治疗剂量的研究得出了类似的结果，两组患者的治疗剂量分别为 35ml/（kg·h）和 20ml/（kg·h），病死率分别为 49% 和 56%（$P=0.32$）。两项研究均未显示高治疗剂量的优势。

研究结果的争议推动着 CRRT 研究的不断进展。近年来美国退伍军人管理局和美国健康研究院，急性肾衰竭研究网（Acute Renal Failure Trial Network，ATN）组织了多中心、前瞻性、随机、平行对照研究，研究比较 CRRT 强化治疗与普通治疗的疗效，入选患者为 18 岁以上一个或一个以上非肾器官衰竭伴 AKI 需透析治疗患者。已接受 IHD 一次以上或缓慢低效透析（SLED）超过 24 小时者排除。肾脏替代治疗时间为 28 天或直至肾功能恢复。肾功能恢复的指标是尿量>30ml/h 时血肌酐自然下降，或收集 6 小时尿测尿肌酐清除率（creatinine clearance rate，CCr），CCr<12ml/min 继续肾脏替代治疗，CCr>20ml/min 时停止。

入选患者接受肾脏替代治疗的方案如下：血流动力学稳定者给予 IHD 治疗，血流动力学不稳定者接受 CVVHDF 或 SLED。如何选择由治疗医生决定。血流动力学稳定者出现血流动力学不稳定时改为 CVVHDF 或 SLED 治疗，血流动力学稳定后再改为 IHD。依据治疗强度患者分为两组，强化治疗组 IHD 或 SLED 每周 6 次，或者 CVVHDF 总治疗剂量为 35ml/（kg·h）；普通治疗组 IHD 或 SLED 每周 3 次，或者 CVVHDF 总治疗剂量为 20ml/（kg·h）。IHD 和 SLED 每次治疗的尿素清除指数是 1.2～1.4。

主要研究终点是 60 天病死率，次要终点为院内死亡和肾功能恢复（不需要连续透析治疗，最低 CCr 为 20ml/min，肾功能完全恢复为血肌酐水平低于基础值 44μmol/L 以下，部分恢复为高于基础值 44μmol/L 以上但不依赖于透析治疗）。

研究时间从 2003 年 11 月至 2007 年 7 月，采用三醋酸纤维素膜或合成膜。实际入选患者为 1124 例，加强治疗组患者 563 例，普通治疗组 561 例。两组患者年龄、性别、种族、AKI 前肌酐、AKI 病因、少尿患者、APACHE Ⅱ 评分、SOFA 评分等均无统计学差异。

强化治疗组肾脏替代治疗时间为（13.4±9.6）天，普通治疗组为（12.8±9.3）天；CVVHDF 强化治疗组医嘱剂量为（36.2±2.8）ml/（kg·h），普通治疗组为（21.5±4.3）ml/（kg·h），$P<0.001$。实际治疗剂量两组分别为（35.8±6.4）和（22.0±6.1）ml/（kg·h），$P<0.001$。主要终点 60 天死亡率强化治疗组为 53.6%，普通治疗组为 51.5%（优势比 1.09，95% CI 0.86～1.40，$P=0.47$）。次要终点 60 天院内死亡率强化治疗组为 51.2%，普通治疗组为 48%（$P=0.27$）；强化治疗组 28 天肾功能完全恢复者为 15.4%，部分恢复者为 8.9%，普通治疗组分别为 18.4% 和 9.0%，两组相比均无统计学差异。

ATN 研究表明，重症患者伴 AKI 增加肾脏替代治疗强度，与常用的常规治疗相比，并未改善患者的预后。两组患者死亡率、肾功能恢复情况、肾脏替代治疗的持续衰竭、肾外器官衰竭的情况两组间均无显著差异。研究结果与 Bouman 和 Tolwani 的研究一致。提示血流动力学稳定患者，增加 IHD 治疗达每周 3 次以上，尿素清除指数是 1.2～1.4，与普通治疗相比，未提高患者存活率；而血流动力学不稳定的患者增加 CRRT 剂量>20ml/（kg·h），也未改善患者预后。当然本研究仍有不足之处。如纳入研究的患者开始透析治疗的时间未标准化。部分患者来自退伍军人医院，男性患者所占比例较大。

Renal 研究是继 ATN 的研究之后极具影响的多中心、随机、开放、平行对照研究，研究对象为合并 AKI 的重症患者，共入选患者 1463 例，两组患者 CRRT 的治疗剂量分别为 33.4 和 22ml/（kg·h），研究观察两组患者 28 天病死率分别为 38.5% 和 36.9%，90 天病死率为 44.7%，两组患者均无差异。

多种因素可能导致研究结果的差异，Ronco 等用注入点方法将剂量反应部分和剂量依赖部分的联系分开，研究表明这个转折点在 35ml/（kg·h）左右，但是 Bouman、Tolwani、ATN 和 Renal 研究表明这个转折点在剂量<20ml/（kg·h）。研究人群的异质性、肾脏替代治疗的时机、实际

治疗剂量等是导致出现上述争议的重要原因。目前的研究仍未证实肾脏替代治疗剂量与 AKI 合并多器官功能障碍的重症患者预后存在相关性。

对于感染性休克患者，机体炎症反应失控是病情发生发展的根本机制，基于上述机制和 CRRT 对流清除溶质包括部分炎症介质的原理，CRRT 的治疗剂量成为临床和科研关注的焦点。理论上讲，高剂量的对流治疗可能患者从中获益。许多研究表明高流量的 CRRT 治疗能够明显改善感染性休克患者的血管张力、降低血管活性药的用量，使部分顽固性休克患者病情得以一定控制或逆转，提示 CRRT 高治疗剂量对感染性休克患者可能更为有效。但无论是早年 Ranco 的研究、随后开展的针对全身性感染患者的 II 期随机研究，并没证实高流量 CRRT 治疗能够显著改善患者预后。将 ATN 研究中全身性感染患者进行亚组分析，结果显示强化治疗组和普通治疗组患者的病死率分别为 57% 和 52.6%，将来自 Renal 研究全身性感染患者进行类似的亚组分析，显示两组患者病死率分别为 46.8% 和 51.2%，也无显著差异。全身性感染和感染性休克患者 CRRT 的治疗剂量尚无定论。对于全身性感染患者是否需要进一步提高治疗剂量来改善患者预后值得探讨。

IVOIRE(High Volume in Intensive Care)研究是近期完成的一项大规模前瞻性、随机对照的多中心临床研究。比较不同治疗剂量对感染性休克患者预后的影响。研究历时 5 年(2005 年 10 月～2010 年 10 月)，入选的 420 名感染性休克合并急性肾衰竭患者来自 3 个欧洲国家，18 个中心。入选患者感染性休克病程在 24 小时内，RIFLE 分级至少达到肾损伤标准，患者随机分为高治疗剂量组 [70ml/(kg·h)]和常规治疗剂量组[35ml/(kg·h)]，治疗持续 96 小时。观察的主要终点 28 天病死率两组患者分别为 37.88% 和 40.85%，90 天病死率分别为 56.06% 和 50.07%，两组均无差异。但 28 天和 90 天病死率均低于依据 APACHEII 评分和 SOFA 评分预估的病死率。观察的次要终点两组患者去甲肾上腺素用量，高治疗剂量组患者有减少趋势，但两组间未达统计学差异；高治疗剂量组肌酐清除显著高于常规剂量组，而氧合指数、出院率两组均无显著差异。

为客观全面评价治疗剂量的作用，本研究还观察了两组患者 CRRT 治疗期间血磷含量的变化，结果显示高治疗剂量组在治疗的 96 小时内血磷的含量始终显著低于常规治疗组。另外许多研究显示维生素 C 的清除随 CRRT 治疗剂量的增加而增加。上述两种物质含量的减少可能导致患者免疫功能降低、骨骼肌无力、脱机失败等副作用。

IVOIRE Study 研究结果表明，CRRT 高治疗剂量不能提高感染性休克合并急性肾衰患者的生存率；但与预计病死率相比，CRRT 治疗中患者病死率显著降低，提示高治疗剂量的临床安全性。尽管结果阴性，并不能由此得出治疗剂量与这类患者预后无相关的结论。一方面，可能 35ml/(kg·h)的治疗剂量已达高治疗剂量；另一方面，由于存在上述血磷和维生素 C 清除的增加，也可能合并抗菌药物等清除的增加，因而抵消高治疗剂量的临床疗效；再者，高治疗剂量可降低患者去甲肾上腺素用量，可能需要

对这类患者进一步分层研究，探讨其受益人群。

尽管不同研究存在争议，关于 CRRT 治疗剂量尚无定论。但较为明确的是，对于 AKI 患者至少应给予 20ml/(kg·h)的治疗剂量，而对于重症患者，治疗剂量至少应在 35ml/(kg·h)以上。重症患者 CRRT 的治疗量效关系、最佳治疗剂量仍需探讨和研究。

三、CRRT 与 IHD 的结合治疗

自 CRRT 在 1977 年被首次提出后，因其与 IHD 相比具有其独特的优势，在重症患者中得到广泛应用。

CRRT 为持续性超滤，血流速度较慢，对溶质的清除速度较慢，血浆晶体渗透压改变较小，细胞外液容量变化也较小；而 IHD 清除小分子溶质效率高，但由于短时间迅速清除，导致细胞外液晶体渗透压迅速降低，细胞外液向细胞内移动，结果导致细胞外液、特别是血管内容量降低，易导致循环波动。可见，从理论上讲，对于重症患者，尤其是血流动力学不稳定的患者，首选 CRRT 进行肾脏替代治疗。

许多临床研究和荟萃分析比较了 CRRT 与 IHD 的疗效。Bagshaw 等针对 9 项随机对照试验进行荟萃分析，结果也表明虽然 CRRT 治疗有利于血流动力学稳定、并能更有效进行容量控制，但 CRRT 与 IHD 治疗组患者在死亡率或肾功能恢复方面均没有差异。Mehta 等的研究将 166 例伴有 AKI 的危重病患者随机进行 IHD 或 CRRT 治疗，两组患者性别、APACHE II 评分和脏器衰竭数量等无显著差异，结果显示两组患者的生存率无统计学差异，但在肾功能完全康复的幸存者中更多人采用了 CRRT 治疗。总之目前的临床和实验研究仍不能得出关于两种模式效果优劣的明确结论。

IHD 与 CRRT 各有其治疗特点，而 CRRT 的突出优势为治疗期间患者血流动力学稳定性较好，在危重症患者、尤其血流动力学不稳定的患者治疗中具有其应用价值。两者结合可能有利于患者的治疗。

Saudan 等观察了透析与滤过相结合对 AKI 患者预后的影响。206 例患者随机分为 CVVH 和 CVVHDF 组，两组超滤率分别为(25±5)ml/(kg·h)和(24±6)ml/(kg·h)，CVVHDF 中透析剂量为(18±5)ml/(kg·h)，结果表明 28 天生存率 CVVH 组 39%，CVVHDF 组为 59%(P=0.03)，90 天生存率分别 34% 和 59%(P=0.0005)。但两组患者肾功能恢复无显著差异。提示增加小分子物质清除可能改善急性肾衰竭患者的预后。

（邱海波　杨毅）

第六节　CRRT 置换液及透析液的配制及调整

CRRT 滤液中溶质的浓度几乎与血浆相等，当超滤率为 10～20ml/min 时，需补充与细胞外液相似的液体，称"置换液"。CRRT 中透析液与置换液的要求及配置相同，因而以置换液来代表两者。置换液包括商品化及自行配置的液体。目前国内商品化置换液少，临床上多依据需要

自行配置。

一、置换液配置的无菌要求

CRRT 治疗时使用高通透性滤器,透析液可与血液直接接触,而置换液更是直接输入体内,因此均要求无菌。且随 CRRT 治疗剂量的增大,每日有大量液体进出。因此液体的细菌学质量是影响治疗安全的重要方面。

置换液的无菌包括两个方面:一是液体生产过程的无菌;二是置换液配置过程的无菌。常规透析中,对透析液的细菌学质量有严格要求,包括美国医疗仪器促进协会(the Association for the Advancement of Medical Instrumentation,AAMI)及欧洲透析移植协会都提出了透析液细菌及内毒素含量的标准,但目前 CRRT 置换液中细菌及内毒素含量的标准还未明确,多参考大输液生产的标准。临床上也缺乏对置换液质量进行监测的方法。一般商品置换液细菌学质量可能较自行配置液体好。但商品置换液在使用前还需进行配置,加入一些必要的成分,如钾、糖等,配置过程也会影响液体的无菌质量。国内部分医院采用自行配置的置换液进行治疗,这些置换液的质量则主要决定于配置过程的无菌技术。除了配置者严格按照无菌要求进行操作外,配置环境的洁净程度也影响到液体的质量。CRRT 治疗过程中患者一旦出现肌颤、畏寒等症状,须考虑到置换液所致热源反应。

二、置换液配置

在 CRRT 治疗过程中,必须连续的输入透析液和/或置换液,从而达到改善内环境、超滤水分和物质清除的目的。置换液电解质成分是影响 CRRT 治疗患者内环境的主要因素,为了避免内环境波动,置换液配方原则上要求与生理浓度相符(表 55-6-1)。

表 55-6-1　人血清主要电解质的正常值(mmol/L)

成分	血清浓度
Na^+	135 ~ 145
Cl^-	96 ~ 18
HCO_3^-	21 ~ 27
K^+	3.5 ~ 5.5
Ca^{2+}	2.1 ~ 2.6
Mg^{2+}	0.7 ~ 1.1
磷	1 ~ 1.5

1. **置换液缓冲系统的选择**　按照缓冲系统的不同分为:碳酸氢盐、柠檬酸盐、醋酸盐、乳酸盐四类置换液。

碳酸氢盐置换液:碳酸氢根离子是机体内最主要的缓冲剂,碳酸氢盐置换液最符合机体的生理状态,因此是最理想的置换液,急性肾衰竭合并多器官功能不全(multiple organ dysfunction syndrome,MODS)及高流量 CRRT 时应采用碳酸氢盐置换液,不宜用乳酸盐置换液。但在临床应用中应注意几个问题:商品化的碳酸氢盐置换液中碳酸氢钠溶液应贮存于特制的包装袋内以免挥发,临用前需将其和

其余部分混和,切不可单独输入其中一部分;碳酸氢根水平应高于间歇性血液透析使用的 32 ~ 34mmol/L,推荐量为 35mmol/L,以便更好地控制酸中毒;置换液中不含有磷酸盐,CRRT 时可清除磷酸盐,应注意及时补充。前瞻性随机对照研究发现,分别采用碳酸氢盐置换液及乳酸置换液进行 CRRT,碳酸氢盐置换液能更好地纠正酸中毒并减少心血管事件的发生。

柠檬酸盐置换液:柠檬酸根离子在体内参与三羧酸循环并转化为 3 个碳酸氢根离子,且柠檬酸盐具有抗凝作用。目前,许多研究表明,使用柠檬酸盐局部抗凝可以获得良好、安全的效果,但是完全使用柠檬酸盐作为缓冲液,可能导致或加重酸中毒,所以仍需要更多的研究。

醋酸盐置换液:醋酸根离子主要在肝脏和肌肉组织中转化为碳酸氢根离子,醋酸盐置换液具有稳定、可储存的优点,利于商品化生产。但是研究证明,醋酸盐置换液可导致低血压、心排指数降低等心血管事件的发生率增加,目前已经不推荐使用。

乳酸盐置换液:乳酸根离子主要在肝脏转化为碳酸氢根离子,乳酸盐同样具有稳定、可储存的优点,且 MietSchetz 等认为乳酸盐置换液与碳酸氢盐置换液在尿毒症症状的控制、血流动力学的稳定性、血乳酸盐的浓度、酸碱平衡、对机体代谢的影响及电解质的平衡等方面无显著性差异。

但需要注意的是,醋酸、乳酸及柠檬酸盐进入体内后需进行代谢才能变为生理性碱碳酸氢根,而这些物质在体内的利用并不完全,可能在体内会出现轻度蓄积,通常需提高置换液碱基浓度来弥补。如乳酸置换液中乳酸浓度一般为 40 ~ 42mmol/L。健康人体乳酸代谢速度很快,约为 100mmol/h,或 0.6mmol/(kg·h)。因此,采用乳酸置换液、流量 2 ~ 3L/h 时,患者一般耐受性较好。但高流量置换液治疗时,或患者有明显肝功能损害、循环衰竭及低氧血症等影响机体乳酸代谢的情况下,采用乳酸置换液可出现高乳酸血症及加重患者酸中毒。

2. **置换液中其他成分的配置**

(1)钠:置换液中钠离子浓度变化相对较小,与血浆钠浓度相近,在 135 ~ 145mmol/L 之间。在患者出现明显低钠血症或高钠血症时,置换液钠浓度也需进行适当调整,以减少血液与置换液钠浓度的差别,减缓血钠变化速度。如果自行配置置换液,可通过减少置换液中等渗盐水用量来降低置换液钠浓度;如果采用成品置换液,则可在置换液中加入适量灭菌注射用水来降低置换液钠浓度。反之,需提高置换液钠浓度则可通过加入适量 10% 氯化钠溶液的方法。

(2)钙:血浆中离子钙浓度约为 1.0 ~ 1.2mmol/L,因此置换液中钙浓度也应接近此浓度,需注意的是,一些特殊置换液中如碳酸氢盐、柠檬酸盐置换液中不能加入钙、镁离子,否则将导致结晶,故钙及镁离子常通过外周静脉通道补充。

(3)镁:置换液镁浓度建议为 0.7 ~ 1.1mmol/L。

(4)糖:由于临床危重患者本身即存在血糖升高及控制困难的情况,使用高糖置换液后更加重这种趋势。因

此,近年来置换液糖浓度要求降低。建议糖浓度为11mmol/L,此浓度略高于正常血糖水平,不至于引起患者血糖的明显升高。

(5)磷:多数置换液中不含磷,因此 CRRT 治疗时通常会导致低磷血症的出现。目前已有不少作者提出在置换液中加入磷。血浆磷浓度为1～1.5mmol/L,实际可滤过磷浓度为0.89～0.96mmol/L,相当部分血浆中磷与蛋白结合或形成复合物,无法通过滤器。因此,置换液磷浓度可设置在0.7～1.0mmol/L。

(6)其他物质:由于血浆中还存在大量可滤过物质,包括水溶性维生素、氨基酸、微量元素营养底物等,而置换液配方中并不含这些物质,因此行 CRRT 治疗必然会导致这些物质的丢失。临床医师在 CRRT 过程中可适当补充这些物质,以减少其可能带来的不良影响。对于低蛋白血症患者,可考虑补充一定量的白蛋白或新鲜血浆。另外有人提出,每2～4L滤液中,有2.7～3.0g 的氨基酸丢失,因此,在治疗结束前也可以适当补充氨基酸。

目前临床使用的置换液除了自行配置置换液外,还有一些商品置换液。国外商品置换液较多,包括乳酸盐及碳酸氢盐置换液,国内主要为乳酸盐置换液。部分单位使用 on-line 血滤机生产的置换液。常用置换液和(或)透析液配方见表55-6-2～表55-6-4。

表55-6-2　自行配置的 CRRT 置换液体简易配方

	配方1 NS 2000ml 5% GS 500ml NaHCO$_3$ 125ml	配方2 NS 2000ml 5% GS 500ml NaHCO$_3$ 200ml	配方3 NS 2000ml 5% GS 500ml NaHCO$_3$ 250ml	配方4 NS 3000ml 5% GS 750ml NaHCO$_3$ 200ml
Na$^+$(mmol/L)	146	158	166	147
Cl$^-$(mmol/L)	117	114	112	117
HCO$_3^-$(mmol/L)	27	44	54	30
K$^+$(mmol/L)	0.5	0.5	0.5	0.33
Mg^{2+}(mmol/L)	0.8	0.8	0.8	0.5

注:表中钾离子浓度指每1ml 10%氯化钾加入置换液后钾离子的浓度;镁离子浓度指每1ml 25%硫酸镁加入置换液后镁离子浓度

表55-6-3　常用乳酸盐置换液和(或)透析液配方(mmol/L)

	Baxter	Filtrasol	Lactasol	Baxter UK
Na$^+$	140	140	140	140
K$^+$	1	0	0	0
Ca^{2+}	1.6	1.6	1.45	1.50
Mg^{2+}	0.80	0.75	0.75	0.75
Cl$^-$	100	100	105	110
HCO$_3^-$	0	0	0	0
乳酸	46	45	40	35
糖	10.8	0	0	0

表55-6-4　常用碳酸氢盐置换液配方(mmol/L)

	Prismate	Accusol	Duosol
Na$^+$	140	140	110
Ca^{2+}	1.75	1.75	1.75
Mg^{2+}	0.5	0.5	0.5

续表

	Prismate	Accusol	Duosol
Cl$^-$	109.5	109.5	109.5
HCO$_3^-$	32	35	35
乳酸	3	0	0
总体积	5000	2500	2500

三、置换液的调整

上文所述置换液配方中各种电解质浓度相对固定。置换液中电解质浓度也可针对不同患者进行调整,以达到个体化配方,这也是 CRRT 的优势。

钾离子是置换液中变化最大,调整最频繁的电解质,因此大多数成品置换液中不含钾,治疗时需根据患者血钾的变化加入不同剂量。对于高钾血症患者,可通过降低置换液或透析液钾浓度,甚至无钾置换液或透析液来降低血钾。严重高钾血症行 CRRT 治疗患者,宜选择透析模式,即 CVVHD 或 CVVHDF,同时可选择最大透析液流速,以最大限度及最快速度清除过多的钾。需注意的是,采用无钾透析液或置换液治疗时,需密切监测(每 2 小时测血钾一次),以避免出现低钾血症。CRRT 治疗患者出现低钾血症,可通过提高置换液钾浓度来纠正。一般浓度 ≤5.5mmol/L,比较安全。

钠离子浓度一般不需调整,但严重高钠或低钠血症时例外。血钠>160mmol/L 时,或同时合并高糖血症,导致血渗透压异常升高患者,血渗透压的纠正需缓慢。如果血渗透压的下降过快,细胞内溶质来不及向细胞外转移,最终出现细胞内外渗透压的梯度差,水分向细胞内转移,出现细胞水肿,特别是脑细胞的水肿,症状与急性低钠血症类似。一般认为,单纯由于血钠升高导致的高渗状态,血钠下降的最大速度为 0.5～0.7mmol/(L·h)或每日血钠的下降不超过原值的 10%。此时需升高置换液中钠的浓度,避免血钠降低过快。血钠<120mmol/L 时,需降低置换液的钠浓度,以免血钠升高过快。CRRT 治疗低钠血症最大优点在于血钠的上升是持续、缓慢且按计划进行的,此外还同时纠正了患者合并的其他内环境紊乱。

有时置换液碱基浓度也需进行相应调整。严重酸中毒患者,可提高置换液中碱基浓度,以促进酸中毒的纠正。碱中毒患者可降低置换液碱基浓度,以清除血清中过多的碱基。由于配置时减少碱基量会降低钠离子浓度,因而需相应加入 10% 氯化钠来补充。

总之,置换液的配置要个体化,定期监测患者的血气分析,电解质,根据病情作出相应的调整。

(邱海波　杨毅)

第七节　抗凝选择原则

目前 RRT 已被广泛用于急性肾衰竭(acute renal fail-ure,ARF)和 MODS 的治疗。与间歇性血液透析相比,CRRT 可缓慢、平稳的清除过多的水分和溶质,在重症医学科的临床应用更加广泛。由于存在长时间的体外循环通路,在 CRRT 过程中体外循环的抗凝非常重要。充分合理的抗凝可以防止滤器凝血,维持滤器功能,保证滤过效率和溶质清除效率,维持体外循环的开放,减少滤器凝血产生的血液丢失,减少医护人员劳动,甚至可减轻医护人员由于反复更换滤器导致 CRRT 过程中断带来的挫败感;但由于重症患者内皮细胞系统紊乱和凝血机制障碍,导致重症患者较易出现出血,过度抗凝会增加出血并发症的发生率。因此,选择合适的抗凝方法和合理的监测,保证充分而有安全的抗凝是 CRRT 顺利进行的关键。

一、肾脏替代治疗抗凝目标和常用抗凝药物选择原则

肾脏替代治疗抗凝的主要目的是维持体外循环管路的通畅,维持滤器的功能,保证肾脏替代治疗的顺利进行。研究显示抗凝还可以减少血液与滤器膜材和管路内壁的接触反应,减少炎症反应和免疫反应的激活。

理想的抗凝目标是使用最小剂量的抗凝药物剂量,保证肾脏替代治疗的正常运行,维持滤器的有效滤过性能,并且不影响膜材的生物相容性,不影响全身凝血系统,同时减少出血并发症的发生。

理想的抗凝剂应该具有:①明确的抗凝和抗血栓作用;②最好能局部抗凝,对全身凝血系统没有明显影响;③出血风险小;④药物抗凝作用监测简便准确,适于床旁进行;⑤有特异性拮抗药物;⑥长期使用无蓄积、无毒副作用和不良反应。

现临床尚无理想抗凝剂,抗凝药物和剂量的选用仍需根据各种抗凝方法的优缺点和患者情况个体化选择。影响临床抗凝效果的因素很多,临床除了抗凝药物的选择外,还需注意影响抗凝治疗的相关因素(详见第 12 章),保证肾脏替代治疗的安全有效进行。

肝素仍是 CRRT 过程中最常用的抗凝药物,全身性肝素抗凝是临床最常使用的抗凝方法。但是最近的研究越来越质疑肝素的临床安全性,特别是在重症患者中的安全性。由于重症患者存在抗凝血酶的降解和消耗,尤其是抗凝血酶Ⅲ的缺乏和效应细胞的坏死凋亡,重症患者可能出现肝素抵抗;重症患者由于凝血激活和感染等情况使得抗凝血酶消耗,并且蛋白水解酶的降解作用使其血浆浓度降

低;炎症反应过程中大量产生的氧自由基降低水解酶的抑制物 α 糜蛋白酶的活性,导致中性粒细胞释放水解酶增加,肝素亦可促进中性粒细胞释放水解酶,导致抗凝血酶进一步减少。

肝素主要通过结合抗凝血酶发挥作用,但是同时肝素也非特异性的结合其他各种蛋白和细胞。这种非特异性的结合导致肝素对炎症反应、内皮系统和自身清除产生不利影响。肝素不但与抗凝血酶结合,还和其他血浆蛋白结合,包括血小板因子-4、富含组氨酸的糖蛋白、玻璃体结合蛋白、纤维连接蛋白、脂多糖结合蛋白等,在炎症反应和感染情况下这些蛋白均明显增加,该结合作用导致肝素抗凝活性的下降。此外,肝素还可以和坏死或凋亡细胞紧密结合,导致其抗凝活性进一步下降,而与凋亡和坏死细胞结合的肝素是通过吞噬作用进行清除的,因此肝素的体内清除时间会明显延长。肝素与抗凝血酶结合仅占其总结合能力的一半,而低分子肝素的这种与非抗凝血酶结合的能力明显降低。有研究显示采用低分子肝素进行抗凝的急性肾损伤患者 CRRT 过程中,早期的滤器凝血与严重器官衰竭,消耗性凝血病和肝素抵抗有关,说明低分子肝素的抗凝效果与患者病情有密切关系。

肝素和低分子肝素均可在多个水平作用于炎症反应过程,其促炎和抗炎效应受剂量、应用时机、患者临床病情等因素影响。肝素可通过结合严重感染患者内皮细胞表面的葡糖胺聚糖受体,促进炎症反应;肝素与 LPS 结合蛋白结合,增强转移 LPS 到 CD_{14} 的受体的能力,导致内毒素诱导的单核巨噬细胞激活增强,产生促炎效应;但大剂量肝素可通过阻断炎症瀑布式反应的多个水平,包括补体激活、P 选择素、L 选择素介导的细胞黏附、迁移和活化炎症前转录因子 NF-KB,产生抗炎效应;进行化学修饰的肝素衍生物降低和保留部分凝血活性,增加其抗炎作用,已经在抗肿瘤转移、免疫调节、抗移植排斥等方面发挥作用。

柠檬酸体外局部抗凝出血风险极小,有更长的滤器使用寿命,柠檬酸对炎症反应影响较小,但代谢并发症发生率较高,对患者预后的影响还需要大的多中心随机对照研究进一步证实。

柠檬酸在动脉端进入滤器前,螯合血浆中的离子钙,降低血浆中的离子钙浓度,抑制凝血酶的激活。柠檬酸可部分被透析清除,剩下的部分主要在肝脏、肌肉和肾脏实质内很快进入三羧酸循环代谢,半衰期约数分钟到十余分钟,对全身凝血没有影响。

柠檬酸除了螯合钙剂作为抗凝药物之外,还是一种缓冲碱,1mol 柠檬酸三钠可以产生 3mol 碳酸氢根。因此,在柠檬酸抗凝时,需要特别关注患者血酸碱平衡。

$$Na_3\ citrate + 3H_2CO_3 = citric\ acid$$
$$(C_6H_8O_7) + 3NaHCO_3$$

柠檬酸局部抗凝常见的代谢并发症除了代谢性碱中毒外,还有代谢性酸中毒、高钠血症、低钠血症、低钙血症、柠檬酸中毒等,可能导致心律失常、低血压甚至心脏骤停,

因此必须密切监测患者离子钙浓度、血气分析和电解质水平。患者对柠檬酸的耐受性取决于柠檬酸输入的量和患者体内柠檬酸代谢速度,尤其是肝功能减退或循环状态不佳时,柠檬酸代谢明显减慢,极易出现柠檬酸蓄积中毒。如总钙和离子钙浓度的比值>2.25,提示可能出现柠檬酸蓄积中毒,需要暂时停止柠檬酸输注,对症处理,密切监测血钙离子水平。

柠檬酸体外局部抗凝导致的滤器内低钙状态,可以减少滤器内黏附在滤器膜材上的细胞炎症介质的释放。除此之外,柠檬酸(citrate,$C_6H_5O_7$)还是能量来源,经过三羧酸循环可提供 3kcal/g(0.59kcal/mmol)能量,每日大约 500mmol 柠檬酸进入患者体内代谢,约提供 300kcal 左右能量。

二、CRRT 对凝血系统的影响

1. 凝血因子　在维持性透析的尿毒症患者中,血液透析对凝血系统影响的研究较多,血液透析对尿毒症患者的凝血系统的作用是多方面的,既存在凝血因子的激活,又由于凝血激活导致继发纤维蛋白溶解亢进,导致新的凝血纤溶机制紊乱。但 CRRT 对重症患者患者凝血功能,尤其是凝血因子作用的研究较少,在无抗凝剂的 CRRT 过程中,滤器内血浆中存在轻度凝血激活过程,而患者体内血浆中可溶性组织因子、活化的组织因子抑制物浓度均未发生改变,凝血过程可能主要发生在滤器中。

2. 血小板　CRRT 对血小板的作用主要是体外循环管路和膜材对血小板的激活作用,导致血小板活化,血小板数量减少,随着滤器使用时间的延长,这种激活作用逐渐下降。在肾衰竭患者由于 CRRT 对毒素的清除,有可能恢复被毒素抑制的部分血小板功能。在抗凝药物对血小板的作用方面,前列环素主要作用靶点是血小板,抑制血小板的活化,抑制血小板的黏附和聚集;肝素和低分子肝素对血小板也有激活作用,可导致血小板减少;重组水蛭素、阿加曲班、比伐卢定等对血小板的影响较小,可用于肝素诱导性血小板减少症(heparin-induced thrombocytopenia, HIT)的替代抗凝治疗。

3. 抗凝药物　CRRT 对各种抗凝药物的清除作用不一致。肝素是一种不同分子量的硫酸多糖混合物,分子量在 5～35kD 之间(平均 13kD),低分子肝素 2～8kD 之间(平均 5kD)。研究显示肝素和低分子肝素均不能被 CVVH 清除,其原因可能与肝素和低分子肝素与蛋白结合有关。柠檬酸是小分子物质,可被完全清除,尤其是加用透析时,柠檬酸清除率明显增加。前列环素可结合在血浆蛋白和血小板表面,在 CRRT 过程中清除率约在 20%。甲磺酸萘莫司他及重组人水蛭素均不能被 CRRT 清除。

三、CRRT 过程中抗凝治疗选择原则

至于该将何种抗凝剂作为首选制剂用于 CRRT,何为最优的抗凝方法,目前仍未达成共识。肝素仍是目前最常用的抗凝药物,低分子肝素和局部柠檬酸抗凝也已经逐步

广泛运用,尤其是北美、大洋洲等,其他抗凝技术和抗凝药物也在临床开始使用。临床常用的抗凝药物有标准肝素、低分子肝素、柠檬酸、前列环素、蛋白酶抑制剂(水蛭素,阿加曲班)等,这些抗凝药物都有其优缺点(表55-7-1)。

表 55-7-1　肾脏替代治疗常用的抗凝技术及其优缺点

抗凝药物	作用机制	优　点	缺　点
肝素	通过抗凝血酶Ⅲ,抑制凝血酶、Ⅸa、Ⅹa、Ⅺa、Ⅻa活性、	抗凝作用强;半衰期短,30分钟至3小时;活化部分凝血激酶时间(activated partial thromboplastin time, APTT)监测简单易行;可用鱼精蛋白对抗;临床应用经验丰富;价格低廉	全身性出血风险;重症患者半衰期延长;药代动力学复杂(不同分子量);需要定期进行APTT监测;APTT监测值不是患者出血风险的良好预测指标;血小板激活和HIT风险;抗血栓作用较弱
低分子肝素	抑制Ⅹa活性	抗凝作用高效;稳定的药代动力学和抗凝作用;对血小板影响较小	全身性出血风险;只能部分被鱼精蛋白对抗;采用抗Ⅹa活性监测抗凝效果,但临床不常用
柠檬酸钠	钙离子螯合剂	局部抗凝,抗凝机制符合生理过程,有特异性拮抗药物,滤器寿命明显延长	常见代谢性并发症,需要密切监测体内和滤器内离子钙浓度,有代谢性碱中毒、高钠血症、柠檬酸蓄积中毒等不良反应
无抗凝剂	定期使用生理盐水冲洗滤器和管路	无抗凝导致的全身出血风险,无需频繁抗凝监测	需要前稀释方法稀释血液,容易发生滤器凝血和滤器效率下降
直接凝血酶抑制剂(重组水蛭素、阿加曲班、比伐卢定)	抑制凝血酶的活性	能抑制与凝血块结合的凝血酶,抗凝作用不需要抗凝血酶或其他内源性因子参与。在抑制已经形成的凝血酶的作用与标准肝素同样有效,对血小板作用较小,可用于HIT患者的抗凝治疗	无特异性拮抗药物,价格较贵,临床经验较少
前列环素	抑制血小板聚集	可单独或联合使用	价格昂贵,扩血管效应可能影响血流动力学
蛋白酶抑制剂(甲磺酸萘莫司他)	抑制凝血酶、Ⅹa、Ⅻa的活性,并抑制血小板聚集功能	对血小板数量无影响,半衰期短,较小的全身性抗凝作用	价格昂贵,临床应用经验较少

肝素和柠檬酸是目前临床常用的抗凝药物,肝素全身抗凝和柠檬酸体外局部抗凝是临床常用的抗凝方法,已有较多的临床对照研究探讨肝素全身抗凝和柠檬酸局部抗凝临床有效性和不良反应(表55-7-2)。CRRT过程中,抗凝方法的选择应当根据患者的病情、凝血功能、医生的经验、抗凝监测的难易、药物的配制(包括置换液的配制)决定。存在活动性出血和近期有过严重活动性出血的患者需要行CRRT治疗时,不能应用抗凝剂。对于全身性出血倾向和凝血障碍的高危患者如何选择合适抗凝剂是非常重要的。研究显示肝素抗凝与出血事件和病死率显著相关,可以采用不用抗凝剂或局部柠檬酸抗凝。柠檬酸体外局部抗凝不仅出血发生率低、滤器使用时间延长,而且能避免肝素抗凝所致的血小板减少症。局部肝素抗凝由于肝素鱼精蛋白复合物较易解离,随着使用时间延长,半衰期逐步延长,剂量难以控制,还有低血压等副作用,仅仅用于滤器使用时间过短又不能采用全身抗凝和柠檬酸抗凝的患者,临床不作为首选治疗方法。直接凝血酶抑制剂、前列环素和丝氨酸蛋白酶抑制剂各有其优缺点和适应证,但临床应用经验较少,价格较贵,需要进一步临床应用证实其有效性和安全性。

表 55-7-2 CRRT 肝素和柠檬酸体外局部抗凝的随机对照研究

作者	试验设计	滤器寿命(hours)[a]		出血并发症		输血(RBC/day[b])		存活率	
		柠檬酸	肝素	柠檬酸	肝素	柠檬酸	肝素	柠檬酸	肝素
Monchi	RCOT,n=20	70(44~140),P<0.001	40(17~48)	n=0	n=1	0.2(0~0.4),P<0.001	1.0(0~2.0)	-	-
Kutsogiannis	RCT,n=30	125(95~157),P<0.001	38(25 to 62)	RR 0.17(0.03~1.04),P=0.06	-	0.53(0.24~1.20),P=0.13	-	-	-
Betjes	RCT,n=48	-	-	0%,P<0.01	33%	0.43,P=0.01	0.88	-	-
Oudemans-Van Straaten	RCT[c],n=200	27(13~47),NS	26(15~43)	6%,P=0.08	16%	0.27(0~0.63),P=0.31	0.36(0~0.83)	52%[d],P=0.03	37%[d]
Hetzel	RCT,n=170	37.5±23,P<0.001	26.1±19.2	14.5%,P=0.06	5.7%	-	-	±30%[e],NS	±43%

注：RCOT，随机交叉试验（randomized cross-over trial）；RCT，随机对照实验（randomized controlled trial）；NS，差异无统计学意义（not significant）；RR，相对危险度（relative risk）。a，Median，四分位数间距；b，行 CRRT 期间每天输注的红细胞单位数；c，柠檬酸和低分子肝素比较；d，3 个月生存率；e，30 天病死率

（邱海波 杨毅）

第八节　其他血液净化治疗方法

在重症患者治疗中，与间断血液透析及腹膜透析治疗比较（表 55-8-1），持续血液滤过等 CRRT 措施在治疗急性肾衰竭、MODS 中有突出的优点。

表 55-8-1　CRRT 与血液透析、腹膜透析的比较

	血液透析	腹膜透析	CRRT
血流动力学的稳定性	−	+	++
水的清除	++	+	+++
代谢性酸中毒的纠正	++	+	+++
肠内和肠外营养支持	−	−	++
溶质清除率			
小分子（MW＜500Da）	++	+	+++
大分子（MW＞500Da）	−	+	+++
血管通路的并发症	+	−	+
抗凝需求	+	−	+
复杂性	+++	+	++

一、血 液 透 析

（一）血液透析的基本原理　血液透析（hemodialysis）是根据膜平衡的原理，将患者血液通过半透膜与含一定成分的透析液相接触，两侧可透过半透膜的分子（如水，电解质和中小分子物质）做跨膜移动，从而使血液中的代谢产物，如尿素，肌酐，胍类中分子物质和过多的电解质，通过半透膜弥散到透析液中，而透析液中的物质如碳酸氢根和醋酸盐等也可以弥散到血液中，从而清除体内有害物质，补充体内所需物质的治疗过程。

血液透析中的溶质转运方式有两种：

（1）弥散：溶质从高浓度向低浓度运动，称为弥散。溶质运动的动力来自其本身无规则的热运动，即布朗运动。影响弥散运动的因素包括溶液浓度梯度，溶质分子量和半透膜的阻力。

（2）超滤：液体在压力梯度作用下通过半透膜的运动，称为超滤。当膜的一侧液面压力大于另一侧时，在膜的两侧产生流动压差（跨膜压，TMP），使小分子从高压侧向另一侧跨膜移动，小分子溶质以原溶液相同浓度随水分子一起通过半透膜而被清除，大分子溶质保持不变。超滤动力来自静水压及渗透压。

（二）血液透析的指征和禁忌证

1. 急性肾衰竭血液透析的指征

临床症状：①无尿 2d 或少尿 3d；②每日体重增加 2.0kg 以上；③水肿、肺水肿、胸水；④恶心、呕吐；⑤出血倾向；⑥神经、精神症状。

实验室检查：①血清肌酐＞8mg/dl；②血清尿素氮＞80mg/dl；③血清钾＞6.0mmol/L；④血清 HCO_3^-＜15mmol/L；⑤血清尿素氮每日上升＞30mg/dl，血清钾每日上升＞1.0mmol/L。

2. 血液透析的相对禁忌证　①休克或低血压；②严重出血倾向；③心功能不全或严重心律失常不能耐受体外循环；④恶性肿瘤晚期；⑤脑血管意外；⑥未控制的严重糖尿病；⑦精神失常，不合作患者。

二、腹 膜 透 析

腹膜透析（peritoneal dialysis，PD）自 1923 年由 Ganter 首先用于临床以来，由于其操作简单，实用有效，价格低廉，不必全身肝素化，不需特殊设备，不需专门训练人员和安全等许多优点，已成为治疗急性或慢性肾衰竭和某些药物中毒的有效措施。腹膜透析方法随透析液交换周期的不同，分为连续循环腹膜透析（CCPD），间歇性腹膜透析（IPD）和不卧床持续性腹膜透析（CAPD）。临床上治疗慢性肾功能不全以 CAPD 使用最为广泛。

（一）腹膜透析的基本原理　腹膜是具有透析功能的生物半透膜，不仅有良好的渗透和扩散作用，还有吸收和分泌功能。成人的腹膜面积为 $2.0 \sim 2.2m^2$，较两侧肾脏的肾小球滤过总面积（约 $1.5m^2$）和一般的血液透析膜面积（$0.8 \sim 1.0m^2$）为大。将透析液灌入腹膜腔后，血浆中的小分子物质，如浓度高于透析液者，就会弥散入透析液内；而透析液中浓度高的物质，则可从透析液内进入组织液和血浆内；若透析液的渗透压高于血浆，则血浆中过多的水分便渗透至透析液内。因而作腹膜透析时，通过向腹腔内反复灌入和放出透析液，就可使潴留体内的代谢产物得到清除，水和电解质得到平衡而达到治疗的目的。

（二）适应证和禁忌证　急性肾损伤符合以下指标一项以上，具有实施腹膜透析的适应证：①血尿素氮＞29mmol/L（80mg/dl）或血肌酐＞530μmol/L（6mg/dl）；②血钾＞6.5mmol/L；③血氯＜75mmol/L；④HCO_3^-＜13mmol/L；⑤高代谢表现（血尿素氮每天上升 25mg/dl 以上者）；⑥急性肾衰竭少尿或无尿 3 天以上，临床症状明显，频繁呕吐，神志改变；⑦水钠潴留，并发心功能不全，肺水肿或脑水肿；⑧有弥散性血管内凝血者。

腹膜透析无绝对禁忌证，有下列情况应慎重：腹壁感染；近 2～3 天腹部做过大手术；腹腔、盆腔有局限性炎症或脓肿；妊娠；广泛性肠粘连；肠麻痹、严重肠胀气；肠造瘘及有腹内引流者；各种疝气；腰椎间盘脱出症等。

三、血 浆 置 换

血浆置换法是一种近代血液净化疗法。1914 年 Abel 首先提出把血抽出沉淀后，去掉血浆再把红细胞和相应的电解质输回体内。由于受到技术和安全的限制，直至 20 世纪 60 年代才出现间断性血浆分离机，20 世纪 70 年代末出现膜式血浆分离装置。现代技术不仅可以分离出全血浆,而且可以选择性分离出血浆中某一种成分。随着设备的发展和更新,目前用血浆置换疗法治疗的疾病可达 200 多种。

（一）**基本原理**　血浆置换治疗疾病的主要机制是排除体内致病因子。很多疾病的病理因子是不能用药物抑制和排出的。血浆置换法可以通过分离出全部或部分病理血浆,连同致病因子一并弃去,将细胞成分及剩余健康的血浆输回体内,这不但清除了血浆中的病理性物质,减轻其对机体的病理损害,同时还有助于血浆因子(补体、凝血因子和调理素因子)功能的恢复,以及调节免疫系统功能,如细胞免疫功能和网状内皮细胞吞噬功能的恢复以及肿瘤封闭因子减少等。但是应当提出的是血浆置换疗法仅是比药物更有效和迅速地去除致病因子,而不是病因治疗,故不能忽视病因治疗。

（二）**血浆置换方法**　血浆置换法包含了分离和置换两种含义,血浆分离是血浆置换法的基础。血浆分离有离心法和膜式分离两种。而根据血浆中病因物质的精细分离程度又可分为选择性和非选择性。

1. **离心式血浆分离法**　20 世纪 60 年代后开始应用密闭式血浆分离装置,用血浆分离机将血液引入钟状离心杯内,利用离心作用将比重轻的血浆留在杯的上方,比重大的细胞成分停留在杯的下方,从而使血浆分离出来。这种方法不仅分离血浆,也可以根据血液中各种成分比重差异调整不同的离心速度,分离出不同的血液成分。

2. **膜式血浆分离**　1978 年膜式血浆分离器开始应用于临床,现代膜式血浆分离器是由通透性高,生物相容性好的高分子材料膜制成。血液通过中空纤维滤器,利用不同膜孔径的滤过器可将不同分子量的物质分离出。孔径 $0.1\mu m$,可清除 $500\sim5000Da$ 的物质,$0.2\mu m$ 可清除 $60\,000Da$ 的物质,$0.4\mu m$ 可清除 300 万 Da 的物质,$0.6\mu m$ 可清除 600 万 Da 的物质。

（三）**适应证**　血浆置换的适应证包括急进性肾小球肾炎;IgA 肾病;重症肌无力及其危象;狼疮性肾炎;硬皮病;类风湿关节炎;溶血性尿毒症;肝性脑病;药物中毒;甲状腺功能亢进危象;血栓性血小板减少性紫癜;高黏滞综合征;妊娠中产生 Rh 溶血;恶性黑色素瘤;结肠癌;肺出血肾炎综合征;系统性红斑狼疮;急性多发性神经根炎;风湿病;自身免疫性溶血性贫血;冷巨球蛋白血症;雷诺综合征;肾移植后急性排异;天疱疮;抗基底膜肾炎。

四、血液灌流

（一）**血液灌流的原理及临床意义**　血液灌流(hemoperfusion,HP)是将患者的血液从体内引出进行体外循环,利用体外循环灌流器中吸附剂的吸附作用清除外源性和内源性毒物、药物以及代谢产物等,从而达到净化血液的目的。血液灌流是目前临床上一种非常有效的血液净化治疗手段,尤其在治疗药物和毒物中毒方面,占有非常重要的地位,是重症中毒患者首选的血液净化方法。影响这种疗法的核心部分就是吸附材料,最常用的吸附材料是活性炭和树脂。

由于血液灌流技术的不断进展,在临床上可用于急性

药物和毒物中毒、肝性脑病、感染性疾病、系统性红斑狼疮、甲状腺危象等疾病的治疗。

（二）**急性药物和毒物中毒时血液灌流的应用指征及时机**　出现急性药物和毒物中毒时,血液灌流的应用指征为:①血药浓度已达或超过致死剂量;②药物和毒物有继续吸收可能;③严重中毒导致呼吸衰竭、心力衰竭、低血压等;④伴有严重肝脏、肾脏功能不全导致药物排泄功能降低者;⑤能够产生代谢障碍和(或)延迟效应的毒物中毒(如甲醇、百草枯)。

一般认为,药物或毒物中毒 3 小时内行血液灌流治疗,疗效最佳,此时中毒药物或毒物浓度一般已达高峰。12 小时后再行治疗效果较差。血液灌流每次 $2\sim3$ 小时为宜,超过此时间,吸附剂已达到饱和,若需要继续行血液灌流治疗应更换灌流器,以达到最佳治疗效果。

（邱海波　杨毅）

主要参考文献

［1］ Journois D. Hemofiltration during cardiopulmonary bypass. Kidney Int,1998,53(suppl 66):174-177.

［2］ Golper TA. Continuous arteriovenous hemofiltration in acute renal failure. Am J Kidney Dis,1985,6:373-386.

［3］ Muraji T,Okamoto E,Hoque S,et al. Plasma exchange therapy for endotoxin shock in puppies. J Pediatric Surg,1986,21:1092-1095.

［4］ McClelland P,Williams PS,Yaqoob M,et al. Multiple organ failure-a role for plasma exchang? Intensive Care Med,1990,16:100-103.

［5］ Heidemann S,Ofenstein JP,Sarnaik AP,et al. Efficacy of continuous arteriovenous hemofiltration in endotoxic shock. Cir Shock,1994,44:183-187.

［6］ Dickson DM,Brown EA,Kox W. Continuous arteriovenous haemodialysis(CAVHD):A new method of complete renal replacement therapy in the critically ill patient. Intensive Care Med,1998,5:78-80.

［7］ Singer M,Mcnally T,Screaton G,et al. Heparin clearance during continuous veno-venous hemofiltration. Intensive Care Med,1994,20:212-215.

［8］ Thandhani R,Pascual M,Bonventre JV. Acute renal failure. N Engl J Med,1996,334:1448-1460.

［9］ Forni LG,Hilton PJ. Continuous hemofiltration in the treatment of acute renal failure. N Engl J Med,1997,336:1303-1308.

［10］ Vincent JL,Tielemans C. Continuous hemofiltration in severe sepsis:is it beneficial? J Crit Care,1995,10:27-32.

［11］ Bellomo R,Tipping P,Boyce N. Continuous veno-venous hemofiltration with dialysis removes cytokines from the circulation of septic patients. Crit Care Med,1993,21:522-526.

［12］ Webb AR,Mythen MG,Mackie IJ. Maintaining blood flow in the extracorporeal circuit:haemostasis and anticoagulation. Intensive Care Med,1995,21:84-93.

[13] Liu K,Himmelfarb J,Paganini E,et al. Timing of initiation of dialysis in critically ill patients with acute kidney injury. Clin J Am Soc Nephrol,2006,1:915-919.

[14] D'Intini V,Ronco C,Bonello M,et al. Renal replacement therapy in acute renal failure. Best Pract Res Clin Anaesthesiol,2004,18:145-157.

[15] Lameire N. Acute Renal Failure. Lancet,2005,365:417-430.

[16] Mehta RL,McDonald B,Gabbai FB,et al. A randomized clinical trial of continuous versus intermittent dialysis for acute renal failure. Kidney Int,2001,60:1154-1163.

[17] Vinsonneau C,Camus C,Combes A,et al. Continuous venovenous haemodiafiltration versus intermittent haemodialysis for acute renal failure in patients with multiple-organ dysfunction syndrome:a multicentre randomised trial. Lancet,2006,368:379-385.

[18] Ronco C,Amerling R. Continuous flow peritoneal dialysis:current state-of-the-art and obstacles to further development. Contrib Nephrol,2006,150:310-320.

[19] Schiffl H,Lang SM,Fischer R. Daily hemodialysis and the outcome of acute renal failure. N Engl J Med,2002,346:305-310.

[20] Ronco C,Bellomo R,Homel P,et al. Effects of different doses in continuous veno-venous haemofiltration on outcomes of acute renal failure:A prospective randomised trial. Lancet,2000,356:26-30.

[21] Saudan P,Niederberger M,De Seigneux S,et al. Adding a dialysis dose to continuous hemofiltration increases survival in patients with acute renal failure. Kidney Int,2006,70:1312-1317.

[22] Ronco C,Bellomo R. Acute renal failure and multiple organ dysfunction in the ICU:From renal replacement therapy (RRT) to multiple organ support therapy (MOST). IJAO,2002,25:733-747.

[23] Kellum JA,Angus DC,Johnson JP,et al. Continuous versus intermittent renal replacement therapy:A meta-analysis. Intensive Care Med,2002,28:29-37.

[24] Mehta R. Continuous replacement therapy in the critically ill patients. Kidney Int,2005,67:781-795.

[25] Ronco C,Brendolan A,Lonnemann G,et al. A pilot study of coupled plasma filtration with adsorption in septic shock. Crit Care Med,2002,30:1250-1255.

第 56 章

急性肾损伤患者的代谢改变与营养治疗

急性肾损伤(acute kidney injury,AKI)时肾单位对水、电解质平衡的调节及对代谢废物的排泄功能发生障碍,造成一系列的代谢紊乱,包括水潴留、高血钾、高血磷、低血钠、低血钙、代谢性酸中毒、高氮质血症等。ICU 中的 AKI 往往继发于创伤、感染等原发病,同时还存在高分解代谢、营养物代谢异常的变化和机体对营养物不耐受等表现;同时,进行肾脏替代治疗的 AKI 患者,由于部分营养物被清除,使 AKI 患者的代谢改变更加复杂。

第一节　急性肾损伤时的代谢改变

一、蛋白质代谢的变化

AKI 时最显著的代谢改变是蛋白质的分解代谢和显著的负氮平衡,每天的蛋白质降解可高达 150~200g,甚至可高达 250g 以上,而且不管蛋白质的摄入量多少,通常机体均处于负氮平衡。瘦肉体的耗损直接影响患者的预后。

几乎所有的 AKI 患者都会出现血中尿素氮水平升高,并且其升高的程度及速度与尿毒症的严重程度成正比,血尿素氮水平通常是作为尿毒症严重度的重要指标之一。尿素是体内蛋白质降解与氨基酸分解代谢所产生的氨,经由鸟氨酸循环合成产生,再经由肾脏排出的主要含氮代谢废物。AKI 时,尿素氮水平的升高主要有两方面原因:首先,肾脏排泄功能障碍从而使血中尿素水平升高;其次,AKI 时体内肝组织和骨骼肌细胞中蛋白质的分解代谢加剧,体内尿素合成速率提高。

AKI 时蛋白质高分解的原因目前认为是胰岛素抵抗与 AKI 引起的代谢性酸中毒共同作用的结果。AKI 时,胰岛素刺激蛋白质合成的作用减弱,而蛋白质的分解增多,肌肉分解代谢增加,血清必需氨基酸与非必需氨基酸的比例失衡。此外,机体产生的炎症介质,如 TNF-α 和白介素等也能导致高分解。

二、碳水化合物的代谢

在 AKI 时,往往出现应激性高血糖,其主要原因有以下三方面:首先,内源性蛋白质降解加速,糖异生的来源增加,输送到肝脏的氨基酸增多,故可促使肝中糖异生加强;其次,血中胰高血糖素、糖皮质激素等升糖激素升高;此外,AKI 时产生的炎性介质,如 TNF-α 等都对胰岛素抵抗和血糖升高都有一定的影响。

而胰岛素抵抗是 AKI 的并发症。机体在 AKI 时所产生的胰岛素抵抗现象,主要是抑制了骨骼肌细胞中由胰岛素介导的葡萄糖摄取过程而引起的。除此以外,胰岛素抵抗的产生可能还与骨骼肌中的糖异生以及蛋白质分解代谢等物质代谢过程有关。

三、脂质代谢的变化

AKI 时脂质代谢的特征性改变是血浆中脂蛋白、甘油三酯和富含甘油三酯的颗粒增加,总胆固醇、尤其是高密度脂蛋白水平下降,低密度脂蛋白和极低密度脂蛋白水平增高。

高脂血症也是 AKI 的一种常见并发症。现有证据认为,AKI 并发的高甘油三酯血症是由于甘油三酯的清除机制受损而导致的。其次,代谢性酸中毒对 AKI 中的脂代谢损害也有一定的贡献。这可能是因为酸中毒抑制了儿茶酚胺所引起的脂解过程,故 AKI 时血浆中游离脂肪酸的水平是降低的。

四、水、电解质及酸碱平衡紊乱

（一）**水潴留与水中毒**　AKI 时,当肾脏不能有效地将体内过多的水排泄到体外时,就会导致液体过负荷,出现水潴留乃至水中毒。水排泄障碍机制包括两种不同的情况:一种主要是由于肾小管功能受损,水分不能被有效地输送到肾皮质和肾髓质中的尿液稀释部位而导致水的排泄受阻;另一种情况主要见于以低肾小球滤过率和高水分排泄分数为特征的急性肾小管坏死,虽然肾小球滤过产生原尿的功能正常,但由于远端肾小管对溶质的重吸收功能受损而使肾脏稀释尿液的功能降低,导致水的排泄障碍。

（二）**高血钾**　钾的摄入主要通过饮食,排出主要是通过肾脏。在正常情况下,经肾小球滤过的钾离子有 98% 在近端肾小管被重吸收,而在尿中出现的钾主要是由远端肾小管细胞通过 Na^+-K^+ 交换机制分泌而来。当血清钾离子浓度 >5.6mmol/L 时,称之为高血钾。AKI 时高血钾的原因包括:AKI 时肾小球滤过率降低,排钾障碍,引起钾离子潴留;其次,AKI 时出现代谢性酸中毒,引起大量钾离子由细胞内转移到细胞外液,使血清钾离子浓度急剧升高;此外,库存血的输注也可能导致高血钾。高血钾可引起、意识障碍,肌肉神经功能障碍,心动过缓、房室传导阻滞乃至心室颤动或心搏骤停。

（三）低血钠与高血钠　体内总含钠量约为 4200mmol,其中的 43% 分布在骨骼,50% 分布在细胞外液,只有 7% 分布在细胞内液。AKI 时,肾脏的排泄功能受损,每天由尿中排出的钠量可降低到 40mmol 以下,如果不存在其他失钠途径,继续从体外摄取钠,就会导致进行性体重增加、高血压和循环系统充血等情况发生。需要注意的是,体内物质代谢产生的内生水每天可高达约 400ml,同时肾小管的功能异常使得肾脏稀释尿液功能受损,如果输注低渗液过多,即使是非少尿型急性肾衰竭,同样也有发生低血钠的危险性。

（四）钙磷平衡失调　肾脏是钙和磷平衡调节的重要器官,因此 AKI 时,肾小球滤过率的急剧降低常可导致机体的钙、磷平衡失调,临床表现为低血钙或高血钙,以及高磷血症。

1. 低钙血症或高钙血症　血清钙<2.15mmol/L,称为低钙血症,常可在 AKI 病程中出现,其机制包括以下多方面:低白蛋白血症、甲状旁腺功能减退、低镁血症、吸收障碍、袢利尿剂的使用、肝脏疾病、1,25-二羟基维生素 D_3 的缺乏以及柠檬酸化的血制品输注等等。低钙血症的典型症状是抽搐,可直接影响神经肌肉系统、中枢神经系统及心血管系统。急性或严重的低钙血症需通过静脉补充葡萄糖酸钙或氯化钙来纠正,氯化钙因对静脉刺激较大,最好通过中心静脉通路输注。

高钙血症与一些引起 AKI 的病因有密切的联系,临床上常可见于血管收缩、肾小球功能受损引起的肾小球滤过率衰竭以及维生素 D 中毒、异型球蛋白血症等引起的 AKI,也可见于继发于横纹肌溶解的 AKI 恢复期。高血钙可严重地影响神经肌肉系统、胃肠系统、肾脏及骨骼的功能,其损伤严重程度取决于血钙升高迅速、程度及持续的时间。

2. 高磷血症　成人的血磷浓度>1.5mmol/L,儿童的血磷浓度>2mmol/L,即可视为高磷血症。在正常情况下,肠道是磷的唯一摄入途径,而肾脏则是磷的唯一排出体外的器官。高血磷往往是急性肾衰竭的一个标志。在 AKI 时,如不给予外源性的磷,血浆磷浓度虽升高,但一般很少超过 7～8mg/dl。若血清磷水平>8mg/dl,特别是伴有高血钾时,提示可能有组织坏死如横纹肌溶解和肠梗阻,或者是分解代谢过度,血浆磷浓度常常超过 20mg/dl 的水平。AKI 中出现的高血磷一般是急性的,常伴有低血钙一起发生,故临床上大多表现出低血钙的临床表现,出现手足抽搐等。

（五）代谢性酸中毒　肾脏在酸碱平衡调节方面扮演重要作用。AKI 时会快速出现代谢性酸中毒,是由于 AKI 时肾脏排泄酸性代谢产物的功能障碍、碳酸氢盐缓冲系统合成及重吸收减少,导致引起酸性代谢产物在体内蓄积而导致的。危重患者因脓毒症、休克等造成组织低灌注可加重代谢性酸中毒。酸中毒时,由于神经系统受到影响而出现软弱无力、嗜睡及昏迷等表现;对心脏的影响则可引起心律失常、心肌收缩力减弱、血压降低;而血液 pH 值降低,可出现换气过度、胸闷、呼吸深大而呈 Kussmaul 呼吸,重症昏迷可致死亡。同时,酸中毒可造成外周血管阻力下降,以及心肌和周围血管对儿茶酚胺的反应性降低。

（李维勤）

第二节　急性肾损伤患者的营养治疗

已经存在或疾病相关的营养不良是导致 AKI 患者病死率高的重要原因之一。营养不良和营养治疗是影响 AKI 患者预后的重要因素,并与患者的生活质量、病死率和疾病进展息息相关。因此,营养治疗已经被认为是 AKI 治疗的重要组成部分。

然而,AKI 患者的营养治疗有许多特殊性:第一,由于 AKI 存在不同程度的高分解高代谢,AKI 病程中会出现多种代谢紊乱,包括水电解质、酸碱紊乱,蛋白质、碳水化合物、脂类、维生素和微量元素的代谢紊乱。第二,由于肾脏功能障碍不能有效排泄代谢产物,不适当的营养支持会增加血尿素氮,加重尿毒症。第三,肾脏替代治疗对营养物的代谢亦会产生重要影响。

一、AKI 患者的营养支持目标

首先,为 AKI 患者提供合理的营养底物,尽可能将机体组织的分解代谢降低到合理水平,保留瘦肉体和能量储备,预防和减轻营养不良的发生;既不因营养物不足造成机体额外的分解,也不因为过多的营养物,给器官增加不适当的负担,尤其是在没有肾脏替代治疗的情况下,尽可能延缓尿素氮的上升,减轻尿毒症。其次,通过营养治疗纠正营养物质的异常代谢。第三,通过特殊营养物调节机体的炎症免疫反应,特别是应用肠内营养改善肠黏膜屏障功能,减少细菌和内毒素易位,预防肠源性感染,感染本身会进一步加重 AKI。

二、AKI 患者的营养需求

AKI 患者的能量消耗一般不超过基础代谢的 1.3 倍,营养治疗方案的制定更多依赖于原发病的严重程度、先前的营养状态、AKI 相关的疾病所引起高代谢的程度、急慢性并发症及是否接受肾脏替代治疗。研究表明,存在 AKI 的高代谢患者提供高能量[35kcal/(kg·d)],较低能量[25kcal/(kg·d)]而言,并没有明显增加正氮平衡,却更易引起高血糖、高血脂和液体负荷量增加。所以建议测量或计算能量消耗,根据实际情况进行调整,实现个体化的营养治疗。

（一）危重患者能量消耗的估算　通常采用两种方法:一种是通过经验公式计算,目前最常用的是 Hanrris-Benedict(HB 公式),另一种方法是通过间接能量测定仪来测定静息能量消耗(REE)。但两者有偏差。外科严重创伤、感染的危重患者,其 REE 值比非应激患者高 30% 左右,比按 H-B 公式测算的值高出 20% 左右,按 25～30kcal/(kg·d)左右提供能量基本上可满足此类患者的热量需要。而在急性期,总热卡摄入应在 1.1 ~ 1.2 倍 REE 之间,在恢复期,总热卡摄入要增加到 1.5 ~ 2.0 倍 REE。需注意的是,因为 AKI 患者经常存在水负荷过多或明显的水肿,测定体重往往高于实际体重,可采用理想体重计算。

(二)蛋白质与氨基酸的供给 无高分解代谢的 AKI 患者蛋白质的摄入量许可在 1g/(kg·d) 或氮量 0.16g/(kg·d) 较合适。高分解的 AKI 患者应增加为 1.2g/(kg·d),通常不超过 1.5g/(kg·d),其中包括了在肾脏替代治疗过程中氨基酸的丢失量。热/氮比通常为 150 ~ 200kcal:1g 氮。

AKI 患者氨基酸的摄入应包括必需氨基酸(EAA)和非必需氨基酸(NEAA),两者最佳的比例尚未确定,有人认为是(2:1)~(4:1)。如果氨基酸的摄入 >0.4 ~ 0.5g/(kg·d),NEAA 是必须给予的。根据尿毒症的特殊的代谢需求,氨基酸的组成是个体化的,氮摄入量应根据不同的代谢水平、并发的疾病、治疗类型(保守治疗或替代治疗)和残余肾功能进行相应调整。

肾功能损害严重但不需透析治疗患者,应给予低蛋白饮食,8 种必需氨基酸的摄入不应超过 0.3 ~ 0.5g/(kg·d)。存在较多的残余肾功能,无明显分解代谢且能正常进食者,可给予高生物效价蛋白质 0.55 ~ 0.60g/(kg·d) 或蛋白质 0.28g/(kg·d) 加上必需氨基酸 6 ~ 10g/d。如果尿素氮(BUN)水平 <36mmol/L,蛋白质的摄入量应逐渐增加至 0.8g/(kg·d)。AKI 患者的营养支持,除了 EAA 外,NEAA 也是必需的。如果氨基酸的摄入 >0.4 ~ 0.5g/(kg·d),那些在尿素循环过程中起作用的氨基酸也应补充。单独应用 EAA 可以引起氨基酸失衡和严重的临床并发症,所以应予以避免。接受 CRRT 治疗的患者,蛋白质摄入量可以达到 1.5 ~ 2.0g/(kg·d)。因为 AKI 患者处于高分解代谢,蛋白代谢率 >150g/d;蛋白摄入量 2.5g/(kg·d) 能使 50% 病例达到正氮平衡;标准蛋白质摄入量 1 ~ 1.5g/(kg·d) 能使 30% 病例达到正氮平衡。没有更多的证据证明增加蛋白质摄入量可以更好的改善氮平衡。肾替代治疗可以导致氨基酸和/或蛋白质的丢失,特别是应用高通量透析器,所以应给予补充,建议蛋白质或氨基酸的摄入量增加 0.2g/(kg·d)。接受常规血液透析治疗的患者,蛋白质摄入量为 1.0 ~ 1.2g/(kg·d);接受常规腹膜透析治疗的患者,蛋白质摄入量为 1.2 ~ 1.5g/(kg·d)。

(三)碳水化合物的供给 AKI 时的主要能源仍为碳水化合物,碳水化合物的供给量为 3 ~ 5g/(kg·d),最大量为 7g/(kg·d),在总能量中不超过 50%,推荐脂肪供给量为 0.8 ~ 1.2g/(kg·d),占非蛋白能量供给的 30% ~ 35%,葡萄糖和脂肪应混合供应。混合营养液中通常加入胰岛素,以便最大限度促进蛋白质合成。

(四)脂肪的供给 AKI 时白脂肪酶活性下降,导致脂肪降解过程及脂肪颗粒的清除受到抑制,增加了高甘油三酯血症的风险。脂肪乳剂不能通过滤膜,没有明显的丢失,并且脂肪的氧化能力得以保存,故脂肪仍是 AKI 患者重要的供能物质,也不需要特殊额外补充,根据 ESPEN 指南,脂肪供给量为 0.8 ~ 1.2g/(kg·d) 即可。

(五)电解质和微量元素的供给 AKI 患者容易并发高钾血症和高磷血症,每日补充 5mmol/L 磷能够有效地维持正常的血清磷浓度,但如果每日补充 10mmol/L 以上则可导致高磷血症。钾和磷的异常增加了 AKI 进一步加重的风险,延缓了肾功能的恢复。各种电解质的补充均应根据化验结果及时调整。建议血液透析患者补充钠 2 ~ 3g/d,腹膜透析患者补充钠 2 ~ 4g/d。钙的补充常规为 1 ~ 1.5g/d,应 <2g/d。

(六)维生素的供给 在补充每日需要量基础上,如果患者接受 CRRT 治疗,维生素 C 的摄入量应限制在 200mg/d 左右,每日最大剂量不要超过 250mg/d 以防止草酸盐在肾小管的沉积。此外,每日应给予 10mg 维生素 B$_6$ 和 1mg 叶酸来弥补间歇性血液透析和 CRRT 所造成的水溶性维生素丢失。维生素 B$_1$ 是具有小量毒性的水溶性维生素,其补充量在每日 100mg 即可。

三、AKI 患者的营养治疗途径

肠内营养是 AKI 患者营养支持的首选途径,根据危重患者特殊营养支持的目标,除提供适当的营养物外,还希望能改善机体炎症免疫反应及肠黏膜屏障功能,肠内营养是危重患者营养支持的最佳途径。如果有肠内营养禁忌或肠内营养不能满足营养需求,应通过肠外营养补充。重症的高分解代谢需 CRRT 治疗的患者应该早期开始营养治疗。

四、肾替代治疗对营养支持的影响

肾替代治疗在清除尿素氮、肌酐及其他代谢废物的同时,也清除了营养素,其清除量取决于营养物本身的分子量、与蛋白的结合率、血浆浓度、肾替代的方式以及生物膜等影响因素。

(一)热量的丢失 长时间 CRRT 可导致热量丢失。许多新型床边血液净化设备虽然设有血液恒温装置,但在高容量的治疗条件下,丢失热量可高达 1500kcal/d,虽然能减少机体氧耗量,提高心血管状态的稳定性,减轻蛋白质分解代谢导致的体温下降,对于某些高热和心血管状态不稳定的患者而言是有利的,但丢失热量过多削弱了机体对感染/创伤的代谢反应,影响对微生物的免疫能力。在计算能量平衡时需相应增加能量供应(葡萄糖、脂肪乳等),如果使用含有乳酸液体,可补偿部分热能丢失(约 500kcal/d)。

(二)葡萄糖的丢失 AKI 患者往往存在高血糖,透析液和置换液葡萄糖浓度与机体葡萄糖平衡关系密切,高葡萄糖浓度的置换液对血糖影响较大,应避免长时间使用。但在一般的配方中,葡萄糖浓度在 100 ~ 180mg/dl,对血糖控制影响并不大。葡萄糖丢失量取决于透析液和超滤液量,血糖 150mg/dl,使用无糖置换液和透析液,行 CVVH 和 CVVHD,置换液量和透析液量为 1L/h,分别丢失葡萄糖 36g/24h 和 30g/24h,在计算能量平衡时,需要加以补充。

(三)氨基酸 氨基酸平均分子量为 145Da,筛选系数接近 1.0。后稀释时丢失量与超滤率和血浆浓度相关,

故从超滤液量和血浆浓度可估计丢失量。CVVH 较
CVVHD 时氨基酸丢失量略高,滤液中氨基酸浓度可达
0.25g/L。根据超滤液量和透析液量,氨基酸丢失量在6~
15g/d。由于氨基酸丢失量与血浆浓度相关,由此可部分
纠正体内氨基酸构成异常。浓度最高的谷氨酰胺丢失量
最多。内源性氨基酸清除率为80~1800ml/min,是血液净
化治疗清除量的10~100倍,故输注氨基酸时因 CRRT 清
除而额外增加的丢失量相对较低,仅占输入量的10%~
15%,在临床输液的速度下,丢失量与输入量无相关性,但
输入过多[>2.5g/(kg·d)]只能增加其丢失量。营养治
疗时,补充的氨基酸量需增加0.2g/(kg·d),以补偿血液
净化中的丢失量。

(四) 代谢激素和蛋白质的丢失　对流转运对溶质
的清除量与其分子量直线相关,截流分子质量通常为20~
40kD。超滤液中可检出多种肽类激素,如儿茶酚胺和胰
岛素,但并不影响其血浆浓度,也不加重胰岛素抵抗,因为
体外清除量与内源性清除量相比微不足道。低分子蛋白
质在以对流为主的血液净化治疗时清除量为 60mg/L,弥
散时为27mg/L,总清除量约为1.2~7.5g/d。

(五) 脂肪的丢失　在体内主要以脂蛋白或与白蛋
白结合(脂肪酸)的形式存在,由于颗粒的直径大而不能
滤过,故在替代治疗时丢失量可以忽略。

(李维勤)

主要参考文献

[1] Bellomo R, Ronco C. How to feed patients with renal dysfunction. Curr Opin Crit Care,2000,6(4):239-246.

[2] Scheinkestel CD, Kar L, Marshall K, et al. Prospective randomized trial to assess caloric and protein needs of critically ill, anuric, ventilated patients requiring continuous renal replacement therapy. Nutrition, 2003, 19(11-12):909-916.

[3] Bellomo R, Tan HK, Bhonagiri S, et al. High protein intake during continuous hemodiafiltration: Impact on amino acids and nitrogen balance. Int J Artif Organs, 2002,25(4):261-268.

[4] Klein CJ, Moser-Veillon PB, Schweitzer A, et al. Magenesium, calcium, zinc, and nitrogen loss in trauma patients during continuous renal replacement therapy. J Parenter Enter Nutr,2002,26:77-93.

[5] Yang RL, Wang XT, Liu DW, et al. Energy and oxygen metabolism disorder during septic acute kidney injury. Kidney Blood Press Res,2014,39(4):240-251.

[6] Zheng CM, Liu WC, Zheng JQ, et al. Metabolic acidosis and strong ion gap in critically ill patients with acute kidney injury. Biomed Res Int,2014,2014:819528.

[7] Jeong JH, Bae EH. Hypercalcemia associated with acute kidney injury and metabolic alkalosis. Electrolyte Blood Press,2010,8(2):92-94.

[8] Fiaccadori E, Cremaschi E. Nutritional assessment and support in acute kidney injury. Curr Opin Crit Care, 2009,15(6):474-480.

[9] McCarthy MS, Phipps SC. Special nutrition challenges: current approach to acute kidney injury. Nutr Clin Pract, 2014,29(1):56-62.

[10] Li Y, Tang X, Zhang J, et al. Nutritional support for acute kidney injury. Cochrane Database Syst Rev, 2012,8:CD005426.

[11] Gervasio JM, Cotton AB. Nutrition support therapy in acute kidney injury: distinguishing dogma from good practice. Curr Gastroenterol Rep, 2009, 11(4): 325-331.

[12] Wooley JA, Btaiche IF, Good KL. Metabolic and nutritional aspects of acute renal failure in critically ill patients requiring continuous renal replacement therapy. Nutr Clin Pract,2005,20(2):176-191.

[13] Honoré PM, De Waele E, Jacobs R, et al. Nutritional and metabolic alterations during continuous renal replacement therapy. Blood Purif,2013,35(4):279-284.

第 57 章

围术期急性肾损伤的预防和监测

急性肾损伤(acute kidney injury, AKI)是重症疾病常见的合并症,据报道,重症患者的 AKI 发生率在 22% ~ 57%。围术期 AKI 已经被报道可引发远隔器官的损伤,进而导致病死率增加,围术期 AKI 的发生与 ICU 患者的预后息息相关。对于 AKI 最好的处理是有效的预防,因此,围术期肾脏功能的监测、AKI 危险因素的及时识别及干预尤为关键,是本章重点阐述内容。

第一节　围术期肾脏功能的监测

在临床上,对患者肾脏功能动态的监测和评估具有重要的意义。由于肾脏有强大储备力,早期和/或轻度的肾实质损害常常不易被查出,同时在很多情况下肾脏功能的损伤是可逆的和可预防的,动态的监测和评估能更早发现问题,指导临床的治疗。

一、尿液检查

(一)尿量、尿比重和尿渗透浓度　重症患者以及手术后患者持续尿量监测除了可以反映患者的容量状况、终末器官的灌注以外,可提示早期肾脏功能的损害。尿量可作为肾功能损害的监测指标,如发现成年患者尿量 24 小时尿量<400ml,称少尿,24 小时尿量<100ml 称无尿或尿闭,成人 24 小时尿量>2500ml,称多尿。病理性多尿可因肾小球滤过率增加(如输入大量生理盐水)或肾小管对水的重吸收减少(糖尿病、尿崩症、急性肾衰竭多尿期、肾移植恢复循环后短时间内)所致。

正常情况下,每日从尿中排出 400 ~ 800mOsm 溶质,肾脏最大浓缩能力可使尿液达 1200mOsm/kgH$_2$O,因此每日最少需排尿 400ml 才能排出最低限度的溶质。尿渗量持续<400mOsm/kgH$_2$O 为低尿渗量,见于肾衰竭和尿崩症,尿渗量>800mOsm/kgH$_2$O 为高尿渗量,见于循环衰竭、脱水、糖尿病等。无条件检测尿渗量时,可用尿比重来估计尿中溶质数,尿比重持续<1.015,意义与低尿渗量相同,尿比重持续>1.020,通常提示高尿渗量。

(二)尿液成分分析

1. 蛋白尿　持续蛋白尿是肾脏疾病的重要标志,常因肾小球毛细血管壁通透性增高所致,有时也与肾小管对蛋白质的重吸收能力减弱及肾小管上皮损伤有关。24 小时尿蛋白定量>3g,可诊断为肾小球疾病。持续蛋白尿可能引起低蛋白血症,同时由于蛋白质在肾小管内被酸性尿酸化,可沉淀析出,铸成管型,堵塞肾小管,加重肾损害。

2. 血红蛋白尿　红细胞在体内大量被破坏,游离出血红蛋白不能完全被网状内皮系统所吞噬,又超出了肾小管对它的重吸收能力,引起血红蛋白尿。严重时,尿中血红蛋白可凝结、堵塞肾小管。加上红细胞分解产物对肾小管的毒性作用,可引起或加重肾功能障碍。

3. 管型尿　可分为透明管型(蛋白质)、细胞管型(红细胞、白细胞或上皮细胞)、颗粒管型(退行性变的细胞碎屑)和脂肪管型。血红素颗粒管型可出现于肾小球肾炎和急性肾小管坏死。尿沉淀物有嗜酸细胞或肾小管细胞属急性肾小管坏死。

(三)尿/血渗透浓度比　正常人因肾小管浓缩和稀释,渗透浓度可在 50 ~ 1300mOsm/kgH$_2$O 幅度内,但 24 小时混合尿渗透浓度与血浆渗透浓度之比>(1.3 ~ 1.7):1。血容量不足,肾前性肾衰竭时,只要肾小管重吸收功能未受损害,尿液浓缩,呈高渗状态,渗透浓度>500mOsm/kgH$_2$O。而在肾性肾衰竭时,尿渗透浓度常<350mOsm/kgH$_2$O,尿/血渗透浓度比<(1 ~ 1.5):1。

二、血液生化检查

1. 血清肌酐(Cr)水平的监测　血液中 Cr 来自肌肉中磷酸肌酸的代谢,成人正常值 70.7 ~ 132.6μmol/L。但妊娠、肌肉萎缩、肝功能障碍时,血清 Cr 降低。由于 Cr 不被肾小管重吸收,也很少受肾外因素影响,故作为肾功能指标优于尿素氮(BUN),因此常用的 AKI 分级标准(如 AKIN标准、RIFLE 标准及 KDIGO 标准)都使用血清 Cr 作为分级指标。双肾功能丧失,血清肌酐每日上升 88.4 ~ 176.8μmol/L。如上升率低于此值,表明肾仍有功能;如上升率>265.2μmol/L,证明有异常肌酐产生,肌肉分解代谢亢进。血清 Cr 基本能反映肾小球滤过率。但由于肾小球滤过率降至正常的 1/3 时,Cr 才明显升高,故不能作为早期诊断指标。此外,血清 Cr 也易受容量过负荷、营养状态、类固醇激素以及肌肉创伤等影响。

尿与血肌酐比值,在临床上可用于鉴别肾衰竭的原因。肾前性肾衰竭时,比值>40,肾性肾衰竭时,比值<10。

2. 血浆尿素氮(BUN)水平的监测　血浆 BUN 水平作为肾功能的监测指标,常受肾外因素的影响,只有在尿素清除率已降至正常的 50% 时,血中 BUN 才逐渐升高。

导致血浆 BUN 上升的肾外因素主要有:消化道出血、大手术、严重感染、烧伤、严重糖尿病等,蛋白质分解亢进、摄入大量蛋白质、某些利尿药(如噻嗪类、利尿酸等)也可使血浆 BUN 的升高。

3. 由于 BUN 及 Cr 均无法帮助早期识别 AKI,因此学者们一直在寻找能够有效地早期识别 AKI 的生物标志物。目前有潜力的有望早期识别 AKI 的生物标志物包括中性粒细胞明胶酶相关脂笼蛋白(neutrophil gelatinase-associated lipocalin,NGAL)、胱抑素 C、肾脏损伤分子-1、IL-18、肝脂肪酸结合蛋白以及胰岛素样生长因子结合蛋白7与金属蛋白酶-2组织抑制因子两者的联合使用等,均有研究提示可早期预测 AKI,但仍需要进一步的大规模临床试验验证。

三、肾脏的清除试验

清除率指某物质每分钟经尿排出的量,相当于若干毫升血浆中某物质被肾脏清除。一些物质的清除必须通过肾脏,但肾小管既不吸收也不排泄该物质,因此该物质的清除率可以用于估计肾小球滤过率。临床上通常采用的清除试验有:内生肌酐清除率、菊粉清除率、酚磺酞排泄试验和对氨马尿酸清除试验。

(一) 内生肌酐清除率　血浆中 Cr 可分为内源性和外源性,实验前患者素食 2 ~ 3 天,排除外生 Cr。内生 Cr 绝大部分经肾小球滤过,肾小管既不吸收也不排泄 Cr,故清除率相当于肾小球滤过率。采样时需收集 24 小时(至少 4 小时)尿液,同时抽血测血清 Cr 浓度。

24 小时 Cr 清除率 = 尿 Cr 浓度(μmol/L)×24 小时尿量(L)÷血 Cr 浓度(μmol/L)

矫正清除率 = (1.73m^2/体表面积)×24 小时 Cr 清除率

内生肌酐清除率平均正常值 90ml/min 或 128L/(24h·1.73m^2)。矫正清除率 80 ~ 100ml/min,或 109 ~ 148L/24h。如降至 50 ~ 70ml/min,为肾小球滤过功能轻度受损,30 ~ 50ml/min 为中度损害,30ml/min 以下为重度损害。

(二) 菊粉清除率试验　菊粉静脉注射后,以原形从肾小球滤过,其滤过率也代表了肾小球滤过率。正常值 120 ~ 140ml/min,并随增龄而降低。

(三) 酚磺酞排泄试验和对氨马尿酸清除试验　酚磺酞(PSP)静脉注射后,大部分与血浆蛋白结合,94% 由肾小管分泌,仅极少量自肾小球滤过。酚磺酞排泄率受肾血流量影响,如休克、心功能不全等使排泄量减少。正常成人 15 分钟排泄率为 25% ~ 50%,30 分钟为 41% ~ 70%,60 分钟为 50% ~ 75%,120 分钟为 55% ~ 85%。若 15 分钟排泄<12%,120 分钟<55%,无肾外因素,可肯定有肾功能不全。120 分钟排泄量 40% ~ 54% 为重度损害,0 ~ 10% 为极重度损害。

据测定,肾小管对酚磺酞的最大分泌率约 40mg/min,故当酚磺酞>50mg/L 时,尿中酚磺酞的增加与肾小球滤过率呈线性相关,可作为肾血浆流量的指标。

对氨马尿酸是既经肾小球滤过,又由肾小管排泄,且不被重吸收的物质,其清除率实际上等于肾血浆流量。正常值 500ml/min。

(四) 滤过钠排泄分数(F_ENa)

其计算公式:

$$F_ENa = (尿钠/血浆钠)/(尿肌酐/血肌酐)×100$$

正常值为 1。当非少尿性急性肾衰竭或尿路感染时 $F_ENa>1$,肾前性氮质血症时 $F_ENa<1$。

(五) 肾衰指数(RFI)

$$RFI = 尿 Na(mmol/L)/(尿/血肌酐\ \mu mol/L)$$

在肾前性肾衰竭时,尿钠浓度降低,但尿和血中肌酐浓度增加,因此 RFI<1。在肾性和肾后性肾衰竭时 RFI>2。

(李维勤)

第二节　围术期急性肾损伤的预防

预防 AKI 的第一步是识别 AKI 风险因素,包括高龄、并存病、贫血、可能存在的低血容量、造影剂的使用、肾毒性药物的使用以及急诊或高风险手术等。在术前、术中及术后都应及时排除上述可能存在的风险,使得 AKI 的发生率降至最低。

一、术前肾脏功能评估与术前准备

术前肾功能不全对手术和术后的恢复具有重要影响,表现在以下几个方面:水和电解质代谢紊乱,表现为高血钾、高血压、肺水肿等;尿毒症时产生的毒素,易引起出血、创口愈合延迟和免疫功能低;药物排泄障碍,对药物的代谢动力学产生重要影响。因此,必须重视术前肾脏功能的检查和评价,并根据肾功能情况做相应处理,使肾功能障碍对手术恢复的影响降至最低。值得注意的是,近年来随着肾替代技术的提高,并广泛应用于肾功能不全患者的治疗,因此,肾衰竭不再是手术禁忌证。

(一) 无明显症状的肾脏病患者　一些患者平时无明显症状,但术前尿常规和肾功能检查常有阳性发现。尿内红、白细胞数增多,有大量蛋白或管型,提示有肾脏疾病,应先明确诊断。对肾炎和泌尿系感染的患者,一般应待治愈或病情稳定后再行择期手术。

(二) 血尿素氮/肌酐增高的患者　术前检查发现血尿素氮/肌酐增高,需进一步检查肌酐和肌酐清除率。如无大面积肌肉损伤,肌酐和肌酐清除率是判断肾功能的准确指标。

肌酐清除率在 50ml/min 以上,无需特殊治疗。肌酐清除率降至 30 ~ 50ml/min,为中度肾功能不全,术前要补液,防止血容量不足,并避免使用对肾脏有毒性的药物。肌酐清除率在 15 ~ 30ml/min 的患者,术前应结合 CVP 和尿量限制性输液。

(三) 血钾升高的 AKI 的患者　术前如果发现血尿素氮升高并伴血钾>6mmol/L,术前需做 1 ~ 2 次床旁血液滤过或血液透析,排除血中代谢终产物和有毒物质,将血钾降低到正常水平。通常在术前 6 ~ 8 小时停止血液滤过。

（四）贫血的肾脏功能不全患者　对于贫血的肾脏功能不全患者，要输新鲜血，将红细胞比容维持在 0.3 ~ 0.35，血钾保持在 4mmol/l，必要时需多次床旁血滤，清除代谢产物和潴留的水分，尽可能避免水肿和肺水肿。

二、术中及术后肾功能的维护

（一）严密观察血容量变化及液体治疗　围术期患者的主要血流动力学目标是防止组织低灌注进而导致器官缺氧，直接的组织器官缺氧情况目前仍不可用，通常使用一些间接的方式，包括 MAP、心率变异及乳酸水平。在 ICU 中，通常推荐维持 MAP≥60 ~ 65mmHg 以防止 AKI 的发生，短时间的低血压亦可能对肾脏功能产生损害。因此，在术中及术后的液体治疗尤为重要。常用的液体包括晶体液（如生理盐水、平衡盐溶液等）、胶体液（明胶、羟乙基淀粉、白蛋白等）。对于晶体液，现有研究表明，高氯晶体液的使用可能会增加 AKI 的发生率，平衡盐溶液可能效果更好；对于胶体液，目前推荐尽可能减少羟乙基淀粉等人工胶体的使用以减少 AKI 的发生。

（二）血管活性药物的使用　当经积极液体治疗，循环仍难以维持时，则应使用血管活性药物来维持目标血压，从而改善组织灌注，减少器官缺氧。目前的证据表明，对于预防 AKI 而言，没有哪一种血管活性药物较另一种更优；小剂量的多巴胺不具有肾脏保护效应。

（三）贫血及血制品的使用　血红蛋白浓度过低会导致血液的携氧能力下降，及时纠正贫血非常重要，当血红蛋白<70g/L 时，应考虑输血治疗，当血红蛋白>100g/L 时，则无需输注红细胞。

（四）持续动态小时尿量监测　持续动态小时尿量监测除可以反映患者的血容量状况、终末器官的灌注外，可以早期肾脏功能的损害。早期液体复苏目标要求尿量至少要>0.5ml/（kg·h）。

（五）心输出量监测　在目前 ICU 有多种方法可以动态监测心输出量（CO），如利用肺动脉漂浮导管热稀释法测定、PICCO、超声或电阻抗法等方法均可在床旁获得。根据患者的容量监测参数和心输出量参数，可以在床旁实时指导术后患者的液体输注、正性肌力药物和血管活性药物的应用。

（六）电解质和酸碱平衡维护　手术后早期低钠血症多见。尤其是手术后 1 ~ 2 天，使用大量等渗葡萄糖液，应激反应，抗利尿激素分泌紊乱等，都可造成稀释性低钠血症。最好测定血钠或血渗透浓度、血糖、血尿素。治疗以限水为主，保持血钠水平在 130mmol/L 以上。使用含钠或含钾的药，可能造成血容量过多或高钾血症，必须将药物所含电解质计算在内。

手术后 1 ~ 2 天，肾功能障碍，尤其是合并酸中毒时，可能发生高钾血症。除了血液滤过/血液透析外，可用碳酸氢钠、葡萄糖酸钙、葡萄糖-胰岛素等。

代谢性酸中毒如乳酸酸中毒，往往反映组织灌注不足，应设法改善组织的灌注，如有肾功能不全也可能合并酮症酸中毒，可用 $NaHCO_3$，将 HCO_3^- 纠正到 15mmol/L 以上。

（七）利尿剂的使用　对于可能发生 AKI 的患者，如心脏、大血管手术及挤压伤的患者，目前不推荐使用利尿剂来防止 AKI 的发生，除非有明确的液体超负荷。

（八）避免使用肾毒性药物　氨基糖苷类抗生素的肾损害发生率高达 8% ~ 26%，这与近曲小管上皮细胞可通过吞饮作用吸收该类药物有关。氨基糖苷类抗生素在肾皮质内的半寿期远大于在血浆的半寿期，如庆大霉素为 109 小时，妥布霉素为 74 小时，卡那霉素为 60 小时，链霉素为 46 小时，而它们在血浆内半寿期仅 2 小时左右。近曲小管细胞内溶酶体不断与吞饮而来的药物结合，体积增大，破裂，便可能造成肾小管细胞坏死。

低血压、低血钾、低血容量、原有肾脏病、强利尿药与先锋类抗生素合用，会加重这类药物的肾毒性。患者如有肝脏病或低蛋白血症，血游离药物增多，对肾脏的毒性也加大。

非类固醇抗炎药，如吲哚美辛（消炎痛）等可阻断前列腺素对肾脏的舒血管作用，在血容量不足、心力衰竭和肾缺血的患者，会进一步降低肾功能。

（九）手术后肾脏替代治疗　以前认为肾功衰竭患者在手术后 24 小时，创口已不出血时才可以再开始。但近年来发展的无肝素血滤或柠檬酸抗凝血滤技术，使血液滤过对机体凝血的影响降低到最低限度，手术并不是肾脏替代治疗的禁忌证，只要患者需要（比如术后高血钾、水过多导致心力衰竭肺水肿等），可以在术后立即开始床旁肾脏替代治疗。

（李维勤）

主要参考文献

［1］Hoste EA, Bagshaw SM, Bellomo R, et al. Epidemiology of acute kidney injury in critically ill patients: the multinational AKI-EPI study. Intensive Care Med, 2015, 41（8）: 1411-1423.

［2］Brezis M, Epstein FH. Pathophysiology of acute renal failure//Hook JB, Goldstein RS. Toxicology of the Kidney. 2nd ed. New York: Raven, 1993: 129-152.

［3］Heyman SH, Fuchs S, Brezis M. The role of medullary ischemia in acute renal failure. New Horiz, 1995, 3: 597-607.

［4］Goren O, Matot I. Perioperative acute kidney injury. Br J Anaesth, 2015, 115 Suppl 2: ii3-ii14.

［5］Zacharias M, Mugawar M, Herbison GP, et al. Interventions for protecting renal function in the perioperative period. Cochrane Database Syst Rev, 2013, 9: CD003590.

［6］Biteker M, Dayan A, Tekkeşin Aİ, et al. Incidence, risk factors, and outcomes of perioperative acute kidney injury in noncardiac and nonvascular surgery. Am J Surg, 2014, 207（1）: 53-59.

［7］Kambhampati G, Ross EA, Alsabbagh MM, et al. Perioperative fluid balance and acute kidney injury. Clin Exp

Nephrol,2012,16(5):730-738.

[8] Borthwick E,Ferguson A. Perioperative acute kidney injury: risk factors, recognition, management, and outcomes. BMJ,2010,341:c3365.

[9] Josephs SA1,Thakar CV. Perioperative risk assessment,

prevention,and treatment of acute kidney injury. Int Anesthesiol Clin,2009,47(4):89-105.

[10] Weinmann M. Natriuretic peptides and acute renal failure. New Horiz,1995,3:624-633.

第 九 篇

消化系统功能改变与支持

第 58 章

重症患者的急性胃肠功能损伤

重症医学发展至今,我们对呼吸、循环及肾脏替代治疗等都有了较为成熟的方案。然而,过去通常被忽视的胃肠功能问题开始困扰着 ICU 医务工作者,该系统问题包括恶心、呕吐、胃潴留、腹胀、腹泻、便秘、应激性溃疡、无结石性胆囊炎和肠源性感染等。基于对多脏器功能障碍综合征(multiple organ dysfunction syndrome,MODS)的认识,ICU 学者往往将这一组重症患者的胃肠问题统称为"胃肠功能障碍",并将其作为 MODS 的一部分。近年来,重症患者的胃肠功能障碍成为不可忽视的问题,一方面,重症患者胃肠道功能障碍的发生率很高;另一方面,胃肠功能障碍对重症患者的疾病发生、发展均可产生重要作用。急性胃肠功能障碍是直接关乎重症患者预后的重要决定因素之一,例如,腹胀和肠麻痹导致的腹腔高压,肠屏障障碍导致的肠源性感染等均能显著加重病情,对预后产生重要影响。近年来随着人们对胃肠道功能认识的逐渐深入,胃肠功能状态的评估与维护成为重症领域的研究热点。本节将从急性胃肠功能障碍的发展历史、流行病学、评分系统、定义与管理等方面进行阐述。

一、急性胃肠功能障碍的发展历史

20 世纪 80 年代以前,对胃肠道功能的认识仅为运送食物、消化和吸收营养、分泌某些胃肠道激素等。"器官衰竭"(organ failure)一词常见于文献,20 世纪 70 年代以后更是成为临床所热衷研究和讨论的问题。1956 年 Irving 即提出"肠衰竭"(intestinal failure)一词,定义为"功能性肠道减少,不能满足食物的充分消化吸收"。1981 年,Flaming 和 Rerning 对"肠衰竭"的含义延伸为"肠功能下降至难以维持消化、吸收营养的最低需要量"。这些作者提出的"肠衰竭"都是指肠道的消化吸收功能因各种原因出现了障碍,包括大量小肠切除后的短肠综合征、肠蠕动过快导致的腹泻、假性肠梗阻或神经性肠麻痹引起的肠蠕动缓慢或消失、炎症性肠病等。对于处于应激状态下的危重患者而言,人们通常认为肠道处于"休眠状态",肠道系统的血液经再分布后,分流到脑、肝、肺等器官,忽略了它在患者整体病理生理过程中的作用。

在 20 世纪 70 年代,临床观察到严重感染、休克、大面积烧伤后出现多器官功能障碍的现象,1975 年,Baue 等将这种现象命名为"多器官衰竭"(multiple organ failure,MOF);1980 年,Fry 对此进行了较多的研究,认为在严重

应激时,除实质器官有损害现象外,神经、血液、代谢等系统也均有损害,因此命名为多系统器官衰竭(multiple system organ failure,MSOF)。当时,对"器官衰竭"的理解是指器官功能损害到不可逆转的程度。因此,在不同作者所认为的器官功能衰竭诊断标准中,各项指标都选定在器官功能障碍的上限。以致被诊断为"多器官衰竭"患者的病死率极高,当有 3~4 个器官达到"衰竭"的诊断标准时,少有能存活者。经临床应用,此类诊断标准有失临床"早期发现,及时治疗"的要求。1991 年,美国胸科医师协会与危重医学学会(American College of Chest Physicians/Society of Critical Care Medicine,ACCP/SCCM)共同讨论、研究后,认为将"功能障碍"(dysfunction)一词替代"衰竭"(failure)为宜,将监测诊断指标参数改为从异常值的下限开始,以达到能及早诊断、早治疗的效果。最严重的功能障碍即是衰竭,这一命名逐渐为临床医生所接受。因此,随后 Deitch 的定义中将"肠功能障碍"和"肠衰竭"区分开,将"肠功能障碍"定为腹胀,不耐受食物 5 天以上,而"肠衰竭"则为应激性溃疡出血与急性胆囊炎。

到 20 世纪 80 年代,发现早期烧伤患者的创面尚无细菌感染时,血培养即可出现阳性,且为肠道细菌,称之为"肠源性感染",此后对此进行了研究。在动物实验中证实,肠黏膜有屏障功能。当有缺氧、缺血等情况时,肠黏膜的屏障功能受损,细菌和内毒素可从肠腔内进入至肠壁的淋巴或血液循环中,称之为肠内毒素、细菌易位(bacterial translocation)。这一现象可在动物实验中获得直接的证据,在临床获得了间接的证据。1998 年,O'Boyle CJ 等人对 448 例择期剖腹手术的患者,从淋巴结、肠黏膜和外周血培养中,发现有 15.4% 的阳性,术后这些患者中有 41% 发生了脓毒症,较培养阴性患者 14% 的脓毒症发生率为高。无论是外科手术或内科疾病,只要有肠道缺氧、缺血发生,即可有肠黏膜屏障功能障碍,肠道细菌经淋巴系统、门静脉系统易位至全身可进一步引发全身炎症反应综合征(systemic inflammation response syndrome,SIRS)、脓毒症(sepsis)以致多器官功能障碍综合征(multiple organ dysfunction syndrome,MODS)。

从此,对肠功能的认识不再局限于营养的消化和吸收,还应包含肠屏障功能。因此,2004 年我国著名的胃肠外科专家黎介寿院士将肠功能障碍的定义调整为"肠实质和(或)功能的损害,导致消化、吸收营养和(或)屏障功能

发生严重障碍",它参与了机体应激时机体的病理生理改变,被认为是"机体应激的中心器官",是"MODS 的发动机"。并提出了肠功能障碍的分型:功能性肠道绝对减少型,如短肠综合征;小肠实质广泛损伤型,如放射性肠损伤、炎症性肠病、肠外瘘、肠梗阻等;以肠黏膜屏障功能损害为主型,可同时伴有消化吸收功能障碍,如严重创伤、出血、休克所致的肠功能障碍。2005 年 Kutayli ZN 等人提出了肠功能衰竭的新概念,泛指危重患者腹腔和消化道的问题,包括胃肠动力障碍,吸收不良腹泻、应激性溃疡、无结石性胆囊炎、腹腔高压、肠源性感染等。从而在此基础上发展出了急性胃肠功能障碍的概念,定义为继发于创伤、烧伤、大手术、休克等重症疾病引起的一种胃肠道急性病理改变,以胃肠黏膜屏障功能障碍、消化吸收功能障碍和胃肠动力障碍为主要特征,不是一组独立的疾病,而是多器官功能障碍综合征 MODS 的一部分。2012 年欧洲危重病学会腹部问题工作小组提出急性胃肠损伤(acute gastrointestinal injury,AGI)则用于描述 ICU 患者各种胃肠道症状(如腹泻、恶心呕吐等)及诊断(如胃肠炎、腹腔高压等)。

二、急性胃肠功能障碍的流行病学

有关 ICU 患者胃肠功能障碍的流行病学资料较少,主要原因是胃肠功能的客观评价有困难。根据法国一多中心研究显示,几乎每例重症患者都存在不同程度的腹胀、肠鸣音减弱或大便困难,约 2/3 的 ICU 患者发生胃肠动力障碍,40% 的 ICU 表现为腹泻或对肠内营养不耐受,16% 的患者表现为便秘。作者通过对 502 名外科重症患者进行调查,将胃肠功能障碍患者的临床表现分为 10 个表现类型(表 58-0-1),发现每一表现类型均有不同的发生率,约 76.9% 的患者无法进食,约 60.9% 的患者出现腹胀症状,59% 的患者需要胃肠减压,腹泻患者的比例占到 30.7%,31.1% 的患者出现了腹痛,其他胃肠道症状或体征还包括反流、胃潴留、肠鸣音减弱或消失、便秘等。而且还发现行腹部外科手术的患者出现胃肠功能障碍的发生率更高,合并腹腔感染的重症患者胃肠功能障碍则更为严重。可见重症患者胃肠功能障碍的发生率特别高,需引起足够的重视。

表 58-0-1　胃肠功能障碍表现类型及发生率

表现类型	发生率 n(%)	表现类型	发生率 n(%)
禁食	386(76.9)	腹痛	156(31.1)
反流	60(11.9)	腹泻	154(30.7)
胃肠减压	296(59.0)	肠鸣音减弱	95(18.9)
胃潴留	116(23.1)	肠鸣音消失	13(2.6)
腹胀	306(60.9)	便秘	68(13.5)

三、急性胃肠功能障碍评分

随着人们对 MODS 的认识,不少学者对器官功能障碍作出严重度评分,以求达到早识别、早治疗的目的。1995 年 Marshall 将心、肺、肾、肝、神经等器官或系统的功能按正常(0)与不同的障碍严重度(1,2,3,4)计分,最严重的功能障碍相当于以往的"衰竭"标准,但一直没有胃肠功能障碍的评分标准。作者认为胃肠道有多种多样的功能,既有吸收、肠蠕动问题,又有肠黏膜糜烂出血、肠黏膜屏障的问题,难以综合归纳,其他学者也因为同样的困难而无法形成胃肠功能障碍的评分标准。但是鉴于胃肠功能障碍对于患者预后的重要决定作用,建立有效的胃肠功能障碍评分一直是重症医学领域的研究热点。1997 年重症患者肠功能障碍圆桌会议便提出建立胃肠功能衰竭(gastrointestinal failure,GIF)严重度评估系统,但一直进展缓慢。包括急性生理和慢性健康评估(acute physical and chronic health evaluation,APACHE)和序贯性器官功能评估(sequential organ failure evaluation,SOFA)评分等重要评分系统,均未将胃肠功能损害纳入;伴随对 GIF 引发免疫炎症紊乱及腹腔高压后果认识的深入,评估 GIF 的严重性已成为迫切的临床需要;与制定定义和诊断标准的要求相比,制定严重度评估系统较灵活,只要能够真实反映器官病损对预后的影响,就是有价值的,任何人均可展开此项工作的研究。

2006 年,Reintam 等人对德国和爱沙尼亚的 3 家医院共计 2588 名 ICU 重症患者进行回顾性研究,将 GIF 定义为出现 ≥ 1 个以下症状:进食不耐受(鼻饲后呕吐或抽出食物残留量大于前次所给食物量);消化道出血(胃管可见的出血或黑便);腹胀(动力性肠梗阻)。结果发现 252 名患者诊断为 GIF(9.2%),20% 发生于入科时,82% 发生于入科 1 周内,将出现 GIF 组和无 GIF 组两组进行比较发现,年龄、入院时的 APACHE Ⅱ 评分、SOFA 评分、机械通气时间、住 ICU 时间、ICU 病死率两组之间有显著性差异。

随着腹腔高压(intra-abdominal hypertension,IAH)与腹腔间隙室综合征(abdominal compartment syndrome,ACS)国际会议的召开和相关共识的达成,IAH 尤其 ACS 对重症患者的预后有重要影响,且可与 GIF 互为因果,因此,Reintam 等人对自己之前的研究进行了完善,将腹腔高压纳入研究,对 398 名机械通气患者进行了研究,IAH 定义为腹腔内压力(intra-abdominal pressure,IAP)>12mmHg,GIF 定义为进食不耐受、呕吐、肠胀气、腹泻或高胃残留量而减少或停止鼻饲。发现同时存在 GIF 和 IAH 的重症患者较单纯的 GIF 患者病死率更高,住 ICU 天数更长。因此,基于肠道喂养状况和腹腔压力,2008 年 Reintam 等人发布了重症患者的 GIF 评分系统,分为 5 个等级(0~4),具体如表 58-0-2 所示。

随后,Reintam 等人设计了一项前瞻性的随机对照研究,在德国及爱沙尼亚 4 所医院 ICU 中纳入了 264 名机械通气患者,来验证他们的 GIF 评分系统。连续记录入院前 3 天的 GIF 评分和 SOFA 评分,来分析他们对患者 ICU 预后的预测价值。最后发现前三天平均的 GIF 评分是病死率的独立危险因素,而且相对于单纯的 SOFA 评分而言,SOAF 评分联合 GIF 评分可以更好地预测 ICU 病死率,此外,同时合并喂养不耐受和腹腔高压与更高的 ICU 病死率相关。

表 58-0-2　GIF 评分系统

分级	临床症候学
0	胃肠功能正常
1	肠内营养低于目标需要量的 50% 或腹部手术后 3 天未行肠内营养
2	喂养不耐受（因以下原因肠内营养无法实施：高度的胃残留量，呕吐，肠管扩张，严重腹泻）或腹腔高压
3	喂养不耐受和腹腔高压
4	腹腔间室综合征

Reintam 等人推出的 GIF 评分使用简单，初步验证具有可靠性，既可单独使用，也可加强现有的评分系统的评估能力，弥补了目前胃肠功能无法评估的缺陷，使对患者预后的评估更加完整，值得推荐。然而 GIF 评分的确切价值尚有待大规模的临床实验和长时间的临床实践来验证；此外，GIF 评分也存在可改进之处，GIF 评分中将 IAP 单纯分作 IAH 和 ACS 两档看来过于简单，似乎有进一步细分的必要；细菌/内毒素移位和由此引发的炎症反应是 GIF 重要的病理变化和组成部分，如何在评分中体现也值得进一步探讨。

四、急性胃肠功能障碍的处理

针对以上问题，Reintam 等人继续进行研究，并致力于推广胃肠功能障碍的评分系统，遂成立了欧洲危重病学会的腹部问题工作小组，针对目前重症患者的胃肠功能及胃肠功能障碍缺乏统一的定义与分级，并于 2012 年发布了最新的关于重症患者胃肠功能的推荐，包括相关的术语、定义和管理等方面；此外，首次明确提出 AGI 的概念，并推出了全新的 AGI 分级，分为 4 级。

（一）术语、定义和管理　重症患者常处于镇静状态，胃肠道不适通常无法直接表达，故重症患者的胃肠道症状及治疗有其自己的特点。

1. 食物不耐受综合征（feeding intolerance syndrome，FI）　食物不耐受综合征的诊断常基于复杂的临床评估，目前没有单独明确的症状或指标来定义 FI。当经过 72 小时，20kcal/（kg·d）的能量供给目标不能由肠内营养途径实现，或者因任何临床原因停止肠内营养的，需考虑 FI 的可能性。FI 常需要临床干预来维持或重建胃肠道功能：包括限制使用损害肠动力药物，应用促动力药物和（或）使用通便药物，控制腹腔内压。临床可以尝试给予少量的肠内营养。FI 者应给予补充肠外营养。目前数据显示，延迟 1 周的肠外营养与早期肠外营养相比，可以促进病情恢复。

2. 腹腔内高压　指临床上 6 小时内至少两次测量腹腔内压≥12mmHg。治疗上应当注意液体复苏策略，避免过度复苏。对于原发性腹腔内高压的术后患者，持续的胸椎硬膜外镇痛可以降低腹腔内压。建议使用鼻胃管/结肠减压方法，用于排出胃肠道的内容物。腹腔积液患者，推荐使用经皮管道引流减压。床头抬高超过 20° 是 IAH 发展的额外危险因素。肌松药可以降低腹腔内压，但由于其过多的副作用，仅在特定的患者中使用。

3. 腹腔间隔室综合征（abdominal compartment syndrome，ACS）　腹腔间隔室综合征是指腹腔内压持续增高，在 6 小时内至少两次腹腔内压测量均超过 20mmHg，并出现新的器官功能障碍。治疗上，尽管外科减压是治疗 ACS 唯一确切的处理措施，但其适应证和手术时机的选择仍然存在争议。对于保守治疗无效的 ACS 患者，推荐外科减压作为抢救生命的重要措施。对于存在多个 IAH/ACS 危险因素患者，在进行剖腹手术时，可以给予预防性减压措施。在大多数严重的腹主动脉瘤破裂或腹部创伤患者，可以不关腹，使用人工膜覆盖，避免 ACS 进一步发展。

4. 胃潴留　单次胃残留量>200ml，定义为大量胃潴留。暂没有足够的科学证据或生理学依据来定义大量胃潴留的确切值，也没有标准的测量胃残留方法。当胃残留>200ml 时，需密切的床旁评估与监测；如果单次的胃残留量在 200～500ml，不应停止输注肠内营养；若胃残留量>500ml，则应停止经胃营养，考虑幽门后喂养。但需要注意的是，幽门后喂养易引发小肠扩张，少数引起穿孔，故不作常规推荐。尽管缺乏科学依据，欧洲危重病学会腹部疾病工作组将 24 小时残留量>1000ml 作为异常胃排空的一项指征，需要给予特殊的关注。治疗方面，高度胃潴留时推荐使用上消化道促动力药物，如甲氧氯普胺（即胃复安）或红霉素等，但不推荐常规使用全消化道促动力药物，如必利类药物。尽可能避免或减少使用阿片类药物，降低镇静深度。

5. 腹泻　稀水样便每日>3 次，且大便量>200～250g/d 或 250ml/d，则称为腹泻。常规的腹泻分为动力型、分泌型、渗透型和渗出型，但重症患者的腹泻分类更习惯于从病因角度来分，分为疾病本身相关（如短肠综合征的患者）、药物相关（如抗生素相关性腹泻）、食物或喂养相关（肠内营养不耐受等）。

对于重症患者腹泻的治疗，主要有对症治疗和对因治疗。对症治疗包括调整水电解质平衡、维持血流动力学稳定及脏器功能保护，如纠正低血容量以防止肾功能损害等。可能的病因主要包括药物性的因素、疾病本身的因素以及营养耐受不良等原因，因此对因治疗方面包括停用通便药物、山梨醇、乳果糖、抗生素等药物；治疗吸收功能障碍、炎症性肠病等疾病本身的问题；对于肠内营养不耐受导致的腹泻，可以通过减慢喂养速度、重新放置营养管或稀释营养配方。加入膳食纤维延长食物转运时间。此外，近年来常有报道的严重或反复发作的难辨梭状芽孢杆菌相关性腹泻，对于此类腹泻的治疗，目前认为口服万古霉素优于甲硝唑。

6. 胃肠道出血　指任何进入胃肠道内腔的出血，并经呕吐液、胃内容物或粪便等标本隐血试验证实。治疗上对于明显的胃肠道出血，血流动力学状态决定治疗策略。伴有血流动力学障碍的出血，内镜检查可以明确诊断。但活动性和大量出血时,除了内镜检查,血管造影术是合适的选择。推荐早期(24小时之内)上消化道内镜检查,而急性静脉曲张出血需要更紧急(12小时之内)的干预。联合使用肾上腺素和血管夹、热凝固术或注射组织硬化剂等方法。不推荐常规复查内镜,当再出血时,推荐复查内镜。上消化道内镜检查阴性的胃肠道出血,需进行结肠镜检查,而结肠镜亦阴性时,可使用推进式电子小肠镜探查小肠。内镜检查阴性的活动性消化道出血,需考虑内镜手术或介入治疗。

7. 下消化道麻痹　下消化道麻痹指肠蠕动功能受损,导致粪便不能排出体外。临床症状包括至少3天肛门停止排便,肠鸣音存在或消失,同时需排除机械性肠梗阻。在ICU之外的科室,便秘和顽固性便秘还包括不舒服的肠道蠕动、排便困难和疼痛等症状。而ICU患者无法表达上述症状,故建议使用"下消化道麻痹"这个概念。

治疗上尽可能停用抑制胃肠动力药物(如儿茶酚胺类、镇静药、类罂粟碱等),纠正损害胃肠动力的机体状态(如高血糖、低钾血症等),同时可使用促胃肠动力药物。

通便药物由于有一定的延迟效应,因此可早期使用或预防性使用。

8. 肠管扩张　腹部X线平片或CT上测得小肠直径>3cm,结肠直径>6cm(盲肠直径>9cm),则称为肠管扩张。常见的原因包括肠梗阻、中毒性巨结肠、Ogilvie综合征等。

治疗方面,首先要注意纠正水、电解质失衡,鼻胃管减压可能有效,但对于择期开腹手术的患者不推荐常规放置鼻胃管。排除机械性梗阻后,对于盲肠直径>10cm而在24小时内无缓解,应考虑静脉使用新斯的明;若保守治疗24~48小时仍无效,推荐行使用结肠镜进行非外科减压,结肠镜减压有效率达80%,但存在一定风险。当盲肠直径≤12cm时,联合结肠镜减压的保守治疗可以持续48~72小时。保守治疗无效者,由于存在穿孔的风险,建议行外科手术治疗。使用胸椎硬膜外麻醉的腹腔镜手术,术后一定程度上可以改善肠道功能,预防肠管扩张。

(二) AGI分级与治疗　AGI分级整合了胃肠功能损伤的风险因素、胃肠道症状、腹腔压力及全身情况等,分为四级,具体如下:

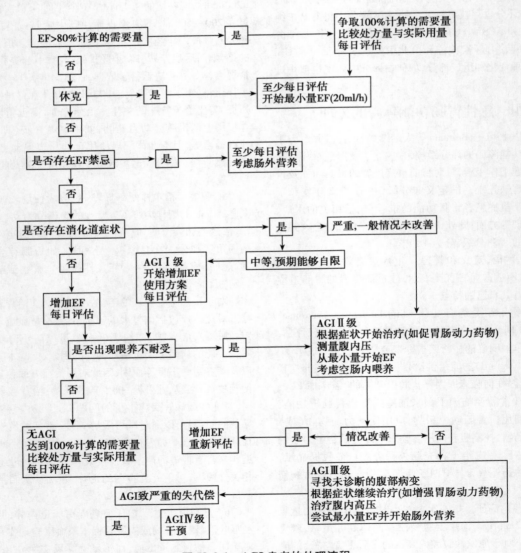

图58-0-1　AGI患者的处理流程

Ⅰ级：有发展为胃肠功能障碍或衰竭的风险，表现为胃肠功能的部分受损，例如腹部手术后第一天的恶心、呕吐、肠鸣音减弱，休克早期的肠蠕动减少。这种胃肠损伤多为暂时性的、自限性的，常伴随一般情况的好转而消失，无须特殊处理，推荐损伤后 24 ~ 48 小时内行早期肠内营养。

Ⅱ级：胃肠功能障碍，表现为急性发生的胃肠道症状，胃肠道的消化吸收功能受损，需要外界干预才能满足机体对营养物质和水分的需求，如胃轻瘫伴高度胃残留或反流、下消化道麻痹、腹泻、腹高压Ⅰ级（IAP 12 ~ 15mmHg）、肉眼可见胃内容物或粪便内有血、喂养不耐受（72 小时内的喂养尝试仍然不能通过肠内途径达到每日 20kcal/kg 的喂养目标）。治疗方面主要是治疗腹高压，促进胃肠动力的恢复及高度胃残留的处理。

Ⅲ级：胃肠功能衰竭，即使外界干预，胃肠功能也无法恢复。表现为持续性的肠内营养不耐受，治疗后仍无法改善，可能导致 MODS 的持续或加重，如持续性的胃肠麻痹、出现肠管扩张或进一步加重、腹高压进展为Ⅱ级（IAP 15 ~ 20mmHg）、腹腔灌注压<60mmHg。治疗方面主要包括 IAH 的监测及靶向性治疗，同时注意排除腹部可能存在的其他问题，如胆囊炎、腹膜炎、肠缺血等，定时尝试小剂量肠内营养；在入 ICU 的最初 7 天内，若肠内营养无法达到目标热卡量，不推荐使用肠外营养来补充，因为其可能会增加院内感染的发生率。

Ⅳ级：胃肠功能衰竭伴有远隔器官功能的严重损害，直接或立即威胁生命，同时加重 MODS 及休克，如肠管缺血坏死，胃肠道出血导致失血性休克，需要减压的 ACS，Ogilvie 综合征等，应立即行开腹手术或其他急诊干预措施以挽救生命，无有效的非手术治疗方案。

欧洲重症医学会的腹部问题工作小组推出的这一推荐，制定了重症患者胃肠功能及胃肠功能障碍的相关规范，为今后胃肠功能问题的共同研究与探讨奠定了基础，值得肯定。提出的 AGI 分级，暂时弥补了急性胃肠功能障碍或损伤评价系统的缺失，但 AGI 分级的临床实用性和可靠性有待进一步验证。因此，胃肠功能的评估系统仍然需要重症医学者的共同探索与改进，影像、超声等辅助诊断技术的发展将有望为重症患者胃肠功能的评估和急性胃肠功能障碍/AGI 的早期诊断提供有力的支持。

（三）AGI 患者的处理流程　见图 58-0-1。

（周翔　李维勤）

主要参考文献

[1] Reintam Blaser A, Malbrain ML, Starkopf J, et al. Gastrointestinal function in intensive care patients: terminology, definitions and management. Recommendations of the ESICM Working Group on Abdominal Problems. Intensive Care Med, 2012, 38(3): 384-394.

[2] Reintam Blaser A, Jakob SM, Starkopf J. Gastrointestinal failure in the ICU. Curr Opin Crit Care, 2016, 22(2): 128-141.

[3] Reintam Blaser A, Poeze M, Malbrain ML, et al. Gastrointestinal symptoms during the first week of intensive care are associated with poor outcome: a prospective multicentre study. Intensive Care Med, 2013, 39: 899-909.

[4] Chapman MJ, Deane AM. Gastrointestinal dysfunction relating to the provision of nutrition in the critically ill. Curr Opin Clin Nutr Metab Care, 2015, 18: 207-212.

[5] 黎介寿. 肠功能障碍. 肠外与肠内营养, 1998, 5(2): 63-65.

[6] 黎介寿. 肠衰竭—概念、营养支持与肠粘膜屏障维护. 肠外与肠内营养, 2004, 11(2): 65-67.

[7] 黎介寿. 对肠功能障碍的再认识. 肠外与肠内营养, 2008, 15(6): 321-322.

[8] Marshall JC, Cook DJ, Christou NV, et al. Multiple organ dysfunction score: a reliable descriptor of a complex clinical outcome. Crit Care Med, 1995, 23(10): 1638-1652.

[9] O'Boyle CJ1, MacFie J, Mitchell CJ, et al. Microbiology of bacterial translocation in humans. Gut, 1998, 42(1): 29-35.

[10] Kutayli ZN, Domingo CB, Steinberg SM. Intestinal failure. Curr Opin Anaesthesiol, 2005, 18: 123-127.

[11] Reintam Blaser A, Malbrain ML, Starkopf J, et al. Gastrointestinal function in intensive care patients: terminology, definitions and management. Recommendations of the ESICM Working Group on Abdominal Problems. Intensive Care Med, 2012, 38: 384-394.

[12] Montejo JC. Enteral nutrition-related gastrointestinal complications in critically ill patients: A multicenter study. Crit Care Med, 1999, 27: 1447-1453.

[13] Rombeau JL, Takala J. Summary of round table conference: gut dysfunction in critical illness. Intensive Care Med, 1997, 23: 476-479.

[14] Reintam A, Parm P, Redlich U, et al. Gastrointestinal failure in intensive care: a retrospective clinical study in three different intensive care units in Germany and Estonia. BMC Gastroenterol, 2006, 22(6): 19.

[15] Malbrain ML, Cheatham ML, Kirkpatrick A, et al. Results from the International Conference of Experts on intra-abdominal hypertension and abdominal compartment syndrome. I. definitions. Intensive Care Med, 2006, 32: 1722-1732.

[16] Reintam A, Parm P, Kitus R, et al. Gastrointestinal failure score in critically ill patients: a prospective observational study. Critical Care, 2008, 12: R90.

第 59 章

肠黏膜屏障损伤的机制、监测及保护

正常胃肠道黏膜不仅可吸收肠腔内营养成分,同时发挥重要的屏障功能。肠黏膜屏障在机体的特异性和非特异性防御机制中均起着重要的作用,可有效地阻挡肠道内500多种、浓度高达1012个/克的肠道内寄生菌及其毒素向肠腔外组织、器官移位,防止机体受内源性微生物及其毒素的侵害。在危重疾病、创伤应激状况下,患者肠道黏膜的结构和功能受到严重损害,肠黏膜屏障损伤,导致肠功能衰竭,肠道细菌移位(bacterial translocation,BT),甚至诱发多脏器功能障碍综合征(MODS),加重原发疾病,最终危及生命。因此了解肠黏膜屏障损伤的机制、监测及保护对于危重患者的临床治疗具有重要的临床意义。

一、肠黏膜屏障的组成

人体肠黏膜屏障由机械屏障、化学屏障、免疫屏障和生物屏障共同构成。

(一)机械屏障 肠上皮层的构成十分复杂,包括:有吸收功能的肠上皮细胞,制造黏液的杯状细胞,具有内分泌功能的细胞和潘氏细胞。由于肠上皮细胞表面表达Toll样受体等模式识别受体,上皮细胞也发挥了部分免疫监视的功能。研究发现肠上皮细胞可能同时与T细胞、B细胞、浆细胞、巨噬细胞等保持对话,共同维持肠黏膜稳态。肠黏膜是机体中增生最快的组织之一,肠上皮细胞通过不断更新以保持黏膜屏障的完整性。完整的肠黏膜上皮除了有正常的上皮细胞外,细胞间的间隙也需要封闭。由紧密连接、黏附连接、桥粒连接和缝隙连接构成的细胞间复合物也在肠黏膜屏障的维持中发挥着重要作用。紧密连接蛋白和下方的黏附连接共同构成了顶端连接复合体,调节肠黏膜屏障功能。紧密连接蛋白或是黏附连接蛋白,都由肌球蛋白和肌动蛋白围绕胞质蛋白构成,还可能也有跨膜蛋白的参与。位于顶端复合体下部的点状细胞间连接称为细胞桥粒。细胞桥粒斑块结构复杂,由内外两层构成。桥粒芯糖蛋白和桥粒胶蛋白都属于桥粒钙黏素家族。它们之间通常形成同二聚体或异二聚体。这些二聚体构成了细胞间的连接。桥粒芯糖蛋白和桥粒胶蛋白胞内区与Armadillo家族成员plakoglobin(PG)和plakophilins相互作用,该作用介导了桥粒连接与中间丝状体的连接。

(二)化学屏障 由胃肠道分泌的胃酸、胆汁、各种消化酶、溶菌酶、黏蛋白及肠腔内正常寄生菌产生的抑菌物质共同构成化学屏障。黏蛋白来自特化的上皮细胞,其他上皮细胞和帕内特细胞负责分泌抗菌肽(cathelicidins、防御素),浆细胞则分泌抗体。抗菌肽主要作用是与细菌结合,阻止细菌接触上皮细胞,防止细菌移位的发生。黏液中的胶体则为抗菌肽提供了可以停留的介质。如果黏液层发生损害,可以导致细菌直接与上皮细胞接触,肠道通透性增高,对右旋糖酐硫酸酯钠(dextran sodium sulfate,DSS)诱导的肠炎也变得更加敏感。

(三)免疫屏障 肠黏膜上皮细胞分泌的sIgA等抗体及黏膜下淋巴组织(GALT)共同组成肠黏膜免疫屏障。

sIgA是主要有肠黏膜固有层中浆细胞分泌的免疫球蛋白,主要作用是通过包裹细菌从而阻止其与肠上皮细胞表面的黏附。同时sIgA在穿胞过程中对于已侵入细胞内的病毒同样具有包裹作用,与补体、溶菌酶具有协同杀菌作用。

肠道相关淋巴组织包括黏膜和黏膜下层中的聚合淋巴滤泡、淋巴结和广泛存在于肠黏膜中的T淋巴细胞、B淋巴细胞、树突状细胞、巨噬细胞和浆细胞。当细菌侵入肠黏膜内时,机体抵御细菌感染的主要机制就是以肠道相关淋巴组织为主的细胞免疫。同时位于聚合淋巴滤泡中的B淋巴细胞在抗原刺激下可分化IgA型B细胞,进入肠黏膜固有层后进一步分化成为可分泌sIgA的浆细胞,从而发挥免疫作用。

近年研究认为,小肠上皮内淋巴细胞(intraepithelial lymphocytes,IELs)在肠黏膜的特异性免疫中也发挥着重要作用。在正常成人中,每100个肠上皮细胞就有6~40个IELs。IELs可介导黏膜对肠道共生细菌的免疫耐受,同时具有抗肠道感染的作用。IELs处于半活化状态,在受到病理刺激条件下可迅速活化,分泌大量细胞因子,直接对肠上皮造成影响。

(四)生物屏障 肠道是人体最大的微生物库,一个健康成人的胃肠道栖息着1000多种细菌,数量约10^{12}～10^{14}CFU/g,包括需氧菌、厌氧菌和兼性厌氧菌。肠道正常菌群有助于肠道营养的消化、吸收,同人体形成"共生"关系。同时,正常菌群可通过分泌细菌素、定植拮抗、氧和养料的争夺等方式抑制致病菌的生长。正常情况下,肠道菌群和宿主、外界环境建立起一个动态的生态平衡,对人体的健康起着重要作用。危重病患者由于广谱抗生素的应用、长时间使用全肠外营养、营养不良以及肠动力异常等多种因素,致使体内外环境发生变化,正常的微生物群落的种群、活性发生了异常或定位转移,出现菌群失调,可加重肠黏膜屏障障碍,肠通透性增高,增加肠源性感染的风险。

二、肠黏膜屏障损伤的机制

肠道依靠其黏膜屏障,可有效地阻止肠内细菌及内毒素易位至其他组织或器官。但在手术、创伤应激及长期全肠外营养状况下,肠黏膜结构及其功能可严重受损,使肠内细菌及内毒素发生易位而导致 MODS,危及患者生命。

(一)肠黏膜机械屏障损伤　机体在应激状态下,肠黏膜缺血、缺氧、血管通透性增加、黏膜上皮水肿、上皮细胞膜及细胞间连接断裂、细胞坏死或凋亡,可导致肠通透性增加。创伤后早期肠黏膜机械屏障损伤可能由以下因素导致:①肠道有效循环血量不足,肠黏膜处于缺血、缺氧状态,激活黄嘌呤氧化酶,产生过量氧自由基,损伤肠黏膜。最新研究发现,缺氧可直接导致上皮细胞间紧密连接 claundin、occludin 等蛋白细胞内转运障碍,最终无法固定到上皮细胞间,使上皮层通透性增高。②肠黏膜上皮细胞摄取、利用氧的能力降低,能量供给减少。同时谷氨酰胺(Gln)作为肠上皮细胞的主要能量来源,创伤后其摄取、利用及 Gln 主要水解酶活性均明显下降,肠黏膜修复受损。③肠腔细菌过度繁殖,黏附至肠壁的细菌增多,定植机会增加,产生大量代谢产物和毒素,细菌易位、内毒素易位,破坏肠黏膜结构。④肠道抗原递呈细胞激活,释放血小板活化因子(PAF)、肿瘤坏死因子(TNF)、γ-干扰素(INF-γ)、白介素 4(IL-4)等炎性介质及细胞因子,引起肠黏膜屏障功能损伤。目前认为,TNF 可能通过肌球蛋白轻链激酶介导对肠黏膜屏障的破坏;而 IFN-γ 通过 Fas/FasL 介导肠上皮细胞的凋亡,改变上皮的通透性和离子转运功能,破坏肠上皮细胞间紧密连接。但是疾病状态下,以上因素往往同时存在,协同对肠黏膜屏障产生破坏。例如:在缺血缺氧及炎症刺激下,IEL 分泌的 IFN-γ 能通过 NF-κB 通路活化缺氧诱导因子,进而发挥肠黏膜屏障损害的作用。

(二)肠黏膜化学屏障损伤　在创伤、感染、休克等应激状态下,胃肠相关淋巴组织呈现选择性抑制状态,同时胃肠道功能受抑,消化液和黏液分泌减少、肠蠕动减少,导致肠黏膜化学屏障损伤,细菌黏附定植增加,进而发生细菌移位。

(三)肠黏膜生物屏障损伤　应激状态下,胃肠道蠕动受抑,肠黏膜上皮细胞摄氧障碍,肝肠循环紊乱,导致肠道内细菌过度繁殖,肠道内菌群失调。机体与正常菌群之间及各正常菌群之间的平衡遭到破坏,肠道微生态平衡失调,肠黏膜生物屏障功能障碍。

(四)肠黏膜免疫屏障损伤　体液免疫功能受损:应激状态下,肠道产生 sIgA 的功能明显受到抑制,sIgA 含量减少,合成 sIgA 的浆细胞数量减少及被 sIgA 包被的革兰阴性菌减少,肠道抗定植力下降,促进肠内细菌易位。

细胞免疫功能受损:细菌内毒素可直接损伤细胞免疫功能,同时可激活局部和全身炎症介质的级联反应,产生大量高浓度细胞因子、诱导免疫细胞对脂多糖(LPS)的耐

受。在多种外科应激情况下,可能发生蛋白质热量营养不良,机体蛋白质水平降低,引起淋巴细胞减少、免疫球蛋白水平下降、巨噬细胞功能不良,甚至影响肠道和全身的免疫功能。研究发现,营养不良可引起与肠相关的淋巴组织产生 Th2 细胞因子下降,降低 CD11b/CD18 黏附分子的表达和多核白细胞的趋向性和吞噬能力,从而增加感染机会;全肠外营养条件可抑制小鼠肠道淋巴细胞的分化成熟,降低 CD4、CD8 和 CD44 的数量,增加 IFN-γ mRNA 的表达,抑制转化生长因子等的表达。

三、肠黏膜屏障功能的监测

肠黏膜屏障功能监测通常包括肠黏膜通透性测定、细菌移位、血浆内毒素含量、肠黏膜组织学观察等指标。

(一)肠黏膜屏障通透性测定　肠黏膜屏障通透性测定是反映肠黏膜屏障功能的重要指标。临床上主要是指分子量>150 道尔顿的分子物质对肠道上皮的渗透性能。通常包括以下几种测定方法:

1. 血浆二胺氧化酶(diamine oxidase,DAO)活性测定 DAO 是肠黏膜上层绒毛细胞胞质中具有高度活性的细胞内酶。在其他组织和细胞中几乎不存在。肠黏膜细胞受损、坏死后,该酶释放入血,导致血浆和肠腔 DAO 活性增高而肠黏膜内 DAO 活性降低。外周血中 DAO 活性稳定,故可以通过测定外周血 DAO 活性变化,反映肠黏膜屏障功能。目前通常采用分光光度法和 ELISA 法进行测定。禁食、接受全胃肠外营养(TPN)的患者,胃肠道黏膜细胞核酸与蛋白质含量减少、绒毛缩短、黏膜萎缩,可引起肠和血浆 DAO 活性降低。烧伤患者血浆 DAO 活性显著升高,小肠黏膜内 DAO 水平显著降低,动态测定 DAO 活性的变化,可反映烧伤后小肠黏膜结构和功能的变化。创伤、缺血再灌注或内毒素均可导致肠屏障功能损伤,DAO 可快速敏感地反映肠上皮损伤与修复情况。有研究证实,血浆 DAO 活性升高的时相早于内毒素和 D-乳酸,提示血浆 DAO 活性作为反映肠屏障功能损伤的指标不仅特异度强,灵敏度也较高,且检测方法简便、费用低,是反映肠黏膜结构完整性较理想的指标。

2. 循环 D-乳酸测定 D-乳酸是肠道固有细菌的代谢终产物,多种细菌均可产生。哺乳动物机体的各种组织均不产生 D-乳酸,也没有快速代谢分解 D-乳酸的酶系统,所以血浆中的 D-乳酸基本上来源于肠道。当肠道发生急性缺血等损伤时,肠黏膜绒毛顶端上皮坏死、脱落,肠黏膜通透性增加,肠道中细菌产生的大量 D-乳酸通过受损黏膜入血,哺乳动物不具备将其分解代谢的酶系统,故血 D-乳酸水平监测可及时反映肠黏膜损害程度和通透性变化。目前多采用改良酶学分光光度法进行检测。短肠综合征患者可产生严重的 D-乳酸性代谢性酸中毒。D-乳酸水平升高可作为肠系膜缺血患者有价值标志物。可应用于急性肠黏膜损害的早期诊断。D-乳酸水平监测可用于创伤、应激后肠黏膜损害的预测。

3. 糖分子探针比值测定 糖分子探针包括鼠李糖、甘露醇、乳果糖、纤维二糖、葡聚糖等。目前最常采用的是甘露醇和乳果糖探针,具有回收率较高,受肠腔内渗透

压影响较小的特点,被广泛用于肠黏膜通透性的测定。乳果糖/甘露醇比值增加,则表示肠通透性增加,反映肠黏膜紧密连接部不完整,或有区域性细胞缺失,或绒毛末梢损坏,或组织间隙水肿。常用的检测方法包括比色法、酶学法、气相色谱法、气-液相色谱法、高效液相色谱法,其中气-液相色谱法、高效液相色谱法结果稳定、精确、特异性高,是目前用于测定肠黏膜通透性改变较好的方法,具有无创、快速、准确、可重复等优点。但是,除肠黏膜损伤外,其他一些因素也可能影响探针的吸收,如克罗恩病、胃肠道功能状态、血流动力学变化、肾功能、膀胱排空情况等。

4. 其他检测方法 包括同位素探针法、聚乙二醇类探针法、肠反射系数测定法等,因其临床实际应用意义不大,目前已较少应用。

(二)细菌移位检测 创伤应激引起的肠道缺血缺氧、肠黏膜屏障功能损害时,原存在于肠腔内的细菌和(或)内毒素,越过肠黏膜屏障,进入肠系膜淋巴结、门静脉系统,继而进入体循环以及肝、脾、肺等远隔器官的过程,大量细菌或内毒素向肠腔外迁移即细菌易位。

1. 血液内细菌移位检测 可采用外周血培养增菌、平板接种的方法,进行革兰染色镜检及生化鉴定。

2. 外周血中细菌 DNA 片段的检测 在外周血中发现肠道细菌,可以间接推断肠黏膜屏障的破坏。临床及动物实验证明 PCR 方法检测肠道细菌易位较血培养更为敏感,且不受抗生素的影响,检测迅速。可直接反应细菌移位,间接反映肠屏障功能的变化。

(三)血浆内毒素含量 内毒素是革兰阴性菌产生的一种重要产物,其主要来自于肠道细菌,由于健康人肠黏膜屏障功能完整,其难以进入血液循环。当机体肠黏膜屏障功能下降时,肠道内细菌或内毒素向肠腔外迁移,血浆内毒素含量可增高。有研究证实,肠黏膜通透性与内毒素血症水平呈相关性,但肠黏膜通透性改变虽是内毒素血症形成的因素,却不是唯一的因素,肝脏功能障碍、肠道细菌过度繁殖等情况下也可致内毒素水平升高。目前,监测内毒素的方法主要采用鲎试剂偶氮显色法。但此法结果变异较大,易出现假阳性和假阴性,因此应多次检测并与临床资料结合进行判断。

(四)肠黏膜组织学观察 主要用于实验研究,在应激状况下,末段回肠取材后,在光镜、电镜下观察肠黏膜上皮细胞表面微绒毛排列是否整齐、柱状上皮细胞结构是否完整、细胞质内细胞器是否异常、固有层腺体结构是否正常、有无淋巴细胞浸润等。

四、肠黏膜屏障功能的保护

肠黏膜屏障功能的保护对于危重患者的救治具有重要临床意义,主要包括以下几方面。

(一)改善患者的全身营养状况 营养不良是危重患者常见的并发症,创伤应激可使机体代谢紊乱,分解代谢亢进,降低机体防御功能,提高宿主感染机会,感染又加重营养不良。蛋白质营养不良条件下,小肠是主要的靶器官,表现为肠黏膜严重萎缩,sIgA 生成量及对病毒反应下

降,黏液和黏蛋白产生的绝对量减少,肠黏膜屏障破坏,肠道非正常菌群定植和入侵。

1. 肠内营养(EN) 肠内营养时,肠道内的营养物质通过对肠黏膜上皮细胞局部营养、刺激作用,可促进肠上皮细胞的生长、修复,有助于维持肠黏膜上皮细胞结构和功能的完整,保护肠黏膜屏障功能。通过刺激胃肠道,激活胃肠道-内分泌-免疫轴,促进胃肠激素合成和释放,调节胃、胆、胰、肠的分泌,促进胃肠蠕动及黏膜生长,防止细菌滞留及过度繁殖,维持胃肠道正常功能。此外,膳食纤维可以增强黏膜屏障功能,限制肠道细菌移位。已有研究表明,为重症患者提供肠内营养量达预计需要量的 20%,即能使肠黏膜屏障功能产生保护作用。因此,只要患者胃肠道功能存在,都应早期给予 EN,以预防肠黏膜屏障功能损害。

2. 肠外营养(PN) 对于因为原发疾病、手术或应激创伤等,胃肠功能尚未恢复,或不能进食的患者,采取 PN 作为营养支持手段非常必要。PN 可以纠正负氮平衡和低营养状态,纠正水、电解质和酸碱失衡;可以降低术后高分解代谢,促进蛋白质合成;促进肠道免疫功能恢复,保护肠黏膜屏障。

3. 特殊营养素 谷氨酰胺(Gln)是肠黏膜代谢的重要底物,其既能通过三羧酸循环产生 ATP 供能,又能提供氮源作为合成核酸及蛋白质的原料。除保持肠道黏膜结构的完整性外,还能调节肠道局部和全身的免疫功能,维持肠相关淋巴组织功能,促进 sIgA 合成和分泌,降低细菌黏附,维持肠黏膜屏障。同时,Gln 通过改善过氧化系统-谷胱甘肽(GSH)的合成,减轻内毒素血症造成的肠黏膜氧自由基损伤。

表皮生长因子(EGF)是肝巨噬细胞分泌的,是细胞生长、增生、分化、组织修复等相关的重要因子,可改善肠黏膜结构,维持黏膜上皮正常功能,加速肠黏膜屏障修复。同时,EGF 参与小肠对 Gln 的运输和利用,能明显改善全胃肠外营养及放射性肠炎状态下 Gln 代谢酶的功能,提高小肠对 Gln 的利用,显著提高血液及组织中 Gln 水平。EGF 也可作为自由基清除剂,促进组织愈合或通过扩张血管作用而增强黏膜防御功能。

胰岛素样生长因子(IGF-1)是由肝细胞合成的一种对细胞有促分裂作用的多肽生长因子,能刺激肠黏膜细胞 DNA 和蛋白质合成。IGF-1 可减轻禁食或全肠外营养引起的肠黏膜萎缩,并维持其完整性。肠腔内灌注胰岛素样生长因子,可以增加多胺合成限速酶的活性,产生营养肠黏膜的作用并降低肠系膜淋巴结细菌易位率及感染致死率。

重组人生长激素(rhGH)在应激状况下,具有良好的促肝细胞再生、肝功能恢复、蛋白质合成、纠正负氮平衡的作用,还具有维持黏膜上皮正常形态和结构、增强肠黏膜 Gln 酶活性、促进肠上皮细胞对 Gln 利用、加快黏膜增生修复、增强机体免疫力等功能。

膳食纤维不为小肠消化,进入结肠后被厌氧菌酵解,产生短链脂肪酸,如乙酸、丙酸、丁酸等,它们能提供结肠细胞养分,促进肠黏膜上皮细胞增殖;降低肠道 pH 值来

减少对酸碱度敏感的病原体,改善肠道内环境;并通过刺激黏液分泌及热休克蛋白的作用提高肠道免疫力,减少细菌和内毒素移位。

其他如精氨酸可促进肠黏膜上皮细胞分化和更新、维持肠黏膜屏障的完整。在肠内代谢时,可产生氮,有抑制细菌的作用和功能,能有效地保护肠道免疫屏障在应激状态下的损害。水溶性羟二乙基纤维素,是一种具有复杂理化性质的非离子表面活性剂,可阻止细菌在肠黏膜表面黏附,预防术后细菌易位。外源性硒也能有效地保护化疗后对肠黏膜屏障功能的过氧化损害。

(二)防止肠黏膜屏障破坏

1. 积极治疗原发病,改善胃肠黏膜低灌流状态,清除氧自由基。临床使用小剂量多巴胺和前列环素可改善肠黏膜灌流,减轻肠黏膜损伤。氧自由基清除剂如大剂量糖皮质激素、维生素 C、辅酶 A、别嘌呤醇等可有效地抑制氧自由基产生,具有良好的膜保护功能,可有效减轻氧自由基对细胞膜的破坏。

2. 拮抗/灭活内毒素的作用　多黏菌素 B(polymyxin B)是一种多肽类抗生素,可与脂多糖结构中的类脂 A 结合,使脂多糖不能表现出内毒素的作用。乳果糖、考来烯胺也属内毒素黏附剂,乳果糖还可抑制内毒素激活巨噬细胞释放 TNF。采用血浆净化技术可在体外降解或吸附内毒素,从而缓解内毒素血症。

3. 阻断巨噬细胞受内毒素激活释放的细胞因子作用　内毒素能够激活体内多种细胞,合成、释放炎性前介质(pro-inflammatory mediators),脂多糖凭借机体释放的这些活性因子表现出内毒素作用。研究证实血小板活化因子(PAF)、肿瘤坏死因子(TNF)、白细胞介素(IL)等可引起肠黏膜屏障损伤,参与内毒素休克的发生和发展,应用特异性炎症介质拮抗剂可降低患者内毒素休克的严重程度及病死率。

4. 改善肠道微生态环境

(1) 选择性消化道去污染(selective digestive decontaminations,SDD):口服肠道不吸收的抗生素,选择性抑制和杀灭肠内致病菌而尽量不影响原肠道固有菌群。SDD 可改善肠道微生态紊乱状态,减少细菌易位。应用的抗生素主要包括新霉素、多黏菌素、妥布霉素、两性霉素、庆大霉素、诺氟沙星等,主要针对肠球菌、假单胞菌属、醋菌属和酵母样菌。

(2) 保持肠道 pH 值:胃酸降低可使胃液及十二指肠液的杀菌作用下降,肠道内细菌过度增生,通过细菌易位,引起内源性感染的发生,特别是在监护室需行胃肠减压及机械通气者更易发生。肠腔内 pH 值对肠道细菌的代谢有重要影响。在酸性环境中,胆汁和肠道细菌产生的短链脂肪酸可抑制细菌生长。随 pH 值升高,肠道细菌渗透力也相应增加,乳酸菌生长受到抑制,病原菌过度繁殖引起菌群失调。

(3) 应用微生态调节剂:微生态调节剂包括益生元和益生素,可直接补充人体肠道内的正常菌群或选择性刺激正常菌群的生长繁殖,从而竞争性抑制肠外细菌的定植和内源性条件致病菌的过度生长,有效抑制肠道内菌群失

调,调理肠道微生态平衡,减少细菌易位的发生。Bengmark 等在 1998 年首先提出生态免疫营养的概念,即在免疫营养的基础上,增加以合生元为主的制剂,以改善肠道菌群,减少病原菌生长,提高营养支持疗效。益生菌是一类能对机体胃肠道微生物群产生有益作用的微生物添加剂;益生元是不被消化的糖类,能选择性刺激结肠某些细菌生长;益生菌、益生元两者相组合即称合生元。益生菌能够增加宿主先天性免疫和适应性免疫反应,减轻炎症反应。它在体腔内可抵抗病原菌定植,并通过分泌黏蛋白、三叶素和防御素等机制增加肠黏膜抵抗力。另外,益生菌也可通过调节肠道上皮细胞紧密连接来影响肠上皮屏障功能。最常用的有乳酸杆菌制剂、双歧杆菌合剂、肠球菌等,可显著提高肠道中厌氧菌的比值,拮抗大肠杆菌增生,使肠道微生态趋于平衡,降低血中内毒素水平和细菌易位率。益生元主要通过分解低聚糖以及细菌发酵产生的短链脂肪酸发挥作用。益生元能促进双歧杆菌生长,可以通过抑制潜在的病原体生长,降低血清胆固醇及氨水平,并作为免疫调节制剂发挥作用。

(三)促进胃肠道运动及功能恢复　胃肠道正常蠕动对胃肠道生理功能的维持十分重要,可以改善胃肠道血供,保护肠黏膜屏障功能,可采用促胃肠道动力药物,还可使用电刺激、中药、针灸等方法促进胃肠道运动及功能恢复,保护肠黏膜屏障功能。

综上所述,近年重症医学研究证实,机体在严重应激状况下,在缺血、缺氧、酸中毒、炎症介质、氧自由基、NO 等多种因素的共同作用下,可以造成肠黏膜屏障受损,肠通透性增加,细菌与内毒素易位,引起内源性感染,从而启动系统性炎症反应综合征(SIRS),乃至多脏器功能不全综合征(MODS)。肠黏膜屏障功能的监测与保护对于危重患者的临床诊治具有重要临床意义。

(于健春)

主要参考文献

[1] Koo DJ, Zhou M, Jackman D, et al. Is gut the major source of proinflammatory cytokine release during polymicrobial sepsis? Biochim Biophys Acta, 1999, 1454:289-295.

[2] Van Itallie CM, Anderson JM. Claudins and epithelial paracellular transport. Annu Rev Physiol, 2006, 68:403-429.

[3] Rao R. Occludin phosphorylation in regulation of epithelial tight junctions. Ann N Y Acad Sci, 2009, 1165:62-68.

[4] Hansson GC, Johansson ME. The inner of the two Muc 2 mucin-dependent mucus layers in colon is devoid of bacteria. Gut Microbes, 2010, 1(1):51-54.

[5] Grotz MR, Deitch EA, Ding J, et al. Intestinal cytokine response after gut ischemia: Role of gut barrier failure. Ann Surg, 1999, 229:478-486.

[6] Yang H, Finaly R, Teitelbaum DH. Alteration in epithelial permeability and ion transport in a mouse model of to-

tal parenteral nutrition. Crit Care Med, 2003, 31 (4):
1118-1125.

[7]　Qiu Y, Yang H. Effects of Intraepithelial Lymphocyte-Derived Cytokines on Intestinal Mucosal Barrier Function. J Interferon Cytokine Res, 2013, 33(10):551-562.

[8]　Mohr AJ, Leisewitz AL, Jacobson LS, et al. Effect of early enteral nutrition on intestinal permeability, intestinal protein loss, and outcome in dogs with severe parvoviral enteritis. J Vet Intern Med, 2003, 17(6):791-798.

[9]　Yang S, Yu M, Sun L, et al. Interferon-γ-induced intestinal epithelial barrier dysfunction by NF-κB/HIF-1α pathway. J Interferon Cytokine Res, 2014, 34 (3):195-203.

[10]　Mythen MG, Woolf R, Noone RB. Gastric mucosal to-nometry: towards new methods and applications. Anasthesiol Intensivmed Notfallmed Schmerzther, 1998, 33:S85-90.

[11]　Balimane PV, Chong S, Morrison RA. Current methodologies used for evaluation of intestinal permeability and absorption. J Pharmacol Toxicol Methods, 2000, 44: 301-312.

[12]　Lee WY, Hu YM, Ko TL, et al. Glutamine modulates sepsis-induced changes to intestinal intraepithelial gamma delta T lymphocyte expression in mice. Shock, 2012, 38(3):288-293.

[13]　Turner JR. Intestinal mucosal barrier function in health and disease. Nat Rev Immunol, 2009, 9(11):799-809.

第 60 章

腹腔高压

近年来,ICU 医生对重症患者腹胀等胃肠道症状的重视,很大程度是关注腹腔内的压力升高对循环、呼吸和腹内脏器功能的影响。1911 年,Emerson 等通过一系列实验证明,腹内压过度升高会引起静脉回心血流量的减少,最终导致心脏功能衰竭。1913 年,Wendt 首次提出了腹内高压与肾功能不全的关系;1951 年,Baggot 报道在小肠严重膨胀的情况下强行关腹会产生较高的病死率,其原因就是腹内高压。1984 年,Kron 等第一次提出了腹腔间室综合征(abdominal compartment syndrome,ACS)这一名词,用来描述腹腔内压力增高后所导致的心血管、肺、肾、胃肠以及颅脑等多器官系统的功能障碍。随着研究的深入,腹腔压力升高的相关病症如腹腔高压(intra-abdominal hypertension,IAH)和 ACS 的诊治开始得到广泛的关注。2006 年,国际腹高压委员会(World Congress on Abdominal Compartment Syndrome,WSACS)给出了腹腔压力,IAH 和 ACS 等概念的标准定义,同时,WSACS 还给出了 IAP 的标准测量方法,明确了膀胱压作为 IAP 的标准替代指标。这些定义和方法给以后的研究设立了统一的诊断和测量标准,使得 IAH 和 ACS 相关研究的一致性大大改善,也使 IAH 和 ACS 的及时识别和处理成为可能,从而大大改善了此类患者的预后,2013 年 WSACS 对 IAH 和 ACS 再次进行了更新。本章重点阐述腹腔高压的定义分级、病理生理改变和处理等。

第一节　腹腔高压的定义、分级和流行病学

一、腹腔高压的定义

腹内压(intra-abdominal pressure,IAP)的测量方法目前采用 WSACS 推荐的方法:患者平卧位,插入留置导尿管排空膀胱,连接测压管,将生理盐水 25ml 注入导尿管后,零点在腋中线位置,在患者呼气末测量的压力即为患者的 IAP,单位统一为 mmHg($1mmHg = 1.36cmH_2O$)。正常情况下危重患者的 IAP 为 5 ~ 7mmHg,当 IAP ≥ 12mmHg 即为腹腔高压(intra-abdominal hypertension,IAH)。

二、腹腔高压的分级

依据标准方法测得的腹腔内压值,WSACS 将 IAH 分

为四级:

Ⅰ 级,腹腔内压在 12 ~ 15mmHg 之间
Ⅱ 级,腹腔内压在 16 ~ 20mmHg 之间
Ⅲ 级,腹腔内压在 21 ~ 25mmHg 之间
Ⅳ 级,腹腔内压>25mmHg。

ACS 是指 IAP 稳定升高并且>20mmHg[伴或不伴有腹腔灌注压(abdominal perfusion pressure,APP)≤60mmHg],同时合并有新的器官功能障碍或衰竭,包括循环、肺、肾、胃肠以及颅脑等多器官系统等。ACS 被认为是腹腔高压后期的表现。腹腔灌注压=平均动脉压-腹内压。

三、一些新的定义

多间隔室综合征是两个或两个以上解剖部位的间隔室压力增高的状态。

腹壁顺应性是衡量腹壁可扩张性的指标,取决于腹壁与膈肌的弹性,以单位腹内压变化引起腹腔容积的改变来表示。

腹腔开放是指剖腹手术后由于皮肤和筋膜不能缝合而需要暂时性关闭腹腔的方法。

腹偏移是指腹壁的肌肉和筋膜随时间逐渐偏离腹中线的现象,以腹直肌及其外所包裹的筋膜为主。

四、IAH/ACS 的高危因素

1. 腹壁顺应性降低　腹部手术、严重创伤、严重烧伤、俯卧位。

2. 脏器内容物增加　胃轻瘫、胃扩张或幽门梗阻、肠梗阻、结肠假性梗阻、肠扭转。

3. 腹腔内容物增加　急性胰腺炎、腹腔扩张、腹腔积液、积血或气腹、腹腔感染或脓肿、腹内或腹膜后肿瘤、腹腔镜注气压力过大、肝功能障碍或肝硬化伴腹水、腹膜透析。

4. 毛细血管渗漏/液体复苏　酸中毒、损伤控制性剖腹手术、低体温、高 APACHE Ⅱ/SOFA 评分、大量液体复苏或液体正平衡、大量输血。

5. 其他因素　年龄、菌血症、凝血病、床头抬高、巨大切口疝修补、机械通气、肥胖或高体重指数、PEEP > $10cmH_2O$($1cmH_2O = 0.098kPa$)、腹膜炎、肺炎、脓毒症、休克或低血压。

(李维勤　周翔)

第二节　腹腔高压的病理生理学改变

一、腹腔高压对胃肠道的影响

胃肠道是对IAP升高最敏感、受IAH、ACS影响最早的器官。采用有创性的近红外分光镜对猪IAH和ACS动物模型进行连续性观察发现，当IAP达10mmHg时，小肠黏膜血流灌注即减少17%；IAP达20mmHg时血流灌注减少36%；IAP达40mmHg时血流灌注减少67%，而此时肠系膜上动脉血流减少69%，胃组织血流减少45%。IAP升高时除肾上腺外，其他腹腔内及腹膜后所有器官的血流均有不同程度的减少。在动脉血氧分压（PaO_2）正常的情况下，小肠组织的PaO_2也下降。提示IAH时，胃肠血液灌注量下降的原因不全是心输出量减少造成的。在维持平均动脉压正常的情况下，IAP升高至25mmHg并持续60分钟，可导致肠黏膜血流量减少63%，还可引起细菌易位至肠系膜淋巴结。当IAP>20mmHg时肠道通透性显著增加，门静脉血内毒素含量可显著升高，肠道细菌可易位至肠系膜淋巴结及肝脏。而且，IAP升高除了降低动脉血流之外，还直接压迫肠系膜静脉，从而造成静脉高压。IAP增高可使肠壁淋巴回流明显下降，组织间隙水肿和肠壁毛细血管压力增加使内脏水肿进一步加剧，从而进一步加重IAP，因而导致恶性循环，以致胃肠血流灌注减少，组织缺血，肠黏膜屏障受损，发生细菌易位。严重的腹内高压还会导致肠道缺血和梗死。

二、腹腔高压对呼吸系统的影响

一般情况下，IAP达16～30mmHg时肺实质即开始受压，而且随着IAP的升高，PaO_2下降和二氧化碳分压（$PaCO_2$）升高，胸腔内压力亦随着IAP的升高而成比例地升高。IAP急剧升高造成的呼吸功能障碍主要表现为高通气阻力、低氧血症及高碳酸血症，其直接原因是机械性压迫。IAH通过膈肌直接将压力传导给胸腔或通过膈肌头侧的上抬传导给胸部，使胸腔内压升高，肺实质被压缩，肺容积减少，肺泡膨胀不全，肺毛细血管氧输送减少，肺血管阻力增加。肺内分流指数增加，通气/血流比值失调，二氧化碳呼出减少，肺泡无效腔增加，气道峰压及平均气道压明显增加，肺部感染机会增多。

三、腹腔高压对循环系统的影响

IAH和ACS对心血管的直接影响表现在回心血量及心输出量（cardiac output，CO）的减少，当IAP达12mmHg时即可发生。由于IAP增高导致膈肌抬高，可使胸腔内压显著升高，进一步减少了下腔静脉和上腔静脉的回心血流量，压力传导至心脏和中心静脉系统，导致中心静脉压（CVP）、肺动脉压、肺动脉楔压（PAWP）升高。胸腔内压升高可直接压迫心脏，使心脏顺应性下降，收缩力减弱，进而导致CO的降低。如未注意到IAP的增高，这种血流动力学的改变常可被误认为心力衰竭。胸腔内压增高还可使心室舒张末期容量降低、心脏后负荷显著增加，其结果是导致每搏输出量的减少而代偿性地使心率增快。当IAP>30mmHg时，可导致心室收缩能力的降低，心室曲线向右、向下漂移。研究表明，当IAP增高到40mmHg时，CO可减少36%，腹腔动脉、肠系膜上动脉和肾动脉血流量减少更明显，分别为42%、61%和70%。IAP的升高可直接压迫下腔静脉和门静脉，使下肢回心血量明显减少。这样，一方面使体循环后负荷增加；另一方面静脉血栓形成的危险性增加，促使四肢水肿的形成。当IAP≥25mmHg时，CO明显减少，外周血管阻力指数明显增加，但体循环血压无明显改变，CVP和PAWP则逐渐升高，已不能准确反映血管内容积状况。在这种情况下，应积极实施液体复苏，而不能根据CVP和PAWP的升高及CO的下降来给予快速利尿，否则只会加速患者的死亡。此时对容量的评价尤应谨慎。

四、腹腔高压对肾脏的影响

ACS可导致肾功能障碍，主要表现为少尿或无尿、氮质血症。Loi等报道，当IAP升高至15～20mmHg时即出现少尿；达30mmHg时即出现无尿。此时给予液体复苏，CO恢复正常，但肾血流灌注及肾小球滤过率均不能恢复正常，应用多巴胺及利尿剂也没有明显效果，只有进行腹腔减压术和肾包膜切除术才有效。如果未能注意到IAP升高对肾功能的影响并及时进行腹部减压处理，常可导致不可逆转的肾衰竭。正常情况下，肾血流量IAH影响肾功能的机制可能有输尿管直接受压、肾实质受压、肾静脉受压等多种原因，此时肾素、血管紧张素和醛固酮等分泌增加导致水钠潴留。由于IAH时肾动脉血流明显减少，而肾静脉压及肾血管阻力明显增加，引起肾皮质、肾小球血流减少，肾小球、肾小管功能障碍，肾小球滤过率下降，最终导致肾衰竭，出现少尿甚至无尿。

五、腹腔高压对中枢神经系统的影响

研究发现，在腹部放置水囊导致IAP显著升高后，患者的CVP和胸腔内压快速升高，颅内压（intracranial pressure，ICP）明显升高达3～4mmHg，此时肺顺应性下降而平均动脉压升高，这样可以保证在ICP升高情况下的脑灌流压（cerebral perfusion pressure，CPP）维持稳定，从而对颅脑外伤患者起到保护作用。ACS时ICP和CPP的变化与心肺功能变化无关，而与胸腔内压升高及CVP升高导致的脑静脉血回流障碍有关。此外，还与腰静脉丛血流降低致脑脊液压力升高及脑血流量增加有关。

六、腹腔高压对肝脏的影响

IAH时由于CO下降，肝动脉血流减少；IAH导致肝脏机械性受压以及肝静脉穿过膈肌处的解剖性狭窄，从而使肝静脉和门静脉血流量降低。采用近红外分光镜法测定血流，发现IAH时肝动脉、门静脉和肝静脉血流量均下降，而肝血管和门脉血管的阻力却显著增加。肝脏血流减少导致肝线粒体功能障碍，能量物质产生减少，乳酸清除率下降,因而血清乳酸浓度可作为反映 IAH/ACS 病情及液体复苏疗效的有效指标。最近的研究还发现,腹内高压会影响肝部分切除术后肝细胞的再生。

七、腹腔高压对机体炎症介质的影响

IAP 急剧升高后与单纯休克相比机体应激反应加重,导致全身炎症反应进一步加剧,炎症介质大量释放是导致 ACS 后多器官功能障碍的重要原因。包括 IL-1、IL-6、TNF 等浓度明显升高,肺组织中中性粒细胞浸润和炎症细胞丙二醛和髓过氧化物酶活性均明显增加,从而加重肺组织损伤。

（李维勤　周翔）

第三节　腹腔高压/腹腔间室综合征的处理

一、推荐的措施

1. 重症或创伤患者具备 IAH 和 ACS 的任何高危因素时,应该监测 IAP。
2. 临床研究中应采用经膀胱测压法作为 IAP 监测的标准。
3. 要采用标准化的方案监测和处理 IAP。
4. 对于重症或创伤患者应采取努力和标准的方案防止持续性的 IAH,不应忽视 IAP 监测。
5. 对于发生 ACS 的成人重症患者,ACS 明显时应进行开腹减压,不应采取保守的策略。

6. 对于腹部有开放伤口的 ICU 患者,应该有意识并有计划地争取早期或至少在住院期间关闭腹壁筋膜。
7. 对于腹部有开放伤口的危重症或创伤患者,应该采用伤口负压治疗技术。

二、建议的措施

1. 临床医师应保证危重症或创伤患者达到最佳的镇痛和焦虑缓解。
2. 短暂使用神经肌肉阻滞剂可以作为治疗 IAH 和 ACS 的临时性措施。
3. 对于 IAH、ACS 或具有相应高危因素的患者,应注意不适当的体位可能会加重 IAH。
4. 对于 IAH 和 ACS 患者,如果存在胃或结肠扩张,应该使用鼻胃管或直肠管进行胃肠道的减压。
5. 对于常规治疗措施无效、有明确结肠梗阻的 IAH 患者,建议使用新斯的明。
6. 对于重症/创伤患者,伴随 IAH、ACS 或具有高危因素时,在紧急复苏完成后应该有专门的方案尽力避免出现液体的正平衡。
7. 对大出血患者的复苏要提高血浆和浓缩红细胞的输注比例,不应采用低的输注比例或者忽视该问题。
8. 对于有明显腹腔积液的 IAH 或 ACS 患者,如果技术上可行,建议使用经皮穿刺置管引流（PCD）积液,能够降低此类患者开腹减压的需要。
9. 对于生理功能耗竭的创伤患者进行开腹手术时,建议实施预防性的腹腔开放策略,避免在术中将腹壁筋膜关闭而后需要处理可预见的 lAH。

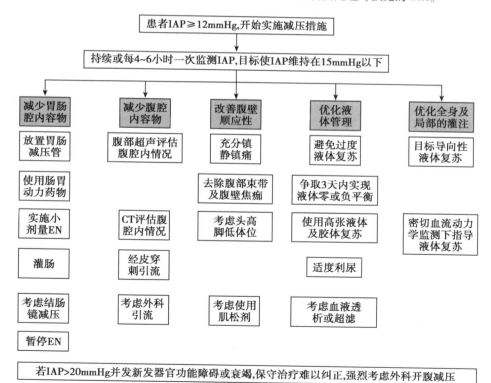

图 60-3-1　IAH/ACS 管理方案

10. 对于因为腹腔严重污染导致的脓毒症患者,急诊开腹手术时不应常规使用腹腔开放策略,除非 IAH 成为需要特别关注的问题。

11. 在腹腔开放的早期关闭手术中,不应常规使用生物补片。

三、还不能做出推荐的措施

1. 在重症或创伤患者的复苏和处理中应用 APP 这一指标。

2. 对于血流动力学稳定的 IAH 患者,在紧急复苏完成后使用利尿剂纠正液体平衡紊乱。

3. 对于血流动力学稳定的 IAH 患者,在紧急复苏完成后是否使用肾脏替代治疗纠正液体平衡。

4. 对于血流动力学稳定的 IAH 患者,在紧急复苏完成后是否使用白蛋白纠正液体平衡紊乱。

5. 对于生理功能耗竭、非创伤的外科急诊手术患者,是采用预防性腹腔开放策略,还是直接关闭腹壁筋膜而后需要处理可预见的 IAH。

6. 是否使用急性腹腔脏器分离技术以协助早期关闭腹壁筋膜。

四、降低 IAP 的非手术措施

1. 增加腹壁顺应性　镇静、镇痛,使用神经肌肉阻滞剂,避免床头抬高>30°。

2. 清空脏器内容物　鼻胃管减压,直肠减压,胃或结肠促动力药物。

3. 清除腹腔积液　腹腔穿刺,经皮穿刺置管引流。

4. 纠正液体正平衡　避免液体过度复苏,利尿,使用胶体液或高渗液,血液透析或超滤。

5. 脏器功能支持　优化通气,肺泡复张;监测气道跨壁压(Pplattm = Plat − 0.5×lAP);考虑监测前负荷指标:如果使用肺动脉楔压(pulmonary artery obstruction pressure, PAOP)/中心静脉压(central venous pressure, CVP)则应监测跨壁压, PAOPtm = PAOP − 0.5×lAP, CVPtm = CVP − 0.5×IAP。

五、IAH/ACS 的处理流程

2013 年 WSACS 推荐的 IAH/ACS 管理方案如图 60-3-1 所示。

(李维勤　周翔)

主要参考文献

[1] Kirkpatrick AW, Roberts DJ, De Waele J, et al. Intra-abdominal hypertension and the abdominal compartment syndrome: updated consensus definitions and clinical practice guidelines from the World Society of the Abdominal Compartment Syndrome. Intensive Care Med, 2013, 39(7):1190-1206.

[2] Björck M, Wanhainen A. Management of abdominal compartment syndrome and the open abdomen. Eur J Vasc Endovasc Surg, 2014, 47(3):279-287.

[3] Maluso P, Olson J, Sarani B. Abdominal Compartment Hypertension and Abdominal Compartment Syndrome. Crit Care Clin, 2016, 32(2):213-222.

[4] Akhobadze GR, Chkhaidze MG, Kanjaradze DV, et al. Identification, management and complications of intra-abdominal hypertension and abdominal compartment syndrome in neonatal intensive care unit(a single centre retrospective analysis). Georgian Med News, 2011, 192:58-64.

[5] De Waele JJ, De Laet I, Kirkpatrick AW, et al. Intra-abdominal Hypertension and Abdominal Compartment Syndrome. Am J Kidney Dis, 2011, 57(1):159-169.

[6] Malbrain ML, Kirkpatrick A, et al. Results from the International Conference of Experts on Intra-abdominal Hypertension and Abdominal Compartment Syndrome. II. Recommendations. Intensive Care Med, 2007, 33(6):951-962.

[7] Malbrain ML, Cheatham ML, Kirkpatrick A, et al. Results from the International Conference of Experts on Intra-abdominal Hypertension and Abdominal Compartment Syndrome. I. Definitions. Intensive Care Med, 2006, 32(11):1722-1732.

[8] De Waele JJ, De Laet I, Kirkpatrick AW, et al. Intra-abdominal Hypertension and Abdominal Compartment Syndrome. Am J Kidney Dis, 2011, 57(1):159-169.

[9] 黎介寿. 腹腔间室综合征. 肠外与肠内营养, 2004, 11:322-323.

[10] 程君涛,肖光夏,夏培元,等. 腹内高压对兔肠道通透性及内毒素细菌移位的影响. 中华烧伤杂志, 2003, 19:229-232.

[11] 杨新平,姜洪池. 腹腔内高压与腹腔间室综合征. 中国普外基础与临床杂志, 2002, 19:451-453.

[12] 马迎民,钱超,谢菲,等. 源于腹腔间隙综合征的急性肾衰竭. 中华医学杂志, 2005, 85:2218-2220.

[13] 赵允召,李维勤,黎介寿. 重症急性胰腺炎与腹腔高压. 中国实用外科杂志, 2003, 23(9):533-535.

[14] 顾军,黎介寿,任建安. 腹腔间室综合征 22 例临床分析. 中国实用外科杂志, 2005, 25(5):290-292.

[15] 吴伟,朱维铭,李宁. 腹腔间室综合征. 中国实用外科杂志, 2005, 25(7):445-448.

[16] Kozar RA, Moore JB, Niles SE, et al. Complications of nonoperative management of high-grade blunt hepatic injuries. J Trauma, 2005, 59(5):1066-1071.

[17] Ivatury RR, Sugerman HJ, Peitzman AB. Abdominal compartment syndrome: recognition and management. Adv Surg, 2001, 35:251-269.

[18] Morken J, West MA. Abdominal compartment syndrome in the intensive care unit. Curr Opin Crit Care, 2001, 7(4):268-274.

第 61 章

重症急性胰腺炎

重症急性胰腺炎(severe acute pancreatitis,SAP)指伴有下述4项临床表现之一的急性胰腺炎:①伴休克、肺功能障碍、肾功能障碍、消化道大出血等一个或一个以上器官功能障碍;②伴坏死、假囊肿或胰腺脓肿等局部并发症;③Ranson评分至少3分;④APACHE Ⅱ积分至少8分。早在1992年,美国胸科医师学会/危重病医学会(ACCP/SC-CM)提出全身炎症反应综合征(systemic inflammatory response syndrome,SIRS)概念时,就认定SAP具有SIRS的典型临床表现,是一种典型的重症急性炎症性疾病。随着有关SIRS/Sepsis研究的深入,SAP加重机制的神秘面纱初露端倪,SAP的诊治方案融入了重症医学理念和加强医疗措施。本章着重叙述SAP的发生发展和诊断治疗中与重症医学密切相关的内容。

一、流行病学和病因学

在美国每年210 000急性胰腺炎入院的患者中,SAP约占20%。虽然在我国尚无流行病学数据可用,但相关报道提示SAP发生率与美国的报道相似,约占急性胰腺炎的20%左右,其中男性多于女性。SAP与轻型急性胰腺炎相比较,其自然病程及死亡率迥然不同,轻型急性胰腺炎病程有自限性倾向,死亡率小于1%,而文献报道的SAP未感染患者的死亡率略高于10%,伴胰腺感染患者的死亡率为25%,全身炎症反应不断加重过程中的多脏器功能障碍是其死亡的直接原因。

SAP的病因构成有较大的地域差异。在发达国家,70%~80%的SAP与酗酒和胆石有关(慢性酗酒40%、胆石症35%);10%~20%的SAP原因不明,被称之为特发性胰腺炎;其余5%~10%的患者为胰腺损伤、高钙血症、高脂血症,胆总管囊肿、壶腹周围癌、胰腺分裂症、内镜逆行胰胆管造影术(ERCP)或手术并发症等少见原因(表61-0-1)。

在常见病因中SAP的发病有如下特点:胆石性胰腺炎高峰发病年龄偏大,女性患者更常见。酒精性胰腺炎高峰发病年龄较轻,男性患者常见,且大多数酒精相关的SAP发生在多年酗酒后。流行病学调查显示,在第一次发作前平均酗酒时间,男性为18~11年,女性为11~8年,但在酗酒时间相当的男女中,胰腺炎的发生男性较女性更常见。胰腺炎的发生率与摄入酒精量的对数相关,酒精相关胰腺炎患者的平均酒精消耗量为150~175g/d,同时摄入高蛋白饮食者的更易发病。

表 61-0-1 SAP 的少见病因

腹部创伤
手术
  胆总管探查
  括约肌成形术
  末端胃切除术
  肾移植术或其他实质性器官移植
  心肺转流术
药物(某些避孕药和降压、降脂、降糖、解热镇痛类等)
ERCP
经腰部主动脉造影术
代谢性疾病
  甲状旁腺功能亢进
  高脂蛋白血症Ⅰ型、Ⅳ型、Ⅴ型
结构异常
  胆总管囊肿
  壶腹周围癌
  胰腺分裂症
穿透性溃疡
感染
  流行性腮腺炎
  严重血流感染
结缔组织病
蝎蜇伤
肾衰竭
遗传性胰腺炎

在我国除台湾、长春等地区酒精性胰腺炎占据首位以外,大多地区胆源性胰腺炎居首位,约占60%~70%,其次为酗酒和暴饮暴食等,原因不明者占8%~25%。近些年来,由于人们饮食模式的改变,高脂血症性胰腺炎日渐增多,有的地区高脂血症性胰腺炎已占入院患者病因的第2位或第3位;由于诊断方法和技术的进步,特发性SAP呈下降趋势,少见病因SAP的确诊率也有所提高;此外,有些患者的发病与数种病因因素对胰腺的累积性损伤有关。

二、发病机制及病理生理

SAP的发病过程与病因因素作用下的一系列病理事

件有关,首先出现的是腺细胞受损和胰腺血流减少,迅速累及全胰及胰周组织,并引起全身反应,继而损伤多个器官。

（一）腺细胞损伤的始动机制　正常情况下,胰腺合成的消化酶均为无活性的酶前体并以酶原形式在腺细胞内储存,酶原在进入小肠后才被激活,首先由小肠刷缘酶和肠激酶将胰蛋白酶原激活转化为胰蛋白酶,然后其他消化酶原被胰蛋白酶激活。但是,在病因因素的作用下酶原可在腺细胞内被激活,从而降解细胞蛋白,引起腺细胞死亡;在稍后阶段,消化酶还可漏入间质并被激活,引起腺细胞邻近的组织细胞降解。"自身消化"学说认为,这种不适时的胰酶激活是 SAP 发病的重要始动机制。胰腺合成和储存的酶原之所以能在腺细胞内被激活,主要依靠溶酶体酶和组织蛋白酶 B。促使酶原活化的过程与细胞溶质钙病理性升高有关,溶质钙的过度升高可引起不同类型的细胞器融合,形成新的细胞器,为酶原活化提供条件。但有证据说明,单纯酶激活不足以引起腺细胞损害,只有在伴有腺细胞顶端肌动蛋白细胞骨架破裂,导致腺细胞蛋白质分泌减少时,才引起腺细胞损伤和胰腺炎。因此,急性胰腺炎始动的关键机制可能与腺细胞内酶激活和酶蛋白潴留的共同作用有关。

SAP 最为常见的病因因素,如胆石性胰腺炎和酒精性胰腺炎都与"自身消化"有关。①胆汁反流:胆胰共同通道是允许反流的胆汁进入胰管系统的解剖基础,而正常人群中约有78%的人胆总管在进入十二指肠前与胰管形成共同通道。1901 年 Opie 在尸解时发现了胆石性胰腺炎死者有小胆石嵌塞于 Vater 壶腹部,据此提出了小胆石阻塞胆胰共同通道致使胆汁反流进入胰管系统,从而损伤胰腺触发胰腺炎的理论。但由于一般情况下胰管内压总是超过胆管内压,即使胆胰共同通道被阻塞仍然不会有胆汁反流入胰管,而是胰液流入胆管系统;而且即使胆汁充满胰管,在正常压力下也不引起胰腺炎。McCutheon 认为,当胆石通过 Oddi 括约肌引起括约肌闭锁不全时,包含激活消化酶的十二指肠液反流入胰腺,可能是胆石性胰腺炎重要发病机制。不久,McCutheon 的假说就被内镜和手术所致 Oddi 括约肌闭锁不全均不引起胰腺炎事实完全否定。所以大多数研究者认为,胆道结石触发胰腺炎的关键机制是胰管被阻塞。胰管阻塞后,早期消化酶酶原和细胞器内的溶酶体水解酶可形成复合体,促使胰蛋白酶原等在腺细胞内被溶酶体水解酶激活,从而导致"腺细胞自身消化"。业已证明,当胆石通过共同通道时确可因胰管的水肿和炎症致使胰管阻塞,成为触发胰腺炎的急性事件。其他干扰胰管引流的原因也可引发急性胰腺炎,有如十二指肠、壶腹部、胆管或胰腺等部位的肿瘤;消化性溃疡、十二指肠克罗恩病、壶腹周围憩室炎等炎性病变导致的胰管阻塞;蛔虫和支睾吸虫等寄生虫堵塞胰管等。胰腺分裂使胰液引流受阻、胰管损伤或以往胰腺炎致胰管狭窄均可为阻塞性胰腺炎的原因。②酒精中毒:酒精引起胰腺急性损伤的机制尚不完全清楚,但已有研究提示酒精具有刺激胰腺外分泌作用和刺激 Oddi 括约肌致其痉挛性收缩,从而诱发胰管高压,致使腺细胞内胰酶激活和酶蛋白潴留;胰管高压

还可导致细小胰管破裂,胰液进入到胰腺组织间隙,胰蛋白酶原被组织间隙的胶原酶激活成为胰蛋白酶,后者可激活磷脂酶 A、弹力蛋白酶、糜蛋白酶以及胰血管舒张肽,导致一系列酶性损害及胰腺自身消化。进入血液的酒精对胰腺腺细胞还具有直接的药物样毒性作用,使胰腺腺泡细胞内脂质含量增高,线粒体肿胀和失去内膜,腺泡和胰小管上皮变性破坏,也参与急性胰腺炎发病。

高脂血症致 SAP 均与甘油三酯有关,故高脂血症性胰腺炎多为 I 型或 V 型高脂血症。高甘油三酯血症(hypertriglyceridemia)时,胰腺及胰周的高浓度甘油三酯(triglyceride,TG)可被胰脂肪酶水解而产生大量游离脂肪酸(free fatty acids,FFA)。研究证明,超饱和的 FFA 对胰腺组织有下述三方面的损伤作用:①诱发酸中毒,激活胰腺组织中胰蛋白酶原;②损伤血管内皮细胞,增加血液黏稠度,促使微血栓形成,导致胰腺微循环障碍。③FFA 对细胞膜毒性作用,直接导致腺细胞损伤。

胰腺血供障碍也可成为急性胰腺炎发病的始动机制,失血性休克继发急性胰腺炎就是典型的临床例证。然而,由于胰腺的血供极为丰富,一般情况下不易出现血供不足。所以,血供障碍主要可能发生在微循环层面,而且其发生可能涉及多种病理机制,如低灌注、全血黏度增高和微循环障碍等,其中微循环障碍在促使胰腺组织坏死方面可能起关键作用。我国学者周总光通过胰腺微循环构筑的研究,发现胰腺小叶的血供属终动脉结构,即由独支小叶内动脉供血,并且相邻小叶内动脉及其分支间不存在吻合支,所以,在胰腺微循环障碍时极易发生胰腺小叶缺血坏死。

（二）病情加重机制　多数 SAP 患者在症状开始后数小时或数天内病情可迅速加重,甚至早期发生多脏器功能障碍综合征而危及生命;在轻型急性胰腺炎(mild acute pancreatitis,MAP)中,约5% ~ 15% 的患者可转化为 SAP,使其死亡率显著增加。对此,许多学者长期来只认同胰酶异常激活和释放,他们认为胰酶异常激活和释放既是发病的启动因素也是病情加重的唯一机制。然而,胰酶升高的程度和病情严重度之间没有必然的相关性,胰酶水平的正常化也不一定伴随胰腺炎征象消退,相反在器官功能受损和病情加重过程中,患者的血清酶的测值往往已经正常。上述现象提示单用酶学理论不能诠释全程的病情演变,促使病情加重有着更为复杂的病理机制。现在终于了解到腺细胞对损伤因素的关键病理反应有三:即腺细胞内酶原激活、分泌受抑,以及促炎介质和凋亡前介质产生和释放。其中促炎介质和凋亡前介质的产生和释放,可能在 SAP 病情加重方面起关键作用。

1. 细胞因子和趋化因子的产生　急性胰腺炎两个主要特征是炎症和细胞死亡。由腺细胞产生的可溶性因子,如肿瘤坏死因子 α(TNF-α)和血小板活化因子(PAF)激发炎症。炎症激发过程中,中性粒细胞募集和激活是本病早期的特征并和疾病严重度相关;内皮细胞细胞黏附分子 1(intercellular adhesion molecule-1,ICAM-1)和选择素(substance P)的表达促进炎症细胞黏附;单核细胞可促进腺细胞损伤。由腺细胞产生的细胞因子(如 TNF-α)还能引起

腺细胞凋亡（即程序性细胞死亡），这些来自胰腺的可溶性因子的释放还是 SAP 相关的肺损伤的原因。

2. 胰腺和胰周事件

（1）微血管改变和自由基产生：急性胰腺炎时胰腺低灌注和胰腺微循环障碍已被动物实验所证实，研究者们借助活体荧光显微镜观察到，无论何种原因的急性胰腺炎初期都存在胰腺微血管痉挛、毛细血管内皮损伤和通透性增加、血管内血栓形成、功能毛细血管密度减少等微循环障碍的表现。这种胰腺灌注的变化可产生两种有害结果，即缺血和无灌注导致细胞坏死，以及自由基产生导致胰腺局部和全身再灌注损伤。两者共同作用可成为病程早期病情加重的关键机制。

随着多发性血管内血栓形成和血液黏度增加，初始的胰腺微循环障碍会显著加重，从而影响预后。在病程早期出现的血液浓缩非常常见，是促使患者血黏度增高并加重胰腺病变的重要因素。

（2）胰腺细胞渗透性改变：SAP 的另一早期事件，即在腺细胞和导管细胞间的"紧密连接"受损。这一早期事件的发生与紧密连接的锚形体——肌动蛋白细胞骨架被破坏有关。紧密连接被破坏后，胰腺导管的内容物会漏出到组织间隙，从而血清胰酶迅速增高，同时胰腺分泌迅速减少。随着进入组织间隙的酶原激活加速，自身消化过程也进一步加剧。

（3）细胞死亡：SAP 的细胞死亡为坏死和凋亡两种发生机制共存。虽然，介导这两种死亡机制的因素迄今仍未完全阐明，但重症胰腺炎的组织坏死比凋亡更为突出。在人类胰腺炎，脂肪组织坏死出现得最早并且非常显著。受损脂细胞可能既是有害细胞因子（TNF-α）的丰富来源，又可产生对腺细胞有害的游离脂肪酸（甘油三酯），使腺细胞遭受重创。受损伤的腺细胞具有独特的坏死形式，表现为细胞顶端富含酶原颗粒的部位受挤压断离，使细胞变平，释出大量酶原颗粒。与此同时，变平的腺细胞充满残存的腺泡腔，可形成腺状结构的"管状复合体"，成为腺细胞再生的支架。

3. 全身事件　前已述及，腺细胞受损首先导致局部炎症反应，但炎症介质可泄漏到血液循环致白细胞激活，从而引发 SIRS 和 MODS 使病情急剧恶化。临床上，SAP 的严重程度取决于 SIRS 的强度和持续时间，MODS 是 SAP 早期死亡的主要原因，而后期死亡多由感染性坏死和 MODS 所致，均与 SIRS/Sepsis 相关。对于炎性损伤，肺是特别敏感的器官，ARDS 常首先发生，成为病情加重的标志。尽管紧接着入院时出现的 SIRS 和器官功能障碍可有不良预后，但可有逆转机会；而 SIRS 持续和器官功能障碍进行性恶化的患者死亡率很高。

上述全身效应均与细胞因子、炎症趋化因子和神经节细胞因子释放有关。在 SIRS 发生过程中，毛细血管内皮被激活产生的大量细胞因子与炎症介质在促使炎症反应放大和凝血链激活中占有重要地位。内皮激活的同时，也导致损伤，受损严重者发生毛细血管渗漏综合征（capillary leak syndrome，CLS）。一旦发生 CLS，血管内大分子物质外漏（一般情况下漏出物质的分子量<200kD，严重时可有

900kD 的物质漏出），使得组织间隙胶体渗透压升高，一方面迅速出现低蛋白血症，另一方面血管内水和电解质随之迅速进入间质，导致间质水肿。严重的间质性肺水肿是早期急性呼吸衰竭的主要原因；严重的间质性脑水肿是早期引起昏迷的重要原因；肠壁的间质性水肿是肠黏膜屏障功能和肠蠕动功能障碍的原因之一，也是病程早期腹腔间隔室综合征（abdominal compartment syndrome，ACS）的主要发生机制之一。CLS 还可带来循环血容量大量丢失，出现低容量性休克，因而全身氧输送量持续减低，ATP 形成减少，组织细胞的细胞器和细胞膜的完整性遭受破坏。

在 SAP 后期可引起病情恶化的最主要原因是并发 Sepsis 和 MODS。大量临床观察发现 SAP 的主要感染源为革兰阴性肠杆菌及内毒素，实验研究也证明胰腺坏死合并感染来自于肠道细菌易位，而发生肠道菌及内毒素易位的主要原因与肠屏障功能受损有关。在 SAP 早期由于缺血及缺血-再灌注损伤的作用，肠黏膜机械屏障受损，比肠道微生物屏障受损和胃肠道动力障碍更为易感。在 SAP 早期循环血容量急骤丢失时，肠道是选择性缺血最为严重的靶器官之一。研究证实，低血容量可使小肠和结肠血流量减少 50% 以上。肠道也是缺血时间最长的器官之一，在低血容量的全身症状还不明显、生命体征尚且稳定时，肠道的缺血就已发生，当皮肤及肌肉等血流量恢复正常后肠道缺血仍然存在。在持续缺血过程中，由于细胞膜功能受损导致大量钙内流并激活细胞内蛋白酶，促使黄嘌呤脱氢酶不可逆地转变为黄嘌呤氧化酶，使得后者在细胞内大量积聚。已知再灌注损伤主要为超氧阴离子（O_2^-）所致，而超氧阴离子（O_2^-）是在有氧环境中在黄嘌呤氧化酶作用下，次黄嘌呤向尿酸转化过程的产物。因此，再灌流损伤的严重程度与细胞内黄嘌呤氧化酶积聚量有关，缺血持续时间越长黄嘌呤氧化酶积聚量越多，再灌流损伤越严重。小肠缺血时间长，缺血-再灌流损伤最为严重，这种在缺血损伤基础上附加的再灌注细胞损伤的程度远远超过缺血损伤本身。所以，肠道的缺血和缺血再灌注损伤是 SAP 早期常可发生的重要全身事件之一。但是，通过及时有效的容量复苏，肠屏障损伤是可以预防或得到减轻的，这在预防胰腺感染和改善预后方面具有重要意义。

综上所述，SAP 的发病与加重机制主要涉及始动因素作用下腺细胞内酶原激活和分泌受阻，以及由此引发的全身炎症反应。SIRS/Sepsis 的持续时间和严重程度决定着病情的严重度，并影响预后。

三、病　　理

SAP 的主要病理改变为胰腺实质蛋白溶解，以及由脂肪溶解酶引起的局灶性脂肪坏死以及炎细胞浸润。上述病变加上腺体血管内血栓形成和胰腺实质中血管破裂出血，共同形成多样性病理改变。其中既有灰白色坏死软化灶，又有灰黑色出血灶及黄白色脂肪坏死灶，呈灶性或弥散性分布于整个腺体。

光镜下可见胰腺实质凝固性坏死灶，其周围存在炎细胞浸润、腺泡细胞受损和坏死后释出的酶原颗粒以及由此造成的血管损伤，血管壁坏死性炎变，血管腔内血栓形成，

间质中充满红细胞及纤维蛋白。间质及胰腺周围脂肪坏死，空泡状脂肪细胞转变为粉红色、颗粒状及不透明结构。脂肪水解后，释放的脂肪酸与钙结合，形成嗜碱性钙盐沉积（皂化）。病程后期如有细菌侵入坏死区，可转变为脓性坏死灶或脓肿形成。其病变范围及病变类型取决于疾病的程度及持续时间。若患者存活，胰腺实质及间质渐渐发生纤维化，并常伴有钙化及不规则导管扩张，有时液化区由纤维组织形成囊壁而成为假性囊肿。

SAP 的超微结构变化主要包括：①酶原颗粒从细胞顶面的胞吐作用明显受到抑制，可见酶原颗粒互相融合以及酶原颗粒从细胞侧面分泌到细胞间隙的现象，以及由此引起的水肿、出血和炎症反应，炎性细胞（单核细胞和中性粒细胞）浸润，异体细胞吞噬（heterophagy）活动增加。此乃急性胰腺炎早期就已存在的超微结构变化。②细胞内溶酶体明显增多，并大量出现不同阶段的分泌自噬泡和自噬小体，溶酶体通过分泌自噬和自体吞噬的方式来消除积聚的酶原颗粒，并形成残余体。另一方面，溶酶体酶使胰酶酶原激活，成为加重胰腺局部病变关键之一。③胰腺实质细胞的变性坏死以及间质水肿和炎症反应。

四、临床表现及分期

（一）临床表现

1. 临床症状

（1）急性腹痛：突然发生的急性腹痛是急性胰腺炎的主要症状，往往非常剧烈，呕吐不能使其缓解，也非一般止痛剂所能缓解。腹痛常位于上腹部正中偏左，胆源性胰腺炎的腹痛可起始于右上腹痛，随后转移至正中偏左，并向左肩、左腰背部放射，严重时两侧腰背部都有放射痛，但仍以左侧为主。疼痛发生前大多患者有油食、酗酒和暴饮暴食等诱因，少数可无明显诱因。

（2）腹胀：腹胀与腹痛同时存在，是大多数急性胰腺炎患者的共有症状。一般腹胀都很严重，少数患者腹胀对其困扰超过腹痛，极少数老年患者只有腹胀而无腹痛。

（3）伴发症状：恶心、呕吐发作早而频繁。早期还可伴发热，但只有中度发热，约38℃左右。胆源性胰腺炎伴有胆道梗阻者，可有高热寒战。胰腺坏死有感染时，高热为主要症状之一。

（4）一个或多个器官功能障碍：器官功能障碍是 SAP 常见的并发症，多为炎性损伤所致，其临床表现与 SIRS/Sepsis 的器官损害相同，可参见本书相关章节。约有6%的 SAP 患者在早期（起病72小时内）发生多器官功能障碍，并且按照 SAP 的治疗规范无法阻止病情发展而很快死亡。

2. 体格检查　可有程度不等的休克症状，心动过速，血压下降，出现压痛、反跳痛及肌紧张等腹膜炎体征。由于坏死范围及感染程度可有不同，腹膜炎体征可局限于上腹部或延及全腹，左侧腰背部多有水肿、饱满及触痛。部分病例腰部皮肤可有成片青紫色改变，称为 Grey-Turner 征；脐周皮肤呈青紫色改变称为 Cullen 征。这种皮肤青紫色改变是胰液外溢至皮下组织间隙，致使皮下脂肪溶解和毛细血管破裂出血的表现。有明显肠胀气，肠鸣音减弱或消失。大多数病例有移动性浊音。少数患者出现黄疸，可

以是胆结石在胆总管下端嵌顿引起；亦可由肿胀的胰头压迫胆总管下端所致。左侧胸腔往往有反应性渗出液。

3. 实验室检查

（1）血、尿淀粉酶升高：淀粉酶是诊断急性水肿性胰腺炎的主要手段之一。血清淀粉酶在发病2小时后开始升高，24小时达高峰，可持续4~5天。尿淀粉酶在急性胰腺炎发作24小时后开始上升，其下降缓慢，可持续1~2周。由于胃十二指肠穿孔、小肠穿孔、急性肠系膜血管血栓形成、病毒性肝炎和宫外孕等疾病也可导致淀粉酶升高，因此，血、尿淀粉酶的测值要有非常明显的升高才有诊断价值。淀粉酶的测值愈高，诊断的符合率愈高。

（2）白细胞计数及中性粒细胞升高，可显示核左移。

（3）血红蛋白、红细胞比容及血尿素氮升高，系血管内液体大量丢失所致。

（4）低蛋白血症：迅速出现的低蛋白血症系毛细血管渗漏综合征所致。

（5）血钙降低：血钙降低发生在第2~3天后，与脂肪组织坏死和组织内钙皂形成有关。大多患者可出现血钙水平明显降低，可<1.87mmol/L(7.5mg/dl)。

（6）血糖升高：血糖一般呈轻度升高，与应激反应有关；后期则为胰岛细胞破坏，胰岛素不足所致。若在长期禁食，血糖仍>11.0mmol/L(200mg/dl)则反应胰腺广泛坏死，预后不良。

（7）动脉血气分析：动脉血气分析是急性胰腺炎治疗过程中非常重要的实验室指标，需要作动态观察，因为它一方面可反映机体的酸碱平衡失调与电解质紊乱，另一方面，也是早期诊断呼吸功能不全依据。

（二）临床分期

1. 急性期　自发病至两周左右，此期以 SIRS 和器官功能衰竭为主要表现，此期构成第一个死亡高峰，治疗的重点是稳定内环境及器官功能保护治疗。

2. 演进期　发病2~4周，以胰周液体积聚或坏死后液体积聚为主要表现。此期坏死灶多为无菌性，也可能合并感染。此期治疗的重点是感染的综合防治。

3. 感染期　发病4周以后，可发生胰腺及胰周坏死组织合并感染、全身细菌感染、深部真菌感染等，继而可引起感染性出血、消化道瘘等并发症。此期是第二个死亡高峰，治疗重点是控制并发症的外科处理。

五、诊　　断

急腹痛伴有不同程度的腹膜炎体征、血/尿淀粉酶升高，并能排除消化道穿孔和机械性肠梗阻等其他急腹症，可诊断为急性胰腺炎。急性胰腺炎伴有脏器功能障碍，或出现胰腺坏死、脓肿或假性囊肿等局部并发症，或全身和局部并发症兼有之，可诊断为 SAP。

由于符合 SAP 诊断标准患者，其病情严重度、病程经过及预后可有很大差别。为此，按照1997年我国外科的诊断和分级标准，不伴器官功能障碍者为 SAP Ⅰ 型，伴器官功能障碍者为 SAP Ⅱ 型（前者病情相对较轻，对非手术治疗有较好的治疗反应，预后相对较好）。此外，国内外均有专家提出，SAP 存在一种特殊亚型，即暴发性急性胰腺

炎(fulminant acute pancreatitis,FAP)。这一类患者按照 SAP 常规治疗无法阻止其病情发展,早期出现脏器功能障碍而患者迅速死亡。大多专家认为,在起病 72 小时内发生器官功能障碍的 SAP,在排除治疗措施不力(如早期容量复苏不充分、病因未祛除等)后,可诊断为 FAP。

六、病情严重度评估

　　病情严重度评估是预测 SAP 临床过程、决定患者是否需要 ICU 加强医疗和估计预后的基础,可依据胰腺坏死范围和器官功能障碍的状况加以评估。

　　(一)全身状况的评估　多因素评分系统是评价全身器官功能的有效方法。Ranson 于 1974 年设计的 Ranson 标准(表 61-0-2)是首先取得成功的评分系统,被认为是急性胰腺炎严重度评估指标的里程碑。此后,又有改良的 Glasgow 评分系统和 Imrie 评分,两者都是在 Ranson 标准基础上作的改良。但这种改良仍然没有消除 Ranson 标准的重要缺陷,因为他们仍然是根据患者入院 24 或 48 小时内监测指标评分,不能用于病情动态评估;而且评分未包括患者的慢性健康状况,用于预测时特异性不够高。相比

表 61-0-2　Ranson 标准和改良的 Glasgow 系统变量

Ranson 标准	改良的 Glasgow 系统
急性非胆源性胰腺炎	
入院时	
1. 年龄>55 岁	PaO_2<60mmHg
2. WBC>16 000/mm^3	血浆白蛋白<3.2g/dl
3. 血糖>200mg/dl	血清 Ca^{2+}<8mg/dl
4. LDH>350IU/L	AST>200IU/L
5. AST>250IU/L	LDH>600IU/L
入院 48 小时内	血糖>180mg/dl
1. 红细胞比容下降>10%	BUN>45mg/dl
2. 血清 Ca^{2+}<8mg/dl	
3. 碱剩余>4mEq/L	
4. BUN 增高>5mg/dl	
5. 体液隔离>6L	
6. PaO_2<60mmHg	
急性胆源性胰腺炎	
入院时	
1. 年龄>70 岁	
2. WBC>18 000/mm^3	
3. 血糖>220mg/dl	
4. LDH>400IU/L	
5. AST>440IU/L	
入院 48 小时内	
1. 红细胞比容下降>10%	
2. 血清 Ca^{2+}<8mg/dl	
3. 碱剩余>5mEq/L	
4. BUN 增高>2mg/dl	
5. 体液隔离>6L	
6. PaO_2<60mmHg	

之下,适于大多数重症疾患严重度评估的急性生理和慢性健康评分 Ⅱ(acute physiology and chronic health evaluation Ⅱ,APACHE Ⅱ)有着更好的价值,并可用于病情动态监测,其评价指标和用法可参见相关章节。由于 APACHE Ⅱ 评价系统仅纳入了部分反映器官功能的指标,在评估合并 MODS 患者时存在严重缺陷,为此需引入 MODS 的评估系统。在众多的 MODS 诊断标准中,加拿大的 Marshall 评分和欧洲危重病医学会的 SOFA 评分能采用连续变量来判断病情的严重度,较适用于 SAP 的严重度评估,但对其实际应用价值还缺少大宗病例的应用研究来加以验证。因此,在现有的临床诊疗指南中均未将 MODS 评分系统纳入严重度评估标准。

　　(二)局部病变的评估　对胰腺坏死的评估在 CT 问世以前是一件非常困难的事,McMahon 曾根据腹腔积液的量和颜色间接估计胰腺病变的严重度,但显然太不够准确;Beger 曾在术中直接称重胰腺坏死组织,虽能精确地表述胰腺坏死的程度并进一步反映 SAP 的严重度,但仅能用于手术患者。直至动态的增强 CT 广泛使用才有了评价胰腺坏死的简便而实用的方法,而且迄今为止能反映胰腺坏死状况的检查仍莫过于增强 CT。

　　自 1982 年以来,根据 CT 特征设计的严重度分级诊断法有多种,其中 Balthazar CT 分级被认为能较好反映胰腺病变状况。并有研究显示其具有较好的预测价值,其中 Balthazar A 级和 B 级强烈提示无并发症;Balthazar D 级和 E 级几乎必然产生并发症,并死亡风险明显增加;Balthazar C 级则需结合 Ranson 标准,若 Ranson<3 分,则临床经过和预后良好,而 Ranson>3 分,产生并发症和(或)死亡的风险增加较明显。Balthazar CT 评级表(表 61-0-3)和改良的 CT 严重指数评分(MCTSI)(表 61-0-4)。

表 61-0-3　急性胰腺炎 Balthazar CT 分级

A 级:	胰腺正常
B 级:	胰腺局限性或弥漫性肿大(包括轮廓不规则、密度不均、胰管扩张、局限性积液)
C 级:	除 B 级病变外,还有胰周脂肪结缔组织的炎性改变
D 级:	除胰腺病变外,胰腺有单发性积液区
E 级:	胰周有 2 个或多个积液积气区

表 61-0-4　急性胰腺炎修正后的 CT 严重指数(MCTSI)评分

特征	评分
胰腺炎症反应	
正常胰腺	0 分
胰腺和(或)胰周炎性改变	2 分
单发或多个积液区或胰周脂肪坏死	4 分
胰腺坏死	
无胰腺坏死	0 分

续表

特征	评分
坏死范围≤30%	2分
坏死范围>30%	4分
胰外并发症,包括胸腔积液、腹水、血管或胃肠道受累等	2分

(三) 生化标志物　虽然上述的多因素评分和放射学严重度分级系统具有一定临床应用价值,但前者过于繁复,后者花费较高。为简化评分和降低费用,发展生化标志物检测会有广阔的前景。可用于 SAP 早期严重度分层的生化标志物应能准确反映胰腺坏死和(或)器官衰竭的程度,在病程后期应能准确反映胰腺感染的状况。

一个理想的生化标志物需有简单的检测方法,方便在常规和急诊条件下应用,并且价格低廉。现已普遍开展的血尿淀粉酶和血钙,虽然检测方便、价格合宜,但均不能准确反映疾病严重程度或缺乏敏感性。正在发掘的生化标志物包括:胰蛋白酶原(trypsinogen)、胰蛋白酶原活化肽(trypsinogen activation peptide, TAP)、羧肽酶原激活肽(carboxypeptide activation peptide, CAPAP)、中性粒细胞弹力蛋白酶(PMN-elastase),白介素6(interleukin-6, IL-6)和白介素8(interleukin-8, IL-8)、血清淀粉样蛋白A(serum amyloid A, SAA)、前降钙素(procalcitonin, PCT)和 C 反应蛋白(C-reaction protein, CRP)等,其中 IL-6、IL-8、CRP、PCT 和 SAA 已有全自动的检测方法可供临床应用。但是,这5种临床可用的标志物检测尚不能全面反映疾病严重度,故十分需要组建能全面反映胰腺坏死、坏死感染和器官功能的整套生化标志物参数,以供临床应用。

七、监测与治疗

(一) ICU 的作用　首先,必须指出重症急性胰腺炎均有收入 ICU 的指征。器官功能障碍是导致 SAP 不良后果的最重要决定因素,通过 ICU 的加强医疗对患者改善预后会有重要影响。研究提示,在配有重症医学专职医护人员的封闭式管理的 ICU 中,SAP 的住院时间和死亡率均明显降低。尽管增强 CT 对胰腺坏死具有特殊的诊断意义,但增强 CT 在症状开始后 48~72 小时才有可能准确反映坏死区;上述的多种评分系统和生物标志物对确定器官功能障碍的风险会有一定帮助;在病程早期,借助体格检查、尿量监测,以及指脉氧或动脉血气分析等,反复评估血管内容量状态对分拣需要转 ICU 的患者也具有实际应用价值。

(二) 监测

1. 系统及器官功能监测

(1) 血管内容量不足:血管内容量不足是 SAP 早期最突出的病理生理变化,血管内容量不足严重影响生命体征和器官功能,因此液体复苏是 SAP 早期处理的重要基石。许多患者的器官功能障碍发生在不适当的液体复苏之后,为保证能适当的液体复苏,重点监测血管内容量状态至关重要。血流动力学监测无疑可作为容量判断的重要依据,但血流动力学监测不能替代频繁地体格检查、尿

量、酸碱状态和生命体征的临床观察和综合分析。

(2) 毛细血管渗漏综合征:毛细血管渗漏综合征(CLS)是 SAP 合并 SIRS/MODS 进程中的重要阶段。在大量的液体复苏过程中,迅速出现低蛋白血症、进行性全身水肿和低容量性低血压等表现,是 CLS 的典型表现。CLS 相关的临床表现还可出现体液潴留、体重增加、血液浓缩和间质水肿。受 CLS 影响最显著的器官为肺、脑和肠道,常可发生间质性肺水肿、间质性脑水肿、肠功能障碍和腹腔间隔室综合征。CLS 也可发生在全身感染期和残余感染期,此乃 Sepsis/MODS 进程中的重要阶段。

(3) 间质性肺水肿:间质性肺水肿(pulmonary interstitial edema)常见的临床表现为突然出现喘息性呼吸困难和低氧血症;两肺散在高调的干性啰音和(或)哮鸣音(为间质水肿液压迫小支气管使其管腔变窄所致);胸部 X 线显示为肺纹理增多变粗,边缘模糊不清、支气管袖口征(即支气管轴位投影可见到的管壁环厚度增宽,边缘模糊)、肺野透光度低而模糊,肺小叶间隔增宽,形成 Kerley B 线。当患者出现呼吸困难和低氧血症时需要排除喘息性支气管炎急性发作、心源性肺水肿和容量过负荷。

(4) 腹内压增高和腹腔间隔室综合征:SAP 腹腔内高压的形成与其腹腔内及后腹膜大量渗出、腹腔内器官的间隙水肿、肠麻痹、胰腺坏死或伴感染,以及合并腹腔内大出血有关。接受大容量复苏(晶体>10L、红细胞>10 单位)的患者更易发生,填塞止血、手术结束时勉强关腹也是引起腹腔内增高原因。当腹内压持续升高达 10~20mmHg 时,对腹内外器官功能就可产生程度不等的影响。当腹内压持续>18mmHg 时,则可导致心血管、肺、肾、脑等器官功能障碍,即腹腔间隔室综合征(abdominal compartment syndrome, ACS)。ACS 系 SAP 的一种致命性并发症。从器官功能障碍的角度看,ACS 是一类特殊的 MODS,只要及时解除腹腔内高压,受损的器官功能可恢复正常。所以,对 APACHE Ⅱ 积分较高,尤其是具有上述易患因素的患者应当监测腹内压,并频繁评估器官功能。腹内压持续保持在 20mmHg 以上,同时伴有少尿和(或)气道峰压增高者,应诊断为 ACS。

为准确掌握和评价 SAP 腹内高压,需按病变特征选择适当的腹内压测量方法,并根据其病理生理意义对腹腔内高压的程度进行分级:

选择适当的腹内压测量法:SAP 合并的 ACS 可由胃肠道严重扩张和腹腔内大量渗出等腹腔内病变为主引起,或由腹膜后坏死或积聚等病变为主引起。前者以大腹腔内压增高为主,呼吸功能障碍出现得较早;后者以后腹膜内压增高为主,肾功能障碍出现得早。临床常用的膀胱内压测定法能较好地反映腹腔内压,但难以准确反映后腹膜腔内压。当后腹膜病变为主的患者因 ACS 出现少尿时,膀胱内压仍可正常。为此,对后腹膜病变为主的患者应选择下腔静脉测压法,有利于及时判定后腹膜腔内高压,以便能有效防治肾功能障碍。

腹部 CT 对区分不同类型的 ACS 具有较好的临床应用价值。后腹膜病变为主的患者,在腹部 CT 上腹膜后前

后径/腹腔前后径<0.8,并可见后腹膜张力性浸润,有时还可见明显的肾静脉和(或)下腔静脉受压;在腹腔病变为主的腹部 CT 上,腹膜前后径/腹腔前后径<0.5,并且可见严重的肠壁增厚伴肠腔扩张和(或)腹腔内大量渗液,而后腹膜渗出较少。

2. 局部并发症的监测

(1) 胰腺坏死:胰腺坏死(pancreatic necrosis)系指胰腺实质的弥漫性或局灶性坏死,伴有胰周脂肪坏死。胰腺坏死根据感染与否又分为感染性胰腺坏死和无菌性胰腺坏死。MRI、CTA 和动态的增强 CT 都是诊断胰腺坏死的有效方法,由于后者安全易行、费用相对较低,是目前诊断胰腺坏死的最佳方法。在动态的增强 CT 检查中,注射造影剂后的正常胰腺组织的密度为50～150Hu,增强的密度不超过 50Hu 的区域可诊断为胰腺坏死。

为评价局部病变的发展状况,应定期进行动态的增强 CT 检查。对胰腺坏死范围是否扩大应以起病 48～72 小时后的增强 CT 为基准进行对比,因为胰腺坏死的形成最早是在起病 48 小时。

感染性胰腺坏死是全身感染期监测的重点。增强 CT 上能提示胰腺感染的唯一征象是气泡征(图 61-0-1),坏死组织中的气泡一般呈不规则形,带毛刺状边缘。但存在胰腺感染可不出现气泡征,故对胰腺坏死感染的监测常需在临床诊断或拟诊的基础上行细针穿刺,作抽吸物革兰染色检查和培养予以确诊。

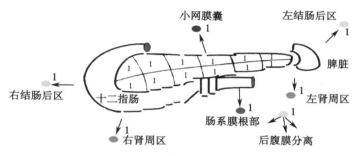

图 61-0-1　胰外侵犯示意图

(2) 急性胰腺假性囊肿:急性胰腺假性囊肿(acute pancreatic pseudocyst,APPC)是被纤维组织或肉芽囊壁包裹的胰液积聚,多在起病 3 周后形成。假性囊肿可位于胰腺内,但多数位于小网膜囊或腹膜后的肾周、肾前及肾后间隙内。CT 表现为水样密度,边界清晰,壁薄而均匀的囊性肿块,增强后囊壁可轻度强化,囊内液体不被强化(图61-0-2)。APCC 可为单房或可为多房窝状。发现 APCC 后 4～6 周内要注意监测,注意其大小变化和确定有无感染征象。应用 B 超来监测其变化既经济又方便。

(3) 胰腺脓肿:胰腺脓肿(pancreatic abscess)即发生于急性胰腺炎胰腺周围的包裹性积脓,多数情况下发生在发病 4 周或 4 周以后,为局灶性坏死液化继发感染的结果,其内可含少量或不含胰腺坏死组织。CT 表现为密度均匀的液性病灶,其内出现边缘光整的圆形气泡影可明确诊断为胰腺脓肿(图 61-0-3,图 61-0-4)。

(三) 治疗　迄今为止,SAP 的治疗仍没有特效药物,需应用多学科的诊疗技术,采取综合性的加强治疗措施。张圣道等提出的临床分期为病程各阶段的加强医疗提供了依据,在急性反应期的加强医疗应围绕着纠正低容量性和全身炎症反应综合征及其后续症状展开;全身感染期的加强医疗应围绕防治胰腺感染和严重脓毒症展开;残余感染期的治疗重点为后腹膜残腔处理和营养代谢支持。

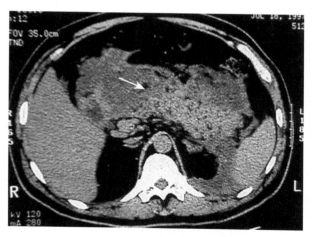

图 61-0-2　感染性胰腺坏死 CT 征象
箭头所示为坏死组织中大小不等的形态不规整的气泡征

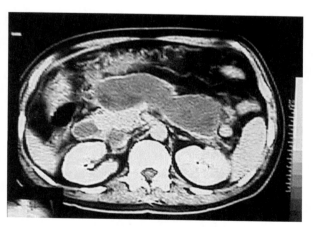

图 61-0-3　急性胰腺假性囊肿 CT 征象
脓肿内可见多个边缘光整的气泡征

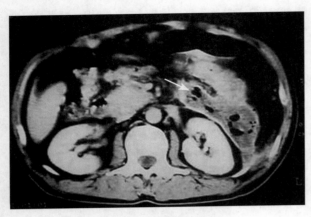

图 61-0-4　胰腺脓肿

1. 急性期的治疗

（1）初始治疗：在 SAP 早期，由于血管内液体大量漏出，体液潴留于炎症的后腹膜腔、肺实质和其他软组织中，加上呕吐和禁食等因素，使得循环血容量显著降低。不断增加的证据提示液体复苏不充分可伴有显著增高的并发症率和死亡率。所以，SAP 的初始治疗仅给予急性胰腺炎的基础治疗（如禁食、胃肠减压、减少消化液分泌的药物和抑制蛋白酶活性等）是不够的。初始治疗应以充分的液体复苏为基石，积极地防治多器官功能障碍。

积极地液体复苏应能迅速恢复血流动力学参数，消除氧债，使 HR<90 次/分、MAP>65mmHg、UO>50ml/h、SvO_2>65%，并使动脉血乳酸恢复至正常范围。所以一丝不苟地做好液体复苏，需借助中心静脉导管或 Swan-Ganz 导管跟踪充盈压，借助导尿管监测尿量，并反复监测动脉血气、血乳酸等频繁地评估容量状况。这是液体复苏的目标之一。液体复苏的目标之二，是要迅速解除血液浓缩。血液浓缩反映血容量丢失的状况，且严重影响预后，临床上有十分敏感而可靠的指标，即红细胞比容（hematocrit，Hct）。文献报道，Hct≥47% 或入院 24 小时内 Hct 不能下降是胰腺组织发生坏死的独立高危因素，Hct 在入院 24 小时内明显降低可显著改善预后。所以，SAP 早期液体复苏还应将 Hct 下降作为的重要治疗目标。

初始液体复苏所需的输液量可按下述规律估算：①大多 SAP 患者第 1 天需要静脉输液 3000～8000ml（为禁食的健康成人日需要量的 2～4 倍），其中第 1 个 6 小时应补充需要量的 1/3～1/2；②对到达医院时已经休克的患者，需补充 3600～9600ml/24h（60～160ml/kg），其中第 1 个 6 小时应补 1200～4800ml；③如已行 CT 检查，输液量也可根据胰周渗出状况作估算，炎性渗出达肾前间隙者，第 1 天约需输液 4000ml、达结肠系膜根部约需 6000ml、达腹膜后间隙者约需 8000ml。静脉输液的目的是补充细胞外液，故以补充晶体溶液为主。

液体复苏至关重要，但值得注意，SAP 早期的血流动力学改变并非单纯低血容量所致。Beger 等发现，SAP 早期心率和心排指数升高，同时总外周阻力下降，与感染性休克有相似的血流动力学表现；伴随血流动力学障碍的还有动静脉氧压差、肺内分流增加和显著的低氧血症。上述

变化特点提示，除低血容量外导致血流动力学障碍外，还有血管活性物质和细胞因子释放等多种炎性因素参与。因此 SAP 早期就可能存在内皮损伤和毛细血管渗漏。如持久的低血容量和组织灌注不足未被纠正，可有代谢性酸中毒和严重毛细血管渗漏发生，此时大量快速地静脉输液可并发间质性肺水肿、间质性脑水肿和（或）急性腹腔间隔室综合征。同时，在复苏过程中需要准备好气管内插管和机械辅助通气、需要监测腹腔内压，或需要 CRRT 配合，用以体液分布的调整。

（2）针对炎症反应的早期处理：SAP 患者从症状开始到器官功能衰竭多有一个发展过程，理论上存在治疗窗。阻断 SIRS 进程，预防器官损伤的体外研究和动物实验持续至今已十余年，其中涉及细胞因子和炎症介质的有 TNF-α、IL-1、IL-6、IL-8，白细胞趋化因子/生长相关癌基因 α 诱导的细胞因子、巨噬细胞趋化因子蛋白 1、血小板活化因子（PAF）、IL-10、CD40L、C5a、细胞内黏附分子 1、P 物质和 caspase-1 等的研究，但有关人体试验极其有限。进入人体试验，并显示可能有效的有 PAF 阻滞剂来昔帕泛（lexipafant）。Lexipafant 是唯一的 PAF 拮抗剂，在两项相对小的临床试验中初步显示其降低器官功能障碍的发生率，但不足以评价死亡率。一项 286 例 SAP 随机对照临床试验的结果表明，在症状开始后 72 小时内接受 lexipafant，器官衰竭指数降低，并死亡率有降低趋向；在 48 小时内接受治疗者显现最大好处。这一结果，尚需进一步的临床研究加以验证。

总之，企图通过拮抗某一"关键介质"阻断 SIRS 的研究未取得重大进展，故目前没有药物可供临床应用。但是，人们普遍寄希望于阻断过度炎症反应的治疗思路，于是引入了已广泛用于临床的为减轻炎症反应的治疗措施，包括如下几个方面。

1）腹腔灌洗：腹腔灌洗治疗（peritoneal lavage）从 20 世纪 60 年代一直沿用至今，该治疗措施通过稀释和清除腹腔渗液，实实在在地清除腹腔渗液所含的大量酶性和炎性物质，能有效减少炎症介质吸收，从而减轻炎症反应。但大系列多中心前瞻性随机对照研究提示短程腹腔灌洗并不能改变胰腺炎的并发症率和死亡率，故需延长腹腔灌洗的治疗时间。延长灌洗时间的效果已被 Ranson 的小样本量研究证实。但延长灌洗可因引流管被网膜包绕或被纤维蛋白堵塞而难以维持。此外，长时间腹腔灌洗需谨防感染和其他局部并发症。

2）血液滤过：血液滤过用于 SAP 的治疗始于 20 世纪 90 年代初，但对其评价始终贬褒不一。由于仅有少量文献报道，而且应用指征和干预时机不一，采用的血滤器、治疗剂量和持续时间也不一致，对其完全相悖的结果难以分析。自 1997 年 4 月起上海瑞金医院开展了短时血滤的临床研究，该项研究规定，血滤治疗的时机为 SAP 早期（发病 72 小时内），并以全身炎症反应的临床表现缓解为治疗目标，即在循环血容量维持适当的前提下，当患者的呼吸频率<20 次/分和心率<90 次/分时终止血滤治疗。结果提示在 SAP 早期应用短时血滤，可减轻胰腺坏死和部分阻断 SIRS 的发展，对脏器功能有明显的保护作用，从而显

著降低病死率和缩短住院时间；血细胞因子测定显示，通过短时血滤，患者的促炎细胞因子下调，抗炎细胞因子上调。进一步的动物实验表明，短时血滤对 SAP 早期 MODS 的防治作用，与其重建促、抗炎细胞因子平衡有关。当前，在我国已普遍应用血液滤过治疗 SAP，但有关于预时机、治疗剂量和疗效各有不同的经验，尚需进一步探索。

3）皮质激素：皮质激素具有非特异性抗炎作用，并能降低毛细血管通透性。已知肾上腺皮质功能不全可促进腺细胞凋亡，而 Muller 和 Marx 的研究显示胰腺坏死过程中皮质激素水平降低，并伴随皮质类固醇结合球蛋白降低。据此，他们推断皮质激素不足不仅可促进腺细胞凋亡，还与胰腺坏死的病理生理有关，而 SAP 患者存在皮质功能相对不全。所以，SAP 早期给予外源性皮质激素治疗是合理的，但能否降低并发症率和死亡率需要进一步验证。

（3）早期抗生素应用：大多 SAP 起病时为无菌性炎症，而对死亡率有严重影响的胰腺感染发生在 1～2 周左右，所以早期抗生素应用的目的是为预防胰腺感染。但对抗生素预防感染的效果和利弊长期来争论不休。

20 世纪 70 年代有三项随机研究说明，早期应用抗生素对感染并发症率和死亡率没有作用。不得已，外科医生在 20 世纪 80 年代大力开展早期手术、扩大手术、计划性再扩创，期望通过切除坏死组织以铲除感染的"土壤"，但事实上遭遇了失败。值得庆幸的是新的基础研究给了人们两项新的启示：即胰腺感染的主要病原菌来自肠菌移位；抗生素全身用药存在血胰屏障，某些治疗腹腔感染的有效药物（如阿米卡星，氨苄西林等）在胰腺组织中的浓度很低。由于前述的 3 项研究中包含不能透过血胰屏障的抗生素，并且其中有研究入组了轻症胰腺炎患者，故以此得出预防无效的结论不足为信。

20 世纪 90 年代，根据基础研究的结果人们采用了能透过血胰屏障的、对肠道细菌有效的抗生素预防胰腺感染。从 1993 年至 2003 年的大多研究显示，急性坏死性胰腺炎早期使用抗生素预防坏死感染有效。在 8 项前瞻性对照临床试验中 7 项表明有预防作用，1 项显示临床过程改善。

新一轮的争论始于 2004 年，这是在循证医学时代对抗生素预防胰腺感染的全面评估，是由 Isenmann 的 1 项随机双盲多中心研究引发的。该研究共入组 SAP 114 例，随机分为环丙沙星/甲硝唑静脉治疗组（58 例）或安慰剂组（56 例）。结果发现，治疗组和安慰剂组分别有 28% 和 46% 的患者出现感染并发症、多器官障碍、脓毒症或全身炎症反应综合征而停止研究方案，转换为开放性抗生素治疗；治疗组和安慰剂组中进展为感染性胰腺坏死的分别有 12% 和 9%、死亡率分别为 5% 和 7%，上述差异均无统计学意义。进一步分析增强 CT 证实存在胰腺坏死的 76 例，发现两组的胰腺感染发生率、全身并发症发生率以及死亡率也未见差异。结论认为，抗生素预防性应用不能降低感染性胰腺坏死的风险。此后，北美和欧洲对美洛培南预防作用进行的随机双盲对照临床研究也得出相同的结论。除此以外，SAP 早期抗生素应用还有许多未知数，有如较

长时间使用抗生素对病原菌变迁的影响，对多种耐药菌感染和机会性感染发生率的影响等，都还需要研究。

（4）早期营养支持的合理模式和时机：SAP 和其他外科重症患者的代谢障碍具有相似的特点，主要表现为高分解代谢，但 SAP 的代谢改变和营养不良出现得更早，迁延时间更长。这是由于 SAP 发病就有后腹膜大量富含蛋白质的液体丢失，同时又有极其严重而持久的高分解代谢，加上禁食引起的摄入不足的缘故。大量研究结果提示，严重的营养不良可显著影响疾病过程和预后，通过早期营养支持可得到有效改善。所以营养支持是 SAP 早期不可或缺的治疗措施。

最佳的营养途径应属 EN，荟萃分析的结果表明，肠内营养在缩短患者住院时间、减少感染合并症和需要手术治疗等方面均优于肠外营养。但是直至 20 世纪初人们还惯用 PN 作为 SAP 早期营养支持，认为 PN 不会刺激胰腺分泌，但 PN 伴有的明显高发的高血糖和感染合并症严重影响疾病预后。EN 在其他重症患者的成功应用，推动了 SAP 早期应用 EN 的进程。虽然 EN 利于血糖控制，利于肠道结构和肠黏膜屏障完整性的维护，从而降低感染并发症率，但人们顾虑早期 EN 营养底物会对胰腺外分泌产生强烈的刺激作用，认为要减少胰腺分泌必需"让肠道休息"。终于有研究促使人们改变了上述错误的观念，这些研究表明营养底物对胰腺外分泌的刺激作用与营养底物摄取的部位有关，经胃或十二指肠摄取营养无疑会对胰腺外分泌产生强烈的刺激反应，而经空肠喂养对胰腺外分泌无明显刺激作用。据此，经空肠途径的 EN 理当作为 SAP 早期营养支持的首选方式。

早期空肠管饲的实施需按规范执行：

1）需建立安全有效的管饲途径，一般认为放置鼻空肠管或空肠造口至屈氏韧带以远 30～60cm 处才可认为是安全的管饲途径。鼻空肠管的放置常需借助内镜、X 线、经皮胃穿刺置管、腹腔镜或开腹手术置管。

2）需有适宜的肠内营养制剂，一般认为早期 EN 给予低甘油三酯、氨基酸和短肽为主要氮源的预消化制剂较为适宜。

3）需按"允许性低热卡"为原则，给予患者 83.7～104.6kJ/（kg·d）[20～25kcal/（kg·d）]。

4）需添加药理剂量谷氨酰胺，只因 SAP 早期伴随特别严重的 SIRS，使循环中谷氨酰胺的浓度显著下降，甚至可降至正常值的 55%，若不添加谷氨酰胺，肠黏膜屏障完整性则难以维持。

应该看到，SAP 早期比其他重症患者实施肠内营养会有较多的困难，如合并胰性腹水、胰漏和液体积聚等，但这些都不是 EN 的禁忌证。因严重肠麻痹或其他腹部并发症而无法耐受 EN 者可采用 PN；单纯依赖 EN 达不到"允许性低热卡"要求时，可采用肠内-肠外组合营养（combined enteral-parenteral therapy，CEPN），期望能在短期内达到或接近"允许性低热卡"的目标，以避免"能量负债"（energy debt）对预后的不利影响。

单纯应用 PN 也应以"允许性低热卡"为原则。不含脂肪乳剂的 PN 不应超过 2 周，否则可能造成必需脂肪酸

缺乏。

（5）早期适时的病因治疗：SAP早期有特殊治疗意义的病因有两种，即胆管内结石和高甘油三酯血症：

1）胆源性SAP的病因治疗：胆石引起SAP的启动与Oddi括约肌阻塞，胰管内压增高有关，但大多数患者的阻塞是暂时的，当SAP发病时胆石往往已自动排出或浮动于胆管内并不阻塞胆管。因此，大部分患者可在病情缓解后，于本次住院期间择期处理。如胆管阻塞和胰管内高压持续存在则会促使胰腺病变加重或伴发急性化脓性胆管炎，需要及时取石并行胆道引流。

为此，治疗严重胆源性胰腺炎需及时明确有无胆道梗阻和胆管炎。超声检查在急性胰腺炎时胆石的检出率约为85%，而胆管结石的敏感性<50%。内镜超声虽可提供明显增加的敏感性和特异性，胆总管结石的检出率可比得上ERCP，但许多医院尚未开展。超声联合实验室检查结果（24小时内血清胆红素升高，ALT增高3倍或3倍以上）可使敏感性提高到94.9%，特异性达100%。CT、MRCP、EUS也有一定帮助。

明确存在胆管梗阻证据的，应尽快解除胆管梗阻并引流；明确存在化脓性胆管炎证据者应急诊干预，首选ERCP+鼻胆管引流或ERCP+EST。

对怀疑或证明存在结石但无梗阻性黄疸者，早期ERCP的作用尚有争议。文献报道认为，相悖的结论可能与治疗对象的病情严重度有关。2项按病情严重度分层的随机研究显示ERCP的有益作用仅限于严重病例；而认为无有益作用的研究报道包含的严重病例的比例最少。所以，无梗阻性黄疸的胆源性胰腺炎早期ERCP还需谨慎。

2）高脂血症的治疗：高脂血症性胰腺炎或SAP继发高脂血症均应尽快将血清甘油三酯降至安全范围（TG<5.65mmol/L）。可用血浆置换或血脂分离技术，也可采用CRRT，在治疗过程中多次更换血滤器，利用血滤器的吸附作用清除甘油三酯。

（6）早期镇痛及合理用药：SAP患者的腹痛往往非常严重而难以控制，因而加重应激反应。许多患者需要麻醉性镇痛剂。在麻醉性镇痛剂中，吗啡可引起Oddi括约肌收缩，而哌替啶可使括约肌松弛，因此胆源性胰腺炎患者的镇痛应选择哌替啶。

（7）早期手术的共识和原则：在SAP早期（发病14日内）一般不主张手术治疗，除非有特定指征，如SAP同时存在肠系膜梗死或坏疽性胆囊炎具有无可争议的手术指征，另有下述情况也需要早期手术治疗：诊断不确定需要剖腹探查、胆道梗阻和（或）急性化脓性胆管炎ERCP治疗失败、急性腹腔间隔室综合征非手术治疗无效。

1）诊断性手术探查：一般认为，诊断性探查不大可能加重局部炎症过程，而可增加胰腺感染的发生率，但增加胰腺感染风险与致命性腹腔内病变的诊断和手术被贻误的风险相比，后者更加危险。所以，当怀疑急性弥漫性腹膜炎而可用的诊断试验无确定性结果时需要诊断性手术探查。

2）胆道梗阻和（或）急性化脓性胆管炎：明确存在胆道梗阻和（或）急性化脓性胆管炎务必及时解除梗阻和引流胆管，首选ERCP（已如前述）。若无条件进行内镜治疗应开腹手术，行胆总管切开取石T管引流和胆囊切除术，如有必要可加做小网膜胰腺区引流，不宜扩大手术范围。

3）急性腹腔间隔室综合征：ACS是SAP早期可发生的致命性并发症，但及时有效减压患者生命可被挽救。Saggi等对1982年到1997年间文献报道的ACS进行的荟萃分析显示，93%的患者经腹腔减压可有效逆转器官功能障碍，死亡率显著降低。在SAP早期发生的ACS中，仅有部分患者需要开腹减压。这些患者多为后腹膜广泛坏死，严重肠胀气或坏死侵袭血管合并大出血导致ACS，非手术治疗无效而持续存在中重度腹腔内高压者。对于大多数由毛细血管渗漏和大量复苏引起的ACS，经及时调整胶体溶液比例和CRRT负水平衡联合治疗可有效减压；即使后腹膜存在大量渗出，采用B超导引下后腹膜穿刺引流也常可成功并收到立竿见影的效果。由于开放腹腔必然带来胰腺感染，还可带来体液丢失、肠管损伤等局部并发症，后期导致腹壁切口疝等。从逆转器官功能障碍着眼，对于非手术治疗无效的ACS行腹腔开放减压需及时；为避免腹腔开放带来的诸多弊端，决定腹腔开放减压须严格掌握适应证。

除以上述应接受的早期手术指征外，有学者认为FAP也应早期手术。但两项FAP治疗效果的回顾显示，手术及非手术治疗的后果都不满意。鉴于目前对FAP治疗尚无满意效果的现状，对于早期并发脏器功能障碍的SAP不应进行无明确目的手术。如能发现可以祛除的病因、ACS或可去除的其他病情加重因素，应针对性地采取手术或非手术措施，但有因可寻的一般不是FAP。

2. 演进期的治疗　胰腺感染是影响SAP病程轨迹和预后的关键因素，约有30%～70%的坏死性胰腺炎患者发生胰腺感染，发生胰腺感染的高峰期在起病第3周，但可有25%的胰腺感染发生在起病7天内。现在认为，起病第1周胰腺感染的发生机制为肠道细菌透壁易位，主要病原菌为肠道细菌。此后发生的胰腺感染还可源于胰外感染灶，常见的病原菌可以是多重耐药的葡萄球菌、肠球菌和革兰阴性杆菌，同时可有真菌定植/感染。这样的病原学特点，可能与早期常规使用针对肠道菌的抗生素以及无限期的抗生素预防性应用有关。

该期所需的全身治疗主要包括：对于全身感染期病情迅速恶化的患者，在等待细菌培养结果期间需要经验性抗生素治疗，宜选用覆盖多重耐药的葡萄球菌、肠球菌和革兰阴性杆菌抗生素，并需覆盖念珠菌。对符合严重脓毒症诊断的患者，应按照当前的脓毒症诊治指南进行治疗，包括液体复苏和改善组织灌注的治疗、对血管加压素依赖患者使用低剂量皮质激素的治疗等。

胰腺炎合并感染原则上都需要引流，因为包括抗生素治疗在内的单纯非手术治疗几乎不能改变MODS的发生率和致命性结果，而感染灶引流可挽救患者生命。以感染性胰腺坏死为例，手术治疗的存活率高达70%～90%。胰腺脓肿和急性胰腺假性囊肿伴感染同样需要引流，但不同类型感染灶应有各别适当的引流方式和干预时机：①感染性胰腺坏死多伴有不同程度的 SIRS,对其中生命体征不稳定的或非手术治疗中仍在进行性恶化者,应紧急手术清创引流。对于全身状况稳定、无明显毒血症表现者可延迟进行手术清创,文献报道有延迟手术条件者采用延迟手术可改善成活率、减少并发症和反复手术的需要。对非手术治疗中病灶有缩小趋势、SIRS 可被控制者,虽然大多数患者最终还需要手术清创,但有少数患者单用抗生素治疗或抗生素联合经皮引流可成为决定性治疗。感染性胰腺坏死不适宜经皮穿刺引流,为减轻手术创伤,清创引流术应尽可能沿后腹膜径路进行,或可采用腹腔镜手术。要求一次手术彻底清除坏死组织的愿望是不现实的,多数患者可能需要重复手术,其间需要保持良好的持续灌洗引流。因此,术中在感染坏死灶所在的位置应放置三腔灌洗引流管。术后的加强医疗中需注意预防肠瘘、出血和附加感染等局部并发症。②胰腺脓肿和感染性胰腺坏死一样,总是需要某些形式的干预。由于脓液中几乎不含颗粒物质,通常都可经皮穿刺引流或内镜引流,脓腔中需放置适当口径的引流管或灌洗引流管。由于内镜/穿刺术不能有效清除脓肿边缘的固态的感染碎片,约30%~40%引流失败而脓毒症征象未能逆转,需要尽快手术引流,少数患者脓肿分隔成多腔,不适宜穿刺引流而需要手术。③急性胰腺假性囊肿伴感染原则上应作外引流。手术或经皮穿刺置管引流,可根据假囊肿的部位和毗邻关系来选择。由于少数急性胰腺假性囊肿内可含少量坏死组织块,因而导致经皮穿刺法引流失败。由于 CT 对此无法鉴别,故需借助 MRI 检查在决定治疗方案前辨认清楚。

全身感染期中还可发生其他致命性并发症,有如腹腔内大出血和肠穿孔等,均需要及时识别并不失时机地进行处理:①腹腔内大出血可由严重炎症、广泛坏死或继发感染侵蚀大血管引起,部分患者伴有假性血管瘤形成,出血可进入胃肠道、后腹膜和腹膜腔。腹腔内大出血需要立即手术止血。术中须清除感染性坏死组织,以避免再出血发生。少数患者可行放射学诊断和介入止血。②肠穿孔通常发生在左结肠和横结肠交界区,需在瘘口近端做失功能性造口,并切除明显不可逆的坏死肠段。很少见的病例因血栓栓塞导致胃或小肠缺血性损伤伴出血,还有个别极端病例,炎症坏死组织侵蚀胰周血管,导致小肠梗死和穿孔,因而逼迫手术,并需要切除失活组织。

3. 感染期的治疗　进入残余感染期的患者具有以下特点:①一般都是几经清创引流,长期处于高代谢和高分解代谢状态的 SAP,其能量消耗显著增高,在残腔敞开引流、感染得到控制后能量消耗可逐渐恢复正常;②存在严重的营养不良;③胰腺病变已经稳定,但可存在胰瘘,或与残腔相通。因此,残余感染期的治疗重点是后腹膜残腔敞开引流和强化营养代谢支持。

后腹膜残余感染引流不畅是导致该阶段病理生理变化的根本原因,首先必须将后腹膜残腔敞开引流。为减轻手术创伤和避免损伤腹部器官,手术前须行增强 CT 和瘘管加压造影,全面了解后腹膜残腔的大小、位置,以及毗邻的解剖。准确地显示残腔的形态、瘘管及其所有分支,以及残腔/瘘管与消化道瘘和(或)胰腺脓肿的关系非常重

要,故造影时需拔除所有引流管,堵住皮肤瘘口,向瘘管内缓慢加压并匀速注入造影剂,在 X 线透视下观察造影剂充盈的动态改变,摄录能显示上述信息的残腔的正侧位片。依据影像诊断的定位选择不经腹膜腔的手术进路,尽可能开展腹膜腔外手术,彻底敞开后腹膜残腔,清除残腔中的感染性坏死组织以及残余的胰腺脓肿。手术中要按规范处理消化道瘘,放置良好的引流。围术期需应用目标性抗生素治疗,直至全身感染症状被控制。

强化营养支持是残余感染期的另一重要治疗,如果没有有效的营养支持,残腔敞开引流后治疗仍可失败。所谓"强化营养支持"主要是为满足患者长期处于高代谢和高分解代谢状态,以及存在严重营养不良状态下对营养的需求,为促进残腔、瘘管和消化道漏的愈合。残余感染期的营养支持该怎么做,很少有人研究,迄今未见文献报道,也未见有关指南的推荐意见。上海瑞金医院的体会,处在该期患者由于胰腺炎的病变多已稳定,其代谢特点其实就与肠瘘合并第三类型腹膜炎雷同。无论是营养途径、热卡、营养底物配比、和免疫生态营养的应用等,都可参照肠瘘合并第三类型腹膜炎的原则和方案。一旦残腔敞开引流,全身感染症状消退后,需避免过度营养(overfeeding),可参考 ESPEN 的推荐给予营养支持。推荐意见认为在急性胰腺炎病情严重阶段过后,患者的营养需求约为 25~35kcal/(kg·d),蛋白质 1.2~1.5g/(kg·d),碳水化合物和脂肪摄入分别为 3~6g/(kg·d)或 2g/(kg·d)。

总之,在过去的 20 年中,SAP 的诊治与重症医学的进展有着惊人同步关系。SAP 治疗策略已从早期积极地开展"预防性手术"发展到现在的讲究干预时机的"处理并发症手术";由早期的"扩大手术"发展到现在的"较少侵入性"的外科干预。非手术治疗占据重要地位的今天,更加凸显重症医学在 SAP 治疗中的作用。特别在 SAP 急性反应期中,初始液体复苏及复苏后的一系列治疗措施(包括针对 SIRS 的处理、早期营养支持治疗、早期适时的病因诊治、早期镇痛和早期手术的指征等)都有一定的时间性和目标要求,序贯地、按时实现治疗目标对改善患者预后具有重要影响。SAP 的全过程涉及重症医学研究的广泛内容,对 SAP 的研究也将为重症医学的研究者提供广阔舞台。

（汤耀卿）

主要参考文献

[1] 中华医学会外科学分会胰腺外科学组. 重症急性胰腺炎诊治指南. 中华外科杂志,2007,45(11):727-729.

[2] 中华医学会外科学会胰腺学组. 急性胰腺炎诊治指南. 中华肝胆外科杂志,2015,21(1):1-4.

[3] Uhl W,Warshaw A,Imrie C,et al. IAP guidelines for the surgical management of acute pancreatitis. Pancreatology,2002,2:565-573.

[4] Otsuki M,Itoh T,Koizumi M,et al. Deterioration factors of acute pancreatitis. Annual Report of the Research Committee of Intractable Diseases of the Pancreas,2004:33-

40.

[5] Isemann R,Rau B,Beger HG. Early severe acute pancre-atitis:characteristics of a new subgroup. Pancreas,2001, 22:274-278.

[6] sharma M,Banerjee D,Garg PK. Characterization of ne-wer subgroups of fulminant and subfulminant pancreatitis associated with a high early mortality. Am J Gastroenter-rol,2007,102(12):2688-2695.

[7] Nathens AB,Curtis JR,Beale RJ,et al. Management of the critically ill patient with severe acute pancreatitis. Crit Care Med,2004,32(12):2524-2536.

[8] Brown A,Baillargeon JD,Hughes MD,et al. Can fluid re-suscitation prevent pancreatic necrosis in severe acute pancreatitis? Pancreatology,2002,2(2):104-107.

[9] Marx C. Adrenocortical insufficiency:an early step in the pathogenesis of severe acute pancreatitis and develop-ment of necrosis? Do we have a new treatment option? Crit Care Med,2006,34(4):1269-1270.

[10] Dambrauskas Z,Gulbinas A,Pundzius J,et al. Meta-a-nalysis of prophylactic parenteral antibiotic use in acute necrotizing pancreatitis. Medicina(Kaunas),2007,43 (4):291-300.

[11] Werner J. Fulminant pancreatitis-surgical point of view Schweiz Rund Med Prax, 2006, 29, 95(48):1887-1892.

[12] Adler G. Fulminant pancreatitis-internal point of view. Schweiz Rundsch Med Prax, 2006, 95(48):1882-1886.

第 62 章

急性消化道出血

急性消化道出血是危及生命的常见临床急症之一,其中又以来源于 Treitz 韧带以上部位的上消化道出血(upper gastrointestinal bleeding,UGIB)更为常见,而来源于 Treitz 韧带以远部位的出血被称为下消化道出血(lower gastrointestinal bleeding,LGIB),其发病率远低于 UGIB,但诊断和治疗也更为复杂。

消化道出血患者的处理原则是首先迅速对患者的血流动力学状态进行评估,并尽快启动必要的循环复苏,在保证血流动力学稳定的条件下再开始后续的诊治步骤,包括判定出血来源、选择适当的止血措施和预防再出血。

本章将着重阐述急性消化道出血的诊断和处理的流程及不同病因的主要治疗方法。

一、流行病学

在美国,急性上消化道大出血的发生率每年为 40 ~ 150 人次/10 万人口,每年因急性 UGIB 住院的患者约为 100 人次/10 万人口,其中男性患者是女性的两倍,患病率随年龄增加而呈上升趋势。尽管过去半个多世纪有关 UGIB 的药物、介入和内镜治疗有了很大发展,重症患者的监护治疗水平得到大大提高,与 UGIB 相关的死亡率仍保持在 5% ~ 14%。另一方面,临床很少见到由大量消化道出血直接导致死亡的病例,患者通常死于由于大量失血继发的心脑血管疾病或失血性休克继发的多脏器损伤,在这一过程中,患者的年龄和共患疾病对预后有重要的决定作用。由于其他疾病住院的患者如发生 UGIB,其死亡率是其他患者的 4 倍,而<60 岁且无恶性肿瘤或脏器功能衰竭患者发生 UGIB 的死亡率仅为 0.6%。近年,UGIB 的发病年龄逐渐增大,患者伴随的其他脏器疾病也越来越多,这也许是 UGIB 的死亡率一直居高不下的重要原因。

与 UGIB 相比,LGIB 的发病率相对较低,约占所有消化道出血的 24%。美国急性下消化道大出血的发生率每年为 20 ~ 27 人次/10 万人口,住院率每年为 22 人次/10 万人口,死亡率约为 4% ~ 10%。由于下消化道占据了胃肠道的大部分,结肠内有较多粪便残留,而小肠的检查相对困难,与 UGIB 相比,LGIB 的诊断需时较长,需应用多种诊断方法。

二、急性消化道出血病因

引起 UGIB 的病因众多,其发病率随研究人群的不同存在一定的差异(表 62-0-1)。

在我国,按照发病率高低,常见引起急性 UGIB 的病因依次为:消化性溃疡、食管静脉曲张破裂、应激性胃黏膜病变(如糜烂性出血性胃炎)和胃肿瘤,其中,消化性溃疡大约占所有急性 UGIB 的 50%。

不同年龄患者群中 LGIB 的病因有很大差别(表 62-0-2),LGIB 在老年和男性患者中相对多见,80 岁以上老人发病率为 20 ~ 30 岁年轻人的 200 倍。我们前瞻性收集并总结了 2006 年北京协和医院急诊消化道出血病历,其年龄分布高峰在 60 ~ 69 岁且男性为多,与国外相比北京协和医院的消化道出血食管、胃和十二指肠出血占 79%,结肠出血为 15%,小肠出血和胆道出血率低分别为 5% 和 1%;LGIB 中小肠出血的发生率相对较低,但诊断更为困难,隐源性消化道出血患者中的多数出血来源于小肠。常见的小肠出血原因为血管病变(占大多数)、肿瘤,其他原因包括克罗恩病、位于小肠的异位静脉曲张、憩室(麦克尔憩室是儿童和少年 LGIB 的最常见病因)和药物引起的局部溃疡(如非甾类抗炎药)。结肠出血在急性 LGIB 更为多见,其常见病因在国内外有所不同,国内以恶性肿瘤、结肠息肉、炎症性肠病多见,其次为痔疮、肛裂、血管畸形、缺血性肠炎、血管栓塞、憩室、肠套叠、肠白塞病、肠道寄生虫、肠气囊肿和某些全身出血性疾病的肠道表现等;国外则以结肠憩室和血管畸形最为多见,其次为痔疮和恶性肿瘤。

表62-0-1　引起上消化道出血的病因

常见病因（发生率超过1%）	少见病因（发生率不到1%）
消化性溃疡（十二指肠，胃） 食管静脉曲张 糜烂性胃炎 良性肿瘤（平滑肌瘤、腺癌、脂肪瘤、纤维瘤、血管瘤、神经纤维瘤等） 恶性肿瘤（食管癌、胃癌、平滑肌肉瘤、Kaposi 肉瘤、淋巴瘤、类癌等） 转移性肿瘤（黑色素瘤、乳腺、胰腺、肺、肾脏肿瘤的转移等） Mallory-Weiss 综合征 糜烂性食管炎 吻合口溃疡 血管畸形	胃/十二指肠的易位静脉曲张 胆管出血 Dieulafoy 病 主动脉小肠瘘 充血性胃病 缺血性疾病 感染（真菌、单纯疱疹病毒、CMV、结核杆菌、梅毒） 结节病 憩室 肠扭转/肠套叠 放射性胃炎/肠炎 结缔组织病（进行性系统性硬化、系统性红斑狼疮、结节性多动脉炎、Ehlers-Danlos 综合征等） 淀粉样变 多发性骨髓瘤 血液病（DIC、血友病、Ⅸ因子缺乏、白血病、血小板减少、von Villebrand 病） 创伤（异物、粪石、内镜损伤） 腹腔出血性疾病 非特异性的小肠溃疡 子宫内膜异位症 胃/胰腺组织的异位 克罗恩病

表62-0-2　不同年龄患者下消化道出血的常见病因及主要临床症状

临床表现	年龄组			
	儿童	青年	中年	老年
腹痛	IBD 肠套叠	IBD	IBD	缺血
无腹痛	麦克尔憩室 幼年性息肉	麦克尔憩室 息肉	憩室 息肉 恶性肿瘤	血管发育不良 憩室 息肉 恶性肿瘤
腹泻	IBD 感染	IBD 感染	IBD 感染	缺血 感染
便秘/排便困难	肛裂	痔疮 肛裂 直肠溃疡	痔疮 肛裂	恶性肿瘤 痔疮 肛裂

注：IBD：inflammatory bowel disease，炎症性肠病

三、主要临床表现

消化道出血的临床表现通常有以下几种：

1. 呕血　指呕吐物中有血性成分，颜色可为鲜红色或咖啡色。

2. 黑便　血液中的血红蛋白在肠道内被细菌降解为正铁血红素和其他血红蛋白后形成的黑色柏油样大便。

3. 血便　指由肛门排出的鲜红色或暗红色大便，血液可与大便混合，或血液包裹在成形大便外周，或排出不含大便的血性液体。

4. 粪便潜血阳性 大便性状正常但通过特定的实验室检查证实其中含有血液成分,常常为消化道慢性少量出血的特点。

5. 血容量不足 在慢性消化道出血或部分急性出血患者早期,血液还未排出体外时,患者主要表现为血容量不足引起的全身症状,包括乏力、头晕、昏厥、气短、心悸、心绞痛乃至休克表现。

急性 UGIB 常以呕血和黑便为主要表现,然而,粪便颜色是由出血速度、出血量和血液在肠道内停留时间共同决定的,UGIB 患者出血量过大或出血速度快有时也可出现鲜血便,而急性 LGIB 的患者在出血量不大或血液在肠道内停留时间较长的情况下,也可以黑便为首发症状。出现血容量不足的临床症状通常提示失血量较多或失血速度过快。

四、主要诊断方法

(一) 病史和体格检查 虽然仅根据病史和体检结果判定出血部位和病因的准确性并不高,但一旦患者血流动力学恢复稳定,还是应该尽快进行完整的病史询问和体格检查。包括有无慢性腹痛、出血诱因(饮酒、服药、粗糙食物摄入、剧烈呕吐等)、排便习惯及其性状变化、体重改变、既往出血史、基础病史(肝炎、溃疡病、出凝血障碍、肿瘤等)、手术史、药物服用史(尤其阿司匹林、激素、抗凝药及非甾类抗炎药)、饮酒史、家族史等在内的病史采集对明确病因还是有较大帮助。

体格检查中对诊断最有帮助的莫过于皮肤、黏膜的变化,如肝硬化的皮肤改变(肝病面容、蜘蛛痣、肝掌和腹壁静脉曲张)、肿瘤伴发的皮肤表现(胃腺癌的黑棘皮病、类癌综合征、黑色素瘤、Peutz-Jeghers 综合征)、自身免疫病的皮肤表现(神经纤维瘤病的咖啡色斑点、系统性硬化性皮肤变薄、钙化和毛细血管扩张、皮肌炎的向阳疹和 Gottron 结节、过敏性紫癜和荨麻疹、弹性假黄瘤的丘疹和斑块等)以及血管性疾病的皮肤改变(毛细血管扩张、血管瘤和橡皮样蓝痣等)。其他可能有意义的阳性体征包括淋巴结肿大和腹部包块(肿瘤)、腹部压痛(消化性溃疡、胰腺炎、溃疡型结肠炎)、肝脏表面结节感和脾大以及痔疮(肝硬化、门脉高压症等)。直肠指检对炎症性肠病、痔疮、肛周疾病和直肠肿瘤的诊断都有一定价值。

(二) 内镜检查 随着内镜本身和附件设备的不断更新,内镜诊断和治疗技术有了很大发展。目前,内镜检查已成为诊断出血来源最为有力的手段,检查同时可对出血病灶进行相应的内镜下治疗,内镜提供的资料还能协助评估患者预后,这一点对消化性溃疡尤其重要。根据内镜下溃疡的表现,出血性溃疡内镜表现可以分为活动性出血(可为喷血或渗血)、基底部有血管显露、底部附着凝血块、底部有平坦的出血点(可为红色、黑色、紫色或褐色)、基底部干净伴有或无近期出血性血痂(stigmata of recent hemorrhage,SRH),如基底部干净且无 SRH 的溃疡,再出血的机会<5%,实际死亡率为零,一般不需行积极的内镜

下止血治疗。

对急性消化道出血患者,内镜检查的时机非常重要。一方面,内镜检查必须在患者生命体征平稳、血流动力学稳定的条件下进行,同时需配备急救设备及人员;另一方面,内镜检查拖延时间过久,可能会降低诊断的准确率。

对 UGIB,应尽可能在出血后 48 小时内行胃镜检查。48 小时后消化性溃疡出血患者内镜下发现 SHR 的可能性将由 75% 降至 50% 以下,胃炎和 Mallory-Weiss 综合征导致的出血的诊断率也有下降。急性 UGIB 的胃镜检查应从上段食管开始逐渐深入寻找出血病灶,如胃内存血过多,常规检查体位下(左侧卧位)大弯侧可能会被血淹没而影响观察,可先观察小弯侧,然后让患者改变体位暴露大弯侧,再继续观察。另一选择是在胃镜检查前给患者插入鼻胃管,用冰盐水反复洗胃,等出血停止、胃管抽吸液体颜色变清亮后再行胃镜检查,但反复的抽吸也可能损伤胃黏膜,造成胃炎出血的假象。

大部分 LGIB 患者经支持治疗后便血都可自行停止,传统观点认为 LGIB 患者应在出血基本停止后再行结肠镜检查。然而,随着急诊结肠镜开展越来越多,现在认为清洁肠道后的急诊结肠镜检查诊断急性 LGIB 的阳性率能够达到 72% ~ 86%,显著高于血管造影等放射学检查方法,并发症也比血管造影更低(仅为 0.1% ~ 0.3%),而且对其中很多患者可以同时进行内镜下止血治疗,需要注意的是出血量过大患者肠腔内的血迹可能会影响内镜的观察。清洁的肠道是提高结肠镜检查诊断准确率的前提,消化道出血患者的肠道准备应该在血流动力学稳定以后开始。目前认为口服灌肠液经口灌肠(常用的是聚乙二醇电解质溶液)是肠道准备的最佳方法,可以让患者口服或通过鼻胃管灌注,在 3 ~ 5 小时内用 5 ~ 8L 灌肠液充分清洁肠道,同时定期静脉给予甲氧氯普胺等促动力药物能够加快胃排空。研究证实,口服灌肠一般不会影响附壁血栓的形成或诱发出血,但对于严重 LGIB 患者,还是建议收入 ICU,在严格的监护下进行肠道清洁,同时静脉补充血容量。鲜血便患者在结肠镜检查之前应该先进行肛镜检查,以除外痔疮出血。出血量不大的 LGIB 患者也可以在出血停止以后择期进行结肠镜检查。

如果胃镜和结肠镜都未能发现出血病灶,考虑出血来源于小肠,则可以进行小肠出血的相关特殊检查,包括双气囊小肠镜和胶囊内镜检查。目前研究报道双气囊小肠镜对小肠出血的诊断率能够达到 70% 以上,在发现出血病灶的同时还可以取活检。胶囊内镜对隐源性消化道出血的诊断率高达 92%,诊断小肠病变方面优于 CT 和小肠造影,最近有研究报道其诊断小肠病变的敏感性和特异性甚至超过小肠镜。

急性消化道出血患者,如果各种定位方法都未能明确出血部位,药物治疗又不能有效止血,可以进行急诊手术结合术中内镜检查以判定出血部位及原因,并进行针对性手术治疗。术中内镜可以使用胃镜或者结肠镜,经口或者经手术的肠切口插入,由手术者用手控制内镜插入深度,

内镜医生调节镜头方向、操控送气送水和吸引按钮，并进行观察。然而，术中内镜检查出现肠黏膜溃疡、穿孔和迟发性小肠出血等并发症的概率较高，患者术后肠梗阻的发生率也有所增加。对于消化道出血患者，还是应尽可能利用各种诊断方法在术前明确出血部位。

（三）**消化道造影**　由于急诊内镜检查的普及，目前不提倡在消化道出血活动期进行消化道造影检查，这是由以下原因决定的：①内镜检查可以发现几乎所有消化道造影能够提供的信息。②内镜检查可以观察到黏膜病变、溃疡基底部状况并发现血管畸形，优于消化道造影。③对于怀疑恶性病变患者，内镜检查同时能够取标本进行活检。④老年 LGIB 患者即便消化道造影发现憩室存在，并不能据此断定出血源于憩室，还需要进一步内镜或血管造影检查证实。⑤消化道造影会导致钡剂在胃肠道残留，影响后面可能需要进行的内镜或血管造影检查。

（四）**血管造影**　选择性插管血管造影操作迅速、定位准确，对消化道大出血有一定的诊断价值，部分患者还可能通过介入治疗止血，因而有一定治疗意义。根据出血血管不同，消化道出血可以分为动脉性出血、毛细血管性出血和静脉性出血。动脉性出血可以通过腹腔动脉、肠系膜上动脉和肠系膜下动脉分别插管造影发现出血部位，表现为增粗的供血动脉分支有造影剂外溢并滞留于消化道内；毛细血管性出血表现为动脉造影的实质期胃肠道黏膜染色加深并且消散延迟；静脉性出血相对较难发现。需要注意的是，动物研究证实血管造影只能发现出血速度在 0.5ml/min 以上的活动性出血，因而血管造影之前应尽可能补充血容量，并停止垂体后叶素和生长抑素类药物的使用，以提高检查的阳性率。

对于 UGIB，尽管胃镜检查能够直接观察食管、胃和部分十二指肠，发现并处理绝大部分病变，当出血迅猛、患者

血流动力学状态不允许进行胃镜检查或者视野暴露不满意时，血管造影将是另一种选择，可以协助定位出血，并能够向血管内泵入血管紧张素或进行出血血管栓塞治疗，达到止血目的，为进一步处理赢得宝贵的时间。不同研究报道的血管造影检查的诊断阳性率不同，基本在在 40% ~ 78% 之间。

相对而言，血管造影在 LGIB 定位中的应用更加广泛。一方面，血管造影可以准确定位出血部位；另一方面，血管造影还能发现有异常血管结构的病变，如血管畸形和肿瘤。血管造影发现的最常见 LGIB 病因为憩室和血管畸形，其他可能诊断的疾病包括肿瘤和血管肠瘘等。

血管造影是一种相对安全的检查方法，经股动脉插管血管造影的并发症总发生率约为 1.73%，主要并发症包括：穿刺点血肿、血管损伤、栓塞和造影剂反应。

（五）**核素显像**　静脉注射^{99m}Tc 标记的红细胞，然后进行核素扫描显像（^{99m}Tc-RBC 显像）简便、无创，是目前最常用于定位消化道出血来源的方法，在 LGIB 诊断方面应用更多。与内镜和血管造影相比，其敏感性更高，但对检查的设备、技术和结果分析的要求也更为严格。

^{99m}Tc-RBC 显像能够发现出血速度在 0.1 ~ 0.2ml/min 以上的活动性消化道出血，其诊断的阳性预测值约为 60%，出血速度过慢者可能会出现假阴性结果。另外，少量间歇出血患者，当肠道内累积到一定放射性强度时，肠内容物可能已经随肠道蠕动移向出血部位远端，也会使得定位失准，但这一点可以通过缩短照相间隔时间进行弥补。血管造影和核素显像联合应用，可以将消化道出血诊断的阳性率提高到 61% ~ 72%。

另外，胃黏膜的柱状上皮有摄取并浓聚放射性核素^{99m}Tc 标记的高锝酸盐（^{99m}TcO$_4$）的功能，通过静脉注射^{99m}TcO$_4$后显像并摄片，如果发现位于回肠的异常放射性浓聚

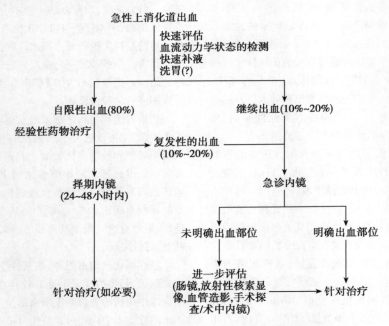

图 62-0-1　急性上消化道出血的诊断流程

区,可以诊断麦克尔憩室,对于年轻的 LGIB 患者,如果怀疑为麦克尔憩室出血,早期进行⁹⁹ᵐTcO₄显像可以帮助确诊。

五、诊治流程

随着内镜设备和技术的发展,内镜检查不但可以明确消化道出血的部位及其原因,而且能够通过内镜下治疗控制多数活动性出血。另一方面,内镜检查结果对于评估患者预后,决定下一步治疗也有重要意义。因而,对于急性消化道出血患者,在初步评估并恢复血流动力学稳定后,应该尽快进行内镜检查,持续出血不止、住院期间再出血或伴有肝硬化患者更应如此。只有出血过于迅猛,血流动力学不稳定或内镜检查观察效果不佳时才考虑血管造影等其他检查。急性 UGIB 和 LGIB 的诊断流程见图 62-0-1 和图 62-0-2。

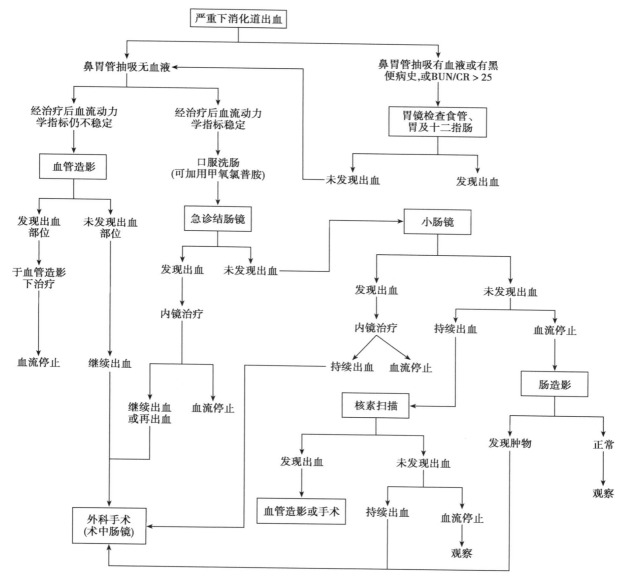

图 62-0-2　急性下消化道出血的诊断流程

六、紧 急 处 理

对疑诊消化道出血的患者,应尽快完成简明扼要的病史采取和重要的体格检查,尽可能判断患者是急性还是慢性出血? 如为急性出血,失血的严重程度如何? 血流动力学是否稳定?

观察粪便的性状和胃管引流物的颜色有助于判定有无消化道出血和大致出血部位,但更重要的是通过监测患者的生命体征、观察皮肤和黏膜的颜色以迅速了解患者的血流动力学状态,并尽早取得血样进行实验室检查(包括全血细胞计数、常规生化功能检查和凝血功能检查,同时检查血型并进行交叉配血),正确判断出血的严重程度,同时尽快建立静脉通路、补充血容量(必要时输血),以恢复血流动力学稳定。

务必尽早对急性消化道出血患者进行初始临床评估和处理,其目的是判断失血的严重程度,尽快开始循环复苏。

（一）临床评估　判断失血程度的临床标包括以下几个方面。

1. 出血症状　根据症状可以大致估计失血量，上消化道快速出血>300ml 的患者可出现呕血，出血量>50～100ml 可出现黑便，而短时间内 UGIB>1000ml 的患者也会出现血便，同时常会伴随血容量不足的临床表现。

2. 血压和心率的变化　在出血早期，患者的生命体征是判定血流动力学状态和评估失血程度的最佳指标，比临床症状和红细胞比容检查能够更早、更为准确。失血的速度和程度决定了血压和心率的变化，后者同时也会受到心血管代偿能力的影响。出血初期，最早出现的体征可能是直立性低血压，当患者由卧位转为直立位后收缩压下降15～20mmHg，或心率增加>20 次/分，提示失血量超过血容量的 20%。随着失血量增加，心率进一步加快，血管收缩以代偿性维持卧位血压稳定，但持续的失血最终将出现卧位低血压，此时患者的血管塌陷，最终出现苍白、出汗和晕厥等休克表现。需注意的是，血压和心率的变化可受年龄、服用药物（如 β 受体阻滞剂）、血管弹性和自主神经功能的影响，同等失血量的老年、服用 β 受体阻滞剂或糖尿病患者较健康年轻人更易出现血压和心率的变化。

3. 红细胞比容　由于患者等比例丢失血浆和红细胞，因而急性消化道出血早期不会出现明显的红细胞比容变化。为补充丢失的血容量，血管外的液体逐渐代偿性进入血液循环，红细胞比容随之下降，这一过程在出血停止后还将持续，一般需 24～72 小时才能完全补足失去的血容量，红细胞比容会达到最低点。如出血持续存在，红细胞比容还将进一步下降。由于红细胞比容的变化滞后于出血状态，因而不能完全依赖其判定出血的程度，需结合患者的临床症状、体征，尤其是生命体征全面考虑。另外，失血前患者血容量的异常和治疗过程中液体和血制品的补充也将影响红细胞比容的数值，因而，面对急性消化道出血的患者，如其出现与失血量不一致的红细胞比容变化，不能简单将其归于消化道失血这个单一原因，要注意缺铁性贫血、营养性贫血、溶血和消化道外失血等其他因素的存在。

（二）循环复苏　一般而言，80% 以上的急性消化道出血患者经积极的支持治疗后出血都能自行停止，因而急性消化道出血治疗成功的关键在于保证重要脏器的血流灌注和氧供需求。

对血流动力学不稳定的患者，其循环复苏步骤应从接诊即开始，包括建立至少两条大静脉的通路（必要进行深静脉插管）、快速补充生理盐水和林格液体（在患者心肺功能允许的条件下）、对氧合不佳的患者保证氧气供给（鼻导管吸氧或面罩给氧）。同时密切监测生命体征和尿量，尤其是卧立位血压的变化，但对有休克症状的患者应避免变换体位测量血压。既往心肺功能不全的患者可通过监测中央静脉压或肺毛细血管楔压，以避免过度、过快补液或补液不足。由于血压降低的原因主要是外周血容

量不足，出血早期不需使用血管活性药物维持血压，但对补充血容量后治疗反应不好的休克患者，可选择性地使用升压药物。血流动力学不稳定或合并其他脏器功能不全的患者要收入重症监护病房（intensive care unit，ICU）进行严密监护。

补充血容量可选择的液体有：晶体溶液（生理盐水和林格液）、胶体溶液（羟乙基淀粉等）和血液制品。循环复苏时一般先采用晶体液，如低血压改善不满意或患者存在低蛋白血症可补充胶体溶液，患者可能存在出血倾向或重要脏器氧供不足时则应考虑输注血液制品。由于全血制品的输入会增加液体超负荷和免疫反应的发生率，目前更倾向于成分输血。一般每输注一个单位的浓缩红细胞可使血红蛋白平均提高 10g/L，对无活动性出血的年轻患者，维持血红蛋白在 70～80g/L 就能保证重要脏器的血供和氧供需求，而老年、有明确心脑血管疾病或再出血危险性很大的患者，则需将血红蛋白提高至 10g/L 以上。凝血功能障碍患者需补充血浆或凝血因子，维持凝血酶原时间在接近正常范围内。明显血小板减少（<60×10^9/L）或有血小板功能障碍的患者需补充血小板，对近期服用阿司匹林的消化道出血患者，由于药物会影响血小板的功能，即便血小板计数正常，如存在活动性出血或再出血的风险很高，也应考虑输注血小板。休克或持续大量活动性出血患者常会发生凝血因子和血小板的缺乏，需输全血，或根据血红蛋白、凝血酶原时间和血小板计数及时补充多种不同血液制品。肝硬化患者通常合并凝血因子缺乏和凝血功能障碍，每输注 4 个单位的浓缩红细胞应补充一个单位的新鲜冰冻血浆，但门静脉高压症患者过度补充血容量会增加再出血的风险，因而需控制补液速度及总量，维持基本的脏器灌注水平即可。

（三）区分上消化道出血还是下消化道出血　通过初始评估和处理，在大致掌握患者的失血程度、其血流动力学也得以稳定后，接着应分析出血发生于上消化道还是下消化道，由此展开进一步检查，明确出血部位和病因，制订针对性治疗方案。

如前所述，患者的出血症状对于区分出血部位有一定帮助。呕血常提示为 UGIB；黑便说明血液在肠道内停留时间>14 小时，出血部位距离肛门越远，黑便发生的概率越大，通常以 UGIB 多见，但也可见于小肠或近端结肠出血患者；血便通常意味着出血来源于下消化道，但如 UGIB 过多过快，血液来不及在肠道内停留降解，也可表现为血便。小肠出血既可表现为黑便，也可表现为血便，由出血的具体部位、出血量及出血速度决定。

如对出血部位的判断有疑问，可给患者插入鼻胃管抽取胃内容物并观察其颜色，如为血性液体说明出血来源于上消化道，如为非血性液体出血则不太可能源于食管和胃。有 16% 的 UGIB 患者胃管引流出非血性液体，这类患者的出血部位大多位于十二指肠，但也有部分源于食管和胃，病因以食管炎和胃炎多见。非血性胃内容物内如含有胆汁，出血源于上消化道的可能性就很小，但有时单凭肉

眼分辨是否含有胆汁很困难,可通过测定胆红素水平确定。需注意的是,与粪便潜血阳性的意义不同,非血性胃管引流液潜血阳性对判定出血来源无任何临床价值,不值得提倡。

此外,患者体征和实验室检查对区分出血部位也有一定帮助,活跃的肠鸣音和血尿素氮(blood urea nitrogen, BUN)水平升高通常提示出血来源于上消化道,后者与血容量不足和血液内蛋白成分在小肠内吸收有关。

七、急性上消化道出血的治疗

(一) 无合并症的治疗方案　常见急性 UGIB 的病因包括消化性溃疡、食管静脉曲张破裂、Mallory-Weiss 综合征和胃癌。除胃癌之外,前三种大多都可以通过药物或(和)内镜治疗使出血停止并预防再次出血发生,在患者没有合并症或其他严重共患病的情况下推荐的治疗方案如图 62-0-3 所示。

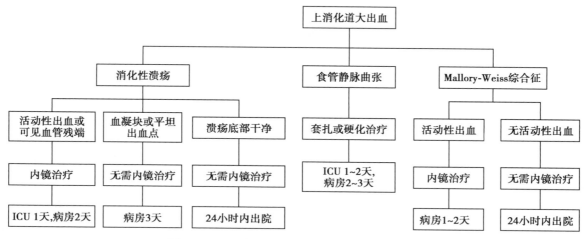

图 62-0-3　上消化道大出血常见病因的治疗方案

(二) 曲张静脉破裂出血　消化道出血是门脉高压症的主要并发症,导致出血的原因包括曲张静脉破裂(可以发生在食管、胃底、小肠或者大肠)、消化性溃疡、门脉高压性胃黏膜病变和门脉高压性肠病。其中食管曲张静脉破裂出血最为常见,也是门脉高压症最危重的并发症。慢性肝病患者食管静脉曲张的发生率为 24% ~81%,肝硬化患者每年有 10% ~15% 出现静脉曲张;曲张静脉破裂出血患者急性期死亡率高达 15% ~40%,占肝硬化所有死亡原因的 1/3,出血后一年生存率仅为 37%。

曲张静脉破裂出血的特点是容易反复出血,再次出血率约为 70%,首次出血后 1 周之内再出血的风险最高,以后逐渐下降,50% 发生于 6 周之内,但在 2 ~3 个月内仍保持较高水平,6 周之内的死亡率为 15% ~30%。与早期再出血相关的危险因子包括:肝功能失代偿程度、年龄(>60岁)、出血的严重程度、肾功能不全程度、静脉曲张程度、门脉压力水平等。

1. **早期处理**　曲张静脉破裂出血的早期处理和所有急性消化道出血相同,包括初步评估出血的严重程度、监测生命体征、尽快建立静脉通路、补充血容量,需要强调的是要早期插入胃管进行胃灌洗、尽快进行内镜检查和防止过度补充血容量。早期胃灌洗可以证实 UGIB 部位、监测出血速度和失血量,还能清除胃内积血,降低内镜检查中误吸的风险,提高内镜检查的准确性。研究证实血容量是维持门脉压力的重要因素,也是导致消化道出血的重要危险因素之一,肝硬化患者由于存在全身高动力循环和慢性贫血,基础动脉血压较低,曲张静脉出血患者应慎重选择

胶体溶液和血液制品扩容,维持红细胞比容在 25% ~30% 之间,不必强求完全恢复正常。

2. 药物治疗

(1) 垂体后叶素和硝酸甘油:垂体后叶素直接作用于血管平滑肌受体,导致全身和内脏血管的收缩,从而减少门静脉血流、降低门脉和曲张静脉的压力;另外,它还可以促进食管平滑肌的收缩,减少食管血管的血流,并压迫黏膜下血管,有助于止血。然而,由于它非选择性地作用于全身和内脏的血管,会引起一系列与缺血相关的并发症,如心脏缺血引起心绞痛、心律失常和心功能不全,肠系膜血管收缩导致腹痛、肠缺血,还有脑缺血、高血压和血管炎等,有 20% ~30% 的患者由于严重的并发症被迫停止治疗。垂体后叶素与硝酸甘油合用可以增加其降低门脉压力的作用,并减少由于全身血管收缩产生的不良反应。

垂体后叶素需要通过中心静脉或外周静脉持续泵入,初始剂量为 0.2 ~0.4U/min,止血效果不佳者可以逐渐加大剂量,但最大剂量不能超过 1U/min。待血压平稳后可以加用硝酸甘油,后者的静脉泵入速度由 40μg/min 开始,逐渐加量,最大量为 400μg/min,保证患者收缩压在 100mmHg 左右。判断消化道出血停止后即可停止垂体后叶素的使用,一般不需要逐渐减量。

(2) 14 肽生长抑素和 8 肽生长抑素:14 肽的天然生长抑素(somatostatin,ST)和人工合成的 8 肽生长抑素奥曲肽(octreotide,OT)都可以持续有效地减少门静脉及其侧支循环血管内的血流,达到止血目的。另外,它还能够抑制胃酸分泌,有利于血小板和凝血因子发挥作用止血。生

长抑素早期止血率可以达到 64% ~84%,但与内镜治疗组相比,停药后再出血的风险较高,因而有人推荐短期应用作为内镜治疗前的过渡治疗,已经证实联合应用生长抑素和内镜治疗治学效果优于单独内镜治疗。与垂体后叶素相比,生长抑素对全身血流动力学影响较小,不会引起严重的并发症。

两种生长抑素都需要在静脉给予负荷剂量后持续静脉泵入,ST 的用法是给予 250μg 的负荷剂量后,继之以 250μg/h 维持,OT 的负荷用量为 50μg,继之以 50μg/h 静脉泵入,如果出血迅猛或控制不满意,可以在开始治疗后的第 1 小时和第 2 小时各追加一次负荷剂量。出血停止后维持用药时间为 48 小时至 5 天,停药时不需要逐渐减量。

(3) 降低门脉压力预防再出血药物:曲张静脉破裂出血控制后再出血的发生率高达 70%,而再出血会显著增加患者的死亡率,因此预防再次出血对于改善预后十分重要。单用非选择性 β 受体阻滞剂或合用硝酸酯类、钙离子拮抗剂是目前首选的预防再出血的药物治疗方法,在患者出血停止,血压稳定以后即开始服用,β 受体阻滞剂须由小量开始,逐渐加量,最大剂量为 80mg/d,维持静息状态下心率为 60 次/分,收缩压在 100mmHg 左右。

3. 三腔二囊管压迫止血　随着医疗技术的发展,药物和内镜治疗都能够有效地控制静脉曲张破裂出血,因而三腔二囊管压迫(balloon tamponade,BT)止血在临床的应用越来越少。然而,在出血迅猛,药物和内镜治疗失败的情况下,BT 却可以迅速控制出血,为进一步的处理赢得宝贵的时间。

不同生产厂家的三腔二囊管略有不同,但都包含食管囊和胃囊两个囊,充气后可以分别针对胃底和食管加压,另有三个腔,其中两个分别通向胃囊和食管囊,用以充气和放气,另外一个腔直接通向胃内,可以用来灌洗或引流。

放置 BT 管的绝对禁忌证包括出血停止和近期胃食管连接部手术史,相对禁忌证有:充血性心力衰竭、心律失常、呼吸衰竭、不能肯定曲张静脉出血的部位(肝硬化患者上消化道大出血例外)。

BT 管应该由有经验的医生放置,可以经口或经鼻插入,插管方法类似鼻胃管插管法。插入深度约为距门齿 45cm,判断头端位于胃内后,给胃囊缓慢充气 250 ~300ml,轻轻牵拉感觉有阻力并且患者没有胸痛或呼吸困难,说明胃囊位置正确,也可以用 X 线帮助确定位置。胃囊充气后用约 1000g 的物体牵拉压迫止血,同时患者床头抬高 15 ~20cm,定期观察引流腔引流出的液体量及其性状,必要时抽吸胃内容物以判断止血效果。胃囊压迫一段时间后如果出血仍然持续,则开始充气食管囊,充气过程中用压力计监测,保持囊内压力在 25 ~45mmHg,继续观察出血情况。应每隔 6 ~8 小时给食管囊放气一次,观察 20 分钟,如有持续出血则再次充气加压,总放置时间不超过 24 小时,胃囊一般每 12 小时放气 1 次,保持时间不超

过 48 ~72 小时。一旦临床判断出血停止,先将食管囊放气,观察无出血后再松弛胃囊,之后保留三腔二囊管 24 小时,无活动性出血可以拔管。

BT 的止血率在 30% ~94% 之间,止血成功率的差别与患者病情、插管时机选择和操作者的经验有关。常见并发症为食管和胃黏膜坏死乃至溃疡,严重并发症包括胃囊移位导致呼吸窒迫、食管破裂。患者床头应常备剪刀,一旦出现呼吸窒迫考虑到胃囊移位可能,立即剪断并拔除三腔二囊管。食管破裂为致死性并发症,发生率约为 3%,食管裂孔疝患者相当容易发生,需要格外警惕,近期接受硬化剂治疗的患者食管穿孔破裂的危险性很高,不宜采用 BT 压迫止血。

4. 内镜治疗　目前常用于曲张静脉出血的内镜止血方法包括硬化剂注射、曲张静脉结扎和组织胶注射闭塞血管。

(1) 硬化剂治疗:Crafoord 和 Freckner 在 1939 年首次将硬化剂注射治疗(endoscopic injection sclerotherapy,EIS)用于控制曲张静脉出血,20 世纪 70 年代以后内镜下 EIS 逐渐受到重视,并被证实为曲张静脉破裂急性出血有效止血手段。EIS 止血的机制为黏膜下注射硬化剂以后引起局部组织炎症和纤维化,最终形成静脉血栓堵塞血管腔,反复多次 EIS 能够闭塞曲张静脉并造成食管壁内层的纤维化,预防再次出血。EIS 价格便宜,使用方便,急诊止血的有效率可达 90% 以上,但在曲张静脉消失前再出血的发生率约为 30% ~50%,多次硬化治疗会增加并发症的发生率。另外,现有资料表明 EIS 治疗并不能降低肝硬化患者的死亡率。

常用的硬化剂有十四烷酸钠、5% 鱼肝油酸钠、5% 的油酸氨基乙醇、无水酒精和 1% 乙氧硬化醇等。注射方法包括静脉内注射、静脉旁注射和联合注射,不同内镜中心采用的硬化剂、注射方法和随诊流程可能会有所差异。然而,由于所有的食管静脉曲张都发生于胃食管连接部上方 4 ~5cm 之内,硬化剂注射也都集中针对这个部位进行。

一般首次内镜检查发现曲张静脉就开始 EIS,没有活动性出血情况下从胃食管连接部上方左侧壁开始,环周依次对每根曲张静脉注射硬化剂,如发现活动性出血,则应先在出血部位远端和近端相邻部位分别注射,待出血控制后再注射其他静脉。每个注射点硬化剂用量一般为 1 ~2ml,每次治疗的注射总量随硬化剂种类及曲张静脉数量大小而不同。两次 EIS 间隔时间由 4 天至 3 周不等,间隔时间越长,静脉硬化所需时间越长,但食管溃疡发生率随之降低,目前一般认为间隔 7 ~10 天疗效较好。

不同研究报道 EIS 的并发症发生率大不相同,分布在 10% ~33% 之间,这种差异可能与不同的患者入选标准和操作者经验有关。术后即时并发症为胸骨后疼痛、吞咽困难和低热等症状,多在 2 ~3 天内消失,其余并发症包括出血(注射后针孔渗血和后期溃疡出血)、溃疡

（发生率 22% ~ 78%）、穿孔（发生率 1% ~ 2%）和继发食管狭窄（发生率 3%）。EIS 术后应定期监测生命体征和出血症状，禁食 8 小时后可以予以流食，同时给予抑酸药和黏膜保护剂口服，适量使用抗生素 2 ~ 3 天。近来也有报道在 EIS 前后应用非选择性 β-受体阻滞剂可以增加其疗效及安全性。

（2）曲张静脉结扎治疗：1986 年由美国的 Stiegmann 医生首先开始应用内镜下曲张静脉结扎（endoscopic variceal ligation，EVL）治疗，它能够使曲张静脉内形成血栓，继发无菌性炎症、坏死，最终导致血管固缩或消失、局部食管壁内层纤维化，但对固有肌层没有影响。与 EIS 相比，EVL 消除曲张静脉速度更快，急诊控制出血成功率达到 90% 以上，并发症和死亡率较低，尤其产生食管深溃疡乃至穿孔的风险很低。但费用较高，术后曲张静脉复发率仍然高达 35% ~ 47%，而且对食管壁深层静脉曲张及有交通支形成的患者，单纯 EVL 疗效欠佳，需要联合 EIS。

EVL 需要特殊的设备——结扎器，可以分为单环结扎器和多环连发结扎器两类，临床应用以后者更为方便。连发结扎器由透明帽（外套多个橡胶圈）、牵拉线和旋转手柄组成，每个结扎器上备有橡胶圈 4 ~ 8 个不等，常用为 5 环或 6 环结扎器。

操作时将安装好结扎器的内镜送入曲张静脉附近，确定结扎部位以后，持续负压吸引将曲张静脉吸引至透明帽内，然后通过旋转手柄牵拉橡胶圈使其释放，脱落的橡胶圈将套扎在成球状的曲张静脉根部，然后选择下一个部位重复上述操作。

一般每条静脉需要套扎 1 ~ 2 个部位，从齿状线附近曲张静脉远端开始，环周逐条静脉结扎，结扎区域为齿状线上方 4 ~ 7cm 以内，一般每位患者需要 5 ~ 8 个橡胶圈。活动性出血静脉则应直接套扎出血部位或与之紧邻的远端。

EVL 的应用也有其局限性：①由于透明帽的存在，影响内镜视野。②轻度曲张静脉或细小静脉很难充分吸入透明帽内，不易结扎。③食管壁深层曲张静脉和有交通支形成患者疗效不佳。④伴有重度胃底静脉曲张破裂出血者，EVL 之后会诱发胃底静脉破裂出血，不宜进行单纯 EVL。

与 EVL 相关的并发症包括出血、食管溃疡、术后菌血症等，但发生率较 EIS 为低。应用单环结扎器时需要在食管内插入外套管，而外套管放置不当，可以引起食管损伤，严重者可能出现食管穿孔、大出血乃至食管撕裂等，操作时应格外小心。

（3）组织胶注射闭塞血管：N-丁基-2-氰丙烯酸酯（N-butyl-2-cyanoacrylate），又称为组织胶，是一种液体黏合剂，它在遇到血液等生物介质后能够在 20 秒内迅速凝固，因而将之注射入曲张静脉以后可以机械性阻塞血管。1984 年 Gotlib 首先将组织胶注射用于食管静脉曲张的治疗，至今已达 20 余年，临床证实其控制出血的有效率可以达到 93% ~ 100%，尤其对胃底静脉曲张出血疗效更为显著，另

外还可以用于治疗十二指肠和结肠的易位曲张静脉出血。

组织胶也是通过硬化剂注射针直接进行曲张静脉内注射，注射到血管外会引起组织坏死，有继发穿孔的危险。为避免组织胶在注射导管内过早凝固，须用碘化油稀释，比例为 0.5：0.8，加入碘化油还可以保证在 X 线下监测组织胶注射情况。推荐每点注射量为 0.5 ~ 1ml，每次治疗总注射量取决于曲张静脉的大小和分布情况。

组织胶注射引起的并发症相对较少，包括疼痛、一过性发热、菌血症和栓塞等。其中静脉内注射继发的血管栓塞是最严重的并发症，目前陆续有一些相关病例的个案报道，栓塞部位包括肺、脾、脑和盆腔脏器。还有个别医生报道由于血管旁注射引起食管瘘发生，但是非常罕见。严格控制组织胶每点的注射量可以减少栓塞的发生，目前建议对于食管曲张静脉每点最大注射量为 0.5ml，而胃底较大的曲张静脉注射量不超过 1ml。

组织胶与内镜外层接触或被吸引入工作孔道会损伤内镜，因而需要有经验的内镜医生和护士配合操作，在注射后 20 秒内医生不能按压吸引按钮。

5. 经颈静脉肝内门腔分流术　经颈静脉肝内门腔分流术（transjugular intrahepatic portosystemic shunt，TIPS）由 Richter 首先用于门脉高压患者治疗，主要操作包括局部麻醉下经右颈静脉穿刺，通过上腔静脉和下腔静脉置管于肝静脉，用穿刺针经肝静脉通过肝实质穿刺入门静脉，球囊导管扩张肝静脉和门静脉之间的肝实质，并置入一个膨胀性金属支架，最终沟通肝静脉和门静脉，达到降低门静脉压力的目的，并且还可以经过这个通道插管到门静脉，对曲张的胃冠状静脉进行栓塞治疗。

TIPS 并不是曲张静脉出血的首选治疗手段，然而，对于药物和内镜治疗失败的患者，TIPS 可以有效止血并挽救患者生命，为进一步治疗争取时间。有经验的放射科医师操作止血成功率为 95% ~ 100%，然而，TIPS 术后 6 ~ 12 个月之内有 15% ~ 60% 患者会出现支架狭窄或堵塞，再出血的发生率将近 20%。另外，TIPS 还可以用于改善门脉高压的其他症状，包括难治性腹水、门脉高压性胃病、肝硬化导致的胸水等。

TIPS 的并发症包括肝功能恶化、肝性脑病（25%）、支架堵塞、充血性心衰或肺水肿、肾衰竭、弥散性血管内凝血、溶血性贫血（10%）、感染、胆道出血、腹腔积血和心脏刺伤等，其中危及生命的严重并发症为急性肝缺血、肺水肿、败血症、胆道出血、腹腔积血和心脏刺伤，总发生率为 1% ~ 2%。TIPS 急性期死亡率为 1% ~ 2%，急诊手术的死亡率远远高于择期手术者（升高 10 倍）。术后患者的预后与其肝功能水平显著相关，一年存活率大约在 50% ~ 85% 之间。

6. 外科治疗　治疗曲张静脉出血的手术包括门腔分流术和食管横断加血管断流术。分流术在 1970 年代以前被广泛用于曲张静脉出血的治疗，可以有效地控制急性出血和预防再出血，根据术式不同又分为非选择性、选择性和部分分流术，适用于肝功能相对较好的患者（Child A 级

和 B 级），术后主要的并发症包括分流导致的肝缺血损害和肝性脑病，手术的效果和死亡率与患者的肝功能有一定关系。而断流术的优点在于保存了门静脉血流，不会导致肝缺血，肝性脑病的发生率相对较低，控制急性出血的效果很好，但手术并发症和再出血率较高。

对于药物、内镜和普通外科手术治疗失败的进展期肝病患者，在没有禁忌证情况下，可以考虑进行肝移植。

（三）消化性溃疡 消化性溃疡是最常见的引起急性 UGIB 的病因，约占所有 UGIB 的 50%，冬天比夏天更为常见，十二指肠球溃疡出血的发生率是胃溃疡出血的两倍以上。在美国，每年有约 150 000 人次由于溃疡出血而住院，总的死亡率在 6%～12% 之间；30 年来，溃疡病出血的住院率、手术率和死亡率都没有显著下降。

目前公认与溃疡发生相关的三种致病因素包括：高胃酸分泌、幽门螺杆菌（Helicobacteria pylori, Hp）感染和非甾类抗炎药的使用，其中非甾类抗炎药同时也是溃疡出血的重要危险因子，已有多个流行病学研究证实它与溃疡的出血率、穿孔率、住院率和死亡率直接相关，其导致出血的相对危险度为 4.0～4.5。另外，口服抗凝治疗也会增加溃疡出血的风险（相对危险度为 3.3）。

大多数溃疡出血都能够自行停止，很少危及患者生命，也无需特殊干预治疗。但也存在少数情况，如果没有及时控制出血，患者会出现生命危险。与预后相关的临床因素包括：严重出血（血红蛋白小于 8g/dl）、持续出血、反复出血（初次出血和再出血死亡率分别为 28% 和 53%）、血流动力学不稳定、需要大量输血、呕吐物与大便中有鲜血、年龄（60 岁以下死亡率仅为 0.4%，80 岁以上为 11.2%）、共患病、凝血功能障碍和因其他疾病住院期间发生消化道出血（死亡率增加 6～10 倍）。

溃疡的内镜下表现能够为预后提供最准确的信息，直径>1cm 的溃疡再出血和死亡率都有所增加，而直径>2cm 的溃疡与小溃疡相比，内镜治疗止血的成功率更低。内镜下溃疡的特点对于评估预后也有很大帮助，活动性出血者的再出血率高达 55%，死亡率为 11%，可见血管者再出血率 43%，死亡率为 11%，黏附血凝块者再出血率 22%，死亡率为 7%，只有平坦出血点者再出血率为 10%，死亡率为 3%，而基底部干净者再出血率仅为 2%～5%，死亡率为 2%，因此对于前面三种溃疡患者需要积极的内镜干预治疗。

1. 早期处理 溃疡出血的早期处理和所有急性消化道出血患者相同，包括初步评估出血的严重程度、监测生命体征、尽快建立静脉通路、补充血容量。血流动力学不稳定患者应尽可能收入 ICU 观察，酌情早期插入胃管进行胃灌洗，在血流动力学恢复稳定后尽快进行内镜检查。十二指肠球溃疡基底部干净患者（年龄<60 岁，没有严重共患病）在血流动力学稳定，血红蛋白达到 10g/dl 以上，收缩压在 100mmHg 以上后可以在 24 小时内出院。由于再出血通常发生在首次出血后三天之内，溃疡底部有平坦出血点或凝血块的患者需要住院观察至少 3 天，度过再出血

危险期，但血流动力学稳定者无需收入 ICU，在普通病房观察即可。溃疡正在活动性出血或有可见血管者需要内镜治疗，治疗后在 ICU 观察 1 天，病情稳定者转入普通病房继续观察 2 天（见图 62-0-3）。

2. 药物治疗 目前为止，已经有很多药物被用于溃疡出血的治疗，也有很多临床研究观察这些药物的疗效，所研究的药物包括垂体后叶素、抑酸药物、抗纤溶药物氨甲环酸、前列腺素、生长抑素及其类似物等。尽管有不同研究的结果表明某个药物对于控制消化道出血有一定帮助，但大多数研究结果证实这些药物在控制出血和预防再出血方面的疗效并不肯定。

（1）抑酸药物： 抑酸药物在消化性溃疡的治疗中占有重要的地位，也被广泛用于溃疡出血的治疗。一方面，胃酸是导致溃疡产生的重要因素，抑制胃酸分泌可以加快溃疡愈合，降低溃疡复发率；另一方面，酸性环境能够延缓凝血过程并促进血凝块被蛋白溶解酶分解，不利于止血，抑酸可能有助于凝血过程顺利进行。对 H_2 受体阻滞剂疗效的荟萃分析证实它可以轻微降低胃溃疡再出血，但对十二指肠球溃疡再出血没有显著效果，也不能降低溃疡出血患者的手术率和死亡率。近来的研究发现，给予负荷剂量后持续静脉泵入大剂量质子泵抑制剂（80mg 负荷剂量后继续 8mg/h 静脉持续泵入）可以将胃内 pH 值提高到 6 以上，能够降低再出血的风险，和内镜治疗联合使用效果更加显著，患者的再出血率、手术率、总输血量和平均住院时间及花费都有所减低，但死亡率却没有明显减少。另外，质子泵抑制剂对于预防非甾类抗炎药相关的胃黏膜病变乃至溃疡出血也有一定作用。

（2）氨甲环酸： 纤维素血凝块的溶解也是导致持续出血和再出血的重要原因，氨甲环酸是一种纤溶酶原抑制剂，不仅可以抑制纤溶酶的作用，还能够降低胃蛋白酶的纤维素溶解活性。部分用氨甲环酸治疗急性 UGIB 的研究表明，它能够减少患者的输血量、再出血率和手术率，但对于死亡率的影响各个研究报道并不一致。由于目前缺乏大规模高质量研究论证氨甲环酸止血的作用机制和肯定疗效，它又有引起血栓栓塞的副作用（包括脑梗死、心肌梗死、肺栓塞、深静脉血栓和浅表性血栓性静脉炎等），因而在急性消化道出血止血方面的应用受到限制。

（3）生长抑素： 生长抑素能够抑制胃酸和胃蛋白酶的分泌，并减少内脏血流量，也被用于非曲张静脉破裂的 UGIB 的治疗。然而，有关的研究结果并不一致，部分结果表明它能够降低出血患者的持续出血率、输血量和手术率，但大规模的研究结果发现与安慰剂对比，生长抑素并没有显著优势。因而，目前尚不能肯定它在非曲张静脉破裂出血方面的疗效。

（4）垂体后叶素： 垂体后叶素通过作用于血管平滑肌受体引起全身和内脏血管的收缩，可以减少内脏血管和门静脉的血流量，在曲张静脉破裂出血治疗中有一定地位，但非曲张静脉破裂出血的对照临床研究并未能证实它有肯定疗效。另一方面，由于静脉滴注引起全身血管收缩

带来的副作用发生率较高,目前不推荐将它用于溃疡出血的治疗。

（5）前列腺素:前列腺素有抑制胃酸分泌、增加胃黏膜血流、促进黏液和碳酸氢根分泌等作用,因而也被用于消化性溃疡的治疗。现在已经证实它在预防非甾类抗炎药和应激引起的胃黏膜损伤及出血方面有肯定作用,但对于急性消化道出血患者止血和预防再出血的疗效,尚有待更大规模的临床研究结果。

（6）黏膜保护剂:现有的多种黏膜保护剂都具有中和胃酸、改善胃黏膜血流、促进前列腺素合成的作用,能够帮助溃疡愈合并提高溃疡愈合质量,减少溃疡复发,对于预防应激性胃黏膜损伤导致的出血也有一定疗效。但由于溃疡活动性出血时通常需要禁食,而且服用这类药物后有可能会影响其他药物吸收,其临床使用受到一定限制。有研究表明在出血停止后早期应用可以预防再出血,但这一点还需要大规模随机双盲对照的临床研究证实。

（7）幽门螺杆菌根除治疗:现在已经证实,Hp 感染与包括胃炎、溃疡病、胃癌和胃淋巴瘤等在内的多种胃肠道疾患有关。消化性溃疡往往与 Hp 感染伴行,十二指肠球溃疡患者 Hp 阳性率可以达到 90%～100%,胃溃疡患者 Hp 阳性率也在 65%～70%,而 Hp 阳性人群溃疡病的发病率为阴性人群的 6～10 倍,因而,目前认为,对于伴有 Hp 感染的溃疡病患者首要治疗是根除 Hp 的治疗,在出血急性期对患者进行根除 Hp 的治疗,尽管对于控制出血和预防近期再出血可能没有太多意义,但却可以显著降低消化性溃疡尤其是十二指肠球部溃疡的复发率,从而减少远期出血风险。

3. 内镜治疗　从 20 世纪中期开始,内镜下注射、电凝和激光等治疗手段逐渐被用于消化道出血的紧急止血治疗,并取得了肯定的疗效。最近 30 多年来,有越来越多的临床试验比较不同内镜治疗手段的止血效果,荟萃分析结果表明内镜治疗能够显著降低非曲张静脉出血的再出血率、手术率和死亡率,溃疡底部有活动性出血或可见血管的患者接受内镜治疗后获益最为明显。常用于溃疡出血的内镜下治疗方法包括以下几类:

（1）注射治疗:内镜下可以通过注射针向溃疡出血部位或溃疡底部注射各种药物止血,这种方法简便易行,费用低廉,止血效果明确,目前应用最为广泛。可能的止血机制包括压迫止血、促进血管收缩、诱发无菌性血管炎和血管闭塞、促进凝血过程等。用于注射的药物包括生理盐水、无菌水、肾上腺素和去甲肾上腺素稀释液,硬化剂（包括无水酒精、十四烷酸钠、鱼肝油酸钠、油酸氨基乙醇、无水酒精和乙氧硬化醇等）和纤维素胶及凝血酶。注射方法包括出血点周围注射（距离 1～3mm）和出血点部位直接注射,每点注射量随药物不同而不同。

生理盐水和无菌水注射在出血血管旁可以通过压迫作用止血,1:10 000 或 1:20 000 的去甲肾上腺素或肾上腺素盐水出血点旁注射则通过压迫和促进血管收缩双重作用止血,目前应用最为广泛,研究证实它的疗效和热凝

固治疗和激光治疗相当,能够显著降低出血患者的手术率和死亡率。但也有部分患者治疗后出现再出血,发生率约为 24%。另外,研究发现肾上腺素局部注射后吸收入血将会使血浆中肾上腺素浓度升高 4～5 倍,但大部分能够被肝脏的首过效应清除,约 20 分钟后可以恢复正常水平。尽管如此,仍然建议对合并心脑血管疾病患者密切监测相关副作用。

由于硬化剂在曲张静脉出血治疗方面应用广泛,疗效显著,也被用于溃疡出血的治疗。已有的研究结果并不一致,目前认为它对治疗动脉性出血有肯定疗效,其作用机制为压迫止血、促进小血管收缩、诱发血管壁痉挛和无菌性炎症和闭塞血管。然而,硬化剂注射可以导致胃壁或肠壁坏死乃至穿孔,坏死的发生率与药物种类和注射量都有关系,比较研究发现坏死发生率由高至低依次为油酸氨基乙醇、无水酒精、乙氧硬化醇,肾上腺素引起坏死的发生率最低。联合应用肾上腺素和凝血酶注射,与单纯注射肾上腺素组相比,患者的再出血率和死亡率显著降低,但手术率和输血量却没有明显下降。纤维素胶是纤维素和凝血酶的结合物,尽管有小样本研究报道纤维素胶注射组比肾上腺素组再出血率有所减低,更大规模的研究却发现联合注射肾上腺素和纤维素胶对于降低出血患者死亡率的疗效,与单纯肾上腺素注射相比没有显著差异。目前认为,纤维素和凝血酶无论是单纯注射还是和肾上腺素联合注射对于溃疡止血没有肯定疗效,但也没有局部注射上述药物引起全身高凝状态,产生相关并发症的报道。

（2）热凝治疗:热凝治疗也是目前应用很广泛的内镜止血方法,其机制为通过加热导致局部组织水肿、蛋白凝固和血管收缩,从而减慢血流,最终促使血液凝固。并发症为过度凝固导致的胃肠壁坏死和穿孔。热凝固常用的产生热凝效应的装置包括热探针、电凝、微波、激光和 APC。

热探针是一根顶端外面包有四氟乙烯（teflon）的金属管,内含电热源和温度调节器,可以在几秒钟内将温度升高到 160℃,金属管能够从顶端和侧面将热量传递到接触的组织产生凝固效应,热探针可以封闭直径在 2.5mm 以内的胃肠血管（大部分消化性溃疡底部血管都在这个范围内）。治疗时需要将探针与组织直接接触以传递能量,探针接触的压力与凝固的能量直接相关（接合凝固）,同时还能够压迫血管阻止血液流动避免热量逸散。所有的热凝探针都有冲洗装置,可以在治疗过程中随时冲洗血液和凝血块。热探针被广泛用于非曲张静脉破裂出血的治疗,已经有很多研究证实它能够显著降低患者的再出血率、手术率和输血量,止血有效率达 95% 以上,与双极电凝的疗效相当,但并发症更低。最严重并发症为穿孔,与探针接触压力过大、加热次数多和短时间内重复多次热凝有关,但发生率极低。

电凝是指通过高频电流产生热能使组织凝固,能够切除组织,是术中常用的止血方法,在内镜治疗消化道出血方面应用也非常广泛,可以通过直接压迫和热凝作用达到

止血目的。单极电凝简便易行,能够有效止血,但由于电流由探针通过患者身体再输出至地极,烧伤的程度难以控制,容易继发血管损伤出血和消化道穿孔,目前很少被用于溃疡止血治疗。双极或多极电凝在探头表面排列着多个电极(6~8个),高频低压电流通过相邻的电极传到接触的组织再输出到达地极,从而使组织凝固止血,它的优点是治疗过程中无需加热探针,没有直接热量传递,同一位置可以进行短时(1~2秒)多次(7~10次)或单次较长时间(10~20秒)热凝,由于组织粘连发生出血的危险性相对较低。现有研究证实,双极或多级电凝用于溃疡出血可以显著降低患者的再出血率、急诊手术率、输血量和住院时间,对于止血有肯定疗效,但不能降低出血患者的死亡率。

微波电凝目前也被某些内镜医生用于治疗急性消化道出血,它的探针通过分子振动产生热量促使组织凝固,不需要热量直接传导,凝固的深度取决于探针插入的深度。相关研究的报道目前并不多,但结果证实能够减少患者的再出血率、急诊手术率和输血量,常见的并发症同样为穿孔。

激光很容易集中照射到面积很小的一个点,使组织迅速升温,从而达到血液凝固和组织坏死的目的,对溃疡出血有很好的疗效。其止血成功率可以达到80%~100%,常见的并发症为穿孔,但发生率很低。另一方面,激光发射装置笨重、不便携带,治疗费用较高,需要特殊的保护措施和技术人员以预防激光辐射,它的临床应用受到很大限制。

氩离子血浆凝固术(argon plasma coagulation, APC)又称为氩离子束凝固术(argon beam coagulation, ABC),也属于非接触性电凝固术,由德国 Grund 等人于1991年首次用于内镜治疗。它能通过特殊设备将氩气离子化,并将能量传递给组织产生凝固效应。操作时将氩离子束凝固导管通过内镜活检孔道插入并伸出内镜前端,内镜直视下到达病灶上方约3~5mm处后开始凝固治疗,每次持续1~3秒,表面热凝深度大约在2~3mm。APC 对于溃疡出血的止血成功率可以达到95%,其止血、再出血率和急诊手术率与热探头治疗效果相当。APC 的优点在于凝固时间短,组织坏死和穿孔发生率较低,另外,由于导管头和组织没有直接接触,不会产生组织粘连。除溃疡出血之外,APC 还可以用于治疗血管畸形、放射性肠炎、憩室、急性胃黏膜病变、肿瘤溃烂等原因导致的消化道出血。

(3)机械止血:尽管注射止血和热凝止血的成功率都能够达到90%以上,如果患者存在可见血管或动脉出血,则再出血的可能性达到55%以上,对于这类患者,机械止血(包括金属止血夹或橡皮圈套扎出血血管)的止血效果与前两者相当,但可以显著降低再出血的风险。

金属止血夹由钛合金制成,金属臂长度和张口角度有不同的大小和规格,释放夹子的释放器有一次性和可以循环使用的两种。操作时将释放器经内镜的活检孔道伸入并到出血部位附近,放置数量不等的止血夹夹闭出血部位/血管以取得止血效果。这种方法在1975年首先用于消化道出血治疗,1993年开始大规模用于临床,与注射止血相比,能够降低患者的持续出血率、再出血率和急诊手术率,尤其对于动脉出血(喷射性出血)患者有很好的疗效,综合评价其止血有效率在95%以上,再出血率小于10%。另外,止血夹止血不会损害组织,几乎没有穿孔的危险,可以用于多次重复止血,操作简便,费用不高,在溃疡出血治疗方面,有很好的应用价值,也可以用于其他原因引起的小血管出血。

橡皮圈套扎广泛用于曲张静脉破裂出血,疗效显著,对于非曲张静脉破裂出血止血的研究表明,其止血效果与注射和热凝相当,但再出血率和急诊手术率更低。

4. 介入治疗　用于消化道出血止血的介入治疗方法包括经导管灌注血管收缩药物(垂体后叶素等)和选择性动脉栓塞两种。

经导管局部持续灌注血管收缩药物可以刺激收缩小动脉和毛细血管,对于黏膜糜烂、小血管渗血都有很好的疗效,被用于多种消化道出血,包括应激性胃黏膜损伤、消化性溃疡等的止血治疗,止血成功率可达40%~80%。血管造影明确出血部位后,将导管头尽量接近出血血管,用0.1~0.2U/min 的速度持续灌注垂体后叶素,15~30分钟后重复血管造影,如出血停止,则维持灌注12~24小时拔管,停药前可将药物浓度逐步减少,一般停药后30分钟血管收缩的效应完全消失。主要的并发症为血管缺血所致疼痛、心动过缓等,多由灌注速度过快所致,调整速度很快能够缓解。灌注治疗过程中应对患者进行心电监护,并严密观察病情,以便早期发现各种并发症。

选择性动脉栓塞主要用于导管局部持续灌注血管收缩药物无效或明确为小动脉出血的患者,有经验操作者的止血成功率可以达到80%~90%。除溃疡出血之外,还可以用于整个消化道范围内由于肿瘤、动脉瘤、动静脉瘘等各种原因所致的血管出血。操作步骤为血管造影明确出血部位后将导管超选插入出血血管,剪成2mm 直径大小的明胶海绵碎块与造影剂混合后经导管缓慢注入出血血管内,有时还可以用弹簧栓子辅助栓塞,止血成功时重复造影可以见到出血血管闭塞,出血停止。主要的并发症为动脉缺血所致的组织坏死,尽可能缩小栓塞范围能够避免大面积栓塞引起组织坏死。

5. 外科治疗　UGIB 患者大多数死于失血继发的心脑血管疾病或休克导致的多脏器损伤,及时有效的止血和预防高危患者再出血是降低这类患者死亡率的关键,外科手术治疗在其中也占有一定地位,手术的目的为控制出血和防止再次出血。其适应证包括:药物和内镜治疗失败的活动性出血,药物治疗无效且内镜不能明确出血部位,再次出血内镜止血失败,主动脉肠瘘等。对于有失血性休克、年老及合并多种内科疾病、罕见血型配血困难和反复消化性溃疡(尤其胃溃疡)患者,手术指征应相应放宽。罕见血型和老年、合并多种疾病者主张早期手术,以降低死亡率。

6. 预防再出血　消化性溃疡具有慢性反复发作的特点。如前所述，与消化性溃疡发生的相关因素包括：幽门螺杆菌感染，高胃酸分泌，非甾类抗炎药的使用。要达到预防溃疡再出血的目的，一方面需要避免相关危险因素，进行幽门螺杆菌根除治疗、抑制胃酸分泌并降低非甾类抗炎药的损害（包括停止或减少剂量，选择损害较小的药物，合用抑酸药物和前列腺素等）；另一方面需要提高溃疡的愈合质量，强调合理用药，包括使用足够抑酸强度的药物（质子泵抑制剂优于 H_2 受体阻滞剂），足够疗程的抑酸治疗（胃溃疡6～8周，十二指肠溃疡4～6周），另外，在治疗早期合用黏膜保护剂对于提高溃疡愈合质量，预防溃疡复发也有一定的作用。经正规用药治疗后仍反复溃疡发作患者，需要寻找导致溃疡反复发作的原因（胃泌素瘤等），还可以进行手术治疗。

（四）Mallory-Weiss 综合征　Mallory-Weiss 综合征指由呕吐、呃逆或剧烈咳嗽等因素引起的胃食管连接部位黏膜撕裂，约占所有 UGIB 病因的5%～15%。典型临床表现为呕吐、呃逆或剧烈咳嗽后出现呕血症状，常呕吐鲜血，多见于醉酒后剧烈呕吐患者，也可以发生于妊娠呕吐或剧烈咳嗽患者。

撕裂部位常位于胃食管连接部的胃侧，但有10%～20%患者可累及食管侧，有10%～20%的患者可能同时存在两处以上的黏膜撕裂。

Mallory-Weiss 综合征患者约有80%～90%出血可以自动停止，自行止血患者再出血的可能性也很低（小于5%），因而在内镜检查中如果未发现活动性出血，无需进一步内镜治疗，经过支持治疗后如果患者血流动力学非常稳定，可以在24小时内出院，出院后继续口服抑酸药物和黏膜保护剂治疗。如果内镜检查发现活动性出血，可以对出血的血管进行黏膜下注射肾上腺素盐水或进行双极电凝、热探针热凝止血治疗，也可以放置止血夹，止血夹一方面可以夹住出血的血管断端达到止血目的，另一方面还能够防止患者呕吐引起进一步黏膜撕裂。内镜止血失败患者可以进行血管造影，在明确出血部位后给予药物灌注止血或者栓塞止血，一般不推荐进行手术治疗。

（五）糜烂性出血性胃炎　UGIB 患者中有15%～25%的病因是糜烂性出血性胃炎，内镜下可以见到胃黏膜散在不同程度的糜烂、浅溃疡和上皮下出血。引起糜烂性出血性胃炎的原因很多，临床常见为药物损伤、应激和酒精中毒等。阿司匹林等非甾体类抗炎药是最常见导致胃黏膜损害的药物，调查显示长期服用此类药物的患者中，40%～60%都有至少一次糜烂性出血性胃炎病史，其中15%～30%出现溃疡病变。随着对危重患者重症监护技术的发展和预防用药的普及，应激性胃黏膜病变出血的发生率从20世纪80年代开始逐渐下降。然而，有学者对严重应激患者进行内镜检查发现，75%以上存在程度不同的胃黏膜损伤，5%～20%合并有 UGIB 出血。酒精是导致胃黏膜损害的另外一个重要原因，对饮酒后 UGIB 者进行内镜检查发现，大多数患者的胃黏膜存在广泛上皮下出血

和（或）糜烂，并且出血比糜烂更多见。

由于糜烂性出血性胃炎患者胃黏膜的病变表浅而弥漫，除非内镜检查发现了明确的活动性出血病灶，否则内镜治疗并非首选止血方法。一般认为，经过严格的抑酸（质子泵抑制剂）和胃黏膜保护剂治疗，大部分患者出血可以停止，而 H_2 受体阻滞剂和制酸剂对控制出血没有显著疗效。少部分持续出血者可以通过静脉滴注或插管动脉灌注垂体后叶素，止血成功率可以达到80%以上。持续出血患者还可以考虑手术治疗，但研究发现应激性胃黏膜病变出血患者手术止血治疗后有将近40%术后可能再次出血，全胃或次全胃切除手术能够降低术后出血的发生率，然而危重患者接受此类手术后围术期死亡率高达40%～55%。

对于由药物、酒精和应激等原因导致的急性胃黏膜病变出血，预防比治疗更为重要。研究结果表明，使用抑酸药物（使胃内 pH 值保持在3.5～4.0以上）和胃黏膜保护剂对于预防糜烂性出血性胃炎有肯定价值。

八、急性下消化道出血（LGIB）

LGIB 发生率的相对较低，因 LGIB 住院患者仅占所有住院患者的0.5%。LGIB 以结肠出血更为多见，在我国出血原因常见为肿瘤性疾病、炎症性肠病、痔疮、血管畸形，国外则以结肠憩室和血管畸形最为多见。小肠出血的发生率更低，常见的原因为血管病变和肿瘤。

和所有消化道出血一样，急性 LGIB 的原则是在严密监护、积极支持治疗基础上尽快明确出血部位及其病因，并进行针对性治疗，详细的诊断流程见图62-0-2。

（一）肿瘤　消化道的息肉、原发和转移性肿瘤都可以发生出血，大多为肿瘤表面糜烂或溃疡渗血，如果糜烂和溃疡累及小动脉，也会发生大出血，但这种情况非常少见。相对而言，左半结肠病变，尤其是直肠病变容易发生大出血。转移性肿瘤引起的 LGIB 以肺癌、乳腺癌和肾癌更为常见。消化道肿瘤性疾病可以通过血管造影和内镜检查明确诊断，良性病变出血者内镜下息肉切除术（圈套器电切除或者热切除）可以有效控制出血，切除的残端可以放置止血夹以预防再出血。内镜止血失败或者怀疑为恶性病变者需要手术治疗。小肠间质瘤通常体积较大才会出现症状，包括梗阻症状和中央坏死溃疡出血，血管造影、小肠镜或术中肠镜能够帮助诊断，治疗方法包括血管栓塞及手术切除。

（二）血管畸形　血管畸形是导致 LGIB 的常见病因，约占6%，在引起血流动力学改变的严重消化道出血中所占比例更高。其中以结肠血管畸形更为多见，常为多发性，多分布于右半结肠和盲肠，可能与右半结肠肠壁张力较高有关，老年人更多见。临床表现可以为大量血便、黑便、便潜血阳性和缺铁性贫血。血管畸形出血常反复发作，可以自行停止，但同一患者每次出血表现和严重程度可以不同。

血管造影和内镜检查都可以帮助明确诊断。血管畸

形的血管造影表现包括:静脉引流延缓,静脉提前显影,异常的小动脉丛显影等。内镜下表现为大小不等的平坦或轻微隆起红色病变,有的呈蜘蛛痣样改变。内镜诊断的敏感性约为80%,但严重贫血患者内镜表现可以不明显,内镜吸引或镜头碰触引起的创伤有时可能会导致误诊。除非内镜下见到活动性出血或血管畸形处附有血凝块,否则内镜发现血管畸形并不能证实就是出血的肯定原因,需要除外其他病因。

垂体后叶素和生长抑素静脉持续滴注对于控制血管畸形出血有一定疗效,但停药后再出血率高达50%。血管造影发现出血部位后,超选择性动脉插管并灌注血管收缩剂和栓塞治疗,止血成功率可以达到70% ~90%,但停止灌注后再出血率为22% ~71%,还是需要进一步内镜或者手术治疗。

内镜治疗血管畸形出血的方法多种多样,最常用的是热探针热凝去除畸形血管,成功率接近90%,主要并发症为肠穿孔,治疗后再出血的发生率为14% ~50%。对于活动性出血灶,还可以用APC、硬化剂注射和止血夹止血,有报道其止血成功率与热探针热凝治疗接近,但缺乏大规模临床研究证实。

（三）憩室　西方国家结肠镜检查憩室的阳性率为37% ~45%,一项涉及9086名患者的大规模调查显示憩室发现率为27%。憩室的发生随年龄而增加,国外60岁以上老人的发病率高达50%以上。憩室出血是国外LGIB的最常见原因,据报道有17%的憩室患者会发生出血,出现大出血占3% ~5%。

结肠黏膜通过肌层薄弱部位向外膨出形成憩室,穿过结肠黏膜的直小动脉随之暴露于憩室颈部,这类血管由于不同原因破裂导致憩室出血。结肠憩室多见于乙状结肠,但憩室出血却以右半结肠更为多见,可能与右半结肠肠壁张力高有关。

憩室出血通常表现为无痛性便血,可以为血便或者黑便,一般无明显诱因,76%患者出血会自行停止,因而有突发突止的特点。另外,憩室的再出血率很高,保守治疗止血后再出血率1年内为9%,2年内为10%,3年内为19%,4年内为25%,二次出血后发生第三次出血的可能性>50%。

由于憩室出血突发突止,部分急性出血者经过循环复苏后出血可能已经停止,因而核素和血管造影检查的阳性率不足50%。急性出血期行急诊结肠镜检查如果发现憩室内或周围有活动性出血或近期出血特征(发现附有血块或有可见血管的溃疡),可以肯定是憩室出血。然而,只有20%的LGIB患者结肠镜检查发现活动性出现或近期出血血痂,如果只见到憩室而没有活动性出血证据,只能在排除其他引起消化道出血病因以后才能考虑为憩室出血。

血管造影如果发现憩室出血,可以进行超选择性动脉插管并灌注血管收缩剂和栓塞治疗,有经验者止血成功率可以达到90%以上。内镜下止血方法和溃疡出血类似,

包括注射、热凝和止血夹治疗,但由于憩室壁较为薄弱,穿孔的风险相对较高。对于介入和内镜止血失败的持续出血者或反复出血患者,建议进行手术治疗,术前应通过核素扫描、血管造影和结肠镜检查尽量准确定位。

（四）痔疮　美国痔疮的发病率高达50%以上,内痔出血是西方国家LGIB的最常见病因之一。内痔出血表现为鲜血便,多在大便后出现,有时有便后滴血,出血量多少不等,合并出凝血功能障碍患者可以发生影响血流动力学稳定的大出血。出血时行肛镜检查可以迅速确诊,因而对于这类便血患者首先应进行肛镜检查。由于痔疮是常见病,在发现内痔以后还应该除外其他可能导致出血的疾病,尤其是肿瘤。

痔疮急性出血期可以用药物治疗,包括垂体后叶素和生长抑素等药物,但其疗效缺乏可靠的大规模对照临床研究证实。局部填塞压迫也有一定的止血效果。内镜止血是常用的治疗方法,包括橡皮圈结扎、硬化剂注射、电凝治疗等,可以在肛镜或者结肠镜/乙状结肠镜下进行,止血效果可以达到90%以上。对于内镜治疗效果不佳持续出血或者反复大出血患者,可以考虑手术切除治疗。痔疮的再出血率高达50%,急性出血期过后需要预防再出血发生,方法包括保持大便通畅、软化大便和局部应用消炎药物,反复出血者需要内镜或者手术切除治疗。

九、急性消化道出血的预后

与急性消化道出血患者预后相关的重要因素包括:初次出血的严重程度,患者的年龄,共患病,是否发生再出血等。一般而言,UGIB的死亡率大约为5% ~14%,LGIB的死亡率为4% ~10%。

初次出血量对预后有很大影响,输血超过2个单位的LGIB患者死亡率升高到15%。相对而言,LGIB比UGIB患者手术率要高,如果在出血开始的24小时内输血>4个单位,LGIB患者的手术率接近50%。另外,出血初期血红蛋白水平在80g/L以下、红细胞比容<35%、积极支持治疗1小时后血流动力学不能恢复稳定和鲜血便等提示大量失血的指标都属于预后不良因素。年龄和共患病都会影响到患者的预后,60岁以下没有严重共患病UGIB患者的死亡率只有0.6%,而住院患者如发生UGIB死亡率会上升三倍;同样,非住院LGIB患者的死亡率仅为5%,住院患者可以升高到23%。再出血是影响预后的最重要的危险因子,老年而且有严重共患病患者如果发生再出血死亡率将由原先的28%升至53%。由于高龄和共患病等都属于不可逆转的危险因素,因而,预防再出血对于改善GIB患者的预后具有重要意义。再出血率和初始止血率一样,都属于评价各种治疗方法疗效的重要指标。

（钱家鸣）

主要参考文献

[1] 潘国宗,曹世植. 现代胃肠病学. 北京:科学出版社, 1998.

［2］李益农,陆星华.消化内镜学.2版.北京:科学出版社,2004.

［3］Linda L,Steven G,George RW. Diagnosis of gastrointestinal bleeding in adults. American Family Physician, 2005,71(7):1339-1348.

［4］David AE,Choichi S. Lower gastrointestinal bleeding:a review. Surg Endosc,2007,21:514-520.

［5］Thabut D,Bernard-Chabert B. Management of acute bleeding from portal hypertension. Best Pract Res Clin Gastroenterol,2007,21(1):19-29.

［6］Lo GH. Prevention of esopHageal variceal rebleeding. J Chin Med Assoc,2006,69(12):553-560.

［7］LaBerge JM. Transjugular intrahepatic portosystemic shunt-role in treating intractable variceal bleeding, ascites,and hepatic hydrothorax. Clin Liver Dis,2006,10(3):583-598.

［8］Arasaradnam RP,Donnelly MT. Acute endoscopic intervention in nonvariceal upper gastrointestinal bleeding.

Postgraduate Medical Journal,2005,81:92-98.

［9］Barkun AN. The role of intravenous proton pump inhibitors in the modern management of nonvariceal upper gastrointestinal bleeding. Drugs Today (Barc), 2003, 39 (Suppl A):3-10.

［10］Chan FK,Ching JY,Hung LC,et al. Clopidogrel versus Aspirin and esomeprazole to prevent recurrent ulcer bleeding. New Eng J of Med,2005,352:238-244.

［11］Spirt MJ. Stress related mucosa disease:risk factors and propHylactic therapy. Clin Ther, 2004, 26 (2): 197-213.

［12］Bounds BC,Kelsey PB. Lower gastrointestinal bleeding. Gatrointest Endosc Clin N Am,2007,17(2):273-288.

［13］Dalle I,Geboes K. Vascular lesions of the gastrointestinal tract. Acta Gastroenterol Belg,2002,65(4):213-219.

［14］Elta GH. Urgent colonoscopy for acute lower-GI bleeding. Gatrointest Endosc,2004,59(3):402-408.

第 63 章

应激性溃疡

ICU 患者的急性消化道出血是常见的危及生命的临床急危重症之一,其发生率约为 5% ~25%,其中机械通气患者急性消化道出血的发生率约为 1.5% ~4%,主要的原因为应激性溃疡所致,应激性溃疡可单独发生,也可伴随其他器官功能障碍同时出现,被视为 MODS 的一部分或胃肠功能衰竭的表现之一,与患者的预后密切相关。ICU 患者在发病后的 24 小时内即可发生应激相关的胃肠道黏膜损伤,发病后的 1 ~3 天内胃镜检查发现 75% ~100% 的危重症患者出现胃黏膜损伤,应激性溃疡并发出血的发生率为 1% ~17%,平均为 8%,应激性溃疡并发穿孔的发生率约为 1%,但出血、穿孔一旦发生,病死率将明显升高,可达 50% ~80%,为 ICU 患者常见死亡原因之一。

本章将主要论述应激性溃疡出血的发生机制、诊断与鉴别诊断,预防与处理流程。

一、应激性溃疡的病因 及其对胃黏膜损害

应激性溃疡的病因也称之为应激原,ICU 中多种疾病均可导致应激性溃疡的发生,其中最常见的应激原有:重型颅脑外伤(又称 Cushing 溃疡)、严重烧伤(又称 Curling 溃疡)、严重创伤及各种困难、复杂的大手术术后、全身严重感染、多脏器功能障碍综合征(MODS)和(或)多脏器功能衰竭(MOF)、休克、心、肺、脑复苏术后、心脑血管意外、严重心理应激,如精神创伤、过度紧张等。

应激后几小时内如果做纤维胃镜检查几乎所有患者均可发现胃黏膜苍白,有散在的红色瘀点局限于胃底。显微镜检查可见黏膜水肿,黏膜下血管充血,很少炎症细胞浸润。电镜可见多处上皮细胞膜破坏,有的地方整片上皮细胞脱落,暴露其下的黏膜固有层。应激后 24 ~48 小时后整个胃体黏膜有 1 ~2mm 直径的糜烂,显微镜下可见黏膜有局限性出血和凝固性坏死。如果经过复苏,患者情况好转,在 3 ~4 天后检查 90% 患者有开始愈合的迹象。一般 10 ~14 天完全愈合。若病情继续恶化则黏膜糜烂灶相互融合扩大,全层黏膜脱落,形成溃疡,深达黏膜肌层及黏膜下层,暴露其营养血管。如果血管腐烂破裂,即引起出血。

二、应激性溃疡的发病机制

1. 应激性溃疡的发病机制 本质上是胃黏膜的缺血

缺氧胃黏膜防御功能削弱:正常情况下胃黏膜的防御功能包括以下三方面:①黏液层:黏液屏障能在上皮细胞与胃腔间维持一个 pH 的梯度;②黏膜上皮细胞腔面的细胞膜:通过黏液屏障的少量 H^+ 也被上皮细胞膜所阻挡;③HCO_3^- 的中和作用:胃黏膜细胞内有大量碳酸酐酶能将细胞内氧化代谢产生的 CO_2 和 H_2O 结合成 H_2CO_3,后者解离成 HCO_3^- 中和穿过黏液层的少量 H^+。在休克等应激情况下患者都有不等时间的低血压和胃微循环障碍,胃黏膜缺血、缺氧,影响线粒体功能,造成 ATP 合成减少,能量供应不足,细胞发生功能障碍,丧失生成和分泌黏液和 HCO_3^- 的能力,黏液屏障和黏膜屏障作用俱失,H^+ 逆扩散至细胞内,细胞又缺少 HCO_3^- 中和进入细胞内的 H^+。结果细胞酸中毒,细胞内溶酶体裂解,释放溶酶,细胞自溶、破坏、死亡。同时由于能量不足,DNA 合成受影响,细胞无法再生,坏死的细胞没有再生细胞来替换更新,形成溃疡。

2. 神经内分泌失调 下丘脑、室旁核和边缘系统是对应激的整合中枢,甲状腺素释放激素(TRH)、5-羟色胺(5-HT)、儿茶酚胺等中枢介质可能参与并介导了 SU 的发生。

3. 胃酸/胃蛋白酶等损害因素增加 有研究认为胃酸在发病早期起到了重要作用,应激时胃蛋白酶原分泌增多,以及各类炎性介质也在 SU 发病过程中起到重要作用。

三、临 床 表 现

1. 应激性溃疡的最常见表现为出血。出血一般发生在应激后 5 ~10 天,出血时不伴疼痛。出血是间歇性的,有时两次间隔数天,可能由于病灶分批出现,同时有旧病灶愈合和新病灶形成。临床表现特点包括:①急性病变,通常有应激原;②多发性的;③病变散布在胃体及胃底含壁细胞的泌酸部位,胃窦部少见;④不伴高胃酸分泌。

应激性溃疡出血的临床表现通常有以下几种:

1)呕血:指呕吐物中有血性成分,颜色可为鲜红色或咖啡色。

2)黑便:血液中的血红蛋白在肠道内被细菌降解为正铁血红素和其他血色素后形成的黑色柏油样大便。

3)血便:指由肛门排出的鲜红色或暗红色大便,血液可与大便混合,或血液包裹在成形大便外周,或排出不含大便的血性液体。

4) 粪便潜血阳性:大便性状正常但通过特定的实验室检查证实其中含有血液成分,常常为消化道慢性少量出血的特点。

5) 血容量不足:在慢性消化道出血或部分急性出血患者早期,血液还未排出体外时,患者主要表现为血容量不足引起的全身症状,包括乏力、头晕、昏厥、气短、心悸、心绞痛乃至休克表现。

2. 消化道穿孔　应激性溃疡严重者可导致消化道穿孔,主要表现为突发的休克,局部出现压痛、反跳痛、肌卫,腹腔诊断性穿刺可抽到胃肠内容物。

四、诊　　断

1. 出血部位的初步判断　①根据有无呕血;②胃管引流液;③确诊主要依靠内镜检查。

2. 出血量估计　根据呕血和黑便的量,包括胃内血液经胃管等引流出的量,对判定出血量有一定的作用,但最有价值的是观察血流动力学变化。

目前比较公认的消化道"大出血"定义为,明显的出血(呕血、肉眼看到的出血、胃管吸出"咖啡样"液体,便血或黑便),同时出血 24 小时内收缩压下降 20mmHg 以上;心率增加 20 次/分以上;坐位时收缩压下降 10mmHg 以上;或血红蛋白下降 2g/dl 以上,并且输血后测定的血红蛋白数值不高于所输血的单位数减 2g/dl。

3. 对出血是否停止的判定

活动性出血:①反复呕吐或频繁排黑便;②生命体征不平稳,心率增快;③肠鸣音活跃;④经胃管或三腔二囊管监测出血情况,用几千毫升冰水冲洗后,液体仍呈鲜红色或颜色变浅后又呈鲜红色,提示活动性出血。

出血停止:①排便间隔时间延长,黑便由稀转干;②生命体征转平稳;③胃管引流液颜色越来越浅或无色说明出血停止。

4. 病因诊断方法

(1) 内镜检查:是急性上消化道出血的首要诊断工具,尤其是在血流动力学不稳定的时候。

(2) 腹部血管造影:通常用于原因不明的反复消化道出血,或活动性出血且出血量大。

(3) 放射性核素扫描:通过核素^{99m}Tc 标记红细胞扫描方法,可观察到血管内有放射性标记的血液渗至血管外,出血速度仅 0.5ml/min 即能诊断。

(4) 其他:对反复黑便急性上消化道出血内镜不能确定出血原因,选择性消化道钡餐透视,小肠气钡双重造影,胶囊内镜及小肠镜的检查等。

5. 鉴别诊断　应激性溃疡与胃部其他的黏膜病变或溃疡有区别:酒精、激素及非激素类抗炎制剂(如阿司匹林,吲哚美辛等)引起的急性黏膜病变不伴随严重感染、外伤等应激情况。病灶是多发性浅表糜烂,发生部位与应激性溃疡相似,但限于黏膜,不侵及肌层,愈合后不留瘢痕。一般不出血量小,可自行停止。

五、治　　疗

其处理原则是首先快速对患者的血流动力学状态进

行评估,并尽快启动必要的液体复苏,在保证血流动力学稳定的前提下再开始后续的诊治措施,包括出血部位的判定、选择恰当的止血措施以及防治再出血。

1. 立即输血补液,维持正常的血液循环,争取维持平均动脉压在 65mmHg 以上,输血目标应为患者的血红蛋白浓度≥7g/dl;进行风险评估,以确定可能会有进一步出血或死亡的高风险(以利于决策内镜检查时间,护理水平和重症监护等问题)。

2. 迅速提高胃内 pH,使之≥6,以促进血小板聚集和防止血栓溶解,创造胃内止血必要的条件。

(1) 推荐的用药首选 PPI 针剂(如奥美拉唑,首剂80mg,以后 40mg,每 8 小时 1 次维持)。

(2) 组胺 2 受体拮抗剂(H₂RA)(如法莫替丁 40mg静滴,每日 2 次)。

(3) 胃内灌注碱性药物(如氢氧化镁铝等),使胃液pH 在 6 以上。

(4) 条件许可,也可考虑使用生长抑素类药物。

3. 对合并有凝血机制障碍的患者,可输注血小板悬液、凝血酶原复合物等,以及其他促进凝血的药物。

4. 对药物不能控制病情者,应立即行紧急内镜检查,以明确诊断,并可在内镜下作止血治疗,内镜下治疗有:胃镜下喷洒去甲肾上腺素液、盂氏液、凝血酶以及进行电凝、激光、弹夹、微波治疗等。常规不推荐行二次内镜检查,除非出现再次出血。

5. 对于出血部位不明确和(或)持续消化道出血者,若内镜检查结果为阴性,应行 DSA 检查明确出血部位后,行动脉血管栓塞治疗。若经内镜及介入检查不能明确出血部位或止血,则应行手术治疗,术中行内镜或血管造影检查,以明确出血部位,并行相应治疗。

六、应激性溃疡的预防

1. 应激性溃疡的预防　对于应激性溃疡的高危患者应进行严密的生命体征监护,并采取预防措施。

(1) 应激性溃疡的高危因素包括高龄(年龄≥65岁);严重创伤(颅脑外伤、烧伤、胸、腹部复杂,困难大手术等);合并休克或持续低血压;严重全身感染;并发MODS、机械通气>48 小时;重度黄疸;合并凝血机制障碍(国际标准化比值>1.5,血小板<50×10⁹/L 或部分凝血酶原时间>正常值 2 倍);脏器移植后;长期应用免疫抑制剂与肠外营养;1 年以内有溃疡病史。

(2) 胃肠道监护:插入胃管,可定期定时检测胃液 pH或作 24 小时胃 pH 检测,并定期检测粪便潜血。对原有溃疡史者,在重大手术的围术期前可作胃镜检查,以明确有否合并溃疡。

(3) 预防措施:包括积极处理原发病,消除应激原;维护组织的灌注和氧供,防治组织低氧。抗感染、抗休克、防治颅内高压,保护心、脑、肾等重要器官功能。

2. 药物预防

(1) 抑酸药:①术前预防:对拟做重大手术的患者,估计术后有并发应激性溃疡可能者,可在围手术前一周内应用口服抑酸药或抗酸药,以提高胃 pH 值。常用的药物

733

有：PPI、H2RA。②对严重创伤、高危人群的预防：应在疾病发生后静脉滴注 PPI，使胃内 pH 迅速上升至 4 以上。

（2）抗酸药：有氢氧化铝、铝碳酸镁、5% 碳酸氢钠溶液等，可从胃管内注入，使胃内 pH≥4。

（3）黏膜保护剂：有硫糖铝、前列腺素 E 等。

此外，积极的支持疗法，尽早恢复肠内营养也是预防应激性溃疡的重要措施。若病情许可，鼓励早期进食，以中和胃酸，增强胃肠黏膜屏障功能，若有低蛋白血症、电解质和酸碱平衡紊乱时，应及时补充与调整。

（李维勤）

主要参考文献

［1］ Bardou M, Quenot JP, Barkun A. Stress-related mucosal disease in the critically ill patient. Nat Rev Gastroenterol Hepatol, 2015, 12(2):98-107.

［2］ Tielleman T, Bujanda D, Cryer B. Epidemiology and Risk Factors for Upper Gastrointestinal Bleeding. Gastrointest Endosc Clin N Am, 2015, 25(3):415-428.

［3］ Meltzer AC, Klein JC. Upper gastrointestinal bleeding: patient presentation, risk stratification, and early management. Gastroenterol Clin North Am, 2014, 43(4):665-675.

［4］ Dinis-Ribeiro M. Gastrointestinal bleeding. Gastrointest Endosc, 2013, 78(3):434-438.

［5］ Pilkington KB, Wagstaff MJ, Greenwood JE. Prevention of gastrointestinal bleeding due to stress ulceration: a review of current literature. Anaesth Intensive Care, 2012, 40(2):253-259.

［6］ Jairath V, Barkun AN. Improving outcomes from acute upper gastrointestinal bleeding. Gut, 2012, 61(9):1246-1249.

［7］ Kirschniak A, Stierle D, Philipp F, et al. Current management of upper gastrointestinal bleeding. Minerva Chir, 2011, 66(6):573-587.

［8］ Jefferson MS. Stress-related Mucosal Disease in the Intensive Care Unit AACN. Advanced Critical Care, 2009, 18(2):119-128.

［9］ Krag M, Perner A, Wetterslev J, et al. Stress ulcer prophylaxis in the intensive care unit: is it indicated? A topical systematic review. Acta Anaesthesiol Scand, 2013, 57(7):835-847.

［10］ Cook DJ, Griffith LE, Walter SD, et al. The attributable mortality and length of intensive care unit stay of clinically important gastrointestinal bleeding in critically ill patients. Crit Care, 2001, 5:368-375.

［11］ Alhazzani W, Alshahrani M, Moayyedi P, et al. Stress ulcer prophylaxis in critically ill patients: review of the evidence. Pol Arch Med Wewn, 2012, 122(3):107-114.

［12］ Quenot JP, Thiery N, Barbar S. When should stress ulcer prophylaxis be used in the ICU? Curr Opin Crit Care, 2009, 15(2):139-143.

［13］ Laine L, Jensen DM. Management of patients with ulcer bleeding. Am J Gastroenterol, 2012, 107(3):345-360.

第 64 章

肝 衰 竭

肝衰竭是多种因素引起的严重肝脏损害,导致其合成、解毒、排泄和生物转化等功能发生严重障碍或失代偿,出现以凝血功能障碍、黄疸、肝性脑病、腹水等为主要表现的一组临床症候群。根据中华医学会感染病学分会肝衰竭与人工肝学组和中华医学会肝病学分会重型肝病与人工肝学组制定的我国《肝衰竭诊疗指南(2012 版)》建议,按照肝衰竭病程进展速度,肝衰竭可被分为四类:急性肝衰竭(acute liver failure,ALF)、亚急性肝衰竭(subacute liver failure,SALF)、慢加急性(亚急性)肝衰竭(acute-on-chronic liver failure,ACLF)和慢性肝衰竭(chronic liver fail-ure,CLF)。急性肝衰竭的特征是起病急,发病 2 周内出现以 II 度以上肝性脑病为特征的肝衰竭症候群;亚急性肝衰竭起病较急,发病 15 天~26 周内出现肝衰竭症候群;慢加急性(亚急性)肝衰竭是在慢性肝病基础上出现的急性肝功能失代偿;慢性肝衰竭是在肝硬化基础上,肝功能进行性减退导致的以腹水或门静脉高压、凝血功能障碍和肝性脑病等为主要表现的慢性肝功能失代偿。本章主要讨论重症医学中常见的除 CLF 外的 ALF、SALF 和 ACLF 等相对急性进展的肝衰竭。

一、病 因

急性肝衰竭可以由病毒性肝炎、药物或中毒、外伤、低灌注、MODS、胆道梗阻、胆汁性肝硬化等引起。在我国,乙型肝炎病毒(HBV)感染仍是急性肝功能衰竭的首要病因,但是随着饮酒、用药的增多,非病毒因素所致肝衰竭呈上升趋势。在西欧和美国,随着病毒性肝炎发病率近年来的下降,药物性肝损伤(非甾体解热镇痛药物)导致的急性肝功能衰竭发病率正在升高。

二、发病机制

1. 宿主因素 ①目前有证据显示宿主的遗传背景在乙型肝炎重症化过程中的重要性。来自基于亚洲人群的一些研究,采用候选基因与疾病关联研究策略。主要针对涉及乙型肝炎免疫反应通路的几个基因,如肿瘤坏死因子(tumor necrosis factor,TNF)包括 TNF-α 及 TNF-β,白细胞介素-10(IL-10)、干扰素诱生蛋白 10(IP-10,CXCL-10)、维生素 D 受体(VDR)、人白细胞抗原(HLA)等。②宿主免疫在肝衰竭发病中的作用已被广泛认可,以细胞毒性 T 淋巴细胞(cytotoxic lymphocyte,CTL)为核心的细胞免疫在清除细胞内病毒方面起关键作用,同时也是造成细胞凋亡或坏死的主要因素。

2. 病毒因素 ①病毒对肝脏的直接损伤。研究表明,细胞内过度表达的 HBsAg 可导致肝细胞损伤及功能衰竭。HBV 的 X 蛋白也可引起肝脏损伤。在感染早期,X 蛋白使肝细胞对 TNF-α 等炎性介质更敏感而诱导细胞凋亡,这可能与重型乙型肝炎发病有关。②研究还显示,HBV 基因变异可引起细胞坏死,从而导致严重的肝功能损害。

3. 毒素因素 严重肝病患者,由于库普弗细胞功能严重受损,来自门静脉的大量内毒素未经解毒而进入体循环。内毒素可直接或通过激活库普弗细胞释放的化学介质引起肝坏死,且是其他肝毒物质(如半乳糖胺、四氯化碳和乙醇等)致肝坏死的辅助因素,进而导致肝衰竭。

4. 代谢因素 在 ACLF,各类慢性肝病患者皆存在不同程度的肝脏微循环障碍,肝脏灌注不足,无法保证对肝细胞的营养供应。胃肠道吸收的营养成分难以进入肝脏,消化不良;吸收在血液中的药物难以进入肝脏与肝细胞接触,无法有效发挥药物疗效;代谢废物难以排出肝脏,导致肝细胞损伤,而加快肝病进展。

5. 灌注的因素 重症患者由于休克,组织低灌注会导致肝脏缺血坏死,如长时间肝脏低灌注导致严重肝缺血时可以继发急性肝衰竭。

6. 其他因素 创伤或手术直接损伤、胆道梗阻包括胆道肿瘤或毛细胆管阻塞等导致胆汁淤积等也可以引起急性或亚急性肝衰竭。

三、临床表现

1. 一般症状 健康状况全面衰退,虚弱、极度乏力、生活不能自理,反映患者细胞能量代谢障碍。患者食欲极差,厌食、恶心呕吐、呃逆,明显腹胀,这是由于肝脏灭活肠源性毒性物质的功能障碍导致胃肠功能抑制的结果。

2. 消化道症状 消化道症状日渐加重,表现为食欲严重下降,不思饮食,可出现恶心呕吐与呃逆,腹胀明显,闷胀不适。黄疸出现后消化道症状进行性加重。消化道症状的出现与胆盐和消化酶的减少、毒性产物的蓄积、肠源性内毒素血症及胆道运动功能的改变有关。伴随胆道运动功能障碍时可出现腹痛,偶见剧烈腹痛,易误诊为胆囊炎等急腹症,但无急腹症的体征;当胆道痉挛时可诱发

735

剧烈腹痛。

3. 黄疸　绝大多数 ALF 患者会发生黄疸,并呈进行性加重,极少数患者黄疸较轻甚至完全缺如,后者往往见于Ⅱ型暴发性肝功能衰竭。ALF 黄疸具有 3 个特点:①黄疸出现后在短期内迅速加深,如总胆红素>171μmol/L,同时具有肝功能严重损害的其他表现,如出血倾向、凝血酶原时间延长、ALT 升高等。②黄疸持续时间长,一般黄疸消长规律为加深、持续、消退 3 个阶段,若经 2 ~ 3 周黄疸仍不退,提示病情严重。③ALF 时黄疸出现后病情无好转,而一般急性黄疸型肝炎,当黄疸出现后,食欲逐渐好转,恶心呕吐减轻。如黄疸出现后 1 周症状无好转,需警惕为重型肝炎。

4. 肝性脑病　肝性脑病是 ALF 最突出并具有诊断意义的早期临床表现,通常于起病 10 天以内迅速出现的精神神经症状。特点为进行性精神神经变化。最早出现为多性格的改变,如情绪激动、精神错乱、嗜睡等,以后可有扑翼样震颤、阵发性抽搐、逐渐进入昏迷,最后各种反射消失。癫痫发作,肌疼挛在急性肝功能衰竭脑病中多于慢性肝性脑病。肝性脑病的发病机制很复杂,多年来提出了若干学说,且各有据,但均不能全面解释临床和实验研究中的问题。但其中蛋白质代谢障碍可能是核心因素。已知氨中毒是氮性或外源性肝性脑病的重要原因,对血氨不增高的肝性脑病患者,经研究证实多数有红细胞内氨量增高,所以氨在导致脑病中作用值得重视。近年对血中氨基酸检测研究,发现色氨酸增高可致脑病,同时有蛋氨酸、苯丙氨酸和酪氨酸增高。支链氨基酸(BCAA)却表现正常或减低。肝性脑病时支/芳比值可由正常的 3 ~ 3.5 下降至 1.0 以下。近年有认为氨基酸的变化可能与血氨增高有关,提出血氨与氨基酸的统一学说。假性神经递质(酰胺)致肝性脑病,经重复试验未能证实,只有同时并有氨基酸代谢失平衡时,芳香族氨基酸通过血脑屏障,使 5-羟色胺等抑制性神经递质增加并致去甲肾上腺素和多巴胺减少,而抑制大脑,出现意识障碍。实验表明在脑内递质浓度无变化时,通过神经递质受体的变化也可致脑病,因而又提出神经递质受体功能紊乱学说。总之,肝性脑病的发生,是由多种毒性物质联合协同作用、多种致病因素致神经传导结构及功能失常,是多因素连锁反应综合作用的结果,引起临床上的综合征。

5. 凝血功能障碍和出血　ALF 常常合并出血的并发症,出血部位以皮肤、齿龈、鼻黏膜、球结膜及胃黏膜等常见,颅内出血也可以发生,往往后果严重。急性肝衰竭时,引起出血的原因包括:①凝血因子合成障碍:血浆内肝脏合成的凝血因子水平会明显降低,而在肝外合成的Ⅶ因子可能反而增高,凝血酶原时间明显延长。②血小板质与量异常:ALF 时骨髓抑制、脾功能亢进、被血管内凝血所消耗,可致血小板减少。同时,血小板形态较正常小,电镜可见空泡、伪足、浆膜模糊。③DIC 伴继发性纤溶:血浆内血浆素和其激活物质均降低,而纤维蛋白/纤维蛋白原降解产物增加。

6. 肾功能不全　ALF 时,肾功能异常者达 50% ~ 80%,其中肾功能不全占 40%,半数为功能性肾衰竭,而

其中又有半数为急性肾小管坏死。有高尿钠、等渗尿及肾小管坏死。急性肾小管坏死与肝细胞坏死、内毒素血症、利尿剂应用不当、胃肠出血致低血容量及低血压等因素有关。有报告肾衰竭在 ALF 死因中占首位,值得注意。ALF 时因尿素氮合成降低,血尿素氮常不高,因此唯有血清肌酐水平高低才能反映肾衰竭的严重程度。

7. 感染　肠道是机体最大的细菌和内毒素储存库。肠道内革兰阴性杆菌过度生长繁殖产生大量的内毒素或由于肠壁通透性增加而吸收过多或由于肝内单核-巨噬细胞系统清除功能降低,可导致肠源性内毒素血症。大多数 ALF 患者由于肝脏单核-巨噬细胞系统清除肠源性内毒素的功能急剧降低可发生肠源性内毒素血症,而肠源性内毒素血症又可进一步损害肝脏,形成恶性循环,严重者可导致多脏器功能衰竭。

由于 ALF 患者免疫功能低下常易并发感染;而 ICU 中侵袭性操作、广谱抗菌药物及免疫抑制剂的应用会增加继发感染的机会。主要感染部位为呼吸系统及泌尿系统,其次为胆道、肠道等。一般来说,继发感染的诊断主要依靠临床诊断和病原学诊断。临床诊断主要包括各种感染征象,如发热、外周血白细胞计数升高、原有病情急剧恶化以及各系统感染所出现的特有症状。约 30% 的 ALF 并发感染者无临床表现,仅部分患者有发热及白细胞升高,但肝坏死也可发生此种现象。有的患者体温上升达 41 ~ 42℃,但找不到细菌感染的证据。出现以下情况时应怀疑感染的存在:①不明原因的血压降低;②全身血管阻力降低;③不明原因的尿量减少,而循环容量正常;④肝性脑病恶化而 ICP 不升高;⑤发生严重酸中毒;⑥合并 DIC。另外,约 30% 的 ALF 患者会并发真菌感染,致病菌常为白念珠菌,曲霉菌不常见。当经长时间的抗菌治疗,出现菌群紊乱或患者免疫功能极度低下,出现急性肾衰竭、病情迅速恶化(肝性脑病进行性加深)、外周血白细胞计数升高、发热不退,而用一般抗细菌药物治疗无效时常提示真菌感染。

8. 电解质及酸碱平衡紊乱

(1) 水代谢障碍:ALF 时,肝组织结构紊乱,造成门静脉高压,产生大量淋巴液,促进腹水产生。同时,肝脏合成白蛋白减少,胶体渗透压降低,导致水向血管外流动。由于腹水的形成和内脏淤血使循环血容量减少,导致血醛固酮和血管升压素分泌增多,同时肝对血醛固酮和血管升压素降解减少,造成水钠潴留。最早且突出的表现为腹水伴有体重增加。病情加重可出现肝肾综合征,表现为尿量减少、水肿。若血容量过多可出现高血容量综合征,表现为脉搏洪大,心音增强,脉压增大,严重时可诱发肺或脑水肿。另外,因禁食、呕吐、腹泻、持续胃肠减压等可引起失水。

(2) 低钠血症:ALF 时,水钠潴留,但肾脏水潴留多于钠潴留,因此多表现为稀释性低钠血症。由于钠泵功能障碍导致钠离子分布异常,细胞内液钠离子增加,而细胞外液钠离子相对减少,故稀释性低钠血症是细胞能量衰竭的表现。一般情况下,稀释性低钠血症病情进展缓慢,临床表现不突出或被其他症状掩盖。若不适当利尿、放腹

水、大量长期滴注无钠或低钠溶液、腹泻、持续胃肠减压等可使血清钠离子在短期内急剧下降,导致急性低钠血症。血清钠<120mmol/L 时,提示病情已发展至终末期。

(3)钾代谢失调:早期可出现低钾血症,晚期因肾功不全等可出现高钾血症。

1)低钾血症:常见原因为:①钾摄入不足。患者长期食欲不振、进食不足。②肾排泄增加。应用排钾性利尿剂、肾小管性酸中毒、急性肾衰竭的多尿期以及醛固酮分泌过多等,使肾排泄钾增加。③钾补充不足。补液患者长期接受不含钾盐的液体或钾盐补充不足。④肾外途径丢失。持续胃肠减压、呕吐、肠瘘等。⑤钾离子分布异常。钾向细胞内转移,常见于大量输注葡萄糖和胰岛素,或代谢性碱中毒、呼吸性碱中毒。

2)高钾血症:常见原因为:①钾摄入过多。口服或静脉输入含钾的药物,以及大量输入保存期较久的库血等。②肾排泄功能减退。合并肾衰竭、应用保钾性利尿剂以及醛固酮分泌减少等。③钾离子分布异常。钾向细胞外转移。ALF 晚期常合并代谢性酸中毒或使用过多的精氨酸、复方氨基酸等导致酸中毒,促使细胞内钾外移。此时病情危重,进展迅速,症状易被掩盖和忽视,常突发致命性心律失常。值得注意的是,在多尿或非少尿时也可出现高钾血症,这在临床上易被忽视。

(4)低氯血症:ALF 患者不能进食、呕吐或持续胃肠减压时丢失大量氯离子。应用排钠、排钾性利尿药时,氯离子伴随钠、钾的排出更多。因此,低钾血症常伴有低氯血症。另外,低氯血症可加重代谢性碱中毒,继而可诱发肝性脑病。

(5)低镁血症:镁具有多种生理功能,对神经活动的控制、神经肌肉兴奋性的传递、肌收缩、心脏激动性及血管张力等方面均具有重要作用。摄入不足、胃肠吸收障碍、长期的消化液丢失、腹泻,可导致低镁血症。临床上镁缺乏者常伴有钾和钙的缺乏。若补充钾及钙使低钾和低钙血症得到纠正之后,临床症状仍未缓解,应考虑低镁血症的存在,应需及时补充镁。

(6)低血钙及低血磷:ALF 时血清中降钙素的活性增强,低镁血症可加强降钙素的活性和抑制甲状旁腺素的作用,使钙向骨骼转移,导致低钙血症。故低钙血症补钙而不能纠正时,只有同时补镁才能纠正。ALF 时常有呼吸性碱中毒,细胞外磷进入细胞内;患者糖无氧酵解增强,消耗更多的磷;输入大量葡萄糖及胰岛素使磷进入细胞内等均可导致低磷血症。

(7)酸碱失衡:ALF 时可发生各种酸碱失衡,其中常见的是代谢性碱中毒、呼吸性碱中毒或呼吸性碱中毒合并代谢性碱中毒,晚期患者可以出现混合性酸碱失衡(如呼吸性碱中毒+代谢性碱中毒+代谢性酸中毒),单纯代谢性酸中毒和呼吸性酸中毒相对少见。在病程的各个阶段均可出现碱中毒。其中低钾、低氯血症所致的代谢性碱中毒颇为常见且易诱发肝性脑病,应特别提高警惕。肝性脑病时,由于毒性物质(如血氨)刺激呼吸中枢,常有通气过度,呼吸增快,$PaCO_2$ 下降,血 pH 升高,出现呼吸性碱中毒。ALF 患者由于低血压及低氧血症/组织缺氧,或由于

肾功能不全,体内大量酸性代谢产物堆积,可致代谢性酸中毒,最后由于内毒素、脑水肿或并发呼吸道感染等原因引起呼吸中枢抑制,出现高碳酸血症时,则引起呼吸性酸中毒。

三、病　理

组织病理学检查在肝衰竭的诊断、分类及预后判定中具有重要价值,但由于肝衰竭患者的凝血功能严重低下,实施肝穿刺具有一定的风险,在临床工作中应特别注意。

肝衰竭发生时(慢性肝衰竭除外),肝脏组织学检查可观察到广泛的肝细胞坏死,坏死的部位和范围因病因和病程不同而不同。按照坏死的范围程度,可分为大块坏死(坏死范围超过肝实质的 2/3),亚大块坏死(约占肝实质的 1/2~2/3),融合性坏死(相邻成片的肝细胞坏死)及桥接坏死(较广泛的融合性坏死并破坏肝实质结构)。在不同病程肝衰竭肝组织中,可观察到一次性或多次性新旧不一的肝细胞坏死病变。目前,肝衰竭的病因、分类和分期与肝组织学改变的关联性尚未取得共识。以 HBV 感染所致的肝衰竭为例,不同类型肝衰竭的典型病理表现如下:

(1)急性肝衰竭:肝细胞呈一次性坏死,可呈大块或亚大块坏死,或桥接坏死,伴存活肝细胞严重变性,肝窦网状支架塌陷或部分塌陷。

(2)亚急性肝衰竭:肝组织呈新旧不等的亚大块坏死或桥接坏死;较陈旧的坏死区网状纤维塌陷,或有胶原纤维沉积;残留肝细胞有程度不等的再生,并可见细、小胆管增生和胆汁淤积。

(3)慢加急性(亚急性)肝衰竭:在慢性肝病病理损害的基础上,发生新的程度不等的肝细胞坏死性病变。

实验室检查

(1)血清胆红素测定:常呈进行性增高。

(2)血清转氨酶:谷丙转氨酶和谷草转氨酶常明显升高,尤以后者升高明显。谷草转氨酶/谷丙转氨酶比值对估计预后有意义,存活者比值位于 0.31~2.26 之间,平均为 1.73。当血清胆红素明显上升而转氨酶下降,这就是所谓的胆酶分离现象,对暴发性肝功能衰竭的诊断及预后有重要意义。

(3)血清胆固醇与胆固醇酯:胆固醇与胆固醇酯主要在肝细胞内合成,合成过程需多次酶促反应。正常血清胆固醇浓度为 2.83~6.00mmol/L,如<2.6mmol/L 则提示预后不良,暴发性肝功能衰竭时胆固醇酯也常明显下降。

(4)血清胆碱酯酶活力:胆碱酯酶有两种,乙酰胆碱酯酶和丁酰胆碱酯酶。后者在肝细胞内合成,暴发性肝功能衰竭时此酶活力常明显下降。

(5)血清白蛋白:最初可在正常范围内,如白蛋白逐渐下降则预后不良。

(6)凝血酶原时间及凝血酶原活动度:暴发性肝功能衰竭时,发病数天内即可凝血酶原时间延长及凝血酶原活动度降低。凝血酶原时间测定是目前最常见的估价肝细胞功能指标之一,但需排除因维生素 K 缺乏所致的凝血酶原时间延长。

(7)凝血因子测定:Ⅱ、Ⅴ、Ⅶ、Ⅸ、Ⅹ 等因子明显

减少。

（8）其他检查：肝炎病毒标志物包括甲、乙、丙、戊及其他病毒抗体的检查有助于病因的诊断。血氨、血浆氨基酸测定有助于肝性脑病诊断及处理。细菌学检查及鲎试验有利于确定感染的存在。电解质检查对监测患者病情极为重要。

四、诊　断

1. 临床诊断　肝衰竭的临床诊断需要依据病史、临床表现和辅助检查等综合分析而确定。

（1）急性肝衰竭：急性起病，2周内出现Ⅱ度及以上肝性脑病（按Ⅳ度分类法划分）并有以下表现者：①极度乏力，有明显厌食、腹胀、恶心、呕吐等严重消化道症状；②短期内黄疸进行性加深；③出血倾向明显，血浆凝血酶原活动度（PTA）≤40%（或INR≥1.5），且排除其他原因；④肝脏进行性缩小。

（2）亚急性肝衰竭：起病较急，2~26周出现以下表现者：①极度乏力，有明显的消化道症状；②黄疸迅速加深，血清总胆红素（TBil）大于正常值上限10倍或每日上升≥17.1μmol/L；③伴或不伴有肝性脑病；④出血倾向明显，PTA≤40%（或INR≥1.5）并排除其他原因者。

（3）慢加急性（亚急性）肝衰竭：在慢性肝病基础上，短期内发生急性或亚急性肝功能失代偿的临床症候群，表现为：①极度乏力，有明显的消化道症状；②黄疸迅速加深，血清TBil大于正常值上限10倍或每日上升≥17.1μmol/L；③出血倾向，PTA≤40%（或INR≥1.5），并排除其他原因者；④失代偿性腹水；⑤伴或不伴有肝性脑病。

2. 分期　根据临床表现的严重程度，亚急性肝衰竭和慢加急性（亚急性）肝衰竭可分为早期、中期和晚期。

（1）早期

1）有极度乏力，并有明显厌食、呕吐和腹胀等严重消化道症状。

2）黄疸进行性加深（血清TBil≥171μmol/L或每日上升≥17.1μmol/L）。

3）有出血倾向，30%<PTA≤40%，（或1.5<INR≤1.9）。

4）未出现肝性脑病或其他并发症。

（2）中期：在肝衰竭早期表现基础上，病情进一步发展，出现以下两条之一者：

1）出现Ⅱ度以下肝性脑病和（或）明显腹水、感染；

2）出血倾向明显（出血点或瘀斑），20%<PTA≤30%，（或1.9<INR≤2.6）。

（3）晚期：在肝衰竭中期表现基础上，病情进一步加重，有严重出血倾向（注射部位瘀斑等），PTA≤20%，（或INR≥2.6），并出现以下四条之一者：肝肾综合征、上消化道大出血、严重感染、Ⅱ度以上肝性脑病。

考虑到一旦发生肝衰竭治疗极其困难，病死率高，故对于出现以下肝衰竭前期临床特征的患者，须引起高度的重视，进行积极处理：

1）极度乏力，并有明显厌食、呕吐和腹胀等严重消化

道症状。

2）黄疸升高（TBil≥51μmol/L，但≤171μmol/L），且每日上升≥17.1μmol/L。

3）有出血倾向，40%<PTA≤50%或1.5<INR≤1.6。

五、肝功能衰竭的治疗

（一）一般治疗　目前肝衰竭的内科治疗尚缺乏特效药物和手段。原则上强调早期诊断、早期治疗，针对不同病因采取相应的病因治疗措施和综合治疗措施，并积极防治各种并发症。肝衰竭患者诊断明确后，应进行病情评估，必要时转ICU治疗。有条件者早期进行人工肝治疗，视病情进展情况进行肝移植前准备。

1. 支持治疗

（1）卧床休息，减少体力消耗，减轻肝脏负担。

（2）加强病情监测：建议完善PTA/INR，血氨及血生化的监测，动脉血乳酸，内毒素，嗜肝病毒标志物，铜蓝蛋白，自身免疫性肝病相关抗体检测，以及腹部B超（肝胆脾胰、腹水），胸部X线检查，心电图等相关检查。

（3）推荐肠道内营养，包括高碳水化合物、低脂、适量蛋白饮食，提供每公斤体质量35~40kcal总热量，肝性脑病患者需限制经肠道蛋白摄入，进食不足者，每日静脉补给足够的热量、液体和维生素。

（4）积极纠正低蛋白血症，补充白蛋白或新鲜血浆，并酌情补充凝血因子。

（5）密切血气监测，注意纠正水电解质及酸碱平衡紊乱，特别要注意纠正低钠、低氯、低镁、低钾血症。

（6）注意消毒隔离，加强口腔护理及肠道管理，预防医院感染发生。

2. 病因治疗　肝衰竭病因对指导治疗及判断预后具有重要价值，包含发病原因及诱因两类。对其尚不明确者应积极寻找病因以期达到正确处理的目的。

（1）病毒性肝炎：对病毒性肝炎肝衰竭的病因学治疗，目前主要针对HBV感染所致的患者。对HBV DNA阳性的肝衰竭患者，不论其检测出的HBV DNA滴度高低，建议立即使用核苷（酸）类药物抗病毒治疗，应注意晚期肝衰竭患者因残存肝细胞过少、再生能力严重受损，抗病毒治疗似难以改善肝衰竭的结局。在我国上市的核苷（酸）类药物中，拉米夫定、恩替卡韦、替比夫定、阿德福韦酯等均可有效降低HBV DNA水平，降低肝衰竭患者的病死率。其中前三种更加强效快速，而阿德福韦酯则较为慢速，但对于高病毒载量且过去有过核苷（酸）类药耐药者，阿德福韦酯则为不可或缺的药物。今后，随着替诺福韦的上市，将可增加一种良好选择。考虑到慢性HBV相关肝衰竭常为终生用药，应坚持足够的疗程，避免病情好转后过早停药导致复发；应注意后续治疗中病毒耐药变异，并作出及时处理。对免疫抑制剂所致HBV再激活者应以预防为主，放宽核苷（酸）类药物的适应证（HBV血清学标志物阳性即可）。

甲型、戊型病毒性肝炎引起的急性肝衰竭，目前尚未证明病毒特异性治疗有效。对确定或疑似疱疹病毒或水痘-带状疱疹病毒感染引发的急性肝衰竭患者，可使用阿

昔洛韦(5~10mg/kg,每 8 小时静滴)治疗,并应考虑进行肝移植。

（2）药物性肝损伤所致急性肝衰竭:应停用所有可疑的药物,追溯过去 6 个月服用的处方药、中草药、非处方药、膳食补充剂的详细信息(包括服用、数量和最后一次服用的时间)。尽可能确定非处方药的成分。已有研究证明,N-乙酰半胱氨酸(NAC)对药物性肝损伤所致急性肝衰竭有益。其中,确诊或疑似对乙酰氨基酚(APAP)过量引起的急性肝衰竭患者,如摄入 APAP 在 4 小时之内,在给予 NAC 之前应先口服活性肽。摄入大量 APAP 的患者,血清药物浓度或转氨酶升高提示即将或已经发生了肝损伤,应立即给予 NAC。怀疑 APAP 中毒的急性肝衰竭患者也可应用 NAC。必要时给予人工肝吸附治疗。对于非 APAP 引起的急性肝衰竭患者,应用 NAC 亦可改善结局。

（3）确诊或疑似毒蕈中毒的急性肝衰竭患者,可考虑应用青霉素 G 和水飞蓟素。

（4）妊娠急性脂肪肝/HELLP 综合征所导致的肝衰竭建议立即终止妊娠,如果终止妊娠后病情仍继续进展,须考虑人工肝和肝移植治疗。

（5）由于组织低灌注导致的急性肝衰竭应积极循环复苏,纠正休克,纠正组织缺氧从而尽快改善肝脏灌注,以改善肝脏功能。

3. 其他治疗

（1）肾上腺皮质激素在肝衰竭中的使用:目前对于肾上腺皮质激素在肝衰竭治疗中的应用尚存在不同意见。非病毒感染性肝衰竭,如自身免疫性肝炎是其适应证,可考虑使用泼尼松,40~60mg/d。其他原因所致肝衰竭前期或早期,若病情发展迅速且无严重感染、出血等并发症者,也可酌情使用。

（2）促肝细胞生长治疗:为减少肝细胞坏死,促进肝细胞再生,可酌情使用促肝细胞生长素和前列腺素 E1(PGE1)脂质体等药物,但疗效尚需进一步确定。

（3）微生态调节治疗:肝衰竭患者存在肠道微生态失衡,肠道益生菌减少,肠道有害菌增加,而应用肠道微生态制剂可改善肝衰竭患者预后。根据这一原理,可应用肠道微生态调节剂、乳果糖或拉克替醇,以减少肠道细菌易位或降低内毒素血症及肝性脑病的发生。

4. 防治并发症

（1）脑水肿:①有颅内压增高者,给予甘露醇 0.5~1.0g/kg;②袢利尿剂,一般选用呋塞米,可与渗透性脱水剂交替使用;③人工肝支持治疗;④不推荐肾上腺皮质激素用于控制颅内高压;⑤急性肝衰竭患者使用低温疗法可防止脑水肿,降低颅内压。

（2）肝性脑病:①去除诱因,如严重感染、出血及电解质紊乱等;②限制蛋白饮食;③应用乳果糖或拉克替醇,口服或高位灌肠,可酸化肠道,促进氨的排出,调节微生态,减少肠源性毒素吸收;④视患者的电解质和酸碱平衡情况酌情选用精氨酸、鸟氨酸-门冬氨酸等降氨药物;⑤对慢性肝衰竭或慢加急性肝衰竭患者可酌情使用支链氨基酸或支链氨基酸与精氨酸混合制剂以纠正氨基酸失衡;⑥对Ⅲ度以上的肝性脑病建议气管插管;⑦抽搐患者可酌

情使用半衰期短的苯妥英或苯二氮䓬类镇静药物,但不推荐预防用药;⑧人工肝支持治疗。

（3）合并细菌或真菌感染:①推荐常规进行血液和其他体液的病原学检测;②除了慢性肝衰竭时可酌情口服喹诺酮类作为肠道感染的预防以外,一般不推荐常规预防性使用抗菌药物;③一旦出现感染,应首先根据经验选择抗菌药物,并及时根据培养及药敏试验结果调整用药。使用强效或联合抗菌药物、激素等治疗时,应同时注意防治真菌二重感染。

（4）低钠血症及顽固性腹水:低钠血症是失代偿肝硬化的常见并发症,而低钠血症、顽固性腹水与急性肾损伤等并发症常见相互关联及连续发展。从源头上处理低钠血症是预防后续并发症的关键措施。水钠潴留所致稀释性低钠血症是其常见原因,而现有的利尿剂均导致血钠排出,且临床上传统的补钠方法不仅疗效不佳,反而易导致脑桥髓鞘溶解症。托伐普坦(tolvaptan)作为精氨酸加压素 V2 受体阻滞剂,可通过选择性阻断集合管主细胞 V2 受体,促进自由水的排泄,已成为治疗低钠血症及顽固性腹水的新途径。

（5）急性肾损伤及肝肾综合征:①保持有效循环血容量,低血压初始治疗建议静脉输注生理盐水;②顽固性低血容量性低血压患者可使用系统性血管活性药物,如特利加压素或去甲肾上腺素加白蛋白静脉输注,但在有颅内高压的严重脑病患者中应谨慎使用,以免因脑血流量增加而加重脑水肿;③保持平均动脉压≥75mmHg;④限制液体入量,24 小时总入量不超过尿量加 500~700ml;⑤人工肝支持治疗。

（6）出血:①推荐常规预防性使用 H₂ 受体阻滞剂或质子泵抑制剂。②对门静脉高压性出血患者,为降低门静脉压力,首选生长抑素类似物,也可使用垂体后叶素(或联合应用硝酸酯类药物);食管胃底静脉曲张所致出血者可用三腔二囊管压迫止血;或行内镜下硬化剂注射或套扎治疗止血;可行介入治疗,如 TIPS。③对显著凝血障碍患者,可给予新鲜血浆、凝血酶原复合物和纤维蛋白原等补充凝血因子,血小板显著减少者可输注血小板;对弥漫性血管内凝血(DIC)者可酌情给予小剂量低分子肝素或普通肝素,对有纤溶亢进证据者可应用氨甲环酸或止血芳酸等抗纤溶药物。④肝衰竭患者常合并维生素 K 缺乏,故推荐常规使用维生素 K(5~10mg)。

（7）肝肺综合征:PaO₂<80mmHg 时应给予氧疗,通过鼻导管或面罩给予低流量氧(2~4L/min),对于氧气需要量增加的患者,可行加压面罩给氧或者行气管插管后上同步呼吸机。

（二）人工肝支持治疗

1. 治疗机制和方法　人工肝支持系统是治疗肝衰竭有效的方法之一,其治疗机制是基于肝细胞的强大再生能力,通过一个体外的机械、理化和生物装置,清除各种有害物质,补充必需物质,改善内环境,暂时替代衰竭肝脏的部分功能,为肝细胞再生及肝功能恢复创造条件或等待机会进行肝移植。

人工肝支持系统分为非生物型、生物型和混合型三

种。非生物型人工肝已在临床广泛应用并被证明确有一定疗效。在临床实践中，血液净化常用方法有血浆置换（plasma exchange，PE）、血液/血浆灌流（hemoperfusion，HP或plasma perfusion，PP）、血液滤过（hemofiltration，HF）、血浆胆红素吸附（plasma bilirubin absorption，PBA）、连续性血液透析滤过（continuous hemodiafiltration，CHDF）等，我国学者创建了新一代个体化的非生物型人工肝支持系统：PE（血浆置换）、PEF（血浆置换联合持续血液滤过）、PED（血浆滤过透析 plasma diafiltration）、PEAF（血浆置换联合体外血浆吸附和血液滤过）。上述技术针对不同病因、不同病情、不同分期的肝衰竭患者均有较显著疗效，统称为李氏人工肝系统（Li's artificial liver system，Li-ALS）。临床上应根据患者的具体情况合理选择不同方法进行个体化治疗：在药物和毒物相关性的肝衰竭应用 PBA/PEF/PED/PEAF 治疗，在严重感染所致的肝衰竭应用 PEF 治疗，在病毒性肝炎肝衰竭早期应用 PE 治疗，在病毒性肝炎肝衰竭中期应用 PEF 或 PAEF 治疗，伴有脑水肿或肾衰竭时，可选用 PEF 或 PED 治疗；伴有水电解质紊乱时，可选用 PED 或 PEF 治疗，对伴有显著淤胆症状者可用 PBA。其他原因所致肝衰竭治疗亦可参照应用该系统进行治疗。应注意人工肝支持系统治疗操作的规范化。

生物型及混合生物型人工肝支持系统不仅具有解毒功能，而且还具备部分合成和代谢功能，是人工肝发展的方向。国内外生物型/混合型人工肝尚处于临床试验阶段，部分系统完成了Ⅱ/Ⅲ期临床试验并证明了其对部分肝衰竭患者的有效性。现在生物型/混合型人工肝研究的方向是确认其生物安全性，同时提高疗效，在此基础上扩大临床试验的规模进行验证。干细胞治疗肝衰竭是具有应用前景的研究方向，但其机制仍未阐明。虽然干细胞治疗在动物实验中获得了较好疗效，但在临床应用中尚缺乏足够的经验及证据。

2. 适应证

（1）各种原因引起的肝衰竭早、中期，INR 在 1.5～2.5 之间和血小板>$50×10^9$/L 的患者为宜；晚期肝衰竭患者亦可进行治疗，但并发症多见，治疗风险大，临床医生应评估风险及利益后作出治疗决定；未达到肝衰竭诊断标准，但有肝衰竭倾向者，亦可考虑早期干预。

（2）晚期肝衰竭肝移植术前等待供体、肝移植术后排异反应、移植肝无功能期的患者。

3. 相对禁忌证

（1）严重活动性出血或并发 DIC 者。

（2）对治疗过程中所用血制品或药品如血浆、肝素和鱼精蛋白等高度过敏者。

（3）循环功能衰竭者。

（4）心脑梗死非稳定期者。

（5）妊娠晚期。

4. 并发症　人工肝支持系统治疗的并发症有出血、凝血、低血压、继发感染、过敏反应、低血钙、失衡综合征等，需要在人工肝支持系统治疗前充分评估并预防并发症的发生，在人工肝支持系统治疗中和治疗后要严密观察并发症，随着人工肝技术的发展，并发症发生率将进一步

下降。

（三）肝移植　肝移植是治疗中晚期肝衰竭最有效的挽救性治疗手段。当前可用的预后评分系统有 MELD 等对终末期肝病的预测价值较高，但对急性肝衰竭意义有限，因此，不建议完全依赖这些模型选择肝移植候选人。

1. 适应证

（1）各种原因所致的中晚期肝衰竭，经积极内科综合治疗和（或）人工肝治疗疗效欠佳，不能通过上述方法好转或恢复者。

（2）各种类型的终末期肝硬化。

2. 禁忌证

（1）绝对禁忌证：①难以控制的感染，包括肺部感染、脓毒血症、腹腔感染、颅内感染、活动性结核病；②肝外合并难以根治的恶性肿瘤；③合并心、脑、肺、肾等重要脏器的器质性病变，需要基本生命支持，包括重度心功能不全、颅内出血、脑死亡、肾功能不全行肾脏替代治疗时间>1 个月；④获得性人类免疫缺陷综合征病毒（HIV）感染；⑤难以戒除的酗酒或吸毒；⑥难以控制的精神疾病。

（2）相对禁忌证：①年龄>65 岁；②合并心、脑、肺、肾等重要脏器功能性病变；③肝脏恶性肿瘤伴门静脉主干癌栓形成；④广泛门静脉血栓形成、门静脉海绵样变等导致无法找到合适的门静脉流入道者。

3. 移植肝再感染肝炎病毒的预防和治疗

（1）HBV 再感染：肝移植术后 HBV 再感染的预防方案是术前即开始使用核苷（酸）类药物；术中和术后长期应用高效价乙型肝炎免疫球蛋白，并联合核苷（酸）类药物长期治疗，包括拉米夫定、阿德福韦酯、恩替卡韦、替比夫定、替诺福韦酯等。近年发现对成功预防术后 HBV 再感染者可单用核苷（酸）类药物治疗，且部分患者通过接种乙型肝炎疫苗获得持久性抗体（抗-HBs）。

（2）HCV 再感染：目前对于 HCV 感染患者肝移植术后肝炎复发，建议肝移植术前开始进行 α-干扰素及利巴韦林联合抗病毒治疗，以降低术后再感染率，但相应的严重药物相关不良事件发生概率增高。术后是否需要进行抗病毒药物预防，尚无定论。小分子物质如蛋白酶抑制剂的上市（目前仅限于欧美等国）为其提供了新的选择，但仍待研究证实。

（周　翔）

主要参考文献

［1］中华医学会感染病学分会肝功能衰竭与人工肝学组，中华医学会肝病学分会重型肝病与人工肝学组. 肝衰竭诊疗指南. 中华肝脏病杂志，2013，21（3）：177-183.

［2］Bernal W，Lee WM，Wendon J，et al. Acute liver failure：A curable disease by 2024？J Hepatol，2015，62（1 Suppl）：S112-S120.

［3］Sugawara K，Nakayama N，Mochida S. Acute liver failure in Japan：definition，classification，and prediction of the outcome. J Gastroenterol，2012，47（8）：849-861.

［4］Singanayagam A，Bernal W. Update on acute liver failure. Curr Opin Crit Care,2015,21(2):134-141.

[5] Siddiqui MS, Stravitz RT. Intensive care unit manage-
ment of patients with liver failure. Clin Liver Dis,2014,
18(4):957-978.

[6] Willars C. Update in intensive care medicine:acute liver
failure. Initial management,supportive treatment and who
to transplant. Curr Opin Crit Care, 2014, 20(2):202-
209.

[7] Polson J,Lee WM. American Association for the Study of
Liver Disease. AASLD position Paper: The Management
of Acute Liver Failure. Hepatology,2005,41:1179.

[8] Plevris JN, Schina M, Hayes PC. Review article: the
management of acute liver failure. Aliment Pharmacol
Ther,1998,12:405-418.

[9] Lee WM. Medical Progress:Acute liver failure. N Engl J
Med,1993,329:1862-1872.

[10] O'Grady JG,Schalm SW,Williams R. Acute liver fail-
ure:Redefining the syndrome. Lancet, 1993, 342:273-
275.

[11] Shami VM, Caldwell SH, Hespenheide EE, et al. Re-
combinant activated factor VII for coagulopathy in fulmi-
nant hepatic failure compared with conventional thera-
py. Liver Transpl,2003,9:138.

[12] Rosenau J, Bahr MJ, Tillmann HL, et al. Lamivudine
and low dose hepatitis B immune globulin for prophy-
laxis of hepatitis B reinfection after liver transplantation
possible role of mutations in the YMDD motif prior to
transplantation as a risk factor for reinfection. J Hepa-
tol,2001,34:895.

[13] Ichida T. Artificial liver support system for fulminant
hepatic failure asbridge use to living donor liver trans-
plantation. Intern Med,2003,42:920.

[14] Solanki P,Chawla A,Grag R,et al. Beneficial effects of
Telipressin in hepatorenal syndrome: A prospective,
randomized placebo2cont rolled clinical trial. J Gast ro-
enterol Hepatol,2003,18:152.

[15] van de Kerkhove MP, Hoekstra R, Chamuleau RA, et
al. Clinical application of bioartificial liver support sys-
tems. Ann Surg,2004,240:216.

[16] Li LJ,Du WB,Zhang YM,et al. Evaluation of a bioarti-
ficial liver based on a nonwoven fabric bioreactor with
porcine hepatocytes in pigs. J Hepatol, 2006,44:317-
324.

[17] Diehl AM. Acute and chronic liver failure and hepati-
cencephalopaphy//Goldman L, Bennett JC. Cecil text-
book of medicine. Philadelphia: Saunders, 2000: 813-
816.

第 65 章

原位肝移植围术期管理

肝脏移植作为大器官移植之一，由于肝脏功能复杂，手术难度大，学科涉及面广，围术期管理困难等原因，是反映医学水平的重要标志。原位肝移植（orthotopic liver transplantation，OLT）作为目前肝移植的常规术式，其特点主要表现为受体多为终末期肝病患者，术前一般情况差，并发症多；手术风险大，技术复杂，术中出血量多且手术时间长；术后各种并发症发生率高。因此，肝移植的围术期管理是影响移植术后生存率的关键环节之一。

随着肝移植技术的日益完善、麻醉水平的提高、新型免疫抑制剂的发现，肝移植的数量突飞猛进，器官短缺已成为制约器官移植发展的主要问题。为了增加器官来源，许多移植中心主张采用"边缘供体"以扩大供肝池。边缘供肝主要包括脂肪肝、老年供肝和心脏死亡供体（donation after cardiac death，DCD）供肝。从20世纪80年代末90年代初开始，DCD供体受到移植界的广泛关注。DCD来源的器官将是今后我国器官移植的重要来源。与脑死亡供体捐献（donation after brain death，DBD）相比，DCD供者在心脏停搏，器官开始冷灌注前，组织经历了缺血缺氧的过程，不可避免地加重了缺血再灌注损伤从而增加原发移植物无功能、早期移植物无功能、严重的胆管损伤等并发症的发生率。因此对供体器官功能及时、准确的评估和维护，解决好供体热缺血损伤是器官移植可持续发展的重要环节。

本章将重点讨论DCD供肝质量的评估与维护及移植受体围术期肝功能的有效评估及各系统常见并发症的处理，以帮助了解此类移植患者围术期的全面管理。

第一节 原位肝移植术前管理

一、肝移植受体术前评估

肝移植受体的评估体系和手术时机选择仍是临床肝移植的一个难题，其直接影响肝移植手术的疗效和器官分配的公平、公正。

近年来，随着我国《人体器官移植条例》等移植相关法律、法规和器官捐献与分配系统及监管体系的不断完善，我国建立了中国人体器官分配与共享计算机系统（China Organ Transplant Response System，COTRS）来执行国家的人体器官分配与共享政策，以保证捐献器官的有效

获取及合理、公平、及时的分配。终末期肝病模型（model for end-stage liver disease，MELD）评分，一个评估终末期肝病患者肝功能储备情况的评分体系，于2002年开始被美国器官资源共享网络（United Network for Organ Sharing，UNOS）用于评估等待肝移植患者的病情严重程度及供肝分配的主要指标，其后逐渐被多个国家广泛应用。我国现有的COTRS亦遵循同样的原则对肝移植等待者进行排队和供肝分配，其根据患者血清胆红素水平、血清肌酐水平、凝血酶原时间国际标准化比值（international normalized ratio，INR）和肝病原发病因进行综合评分，可客观而量化地反映肝、肾功能状态。能有效预测终末期肝病患者的短期预后，并用来指导供肝的分配。

在肝移植围术期有很多因素可直接影响肝移植的疗效，如术前APACHE（急性生理学与既往健康状况）Ⅳ评分结果、血清肌酐水平、术前是否存在感染灶、严重肺动脉高压等都是肝移植受体的术前高危因素，提示肝移植预后。合理选择受体和手术时机，加强围术期处理，尽可能纠正术前患者全身状况，是提高肝移植手术成功的关键。

1. DCD供肝质量评估及维护 2011年4月卫生部发布了我国心脏死亡器官捐献分类标准：中国一类（C-Ⅰ）：即国际标准化脑死亡器官捐献；中国二类（C-Ⅱ）：国际标准化心死亡器官捐献，即包括Maastricht标准分类中的M-Ⅰ～M-Ⅳ类。以人的心脏停止跳动（心脏停搏）为判断死亡的标准。中国三类（C-Ⅲ）：中国过渡时期脑-心双死亡标准器官捐献（donation after brain death plus cardiac death，DBCD）。

近年来，DCD在我国已发展成为移植器官来源的重要组成部分。中华医学会器官移植学分会、中华医学会外科学分会移植学组和中国医师协会器官移植医师分会联合制定了《中国心脏死亡捐献器官评估与应用专家共识（2014版）》，以规范DCD器官的评估与保护，推动其在临床上更规范、有效、安全地应用。

DCD供体的最大缺陷是心脏停搏对移植器官造成的缺血再灌注损伤，可造成细胞的能量代谢障碍、细胞和及其细胞器的功能出现紊乱，对于移植物功能恢复和受者预后有很大影响。因此器官功能的评估和维护是实施DCD的重要环节。

DCD供体器官评估项目包括供体年龄、原发疾病、必要检查结果以及器官缺血时间等，关系到器官能否被合理

应用。DCD 供体通常存在神经和体液调节失常,表现为患者血流动力学不稳定、全身器官组织灌注不足及水、电解质和酸碱失衡,从而使全身器官的结构和功能受到不同程度的影响。常规维护措施包括:改善组织供氧;纠正内环境紊乱;控制感染;维护器官功能等。

缺血时间对 DCD 供肝质量及相应受体的预后具有重要影响。因此如何最大限度减少缺血对器官造成的各种损伤是保证供肝质量及预后的关键因素。近年来的研究热点是体外膜肺氧合 (extracorporeal membrane oxygenation, ECMO) 技术对 DCD 供体器官保护以及机械灌注 (machine perfusion, MP) 保护离体器官的作用。ECMO 作为一项持续体外生命支持新技术,可在心死亡后即刻提供稳定的自体血流灌注以及保证机体的氧供,能够有效缩短器官的热缺血时间,并能修复已受热缺血损伤的器官功能,进而改善移植物质量。

严格把握供者捐献条件、加强器官评估、缩短热缺血时间和冷缺血时间,是保障供肝质量的重要因素。

二、肝移植受体术前常见并发症的处理

需要接受肝移植的患者多为终末期肝病,即各种原因导致肝功能极度减退甚至衰竭的一种病理状态。其并发症复杂多样,主要包括门脉高压和上消化道出血、凝血功能障碍、感染、腹水、肝性脑病、肝肾综合征、肝肺综合征和代谢紊乱等,最终导致多脏器功能衰竭,是导致移植术前死亡最直接和最重要的因素。因此及时高效的预防和治疗并发症不仅决定了患者能否安全地度过等待期,更是降低患者死亡率提高患者生存质量的关键。

1. 出血　出血是终末期肝病最重要和常见并发症之一。尤其以消化道出血多见,发病率高。若未能及时控制,可导致肝性脑病、肝肾综合征,全身炎症反应综合征及电解质紊乱等其他并发症的发生,形成恶性循环。

发生消化道出血时应注意凝血因子的补充及止血药物的应用。《肝衰竭诊治指南》推荐使用 H_2 受体阻滞剂 (H_2RA) 或质子泵抑制剂 (proton pump inhibitors, PPIs) 作为预防消化道出血的常规用药。

门静脉高压症引起的上消化道出血是等待肝移植患者最主要的并发症之一。最常见和严重的出血部位是食管胃底处的曲张静脉。为降低门静脉压力,首选生长抑素类似物,也可使用血管加压素(或联合应用硝酸酯类药物)。

发生曲张静脉破裂出血时,应首先给予及时的抢救措施,恢复血容量,纠正凝血紊乱,并进行相应的药物治疗。可使用 β 受体阻滞剂降低门静脉压力。待生命体征基本稳定后,尽早给予内镜检查,可行硬化剂注射、套扎术和内镜下组织胶注射止血术,有助于明确诊断和止血。随后的处理应当根据之前的治疗效果来判断,药物或内镜治疗效果欠佳或无效时,可用三腔二囊管压迫止血,经颈静脉肝内门-体分流术 (transjugular intrahepatic portosystemic shunt, TIPS) 或外科分流术对于持续性或反复性出血具有明确疗效。

2. 肝性脑病 (hepatic encephalopathy, HE)　肝性脑病是肝衰竭最常见并发症,是反映病情严重程度的重要指标,也是肝衰竭死亡的重要原因。因此,在肝脏移植术前积极预防和治疗肝性脑病至关重要。目前,肝性脑病以综合治疗为主。主要包括基础疾病的治疗、诱因治疗(祛除诱因,维持水、电解质和酸碱平衡)、降血氨治疗、纠正氨基酸比例失衡、抑制肠道有毒物质的产生和吸收、控制并发症包括消化道出血、感染、肝肾综合征等方面的治疗。如发生脑水肿,治疗时应早期给予高渗性脱水药物,以提高渗透压,减轻脑间质水肿,有效降低颅内压是治疗的关键。符合人工肝支持治疗的适应证时应及时使用。

3. 感染　终末期肝病患者术前合并感染虽不是肝移植的绝对禁忌证,但它严重影响了肝移植的疗效,甚至增加移植后患者的死亡率。由于肝移植受者术后长期服用免疫抑制剂,免疫功能降低,抗感染能力受到一定制约。因此,控制好肝移植术前的感染至关重要。

终末期肝病患者始终面临感染细菌、真菌甚至脓毒症的风险,其容易继发感染的原因包括肝脏清除有害物质能力下降,肠道菌群失调,机体免疫力下降等。常见的感染部位有腹腔与肺部,即腹腔感染与肺炎,此外还有尿路、胆道、肠道、血液感染等。

处理措施主要包括:①加强监测:定期行影像学检查,痰、血、尿进行细菌和真菌培养等,密切监测感染的发生;②控制院内继发感染;③及时发现和正确处理自发性细菌性腹膜炎 (spontaneous bacterial peritonitis, SBP):一旦确诊或疑诊 SBP,应立即开始经验性抗菌治疗,最初的抗菌治疗应覆盖肠杆菌科的革兰阴性需氧菌和非肠球菌的链球菌,其后可根据培养及药敏试验结果调整用药。此外,抗菌药物必须遵循"早期、足量、联合、广谱、避免肝肾毒性"的原则。用强效或联合抗菌药物、激素等治疗时,应同时注意防治真菌二重感染。

4. 钠血症和顽固性腹水　目前认为水钠潴留是腹水形成的关键因素之一。低钠血症是失代偿肝硬化的常见并发症,而低钠血症、顽固性腹水与急性肾损伤等并发症常常相互关联并连续发展。从源头上处理低钠血症是预防后续并发症的关键措施。美国肝病学会实践指南依据大量的随机对照临床试验资料,推荐限制钠盐摄入、应用利尿剂作为肝硬化腹水患者的一线治疗方案。顽固性腹水的常规治疗为应用利尿剂、补充人血白蛋白、控制钠盐摄入,必要时采用大量穿刺放液和 TIPS 等控制腹水。腹水的发展同时也成为细菌感染的高危因素,导致了 SBP。腹水并发的 SBP 治疗原则同上,应积极控制感染,尽快消除腹水和改善肝功能。

5. 肝肾综合征 (hepatorenal syndrome, HRS)　肝肾综合征是终末期肝病患者发生的一种功能性肾衰竭形式,是重症肝病患者常见的严重并发症之一,发生率高达80%。一旦并发 HRS,则病情发展迅速,生存率极低,是导致重症肝病患者死亡的最常见的原因之一。

该病常继发于应用利尿剂、止血药物、胃肠道出血、感染、电解质紊乱、大量放腹水、剧烈呕吐、严重腹泻之后。HRS 病情顽固、预后凶险。主要治疗原则在于改善肝功

能、祛除诱因、扩张血容量、改善肾脏血液供应等方面。2010 年欧洲肝脏研究学会制定的《肝硬化腹水、自发性细菌性腹膜炎及肝肾综合征诊疗指南》指出,特利加压素联合人血白蛋白是治疗 I 型 HRS 的一线药物。其他药物治疗措施包括去甲肾上腺素、米多君及奥曲肽与白蛋白的联合等。

迄今为止,肝移植或肝肾联合移植是彻底治愈 HRS 的唯一方法。肝衰竭伴 HRS 患者未能及时行肝移植术,则病程短,病死率极高,预后极差。

肝衰竭合并 HRS 患者常存在明显的凝血功能障碍、内环境紊乱和代谢产物堆积。连续肾脏替代治疗(continuous renal replacement therapy,CRRT)和分子吸附再循环系统(molecular adsorbent recirculating system,MARS)治疗可以暂时改善肾功能,在一定程度上缓解等待肝移植患者的病情。但无论是 CRRT 还是 MARS,与血管收缩剂联合白蛋白作用相同,都只是作为肝移植的一种过渡性支持治疗。

6. 肝肺综合征(hepatopulmonary syndrome,HPS)和门脉性肺动脉高压(portopulmonary hypertension,PPH) 肝肺综合征是肝病和(或)门静脉高压症进展的基础上出现肺血管扩张、低氧血症,临床上以进行性呼吸困难和低氧血症为主要表现。肝功能障碍、低氧血症、肺内血管过度扩张是肝肺综合征的三联征。肝肺综合征在肝移植受者中发生率为 10% ~ 20%。治疗原发病、氧疗、血管扩张因子拮抗剂和动脉栓塞是目前主要处理方法,为患者进行肝移植赢得时间。约 85% 患者移植后低氧血症会得到明显改善。

门脉性肺动脉高压是在门静脉高压基础上出现以肺动脉压升高,肺血管阻力增加而肺毛细血管楔压正常为特点的疾病,较肝肺综合征相对少见,既往多不受重视,早期发现率低,容易漏诊,治疗相对困难,确诊后未经治疗的患者平均生存期 15 个月,预后较差。因此,有必要进一步提高对门脉性肺动脉高压的认识。目前静脉应用血管扩张剂是治疗该病的主要方法,持续静脉应用前列环素类似物是目前治疗门脉性肺动脉高压的常用方法,可延缓病情进展。原位肝移植是目前唯一有效的治疗方法,可明显降低患者肺动脉收缩压,移植术后 5 年生存率为 56%。

7. 代谢紊乱 代谢紊乱如低血糖、电解质紊乱、酸碱平衡失调等,住院过程中应仔细观察,因为患者有肝性脑病时以上症状可能不明显或被掩盖。营养支持也很重要,建议早期使用肠内营养。如果禁忌使用肠内营养时可采取静脉营养,但后者可增加感染发生率(特别是真菌)。不应该过于严格限制蛋白质摄入量,静脉使用氨基酸应以支链氨基酸为主,应重视维持终末期肝病患者的代谢平衡,全面衡量营养状态,定时监测血糖、钾、镁和磷等水平,并随时予以纠正。

8. 凝血紊乱 终末期肝病患者在肝移植术前凝血功能的主要特点是低凝状态,凝血酶原时间(prothrombin time,PT)、活化部分凝血活酶时间(activated partial thromboplastin time,APTT)、凝血酶时间(thrombin time,TT)延长。晚期肝硬化的患者还存在着不同程度的纤溶亢进及血小板数量减少。术前应酌情补充凝血因子,如新鲜冰冻

血浆、血小板、凝血酶原复合物、纤维蛋白原等。但术前对凝血功能的纠正不宜过早和过强,因为凝血因子的半衰期都较短,在 4 ~ 144 小时,多在 4 ~ 24 小时,此时由于肝脏功能严重衰竭,即使给予大剂量的外源性凝血物质也只能在很短时间内使凝血状态略有好转,因此如无出血情况,不提倡过早补充凝血因子。

9. 肝移植手术方式和技术的改进 随着肝脏移植手术技术的日益成熟,在肝脏移植术式方面,围绕着增加手术安全性、拓宽受体适应证以及拓展供肝来源等三个方面,肝脏移植的术式不断演进、日益完善与合理。

目前各大移植中心主要开展的移植术式称为常规术式,包括经典原位肝移植、背驮式肝移植。背驮式肝移植在手术时间、热缺血时间、输血量和术后并发症等方面具有独特的优势,发展迅速,已成为目前最常用的术式之一。随着肝脏移植技术的成熟,肝肾、肝心、肝肠等多器官联合移植及以肝为主的腹腔多器官簇移植也逐渐得以开展。移植学家们为肝源的有效利用及新肝源的开拓也尝试开展了多种新移植术式:劈离式肝移植能够实现将一个供肝分配给两个人使用;而活体肝移植、自体肝移植、多米诺移植则扩大了供肝来源;肝细胞移植因基础性问题尚未解决;异种肝移植则因术后免疫排斥未有效控制,尚处于研究阶段,但为进一步扩大肝源的提供了新途径。随着术式的改进,手术技术难度过大导致术后并发症增多,肝移植围术期的管理愈显重要。

(蔡常洁 管向东)

第二节 原位肝移植术后管理

与 DBD 供者相比,DCD 供者在心脏停搏,器官开始冷灌注前,组织经历了缺血缺氧的过程,虽然随着 DCD 肝移植的手术技术及相关辅助技术的不断提高,其临床效果不断改善,但总体仍不如 DBD 肝移植。DCD 供肝移植后移植肝原发性无功能、胆道并发症及血管并发症的发生率均较 DBD 供肝移植后高。因此加强对肝移植患者术后的各系统功能监测和管理,显得至关重要。

一、移植肝功能的监测与管理

移植肝功能的监测包括动态监测移植肝功能恢复情况、移植肝血流和排斥反应。同时供肝植入时的灌注情况、植入后的胆汁分泌量和性状、受体血流动力学是否稳定等因素均是判断移植肝功能的有效指标。评价移植肝功能需综合实验室检查、影像学检查和肝穿刺活检结果,并进行动态观察。

丙氨酸氨基转移酶(ALT)和天冬氨酸氨基转移酶(AST)是目前临床应用最广的实验室监测肝功能指标之一。转氨酶升高反映肝细胞受损,其增高程度与受损伤程度大致平行。移植术后转氨酶均有不同程度的升高,轻者无需治疗,1 ~ 2 周可逐渐恢复正常,严重者可持续数周,可予护肝药物治疗帮助恢复。应注意在严重肝细胞坏死时,可出现"胆酶分离"现象。转氨酶升高可见于血管并发症,也可出现在较严重的急性排斥反应、胆道并发症、感

染和药物性肝损伤等多种情况。血清碱性磷酸酶（ALP）与胆红素升高呈现一定平行关系，多在排斥反应及胆道并发症中出现。γ-谷氨酰转移酶（GGT）与 ALP 的变化多数情况一致，发生排斥反应时敏感性高于 ALP，但其特异性低。血清总胆红素、总胆汁酸的升高也预示某些并发症的存在。白蛋白和前蛋白水平是反应移植肝蛋白质合成功能的灵敏指标。胆碱酯酶（CHE）可用于评价移植肝缺血再灌注及保存性损伤程度，也是术后新肝细胞合成功能的敏感指标。凝血因子水平也可有效反映移植肝合成功能。

肝移植术后常用的影像学检查方法包括多普勒超声、超声造影、X 线、CT、MRI 和 DSA 等。其中肝脏对超声有较高敏感性，且超声检查本身也以无创性和可重复性特点而成为肝移植术后首选的检查。二维超声主要用于肝实质及大血管吻合情况的评价，彩色多普勒超声主要是检查血流动力学及监测术后血管并发症的发生。其可对门静脉、肝动脉和下腔静脉狭窄或血栓形成作出明确诊断。当超声检查结果不确定时，可以进一步通过 CT、MRI 和 DSA 等明确诊断。

肝移植术后的经皮移植肝穿刺活检是一项常规且十分重要的监测手段。在明确病因、判断预后和指导治疗等方面的作用不可替代。

通常情况下，肝功能在 48～72 小时内迅速改善至接近正常水平。理想的情况是血流再通后数分钟肝功能恢复。典型且易于判断新肝功能是否恢复的指标包括：患者神志清醒、血乳酸水平趋于正常、各项肝功能指标趋于正常、代谢性酸中毒（如果存在）纠正、凝血功能稳定和改善、体循环阻力稳定或逐步升高。目前肝移植术规均不留置 T 管，如有，则 24～48 小时内有深金黄色胆汁分泌、通常伴有肾功能的逐渐改善。肝移植术后的移植肝初始功能不良仍是患者需进行再次移植甚至死亡的重要原因之一。因此，应加强对术后早期肝功能的监测。

移植肝无活力的判断：早期出现肝功能衰竭表现，胆汁呈水样、减少或消失，钾离子增高，代谢性酸中毒，高乳酸血症，急性低血糖，凝血机制障碍，弥散性血管内凝血（disseminated or diffuse intravascular coagulation, DIC）；如为急性排斥则表现为发热、食欲不振、腹部钝痛、有精神症状、腹水、肝功能异常、血胆红素升高、凝血机制障碍，必要时行肝活检；多普勒超声检查确认肝血流状态，如有异常应行肝动脉造影、经 T 管胆管造影和腹部 CT 检查来确诊。

移植肝无活力的常见原因为原发性移植肝无功能多系缺血损伤、肝脏感染（细胞或病毒）或药物损害等多因素所致；技术因素如术后出血、血管吻合口栓塞、肝动脉血栓形成或胆道梗阻等以及排斥反应均可导致移植肝无活力。

手术后早期凝血功能障碍合并血清转氨酶的持续升高提示移植肝功能恢复不良。因此，凝血功能的监测将很好地反映移植肝功能。术后需立即检测的凝血指标包括 PT、APTT、INR、血小板、全血细胞计数、纤维蛋白降解产物及 D-二聚体。临床应根据这些检查结果评估凝血功能及出血情况，以指导采用纠正凝血功能的手段。努力目标通常是出血情况停止或逐渐改善，PT<20 秒，血小板计数>

50 000/mm^3，而并非完全纠正到正常水平。值得注意的是，应避免经验性使用新鲜冰冻血浆、血小板、冷沉淀及抗凝药物，以减少供肝血管栓塞的风险及影响通过凝血功能对肝功能的判断。新鲜冰冻血浆用于 PT>20 秒的活动性出血和腹腔引流出大量液体时。在纤维蛋白原缺少的情况下可使用冷沉淀。此外，大量输血时还应注意钙的补充，保持血钙水平正常。如凝血机制缺陷经多方面处理仍不能纠正，通常是移植肝功能不好的征象，应进行必要的检查明确诊断。

术后早期全身凝血功能开始逐渐恢复，但吻合口局部往往存在多种高凝的危险因素，手术后 2 周内是肝动脉内血栓形成的高危期，肝动脉血栓形成与大量凝血药物和血制品的输入有一定关系，因此应避免滥用凝血药及血制品，并防止过多输血，务必保证红细胞比容等指标在适当的范围内，以免增加血液黏滞度而诱发血栓形成。此外，在术后 2 周内可以使用改善微循环的药物，如可选择性使用前列腺素 E1、低分子右旋糖酐等药物。

二、呼吸功能的监测与管理

呼吸功能是影响肝移植术后恢复的重要因素，因为肝移植术后脱机拔管延迟和肺部感染是导致 ICU 住院时间延长和影响围术期生存率的主要原因。临床应根据受者呼吸状态和动脉血气分析来调整呼吸机各项参数，争取尽早脱机拔管，其评价指标包括呼吸力学指标、氧合指标，并参考受者全身状态。

术后早期呼吸机辅助呼吸的持续时间视患者呼吸能力而定，一般手术后 12～36 小时内停机拔除气管插管。有人认为 OLT 术后即刻拔管较安全，并减少经济负担。但对术中失血量多（>3000～5000ml）、术前已存在呼吸功能不全、术后供肝功能衰竭者应延长辅助呼吸时间。对不能达到脱机拔管要求的受者，应每天评价其机械通气的原因和时间，可以通过改善呼吸机治疗技巧降低相关肺损伤和肺炎发生率，但仍应积极争取尽早脱机拔管。拔管后可行间断辅助的无创持续正压通气来避免再次插管。

达到以下条件，可考虑拔管：①患者神志清醒；②咳嗽有力，咳嗽反射良好；③呼吸道分泌物少，易咳出；④血流动力学稳定；⑤自主呼吸恢复<30 次/分；吸氧浓度≤40%，PaO$_2$≥60mmHg。一旦停机拔管，即开始胸部理疗，包括鼓励患者咳嗽、深呼吸和进行呼吸功能锻炼。如患者出现呼吸功能短时间内不能改善而使呼吸机暂不宜撤离的情况，应加强气管导管护理。由于患者处于免疫抑制状态，尽可能避免气管切开。

肝硬化肝移植受者若合并肝肺综合征，其预后差。60%～90% 受者肝移植后症状缓解，但仍需吸氧治疗。机械通气虽非根本治疗措施，但能在一定程度上改善。儿童患者呼吸系统相对特殊。对于术前无肺部疾病，且移植后肝功能良好的儿童受者麻醉清醒后即可脱机拔管。

肝肾功能不全和全身感染可能是呼吸功能障碍的潜在原因，而长时间机械通气本身即构成肺部感染的危险因素。肺部并发症的处理首先应着手于处理病因，效果多取决于移植肝的恢复情况。营养支持也非常重要。血和肺分泌物细菌培养对选用抗生素非常重要。早期应用广谱抗生素是必要的，而后根据药敏结果指导用药。应稀释和清除痰液，必要时用支气管镜检查和吸痰，肺水肿往往与肾衰竭及大量输液有关。通过严密的输液管理可将这类危险降至最低水平。肝移植受者并发肺动脉高压者占2%~4%，治疗目的是提高心输出量，减少肺血管张力，降低平均肺动脉压。多应用标准的血管扩张药，如硝普钠或钙通道阻滞剂无效，依前列醇快速或持续静脉输注对部分患者有效。

三、血流动力学的监测与液体管理

血流动力学的动态监测是肝移植术后ICU监护的关键环节。中心静脉通路是必须的，常规还保留有创动脉压监测及Swan-Ganz导管监测。近年来，随着技术和理论的进步，出现了一些新的无创或微创测定心排血量的方法。其中以食管超声技术、脉搏指示连续心排血量（pulse indicator continous cardiac output，PiCCO）监测技术、无创心排血量（non-invasive cardiac output，NICO）监测技术、脉搏法心排量测定及胸腔阻抗法血流动力学监测技术等最具代表性。

监测心率（HR）、中心静脉压力（CVP）、平均动脉压（MAP）、中心静脉血氧饱和度（$ScvO_2$）、心脏指数（CI）、心排血量（CO）、每搏输出量变异度（SVV）、肺动脉嵌顿压（PAWP）、体循环阻力指数（SVRI）、肺循环阻力（PVRI）、氧输送等指标能反映血流动力学及氧动力学变化，对了解心功能、心脏前后负荷变化和容量状态、全身氧代谢及组织灌注情况意义较大，对术后多器官衰竭发生率的评估也具有特别重要的意义。

肝移植术后早期体循环阻力偏低，少数受者需要应用血管活性药物维持血压。此后，随着组织间液回流入体循环，若受者心、肾功能不能代偿，则可能出现中心静脉压持续升高、电解质紊乱、血管活性药物、心肌缺血和心功能不全都可能引发心律失常。窦性心动过速治疗上主要是祛除诱因，必要时可以适当辅以镇静剂、β受体阻滞剂或胺碘酮等药物治疗。

肺动脉高压受者容易发生右心功能衰竭和猝死，术后移植肝功能的恢复也会受到不同程度的影响。可应用依前列醇和前列腺素来提高肺动脉高压受者肝移植的预后，应维持肺动脉压<35mmHg，且严格限制液体入量。

大部分肝移植受者有慢性肝硬化，其循环动力学变化特征是高排低阻，同时有门脉高压，加上存在一定程度的低白蛋白血症，血浆胶体渗透压降低，使得组织间液增多。另外，肝功能不全时，醛固酮和抗利尿激素的代谢降解作用降低，使两者在体内积存，引起水钠潴留。肝移植受者经受大创伤手术后，会出现全身毛细血管渗漏综合征（systemic capillary leak syndrome，SCLS），导致毛细血管通透性增加，使组织间液量增多，引起第三间隙效应或液体扣押。以及移植术中为了维持有效循环血容量而输入大量液体等诸多因素，决定了移植受者普遍存在严重的液体潴留。肝移植术24~48小时后，随着手术应激的减轻，第三间隙的液体逐渐回流至血管内，而术后早期较大剂量的

激素亦会加重水钠潴留。这种高血容量状态可能导致移植肝充血甚至肺水肿等并发症，影响愈后。因此，肝移植术后早期的液体管理策略应是在患者情况允许的前提下尽可能限制输液量，同时配合适当的利尿措施，纠正容量负荷，适当浓缩稀释的血液。应依据各项监测指标包括心率、血压、中心静脉压、血红蛋白、及每小时尿量等综合判断，准确记录出入量。根据容量监测，维持体循环的血流动力学稳定，血氧饱和度与氧分压在正常范围，器官灌注正常，无明显代谢产物蓄积。在此基础上尽量通过限制补液和利尿的方式达到负平衡。但也要同时注意，腹腔出血是术后48小时内低血压的常见原因，应密切观察腹腔引流管的引流量及管道的通畅与否，以防止腹腔内积血，且应注意有无消化道出血的症状和体征。

在肝移植围术期的液体治疗方面，有研究表明，术中大量输血可使术后并发症的发生率及病死率显著增高。因此目前提出尽量减少血制品的输注。但在适当时机选用合适的血制品还是有利于术中和术后病情稳定。适当应用晶体液是必要的，它有利于电解质的平衡，避免内环境的紊乱以及营养的支持，而且不影响凝血功能，维护肾功能。但大量使用等渗晶体溶液会加重肝移植患者原有的水钠潴留和组织水肿。高渗盐水虽有较好的扩容效果，但应慎重使用。目前主张主要使用胶体液来纠正患者低血容量状态。胶体溶液则包括白蛋白和人工胶体。为改善微循环灌注，建议在术后6小时开始补充胶体，持续治疗2~3天。

四、肾功能的监测与管理

肝移植术后常并发肾功能不全，尤其在黄疸患者更易出现。临床上表现为血清肌酐及血尿素氮水平升高，也可表现为少尿或者无尿。70%~90%的受者术后近期可出现一过性少尿和血肌酐水平升高，这种少尿常为自限性的，一般只需对症治疗，血肌酐水平多在3~5天内恢复正常。少数则表现为急性肾衰竭。其发生与术前原有的肾脏疾病、低血容量、出血、低血压、感染、药物损害和术前的肝肾综合征等有关。

移植术后应补充晶体和胶体，以纠正低血容量，并通过减少环孢素（CsA）和他克莫司（TAC）用量降低其血药浓度，通常可以逆转药物引起的肾血管收缩。术后出现急性肾衰竭需尽早行肾脏替代治疗。对于少尿的受者应在明确的血流动力学参数指导下补充液体量。若少尿无改善，可使用袢利尿剂呋塞米或依他尼酸静推。联合使用呋塞米和小剂量多巴胺常能有效增加尿量，改善肾功能。必要时采用连续肾脏替代治疗来保持液体、电解质和酸碱平衡。治疗过程中应避免液体过负荷，避免心功能衰竭、肺水肿、脑水肿的发生。

术前合并有肝肾综合征的肝移植受者术后死亡率较一般患者明显升高。根据国际腹水协会（International Ascites Club，IAC）1996年有关肝肾综合征的诊断和分型标准，对Ⅰ型患者行肝肾联合移植，对Ⅱ型患者围术期使用血管加压素类似物——特利加压素，该药可选择性地收缩内脏血管，增加体循环阻力，而不收缩肾脏血管，同时降低

肾素-血管紧张素-醛固酮系统的活性,显著增加肾脏灌注和肾小球滤过率。部分患者需术中及术后早期进行连续性肾脏替代治疗。

五、感染的预防与控制

随着有效免疫抑制剂的应用以及外科技术的进步,肝移植患者和移植物生存率均获得显著提高。感染已成为术后最常见的并发症和肝移植后受者死亡的主要原因之一。了解肝移植术后感染的特点,有利于早期诊断和治疗。

肝移植受者术前全身状况往往较差,术中组织失活、出血等,术后机体皮肤、黏膜屏障遭受损害,如静脉穿刺、气管插管、导尿管、腹腔引流管等途径均可引起感染,术后多伴低蛋白血症,肠黏膜屏障受损,加上免疫抑制剂的使用,使感染机会大大增加。

术后下列措施将减少感染的机会:迅速稳定机体内环境;各种导管和管道,尤其是那些多余的或可有可无的导管和管道应尽快逐步撤除;严格的无菌操作规程及护理;患者与其他患者隔离;术前肠道净化;抗微生物药物(抗细菌、病毒、真菌)的合理使用。必须严格执行这些措施,因为在免疫抑制状态下,患者一旦发生感染,较难控制。免疫抑制剂的应用使移植术后感染的临床表现变得十分不典型,约 40% 的肝脏移植受者感染时没有发热、白细胞升高等反应。临床可结合特异性标志物检测,提高感染的早期诊断率。

Fishman 和 Rubin 总结了各类感染发生的时间先后特点,即术后感染谱随时间的不同而变化。该"感染时刻表"将移植术后划分为三个阶段:移植术后第 1 个月,第 2 至第 6 个月以及手术 6 个月之后。不同阶段感染的特点不同:

1. 移植术后第 1 个月往往是感染发生率最高的时间,根据受者的感染情况分成三种类型　①院内感染。95% 的感染病原菌为细菌和真菌。患者可以表现为胆源性脓毒血症、肺炎、泌尿道和伤口感染。细菌仍然是移植术后早期最常见的病原菌。②受者在术前存在潜伏性感染。③移植物携带细菌、真菌、寄生虫以及病毒造成的感染。其中 95% 以上的感染属于第一种类型。

2. 移植术后第 2 至第 6 个月　此时患者主要面临机会性感染的危险,绝大多数由巨细胞病毒(Cytomegalovirus,CMV)和卡氏肺囊虫引起。部分可由术后第 1 个月发生的感染迁延或术后因技术、解剖并发症引起。

3. 移植术 6 个月之后　感染的类型主要取决于移植物的功能和制订的免疫抑制方案。主要是肺部感染,也有少部分病毒感染。

肝移植受者较其他器官移植受者更易发生真菌感染,深部真菌病可达 50%,以白念珠菌最常见,其次为真菌感染。真菌感染的高危因素包括:营养不良,术前已反复、长期使用多种广谱抗生素,脾功能亢进导致白细胞计数减少,低丙种球蛋白血症,氮质血症等。免疫低下和广谱抗生素的广泛应用也造成目前机会感染、二重感染等明显增多。腹部感染是肝移植受者较为独特的感染方式。超声、CT 等辅助检查可协助诊断。

抗细菌治疗应先临床经验性选用抗生素,再根据培养结果使用药敏药物。必要时予以抗真菌药物,注意调整免疫抑制剂方案。此外,还应从多方面着手综合性治疗,整体调节机体的状态,在最大程度上使外科感染得以有效控制。针对外科感染的特点应对感染灶进行积极、充分的引流。引流是治疗外科感染的第一原则。加强免疫营养、维护肠屏障功能及免疫调节剂的应用均有助于治疗感染。此外,也可通过持续血液净化技术非特异性体外清除细胞因子和其他炎症介质改善患者系统性炎症反应综合征状态,治疗脓毒症和多器官功能衰竭。

六、术后早期代谢特点与营养支持

了解肝移植患者围术期的代谢特点进行合理的营养支持能明显改善肝移植患者的预后并有效提高其生存质量。

肝移植受者移植后营养不良的原因是多方面的。肝移植受者术前几乎都存在营养不良,肝脏功能障碍导致机体对糖、蛋白质、脂肪代谢紊乱,术前往往存在不同程度的肝源性营养不良和负氮平衡。肝移植术后的代谢变化由两个因素决定,一是患者原有的终末期肝病,二是肝移植后移植肝的功能尚未完全恢复,这两因素使糖类、氨基酸和脂肪的代谢发生一系列变化,导致患者营养不良。移植后大剂量激素的使用会导致肝移植受者蛋白质分解代谢增加,血糖升高,容易发生低蛋白血症和糖代谢异常。从腹腔引流和第三间隙丢失大量蛋白也是导致低蛋白血症的重要原因之一。所以肝移植受者大多存在着不同程度的移植肝源性营养不良。

鉴于肝移植后机体代谢的变化,给予肠外营养支持是必要的,而且提供的营养素必须与其代谢特点相适应。肝移植后,提供能源的底物仍然是葡萄糖和脂肪乳剂。由于肝移植受者对葡萄糖的利用发生障碍,氨基酸的糖异生增加,出现高血糖和糖尿。因此应根据血糖监测结果调整使用胰岛素剂量,早期需限制糖的输入。脂肪乳剂是非蛋白热卡中的又一重要能源,为机体提供必需脂肪酸。近年来,几种新型脂肪乳在国内临床开始应用,鱼油脂肪乳(富含 ω-3 脂肪酸)因其抗炎、免疫调节及改善器官功能的作用被各大指南推荐使用。橄榄油脂肪乳的脂肪酸构成接近英国营养基金会的推荐标准,其抗脂质过氧化的作用已得到证实。最新的脂肪乳 SMOF 配方是由大豆油、中链三酰甘油、橄榄油、鱼油及维生素物理混合而成。目前认为,这样的配方具有最佳的免疫调节作用。此外,SMOF 很少影响肝功能,并具有抗炎性反应和抗氧化作用,可明显缩短住院时间,因此肝移植患者术后如果需要肠外营养可考虑给予 SMOF 和鱼油脂肪乳等制剂。

肝移植后给予肠内营养支持是目前国内外医师的共同主张。与肠外营养相比,肠内营养更能有效地改善受者移植后营养状况,促进移植肝功能恢复,减少移植后并发症的发生。总之,肠外与肠内营养的选择应视病情和肝移植的类型而定,两者可联合应用,切忌片面追求某种营养支持方式。

七、神经系统的监测与管理

肝移植后约有 10% ~ 30% 的受者出现神经系统改变，主要与移植前脑病、移植后免疫用药（激素、CsA、TAC等）、内环境紊乱、失眠及 ICU 心理障碍有关，随着时间推移、免疫状态稳定和从 ICU 转出，症状逐渐缓解，而少数受者是脑血管病、颅内感染等器质性疾病的表现。术后神经系统功能评价，包括意识、感觉、运动动能及脊髓反射。常需进行头颅 CT 或 MRI 检查，同时应监测免疫抑制剂血药浓度、血气、电解质、肝肾功能等指标，腰穿对中枢神经系统感染的诊断是必需的。此外，脑电图、颅压监测、肌电图也可用于协助诊断。

反应性精神病的诊断主要是依靠排除法，治疗方面一般可以应用轻度的抗精神病药物，如氟哌啶醇、利培酮等。移植肝功能不良时发生的肝性脑病、代谢性脑病、脑水肿主要是由于水、电解质平衡及酸碱渗透压的异常所致，主要表现为：嗜睡、躁动、昏迷，甚至癫痫发作。以上情况一般都有化验异常，只需纠正病因、对症处理即可，且易于纠正、恢复较快。药物（CsA、FK506、激素、亚胺培南等）副作用引起的症状，应及时调整药物的剂量、更换用药或对症处理。

移植后脑血管并发症所致神经系统改变要高度警惕。有效预防措施是控制高血压、纠正出、凝血障碍，降低感染发生率。术后早期需密切观察患者神志、瞳孔、肢体运动等情况。及时诊断，及早处理。脑梗死少见，常与脑缺血和脑血流灌注减少有关，需行 MRI 诊断，确诊后应及时使用抗凝药。

肝移植术后中枢神经系统脱髓鞘病变，又称脑桥中央髓鞘溶解症（central pontine myelinolysis，CPM）：主要病理表现为髓鞘溶解，神经细胞及轴突完好。目前发病原因尚不明确，可能与快速纠正低钠血症的过程中引起的血渗透压变化，造成脑灰白质交界处的血管内皮细胞损伤有关。MRI 可以有脑桥"三叶草"样改变。治疗包括激素、神经营养及对症处理。现采用的 CRRT 可以有效合理的降低过高的渗透压和血钠，维持水电解质平衡，并同时清除体内髓鞘毒素和代谢废物。

八、重视菌群易位的监测与管理

细菌易位（bacteria translocation，BT）是指胃肠道细菌或其产物从肠腔进入正常无菌的肠系膜或其他肠道外组织和器官。细菌易位的发生意味着正常的机体菌丛平衡被打破，导致自身保护性炎症反应，最终导致感染。目前认为菌群易位是肝移植术后患者发生感染的主要发生机制。而肝移植受者术前已存在不同程度的菌群失调和细菌易位，加上术中无肝期和术后免疫抑制剂的使用，更加重了细菌易位的发生。目前治疗方面，提倡早期进行肠内营养，可应用特殊营养素（谷氨酰胺、精氨酸、ω-3 脂肪酸等）、生态营养免疫剂（益生菌、益生元），及选择性肠道去污剂等方法。

（蔡常洁　管向东）

主要参考文献

［1］Sladen RN，Shonkwiler RJ. Donation after cardiocirculatory death：back to the future. Can J Anaesth，2011，58（7）：591-594.

［2］Fondevila C，Hessheimer AJ，Flores E，et al. Applicability and results of Maastricht type 2 donation after cardiac death liver transplantation. Am J Transplant，2012，12（1）：162-170.

［3］中华医学会器官移植学分会. 中国心脏死亡器官捐献工作指南. 第 2 版. 中华器官移植杂志，2011，32（12）：756-758.

［4］Li RD，Ma J，Zhang L，et al. The related perioperative risk factors of early acute lung injury after orthotopic liver transplantation. Chin J Organ Transplant，2013，34（12）：723-727.

［5］Hong G，Lee KW，Suh S. The model for end-stage liver disease score-based system predicts short term mortality better than the current Child-Turcotte-Pugh score-based allocation system during waiting for deceased liver transplantation. J Korean Med Sci，2013，28（8）：1207-1212.

［6］Suzuki H，Bartlett AS，Muiesan P. High model for end-stage liver disease score as a predictor of survival during long- term follow-up after liver transplantation. Transplant Proc，2012，44（2）：384-388.

［7］Batista TP，Sabat BD，Melo PS. Employment of MELD score for the prediction of survival after liver transplantation. Rec Col Bras Cir，2012，39（2）：105-111.

［8］Gaba RC，Omene BO，Podczerwinski ES，et al. TIPS for treatment of variceal hemorrhage：clinical outcomes in 128 patients at a single institution over a 12-year period. J Vasc Interv Radiol，2012，23（2）：227-235.

［9］Amodio P，Bemeur C，Butterworth R. The nutritional management of hepatic encephalopathy in patients with cirrhosis：International Society for Hepatic Encephalopathy and Nitrogen Metabolism Consensus. Hepatology，2013，58（1）：325-336.

［10］Frontera JA. Management of hepatic encephalopathy. Curr Treat Options Neurol，2014，16（6）：297.

［11］Goel GA，Deshpande A，Lopez R. Increased rate of spontaneous bacterial peritonitis among cirrhotic patients receiving pharmacologic acid suppression. Clin Gastroenterol Hepatol，2012，10（4）：422-427.

［12］Horvatits T，Drolz A，Rutter K. Pulmonary complications in liver diseases. Med Klin Intensivmed Notfmed，2014，109（4）：235-239.

［13］Runyon BA. Introduction to the revised American Association for the Study of Liver Diseases Practice Guideline management of adult patients with ascites due to cirrhosis 2012. J Hepatology，2013，57（4）：1651-1653.

［14］ Pillebout E. Hepatorenal syndrome. Nephrol Ther, 2013.

［15］ European Association for the Study of the Liver. EASL clinical practice guidelines on the management of ascites, spontaneous bacterial peritonitis, and hepatorenal syndrome in cirrhosis. J Hepatol, 2010, 53(3): 397-417.

［16］ Angeli P, Gines P. Hepatorenal syndrome, MELD score and liver transplantation: An evolving issue with relevant implications for clinical practice. J Hepatol, 2012, 57(5): 1135-1140.

［17］ Kanazawa H, Sakamoto S, Fukuda A, et al. Living-donor liver transplantation with hyperreduced left lateral segment grafts: a single-center experience. Transportation, 2013, 95(5): 750-754.

［18］ Swanson KL, Wiesner RH, Nyberg SL, et al. Survival in portopulmonary hypertension: Mayo clinic experience categorized by treatment subgroups. Am J Transplant, 2008, 8(11): 2445-2453.

［19］ 蔡常洁, 陈规划. 肝移植围手术期凝血功能障碍的治疗—我们的共识. 中国实用外科杂志, 2007, 27(1): 16-18.

［20］ 管向东, 寇秋野. 感染性休克血流动力学的监测指标. 创伤外科杂志, 2007, 9(2): 97-99.

［21］ 蔡常洁, 陆敏强, 李敏如, 等. 肝移植术后细菌性感染的病原学特征及分布特点. 中华外科杂志, 2006, 44: 1026-1028.

［22］ 蔡常洁. 肝移植术后感染时间表与病原学特点. 中华肝胆外科杂志, 2012, 18(10): 736-739.

第 十 篇

中枢神经系统功能
改变与治疗

第 66 章

中枢神经系统功能评估

中枢神经系统是生命活动的中枢,大脑最重要的功能在于维持意识(consciousness)。意识障碍不仅见于局部结构性脑损伤患者,还可继发于毒性/代谢性疾患和药物作用等全身因素。而这些因素在重症医学科病房(ICU)收治的危重患者中并不少见。对患者意识水平作出快速恰当的评价,寻找导致意识损害的潜在因素,有助于及时处理。另一方面,目前尚缺乏客观评估意识水平的手段,主观评价方法依赖于评估者对意识障碍的认识和临床经验。因此,ICU医师应熟练掌握这部分内容。本章将在简要介绍意识障碍相关病理生理学的基础上,详细介绍目前常用的意识评价方法。残存意识障碍是脑损伤的重要不良转归,将对患者本人、家庭和社会造成负担,本章也将介绍对急性意识障碍患者转归的评价手段。

第一节 有关意识的生理学和病理生理学

一、意识的生理学基础

意识属于一种多元化的概念,简单来说包含觉醒(wakefulness)和知晓(awareness)两层含义。觉醒代表意识的状态,可表现为机警(alert)、睡眠(sleep)、恍惚(stupor)和昏迷(coma)等不同水平;知晓代表了意识的内容,人不仅要有意识,还需要意识到事物。正常状态下,觉醒即能知晓。但觉醒和知晓并不总是平行相伴。例如植物状态,大脑半球和丘脑功能损害,但脑干功能部分保存,患者处于一种觉醒但无知晓的状态。这种意识的生理学特点提示,在临床评估意识时,应同时判断患者的觉醒和知晓程度。

人们很早就已开始探索意识与大脑的关系。希波克拉底(公元前450年—前370年)在其《论圣病》(On the Sacred Disease)中就曾推测人类的精神活动可能来自于大脑。人们就对意识的解剖和生理基础进行了大量研究。目前公认的观点是,觉醒由上行网状激活系统(ARAS)决定,ARAS是一组起源于脑干(脑桥和中脑被盖)的神经元群,投射到丘脑和皮层。因此,脑干和双侧大脑皮层受累,均可能影响觉醒。对ARAS的生化分析发现了多条信息传导受体通路,如胆碱和谷氨酸受体(起源于脑桥中脑)、肾上腺受体(起源于蓝斑)、5-羟色胺和多巴胺受体(起源

于脑干)及组胺受体(起源于下丘脑)。知晓则由皮层和皮层下的连接所决定,具体功能的定位尚需进一步研究。图66-1-1简单显示了觉醒和知晓的解剖部位。

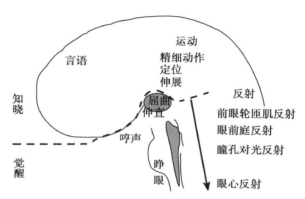

图66-1-1 觉醒和知晓功能的解剖定位
图中阴影部分为位于脑干和丘脑的上行网状激活系统,箭头表明脑干功能损伤的顺序

二、意识障碍的分类

从以上讨论可见,意识并非一种"全或无"的状态。因此,意识障碍也不是一种单一程度的损害,根据觉醒、知晓及其他中枢神经系统功能状态,意识障碍可分为多种类型(表66-1-1)。

(一)脑死亡 脑死亡是全脑和脑干功能的不可逆丧失,临床诊断包括意识丧失、对伤害性刺激缺乏运动反应、脑干反射消失及呼吸驱动力消失。诊断前必须排除药物、生理和代谢因素导致的昏迷。对意识障碍的评估也必须排除脑死亡。

(二)昏迷 昏迷的特点是觉醒和知晓功能全部丧失。按美国多学科工作组(Multi-Society Task Force)的推荐意见,昏迷的持续时间必须超过1小时,以与昏厥或脑震荡鉴别。昏迷患者的睁眼、语言、目的性运动功能丧失,睡眠周期消失。当给予伤害性刺激时,患者可表现出反常动作或反射性动作。导致昏迷的原因多是双侧皮层或ARAS损伤或功能障碍。当ARAS脑干部分受损时,患者多合并动眼神经损伤的表现和病理性呼吸异常。一般来说,昏迷只是暂时状态,随着病情的进展,势必转化为意识恢复、植物状态、最小意识状态或脑死亡。

表 66-1-1 主要意识障碍分类

	觉醒	知晓	睡眠-觉醒周期	运动	呼吸	脑 电	脑代谢（占正常%）
脑死亡	消失	消失	消失	消失	消失	静止	0
昏迷	消失	消失	消失	无目的	多变	多形性δ和θ波	<50
植物状态	存在	消失	存在	无目的	存在	多形性δ和θ波有时表现为慢α波	40～60
最小意识状态	存在	部分存在	存在	间断	存在	δ和α波混合出现	50～60
运动不能性缄默	存在	部分存在	存在	减少	存在	弥漫性非特异性慢波	40～80
闭锁综合征	存在	存在	存在	四肢瘫痪、构音不全，保留眼球垂直运动和眨眼	存在	正常	90～100

（三）植物状态 植物状态(vegetative state)的典型表现为觉醒功能保留，而患者对自我和环境的知晓完全丧失。处于植物状态的患者可自主睁眼，但眼神无目的，不能注视；可有肢体动作，但无任何目的；患者的唤醒水平可能有高低变化，类似于睡眠周期。植物状态与昏迷最显著的区别在于患者可表现出自主睁眼，说明上行网状激活系统功能恢复，虽然患者无知晓，但已处于觉醒状态。植物状态与昏迷的另一个区别在于人体"植物"功能的恢复。通常情况下，患者的心血管调节功能、呼吸节律和脑神经功能维持正常。少数植物状态的患者可逐渐恢复意识，但多数将长期持续处于植物状态。植物状态的病理基础在于双侧大脑半球的广泛损伤，但脑干功能未受到影响。缺血缺氧性脑病和创伤是导致植物状态的最常见原因。

1996年，中华医学会急诊医学分会将植物状态定义为"植物状态的主要特征是对自身和外界认知功能完全丧失、能睁眼、有睡眠-觉醒周期，丘脑下部、脑干功能基本保存"。这与美国多学科工作组1994年发表的共识声明相似。急诊分会也从临床特点出发制定了植物状态的7条标准：①认知功能丧失、无意识活动，不能执行指令；②保持自主呼吸和血压；③有睡眠-觉醒周期；④不能理解或表达语言；⑤能自动睁眼或在刺激下睁眼；⑥可有无目的性眼球跟踪运动；⑦丘脑下部及脑干功能基本保存。目前多将急性期之后持续1个月以上的植物状态诊断为持续植物状态(persistent vegetative state, PVS)。

（四）最小意识状态 对典型昏迷和植物状态，作出准确的临床判断并不困难。知晓能力恢复的最有力证据是遵嘱运动和交流。但是，这两种恢复征象并非瞬间出现，昏迷和植物状态患者最初的意识恢复多表现为逐渐出现轻微的好转迹象。这种迹象很难与不自主运动相区别。此外，有些患者的恢复在某一阶段停止，临床表现既优于植物状态，又未达到能够完全交流。这些因素造成植物状态的误诊率很高，临床迫切需要重新定义这部分中间患者。1995年，美国康复医学会(American Congress of Rehabilitation Medicine, ACRM)推出最小反应状态(minimally responsive state, MRS)的概念，指患者对外界刺激表现出的非持续存在、具有目的的行为。1997年，Aspen专家组建议将MRS更改为最小意识状态(minimally conscious state, MCS)，意欲强调意识的部分恢复或保留，以区别于昏迷和植物状态。MCS属重度意识障碍，定义为具有极轻微但又很明确的对自我或环境知晓的行为证据。作出MCS的诊断时，必须至少有一项能够表明患者具有知晓行为的证据：①服从简单命令；②以语言或手势表明是或否（无论含义正确与否）；③有意图的发声；④对环境刺激有非反射性应急动作，如对声音或视觉刺激表现出哭、笑、发声、伸手抓取，眼球可随移动物体移动或对静止物体注视，随物体形状改变作出物姿势等。由于患者行为表现不稳定，常需反复多次判断。

表66-1-2列出了昏迷、植物状态和MCS的行为学特点。回顾性研究提示，MCS患者的转归优于植物状态。MCS概念的提出是近年神经行为学方面的重要进展，其临床意义在于将植物状态患者中可能恢复的患者鉴别出来，及早康复治疗，改善转归。

表 66-1-2 昏迷、植物状态和 MCS 的行为学特点

行为	昏迷	植物状态	MCS
睁眼	无	自主	自主
自主运动	无	反射性	自动/目的性
对疼痛的反应	无/反常姿势	反常姿势	定位
对视觉刺激的反应	无	眨眼/追随（少见）	追随/注视
对外界刺激的反应	无	随机	应急动作
对命令的反应	无	无	有、但不稳定
发音	无	随机、无意图	有意图

（五）其他意识障碍

1. 运动不能性缄默（akinetic mutism，AM）　也属觉醒但无知晓的意识障碍，以往习惯称其为醒状（睁眼）昏迷（coma vigil），近年多趋向于称 AM。AM 主要表现为缄默不语，但有睡眠/觉醒周期；无自主运动或动作极轻微，对外界刺激无应急动作但可睁眼，眼球可不自主活动或追随物体，少数有吞咽动作。AM 与植物状态的主要区别是无反射性肢体动作，与 MCS 的主要区别在于对外界刺激缺乏应急动作。AM 可继发于脑外伤、脑出血、脑炎及脑中线深部手术后，主要病理损害可能发生于双侧额叶及小脑。

2. 闭锁综合征（locked-in syndrome，LIS）　LIS 并非真正意义上的意识损害，但常会导致临床误判为意识障碍。LIS 主要表现为四肢瘫痪、缄默、低位脑神经麻痹，患者仅能以眨眼和眼球垂直运动与外界交流。LIS 的病变部位常位于脑桥腹侧基底部、第 3 对脑神经核以下，大脑半球和脑干被盖部网状激活系统无损害，患者能够保持意识清楚，对言语理解无障碍，可用眼球上下运动示意。由于损伤累及双侧额桥束、皮质脊髓束及皮质脑干束，导致四肢及脑桥以下脑神经瘫痪。缄默是由于假性球麻痹及面舌瘫致构音不能。因此，LIS 患者常因言语不能和身体不能动，而被误为昏迷。LIS 常由脑桥梗死、出血或外伤导致。

三、意识水平的类型鉴别

意识障碍的诊断，很大程度上依赖于行为评估。图 66-1-2 显示了意识障碍的类型鉴别。

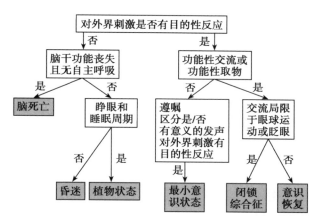

图 66-1-2　意识障碍的类型鉴别

（周建新）

第二节　急性意识障碍的处理流程

导致 ICU 患者急性意识障碍（尤其是昏迷）的病因多数是致命性，因此对这些患者的处理强调及时性。临床医师首先应想到的是挽救患者生命，处理和评估应同时进行，不可由于反复评估意识水平而忽略对基本生命体征的监测，延误治疗时机。这种情况下，程序化的处理措施（包括评估和治疗）有助于防止恶性并发症的发生，改善转归。急性意识障碍的快速处理程序包括稳定生命体征、神经系统评估、病因筛查和及时给予专科治疗。

一、稳定生命体征

与其他紧急情况相同，对急性意识障碍患者的首要处理也应是 ABC。

A（airway）开放气道：昏迷患者多存在呛咳反射损害，属于气道高危群体。目前国际通行的建立人工气道的标准是格拉斯哥昏迷量表≤8 分。

B（breathing）保证通气：维持动脉血氧饱和度>90%。

C（circulation）维持循环：至少将动脉平均压维持于>70mmHg。神经危重患者的循环衰竭情况较为复杂，有时较难在短时间内鉴别因果关系。脑损伤的循环支持并非本章讨论内容，详见其他相关章节。

对外伤患者，在排除脊髓损伤前，应进行颈部固定。在确定神经系统病变前，应先排除并纠正全身病情变化，如高血压、低血压、低氧血症、酸中毒、低体温和血糖异常等。在抢救同时，应采集患者的血标本，送检项目包括血糖、电解质、血气、肝肾功能、甲状腺功能、全血细胞计数及毒物筛查等。

二、神经系统评估

意识障碍患者的神经系统评估应包括定性和定位评估。对意识水平的判断是主要的定性评估，我们将在下一节中详细讨论。其他神经系统评估还包括目标式神经系统体检、腰椎穿刺、影像学检查（计算机断层扫描、磁共振）和脑电图在内的神经系统监测。

意识障碍患者的神经系统体检应注意呼吸方式、瞳孔、眼球运动和肢体动作 4 个方面。

1. 呼吸方式　不同平面脑结构损害可产生不同类型的呼吸节律异常。

（1）大脑广泛损害为潮式呼吸。

（2）中脑被盖部损害为中枢神经源性过度呼吸。

（3）脑桥上部被盖部损害为长吸气式呼吸。

（4）脑桥尾端被盖部损害为丛集式呼吸；延髓损害为共济失调式呼吸。

2. 瞳孔反应　瞳孔检查对意识障碍的评价十分重要。

（1）双侧瞳孔等大、对光反射存在，常提示意识障碍可能由全身性因素导致。但小脑出血或梗死患者的瞳孔可能表现为双侧等大，对光反射灵敏。下位脑桥或丘脑以上部位病变也可能不引起瞳孔改变。

（2）延髓和颈部脊髓病变可能出现 Horner 征。

（3）瞳孔对光反射消失、大小不等、一侧扩大提示颞叶沟回疝。由于沟回下疝压迫追第 3 对脑神经，支配眼的副交感神经纤维受损，出现特殊眼征。

（4）瞳孔散大、直径超过 6mm 且固定于外下方提示动眼神经受压。也见于抗胆碱能药物或拟交感神经药物中毒。瞳孔散大、固定的最常见原因是海马沟回疝。

（5）脑桥病变破坏交感神经通路，将出现"针尖样瞳孔"，对光反射可能存在，但需仔细观察。昏迷患者出现针尖样瞳孔应怀疑脑桥出血或梗死。此外，有机磷、苯二氮䓬类、巴比妥类、阿片类药物中毒也可出现双侧瞳孔针尖样缩小。

3. 眼球运动　眼球运动的检查应包括观察静止眼球位置、评价自发性眼球运动及检查反射性眼球运动。

（1）眼球在水平方向向一侧凝视，提示大脑半球视中枢受累；垂直性眼球分离提示脑干损伤。

（2）眼球浮动、向一侧来回运动，通常见于代谢性脑病或双侧脑干以上病变；双眼快速向下跳动、继而缓慢回到中间位置、眼球反射运动障碍，提示急性脑桥病变；逆向眼球上下跳动，包括缓慢向下、继而快速向上、眼球反射运动正常，提示弥漫性脑损害。

（3）眼球运动检查包括眼脑反射、睫毛反射、眼前庭反射和紧张性颈反射。这些反射可用于判断脑干有无损伤。

4. 肢体动作　检查患者在外界刺激时的肢体动作，有助于判断脑损伤部位和意识深度。通常的疼痛刺激包括眼眶上缘压迫、甲床重力压迫和搔刮胸骨。

（1）病变局限于一侧大脑半球时，患者可能会试图用手去接触刺激部位。

（2）去皮层状态的表现是，在刺激后出现上肢屈曲、肩部外展、下肢伸直，提示病变在脑干水平以上。

（3）去大脑状态的表现是，在刺激后出现四肢伸直。提示中脑尤其是红核水平的病变。

三、病因筛查

当患者的基本生命体征得到稳定且已取得实验室和其他辅助检查后，应着手进行病因筛查。表66-2-1列出了意识障碍的主要病因。从病理生理学的角度，可将意识障碍的病因划分为两大类：①全身因素，多见于中毒、代谢及内分泌紊乱；②原发脑损伤累及皮层、间脑、中脑或脑桥脚等部位。ICU患者的意识障碍病因多为脑创伤、缺血缺氧性脑病、药物过量、缺血性卒中、脑出血、中枢神经系统感染和脑肿瘤。系统收集病史对病因鉴别有重要价值，往往被临床医师忽视。

表 66-2-1　意识障碍的病因

全身因素	原发脑损伤
中毒	双侧弥漫性损伤
药物过量或不良反应：阿片类、苯二氮䓬类、巴比妥类、三环类、神经安定药、选择性5-羟色胺重吸收抑制剂、阿司匹林、对乙酰氨基酚、抗癫痫药	脑创伤：挫伤、弥漫性轴索损伤
药物滥用：阿片类、酒精、甲醇、乙烯乙二醇、苯丙胺、可卡因	缺血：栓塞、血管炎、高凝状态
毒物暴露：一氧化碳、重金属	出血：蛛网膜下腔出血、脑实质/脑室出血
代谢紊乱	缺血缺氧性脑病
全身炎症反应/全身感染	脑静脉栓塞
缺氧/高碳酸血症	恶性肿瘤
低体温	脑膜炎/脑炎
低血糖/高血糖：酮症酸中毒、非酮症性高渗性高血糖	急性播散性脑脊髓炎
低钠血症/高钠血症	癫痫持续状态
高钙血症	高血压脑病
肝衰竭	脑积水
肾衰竭	单侧损伤、合并中线移位
Wernicke 脑病	创伤：挫伤、硬膜下血肿、硬膜外血肿
内分泌紊乱	大面积脑梗死
全垂体功能减退	原发脑出血
肾上腺功能不全	脑脓肿
甲状腺功能低下/甲状腺功能亢进	脑肿瘤
	脑干损伤、累及脑桥和中脑
	出血、梗死、肿瘤、创伤
	中心性脑桥脱髓鞘
	小脑梗死、出血、脓肿和肿瘤压迫

四、采取必要的针对性治疗

由于脑组织耐受缺血缺氧的能力极为有限，因此应首先判断患者是否存在颅高压和脑疝。在缺乏或来不及进行颅内压监测时，应根据临床表现作出初步判断。表66-2-2列出了颅高压和脑疝的临床表现、机制和类型。对脑疝的快速处理包括过度通气和甘露醇脱水（0.5～1.0g/kg）。图66-2-1显示了急性意识障碍的处理程序。

表 66-2-2　颅高压和脑疝的临床表现、发生机制和类型

表现	机制	脑疝类型
昏迷	中脑被盖受压	脑沟中心型
瞳孔扩大	同侧第3对脑神经受压	脑沟型

续表

表现	机制	脑疝类型
瞳孔缩小	中脑受压	中心型
侧方凝视	第6对脑神经受牵拉	中心型
轻偏瘫	对侧大脑脚受压于小脑幕	脑沟型
去大脑强直	中脑受压	脑沟中心型
高血压、心动过缓	延髓受压	脑沟中心型、小脑扁桃体下疝
呼吸节律异常	脑桥或延髓受压	脑沟中心型、小脑扁桃体下疝
大脑后动脉梗死	血管压迫	脑沟型
大脑前动脉梗死	血管压迫	大脑镰下疝、扣带回疝

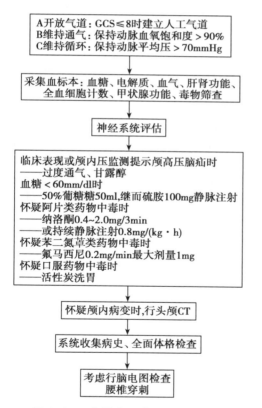

图 66-2-1　急性意识障碍的处理程序

（周建新）

第三节　意识评估的方法

意识障碍的外在表现属行为学异常。目前还没有客观评价患者意识水平的可靠手段，临床通常依靠主观评价方法。随着对意识障碍临床研究的深入，派生出多种意识

评估系统，但最常用的仍是格拉斯哥昏迷量表。本节将介绍几种常用意识评价系统的操作要点、优缺点和适用范围。

一、格拉斯哥昏迷量表

格拉斯哥昏迷量表（Glasgow Coma Scale，GCS）由Teasdale 和 Jennett 两位医师于 1974 年建立，由于他们所属单位是位于英国格拉斯哥的神经科学研究所，故而得名。GCS 由睁眼（E）、体动（M）和语言（V）三部分组成（图 66-3-1），每项包含不同等级，评为不同分值。总分为15 分，代表完全清醒；最低为 3 分，代表觉醒和知晓功能完全丧失。

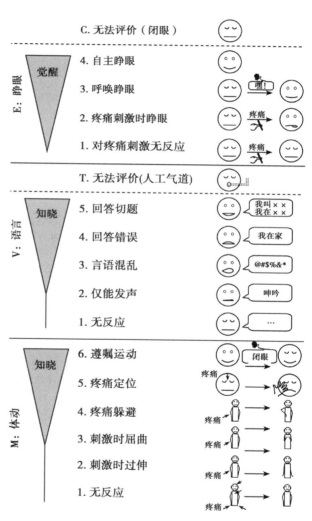

图 66-3-1　格拉斯哥昏迷量表操作示意图

（一）GCS 的操作要点　实施 GCS 评分时应注意以下细节：

1. 对患者的刺激应遵循由轻到重的原则，先呼唤、后轻拍肩膀、再推动肩膀、最后疼痛刺激，切忌一开始就给予疼痛刺激。疼痛刺激可选择叩诊锤针刺甲床、拿捏斜方肌或手指关节搔刮胸骨。

2. 所给予的疼痛刺激绝不能针对下肢。疼痛刺激下

757

肢引出的体动反应可能是脊髓反射的结果,易造成混淆。

3. 呼唤患者姓名时睁眼应判断为自主睁眼;呼唤姓名不睁眼而大声嘱患者睁眼时才睁眼,判断为呼唤睁眼。

4. 判断遵嘱和语言定向力时,所提问题应尽可能简单明确,如嘱患者握手、松手、询问患者姓名和年龄、询问患者现在何处。应避免问不易回答的复杂问题。

5. 评价时应记录观察到的最佳状态。

(二) GCS 的优缺点　GCS 具有简便易行的优点,主要缺点如下:

1. 属主观评分,依赖操作者掌握程度。

2. 未包括瞳孔和脑干功能的评价。

3. 各评价部分间无权重,有时相同评分的患者病情截然不同。

4. 部分组合不存在或无临床意义,如运动反应为过伸(去大脑强直)、不可能出现语言定向等。因此,建议记录并报告该部分的评分。

5. 有人工气道的患者无法评价语言功能。应记录为"人工气道"(T)。眼部直接损伤、水肿或麻痹的患者无法评价睁眼动作,应记录为"闭眼"(C)。欧洲一项针对创伤患者的多中心调查显示,当患者被收治到神经外科 ICU 时,只有 56% 可完成 GCS 评价。为避免无法报告 GCS 的情况,也可将这两项评分记为 1 分。

临床医师应了解 GCS 的不足之处,并应用其他检查监测手段弥补。

(三) GCS 的临床应用　GCS 是目前评价急性意识障碍应用最为广泛的量表,具有较好的可靠性和可重复性。GCS 的主要临床应用如下:

1. 评价患者当前意识状态。一般认为≤8 分为重度意识障碍。

2. 预测脑损伤患者转归,适用群体包括创伤、缺血、出血和脑膜炎。持续<6 分超过 48 小时,提示预后不良。

3. 作为危重患者预后评分的一部分,整合 GCS 的评价体系主要包括急性生理学和慢性健康状况(APACHE)Ⅱ评分、简化急性生理学评分(SAPS)、器官衰竭评分(SO-FA)、创伤和损伤严重程度评分(TRISS)等。

二、格拉斯哥-列日量表

GCS 评分中,是以睁眼反应代表觉醒功能,间接反映脑干功能。多数学者对此提出异议,认为应将脑干反射包括在意识评价体系之中。也有一些评分系统整合了脑干功能评价[如哥本哈根意识水平评分(CLOCS)、马里兰昏迷评分等],但由于操作复杂,未得到广泛应用。1982 年比利时列日大学 Born 教授将 GCS 与脑干反射合并,设计了格拉斯哥-列日量表(Glasgow Liège Scale,GLS)。GLS 将 5 种脑干反射定为不同分值,其余与 GCS 相同,其具有简便易行的特点。

GLS 纳入的 5 种脑干反射如下(图 66-3-2):

额-眼轮匝肌反射(fronto-orbicular reflex):叩击眉间使眼轮匝肌收缩,该反射存在记为 5 分。该反射消失说明损伤平面达到间脑-中脑水平。

垂直眼-前庭反射(vertical oculo-cephalic reflex):俯头或仰头使眼球向反方向移动,该反射存在记 4 分。该反射消失说明损伤平面达到间脑-中脑水平。当无法对患者实施俯头或仰头时(如颈髓损伤),可以外耳道注水试验代替。仰卧头高 30°,双侧外耳道注入冷水,眼球向下偏移;注入温水,眼球向上偏移。

瞳孔对光反射(pupillary light reflex):光刺激引起瞳孔缩小,反射存在记 3 分。该反射消失说明损伤平面达到脑桥水平。

水平眼-前庭反射(horizontal oculo-cephalic reflex):头部左右转动时眼球向反方向移动,反射存在记 2 分。反射消失说明损伤平面达到脑桥下部。头部无法移动时,可单侧外耳道注入冷水,眼球向注水侧偏移。

眼心反射(oculo-cardiac reflex):按压眼球导致心率减慢,反射存在记 1 分。反射消失说明损伤已达延髓水平。眼心反射消失,记为零分。

这 5 种反射代表了损伤自上而下不断加重,评估时应按 5 分到零分的顺序记录最佳状态。

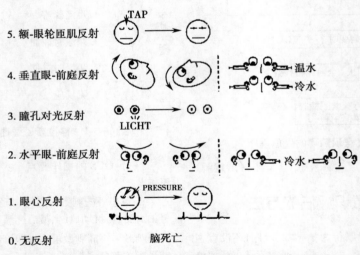

图 66-3-2　格拉斯哥-列日量表中脑干反射评价示意图

三、其他常用意识评价系统

GCS 是急性意识障碍应用最为广泛的评价系统，但其对细微的意识恢复缺乏敏感性，在脑损伤的亚急性期和恢复期表现更为明显。随着患者的病情转归，根据知晓和运动能力，可将患者的恢复分为不同级别和阶段。患者由植物状态向最小意识状态的转变，常常预示清醒的可能性增加。因此，急性期过后，临床意识评价的主要任务是进行昏迷或植物状态与最小意识状态的鉴别。以此为目的，设计出多种评价系统，其中以昏迷恢复量表（Coma Recovery Scale，CRS）的应用较广泛。CRS 由美国费城 JFK 医学中心的 Giacino 教授于 1991 年建立，并于 2004 年进行了修订（revised CRS，R-CRS）。R-CRS 包括 6 个评估项目，根据患者的反应，每项分为不同等级（表 66-3-1）。R-CRS 最显著的特点是对最小意识状态的表现进行了标明，有助于临床医师对最小意识状态作出早期诊断。R-CRS 常用于脑损伤患者的康复期意识评价。

表 66-3-1　修订昏迷恢复量表

项　目	评分	项　目	评分
一、听觉功能量表		反常姿势	1
持续遵嘱运动[1]	4	刺激后无反应/软瘫	0
重复遵嘱运动[1]	3	无	
对声音定位	2	四、发声/语言功能量表	
听觉惊愕对声音有眨眼反应（惊吓反应）	1	有意义的语言[1]	3
无反应	0	发声/口部动作	2
二、视觉功能量表		反射性口部动作	1
物体认知[1]	5	无反应	0
物体定位:触摸[1]	4	五、交流量表	
视线跟踪[1]	3	定向力[2]	3
注视[1]	2	功能性交流:准确[2]	2
仅睁眼不注视	1	无功能性交流:有意图[1]	1
无反应对威胁有眨眼反应（惊吓反应）	0	无反应	0
三、运动功能量表		六、觉醒功能量表	
目的性使用物体[2]	6	有注意力[1]	3
自主运动[1]	5	无刺激时睁眼	2
拿握物体[1]	4	刺激时睁眼	1
刺激定位[1]	3	不能唤醒	0
屈曲反应	2		

注:[1]提示最小意识状态;[2]提示从最小意识状态恢复

APACHE 评分是 ICU 评价病情危重程度和预测转归的常用指标。继 APACHE Ⅱ 之后，Knaus 等在进行广泛多中心研究的基础上，修订提出了 APACHE Ⅲ。在对神经系统的评价方面，APACHE Ⅲ 没有采用传统的 GCS，而是根据患者对疼痛或语言刺激能否睁眼进行分类后，再判断患者对疼痛和语言刺激的反应（表 66-3-2）。

表 66-3-2　APACHE Ⅲ 中的神经系统评价方法

对语言或疼痛刺激的反应	有定向力/回答正确	言语混乱	不能理解的语言/仅能发声	无反应
遵嘱	0/NA	3/NA	10/NA	15/16
疼痛定位	3/NA	8/NA	13/NA	15/16
屈曲/去皮层强直	3/NA	13/NA	24/24	24/33
去大脑强直/无反应	3/NA	13/NA	29/29	29/48

注:斜线前分值代表患者能自主睁眼、语言或疼痛刺激后睁眼,斜线后分值代表不能;NA 代表不适用

759

脑卒中(包括出血和缺血)患者是急性脑损伤的重要群体之一。20世纪70年代开始,不断出现多种脑卒中严重程度的评价系统,其中应用较多的包括4种:①美国国立卫生院卒中评分改良量表(Modified The National Institutes of Health Stroke Scale,mNIHSS);②斯堪的纳维亚卒中评分量表(Scandinavian Stroke Scale,SSS);③欧洲卒中评分量表(Europe Stroke Scale,ESS);④加拿大神经功能评分量表(The Canadian Neurological Scale,CNS)。这些量表整合了意识、运动、感觉、语言、视觉等功能评价,综合评分可反映卒中危重程度。神经科专科医师接受了多年临床培训,可以熟练完成复杂的神经系统体检。但脑卒中患者的首诊医师往往不是神经专科医师,多数情况下是急诊医师和分诊护士。与神经系统体检相比,卒中量表简单有效,且仅需很短时间的培训即可掌握。因此,卒中量表的第一个优点是可帮助非神经专科医师对患者的疾病危重程度作出快速判断。此外,卒中量表可依据患者的危重程度提出量化数值,有利于临床研究对患者基线水平的判断。

(周建新)

第四节　急性意识障碍患者的转归评价

除完全康复或死亡外,急性意识障碍患者的转归还可能包括不同程度的运动和智力残疾(图66-4-1)。在存活的昏迷患者中,有些可完全康复,有些终生留有意识障碍。美国多学科工作组1994年进行的荟萃分析统计了成年脑损伤患者的转归(表66-4-1),发病1年后死亡率为54%,意识恢复占42%,其中恢复良好仅为7%。判断意识障碍患者的转归结果对临床和社会有重要意义:

作为分诊和康复治疗的依据;作为患者或家属选择治疗方式的依据;作为临床科研判断转归的依据。

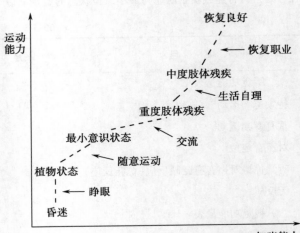

图66-4-1　昏迷患者转归示意图

表66-4-1　成年脑损伤患者的转归

	发病后3个月	发病后6个月	发病后12个月
创伤性脑损伤($n=434$)			
死亡	15%	24%	33%
持续植物状态	52%	30%	15%
意识恢复	33%	46%	52%
重度残疾			28%
中度残疾			17%
恢复良好			7%
非创伤性脑损伤($n=169$)			
死亡	24%	40%	53%
持续植物状态	65%	45%	32%
意识恢复	11%	15%	15%
重度残疾			11%
中度残疾			3%
恢复良好			1%

目前常用的脑损伤转归评估体系主要包括格拉斯哥转归量表和改良Rankin量表。

一、格拉斯哥转归量表

格拉斯哥转归量表(Glasgow Outcome Scale,GOS)建立于1975年,是目前判断脑创伤患者转归的最常用指标。GOS分为5级,代表恢复良好至死亡的转归(表66-4-2)。

当以书面形式随访时,GOS的可靠性和可重复性良好。以生活是否自理区分中度和重度残疾,具有良好的可操作性。

表 66-4-2　GOS 和 mRS 评分

GOS	mRS
1:恢复良好 　虽可能存在轻微神经系统或精神障碍,但可正常活动 2:中度残疾 　日常生活能自理。残疾包括不同程度的语言障碍、轻偏瘫、共济失调及智力、记忆或人格障碍 3:重度残疾 　清醒,但存在精神或肢体残疾,且终日需他人照顾 4:持续植物状态 　无明确的皮层功能表现 5:死亡	0:无任何症状 1:虽有症状,但无明显残疾 　可完成日常工作和活动 2:轻度残疾 　无法恢复至患病前的活动水平,但生活可自理,无需他人照顾 3:中度残疾 　虽生活需他人照顾,但可自己行走 4:中重度残疾 　无法自己行走,需他人照顾才能完成肢体动作 5:重度残疾 　卧床,二便失禁,终日需要护理 6:死亡

二、改良 Rankin 量表

Rankin 量表设计于 1957 年,1988 年增加了 0 级(无任何症状),称为改良 Rankin 量表(Modified Rankin Scale, mRS)。mRS 分为 7 级,增加了轻度残疾级别,以能否自主行走和生活自理作为区分级别的主要标志(表 66-4-2)。mRS 是判断脑卒中患者转归的最常用指标。

三、意识障碍转归的其他判断指标

除上述两种常用指标外,尚有多种针对意识障碍转归的判断体系(表 66-4-3)。这些判断指标多应用于神经康复领域,尤其是对患病后生活质量的判断。

表 66-4-3　意识障碍转归判断体系

Barthel 指数(Barthel index)
卒中影响量表(Stroke Impact Scale)
Mathew 量表(Mathew Scale)
Nottingham 日常生活量表(Nottingham Activities of Daily Living Scale)
Adams 残疾量表(Adams Disability Scale)
功能独立性评定(Functional Independence Measure)
健康调查量表-36(SF-36)
整合检定统计量(Global Statistical Test)

（周建新）

主要参考文献

[1] Zeman A. What in the world is consciousness? Prog Brain Res,2005,150:1-10.

[2] Laureys S,Owen AM,Schiff ND. Brain function in coma, vegetative state, and related disorders. Lancet Neurol, 2004,3:537-546.

[3] Giacino JT. The minimally conscious state:defining the borders of consciousness. Prog Brain Res, 2005, 150: 381-395.

[4] Giacino JT, Ashwal S, Childs N, et al. The minimally conscious state:definition and diagnostic criteria. Neurology,2002,58:349-353.

[5] Stevens RD,Bhardwaj A. Approach to the comatose patient. Crit Care Med,2006,34:31-41.

[6] Murray LS,Teasdale GM,Murray GD,et al. Does prediction of outcome alter patient management? Lancet, 1993,341:1487-1491.

[7] Giacino JT,Kalmar K,Whyte J. The JFK Coma Recovery Scale-Revised:measurement characteristics and diagnostic utility. Arch Phys Med Rehabil, 2004, 85: 2020-2029.

[8] Knaus WA,Wagner DP,Draper EA,et al. The APACHE III prognostic system. Risk prediction of hospital mortality for critically ill hospitalized adults. Chest,1991,100: 1619-1636.

[9] Jennett B,Bond M. Assessment of outcome after severe brain damage. Lancet,1975,1:480-484.

[10] New PW,Buchbinder R. Critical appraisal and review of the Rankin scale and its derivatives. Neuroepidemiology,2006,26:4-15.

[11] Kasner SE. Clinical interpretation and use of stroke scales. Lancet Neurol,2006,5:603-612.

[12] Kranciukaite D,Rastenyte D. Measurement of quality of life in stroke patients. Medicina(Kaunas),2006,42: 709-716.

[13] 中华医学会急诊医学分会. 制定我国持续性植物状态诊断标准专家讨论会会议纪要. 急诊医学杂志, 1996,5:95.

第 67 章

动脉瘤性蛛网膜下腔出血

蛛网膜下腔出血(subarachnoid hemorrhage, SAH)是指颅内血管破裂,血液流入蛛网膜下腔。根据病因可将其分为外伤性和自发性,其中自发性 SAH 以动脉瘤(约80%)或动静脉畸形破裂导致为最常见原因。由于出血本身的重大影响以及再出血和脑积水的风险,患者往往伴有不同程度的意识障碍。本章重点介绍因脑动脉瘤(aneurysm)破裂引起的动脉瘤性蛛网膜下腔出血(aneurysmal subarachnoid hemorrhage, aSAH)。

早在 17 世纪,人们就在尸体解剖中发现了颅内动脉瘤,并有了初步认识,其对人体的病理性影响,一是由于瘤体体积造成的颅内局部占位效应,即瘤体压迫重要结构和神经,引起相应的症状和体征;另一个重要的病理影响是脑动脉瘤破裂以后的系列病理影响。早期文献对动脉瘤的报道,常常是行开颅手术时发现的;有些则是尸检时确诊。在 1927 年 Egas Monis 发明脑血管造影技术之前,颅内动脉瘤的诊断主要依靠动脉瘤破裂后造成的临床症状和体征,包括 aSAH 本身造成的,以及由其引起并发症(如再出血、脑血管痉挛、脑积水等)。动脉瘤性蛛网膜下腔出血的病理特点导致了造成较高的致残率和死亡率,但随着诊疗的进步,其死亡率从 20 世纪 70 年代的 50% ~60% 降到了约 32%,而幸存者中仍有 8% ~20%的患者由于神经损伤导致严重的认知障碍和生活完全不能自理。因此对 aSAH 的治疗,是当前神经重症的焦点问题之一。

一、动脉瘤性蛛网膜下腔 出血(aSAH)的流行病学

根据 WHO 的报告,aSAH 的发病率存在明显的地区差异,其中芬兰、日本发病率比较高,约为 22.5/10 万人,而我国和中南美洲发病率较低,约为 2/10 万人,包括美国在内的大多数国家平均发病率约为 9.7/10 万人。其发病率会随着年龄的增加而升高,其中位年龄为 50 ~60 岁,儿童较为少见。aSAH 的发病率存在性别差异,女性约为男性的 1.24 倍(95% CI 1.09 ~1.42),女性的发病高峰为 55 ~85 岁,而男性有两个发病高峰,分别为 25 ~45 岁和>85岁。同时也存在种族差异。

颅内动脉瘤的发生原因并不非常确切,可能是由于动脉壁先天性肌层缺陷或后天获得性内弹力层变性造成,也可能由两者共同作用所致。相关研究表明其具有

家族聚集性,同时也与后天环境有关,随着年龄增长,动脉壁弹性降低,薄弱部分容易向外突出形成动脉瘤。而其发生率由于研究年代不同,报告也具有差异,早年尸检平均发生率为 2.4%;现代血管造影报告发生率为 0.4% ~3.6%,最高达 6%。一般认为,成人没有易感因素者,动脉瘤的发生率约为 2% ~5%。目前对于颅内动脉瘤,国内缺乏相应的流行病学资料,但我国脑血管病专家刘承基教授认为我国的脑动脉瘤年新发生病例约为 6/10 万。

控制颅内动脉瘤破裂的危险因素,是预防 aSAH 的重要途径,主要包括吸烟、高血压、酗酒或拟交感药物(如可卡因)。除此之外,评估破裂风险还要考虑既往发生aSAH、家族动脉瘤病史、多囊肾,以及动脉瘤的大小、位置和是否引起症状和血流动力学等方面。吸烟是蛛网膜下腔出血最主要的可调节危险因素,其破裂风险是不吸烟患者的 2.2 倍,并可使动脉瘤加速发展。而 20% ~45% 的SAH 具有高血压,服用降压药具有明显的保护作用。此外,动脉瘤患者应当避免饮酒。

脑动脉瘤好发于 Willis 环及其周围血管分叉部位,大多与颅内异常的血流动力学相关。其易发生于如下部位:颈内动脉(ICA)与后交通动脉交界处占 40%,为最好发部位;前交通动脉(AcoA)和大脑前动脉(ACA)的动脉瘤次之,占 30%;而源自大脑中动脉(MCA)第一分叉处占28%;基底-椎动脉动脉(VBA)占 10%。动脉瘤直径越大破裂风险越高,直径为 <7mm、7 ~12mm、13 ~24mm、>25mm 的年破裂率分别为 0.4%、1.2%、3.1%、8.6%,一般认为当动脉瘤>7mm 或引起压迫症状时,其破裂风险将增加。

一旦发生 aSAH,自然病程预后较差,平均死亡率约为51%,幸存者中,约三分之一需终生医疗护理。绝大多数患者死于发病后的 2 周内,其中 10% 死于院前急救,25%死于发病 24 小时内;而在初次出血中存活下来的患者,约有三分之一在 6 个月内死于再次出血。总体上,SAH 的死亡率占卒中患者的 5% ~10%。

发病后的预后一方面与年龄、性别、种族、发病时的神经评分有关,另一方面取决于再出血等并发症。因此,对动脉瘤性蛛网膜下腔的出血治疗,应常规收入(神经)重症监护病房治疗,尽早进行病因治疗,防治并发症,降低死亡率和致残率。

二、临床表现

常常为突然起病,在数分钟内突然发生剧烈的头痛,并常伴一过性的恶心呕吐、颈强直、畏光、意识丧失和面部中风症状,患者常可以清楚描述发病的时间和情景。情绪激动、剧烈运动或长时间紧张状态是其常见诱因。

1. 症状

(1) 头痛:动脉瘤破裂时,约80%的患者会以"有生以来最严重的头痛"为主诉,可为局限性或全头痛,也可向后颈部放射。这种头痛的剧烈程度,常常难以形容,是一种爆炸样、胀裂样难以忍受的头痛,常持续不缓解或加重。而在破裂前可有10%~43%的患者有先兆头痛,Samejima 回顾92 例发生 SAH 的动脉瘤手术夹闭患者,追问其 SAH 前的症状,74%有头部、眼睑、颈部疼痛。在发生 SAH 前1 周~1个月,48%的患者有头痛,23%在发生 SAH 数年前有头痛。

(2) 恶心、呕吐:大多数 SAH 患者发病后都有恶心、呕吐的症状,这种症状主要与颅内压力突然增高、血性脑脊液对呕吐中枢的刺激有关。

(3) 精神症状:约25%的患者出现欣快、谵妄、幻觉等,多见于脑膜刺激征不明显的老年患者。常于发病后2~3周自行消失。

2. 神经系统查体　发病数小时后可出现颈强直、Kernig征、Brudzinski 征等脑膜刺激症状,以颈强直为主,老年患者或出血量少的患者可无明显刺激症状,3~4周后消失;脑神经麻痹(尤其是Ⅲ、Ⅳ脑神经)导致眼部症状,并有20%患者眼底可见玻璃体下出血;也可出现偏瘫、失语等其他神经功能障碍。严重的蛛网膜下腔出血可突发昏迷,昏迷持续时间取决于出血量,出血少者,昏迷持续短,约数分钟;出血量大、严重者会导致急骤的颅内压增高、脑疝,深度且持续昏迷者也可突发呼吸、心搏骤停,患者可因得不到及时医学救助而死亡。

对于急性剧烈头痛发作的患者,应当考虑蛛网膜下腔出血,尽早安排 CT 平扫确诊,再完善相关检查,进行病因诊断,如 CTA、DSA 等。

三、诊　断

1. 头颅 CT 平扫　对于急性期 SAH 的确诊,头颅 CT是首选诊断方法(图 67-0-1),其发病3 天内的敏感性接近100%,主观判断平扫阴性的患者,需仔细回顾分析影像学上脑室后角、外侧裂和鞍上池等部位。但其在发病后5~7 天的敏感性急剧降低,可以联合 MRI 提高诊断率,若为阴性需要进行腰穿确诊。

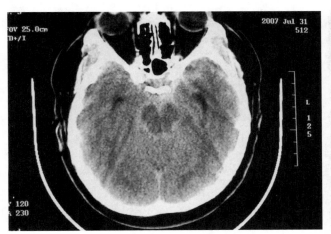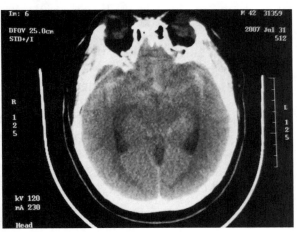

图 67-0-1　蛛网膜下腔出血脑 CT 扫描
鞍上池、环池、外侧裂池、纵裂高密度影,是脑皮层沟回消失,脑组织肿胀

2. 腰穿　由于腰穿可造成穿刺损伤,不作为常规检查,但当 CT 扫描为阴性结果时,强烈建议行腰穿脑脊液(CSF)检查。CT 联合腰穿是确诊 SAH 的金标准。其脑脊液特征为均匀血性,应注意排除其损伤血管所致的血性表现。12 小时后 CSF 颜色出现黄变,若未发生再出血可在SAH 后持续2~3 周恢复透明。其初期白细胞比例与外周血相似,之后可增加;蛋白含量可增高,糖和氯化物无明显变化。尚没有充足的证据表明腰穿能增加动脉瘤再出血的风险。

3. 头颅 MRI　常在发病数天后 CT 敏感性下降时应用,但其结果为阴性时仍不能排除 SAH,需腰穿确诊。包括 FlAIR 序列、质子像、DWI 序列及梯度回波,约4 天后,T1 相能清楚显示外渗血液,其高信号可持续至少2 周,

FLAIR 相则可持续更长时间。

4. CT 血管成像(CTA)和 MR 血管成像(MRA)　一旦 SAH 被证实,就需尽快进行病因诊断,以明确 SAH 的来源。随着 CTA(图 67-0-2)、MRA(图 67-0-3)的技术进步,这些无创检查方法,正逐渐取代有创的 DSA,成为证实脑动脉瘤的首选,但当其检查结果阴性时,仍建议行 DSA检查。CTA 在中脑周围 SAH、退行性病变的老年患者中有较大的优势;但在直径<3mm 的动脉瘤、弥漫性动脉瘤、脑沟出血中阴性结果不能排除动脉瘤。64 排 CTA 发现的动脉瘤结果可直接用于开颅夹闭术,而能否依据此制定介入治疗方案尚有争议,临床上约有95.7%的患者依据 CTA结果进行治疗的,但4.4%仍需行 DSA。

5. 脑血管造影(DSA)　仍是确诊动脉瘤的金标准,

763

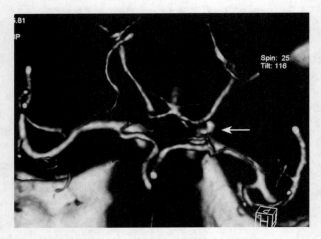

图 67-0-2　CTA 显示左侧后交通动脉瘤

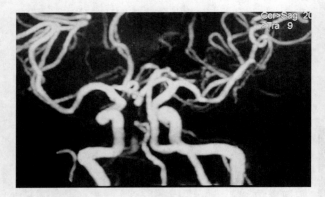

图 67-0-3　MRA 显示前交通动脉瘤

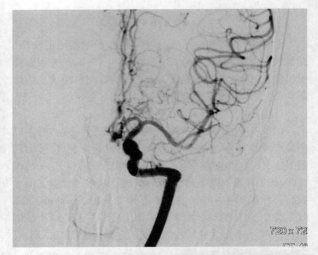

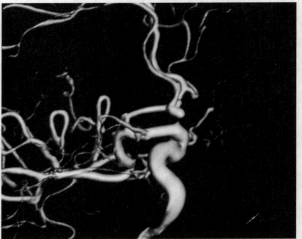

图 67-0-4　DSA 及三维重建后的前交通动脉瘤

能够显示脑动脉瘤的形态、发生部位及是否伴有其他脑血管的异常。联合二维和三维 DSA 往往可以提供高分辨更明确的动脉瘤形态学特征及解剖位置,指导治疗方案的选择(介入或手术夹闭)。若第一次为阴性结果,可考虑复查以免漏诊。图 67-0-4 显示为 DSA 及三维重建后的前交通动脉瘤。

6. aSAH 临床评分　为更好地指导临床治疗和判断预后,相关组织制作了 SAH 的临床评分,目前推荐使用基于 Glasgow 昏迷评分(GCS),并结合神经症状制作的世界神经外科学会联合会分级评分(WFNS),虽然有研究显示 Hunt & Hess 分级评分真实性和可靠性不佳,但目前仍被广泛应用。而 PAASH(Prognosis on Admission of Aneurysmal Subarachnoid Hemorrhage)是基于对 GCS 统计分析建立的分级评分,与基于专家共识建立的 WFNS 相比,其与预后关系更为密切。其 I ~ V 级对应的 GCS 分别为 15;11 ~ 14;8 ~ 10;4 ~ 7 和 3(表 67-0-1,表 67-0-2)。

另外,还有 Fisher CT 分级,分为:无蛛网膜下腔出血;广泛蛛网膜下腔出血,但无血凝块和>1mm 厚的层面出血;蛛网膜下腔厚且有固定血块,或>1mm 厚积血(纵裂、脑岛池和环池);脑内和(或)脑室内出血,没有明显的幕上蛛网膜下腔出血四类,对于重度 SAH 脑血管痉挛(CVS)有一定预测价值。

表 67-0-1　动脉瘤破裂出血的分级评分

动脉瘤破裂出血的 Hunt & Hess 分级评分
未破裂动脉瘤
无症状、轻微头疼或有颈项强直
中重度头疼、颈项强直、脑神经麻痹
嗜睡、昏睡、轻度局灶性神经功能异常
昏迷、中重度偏瘫
深昏迷、去大脑强直

表 67-0-2　SAH 患者的 WFNS 分级

分级	GCS	神经功能障碍[偏瘫和(或)失语]
I	15	无
II	13 ~ 14	无
III	13 ~ 14	有
IV	8 ~ 12	有或无
V	3 ~ 7	有或无

四、并 发 症

常见的并发症为再出血、脑血管痉挛、脑积水和癫痫发作等。

（1）再出血：是最常见、最严重的并发症。指病情稳定后再次发生剧烈头痛、呕吐、昏迷乃至脑膜刺激征加重，复查脑脊液鲜红色。累计再出血发生率为 24 小时内 4.0%～13.6%，14 天为 20.0%～25.0%，6 个月为 50%，发生再出血的患者，80% 以上预后不良，且发生越早，预后越差。

（2）脑血管痉挛（cerebral vasospasm，CVS）：蛛网膜下腔中血液围绕颅内血管可诱发血管痉挛，并造成迟发性脑梗死（DCI），常表现为波动性轻瘫或失语。发生率约为 20%～30%，常于 3～5 天开始，5～14 天达到高峰，2～4 周后消失。有关 CVS 和 DCI 的定义常常混用，本节采用的定义为：脑血管痉挛是放射学或超声图像证实存在血管狭窄；迟发性脑梗死（DCI）是假定与脑缺血（持续超过 1 小时且不能用标准放射学、电生理学或实验室检查发现的其他生理学异常来解释）相关的任何神经功能恶化的症状。两者常不匹配，有研究表明，在 SAH 第 1 周时，造影可见的 CVS 为 30%～70%，而显示出症状的仅为一半左右，约 20%～30%。CVS 的严重程度，与临床常用的几个 SAH 后的临床分级评分相关，特别是与脑 CT 扫描后下腔出血的严重程度——Fisher 分级有关。因此患者入院时，要常规进行评分记录，为后续预防再出血和治疗提供依据。大量基础与临床研究结果以及我们已有的临床经验显示，一旦发生蛛网膜下腔出血，可造成继发性脑缺血损害，轻者可致神经功能严重障碍，重者常常可直接导致死亡，破裂的动脉瘤被安全处理后，这往往成为患者死亡和致残的重要原因。

（3）脑积水：由 aSAH 血块阻塞中脑导水管或脑池引起脑脊液循环动力学障碍导致梗阻性积水，也可以引起蛛网膜粒吸收障碍导致交通性脑积水。轻者表现为嗜睡、记忆受损、腱反射增强等，重者造成颅内高压，甚至脑疝。15%～48% 的 aSAH 患者可发生急性脑积水（＜3 天），后期需要通过分流手术干预的慢性脑积水发生率可达 8.9%～48.0%。

（4）癫痫：约 10% 脑动脉瘤破裂出血者可有癫痫，多发生在 1 个月内。

五、动脉瘤性 SAH 的治疗

早期手术处理动脉瘤，防止其再破裂很重要，但处理动脉瘤破裂后造成的脑损伤，如意识障碍、神经功能缺失和神经系统之外的并发症等，才是决定患者预后的关键。

aSAH 需严密的监护治疗，其目的是识别和处理可能的病情恶化，这种病情恶化既可能是第一次动脉瘤出血对脑造成的打击，也可能是由于再破裂、急性脑积水、早期脑血管痉挛或其他并发症引起的。因此，动脉瘤患者治疗的预后主要取决于对动脉瘤破裂的判断能力和治疗水平。aSAH 的治疗分为两个部分：①一般性治疗，包括处理 SAH 后的颅内压增高，如维持呼吸道通畅、控制血压波动和血糖水平、平衡水电解质、神经保护治疗、防治颅内高压、脑积水和脑血管痉挛。②针对 SAH 的病因采用闭塞方法治疗脑动脉瘤，传统的观点认为外科动脉瘤夹闭术是标准的治疗方式，但近来通过介入进行血管内栓塞治疗居于越来越重要的地位。

后续的治疗方向集中在以下方面：SAH 本身造成原发脑损伤的治疗；生命支持必需的治疗，包括呼吸、循环、营养、酸碱和水电解质平衡等；并发症的治疗，如再出血、脑血管痉挛与脑梗死、脑积水及肺炎等。

按美国 Mayo 诊所对 ICU 治疗 SAH 流程，主要目标是保证内环境的稳定，应用预防性药物，并对动脉瘤的治疗做好准备。对动脉瘤性 SAH 的重症监护治疗，与其他神经外科疾病的重症监护治疗原则一致，但又有特点，下面介绍治疗策略的特殊之处。

1. 一般处理

（1）体温管理和纠正内环境紊乱：收住重症监护室，维持其体温、血糖、水电解质等内环境稳定。具体来说，体温在 aSAH 发生 DCI 高危期（1 周左右）时，应通过体温调节中枢进行积极体温控制，其他如物理降温通常无效，口服非甾体抗炎药效果不佳，可以持续输注，但应避免采取过于激进的降温措施，防止寒战发生。血糖应该控制在＜11.1mmol/L，严格避免低血糖的发生。低钠血症是其常见的电解质紊乱类型，推荐使用低度高渗盐水纠正，早期可以考虑联合使用氢化可的松，也可以使用血管加压素，但应注意避免低血容量。关于激素的使用目前尚有争议，不推荐 SAH 患者在急性期使用大剂量皮质类固醇，若出现 CVS 对高血压诱导治疗无反应才考虑使用应急剂量。

（2）癫痫：可在 aSAH 出血后的超急性期对患者预防性使用抗惊厥药，但应避免使用苯妥英钠，而出现癫痫发作时，应积极抗癫痫治疗。不推荐对患者长期使用抗癫痫药，但若患者有以下危险因素，如大脑中动脉瘤、脑实质内血肿、脑梗死以及高血压史等可考虑使用。

（3）贫血：在 SAH 患者中十分常见（80%），有证据显示更高的血红蛋白有利于减少患者 CVS 等并发症，但输血的目标值尚不明确，推荐输注浓缩红细胞维持血红蛋白＞80～100g/L。

（4）深静脉血栓：所有患者中均应采取措施预防深静脉血栓（DVT），应常规使用序贯加压装置（sequential compression devices，SCDs），对于动脉瘤未安全处理的患者，应谨慎甚至禁忌使用肝素或低分子肝素，术后可考虑使用。

2. 预防再出血　在可能且合理的情况下，早期处理动脉瘤是防止再出血的有效手段，详见下文。

（1）控制血压：在动脉瘤治疗前，需控制血压，以防止血压波动造成动脉瘤可能再破裂，一般来说，从 aSAH 发生到动脉瘤闭塞期间，急性高血压必须得到控制，但血压控制参数并未明确。适度增高血压（平均动脉压＜110mmHg，收缩压＜160mmHg）可以预防脑血管痉挛减少脑缺血损伤，并且与再出血发生无关。根据目前的临床经验，收缩压高于患者基础血压的 10%～15% 可不必再行降压治疗，大约在 150～160mmHg，平均动脉压在 90～

100mmHg 为宜,应避免低血压。

(2) 抗纤溶药物:氨甲环酸等药物可以减少动脉瘤再出血的发生率,但增加脑梗死风险,其应用尚有争议。但对于不可避免的延迟介入治疗动脉瘤时,有重大出血风险且没有严格禁忌证(如不存在血栓栓塞危险因素)的患者,为减少早期再出血风险,可在短期内(<72 小时)应用氨甲环酸或氨基己酸进行治疗,密切监测 DVT 风险,并在手术前 2h 停用。当再出血风险被急剧降低时,延迟(发病后>48 小时)或长时间(>3 天)抗纤溶治疗的不良反应增加,对总的预后改善也没有什么影响,应当避免使用。

3. 脑血管痉挛　CVS 及其导致的迟发性脑梗死(DCI)是 SAH 另一主要并发症,其常常于 7~10 天时达高峰,3 周后逐渐缓解。其监测可分为 3 个类型,包括临床检测、放射学监测和生理学监测。其中首先应强调反复的神经系统评估,以识别可归咎于缺血或梗死的新发神经功能缺损。而放射学监测包括通过 DSA、CT[CTA 和 CT 灌注成像(CTP)]和 MRI,其中 DSA 具有金标准价值。生理学监测包括经颅多普勒血管超声(TCD)、EEG、脑组织氧(PbtO₂)监测、CMD、热弥散脑血流(thermal diffusion-CBF,TD-CBF)监测等。临床上常用无创性的 TCD 监测,与 DSA 相比,其特异性很高,但敏感性仅为中度,一定程度上限制了其应用。常用的阈值包括血流速度<120cm/s(无血管痉挛)、>200cm/s(存在血管痉挛)、MCA 血流速度/ICA 血流速度之比>6(存在血管痉挛)以及血流速度在数天内迅速增高(高危风险)。

口服尼莫地平可改善患者神经功能的预后,但在脑血管造影上并没有显示其使狭窄的脑动脉血管内径增大,其作用机制尚未阐明。而其他钙离子通道阻滞剂疗效尚不确定。

当出现 DCI 症状时,首先是采取积极手段,调整血流动力学以改善脑灌注量,没有改善时可考虑介入治疗。传统上常用"3H"疗法(triple-H-therapy),现在更强调维持正常的血容量,避免低血容量,适当升压治疗。保证适宜的血管内容量,首选等张晶体液进行调节。介入治疗包括脑血管成形术和或选择性动脉内血管扩张治疗,可以在升血压治疗未见明显疗效时应用,但不推荐预防性介入治疗。

4. 脑积水　SAH 后约 20% 的患者并发急性脑积水,10% 的患者为慢性脑积水。处理方式主要有脑室外引流(EVD)、腰大池外引流、脑脊液分流术(脑室-腹腔分流术、腰大池-腹腔分流术)。

其中急性脑积水首选 EVD,特别是在 CT 检查表现为脑室急性扩大并伴有意识障碍进一步加重时。患者入院后,应反复进行专科查体,并注意与原发病损相鉴别,难以区别时可以密切观察 24 小时并行 CT 扫描。脑室外引流要防止发生颅内感染,尤其是较长时间放置引流管时,操作及维护时的无菌技术至关重要。目前仍无循证学的依据来指导抗生素的预防性应用,但大多数临床医师在行脑室外引流时应用广谱抗生素,建议 2~3 天进行一次脑脊液培养,如有感染症状或实验室结果支持感染证据,则需拔除外引流管。

回顾性研究证实,持续腰大池外引流近来也被认为是安全有效的方法,不会增加再出血风险,在明确不伴有第三、四脑室血肿梗阻所致脑积水的情况下,排除高颅压等禁忌证可考虑实施。

拔除脑室外引流的指征是 ICP 控制后 48 小时,通过逐渐抬高引流管到最终夹闭引流管,通过 ICP 监测,如出现相应症状,则需再次开放,对那些引流量大、夹闭后不能耐受的患者,则需行永久性脑脊液分流手术,包括脑室-腹腔分流术和腰大池-腹腔分流术。需要注意的是,多数情况下终板造瘘并不能解决蛛网膜下腔出血所致的脑积水,而且继发性的正常颅内压脑积水也是临床需要进行手术干预的并发症之一,但是,在已经手术去除了颅骨骨瓣的患者在颅骨修补之前实施的分流手术慎用腰大池腹腔分流。

5. 病灶处理　动脉瘤破裂后治疗时机的选择有所争议,但现在多主张相比中(4~10 天)、晚期(>11 天)手术,在患者条件允许的情况下早期手术(<72 小时)能取得更好的预后,甚至有部分学者强调超早期(<24 小时)干预,以便进一步减少再出血风险。

评估其是否需要治疗时应考虑多种因素,包括动脉瘤大小、位置及其他形态学特征;通过连续影像学检查记录病灶变化;患者年龄;是否有动脉瘤性蛛网膜下腔出血(aSAH)病史;脑动脉瘤家族史情况;是否存在多发性动脉瘤;是否存在并发的病理学改变,如动静脉型血管畸形,可能导致出血风险升高的脑部或遗传性病变。一般来说,除老年无症状的小型动脉瘤,其他均应尽早闭塞,特别是具有极高破裂风险的动脉瘤,以防止其破裂带来的死亡和致残。而夹闭术是目前首选治疗方式,介入虽然在高龄、基底动脉尖等情况下有优势,但其远期效果仍缺少明确证据。

在许多神经外科先驱的不断探索和努力下,颅内动脉瘤的手术方式经历了瘤颈结扎、肌肉包裹、载瘤动脉闭塞动脉瘤孤立、动脉瘤夹闭手术等,而手术显微镜的应用和显微神经外科技术发展,更使夹闭术一度成为治疗颅内动脉瘤的"金标准"。然而,神经介入放射技术的发展为颅内动脉瘤提供了另一治疗方式,1991 年 Guglielmi 发明可操纵电解脱微弹簧圈(Guglielmi detachable coil,GDC)成为介入治疗的革命性进步,尤其是近年来新技术、新材料的不断涌现和推广,使不能行介入栓塞的动脉瘤已所剩无几,也成为颅内动脉瘤的标准治疗方法之一。

动脉瘤夹闭术(图 67-0-5)或介入栓塞治疗(图 67-0-6)是针对 aSAH 的病因治疗,是防止再出血的有效手段,但两者利弊始终是一个争议话题。总的来说,介入治疗比手术治疗的病死率和残疾率低,但晚期再出血的发病率较高,完全密实栓塞率也较低。所以治疗方案应经过外科和介入医生的共同评估后做出,在病情允许的情况下应尽早完善 DSA 检查,评估可行后及早完全栓塞动脉瘤。一般来说,脑实质出血>50ml 或大脑中动脉瘤多考虑手术治疗,而 70 岁以上的高龄患者、高级别 aSAH 和基底动脉分叉处动脉瘤多考虑介入治疗,经评估两种干预方式均可行时建议优先选择介入治疗。无论何种治疗方式,应在干预后进行影像学随访。

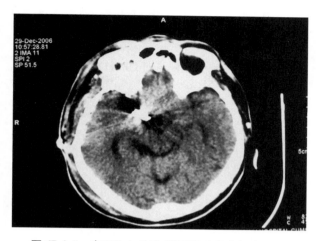

图 67-0-5　右 PCoA 动脉瘤开颅手术夹闭术后脑CT，显示动脉瘤夹伪影图

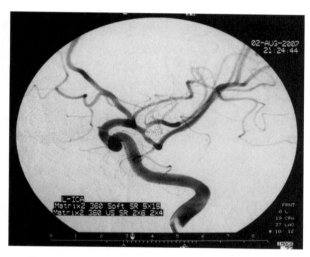

图 67-0-6　经血管内介入栓塞治疗后血管造影，动脉瘤消失，载瘤动脉血流通畅

两种方式优劣的争论仍无定论，2005 年 The Lancet 再次发表国际蛛网膜下腔动脉瘤协作组（International Subarachnoid Aneurysm Trial，ISAT）的多中心临床随机对照试验分析及结果，试验纳入了欧洲、北美和澳洲 42 个中心的 2143 例破裂颅内动脉瘤，对比了外科夹闭术和介入栓塞。一年结果随访显示，夹闭组的致死及致残率为 30.9%，显著高于介入组的 23.5%，而两者之间的差异主要体现在致残率方面：夹闭组为 22% 而介入组仅为 16%，特别是认知功能的预后。造成这种差异最主要原因在于夹闭组的并发症率较之介入组明显升高。但同时我们依然注意到介入组的 2.9% 的再出血率较之于夹闭组的 0.9% 仍然要高出许多。介入组 58% 的动脉瘤闭塞率较之开颅组的 81% 也是逊色不少。虽然 ISAT 实验存在一些问题，如随机率低（22.4%），多数患者因仅适用外科夹闭而被剔除，对外科术者的要求不高等，但其结果仍被广泛接受。

未破裂的动脉瘤患者可没有任何临床表现和体征，多

由不确定的神经系统症状如头痛、头晕，常常促使患者到医院检查而发现动脉瘤。有时，动眼神经、展神经麻痹可能为后交通动脉（PCoA）动脉瘤压迫脑神经所致，也有些巨大动脉瘤会对脑的局部产生压迫，引起神经定位体征，有些动脉瘤患者亦可有缺血表现。Rinkal 在回顾分析 3605 例未破裂动脉瘤发现，32% 未破裂的动脉瘤患者无症状，55% 患者的症状为多种症候群的一部分，仅 13% 患者的症状提示是颅内动脉瘤。

六、aSAH 患者的预后

颅内动脉瘤的自然转归平均死亡率约为 51%，幸存者中，认知功能障碍是影响其生活质量的重要组成部分。其预后取决于多种因素，这些因素一方面来自动脉瘤患者本身，如年龄、病情、是否存在基础疾病、动脉瘤的大小、形状及其发生部位等等；而最重要因素是破裂后的神经功能评分，包括临床表现、WFNS 分级评分。由于 46% 以上的幸存者 SAH 后有认知障碍或功能障碍，约 25% 遗留神经功能障碍，所以现在强调患者出院时应全面评估，包括认知功能、行为学和社会心理学评估。如何提高脑动脉瘤治疗后的生活质量，而不仅仅减少出血机会，成为治疗的方向。

（魏俊吉）

主要参考文献

［1］Jr CE，Rabinstein AA，Carhuapoma JR，et al. Guidelines for the management of aneurysmal subarachnoid hemorrhage：a guideline for healthcare professionals from the American Heart Association/American Stroke Association. Stroke，2012，43（6）：1711-1737.

［2］Thorsten S，Seppo J，Andreas U，et al. European Stroke Organization Guidelines for the Management of Intracranial Aneurysms and Subarachnoid Haemorrhage. Cerebrovascular Diseases，2013，35（2）：93-112.

［3］Diringer MN，Bleck TP，Iii JCH，et al. Critical care management of patients following aneurysmal subarachnoid hemorrhage：recommendations from the Neurocritical Care Society's Multidisciplinary Consensus Conference. Neurocritical Care，2011，15（2）：211-240.

［4］Kimball MM，Velat GJ，Hoh BL. Critical care guidelines on the endovascular management of cerebral vasospasm. Neurocritical Care，2011，15（15）：336-341.

［5］Thompson BG，Jr BR，Amin-Hanjani S，et al. Guidelines for the Management of Patients With Unruptured Intracranial Aneurysms. Stroke，2015：46.

［6］Molyneux AJ，Kerr RSC，Yu LY. International subarachnoid aneurysm trial（ISAT）of neurosurgical clipping versus endovascular coiling in 2143 patients with ruptured intracranial aneurysms：a randomised comparison of effects on survival，dependency，seizures，rebleeding，subgroups，and aneurysm occlusion. Lancet，2005，366（9488）：809-817.

[7] China Neurosurgical Critical Care Specialist Council (CNCCSC), The experts consensus for patient management of neurosurgical critical care unit inChina(2015). Chin Med J(Engl),2015,128(9):1252-1267.

[8] 徐跃峤,王宁,胡锦,等.重症动脉瘤性蛛网膜下腔出

血管理专家共识(2015).中国脑血管病杂志,2015:4.

[9] 贾建平.神经病学.7版.北京:人民卫生出版社, 2013:193-199.

[10] 刘承基.脑血管外科学.南京:江苏科学技术出版 社,2000:1-155.

第 68 章

脑梗死与缺氧性脑病

脑梗死是一种威胁人类生命健康的常见急性脑血管病。急性脑血管病分为缺血性脑血管病和出血性脑血管病。急性脑血管病是指具有潜在脑血管疾病基础，由各种诱因致使脑血管破裂或狭窄，造成的急性脑血液循环障碍和由此而引发的一过性或永久性脑功能异常。缺氧性脑病则是各种原因造成脑组织缺氧所引起的弥漫性脑部病变。

脑血管病、心血管病和恶性肿瘤占人类自然死亡原因的前三位。而脑梗死的死亡率在 20 世纪 60 年代初至 21 世纪，占脑血管病总死亡率的第二位（13.3%），次于出血性脑血管病（76.8%）。1999 年以来，脑梗死的死亡率（62.7%）呈明显上升趋势，与出血性脑血管病死亡率（23.0%）之比例出现完全逆转现象。因此，对脑梗死的防治显得更为重要。

第一节 解剖学基础与临床病理生理

在了解脑梗死与缺氧性疾病前有必要先了解和复习颅脑的血管系统、血液供应和有关临床病理生理。脑组织的重量虽然只占体重的 2% 左右，然而脑的血流量却占心输出量的 15%，脑的耗氧量就更高，成人的脑耗氧量占全身耗氧量的 20%，婴幼儿的脑耗氧量甚至占全身耗氧量的 50%。因此，脑组织对缺血、缺氧的耐受性极差，当任何原因引起脑循环障碍或（和）脑细胞缺氧，均会发生脑细胞受损，甚至脑细胞死亡，导致脑神经功能障碍或丧失。

一、解剖学基础

【脑的动脉系统】

脑的血液供应来自颈内动脉和椎动脉两个动脉系统，双侧颈内动脉供给大脑半球前 2/3 和间脑吻合支的 2/3 区域；双侧椎动脉供应大脑的后 1/3（颞叶、枕叶、间脑尾侧的 1/3）及小脑和脑干。

（一）颈内动脉系统 在甲状软骨上缘水平，颈总动脉分为颈外动脉和颈内动脉，颈内动脉起始部稍膨大，称为颈动脉窦。颈内动脉在颈后外侧垂直上升，穿颞骨岩部下方入颈动脉管，在其管内上行并转向前内侧，通过破裂孔进入颅内，在鞍背外侧转向前方进入海绵窦。在前床突下方，颈内动脉又转向上方穿过硬脑膜入蛛网膜下腔。在

视交叉外侧分为大脑前动脉和大脑中动脉以及分支。颈内动脉的主要分支有：眼动脉、大脑前动脉、大脑中动脉、后交通动脉和脉络膜前动脉等（图 68-1-1 ~ 图 68-1-3）。

1. 眼动脉 从颈内动脉虹吸部前方发出，向前与视神经一起经神经孔进入眼眶，主要分支有眶上动脉和视网膜中央动脉。

2. 后交通动脉 从颈内动脉虹吸部后方发出，向后内方向行走，与大脑后动脉吻合，参与脑底动脉环（Willis 环）的组成。

3. 脉络膜前动脉 在后交通动脉分支后由颈内动脉发出，沿视束下内方后行，进入侧脑室下角形成脉络丛。主要供应视束、外侧膝状体、内囊后肢后 2/5、丘脑以及苍白球的部分。

4. 大脑前动脉 由颈内动脉发出后，在额叶眶内向内前方行走。有一小分支（前交通动脉）吻合两侧大脑前

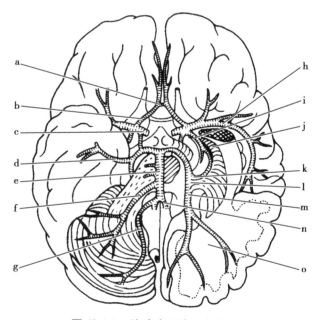

图 68-1-1 脑动脉系统—大脑底面
a. 前交通动脉；b. 大脑前动脉；c. 颈内动脉；d. 小脑上动脉；e. 基底动脉；f. 小脑前下动脉；g. 小脑后下动脉；h. 大脑中动脉；i. 脉络膜前动脉；j. 侧脑室脉络丛；k. 脉络膜后外动脉；l. 脉络膜后内动脉；m. 大脑后动脉；n. 椎动脉；o. 枕叶

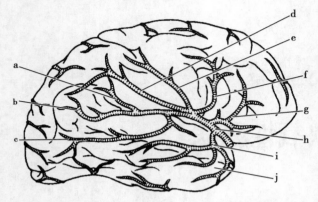

图 68-1-2 脑动脉系统——大脑半球外侧面
a. 顶后动脉；b. 角回动脉；c. 颞后动脉；d. 顶前动脉；e. 中央动脉；f. 前中央动脉；g. 眶额动脉；h. 大脑中动脉；i. 颞极动脉；j. 颞极

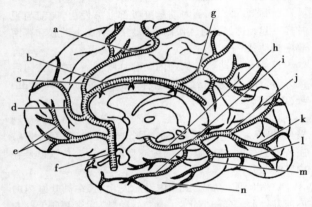

图 68-1-3 脑动脉系统——大脑半球内侧面
a. 旁中央动脉；b. 胼周动脉；c. 胼缘动脉；d. 额极动脉；e. 眶额动脉；f. 大脑前动脉；g. 楔前动脉；h. 大脑后动脉；i. 颞下前动脉；j. 顶枕动脉；k. 距状裂动脉；l. 颞下后动脉；m. 颞下中动脉；n. 颞下回

动脉。沿途的分支：中央支主要供应下丘脑、尾状核、豆状核前部以及内囊的前肢；皮层支主要供应大脑半球内侧面

顶枕裂以前的全部，大脑半球背外侧面的额上回、额中回上半部、中央前后回的上 1/4 部分、顶上小叶以及脑底额叶眶内侧面。

5. 大脑中动脉 相当于颈内动脉的延续，分出后水平折向外，进入外侧裂，发出很多细小分支，垂直向上进入大脑半球深部，主要供应壳核、尾状核及内囊的后支前 3/5 部，这些分支称为外侧豆纹动脉，为高血压脑出血和脑梗死的好发部位。大脑中动脉的主干分出许多皮质支供应大脑半球侧面的大部分。

如果在颈部的颈内动脉内缓慢出现管腔堵塞，由于侧支循环而不会出现明显的神经系统症状，有时可出现短暂单侧盲，是因为第一支眼动脉供血不足所致；对侧运动、感觉障碍，因其对上下肢的影响同于对面部的影响；对侧视野缺损；优势半球受影响时，可出现失语和认知障碍。

（二）基底动脉系统 椎动脉自锁骨下动脉发出后上升，经颈 6～1 段横突孔弯向后侧，绕寰椎侧的后方经椎动脉沟转向内侧，穿寰枕后膜、硬脊膜、蛛网膜入蛛网膜下腔。入颅腔后沿延髓的腹侧达斜坡，在脑桥下缘，左右椎动脉汇成一条基底动脉，经脑桥腹侧的基底动脉沟到脑桥上缘，分左右大脑后动脉（图 68-1-4）。

椎动脉进入颅腔前发出一些分支供应附近的肌肉、脊髓和硬脊膜；入颅后分出脊髓前动脉、脊髓后动脉、前膜后动脉、小脑后下动脉及延髓支；合成基底动脉后分出迷路动脉、小脑前下动脉、小脑上动脉、大脑后动脉及脑桥支。

1. 小脑后下动脉 是椎动脉颅内最大的动脉分支，主要供应小脑后下部以及延髓后外侧部。

2. 脑桥支 为基底动脉两侧分出的许多细动脉分支，直接进入脑桥供应其基底部。

3. 小脑前下动脉 是基底动脉中段的分支，主要供应脑桥的背外侧以及小脑的前下部。

4. 小脑上动脉 从基底动脉远端发出，主要供应小脑的上部。

5. 大脑后动脉 为基底动脉的终支，在脑桥上端分出后即与后交通支吻合，绕大脑脚外侧，在颞叶内下面向

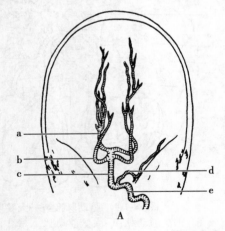
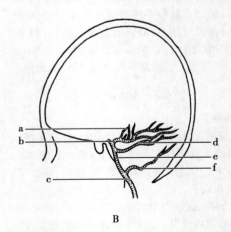

图 68-1-4 椎动脉系统
A. 正位：a. 大脑后动脉；b. 小脑上动脉；c. 基底动脉；d. 小脑后下动脉；e. 椎动脉；
B. 侧位：a. 脉络膜后动脉；b. 大脑后动脉；c. 椎动脉；d. 小脑上动脉；e. 基底动脉；
f. 小脑后下动脉

后向上达枕叶,沿途发出的小中央支穿入大脑脚、丘脑和内囊的后部,皮层支主要供应颞叶的底面和枕叶。

椎-基底动脉栓塞可引起脑干梗死,常出现交叉性感觉、运动障碍(同侧面瘫并对侧肢体瘫痪)、眼球协调运动障碍、昏睡或昏迷等。

（三）底动脉环　在脑底部,有大脑前动脉、前交通动脉、颈内动脉、后交通动脉和大脑后动脉相互连接,构成一个不规则的六边形动脉环,被称为脑底动脉环,环绕视交叉和脚间窝。脑底动脉环形成了脑动脉系统的侧支循环,可调节颈内动脉和椎动脉系统间的血流,保持两侧大脑半球血液的相对平衡(图 68-1-5)。在正常情况下,组成脑底动脉环的各条动脉内血流方向已定,相互并不在动脉环内混合(临床上颈内动脉注射造影剂,只能看到大脑前动脉和大脑中动脉显影这一现象也可证实),当某一动脉的近端血流受阻或结扎一侧颈内动脉,脑底动脉环内出现压力差时,脑底动脉环才发挥其侧支循环作用,通过侧支循环代偿,而不至于出现供血区域脑组织的缺血症状。不过,有相当一部分人脑底动脉环可发生多种先天性变异,某部分先天发育不良,就起不到侧支循环作用,这一点在脑梗死的发病机制上有着重要意义。除此以外,还有很多侧支循环,如在大脑表面大脑前、中、后动脉皮层支彼此吻合;大脑动脉皮层支与脑膜动脉(颈外动脉分支)间丰富的侧支吻合;颈内、外动脉围绕眼、耳、鼻间的深浅支吻合等。但这些吻合支细小,不能完成有效的侧支循环。

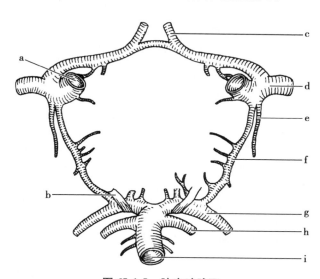

图 68-1-5　脑底动脉环
a. 颈内动脉;b. 动眼神经;c. 大脑前动脉;d. 大脑中动脉;e. 脉络膜前动脉;f. 后交通动脉;g. 大脑后动脉;h. 小脑上动脉;i. 基底动脉

侧支循环开放的有效性还决定于主血管闭塞的病变速度,从血管开始发生狭窄到闭塞的时间进度越慢,侧支循环代偿功能越有效,甚至完全代偿而无任何临床症状。

由脑基底动脉环发出的主要分支有:

1. 大脑前动脉　主要供应额叶底部、半球内侧及半球背外侧的边缘部。单侧大脑前动脉栓塞可出现:对侧偏瘫或不全瘫(下肢较上肢严重)、对侧感觉障碍(也是下肢

较上肢严重)。如果优势半球受影响,可出现皮质间运动性失语等。

2. 大脑中动脉　其皮质支主要供应大脑半球背外侧面和中央部的大部分,中央支主要供应基底核和内囊后 3/5 部分。根据大脑中动脉不同部位的栓塞,可出现对侧瘫痪和感觉障碍、对侧视野缺损、对侧眼凝视麻痹、认知障碍。如优势半球受影响,可出现失语等。

3. 大脑后动脉　其分支供应颞叶底面和枕叶。单侧大脑后动脉栓塞可出现对侧视野缺损、对侧各种感觉障碍并疼痛、视觉及颜色失认、失读等;双侧大脑后动脉栓塞可表现:皮质盲,双眼视力丧失,但瞳孔光反射良好;面部认知障碍;谵妄状态和记忆缺损;Balint 综合征(视觉性共济失调和体位精神性麻痹);由于视觉注意力障碍而不能向周围观看等。

（四）小脑的动脉　小脑的血液供应来自椎-基底动脉的三个分支。

1. 小脑上动脉　主要供应小脑上核和小脑半球的上部。栓塞时,可出现共济失调、对侧疼痛、温觉消失、同侧面部感觉减退、面肌瘫痪、听力减退等。

2. 小脑前下动脉　主要供应小脑蚓锥和小脑半球下面的前部及齿状核。栓塞时,可出现眩晕或共济失调等。

3. 小脑后动脉　主要供应小脑绒球小结叶、下蚓体、小脑半球下面的后部和脑核的部分及延髓后外侧区域。栓塞时,可出现同侧平衡障碍以及延髓后外侧区受损的症状。

（五）脑干的动脉

1. 中脑的动脉　主要来自大脑后动脉和小脑上动脉,其次发自后交通动脉和脉络膜前动脉。

2. 脑桥的动脉　为发自基底动脉的中央支和脑桥支,还有小脑上动脉的分支。

3. 延髓的动脉　来自脊髓前动脉发出的延髓支,供应延髓的前部和中央部;来自脊髓后动脉的延髓支,供应薄束、楔束及核和绳状体尾的背部;来自椎动脉的延髓支,供应延髓外侧部。

【脑的静脉系统】

脑的静脉血管缺乏静脉瓣和平滑肌,分为浅静脉和深静脉两组。浅静脉主要引流皮质和皮质下的血液,深静脉主要引流白质、脉络丛、基底核和间脑等深部组织的血液。小静脉出脑实质后汇成较大静脉,经较小静脉窦汇合到两侧的横窦和乙状窦,再经颈静脉孔汇入颈内静脉,最后经头臂静脉、上腔静脉回流至心脏(图 68-1-6 和图 68-1-7)。

二、临床病理生理

脑是人体最重要器官之一,是高级神经中枢,血液供应非常丰富,占体重 2% 的脑组织所需血流量占心输出量的 15% 以上。脑组织为了维持正常的功能,必须从血液供应中摄取其代谢所必需的氧气和营养物质,并通过血液运输排出二氧化碳和代谢产物。正常时,脑组织利用了全身总耗氧量的 20% 以上,葡萄糖的 75% 左右。但是,脑组织的氧和葡萄糖及糖原贮备很少,脑的血液供应一旦出现阻断,6 秒钟内神经元代谢即受影响,10～15 秒出现意识

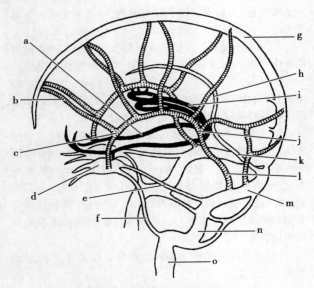

图 68-1-6　脑的静脉系统

a. 基底静脉；b. 大脑上静脉；c. 大脑中静脉；d. 海绵窦；e. 岩上窦；f. 岩下窦；g. 上矢状窦；h. 下矢状窦；i. 大脑内静脉；j. 大脑大静脉；k. 直窦；l. 大脑下静脉；m. 横窦；n. 乙状窦；o. 颈内静脉

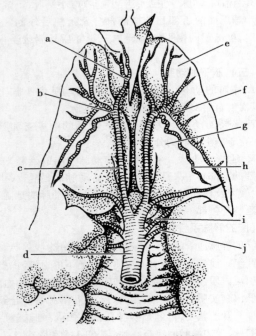

图 68-1-7　脑的深部静脉

a. 透明隔静脉；b. 丘纹静脉（终静脉）；c. 大脑内静脉；d. 大脑大静脉；e. 尾状核；f. 尾状核静脉；g. 丘脑；h. 脉络丛静脉；i. 基底静脉；j. 枕静脉

消失，2 分钟脑电活动停止，5～8 分钟能量代谢和离子平衡紊乱，脑细胞即发生不可逆损害。

【脑血流生理】

（一）**常脑血流量**　正常每分钟约有 750ml 左右的血液通过脑，其中约 30% 由基底动脉流入，其余血流来自颈内动脉。正常成年人平均脑血流量为 55ml/（100g·

min）。实际上脑血流分布并不均匀，大脑皮质血流量约为白质的 5.5 倍。并且脑血流量还随活动状况和体位不同及年龄不同而变化。局部脑血流量、脑代谢率与脑功能活动有密切关系。一般用脑平均耗氧量（$CMRO_2$）表示脑的代谢率，正常人的 $CMRO_2$ 约为 3.3ml/（100g·min）。测定脑组织各部分的局部脑血流量（rCBF）可了解其功能活动和病理变化。

（二）**影响脑血流量的主要因素**　通过脑动脉的血流量（CBF）是由脑的有效灌注压和脑血管阻力（R）所决定。脑的有效灌注压为平均动脉压（MBP）与颅内压（ICP）之差。正常情况下，颅内压约等于颈内静脉压即等于零，平均动脉压等于（舒张压+1/3 脉压），用以下公式表示：

$$CBF = (MAP - ICP)/R$$

按照泊肃叶定律有：$R = 8\eta \cdot L/\pi r^4$，所以：$CBF = (MAP - ICP) \cdot \pi r^4/8\eta \cdot L$

从以上公式可以看出，决定脑动脉血流量的最主要因素是血管内径（与 CBF 是正相关关系），其次是平均动脉压和颅内压，再次是血液黏度。血管内径主要决定于神经、体液因素调节下血管壁本身的舒张与收缩功能，平均动脉压主要决定于心脏功能和体循环血压。在正常情况下，颅内压具有自我调节功能，血液黏度变化不大。

（三）**脑血流量的调节**　在正常情况下，平均动脉压在 60～160mmHg 范围内波动时，脑血管具有代偿功能，即通过舒张与收缩改变其内径大小，从而使脑血流量保持相对不变，这种作用被称为脑血流的自动调节功能。当平均动脉压降至 60mmHg 时，血管舒张已达最大限度，如平均动脉压再继续下降，脑血流量则明显减少，这个血压临界值被称为自动调节的下限；当平均动脉压升至 160mmHg 时，血管收缩已达最大限度，如平均动脉压再继续升高，脑血流量则明显升高，这个血压临界值被称为自动调节的上限。慢性高血压的患者，由于血管壁硬化，收缩和舒张功能差，自动调节的上下限均高于正常人，能耐受较高血压，而不能耐受较低血压。除此以外，正常脑血液循环还能在血液中的氧分压和二氧化碳分压明显变化时，通过脑血管的收缩和舒张调节，维持脑血流量的相对稳定，这个作用被称为脑血管运动调节。

【脑血流障碍与脑梗死灶的形成】

脑是人体内对缺血、缺氧耐受性最差的器官，脑细胞是人体最娇嫩的细胞，无论是发生出血性脑血管病或是缺血性脑血管病，都将引起不同程度的局部脑血流障碍，导致脑缺血、缺氧。如上所讲，当病变部位的血流完全阻断，6 秒钟内神经元代谢即会受到影响，2 分钟脑电活动停止，5 分钟后能量代谢和离子平衡即被破坏，ATP 耗尽，膜离子泵功能障碍（K^+ 外流，Na^+、Cl^- 和水大量流至细胞内），约持续 5～8 分钟，神经元即发生不可逆损害。因此，要对脑组织进行复苏治疗、挽救脑组织的功能，就必须争分夺秒，在脑细胞发生不可逆损害以前恢复脑的血流供应。

【缺血性脑损害的发病机制】

（一）**能量代谢障碍**　脑组织代谢中所需的能量全部靠脑动脉血液供应的氧和葡萄糖，一旦脑组织的血液供应受阻,氧和葡萄糖供应中断,细胞内能量不足,维持细胞内外离子平衡的离子泵衰竭,K^+外流,Na^+内流,并带动Cl^-和水流至细胞内;加上糖无氧代谢产生的乳酸增多,CO_2、H^+等代谢产物堆积,造成细胞内酸中毒和高渗透压,这样又促进或加剧Na^+、水内流,最终导致细胞性脑水肿。

（二）**兴奋性氨基酸的神经毒性**　谷氨酸是脑内主要的兴奋性神经递质,大概存在于 30% 的中枢突触中,并由突触前膜释放。突触后膜有 5 种亚型兴奋性氨基酸受体:①N-甲基-D-门冬氨酸（NMDA）受体;②使君子酸（AMPA）受体;③海藻酸（K）受体;④亲代谢型受体;⑤L-2-氨基-4 磷酰丁酸（L-AP4）受体。其中 NMDA 受体功能在于触发长时程突触增强（LTP）效应,与学习、记忆有关。NMDA 受体的离子通道开放,使 Ca^{2+}、Na^+ 内流;AMPA 和 K 受体开放 Na^+、K^+ 阳离子通道,产生兴奋性突触后电位;亲代谢型受体兴奋促进质膜内磷脂酰肌醇（PIP_2）水解,产生胞内第二信使:即甘油二酯（DAG）和三磷酸肌醇（IP_3）,对突触后神经元起慢兴奋作用。正常神经胶质细胞及神经末梢质膜上存在依赖 Na^+ 的高亲和性谷氨酸摄取系统,能在 1~2 毫秒内摄取兴奋过程中释放至突触间隙内的谷氨酸。静息状态下突触间隙内的谷氨酸浓度很低,仅有 1μM,而神经末梢胞内浓度高达 10mM,两者相差 1 万倍。由脑缺血、缺氧所致的能量代谢障碍,使脑细胞外 K^+ 浓度升高,神经元去极化,神经末梢内谷氨酸大量释放,并逆转神经末梢和胶质细胞的高亲和性摄取系统的活动:也将胞质内谷氨酸大量排至细胞外,以至细胞外谷氨酸浓度可高达 500μM,持续过度刺激兴奋性氨基酸受体,导致 NMDA 受体介导的 Ca^{2+} 通道（ROC）开放,大量 Ca^{2+} 内流;而 AMPA 和 K 受体引起的去极化反应可开放电压依赖性 Ca^{2+} 通道（VDC）,也增加 Ca^{2+} 内流;亲代谢型受体激活产生的第二信使 IP3,使细胞内 Ca^{2+} 库释放 Ca^{2+}。造成细胞内 Ca^{2+} 超载,引发神经元溃变、坏死等一系列毒性反应。

（三）**超载**　正常细胞内外的钙离子浓度差别很大,细胞外为细胞内的 1 万倍。为了维持细胞内外环境稳定需不断调节跨膜 Ca^{2+} 浓度。Ca^{2+} 进入细胞内主要通过 VDC 和 ROC 两种方式,Ca^{2+} 排出细胞外主要靠 Ca^{2+} 泵（Ca^{2+}-Mg^{2+}-ATP 酶）和 Na^+-Ca^{2+} 交换。当脑组织缺血、缺氧时,在兴奋性氨基酸的毒性作用下,VDC 和 ROC 开放,大量 Ca^{2+} 内流,细胞内 Ca^{2+} 超载,激活了各种降解酶（磷脂酶 C 和 A2、蛋白激酶 C、核酸内切酶等）,导致神经元的磷质膜、细胞骨架蛋白、核酸等重要结构解体,神经元坏死。

（四）**磷质膜降解和脂类介质的毒性作用**　大量 Ca^{2+} 内流,导致细胞内 Ca^{2+} 超载,激活了磷脂酶 C 和 A2,使神经元富含磷脂的各种膜性结构降解,产生大量花生四烯酸（AA）和血小板活化因子（PAF）,在脑组织缺血、缺氧时,AA 经环氧化酶途经生成前列环素减少,而血栓素 A2（TXA2）增加;经脂氧化酶途径产生的白三烯（LTs）增加。以上两个途径都产生自由基。TXA2 是强血管收缩剂和血小板聚集剂,使血管收缩和血小板聚集,促进血栓形成;另外,PAF 和 LTs 也可强烈收缩脑血管,刺激脑血管释放 TXA2,加重和促进白细胞和血小板的黏附,损伤内皮细胞,使膜通透性增加,血脑屏障开放,加重了血管源性脑水肿。

（五）**自由基与再灌注损伤**　脑组织缺血、缺氧后,可通过:①线粒体呼吸链损伤途径;②AA 代谢途径;③白细胞途径产生自由基。脑血流再灌注后氧供充分也可大量生成自由基,引起瀑布式的自由基连锁反应。自由基主要破坏脂质膜结构中不饱和脂肪酸的多个不饱和双键,使这些物质发生过氧化反应,导致脂膜的结构破坏,其通透性增加,各种细胞器解体,加重了细胞毒性脑水肿;另一方面,自由基还破坏血管内皮细胞膜,从而也加重血管源性脑水肿。

（六）**血性脑水肿**　脑组织缺血后发生脑水肿,既有血管源性水肿、细胞毒性水肿,也有间质水肿。一般来讲,在梗死后数分钟至 4 小时左右,发生的早期脑水肿是细胞毒性水肿,随着病灶区脑组织进一步受损,血脑屏障进一步被破坏,出现血管源性水肿。细胞毒性脑水肿和血管源性水肿,压迫周围小血管,使微循环血流受阻,血液淤积,微血栓形成,脑血流量更加减少,加重脑缺血、缺氧;再灌注后缺血灶相对于周围脑组织处于高渗透压、高离子状态,促使大量水分进入缺血灶,加重该区域脑水肿。如果脑水肿区域面积大,甚至由局部脑水肿发展为全脑水肿,将导致颅内压升高,又使脑静脉血回流受阻以及脑动脉灌注阻力增大,这样就形成了脑缺血、缺氧,脑水肿,颅内高压的恶性循环,严重者导致脑疝形成,危及患者生命。

（王迪芬）

第二节　脑　梗　死

脑梗死是指在具有潜在脑血管病变基础上,由于各种诱因致使脑血管管腔闭塞或狭窄,并且侧支循环代偿性供血达不到其生理要求的情况下,引起的急性病变脑动脉供血区域的脑组织缺血所造成的脑组织坏死,导致脑神经功能障碍。又称缺血性脑卒中。包括动脉粥样硬化性血栓性脑梗死、脑栓塞（心源性脑栓塞、动脉源性脑栓塞、其他脑栓塞）、腔隙性脑梗死和无症状性脑梗死等。无论发生哪一类脑梗死,均会导致不同程度临床症状,以口角歪斜、偏瘫、语言障碍甚至昏迷等为主要临床特征。

一、动脉粥样硬化性血栓性脑梗死

动脉粥样硬化性血栓性脑梗死是在动脉硬化原因所致的颅脑大、中和主要分支动脉内膜病变基础上,发生脑动脉血管管腔狭窄或闭塞,导致脑栓塞而出现偏瘫等神经症状。颅内动脉粥样硬化病变多位于较大的血管,如颈内动脉末端、基底动脉、颈内动脉岩部、大脑中动脉、大脑前动脉、大脑后动脉等。

【病因和发病机制】

虽然脑内动脉供应丰富,侧支循环良好,但因为脑组织需氧量极高,对缺氧耐受极差,一旦动脉血液供应受阻,必定导致供应区脑组织软化。依脑软化面积大小和属于哪些动脉血管供血范围分为大软化和小软化。大动脉供应区域的病灶,多在大脑半球的皮质及白质。小动脉供应区域的病灶,多发生在视丘、基底部和脑干上部。大病灶称为软化,小病灶称为腔隙。引起软化和腔隙的原因有动脉血栓形成、动脉栓塞等。

（一）血栓形成 血栓形成是活体中血液在心、血管腔内凝固,附着于心房、心室或血管壁上。血栓形成主要见于动脉粥样硬化,也可以因心脏病、动脉瘤、血管畸形、动脉损伤、感染或非感染性动脉炎、血液病、血液流变异常、血管痉挛等原因,在脑动脉或脑静脉内形成。在长期动脉粥样硬化或其他动脉疾患所致的血管内膜受损的基础上,血管内膜斑块、炎症、溃疡以及损伤处血小板黏附聚集,释放或激活凝血因子,导致血栓形成;或者因心力衰竭、休克、严重失水、晕厥、产后大出血、极度疲劳、睡眠等而引起血压下降,以及在血液黏度增高或血液凝固性异常增高等情况下,导致血栓形成,使血管腔狭窄、闭塞,血流停滞,发生供血区域脑组织缺血、软化、坏死。

（二）栓塞 由于进入血液循环的栓子(动脉粥样硬化斑块碎片或血栓脱落)将脑动脉或其分支栓塞,使其供血区域的脑组织缺血坏死。栓子的来源有:

1. 心源性栓塞 主要见于心瓣膜病、心房颤动、心内膜炎、急性心肌梗死、心房黏液瘤及其他心脏疾病导致的瓣膜或心内膜的血栓形成,脱落后导致的栓塞。

2. 非心源性栓塞 主要见于动脉粥样硬化性栓塞:主动脉和颈动脉,尤其是左颈总动脉起始部与颈内、外动脉分叉处,已形成粥样物质的胆固醇结晶或有纤维素构成的附壁血栓。动脉粥样硬化性栓子是老年人发生脑梗死的最常见原因;还见于感染性栓塞、癌性栓塞、脂肪栓塞、空气栓塞、寄生虫栓塞(见后)。

3. 来源不明栓塞 极少数脑梗死病历经多次检查,无法明确栓子的来源。

脑动脉栓塞最常见于颈内动脉的主支(大脑中动脉),其次是大脑后动脉,而大脑前动脉和后交通动脉的栓塞较少。

【病理】

脑动脉栓塞,供血区域脑组织多造成贫血性软化。贫血性软化的病理变化可分三期,即坏死期、软化期或清除期、恢复期。

（一）坏死期 局部脑组织稍显苍白、轻度肿胀,24～48小时水肿明显、颜色灰暗、质地变软、灰质与白质界限不清。如果梗死范围大,脑组织水肿严重,中线因受压而移位,甚至形成脑疝。

（二）软化期或清除期 脑动脉栓塞2～3天,病变区域脑组织明显变软,可压出指痕,切面淡黄色,常出现油状。7～21天病灶中心区坏死的脑组织液化,坏死组织被吞噬细胞清除,逐渐出现新生毛细血管和增生的胶质细胞。

（三）恢复期 脑动脉栓塞后的1～2个月,病变区常呈凹陷状,较小的病灶可变为质地较硬的胶质瘢痕组织,而较大的病灶则常成为囊肿状(又称中风囊),囊壁可光滑,囊液可清亮或混浊。

【临床表现】

（一）原发病史及发病状况 动脉粥样硬化性血栓性脑梗死患者多有高血压病史、糖尿病病史或心脏病病史。常于安静休息时或睡眠中发病。如疑为脂肪栓塞,则常先有长骨骨折或脂肪组织破坏,并出现胸痛、咳嗽、痰中带血、呼吸困难等。疑为空气栓塞时,患者多有气胸、气腹或其他空气进入心血管系统的条件。

（二）临床症状 多数患者发病缓慢,发病后多无头昏头痛、恶心呕吐。面积较大的半球梗死者多在局灶症状出现后,逐渐出现意识障碍并加重,甚至昏迷、惊厥。如果发病即昏迷者,多为脑干梗死。

（三）根据症状和体征初步定位 可根据临床症状和体征初步判断血栓栓塞哪一支血管、梗死病灶的部位和面积的大小。

1. 颈内动脉系统 如为颈内动脉、大脑前动脉、大脑中动脉及其分支栓塞,梗死病灶可在同侧的额、顶、颞叶或基底节区域。①对侧中枢性面瘫、舌瘫;②双眼向患侧同向偏视,偏盲;③对侧中枢性偏瘫和感觉障碍(大脑前动脉栓塞,可出现下肢重于上肢的对侧瘫痪并下肢感觉障碍,大小便失禁)等;④左侧病变时,可出现构音障碍或失语、失读和失写。

2. 椎-基底动脉系统 如为椎-基底动脉、小脑后下动脉等栓塞,梗死病灶可在脑干、小脑、丘脑、枕叶或颞顶枕交界区域。

1）可出现眩晕、耳鸣、眼睑下垂、复视、发音困难或声嘶、呃逆、恶心呕吐、吞咽困难、共济失调等症状。

2）可出现的体征有:①交叉性瘫痪:同侧周围性脑神经瘫痪,对侧中枢性瘫痪;②交叉性感觉障碍;③四肢感觉运动障碍;④小脑共济失调:眼球震颤、平衡障碍、四肢肌肉张力降低等。

【诊断】

诊断应主要从临床评估和选用特殊检查两个方面进行。根据病史和典型的临床症状、体征一般可作出诊断。急性大面积脑梗死应注意与脑出血相鉴别,后者发病时血压高,发病急,病程短,病情重。结合临床可选择以下检查:

（一）实验室检查 应常规检查:①尿分析包括尿糖定性;②血常规包括血沉、红细胞比容、血小板计数;③血液生化包括血糖、血脂、肝功能、肾功能、电解质等;④血液流变学包括血球压积、全血比黏度、血浆比黏度、红细胞电泳、纤维蛋白原等;⑤凝血全套等。

（二）腰穿 对于难与蛛网膜下腔出血、颅内感染等相鉴别的患者,可慎重选择腰穿进行脑脊液常规及生化检查。脑栓塞患者的脑脊液常规及生化检查一般正常。

（三）脑电图 对于脑梗死定侧、定位具有诊断价值,病变侧半球可呈现广泛异常波形。

（四）脑成像检查 随着CT和MRI的发明和临床逐渐推广使用,脑成像检查已成为脑血管病患者最安全、有效、精确的特殊检查方法。

1. CT 颅脑部CT可直接显示脑梗死,但不能显示血管闭塞。血管闭塞24小时内,CT平扫常常不能发现密度改变。可以在发病24～48小时后见到病灶部位呈现低密度影。但CT平扫有时易将脑转移瘤误诊为脑栓塞,一般肿瘤呈团块状,而脑栓塞在病灶范围与闭塞血管供血区,累及皮、髓质,多呈底在外的三角形或扇形的密度减低区。如不能确诊,可作增强扫描来确诊。

2. MRI(磁共振)　在发病后数小时 MRI 检查即可见病灶部位异常信号影,T1W 呈低信号,T2W 呈高信号。

(五)超声多普勒检查　利用超声波能穿透组织而不能折返的特性,已将先进的超声技术常规作为血管壁结构和病灶的成像及血流流量、流速的非损伤性检查方法之一。如 TCD(经颅多普勒超声),梗死区域常可出现相应血管多普勒信号减弱或消失等。虽然经颅多普勒超声及颈部大动脉的多普勒超声检查的临床应用取得很大成功,但尚不能完全取代传统而经典的脑血管造影术。

(六)脑血管造影　脑血管造影可直接显示血管闭塞,但不能显示脑梗死。经颈动脉系统或椎动脉系统造影可显示出栓塞的部位和程度,对确诊有重要意义。由于以上许多非创伤性检查的临床应用及其可靠的诊断价值,该项检查已渐少用。

总结动脉血栓性脑梗死的诊断要点:①常发病于安静状态;②多无明显头昏头痛和恶心呕吐;③发病缓慢,逐渐发展,多与动脉粥样硬化有关,也可见于动脉炎及血液病等;④一般在发病 1~2 天内意识清楚或轻度障碍;⑤多有颈动脉系统或(和)椎-基底动脉系统症状和体征;⑥有 CT 或 MRI 等检查结果支持。

二、脑栓塞

分心源性脑栓塞和非心源性脑栓塞以及来源不明性脑栓塞等。

(一)心源性脑栓塞

1. 心瓣膜病　如风湿性心脏病,尤其是二尖瓣狭窄并心房颤动是引起脑栓塞最常见的原因。在心房内,尤其是心耳处容易形成附壁血栓,当血液流速不规则时,附壁血栓脱落形成栓子,流入脑动脉血管而导致脑栓塞。有人报道心瓣膜病的脑栓塞发病率高达 27.2%。

2. 心房颤动　心房颤动合并心房扩大,也容易在心房形成附壁血栓。这种原因造成的脑栓塞仅次于心瓣膜病,几乎占心源性脑栓塞的 40%。

3. 心内膜炎　形成的血栓性赘生物常附着于正常的瓣膜上或脱垂的瓣膜上。有人报道约有 30% 的非细菌性血栓性心内膜炎患者发生脑栓塞。

4. 急性心肌梗死　当心肌梗死累及到心内膜,使心内膜变性、受损,易发生附壁血栓。约有 3% 的急性心肌梗死患者发生脑栓塞。

5. 心房黏液瘤　由于肿瘤位于心脏内,影响了血液流动,容易形成血栓。约有 1/3 左右的左心房黏液瘤患者发生脑栓塞。

6. 其他心脏疾病　如二尖瓣脱垂、心脏瓣膜置换术后、心肌炎、窦房结病态综合征等均可能发生脑栓塞。

(二)非心源性脑栓塞

1. 动脉粥样硬化性脑栓塞

2. 感染性脑栓塞　由各种感染所引起,栓子内常含微生物,常见于细菌性心内膜炎、支气管扩张、肺炎、肺脓肿、脑炎、脑脓肿、脓毒血症等。

3. 癌性脑栓塞　由癌细胞形成栓子,常见于各种恶性肿瘤。

4. 脂肪脑栓塞　有大量脂肪小球进入血液导致脑栓塞,常见于长骨骨折、严重挤压伤等。

5. 空气脑栓塞　较大量的空气进入血液导致脑栓塞,可发生于胸科手术、气胸、气腹、颈静脉损伤、减压病、妊娠流产等。

6. 寄生虫脑栓塞　由寄生虫或虫卵进入脑血管导致脑栓塞,可见于某些寄生虫病。

(三)来源不明脑栓塞　极少数脑栓塞病例经多次检查,仍无法明确栓子的来源。

【病因和发病机制】

各种原因的栓子经血流进入脑血管,造成脑血管堵塞而该区域的侧支循环不能及时恢复有效血供,导致该区域脑组织缺血坏死。如果此时血栓性栓子溶解或侧支循环恢复,由于梗死区微循环血管壁的通透性增高,血脑屏障开放,则表现出血性脑梗死。

【病理】

心源性脑栓塞所致的脑梗死病灶与动脉血栓性脑栓塞所致的脑梗死病灶基本相同,但前者常见大脑中动脉供血区域的出血性梗死(约占 30%~60%)。

【临床表现】

1. 病史　多有各种心脏病史或者有来自心脏的血栓。如为非心源性脑栓塞,则有相关的病史、病因和发病基础。

2. 发病形式　发病后可在数秒钟或数分钟达到高峰。

3. 症状　多可出现意识模糊、嗜睡或浅昏迷,常伴发癫痫。如栓子主要脑血管分支或多发性栓塞,可因明显脑水肿,造成颅内压逐渐增高,出现头痛、恶心呕吐、昏迷等。

4. 体征　局灶定位征与动脉血栓性脑梗死基本相同。此类栓塞多发于大脑中动脉,可出现偏瘫、半身感觉障碍等相应体征。

【诊断】

当心脏病患者突然出现上述临床症状时,应考虑到脑栓塞的可能。

1. 鉴别诊断　可根据心源性脑栓塞具有发病急剧、短暂意识障碍、常伴癫痫发作、有心脏栓子来源的依据、多表现为出血性脑栓塞等,与其他脑栓塞鉴别;根据全脑症状轻而短的特点与典型脑出血鉴别。

2. 辅助检查　进行颅脑部 CT、MRI、TCD、脑电图、心电图、超声心电图以及其他实验室检查可帮助明确诊断。

总结脑栓塞的诊断要点:①多发病急骤;②多无前驱症状;③多有意识模糊或短暂性意识障碍;④栓子的来源多为心源性,如为非心源性脑栓塞,应有相关的病史、病因和发病基础;⑤常同时伴有其他脏器、皮肤、黏膜等栓塞症状;⑥特殊检查结果的支持。

三、腔隙性脑梗死

腔隙性脑梗死是指由脑深部穿通动脉闭塞造成的缺血性微梗死灶所引起的一种脑梗死临床类型。多发生在基底节、丘脑和脑桥等脑的深部区域,极少发生在脑的皮质和白质。腔隙性脑梗死病灶的直径约为 10 ~ 15mm。

【病因和发病机制】

脑穿通动脉是多以直角从脑内主干动脉分出的小动脉,供应大脑半球深部白质、核团和脑干,它们多为终末动脉,几乎无侧支循环。当这些小动脉硬化或脂性透明变性,致使这些小动脉管腔狭窄、血栓形成,或脱落栓子阻断其血流,引起供血区域的脑梗死,出现相应临床症状。

【临床表现】

1. 病史　多见于有多年高血压的老年人,也可见于部分中年人。

2. 发病形式和症状　逐渐发病,无头痛、呕吐、意识障碍等全脑症状。

3. 体征　纯运动型轻偏瘫、纯感觉性卒中、共济失调性轻偏瘫、手笨拙-构音不良综合征等。

4. 预后　一次发病多可完全恢复。反复发病可有假性延髓麻痹、双侧锥体束征,甚至血管性痴呆等表现。

【诊断】

1. 根据多年的高血压病史和突然出现局灶性神经定位征。

2. 结合颅脑影响学检查可作出诊断。

总结腔隙性脑梗死的诊断要点:①主要由高血压动脉硬化引起,多见于中、老年人;②多为亚急性发病或缓慢发病;③多无意识障碍;④临床症状和体征多不严重;⑤特殊检查结果的支持。

四、无症状性脑梗死

这一种脑梗死无任何临床症状,仅为影像学检查所证明。

五、脑梗死的治疗

对脑梗死等缺血性脑病的治疗目的:①就群体而言,力求降低发病率、病死率、致残率和复发率;②就个体而言,则应积极发现危险因素,尽早纠正这些危险因素,一旦发病,及时治疗,在力求保全生命的前提下,最大限度地使受损神经得以修复,促进神经功能的恢复,防止复发和降低病残,提高患者生活质量。

【急性期治疗】

对急性脑梗死患者需住院治疗,待病情稳定或好转 1 ~ 2 周左右可考虑转为家中或门诊治疗。病情较重的患者应卧床休息,心源性的急性期患者应绝对卧床。目前对急性脑梗死尚无统一的治疗方法,一般来讲可按以下治疗。

1. 氧输送治疗

(1) 对意识障碍或昏迷患者,保持呼吸道通畅和充分供氧,必要时行气管插管或气管切开。并注意眼睛保护和口腔、呼吸道卫生。

(2) 保持血流动力学稳定,维持足够心排出量和脑灌流量,避免血压过低,防止脑灌流量减少而加重脑缺血。

2. 降低颅内压治疗　对脑脊液压力增高甚至有脑疝表现的患者,应积极给予脱水、抗脑水肿、降颅压等治疗。

消除脑水肿的方法主要在于减少脑容积、脑血容量和脑脊液量,尽快恢复正常生理调节,解除或最大限度地减轻脑损伤。

(1) 抬高头位:可抬高头位 20° ~ 30°,避免头颈部扭曲。有研究表明头位每抬高 10°,颅内压可平均下降 0.13kPa。但也应注意过渡抬高头位影响脑灌注压 (CPP),以免 CPP 不足而加重脑水肿。

(2) 高渗脱水剂:高渗脱水剂能提高血浆渗透压,形成血浆与脑组织之间的渗透压梯度,脑组织中的水分移至血浆,使脑组织脱水、脑组织体积缩小、颅内压力降低;另一方面,血浆渗透压增高,可通过血管的反射机制抑制脉络丛滤过和分泌功能,使脑脊液生成减少,颅内压降低。常用 20% 甘露醇:静脉输注后,血浆渗透压迅速增高。每克甘露醇约带出水分 100ml。每次 0.5 ~ 1g/kg,15 ~ 30 分钟内静脉滴完,6 ~ 8 小时 1 次,可与呋塞米交替使用。心肾功能不全者慎用!

(3) 利尿剂:主要通过增加肾小球的滤过率,减少肾小管的重吸收和肾小管的分泌,使尿量排出显著增加而造成整个机体脱水,间接地使脑组织脱水。常用:①呋塞米(速尿):为非渗透性利尿剂,既有脱水利尿作用,又可减少脑脊液分泌,且无明显副作用,静脉注射后 5 分钟起效,1 小时达高峰,维持 2 ~ 4 小时。每次 20 ~ 40mg(成人)静脉注射,2 ~ 3 次/天,常与甘露醇交替使用。②依他尼酸钠(利尿酸钠):静脉注射后 15 分钟起作用,2 小时达高峰,维持 6 小时,25 ~ 50mg/次(成人),1 ~ 2 次/天。

(4) 肾上腺皮质激素:主要作用有:①稳定血脑屏障,维持其完整功能,防止毛细血管通透性增高;②稳定细胞膜和溶酶体膜结构;③非特异性抗氧化作用,防止膜磷脂受自由基损害;④使脑脊液形成减少,加速脑水肿消退;⑤促进受损脑组织血液循环主动调节功能的恢复,利于脑水肿减轻。以地塞米松抗水肿作用最强,特别使用于血管源性水肿。首次可用 20 ~ 30mg,以后 10mg/次,1 ~ 2 次/天,静脉注射或点滴,3 ~ 5 天停药。

3. 对于癫痫发作或抽搐频繁的患者,可给予苯巴比妥钠 0.1 ~ 0.2g 肌内注射,仍难以控制者,可用安定 5 ~ 15mg 缓慢静脉注射。

4. 再通复流治疗

(1) 血管扩张剂:使用血管扩张剂的目的是扩张脑血管以增加脑血流,但研究证明血管扩张剂并不能改善患者的神经功能和脑缺氧损害状况。因为在脑局部组织缺血缺氧后致局部酸中毒,病灶区域的血管极度扩张,血管自动调节机制处于麻痹状态,此时用血管扩张剂只能使病灶以外的非缺血区域的脑血管扩张,从而出现"盗血"现象反而加重脑水肿,故已不主张适用于急性期。

对于症状轻、梗死病灶小、发病缓慢或排除脑水肿及脑水肿得以消除后,在发病 3 周后可使用血管扩张剂。常用:①盐酸罂粟碱 30 ~ 90mg 加入 500ml 低分子右旋糖酐中静脉点滴,1 次/天,10 ~ 14 天为 1 疗程;②烟酸 50 ~ 100mg,口服,3 次/天;③桂利嗪(脑益嗪)25mg,口服,3 次/天;④尼莫地平 20 ~ 40mg,口服,3 次/天;⑤氟桂利嗪(西比灵)5mg,口服,1 次/天。

（2）溶栓剂：溶栓剂是指通过酶促反应裂解血栓中的纤维蛋白支架使血栓溶解的药物。有外源性溶栓剂（如链激酶）和内源性溶栓剂（如尿激酶）两大类。多认为在发病 6～8 小时内开始使用，溶栓的效果是肯定的。①链激酶：是 β 溶血性链球菌产生的一种激酶。它首先与血浆酶原结合成酶复合物，才将血浆酶原转化为血浆酶。首次量 20 万～50 万 U 加入生理盐水或 5% 葡萄糖溶液 100ml 中，30 分钟静脉点滴。以后以 5 万～10 万 U/h 的滴速静脉点滴，至血栓溶解或病情不再发展为止；②尿激酶：是人尿或人肾培养物制得的一种蛋白酶，可直接激活血浆酶原而转化为血浆酶。常用 500U 加入生理盐水 10ml 静脉注射，或 1 万～6 万 U 加入生理盐水 100ml 静脉点滴，1 次/天，连用 1 周。

溶栓治疗应注意：①经 CT、MRI 和 TCD 检查，排出脑出血和明确脑血管栓塞部位。②应作出凝血时间、血小板计数、纤维蛋白原定量及肝肾功能等检查，并排除其他出血性疾病，严格掌握适应证和禁忌证。③可在 DSA（数字减影脑血管造影）动脉插管介入放射下注入溶栓剂，以求溶栓再通，同时静脉点滴尼莫地平、神经节苷脂等脑保护药。

（3）抗凝剂：在缺血性脑血管病的抗凝治疗中，常用抗凝剂有口服和非口服两大类，口服抗凝剂如华法林等，非口服抗凝剂如肝素等。

1）肝素：是一种带阴离子的黏多糖。其主要作用机制为：①抑制凝血酶：低浓度肝素与循环中的抗凝酶Ⅲ分子结合，通过改变其构型而增强抗凝酶Ⅲ与已激活的凝血酶的亲和力，形成稳固的复合物而抑制凝血酶的活性，从而也抑制了 Fg 转化为纤维蛋白，同时也干扰了凝血酶对凝血因子Ⅻ的激活，进而影响纤维蛋白单体聚合成不溶性纤维蛋白；②抑制凝血因子 X 激活：该作用也需要抗凝血酶Ⅲ的存在，激活因子 X 受阻，从而内源性和外源性凝血过程均受阻；③抑制已激活的凝血因子Ⅸ和Ⅺ的活性；④抑制血小板的聚集和释放。需要紧急抗凝时可先静脉注射肝素 3000～5000U 作为冲击量，以后用适当浓度静脉点滴，滴速用激活的部分凝血激酶时间（APTT）检测来调整，控制在用肝素后 APTT 延长到并保持在正常值或基础值（30～100 秒）的 1.5～2.5 倍为宜。也可选用肝素的新型制剂，如肝素钙、低分子量肝素。有人认为肝素对心源性脑栓塞有一定作用，对其他原因脑栓塞并不能明显降低缺血性脑卒中的病死率和残疾率，而且明显增加颅内、外出血率。对急性脑缺血损害本身也无效。

2）华法林：其结构类似维生素 K，在口服药物中因其起效时间、维持时间易于预测，并且生物利用度好而常用。其主要作用为干扰维生素 K 在肝脏内合成凝血因子的作用。一般在发病前两天，口服 4～6mg/d，以后口服 1～4mg/d 维持。服用过程中应检测凝血酶原时间等。

（4）降纤治疗：降纤酶（胞磷胆碱）可以降低血浆纤维蛋白原，降低血液黏稠度，提高血流速度，有助于血栓溶解和脑梗死区域的侧支循环重建。并且，降纤酶比溶栓药导致出血的概率小，故认为降纤酶是有前途的治疗脑梗死的药物之一。

（5）抗血小板治疗：在当前应用于缺血性脑血管病的众多内科治疗方法中，抗血小板治疗是以得到严格临床试验且已证明其临床效果的方法之一。广义上讲凡能对抗血小板释放、黏附和聚集等功能的药物均可称为抗血小板药物。此类药物很多，但目前在临床上主要作为抗血小板药物应用的有阿司匹林（ASA）、双嘧达莫、磺唑酮和噻氯吡啶。研究证明 ASA 对各种栓塞性血管病均有效，并建议发病 48 小时内使用，对那些没有出血并发症的脑栓塞患者，可降低早期复发率，并改善预后。ASA 的最佳抗血小板剂量尚未统一，有研究表明 30～60mg/d 即可有效地抑制 TXA_2 的合成，而不抑制 PGI_2 的合成，认为是最佳剂量。但临床试验中取得良好效果者多用中度剂量（1.0～1.2g/d）。

（6）血液稀释疗法：血液稀释疗法是指为了治疗目的，人为地降低血液中的有形成分，使血液达到一定程度稀释的各种方法。目前血液稀释疗法除对个别真性红细胞增多症患有脑栓塞的患者有一定作用外，对其他脑栓塞患者疗效不能肯定，故多主张慎用或不用。

5. 脑保护治疗　目前临床上应用的脑保护的方法有物理的和药物的等，常用以下几种：

（1）钙通道阻滞剂：具有：①抑制 Ca^{2+} 跨膜内流，消除和缓解平滑肌痉挛，抑制肾上腺素、5-HT、TXA_2、儿茶酚胺引起的脑血管收缩；②阻止脑缺血后神经元胞膜去极化、Ca^{2+} 内流及线粒体和内质网释放 Ca^{2+} 进入细胞液内，减少脑细胞中毒死亡，减轻脑组织损伤；③预防动脉粥样硬化，降低胆固醇、低密度脂蛋白、极低密度脂蛋白，升高高密度脂蛋白；④阻止 Ca^{2+} 异常跨膜内流，维持红细胞正常变形能力，降低血管阻力和血液黏度，改善微循环；⑤抑制 ADP 及 AA 引起的血小板聚集，还通过抑制肾上腺素受体、血栓素受体而抑制肾上腺素、TXA_2 引起的血小板聚集，从而降低血液黏度，改善微循环等作用。常用药有：①尼卡地平，0.6～1.2mg 加入至 5% 葡萄糖溶液 500ml 中静脉点滴，1 次/天，15～30 天为 1 疗程，或者口服 20mg/次，3 次/天，3 天后渐增量达 60～120mg/d；②氟桂嗪，每次 5～10mg；③尼莫地平，每次 30mg，2～3 次/天。

（2）自由基清除剂：有清除自由基的作用，对缺血或缺血再灌注的脑细胞有保护作用。常用：①维生素 E、维生素 C，前者可清除超氧基和脂质过氧化物自由基；后者可清除脂质过氧化物自由基，还能辅助前者清除超氧基，作用快而强。应早用、足量、冲击疗法。急性期静脉滴注维生素 E 30mg/（kg·d）、维生素 C 1～10g/天，连用 7～10 天。②甘露醇等，除具有脱水、降颅压和改善微循环外，还具有较强的抗自由基作用。③SOD（超氧化物歧化酶）是正常情况下体内存在的自由基清除酶，补充 SOD 可提高对超氧基的清除能力，抑制自由基连锁反应。应用制剂有铜锌-SOD、镁-SOD、中聚乙烯乙二醇-SOD。④地塞米松，早期使用中等剂量可清除烷自由基和脂质过氧化物自由基，刺激巨噬细胞分泌大分子皮质激素，刺激多核白细胞分泌脂质调节因子，抑制自由基和血栓烷产生，并可改善脑组织对葡萄糖的利用。常用 10～30mg 静脉滴注，连用 3～5 天。⑤21-氨基固醇，作用机制同地塞米松，且无皮质类固醇的副作用。其作用为维生素 E 的 100 倍,地塞米松的 1 万倍。⑥去铁胺,是目前认为生成自由基的重要铁离子介导的脂质过氧化反应较强的抑制剂。⑦依达拉奉:是一种新型自由基清除剂,用 30mg 溶入 100ml 生理盐水中,静脉点滴 30 分钟,2 次/天。⑧巴比妥类,大剂量具有抑制脑代谢、改善脑循环、清除自由基和脑保护作用,因副作用较大,并且有效剂量接近中毒剂量,多不主张使用。⑨异丙酚,2,6-双异丙酚(ICI 35868),是一种新型的,短效的静脉麻醉药,化学结构与内源性抗氧化剂 α-生育酚(维生素 E)和已知的抗氧化剂 BHT(丁化羟基甲苯)十分相似,异丙酚结构上的特殊性使其对氧化应激中自由基介导的脂质过氧化、膜结构和流动性改变以及细胞内钙离子超载等一系列病理生理变化中的许多环节均有阻断作用。近几年研究发现异丙酚对脑缺血损伤和脑缺血再灌注损伤具有保护作用,但临床上尚未有成熟的使用方法和剂量推荐。

(3) 兴奋性氨基酸受体拮抗剂:能明显减轻缺血性神经元的损伤。目前应有的为 N-甲-D-天门冬氨酸(NMDA)受体拮抗剂 MK-801,右马南和氯胺酮正在临床试验中。γ-氨基丁酸(GABA)激动剂也能抑制兴奋性氨基酸毒性作用,对脑缺血损害具有保护作用。

(4) 胰岛素:主要作用机制有:①矫正脑缺血后高糖无氧代谢所引起的严重细胞内乳酸中毒;②兴奋垂体-肾上腺皮质系统,促进分泌肾上腺皮质激素,加快自由基的清除;③与脑血管内皮细胞和血小板上的胰岛素受体结合,降低局部 TXA_2 浓度,减少血小板聚集性,缓解血管痉挛,从而改善脑部半暗带的供血。

(5) 神经节苷脂:其中的单唾液酸神经节苷脂(GM1)能通过血脑屏障,对急性脑缺血损害有保护作用。是通过脑细胞膜保护、减轻脑水肿、纠正离子失衡、增加脑血流量等而发挥保护作用的。其作用机制有:①减轻急性期兴奋性氨基酸毒性引起的继发性脑损害(GM1 是兴奋性氨基酸拮抗剂);②增强内源性神经营养因子作用,促进后期神经功能恢复。

(6) 脑代谢增强剂和活化剂:如二氢麦角制剂、胞磷胆碱、吡拉西坦、脑活素、丁咯地尔(活脑灵)、萘呋胺(脑加强)、茴拉西坦(三乐喜)、细胞色素 C、辅酶 A 等,因对急性期缺血脑细胞的保护作用不肯定,多用于恢复期。

(7) 亚低温疗法:30~34℃的亚低温对缺血性脑损伤具有明显保护作用,并且亚低温治疗在脑缺血后尽早实施,效果更为显著。主要是通过以下机制获得脑保护效果的:①降低脑氧耗量,减轻乳酸堆积;②减少白三烯,减轻脑水肿;③抑制内源性有害因子的生成和释放;④保护脑血屏障。

(8) 高压氧治疗:缺氧性脑梗死的外周,为能量代谢降低和神经功能低下或受抑制的部位,称为"缺血半影区"。通过高压氧治疗,使"缺血半影区"建立新的侧支循环,有利于脑血流灌注,改善或消除脑缺血、缺氧状态,恢复该区域脑细胞的功能。

腔隙性脑梗死虽然在缺血性脑血管病中占大多数,除多发者以外,一般无昏迷和全脑症状,只需对症治疗,预后良好。在治疗过程中,应避免过度降压、过度脱水,应用溶栓、抗凝剂有诱发脑出血的可能,对腔隙性脑梗死无益。

【恢复期治疗】

恢复期治疗包括脑梗死在内的脑血管病的致残率可高达 80% 以上,将会给患者本人、家庭和社会带来很大负担。有报道经过及时有效的康复治疗,90% 的偏瘫患者重新步行和生活自理,其中 1/3 患者恢复适当工作。恢复期治疗主要注意:

(一) 情感障碍和心理变化

1. 抑郁症　发生最多的情感障碍是抑郁症,可能与身体致残的严重程度、左额叶病变、病灶过大、脑萎缩以及特殊神经解剖通路受损有一定关系。

2. 焦虑症　多发生于完全偏瘫的患者。往往对自己的病情认识不足而发生。

3. 心理变化　往往由于突然发病、社会角色改变、增加家庭和社会负担、对病情不了解或认识不足、丧失治疗信心、对康复治疗希望过快过好等而产生。

(二) 语言障碍　当大脑皮质中枢管辖语言功能的区域受损害后可出现语言障碍,其发生率高达 70% 左右,表现有失语症和构音障碍。医护人员除耐心用动作、手势、眼神、表情等与患者交流外,还要循序渐进地帮助和指导患者进行发音训练。

1. 失语症　常用:①听觉言语刺激法,包括构音训练,对镜训练,衔接训练,复述训练,听语指图、指物、指字训练,读写训练等;②程序学习法,包括分数法、中心内容讨论法等康复疗法。

2. 构音障碍　主要用:①松弛疗法;②呼吸疗法;③发音疗法;④发音器官运动训练;⑤节奏训练等康复治疗。

(三) 偏瘫　脑血管病后常常表现偏瘫伴患侧手足肿胀,并有温度改变和泌汗障碍等,有些症状较轻的患者可自行缓解和恢复。症状较重者则需进行康复治疗和锻炼。

1. 上肢被动运动疗法　可采用:①肩部运动;②前臂运动;③手部运动以及伸指、握拳、摸头、爬墙、穿衣等康复治疗和锻炼。

2. 下肢被动运动疗法　可采用:①勾腿运动;②旋足运动;③伸腿运动;④绕膝运动;⑤压腿运动以及坐立、坐轮椅、站立、行走等康复治疗和锻炼。

3. 瘫痪伴患侧手足肿胀、温度改变和泌汗障碍　可给予综合治疗,如抬高患肢、理疗、中医、针灸等康复治疗。

(四) 脑卒中后综合征　不少患者在恢复期出现非感染性炎性反应,称为脑卒中后综合征,表现有:发烧、胸痛和心包炎、胸膜炎、肺炎等相应的症状和体征。用抗生素治疗多无效,对肾上腺皮质激素治疗反应较好。

(五) 治疗原发病,预防脑梗死复发　脑血管病多因高血压、脑动脉硬化、糖尿病、心脏病、风湿病、血液病、血液异常、高胆固醇症、高脂血症等疾病因素所引起。因此,对以上疾病的治疗和预防应给予高度重视,甚至采取社会化综合性防治措施。

(王迪芬)

第三节　缺氧性脑病

（一）**概念**　脑组织得不到代谢中所需最低水平的氧气供应，出现不同程度的脑功能障碍时称为脑缺氧。因脑缺氧引起的弥漫性脑部病变称为缺氧性脑病。

缺氧性脑病是造成神经功能受损的常见疾病，它严重危害人类健康和生命。过去的观点认为：脑组织缺血、缺氧后脑细胞的死亡是由于急性能量衰竭造成的神经元及神经胶质细胞坏死。近年来的研究发现缺氧性脑病，脑细胞的损伤可分为由急性能量衰竭造成脑细胞坏死及迟发性神经元损伤两个阶段，进一步研究表明后者即为神经细胞凋亡（细胞凋亡是脑缺血、缺氧过程中另一种形式），缺氧缺血引起脑细胞凋亡的机制还不十分清楚，一般认为，兴奋性氨基酸（EAA）、细胞内 Ca^{2+} 增加、氧自由基、NO 等均可能在凋亡中发生重要作用。

（二）**病因与发病机制**　脑组织代谢几乎完全依赖有氧代谢，脑组织对缺氧最为敏感。一般来说，脑组织完全缺血、缺氧 10～15 秒钟即可出现意识障碍，5～8 分钟后将产生不可逆的脑组织损伤。脑缺氧的常见原因有：①低氧血症，指动脉血氧含量减少，氧分压降低。主要见于各种原因所致的呼吸道阻塞，呼吸肌麻痹，麻醉意外事故，先天性心脏病或高山病，肺泡气体交换量严重不足等。②血液性缺氧，指血红蛋白减少或血红蛋白被其他物质所结合，携氧能力下降。主要见于急性大量出血，慢性贫血，一氧化碳中毒等。③循环性缺氧，指循环到脑部的血流量严重不足或中断，又称脑缺血。常见于严重或长时间的休克，心力衰竭，脑动脉闭塞，心跳、呼吸骤停等。④组织性缺氧，指脑细胞内氧化过程遭受破坏，不能利用氧气。见于氰化物中毒等。

脑缺氧对脑组织损害的机制有以下三方面：①原发损害，缺氧导致脑组织细胞能量代谢障碍，直接引起脑功能受损害；②继发损害，缺氧使脑组织细胞水肿，电解质紊乱，酸中毒，脑微循环受破坏，加重脑组织细胞水肿，引起脑细胞功能进一步损害；③晚发损害，在脑组织从缺氧逐渐恢复 2～3 周后，可因继发于脑血管病变或皮质下行纤维脱髓鞘改变，出现弥漫性白质脑病或基底核区域受损，表现为痴呆、帕金森综合征等。

（三）**临床表现**　脑缺氧的严重程度和脑缺氧的时间长短决定了临床表现。轻度缺氧可出现头昏、头痛、反应迟钝、注意力不集中、判断力和定向力差、乏力、烦躁等，一般不留后遗症。如果缺氧未能纠正，将会出现意识模糊、共济失调、幻觉、妄想等症状。严重缺氧时，极易留下后遗症，表现为昏迷、去大脑强直、癫痫样抽搐、肌肉阵发性痉挛发作、脑干反射消失、呼吸麻痹、颅内压力增高、脑水肿直至脑组织细胞死亡。

脑缺氧 2～3 周后，患者可出现记忆力减退，理解能力、判断能力和计算能力明显降低，并表现有精神淡漠、行动呆滞等，还可有运动减少、面具脸、肌肉张力增高、震颤等一些锥体外系受累的临床表现。脑缺氧（如 CO 中毒）经过抢救，患者意识恢复后数日至数周，可能再度出现神经系统损害的临床症状。

（四）**诊断与治疗**

1. 诊断　根据脑缺氧的病史、临床症状、脑部体征、实验室检查，排除其他疾患，即不难作出诊断。但值得注意的是要重视对缺氧性脑病的晚发损害的诊断。

2. 治疗　首先应立即解除缺氧原因，迅速给予脑复苏集束化治疗措施。

1）保证脑灌注、避免缺血：维持血流动力学稳定，避免血压过度波动，保证脑灌注，平均动脉压需维持在 >60～65mmHg（高血压患者需维持更高的平均动脉压）。

2）保证脑氧供、纠正缺氧：保持呼吸道通畅，给予机械辅助呼吸或控制呼吸，避免在脑复苏的过程中再发生缺氧，降低呼吸肌做功的氧耗，保证其他器官的氧供。

3）脑复苏：①减轻脑水肿，降低颅内压：脱水剂和利尿剂的使用；②降低脑代谢，减轻脑损伤：及时给予全身亚低温和重点头部降温治疗，降低代谢率和耗氧量，减轻神经细胞及其各种细胞器的损伤程度，复苏过程中避免发热；使用镇静镇痛剂也能降低脑的代谢率和耗氧量，从而减轻脑损伤、起到脑保护作用；③稳定膜结构、减轻脑水肿：肾上腺皮质激素使用，常用地塞米松，早期、大量、短程的原则；④预防和控制抽搐：在复苏过程中避免发生抽搐，如发生应尽快使用镇静、抗癫痫、肌松剂等药物加以控制，以避免加重神经细胞的损伤；⑤清除氧自由基，减轻缺血再灌注损伤：可以使用依达拉奉自由基清除剂；⑥神经营养：可选用神经生长因子、脑水解蛋白等神经营养药；⑦促醒：可使用醒脑静等中药制剂促醒。

4）多器官支持治疗：纠正水、电解质、酸碱平衡失调，营养支持，保肝护肾，预防控制感染，预防和治疗应激性溃疡，维持消化功能正常，加强护理，预防并发症的发生，积极对症治疗，迅速处理原发病，避免脑组织细胞再度缺血、缺氧。

（王迪芬）

主要参考文献

［1］章翔. 脑卒中诊断治疗学. 北京：人民军医出版社，2002.

［2］吴秀枝，曾庆杏，李承晏，等. 神经病理学彩色图谱. 北京：人民卫生出版社，2002.

［3］刘运生，欧阳珊. 神经系统疾病诊断治疗学. 北京：人民军医出版社，2002.

［4］黄如讯，郭玉璞. 临床神经病学. 北京：人民卫生出版社，1996.

［5］孟祥芳，丁伟，郑加平. 脑血管病的现代治疗. 青岛：青岛出版社，1997.

［6］Adams HP, Bendixen BH, Kappelle LJ, et al. Classfication of subtype of acute ischemic stroke, definitions for use in a multi-center clinical trial. Stroke, 1993, 24(1): 35-41.

［7］Banford J, Sandercock P, Dennis M. Classification and natural history of clinically identifiable subtypes of cerebral infarction. Lancet, 1991, 337(8756): 1524-1526.

［8］ Arnould MC, Grandin CB, Peeters A, et al. Comparison of CT and three MR sequences for detecting and categorizing early (48 hours) hemorrhagic transformation in hypercute ischemic stroke. AJNR, 2004, 25(6): 939-944.

［9］ Zhou J, Payen JF, Wilson DA, et al. Using the amide proton signals of intracellular proteins abd peptides to detect pH effects in MRI. Nature medicine, 2003, 9(8): 1085-1090.

［10］ Scientific Statement from the Stroke Council of the American Stroke Association. Guidelines for the early management of patients with ischemic stroke. Stroke, 2003, 34: 1056-1084.

［11］ Kulkens S, Ringleb RA, Hacke W, et al. Recommendations of the European Stroke Initiative (EUSI) for treatment of ischemic stroke: update 2003. Nervenarzt, 2004, 75: 368-379.

［12］ Steiner MM, Brainin M. The quality of acute stroke unite on a nation-wide level: the Austrian Stroke Registry for acute stroke units. Eur J Neurol, 2003, 10: 353-360.

［13］ Davis SM, Donnan GA. Advances in penumbra imaging with MR. Cerebrovasc Dis, 2004, 17(Suppl 3): 23-27.

［14］ Davis SM, Donnan GA. Butcher KS, et al. Selection of thrombolytic therapy beyond 3 h using magnetic resonance imaging. Curr Opin Neurol, 2005, 18: 47-52.

［15］ Heiss WD, Sorensen AG. Advances in imaging 2006. Stroke, 2007, 38: 238-240.

［16］ Hacke W, Albers G, Al-Rawi Y, et al. The Desmoteplase in Acute Ischemic Stroke Trial (DIAS): a phase Ⅱ MRI-based 9-hour window acute stroke thrombolysis trial with intravenous Desmoteplase. Stroke, 2005, 36: 66-73.

［17］ Thomalla G, Schwark C, Sobesky J, et al. Outcome and symptomatic bleeding complications of intravenous thrombolysis within 6 hours in MRI-selected stroke patients: comparison of a German multicenter study with the pooled data of ATLANTIS, ECASS, and NINDS tPA trials. Stroke, 2006, 37: 852-858.

［18］ Wintermark M, Flanders AE, Velthuis B, et al. Perfusion-CT assessment of infarct core and penumbra: receiver operating characteristic curve analysis in 130 patients suspected of acute hemispheric stroke. Stroke, 2006, 37: 979-985.

［19］ 薄丰山, 王迪芬, 刘文悦, 等. 亚低温预处理对谷氨酸诱导原代大鼠皮质神经细胞损伤的保护作用. 中国危重病急救医学, 2014, 26(4): 264.

第 69 章

惊厥与癫痫持续状态

第一节 概念及惊厥发作的处理

一、概　念

（一）惊厥　惊厥（convulsion）是指剧烈的、不自主的肌肉反复收缩动作，是一种运动性症状，其可以是强直性、阵挛性、或强直-阵挛性。临床上较常见的是全面性强直-阵挛性发作（即所谓的"大发作"）。惊厥发作既可是脑源性的（癫痫性发作），也可是脊髓源性的。脑源性惊厥发作较常见，在许多疾病的进程中都可见到，常常提示大脑皮层受到原发或继发病变的累及，如颅内感染、颅内肿瘤、低血糖等都可能引起惊厥发作。

应注意的是，惊厥发作既可作为许多疾病急性期的一个症状出现，如病毒性脑炎急性期的抽搐发作；也可作为癫痫的一种慢性长期的癫痫发作类型，如病毒性脑炎治愈数月（年）后再次反复出现的抽搐发作。前一种出现于疾病急性期，可称为"急性症状性癫痫发作"，尚不能称为癫痫；而后者反映的是一种以癫痫发作反复出现为特点的慢性疾病状态，可称为癫痫（见下述癫痫定义）。

（二）癫痫发作　癫痫发作（epileptic seizure）是指因脑部神经元异常过度放电或同步性活动而出现的一过性体征和（或）症状。惊厥性癫痫发作是临床最常见的癫痫发作类型。

癫痫发作具有三方面的要素：

1. 发作起始和终止形式　癫痫发作一般具有突发突止、一过性的特点。由于发作后状态与发作期的症状有时相似，所以癫痫发作的终止常常不如起始那样明显。可根据行为表现或脑电图改变来判断癫痫发作的起始和终止。癫痫持续状态是特殊情况，表现为持续性或反复性发作，不过根据临床表现和脑电图改变通常可予诊断。

2. 临床表现　癫痫发作必须有临床表现，这既可是患者主观感觉到的症状，也可是客观观察到的体征。由于受不同的异常电活动起始部位、放电扩散途径、脑发育成熟度、睡眠-觉醒周期及药物等方面的影响，癫痫发作的临床表现形式可多种多样，如感觉、运动、自主神经功能、意识、情感、记忆、认知及行为等不同层面的内容，并以不同组合方式出现在发作中。癫痫发作中至少具有

一种上述内容的表现。

3. 异常过度同步化（abnormal enhanced synchrony）　鉴于许多类型的非癫痫发作的临床表现和发作形式上与癫痫发作类似，需通过电生理检查（脑电图）获取脑部神经元的异常电活动证据予以鉴别。异常过度同步化系诊断癫痫发作的必要条件。晕厥发作虽具备前两条要素，但不具备本要素，故不能诊断为癫痫发作。

另外，癫痫发作应为脑源性的，例如，三叉神经痛可由三叉神经节中神经元异常过度同步化活动而引起，而脊髓前角细胞的过度放电也可导致某一肢体的强直发作，但这些发作都不能称为癫痫发作。大脑皮层是产生癫痫发作的主要部位，但并不是唯一部位。皮层-丘脑回路系统或脑干在某些情况下也可参与癫痫发作的产生。

癫痫发作的分类：1981 年国际抗癫痫联盟推荐的癫痫发作分类仍是目前被临床广泛采用分类方法。该分类法采用的是两分法，即将癫痫发作分为局灶性发作和全面性发作。局灶性发作：首发的临床症状和脑电图异常表明最初的神经元异常活动局限于一侧半球的局限性范围内，根据有无意识障碍再分为单纯局灶性发作和复杂局灶性发作。全面性发作：首发的临床症状及脑电图异常均表现为双侧大脑半球同时被累及。表 69-1-1 为国际抗癫痫联盟推荐的癫痫发作分类。

（三）癫痫　癫痫（epilepsy）是一种慢性脑部疾病状态，以具有能够产生癫痫发作的持久易感性和出现相应的神经生物、认知、心理及社会等方面的后果为特征。癫痫不是一个独立的疾病实体，而是有着不同病因基础、以反复出现癫痫发作为共同特征的一组神经系统疾病状态。癫痫发作不应与癫痫相混，前者是一种症状，后者是一种疾病层面的概念。有癫痫发作并不一定是癫痫，例如热性惊厥或急性症状性发作，虽有癫痫发作但不是癫痫。按照传统，出现两次"非诱发性（unprovoked）"癫痫发作时，就可诊断为癫痫。

（四）癫痫综合征　癫痫综合征（epilepsy syndrome）：是指由一组由特定的临床表现和电生理特征组成的癫痫疾患。临床上常结合发病年龄、发作类型、病因、解剖基础、发作的时间规律和诱发因素、发作严重程度、脑电图表现、影像学结果、家族史、对药物的反应及转归等资料，作出癫痫综合征的诊断。癫痫综合征的诊断对治疗选择、预后判断等方面具有重要意义。

表 69-1-1　国际抗癫痫联盟推荐的癫痫发作分类法（1981 年）

一、局灶性发作（从一侧大脑半球起始）	（三）局灶性发作发展至全面性发作
（一）单纯局灶性发作（无意识障碍）	● 单纯局灶性发作发展至全面性发作
● 运动症状的发作	● 复杂局灶性发作发展至全面性发作
● 躯体感觉性或特殊感觉的发作	● 单纯局灶性发作发展成复杂局灶性发作发然后继发
● 有自主神经症状的发作	全面性发作
● 有精神症状的发作	二、全面性发作（双侧大脑半球同时起始）
（二）复杂局灶性发作（伴有意识障碍）	失神发作、肌阵挛发作、阵挛发作、强直发作、强直-阵挛
● 单纯局灶性发作起病，继而出现意识障碍	发作、失张力发作
● 发作开始就有意识障碍	三、不能分类的发作

二、惊厥发作的处理

（一）癫痫患者的惊厥发作　惊厥发作是癫痫患者常见的发作类型。癫痫是一种慢性疾病，多需长期的抗癫痫药物治疗。临床上，主要按照癫痫发作类型和癫痫综合征来选择抗癫痫药物。表 69-1-2 为不同的癫痫发作类型

表 69-1-2　不同癫痫发作类型的选药方案

发作类型	一线药物	添加药物	可以考虑的药物	可能加重发作的药物
全面强直阵挛发作	丙戊酸 拉莫三嗪 卡马西平 奥卡西平 左乙拉西坦 苯巴比妥	左乙拉西坦 托吡酯 丙戊酸 拉莫三嗪 氯巴占		
强直或失张力发作	丙戊酸	拉莫三嗪	托吡酯 卢非酰胺	卡马西平 奥卡西平 加巴喷丁 普瑞巴林 替加宾 氨己烯酸
失神发作	丙戊酸 乙琥胺 拉莫三嗪	丙戊酸 乙琥胺 拉莫三嗪	氯硝西泮 氯巴占 左乙拉西坦 托吡酯 唑尼沙胺	卡马西平 奥卡西平 苯妥英钠 加巴喷丁 普瑞巴林 替加宾 氨己烯酸
肌阵挛发作	丙戊酸 左乙拉西坦 托吡酯	左乙拉西坦 丙戊酸 托吡酯	氯硝西泮 氯巴占 唑尼沙胺	卡马西平 奥卡西平 苯妥英钠 加巴喷丁 普瑞巴林 替加宾 氨己烯酸
局灶性发作	卡马西平 拉莫三嗪 奥卡西平 左乙拉西坦 丙戊酸	卡马西平 左乙拉西坦 拉莫三嗪 奥卡西平 加巴喷丁 丙戊酸 托吡酯 唑尼沙胺 氯巴占	苯妥英钠 苯巴比妥	

（包括惊厥性发作）的选药方案，可供临床参考，尤应注意避免使用可以加重发作的药物。通常情况下，如持续无发作 2～5 年，可酌情考虑减停药物。

（二）急性症状性惊厥发作　是急诊科、重症监护病房中最常见到的情况。是指发生在某些疾患急性期的惊厥发作，如中枢神经系统感染、肿瘤、中风、代谢紊乱等。如前所述，这种情况下出现的惊厥发作是"诱发性的"，与潜在的疾患直接相关，发作仅代表急性期的一种症状，不代表日后（慢性期）一定会发展成癫痫。急性症状性惊厥发作通常也需要抗癫痫药物治疗。但由于潜在病因的多样性、伴发疾病的复杂性、合并用药的可能性及考虑到目前抗癫痫药物只能控制"发作（seizure）"，而不能阻止"致痫性（epileptogenesis）"的形成这一事实，对于急性症状性发作的处理不同于癫痫患者。

以下列举临床常见的急性症状性发作的处理方法。

1. 中风（脑卒中、脑血管意外）　一项回顾性研究显示，中风后出现早期（惊厥性）癫痫发作的患者比例约为 33%。前瞻性研究显示，脑梗死后早期出现惊厥发作的比例为 2.2%～6.5%。脑出血、脑静脉窦血栓形成及蛛网膜下腔出血要比脑梗死更易引起早期的惊厥发作。位于皮层的中风灶要比皮层下病灶更易引起早期的癫痫发作。有些研究显示，中风后早期出现癫痫发作可能增加死亡率。目前无证据支持应用抗癫痫药物可预防中风后癫痫发作的出现。有研究显示，对于蛛网膜下腔出血患者预防性应用苯妥英反而会导致较差的神经及认知功能的恢复。在第一次早期癫痫发作后，出现第二次发作的可能性为 <43%。尽管如此，考虑到早期发作有可能导致死亡率增加或出现癫痫连续状态，有人建议在出现第一次早期发作后，就应开始抗癫痫药物治疗，尤其是第一次发作已对患者造成了不利影响时。当然，在出现两次早期发作时，就要考虑积极抗癫痫药物治疗。

中风人群多为老年患者，考虑到该组人群常有肝肾功能减退、低蛋白血症、同时使用多种药物等特点，在选择抗癫痫药物时，应尽量使用新型抗癫痫药物，如拉莫三嗪、加巴喷丁、奥卡西平、左乙拉西坦，而应尽量避免使用传统抗癫痫药物，包括苯妥英、苯巴比妥、丙戊酸及安定类。在传统药物中，卡马西平缓释片剂（得理多）的效果也可能较好，可酌情考虑使用。另外，老年抗癫痫药物使用剂量要比年轻人的低。

2. 脑肿瘤　在脑肿瘤患者中，发生癫痫的比例为 30%～70%。癫痫发作是否与肿瘤性质及部位相关。低分级的胶质瘤（如 2 级星型细胞瘤及神经节细胞胶质瘤）要比高分级肿瘤更易引起癫痫发作。有报道，异常胚胎发育神经上皮细胞瘤（DNT）出现癫痫发作的频率接近 100%。发生在皮层的肿瘤要比皮层下白质肿瘤更易引起癫痫发作；颞叶皮层、初级感觉运动皮层及辅助区皮层的肿瘤引起癫痫发作的可能性最大。

目前认为，对无癫痫发作的脑肿瘤患者，不推荐预防性使用抗癫痫药物。对伴有难治性癫痫发作的脑肿瘤患者，应考虑尽早手术治疗，并术后给予抗癫痫治疗。对既往没有癫痫发作的患者，在手术一周后就应停用术前使用的抗癫痫药物，即不推荐长期用药。对术后需行放射治疗的患者，有人主张应继续预防性用药。

对需要应用抗癫痫药物的脑肿瘤患者，选药原则与治疗局灶性癫痫患者相似，但应注意：①不推荐使用有肝酶诱导性药物，如苯妥英、苯巴比妥、卡马西平等，尤其对同时进行化疗的患者。②推荐使用非肝酶诱导性药物，如左乙拉西坦、加巴喷丁等。③丙戊酸具有肝酶抑制作用，理论上有可能导致化疗药物浓度升高甚至中毒，但在临床实践中引起中毒的情况并不多见，一般也可考虑使用。

3. 脑部手术及脑创伤　有资料显示，苯妥英和卡马西平对预防脑外伤后早期（1 周以内）癫痫发作有效，但对预防晚期（一周以后）癫痫发作无效。所以，目前对于严重脑创伤（如，脑穿通伤）患者，推荐尽早预防性经静脉使用苯妥英，以阻止早期癫痫发作，但不推荐长期使用。对脑部手术（如血管畸形、脑肿瘤、脑脓肿等）患者的处理方法相类似，即可考虑短期使用抗癫痫药物。

对接受脑部放射治疗的患者，要特别注意避免使用苯妥英、苯巴比妥及卡马西平，理由是可能引起严重皮肤不良反应（包括 Stevens-Johnson 综合征或中毒性表皮坏死症），而应用丙戊酸、加巴喷丁或左乙拉西坦则相对安全。

4. 肝肾功能不全　肝肾疾病可导致癫痫发作，如尿毒症及相关疾患，包括颅内出血、恶性高血压、血糖及电解质失衡、透析性脑病、中枢神经系统淋巴瘤及真菌感染（肾移植患者）、合并用药等，均可导致癫痫发作。对于 Ⅲ～Ⅳ 期肝性脑病患者，也常出现强直-阵挛发作或非惊厥性癫痫发作。对上述患者，潜在病因的处理是关键。应用抗癫痫药物时，应注意这组人群中抗癫痫药物的药代动力学变化特点。

对肾衰竭患者，可出现经肾脏排泄抗癫痫药物（如加巴喷丁、托吡酯、苯巴比妥、左乙拉西坦）的蓄积，需调整药物的用量；而对于丙戊酸、拉莫三嗪及安定类药物则受影响较小。低蛋白结合率的抗癫痫药物及水溶性抗癫痫药物（如加巴喷丁、托吡酯、苯巴比妥、左乙拉西坦）在透析时很易流失，故在透析后需补充用量；而蛋白结合率高的药物，如丙戊酸、卡马西平，则基本不需补充。

对肝功能不全患者，由于常存在低蛋白血症、药物-蛋白结合力降低、细胞色素 P450 及葡萄糖基转移酶代谢障碍，常可导致血中抗癫痫药物游离部分的升高，因而需调整药物的剂量。有镇静作用的苯巴比妥及安定类药物可加重肝性脑病，应尽量避免使用。由于拉莫三嗪主要经肝脏代谢，应用时也应注意。对于可能引起明显肝损害的丙戊酸或非氨酯则应避免使用。相对而言，选择加巴喷丁、托吡酯及左乙拉西坦更为合适。由于肝性脑病而导致癫痫发作的患者，对病因的处理更为有效，可使用口服乳果糖或新霉素，而静脉应用苯妥英或安定类药物常无效。对于卟啉症患者，选择加巴喷丁、左乙拉西坦或奥卡西平可能更为合适，应避免使用丙戊酸。

（金丽日）

783

第二节　癫痫持续状态的定义、流行病学、分类及临床表现

一、癫痫持续状态的定义

癫痫持续状态(status epilepticus,SE)是发作的一种特殊情况,而并非特殊的发作类型,是一种以持续癫痫发作为特征的病理状况,其发生反映了终止发作的内源性机制发生了障碍。随着人们对其认识的不断深入,SE 定义标准也在变化。

在早期,按照 Gastaut 观点,持续状态被定义为:"一次发作持续了足够长的时间,或由于发作反复出现,而产生的一种持久性癫痫发作状态"。由于本身存在不明确性,该定义在临床工作中很难采用。

被临床普遍采用的定义为:一次癫痫发作持续>30 分钟,或出现两次以上的癫痫发作,而在发作间期意识未完全恢复。该定义试图量化发作持续的时间。在此定义中,最初人为选择了 30 分钟作为时限。不过,随后的研究显示,以 30 分钟作为时限是有依据的,是基于在该时间点上神经元开始受损的病理学证据,以及流行病学所显示的发作持续时间>30 分钟会导致病残率和病死率增加的资料。例如,如发作仅仅持续<30 分钟,大脑功能仍可自我代偿;也有研究显示,与持续时间>30 分钟的发作相比,发作持续时间为 10~29 分钟的患者预后要明显好。

不过,从临床实用性出发,我们可能需要一个更短发作时限的定义。近些年,一些学者试图扩展 SE 的定义:一次全面惊厥性发作持续>5 分钟,或出现两次以上发作而在发作间期意识未完全恢复。从 SE 的治疗应当尽早进行以避免潜在的神经细胞受损这一共识考虑,该定义在临床上更有可行性。

从临床治疗实际出发,近年来人为地将全面惊厥性 SE 分成三个阶段:早期的 SE、确定的 SE 和微小发作的 SE;并且强调,当患者进入"确定的 SE"阶段时,神经细胞已受损且抗药性已形成,所以在临床工作中,在早期就应该开始积极治疗。

(一)　早期的 SE(early or impending SE)　定义为:"历时>5 分钟的连续发作,或反复发作>5 分钟,且发作间期意识未能完全恢复"。早期的 SE 并非真正意义上的 SE。该定义反映了人们已经认识到,早期就应通过静脉应用大剂量的抗惊厥药物,否则很易发展成 SE。当然,并不是所有患者都发展成 SE。有研究显示,在发作持续时间达 10~29 分钟的患者中,有 40% 患者的发作会在未治疗情况下自行停止,总的死亡率为 2.6%,而持续时间>30 分钟的患者死亡率为 19%($P<0.001$)。

以 5 分钟作为定义早期 SE 的时间标准是有一定道理的。在成人全面惊厥性发作中,临床发作的平均持续时间为 52.9~62.2 秒(标准差为 14),脑电发作平均持续时间为 59.9 秒(标准差为 12),均不超过 2 分钟。所以,采用早期 SE 发作的时间标准(5 分钟),这要比孤立性一次发作持续时间要长 18~20 个标准差,这足以表明早期 SE 与

孤立一次发作是明显不同两种情况,很可能提示发作在加重。这一定义也与临床实际情况一致,一般对>5 分钟的发作都会像对待 SE 一样进行治疗。

另外,就时间上而言,早期 SE 可能与 SE 动物实验中的药物敏感阶段相对应,而确定的 SE 则可能与药物抵抗阶段有部分对应。

(二)　确定的 SE(established SE)　定义为:"临床或脑电图的发作持续>30 分钟,或出现两次以上的癫痫发作,而在发作间期意识未完全恢复"。可以看出,该定义与我们既往普遍采用的 SE 相一致。实际上,早期 SE 与确定的 SE 是一个连续过程。以 30 分钟作为时间标准也有其临床和动物实验结果的支持:在动物中,这是形成自我维持发作能力所需时间,也是抗药性的形成时间,同时也是发作能够引起明显脑损伤的所需时间;根据一项研究结果,在发作后 30 分钟这一时间点,有 60% 的发作仍未自行停止而进入持续发作状态。另外,将 30 分钟定义为 SE 的时间标准,也早已被临床工作实际及动物研究试验中所接受和采用。应注意,该标准以往仅仅用于成人或>5 岁儿童的全面惊厥性发作。

(三)　微小发作的 SE(subtle SE)　微小发作的 SE 表现为昏迷及与发作性脑电图异常放电,伴有或不伴有轻微的运动性发作,如面、手、足的节律性小幅度颤搐或眼球震颤、强直性眼球偏斜等。由于惊厥表现不突出,实际上代表了一种非惊厥性 SE。有研究提示,在接受 SE 治疗的患者中,>10% 患者的临床发作已停止或仅有一些轻微症状,但脑电异常活动仍持续存在。目前尚不清楚,这种持续电活动对人体是否有害。但动物实验提示,持续的放电可损伤神经细胞,提示可能有必要对持续的脑电活动进行控制。微小发作的 SE 所蕴涵的预后及治疗方面的意义可能与惊厥性持续状态是一样的。

二、癫痫持续状态的流行病学

总的看来,SE 的发病率为 10~41/10 万。目前有三个较有影响的有关 SE 流行病学的前瞻性研究。其中一项美国研究显示,SE 的年发病率为 41/10 万,在年轻人中的年发病率为 27/10 万,而在老年人中为 86/10 万。在欧洲进行的两项前瞻性研究结果显示,年发病率分别为 7.1/10 万(德国)和 10.3/10 万(瑞士),这些结果与早年在美国进行的一项回顾性研究结果(18.1/10 万)接近。要注意的是,在上述所有的研究中,发病率有可能被低估了。

有研究显示,SE 的发病率在不同人种各异。例如,在黑人人群中进行的一项研究显示,其发病率是高加索人群的 3 倍。也有研究显示,SE 的发病率在男性更高,并与年龄相关,在儿童和老年人中最高,因而呈"哑铃型"分布。可以预见的是,在已步入老年社会的我国,SE 的发病率在将来会进一步升高。

在美国,每年出现约 10 万~16 万的 SE 患者,其中大多数为癫痫患者。约 5% 的成人癫痫患者及 10%~25% 的儿童癫痫患者至少会发生一次 SE。在出现 SE 的所有患者中,有 13% 的患者会再发。

总的来讲,SE 的死亡率为 10%~20%,但根据患者年

龄、病因、对药物反应及发作持续时间不同而差别很大。老年人的死亡率和病残率要比年轻人更高。有研究显示，老年人（≥60 岁）和年轻人的死亡率分别为 38% 和 14%。长时间的 SE、对药物抵抗的 SE 以及同时有多种疾患患者的预后较差，死亡率更高。低氧血症、急性中风、中枢神经系统感染及代谢性疾病等造成的 SE，通常有较高的死亡率（80%）；而由于抗癫痫药物浓度过低、肿瘤、既往中风史或癫痫史、酒精相关性及创伤相关性等病因引起的 SE 者，则死亡率相对较低，提示 SE 的预后主要与病因相关。

有研究显示，SE 的常见病因有抗癫痫药物浓度过低（34%）、既往脑部损伤史（24%）、脑血管意外（22%）、缺氧（10%）、代谢因素（10%）、酒精和毒品的戒断（10%）。

三、癫痫持续状态的分类

目前普遍接受的观点是，有几种癫痫发作类型，就有几种持续状态的类型。表 69-2-1 为 2001 年国际抗癫痫联盟推荐的 SE 分类。

表 69-2-1　2001 年国际抗癫痫联盟推荐的 SE 分类

（一）全面性 SE
- 全面性强直-阵挛 SE
- 阵挛性 SE
- 失神性 SE
- 强直性 SE
- 肌阵挛性 SE

（二）局灶性 SE
- Kojevnikov 型持续局灶性发作
- 先兆性 SE
- 边缘系统性 SE（精神运动性 SE）
- 伴轻偏瘫的半侧抽搐持续状态

表 69-2-1 中所列的 SE 类型有着不同的病因和预后，且治疗策略也不一样。例如，即使持续时间很长，失神 SE 一般不引起中枢神经系统的损害，因而，必须避免出现因过度治疗而引起的并发症，使用低剂量的苯二氮䓬类药物通常就有效；缺血缺氧性脑病引起的肌阵挛性 SE 预后通常不佳，应用抗惊厥药物也常无效；单纯局灶性 SE（如局灶阵挛性 SE、持续性先兆）常为自限性，但局灶性发作持续状态（epilepsia partialis continua，EPC）），如 Kojevnikow 型发作以及阵挛发作，则通常很难用药物控制，必须充分把握好药物控制发作带来的益处与药物性不良反应的平衡。在考虑可能获益时，也须考虑镇静药物所带来的风险。对于 EPC，不推荐使用麻醉方法来控制发作。另一方面，全面性强直-阵挛 SE 则是急症，须尽快加以控制，以避免出现较高的死亡率和病残率。

传统上，临床广泛使用的是另一种较简单的分类法，该方法将 SE 分为：惊厥性 SE 和非惊厥性 SE（nonconvulsive status epilepticus，NCSE）。惊厥性 SE 又可分为全面性和局灶性。临床上最易辨认、最常见同时也最容易出现严重后果的 SE 为全面惊厥性 SE（Generalized convulsive status epilepticus，GCSE）。

四、癫痫持续状态的临床表现

临床上常见 SE 的表现如下：

（一）**全面惊厥性 SE（GCSE）**　是临床上最易辨认、最常见的 SE。表现全面强直性或阵挛性抽搐，伴意识完全丧失，可出现尿失禁和舌咬伤，常伴有瞳孔散大、对光反射消失、角膜反射消失，可出现病理反射。可产生体温调节、心血管及代谢等多系统的功能紊乱，严重时可致死，死因常为呼吸循环衰竭、脑水肿或高热等。临床症状常随着发作持续时间延长而变得不明显。有学者通过对脑电图和临床观察，动态分析了 GCSE 的演变，发现神经系统的表现越来越轻微，例如，仅表现眼球偏斜、细小眼震或下颌、唇、手指、眼睑等的轻微抽动，最后可发展为无临床症状而只表现为脑电的异常。

（二）**Kojewnikow 型持续局灶性发作**　是一种 EPC，表现为某一组肌群的持续阵挛或肌阵挛性抽动，常见部位为一侧口角、眼睑、面部、拇指（趾）、手、脚或前臂、下肢等，可持续数小时、数天甚至数月。常见于 Rasmussen 脑炎患者。

（三）**非惊厥性 SE（NCSE）**　是指持续至少 30 分钟的连续或基本连续的脑电图发作，但不伴有临床惊厥发作表现的一种 SE。

根据发作期脑电图表现，NCSE 大体上可再分为失神性和复杂局灶性两类。

1. 失神性 SE　多见于 10 岁以上儿童，文献报道最小年龄的患儿为 10 岁。尤其是既往有癫痫病史者。发作时呈不同程度的持续性蒙眬状态或仅有思维和反应变慢，严重意识混浊时则缄默不语、少动、定向力丧失，感觉、思维、记忆、认知等均有障碍，但很少有意识完全丧失。可伴有各种自动症表现，发作后不能回忆，可持续数小时、数日、数月不等，多数在 24 小时内缓解。可在一次全面大发作后出现，约 50% 患者的失神性 SE 恒定地在一次全面强直-阵挛发作后结束。按发作时脑电图表现，又可分为典型失神持续状态和不典型失神持续状态。典型失神持续状态表现为双侧同步对称的 3Hz 棘慢波，在长时间发作后频率可能变慢或不规则；常见于特发性癫痫综合征（儿童失神癫痫、青少年失神癫痫等），较易控制，预后较好。不典型失神持续状态则表现为持续弥漫性高波幅 1～4Hz 不规则棘慢波、多棘慢波或慢波。典型失神持续状态多是一种良性情况，不会造成严重脑损害。晚发型的失神性 SE（de novo，late onset absence SE）多发生在既往无癫痫病史的老年患者，常合并其他疾患（代谢紊乱、中毒等），在减/停苯二氮䓬类等药物以及进行血管造影检查时容易出现。

2. 复杂局灶性 SE　又称精神运动性发作持续状态，临床表现为不同程度的意识障碍、愣神、少语、自动症（如咂嘴、吮唇、行走、反复揉搓衣角等刻板动作）及精神错乱。事后常对发作难以回忆。可伴有面部阵挛或抽动。既可在一次全面大发作后出现，亦可以一次全面性惊厥发作而结束。可持续数小时、数日甚至数月，期间症状可有波动。脑电图异常电活动常见于颞额区，多呈局限性。复杂局灶性 SE 最初也被认为是良性的,但也有证据显示,其可能引起神经细胞受损和病残率及病死率的增加。

由于非惊厥性 SE 临床表现不特异,患者可能仅表现为躁动不安、意识蒙眬、眼震或某些异常行为,诊断较困难。脑电图检查对明确非惊厥性 SE 诊断必不可少。当出现长时间不可解释的意识障碍或行为异常时,应进行脑电图检查。非惊厥性持续状态应与精神或心理障碍性疾病鉴别,如精神分裂症、缄默症、抑郁症、癔症等。详细的病史、神经系统检查及脑电图检查可帮助鉴别。

(四)肌阵挛性 SE　是指由于严重神经系统损伤(缺氧、中毒、代谢性病因)而导致的多部位或局限性持续肌阵挛性发作(肌阵挛性发作是一种短暂的突发电击样肌肉收缩)。多无意识障碍,少数可伴意识障碍。发作可持续数小时或数日,也可出现在进行性神经系统性疾患过程中。目前尚不清楚肌阵挛性 SE 是否代表了一种真正意义上的 SE,抑或仅仅是病损脑的一种终末期反应。治疗效果一般不好,预后通常不佳。

(五)新生儿惊厥性持续状态　临床表现多样且不典型,多为"轻微"抽动、怪异的肢体强直动作、呼吸暂停等。发作形式多变,常左右交替出现,或为半身抽搐发作。发作时常常意识不清。脑电图常呈现单个棘波发放、多棘波发放、周期性异常(阵发性、高幅、不同步的各种波形周期性爆发出现),表现为"爆发-抑制"波形者多提示预后不良,常提示有严重或弥漫性脑病变。某些重症新生儿在 ICU 抢救期间,可能因使用呼吸机等原因而应用肌松剂,此时惊厥的临床表现不明显,需经脑电图监测方可诊断。新生儿惊厥性持续状态的病因多种多样,死亡率较高,存活者后遗症也较多。

(六)假性 SE　是指因精神心理因素所致的持续性癫痫发作样表现,并非真正的 SE。典型特点包括肢体出现不协调的怪异动作而意识可能不受损。为避免不必要的治疗,确定是否为假性 SE 有重要意义。在难以辨别的情况下,可需借助脑电图监测来帮助诊断。

现将临床上常见 SE 临床特点总结如表 69-2-2 所示。

表 69-2-2　常见 SE 类型的临床特点

类　型	临床特点	注　解
全面性		
全面强直-阵挛	先强直发作,然后阵挛发作	可为继发性全面化
失神	意识混浊,眨眼,动作笨拙	脑电图为 3Hz 癫痫样放电
肌阵挛	持续性肌阵挛发作。病因为缺氧时,常引起昏迷,在特发性全面性癫痫时意识常保留	缺氧性病因时,预后极差
强直	伸肌呈持续紧张状态	常见于儿童,尤其是 Lennox-Gastaut 综合征患者
阵挛	一侧/双侧肢体节律性抽动,可不同步	
局灶性		
单纯局灶		
运动性	肢体(尤其是上肢)节律性抽动	为部分性发作持续状态(EPC)
体感性	局限性体感症状	可能无临床体征
视觉性	皮层盲或刺激性视觉症状	
听觉性	皮层聋	
失语性	运动性/感觉性失语,或全面性失语	发作性失语
复杂局灶		常难以与失神持续状态相鉴别,有时被误诊为精神疾病

(金丽日)

第三节　癫痫持续状态的发生机制及病理生理学

一、概　述

SE 反映了一种能够阻止持续发作的内在细胞机制的失调。这些机制的失调,被认为是由于细胞水平的病变持续兴奋,或因发作持续的抑制功能发生了障碍所致。

SE 包括激活期和维持期。激活期可能是由于过度兴奋刺激始动的。这一概念得到了临床观察的支持,即当患者误服软骨藻酸(一种兴奋性氨基酸的类似物)后易出现 SE。γ-氨基丁酸(GABA)介导的对兴奋灶抑制作用的丧失可能使发作得以持续存在,该抑制机制的障碍伴随着由发作诱发的 GABA$_A$ 型受体各种不同异形体在海马区的出现而发生。这些不同异形体有着各异的药理学特性,使其在 SE 时对药物有着不同的敏感性。另一方面,SE 的维持也可能是由 N-甲基-D-天冬氨酸(NMDA)介导对神经细胞持续性刺激引起的。在动物 SE 模型中,随着 GABA$_A$ 抵抗性的逐渐出现,对 NMDA 拮抗剂的敏感性也会同时产生。SE 初始阶段出现抑制性神经元减少及能维持发作的芽生纤维形成也支持该假说。

上述细胞水平的改变与临床上生理、躯体及电生理的变化相平行。有学者动态观察了 SE 中神经生理变化,大脑自我调节功能随着发作的进行会逐渐失调,最终达到电机械分离的极限点,通过持续脑电监测也观察到了相似的电生理改变。

二、癫痫持续状态的基本机制

(一)具有自我维持发作能力的 SE　人们很早就意识到 SE 具有保持持续进行的倾向。在大多数 SE 动物(处于清醒且可自由活动状态)模型中,发作很快就会形成自我维持、持续进行的能力,且在停止化学性或电致痫刺激后,仍可持续很长时间。只有在麻醉状态下或发育很不成熟的大脑中诱发的发作,才会在停止刺激后也终止。尽管尚无证据表明,人类(SE)发作也具有保持持续进行的特性,但超过半小时的发作将使得药物很难控制,这提示人类的(SE)发作可能也有上述持续进行的能力。了解单一发作是通过何种机制进入到具有自我维持、持续进行能力的 SE 阶段具有重大意义,可以帮助我们预防难治性 SE 的发生,减少 SE 严重后果及日后的致痫倾向。

目前已建立具自我维持发作能力的 SE 动物模型。Lothman 等发现,刺激海马区可产生持续很长时间的边缘系统相关发作,进而引起脑损伤和日后的慢性癫痫发作。Vicedomini 等研究显示,一组 10 次的放电刺激后足以产生具有自我维持发作特性的 SE。

动物实验显示,在具有自我维持发作能力的 SE 形成初期,发作很容易被抗癫痫药物终止。不过,具有自我维持发作能力的 SE 的一旦形成,发作就靠着自我内在的机制而持续进行,这时仅有少数药物可终止其发作,且这些药物都是直接或间接抑制谷氨酸能神经递质的。巴比妥类和其他的 GABA 能药物也可能有效,但是效度常会降低并且需要大剂量应用,因而容易出现不良反应,如心血管系统的抑制,这又会限制了它们的应用。

具有自我维持发作能力的 SE 另一个特点是,会逐渐形成与时间相关的药物抵抗性。有研究显示,SE 进行 30 分钟时,苯二氮䓬类的效度会降低 20 倍。其他抗癫痫药物(如苯妥因)的效力也会降低,但速度相对慢些。相对比的是,NMDA 阻滞剂即使在发作后期应用效果也较好。

(二)具有自我维持发作能力的 SE 的病生机制　发作可导致脑内一系列生理及生化改变,机制目前仍不太清楚。在不同时期,推测大致的变化机制包括:

1. **最初数秒钟内**　主要是出现蛋白质磷酸化后的一系列反应,可出现离子通道开放及关闭、神经递质及调质释放、受体脱敏化等。

2. **数秒钟～数分钟**　受体传递/运输引起的适应性。在基因表达发生变化之前,就可能出现了早期功能改变,已存在的受体从突触膜转移到核内体中,或从存储位点被转移到突触膜上,这改变了突触间隙中抑制性和兴奋性受体的数量,进而很大程度地影响神经元兴奋性。

3. **数分钟～数小时**　神经肽调质的可塑性变化。这些变化常常具有不适应性,可促进惊厥发作的神经肽表达增加,而抑制性神经肽则过分损耗,这样就产生兴奋性增高的状态。细胞免疫组化研究显示,在具有自我维持发作能力的 SE 中,海马区中主要起抑制作用的肽类,包括强啡肽、促生长激素神经肽、生长抑素及神经肽 Y 等,会出现耗损;而促进发作的速激肽 P 物质及神经激肽 B 的表达则增加。这些变化在 SE 中可发挥数小时作用,同时也随着 SE 的好转而减弱。

4. **数小时～数天～数周**　基因表达发生了长期变化。许多变化是由于发作导致神经细胞死亡而引起,也可以是神经细胞重组的结果。有些变化则是可塑性适应发作活动的结果。由于 SE 很大程度上抑制了大脑内蛋白质合成,急性期许多基因表达方面的变化并不会完全表现出来。

(三)单一发作转化为 SE 的机制　以锂-毛果芸香碱诱发 SE 的大鼠模型为例,在发作持续 1 小时后的海马切片中,每个齿状粒细胞突触内的 GABA$_A$ 受体数量为 18,而对照组为 36。对 GABA$_A$ 受体 γ_2 及 β_{2-3} 亚单位进行细胞免疫组化研究或共焦显微分析显示,亚单位的数量在突触膜上是减少的,而在细胞内则增加。GABA$_A$ 受体的细胞内吞作用可部分解释 GABA$_A$ 抑制作用丧失的原因,也可解释随着发作持续而逐渐形成对苯二氮䓬类药物的抵抗性。导致 GABA$_A$ 抑制作用丧失的机制也可能包括细胞内氯化物聚集和碳酸氢盐(HCO_3^-)渗透性增加。有趣的是,突触外的 GABA$_A$ 受体并不出现细胞内吞作用,这可能暗示刺激这些突触外 GABA$_A$ 受体有可能起到控制 SE 的作用。同时,α-氨基羟甲基噁唑丙酸(AMPA)和 NMDA 受体亚单位转移到突触膜并在此形成额外的兴奋性受体。这种变化会进一步提高未能控制的发作的兴奋性。细胞免疫组化研究显示,NMDA 受体的 NR1 亚单位从突触后膜内的位点转移到突触表面;另外,每个齿状粒细胞突触的功能性 NMDA 受体数量会从对照期的 5.2 增加到发作后1 小时的 7.8。并非所有受体变化都是不利的,如速激肽受体的转移可减少受体数量,这种变化被认为能够稳定内环境并减少兴奋性。突触酶的功能也会出现不利变化,例如,钙调蛋白激酶 II 的自我磷酸化使得该酶不再依赖钙离子,这可增加突触前谷氨酸释放。

(四)发作相关的神经元损伤及死亡　Meldrum 等研究认为,即使没有出现惊厥样表现,脑电发作本身也能引起神经元死亡。Sloviter 研究显示,神经细胞死亡是神经元过度放电的结果,是通过兴奋性中毒机制完成的。目前认为,GCSE 引起神经元损伤的最重要原因是兴奋性神经元过度活动。谷氨酸是最常见的兴奋性神经递质,对 NMDA 受体有高度的特异性,可调控神经元的损伤,而 NMDA 受体通道的激活可通过以下机制调控神经元损伤:①导致细胞除极时间延长,使更多的 NMDA 受体通道开放,并激活其他类型的电压依赖性受体通道,从而导致 SE;②导致细胞内钙离子的聚积,激活许多细胞内病理过程;③细胞内钙离子的聚积还可通过渗透压或其他一些机制调控急性神经元损伤;④细胞内钙离子也可通过激活立早基因等途径激活级联放大效应,进而导致细胞凋亡。通常代谢最活跃的脑组织最先发生神经元损伤,损伤顺序依次为海马、小脑浦肯野细胞、丘脑、纹状体和大脑皮质。在具有自我维持发作能力的 SE 动物模型中,可导致广泛神经元死亡,这在成年动物中主要表现为坏死性改变和线粒体功能异常,有些研究还显示在某些部位出现了细胞凋亡。

对于人类,目前尚缺乏发作诱发神经元损伤的对照研究证据。在死于持续状态的患者中,常见到大脑损伤的证据。DeGiorgio 等观察到,与没有持续状态的癫痫患者组及对照组相比,在 5 例死于持续状态的患者中,海马区神经元密度有减少。另有研究显示,在持续状态后,神经元特异的烯醇化酶(一种神经细胞死亡的标志物),在血中的浓度会升高。一些影像学研究显示,SE 后会出现脑水肿和慢性脑萎缩改变。也有个案报道,与 SE 之前正常脑部 MRI 相比,患者在持续状态后 MRI 显示有脑萎缩改变,且随后尸检显示有神经细胞的丢失。由软骨藻酸中毒引起的 SE 患者,尸检显示有神经元丢失。也有人观察到,在发作活动较明显的部位,可看到局灶性萎缩表现,提示发作与细胞丢失之间可能存在因果关系。

(五) SE 引起的致痫性　多种 SE 动物模型的研究显示,SE 常常能够增加日后的致痫倾向。有报道一次 SE 后,有 20% ~40% 的患者会发生癫痫。在急性症状性 SE 后,患者日后发生非诱发性癫痫发作的风险要比孤立性一次发作高 3.3 倍。另外,在 SE 发生后,患者将来发生热惊厥发作的风险并要比单纯性热惊厥发作后明显增加。当然,上述差异也可能仅仅反映了 SE 患者的更严重病情,而并不是 SE 本身具有更高的日后致痫性。

在一次 SE 后出现癫痫的确切机制不清楚。中枢性

GABA 能神经元丢失或兴奋性纤维芽生现象与致痫性的关系仍有争议,在人类中更缺少有力证据。但有证据显示,持续发作可导致颞叶内侧硬化改变。尸检结果显示,无论是定性还是定量分析,神经元丢失的形式都与颞叶内侧硬化病理所见相同。系列影像学研究也显示,一次长时间 SE 后,海马会逐渐出现萎缩和硬化,这可能是日后反复癫痫发作的基础。

(六) 时间依赖的抗药性形成　SE 的动物模型中,随着发作持续会逐渐形成对抗惊厥药物的抵抗性。所以,对 SE 患者而言,早期进行治疗要比晚期治疗更有效。

三、癫痫持续状态的生理变化 (以 GCSE 为例)

SE 的生理变化分为两期:代偿期和失代偿期。在初始的代偿期,脑细胞的异常放电活动使脑的代谢率增高,血流量、耗氧量和葡萄糖摄取量大大增加,会出现心率加快、心搏出量增加、血压升高等代偿性改变以增加脑血流灌注,机体会极力维持内环境稳定,避免脑组织由于缺氧或代谢障碍而引起损伤,并同时供给肌肉抽动所需能量。在长时间惊厥发作(发作持续 30 分钟)后,机体已不能维持内环境的稳定,脑供氧和葡萄糖耗竭,如得不到必要的支持,将进入失代偿期。此时,由于明显增高的脑代谢需求得不到满足,导致缺氧和脑及全身代谢发生异常改变、持续性自主神经改变和心功能进行性下降,从而破坏内环境稳定,临床上出现高热、酸中毒、低血糖、电解质紊乱、横纹肌溶解、肺水肿及心律失常等。而伴发的高热、脑水肿、颅内压增高会使得代谢紊乱进一步加重,导致脑神经元坏死,尤以海马、大脑皮质等部位最为敏感。GCSE 中生理变化总结见表 69-3-1。

表 69-3-1　GCSE 的生理变化

生理变化	代　偿　期	失　代　偿　期
中枢神经系统	脑血流量增加及耗能增加(与乳酸及葡萄糖增加相适应)	自我调节能力衰竭、脑缺氧、葡萄糖水平减低、乳酸水平降低、颅内压增高、脑水肿
代谢方面	高血糖、乳酸血症等	低血糖、低钠血症、低/高钾血症、酸中毒、肝/肾功能异常、DIC、横纹肌溶解、血/脑脊液白细胞增高
自主神经系统	高血压、中心静脉压升高、心输出量增加、儿茶酚胺分泌增加、心动过速、心律失常、体温升高、呕吐	组织缺氧、血压下降、心输出量下降、肺水肿、心衰竭、心律失常、高热

(金丽日)

第四节　癫痫持续状态的处理

本节所涉及的 SE 处理主要是针对 GCSE 而言。GCSE 是一种有着较高死亡率和病残率的急危重症。早期治疗至关重要,发作持续时间越长,控制越难,并发症越多,预后越差,病死率也越高。因此,只要患者出现持续发作,均应尽早开始治疗,争取在发作初期就终止发作。目前,应用一线抗惊厥药物对 SE 的控制率仅为 20% ~80%。

目前尚缺乏足够的循证医学证据来指导治疗,仍迫切需要临床对照试验以确定治疗 SE 的最佳方法。不过,人们已确定了一些重要的处理原则和方法。

一、处　理　原　则

所有医护人员必须认识到处理 SE 的紧迫性。在开始应用抗惊厥药物治疗之前,首要任务是保持呼吸道通畅和血压稳定。然后,应先行抗惊厥药物治疗。在控制发作的同时,应进行仔细的病因学诊断以及积极处理并发症。

普遍认可的处理原则如下：

（一）尽快终止发作　早期静脉应用抗惊厥药物是成功治疗的关键，一般临床上惊厥持续 5 分钟以上，就要考虑给予有效抗惊厥药物。静脉给药为最适途径，对静脉给药困难者，可考虑直肠灌注药物或肌内注射药物。选用的药物应起效迅速、应用方便。

（二）维持生命功能，预防和控制并发症　保证呼吸道畅通、维持生命功能、吸氧等。纠正各种代谢紊乱，特别应注意纠正脑水肿、严重酸中毒、高热、低血糖、呼吸循环衰竭等。

（三）针对发作病因及诱因的处理　在控制发作的同时，进行仔细的病因诊断很必要，可帮助判断预后，且针对病因的治疗往往更为有效。

（四）防止复发　发作控制后继续密切观察随访，根据病史、病因、脑电图、体格检查及实验室资料等综合评估，确定是否给予长期抗癫痫药物治疗。

二、一般处理方法

初期处理包括维持生命体征。最重要的是保证气道通畅，及时清除口咽分泌物。患者头部应转向一侧，以防窒息。解开衣服，以利于呼吸道通畅。通过鼻导管或面罩给氧的方式，通常可保证患者的氧需求，以避免低氧血症。长时间的发作则会引起咽部张力降低，会增加出现误吸的风险。经口或鼻-气管插管的时机因人而异，但大多数接受大剂量苯二氮䓬类或其他镇静药物患者需行机械通气支持。多数情况下，出现低氧血症和呼吸性酸中毒是插管的指征。对 GCSE 患者进行插管较困难，可能需应用神经肌肉阻滞剂（肌松剂）。如果使用神经肌肉阻滞剂，最好使用非去极化型肌松药，如罗库溴铵。如果有发生横纹肌溶解可能，应避免应用氯化琥珀胆碱，因可能会出现高血钾诱发的心律失常。建立通畅的静脉通路是必要的，以确保抢救时药物及液体输入。

对所有患者均应进行持续的血氧及心电监测。患者可能发生心律失常及猝死。低氧血症较常见，其原因可能包括呼吸暂停、气道梗阻、误吸、神经源性肺水肿。患者在应用抗惊厥药物后常发生低血压反应，应监测血压及尿量。对血流动力不稳定的患者，需进行血流动力学监测。脑血流量是血压依赖性的，脑代谢在发作期多处于较高水平，发作后期动脉压常常会降低，因而收缩压应尽可能维持在 >120mmHg，至少不应 <90mmHg。如需要，可应用升压药物。一般而言，在抗惊厥治疗之前，并不需行脑电图检查。但对于下列情况还应尽早进行持续脑电监测：长时间应用肌松药物、发作后状态持续过长、难以控制的 SE 或怀疑有假性发作。

保持内环境稳定是防止神经细胞损伤的前提。常规实验室检查包括血电解质、葡萄糖、肝肾功能、全血细胞计数、肌酸激酶、毒物筛查及抗癫痫药物水平。根据上述检查结果进行相应处理。应尽快在床旁进行血糖测定，如存在低血糖，建议静脉推注 50ml 50% 葡萄糖和 100mg 维生素 B_1。儿茶酚胺或其他因子的释放可引起高血糖，多数情况下可能不需要纠正。骨骼肌过度活动可导致乳酸酸中毒，约三分之一患者的动脉血 pH 值可降至 7 以下，在充分供氧及控制惊厥发作后多数能纠正。有人建议，如出现低血压及由于代谢性酸中毒而致动脉血 pH 值 <7 时，就应该使用碳酸氢盐治疗。动脉血气分析可发现低氧血症或呼吸性酸中毒，如果存在这些情况，则可能需行机械通气支持。体温过高会进一步加重因持续发作而致的神经损伤，需积极降温处理。

应防止患者受伤，特别是防止舌咬伤，应避免受到附近锐物等的伤害。尽可能从口中移除义齿托及其他阻塞物。抽搐时不要试图将物品放至患者口中，也不可按压患者肢体以免发生骨折。

另外，在开始应用抗惊厥药物之前，应回答如下问题：患者是否为长期慢性饮酒者？是否有低血糖？是否为假性发作？病因是什么？可能的预后如何？因此，在患者到达急诊室后，就应开始进行病因学方面的全面评估。需了解相关病史，包括近期用药变化情况、酒精或毒品使用情况、以往癫痫史或神经系统的损伤状况。目击者对发作的起始情况及其演变特点的描述可能提供有用信息。对既往没有癫痫的患者，在病情稳定及发作得到控制后，应进行头部影像（CT/MRI）检查。如有必要，可进行脑脊液检查。如有或怀疑有酒精滥用史，则应该给予维生素 B_1（100mg），因某些敏感患者经静脉补充葡萄糖后可诱发 Wernicke 脑病。如是假性发作，则应避免过度治疗。由于可能存在维生素 B_6 依赖，对两岁以内的持续状态患儿，在治疗初期建议应用维生素 B_6（100~200mg）。应注意的是，对 SE 患者进行诊断检查是必要的，但绝不能因此延误治疗。图 69-4-1 为 SE 的一般诊疗程序。

三、药　物　治　疗

（一）概述　药物治疗的目的是使用有效、安全的抗惊厥药物快速控制发作。最好经静脉给予药物。治疗 SE 的理想抗惊厥药物应具如下特点：可静脉用药，不良反应少，较高的中枢神经系统渗透性，起效迅速，较好的药代动力学特性。应掌握常用抗惊厥药物的主要特点，根据患者具体情况灵活运用。

对 GCSE 的传统治疗是，首先应用速效苯二氮䓬类药物。然后酌情应用苯妥因（15~20mg/kg），并维持苯妥因的治疗（50mg/min）。对于难治性 SE，通常使用苯巴比妥，然后是麻醉剂及其他巴比妥类药物（戊巴比妥和戊硫巴比妥）。对新生儿和婴儿，通常使用苯巴比妥。近年，随着可静脉应用的劳拉西泮、丙戊酸、磷苯妥因、咪达唑仑及异丙酚的出现及前瞻性对照研究结果的发布，对 SE 的处理方法已发生了改变。

有关 SE 治疗的前瞻性随机对照研究较少。两项前瞻性随机研究显示，应尽快地经静脉应用苯二氮䓬类药物来控制 SE，甚至在院外就应开始。劳拉西泮可作为首选药物。然而，就治疗效果而言，劳拉西泮与地西泮间、地西泮与苯妥因或苯巴比妥并无明显差异。在应用劳拉西泮失败后，目前尚无 I 类证据来指导下一步该选择何种药物。传统方法是将苯妥因作为二线药物，近些年苯妥因有逐渐被磷苯妥因取代的趋势。从 20 世纪 80 年代开始，静脉应用丙

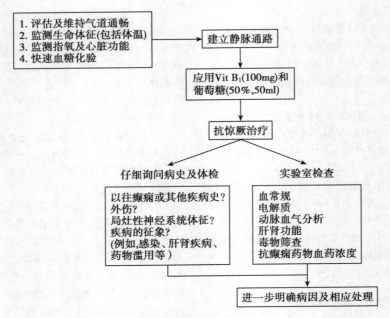

图 69-4-1　SE 的一般诊疗流程

戊酸的非对照病例研究报道越来越多。大多数研究显示,静脉应用丙戊酸相对较方便、耐受性好、疗效较好。有关应用苯二氮䓬类和苯妥因失败后,下一步该如何治疗的资料很少。大多数医疗中心常选用咪达唑仑或异丙酚,而不是苯巴比妥或戊巴比妥,理由是其半衰期短,因而易控制使用。

（二）抗惊厥药物的应用原则　由于目前尚缺乏 I 类证据,临床实际中往往采用传统的治疗策略。SE 治疗效果普遍不佳,其中一个原因是抗惊厥药物应用得"剂量太低、时间太迟"。一项研究显示,开始治疗的时间越晚则控制 GCSE 的可能性越小。如在一小时内进行治疗,则控制率约为 80%;如在发作后 2 小时或更迟进行治疗,则控制率降为 40% ~ 50%。另一项研究中,在第一种药物失败后,只有 7.3% 的患者对第二种药物有效,且仅有 2% 的患者对第三种药物有效。据推测,应用第三种药物的剂量不足可能是造成上述情况的原因之一。因此,目前多主张快速、足量、顺序应用清除半衰期较短的抗惊厥药物。应用清除半衰期较长药物(如地西泮、劳拉西泮或苯巴比妥)后,再应用足量的第三种药物同时保证不出现明显血压降低,这在临床实际中可能很难做到。对半衰期短的药物,当治疗失败后,该药物被快速清除,这样就可应用足量的第二种药物,同时也不会出现明显的心血管系统抑制效应。

也有学者主张,开始治疗时就可联合应用两种不同作用机制的药物,其理由有:①动物实验显示,随着发作持续,苯二氮䓬类药物会逐渐失去效果。当发作持续已 >30 分钟时,就不应单用苯二氮䓬类药物,因为 30 分钟的发作已足以出现苯二氮䓬类药物抵抗了。妥因类药物失效速度明显慢于苯二氮䓬类药物,如早期应用则可提高治疗效果。②SE 的病因常各异,如应用不同作用机制的药物,则可增加获得较好治疗效果的概率。③I 类证据显示,合用苯妥因和地西泮的效果与单用劳拉西泮或苯巴比妥无差异,可作为治疗 SE 的初始用药。

（三）全面惊厥性癫痫持续状态（GCSE）的药物治疗

1. 一线治疗　惊厥性持续状态治疗的重要目标之一是及时终止发作。GCSE 的传统治疗是首先应用速效的苯二氮䓬类药物。

一项前瞻性随机安慰剂对照研究显示,即使在院外情况下,也应由医疗辅助人员尽早地对 GCSE 进行治疗。该研究对于来院时仍在惊厥发作患者进行了分析,这些患者在院外已应用苯二氮䓬类药物或者安慰剂。初始治疗包括劳拉西泮(2mg)、地西泮(5mg)或安慰剂。如惊厥发作在用药后 4 分钟仍持续,则可再一次应用药物。在到达医院时,劳拉西泮、地西泮及安慰剂组的 SE 终止率分别为 59.9%、42.6% 及 21.1%。结果显示,苯二氮䓬类药物均比安慰剂有效,而两药物间则无明显差异。与安慰剂组(22.5%)相比,劳拉西泮组(10.6%)和地西泮组(10.3%)的院外并发症(低血压、心律失常、呼吸衰竭)更低。另外,与安慰剂组(15.7%)相比,苯二氮䓬类药物组短期死亡率也更低(劳拉西泮组为 7.7%;地西泮组为 4.5%)。

在另一项对照研究中,GCSE 被分成两组:"明显的 SE(明显的惊厥发作)"和"微小发作的 SE(通常出现于 GCSE 后期的轻微动作)"。他们对比了应用如下 4 种治疗方案 20 分钟后的 SE 控制比例:地西泮(0.15mg/kg)+苯妥因(18mg/kg)、苯巴比妥(15mg/kg)、劳拉西泮(0.1mg/kg),及单用苯妥因(18mg/kg)。结果显示,对"明显的 SE"患者组而言,劳拉西泮组、苯巴比妥组、地西泮+苯妥因组及单用苯妥因组发作终止比例分别为 64.9%、58.2%、55.8% 及 43.6%。两组间比较结果,唯一有显著差异的是劳拉西泮与单用苯妥因(P<0.001)。有趣的是,对"微小发作的 SE"患者组,4 组方案的控制率均较低,而其中以苯巴比妥效果相对最好,分别为苯巴比妥组(24.2%)、劳拉西泮组(17.9%)、地西泮 + 苯妥因组(8.3%)和苯妥因组(7.7%)。低血压和呼吸抑制的发生

率在各组间相似。当然,本研究也存在着一些缺陷。例如,以允许的最快给药速度(50mg/min)计算的话,则需约超过25分钟的时间才能给一个体重为70kg患者完成用药。因而,在以20分钟作为终点时,本研究中应用苯妥因的那两组均尚未完成给药。另外,本研究中的地西泮剂量也偏低。

Leppik等在79例患者共81次不同类型的SE发作中,对比分析了劳拉西泮和地西泮的效果,结果显示,劳拉西泮的有效率为89%,地西泮为76%,两者的疗效无显著差异,且两组在起效时间及不良反应发生率方面也相似。

综上所述,对GCSE,应尽快首先使用苯二氮䓬类药物,并在初始时就应使用推荐的足够剂量。如发作仍持续,随后的治疗将会变得困难,且时间越长,疗效越差。所以,早期治疗至关重要。选用的药物应起效迅速、应用方便,通常经静脉或直肠给药(如地西泮)。以往对比研究显示,劳拉西泮较有优势,似乎可作为首选药物。另外,与地西泮(15~30分钟)相比,劳拉西泮亲脂性差且在脑内有更长半衰期(12小时),因而其潜在抗惊厥作用时间也更长。劳拉西泮制剂需在低温下保存,临床使用不方便为其缺点。

2. 二线治疗　根据以往临床经验,在最初应用苯二氮䓬类药物失败后,应用苯妥因和苯巴比妥可能有效。常首选苯妥因,因其镇静作用弱。通常静脉给药剂量为15~18mg/kg,给药速度不应超过50mg/min(老年人不应超过20mg/min)。在儿童,总剂量为20mg/kg,给药速度不超过25mg/min。在使用苯二氮䓬类药物后应用苯妥因,则可使50%~80%的SE得以控制。苯妥因不易溶于水,其静脉制剂含有氢氧化钠、丙二醇和乙醇,pH值为12。与生理盐水或葡萄糖混合后会产生沉淀,除非加入诸如氨基丁三醇(THAM)等缓冲剂。为减少局部毒性反应和避免沉淀,推荐通过一个单独的注射器直接静脉推注或经中心静脉通路给药,然后再使用生理盐水。严重的局部毒性反应及心血管系统不良反应,如低血压、房室传导阻滞、心室颤动等均有报道,但相对少见。

近些年,苯妥因有逐渐被磷苯妥因取代的趋势。如前所述,静脉使用苯妥因可能导致严重局部组织损伤,可能导致1.5%的患者出现静脉炎或所谓的"紫手套综合征",也有更高比例的报道。磷苯妥因是苯妥因的前体药物,可快速完全转化为苯妥因,转化半衰期为8~15分钟。磷苯妥因溶液pH值为8.6~9,可经静脉或肌注给药。但对SE患者,不推荐肌注给药,理由是吸收不完全且起效慢。与苯妥因相比,局部组织损伤的发生较少。磷苯妥因静脉用药速度可为100~150mg/min,而苯妥因的速度仅为50mg/min。不过,磷苯妥因的最大血浆浓度要比苯妥因低约15%;动物实验也显示,应用同等剂量磷苯妥因和苯妥因,前者在脑组织中所能达到的浓度要比后者低。一项针对5~18岁儿童人群进行的静脉应用磷苯妥因和苯妥因的对比研究显示,两者在疗效、不良反应及药代动力学方面无显著差异。全身性不良反应似乎有赖于游离苯妥因的浓度,苯妥因与磷苯妥因之间并无明显差别。

有些医师倾向于在苯二氮䓬类药物无效后早期就使用苯巴比妥,而不是应用(磷)苯妥因。对于惊厥性SE,苯巴比妥是一种有效药物。即使在初始期使用,苯巴比妥的疗效也与劳拉西泮或地西泮+苯妥因的疗效相当。有研究显示,对SE患者,苯巴比妥的分布半衰期少于5分钟,接受治疗的患者在用药数分钟后就停止发作,血清峰浓度<15μg/ml。使用苯巴比妥的主要缺点在于其可产生明显且持久的镇静作用,呼吸抑制和低血压也是潜在危险。当应用大剂量苯巴比妥时,可能需要气管插管和人工辅助呼吸。使用苯巴比妥对缺氧性脑病患者可能有帮助,因其能降低脑代谢率。目前推荐的苯巴比妥使用剂量还不很明确。在临床工作中,对于成年患者,可先以100mg/min的速度给一个负荷剂量(10mg/kg,总量通常为600~800mg),随后每天维持剂量为1~4mg/kg。对儿童和新生儿,静脉应用的负荷剂量为15~20mg/kg,随后的维持剂量为3~4mg/(kg·d)。

如对苯二氮䓬类药物和(磷)苯妥因治疗均无效,则通常考虑是"难治性癫痫持续状态",相关的处理详见本章第五节。

(金丽日)

第五节　难治性癫痫持续状态

SE持续时间越长则预后越差。大量实验数据显示,长时间发作可引起神经元损伤,且临床经验也提示我们应尽快终止发作。另外,随着发作时间的延长,SE也将变得越来越难控制。无论从改善预后还是从减少药物不良反应考虑,尽早治疗均至关重要。如前所述,最常用的SE治疗方案包括:首先静脉应用苯二氮䓬类药物(劳拉西泮或地西泮),随后应用苯妥因或磷苯妥因。如发作仍持续,则再使用苯巴比妥。大多数表现为明显惊厥发作的SE患者,在应用第一种或第二种抗惊厥药物后就能得到控制。在使用第一种和第二种药物治疗失败后,应考虑为难治性癫痫持续状态(refractory status epilepticus,RSE)。鉴于RSE是一种急危重症,有着较高病死率和极差预后,提示需要更为积极的治疗,本节予以专门阐述。

一、RSE 的定义及流行病学

尚无被广泛接受的统一定义。以往文献所采用的定义,或以不能控制发作的一线抗惊厥药物的最少数量(如两种),或以持续发作的最短时间来定义(如至少1小时);也有人认为,在二线抗惊厥药物治疗失败时,就可考虑为RSE。近年来,有人提出了超难治性癫痫持续状态(super RSE)的概念,指的是全身麻醉治疗24小时仍不终止发作,其中包括减停麻醉药过程中复发。

一旦初始治疗失败,31%~43%的患者将进入RSE,其中一半的患者可能成为super RSE。据估计,RSE的发生率约为10%~40%,由于选择偏倚及方法学限制,变异范围较大。一项研究显示,在384例GCSE患者中,38%对最初的两种药物无效。另外,在134例"微小"惊厥发作的SE患者中,82%在使用两种抗癫痫药物后发作仍持续。非惊厥性SE及起病时表现为局灶运动性发作的患者更易演变为RSE。

791

对 193 例 RSE(RSE 定义:至少对两种标准的一线抗癫痫药物无效)患者资料分析显示,患者平均年龄 48 岁,60% 为女性,34% 既往有癫痫病史,82% 为全面性惊厥发作,18% 为非惊厥性 SE。主要病因有中风或中枢神经系统肿瘤(20%)、癫痫相关(20%)、中毒及代谢性脑病(19%)、中枢神经系统感染(19%)、缺血缺氧(12%)、脑外伤(5%)及其他(5%)。另有研究显示,病因为脑炎的患者更易出现 RSE,而既往有癫痫病史患者,因抗癫痫药物血药浓度过低引起的 SE 则通常不演变为 RSE。

二、RSE 的病程及预后

总体上,RSE 预后不佳,致残率、病死率高。RSE 患者预后与原发病的病因及治疗效果直接相关,同时也受发病年龄、发作类型、发作持续时间等因素的影响。RSE 患者一般情况通常较差,部分患者具有引起 SE 的多种病因,因而住院时间较长,预后较差。与非 RSE 相比,RSE 患者更易出现严重并发症,包括呼吸衰竭(88%)、发热(81%)、肺炎(65%)、低血压(65%)、菌血症(46%)、输血需要(50%)。因此,RSE 预后更差:RSE 的病死率为 23%,而非 RSE 组为 14%;较差的 Glasgow 预后评分在 RSE 组为 54%,而非 RSE 组仅为 28%。另外,RSE 组在 ICU 治疗时间及总的住院时间均较长。高龄及急性症状性发作患者的病死率更高、住院时间更长,日后功能恢复也更差。另外,在存活的患者中,RSE 组(88%)日后要比非 RSE 组(22%)更易形成慢性症状性癫痫。

三、目前的治疗方法

在美国和欧洲进行的关于如何选择一线至四线药物调查研究显示,大多数医师将苯二氮䓬类作为首选药物,随后使用磷苯妥因或苯妥因(二线用药)。当然,有些医师倾向于在劳拉西泮无效后,早期就使用苯巴比妥,而不是应用苯妥因。三线用药的选择则明显缺乏一致性,43% 的医师使用苯巴比妥,16% 的医师则倾向于使用静脉丙戊酸。另外,在应用一线及二线药物后,许多医师倾向于持续的静脉输注戊巴比妥、异丙酚或咪达唑仑。另一项在欧洲进行了调查研究显示,在使用一线药物(指的是苯二氮䓬类和苯妥因)失败后,约 2/3 医师选择非麻醉性抗癫痫药物(主要是苯巴比妥),其他医师则倾向于进行全身麻醉(主要使用戊硫巴比妥、异丙酚或咪达唑仑)。多数认为,如发作在应用第二种药物后 30 分钟仍在继续,则不应再使用苯妥因或苯巴比妥,而应考虑直接行全身麻醉。

以上调查结果显示,对 RSE 最常用药物是戊巴比妥(欧洲为戊硫巴比妥)、异丙酚及咪达唑仑。三种药物在病死率方面无明显差异。根据荟萃分析结果,戊巴比妥在有效控制 RSE 方面(表现为终止发作和避免再发两方面)可能要优于异丙酚和咪达唑仑。然而,与异丙酚和咪达唑仑相比,戊巴比妥明显地更易导致低血压(收缩压 < 100mmHg 或需使用升压药物),并且戊巴比妥和戊硫巴比妥在体内很快再分布到脂肪组织中,使得清除半衰期明显变长,这些缺点使得一些研究者认为只有在咪达唑仑及异丙酚无效时才考虑应用巴比妥类药物。

异丙酚是用来诱导全身麻醉的短效非巴比妥类催眠药物,在治疗 RSE 中日益受到关注。与苯二氮䓬类及巴比妥类相似,异丙酚是一种 $GABA_A$ 激动剂。其负荷剂量为 3 ~ 5mg/kg,随后经静脉以 1 ~ 15mg/(kg·h) 的剂量维持。异丙酚的优点在于快速起效及被清除,临床应用较方便、实用。有报道,在快速控制发作方面,异丙酚要优于咪达唑仑和短效巴比妥类药物。有两项研究探讨了异丙酚在成人及儿童 RSE 患者中的应用。Rossetti 等回顾性研究了成人患者的 31 次 RSE 发作,发现异丙酚可使 67% 病例的 RSE 得到控制,异丙酚与戊硫巴比妥联合使用可使另 10% 的患者受益。平均治疗时间为 3 天(1 ~ 9 天),在 ICU 的时间为 7 天(2 ~ 42 天)。总体存活率为 78%。在 24 例存活患者中,治疗并发症包括震颤(10 例)、轻微神经精神损伤(5 例)、短暂肌张力障碍(1 例)及一过性高脂血症(1 例)。作者指出无一例患者死于异丙酚的应用。关于儿童 RSE,van Gestel 等回顾了 1993—2004 年间 33 例 RSE 儿童(年龄 4 个月 ~ 15 岁)患者的情况,1999 年前应用的主要是戊硫巴比妥,而异丙酚于 1999 年后使用。他们发现,应用戊硫巴比妥控制发作的可能性偏低,且有许多并发症。例如,所有患者需使用血管收缩药物和额外补液,20 例患者中有 11 例出现了胸腔积液。另外,戊硫巴比妥还可能与两例患者的死亡有关。相对比的是,大多数应用异丙酚的患者总的效果及预后较好。不过,需指出的是,上述差异也可能是由于不同的潜在病因及其他未控制因素造成的。也有人提出,需要慎重考虑异丙酚在治疗 RSE 时的安全性,尤其在儿童中应用异丙酚更应谨慎,原因是有代谢酶缺陷的患儿使用异丙酚可能出现严重的代谢性酸中毒。另外,异丙酚还可引起的明显低血压反应、高脂血症及代谢性酸中毒,被称为"异丙酚输注综合征"。另有报道,患者应用异丙酚治疗 RSE 时,要比咪达唑仑有着更高的死亡率。在异丙酚诱导期和撤药时,均可能出现惊厥发作,其临床意义尚不清楚。如果考虑减停异丙酚,建议应该在有持续脑电监测情况下缓慢进行。

持续使用咪达唑仑治疗 RSE 也是一种选择。咪达唑仑是快速起效的苯二氮䓬类药物,特别适用于 SE 的早期治疗。近年咪达唑仑也被用于治疗 RSE。在临床实际中,成人 RSE 患者使用咪达唑仑的剂量为 0.15 ~ 0.2mg/kg,先在 1 分钟内静脉推注 4mg,然后以 0.1 ~ 0.4mg/(kg·h) 的速度静脉输注维持。咪达唑仑是短效的苯二氮䓬类药物,患者通常在撤药后 1 小时内恢复意识。不过在长时间用药后,意识的恢复时间可能会变长。与异丙酚或巴比妥类相比,咪达唑仑较少出现低血压反应,如果出现,其程度也较轻。限制咪达唑仑应用的主要原因是会出现快速抗药反应,因而常需持续增加剂量。咪达唑仑也可用于儿童患者,但使用剂量目前尚未确定。一项开放、随机对照研究对比分析了持续使用咪达唑仑和地西泮在治疗 40 例 RSE 儿童患者(年龄 2 ~ 12 岁)的疗效,RSE 在上述两组中的控制率分别为 86% 及 89%,控制发作所需的平均时间两组间也相似(16 分钟)。不过,咪达唑仑治疗组的发作复发率要明显高于地西泮组,分别为 57% 及 16%。咪达唑仑对出生<6 个月患儿的推荐剂量为 0.1 ~ 0.4mg/kg,对

6～12 月儿童为 0.15～0.3mg/kg。这样，<6 个月患儿的初始使用剂量通常为 0.5～2mg，而对 6～12 月儿童为 1～4mg。对 1～5 岁患儿，根据体重不同，使用剂量范围为 1.5～10mg。对年龄更大患儿，剂量则可用到 15～20mg。

四、新治疗方法

（一）**静脉用丙戊酸钠** 近年来，陆续有使用静脉用丙戊酸成功治疗 SE 的报道。有人推荐将静脉丙戊酸作为失神持续状态的一线用药，全面及局灶惊厥性 SE 的二线用药。这些研究既包括 SE 早期患者，也包括 RSE 患者。结果显示，有些患者在使用第一线和第二线药物失败后，使用静脉丙戊酸很有效，且绝大多数患者没有严重不良反应。

在动物实验中，有研究对比了静脉用丙戊酸、苯妥因及地西泮治疗 GCSE 的效果。丙戊酸和地西泮在应用后的 30 分钟内可显现抗惊厥效果，而苯妥因的起效时间偏晚些。不过，在持续 30 分钟研究时段中，能够控制 50% 发作所需的有效剂量（ED50）都较高，并且只有苯妥因的剂量是在临床实际使用范围内的剂量。

总体看来，静脉用丙戊酸治疗 SE 的临床研究还较少，应用剂量也偏低。有限的研究显示，静脉用丙戊酸可使 42%～80% 患者的 SE 得到控制。有人静脉用丙戊酸治疗 41 例儿童和青少年 RSE 患者（已使用地西泮和苯妥因，但无效），负荷剂量为 20～40mg/kg，随后以 5mg/（kg·h）维持。结果发现，为获得较高血药浓度而应用较大剂量（30～40mg/kg）时，发作控制率就越高。同时发现，静脉用丙戊酸对局灶性发作持续状态（epilepsia partialis continua，EPC）无效，但 90% 的 GCSE 在滴注中或滴注结束后停止。即使大剂量使用，静脉用丙戊酸也很少出现全身性不良反应。因此，对治疗 SE 患者，通常使用偏大剂量以使血药浓度达到治疗范围的上限或更高（如 100～150mg/L）。从理论上讲，15～22.5mg/kg 的剂量就可达到上述浓度（容积分布约为 0.15mg/L）。实际上，15mg/kg 的剂量通常只能达到（69±34）mg/L 的血药浓度水平。不过，即使应用这一剂量，仍可使 80% 患者的发作在 20 分钟内得到控制。有研究显示，为了达到 100～150mg/L 的浓度，负荷剂量应该为 25mg/kg。静脉用丙戊酸半衰期在未诱导的患者和被诱导的癫痫患者中分别为 12.8 小时和 9 小时。因此，为保持一定血药浓度，应该每隔 8～12 小时就给一次半量的负荷剂量。

总的看来，静脉使用丙戊酸的耐受性可能较好，在治疗 SE 和 RSE 中可作为一种候选药物。

（二）**新型抗癫痫药物（托吡酯、左乙拉西坦及拉科酰胺等）** 随着新型抗癫痫药物不断问世，人们也在尝试使用这些药物来控制 RSE，包括托吡酯、左乙拉西坦、拉科酰胺等，这些新药抗惊厥作用强且较少引起镇静和呼吸抑制。因此，有人主张，无论是何种 RSE，在进行麻醉药物治疗时，应积极联用的新型抗癫痫药物。Towne 等报道了 6 例成人 RSE 患者，这些患者对传统治疗无效（其中两例对戊巴比妥也无效），但经鼻-胃管持续应用托吡酯后，所有患者的发作都得以控制，且均未出现不良反应，均存活并

最终出院。Bensalem 和 Fakhoury 也有类似报道，3 例 RSE 患者（两例为全面性 SE，一例为局灶性 SE，其中 2 例对戊巴比妥或异丙酚均无效）经鼻-胃管应用托吡酯后发作得以控制，且未出现不良反应。由于具有多重作用机制和良好药代动力学特征，托吡酯治疗 RSE 时较少出现不良反应，有可能成为治疗 RSE 的有效药物。Moddel 等曾用左乙拉西坦治疗 36 例对多种药物耐药的 RSE 患者，69% 癫痫发作得到控制。也有研究显示，静脉使用足量的左乙拉西坦，发作终止率（76.3%）与劳拉西泮的终止率（75.6%）相当，而呼吸抑制（17.4%）和循环抑制（8.7%）的药物不良反应明显低于劳拉西泮（分别为 47.6% 和 38.1%）。Sutter 等评估拉科酰胺安全性和疗效的研究中，91% 接受拉科酰胺治疗的 RSE 患者癫痫发作得到有效控制。

（三）**吸入性麻醉药物和可他明** 在戊巴比妥、异丙酚及咪达唑仑被广泛使用之前，使用吸入性麻醉药物治疗 RSE 很普遍，其最大优点在于容易掌握。目前，吸入性麻醉药物在其他治疗无效时仍可作为辅助或替代，但须衡量治疗风险，尤其是神经毒性等严重不良反应。Mirsattari 等报道了使用异氟烷（isoflurane）和地氟烷（desflurane）治疗 7 例不同类型 RSE 患者（年龄 17～71 岁）的经验，其中 6 例在联合应用咪达唑仑、异丙酚或戊巴比妥（一例仅应用了咪达唑仑）后仍无效。他们发现，不管是何种发作类型，异氟烷和地氟烷均可快速持久地抑制脑电发作活动，且可诱导出持续性的"爆发～抑制"脑电表现。不过，也应注意其潜在的不良反应。7 例患者均出现了低血压和肺不张，有些还出现了感染（5 例）、麻痹性肠梗阻（3 例）及深静脉血栓形成（2 例）。

另一种治疗是高效麻醉剂——可他明（Ketamine，氯胺酮）。可他明是一种兴奋性氨基酸的拮抗剂。动物实验显示其控制难治性发作有效。近年在临床中已开始应用治疗 RSE，并显示有效。有证据显示，除对控制难治性持续状态有效之外，还有神经细胞保护功效（阻滞甘氨酸活化的 NMDA 受体），并且其拟交感神经特性尚可以升高血压。这些特点使得可他明可以作为辅助治疗 RSE 的候选药物，但目前还缺乏大量有效的临床证据和严格的随机对照研究。Bleck 等报道了他们应用可他明治疗 7 例重症 RSE 患者的体会，超过半数患者的脑电发作得到控制，且未出现明显的心血管系统的抑制。个案报道也提示，可他明对极难控制的 SE 患者可能有效。不过，也有在长时间使用可他明后出现神经毒性（小脑中毒）反应的报道。另外，由于可他明可增高颅内压，使用前应确保颅内无占位性病变。

（四）**免疫调节治疗** 当考虑免疫介导机制参与 RSE 或 super RSE 时，可尝试免疫治疗，包括皮质类固醇、静脉用丙种球蛋白及血浆置换等。有文献报道，皮质类固醇（静脉注射甲泼尼龙 1g，连续 3～5 天）治疗 37 例 super RSE 患者中，31 例有效；静脉注射免疫球蛋白[0.4g/（kg·d），连续 3～5 天]治疗 43 例 super RSE 患者中，10 例有效；血浆置换（置换 1～1.5 倍血浆容量，隔日 1 次，连续 5～6 次）治疗 14 例 super RSE 患者中，12 例有效。目前，有关各种免疫治疗的选择顺序、最佳剂量、疗程和确切疗效及安全性

方面均有待进一步研究。

（五）非药物治疗　对于药物治疗无效的 RSE，尤其是超难治性癫痫持续状态（super RSE），可考虑非药物治疗手段，包括生酮饮食、物理治疗和手术治疗。目前，非药物治疗 RSE 的临床应用经验还很少，其有效性和安全性有待进一步评估。

生酮饮食对 RSE 有一定的疗效，尤其是儿童。通常方法是禁食 24 小时后，予以 4∶1 生酮饮食，同时避免摄入葡萄糖（密切监测血糖、血 β 羟丁酸和尿酮体水平）。丙酮酸羧化酶和 β 氧化缺陷的患者禁用生酮饮食。生酮饮食与皮质类固醇同时应用可抑制酮体生成，与丙泊酚同时应用可出现严重的丙泊酚输注综合征。物理治疗包括低温、电休克等。低温治疗的理论基础是神经保护和减轻脑水肿。低温（31～35℃）时需用麻醉药物，低温与麻醉药物的联合使用可有效控制临床和脑电图发作。低温和麻醉药物均有心律失常、肺部感染、血栓形成、肠麻痹、酸碱和电解质失衡等不良反应风险，但这些风险在轻度低温（32～35℃）时可控制。手术治疗方案包括迷走神经刺激术、脑深部电刺激、反复经颅磁刺激、胼胝体切开术等。在 36 例外科手术治疗 RSE 报道中，33 例患者显示有效。外科手术治疗不宜早期使用，并且对于多发致痫灶的病例效果不佳。

总之，RSE 是一种严重的临床急症，大多数患者预后差。RSE 的治疗方法仍在发展中。通常需应用麻醉剂量的苯二氮䓬类、短效巴比妥类或异丙酚，静脉用丙戊酸、托吡酯、吸入性麻醉药物及可他明可作为候选药物。动物实验和临床经验都提示，早期快速有效的药物治疗是终止发作的关键，所以治疗 RSE 的最大希望还是在 SE 的早期就使用有效药物，以防止 RSE 的发生。

（金丽日）

第六节　癫痫持续状态的处理流程

一、建立处理流程的必要性

目前，各医院治疗 SE 的方法各异，大多数急诊室和重症监护病房尚未建立一套易于施行的治疗流程方案。这可能是目前对 SE 的治疗普遍存在的"过少、过慢"的原因之一，以至于临床上出现延误早期治疗、后续药物应用不及时、因过于谨慎未能应用足够药物剂量等情况，最终导致 SE 预后较差。因此，应根据各医院的实际情况，建立一套切实可行的治疗流程方案，以避免上述情况的发生。

建立治疗流程的本身要比如何选择药物更重要。合理的流程能保证缩短控制发作所需时间，包括按顺序使用苯二氮䓬类、（磷）苯妥因、苯巴比妥，最后对难治性发作患者使用麻醉剂量的药物诱发成为昏迷状态。这些流程通常包括历时约 90 分钟的药物治疗。在实际应用中，由于时间所限（建立静脉通路、获得药物、进行监测及插管、评价已用药物是否有效等），按照整个流程顺序进行可能有困难。尽管如此，实际工作中只要情况允许，还是应该尽量遵循。

二、合理的处理流程方案

应建立 SE 初期治疗始于院外的理念。早期 SE 多数

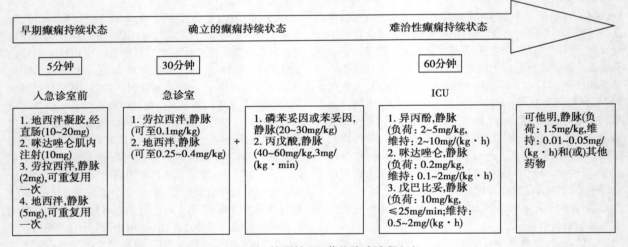

图 69-6-1　惊厥性 SE 药物治疗流程（1）

早期的和确立的癫痫持续状态：首先使用磷苯妥英或苯妥英（20mg/kg）；如果发作持续，再追加 10mg/kg。尽量按照流程进行，除非有如下情况：①有药物不耐受病史（例如，对苯妥因或安定类过敏），则可以使用静脉用丙戊酸（40～60mg/kg）或者苯巴比妥（20mg/kg）；②出现了药物引发的低血压，则可以减慢给药速度；③有进行性肌阵挛癫痫或青少年肌阵挛癫痫病史（磷苯妥因/苯妥因可加重进行性肌阵挛癫痫，对青少年肌阵挛癫痫则无效），则可以使用静脉用丙戊酸或者苯巴比妥来代替；④Lennox-Gastaut 综合征患者出现了强直发作持续状态（安定类可能使之加重），则可以使用静脉用丙戊酸或者苯巴比妥来代替；⑤出现急性间歇性卟啉症，则应避免使用细胞色素 P450 诱导剂，可以选用静脉用丙戊酸；⑥不伴有意识障碍的局灶性发作持续状态，则不必经静脉给药，可以口服或经直肠用药。难治性癫痫持续状态：首先使用静脉用丙戊酸（40mg/kg），如果发作持续，再追加 20mg/kg。持续静脉滴注常需要从低剂量开始，然后逐渐加量至发作控制；如果出现快速抗药反应，则可以快速加量。在使用可他明前必须排除颅高压。其他药物：非氨酯、托吡酯、左乙拉西坦、利多卡因、吸入性麻醉剂等。对于肝或肾功能衰竭的患者或者有药物间相互作用情况时，必须相应的调整药物剂量

发生于院外(通常无静脉通路),有效的院前治疗可以明显缩短 SE 的持续时间。目前,可供选择的院前治疗包括:咪达唑仑(鼻腔/口腔/肌注)或地西泮(直肠给药)。目前国内尚无咪达唑仑鼻腔黏膜用药剂型及地西泮直肠用剂型。多数情况下,SE 的处理需要在院内完成。

治疗 SE 的目标在于立即终止发作和防止发作再发,同时避免出现与治疗相关的严重并发症。能够达到上述目标的任何流程方案都可认为是合理的。目前尚缺乏足够的循证医学证据来指导 SE 的治疗。并且,我国不同级别医院在医疗条件、可获得的抗惊厥药物等方面存在差异。同时,每个患者具体情况也不一样(之前应用抗惊厥药物、病因、年龄及伴发疾病等情况),均造成了在实际工作中,医院间甚至医师间所采用的方案都可能不一致。图69-6-1 ~ 图69-6-3 是近年文献中所推荐且具有代表性的一些流程方案,基本内容大同小异,可根据实际情况参考应用。

现以图 69-6-3 所示的流程方案为例,具体阐述建立该流程的合理性和注意事项:

(一)一线用药:劳拉西泮或地西泮　一线药物的选择得到了目前仅有的几个前瞻性对照研究结果的支持。例如,一项为期 5 年的多中心研究评估了控制 SE 的最佳方法,该研究对比了 4 种静脉治疗方案控制发作方面的效果:地西泮(0.15mg/kg)+ 苯妥因(18mg/kg)、苯巴比妥(15mg/kg)、劳拉西泮(0.1mg/kg)、及单独使用苯妥因(18mg/

kg)。本研究中,发作终止的标准:脑电异常活动和临床抽搐均在用药后 20 分钟内终止,并可保持至少 40 分钟不再发。结果显示,劳拉西泮组、苯巴比妥组、地西泮和苯妥因组及单独使用苯妥因组发作终止比例分别为 64.9%、58.2%、55.8% 及 43.6%。组间比较显示,唯一有显著差异的是劳拉西泮与单用苯妥因(P<0.001)。该研究的结论是,劳拉西泮要比单用苯妥因有效且使用方便,可作为治疗 SE 的一线用药。其他研究也显示,苯二氮䓬类药物能够使大多数患者的发作终止。由于起效迅速且作用时间长,也推荐首先使用劳拉西泮。

劳拉西泮的缺点是镇静作用持续时间长。对于临床发作已停止但意识仍未恢复的患者而言,可能很难区分脑电仍处于异常活动还是药物引起的镇静状态。在无法及时进行脑电监测时,应用短效苯二氮䓬类药物(如地西泮)后再用妥因类药物,可能是较好的选择。

(二)二线用药:苯妥因和磷苯妥因　劳拉西泮或地西泮在 5 ~ 7 分钟内仍不能控制发作,就应考虑加用其他药物。苯妥因和磷苯妥因通常被认为是二线用药,其优于苯巴比妥之处在于较少影响心血管系统和意识水平。作为二线用药,苯妥因或磷苯妥因的剂量为 30mg/kg:先应用 20mg/kg,如使用后仍未能控制发作,再追加 10mg/kg。如患者发病前用过苯妥因,上述剂量就应减半。

也有人主张,如一线药物无效,就应按 RSE 处理(图69-6-3,路径1),理由是在以往一些研究中,二线和三线药

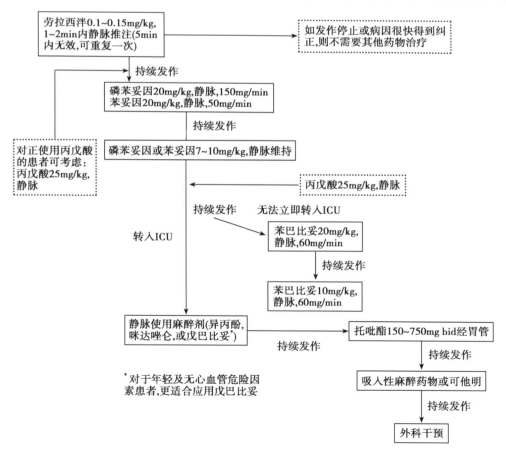

图 69-6-2　惊厥性 SE 药物治疗流程(2)

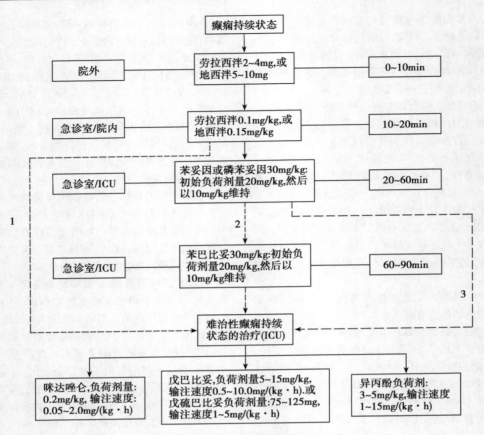

图 69-6-3　惊厥性 SE 药物治疗流程（3）

所有药物均经静脉使用；所注时间为大致估计

路径 1：静脉使用劳拉西泮或地西泮后发作仍持续，就直接按难治性癫痫持续状态处理

路径 2：静脉使用苯二氮䓬类和妥因类药物后，再使用苯巴比妥作为三线药物。如无效再按难治性癫痫持续状态处理

路径 3：静脉使用苯二氮䓬类药物后，再使用苯妥因或磷苯妥因，如无效再按难治性癫痫持续状态处理

物很少能够控制发作。不过，这也可能是由于没有及时、足量使用二线和三线药物造成的。

（三）三线用药：苯巴比妥　应用妥因类药物失败后，下一步该如何治疗的循证研究还很少。有些学者认为，在使用苯妥因/磷苯妥因失败后，可再试用苯巴比妥（图 69-6-3，路径 2）。不过，目前越来越多的学者倾向于，在苯妥因或磷苯妥因无效情况下，直接按照 RSE 治疗（图 69-6-3，路径 3），以避免因应用苯巴比妥药物而出现的并发症。

（四）难治性 SE 的用药：异丙酚、咪达唑仑、戊巴比妥或戊硫巴比妥　考虑到 RSE 常威胁生命，有着较高病死率和极差预后，因而在应用一线药物无效（少数学者）或一线和二线药物都无效时（多数学者），就应考虑直接使用（亚）麻醉剂量的异丙酚、咪达唑仑、戊巴比妥或戊硫巴比妥。这种情况常需行气管内插管、辅助呼吸及可能要使用血管收缩药，并应持续进行脑电图监测，以观察发作情况及麻醉程度，这种情况的处理应在加强监护病房进行。

如使用亚麻醉剂量药物后发作仍未控制，则最后方法应该是全身麻醉。如前所述，咪达唑仑、异丙酚、巴比妥类药物、吸入性麻醉药物及可他明等常被用于麻醉。在控制惊厥发作后，仍应以一定的药物剂量维持使用，以保证有效控制临床发作，同时能保持脑电图的爆发～抑制状态（图 69-6-4），或至少能抑制脑电异常放电活动。通常做

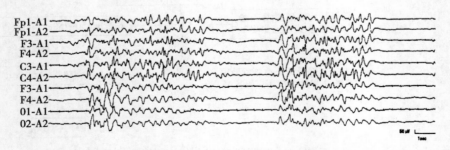

图 69-6-4　脑电图所示的"爆发-抑制波形（Burst-suppression pattern）"

法是,在麻醉一天后逐渐减停用药。如发作再发,则可再持续麻醉 24 小时。脑电图监测对判断发作是否完全停止有帮助,还能够帮助诊断临床发作已停止但意识未恢复的轻微 SE 患者。长时间麻醉有药物蓄积和心血管系统意外的风险,应进行药物浓度和生命体征的监测。戊硫巴比妥的局部毒性反应较重,应严格使用一个大号注射器静脉输注或经中心静脉通路给药。

如 SE 患者进入全身麻醉阶段,不管应用何种治疗,预后都很差,且所有治疗选择均有较高风险。

(金丽日)

第七节 癫痫持续状态常用抗癫痫药物介绍

一、苯二氮䓬类药物

苯二氮䓬类是在 SE 治疗初期使用的抗惊厥药物,常作为首选药物。该类药物作用于 $GABA_A$ 受体,刺激该受体亚单位通过静息细胞膜超极化机制而抑制神经传递。抑制过程是通过 GABA 诱导的氯离子通道开放,氯离子流向细胞内而完成的。大剂量应用时,苯二氮䓬类可通过与苯妥因和卡马西平相似的机制抑制神经元反复放电。

1. 地西泮(diazepam) 起效较快,入脑迅速并可达到较高的脑内浓度,1～2 分钟内即有抗惊厥作用。地西泮有着较高的脂溶性,很快再分布至脂肪组织,分布半衰期短,因此血药浓度会很快下降。这一特性使得地西泮只有在用药后 20～30 分钟内有效,也可以解释临床应用时常见的再发现象。必要时 15～30 分钟后可重复使用一次。控制 SE 时,应用地西泮后应随后应用第二种药物。地西泮的缺点是抑制呼吸,对已用过苯巴比妥的患者更应慎重,且其代谢产物半衰期长,反复使用可中毒。

2. 劳拉西泮(lorazepam) 劳拉西泮是目前控制 SE 较为理想的一线药物。劳拉西泮有着较好的药代动力学特性,静脉注射很易透过血脑屏障,作用迅速,2～3 分钟内生效。由于劳拉西泮的组织分布不如地西泮广泛,亲脂性不强,故实际半衰期较长,作用时间持久,可超过 12 小时;其毒性累积效应也较地西泮少,临床试验提示患者较少出现低血压,安全性较好。偶有嗜睡、意识模糊、激越、幻觉、共济失调、呕吐等,但均为可逆性,停药后迅速恢复。也有研究显示,劳拉西泮产生抑制呼吸的发生率与地西泮相当,因此在给药时也不宜过快,同时需监测生命体征,并做好辅助呼吸等准备。由于劳拉西泮有较好药代动力学特性及研究结果的支持,有人认为应优先静脉应用劳拉西泮(0.05～0.1mg/kg,1～2 分钟内推完)来控制 SE。然而,劳拉西泮与地西泮直接对比的临床研究并未显示两者在控制发作方面有区别。劳拉西泮还可经舌下或直肠用药,但目前经上述途径用药控制 SE 的临床经验很少。

3. 咪达唑仑(midazolam) 咪达唑仑是快速起效的苯二氮䓬类药物,即使肌内注射也能被快速吸收,特别适用于 SE 的早期治疗,尤其在院外尚未建立静脉通道时就可

使用。咪达唑仑具有独特的理化特性,在 pH 值为 4 时,有一个开环结构,为水溶性,因而可通过多种途径应用。在生理状况下,开环结构关闭,而具有较高的脂溶性,就可快速向脑内渗透。其代谢快,代谢产物无活性,因而作用时间短,有着较高的发作再发率。由于可多途径(肌肉、舌下、鼻腔)用药,使咪达唑仑成为在院外用药或不能经静脉用药时的理想选择,但这方面的相关研究还较少。用于治疗 SE 时,可先 0.2mg/kg 静脉注射后,再以 0.1～0.6mg/(kg·h)静脉维持。儿童也可使用咪达唑仑,但最佳使用剂量目前尚未确定。

4. 苯二氮䓬类药物间的比较 Ⅰ 类证据显示,地西泮和劳拉西泮治疗持续状态都有效。咪达唑仑尚未经临床双盲试验。这三种药物都可快速在脑内达到有效浓度,其中地西泮要比另两个稍快些。三种药物在效果和毒性方面基本相似,尽管有报道劳拉西泮稍占优势。在药物代谢动力学方面,咪达唑仑有优势,其清除半衰期为 90～150 分钟,而劳拉西泮为 12～24 小时,地西泮为 48 小时。咪达唑仑的半衰期在某些人群中或持续状态时会变长,且由细胞色素 P450 3A4 酶代谢,因而要比劳拉西泮更易与其他药物间发生相互作用。

二、妥因类药物

1. 苯妥因(phenytoin) 可用以控制癫痫发作,其通过减慢电压活化钠通道的恢复来限制动作电位的反复发放。该药蛋白结合率高,只有游离部分才具有代谢活性。由于可与其他药物间产生相互作用、经肝脏代谢的饱和型药代动力学特性及较高的蛋白结合率,使得维持合适的苯妥因浓度较为困难。治疗 SE 的负荷剂量为 20mg/kg,溶解于不含葡萄糖的溶液中,以<50mg/min 的速度应用,通常在 5～20 分钟内起效。对于大多数成人,通常应用 1g 苯妥因作为标准的负荷剂量,但这一剂量对某些成人可能不够。如临床无效,应按 10mg/kg 的标准再补充应用苯妥因,这是因为许多患者可能需 25～30μg/ml 的血药浓度才能控制发作。苯妥因控制 SE 时最常见的不良反应表现在心血管方面,包括低血压、QT 间期延长及心律失常等,减慢给药速度则可避免上述不良反应,用药时需注意监测心率和血压。苯妥因不影响意识和呼吸。苯妥因及其赋形剂(含有 40% 丙烯乙二醇和 10% 乙醇,pH 值为 12),都可能直接引起不良反应的发生。最麻烦的不良反应是严重组织反应,这在苯妥因外溢到邻近组织时出现。在一项研究中,有 5.9% 的患者出现了组织反应的一种表现形式——"紫手套综合征"。

2. 磷苯妥因(fosphenytoin) 是苯妥因的一种磷酸酯类前体药物,是作为静脉用苯妥因的替代品而研发的。与苯妥因不同的是,磷苯妥因为高水溶性,可避免出现像静脉用苯妥因那样因赋形剂而导致的不良反应,因此可方便快速使用。磷苯妥因通过血液或肝脏内的磷酸酯酶代谢成为苯妥因,其转化半衰期为 8～15 分钟。转化时间与血浓度高低无关,但可以受到低白蛋白血症的影响。与苯妥因不同的是,磷苯妥因可经肌内注射给药。其生物利用度(无论是静脉给药还是肌肉内注射给药)接近 100%。应

以与苯妥因等效的剂量使用本药,即与应用苯妥因时所要达到的剂量相同。磷苯妥因的给药速度可比应用苯妥因时快得多(可达 150mg 苯妥因等效剂量/分钟),因此,尽管代谢磷苯妥因所需的时间较短,仍可在大致相同的时间内达到治疗浓度。苯妥因本身产生的作用仍会存在,包括低血压。与苯妥因不同,使用磷苯妥因可产生一种异常感觉,这是药物转化过程中由磷酸酶引起的。

3. 苯妥因与磷苯妥因间的比较　Ⅰ类证据显示,磷苯妥因很少在注射部位引起不良反应(疼痛、静脉炎)。有报道(Ⅳ类证据),苯妥因可导致"紫手套综合征"。尚无证据显示,两种药物间在治疗效果或心律失常发生率方面有明显差异。目前,尚不清楚在达到有效脑内浓度的效率方面磷苯妥因和苯妥因之间是否有差异。尽管磷苯妥因需 10～15 分钟进行去磷酸化,但这一时间延迟可被该药可快速滴注特点来弥补。例如,磷苯妥因用药速度为 150mg/min,而苯妥因则为 50mg/min。当治疗需要剂量为 20mg/kg 时,对体重为 70kg 患者而言,磷苯妥因用时约 9 分钟,而苯妥因则为 28 分钟,比前者多用了 19 分钟。对于长期接受苯妥因治疗的患者,磷苯妥因可将苯妥因从其蛋白结合位点置换下来,因而可快速提高游离苯妥因浓度。这种情况下,应用磷苯妥因要比苯妥因更快达到治疗浓度。

三、巴比妥类药物

1. 苯巴比妥(phenobarbital)　苯巴比妥是一种巴比妥酸盐,通过增强 $GABA_A$ 介导的细胞抑制作用来阻止发作活动。其作用机制与苯二氮䓬类相似,但可能作用于不同的 $GABA_A$ 受体同工型。苯巴比妥是广谱的抗惊厥药物,可用于苯二氮䓬类药物及苯妥因治疗无效者。输注速度可比苯妥因快,但其脂溶性弱于苯妥因。标准负荷剂量为 20mg/kg,以 50～75mg/min 静注。一些研究显示苯巴比妥对控制 SE 有效,但由于一些严重的不良反应,目前已成为控制 SE 的三线用药。苯巴比妥可明显抑制呼吸功能及意识水平,且半衰期长达 48 小时,大剂量应用时常需数天甚至数周才能清除,持久的镇静作用会影响病情的判断。另外,由于外周血管扩张及心脏收缩能力的下降,还可能引起严重的血压降低。

2. 戊巴比妥(pentobarbital)和戊硫巴比妥(硫喷妥)(thiopentone)　戊巴比妥和戊硫巴比妥是短效巴比妥类药物。研究显示,两者都是有效的抗惊厥药物。戊巴比妥的负荷剂量为 5～15mg/kg,给药时间要长于 1 小时;随后的维持剂量是 0.5～10mg/(kg·h)。戊硫巴比妥应先经静脉推注 75～125mg,然后以 1～5mg/(kg·h)的剂量维持。戊硫巴比妥经代谢成为戊巴比妥,其优势在于能够快速地控制发作。戊硫巴比妥能明显地抑制中枢性呼吸,应事先备好气管插管及呼吸机。戊巴比妥和戊硫巴比妥均可快速地再分布到体内脂肪组织,因而清除时间会明显延长了,导致恢复延迟,还可能产生严重心血管毒性甚至威胁生命。因此,有人主张只有在咪达唑仑及异丙酚无效时才考虑应用巴比妥类药物。

四、丙戊酸盐(valproate)

丙戊酸是一种具有抗惊厥作用的短链脂肪酸。其抗惊厥机制类似于苯妥因,可能是通过减慢电压活化钠通道的恢复来抑制动作电位的反复发放。其他机制可能还包括影响钙通道或 GABA 代谢。近年来,静脉应用丙戊酸治疗 SE 受到人们关注。与其他抗惊厥药物相比,丙戊酸的最大好处在于较好的安全性且易于使用。对血流动力学不稳定者及那些应用苯妥因或苯巴比妥不能耐受或无效者,丙戊酸可作为替代药物。对 2 岁以下儿童、严重肝病、线粒体疾病、胰腺炎及孕妇患者,应禁用丙戊酸。对年龄偏小的儿童应慎用。负荷剂量为 15～20mg/kg,溶解于含葡萄糖的溶液中,以 3～6mg/(kg·min)的速度输注。有报道,应用丙戊酸可成功终止持续发作,但这些经验还仅仅限于少数研究。一些研究者推荐其为二线用药,可在应用苯二氮䓬类后使用,以避免应用全身麻醉。如使用,应在 15～30 分钟内输入。如无效,应尽快行全身麻醉。也有人不建议在难治性持续状态中使用,因该药有可能延迟全身麻醉的效果。目前尚不强烈推荐应用丙戊酸来控制 SE,还需前瞻性随机双盲研究来明确静脉丙戊酸在治疗 SE 中的功效及安全性。

五、异丙酚(propofol)

异丙酚是另一种可经静脉推注或输注的短效麻醉剂。目前尚无有关异丙酚治疗 SE 的临床对照研究。异丙酚有着很强的脂溶性,血浆蛋白结合率为 97%～98%。其诱导特性与戊硫巴比妥相似,对意识水平、心血管和呼吸系统的抑制与剂量相关。对以前未使用过该药的患者,1～2mg/kg 的剂量足以能诱导麻醉,在手术时通常需要以 6～12mg/(kg·h)的输注速度维持麻醉。总的来讲,对于 SE,首次推注的剂量为 2mg/kg,如果发作持续,还可重复使用一次。然后在脑电监测下,以 5～10mg/(kg·h)的速度维持输注用药。一般维持用药 12～24 小时,然后逐渐减量至停药。异丙酚需在能进行辅助呼吸和脑电图监测的 ICU 条件下使用。异丙酚起效迅速,停药后患者意识恢复快,仅有轻度血流动力学方面的不良反应。然而,有关异丙酚治疗 SE 和在患儿中长时间输注效果的文献还很少。异丙酚常可引起不自主运动,应注意不要误认为是惊厥发作。有报道,在用异丙酚诱导麻醉时可出现惊厥发作,但这种效应在 SE 治疗中的意义尚不清楚。长时间大剂量输注异丙酚将导致高脂血症、无活性的葡糖苷酸代谢产物的蓄积及代谢性酸中毒,在患儿(通常使用剂量为 9～15mg/kg)中更易发生上述情况。有患儿出现严重或致死性代谢性酸中毒和横纹肌溶解症的报道,提示在儿童中应慎用。

六、其 他 药 物

盐酸利多卡因和副醛以前曾用于治疗 SE,目前已很少使用。与其他传统抗惊厥药物相比,该类药物并无疗效优势,且可能出现更多严重的不良反应。

表 69-7-1 所列为治疗癫痫持续状态的常用药物特点总结。

表 69-7-1　SE 常用抗惊厥药物的特点总结

药物	负荷剂量	维持剂量	半衰期（清除）	蛋白结合率（%）	用药途径	不良反应	优点	缺点
劳拉西泮	4mg（0.05~0.15mg/kg）（推注1~2min）	—	16小时	90	静脉、直肠、舌下、肌肉	呼吸抑制、低血压、影响意识	作用时间长、呼吸抑制较少	脑内摄取稍慢、需冷藏
地西泮	10~20mg（0.15mg/kg）（<5mg/min）	4~8mg/h（成人）3~12mg/(kg·d)（婴儿）	36小时	>90	静脉、直肠（凝胶）、肌肉	同上	起效迅速、可直肠给药	作用时间短
咪达唑仑	0.2mg/kg	0.05~2.0mg/(kg·h)	1.5~3.5小时	96	静脉、肌肉	同上	可肌注	作用时间短
苯妥英	18~20mg/kg（<50mg/min,成人）（<1mg/(kg·min),儿童）	100mg q6~8h（成人）4~6mg/(kg·d)（儿童）	20~50小时	70	静脉	低血压、QT延长、紫手套综合征	价格便宜	不良反应明显
磷苯妥因	18~20mg/kg（<150mg/min）	4~6mg/(kg·d)	15分钟转化成苯妥英	70	静脉、肌肉	低血压、心律失常、感觉异常	不良反应少	价格高
丙戊酸	15~40mg/kg	1~5mg/(kg·h)	6~16小时	80~95	静脉	肝毒性	不良反应少、不影响意识	小儿慎用
苯巴比妥	10~20mg/kg	200~320mg/d（成人）3~6mg/(kg·d)（儿童）	53~118小时（成人）60~180小时（儿童）	50~60	静脉、肌肉	低血压、呼吸抑制、影响意识	作用时间长	半衰期长
戊硫巴比妥	75~125mg（2~4mg/kg）	1~8mg/(kg·h)	3~8小时	72~86	静脉	低血压、呼吸抑制、影响意识	起效迅速	半衰期长
戊巴比妥	2~15mg/kg	0.5~10mg/(kg·h)	21~42小时	59~63	静脉	低血压、呼吸抑制、影响意识	起效迅速	半衰期长
异丙酚	1~5mg/kg	初始:5~10mg/(kg·h)维持:1~3mg/(kg·h)	30~60分钟	97~98	静脉	低血压、呼吸抑制、脂血症、酸中毒	起效快、无蓄积作用	时效短、价格高

（金丽日）

主要参考文献

[1] Fisher RS, van Emde BoasW, Blume W, et al. Epileptic seizures and epilepsy: definitions proposed by the International League Against Epilepsy (ILAE) and the International Bureau for Epilepsy (IBE). Epilepsia, 2005, 46: 470-472.

[2] Holtkamp M, Masuhr F, Harms L, et al. The management of refractory generalised convulsive and complex partial status epilepticus in three European countries: a survey among epileptologists and critical care neurologists. J Neurol Neurosurg Psychiatry, 2003, 74: 1095-1099.

[3] van Gestel J, Blusse van Oud-Alblas H, Malingre M, et al. Propofol and thiopental for refractory status epilepticus in children. Neurology, 2005, 65: 591-592.

[4] Karceski S, Morrell MJ, Carpenter D. Treatment of epilepsy in adults: expert opinion. Epilepsy Behav, 2005, 7 (suppl. 1): S1-64.

[5] Mirsattari SM, Sharpe MD, Young GB. Treatment of refractory status epilepticus with inhalational anesthetic agents isoflurane and desflurane. Arch Neurol, 2004, 61: 1254-1259.

[6] Lothman E. The biochemical basis and pathophysiology of status Epilepticus. Neurology, 1990, 40: 13-23.

[7] Lowenstein DH, Alldredge BK. Status epilepticus. N Engl J Med, 1998, 338: 970-976.

[8] Meierkord H, Boon P, Engelsen B, et al. EFNS guideline on the management of status epilepticus in adults. Euro J Neurol, 2010, 17: 348-355.

[9] Brophy GM, Bell R, Claassen J, et al. Guidelines for the evaluation and management of status epilepticus. Neurocrit Care, 2012, 17: 3-23.

[10] Chen JW, Wasterlain CG. Status epilepticus: pathophysiology and manageraeutin adults. Lancet Neurology, 2006, 5: 246-256.

[11] Shorvon S. Super-refractory status epilepticus: an approach to therapy in this difficult clinical situation. Epilepsia, 2011, 52 (Suppl 8): 53-56.

[12] Silbergleit R, Durkalski V, Lowenstein D, et al. Intramuscular versus intravenous therapy for prehospital status epilepticus. N Engl J Med, 2012, 366: 591-600.

[13] Claassen J, Hirsch LJ, Emerson RG, et al. Treatment of refractory status epilepticus with pentobarbital, propofol, or midazolam: a systematic review. Epilepsia, 2002, 43: 146-153.

[14] Kramer AH. Early ketamine to treat refractory status epilepticus. Neurocrit Care, 2012, 16: 299-305.

第 70 章

重症相关性脑病

重症相关性脑病一般包括脑病引起的重症和由重症引起的脑病,但临床上通常是指由非神经系统原发的重症导致的脑病。重症的发展过程中,可出现中枢神经系统功能障碍,表现为意识内容和意识水平的不同程度变化,临床可出现嗜睡、昏睡、模糊、谵妄、浅昏迷、深昏迷等各种不同表现,而一旦出现脑病患者治疗难度明显增加,并且常影响预后。因此认识和了解这些重症相关性脑病非常重要。常见的重症相关性脑病包括全身感染、代谢、内分泌,器官与器官间交互作用等等多种原因,本章将从脓毒症相关性脑病和其他重症相关性脑病两方面进行详细阐述。

第一节 脓毒症脑病

脓毒症(sepsis)是重症患者中的常见病,发生率高,死亡率高,是近年来世界医学领域的重要研究热点。大脑在脓毒症的发展中占据重要的地位,其既是免疫反应的传递者也是疾病发展的一环。脓毒症相关性脑病(sepsis associated encephalopathy,SAE)是脓毒症的一大并发症,是指缺乏中枢感染的临床或者实验室证据,由脓毒症引起的弥漫性脑功能障碍,主要表现为谵妄、认知功能损伤、学习记忆能力减弱等。有研究发现脓毒症患者 SAE 的发生率为50% ~70%,是 ICU 最常见的脑病之一,但由于其具有隐蔽性和复杂性,故常被临床所忽视。近年来,随着脓毒症研究的不断深入,临床上也逐渐发现合并脓毒症相关性脑病患者预后明显变差,SAE 不但会引起短期可逆性中枢神经系统功能障碍,还可能导致长期不可逆认知功能障碍,伴随 SAE 的患者死亡率升高,因此,SAE 越来越受到关注和重视。本节将从脓毒症相关性脑病流行病学、病因、发病机制、临床表现、诊断治疗与研究进展等方面进行详细介绍。

一、脓毒症相关性脑病的流行病学

脓毒症相关性脑病在脓毒症患者是一种常见并发症,由于其诊断标准尚未确定、临床镇静药物的使用、患者本身普遍存在器质性脑部疾病及神经系统存在潜在的损害性疾病等综合因素使得各研究对脓毒症相关性脑病的发病率和死亡率有较大差别,其发病率可在 9% ~71% 之间。大多数学者认为,脓毒症相关性脑病的发生率和死亡率很高。有研究者随访 ICU 内 69 例脓毒症患者,发现有

未并发脑病 20 例,轻微型脑病 17 例,严重型脑病 32 例,三者病死率分别是 0%、35%、53%,其病死率与脑病严重程度呈正相关。另有报道称脓毒症患者并发脑功能异常的比例更是高达 84%。国内戴新贵等的研究显示其发病率在 44.44%,病死率 63.46%,王露等的研究显示其发病率在 51.38%,近期张丽娜等人的研究显示脓毒症相关性脑病发生率为 17.67%,脓毒症相关性脑病组 28 天死亡率为 56.1%,明显高于无脓毒性脑病组 35.1%。脓毒症相关性脑病组机械通气时间为(8.2±13.8)天明显高于无脓毒性脑病组(2.9±5.7)天,住 ICU 时间为(12.4±15.5)天明显长于无脓毒性脑病组(7.1±7.6)天。脓毒症发生时,同时会伴有肝肾衰竭、急性呼吸窘迫综合征、电解质紊乱、酸碱失衡、血糖异常、低血压、低氧血症、低温、发热或内分泌异常等,且应用镇静药、机械通气或神经肌肉阻滞药等治疗措施比较普遍,这些均使神经系统本身病变的症状和体征容易被掩盖,而目前临床判断 SAE 大多还是根据其症状和体征,并没有客观辅助检查的诊断标准,因此,脓毒症相关性脑病的实际发生率可能高于目前的确诊率。

二、脓毒症相关性脑病的发病机制

虽然有关 SAE 的研究越来越多,但目前其发病机制仍不十分清楚,主要考虑与大脑信号传递紊乱、循环改变和血脑屏障损伤、神经递质氨基酸改变、氧化应激与线粒体障碍、代谢改变及炎症免疫作用等有关,但也需考虑其他多种因素的共同作用,导致脓毒症脑病的加重。

1. 大脑信号传递紊乱 脓毒症时,大脑信号活动可能被各种因素影响。有研究发现通过药物抑制胆碱能通路能改善 SAE 患者的病态行为。同时也有研究在实验动物脓毒症模型上观察到在大脑新皮质和海马区域,大脑的胆碱能通路,β 肾上腺能受体、γ 氨基丁酸和血清素激活的信号传递,都被炎症介质所改变。脓毒症时机体释放出大量的炎症因子,这些炎症因子通过两条途径将信号传导至大脑从而激发应激反应。其一是迷走神经通路,迷走神经的轴突细胞因子受体被炎症因子激活,而迷走神经核与脑干的各种自主神经核连接,尤其是控制肾上腺轴和抗利尿激素分泌的下丘脑室旁核和整合压力反射的孤束核,从而引起各种激素分泌以及调节反射的异常;其二是自主神经核作用。炎症因子还可以直接作用于没有血-脑脊液屏障(blood-brain barrier,BBB)保护的室周器旁的各神经内

801

分泌和自主神经核,这些神经核表达先天性免疫和适应性免疫系统的成分。炎症因子激活这些成分后,从而引发炎症性以及抗炎性因子,如一氧化氮,前列腺素,一氧化氮,趋化因子,促炎因子等的大量释放。这些因子将直接或间接作用于小胶质细胞,星型胶质细胞以及神经元,使得神经传递以及调和神经分泌的紊乱。这些可能是大脑信号传递紊乱的部分原因,但更详细的机制目前还没有被发现。

另外一方面,在 SAE 期间观察到的行为反应与应激反应时行为反应的变化十分类似。行为反应主要受控于杏仁核和海马,同时微循环的改变,低氧血症,低血糖,炎症因子引发的细胞凋亡等都可以引起两者的损伤,从而引发行为改变。一些炎症因子还可以作用于其他的大脑结构引起行为反应的改变如:IL-1 能促进迷走神经的传入从而影响脑干、下丘脑、边缘系统等结构而产生病态行为如:活动减少,厌食,沮丧和认知缺失等。同时炎症介质还促进大脑内皮细胞释放前列腺素 E2 从而引起发热和下丘脑-垂体轴的激活而产生大量的皮质醇。有研究证实 IL-1β 可以直接影响那些没被 BBB 和脉络膜保护的脑室周围的神经核,这些结构的激活会改变一些边缘核如杏仁核,下丘脑等的功能从而引起沮丧和厌食。这些改变都可能与 SAE 时观察到的行为改变十分相关,但具体如何影响行为反应目前还没有进一步的发现。

2. 微循环改变和血脑屏障损伤

(1)血管舒缩反应受损:有研究发现 SAE 伴随着血管舒缩反应受损,这可能与脓毒症引起 iNOS 表达与 ET-1 分泌的平衡被打乱有关。有实验证明在 LPS 诱导的脓毒症大鼠模型上,ET-1 基因表达增加,其受体也上调,进一步研究发现直接对脑血管应用 ET-1 能造成脑血管收缩功能的损害以及细胞损伤。而在活体中抑制 ET-1 基因的表达能减弱脑血管的痉挛。同时有研究认为 ET-1 可能通过诱导 iNOS 的表达来增加 NO 的合成来引起脑血管收缩功能的损害以及细胞损伤。反应性的 ET 分泌增加激活 ET 受体,导致细胞内 cAMP 合成的增加以及激活蛋白激酶 C,从而一起增加 iNOS 基因的表达。在培养的内皮细胞以及单核细胞上也已证明,可以由 ET-1 诱导 iNOS 的表达。ET-1 通过影响 NO 的分泌以及 iNOS 的表达导致炎症因子释放增加,如 TNF-α、IL-1 等,从而引起过氧化物的产生,最终引起血管舒缩反应受损。

(2)内皮细胞活化:内毒素和炎症因子通过触发 CD40 分子、增加内皮素选择素和血管内皮细胞黏附分子以及细胞间黏附分子 1 的表达,同时激活内皮细胞环氧合酶 2 以及抑制蛋白 a(IkB-a)/核因子-κB(NF-κB)通道,激活内皮细胞,从而增加对中性粒细胞,单核细胞的聚集,更进一步增加炎症因子的释放,并穿过内皮细胞进入血管周,单核细胞进一步转化为巨噬细胞,这些都将加重大脑的炎症反应。

(3)大脑微循环障碍:SAE 患者脑血流是减慢的,而血管阻力是增加的。脓毒症引起的血流动力学不稳定以及大量细胞因子释放如 IFN-γ,TNF-α 和 IL 等,以及这些因子作用内皮细胞一氧化氮合成酶(eNOS)引起的 NO 产

量的改变,可能引起大脑微循环的改变。同时,由于内皮功能紊乱、内皮细胞活化都将促进凝血导致微血栓和微梗死形成,最终导致缺血性和出血性损伤。

(4)血-脑脊液屏障受损:在正常情况下,BBB 阻挡了许多对大脑有害的因素,为大脑创造了稳定的内环境。在脓毒症时 BBB 受到各种因素的攻击而被破坏,在脓毒症的动物实验模型和患者中均有研究通过颅脑核磁共振成像检查证实其存在 BBB 损伤。一些炎症因子在 BBB 损伤中扮演着重要作用,内皮细胞的活化加重了 BBB 的损伤,有研究观察到脓毒症时内皮细胞的紧密连接打开,紧密连接蛋白减少,闭锁蛋白减少,钙黏素表达减少。NO 和氧自由基也被观察到与 BBB 损伤有关。而平滑肌细胞从微血管基膜上脱离以及微小胶质细胞的激活也可能是血脑屏障受损的原因之一。平滑肌细胞脱离后内皮细胞畸形生长,毛细血管内径增大,血管形态改变,最终导致细胞通透性增加。激活的微小胶质细胞通过释放金属蛋白酶以及炎症因子来引起损伤。补体可能在这个过程中起重要作用。有研究发现补体可能通过激活神经胶质细胞,释放促炎因子,产生其他有害产物等引起 BBB 的损伤。在后续研究中另外的实验亦研究发现抑制补体 C5a 能够减少脓毒症时血脑屏障的损伤。

总之,BBB 受到各种因素的作用最终受到损伤,各种细胞因子,促炎因子,假神经递质等得以进入大脑实质,进入大脑的芳香氨基酸与支链氨基酸比例失调,这些都在 SAE 的发病中起到了重要作用。

3. 神经递质的改变与氨基酸的改变　神经递质的改变在 SAE 的发展中扮演着重要作用。国外有很多学者通过抗胆碱能药物治疗谵妄及脓毒症大鼠的记忆损伤,都取得了一定成果。胆碱能通路的研究在 SAE 发病机制中又开辟了一条新的途径。研究发现神经递质改变是与 SAE 相关的,特别是多巴胺,去甲肾上腺素,5-羟色胺以及 γ-氨基丁酸受体的表达。

一些中性氨基酸也可能与谵妄有关,因为这些氨基酸能够转化为神经递质。色氨酸(Trp)是 5-羟色胺所必需的,苯丙氨酸(Phe)和酪氨酸(Tyr)是多巴胺和去甲肾上腺素必须得原料。Pandharipande 等的研究表明色氨酸与总的中性氨基酸的比例和酪氨酸与总的中性氨基酸的比例都与危重患者的脑功能紊乱有关。有实验检测到脓毒症时大脑间质液的谷氨酸盐浓度是正常状况的 5 倍。高细胞外谷氨酸水平可能是重症患者癫痫发作发生率增加的原因。细胞外谷氨酸浓度的增加也将逐渐降低 NMDA 型谷氨酸受体的表达和活性。这将降低成活神经细胞对谷氨酸的应答,从而引起患者的反应迟钝。

由于 BBB 的损伤以及机体内支链氨基酸与芳香氨基酸的比例降低导致进入脑内的支链氨基酸与芳香氨基酸的比例也降低。Sprung 等发现与感染患者或者正常的人相比,SAE 患者有更高的芳香氨基酸水平。Berg 等在 LPS 注入的志愿者身上观察到血浆支链氨基酸与芳香氨基酸的比例降低,主要表现在苯丙氨酸的增加以及缬氨酸和异亮氨酸的减少。而苯丙氨酸是具有潜在神经毒性的,而且可以转变成假神经递质。Mizock 等对 SAE 和肝性脑病的

氨基酸代谢做了一个比较,发现在肝性脑病患者脑脊液和血浆中苯乙酸和苯丙酸的增加,而 SAE 患者没有。在肝性脑病患者的脑脊液中发现所有芳香氨基酸浓度都增加了,而在 SAE 患者只有苯丙氨酸增加了。

神经递质的改变,氨基酸的改变以及两者之间的具体关系在 SAE 的发病机制中的作用还有待进一步的阐明。

4. 氧化应激、线粒体功能障碍和细胞凋亡

(1)氧化应激:脓毒症时,微生物及其产物激活中性粒细胞和单核细胞等炎症细胞释放 IL-1α、IL-1β、IL-6 以及 TNF-α 等促炎症因子。这些炎症因子在大脑的不同脑区,特别是海马和皮质诱发氧化应激反应,可能是过氧化物歧化酶和过氧化氢酶的活性失衡、抗坏血酸、谷胱甘肽等氧化剂的减少,缺血缺氧,高血糖以及线粒体功能障碍等诱发。有研究表明 LPS+IFN-γ 可以引起星型胶质细胞内的氧化剂增加和谷胱甘肽的消耗。内生性抗氧化剂如抗坏血酸能阻断氧化剂的损失,在脑细胞中减少活性氧和氮的产生。然而在脓毒症时,活化的自由基氧化抗坏血酸的速度超过了机体使抗坏血酸再生的能力。有实验观察到脓毒症患者抗坏血酸浓度的增加与抗坏血酸的氧化还原反应循环的平衡不一致。此外,抗坏血酸的细胞内转运机制以及氧化还原循环也被破坏。LPS+IFNγ 最终的作用是机体还原当量被消耗,各种氧化性强的物质泛滥,这些氧化剂最终将攻击细胞导致细胞凋亡。

(2)线粒体功能紊乱:通常情况下,细菌主要产物——LPS 和这些促炎因子诱导星型胶质细胞的激活并上调这些和一些其他细胞的一氧化氮合成酶(iNOS)。在星型胶质细胞培养实验中,LPS+IFN-γ 能够诱导 iNOS 的表达增加,同时,上调精氨琥珀酸合成酶的活性,增加大脑 NO 水平。高 NO 水平将抑制线粒体的呼吸作用,至少降低细胞色素 C 和氧气的亲和力。此外,NO 与超氧化物结合将生成过氧硝酸盐,从而抑制细胞呼吸和糖分解的代谢酶,引起能量短缺,进而引起神经胶质细胞 ATP 含量的急剧减少。线粒体功能紊乱也解释了为什么脓毒症诱导的 NO 含量增加伴随着细胞外过氧化氢的增加。

(3)细胞凋亡:细胞凋亡可能与细胞内凋亡前体(Bcl-2)的减少和细胞凋亡因素增加有关。Messaris 等在实验中观察到在 BBB 通透性比较大的区域如海马,脉络丛,浦肯野纤维等,Bax 的表达水平增高,Bax 是 Bcl-2 家族的一部分。而 Bax 诱导细胞凋亡可能与线粒体中的细胞色素 C 释放到细胞质有关。已有研究观察到脓毒症大鼠脑组织中氧化磷酸化的效率降低,同时伴有细胞色素 C 的减少。在脓毒症休克患者的尸检中发现神经内分泌核和杏仁核的神经元和小胶质细胞凋亡,细胞凋亡程度也与血管内皮 iNOS 的表达呈正相关。

虽然坏死和凋亡存在于 SAE,但只有个别有关的组织被发现。在大多数情况下,当脓毒症好转时器官功能也能得到很大的提升,说明一般不存在大面积的或者不可逆的凋亡。有研究表明凋亡只是脓毒症患者的次要特征。

5. 其他因素　有研究发现细胞内钙离子浓度增加与脓毒症诱导的脑损伤是相关的,Zhan 等证明在脓毒症大鼠的海马细胞内钙离子浓度是增加的,这可能与局部缺血,兴奋性氨基酸的作用,或者细胞因子的直接作用有关,而钙离子浓度的改变将引起神经递质的改变,导致学习、记忆、认知的功能的损伤。脑氧血红蛋白(Ngb)在脑缺血再灌注损伤中的脑保护作用已取得共识,关于其在脓毒症相关性脑病中的作用也逐渐成为关注点。有研究通过盲肠穿孔及结扎大鼠模型诱导脓毒症,然后再根据神经行为学、脑电监测及诱发电位改变分为脓毒症相关性脑病与无脑病组,观察 Ngb 表达,以及 Ngb 反义核苷酸和 Ngb 诱导物 hemin 的作用。结果发现,脓毒症相关性脑病时,不仅呈现脑超微结构的破坏,同时还伴有神经 Ngb 表达。如果阻断 Ngb 表达,能加重损伤,如果加用 hemin,则能减轻损伤,因此,研究认为 Ngb 参与了脓毒症性脑病的病理过程和神经保护作用,但具体机制有待于进一步探讨。综上可见,SAE 的发病机制涉及多个方面,十分复杂,需要更进一步研究阐明。

三、临床表现

脓毒症相关性脑病临床上主要表现为行为、认知、觉醒和意识改变,如认知障碍、意识混乱、定向障碍、木僵或昏迷、甚至癫痫发作,其表现并不具有特异性,根据病情的严重程度及发展阶段,可有轻度的认知障碍发展到昏迷,可只有短期的可逆性精神障碍,也可伴随长期的认知功能损伤。需要注意的是,SAE 主要表现弥漫性的意识障碍,并不会出现明显的定位症状,如偏瘫等。

四、辅 助 检 查

随着对脓毒症相关性脑病的认识和研究,近年来在脓毒症相关性脑病的辅助检查上有了一定的进展,主要集中在早期生化标志物,脑电生理改变以及影像学等检查上。

1. 生物学标志物　目前对脓毒症相关性脑病的实验室检查尚无大规模多中心研究确认有诊断意义的生化标志物,但越来越多的单中心研究发现血清及脑脊液 S100B 蛋白对诊断 SAE 有较好的敏感性和特异性。在 Hamed 等研究中,发现在无临床表现或脑电改变提示神经系统损伤的脓毒症患者中,相比非脓毒症患者其血清 S100β 浓度仍升高,提示脑损伤可出现在脓毒症早期,因此监测血清 S100β 浓度改变可能早期发现脑损伤。Pfister 等还发现在脓毒症、严重脓毒症、感染性休克患者中,低颅内灌注压与血清 S100β 水平升高相关。尽管脑灌注压低并不是 SAE 的诊断依据,但有文献显示低颅内灌注压是 SAE 的病理生理改变之一,且低颅内灌注压是中枢神经系统损伤的间接表现。因此,S100β 可能可以反映 SAE 的发生。随后,在姚波等人的研究中发现脓毒症相关性脑病大鼠组血清 S100β 浓度远高于无脑病组与假手术组,认为其可以作为脓毒症相关性脑病的早期生化标志物,并在后续的临床研究中应用 GCS 评分、APACHE Ⅱ 评分和神经系统检查确定的脓毒症脑病患者,并测定患者血清 NSE 及 S100β 水平,通过分析其与诊断相关关系最终得出 S100β 水平 > 0.131μg/L 诊断 SAE 的特异性为 67.2%、敏感性 85.4%,认为 S100β 是诊断脓毒症脑病较好的生化标志物。Piazza 等研究者发现 S100β 值在入院第七天达到峰值,而 Spapen

等研究者注意到 S100β 的峰值在监测的第 2 天到第 3 天达到峰值。提示对于生化标志物,未来可能需要更多的研究从时间点,诊断界值上进一步研究其早期诊断地位。

2. 脑电生理监测　脑电监测在重症患者中的应用地位越来越受到重视,持续脑电监测有助于发现非抽搐性癫痫持续状态,并可能协助诊断急性脑功能障碍的病因及评价预后。有研究认为,SAE 可以根据患者的意识状态,认知功能的改变评估和脑电图记录的脑电活动来诊断。且脑电图改变的程度与临床严重程度的相关性因素可以表现为从慢频波的增加到额外的三相波出现、甚至严重情况下的突发抑制。国外有动物实验研究,对 LPS 模型的脓毒症大鼠进行脑电图监测,发现在全身血流动力学没有显著改变情况下,α 波明显下降,被认为是脑部局部血流减少的迹象,对早期发现脑部低灌注可能有重要意义。在一项应用盲肠结扎法制作脓毒症大鼠模型监测脑电图改变研究中,发现 24 小时内大鼠的整体脑电波形和 α 波幅度都有可识别的降低,但与对照组比较,差别并不明显。但研究分析中指出无显著差别可能由于监测时间过短导致,该研究同时发现 24 小时监测过程中,有 50% 的大鼠出现 δ 波显著增加,在假手术和非手术的对照组中没有观察到类似的 δ 波改变,所以这些大鼠 δ 波增加不是手术与麻醉的影响,而是受盲肠结扎穿刺引发的炎症反应的影响,导致脑病发生。因此 δ 波增加可能可以作为 SAE 模型中脑功能障碍发展的早期指标。Young 等和 Ilker M 等人分别从临床和动物研究中证实了脑电图在诊断脓毒症脑病的重要作用。Ilker 等认为脓毒症大鼠脑电图中 Delta 波百分率增加可作为早期脓毒症相关性脑病发生的指标。如前面所提到的研究中,对于 CLP 脓毒症大鼠进行 24 小时监测过程中,部分 CLP 大鼠脑电图监测 6 小时即出现 α 波明显下降,δ 波增加,12 小时变化显著,同时伴有体感诱发电位变化,诱发电位 P1 振幅明显降低,S-P1 和 N1-P1 潜伏期明显延长,在行为学上可发现伴有神经评分改变。脑电图改变及体感诱发电位变化的大鼠出现明显神经元固缩、深染,细胞结构不清,细胞周围空隙明显增大,胶质细胞周围间隙扩大,空泡样改变,血管周围间隙扩大。同时超微透射电镜提示存在神经元严重水肿,形态改变,细胞核不规则,核膜皱缩,胞质高度水肿,细胞器数量明显减少。线粒体呈气球样肿胀,大量空泡化,嵴断裂,溶解,消失,同时伴有线粒体致密化改变,可早期诊断脓毒症相关性脑病。在临床研究中也发现 SAE 患者的脑电图有明显改变,与无脑病患者相比主要特征为 SAE 组患者脑电图中 α 波明显下降,δ 波明显增加,但由于存在其他病因也导致同样改变可能,需结合其他指标综合判断。尽管脑电图在 SAE 的诊断中有着其重要性,但是其对脓毒症和脓毒症相关性脑病的具体诊断价值还处于刚刚起步阶段,有待进一步研究。

3. 经颅超声多普勒　大循环与脑循环灌注问题可能是脓毒症患者是否发生脑病的重要影响因素。通过经颅多普勒超声可以了解颅内血流情况,从而反应脑灌注情况,有研究已经开始探索性的应用经颅多普勒超声监测 SAE 患者脑血流速度、搏动指数、阻力指数等指标,以了解

脑灌注在脑病中的作用。Pierrakos 等人对 40 名脓毒症患者在第 1 天和第 3 天进行 TCD 监测,通过大脑中动脉血流速度计算脉搏指数(PI)和脑血流指数(CBFi),同时采用 CAM-ICU 评分对患者的意识状态进行每日测量。研究发现第 1 天的 PI 值与 CAM-ICU 阳性独立相关,最初 PI 升高的患者在第 3 天出现 PI 下降,第 1 天 PI 高的患者第 3 天大脑中动脉的平均血流速度和 CBFi 降低。研究认为通过 TCD 检测到的大脑灌注异常可以用于解释脓毒症脑病患者的症状。近期有研究提示脓毒症患者脑血管调节功能障碍时,谵妄发生率明显增加。而 TCD 以其无创、操作简便、实时、可重复性的优势,成为目前临床中应用最为广泛的检测脑血管反应性的手段,相信在未来脓毒症患者中 TCD 的应用将会更早发现脑灌注异常及脑病的发生。

4. 其他影像学检查　虽然脓毒症相关脑病患者大脑无出血或梗死等特异性症状,但由于脑内组织结构及代谢发生了改变,同时也能排除其他疾病可能,因此,影像学是较好的诊断手段。近年越来越多的报道发现,SAE 患者 CT 或 MRI 结果提示皮层及皮层下组织存在明显的水肿、脑白质及海马组织萎缩等改变,但也提示并非每个患者均有可观察到的改变。随着影像学技术的发展,弥散张量成像(diffusion tensor imaging,DTI)、磁共振波谱分析(magnetic resonance spectroscopy,MRS)、正电子发射计算机断层显像(PET)等技术的广泛应用,为了解 SAE 患者脑组织功能代谢及结构改变也提供了更好的技术手段,同时也为了解 SAE 病理及病理生理学改变提供了可视化工具,未来结合这些新型技术对 SAE 的研究将越来越多。当然,由于比较难获得发病前的影像学结果以及重症患者完成影像学检查常常存在难度,影像学检查在临床应用中也会存在一定限制。

五、诊　　断

目前脓毒症相关性脑病的诊断尚无统一的确认的标准,主要依赖排除诊断。格拉斯哥评分可以用于判断患者意识状态的改变程度。结合目前新出现的生化标志物、脑电图、诱发电位、经颅多普勒超声及影像学检查未来可能可以更好更早的诊断 SAE。

六、治　　疗

脓毒症相关性脑病目前仍缺乏行之有效的治疗方法,在临床上主要是针对原发疾病的治疗和脏器功能的支持,效果都不佳,近年来神经保护剂在颅脑疾病中的应用越来越多。神经保护剂一般是指能够减少大脑病理状况下的应激反应,降低炎症损伤,促进神经细胞再生和修复的一类药物总称。总体来讲,关于神经保护剂的概念尚没有达成共识。目前神经保护剂绝大部分研究是针对急性脑卒中以及帕金森病等。这类药物在减少因缺血所造成的脑组织损害程度和范围上取得了一定的疗效。但目前大部分药物的有效性主要体现在动物实验上,临床试验中大部分药物未取得太多令人满意的成果。神经保护剂的种类繁多,包括谷氨酸拮抗剂(AMPA 拮抗剂,海人酸拮抗剂,

竞争性 NMDA 拮抗剂);钙通道拮抗剂;自由基清除剂(抗氧化剂);BABA 激动剂;神经生长因子;白细胞黏附抑制剂(抗 ICAM 抗体,Hu23F2G);一氧化氮抑制剂(Lube-luzole);阿片样物质拮抗剂(纳络酮,纳美芬);磷脂酰胆碱前体(胞磷胆碱);5-羟色胺激动剂;钠通道阻滞剂(磷苯妥因);钾通道开放剂;作用机制不明或多重作用的药物(脑活素,吡拉西坦,Lubeluzole)等等。虽然神经保护剂的种类众多,且从不同的作用机制上干预发病因素,但临床上目前未见到确切的大的多中心实验研究证实疗效。近年来自由基清除剂在缺血再灌注损伤疾病中的应用似乎有一定疗效,但关于其在脓毒症相关性脑病中的应用仍需进一步实验证实。

由于缺血缺氧后神经元损伤的机制是多种的,故在使用神经保护剂时应考虑针对损伤的多种机制,这就是近来被称为鸡尾酒的疗法或多方式治疗(multimodality-therapy),即应用多种神经保护剂,每种药物既可同时使用,也可快速连续应用,以达到每种药物针对缺血损伤机制的不同环节的目的。例如氧自由基清除剂与兴奋性氨基酸拮抗剂合用,与两种药物单独使用相比可能可以发挥更大的保护作用。

七、未 来 展 望

脓毒症相关性脑病是一种严重的脓毒症并发症,常常导致死亡率增加,越来越受到各国学者的重视。但是目前对其发生发展机制仍不十分了解,其诊断标准尚未统一,尤其是缺乏客观的诊断指标,如生化指标、影像学指标、电生理学指标,还需要大量基础和临床研究证实。未来随着脑电生理监测、脑血流、脑代谢监测及影像学技术的进展,相信脓毒症相关性脑病的诊断走向定量标准指日可待。同样,近些年全球关于脓毒症相关性脑病基础和临床研究关注度都逐渐增加,相关的发病机制研究也在逐步深入,例如脑病时大脑信号传递紊乱以及神经系统与内分泌系统的相互作用是最近提出的一些观点,也可能是未来研究的热点。随着机制研究的深入,预防和治疗也可能会逐渐找到新的治疗靶点和方向。关于脓毒症相关性脑病未知因素还非常非常多,很多研究才刚刚起步,需要更多的研究去探索和证实。

(张丽娜)

第二节　其他重症相关脑病

重症患者除感染导致的脓毒症脑病外,还存在其他各种各样的脑病,如器官交互作用导致的胰性脑病、肝性脑病、肾性脑病、肺性脑病;代谢因素所致的低血糖性脑病、低钠性脑病、韦尼克脑病;药物相关性脑病如:抗生素相关脑病、丙戊酸钠相关的脑病;还有其他灌注因素、疾病因素等导致的脑病如:缺血缺氧性脑病、狼疮性脑病、癫痫性脑病、肝移植后弥漫性脑病、一氧化碳中毒迟发型脑病、艾滋病脑病、可逆性后部脑白质脑病、放射性脑病、抗 NMDA 受体脑病等。本节将就上述 ICU 内几种较常见的脑病从定义、发病机制、诊治等方面做相关介绍。

一、胰 性 脑 病

胰性脑病(pancreatic encephalopathy,PE)是指重症急性胰腺炎(severe acute pancreatitis,SAP)患者并发谵妄、定向力障碍、意识模糊等神经精神症状的综合征,是 SAP 较常见的严重并发症之一,常提示患者的预后不佳,发病率约 10%~35%,其病死率达 10%~67%。近年来对 PE 的认识不断提高,但其发病机制尚不明确。关于 PE 发病机制的主要学说有:胰酶学说、细胞因子学说、营养缺乏、细菌和真菌感染学说、低氧血症、微循环障碍、组织代谢紊乱学说,酒精中毒等。

目前 PE 的诊断仍无统一的国际标准,主要为排除性诊断,当患者在 SAP 的基础上出现一系列的神经精神症状,在排除其他脑病后即可诊断 PE。实验室检查中生物学标志物如 NSE、S100 等可辅助诊断,目前研究较特异性检查指标有血清髓鞘碱性蛋白(myelin basic protein,简称 MBP),它是神经髓鞘的组成成分之一,当脑组织损害时,脑脊液及血浆中 MBP 水平可升高,可成为评估脑组织是否损伤的特异性指标。在电生理学检查上,通常 PE 的脑电图表现为无特异性轻至中度广泛性慢波,同步性 δ 及 θ 波,中长程 δ 波阵发出现;影像学脑颅脑 CT 检查无明显特异性,颅脑 MhRI 主要表现为神经组织脱髓鞘改变、脑室周围及基底节水肿,类似多发性硬化改变。

因为 PE 是 SAP 的并发症,故治疗 PE 的关键是原发疾病胰腺炎的治疗。如禁食禁饮、胃肠减压、液体复苏、抑酶治疗、导泻治疗、胆源性胰腺炎的早期抗感染、血液净化治疗、尽早肠内营养、器官支持治疗、维持内环境稳定等等,其中病因治疗也十分重要,如胆源性胰腺炎可解除胆道梗阻,高脂血症可降脂治疗等。

二、肝 性 脑 病

肝性脑病(hepatic encephalopathy,HE)指由于急、慢性肝功能严重障碍或门静脉-体循环分流异常所致,以代谢紊乱为基础的中枢神经系统功能失调综合征,常表现为程度不同的神经精神症状,是失代偿期肝硬化最常见的并发症之一,常提示患者预后较差。按肝病类型可将 HE 分为 A、B 和 C 型 3 种类型。A 型为急性肝衰竭相关肝性脑病;B 型为门静脉-体循环分流相关的肝性脑病,无肝细胞损伤相关肝病;C 型为肝硬化相关的肝性脑病,伴门静脉高压或门静脉-体循环分流。HE 的发病机制主要有:氨中毒学说、γ-氨基丁酸(GABA)递质与假性神经递质学说、线粒体膜通透性改变与氧化应激、脑干网状结构的功能紊乱、细菌感染与炎症反应、锰中毒学说、幽门螺杆菌感染学说等。

有肝功能失调或障碍的患者出现神经精神症状,在排除其他脑病后,就可诊断为 HE,血氨升高、脑电图及诱发电位改变可辅助诊断,影像学检查无特异性。曾有研究认为动脉血氨可反映 HE 的程度,但目前学界普遍认为,血氨水平与 HE 严重程度无确切关系,对 HE 诊断、分级和预后无明显价值,但是如果患者血氨正常,则 HE 的诊断应慎重。2013 年中国、2014 年国外分别提出了肝性脑病相关的诊治指南,为 HE 的诊治提出了诊治依据。

HE 是多种因素共同作用的结果,病死率高、预后差,因此应根据不同的发病机制从多个方面,多个环节进行综合治疗、个体化治疗,做到早期发现、早期诊断和及时治疗,以改善患者预后。目前 HE 的治疗原则包括寻找和去除诱因、适当营养支持,维持水电解质平衡,减少肠道有害物质生成和吸收,促进有毒物质代谢和清除。约 90% 的患者仅仅去除诱因就可控制 HE。治疗时应积极寻找和去除诱因,常见诱因包括感染、胃肠道出血、利尿剂过量、电解质紊乱、便秘、摄入过多蛋白质、大量放腹水、使用镇静药物等。具体方法如:①积极抗感染治疗;②消除与抑制肠道毒性物质的产生与吸收:限制蛋白质摄入、抑制肠内细菌、清洁灌肠,乳果糖口服等;③脱氨药物的应用:门冬氨酸鸟氨酸的应用;④补充支链氨基酸;⑤改善神经递质传递:如左旋多巴、溴隐亭、γ-氨基丁的应用;⑥幽门螺杆菌根治;⑦人工肝支持治疗;⑧肝移植等。

三、肾性脑病

肾性脑病(nephro-encephalopathy,NE)也称尿毒症脑病(uremic encephalopathy,UE),指尿毒症患者出现的神经精神症状的综合征。临床表现复杂多样,早期表现为注意力不集中、易疲劳、失眠、情感淡漠及全身不适等,后期出现语言、意识、运动障碍、精神行为异常、癫痫发作、不自主运动、扑翼样震颤及幻觉等,常见于急、慢性肾衰竭患者。有研究表明患者性别、饮酒史、吸烟史、高血压以及透析时间等并非 NE 的危险因素,与肾性脑病密切相关的高危因素包括患者年龄、尿毒症原发病、是否定期进行灌流或血液滤过、血液透析频率、血红蛋白、甲状旁腺激素、血液尿氮素等指标检测值。

目前研究表明 NE 的发病机制可能为:①毒素潴留中毒;②内分泌功能改变的作用;③离子转运异常,电解质紊乱。肾衰竭可导致代谢产物排泄障碍及肾脏对水电解质、酸碱平衡调节功能障碍等引起体内代谢产物的潴留、酸中毒、渗透压改变、电解质紊乱以及高血压、贫血等,均可引起神经系统病变,中枢神经系统病变所表现出的神经精神症状即肾性脑病。NE 的治疗包括病因的解除:尿路梗阻的解除、积极抗感染,肾移植;对症支持治疗:维持内环境的稳定,透析治疗等。

在尿毒症患者治疗过程中常常可能出现透析失衡综合征以及抗生素相关性脑病,也会引起神经精神症状改变,需要注意与肾性脑病相鉴别。透析本身所引起脑病称为透析失衡综合征(dialysis disequilibrium syndrome,DDS),是指在快速降低患者血肌酐时出现的神经精神症状。透析失衡综合征首先于 1962 年在一个有关脓毒症和神经系统疾病进行间断血液净化治疗小规模的研究中报道,放射影像和尸检结果均提示 DDS 的病理改变为脑水肿。在慢性肾功能不全周期性行透析治疗的患者,其大脑组织水含量在透析后出现明显增加,并且与透析后认知功能减退相关。DDS 形成的具体机制目前仍不是十分清楚,目前有三种学说:①"反向尿素效应"假说:在 IRRT 治疗时,由于尿素等代谢废物快速清除,但尿素氮从脑脊液中

清除的速度比从血浆中清除的速度要慢,从而在脑脊液与血浆中形成渗透压梯度,导致水向脑内转移,形成脑水肿;②"不明原因的渗透物"假说:该假说正如脑脊液中尿素氮清除比血浆中慢,脑组织中的尿素氮清除也较脑脊液中慢,因此脑细胞内一些小分子肽、磷酸根以及其他溶质转移出脑组织,从而导致脑水肿;③"大脑矛盾性酸中毒"假说:在动物实验中观察到随着 RRT 纠正代谢性酸中毒,由于细胞和大脑屏障对碳酸氢盐的相对不通透性,导致细胞及脑脊液的 pH 值却进一步下降,打破磷酸盐平衡,磷酸根大量进入脑内,从而形成新的渗透梯度,导致脑水肿的加重。同时,由于脑缺氧可导致脑组织乳酸产生增加,脑血管扩张,脑血流增加,也可导致 ICP 增加。这些假说均表明渗透压和 pH 值快速改变,以及低血压的发生导致脑灌注压(CCP)降低,脑血流减少,脑氧供减少,加重脑水肿。

因此在尿毒症患者透析治疗过程中,出现了神经精神症状,颅内高压等表现,需考虑是否发生了 DDS。更为重要的是,在血透治疗过程中要尽可能避免患者体内肌酐、尿素氮降低过快。有研究表明第 3 代头孢菌素能够引起慢性肾衰竭患者出现中枢神经系统的不良反应,加重患者的肾性脑病,因此对于慢性肾功能不全的患者需谨慎使用第 3 代头孢抗生素。同样在肾功能不全患者使用三代头孢抗生素过程中出现精神症状者需考虑抗生素相关性脑病可能,一般在停用三代头孢抗生素后可获得好转。

四、肺性脑病

肺性脑病(pulmonary encephalopathy,PE),指慢性胸肺疾病伴有呼吸衰竭,出现缺氧,二氧化碳潴留所引起的神经精神症状综合征,是慢性肺心病的严重并发症之一,是肺心病患者死亡的主要原因之一,多见于 COPD 的老年患者。临床表现主要是患者呼吸困难呈进行性加重并伴有神经精神障碍,如神志模糊、兴奋、躁狂、谵妄、嗜睡、昏睡、昏迷等。动脉血气提示 PCO_2 增高、PO_2 低、pH 降低。近年来研究表明,肺病脑病患者脑电图表现异常,脑电图检查可以作为肺性脑病患者监测病情变化的重要手段,其结果可以作为肺性脑病患者病情评估的一项诊断指标。

目前认为低氧血症、CO_2 潴留和酸中毒三个因素共同损伤脑血管和脑细胞是 PE 最根本的发病机制。当机体缺氧、CO_2 潴留、酸中毒可引起颅内神经元肿胀、水肿、脑血管扩张、毛细血管内皮受损,通透性增加,甚至凝血功能障碍出现出血、坏死等,引起脑水肿、颅内压增高等引起神经精神症状。PE 是在慢性肺心病基础上出现呼吸功能衰竭后发生的,如果不存在呼吸衰竭,也不会出现肺性脑病。

因此 PE 治疗的关键就呼吸衰竭的治疗,除了常规低流量吸氧、抗感染、止咳祛痰平喘、纠正心力衰竭、补液维持水及电解质平衡外,最重要的治疗措施是改善通气,增加氧合,消除二氧化碳潴留,缓解呼吸肌疲劳,为治疗争取必要的时间。对于 COPD 患者治疗上需低流量给氧,缓慢降低 CO_2 浓度,避免发生 CO_2 综合征导致血压明显下降,有研究表明无创正压通气和纳洛酮在 PE 的治疗上效果肯定。

五、缺血缺氧性脑病

缺血缺氧性脑病（hypoxic-ischemic encephalopathy, HIE）指大脑缺血缺氧后造成的脑损害和由此引发的一系列神经精神症状的一种临床综合征。常见于 CPR 术后患者、新生儿窒息等。

实验室检查中 NSE、S100 可协助诊断，判断预后；辅助检查中 CT、MRI、加权成像（diffusion weighted imaging, DWI）、灌注成像（perfusion weighted imaging, PWI）可见脑实质尤其是脑白质区低密度的特征性改变，经颅多普勒（transcranial Doppler, TCD）、脑电图（electroencephalogram, EEG）均可协助诊治。

HIE 患者的预后与患者缺血缺氧性脑的时间长短密切相关，因此最重要的治疗就是尽可能恢复自主循环，减少缺血缺氧的时间。早期亚低温治疗、脱水降颅压、控制癫痫、脑保护、脏器功能支持治疗，以及后期的高压氧、肢体康复治疗等是目前缺血缺氧性脑病的常见治疗方法。

六、低血糖性脑病

低血糖性脑病（hypoglycemic encephalopathy, HGE）是指由低血糖（<2.8mmol/L）引起的脑损害和一系列神经精神症状的一组临床综合征，表现为交感神经兴奋和中枢神经系统功能紊乱，常见于老年糖尿病患者和新生儿，对于成年人引起低血糖的常见原因：糖尿病患者服用降糖药物不当，例如水杨酸类药物与降糖药物合用更易发生低血糖，阿司匹林的羟基有降低血糖的作用；年老体弱或有胃肠道疾病，食物摄入不足；长年大量饮酒，大量乙醇抑制肝糖原异生；节食瘦身，空腹饮酒或咖啡；胰岛素细胞瘤等。对于新生儿低血糖的危险相关因素为：孕母妊娠期高血压、妊娠期糖尿病、早产儿、小于胎龄儿、双胎或多胎、日龄≤3 天、低出生体重儿、新生儿窒息等等。在重症患者应激性血糖增高使用胰岛素治疗过程中也常有低血糖发生。

血糖过低对机体的影响以神经系统为主，尤其是脑及（或）交感神经，脑部损害受累部位从大脑皮层开始，若病情进一步发展，则波及皮层下中枢、中脑、延髓等而出现相应的症状和体征，可表现为精神异常、偏瘫、癫痫甚至意识障碍，有人称之为卒中样低血糖症；交感神经过度兴奋症状主要为出汗、颤抖、心悸、软弱无力、血压升高等。研究表明 HGE 脑损害的病变部位有高度的区域选择性，病变最易累及的部位是大脑皮层、胼胝体、基底节和海马。HGE 的发病机制有：①低血糖反射性引起交感神经兴奋，导致脑血管痉挛；②原有脑动脉硬化引起神经功能损害，低血糖时发生失代偿；③低血糖时大脑血流自动调节作用受影响。

治疗上通过详细询问病史，及时监测血糖并迅速纠正低血糖，可以明显降低 HGE 的发生率，即使发生也可以明显改善患者预后，HEG 的预后取决于低血糖的程度、持续时间及机体状况等。因此，在重症患者的治疗过程中需密切监测血糖，注意调节胰岛素治疗速度，控制血糖目标在 8~10mmol/L 之间，同时注意避免血糖的大幅度波动。

七、韦尼克脑病

韦尼克脑病（Wernicke encephalopathy, WE）是由于各种原因引起硫胺素（维生素 B₁）缺乏所致的一种少见而严重的代谢性脑病。主要表现为神经精神障碍、眼肌麻痹和（或）眼球震颤、共济失调等三联征。常见于长期酗酒者或腹部外科大手术后长期禁食者。

欧洲神经病学会联盟（EFNS）WE 的诊断标准为：①有营养障碍或长期饮酒史；②眼征；③小脑症状；④精神意识改变或轻度记忆功能障碍等，4 项中有 2 项者即可诊断。

WE 的磁共振检查有一定的特异性：病灶主要对称性分布于双侧丘脑内侧、第三脑室周围、中脑导水管周围、穹窿柱及中脑、脑桥背侧；病灶 T1WI 呈等或低信号，T2WI 呈高或稍高信号，FLAIR 呈明显高信号，DWI 呈高信号，所有病灶治疗前 ADC 值均下降，治疗后病灶 ADC 值均升高。

WE 的治疗为早期诊断，及时补充维生素 B₁ 可改善患者预后。

八、丙戊酸钠相关的脑病

丙戊酸钠为目前临床一线抗癫痫药物，在重症神经患者中的应用非常普遍，在临床应用丙戊酸钠的过程中，需关注丙戊酸钠相关脑病的发生。丙戊酸钠脑病自 1979 年就有报道，多因同时伴有血氨增高，故又称为丙戊酸钠相关性高血氨症脑病（valproate-induced hyperammonemicencephalopathy, VHE）。VHE 并不常见，其发生率目前尚缺乏流行病学数据，有报道单用丙戊酸钠治疗者无症状性高氨血症的发生率为 55%，丙戊酸钠合并其他抗癫痫药物患者发生率为 55%，而单用其他抗癫痫药物者发生率为 8%。丙戊酸钠导致高氨血症的危险因素尚未完全阐明，主要见于鸟氨酸循环障碍，婴幼儿（肝功能发育不成熟）、遗传异常以及限制饮食引起的肉毒碱缺乏。营养物质的摄入、联合用药及合并其他躯体疾病也是发生 VHE 的危险因素。低热量饮食，高氮负荷饮食者服用丙戊酸钠后易出现血氨水平增高。丙戊酸钠联用其他抗癫痫药物尤其是苯巴比妥、苯妥英钠等容易发生高氨血症；联用抗精神病药物利培酮，可增加丙戊酸钠血药浓度，增加高氨血症发生的危险性。但关于丙戊酸钠剂量及血药浓度与血氨水平的研究结果不一致，有研究发现丙戊酸钠血浆水平与血氨水平呈正相关，而另有报道发现丙戊酸钠浓度在治疗水平及高于治疗水平时，均可能发生高氨血症。合并营养不良以及高分解代谢疾病的患者也是引起高氨血症的高危人群。

高氨血症被认为是引起 VHE 的主要原因，临床上丙戊酸钠引起的高氨血症可表现无症状性。VHE 通常发生在应用丙戊酸钠数天或数周后，典型表现为急性发生的意识受损及昏睡，局灶性神经系统症状与体征，癫痫发作频率增加，其他症状包括扑翼样震颤、呕吐、持续重复性动作、攻击行为、共济失调、最终出现昏迷及死亡。一般来说，如果没有其他潜在的肝脏疾病，实验室检查仅有血氨升高，没有其他异常；脑电图可能提示弥漫性慢波及癫痫样放电增加。在重症患者应用丙戊酸钠治疗期间应注意监测肝功能及血氨水平，以便早期识别。一旦临床上遇到应用丙戊酸钠治疗出现嗜睡、呕吐及精神症状改变时应想到 VHE 可能，但首先应其他可能引起高氨血症及脑病的原因。

VHE 的治疗首先是停用丙戊酸钠，一般在停药 1 天至数天恢复，也有较长时间恢复，甚至死亡的报道。另外补充左旋肉碱可能可以改善丙戊酸钠相关的毒性症状，降低丙戊酸钠引起的严重肝脏毒性患者死亡率。

九、可逆性后部脑白质综合征

可逆性脑后部白质病变综合征（reversible posterior leukoencephalopathy syndrome, RPLS）的概念最早于 1996 年由 Judy Hinchey 提出，多见于恶性高血压或妊娠子痫、严重肾脏疾病、恶性肿瘤化疗以及各种器官组织移植后接受免疫抑制治疗的患者。临床主要表现为急性或亚急性起病，症状包括头痛、精神行为异常、癫痫、皮质盲或其他视觉改变、小脑性共济失调等。Hinchey 等认为此病的发病机制是由于大脑后顶枕部局部脑水肿，就受累部位而言，为何选择性累及大脑半球后部，目前多认为是由于大脑半球后部由椎基底动脉系统的后循环系统供血，相比较前循环的颈内动脉系统而言缺少丰富的交感神经支配，而交感神经可以在血压急骤升高时帮助维持脑血管的自我调节能力，因此后部白质更容易出现血管的渗透性增加引起血管源性的脑水肿。

颅脑影像学检查具有鲜明的特征性，即主要累及大脑半球枕叶、后顶颞叶的皮质下白质以及小脑、脑干等部位，CT 显示为低信号，MRI 为长 T1 长 T2 信号。近年来随着认识的不断深入，也出现了越来越多关于不典型 RPLE 影像学特征的报道，病灶部位包括：双侧丘脑、内囊、脑干、额顶叶白质等。头颅 CT 常显示为大脑半球后部以白质为主的大片脑水肿，可以对称或不对称分布，灰质一般不受累；MRI 的分辨率较高，除上述部位的病灶外，还可以清晰显示累及小脑、脑干、额颞叶白质以及基底节的病灶，表现为 T1 加权等或低信号，T2 加权高信号，FLAIR 序列更为敏感，能显示早期微小的局部异常。还有学者进行 DWI 以及表观弥散成像（apparent diffusion coefficient, ADC）的测定，不仅进一步提高了微小病灶的检出率，而且能与其他性质的疾病进行鉴别，因为细胞毒性脑水肿在 DWI 上呈现高信号，在 ADC 上呈低信号，而 RPLS 为血管源性的脑水肿在 DWI 上呈现等或低信号，在 ADC 上呈现高信号。借助这两种检测序列可区别缺血性脑损伤的细胞毒性水肿与 RPLE 的血管性水肿，对疾病的鉴别诊断具有重要的意义。大多数患者影像学所显示病灶与临床表现相一致，为可逆性病变。此类脑病预后较好，绝大多数患者神经系统症状能够完全恢复。临床上患者的症状体征和影像学表现大多会随着血压的控制而较快消失，也高度提示病变性质是一个可逆性的血管源性脑水肿过程。

可逆性脑后部白质病变综合征早期诊断是治疗的关键，本病早期为可逆性的血管源性脑水肿病理过程，但延误治疗有可能造成神经细胞进一步损害而不可逆的变性死亡。治疗措施主要包括：①积极控制高血压，强调在数小时之内将血压降至正常水平以内，这一点与脑梗死早期需要维持一定水平血压以保证脑的灌注压有所不同。②加强对症治疗，如控制癫痫的频繁发作，但抗癫痫药物在颅内影像学恢复正常后应在短期内较快的减量至停药，同时适当使用脱水剂治疗一方面以减轻血管源性脑水肿，一方面有利于解除癫痫发作后存在的细胞性的脑水肿。③原发病的治疗：原有严重基础疾病应针对性积极治疗，使用细胞毒性药物的患者应停用或根据情况减量，待病情缓解后可以继续使用。本病是一种预后良好的疾病，多数患者可以完全康复而不遗留神经系统症状体征，治疗的关键在于早期正确的诊断。

（张丽娜）

第 71 章

重症患者的脑功能保护

经典的脑保护(cerebral protection)包括两个部分,即神经元保护(neuroprotection)和神经元复苏(neuroresuscitation)。神经元保护是指脑缺血/缺氧发生之前的干预,其试图改变由能量丧失所致的缺血/缺氧细胞和血管的生物学反应,以增加组织对缺血/缺氧的耐受性。神经元复苏与神经元保护相对应,是脑缺血/缺氧损伤之后的干预,目的在于使缺血/缺氧脑组织得到更好的再灌注。目前,神经元保护的研究取得了进展,但临床上所能实施的多数仍是针对神经元复苏的措施,如维护基本生理学指标稳定、降低颅内压、控制癫痫、低温、麻醉剂、神经元保护剂和高压氧等。

一、生理学措施

(一)**保持体位** 半卧体位(头正中抬高位)将对机体生理学产生影响。①降低颅内压:理论上头正中抬高$15 \sim 30℃$,可使脑静脉回流增加,脑血流容积减小,颅内压下降(物理性)。但值得注意的是,这一体位可能影响脑灌注。因此,更合理的方法是在颅内压监测的基础上调整头位,使脑灌注压>70mmHg。②增加回心血容量:半卧体位可使回心血容量和心输出量增加,有效循环改善,脑灌注增加。③改善通气和氧合:半卧体位可使下部胸廓和膈肌活动度增大,肺顺应性改善(7%),肺活量增加(10% ~ 15%),通气改善;膈肌下移,肺底部肺泡扩张充分,气体交换面积增大,氧合改善。④减少胃内容物反流和误吸:尤其在气管导管拔除后$2 \sim 8$小时,采取半卧体位将降低吸入性肺炎和窒息发生率。⑤降低医院获得性肺炎发生率。总之,颅内压的降低、循环功能和肺功能的改善将使脑组织得到保护。

(二)**控制动脉氧分压和二氧化碳分压** 呼吸功能障碍所致的生理学参数变化,如低氧血症(重症患者早期低氧血症的发生率48% ~ 72.3%)和(或)高碳酸血症将明显影响脑功能。一方面可引起脑组织缺血缺氧性损伤,另一方面将导致颅内压增高。有效改善呼吸功能,如尽早安置口咽或鼻咽通气道、尽早行气管插管或气管切开、尽早行机械通气辅助呼吸成为脑保护的重要措施。

机械通气模式的调整和参数的设置必须考虑脑损伤特点。由于大部分患者呼吸节律和幅度不稳定,故机械通气模式通常选取同步间歇指令通气模式(SIMV)+压力支持模式(PS)。SIMV+PS可提供部分通气支持或完全通气支持,具有同步、间歇、预定潮气量优势,更加接近患者生理状态,从而达到保留自主呼吸、增加通气量、减少呼吸肌做功之目的。机械通气参数须根据血气分析结果(特别是PO_2和PCO_2)进行设置和调整,如通气频率、潮气量、吸/呼气时间比等,由此改善患者通气和氧合状态。此外,还须注意颅内压增高时呼气末正压(PEEP)的设置和调整,低PEEP可使胸腔内压和气道内压降低,即可避免颅内压进一步增高,亦可减轻气道损伤。

躁动、咳嗽、呼吸道吸引等机械通气人机对抗因素最易导致短暂(数秒或数分钟)的颅内压增高。合理调整呼吸机参数、定期呼吸道吸引、加强雾化吸入和适量镇静药物(静脉输注利多卡因$1 \sim 2mg/kg$或硫喷妥$1 \sim 2mg/kg$)应用均可减少或减轻人机对抗。镇静药物的应用须适量,除可减轻人机对抗外,还可保留患者自主呼吸,利于咳嗽排痰及呼吸肌锻炼。

(三)**控制动脉血压** 动脉血压过低或过高,均可影响脑血流量,造成脑损伤。脑血流量(cerebral blood flow, CBF)受脑灌注压(cerebral perfusion pressure, CPP)和脑血管阻力(cerebral vascular resistance, CVR)双重影响(CBF = CPP/CVR),脑血流量与脑灌注压呈正相关,与脑血管阻力呈负相关。脑灌注压又由平均系统动脉压(mSAP)与平均系统静脉压(mSVP)的压差决定(CPP = mSAP-mSVP)。颅内平均静脉压几乎与平均颅内压(mICP)相等(mSVP = mICP),因此,脑灌注压等于平均系统动脉压与平均颅内压的压差(CPP = mSAP-mICP)。

正常情况下,脑血管自动调节机制参与脑灌注压的调整,使其波动在$50 \sim 100mmHg$之间,从而保证脑血流量相对恒定。脑损伤时,脑血管自动调节机制障碍,脑灌注压与脑血流量呈直线相关关系,即脑灌注压的波动直接影响脑血流量的变化。此时,脑灌注压须维持在70mmHg以上,低于这一水平将继发缺血性脑损伤;同时又不能高于120mmHg,高于这一水平将会发生脑灌注过度,加重脑水肿。因此,调整动脉血压、降低颅内压和降低脑血管阻力成为改善脑血流的三个重要环节。

维持动脉血压在基本正常范围内,包括提高过低的动脉血压(如纠正休克)和降低过高的动脉血压。但某些脑损伤对动脉血压的维持水平有特殊要求。

2003 年美国卒中协会(American Stroke Association, ASA)在缺血性脑卒中患者早期治疗指南(简称"指南")

中推荐:急性脑梗死非溶栓治疗患者血压>220/120mmHg时,予以降血压药物干预;rt-PA溶栓患者在溶栓治疗前血压>185/110mmHg以及溶栓后24小时内血压>180/105mmHg时,予以降血压药物干预。2005版"指南"对此未做修改。2007年美国心脏病协会/美国卒中协会的新版指南除了强调年龄因素外(成人缺血性脑卒中早期治疗指南),对动脉血压降低水平提出了具体要求,即急性脑梗死患者症状出现24小时内动脉血压>220/120mmHg时,应将其降低15%;静脉输注rt-PA后最初24小时内至少将血压降至<180/105mmHg。

1999年美国心脏协会卒中委员会(Stroke Council of American Heart Association)的自发脑内出血治疗指南推荐:既往高血压患者,允许收缩压不超过180mmHg,MAP(中文全称)不超过130mmHg;外科手术后患者,MAP<110mmHg;如果2次(间隔5分钟)血压>230/140mmHg,静脉持续输注硝普钠;如果2次(相隔20分钟)收缩压180~230mmHg,舒张压105~140mmHg,可选择拉贝洛尔、艾司洛尔、依那普利静脉输注,或选择小剂量地尔硫草、赖诺普利、维拉帕米静脉输注;如血压<180/105mmHg,推迟降压药的使用。此外,药物选择须考虑禁忌证(如哮喘患者禁用拉贝洛尔)。同时强调颅内压增高患者,脑灌注压维持在70mmHg以上。2007年美国卒中协会新版"指南"除强调年龄和颅内出血性质(成人自发性颅内出血治疗指南)外,对动脉血压的控制与监测更加详细和具体:收缩压>200mmHg或平均动脉压>150mmHg时,可静脉输注降血压药物,监测血压频率为每5分钟进行1次;收缩压>180mmHg或平均动脉压>130mmHg并有颅内压增高证据时,间断或持续静脉输注降血压药物,同时监测颅内压,保证脑灌注压>60~80mmHg;收缩压>180mmHg或平均动脉压>130mmHg而无颅内压增高证据时,间断或持续静脉输注降血压药物,使平均动脉压维持在110mmHg,或目标血压维持在160/90mmHg,同时每15分钟测量血压1次。药物选择除拉贝洛尔、艾司洛尔和依那普利外,又新增了尼卡地平、肼屈嗪、硝普钠和硝酸甘油。

血容量不足时,须合理补充晶体溶液和胶体溶液(血浆、血浆代用品)。低血压休克时,可用多巴胺、去甲肾上腺素、精氨酸加压素等药物提高动脉血压。

(四)控制血糖 葡萄糖是脑能量代谢的基本底物,非缺氧状态下葡萄糖不足可引起神经元坏死,而缺氧基础上葡萄糖不足将引起严重的神经元坏死,其机制可能与细胞内酸中毒(缺氧/无氧状态下葡萄糖代谢)使缺血性有害机制扩大化有关。临床观察发现,血糖增高使脑损伤加重,表现为缺血病灶扩大、临床不良预后增加等。因此,有人主张脑损伤后须将血糖水平控制在正常范围之内(4.3~6.1mmol/L),实行强化胰岛素治疗可达到这一目标。但亦有持反对意见者,认为强化胰岛素治疗增加了低血糖危险,其后果更为严重。2005年美国心脏病协会(American Heart Association,AHA)的心肺复苏(cardiopulmonary resuscitation,CPR)和心血管急救(emergency cardiovascular care,ECC)指南推荐:血糖控制目标为4.4~6.6mmol/L。2007年美国心脏病协会/美国卒中协会的成

人缺血性脑卒中早期治疗指南和自发脑内出血治疗指南推荐,血糖>7.8mmol/L开始使用胰岛素。目前多数临床专家认为,血糖应控制在正常偏高水平(6.1~8.3mmol/L)。

(五)控制血浆渗透压 任何原因导致的机体内环境失稳态,特别是血浆渗透压失衡和酸碱失衡,均可引起脑损伤。当患者已存在脑损伤尤其是血脑屏障破坏时,其血浆渗透压失衡将导致更为严重的脑损伤,表现为脑组织水肿或脱水。通常须将血浆渗透压控制在正常水平(280~310mOsm/L),即便需纠正异常血浆渗透压,亦不宜过快,由此避免渗透性脑损伤(如渗透性髓鞘脱失综合征)的发生。维持体内酸碱平衡,主要将血浆pH值控制在正常范围(7.35~7.45),即便纠正酸碱失衡,亦不宜过度,如纠正代谢性酸中毒时应采取反复、多次、小剂量(每次30~50ml)、缓慢静脉输注碳酸氢钠溶液的方法,避免细胞内酸中毒加重。

(六)改善营养代谢 营养代谢障碍既是严重脑损伤或其他脏器严重损伤的基本病理生理改变,又是继发性脑损伤的基础。营养代谢障碍的主要表现是应激性状态下的分解代谢大于合成代谢,如能量消耗增加、糖原分解增加与葡萄糖利用下降、蛋白质分解增加与合成下降和脂肪廓清增加(脂肪酸、乳酸和酮体增加)等,临床上出现高血糖、低蛋白血症、酸中毒以及免疫功能下降等生理指标异常。

已有很好临床试验证据表明,急性神经疾病,如脑卒中患者早期(7天内)予以营养支持,生存率提高,并发症减少。早期营养支持的作用在于消除饥饿因素对胃肠的刺激,减轻急性胃黏膜病变(或伴消化道出血);维持肠道黏膜的完整性,改善肠道屏障功能,防止肠道细菌移位,减少全身性脓毒症;改善营养状况,增强免疫功能,促进神经功能恢复。当胃肠功能正常或基本正常时,予以肠内营养支持;当胃肠功能存在不安全因素(胃液潴留、消化道出血、肠麻痹等)时,改为肠外营养支持。当生命体征不平稳、引起组织供血不足或缺氧时停止营养支持。从某种意义上讲,危重患者的营养支持是重要的治疗措施。

二、控 制 感 染

感染患者病死率增加、神经功能恢复延缓、住院时间延长和医疗消费增加。感染所致的继发性脑损伤表现为感染中毒性脑病。当机体对感染和炎症作出系统性反应时,可导致脑功能障碍,其发生机制相当复杂,包括神经内分泌功能异常、心血管自主神经功能衰竭、不适当的免疫-脑信号转导等,从而引起脑内细胞激活、毒性一氧化氮产生、细胞代谢障碍、脑细胞凋亡等。因此,控制感染或感染危险因素成为脑保护的重要措施。对于老年或机体免疫力低下患者,应加强消毒隔离等保护性措施和提高机体免疫力措施。对于意识障碍、吞咽障碍、应用特殊药物(镇静、镇痛和肌松剂)的患者(意识水平和神经反应性下降),注意预防反流和误吸,避免吸入性肺炎或窒息的发生。对于口咽或鼻咽通气道、气管插管和机械通气患者,须加强鼻咽口腔和呼吸道管理,减少呼吸道感染和呼吸机

相关肺炎。对于长期留置导尿管患者,应定期更换导尿管,减少泌尿道感染。对长期卧床患者,须加强翻身、拍背和吸痰,减少坠积性肺炎和压疮。长期大量应用抗生素患者,警惕抗生素相关性肠炎。

三、控制颅内压

颅内压过低或过高均将导致脑损伤。临床上,低颅内压者的发生率和危险性远远低于高颅内压。高颅内压不仅使脑灌注降低,引起脑组织缺血;还可使脑组织移位,导致脑疝形成。在颅内压增高的早期,动脉血压反射性增高,以保证足够的脑血流量。此时,重要的是降低颅内压而不是降低血压。降低颅内压的目标是:脑室压力 5 ~ 15mmHg,腰穿压力 80 ~ 180mmH₂O。

病因治疗是降低颅内压最根本的措施,而采取其他必要手段迅速而有效地降低颅内压更为重要,其直接关系到拯救生命的成败。降低颅内压步骤分为颅内压监测前紧急处理和颅内压监测后有效处理两个部分,前者包括保持呼吸道通畅、抬高头位、过度通气、渗透性利尿、颅内压监测和影像学检查,在此期间,须避免因等待各项临床检查结果而延误或错过治疗时机;后者包括手术(清除病理性容积、部分颅骨切除术、脑室穿刺引流等)、镇痛镇静、调控血压、渗透性利尿、皮质类固醇改善毛细血管通透性、控制体液、过度通气、控制癫痫、降低脑代谢(巴比妥类药物)、降低体温(常温或低温)等,以最终达到颅内压(脑室压)< 20mmHg 和脑灌注压>70mmHg 之目的。

(一) 渗透性利尿　渗透性利尿剂属非电解质物质,无药理活性,在体内几乎不被代谢。静脉输入后,短时间内提高血浆晶体渗透压,使脑组织内水分迅速向血管内转移;肾小球滤过而不被肾小管重吸收,肾小管内渗透压增高,水分重吸收减少,尿液增多;从而发挥脱水利尿、降低颅内压的作用。

1. 甘露醇　是渗透性利尿剂中最常用的药物。甘露醇输注 10 分钟后颅内压开始下降,20 ~ 60 分钟达到最低水平,并持续 4 ~ 6 小时。常规初始剂量为 1.0 ~ 1.5g/kg,以后每次 0.25 ~ 0.5g/kg。每次用药时间不宜超过 20 ~ 30 分钟,每间隔 4 ~ 6 小时输注 1 次。脑疝形成时可一次予以 100g 甘露醇,用药间隔时间缩短到 2 小时。甘露醇每次剂量和总剂量不宜过大,输入速度不宜过快,间隔时间不宜过短。重复使用甘露醇时应监测液体出入量、血浆电解质和血浆渗透压,保持内环境稳态。持续使用甘露醇将作用减弱,特别在血浆渗透压>320mOsm/L 时。甘露醇的主要不良反应有急性心衰、稀释性低血钠、渗透性肾病以及过敏反应等。心功能不全患者慎用,急性肾小管坏死、颅内活动性出血患者禁用。

2. 甘油　甘油分为口服和静脉输注两种剂型,口服剂型为甘油盐水,口服后 30 ~ 60 分钟颅内压下降。初始量为 1.2mg/kg,维持量 0.5 ~ 1mg/kg,每 3 ~ 4 小时口服 1 次。静脉制剂为 10% 甘油果糖注射液,每 100ml 中含有甘油 10g、果糖 5g、氯化钠 0.9g,每次静脉输注 250ml(1 ~ 1.5 小时),每日 1 ~ 2 次(间隔 12 ~ 24 小时)。甘油的不良反应包括溶血、血红蛋白尿、肾衰竭和高渗昏迷等。对有严

重活动性颅内出血而无手术条件患者、严重循环系统功能障碍患者、尿崩症患者、糖尿病患者和溶血性贫血患者慎用。

(二) 手术　手术治疗可减少颅内容积,降低颅内压。病理性容积清除术用于治疗颅内占位性病变引起颅内压增高的患者,清除或部分清除病变可明显降低颅内压。部分颅骨切除术用于治疗弥漫性脑容积增加引起颅内压增高的患者,术后将颅内压维持在 15mmHg,以免颅内压过低引起脑室塌陷和桥静脉撕裂(继发颅内出血)。脑室穿刺引流术用于治疗脑脊液循环障碍继发脑积水的颅内压增高患者,并须考虑重建脑脊液循环。引流期间应避免引流管阻塞和继发性颅内感染。

(三) 镇静　镇静是控制颅内压的关键步骤,但常常被忽略。当患者焦虑或恐惧时,交感神经系统功能亢进,表现为心动过速、血压增高、脑血流量增加和脑代谢率增高,进而颅内压增高。当颅内顺应性降低时,对抗束缚或机械通气可使胸腔内压增高和颈静脉压增高,进而颅内压增高。胃肠外镇静剂有呼吸抑制和血压下降的危险,因而用药前须行气管插管和监测动脉血压。麻痹性神经肌肉阻滞剂应尽可能避免使用,其可影响神经功能的正确评估。镇静剂剂量的确定和调整应以用药反馈结果和颅内压水平为据(常用药物参见本章第七部分)

(四) 控制液体　以往对颅内压增高患者主张限制液体入量,防止脑内水分增多,但其缺乏临床试验证据。后发现,颅内压增高患者限制液体入量后,血容量降低,脑灌注压降低,脑缺血性损害加重。由此提出,颅内压增高患者应维持正常的血容量和脑灌注压,补充液体以 0.9% 生理盐水为主,限制其他各种自由水(包括 0.45% 生理盐水、5% 葡萄糖水、口服白开水)进入,将血浆渗透压维持在正常偏高(280 ~ 320mOsm/L)水平。血浆渗透压<280mOsm/L 时,必须予以纠正,以免加重脑水肿。

(五) 过度通气　过度通气可使 $PaCO_2$ 降低,细胞外液 pH 值增高,脑血管收缩(碱中毒对血管内皮的直接作用,而非二氧化碳分子和碳酸氢根离子对血管的独立作用),脑血流容积减小,颅内压降低。有观察表明,过度通气开始数分钟后颅内压开始降低,30 分钟颅内压降至最低,1 ~ 3 小时后作用减弱(酸碱缓冲机制代偿),即颅内细胞外空间快速适应过度通气带来的 pH 变化,一旦脑脊液 pH 值达到平衡点,颅内压不再降低。因此,过度通气所致的颅内压降低效应不会持续过长。酸碱缓冲机制代偿和恢复正常通气后的 $PaCO_2$ 迅速恢复将导致颅内压反弹。有人主张停止过度通气过程中,将 $PaCO_2$ 在 24 ~ 48 小时内恢复正常。低碳酸血症可导致脑血管收缩,脑血流迅速减少,不适的过度通气可致脑血管痉挛,脑血流明显减少,脑氧供需失衡。有研究表明 $PaCO_2$ 降至 28 ~ 35mmHg 时,颈静脉球血氧饱和度(jugular vein blood oxygen saturation, $SjvO_2$)明显下降。其中 50% 患者的 $SjvO_2$ 处于 50% ~ 55%,23% 患者的 $SjvO_2$<50%,脑氧供不足。当 $PaCO_2$ 从 29.3mmHg 降至 21.3mmHg 时,虽 ICP 下降、CPP 上升,但脑组织氧分压(brain tissue oxygen pressure, $PbrO_2$)显著下降。因此,过低的 $PaCO_2$ 不仅不能提高 $PbrO_2$,反而会增加脑

缺氧危险，使脑氧供减少。因此，有人提出适度过度通气、维持适度$PaCO_2$的建议。如果颅内压对过度通气无反应则提示预后不良。

虽然过度通气降低颅内高压的获益并不十分明确，2007年美国心脏病协会/美国卒中协会的新版成人缺血性脑卒中早期治疗指南和2005年AHA关于CPR和ECC指南均保留了过度通气用于因继发性颅内压增高（包括脑疝综合征）而临床情况每况愈下患者的推荐（B级），认为过度通气是最有效的快速降低颅内压的方法之一。提高通气频率和保持恒定通气量（12~14ml/kg）是实现$PaCO_2$目标（PCO_2降低5~10mmHg）的具体措施。过度通气治疗期间，$PaCO_2$须维持在30~35mmHg之间，其既可达到大多数患者颅内压降低25%~30%的效果（证据级别3~5级，推荐级别C级），又可避免因$PaCO_2$过低（<30mmHg）而引起的缺血缺氧性脑损害。一旦颅内压稳定，在6~12小时内逐渐减弱过度通气，在此过程中避免减少速度过快而造成的脑血管扩张和颅内压反弹性增高。当颅内压>20mmHg时仍可重复使用过度通气，但不能持续使用。只有在重度脑充血导致的颅内压增高时，才推荐持续过度通气治疗，但需注意胸腔内压增加引起颅内压反常性增高的问题。过度通气过程中，须加强脑氧合监测，避免脑缺血缺氧和脑氧供需失衡。

四、控 制 癫 痫

癫痫发作，特别是癫痫持续状态可使脑血流量增加，脑顺应性下降，颅内压增高。颅内压增高不伴癫痫发作患者，药物预防癫痫利大于弊，如静脉注射苯妥英钠，负荷量20mg/kg，维持量300mg/（kg·d），血药浓度10~20μg/ml。颅内压增高伴有癫痫发作患者，必须及时且有效地控制发作。癫痫持续状态的治疗包括药物控制癫痫、维持生命体征平稳、减少神经元损伤、寻找癫痫病因和预防并发症等。其中最重要的是即刻终止癫痫发作。"癫痫招致癫痫"（seizures beget seizures）已成为公认的警言，癫痫发作4~5分钟不停止，便应迅速予以抗癫痫药物（antiepileptic drug，AED）终止发作。抗癫痫药物应用的是否合理关系到癫痫能否控制以及癫痫控制后的生活质量。癫痫的治疗见第69章第四节。

五、低　　温

高温对脑损伤的作用已十分明确，如体温在37~42℃时，体温每增高1℃，脑氧消耗增加5%~7%；兴奋性氨基酸、氧自由基、炎性介质等脑损害物质增多。因此，降低体温或低温（<36.5℃）能否达到脑保护目的成为数十年来临床和基础研究的热点。目前研究认为，因心室颤动、室性心动过速、心搏骤停而心肺复苏后的昏迷患者推荐低温治疗。因不可电击复律心律而心肺复苏后的昏迷患者可予低温治疗。大脑半球大面积脑梗死（≥大脑中动脉供血区的2/3）患者、幕上大容积脑出血（>25ml）患者、重症颅脑外伤（格拉斯哥昏迷评分3~8分，颅内压>20mmHg）患者、重症脊髓外伤患者、难治性癫痫持续状态患者因病情严重可以考虑低温治疗，而低温治疗的确切效

果还需多个优质临床研究证实。

（一）低温脑保护机制　以往人们对低温脑保护机制的研究主要集中在降低脑细胞代谢率方面，然而，愈来愈多的研究提示，低温脑保护在缺血相关能量代谢障碍、兴奋性氨基酸释放、酶及蛋白功能改变、细胞凋亡等一系列损伤级联事件中均发挥重要作用。此外，低温脑保护研究已深入至基因水平，如影响基因表达和转录因子活性等。

1. 降低脑代谢率与减轻酸中毒　脑代谢率（cerebral metabolic rate，CMR）随体温的降低而下降。体温在22~37℃时，体温每降低1℃，脑氧消耗下降5%~7%。一旦氧供与氧耗间失衡改善，则葡萄糖无氧酵解减少，乳酸生成和堆积减少，脑组织酸中毒减轻。此外，低温时垂体前叶激素分泌抑制，儿茶酚胺释放减少，皮质醇含量降低，而胰岛素和生长激素不受影响，胰岛素抵抗减弱，高血糖发生率降低。

2. 减轻脑水肿与提高脑灌注　脑水肿随体温的降低而减轻，其机制在于：①花生四烯酸经环氧化酶途径代谢，血栓素A2生成受到抑制，脑内前列环素和血栓素A2达到平衡，脑灌注改善；②血脑屏障通透性改善；③细胞毒性损害所致的渗出减少。动物实验证实低温能明显地减轻凝血酶诱导的脑水肿，并能抑制凝血酶诱导的血脑屏障破坏和继发性炎症反应。颅内压在脑温35℃时明显降低，脑灌注压在脑温35~35.5℃时达到最高，且不伴有心功能障碍和组织器官缺氧表现。

3. 改善细胞功能与减少细胞死亡　脑缺血缺氧将导致细胞膜稳定性破坏，且产生大量有害代谢产物（组织因子和细胞因子），引起或加重脑损伤。低温的细胞功能改善机制在于：

（1）抑制兴奋性氨基酸释放和自由基生成：脑损伤后内源性脑损害因子谷氨酸（Glu）和羟自由基（·OH）增加，并具温度依赖性。当温度降至30℃时缺血区域谷氨酸、天冬氨酸、甘氨酸等兴奋性氨基酸释放抑制，羟自由基及其代谢产物生成减少。然而，这一作用并不对非缺血区域产生影响。

（2）增加神经元内泛素合成：泛素（ubiquitin，Ub）存在于各种真核细胞内，泛素的缺乏将导致异常蛋白聚集，并影响细胞结构和功能，导致细胞死亡。因此，泛素对缺血后细胞修复和细胞活力维持作用必不可少。泛素还与细胞核内染色体功能有关，对调节细胞周期起着重要作用，泛素的丢失可引起迟发性神经元死亡。低温时神经元内泛素合成增加，从而发挥重要的脑保护作用。

（3）抑制Ca^{2+}超载：Ca^{2+}-ATP酶对温度极其敏感，低温时细胞膜Ca^{2+}-ATP酶活性降低，Ca^{2+}内流减少。同时离子泵和离子交换减慢，离子流速下降。因此，低温可维护细胞膜ATP酶功能，减慢Na^+/Ca^{2+}交换进程，抑制Ca^{2+}超载及其负面作用，减少神经细胞凋亡。

（4）抑制自由基清除剂消耗和脂质过氧化反应：低温时超氧化物歧化酶（SOD）含量增加、过氧化脂质（LPO）减少，从而使缺血再灌注期间氧自由基介导的脂质过氧化反应缓解。SOD具有强大的抗氧化、减少自由基产生和中

断氧自由基连锁反应作用,SOD 含量增加将减轻自由基对脑细胞的破坏,保护缺血区神经元。

(5) 抑制脑组织血小板活化因子(PAF)含量异常增加:低温时缺血再灌注脑组织中 PAF 含量减少,从而钙离子超载引发的脑缺血损伤恶性循环中断。

(6) 抑制一氧化氮合成酶活性:脑损伤急性期血清一氧化氮(NO)含量明显升高,其进一步介导谷氨酸兴奋毒性并诱发细胞凋亡。低温时一氧化氮(NO)合成减少,NO 含量下降,细胞凋亡抑制,神经元坏死减少。

(7) 抑制细胞凋亡:Bcl-2 是一凋亡抑制基因,主要在缺血半暗带区域幸存的脑细胞中表达,具有抗过氧化、抗兴奋性氨基酸毒性和抑制钙离子内流作用。Bcl-2 的表达增加将使细胞抵抗缺血性损伤能力以及存活能力增强。Bax 是该家族另一成员,具有拮抗 Bcl-2、促进细胞凋亡作用。低温时 Bax 表达减少。Bcl-2 的表达增加和 Bax 的表达减少将减少神经元坏死。

(8) 刺激基因蛋白表达:低温时可刺激早期基因(早期蛋白)的表达,如 c-fos 和 c-jun 表达增强。早期基因又可进一步在转录水平激活重要的后期基因,如 Bcl-2,从而提高细胞对缺血的耐受,避免细胞死亡。低温时选择性合成避免细胞死亡的蛋白,如 c-fos 蛋白和 Bcl-2 蛋白。低温时通过减轻脑缺血,阻断或降低缺血诱导的蛋白激酶 C 和钙调素依赖蛋白激酶(CaM K),从而对蛋白质合成环节如转录翻译与合成加以影响,如增加 Bcl-2 表达使神经元坏死减少等。

(9) 其他:低温时多巴胺、去甲肾上腺素、5-羟色胺等单胺类物质生成和释放受到抑制,神经细胞损害作用被阻断。低温时脑干组织氧化应激损害(28℃)减轻,外周单核细胞释放白介素(IL)-1、IL-6 和肿瘤坏死因子(TNF)延迟。

(二) 低温脑保护治疗

1. 低温温度　低温可划分为轻度低温(33～35℃)、中度低温(28～32℃)、深度低温(17～27℃)和超深度低温(<16℃),有人将轻、中度低温称为亚低温(28～35℃)。20 世纪 40 年代,曾有报道中度低温(28℃)治疗重症颅脑损伤患者 4～7 天后,预后好于对照组。20 世纪 60～70 年代,由于心功能障碍、凝血功能障碍和肺部感染等低温相关并发症的危险,使低温治疗停滞。20 世纪 80 年代,轻、中度低温可显著改善脑损伤后神经化学、组织学和行为学预后和减轻或减少不良反应的动物实验结果,使低温治疗重新得到关注。低温的脑保护效果并非与脑温呈线性关系,轻度低温可获得良好脑保护作用,缺血性脑损害动物实验证实,33℃ 与 37℃ 和 29℃ 相比,33℃ 效果最佳。磁磁共振光谱分析技术动态测定脑组织 pH 值发现,31～35℃ 低温能明显促进脑缺血后脑组织 pH 值恢复。因此,目前通常认为亚低温(32～35℃)是治疗重症患者的最佳温度,体温<32℃ 则并发症增加。

2. 低温时机　低温开始时间越早越好。动物实验证实,脑损伤后 5～15 分钟开始低温治疗,对运动神经功能具有显著保护作用;30 分钟后开始低温治疗,对运动神经的保护作用明显降低。临床试验表明,脑损伤后 6～10 小时开始低温治疗,脑代谢率明显降低,预后良好。

3. 低温技术　低温是指体内核心体温的降低。为达到这一目的,通常采用体表低温、体外血液低温、体外循环低温和血管内低温等技术。应优先选择具有温度反馈调控装置的新型全身体表低温技术或血管内低温技术开展低温治疗。如不具备条件,也可选择传统全身体表降温(包括冰毯、冰帽、冰袋)完成低温治疗。可选择 4℃ 生理盐水静脉输注的低温技术辅助诱导低温,但存在心功能不全和肺水肿风险的患者慎用。也可选择头表面低温技术对部分颅骨切除术后患者进行手术侧低温治疗。选择头部联合颈部低温技术降低脑实质温度,但须对血压和颅内压进行监测。

(1) 体表低温:局部冰帽降温很难在短时间内达脑深部低温。采取冰帽降温与鼻咽部降温、颈部静脉降温、胃冷水灌注降温相结合技术,15 分钟内鼓膜温度降至 34℃,但维持这一温度较为困难。全身降温毯降温和维持低温简捷有效,但亦需要辅助其他降温方法。

(2) 体外血液低温:经股静脉置管的血流引流、制冷、再泵入技术,可使降温速度和维持温度得到很好控制;经颈内动脉的冷灌注技术(动物实验),可使脑内温度迅速降低并保持满意;但这两种技术均因要求条件高而临床应用受到限制。

(3) 体外循环低温:经外周动静脉的体外循环和经热交换器进行的血液降温技术,能满意地控制和维持脑深部温度,是快速有效达到脑低温的方法。但临床应用因技术要求条件高和必须建立体外循环等受到限制。

(4) 血管内低温:是最近几年迅速发展的低温技术,即将热交换导管自股静脉置入下腔静脉的技术。热交换导管由输注腔(输注液体或药物)和盐水腔(3 个可循环生理盐水的长形冷却球囊)组成,后者与血液充分接触进行热量交换。热交换导管与体外启动套件和温度调节装置连接。温度调节装置可设定目标温度和降温或升温的速率。置于膀胱的温度探头导尿管与温度调节装置连接,后者通过膀胱体温信息传入调节盐水腔温度,从而实现对患者核心体温的控制。这一技术对诱导低温、维持低温和复温可控性强,并发症发生率相对较低。

4. 低温方法　低温过程分为诱导低温、持续低温和控制复温三个部分。

(1) 诱导低温:诱导低温速度要求平稳,通常在数小时(3 小时)内达到目标温度(32～35℃)。最低目标温度为 32℃。低于这一温度易引起心律失常、凝血障碍、肺部感染等并发症,并明显影响低温治疗的结局。

(2) 维持低温:要求平稳维持目标温度。维持低温的时程并不明确,通常 3～5 天,主要依据患者脑损伤程度和病情变化(如出现听觉反应,标志神经功能开始恢复)。低温持续时间与患者结局的相关性尚待进一步临床研究。

(3) 控制复温:通常采取自然复温或控制复温的方法。复温速度应尽可能地缓慢,其具体要求并不确定。动物实验证实控制复温速度为每 2～4 小时增高 0.1～0.2℃,总历程为 26～88 小时(平均 59 小时)。这一复温速度可有效地控制颅内压反跳和脑灌注压急剧升高,防止脑疝发生。有的临床试验提出复温速度以每 24 小时升高 1～2℃为宜,总疗程为 24～48 小时。复温结束后须继续控制体温在 35～36℃(常温),以防止颅内压增高。

六、皮质类固醇

皮质类固醇对缺血/缺氧性脑损伤的作用一直存在争议。部分研究显示,皮质类固醇增加了神经元对缺血性损伤的易感性,使脑损伤程度加重。当抑制皮质类固醇的合成后,脑损伤程度减轻。而另一部分研究结果显示,皮质类固醇具有预防缺血的作用,在缺血/缺氧前 24 小时单剂给药可预防脑梗死发生。

(一) 皮质类固醇加重脑损伤作用　皮质类固醇加重脑损伤的作用是多方面的。①增加兴奋性氨基酸细胞毒性:缺血缺氧性脑损伤时,以谷氨酸为主的兴奋性氨基酸通过 N-甲基-D-天门冬氨酸受体产生细胞毒性作用。此时,皮质类固醇可加剧这一细胞毒性作用,从而加重脑损伤;增强谷氨酸信号和(或)增加信号的易感性,使海马神经元对兴奋性氨基酸毒性易感性增加。②加重钙超载:缺血缺氧性神经元损伤过程中,钙离子跨膜异常流动是一重要不利环节。皮质类固醇可加快钙离子内流和细胞膜去极化速度。此外,无论内源性还是外源性皮质类固醇,均可通过提前缺血诱发的膜电位变化和提前钙超载的开始时间而加重神经元损伤。③改变能量代谢:皮质类固醇可破坏能量产生、增加能量消耗、抑制神经元和胶质细胞的葡萄糖转运,从而加重缺血缺氧性脑损伤。皮质类固醇以能量依赖形式加重海马神经元对低血糖的易感性。④诱导细胞凋亡:皮质类固醇不足或过高都可诱导神经细胞凋亡。有研究发现,皮质类固醇缺乏时,应用皮质类固醇替代疗法可保护健康的颗粒细胞,防止细胞凋亡,但不能保护已处于凋亡过程中的颗粒细胞。

(二) 皮质类固醇减轻脑损伤作用　皮质类固醇减轻脑损伤的作用亦是多方面的。①减轻脑水肿:皮质类固醇可减轻脑水肿的作用已被广泛认识。有实验证实,切除肾上腺后脑水肿加重,而预先予以皮质类固醇则可使脑水肿减轻。②改善脑血流:皮质类固醇可下调脑微血管内皮细胞的内皮素受体,从而减轻内皮素所致的血管收缩效应,改善脑血流。③抑制炎症反应:皮质类固醇可抑制缺血脑组织中巨噬细胞聚集。小胶质细胞被认为是中枢神经系统中具有吞噬作用和免疫活性的细胞,经皮质类固醇预处理后,脑损伤区小胶质细胞数量减少。④其他:皮质类固醇还有稳定受损细胞膜脂质双分子层、清除自由基、抑制脂质过氧化、防止自由脂肪酸堆积等作用。尽管大量基础研究证明皮质类固醇在缺血缺氧性脑损伤过程中的有益作用,但临床治疗并未显示能减小脑损伤面积或改善患者预后的结果。有观察发现皮质类固醇可增加患者脑损伤后 6 个月的死亡率,增加医院感染、继发性糖尿病等并发症的发生率。因此,脑损伤后不推荐常规使用皮质类固醇。如需要,可选择地塞米松静脉输注,初始剂量为 10～40mg,此后每 6 小时输注 10mg,疗程 3～5 天。

七、麻　醉　剂

麻醉剂是多效药物,在多个水平可影响脑缺血病理生理过程,发挥降低脑损伤作用。已有许多动物实验研究证明麻醉剂的脑保护作用,但缺乏前瞻性随机对照临床研究。

(一) 巴比妥类药物　巴比妥类药物具有降低脑代谢率作用,以往常被作为脑保护的一线药物。20 世纪 70 年代,Michenfeld 等提出,剂量-依赖模式下的巴比妥类药物可减少脑代谢活动,脑电波减弱,ATP 消除率降低,不完全性脑缺血得到保护。当巴比妥类药物致 EEG 等电位时,神经元能量消耗减少约 50%,其完整性得以维持。但 EEG 等电位之后,追加药物剂量不再减少脑代谢。因此,巴比妥类药物仅在不完全性脑缺血情况下 EEG 等电位之前具有脑保护作用。

巴比妥类药物除可降低脑代谢率外,还可降低颅内压,特别是过度通气或甘露醇降颅内压无效患者。以往临床观察发现,静脉注射戊巴比妥(负荷剂量 5～20mg/kg,维持量 1～4mg/(kg·h))后,难治性颅内压增高得到改善。以后研究资料表明,应用戊巴比妥期间,虽可将平均动脉血压和脑灌注压维持在正常范围,但预后仍有恶化,并与 $SjvO_2$<45% 有关。由此推测,戊巴比妥具有脑血管收缩和脑缺氧作用。因此,应用戊巴比妥治疗难治性颅内压增高时,须维持脑灌注压>70mmHg(应用血管加压药),并监测 $SjvO_2$。

巴比妥类药物的其他脑保护机制还有增加缺血脑组织供血(灵长目动物实验)和神经元对缺血的耐受性,减少谷氨酸和天冬氨酸等兴奋性神经介质,增加 γ-氨基丁酸等抑制性神经介质,减少钙离子内流,阻滞 Na 通道,抑制自由基生成,减少葡萄糖通过血脑屏障,减少葡萄糖进入细胞内,减少细胞外间隙乳酸,增加环磷酸腺苷生成,延缓 N-甲基-D-天门冬氨酸和 α-氨基羟甲基噁唑丙酸所致带电成分穿细胞膜丢失等作用。

(二) 挥发性麻醉剂　挥发性麻醉剂是目前试验研究的热点。已发现挥发性麻醉剂可降低缺血所致的谷氨酸盐释放,拮抗突触后膜谷氨酸受体,提高 γ-氨基丁酸介导的超极化,以及降低抗凋亡蛋白(如 Bcl-2)水平。最新资料表明,挥发性麻醉剂(异氟烷和七氟醚)可对脑组织进行缺血预处理起到脑保护作用。无论脑缺血/缺氧前即刻使用麻醉剂,还是缺血/缺氧前 1～4 天使用麻醉剂,都可减弱脑损害。其作用机制包括激活肌纤维膜型 K^+-ATP 通道和线粒体型 K^+-ATP 通道,增强腺苷受体活性和信号放大系统(ERK1/2、Akt、PKC 和 p38)作用。

当然,挥发性麻醉剂还有与巴比妥类相似的作用,即剂量-依赖模式导致脑电静止(约在 1.5～2MAC 时发生)。据报道,地氟醚使 EEG 出现爆发抑制(bust suppression)时,脑探针测定的脑氧增加;异氟醚具有调节兴奋性神经递质释放作用和细胞凋亡延迟作用;氟烷在 4MAC 时才使 EEG 等电位,这在临床实践中不可能实现;安氟醚具有脑血管扩张作用,并可致 EEG 癫痫样活动,在颅内压增高和癫痫时应用需慎重;氟烷和安氟醚有损害脑血流自动调节机制作用。挥发性麻醉剂的另一优势是心血管抑制作用轻(与巴比妥类药物相比),术后能很快排出。挥发性麻醉剂的脑保护临床试验效果和价值尚未肯定,有待进一步研究证实。

（三）其他麻醉剂　近期其他研究热点的麻醉剂还有依托咪酯、异丙酚、阿片类、苯二氮䓬类、氯胺酮、氧化亚氮和利多卡因等。①依托咪酯（etomidate）降低脑代谢率作用与巴比妥类药物相似，但作用时间短，减少脑氧需约50%，对血压影响小。动物模型发现，依托咪酯可减少脑血流比降低脑代谢作用更明显；还可抑制肾上腺功能，持续输注可增加死亡率。因此，依托咪酯仅对轻度或中度脑缺血具有保护作用。②异丙酚与巴比妥类药物的作用特点相似，在剂量-依赖模式下抑制脑代谢，EEG 表现为等电位。此外，微量的异丙酚血浆浓度即有较好的脑细胞保护作用，如抗氧化作用（异丙酚与血浆蛋白结合状态下）；还有通过 N-甲基-D-天门冬氨酸受体拮抗谷氨酸作用。短时大量注入异丙酚具有明显血管舒张作用和降低脑灌注压作用。③阿片类对脑代谢率和脑血流影响小，主要作用是支持心血管功能和增加脑灌注。有人对该类药物的安全性质疑，如血压下降、脑血管扩张、颅内压增高及癫痫发作（动物实验）等不良反应。因此，阿片类的脑保护作用和临床试验证据尚待获取。④苯二氮䓬类在剂量-效应模式下具有降低脑代谢率作用，但不如巴比妥类强，且不产生EEG 等电位。由此，是否能作为脑保护药物有待探讨。但因其具有加强 γ-氨基丁酸抑制效应，可防止兴奋性神经元发放过度，故多用于抗焦虑。⑤氯胺酮具有阻滞 N-甲基-D-天门冬氨酸受体的作用，因此有人提议将其作为脑保护药物。体外研究显示，氯胺酮可干扰经膜钙内流，增加脑代谢和脑血流。⑥氧化亚氮可增加脑血流，且作用快消失亦快。颅内压增高的患者须慎用。氧化亚氮易弥散至含气腔，头颅术后颅腔积气可持续 2 周，因此在此期间最好不应用。⑦利多卡因既可抑制突触传递，也能稳定细胞膜和降低脑氧代谢，比巴比妥类药物脑保护作用强。有研究证实利多卡因（1.5~12mg/kg）可明显地减轻缺血性脑超微结构改变，其机制在于阻断钠通道，使缺氧神经细胞具有一定的剩余能量，为神经功能恢复赢得时间。利多卡因与异丙酚联合应用可增强脑保护作用，两者除可降低颅内压作用和降低脑氧代谢率作用外，前者可增强后者的镇静和催眠作用，后者可提高前者的致惊厥阈。

此外，麻醉剂可加速缺血齿状回神经发生，对缺血后中枢神经系统再生发挥促进作用。最新研究还发现，麻醉剂通过激动钾离子核心通道（K2P）的一个亚基（TREK1）发挥神经保护作用。当去除该亚基时麻醉剂的神经保护机制不复存在。K2P 被激活后，突触前膜的超极化使神经递质释放减少，突触后膜的超极化通过电压依赖性钙离子通道和 N-甲基-D-天门冬氨酸受体使钙离子内流减少。

总之，多种麻醉剂均可在轻至中度脑损伤开始后短期内发挥脑保护作用，主要表现为大脑对缺血性损害的耐受性增强。

八、神经元保护剂

神经元保护剂（neuroprotective agents）可使尚存逆转希望的神经元得以保护。缺血性脑损伤的神经元保护剂分为两类（表 71-0-1），一类在缺血早期发挥作用，如减少

兴奋性神经递质释放和增加抑制性神经递质释放，减少或清除自由基，减少炎症介质，阻止钙离子内流，减少细胞凋亡等；另一类在脑血流恢复后发挥作用，如保护再灌注易损神经元。近年，再灌注损伤（促使神经元恢复和增加神经元损伤双重后果）的治疗尤其受到关注。然而，多数神经元保护剂的有效性只在动物实验中得到证明，临床试验获益证据不足。因此，对神经元保护剂的临床应用和评价应当客观、慎重。

表 71-0-1　神经元保护剂

早期缺血神经元保护剂
　谷氨酸拮抗剂
　　N-甲基-D-天门冬氨酸（NMDA）受体阻滞剂
　　　地佐西平（MK801）
　　　CNS1102
　　　eliporodil
　　　赛福太（selfotel）
　　非 NMDA 受体调节剂
　　　阿片类拮抗剂
　　　　纳洛酮，纳美酚
　　　NO 相关毒性调节剂
　　　　lubeluzole
　　　γ-氨基丁酸增强剂
　　　　clomethiazole
　谷氨酸转换抑制剂
　　苯妥因
　　拉莫三嗪
　　氯美噻唑
　甘氨酸拮抗剂
　　加维斯替奈（gave-stinel）
　自由基清除剂
　　BN80933
　钙离子通道拮抗剂
　　尼莫地平
再灌注损伤保护剂
　抗黏附抗体
　　白细胞黏附抑制剂
　　　enlimomab
　　Hu23F2
　　抗血小板抗体
　膜稳定剂
　　胞磷胆碱
　神经元恢复剂
　　神经营养因子（NTF）
　　神经生长因子（NGF）
　　脑源性神经营养因子（BDNF）
　　碱性成纤维细胞生长因子（bNGF）
　　胰岛素样生长因子（IGF）
　　转换生长因子（TGF）

1. 谷氨酸受体拮抗剂 阻断谷氨酸受体可降低钙内流，从而减轻神经元损伤。赛福太(selfotel)是一竞争性 NMDA 受体拮抗剂，结合在谷氨酸受体上的 NMDA 位点上，阻止谷氨酸兴奋性毒性。在动物实验中该药被证实有脑保护作用，但临床试验发现，急性缺血性脑卒中症状出现 6h 内静脉使用赛福太(1.5mg/kg)并无益处，而且还可能存在神经毒性作用。加维斯替奈(gave-stinel)对 NMDA 受体的甘氨酸位点有高度亲和力和高度选择性，动物实验显示，较低剂量的加维斯替奈便可阻断 NMDA 介导的去极化，但临床研究表明，急性脑缺血症状出现 6 小时内该药并未显示脑保护作用。

2. 自由基清除剂 自由基在再灌注阶段可与 NO 反应，生成过氧亚硝酸盐，这一氧化应激在缺血半暗带病变中具有重要作用。N-α,2,4-二磺酸基苯基硝酮二钠盐(NXY-059)是硝酮类化合物，具有较强的捕获自由基作用。动物实验发现大脑中动脉完全闭塞 4 小时后，该药能明显地改善运动功能和空间忽视现象，减少梗死体积。一项多中心、随机、双盲、安慰剂对照 II 期临床试验证实，急性缺血性脑卒中患者对 NXY-059 具有良好耐受性。3-甲基-1-苯基-2-吡唑啉-5-酮(依达拉奉化)是一种新型自由基清除剂，通过清除自由基可抑制脂质过氧化过程，减少血管内皮细胞损伤，减少缺血半暗带面积，抑制脑水肿，减少迟发性神经细胞坏死，减轻神经功能损伤。临床试验结果显示，脑损伤后 24 小时内使用可改善神经功能。

3. 钙通道拮抗剂 钙通道拮抗剂是第一个被用于急性缺血性脑卒中研究的神经保护剂，其中研究最多的是尼莫地平。早期研究表明该药能减少缺血性卒中的死亡率，提高神经功能评分，但以后的研究未能重复这一结果。超早期(症状出现 6 小时内)口服尼莫地平(每次 30mg，每天 4 次，连续 10 天)无明显疗效。

4. 胞磷胆碱 脑缺血时磷脂酰胆碱受损可使游离脂肪酸进入细胞，并产生自由基。胞磷胆碱是磷脂酰胆碱的前体，其具有稳定细胞膜和减少自由基生成作用，从而可减轻缺血性脑损伤。一项临床试验的荟萃分析表明，中度或重度脑卒中患者症状出现 24 小时内用药，可改善患者预后，其安全性与安慰剂相似。

5. γ-氨基丁酸(GABA)激动剂 γ-氨基丁酸是脑内主要的抑制性神经递质，其生理作用是对兴奋性氨基酸递质谷氨酸起平衡作用。氯美噻唑(clomethiazole)能增强 γ-氨基丁酸受体活性，致神经元细胞膜超极化，进而阻止谷氨酸兴奋性毒性，包括阻止受体门控和电压门控的钙内流。该药作为抗惊厥剂、镇静剂、催眠剂在临床上用于治疗酒精戒断综合征。动物模型提示该药可使缺血性脑损伤获益，但临床试验未得到证实。

6. 炎症反应抑制剂 缺血性脑损伤所致的炎性级联反应是重要的病理生理特征，因而抗炎治疗策略可能成为有效的治疗方法。恩莫单抗(enlimomab)是一种鼠细胞间黏附分子-1(ICAM-1)抗体，在动物实验中能减少白细胞黏附和减小梗死体积。但临床试验未得到证实。有报告恩莫单抗治疗不仅无效，还可致使病情恶化。

7. 促红细胞生成素(EPO) 星形胶质细胞及神经元合成的促红细胞生成素含量因缺氧刺激而增加。促红细胞生成素的作用机制包括 Janus 激酶 2(Jak2)、蛋白激酶 Akt/蛋白激酶 B、细胞外信号调节激酶 1/2(ERK1/2)与抗凋亡因子(Bcl-X_L)相互作用，使钙内流增加，NO 产生减少，谷胱甘肽过氧化物酶活性修复以及 IL-6 的抑制。动物实验证实，外周注射重组人促红细胞生成素(rhuEPO)能透过血脑屏障，显著减少受损组织面积。临床研究仍正在进行中。

8. 雌激素 动物实验发现，雌激素能减轻脑缺血、脑外伤和帕金森病的啮齿动物的神经元死亡，其机制尚不完全清楚。体内和体外研究均显示，雌激素可减少中枢神经系统和周围组织中细胞因子产生和减弱免疫应答，减少短暂性脑缺血后核因子 κB(NF-κB)激活。由于雌激素不良反应较大，目前尚未用于临床。目前，正在寻找雌激素的衍生物或有效成分的替代物。动物实验发现一种非受体结合的雌激素类似物(ZYC3)可减弱谷氨酸毒性，减少缺血性损伤容积，增加脑血流量。另一些雌激素类似物，如 17-β 雌二醇对映异构物(ent-E2)、ZYC-3 和 ZYC-26 等亦具有脑保护作用，且无明显雌激素不良反应。该类药物具有很好的临床应用前景。

九、高 压 氧

高压氧(hyperbaric oxygen, HBO)能快速、大幅度地提高组织氧含量和贮备，增加血氧弥散量及有效弥散距离。国内外已充分肯定高压氧治疗脑损伤的效果。缺血性脑损伤经高压氧治疗后，除可增加机体氧含量、改善局部缺氧状态、促进可逆细胞的恢复外，还可促进轴索新的侧支发出，建立新的突触联系；加快毛细血管再生，改善微循环；激活上行网状激活系统，增强微循环血液动力，增加大脑组织血供，改善血细胞变形能力和微血管舒缩功能等。近年，分子生物学水平研究证实，高压氧能提高缺氧细胞线粒体和细胞器中酶的合成能力，从而增强细胞功能与活力。

1. 增加脑灌注 高压氧治疗可使氧的有效弥散半径加大，弥散浓度和范围增加，有利于改善损失组织缺氧状况；血液运输氧的方式发生变化，血中物理溶解氧量显著增加，血氧含量升高，有利于克服低氧血症；微血管开放数量增加，缺血组织血液灌流增加；微循环血流动力增强，缺血组织血供改善。通过上述微血管开放数量增加、微循环血流速度加快和侧支循环建立，改善脑灌注量，保障脑组织代谢所需的氧量和营养物质。此外，高压氧可使缺血性脑损伤所致的畸形红细胞恢复正常状态，活化白细胞和血小板趋于稳态，血液中脂质颗粒或斑块减少，血栓松解或缩小。

2. 减轻脑水肿 高压氧治疗可改善脑组织缺氧，延缓内皮细胞损伤；促进已受损的内皮细胞胞膜修复，微血管周围渗出减少；微循环吸收渗出液增强；从而脑水肿减轻。

3. 保护脑细胞 高压氧治疗可使凋亡的大脑神经细胞得到明显修复，大脑皮质神经元和胶质细胞水肿、变性程度减轻，分子层空泡变性部分恢复。但过高的氧分压可直接损伤血管内皮细胞。

高压氧治疗的时机通常愈早愈好,每日一次,连续 5～10 次(少数须 30～60 次)。

(宿英英)

主要参考文献

[1] 宿英英. 神经系统急危重症监测与治疗. 北京:人民卫生出版社,2005.

[2] Adams H, Adams R, Del Zoppo G, et al. Guidelines for the early management of patients with ischemic stroke: 2005 guidelines update a scientific statement from the Stroke Council of the American Heart Association/American Stroke Association. Stroke,2005,36:916-923.

[3] Calvert JW, Cahill J, Zhang JH. Hyperbaric oxygen and cerebral pHysiology. Neurol Res,2007,29:132-141.

[4] Cheung KW, Green RS, Magee KD. Systematic review of randomized controlled trials of therapeutic hypothermia as a neuroprotectant in post cardiac arrest patients. CJEM,2006,8:29-37.

[5] Jadhav V, Solaroglu I, Obenaus A, et al. Neuroprotection against surgically induced brain injury. Surg Neurol, 2007,67:15-20.

[6] Jauch EC, Saver JL, Adams HP, et al. Guidelines for the early management of patients with ischemic stroke. Stroke,2003,34:1056-1083.

[7] Schouten JW. Neuroprotection in traumatic brain injury: a complex struggle against the biology of nature. Curr Opin Crit Care,2007,13:134-142.

[8] Shimizu K, Rajapakse N, Horiguchi T, et al. Neuroprotection against hypoxia-ischemia in neonatal rat brain by novel superoxide dismutase mimetics. Negrosci Lett, 2003,346:41-44.

[9] Uchino H, Morota S, Hirabayashi G, et al. Molecular mechanism of ischemic brain injuries and perspectives of drug therapies for neuroprotection. Masui,2007,6:248-270.

[10] Wijdicks EF, Hijdra A, Young GB, et al. Practice parameter:prediction of outcome in comatose survivors after cardiopulmonary resuscitation (an evidence-based review):report of the Quality Standards Subcommittee of the American Academ of Neurology. Neurology, 2006,67:203-210.

第 72 章

颅脑手术患者的围术期管理

欧美国家的统计结果表明,颅内肿瘤术后监测约占 ICU 收治患者的 1/5,若加上因创伤、蛛网膜下腔出血和脑出血等原因接受手术治疗的患者,则占到 40% 以上。北京天坛医院 ICU 连续 5 年的统计结果显示,按收治患者数计算,颅脑术后监测患者占 85.2%,若按平均日床位占有率计算,占 51.5% 。开颅术后监测也是非神经专科 ICU 收治的患者群体之一。急性生理性和慢性健康评分(APACHE)Ⅲ 数据库的统计显示,开颅术后监测约占综合 ICU 收治患者的 17% 。以上数据提示,对开颅术后患者的监测治疗构成了 ICU 的重要日常工作之一。

开颅手术患者也是发生术后并发症的高危群体。一项针对 429 例择期开颅手术患者的调查显示,术后返回 ICU 的患者占 55%,经麻醉苏醒室过渡后返回病房的患者占 14%,直接返回病房的占 31% 。28% 的择期开颅手术患者发生术后并发症,其中神经系统并发症与非神经系统并发症的比例为 1.6∶1(表 72-0-1 显示了并发症构成比)。而另一方面,接受颅脑手术的患者,由于中枢神经系统本

表 72-0-1 择期开颅手术后并发症构成比

并 发 症	构成比(%)
非神经系统	
感染(包括肺部、泌尿系、脑膜炎、切口)	36
呼吸系统(包括呼吸衰竭、肺栓塞)	21
水电失衡(包括尿崩症)	11
循环系统(包括心律失常、高血压、心搏骤停)	10
深静脉血栓	8
其他(包括药物过量和不良反应)	14
神经系统	
脑神经损害	28
肢体瘫痪	14
脑积水	12
意识障碍	10
颅内出血	9
癫痫	5
其他(包括失语、吞咽困难、复视、共济失调、脑脊液漏)	22

身的病变、较长时间的麻醉和较严重的手术创伤,对缺氧和低灌注的耐受力很差。一旦术后并发症的处理不当或延误,将会对患者造成灾难性打击,即使存活,也往往会留有严重的中枢神经系统残疾。因此,参与颅脑手术监测治疗的医护人员,应掌握患者围术期管理的理论和技术。本章将首先介绍开颅手术监测治疗的基本原则,在此基础上分别讨论不同类型手术的特点和围术期监测的注意事项。

第一节 颅脑手术患者围术期管理的基本原则

开颅手术几乎全部采用全身麻醉。临床医护人员首先应将这部分患者视作全麻术后患者,并按全麻术后监测治疗的常规处理。现有调查资料和临床经验均表明,在开颅术后急性期,中枢神经系统并发症的发生率较低(5% 左右),多数的仍是带有全麻大手术后共性特点的系统并发症,如恶心呕吐、呼吸和循环系统并发症。因此,开颅术后监测治疗的基本原则是预防并治疗系统并发症及由这些并发症导致的继发脑损伤。

一、一般监测和处理

应密切监测患者入室后的生命体征,包括心电图、血压(有创或无创)、脉搏氧饱和度(SpO_2)和呼吸节律。神经外科患者的针对性监测和处理还包括:

1. 头部应置于中立位 由于手术创伤,开颅术后患者手术部位或多或少都会存在脑组织水肿。颈静脉受压势必加重水肿程度。头部中立位也是颅内压升高最基本的处理措施,但往往被临床忽视。

2. 意识状态、瞳孔、运动和感觉功能的评估(详见第 66 章) 意识障碍是开颅手术后较常见的症状之一,与大脑皮层和脑干网状上行激活系统的功能有关。意识障碍可表现为不同程度,观察记录时应避免使用模糊不清的描述。格拉斯哥昏迷量表(GCS)是目前监测意识状态的常用指标。瞳孔改变对及时发现颅内压升高(小脑幕切迹疝)有非常重要的意义。因此,必须把对瞳孔的动态观察作为术后常规监测项目。对于开颅手术患者,应每小时评估并记录患者的 GCS、瞳孔、运动和感觉功能,必要时随时评估。

3. 术后血糖控制 大量研究表明,高血糖加重脑损伤。对于开颅术后患者,应密切监测和控制血糖。必要时

应用胰岛素,将血糖控制在 6.11～8.33mmol/L。

4.体温　由于手术中热量丢失,术后早期患者常表现为低体温,严重者将出现寒战,代谢率增高,影响脑氧供需平衡。低温对临床的另一个不利影响是可能导致凝血功能障碍,使出血危险增加。术后 4～6 小时后,由于血液和创伤组织吸收,部分患者可能发热,也会影响脑氧供需平衡。因此,术后早期应注意为患者保温,出现体温增高时应采取物理降温措施。

二、呼吸道管理

开颅术后患者是呼吸道并发症的高危群体。一组针对 486 例神经外科手术患者的前瞻性调查显示,术后保留气管插管的患者占 10.5%。对未保留人工气道的患者,呼吸道并发症发生率为 7.2%。恶心呕吐发生率高达38%,使得误吸危险增加。开颅手术患者呼吸系统并发症的高危因素包括:①术后意识障碍;②气道保护性反射异常;③气道机械性梗阻;④中枢性呼吸肌无力。

对保留气管插管的患者,应严格掌握拔管指征,包括:①神志清醒,GCS>12 分;②氧合状态满意,吸入空气条件下 SpO_2>90%;③血流动力学平稳;④吞咽和咳嗽反射正常。

拔管前,须仔细判断患者的吞咽和咳嗽反射。呼吸道的正常反射有赖于第 Ⅴ、Ⅶ、Ⅸ、Ⅹ 和 Ⅻ 对脑神经的正常功能。这些脑神经损伤可发生吞咽功能、舌体运动和声带功能异常,导致上呼吸道梗阻,严重时发生肺水肿。表 72-1-1 列出了拔除气管插管的判断指标和操作顺序。应最后判断刺激支气管隆嵴时的咳嗽反射,若反射存在,可随即拔除导管。不应反复试验,引起患者剧烈咳嗽,导致血压升高,使脑出血和水肿的危险性增加。应特别注意后颅窝手术患者,尤其是延髓部位手术。这些患者多存在吞咽和咳嗽反射异常,且这类手术多采用俯卧位或侧卧位体位,患者术后保留气管插管时间较长,咽部水肿的危险性增加,拔除气管插管后可能发生上呼吸道梗阻,且再插管时声门暴露困难的危险性也大为增加。因此,对于脑干(尤其是延髓)手术后患者,在拔除气管插管前应准备气管切开设备。

表 72-1-1　神经外科手术患者
拔除气管插管的步骤

顺序	操作方法	判断目标
1	观察患者是否流涎	吞咽功能
2	吸引口鼻咽腔分泌物,同时观察分泌物量和性状	吞咽功能
3	嘱患者做吞咽动作	吞咽功能
4	嘱患者张口、伸舌	咽喉部肌肉张力
5	嘱患者做咳嗽动作	自主咳嗽能力
6	吸引气道	刺激咳嗽反射

部分患者在开颅术后急性期可能需重新建立人工气道。神经外科术后或危重患者进行紧急气管插管的适应证包括:①意识障碍,GCS<8 分;②咽喉部保护性反射丧失;③呼吸节律不整,有较长时间的呼吸暂停;④未被控制的癫痫持续状态;⑤需要机械通气支持的氧合和(或)通气功能障碍。

对开颅术后患者的气管插管适应证应适当放宽,理由在于这些患者对缺氧和高碳酸血症的耐受力很差。插管时应充分强调避免颅内压升高,常需伍用镇静镇痛剂。镇静剂的选择原则是起效迅速,对中枢神经系统无附加损害。阿片类药物(如芬太尼)对循环的影响较小,并可应用拮抗剂(纳洛酮)拮抗。苯二氮䓬类药物中,咪达唑仑起效快,对心血管的影响也较轻。异丙酚为新型快速、短效、强效静脉麻醉药,缺点是对循环的影响较大。麻醉药的选择应基于患者当时的循环状况及对气管插管困难程度的判断。插管途径首选经口,对经蝶手术和脑脊液漏患者,禁忌进行经鼻气管插管。

三、循　环　管　理

颅术后初期,液体治疗的目的包括恢复血容量、稳定血流动力学参数及保证组织灌注。神经外科患者的液体复苏应充分考虑到血脑屏障破坏的因素,这也是神经外科患者补液的特点。血脑屏障由脑血管内皮细胞间的紧密连接构成,有效孔径为 0.7～0.9nm,正常情况下仅可透过水分。当血脑屏障破坏后,电解质在其两侧的移动产生渗透压梯度的改变,进而造成水分在脑组织和血浆间的重分布,可能导致或加重脑水肿。因此,针对神经外科患者,补液成分的渗透压特性决定了液体治疗的有效性和安全性。表 72-1-2 中列举了常用输液制剂的渗透压数据。

表 72-1-2　常用输液制剂的渗透压

制剂	渗透压(mOsm/L)
20% 甘露醇	1100
0.9% 氯化钠	308
6% 羟乙基淀粉代血浆	310
血浆	285
乳酸林格液	250～260
5% 葡萄糖溶液	252

0.9% 氯化钠也称生理盐水,为等张溶液,常用于液体复苏。在恢复血容量方面,须输入 4 倍体液丢失量方可能维持血流动力学参数。由于是等张溶液,生理盐水对脑组织水含量的影响较小。但大量输注后,由于血容量的扩张,可导致短暂的脑容量增加。6% 羟乙基淀粉代血浆为等渗人造胶体溶液,胶体渗透压为 30mmHg。有效血容量的扩张时间为 3～24 小时,但代谢时间可长达 42 天。产品推荐使用量的限制为每日 1500ml,或每日 20ml/kg。但由于有导致颅内出血的可能,对脑血管病患者,日使用量应控制在 500ml 以内。5% 人血白蛋白溶液也为等渗溶液,价格昂贵,作为常规血容量补充是不现实的。但是,由于白蛋白可提高血浆胶体渗透压,与袢利尿剂配合,有减轻脑水肿的作用。葡萄糖溶液为低渗溶液,输注后迅速代

谢,导致血浆自由水增加,水分顺渗透压梯度进入脑组织,加重脑水肿。此外,人体实验已证实,葡萄糖溶液后血糖升高可加重神经外科围术期的神经病学损害。因此,开颅术后急性期应避免输注葡萄糖溶液。

甘露醇为高渗溶液,是治疗颅内压升高和脑水肿的主要方法之一,并非血容量扩张剂。对于急性颅高压患者,可应用甘露醇 0.25 ~ 1.0g/kg,于 20 分钟内输注。应用于预防手术后脑水肿时,剂量为 0.25 ~ 0.5g/kg,每 8 小时 1 次或每 12 小时 1 次。由于渗透性利尿作用,静脉注射甘露醇后尿量增加,可造成容量丢失。由于神经外科患者的病理生理学特点,以往常强调绝对的负体液平衡。应用大量脱水剂,并未注意补充有效循环血容量,常在病程的中晚期并发肾衰竭。现在观点认为,应用脱水剂的目的为减轻中枢神经系统水肿,并非维持低血容量。因此,在应用脱水剂的同时,应注意补充循环血容量,不应过分强调绝对负体液平衡。围术期液体管理的目标为维持正常血容量。近年来高渗盐溶液在临床的应用增多,其优点是在维持高血浆渗透压的同时,没有明显的利尿作用,能够较好的维持血容量。

术后高血压是颅内出血和水肿的危险因素。患者表现为高血压时,应鉴别病因。导致术后高血压的常见原因包括:①高血压病史;②躁动和疼痛;③对颅高压的早期代偿反应。抗高血压药物可选择拉贝洛尔 5 ~ 10mg 单次静脉注射,或乌拉地尔 12.5mg/h 静脉持续注射,根据血压水平调整注射速度。也应避免血压过低,否则增加脑缺血和心肌缺血的危险。血压宜控制于术前基础水平。

四、麻醉的苏醒方式

开颅术后快速苏醒可能增加术后并发症的危险。因此,传统的开颅手术麻醉常选择慢苏醒方式。一项德国调查结果显示,有 40% 患者在开颅术后保留气管插管,并在术后早期接受机械通气支持。但是,麻醉药的残余作用也可能影响术后早期对意识和局部神经系统体征的检查和判断。近年,随着新型麻醉药的开发和麻醉技术的进步,有实施"快轨道"开颅手术麻醉的趋势,表现为应用短效麻醉和镇痛药物,术后早期拔除气管插管。表 72-1-3 列出了慢苏醒和快苏醒麻醉方式的优缺点。

表 72-1-3　开颅手术麻醉慢苏醒和
快苏醒策略的优缺点

慢苏醒	快苏醒
优点	优点
苏醒期平稳,血压波动少 术后疼痛发生率较低 易于稳定生命体征	利于术后早期意识和局部体征的观察 缩短麻醉恢复室和 ICU 停留时间
缺点	缺点
影响术后早期意识和局部体征的观察 延长麻醉恢复室和 ICU 停留时间	苏醒期呼吸循环波动较剧烈 再次气管插管的可能性增加

应该指出的是,并非所有患者都适合于快苏醒。当存在全身或脑功能异常时,应减慢苏醒速度,保留气管插管,并在术后早期给予机械通气支持,待患者条件允许时再拔除气管插管。表 72-1-4 列出了术后保留气管插管,选择慢苏醒方式的适应证。

表 72-1-4　开颅术后保留气管插管的适应证

全身状况	脑功能状况
低体温(<35.5℃)	术前意识障碍
低血压-低血容量	巨大占位、存在中线移位
红细胞比容<25%	手术时间较长(>6h)
低氧血症和高碳酸血症	术中脑肿胀
自主呼吸恢复不佳	脑神经损害(第Ⅸ、Ⅹ和Ⅻ对)
凝血功能异常	苏醒期意识障碍

五、开颅术后主要神经系统并发症

(一)开颅术后意识障碍　本篇第 66 章已详细介绍有关意识障碍的问题。这里将介绍有关开颅术后的急性躁动。较多研究探讨了 ICU 中的躁动发生率。对于神经外科患者,文献集中在脑创伤,显示急性躁动发生率在 10% ~50% 之间。对于开颅术后患者,单中心报道的躁动发生率约为 30% 。

传统观点认为,由于可能影响到意识判断,开颅术后患者应避免应用镇静药物。然而,临床实际中又经常遇到术后急性期躁动的患者。我们对连续 109 例开颅手术患者的调查显示,术后 12 小时内的躁动发生率为 28% ,且多属严重躁动(躁动-镇静量表为 6 ~7 分),这一数字远高于其他全麻术后的躁动发生率(5%)。术后保留气管插管、麻醉时间较长、术中出血量较大、术后苏醒延迟和颅内积气是导致开颅术后急性躁动的主要危险因素。对此类患者,应首先判断导致躁动的原因,排除确定的全身因素(如缺氧和低灌注)和颅内因素(特别是颅内出血)后,应给予适当镇静。需特别指出的是,给予镇静剂前应仔细判断患者的意识水平、瞳孔和局部体征,必要时应进行 CT 检查。

对镇静药物的选择,原则是快速苏醒和对中枢神经系统无附加伤害。临床可选择咪达唑仑和异丙酚。表 72-1-5 列出了咪达唑仑和异丙酚药理学特点的比较。

表 72-1-5　咪达唑仑和异丙酚的主要药理学特点

药理学指标	咪达唑仑	异丙酚
起效时间(min)	2 ~5	1 ~2
分布半衰期(min)	7 ~10	2 ~4
消除半衰期(min)	2.0 ~2.5	5 ~7
清除率[ml/(min·kg)]	4 ~8	22 ~32
代谢产物是否具有活性	是	否
单次静脉注射剂量(mg/kg)	0.03 ~0.08	0.3 ~0.5
持续静脉注射剂量(mg/kg)	0.03 ~0.3	0.3 ~4.8

（二）开颅术后早期癫痫 开颅手术后癫痫可发生于任何时期，发生率各家报道不一。早期癫痫指术后 24 小时内发生的癫痫，约占 30%，可能与脑实质损伤、颅内出血、局部脑组织缺血有关。术后癫痫多见于大脑皮层额顶部位手术和颞叶手术。额叶损伤常引起大发作，颞叶损伤多表现为精神运动性发作。对于术后急性期患者，癫痫发作可使脑代谢急剧增加的同时，还可能由于通气受限而导致缺氧和二氧化碳潴留，加重脑缺血缺氧。因此，应对术后癫痫发作做出快速处理，若不及时，将导致严重的临床后果。

对开颅术后癫痫的处理应掌握两个原则：保护气道和快速应用药物缓解抽搐。这时，不应按照常规分级的抗癫痫药物处理，而应使用快速起效的苯二氮䓬类药物，包括劳拉西泮或咪达唑仑静脉注射。由于癫痫持续状态的危害性，目前观点认为抽搐持续 5 分钟未缓解即应视为癫痫持续状态，应采取紧急措施快速处理。

（三）钠水平衡紊乱 钠水平衡紊乱是神经外科患者的重要临床问题之一，既可表现为原发疾病的主要症状，也可以是脑损伤的并发症。脑损伤患者常见钠水平衡紊乱包括三种：①尿崩症；②抗利尿激素异常分泌综合征；③脑性耗盐综合征。

1. 尿崩症 尿崩症（diabetes insipidus, DI）是由于抗利尿激素（ADH）分泌不足引起的一组以烦渴、多饮、多尿和低比重尿为特征的综合征。人类的 ADH 是精氨酸加压素（AVP），由下丘脑合成、垂体后叶分泌。AVP 与远曲肾小管和集合管的受体结合后，刺激水分重吸收。发生 DI 时，由于 ADH 缺乏或分泌不足，导致尿液浓缩障碍，尿渗透压降低，大量水分由尿排出，细胞外液减少，血浆渗透压升高。开颅手术后 DI 最多见于垂体和下丘脑部位手术。

与开颅手术相关的 DI 可表现为三种方式：①即刻多尿，于鞍区操作后数分钟出现，可持续数天；②间歇多尿，储存的 AVP 被动员，尿量可于术后数小时维持正常，然后出现多尿；③永久性多尿，发生于手术后数天，多为轻度多尿，病因可能为神经元退行性变。DI 的诊断标准包括血浆渗透压升高（>295mOsm/L）、尿渗透压降低（<300mOsm/L）和尿量增多[>2ml/（kg·h）]。多尿未被纠正时，可导致高钠血症。

DI 的治疗应根据病情变化选择不同的抗利尿激素制剂，包括：①垂体后叶素，皮下注射，每次 5～10U；②垂体后叶素鞣酸油剂，肌内注射，每次 2.5～5U；③去氨加压素，鼻黏膜吸入，每次 10～20mg；④去氨加压素，口服（100～200μg）或静脉（1～4μg）注射。

2. 抗利尿激素异常分泌综合征 抗利尿激素异常分泌综合征（SIADH）的病因 ADH 分泌增多，导致体内水分增加，细胞外液容量扩张。但机体对容量负荷的代偿机制保持正常，因此诱发肾脏排钠增多。表现为血容量正常或轻度增加、低钠血症和血浆渗透压降低、尿钠和尿渗透压升高。

SIADH 最早报道于肺癌患者，后证实是肺癌中的燕麦细胞分泌的异源性 ADH。SIADH 也可见于中枢神经系统疾病，如感染、出血和肿瘤。SIADH 的典型表现为低钠但

无脱水。主要诊断依据包括血浆渗透压<275mOsm/L、尿钠>40mmol/L、尿渗透压>600mOsm/L、中心静脉压正常或增高。确定诊断前须排除甲状腺和肾上腺功能异常。

开颅手术后急性期发生的 SIADH，纠正低钠血症是防止进一步脑损伤的关键，尤其是对于急性症状性低钠血症。但是，低钠血症纠正过快也会导致中枢性脱髓鞘。许多研究探讨了血钠的纠正速率。临床实用的方法是应用 3% 氯化钠溶液，以 1～2ml/（kg·h）的速度输注[0.5～1mmol/（kg·h）]。症状严重的患者可应用双倍速度，症状轻微患者可用半速输注。须每 2～3 小时监测血钠水平，将血清钠离子浓度的升高速度控制在 0.5mmol/（L·h）左右[12mmol/（L·d）]。多数专家建议同时应用袢利尿剂可促进游离水的排出，并防止细胞外液容量过多。SIADH 的另一个治疗策略是限制液体入量，将日输液量控制在 500～1000ml 是多数临床单位采取的标准。

3. 脑性耗盐综合征 脑性耗盐综合征（cerebral salt-wasting syndrome, CSWS）是以低钠血症和细胞外液容量不足为特征的综合征，可发生于蛛网膜下腔出血、脑创伤及第三脑室肿瘤术后。近年研究提示，心房利钠多肽（ANP）和脑利钠多肽（BNP）在 CSWS 的发病机制中起着重要作用。ANP 最早发现于大鼠心房肌，生理作用为促进肾小管排钠和利尿。ANP 在脑内也有广泛分布，其中以下丘脑视前区含量最高。生理情况下，细胞外液渗透压升高、血容量增加、心房肌受到牵拉、心率血压升高都可刺激 ANP 释放。刺激第三脑室区域也可引起血 ANP 迅速升高。BNP 最初在猪脑中发现，现证实 BNP 位于下丘脑，该部位受损可释放 BNP。此外脑血管痉挛时也可使 BNP 释放。

目前对 CSWS 尚缺乏统一诊断标准。出现下列情况时有助于 CSWS 的诊断：①低钠血症伴多尿；②尿钠升高而尿比重低；③低钠血症经限制入量后反而加重；④中心静脉压降低。CSWS 与 SIADH 的区别在于前者存在细胞外液容量不足。然而，临床对容量状态的评估并不一定准确。现多采用中心静脉压<5cmH_2O 作为鉴别 CSWS 和 SIADH 的标准。

CSWS 的主要治疗措施时充分补钠补水。由于 CSWS 表现为低血容量性低钠血症，因此需快速补充血容量，提高血浆渗透压，以改善微循环。在治疗过程中也要严密监测血钠、尿钠和 24 小时尿量，以防止快速纠正低钠血症导致的中枢脱髓鞘。

（四）术后颅内感染 手术部位感染（SSI）是影响手术效果、危及患者生命、延长住院时间和增加医疗费用的严重并发症。美国医院获得性感染监测系统（NNIS）收集了 1992 年至 2004 年共 43 135 例次神经外科手术，SSI 发生率为 3.00 例/100 台手术。国内的报道大致相仿（1%～4%）。

神经外科术后颅内感染治疗困难、脑脊液标本分离培养阳性率较低、引流效果不确切、抗菌药物治疗常为经验性用药。因此，对术后颅内感染致病菌流行病学资料的掌握尤其重要。我们回顾性收集了 2000～2004 年 5 年间北京天坛医院神经外科患者 438 株脑脊液细菌培养结果，发现神经外科术后颅内感染的致病菌有如下特点：①革兰阳

性球菌多见,占分离菌总数的 70% 以上。其中又以凝固酶阴性葡萄球菌(53.7%)和金黄色葡萄球菌(10.5%)为最多见;②致病菌分布较集中,排前 5 位的致病菌占总数的 80% 以上(凝固酶阴性葡萄球菌、金黄色葡萄球菌、肠杆菌属、不动杆菌和铜绿假单胞菌);③肠道来源致病菌较少。肠球菌占 3%,肠杆菌科只占 14.6%,而 NNIS 报道的总体 SSI 致病菌分布中,肠球菌占 12%,肠杆菌科占 20%;④与原发性脑膜炎不同,手术后脑膜炎很少由脑膜炎奈瑟菌导致。

由于神经外科术后颅内感染的部位特殊性,在选择抗菌药物治疗时需考虑血脑屏障透过率。2004 年美国感染性疾病学会(IDSA)发布的临床指南中推荐,对颅脑贯通伤、择期神经外科术后以及脑脊液分流患者,抗菌药物可选择万古霉素加头孢吡肟、头孢他啶或美罗培南之中的一种。

（周建新）

第二节　不同类型开颅手术患者的围术期管理

表 72-2-1 列出了几种常见开颅手术的主要并发症和处理原则。

表 72-2-1　开颅手术的主要并发症和处理原则

手术类型	并发症	处理原则
幕上肿瘤切除术	脑水肿 脑出血	避免高血压 脑水肿的针对性治疗 CT 随诊 必要时进行颅内压监测
脑动脉瘤手术	瘤体操作导致脑缺血 脑水肿 脑血管痉挛	避免低血压 充分液体复苏
脑动静脉畸形手术	脑水肿 脑出血	避免高血压 无血管痉挛时避免过度容量负荷
后颅窝手术	脑干和脑神经损伤 急性脑积水 脑出血 坐位手术时空气栓塞	严密监测呼吸、吞咽、咳嗽功能 严密监测意识 CT 随诊
垂体手术	气道阻塞 尿崩症	严密监测气道通畅性 术前进行困难气道评估 严密监测血、尿渗透压和血清钠离子水平

一、幕上肿瘤手术

55%~60% 颅内肿瘤位于幕上。常由占位症状(颅高压或局部体征)发现肿瘤,因此多数患者术前就已存在肿瘤周围水肿,尤其是恶性肿瘤患者。对术前无意识障碍(GCS 13~15 分)、术中无特殊情况的患者,多能在手术结束时拔除气管插管,拔管指征为遵嘱运动、咳嗽反射和吞咽功能恢复。

幕上手术的术后主要并发症为出血和水肿。出血多发生于术后 48 小时内,水肿高峰期为术后 72 小时左右。手术后监测治疗方面,总的原则在于维持脑灌注,注意事项包括:①保证麻醉苏醒期的平稳,避免高血压;②维持正常凝血功能;③预防和治疗脑水肿。对怀疑水肿或出血的患者,应进行 CT 检查,有助于早期采取相应措施。术前颅高压症状明显及术中发生脑肿胀的患者,可在手术结束前放置颅内压监测。表 72-2-2 列出了对脑水肿的常规处理方法。多数研究证明,开颅手术的疼痛程度较其他部位的手术为轻,同时由于存在呼吸抑制的可能性,通常不应用强效阿片类药物。术后镇痛可选择硫酸可待因或非甾体类抗炎药。

表 72-2-2　脑水肿的处理策略

第 1 步(无论是否存在脑水肿,所有患者均应遵循)
　维持正常通气、氧合和血流动力学,注意颈静脉回流

第 2 步
　渗透制剂:甘露醇 0.25~1.0g/kg,必要时给予呋塞米 0.25~0.5mg/kg
　轻度过度通气:$PaCO_2$ 30~35mmHg

第 3 步
　降低脑代谢:硫喷妥钠或异丙酚持续静脉注射,将剂量维持于脑电图出现暴发性抑制
　低温:33~35℃
　脑脊液引流
　脑减容手术

二、颅内动脉瘤手术

颅内动脉瘤导致的蛛网膜下腔出血（SAH）是危及生命的神经系统急症之一，死亡率为 70% ~ 90%。首次出血、再出血和血管痉挛导致的继发性脑缺血是导致 SAH 患者死亡的三个主要危险因素。患者发病初期的神经系统损害严重程度与转归明显相关。目前常用的 SAH 危重程度分级包括世界神经外科医师联合会分级（表 72-2-3）、Hunt 和 Hess 分级（表 72-2-4）。

表 72-2-3　世界神经外科医师联合会 SAH 分级

分级	GCS	运动功能障碍
I	15	无
II	13 ~ 14	无
III	13 ~ 14	有
IV	7 ~ 12	—
V	3 ~ 6	—

表 72-2-4　颅内动脉瘤的 Hunt 和 Hess 分级

分级	标　　准
0	未破裂的颅内动脉瘤
I	无症状，或仅表现为轻微头痛和轻度颈强直
II	中 ~ 重度头痛、颈强直，有或无脑神经麻痹
III	嗜睡、意识模糊，轻度局部神经系统体征
IV	意识不清，中 ~ 重度偏瘫，可表现为早期去大脑强直或植物状态
V	深度昏迷、去大脑强直、濒死状态

约 30% 的 SAH 患者在首次出血后 2 周内发生再出血，其中一半发生在 24 小时内。二次出血的死亡率将达 90%，三次出血的死亡率几乎为 100%。防止再出血的最有效手段是动脉瘤手术夹闭或介入栓塞。手术前的治疗应主要针对再出血，血压控制是关键措施。对于未行手术的患者，血压的控制水平与距发病时间、患者基础血压水平及患者颅内压水平相关。一般而言，动脉瘤夹闭前应避免高血压，夹闭后应避免低血压。再出血和血管痉挛均为 SAH 的致命性并发症，但两者的处理截然不同。可根据时间因素确定治疗策略。距动脉瘤首次破裂的时间越短，再出血的危险越高，血管痉挛的危险较小，此时应以防止再出血为首要目标；随着时间的延长，血管痉挛的危险增高，此时也应将治疗的重点转移到对血管痉挛的预防和处理上。对进行颅内压监测的患者，手术前应将脑灌注压维持在 60 ~ 70mmHg 的水平。

颅内动脉瘤 SAH 术后监测治疗的首要目标是维持脑灌注，防止继发脑损伤。30% ~ 40% 的 SAH 患者将发生脑血管痉挛，高峰时间在发病后 4 ~ 9 天，可造成迟发性脑缺血和梗死。当患者出现新的局部神经系统体征和意识水平降低时，应高度怀疑血管痉挛。确诊的"金标准"是脑血管造影，但常不适合于在 ICU 治疗的急性期患者。床旁连续多普勒脑血流监测也具有一定的诊断价值。脑血管痉挛的预防措施包括应用钙通道阻滞剂尼莫地平、维持正常血容量、将红细胞比容控制于 30% 水平。虽尚未得到循证医学的证据支持，有些单位也采用高血压、高血容量和血液稀释联合措施治疗血管痉挛，称为 3H（hypertension-hypervolemia-hemodilution）治疗。3H 治疗的主要目的在于增加脑灌注，防止由于血管痉挛造成的继发性脑缺血损害，但也增加循环超负荷和脑水肿的危险。

脑积水是 SAH 的中远期主要并发症，但也有 10% ~ 20% 的患者在急性期发生脑积水。急性脑积水患者应行脑室外引流。对保留脑室外引流的患者，应防止出血和感染。引流后颅内压迅速降低，动脉跨壁压增加，可能导致破裂出血。因此应注意控制引流平面，使颅内压维持在 15 ~ 20mmHg，脑灌注压 60 ~ 70mmHg。脑室置管的穿刺入路也可能出血，应避免粗暴操作。穿刺置管和导管的日常护理时严格无菌操作是预防感染的主要措施。

SAH 患者发生的低钠血症多为 CSWS，在治疗过程中应注意在补钠的同时充分补充血容量。

三、动静脉畸形手术

脑动静脉畸形（AVM）是颅内动、静脉间先天形成的异常分流，具有高流量、低阻力的特点，分流量大时会造成周围脑组织窃血。70% ~ 90% AVM 位于幕上，10% 位于幕下，10% ~ 15% 位于硬膜。首发症状常为脑实质出血，但与动脉瘤不同，出血常与血压波动无关，且通常为静脉出血。AVM 出血后再出血和血管痉挛的发生率很低。

AVM 术后主要并发症是由颅内高血流状态导致的颅高压，发生机制可用正常灌注压突破（normal perfusion pressure breakthrough）理论解释。动静脉畸形造成血液分流，畸形血管团周围的血管长时间处于低流量状态，部分丧失了自身调节能力。畸形血管被切除后，周围血管突然面对正常血流压力和流量，导致微小出血和弥漫性肿胀。此外，静脉回流对 AVM 术后脑肿胀的成因也具有重要作用。因此，术后监测治疗的重点是防治颅内高血流状态，包括控制血压（通常要求将动脉收缩压控制于 110mmHg 以内）、避免颈静脉压迫和扭曲、避免头部降低、避免应用呼气末正压。对手术中出血较多或已发生脑肿胀的患者，应保留气管插管，并进行颅内压监测。

四、后颅窝手术

后颅窝包含小脑和脑干，人体主要感觉和运动通路也穿行其中，脑干更是控制呼吸和循环的生命中枢。因此，对接受后颅窝手术的患者，一旦发生并发症，常会危及生命或留有重要残疾，临床医师应给予高度重视。后颅窝手术后监测治疗的重点在于气道和呼吸。第 V、VII、IX、X 和 XII 对脑神经损伤导致吞咽和呛咳反射异常。后颅窝手术较长，又常采用侧卧位，气管插管的留置和摩擦也会导致咽后部水肿。脑干部位（尤其是延髓）的操作会影响呼吸的节律和幅度。因此,后颅窝手术后气道和呼吸并发症发生率很高。通常情况下,脑干手术后均保留气管插管,拔管应掌握适应证,并按程序进行(详见前述)。另一方面,后颅窝容积狭小,一旦发生出血、水肿或积气,常致使局部压力快速升高,影响灌注,造成缺血。因此,对于后颅窝手术后患者,应放宽头颅 CT 检查的适应证。尤其对于术后苏醒延迟、表现为躁动、苏醒后再次发生昏迷或伴有颅高压症状和体征的患者,均应及时进行 CT 检查以确定诊断。

五、经鼻蝶垂体手术

除应遵循开颅手术监测的一般原则外,经鼻蝶垂体手术的围术期管理还包括两个特点:

1. 气道管理　经鼻蝶垂体手术术后急性期易发生气道梗阻,危险因素与手术入路和患者的基础疾病相关。鼻腔、口腔积血和鼻腔填塞物均可能造成堵塞。肢端肥大症和 Cushing 病患者存在口腔解剖结构异常,除造成气管插管困难外,也可导致气道阻塞。这在合并睡眠呼吸暂停综合征的患者尤其危险。术后监测中应给予重视。此外,对经蝶入路患者,放置经鼻气管插管、鼻胃管及经面罩无创正压通气,均属禁忌。

2. 钠水平衡失调　尿崩症多在术后 24 小时内发生,早期诊断是防止高钠血症和脱水的关键。术后早期一般选择去氨加压素静脉注射,每次 1 ~ 4μg。出现高钠血症时应补充水分。部分患者表现为低钠血症,原因多为去氨加压素应用过量,少数情况下是由于抗利尿激素异常分泌综合征。对后者应限制液体入量(500 ~ 1000ml/d),须缓慢纠正低钠血症(<1mmol/h),以避免中枢脱髓鞘。

(周建新)

主要参考文献

[1] Beauregard CL, Friedman WA. Routine use of postoperative ICU care for elective craniotomy: a cost-benefit analysis. Surg Neurol, 2003, 60:483-489.

[2] Bruder NJ. Awakening management after neurosurgery for intracranial tumours. Curr Opin Aanaesthesiol, 2002, 15:477-482.

[3] Himmelseher S, Pfenninger E. Anaesthetic management of neurosurgical patients. Curr Opin Aanaesthesiol, 2001, 14:483-490.

[4] Jaber S, Chanques G, Altairac C, et al. A prospective study of agitation in a medical-surgical ICU: incidence, risk factors, and outcomes. Chest, 2005, 128:2749-2757.

[5] Levy M, Berson A, Cook T, et al. Treatment of agitation following traumatic brain injury: a review of the literature. Neuro Rehabilitation, 2005, 20:279-306.

[6] Lepouse C, Lautner CA, Liu L, et al. Emergence delirium in adults in the post-anaesthesia care unit. Brit J Anaesth, 2006, 96:747-753.

[7] Ellison DH, Berl T. Clinical practice. The syndrome of inappropriate antidiuresis. N Engl J Med, 2007, 356:2064-2072.

[8] National Nosocomial Infections Surveillance (NNIS) System Report, data summary from January 1992 through June 2004, issued October 2004. Am J Infect Control, 2004, 32:470-485.

[9] Tunkel AR, Hartman BJ, Kaplan SL, et al. Practice guidelines for the management of bacterial meningitis. Clin Infect Dis, 2004, 39:1267-1284.

[10] Lim M, Williams D, Maartens N. Anaesthesia for pituitary surgery. J Clin Neurosci, 2006, 13:413-418.

[11] 周建新, 王强, 唐明忠, 等. 神经外科患者脑脊液细菌流行病学和耐药性监测. 中华医院感染学杂志, 2006, 16:154-157.

[12] Chen L, Xu M, Li GY, et al. Incidence, Risk Factors and Consequences of Emergence Agitation in Adult Patients after Elective Craniotomy for Brain Tumor: A Prospective Cohort Study. PLoS One, 2014, 9:e114239.

[13] Li Q, Chen H, Hao JJ, et al. Agreement of measured and calculated serum osmolality during the infusion of mannitol or hypertonic saline in patients after craniotomy: a prospective, double-blinded, randomised controlled trial. BMC Anesthesiol, 2015, 15:138.

第十一篇

重症患者的出凝血障碍

第 73 章

重症患者的出凝血功能评估

重症患者凝血功能障碍常见,并且可以影响预后。有研究发现,40% ICU 的患者存在血小板减少(血小板计数<150×10^9/L),合并凝血时间延长也非常常见。如果入 ICU 时患者的凝血指标明显延长会增加急性肾损伤和多器官衰竭的风险。因创伤入院的凝血功能障碍的患者会出现急性肺损伤的风险增加,导致机械通气时间延长和死亡率增加。

一、凝血机制及凝血功能障碍的原因

正常情况下的出凝血过程受到一些关键因素的影响。当血管壁受损时,血管平滑肌轻度收缩,从而产生剪切力,血管上皮胶原暴露导致 von Willebrand(vWF)和血小板出现反应。在血小板Ⅵ糖蛋白和胶原的相互作用下血小板开始聚集。受到激活的血小板形态会发生改变,伸出伪足增加其表面积以便和其他血小板相接触,同时会释放 α 微粒,致密体和溶酶体,这些成分可以激活凝血从而促进形成"血小板栓子"。这一过程血管内皮暴露的组织因子(tissue factor,TF)会激活Ⅶ因子,从而开始凝血过程。随着 TF 暴露的增加,更多的Ⅶ因子被激活正反馈凝血途径产生关键的凝血酶,凝血酶在将可溶性纤维蛋白原转化成纤维蛋白,加固血小板血栓,从而在血管内形成真正的稳固的血栓。在血栓形成的过程中还受到其他如抗凝血酶,活化蛋白 C 和纤溶酶的反向调节。这当中,纤溶的关键是纤溶酶,内皮细胞分泌的组织纤溶酶原激活物(t-PA)可以激活纤溶酶,但是又受到纤溶酶原激活物抑制因子的对位结合调节。纤溶酶主要作用在纤维蛋白上,也可以水解纤维蛋白原,V 因子,Ⅷ因子和激活补体蛋白 C3。纤溶的过程中纤维蛋白和纤维蛋白原都会逐渐降解成纤维蛋白的代谢产物。

重症患者常由原发病或医源性因素导致凝血功能障碍。最常见的原因包括肾功能损害、肝衰竭、创伤、出血、输液相关的凝血因子稀释、抗凝药、抗血小板药、主动脉球囊反搏、体外膜氧合、血液滤过等。多数上述情况都是后天获得的,但是一旦出现,需要警惕是否有血友病的存在。同时,这些疾病的治疗应该是处理原发病和纠正凝血功能障碍同时进行。

二、血 小 板

通常情况下,我们通过血液凝血或抗凝功能是否完善

对患者的凝血功能进行评估。其中,血小板的作用无疑是非常重要的。英国学者连续观察了 29 个 ICU 的收治患者,发现严重血小板减少(血小板计数<50×10^9/L)的发生率高达 12.4%。如果血小板减少持续超过 4 天,则患者的 ICU 死亡率将增加 4~6 倍。而血小板减少不仅增加了出血风险,而且是 ICU 患者死亡率增加的独立危险因素。值得注意的是,有时血小板减少不仅仅意味着出血风险的增加,同时也带来了血栓发生率的升高,例如肝素相关性血小板减少(HIT)或者 DIC。已知,ICU 患者当中血小板计数<100×10^9/L 的患者的出血风险是(100~150)×10^9/L 患者的 10 倍。随着这个数字的降低,特别是当血小板计数<50×10^9/L 的时候,出血的风险继续增加,而当血小板计数<10×10^9/L 时,自发性颅内出血成为其并发症之一。当血小板计数<50×10^9/L 的时候不主张进行有创操作,而当血小板计数在(50~100)×10^9/L 的时候,不主张进行重要脏器的有创操作。当然,如果同时测量患者的其他凝血因子都是正常的,仅仅是血小板计数不足,这样对有创操作的限制是有些保守了。这个时候,血小板计数>50×10^9/L,外科手术一般不增加出血,而肿瘤患者的研究也显示如果血小板计数>20×10^9/L 甚至只需要>10×10^9/L,不会增加自发性出血的风险。如果是再生障碍性贫血的患者,血小板计数保持在>5×10^9/L 就不增加出血风险。尽管血小板减少会导致出血的风险增加,但是给患者输注外源性血小板仍需慎重。首先,外源性血小板的输注会因为其表面 c-Mpl 受体的原因导致患者自身血小板产生减少,同时还可以抑制肝脏产生的血小板生成素。当然,它也会增加输血相关性感染以及输血相关性急性肺损伤的风险。最后,输注血小板可以明确增加深静脉血栓的发生率。因此,在临床上我们把输注血小板用于活动性出血或者出血高危的患者。

血小板功能障碍常常是由于服用药物、血小板周围环境改变例如肾衰竭或血小板本身缺陷所致。这时全血细胞计数中血小板的数目是正常的。而临床当中患者会表现出黏膜或者皮肤、鼻腔、牙龈出血、月经过多。如果怀疑患者出现血小板功能障碍,则需要做专门的血小板聚集和血栓形成检查。最简单的方法就是做一个出血时间 BT 的检查,在皮肤的固定部位扎一针,然后观察何时止血,既可以判断血小板的功能又可以判断血管壁因素导致的出血。但是 BT 的检查可重复性差、等待时间长,而且敏感性也不

827

好。体外血小板功能检查包括：①血块收缩试验（CRT）：血块收缩时有相应的血清析出，计算占原有血量的百分数；②血小板黏附试验：一定量血液与一定表面积的异物接触后，即有相当数目的血小板黏附于异物表面上，可求出占血小板总数的百分率；③血小板聚集试验：血小板聚集是血小板的主要功能之一，主要有比浊法、剪切诱导血小板聚集测定法、散射性粒子检测法、全血电阻抗法、血小板计数法、微量反应板法等。比浊法是指在血浆当中加入激活剂后血小板发生聚集，同时样本的浑浊度增加，根据其透光后的浊度计算血小板的聚集程度和速度。剪切诱导法是指通过在血样当中旋转细丝的扭力感应的变化，描述血小板聚集，在之后的 TEG 血栓弹力图当中有所描述。散射粒子检测：通过激光（波长 675nm）透射装有样品的比色杯，测量血小板聚集物的散射评价其聚集度。全血电阻抗法是指应用全血血小板聚集仪，通过记录浸泡于血液电极间的微小电流和电阻的变化描绘其聚集曲线，观察体外血小板聚集。

肾衰竭患者的血小板功能障碍不仅仅体现在血小板本身，由于肾衰竭患者促红细胞生成素减少导致红细胞数目下降，血液流变学的作用将血小板推向血管层流中更靠近轴心部位从而错过了和血管上皮细胞接触的机会导致凝血降低。此外，尿毒症还引起 vWF 和 vWF-Ⅷ因子复合物的功能障碍，同样干扰血小板聚集。所以，肾衰竭长期血透的患者一旦出血的治疗是多层面的。包括静脉应用去氨加压素增加内皮细胞Ⅷ因子的释放，静脉应用雌激素促进凝血，甚至在有些患者要输注冷沉淀增加Ⅷ、vWF 和纤维蛋白原的浓度。

三、凝血功能障碍

在临床工作中 ICU 医师不仅仅要判断患者的血小板计数和功能，还需要充分了解凝血因子的作用。凝血酶原时间 PT 和活化部分凝血活酶时间 APTT 就是经常需要参考的两个指标。PT 衡量的是外源性凝血途径当中的凝血因子，主要是Ⅱ、Ⅴ、Ⅶ和Ⅹ因子。PT 延长意味着上述凝血因子的不足，但是它的敏感性并不是很高，只有当单因子数值低于正常值的 50% 的时候才能发现其延长。当然，如果上述因子每个都有轻度下降，PT 也能很敏感。而 APPT 就相应的要敏感得多，它可以反应内源性凝血途径上的凝血因子不足的问题，例如Ⅱ、Ⅴ、Ⅷ、Ⅸ、Ⅺ、Ⅻ高分子量的激肽释放酶和纤维蛋白原。而且，ICU 医师还将其用于普通肝素抗凝效果的监测。如果临床上发现 PT 或 APTT 的延长，有必要行 1∶1 血浆纠正试验。如果试验结果提示正常血浆可以纠正，意味着相应的凝血因子的缺乏。如果纠正试验失败，说明存在着凝血抑制物。需要考虑是否肝素残留或者有狼疮抗凝物等其他获得性凝血抑制因子的存在。

四、纤溶的判断

纤溶的判断也很重要。纤维蛋白降解产物（FDP）是

纤维蛋白和纤维蛋白原分解的产物。不同的是 D-二聚体仅仅来源于已经形成的血栓上的纤维蛋白降解而成。故而，FDP 除了在血栓性疾病（例如，静脉血栓栓塞症 VTE，心肌梗死，DIC）会升高，术后，肿瘤，怀孕的人群也会发现升高。而且由于肝脏清除的下降，在慢性肝脏疾病也常常发现 FDP 的升高。因此 ICU 医师很少考虑 FDP 的检查。而 D-二聚体（高敏感）的检查如果是阴性的话有助于 ICU 医师排除血栓栓塞性疾病。

五、血栓弹力图

除了传统的通过检测血液当中的成分来评价患者的凝血功能以外还有一些其他方法可以帮助我们从另一个角度来评价患者的凝血功能，如血栓弹力图。1948 年 Hartert 尝试将新鲜血注入一个小杯当中，血中放置一根可以测量扭矩的金属丝，小杯缓慢转动，当金属丝上传来的扭矩逐渐增大达到峰值的时候被认为是血液凝块形成，之后扭矩逐渐下降意味着纤溶过程启动。在此过程中监测扭矩变化描绘出图形从而反映血标本的体外凝血纤溶状态。

血栓弹力图检查报告中，R 意味着扭矩从零到有开始出现的时间，从而意味着外源性凝血因子的多寡，最重要的斜率和最大振幅被认为代表着纤维蛋白的水平和血小板数量及功能的综合，故而当怀疑 MA 过低是低纤维蛋白血症所致的时候可以通过补充纤维蛋白原纠正其水平判断问题所在。

目前为止，血栓弹力图已经被证实在创伤后救治，心脏外科手术和肝移植手术当中及时判断凝血功能，特别是低纤维蛋白的价值，可以减少不必要的血制品输注降低费用。而且，血栓弹力图不仅可以用于判断凝血功能低下，还可以用于判断患者是否处于高凝状态，从而预测其血栓栓塞性疾病的风险。但是血栓弹力图也有它的短板，例如无法判断 vWF 的数目或者功能，还有Ⅷ因子，这些因子对于稳定纤维蛋白网状结构至关重要，但是它无法监测到其缺乏。血栓弹力图可以在床旁获得，可重复性好，时间短仅需 30 分钟左右，从而在 ICU 有很好的应用前景。

六、血凝块波形分析仪

血凝块波形分析仪（CWA）的诞生源于传统的对 APTT 的分析流程。最早用光线的透过比来判断 PT 和 APTT 的时间。现在，已经可以用电脑分析血液凝结过程中凝血酶形成时间和纤维蛋白形成过程中光线透过吸收比的图形。从该图形衍生出 10 个参数可用来描述凝血前期；凝血期和凝血后期三个凝血过程。CWA 最早被用于监测 DIC，结果发现和标准的 APTT 监测相比，该方法诊断 DIC 的敏感性 98%，特异性达到 97.6%。此外，该方法还比传统的方法更早发现 DIC，以至于指南当中都有推荐用 CWA 诊断和治疗 DIC。CWA 可以轻松地在床旁发现轻度Ⅻ，Ⅹ，Ⅸ，Ⅶ，Ⅴ和Ⅱ因子的缺乏。还可以区分出甲型血

友病和乙型血友病。甚至有一些专家发现它可以预测脓毒症的严重程度和进程。在这方面,它要优于传统的 CRP 和 PCT 的监测。尽管 CWA 不贵而且也容易在床旁获得,它的缺点也不少。目前为止只有两款软件可以分析其透光吸收率的变化,这些软件需要升级以便更好的描绘出其图形。另一个问题就是在激活过程中使用的试剂是透明、不吸光的,但是如果患者存在高胆红素血症、高脂血症或者溶血,就可能对结果造成影响。

（芮　曦）

第 74 章

获得性出血性疾病

重症患者合并出血相当常见,是病情急剧加重和导致死亡的重要因素,常常需要在明确止血功能障碍的原因之前即给予经验性治疗,以稳定病情和挽救生命。因此,在重症医学临床实践中,及早识别和纠正出凝血异常至关重要。本章重点讨论常常继发于或引发重症的获得性出血性疾病。

一、出血患者的临床和实验室评估及紧急处理原则

约半数以上的 ICU 患者有不同程度的止血功能障碍。据统计,约 16% 的 ICU 患者可因凝血功能缺陷而致出血,血小板减少可见于 1/4 以上的患者。患者的出血表现可从轻度皮肤青紫到各种致死性内脏和颅内的出血。

对可能存在或业已存在出血的 ICU 患者应迅速做出初步评估。首先应简要了解患者出血的诱发因素(如外伤、手术、药物等)、自接触诱发因素至出血的时间、出血的部位和大约出血量、出血既往史和家族史、可能伴发止血异常的疾病(如肝脏和肾脏病史)等。重症患者使用过或正在使用的药物往往较多,现已知许多药物其自身或通过与其他药物的相互干扰止血,需认真甄别。

了解导致患者收入 ICU 的基础疾病对于寻找止血功能缺陷的病因极为重要。例如,存在多器官功能障碍的患者出现了血小板减少,常常提示弥散性血管内凝血(DIC)或血栓性血小板减少性紫癜(TTP)的可能。对于 ICU 长期住院患者新发的血小板减少,需首先除外肝素或其他药物致血小板减少、潜在的全身性感染或菌血症的可能。

系统体检时尤其应仔细查找出血部位并观察其表现。血小板减少或功能异常一般表现为皮肤、黏膜的出血点和紫癜,严重者可出现瘀斑和内脏出血。凝血障碍的皮肤出血以瘀斑居多,还常出现肌肉间和腹膜后的出血,遗传性凝血异常可出现特征性的关节出血。皮肤大片瘀斑主要见于纤溶亢进。多种出血表现并存常提示复合性因素导致的止血功能异常,如 DIC。由此可见,病史和出血表现常可为确定出血性疾病的原因提供依据,并有助于正确选择实验室检查项目。另外,确定是局灶性还是多部位、全身性出血也至关重要。局灶性出血,尤其是局限于手术缝合处或导管口的出血,应首先考虑局部止血不彻底、血管结扎不牢等。

ICU 患者入室时应常规进行血常规、血涂片和凝血象的检测。血小板计数正常可基本排除血小板减少致出血。若血常规回报提示血小板减少,应立即核查一次,包括手工计数,并通过血涂片判断血小板的多少,以确认血小板减少并排除由 EDTA 抗凝剂引起的假性血小板减少症。观察血涂片时还应计数异常和幼稚的血细胞以及破碎的红细胞。凝血象一般应包括凝血酶原时间(PT)、部分活化的凝血活酶时间(APTT)、凝血酶时间(TT)和纤维蛋白原定量(Fibg)。建议有条件的单位同时送检纤维蛋白/纤维蛋白原降解产物(FDP)和 D 二聚体。送检凝血象的血标本最好从外周静脉抽取。若从中心静脉导管取血,需避免肝素混入血标本。

综合分析实验室初筛试验结果(表 74-0-1),结合病史和出血表现,大多情况下可初步判定出血的类型和原因。在分析止血试验结果时,尤其是当结果与临床表现不符时,应首先排除检测误差,例如,当患者红细胞比容 >60% 时,由于血标本中血浆量相对减少,抗凝剂相对增多,可导致 APTT 和 PT 的假性延长,而红细胞比容过低时,抗凝剂相对不足,易出现血标本轻度凝血,也可导致 APTT 和 PT 的延长。标本有溶血或凝血、测定前在室温下放置过久等因素也影响测定结果。此时,需重新检测。另外,如止血功能异常,需动态监测,以判断疗效和预后。其他实验室检查结果,例如肝、肾功能,亦有助于确定止血功能障碍的病因。

ICU 患者常因病情危重需紧急进行各种有创性操作,如中心静脉导管置入术等。研究表明,出血的风险主要取决于操作者操作的熟练程度而不在于患者是否存在凝血功能障碍。因此,对于需要紧急中心静脉导管置入的患者不能为了纠正凝血功能异常而推延,应选择有经验的医师立即进行操作,以免贻误病情。病情稳定、无需紧急置入导管的患者,可在先行纠正凝血障碍 [血小板计数(30 ～ 50)×10⁹/L,APTT 或 PT 小于正常上限的 1.5 倍] 后再进行操作。

对于严重出血的患者,往往需要一边查找出血的原发病因,一边开始经验性替代治疗,以迅速纠正止血功能的异常。如临床拟诊 DIC 或使用了抗血小板药物,应输注血小板,将患者血小板维持在 50×10⁹/L 以上。理论上讲,输注 1 单位机采血小板(>2.5×10¹¹),可使血小板计数升高 50×10⁹/L 左右。对于纤维蛋白原水平 <100mg/dl 的患者,可输注冷沉淀或纤维蛋白原浓集物。当患者 INR>2 或

表 74-0-1　常见出凝血功能初筛试验结果分析

出凝血功能初筛试验结果					常见临床意义
PLT	APTT	PT	TT	Fibg	
减少	正常	正常	正常	正常	各种血小板减少症
正常/轻度减少	正常/轻度延长	正常	正常	正常	血小板功能异常;血管壁异常;血管性血友病;病理性抗凝物
正常	延长	正常	正常	正常	血友病;FXI缺乏;FXII缺乏;血管性血友病;肝素;凝血因子抑制物;抗磷脂抗体
正常	正常	延长	正常	正常	慢性肝病失代偿早期;维生素K缺乏;华法林;FVII缺乏
正常	延长	延长	正常/延长	正常	慢性肝病失代偿;维生素K缺乏;肝素或华法林过量;FV缺乏;FX缺乏;凝血酶原缺乏;凝血因子抑制物;抗磷脂抗体
正常/减少	延长	延长	延长	降低	慢性肝病失代偿晚期;低纤维蛋白原血症;血液稀释;原发性纤溶亢进
明显减少	明显延长	明显延长	明显延长	明显降低	重症肝炎;急性DIC

APTT>1.5 倍延长时,若考虑出血与之有关,应紧急输注 2~4 个单位的新鲜冰冻血浆(FFP)。若 APTT 延长超过 2 倍,至少输注 4 个单位的 FFP。输注血制品后,应复查相关实验室指标,以指导下一步纠正凝血功能障碍的治疗,并有助于观察病情的进展。

二、常见的获得性出血性疾病

（一）血小板减少症　据国外报道,ICU 患者中血小板计数<100×10^9/L 占 25%~38%,血小板计数<10×10^9/L 约为 2%~3%。

1. 药物诱导的血小板减少　是 ICU 患者中获得性血小板减少的常见原因之一。

（1）肝素诱导的血小板减少症(HIT):是使用普通肝素(UFH)或低分子量肝素(LMWH)治疗后出现的一种严重并发症,约 20%~50% 的患者可出现动脉或静脉血栓,具有较高的发病率和死亡率。详见相关章节。

（2）其他药物导致的血小板减少症:除了肝素外,多种药物可通过免疫机制或非免疫机制导致血小板减少症的发生,虽然发生率均低于肝素,但由于 ICU 患者常需联合使用多种药物,故亦应给予足够的重视。可导致重症患者血小板减少的常见药物有:抗心律失常药(普鲁卡因胺、奎尼丁)、抗微生物药(两性霉素 B、利福平、复方磺胺甲基异噁唑、万古霉素)、组胺 H$_2$ 受体拮抗剂(西咪替丁、雷尼替丁)、奎宁、氢氯噻嗪、卡马西平、血小板 GPⅡb/Ⅲa 拮抗剂阿昔单抗、对乙酰氨基酚、非甾体类抗炎药、金制剂。

若怀疑血小板减少为药物所致,应停用所有可疑药物。由于 ICU 患者病情危重,常同时使用多种药物,因此该措施往往难以实行。此时,可首先停用血小板减少 1 周内最可能的可疑药物。对于暂时无法停用的药物,可换用其他类别的有效药物替代,如使用质子泵抑制剂替代组胺 H$_2$ 受体拮抗剂。若没有替换的药物而该药又无法停用,只能予血小板输注支持,直到患者可以停用该药。

多数药物导致的血小板减少在停用药物后可自行恢复。静脉丙种球蛋白、皮质激素对加速免疫机制导致的血小板减少症的恢复、减轻出血有一定作用。

2. 妊娠合并血小板减少　在妊娠期间的各种血小板减少症中,最常见的是妊娠血小板减少症,占 70% 左右,其次为各种妊娠高血压疾病,约占 20%,特发性血小板减少性紫癜(ITP)仅占 5% 左右。

（1）妊娠血小板减少症:发病机制不详。血小板大多轻度减少,一般在 70×10^9/L 以上,非妊娠期间无血小板减少史。若血小板<70×10^9/L,难以与轻型 ITP 鉴别。血小板减少大多出现于孕晚期,不伴有胎儿血小板减少,产后 6 周内血小板计数自然恢复正常,故大多无需治疗。

（2）妊娠 ITP:妊娠本身一般不会引起 ITP。若妊娠前已存在 ITP,妊娠后是否会加重说法不一。据报道,ITP 患者妊娠期加重的百分率约在 3%~30%。约 80% 的妊娠 ITP 为慢性型,大多无出血表现,少数(20%~30%)有轻微鼻出血、皮肤出血点及瘀斑,颅内出血的发生率 1%~3%。产后出血的发生率不足 10%。

妊娠 ITP 的治疗指征取决于血小板计数和出血程度。如果血小板计数一直大于 50×10^9/L,或孕早、中期血小板(30~50)×10^9/L,但无出血表现,可以观察。若血小板<30×10^9/L,或孕晚期血小板在(30~50)×10^9/L,或无论血小板多少,有出血表现,应治疗。最常用的药物为皮质激素。激素无致畸作用,但妊娠期长期大剂量应用可致胎儿宫内生长受限、过期妊娠、胎膜早破至早产或免疫抑制致感染率增加等。对母亲而言,激素可能会介导或促发妊娠糖尿病和产后精神异常。严重血小板减少(<10×10^9/L)可输注静脉免疫球蛋白(IVIg),对母婴均安全。免疫抑制剂,包括 CTX、VCR 和硫唑嘌呤对胎儿有害,为相对禁忌。不主张采用雄激素类药物和脾切除。妊娠早期切除脾脏

有流产的危险,妊娠后期由于子宫明显增大,加大了切脾的难度,增大了早产的危险。脾切除仅适用于孕中期激素和 IVIg 治疗无效、血小板<10×10⁹/L 伴明显出血的孕妇。推荐脾切除前 2 周接种肺炎球菌疫苗。血小板输注一般仅作为剖宫产术前和术后的支持疗法。

一般认为,遇下述情况应考虑终止妊娠:①孕早期血小板计数即持续<30×10⁹/L;②出血较重;③孕早期即需较大剂量激素治疗;④需较长时期激素维持治疗且剂量大于 20mg/d。至于采用何种分娩方式,需酌情而定。一般情况下,血小板≥50×10⁹/L,可待足月后自然阴道分娩,分娩中尽量避免产钳或负压吸引。若血小板<50×10⁹/L,或有严重出血的孕妇,待胎肺成熟后输注 IVIg 和激素提升血小板后行剖宫产,必要时补充血小板。也有报道称若无其他止血功能异常,自然分娩的血小板最低值设在>30×10⁹/L 是安全的。

(3) 伴有血小板减少的各种妊娠高血压疾病:包括 HELLP 综合征、妊娠急性脂肪肝(AFLP)和血栓性血小板减少性紫癜(TTP),同属微血管血栓形成性疾病,详见有关章节。

3. 输血后紫癜　输血后紫癜(PTP)是输血引起的急性、免疫性和暂时性血小板减少综合征。本病的发生主要与血小板特异性抗原 PLA1 有关。约 98% 的正常人 PLA1 阳性,而大多数输血后紫癜的患者 PLA1 为阴性。本病多发于有过妊娠的妇女和过去有输血史的患者,约在输血后 1～2 周内发生。患者体内大量的抗 PLA1 抗体导致自身血小板和输入的同种血小板破坏增加,引起严重的血小板减少,血小板计数可于 12～24 小时内从正常下降至 10×10⁹/L 以下。患者在输注血小板时常出现严重的输血反应,如畏寒、高热甚至休克等。其治疗包括肾上腺皮质激素、静脉免疫球蛋白及输血治疗,少数患者需要血浆置换。本病多为自限性,血小板多可在数周至 1 个月内恢复正常。对于有该病史的患者,再次输注血制品时应选用洗涤红细胞和 PLA1 阴性的血小板。

4. 血行性感染　血小板减少是血行性感染常见的表现。此时,血小板减少除了可能与弥散性血管内凝血(DIC)或免疫性血小板破坏增多有关外,现在认为还存在另一种机制,即炎性细胞因子(主要是单核细胞集落刺激因子)介导的噬血细胞增多症。有研究称经骨髓检查,血行性感染患者伴有噬血细胞增多症者达 60%～70%,与没有噬血细胞增多的患者相比,这些患者的血小板计数降得更低,血清铁蛋白和乳酸脱氢酶升高得更明显,患者易进展到多器官功能衰竭(MOF),死亡率也较高。

(二) 血小板功能异常　在重症时,血小板功能异常大多与血小板减少和(或)凝血异常并存,单纯获得性血小板功能异常很少引起出血。

1. 抑制血小板功能的药物　药物是获得性血小板功能异常的最常见原因。一些非甾体类抗炎药(阿司匹林、吲哚美辛、保泰松和布洛芬等)和肾上腺糖皮质激素可通过阻断血小板合成前列腺素而抑制血小板功能。阿司匹林(乙酰水杨酸)能不可逆地抑制血小板的环氧化酶,使之乙酰化。服用 1 片 300mg 的阿司匹林或小剂量阿司匹

林服用数日即可使受累血小板的功能终生受到抑制,因此,停药后药物作用仍可持续 7 天左右。其他非甾体抗炎药只是竞争性抑制环氧化酶而非使其乙酰化,故对血小板功能的抑制较轻,停药后作用很快消失。噻氯匹啶和氯吡格雷选择性和不可逆地抑制 ADP 受体的 P2Y12 亚型,故停药后作用也持续 5～7 天。血小板 GPⅡb/Ⅲa 拮抗剂,如阿昔单抗(abciximab),停药后药物的持续时间较长。双嘧达莫、咖啡因和氨茶碱通过抑制磷酸二酯酶抑制血小板的功能。内酰胺类抗生素(青霉素和头孢菌素类)通过干扰血小板激动剂与其受体的相互作用,剂量依赖性抑制血小板功能,并致出血倾向,停抗生素后血小板功能异常仍可持续 2～3 天。肝素可抑制血小板的强激动剂凝血酶的生成,故在抑制凝血的同时,也抑制血小板功能。扩容剂右旋糖苷和羟乙基淀粉可诱发获得性血管性血友病(vWD),削弱血小板的黏附和聚集功能。溶栓剂促发大量纤溶酶的生成,纤溶酶除了降解纤维蛋白、纤维蛋白原和凝血因子,还可裂解血小板 GPⅠb 和 GPⅡb/Ⅲa。纤维蛋白和纤维蛋白原降解产物(FDP)也具有抑制血小板聚集的作用。其他抑制血小板功能的药物还有心血管药物(硝酸甘油、普萘洛尔、硝普钠、维拉帕米和硝苯地平等)、局麻药、抗组胺药和三环类抗抑郁药等。乙醇和海洛因对血小板功能也有抑制作用。

上述药物对血小板的抑制作用大多可通过体外 ADP、胶原和(或)肾上腺素诱导的体外血小板聚集试验来检测。

药物引起血小板功能降低而导致出血时首先应停用或换用药物。有些药物停用后作用消失较缓,若遇严重出血,可输注血小板和给予抗纤溶药。不主张无出血的患者预防性输注血小板。

2. 体外循环　体外循环后几乎所有患者均出现出血时间延长,大多伴有出血。其原因除血小板减少外,还包括血小板功能异常。血流通过体外氧合器时,血小板在剪应力作用下丢失了膜上的糖蛋白(GPⅠb、GPⅡb/Ⅲa 等)。手术中活化的纤溶酶也可裂解血小板膜糖蛋白。流经体外循环时血小板被活化,释放出贮存颗粒。失颗粒的血小板回到血液循环后功能减弱。体外循环引起的血小板功能异常为一过性的,大多无需特殊处理。

3. 抗血小板自身抗体　除了引起血小板减少外,还可抑制血小板的功能,且对血小板功能的抑制作用可以出现在血小板减少前。体外实验表明,从患者血小板上洗脱下来的 IgG 可抑制正常血小板的聚集。治疗主要针对原发病。

4. 原发血液病　急性髓细胞白血病、骨髓增生异常综合征和骨髓增殖性疾病(尤其是原发性血小板增多症和骨髓纤维化)的患者常有血小板功能的异常,可能与血小板膜受体和细胞内信号传导的异常有关,偶有报道称这些患者伴有获得性血管性血友病和巨大血小板综合征。骨髓增生性疾病除了血小板功能异常致出血,还可因高细胞致血栓形成,后者更为常见。多发性骨髓瘤和 B 细胞肿瘤也可伴有获得性血小板功能异常。M 蛋白作用于血小板 GPⅠb 和 GPⅡb/Ⅲa 可分别引起获得性血管性血友病和

血小板无力症。但若为华氏巨球蛋白血症和 IgM 型 M 蛋白,尤其是血浆 M 蛋白水平过高时,出血主要归因于血浆黏滞度的升高。

(三) 凝血功能异常　许多疾病可伴有获得性凝血功能的异常。与遗传性凝血性疾病不同的是,获得性凝血性疾病往往同时有几种凝血因子的异常,常合并血小板数目和功能的异常或血管壁的异常,也可因血液中存在抗凝物质所致。

1. 肝素过量　肝素常用于血栓栓塞的预防和治疗以及体外循环系统的抗凝,出血是其最常见的并发症,往往与药物过量或使用方法不当有关。

肝素有未分组肝素(UFH)和低分子量肝素(LMWH)两种。UFH 的血浆平均半寿期 1 ~ 2 小时,停药后作用持续 4 ~ 6 小时。在炎症状态下,大量形成的急性相蛋白与 UFH 结合,可加快其清除。UFH 过量引起出血时如出血量不大,可仅停用肝素。如出血严重,先估计一下患者循环中残留的肝素量,然后按每 1mg 肝素给予 1mg 鱼精蛋白来对抗肝素的作用。

LMWH 较少与血浆蛋白结合,主要经肾脏排泄,故半衰期较长。不同产品的半衰期差异较大,最长可达 15 小时。肾功能不全者需减量使用。若过量,不能被鱼精蛋白完全中和。

以下几点有助于减少出血并发症:①掌握适应证,在颅脑手术、脑出血、严重高血压、活动性溃疡病、有遗传性出血性疾病和出血倾向、严重肝、肾、心功能不全、血小板严重减少等情况下应慎用;②尽量采用持续静脉输注给药,而不宜采用分次给药;③以全血凝固时间(凝血时间)或活化的部分凝血活酶时间(APTT)监测抗凝效果,并据此调整剂量;④尽量不合用阿司匹林;⑤肝素抗凝期间尽量避免肌内注射。

2. 维生素 K 缺乏　F Ⅱ、Ⅶ、Ⅸ、Ⅹ 均在肝脏合成,这些蛋白质在翻译后的 γ-羧基化中需要维生素 K。当维生素 K 缺乏时,虽然这些蛋白的血浆水平接近正常,但是功能严重受损,不能与细胞的磷脂表面结合,故不能有效地参与凝血。

维生素 K 的体内贮存量有限。含绿叶蔬菜的正常饮食每日可提供 300 ~ 500μg 维生素 K,足以满足成人每日 1μg/kg 体重的需求。另外,正常胃肠道菌群合成的维生素 K 也提供每日所需。故营养缺乏或肠道灭菌单一因素极少引起伴有严重出血的维生素 K 缺乏。一般只有当维生素 K 的日摄入量<20μg 时才有可能引起明显的低凝血酶原血症。

长期禁食、口服新霉素或静脉使用广谱抗生素均因维生素 K 的摄入量减少引起维生素 K 的缺乏。这些患者有时可突然出现凝血功能的异常,如术后出血不止,常常会与 DIC 混淆。有些第三代头孢菌素除了通过清除肠道菌群减少维生素 K 的摄入以外,还可通过其具有的 N-甲硫四唑侧链直接影响维生素 K 的作用。后种作用对于维生素 K 水平处于低限的患者尤为重要。

胆道梗阻,无论是肝内还是肝外梗阻均可致维生素 K 的缺乏。维生素 K 是一种脂溶性维生素,胆道梗阻时或胆

道引流、造瘘后及服用考来烯胺散由于肠腔内胆盐缺乏可在影响脂肪吸收的同时减少维生素 K 的吸收。各种吸收不良性疾病,如回肠疾病、肠瘘、溃疡性结肠炎、节段性肠炎、广泛小肠切除、慢性腹泻等均可伴有维生素 K 缺乏症。

维生素 K 缺乏的实验室检查特征为 PT 延长。如果 PT 延长到正常值的两倍以上,患者会出现瘀斑、牙龈出血、血肿、血尿或黑粪等出血表现。

注射 10 ~ 20mg 维生素 K_1 可在 12 ~ 24 小时纠正因维生素 K 缺乏所致的出血。紧急情况下可输注凝血酶原复合物(PCC,含凝血因子 Ⅱ、Ⅶ、Ⅸ、Ⅸ)或新鲜冰冻血浆(FFP),快速补充所缺乏的凝血因子。

正在使用广谱抗生素的衰竭患者应常规每周补充 5 ~ 10mg 维生素 K。禁食达数日以上的患者因为易出现维生素 K 缺乏应经肠外途径给以维生素 K_1。尿毒症或恶性疾病的患者仅由于摄入不足便可出现维生素 K 缺乏,也应适量补充。脂肪吸收不良的患者应常规补充维生素 K_1,以预防缺乏。

出血倾向严重的患者禁忌肌内注射,可静脉输注维生素 K_1。由于维生素 K 有出现过敏反应的可能,静脉输注的速度不宜过快。

3. 香豆素类抗凝药过量　华法林可竞争性抑制维生素 K 的作用,使依赖维生素 K 的凝血因子活性降低,从而起到抗凝作用。现在普遍采用 PT 的国际标准化比值(INR)来监测口服华法林的效果,一般应使其维持在 2.0 ~ 3.0 为宜。华法林治疗后的 INR 值在 ICU 患者受到多种因素的影响,如患者的营养状态、合并用药、伴随疾病等,其抗凝疗效常常难以准确预测。因此,简便可行的方法就是换用肝素抗凝。

华法林过量可引起出血,以瘀斑、牙龈出血、轻微外伤后出血为多见,严重者有胃肠道或生殖泌尿道出血、外伤后血肿及颅内出血的危险。应视出血的程度给予处理。轻度出血可暂时停药直到 INR 恢复到目标值范围。如严重出血,如内脏出血和颅内出血,应立即拮抗华法林的抗凝效应,恢复患者正常的止血功能。可输注 PCC(10 ~ 20u/kg)或 FFP(10 ~ 20ml/kg),并同时静脉给予维生素 K 10mg。

没有出血表现的华法林过量患者,如 INR<5,可仅暂时停用华法林或降低华法林剂量;如 INR 在 5 ~ 9 之间,可停用数日的华法林,待 INR 回落到预期值时恢复给药。若患者存在严重出血的潜在危险,应口服或静脉给予小剂量的维生素 K(1 ~ 2.5mg),加速 INR 的回落;如 INR>9,可口服 5 ~ 10mg 维生素 K(INR 多在 24 ~ 48 小时内出现下降);如虽无出血表现,但因治疗需要(如紧急手术或侵入性操作)需立即使 INR 恢复正常,可输注 PCC 或 FFP,静脉注射 5 ~ 10mg 维生素 K(在 6 ~ 8 小时内 INR 可下降)。

4. 鼠药中毒　抗凝血类灭鼠药以其对鼠类适口性好、毒力具有选择性和有特效解毒剂的优点,目前已取代了神经毒性的"毒鼠强"。这一类灭鼠药按化学结构可分为茚满二酮类(敌鼠、氯敌鼠)与香豆素类(溴敌隆、大隆)。香豆素类灭鼠药与华法林结构相似,但其脂溶性更好、与肝组织的亲和力更高及体内排泄时间更长。其中溴

敌隆的作用强度为华法林的100倍，半衰期可长达24天，故被称为"超级华法林"，它除了抑制肝脏合成维生素 K 依赖性凝血因子外，还直接损伤毛细血管壁，增加管壁的通透性和脆性。这类药物有蓄积作用，潜伏期比较长，出血大多于食后第3~7天才出现，而且内脏出血的比例也高于华法林过量。维生素 K_1 是治疗香豆素类灭鼠药中毒的特效药物。以溴敌隆中毒为例，由于中毒后维生素 K_1 不能再生成，而每一步羧化反应均需要一个新的维生素 K 分子，因此治疗严重中毒病例常常需要静脉大剂量维生素 K_1（40~800mg/d）。疗程取决于出血何时终止、PT 何时恢复正常和停用维生素 K 后病情是否反复，个别患者的用药时间需数月。

5. 肝移植术　常并发严重的出凝血异常，处理是否得当关系到移植的成败。在肝移植过程中，无肝前期（手术开始至病肝切除前）的凝血异常与术前差异不大，出血主要与患者自身肝脏功能失代偿有关。无肝期（病肝切除至供体肝的大血管吻合前）所有在肝脏合成的凝血因子和抗凝蛋白均停止合成，肝脏的清除功能也消失，体内出现低凝状态，易发生出血。新肝期（供体肝植入的最初数小时内）情况比较复杂，一方面由于供体肝脏不能有效地清除活化的凝血因子，内皮细胞的损伤导致大量促凝物质的释放，常诱发肝微小动脉的血栓形成。另一方面，由于供体肝脏合成凝血因子的功能尚不健全，清除肝素类物质的能力较弱，供体肝脏因缺血损伤，释放出大量 t-PA，使体内的低凝状态降至最低点，而纤溶功能却出现亢进，极易发生严重出血。出血的发生和严重程度在很大程度上取决于供者肝脏的质量及运输过程中的保存情况。在上述各期，血小板计数通常较低，也是出血的原因之一。一般供体肝脏移植后1~3天，凝血活性和纤溶活性可恢复正常，血小板计数也逐渐恢复，但抗凝蛋白（AT、PC 和 PS）的恢复则仍需数日。在此阶段，机体转入相对高凝状态，肝动脉血栓形成的危险性陡增。

以上说明在肝移植围术期的不同阶段，出血的原因不完全相同，还掺杂血栓形成的高危险，应根据各阶段的临床表现和实验室检查结果，给予针对性处理。例如，适时、适量补充血液成分，合理使用止血药物。必要时还需给予肝素等，预防血栓形成。除了血小板、凝血因子和新鲜血浆外，重组人凝血因子Ⅶ（rhFⅦ）是近年来得到认可的治疗肝移植围术期出血的有效制剂。rhFⅦ 在体内形成 FⅦ-TF 复合物，直接激活 FX，促进凝血。在血小板明显减少和功能缺陷情况下，rhFⅦ 也显示出良好的止血效果。

6. 获得性抗凝物质　又称获得性凝血抑制物、病理性凝血抑制物或循环抗凝物，是指能使某一凝血因子失活或者在纤维蛋白形成过程中干扰多种凝血因子相互作用的病理性物质。获得性抗凝物质通常为免疫球蛋白，即可为凝血因子缺乏患者替代治疗后产生的抗体，也可为自身抗体，后者常伴发于自身免疫性疾病。获得性抗凝物质也可见于无基础病变者。最常见的获得性抗凝物质为 FⅧ抑制物。

血友病 A 患者在反复输注 FⅧ后可出现 FⅧ抑制物，即抗 FⅧ抗体。抗 FⅧ抗体与 FⅧ相互作用，阻断 FⅧ与磷脂的结合，从而影响 FⅧ在凝血过程中所起的辅因子作用。血友病 A 患者产生抗 FⅧ抗体后出血发作的频率及部位一般无改变，只是出血比以前严重，关节出血仍是最突出的表现。血友病 A 患者经输注 FⅧ疗效较前明显降低时应想到抗体的存在。确诊靠实验室检查。有抗 FⅧ抗体存在时，患者血浆中加入等量的正常人血浆不能完全纠正 APTT 的延长。怀疑存在抗体后应进行抗体滴度测定，一般以 Bethesda 单位表示。当抗体滴度较低（5~10 Bethesda 单位以下）时可加大输注入 FⅧ浓缩物的剂量。如效果不佳，可输注 PCC 或 rFⅦa，"绕过"内源性凝血途径，促进凝血。对于抗体滴度较高的患者，在应急情况下，如大的血肿和需手术时可采用血浆置换去除抗体，然后输注 FⅧ，以取得有效止血。

FⅧ自身抗体主要见于成人，多数患者发病时年龄在50岁以上。男女发病率大致相同。常见于患有免疫性疾病的患者、怀孕或产后妇女、使用青霉素等药物和无明显原发病的老年人。约一半患者在确诊时有明确的相关性疾病，其中较常见的有类风湿关节炎（占15%）、系统性红斑狼疮（占10%）和围产期（14%）。FⅧ自身抗体于产后完全消失的妇女再次怀孕时一般不再出现。FⅧ自身抗体的发病机制尚不清楚，可能是由于免疫系统功能失调，出现异常淋巴细胞克隆，产生抗自身 FⅧ的抗体。抗体多为 IgG，偶为 IgM。患者以往大多无出血倾向，常因出现大的血肿或瘀斑或轻微创伤后出现严重的肌肉内出血而就诊。与血友病相比，关节出血、严重的颅内出血和腹膜后出血较少见。FⅧ自身抗体的实验室检查与血友病 A 抗 FⅧ抗体相似。值得一提的是 FⅧ自身抗体患者严重出血时血浆 FⅧ活性常常仍在 2%~5%，而抗体滴度可高达 10~500 Bethesda 单位。因此，能够测到血浆 FⅧ并不能排除有高滴度 FⅧ自身抗体的可能。与血友病 A 患者抗 FⅧ抗体相比，FⅧ自身抗体对各种治疗的反应有所不同。由于一般不具有免疫回忆反应，FⅧ自身抗体阳性者输注 FⅧ后一般不出现抗体滴度的明显升高，大多能取得良好的治疗效果。免疫抑制治疗的疗效也优于血友病 AFⅧ抗体阳性者，尤其是自身抗体滴度较低时。最常用的药物有泼尼松（1~2mg/kg）、环磷酰胺（50~100mg/d）或硫唑嘌呤（100~200mg/d）。泼尼松合用环磷酰胺或硫唑嘌呤效果更佳。静脉输注丙种球蛋白对部分患者有效。输注丙种球蛋白数天后 FⅧ自身抗体的滴度下降。此作用的机制尚不清楚，可能是正常人血浆中的 IgG 具有中和 FⅧ自身抗体的功能。环孢素 A 和抗 CD20 单克隆抗体可试用于其他治疗无效者。此外，FⅧ自身抗体阳性的患者生成、贮存、释放 FⅧ和血管性血友病因子（vWF）的功能仍正常，因此，对于抗体滴度较低的患者可试用 DDAVP。DDAVP 可促使 FⅧ释放入血，一过性升高血浆 FⅧ水平。当出血压迫血管或神经时应慎用外科解压术，以免引起难以控制的出血。

抗 FIX 和抗 FXI 的自身抗体报道较少。抗 FⅦ自身抗体的报道更少，截至目前不足 10 例。

类肝素抗凝物是另一类抗凝物质，它具有硫酸肝素的物理和生化特点，以蛋白聚糖形式出现于循环中。一般仅见于恶性疾病,其中多发生于多发性骨髓瘤。虽然它并不多见,但可引起静脉穿刺、活检或手术伤口处严重出血,严重者可危及生命。循环中存在类肝素抗凝物时,TT 延长,正常人血浆不能使之纠正,而硫酸鱼精蛋白可纠正之。爬虫酶时间正常或轻度延长。治疗上可给予鱼精蛋白,常可取得较好效果。治疗原发恶性疾病则是控制轻度出血的最佳方法。

(四) 多种止血机制异常并存

1. 弥散性血管内凝血(DIC)　DIC 不是一个独立的疾病,而是继发于不同疾病的临床病理综合征。其基本特征是由于病理性凝血酶和纤溶酶的大量生成,导致广泛的微血栓形成、出血及脏器功能不全。临床上血栓形成或出血及其程度取决于凝血酶和纤溶酶活性之间的平衡。

DIC 的病因很多,发病机制也往往是多种机制的组合。

感染性疾病为导致 DIC 的最常见病因之一。常见的细菌感染包括脑膜炎双球菌、绿脓杆菌、大肠杆菌等革兰阴性菌和金黄色葡萄球菌、肺炎双球菌、溶血性链球菌等革兰阳性菌的感染,尤其合并血行性感染。病毒感染见于重症肝炎、流行性出血热、巨细胞病毒感染等。疟疾、钩端螺旋体病等寄生虫病,组织胞浆菌病及其他深部真菌感染等也可诱发 DIC。革兰阴性菌的内毒素、革兰阳性菌的黏多糖、病毒及其抗原-抗体复合物可损伤内皮细胞,使内皮下胶原等结缔组织暴露,激活凝血的接触系统,使血管的通透性增加,降低血压。受损的内皮细胞还释放组织因子,启动外源性凝血途径。组织因子还是一种促炎因子,可介导细胞因子如 IL-6 的表达,加剧炎症反应,而炎症反应又反过来促进高凝倾向,例如,肿瘤坏死因子(TNF)可抑制内皮细胞表面表达抗凝蛋白,如使凝血调节蛋白和硫酸乙酰肝素蛋白聚糖的表达减少。在内毒素和炎性细胞因子的刺激下,单核细胞和巨噬细胞表面也可表达组织因子,这在脑膜炎双球菌诱发 DIC 中起着重要作用。

产科意外为 DIC 的又一常见原因。羊水栓塞、胎盘早剥、前置胎盘、死胎滞留时来自羊水、胎盘及死胎的组织凝血活酶及其他酶类物质释入母体血液循环可激活外源性凝血系统。羊水中除了含有组织凝血活酶外还含有直接激活 FX 的物质,故可迅速导致 DIC 的产生。羊水栓塞肺微循环后还可诱发内皮纤溶酶原活化物活性。感染性流产及妊娠中毒症引起 DIC 可能与感染、缺氧时内皮细胞损伤有关。天花粉、高渗盐水引产也可因坏死的蜕膜组织释放出的组织因子进入母体循环而诱发 DIC。

肿瘤和白血病合并 DIC 以前列腺、胰腺、胃肠道和肺的肿瘤以及急性早幼粒细胞白血病为多见。瘤栓、肿瘤坏死组织和肿瘤细胞分泌的各种酶类物质、早幼粒细胞中的颗粒成分均具有组织凝血活酶特性,可激活外源性凝血系统,诱发 DIC。肿瘤的新生血管由于内皮结构异常也可激活凝血系统。此外,各种黏液腺癌的黏蛋白中含唾液酸,可非酶性直接激活 FX。胰腺癌胰管梗阻时可释放具有凝血酶或 Xa 活性的胰蛋白酶。前列腺癌和早幼粒细胞白血病时还同时有纤溶系统的激活。

外伤尤其是严重挤压伤、骨折、大面积烧伤、毒蛇咬伤、前列腺、胰腺、肺及颅脑手术等,由于大量组织凝血活酶释入血液循环,可激活凝血系统。蛇毒中含有直接激活 FX 的蛋白酶。

溶血性输液和输血反应、阵发性睡眠性血红蛋白尿等,由于发生血管内溶血,大量的红细胞破坏后释放出 ADP 和磷脂,激活凝血过程。

严重肝病,如急性肝功能衰竭、梗阻性黄疸等,由于肝脏不能清除激活的凝血因子,凝血因子和抗凝血酶Ⅲ的合成减少,可诱发 DIC。

血管疾病,如巨大海绵状血管瘤、主动脉瘤等由于凝血因子在局部大量激活和消耗,可出现 DIC,但大多为慢性过程。

急性出血性坏死性胰腺炎时胰蛋白酶逸出可直接激活凝血酶原等凝血因子。急性心肌梗死、休克、心脏骤停等可因低氧血症、酸中毒使内皮细胞受损而启动凝血过程。

无论何种病因引起的 DIC,凝血酶和纤溶酶的过度生成为其共同特征。DIC 的临床和实验室表现反映着凝血酶和纤溶酶的综合作用。因此,有典型的临床表现,又同时有凝血酶和纤溶酶生成的证据应考虑 DIC,反之,无凝血酶和纤溶酶生成的证据则不支持 DIC 的存在。凝血酶或纤溶酶生成的程度取决于诱发 DIC 的病因、原发病的缓急和机体对活化的凝血和纤溶产物的清除。

凝血酶从纤维蛋白原上裂解出两分子的纤维蛋白肽 A 和两分子的纤维蛋白肽 B,使纤维蛋白原转变为纤维蛋白单体。故临床上,纤维蛋白原浓度降低,纤维蛋白肽 A 水平升高。纤维蛋白单体可相互聚合成纤维蛋白,也可与 FDP、纤维蛋白原或其他蛋白结合,以可溶性纤维蛋白单体的形式循环于血中。凝血酶可使血浆和血小板的 FXⅢ (纤维蛋白稳定因子)转化为活性形式,后者可使纤维蛋白彼此交联形成不可溶的纤维蛋白,在微血管内广泛沉积形成弥漫性微血栓。FXⅢ也可使纤维蛋白与纤维连接蛋白交联,继而从循环中清除出去。凝血酶可激活 FV 和 FⅧ,对凝血酶的进一步生成起着放大效应。凝血酶还可激活蛋白 C(PC)。PC 为体内的天然抗凝物,活化的蛋白 C (APC)可灭活 FVa 和 FⅧa,间接抑制凝血酶的生成。APC 也可直接刺激纤维蛋白溶解。低浓度的凝血酶可与血小板结合,使之发生形变、聚集和分泌,导致其功能缺陷。聚集的血小板被清除出血液循环,引起血小板减少。凝血酶还可引起血小板膜磷脂蛋白(血小板第 3 因子)的暴露和血小板内的 FV 释放,加速血小板上凝血酶的生成。凝血酶趋化中性粒细胞,使之与内皮细胞黏附,增加内皮细胞的通透性。凝血酶可促使内皮细胞合成组织因子和 IL-1,可刺激内皮细胞释放血小板活化因子(PAF)、vWF 和前列环素(PGI$_2$)。凝血酶还可刺激内皮细胞释放组织型纤溶酶原结合物(tPA)和纤溶酶原活化物抑制物-1 (PAI-1),这可能与继发纤溶的始动有关。凝血酶还抑制单核巨噬系统对活化的凝血因子的清除。

在凝血酶大量生成的同时,纤溶系统被激活,纤溶酶大量生成,导致继发性纤溶亢进。在 DIC 始动因素作用下,中性粒细胞和血管内皮细胞中的纤溶酶原活化物被释放出来,激活纤溶系统。组织型纤溶酶原活化物(tPA)和尿激酶(uPA)可直接使纤溶酶原转化为纤溶酶。FⅫa或激肽释放酶也可起此作用,但比前者弱得多。纤溶酶降解纤维蛋白原和纤维蛋白生成纤维蛋白(原)降解产物(FDP)。FDP具有强大的抗凝作用,如与纤维蛋白单体结合,影响纤维蛋白的聚合;抑制血小板的聚集;被覆在血小板表面引起血小板功能的缺陷。纤溶酶还降解FⅤ、Ⅷ、Ⅸ和高分子量激肽原。通过降解血小板糖蛋白Ⅰb和释放糖盏蛋白干扰vWF的黏附功能。

由于病理性凝血酶和纤溶酶的大量生成,DIC特异性表现为广泛微血栓的形成伴受累脏器的功能障碍和凝血因子、血小板大量消耗及纤溶亢进引起出血。

微血栓栓塞出现于DIC早期。但由于其表现缺乏特异性,或在急性DIC时持续时间短,或被归因于原发病所致,往往不引起临床医师的重视。实际上,微血栓的广泛形成(并非出血)才是导致组织缺氧及脏器功能不全的首要原因。由于微血栓形成而致脏器功能不全的发生率依次为:皮肤、肺、肾、垂体、肝、肾上腺、心脏、脑。微血栓形成的后果取决于受累脏器及其程度。如:皮肤和黏膜微血栓表现为血栓性坏死;肺微血栓形成可出现呼吸困难、低氧血症,甚至ARDS;肾受累后轻则出现蛋白尿、少尿,重则出现尿闭及肾衰竭;肝脏受累可出现黄疸和肝功能损害;肾上腺微血栓形成可引起休克,尤其多见于暴发性流脑;脑微血栓形成可致神志不清、昏迷。

微血栓的形成大量消耗凝血因子、抗凝蛋白和血小板,当机体失代偿时,疾病便进展到低凝和纤溶亢进阶段,出血在所难免。大多为全身性多部位出血,常无法用原发病解释。最常见的是皮肤、黏膜出血,表现为出血点、紫癜。纤溶亢进时皮肤可出现大片瘀斑。穿刺部位和手术创口持续渗血也很常见,而且往往是使临床医师想到DIC的首发表现。深组织出血包括呕血、便血、咯血、血尿、阴道出血和颅内出血,以颅内出血最为严重,常在短时间内危及生命。

由于微血管内广泛血栓形成,红细胞在通过时因受到挤压而发生变形、破碎,最终在流经脾脏时被清除。严重溶血可导致贫血,称为微血管病性溶血性贫血。

DIC还可出现发热、低血压、低氧血症、休克以及原发病的各种表现。原发病的表现有时可与DIC的症状和体征相混淆,故对易引起DIC的疾病应强调常规进行DIC的监测。

根据起病的缓急和临床表现,临床上将DIC分为急性和慢性两型。急性DIC起病较急,多见于羊水栓塞、胎盘早剥、严重感染、溶血性输血反应和严重创伤或大手术,可在数小时至1~2天内发病,病情凶险,往往很快进展到消耗性低凝期和纤溶亢进期,可有广泛和严重的出血,常伴有短暂或持续血压下降,死亡率较高。慢性DIC多见于肿瘤、死胎滞留等,起病较慢,可于数天甚至数周后发病。临床上以血栓栓塞为多见,而早期较少有出血表现。

以往的研究表明60%以上的急性DIC患者PT延长。但现在普遍认为APTT比PT更为敏感。急性DIC时纤维蛋白原水平<150mg/dl者占70%。但纤维蛋白原正常不

能轻易排除诊断,因为纤维蛋白原为急性相反应蛋白,可因为DIC原发病而增高。当怀疑DIC时,若纤维蛋白原从极高水平骤降至正常低值对诊断有帮助。相反,纤维蛋白原水平极低也并非DIC的特异性诊断指标,因为有些疾病,例如肝脏疾病的晚期,可出现低纤维蛋白原血症。血小板降低见于90%以上的急性DIC,尤其是短时间内血小板进行性降低时应高度怀疑DIC。虽然这四项检查并不具DIC特异性,但如果四项检查均异常,又有DIC的原发病因和典型的临床表现,DIC的诊断基本成立。

目前国内临床上常用的其他DIC试验包括主要反映凝血酶生成的试验3P实验和纤维蛋白单体(FM)测定,主要反映纤溶酶生成的优球蛋白溶解时间和FDP,还有既反映凝血酶生成又反映纤溶酶生成的试验有D-二聚体测定。

凝血酶降解纤维蛋白原释放出纤维蛋白肽A、肽B后转变为FM。FM与FDP形成可溶性纤维蛋白单体复合物。在体外,鱼精蛋白可使该复合物中的FM游离,然后又自行聚合成肉眼可见的纤维状、絮状或冻胶状沉淀物,此乃所谓的鱼精蛋白副凝固试验,即3P试验。可见,FM测定和3P试验通过测定血浆中的可溶性纤维蛋白单体复合物,间接反映凝血酶的生成,但各种外伤和大手术时也可阳性。另外,DIC晚期纤维蛋白原极度减少时,因几乎没有纤维蛋白单体的进一步生成,3P试验可出现阴性反应。

FDP是纤溶酶降解纤维蛋白和(或)纤维蛋白原的产物,FDP升高提示纤溶酶的生成。但其他血栓性疾病,如深静脉血栓等也可出现FDP的升高。FDP在肝脏代谢,在肾脏排泄,在解释FDP水平时需考虑肝、肾功能的影响。

凝血酶裂解纤维蛋白原产生纤维蛋白,纤溶酶降解交联的纤维蛋白产生D-二聚体,故D-二聚体即反映凝血酶的生成也反映纤溶酶的生成。与FDP相同,其他血栓性疾病使也可能出现D-二聚体阳性。D-二聚体是交联的纤维蛋白的降解产物,故有助于鉴别原发性纤溶亢进和DIC的继发性纤溶亢进,前者D-二聚体一般为阴性。

1999年第七届中华血液学会全国血栓与止血会议重新修订了DIC的诊断标准。最近,根据临床实用性,又对此标准进行了较大删改:

Ⅰ.一般诊断标准

(1)存在易于引起DIC的基础疾病,如感染、恶性肿瘤、病理产科、大型手术及创伤等。

(2)有下列两项以上临床表现:①多发性出血倾向;②不易以原发病解释的微循环衰竭或休克;③多发性微血管栓塞症状、体征,如皮肤、皮下、黏膜栓塞坏死及早期出现肾、肺、脑等脏器功能不全;④抗凝治疗有效。

(3)实验室检查符合下列标准:在上述指标存在的基础上,同时有以下三项以上异常:①血小板<100×10⁹/L或进行性下降;②纤维蛋白原<1.5g/L或呈进行性下降,或>4.0g/L;③3P试验阳性或FDP>20mg/L或D-二聚体水平升高(阳性);④凝血酶原时间(PT)缩短或延长3秒以上或呈动态性变化,或活化凝血活酶时间(APTT)延长10

秒以上;⑤疑难或其他特殊患者,可考虑行抗凝血酶、FⅧ:C 及凝血、纤溶、血小板活化分子标记物测定。

Ⅱ.肝病合并 DIC 的实验室诊断标准

(1) 血小板<50×10^9/L 或有两项以上血小板活化产物(β-TG、PF$_4$、TXB$_2$ 及 P 选择素)升高。

(2) 纤维蛋白原<1.0g/L。

(3) 血浆 FⅧ:C 活性<50%。

(4) PT 延长 5 秒以上或呈动态性变化。

(5) 3P 试验阳性或血浆 FDP>60mg/L 或 D-二聚体水平升高。

Ⅲ.白血病并发 DIC 的实验室诊断标准

(1) 血小板<50×10^9/L 或呈进行性下降,或血小板活化、代谢产物水平增高。

(2) 血浆纤维蛋白原含量<1.8g/L。

(3) 3P 试验阳性或血浆 FDP>40mg/L 或 D-二聚体水平显著升高。

2001 年国际血栓与止血学会(ISTH)提出了一个简单易行的 DIC 诊断评分系统:

(1) 进行危险评估:患者是否存在已知可致 DIC 的基础病变。如果存在,继续以下步骤。

(2) 送检常用出凝血试验:血小板计数、凝血酶原时间、纤维蛋白原、可溶性纤维蛋白单体或纤维蛋白降解产物。

(3) 对出凝血试验结果进行评分

1) 血小板计数:>100×10^9/L,0 分;<100×10^9/L,1 分;<50×10^9/L,2 分。

2) 纤维蛋白相关标志物(如可溶性纤维蛋白单体/纤维蛋白降解产物)升高:无升高,0 分;中度升高,2 分;严重升高,3 分。

3) 凝血酶原时间延长:<3 秒,0 分;>3 秒但<6 秒,1 分;>6 秒,2 分。

4) 纤维蛋白原水平:>1.0g/L,0 分;<1.0g/L,1 分。

(4) 累计评分及判断结果:如果评分≥5,符合 DIC,每天重复评分;评分<5,提示目前不能明确有无 DIC,1~2 天后重复评分。

可见,是否存在易引起 DIC 的基础疾病极为重要。无论是国内,还是国外的诊断标准,均强调此点。临床实践证明,若没有明确诱发 DIC 的基础疾病,诊断应慎重。反之,对存在易于发生 DIC 的基础病的患者,应常规动态监测 DIC 的有关实验室检查。

2001 年 ISTH 提出的 DIC 诊断评分系统对实验指标进行量化,易于操作。在 ICU 患者中,此评分系统诊断 DIC 的敏感性为 91%,特异性为 97%。评分≥5 分时诊断 DIC 的阳性预测值为 96%,评分<5 时排除 DIC 的阴性预测值为 97%。但在肝病合并 DIC 和白血病并发 DIC 等特殊类型 DIC 中的诊断价值仍待确定。

DIC 的治疗主要包括去除和治疗原发病因;抗凝治疗,阻断 DIC 的病理过程;补充缺乏的凝血成分;抑制纤溶活性等几个方面。

积极治疗或去除引起 DIC 的原发疾病是首要的治疗措施,它常常可迅速终止或明显减弱血管内凝血的进展,

也可使抗凝等其他治疗易于奏效。如感染性休克合并 DIC 时单凭抗凝治疗是无效的,必须首先给予强有力的抗生素治疗和抗休克治疗。有些情况下单凭治疗原发疾病(如胎盘早剥时及早结束分娩和取出胎盘、死胎滞留时取出死胎组织等)便可终止 DIC 的进展而不一定需要抗凝治疗。

抗凝治疗的目的在于阻断血管内凝血的病理过程,目前广泛应用的仍为肝素。对 DIC 时是否应用肝素一直有不同看法。有学者认为治疗 DIC 主要靠去除和治疗原发病因并积极补充凝血因子和血小板,不一定使用肝素。但大多学者认为 DIC 高凝期伴明显血栓形成时或 DIC 病因不能迅速去除时还应予肝素治疗。消耗性低凝期和纤溶亢进期应慎用肝素,但如果经积极治疗原发病和给予补充治疗出血仍不能控制,而且 DIC 的原发病因持续存在,应加用肝素,以阻断仍未终止的血管内凝血过程。由于肝素的抗凝机制是增强 AT-Ⅲ的抗凝活性,故肝素发挥有效抗凝的先决条件是血浆中有足够量的 AT-Ⅲ。因此,肝素抗凝治疗必须结合血浆凝血成分的补充治疗。关于肝素的使用剂量,急性 DIC 时除个别情况不推荐大剂量给药,也不主张开始时先给一次负荷剂量。推荐的方法是 UFH 以 5~10U/(kg·h)为初始剂量,持续静脉输注。每 4 小时进行 1 次实验室监测,如果 FDP 和 D-二聚体水平下降、纤维蛋白原水平升高、延长的 APTT 缩短,说明抗凝有效。如上述指标无改善,需加大 UFH 量,增幅为每次将每小时 UFH 量增加 100~150U,直至达到满意的抗凝效果。但如果抗凝治疗后出血加重,APTT 较抗凝前更趋延长,提示抗凝过量,应减少肝素量,也可能需要加大凝血成分的补充量。有效的肝素治疗应持续到 DIC 的原发疾病得到控制或原发病因得到去除。抗凝治疗也可选用 LMWH。

补充凝血因子和血小板从理论上讲对于进展中的 DIC 如同火上浇油,加重血管内凝血,但实际并非如此。补充凝血因子和血小板,尤其是与肝素合用是安全的,有助于凝血与抗凝血平衡的恢复。对于血小板减少宜输注血小板悬液,争取使血小板计数至少维持在 50×10^9/L 以上。纤维蛋白原缺乏时可输注纤维蛋白原。每输注 1~1.5g 大约可使其浓度升高 0.5g/L。一般应使纤维蛋白原水平维持在 2g/L 以上。凝血酶原复合物含有 FⅡ、Ⅶ、Ⅸ、Ⅹ,市售的凝血酶原复合物 1 单位含 1ml 血浆中的上述凝血因子。由于凝血酶原复合物中部分凝血因子已活化,输注时不宜过快。输注 FFP 也是很好的选择,它不但可补充所有凝血因子,而且还可补充 AT-Ⅲ等天然抗凝物,还有扩充血容量的作用。AT-Ⅲ抑制凝血酶和 FⅩa 等数种凝血因子的活性,在 DIC,尤其是血行性感染所致的 DIC 时明显减少。国外几组临床随机对照试验证实:AT-Ⅲ合用肝素与单用肝素相比可较快纠正 DIC 的凝血异常并降低死亡率。

纤溶抑制剂只适用于纤溶亢进期。对于进展中的 DIC,即血管内凝血过程仍未终止者应慎用。有肉眼血尿者应慎用纤溶抑制剂。

抗血小板药物适用于慢性 DIC,对于急性 DIC,尤其在疾病晚期血小板已大量消耗,不宜使用。肾上腺皮质激素

在 DIC 治疗中的地位未确定。

2. 稀释性凝血病　外伤或手术时无大量输入库存血和晶体液体而没有同时补充新鲜血浆和钙，由于血浆凝血因子稀释和存在过多枸橼酸抗凝剂，可出现严重凝血异常，也可伴有稀释性血小板减少。一般情况下，24 小时内输血和输液的累积量达到患者血容量的 1.5 倍以上即可出现稀释性凝血病。

临床上单纯依靠输血量的多少有时并不能够准确判断患者是否发生了凝血障碍或其严重程度，需借助实验室检测。通常情况下，如果患者仅表现为轻度 PT 延长而 APTT 正常，此时出血的风险较低，可暂不予以治疗。如患者 APTT 明显延长而 PT 仅有轻度延长，需除外血标本含有肝素。此时 TT 可提供进一步的佐证。如血中含有肝素，TT 亦延长。如果患者 APTT 和 PT 均明显延长，且纤维蛋白原<50~80mg/dl 时，提示凝血功能明显缺陷，需立即纠正。

为预防稀释性凝血病，每输 1000ml 库存血应加 200ml 鲜血或补充 FFP 及血小板，并静注 10% CaCl$_2$ 10ml。

3. 严重创伤　死亡的创伤患者约 40% 死于出血。因此，有效控制出血是降低死亡率的关键。创伤患者的致死性出血常常由血管损伤和凝血障碍所致。凝血障碍是创伤患者死亡的独立预测指标。既往健康的创伤患者或严重颅脑损伤的患者，下列情况是发生致死性凝血障碍的重要危险因素：损伤的严重度评分较高，低收缩压（<70mmHg），严重酸中毒（pH<7.10）和低体温（<34℃）。因此，凝血障碍、低体温和酸中毒常常被称为创伤后"致死性三联症"，有此三联症的患者死亡率高达 90%。在低体温下，凝血过程中的多个酶促反应不能有效进行，血小板功能和纤溶活化受损。需指出的是，体外凝血试验均在 37℃下进行，故其结果不能准确反映低体温患者的体内凝血状态，在分析结果时需注意。

创伤后凝血障碍属于消耗性凝血病，但常伴有稀释性凝血病。其发生机制复杂，大多为多种因素并存，如失血、凝血因子和血小板的消耗和稀释、纤溶亢进、血小板和凝血因子功能异常、低体温和低钙等。组织损伤、缺氧和休克可激活凝血系统和纤溶系统，出现类似 DIC 的表现。理论上讲，创伤后凝血障碍和 DIC 的区别在于前者凝血酶和纤溶酶的生理性活化，而 DIC 为两种酶的病理性活化，但实际上两者很难区分。

救治创伤时常常先紧急大量输注晶体和胶体恢复血容量，紧接着输注浓缩红细胞。越来越多的证据表明输注红细胞可增加损伤后感染和 MOF 的发生，对长期预后具有不良影响。减少红细胞的输注可降低这些并发症，改善预后。减少红细胞输注的关键一环在于尽快纠正凝血障碍。

浓缩红细胞中已经几乎不含血小板和凝血因子，为纠正凝血障碍，应同时补充 FFP、血小板、凝血因子浓缩物（纤维蛋白原和 PCC）等。目前推荐的方法有两种，各有利弊。一种建议是每输注一定量的浓缩红细胞后，按比例输注 FFP 和血小板。但输注的比例尚无共识，差异较大，FFP 与浓缩红细胞的比例从 1∶10 到 2∶3，血小板与浓缩红细胞的比例从 6∶10 到 12∶10。但目前没有确切的证据表明按此方法可预防凝血障碍的发生和改善出血。另一种方法是根据临床（有无微血管出血）或实验室结果（PT、APTT、血小板计数和纤维蛋白原水平）补充凝血因子。例如，美国麻醉学会的指南为：PT 高于正常值的 1.5 倍，输注 FFP 或 PCC；APTT 高于正常值的 1.5 倍，输注 FFP；纤维蛋白原<1.0g/L，输注纤维蛋白原浓缩物或冷沉淀；血小板<50×10^9/L，输注血小板。但此方法也有问题，例如，隐匿部位的微血管出血有时很难发现。另外，凝血试验需要 30~60 分钟，而大出血的患者的止血状态瞬息万变，待结果回报后也许已不代表目前的实际情况了，而且试验是在体外标准温度 37℃下进行的，不能如实反映低体温下的凝血障碍。

还需指出的是，虽然 FFP 和冷沉淀物都含有凝血因子，但仅为生理性的低浓度，而且供者个体间的凝血因子浓度有明显差异。另外，在制备 FFP 中，由于加入抗凝剂，凝血因子水平被稀释了约 15%，输注前解冻时还可使凝血因子活性进一步丢失。在采用全血制备血小板的过程中，约损失 50% 的血小板。贮存过程中血小板活性进一步丧失。所以，即使按 1∶1∶1 的比例输注浓缩红细胞、FFP 和血小板，也达不到输注新鲜全血（自采集不足 24 小时，未经低温保存的全血）的效果。因此，有些医师仍偏爱给创伤患者输注新鲜全血。但由于目前倡导成分输血，国内血站已很少提供全血，即使是全血，也很少是真正含义上的新鲜全血，即自采集不足 24 小时且未经低温保存的全血。

严重创伤的患者可能很快由最初的出血倾向变为血栓形成倾向，输注凝血因子尤其是 PCC 时还要考虑血栓栓塞的危险。rFⅦa 是严重创伤伴出血的另一选择，尤其是当常规凝血因子和血小板补充治疗不能纠正凝血障碍时可以一试。随机对照研究证实严重创伤伴大出血时，rFⅦa 可有效止血，能减少红细胞、FFP 和血小板的输注，并能降低 MOF 和 ARDS 的发生率，而血栓事件与对照组无明显差异，早期应用效果可能更显著。为充分发挥 rFⅦa 的作用，建议在输注 rFⅦa 之前纤维蛋白原浓度应纠正到 0.5g/L 以上，血小板到 50×10^9/L 以上，pH 应大于 7.2。

4. 肝脏疾病　严重肝病患者可有多种止血功能的异常，包括凝血异常、血小板减少和血小板功能障碍。

肝脏是纤维蛋白原和除 FⅧ外的其他凝血因子、纤溶酶原和抗凝蛋白的主要合成部位，在肝脏疾病时可因合成减少和（或）合成异常导致凝血功能障碍。患者可出现瘀点、瘀斑，穿刺、活检和手术部位出血和/或内脏出血。不同肝病和同一种肝病的不同阶段出血的原因可有所不同。

在严重感染等重症疾病情况下，IL-1、IL-6、TNF 和纤维蛋白原等急性相蛋白的合成增加，而白蛋白的合成相应减少。另外，虽然正常肝脏合成纤维蛋白原的潜力很大，但合成维生素 K 依赖性因子等其他凝血因子的能力却接近饱和，在轻度肝脏损伤时即可表现出合成减少。

肝炎后肝硬化和酒精性肝硬化病的患者，其出血可继发于饮食中维生素 K 的缺乏，口服补充维生素 K 可纠正。到了疾病后期，可因脂肪吸收不良和营养不良而加重维生素 K 的缺乏,必须通过肠外途径补充维生素 K。随着疾病的进展,正常的肝细胞逐步减少,依赖维生素 K 的因子的合成能力随之减弱,此时即使经肠外途径补充维生素 K 也不能纠正凝血缺陷,需输注 FFP 等来补充各种凝血因子。各种肝病的晚期和急性重型肝炎时,由于正常肝细胞明显或急剧减少,除了依赖维生素 K 的凝血因子合成减少外,纤维蛋白原的合成也受到影响,因而,低纤维蛋白原血症也成为出血的重要因素。各种肝病,从轻度的急性肝炎到急性重型肝炎、肝硬化和肝脏肿瘤,均可出现获得性异常纤维蛋白原血症。患者的纤维蛋白原的唾液酸含量增高。这种异常的纤维蛋白原使得纤维蛋白单体的聚合变得迟缓,导致凝血异常。随着肝病的好转,这种缺陷可改善或消失。

正常情况下,内源性的纤溶酶原活化物在肝脏清除。严重肝病时肝脏清除纤溶酶原活化物的功能受损,使纤溶功能增强,也是出血的原因之一。出血的另一可能原因是肝脏灭活活化的凝血因子的功能减弱和(或)AT-Ⅲ的合成减少,进而引起 DIC。

肝硬化时往往出现大量腹水。腹水是凝血因子消耗和丢失的另一途径。腹水中存在纤溶酶原活化物、活化的纤溶酶和胶原等可诱发 DIC 的物质。临床上也观察到肝硬化患者在腹水-静脉分流术后发生 DIC 的现象。

补充维生素 K_1 可使约 30% 肝病患者的凝血异常得到暂时纠正。补充凝血因子仅适合于严重出血或需手术等创伤性操作的情况。输注 PCC 可纠正依赖维生素 K 的凝血因子的缺乏,临床上也有取得较好疗效的报告。然而,有学者提出,由于 PCC 中有少量已活化的凝血因子(尤其是 FIX 和 FX),同时肝病患者清除活化的凝血因子的能力减弱、抗凝血酶的合成减少,此时输注 PCC 有引起血栓栓塞的危险,应慎用。输注 FFP 较为安全,但即使给以较大剂量(20ml/kg),疗效维持时间依然短暂。也有 rFⅦa 治疗肝病并发致死性出血取得成功的报道,但该药价格昂贵。理论上讲,抗凝血酶浓缩物也适用于肝病的凝血异常,现已有用于急性重型肝炎取得成功的报道。肝病合并纤溶增强采用纤溶抑制剂治疗虽有成功的例子,但也不乏引起栓塞并发症的报道,故需权衡利弊,慎用之。

以往认为肝病时血小板减少主要是脾功能亢进引起的。最近有研究证实,肝脏是合成血小板生长素(TPO)的主要器官,肝病时血浆中 TPO 水平下降,肝移植后恢复正常,而脾切除或门脉高压分流术常常不能纠正或不能完全纠正肝病引起的血小板减少,这提示 TPO 缺乏也是肝病患者血小板减少的重要原因。

肝病也影响血小板功能。血中 FDP 含量和纤溶酶水平的升高可通过阻断和降解血小板膜上的糖蛋白受体导致血小板功能的缺陷。

5. 肾脏疾病 慢性肾脏疾病尤其是尿毒症时可有血小板减少、血小板功能异常和凝血因子异常,尤以血小板功能异常为突出。

尿毒症是重症时血小板功能异常的常见原因。尿毒症时伴有获得性血小板功能(如黏附、聚集和释放功能)的异常,其原因与尿素和肌酐的关系不大,可能与胍琥珀酸、酚类复合物、中分子物质以及一氧化氮(NO)有关。胍琥珀酸可抑制 ADP、肾上腺素和胶原诱导的血小板聚集,并抑制 ADP 介导的血小板因子 3 的释放。酚酸可损伤高岭土介导的血小板因子 3 的释放和 ADP 诱导的血小板第一相聚集。不被透析去除的中分子物质(分子量 300 ~ 2000)可抑制 ADP 诱导的血小板聚集。尿毒症患者的 NO 生成增加。NO 为一种内源性血管活性物质,也抑制血小板功能。

钙离子在血小板功能调节中起重要作用。尿毒症患者的血小板钙离子浓度明显升高。由于尿毒症合并甲状旁腺功能亢进较为常见,有人推测血小板钙离子的升高与 PTH 水平升高有关。另外,PTH 本身也可抑制 ADP、胶原、凝血酶和花生四烯酸介导的体外血小板聚集和释放。

尿毒症患者的血小板 TXA_2 生成有缺陷,在体外试验中加入凝血酶也不能纠正,提示为血小板的内在缺陷。由于阿司匹林可使正常人出现与之相似的 TXA_2 合成缺陷,故人们设想尿毒症时 TXA_2 合成缺陷可能与环氧化酶的功能缺陷有关。研究表明,尿毒症患者血小板上 TXA_2 受体正常。

两种黏附蛋白(vWF 和纤维蛋白原)及两种相应的受体(GPIb 和 GPⅡb/Ⅲa)在止血中起重要作用。尿毒症患者血小板 GPIb 和 GPⅡb/Ⅲa 的表达有缺陷,受刺激后的血小板与 vWF 和纤维蛋白原的结合均减少,说明这两种受体的功能减弱。GPⅡb/Ⅲa 功能减弱可能与可透析毒性物质有关。

现代治疗技术的应用也对尿毒症的出血有影响。如血透时,血液与人工表面相互作用,可由于血小板黏附和活化引起血小板功能异常和血小板计数降低。

尿毒症出血最常见的表现为瘀斑或出血点,鼻出血、牙龈出血、月经过多和造瘘部位青紫或血肿。胃肠道出血也不少见。较严重的出血并发症有出血性心包炎、血性胸膜腔积液、腹膜后出血、硬膜下血肿和蛛网膜下出血等。一般来说,出血的频率和严重程度与尿毒症的程度和持续时间有关。严重出血可致死亡。

尿毒症患者的血小板计数正常或降低。出血时间常常延长,而且出血时间的延长与临床上有无出血有很好的相关性,但出血时间延长的程度与 BUN 和肌酐水平升高的程度不完全平行。出血时间延长需除外其他引起延长的原因(如药物)。另外,贫血也使尿毒症患者的出血时间延长,输压积红细胞使红细胞比积大于 30% 可改善出血时间。仅少数患者的凝血和纤维蛋白溶解功能检查异常。

血透和腹透均可改善血小板功能异常,减少出血的发生,减轻出血的严重程度。但另一方面,由于血透时血液与人工表面相互作用而致血小板激活以及使用肝素抗凝,故血透本身能导致血小板功能异常和出血倾向。在某些临床情况下,如怀疑颅内出血、眼睛有出血和大手术后,血透中应尽量避免全身性使用肝素,或改用腹透。目前,有一些降低血透出血并发症的措施,如小剂量肝素法、局部肝素化、采用前列环素和无肝素透析等。低分子量肝素对于有出血倾向的血透或血滤患者比肝素优越。用抗血小板药替代肝素尚在尝试之中。阿司匹林和双嘧达莫类似物可减少滤膜上纤维蛋白和细胞的沉积，但用阿司匹林，胃肠道出血的危险性明显增加。PGI_2 也许是肝素的理想替代物。在动物体内，PGI_2 可有效地预防心肺旁路和血透中的凝血。在人体内，在透析中持续以 5ng/kg/min 输注 PGI_2 可完全抑制血小板聚集而不致出血。但使用 PGI_2 有严重的副作用，如头痛、面色潮红、心动过速、胸痛和腹痛。

冷沉淀物为一种富含 FⅧ、vWF、纤维蛋白原、纤维连接蛋白的一种血浆制品，一直用于血友病 A、血管性血友病、低纤维蛋白原血症和异常纤维蛋白原血症的治疗。冷沉淀物可使血小板贮存池病患者的出血时间缩短，这一观察促使在出血时间延长的尿毒症患者中试用冷沉淀物。观察表明输注冷沉淀物 1 小时即可见效，最大疗效出现于 4～12 小时。停药后 24～36 小时，出血时间回复到治疗前水平。

1-去氨-8-D-精氨酸血管加压素（DDAVP）为一种合成的抗利尿激素，可介导体内 vWF 的释放。双盲随机对照试验表明 DDAVP 可暂时纠正尿毒症患者的出血时间，一般在给药后 1 小时，出血时间缩短最明显，作用持续 6～8 小时，反复输注 DDAVP，其作用便丧失。这可能是由于 vWF 贮存池的耗竭或循环中高水平的 vWF 对进一步释放的负反馈作用。结合雌激素也有助于纠正尿毒症的血小板功能异常。

尿毒症时依赖维生素 K 的凝血因子和 FⅤ易出现降低，但一般不至于低到引起出血的水平。这些缺乏有的可能是同时合并肝功能不全所致，或者是由于口服抗生素治疗引起维生素 K 的缺乏、尿毒性肠炎引起的吸收不良和摄食减少所致。有些肾病患者可因尿中选择性丢失 FⅨ，使其血浆水平极度低下。

总之，重症时出凝血功能的异常是困扰 ICU 医师的常见问题，及时识别、诊断和处理对于改善预后和降低死亡率具有重要意义。

（赵永强）

主要参考文献

［1］刘大为. 21 世纪医师丛书危重病学分册. 北京：中国协和医科大学出版社，2000：386-422.

［2］赵永强. 肝功能不全合并凝血功能障碍的围手术期诊治. 中国实用外科杂志，2005，25（12）：713-715.

［3］赵永强. 妊娠合并特发性血小板减少性紫癜的诊治问题. 中华全科医学杂志，2007，6（6）：340-342.

［4］赵永强. 弥散性血管内凝血∥张之南，沈悌. 血液病诊断及治疗标准. 3 版. 北京：科学出版社，2007：198-202.

［5］McCrate KR，Sarode A. Acquired bleeding disorders∥Irwin RS，Rippe JM. Irwin and Rippe's Intensivie Care Medicine. 5th ed. Philadelphia：Lippincott Williams & Wilkins，2003：1219-1231.

［6］DeLoughery TG. Thrombocytopenia and platelet dysfunction in critical care patients∥Irwin RS，Rippe JM. Irwin and Rippe's Intensivie Care Medicine. 5th ed. Philadelphia：Lippincott Williams & Wilkins，2003：1240-1250.

［7］Rizoli SB，Boffard KD，Riou B，et al. Recombinant activated factor VII as an adjunctive therapy for bleeding control in severe trauma patients with coagulopathy：subgroup analysis from two randomized trials. Crit Care，2006，10（6）：R178.

［8］Spahn DR，Rossaint R. Coagulopathy and blood component transfusion in trauma. Br J Anaesth，2005，95（2）：130-139.

第 75 章

易 栓 症

易栓症的定义各家报道不一,而且文献中易栓症常与高凝状态、高血栓倾向和血栓前状态等术语混用。应该说易栓症不是单一疾病,而是指存在抗凝蛋白、凝血因子、纤溶蛋白等的遗传性或获得性缺陷,或存在容易引发血栓栓塞的获得性危险因素或疾病状态。近年来已有学者将具有高血栓倾向的遗传性血小板缺陷也纳入了易栓症的范畴。易栓症的血栓栓塞类型主要为静脉血栓栓塞。静脉血栓血栓栓塞是 ICU 患者常见表现和致死原因。有研究证实,入 ICU 的最初 2 周内,如做静脉造影,30% 的内科及手术患者和 60% 的创伤患者存在深静脉血栓(DVT),其中三分之一至半数为近端 DVT。从近年的文献可以看出,遗传性易栓症与动脉血栓栓塞的关系也越来越受到重视。

一、易栓症的分类

易栓症一般分为遗传性易栓症(inherited thrombophilia)和获得性易栓症(acquired thrombophilia)两类(表 75-0-1)。常见的遗传性易栓症有蛋白 C(PC)缺陷症、蛋白 S(PS)缺陷症、抗凝血酶(AT)缺陷症、因子 V Leiden(FV Leiden)和凝血酶原 G20210A 突变等,是基因缺陷导致相应的蛋白数量减少和(或)质量异常所致,可通过基因分析和(或)蛋白活性水平测定发现。临床上,我们还应重视一些以往认为少见,而实际上并非少见,或者在诊断困难时仍需想到的遗传性易栓症。获得性易栓症有些是容易引发血栓的疾病,如抗磷脂综合征、肿瘤,还有一些则是易发生血栓的危险状态,如长时间制动、创伤、手术等。实

表 75-0-1 易栓症的分类

一、遗传性易栓症	(六)血型:非 O 血型
(一)天然抗凝蛋白缺乏	二、获得性易栓症
1. 遗传性抗凝血酶缺陷症	(一)易栓疾病
2. 遗传性蛋白 C 缺陷症	1. 抗磷脂综合征
3. 遗传性蛋白 S 缺陷症	2. 恶性肿瘤
4. 遗传性肝素辅因子-Ⅱ 缺陷症	3. 败血症
(二)凝血因子缺陷	4. 肾病综合征
1. 遗传性抗活化的蛋白 C 症:因子 V Leiden 等	5. 充血性心力衰竭
2. 凝血酶原 G20210A 基因突变	6. 肝病
3. 异常纤维蛋白原血症	7. 骨髓增生性疾病
4. 凝血因子Ⅻ缺陷症	8. 糖尿病
5. 高凝血因子血症	9. 阵发性睡眠性血红蛋白尿症
(三)纤溶蛋白缺陷	(二)易栓状态
1. 异常纤溶酶原血症	1. 年龄增加
2. 组织型纤溶酶原活化物(tPA)缺乏	2. 血栓形成既往史
3. 纤溶酶原活化抑制物-1(PAI-1)增多	3. 长时间制动
(四)代谢缺陷	4. 创伤及围术期
1. 高同型半胱氨酸血症	5. 妊娠和产褥期
2. 富组氨酸糖蛋白增多症	6. 口服避孕药及激素替代疗法
3. 高脂蛋白 a 血症	7. D-二聚体水平升高
(五)血小板糖蛋白基因多态性	8. 静脉留置导管

际上,大多所谓的获得性易栓症似乎改称为获得性血栓危险因素或获得性易栓状态更为恰当。

二、常见易栓症概述

(一)遗传性易栓症

1. 遗传性天然抗凝蛋白缺陷症 包括 AT、PC 和 PS 的缺陷。据以往的报道,不同人种中这 3 种蛋白缺陷的检出率以及与血栓的相关性存在差异。2006 年,北京协和医院、天津中国医学科学院血液学研究所、上海瑞金医院、江苏省血液病研究所 4 家单位联合对近 3500 名健康汉族人进行筛查,AT、PC 和 PS 三种抗凝蛋白活性缺乏的检出率约为 4.5%,数倍于西方人群,但有趣的是,基因缺陷的检出率为 0.43%,与西方人群非常接近。在高加索人群中,仅 10% 左右的 DVT 患者存在某种抗凝蛋白的缺陷,以 AT 缺陷为主,而在汉族 DVT 患者中抗凝蛋白活性缺陷的检出率最高可达 50%,且以 PS 缺陷为主,与日本、韩国、泰国等亚洲国家的报道相似。北京协和医院 1994—2004 年 672 例住院的静脉血栓栓塞症(VTE)患者中有 94 例检测了 PC、PS 和 AT 活性,三种抗凝蛋白总缺陷率为 44.7%,与以往报道不同的是,以 PC 缺乏以及 PC+AT 联合缺乏为主,分别占 13.8% 和 10.6%。同时具有遗传和获得性危险因素者占 31.6%。

2. 遗传性凝血因子缺陷症

(1)抗活化的蛋白 C 症(APC-R):是由于因子 V (FV)基因的突变,生成凝血活性正常而对活化的蛋白 C (APC)的降解作用不敏感的变异型 FV。变异型 FV 不易被 APC 降解,故血浆中 FVa 水平升高,导致血栓危险性升高。最常见的 APC-R 基因缺陷为 FV Leiden,是 FV 基因第 1691 位的点突变(G→A),导致 FV 蛋白分子第 506 位的精氨酸被谷氨酰胺取代,其占所有 APC-R 的 90%。FV Leiden 杂合子者静脉血栓的危险性升高 3~8 倍,纯合子者升高 50~80 倍。FV Leiden 是高加索人群中最常见的遗传性易栓缺陷,人群总检出率高达 5%,个别欧洲地区的检出率可达 15%,纯合子的检出率竟然达 1/5000,在静脉血栓患者中的检出率平均为 20%。相比之下,截至目前,在包括中国大陆、台湾和香港地区在内的汉族人群中仅证实了一个 FV Leiden 家族,而在日本、韩国、泰国等亚洲国家尚未发现。亚洲人的 APC-R 可能与其他基因突变有关,是否为血栓危险因素尚待证实。

(2)凝血酶原 G20210A:是由于凝血酶原第 20 210 位的核苷酸发生了突变(G 变成 A),生成了异常凝血酶原。凝血酶原 G20 210A 突变在高加索人群中相当常见,检出率达 2%~6%,而在亚洲各国人群中检出率几乎为零。凝血酶原 G20 210A 携带者血栓危险性升高约 3 倍,在西方各国静脉血栓患者中检出率约为 6%。

(3)异常纤维蛋白原血症:异常纤维蛋白原血症与血栓的关系越来越受到人们的关注。异常纤维蛋白原血症时虽然形成的纤维蛋白与组织型纤溶酶原活化物(tPA)的结合正常,但纤维蛋白介导的纤溶酶原活化存在异常,导致高血栓倾向。大多异常纤维蛋白原血症的患者无症状,少数伴有血栓倾向,偶尔有出血和血栓栓塞并存

者。有静脉血栓史的患者中先天性异常纤维蛋白原血症的检出率约为 0.8%,目前还没有异常纤维蛋白原血症患者中确切的血栓发生率,估计可能会高达 10%~20%。但许多学者认为,异常纤维蛋白原血症的携带者大多在合并其他遗传性或获得性易栓症下才发生血栓。90% 以上的异常纤维蛋白原是由于点突变所致,目前报道的突变类型已逾 330 种。

(4)因子XII缺乏症:因子XII在体外具有始动内源性凝血途径的作用,而在体内似无启动凝血的生理作用。因子XII严重缺乏多为常染色体隐性遗传,纯合子缺乏者常伴有血栓倾向,尤其是静脉血栓栓塞,其机制为纤溶活性降低。但意大利的一项研究表明,单纯因子XII缺乏,即使为纯合子,促发静脉血栓的作用不大,如果发生血栓,往往合并妊娠、产后、手术、外伤、AT 缺乏等其他易栓因素。临床实践提示,因子XII缺乏伴 APTT 延长,需与抗磷脂抗体综合征鉴别。

3. 遗传性纤溶蛋白缺陷症 纤溶系统主要涉及两个蛋白,即纤溶酶原和 tPA。纤溶酶原在 tPA 的作用下活化为纤溶酶。纤溶酶原或 tPA 的缺陷可降低纤维蛋白溶解,致高血栓倾向。长期以来,人们一直认为纤溶酶原缺陷的发生率较低,在血栓栓塞发病中的作用可能较小。但 1997 年 Mateo 等的一项多中心研究发现在有静脉血栓栓塞的患者中纤溶酶原缺陷的检出率达 0.38%,几乎与抗凝血酶缺陷的检出率(0.47%)相当。

目前还没有遗传性 tPA 缺乏与血栓形成相关的确切证据。纤溶酶原活化物的抑制物(PAI)与血栓的关系也存在争议。早有报道称 PAI-1 水平升高可能是血栓的危险因素。但最近有一项前瞻性队列研究未发现血浆 PAI-1 水平与 VTE 的复发有明确关联。

4. 血小板糖蛋白基因多态性 近几年来人们已认识到血小板糖蛋白基因多态性可能是高血栓倾向的遗传性危险因素。

糖蛋白 IIb/IIIa(GP IIb/IIIa)是血小板膜上的纤维蛋白原受体。如果 GP IIIa 基因第二个外显子的第 1565 位核苷酸发生 T→C 突变,使蛋白质第 33 位的亮氨酸变为脯氨酸,可引起 GP IIb/IIIa 的构象改变,其结果是血小板的促凝活性增强,或血小板更容易被激活,导致高血栓倾向。但在总人群中,它似乎并非动脉血栓的重要危险因素。从发表的近 40 篇文献看,仅 15 篇认为该多态性与动脉血栓形成有关。此外,荟萃分析表明该多态性与冠心病的关系很微弱。

血小板膜上的胶原受体 GP Ia/IIa、整合素 $\alpha_2\beta_1$ 的多态性也可能与血栓相关。整合素 α_2 亚单位是跨膜单链多肽,能与整合素 β_1 专一性结合。整合素 α_2 基因共有 4 个等位基因,其中第一个等位基因(807T/1648G/2531C),与整合素 $\alpha_2\beta_1$ 的浓度升高有关,与年纪较轻者发生非致命性心肌梗死显著相关,也与年轻的脑血管病和眼底病患者的预后有一定关系。

5. 血型 目前认为,非 O 型血是 VTE 的独立危险因素。非 O 型者静脉血栓的危险性比 O 型者高 2~4 倍。非 O 型者凝血因子 vWF 和 FVIII水平升高,可能与静脉血栓危

险性升高有关。Leiden 易栓症研究组发现,以 OO 表型为参照,几乎所有非 OO 表型(包括 A1A1、A1A2、A1O1/A1O2、BB/BO1/BO2 及 A1B/A2B)的危险性均升高 2 倍以上。

6. **变异型亚甲基四氢叶酸还原酶**　亚甲基四氢叶酸还原酶(MTHFR)在同型半胱氨酸代谢中起重要作用。MTHFR 677T 是 MTHFR 基因变异型的一种,该基因携带者常有轻度同型半胱氨酸水平升高。在高加索人群中,MTHFR 677T 变异型很常见,纯合子携带者就占总人群的10%,但同型半胱氨酸水平仅轻微升高,因此,对血栓危险性的影响很难估测。最近有人对 53 项研究进行了荟萃分析($n = 8364$),MTHFR 677TT 表型者与 MTHFR 677CC 表型相比,静脉血栓的危险性升高 20%。

7. **脂蛋白 a(Lpa)水平升高**　Lp a 水平升高已被列为血栓栓塞的遗传性危险因素,但国内医师对此认识不足。Lp a 可抑制纤溶酶原与细胞表面的结合,减少纤溶酶的生成,使凝块溶解受抑。它还灭活组织因子途径抑制物(TF-PI),从而增强组织因子介导的凝血活性。德国的两项研究表明,Lp a 水平升高不仅是成人 VTE 的独立危险因素,也使儿童的血栓危险性比升高 7 倍左右。

（二）获得性血栓危险因素

1. **年龄**　年龄是最大的获得性危险因素,老年人静脉血栓形成的危险性比儿童高近千倍。可能的原因包括老年人活动减少、肌张力减低、慢性病增多、静脉受损、后天性凝血因子活性增高等。

2. **手术和创伤**　手术相关的静脉血栓形成在国内已开始引起重视。据国外资料,如不采取预防血栓的措施,手术相关的静脉血栓发生率可达 50%,由于大多无症状或症状轻微,易被忽视。不同类型的手术静脉血栓的发生率有很大差异,尤以骨科和神经外科手术的发生率为最高。髋关节和膝关节矫形术的血栓发生率约为 30% ~ 50%,即使在预防性抗凝治疗下,仍在 1% ~3%。腹部手术可达 30%,妇科和泌尿科手术(特别是开放式前列腺根除术)也有较高的静脉血栓危险。严重创伤,尤其是头部创伤、脊髓损伤、骨盆骨折、下肢骨折,静脉血栓形成的危险性曾经高达 50% ~60%。手术和外伤导致血栓形成的主要原因是组织因子的释放、血管内皮损伤及术后制动等。

3. **长时间制动**　在瘫痪、久病和术后卧床、管形石膏、长距离乘车旅行等情况下,由于通过肢体肌肉活动以促进静脉回流的功能受到影响,导致血流淤滞,易发生静脉血栓。长时间飞行后易发生静脉血栓的现象被称为"经济舱综合征"。最近的一项研究发现飞行距离与静脉血栓形成的发生率呈正比,飞行距离超过 10 000km 者的发生率是飞行距离在 2500km 以下者的 50 倍。2002 年 WHO启动了一项名为 WRIGHT(WHO Research into Global Hazards of Traval)的研究,其研究之一的 MEGA 研究证实了旅行者的血栓危险性增加了 3 倍,FV Leiden、肥胖和口服避孕药的患者危险性更大。德国的一项研究表明,在 1000名飞行超过 8 小时的人中,无症状血栓的发生率为 2.8%,对照者为 1%。有资料表明,少数具有血栓危险因素的

人,在机舱内轻微低氧状态下,会出现凝血系统的活化。

4. **恶性肿瘤**　肿瘤相关的血栓形成和血栓性静脉炎称为 Trousseau 综合征。恶性肿瘤患者中静脉血栓形成的发生率高达 3% ~18%。一般认为,在各种恶性肿瘤中,以腺癌更易引发血栓。恶性肿瘤引起静脉血栓的机制有多方面,包括肿瘤组织释放组织凝血活酶样物质、肿瘤机械性阻塞静脉、患病后活动减少、手术、放化疗等。

5. **口服避孕药和激素替代疗法**　口服避孕药(OCs),包括小剂量 OCs,静脉血栓形成的危险性增加 4 ~8 倍。大多数 OCs 包含一种雌激素和一种孕激素。即使将雌激素的剂量减少至较低限,似乎仍未降低血栓形成的危险性。孕激素成分亦有增加血栓形成的危险。多项研究表明,第三代孕激素地索高诺酮和 15-去氧高诺酮比第二代孕激素左炔诺孕酮引起静脉血栓的危险高 2 倍。另外,含有醋酸环丙孕酮的 OCs 比含第三代孕激素的 OCs 引起血栓的危险性还要大。

由于担心单用雌激素会增加子宫内膜癌的发生率,目前激素替代疗法(HRT)通常联合应用一种雌激素和一种孕激素。最近不少研究经表明 HRT 可使静脉血栓的危险增加 2 ~4 倍,是否增加动脉血栓的危险性,各家的研究结果不一。我国妇女接受 HRT 的人数在逐步增加,应警惕其血栓危险性。

OCs 和 HRT 可使 FⅦ、FⅨ、FⅩ、FⅫ 及 FⅩⅢ 水平增加,多种抗凝蛋白水平降低,破坏了正常的止血平衡,从而导致血栓形成。

6. **妊娠和产褥期**　据估计,年龄小于 35 岁的妇女妊娠期间急性 DVT 的发生率为 0.6/1000,年龄大于 35 岁者为 1.2/1000,是同龄非妊娠妇女的 10 倍。有非妊娠期静脉血栓既往史或有静脉血栓家族史的妇女,妊娠期静脉血栓的危险性较高。但有趣的是,以往妊娠有过一次静脉血栓的妇女再次怀孕时静脉血栓的危险性并不高,尤其是初次血栓事件为一过性危险因素所致者。产褥期发生静脉血栓的危险性亦增加,且比妊娠期危险性更高。妊娠期下肢静脉回流障碍、多种凝血因子活性增高、活动减少等是易栓倾向的原因。遗传性易栓症的孕妇发生静脉血栓的危险性更高。例如,遗传性抗凝蛋白缺陷症的妇女,妊娠期或产后静脉血栓的危险性比正常妇女增加约 8 倍,FV Leiden 的妇女其妊娠期或产褥期的静脉血栓血栓危险性约为 1/400 ~1/500。

除了静脉血栓,妊娠和产褥期也常发生微血管血栓性疾病(详见临床表现)。

7. **抗磷脂抗体综合征**　由抗磷脂抗体(APA)引起的一组相关的临床症候群称为抗磷脂抗体综合征(APS),是较常见的获得性易栓症。持续 APA 阳性而找不到继发因素者为原发性 APS。继发性 APS 可见于系统性红斑狼疮、类风湿关节炎、白塞病、HIV 感染、肿瘤等疾病。系统性红斑狼疮患者抗磷脂抗体阳性率约为 50%。高滴度 APA 患者的血栓发生率约 40%。血栓既可发生于动脉也可发生于静脉,但以静脉为主,占 70% 左右。APA 阳性患者的静脉血栓危险性比正常人高约 10 倍。脑梗死并不少见。在50 岁以下发生脑动脉缺血事件的患者中,APA 阳性者占

40%。在年龄小于 45 岁的急性心肌梗死患者中 20% APA 阳性,且再梗死的危险性增高。APA 可能是通过增强血小板功能和凝血活性、抑制抗凝功能和血管内皮功能而诱发血栓形成。习惯性流产、胎死宫内、早产和胎儿发育迟缓也是 APA 相关的常见并发症。目前认为,引起流产和死胎的机制可能是胎盘血管的血栓形成和胎盘梗死。

8. 肾病综合征(NS)　NS 患者血液存在高凝状态已成共识。它既是肾实质损害的结果,又可促进肾脏病变进一步发展、恶化,甚至发生严重、致死性的动静脉血栓等并发症。膜性肾病和微小病变是肾病综合征并发高凝状态最常见的病理类型,高凝状态与多种因素导致的凝血、抗凝和纤溶功能失衡有关。凝血功能亢进的表现以纤维蛋白原(Fbg)升高最为常见和明显,是肝脏代偿性合成蛋白增加和不从尿中丢失的结果。因子 V 和Ⅷ的水平也有不同程度升高,常超过 200%。长期应用肾上腺皮质激素和高脂血症可促进因子Ⅷ的活化。NS 患者活动期血和尿中 D-二聚体(D-Dimer)含量明显升高,体内补体系统活性增强,均提示 NS 患者活动期血和尿中 D-二聚体(D-Dimer)含量明显升高,体内补体系统活性增强,均与凝血的活化有关。NS 患者的抗凝活性常常降低,如由于尿中丢失增多、肝脏合成未相应增加,血浆中 AT 水平降低;游离型 PS 分子量小,易从尿中丢失,而 C4bP 合成增加,结合 PS 增多,故常有游离型 PS 缺乏,总 PS 抗原性升高。NS 时常有血小板数量增高、黏附与聚集功能增强。纤溶活性多是减低的。以上改变均有助于血栓形成。NS 患者血栓栓塞的发生率从 6% 到 44% 不等,静脉血栓较动脉血栓常见。

9. 高凝血因子水平　凝血因子活性的正常水平范围较大,一般在 50% ~150%。凝血因子水平在 90% 普通人群水平之上视为高水平。高水平的凝血酶原、FⅧ、FⅨ、FⅪ及高水平的凝血酶激活的纤溶抑制物(TAFI)可使静脉血栓的危险性增加 2 ~3 倍。高水平凝血因子的原因不详,但从家庭聚集现象和有些凝血因子随年龄增长而增长来看,可能为遗传性和获得性因素综合所致。一项临床研究显示,如果患者发生了不明原因的深静脉血栓之后同时测得其 FⅧ超过正常值的 234%,其再次发生深静脉血栓的概率是 FⅧ正常的患者的 6 倍。如果纤维蛋白原的血浆水平高于 4.1g/L,则其再次发生深静脉血栓的风险是正常患者的 1.7 倍。

10. 高同型半胱氨酸血症　在高加索人群中,同型半胱氨酸水平轻度升高者(>18μmol/L)占 5% ~10%,中国汉族人群中的情况与之相似,接近 10%。升高的原因可以是前述的 MTHFR 677T 基因变异型,但大多是获得性因素所致,如叶酸或维生素 B₆ 或维生素 B₁₂ 摄入不足,胱硫醚β-合成酶缺乏者极为少见。同样在上述研究当中显示,高半胱氨酸血症的患者停止口服抗凝药后 24 个月内再次发生深静脉血栓的概率是 19.2% 而正常半胱氨酸血浓度的患者则只有 6.3%,相对危险系数 2.7(95% CI,1.3 ~5.8)。有一点其实值得注意,通过补充维生素 B 可以降低血浆半胱氨酸的浓度,但是对于深静脉血栓再发率则没有帮助。

11. D-二聚体水平升高　最近认为血中 D-二聚体持续升高是独立的静脉血栓栓塞危险因素。

三、易栓症的血栓危险度和常见血栓栓塞类型

每一种遗传性易栓症或获得性易栓因素诱发静脉血栓的危险度不尽相同(表 75-0-2)。通常情况下,仅存在一种血栓危险因素一般不引起静脉血栓,但多种血栓危险因素并存时,无论是遗传性易栓症与获得性易栓状态并存,还是几种遗传性易栓症或几种获得性易栓状态并存,静脉血栓形成的危险性大大增加。大多情况下,遗传性易栓症是在获得性易栓状态下发生血栓事件。

表 75-0-2　不同易栓症发生静脉血栓栓塞的相对危险度比较

易　栓　症	估计的相对危险度
抗凝血酶缺陷症	8 ~10
蛋白 C 缺陷症	7 ~10
蛋白 S 缺陷症	8 ~10
因子 V Leiden/抗活化蛋白 C 症	3 ~7
凝血酶原 G20210A 突变	3
因子Ⅷ:C 升高	2 ~11
因子Ⅸ:C 升高	2 ~3
因子Ⅺ:C 升高	2
轻度高同型半胱氨酸血症	2.5 ~2.6
抗心磷脂抗体	
所有患者	1.6
高滴度患者	3.2
狼疮抗凝物	11

从携带同一缺陷基因的家族成员有的发生血栓,有的则始终不发生血栓的现象,人们想到有一种以上遗传性易栓症并存的可能,后来的研究证实:两种或更多易栓症并存大大增加了发生血栓的危险性。

同时存在一种以上遗传性易栓症时血栓形成的相对危险性增高。单纯 FV Leiden 或单纯 PC 缺陷症时的血栓形成的发生率分别为 13% 和 31%,但两者并存时,则增高至 73%。在某些西方国家,这两者基因缺陷并存现象可达 1/10 000 ~1/3000。非 OO 表型者若同时为 FV Leiden 携带者,血栓危险性比单纯非 OO 表型者高 23 倍。有些遗传异常,如 FV HR2 单倍体,只有同时存在其他遗传异常时静脉血栓的危险性才会增高。国内缺乏大样本遗传性联合缺陷的研究报道。

同样,遗传性易栓症与获得性易栓状态并存时血栓危险性也增高,例如,FV Leiden 杂合子妇女的静脉血栓危险性升高 4 ~7 倍,口服避孕药静脉血栓的危险性增高 3 倍,而两者并存时,即 FV Leiden 杂合子妇女口服避孕药时,静脉血栓的相对危险性升高约 34 倍。这可能是由于

口服避孕药诱发了 APC-R,加重了 F V Leiden 引发的生化缺陷。再如,同为绝经后于 55 岁开始雌、孕激素替代,F V Leiden 妇女静脉血栓的年危险性大约为 1%,非 F V Leiden 妇女仅为 0.1%。

易栓症的主要临床表现为血栓形成,血栓类型以静脉血栓栓塞为主,也可以有动脉血栓栓塞和微血栓形成,主要取决于由何种易栓症引起(表 75-0-3)。

表 75-0-3　不同易栓症的血栓类型

以静脉血栓栓塞为主	静脉和(或)动脉血栓栓塞
杂合子 F V Leiden	抗磷脂综合征
杂合子凝血酶原 G20210A	高同型半胱氨酸血症
杂合子抗凝血酶缺陷	PNH
杂合子蛋白 C 缺陷	骨髓增生性疾病
杂合子蛋白 S 缺陷	纯合子遗传性易栓症
肿瘤	

遗传性易栓症似乎并非动脉血栓的重要危险因素。易栓症还可伴有其他临床表现。例如,产科并发症,尤其是反复自然流产或胎死宫内是抗磷脂抗体综合征的主要表现。各种遗传性易栓症的妇女可有流产、宫内发育延迟、严重先兆子痫和 HELLP 综合征等表现,其可能的机制是胎盘血管床微血管血栓形成导致胎盘功能不全。

四、诊断易栓症的常见问题

(一) 如何提高易栓症的诊断率　关键在于提高对易栓症的认识。遇到下述情况应想到易栓症:①特发性静脉血栓形成(找不到获得性血栓诱发因素);②轻微获得性因素(如妊娠、分娩、久坐)而致静脉血栓;③少见部位(如下腔静脉、肠系膜静脉、脑、肝、肾静脉等)的静脉血栓;④复发性静脉血栓;⑤初发动脉和静脉血栓形成的年龄较轻(<50 岁);⑥口服避孕药或绝经后的静脉血栓形成;⑦有静脉血栓形成家族史;⑧正规抗凝治疗中静脉血栓复发;⑨习惯性流产和胎死宫内;⑩口服抗凝中发生双香豆素性皮肤坏死或新生儿暴发性紫癜。具有上述特点的患者应行易栓症筛查。

(二) 易栓症筛查项目及其意义　易栓症筛查项目一般包括 PT、APTT、AT 活性、PC 活性、PS 活性、空腹同型半胱氨酸水平、抗磷脂抗体(狼疮抗凝物和抗心磷脂抗体)、FⅧ:C。国外的医院和国内的少数医院还常规进行 APC-R 筛查。D-二聚体水平持续升高已被认为是血栓的独立危险因素,也应列为筛查项目。由于费用较高,PC、PS 和 AT 的抗原检测一般不列为筛查项目,当其活性降低时再行检测。

对于血栓患者,易栓症筛查有助于预测血栓复发的危险性。例如:临床上无明显诱发因素的静脉血栓患者,血栓的年复发率可达 7% ~ 10%,其中大约半数左右的患者通过易栓症检测可发现至少存在一种易栓缺陷;证实为易栓症的静脉血栓患者,不同易栓因素的复发危险性不尽相同,以血浆 FⅧ水平持续升高和抗磷脂抗体阳性的危险性最高(表 75-0-4);具有多种易栓缺陷的静脉血栓患者,复发的危险性比仅具有一种缺陷的患者高;抗凝治疗中和治疗结束后 D-二聚体浓度居高不下者,静脉血栓复发的危险性升高 2 倍。

表 75-0-4　不同易栓症患者初发 VTE 后复发的相对危险度比较

易　栓　症	估计的相对危险度
抗凝血酶缺乏、蛋白 C 缺乏、蛋白 S 缺乏	2.5
因子 V Leiden 突变	1.4
凝血酶原 G20 210A 突变	1.4
因子Ⅷ:C 升高	6 ~ 11
轻度高同型半胱氨酸血症	2.6 ~ 3.1
抗磷脂抗体	2 ~ 9

对于易栓症患者的亲属,尤其是无症状者,进行易栓症筛查是否有益尚存争议。西方国家 VTE 的年发病率为 2‰ ~ 3‰,而在易栓症患者家族中进行的前瞻性研究表明,VTE 初次发作的危险性在 AT 缺陷患者的亲属中大约为每年 4.0%,在 PC 或 PS 缺陷症患者的亲属中大约为每年 1.5%。因此,如果患者的亲属被证实存在相同的易栓缺陷,当处于血栓高危情况时(例如妊娠期),预防性抗凝有可能避免发生静脉血栓。

由于恶性肿瘤是最常见的获得性易栓症之一,国外有学者提出对于不明原因的静脉血栓或血栓性静脉炎患者,应常规撒网式筛查隐匿性恶性肿瘤。筛查试验一般包括便潜血试验、盆腔检查、前列腺检查、痰细胞学、肿瘤标记物检测、腹部和盆腔超声波及 CT、乳腺导管造影术、胃镜、结肠镜等。但筛查的费用较高,有些筛查存在一定危险,筛查结果假阳性会给患者造成精神负担,因此,对特发性血栓形成患者行撒网式筛查的时机尚不成熟。另外,约 5% 特发性静脉血栓的患者在 1 年内被诊断恶性肿瘤,甚至有些患者可在诊断肿瘤前数年反复发生血栓,故一次肿瘤筛查不足以除外潜在肿瘤。

(三) 诊断易栓症的注意事项　诊断遗传性抗凝蛋白缺乏时需除外获得性抗凝蛋白消耗过多、生成减少和质量异常。例如,血栓急性期或弥散性血管内凝血时抗凝蛋白消耗增多,若此时采血,测定的结果不能用来诊断或排除任何一种遗传性抗凝蛋白缺陷;肝脏疾病,尤其是晚期肝病,由于抗凝蛋白合成减少,诊断遗传性缺陷需慎重;PC 和 PS 的合成也依赖维生素 K,对于口服华法林的患者或者维生素 K 缺乏症的患者,在分析检测结果时应小心。此时,PC 或 PS 水平降低不能作为诊断的凭据,而 PC 或 PS 水平仍正常,则有助于排除 PC 或 PS 的缺乏。基于上述理由,遗传性抗凝蛋白缺陷症的筛查不应在血栓急性期进行。如果已经开始抗凝治疗,应在口服华法林治疗至少

6个月后,停用华法林2~3周,再行有关检测。根据结果,酌情是否继续抗凝。另外,不能仅凭一次实验室检测的结果诊断遗传性抗凝蛋白缺陷症。

诊断抗磷脂综合征时需注意:APA主要包括LA和ACA,但尚有许多抗磷脂抗体未被知晓或不能常规检测,故LA和ACA阴性不能排除完全APA;血浆标本中若含有血小板碎片,可引起APA假阴性,建议血浆标本在测定前最好先高速离心或过滤;仅凭一次APA阳性不能确诊APS,需至少间隔8周重复检测一次,若仍阳性方可确诊;一过性APA阳性见于健康人(检出率约为5%)和使用了某些药物(普鲁卡因胺、奎尼丁、青霉素),无明显临床意义。

五、静脉血栓栓塞症

在静脉血栓形成中以DVT的危害较大。血栓脱落引起肺血栓栓塞(pulmonary thromboembolism,PTE)是深静脉血栓形成常见和严重的并发症,也是静脉血栓形成导致死亡的主要原因。由于DVT常发生PTE,PTE常源于DVT,故目前将两者合称为静脉血栓栓塞症(venous thromboembolism,VTE)。

(一)DVT

1. 临床表现　DVT最多见于下肢。下肢DVT的主要症状有腿疼、患肢无力、肿胀和压痛。常见体征有下肢水肿,肿胀的平面和程度与受累静脉、血栓大小及形成速度有关。

远端DVT起病多隐匿,可无自觉症状,或只有患肢轻度疼痛和沉重感,逐渐出现膝关节以下肿胀。腓肠肌深压痛或Homan征(迫使足部背曲时出现腓肠肌不适或疼痛)为其重要体征。

急性近端DVT可出现发热、下肢明显疼痛、肿胀,而且由于静脉压短期内明显升高可出现皮肤轻度发绀、皮下静脉扩张和皮下淤点。邻近体表的深静脉(如股静脉)血栓形成有时可打到静脉内的条索状血栓。累及股、髂静脉且进展迅速的近端DVT可导致下肢静脉回流严重受阻,伴动脉痉挛,可出现患肢剧痛、严重肿胀、苍白或发绀,重则可致静脉性肢体坏疽及因体液大量外渗诱发休克。

2. 诊断　DVT的症状和体征缺乏特异性,许多非血栓性疾病可出现与之相似的临床表现。靠临床症状和体征诊断静脉血栓的准确率不到50%,即临床诊断的特异性较低。临床诊断的敏感性也较低,例如,许多患者的血栓因未引起完全阻塞,或因管壁及血管周围无炎症表现而不出现临床症状和体征。因此,静脉血栓的确诊依赖影像学等客观检查方法。

常用的检查方法有:

(1) 静脉造影:曾是诊断静脉血栓的金标准。其优点在于不仅能证实有无血栓形成,而且能了解血栓大小和确切部位,采取近乎直立的体位造影时还可了解静脉瓣的功能。缺点在于它是一种创伤性检查、耗时、不适合于孕妇。

(2) 彩色多普勒超声:能清晰地显示静脉结构,并能直接反映出静脉内血液流动的状态和血流方向。按压探头静脉腔不能完全塌陷是诊断近端DVT的最重要标准。超声检查对有症状的近端DVT有较高的敏感性和特异性,但对远端DVT(腓静脉血栓)和无症状的近端DVT(通常无静脉闭塞)的敏感性和特异性均较低。虽然检查方便、可重复检查,但仍不能替代静脉造影。

(3) 放射性核素深静脉显像:与静脉造影的符合率为76%~95%。采用某些显像剂还可同时行肺灌注扫描,了解有无PTE。但它对远端DVT的敏感性不如静脉造影。

(4) 阻抗体积描记法:用一袖带式气囊缠绕腿部,当充气和快速放气时描记静脉血流变化产生的体表电阻变化,以此间接检测静脉血栓,对于有症状的近端DVT的敏感性和特异性与静脉造影相比无明显差异,而对大多远端DVT、无症状的近端DVT、静脉未闭塞的有症状近端DVT或已形成较好侧支循环的闭塞性近端DVT敏感性较低。另外,它不能区分血栓性或非血栓性静脉闭塞。优点在于它是一种无创性检查,可在床旁进行,便于动态监测血栓的消长和复发,可用于孕妇。

(5) 电子计算机体层扫描静脉成像(CTV):无创、方便,有替代静脉造影的趋势。

3. 并发症　下肢DVT的最重要近期并发症为PTE。约38%~71%的DVT患者经肺灌注显像等检查可发现存在PTE。与远端DVT相比,近端静脉血栓更易引起PTE,而且栓子往往较大,致死的可能性高。值得重视的是,相当一部分下肢DVT(包括近端静脉的较大血栓形成)若未完全阻塞血管可不出现或仅出现轻微的腿部症状,而以PTE为首发或主要表现。另有资料表明约70%确诊为PTE的患者存在无症状性下肢DVT。

DVT的远期并发症主要为栓塞后综合征,即深静脉功能不全引起浅静脉高压,导致患肢不适、持续水肿、静脉曲张、皮炎、皮肤色素沉着、溃疡等。研究表明近端DVT虽经抗凝治疗,发病2年后栓塞后综合征的发生率仍约20%左右,5年后可达60%~70%。持续或反复出现上述腿部症状和体征时,除了栓塞后综合征外,还要考虑是否有复发性DVT的可能。

(二)PTE

1. 临床表现　症状和体征主要取决于栓塞的部位、范围、发生和发展的速度以及以往心肺功能状态。PTE的症状和体征多样,缺乏特异性,易与其他心肺疾病相混淆。

呼吸困难为PTE最常见的症状,约占69%~84%。呼吸困难以活动后为著,呼吸频率可达40~50次/分。呼吸困难的程度和持续时间与栓塞的范围有关。严重且持久者往往栓塞较大。19%~43%的患者出现发绀。

胸痛、胸闷占39%~88%。常突然发生。疼痛性质分为胸膜性和非胸膜性两类。前者较多见,疼痛的出现与呼吸有关,大多因位于肺周边部位的栓塞累及了胸膜和出现了肺梗死或充血性肺不张。非胸膜性胸痛常为钝痛或呈紧缩感,栓子较大时部位常位于胸骨后。有时可呈剧痛,并向肩部、心前区放射,常误诊为心绞痛、心肌梗死或夹层动脉瘤等。

25%~43%的患者有发热,大多在37.5~38.5℃,持续 1 周左右;咳嗽的发生率约为 50% ,为干咳或有少许白痰,也可伴喘息;咯血见于 30% ~ 40% 的患者,咯血量一般较少;焦虑占 12% ~ 59% ,部分患者可极度惊恐或有濒死感;晕厥的发生率为 13% ~ 19% ,主要是大块 PTE 时心排量减少或缓慢性心律失常引起脑供血不足所致。

体格检查时血压下降者约占 10% ,肺部常可闻及细湿啰音和哮鸣音,肺梗死时可有胸腔积液或闻及胸膜摩擦音。若肺组织坏死破溃可形成气胸。心脏检查除心率加快外,可发现心律失常,如期前收缩。可闻及三尖瓣关闭不全引起的收缩期杂音及肺动脉瓣区第二心音亢进。当出现右心功能衰竭时,可出现颈静脉充盈、肝颈静脉回流征和下肢水肿,右心扩大,右室房性或室性奔马律等表现。此时,需与右室急性心肌梗死、张力性气胸、急性心脏压塞、上腔静脉阻塞、限制性或肥厚型心肌病、慢性肺心病急性恶化等相鉴别。

急性大块肺栓塞时大多突然出现胸痛、呼吸困难,伴极度恐惧和濒死感。重者可出现面色苍白、大汗淋漓、四肢厥冷、血压下降等休克表现或出现晕厥。若血栓过大(肺动脉血流阻塞>50%),可因反射性心脏骤停而猝死。

发生肺梗死时往往出现发热、胸膜性胸痛、气短、咯血,伴胸膜摩擦音。部分患者可出现不同程度的胸腔积液。

复发性 PTE 因多次血栓栓塞,呼吸困难等表现反复出现或进行性加重。逐渐形成 PTE 少见但严重的并发症慢性血栓栓塞性肺动脉高压,导致慢性肺心病和心力衰竭。

2. 诊断　临床表现多样且缺乏特异性。另外,原有心肺疾病的患者出现 PTE 时临床表现常不典型,易被首先考虑为原有疾病的病情加重。因此,当不明原因出现晕厥和休克时,当出现低热、咳嗽、发绀和胸部阴影诊断不清时,当心力衰竭难以控制时,当呼吸加快和/或低氧血症的程度与心肺疾病病情的严重程度不符时,均应想到 PTE 的可能。

常用的检查方法有:

(1) 肺通气-灌注扫描:采用放射性核素显影技术,安全、可靠、无创伤,对肺亚段以上的病变均可显示,可作为首选确诊方法。一般而言,若灌注扫描发现局部血流灌注缺损,而该处通气扫描正常或大致正常可确诊为肺栓塞。若肺通气、灌注扫描均正常可基本除外肺栓塞。若肺通气-灌注扫描不能确诊但临床高度怀疑肺栓塞者仍应行肺动脉造影。

(2) 肺动脉造影:仍是目前诊断 PTE 最可靠的方法。缺点是具有较高的并发症(4% ~ 10%),如造影剂过敏、肾功能受损等。肺动脉压明显升高时行肺动脉造影具有一定的危险性,易发生心律失常或心脏骤停,死亡率约为 0.2% 。

(3) 胸部 X 线片:诊断肺栓塞的特异性和敏感性均较差。单凭胸部 X 线片检查,很难诊断或排除肺栓塞,但易于除外诸如气胸、肺炎等情况。

(4) 心电图:缺乏特异性。具有诊断意义的改变为出现 S1Q3T3 图形,即 Ⅰ 导联出现加深的 S 波,Ⅲ 导联出现深 q 波和 T 波倒置,有助于鉴别急性心肌梗死等疾病。

(5) 动脉血气分析:具有重要的参考价值,对判断病情的轻重也有一定帮助。PTE 的动脉血气异常主要表现为低氧血症和低碳酸血症。约 2/3 患者的 PaO_2 <60mmHg,大块 PTE 患者的 PaO_2 常<50mmHg。

(6) 超声心动图:检查正常不能排除 PTE,但若能发现明确的右心房、右心室或近端肺动脉血栓,则有助于诊断。另外,它可用来除外其他导致血流动力学改变的疾病,如右室心肌梗死、室间隔破裂和其他病因引起的慢性肺动脉高压。经食管的超声心动图有助于除外主动脉夹层动脉瘤。

(7) CT 和磁共振成像(MRI):对于肺动脉及其较大分支的栓塞显示较清,但对肺动脉远端分支的栓塞效果较差。螺旋体积电子计算机体层扫描(SVCT)可清楚地显示段和亚段水平的肺栓塞,其诊断肺栓塞的敏感性和特异性分别可达到 95% 和 97% 。电子计算机体层扫描动脉成像(CTA)也已逐步用于 PTE 的诊断,是否能替代肺动脉造影仍待证实。

(8) D-二聚体:反映体内纤维蛋白的溶解,水平明显升高提示体内仍有新鲜血栓形成,故不具有疾病特异性,可见于各种血栓栓塞性疾病。对于 PTE,D-二聚体水平正常比升高可能更有意义,前者有助于排除 PTE。

六、易栓症的血栓预防及 VTE 的治疗

(一) 易栓症的血栓防治原则

1. 预防血栓形成重于血栓治疗　如前所述,若仅存在一种血栓危险性相对较低的易栓症,无论是遗传性还是获得性,一般不引发血栓。因此,避免几种易栓症并存,主要是避免获得性血栓危险因素,对于预防血栓形成至关重要,如避免长期制动、肥胖、口服避孕和绝经后激素替代疗法等。当获得性血栓危险因素不可避免时,或遇血栓危险性相对较高的获得性易栓状态时,如妊娠、外伤、手术等,应酌情给予预防性抗凝治疗。

2. 血栓治疗应区分轻重缓急　易栓症若发生 DVT,急性期治疗的主要目的是控制 DVT 进展、防止发生 PTE和纠正血流动力学异常。一旦疑诊 VTE,只要无禁忌,不要等待确诊,应立即开始肝素抗凝治疗。有溶栓治疗指征的患者仅约 10% ,主要适用于急性静脉性坏疽和大块 PTE 伴血流动力学异常和低氧血症的患者,不宜滥用。

急性期后的治疗则以防止 DVT 和 PTE 复发和避免并发症为主。应坚持按预期抗凝强度和疗程进行抗凝治疗。不推荐 DVT 患者在抗凝基础上常规安置下腔静脉滤网。有抗凝禁忌或抗凝并发症的患者、抗凝治疗中静脉栓子仍不断脱落的髂静脉和下肢深静脉血栓患者和血栓复发的患者建议安置下腔静脉滤网。适合安置临时滤网者尽量不要安置永久性滤网。不推荐 DVT 患者常规使用非甾体抗炎药。建议 DVT 患者在能耐受的情况下即开始离床活动。应避免血栓复发的各种诱因。DVT 的主要远期并发症为静脉瓣功能损伤后患肢水肿和皮肤营养不良,应注意患肢养护。反复 PTE 的并发症主要为肺动脉高压和右心功能不全。

（二）VTE 治疗的注意事项

1. 溶栓治疗 DVT 患者不推荐常规应用静脉溶栓治疗，仅巨大髂静脉、股静脉 DVT 伴肢体坏疽危险的患者可考虑之，但可能需先安置下腔静脉滤网，阻断脱落的栓子致 PTE。个别需挽救肢体的患者可考虑导管引导的溶栓治疗或静脉血栓切除术。大多 PTE 患者无需接受全身溶栓治疗，一般仅用于大块 PTE 伴血流动力学不稳定的患者。不推荐使用经导管的局部溶栓治疗。个别不能接受静脉溶栓治疗且病情危重的患者可考虑行肺动脉血栓切除术。

2. 抗凝治疗

（1）药物的选择：由于口服华法林起效慢，且给药后依赖维生素 K 的抗凝蛋白水平首先降低，造成给药初期一过性高凝状态，故应首先采用未分组肝素（UFH）或低分子量肝素（LMWH）抗凝治疗 10～14 天，然后过渡到口服华法林抗凝。华法林应与肝素重叠给药，直至 PT 的国际正常化比值（INR）达到预期水平。

（2）抗凝治疗的疗程和强度：易栓症患者第一次发生 VTE，如果为一过性获得性因素（如手术、外伤等）所诱发，一般抗凝治疗 3～12 个月。若存在下述情况，血栓复发的危险性较高，如无禁忌证，应接受长疗程抗凝治疗，甚至终生抗凝治疗：①存在 1 种以上易栓缺陷；②遗传性抗凝蛋白缺陷；③获得性易栓危险因素持续存在（如肿瘤、抗磷脂综合征）；④非常见部位（如腹腔内、颅内）的血栓形成；⑤复发性血栓形成；⑥超声检查发现 DVT 持久残留；⑦D-二聚体水平或 FⅧ水平持久升高；⑧安置了永久性下腔静脉滤网。

华法林的有效治疗范围较窄，强度稍高，出血并发症即增多，强度稍低，血栓复发的危险性便增高。目前一般主张口服抗凝时，INR 控制在 2.0～3.0 为宜。对于无上述血栓复发危险因素者，也可考虑降低强度（INR 目标值 1.5～2.0）。但男性患者血栓复发的危险性高于女性患者，有多种内科情况的老年患者，一旦血栓复发，死亡的危险性大，若无禁忌，仍应予高强度抗凝。

（3）抗凝蛋白缺陷症患者的抗凝：肝素是通过增强抗凝血酶的抗凝活性起抗凝作用的。有些 AT 缺陷症的患者对肝素耐药，需用大剂量。肝素耐药的部分原因为用药数日后 AT 水平进一步减少，可减少约 30%。AT 浓缩物对克服肝素耐药有效。国内无 AT 制剂上市，遇肝素耐药时，可输注新鲜冰冻血浆，补充 AT。PC 和 PS 的合成也依赖依赖维生素 K，在口服华法林后先于凝血因子因子受到抑制，故体内一过性产生相对高凝状态，可加重或诱发血栓形成。因此，已知或疑似遗传性 PC 或 PS 缺陷症的患者，口服抗凝需在完全肝素化下开始，华法林应以相对低剂量开始，逐渐加量。

（三）不同情况下的抗栓治疗

1. 导管相关深静脉血栓 ICU 患者因病情危重在治疗过程中常需留置中心静脉导管。据估计在留置中心静脉导管患者其静脉血栓发生率约 5%～30%。中心静脉导管置入后，常常会在管腔表面形成纤维蛋白"鞘"，并进一步导致血栓的形成。由于缺乏特异的临床表现，因此难以早期发现。导管相关血栓形成还可以作为 HIT 的临床表现之一而出现。

对于导管相关深静脉血栓的治疗，通常情况下如情况允许应考虑拔除静脉插管。如患者全身情况稳定，可给予 4～6 周的抗凝治疗。通常情况下不建议使用溶栓治疗。静脉导管血栓形成的预防较为困难，有报道小剂量华法林（1mg/d）或低分子量肝素可降低导管相关血栓的发生率，但其在 ICU 的实用性尚值得商榷。

2. 恶性肿瘤 尤其腺癌，是常见的获得性易栓症，患者围术期 VTE 的危险性增大，提倡预防性抗凝，可皮下注射 LMWH，疗程一般为 7～14 天，延长到 4 周可能会进一步降低 VTE 的发生率。接受化疗的患者经常需安置中心静脉导管，为预防中心静脉导管相关的血栓形成，是否常规给予华法林或 LMWH 预防性抗凝尚无定论。

肿瘤患者一旦出现 VTE，治疗往往较困难。一般不主张溶栓，因为有促进肿瘤转移的潜在可能。抗凝治疗的出血并发症高于非肿瘤患者，而且 VTE 复发率也较高。肿瘤患者予华法林治疗尤为困难，原因有多种：食欲不振和呕吐，使 INR 难以维持在治疗范围；慢性弥散性血管内凝血和广泛肝转移；华法林与化疗药或抗生素相互作用，影响抗凝效果；因血小板减少和有创操作（如胸腔穿刺和腹腔穿刺）而必须中止抗凝；需经常取血查 INR，而肿瘤患者静脉穿刺往往有困难。因此，有条件者可采用长期 LMWH 抗凝治疗。与华法林相比，LMWH 的优点为无需实验室监测，出血的危险性低，血栓复发率低。

肿瘤患者发生 DVT 后安置下腔静脉滤网虽可降低近期 PTE 的危险性，但即使给以口服抗凝，DVT 远期复发的危险仍增加。因此，肿瘤患者发生急性 VTE 时一般不主张安置下腔静脉滤网。滤网仅适用于有活动性出血和无法抗凝治疗的患者以及在治疗剂量的 LMWH 抗凝下仍反复发生 PTE 的患者。目前已有可回收性下腔静脉滤网，可避免永久性滤网的远期并发症。

临床试验表明，肿瘤患者发生 VTE 后长疗程抗凝的血栓复发率低于短疗程抗凝。目前提倡：只要肿瘤未控制或已转移，应持续给予抗凝治疗。病情稳定的肿瘤患者，至少抗凝 6 个月或直到化疗或激素替代疗法结束。

3. 抗磷脂综合征 无症状的单纯抗磷脂抗体阳性患者一般无需特殊治疗，可观察或给予小剂量阿司匹林（75～100mg）。当接受较大手术时，应预防性给予肝素抗凝。继发于 SLE 等自身免疫性疾病的抗磷脂抗体阳性患者采用激素等免疫抑制剂治疗，常可使抗体减少或消失，是否预防性抗凝治疗尚无定论。初次怀孕的抗磷脂抗体综合征妇女，如无血栓形成既往史，不一定行预防性抗凝。既往有过流产的抗磷脂抗体综合征妇女再次妊娠时可酌情持续给予 UFH 或 LMWH，预防流产。

按照 2004 年 ACCP 血栓治疗的指南，APS 患者静脉血栓的急性期应给予普通或低分子量肝素至少 5 天，并与华法林治疗重叠至 INR>2.0。抗磷脂综合征患者一旦发生血栓栓塞并发症，停止抗凝治疗后血栓复发率高，尤其停止抗凝治疗后的头 6 个月内复发率最高。一般主张除非患者怀孕，应长期口服抗凝，如为动脉血栓，还应加用血小板聚集抑制剂。关于长期华法林抗凝的强度,由于高强度(INR>3.0)长期抗凝的静脉血栓复发率并不低于中等强度(INR 2.0~3.0),而出血事件的发生率增多,目前大多主张给予中等强度即可。口服华法林时,狼疮型抗凝物的存在可能会给 INR 值的调整带来困难,应该密切注意出血并发症或血栓复发。

APS 的动脉事件多发生于脑部。有过一次缺血性脑卒中的患者可采用阿司匹林(325mg/d)或中等强度的华法林(INR 1.4~2.8)预防血栓栓塞复发。由于使用阿司匹林无需监测 INR,采用较广。

有过一次或多次妊娠 10 周后流产但无血栓史的 APS 孕妇是否抗凝以及如何抗凝尚无统一意见。目前较一致的观点为有过两次或两次以上流产史且有血栓史的抗磷脂抗体阳性的妇女应在确定宫内妊娠后即给予阿司匹林和肝素(普通或低分子肝素)联合治疗。推荐剂量为阿司匹林 81mg/d,普通肝素 5000~10 000U,每 12 小时 1 次或预防剂量的低分子量肝素。治疗应持续到孕期的第三阶段。

灾难性抗磷脂抗体综合征(CAPS)是抗磷脂抗体综合征的一种特殊类型,常因多发血栓迅速引起多器官功能衰竭,这类患者通常需给予终生高强度的华法林抗凝,以预防复发。

APS 患者血栓复发后应采取何种治疗尚无一致意见。华法林治疗中出现复发时,如 INR 低于目标值,说明抗凝不充分,而非华法林无效;如 INR 达到了预期目标值但目标值较低可加大抗凝力度,提高 INR 目标值,或酌情换用肝素(普通肝素或低分子量肝素)治疗,或华法林联合抗血小板药物。CAPS 患者出现复发,可合用血浆置换或静脉用免疫球蛋白。

4. 围术期　高危手术,例如全髋或全膝置换术,手术前后应接受预防性抗凝治疗。国内的医院除个别医院外大多未采取预防性抗凝治疗。预防性抗凝可采用肝素,尤其是 LMWH,一般抗凝至术后 7~10 天。延长抗凝时间是否会降低血栓栓塞的发生率尚无定论。

术前已采用华法林抗凝的患者,于术前 4 天停用华法林一般可使国际正常化比值(INR)在手术日降至 1.5 或更低。术前一直采用肝素抗凝者一般于手术前一天晚上或手术当日停用肝素,但术前采用 LMWH 抗凝的患者手术麻醉时需注意以下几点:①脊髓穿刺应在停用 LMWH后 12~24 小时以上进行;②单剂给药脊髓麻醉优于持续硬膜外麻醉;③接受持续麻醉的患者,硬膜外导管宜留置过夜,次日拔除;④术后恢复使用 LMWH 应在导管拔除后至少 2 小时。应密切观察脊髓压迫的早期体征,如进行性下肢麻木或无力、肠道或膀胱功能障碍,对于怀疑脊髓血肿的患者,必须尽快行诊断性造影和手术治疗以避免永久性瘫痪。

5. 妊娠和产褥期　虽然妊娠期和产褥期静脉血栓的危险性增加,但若无其他血栓高危因素无需预防性抗凝。

既往无 VTE 史的孕妇,如果有抗凝血酶缺乏,应积极进行血栓预防,而有其他血栓危险因素,如 PC 缺乏、PS 缺乏等,可严密随访,或给予预防剂量的 LWMH 或小剂量

UFH,并在分娩后给予治疗剂量的抗凝。既往有过 VTE 史的孕妇,原则上都应给予预防剂量至治疗剂量的肝素抗凝。

因其他获得性易栓危险因素或遗传性易栓症而接受抗凝治疗的妇女,若怀孕需注意以下问题:①华法林能通过胎盘,有致畸(华法林胚胎病)和引起胎儿出血的可能。华法林胚胎病特指因妊娠 6~12 周服用华法林引起的胎儿畸形,发生率可达 6.4%。胎儿的特征性异常包括鼻发育不良和(或)骨骺点状钙化。因此,口服抗凝的妇女出现计划外妊娠应立即停用华法林,改用肝素。UFH 或 LM-WH 均不能通过胎盘,对胎儿是安全的。正在接受口服抗凝的妇女拟怀孕时,最好先改为肝素抗凝再受孕。②妊娠头 3 个月禁用华法林,妊娠的最后 1 个月也不宜使用,以防分娩时胎儿颅内出血和产妇出血过多。目前,一般推荐整个妊娠期间持续使用肝素,避免使用华法林。有研究表明,出生前接触过香豆素类的儿童可出现神经系统功能的轻微障碍,而且智商较低(IQ<80)。但妊娠期持续使用肝素,孕妇存在出血、肝素诱导的血小板减少症(HIT)和骨质疏松等问题,后者使骨折的危险性增加。LMWH 比普通肝素引起 HIT 和骨质疏松的危险性低。③UFH 和 LMWH 不会分泌入乳汁,产后使用是安全的。华法林不会给母乳喂养的婴儿带来抗凝作用,也可用于产后抗凝。

6. 重症患者　所有进入 ICU 的患者应接受 VTE 风险评估,大多患者应该接受血栓预防治疗。VTE 高危患者,例如严重创伤或骨科手术后的患者,建议给予治疗剂量的 LMWH 预防;中危患者,例如严重内科病或一般手术后的患者,建议给予预防剂量的 UFH 或 LMWH 预防。对于有血栓风险但同时有出血高风险的患者,可采用机械性预防血栓的措施,如分级加压弹力袜(GCS)和(或)间断空气加压(IPC)。

七、重症时常见的血栓性微血管病

(一)弥散性血管内凝血(DIC)　DIC 是 ICU 常见的继发于不同疾病的临床病理综合征。其基本特征是由于病理性凝血酶和纤溶酶的大量生成,导致广泛的微血栓形成、出血及脏器功能不全。DIC 的病因很多,发病机制也往往是多种机制的组合。微血栓栓塞出现于 DIC 早期,但由于其表现缺乏特异性,或持续时间短,或被归因于原发病所致,往往不引起临床医师的重视。实际上,与出血相比,广泛微血栓的形成才是导致组织缺氧及脏器功能不全的首要原因。

(二)药物相关性血栓性血小板减少性紫癜　血栓性血小板减少性紫癜(thrombotic thrombocytopenic purpura,TTP)是一种原因不明的以血栓性微血管病变为特征的临床征候群,主要表现为微血管性溶血性贫血、血小板减少、精神神经症状、发热和肾脏损害。大部分 TTP 病例的病因不明,仅少部分可能和感染、自身免疫病、肿瘤、妊娠、药物等有关。近年来,与 TTP 相关的药物种类报道得越来越多(表 75-0-5)。它的发病机制主要与免疫介导或药物直接毒性作用有关。不同药物预后不同,药物直接毒性作用引起的 TTP 预后不良。

表 75-0-5　文献报道与 TTP/HUS 发生有关的药物

抗肿瘤药物	甲硝唑	酮咯酸
丝裂霉素	土霉素	吡罗昔康
5-氟尿嘧啶	青霉素	尼美舒利
阿糖胞苷	利福平	疫苗
吡葡亚硝脲	Sulfisoxazole	乙型肝炎疫苗
顺铂	H₂ 受体阻断剂	流感疫苗
柔红霉素	西咪替丁	MMR
去氧助间霉素	雷尼替丁	白百破疫苗
双氟脱氧胞苷(健择)	激素类药物	其他
羟基脲	17-B 雌二醇贴剂	奎宁
免疫抑制剂	结合型雌激素	赛伐他丁
环孢素 A	达那唑	阿苯达唑
OKT3	炔雌醇	四氯化碳
他克莫司(FK506)	双醋炔诺酮	可卡因
抗血小板药物	左炔诺孕酮	海洛因
噻氯匹定	醋炔诺酮	染发剂
氯吡格雷	干扰素	噻吡二胺
defibrotide(单链脱氧核苷酸)	干扰素-α	水杨酰胺
双嘧达莫	干扰素-α2b	伐昔洛韦
抗生素	干扰素-β	青霉胺
氨苄西林	非甾体抗炎药	
克拉霉素	双氯芬酸	
青霉胺	非甾体抗炎药	

在抗肿瘤药中,可引起 TTP 的最常见药物是丝裂霉素。丝裂霉素常引起肾脏损害。约 50% 出现肾脏损害的患者可发展为 TTP,表现为呼吸困难,部分患者可出现肺水肿或成人呼吸窘迫综合征,大部分患者的肾功能损害进行性加重,神经系统症状少见。此时需鉴别上述症状是丝裂霉素相关性 TTP 还是肿瘤本身并发症所致。丝裂霉素相关性 TTP 起病迟缓,常发生于首次用药后一年或末次用药后 4~8 周。其发病与药物累计剂量有关,累计剂量小于 30mg/m² 时很少发病,大于 40mg/m² 后发病危险性随累积剂量的增加而增加。顺铂和博莱霉素也可引起 TTP,发病机制不详。去氧助间霉素(deoxycoformycin)为腺苷脱氧酶抑制剂,引起的 TTP 发病迟缓,多在两个或以上疗程后出现,但剂量依赖关系不如丝裂霉素明确。一般来说,抗肿瘤药物引起的 TTP 预后不佳,丝裂霉素相关性 TTP 发病 4 个月时的病死率可高达 75%。治疗以血浆置换、类固醇激素、免疫抑制剂(如长春新碱、小剂量 CTX)等为主,但仅部分患者有疗。也可试用链球菌蛋白 A 行免疫吸附治疗。有肾脏损害者治疗应及早进行。

噻氯匹定相关性 TTP 的发生率在 1/5000~1/1600,通常在用药 1~16 周后起病(80% 在 4 周内出现,15% 在 2 周内出现)。噻氯匹定相关性 TTP 的起病无明确剂量相关性,发病机制可能与免疫有关。近年来的研究发现,血浆中血管性血友病因子裂解酶(vWF-CP)缺乏,使内皮细胞损伤后释放的 vWF 超大分子多聚物增多,可能是 TTP 发病的关键环节。疑诊时需立即停用噻氯匹定,大多数患者在停药后 2 周内血小板逐渐恢复正常。血浆置换可明显降低噻氯匹定相关性 TTP 的死亡率,总存活率在 67%。氯吡格雷为噻氯匹定的换代产品,最初认为其血液学毒性明显低于噻氯匹定。然而,氯吡格雷上市后不久即开始有氯吡格雷相关性 TTP 的报道。其发病机制可能与噻氯匹定相关性 TTP 相似,治疗也首选血浆置换。

环孢素 A(CsA)相关性 TTP 的发生率约为 3%,常见于肾脏或其他实体脏器移植后。CsA 可引起剂量相关的肾脏毒性,急性肾损害与 TTP 的微血管病变类似。CsA 也可出现剂量相关的神经系统损害,临床表现与 TTP 相似,可出现精神错乱、定向力异常、抽搐,严重时可出现昏迷,影像学可见脑白质多发或弥漫低密度病灶。肾移植后急性血管性排斥反应或骨髓移植后败血症或急性移植物抗宿主病均可出现上述类似表现，只能通过肾活检鉴别。另外，近年来不断有应用 CsA 治疗 TTP 取得成功的报道。基于上述原因，CsA 与 TTP 的关系仍待进一步确定。但若考虑 TTP 与 CsA 相关时，仍应停药或药物减量。血浆置换对大多数患者有一定效果，但是否能改善预后尚不清楚。其他抗排异药，如他克莫司（FK506）和单克隆抗体-CD3（OKT3）也可引起 TTP，虽然发生率<1%，但若用作 CsA 相关 TTP 时的替代治疗，仍需警惕之。

奎宁相关性 TTP 的发生率低，但起病急，主要表现为寒战、发热、腹痛、恶心、呕吐、腹泻及少尿，常伴有神经系统症状，如精神错乱、意识异常，也可发生抽搐及昏迷。可伴有白细胞减少、凝血异常和肝功能异常等。其发病与免疫因素有关，可能是奎宁依赖性抗体与多种细胞（如血小板、中性粒细胞、淋巴细胞、红细胞、内皮细胞等）上的靶位结合，激活补体，造成相应细胞损害，进而引起多系统损害。未发现奎宁相关性 TTP 有 vWF-CP 缺陷或存在 vWF-CP 抑制物。血浆置换对部分患者有效，但大多数仍需血液透析治疗。恢复用药可迅速出现病情复发。急性期死亡率可高达 18%，不少患者可发展为慢性肾功能不全。

（三）妊娠相关的微血栓疾病

1. 先兆子痫和子痫　常见于年轻的初产妇，发生率可达 7%。临床表现包括高血压、蛋白尿和全身水肿。由于先兆子痫患者的实验室检查可有血小板减少、凝血酶时间（TT）延长、血管内溶血，很早人们就提出先兆子痫和子痫与 DIC 可能存在某种联系。50% 严重子痫的患者血小板计数 <100×10^9/L。血管内溶血的实验室证据有非结合胆红素升高、网织红细胞增多和外周血中出现有核红细胞及破碎红细胞。随着对 DIC 认识的发展，发现先兆子痫患者的 DIC 实验室检查结果常阳性，包括血小板、纤维蛋白原和其他凝血因子减少，因子Ⅷ抗原/活性比值增加，凝血酶-抗凝血酶（TAT）复合物、凝血酶原片段 1+2、纤维蛋白肽 A 和 P 选择素等水平升高，FDP 阳性、D-二聚体、组织型纤溶酶原活化物（tPA）和组织型纤溶酶原活化抑制物-1（PAI-1）水平升高，胎盘型 PAI-2 和抗凝血酶水平降低等。以上发现提示有活跃的血小板、凝血酶和纤溶酶的活化。组织学检查也证实肝、肾、脑的小血管中可发现纤维蛋白沉着。子痫患者的 DIC 实验室检查结果与先兆子痫患者相似，但更为严重。

先兆子痫和子痫的发病机制尚不清楚，与 DIC 之间的因果关系未明。

血管痉挛在子痫高血压的病理生理中起关键作用。正常妊娠时血管紧张素Ⅱ水平增高，但血管对血管紧张素Ⅱ的耐受性也同步增高，而子痫孕妇在出现高血压前数周即丧失了这种对血管紧张素的耐受性，进而逐渐出现全身血管张力明显升高。另外，子痫时升压物质，如血栓素、内皮素相对增多，内皮细胞衍生的舒张因子（一氧化氮）相对降低。组织学检查发现胎盘末端螺旋动脉终末出现或仅出现轻微的生理性转变，大多肌层仍保持完整，这是对升血压物质仍保持敏感的组织学基础。血管的长期痉挛

势必导致内皮细胞的损伤，子痫患者血中纤维连接蛋白（FN）、凝血酶调节蛋白（TM）和 PAI-1 的血浆水平升高是其有力证据。内皮细胞的损伤可诱发凝血。胎盘末端螺旋动脉的血栓形成可引发纤维素样坏死，并使绒毛间隙的血流减少，严重者可引起胎儿生长受损或死亡。

子痫时纤溶活性也出现异常。正常妊娠时纤溶酶原活化物和纤溶酶原活化抑制物的血浆水平同步增高，而子痫时纤溶酶原活化抑制物增高的程度明显高于纤溶酶原活化物，导致纤溶抑制。这可能是胎盘终末毛细血管微血栓形成的另一原因。

血小板减少的原因可能是内皮细胞损伤引起血管内凝血的结果。另外，血小板寿命缩短提示血小板减少可能与血小板破坏或消耗有关。有人提出存在免疫因素介导血小板破坏增多的可能。还有人认为是胎盘静脉前列环素（PGI_2）含量减少，使血小板活化，在小血管中聚集成血栓，引起血小板减少。血小板计数大约在产后 60 小时开始恢复，产后 90 小时大多恢复至 100×10^9/L 以上。

红细胞在通过痉挛的和有微血栓形成的小血管时变形、破碎，可导致微血管病性溶血，严重时可致贫血。

治疗主要针对先兆子痫或子痫。及早结束妊娠是根本治疗。解痉、降压、扩张血管、扩容，极为重要。合并溶血性贫血和血小板减少者，血浆置换或输注 FFP 可改善症状，但机制不明。基于血小板活化的假说，可试用阿司匹林 75～100mg/d 或氯吡格雷 75mg/d，有治疗成功的报道。有明确 DIC 证据时，按 DIC 处理。但肝素能增加出血倾向，应慎用。

2. HELLP 综合征　HELLP（hemolysis, elevated liver enzymes, and low platelet count）综合征是一种与妊娠相关的血栓性微血管病，因溶血、肝酶升高和血小板减少得名，有人称其为子痫的一个亚型，有可能具有与子痫相似的发病机制。子痫合并 HELLP 综合征的发生率为 2%～21%，20%～33% 的 HELLP 患者有 DIC 的实验室证据，因此，在部分患者中子痫、DIC 和肝功能损害三者共存。

HELLP 综合征多发生在妊娠中晚期，约 10% 发生在妊娠早期，约 30% 出现于产后初期。一般情况下，子痫的表现大多不典型，可以没有高血压或仅轻度血压升高，溶血所致贫血也较轻。治疗原则同子痫。另外，可酌情加用糖皮质激素，可能有助于减轻溶血和血小板减少，改善肝功能。最近有报道称大剂量糖皮质激素可显著改善孕妇的病情，减少并发症，加快产后恢复。

3. 妊娠期急性脂肪肝　妊娠期急性脂肪肝（acute fatty liver of pregnancy, AFLP）是妊娠后期少见但致死性的并发症，也属于妊娠相关的血栓性微血管病。国外报道的发生率为 1/9000～1/13 000，我国发生率不详。发病机制尚不清楚，可能与先兆子痫有一定关系。约 50% 的 AFLP 患者伴有先兆子痫或子痫。AFLP 与 DIC 也有一定关联。

发病的平均孕期为 34～35 周，半数患者为首次妊娠。常见的临床表现为恶心、呕吐、不适、呼吸困难、肌肉疼痛，也可以黄疸、扑翼样震颤、腹痛、发热、头痛、瘙痒、烦渴、多饮、水肿、蛋白尿、高血压和意识障碍起病。胎儿可因胎盘功能不全、宫内缺氧而死亡。严重病例可发生出血。出血

倾向可能是 DIC 和急性肝脏脂肪变性导致凝血因子合成障碍等综合因素所致。

实验室检查常有血小板减少、APTT 延长、低纤维蛋白原血症、因子 V、Ⅶ、Ⅷ 水平和 AT 水平降低、FDP 水平增高。与其他产科情况并发 DIC 不同的是，凝血异常可持续到产后 2 周，这可能主要与 AT 水平严重降低（可降至正常人水平的 11%）有关。肝肾功能损伤的实验室证据有低血糖、高胆红素血症、血氨升高、血尿素氮和肌酐升高等。

如具有典型的症状和体征以及实验室检查结果，尤其是 AT 活性严重降低，诊断大多不困难。AFLP 应与子痫、HELLP 综合征、病毒或药物诱发的肝炎、血栓性血小板减少性紫癜、妊娠胆汁淤积和胆囊疾病等疾病鉴别。AT 活性对鉴别诊断有一定价值。正常妊娠一般不影响 AT 活性，子痫和 HELLP 综合征时 AT 活性仅轻度降低。临床诊断困难时，可考虑肝活检。磁共振显像、超声显像或 CT 可检测肝脏脂肪性改变，但诊断价值尚不确定。

及早终止妊娠是治疗的关键。同时，应密切监测神经、心血管、血液、肾脏和肝脏功能。输注葡萄糖，以纠正低血糖。针对出血倾向的治疗包括输注血小板、FFP 或冷沉淀物纠正凝血因子缺乏。补充抗凝血酶浓缩物可能有助于降低病死率和加速 DIC 的逆转，尤其是对于有出血并发症的患者。

曾有报道称孕妇和胎儿的死亡率高达 80% 以上，但最近的研究表明孕妇的死亡率已降至 20% 以下。

八、肝素诱导的血小板减少症

肝素诱导的血小板减少症（HIT）是使用普通肝素（UFH）或低分子量肝素（LMWH）治疗后出现的一种严重并发症，约 20% ~50% 的患者可出现动脉或静脉血栓，具有较高的发病率和死亡率。

根据发病机制及其临床特点，HIT 可分为两种类型。Ⅰ型非免疫机制介导，其发生是由肝素直接诱导血小板聚集，导致血小板减少。通常于肝素应用后的早期发生（<4 天），且多为轻度，血小板计数一般不低于 $50×10^9$/L。患者通常无临床症状，不伴有血栓形成。即使不停用肝素，血小板计数亦大都可自行恢复正常。因此，Ⅰ型 HIT 一般无需特殊处理。而通常意义上所指的 HIT 为 Ⅱ型，即由免疫机制导致的血小板减少及血小板活化。Ⅱ型 HIT 一般发生于肝素使用的 5 天后，血小板计数常<$50×10^9$/L，并可伴发血栓形成。

Ⅱ型 HIT 发病的中心机制为肝素激活血小板，活化的血小板释放出 α 颗粒中的血小板第 4 因子（PF4），后者在释放入血后与肝素形成复合物（肝素∶PF4 复合物）。该复合物作为抗原，刺激机体产生针对复合物的抗体，即 HIT 抗体（多数为 IgG 型抗体）。HIT 抗体与肝素∶PF4 复合物结合，形成免疫复合物，与血小板膜和内皮细胞表面上的 Fc 受体结合，诱发凝血酶的过量产生、组织因子的合成与释放增加，并使血小板进一步活化，导致血栓形成及消耗血小板。活化的或被覆抗体的血小板被网状内皮系统清除，是血小板减少的另一原因。

通常情况下 HIT 患者的血小板减少发生在应用肝素的第 5~10 天，但近期曾接受过肝素治疗的患者可出现速发型 HIT，即血小板减少可于再次肝素使用后的 1 天内发生。其血小板减少的程度一般为轻度到中度，仅少数患者的血小板计数<$20×10^9$/L。即使血小板明显减少，但很少引起出血，而以血栓形成为突出表现，其中静脉血栓多于动脉血栓。静脉血栓以四肢的深静脉血栓为最常见，其次分别为肺血栓栓塞、华法林致静脉性肢体坏疽、肾上腺出血性梗死和大脑静脉窦血栓形成。动脉血栓绝大多数发生于四肢，可引起四肢缺血甚至坏疽，少数为中风、心肌梗死和肠系膜动脉血栓形成。在 ICU 患者，血管内留置导管常常成为血栓的易发部位。其他临床表现还包括肝素注射部位的皮肤病变（皮肤痛性红斑或坏死）以及肝素静脉注射后的急性全身反应（发热、寒战或短暂记忆丧失等）。

HIT 诊断主要应依据患者的临床表现。如患者在使用肝素后出现了血小板减少或较治疗前降低了 50% 以上，并排除了其他原因导致血小板减少的可能，就应该首先怀疑 HIT。此时应尽早行相关的实验室检查如肝素诱导血小板活化试验（HIPA）、5-羟色胺释放试验（SRA）或 ELISA 法检测 HIT 抗体，以明确诊断。目前这些确诊试验尚未常规开展。

一旦怀疑 HIT，原则上应立即停用所有途径（包括静脉封管、局部喷涂）的肝素，换用非香豆素类的其他类型抗凝药。大多患者在停用肝素 1 周后血小板回复至正常，但少数患者的血小板减少可持续数月伴血栓形成或血栓复发倾向。

虽然 LMWH 较少引起 HIT（发生率约为 UFH 的 1/8），但由于与 UFH 有一定的交叉反应，因此不推荐使用 UFH 出现 HIT 者换用。HIT 时换用华法林有可能导致肢体坏疽等严重并发症，这可能与 HIT 的高凝状态和华法林诱导的蛋白 C 缺乏有关。HIT 时通常换用直接凝血酶抑制剂，如重组水蛭素（lepirudin）和阿加曲班（argatroban）等。目前国内市场上阿加曲班有售。HIT 抗凝治疗的疗程一般为 3~6 个月，可在血小板计数完全恢复正常并稳定后过渡到口服华法林抗凝，但应先与华法林重叠使用，直至国际标准化比值（INR）达到预期值（2.0~3.0）。另外，除非患者存在明显的出血表现，一般不推荐给 HIT 患者输注血小板。

预防 HIT 应避免滥用肝素和避免使用牛 UFH，尽量使用 LMWH，尤其是在骨科术后的患者中。长期抗凝的患者宜尽早过渡到华法林，减少肝素累积使用量。

总之，血栓形成与危重症患者的预后密切相关，越来越受到人们的重视。只有认知度提高了，才能及早发现和处理，甚至防患于未然，有助于改善危重症的预后和降低死亡率。

（赵永强）

主要参考文献

[1] 赵永强.妊娠期的血栓栓塞性疾病//刘泽霖,贺石林,李家增.血栓性疾病的诊断与治疗.2 版.北京:人民卫生出版社,2006:637-648.

［2］赵永强. 易栓症研究概况. 中国实用内科杂志, 2007, 27(1):49-52.

［3］Rossi HA. Diagnosis and Management of hypercoagulable States//Irwin RS, Rippe JM. Irwin and Rippe's Intensivie Care Medicine. 5th ed. Philadelphia: Lippincott Williams & Wilkins, 2003, 1265-1272.

［4］Carod-Artal FJ, Nunes SV, Portugal D, et al. Ischemic Stroke Subtypes and Thrombophilia in Young and Elderly Brazilian Stroke Patients Admitted to a Rehabilitation Hospital. Stroke, 2005, 36(9):2012-2014.

［5］Haywood S, Liesner R, Pindora S, et al. Thrombophilia and first arterial ischaemic stroke: a systematic review. Arch Dis Child, 2005, 90(4):402-405.

［6］Ginsburg D. Genetic Risk Factors for Arterial Thrombosis and Inflammation. Hematology Am Soc Hematol Educ Program, 2005, 2005(1):442-444.

［7］Rosendaal FR. Venous Thrombosis: the role of genes, environment, and behavior. Hematology Am Soc Hematol Educ Program, 2005, 2005(1):1-12.

［8］Davis DL, Mosesson MW, Kerlin BA, et al. Fibrinogen Columbus: a novel gamma Gly200Val mutation causing hypofibrinogenemia in a family with associated thrombophilia. Haematologica, 2007, 92(8):1151-1152.

［9］Girolami A, Randi ML, Gavasso S, et al. The occasional venous thromboses seen in patients with severe(homozygous) FXII deficiency are probably due to associated risk factors. J Thromb Thrombolysis, 2004, 17(2):139-143.

［10］Ohira T, Cushman M, Tsai MY, et al. ABO blood group, other risk factors and incidence of venous thromboembolism: the Longitudinal Investigation of Thromboembolism Etiology(LITE). J Thromb Haemost, 2007, 5(7):1455-1461.

［11］von Depka M, Nowak-Gottl U, Eisert R, et al. Increased lipoprotein(a) levels as an independent risk factor for venous thromboembolism. Blood, 2000, 96(10):3364-3368.

［12］Bates SM, Greer IA. VTE, Thrombophilia, Antithrombotic Therapy, and Pregnancy: Antithrombotic Therapy and Prevention of Thrombosis, 9th ed: American College of Chest Physicians Evidence-Based Clinical Practice Guidelines. Chest, 2012, 141(2_suppl):e691S-e736S.

第十二篇

重症患者的营养
代谢支持

第 76 章

重症患者的营养代谢支持

临床营养经过 30 多年的研究与实践使其在理论认识以及临床应用方面均得到了较好的发展,在营养支持的方式与途径、合理的能量补充、药理营养素对疾病进程的影响、营养支持相关合并症的处理等方面均有了深入的认识,并逐渐应用于临床各学科的治疗中,在一些疾病或疾病的某一阶段,成为治疗的辅助乃至主要的治疗手段。特别是在重症患者,营养支持治疗得到了更深入的发展。研究表明,代谢与营养状态的改变,是影响危重症转归的重要因素之一,而合理有效的营养支持,不仅提供细胞代谢所需要的能量与营养底物,维持肠黏膜屏障与组织器官的结构与功能,并能够调控严重应激状态下过度的炎症反应、影响免疫功能与内分泌状态。所以当今营养支持已成为重症患者综合治疗策略中一个重要组成部分,而并非仅是单纯的能量与营养补充,故又称为营养治疗。但是,由于严重应激后发生的代谢紊乱与内稳态失衡的特点,使重症患者营养治疗有效实施的难度与风险亦明显增加。不同患病个体、不同营养基础、不同疾病状态,对于能量与营养需求以及耐受亦有差异,避免供给不足与过度喂养是重症患者营养支持中面临的更大挑战。

第一节　应激代谢与营养评估

一、应激后的代谢改变

应激后的代谢改变是神经内分泌与免疫反应共同作用的结果,是由神经内分泌激素、细胞因子及脂质介所介导的,使机体代谢率增高,出现能量与蛋白质消耗与需求增加是应激后代谢改变的特点。研究证实,尽管在应激状态下,体内的分解代谢与合成代谢也仍然是共存的,只是打破了既往生理状态下的平衡,使分解代谢明显高于合成代谢,出现了伴有胰岛素抵抗的应激性高血糖、脂肪的动员与分解加速、骨骼肌与内脏蛋白质的迅速消耗,每日蛋白质丢失、转换与需要均明显高于每日正常生理状态下 3.5～5 倍,氮丢失可高达 15～30g/d 左右,相当于蛋白质约 90～180g/d,甚至高达 350g/d。体内无脂组织群(lean body mass,LBM)迅速丢失,这些改变导致严重的能量与营养的负平衡,进一步导致重症患者营养状况的迅速下降,出现不同程度的营养不良,并伴有生理功能与器官功能受损及骨骼肌萎缩。

这些改变导致严重的能量与营养的负平衡,进一步导致重症患者营养状况的迅速下降,出现不同程度的营养不良,体内无脂组织群(lean body mass,LBM)迅速丢失,生理功能受损。这一代谢与营养的改变在严重烧伤、创伤、全身性严重感染及颅脑损伤等重症患者更为突出。研究表明,营养状态直接影响着重症患者的预后。

上述代谢紊乱的发生与导致应激的因素和程度,以及个体的反应力等密切相关,也并不能简单地通过补充外源性营养底物所逆转。但有效的营养支持可以降低体内储存的能量与蛋白质、LBM 的丧失。而需要指出的是,不适当的营养支持亦可增加感染性并发症、器官功能衰竭的发生率,延长机械通气时间与住 ICU/院时间,最终增加病死率与医疗花费。

二、重症患者的营养 筛查与营养评估

完整营养支持的三个基本步骤为:营养筛查(nutrition screening)、营养评估(nutrition assessment)与营养干预治疗(nutrition intervention)。营养筛查目的在于通过简单的评估方法,筛选出具有营养风险的、能够从营养支持中获益的重症患者,如同选择适应证,这是营养支持治疗必要的第一步。2016 年美国肠外肠内营养学会(ASPEN)与美国危重病学会(SCCM)颁布的更新危重症营养支持指南中,首先阐述了营养筛查的重要意义,建议对收入 ICU 且预计摄食不足的患者,通过 NRS-2002 或 NUTRIC 评分,进行营养风险评估,识别高营养风险(NRS-2002 ≥5 分,NUTRIC score>5)的重症患者,因为他们才是最有可能从早期积极的营养治疗中获益的群体。而对于低营养风险及疾病较轻、基础营养状况正常的患者(NRS-2002 ≤3 或 NUTRIC 评分≤5),住 ICU 的第 1 周内不需要特别给予营养治疗。这一推荐意见的目的在于合理提供能量与营养,避免营养供给不足与过度营养。

NRS-2002(表 76-1-1)更适于一般住院患者,加拿大营养学会通过 ICU 机械通气患者的大样本、前瞻国际性调查研究,筛选出 6 个与营养状态及炎症反应相关的参数,制定了用于危重症患者的营养筛查评分体系,称为 NUTRIC score(表 76-1-2),主要参数设计年龄、疾病严重程度、器官功能与急性炎症反应状态。6 分以上认为存在营养风险,能够作为早期积极给予营养支持患者的客观依据。

表 76-1-1　NRS 2002

营养不良状况		疾病严重程度（营养需求增加程度）	
0分	营养状况正常	0分	营养需求正常
1分 轻度	3个月内体重丢失>5%或前一周饮食正常需求的50%~75%	1分	慢性疾病急性加重、慢性疾病发生骨折、肿瘤、糖尿病、肝硬化、血液透析患者、COPD
2分 中度	2个月内体重丢失>5%或BMI 18.5~20.5+一般状况差或前一周饮食正常需求的25%~60%	2分	比较大的腹部手术、脑卒中、严重肺炎、恶性血液肿瘤
3分 重度	1个月内体重丢失>5%或BMI<18.5+一般状况差或前1周饮食正常需求的0~25%	3分	脑损伤、骨髓移植、ICU患者（APACHE>10）
分：	＋	分：	＝总分：
年龄：	年龄≥70岁加1分	＝总分：	

总分3分以上为有营养风险

表 76-1-2　Nutri Score

参数	数值	分数	参数	数值	分数
年龄（岁）	<50	0		6~<10	1
	50~<75	1		≥10	2
	≥75	2	伴随疾病数目	0~1	0
APACHE Ⅱ	<15	0		≥2	1
	15~<20	1	住院至转入ICU时间	0~<1	0
	20~28	2		≥1	1
	≥28	3	IL-6*	0~<400	0
SOFA	<6	0		≥400	1

注：*IL-6：非必需项目，无此项结果时总分减少1
总分6分以上为有营养风险

（许　媛）

第二节　重症患者营养治疗的基本原则

一、营养支持时机

营养状况迅速下降及发生营养不良是重症患者普遍存在的临床现象，并成为一独立因素影响重症的预后。临床调查显示，住院患者营养不良发生率为15%~60%，这在年龄大于75岁的高龄患者更为明显，营养不良的发生率可高达65%。尽管目前尚无用于ICU患者营养状态评估的方法和大样本的ICU患者营养不良调查结果，但当今认同ICU患者营养不良发病率在40%左右甚至更高。临床研究表明，营养摄入不足和蛋白质、能量负平衡与营养不良发生及血源性感染显著相关，延长呼吸机依赖时间，并导致住ICU及住院时间延长，增加医疗花费。及时、合理的营养支持有助于降低重症营养不良的发生及改善预

后；相反，延迟的营养支持将导致累积能量负平衡的加重及长时间的营养不良，并难以为后期的营养支持所纠正。

重症患者营养支持时机选择的原则：在经过早期有效复苏（特别是容量复苏）与血流动力学基本稳定，水、电解质与酸碱严重失衡得到初步纠正后及早开始营养支持，一般在有效的复苏与初期治疗24~48小时后可考虑开始。

重症患者存在以下情况时，不宜开始营养支持：复苏早期，血流动力学尚未稳定，特别是容量复苏尚不充分，如需要大剂量血管活性药物或联合容量补充维持血压、血乳酸>2mmol/L等状态；存在严重的代谢紊乱（应激性高血糖尚未得到有效的控制、存在严重酸中毒等）；存在严重肝功能障碍、肝性脑病、严重氮质血症未予肾替代治疗的患者，营养支持很难有效实施，不当应用将使器官功能障碍加重甚至衰竭。

应该指出，营养支持治疗仅是重症综合治疗的一部分，重症救治的效果也是综合治疗及原发病症的处理共同作用的结果。在生命体征与内稳态失衡得到一定的控制

后,及早开始营养支持。以维持细胞组织的代谢和需要,维护肠屏障与免疫功能,支持骨骼肌与呼吸肌功能,从而获得更好的改善预后效果。

二、营养支持方式

根据营养供给方式分为经胃肠道提供营养的"肠内营养支持(enteral nutrition,EN)"和经静脉途径提供营养的"肠外营养支持(parental nutrition,PN)"。

随着临床营养研究与认识的深入,以及临床供给与应用技术上改进,特别是关于胃肠道在重症发生发展中作用的了解,营养支持方式已由胃肠外营养(parenteral nutrition,PN)为主要的营养支持方式,转变为通过鼻胃/鼻空肠导管或胃/肠造口等途径为主的肠内营养支持(enteral nutrition,EN)。来自于ICU患者临床研究的荟萃分析结果显示:与肠外营养支持的效果相比,接受EN的重症患者发生感染的风险明显降低,部分研究显示病死率亦有下降。除了供给营养外,EN在保护肠黏膜的完整性、防止肠道细菌移位、降低肠源性感染、支持肠道免疫系统及维护肠道原籍菌方面具有独特作用,这也是肠外营养所无法替代的。总之,经胃肠道途径供给营养可获得与肠外营养相似的营养支持效果,并且在维持肠屏障功能、降低感染性并发症发生及费用方面较全肠外营养具有明显的优势。加拿大机械通气重症患者营养支持循证指南中,根据1项Ⅰ级和12项Ⅱ级临床研究的结果,强烈推荐重症患者营养支持的方式首先考虑选择肠内营养。

但是,并非所有重症患者均能获得同样效果,国外有关ICU重症患者营养途径的循证研究显示,仅50% ~ 60%重症患者能够早期耐受全肠内营养(TEN),达到目标喂养量。来自于外科重症患者营养支持方式循证医学研究表明,80%的患者可以耐受完全肠内营养(TEN),另外10%可接受EN联合PN形式营养支持,其余的10%不能使用胃肠道,是选择全胃肠道外营养(TPN)的绝对适应证。亦有回顾性调查显示仅有50%左右接受EN的重症患者早期可达到目标喂养量。无论如何,与普通患者相比,重症患者肠内营养不耐受的发生率明显增高。并由此导致营养摄入不足、营养不良与低蛋白血症、增加肺炎的发生及延长ICU住院时间,最终影响疾病的预后。有研究表明,如果EN喂养量低于目标喂养的25%,血源性感染的发生率将明显增加。因此,在存在肠功能障碍,特别是存在有未解决的腹部问题(出血、感染)等情况时,肠外营养支持应成为主要的营养供给方式,以保证提供必需的营养物质与能量。

总之,重症患者营养支持方式选择的原则是:只要胃肠道功能存在或部分存在,但不能经口正常摄食的重症患者,应优先、尽早考虑给予肠内营养,只有肠内营养不可实施时才考虑肠外营养。

三、能量消耗与供给

随着应激后代谢改变认识的深入,以及间接能量消耗测定的结果改变了既往在重症患者的能量供给上的传统观念,修正了在"高代谢期间提供较高的能量"的能量供给原则,使能量与营养的供给兼顾"需求与承受"两方面考虑。但是,ICU患者亦不应再存有"饥饿"现象,应尽可能减少蛋白质-能量的负平衡及其持续的时间,降低LBM的消耗。通过有效的营养支持,降低与营养不良相关的并发症与病死率的增加。

能量与营养底物的供给要考虑到应激时体内的代谢紊乱与器官功能状态,如应激性高血糖程度,某些器官对所提供营养底物的代谢与承受能力(如肝、肾、肺、肠)。此外,疾病的不同状态、不同时期以及不同患病机体,对能量需求与承受能力也不尽相同。间接能量测定研究显示,能量消耗在应激早期(约第1周)并非很高,sepsis患者第1周的能量消耗量约25kcal/(kg·d),第2周达40kcal/(kg·d);创伤患者第1周能量消耗约30kcal/(kg·d),第2周达到40 ~ 50kcal/(kg·d)左右,大手术后的能量消耗约在(1.25 ~ 1.45)×BMR左右。可按标准体重或理想体重计算。

合理的能量供给是实现重症患者有效营养支持保障,不论是营养不足还是过度喂养均会影响重症患者的预后,应激早期的能量消耗不等同于能量供给量,因为此时患者存在诸多的代谢改变与障碍。因此,了解重症患者的能量消耗并非仅仅为了制定营养供给目标,更主要的是确定能量供给的上限,以免造成过度喂养及加重对代谢及器官功能的不良影响。早期供给20 ~ 25kcal/(kg·d)[84 ~ 105kJ/(kg·d)]的能量,蛋白质1.2 ~ 1.5g/(kg·d)[氨基酸0.2 ~ 0.25g/(kg·d)],是多数重症患者能够接受的营养供给目标。肥胖重症患者(BMI>30)应掌握"允许性的低热卡"的原则,如BMI 30 ~ 50者,按实际体重给予11 ~ 14kcal/(kg·d);BMI>50者,按理想体重给予22 ~ 25kcal/(kg·d),所有营养物质均应计算热量。

国际多中心营养支持调查显示,平均12天最佳能量供给为80% ~ 85%的目标量与预后改善明显相关,相当于20 ~ 25kcal/(kg·d)。此外,近年来有关ICU营养支持研究推荐的能量供给方面,提出具有营养风险的重症患者,理想的营养供给应根据病情调整,3天内给予50%以上的能量与蛋白质需要目标,5 ~ 7天达到80%以上的能量与蛋白质需要目标视为理想。这一原则目前也受到国际学者们的认同。早期适当限制能量的补充的目的,是在保证维持生命的细胞代谢需要的同时,避免超负荷能量供给对应激早期代谢紊乱与受损器官功能的不良影响,避免营养支持相关的并发症,如高血糖、高血脂、高碳酸血症及肝肾功能损害等。但随着应激状态的改善,稳定后的热量补充需要逐渐增加,达30 ~ 35kcal/(kg·d)[125 ~ 146kJ/(kg·d)]。否则,长时间的低热卡营养很难纠正患者的低蛋白血症与营养不良。一般讲,经肠外营养时的能量供给量往往高于肠内营养所提供的能量,并能较早达到目标喂养。

对于体重超常(如严重肥胖或某些原因导致的体重过低、并存有严重畸形或肢体残缺等)且难以判断的重症患者,间接能量测定仪测定能量消耗将是更合理的选择。

标准体重计算公式(PBW,predicted body weight):男性:50+0.91(H-152.4),女性:45.5+0.91(H-152.4)。

根据 Harris-Benedict 方程,可计算得出基础代谢率:男性:BEE(kcal/24h) = 66.5 + 13.8×W + 5×H − 6.8×A;女性:BEE(kcal/24h) = 655 + 9.6×W + 1.9×H − 4.7×A;其中,W 是以 kg 为单位的体重,H 是以 cm 为单位的身高,A 是患者的年龄(year,岁)。

(许　媛)

第三节　肠外营养在重症患者的应用

随着对重症早期代谢改变的认识,对肠外营养(parenteral nutrition,PN)在肠黏膜结构与功能维护、在免疫功能支持及对获得性感染防治等方面不足的全面了解,使其日臻完善。新近的研究也已显示出合理的肠外营养支持并不增加感染性并发症等的发生。

一、肠外营养的适应证与禁忌证

1. 不能耐受肠内营养和 EN 禁忌的重症患者,应选择完全肠外营养支持(total parenteral nutrition,TPN)的途径。主要指合并胃肠道功能障碍的重症患者,其他还包括存在有尚未处理的腹部问题(如出血、腹腔感染、腹腔高压)的外科患者,和由于手术或解剖原因不允许肠道喂养的患者。

2. 胃肠道可以使用,但仅能承担部分的营养物质补充,可添加部分肠外营养(partial parenteral nutrition,PPN)相结合的联合营养支持方式,目的在于肠功能支持。一旦患者胃肠道可以安全使用时,则逐渐减少至停止肠外营养支持,联合肠道喂养或开始经口摄食。

3. 存在以下情况时,不宜给予肠外营养支持。

(1) 在早期复苏阶段、血流动力学尚未稳定或存在有组织低灌注。

(2) 严重高血糖尚未控制。

(3) 严重水电介质与酸碱失衡。

(4) 肝肾衰竭:严重肝功能衰竭,肝性脑病;急性肾衰竭存在严重氮质血症时,均不宜给予胃肠外营养。

总之,肠外营养选择原则是只要胃肠道解剖与功能允许,并能安全使用,应积极采用肠内营养支持。任何原因导致胃肠道不能使用或应用不足,应考虑肠外营养,或联合应用肠内营养。

随着肠外营养了解的深入,及其应用技术的不断完善,特别是"过度喂养"的认识和避免,使肠外营养成为 ICU 患者安全有效的支持方式。对于具有营养风险和营养不良、又存在肠内营养禁忌的重症患者,如不及时、有效地提供 PN,同样会增加不良预后及死亡的风险。这类患者亦应早期一入 ICU 或患病后 24 ~ 48 小时开始 PN。

二、主要营养素及其选择

常规的营养素成分包括碳水化合物、脂肪(包括必需脂肪酸)、氨基酸、电解质、维生素、微量元素和液体。

1. 碳水化合物　体内主要的碳水化合物是葡萄糖,是非蛋白质热量(non-protein calorie,NPC)的主要来源之一,也是脑神经系统、红细胞必需的能量物质,每天需要量 >100g,以保证上述依赖葡萄糖氧化供能的细胞所需。一般每分钟每公斤体重能代谢 3 ~ 5mg 葡萄糖。在应激后炎症与内分泌变化使内稳态发生改变,出现糖的利用下降、内源性糖异生增加、胰岛素抵抗,由此导致血糖升高,且其升高程度与感染等并发症和病死率相关。糖的利用下降和内源性糖异生增加是应激后的糖代谢紊乱的特点;由于胰岛素抵抗与不足,不论是否合并有糖尿病,许多重症患者出现应激性高血糖。因此,对处于应激代谢的重症患者,大量的补充葡萄糖加重糖代谢紊乱及脏器功能损害的危险。过多热量与葡萄糖的补充,增加呼吸商及 CO_2 产生,增加呼吸肌做功、肝功能损害与淤胆发生等。特别是对合并有呼吸系统损害重症患者,对于 CO_2 产生量的影响主要来自葡萄糖的供给量,它的作用远大于葡萄糖:脂肪比例。总之,葡萄糖的供给应参考机体糖代谢状态与肝、肺等脏器功能。降低非蛋白质热量中的葡萄糖补充,葡萄糖的补充量一般占 NPC 的 50% ~ 60%,葡萄糖:脂肪比例保持在 60:40。应注意单位时间葡萄糖的输注速率,早期限制在 2.5 ~ 4mg/(kg·min),外源葡萄糖供给量一般从 100 ~ 150g/d 开始。此外,强调营养支持期开始前与营养支持期间注意血糖的监测及血糖水平的控制(<150mg/dl)。

2. 脂肪　脂肪通常是非蛋白热量的另一主要来源,提供必需脂肪酸(亚油酸、亚麻酸、花生四烯酸),参与细胞膜磷脂的构成及作为携带脂溶性维生素的载体,单位体积可供给较高的热量 9kcal/g。糖脂双能源供能有助于减轻葡萄糖的代谢负荷和营养支持中血糖升高的程度。基于对严重应激后代谢紊乱的认识,重症患者营养支持的一个原则是降低 NPC 中的葡萄糖热量,以糖脂双能源满足能量的供给,目的在于减轻葡萄糖的代谢负荷,保护脏器功能,提供必需脂肪酸。外源性脂肪的补充需考虑到机体对脂肪的利用和清除能力,重症患者脂肪供给量应参考机体对糖与脂肪的代谢能力,监测脂肪廓清与血糖水平以及肝肾功能,一般占总热量的 15% ~ 30%,或占非蛋白质热量的 30% ~ 50%,补充量在 0.8 ~ 1.5g/(kg·d)是安全的,应用时需要监测血脂水平、脂肪廓清及肝肾功能。高甘油三酯血症患者(>4 ~ 5mmol/L)不推荐使用脂肪乳剂;合并脂代谢障碍(如重症胰腺炎早期)以及老年患者,应适当降低脂肪的补充量 0.5 ~ 1.0g/(kg·d)。合并脂代谢障碍(如重症胰腺炎)的重症患者应酌情限制脂肪乳剂的使用。用于镇静的丙泊酚是以 10% 的长链脂肪乳剂作为载体,因此长时间、大量使用可造成外源性脂肪补充的超负荷。有报道脂肪补充超过 2.5g/(kg·d)和 0.11g/(kg·h)将对甘油三酯水平、凝血功能及呼吸功能产生不良影响。

提供必需脂肪酸的长链脂肪酸(LCT)与中链脂肪乳剂物理混合(50:50)仍然是目前国内临床上常选择的脂肪乳剂剂型。由于中链与长链脂肪酸不同的水解代谢速率及多不饱和脂肪酸的脂质过氧化反应的不良影响,近年来研制的含结构甘油三酯(structured triglycerides,STG)的脂肪乳剂已在欧洲取代了物理混合的剂型,其混合方式是将 LCT 及 MCT 在高温和催化剂的作用下共同水解再酯化,在同一甘油分子的 3 个碳链上随机结合不同的中链脂肪酸(MCFA)、长链脂肪酸(LCFA),同时还可结合 ω-9 单不饱和脂肪酸及 ω-3 脂肪酸,形成结构甘油三酯(STG)。这种脂肪乳剂被认为比物理混合 MCT/LCT 具有更小的毒性,并改善了脂肪酸的氧化与氮的利用,以及不影响单核-巨噬细胞系统功能。其应用效果与安全性均会优于传统物理混合的剂型。

3. 蛋白质/氨基酸　氨基酸溶液作为肠外营养液中的氮源,是蛋白质合成的底物来源,平衡型氨基酸是临床常选择的剂型,它不但含有各种必需氨基酸(essential amino acid,EAA),也含有各种非必需氨基酸(NEAA),且各种氨基酸的比例适当,具有较好的蛋白质合成效应。重症患者肠外营养时蛋白质补充量及热氮比构成的原则为:维持氮平衡的蛋白质供给量一般从 1.2 ~ 1.5g/(kg·d)开始,约相当于氮 0.2 ~ 0.25g/(kg·d);热氮比(100 ~ 150)kcal:1g N[(418.4 ~ 627.6)kJ:1g N]。支链氨基酸(BCAA)是在肝外代谢的氨基酸,应用于肝功能障碍的重症患者将有助于减轻肝脏代谢负担,调整血浆氨基酸谱和防治肝性脑病。但循证研究结果表明,强化支链氨基酸的复方氨基酸液在改善蛋白质代谢(节氮效应)及影响预后方面未显示出较平衡氨基酸有更明显的优势。

近来关于应激诱导的代谢改变中患者运动与否对蛋白质合成影响的研究探讨了蛋白质/氨基酸摄入对于卧床不动的重症患者骨骼肌代谢及胰岛素敏感性的影响。研究表明,无活动卧床的重症患者,机体蛋白质合成受到明显抑制,且胰岛素敏感性亦降低。喂养不足与卧床不动将导致无脂组织群(LBM)严重丧失;但是,过高的能量正平衡又会导致脂肪组织的增多及加剧骨骼肌萎缩。可见,制动增加了应激后的骨骼肌分解代谢水平,应激及制动削弱了氨基酸的蛋白质合成效应,而高蛋白/氨基酸摄入并未能防止由于不活动导致的 LBM 丢失。

4. 水与电解质　每日常规补充的电解质主要有钾、钠、氯、钙、镁、磷。血清电解质浓度测定为确定电解质的补充量提供依据。每日体重监测、液体出入量表以及临床检查是否存在脱水、水肿,是营养支持时容量管理的参考。接受 TPN 的重症患者,除补充生理剂量电解质,还需充分考虑到增加的额外丢失的量。

5. 微营养素　维生素、微量元素等体内含量低、需要量少,故又称为微量营养素。但同样有着重要的生理作用,其中有些具有抗氧化作用,影响机体的免疫功能。近年来,维生素 C、E、β-胡萝卜素与微量元素硒、锌、铜等的抗氧化特性日益受到重视,一些实验研究显示其有助于氧自由基的清除及防治组织细胞的过氧化损伤等。特别是对于维生素 C 等的抗氧化作用的研究。一些动物研究与体外实验显示,大剂量维生素 C 可抑制应激后中性粒细胞释放自由基,保护线粒体功能,维护细胞膜的稳定性,是机体主要的抗氧化屏障。且对其他的抗氧化剂具有保护作用,如对谷胱甘肽的保护作用和对氧化型维生素 E 的还原作用等。亦有研究显示,大剂量维生素 C(360mg/kg)有助于减轻缺血/再灌注损伤后的肠黏膜损害。

(许　媛)

第四节　肠内营养支持在重症患者的应用

一、肠道屏障作用及肠内营养的影响

肠道作为机体内外环境的分水岭,受到机体固有的特异性与非特异性防御机制的保护。这种固有的非特异性防护机制包括有黏蛋白、乳铁蛋白、过氧化物酶、脂质体和其他的抑制细菌生长的抗菌分子。机体固有的特异性防御机制 IgA 在抵御细菌抗原、防止细菌与上皮附着、及由此导致感染发生方面起着重要的防护屏障作用。肠道相关淋巴组织(gut-associated lymphoid tissue,GALT)通过产生免疫细胞起着保护肠道本身和肠道以外组织器官的作用。实验研究表明,肠外营养导致 T 和 B 细胞数量减少及 Th-1 型 IgA 抑制细胞因子产生增加,损害了机体对细菌和病毒的免疫力。如果 GALT 的萎缩,则可使肠道及呼吸道 IgA 水平下降,从而降低机体抗细菌与抗病毒的能力。不难理解,损害 GALT 和肠黏膜防御功能的因素与导致细菌移位增加的因素是相关的。

可见,作为机体的一道重要防线,肠道在维护内环境方面具有重要的生理功能,作为全身"器官的中心",肠道的结构与功能的维护具有至关重要的临床意义。当机体受到严重创伤、烧伤、感染等打击后,机体会发生一系列的生理与代谢改变,胃肠道作为缺血性损害的敏感器官之一,可导致不同程度的缺血与再灌注损伤,将进一步导致胃肠道本身的结构与功能受损,造成肠黏膜受损与肠腔内的细菌与毒素易位,并可进一步引发肠源性感染及远隔器官的功能损害,如急性呼吸窘迫综合征(ARDS),多脏器功能障碍综合征(MODS)。此外,肠道作为代谢活跃器官,在危重疾病状态下由于黏膜上皮细胞营养物质的迅速消耗与缺乏,使肠黏膜结构与功能严重受损,甚至导致急性肠功能损伤或衰竭(gut failure)。直接向胃肠道提供营养物质,是保证黏膜营养及其功能的重要手段。除了食物对肠黏膜的直接营养作用外,肠道喂养产生了消化与吸收所需要的综合性反应,并导致了胃泌素释放肽、缩胆囊素、神经紧张素和其他作用于血管的激素与神经肽的释放。这些肽类物质具有营养的效果。例如,神经紧张素具有保护肠黏膜结构与功能的作用,并可刺激肠黏膜生长。胃泌素释放肽可刺激回肠和空肠黏膜生长,PN 时给予胃泌素释放肽可防止 GALT 萎缩,保护防御细菌及病毒入侵的能力。此外,营养底物在消化吸收后经门静脉输入到肝脏,有利于肝脏蛋白质的合成和代谢调节,这也比 PN 更符合生理。因此,肠内营养对于胃肠道影响的重要意义一方面在于增强了肠道本身与肠道外组织的免疫防御能力。另一方面,还可促进胃肠动力与消化吸收功能恢复,防止肠黏膜萎缩,提供机体必要的营养物质以保存 LBM 含量。EN 的诸多优势日益受到重视。循证调查表明,虽然 PN 和 EN 均能提供人体所需的热量与重要的营养素,但有效的 EN 在改善营养摄取,降低重症患者感染发生率,减少

861

住 ICU 天数与住院时间,降低医疗费用等方面更具优势,并有降低病死率趋势,这在能够早期(入 ICU 24 ~ 48 小时)开始有效 EN 的重症患者中更为明显。

二、重症患者肠内营养适应证与禁忌证

只要胃肠道解剖完整并具有一定的功能(特别是运动功能、吸收功能),肠内途径供给营养总是各类重症患者优先考虑选择的营养支持途径。以下情况为禁忌或不宜给予肠内营养(enteral nutrition,EN)。

1. 当血流动力学尚不稳定,水电酸碱失衡未予纠正者,应先处理全身情况,待内环境稳定后再酌情考虑肠道喂养的时机。

2. 胃肠功能障碍者,腹腔感染未予控制导致肠管运动障碍,出现明显腹胀,肠鸣音消失或腹腔大量炎性积液时,不能耐受肠道喂养。

3. 肠梗阻(如机械性肠梗阻和麻痹性小肠梗阻)。

4. 严重消化道出血。

5. 存在未解决的腹部问题(包括腹腔感染较重、后腹膜炎症、出血、不可控制性肠瘘、合并严重腹胀与腹腔内高压等),不宜行肠道喂养。

6. 急性肠道炎症伴有持续的腹泻、腹胀者,吸收等功能较差,不宜给予肠内营养。

7. 梗阻性内脏血管疾病,如肠系膜血管缺血或栓塞。EN 可引起或加重肠道缺血。

8. 俯卧位(prone)时经胃肠内营养,胃内容物反流与误吸的风险将增加,尤其是长时间俯卧位通气的患者,可尝试采用小肠喂养或肠外营养的方式提供有效的营养支持。

9. 肠内营养过程中出现严重腹泻、腹胀等,经处理无缓解,应暂停肠道喂养。如认为是其他因素所致给予相应对症处理,如广谱抗生素引起者应考虑停用抗生素,必要时加用抗真菌药物,其他原因亦可对症处理。

三、重症患者肠内营养实施要点

1. 肠内营养时机　研究表明,早期开始安全、有效的经胃或经肠道喂养(24 ~ 48 小时)比延迟的肠内营养能够使不同种类重症患者在消化道结构与功能、营养与免疫状态改善及减少感染性并发症方面更大获益,同时早期肠内营养患者其病死率及医疗花费亦有下降的趋势。开始早期肠内营养需要满足的条件:MAP>60 ~ 70mmHg,血 Lac<2mmol/L。

2. EN 途径及其选择原则

(1) 经胃 EN 是最符合生理的肠内营养途径:一般常用于胃动力排空功能较好的重症患者 EN 时的选择。营养液经过胃与十二指肠,保留了对胃、十二指肠的内神经、内分泌的刺激作用;还具有置管简单,因胃腔容量较大,故对营养液的渗透压不敏感的优点。但是,重症患者合并胃肠动力障碍的发生率较高,某些治疗(药物)亦会抑制患者的胃肠动力功能,从而影响了肠内营养的安全有效实施,使反流、误吸与肺炎的发生率增高,特别是胃肠运力不

好或排空障碍时应避免使用。

影响 ICU 患者经胃 EN 不耐受的常见因素除了基础疾病(如糖尿病、肾功能障碍、消化道手术及严重颅脑损伤等)外,高血糖与低血糖、持续镇静、应用儿茶酚胺、应用阿片类制剂等亦是较常见的影响 ICU 患者胃肠动力的因素。

(2) 经小肠 EN:有关重症患者小肠喂养与经胃喂养的 11 项 II 级研究显示,前者可能减少重症患者肺炎的发生,但尚未发现对病死率方面的影响。总之,与经胃 EN 相比,经小肠 EN 有助于较早达到目标营养量;降低反流、误吸发生率,部分研究显示后者与肺炎发生率下降相关。因此,存在 EN 不耐受(胃残余量反复增高)的高危患者或反流、误吸的重症患者(仰卧位),可考虑给予经小肠肠内营养。

3. 肠内营养通路建立方法及选择原则　常用方法有盲插法(鼻肠导管)、X 线透视下小肠置管、内镜引导下小肠置管、床旁电子传感仪器引导下置管及内镜引导下胃/肠造口置管(percutaneous endoscopic gastrostomy,PEG,percutaneous endoscopic jejunostomy,PEJ)。

临床可根据病情需要选择何种 EN 途径。一般来说,鼻肠导管与空肠造口导管更适用于合并胃动力障碍、吞咽障碍、昏迷与床头不能抬高的重症患者。需要较长时间肠内营养的患者及经鼻置管困难者,如严重颅脑损伤患者等存在意识障碍的重症患者,可考虑空肠造口置管的方法或与开腹手术同时完成,或在床旁内镜协助下行 PEG 或PEG/J(经胃造口空肠置管)。

4. 肠内营养相关并发症及解决方法　重症患者较常见的 EN 相关并发症包括有肠内营养不耐受,如腹胀腹痛、呕吐、胃残余量明显增多(如 GRV>500ml)、腹泻、反流与误吸等表现。肠内营养不耐受进一步导致营养供给不足,这在重症患者较为常见,并且与医源性营养不良、ICU 获得性肌病及病死率增加有关,应引起重视,通过下列方法改善肠内营养不耐受情况。

(1) 肠内营养耐受性评价:胃肠道能否使用是功能性肠道判断最可靠的标准。但判断重症患者是否存在功能性肠道较为困难,有认为肠内营养期间的胃残余量(gastric residual volume,GRV)可预测反流与误吸,以及患者对肠道喂养的耐受程度。但胃残余量定义的标准不一,150 ~ 500ml 均有报道,近年来 ICU 多中心研究($n = 329$,169 vs 160)探讨 EN 时胃残余量(GRV)的标准,该研究比较了 GRV 200ml 与 500ml 对 EN 实施及某些预后指标的影响,结果显示 GRV 500ml 并未明显增加胃肠道不耐受的发生,且 3 日后的 EN 供给量明显高于对照组(200ml)。由此推荐 GRV 标准限定于 500ml 以下。甚至有研究认为监测 GRV 与否对 EN 期间反流与耐受性判断并无不同,GRV 的准确性与导管位置、EN 的喂养方式与输注量多少等一些因素相关,小肠喂养时 GRV 并不能反映 EN 耐受与否,此时 EN 不耐受常表现为腹胀、腹泻。故更新指南认为无需将 GRV 作为肠内营养期间常规判断 EN 耐受性的客观监测手段。认识肠内营养不耐受的风险因素与动态评估更为重要。对于不耐受高风险的患者,可通过 GRV 的动态变化评价肠内营养的耐受状态,如意识障碍、胃排

空异常、高腹压、高龄患者与床头不能抬高的重症患者。

（2）肠道喂养方式：蠕动泵控制下持续输注是许多重症患者 EN 实施中安全适宜、能够接受的喂养方式。多数学者推荐由 20～25ml/h 的速度开始输注，如果 EN 耐受性差的重症患者，建议由小剂量试行。营养不能耐受的患者，建议如果胃肠道耐受性好，可逐渐增加（每 4～8 小时增加 10～20ml/h），2～3 日达到目标喂养量。如 GRV 增多或患者有腹胀等不耐受症状，则可减量甚至暂停，2～4 小时后再做评价。期间可加用促胃肠动力药物，如甲氧氯普胺、红霉素、莫沙比利及中药、针灸等。

不能达到目标营养量的重症患者，应添加一定量的肠外营养以免导致喂养不足及对预后产生不良影响。管饲肠内营养量达到目标的 25% 以上才有助于维持肠黏膜细胞屏障的结构与功能。

（3）患者体位：由于重症患者胃肠动力障碍发生率较高，各指南推荐重症患者肠内营养期间应保持上胸部抬高 30°～45°。对于体位有限制的重症患者，如不稳定骨盆骨折、脊柱损伤等，选用小肠营养的方式，并注意耐受性监测。

（4）要素饮食的类型与选择：肠内营养制剂根据其组成分为几种类型，如整蛋白配方饮食、预消化配方（短肽）单体配方（要素饮食），疾病特殊配方（肝肾疾病等特殊）匀浆膳和管饲混合饮食等。

1）整蛋白配方：营养完全，可口，价廉，适用于胃肠道消化功能正常者。

2）预消化配方——短肽配方：简单消化即可吸收，适用于胃肠道有部分消化功能者。

3）氨基酸单体配方——以氨基酸为蛋白质来源的要素营养：直接吸收，适用于短肠及消化功能障碍患者。

4）疾病特殊配方：适用于某种疾病，如合并糖尿病、肾功能障碍、呼吸功能障碍及肝功能不全等。

2016 年 ASPEN/SCCM 更新的危重症营养支持指南强调，标准型肠内营养配方仍然是多数重症患者的选择，而不是特殊 EN 配方制剂；推荐复苏后早期肠内营养不宜选择高渗透压配方制剂；存在肠道缺血或动力障碍的高风险患者，避免选择含有膳食纤维（可溶与不可溶纤维）配方的 EN 制剂；顽固性腹泻、吸收不良以及肠缺血患者，推荐使用短肽型（非高渗）肠内营养制剂等。

（5）肠内营养实施的优化管理策略：采用肠内营养的优化管理可能会提高重症肠内营养实施的安全、有效性，可能将促进早日达到预计的营养供给量，减少反流、误吸的发生，避免喂养不足及其对预后的不良影响等。其优化管理策略应包括病情的评估；肠内营养耐受性动态评估；使用促胃肠动力药；患者恰当的体位（上胸抬高 30°～45°）；胃动力不良（胃肠轻瘫，呕吐、腹胀、GRV>500ml）和病情需要者（昏迷、平卧体位受限），应采取小肠喂养的方式；持续输注方式喂养；喂养量不足时及时以肠外营养补充；不论肠内还是肠外营养，均应注意血糖的监测与控制（≤150mg/dl）。肠内营养管理方案还包括对能量与蛋白质实际摄入量的判断与调整，如 3 天内达到 50% 目标量，3 天后达到 80% 以上目标量，不过不能达到应评价是否存在肠内营养的禁忌证，如是则应该添加或改为肠外营养以保证存在营养高风险或营养不良重症患者的能量与营养供给。

（许　媛）

第五节　营养素的药理作用

某些营养底物已不再是单纯为提供或补充营养，而是作为疾病治疗的"药物"来调理代谢紊乱，调节免疫功能，增强机体抗病能力，从而影响疾病的发展与转归。应用营养素的药理作用已逐渐成为当今 ICU 常规治疗的项目之一。

在严重应激后体内某些营养素发生了明显的改变，并由此影响重症患者的预后，这类营养素应视为在特殊时期具有治疗作用的药物。其中一些可以特定方式刺激免疫细胞，增强应答能力；维持正常、适度的免疫反应，调控细胞因子的产生和释放，从而有助于减轻有害的或过度的炎症；以及支持肠黏膜屏障结构与功能等。这类营养元素被称为"免疫营养素"。在标准的营养配方基础上，添加某些具有特殊作用的营养物质，利用其药理学作用达到治疗和调节机体代谢与免疫功能的目的。这方面研究较多的主要有谷氨酰胺（glutamine，Gln）、ω-3 脂肪酸（polyunsaturated fatty acid，ω-3PUFA，鱼油中富含该物质）、精氨酸、膳食纤维，以及含有乳酸杆菌、双歧杆菌的生态免疫营养等。随着危重病医学与临床营养的发展，近年来，免疫营养制剂越来越多地应用于重症患者的肠内与肠外营养支持，并获得了较明显的临床效果，但也仍存在有一些问题需要进一步研究、探讨。

一、谷氨酰胺（Gln）

1. 机制　谷氨酰胺是条件必需氨基酸，是肠黏膜、肾脏及免疫细胞等的重要能源物质，具有促进蛋白质合成、维护肠黏膜屏障的防御功能及改善细胞免疫功能的正性作用。早年的许多研究证明，创伤、烧伤、感染等应激状态下，血浆与骨骼肌内谷氨酰胺含量明显下降，出现肠黏膜萎缩，肌肉 Gln 降低与病死率相关。Gln 血清水平与病死率的关系不同报道不一，但 Gln 血清水平与医院病死率及 APACHE Ⅱ 评分的相关性已经证实。

作为免疫细胞和肠黏膜细胞的主要原料，Gln 有着重要的药理作用。Gln 在小肠吸收较好，可促进肠黏膜细胞的生长、维护肠屏障完整、防止细菌易位。并通过增加小肠对葡萄糖的吸收和肝细胞对葡萄糖的摄取来调节血糖水平。补充药理剂量的谷氨酰胺将有助于促进免疫功能及肠黏膜屏障，改善其预后。

单中心前瞻性研究显示，ICU 重症患者经肠外途径补充药理剂量的谷氨酰胺二肽 [0.5g/（kg·d）]，感染、急性肾衰竭等并发症的发生率降低，且 6 个月生存率高于普通肠外营养组（24/42 vs 14/42，$P=0.049$）。此外，16 篇涉及感染、多发创伤及大手术后的重症患者应用 Gln 强化的免疫增强型肠内营养的临床报道分析显示，经肠道补充 Gln 有较好的耐受性，能够减轻炎症反应，降低感染性并发症的发生率,降低了重症患者的住院时间与医疗费用。

2. 补充途径　接受 TPN 的重症患者应添加谷氨酰胺二肽。不同的供给途径其药代动力学的作用效果亦是不同的。除烧伤患者外,添加 Gln 的研究主要来自于肠外途径补充。完全肠外营养支持(TPN)时添加药理剂量的谷氨酰胺得到了普遍的认同。早年有关于烧伤患者的临床研究表明,与普通肠内营养制剂相比,Gln 强化的肠内营养,使感染发生率与死亡率明显降低。5 项Ⅱ级和 2 项Ⅰ级研究,提示烧伤和创伤患者应考虑肠内补充谷氨酰胺。还没有足够的临床资料支持肠内途径补充 Gln 能使其他重症患者更大获益。因此,接受 TPN 的重症患者推荐补充药理剂量的 Gln。

3. 补充剂量　Gln 单剂 $0.3g/(kg \cdot d)$,Gln 二肽 $0.5g/(kg \cdot d)$ 被认为是 Gln 有效及安全的药理剂量。

4. 补充时的注意事项　休克患者、肝肾功能障碍以及氮质血症的重症患者,谷氨酰胺补充增加病死率,不推荐使用;老年重症患者应用中应注意尿氮排泄能力的监测。

二、ω-3 聚不饱和脂肪酸(polyunsaturated fatty acid,ω-3PUFA)

1. 机制　ω-3PUFA 通过影响花生四烯酸代谢途径,可竞争性地降低 PGE_2 产物的合成,其代谢产物为二十烷五烯酸(EPA)和二十二烷六烯酸(DHA);ω-3PUFAs 还可影响细胞膜的完整性、稳定性和流动性,影响细胞运动、受体形成及受体与配体的结合等,从而减少细胞因子(TNF 和 IL-1、IL-2、IL-6)的分泌的和释放,并促进巨噬细胞的吞噬功能,下调炎症反应,调节免疫功能。因此,理论上补充 ω-3PUFA 可影响炎症介质、细胞因子的调控,由此改善免疫代偿和减轻严重创伤、感染时的全身炎症反应。

2. 补充　近年来有关肠外与肠内途径补充 ω-3 脂肪酸(ω-3PUFA)的临床研究,显示出其在调控重症患者免疫炎症反应,改善重症预后方面的效果,但这一作用与疾病的严重程度有关,炎症反应轻和无器官功能障碍的围术期重症患者似乎并未显示出特殊的优势。2006 年欧洲前瞻、多中心调查显示,661 例腹部大手术、腹腔感染及包括颅脑外伤在内的多发创伤等接受 TPN 治疗的外科重症患者,添加药理剂量的鱼油脂肪乳剂 3 天以上,患者死亡率下降,抗生素使用与感染的发生率降低,住院时间缩短等。针对 ARDS 患者的研究显示,鱼油所含 ω-3 聚不饱和脂肪酸(ω-3PUFA)可使肺动脉压下降,改善肺血管通透性,由此改善氧合、影响预后。一项有关重症感染、感染性休克合并 ARDS 重症患者应用含鱼油与抗氧化营养素(维生素 E、维生素 C 及 β-胡萝卜素等)的肠内营养制剂的多中心研究,显示治疗组患者机械通气与住 ICU 时间缩短,生存率得到改善预后的效果。但同样也有阴性结果的研究。有关 ω-3PUFA 用于 ARDS 患者的荟萃分析,仍然显示存在争议,至今并无高等级循证依据推荐 ARDS 患者常规使用含鱼油的脂肪乳剂,但颅脑创伤与外科围术期患者,鱼油脂肪乳应用有助于降低炎症反应及改善预后。

ω-3 脂肪酸改善预后的效果呈现剂量依赖的特点,多数研究应用剂量在 $0.2 \sim 0.3g/(kg \cdot d)$。

三、精 氨 酸

精氨酸具有独特的调节免疫作用,免疫调节研究集中在精氨酸对人体淋巴细胞反应和胶原合成的作用上。精氨酸的重要作用之一在于增强机体免疫功能,通过刺激 T 细胞增殖,增加 CD4/CD8 比值、NK 细胞数目与活性,从而使机体对感染的抵抗能力提高。此外,精氨酸还是一氧化氮(NO)合成的前体,支持 NO 的生成,它是使平滑肌舒松和调节血液流动的重要物质。精氨酸的促进合成作用主要是通过刺激某些代谢激素的分泌来实现的,研究表明,补充药理剂量的精氨酸,可刺激胰岛素、胰高血糖素分泌,刺激垂体释放生长激素和泌乳素,并可促进肝脏释放 IGF-1,通过对这些激素的作用影响应激后的蛋白质合成,改善氮平衡。此外,还可通过增加胶原合成来促进伤口愈合。

应激状态下,精氨酸是体内不可缺少的氨基酸,通过促进蛋白质合成,改善氮平衡来调整重症患者的营养状态。同时通过上调机体的免疫功能来提高其对感染的抵抗能力。手术后和创伤患者 EN 中添加精氨酸能缩短其住院时间,并具有缩短住 ICU 时间的趋势。尽管精氨酸对外科围术期和创伤患者临床应用中得到肯定,但是重症患者肠内营养时补充精氨酸并未显示其益处。特别是精氨酸作为 NO 合成的底物,在上调机体免疫功能与炎症反应方面亦具有双刃剑的作用。对严重应激早期重症患者的多项临床研究显示,添加精氨酸的 EN 并不能降低其病死率,且也不能降低感染的发生率。对于脓毒症患者使用精氨酸导致的不良影响一直被人们关注,这主要是因为精氨酸通过一氧化氮途径扩大了脓毒症引起的血管舒张作用,可能导致血流动力学不稳定加重,故休克及危重症患者不推荐使用精氨酸。

四、膳 食 纤 维

应用含纤维的肠内营养配方具有增加排便量及粪便中肠道菌的含量,在肠内营养早期合并有腹胀的患者可考虑应用。研究中认为营养价值较大、富含糖醛酸的可溶性膳食纤维(soluble dietary fiber,SDF),包括果酸、树胶和植物多糖等,其主要分解代谢的部位是结肠。SDF 在结肠内迅速被结肠内的厌氧菌酵解,代谢终产物中具有重要生理意义的是短链脂肪酸(short chain fatty acid,SCFA-丁酸盐、乙酸盐、丙酸盐),SCFA 是肠道生态菌与结肠黏膜重要的能源物质,尤其是丁酸盐。可刺激结肠上皮增殖,防止肠黏膜萎缩,增加结肠血流与组织灌注,从而改善肠道黏膜屏障功能,维护结肠微生态生物群,减少细菌易位。进一步影响结肠、小肠的结构与功能的。SCFA 是不能内源合成的,如 SDF 摄入减少或结肠内生态菌减少时,则可出现 SCFA 缺乏并导致 ATP 缺乏而影响结肠黏膜的结构与功能。目前尚无能够用于推荐重症患者常规应用含混合可溶与不可溶纤维 EN 制剂的证据。特别是复苏后早期,不宜选择含有膳食纤维的配方制剂,尤其是高渗透压 EN 制剂。

(许　媛)

第六节　营养支持在某些疾病中的应用特点

一、重症急性胰腺炎的营养支持特点

1. 重症急性胰腺炎(severe acute pancreatitis,SAP)的营养、代谢改变特点　重症急性胰腺炎早期出现以高分解代谢为突出的代谢紊乱,严重持续的应激反应使患者的营养代谢状态受到极大影响,能量消耗明显增加,迅速出现严重的负氮平衡和低白蛋白血症,尿氮排出可达 20～40g/d,其程度与胰腺炎症及全身炎症反应程度相关。由于应激反应严重及胰腺的坏死,糖代谢紊乱更为突出,患者往往出现严重的高血糖。高脂血症也是重症急性胰腺炎早期常见的现象,机体脂肪分解增加成为重要的能量来源。这些改变增加了营养支持的难度及可能的风险。此外,患者早期常合并低钙、低镁、低钾等电解质紊乱。

由于腹腔及腹膜后的炎性渗出与感染,重症胰腺炎患者常合并腹间隔室综合征、腹腔及腹膜后感染,由此可导致长时间、严重的胃肠功能障碍并直接影响肠内营养的实施。

2. 营养支持策略　早期使"胰腺休息",减少胰腺分泌是 SAP 患者早期治疗的原则,但禁食及应激代谢又使患者的营养状态受到严重干扰,迅速导致营养不良及肠功能损害,因此早期给予恰当的营养支持是非常重要的。

肠内营养仍然是急性胰腺炎首先考虑的营养供给方式,但由于胰腺病变、高腹压及腹腔渗出,甚至腹间隔室高压、严重肠麻痹、腹腔严重感染及肠瘘等腹部并发症时,肠内营养往往不能实施和不耐受,尝试屈氏韧带以下的小肠喂养或肠外营养是此时可以选择的营养方式。肠内营养液早期选择氨基酸或短肽为氮源、低甘油三酯的预消化制剂较为适宜。

应激性高血糖及高脂血症常常影响葡萄糖与脂肪的补充。SAP 患者葡萄糖氧化率降低,输注葡萄糖的最大危险是高血糖,应用同时输注胰岛素控制血糖水平(≤150mg/dl)常常是需要的。SAP 患者输注脂肪乳剂并非禁忌,但早期如合并高脂血症,应暂不使用,而且使用时也应选择中长链或结构脂肪乳为理想。并注意严密监测血脂水平,初期合并高脂血症的患者,如血清甘油三酯>4.4mmol/L,应慎用脂肪乳剂。血脂降低后应给予双能源补充,不含脂肪乳剂的 PN 不应超过 2 周,否则可能造成必需脂肪酸的缺乏。大多数 SAP 患者对葡萄糖及脂肪乳剂的耐受良好。

伴全身炎症反应的患者,循环中谷氨酰胺的浓度可降至正常值的 55%,若不予补充,肠黏膜屏障完整性及免疫功能将受到严重影响。TPN 期间应补充药理剂量谷氨酰胺,0.5g/(kg·d)(二肽)。

二、合并急性呼吸衰竭患者营养支持特点

1. 急性呼吸窘迫综合征(ARDS)的代谢特点　往往存在着明显的全身炎症反应,并伴随着体内各种应急激素及多种细胞因子和炎症介质的释放。其早期代谢改变特点为严重的高分解代谢,能量消耗增加,加之多数患者需要机械通气治疗,其静息能量消耗(REE)可达预计值的 1.5～2 倍。脂肪动员加速,瘦体组织分解,各种结构与功能蛋白被迅速消耗,血清白蛋白下降、谷氨酰胺明显减少,血中氨基酸比例的失调,迅速出现营养不良,并影响患者的预后。因此,及时有效的营养支持是非常重要的,并有助于缩短接受机械通气的时间。

2. 营养支持策略　急性呼吸衰竭患者应尽早给予营养支持,首选肠内营养途径,并采取充分的措施避免反流和误吸的发生,必要时添加胃肠促动力药物。

此外,呼吸衰竭患者应避免过度喂养,特别是过多的碳水化合物补充将增加 CO_2 的产生,增加呼吸商,加重呼吸负荷。研究显示,当能量供给量超过需要的 2 倍,将导致患者脱机困难。适当降低非蛋白热卡中碳水化合物的比例,保证蛋白质的充分供给,降低呼吸商,是合并呼吸衰竭的重症患者营养支持中需要掌握的原则。可适当增加 NPC 中脂肪的比例。有研究显示,ARDS 患者补充药理剂量的 EPA、DHA 以及抗氧化物质,可以提高体内的抗氧化水平,防止脂质过氧化损害,减少支气管肺泡灌洗液(BALF)中性粒细胞数量,降低肺血管阻力与肺泡通透性,从而改善气体交换和肺功能,从而缩短上机时间和 ICU 停留时间,减少进一步的器官功能损伤。近年来自欧洲的大样本、多中心、RCT 研究显示,165 例感染与感染性休克合并 ARDS 的接受机械通气患者,应用添加鱼油及抗氧化维生素的肠内营养支持,明显缩短了机械通气时间与住 ICU 时间,改善了 28 天存活率。但也有研究并不支持补充鱼油脂肪乳剂,这方面还需深入探讨。

三、急性肾功衰竭患者的营养支持

1. 急性肾衰竭(ARF)代谢特点　由于肾脏排泄功能的急剧恶化,出现了多种代谢改变,影响机体容量、电解质、酸碱平衡及蛋白质与能量的代谢,体内蛋白质分解增加,蛋白质合成也受到抑制,并严重影响了营养的补充和迅速发生营养不良,而后者是导致 ARF 高病死率的一个重要因素。因此营养支持被认为是其治疗的一个重要部分。以最大限度地减少蛋白质分解,减缓 BUN、BCr 升高,有助于肾损伤细胞的修复和再生,提高 ARF 患者的存活率。

2. 营养支持策略　肾衰竭营养支持的目的在于避免或减轻营养不良的发生;减轻或降低尿毒症对机体造成的危害,延缓肾脏损害的进展。

ARF 期体内氨基酸谱发生改变,没有肾脏替代治疗的情况下,尽可能延缓尿素氮的上升。蛋白的供给量需要考虑分解程度和是否接受肾替代治疗,没有接受肾替代治疗的 ARF 患者,应注意氮的清除能力及血清必需氨基酸/非必需氨基酸比例失衡。营养供给时应降低蛋白质摄入总量,肠内营养患者选择优质蛋白,每日蛋白摄入量的 2/3 以上应为优质蛋白,接受肠外营养患者氮源选择强化必需氨基酸的复方氨基酸液的摄入不应太高,ARF 患者平均氮

的补充为 0.55～0.6g/(kg·d)，如此可以维持血清肌酐在推荐的 25～30mmol/L 范围，残存肾功能较好者可适当增加蛋白质或氨基酸的补充量。接受肾脏替代治疗的 ARF 患者，ARF 患者营养支持的基本目标和其他代谢性疾病是一致的。研究显示，接受持续肾替代治疗(CRRT)的 ARF 患者，脂肪没有明显的丢失；但超滤液中可丢失一部分氨基酸和/或蛋白质。有研究表明，高流量血滤与透析及高通量滤膜均使氨基酸的丢失增加，应增加补充。接受 CRRT 治疗的患者，蛋白质摄入量可以达到 1.5～2.0g/(kg·d)，或氨基酸的摄入量增加 0.2g/(kg·d)。尽管如此，增加单位时间氨基酸补充量仍可使接受肾替代治疗的患者获得正氮平衡。

总能量供给推荐为 30～35kcal/(kg·d)。急性肾衰竭患者往往有高血糖，这是由于 ARF 期间常伴有糖耐量下降和胰岛素抵抗，而且糖异生增加并对糖负荷的负反馈作用不敏感。血液滤过与血液透析时会导致葡萄糖的丢失与流动，葡萄糖丢失量取决于透析液和超滤液量以及血流速度。透析液和置换液葡萄糖浓度影响血清葡萄糖水平，当 CRRT 中葡萄糖浓度高于血清浓度时，血糖水平随着血流速度及置换液糖浓度增加而成比例增加，吸收来自于葡萄糖的非蛋白质热卡也随之增加，在计算能量平衡时，需要加以补充。当 CRRT 同时接受营养治疗或糖的输注，且置换液中糖的浓度很低或无糖时，输入的葡萄糖约 4% 量丢失到置换液中排出。应此，ARF 患者治疗中应注意血糖的控制，并考虑肾替代治疗过程中含糖透析液/置换液对血糖的影响，尤其是合并糖尿病的患者。

ARF 时脂蛋白酯酶活性下降，导致脂肪降解过程及脂肪颗粒的清除受到抑制，但脂肪酸的氧化过程并没有受到影响，脂肪的供给一般为 0.5～1.0g/(kg·d)，并注意脂肪代谢状况。

电解质紊乱是 ARF 期间临床常见的并发症之一，主要包括钾、磷酸盐、钙和酶等浓度改变。在进行肾替代治疗过程中由于丢失增加可以发生低磷血症，多种原因可以导致血钙的波动。1,25-二羟胆骨化醇的活性下降导致的肠道吸收钙下降和骨骼对甲状旁腺素抵抗等可能是主要原因。制动、透析液钙浓度过高、恶性肿瘤和高甲状旁腺素血症等均可导致高钙血症。高镁血症与低镁血症均可发生，肾替代治疗期间可以引起镁的额外丢失，应引起注意。

如同其他的代谢改变，ARF 期间维生素代谢也发生了变化，水溶性维生素通过肾替代丢失是其体内含量下降主要影响因素。维生素 B_1 和维生素 B_6 的缺乏可以影响能量代谢并导致乳酸酸中毒。补充水溶性维生素很少导致过量中毒，但维生素 C 过量补充可能导致继发性草酸盐病。在肾替代治疗过程中应维持 100mg/d。除了维生素 K 以外，脂溶性维生素常常缺乏，尤其维生素 D 因肾脏羟化作用下降而更为明显，但维生素 A 容易蓄积。微量元素对免疫调节、抗氧化作用等均起重要作用，但 ARF 患者微量元素代谢与补充量的研究较少。有试验证实 CVVH 超滤液中含有铜、铬、锰、硒和锌等，所以在进行肾替代治疗过程中亦需要适当补充上述微量元素。

四、合并心功能不全重症患者的营养支持特点

1. 心功能不全患者的营养与代谢改变　心功能不全患者往往病程较长，由于心脏以及心脏以外的因素的综合作用，常合并有蛋白质-能量营养不良，甚至心源性恶病质。其营养状态与代谢改变的特点主要有几方面：

(1) 组织缺氧：慢性充血性心力衰竭患者血浆中的血管活性物质如去甲肾上腺素、肾上腺素、醛固酮、心钠素及皮质醇的浓度有不同程度的升高，从而导致长期血管舒缩功能失调，组织氧供降低，水钠潴留，并由此造成全身性水肿、内脏淤血与缺氧，使血乳酸含量增加，混合静脉血氧含量降低。

(2) 能量消耗增加：呼吸肌与心肌做功的增加，心脏与周身组织氧耗增加，体温升高、代谢率增高，以及手术创伤等影响使能量消耗增加。

(3) 血浆蛋白降低：由于内脏淤血与缺氧，患者常合并肠壁组织水肿并影响消化吸收功能，患者往往没有食欲，进食很少，导致营养缺乏。同时合并有肾功能不全的患者，蛋白质摄入量降低及肝脏淤血肿大、肝细胞受损，使低蛋白血症更为严重。强心苷可抑制小肠中氨基酸与糖的转运，亦影响蛋白质与糖代谢。当合并感染、创伤等应激时，蛋白质消耗与丢失增加，临床上常出现低蛋白血症与贫血。

(4) 电解质与微量元素改变：由于低盐饮食与利尿药物应用，导致钠、钾失衡，可出现低钠、低钾。合并肾功能障碍时又可造成血钾、镁的浓度升高。

急性心梗早期血 Zn 含量降低并与心肌缺血的严重程度相关，而血清 Cu 升高，Cu/Zn 比改变。在体外循环心脏直视手术后血 Cu、Zn 有不同程度的下降，Cu/Zn 比增高。Cu、Zn 参与各种生物酶的合成、代谢，并与酶的活性密切相关。缺 Cu 可改变血管张力，增加心肌脆性。Zn 广泛参与核酸、蛋白质和糖的代谢。因此，Cu、Zn 含量降低或 Cu/Zn 比升高均可使心肌细胞氧化代谢异常，甚至发生心肌变性。

上述改变，使许多心功能不全的患者出现不同程度的营养不良，进一步影响患者并发症的发生率与死亡率。临床上常表现有贫血与低蛋白血症、使患者对任何打击的承受能力差，常影响血流动力学状态甚至出现休克。肝细胞水肿则影响其代谢功能。胶体渗透压降低而造成组织水肿并影响伤口的愈合。肺间质水肿则影响氧合，进一步加重缺氧。甚至导致 MODS 的发生。免疫功能降低，各种感染的发生率升高并较难控制。

2. 营养支持策略　营养不良是心功能衰竭患者常见的并发症，甚至出现恶病质，并影响着治疗的成功与预后。恰当的营养支持有助于维持患者的营养状况，改善代谢水平以及维持体内各种营养素的平衡与内环境稳定，支持脏器功能与免疫功能，从而提高机体的抗病能力，提高恢复质量。

心力衰竭患者营养支持目的在于满足适当的能量与营养需求，维持体重与内脏蛋白含量，减轻内脏组织淤血

866

与水肿,改善器官功能。胃肠道功能良好的患者应选择肠道喂养的途径,由于心功能衰竭时胃肠道黏膜缺血、组织水肿,消化腺分泌减少,胃肠动力下降,从而使胃肠道对营养物质的消化、吸收能力下降,并常合并有腹胀。如此则应考虑肠外营养支持方式或通过肠内联合肠外途径实现有效的营养供给。

此外,根据患者心脏与全身情况,综合计划每日营养液需要量,在心衰有效控制前,容量限制与避免过负荷是需要考虑的方面。心衰患者营养液的输入量与渗透压(肠内营养)均应注意,避免过多增加血容量,加重心脏负荷,这对于心功能较差者尤为重要。肠内或肠外营养的补充量和浓度是根据患者的心功能状态决定的,如无额外丢失,入液量可限制于 1500 ~ 2000ml/d,保证尿量。肠内营养液一般采用普通整蛋白型或短肽型制剂(≤1kcal/ml),避免增加肠黏膜缺血。肠内营养补充不当亦可导致“喂养性水肿”,同样使血容量增加、血压升高及水钠潴留等。心功能与循环状态稳定后,为控制入液总量,对于射血分数低于 25% 的患者,可考虑给予高浓度配方制剂。同时注意监测血清电解质水平,合并急性肾衰竭时应进行肾替代治疗。

能量与营养供给:心力衰竭患者热量与蛋白质的需求增高,合并肝脏大时蛋白质的合成下降、丢失增加,应注意及时恰当地补充。正常心肌细胞供能的 67% 来自血液中游离脂肪酸,但在缺氧及酸中毒时,心肌细胞对营养素的适应力显著减弱,过高的脂肪酸可能会加重心肌损害,而葡萄糖利用较好,成为主要的供能底物。由于液体入量所限,PN 时可选用浓度较高的营养制剂由中心静脉途径输入。如 30% ~50% 葡萄糖溶液,20% ~ 30% 脂肪乳剂。同时注意电解质(K、Mg)与酸碱平衡的维持及微量元素与维生素的补充,1,6-二磷酸果糖(FDP)是葡萄糖氧化供能的中间产物,在无氧酵解时产生 ATP 较葡萄糖高出 1 倍,同时,作为磷酸果糖激酶的激动剂及丙酮酸激酶的辅酶,能促进糖的利用。此外,还能稳定细胞与溶酶体膜,促进红细胞释放氧,从而对缺血、缺氧组织,心肌细胞与肝细胞等起保护作用。每日可补充 5 ~ 10g。

五、重型颅脑损伤患者的营养支持特点

1. 重型颅脑损伤代谢特点　严重颅脑损伤导致全身性的代谢紊乱,能量消耗增加是比较突出的,血脂升高、血浆白蛋白降低,免疫功能下降等,部分患者还合并水、电解质平衡紊乱。如损伤早期得不到及时的营养支持则很快导致营养不良,影响疾病的恢复与神经元修复,甚至增加病死率。其突出的改变在于:

(1) 能量消耗明显增加:严重颅脑损伤的患者,因下丘脑、垂体等自主神经中枢受累从而导致全身性的代谢改变,表现为基础代谢率的明显增高,能量消耗增加,患者合并中枢性高热、躁动、肌肉抽搐等时更为明显。研究表明,能量消耗量与中枢神经系统损伤的严重程度相关,消耗量随着损伤的加重而增高,去大脑强直或去皮质状态的患者能量消耗最高。近期报道的研究显示,中重度颅脑创伤患者,能量消耗增加,大多数受试者的测量值都超出正常值的范围,在伤后 30 天内,代谢率波动于预测值的 87% ~200%,但个体差异较大,受时间和治疗等因素影响。伤后第 1 周,平均能量消耗(REE)为预测值的 75% ~200%;第 2 个周平均为预测值 89% ~161%;3 ~ 4 周为预测值的 116% ~200%。接受肌松剂、镇静剂治疗的患者,能量消耗降低,能量测定结果显示:平均 REE 范围在 86% ~121% 预测值间。而没有接受该治疗的患者的 REE 为预测值的 126% ~140%。应用镇静与巴比妥类药使代谢率降低 13% ~32%,肌松剂使代谢率下降 12% ~28%,应用镇静治疗时能量消耗平均下降 8%,应用普萘洛尔可降低 5%。

(2) 中枢神经系统的受损使神经内分泌发生改变,尤其是血中儿茶酚胺水平明显升高,蛋白质分解与糖异生增强,糖原分解,脂肪动员等,使血糖迅速升高,一般在伤后 24 小时达到高峰,其升高程度及持续时间与受伤严重程度相关。并与残死率明显相关,糖皮质激素的应用亦加重了这一代谢紊乱。

(3) 蛋白质分解大于合成,氮排出量明显增加,可高达 25g/d,代谢率可达到正常的 3 倍,并持续时间较长,伤后 1 ~ 2 周达到高峰。LBM 下降,可达到 10%。加之昏迷、躁动等精神症状使许多患者不能正常经口进食造成入量不足,很快出现负氮平衡及蛋白质能量营养不良。低蛋白血症使脑水肿加重。免疫功能下降使感染性并发症的发生率升高。

(4) 水代谢紊乱:部分患者合并垂体功能受损,出现尿崩样改变,并出现顽固性低钠及血钾的改变。此外,由于脑细胞水肿与颅压增高,患者在伤后一段时间内接受脱水治疗,甘露醇与呋塞米的应用亦会引起水与电解质改变,如低血钾、低血钠、氯升高,晶体渗透压升高。

2. 营养支持策略　伤后早期 PN 支持有利于减轻负氮平衡,改善蛋白质合成及增强免疫功能。如循环稳定应尽早开始营养支持,收入后 24 ~48 小时即可开始。

肠内营养是颅脑损伤患者首先考虑的营养支持的途径,但此类患者胃动力功能障碍和肠内营养不耐受的发生率较高,主要与脑损伤的严重程度以及颅压升高有关。对于合并胃动力障碍的脑损伤患者,可选择幽门下小肠喂养的方式和联合肠内与肠外营养方式。对于存在神志异常、昏迷、躁动的重症患者,放置鼻饲管常面临一定困难,主要原因在于:①昏迷患者不能合作,给鼻导管放置带来困难,尤在人工通气的患者更为明显;②躁动严重患者易造成肠内营养管脱出;③吞咽反射较差,易发生反流误吸,进而导致吸入性肺炎;④肠内营养液持续匀速泵注,可加用胃肠促动力药物;⑤肠内营养应用期间将上胸抬高 30°,昏迷患者可采用小肠喂养的方式。

长时间(>4 周)需要管饲的重症患者,可更换为胃/肠造口置管以去除鼻管,如床旁胃镜引导下经皮胃造口方法。

重型颅脑损伤患者代谢率增高可达正常 3 倍,增加程度与具体病情相关,特别是合并持续高热,肌肉抽搐及感染的患者,控制体温,必要时采用冬眠疗法,降低代谢率。

应激性高血糖常常是颅脑损伤患者突出的问题,尤其受伤后的前1~2周更为明显。加强血糖监测、应用外源性胰岛素控制血糖水平。营养供给原则与其他危重症相同,增加蛋白质补充量,2.0~2.5g/(kg·d)。可选用高蛋白型聚合物配方肠内营养制剂,此外,创伤性脑损伤患者推荐使用含有精氨酸的免疫调节配方制剂或标准配方添加EPA/DHA(鱼油富含)。MCT具有氧化代谢快等特征,但因其可透过血脑屏障,单位时间内输注量过大可造成中枢神经系统损害,在应用中需予注意。此外,注意增加有神经营养作用的维生素(B族维生素)的补充。在颅脑损伤及手术后出现的脑水肿高峰期(一般4~5天)应控制输注液体总量。如出现尿量异常增多时亦应注意水与电解质(K、Mg、P等)的补充。

六、严重创伤患者的营养支持

1. 创伤后的应激反应与代谢改变　严重创伤、大手术、大出血等打击后的生理和代谢状态发生了变化,代谢率增加,能量消耗可超过正常5%~50%,与受伤类型与严重程度等有关。氧耗量增加,分解代谢明显大于合成代谢,迅速出现代谢与营养状态的改变。机体所发生的代谢改变取决于应激的严重程度以及患者既往的健康状况和临床治疗过程。

创伤后下丘脑-垂体-肾上腺轴过度兴奋,使儿茶酚胺、糖皮质激素分泌增加,胰高血糖素等分泌增多,导致糖原分解,糖异生增加。儿茶酚胺浓度增高一方面通过α受体抑制胰岛素分泌,又通过其他的促分解激素分泌增加来促进蛋白脂肪分解,使游离氨基酸与脂肪酸浓度升高来刺激胰岛素分泌,从而使胰岛素的浓度发生变化,有研究表明,应激时糖的生成速度由2mg/(kg·min)增加到5mg/(kg·min),烧伤患者更为显著,但胰岛素的利用下降。葡萄糖无氧酵解增加,血乳酸增高。严重创伤患者糖代谢改变特点为:糖异生增加,血糖升高,但葡萄糖直接氧化供能减少,葡萄糖利用障碍,高血糖状态较难控制。

创伤后体内蛋白质分解代谢增强,骨骼肌等组织蛋白分解,释放出游离氨基酸。由于应激后肝脏代谢氨基酸的能力受抑制,使在肝脏代谢的芳香族氨基酸(AAA)苯丙氨酸、丙氨酸、酪氨酸等利用下降。而因支链氨基酸(BCAA)能在肝外肌肉组织中氧化分解产能,故消耗增加,其血浆浓度下降,出现BCAA/AAA比例失调,精氨酸与谷氨酰胺血浆浓度明显降低,血浆蛋白迅速下降。蛋白质合成与分解率的改变受不同应激程度的影响,轻度应激时影响不大,中、重度应激时体内蛋白分解率的增加大于合成率,出现负氮平衡及低蛋白血症。创伤后血浆与肌肉血浆与肌肉水平的降低与病死率明显相关。

创伤、烧伤患者很大程度上依赖脂肪氧化供能,其氧化速度可达正常人的2倍,这与应激后儿茶酚胺、胰高糖素、类固醇等浓度升高有关,使体内脂肪动员、氧化,成为主要的供能物质。但脂肪并不能完全取代葡萄糖,因为脂肪的分解需要在乙酰乙酸参与下进入三羧酸循环才能被氧化利用,所以在补充脂肪乳剂时,必须供给一定量的碳水化合物。

2. 创伤后营养支持策略
(1) 营养支持的时机:经过创伤后早期复苏,纠正血容量丢失,改善组织灌注后24~48小时后即可开始予以营养支持。

(2) 营养支持途径选择:首先考虑口服或经管饲肠内营养的方法。对于严重创伤后肠道功能状态受到影响,如出现肠麻痹或运动不良的患者,应注意辅以其他手段来促进肠功能恢复尽早恢复,如胃肠动力药物,中医治疗(汤剂与穴位注射)等手段。谷氨酰胺补充的研究显示能够影响预后。对于合并有肠功能障碍者,可以PN或PN+EN的方式开始营养支持,随着肠功能恢复,转向完全肠道营养。合并消化道损伤的患者,给予肠外营养或可放置小肠喂养管,争取实现肠道喂养。

(3) 能量与营养供给:机体在受创伤后代谢率增高,并与应激的严重程度及年龄相关,同样的应激,年龄越大,能量消耗增加越少。一般能量需要量增加10%~50%。根据间接测热仪测定结果表明,创伤患者的能量需要一般可按25~35kcal/(kg·d)给予。

蛋白质或氨基酸的补充为1.5~2.5g/(kg·d),热氮比为150~100kcal:1g。

精氨酸对于肝脏蛋白的合成及免疫功能等起着重要的作用,并可通过增加胶原合成促进伤口愈合。早年的试验与临床研究显示,精氨酸强化的营养支持在改善创伤后患者的营养状态同时,提高抗感染疾病能力及促进恢复,补充量可占入氮量的2%~3%。但鉴于精氨酸也作为NO合成底物影响体内的炎症反应等,因此应注意这一双刃剑作用,避免过早及过大量应用。

七、严重感染患者的营养支持

1. 感染患者的代谢改变　严重感染等应激反应后,由于神经内分泌系统与单核巨噬细胞系统的激活,使机体出现了一系列的代谢改变。葡萄糖利用障碍,脂肪与蛋白质过度分解氧化,能量消耗明显增加。加之由于疾病本身常常影响营养的摄取而出现的饥饿代谢,持续炎症与发热使氧耗进一步增加,体内的分解代谢大于合成代谢,导致负氮平衡及营养不良,并影响组织修复、伤口愈合及抗感染能力,使脏器功能受到影响。

(1) 葡萄糖利用障碍:感染状态下,儿茶酚胺、胰高血糖素及糖皮质激素等分泌升高,导致糖原分解及糖异生增强,血糖升高。儿茶酚胺可通过α受体来抑制胰岛素的分泌,但上述升糖激素的作用使血糖浓度升高又刺激胰岛素分泌,其净效应可能使胰岛素分泌并不减少,但胰岛素/胰高血糖素比例失调。此外,循环中儿茶酚胺还可直接抑制胰岛素受体,使外周组织对胰岛素的利用下降,出现胰岛素抵抗。进一步的研究表明,由感染诱导的胰岛素抵抗发生于受体后,且这一受体后效应可能与细胞因子(TNF)及糖皮质激素的作用相关,结果导致肌肉等外周组织对葡萄糖的摄取、转运发生障碍。因此,外源性胰岛素输注及营养支持并不能有效地控制糖异生及改善葡萄糖代谢。相反,输注过多量的葡萄糖作为能源不仅不能起节氮效应,反而会加重其代谢的紊乱及增加肝、肺负担,并可影响免疫功能。过高的血糖浓度还可引起高渗性利尿、低钠、低钾、代谢性酸中毒，甚至高渗性非酮症昏迷。

（2）蛋白质分解增强：严重感染患者氮的丢失可高达 15~30g/d。此外，由于病灶、腹腔等部位的额外丢失，使血浆蛋白迅速下降，很快出现蛋白质能量营养不良，且与疾病的严重程度密切相关。这些改变除神经内分泌作用外，近年来的研究证实细胞因子启动并参与了感染等应激后的代谢改变，其中以 TNF 和 IL-1,6 的作用为重要。

肝脏蛋白质代谢的改变表现在急性相蛋白合成增加（如 C 反应蛋白），而一些转运蛋白如白蛋白、转铁蛋白、前白蛋白合成减少。有研究表明，腹腔感染大鼠肝脏白蛋白基因转录下降，导致白蛋白合成降低。加上分解增加和向血管外间隙转移，使其血浆浓度下降。肌肉蛋白代谢方面表现在骨骼肌蛋白大量分解，氨基酸流向肝脏参加急性相蛋白合成，肌肉蛋白丢失增加是感染后发生负氮平衡的主要因素。支链氨基酸（BCAA）是蛋白质合成中主要的必需氨基酸，也是唯一能在肝脏以外代谢的氨基酸，感染时 BCAA 在骨骼肌内氧化分解产能而消耗增加，从而使其血浆浓度下降，并影响蛋白质的合成。此外，严重感染时谷氨酰胺与精氨酸含量明显降低，这一改变将影响机体的免疫功能及抗感染能力，影响肠屏障结构与功能。

（3）脂肪氧化增强：严重感染后，脂肪动员加剧，氧化增强，成为重要的能量来源，血浆 FFA、TG、VLDL 迅速上升，酮体升高。研究表明脂肪的廓清直到感染的晚期仍处于正常。以脂肪替代部分葡萄糖作为部分非蛋白质热量的补充，有助于减轻葡萄糖的供给，缓解糖代谢紊乱，减少胰岛素的补充量。

在脂肪酸 β 氧化中，脂酰 CoA 进入线粒体需要肉毒碱转运，而在感染及肝功能障碍时，体内肉毒碱缺乏，使长链脂肪酸的氧化受到限制。而中链脂肪酸则较少依赖肉毒碱即可进入线粒体进行氧化代谢，是严重感染患者更理想的脂肪补充形式。

2. 感染患者营养支持策略

（1）时机：在休克复苏、原发病灶清除、血流动力学稳定后，重症脓毒症或脓毒症休克诊断后的 24~48 小时内应开始给予营养支持，肠内营养支持为首选。

（2）营养需要量：机体在感染后能量消耗增加并与感染的严重程度相关，基础代谢率可增加 50%~150%，这在持续炎症与发热的患者更为明显。间接能量测定结果显示，创伤、感染后自主呼吸的重症患者代谢率仅比 HB 公式估算值高 14%~15%，其测得的 REE 约 30kcal/（kg·d）。另有资料表明，感染患者的总能量消耗（TEE）与 REE 十分接近，TEE＝BEE×1.03±0.071，见表76-6-1。

表76-6-1　感染分级与能量代谢率（%）的关系

感染程度分级	能量代谢率
感染	155±14
感染综合征	124±12
感染性休克	102±24
休克恢复期	161±22

在能量供给上目前更多的观点是避免过度营养，以免加重代谢紊乱和脏器功能损害，尤其是重症感染早期，推荐低热量[10~20kcal/（kg·d），500kcal/d；50%~60% 目标量）供给原则，1 周至 12 天，逐渐增加至 80% 目标能量需要即可。

脂肪供给量一般可按 1~1.2g/（kg·d）补充。感染患者选择中长链混合脂肪乳剂更为合理，既可保证必需脂肪酸的供给，又减少了长链脂肪酸的对免疫与炎症反应的影响。

严重感染时蛋白质大量分解，加之感染病灶的丢失使血浆蛋白迅速下降，氮排出量增加，可达 20~25g/d，外源性氨基酸的补充多数认为可在 1.2~2.0g/（kg·d），或氮 0.2~0.25g/（kg·d），如血浆白蛋白水平较低时应予适当补充以维持胶体渗透压。

此外，还应增强抗氧化维生素（维生素 A、C、E）及微量元素（Zn、Se 等）的补充。

认识重症患者代谢与营养状态的改变，掌握营养支持治疗的手段与方法，明确应用这一治疗可能得到的效果与风险的监测及其防范措施，是实现重症有效营养支持的保障。早期经胃肠道供给足够的营养仍然是理想的营养治疗方式，但在重症患者的实施中往往面临着困难与挑战，为减少重症患者蛋白质-能量负平衡、维持骨骼肌组织体积及其功能，EN 是首先考虑的营养供给方式。不推荐常规选择肠内联合肠外的营养供给途径。原发病症的处理及有效的多脏器功能支持仍然是首要的和重要的，否则，仅靠营养支持是难以获得预期效果，更不能改变重症的发展与进程。

（许　媛）

主要参考文献

[1] 中华医学会重症医学分会. 重症患者营养支持指导意见（草案）. 中国危重病急救医学，2006，18（10）：582-590.

[2] Sobotaka L, Allison SP, Fürst P, et al. Basics in clinical nutrition. 3rd ed. Publishing House Galèn, 2004.

[3] Toigo G, Aparicio M, Attman PO, et al. Expert working group report on nutrition in adult patients with renal insufficiency. Clinical Nutrition, 2000, 19（3）: 197-207; 19（4）: 281-291.

[4] Elamin EM. Nutritional care of the obese intensive care unit patient. Curr Opin Crit Care, 2005, 11（4）: 300-303.

[5] Kyle UG, Schneider SM, Pirlich M, et al. Does nutritional risk, as assessed by Nutritional Risk Index, increase during hospital stay? A multinational population-based study. Clin Nutr, 2005, 24: 516-524.

[6] Pichard C, Kyle UG, Morabia A, et al. Nutritional assessment: lean body mass depletion at hospital admission is associated with increased length of stay. Am J Clin Nutr, 2004, 79: 613-618.

[7] Susan RR, Donald A, Deanna KK, et al. Nutrition support

in the intensive care unit. Nutrition in Critical Care, 2005,23(6):49-57.

[8] McGee DC,Gould MK. Preventing Complications of Central Venous Catheterization. N Engl J Med,2003,348: 1123-1133.

[9] Cameron Dezfulian,James Lavelle,Brahmajee K,et al. Rates of infection for single-lumen versus multilumen central venous catheters: A meta-analysis. Crit Care Med,2003,31:2385-2390.

[10] Taylor BE, McClave SA, Martindale RG, et al. Guidelines for the Provision and Assessment of Nutrition Support Therapy in the Adult Critically Ill Patient:Society of Critical Care Medicine(SCCM)and American Society for Parenteral and Enteral Nutrition (A. S. P. E. N). JPEN J Parenter Enteral Nutr,2016, 40(2):159-211.

第十三篇

重症患者的感染

第 77 章

概　述

重症患者的感染呈现多样性,不同类型之间发病机制会有所不同。无论何种形式,相互之间差别的核心是重症和感染之间的相互影响。一方面,感染是引起重症的病因。这是重症医学科内最常收治的重症类型之一,如重症肺炎导致严重呼吸功能不全和感染性休克。另一方面,导致重症状态的始动因素不是感染,而是其他因素,如创伤、手术等,由此导致一系列病理生理改变并在此基础上并发感染。重症患者机体防御机制有以下两个特点。首先,机体的免疫功能出现紊乱,此时机体内潜在的机会致病微生物和外源性的机会致病微生物很容易发展成感染状态。另外,重症患者需要多种有创操作来进行必要的监测和治疗。这些有创操作也为外源性病原微生物的入侵打开了方便之门。

可见,无论感染作为重症的始动因素,还是作为重症的伴发情况都属于重症感染的范畴。重症感染治疗时,在遵循抗感染治疗的一般原则的同时,还应考虑其特殊情况。

一、尽早开始抗感染治疗

重症患者的治疗争分夺秒,必须在尽可能短时间内迅速控制原发病的进展和阻断器官功能损害的进程。感染无论作为始动因素还是继发的并发症都需要在短时间内给予适当的治疗。感染的治疗分为原发病灶的处理和适当的抗生素治疗。对于重症患者来说,器官功能损害在持续进行中,任何延迟都是以死亡率的明显升高为代价的。如果有可去除或可引流的感染灶一定尽早予以处理,否则感染难以得到控制。同样抗生素的使用也要求越快越好,目前一致的要求是在诊断脓毒症(sepsis)或感染性休克后的 1 小时内,应静脉应用有效的抗生素。

二、抗生素的经验性应用
向目标性应用转换

重症患者感染的治疗不能等到病原菌的培养或鉴定

结果再应用抗生素。为了能够尽快开始有效的抗生素治疗,在没有确定的病原菌的情况下,需进行经验性抗生素应用。抗生素的经验性应用是指临床医生根据临床表现、感染部位、院外发生还是院内发生、患者周边环境的细菌流行特征进行的经验性抗生素选择。经验性应用抗生素需考虑有效覆盖可能致病菌。抗生素的目标性应用是指在获得明确病原学证据的情况下,根据致病微生物的种类、药物敏感性等特点进行的目标性抗生素选择。在经验性抗生素应用的同时必须为转为目标性应用抗生素做准备。

为了抗生素能够尽快从经验性应用向目标性应用转换,必须尽快明确病原菌,而且每天评价病情进展和抗生素使用的关系。临床上应该尽可能获得感染灶的标本进行病原学检查。这里考虑血行性感染时留取血培养,尽可能留取肺部感染部位的痰标本进行培养外,还应尽可能在手术清除或引流感染灶时留取感染灶的标本进行细菌学检查。一旦获得明确的感染病原菌,就应该根据细菌学药敏和感染所在部位调整抗生素使用。调整原则包括尽可能窄谱、感染局部能够达到有效的效应浓度、抗生素使用的剂量和给药方式符合抗生素药代学和药效学的基本原则。

三、控制医院获得性感染

重症医学科常常收治已经发生院内感染并发症的重症患者。此时要有效处理院内感染,首先必须切断进一步发生感染的途径,也就是完善的感染控制措施使其避免新的院内感染的反复侵袭。在此基础上,针对院内感染的抗感染措施才能发挥作用。不难看出,院内感染对于重症患者来说在没有感染时是预防措施,在有感染的情况下既是预防措施也是治疗措施。

(柴文昭)

873

第 78 章

重症患者的血行性感染

一、病 因 学

所有血行性感染都有入血途径。不同的入血途径具有不同的发病机制,也提示常见病原菌的类型。另一方面,血行性感染的发生和类型很大程度上取决于机体的易感因素。

正常状态下,机体内多个部位定植着大量不同类型的细菌,如皮肤、消化道、泌尿生殖道等。这些部位的细菌和机体形成一个平衡状态,两者共生而不发生感染。重症患者的多重因素可以导致这种平衡发生改变,从而发生感染。

(一) 免疫屏障的破坏 重症患者需要多种血管内装置的置入,如中心静脉导管、临时起搏器的置入等,这些装置首先通过皮肤穿刺置入血管。置入和留置过程相当于将血管和皮肤外界联通,这个过程打破皮肤的屏障功能。穿刺过程中,导管本身可以受到穿刺点皮肤、操作者的手的细菌的污染。维持和使用过程中,导管的接头可以受到不洁操作的污染,也可受到污染的液体的污染。穿刺点的细菌可以通过导管外壁不断移行进入血管内并最终演化为血行性感染。

另外,重症患者的肠道黏膜常常受累,如严重的肠道缺血、化疗后的肠黏膜损伤等。这些因素导致肠道黏膜屏障受损,肠道内的细菌则可由此进入血液。

重症的患者的细胞免疫和体液免疫均会受到不同程度的抑制。此时体内的机会致病菌或病毒也有可能成为感染状态,并造成血行性感染,如巨细胞病毒感染。

(二) 抗生素应用导致的菌群失调 重症患者常常需要使用多种抗生素。肠道内部分敏感的细菌很快被清除,而抗生素不敏感的细菌,如耐药的肺炎克雷伯菌或念珠菌等会大量繁殖。这些在正常情况不能致病的细菌和真菌,由于数量上的剧烈增加而移行入血导致菌血症或真菌血症。

(三) 器官结构或功能异常 最常见的原因是泌尿系梗阻、胆道梗阻。泌尿系或肠道的细菌可逆行感染,造成极为严重的菌血症。无论是机械性还是麻痹性梗阻,此时细菌可在梗阻上方大量增殖,进入血液循环。

(四) 局部感染未能得到有效控制 各种脓肿未能

得到有效的引流,抗生素难以在局部达到有效杀菌浓度。感染进一步发展可直接进入血液。重症患者的一些感染并不直接形成局部的脓肿也可进入血液,如严重的肺部感染,在抗生素未能充分起效前,或气道引流不充分时,细菌可以突破肺泡基质和毛细血管壁进入血液,造成血行性感染。

二、病 原 学

一般来说,抗生素问世前的血行感染以革兰阳性球菌,如肺炎链球菌、溶血性链球菌、葡萄球菌等为主,革兰阴性杆菌并不多见。在应用抗生素的 50 余年来,病原菌的组成发生了明显变化,溶血性链球菌及肺炎链球菌均已少见,但葡萄球菌仍是血性感染的主要病原菌之一;革兰阴性杆菌血行感染中,大肠杆菌、肺炎克雷伯菌、铜绿假单胞菌最为多见。目前,铜绿假单胞菌、不动杆菌属等葡萄糖非发酵菌、凝固酶阴性葡萄球菌和肠杆菌属所致的感染,以及厌氧菌混合感染、复数菌血行感染和真菌性血行感染等较前明显增多。有数据表明,血培养阳性的血行感染中金黄色葡萄球菌、表皮葡萄球菌、肠球菌、肺炎链球菌等革兰阳性球菌约占 39%,大肠杆菌、假单胞菌属和克雷伯菌属占 35%,复数菌混合感染达 21%,余下 5% 为真菌、厌氧菌、分枝杆菌等。

三、临 床 表 现

1. 原发感染病灶的临床表现。

2. 病原菌血型播散所致皮肤黏膜的瘀点、瘀斑,以及在组织脏器内形成的迁徙性感染灶的表现。

3. 全身性炎症反应引起的一系列症状,这包括畏寒发热、脉搏加快、呼吸急促或通气过度、高代谢状态等一般性症状,以及失控的全身性炎症反应持续恶化所致的低血压、休克、脏器功能不全。

此外,不同的病原菌,例如革兰阳性化脓性球菌与革兰阳性杆菌血行感染的临床表现各有特点;而不同群体,如老年人、婴幼儿、孕妇,以及烧伤、AIDS 患者等的血行感染也有临床差异。

一般症状:起病多急骤。起病可能有原发感染部位的临床症状。常见有畏寒、寒战、高热、皮疹、神志改变、肝脾大等。反复寒战、高热是血行感染的主要症状,以弛张热和间歇热为多见,少数呈稽留热,双峰热可见于革兰阴性杆菌血行感染;在年老体弱者、婴儿、免疫低下者或严重慢性病患者,体温可不升甚至降低,提示预后不良。过度换气常常是早期重要的,却常忽略的体征,可发生在寒战、高热之前;重者导致呼吸性碱中毒,可与高代谢所致代谢性酸中毒并存。

四、实验室检查

1. 血尿常规检查　外周血白细胞总数明显升高,一般为$(10\sim30)\times10^9/L$,中性粒细胞减少或消失。机体反应较差者及少数革兰阴性杆菌血行感染的白细胞总数可正常,甚至降低,但中性粒细胞数仍可增高,此类患者预后往往较差。当发现血小板减少,如无原发疾病可解释(如肝硬化、血液病)应警惕 DIC 可能性,要进一步作微血管内凝血相关检查,如凝血酶原时间、部分凝血活酶时间、纤维蛋白原、纤维蛋白降解产物等。尿常规常见蛋白尿,红细胞和管型的出现说明肾脏已有实质性损害。

2. 血生化检测　肝功能常有轻度异常,胆红素、碱性磷酸酶、转氨酶高于正常值 2~3 倍者,约占患者总数 30%~50%,多随病情好转而消失,并不提示肝脏有原发性感染,也无预后意义。但更高的异常值则需要考虑有原发肝脏疾病。结合胆红素增高和胆管系酶如 ALP/γ-GT 增高,要考虑胆管系梗阻性疾病或严重感染。肝功能实质损害进行性加重要考虑严重感染并发肝损害或肝衰竭,并需与无胆石性胆囊炎做鉴别,后者是血行感染的一个并发症。

3. 影像检查　影像学检查是判断血行性感染的来源的重要方法。通过对全身各原发病灶以及器官结构改变等进行对比分析以判断血行性感染源头,从而为全面综合治疗提供依据。

另外,床旁超声或 CT 引导下的脓肿穿刺,以及 X 线下的介入治疗都为清除病灶提供了重症患者可行的引流方法。

4. 病原学检查

(1) 血培养:最为重要,宜在抗菌药物应用前及寒战、高热时采血。为了能够提高血培养的阳性率,一般需要在两个不同部位分别抽血送厌氧培养和需氧培养。每个培养瓶中需抽血 8~10ml。也就是说每次送血培养应该同时送两套共 4 瓶进行培养。为了避免污染应该避免从已经留置的各种静脉导管留取。但如果怀疑为导管相关血行性感染时应该有一套血培养从导管留取血培养。

(2) 尿液、痰、脓液和分泌物培养:所有患者应做尿液、咽分泌物和痰培养,不仅有利于搜寻病原菌,也为抗菌药物治疗过程中了解菌群交替情况提供基础资料。如能获得病灶部位的脓液、分泌物,以及体腔积液则要尽可能的取来作培养,阳性结果也有助于判断病原菌。例如疑为中毒性休克患者,其咽、鼻、阴道、皮肤创口都要用棉拭刮取分泌物作培养,如培养到葡萄球菌或链球菌则极有诊断

价值,并可用以检出毒素。

(3) 其他:病原菌的基因诊断阳性率明显高于培养,且不受抗菌药物应用的影响,也便于组织内病原体的检出,很有应用前途,但就目前而言,其特异性和实用性尚未解决。同样,通过乳胶颗粒凝集试验等试验以已知抗体测定血清、脑脊液、体腔积液相应抗原,从而也可获得少数病原菌的诊断线索,如白念珠菌。由于真菌生长缓慢,且阳性率低,因此近年来开展了应用气相色谱测其代谢产物的快速诊断法。

五、治疗和预防

(一) 积极寻找感染源,并给予积极处理　某种程度上,血行性感染的发生是原发疾病未能得到有效控制的后果,提示感染灶未能及时充分引流或之前的抗生素使用效果不理想。

(二) 加强院内感染的控制　重症患者的血行性感染中一部分是医院获得性的。重症患者的治疗需要大量侵入行操作,同时也为细菌入血打开了方便之门。如果没有良好的院内感染控制制度对于患者来说将是灾难性的。详见相关章节。

(三) 规范使用抗生素　这里包含两方面的含义。一方面,避免不必要的抗生素使用,从而减少对机体菌群的影响,如肠道菌群。另一方面,针对于原发的感染灶要正确使用抗生素,以期尽早控制感染,而避免造成血行性播散。在已经发生血行性感染时抗生素的使用需要考虑血中的有效浓度,避免由于抗生素再分布而血中有效浓度迅速下降而不能满足血中的有效浓度。这就要求在使用抗生素之前出来充分考虑对病原菌的敏感以外,还要考虑抗生素的药代动力学特性。

(四) 积极治疗原发病　无论原发病是否为血行性感染的源头,积极治疗原发疾病是避免血性感染的基础。使患者尽快脱离重症状态,恢复患者的正常生理状态,才能恢复自身的防御机制,去除医院性感染的途径,停止抗生素的使用,重新恢复正常菌群。

(方强　柴文昭)

主要参考文献

[1] Kollef MH,Sherman G,Ward S,et al. Inadequate antimicrobial treatment of infections:a risk factor for hospital mortality among critically ill patients. Chest,1999,115:462-474.

[2] Ibrahim EH,Sherman G,Ward S,et al. The influence of inadequate antimicrobial treatment of bloodstream infections on patient outcomes in the ICU setting. Chest,2000,118:146-155.

[3] Jimenez MF,Marshall JC. Source control in the management of sepsis. Intensive Care Med,2001,27:S49-S62.

[4] DellingerRP,Levy MM,Carlet JM,et al. Surviving Sepsis Campaign:International guidelines for management of se-

vere sepsis and septic shock：2008. Intensive Care Med，2008，34（1）：17-60.

［5］Bochud PY，Bonten M，Marchetti O，et al. Antimicrobial therapy for patients with severe sepsis and septic shock：An evidence-based review. Crit Care Med，2004，32（Suppl）：S495-S512.

［6］MermelLA. Prevention of intravascular catheter-related infections. Ann Intern Med，2000，132：391-402.

［7］Safdar N，Fine JP，Maki DG. Meta-analysis：methods for diagnosing intravascular device related bloodstream infection. Ann Intern Med，2005，142：451-466.

［8］中华医学会重症医学分会. 血管内导管相关感染的预防与治疗指南（2007）. 中华内科杂志，2008，47（8）：413-421.

第 79 章

重 症 肺 炎

肺炎是一种常见性疾病,根据发生的环境不同而分为社区获得性肺炎(community-acquired pneumonia,CAP)和医院获得性肺炎(nosocomial pneumonia,NP 或 hospital acquired pneumonia,HAP)。CAP 是指在医院外罹患的感染性肺实质(含肺泡壁,即广义上的肺间质)炎症,包括具有明确潜伏期的病原体感染而在入院后平均潜伏期内发病的肺炎。而 HAP 则是指患者在入院时不存在,入院后 48 小时后发生的,由各种病原体引起的肺实质炎症。

重症肺炎是近年来提出的一个概念,是为了区别于普通肺炎,它的提出强调了患者病情的严重性以及积极治疗的迫切性。迄今为止,重症肺炎仍没有一个明确的定义,目前多数学者将其定义为:因病情严重而需要进入重症医学科病房(intensive care units,ICU)监护、治疗的肺炎。参考肺炎的分类,重症肺炎也分为重症社区获得性肺炎(severecommunity-acquired pneumonia,SCAP)和重症医院获得性肺炎(severe hospital acquired pneumonia,SHAP)。

第一节 重症社区获得性肺炎

一、流 行 病 学

社区获得性肺炎(CAP)是一种发病率及死亡率均较高的疾病。CAP 的发病率因地理分布及宿主因素的不同而存在一定的差异。CAP 在美国每年发病约 300 万～560 万例,需住院治疗者约 60 万～110 万例,直接医疗费用达到 84 亿～97 亿美元。据欧洲新近的一项研究显示,在欧洲成年人中 CAP 的发病率为 1.1‰～1.7‰,且随着年龄的增长,发病率有逐渐增高趋势,65 岁以上的人群中,CAP 的发病率可达 8‰。

据 2011 年世界卫生组织(WHO)的统计数据显示,下呼吸道感染是全球第 3 大死亡原因,而在低收入国家,已成为首位死亡原因。肺炎在中等收入国家发病尤为普遍,在英国,CAP 是急诊入院最常见的原因,有 5.9% CAP 患者需要住 ICU 治疗,是作为感染性疾病死亡的首位原因。我国缺少准确的统计,有文献报道我国每年的患病人数约为 250 万,而年均因肺炎而死亡者约 12.5 万人;虽然如此,但若按人口比例与美国比较,这一统计数字还是被明显低估的。根据国外近年来的统计,重症肺炎的发生率约占 CAP 的 18%～36%,约占住院肺炎患者的 12.7%～

22%;虽然经过近多年的努力,在重症社区获得性肺炎(SCAP)的诊断及治疗方面已取得较大的进步,但其死亡率仍超过 30%,甚至在部分研究中可高达 60% 以上,入住 ICU 的 SCAP 的死亡率维持在 30%～40%。鉴于 SCAP 的发病率及其死亡率均居高不下,应引起临床医学工作者的高度重视。

二、易 感 因 素

SCAP 的发生与患者存在的基础病有较密切关系(表79-1-1),最常见的基础病是慢性阻塞性肺疾病(COPD),几乎一半的 SCAP 患者合并 COPD,是最主要的易感因素;随后的是慢性心脏疾病、糖尿病、酗酒等。高龄、长期护理机构居住等也是 SCAP 的易感因素之一,并且死亡率较高。除此之外,约有 1/3 的 SCAP 患者在发病前是身体健康的。

表 79-1-1 重症社区获得性肺炎(SCAP)的易感因素

常见易感因素	其他
COPD(严重哮喘、支气管扩张症等)	不充分的急诊或院内抗感染治疗
慢性心脏疾病(充血性心力衰竭、缺血性心肌病、心瓣膜病等)	免疫抑制(肿瘤、HIV、皮质激素治疗等)
肾衰竭	严重营养不良
神经系统疾病	慢性误吸
酗酒	肝脏疾病
糖尿病	菌血症发生
高龄	吸烟史(>80 支·年)

三、病 原 学

SCAP 的病原体在过去十年来已得到广泛的研究,它的致病菌与普通 CAP 者类似,但发生率稍有不同。许多病原体的感染均可发展至重症肺炎(表 79-1-2),最常见的病原体仍然是肺炎链球菌,约占重症肺炎者的 1/3,其中包括耐药肺炎链球菌(drug-resistant-S. pneumoniae,

DRSP);随后的是军团菌属和革兰阴性肠杆菌,金黄色葡萄球菌等。铜绿假单胞菌也是引起 SCAP 的常见病原菌之一,但它的发病常伴有某些易感因素,例如长期应用广谱抗生素、支气管扩张症、严重营养不良、HIV、免疫抑制状态等。最常见的致死性病原体是肺炎链球菌、铜绿假单胞菌和嗜肺军团菌,肺炎链球菌肺炎占死亡肺炎的 2/3,后两者常需要机械通气治疗。

表 79-1-2 引起重症社区获得性肺炎的病原菌

常 见	少 见
肺炎链球菌(包括 DRSP)	肺炎衣原体
军团菌属	Coxiella bumetii(伯氏考克斯体)
流感杆菌	呼吸道病毒
革兰阴性肠杆菌(特别是克雷伯菌)	真菌
金黄色葡萄球菌	化脓性链球菌
肺炎支原体	结核分枝杆菌
铜绿假单胞菌	卡氏肺孢子菌

值得注意的是,非典型病原体也是 SCAP 的较常见病原体之一,微生物学的研究表明它常与细菌引起混合感染,混合感染的发生率约为 5%~40%,临床上易被忽略。除了军团菌属外,还有肺炎衣原体、肺炎支原体以及呼吸道病毒等。既往曾发生过流行的 SARS(严重急性呼吸道综合征)病毒感染,曾引起较大规模的群体发病;近年来出现的甲型 H1N1 流感病毒性肺炎、高致病性人禽流感病毒(如 H5N1 等)肺炎,严重者均可呈 SCAP、急性呼吸窘迫综合征(ARDS)表现。对于存在免疫抑制患者(HIV、器官移植、肿瘤化疗),病毒感染是较常见病原体,并易继发细菌(肺炎球菌、金黄色葡萄球菌、革兰阴性肠杆菌等)感染。真菌也是引起 SCAP 病原体之一,近年来发生率逐渐升高,但常被忽视;特别是在器官移植、HIV 等免疫抑制患者中它的发生率尤为高。在引起 SCAP 的真菌中,最常见的仍然是念珠菌属,但所占比例有所下降,其中以白念珠菌为主,约占一半左右。近年来非白念珠菌所占比例逐渐增高,如光滑念珠菌、热带念珠菌、近平滑念珠菌、克柔念珠菌等。曲霉菌属的感染率近年来也不断升高,特别是器官移植患者,而且死亡率极高。其他真菌如新型隐球菌、球孢子菌等的感染也时有发生。

根据近年的文献资料报道,虽然经过多种病原学检查方式,但仍有 40%~60% SCAP 患者的致病病原体是仍然不能确定。

四、发病机制

肺炎通常是因为致病病原体战胜了宿主免疫系统而发生的。在某些情况下,宿主免疫力在发病前多已受损,例如合并慢性基础病,如 COPD、充血性心力衰竭、肾衰竭、严重营养不良等;或者存在呼吸系统的解剖异常,如支气管阻塞、支气管扩张症等;也可由于既往应用抑制免疫功能的药物治疗,如糖皮质激素等。肺炎也可发生于免疫功能正常的宿主,当遭受到大量致病力极强的病原体感染时,患者的免疫功能不能抵御病原体而发病。

通常情况下,大多数肺炎患者的炎症反应仅局限于炎症部位,而不影响到未受感染部位或不进入血液循环。在少部分肺炎患者,炎症产生的炎症介质可损害未受感染的肺组织,甚至进入血液循环而影响身体其他脏器、系统,导致 SCAP 的发生。目前仍不清楚为什么有些患者炎症反应仅是局限于受感染部位,而有些患者的炎症反应可引起其他肺组织的弥漫性损害、甚至损害其他器官。

SCAP 的发生机制目前仍未完全清楚,多数学者认为,局部肺组织持续的炎症可产生炎症介质,如白细胞介素-1(IL-1)、肿瘤坏死因子-α(TNF-α)、IL-6 等,当这些炎症介质进入血液循环后,会引起机体免疫系统的一系列反应。一方面使单核-巨噬细胞和血小板聚集、活化,从而导致炎症介质的持续释放。另一方面,诱发内源性抗炎介质的释放,如 PGE$_2$、IL-4、IL-10 等,并且抗炎症性内分泌激素的释放也随之增加,如糖皮质激素和儿茶酚胺等。其结果是全身炎症反应的失控,从而引起严重脓毒症、感染性休克,并可引起全身组织、器官的损害,出现多器官功能障碍综合征(multi-organ dysfunction system,MODS)。

另外,重症感染可激活全身的凝血系统,使血管内和血管外间隙纤维蛋白原沉积,进而形成高凝状态及微循环障碍,导致多器官功能障碍。

虽然 SCAP 的发病机制仍存在一些不明之处,但是随着研究的不断深入,我们对它的发生、发展所知将会越来越多,特别是近年对 sepsis、septic shock 认识的逐渐深入,也将有助于我们进一步阐明 SCAP 的发病机制。随着研究的深入,脓毒症(sepsis)、感染性休克(septic shock)的概念也在不断更新当中,新近有学者重新定义了 sepsis,提出更为准确的 sepsis 的定义是指机体对于感染的失控反应所导致可以威胁生命的器官衰竭。Septic shock 的最新定义就是在 sepsis 的基础上出现补液无法纠正的低血压以及血乳酸水平>2mmol/L。

五、临床表现

(一) 全身表现 肺炎患者大多出现发热,一般为急性发热,热型可为稽留热或弛张热,伴或不伴畏寒、寒战;部分身体衰弱患者可仅表现为低热或不发热。其他的表现有全身不适、头痛、肌肉酸痛、胃食欲不振、恶心、呕吐等,病情严重者可出现神志障碍或精神异常。

(二) 呼吸系统表现 肺炎所致的典型临床表现为咳嗽、咳痰为主要症状,常咳黄脓痰或白黏痰,部分患者咳铁锈色痰或血痰;胸痛也是肺炎的常见表现之一,一般在深吸气或剧烈咳嗽时出现;病情严重时可有气促、呼吸困难表现,伴有唇甲发绀等缺氧体征。SCAP 者由于双肺出现弥漫性损害,导致进行性低氧血症,出现进行性呼吸困难、窘迫等 ARDS 的临床表现。

咳嗽、咳痰、咯血、胸痛、呼吸困难被认为是典型肺炎患者的五大症状。某些病原体感染所致肺炎的临床表现可不典型，仅表现为干咳、少痰、气促等，但重症者亦出现进行性呼吸困难及严重缺氧的 ARDS 表现。

早期肺部体征表现为局部的异常体征，如局部叩诊呈浊至实音、触觉语颤增强、听诊可闻及肺泡呼吸音减弱、局部湿啰音等。随着病情发展至病变弥漫的 SCAP 时，表现为呼吸急促、窘迫，可有鼻翼扇动，而且出现发绀等明显缺氧表现，肺部体征为广泛的肺实变征，肺泡呼吸音明显减弱，而湿啰音改变多不明显。

（三）肺外表现　SCAP 患者病情进展迅速，除呼吸系统损害外，常引起身体其他脏器损害。严重肺炎时，可出现机体炎症反应异常，从而引起 Sepsis、MODS 等的一系列病理生理过程。除了肺脏是最常受累的器官外，随着病情的进展，其他脏器可相继出现不同程度的功能损害。

循环系统功能的损害较为常见，表现为低血压、组织低灌注表现，一般液体复苏治疗难以纠正，须应用血管活性药物才能改善。临床研究表明，肺炎患者需进入 ICU 的原因主要是需机械辅助通气和因严重休克而需循环支持治疗。循环功能的损害可影响其他器官的血流灌注，促进其功能损害的发生。

肾脏也是较常受损的器官，表现为少尿、无尿，血清非蛋白氮（BUN）、肌酐（Cr）呈进行性升高。肾功能损害的发生可导致病情进一步加重，并可影响治疗方案的实施，致使预后更差。

其他脏器可序贯地出现不同程度的损害，如消化道、肝脏、血液系统、神经系统、内分泌系统等，出现相应的功能不全表现。

六、实验室及辅助检查

（一）血常规　重症细菌性肺炎常见外周血白细胞计数和中性粒细胞分类升高，部分患者白细胞计数可呈下降。非典型病原体如支原体、衣原体、军团菌及病毒引起的肺炎，白细胞较少升高，而合并细菌感染时，可出现白细胞升高。若出现凝血功能障碍，可有血小板计数进行性下降。

（二）降钙素原（procalcitonin，PCT）　是降钙素的前肽物，代表一种继发性介质，对感染的炎症反应具有放大效应，本身并不启动炎症反应。PCT 水平在肺炎患者中呈现多样性，主要与病原体的类型、肺炎的严重程度以及全身炎症反应的严重程度有关。细菌性肺炎患者的 PCT 水平高于病毒、不典型病原体（军团菌除外）和结核菌导致的肺炎。PCT 水平与肺炎的严重程度呈正相关。低水平 PCT（<0.1ng/ml）提示可能是肺炎较轻、预后较好或是病毒性肺炎、非典型病原体导致的肺炎，是不使用或停用抗生素的参考指标。监测 PCT 的变化趋势可以作为抗生素治疗效果的评估手段。PCT 持续升高或者不降是治疗无效的表现。在 SCAP，PCT 水平与痰细菌培养阳性率、病情的严重程度呈正相关。初始 PCT 水平高并且在治疗过程中持续升高或不降是预后不良的标志。

（三）血气分析　多数患者主要表现为严重低氧血症（Ⅰ型呼吸衰竭），氧合指数（PaO_2/FiO_2）进行性下降，甚至低于 200mmHg，需进行机械通气辅助治疗。氧合状态是肺炎严重程度的基本评价参数，也是估计预后的重要参考。若患者存在 COPD 等基础病，血气分析可能会表现为Ⅱ型呼吸衰竭。由于严重呼吸衰竭及其他脏器（如肾脏等）功能损害，血气分析可表现为不同类型及程度的酸碱平衡失调。

（四）影像学检查

1. **胸部 X 线检查**　X 线胸片检查是最常应用的方式，它能够早期发现肺部炎症渗出性病灶，应常规进行检查。肺炎 X 线表现可为片状、斑片状、网结节状阴影，SCAP 者肺部阴影进展迅速，甚至出现双肺大片实变阴影，部分患者在 48 小时内增加达 50% 以上。

2. **胸部 CT 检查**　有助于获得更多的临床信息，有时胸部 X 线没有明显的渗出表现，但 CT 检查可发现病灶，有助于早期诊断、治疗。CT 检查可以较准确了解肺炎的范围、肺组织实变程度，同时可早期发现肺脓肿、空洞（曲霉菌的 halo 征、新月征、空洞征等）等。影像学检查有利于肺炎与大量胸腔积液、肺水肿、肺结核等作出鉴别。

3. **肺部超声检查**　近年来超声检查在肺部的应用逐渐引起临床医生的极大关注。肺部超声为疾病提供了多种不同的依据，尤其是无法用（床边超声检查、急症病房或全科医生操作）或不适合用胸部 X 线检查（孕妇、婴幼儿等）的情况下。在 SCAP，肺部超声能够较敏感地识别肺水肿、气胸、肺实变、胸腔积液等特殊征象，方便快捷，有助于临床医生及时准确做出评估和判断，为紧急抢救赢得一定的时间，值得在临床上推广应用。

（五）病原学检查

1. **痰、气道分泌物涂片**　革兰染色易于执行、廉价，但它的敏感性和特异性均较差，虽然如此，也是值得临床上采用的措施之一，作为常规的检查手段。

2. **痰培养**　作为细菌学检查的重要手段，临床上最为常用，应尽可能在抗生素治疗前留取痰液进行检查，可提高阳性率。痰培养的阳性率较低，约 40% ～ 50%，而且常难以区分致病菌与定植菌。

3. **血培养**　血培养是疑有严重感染性疾病常采用的病原学检查手段，结果特异性高，但它的阳性率也较低，约 25%。近年来强调必须在抗生素应用前采集血液标本。

4. **经纤支镜防污染性毛刷（PSB）、支气管肺泡灌洗液（BAL）标本培养**　这两种技术近年得到多数学者提倡，两者的敏感性和特异性均较高，PSB 者分别为 69% 和 95%；BAL 者敏感性 72% ～ 100%、特异性 69% ～ 100%。两者的操作存在一定不良影响，需技术熟练人员操作。

5. **军团菌检查**　可从几方面进行检测，包括：①尿的军团菌抗原测定；②痰军团菌特殊培养或直接免疫荧光检测；③发病初期及其后的血清军团菌抗体测定。血清直接荧光试验阳性并滴度升高、血清间接荧光试验≥1∶256 或呈 4 倍增长有临床意义。

6. **非典型病原体的血清学检查**　如肺炎支原体、衣原体等，一般在发病初期及其后 2 ～ 4 周采集标本。血清支原体抗体滴度升高≥1∶32 或前后呈 4 倍升高者有临床诊断意义。

7. 真菌血清学检测　由于痰培养阳性率较低,近年来研究发现通过测定真菌的细胞壁成分(半乳甘露聚糖)和代谢产物[(1,3)-β-D 葡聚糖]可提高对真菌感染的诊断能力。半乳甘露聚糖(GM)是霉菌细胞壁特有成分,阳性者提示存在感染可能,由于对阳性判定值尚存在争议,故敏感性及特异性的报道也有不同。对于(1,3)-β-D 葡聚糖,几乎所有真菌中均存在,故它的阳性结果仅表明可能存在真菌感染,而不能分类;它的阳性判定值也存在争议,而且它与某些药物存在交叉反应而出现假阳性,因此临床上的作用还有待更进一步的观察。

8. 病毒检测病毒抗原、病毒核酸以及病毒特异性抗体的检测　有助于病毒性肺炎的诊断。尤其对于临床疑似病毒所致的重症肺炎,应尽早留取标本做检测。

七、诊断和鉴别诊断

SCAP 作为肺炎的一个类型,诊断时应先应判断是否符合肺炎的标准,然后评价病情是否达到 SCAP 的标准。2006 年中华医学会呼吸病分会制定的 CAP 诊断和治疗指南指出,CAP 的临床诊断依据包括:①新近出现的咳嗽、咳痰,或原有呼吸道疾病加重,并出现脓性痰;伴或不伴胸痛;② 发热;③ 肺实变体征和(或)闻及湿性啰音;④WBC10×10⁹/L 或 4×10⁹/L,伴或不伴核左移;⑤胸部 X 线检查显示片状、斑片状浸润性阴影或间质性改变,伴或不伴胸腔积液。以上 1 ~ 4 项中任何 1 项加第 5 项,并除外肺结核、肺部肿瘤、非感染性肺间质性疾病、肺水肿、肺不张、肺栓塞、肺嗜酸性粒细胞浸润症及肺血管炎等,可建立临床诊断。

肺炎的诊断确立后,需评估患者病情的严重程度,以判断是否达到 SCAP 的标准,以进入 ICU 治疗。目前医学界对于肺炎患者是否进入 ICU(即诊断 SCAP)仍然没有统一的标准。应用较广泛的肺炎严重程度评价工具有 PSI 评分(pneumonia severity index)、CURB-65、及 revised ATS Guidelines 等。

我国在 CAP 的诊治指南中,提出重症肺炎的诊断标准:出现下列征象中 1 项或以上者,可诊断为重症肺炎,需密切观察,积极救治,有条件时,建议收入 ICU 治疗:①意识障碍;②呼吸频率≥30 次/分;③PaO₂<60mmHg,氧合指数<300,需行机械通气;④动脉收缩压<90mmHg;⑤并发脓性休克;⑥胸片显示双侧或多肺叶受累,或入院 48 小时内病变扩大≥50%;⑦少尿:尿量<20ml/h,或<80ml/4h,或急性肾衰竭需要透析治疗。

PSI 评分是 Fine MJ 等于 1997 年提出的,并被 IDSA (Infectious Diseases Society of America)的 CAP 指南所采用(如表 79-1-3),根据得分而将所有肺炎患者归为 Ⅰ ~ Ⅴ级,预示其病情严重程度及治疗预后、死亡率。PSI 评分≤50 为 Ⅰ 级,分值 51 ~ 70 为 Ⅱ 级,分值 71 ~ 90 为 Ⅲ 级,分值 91 ~ 130 为 Ⅳ 级,分值 130 为 Ⅴ 级。既往的系统评价及 Meta 分析显示,根据统计各级死亡率分别为:Ⅰ 级患者的死亡率为 0.1%;Ⅱ 级患者的死亡率为 0.6% ~ 0.7%,Ⅲ级介于 0.9% ~ 2.8%,Ⅳ 级介于 8.2% ~ 9.3%,Ⅴ 级介于 27.0% ~ 31.1%,可见Ⅳ ~ Ⅴ级患者的死亡风险明显升高,

须住院或进入 ICU 治疗。这个评分系统并没有明确进入 ICU 的标准,对于低危险性的肺炎具有较好的预测价值,多用于作为病情较轻肺炎患者的筛选;而且它的评价项目较多,虽然结果较准确,但是在临床上的操作却较为困难。

表 79-1-3　PSI 评分细则

评价指标	评定分数
人口学因素	
年龄:男	岁数
女	岁数-10
在护理单位居住	+10
合并疾病	
肿瘤	+30
肝脏疾病	+20
充血性心力衰竭	+10
脑血管疾病	+10
肾脏疾病	+10
体检结果	
精神状态改变	+20
呼吸频率≥30 次/分	+20
收缩压 90mmHg	+20
体温 35℃ 或≥40℃	+15
脉搏 125 次/分	+10
实验室和 X 线检查	
动脉血 pH 值 7.35	+30
血 BUN≥11mmol/L	+20
血钠 130mmol/L	+20
血糖≥14mmol/L	+10
红细胞比容 30%	+10
动脉血氧分压 60mmHg	+10
胸腔积液	+10

CURB-65 是 BTS 最近修订的指南中采用的标准,应用较为方便,能较好地区别低死亡风险患者及明确严重患者住院或进入 ICU 的指征,已经有多项临床研究证实其有效性。CURB-65 包括五个指标(如表 79-1-4),分别是年龄、意识障碍(confusion)、血 BUN、呼吸频率(respiratory rate)、血压(BP),每个指标为 1 分,累积为总分。多项研究统计表明,0 分时的 30 天死亡率<2%,1 ~ 2 分为 8%,3 分以上可达到 30% 以上。BTS 的指南建议 CURB-65 得分达 2 分或以上时,可诊断为 SCAP,需住院或进入 ICU 治疗。Lim WS 等报道此评分的敏感性为 78%、特异性为 68%。多数学者认为 CURB-65 能较好评价 CAP 患者的病情及预测死亡风险。

表 79-1-4　BTS 提出的 CURB-65 标准

年龄>65 岁

意识障碍(AMT≤8 分)

呼吸频率>30 次/分

血管收缩压<60mmHg

血清 BUN>19.6mg/dl(7mmol/L)

ATS 在 2007 年的 CAP 指南中提出了一个新的判断标准,包括主要标准及次要标准;主要标准包括 2 项指标,而次要标准包括 9 项指标(如表 79-1-5);只要符合 1 个主要标准或至少 3 个次要标准,则可诊断为 SCAP,需进入 ICU 治疗。它与 2001 年发表的标准的区别是次要标准中增加了 6 项指标,包括血白细胞减少、血小板减少、体温降低等,经过近年的临床资料分析,表明这些指标均与死亡率密切相关;而且指南提出不仅主要标准可诊断 SCAP,若病情符合次要标准中的三项指标或以上者,亦可作出诊断。

表 79-1-5　ATS 的重症社区获得性肺炎
判断标准(2007 年)

主要标准	次要标准[a]
需要有创机械通气治疗	呼吸频率[b]>30 次/分
需血管活性药物治疗的感染性休克	PaO$_2$/FiO$_2$[b]<250
	双侧或多叶肺炎
	意识障碍或定向力异常
	BUN≥20mg/dl
	血白细胞减少[c]<4×10^9/L
	血小板减少<10×10^9/L
	体温降低,肛温<36℃
	血压下降需积极液体复苏治疗

注:[a] 其他的指标还包括低血糖(非糖尿病患者)、酗酒/戒酒、hyponatremia、难以解释的代谢性酸中毒、血乳酸水平升高、肝硬化、asplenia 等;[b] 需无创通气治疗可代替呼吸频率或 PaO$_2$/FiO$_2$;[c] 仅为感染引起者

其他的评分系统如 SMART-COP 也在近年的文献中有所报道,对预测 SCAP 患者进行呼吸循环支持有一定的价值。

综上所述,目前 SCAP 的诊断标准并不统一,而通常应用的标准也各有其优缺点。CURB-65 是预测肺炎严重性和患者病死率的较好指标,在发现低危患者方面与 PSI 相当;ATS 的标准和 CURB-65 评分简便易行,较适用于急诊患者的病情评估;PSI 评分的内容较繁复,但能更准确体现患者病情,更适合轻、中度 CAP 患者的判断。目前这些评价工具多是通过回顾性的临床资料分析来验证其敏感性和特异性,仍没有大型、多中心的前瞻性研究进行观察,近期有研究显示,延迟入住 ICU,SCAP 的住院死亡率将增加 2.6 倍。因此,判断标准只是帮助临床医生判断病情,并不能完全代替临床实践,临床工作者应根据当地条件,并结合患者的病情及时作出判断。

八、治　疗

(一)一般治疗　重症肺炎患者病情危重,进展迅速,因此在患者进入 ICU 后应加强生命体征、尿量及神志等的监测,及时制定相应的抢救措施。其他的措施包括退热、降温、吸氧及加强痰液引流等治疗。

(二)抗感染治疗　抗生素的治疗应遵循早期、充分、足量的原则,反对"从低到高"或"逐级升高"的治疗方式。2000 年的欧洲临床微生物和感染会议上达成的国际性的"塔拉戈纳策略(The Tarragona Strategy)"共识,包括①抗生素治疗应尽早开始;②基于局部状况和药代动力学的足够剂量及个体化用药;③选择具有良好肺穿透性的抗生素;④最初采用强力广谱抗生素经验性治疗,一旦获得可靠的细菌培养和药敏结果,及时换用有针对性的窄谱抗生素,目的是防止病情迅速恶化、减少细菌耐药、改善预后。近期的多中心研究表明,不规范使用抗生素,将延长 SCAP 患者的机械通气时间。

在初始使用抗生素前,应留取病原学标本(包括血、痰液),但不能为了病原学检查而延缓用药,尽快应用抗生素。对于存在脓毒性休克的患者,应在 1 小时内使用抗生素。有大规模的多中心研究表明,对脓毒性休克的患者,在 6 小时内,使用抗生素的时间每延迟 1 小时,其生存率将下降 7.6%。

抗生素治疗是否足量也是影响预后的重要因素。对于 SCAP 而言,合理运用抗生素的关键是整体看待和重视初始经验性治疗(empiric therapy)和后续的针对性治疗(target therapy)这两个连续阶段,并适时实现转换,一方面可改善临床治疗效果,另一方面避免广谱抗生素联合治疗方案滥用而致的细菌耐药。早期的经验性治疗应有针对性地全面覆盖可能的病原体,包括非典型病原体,因为约 5%~40% 患者为混合性感染;若存在铜绿假单胞菌感染的诱发因素,亦需应用相关抗生素。目前国内仍没有相关的用药指南,而 BTS、ATS/IDSA(2007 年)等已制定了相应的用药指南,见表 79-1-6。

若有可靠的病原学结果,按照降阶梯简化联合方案而调整抗生素,选择高敏、窄谱、低毒、价廉药物,但决定转换时机除了特异性的病原学依据外,最重要的还是患者的临床治疗反应。如果抗菌治疗效果不佳,则应"整体更换"。抗感染失败或难治性肺炎的发生率常常被低估,常见的原因有细菌产生耐药、不适当的初始治疗方案、化脓性并发症、或存在院内感染等。

近些年来,由于流感病毒等呼吸道病毒所致重症肺炎的发病率有所升高,在临床高度怀疑重症病毒性肺炎时,可考虑尽早给予抗病毒治疗,所选药物常见为奥司他韦、扎那米韦等;同时,在病毒性肺炎的病程中,多继发细菌感染,以肺炎链球菌、金黄色葡萄球菌最常见,抗感染方案可考虑予以覆盖。

表 79-1-6　ATS、BTS、IDSA 推荐的 SCAP 经验性治疗

	ATS/IDSA	BTS
一线用药	β-内酰胺类（cefotaxime、ceftriaxone 或 ampicillin-sulbactam）加上阿奇霉素或氟喹诺酮类 青霉素过敏者可选呼吸喹诺酮加 aztreonam	β-内酰胺类/β-内酰胺酶抑制剂（co-amoxiclav or cefuroxime or cefotaxime or ceftriaxone）加上大环内酯类［红霉素或克拉霉素（利福平）］
替代或修正因素	存在铜绿假单胞菌诱因者：抗铜绿 β-内酰胺类（cefepime、imipenem、meropenem、piperacillin-tazobactam）加上 ciprofloxacin or levofloxacin 或者上述内酰胺类加上氨基糖苷类和阿奇霉素 或加上氨基糖苷类和抗肺炎球菌氟喹诺酮类 合并 MRSA 感染者加用万古霉素或利奈唑胺	氟喹诺酮类（增强抗肺炎链球菌）

注：抗铜绿：抗铜绿假单胞菌

（三）抗真菌治疗　SCAP 中真菌感染的比例渐升高，而且死亡率高，临床上应引起重视，治疗上可参考目前抗真菌治疗的指南，根据患者临床情况选择经验性治疗、抢先治疗、或针对性治疗的策略。目前应用的抗真菌药物有多烯类、唑类、棘霉素类等。

多烯类应用时间较长，普通两性霉素 B 虽然广谱、抗菌作用强，但毒性很大，重症患者难于耐受。近年研制的两性霉素 B 脂质体毒性明显减轻，且抗菌作用与前者相当，已广泛应用于临床，但费用较前者明显升高。

唑类常用的有氟康唑、伊曲康唑（itraconazole）及伏立康唑（voriconazole）等。氟康唑常应用于白念珠菌感染，但对非白念珠菌及真菌疗效较差或无效；伏立康唑是新一代唑类药物，对念珠菌及真菌均有强大的抗菌作用，且可透过血脑屏障，但对接合菌无效。

棘霉素类是近年研制的新一类抗真菌药物，通过干扰细胞壁的合成而起抗菌作用。卡泊芬净（caspofungin）是第一个棘霉素类药，已被 FDA 批准应用于临床，具有广谱、强效的抗菌作用，与唑类无交叉耐药，但对隐球菌无效。

对于病情严重、疗效差的真菌感染患者，可考虑联合用药，但需注意药物间的拮抗效应。抗真菌治疗的疗程应取决于临床治疗效果，根据病灶吸收情况而定，不可过早停药，以免复发。

（四）机械通气治疗　SCAP 常引起严重的呼吸衰竭，需应用机械通气辅助治疗，包括无创通气、有创通气。通气方式的选择应根据患者的神志、分泌物情况、呼吸肌疲劳程度、缺氧程度等因素而定。无创通气的应用可改善通气和氧合功能，一定程度上避免气管插管、有创机械通气，但一般认为仅适用于病情稍轻的、合并 COPD 基础病患者，对于是否适合其他病因所致 SCAP 者还需更多的临床研究。

合并严重呼吸衰竭或发展至 ARDS 的 SCAP，应建立人工气道进行有创机械通气。ARDS 的机械通气目前仍是危重症治疗的一个重大挑战，目前推荐的是保护性肺通气策略，主要包括采用低潮气量（≤6ml/kg）、高水平呼气末正压（PEEP）通气、限制平台压（平台压≤30cmH$_2$O）；可视病情给予肺复张或俯卧位通气治疗。这种通气策略的目的是为了尽量保持肺实变及塌陷组织开放、通气，减少肺容积性损伤和生物性损伤。近年来通过推广应用保护性肺通气策略，ARDS 的抢救成功率有了明显改善。

（五）循环支持　休克是 SCAP 进入 ICU 的主要原因之一，也就是感染性休克，此类休克属于血容量分布异常的休克，存在明显的有效血容量不足，治疗上首先应进行充分的液体疗法，参考 SSC（surviving sepsis campaign）的集束（bundle）液体复苏方案，尽早达到复苏终点：中心静脉压 8～12mmHg、平均动脉压（MAP）≥65mmHg、尿量≥0.5ml/（kg·h）、混合血氧饱和度（SVO$_2$）≥70%，乳酸水平降至正常。在补充血容量后若血压仍未能纠正，应使用血管活性药物，首选去甲肾上腺素；若存在心脏收缩功能减退者，可联合应用多巴酚丁胺，同时应加强液体管理，避免发生或加重肺水肿，影响氧合功能及抗感染治疗效果。

（六）糖皮质激素应用　SCAP 应用糖皮质激素治疗目前争议较多，多数学者认为若存在感染性休克时则有指征应用，因为感染性休克时存在相对性肾上腺皮质功能不全、糖皮质激素抵抗等，而且糖皮质激素具有抗炎作用，抑制炎症介质的产生，因此理论上对顽固性休克的治疗有一定帮助。大剂量皮质激素治疗已被多项研究证明不但对预后无帮助，而且是有害的，这是因为不良反应的发生率高，包括消化道出血、血糖升高等，反而影响预后。目前的指南推荐，对成人脓毒性休克患者，如经充分的液体复苏和较大剂量的血管升压药治疗，血流动力学仍未稳定，可给予氢化可的松 200mg/d 持续滴注，当不再需要血管升压药物时，建议逐渐停用氢化可的松。

（七）维持或纠正重要器官功能　SCAP 病情进展，可引起多器官功能受到损害，常见有肾、消化道、肝、内分泌、血液等器官或系统的功能损害，故在临床上应密切监测机体各器官功能状况。一旦出现器官功能受损，根据程度的不同而采用相应的治疗措施。较常见的是急性肾衰竭，多数为肾前性，应尽量补充血容量维持有效的肾灌注。存在血液透析指征时，根据病情选择血液透析方式，若循环功能不稳定者可选择连续肾脏替代治疗（CRRT），既有利于改善内环境，清除有毒代谢产物，又有利于清除炎症介质，减少器官损害的发生。

（八）加强营养支持治疗　SCAP（特别是 ARDS）患

者的热量消耗较大,应加强营养支持,包括热量、蛋白质补充。疾病早期分解代谢亢进,目前建议补充生理需要量为主,过多的热量补充反而对预后不利,且加重心脏负荷。病情发展稳定后则需根据患者体重、代谢情况而充分补充热量及蛋白,一般补充热量 30 ~ 35kcal/kg,蛋白质 1 ~ 1.5g/kg,改善营养状态,有利于病情恢复及呼吸肌力增强、撤离呼吸机。

(九)其他治疗　目前对于 SCAP 及其引起的感染性休克,根据指南推荐,尚应注意强化血糖的控制与管理、深静脉血栓的预防、应激性溃疡的预防等方面。另外,有学者建议可应用新的疗法,如他汀类药物、前列腺激素抑制剂、免疫调节剂、乌司他丁、单克隆抗体等,但还需更多的研究观察。单克隆抗体等在临床上的应用经验较有限,需要更多的临床研究以了解其对预后的帮助。

九、预　　后

目前 SCAP 的死亡率仍然相当高,达到 22% ~ 50%,死亡原因主要是顽固性低氧血症、顽固性休克、肺炎相关性并发症以及多器官功能衰竭。早期、充分抗感染治疗是影响其预后的重要因素。

(黎毅敏)

主要参考文献

[1] Liapikou A,Rosales-Mayor E,Torres A. The management of severe community acquired pneumonia in the intensive care unit. Expert Rev Respir Med,2014,8(3):293-303.

[2] Chalmers JD,Mandal P,Singanayagam A,et al. Severity assessment tools to guide ICU admission in community-acquired pneumonia:systematic review and meta-analysis. Intensive Care Med,2011,37:1409-1420.

[3] Dellinger RP,Levy MM,Rhodes A,et al. Surviving sepsis campaign:International guidelines for management of severe sepsis and septic shock:2012. Crit Care Med,2013,41(2):580-637.

[4] Musher DM,Thorner AR. Community-Acquired Pneumonia. N Engl J Med,2014,371:1619-1628.

[5] Remington LT,Sligl WI. Community-acquired pneumonia. Curr Opin Pulm Med,2014,20:215-224.

[6] Marti C,Garin N,Grosgurin O,et al. Prediction of severe community-acquired pneumonia:a systematic review and meta-analysis. Critical Care,2012,16:R141.

[7] Mckean MC. Evidence based medicine:Review of BTS guidelines for the management of community acquired pneumonia in adults. Journal of Infection,2002,45:213-218.

[8] Wilkinson M,Woodhead MA. Guidelines for community-acquired pneumonia in the ICU. Curr Opin Crit Care,2004,10:59-64.

[9] This official statement of the ATS was approved by the ATS board of directors. Guidelines for the managements of adults with community-acquired pneumonia. Am J Re-spir Crit Care Med,2001,163:1730-1754.

[10] Lim WS,Van der Eerden MM,Laing R,et al. Defining community-acquired pneumonia severity on presentation to hospital. Thorax,2003,58:377-382.

[11] Kleinpell RM,Elpern EH. Community-acquired pneumonia. Updates in assessment and management. Crit Care Nurs,2004,27:231-240.

[12] Mandell LA,Wunderink RG,Anzueto A,et al. Infectious Diseases Society of America/American Thoracic Society Consensus Guidelines on the management of community-acquired pneumonia in adults. Clinical Infectious Diseases,2007,44:S27-S72.

[13] Soto GJ. Diagnostic strategies for nosocomial pneumonia. Curr Opin Pulm Med,2007,13:186-191.

[14] Schwartz B. Hospital-acquired pneumonia-evolving knowledge. Curr Opin Pulm Med,2004,10(suppl 1):S9-S13.

第二节　重症医院获得性肺炎

医院获得性肺炎(hospital acquired pneumonia,HAP,或称院内肺炎)定义为入院后由细菌、真菌、支原体、衣原体、病毒或原虫等病原体引起的各种类型的肺实质炎症,其发病时间从入院第 1 天起累计超过了该病的平均潜伏期,而当病原体不明确时,平均潜伏期则以 48 小时计算。2005 年美国胸科学会(ATS)公布新的医院获得性肺炎治疗指南对 HAP 重新作出了明确的界定,包括 HAP、呼吸机相关性肺炎(VAP)和健康护理相关性肺炎(HCAP),把过去归属颇有争议的 HCAP 明确归纳在 HAP 的范畴,但是我国类似的养老院等设施与国外长期的护理机构存在明显区别,只有生活护理而几乎没有任何治疗措施,所以我国养老院的老人所患肺炎是否也归纳为 HAP 还需更多循证医学的证据。根据发病时间,HAP 可分为两类,入院后 4 天以内发生的肺炎称为早发型,5 天或以上发生的肺炎称为迟发型,两种类型 HAP 在病原菌分布、治疗和预后上均有明显的差异。按照重症肺炎的定义,重症医院获得性肺炎(SHAP)是指因病情严重而需进入 ICU 的医院获得性肺炎。

一、流　行　病　学

HAP 是第二位最常见的医院获得性感染,发生率仅次于尿路感染;同时也是因院内感染而导致死亡的首位原因。在美国它的发病率为(5 ~ 20)例/1000 以上住院患者,而接受气管插管或机械通气患者的发病率更高,在 5% ~ 15% 之间,占所有 ICU 内 HAP 的 90%。相比于 CAP,HAP 的治疗较为困难,特别是晚发型 HAP,由于耐药细菌感染机会可能性大,显著增加治疗的难度,死亡率高达 33% ~ 50%。非呼吸机相关的 HAP 会延长住院时间并增加花费,与之相关的总体死亡率在 27% ~ 51% 之间,高龄是预后差的重要高危因素。由于在定义上还存在一定分歧,有关重症医院获得性肺炎的流行病学目前还没有具体的资料,有报道其死亡率高达 70.6%。

二、发病机制

HAP 的发生主要是因为有数量足够的致病菌到达下呼吸道,并战胜宿主的防御系统而致病。HAP 的发生可有相关的易感因素,包括几个方面:患者的个体因素、感染控制相关因素、治疗干预引起的宿主防御能力变化等。患者相关因素包括多方面,如存在严重急/慢性疾病、昏迷、严重营养不良、长期住院或围术期、低血压休克、代谢性酸中毒、吸烟、合并基础性疾病、中枢神经系统功能不全、酗酒、慢性阻塞性肺疾病(COPD)及呼吸衰竭等。合并基础病是 HAP 发生的重要风险因素,也是死亡率高的主要原因之一。Valles 等通过一项为期 7 年的研究发现,在 96 例因 HAP 而需进入 ICU 的患者中,慢性呼吸系统疾病占 27%,合并外科手术者为 17%,肿瘤者为 17%。住院患者的先前治疗措施可引起宿主对病原菌防御能力的削弱,例如镇静药可引起中枢神经系统功能抑制而增加误吸危险,长时间应用免疫抑制剂或皮质激素可抑制患者免疫功能,长期鼻饲也可增加反流误吸风险等。

HAP 的病原菌主要来源于医疗设备或周围环境,主要传播途径为患者与医务人员之间或患者之间的接触。胃和鼻窦也是医院感染病原菌的潜在贮存库,病原菌可吸入或直接进入下呼吸道,其他的途径如感染静脉导管所致的血源性感染、肠道细菌转移定植等(图 79-2-1)。

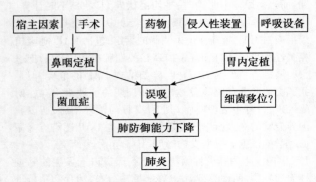

图 79-2-1　HAP 的发病机理

三、病原学

多数 HAP 为细菌感染所引起,混合性感染亦较为常见。常见的致病菌为铜绿假单胞菌、肺炎克雷伯菌、不动杆菌等革兰阴性杆菌,以及金黄色葡萄球菌(金葡菌)等革兰阳性球菌,其中多为耐甲氧西林金葡菌(MRSA);厌氧菌较为少见,免疫功能正常者真菌或病毒引起的 HAP 较少见。早发型 HAP 与晚发型的病原菌有明显不同,早发型与 CAP 者类似,如肺炎球菌、流感杆菌、肺炎支原体、肺炎衣原体等;晚发型以肠杆菌科细菌多见,如铜绿假单胞菌、不动杆菌、大肠杆菌,以及 MRSA 等。若先前没有抗生素应用史,多重耐药的铜绿假单胞菌及其他耐药菌少见;但若先前应用抗生素者,多重耐药(multidrug-resistant,MDR)的铜绿假单胞菌、不动杆菌、肺炎克雷伯菌及 MRSA 的发生率明显升高。SHAP 的病原菌以高度耐药或多重耐药菌多见,致使抗感染治疗难度增加,预后较差。

一份包括北美、欧洲、拉丁美洲的抗感染监控项目(SENTRY)的数据表明 2004—2008 年 HAP 的主要致病菌分别为葡萄球菌(28%)、铜绿假单胞菌(21.8%)、肺炎克雷伯杆菌(9.8%)、大肠埃希菌(6.9%)、鲍曼不动杆菌(6.8%)、肠杆菌属(6.3%)。与此结果明显不同的是,在亚太地区的 HAP 病原菌构成中,非发酵菌(包括铜绿假单胞菌、不动杆菌、嗜麦芽窄食单胞菌)所占比重明显高于 SENTRY 的数据,分别为巴基斯坦(67%)、印度(58%)、菲律宾(55%)、马来西亚(52%)、泰国(46%)、中国台湾地区(44%)与中国大陆(34%)、韩国(31%)。而我国在 2008—2010 年包括九城市的多中心、前瞻性调查研究表明 HAP 患者病原体排首位的是鲍曼不动杆菌(30%),其次是铜绿假单胞菌(22%)、金黄色葡萄球菌(13.4%)及肺炎克雷伯杆菌(9.7%)。呼吸机相关性肺炎中排名前四位的病原体和 HAP 相同,但是鲍曼不动杆菌和金黄色葡萄球菌的分离率高达 50.5% 和 21.4% 显著高于非 VAP 的 HAP 患者。随着近年来广谱抗生素的广泛应用,真菌的发生率也有所增加,特别是真菌,其所致的 HAP 死亡率尤其高。

四、临 床 表 现

医院获得性肺炎起病隐匿,临床表现初期可不典型,病情进展至 SHAP 时,肺炎症状可较明显,包括咳嗽、咳痰、呼吸困难等。患者若有基础病则一般有不同程度加重,如合并 COPD 者出现严重呼吸衰竭等。随着病情的进展,炎症反应亦进行性加重,可累及其他器官功能的损害,包括感染性休克、急性肾衰竭等。感染性休克是 SHAP 患者较常出现的临床征象,也是患者需进入 ICU 监护的常见原因之一;同时因为循环功能的不稳定,致使其他器官的灌注受到影响,出现不同程度的功能损害,导致 MODS 的发生。

五、诊　　断

目前 HAP 的诊断尚无公认的金标准,多数学者建议诊断应包括临床诊断和病原学诊断。

(一)临床诊断 X 线胸片提示新出现的或渐进性渗出灶,结合 3 项临床表现(体温>38℃、WBC 增多或减少,脓痰)中的 2 项,是开始经验性抗感染治疗的指征。临床诊断的特异性偏低,可导致抗生素的过度应用。

(二)病原学诊断 下呼吸道分泌物定量或半定量培养可明确病原菌及诊断,细菌菌落数高于诊断阈值时更倾向于病原菌,若低于诊断阈值考虑为定植或污染可能性更大。细菌学诊断的主要问题是假阴性结果会导致漏治患者,尤其是采集标本前(24~48 小时)已经使用抗生素者,因此所有怀疑 HAP 的患者均应尽可能在开始抗生素治疗前采集下呼吸道标本进行培养。

下呼吸道分泌物标本可采用直接抽吸(ETA)、经纤维支气管镜的 PSB(protected specimen brush)、支气管肺灌洗液(BAL)等;若条件不允许时也可采用不经纤支镜的 PSB、BAL,研究报道非纤支镜 PSB、BAL 采集的标本的诊断准确性类似于经纤支镜者,一致性达 80%。各种标本采用的诊断阈值不同,准确性也有差异,一般推荐 ETA 者为 10^5 CFU/ml、BAL 者为 10^4 CFU/ml、PSB 者为 10^3 CFU/ml。病原学诊断也可采用血液或胸腔积液培养,血培养诊断 HAP 的敏感性较低,一般小于 25%,有时即使阳性也可能是由于肺外组织感染所致。

为了提高诊断的准确性,有学者提出可结合应用 CPIS(clinical pulmonary infection score)。CPIS 发表于 1991 年,包括临床表现、影像学、微生物学指标等,随后根据临床应用经验而进行改进,2003 年 Luna 等对 CPIS 进行了修订,去除了对痰培养结果的要求,称为简化 CPIS(表 79-2-1),该评分系统简单易行,不仅可用于诊断 VAP,还可用于评估感染的严重程度,指导抗菌药物的调整时间,及时停用抗菌药物,减少不必要的暴露。一般以临床≥5 分作为诊断标准,与金标准相比,其敏感性为 77%,特异性为 42%。

表 79-2-1 简化的临床肺部感染评分标准

参数	数值	分值
体温(℃)	≥36.5 且≤38.4	0
	≥38.5 且≤38.9	1
	≥39.0 或≤36.0	2
血白细胞计数(×10^9/L)	≥4 且≤11	0
	<4 或>11	1
气道分泌物	少量	0
	中等	1
	大量	2
	脓性	+1
氧合指数(mmHg)	>240 或 ARDS	0
	≤240 且无 ARDS 证据	2
X 线胸片	无浸润影	0
	弥漫性(或斑片状)浸润	1
	局限性浸润	2

注:总分为 10 分,机械通气情况下≥5 分提示存在 VAP

此外,生物标志物也可作为诊断 HAP 的工具之一。C 反应蛋白(CRP)和降钙素原(PCT)是近年来临床上常用的判断感染的生物学指标。由于 CRP 水平在非感染性疾病中也常升高,因此对感染性疾病的诊断特异性较低。PCT 与肺部感染密切相关,其水平升高常提示机体存在细菌感染,且随着病原微生物被清除,PCT 的水平下降。在疾病治疗过程中动态监测 PCT 的变化有助于指导抗菌药物的使用及缩短其使用周期,但由于其敏感性较低,并缺乏高质量的 RCT 研究,目前还无证据支持 PCT 有助于 VAP 的诊断。近年来部分研究显示,支气管肺泡灌洗液中的髓样细胞表达的可溶性触发受体 I(sTREM-1)浓度的检测,也可作为早期诊断 VAP 的手段。1,3-B-D 葡聚糖(BG)和半乳甘露聚糖(GM)是目前协助临床诊断侵袭性真菌感染常用的生物标志物。一项对免疫功能抑制患者的研究发现,支气管肺泡灌洗液中的 GM 对鉴别曲霉菌引起的 VAP 有较好的敏感性和特异性,但 BG 和 GM 在免疫功能正常的机械通气患者中研究甚少,能否作为 VAP 病原学鉴别的生物标志物尚需要更多的证据支持。

对于重症医院获得性肺炎的诊断,目前更加没有明确的标准,我国至今也未制定明确的诊断指南。ATS 于 1996 年提出了以下的判断标准,2005 版的 ATS 指南并未作出修订。

1. 需进入 ICU。
2. 呼吸衰竭(需行机械通气或 FiO_2 需超过 35% 以维持 SpO_2 达到 90%)。
3. 胸片肺部渗出进展迅速、多叶肺炎、或空洞形成。
4. 合并休克和(或)器官功能障碍的感染性休克。
5. 需血管活性药物维持血压超过 4 小时。
6. 尿量小于 20ml/h 或 80ml/4h。
7. 急性肾衰竭需要透析治疗。

此外,SHAP 的诊断还需排除其他疾病,包括肺栓塞、肺不张、肺水肿、肺挫伤、急性呼吸窘迫综合征、肺出血等疾病。

六、治　疗

（一）抗感染治疗　SHAP 的抗感染治疗十分重要,对患者的预后起着决定性作用。延迟或不适当的抗生素治疗均可使 SHAP 的死亡率明显升高。

抗感染治疗的主要原则是:①尽早进行恰当的抗生素治疗;②了解当地细菌耐药的分布和变化,合理指导抗生素应用;③根据下呼吸道标本培养结果进行正确的诊断和有针对性的治疗,控制疗程以防止过度使用抗生素;④应用防止产生耐药性的策略,如针对纠正危险因素的防治措施。目前认为恰当的抗生素治疗应以下呼吸道分泌物、血液和胸液培养分离的细菌对最初经验性抗生素治疗是否敏感(至少 1 种)作为判断依据,但仍存在较多分歧。

一般 HAP 经验性治疗抗生素的选择应根据是否存在 MDR 的危险因素,并结合当地细菌耐药监测资料、费用、有效性等因素,治疗 2~3 天后根据治疗反应并结合培养结果调整治疗方案。早发性 HAP、无 MDR 细菌危险因素者,常见病原菌为肺炎球菌、流感嗜血杆菌、甲氧西林敏感的金葡球菌、抗生素敏感的肠杆菌科细菌等,抗生素选择并不困难,可选择头孢菌素或氟喹诺酮类药物等。晚发性 HAP 的病原菌主要为多重耐药细菌,其中包括铜绿假单胞菌、不动杆菌属及 MRSA 等,治疗上应尽早、广谱、充分恰当选择抗生素,经验性治疗可选择抗铜绿假单胞菌的头孢菌素(头孢吡肟、头孢他啶、头孢哌酮/舒巴坦等)、半合成青霉素类(哌拉西林/他唑巴坦等)、碳青霉烯类(亚胺培南、美罗培南等)。对于病情较重者可选择联合治疗,如 β-内酰胺类与氨基糖苷类或喹诺酮类联合,但有研究也发现联合治疗并不能改善疗效,且有增加细菌耐药率和肾毒性的风险。普通 HAP 的疗程近年来主张在病情好转的前提下尽量缩短,建议 7~8 天左右,但 MDR 细菌感染者需依病情而定,适当延长。

对于 MRSA 的治疗目前主要可选择的药物包括万古霉素、利奈唑胺、替考拉宁，但尚无足够证据证实哪一类药物是治疗 MRSA 肺炎的最佳选择。在动物实验中，利奈唑胺表现出更快的细菌清除能力和肺组织病理学上较轻的肺部炎症，以及更优的药效学/药代动力学和可能的免疫调节作用。但到目前为止，荟萃分析的结果并未显示出利奈唑胺相比万古霉素具有更高的临床治愈率和细菌清除率。有研究表明利奈唑胺与万古霉素相比，60 天病死率无统计学差异，但其微生物学总治愈率更高，肾功能受损的比例更小。因此，当面对具有肾衰竭高风险或者药敏结果显示 MRSA 的最低抑菌浓度（MIC）≥1mg/L 的 MRSA 肺炎患者，利奈唑胺相比万古霉素可能是更合适的选择。

由于 SHAP 患者病情危重，致病菌常为多重耐药菌，临床上常见的有铜绿假单胞菌、不动杆菌、产超广谱酶（ESBLs）肠杆菌科细菌和 MRSA 等。在获得培养结果之前，早期给予广谱抗生素联合治疗，要求覆盖所有最可能的致病菌。推荐方案为碳青霉烯类或具有抗假单胞菌活性的 β-内酰胺类联合氨基糖苷类或喹诺酮类。至于经验性治疗是否针对 MRSA 而联合应用万古霉素，研究发现下呼吸道标本涂片发现 G+球菌与培养分离到 MRSA 之间高度一致，故主张若涂片发现 G+球菌，则应联合万古霉素（或以噁唑烷酮类的利奈唑胺替代）经验性治疗。在获得培养结果后，应根据药敏调整方案，选择较窄谱抗生素进行针对性治疗，也就是所谓的降阶梯治疗（de-escalation），以避免细菌耐药的恶化，以及减轻致病微生物选择的压力，避免二重感染的发生。由于 SHAP 患者病情一般较为危重，抗感染治疗的疗程应依临床疗效而定。

近年来由于细菌耐药日益严重，临床治疗十分困难。正如上所述，铜绿假单胞菌、不动杆菌等的耐药十分严重，甚至出现泛耐株或全耐株；G⁺球菌也出现耐万古霉素的金葡菌、凝固酶阴性葡萄球菌、肠球菌（VRSA、VRE）等。临床上可采用的对策较为有限，对于不动杆菌属泛耐株，有学者建议试用多黏菌素 B 和多黏菌素 E；VRSA、VRE 等可选择环脂肽类（lipopeptide）等治疗，如达托霉素（daptomycin）等，临床报道表明有一定疗效。近年推出的新药还包括替加环素（tigecycline），体外试验表明它不受目前所发现的细菌耐药机制的影响，对大多数引起医院获得性肺炎的病原菌均有良好疗效，如 MRSA、VRE、产 ESBLs 革兰阴性杆菌，但遗憾的是对铜绿假单胞菌属无效。

（二）基础病的治疗　在发生 SHAP 时，患者的基础病多数情况下出现恶化，如 COPD、心功能不全、糖尿病等，故在抗感染治疗的同时，应加强对基础病的治疗，以缓解病情的进展、恶化。

（三）对症支持治疗　SHAP 病情严重，需进入 ICU 治疗，多数患者合并严重呼吸衰竭或循环功能不全（特别是感染性休克），甚至多器官功能障碍综合征，临床上应积极治疗相应并发症，维持内环境的稳定。支持治疗方面主要是调节患者的免疫功能，以及根据病情合理补充能量等营养治疗。

七、预后与预防

SHAP 的预后较差，死亡率相当高，增加死亡率的因素有菌血症，尤其是由铜绿假单胞菌或不动杆菌属细菌引起的菌血症、MDR 病原菌、合并其他内科疾病，以及不适当的抗生素治疗。部分实验室指标对预后有指示作用，如 C 反应蛋白（CRP）、前降钙素原等；前降钙素原对预后的指示意义较大，若第 1 天的血浆水平>1ng/ml，则死亡风险极大（OR 为 12.3）。

临床上可采用有效措施，降低 HAP、SHAP 的发生率。预防措施包括多个方面，如避免误吸（或微误吸）的发生、加强物理治疗避免肺不张或含气不全、口腔护理、应激性溃疡的预防、护理人员的教育以减少交叉感染等等。医护人员在临床工作中，需特别注意的是注意手部卫生，按规范的方法勤洗手，可减少交叉感染；例如 MRSA 的主要传播途径是接触传播，特别是通过医护人员的手将病原菌从一个患者带给另一个患者，或从同一个体的一个部位带到另一部位。

（黎毅敏）

主要参考文献

[1] Mckean MC. Evidence based medicine：Review of BTS guidelines for the management of community acquired pneumonia in adults. Journal of Infection，2002，45：213-218.

[2] Wilkinson M，Woodhead MA. Guidelines for community-acquired pneumonia in the ICU. Curr Opin Crit Care，2004，10：59-64.

[3] ATS board of directors. Guidelines for the managements of adults with community-acquired pneumonia. Am J Respir Crit Care Med，2001，163：1730-1754.

[4] Lim WS，Van der Eerden MM，Laing R，et al. Defining community-acquired pneumonia severity on presentation to hospital. Thorax，2003，58：377-382.

[5] Kleinpell RM，Elpern EH. Community-acquired pneumonia. Updates in assessment and management. Crit Care Nurs，2004，27：231-240.

[6] Mandell LA，Wunderink RG，Anzueto A，et al. Infectious Diseases Society of America/American Thoracic Society Consensus Guidelines on the management of community-acquired pneumonia in adults. Clinical Infectious Diseases，2007，44：S27-72.

[7] Soto GJ. Diagnostic strategies for nosocomial pneumonia. Curr Opin Pulm Med，2007，13：186-191.

[8] Schwartz B. Hospital-acquired pneumonia—evolving knowledge. Curr Opin Pulm Med，2004，10（Suppl 1）：S9-13.

[9] Barbier F，Andremont A，Wolff M，et al. Hospital-acquired pneumonia and ventilator-associated pneumonia：recent advances in epidemiology and management. Current opinion in pulmonary medicine，2013，19：216-228.

[10] Klompas M，Branson R，Eichenwald EC，et al. Strategies to prevent ventilator-associated pneumonia in acute care hospitals：2014 update. Infect Control Hosp Epidemiol，

2014,35:915-936.

[11] Jones RN. Microbial etiologies of hospital-acquired bacterial pneumonia and ventilator-associated bacterial pneumonia. Clin Infect Dis,2010,51(Suppl 1):S81-87.

[12] Wunderink RG, Niederman MS, Kollef MH, et al. Linezolid in methicillin-resistant Staphylococcus aureus nosocomial pneumonia:a randomized,controlled study. Clinical infectious diseases,2012,54:621-629.

第三节　重症病毒性肺炎

病毒性肺炎(viral pneumonia)是由多种不同种类的病毒侵犯肺部实质而引起的肺部炎症。通常是由上呼吸道病毒感染,向下蔓延所致,亦可由体内潜伏病毒或各种原因如输血、器官移植等引起病毒血症进而导致肺部病毒感染。近年来,病毒性肺炎在免疫功能正常宿主社区获得性肺炎中所占比例不断增多,同时以流感病毒为代表的病毒变异较快,越来越被人们所重视。病毒性肺炎常发展迅速,容易快速进展为重症肺炎,尤其在肺部有基础病变及存在免疫抑制的患者更容易发生,表现为持续的高热、头痛、全身酸痛、呼吸困难、发绀、嗜睡、神志异常,严重者可并发急性呼吸窘迫综合征和多器官功能障碍,甚至发生死亡。

一、流行病学

本病大多好发于冬春季,可暴发或散发流行。在免疫功能正常或抑制的儿童和成人均可发生,其中在肺部有基础病变及存在免疫抑制的婴幼儿、老年人患者中,出现严重并发症的概率及病死率可显著升高。据统计在婴幼儿肺炎中约60%为病毒所致,在社区获得性肺炎中,病毒感染占5%~15%,非细菌性肺炎中,病毒性肺炎占25%~50%。社区获得性肺炎住院患者约8%为病毒性肺炎。近年来由于免疫抑制药物广泛应用,以及器官移植、化疗、艾滋病等发病人数的增多,重症病毒性肺炎的发病率逐渐增多,尤其是近年来SARS及人感染禽流感病毒的流行使得重症病毒性肺炎显得尤为重要。有研究统计显示,2003—2009年间,美国流感相关危重症住院患者为12例/(100 000人·年),占所有因危重症住院患者的1.3%。在流感流行季节,上述比例可达3.4%。自20世纪起,急性呼吸道病毒感染的流行导致极高的病死率,如1997年H5N1感染病死率>50%,2003年SARS病死率9.5%,2009年H1N1感染全球死亡16713例。2005年春季流行的H7N9感染,截至目前为止,中国内地共报告131例感染确诊病例,其中死亡37人。据统计,全世界每年约5%~15%的人感染流感病毒,由此导致的重症病例数达300万。目前发现能直接感染人的禽流感病毒亚型有H5N1、H7N7、H9N2、H7N9及H5N6等。呼吸道病毒可通过飞沫与直接接触传播,亦可以通过输血、器官移植途径、母婴间的垂直传播等感染。病毒性肺炎通常是由于上呼吸道病毒感染向下蔓延累及肺实质的结果。少数病毒如甲型流感病毒H1N1、人感染禽流感病毒、冠状病毒等,传播迅速、传播面广。

二、分类(病原学)

临床上病毒性肺炎常以病原体分类。引起成人肺炎的常见病毒有流行性感冒病毒、副流感病毒、腺病毒、呼吸道合胞病毒、巨细胞病毒、麻疹病毒、水痘-带状疱疹病毒以及SARS冠状病毒、人感染禽流感病毒等。新近发现人类免疫缺陷病毒(HIV)、尼派病毒也可引起肺炎。1993年美国西南部发现Hanta病毒,因可引起肺间质浸润、出血、非心源性肺水肿和ARDS,被称为汉塔病毒肺综合征(HPS),死亡率高达50%。临床重症病毒性肺炎常见的病原体有SARS冠状病毒(SARS-CoV)、甲型流感病毒H1N1、人感染禽流感病毒H7N9、H5N7以及巨细胞病毒(CMV)等。患者可同时受一种以上病毒感染,并常继发细菌感染,免疫抑制宿主还常继发真菌感染。

病毒性肺炎的发生不仅与病毒本身的毒力、感染途径及感染量有关,宿主的年龄及全身的免疫状态等也是重要的影响因素。免疫抑制宿主是疱疹病毒和麻疹病毒的易感者;流感病毒性肺炎多见于年幼者、孕妇及65岁以上老人。常好发于原有心、肺疾患及慢性消耗性疾病者,尤易发生于左心房压力增高如二尖瓣狭窄者,但亦可发生于正常人。婴幼儿病毒性肺炎常由呼吸道合胞病毒和腺病毒感染所致,骨髓移植和器官移植受者易患巨细胞病毒和疱疹病毒性肺炎。表79-3-1为ICU常见的病毒感染。

表79-3-1　ICU病毒感染

症状
急性呼吸衰竭
低氧-肺炎
低氧-高碳酸血症
AECOPD
ARDS
无肺部疾病
Guillain-Barre综合征
休克
心源性-心肌炎
分布性-脓毒症
神志改变
脑炎/脑膜炎
暴发性肝炎
肌溶解
急性胰腺炎
特殊疾病/机体免疫力下降
烧伤/创伤
怀孕
器官移植

三、病因和发病机制

病毒侵入细支气管上皮引起细支气管炎,感染波及肺间质和肺泡而致肺炎。病毒感染累及下呼吸道时,引起气道上皮的广泛受损,纤毛功能损害,黏膜坏死、溃疡形成,黏液增加,其上覆盖纤维蛋白被膜,细支气管阻塞,并进而累及肺实质,同时气道防御功能降低,易招致细菌感染。单纯病毒性肺炎常呈细支气管及其周围炎症或间质性肺炎,肺泡间隔有大量单核细胞浸润,肺泡水肿,严重病例可出现被覆含蛋白及纤维蛋白的透明膜形成,导致肺泡弥散功能严重受损。肺泡细胞和吞噬细胞内可见病毒包涵体。呼吸道合胞病毒、腺病毒、麻疹病毒、巨细胞病毒引起者,肺泡腔内尚可见散在的多核巨细胞。炎症介质释放,作用于细支气管平滑肌,导致平滑肌痉挛,临床上表现为支气管反应性增高。肺炎病灶可为局灶性或弥漫性,甚至实变。病变吸收后可遗留肺纤维化或结节性钙化。婴幼儿、老人、免疫低下者的病毒性肺炎常较重,病情进展迅速,出现呼吸衰竭、多脏器功能不全,甚至死亡。除病毒对机体可造成直接损伤以外,自身免疫性损伤在病毒性疾病中也起着重要作用。肺和免疫器官是 SARS 病毒攻击的主要靶器官。肺部早期变化为脱屑性肺泡炎性改变,恢复期呈机化性肾小球样肺炎变化;病变吸收后,可遗有程度不等的肺纤维化。

四、临床表现

病毒性肺炎好发于冬春季节,一般病毒性肺炎临床症状通常较轻,与支原体肺炎的症状相似,病程 1～2 周。绝大部分患者常在急性流感症状早期,即出现咽痛、少量白黏痰、胸闷、气促等症状,可伴头痛、乏力、肌肉酸痛等非特异性表现,病变进一步向下发展累及肺实质发生肺炎,则表现为阵发性干咳,胸痛、发热。婴幼儿、老年人以及存在免疫缺损患者,病毒性肺炎病情多较严重易发生重症病毒性肺炎,表现持续的高热、呼吸困难、发绀、嗜睡神志异常、精神萎靡,甚至发生休克、心力衰竭和呼吸衰竭等合并症,也可发生急性呼吸窘迫综合征。

除水痘-带状疱疹病毒性肺炎、麻疹病毒性肺炎有特征性皮疹出现外,大多数病毒性肺炎查体无特异性体征;病情严重者有呼吸浅速、心率增快、发绀、肺部干湿性啰音。严重者可见三凹征和鼻翼扇动,肺部可闻及较为广泛的干、湿啰音及哮鸣音,并可出现 ARDS、心力衰竭和急性肾衰竭,甚至休克。临床上引起重症病毒性肺炎的种类多,不同的病毒性肺炎其临床表现也不尽相同,本章主要阐述人禽流感病毒性肺炎、巨细胞病毒性肺炎、严重急性呼吸综合征(SARS)及麻疹病毒性肺炎。

(一)人感染高致病性禽流感 人感染高致病性禽流感(简称"人禽流感")是近 10 年来由感染禽类的流感病毒感染人类的呼吸道传染病。被禽流感病毒感染的禽类和哺乳类动物,包括感染的人群在内,均可成为人禽流感潜在的传染源,甚至可能成为导致人类之间传播的传染源。除了目前的呼吸道传播外,有相当比例人群的传播途径仍不明确。普遍认为人禽流感的传播途径和季节性流感的传播途径一致,可经具有传染性的飞沫或通过污染物的直接间接接触传播。人禽流感病例目前仍以散发为主,临床表现轻重不一,缺乏特异性,往往以重症肺炎为主要表现。目前报道较多的是 H5N1 及 H7N9 亚型。可表现为:①高热及流感样症状,体温多在 38.5～40℃;②呼吸系统:干咳、胸痛和呼吸困难等,严重者出现呼吸衰竭;③其他多系统损伤,消化系统症状包括腹痛、腹泻等;心血管系统症状主要为心率增快、心力衰竭、血压下降;神经系统症状为头痛、烦躁、嗜睡及意识障碍,其他症状有肌肉酸痛、腹泻等;④实验室检查可见外周血白细胞降低或正常,大多数病例伴有肝脏、心脏酶学改变。近 50% 病例可见不同程度的蛋白尿;⑤胸部影像学发病初期表现为肺内局部高密度影,病灶迅速进展变化,从单侧叶段迅速发展至双肺"白肺"样改变,表现为两肺弥漫性浸润阴影,无明显以段或叶划分的特征,胸腔积液者少见。确诊主要靠病原学检查从呼吸道分泌物标本中分离出 H5N1/H7N9 等禽流感病毒或禽流感病毒核酸检测阳性或动态检测双份血清禽流感病毒特异性抗体水平呈 4 倍或以上升高。

(二)巨细胞病毒性肺炎(CMV) CMV 肺炎在机体免疫功能正常时发生较少,而器官移植后的患者或长期使用免疫抑制剂患者易罹患。巨细胞病毒感染肺部时通常先有上呼吸道感染症状,干咳,呼吸困难等,继而可侵袭全身多个器官,累及消化系统时可出现肝炎,食管、胃、肠溃疡导致出血或穿孔,累及视网膜可出现视网膜病变,导致失明。另外还会出现发热、关节肌肉疼痛、腹胀、直立性低血压等。重症巨细胞病毒性肺炎进程凶险,85% 的患者可在 2～4 周内死亡。尤其是器官移植约 60 天后,常易发生 CMV 肺炎,易产生低氧血症,胸部 X 线摄片于初期可能无异常发现,随病情进展可见单侧或双侧局灶性迅速发展为弥漫性双肺磨玻璃样改变,但常开始于肺的外周部位,常累及肺下叶。骨髓移植患者早期尚可出现两肺粟粒样病变及结节状阴影,偶出现胸腔积液征象,临床上有时很难和其他弥漫性实质性肺炎相鉴别。

实验室检查可发现周围血白细胞、血小板减少,外周血中可出现异常淋巴细胞,嗜异性凝集试验阴性。CMV 肺炎的诊断主要靠检测 CMV 抗原、CMV 抗体增高或 IgG 4 倍增高,定量 CMV-DNA 含量 $\geq 10^4$/ml 基因拷贝数;CMV pp65 抗原阳性,如果严重粒细胞缺乏时,pp65 可以为阴性。组织病理在炎性病灶内可见胞浆内嗜酸性包涵体,肺内病灶可见透明膜形成。

(三)严重急性呼吸综合征(SARS) SARS 是 2002 年 11 月起,在我国及世界范围内暴发的由 SARS 冠状病毒(SARS-CoV)引起的以呼吸道受累为主的严重急性呼吸综合征。SARS 的传染源主要是急性发病期 SARS 患者,在潜伏期其传染性的可能性较弱,在发病的第 2 周传染性最强。SARS-CoV 可经过密切接触传播给周围的人群,可随呼吸道飞沫经鼻、口感染呼吸道黏膜上皮细胞,导致人与人间传播。临床上多急性起病,以发热、乏力、头痛、肌肉关节酸痛等全身症状和干咳、胸闷、呼吸困难等呼吸道症状为主要表现,部分呈进行性加重,发展为 ARDS,发生多脏器功能衰竭。实验室检查外周血象白细胞计数一般正常或降低;常有淋巴细胞计数减少(若淋巴细胞计数<900/mm³,提示意义较大;若淋巴细胞计数介于 900～1200/mm³,提示意义较小;若淋巴细胞计数>1200/mm³,则非 SARS 典型表现);发病早期常见 T 淋巴细胞计数 CD4[+]细胞、CD8[+]细胞计数降低;部分患者血小板降至正常低值或略低于正常。

（四）麻疹病毒性肺炎　麻疹病毒性肺炎发生以婴幼儿及免疫低下者为多，是麻疹最常见并发症。患者呼吸道症状明显，常高热不退，咳嗽加剧，呼吸急促、发绀。肺部可闻及干湿啰音。胸部 X 线表现为弥漫性细支气管和肺间质炎症改变，肺纹理增粗，呈网状结节阴影或小片浸润阴影。非典型麻疹巨细胞肺炎的肺实变范围呈节段性，偶见大叶性改变，常伴肺门淋巴结肿大和胸腔积液。麻疹所致者常先有特征性的皮疹，口腔黏膜 Koplik 斑和全身性的特征性皮疹是麻疹的典型表现。根据特征性的口腔黏膜斑和皮疹，结合麻疹接触史及影像学的表现可作出诊断。鼻咽部分泌物、痰涂片染色光镜下可见多核巨细胞，或检测出麻疹病毒荧光抗原，以及急性期和恢复期检测麻疹 IgG，特异性抗体有 4 倍以上增高有助于诊断，组织培养中分离到麻疹病毒可确诊。

（五）其他病毒性肺炎　呼吸道合胞病毒性肺炎绝大部分发生于 2 岁以下儿童，患者有一过性高热，阵发性连声剧咳、呼吸喘憋症状明显，皮肤偶可发现红色斑疹，肺部可闻及较多湿啰音和哮鸣音，亦可出现肺实变体征。胸片常有肺门阴影扩大，肺纹理增粗，在支气管周围有小片状阴影，或有间质病变，肺气肿明显；腺病毒肺炎大部分有呕吐、腹胀、腹泻等消化道症状，可能与腺病毒在肠道内繁殖有关。胸部 X 线表现为局部有小点状、不规则网状阴影，可融合成片状浸润灶，严重者两肺呈弥漫性浸润阴影与急性呼吸窘迫综合征的表现相仿。水痘-带状疱疹病毒肺炎多发生于成年人，躯干、四肢先后分批出现典型皮疹，发展极快。出疹后 2～6 天出现肺炎症状，亦可出现于出疹前或出疹后 10 天。肺部体征少，可闻及哮鸣音或湿啰音，常与胸部 X 线征象病变不相称。取新鲜疱疹内液体作电镜检查，见疱疹病毒颗粒，或取疱疹内液体接种人胚羊膜组织作病毒分离可确诊。

五、实验室检查

外周血白细胞总数多正常或减少，当合并细菌感染时可增加，红细胞沉降率、C 反应蛋白多正常。部分病毒性肺炎感染可见酶学异常，如谷丙转氨酶、谷草转氨酶、磷酸肌酸激酶、乳酸脱氢酶等。痰涂片所见的白细胞以单核细胞为主，痰培养常无致病菌生长。

病原学检查：①病毒特异抗原检测：取患者呼吸道标本，采用免疫荧光或酶联免疫法检测病毒抗原，阳性率可达 85%～90%，有助于早期诊断。CMV 检测可通过免疫荧光染色技术检测外周血多形核粒细胞中的晚期抗原结构（基质磷蛋白），该方法有较高的特异性及敏感性，定量分析>$2×10^5$ 个外周血白细胞中的 CMV pp65 阳性细胞数水平，可有助于预测 CMV 肺炎的发生及预后。②RT-PCR 可直接从患者分泌物中检测病毒 RNA，比病毒培养敏感，且快速、直接进行测定。③病毒分离：将急性期患者呼吸道标本接种于鸡胚羊膜囊或尿囊液中，进行病毒分离，时间长且实验条件要求高较难实现。④血清学检查：应用血凝抑制试验、补体结合试验等测定急性期和恢复期血清抗体，如有 4 倍或以上升高，有助于诊断。特异性病毒 IgM

的阳性提示近期病毒感染或活动，尤其是急性期病毒特异性 IgM 的检测诊断价值较大。如汉塔病毒感染 4～5 天后可在血清中检出抗 HTV IgM，7～10 天达高峰，阳性率可达 95%，弥补了双份血清诊断的不足，可作为早期诊断指标。动态检测急性期和恢复期双份血清禽流感病毒特异性抗体水平呈 4 倍或以上升高，也有助于其诊断。

病毒性肺炎初期胸部 X 线征象常与症状不相称，一般以间质性肺炎为主，可见两肺间质性改变，肺纹理增多，小片状浸润或广泛浸润，或散在斑片样密度增高模糊影，病情严重者显示双肺弥漫性结节性浸润，亦有病灶融合呈大片样改变，伴局限性肺不张或肺气肿，病灶多见于两肺的中下肺野，但大叶实变及胸腔积液者不多见。

胸部 CT 早期可表现为小片状低密度磨玻璃样影，单发多见，多为类圆形，可见小叶间隔及小叶间质增厚，病变多位于肺边缘部位、胸膜下。磨玻璃样密度病变内可见密度较高的血管影及支气管征。进展期可表现为在磨玻璃密度影的基础上，阴影增大，可见胸膜下的细线影和网状结构。随着病情的发展，可合并肺实变影，为斑片状高密度影或肺叶及肺段的实变影。进展为 ARDS，两肺可出现弥漫性肺泡实变和浸润，出现广泛肺实变。若继发性细菌或真菌感染，可出现空洞，胸腔积液，纵隔气肿和气胸。

肺活检：经支气管或经皮肺活检或者经支气管肺泡灌洗液获取的组织标本的病理检查可发现一些疾病特征性的病理改变，有助于病毒性肺炎的诊断。另外也可进行多种检查，如细胞学、各种抗原检测以及微生物学分析如涂片染色、培养等。除微生物培养可明确病原体外，沉渣革兰染色、吉姆萨染色和抗酸染色以及各种免疫学检查，甚至光学显微镜检查细胞中特征性病毒包涵体、电镜检查病毒颗粒等尚可直接判别部分感染病原体。

其他：部分重症病毒肺炎患者检测外周血 T 淋巴细胞亚群可见 $CD3^+$、$CD4^+$、$CD8^+$ 亚群减低，尤以 $CD4^+$ 减低明显。这可能与重症病毒肺炎感染时机体 T 细胞介导的特异性细胞免疫功能低下相关。

六、诊断和鉴别诊断

临床有急性呼吸道感染的症状，全身表现重但外周血白细胞正常或降低，胸部 X 线出现弥漫性间质性改变或散在渗出性病灶，排除细菌性或其他病原体感染，处于病毒感染流行期对诊断有提示作用，由于各型肺炎间缺乏明显的特异性，确诊有赖于病原学检查，包括病毒分离、血清学检查以及病毒抗原、抗体滴度、DNA 检测等。

临床诊断病毒性肺炎，如具备以下三项之中的任何一项，可以诊断为重症病毒性肺炎。

1. 呼吸困难，成人休息状态呼吸频率≥30 次/分，且伴有下列情况之一。

（1）胸片显示多叶病变或病灶总面积在正位胸片占双肺总面积的 1/3 以上。

（2）病情进展，48 小时内病灶面积增大超过 50% 且在正位胸片上占双肺总面积的 1/4 以上。

2. 出现明显低氧血症，氧合指数低于 300mmHg。

3. 出现休克并多器官功能障碍综合征（MODS）。

重症病毒性肺炎的诊断需与细菌性肺炎、卡氏肺孢子虫肺炎、真菌性肺炎等相鉴别，另外还要与急性肺水肿、特发性肺间质纤维化、闭塞性细支气管炎伴机化性肺炎等非感染性疾病相鉴别。

1. 细菌性肺炎　细菌性肺炎多有咳黄脓性痰，双肺可闻及湿性啰音，外周血白细胞及中性粒细胞增多，CRP阳性，敏感抗生素治疗后病灶可较快吸收；病毒性肺炎多为阵发性干咳，痰量少，多为白黏样，双肺可无闻及明显湿啰音，外周血白细胞不高，CRP阴性，抗生素治疗无效。值得注意的是，由于呼吸道自身防御能力及全身抵抗力的削弱，临床上病毒性肺炎常可合并细菌感染，病情重，病死率高，此时两者区分较难，若出现以下情况需考虑继发细菌感染：体温正常后再度发热，咳嗽、呼吸困难加重，咳黄痰，全身中毒症状严重，肺部闻及明显湿啰音，白细胞总数及中性粒细胞百分数增加；白细胞碱性磷酸酶（AKP）积分>200或四唑氮蓝（NBT）还原试验>15%，CRP升高；胸片出现新的病灶；连续多次痰培养可分离出高浓度的致病细菌（表79-3-2）。

表79-3-2　ICU病毒感染与细菌感染的区别

	提示病毒感染	提示细菌感染
年龄	5 岁以下	成人
流行病学	病毒流行	
病史	起病缓慢	起病急
临床表现	鼻炎，喘息	高热，呼吸急促
生物标志物		
白细胞	$<10\times10^9/L$	$>15\times10^9/L$
CRP	<20mg/L	>60mg/L
PCT	$<0.1\mu g/L$	$>0.5\mu g/L$
胸片	双侧，间质渗出	局限肺部的肺泡渗出
对抗生素治疗的反应	无反应	迅速反应

2. 非典型肺炎　临床上通常是指支原体、衣原体、军团菌等病原体引起的肺炎。其临床表现与病毒性肺炎相似。支原体肺炎 X 线胸片肺内病灶常呈游走性，可见肺门淋巴结肿大，红细胞冷凝集试验阳性，血清 MG 链球菌凝集试验阳性，呼吸道分泌物及血清肺炎支原体抗原测定及 PCR 技术检测特异性核酸可明确诊断。军团菌肺炎起病急骤，除表现为高热和肺炎的症状外，还表现为肺外多系统损害，包括消化道、泌尿系统、中枢神经系统和以低钠血症为主的电解质紊乱等。胸片主要表现为斑片或大片渗出性病灶，以短期内迅速进展的单侧病变为主，弥漫性双侧病变者少见。痰军团菌培养、血清学特异性抗体检测、尿可溶性抗原、呼吸道分泌物直接免疫荧光染色检查可有助诊断。另外，非典型肺炎对大环内酯类抗生素有效，有助于鉴别诊断。

3. 卡氏肺孢子肺炎（PCP）　PCP 主要是因机体免疫功能低下由肺孢子菌引起的呼吸系统机会性感染，常发生于免疫低下者，尤其是艾滋病、器官移植如肾移植患者，病变主要局限于肺内，较少波及其他器官。临床表现为发热、咳嗽和进行性气促、发绀和胸痛，可在短期内发展为 ARDS。肺功能示肺容量减少、CO_2 弥散量及运动后氧分压下降。需与 CMV 肺炎等病毒性肺炎加以鉴别。卡氏肺孢子虫肺炎 X 线改变为以肺门为主向外扩展的双侧弥漫性肺实质和间质病变，肺尖和肺底很少累及。下呼吸道分泌物或 BALF 涂片哥氏银染色可发现 PC 虫体或吉姆萨染色发现特异性囊内结构而确诊，亦可应用 PCR 技术检测卡氏肺孢子虫特异性 DNA 而明确诊断。

4. 真菌性肺炎　临床真菌性肺炎多见于长期应用广谱高效抗生素或糖皮质激素，以及有尿毒症透析、糖尿病、恶性肿瘤化疗等免疫低下者。咳痰多为白色黏液性，胸部 CT 可见单侧或双侧多发结节，部分结节周围可有晕征。呼吸道分泌物或防污染支气管肺泡灌洗液沉渣片检查可见真菌菌丝或孢子，培养可发现真菌生长。经纤支镜肺活检发现肺组织中真菌结构，临床抗真菌治疗有效，以上可与病毒性肺炎鉴别。

七、治疗原则

目前对多数病毒缺乏有效的特异性治疗，病情较轻患者可自然缓解，部分重症病毒性肺炎在短期内迅速进展为呼吸衰竭，甚至死亡。因此对重症患者必须严密动态观察，除了早期抗病毒，及时给予呼吸支持，还需采取一系列综合治疗措施，包括加强监护、隔离消毒、氧疗、物理降温、合理使用糖皮质激素，注意水、电解质和酸碱平衡，营养支持，防治继发菌感染和并发症的发生。

（一）一般治疗与病情监测　卧床休息，保持室内空气流通，环境安静整洁，注意隔离消毒，预防交叉感染，高热者给予冰敷、酒精擦浴、冰毯等物理降温措施，维持水、电解质平衡。

（二）早期应用抗病毒

1. 抗 RNA 病毒药物

（1）M2 离子通道阻滞剂：包括金刚烷胺和金刚乙胺，可通过阻止病毒脱壳及其核酸释放，抑制病毒复制和增殖，对甲型流感病毒有活性，用于甲型流感病毒的早期治疗和流行高峰期预防用药。①金刚烷胺：成人 100mg，每日 2 次，连用 3～5 天。65 岁及以上老人每天不超过 100mg。②金刚乙胺：成人 100mg，每日 2 次。65 岁及以上老人每天 100mg 或 200mg。③肌酐清除率≤50ml/min 时酌情减少用量，必要时停药。

（2）神经氨酸酶抑制剂：主要包括奥司他韦、扎那米韦和帕拉米韦，此类药物可通过黏附于新形成病毒微粒的神经氨酸酶表面的糖蛋白，阻止宿主细胞释放新的病毒，并促进已释放的病毒相互凝聚、死亡，能有效治疗和预防甲、乙型流感。奥司他韦是甲型 H1N1 流感病毒、H5N1 感染主要的抗病毒治疗药物，早期应用可有效阻止患者病情进展，预防重症和死亡病例出现、降低住院需求、缩短住院时间。成人的标准治疗方案为 75mg，2 次/日，疗程 5 天，应在症状出现 2 天内开始用药，肾功能不全患者肌酐清除率<30ml/min 时,应减量至 75mg,每天 1 次。儿童患者根据体重给予治疗,体重<15kg 时,予 30mg,2 次/日;体重 15～23kg,45mg,2 次/日;体重 23～40kg,60mg,2 次/日;体重>40kg,15mg,2 次/日。如果在应用奥司他韦后仍有发热且临床病情恶化,在排除细菌及其他感染同时,提示病毒仍在复制,此时可适当延长抗病毒疗程到 10 天。有些患者尽管给予规律应用奥司他韦抗病毒治疗,但临床情况仍不断恶化,则可考虑给大剂量个体化治疗,成人可加量至 150mg,2 次/日,疗程延长至 10 天。

（3）帕利珠单抗:是一种 RSV 的特异性单克隆抗体,可用于预防呼吸道合胞病毒感染,目前应用于高危易感儿童。

2. 抗 DNA 病毒药物

（1）阿昔洛韦（acyclovir）:在体内可干扰病毒 DNA 聚合酶从而抑制病毒复制,临床主要用于疱疹病毒性肺炎的治疗,也可用于治疗 EB 病毒及巨细胞病毒感染。尤其对免疫缺陷或应用免疫抑制剂者应尽早应用,每次 5mg/kg,静脉滴注,一日 3 次,连续给药 7 天。

（2）更昔洛韦（ganciclovir,丙氧鸟苷）:属无环鸟苷衍生物,比阿昔洛韦有更强更广谱的抗病毒作用,临床主要用巨细胞病毒肺炎的治疗,尤其适用于巨细胞病毒感染的免疫缺陷患者。需静脉给药:①诱导期:静脉滴注 5mg/kg,每 12 小时 1 次,每次静滴 1 小时以上,疗程 14～21 日,肾功能减退者剂量应酌减;②维持期:静脉滴注 5mg/kg,每日 1 次,静滴 1 小时以上。不良反应主要为骨髓抑制。

（3）西多福韦:具有较强的抗疱疹病毒活性,对巨细胞病毒感染疗效尤为突出,可用于免疫功能低下患者巨细胞病毒感染的预防和治疗。

（4）阿糖腺苷:具有较广泛的抗病毒作用。多用于治疗免疫缺陷患者的疱疹病毒与水痘病毒感染,5～15mg/(kg·d),静脉滴注,连用 10～14 天。

3. 广谱抗病毒药物

（1）利巴韦林（ribavirin,三氮唑核苷）:可抑制肌苷单磷酸脱氢酶、流感病毒 RNA 聚合酶和 mRNA 鸟苷转移酶,阻断病毒 RNA 和蛋白质合成,进而抑制病毒复制和传播,具有广谱抗病毒活性。临床常用于呼吸道合胞病毒、腺病毒、流感病毒副流感病毒、单纯疱疹病毒、水痘-带状疱疹病毒、麻疹病毒肺炎等治疗,可口服、静脉和吸入给药。如对呼吸道合胞病毒肺炎及毛细支气管炎,利巴韦林雾化吸入具有较好疗效。0.8～1.0g/d,分 3～4 次服用;静脉滴注或肌注每日 10～15mg/kg,分 2 次,亦可用雾化吸入,每次 10～30mg,加蒸馏水 30ml,每日 2 次,连续 5～7 天。

（2）膦甲酸钠:主要通过抑制病毒 DNA 和 RNA 聚合酶发挥其生物效应。主要用于免疫功能抑制患者并发巨细胞病毒、水痘-疱疹病毒,尤其对单纯疱疹病毒耐阿昔洛韦者常可作为首选。

（三）**氧疗和呼吸支持**　对重症病毒性肺炎患者出现呼吸衰竭时应及时给予呼吸支持治疗,包括经鼻管或面罩吸氧、无创和有创正压通气治疗。早期进行呼吸支持治疗可以很好纠正患者低氧血症,减少患者因缺氧导致脏器

功能异常。我们经验早期可以使用无创呼吸机进行呼吸支持治疗。对于病情较危重患者,需及早评估实施有创通气。

对于鼻导管或面罩吸氧患者,若吸氧流量>5L/min（或吸氧浓度>40%）条件下,SpO_2<93%,或呼吸频率仍>30 次/分以上,应及时考虑给予无创正压通气（NIPPV）治疗。其使用方法可参阅有关章节。对于意识障碍、依从性差或正确应用 NIPPV 治疗 2 小时仍未达到预期效果者,建议及时实施有创通气治疗。有创正压呼吸机通气的使用策略、模式和方法主要提倡小潮气量肺保护策略治疗为主,可参阅有关章节。若无创通气支持无法满足患者的情况下尽早行气管插管。呼吸机相关使用模式及参数:①实施小潮气量通气,VT6～8ml/kg,限制吸气平台压<30cmH_2O;②使用适当水平 PEEP,保持肺泡的开放。在通气的过程中,注意予充分镇静,必要时给予肌松剂,降低呼吸肌做功,减低氧耗。而对于症状明显好转的患者应尽早评估撤机,使用无创呼吸支持,减少并发呼吸机相关性肺炎的风险。在应用有创呼吸机辅助治疗时,应使用封闭式吸痰系统吸取气道内分泌物,尽可能避免在护理操作和给患者机械通气过程中发生交叉感染。

（四）**激素的应用**　糖皮质激素在重症病毒性肺炎治疗的地位存在争议,关于其开始使用的时间、剂量、疗程和策略等尚未有定论。有学者认为重症病毒性肺炎患者在感染病毒后出现了炎症性瀑布效应,早期应用激素可减轻重症病毒性肺炎患者肺泡渗出,降低毛细血管通透性,减少肺实质和间质炎性反应,缩短重症肺炎病程,可能改善预后。也有学者认为在早期应用糖皮质激素,可能会抑制机体免疫反应,导致病毒载量增加,延长病毒复制的时间,增加细菌和真菌二重感染的发生。近期的多项回顾性多中心研究显示,对于重症 H1N1 导致的 ARDS 患者,糖皮质激素治疗可能增加患者死亡率,尤其在发病 3 天内的 ARDS 患者死亡率显著增加。这可能与激素治疗后,抑制机体免疫反应,导致病毒载量增加,以及继发细菌和真菌感染相关。对于 SARS,广州呼吸疾病研究所曾总结了 SARS 患者的临床资料,对糖皮质激素治疗的安全性和有效性进行了统计分析,结果显示,应用适当剂量糖皮质激素可降低死亡率,缩短住院时间,未发现与继发下呼吸道感染和其他并发症之间密切的相关性;并且研究统计显示非重症患者甲泼尼龙使用的平均剂量为（100.3±86.1）mg/d,重症患者甲泼尼龙使用的平均剂量为（133.5±102.3）mg/d。

基于已有临床和基础医学研究以及既往糖皮质激素在救治 SARS 和高致病性禽流感中的经验,对病毒性肺炎不应常规使用糖皮质激素,但对于短期内肺部病变进展迅速、ARDS、合并脓毒血症伴肾上腺皮质功能不全的重症病毒性肺炎,可以考虑给予适当使用糖皮质激素,临床上往往建议剂量不宜过大,并不主张用激素的冲击治疗,可使用氢化可的松每次 100mg,2～3 次/日或甲泼尼龙每次 40～80mg,2 次/日,疗程 5～7 日,不需要长期使用。近期有研究提示在重症社区获得性肺炎患者中短期应用糖皮质激素可改善预后。静脉给药具体剂量可根据病情及个

体差异进行调整。当临床表现改善或胸片显示肺内阴影有所吸收时,逐渐减量停用。一般每3～5天减量1/3,通常静脉给药1～2周后可改为口服泼尼松或泼尼龙。并且建议在使用有效抗病毒治疗情况下使用较为有效。期间应及时评估病情有无好转,注意予抑酸剂及黏膜保护剂,还应警惕继发感染,包括细菌或真菌感染及潜在的结核病灶感染扩散,若患者合并感染,此时应降低激素用量,并根据药敏结果加强抗生素治疗。

(五)抗感染治疗　为避免菌群失调与继发二重感染。病毒性肺炎发病初期如无明确的细菌感染指征,应严格控制抗生素的使用,不推荐使用抗生素进行预防性治疗。若出现细菌感染征象应通过多次痰培养尽快查出病原体,并根据病原体及药敏结果选用有效抗菌药物控制感染。在早期不能确定病原时,可作为经验用药,其用药原则参考已制定的《社区获得性肺炎指南》。

(六)其他治疗

1. 丙种球蛋白免疫治疗　大剂量丙种球蛋白冲击疗法可提高血液IgG浓度,影响机体的被动免疫功能,具有抗病毒、免疫调节的双重作用,从而控制感染。

2. 抗凝治疗　对于危重症患者可伴有不同程度凝血系统的激活,尤其是重症感染患者凝血系统被广泛激活,易出现凝血和纤溶系统的异常,呈现高凝状态。随着病情加重,易导致广泛的微血管出血或血栓形成。建议使用小剂量肝素抗凝治疗。

3. 加强营养支持　大部分重症患者存在营养不良,应及时加强营养支持,可采用肠内营养与肠外营养相结合的途径,同时注意补充水溶性和脂溶性维生素。

4. 体外膜肺氧合(ECMO)应用　体外膜肺氧合(extracorporeal membrane oxygenation,ECMO)是通过体外氧合器进行体外循环,代替或部分代替心肺功能的支持治疗手段。作为一种体外生命支持方式,其在显著改善患者氧合同时,可使心肺得以"休息",为原发病的治疗赢得足够的时间,近年来在各种严重的呼吸功能衰竭和心脏功能衰竭疾病中得到越来越广泛的应用。尤其是在2009年甲型H1N1流感大流行期间,ECMO对重症患者的救治起到了极大的作用,目前ECMO联合肺保护性通气已成为病毒感染相关急性呼吸窘迫综合征早期治疗策略。

按照血液转流方式和治疗目的不同可分为静脉-静脉VV-ECMO和静脉-动脉VA-ECMO。对于呼吸衰竭患者,VV-ECMO是较为常用的方式。2009年甲型H1N1流感流行期间,英国、新西兰、澳大利亚等地区应用ECMO治疗甲型H1N1流感所致重症ARDS取得较大的成功,研究显示ECMO在重症甲型H1N1流感患者的生存率高达67%～79%。应用ECMO可使3～5L/min的静脉血在体外完成氧合和二氧化碳的清除,显著改善通气及氧合,降低吸氧浓度、气道压力和潮气量,使肺充分休息,为治疗原发病争取足够的时间。近年人感染H7N9禽流感流行期间,已经有ECMO应用的个案报道,部分病例治疗较为成功,但目前尚无ECMO应用于H7N9禽流感大样本的前瞻性或者回顾性研究的报道。

ECMO治疗指征的把握是ECMO成功的关键。目前

趋向于一致总体原则是:对于病毒性肺炎继发的重症ARDS年轻患者,若无基础肺疾病,或者原发病具有可逆性,如$PIP \geqslant 35cmH_2O$并$PEEP \geqslant 18cmH_2O$、出现持续顽固性低氧血症,常规机械通气方式无法纠正其严重的低氧血症和CO_2潴留时,可建议尽早实施ECMO治疗,有助于及时改善通气氧合,最大限度地减少机械通气的相关并发症,改善预后。当然重症病毒性肺炎患者的恢复及预后主要依赖于原发疾病的早期控制和全身脏器功能的有效维持。另外值得一提的是,ECMO操作复杂,并发症多,ECMO团队建设直接关系ECMO的成功率,因此建设一支专业规范,协作良好的团队非常重要。相信未来随着ECMO管理经验及技术的不断积累改进,ECMO治疗重症病毒性肺炎的成功率将越来越高,真正成为救治各种病毒所致重症ARDS的可行手段。

(黎毅敏)

主要参考文献

[1] 白春学. 呼吸系统疾病的诊断与鉴别诊断. 天津:天津科学技术出版社,2004.

[2] 俞森洋. 呼吸内科临床诊治精要. 北京:协和医科大学出版社,2011.

[3] 钟南山,王辰. 呼吸内科学. 北京:人民卫生出版社,2008.

[4] 俞森洋. 呼吸危重病学. 北京:中国协和医科大学出版社,2008.

[5] 中华医学会,中华中医药学会. 传染性非典型肺炎(SARS)诊疗方案. 中华医学杂志,2003,83:1731-1752.

[6] 甲型H1N1流感诊疗方案. 国家卫生计生委,2010.

[7] 人感染H7N9禽流感诊疗方案. 国家卫生计生委,2014.

[8] 人禽流感专家组. 中国高致病性禽流感A/H5N1病毒感染病例临床管理专家共识. 中华结核和呼吸杂志,2009,32(5):329-334.

[9] Ruuskanen O,Lahti E,Jennings LC,et al. Viralpneumonia. Lancet,2011,377(9773):1264-1275.

[10] Choi SH,Hong SB,Ko GB,et al. Viral infection in patients with severe pneumonia requiring intensive care unit admission. Am J Respir Crit Care Med,2012,186(4):325-332.

[11] Greenberg DE,Greenberg SB. Viral infections in icu patients. Springer US,2006,9:57-87.

[12] Sherif R. Zaki,Christopher D. Paddock. Viral Infections of the Lung. Dail and Hammar's Pulmonary Pathology,2008,426-475.

[13] NicholsonKG,Wood JM,Zambon M,et al. Influenza. Lancet,2003,362(9397):1733-1745.

[14] Gao HN,Lu HZ,Cao B,et al. Clinical findings in 111 cases of influenza A(H7N9) virus infection. N Engl J Med,2013,368(24):2277-2285.

[15] Cowling BJ,Jin L,Lau EH,et al. Comparative epidemiology of human infections with avian influenza A H7N9

and H5N1 viruses in China：a population-based study of laboratory-confirmed cases. Lancet,2013,382(9887)：129-137.

[16] Yu L,Wang Z,Chen Y,et al. Clinical, virological, and histopathological manifestations of fatal human infections by avian influenza A（H7N9）virus. Clin Infect Dis,2013,57(10)：1449-1457.

[17] Zhu QY,Qin ED,Wang W,et al. Fatal infection with influenza A（H5N1）virus in China. N Engl J Med, 2006,354(25)：2731-2732.

[18] Sambhara S,Poland GA. H5N1 Avian influenza：preventive and therapeutic strategies against a pandemic. Annu Rev Med,2010,61：187-198.

[19] AlbertsB. H5N1. Introduction. Science, 2012, 336 (6088)：1521.

[20] Louie JK,Acosta M,Winter K,et al. Factors associated with death or hospitalization due to pandemic 2009 influenza A（H1N1）infection in California. JAMA,2009, 302(17)：1896-1902.

[21] Zhong NS,Zheng BJ,Li YM,et al. Epidemiology and cause of severe acute respiratory syndrome（SARS）in Guangdong,People's Republic of China,in February,

2003. Lancet,2003,362(9393)：1353-1358.

[22] Falsey AR,Walsh EE. Respiratory syncytial virus infection in adults. Clin Microbiol Rev,2000,13(3)：371-384.

[23] Thompson WW,Shay DK,Weintraub E,et al. Mortality associated with influenza and respiratory syncytial virus in the United States. JAMA,2003,289(2)：179-186.

[24] Estenssoro E,Ríos FG,Apezteguía C,et al. Pandemic 2009 influenza A in Argentina：a study of 337 patients on mechanical ventilation. Am J Respir Crit Care Med, 2010,182(1)：41-48.

[25] Masclans JR,Perez M,Almirall J,et al. Early non-invasive ventilation treatment for severe influenza pneumonia. Clin Microbiol Infect,2013,19(3)：249-256.

[26] Davies A,Jones D,Bailey M,et al. Extracorporeal Membrane Oxygenation for 2009 Influenza A（H1N1）Acute Respiratory Distress Syndrome. JAMA,2009,302 (17)：1888-1895.

[27] Holzgraefe B,Broome M,Kalzen H,et al. Extracorporeal membrane oxygenation for pandemic H1N1 2009 respiratory failure. Minerva Anestesiol,2010,76(12)：1043-1051.

第 80 章

肝胆道感染

肝胆道感染是导致病情向危重状态发展的常见原因。作为导致严重感染和感染性休克的常见原因之一,胆道感染是重症医学所面临的一个重要的问题。重症医学的医师要熟悉胆道感染引起的全身性系统功能损害和局部器官功能损害,必要时与其他专科医师一起对胆道感染进行治疗。胆道感染的临床表现特点是起病急、并发症多,由于认识不充分和治疗上的滞后,长期以来严重危害人们的身体健康;随着近年基础研究的深入,诊断方法的改进,其治疗效果和治疗理念都发生了一定变化。

一、胆 囊 炎

(一)病因及发病机制 胆囊管细长而弯曲,易发生梗阻,构成了胆囊炎的解剖学上的疾病基础。引起胆囊管梗阻的原因有多种,最常见的是胆囊结石。约 85% ~ 90% 的急性胆囊炎患者,胆囊内有结石。其他引起胆囊管梗阻原因有胆囊息肉、肿瘤、胆道蛔虫、胆囊管狭窄、胆囊扭转等。按照有无胆囊结石,胆囊炎可分为结石性胆囊炎(acute calculus cholecystitis, ACC)和非结石性胆囊炎(acute acalculus cholecystitis, AAC)两类。

胆囊管梗阻发生后,胆囊内压力增高,黏膜充血、水肿,胆囊内渗出增多,进一步加重梗阻。同时,胆囊内胆汁浓缩,高浓度的胆盐造成黏膜损伤,引起和加重急性炎症的病理改变。如果梗阻不能及时解除,胆囊内压力持续增高,引起胆囊壁血液循环障碍,导致胆囊缺血坏死和穿孔。

胆囊结石内常有细菌持续生存和繁殖,并不断释放入胆道。在胆囊管梗阻时,胆囊结石可诱发细菌感染。正常情况下,胆汁中即使有细菌,也不足以诱发感染,但在胆囊缺血和黏膜受到高浓度胆盐损害时,细菌得以迅速繁殖和发展。胆囊内大肠杆菌可分泌 β-葡萄糖醛酸酶,分解胆汁中的结合胆红素为游离胆红素,而游离胆红素对胆囊黏膜有较强的损伤,进一步加重胆囊炎症的病理改变。总之,胆囊内的细菌感染,加重和加快胆囊炎的病理改变过程。

胆道中培养出的细菌与肠道内菌群类似,胆囊内常见的细菌分为两大类:需氧菌和厌氧菌。近年来,胆汁中培养出的细菌较前发生了一些变化,需氧菌以大肠杆菌为主,但肠球菌较前明显增加;厌氧菌以类杆菌为主。胆道感染通常为两种菌以上的复合感染。

急性非结石性胆囊炎发病率有逐年上升的趋势,占急

性胆囊炎的 5% ~ 15%。AAC 不同于结石性胆囊炎,其发病机制尚未完全明确。有些患者的胆囊管迂曲过长、胆囊分隔、胆囊折叠等胆道系统解剖结构异常,造成胆囊管梗阻、胆囊排空障碍、胆汁淤积和浓缩,诱发胆囊炎。这类患者易于反复发作胆囊炎。部分患者由于血源性的细菌感染,诱发胆囊炎。这类患者少见,有时可见于肠伤寒病。此时,患者胆汁中可培养出伤寒杆菌。急性非结石性胆囊炎多发生于严重创伤、大手术后、充血性心力衰竭、多器官功能衰竭等危重患者。可能的发病机制为胆囊缺血、胆汁淤积,胆汁浓缩后游离胆红素的损伤,以及胆囊黏膜的缺血再灌注损伤。此类患者,由于往往病情进展迅速,而且,由于原发疾病等原因,诊治困难,并发症发生率及死亡率均高。

急性胆囊炎反复发作,或胆囊结石长期压迫及摩擦胆囊壁,造成胆囊黏膜慢性溃疡、修复、瘢痕形成及挛缩,即为慢性胆囊炎。大多数慢性胆囊炎是由于胆囊结石引起。当胆囊壶腹部或胆囊管发生结石梗阻或炎性狭窄时,影响胆汁流入胆囊时,胆囊内胆汁中的胆色素吸收,形成白胆汁。慢性胆囊炎症过程中,胆囊壁纤维组织增生,胆囊壁增厚,黏膜萎缩,胆囊缩小,并与周围组织粘连,称之为胆囊萎缩。胆囊慢性炎症时,胆囊黏膜破坏,胆汁侵入胆囊壁,形成炎性结节,即黄色肉芽肿性胆囊炎。急性结石性胆囊炎和慢性结石性胆囊炎,可以认为是同一疾病的不同阶段。

当胆囊颈部结石嵌顿并持续压迫右肝管时,长期慢性压迫,造成胆囊管壁及右肝管壁的溃疡、穿孔,并可形成内漏,称之为 Mirizzi 综合征。

(二)诊断

1. 临床表现

(1)症状:腹痛是急性胆囊炎的主要症状。发病初期,患者常有上腹部或右上腹的阵发性绞痛,常伴有恶心、呕吐等消化道症状。常为进食油腻食物或饱餐后发作,通常夜间发病多见。高脂饮食能使胆囊加强收缩,而平卧又易于小胆石滑入并嵌顿于胆囊管。随着疾病进展,胆囊胀大,胆囊压力增高,常转为持续性右上腹疼痛,可放射到右肩背部。当胆囊炎者刺激邻近腹膜,则疼痛定位更为明确和突出。随着腹痛加重,常伴有发热。当合并胆道感染或转为化脓性胆囊炎或坏疽穿孔时,常有寒战高热及严重全身感染症状。高龄患者尤其危险。慢性胆囊炎的患者,常

有上腹部不适等不典型症状。在进食油腻食物或由于体位变化时，胆囊结石坠入胆囊颈部，引起梗阻，诱发胆绞痛，如梗阻不能及时解除，则发展为急性胆囊炎。

（2）体征：多数急性胆囊炎患者有右上腹压痛、肌紧张、Murphy征阳性的体征。有时可触及胀大的胆囊。部分患者可有黄疸。穿孔患者可有右侧腹部为重的腹膜炎。危重患者和部分高龄患者，并发非结石性胆囊炎时，患者有时不能明确表达症状，体征较轻，难以明确诊断。

2. 辅助检查

（1）血象：常有白细胞及中性粒细胞增高，通常在15 000/μl左右。当病情发展为坏疽穿孔等严重情况时，白细胞可达20 000/μl以上。

（2）肝功能：轻度黄疸，血清转氨酶可有不同程度升高。当血清胆红素>5mg/ml时，提示有胆管结石、梗阻或胆管炎，合并有肝损害。患者血清淀粉酶可有不同程度升高，提示有排石过程或Oddi括约肌痉挛、水肿、狭窄。

（3）B超：诊断胆囊炎的首选技术手段。B型超声的探查距离大约在6cm之内，超过这一范围，探查结果的准确性受限。胆囊通常情况下在这一范围内，而且胆囊与腹壁之间不易受到肠气的影响，比较容易得到准确的判断。通过B超，可发现胆囊的大小、是否饱满、胆囊壁厚度、有无结石、结石的大小、结石的位置、活动度及胆囊周围有无积液、胆管的宽度等，超声还可以同时检查肝脏、胰腺、泌尿系统的情况，为诊断、鉴别诊断及手术方式的选择提供重要帮助。而且超声具有无创、方便、廉价、可重复性好等优点，是本病最重要也是最常用的检查方法。通常情况下，不再需要进行其他的检查。B超是一项操作者依赖性的检查工具，检查结果的准确性依赖于操作者的技术水平。由于胆囊炎的发病率较高，为腹部外科最常见的疾病之一，也较易训练出熟练的超声医师。但是，超声对于胆管结石的诊断率不高，当胆总管增宽、血清胆红素增高时，应行进一步检查。

（4）X线：阳性率低，目前已不作为本病的常规辅助检查。但当X线片显示胆囊区有气液平面时，应考虑到气肿性胆囊炎的可能。

（5）CT：可见胆囊大小、胆囊周围状况等情况，具有重要诊断价值。特别是对急性非结石性胆囊炎，超声诊断率不高，CT诊断率明显高于超声。

（6）MRI：通常情况下，胆囊炎的诊断不需行MRI检查。但是，当胆囊结石患者有黄疸或者疑有胆管结石时，特别是行腹腔镜胆囊切除前，疑有胆管结石时，应行MRCP检查。MRCP对胆管结石的诊断有很高的特异性和敏感性，可以显示胆道系统是否通畅，为明确胆囊、胆管占位的性质提供帮助。但是，MRCP仅仅是诊断手段，而且，对于壶腹部的小结石诊断，不如ERCP。

（7）ERCP：不仅可以确定有无胆管结石，而且可以行十二指肠乳头切开取石，解除梗阻。在急性化脓性胆管炎时，是十分重要的诊断和治疗手段。但是，与MRCP相比，ERCP是一种有一定创伤的诊治手段，有发生出血及穿孔的危险。

当胆囊结石患者有胆总管增宽、黄疸或有急性化脓性胆管炎时，应首选ERCP。如果ERCP不能明确诊断或显影不良，应行MRCP检查。当疑有胆管结石，而胆总管不宽或无黄疸时，应首选MRCP。如果MRCP发现有胆管结石，则应行ERCP，然后考虑行胆囊切除术。

（8）腔内超声：可发现普通经腹壁超声不能发现的小结石，对不明原因上腹部疼痛的患者，具有一定的诊断价值。

（9）99mTcHIDA的胆道排泄造影：对于诊断有困难的患者，可行99mTcHIDA的胆道排泄造影。但是，这一检查手段费用昂贵，仅有部分大型医院拥有设备，而且，患者还要遭受一定剂量的射线，使用范围受限。

3. 诊断分型　胆囊炎可分为急性胆囊炎和慢性胆囊炎。急性胆囊炎可分为：

（1）急性单纯性胆囊炎：炎症较轻，胆囊稍肿胀，胆囊壁轻度增厚。此型胆囊炎由化学性刺激造成，经治疗后易于消退。

（2）急性化脓性胆囊炎：多由继发细菌感染所致。胆囊肿大，胆囊壁各层均有炎症改变，有脓性渗出物。胆囊内胆汁混浊或呈脓性，胆囊与周围粘连，有时形成胆囊周围脓肿。

（3）急性坏疽性胆囊炎：胆囊极度肿大，表面发黑，壁薄，胆囊内可有气体。如果胆囊壁坏死穿孔，胆汁或脓液流入腹腔可引起局限性腹膜炎或弥漫性腹膜炎。

慢性胆囊炎有两类特殊类型的胆囊炎，即Mirizzi综合征和黄色肉芽肿性胆囊炎。Mirizzi综合征可有反复发作的胆囊炎、胆管炎及梗阻性黄疸，实质上是胆囊结石或胆囊炎的并发症。Mirizzi综合征分为四型，Ⅰ型：胆囊颈或胆囊管结石嵌顿压迫肝总管；Ⅱ型：形成胆囊-胆管瘘，但瘘口小于胆管周径的1/3；Ⅲ型：形成胆囊-胆管瘘，但瘘口小于胆管周径的2/3；Ⅳ型：胆囊-胆管瘘完全破坏胆管壁。

4. 鉴别诊断　通过询问病史、体格检查，结合实验室检查、超声及其他辅助检查，大多数急性胆囊炎都能确诊，但需与下列疾病鉴别：

（1）急性阑尾炎：高位阑尾炎的临床表现与急性胆囊炎类似，鉴别要点在于详细分析病史、根据超声及CT等辅助检查有无发现胆囊病变。

（2）急性胰腺炎：急性胰腺炎常并发于急性胆囊炎或胆绞痛后，其腹痛范围偏左，并呈持续性疼痛，血尿淀粉酶增高等，应注意加以鉴别和及时处理，防治重症胰腺炎的发生及发展。

（3）胃十二指肠穿孔：有突发腹痛，很快波及全腹，呈板状腹及膈下游离气体等，易于鉴别。但是，如果十二指肠较小穿孔或穿孔很大为大网膜堵塞、包裹，形成局限性腹膜炎时，则不易于鉴别。部分此类患者常有淤胆，超声有时也不能确诊，此时，腹部CT有助于两者鉴别。

（4）胆囊癌：胆囊癌患者常有胆囊结石及慢性胆囊炎。通常，胆囊癌可有胆囊周围的浸润，CT、MRI有助于胆囊癌的诊断。但是，当胆囊癌可以发生急性胆囊管的梗阻，诱发急性胆囊炎，此时，诊断困难。一部分胆囊癌为急诊胆囊切除时才得以确诊。

（5）其他：肝脓肿、肝癌破裂、右侧腹膜炎及右肾结石等。

对于急性胆囊炎的鉴别诊断中,应详细询问病史、仔细体检,进行必要的辅助检查,避免误诊。特别是对于既往有胆囊结石的患者出现腹痛时,应注意排除心绞痛和心肌梗死,否则,可能出现灾难性的后果。

通过临床表现、超声及其他辅助检查,慢性胆囊炎的诊断并不困难,但注意排除消化道肿瘤。

(三) 治疗

1. 手术治疗　对于胆囊炎,原则上是应外科治疗,手术切除病变胆囊。主要问题是手术时机和手术方式的选择。

(1) 手术时机:目前对于急性胆囊炎的治疗,有两种不同主张,一种是尽量应用非手术治疗,待病情缓解后行择期手术,减少并发症和死亡率。另一种意见是积极进行支持治疗,改善全身情况后,尽可能早期手术,避免发生胆囊坏疽和穿孔。实际上,超过60%的急性胆囊炎可经保守治疗好转。由于急诊胆囊切术较择期胆囊切除术并发症的发生率及患者的死亡率均有显著增高,所以,对于病情较轻、无严重复合疾病及发病在3天以上的急性胆囊炎患者,最好是先行保守治疗,择期行胆囊切除术。对于已有腹膜炎体征、胆囊颈部有结石嵌顿、胆囊明显胀大、有寒战高热、黄疸加重的患者或在保守治疗过程之中出现症状体征持续加重的患者,应行急诊手术治疗。

(2) 手术方式:包括胆囊切除术、胆囊大部切除术和胆囊造瘘减压术。传统的手术方式是开腹胆囊切除术(OC)。OC具有手术视野清楚、可以行胆管探查等复杂操作、胆管损伤等并发症发生率低等优点。但是,OC创伤较大,术后恢复时间和住院时间较长。急性胆囊炎时,由于胆囊及周围组织炎性水肿,解剖结构不清晰,急诊手术较困难,应注意仔细解剖,避免胆道损伤。在急性胆囊炎手术前,应纠正水、电解质和酸碱平衡紊乱,治疗糖尿病,了解心脑血管系统状况并加以必要的处理。急诊OC时,应先分离粘连,分离出胆囊管,确定胆囊三角的解剖关系,然后切除胆囊。如果探查胆囊区发现胆囊区粘连严重,或致密粘连解剖困难,胆囊三角解剖不清等情况,可行胆囊大部切除术。术中切开胆囊底部,沿肝缘切开胆囊壁,解剖胆囊至胆囊颈部,确认无结石残留后,缝扎胆囊管。用石炭酸处理胆囊床及胆囊颈部残留黏膜。胆囊大部切除术与常规胆囊切除术比较,疗效基本相当,但并发症的发生率较低。对于危重患者,难以耐受胆囊切除时,可行胆囊造瘘术。胆囊造瘘术可以暂时缓解病情,等待患者病情平稳后,择期胆囊切除。

近十几年来,随着腹腔镜技术在我国的推广,腹腔镜胆囊切除术(LC)逐渐得以广泛开展。腹腔镜胆囊切除术具有切口小、术中出血少、术中创伤小、卧床时间及住院时间明显减少等优点,已成为择期胆囊切除术的首选术式。文献报道,LC与OC在并发症的发生率及死亡率上,已无明显差异。对于急性胆囊炎初期,即急性单纯性胆囊炎时期,急诊LC较择期LC也不增加并发症的发生率。

近年来,国内外逐渐开展小切口胆囊切除术(minor-incisioncholecystectomy,MC)。有文献报道,MC具有与LC

同样的优点,而且,在需要行胆道探查时,更有优势。但小切口胆囊切除术,易于发生胆道损伤等并发症。而且,腹腔镜手术可同时行腹腔探查术。

对于非结石性胆囊炎和高龄患者的胆囊炎,由于病情进展快、患者耐受性差等原因,保守治疗的坏疽穿孔的发生率和死亡率较高,因此,以往认为,一旦确诊,应行手术治疗。近年来,对于这部分患者,行经皮穿刺胆囊引流术(PTBD),引流出感染的胆汁,降低胆囊的压力,中断疾病进程,等待患者好转后,择期行LC,取得了良好效果。但是,对于缺血性AAC,胆囊造瘘或PTCD并不能中断病程,对于这部分患者,还是应该及时手术切除胆囊。

慢性胆囊炎患者,胆囊癌的发病率较高,常反复发作急性胆囊炎,应择期手术切除胆囊。

约60%~80%的胆囊结石患者,无胆绞痛或胆囊炎的典型症状,通常是在体检时由腹部超声发现。大约10%的无症状胆囊结石患者会在5年出现症状,约20%的患者在10年内出现症状。发现胆囊结石即行胆囊切除,是不必要的。但是,当胆囊结石>3cm时,远期发生胆囊癌的危险增高9~10倍,应行胆囊切除。镰刀红细胞贫血患者伴有无症状胆囊结石时,应行手术切除。这部分患者,易于出现症状。对于器官移植后的患者,和患有免疫性疾病、长期服用免疫抑制剂的患者,也应切除胆囊。

慢性胆囊炎应行择期胆囊切除术,术前应行超声检查,必要时行MRCP或CT检查,确定胆囊及周围情况,可行腹腔镜探查,必要时转开腹胆囊切除术。

Mirizzi综合征患者,应行OC。如果胆管壁缺损较大,可用带蒂胆囊瓣修补缺损的胆管壁。如果无法修补,可行胆肠吻合术。

2. 支持治疗　包括抗生素、禁食、补液、支持对症治疗等。胆道感染的主要途径是逆行感染。急性胆囊炎的胆汁培养中,常见的细菌为肠道常驻菌。最常见的需氧菌依次为:大肠埃希氏菌、克雷柏杆菌、肠球菌、葡萄球菌等;厌氧菌为类杆菌和梭状芽孢杆菌。与以前比较,革兰阳性球菌比例增加。药敏结果显示,细菌对抗生素的敏感性普遍下降。近期研究表明,头孢哌酮/舒巴坦在胆汁中的杀菌指数及$T_{>MIC90}$的时间在常用抗生素中最高;甲硝唑对厌氧菌有较高的杀伤作用。这与我院经验用药吻合。因此,推荐经验用药首选:头孢哌酮/舒巴坦,联合甲硝唑。

氨基糖苷类一般不作为胆道感染的首选药物,主要原因是此类药物的肾毒性。黄疸患者容易发生肾功能损害。

对于胆绞痛或急性单纯性胆囊炎患者,应用抗生素并不能缩短病程。但是,对于有明确感染依据的胆囊炎,应及时使用抗生素。

二、重症急性胆管炎

重症急性胆管炎(acute cholangitis of severe type, ACST),又称急性梗阻性化脓性胆管炎(acute obstructive suppurative cholangitis, AOSC),是急性胆管炎的严重阶段,由1983年中华外科学会在重庆召开的胆石研究会议上,将其定名为重症急性胆管炎。它是由于各种原因引起的胆道梗阻,继发各种化脓性细菌感染所致胆道系统的急性炎症,是腹部外科常见的严重急腹症,常易合并血行感染、DIC 和多脏器功能衰竭,具有起病急、变化快、病死率高的特点,严重威胁患者生命。急性梗阻性化脓性胆管炎亦可发生于主要肝胆管的梗阻及感染,现常称之为急性梗阻化脓性肝胆管炎(acute obstructive suppurative hepatic cholangitis,AOSHC)。

（一）病因 引起急性梗阻化脓性胆管炎的原发性疾病多为胆管结石和胆道感染,亦常发生于患者的全身抵抗力低下,如老年、肿瘤晚期的患者。少数胆管癌的患者晚期时可合并急性梗阻化脓性胆管炎,此病在我国西南胆管结石和胆道蛔虫高发地区亦较常见。文献报道主要病变和诱因是胆道蛔虫病、肠属菌感染、胆管结石和胆管狭窄。由于胆结石的种类及其分布可在不同地区中有所不同,所以诱发急性梗阻性化脓性胆管炎的原因可因不同地区而异。除胆管结石外,肝内外胆管的炎症性狭窄是导致急性梗阻性化脓性胆管炎的又一重要因素。胆管的炎症往往造成胆道狭窄,进一步诱发原发性肝内胆管结石的生成,进而加重胆道狭窄,其狭窄有时是多发性的,这是手术后胆道引流不畅,反复发作胆管炎的原因之一。胆肠吻合术后,吻合口狭窄及肠液反流,同样可以发生严重的和经久不愈的急性化脓性胆管炎。

（二）病理学及微生物学 急性梗阻性化脓性胆管炎的基本病理改变是胆道梗阻及感染。梗阻的胆管常扩张明显,炎症的反复刺激引起胆管壁增厚,黏膜充血、水肿,黏膜表面常有多处溃疡形成。肝脏充血肿大,镜下可见肝细胞肿胀、胞浆疏松不均,肝细胞索紊乱,肝窦扩张,胆管壁及周围可见中性粒细胞和淋巴细胞浸润,胆汁淤滞;少数有肝细胞坏死及多发脓肿形成。胆管内压力增高在化脓梗阻性胆管炎的发展中起着极其重要的作用,胆道压力上升使胆小管破溃,大量含有游离胆红素颗粒的胆汁可经坏死的肝细胞进入肝窦,形成胆小管-肝静脉或门静脉分支瘘,实验证明当胆管内压>2.9kPa 时,细菌及其毒素即可反流入血,而出现临床感染症候。镜下见肝中央静脉、小叶旁静脉、肝静脉及其属支内含有胆红素颗粒的混合血栓,并可经下腔静脉进入肺循环,发生肺动、静脉内胆沙性血栓栓塞,造成肺局灶性栓塞。

化脓性胆管炎的致病菌及其毒素通过胆汁可以直接入血,造成全身严重的毒性反应,以致循环出现障碍、休克,危及生命。此类患者的血培养多与胆汁中有一致的致病菌,发作时血培养以革兰阴性菌为主,以大肠埃希菌(33%),克雷伯菌属(16.52%),枸橼酸杆菌属(8.26%)和肠杆菌属(8.26%)为常见,占胆道感染菌的66.4%;革兰阳性菌主要为肠球菌(15.1%),居感染菌第三位。常见混合感染菌中以绿脓假单胞菌最常见为(33%),其次产气肠杆菌(14.28%),单胞菌和气单胞菌(14.28%);约40%患者可分离出单一菌种,两种或两种以上者也占40%,三种以上者占20%。近年胆道感染新增加的细菌有绿脓假单胞菌、产气肠杆菌、催产克雷伯菌、少丙二酸盐枸橼酸杆菌、克鲁沃菌、迟缓爱德华菌、鸟肠球菌、草绿色链球菌、铅黄肠球菌、斯氏假单胞菌、居泉沙雷菌、液化沙雷菌、肠炎耶尔森菌、红斑丹毒丝菌、嗜麦芽黄单胞菌等。

由于抗生素的滥用,引致胆道常见菌群的混乱,增加了细菌的耐药性和其他罕见菌种感染的出现。

（三）临床表现 急性重症胆管炎临床常见症状有上腹痛、寒战、高热、黄疸、低血压,严重时可有发绀、休克乃至死亡。Charcot 三联征是急性重症胆管炎的典型症状,包括腹痛、畏寒高热和黄疸,见于大多数患者。腹痛的性质因病因不同而各异:胆管结石、胆道蛔虫引起的腹痛多为剧烈绞痛;胆管狭窄和肿瘤引起的腹痛常为右上腹或肝区的剧烈胀痛;胆肠吻合口狭窄的患者多无明显腹痛。查体右上腹压痛、肌肉紧张、肝脏肿大、肝区压痛和叩击痛是常表现出来的体征,偶尔梗阻部位在胆总管下段时,右上腹可以触及到肿大的胆囊。有时病变累及一叶肝组织,病侧肝体积增大,触痛明显,不宜与肝脓肿鉴别。高热是此症的另一特点,体温在39℃以上,不少患者达到40～41℃,发热前可伴或不伴有寒战。上述症状反复出现,有时每日可能有不止一次的寒战和弛张高热。黄疸随病程的长短和胆道梗阻的部位而异,病程长者,多有明显黄疸。黄疸来源于胆道主要分支梗阻以及肝细胞的急性损害。亦有部分患者病程短,或是一侧胆道梗阻健侧代偿而不出现黄疸或黄疸程度较轻。发作严重时患者常有烦躁不安、呼吸急促、脉搏增快,血压随脉搏增加而升高,进而很快下降,四肢湿冷,脉搏细数、神志恍惚,进入感染性休克阶段。若治疗不及时,进一步发展为脏器功能衰竭,危及生命。

（四）辅助检查

1. 血常规及生化检查 白细胞计数常高于$20×10^9/L$以上,其升高程度与胆道感染程度平行。血培养在部分病例中呈阳性。常伴有肝肾功能损害,黄疸指数升高,以结合胆红素为主,尿中常有蛋白及颗粒管型,尿胆原升高。代谢性酸中毒和低钾血症亦常见。

2. 影像学检查 化脓性胆管炎常由胆管结石和胆道狭窄引起,因梗阻部位不同,CT 表现不一。胆管梗阻发生在胆总管下段时,胆汁引流不畅,管内压不断升高,脓性胆汁淤积,肝内外胆系广泛扩张;胆管壁炎性水肿及胆汁环绕,脓液周围可见环形水样低密度,增强扫描肝内胆管壁的强化密度高于肝实质常提示急性发作,胆管壁可显示弥漫性偏心性增厚。胆管周围多发或单发肝脓肿也是常见表现之一,增强后脓肿壁及其分隔均有强化。反复炎症阻塞造成肝实质体积缩小及局限性肝段萎缩,左肝外叶多见,其次是右后叶下段。少数患者还可见脂肪浸润引起的局限性肝实质密度减低。增强后扫描见节段性均匀或不均匀肝实质强化常提示急性化脓性炎症的发展。胆管内积气与胆肠吻合手术史、Oddi 括约肌功能不全和产气杆菌感染有关。狭窄或结石局限在左右肝管分叉以上,影像显示肝管扩张呈不对称性或局限性分布,病变侧明显,扩张胆管呈聚集状。同时扩张胆管常表现在肝内胆管一、二级分支,而周围胆管炎性纤维化丧失扩张能力,表现为"中央箭头"征。B超因其简便易行,往往能更及时地获取第一手资料,常表现为肝内外胆管扩张,管壁增厚模糊,肝脏实质回声不均匀,管腔内可有脓液所致的斑点状中低回声。MRCP能清楚的显示胆道多发梗阻后狭窄,对肝外梗阻诊断定位准确率达100%,对炎症、手术创伤所致的胆道狭窄准确率可达75%。

(五) 特殊类型的胆管炎 重症胆管炎是外科常见的危重症之一,在胆道梗阻、感染及胆道高压的基础上,肝单核-巨噬细胞系统功能破坏,致使大量细菌及内毒素从肝窦入血,引起机体的炎症反应,释放多种炎症介质,造成感染性休克乃至多器官功能障碍和衰竭,有较高的死亡率。有胆总管梗阻的ACST多有Charcot三联征或五联征,结合体征和影像学检查多能及时诊断。而肝内型ACST虽有同样的危险性,但临床上往往没有典型的三联征,仅42.86%有明确的腹痛、发热、黄疸)肝内胆管梗阻型胆管炎腹痛较轻,梗阻部位越高,腹痛越不明显,甚至无明确腹痛。一侧胆管梗阻,由于健侧的代偿性排胆而不出现黄疸,体检多无明显腹痛及腹膜刺激征,容易误诊或对其严重性认识不足,而延误治疗时机

(六) 治疗 ACST是急性胆道疾病中死亡率最高的疾病,其病理基础是胆道梗阻、胆道高压合并细菌感染,其中绝大部分是以结石引起的梗阻,尚有小部分为寄生虫所致,胆道内压力不断升高,胆汁中大量的细菌和毒素通过肝胆管的肝细胞屏障直接进入肝血流中,产生全身性炎症反应和中毒症状,所以肝细胞的胆血屏障破坏是ACST的主要原因,任何平面的胆管梗阻,当影响大片的肝实质时均可引起ACST类似的表现。尽早胆道减压引流或在未发生严重的肝脏及多器官损害之前,不失时机地施行手术引流。方式要求简单、快捷、准确、安全、有效,所以对部分病例不能一次性的彻底手术。患者入院后作常规快速的检查,力争在短时间内明确诊断,对生命体征平稳的病例,选择CT扫描能更明确梗阻部位和性质,对于休克表现的病例应积极抗休克治疗,过多费时的检查和指望抗休克治疗来控制病程的进展将会延误病情,加剧MOF的发生,导致不可逆的器官损害,解除梗阻才是解决问题的关键所在。

临床治疗首先要积极抗休克治疗,包括开放静脉、输液输血补充血容量,纠正代谢性酸中毒和电解质紊乱,保持内环境的稳定,保护脏器功能。早期应用糖皮质激素仍是否对细胞和器官起到保护作用仍需进一步探讨。其次,合理选用抗生素,要考虑到细菌感染的类型,抗生素在胆汁中的浓度以及细菌的耐药性等问题。胆道中的细菌感染多为革兰阴性杆菌和厌氧菌。因此,临床上,选用主要针对革兰阴性杆菌和厌氧菌。喹诺酮类的环丙沙星加用甲硝唑可作为治疗胆道感染的首选方案。若为肠球菌感染也可选用氨苄西林。但目前胆道感染菌群在变迁,对各种抗生素的耐药性在不断改变。最好根据细菌培养与药敏试验结果,结合药物在胆汁中排泄浓度有针对性地选择抗生素。第三,全身支持治疗如止痛、解痉、纠正脱水、静脉给予维生素K、C等。

急性重症胆管炎以胆道梗阻和感染为主要特征,患者多伴有休克及精神症状,病情凶险,病死率高。传统外科治疗主要以胆总管切开、T管引流、胆囊造瘘术和经皮经肝穿刺胆管引流(percutaneous transhepatic cholangio drainage,PTCD),此类手术患者创伤应激大,手术风险高,病死率高达15%~40%;老年、严重伴发病、多脏器功能衰竭

的患者急诊手术抢救病死率31.5%~56%,并发症61.7%。急诊内镜胆道引流成功率95%~97.3%,并发症13.9%,病死率4.7%~7.6%,具有方便、快速、有效、创伤小、患者痛苦少,明显降低死亡率和并发症的优势,成为ACST治疗的首选方法。内镜胆道减压引流的有鼻胆管外引流(endoscopic nasobiliary drainage,ENBD)和胆肠内支撑管引流(endoscopic retrograde biliary drainage,ERBD)。ENBD通过鼻腔将胆汁引流体外,可方便观察胆汁性状、总量,取胆汁做细菌培养和药敏试验,指导临床用药,寻找脱落细胞协助病因诊断,方便以后胆道造影;同时在术中作为寻找胆总管的标志,并可代替T管。但是ENBD长期引流会造成胆汁大量丢失,引起水、电解质紊乱和消化吸收不良等不良副作用,故不宜长期引流。ERBD内引流,避免胆汁流失,不同于ENBD引起的诸多不良反应,符合生理要求,多数可在基础麻醉下操作,患者痛苦小易于接受。Shama BC等认为ENBD和ERBD同样有效和安全,目前急诊内镜胆道引流ENBD较为常用。近来B超引导下急诊内镜治疗成功在国内已多有报道,此法适应急诊方便、及时、耗时少及无相关设备的抢救处理。如今急诊内镜治疗ACST总的并发症6.3%~11.0%,死亡率0.1%~0.4%。随着腹腔镜技术在胆道外科的日益成熟,急诊内镜和腹腔镜的联合应用使外科很多高风险的开腹胆道手术可通过腹腔镜手术得以解决,使整个疾病治疗过程微创化,降低了患者病死率。传统的在放射线下经皮经肝肝内胆管引流术(percutaneous transhepatic cholanghiography drainage,PTCD)已逐步被超声引导取代,穿刺成功率达82.55%~96.7%,同时也大大降低并发症的发生率。腹腔镜胆总管探查术是国际上随着腹腔镜胆囊切除术技术成熟后,逐步发展起来的一种新技术。自1991年实行首例经胆囊管腹腔镜胆总管探查术后,国内外已进行了多种形式的尝试使用腹腔镜胆总管切开取石技术,取得了极好疗效。但其需要放置T型管引流,不能直接缝合胆总管,这样便失去了腹腔镜微创治疗的优越性。

ACST病情危重,手术应力求简单、有效;对造影后显示肝胆管狭窄位置较高、左右肝管均有结石、单侧肝管结石充满型、胆总管高度扩张以及病程较长反复发作的患者应采用开放手术治疗,手术尽可能简洁,以解除胆道梗阻、降低胆道压力为唯一目的。不建议急诊行肝部分切除和胆肠吻合术。待其后恢复平稳,再行胆道造影,根据发现作进一步处理。在肝内型ACST有时必须行肝叶切除方能解除肝内梗阻,去除病灶,达到解除狭窄、通畅引流的目的。

(七) 预后及合并症 轻型急性胆管炎治疗效果非常满意,死亡率几乎均与其潜在疾病及合并症有关,而与胆管炎无关。在出现休克和中枢神经系统症状时,这种急性梗阻化脓性胆管炎的死亡率较高,故掌握手术治疗的时机对降低手术死亡率有很重要的意义,在发病24小时内手术的患者,死亡率最低;若在发病后72小时以上因出现严重并发症而被迫手术者,则死亡率剧增。致死原因常是感染性休克不可逆转、全身感染、肾功能不全、多发性肝脓肿、多脏器功能衰竭、肝衰竭。急性重症胆管炎是导致良

性胆道疾病患病死亡的最主要的原因,需要注意的是正确判断手术引流胆道的时机,避免过多依赖抗生素或过分的延误。

三、肝脓肿

（一）流行病学　近年来,虽然死亡率有所下降,但肝脓肿导致的严重感染或感染性休克仍然有一定的发病率。最近的研究报告肝脓肿的死亡率仍可达到 6% ~ 14%。早在希波克拉底时代（大约公元前 400 年）肝脓肿就被认识了,希波克拉底预言该病的预后与病灶内的液体类型有关。19 世纪 Bright 就提出阿米巴可能是形成肝脓肿的原因,1883 年 Koch 描述了肝脓肿壁上的阿米巴。在病因学上,Fitz 和 Dieulafoy 用术语 La foieappendiculaire 来描述继发于穿孔性阑尾炎、伴有门静脉炎的多发性肝脓肿。Ochsner 和 DeBakey 分别在 1938 年和 1943 年提出细菌性和阿米巴性肝脓肿的经典论述。近年来放射学诊断方法上取得了很大的改进,只要应用超声或 CT 检查,很少有漏诊。治疗方面的进步主要表现在对患者的支持治疗、微创脓肿引流和抗生素的合理应用等方面。

肝脓肿的总发病率相对稳定,在美国细菌性肝脓肿的发病率估计为 8 ~ 15/10 万人口。在医疗保健不健全的发展中国家,无论细菌性或阿米巴性肝脓肿的发病率均相对较高。马来西亚细菌性肝脓肿占全部入院病例的 0.85%。阿米巴性肝脓肿多见于热带或亚热带地区的国家及卫生状况较差的地方。1975 年美国疾病控制中心（CDC）登记报告的阿米巴病例为每 10 万人中有 1.3 例,有学者估计 CDC 每年 3500 例阿米巴病例的记录可能低估了实际的发病人数。

细菌性肝脓肿男、女发病比例约为（1.4 ~ 2.5）:1。40 ~ 60 岁年龄组的患者最多见。在过去几年中,洛杉矶年轻患者的男女之比接近 2:1,这种性别分布的改变可能是受艾滋病影响的结果。男性患者比女性更容易患阿米巴性肝脓肿,男女患病比为（9 ~ 10）:1,20 ~ 50 岁是该病高发年龄。除与居住环境有关外,未见有任何特殊的种族易感性。

（二）发病机制　一般性肝脓肿或特殊的细菌性肝脓肿,其病理生理学包括两个基本因素:微生物存在和肝脏容易受累。细菌和微生物向肝脏播散途径包括:①门静脉系统;②胆道逆行感染;③血行感染恶化期间经肝动脉;④肝下或膈下感染直接扩散;⑤外伤性的直接通道。继发于胆道梗阻的逆行性胆道感染是细菌性肝脓肿的最常见原因,可占 21% ~ 30%。

（三）病理学和微生物学

1. **细菌性肝脓肿的病理学特点**　以肝右叶脓肿为主,右叶和左叶发生肝脓肿的比例接近 3:1,多数研究发现单发和多发肝脓肿的发病机会几乎均等。

2. **微生物学特点**　多数肝脓肿患者存在多种革兰阴性需氧菌和厌氧菌的混合感染,其中以大肠埃希菌和肺炎克雷伯菌最为常见。多数致病菌来源于肠道或胆道。近年来细菌性肝脓肿的病原学发生了很大的变化,肺炎克雷伯菌逐渐取代了既往大肠埃希菌的地位,其构成比甚至高

达 60%。多位学者对由肺炎克雷伯菌所导致的细菌性肝脓肿进行多项研究,并与非肺炎克雷伯菌所导致的细菌性肝脓肿进行对比,发现肺炎克雷伯菌的分离率不存在种族差异,肺炎克雷伯菌组中隐源性感染、饮酒、糖尿病患者比例高,单发性脓肿及单一细菌感染多,迁徙性感染发生率高,死亡率明显较低。曾有报道高达 44.4% 的患者是多种菌的混合感染。但刘真真报告的一组资料中存在混合感染者仅 4 例。此组资料中病原菌以革兰阴性菌为主（占 78.45%）,其中肺炎克雷伯菌和大肠埃希菌为优势菌群,分别占 39.56% 和 35.16%;革兰阳性菌中金黄色葡萄球菌和肠球菌为优势菌,分别占 40% 和 28%。

（四）临床表现　细菌性肝脓肿临床表现无特异性,大多起病急、病情重、全身中毒症状明显,以高热、寒战、右上腹痛、肝区叩痛为典型临床表现,另外还有部分患者伴畏寒、乏力、食欲不振、消瘦、皮肤巩膜黄染、肝脏大、贫血和低蛋白血症等表现。个别患者可因脓肿破溃导致弥漫性腹膜炎、脓胸、心包炎和胆道大出血等。除了发热、肝区疼痛、肝大及肝区叩痛等细菌性肝脓肿的典型临床表现外,约 35% 的阿米巴肝脓肿患者还有腹泻史。

（五）辅助检查

1. **实验室检查**　外周血白细胞总数上升、碱性磷酸酶、转氨酶升高、低蛋白血症。文献报道细菌性肝脓肿白细胞升高可达 77.6%,血红蛋白低于 90g/L 占 30%,肝功能受损达 73.6%,穿刺抽取脓液做细菌培养阳性率较低,在 50% 左右,如在 B 超或 CT 引导下穿刺病变部位,抽到灰白或灰黄或带血性的浑浊脓液即可确诊,如不能抽到脓液可行组织活检对明确诊断及指导治疗非常有益。

2. **超声**　由于 B 超具有方便、价廉、易重复等优点,对考虑有肝脓肿的患者,首选的检查应是 B 超,其对细菌性肝脓肿诊断正确率分别可高达 95% ~ 96% 肝脓肿的 B 超影像特点是脓肿周边多有充血、水肿,边界不清楚,形态不规则,脓肿内部回声不均匀,脓肿内部可有气体的强回声。

3. **计算机体层摄影（CT）**　CT 检查对对细菌性肝脓肿诊断正确率分别可高达 94.6% ~ 96.2%。典型的肝脓肿 CT 表现为平扫呈类圆形低密度影,有气泡及液气平面,脓肿外围可见"靶征"。增强扫描呈环状或花瓣状强化。

4. **磁共振检查**　典型肝脓肿有明显的脓腔,圆形或类圆形,单房或多房,MRI 上呈长 T1、长 T2 信号,周围由炎症充血带和纤维肉芽组织构成的壁呈等或高信号的环,称"环征"或"双环征"。不典型肝脓肿多为脓肿的较早期,脓腔尚未完全形成,无数微小脓腔与其间残存的肝组织及纤维组织交织形成花簇样改变,称"簇形征"。随着病变进展,小脓肿相互融合,形成坏死灶大小不一、间隔厚薄不均脓腔,称"蜂窝征"。多房脓肿内的房腔多紧贴病灶边缘分布,称"周边多囊征"。此外,脓腔内还可有气体,也可因脓腔内组织碎屑沉积而呈分层现象。增强检查时脓壁和间隔可发生轻中度强化。血管造影:若肝脓肿与其他占位性病变如肝癌等不易鉴别,可选用腹腔血管造影除外肝癌。

（六）鉴别诊断　细菌性肝脓肿和阿米巴性肝脓肿的特征比较见表 80-0-1。

表 80-0-1　细菌性肝脓肿和阿米巴性肝脓肿的特征

	阿米巴性肝脓肿	细菌性肝脓肿
病史	腹泻病史,或肠道阿米巴病史	多先有胆道疾病史、腹腔脏器化脓性感染病史、或脓毒血症史
症状	起病较缓,病程长	起病急骤,中毒症状重
肝脏脓肿	多见于右肝,多为单个较大病灶	多见于右肝,常为多个,病灶可较小
白细胞	轻中度升高	显著升高,以中性粒细胞升高为主
血细菌培养	不合并细菌感染时阴性	可获阳性结果
脓液	脓液多为巧克力样,可找到阿米巴滋养体	脓液多为灰白或灰黄或带血性的浑浊脓液,有臭味,细菌培养可阳性
血清阿米巴抗体	阳性	阴性
治疗	甲硝唑、氯喹、土根素等有效	抗生素有效
预后	相对较好	易复发

（七）治疗

1. 细菌性肝脓肿　有效治疗是去除脓肿和根本病源,细菌性肝脓肿的治疗方案较多,应根据患者的具体情况进行选择。近年来,随着影像学技术的发展,在 CT 或 B 超引导下穿刺抽吸或置管引流成为首选的治疗方法。

同时必要的抗生素治疗也是必不可少的,但必须结合原发病灶的处理和脓腔局部的充分引流。以往多选用大剂量青霉素+阿米卡星+甲硝唑,如果经穿刺取得病原学结果或药敏试验结果,则应按照药敏结果调整用药,可选用三代头孢菌素或喹诺酮类。因甲硝唑对厌氧菌和阿米巴的作用较强,一般在上述抗生素的基础上再加用甲硝唑。目前较常选择的方案有单纯抗生素治疗、抗生素+经皮肝穿抽吸/引流、抗生素+脓肿切开引流、抗生素+肝叶切除等。近年来抗生素给药方式不仅仅局限于静脉滴注,在微创、内镜方面有很多新技术的应用,如肝总动脉置管局部给药、内镜下括约肌切开+局部抗生素持续泵入等。

2. 阿米巴性肝脓肿　主要是抗阿米巴药物治疗。药物首选甲硝唑(1.2g/d,10~30 天),因其高效、安全,对肠内、肠外阿米巴感染均有效,兼有抗厌氧菌作用。

喹诺酮类(常用第三代药如诺氟沙星)其抗阿米巴作用不亚于甲硝唑,且兼有广谱抗菌作用,对甲硝唑疗效不佳者或 ALA 合并细菌感染者可用喹诺酮类,此类报道较少,临床可扩大验证。

依米丁(吐根素)及氯喹疗效虽佳,但因其毒性大,用者常有戒心。依米丁小心按常规使用可避免心脏及神经等严重不良反应,如无禁忌证,可用于甲硝唑疗效不佳者,尤其脓腔较大、有穿破危险需紧急控制病情者。氯喹见效慢,疗程长,治疗剂量内可发生致命性心脏并发症,现已少用,仅作为甲硝唑的替换药物。

抗阿米巴药物不宜同时应用,以免增加不良反应,但可轮换使用。肠内阿米巴是肝内感染的来源,故应同时进行抗肠内阿米巴治疗。依米丁和氯喹仅对肠外阿米巴感染有效,如单用以上药物,于疗程结束后应继以抗肠内阿米巴药物治疗一疗程,如双碘喹啉(成人每次 600mg,每日 3 次,用 20 日,碘过敏者忌用),氯胺苯酯[成人每次 500mg,每日 3 次;儿童 20mg/(kg·d),用 10 日]等。有报道甲硝唑疗程结束后仍有 13%~19% 的患者继续排出包囊,故在疗程结束时,尤其在甲硝唑疗效不佳而换用氯喹或依米丁者,仍应查粪便内溶组织阿米巴包囊,如阳性,则给予抗肠内阿米巴药物一疗程。

3. 肝脓肿的外科治疗　手术治疗主要包括腹腔镜介导的肝脓肿引流术、开腹脓肿切开引流术和肝叶切除术等。应用是要根据患者的一般情况、肝脓肿的具体特点和医疗环境等因素选择不同的手术方式。

B 超或 CT 引导下经皮穿刺肝脓肿引流在临床广泛应用,穿刺抽脓或置管引流的方法操作简单、创伤小、安全、疗效可靠。脓肿穿刺抽吸或置管引流结合全身应用抗生素可作为临床治疗肝脓肿的首选方法。对于选择穿刺抽吸或置管引流的指征尚无统一认识。一个随机对照研究认为间断穿刺抽吸可以达到与置管引流相同的疗效,而避免带管引流住院时间长、带管不方便的缺点。目前被多数医生接受的一般原则是小于 5cm 的肝脓肿可采用穿刺抽吸治疗,>5cm 的肝脓肿可采用穿刺抽吸后置管引流。穿刺一般使用 18G 套管针,置管引流一般采用 8F 猪尾管可达到创伤小,引流通畅的效果。肝脓肿诊断确立后,B 超、CT 或 MR 提示肝内有液性病变,即可进行穿刺引流治疗。患者体温正常,经影像学检查提示肝内脓腔消失时,可拔除引流管。国内作者报告的 CT 或 B 超引导下穿刺或置管引流治疗肝脓肿治愈率在 90%~100%。对于 10cm 以上的肝脓肿或置管引流效果不满意者,还可采用置管冲洗引流的方法。在脓肿腔的不同位置置入两根引流管,一根用作引流,另一根灌洗用,根据引流的通畅情况,间断或持续滴入灌洗液,可有利于脓腔内坏死组织的引流。冲洗液中还可加入敏感抗生素。

（何小东）

主要参考文献

［1］黄洁夫. 腹部外科学. 北京：人民卫生出版社，2001：1369-1380.

［2］Barie PS，Eachempatis SR. Acute acalculus cholecystitis. Curr Gastroenterol Rep，2003，5（4）：302-309.

［3］Onder RP，HallowellPT. The era of ultrasonography during laparoscopic cholecystectomy. Am J Surg，2005，189：348-351.

［4］NIH state-of-the-science statementon endoscopic retrograde cholangiopancreatography（ERCP）for diagnosis and therapy. NIHConsensState Sci Statements，2002，19：1-26.

［5］Shama BC，Kumar R，Agarwal N，et al. Endoscopic management of acute calculoud cholangitis. Endoscopy，2005，37（5）：439.

第 81 章

消化系统感染性疾病

由于 ICU 患者病情危重,常并发严重的并发症,免疫功能损害以及多种侵入性监测和治疗措施,ICU 患者是医院获得性肠道感染的高危患者,但是其发病率和病死率不详。临床医生常着重处理心功能衰竭、肾衰竭、机械通气等临床问题,常常忽视肠道感染,延误诊断。

胃肠道蠕动、胃酸和肠道正常菌群构成胃肠道的非特异性免疫屏障。正常的胃肠道蠕动不断推进食物前进,防止病原微生物和毒素的聚集。ICU 患者接受的治疗措施会减缓胃肠道蠕动,例如机械通气时常使用镇静药物,患者充分镇静的同时,药物也减缓胃肠道蠕动,易患肠道感染。胃酸是重要的非特异性免疫屏障,可以有效杀灭进入上胃肠道的细菌。ICU 患者胃液 pH 值常常较高,有利于细菌进入下消化道。使用 H_2 受体阻滞剂或质子泵抑制剂预防应激性溃疡,大幅度减低胃酸分泌,易患胃肠道感染。胃肠道从口腔到肛门都存在大量的细菌,正常的菌群分布在胃肠道起到物理和化学的屏障作用,正常的微生态环境能有效抑制致病菌的生长。不同的部位的正常菌群不同。口腔中含有革兰阳性菌、革兰阴性菌和厌氧菌。食管中细菌较少。由于胃酸的缘故,胃内细菌少,大多数细菌不能在胃内存活,但是幽门螺杆菌可以在胃内存活,是胃炎、消化性溃疡和胃癌的致病因素之一。下消化道含有大量的细菌,由于小肠蠕动快,食物停留时间短,结肠内的细菌远远多于小肠。结肠内含有大量革兰阴性菌、革兰阳性菌和厌氧菌,其中包括肠球菌、拟杆菌和肠杆菌科细菌。人体与正常菌群的动态平衡一旦被打破,就可以导致腹泻、艰难梭菌结肠炎等。广谱抗生素的使用就是破坏正常菌群的最主要的危险因素。

一、食 管 炎

由于 ICU 的患者常不能说话,无法述说不适症状。机械通气的患者,由于气管插管、胃管的放置,影响医生观察上呼吸道,即使发现食管感染的一些迹象,也常误认为是导管引起的局部感染,因此,ICU 的医生常忽略食管感染。

食管念珠菌病主要见于 AIDS 患者和血液系统恶性肿瘤患者,也见于特发性 $CD4^+$ 淋巴细胞减少症患者。关于 ICU 患者的临床研究较少。有研究表明,经胃镜证实,20% ICU 患者有食管炎。食管炎的典型表现是吞咽困难,可伴随吞咽疼痛。食管引起的疼痛为胸骨后烧灼痛,卧位时加重。清醒的、可以言语表达的患者,这些症状能引起医生的注意,但是气管插管和镇静的患者,就不会有这些主诉。食管念珠菌病常合并鹅口疮,但是没有鹅口疮也不能否认食管念珠菌病的诊断。只有不到 1/3 的食管炎患者有发热。

食管念珠菌病最常见的致病菌是白念珠菌,其他念珠菌也可以引起食管念珠菌病,如热带念珠菌、近平滑念珠菌、克柔念珠菌和光滑念珠菌。非白念珠菌的增加,与预防使用三唑类药物有关。单纯疱疹病毒和巨细胞病毒也是食管炎重要病原体,以单纯疱疹病毒 1 型为主。

食管念珠菌病和病毒感染时,口腔常有相应的病灶,因此,体格检查时不能忽略口唇疱疹和口腔念珠菌感染的意义,特别是无法解释发热原因的患者。明确诊断需要进行胃镜检查,但是直视下不能很好区分白念珠菌、单纯疱疹病毒和巨细胞病毒的病灶,应该进行活检,组织病理检查有助于诊断。

食管念珠菌病需要给予全身抗真菌治疗,不能仅给予局部治疗。当口腔念珠菌病合并胸骨后疼痛或吞咽疼痛时可以给予经验性治疗,如果 3 天后症状无改善,宜行胃镜检查。基于氟康唑安全、有效、服用方便且价格低廉,食管念珠菌病的治疗首选氟康唑 200～400mg/d,静脉点滴或口服,每日 1 次,疗程 14～21 天。氟康唑治疗失败或复发的患者可以使用伏立康唑(200mg,口服或静脉点滴,每天 2 次)或泊沙康唑(400mg,每日 2 次)。不能口服或不耐受口服药物的患者,以及耐氟康唑菌株可以使用棘白菌素类药物,如卡泊芬净(负荷剂量 70mg,静脉点滴,然后 50mg 静脉点滴,每日 1 次)、米卡芬净(150mg,静脉点滴,每日,1 次)或阿尼芬净(负荷剂量 200mg,静脉点滴,然后 100mg,静脉点滴,每日,1 次)。耐药菌株感染、妊娠、光滑念珠菌、克柔念珠菌感染选用两性霉素 B 治疗,剂量为 0.5mg/(kg·d)。单纯疱疹病毒食管炎和巨细胞病毒食管炎选用阿昔洛韦或膦甲酸钠治疗。

二、胃 炎

住院患者的胃部感染不重要。现在已经明确幽门螺杆菌胃炎、消化性溃疡和胃癌的关系,幽门螺杆菌感染与应激性溃疡可能也存在相关。ICU 患者幽门螺杆菌感染与应激性溃疡的关系尚无定论。有研究表明入住 ICU 的患者幽门螺杆菌感染率为 50%，幽门螺杆菌感染是胃黏膜损伤的独立危险因素，但是同时也发现进入 ICU 后，幽门螺杆菌的检出率显著下降，可能与抗生素使用有关。

三、腹　泻

腹泻是肠炎最主要的症状，重症患者发生腹泻，可以促使心功能和血流动力学恶化，大量液体丢失还会造成脱水，诱发多脏器功能不全。体液丢失还能导致水电介质酸碱失衡，心律失常的风险增加。因此，ICU 医生应该对腹泻高度警觉，及时诊断，尽早治疗。

腹泻的原因包括渗透性腹泻、渗出性腹泻、动力性腹泻、分泌性腹泻和吸收不良性腹泻。肠道感染是造成急性和慢性腹泻的重要原因，可以造成腹泻的病原体包括细菌、病毒和寄生虫。医院外腹泻的病原菌有很多种，详见表 81-0-1。但是 ICU 患者腹泻最主要的病原菌就是艰难梭菌，此外还有因高渗性胃肠营养液引起的高渗性腹泻。医院外的病原菌在 ICU 罕见，但是作为鉴别诊断应该有所了解，下面就这些病原菌引起的侵袭性腹泻、非侵袭性腹泻和出血性腹泻做简单介绍（表 81-0-2）。

表 81-0-1　急性感染的常见病原体

病原体	小肠	结肠
细菌	沙门菌属 *	弯曲杆菌属 *
	大肠杆菌	志贺菌属
	产气荚膜杆菌	艰难梭菌
	金黄色葡萄球菌	耶尔森菌属
	亲水气单胞菌	副溶血弧菌
	蜡样芽孢杆菌	侵袭性大肠杆菌
	霍乱弧菌	类志贺毗邻单胞菌
		催产克雷伯杆菌（罕见）
病毒	轮状病毒	巨细胞病毒
	诺如病毒	腺病毒
		单纯疱疹病毒
原虫	隐孢子虫 *	溶组织阿米巴
	微孢虫 *	
	等孢子球虫属	
	环孢子虫	
	兰氏贾弟鞭毛虫	

注：*：可以累积小肠和结肠，更常累及所列肠道

表 81-0-2　侵袭性、非侵袭性出血性腹泻的鉴别

	侵袭性腹泻	非侵袭性腹泻	出血性腹泻
临床表现	黏液脓血便、量少、大便次数多，伴里急后重、发热	大量水样泻，脱水	大量血水样大便
大便常规	大量白细胞，有红细胞	无红、白细胞	大量红细胞
常见病原菌	致贺菌属、沙门菌属、空肠弯曲菌、副溶血弧菌	霍乱弧菌、产肠毒素大肠杆菌	大肠杆菌 O175：H7
致病机制	侵入结肠黏膜上皮细胞，引起炎症	毒素引起的分泌性腹泻	不详
治疗	抗生素治疗	补液、抗生素治疗	病程自限，支持治疗，抗生素治疗 大肠杆菌 O175：H7 感染可能诱发溶血尿毒综合征

（一）侵袭性腹泻　侵袭性肠道感染典型的临床表现为脓血便，大便量不多，次数频繁，伴明显的直肠刺激症状。病情严重不一，轻症患者可以自愈，严重者可以导致感染性休克、脑病、肠道穿孔。引起侵袭性肠道感染的主要致病菌包括痢疾杆菌、非伤寒沙门菌、侵袭性大肠杆菌、空肠弯曲菌和副流血弧菌。

细菌性痢疾由痢疾杆菌引起，全年均有发病，但以夏秋季节最多。患者和带菌者是本病的传染源。菌痢是消化道传染病，可经传的水、食物或手感染。人群对于痢疾杆菌普遍易感，痢疾杆菌的传染性强。中毒性菌痢主要见于儿童，突然起病，意识障碍，频发惊厥，迅速出现休克或呼吸衰竭，肠道症状轻，甚至无腹痛和腹泻。志贺痢疾杆菌 I 型的感染可发生溶血尿毒综合征。细菌性痢疾首选喹诺酮类药物或口服氨基糖苷类抗生素。

非伤寒沙门菌能引起许多疾病，包括胃肠炎、血流感染、脓肿、脑膜炎等。受感染的家养动物是主要的传染源，在家畜的饲养、运输、屠宰和销售过程可污染食物而传播。食品加工过程如受污染也可能引起传播。婴幼儿、严重慢性病患者和老年人是非伤寒沙门菌的主要易感人群。胃肠炎是最常见的临床表现，主要侵犯小肠，也可累及结肠。表现腹泻，伴恶心、呕吐、腹部绞痛及发热，可有脓血便，鼠伤寒沙门菌感染时脓血便多见。本病病程呈自限性，无须抗生素治疗，仅在严重的胃肠炎、发育不良的婴幼儿和免疫抑制患者（如艾滋病、恶性肿瘤、使用免疫抑制剂的患者）需要用抗生素，可选用喹诺酮类药物，婴幼儿可选用 2 代、3 代头孢菌素、氨苄西林或 TMPco。

空肠弯曲菌能引起回肠末端和结肠黏膜坏死。临床表现为发热、腹部绞痛，初期为水样腹泻，以后便中有脓血

和黏液，腹泻一般 2～5 天内停止。普通便培养很难分离到该菌，培养需在添加抗生素，在 42℃ 微需氧血平皿分离。病程通常自限，一般无需抗生素治疗，红霉素对该菌高度敏感，是首选抗生素。

副溶血弧菌也称嗜盐弧菌，广泛存在于温带的沿岸的海水中。副溶血弧菌引起的肠道感染与进食不洁海产品或腌制品有关。该菌可在回肠末端和结肠引起片状黏膜损害。突出的表现为腹部绞痛，伴腹泻，便中通常含有较多白细胞，典型者为血水样便。本病病程自限，多数患者无需抗生素治疗，严重患者可选用氟喹诺酮类抗生素。

侵袭性大肠杆菌感染的临床表现与菌痢很类似，但呕吐较少见，病程短。无需抗生素治疗。

（二）非侵袭性腹泻　非侵袭性肠道感染典型的临床表现为大量水样泻，大便中没有红、白细胞。霍乱是典型的非侵袭性肠道感染，是由霍乱弧菌引起的严重的烈性传染病，可在人群中迅速传播，引起暴发流行，病死率高。我国广大地区均有该病流行，主要在夏秋季节流行。患者和带菌者是主要的传染源，主要经水或传染的食物传播，人群普遍易感，但儿童发病率高于成人。霍乱弧菌产生的肠毒素能激活腺苷环化酶，使 ATP 变成 cAMP。cAMP 是第二信使，刺激肠黏膜上皮细胞分泌 Cl^- 和 HCO_3^-，同时抑制 Na^+、Cl^- 重吸收。肠液的形成增加，吸收减少，大量肠液积聚于肠腔，造成严重的水样腹泻。本病表现为严重的腹泻、呕吐，以及因此引起的不同程度的水、电解质酸碱失衡的临床表现。急性起病，表现为急性无痛性水样泻，短时间内排大量水样便，大便量每次可达 1000ml 以上，每日十余次或更多。大便呈米泔水样或透明水样，无粪臭。随后出现呕吐，初为胃内容物，以后是清水样，为喷射性或连续性。泻吐可持续 12 小时至 1～2 天。轻型病例腹泻轻，可无典型水样泻，仅表现为糊便，甚至无症状。患者通常无发热，仅少数患者在恢复期血液循环改善后，肠腔内的肠毒素吸收入血引起发热。在粪便或呕吐物中找到霍乱弧菌就可确诊。霍乱的治疗以补液、纠正电解质酸碱失衡为主，抗生素可缩短病程，减少腹泻次数，可选用环丙沙星。

产肠毒素大肠杆菌是世界上大多数地区急性腹泻和旅游者腹泻的主要病原菌。对该菌的流行病学了解很少。该菌能黏附在小肠上皮细胞，能产生两种肠毒素引起腹泻。临床表现轻重不等，轻症患者仅有水样泻、腹痛，偶有低热，很少出现大量液体丢失；重症患者表现如同霍乱。抗生素能缩短病程，可选用氟喹诺酮类药物。由于大肠杆菌是肠道中正常菌群，目前没有简单快速的方法鉴定产肠毒素大肠杆菌，临床诊断困难。

（三）出血性腹泻　近年来世界各地发生多起大肠杆菌 O157:H7 引起出血性肠炎暴发流行的报道，该病主要由于进食未熟透的肉制品而感染。病变主要累及升结肠。临床表现为腹部绞痛和水样泻，1 天内出现类似下消化道出血的血便，通常无发热，老年人易并发溶血尿毒综合征，并发溶血尿毒综合征时病死率高。病程自限，以对症支持治疗为主。抗生素可能诱发溶血尿毒综合征。

四、艰难梭菌肠炎

艰难梭菌是医院获得性腹泻最主要的病原菌，可以引起抗生素相关性腹泻和假膜性肠炎。医院内使用抗生素的患者艰难梭菌肠炎的发生率约为 10%，估计 1/4 医院内发生的腹泻由艰难梭菌所致。艰难梭菌肠炎的症状轻重不一，轻者可以没有腹泻，严重者可出现中毒性巨结肠、肠穿孔和腹膜炎。

艰难梭菌是革兰阳性芽孢杆菌，专性厌氧菌，是肠道中的正常菌群。普通常规粪便培养难以发现该菌，使用特殊的培养基才能在厌氧环境下方能分离到该菌。艰难梭菌能产生肠毒素（毒素 A）和细胞毒素（毒素 B），毒素 B 是假膜性肠炎的标志物，毒素 A 可引起肠出血和肠液分泌增加，在引起腹泻上更有意义。住院患者手上可以分离到该细菌，假膜性肠炎患者周围环境中存在大量该菌的芽胞，该菌可以通过接触在患者间互相传播。因此在 ICU 病房，医生应该对艰难梭菌肠炎保持高度警惕，做到早发现、早隔离、早治疗，避免病房内暴发流行。高毒力菌株 NAP1/BI/027 的暴发流行，使得艰难梭菌肠炎的发病率增加，病情严重且难以治疗。

典型病例在使用抗生素或抗肿瘤药物 4～10 天后发病，腹泻最早可在使用抗生素 1 天后发生，1/3 患者腹泻发生在停药后 2～3 周，最长可以在抗生素治疗 6 周后发生腹泻。林可霉素、克林霉素、氨苄西林、阿莫西林、头孢菌素、氟喹诺酮类等，几乎所有的抗生素都能引起艰难梭菌肠炎。多数抗肿瘤药物在杀伤和抑制肿瘤细胞的同时，对胃肠道黏膜上皮细胞也有损害作用，抑制胃肠道上皮细胞 DNA 的合成而出现消化系统炎症和溃疡，抗肿瘤抗生素对肠道菌群的影响，可以引发生艰难梭菌肠炎。该病最好发在老年人、胃肠道手术后、存在胃肠道运动障碍、尿毒症、糖尿病、血液病和重症患者。ICU 患者经常存在这些情况，因此要高度警惕艰难梭菌肠炎。没有危险因素的患者也可能发生艰难梭菌肠炎。

艰难梭菌肠炎的临床表现轻重不一。典型的腹泻为水样泻，呈绿色"海水样"大便，有恶臭味。水泻类似非侵袭性腹泻，也可是绿色黏液便，甚至血便，类似侵袭性腹泻。常伴上腹部痉挛疼痛，上腹部压痛。约一半患者有发热。患者周围血白细胞增高，仅 30%～50% 的患者粪便中发现白细胞。部分患者腹泻轻，甚至没有腹泻，但可出现中毒性巨结肠、肠穿孔或腹膜炎。在远端结肠、乙状结肠和直肠常可发现多个假膜结节。这些患者常需要外科治疗和抗生素治疗。未经治疗的成年人或慢性病患者的艰难梭菌肠炎病死率为 10%～20%，常因为休克、中毒性巨结肠、肠穿孔、肠出血、继发性血流感染、出血和急性肾衰竭等严重并发症死亡。

仅凭临床表现不能诊断艰难梭菌肠炎，使用过抗生素的患者出现腹泻，就要高度警惕本病。由于腹泻可能发生在使用抗生素的同时，也可能发生在停药后 2～3 周，因此当疑诊艰难梭菌肠炎时，患者目前和既往用药情况必须仔细询问。从粪便中分离到艰难梭菌病不代表肠炎由该细菌引起。测定粪便中的毒素 A 和毒素 B 是明确诊断的金标准。目前最常采用免疫法测定，其敏感性和特异性均较高。结肠镜对诊断有帮助，结肠内的假膜呈黄白色点状隆起，不易剥离，严重者可出现地图样或斑片样假膜，但是并非所有患者均有上述表现,结肠镜检查时穿孔的风险大,且 ICU 患者病情危重,常不能进行结肠镜检查,因此结肠镜检查的意义有限,需要慎重考虑。

在保证安全的前提下,尽早停用抗生素是治疗艰难梭菌结肠炎的首要措施。这是临床医生所面临的巨大挑战,尤其是对 ICU 的危重症患者而言。对感染尚未得到有效控制的危重症感染患者,不能停用广谱抗生素,此时必须联合使用对艰难梭菌有活性的抗生素。口服甲硝唑或万古霉素对艰难梭菌结肠炎有效,为防止出现耐药菌株,特别是耐万古霉素肠球菌,建议首选甲硝唑治疗艰难梭菌结肠炎,500mg 口服,每 8 小时 1 次,或者 250mg 口服,每 6 小时 1 次,疗程 10～14 天。甲硝唑静脉给药,肠道内可以达到治疗艰难梭菌的药物浓度。因此,不能口服甲硝唑的患者,可以静脉滴注,500mg 每 8 小时 1 次。万古霉素对艰难梭菌也有抗菌活性,但是静脉给药,肠道内的药物分布很少,不能达到有效的治疗浓度,因此,万古霉素治疗艰难梭菌肠炎只能口服,推荐剂量为 125mg,每 6 小时 1 次。由于危重患者常存在肠道动力障碍,特别是并发中毒性巨结肠时,肠道运动完全停止,口服给药不能到达感染部位,此时,万古霉素灌肠也是有效的治疗措施。但此时结肠黏膜很脆,容易穿孔,灌肠时要很小心。中毒性巨结肠时推荐甲硝唑 500mg 静脉点滴,每 6～8 小时 1 次,联合万古霉素 500mg 肠道内给药,每 6 小时 1 次。艰难梭菌结肠炎停药以后可能复发,复发率为 10%～20%,复发患者可以换万古霉素治疗,或者适当延长甲硝唑的疗程通常有效。2011 年非达霉素在美国上市,批准用于艰难梭菌肠炎的治疗,剂量为 200mg 口服,每日两次。反复病例可以使用肠道细菌移植治疗。不宜加用抗肠蠕动的药物和收敛剂,可以服用肠道微生态制剂。循证医学研究未能发现微生态制剂有预防和治疗作用。经治疗后的患者肠道中可以长期携带艰难梭菌,因此,治疗结束后无需常规检查粪便中的毒素。

(范洪伟)

主要参考文献

［1］ Weber SG. Gastrointestinal Infections∥Hall JB, Schmidt-GA, Wood LDH. Principles of Critical Care. 3rd ed. New York：The McGraw-Hill Companies,2005.

［2］ Pappas PG, KauffmanCA, Andes D, et al. Clinical practice guidelines for the management of candidiasis：2009 update by the Infectious Diseases Society of America. Clin Infect Dis,2009,48：503.

［3］ Friedenberg F, Fernandez A, Kaul V, et al. Intravenous metronidazole for the treatment of Clostridium difficile colitis. Dis Colon Rectum,2001,44：1176.

［4］ Fekety R. Guidelines for the diagnosis and management of Clostridium difficile-associated diarrhea and colitis. American College of Gastroenterology, Practice Parameters Committee. Am J Gastroenterol,1997,92：739.

［5］ Thomas C, Stevenson M, Riley TV. Antibiotics and hospital-acquired Clostridium difficile-associated diarrhoea：A systematic review. J Antimicrob Chemother, 2003, 51：1339.

［6］ Kyne L, Sougioultzis S, McFarland LV, et al. Underlying disease severity as a major risk factor for nosocomial Clostridium difficile diarrhea. Infect Control Hosp Epidemiol,2002,23：653.

［7］ Ringel AF, Jameson GL, Foster ES. Diarrhea in the intensive care patient. Crit Care Clin,1995,11：465.

［8］ Cohen SH, Gerding DN, Johnson S, et al. Clinical practice guidelines for Clostridium difficile infection in adults：2010 update by the society for healthcare epidemiology of America（SHEA）and the infectious diseases society of America（IDSA）. Infect Control Hosp Epidemiol,2010,31：431.

［9］ Bartlett JG, Perl TM. The new Clostridium difficile—what does it mean? N Engl J Med,2005,353：2503.

［10］ Kelly CP, LaMont JT. Clostridium difficile—more difficult than ever. N Engl J Med,2008,359：1932.

第 82 章

中枢神经系统感染

中枢神经系统感染是可危及生命的严重感染,细菌、病毒、立克次体、螺旋体、寄生虫和真菌等病原微生物均可造成中枢神经系统感染。因累及的部位不同,临床表现为脑膜炎、脑炎、脊髓炎和神经炎。脑膜炎以发热、头痛和脑膜刺激征为主要的临床表现。脑炎表现为高热、症状性癫痫和意识障碍或精神症状。部分中枢神经系统感染为自限性疾病,例如病毒性脑膜炎,但大多数中枢神经系统感染患者病情危重,尽管给予积极的治疗,病死率仍较高。细菌所引起的化脓性中枢神经系统感染和病毒性脑膜炎患者常病情危重,甚至危及生命,本节着重讨论这两类疾病。

一、中枢神经系统细菌感染

中枢神经系统细菌感染以急性脑膜炎最常见,临床表现为发热、头痛、脑膜刺激征和意识障碍。此外,中枢神经系统细菌感染还包括脑脓肿、硬膜下脓肿、硬膜外脓肿和颅内化脓性血栓性静脉炎。

（一）病原学和流行病学　尽管已经有大量抗菌药物应用于临床,但是化脓性脑膜炎的发病率和病死率仍居高不下。据报道,全球每年细菌性脑膜炎大约 1 200 000 例,脑膜炎仍然是十大感染性疾病的死亡原因之一,全球每年约 135 000 例死于脑膜炎。美国的统计资料,化脓性脑膜炎的年发病率约为 3/1 000 000 人。细菌性脑膜炎分为社区获得性和医院获得性。脑膜炎奈瑟菌、肺炎链球菌和产单核李斯特菌是最常见的社区获得性细菌性脑膜炎的病原菌,医院获得性细菌性脑膜炎的病原菌多种多样,金黄色葡萄球菌、凝固酶阴性葡萄球菌和革兰阴性杆菌常见,特别是颅脑外科手术后或脑室引流术后的患者。在美国,40% 的化脓性脑膜炎是医院内感染,病死率高。急性细菌性脑膜炎的常见病原体见表 82-0-1。

表 82-0-1 化脓性脑膜炎的常见病原菌

病原菌	进入途径	年龄	易感因素
脑膜炎奈瑟菌	鼻咽部	任何年龄	通常没有,补体缺陷
肺炎链球菌	鼻咽部,经骨折的颅骨侵入,与感染者接触	任何年龄	肺炎链球菌血症的危险因素,筛板骨折
产单核李斯特菌	胃肠道,胎盘	老年和新生儿	细胞免疫功能缺陷、妊娠、肝脏疾病、酗酒、恶性肿瘤
凝固酶阴性葡萄球菌	异物	任何年龄	手术和异物,特别是脑室引流
金黄色葡萄球菌	菌血症、异物、皮肤	任何年龄	心内膜炎、手术、异物,特别是脑室引流;蜂窝织炎、压疮
革兰阴性杆菌	多种多样	老年人和新生儿	疾病晚期、脑外科手术、脑室引流、播散性粪类圆线虫病
流感嗜血杆菌	鼻咽部,局部感染污染所致	成人为主,未接种疫苗的儿童	体液免疫功能低下

流感嗜血杆菌、脑膜炎奈瑟菌和肺炎链球菌是化脓性脑膜炎最重要的三种致病菌,约占 80%。其他致病菌包括产单核细胞李斯特菌、无乳链球菌、大肠杆菌、肠杆菌科和假单胞菌属细菌。在 b 型流感嗜血杆菌多糖疫苗的推广使用前,流感嗜血杆菌约占致病菌一半,该疫苗的保护率达 90% 以上,目前流感嗜血杆菌脑膜炎发病率明显下降,仅占 7% 左右。

脑膜炎奈瑟菌是儿童和青少年最常见的致病菌,会引起暴发流行。我国共发现 11 个血清型,90% 是由 A、B、C3 型引起,A 型主要引起暴发流行,B 型和 C 型导致散发病例或小流行。人是该病菌唯一的传染源,患者和带菌者的鼻咽部携带病菌,通过飞沫传播的方式在人群间传播。流行期间,人群带菌率可达50%。该病全年均有散发病例,流行季节为冬春季,不同地区略有差异。新生儿因为来自母亲的被动免疫而很少发病,6月龄~2岁儿童发病率最高,此后随年龄增长,发病率下降。补体缺陷(C5、C6、C7、C8、可能的C9)患者的发病率是正常人的8000倍。

肺炎链球菌主要见于<2岁的婴幼儿和成人(>30岁),特别是老年人。常继发于肺炎、中耳炎、鼻窦炎、乳突炎和感染性心内膜炎。颅底骨折致脑脊液漏者,肺炎链球菌也是常见病原之一。脾切除、多发性骨髓瘤、低丙球蛋白血症和酗酒是危重症肺炎链球菌感染的危险因素。肺炎链球菌对青霉素高度敏感,但是目前青霉素高耐菌株在世界各地均有不同程度流行。我国的调查资料显示,儿童呼吸道标本分离到肺炎链球菌中,青霉素高耐菌株约占10%~20%,成人呼吸道标本分离的肺炎链球菌中青霉素高耐菌株不足5%。

流感嗜血杆菌脑膜炎主要由b型引起,3月龄~3岁的婴幼儿易感。随着抗体水平的升高,发病率下降。在b型疫苗问世前,流感嗜血杆菌约占脑膜炎致病菌的50%,随着疫苗的推广使用,流感嗜血杆菌仅占7%左右。儿童或成年人患肺炎、中耳炎、鼻窦炎、脑脊液漏、脾切除和低球蛋白血症者易患流感嗜血杆菌脑膜炎。该病全年均可发生,但秋冬季多见。

产单核细胞李斯特菌在细菌性脑膜炎中约占8%,该菌广泛存在于土壤、灰尘、污水等环境中,人体的肠道和生殖道中存在该菌。该菌主要侵犯免疫功能低下患者,如新生儿、老年人、肿瘤患者、酗酒者、慢性肾病、慢性肝病、糖尿病患者等。产单核细胞李斯特菌脑膜炎病情危重,可造成脑膜脑炎,病死率高达22%~29%。

B组链球菌(无乳链球菌)是新生儿脑膜炎的常见病原菌,主要为母婴传播,产妇携带的细菌量越大,感染的概率越高。该菌也可经医护人员的手造成水平传播。成人患者主要见于老年人、糖尿病、心脏病、产妇、风湿免疫病、恶性肿瘤、肝衰竭、肾衰竭及使用糖皮质激素的患者。该病在我国少见。

近年革兰阴性杆菌在脑膜炎中的地位受到重视。大肠杆菌主要造成2个月内新生儿的脑膜炎。克雷伯菌属、大肠杆菌和铜绿假单胞菌是颅脑外伤、手术、老年人和免疫功能低下人群及革兰阴性菌血流感染等所致化脓性脑膜炎的常见致病菌。革兰阴性杆菌脑膜炎的发病率不高,但病死率极高,铜绿假单胞菌脑膜炎的病死率高达85%。

葡萄球菌脑膜炎常见于颅脑外伤、手术或脑室分流术后。凝固酶阴性葡萄球菌是脑室分流术后患者脑膜炎最常见的致病菌,金黄色葡萄球菌常见于颅脑手术后。另外,鲍曼不动杆菌导致的颅内感染有增加的趋势。

(二)临床表现 成人典型的化脓性脑膜炎的表现包括发热、头痛、脑膜刺激征及意识障碍,常伴随恶心、呕吐、寒战、大汗、乏力和肌肉酸痛等症状。脑膜刺激征中以颈抵抗最常见,克氏征和布氏征少见,仅见于20%的病例。意识障碍表现为嗜睡、谵妄和昏迷。炎性渗出物包裹

颅神经根部或高颅压可引起颅神经损伤,常累及动眼神经、展神经和面神经,约见于10%~80%的病例。约30%的病例会出现抽搐。视盘水肿罕见(<5%),若发现视盘水肿,应警惕颅内占位性病变。

新生儿和老年人脑膜炎的临床表现不典型。新生儿脑膜炎表现为高热或低体温、倦怠、高调哭叫、拒绝哺乳、易怒、呕吐、呼吸窘迫、腹泻、黄疸等。情感和警觉状态改变是新生儿脑膜炎的重要体征之一。新生儿囟门未闭合,因此高颅压表现不突出。前囟隆起常出现于疾病的晚期。老年人,特别是合并糖尿病、慢性心肺疾病或脑血管病的老年人,其中枢神经系统感染的表现不典型,表现为行动减少、进食少、嗜睡、意识障碍、脑膜刺激征不典型、高颅压症状不突出,特别是合并脑萎缩的患者,此外这些症状常为基础疾病所掩盖。老年人在中枢神经系统以外的其他部位发生感染时,也可出现神经系统症状,表现为行动减少、嗜睡、甚至昏迷。因此,当老年人出现上述症状时要高度警惕中枢神经系统感染。

某些临床症状和体征对脑膜炎的病原菌有提示作用。流行性脑脊髓膜炎患者会出现皮疹,最早出现主要集中在下肢,初期为红色斑疹、出血点,皮疹迅速融合成片,发展为瘀斑,甚至皮疹的中心部位出现坏死,体检时常发现各种皮疹同时存在。合并中耳炎、鼻窦炎和肺炎的脑膜炎通常由肺炎链球菌或流感嗜血杆菌引起,脑膜炎奈瑟菌罕见。头颅外伤、脑脊液漏引起的复发性化脓性脑膜炎主要为肺炎链球菌所致。产单核细胞李斯特菌脑膜炎可表现为脑膜脑炎,表现为抽搐、与高颅压不平行的意识障碍、共济失调和颅神经麻痹等。

(三)诊断 脑脊液检查是确诊化脓性脑膜炎的重要依据。急性化脓性脑膜炎患者的脑脊液压力均升高,若压力超过$200mmH_2O$,提示脑水肿、颅内化脓性病灶或交通性脑积水。脑脊液外观混浊,未经治疗的患者脑脊液白细胞计数升高,通常在$(1.0~5.0)×10^9/L$,以中性粒细胞为主,约10%的患者以淋巴细胞为主,常见于新生儿的革兰阴性杆菌脑膜炎和产单核细胞李斯特菌(30%)脑膜炎。脑脊液生化检查显示葡萄糖低于40mg/dl,70%的患者脑脊液葡萄糖与血糖比值小于0.31。出现下列情况时,建议腰椎穿刺前行头颅CT扫描。

1. 免疫缺陷,例如艾滋病、免疫抑制治疗、实体器官或干细胞移植。

2. 中枢神经系统疾病史,如肿块、脑卒中或局灶感染。

3. 新发癫痫(1周内)。

4. 视盘水肿。

5. 意识障碍。

6. 局灶神经系统损害。

脑脊液革兰染色对病原学诊断非常重要,可迅速判断病原菌,指导抗生素治疗。特别是腰椎穿刺时已经开始经验性抗感染治疗的患者,血和脑脊液的培养常阴性,但脑脊液涂片中仍有可能发现细菌。即使脑脊液白细胞增高不显著和正常者,也应进行革兰染色找细菌。脑脊液涂片革兰染色诊断细菌性脑膜炎的敏感性为60%~90%,特

异性接近100%。刺破皮肤瘀斑,渗液涂片做革兰染色对诊断也有帮助治疗,特别是流行性脑脊髓膜炎。一旦疑诊化脓性脑膜炎应立即进行腰椎穿刺以明确诊断,对于脑脊液改变尚不典型的病例,应在短时间内重复腰椎穿刺以明确诊断。根据患者的年龄、发病季节、当地传染病的疫情信息、脑脊液革兰染色结果经验选用抗生素治疗。此外,脑脊液和血液培养对病原学诊断也很重要。

头颅 CT 与 MRI 对化脓性脑膜炎的诊断价值有限,主要用于鉴别诊断。当患者抗感染治疗后仍持续发热,长时间昏迷,新出现癫痫或癫痫反复发作,高颅压的临床表现,神经系统定位体征,持续脑脊液异常时应该进行头颅影像学检查。

(四)治疗　一旦怀疑细菌性脑膜炎,应该在腰穿后立即开始经验性抗生素治疗,如果在头颅 CT 扫描后再行腰椎穿刺,应该在抽取血培养后立即开始抗生素治疗。延迟抗生素治疗是患者死亡的独立危险因素。

1. 针对病原菌的药物治疗　急性化脓性脑膜炎抗生素治疗需要选择具有杀菌作用的药物,选择能有效穿透血脑屏障的药物,根据抗生素的药效学特性优化给药方案。抗生素的脑脊液穿透率取决于血脑屏障的状态。在炎症状态下,血脑屏障的通透性增加,但是随着炎症的消退,血脑屏障通透性也随之下降,因此在整个治疗过程中都应该使用最大剂量的抗生素,以保证有足够的药物透过血脑屏障。应该静脉给药,避免口服给药。1 个月内的新生儿最常见致病菌包括:大肠杆菌、无如链球菌、产单核细胞李斯特菌,经验治疗首选氨苄西林联合头孢噻肟,次选氨苄西林联合氨基糖苷类。1~23 个月的婴幼儿化脓性脑膜炎常见致病菌包括肺炎链球菌、脑膜炎奈瑟菌、无乳链球菌、大肠杆菌和流感嗜血杆菌,首选治疗为万古霉素联合头孢曲松或头孢噻肟,次选万古霉素联合氯霉素。2~50 岁的幼儿和成年人脑膜炎的常见致病菌为脑膜炎奈瑟菌和肺炎链球菌,首选万古霉素联合头孢噻肟或头孢曲松,次选美罗培南。50 岁以上的老年人的化脓性脑膜炎常见致病菌包括肺炎链球菌、脑膜炎奈瑟菌、产单核细胞李斯特菌和革兰阴性杆菌,首选万古霉素联合氨苄西林联合头孢曲松或头孢噻肟,次选万古霉素联合氨苄西林或氨曲南,或万古霉素联合 TMP$_{co}$ 或美罗培南(表82-0-2)。

一旦分离到致病菌,则应根据菌种和药敏结果调整抗生素治疗方案,药物选择参见表82-0-3。抗生素的推荐剂量和用法见表82-0-4。

表 82-0-2　化脓性脑膜炎的经验性抗生素治疗

易感因素	常见病原菌	经验性抗生素治疗方案
年龄		
<1 个月	大肠杆菌、无乳链球菌、产单核李斯特菌、克雷伯菌属	氨苄西林+头孢噻肟,或氨苄西林+氨基糖苷类
1~23 个月	肺炎链球菌、脑膜炎奈瑟菌、无乳链球菌、大肠杆菌、流感嗜血杆菌	万古霉素+三代头孢菌素
2~50 岁	肺炎链球菌、脑膜炎奈瑟菌	万古霉素+三代头孢菌素
>50 岁	肺炎链球菌、脑膜炎奈瑟菌、产单核李斯特菌、革兰阴性杆菌	万古霉素+三代头孢菌素+氨苄西林
头颅外伤		
颅底骨折	肺炎链球菌、流感嗜血杆菌、A 组溶血性链球菌	万古霉素+三代头孢菌素
贯通伤	金黄色葡萄球菌、凝固酶阴性葡萄球菌(特别是表皮葡萄球菌)、需氧革兰阴性杆菌(包括铜绿假单胞菌)	万古霉素+头孢吡肟;或万古霉素+头孢他啶;或万古霉素+美罗培南
神经外科手术	需氧革兰阴性杆菌(包括铜绿假单胞菌)、金黄色葡萄球菌、凝固酶阴性葡萄球菌(特别是表皮葡萄球菌)	万古霉素+头孢吡肟;或万古霉素+头孢他啶;或万古霉素+美罗培南
免疫抑制状态	肺炎链球菌、脑膜炎奈瑟菌、产单核李斯特菌、需氧革兰阴性杆菌(包括铜绿假单胞菌)	万古霉素+头孢吡肟+氨苄西林;或万古霉素+美罗培南+氨苄西林

表 82-0-3　根据病原菌的抗生素方案

病原体	首选药物	备选药物
肺炎链球菌		
青霉素 MIC		
<0.1μg/ml	青霉素或氨苄西林	三代头孢菌素、氯霉素
0.1~1.0μg/ml	三代头孢菌素	头孢吡肟、美罗培南
≥2μg/ml	万古霉素+三代头孢菌素	氟喹诺酮
头孢曲松 MIC≥1μg/ml	万古霉素+三代头孢菌素	氟喹诺酮

续表

病原体	首选药物	备选药物
脑膜炎奈瑟菌		
青霉素 MIC		
<0.1μg/ml	青霉素或氨苄西林	三代头孢菌素、氯霉素
0.1～1.0μg/ml	三代头孢菌素	氯霉素、氟喹诺酮、美罗培南
产单核李斯特菌	氨苄西林或青霉素	TMP-SMZ、美罗培南
无乳链球菌	氨苄西林或青霉素	三代头孢菌素
大肠杆菌	三代头孢菌素	氨曲南、氟喹诺酮、美罗培南
铜绿假单胞菌	头孢吡肟或头孢他啶	氨曲南、环丙沙星、美罗培南
流感嗜血杆菌		
非产酶株	氨苄西林	三代头孢菌素、头孢吡肟、氯霉素、氟喹诺酮、氨曲南
产酶株	三代头孢菌素	头孢吡肟、氯霉素、氟喹诺酮、氨曲南
金黄色葡萄球菌		
甲氧西林敏感株	萘夫西林或苯唑西林	万古霉素、美罗培南、利奈唑胺、达托霉素
甲氧西林耐药株	万古霉素	TMP-SMZ、利奈唑胺、达托霉素
表皮葡萄球菌	万古霉素	利奈唑胺
肠球菌属		
氨苄西林敏感株	氨苄西林+庆大霉素	
氨苄西林耐药株	万古霉素+庆大霉素	
氨苄西林和万古霉素耐药株	利奈唑胺	

表 82-0-4　化脓性脑膜炎常用抗生素的剂量和用法

药物	用法
氨苄西林	2g,iv,q4h
氨曲南	2g,iv,q6～8h
头孢吡肟	2g,iv,q8h
头孢噻肟	2g,iv,q6h 或 q4h
头孢他啶	2g,iv,q8h
头孢曲松	2g,iv,q12h
氯霉素	1g,iv,q6h;1.5g,iv,q6h
环丙沙星	400mg,iv,q12h 或 q8h
莫西沙星	400mg,iv,qd
美罗培南	2g,iv,q8h
苯唑西林	1.5～2g,iv,q4h
萘夫西林	1.5～2g,iv,q4h
青霉素 G	400 万单位,iv,q4h
阿米卡星	15mg/(kg·d),iv,q8h
庆大霉素	5mg/(kg·d),iv,q8h
妥布霉素	5mg/(kg·d),iv,q8h
万古霉素	30～60mg/(kg·d),iv,q8h 或 q12h

2. 辅助治疗　尽管给予有效的抗菌治疗,化脓性脑膜炎的病死率仍很高。糖皮质激素和非甾体抗炎药物,能抑制前列腺素的合成,减轻炎症反应,糖皮质激素还可以减轻脑水肿,降低颅内压,减轻细菌溶解释放内毒素引起的炎症反应。动物试验证明糖皮质激素可减轻蛛网膜下腔的炎症反应。临床研究表明,早期给予地塞米松辅助治疗,能减少失聪和神经系统并发症,降低病死率。地塞米松应在使用抗生素前或与抗生素同时应用,对于已经使用抗生素治疗的患者不推荐使用。

高颅压会引起恶心、呕吐、使意识障碍恶化,严重的颅内压增高还会造成不可逆性脑干损伤,甚至造成脑疝而危及生命。降低颅内压的方法包括:①抬高床头30°,最大限度以利静脉引流。②使用甘露醇或甘油果糖等高渗药物脱水。③过度换气,二氧化碳分压维持在 27～30mmHg,引起脑血管收缩,降低脑血流量,降低颅内压。但该方法颇受争议,若患者已发生脑水肿,此时脑血流量正常或已经减低,过度换气可减轻颅内压力,但也有脑血流量降低引发脑缺血的风险。④使用糖皮质激素。

若有症状性癫痫发作,应给予抗癫痫治疗。

(五) 预防　流行性脑脊髓膜炎和流感嗜血杆菌脑膜炎的密切接触者应该给予预防性用药。流行性脑脊髓膜炎的密切接触者,例如共同生活者、托儿所、寄宿学校、军营等密切接触者,应接受药物预防。一般的医护接触无须预防,特别是患者已经接受抗生素治疗时;但是密切呼吸道接触者,如口对口人工呼吸或气管插管,应接受药物预防。药物预防选用利福平 10mg/kg(不超过 600mg/d),每日 2 次,服用 2 天;或环丙沙星(500mg 或 750mg)单次口服；头孢曲松，成人 250mg，肌内注射；儿童 125mg，肌内注射，阿奇霉素 500mg，单次口服。

所有与流感嗜血杆菌脑膜炎患者密切接触者均应给予药物预防，选用利福平 20mg/kg（不超过 600mg/d），每日 1 次，连服 4 天。

二、脑 脓 肿

脑脓肿是头颈部感染最严重的并发症之一，随着诊断技术，抗生素的应用和治疗手段的不断进步，其病死率降至 5%～10%。

（一）细菌进入脑部的途径 细菌可以通过下列几种方式达到脑部引起感染。

1. 直接蔓延 中耳炎、乳突炎和鼻旁窦炎直接蔓延到颅内，是最常见的引起脑脓肿的病因。中耳炎引起的脑脓肿主要在儿童和 40 岁以上的成年人，常见的病原菌包括链球菌、脆弱拟杆菌和某些肠杆菌科细菌。引起脑脓肿的鼻窦炎主要是上颌窦炎，蝶窦炎和筛窦炎相对较少，蝶窦炎常造成颞叶和鞍区脓肿。鼻源性脑脓肿的常见致病菌是链球菌，此外也可能由厌氧菌、金黄色葡萄球菌和革兰阴性杆菌引起。

2. 血流性感染 血流感染是脑脓肿形成的另一重要机制，仅次于耳源性、鼻源性感染。脑内常形成多个脓肿，死亡率高于耳、鼻源性脑脓肿。全身所有的脏器的感染灶都能经血流播散引起脑脓肿。慢性化脓性肺疾病，例如肺脓肿、脓胸、支气管扩张和囊性纤维化等，此时常见的治病菌包括厌氧菌、链球菌、诺卡菌和放线菌。此外皮肤和皮肤结构感染、骨髓炎、盆腔感染和腹腔内感染等均可成为脑脓肿的感染来源。尽管感染性心内膜炎是持续性菌血症，但是并发脑脓肿罕见（<5%）。脑脓肿也见于食管扩张和硬化剂治疗后的患者。遗传性出血性毛细血管扩张是脑脓肿的易患因素，因为该患者常存在肺动静脉短路，感染可以直接通过肺循环进入体循环。

3. 颅脑创伤 是引起脑脓肿的第三个重要机制，特别是继发于开放性颅骨骨折、颅脑手术和异物损伤。开放性颅脑损伤中由于骨碎片、头发或衣帽碎片进入脑组织，是创伤性脑脓肿的重要原因。此种情况主要见于战伤，和平年代城市人口创伤性脑脓肿的易患因素包括复合性压缩性颅骨骨折、狗咬伤，飞镖和铅笔尖刺伤等。

4. 其他 约 20% 的脑脓肿为隐源性脑脓肿。此时多数患者是继发轻微的局部感染。原发感染病灶很轻微，病灶已经自愈或经抗生素治疗痊愈，但是病菌已经血流潜伏于颅内，在抵抗力低下时形成脓肿。

（二）常见病原菌 链球菌（需氧、厌氧和微需氧）是脑脓肿最常见的致病菌，约占 60%～70% 脑脓肿病例。金黄色葡萄球菌约占 10%～15%，拟杆菌属占 20%～40%，脑脓肿通常为混合感染。革兰阴性杆菌（变形杆菌属、大肠杆菌、克雷伯菌属和铜绿假单胞菌属）约占23%～33%，流感嗜血杆菌、肺炎链球菌、产单核李斯特菌和诺卡菌少见。在免疫缺陷人群，诺卡菌脑脓肿增多。放线菌脑脓肿常与肺部和牙齿感染有关。不同感染来源的脑脓肿的致病菌见表82-0-5。

表 82-0-5 不同感染来源的脑脓肿的常见致病菌

感染来源	致病菌
鼻窦	链球菌属、嗜血杆菌属、拟杆菌属、梭杆菌属
牙源性	链球菌属、拟杆菌属、普雷沃氏菌属、梭杆菌属、嗜血杆菌属
耳源性	肠杆菌科、链球菌属、假单胞菌属、拟杆菌属
肺	链球菌属、梭杆菌属、放线菌属
泌尿道	假单胞菌属、肠杆菌属
头颅贯通伤	金黄色葡萄球菌、肠杆菌属、产气荚膜杆菌
神经外科手术	葡萄球菌属、链球菌属、假单胞菌属、肠杆菌属
心内膜炎	草绿色链球菌、金黄色葡萄球菌
发绀性先天性心脏病	链球菌属

（三）临床表现 脑脓肿通常为急性病程。75%的患者在 2 周内出现症状。大部分临床表现是由于颅内占位效应造成。头痛是最常见的症状，约 70% 的患者会有头痛，通常为中重度头痛，也有部分患者没有头痛。其他症状包括恶心、呕吐、畏寒、寒战。多数患者有不同程度的意识障碍，从嗜睡到昏迷。仅 45%～50% 的患者有发热，无发热的患者见于老年人和病程较长的患者。只有一半患者具有发热、头痛、局灶性颅脑损伤三联征。症状性癫痫见于 25%～35% 的患者，通常为癫痫大发作。神经系统定位体征因脑脓肿的部位而不同。额叶脓肿表现为头痛、嗜睡、注意力不集中和意识障碍，最常见的局灶神经系统体征包括单侧轻偏瘫和运动性失语。小脑脑脓肿的临床表现为共济失调，眼球震颤、呕吐和辨距障碍。颞叶脓肿可出现欣快、健忘、同侧头痛等症状，以及对侧同向偏盲、轻偏瘫、感觉性失语和命名性失语（优势半球）以及颞叶癫痫。脑干脓肿表现为面神经无力、发热、头痛、轻偏瘫、吞咽困难和呕吐。

（四）诊断 头颅 CT 是诊断脑脓肿的首选方法，不仅能准确显示脑脓肿的数目、大小和位置，还能清晰显示鼻旁窦、乳突和中耳。头颅 CT 诊断脑脓肿的敏感性为 95%～99%。典型的脑脓肿可表现为中心为低密度病灶，增强显影后周围有环状增强，周围环绕不同程度水肿带。脑脓肿形成是一个动态的病程演变过程，在急性脑炎期表现大片低密度区，边界不清。随着病情发展，病灶中心开始液化，形成脓液，增强显示微弱的增强的环形影，边界极为模糊。脓肿形成后脓壁逐渐变成高密度，环内外边界整齐，环的厚度均匀为其特点。中心为坏死的低密度区，周围有严重的水肿带，占位效应明显；增强扫描时环状高密度有明显增强。胶质母细胞瘤、淋巴瘤、脑梗死、脑血肿（消散期）也可有类似的影像改变，需要鉴别。CT 扫描对随诊也很有帮助,穿刺引流后,头颅 CT 异常影像的改善至少需要 5 周以上的时间,病灶完全吸收需 4~5 个月时间。

MRI 对诊断脑脓肿也非常具有价值。在脑炎阶段,T_1 加权像表现为不规则低信号,T_2 加权像表现为高信号。在化脓和脓壁形成阶段 T_1 加权像显示脓肿为低信号,周围水肿带为中度低信号,显示等信号环,为脓肿壁。T_2 加权像显示脓肿为高信号,周围水肿带为高信号,脓肿壁为环状等信号、中高信号或低信号。增强后脓肿壁显著强化,脓肿中心不强化。

CT 扫描最大的优点在于立体定位 CT 引导下穿刺引流,对脑脓肿的病原学诊断和治疗有很重要的价值。脓液应选革兰染色,进行普通培养和厌氧培养。

疑似或确诊脑脓肿是腰穿的禁忌证,特别是脑水肿占位效应明显时,腰穿可能造成脑疝,危及生命。脑脓肿时脑脊液改变为非特异性的,在脑膜脑炎期,颅内压多正常或稍增高,白细胞增高,以中性粒细胞为主,蛋白质增高,糖降低。当脓肿形成后,颅内压显著增高,白细胞正常或略增高,糖正常或降低。脑脊液培养的阳性率不到 10%,革兰染色通常阴性,除非脓肿破入蛛网膜下腔或合并化脓性脑膜炎。

(五)治疗

1. 抗感染治疗　尽管脑脓肿区域可能存在血脑屏障的改变,抗生素的穿透增加,但并不代表药物都能有效渗入脓肿内部。甲硝唑在脑组织的浓度能抑制敏感厌氧菌株,氯霉素在脑组织中的浓度高于血浓度,青霉素和头孢菌素在脑组织和脓液中的浓度相对较低,大剂量青霉素和头孢菌素才能达到治疗浓度。脑脓肿时,抗生素的使用应以早期、大剂量、联合、长疗程为原则。

一旦疑似或确诊脑脓肿,应立即开始经验性抗感染治疗。首选治疗方案为三代头孢菌素(头孢噻肟,2g iv q4h 或头孢曲松 2g iv q12h)联合甲硝唑(15mg/kg iv q2h),备选方案为青霉素 G(300 万~400 万单位,iv q4h)联合甲硝唑。手术后或创伤后脑脓肿首选苯唑西林(2g iv q4h)联合三代头孢菌素,对青霉素过敏或考虑 MRSA 感染,选用万古霉素(1g iv q12h)联合三代头孢菌素。

当病原学诊断明确后,根据病原菌调整抗生素治疗方案(表 82-0-6)。抗生素的疗程应视病情恢复程度而定。通常静脉连续应用大剂量抗生素 6~8 周,口服抗生素治疗 2~6 个月,直到证实脓肿完全消失为止。接受手术治疗的患者,手术后静脉使用抗生素 2 周以上。

2. 手术治疗　头颅 CT 扫描显示尚处于脑炎阶段,或脓肿<2.5cm,且神经系统体征稳定,患者神志清晰,可以单纯采用抗生素治疗,但需密切观察病情和头颅 CT 改变。多发的小脓肿、深部的脓肿以及患者病情严重不能耐受手术者,也采用内科保守治疗。一旦脓肿形成,就不能单纯用抗生素治疗,必须采用外科手术治疗。目前常用的手术方式包括立体定位穿刺引流和脓肿切除术。具体采用何种方式,应根据患者的情况而定。至于手术时机的选择,存在不同意见。有人主张一旦确诊脑脓肿时立即手术,有人主张抗生素治疗 1~2 周后,待包膜完全形成后再手术。但是一旦患者病情恶化,应立即手术。

表 82-0-6　脑脓肿的抗菌治疗

病原菌	首选药物	备选药物
链球菌	青霉素 G	头孢曲松、头孢噻肟、万古霉素
脆弱拟杆菌	甲硝唑	氯霉素、克林霉素
梭杆菌属、放线菌	青霉素 G	甲硝唑、氯霉素、克林霉素
金黄色葡萄球菌	苯唑西林/萘夫西林	万古霉素
肠杆菌科细菌	头孢曲松/头孢噻肟	氨曲南、TMPco、氟喹诺酮、美罗培南
流感嗜血杆菌	头孢曲松/头孢噻肟	氨曲南、TMPco
诺卡菌	TMPco	米诺环素、头孢曲松、头孢噻肟

三、病毒性脑炎

脑炎和脊髓炎是发生在大脑和脊髓的炎症,两者经常同时存在,并累及脑膜,因此也称脑膜脑炎、脑脊膜脑脊髓炎。病原微生物可以直接侵犯中枢神经系统,损害神经组织造成脑炎,感染后引起的自身免疫反应也能导致中枢神经系统脱髓鞘病变,造成中枢神经系统损害,这种脑炎发生在感染后或者免疫接种后。

脑炎的典型临床表现为发热、头痛和脑实质损害的表现,脑实质损害的表现包括行为改变、意识障碍和症状性癫痫等。病毒、细菌、立克次体、螺旋体等多种病原体均可以造成脑炎。但是不同病原体脑炎的临床表现非特异性,根据临床表现不能鉴别病原微生物。病毒是造成脑炎的最主要的病原,能引起中枢神经系统损害的病毒见表 82-0-7。诊断病毒性脑炎时,流行病学资料非常重要。某些病毒仅在局部地区流行,例如圣路易斯脑炎病毒、东方马脑炎病毒、西方马脑炎病毒、西尼罗河病毒、尼帕病毒等。某些病毒在世界各地均有流行,是散发性脑炎的主要病原,例如单纯疱疹病毒、巨细胞病毒、EB 病毒、肠道病毒等。某些病毒感染的最常见临床表现并非中枢神经系统感染,仅少数病例发生脑炎,例如腮腺炎病毒、麻疹病毒、登革热病毒、埃博拉病毒、马尔堡病毒等。虫媒病毒必须通过蚊虫叮咬才能感染人类,因此其流行与季节和蚊虫的接触密切相关。此外年龄也很重要,例如单纯疱疹病毒脑炎主要集中在 5~30 岁和 50 岁以上的人群中发生,水痘带状疱疹病毒脑炎主要发生在老年人,而肠道病毒脑炎主要累及新生儿和婴幼儿。下文主要介绍在我国最主要的病毒性脑炎:乙型脑炎、单纯疱疹病毒脑炎、肠道病毒脑炎、巨细胞病毒脑炎。

表 82-0-7　病毒性中枢神经系统感染的流行病学和临床

直接感染病原	流行区域	传播途径/媒介	临床
披盖病毒属			
东部马脑炎病毒	美国、加拿大、墨西哥、巴拿马、巴西、阿根廷、哥伦比亚、秘鲁	马和啮齿动物是传染源,蚊子叮咬传播,有季节性	人感染后多为隐性感染,脑炎表现类似乙型脑炎
西部马脑炎病毒	美国、墨西哥、巴西、阿根廷	鸟、啮齿动物和家畜是重要传染源。蚊子叮咬传播,有季节性	人感染后多为隐性感染,脑炎表现类似乙型脑炎
委内瑞拉马脑炎病毒	中美洲、南美洲	马、驴和患者是传染源,蚊子叮咬传播,夏季,	人感染后多为显性感染,表现类似乙型脑炎
黄热病病毒属			
圣路易斯病毒	主要在美国流行,偶尔波及加拿大和墨西哥	蚊子,夏末秋初,热带全年可见	引起脑膜炎和脑炎
墨累谷病毒	澳大利亚西北部	库蚊,水鸟是贮存宿主	表现为脑炎,病死率高
西尼罗河病毒	非洲、中东和北美洲	蚊子,夏秋季	病情轻重不一,脑炎主要见于老年人,病死率低
日本脑炎病毒	东南亚、大洋洲和澳大利亚	蚊子,夏季流行,猪是最主要的传染源	以高热、意识障碍和抽搐为突出表现
登革病毒	热带、亚热带地区,特别是东南亚、西太平洋及中南美洲	蚊子,无明显季节性,多发生在气温高,雨量多的季节	引起登革热、出血热,重者引起脑炎,脑炎病死率高
森林脑炎	严格的地区性,见于我国东北和西北原始森林和欧洲	蜱,春夏季多发,患者多为伐木工人	引起脑炎,颈部和四肢肌肉瘫痪多见
布尼亚病毒属			
加利福尼亚脑炎病毒(la crosse)	美国	蚊子	引起脑炎和脑膜炎,病死率<1%
白蛉热病毒	地中海地区、东南亚、热带美洲和非洲	白蛉,6~10月多见,高峰在8月	急性自限性疾病,流感样症状,可引起脑膜炎或脑膜脑炎,预后好
副黏病毒属			
腮腺炎病毒	全球流行,温带地区以冬、春季多见,热带地区无季节差异	呼吸道传播	中枢神经系统感染以脑膜炎多见,脑炎可在腮腺肿大前或肿大后2周内发生
麻疹病毒	全球流行,全年均可发生	急性期患者是重要的传染源,飞沫传播	急性期可以并发脑炎,感染后数年可发生亚急性硬化性全脑炎,罕见
尼帕病毒	马来西亚	与密切接触患病猪有关	可引起脑炎,颈、腹部肌肉阵发痉挛具有特征性,病死率高
沙粒病毒属			
淋巴细胞性脉络丛脑炎病毒	冬季	老鼠	主要感染成人,引起脑膜炎

续表

直接感染病原	流行区域	传播途径/媒介	临床
Machupo 病毒	玻利维亚	啮齿动物	引起出血热
拉沙病毒	几内亚（科纳克里）、利比里亚、塞拉利昂和尼日利亚部分地区	啮齿动物（mastomys 鼠，"多乳鼠"）	可以引起出血热
Junin 病毒	阿根廷	啮齿动物（鼠类）	引起出血热
微小 RNA 病毒属			
脊髓灰质炎病毒	全球流行,全年发病,夏秋季多见	粪-口传播,飞沫传播	脊髓灰质炎,绝大多数为隐性感染和顿挫性感染,引起瘫痪的仅占 0.1%
柯萨奇病毒	全球流行,全年发病,夏秋季多见	呼吸道、消化道传播	脑膜炎为多见
埃可病毒	全球流行,全年发病,夏秋季多见	呼吸道、消化道传播	脑膜炎为多见
呼肠孤病毒属			
科罗拉多蜱传热病毒	美国和加拿大	蜱叮咬,5~7 月为发病高峰季节	以急性发热和结膜充血为突出表现,可并发脑膜脑炎
杆状病毒属			
狂犬病病毒	全球 50 多个国家有流行,东南亚多见	病犬、猫和狼是主要的传染源,动物咬伤而感染	病死率几乎 100%
丝状病毒属			
埃博拉病毒	扎伊尔和刚果局部地区,塞拉利昂、利比里亚、尼日利亚	密切接触,医源性传播	出血热,死亡率极高
马尔堡病毒	安哥拉、刚果民主共和国、肯尼亚和南非。1967 年在德国和前南斯拉夫曾有流行	密切接触,医源性传播	出血热,死亡率极高
逆转录病毒属			
人免疫缺陷病毒	全球流行	血液、性、母婴垂直	
疱疹病毒属			
单纯疱疹病毒	全球流行	直接接触病变部位、性接触和经产道传播给新生儿	脑炎主要有单纯疱疹病毒 1 型引起,2 型主要引起脑膜炎
水痘-带状疱疹病毒	全球流行,全年发病,冬春季多见	飞沫和接触传染	
EB 病毒	全球流行	经口密切接触而传播	
巨细胞病毒	全球流行	宫内感染、接触感染、输血和器官移植	绝大多数为潜伏性感染,脑炎主要见于 AIDS 患者
腺病毒属			
腺病毒	全球流行	呼吸道和接触传染	轻度脑膜脑炎,同时有呼吸道症状

（一）单纯疱疹病毒脑炎　单纯疱疹病毒是散发脑炎的常见病原体之一,在美国单纯疱疹病毒脑炎占所有脑炎病例的5%~10%,估计年发病率为1/250 000。该病可以发生在任何年龄的人群,但主要集中在5~30岁和50岁以上的人群。该病最典型的临床表现为颞叶综合征,不典型病例可以累及顶叶或额叶。未经治疗的单纯疱疹病毒脑炎的病死率高达60%~80%,只有早期及时给予阿昔洛韦抗病毒治疗方能降低病死率。因此必须高度警惕单纯疱疹病毒脑炎,力求早期诊断,早期治疗。

单纯疱疹病毒1型和2型属于疱疹病毒科,为DNA病毒。人是单纯疱疹病毒的自然宿主,原发性或复发性感染以及无症状单纯疱疹病毒携带者均为传染源。单纯疱疹病毒1型主要通过接触病变部位或含病毒的分泌物而传播;单纯疱疹病毒2型主要经性接触传播或经产道传播给新生儿。人群对于单纯疱疹病毒普遍易感,单纯疱疹病毒1型感染多发生在青春期,成年后大多数人已经感染单纯疱疹病毒1型。单纯疱疹病毒2型感染多发生在青春期后,与性活动增加有关。该病呈全球分布,无明显季节性,发病与性别无关。原发性感染多为隐性感染,机体产生的免疫反应不能清除病毒,多数转为潜伏性感染。病毒潜伏在三叉神经节、颈上神经节或骶神经节。当机体抵抗力下降时,潜伏的病毒活化、复制,病毒沿神经纤维轴突下行至上皮细胞内,引起口唇疱疹或生殖器疱疹。

成人和儿童的单纯疱疹病毒感染主要表现为口唇疱疹,常在其他急性感染时并发,口唇疱疹可以反复发生,脑炎是很少见的并发症,但是新生儿单纯疱疹病毒感染主要表现为中枢神经系统感染。95%以上的单纯疱疹病毒脑炎由单纯疱疹病毒1型引起,是急性散发性脑炎最常见的病原。单纯疱疹病毒脑炎大多是复发性感染,潜伏在三叉神经节或自主神经根潜伏的病毒活动复制,并扩散至中枢神经系统,也可能是潜伏在中枢神经系统的病毒被激活所致。原发性单纯疱疹病毒脑炎很少见,系外源性病毒经嗅神经传播至中枢神经系统。脑炎主要累及额叶和颞叶,病理改变为脑组织出血坏死。临床表现不特异,通常为急性起病,表现为发热(90%)、头痛(81%)、障碍意识(97%)、人格改变(85%)、言语困难(76%)、共济失调(40%)、轻偏瘫(38%)、癫痫发作(38%)、颅神经损害(32%)、视野缺损(14%)和视盘水肿(14%)等。85%的患者有神经系统定位体征。单纯疱疹病毒脑炎可以合并也可能不合并口唇疱疹。部分患者可能因为行为异常、人格改变和幻嗅等症状误诊为精神分裂症,老年人可能被误诊为脑血管病。单纯疱疹病毒脑炎一般病情较重,死亡多发生在病程第2周。

脑脊液中白细胞轻度升高(100~500/μl),早期以中性粒细胞为主,随后演变为以淋巴细胞为主,75%~80%的患者脑脊液中可以发现红细胞,说明单纯疱疹病毒脑炎出血的自然特征。脑脊液葡萄糖正常,蛋白质轻度升高。脑脊液中很难分离到病毒。病程后期脑脊液中出现抗体,但阳性率不高,不能起到早期诊断的作用。PCR法检测脑脊液中的单纯疱疹病毒DNA是诊断脑炎的金标准,其敏感性96%,特异性99%。脑电图对诊断单纯疱疹病毒脑炎有辅助意义,80%~90%的病例在病程早期即出现异常脑电图,受损害的区域以短粗状波和慢波为主,对于确定损伤区域有意义。发作性癫痫样放电是单纯疱疹病毒脑炎的特征,但不具有特异性,阳性率不高。早期大约50%的病例头颅CT异常,表现为局部水肿、低密度病灶、占位效应和出血等。MRI较CT更敏感,能更好显示额叶和颞叶的病灶。

疱疹病毒性脑炎需要与其他病毒性脑炎、脑脓肿、结核性脑膜炎、隐球菌脑膜炎、弓形虫脑炎、恶性肿瘤和中枢神经系统血管炎等鉴别,必要时可行脑活检,特别是经阿昔洛韦治疗病情仍然进行性恶化的患者。

当临床怀疑或确诊单纯疱疹病毒脑炎时,就要立即给予阿昔洛韦抗病毒治疗。阿昔洛韦10mg/kg,静脉滴注,每8小时1次,疗程10~14天。如果复发,则需要再进行一个疗程,复发通常在停药后2周内。疑诊疱疹脑炎患者,在最初经验性治疗的48~72小时内应该给予广谱抗生素,直到脑脊液检查除外化脓性感染。小于30岁和Glasgow评分在10分以上的患者预后较好,而昏迷的患者预后很差。多数存活的脑炎患者遗留不同程度的后遗症,如语言障碍、瘫痪、感觉异常、人格改变和健忘症等。

（二）流行性乙型脑炎　流行性乙型脑炎简称乙型脑炎,也称日本脑炎。该病经蚊虫传播,在夏秋季节流行,主要在东南亚流行,我国除新疆和西藏外,各地均有流行。该病主要发生在10岁以下的儿童,急性起病,表现为高热、意识障碍和症状性癫痫。乙型脑炎疫苗已经列入计划免疫,大部分地区的发病率已经显著下降。

乙型脑炎病毒属披盖病毒科黄病毒属的B组虫媒病毒,是RNA病毒。人和动物感染乙型脑炎病毒后,发生短暂的病毒血症,成为传染源。由于人的病毒血症持续时间短,血中的病毒量少,因此患者并不是主要的传染源。动物是乙型脑炎的主要传染源,特别是猪,尤其是当年出生的幼猪,乙脑病毒的感染率达100%,血中病毒含量高,是最主要的传染源。通常猪的感染高峰比人类的感染高峰早1~2月,因此检测猪的自然感染状态,有助于预测人类的流行情况。蚊子是乙型脑炎的主要传播媒介,蚊子吸血后,病毒在蚊子的肠道内繁殖,蚊子的唾液中含有大量病毒,再次叮咬将病毒传染给人类或动物。病毒可以经蚊卵传代,带毒越冬,因此蚊子也是该病毒最主要的储存宿主。乙型脑炎主要在东南亚流行,我国除新疆和西藏以外,其他地区均有流行,流行季节在7~9月。人群的免疫情况、蚊子密度、气候、动物的流行情况以及流行株的毒力等因素影响乙型脑炎的流行。人群对于乙型脑炎病毒普遍易感,人感染乙型脑炎病毒后,主要为隐性感染,仅少属患者表现为脑炎。脑炎患者主要是10岁以下的儿童,由于儿童计划免疫的开展,成年人和老年人病例相对增加。

当人体被携带乙脑病毒的蚊子叮咬以后,病毒经皮肤毛细血管进入血液循环,若病毒量较少、毒力低,机体免疫功能好,只形成短暂病毒血症,病毒被清除,不进入中枢神经系统,获得终身免疫;若病毒量大、毒力强,机体免疫功能低下,则病毒经血液循环进入中枢神经系统,病毒在神经系统内繁殖,引起脑实质炎症。乙脑病毒具有嗜神经性,从大脑到脊髓都可受侵犯。脑实质中有大量淋巴细胞和单核细胞浸润,聚集在血管周围,形成"血管套"。神经细胞变性、肿胀和坏死,严重者形成大小不等的软化灶。脑实质和脑膜血管充血扩张,通透性增加,大量液体渗出,形成脑水肿。血管内皮细胞损害还可以造成栓塞,引起脑淤血和出血。

乙型脑炎的潜伏期为 10~15 天,大多数感染者为隐性感染,只有少数感染者会发生脑炎,临床表现为高热、意识障碍和症状性癫痫。典型病例分为初热期、极期、恢复期和后遗症期。发病前常无明显的前驱症状,病程初期表现为发热、精神委靡、头痛、腹泻等,易被误诊为上呼吸道感染。此后患者体温升高到 40℃ 以上持续不退,并逐渐出现意识障碍,由嗜睡很快进入昏迷,同时出现症状性癫痫,严重者癫痫反复发作。脑膜刺激征阳性,所有患者均有不同程度的脑水肿。高热可以诱发癫痫,癫痫时产热过多,使体温升高并难以下降;由于脑炎累及呼吸中枢,可出现中枢性呼吸衰竭,因为意识障碍造成排痰不畅,癫痫时误吸,导致医院获得性肺部感染,会加重呼吸衰竭;由于癫痫发作和呼吸衰竭造成缺氧,使脑水肿进一步加重,病情恶化。由此可见,在乙型脑炎极期,高热、症状性癫痫和呼吸衰竭互为因果,造成恶性循环,使病情加重。针对高热、症状性癫痫和呼吸衰竭的积极治疗,是乙型脑炎治疗的关键。大多数患者经过 3~10 天的极期病程后,进入恢复期,体温逐渐下降,意识障碍逐渐好转,昏迷患者经过短暂的精神呆滞或淡漠而逐渐清醒。神经系统体征逐渐改善或消失。重症患者恢复需要 1~6 个月之久。大约 5%~20% 的乙型脑炎患者留有后遗症,如意识障碍、痴呆、失语或肢体瘫痪等。

乙型脑炎患者的周围血白细胞增高,一般在 (10~20)×10⁹/L,初期以中性粒细胞为主,后演变为以淋巴细胞为主。乙型脑炎患者的脑脊液改变不具有特异性。脑脊液外观清亮透明,压力增高,白细胞轻度增加,一般在 (0.05~0.5)×10⁶/L,分类最初也以粒细胞为主,后演变为以淋巴细胞为主,蛋白质轻度增加或正常,糖和氯化物正常。个别患者脑脊液正常。脑脊液中特异性 IgM 抗体先于血清中出现,且持续时间较血清中抗体久,在急性期脑脊液中特异性 IgM 抗体就已经阳性,可用于早期诊断。

乙型脑炎需要与中毒型细菌性痢疾、肠道病毒脑炎、单纯疱疹病毒脑炎和化脓性脑膜炎等疾病鉴别。

目前尚无有效的乙型脑炎的抗病毒药物,乙型脑炎的治疗以对症支持治疗为主,特别是极期针对高热、症状性癫痫和呼吸衰竭的对症支持治疗。退热需采取综合措施,使体温保持在 38℃ 左右,常采用物理降温、解热镇痛药,必要时可注射冬眠合剂,达到镇静和退热的作用。给予地西泮、苯巴比妥、苯妥英钠、水合氯醛等镇静和控制癫痫发作,癫痫发作时要尽量避免误吸。保持呼吸道通畅,昏迷患者一旦出现痰液引流不畅或呼吸衰竭时,应尽早进行气管插管,机械通气,占领呼吸道,争取主动。继发肺部感染患者,按照医院获得性肺炎的治疗原则选用广谱抗生素治疗。给予甘露醇脱水减轻脑水肿。此外,还要维持水电介质平衡,鼻饲营养液,保证热量射入,定期翻身、拍背吸痰,

预防肺炎和压疮。

乙型脑炎的预防关键在于预防接种、防蚊灭蚊和动物宿主的管理。

(三) 巨细胞病毒脑炎　巨细胞病毒脑炎主要见于免疫功能低下的人群,特别是获得性免疫缺陷综合征 (AIDS) 患者,典型的临床表现为亚急性起病,以嗜睡、昏睡、颅神经麻痹和昏迷为主要临床表现,在 AIDS 患者中,常有其他巨细胞病毒病的病史,特别是巨细胞病毒视网膜炎。在免疫功能正常人群,巨细胞病毒脑炎非常罕见,临床表现与单纯疱疹病毒脑炎类似,表现为严重头痛、发热和局灶性神经系统症状。脑脊液改变与其他病毒脑炎类似。用 PCR 法检测脑脊液中 CMV DNA 的敏感性为 79%,特异性为 95%。脑脊液中高拷贝的 CMV DNA 对脑炎的诊断更有意义。在 AIDS 患者,巨细胞病毒脑炎需要与 HIV 引起的脑病、弓形虫脑炎、脑淋巴瘤等鉴别。治疗:更昔洛韦 5mg/kg,静脉滴注,每 12 小时 1 次,疗程 2~3 周;肾功能不全患者需要调整剂量,对 AIDS 患者,更昔洛韦联合膦甲酸钠疗效可能更好。

(四) 肠道病毒脑炎　肠道病毒有很多种,其中和人类最为密切的是脊髓灰质炎病毒、柯萨奇病毒、埃可病毒和甲型肝炎病毒。随着计划免疫的普及,脊髓灰质炎的发病率已大幅度下降。柯萨奇病毒和埃可病毒是中枢神经系统感染的常见病原,但是以病毒性脑膜炎为主,只有少数患者表现为脑炎。柯萨奇病毒和埃可病毒呈全球分布,世界各地均有流行,全年均有发病,但夏秋季节多见,经呼吸道或消化道传播。近年有肠道病毒 71 型引发儿童手足口病暴发流行的报道,暴发流行期间部分患儿可以并发脑炎。肠道病毒引起的中枢神经系统感染主要发生在儿童。1 岁以内的婴幼儿的脑炎病死率高。抗体缺陷患者病情较重,无丙球蛋白血症患者可发生慢性肠道病毒脑膜脑炎综合征。肠道病毒引起的中枢神经系统感染通常为急性起病或亚急性起病,表现为发热、头痛、肌肉疼痛、恶心等,脑膜刺激征阳性。只有 5%~10% 的患者发生脑炎,表现为嗜睡、昏睡、人格改变、癫痫、瘫痪甚至昏迷。发病前常有呼吸道感染或肠道感染的表现。肠道病毒脑炎的脑脊液改变不具有特异性,白细胞 (0.01~0.5)×10⁶/L,蛋白质轻度升高或正常,葡萄糖和氯化物正常。病原学诊断需从口咽漱口液或粪便中分离出病毒,脑脊液中很难分离到病毒。双份血清检测抗体也有助于诊断。肠道病毒脑膜炎需要与经部分治疗的化脓性脑膜炎相鉴别。虽然经过治疗的化脓性脑膜炎脑脊液中白细胞下降,但是仍以中性粒细胞为主,转化为以淋巴细胞为主时类似病毒性脑膜炎,但是蛋白质升高和葡萄糖下降仍存在,以及 LDH 升高有助鉴别。肠道病毒脑炎预后良好,病程自限,只要给予对症支持治疗即可。

(范洪伟)

主要参考文献

[1] TunkelAR, Scheld WM. Bacterial Infections of the Central Nervous System//Hall JB, SchmidtGA, Wood LDH. Principles of Critical Care. 3rd ed. New York: The

McGraw-Hill Companies,2005.

[2] Galbraith JC,Verity R,Tyrrell DL. Encephalomyelitis∥ Hall JB,SchmidtGA,Wood LDH. Principles of Critical Care. 3rded. New York:The McGraw-Hill Companies, 2005.

[3] Bleck TP,Greenlee JE. Epidural Abscess∥Mandell GL, Bennett JE,Dolin R. Mandell,Douglas and Bennett's Principles and Practice of Infectious Diseases. 5th ed. Philadephia:Churchill Livingstone,2000.

[4] Griffin DE. Encephalitis,Myelitis and Neuritis∥Mandell GL,Bennett JE,Dolin R. Mandell,Douglas and Bennett's Principles and Practice of Infectious Diseases. 5th ed. Philadelphia:Churchill Livingstone,2000.

[5] Whitley RJ. Herpes simplex virus infections of the central nervous system. Am J Med,1988,85(S2A):61.

[6] Lakeman FD,Whitley RJ. Diagnosis of herpes encephalitis:Application of polymerase chain reaction to cerebral spinal fluid from brain-biopsied patients and correlation with disease. J Infect Dis,1995,171:857.

[7] McGrath N,AndersonNE,Croxson MC,et al. Herpes simplex encephalitis treated with acyclovir:Diagnosis and long term outcome. J Neurol Neurosurg Psychiatry,1997, 63:321.

[8] 王宝林,潘孝彰. 急性脑膜炎∥翁心华,潘孝彰,王岱明. 现代感染病学. 上海:上海医科大学出版社,1998.

[9] Scheld WM,Koedel U,Nathan B,et al. Pathophysiology of bacterial meningitis:mechanism(s) of neuronal injury. J Infect Dis,2002,186(Suppl 2):S225.

[10] 胡付品,朱德妹,汪复,等. 2013 年中国 CHINET 细菌耐药性监测. 中国感染与化疗杂志,2014,14:365.

[11] Tunkel AR,Hartman BJ,Kaplan SL,et al. Practice guidelines for the management of bacterial meningitis. Clin Infect Dis,2004,39:1267.

[12] FitchMT,van de Beek D. Emergency diagnosis and treatment of adult meningitis. Lancet Infect Dis,2007, 7:191.

第 83 章

外科手术相关性感染

一、历 史 背 景

外科相关感染(surgery related infection)或外科手术相关性感染,是指因外科手术而引起的或需要外科手术处理的感染性病变,这其中包括创伤、手术、烧伤、器械检查和插管后并发的感染。

各种外科手术均存在引起感染的潜在可能,而对感染的治疗也是外科领域固有的一部分。它的进步与微生物学和消毒灭菌技术的进步密不可分。由于现代麻醉学的发展,使外科医生能完成越来越复杂的手术,而术后由于感染造成的并发症和死亡率也越来越低。但直到现在,外科手术相关的感染还是不能完全杜绝。实际上,对外科相关感染的有效的预防和治疗是近几十年来才逐步发展完善的。

19 世纪一些临床医生和学者的发现对现在外科感染的病因、预防和治疗起了关键的作用。1846 年,匈牙利医师 Ignaz Semmelweis 注意到产褥热造成的死亡率和产妇分娩所处的环境有关,医生们用检查过因产褥热而死的尸体的手再去接触别的产妇,就会使别的产妇也受到传染,因此,他要求所有人接触产妇之前要彻底洗手,这一举措使产褥热的死亡率由大约 10% 降至 1.5%。1861 年,根据他的临床观察和实践,Semmelweis 出版了有关产褥热的著作。但不幸的是,他的观点不被当时的权威人士所接受。在极端失望中,他为了证明自己的观点,于 1865 年在给一具死于产褥热的尸体做尸检时,故意切下自己的示指并因此身亡。

其后,路易斯·巴斯德(Louis Pasteur)为现代微生物学的进展做了有益的工作。他的工作证实,传染性疾病是由某些特定的病原体引起的,这些病原体来自外界而不是被感染者本身。据此,他发明了酿酒时的灭菌方法,并且确定了一些能够感染人类的病原体,包括葡萄球菌、链球菌和肺炎球菌。

约瑟夫·李斯特(Joseph Lister)注意到他的接受截肢手术的患者中,有 50% 因术后感染而死亡。在接受了 Pasteur 的理论后,他开始用石碳酸(当时用来处理下水道污水的物品)来处理伤口。1867 年,他撰文说明,在 12 位用石炭酸处理伤口的复杂骨折患者中,有 11 例(其中截肢 1 例,未截肢 10 例)恢复良好;另外一例死于与伤口感染无关的原因。很快,他的处理伤口的方法就在欧洲流行开来。

从 1878 年至 1880 年,由于当地炭疽热的流行,罗伯特·科赫(Robert Koch)发明了培养炭疽杆菌的技术,并且证明了培养出来的炭疽杆菌可以感染健康的动物。由此,他提出确定某种微生物是引起某种疾病的原因所需要的一些实验证据。这些证据包括:①在每一病例中必须能找到这种微生物;②这种微生物必须能分离出来并能生长为纯培养;③将此纯培养接种到易感动物时必须能复制该病;④在实验性患病动物中必须能找到并分离出这种微生物。他用同样的技术分离出霍乱和结核病的病原体。直到今日,科赫法则仍对我们的工作实践有重要的指导意义。

第一个通过开腹手术来治疗感染的方法是阑尾切除术,查尔斯·麦克伯尼(Charles McBurney)在 1889 年首次报道了用手术治疗阑尾炎的方法;在此之前,阑尾炎是死亡率相当高的疾病。1902 年,英国国王爱德华七世得了阑尾炎,他的医生为他施行了阑尾切除术,使国王最终活了下来。

20 世纪上叶抗生素的发现使外科医生多了一种有效的武器。1928 年,亚历山大·弗莱明(Alexander Fleming)爵士在他的实验室里研究导致人体发热的葡萄球菌,由于盖子没有盖好,他发现培养细菌用的琼脂上附了一层青霉菌,这是从楼上的一位研究青霉菌学者的窗口飘落进来的。使弗莱明感到惊讶的是,在青霉菌的近旁,葡萄球菌忽然消失了。这个偶然的发现吸引了他,他设法培养这种霉菌进行多次试验,证明青霉素可以在几小时内将葡萄球菌全部杀死。弗莱明据此发明了葡萄球菌的克星——青霉素。

此后,很多新的病原体(包括很多厌氧菌)被确定,大量的抗生素也被制造出来。研究人员发现,人体的皮肤、胃肠道和其他任何部分都存在着很多微生物,这些微生物是和人类共存的,它们只有在某些特殊的条件下才能引起感染。研究人员也发现,需氧菌和厌氧菌可以协同作用,造成严重的软组织和腹腔内感染。这些生存于人体各部分的微生物在正常状态下是不致病的,当外科手术使这些微生物发生易位,进入本来无菌的体腔,或局部和全身免疫力下降时,才会发生感染。

美国医学的奠基人之一威廉·奥斯勒(William Osler)曾经指出,在大部分情况下,患者往往是死于机体对感染的反应,而不是死于感染本身。细胞因子的发现使

917

我们有可能进一步观察机体对感染的反应,从而了解机体的炎症反应过程。机体对感染的炎症反应可以导致器官功能失调甚至衰竭,预防和治疗感染中的多器官衰竭是现代重症医学和外科感染研究的主要挑战之一。

我国传统医学中,关于外科感染的概念也开始很早。秦汉时候的医学名著《内经》中已有外科"痈疽篇",当时已经认识到破伤风(伤痉)的发病与创伤受风有关,婴儿破伤风(脐痉)与居住潮湿及脐带不洁有关。隋朝巢义方著《诸病源候论》对炭疽的感染途径做了探讨。明朝薛己总结了婴儿破伤风的预防方法,汪机批评了等脓肿自破的错误观点,王肯堂记载一妇人售羊毛引起紫泡疗(炭疽)流行,造成大量死亡的病例,对炭疽的传染途径、局部体征、发病部位、全身症状和预后做了较正确的叙述。祖国传统医学的观点,可以和现代西方医学互相补充。

二、相 关 定 义

病原体入侵机体,机体的免疫系统与之进行对抗,通常有以下几个结果:①病原体被机体清除;②局限性的感染,通常会导致化脓性改变,这是慢性感染的特点(如皮肤上的疖疮,软组织和器官的脓肿等);③局灶性的感染(如蜂窝织炎、淋巴管炎及进展型软组织感染等),伴或不伴感染的远处播散,转移性脓肿);④系统性全身感染(如菌血症或真菌血症等)。

三、外科患者的常见感染类型

(一) 外科手术部位感染

1. 危险因素　外科手术部位的感染是指进行外科操作时所暴露的组织、器官或体腔的感染。手术部位感染可分为切口感染和器官/体腔感染,前者又可分为浅部(局限于皮肤和皮下组织)和深部切口感染。外科手术部位感染的发生主要跟三个因素相关:①术中伤口部位病原体的浓度。②手术持续时间的长短。③患者身体的因素,包括高龄,免疫抑制,肥胖,糖尿病,慢性炎症,营养不良,周围血管疾病,贫血,接触辐射史,慢性皮肤病,携带细菌状态(如葡萄球菌)及近期手术史等。如果外科手术的切口出现了脓液,则肯定发生了感染,这时外科医师根据判断往往会将切口敞开。手术部位感染的危险因素见表83-0-1

表83-0-1　手术部位感染的危险因素

患者因素	近期手术史
高龄	局部因素
免疫抑制	术区皮肤准备不洁
肥胖	手术器械污染
糖尿病	不合理的抗生素的应用
慢性炎症	手术时间过长
营养不良	局部组织坏死
周围血管疾病	体温过低时的组织缺氧
贫血	病原体因素
接触辐射史	住院时间过长,导致院
慢性皮肤病	内感染
携带细菌状态(如葡萄球菌)	病原体在体内分泌毒素囊肿形成,不利清创

2. 外科伤口分类　按照手术时伤口被污染的情况进行分类(表83-0-2)。

表83-0-2　伤口分类、代表性手术及相对感染概率

伤口分类	手术	感染概率
清洁(Ⅰ类)	疝修补 乳腺活检	1.0% ~ 5.4%
沾染(Ⅱ类)	胆囊切除 胃肠道部分切除	2.1% ~ 9.5%
污染(Ⅲ类)	腹部锐器伤 肠梗阻时的肠切除	3.4% ~ 13.2%
污秽(Ⅳ类)	肠道憩室穿孔 软组织坏死合并感染	3.1% ~ 12.8%

清洁伤口(Ⅰ类伤口)指没有污染存在的伤口,这类手术的操作不进入含有病原体的空腔脏器(如呼吸道、消化道和泌尿生殖道),只有皮肤上的微生物存在潜在的污染的可能。这类伤口还有个亚类(称为Ⅰ亚类伤口),指需要放入假体材料(如网片、瓣膜等)的类似切口。

介于清洁和污染之间的伤口(Ⅱ类伤口):指术中操作需要进入空腔脏器(如呼吸道、消化道和泌尿生殖道)的伤口,这些空腔脏器均含有一些定植的微生物,需要经过严格的术前准备,而且术中不能有空腔脏器内容物的明显外溢。

污染伤口(Ⅲ类伤口):包括早期得到处理的开放的外伤性伤口;从有菌部位进入无菌部位的伤口(如紧急情况下直接的心脏按压);被大量空腔脏器内容物污染的伤口,以及在已经有炎症但没有化脓的部位所作的切口。

污秽伤口(Ⅳ类伤口):包括开放的外伤性伤口不能得到早期处理,产生了组织坏死;存在明确化脓性感染的伤口;以及空腔脏器的穿孔伴随大量内容物的溢出。

3. 病原菌　手术部位感染的病原体与原先患者作为宿主的病原体相关。Ⅰ类伤口如发生感染,则病原体很可能来自皮肤,Ⅱ类伤口(如结肠部分切除手术的伤口)发生感染,其病原体则可能来自肠内微生物和(或)皮肤。

4. 降低手术伤口感染的措施抗生素的合理应用可以降低一些手术伤口的感染概率,对于Ⅰ亚类,Ⅱ,Ⅲ类伤口,至少在外科手术刚开始之前,应该应用一次抗生素。对于那些院内感染概率较高的患者,预防性使用抗生素是否有效尚待证明。应用抗生素能否降低清洁伤口的感染概率存在争议,但是清洁伤口也有潜在的感染的风险,故笔者主张应该在手术开始之前应用一次抗生素。

伤口的外科处理方式也会对感染造成影响。对于一个相对健康的个体,Ⅰ类和Ⅱ类伤口可以行一期缝合,而Ⅲ类和Ⅳ类伤口的一期缝合会造成比较高的切口感染概率(约25% ~ 50%)。对于Ⅳ类伤口,伤口的浅层应该敞开,以期获得二期愈合。现在有文献表明,选择性的延时的一期缝合也可以降低这些伤口感染的概率。应用有效的、针对性的抗生素能降低Ⅲ类和Ⅳ类伤口感染的概率。

研究表明,对于穿孔或坏疽性阑尾炎,在手术切除阑尾后一期缝合,同时应用覆盖厌氧菌和需氧菌的抗生素,发生伤口感染的概率大约为 3% ~ 4%。

另外文献报道了血糖水平过高对白细胞功能造成的不利影响,研究表明,糖尿病患者接受心脏搭桥手术后,高血糖水平会增加伤口感染率。因此,临床医师应该将患者的血糖控制于合适的范围之内。

有人曾经研究过术中吸入的氧气量和伤口的预热与伤口感染率之间的关系,术中吸入氧气量增加可能会降低结直肠手术术后感染率,而对切口部位预热 30 分钟后再进行手术,也可能使伤口感染率有所下降。但是,目前还很难对此作出最后判断。

临床实践表明,单独的切开引流而不应用抗生素,对于外科伤口的感染是有效的。如果确定有严重的蜂窝织炎,或并发了脓毒综合征,抗生素的使用则是必要的。感染伤口敞开后,要注意每天更换敷料两次。局部应用抗生素的效果尚未证实,但有个案报道显示对于一些非常规的复杂伤口也许有效。

(二) 腹腔内感染 腹腔被病原体污染称为腹膜炎或腹腔内感染,可以按病因分为原发性和继发性两大类。

1. 原发性腹膜炎 病原体(往往是细菌)从远处通过血行播散至腹腔,或者直接来自腹腔,就会造成原发性腹膜炎。这种情况多见于有大量腹水,或者因为肾衰竭而进行腹膜透析的患者。这种感染往往由单一的细菌造成,而且很少需要外科的处理。如果存在上述表 83-0-1 所提到的危险因素;体格检查发现广泛的压痛和肌紧张,而没有固定的压痛点;立位腹平片排除气腹的存在;腹水标本白细胞数超过 $10^5/L$,革兰染色为单一形态,原发性腹膜炎的诊断基本就成立了。治疗上主要是应用敏感抗生素,疗程往往需要用至 2 ~ 3 周。对于腹膜透析的患者,如果出现了反复发作的原发性腹膜炎,为了取得比较好的治疗效果,可以考虑将腹透导管或动静脉分流用的人工血管取出。

2. 继发性腹膜炎 腹腔内脏器的严重感染和穿孔则会造成继发性腹膜炎,如阑尾炎、胃肠道任何部位的穿孔,或憩室炎等。在临床上最常见的是结肠穿孔,大量结肠内容物的流出会造成腹腔的感染。治疗上包括切除感染器官,对坏死组织进行彻底清创,以及应用能够覆盖厌氧菌和需氧菌的抗生素等。在这种情况下,往往需要外科手术才能取得明确的诊断和病原学证据,因此应用相对广谱的抗生素是必要的,而且根据情况可以联合应用抗生素。有效的去除原发病灶和合理应用抗生素可以使继发性腹膜炎的死亡率控制在大约 5% ~ 6%;如果不能控制原发病灶,死亡率则有可能超过 40%。

在过去的几十年里,清除原发病灶和合理应用抗生素可以使继发性腹膜炎治疗的有效率达 70% ~ 90%。如果应用上述两种方法后仍不能控制病情,患者就会出现腹腔脓肿。胃肠道吻合口瘘会造成手术后的腹腔感染和腹膜炎,这种腹膜炎往往比较顽固,对于存在免疫抑制的患者尤其困难。细菌培养会发现粪肠球菌、表皮葡萄球菌、白念珠菌、铜绿假单胞菌等,而且往往是几种细菌同时存在。

即使应用有效的抗生素后,这类患者的死亡率也往往会超过 50%。

以往的腹腔脓肿需要外科手术清创引流。随着医学技术的发展,大部分这类脓肿可以由 CT 做出诊断,并行经皮穿刺引流。如果存在下面这些情况,则仍需要外科手术处理:①存在多个脓肿,穿刺效果不佳;②脓肿距离重要脏器非常近,经皮穿刺可能会造成重要脏器的损伤;③一些比较明确的病因,如肠瘘等。抗生素应用的必要性和置管引流的时间长短要根据具体情况而定,从临床经验上来看,应用覆盖厌氧菌和需氧菌的抗生素,持续时间 3 ~ 7 天是比较合理的;笔者认为如果脓肿已经变小消失,每日引流量不超过 5 ~ 10ml,没有明确的感染源(如肠瘘)的存在,患者的临床症状逐渐缓解,则引流管可以经 1 ~ 2 次退管后拔除。

(三) 器官特异性感染

1. 肝脓肿 在城市居民中越来越少见,西方国家则更少,每 10 万住院患者中只有大约 15 例肝脓肿患者。细菌性肝脓肿是最常见的,约占肝脓肿总数的 80%,寄生虫性肝脓肿和真菌性肝脓肿大约各占 10%。以前,细菌性肝脓肿往往由阑尾炎或消化道炎症造成的门静脉炎所引起。而现在,由胆道原因引起的细菌性肝脓肿逐渐成为主要病因,但仍然有约 50% 的患者找不到明确的病因。小的(<1cm)、多发的肝脓肿应当取得标本进行培养,需要应用抗生素 4 ~ 6 周。大的肝脓肿往往需要经皮穿刺引流。脾脓肿相当的少见,处理原则与肝脓肿类似。反复发作的肝脓肿或脾脓肿往往需要手术。详见本篇第三章。

2. 胰腺感染 在出血坏死性胰腺炎患者中,大约 10% ~ 15% 会发生继发性胰腺感染(如胰腺坏死或胰腺脓肿)。当患者经治疗后如果全身炎性反应(包括发热、WBC 计数升高或器官功能障碍)不能得到缓解;或者症状明显缓解后 2 ~ 3 周出现脓毒症的症状,都要怀疑继发性胰腺感染的可能。

对于此类疾病的感染阶段,Bradley 和 Allen 两人做了很多开创性的工作,他们注意到,对于胰腺感染后坏死,进行反复的清创术会显著改善治疗效果。目前,对于急性重症胰腺炎感染期的患者,需要进行胰腺增强 CT 薄扫(每 3mm 一个层面),以帮助确定胰腺坏死的范围,并在 ICU 进行密切的监护,动态观察胰腺坏死的范围。

继发性胰腺感染经常在胰腺炎发作几周后出现,有证据表明,经验性应用抗生素可以降低继发性胰腺感染的发生率和严重程度。几项随机的前瞻试验表明,应用碳青霉烯类和氟喹诺酮类抗生素可以降低胰腺感染的发生率和死亡率。

早期应用肠内营养(将鼻空肠管远端放至超过 Treitz 韧带的位置)也可以降低胰腺感染坏死的概率,这可能与肠内营养可以降低肠道菌群易位的发生有关。最近的指南支持肠内营养的应用,如果鼻饲营养不足以满足患者的能量需要,则可以补充肠外营养。

对于胰腺炎的患者,经治疗后如果全身炎性反应(包括发热、WBC 计数升高或器官功能障碍)不能得到缓解;或者症状明显缓解后 2 ~ 3 周出现脓毒症的症状,都要怀疑继发性胰腺感染的可能。CT引导下穿刺引流，引流液标本的革兰染色和培养是非常重要的。如果革兰染色或细菌培养阳性，并从CT上能看到胰腺内的气体，都是外科手术治疗的指征。手术目的是去除感染的炎性病灶，术中放置鼻空肠管、胃造瘘管，必要时切除胆囊，做胆管引流，或空肠造瘘术。外科医师应该明确多次开腹清创的可能性，直到坏死和化脓组织完全消失形成肉芽组织为止。大约有20%~25%的患者会发生胃肠道瘘，其中一部分可以自愈，如果不能自愈，可以待胰腺炎症缓解之后行手术修补。

3. 感染性心内膜炎　感染性心内膜炎在活动期急诊手术的死亡率、术后并发症和复发率均较稳定期手术明显增高，故一般应在使用大剂量敏感抗生素积极治疗6周、感染及心力衰竭得以控制和纠正后施行手术。但如果药物治疗难以控制，并出现心脏功能进行性下降，此时应果断施行手术以挽救患者的生命。围术期处理除加强心肺功能及全身状况支持外，尤应强调对术后感染复发的有效控制。对心肺功能的支持强调良好的术前准备、合理把握手术时机、术中保护心肺功能、术后适当延长呼吸机辅助时间和维持良好的循环功能。术后强调联合应用敏感抗生素6周，防治感染性心内膜炎复发，同时要预防真菌感染、加强全身营养支持、去除原发感染灶。

（四）外科植入物相关感染

1. 人工血管感染　自1953年Voorhees首次将涤纶人工血管应用于腹主动脉移植后，各种人工血管已广泛应用于全身各部位，挽救了大量血管疾病患者的肢体及生命。随着人工血管在临床上的广泛应用，由此出现的并发症如吻合口出血、吻合口假性动脉瘤、人工血管内血栓形成及人工血管感染等也日益成为血管外科医生共同关注的问题。在众多并发症中，以人工血管感染最为严重。

不同部位、不同病原菌所造成的感染处理方法不尽相同，传统的方法包括局部清创、切除感染的人工血管以及经解剖外途径血管重建。为了预防人工血管植入物感染，已开发和研制具有抗感染活性的人工血管植入物，其中最主要的是抗生素载药人工血管植入物的研制。抗生素通过适当的方式载至血管植入物使其具抗感染活性，从而克服原人工血管植入物的缺陷。这些研究正在进行和逐步完善之中。

2. 心脏瓣膜置换术后并发感染性心内膜炎　此为心脏外科治疗棘手的疾病之一。瓣膜置换术后早期感染性心内膜炎的发生率为2%~4%，死亡率较高，达50%~80%。经内科治疗效果不佳、有瓣周漏及赘生物者，应尽早手术治疗。

该病临床表现多样化，行人工瓣膜置换术后有发热表现应警惕有发生感染性心内膜炎的可能。超声心动图对于诊断有重要价值。外科手术是治疗该病的重要措施。手术的关键是彻底清除感染的组织，这是避免术后再发感染性心内膜炎的关键。葡萄球菌感染因其毒力强、有耐药性，内科治疗较难控制，应尽早手术治疗，术后死亡率也较高，因此，人工心脏瓣膜置换术后发生感染性心内膜炎患者应早期诊断、适时手术，内、外科联合治疗是成功的关键，延误手术时机会导致严重的后果。

3. 人工关节感染的处理　加拿大温哥华总医院的Duncan于20世纪90年代初创立了PROSTALAC方法，使用含有抗生素的骨水泥假体对人工关节术后感染进行二期翻修。手术的第一步是取出关节内所有假体，对感染的关节进行一期彻底清创，然后将含有抗生素的骨水泥植入关节间隙，使之成为一种临时性的功能性假体；第二步是等待感染控制后，二期手术取出PROSTALAC，并最终植入正式的全关节翻修假体。此方法已被临床证明具有很高的成功率。PROSTALAC二期翻修手术最大限度地根除了感染，成功地保全并重建了具有良好活动范围和功能的人工关节，提高了患者的生活质量，避免了难以接受的关节切除成形术、关节融合术甚至更糟糕的截肢术的施行，为治疗关节置换术后感染找到了一种常规有效的方法。

（五）皮肤和软组织感染　皮肤和软组织感染可以根据是否需要外科手术治疗来分类。例如，对于浅表的皮肤和皮下组织的感染（如蜂窝织炎、丹毒、淋巴管炎等），在寻找病原体的同时，单纯的抗生素治疗就可以收到很好的效果。通常，临床医师会选择主要针对存在于皮肤的革兰阳性菌敏感的抗生素。如果是疖疮，可以自发的破溃引流，或者外科手术切开引流。对于蜂窝织炎，在外科手术切开引流之后也可同时应用抗生素。

快速进展的软组织感染很少见，也很难确诊，需要及时的外科手术治疗，同时应用抗生素。如果不能及时诊断，死亡率相当高（约80%~100%）；即使很快得到确诊，及时切开引流和应用抗生素抗感染，死亡率依然会达到30%~50%。过去对于这类疾病的命名和分类非常混乱，比如快速播散的蜂窝织炎、气性坏疽、坏死性筋膜炎等。如今，对于这种严重的软组织感染，最好的命名系统应该是包括感染组织的层次（例如皮肤、浅层软组织、深层软组织和肌肉）和引起感染的病原体的名称。

有些因素使得某些患者比较容易罹患这些类型的感染，这些因素包括高龄、服用免疫抑制药、糖尿病、周围血管疾病等，或者同时具备其中几点。这些患者软组织内的血供（或携氧量）低于正常，再加上病原体的侵袭，很可能成为软组织感染的主要原因。但是在过去的几十年内，也曾经有健康人群受链球菌侵袭造成快速进展的软组织感染的报道。

在病程开始阶段，这种严重的软组织感染的诊断要靠临床上的症状群来确定，但并不是所有的患者都出现类似的症状。临床上经常见到这些患者出现脓毒症或感染性休克却找不出任何原因。感染灶常常会沿着四肢、会阴、躯干的顺序蔓延。对这样的患者，要进行仔细的体格检查，以期发现感染灶的所在；有可能会看见皮肤出现灰色浑浊的脓苔样改变，或出现水疱、皮肤变成青铜色调、张力增加等等。患者经常会主诉身体的某个部位疼痛最明显，这往往是感染灶存在的地方。如果患者有了以上表现，应该马上进行外科干预，需要暴露感染灶，而且要在直视下将深层的受感染侵袭的组织（包括深层软组织、筋膜以及下面的肌肉）进行放射状的切开。不要因为等待影像学检查而延误最佳手术时机。有时外科医师为了彻底清除感染组织,往往会选择截肢手术,造成患者的残疾;但是,如果手术不彻底的话,术后感染和死亡率都会增加。

在治疗过程中,需要对受感染的组织液进行培养,对病原体进行革兰染色。选择的抗生素要能覆盖革兰阳性菌和阴性菌、厌氧菌和需氧菌,如万古霉素和碳青霉烯类联用;为了针对梭状芽孢杆菌,还应用联用青霉素 G 16 000~20 000U/d。大约有 70%~80% 的病例的感染源不止一种病原体,剩下的部分由单一的病原体引起,如铜绿假单胞菌、梭状芽孢杆菌、化脓性链球菌等等。这些感染的病原谱有些类似于继发性细菌性腹膜炎,但不同的是革兰阳性球菌更多见一些。如果治疗效果不好,疾病继续进展,大部分患者很可能需要不止一次进手术室。一旦发现感染灶没有得到很好控制,很可能需要彻底的清创和切除更多的组织。而抗生素的应用应该根据培养和药敏的结果来调整,尤其是对于单一病原体引起的软组织感染。

(六)术后医院内感染院内感染(nosocomial infection)
又称之为医院获得性感染,定义是患者在住院期间发生的感染。大多数是由潜在致病微生物引起的,它们多定居在机体某个部位,常见于口咽部和消化道,平时并不引起疾病。常见致病菌多为高度耐药的细菌,如肠杆菌属、沙雷菌、超广谱 β-内酰胺酶(ESBLs)的菌株、假单胞菌、不动杆菌、多重耐药性金黄色葡萄球菌、肠球菌等,而社区(community)感染也称为社区获得性感染,常见致病菌为肺炎链球菌、流感嗜血杆菌、大肠杆菌、变形杆菌、克雷伯菌、葡萄球菌、链球菌和厌氧菌等。

医院内感染分为交叉感染与自身感染。交叉感染包括患者之间接触感染,医护人员的接触感染、医疗器械接触感染。自身感染又称为内源性感染。包括当人体受外来细菌侵袭、机体患病、创伤及外科大手术的情况下,正常菌群导致感染性疾病,也称机会感染。

病原体包括:①耐药菌株,如耐药大肠杆菌;②对一般抗生素不敏感,可能致病的微生物,如念珠菌;③低或无致病力细菌,如铜绿假单胞菌;④共生菌,如厌氧菌;⑤原虫与病毒,如巨细胞病毒。

除细菌本身对外科院内感染的影响外,人为因素不外乎三个方面:一是医院内感染管理的总体水平,包括医院内感染管理机构的建立,完善的管理制度和监测手段,完备的无菌及消毒设施,细菌室的建立及规范的检测方法,各种抗菌药物的配备,有关人员的专业培训和全体医护人员无菌意识的加强等等。总之,与医疗活动相关的所有环节都可影响感染的发生。第二是患者因素,包括患者的原发病的特点、全身免疫状态、经济条件等,甚至患者和家属在医疗活动中的配合程度,都可影响感染的发生。第三是医生因素,是整个医疗活动的中心。它包括医生的责任心、基础理论知识、基本技能和实际操作水平。这里包括医生的手术技巧和经验,更重要的是无菌意识和临床规范,及对各种抗生素特点的熟悉程度。

外科患者在术后的恢复过程中,会面临很多院内感染的问题。外科院内感染传播途径是空气、接触、医源及微生物,感染部位以外科伤口、呼吸道、泌尿系统最常见,国内有文献表明感染发生率分别为 48.17%、26.14% 和

17.17%。医院感染在不同外科科室其发生部位差别较大,以创口或创面感染为主的是普通外科、骨外科、烧伤科、肝胆外科,呼吸道感染在神经外科肝胆科、烧伤科的发生率较高,与这些病区的患者病情密切相关,从科室分布看,骨外科、烧伤外科、普通外科神经外科、泌尿外科是医院感染的高发科室。外科院内感染不同于其他科室,感染率高,菌种复杂,耐药菌相对较多,多重感染导致的难治感染发生率也明显高于其他科室。我们在前面已经讨论了外科手术伤口感染的情况,而其他类型的院内感染与一些导管放置时间过长有关,如导尿的尿管、机械通气的导管、静脉和动脉插管等等。

尿标本化验的结果是诊断术后患者泌尿系感染的主要根据。这些患者尿中会出现白细胞、细菌、酯酶等。如果患者有尿路刺激的症状,尿培养细菌>10^4 CFU/ml 就可以确诊泌尿系感染;或者对于没有尿路刺激症状的患者,尿培养细菌>10^5 CFU/ml 也可以确诊。治疗上可以选用对泌尿系感染敏感的抗生素,疗程 10~14 天,以使尿中能达到足够的浓度。对于能够活动的术后患者,应该在 1~2 天内尽早拔除导尿管。

较长的机械通气时间会使肺炎发生的概率增加,其感染源多是医院内存在的病原体。这些病原体常常对很多抗生素都耐药。如果 X 线显示肺部有一处或多处实变,则可以诊断肺部感染。有时候需要行支气管肺泡灌洗来获得样本,进行革兰染色和培养,以确定病原体,从而选用敏感抗生素。根据患者的氧合和呼吸情况,外科术后患者应该尽快脱离对机械通气的依赖。

住院患者的血管内导管相关感染已经成为一个普遍存在的问题。由于很多外科手术的复杂性,越来越多的导管应用于生理监测、血管通路、给药途径和肠外营养。在国内尚没有确切的统计数据,但在美国,留置导管中大约有 25% 会出现细菌培养阳性,大约 5% 会出现菌血症。穿刺时间过长、急诊条件下穿刺、非无菌条件下操作,以及多腔导管的使用都会使感染的概率增加。

很多发生血管内导管感染的患者在临床上都没有症状,只是血常规中白细胞计数升高。外周血培养与导管血培养结果为相同的病原体,应该怀疑导管相关感染的可能。如果患者出现下列情况:皮肤明显的化脓性改变;任何病原体导致的脓毒症(已排除其他原因);或者培养出革兰阴性菌或真菌的菌血症;则临床医师应该考虑拔除导管。还有一些特定的低毒力的细菌(如表皮葡萄球菌)造成的感染,如果没有其他的感染途径,也需要考虑导管相关性感染,但这种感染通常用抗生素治疗一段时间后就会有明显效果。尽管应用覆有抗生素的导管可以降低细菌定植的发生率,但昂贵的费用使其得不到广泛的应用。故对临床医师而言,应随时评价留置导管的必要性,尽早拔除导管。预防使用抗生素和抗真菌药物来防止导管相关感染一般来说是无效的,也是不恰当的。

(七)与职业暴露相关病原体的感染　由于临床医师在面对 HIV 患者时常具备足够的防护心态,因此,HIV 由患者传染给外科医师的概率是相当低的。截至 2002 年全美因职业暴露而在血清中出现 HIV 抗体的外科医师只

有 6 例,这在所有可能因职业暴露而感染的人员(共 195 例)中的比例是比较小的,而护士为 59 例,非外科领域的医师为 18 例。欧洲的数据表明,外科医师因职业暴露而感染 HIV 的概率应该在 1/1000 万至 1/20 万不等。

一些通常的预防措施可以使 HIV 及其他通过血液和体液传播的病原体感染医护人员的概率降到最低,这些措施包括:①在接触血液或体液的时候应用常规的防护如佩戴手套和(或)护目镜;②在接触血液或体液之后立即清洗手和身体其他暴露的皮肤部分;③在使用和接触锐器的时候加强注意并妥善放置器具。

如果临床医护人员在工作中不慎接触到含 HIV 的血液或体液(如被抽血针头扎伤等),及时的预防措施对于降低感染率非常重要,为取得最好的效果,最初的措施必须在数小时而不是数天内完成。如果情况比较严重,建议进行二联甚至三联药物疗法。如果患者的 HIV 感染状态不清楚,建议在做检测的同时开始预防措施,尤其是对于 HIV 感染高危人群需要这样。

乙型肝炎病毒(HBV)是一种只感染人类的 DNA 病毒。最初的 HBV 感染通常是自限性的,但是会转变为慢性携带病毒状态。慢性乙肝病毒感染者中,大约有 30% 最终死于肝硬化或肝细胞肝癌。外科医师以及其他所有医护人员都是乙肝病毒感染的高危人群,应该接受乙肝疫苗的注射。在接触后的预防措施中,乙肝病毒免疫球蛋白的使用可以保护其中 75% 的人群免受感染。

丙型肝炎病毒(HCV),以前曾经称之为非甲非乙肝炎病毒,在 1980 年代后期被确认,是一种 RNA 病毒。这种病毒可以感染人和黑猩猩。丙肝病毒感染者中,75% ~ 80% 会转变为慢性病毒携带者,其中有大约 3/4 会发展成为慢性肝脏疾病。由于对血源进行检测,丙肝病毒的感染人数在下降。然而在职业中即使出现血液接触,感染丙肝病毒的概率并不大。有文献报道,偶然的针扎伤引起血液出现病毒抗体的概率大约为 2%。目前为止,丙肝病毒的疫苗尚未完全研制成功。以黑猩猩为研究对象的实验尚未取得令人满意的结果。目前主要的治疗方法是干扰素联合抗病毒药物。

四、外科感染的预防和治疗

(一)感染因素及控制　外科的无菌操作是预防中最重要的环节。操作时应尽可能减少组织损伤,及时清除坏死组织、血块和渗出物。术者的熟练程度也很关键。改进手术方式和操作的熟练程度也有利于外科感染的控制,如仔细操作,细致分离,清除异物、血肿和无生机的组织,引流渗血、渗液和脓液等。此外还应重视围手术的各个环节,如滤过空气、层流系统装置、减少手术室参观人员等优化手术室环境的措施;手术器械和敷料的处理;按常规洗手和戴手套;患者术前洗澡、备皮和术野的处理;备皮方法的改进;以及改善患者营养状况及机体条件等。手术时机的选择对于外科感染的控制也是很重要的。一般来说,急诊手术的感染率要远大于择期手术。

近年外科感染治疗的进展之一,是外科医师在充分重视手术干预(引流)和抗菌药物治疗的同时,从更广阔的视角看待感染,力图从改善机体状况着手迎接感染的挑战。例如以"免疫调理"的手段降低感染的易感性;以"代谢调理"的手段,如使用环氧酶抑制剂减轻发热和炎症抑制分解代谢;应用生长激素促进蛋白质合成,增强机体对感染的防御能力;加强维护肠道屏障的措施以控制肠道内毒素和细菌易位等,国内都已在临床上开始了有益的尝试,虽然离成熟还相距甚远,却是一条有希望的出路。微创技术的发展也为抗感染治疗增添了新的手段。经内镜置入鼻胆管,内镜下行 Oddi 括约肌切开,经皮经肝胆道置管或安放支架,都能立即缓解梗阻性胆道感染,使患者得以渡过难关,以便尔后在较好状态下接受决定性手术治疗。B 超或 CT 引导下穿刺置管引流,使许多膈下脓肿等深在化脓性病灶患者免于手术。

(二)抗生素的合理应用　抗生素对手术部位感染的预防作用无可置疑,但并非所有手术都需要。一般的 Ⅰ 类即清洁切口,应注意严格的无菌技术及细致的手术操作,大多无需使用抗生素。预防应用抗生素主要适用于 Ⅱ 类即沾染伤口及部分污染较轻的 Ⅲ 类伤口。已有严重污染的多数 Ⅲ 类切口及 Ⅳ 类切口手术,应在手术前即开始治疗性应用抗菌药物,术中及术后继续应用,不列为预防性应用。

对沾染或污染性手术,术前使用抗生素预防手术部位感染是必要的。预防性抗生素的应用是杀灭或抑制手术区来自空气、环境及患者自身的污染细菌。手术结束切口缝合,手术区污染即停止。因此预防性抗生素的作用也仅仅限于这段时间。预防手术部位感染,必须要在整个手术阶段内使手术区域组织内的抗生素浓度超过可能造成感染的细菌的 90% 最低抑菌浓度(MIC_{90}),因而术前抗生素预防性应用应在手术开始前 20 ~ 30 分钟进行,即在手术麻醉诱导期给药较为合适,可提供手术时组织内有效药物浓度。如所选用抗生素半衰期较短或手术时间长,则应在术中或术后追加一次给药;如术中失血多,则人体血液及组织的抗生素浓度下降,亦需考虑追加用药。手术后才给予抗生素不能起到预防的目的。手术后长时间使用抗生素,如 3 ~ 6 天或更长,并不能进一步降低手术部位感染的发生率,这一观点在国际上已经得到普遍的承认。但目前国内对围术期的抗生素使用时机、对不同手术部位的抗生素的选择,以及预防性抗生素的使用时限等方面还有许多误区和争论,需要进一步观察和总结。

抗生素的治疗性应用的适应证为:已有严重污染的 Ⅲ 类及 Ⅳ 类切口手术(如开放性创伤或消化道穿孔等)。另外对那些具有高度感染危险因素的患者,如高龄、糖尿病、肝硬化、乳糜腹水、过度肥胖或消瘦、营养不良及免疫功能低下者,均应在术前即按经验加大治疗性用药剂量,直到术后或获得培养结果再转为目标性治疗。这种对重症感染患者的经验治疗要按大剂量、广覆盖的原则,即治疗伊始就选用强有力的广谱抗生素,迅速控制外科手术部分感染的最常见菌群,以阻止病情恶化,并及时转变为目标治疗。

必须清楚的是,对于外科感染,抗生素仅仅是手术和有效引流等的辅助措施。使用抗生素的目的是限制引流后残余的感染,预防切口感染和降低感染对宿主的侵害。

(三) 常见病原菌 感染部位不同,外科感染的类型和病原菌分布有明显差异。了解可能的病原菌,有助于抗生素的选择。

国内有文献报道,腹腔内感染中,混合性感染占较大比例,以革兰阴性杆菌多见,大肠埃希菌、肺炎克雷伯菌、金黄色葡萄球菌和粪肠球菌是主要的感染菌,这些细菌多为肠道常居菌,表现为条件致病和内源性感染,并呈现多重感染;创面分泌物的感染菌相对单一,混合性感染相对较少,并以革兰阳性球菌多见,金黄色葡萄球菌是主要病原菌。

近年来,真菌感染呈升高的趋势。在我国由真菌引起的感染占医院感染发生率的 9.6% ~ 11.8%,病死率为 30% ~ 80%。外科真菌感染分为两大类,一是创面或创口浅部真菌感染,二是深部真菌感染,包括侵入性真菌感染,系统性真菌感染或全身播散性真菌感染。在引起感染的菌株中,以念珠菌最为常见。

外科患者的病毒感染常见于免疫抑制的人群,尤其是接受器官移植手术后服用抗排异药物的患者。常见的病毒包括巨细胞病毒、EB 病毒、单纯疱疹病毒、水痘带状疱疹病毒等。同时,医师应对乙型及丙型肝炎病毒、HIV 等引起足够的重视。

(徐海峰 毛一雷)

主要参考文献

[1] 黎沾良. 外科感染的防治:现状与未来. 中国实用外科杂志,2000,20(1):11-12.

[2] Leyr MM, Fink MP, Marshall JC, et al. 2001 SCCM/WSICM/ACCP/ATS/SIS International Sepsis Definitions Conference. Crit Care Med,2003,31:1250.

[3] Dunn DL. The biologicalrationale//Schein M, Marshall JC. Source Control. A guide to the Management of Surgical infections. New York:Springer-Verlag,2003.

[4] Baric PS. Modern surgical antibiotic prophylaxis and therapy—less is more. Surg Infect,2000,1:23.

[5] Martone WJ, Nichols RL. Recognition, prevention, surveillance, and management of surgical site infections. Clin Infect Dis,2001,33:S67.

[6] Solomkin JS,Mazuski JE,Baron EJ,et al. Infectious Disease Society of America. Guidelines for the selection of anti-infective agents for complicated intra-abdominal infections. Clin Infect Dis,2003,37:997.

[7] Centers for Disease Control and Prevention. Updated US Public Health Service guidelines for the management of occupationalexposures to HBV, HCV and HIV and recommendations for post-exposure prophylaxis. MMWR, 2001,50:23.

[8] Jan DW, Liesbet DB. How to treat infections in a surgical intensive care unit. BMC Infectious Diseases, 2014, 14:193.

[9] Ellen K, Karissa J, Nathalie W, et al. A Systematic Review of Risk Factors Associated with Surgical Site Infections among Surgical Patients. PLoS ONE, 2013, 8 (12):e83743.

第 84 章

重症患者的侵袭性真菌感染

随着科技的进步,基础研究的深入,医疗技术水平的不断提高,越来越多的疾病得到治愈或缓解。在一些疾病的治疗过程中,广谱抗生素、类固醇激素、免疫抑制药物等起到重要作用,挽救了大量患者的生命,但也出现一些与治疗相关的并发症。其中,侵袭性真菌感染(invasive fungal infections,IFI)由于发病率不断增加,诊断困难,病死率高等特点,越来越受到广大医生的关注。而重症医学科病房(ICU)与血液科、呼吸内科等病房相比,IFI 的发生又有其自身特点。在 ICU 中,发生 IFI 的患者多是患病之前无免疫抑制基础病的重症患者,往往存在解剖生理屏障完整性的破坏,同时常伴有严重创伤,器官或系统功能损害,甚至衰竭等因素的存在,使得 IFI 容易发生。IFI 已经成为 ICU 患者死亡的主要病因之一。当前,国内外有些学者建议把 IFI 称为侵袭性真菌病(invasive fungal disease,IFD),对此尚有争论。

一、ICU 患者 IFI 的流行病学

(一) **ICU 患者 IFI 的发病率** 在过去的几十年中 ICU 患者 IFI 的发病率不断升高,约占医院获得性感染的 8% ~15%。以念珠菌为主的酵母样真菌和以曲霉为主的丝状真菌是 IFI 最常见的病原菌,分别占 91.4% 和 5.9%。在美国,念珠菌血症已跃居院内血源性感染的第 4 位。尽管真菌的预防、非药物治疗措施越来越受到重视,且不断有新的抗真菌药物问世,但 IFI 的发病率仍呈明显上升趋势。ICU 患者 IFI 的病原菌主要包括念珠菌和曲霉。ICU 患者 IFI 仍以念珠菌为主,其中白念珠菌是最常见的病原菌(占 40% ~60%)。但近年来非白念珠菌(如光滑念珠菌、热带念珠菌、近平滑念珠菌等)感染的比例在逐渐增加,主要与年龄、种族、医院所处地域及氟康唑的大量广泛使用及氟康唑耐药率增加有关。侵袭性曲霉感染的发生率亦在逐渐上升,占所有 IFI 的 5.9% ~12%。曲霉多存在于潮湿阴暗且缺乏通风的环境中,其孢子飘浮于空气中易被患者吸入。曲霉属中最常见的是烟曲霉、黄曲霉及黑曲霉,焦曲霉与土曲霉较少见。另外,赛多孢霉属、镰孢霉属、接合菌中的根霉属与毛霉属的感染率亦有所升高。非白念珠菌及曲霉在 IFI 患者中所占比例上升的趋势应该引起临床医生的重视。

(二) **ICU 患者 IFI 的病死率** ICU 患者 IFI 的病死率很高,仅次于血液系统肿瘤患者。侵袭性念珠菌感染的病死率达 30% ~60%,而念珠菌血症的粗病死率甚至高达 40% ~75%,其中光滑念珠菌和热带念珠菌感染的病死率明显高于白念珠菌等其他念珠菌。尽管 ICU 患者侵袭性曲霉感染发生率低,但其病死率高,是免疫功能抑制患者死亡的主要原因。IFI 患者的高病死率,使得临床医生的重视程度不断提高,尤其对于非白念珠菌及侵袭性曲霉引起的 IFI。如何找到更为有效的防治手段也成为关注的焦点。

(三) **ICU 患者 IFI 的高危因素** 在 ICU 中,IFI 除了可发生于存在免疫抑制基础疾病或接受免疫抑制治疗的患者外,更多的则是发生于之前无免疫抑制基础疾病的重症患者,这与疾病本身或治疗等因素导致的免疫麻痹/免疫功能紊乱有关。与其他科室的患者相比,ICU 患者最突出的特点是其解剖生理屏障完整性的破坏。ICU 患者往往由于治疗需要带有多种体腔和血管内的插管,且消化道一般难以正常利用,较其他患者具有更多的皮肤、黏膜等解剖生理屏障损害,故使得正常定植于体表皮肤和体腔黏膜表面的条件致病真菌以及环境中的真菌易于侵入原本无菌的深部组织与血液,引起 IFI。

ICU 患者 IFI 的高危因素主要包括:①ICU 患者病情危重且复杂;②侵入性监测与治疗手段的广泛应用;③应用广谱抗菌药物;④常合并糖尿病、慢性阻塞性肺疾病、肿瘤等基础疾病;⑤类固醇激素与免疫抑制剂在临床上的广泛应用;⑥器官移植的广泛开展;⑦肿瘤化疗/放疗、HIV 感染等导致患者免疫功能低下;⑧随着 ICU 诊治水平的不断提高,使重症患者生存时间与住 ICU 的时间延长。

在引起 IFI 的高危因素中,有些是无法避免的,有些是临床医生加以注意可以减少的,因此,减少引起 IFI 的高危因素的数量及缩短存在时间,显得尤为重要。

二、IFI 常见病原真菌的特点

IFI 病原真菌流行病学方面的特点,使得 IFI 的实验室诊断作用更为重要。引起 IFI 的病原体可分为两类:真性致病真菌与条件致病真菌。前者仅由少数致病菌组成,主要包括组织胞浆菌与球孢子菌,它们可侵入正常宿主,也常在免疫功能低下的患者中引起疾病。这些致病菌具有独特的形态学特点,对它们在宿主中生存有重要意义。真性致病真菌除了在正常人引起明显的病变外,在免疫低下患者也常引起疾病。组织胞浆菌病和球孢子菌病已成为

与艾滋病密切相关的疾病。在免疫功能受损的患者中,由真性致病菌所致的感染常为致命性的。条件致病真菌感染发生于存在潜在疾病或治疗后引起免疫受损的个体,当宿主抵抗力再次下降可复发或再次感染。条件致病菌主要包括念珠菌与曲霉,多侵犯免疫功能受损的宿主。念珠菌、曲霉、隐球菌、毛霉菌是最常见的引起 IFI 的病原菌。而且,许多条件致病真菌孢子普遍存在于我们机体内部和生存的环境中,难以防范。条件致病真菌所引起的 IFI 在临床中更为常见。

（一）致病性念珠菌　念珠菌是最常见的一类条件致病菌,目前已发现并确认的念珠菌有 200 多种,其中约 10% 可以引起人类的感染。常见的致病性念珠菌(假丝酵母菌)有白念珠菌、热带念珠菌、近平滑念珠菌、光滑念珠菌、克柔念珠菌、季也蒙念珠菌及葡萄牙念珠菌。

念珠菌培养产生酵母样菌落。显微镜下,除光滑念珠菌外,大部分念珠菌在玉米吐温琼脂培养基上均可产生假菌丝及芽孢,白念珠菌还可产生厚膜孢子。在 37℃ 血清中培养 2～3 小时,可长出芽管,是重要的实验室鉴别特征。

念珠菌广泛存在于自然界中,大多无致病性。可致病的念珠菌一般存在于人类或温血动物的体内,处于共生状态。健康人的消化道、泌尿生殖道、皮肤和甲下都可有念珠菌寄居。作为人体的正常菌群,只有在机体防御机制受损时才会致病,其毒力由多种因素决定。首先是念珠菌与组织的黏附性。其次,念珠菌酵母相-菌丝相的双相性在疾病的发生中也起一定的作用。菌丝相有利于穿过上皮表面侵犯组织。另外,念珠菌可产生一些酶类,如分泌性天门冬氨酰蛋白酶,磷脂酶等,这些酶类可以非特异性的水解宿主组织,破坏机体的防御功能,造成组织侵犯。

（二）致病性曲霉　曲霉为条件致病菌,致病性曲霉的种群主要包括烟曲霉、黄曲霉和土曲霉等。曲霉的鉴定主要依赖形态学特征:通常以菌落形态和分生孢子头的颜色进行群的划分;然后以分生孢子的形态和颜色、产孢结构的数目、顶囊的形态以及有性孢子的形态等进行种的鉴定。培养条件应标准化,常用的培养基为察氏琼脂或察氏酵母浸膏琼脂。

曲霉孢子呈链状排列,成熟后可以脱落,约 2～5μm 大小,易在空气中悬浮。大多数曲霉病来自于孢子的吸入,肺和鼻窦最先受累;还可见于外伤性侵入,如角膜感染、心内膜炎。曲霉对宿主组织细胞的黏附是其致病的前提,机体抵御曲霉感染主要依赖免疫效应细胞、单核细胞、肺巨噬细胞和淋巴细胞。依据宿主的免疫状态可产生多种不同的临床类型。在免疫正常个体,曲霉可成为过敏原或引起肺或鼻窦的局限性感染;在免疫受损患者,肺部或鼻窦处曲霉大量生长,可播散至身体其他器官。

（三）致病性隐球菌　隐球菌属中新生隐球菌是最常见的致病菌,它包括两个变种,即新生隐球菌新生变种和格特变种,前者广泛分布于世界各地,常存在于鸽粪等鸟类的排泄物中,几乎所有的 AIDS 患者并发的隐球菌感染均是由该变种引起;后者主要分布于热带、亚热带地区,可从桉树中分离到。

新生隐球菌培养产生奶油色酵母样菌落,显微镜下可见球形或椭圆形酵母细胞,直径 2～5μm,第一代培养物有时可见小的荚膜。脑脊液直接涂片可见隐球菌的酵母细胞有较宽的荚膜。

隐球菌病的主要感染途径为呼吸道,人体吸入空气中的孢子,引起肺部感染,可为一过性,继而播散至全身。该菌最常侵犯中枢神经系统,也可引起严重的肺部病变。健康人对该菌具有免疫能力。只有当机体抵抗力降低时,病原菌才易于侵入人体致病。已知本病好发于 AIDS、糖尿病、淋巴瘤、晚期肿瘤、SLE、器官移植等患者。与隐球菌毒力相关的因素包括 37℃ 生长,形成荚膜,黑素的合成能力,以及 α 交配型。隐球菌进入体内,人体的第一道防线是肺泡巨噬细胞。肺泡巨噬细胞可以产生细胞因子,进而促进中性粒细胞、单核细胞和 NK 细胞的动员,同时可以作为抗原呈递细胞活化 T 或 B 淋巴细胞。细胞免疫在抵御隐球菌感染方面起重要作用,而体液免疫的保护作用很弱。

（四）双相真菌　双相真菌是指在人体和 37℃ 条件下产生酵母相,而在 27℃ 条件下产生菌丝相的一类真菌,为原发性病原真菌。主要包括申克孢子丝菌、马尔尼菲青霉、荚膜组织胞浆菌、粗球孢子菌、副球孢子菌、皮炎芽生菌。除孢子丝菌病多为皮肤外伤后感染外,其他真菌主要由呼吸道感染,但绝大多数感染者无症状,为自限性疾病,少数患者可发展为严重的系统性损害。

（五）致病性接合菌　接合菌纲包括毛霉目与虫霉目,其中毛霉目的致病菌主要包括毛霉、根霉、根毛霉和犁头霉;虫霉目的致病菌有蛙粪霉与耳霉,主要通过微小外伤和昆虫叮咬而感染。

接合菌可引起接合菌病。毛霉目所致感染最为常见,又称毛霉病,其发病有多种易感因素,如高血糖、代谢性酸中毒、大剂量应用类固醇激素、白细胞减少等,大多数患者通过吸入空气中的毛霉孢子而感染,肺与鼻窦最常受累,其次是食入或外伤致病。糖尿病引起的酸中毒患者为致病真菌提供了高糖、低 pH 及坏死组织所造成的使其可活跃生长的环境,暂时性地破坏了转铁蛋白结合铁的能力,削弱了宿主对真菌生长的重要抑制作用,经血液或淋巴液通过鼻孔、鼻窦向延髓后区及脑部播散,导致鼻脑毛霉病。吸入、经血行或淋巴管内源性播散均可导致肺毛霉病。消化道毛霉病可能因摄入污染了毛霉孢子的食物所致,严重胃肠功能紊乱也是易感因素之一,如加卡西病、阿米巴结肠炎、伤寒等。儿童患者多与营养不良有关。

（六）卡氏肺孢子菌　卡氏肺孢子菌主要引起肺部感染,称为卡氏肺孢子虫肺炎(pneumocystis carinii pneumonitis,PCP),主要见于 AIDS 与免疫功能受损者。

关于卡氏肺孢子菌的分类迄今仍有争议。近年来分子生物学研究显示,卡氏肺孢子菌与真菌有 60% 的相似性,而与原虫只有 20% 的相似性,故支持卡氏肺孢子菌为真菌的观点。该菌目前尚不能在体外培养获得,主要依靠直接涂片六胺银染色诊断。PCR 技术可作为辅助诊断手段。卡氏肺孢子菌通过呼吸道进入肺泡后黏附于 I 型肺泡上皮细胞表面。菌体抗原可诱导宿主产生细胞免疫和体液免疫,被激活的肺泡巨噬细胞可吞噬杀灭菌体。当机体免疫功能下降,特别是 CD4$^+$ 细胞数目减少后,菌体能逃避巨噬细胞的吞噬而不断繁殖。菌体的黏附及大量增殖导致肺泡上皮细胞发生炎性反应,使肺泡毛细血管通透性增加,基底膜剥脱,肺泡上皮增厚和部分脱落,肺泡间隔有白细胞和浆细胞浸润,间隔增厚,肺泡腔扩大,其内充满泡沫样蜂窝状物质,内含组织细胞、淋巴细胞、浆细胞、PAS 阳性物质及成团的滋养体和包囊,可将肺泡和细小支气管堵塞,造成肺换气功能障碍。绝大多数患者的病变仅见于肺脏,某些免疫功能极度低下的患者,菌体可经淋巴或血流播散至全身其他脏器或组织。

三、重症患者 IFI 的诊断

IFI 系指真菌侵入人体组织、血液,并在其中生长繁殖引致组织损害、器官功能障碍、炎症反应的病理改变及病理生理过程。对于重症患者 IFI 的定义目前尚无统一定论,危险(宿主)因素、临床特征、微生物检查构成了此定义的基础。

重症患者 IFI 的诊断分 3 个级别:确诊、临床诊断、拟诊。

IFI 的诊断一般由危险(宿主)因素、临床特征、微生物学检查、组织病理学 4 部分组成。组织病理学仍是诊断的金标准。

(一) 确诊

1. 深部组织感染　正常本应无菌的深部组织经活检或尸检证实有真菌侵入性感染的组织学证据;或除泌尿系、呼吸道、鼻旁窦外正常无菌的封闭体腔/器官中发现真菌感染的微生物学证据(培养或特殊染色)。但在重症患者常因病情、操作并发症及家属配合等情况导致深部组织获取困难,难以确诊。

2. 真菌血症　血液真菌培养阳性,并排除污染,同时存在符合相关致病菌感染的临床症状与体征。如何确保采血结果的准确性成为诊断的关键。因此,有必要规范采血过程及步骤。

3. 导管相关性真菌血症　对于深静脉留置的导管行体外培养,当导管尖(长度 5cm)半定量培养菌落计数>15CFU/ml,或定量培养菌落计数>10^{2}CFU/ml,且与外周血培养为同一致病菌,并除外其他部位的感染可确诊。若为隧道式或抗感染导管,有其特殊的定义,可参见相应的导管相关性感染指南。

确诊 IFI,进行目标治疗,既可以提高临床治疗效果,又可以降低医疗费用,是临床医生在疾病诊治过程中不断努力以求达到的目标。但由于确诊有其复杂性、不确定性及时间性等特点,临床进行目标治疗的患者相对较少。

(二) 临床诊断　
至少具有 1 项危险(宿主)因素,具有可能感染部位的 1 项主要临床特征或 2 项次要临床特征,并同时具备至少 1 项微生物学检查结果阳性。

(三) 拟诊　
至少具有 1 项危险(宿主)因素,具备 1 项微生物学检查结果阳性,或者具有可能感染部位的 1 项主要临床特征或 2 项次要临床特征。

(四) 诊断 IFI 的参照标准

1. 危险(宿主)因素

(1) 无免疫功能抑制的患者,经抗生素治疗 72～96 小时仍有发热等感染征象,并满足下列条件之一的为高危人群。

1) 患者因素:①老年(年龄>65 岁)、营养不良、肝硬化、胰腺炎、糖尿病、慢性阻塞性肺疾病等肺部疾病、肾功能不全、严重烧伤/创伤伴皮肤缺损、肠功能减退或肠麻痹等。②存在念珠菌定植,尤其是多部位定植(指同时在 2 个或 2 个以上部位分离出真菌,即使菌株不同)或某一部位持续定植(指每周至少有 2 次非连续部位的培养呈阳性)。

若有条件,高危患者每周 2 次筛查包括胃液、气道分泌物、尿、口咽拭子、直肠拭子 5 个部位的标本进行定量培养,计算阳性标本所占的比例。当定植指数(CI)≥0.4 或校正定植指数(CCI)≥0.5 时有意义。CI 的诊断阈值:口咽/直肠拭子标本培养 CI≥1CFU/ml,胃液/尿 CI≥10^{2}CFU/ml,痰 CI≥10^{4}CFU/ml;CCI 的诊断阈值:口咽/直肠拭子标本培养 CCI≥10^{2}CFU/ml,胃液/尿/痰 CCI≥10^{5}CFU/ml。

2) 治疗相关性因素:①各种侵入性操作:机械通气>48 小时、留置血管内导管、留置尿管、气管插管/气管切开、包括腹膜透析在内的血液净化治疗等。②药物治疗:长时间使用 3 种或 3 种以上抗菌药物(尤其是广谱抗生素)、多成分输血、全胃肠外营养、任何剂量的激素治疗等。③高危腹部外科手术:消化道穿孔>24 小时、反复穿孔、存在消化道瘘、腹壁切口裂开、有可能导致肠壁完整性发生破坏的手术及急诊再次腹腔手术等。

(2) 存在免疫功能抑制的患者(如血液系统恶性肿瘤、HIV 感染、骨髓移植/异基因造血干细胞移植、存在移植物抗宿主病等),当出现体温>38℃ 或<36℃,满足下述条件之一的为高危人群。

1) 存在免疫功能抑制的证据,具备下述情况之一:①中性粒细胞缺乏(<0.5×10^9/L)且持续 10 天以上;②之前 60 天内出现过中性粒细胞缺乏并超过 10 天;③之前 30 天内接受过或正在接受免疫抑制治疗或放疗(口服免疫抑制剂>2 周或静脉化疗>2 个疗程);④长期应用糖皮质激素 [静脉或口服相当于泼尼松 0.5mg/(kg·d)以上>2 周]。

2) 高危的实体器官移植受者:①肝移植伴有下列危险因素:再次移植、术中大量输血、移植后早期(3 天内)出现真菌定植、较长的手术时间、肾功能不全、移植后继发细菌感染等。②心脏移植伴有下列危险因素:再次手术、巨细胞病毒(CMV)感染、移植后需要透析、病区在 2 个月内曾有其他患者发生侵袭性曲霉感染等。③肾移植伴有下列危险因素:年龄>40 岁、糖尿病、CMV 感染、移植后伴细菌感染、术后出现中性粒细胞减少症等。④肺移植伴有下列危险因素:术前曲霉支气管定植、合并呼吸道细菌感染、CMV 感染、类固醇激素治疗等。

3) 满足上述无免疫功能抑制的有基础疾病患者中所述的任意一条危险因素。

2. 临床特征

（1）主要特征：存在相应部位感染的特殊影像学改变的证据。

如侵袭性肺曲霉感染的影像学特征包括早期胸膜下密度增高的结节实变影；光晕征（halo sign）；新月形空气征（air-crescent sign）；实变区域内出现空腔等。是否出现上述典型影像学特征，取决于基础疾病的种类、病程所处的阶段、机体的免疫状态，ICU 中大部分无免疫功能抑制的患者可无上述典型的影像学表现。

（2）次要特征：满足下述可疑感染部位的相应症状、体征、至少 1 项支持感染的实验室证据（常规或生化检查）3 项中的 2 项。

1）呼吸系统：近期有呼吸道感染症状或体征加重的表现（咳嗽、咳痰、胸痛、咯血、呼吸困难、听诊闻及肺内湿啰音等）；呼吸道分泌物检查提示有感染或影像学出现新的、非上述典型的肺部浸润影。

2）腹腔：具有弥漫性/局灶性腹膜炎的症状或体征（如腹痛、腹胀、腹泻、肌紧张、肠功能异常等），可有或无全身感染表现；腹腔引流管、腹膜透析管或腹腔穿刺液标本生化或常规检查异常。

3）泌尿系统：具有尿频、尿急或尿痛等尿路刺激症状；下腹触痛或肾区叩击痛等体征，可有或无全身感染表现；尿液生化检查及尿沉渣细胞数异常（男性 WBC>5 个/HP，女性>10 个/HP）；对于留置尿管超过 7 天的患者，当有上述症状或体征并发现尿液中有絮状团块样物漂浮或沉于尿袋时亦应考虑。

4）中枢神经系统：具有中枢神经系统局灶性症状或体征（如精神异常、癫痫、偏瘫、脑膜刺激征等）；脑脊液检查示生化或细胞数异常，未见病原体及恶性细胞。

5）血源性：当出现眼底异常、心脏超声提示瓣膜赘生物、皮下结节等表现而血培养阴性时，临床能除外其他感染部位，亦要高度怀疑存在血源性真菌感染。

3. 微生物学检查　所有标本应为新鲜、合格标本。其检测手段包括传统的真菌涂片、培养技术及新近的基于非培养的诊断技术。

（1）血液、胸腹水等无菌体液隐球菌抗原阳性。

（2）血液、胸腹水等无菌体液直接镜检或细胞学检查发现除隐球菌外的其他真菌（镜检发现隐球菌可确诊）。

（3）在未留置尿管的情况下，连续 2 份尿样培养呈酵母菌阳性或尿检见念珠菌管型。

（4）直接导尿术获得的尿样培养呈酵母菌阳性（尿念珠菌>10⁵CFU/ml）。

（5）更换尿管前后的 2 份尿样培养呈酵母菌阳性（尿念珠菌>10⁵CFU/ml）。

（6）气道分泌物［包括经口、气管插管、支气管肺泡灌洗、保护性标本刷（PSB）等手段获取的标本］直接镜检/细胞学检查发现菌丝/孢子或真菌培养阳性。

（7）经胸、腹、盆腔引流管/腹膜透析管等留取的引流液直接镜检/细胞学检查发现菌丝/孢子或真菌培养阳性。

（8）经脑室引流管留取的标本直接镜检/细胞学检查发现菌丝/孢子或培养阳性。

（9）血液标本半乳甘露聚糖抗原（GM）或 β-1,3-D 葡聚糖（G 试验）检测连续 2 次阳性。

四、重症患者 IFI 的预防

（一）一般预防　原发病的缓解时间和程度，对于重症患者 IFI 的预防至关重要，也是疾病预后的关键所在。因此，也需要强调原发病的诊断和治疗。在疾病的诊治过程中，尽可能保护解剖生理屏障，减少不必要的侵入性操作。已存在解剖生理屏障损伤或进行了必要的有创操作后，应注意积极保护并尽早恢复屏障的完整性。如尽早拔除留置的导管，缩短静脉营养的应用时间，早日转为肠内营养等；对有免疫功能抑制的患者，需促进免疫功能的恢复。

加强对 ICU 环境的监控，进行分区管理，建立隔离病房。严格执行消毒隔离制度、无菌技术操作规程、探视制度及洗手制度等，能够减少交叉感染的概率。对病房、仪器、管路等进行定期严格的消毒，尽可能减少灰尘，避免污水存留，并加强病房的通风。此外，尚需对医护人员及患者家属加强卫生宣教力度，开展医院感染监控，了解侵袭性真菌在当地的病种及其流行状况。

总之，预防 IFI 发生是需要多个环节相互协调、相互配合才能发挥应有的作用。而且需要相关的制度加以约束和管理。

（二）靶向预防　对存在免疫功能抑制的患者，预防用药可减少其尿路真菌感染的发生，同时呼吸道真菌感染和真菌血症的发生率亦表现出下降趋势。

在 ICU 中，对存在免疫功能抑制的患者（有高危因素的粒细胞缺乏患者，接受免疫抑制治疗的高危肿瘤患者；具有高危因素的肝移植与胰腺移植患者；高危的 HIV 感染患者等）需进行预防治疗。预防治疗应持续到完全的免疫抑制治疗结束，或持续到免疫抑制状态已出现缓解。

ICU 内有部分患者，如机械通气时间超过 48 小时，预期在 ICU 内停留时间超过 72 小时；吻合口漏；感染性休克患者等，均为 IFI 的高危人群。有研究显示，靶向预防治疗能降低真菌感染的发生率。但近期的 Meta 分析显示，预防性用药虽降低了真菌感染的发生率，但未能改善预后，且同时存在耐药、花费增加的问题。由于实施预防用药存在有不可避免的副作用，过度使用又会出现耐药的危险，故尚需进行更大规模的试验来明确预防用药的获益人群。因此，在临床工作中预防性用药的选择也需慎重。

（三）预防性抗真菌药物种类的选择　氟康唑对预防大部分非光滑、非克柔的念珠菌感染能起到有益的作用，通常口服氟康唑 400mg/d。有部分研究建议首剂量加倍（800mg）。当肌酐清除率低于 25ml/min 时，剂量要降至 200mg/d。氟康唑静脉使用剂量成人为 200～400mg/d。

伊曲康唑的抗菌谱广，可覆盖至曲霉与非白念珠菌。预防治疗通常用伊曲康唑口服液 400mg/d 或静脉注射液 200mg/d。为减少口服液的胃肠不良反应，可在初始几天联合使用伊曲康唑胶囊和口服液，或短期用静脉注射液后改口服制剂。

预防性应用伏立康唑可减少肺移植患者和异基因骨髓干细胞移植等患者曲霉感染的发生,但一级预防与二级预防的研究尚在进行中。

棘白菌素类,如卡泊芬净与米卡芬净,用于 IFI 的预防有效而安全,通常卡泊芬净与米卡芬净的剂量为 50mg/d。

两性霉素 B 脱氧胆酸盐因其输注相关反应与肾毒性,一般不用于预防治疗。有研究显示,小剂量的两性霉素 B[0.2mg/(kg·d)]用于 IFI 预防是有益的。目前常以两性霉素 B 脂质体替代。考虑到两性霉素 B 脱氧胆酸盐的输注相关的反应和肾脏毒性,有人认为并不适合在预防阶段应用,故预防阶段往往三唑类被选择为常规应用。

氟胞嘧啶的抗菌谱相对窄,有明显的毒副作用,单药使用易出现耐药,故不推荐其作为预防药物使用。

五、重症患者 IFI 的治疗

(一) 抗真菌治疗原则　由于真菌感染的复杂性,目前多提倡分层治疗,包括预防性治疗、经验性治疗、抢先治疗及目标性治疗。

1. 经验性治疗　针对的是拟诊 IFI 的患者,在未获得病原学结果之前,可考虑进行经验性治疗。经验应用抗真菌药物这一策略早在 19 世纪 80 年代就被提倡。它是指首先临床怀疑可能真菌感染就开始抗真菌治疗。然而如此盲目地应用抗真菌药物,导致了显著的过度治疗和医疗消费,并且仍有大约 10% 的真菌感染发生。因此,开始抗真菌治疗的同时要积极地寻找诊断依据。药物的选择应综合考虑可能的感染部位、病原真菌、患者预防用药的种类及药物的广谱、有效、安全性和效价比等因素。

关于经验性治疗的研究目前主要集中在持续发热的中性粒细胞减少症患者。对于这类患者应用唑类、棘白菌素类及多烯类药物,临床症状改善明显。

2. 抢先治疗　针对的是临床诊断 IFI 的患者。对有高危因素的患者开展连续监测,包括每周 2 次胸部摄片、CT 扫描、真菌培养及真菌抗原检测等。如发现阳性结果,立即开始抗真菌治疗,即抢先治疗。其重要意义在于尽可能降低不恰当的经验性治疗所致的不必要的抗真菌药物使用,降低真菌耐药及医疗花费增加的可能性。现有的关于抢先治疗与经验性治疗比较的研究显示,患者存活率无差异,经验性治疗的花费与应用的抗真菌药物相对更多。

抢先治疗有赖于临床医生的警觉性及实验室诊断技术的进步。从真菌感染的生物学开始到临床症状和体征的出现这一期间意味着一个时间窗,如果通过预期的检查被鉴定出来,就可以允许更早的治疗干预。新的血清学诊断方法,包括半乳甘露聚糖检测、β-D-葡聚糖检测以及对于真菌特异 DNA 的 PCR 技术,与临床征象、微生物培养,尤其是 CT 扫描一起,为开始抢先治疗、监测疾病病程、评价治疗反应提供了更多有参考价值的资料。抢先治疗的药物选择应依据检测到的真菌种类而定。治疗应足量、足疗程,以免复发。

3. 目标治疗　针对的是确诊 IFI 的患者。针对真菌种类进行特异性抗真菌治疗。以获得致病菌的药敏结果为依据,采用有针对性的治疗,也可适当依据经验治疗的疗效结合药敏结果来调整用药。药物选择要参考药物抗菌谱、药理学特点、真菌种类、临床病情和患者耐受性等因素后选定。

对微生物学证实的侵袭性念珠菌感染,主要应结合药敏结果进行用药。白念珠菌、热带念珠菌、近平滑念珠菌对氟康唑敏感,同时也可选择其他唑类、棘白菌素类等药物;光滑念珠菌、克柔念珠菌因对氟康唑有不同程度的耐药,治疗时不应首选氟康唑,而应选择伊曲康唑、伏立康唑、卡泊芬净、两性霉素 B 及其含脂质体等。

大部分侵袭性曲霉感染的患者多为拟诊或临床诊断,少数患者能确诊。由于其诊断困难,852 易出现治疗不足或治疗过度。

总之,IFI 患者由于其病情具有复杂性和不典型性,临床治疗宜采用个体化治疗方案,积极寻找相关诊断依据,力求治疗上有理有据。

(二) 器官功能障碍与抗真菌治疗　ICU 患者是 IFI 的高危人群,且往往均存在多器官功能障碍或衰竭,而临床常用的抗真菌药几乎均有肝肾毒性及其他毒副作用。在抗真菌治疗过程中,如何正确选择与合理使用抗真菌药物,尽可能避免或减少器官损害,是 ICU 医生必须面对的难题。

1. 常用抗真菌药物对器官功能的影响　两性霉素 B 脱氧胆酸盐抗菌谱广,临床应用广泛,但毒副作用多。使用过程中常出现高热、寒战、呕吐、静脉炎、低钾血症及肝肾功能损害等毒性反应。另外 ICU 患者病情危重,希望药物起效快,很快能达到有效的血药浓度,但普通两性霉素 B 由于其毒副作用,只能从小剂量起用,很难在短时间内达到有效的杀菌浓度,可能会贻误重症患者的最佳治疗时机。所以普通两性霉素 B 在 ICU 病房内使用受到一定限制。

与两性霉素 B 脱氧胆酸盐相比,两性霉素 B 含脂制剂注射相关并发症少,肾毒性明显降低,肝毒性无明显差异。其中两性霉素 B 脂质体的肾毒性及注射相关并发症最少,但两性霉素 B 胆固醇复合体的肾毒性发生率较高,寒战、发热等注射相关并发症的发生率也高于两性霉素 B 脂质体。

几乎所有的唑类抗真菌药均有肝脏毒性,但目前尚缺乏 ICU 患者使用唑类药物发生肝功能损害的大规模临床调查。氟康唑对肝肾功能的影响相对较小,是目前临床最常用的抗真菌药。伊曲康唑对肝肾等器官的功能有一定影响,但肾毒性明显低于两性霉素 B 脱氧胆酸盐,其引起肝损害多表现为胆汁淤积。对充血性心力衰竭或在伊曲康唑治疗中出现心力衰竭或症状加重的患者,应重新评价使用该药的必要性。与两性霉素 B 脱氧胆酸盐相比,伏立康唑的肝肾毒性明显减少,其肝毒性具有剂量依赖性。另外,应用伏立康唑可出现短暂视觉障碍与幻觉,一般停药后多可恢复。

以卡泊芬净、米卡芬净为代表的棘白菌素类药物主要在肝脏代谢,可引起肝功能异常,但肾毒性明显低于两性霉素 B 脱氧胆酸盐。米卡芬净的不良反应与卡泊芬净类似,可导致血胆红素增高,但几乎不影响肾功能。

2. 肝肾功能损害时抗真菌药物的选择

(1) 肝功能不全时药物的选择与剂量调整:肝功能不全患者应用唑类药物应密切监测肝功能。转氨酶轻度升高但无明显肝功能不全的临床表现时,可在密切监测肝功能的基础上继续用药;转氨酶升高达正常 5 倍以上并出现肝功能不全的临床表现时,应考虑停药,并密切监测肝功能。

伊曲康唑用于肝硬化患者时,其清除半衰期会延长,应考虑调整剂量。对转氨酶明显升高、有活动性肝病或出现过药物性肝损伤的患者应慎用伊曲康唑。

在轻度或中度肝功能不全患者中,可在密切监测肝功能的情况下使用伏立康唑,第 1 天负荷量不变,之后维持剂量减半。目前尚无伏立康唑应用于严重肝功能障碍患者的研究。

卡泊芬净在轻度肝功能障碍(Child-Pugh 评分 5~6 分)时不需减量,中度肝功能障碍(Child-Pugh 评分 7~9 分)时需减量至 35mg/d。目前尚无重度肝功能障碍(Child-Pugh 评分>9 分)患者的用药研究,若存在重度肝功能障碍应考虑进一步减量或停药。

(2) 肾功能障碍或衰竭时药物的选择与剂量调整:氟康唑 80% 由原型经肾脏排出,肌酐清除率>50ml/min 时无需调整用药剂量,肌酐清除率<50ml/min 时剂量减半。

伊曲康唑其赋形剂羟丙基-β-环糊精从肾脏代谢,故肌酐清除率<30ml/min 时,不推荐静脉给药。口服液的生物利用度较胶囊有所提高,达 53% 以上,若患者肠道吸收功能尚可时可考虑改为口服用药,空腹服用可提高生物利用度。

伏立康唑其赋形剂磺丁-β-环糊精钠从肾脏代谢,故肌酐清除率<50ml/min 时,不推荐静脉给药。口服制剂生物利用度达 95% 以上,若患者肠道吸收功能尚可,可考虑改为口服用药。

卡泊芬净主要在肝脏代谢,肾功能障碍患者无需调整药量。

3. 器官功能障碍时两性霉素 B 的使用　延长两性霉素 B 的输注时间可减少其肾毒性与相关的寒战、高热等毒性反应。研究证实,24 小时持续静脉注射或延长两性霉

素 B 脱氧胆酸盐的输注时间,可增加患者对其耐受性,减少低钾、低镁血症的发生,并降低肾毒性。另外,两性霉素 B 脱氧胆酸盐价格便宜,故 24 小时持续静脉注射两性霉素 B 脱氧胆酸盐仍可作为治疗 IFI 的手段。

应用两性霉素 B 时,应尽量避免合并应用有肝肾毒性的药物。非甾体类抗炎药、氨基糖苷类抗生素、造影剂、环孢素 A、他克莫司等具有明显的肾毒性,与其合用时,可增加肾损害的危险性。另外,应尽量避免两性霉素 B 与可能影响肝功能的药物同时使用,以免增加肝细胞膜的通透性,出现肝脏损害。

在使用两性霉素 B 脱氧胆酸盐的过程中,如出现肾脏基础疾病恶化或血肌酐进行性升高、使用糖皮质激素及抗组胺等药物仍出现难以耐受的注射相关副作用、使用药物总量>500mg 仍无效时,应考虑换药。

使用两性霉素 B 出现的肾功能损害,在停药后数日至数月后可逐渐恢复,永久性的肾衰竭少见。两性霉素 B 的肾毒性与剂量呈正相关。肾功能损害大多发生在使用大剂量两性霉素 B 后(总剂量>4g)。多项研究显示,应用不同剂量的两性霉素 B 脂质体治疗 IFI,疗效并无显著差异,但两性霉素 B 脂质体剂量越大,肾功能损害及低钾血症的发生率越高。一般认为,两性霉素 B 脂质体 3~5mg/(kg·d)较为适宜,不宜进一步增加用药剂量。

总之,脏器功能不全或衰竭时,几乎所有的抗真菌药物的应用剂量都需根据患者的脏器功能进行调整。所以,应动态观察患者的脏器功能及用药后机体的反应性。有条件最好对抗真菌药物的血药浓度进行监测,以指导治疗。

4. 血液透析与血液滤过时抗真菌药物剂量的调整(见表 84-0-1)　血液透析与血液滤过对药代动力学的影响因素复杂多样,主要影响因素有药物分子量、分布容积、血浆蛋白结合率、筛过系数、室间转运速率常数、药物代谢途径(经肾脏清除的比例)、超滤率等。药物分子量越小、血浆蛋白结合率越低,则血液透析与血液滤过时清除越多;若药物筛过系数低,则血液透析与血液滤过时清除较少。这些因素均可独立影响血液透析与血液滤过时药代动力学及药效学参数;同时,这些因素又在机体中相互影响、相互交织,关系错综复杂。

表 84-0-1　CVVH、CVVHD 或 CVVHDF 及 IHD 时抗真菌药物的剂量调整

药物名称	CVVH	CVVHD 或 CVVHDF	IHD
氟康唑	200~400mg,每 24 小时 1 次	400~800mg,每 24 小时 1 次	于每次血液透析后给药 1 次
伏立康唑	4mg/kg,口服,每 12 小时 1 次	4mg/kg,口服,每 12 小时 1 次	
伊曲康唑	–		血液透析前给药
卡泊芬净	无需调整剂量		
两性霉素 B			
两性霉素 B 脱氧胆酸盐	0.4~1.0mg/kg,每 12 小时 1 次	0.4~1.0mg/kg,每 12 小时 1 次	
两性霉素脂质复合体	3~5mg/kg,每 24 小时 1 次	3~5mg/kg,每 24 小时 1 次	
两性霉素 B 脂质体	3~5mg/kg,每 24 小时 1 次	3~5mg/kg,每 24 小时 1 次	

注:CVVH:连续静脉-静脉血液滤过;CVVHD:连续静脉-静脉血液透析;CVVHDF:连续静脉-静脉血液透析滤过;IHD:间歇性血液透析;CVVH、CVVHD 或 CVVHDF 时,置换液、透析液均为 1L/h

两性霉素 B 含脂制剂蛋白结合率高,血液滤过时无需调整药量。氟康唑蛋白结合率低,血液透析与血液滤过时能够清除,故于每次透析后常规剂量给药 1 次。伊曲康唑的蛋白结合率为 99%,血液透析不影响静脉或口服的半衰期与清除率,但 β-环糊精可经血液透析清除,故血液透析时伊曲康唑给药剂量不变,只需在血液透析前给药,以便清除 β-环糊精。伏立康唑主要在肝脏代谢,血液透析与血液滤过时无需调整药量。卡泊芬净主要在肝脏代谢,血液滤过与血液透析时亦无需调整药量。

总之,接受血液透析与血液滤过治疗的 IFI 患者临床用药应采用个体化原则。根据血液净化治疗模式的不同、药物理化性质的不同和患者具体病情不同而对药物清除作出较为及时、准确的估计。如有条件,可采集血液透析与血液滤过时的全部残液测定其中的药物浓度及多点的血药浓度,描绘出药-时曲线,根据公式 $Cl_{CBP} = (C_{df} \times V_{df})/AUC_{0-t}$ 计算出实际药物清除率。该方法较之理想状态下的理论预计值更为准确和安全。

(三)免疫调节治疗　对 IFI 的治疗还包括免疫调节治疗,主要包括胸腺肽 α1(thymosinα1)、粒细胞集落刺激因子(G-CSF)、粒-巨噬细胞集落刺激因子(GM-CSF)和巨噬细胞集落刺激因子(M-CSF)、粒细胞输注等。免疫调节治疗的目的是增加中性粒细胞、吞噬细胞的数量,激活中性粒细胞、吞噬细胞和树突状细胞的杀真菌活性,增强细胞免疫,缩短中性粒细胞减少症的持续时间等。有研究表明,免疫治疗可改善中性粒细胞减少症 IFI 患者的预后,但尚缺乏大规模随机对照研究。因此,临床治疗中要依据患者的具体病情应用。

(四)外科治疗　有些 IFI 需要行外科手术治疗,如曲霉肿,外科摘除是明确的治疗方法;对鼻窦感染的治疗应联合药物与外科方法,外科清创术与引流在治疗中十分重要;对心内膜炎患者应行心脏瓣膜置换手术,且术后要实施药物治疗。当然,对 IFI 患者需要实施外科治疗的情况还很多,如骨髓炎、心包炎、中枢神经系统感染引起的颅内脓肿等。

综上所述,IFI 的治疗应该根据感染真菌的种类、部位、阶段及患者的自身状态采取相应的治疗策略和方法。

随着对 IFI 的认识和重视程度的不断加深,相信会不断出现新的预防理念、诊断手段、治疗药物及治疗方法,以降低 IFI 的病死率,提高患者的生存质量。而且,提高广大医务人员对 IFI 严重性的认识,制定相关的医疗护理制度也至关重要。

(于凯江)

附:IFI 的治疗药物简述

与其他抗感染药物不同,目前抗真菌药物在中国市场可选择范围相当有限,并且受限于经济、实验测定条件和医生对真菌感染的认识。具体应用还要结合患者个人情况,并参照药品说明书。

一、多烯类

1. 两性霉素 B

(1)适应证:可用于曲霉、念珠菌、隐球菌、组织胞浆菌等引起的 IFI。

(2)药代动力学:几乎不被肠道吸收,静脉给药较为理想。血浆结合率高,可通过胎盘屏障、血浆半衰期为 24 小时,肾脏清除很慢。

(3)用法与用量:静脉给药,每天 0.5~1.0mg/kg。

(4)注意事项:传统的两性霉素 B 制剂具有严重的肾毒性,需对患者进行严密的肾功能及血钾水平监测。当肾功能显著下降时应予减量,并应避免与其他肾毒性药物合用。

2. 两性霉素 B 含脂制剂　目前有 3 种制剂——两性霉素 B 脂质复合体(ABLC)、两性霉素 B 胶质分散体(AB-CD)和两性霉素 B 脂质体(L-AmB)。因其分布更集中于单核-吞噬细胞系统如肝、脾和肺组织,减少了在肾组织的浓度,故肾毒性较两性霉素 B 去氧胆酸盐低。由于采用脂质体技术制备,故价格较昂贵。

(1)适应证:可用于曲霉、念珠菌、隐球菌、组织胞浆菌等引起的 IFI;无法耐受传统两性霉素 B 制剂的患者;肾功能严重损害,不能使用传统两性霉素 B 制剂的患者。

(2)药代动力学:非线性动力学,易在肝脏及脾脏中浓集,肾脏中则较少蓄积。

(3)用法与用量:推荐剂量 ABLC 为 5mg/kg,ABCD 为 3~4mg/kg,L-AmB 为 3~5mg/kg。起始剂量为每天 1mg/kg,经验治疗的推荐剂量为每天 3mg/kg,确诊治疗为每天 3mg/kg 或 5mg/kg,静脉输注时间不应少于 1 小时。

(4)注意事项:肾毒性显著降低,输液反应亦大大减少,但仍需监测肾功能。

二、唑类

1. 氟康唑

(1)适应证:深部念珠菌病、急性隐球菌性脑膜炎、侵袭性念珠菌病的预防与治疗。

(2)药代动力学:口服迅速吸收,进食对药物吸收无影响。蛋白结合率低,肾脏清除,血浆半衰期为 20~30 小时,血中药物可经透析清除。

(3)用法与用量:侵袭性念珠菌病 400~800mg/d;念珠菌病的预防:50~200mg/d,疗程不宜超过 2~3 周。

(4)注意事项:长期治疗者注意肝功能。

2. 伊曲康唑

(1)适应证:曲霉、念珠菌属、隐球菌属和组织胞浆菌等引起的 IFI。

(2)药代动力学:蛋白结合率为 99%,血浆半衰期为 20~30 小时。经肝 P_{450} 酶系广泛代谢,代谢产物经胆汁与尿液排泄。

(3)用法与用量:第 1~2 天 200mg,静脉注射,每天 2 次;第 3~14 天 200mg,静脉注射,每天 1 次;输注时间不得少于 1 小时;之后序贯使用口服液,200mg 每天 2 次。

(4)注意事项:长期治疗时应注意监测肝功能,不得与其他肝毒性药物合用,静脉给药不得与其他药物采用同一通路。

3. 伏立康唑

(1)适应证:免疫抑制患者的严重真菌感染、急性侵袭性曲霉病、由氟康唑耐药的念珠菌引起的侵袭性感染、镰刀霉菌引起的感染等。

（2）药代动力学：高危患者中呈非线性药代动力学，蛋白结合率为 58%，组织分布容积为 4.6L/kg，清除半衰期为 6～9 小时。

（3）用法与用量：负荷剂量：静脉给予 6mg/kg 体重，每 12 小时 1 次，连用 2 次。输注速度不得超过每小时 3mg/kg，在 1～2 小时内输完。维持剂量：静脉给予 4mg/kg，每 12 小时 1 次。

（4）注意事项：中～重度肾功能不全患者经静脉给药需慎重。

三、棘白菌素类

1. 卡泊芬净

（1）适应证：发热性中性粒细胞减少患者疑似真菌感染的经验性治疗，并用于治疗侵袭性念珠菌病、念珠菌血症及其他疗法难控制或不能耐受的侵袭性曲霉菌病。

（2）药代动力学：血药浓度与剂量呈等比例增长，蛋白结合率>96%，清除半衰期为 40～50 小时。

（3）用法与用量：首日给予 1 次 70mg 负荷剂量，随后 50mg/d 维持，输注时间不得少于 1 小时，疗程依患者病情而定。

（4）注意事项：对肝功能受损的患者慎重用药。

2. 米卡芬净　是一类新型水溶性棘白菌素类脂肽，对念珠菌属、曲霉菌属引起的深部真菌感染有广谱抗菌作用，对耐唑类药物的白念珠菌、光滑念珠菌、克柔念珠菌及其他念珠菌均有良好的抗菌活性，但不能抑制新型隐球菌、毛孢子菌属、镰孢属或结合菌。目前主要用于念珠菌属与曲霉菌属所致的深部真菌感染。本品体内分布广泛，血浆与组织浓度较高，主要在肝脏代谢，经胆汁排泄，与其他药物相互作用少。主要不良反应是肝功能异常，但发生率并不高。其用于治疗食管念珠菌病的推荐剂量为 150mg/d，预防造血干细胞移植者念珠菌感染的推荐剂量为 50mg/d。

四、氟胞嘧啶

1. 适应证　很少单一用药，一般联合两性霉素 B 应用于全身念珠菌病、隐球菌病。

2. 药代动力学　口服迅速，几乎完全吸收，经口和非胃肠道给药均可达到相同的血药浓度，蛋白结合率低，组织分布广泛，经肾脏以原形消除，血浆半衰期为 2.5～5.0 小时。

3. 用法与用量　若肾功能正常，初始剂量 50～150mg/kg，分 4 次给药，6 小时 1 次；若肾功能不全，初始剂量 25mg/kg，但随后的用量与间期需调整，以使血清峰值浓度达到 70～80mg/L。

4. 注意事项　每周监测血肌酐水平 2 次，调整合适剂量，规律监测血细胞计数与肝功能，当与两性霉素 B 联用时，两性霉素 B 会使氟胞嘧啶的清除率降低。

（于凯江）

主要参考文献

[1] 中华医学会重症医学分会. 重症患者侵袭性真菌感染指南. 中华内科杂志,2007,46(11):960-966.

[2] Pauw BD, Thomas JW, Peter JD, et al. Revised Definitions of Invasive Fungal Disease from the European Organization for Research and Treatment of Cancer/Invasive Fungal Infections Cooperative Group and the National Institute of Allergy and Infectious Diseases Mycoses Study Group(EORTC/MSG) Consensus Group. Clinical Infectious Diseases,2008,6:1813-1821.

[3] Meersseman W, Vandecasteele SJ, Wilmer A, et al. Invasive aspergillosis in critically ill patients without malignancy. Am J Respir Crit Care Med,2004,170:621-625.

[4] Leon C, Ruiz-Santana S, Saavedra P, et al. A bedside scoring system("Candida score") for early antifungal treatment in nonneutropenic critically ill patients with Candida colonization. Crit Care Med,2006,34(3):730-737.

[5] Denning DW. Aspergillosis in nonimmunocompromised critically ill patients. Am J Respir Crit Care Med,2004,170:580-581.

[6] Perfect JR, Cox GM, Lee JY, et al. The impact of culture isolation of Aspergillus species: a hospital-based survey of aspergillosis. Clin Infect Dis,2001,33:1824-1833.

第 85 章

重症患者抗菌药物的合理应用

全球范围内不断增长的细菌耐药对患者的威胁已经成为医疗机构面临的现实难题,更受到了社会高度关注。在医疗范围内,合理应用抗菌药物、遏制细菌耐药已经成为医务人员的使命。

WHO 制定的合理用药 8 字原则(安全、有效、经济、适当)对抗菌药物的合理使用具有重要指导意义。从抗菌药物的特殊性考虑,合理用药包括的内容同样清晰且简洁:时机恰当、药物适宜、患者适合、剂量适度、疗程适当、临床预后最优化、不良事件(药物反应和细菌耐药性)最小化。

对入住 ICU 的确诊或疑似感染患者给予恰当的抗感染治疗对挽救患者是至关重要的。为此,广谱抗菌药物的使用频率高、强度大是全球共识。但根据目前我国主要细菌耐药监测网的数据,多数医院(特别是大型教学医院)ICU 内部可供选择的抗菌药物已经寥寥无几,以革兰阴性杆菌(GNB)为例,只有碳青霉烯类、黏菌素、替加环素可以作为经验治疗的选择用药。我国具有代表性的大型教学医院完成的多重耐药细菌(MDRO)定植和感染调查研究显示,虽然患者离开 ICU 时 MDRO 的携带率为 51.2%,但只有 23.7% 的患者在 ICU 住院期间获得;36% 的患者在入住 ICU 即刻就携带了 MDRO。从这些数据看,入住 ICU 的感染病患者或入住 ICU 后获得感染者初始治疗的药物选择上无疑是严重挑战。而且,重症感染者的病生理改变(如血流动力学)及其对药物体内分布-代谢的影响使得在正常人体获得的 PK/PD 参数在抗菌药物(剂量、间隔等的)临床应用的适用性已经受到越来越多的质疑;除了前降钙素原在血症、肺炎等个别感染方面对疗程判断有所帮助外,临床仍然缺乏有助于感染诊断、程度判断等标志物检测手段。

第一节 抗菌药物合理
应用基本原则

一、抗菌药物应用时需考虑的问题

(一)疑似或诊断感染者方有指征应用相应抗菌药物 根据患者的症状、体征、实验室检查或放射、超声等影像学结果,诊断为细菌、真菌感染者方有指征应用抗菌药物;由结核分枝杆菌、非结核分枝杆菌、支原体、衣原体、螺旋体、立克次体及部分原虫等病原微生物所致的感染亦有

指征应用抗菌药物。缺乏细菌及上述病原微生物感染的临床或实验室证据,诊断不能成立者,以及病毒性感染者,均无应用抗菌药物指征。

(二)尽早查明感染病原,根据病原种类及药物敏感试验结果选用抗菌药物 抗菌药物品种的选用,原则上应根据病原菌种类及病原菌对抗菌药物敏感性,即细菌药物敏感试验(以下简称药敏试验)的结果而定。因此有条件的医疗机构,对临床诊断为细菌性感染的患者应在开始抗菌治疗前,及时留取相应合格标本(尤其血液等无菌部位标本)送病原学检测,以尽早明确病原菌和药敏结果,并据此调整抗菌药物治疗方案。

(三)抗菌药物的经验治疗 对于临床诊断为细菌性感染的患者,在未获知细菌培养及药敏结果前,或无法获取培养标本时,可根据患者的感染部位、基础疾病、发病情况、发病场所、既往抗菌药物用药史及其治疗反应等推测可能的病原体,并结合当地细菌耐药性监测数据,先给予抗菌药物经验治疗。待获知病原学检测及药敏结果后,结合先前的治疗反应调整用药方案;对培养结果阴性的患者,应根据经验治疗的效果和患者情况采取进一步诊疗措施。

(四)按照药物的抗菌作用及其体内过程特点选择用药 各种抗菌药物的药效学和人体药动学特点不同,因此各有不同的临床适应证。临床医师应根据各种抗菌药物的药学特点,按临床适应证(参见"各类抗菌药物适应证和注意事项")正确选用抗菌药物。

(五)综合患者病情、病原菌种类及抗菌药物特点制订抗菌治疗方案 根据病原菌、感染部位、感染严重程度和患者的生理、病理情况及抗菌药物药效学和药动学证据制订抗菌治疗方案,包括抗菌药物的选用品种、剂量、给药次数、给药途径、疗程及联合用药等。

在制订治疗方案时应遵循下列原则:

1. 品种选择 根据病原菌种类及药敏试验结果尽可能选择针对性强、窄谱、安全、价格适当的抗菌药物。进行经验治疗者可根据可能的病原菌及当地耐药状况选用抗菌药物。

2. 给药剂量 一般按各种抗菌药物的治疗剂量范围给药。治疗重症感染(如血流感染、感染性心内膜炎等)和抗菌药物不易达到的部位的感染(如中枢神经系统感染等),抗菌药物剂量宜较大(治疗剂量范围高限);而治疗

单纯性下尿路感染时,由于多数药物尿药浓度远高于血药浓度,则可应用较小剂量(治疗剂量范围低限)。

3. 给药途径　ICU 的重症患者通常具有下列特点:①不能口服或不能耐受口服给药的患者(如吞咽困难者);②患者存在明显可能影响口服药物吸收的情况(如呕吐、严重腹泻、胃肠道病变或肠道吸收功能障碍等);③所选药物有合适抗菌谱,但无口服剂型;④需在感染组织或体液中迅速达到高药物浓度以达杀菌作用者(如感染性心内膜炎、化脓性脑膜炎等);⑤感染严重、病情进展迅速,需给予紧急治疗的情况(如血流感染、重症肺炎患者等);⑥患者对口服治疗的依从性差。这些患者应首选静脉注射给药。

肌内注射给药时难以使用较大剂量,其吸收也受药动学等众多因素影响,因此只适用于不能口服给药的轻、中度感染者,不宜用于重症感染者。对于轻、中度感染的大多数患者,可考虑口服治疗,选取口服吸收良好的抗菌药物品种。

抗菌药物的局部应用宜尽量避免:皮肤黏膜局部应用抗菌药物后,很少被吸收,在感染部位不能达到有效浓度,反而易导致耐药菌产生,因此治疗全身性感染或脏器感染时应避免局部应用抗菌药物。抗菌药物的局部应用只限于少数情况:①全身给药后在感染部位难以达到有效治疗浓度时加用局部给药作为辅助治疗(如治疗中枢神经系统感染时某些药物可同时鞘内给药,包裹性厚壁脓肿脓腔内注入抗菌药物等);②眼部及耳部感染的局部用药等;③某些皮肤表层及口腔、阴道等黏膜表面的感染可采用抗菌药物局部应用或外用,但应避免将主要供全身应用的品种作局部用药。局部用药宜采用刺激性小、不易吸收、不易导致耐药性和过敏反应的抗菌药物。青霉素类、头孢菌素类等较易产生过敏反应的药物不可局部应用。氨基糖苷类等耳毒性药不可局部滴耳。

4. 给药次数　为保证药物在体内能发挥最大药效,杀灭感染灶病原菌,应根据药动学和药效学相结合的原则给药。青霉素类、头孢菌素类和其他 β-内酰胺类、红霉素、克林霉素等时间依赖性抗菌药,应一日多次给药。氟喹诺酮类和氨基糖苷类等浓度依赖性抗菌药可一日给药一次。

5. 疗程　抗菌药物疗程因感染不同而异,一般宜用至体温正常、症状消退后 72～96 小时,有局部病灶者需用药至感染灶控制或完全消散。但血流感染、感染性心内膜炎、化脓性脑膜炎、伤寒、布鲁菌病、骨髓炎、B 组链球菌咽炎和扁桃体炎、侵袭性真菌病、结核病等需较长的疗程方能彻底治愈,并减少或防止复发。

6. 抗菌药物的联合应用　单一药物可有效治疗的感染不需联合用药,仅在下列情况时有指征联合用药。

(1) 病原菌尚未查明的严重感染,包括免疫缺陷者的严重感染。

(2) 单一抗菌药物不能控制的严重感染,需氧菌及厌氧菌混合感染,两种及两种以上复数菌感染,以及多重耐药菌或泛耐药菌感染。

(3) 需长疗程治疗,但病原菌易对某些抗菌药物产生耐药性的感染,如某些侵袭性真菌病;或病原菌含有不同生长特点的菌群,需要应用不同抗菌机制的药物联合使用,如结核和非结核分枝杆菌。

(4) 毒性较大的抗菌药物,联合用药时剂量可适当减少,但需有临床资料证明其同样有效。如两性霉素 B 与氟胞嘧啶联合治疗隐球菌脑膜炎时,前者的剂量可适当减少,以减少其毒性反应。

联合用药时宜选用具有协同或相加作用的药物联合,如青霉素类、头孢菌素类或其他 β-内酰胺类与氨基糖苷类联合。联合用药通常采用 2 种药物联合,3 种及 3 种以上药物联合仅适用于个别情况,如结核病的治疗。此外必须注意联合用药后药物不良反应亦可能增多。

二、抗菌药物预防性应用
的基本原则

(一) 非手术患者抗菌药物的预防性应用

1. 预防用药目的　预防特定病原菌所致的或特定人群可能发生的感染。

2. 预防用药基本原则

(1) 用于尚无细菌感染征象但暴露于致病菌感染的高危人群。

(2) 预防用药适应证和抗菌药物选择应基于循证医学证据。

(3) 应针对一种或两种最可能细菌的感染进行预防用药,不宜盲目地选用广谱抗菌药或多药联合预防多种细菌多部位感染。

(4) 应限于针对某一段特定时间内可能发生的感染,而非任何时间可能发生的感染。

(5) 应积极纠正导致感染风险增加的原发疾病或基础状况。可以治愈或纠正者,预防用药价值较大;原发疾病不能治愈或纠正者,药物预防效果有限,应权衡利弊决定是否预防用药。

(6) 以下情况原则上不应预防使用抗菌药物:普通感冒、麻疹、水痘等病毒性疾病;昏迷、休克、中毒、心力衰竭、肿瘤、应用肾上腺皮质激素等患者;留置导尿管、留置深静脉导管及建立人工气道(包括气管插管或气管切口)患者。

3. 对某些细菌性感染的预防用药指征与方案　在某些细菌性感染的高危人群中,有指征的预防性使用抗菌药物,预防对象和推荐预防方案,详见《抗菌药物临床应用指导原则(2015 年版)》。此外,严重中性粒细胞缺乏(ANC ≤0.1×10^9/L)持续时间超过 7 天的高危患者和实体器官移植及造血干细胞移植的患者,在某些情况下也有预防用抗菌药物的指征,但由于涉及患者基础疾病、免疫功能状态、免疫抑制剂等药物治疗史等诸多复杂因素,其预防用药指征及方案需参阅相关专题文献。

(二) 围术期抗菌药物的预防性应用

1. 预防用药目的　主要是预防手术部位感染,包括浅表切口感染、深部切口感染和手术所涉及的器官/腔隙感染,但不包括与手术无直接关系的、术后可能发生的其他部位感染。

2. 预防用药原则　围术期抗菌药物预防用药,应根据手术切口类别、手术创伤程度、可能的污染细菌种类、手术持续时间、感染发生机会和后果严重程度、抗菌药物预防效果的循证医学证据、对细菌耐药性的影响和经济学评估等因素,综合考虑决定是否预防用抗菌药物。但抗菌药物的预防性应用并不能代替严格的消毒、灭菌技术和精细的无菌操作,也不能代替术中保温和血糖控制等其他预防措施。

(1) 清洁手术(Ⅰ类切口):手术脏器为人体无菌部位,局部无炎症、无损伤,也不涉及呼吸道、消化道、泌尿生殖道等人体与外界相通的器官。手术部位无污染,通常不需预防用抗菌药物。但在下列情况时可考虑预防用药:①手术范围大、手术时间长、污染机会增加;②手术涉及重要脏器,一旦发生感染将造成严重后果者,如头颅手术、心脏手术等;③异物植入手术,如人工心瓣膜植入、永久性心脏起搏器放置、人工关节置换等;④有感染高危因素如高龄、糖尿病、免疫功能低下(尤其是接受器官移植者)、营养不良等患者。

(2) 清洁-污染手术(Ⅱ类切口):手术部位存在大量人体寄殖菌群,手术时可能污染手术部位引致感染,故此类手术通常需预防用抗菌药物。

(3) 污染手术(Ⅲ类切口):已造成手术部位严重污染的手术。此类手术需预防用抗菌药物。

(4) 污秽-感染手术(Ⅳ类切口):在手术前即已开始治疗性应用抗菌药物,术中、术后继续,此不属预防应用范畴。

3. 抗菌药物品种选择

(1) 根据手术切口类别、可能的污染菌种类及其对抗菌药物敏感性、药物能否在手术部位达到有效浓度等综合考虑。

(2) 选用对可能的污染菌针对性强、有充分的预防有效的循证医学证据、安全、使用方便及价格适当的品种。

(3) 应尽量选择单一抗菌药物预防用药,避免不必要的联合使用。预防用药应针对手术路径中可能存在的污染菌。如心血管、头颈、胸腹壁、四肢软组织手术和骨科手术等经皮肤的手术,通常选择针对金黄色葡萄球菌的抗菌药物。结肠、直肠和盆腔手术,应选用针对肠道革兰阴性菌和脆弱拟杆菌等厌氧菌的抗菌药物。

(4) 头孢菌素过敏者,针对革兰阳性菌可用万古霉素、去甲万古霉素、克林霉素;针对革兰阴性杆菌可用氨曲南、磷霉素或氨基糖苷类。

(5) 对某些手术部位感染会引起严重后果者,如心脏人工瓣膜置换术、人工关节置换术等,若术前发现有耐甲氧西林金黄色葡萄球菌(MRSA)定植的可能或者该机构 MRSA 发生率高,可选用万古霉素、去甲万古霉素预防感染,但应严格控制用药持续时间。

(6) 不应随意选用广谱抗菌药物作为围术期预防用药。鉴于国内大肠埃希菌对氟喹诺酮类药物耐药率高,应严格控制氟喹诺酮类药物作为外科围术期预防用药。

(7) 常见围术期预防用抗菌药物的品种选择,见相关正文。

4. 给药方案

(1) 给药方法:给药途径大部分为静脉输注,仅有少数为口服给药。

静脉输注应在皮肤、黏膜切开前 0.5~1 小时内或麻醉开始时给药,在输注完毕后开始手术,保证手术部位暴露时局部组织中抗菌药物已达到足以杀灭手术过程中沾染细菌的药物浓度。万古霉素或氟喹诺酮类等由于需输注较长时间,应在手术前 1~2 小时开始给药。

(2) 预防用药维持时间:抗菌药物的有效覆盖时间应包括整个手术过程。手术时间较短(<2 小时)的清洁手术术前给药 1 次即可。如手术时间超过 3 小时或超过所用药物半衰期的 2 倍以上,或成人出血量超过 1500ml,术中应追加 1 次。清洁手术的预防用药时间不超过 24 小时,心脏手术可视情况延长至 48 小时。清洁-污染手术和污染手术的预防用药时间亦为 24 小时,污染手术必要时延长至 48 小时。过度延长用药时间并不能进一步提高预防效果,且预防用药时间超过 48 小时,耐药菌感染机会增加。

(三) 侵入性诊疗操作患者的抗菌药物的预防应用

随着放射介入和内镜诊疗等微创技术的快速发展和普及,我国亟待规范诊疗操作患者的抗菌药物预防应用。根据现有的循证医学证据、国际有关指南推荐和国内专家的意见,对部分常见特殊诊疗操作的预防用药提出了建议,详见《抗菌药物临床应用指导原则(2015 年版)》。

三、抗菌药物在特殊病理、生理状况患者中应用的基本原则

(一) 肾功能减退患者抗菌药物的应用

1. 基本原则许多抗菌药物在人体内主要经肾排出,某些抗菌药物具有肾毒性,肾功能减退的感染患者应用抗菌药物的原则如下:

(1) 尽量避免使用肾毒性抗菌药物,确有应用指征时,严密监测肾功能情况。

(2) 根据感染的严重程度、病原菌种类及药敏试验结果等选用无肾毒性或肾毒性较低的抗菌药物。

(3) 使用主要经肾排泄的药物,须根据患者肾功能减退程度以及抗菌药物在人体内清除途径调整给药剂量及方法。

2. 抗菌药物的选用及给药方案调整根据抗菌药物体内过程特点及其肾毒性,肾功能减退时抗菌药物的选用有以下几种情况。

(1) 主要由肝胆系统排泄,或经肾脏和肝胆系统同时排出的抗菌药物用于肾功能减退者,维持原治疗量或剂量略减。

(2) 主要经肾排泄,药物本身并无肾毒性,或仅有轻度肾毒性的抗菌药物,肾功能减退者可应用,可按照肾功能减退程度(以内生肌酐清除率为准)调整给药方案。

(3) 肾毒性抗菌药物避免用于肾功能减退者,如确有指征使用该类药物时,宜进行血药浓度监测,据以调整给药方案,达到个体化给药,疗程中需严密监测患者肾功能。

（4）接受肾脏替代治疗患者应根据腹膜透析、血液透析和血液滤过对药物的清除情况调整给药方案。

（二）肝功能减退患者抗菌药物的应用　肝功能减退时，抗菌药物的选用及剂量调整需要考虑肝功能减退对该类药物体内过程的影响程度，以及肝功能减退时该类药物及其代谢物发生毒性反应的可能性。由于药物在肝脏代谢过程复杂，不少药物的体内代谢过程尚未完全阐明，根据现有资料，肝功能减退时抗菌药物的应用有以下几种情况。

1. 药物主要经肝脏或有相当量经肝脏清除或代谢，肝功能减退时清除减少，并可导致毒性反应的发生，肝功能减退患者应避免使用此类药物，如氯霉素、利福平、红霉素酯化物等。

2. 药物主要由肝脏清除，肝功能减退时清除明显减少，但并无明显毒性反应发生，肝病时仍可正常应用，但需谨慎，必要时减量给药，治疗过程中需严密监测肝功能。红霉素等大环内酯类（不包括酯化物）、克林霉素、林可霉素等属于此类。

3. 药物经肝、肾两途径清除，肝功能减退者药物清除减少，血药浓度升高，同时伴有肾功能减退的患者血药浓度升高尤为明显，但药物本身的毒性不大。严重肝病患者，尤其肝、肾功能同时减退的患者在使用此类药物时需减量应用。经肾、肝两途径排出的青霉素类、头孢菌素类等均属此种情况。

4. 药物主要由肾排泄，肝功能减退者不需调整剂量。氨基糖苷类、糖肽类抗菌药物等属此类。

（三）老年患者抗菌药物的应用　由于老年人组织器官呈生理性退行性变，免疫功能下降，一旦罹患感染，在应用抗菌药物时需注意以下事项。

1. 老年人肾功能呈生理性减退，按一般常用量接受主要经肾排出的抗菌药物时，由于药物自肾排出减少，可导致药物在体内积蓄，血药浓度增高，易发生药物不良反应。因此老年患者，尤其是高龄患者接受主要自肾排出的抗菌药物时，可按轻度肾功能减退减量给药。青霉素类、头孢菌素类和其他 β-内酰胺类的大多数品种即属此种情况。

2. 老年患者宜选用毒性低并具杀菌作用的抗菌药物，无用药禁忌者可首选青霉素类、头孢菌素类等 β-内酰胺类抗菌药物。氨基糖苷类具有肾、耳毒性，应尽可能避免应用。万古霉素、去甲万古霉素、替考拉宁等药物应在有明确应用指征时慎用，必要时进行血药浓度监测，并据此调整剂量，使给药方案个体化，以达到用药安全、有效的目的。

（四）新生儿患者抗菌药物的应用　新生儿期一些重要器官尚未完全发育成熟，在此期间其生长发育随日龄增加而迅速变化，因此新生儿感染使用抗菌药物时需注意以下事项。

1. 新生儿期肝、肾均未发育成熟，肝代谢酶的产生不足或缺乏，肾清除功能较差，因此新生儿感染时应避免应用毒性大的抗菌药物，包括主要经肾排泄的氨基糖苷类、万古霉素、去甲万古霉素等，以及主要经肝代谢的氯霉素等。确有应用指征时，需进行血药浓度监测，据此调整给药方案，个体化给药，以使治疗安全有效。

2. 新生儿期避免应用可能发生严重不良反应的抗菌药物。可影响新生儿生长发育的四环素类、喹诺酮类应避免应用，可导致脑性核黄疸及溶血性贫血的磺胺类药和呋喃类药应避免应用。

3. 新生儿期由于肾功能尚不完善，主要经肾排出的青霉素类、头孢菌素类等 β-内酰胺类药物需减量应用，以防止药物在体内蓄积导致严重中枢神经系统毒性反应的发生。

4. 新生儿的组织器官日益成熟，抗菌药物在新生儿的药动学亦随日龄增长而变化，因此使用抗菌药物时应按日龄调整给药方案。

（五）小儿患者抗菌药物的应用　小儿患者在应用抗菌药物时应注意以下几点：

1. 氨基糖苷类　该类药物有明显耳、肾毒性，小儿患者应避免应用。临床有明确应用指征且又无其他毒性低的抗菌药物可供选用时，方可选用该类药物，并在治疗过程中严密观察不良反应。有条件者应进行血药浓度监测，根据结果个体化给药。

2. 糖肽类　该类药有一定肾、耳毒性，小儿患者仅在有明确指征时方可选用。在治疗过程中应严密观察不良反应，有条件者应进行血药浓度监测，个体化给药。

3. 四环素类　可导致牙齿黄染及牙釉质发育不良，不可用于 8 岁以下小儿。

4. 喹诺酮类　由于对骨骼发育可能产生不良影响，该类药物避免用于 18 岁以下未成年人。

（六）妊娠期和哺乳期患者抗菌药物的应用

1. 妊娠期患者抗菌药物的应用　妊娠期抗菌药物的应用需考虑药物对母体和胎儿两方面的影响。

（1）对胎儿有致畸或明显毒性作用者，如利巴韦林，妊娠期禁用。

（2）对母体和胎儿均有毒性作用者，如氨基糖苷类、四环素类等，妊娠期避免应用；但在有明确应用指征，经权衡利弊，用药时患者的受益大于可能的风险时，也可在严密观察下慎用。氨基糖苷类等抗菌药物有条件时应进行血药浓度监测。

（3）药物毒性低，对胎儿及母体均无明显影响，也无致畸作用者，妊娠期感染时可选用。如青霉素类、头孢菌素类等 β-内酰胺类抗菌药物。

美国食品和药物管理局（FDA）按照药物在妊娠期应用时的危险性分为 A、B、C、D 及 X 类，可供药物选用时参考。

2. 哺乳期患者抗菌药物的应用　哺乳期患者接受抗菌药物后，某些药物可自乳汁分泌，通常母乳中药物含量不高，不超过哺乳期患者每日用药量的 1%；少数药物乳汁中分泌量较高，如氟喹诺酮类、四环素类、大环内酯类、氯霉素、磺胺甲噁唑、甲氧苄啶、甲硝唑等。青霉素类、头孢菌素类等 β-内酰胺类和氨基糖苷类等在乳汁中含量低。然而无论乳汁中药物浓度如何，均存在对乳儿潜在的影响，并可能出现不良反应，如氨基糖苷类可导致乳儿听力减退,氯霉素可致乳儿骨髓抑制,磺胺甲噁唑等可致核黄疸和溶血性贫血,四环素类可致乳齿黄染,青霉素类可致过敏反应等。因此治疗哺乳期患者时应避免用氨基糖苷类、喹诺酮类、四环素类、氯霉素、磺胺药等。哺乳期患者应用任何抗菌药物时,均宜暂停哺乳。

(马小军)

第二节 重症患者的抗菌药物应用

严重感染、脓毒症及感染性休克一直以来都是重症患者死亡的最主要原因。以美国重症医学会和欧洲重症医学会于2002年推出的巴塞罗那宣言为标志的拯救脓毒症运动(surviving sepsis campaign,SSC)自推出以来已经挽救了大量患者的生命,其核心是脓毒症患者集束化管理模式。2015年,上述组织基于最新证据再次更新了关键指引,其目标是将脓毒症的病死率减少25%。据保守估计,该运动今后将至少纳入1万家医院,即使只有一半的患者采用了上述核心指导为基础的治疗方案,也将拯救至少40万的生命。

大量研究结果证实,脓毒症和感染性休克患者早期救治的关键在于有效的液体复苏和尽可能早(诊断成立后1小时内)的适宜抗菌药物应用。调整后的SSC集束化管理模式中涉及感染治疗的关键指导都包括在收治患者3小时内的模块里:在抗菌药物应用前采集血(或其他标本)培养和应用广谱抗菌药物。

一、脓毒症患者识别和严重程度评估

脓毒症和感染性休克的定义自2001年第二次修改后沿用至2015年进行了第三次修订。其原因主要基于既往诊断标准的局限性,如SIRS诊断标准的特异性和敏感性不足,诊断标准和命名的纷杂,导致观察和报告的病死率不统一。

最新的脓毒症定义是指宿主对感染反应失调导致的危及生命的器官功能障碍。为便于临床操作,SOFA(sequential organ failure assessment,序贯器官衰竭估计)评分上升2分及以上时即表示器官功能障碍,特指脓毒症相关器官功能衰竭,此时住院病死率高达10%以上。

感染性休克是指发生了特别严重的循环、细胞和代谢异常的脓毒症,比单纯脓毒症有更高的死亡危险。临床可根据以下两点识别脓毒性休克:需要升压药才可维持平均动脉压65mmHg及以上且在未发生低血容量的情况下血清乳酸高于2mmol/L(>18mg/dl)。此时,患者住院病死率高达40%以上。

院外、急诊和全科医院疑似感染的成人脓毒症患者预后不良的床旁评估预示指标是满足快速SOFA(quickSOFA,qSOFA)三项中的至少两项:呼吸频率22/分及以上、神志改变、收缩压100mmHg及以下。

二、感染部位识别及诊断标准

虽然各种感染发展为脓毒症、脓毒性休克阶段时的识别标准是统一的,但感染部位的识别仍至关重要,直接影响着抗菌药物选择、剂量评估、感染综合治疗模式实施、疗程判断、并发症评估等感染病诊治的方方面面。

鉴于不同部位感染诊断标准差异大且较复杂,本章节不做详细介绍,可参考相关文献,如美国CDC感染诊断标准等。

感染部位的识别主要依赖详细的病史采集、仔细的体格检查和可能的影像学评估。

(一)病史及体格检查 详细询问病史及细致的体格检查有助于感染部位的识别,特别是一些能提示特殊感染源及感染部位的症状和体征,如咳嗽、脓痰、胸痛、呼吸困难、腹痛、腹泻、腰痛、肢体肿痛、头痛、恶心、呕吐、皮肤黏膜瘀斑、皮疹、心脏杂音、脑膜刺激征等中枢神经系统感染的异常体征等。特殊既往病史如心脏瓣膜手术或置换、心脏装置植入、关节置换、30天内手术史、侵入性检查和操作如膀胱镜、中央静脉导管置入等对近期住院患者感染部位判断价值极大。患者宿主因素(是否存在免疫缺陷或免疫抑制)、病程、起病方式和特殊个人史等对感染部位的判断也有很大帮助。

(二)影像学检查 X线、CT、MRI、B超、超声心动图、全身骨扫描、PET-CT、造影术等影像学评估手段对发现感染灶是决定性的。需要注意的是,对怀疑中枢神经系统感染病例,通常应在腰穿检查前行头颅CT检查,以避免脑疝的风险。因病情不能实施有创操作或无法转运的患者,床旁超声、胸片、腹部平片等是最有效的辅助诊断和评估方法。

三、标本规范采集与检验结果正确解读

感染引发的脓毒症、脓毒性休克患者中30%~50%血培养可发现阳性结果。因此,对上述患者应进行血培养。采血时机的总体原则是在应用抗菌药物之前,否则将细菌生长甚至导致假阴性结果。

提示血培养的时机包括发热、寒战、低体温、白细胞升高、中性粒细胞核左移、白细胞减少、无已知原因的器官功能障碍(如肾衰竭、血流动力学不稳定的体征)、低蛋白血症等;应在发热或寒战发作后尽早完成血培养。

血培养应至少采集两套标本(至少一套是外周血标本),均包括需氧和厌氧培养。对留置的血管通路,应对每个通路进行血培养标本采集,除非留置时间不足48小时。怀疑CRBSI时应同时采集导管鞘和外周静脉血标本。怀疑感染性心内膜炎时为证实持续菌血症的存在,应每隔1个小时或间隔12小时采血培养一套,至少4套;考虑急性心内膜炎时可采集3套血培养,以间隔1个小时采血培养一套为宜,以便尽快开始抗菌药物治疗。

怀疑局部感染时,还应采集相应部位标本进行培养(定量培养为宜)。如尿、脑脊液、伤口、呼吸道分泌物或其他体液。也应在使用抗菌药物前采集。

影响标本培养阳性结果的另一个重要因素是标本量,如血标本量达40ml时,检测灵敏度理论值可大93.9%。

考虑厌氧菌、苛养菌感染时应及时联系微生物部门进

行床旁采样、接种。某些特殊细菌如真菌的培养应相应延长培养时间。

其他可能有助于感染诊断的血清标志物检测,如 G 试验、GM 试验、乳胶凝集试验、肺炎链球菌尿抗原、军团菌尿抗原、CMV-IgM 抗体检测等对病原学诊断是有帮助的。CMV-PP65 抗原及 DNA 检测的影响因素也很多,如白细胞数量、感染类型等都可能影响其诊断价值。

需要注意的是,国内普遍采用的某些抗体检测即使 IgM 型阳性仍不足以作为诊断依据,如肺炎支原体、肺炎衣原体、嗜肺军团菌;需要对比恢复期血清滴度 4 倍以上升高才可做出诊断,而此时,上述感染的抗菌药物疗程已经结束,因此,需要临床高度重视、应结合患者临床特点正确解读抗体检测结果。

需要强调的是,呼吸道标本采集是目前国内这个领域普遍存在的问题。应尽量避免送检普通方式留取的痰标本;呼吸道标本宜首先进行涂片检查,镜下检视有无白细胞吞噬细菌现象及革兰染色结果;检验科应尽可能开展呼吸道标本定量培养,避免纠结于阳性检测结果是否提示污染、定植还是致病。

PCT 检测已经被很多 ICU 医生视为细菌感染的诊断指标、开始抗菌药物治疗及缩短疗程的指针。但在临床应用中,仍需注意以下问题:①成人和出生 72 小时以后新生儿 PCT 正常值为 ≤0.15ng/ml,此数值以下可基本除外细菌感染;出生 72 小时内的新生儿 PCT 正常值为 <2ng/ml,仍需按照出生后时间参考相应阈值以评估;正常值可因不同检测方法而异。②PCT 在 0.15～2ng/ml 之间不能除外感染,特别是局部感染。③PCT>2ng/ml 时强烈提示全身性感染和严重的局部感染,如肺炎、脑膜炎和腹膜炎;也见于非感染性炎症反应如烧伤、严重创伤、急性多器官衰竭、腹部和心胸外科大手术;上述情况下,PCT 应在随后的 24～48 小时下降;自身免疫性疾病、慢性炎性过程、病毒感染、轻度细菌感染时,PCT 常高于 0.5ng/ml;未经治疗的终末期肾病患者,PCT 也可高于 0.15ng/ml,并不提示感染或炎症反应,经 3 个血透日后即可下降至正常;规律血透和腹透患者 PCT 的正常值及诊断阈值与肾功能正常者一样;甲状腺髓样癌和胰岛细胞瘤患者的 PCT 检测值可以很高,甚至可达 10 000ng/ml。④入住 ICU 首日 PCT>2.0ng/ml 的患者进展为脓毒症和脓毒性休克的风险极高,PCT<0.5ng/ml 的患者该风险很低;在不同人群、不同基础疾病及合并症患者中,PCT 作为脓毒症预测指标的敏感性和特异性在 60%～90% 间;PCT 值越高,提示预后越差。⑤PCT 检测值不受白细胞影响,因此,在中性粒细胞缺乏和正常者间无论正常值还是诊断阈值没有区别。⑥PCT<0.5ng/ml 时可基本除外细菌性脑膜炎,该病情况下 PCT 检测值通常在 5ng/ml 以上。⑦儿童尿路感染累及肾脏时,PCT>0.5ng/ml 作为预测值的敏感性为 70%～90%,特异性为 80%～90%。⑧经有效抗菌药物治疗后,PCT 在 24～35 小时内下降一半以上。⑨异嗜性抗体的存在可能导致 PCT 假阳性结果,因此,PCT 检测结果应与临床表现一并评估;临床还要警惕高剂量效应(high-dose hook)对检测的影响,即当血清 PCT 含量高于检测线

性阈值上限时,实测结果反而降低,临床高度怀疑脓毒症而结果不高时应提醒实验室进行稀释检测。

ICU 医生对细菌培养及药敏结果的正确解读对调整抗菌药物治疗方案是至关重要的。首先应对送检标本的质量做到心中有数;其次,应了解常见致病菌(如肠杆菌科细菌、非发酵菌、金黄色葡萄球菌、念珠菌等)和常见皮肤污染菌(如凝固酶阴性葡萄球菌、类白喉杆菌、非炭疽芽孢杆菌、丙酸杆菌属、草绿色链球菌、微球菌属、气球菌属等);再次,了解不同诊断标准的差异化及其对开始抗感染目标性治疗的指导价值,如实验室证实血流感染、菌血症(真菌血症)、CRBSI 等。

四、感染灶控制及抗菌药物经验治疗

抗生素不说降阶梯治疗,如需要,改为"经验性向目标性转换"。

(一)感染灶控制　最新的关于《脓毒症和脓毒性休克患者集束化管理指南》中涉及感染治疗的两个重要原则是感染灶控制和诊断成立后尽快(收治患者 1 小时内)开始经验性抗感染治疗。

对具备条件患者的局部感染灶尽快进行外科(介入)干预是治疗脓毒症和脓毒性休克的关键之一,不仅有助于明确诊断,还可有效控制炎症反应对机体的影响。有条件的话,应在诊断成立 12 小时内进行干预;但对感染导致的胰腺周围坏死的干预应延迟至病变组织和正常组织形成明确界限时。脓毒性休克患者必须进行外科干预时,首选创伤小的方式(如经皮穿刺、引流等)。怀疑血管内装置为感染源时应尽快拔除。

(二)抗菌药物经验治疗原则和注意事项　脓毒症和脓毒性休克患者的抗感染经验性治疗对挽救患者同样至关重要,主要原则包括以下几个方面。

1. 评估患者感染部位相关的可能致病菌　有研究显示,肺炎和腹腔感染是脓毒症和脓毒性休克的最常见病因,其他部位感染约占 5%。因此,ICU 医生至少应该了解当地肺炎和腹腔感染的常见致病菌及其耐药特点。有研究显示,社区获得性肺炎中,肺炎链球菌、流感嗜血杆菌占绝大多数;腹腔感染中大肠埃希菌等肠杆菌科细菌、肠球菌属占绝大多数;社区发生的中枢感染病原菌中,肺炎链球菌和脑膜炎双球菌占 80% 以上;尿路感染病原菌中,大肠埃希菌为主的肠杆菌占 80% 以上;考虑到社区感染与医疗相关感染的病原菌及耐药性有较大差异,在药物选择时也应一并考虑;另外,感染部位评估对药物选择的另一个重要影响在于考虑备选药物在感染局部的穿透能力。

2. 评估患者是否具有耐药细菌感染的危险因素　关于多重耐药细菌获得风险的研究很多,结论大多一致;比如过去 3 个月内是否接受过抗菌药物治疗、是否近期住院、既往 MDRO 定植或感染史、有透析等侵入性操作等。但考虑到脓毒症、特别是脓毒性休克患者初始经验治疗的成功对挽救患者的重要性,除非有明确病原学证据,否则,还应给予患者广谱抗菌药物;该策略在最新的集束化管理指南中已得到体现,也就是说初始经验治疗应该尽可能

覆盖常见耐药细菌,包括革兰阳性和阴性菌,脓毒性休克患者留给医生的试错时间极其短暂;一旦初始治疗失败则与患者预后不良有直接相关性;因此,即使 ICU 内部管理抗菌药物使用是减少药物不良反应、减少二重感染、遏制细菌耐药性的重要手段,但对脓毒性休克的患者,广谱抗菌药物仍是必然选择;需要特别警惕的是广谱抗菌药物对敏感细菌的疗效未必优于窄谱抗菌药物,因此,对确定病原及药敏结果的感染,应及时调整方案,即便如此,在治疗最初的 72 小时内也不建议调整为窄谱方案。

3. 本地区常见致病菌的耐药特点　以耐药性不超过 10%~20% 的药物为经验性首选为宜;这个经验性抗菌药物选择的"折点"在美国约翰霍普金斯大学医院感染病学系出版的 *ABX Guide* 涉及感染病经验性治疗时多次被提及,值得我国业内同行参考。

4. 首剂抗菌药物应在脓毒症、脓毒性休克诊断成立后 1 小时内尽快给予,在出现低血压后的 6 小时内,每延迟 1 小时恰当治疗则患者病死率将增加 7.6%;因此,没有任何原因可以延误第一剂抗菌药物的输注。

5. 每日评估抗感染治疗方案的效果,通常情况下,经有效抗感染治疗 48~72 小时后,患者临床表现应有好转;一旦获得明确病原和药敏结果信息,则应及时选择可能的降阶梯治疗方案;PCT 或其他标志物有助于对初期疑似脓毒症而无后续证据支持的患者及时终止经验性治疗。

6. 对粒细胞缺乏、难治性、多重耐药细菌感染可能如非发酵菌(假单胞菌属和不动杆菌属)的脓毒症患者应采取联合治疗方案。对铜绿假单胞菌导致的脓毒症伴发呼吸衰竭和休克的患者,治疗药物应选择广谱 β-内酰胺类联合氨基糖苷类或氟喹诺酮类;对肺炎链球菌导致的脓毒性休克的患者,治疗药物应选择 β-内酰胺类联合大环内酯类;考虑到国内有限数据显示肺炎链球菌对大环内酯类耐药不断增高(有报道可高达 50% 以上),不排除 β-内酰胺类联合联合糖肽类作为经验治疗选择更符合患者治疗利益的可能。

7. 应给予脓毒症和脓毒性休克患者全剂量抗菌药物,还应考虑药物 PK/PD 特点决定是否需要延长输注时间或增加给药频次;由于此时患者通常伴发肾功能、肝功能异常、大量液体复苏、低白蛋白血症等,将显著增加药物在体内的分布容积,从而导致常规剂量的相对不足;因此,需要 ICU 经验的临床药师协助制定合适剂量,负荷剂量是需要的;另一方面,必须保障抗菌药物能在最短时间内输注到患者体内。

8. 经验性治疗不宜超过 3~5 天;一旦获得明确细菌培养和药敏结果,应及时转为目标性治疗。疗程以 7~10 天为宜,但疗效缓慢、未能引流的病灶、金黄色葡萄球菌菌血症、某些真菌、病毒或免疫缺陷者如粒细胞缺乏时应适度延长疗程。

9. 如果考虑病毒引发的脓毒症和感染性休克,则应尽早开始抗病毒治疗。

10. 一旦确认非感染因素导致的严重炎症状态,则应及时终止抗菌药物治疗。

11. 初始抗生素治疗无效可能有多种原因

(1) 诊断错误,细菌性感染的诊断能否成立或感染部位不确定。

(2) 宿主原因,如高龄、基础疾病、机械通气时间长、呼吸衰竭、潜在致死性疾病、慢性感染迁延、应用激素及免疫抑制剂等使抗感染能力降低的因素。

(3) 细菌因素,初始治疗未覆盖某些耐药菌或其他少见病原,如结核分枝杆菌、真菌、病毒等。

(4) 药物原因,剂量及给药间隔是否合适,感染部位的药物浓度是否足够。

(5) 存在影响抗菌药物疗效的局部因素,如感染部位有无异物、梗阻、脓肿等,有无留置导管等医源性因素。另外,在治疗过程中可能出现导致发热的并发症,尤其是二重感染,如鼻窦炎、静脉导管相关感染、假膜性肠炎、泌尿系感染等。

(三) ICU 常见感染与经验治疗推荐

1. 肺炎

(1) 社区获得性肺炎(CAP):以肺炎链球菌、金黄色葡萄球菌、化脓性链球菌、流感嗜血杆菌、非典型致病菌为主。

(2) 医院获得性肺炎(HAP、VAP):非免疫缺陷者院内获得性肺炎(HAP)通常由细菌感染引起,可能为多种细菌的混合感染,早期即由真菌和病毒引起的相对少见。常见的致病菌有需氧革兰阴性杆菌,包括铜绿假单胞菌、大肠杆菌、肺炎克雷伯菌、不动杆菌等。金黄色葡萄球菌感染常在糖尿病、头部创伤和长期住 ICU 的患者中发生。

2. 腹腔感染　多为革兰阴性菌和厌氧菌的混合感染。常见需氧菌依次为大肠杆菌(占 60% 以上)、变形杆菌属、克雷伯菌属、假单胞菌属和肠球菌等;厌氧菌依次为脆弱类杆菌(80% 以上),类杆菌属、梭状芽孢杆菌属、消化链球菌属、消化球菌属等。引起腹腔感染的病因不同,细菌也会有细微差异。如消化道穿孔、破裂引起的多为 G⁻ 需氧杆菌和厌氧杆菌。在腹膜炎早期,肠球菌一般不是主要病原菌;胆道感染以肠杆菌科细菌为主。鉴于在腹腔感染中铜绿假单胞菌、大肠杆菌和厌氧菌占一定份额,使用对上述细菌有活性的药物有优越性。

3. 菌血症

4. 中枢神经系统感染　社区发生的不同年龄阶段、细菌性中枢神经系统感染中,肺炎链球菌和脑膜炎双球菌占 80% 以上;手术后脑脓肿等手术部位感染病原以革兰阳性球菌如葡萄球菌等为主,且 MRSA 风险高。

鉴于涉及上述部位感染治疗药物选择的国内外权威指南推荐比较一致,限于篇幅,本文不再赘述,建议参考美国 ATS、IDSA 等相关指南。

5. 特殊类型　重症胰腺炎相关的感染。重症急性胰腺炎(severe acute pancreatitis,SAP)可以继发胰腺感染,此为最严重的并发症之一。对于 SAP 患者是否应预防性使用抗生素一直存在争议。2005 年英国颁布的有关指南认为,当胰腺坏死小于 30% 时,感染的概率小,不推荐预防性使用抗生素。而后,美国于 2006 年及 2007 年出版的两个指南指出,没有证据支持无胰腺坏死的 SAP 患者能从预防性应用抗生素治疗中获益。中华医学会外科学分会

938

胰腺外科学组制定的《重症急性胰腺炎诊治指南》及中华医学会消化病学分会胰腺疾病学组制定的《中国急性胰腺炎诊治指南(草案)》指出:对于胆源性胰腺炎或 SAP 使用抗生素应遵循以下原则:①抗菌谱应以革兰阴性菌和厌氧

菌为主,能有效抑制胰腺感染的常见致病菌;②脂溶性强,能充分穿透胰腺组织;③能够通过血-胰屏障,在局部达到有效浓度。不同类型的免疫功能损害者常见的感染病原体见表 85-2-1。

表 85-2-1　不同类型的免疫功能损害者常见的感染病原体

	细胞免疫受损	体液免疫受损
易感者	免疫抑制剂、糖皮质激素、放化疗、HIV;肝硬化、糖尿病	骨髓瘤、脾切除术后、补体缺乏
感染病原体	以胞内感染为主,如金黄色葡萄球菌、绿脓假单胞菌、李斯特及特殊病原体(分枝杆菌、军团、真菌、病毒、PCP、弓形虫等)	以胞外感染为主,如肺链球菌、流感嗜血杆菌等,亦可有 PCP

由于血-胰屏障对不同的抗生素有选择性通透作用,对血-胰屏障结构和功能的认识和不同抗生素在胰腺局部浓度和渗透力的研究,促进防治 SAP 胰腺感染时抗生素的合理选择。目前研究根据抗生素进入胰腺组织的能力,划为三类。第一类为胰腺组织浓度低,不能达到大多数细菌的最小抑菌浓度(MIC),如耐替米星、妥布霉素等;第二类为胰腺组织浓度能抑制一些细菌,但不能覆盖所有的病原菌,如哌拉西林钠、头孢噻肟等;第三类为胰腺组织浓度高且对大多数胰腺感染的病菌有效,如环丙沙星、氧氟沙星、碳青霉烯类等。

目前,SAP 患者是否应该预防性使用抗生素、使用抗生素的种类、干预的时机及疗程等还无定论。当前证据更倾向于对胰腺坏死面积>30%或胆源性 SAP 早期预防性使用抗生素,同时应选择在胰腺组织中具有较好的穿透力的药物。疗程一般不超过 3 周,但尚需进一步高质量、大样本随机对照试验探索预防性抗生素应用在重症急性胰腺炎综合治疗中的价值。

6. 粒细胞缺乏伴发热　国际权威指南对该类型患者经验性治疗推荐明确。我国目前还缺少相应文献。以下就该类型患者的经验性治疗予以简介。

(1) 初始治疗:头孢吡肟 2g iv q8h+万古霉素;或哌拉西林/他唑巴坦 3.375g iv q4h+万古霉素;国内哌拉西林/他唑巴坦剂量推荐为 4.5g iv q6h;万古霉素配伍指征为:拟诊 CRBSI、皮肤和软组织感染、影像学证实的肺炎、严重口和咽喉部严重黏膜炎,此前有明确 MRSA 感染或定植证据。青霉素严重过敏者,可选择氨曲南 2g iv q8h+庆大霉素(顾虑肾损害且未使用过环丙沙星时,可以此替代庆大霉素,剂量为 400mg iv q8h)。

(2) 出院前治疗:环丙沙星(400mg,2 次/日)+阿莫西林/克拉维酸(875mg,2 次/日)。

(3) 持续发热或临床一度稳定但 4~7 天后再次发热而无细菌感染证据:上述治疗方案+抗真菌药物。使用氟康唑预防或未经预防治疗的患者,如果影像学未发现鼻窦、肺部有真菌感染的表现时,可选择米卡芬净 100mg iv q24h;如有肺部真菌感染的表现,可选择伏立康唑 6mg/kg iv/po q12h,两次后,改为 4mg/kg iv/po q12h。如曾接受伏立康唑或泊沙康唑预防且影像学发现鼻窦部真菌感染表

现,应选择两性霉素 B 作为首选。

(4) 临床不稳定和(或)经上述适当抗细菌联合真菌治疗后仍持续发热:感染科、肿瘤科等会诊;选择万古霉素+美罗培南(1g iv q8h)+阿米卡星。

7. 未发现明确感染灶的脓毒症经验性治疗　有明确感染灶的脓毒症患者经验性治疗可参考前述推荐、国际权威指南。对无明确局部感染灶的脓毒症患者的经验性治疗可参考以下建议。

(1) 用药前完成至少 2 套外周血培养或其他疑似感染部位的标本。

(2) 药物推荐:哌拉西林/他唑巴坦(4.5g iv q6h)或头孢吡肟(2g iv q8h)+万古霉素(有 MRSA 感染高风险的患者适用)+氨基糖苷类(如庆大霉素);或青霉素过敏者,选择氨曲南(2g iv q8h)或(环丙沙星,400mg iv q12h)+万古霉素+氨基糖苷类(如庆大霉素)。

如果患者既往有明确 ESBL+阴性杆菌感染历史、怀疑腹腔感染、近期(≥7 天)接受过哌拉西林/他唑巴坦或头孢吡肟治疗的,可用美罗培南(1g iv q8h)作为首选。

(3) MRSA 感染危险因素:中心静脉导管或其他异物置入(如人工关节、起搏器等)、已知 MRSA 定植、近期(3 个月内)住院时间 2 周以上、静脉药瘾者、来自老人院或其他照护机构。

五、抗菌药物目标治疗

(一) 定义　目标治疗指在获得病原微生物结果后,在评价经验性治疗临床效果的基础上,实行更有针对性的治疗。也有学者将重症感染经验性治疗向目标性治疗的转变描述为:最初采用强力广谱抗生素经验性治疗,一旦获得可靠的细菌培养和药敏结果,应及时换用有针对性的窄谱抗生素,目的是防止病情恶化,达到最佳疗效的同时,减少细菌耐药、改善预后。

(二) 目标治疗中应注意的事项

1. 正确评价微生物学结果　对重症患者而言,标本获取相对容易(尤其是痰、尿标本),如何正确评价病原学证据,辨别条件致病菌、污染菌,甚至标本是否来源于最可能的感染部位是影响抗生素合理应用的关键因素。正确评价的前提是正确判断感染部位,规范留取相应可疑感染

部位的标本。再根据临床表现、治疗反应、影像学等合理评价微生物学。

2. 正确理解目标治疗 目标治疗并不仅是根据药敏试验调整用药，临床判断依然重要。在临床工作中，经常遇到体外试验对某种抗生素耐药，但临床有效的情况；反之，也会遇到体外敏感但临床疗效欠佳的情况，如体外对产 ESBL 的菌株敏感的喹诺酮类抗生素，在治疗不同部位的感染时，疗效相距甚远，菌血症更易失败，而泌尿系感染可能有效；对产 ESBLs 菌株体外敏感的第三代或第四代头孢菌素也不建议选用。同样对产 AmpC 酶体外敏感的三代头孢，因其较高的诱导耐药性，即便体外敏感也不建议临床使用。故目标治疗一定是"临床目标与微生物学目标"综合评价为指导的最佳治疗。决定转换时机除了特异性的病原学证据外，最重要的还包括临床治疗反应。

（三）**抗生素调整原则** 一般来说，当经验性治疗药物有效时，应进一步结合体外药敏，选择更窄谱且敏感的药物。若治疗无效，一方面应考虑根据可靠的病原微生物及药敏结果调整用药，另一方面还要考虑到经验性抗生素治疗无效的其他非药物原因。

决定换用窄谱药物时，依然应遵循感染部位、药物 PK/PD 特点、不良反应、药物间的相互作用、诱导耐药能力等原则，从体外敏感的多种药物中选择高敏、窄谱、低毒、价廉的最佳药物。在治疗过程中根据临床反应、菌株耐药性、感染部位、感染灶是否被祛除等情况，尽可能缩短疗程。

（四）**药物选择——杀菌剂还是抑菌剂** 理论上，杀菌剂比抑菌剂可以快速清除细菌，应更适合感染性休克患者的治疗需要。但直接证实上述结论的相关研究还不多，最早的文献是 Lepper 于 1951 年发表的金霉素（抑菌剂）对细菌性脑膜炎的治疗效果劣于青霉素（杀菌剂）。设计良好的研究结果近期发现，棘白菌素类的阿尼芬净（杀菌剂）对侵袭性念珠菌病的治疗效果明显优于氟康唑；另外，对其他感染如中枢神经系统感染、细菌性心内膜炎、骨髓炎、粒细胞缺乏患者的革兰阴性菌血症、脓毒性休克，杀菌剂疗效也优于抑菌剂。

糖肽类药物如万古霉素虽然是杀菌剂，但研究显示，其对 MSSA 的杀菌活性比青霉素类、β 内酰胺类药物稍弱；还发现，利奈唑胺与万古霉素有类似的现象。达托霉素对 MSSA 感染的疗效与青霉类、β 内酰胺类相当。在选择 MSSA 治疗药物时应充分考虑上述因素。

（五）**药代动力学（PK）** 关于抗感染药物剂量和疗程的研究有很多，结论大多明确。但在脓毒症、脓毒性休克患者，仍缺乏如何优化 PK 以减少病死率的临床研究结论。

1. 时间依赖型抗菌药物 该类型抗菌药物如 β 内酰胺类影响杀菌活性的重要 PK 参数有 fT > MIC 时间（fractional time above the minimal inhibitory concentration）。fT>MIC（>60% ~ 100%）时可获得更好的细菌清除效果。为此，延长该类型药物的输注时间或以高频词、短间隔完成日剂量注射以得到更好的效果在 ICU 得到了大量实践，其目的就是达到 fT>MIC（100%）。该模式研究较多的药

物是哌拉西林/他唑巴坦、美罗培南和头孢他啶，即使对很多脓毒性休克患者，都达到了显著改善预后、缩短住院时间和降低病死率的效果。

2. 浓度依赖型抗菌药物 如氟喹诺酮和氨基糖苷类药物，保障疗效的重要 PK 参数是 AUC24/MIC、Cmax/MIC。其中，万古霉素是比较特殊的药物，其 PK 特点主要是浓度依赖，研究发现，AUC24/MIC>400 以上时对 MRSA 感染性休克患者的预后是决定性的。

（六）**联合治疗** 基于以下三个原因，使得联合治疗在 ICU 成为较为广泛采用的抗感染模式。

1. 由于脓毒症特别是脓毒性休克患者的抢救时机至关重要，因此，在初始经验性治疗时给予联合治疗可以最大限度覆盖可能的病原微生物，以期抓住治疗时机，为后期目标性（可能的单一药物、窄谱）治疗奠定基础。

2. 联合治疗可以尽可能减少在治疗过程中细菌产生耐药性，比如铜绿假单胞菌就是典型的在治疗过程中获得耐药的例子，因此，怀疑该菌感染时，通常选择联合治疗方案。但对其他革兰阴性菌菌血症、脓毒症进行联合治疗是否增加疗效仍无定论，值得关注。

3. 抗菌机制不同的药物联合可以发挥增效作用而尽快清除细菌，比如 β 内酰胺类分别与氨基糖苷类、氟喹诺酮、大环内酯类、利福霉素合用。不难发现，这些组合都是对铜绿假单胞菌具有潜在增效、破坏生物膜的可能。

除感染性休克患者初始经验性治疗通常采用联合方案外，对确定由多重耐药细菌引起的感染也通常考虑联合治疗，如铜绿假单胞菌、不动杆菌、碳青霉烯类耐药肠杆菌等。

同类药物联合治疗的情况罕见，似乎也有例外，如有学者发现，厄他培南与美罗培南或亚胺培南联合，在 CRE 感染病例中获得成功，不过，仍局限在个案，仍需进一步研究以确定其疗效和机制。

一直以来，临床上争议比较大的是侵袭性真菌感染联合治疗，如两性霉素 B（脂质体）、5Fc（5 氟胞嘧啶）、三唑类的氟康唑或伏立康唑、棘白菌素等彼此间联合。随着临床研究的不断积累，目前，至少在以下几个特殊情况下可以联合不同作用机制的抗真菌药物：①HIV、器官移植者、免疫功能正常者的中枢神经系统隐球菌感染诱导治疗期可以两性霉素 B（或其脂质体）联合 5Fc，只有 HIV 感染者推荐证据等级为 A1；②念珠菌性眼内炎可以联合两性霉素 B 联合 5Fc、念珠菌性中枢神经系统感染或心血管系统及起搏器等装置感染时，可以考虑两性霉素 B 联合 5Fc；③侵袭性肺曲霉病不推荐联合治疗，除非治疗失败后选择联合方案作为补救治疗。

（七）**常见细菌、耐药细菌的治疗推荐** 关于细菌等感染后的目标治疗药物选择可以在很多专著上查阅。限于篇幅，本节重点介绍 ICU 常见病原（尤其是耐药病原菌）、可能存在的误区等进行阐述。

1. MRSA 及 MRSE 感染 万古霉素（去甲万古霉素）、替考拉宁、利奈唑胺。根据情况可将磷霉素、复方磺胺甲噁唑、利福平等与糖肽类抗生素联合应用。

2. 耐万古霉素肠球菌属（VRE）感染

（1）利奈唑胺、达托霉素等。

（2）根据药敏结果联合用药（磷霉素、利福平、米诺环素等）。磷霉素联合呋喃妥因可能对尿路感染有效。

3. 耐青霉素肺炎链球菌感染

（1）青霉素中介株（PISP）：部分头孢菌素类如头孢呋辛、头孢丙烯、头孢曲松等；青霉素或阿莫西林（大剂量）。

（2）青霉素耐药肺炎链球菌（PRSP）：第三代头孢菌素（如头孢噻肟、头孢曲松）；碳青霉烯类；氟喹诺酮类（如莫西沙星、左氧氟沙星）；糖肽类。

4. 耐碳青霉烯类的鲍曼不动杆菌　参考药敏结果，选择表现相对良好的药物、联合、合适的大剂量、持续输注等方式给药。可选择舒巴坦或含舒巴坦的复方制剂配伍碳青霉烯类或替加环素类；或多黏菌素（黏菌素）配伍替加环素类或碳青霉烯类或替加环素配伍碳青霉烯类；不排除上述三类药物联合的可能。

5. 产超广谱酶（ESBL）的肺炎克雷伯菌及大肠埃希菌　亚胺培南、美罗培南、某些 β 内酰胺酶的复方制剂，或根据药敏试验选用。

在体外敏感的第三代及第四代头孢菌素，多数学者不建议采用。原因为各种 ESBLs 的底物不同，对不同 β-内酰胺类的水解率不同，NCCLS 规定的药敏判断标准可能并不完适用于产 ESBLs 菌株；强大的细菌接种效应，感染灶内的菌量远远超过药敏试验中所用菌量，因此药敏试验敏感的仍可能在体内耐药；应用头孢类产生的选择性压力，可导致细菌 ESBLs 发生更多的点突变，使耐药程度不断增高；目前尚无足够临床资料证实药敏呈敏感的产 ESBLs 菌感染继续采用第三代头孢菌素仍有满意疗效。

6. 耐碳青霉烯类的铜绿假单胞菌　环丙沙星、左氧氟沙星、氨基糖苷类、利福平、多黏菌素（黏菌素）或根据药敏试验结果选用，通常需联合用药。

（八）某些特殊药物的注意事项

1. 万古霉素　按照实际体重测算，负荷剂量：20 ～ 25mg/kg，维持剂量：15 ～ 20mg/kg，q8 ～ 12h。

（1）目标血药浓度：仅监测谷浓度。肺炎、骨髓炎、心内膜炎、菌血症：目标谷浓度为 15 ～ 20μg/ml；中枢神经系统感染：20μg/ml；粒细胞缺乏伴发热、皮肤和软组织感染：10 ～ 15μg/ml；最低血药浓度：应持续高于 10μg/ml，以避免耐药可能。

（2）药物毒性监测：用药初期应每隔 1 天测定 1 次血肌酐；如果肾功能稳定，则可每周查 1 次；有限的数据显示，肾毒性与血药浓度有直接相关性，特别是＞15 ～ 20μg/ml；除非出现症状或体征，否则，不推荐常规监测听力。

2. 伏立康唑

（1）负荷剂量：6mg/kg iv/po，q12h，2 剂。

（2）维持剂量：4mg/kg iv/po，q12h。

以上体重按实际体重计算。超出理想体重 30% 以上时，则应进行体重校正：校正体重＝理想体重+0.4（实际体重−理想体重）。

（3）治疗浓度监测

1）指征：①按体重计算剂量治疗至少 5 天后临床无

效；②与影响伏立康唑浓度的药物联合使用时；③出现伏立康唑不良事件；④消化道功能不全。

2）方法：治疗开始后 5 ～ 7 小时，检测谷浓度。

3）目标：谷浓度 2 ～ 5.5μg/ml，<1μg/ml 时常导致治疗失败；>5.5μg/ml 时常导致不良事件发生。

（九）药物浓度监测　治疗药物监测（TDM）是临床药理学与药物浓度测定技术紧密结合的结果。通过各种测试手段，定量分析生物样品（主要为血）中药物及代谢产物浓度，探索血药浓度安全范围，并应用各种药代动力学方法得到最适合剂量及给药间隔时间等，实现给药方案个体化，提高药物治疗水平，达到临床安全、有效、合理的用药。

1. 需要进行 TDM 的药物　通常用于治疗窗窄、毒性强、服药周期长、服药后个体差异大的药物，尤其在治疗器官功能减退的患者时，它对提高疗效、减少毒性反应尤为关键。如丙戊酸钠、苯巴比妥、卡马西平、苯妥英钠、氨茶碱、地高辛、环孢素、甲氨蝶呤等，随着分析技术的发展，许多药物都可监测血药浓度，但并不意味着所有的药物都需要监测。TDM 应用最广泛的药物为氨基糖苷类和多肽类抗生素，在肾功能减退的患者中更加重要。

抗菌药物 TDM 的指征为：①治疗指数小、安全范围窄、毒副作用大的药物；②有脏器功能损害的患者；③有效血药浓度在患者中存在明显个体差异，药价昂贵，不宜给予所有患者较大剂量的抗菌药物；④某些特殊部位的感染，如中枢神经系统感染，可以确定感染部位是否已达到有效浓度，或者是否浓度过高而可能引起不良反应。

2. 血药浓度监测结果分析　必须结合临床综合考虑，尤其要注意采血时间及距前 1 次服药的时间间隔。

常规血药浓度监测的血样应在浓度最低时采取（谷浓度），一般是在早晨服第一次药之前。若检测稳态谷浓度，可在血药浓度达稳态后，任何一次晨起给药前抽血，以考察与目标浓度的符合程度。检测峰浓度的采血时间应视该药吸收和分布的速度而定。峰值检测一般用于证实毒性作用的存在以及进行药动学研究。当怀疑患者出现中毒反应时可随时采血样。

六、抗菌药物疗程及患者管理

ICU 患者抗菌药物疗程判断挑战比较大。一方面，各种感染进展到后期都可能发生脓毒症、脓毒性休克，此时，治疗原则和相对疗程是清晰的，如前述。另一方面，原发感染部位的治疗疗程又因部位和病原不同而有较大差异。因此，尽可能做到脓毒症患者感染灶和病原学的确诊至关重要，此后即可按照相应治疗原则确定基础疗程。即便如此，推荐的疗程也只是最短疗程，即医生可以评估停药的时间点。因此，准确疗程的判断应做到个体化，对治疗显效慢、免疫功能缺陷等更是如此。

值得重视的是，一旦发生了病原学确诊的脓毒症（尤其是金黄色葡萄球菌和念珠菌），后续评估患者有无迁徙病灶形成对疗程的制定极为关键。否则，有可能导致原发感染灶控制欠佳而复发。在诸多检查中，影像学（B 超、CT、MRI）等对实体器官的评估，TTE 甚至 TEE 对心内膜有无受累的评估、骨显像对迁徙病灶的评估等都是具有实际应用价值的方法。

虽然对病原学确诊的脓毒症患者不推荐进行多次血液或其他标本培养来评估疗效，但在念珠菌血培养阳性的患者，至少应该在其体温降至正常前每一天完成一套血培养。唯此才可确定疗程第一天（血培养第一次阴性）以计算后续至少 14 天的疗程。不难发现，该情况下重复送检血培养更重要的目的是准确估算疗程。

ICU 患者管理，除治疗内涵外（如侵入性治疗的保障、感染控制等），还有病房内部管理需要。应严格掌握转进、转出 ICU 的指征，即可避免患者发生医院获得性感染，又可发挥其他专科技术能力对患者抢救成功后可能需要的进一步诊疗提供必要的支撑，更可以在医改的模式下控制不必要的资源消耗。

（马小军）

第三节　ICU 内部感染控制

ICU 内部感染控制对脓毒症患者整体管理至关重要。因治疗需要开放的腔道多、侵入性操作和治疗的高频率等原因，脓毒症患者发生医疗相关感染、耐药细菌感染的风险极高，如何做好内部感染控制，最大限度保障患者利益，是摆在 ICU 医生面前无法回避的问题。

做好感染控制，除了大家熟知的医院政策支持、必需资源支持、人力充足外，更重要的是通过全员培训模式，掌握预防和控制医疗相关感染的各种技术性指导，更重要的是全员落实感染控制的每一个细节。而如果 ICU 部门负责人不了解内部常见医疗相关感染和多重耐药细菌的实际发生情况并做出改变继而评估效果的话，是不可能做好感染控制的。

本节重点介绍医疗相关感染预防与控制的主要原则。

一、开展全员培训

重点是全员，包括临时人员等。培训内容除感染控制技术环节外，还要结合部门内部实际数据进行讨论，做到统一认识，整体实施。还需要将改进效果向全员反馈，即可内部激励，又可持续改进。

二、开展可控感染的目标性主动监测

ICU 内部可控感染主要包括中心导管相关血流感染（central line-associated bloodstream infection，CLABSI）、呼吸及相关肺炎（ventilator-associated pneumonia，VAP）、尿管相关尿路感染（catheter-associated urinary tract infection，CAUTI）、透析事件（dialysis Event，DE）及抗菌药物应用与耐药（antimicrobial use and resistance，AUR）。

上述感染都是可以通过医务人员行为改变、遵从感染控制规范操作而减少发生甚至不发生的。前提为是否发现问题。如果不开展上述感染的主动监测，是不可能做好感染控制的；有大量研究现实，做好主动监测本身就是感染控制的有效手段。

鉴于国内还没有可供广泛采用的目标监测表，建议 ICU 借鉴国际权威推荐，制定适合本部门医疗范畴的监测表和规则，首先开展主动监测，为做好感染控制奠定基础。

实施可控感染预防与控制的一揽子方案。

虽然可控感染项目不多，但落实过程中的困难还是很多的。借鉴国际惯例，从本部门内部最突出的感染、最容易控制见效的感染首先做起，如 CLABSI。美国、欧洲一些国家，该感染控制效果显著，某些医院已经长期保持"零"感染，其重要模式是引入"核对表"，把细节落实为操作流程及可评估项目，逐一落实。我国已经出台了一些相应的感染控制措施和行业标准，但在保障实施方面，还有较大差距。ICU 医生可以借鉴国际先进经验和模式，制定符合自己部门内部使用的"核对表"，落实好细节，做好感染控制工作。

（马小军）

第四节　ICU 内部抗菌药物管理与实施

ICU 因其救治患者的特殊性和需要，对脓毒症、脓毒性休克患者（包括疑诊）早期经验性使用抗菌药物是全球性共识；广谱抗菌药物的广泛使用是全球性特征；ICU 内部多重耐药细菌的高分离率也是全球性问题。上述特点也决定了 ICU 面对的以下挑战：耐药细菌不断增加的流行状况，使得经验性治疗的药物选择被迫集中在碳青霉烯类、替加环素、黏菌素、糖肽类及黏脂肽类等几个药物；脓毒症带来的病生理显著改变使得包括药物分布在内的诸多关键指标变得难以根据药物说明书进行简单判断，尤其是目标血药浓度；对诊断、药物选择和疗程等具有指向性的快速检测标志物仍然不能满足临床需要。鉴于上述原因，ICU 内部做好感染控制的同时，开展抗菌药物管理也势在必行。

抗菌药物管理并非限制使用，而是在循证基础上，借鉴权威指南（共识）、依据当地感染病相关流行病学数据规范使用抗菌药物，以救治患者生命、遏制细菌耐药性。

ICU 抗菌药物管理模式

自我国加强抗菌药物应用管理以来，包括 ICU 在内要求的硬性指标在不断改善中，如抗菌药物使用频率、强度、标本送检率、及时的用药前申请及核准、合理的处方点评和复习等是目前 ICU 内部对抗菌药物使用进行自我规范的重要手段。处方申请、资格准入、核准等都有文件要求，而内部对抗菌药物规范使用的评估对不断提高脓毒症、脓毒性休克患者的救治水平更是至关重要的。

建立 ICU 患者使用抗菌药物核对表，至少包括以下信息：宿主因素、危险因素、感染部位和病原诊断（包括拟诊）、病原学证据及标本类型、影像学结果、抗菌药物品种选择、使用时机、剂量（负荷剂量、剂量个体化情况，如给药间隔、PK/PD 如分布和清除、目标浓度监测）、联合用药、是否调整治疗及原因、患者预后、活检或近似于活检的尸检（如肺炎的病原学诊断）、尸检等病理学证据等。鉴于脓毒症、感染性休克的主要原因为肺炎、腹腔感染和

CRBSI,在人力紧张的情况下,至少应开展以上病种的抗菌药物使用内部评估和反馈,请相关专业人员参与,如感染科、微生物科、药剂科等。

鉴于内部数据对感染、脓毒症、感染性休克患者经验性治疗的借鉴价值更重要,因此,ICU 应定期对上述评估数据进行总结、形成不断更新的内部共识,以指导医生救治患者。而内部数据的可靠性又取决于诊断(部位、病原及药敏)的准确性,因此,ICU 内部抗菌药物管理除用药环节外,还应重视提高诊断水平、保障微生物标本采集、送检规范性的不断提高。

在不断总结内部数据的基础上,应发现抗感染治疗存在的问题、并确定目标、提出解决方案、监督实施策略并通过效果评估及时反馈,便于持续提升 ICU 医生感染病诊治的能力。

ICU 收治患者的特殊性决定了普遍意义上的抗菌药物合理应用原则及管理要求是适用的,但不应追求指标表现的良好而忽视了患者救治实际需要。尤其是需要同样关注:抗菌药物不合理使用既包括了盲目扩大抗菌谱,也同样包括了追求管理指标而选择窄谱、低剂量,后者带来的危害同样是显而易见的。ICU 的患者(尤其是脓毒性休克)留给医生试错的时间窗几乎为零,而低剂量带来的细菌选择性耐药更是临床需要高度重视的。

ICU 内部进行抗菌药物周期性轮换以期获得选择多样性从而遏制细菌耐药性的模式争议很大。一方面,从目前耐药趋势看,可供选择的备选轮换药物已经很少;另一方面,从临床验证和经验性治疗指南推荐看,可供选择的备选轮换药物同样很少。

综上,ICU 内部抗菌药物管理需要采用综合模式,以感染病管理替代目前抗菌药物管理更符合实际需要。因此,应在感染病规范诊治、感染控制、药物管理等多个方面着手,才能最终达到抗菌药物管理的最终目的。

(马小军)

主要参考文献

[1] Niederman MS,Craven DE,Bonten MJ,et al. Guidelines for the management of adults with hospital-acquired, ventilator-associated, and healthcare-associated pneumonia. Am J Respir Crit Care Med,2005,171:388-416.

[2] Ellie JC. Beyond the target pathogen:ecological effects of the hospital formulary. Current Opinion in Infectious Diseases,2011,24(suppl 1):S21-S31.

[3] Ma X,Wu Y,Li L,et al. First multicenter study on multidrug resistant bacteria carriage in Chinese ICUs. BMC Infectious Diseases,2015,15:358.

[4] 《抗菌药物临床应用指导原则》修订组. 抗菌药物临床应用指导原则(2015 年版). 国卫办医发[2015]43 号附件.

[5] Singer M,Deutschman CS,Seymour CW,et al. The third international consensus definitions for sepsis and septic shock(Sepsis-3). JAMA,2016,315(8):801-810.

[6] Seymour CW,Liu VX,Iwashyna TJ,et al. Assessment of clinical criteria for sepsis:for the third international consensus definition for sepsis and septic shock(Sepsis-3). JAMA,2016,315(8):762-774.

[7] Seymour CW,Coopersmith CM,Deutschman CS,et al. Application of a framework to assess the usefulness of alternative sepsis criteria. Crit Care Med,2016,44(3):e122-e130.

[8] Levy MM,Dellinger RP,Townsend SR,et al. The Surviving Sepsis Campaign:Results of an international guideline-based performance improvement program targeting severe sepsis. Crit Care Med,2010,38:367-374.

[9] Levy MM,Rhodes A,Phillips GS,et al. Surviving Sepsis Campaign:association between performance metrics and outcomes in a 7. 5-year study. Crit Care Med,2015,43(1):3-12.

[10] Dellinger RP,Levy MM,Rhodes A,et al. Surviving Sepsis Campaign:International guidelines for management of severe sepsis and septic shock:2012. Critical Care Medicine,2013,41(2):580-637.

[11] Kumar A,Roberts D,Wood KE,et al:Duration of hypotension before initiation of effective antimicrobial therapy is the critical determinant of survival in human septic shock. Crit Care Med 2006,34:1589-1596.

[12] Ferrer R,Artigas A,Suarez D,et al. Edusepsis Study Group. Effectiveness of treatments for severe sepsis:A prospective,multicenter,observational study. Am J Respir Crit Care Med,2009,180:861-866.

[13] Barie PS,Hydo LJ,Shou J,et al. Influence of antibiotic therapy on mortality of critical surgical illness caused or complicated by infection. Surg Infect(Larchmt),2005,6:41-54.

[14] Castellanos-Ortega A,Suberviola B,Garci a-Astudillo LA,et al. Impact of the Surviving Sepsis Campaign protocols on hospital length of stay and mortality in septic shock patients:Results of a three-year follow-up quasi-experimental study. Crit Care Med,2010,38:1036-1043.

[15] Paul M,Shani V,Muchtar E,et al. Systematic review and meta-analysis of the efficacy of appropriate empiric antibiotic therapy for sepsis. Antimicrob Agents Chemother,2010,54(11):4851-4863.

[16] Singer M,Deutschman CS,Seymour CW,et al. The Third International Consensus Definitions for Sepsis and Septic Shock(Sepsis-3). JAMA,2016,315(8):801-810.

[17] Lee A,Mirrett S,Reller LB,et al. Detection of Bloodstream Infections in Adults:How Many Blood Cultures Are Needed. J Clin Microbiol,2007,45:3546-3548.

[18] Chiesa C,Panero A,Rossi N,et al. Reliability of procalcitonin concentrations for the diagnosis of sepsis in critically ill neonates. Clin Infect Dis, 1998,26(3):664-

672.

[19] Chiesa C, Natale F, Pascone R, et al. C reactive protein and procalcitonin: reference intervals for preterm and term newborns during the early neonatal period. Clin Chim Acta, 2011, 412(11-12): 1053-1059.

[20] Sitter T, Schmidt M, Schneider S, et al. Differential diagnosis of bacterial infection and inflammatory response in kidney disease using procalcitonin. J Nephrol, 2002, 15: 297-301.

[21] Becker KL, Nylen ES, White JC, et al: Procalcitonin and the calcitonin family of peptides in inflammation, infection and sepsis: a journey from calcitonin back to its precursors. J Clin Endocrinol Metab, 2004, 89: 1512-1525.

[22] Van Rossum AM, Wulkan RW, Oudesluys-Murphy AM. Procalcitonin as an early marker of infection in neonates and children. Lancet Infect Dis, 2004, 4: 620-623.

[23] Uzzan B, Cohen R, Nicolas P, et al: Procalcitonin as a diagnostic test for sepsis in critically ill adults and after surgery or trauma: a systematic review and meta-analysis. Crit Care Med, 2006, 34(7): 1996-2003.

[24] J. 迈克尔 米勒. 美国微生物学会临床微生物标本送检指南. 马小军, 周炯, 杨启文等译. 北京: 科学技术文献出版社. 2013.

[25] Brun-Buisson C, Doyon F, Carlet J. Bacteremia and severe sepsis in adults: A multicenter prospective survey in ICUs and wards of 24 hospitals. American Journal of Respiratory and Critical Care Medicine, 1996, 154: 617-624.

[26] Opal SM, Garber GE, LaRosa SP, et al. Systemic host responses in severe sepsis analyzed by causative microorganism and treatment effects of drotrecogin alfa(activated). Clinical Infectious Diseases, 2003, 37: 50-58.

[27] Bartlett JG, Auwaerter PG, Pham PA. Johns Hopkins ABX Guide 2012. Jones and Bartlett Publishers, 2011.

[28] Leibovici L, Shraga I, Drucker M, et al. The benefit of appropriate empirical antibiotic treatment in patients with bloodstream infection. Journal of Internal Medicine, 1998, 244: 379-386.

[29] Kollef MH, Sherman G, Ward S, et al. Inadequate antimicrobial treatment of infections: A risk factor for hospital mortality among critically ill patients. Chest, 1999, 115: 462-474.

[30] Ibrahim EH, Sherman G, Ward S, et al. The influence of inadequate antimicrobial treatment of bloodstream infections on patient outcomes in the ICU setting. Chest, 2000, 118: 146-155.

[31] Kumar A, Roberts D, Wood KE, et al. Duration of hypotension before initiation of effective antimicrobial therapy is the critical determinant of survival in human septic shock. Crit Care Med, 2006, 34(6): 1589-1596.

[32] Prevention and control of healthcare-associated infections in primary and community care: NICE guidelines [CG139]. 2012.

[33] Walsh TJ, Anaissie EJ, Denning DW, et al. Treatment of aspergillosis: clinical practice guidelines of the Infectious Diseases Society of America. Clin Infect Dis, 2008, 46: 327-360.

[34] Wheat LJ, Freifeld AG, Kleiman MB, et al. Clinical practice guidelines for the management of patients with histoplasmosis: 2007 update by the Infectious Diseases Society of America. Clin Infect Dis, 2007, 45: 807-825.

[35] Kauffman CA, Bustamante B, Chapman SW, et al. Clinical practice guidelines for the management of sporotrichosis: 2007 update by the Infectious Diseases Society of America. Clin Infect Dis, 2007, 45: 1255-1265.

[36] Chapman SW, Dismukes WE, Proia LA, et al. Clinical practice guidelines for the management of blastomycosis: 2008 update by the Infectious Diseases Society of America. Clin Infect Dis, 2008, 46: 1801-1812.

[37] Galgiani JN, Ampel NM, Blair JE, et al. Coccidioidomycosis. Clin Infect Dis, 2005, 41: 1217-1223.

[38] Perfect JR, Dismukes WE, Dromer F, et al. Clinical practice guidelines for the management of cryptococcal disease: 2010 update by the Infectious Diseases Society of America. Clin Infect Dis, 2010, 50: 291-322.

[39] Pappas PG, Kauffman CA, Andes D, et al. Clinical practice guidelines for the management of candidiasis: 2009 update by the Infectious Diseases Society of America. Clin Infect Dis, 2009, 48: 503-535.

第十四篇

重症患者的镇静与镇痛

第 86 章

概　述

在 ICU 环境、各种器官功能监测与支持措施及疾病本身所致严重的机体病理生理改变等因素作用下,绝大多数意识清醒的 ICU 患者可能经历疼痛、焦虑和恐惧等不适感受,即使是那些存在一定程度意识障碍的患者,也会因为机体内某些病理性改变而出现躁动(agitation),并可能因此诱导机体应激反应显著增高,引起一系列神经内分泌反应,如血糖升高;皮质醇、儿茶酚胺等下丘脑-垂体-肾上腺皮质激素分泌增加等,导致循环、呼吸功能不稳定,增加机体氧耗,加重重要生命器官负担。上述变化对机体代偿能力低下或已处于器官功能衰竭状态的重症患者可能产生更大的危害,严重者甚至影响预后。此外,剧烈躁动可能引起一些严重的意外事件发生,如气管导管或中心静脉导管脱出等,并可能导致患者意外死亡。因此,使 ICU 患者处于良好的镇痛、镇静状态,不仅有利于降低重症患者的心理与生理应激,使各种重症医疗措施得以顺利实施,而且在一定程度上对保持内环境相对稳定,有助于疾病恢复。由此可见,镇痛、镇静治疗是重症医疗中一项重要的辅助治疗措施。

使 ICU 重症患者保持理想的镇痛、镇静状态是一项可以追求、但难以达到的治疗目标。问题在于,既要通过合理应用镇静、镇痛甚至肌松以消除患者紧张、焦虑心理、有效缓解疼痛、抑制躁动,使患者处于相对舒适状态;又不能过度抑制某些重要的生理反射,如咳嗽反射,更重要的是,几乎所有的镇静、镇痛或肌松剂均有不同程度的心血管以及呼吸等重要脏器功能的抑制作用。因此,在镇静过程中既要考虑镇静的有效性,同时还要注意保持呼吸、循环的相对稳定,以及防止药物过量或不足带来的、对本已经处于功能衰竭边缘的重要器官的不良影响。近年来,国内外关于 ICU 镇痛、镇静策略的选择、镇静深度的评估、药物的合理使用以及并发症的防治等方面进行了大量的研究,取得了一些有益于临床的重要进展,本章将对此加以简要阐述。

一、无机械通气患者的镇静

目前,国内外有较多的 ICU 医师在镇静策略上存在一个错误的认识,即非机械通气患者、或者无急性躁动的重症患者不需要镇痛、镇静治疗。事实上,除疾病因素会引起生理应激外,ICU 环境因素(如工作人员的频繁走动、各种机器噪音和报警声、昼夜通明的灯光、时常发生的 ICU 邻床患者的抢救、亲人不能在床旁陪伴等)以及各种有创操作均可使重症患者产生焦虑、恐惧、不适与疼痛等严重的心理与生理应激,并引起疲劳、多汗、失眠、胃肠功能紊乱等不良反应,影响疾病康复。国内一项多中性调查研究显示,高达80%以上的清醒重症患者在 ICU 住院期间发生了心理与生理不良事件,仅给予心理护理并不能有效减轻该种不良反应,而给予咪达唑仑 3~5mg 静脉注射,或口服硝西泮 2.5~5mg,能有效解除患者紧张、焦虑状态,降低患者躁动及意外事件的发生率。此外,有研究证实,对于短时间复杂的诊断或治疗操作,如支气管镜、胃镜检查、Swan-Ganz 导管植入、电复律等,采用单次静脉注射丙泊酚即可达到良好的镇静效果,保证操作的顺利完成。值得注意的是,近年来临床研究发现,对于外科手术后入 ICU 的存在高危风险的患者,停用所有镇痛镇静药物并成功拔除气管插管后,持续泵入右美托咪定作为序贯治疗,不仅能提高患者的舒适性并有效降低交感张力,而且对循环和呼吸无明显影响。因此,重视无机械通气的 ICU 患者的镇痛与镇静治疗对提高重症患者的舒适性与安全性具有重要意义。

二、机械通气患者的镇痛与镇静

众多研究证据证实,恰当的镇痛、镇静治疗不仅能够提高机械通气患者的舒适性与安全性,而且能增强机械通气的有效性并改善预后。

(一)机械通气患者的镇痛　仅气管插管对口咽部以及气管的强烈刺激,单纯镇静剂尚不能有效消除伤害刺激的传入,而除此以外,ICU 患者还常常要遭受手术、创伤、烧伤、肿瘤以及医护操作等引起的疼痛。因此,机械通气患者的镇静必须以有效的镇痛为基础。尽管对疼痛的管理和研究已经开展超过 20 年,当前无论在内科或外科 ICU,患者感到非常疼痛的发生率仍然在 50% 左右甚至更高。一项对转出 ICU 的住院患者进行的调查显示,82% 的患者仍然记得气管插管引起的不适和疼痛,且 77% 的患者记得在 ICU 期间经历的中重度疼痛。Schelling 及其同事对 80 名 ICU 接受机械通气的 ARDS 患者进行了长期随访(平均为 4 年),与对照组比较,38% 的患者能想起 ICU 期间发生的慢性疼痛。更为重要的是疼痛可诱发重症患者一系列严重的不良反应甚至影响预后。研究发现,疼痛引起的交感应激可导致循环中儿茶酚胺浓度显著增加,引起小动脉血管收缩,减少组织灌注,降低组织氧供;疼痛引起分解代谢亢进导致高血糖、脂类分解和肌肉塌陷。而来自加拿大的一项统计,712 名机械通气患者中 92% 的患者治疗过程中需要强化镇痛治疗。2012 美国《ICU 成年患者疼痛、躁动和谵妄治疗临床实施指南》(PAD 指南)总结性提出,在"疼痛与镇痛"的问题上,成人 ICU 患者正普遍经历不同程度的疼痛问题,而且在进行有创操作时,本应该得到加强的镇痛治疗常常被忽视。由于缺乏可靠的评估手段,疼痛与镇痛治疗之间缺乏有效的链接,尤其是气管插管、接受机械通气的患者(无法语言交流),该矛盾尤其突出。因此,机械通气患者的镇痛治疗非常必要,但当前存在严重不足。

缺乏客观的疼痛评估手段是阻碍临床实施恰当镇痛治疗的主要原因。所有现行的疼痛评价体系均为主观评价,并且依赖患者意识清醒。尽管行为疼痛评分(the behavioral pain scale,BPS)和重症疼痛观察表(the critical-care pain observation tool,CPOT)较其他评价系统(如,nonverbal pain scale,NVPS)有了重大改进,被研究证实有一定程度的可靠性和有效性,对于不同重症患者群体,如内科、外科、创伤等,其有效性并不一致。由此可见,对疼痛评价手段的创新是有效提高镇痛治疗的客观性和可靠性的关键,也必将极大程度改变当前不足的镇痛治疗状态。

当前,关于镇痛药物的种类和使用剂量的选择,众多证据支持应使用以阿片类药物为基础的方案以减轻各类疼痛和不适。除了药物成本和资源利用率,所有静脉使用的阿片类药物似乎有相似的疗效和与临床结果(如机械通气时间,ICU 时间)。非阿片类药物如静脉注射对乙酰氨基酚,口服、静脉或经直肠使用环氧酶抑制剂,或静脉用氯胺酮等可以用来辅助阿片类药物,但单独应用对机械通气患者镇痛治疗的有效性尚无高质量随机对照研究证实。此外,有研究初步显示,区域神经阻滞对部分外科以及肿瘤晚期患者的镇痛有一定帮助,但适应群体有限。总体而言,机械通气患者的镇痛治疗亟待加强。

(二) 机械通气患者的镇静　在镇静治疗的深度以及镇静剂的选择等镇静计划的制订时,必须考虑呼吸功能障碍的程度、呼吸机支持治疗水平的高低、可能机械通气时间的长短及患者的疾病严重程度等因素,以维持患者处于恰当的镇静目标,即能减轻伤害刺激的传入、保持机械通气的有效性,同时可有效避免过度镇静带来的不良反应。

1. 镇静深度　通过调节镇静剂的用量可保持患者处于浅镇静(可唤醒,能够遵循简单的命令,RASS-2 至 0)或深镇静状态(患者对疼痛刺激逐渐丧失反应性,RASS-3 至-5)。多项研究显示,成人 ICU 患者长期深镇静可能带来更多的副作用、而维持浅镇静水平有益于预后的改善,包括机械通气时间、ICU 停留时间、生理应激评价,转出 ICU 后心理状态(PTSD)等。甚至一些研究显示,早期(前 48 小时)深镇静是住院病死率和 180 天病死率的独立相关危险因素。理论上,过度镇静可通过降低呼吸道廓清能力、延长拔管时间、抑制循环以及减弱胃肠蠕动等镇静药物药理作用的过度延伸对机体产生不良影响,如增加呼吸

机相关性肺炎风险、循环波动以及胃肠麻痹等。因此,制订以浅镇静为目标导向的镇静方案将使得机械通气患者获益,改善预后。2012 年美国"PAD 指南"对维持成人机械通气患者处于浅镇静目标给予了强力推荐(1B)。然而,浅镇静临床实施过程中同样面临一系列具体问题。一方面,过浅的镇静不能保证降低有害应激、提高患者舒适性与安全性等镇静的治疗作用。更为重要的是,另一方面,不恰当浅镇静还可能对重症患者产生不良影响。有 4 项研究调查了镇静深度和 ICU 患者心理应激之间的关系,3 项研究证明浅镇静时生理应激升高所引起的血儿茶酚胺浓度升高可增加心肌耗氧量,但研究结果并未显示浅镇静可导致心肌缺血等严重不良事件,且浅镇静患者心理不良事件发生率仍较低。深镇静水平与更低的不良回忆发生率相关,但妄想并没有与浅镇静相关。阶段性的清醒与回忆 ICU 不良记忆有关。早期评价 ICU 镇静深度与 ICU 后心理压力之间的关系的证据总体质量低,而且这些研究结果是矛盾的。因此,ICU 患者中保持浅镇静水平获得的整体利益似乎大于风险。然而,Shehabi Y 等进行的一项多中心研究发现,将患者维持 RASS-2 到+1 的镇静深度,在 354 例入选患者中谵妄的发生率为 64.4%。并且发生谵妄的患者机械通气时间、ICU 住院天数显著延长,病死率显著增加。来自丹麦的一项研究,发现对机械通气患者仅实施镇痛,必要时短期使用丙泊酚的"无镇静"方案,机械通气时间、ICU 时间和住院时间均更短。但护士的需求更大,且尽管氟哌啶醇的用量显著多于对照组,"无镇静"组患者谵妄发生率不仅没有降低,相反却显著升高(20% vs 7%,$P<0.05$)。此外,最近发表的一项以浅镇静目标为导向的镇静研究发现,21 例接受浅镇静治疗的患者中 2 例出现非计划性拔管事件,而常规镇静方案组 16 例患者无一例发生此类事件。Burry 等观察了 51 个 ICU 2008—2009 年所有使用机械通气的 712 名患者,发现有 4.6% 的患者曾出现意外拔管,其中 75.8% 都发生在日间中断镇静期间,反映了浅镇静或不镇静的危害。来自我国的一项多中心、前瞻性调查发现,过浅或不给予镇静治疗的患者有 ICU 强烈不适感受的比例高达 90% 以上。可以认为,浅镇静过浅不能有效消除机械通气患者的一些强烈不适感受,增加了患者发生意外事件的风险。所以不难发现,浅镇静过浅将同过度镇静一样对机体产生不良影响,同样可能导致不良预后。恰当浅镇静是我们努力的目标。然而,关于如何恰当应用浅镇静策略,如指征、药物选择及禁忌证等问题,仍缺乏可靠的循证依据支持。

2. 镇静药物选择　通常,ICU 患者选择镇静剂应该考虑以下方面:①每个患者的具体应用指征和镇静的目标;②特定患者的临床药理学,包括其起效和消除效应和它的副作用;③使用特定镇静剂相关的总成本。曾有几项研究提出持续使用苯二氮䓬类的镇静剂与不良临床预后相关,如机械通气时间、ICU 停留时间延长、谵妄发生增加。但 Barr 等回顾研究了 13 个 ICU 的 1551 名患者,比较使用苯二氮䓬类(咪达唑仑或劳拉西泮)或非苯二氮䓬类(丙泊酚或右美托咪定)镇静患者的临床预后后,并未发现 ICU 住院时间存在差别。一项入选了 6 个高质量临床随机、对照研

究的荟萃分析提示,与非苯二氮䓬类比较,使用苯二氮䓬类镇静可能增加 ICU 停留时间约 0.5 天($P=0.04$),但两者之间死亡率未见明显差异。6 个试验评估了苯二氮䓬类镇静的 ICU 花费,只有一项研究发现,苯二氮䓬类镇静(即咪达唑仑输注)ICU 成本高于右美托咪定。有多项研究比较了 ICU 患者使用丙泊酚镇静与咪达唑仑或劳拉西泮之间的差异,表明使用丙泊酚可能会缩短机械通气时间,但这种效果在不同患者人群中有所变化,而且并不一定转化为更短的 ICU 停留时间。Fraser 系统回顾了 6 个关于机械通气患者使用苯二氮䓬类和非苯二氮䓬类药物镇静的临床研究,发现使用非苯二氮䓬类镇静的患者 ICU 时间和机械通气时间均短于苯二氮䓬类药物组,但两组间谵妄的发生和短期死亡率相似。另有一项大样本 RCT 研究证明,使用右美托咪定脱机时间(3.7 天)明显少于咪达唑仑(5.6 天)。总之,当前研究结果提示苯二氮䓬类与非苯二氮䓬类镇静存在一定的差别。中-高质量的试验荟萃分析指出,苯二氮䓬类药物镇静可能与 ICU 住院时间增加有关,且使用苯二氮䓬类较右美托咪定发生谵妄的风险更高。

值得提出的是 2012 年 PAD 指南建议:为改善成人机械通气患者的临床预后,应用非苯二氮䓬类药物(右美托咪定或丙泊酚)较苯二氮䓬类药物(咪达唑仑或劳拉西泮)的镇静策略更为可取(推荐级别:2B)。其理由是,以苯二氮䓬类药物为基础的镇静策略可能延长机械通气时间和 ICU 住院天数,并且增加谵妄的发生率,故建议在临床镇静实践中应尽量避免使用苯二氮䓬类镇静剂。尽管推荐级别仅为"2B",即今后进一步的研究证据可能改变此推荐意见(确认或推翻)的弱推荐,由于是负面建议,而且涉及苯二氮䓬类药物这一当前临床普遍应用药物的安全性问题,对临床医师治疗选择的影响远远超出了"2B"级别的建议。回顾指南所给出的支持相关论点的关键文献,其一为劳拉西泮与丙泊酚的比较,由于劳拉西泮已很少使用,事实上临床意义已不大。最重要的文献依据为 2009 年发表在 JAMA 杂志的比较右美托咪定和咪达唑仑的前瞻性、多中心、随机、双盲对照研究。该研究得出,给予咪达唑仑镇静的机械通气患者拔除气管插管时间延长,谵妄发生率增加。然而,从报道的资料不难发现,尽管镇静目标为 RASS -2 到 $+1$,结果提示,右美托咪定组达标率高为 77.3%(达标时间/总机械通气时间),而咪达唑仑组为 75.1%($P=0.18$)。该文章没有给出两组具体的镇静深度分布情况,据上述结果不难推测,右美托咪定组 22.7% 未达标时间患者的镇静深度可能浅于目标值,而 24.9% 咪达唑仑组未达标时间患者的镇静深度可能深于目标值。事实上,药物的药理特性决定了镇静治疗中右美托咪定易于偏浅、而咪达唑仑易于偏深,这一点在后续的相关研究中得到证实。因此,镇静深度的不一致可能是影响预后的重大混杂因素。此外,指南所进行的相关荟萃分析结果也因该项研究占据最大权重而得出相同结论,如果剔除该项研究(由于结果的可靠性存在质疑),咪达唑仑对预后不良影响的结论不再成立。因此,对指南的解读不应仅停留在字面上,以及盲目接受,而应该通过认真分析、

理性看待。

尽管使用丙泊酚或右美托咪定较苯二氮䓬类来进行 ICU 镇静有明显的优势,苯二氮䓬类药物在治疗 ICU 的躁动中仍然非常重要。苯二氮䓬类药物在实施深镇静、其遗忘作用或需要减少其他镇静剂量时联合使用时仍然是很重要的药物选择。并且既往研究发现,序贯应用咪达唑仑和丙泊酚(即每日唤醒前 4 小时用丙泊酚替换咪达唑仑),能有效减少镇静和唤醒过程中不良事件(如躁动)的发生率,缩短机械通气时间。事实上,单一镇静药物维持恰当浅镇静目标深度均存在一定程度不足,更值得注意的是,三种常用的镇静药物均有其各自的不良反应,如丙泊酚可能导致甘油三酯增高并存在丙泊酚输注综合征的风险;右美托咪定具有一定程度的心血管副作用(如血压降低或心率减慢),对肝功能存在一定程度影响;咪达唑仑的苏醒延长以及呼吸抑制等。如何进行合理的镇静药物配伍以充分发挥联合的效果,同时避免各自的不良作用,从而达到高依从性维持恰当镇静目标仍需要不断地深入研究。

三、肝肾功能障碍患者的镇静

所有镇静和镇痛药均通过肝脏代谢和部分经肾脏排泄。因此,肝肾功能异常患者的镇静需有所区别。

苯二氮䓬类药物,如咪达唑仑,主要通过肝脏微粒体氧化酶(P450-3A)氧化,代谢产物 1,4-羟咪达唑仑与葡萄糖醛酸结合后,从尿中排泄,原形排出极少。肝肾功能障碍时,药物的蓄积作用明显。另一方面,苯二氮䓬类药物对肝脏微粒体氧化酶具有诱导作用,长时间给药可能导致药物需要量的逐渐增加,更加剧了药物的蓄积作用的风险,呼吸抑制和苏醒时间将更加延长和不可预测。因此,对于该类患者,镇静药物的选择上应避免长时间、大剂量应用咪达唑仑。

丙泊酚代谢和清除主要在肝脏进行,醛化作用是其主要的代谢过程。88% 以上以无活性的硫酸盐和(或)葡萄糖醛酸结合物从尿中排出,以原形排泄的不到 0.3%,从粪便排泄的不到 2%,故肾功能异常对丙泊酚的代谢影响较小。一些临床研究证明,肝功能异常对丙泊酚体内代谢并无严重影响。肝移植供、受体之间丙泊酚表观分布容积无差别。在肝移植过程中,无肝期不改变静脉泵入速度,患者血浆丙泊酚浓度上升至一定水平后不再进一步升高,而且丙泊酚的清除率超过肝血流,提示有肝外代谢途径的存在。动物实验表明,切除肾脏并不改变丙泊酚的代谢速率;肺循环前后丙泊酚也无浓度差别;而桡动脉、门静脉和肝静脉血中丙泊酚浓度存在巨大差别,由此认为,肠道可能是丙泊酚重要的肝外代谢途径。因此,对于肝肾功能异常患者的镇静,丙泊酚是良好的选择。但值得注意的是,有研究表明,应用丙泊酚镇静时,由于心输出量的下降导致肝血流的减少,可影响丙泊酚的代谢。因此,需注意保持血流动力学的稳定。

对于肝肾功能障碍患者,长期静脉泵入镇静、镇痛药时应注意药物时相相关半衰期。研究指出,持续泵入 24 小时后,药物半衰期将发生显著变化,与单次给药比较,芬

太尼半衰期可增加至5小时以上,咪达唑仑半衰期延长至3小时,而丙泊酚半衰期变化不明显。

此外,肝肾功能障碍患者镇静、镇痛药物之间,以及不同镇静剂之间存在药物协同作用。基础研究提示,丙泊酚通过抑制细胞色素P450影响麻醉性镇痛药和咪达唑仑的代谢。临床研究发现,丙泊酚对咪达唑仑和芬太尼有明显的代谢抑制作用,而且该作用主要是使其清除半衰期显著延长。临床应用时,应注意药物的协同作用导致的药物过量以及作用的延长。另一方面,也可以恰当运用该药代动力学特点,减少镇静、镇痛药的使用剂量。

四、意识障碍患者的镇静

神经系统内外科疾病,尤其是存在意识障碍患者的镇静,长期以来一直未得到临床足够的重视。例如在2002年美国成人机械通气镇静镇痛指南中,在有关短期镇静所引用的9篇研究文献中,有5篇研究报告将神经疾病或存在意识障碍患者列为排出标准。临床医师普遍认为,意识障碍患者镇静治疗无必要,或存在使用镇静剂的一系列顾虑,例如,镇静剂可能影响患者意识状态的判断;对手术后患者可能掩盖颅内出血早期的临床表现;部分镇静、镇痛药可导致瞳孔变化,影响对颅内出血、水肿的判断及不规范使用镇静治疗导致神经外科医师对镇静治疗的担心而拒绝使用镇静剂。然而,对该类患者如果不正确应用镇静治疗,同样可能诱发更严重的后果。一般而言,意识障碍患者可能存在因颅内器质性病变或代谢性因素诱发的脑电异常活动,容易引发躁动,并产生血压、颅内压增高,增加心脑血管意外的风险;降低脑组织灌注压,使脑血流下降,影响神经系统预后;激素异常分泌,引起内环境紊乱;发生人机对抗,使机械通气有效性下降,甚至可能出现气管导管、胃管、动静脉导管意外拔除等意外事件。因此,对于意识障碍患者的镇静治疗,必须同样给予高度重视。

鉴于意识障碍患者镇静治疗存在诸多顾虑,在镇静策略上应注意以下几点:

1. 明确意识障碍的原因。
2. 以控制躁动为目的。
3. 避免长时间、大剂量使用可能引起苏醒延迟镇静剂。
4. 使用丙泊酚镇静不以降低颅内压为目的,防止颅内灌注压的下降。
5. 密切观察格拉斯哥评分以及瞳孔变化。
6. 实施每日两次唤醒计划。

建议采用多种镇静剂加短效镇痛药联合镇静、镇痛治疗,以避免单一药物的不良反应和对病情观察的影响。同时在对意识障碍患者实施镇静治疗时,应动态观察患者意识状态,和镇静深度,及时调整镇静、镇痛药物的种类和剂量,以达到满意的临床效果。

五、每日唤醒镇静策略

重症患者机械通气并发症逐渐为ICU医师认识并受到广泛重视。机械通气时间超过3天的重症患者,呼吸机相关性肺炎、消化道出血、菌血症、气压伤、深静脉血栓等发生率显著增加。因此,通过改变镇静策略,以达到缩短机械通气时间具有重要的临床意义。Kress研究指出,采用每日清醒镇静计划能有效缩短机械通气和ICU住院时间,降低上述并发症发生率,并且能及时发现颅内出血等严重问题,以及减少住院费用。其方法是,在恰当镇痛基础上,根据镇静深度评分调整镇静剂泵入剂量,达到理想的镇静状态。每日上午停所有镇静、镇痛药,直至患者完全清醒并做出指令性动作(如抬高右手或闭眼)后,开始进行自主呼吸评判(SBT)、脱机实验和锻炼。再次上呼吸机时,以停药时镇静剂的1/2剂量开始镇静,并逐渐调整剂量直至患者达到理想镇静状态。但存在的问题是,唤醒时患者可能出现躁动、血流动力学发生改变、甚至出现意外情况。而且,近期一项多中心RCT研究提示每日唤醒策略并不能改善机械通气患者的预后(如机械通气时间、ICU住院天数及VAP发生率等),因此其临床意义有待进一步评估。令人感兴趣的是,近期一项国内研究表明,咪达唑仑-丙泊酚序贯给药(即开始用咪达唑仑+芬太尼达到镇静目标,每日唤醒前4小时改为丙泊酚镇静)能有效提高每日唤醒的安全性。

六、谵妄的治疗

谵妄(delirium)是一种神经行为障碍,特点为急性发作、病程波动的注意力异常、思维解体、认知行为和意识内容障碍。多见于老年住院患者,发病率约4%~10%。近年来ICU患者谵妄发生率逐渐增加而受到重视。必须强调的是,不合适的镇静或镇痛药物治疗可加剧谵妄症状。精神病患者或谵妄患者当给予镇静治疗时会变得更迟钝和精神错乱,反而加剧躁动。

精神抑制药(氯丙嗪和氟哌啶醇)是最常用的治疗谵妄患者的药物。它们被认为在大脑突触和基底神经节通过对抗多巴胺介导的神经介质对大脑功能产生稳定作用,这种作用可以加剧锥体外系症状。异常症状,如幻觉、妄想和思维模式混乱被抑制,但患者对环境的兴趣被减弱了,产生一种以淡漠为特征的大脑情绪反应。这些药物也可产生镇静作用。

氯丙嗪由于其较强的抗胆碱能作用、镇静和α-肾上腺能拮抗作用而不常规用于重症患者。氟哌啶醇比氯丙嗪的镇静作用弱,且导致低血压的风险小。氟哌啶,氟哌啶醇化学上的同类物质,被认为比氟哌啶醇作用更强但因为它直接扩血管和抗肾上腺能效应会伴发噩梦和有导致低血压危险。目前,氟哌啶用于ICU患者的研究不如氟哌啶醇广泛。

氟哌啶醇一般间断静脉注射给药。氟哌啶醇的初始剂量和投药方案还未被很好地完善。氟哌啶醇的半衰期长(18~54小时),且对于急性谵妄患者负荷量给药法通常可产生快速反应。负荷量给药以2mg剂量开始,躁动持续发生时,接下来每15~20分钟重复剂量给药(前一次剂量的两倍)。大剂量氟哌啶醇(>400mg/d)已有报道,但可导致QT延长。然而这种给药方法的安全性受到质疑。一旦谵妄得到控制,常规按计划给药(每4~6小时)可持续几天,然后在数天内应该逐渐减量撤药。持续注射氟哌啶醇(3~25mg/h)通常会达到更恒定的血清浓度。氟哌啶醇的药代动力学可被其他药物影响。

精神抑制药可引起剂量依赖性心电图 QT 延长,导致室性心律失常危险性增加,包括尖端扭转型室速。已有报道在剂量低至 35mg 时,由于给药后氟哌啶醇的蓄积作用,可发生显著的 QT 延长,并且心律失常可在静脉注射给药 20mg 或更高剂量后几分钟内发生。有心脏病史的患者似乎易于发生这些不利事件。尖端扭转型室速的实际发生与氟哌啶醇使用的关系还不清楚,虽然回顾性病例对照研究估计它的发生可能是 3.6%。

锥体外系症状可发生在使用这些药物时。清除缓慢的氟哌啶醇有活性代谢产物可能引起锥体外系症状。锥体外系症状已有报道在静脉注射转为口服给药后发生率减少,但现有的苯二氮䓬类药物也可引起锥体外系症状的发生。自控运动失调在氟哌啶醇药物撤离过程中或中断给药后几天内发生,并可能持续 2 周以上。锥体外系症状的治疗包括应用神经安定药、苯海拉明试验及甲磺酸苄托品。

其他副作用也被发现。氟哌啶醇用于控制创伤性颅脑损伤后躁动可能延长创伤后遗忘时间,而临床研究并未证实能改善大脑功能恢复。尽管氟哌啶醇是一种最常见的与神经抑郁性恶性综合征有关的治疗精神失常的药物,并且约 50% 的该现象的发生与其有关(在接受氟哌啶醇治疗的重症患者中仅 3 例报道),但它的副作用仍可能被低估。

到目前为止,关于谵妄防止的临床研究尚未取得肯定性结论。在一项前瞻性、随机、安慰剂对照研究中,给予低剂量的氟哌啶醇可以预防老年外科 ICU 患者发生谵妄。而另一项设计精良的多中心、随机对照试验显示,预防使用氟哌啶醇或齐拉西酮,与安慰剂比较,治疗组对预防谵妄没有显示任何优势。对于一些特殊的患者群体如接受心脏手术患者,一个中等质量的研究显示,术后给予单剂舌下含服利培酮可以减少谵妄的发生。此外,曾有研究提示,应用右美托咪定较咪达唑仑镇静,在机械通气前 1 周时间内,患者谵妄的发生率明显降低,但该结果并未直接证明右美托咪定有预防或治疗谵妄的作用,镇静方案导致的镇静深度不一致及清醒时间的巨大差别是重要的混杂因素,且并未在研究结果分析中加以排除。到目前为止,现有的研究并未显示哪种药物对谵妄有良好的预防和治疗作用,2012 年 PAD 指南相关推荐意见也更多侧重在对高危因素的预防,而非建议某些特异性治疗措施。

七、镇静治疗费用比较

有关 ICU 治疗费用越来越受到社会关注。镇静治疗中,完整的经济分析应该考虑与镇静剂所引起的副作用相关的评估和治疗的成本,如镇静作用延长、感染和高甘油三酯血症、治疗失败(追加其他药物或需要提高剂量)及药物准备和给药成本(发生沉淀或更换管路),由此来计算治疗的全部成本。苯二氮䓬类药物作为主要镇静剂具有显著的低成本优势,日均花费 < 300 元,而丙泊酚则需要超过 500 元人民币。但是,不恰当使用苯二氮䓬类药物

镇静所诱导的机械通气时间或住 ICU 天数的延长造成的花费增加,可能降低了苯二氮䓬类药物和丙泊酚在治疗费用上差别的显著性。ICU 不确定因素(病床利用状态)或患者自身的特殊原因(其他损伤和需要观察)比镇静治疗影响患者住院时间可能更大。加拿大一项多中心的研究显示,用丙泊酚镇静使拔管时间提前与缩短 ICU 住院时间没有关系。因此,关于镇静治疗全部成本的估计尚需要进行一项对所有这些成本构成因素的研究。由于镇静所致的副作用发生频率还未被彻底阐明,因此没有充分的数据来建立比较不同镇静剂治疗潜在成本的药物经济模型。镇静治疗费用在不同 ICU 变化很大,但可能随药物价格的下降而降低。研究报道,应用镇静指南指导临床镇静治疗可降低直接的药物成本(从每个患者 81.54 美元到 18.12 美元)、机械通气时间(从 317 小时到 167 小时)、住 ICU 时间(19.1 到 9.9 天)及整体住院时间,但死亡率无变化。因此,综合评估患者的状态以及明确治疗目的的基础上,选择恰当的镇静、镇痛治疗计划,以达到低成本、有效镇静的临床要求。

八、镇静和镇痛的撤离

超过 1 周大剂量阿片类镇痛药或镇静剂治疗可产生神经系统适应或生理依赖,迅速中断这些药物可导致戒断症状。阿片类镇痛药的戒断症状和体征包括瞳孔扩大、出汗、流泪、鼻溢、竖毛、心动过速、呕吐、腹泻、高血压、哈欠、发热、呼吸急促、不安、躁动、对疼痛敏感性增加、痛性痉挛、肌肉痛和焦虑。苯二氮䓬类药物撤退的症状和体征包括烦躁不安、颤抖、头痛、恶心、多汗、疲劳、焦虑、易激、对光和声的敏感性增加、感觉异常、肌肉痉挛性痛、肌阵挛、睡眠障碍、谵妄和癫痫发作。丙泊酚戒断症状还未被较好描述,但似乎和苯二氮䓬类药物戒断症状类似。

镇静和镇痛药戒断现象的发生已在 ICU 成人和小儿中均都有报道。在成人,戒断现象发生与机械通气和 ICU 住院时间、镇痛镇静治疗的剂量和持续时间有关。住 ICU 超过 7 天,接受 >35mg/d 的劳拉西泮或 >5mg/d 的芬太尼的患者出现戒断症状的危险性最高。

儿科患者的研究发现,撤药的速度在戒断综合征的发展中起非常重要的作用,虽然没有前瞻性研究,推荐高危患者每天类阿片类镇痛药剂量减量不超过 5%~10%,如果是间断给药,将治疗药物改变为作用时间较长的药物可能会减少戒断症状。阿片类镇痛药撤离的其他推荐方案是以初始泵入剂量的 20%~40% 减少和根据患者的反应每 12~24 小时做另 10% 的额外减量。转换成持续皮下注射适用于小儿芬太尼和咪达唑仑的逐步撤离。如果镇静和镇痛药撤离太慢,可能会导致患者监护成本不必要的增加。

总之,不适、焦虑、恐惧及疼痛是引起 ICU 患者躁动的主要原因。以镇静深度评分系统为依据给予适当的镇静将有利于疾病的控制和愈后。但在选择镇静剂的种类及应用剂量时,应充分考虑患者的病情,防止副作用发生。需要特别指出的是,血容量不足时应用镇静剂常常会导致低血压。及时补充血容量能有效防止低血压发生。使用

肌松剂的患者必须应用镇静剂,其镇静深度的判断,更多依赖生理指标的监测。

(马朋林)

主要参考文献

[1] Jacobi J,Fraser GL,Coursin DB,et al. Clinical practice guidelines for the sustained use of sedatives and analgesics in the critically ill adult:Sedation and Analgesia Task Force of the American College of Critical Care Medicine. Crit Care Med,2002,30:119-141.

[2] Mehta S,Burry L,Fischer S,et al. Canadian survey of the use of sedatives,analgesics,and neuromuscular blocking agents in critically ill patients*. Crit Care Med,2006,34:374-380.

[3] Rotondi Aj,Chelluri L,Sirio C,et al. Patients' recollections of stressful experiences while receiving prolonged mechanical ventilation in an intensive care unit. Crit Care Med,2002,30:746-752.

[4] Jones C,Griffiths RD,et al. Memory,delusions,and the development of acute posttraumatic stress disorder-related symptoms after intensive care. Crit Care Med,2001,29:573-580.

[5] Samuelson K,Lundberg D,Fridlund B. Stressful memories and psychological distress in adult mechanically ventilated intensive care patients- a 2-month follow-up study. Acta Anaesthesiol Scand,2007,51:671-678.

[6] 王宇,马朋林,刘京涛,等. 疾病严重程度与ICU清醒危重患者心理状态的关系—全国多中心临床研究. 中华医学杂志,2008,88(21):1-4.

第 87 章

镇静与镇痛的指征与疗效评价

一、镇静与镇痛指征

（一）减轻焦虑 多种因素可引起重症患者焦虑、恐惧等心理应激状态。意识清醒的患者当被送入 ICU 病房时复杂的心理状态是诱发焦虑的主要原因。患者离开亲人陪同感到无助；ICU 特殊环境——各种监护仪、呼吸机及其所发出的报警声音会使患者对所患疾病能否康复丧失信心，担心自身疾病的严重程度是否影响将来的工作和生活；甚至产生对死亡的恐惧。患者在忍受疾病本身所导致的不适或疼痛的基础上，一些有创检查和操作，如气管插管、中心静脉导管置入、反复抽血及翻身和胸部物理治疗等均能加剧患者焦虑等不良感受。表 87-0-1 列举了常见的诱发 ICU 患者焦虑的刺激源。

表 87-0-1　诱发 ICU 患者焦虑的刺激源

报警声音	呼吸机、监护仪、泵
丧失工作能力	认为自身康复可能性小
失眠	情绪、环境等因素影响
与亲人分离	不能有亲人长时间陪伴
仪器设备	呼吸机、CRRT、IABP 等治疗设备改变正常生理状态
监护仪	变化的数字以及声音
人员频繁走动	造成清醒患者紧张情绪
噪音	影响情绪及睡眠
疼痛	手术伤口、有创操作、侵入性装置
物理治疗	引起疼痛与不适
室内温度	通常太高
吸痰	过于频繁

另外，机体内严重病理生理障碍如低血压、低氧血症、颅内高压、脑水肿等原因可引起患者意识改变，出现躁动或谵妄。有人将上述情况称之为 ICU 综合征。患者由此而产生的心理障碍一方面可使患者对治疗极不配合，甚至会出现情绪失控，自行拔除气管插管、中心静脉导管、尿管等，试图挣脱约束带掉下病床等，发生医疗意外。另一方面，躁动导致血压升高、心率加快，氧耗增加，组织氧供需失衡，对机体产生进一步伤害，影响疾病转归。国外研究资料表明，ICU 患者焦虑、躁动发生率高达 50% ~ 70%。

我国近期的一项全国性流行病学调查结果显示，ICU 患者住院期间不良经历发生率超过 80%。由此可见，保持良好的镇静状态，提高重症患者住院期间的舒适性是 ICU 临床医师面临的重要挑战。

（二）缓解疼痛 基础疾病、手术伤口及其换药是引起危重患者疼痛的主要原因。此外，监测和治疗装置（如动静脉导管、引流管、无创通气面罩以及气管导管等）、日常护理工作（如吸痰、翻身）及长时间活动受限等也可引起疼痛和不适（discomfort）。有关研究显示，重症患者在被调查他们在 ICU 的不良经历时，报告疼痛者占 40% ~ 70%。众所周知，疼痛可诱发患者躁动，并且激发机体产生应激反应，导致心动过速、心肌氧耗增加、高凝血状态、免疫抑制和高分解代谢。并可引起睡眠不良并有可能导致精力耗竭和生物钟紊乱。然而，值得注意的是，镇静剂并不能有效阻断疼痛及其他本体觉伤害刺激的传入。马朋林等 2006 年进行的一项全国多中心调查研究显示，机械通气患者接受镇痛-镇静剂、镇痛药、镇静剂或无任何镇痛-镇静剂治疗，严重生理不适的发生率分别为 29.2%、66.7%、56.7%、76.7%。可见联合应用镇痛、镇静剂可减轻伤害刺激所诱发重症患者机体应激反应及生理不适感受。

（三）提高对操作的耐受性 即使疾病严重程度较轻的 ICU 患者，如存在循环、呼吸等高危因素或外科手术后患者，在无良好镇静、镇痛措施时，被动翻身、胸部物理治疗均可诱发患者不适，导致机体应激反应增高。而 ICU 大多数重症患者可能存在多器官功能障碍，需要运用多种高级生命支持手段，如机械通气、CRRT、IABP 及低温治疗等，并且许多重症患者体内同时存在多个输液通路和众多的外科引流管道，此外、频繁的穿刺采血、换药等均是诱发 ICU 躁动的重要原因。如机械通气患者，气管插管对咽部及上呼吸道的刺激、吸痰以及肺复张治疗等均可诱发患者不适、躁动，因而引起人机对抗、机械通气有效性下降，可能加剧呼吸功能不全。据报道 CRRT 治疗期间，护士给患者常规翻身及患者的躁动可导致严重管路血流下降，甚至血流停止，产生管路及滤器内凝血，使血小板、凝血因子大量消耗，并且导致滤器和管路使用寿命缩短。因此，系统、有计划的镇静（包括镇痛）治疗一方面能有效减轻上述有创操作、治疗等伤害刺激的传入，提高患者的耐受性，使得重症患者对各种高级生命治疗措施处于良好的耐受状态，

953

另一方面,还可以使得各项治疗的有效性得以保证。

(四)降低基础代谢 严重创伤、感染、横纹肌溶解症、脑水肿、中毒、各种病理性抽搐及原因不明的高热等均能引起机体高代谢状态,并且由此可引起组织氧代谢失衡,继发贫氧性组织损伤及全身炎症反应综合征。深度镇静控制患者的基础代谢可在一定程度缓解组织氧供需矛盾,减轻组织器官贫氧性损伤,同时可避免一些意外事件的发生。而对于控制疾病需要使用肌肉松弛剂患者,必须给予足够的镇静。对于亚低温脑保护治疗,必须给予深度镇静以防止肌颤引起组织氧耗增加。

(五)其他指征 对于疾病严重程度高、有创医疗和护理操作频繁、但有良好预后、而且能成功转出 ICU 病房的清醒重症患者,选择恰当的镇静健忘治疗减少患者的痛苦回忆,对改善该类患者康复期心理状态具有重要临床意义。2006 年我国一项对 32 家三级甲等教学医院 ICU 的多中心调查显示,成功转出 ICU 的清醒重症患者中有近80% 患者的有 ICU 恶性不良经历的记忆,该结果与系统、有计划镇静的缺乏关系密切。由此可见,镇静措施不足或方法不恰当是 ICU 普遍存在的问题。此外,对于疾病终末期(end-of-life)患者,使患者处于"安详"状态既是医学伦理的要求,同时对于患者亲属也是一种良好的安慰。

综上,对 ICU 患者进行镇静可解除焦虑与恐惧、与镇痛药发挥协同作用、降低代谢需要、耐受有创操作、作为应用肌松剂的指令性辅助用药、减少不良记忆及减轻终末期患者的痛苦等。

二、镇静-镇痛疗效评价

(一)镇静状态评估系统 保持患者安静、解除患者焦虑、不适及疼痛状态,但不过度抑制正常生理反射是ICU 患者镇静的目标。而该目标的实现依赖于对患者镇静状态的正确评价。自 1974 年 Ramsay 提出 Ramsay 镇静深度评分系统以来,目前已有 4 种相关评分系统用于临床判断 ICU 成人镇静程度,分别是 Ramsay 镇静深度评分(表87-0-2);镇静-躁动评分(sedation-agitation scale,SAS)(表87-0-3);运动反应估价评分(motor activity assessment scale,MAAS)(表87-0-4)和里士满躁动-镇静评分(Richmond agitation-sedation scale,RASS)(表87-0-5)。

表 87-0-2 Ramsay 镇静深度评分

分值	状态	临床症状
1	清醒	焦虑和易激惹,或不安,或两者都有
2	清醒	能合作,定位感好,平静
3	清醒	只对指令应答
4	睡眠	对眉间轻叩或大的听觉刺激反应轻快
5	睡眠	对眉间轻叩或大的听觉刺激反应迟缓
6	睡眠	对眉间轻叩或大的听觉刺激无反应

表 87-0-3 镇静-躁动评分(SAS)

分值	状态	临床症状
1	不能唤醒	对伤害性刺激无反应或有轻微反应,无法交流或对指令应答
2	非常镇静	对身体的刺激能唤醒,但无法交流或对指令回答,能自发移动
3	镇静	能被呼喊或轻摇唤醒,但随后又入睡,能对简单指令应答
4	安静合作	安静、易醒、能对指令应答
5	激惹	紧张、中度激惹、试图坐起,口头提醒能使其平静
6	非常激惹	尽管经常口头提醒仍不能平静,咬气管导管,需要固定患者肢体
7	危险激惹	患者试图拔出气管导管或输液管,攀越床栏,攻击医护人员,不停翻滚对伤害性刺激无反应

表 87-0-4 运动反应估价评分(MAAS)

分值	状态	临床症状
0	无反应	对伤害性刺激无反应
1	只对伤害性刺激有反应	对伤害性刺激开眼或皱眉或转头向刺激方向或移动肢体
2	对唤名或触摸有反应	开眼或皱眉或转头向刺激方向或在大声唤名或被触摸时能移动肢体
3	安静和合作	无需外界刺激,患者能自发活动和有目的调整被单和衣服和能对指令应答
4	静息和合作	无需外界刺激,患者能自发活动和寻找被单或导管或不盖被服和能对指令应答
5	激惹	无需外界刺激,患者试图坐起或将肢体移出床外和不能可靠的指令应答
6	非常激惹	无需外界刺激,患者试图拔出气管导管或输液管或不停翻滚或攻击医护人员或试图攀越床栏和不能按指令平静

表 87-0-5 兴奋-镇静评分表

评分	命名	描述
+4	攻击性	明显的攻击性或暴力行为,对医护人员有直接危险
+3	非常躁动	拔、拽各种插管,或对医护人员有过激行为
+2	躁动	频繁的无目的动作或人机对抗
+1	不安	焦虑或紧张但动作无攻击性或表现精力过剩
0	警觉但安静	
−1	嗜睡	不完全警觉,但对呼唤有超过10秒持续清醒,能凝视
−2	轻度镇静	对呼唤有短暂(少于10秒)清醒,伴眨眼
−3	中度镇静	对呼唤有一些活动(但无眨眼)
−4	深度镇静	对呼唤无反应但对躯体刺激有一些活动
−5	不易觉醒	对呼唤或躯体刺激无反应

注:实施方法:
1. 观察患者,是否警觉但安静(评分为零)
是否患者符合持续躁动或兴奋(使用上表中描述的标准评分+1 ~ +4)
2. 如果患者不警觉,大声呼唤患者名字和命令患者睁眼看讲话者,必要时重复一次可促使患者继续看讲话者
患者有睁眼和目光交流可持续超过10秒(评分-1)
患者有睁眼和目光交流持续不超过10秒(评分-2)
患者对呼唤有一些活动,但没有睁眼和目光交流(评分-3)
3. 如果患者对呼唤无反应,摇肩膀观察,如对摇肩膀等生理刺激仍无反应则按压胸骨
患者对生理刺激有一些活动(评分-4)
患者对呼唤或生理刺激无反应(评分-5)

Ramsay 评分系统是最早、也是应用较为广泛的镇静深度评分系统。共分为6级,大多数文献报道以维持患者2 ~ 4分镇静深度为宜。但该评分系统略显简单。

SAS 评价系统更注重患者是否存在过激反应,对镇静目的指示性更强。其理想分值为4分,高于4分需加大镇静剂用量,低于4分可减少用药。但临床上常常会出现"非常镇静"和"激惹"状态相交替现象。无刺激时患者表现为"非常镇静",但患者却可因轻微的刺激而出现"激惹"表现。其原因与镇静剂的选择有关。因此该评分系统对评价不同镇静剂镇静效果时存在缺陷。

MAAS 评价系统并未在上述两种评分系统的基础上有所突破,其设计主要针对外科 ICU 患者的特点,增加了一些患者目的性运动评价。

里士满评分系统与上述评分系统一样也是基于患者运动反应而设立的镇静程度评价系统。但该系统以0分

为理想镇静,1 ~ 4分为不同程度的激惹状态,而-1 至-5 分为不同程度镇静状态。同时给出了相应的操作规范。相对其余三个评分系统更加客观和细致。然而,上述评价系统均为对镇静程度的主观评价,并且无法进行连续监测,反复评价将严重增加护士的工作量,观察者的因素也会一定程度影响评分的可靠性,更重要的是,评价系统不适用于应用肌松剂的患者。因此,探索客观、可靠、连续、适用于所有机械通气患者的客观监测手段具有重要的临床意义。

尽管 BIS 可能会是有前途的客观评价镇静和催眠药物作用程度的工具,但在 ICU 患者中应用可靠性和有效性存在争议。一些文献认为,现有评分系统有时很难准确评价患者镇静程度,BIS 能较客观评价患者的镇静状态,与现有评分系统有一定程度的一致性,并且能实施连续监测,指导镇静剂的调节,有效防止因躁动引起的不良事件发生,减轻护士工作量。甚至有报道认为,能有效缩短机械通气时间,特别是在应用肌肉松弛剂患者,BIS 可能是唯一判断镇静深度的监测手段。但 Nasraway 等认为,BIS 在手术过程中监测麻醉深度的可靠性和有效性现已得到证实。但 ICU 重症患者与手术患者有较大的不同,BIS 值(0 ~ 100)确定的依据是无神经系统功能障碍手术患者麻醉过程中镇静深度的变化,而 ICU 重症患者可能因代谢等因素对神经系统功能的影响、肌肉电活动以及疾病严重程度等,影响 BIS 值。其研究结果显示,BIS 与 SAS 评分无良好的相关性,并且在分析既往发表相关文献后指出,当前尚无可靠的证据证明 BIS 可作为客观评价 ICU 患者镇静程度的监测手段。但近期国内有研究发现,BIS 与 SAS 存在显著相关性($r = -0.6494$,$P < 0.01$),但 SAS 在 2 ~ 4 级时,BIS 值离散度较大,相关系数降低($r = -0.4566$,$P < 0.01$)。进一步分析发现,尽管 SAS 分级与异丙酚用量有显著相关性($r = -0.6551$,$P < 0.01$),但 BIS 值与异丙酚用量间的相关性更高($r = -0.8076$,$P < 0.01$)。此结果提示,BIS 与 SAS 具有相关性,而 BIS 值与镇静剂异丙酚给药剂量相关性更好,尤其在 SAS 2 ~ 4 级镇静程度时,对镇静深度的评价可能更为准确、可靠。此研究结果提示,SAS 与新一代 BIS 在评价机械通气患者镇静程度时存在良好相关性。在大多数 ICU 机械通气患者所需要达到的镇静目标范围,即 SAS 2 ~ 4 级状态,BIS 可能更准确、客观反映患者镇静程度,具有较好的临床应用前景。

(二)疼痛评估 一些对重症患者疼痛的研究结果揭示了系统、持续评估和记录 ICU 重症患者疼痛发生情况的重要性。事实上,最有效、最可靠的疼痛指标是来自患者自身叙述。疼痛的部位、特点、加重或减轻的因素,以及疼痛程度都应被评估。

疼痛程度可以用一元方法评价,如口述等级评分(verbal rating scale, VRS)、视觉模拟评分(visual analogue scale, VAS),以及数值等级评分(numeric rating scale, NRS)。

VAS 包括一条水平线,并从一端到另一端分为提示不

痛、严重疼痛到剧痛的线段。线段上垂直标有显示程度变化的数值刻度。VAS 对许多患者群体都是可靠和有效的。虽然没有特地在 ICU 进行验证，但 VAS 常在 ICU 临床上应用。

NRS 是一个 0～10 级的评分，患者选择其中一个数值来描述疼痛，10 分代表剧痛。NRS 也是有效的，与 VAS 有良好的相关性，已应用于心脏外科手术患者的疼痛评价。由于 NRS 可通过患者说或写来完成，而且适用于不同年龄群体患者，NRS 比 VAS 更适应于 ICU 重症患者。

多元方法如 McGill 疼痛问卷调查（MPQ）、威斯康新简要疼痛问卷调查（BPQ）测定疼痛程度及疼痛中感觉、情感和行为成分，但耗时太久，可能不适用于 ICU 病房。MPQ 和 BPQ 均是有效和可靠的方法，但没有在 ICU 得到验证和应用。

尽管最可靠的疼痛程度指标是患者自身的描述，但重症患者常常由于被给予镇静剂、麻醉剂或肌肉松弛剂而不能表达他们的疼痛水平。由于同样依赖患者与医护人员的交流能力，VAS、NRS 也都不能解决此问题。行为-生理评分可能适用于对该类患者疼痛程度的评价。另一项研究显示，口头描述评分（VDS）在评价麻醉后患者疼痛上与行为疼痛评分有中等程度的相关性（$r>0.60$）。行为-生理评分曾与 NRS 比较，结果显示两者间有中到高度相关性。行为-生理评分也用来评价疼痛相关的行为（动作、面部表情、体位）及生理指标（心率、血压和呼吸频率）。然而，这些非特异的参数可能被错误地解释或受观察者个人观点的影响，导致对患者所承受疼痛的低估。因此，最恰当的疼痛评价方法有赖于患者的参与以及评价者解释疼痛行为或生理指标的能力水平。

（马朋林）

主要参考文献

[1] Weinert CR, Calvin AD. Epidemiology of sedation and sedation adequacy for mechanically ventilated patients in a medical and surgical intensive care unit. Crit Care Med,2007,35:393-401.

[2] Sharon M, Jane SP, Afsaneh C, et al. Assessment of anxiety in intensive care patients by using the faces anxiety scale. Am J Crit Care,2004,13:146-152.

[3] Jonghe De, Bastujy-Garin S, Fangio P, et al. Sedation algorithm in critically ill patients without acute brain injury. Crit Care Med,2005,33:120-127.

[4] Brattebo G, Hofoss D, Flaatten H, et al. Effect of a scoring system and protocol for sedation on the duration of patients' need for ventilatory support in a surgical intensive care unit. BMJ,2002,321:1386-1389.

[5] Devlin JW, Tanios MA, Epstein SK. Intensive care unit sedation:Waking up clinicians to the gap between research and practice. Crit Care Med,2006,34:556-557.

[6] Schweickert WD, Gehlbach BK, Pohlman AS, et al. Daily interruption of sedative infusions and complications of ritical illness in mechanically ventilated patients. Crit Care Med,2004,32:1272-1276.

[7] 李秦,苏瑾文,刘京涛,等.咪唑安定降低加强医疗病房清醒患者在邻床心肺复苏时心理应激的研究.中国危重病急救医学,2008,20(4):193-196.

[8] 刘京涛,马朋林,席修明,等.咪唑安定-异丙酚序贯给药有效提高机械通气患者每日唤醒安全性的作用研究.解放军医学杂志,2008,33(8)950-952.

第 88 章

镇静与镇痛的药物选择与方法

一、镇痛药物

ICU 使用的镇痛药物治疗主要包括阿片类镇痛药、非阿片类中枢性镇痛药及非甾体抗炎药(NSAIDS)。

(一)阿片类药 理想的阿片类药物应具有以下优点:起效快,易调控,用量少,较少的代谢产物蓄积及费用低廉。临床中应用的阿片类药物多为相对选择性 μ 受体激动药。所有阿片受体激动药的镇痛作用机制相同,而用药后峰值效应时间,作用持续时间等存在较大的差异。其副作用主要是引起呼吸抑制、血压下降和胃肠蠕动减弱,老年人尤其明显。阿片类药诱导的意识抑制可干扰对重症患者的病情观察,在部分患者还可引起幻觉、加重烦躁。因此在临床工作中,应根据患者特点、药理学特性及副作用等综合考虑来选择药物。另外,由于人类对阿片类药物的镇痛反应存在很大的差异。这种个体差异至少为 3~5 倍,因此为每个患者制定治疗计划和镇痛目标是必须的。

1. 阿片类药的理化特性 阿片类药呈弱碱性,当溶于溶液时,它们解离成质子化和游离碱成分,其比例取决于 pH 和 pKa 值,游离碱较质子化成分脂溶性高。

高脂溶性有助于阿片类药转运到生物相或作用部位,脂溶性高的阿片类药起效更为迅速。由于阿片受体识别质子化形式的阿片分子,因此阿片类药作用强度与药物生物相和质子化程度密切相关。

所有阿片类药与血浆白蛋白结合,包括 a_1-酸糖蛋白,而未结合的部分构成溶解部分,产生浓度梯度,促进阿片类药从血中向组织中弥散而发挥镇痛效应。因此,脂溶性和蛋白结合力 2 个因素影响了阿片类药的起效速度。

2. 阿片类药的药代动力学共同特性 静脉注射阿片类药后,其血浆浓度升高到峰值,然后呈现出快速再分布相及缓慢的消除相。典型的阿片类药的药代动力学特征可用房室模型描述。

进入中央室后,阿片类药或由中央室快速消除(通过分泌或生物转化)或分布到周边室。总体来说,阿片类药在肝脏通过生物转化从血浆中清除。然而对于某些阿片类药肝外代谢也很重要。

由于阿片类药物的高脂溶性,它们能够广泛而快速地分布到机体组织,这种再分布对阿片类药浓度的下降有显著的影响,尤其是在注射后早期。

阿片类药被肺摄取对其药代动力学有明显影响。达到阿片类药峰浓度所需时间受肺摄取百分比的影响。高亲脂性阿片类药,如芬太尼,其初始剂量的大部分(75%)被肺摄取,然后在快速释放。

3. 阿片类镇痛药

(1)吗啡:吗啡的药代动力学与芬太尼种属的药物有明显的不同。它的脂溶性相对较低,肺脏对吗啡几乎没有一过性的摄取作用。吗啡主要通过肝脏以结合方式代谢,它的消除依赖于肾排除机制。吗啡的主要活性代谢产物是 3-葡萄糖苷酸吗啡(M3G),它不与阿片受体结合,几乎没有镇痛作用。M3G 可以拮抗吗啡,这一作用可能与吗啡在镇痛治疗中的反应及耐受的变异性有关。另一代谢产物 6-葡萄糖苷酸吗啡(M6G),占吗啡活性代谢产物的 10%,是一种强于吗啡的 μ 受体激动剂,M6G 在吗啡镇痛方面起重要作用。其作用持续时间与吗啡相似。M3G 和 M6G 都要通过肾脏排泄,在肾功能正常的患者,代谢时间是 3~5 小时,肾功能不全者代谢时间是 50 小时。因此肾衰患者最好不选用吗啡。

吗啡对呼吸的抑制作用主要是延髓呼吸中枢对二氧化碳反应性降低,同时还降低颈动脉和主动脉体化学感受器对缺氧的反应性,临床表现为呼吸频率减缓、潮气量减少、分钟通气量下降。吗啡可释放组胺,然而治疗剂量的吗啡对血容量正常患者的心血管系统一般无明显影响,但低血容量患者则容易发生低血压。

由于吗啡的肝脏摄取率高,因而其口服的生物利用度(20%~30%)显著低于肌内或皮下注射,肌内注射 15~30 分钟起效,45~90 分钟产生最大效应。静脉注射 20 分钟产生最大效应。因此间断给药或低剂量持续静脉输入常用于手术后和 ICU 的急性疼痛治疗。

(2)哌替啶:哌替啶的主要代谢产物去甲哌替啶有镇痛活性及中枢神经兴奋作用,其动物致癫痫发作的强度约为哌替啶的 2 倍。去甲哌替啶的消除半衰期较哌替啶长,因此在肾功不全的患者,重复给药易导致毒性代谢产物的蓄积,引起神经兴奋症状(如欣快、谵妄、震颤、抽搐)。哌替啶禁忌和单胺氧化酶抑制剂合用,两药联合使用,可出现严重副作用。因此在 ICU 不推荐使用哌替啶。

(3)芬太尼:芬太尼的镇痛效价是吗啡的 100~180 倍,静脉注射后起效快,对循环的抑制较吗啡轻。肺脏对芬太尼的首过摄取率约 75%。大约 80% 的芬太尼与血浆蛋白结合。由于芬太尼在机体组织中广泛分布,因此半衰期相对较长。重复用药后可产生明显的蓄积和延时效应。但肾衰竭对芬太尼的临床药理学无明显影响，并不改变芬太尼在血中的清除。芬太尼是一个快速起效镇痛药，适合用于急性疼痛患者的短期镇痛，对血流动力学不稳定和肾功不全患者，也可考虑选择芬太尼。

（4）瑞芬太尼：瑞芬太尼是新的短效 μ 受体激动剂，化学结构与芬太尼种属相同，但其因拥有酯键而结构独特。瑞芬太尼是快速起效的镇痛药，平衡时间是 1 分钟，重要的代谢途径是去酯化作用，其酯键易被血和组织中的非特异酯酶水解，主要是被红细胞中的酶代谢。快速消除的半衰期大概是 8 分钟。在狗的研究表明，瑞芬太尼的代谢产物是完全无活性的，即使在肾衰竭和肝功能衰竭时对其药代动力学均无明显影响。临床上部分肾功不全患者的持续输注中，没有发生蓄积作用。近年来在 ICU 采用持

续输注瑞芬太尼用于短时间镇痛的患者，取得了较好的治疗效果。瑞芬太尼对呼吸有抑制作用，但停药后 3 ~ 5 分钟可以恢复自主呼吸。

（5）舒芬太尼：由于舒芬太尼的浓度测定敏感性差，其药代动力学特性直到最近仍未完全确定。舒芬太尼的镇痛作用约为芬太尼的 5 ~ 10 倍，作用持续时间是芬太尼的两倍。一项与瑞芬太尼的比较研究证实，舒芬太尼在持续输注过程中随时间剂量减少，唤醒时间比瑞芬太尼延长。舒芬太尼主要代谢途径包括脱羟作用、氧化脱甲基作用和芳香族羟化作用。

另外，阿片类药如吗啡作用在延髓孤束核阿片受体可抑制咳嗽，因此，临床上应用阿片类药能减弱或消除气管插管引起的躯体以及自主神经反射，使患者容易耐受气管插管的刺激。几种常用镇痛药的药理学特点见表 88-0-1。

表 88-0-1　几种镇痛药的药理学

药物	相同镇痛剂量Ⅳ	半衰期	代谢途径	活性代谢产物	特殊副作用	间断用药	持续用药（常用）
吗啡	10mg	3 ~ 7 小时	糖化代谢	有（镇静延长）	组胺释放	0.01 ~ 0.5mg/kg iv q1 ~ 2h	0.07 ~ 0.1mg/(kg·h) 静脉注射 或 3 ~ 5mg/h 静脉注射
芬太尼	200μg	1.5 ~ 6 小时	氧化	无代谢产物，无蓄积	大剂量时肌强直	0.35 ~ 1.5μg/(kg·h)，iv q 0.5 ~ 1h	0.7 ~ 1μg/(kg·h)
瑞芬太尼		3 ~ 10 分钟	血浆脂化酶	无			4 ~ 9μg/(kg·h)
对乙基氨基酚		2 小时	结合		出血，消化道和肾副作用	325 ~ 650mg, po q 4 ~ 6h, 避免 >4g/d	

（二）非阿片类中枢性镇痛药　近年来合成的镇痛药曲马多属于非阿片类中枢性镇痛药。曲马多可与阿片受体结合，但亲和力很弱，对 μ 受体的亲和力相当于吗啡的 1/6000，对 k 和 δ 受体的亲和力则仅为对 μ 受体的 1/25，镇痛强度约为吗啡的 1/10。口服后 20 ~ 30 分钟起效，维持时间约为 3 ~ 6 小时。肌内注射后 1 ~ 2 小时产生峰效应，镇痛持续时间约 5 ~ 6 小时。治疗剂量不抑制呼吸，大剂量则可呼吸频率减慢，但程度较吗啡轻。曲马多主要用于术后轻度和中度的急性疼痛或慢性疼痛治疗。

（三）非甾体类抗炎镇痛药（NSAIDs）　NSAIDs 的作用机制是通过非选择性、竞争性抑制前列腺素合成过程中的关键酶，代表药物如对乙酰氨基酚。

对乙酰氨基酚可用于治疗轻度至中度疼痛，它和阿片类联合使用时有协同作用，可减少阿片类药物的用量。该药可用于缓解长期卧床的轻度疼痛和不适。对肝功能衰竭或营养不良造成的谷胱甘肽储备枯竭的患者易产生肝毒性，应予警惕。对于那些有明显饮酒史或营养不良的患者使用对乙酰氨基酚剂量应 <2g/d，其他情况 <4g/d。

非甾体类抗炎镇痛药用于急性疼痛治疗已有多年历史。虽然有不同的新型 NSAIDs 问世，但其镇痛效果和不

良反应并无明显改善。其主要不良反应，包括胃肠道出血、血小板抑制后继发出血和肾功能不全。在低血容量或低灌注患者、老年人和既往有肾功能不全的患者，更易引发肾功能损害。

综上所述，关注 ICU 患者的镇痛是非常重要的，所有患者都有权利要求给予镇痛和疼痛的处理。有研究显示，在 ICU 大概 40% ~ 80% 的患者对疼痛难以耐受，尤其对于气管插管这样一个疼痛，有着深刻的记忆。2013 年的 IPAD 指南，把镇痛放在了第 1 位，并强调了内科外科创伤 ICU 都有被疼痛折磨的经历，ICU 都应该给一个常规的镇痛治疗。指南推荐静脉使用阿片类药物作为治疗危重病患者非神经源性疼痛的一线药物。建议考虑使用非阿片类镇痛药，以减少阿片类药物用量（或避免使用阿片类药物）和阿片类药物相关副作用。除此之外，2004 年一项瑞芬太尼与芬太尼用于 ICU 机械通气支持患者双盲、随机、对照研究显示，在镇痛完善的同时，两组患者仅有 48% 的患者使用丙泊芬而达到满意的镇静。之后随着国内外相继的研究结果，业内普遍达成的共识是：镇痛完善下的镇静更容易达到 ICU 清醒镇静的目标。

但在对接受镇静治疗的患者，应在医护人员的监护下

实施,同时主张选择个体化的选择药物剂量及给药途径。发生副作用的处理方法:①改变药物的剂量和给药途径;②更换不同的阿片类药物;③联合用药缓解不良反应。

二、镇痛方法的实施

（一）阿片类药间断肌内注射给药　阿片类药间断肌肉内注射是一种传统的术后镇痛方法,但临床上需反复注射给药、患者的退缩心理以及药物起效所需时间等综合因素使镇痛效果不尽如人意。这种方法不能消除患者的药效和药代动力学的个体差异,在危重患者由于局部灌注不良和吸收不确切,不推荐血流动力学不稳定的患者使用肌内注射方式。

（二）阿片类药静脉连续输注　持续静脉用药常比肌肉用药量少,对血流动力学影响相对较少,对一些短效镇痛药更符合药效学和药代动力学的特点。持续静脉泵入阿片类镇痛药物,必要时追加负荷剂量是 ICU 常用的镇痛方法,但是在实施过程中,需根据镇痛效果的评估不断调整用药剂量,来达到更有效的镇痛控制和更小的阿片类药剂量。

（三）阿片类药皮下连续注入　持续皮下连续给药的优点在于其稳定的血药浓度,可以避免单次给药血药浓度过高时所产生的不良反应。但药物吸收程度依赖于药物通透性、皮温和血流灌注。血浆药物浓度的峰值在患者间的差异很大。对血流动力学稳定的患者,若需要长期镇痛时芬太尼可皮下注射,但不是急性镇痛的推荐模式。

（四）患者自控镇痛（PCA）　PCA 镇痛的特点是患者可以根据其疼痛的情况自行按压预先设置好的 PCA 镇痛泵来给药。原则上这种方法可以最大限度地消除患者间用药量的个体差异,从而使患者达到所期望的镇痛状态。同时使用背景输注可以让患者不便按压的时候（如睡眠）仍能维持一定的血药浓度。PCA 在非危重患者中使用,能够达到稳定的血药浓度,高质量的镇痛,更小的镇静,低剂量的阿片类药和较少的副作用。但在危重患者,尤其老年人理解能力下降,不能保证患者用药决定权而难

以保证镇痛效果。PCA 单次量设定,吗啡初始单次量一般为 1mg,背景浓度 0.5～2mg/h。年龄超过 70 岁的患者减半。芬太尼 20～40μg,背景浓度 10～20μg/h。

不论以何种方式应用阿片类药,为了即刻进行有效的镇痛,可以单次从静脉给予小剂量阿片类药（如吗啡 1～2.5mg）,直至疼痛得到控制。

（五）硬膜外镇痛　硬膜外镇痛技术在术后使用的安全性已经得到证实。如果具有经过相关培训的护士,能在日常护理中对患者一般情况、疼痛程度及导管位置等进行常规检查,会使部分局麻药（如布比卡因）的并发症及阿片药引起的不良反应大大降低。硬膜外镇痛可减少术后的并发症,缩短 ICU 和住院时间,促进术后更快的恢复。局麻药加阿片类用于硬膜外镇痛,是目前临床常用的方法。但是应注意吗啡和芬太尼在脑脊液中的长时间停留可能导致延迟性呼吸抑制。除此之外,临床上还应关注硬膜外镇痛带来的恶心、呕吐、皮肤瘙痒、血压下降及可能发生的神经并发症。合理选择药物、适时调整剂量及加强监测,是降低并发症的保证。

2013 年《ICU 成人疼痛、躁动和谵妄管理的临床实践指南》（简称 PAD 指南）建议对于接受腹主动脉瘤手术的患者,推荐考虑使用行胸椎硬膜外术后镇痛治疗,建议对创伤性肋骨骨折患者考虑进行胸段硬膜外镇痛治疗。

三、镇静药物

ICU 重症患者常因自身疾病的不适及周围环境刺激而出现紧张焦虑,甚至躁动,尤其是气管插管机械通气的患者。据统计,ICU 有 50% 以上的患者有焦虑症状,躁动也占有一定的比例,甚至出现精神紊乱。故在充分镇痛和纠正生理紊乱的前提下,合理镇静是必须的。

理想的镇静药应具备以下特点:起效快,剂量-效应可预测;半衰期短,无蓄积;对呼吸循环抑制最小;代谢方式不依赖肝肾功能;抗焦虑与遗忘作用;停药后能迅速恢复;价格低廉等。但是尚无任何药物能符合以上所有要求。目前几种较常用的镇静药物的药理学特点见表 88-0-2。

表 88-0-2　几种镇静药的药理学

药物	静注后起效	半衰期	代谢途径	活性代谢产物	特殊副作用	间断用药	持续用药（常用）
地西泮	2～5 分钟	20～50 小时	去甲基化和氢氧化	有（镇静延长）	静脉炎	0.03～0.1mg/kg 每 0.5～6 小时 1 次	
劳拉西泮	5～20 分钟	11～22 小时	糖化代谢	无	溶剂相关性酸中毒和肾衰（大剂量时）	0.02～0.06mg/kg 每 2～6 小时 1 次	0.01～0.1mg/（kg·h）
咪达唑仑	2～5 分钟	1.7～2.6 小时	氧化	有（镇静延长尤其肾衰竭）		0.02～0.08mg/kg 每 0.5～2 小时 1 次	0.04～0.2mg/（kg·h）
异丙酚	1～2 分钟	4～7 小时	氧化	无	甘油三酯升高,注射部位疼痛		0.5～4mg/（kg·h）

（一）苯二氮䓬类药物

1. **理化性质**　最常用的苯二氮䓬受体激动剂是咪达唑仑、劳拉西泮及地西泮三种药物。这些药物分子较小，而且在生理 pH 值下为脂溶性。咪达唑仑在三种药物中脂溶性最高，但是由于其溶解度以 pH 值为依赖，因此在酸性缓冲介质（pH 为 3.5）中配制时成为水溶性。这三种药物具有高度的脂溶性，因此对中枢神经系统起效迅速，分布容积也较大。

苯二氮䓬类药在肝脏进行生物转化。主要途径有肝微粒体氧化和葡萄糖醛酸结合。这两条途径具有显著差异，因为氧化易受外界影响，如老年、疾病状态（肝硬化）或合用其他损害机体氧化能力的药物都能影响氧化反应。而结合反应对这些因素相对不敏感。由于咪达唑仑迅速氧化，所以其肝脏清除率要高于地西泮。

苯二氮䓬类药的代谢产物也有一定的作用。地西泮可生成二种活性代谢产物，奥沙西泮和去甲基地西泮，两者均能增强和延长地西泮的药效。咪达唑仑经生物转化生成羟基咪达唑仑，后者也具有药理活性，长时间使用咪达唑仑可发生蓄积。这些代谢产物可迅速结合经肾排泄，患者肾功能损害时可发生深度镇静。

2. **药代动力学**　苯二氮䓬类药根据其代谢和血浆清除快慢可分为短效（咪达唑仑）、中效（劳拉西泮）和长效（地西泮）。所有苯二氮䓬类药的血浆清除方式可用二室或三室模型描述。三种苯二氮䓬类药蛋白结合和分布容积差别不大，但其清除率存在显著差异。咪达唑仑的清除率为 6~11ml/（kg·min），劳拉西泮为 0.8~1.8ml/（kg·min），地西泮为 0.2~0.5ml/（kg·min）。

影响苯二氮䓬类药物药代动力学的因素有年龄、性别、种族和肝肾疾病等，因此使用时应考虑这些因素，按个体化调整药物剂量。

3. **药理学**　苯二氮䓬类药是理想的镇静剂和催眠剂。它主要作用于脑干网状结构和大脑边缘系统，产生催眠、镇静、抗焦虑、遗忘、抗惊厥和中枢性肌肉松弛作用。在药效动力学方面，这些药物的强度和效能各不相同。每种药物的化学结构决定其独特的理化性质、药代动力学及受体结合点。苯二氮䓬类药与相应受体的结合具有高度亲和性、立体性和饱和性。三种激动剂按照与受体亲和力的高低（即效能）依次为：劳拉西泮>咪达唑仑>地西泮。咪达唑仑效力约为地西泮的 3~6 倍，劳拉西泮为地西泮的 5~10 倍。

苯二氮䓬类药的作用已基本阐明。配体和受体的相互作用可用来解释生化复合体系统、分子药理学、基因变异及临床行为模式。基因学研究最近发现，$GABA_A$ 各种亚型介导不同的作用，如遗忘、抗惊厥、抗焦虑和催眠。镇静、顺行性遗忘作用及抗惊厥作用由 $\alpha_1 GABA_A$ 受体介导。而抗焦虑和肌肉松弛作用由 $\alpha_2 GABA_A$ 受体介导。药效与血药浓度密切相关。通过模拟研究血浆药物浓度及药代动力学，至少要占领 20% 的受体才能产生抗焦虑作用，占领 30%~50% 的受体产生镇静作用，而意识消失则需占领 60% 或更多的受体。

反复或长时间使用苯二氮䓬类药物可致药物蓄积或诱导耐药的产生，即药物效能随时间而下降。该类药物有可能引起反常的精神作用。目前尚未完全了解慢性耐受的机制，可能由于长期应用苯二氮䓬类药导致受体结合减少，受体功能减弱。

苯二氮䓬类药的作用存在较大的个体差异，如老年患者、肝肾功能受损者药物清除减慢，肝酶抑制剂亦影响药物的代谢，其负荷剂量可引起血压下降，尤其是血流动力学不稳定的患者。故用药过程中应经常评估患者的镇静水平以防镇静延长，必须按个体化原则进行调整。

4. **常用的苯二氮䓬类药物**　ICU 常用的苯二氮䓬类药为咪唑安定（midazolam，咪达唑仑）、氯羟安定（lorazepam，劳拉西泮）及安定（diazepam，地西泮）。

（1）咪达唑仑：咪达唑仑是苯二氮䓬类中相对水溶性最强的药物。其作用强度是地西泮的 2~3 倍，其血浆清除率高于地西泮和劳拉西泮，故其起效快，持续时间短，清醒相对较快，适用于治疗急性躁动患者。但注射过快或剂量过大时可引起呼吸抑制、血压下降，低血容量患者多见。咪达唑仑的肝脏清除率要高于其他药，每日反复给药或长时间持续输注时，其血药浓度下降较其他药物快。因此持续输注或数日内反复注射咪达唑仑的患者苏醒要快于应用地西泮和劳拉西泮的患者。缓慢静脉输注可有效减少其副作用。咪达唑仑的代谢产物活性低，但长时间用药后会有蓄积和镇静时间的延长，在肾衰竭患者尤为明显；部分患者还可产生耐受现象。丙泊酚、西咪替丁和红霉素和其他细胞色素 P450 酶抑制剂可明显减慢咪达唑仑的代谢速率。每日中断咪达唑仑输注（唤醒），再调整到理想的镇静，可以减低咪达唑仑用量，减少机械通气时间和 ICU 停留时间。

（2）劳拉西泮：劳拉西泮是一种水溶性低的药物，但其效能是咪达唑仑的 4~7 倍。由于其脂溶性较地西泮低，透过血脑屏障较慢，故起效缓慢。该药在体内分布不如地西泮广泛，因此有效血药浓度维持较久，作用时间长，故不适于治疗急性躁动。劳拉西泮是 ICU 患者长期镇静治疗的首选药物，但其清除半衰期是 12~15 小时，注射用药不容易调节，镇静的维持可通过间断和持续静脉给药来完成。劳拉西泮优点是对血压、心率和外周阻力无明显影响，对呼吸无抑制作用。缺点是易于在体内蓄积，苏醒慢；其溶剂丙二醇长期大剂量输注可能导致急性肾小管坏死、乳酸酸中毒及高渗透压状态。

（3）地西泮：地西泮具有抗焦虑和抗惊厥作用，作用强度与剂量相关，依给药途径而异。大剂量可引起一过性的呼吸抑制和血压下降。静脉注射可引起注射部位疼痛。地西泮单次给药有起效快，苏醒快的特点，可用于急性躁动患者的治疗。但其代谢产物去甲安定和去甲羟安定均有类似地西泮的药理活性，且半衰期长。因此反复用药可致蓄积而使镇静作用延长。

苯二氮䓬类药物的拮抗剂——氟马西尼（flumazenil），是一种竞争性拮抗苯二氮䓬类受体拮抗剂。氟马西尼从血浆中快速清除［5~20ml/（kg·min）］随后快速经肝脏代谢。剂量 0.1~0.2mg 可部分拮抗苯二氮䓬类作用，0.4~1.0mg 则可完全拮抗。由于氟马西尼的血浆清除率大于咪达唑仑和其他苯二氮䓬类,使用氟马西尼逆转大剂量咪达唑仑引起的镇静作用时,需注意两者的药效学和药动学差异,以免因拮抗后再度镇静而危及生命。对长期应用苯二氮䓬类药物镇静治疗的患者,除用于测试,不推荐常规使用拮抗剂。

(二) 丙泊酚　丙泊酚是目前最常用的静脉镇静药物。在 20 世纪 70 年代初期人们就对具有催眠作用的各种苯酚衍生物进行了研究,开发出 2,6-双异丙基酚。1977年 Kay 与 Rolly 首次报道了丙泊酚用于麻醉诱导的临床试验。而今丙泊酚除用于麻醉期间,也用于 ICU 的镇静。

1. **理化性质**　丙泊酚属于烷基酚类化合物。在室温下为油性,不溶于水,但具有高度的脂溶性。1% 的丙泊酚溶液含有 10% 的大豆油、2.25% 甘油及 1.25% 纯化卵磷脂。此配方 pH 为 7.0,性状黏稠乳白色。由于微生物可能在乳剂中滋生,加入依地酸二钠(0.005%)以抑制细菌生长。目前为 ICU 的镇静,推出了 2% 的丙泊酚及含中、长链甘油三酯混合物的配方。临床使用中可用 5% 的葡萄糖溶液稀释丙泊酚。

2. **药代动力学**　很多学者对丙泊酚不同剂量以及药代动力学进行了研究,可按二室和三室模型来描述。丙泊酚单次注射后,其全血药物浓度由于再分布和清除而迅速下降。丙泊酚初始分布半衰期为 2~8 分钟,应用二室模型的研究显示,丙泊酚的消除半衰期为 1~3 小时不等。

三室模型可更好的描述丙泊酚的药代动力学,其初始和慢相分布半衰期分别为 1~8 分钟,消除半衰期为 4~23小时不等。丙泊酚镇静时血药浓度下降不到 50% 通常即可苏醒。因此即使长时间输注丙泊酚仍可迅速清醒。

丙泊酚的药代动力学可受各种因素的影响,如性别、体重、年龄、既往病史及合用药等,也可通过心排量的影响而改变其各房室的清除率。心排血量的变化可影响丙泊酚单次和恒速输注时的血药浓度。心排血量增加,丙泊酚血药浓度则降低,反之亦然。在出血性休克模型中发现,在代偿期丙泊酚的血药浓度可增加 20%,出现失代偿性休克后血药浓度可迅速显著增高。肝脏疾病可增加稳态和中央室容积,清除率不变,但半衰期略延长。肾脏疾病不影响丙泊酚的药代动力学。

3. **药理学**　丙泊酚是一种催眠药,其机制可能是通过与 GABA-受体和 β 亚基结合,增强 GABA 诱导的氯电流,从而产生催眠作用,目前还不清楚其确切的作用机制,但是有证据显示丙泊酚主要是通过与 N-甲基-D-门冬氨酸(NMDA)亚型产生广泛的抑制。连续丙泊酚输注后的特点是起效快,作用时间短,撤药后迅速清醒,且镇静深度容易控制呈剂量依赖性。丙泊酚亦可产生遗忘作用和抗惊厥作用。

丙泊酚单次注射时可出现暂时性呼吸抑制和血压下降、心动过缓,对血压的影响与剂量相关,尤其见于心脏储备功能差、低血容量的患者。老年人丙泊酚用量应减少。丙泊酚使用时可出现外周静脉注射痛。因此临床多采用持续缓慢静脉输注方式。另外,部分患者长期使用后可能出现诱导耐药。

肝肾功能不全对丙泊酚的药代动力学参数影响不明显。丙泊酚的溶剂为乳化脂肪,提供热卡 1.1cal/ml,长期或大量应用可能导致高甘油三酯血症;2% 丙泊酚可降低高甘油三酯血症的发生率,因此更适宜于 ICU 患者应用。因乳化脂肪易被污染,故配制和输注时应注意无菌操作,单次药物输注时间不宜超过 12 小时。丙泊酚长期使用时可见胰酶升高。在小儿患者中长期使用(>48 小时),大剂量[>66μg/(kg·min)]可产生乳酸中毒,会发生心动过缓和高脂血症。FDA 特别推荐儿科患者长期使用镇静不得使用丙泊酚。

丙泊酚具有减少脑血流,降低颅内压(ICP),降低脑氧代谢率($CMRO_2$)的作用。用于颅脑损伤患者的镇静可减轻 ICP 的升高。而且丙泊酚半衰期短,停药后清醒快,有利于进行神经系统评估。此外,丙泊酚还有直接扩张支气管平滑肌的作用。

(三) 中枢 α_2 受体激动剂　α_2 受体激动剂抑制环磷酸腺苷,使 cAMP 和蛋白激酶减少,改变调节蛋白,减少神经元的激活和抑制神经递质的释放。临床常用药为可乐定和右美托咪定,前者是部分激动剂,后者是完全激动剂。

α_2 受体激动剂有很强的镇静、抗焦虑作用。与镇痛药合用时,可延长止痛时间和减少阿片类的需要量,同时亦降低阿片类药的副作用,尤其是呼吸抑制作用,但其单独使用不能产生足够的止痛作用。有很强的抗交感神经作用,可减低心血管反应(高血压、心动过速),因此常导致心动过缓和(或)低血压。

右美托咪定(dexmedetomidine)是中枢 α_2 肾上腺素受体激动剂,通过抑制交感神经兴奋,产生镇静、催眠、抗焦虑作用,其特点在于维持自然非快速动眼睡眠,可随时唤醒,使患者的合作性更好。其半衰期较短(2 小时),可单独应用,也可与阿片类或苯二氮䓬类药物合用。对短时间或长时间(>24 小时)的镇静均有较好效果。在 ICU 使用不推荐静脉给负荷量,可明显降低其心血管副作用。使用右美托咪定引起的心动过缓和低血压,应予警惕。

2009 年 Riker 等和 2012 年 Jakob 等研究均证实,与咪达唑仑、丙泊酚相比较,右美托咪定的镇静作用并无差异,但其更能维持清醒镇静,由此带来气管插管和 MV 时间的减少。

四、镇静药物的给药方式

(一) 镇静药的选择　急性躁动产生于各种各样的病因,包括疼痛。因此镇静应在给予患者充分镇痛的基础上实施,镇静药应根据患者的病情和镇静所需的时间不同进行选择。使用过程中不断进行镇静评估,如无特殊病情需要,应维持清醒镇静为目标。有研究显示:机械通气患者使用非苯二氮䓬类镇静(丙泊酚或右美托咪定),维持早期目标镇静,可以改善临床预后。既往指南推荐短期镇静可考虑使用苯二氮䓬类药,而长时间镇静建议使用异丙酚;近年来大量临床研究均证实,苯二氮䓬类药物的应用会导致过度镇静、拔管延迟、ICU 住院时间及费用增加,是住院时间和 6 个月内死亡率增加的独立预测因子。2013年新指南建议:为改善成人机械通气患者的临床预后,首选非苯二氮䓬类药物(丙泊酚或右美托咪定)镇静。但苯二氮䓬类药物在ICU也并非"一无是处",研究结论表明,咪达唑仑用于镇静治疗时心动过缓、低血压发生率明显低于右美托咪定和丙泊酚,适用于循环功能不稳定患者。在临床实践中,控制躁动,治疗癫痫持续状态及酒精药物戒断反应,以及某些深度镇静、需要联合用药时,苯二氮䓬类药物均具有重要价值。目前关于苯二氮䓬类药物在ICU镇静的讨论仍在继续,特别是此类药物对谵妄发生率、患者死亡率的影响,现有研究结论尚不一致,还需要进一步研究分析。

对未气管插管的患者要谨慎使用镇静药,因为有呼吸抑制的危险。

(二)镇静药的给药方式 镇静药的给药方式应以持续静脉输注为主,首先给应给予负荷剂量以尽快达到镇静目标,常用药物剂量见表88-0-3。

表88-0-3 常用镇静药物的负荷剂量与维持剂量参考

药物名称	维持剂量	负荷剂量
咪达唑仑	0.04~0.2mg/(kg·h)	0.03~0.3mg/kg
劳拉西泮	0.01~0.1mg/(kg·h)	0.02~0.06mg/kg
地西泮	0.02~0.1mg/kg	
丙泊酚	0.5~4mg/(kg·h)	1~3mg/kg
右美托咪定	0.2~0.7μg/(kg·h)	

此方式能有效地避免单次静脉注射引起的一过性血药高浓度,避免血药浓度的过度波动,维持有效的治疗浓度,减少药物用量。间断静脉注射一般用于负荷剂量的给予,以及短时间镇静且无需频繁用药的患者。经肠道(口服、胃管、空肠造瘘管等)、肌内注射则多用于辅助改善患者的睡眠。近年来,异丙酚靶控输注(TCI)镇静亦开始应用于ICU,其建议靶浓度范围在0.2~2.0μg/ml,但尚缺乏更多的临床研究资料。

无论采用何种镇静药物,采取何种方式,用药后都应该应用评估工具经常评估镇静效果,调整用量,达到设定的镇静深度后,或逐渐减量,或每天停药一段时间,以此减少镇静时间的延长,以达到个体化用药。

为避免药物蓄积和药效延长,可在镇静过程中实施每日唤醒计划,即每日定时中断镇静药物输注(宜在白天进行),以评估患者的精神与神经功能状态,该方案可减少用药量,减少机械通气时间和ICU停留时间。但患者清醒期须严密监测和护理,以防止患者自行拔除气管插管或其他装置。

大剂量使用镇静药治疗超过一周,可产生药物依赖性和戒断症状。苯二氮䓬类药物的戒断症状表现为躁动、睡眠障碍、肌肉痉挛、肌阵挛、注意力不集中、经常打哈欠、焦虑、躁动、震颤、恶心、呕吐、出汗、流涕、声光敏感性增加、感觉异常、谵妄和癫痫发作。因此,为防止戒断症状,镇静药长期(>7天)或大剂量使用后,停药不应快速中断,而是

有计划地逐渐减量,以防戒断症状出现。

(黄青青)

主要参考文献

[1] Bailey PL, Fgan TD, Stanley TH. Intravenous opioid anesthetics. In: Miller RD (Ed.). Anesthesia, 5th ed. New York: Churchill Livingstone Inc, 2000: 273-376.

[2] Mastronardi P, Cafiero T. RationaI use of opipids. Minerva-anestesiol, 2001, 67(4): 332-333.

[3] Muellejans B, López A, Cross MH, et al. Remifentanil versus fentanyl for analgesia based sedation to provide patient comfort in the intensive care unit: a randomized, double-blind controlled trial [ISRCTN43755713]. Crit Care, 2004, 8(1): R1-R11.

[4] Baillard C, Cohen Y, Le Toumelin P, et al. Remifentanil-midazoIam compared to sufentanil-mIdazoIam for ICU long-term sedation. Ann Fr Anesth Reanim, 2005, 24(5): 480-486.

[5] Krishnan K, Elliot SC, Berridge JC, et aI. RemIfentaniI patient-controlled analgesia following cardiac surgery. Acta Anesthesiol Scand, 2005, 49(6): 876-878.

[6] Rotondi AJ, Chelluri L, Sirio C, et al. Patients' recollections of stressful experiences while receiving prolonged mechanical ventilation in an intensive care unit. *Crit Care Med*, 2002, 30: 746-752.

[7] Puntillo KA, Arai S, Cohen NH, et al. Symptoms experienced by intensive care unit patients at high risk of dying. Crit Care Med, 2010, 38: 2155-2160.

[8] Lindenbaum L, Milia DJ. Pain management in the ICU. Surg Clin North Am, 2012, 92: 1621-1636.

[9] Barr J, Fraser GL, Puntillo K, et al. Clinical Practice Guidelines for the Management of Pain, Agitation, and Delirium in Adult Patients In the Intensive Care Unit. Critical Care Medicine, 2013, 41(1): 260-293.

[10] Mckeage K, Perry CM. Propofol: a review of its use in intensive care sedation of adults. CNS Drugs, 2003, 17(4): 235-272.

[11] Vean M, Newman J, Gfourds M. A phase III study to evaIuate the efficacy of dexmedetomidire for sedation in the medical intensive care Unit. IntensiVe Care Med, 2003, 29(2): 201-207.

[12] Riker RR, Shehabi Y, Bokesch PM, et al. Dexmedetomidine vs midazolam for sedation of critically ill patients: a randomized trial. JAMA, 2009, 301(5): 489-499.

[13] Jakob SM, Ruokonen E, Grounds RM, et al. Dexmedetomidine vs midazolam or propofol for sedation during prolonged mechanical ventilation: two randomized controlled trials. JAMA, 2012, 307: 1151-1160.

[14] Bioc JJ, Magee C, Cucchi J, et aI. Cost effectiveness of

a benzodiazepine vs a nonbenzodiazepine-based sedation regimen for mechanically ventilated, critically ill adults. J Crit Care,2014,29:753-757.

[15] Ferrell BA,Girard TD. Sedative choice:a critical decision. Am J Respir Crit Care Med, 2014, 189: 1295-1297.

[16] Lonardo NW,Mone MC,Nirula R,et al. Propofol is associated with favorable outcomes compared to benzodiazepines in ventilated intensive care unit patients. Am J Respir Crit Care Med,2014,189:1383-1394.

第 89 章

镇静与镇痛对器官功能的影响

ICU 医生在实施镇痛镇静治疗时,应该关注镇痛镇静治疗对患者各器官功能的影响,同时对患者进行严密监测,以达到最好的个体化治疗效果,最小的毒副作用和最佳的效价比。

一、药物对呼吸系统的影响

(一) 阿片类 呼吸抑制是阿片类药最严重的副作用。虽然临床上可以预防明显的呼吸抑制,但无论采取哪一种给药途径,围术期呼吸抑制发生率均为 0.1% ~ 1%。

内源性阿片肽广泛分布在脑干呼吸调节核。在人体,所有阿片类 μ 受体激动剂均可抑制脑干呼吸中枢的活动,产生剂量依赖性呼吸抑制。表现为呼吸频率减缓、潮气量减少、分钟通气量下降。大剂量可导致呼吸停止。

吗啡对呼吸的抑制作用主要是延髓呼吸中枢对二氧化碳反应性降低,同时还降低颈动脉和主动脉体化学感受器对缺氧的反应性。其次,脑桥呼吸调整中枢受到抑制后导致呼吸间歇延长,呼气延迟;呼吸抑制是吗啡急性中毒死亡的主要原因。止痛剂量的吗啡对呼吸抑制的高峰期比芬太尼发生慢,部分原因是吗啡的低脂溶性,高峰期时间分别为(30±15)分钟。但吗啡持续期较长。大剂量芬太尼常引起自主呼吸消失。

气管黏液纤毛是防止呼吸道感染最重要的防御措施之一。研究表明,吗啡对气管黏液纤毛的摆动具有抑制作用。由于吗啡的组胺释放对平滑肌的直接作用可引起支气管收缩,虽然对一般人影响不大,但对支气管哮喘者可能诱发哮喘。

虽然阿片类药物效应消失常常是通过再分布和肝脏代谢,但肾功能可影响阿片类药的作用持续时间。吗啡的代谢产物 6-葡糖苷酸吗啡(M6G)具有很强的呼吸抑制特性,当肾功不全时,M6G 发生蓄积,导致明显的呼吸抑制作用。大多数阿片类药均有延迟或再发性呼吸抑制的报道,对这种现象解释不清楚。许多研究人员发现,血浆阿片类药浓度在消除期呈现第二峰或明显的波动。较大的周围室(如骨骼肌)的存在以及药物摄取的变异可导致并增强这一现象。

年龄因素也可影响阿片类药呼吸抑制的程度及持续时间。老年患者对阿片类药的呼吸抑制作用较为敏感,与年轻人相比,在应用吗啡后老年人发生呼吸困难及上呼吸道梗阻者较多。通常,吗啡的低脂溶性限制了它对血脑屏障的穿透力,但婴幼儿血脑屏障尚未健全,因此,这类患儿对吗啡耐受性较低。

(二) 苯二氮䓬类 苯二氮䓬类药物可产生剂量依赖性呼吸中枢抑制。劳拉西泮 2.5mg 或地西泮 10mg 静脉注射均可使呼吸系统疾病的患者潮气量和分钟通气量减少,但劳拉西泮维持时间短于地西泮。咪达唑仑的呼吸抑制是地西泮的 5 ~ 9 倍。咪达唑仑 0.13 ~ 0.2mg/kg 可迅速产生呼吸抑制,抑制的程度还取决于给药的速度。苯二氮䓬类在推注过程中也可引起呼吸暂停,呼吸暂停与药物的剂量有关,在合用阿片类药物时更易发生。

(三) 丙泊酚 丙泊酚推注过程中可引起呼吸暂停,发生率和维持时间取决于剂量、注射速度及合并用药。在呼吸暂停前通常表现为呼吸急促和潮气量降低,在 ICU 给予负荷剂量时应缓慢静脉推注,并酌情从小剂量开始,逐渐增加剂量达到镇静目的。

深度镇静还可导致患者咳嗽和排痰能力减弱,影响呼吸功能恢复和气道分泌物清除,增加肺部感染机会,使气管插管拔管延迟,ICU 住院时间延长,患者治疗费用增高。

(四) 硬膜外镇痛对呼吸系统的影响 硬膜外镇痛最常见的副作用是呼吸抑制,通常与阿片类药物有关。一些阿片类药物如吗啡具有亲水性的特点,其在中枢神经系统特别是脑脊液内的滞留时间延长,可能引起药物向头侧扩散,从而导致延迟性呼吸抑制,并导致二氧化碳潴留而造成严重后果。

(五) 镇痛镇静治疗期间的呼吸管理

1. 呼吸功能监测 在 ICU 镇痛镇静治疗期间强调呼吸功能监测是很重要的,其中包括:呼吸频率、幅度、节律、呼吸周期比的监测,常规监测脉搏氧饱和度,酌情监测呼气末二氧化碳,定时监测动脉血气分析,对机械通气患者定期监测自主呼吸潮气量、分钟通气量等。

镇痛镇静不足时,患者可能出现呼吸浅促、潮气量减少、氧饱和度降低等;镇痛镇静过深时,可能表现为呼吸频率减慢、幅度减小、缺氧和(或)二氧化碳蓄积等,应结合镇痛镇静状态进行评估,及时调整治疗方案,避免发生不良事件。实施无创通气患者尤其应该加强监测。

2. 加强护理及呼吸治疗,预防肺部并发症　ICU 患者长期镇痛镇静治疗期间,应加强护理,缩短翻身、拍背的间隔时间,酌情给予背部叩击治疗和肺部理疗,结合体位引流,促进呼吸道分泌物排出,如无特殊病情需要,应尽可能实施清醒镇静方案,以便观察患者神志,鼓励其肢体运动与咳痰。必要时可应用纤维支气管镜协助吸痰。

二、药物对心血管系统的影响

（一）阿片类　大多数阿片类药降低交感张力,增强迷走张力。对于容量不足及依赖于高交感张力或外源性儿茶酚胺来维持心血管功能的患者,在应用阿片类药后,易发生低血压。即使小剂量吗啡(5～10mg 静脉注射)也可能发生。

阿片类药对心率的影响是通过刺激中枢迷走核产生心动过缓或阻断交感神经的作用而引起心动过缓。吗啡通过作用于心肌的 δ_1 阿片受体,一过性降低 Ca^{2+} 浓度,但不影响心脏收缩,并且增强肌丝钙敏感性。有报道芬太尼和舒芬太尼产生正性肌力作用。芬太尼的正性肌力作用可能机制是儿茶酚胺释放或对心肌直接的肾上腺素能激活作用。在大剂量应用芬太尼后,大多数血流动力学指标常保持不变。在人体应用舒芬太尼后,仅轻度抑制心脏指数或泵功能。阿片类药还可抑制心脏传导,芬太尼可减慢房室结的传导速度,使 RR 间期、房室结不应期,以及浦肯野纤维动作电位时间延长。然而这种心脏传导异常在临床非常少见,大多见于使用 Ca^{2+} 通道阻断剂或 β-肾上腺素阻断剂的患者。

吗啡(1～3mg/kg)引起组胺释放,引起终末小动脉扩张,并产生直接的心脏正性变时性和变力性改变,使心脏指数增高,动脉血压下降以及全身血管阻力降低。哌替啶较其他阿片类药更易引起组胺释放,而芬太尼、阿芬太尼和瑞芬太尼不引起血浆组胺增加,低血压发生亦较少。

（二）苯二氮䓬类　咪达唑仑和地西泮对血流动力学影响呈剂量相关性。苯二氮䓬类药物在给予负荷剂量时可能发生低血压,血流动力学不稳定尤其是低血容量的患者更易出现,因此,负荷剂量给药速度不宜过快。

（三）丙泊酚　丙泊酚所致的低血压与全身血管阻力降低和轻度心肌抑制有关,其血管扩张作用可能与降低交感神经活性、影响平滑肌细胞内 Ca^{2+} 释放等因素有关。老年人表现更显著,临床上,丙泊酚的心肌抑制和血管扩张作用呈剂量和血药浓度依赖性。注射速度和药物剂量是导致低血压的重要因素。

（四）硬膜外镇痛对循环系统的影响　硬膜外镇痛引起的低血压与交感神经阻滞有关,液体复苏治疗或适量的血管活性药可迅速纠正低血压。

（五）镇痛镇静治疗期间循环功能监测　严密监测血压、中心静脉压、心率和心律,尤其给予负荷剂量时,应根据患者的血流动力学变化调整给药速度和药物剂量,并适当进行液体复苏治疗,力求维持血流动力学平稳,必要时应给予血管活性药物。

镇痛镇静不足时,患者可表现为血压升高、心率快,此时不要盲目给予药物降低血压或减慢心率,应结合临床综合评估,调整镇痛药物,并酌情采取进一步的治疗措施。切忌未予镇痛镇静基础治疗即直接应用肌松药物。

三、药物对胃肠道的影响

（一）阿片类　吗啡通过兴奋中枢的迷走神经和作用于肠道肌丛的阿片受体及胆碱能神经而改变胃肠道及括约肌张力,使胃肠道排空延迟,由此引起食物在大肠内水分过量吸收导致便秘。硬膜外以及鞘内应用阿片类药均降低胃肠道的活动。

纳洛酮可逆转阿片类药引起的胃排空延迟。甲基纳曲酮是一种不能通过血脑屏障的纳洛酮的第四种衍生物,它能减弱吗啡引起的胃排空延迟,静脉注射甲氧氯普胺(10mg),也能逆转吗啡所致的胃排空延迟。

所有阿片类药通过阿片受体介导机制,药物依赖性增加胆道压力及 Oddi 括约肌张力。然而,临床上除哌替啶外,其他阿片类药增加胆道压力的作用均可被纳洛酮逆转。

阿片类药还可能通过 δ 受体刺激位于极后区的化学感受带,导致恶心、呕吐发生。

（二）丙泊酚　丙泊酚可拮抗多巴胺 D_2 受体产生止吐作用,使用小剂量(10～20mg)丙泊酚可治疗术后恶心、呕吐,但作用短暂 30 分钟左右。

（三）非甾体抗炎药　胃肠黏膜损伤是非甾体抗炎药最常见的不良反应,可表现为腹胀、消化不良、恶心、呕吐、腹泻和消化道溃疡,严重者可致穿孔或出血。预防措施包括对有高危因素的患者宜慎用或不用;选择不良反应较小的药物或剂型;预防性使用 H_2 受体拮抗剂和前列腺素 E 制剂。非甾体抗炎药还具有可逆性肝损害作用,特别是对肝功能衰竭或营养不良造成的谷胱甘肽储备枯竭的患者易产生肝毒性。

四、药物对泌尿系统的影响

阿片类药对下尿路的作用包括以尿潴留为特征的排尿障碍。在引起尿动力改变方面,并不是所有的阿片激动剂作用都相同,吗啡似乎作用尤为显著。有研究比较了静脉应用吗啡(10mg)、丁丙诺啡(0.3mg)、芬太尼(0.35mg)和纳布啡(20mg)对尿动力的影响,结果表明所有的阿片类药均能改变膀胱感觉,但只在应用芬太尼和丁丙诺啡后,膀胱逼尿肌收缩降低。

五、药物对内分泌系统的影响

阿片类药能在神经轴索的几个不同水平通过减弱伤害性刺激以及影响中枢介导的神经内分泌反应来降低应激反应,是垂体-肾上腺素轴的强效抑制剂。β 内啡肽和促肾上腺皮质激素(ACTH)来自于相同的前黑皮素原前体,且在应激过程中同时分泌。所以内源性阿片肽本身即是应激性激素。

吗啡可使血浆组胺释放增多、激活肾上腺髓质释放机制以及使儿茶酚胺释放增多,因此吗啡能提高某些应激激素的反应水平。

芬太尼控制应激反应引起的激素水平变化呈剂量依赖性。舒芬太尼在抑制应激反应方面可能较芬太尼更为有效。然而已证实,无论是芬太尼,还是舒芬太尼单独使用均不能完全阻断交感及激素应激反应。

阿片类药降低应激反应的研究,尤其是在ICU方面的研究,目前资料还充分,有必要进一步研究。

六、药物对神经肌肉功能的影响

（一）脑血流量（CBF）和脑代谢率（CMR）　虽然阿片类药物会一定程度地减小脑代谢率（cMR）和降低颅内压（ICP）,但伴随合用其他药物或患者的状态都可影响这些改变。如阿片类药与引起脑血管收缩的药物同时应用时,阿片类药常常对CBF没有影响或引起CBF轻度增加。

几种动物的模型发现应用外源性阿片类药对软膜动脉直径几乎没有影响,但是在大脑动脉存在内源性阿片样物质的活性,吗啡和脑啡肽产生剂量依赖性软膜动脉扩张。在狗单独应用芬太尼几乎不引起CBF改变。正电子发射断层扫描术（positron emission tomography,PET）证实,在健康志愿者,芬太尼所致的CBF改变在不同脑区存在差异,舒芬太尼对犬的CBF的作用可能呈剂量和时间依赖性,瑞芬太尼对额侧面皮层、顶骨下皮层以及辅助运动区域局部脑血流呈剂量依赖性改变。据报道舒芬太尼（20μg/kg,iv）使CBF减少30%~40%。另一项犬的研究显示,舒芬太尼（10~200μg/kg）应用后2分钟,产生一过性CBF增加。芬太尼和舒芬太尼使人大脑中动脉血流速度加快约25%。阿芬太尼和瑞芬太尼均可降低狗大脑皮层、海马和尾状核局部血流的40%~60%。

苯二氮䓬类引起脑血流降低,其主要机制为降低CMR,其次为直接的血管收缩反应,并有明显的剂量依赖,这种量效关系到达平台效应后消失。对颅内压增高的患者,给予0.15~0.27mg/kg咪达唑仑对脑缺氧有保护作用。

丙泊酚对中枢神经系统的影响在皮质感觉区和运动区,狒狒实验表明,丙泊酚降低脑血流与剂量相关,以每小时3.6mg/kg和12mg/kg输注时,脑血流分别为7%和39%。丙泊酚降低CMR22%。

（二）颅内压　一般认为,阿片类药对颅内压影响很小。亦有报道在脑外伤患者,阿片类药镇痛下不改变ICP。阿片类药物对ICP影响的不一致性是否是因为采用了不同的压力测量方法,或其他药物作用的结果还不清楚。

丙泊酚降低颅内压和脑的需氧量,在颅内压增高的患者,降低颅压效果更为明显。

（三）神经保护　虽然早期研究证明,μ受体激动剂对缺血的大脑有明显的副作用;但其他研究证明某些阿片类药,如κ受体激动剂,至少在动物模型中对局灶缺血具有神经保护作用。应用芬太尼与清醒的大鼠相比,既不会加重也不会减轻脑损伤程度。

（四）肌肉强直　应用阿片类药可增强肌张力,引起肌肉强直。主要与阿片类药给药剂量和推注速度及患者的年龄有关。如芬太尼快速静脉注射容易引起胸、腹壁肌肉强直。肌强直能降低肺顺应性及功能残气量,影响通气量,引起高碳酸血症、低氧血症及增高ICP,同时可使肺动脉压、中心静脉压及肺血管阻力增高。阿片类药物所致肌强直的特点是在一段时间内肌张力进行性增强,直至严重的僵直。在ICU轻微的肌强直表现在清醒患者,如声音嘶哑,呼吸动度下降。

（五）神经兴奋现象　阿片类镇痛药可以加强镇静药物的作用,干扰对重症患者的病情观察,并在一些患者中引起幻觉加重烦躁。动物研究证实在某一种属阿片类药引起局灶性中枢神经系统兴奋,而非广泛的CNS抑制。在人体大剂量应用芬太尼、舒芬太尼和阿芬太尼后,偶可见脑电图局灶性神经兴奋（如棘波）。哌替啶大剂量使用时,可导致神经兴奋症状（如欣快、谵妄、震颤、抽搐）。这一机制与其N-去甲基代谢产物去甲哌替啶相关。去甲哌替啶引起CNS兴奋和惊厥的强度为哌替啶的2倍。应避免使用纳洛酮来拮抗哌替啶的不良反应,因为当纳洛酮拮抗了哌替啶的抑制性作用,其兴奋性作用暴露,并会引起抽搐。

苯二氮䓬类镇静剂可能引起躁动甚至谵妄等反常兴奋反应。早期部分研究结论表明,苯二氮䓬类药物可增加谵妄发生率。随着近年来深入研究发现:谵妄患者咪达唑仑血浆浓度反而低于非谵妄患者,谵妄发生与咪达唑仑没有必然联系,而可能与炎症状态有关。镇静药物相关谵妄还需要进一步研究。

（六）瞳孔　吗啡和大多数μ受体和κ受体激动剂通过对副交感神经支配的兴奋,而引起瞳孔收缩。瞳孔大小的改变与阿片作用强度相关性较小,因此,用此评估阿片类药作用程度的临床应用价值也较小。

七、镇静药物对器官的保护作用

近年研究表明,镇静药物可以通过直接作用于免疫细胞或间接通过神经内分泌反应而影响免疫功能,Matute-Bello和Wan分别在ARDS和AKI的研究中发现,镇静治疗的免疫调控可以影响炎症反应的进程。有研究也证明了镇静治疗能够减少炎症细胞因子的产生,显著降低死亡率。在手术方面的研究发现丙泊酚能减轻手术应激所导致的免疫不良反应,持续输注后白细胞介素2（IL-2）、白细胞介素8（IL-8）降低。同时丙泊酚具有清除氧自由基、抑制中性粒细胞趋化、拮抗钙超载、抗细胞凋亡等特性,从而对缺血/再灌注引起的组织器官损伤有一定的保护作用,右美托咪定通过减轻炎性反应及氧化应激反应、减少细胞凋亡等机制对感染、创伤及缺血/再灌注诱导的器官损伤具有保护作用。但右美托咪定临床常用镇静浓度并不影响炎性反应。

目前针对镇静治疗的免疫调控炎症反应的研究能否用于临床治疗,尚缺乏明确意义的临床证据,甚至有的研究结论是相反的,其结论有待更深入的研究。

八、与药物有关的其他特殊问题

(一)耐受性及其成瘾性　依赖性和耐受性的机制涉及了遗传、分子水平、细胞水平、生理及其他功能的因素。耐受性和依赖性只发生在长期应用阿片类药物的患者。然而,近来人们认识到,对于动物或人,急性应用阿片类药后,也可发生快速耐受性。通过改变阿片类药应用时间来试图调节其耐受性发生,并没见到效果。动物实验证实,反复使用或持续输注后,能引起痛觉过敏,这一现象似乎与阿片耐受有关。阿片所致的痛觉过敏是由于谷氨酸和 P 物质对脊髓致敏而引起。

阿片成瘾患者可并发心肺疾病、肺泡-动脉氧差增大、肾疾病及贫血。长期应用吗啡引起肾上腺增生,并损害皮质类固醇的分泌。病毒性和非病毒性肝炎、获得性免疫缺陷综合征、骨髓炎、肌肉无力和神经系统并发症亦可见于成瘾患者。近来已有报道应用大剂量纳洛酮或纳曲酮快速解毒可作为阿片成瘾的治疗。

大剂量使用镇静药治疗超过 1 周,也可产生药物依赖性和戒断症状。苯二氮䓬类药物的戒断症状表现为躁动、睡眠障碍、肌肉痉挛、肌阵挛、注意力不集中、经常打哈欠、焦虑、躁动、震颤、恶心、呕吐、出汗、流涕、声光敏感性增加、感觉异常、谵妄和癫痫发作。

(二)瘙痒症　既往曾认为组胺释放是瘙痒症的原因,但不引起组胺释放的阿片类药也产生瘙痒症。给猴鞘内应用吗啡通过 μ 受体介导引起瘙痒。纳洛酮可逆转阿片类药引起的瘙痒。阿片类拮抗剂不是抗瘙痒症的理想药物,因为这些药物同样可逆转阿片类药的镇痛作用。

(三)过敏反应　阿片类药的过敏反应少见,由添加剂和组织胺引起的局部反应更常见。发生过敏反应可引起疹块和潮红反应。

(四)免疫反应　目前已肯定阿片类药能影响免疫调节。阿片激动剂的直接作用包括调节细胞免疫活性、特异酶的降解及加工过程。几种免疫细胞群,包括 T 细胞、巨噬细胞和自然杀伤细胞(NK)是阿片类药作用的靶目标。研究发现,长期使用阿片样物质或阿片样物质依赖成瘾患者中免疫功能普遍低下,疼痛引起的应激反应对机体免疫功能有抑制作用,在进行疼痛治疗时,镇痛药物能够缓解疼痛所致的免疫抑制,同时镇痛药物本身可导致免疫抑制,如何调节好疼痛、镇痛药物、免疫三者之间关系尚需深入研究。

(五)代谢反应　丙泊酚输注综合征是由于线粒体呼吸链功能衰竭而导致脂肪酸氧化障碍,发生在长时间大剂量应用丙泊酚的患者[>5mg/(kg·h)],表现为进展性心脏衰竭、心动过速、横纹肌融解、代谢性酸中毒、高钾血

症。临床上不多见,唯一有效的治疗措施是立即停药并进行血液净化治疗,同时加强对症支持。

(黄青青)

主要参考文献

[1] 陈伯銮.临床麻醉药理.北京:人民卫生出版社,2000.

[2] Bailey PL,Fgan TD,Stanley TH. Intravenous opioid anesthetics. In:Miller RD(Ed.). Anesthesia,5th ed. New York:Churchill Livingstone Inc,2000:273-376.

[3] Ouellet DM,POllack GM. Pharmacodynamics and tolerance development during multiple intravenous bolus morphine and administration in rats. J Pharmacol Exp Ther,1997,281:713-720.

[4] MacLaren R,Sullivan PW. Pharmacoeconomic modeIing of lorazepam,midazoIam,and propofol for continuous sedation in criticalIy patients. Pharmaco Therapy,2005,25(10):1319-1328.

[5] 万晓红,黄青青.连续硬膜外术后镇痛安全性探讨.中华麻醉学杂志,2004,24(2):156-157.

[6] Calderon E,Pernia A,De Antonio P,et al. A comparison of two constant-dose continuous infusions of remifentanil for severe postoperative pain. Anesth Analg,2001,92:715-771.

[7] Wagner KJ,Willoch F,Kochs EF,et al. Dose-dependent regional cerebral blood flow changes during remifentanil infusion in humans:A positron emission tomography study. Anesthesiology,2001,94:732-773.

[8] Nikoda VV,Maiachkin RB,Bondarenko AV. ClinicaI aspects Of using patient-controlled analgesia with NSAIDs agentsin postoperativperiod. Anesteziol Reanimatol,2003,(5):56-59.

[9] Skrobik Y,Leger C,Cossette M,et al. Factors predisposing to coma and delirium:Fentanyl and midazolam exposure:CYP3A5,ABCB1,and ABCG2 genetic polymorphisms and inflammatory factors. Crit Care Med,2013,41:999-1008.

[10] Matute-Bello G,Frevert CW,Martin TR. Animal mode of acute lung injury. Am J Physiol Lung Cell Mol Physiol,2008,295(3):379-399.

[11] Wan L,Bagshaw SM,Langenberg C,et al. Pathophysiology of sepsis acute kidney injury:what do we really know. Crit Care Med,2008,36(4 suppl):198-203.

[12] Qiao H,Sanders RD,Ma D,et al. Sedation improves early outcomes in severely septic Sprague Dawley rat. Crit Care Med,2009,180:640-648.

[13] Inada T,Yamanouchi Y,Jomura S,et al. Effect of propofol and isoflurane anaesthesia on the immune response to surgery. Anaesthesia,2004,59(10):954-959.

967

［14］ Vasileiou I, Xanthos T, Koudouna E, et al. Propofol: a review of its non-anaesthetic effects. Eur J Pharmacol, 2009, 605(1/3): 1-8.

［15］ Peng M, Wang YL, Wang CY, et al. Dexmedetomidine attenuates lipopolysaccharide induced pminflammatory response in primary microglia. J Surg Res, 2013, 179(1): e219-e225.

［16］ Lai YC, Tsai PS, Huang CJ. Effects of dexmedetomidine on regulating endotoxin induced up-regulation of in-flammatory molecules in murine macrophages. J Surg Res, 2009, 154(2): 212-219.

［17］ WOlf A, Weir P, Segar P, et al. Impaired fatty acid oxidation in propofol lnfusion syndrome. Lancet, 2001, 357: 606-607.

［18］ Cremer OL, Moons KG, Bouman EA, et al. Long-term propofol infusion and cardiac cardiac failure in adult head-injured patients. Lancet, 2001, 357(9250): 117-118.

第十五篇

重症儿科相关问题

第 90 章

儿科重症医学的特点

儿科重症医学的发展与成人重症医学之间有着千丝万缕的联系，但两者还是有许多不同之处。随着医学的不断发展，更多适用于儿童的实用技术应用于临床，提高了危重患儿的救治水平，儿科重症医学也逐渐形成了自身的学科特点。

第一节　儿科重症医学发展简史

一、儿科 ICU 的起源

儿科重症医学的历史相对较短，在 20 世纪初期，国外只有为数不多的几家医院成立了儿科特殊病房，主要用于集中收治早产儿。

（一）新生儿重症病房（neonatal intensive care unit，NICU）　1914 年，美国芝加哥 Michael Resse 医院设立了世界上第一家专门收治新生儿重症患者的 NICU。20 世纪 60~70 年代，随着科学技术的发展，适用于早产儿的呼吸机应用于临床，国外大批 NICU 先后建立。NICU 的出现建立了儿科重症监护的新型模式，其专业划分不再是按照传统的器官系统模式，而是依据患儿的年龄与疾病严重程度。

（二）儿童重症病房（pediatric intensive care unit，PICU）　PICU 主要收治年龄 29 天以上的重患儿童，它的出现和发展较 NICU 相对缓慢，缺乏单一、高发病率疾病或许是导致 PICU 成立延迟的主要原因。在成人 ICU 和 NICU 建立多年之后，病情危重的儿童常被收入成人 ICU、普通病房、手术病房或者是作为特殊患者收入 NICU。然而，随着医疗和外科重症水平的发展，人们很快认识到应该将这些技术用于儿童重症治疗。1956 年，世界上第一个 PICU 在瑞典哥登堡成立。但直到 20 世纪 70~80 年代，PICU 才在世界各地迅速建立。

二、儿科重症医学技术的发展和应用

（一）呼吸机"铁肺"的应用　其对脊髓灰质炎合并呼吸衰竭患儿的有效治疗成为儿科重症医学发展史上的一座重要里程碑。波士顿的 Phillip Drinker 最先将筒形呼吸器"铁肺"应用于临床，使一位脊髓灰质炎合并急性呼吸衰竭的 9 岁患儿成为世界上第一位接受人工呼吸支持治疗的幸存者。这一成功病例确立了呼吸机治疗呼吸衰竭的临床应用价值。

（二）人工通气技术的应用　1952 年，哥本哈根发生了脊髓灰质炎暴发流行，这次经历使儿科重症医学发生了巨变。此次脊髓灰质炎的病死率从以往 90% 下降到 25%，病死率显著下降的主要原因是得益于麻醉师 Bjorn Ibsen 的工作，Ibsen 尝试将手术室中处理呼吸抑制患者的人工通气方法应用于这些重症脊灰患儿，即气管切开并插入带橡胶外套管的气管导管，随后通过橡胶呼吸囊人工正压通气。不久该疗法便成为他们处理吞咽困难及通气功能障碍患儿的首选治疗方法。医学生们通过气管切开处的气管导管对患儿进行按压呼吸囊人工呼吸，使大批危重脊灰患儿得以存活。

（三）血气分析技术的引入　同样是在 1952 年哥本哈根脊髓灰质炎暴发流行期间，收治脊髓灰质炎患儿的医务人员认识到，无效通气是以往高病死率的原因之一，血二氧化碳分压监测对长时间人工通气有指导意义。当时收治脊髓灰质炎患儿的病房检验室主任 Poul Astrup 与雷度（Radiomter）公司合作，率先将血气分析技术引入了临床。

（四）体外膜氧合（extra corporeal membrane oxygenation，ECMO）　技术的应用 1975 年 ECMO 技术第一次成功用于治疗新生儿呼吸衰竭，从那时起 ECMO 主要用于新生儿严重肺疾病，如新生儿肺透明膜病、胎粪吸入性肺炎或先天性膈疝合并持续肺高压等治疗。之后应用领域逐步扩展到儿童和成人，这项心肺支持技术使一些以往不可能存活的危重患儿"起死回生"。

三、国内儿科重症医学的建立和发展

1982 至 1984 年，原卫生部选择了等 13 个省市级医院作为试点单位，在世界卫生组织的帮助下，成立了不同规模的儿科 ICU，儿科重症医学初步形成一个新兴的临床医学专业。初期多为综合性儿科 ICU，即收治儿科所有年龄段涉及多个学科的危重患者。2000 年后，随着经济的发展及卫生部颁布的三级医院等级评审标准的出台，又有一批儿童医院和大型综合医院儿科相继建立了儿科 ICU。随着各专业学科的快速发展，大型医院由于重症患者数量

多,逐步分化为 PICU、NICU、先天性心脏病术后监护病房(cardiacintensive care unit,CICU)等。

(钱素云)

第二节　儿科 ICU 的特点

作为一个新兴的专业,儿科重症医学具有自身的学科理论,是一门拥有自己的临床实践基地(儿科 ICU)、人员培训计划、教育系统和科学研究手段的专业学科。强调儿科重症医学专业性对于未来的学科建设以及以循证医学为基础的临床科研发展都有着重要意义。儿科重症医学的发端与成人重症医学极为密切,表现在很多基础理论、临床技术、管理规范等都有所借鉴。但是由于儿科危重症有着自身的特殊性,所以不能完全照搬。例如,在 2008 年和 2012 年严重脓毒症与脓毒性休克治疗国际指南中,明确地设立了儿科部分,以指导 PICU 的临床实践。

一、分类和规模

儿科 ICU 目前主要有以下几类:

1. NICU　收治从出生到生后 28 天的危重新生儿,尤其是早产儿。

2. PICU　收治出生 29 天以上年龄的儿童,上限年龄各家医院标准不一,一般为 14～18 岁,多为综合性儿童 ICU,部分医院兼有 CCU 功能,即收治先天性心脏病术后监护患儿。

3. CICU　与成人 CCU 主要收治心肌梗死等后天性心脏病不同,儿童 CICU 主要收治先天性心脏病术后监护患儿。

4. 其他　部分医院还有儿童外科 ICU(surgery intensive care unit,SICU)及急诊 ICU(emergency intensive care unit,EICU)。

不同医院由于其自身的定位和规模不同,所具有的 ICU 种类和规模也有很大差异,如多数妇幼医院仅有 NICU,大型综合儿童专科医院可有数个服务于不同专业的儿科 ICU。

ICU 床位数一般占医院总床位数的 2%～10%,随着分级医疗制度的开展和普及,近年发达国家三级医院 PICU 和 NICU 占医院总床位数的比例有增加趋势,一些国际著名儿童专科医院 ICU 的床位数达到或超过医院总床位数的 10%,因为收治疑难危重患者是这些医院的主要工作任务。总之,儿科 ICU 床位不求太多,应以提高诊断监护质量和病床周转率为目标。

二、儿童患者及儿科 ICU 设备的特殊性

与成人相比,处于生长发育中的儿童有诸多解剖和生理特点,年龄越小,与成人的差异越大,故疾病谱和所用仪器设备与成人 ICU 也有一定差异。

(一)儿童重症患者疾病谱的特点　儿童重症患者中,先天性疾病(包括先天畸形和遗传代谢性疾病)和感染性疾病相对较多。NICU 以收治早产儿、新生儿肺透明膜病、胎粪吸入综合征、新生儿黄疸、缺血缺氧性脑病、先天性膈疝以及各种感染性疾病为主。而 PICU 则以各种感染引起的严重脓毒症、休克、先天性疾病合并器官功能不全、意外伤害等疾病为主,代谢性疾病也不少见。儿科 CICU 主要收治先天性心脏病手术后监护患儿。

(二)儿科设备的特殊性　儿科的抢救复苏设备和监护设备与成人有所不同。如 PICU 应备有 3 个以上不同型号的复苏皮囊(带不同大小的面罩);新生儿用气管内插管的导管内径范围为 2.5mm、3mm 及 3.5mm,而 PICU、CICU 等需常规备有导管内径从 2.5mm 至 7mm 的气管内导管。NICU 有新生儿专用喉镜片,儿童则需备有大、中、小不同型号喉镜片。监护仪应配有宽窄不同的血压袖带和不同大小的经皮氧饱和度监测探头。其他如鼻饲管、静脉导管、吸痰管、导尿管、胸腔闭式引流管等也应备有专用于不同年龄儿童的型号。

由于新生儿和小婴儿肺容量小,不能一次输入较大潮气量,因此要求呼吸机提供的最小潮气量以 10ml 为宜。另外新生儿肺发育不成熟,肺泡及小气道容易破裂出现气压伤,故用于新生儿尤其是早产儿的呼吸机必须能够精确地控制压力;呼吸机管道中无论在吸气相还是呼气相均有持续气流,迅速将呼出的 CO_2 带走。因此对于新生儿和小婴儿,以持续气流时间切换限压型呼吸机最为适宜。

对需要进行裸体观察或治疗操作的新生儿以及出生体重<1500g 的极低出生体重儿,在一般室温下可发生低体温,故 NICU 使用的床位主要是婴儿暖箱和辐射热保温台(开放暖台)。婴儿暖箱又称新生儿培养箱,可为需要保温的新生儿提供一个空气净化、温度适宜的生态环境。辐射热保温台又称新生儿抢救台,它通过装置在顶部的石英远红外线电热器产生辐射,给台上的裸体婴儿以热能,热能以辐射形式直接集中在下面台上。开放式辐射热保温台除具有保温功能外,更适于做新生儿护理,尤其方便危重新生儿的抢救操作。目前先进的多功能暖箱可以集暖箱和辐射热保温台功能于一体,并安装了床内置电子秤、治疗高胆红素血症所用的蓝光灯等,极大方便了临床应用。

(钱素云)

第三节　面临的问题与展望

一、儿科 ICU 设备配置及先进技术应用现状

现代化仪器设备的合理使用使重症患儿的病死率大为降低。迄今有关国内儿科 ICU 状况的研究文献不多。据 2011 年对国内 33 家医院儿科 ICU(包括 PICU 和 NICU)的调查结果显示,平均每床拥有呼吸机 0.64 台,多功能监护仪 1.44 台;100% 的被调查医院拥有血气分析仪;可做床旁 X 线摄片与超声检查的医院所占比例分别为 96% 及 88%;开展肺表面活性物质、高频通气和持续血液净化治疗的 ICU 分别为 96%、84% 和 80%;其中的 25 家儿童专科医院中 20% 开展了 ECMO 治疗。该调查结果显

示,我国儿科 ICU 较 10 年前有了长足的进步,部分发达地区儿科 ICU 的设备配置已接近国际先进水平。但各地起步和发展不均衡,许多基层医院及欠发达地区儿科 ICU 的配置仍处于初级水平。

二、组织管理的现状

儿科 ICU 的归属目前尚不统一。多数为急诊科或急救中心的组成部分,仅有少数医院的 PICU 成为独立的重症医学科,NICU 多归属于新生儿科或新生儿中心,CICU 多由心内科或心脏外科管理,少数归重症医学科管理。

国内儿科 ICU 治疗团队主要由医师和护士组成,其他如专职呼吸治疗师几乎缺如,药剂师和营养师在部分医院已经越来越多地参与到 ICU 的日常工作中,并发挥着越来越重要的作用。专业医护人员不足,特别是高水平的专业医护人员严重缺乏是制约儿科 ICU 发展的主要因素之一。

ICU 应该具有"养兵千日用兵一时"的特点,是医院各专业重要的支持系统,不应过分强调床位使用率、周转率和经济效益。联合国将儿童死亡率列为一个国家发展状况的重要标志。儿科重症医学队伍是降低儿童死亡率的主力军,也是抗击各种公共卫生突发事件及灾难事件的排头兵。儿科 ICU 的配置及技术水平折射出一个医院乃至一个地区的社会文明程度和儿童健康水平。但良好的设备配置并不是建立高质量儿科 ICU 的唯一条件,专业医护人员的培养更为重要。

(钱素云)

主要参考文献

[1] Lassen HCA. A preliminary report on the 1952 epidemic of poliomyelitis inCopenhagen with special reference to the treatment of acute respiratory insufficiency. Lancet, 1953,1:37-41.

[2] Severinghaus JW, Astrup PB. History of blood gas analysis. Int Anesthesiol Clin,1987,25:1-224.

[3] Daniel L, Todres ID. History of pediatric critical care// Pediatric Critical Care. 4th ed. St. Louis: Mosby Inc, 2011:1-17.

[4] AmericanAcademy of Pediatrics Committee on Hospital Care. Guidelines for Air and Ground Transportation of Pediatric Patients. Pediatrics,1986,78:943-950.

[5] Britto J, Nadel S, Maconochie I, et al. Morbidity and severity of illness during interhospital transfer:impact of a specialised paediatric retrieval team. BMJ, 1995, 311: 836-839.

[6] 中华医学会重症医学分会. 中国重症加强治疗病房(ICU)建设与管理指南(2006). 中国危重病急救医学,2006,18(7):387-388.

[7] Odetola FO, Clark SJ, Freed GL, et al. A national survey of pediatric critical care resources in the United States. Pediatrics,2005,115:382-386.

[8] Stockwell DC, Slonim AD, Pollack MM. Physician team management affects goal achievement in the intensive care unit. Pediatr Crit Care Med,2007,8:540-545.

[9] Frey B, Argent A. Safe paediatric intensive care. Part 2: workplace organisation, critical incident monitoring and guidelines. Intensive Care Med,2004,30:1292-1297.

[10] 樊寻梅. 儿科感染性休克(脓毒性休克)诊疗推荐方案. 中华儿科杂志,2006,44(8):596-598.

[11] 中华医学会儿科学分会急救学组,中华医学会急诊医学分会儿科学组,中国医师协会重症医学医师分会儿科专业委员会. 儿童重症监护病房镇痛和镇静治疗的专家共识(2013 版). 中华儿科杂志,2014,52(3):189-193.

[12] Dellinger RP, Levy MM, Rhodes A, et al. Surviving Sepsis Campaign: International Guidelines for Management of Severe Sepsis and Septic Shock:2012. Critical Care Med,2013,41(2):580-637.

[13] 中国儿科重症监护室发展调研课题协作组. 中国儿科重症监护室近 10 年发展情况调查分析. 中华儿科杂志,2011,49(9):669-674.

[14] 中国医师协会新生儿专业委员会. 2013 年中国新生儿病房分级建设与管理指南(建议案). 中华实用儿科临床杂志,2013,28(3):231-237.

第 91 章

儿科监测技术

第一节　婴幼儿监测技术

对于生命垂危和存在单个或多个脏器功能衰竭的患儿，采用生命和脏器功能监测是进行病情动态观察的有效手段，目的在于使观察病情的方法能适应重症患者病情变化的快速性、多样性与不稳定性，目前主要针对一些与生命支持相关的内容设置监测指标，主要包括生命体征，呼吸系统功能、心血管系统功能、神经系统功能、肝肾功能、血液系统和消化道功能，以及内环境状态等。

监测是重症患儿救治中的一项重要措施。机体是有机的统一的整体，其各系统间存在着广泛的内在联系，各监测参数相互关联、相互影响。例如，呼吸衰竭患儿可同时伴有其他脏器功能变化，亦可表现为多脏器功能衰竭的初发阶段。因此，医师在进行呼吸系统重症诊治时不仅要监测呼吸系统指标，还需全面掌握患儿整体的各种诊治信息。

监测是指通过医务人员的检查及电子监测设备对疾病的有关指标进行经常或连续动态的观察和分析，旨在全面、及时和准确地提供重症患儿病情的第一手资料，为医师早期识别病情动态变化、并发症、和及时调整治疗提供参考依据，为抢救生命争取时间，为治疗效果判断提供客观指标。对儿科重症患儿进行监测的重要性在于患儿自身调节和代偿能力远不如成人。在生命垂危状态下和在病情进展时，其无法通过自身代偿调节机制进行功能代偿；或即使在初期曾出现代偿反应，也很快失代偿。患儿可在很短的时间内出现生命威胁。此时如能通过 24 小时不间断监测早期发现和诊断，将为在第一时间给予相应处理提供有利条件。有利于病情的及早控制。

随着医疗技术的不断提高，利用先进仪器进行监测病情的项目日益增多，目前除生命体征外，血氧及二氧化碳、呼吸力学、血流动力学、脑电图、床旁影像等也均已列入重症监测内容。其中一些技术已向连续、无创、自动分析的方向发展，一些治疗设备（如人工呼吸机、连续血液净化仪等）也备有完备的监测配置以保证其在工作时万无一失。然而，目前监测设备所担任的监测项目还远不能满足临床的需要，其他监测项目必须由医务人员通过体检和化验完成。在分析病情时，只有综合患者各种信息，才能得到全面和正确的结论。

一、心血管系统监测

心血管系统的基本功能是氧输送，心血管功能障碍通常以氧输送不能满足机体代谢需求为特征。心血管功能的监测的本质是观察心输出量的变化。由于临床上较难进行持续精确测量心输出量，一般采用一些间接指标来代替，其中包括一些创伤性监测和非创伤性监测。监测目标为判断心血管疾病的严重程度，治疗反应和疾病变化性质的鉴别。

（一）**心率和心律**　是反映心功能的基本指标，这两项指标出现异常时，通常存在较严重的心脏病变。监测的具体目标为：判断心血管功能衰竭程度、对治疗的反应、鉴别某些心血管疾病。

1. 监测方法　24 小时不间断心电或脉搏血氧饱和度记录是常用监测方法。这两种方法可做到 24 小时持续对患者心率进行观察，在出现问题时会及时从监测仪上反映出来。其中心电监测直接记录心电变化，是最可靠的监测方法。此外，医师通常还需借助听诊器间断进行检查作为心电监测内容的补充。

2. 临床意义　心率可较灵敏地反映心血管功能状态。心动过速时心动周期缩短，舒张期充盈不足，心输出量下降，心动过速不仅增加氧耗，工作效率下降，同时也通常是重症患者机体缺氧，过度炎症反应，心功能不全，或循环容量不足的早期表现。在此期间应积极寻找原因，及时处理，防止心功能继续恶化和失代偿。心动过缓可导致心输出量下降，或提示心功能衰竭的终末期，患儿可在短时间内出现血压骤降和心搏骤停。对于存在意识丧失、周围循环不良者，应给予积极心肺支持和抢救。而对于心动过缓原因为慢性心脏传导系统疾病者，可通过药物或人工起搏方法，使其心率保持在 50～80 次/分以上。心电监测还可为及时发现心律失常，判断其性质提供依据，有利于及时和准确地诊断各种严重心律失常，如阵发性室性心动过速、室性心动过速、重度房室传导阻滞等。在心电监测时应注意以下几个问题：

（1）心电监测的导联接法与标准心电图不同，且监测仪内滤波装置可使心电波形存在失真，故其分析价值不如标准心电图。当心电监测仪出现异常波形时，应及时给做标准心电图协助诊断。

（2）注意心率的个体差异：心率值与年龄和代谢状

态有关。年龄较小者基础心率较快;安静睡眠时心率变慢。对于病情初步缓解后的心率减慢应注意与病情进入终末期相鉴别。

（3）注意心电与心功能的关系:在严重心衰和电机械分离时,心电图上可存在心电波形,但心脏无收缩或仅有微弱收缩,从心电监测上不易识别。此时可通过听诊器检查心脏搏动音进行鉴别。

（4）心电监测的胸部电极安放应根据病情选择,在抢救时应留出心前区电除颤治疗部位。

（二）动脉血压（ABP）　是血流动力学的重要指标之一,用于观察心脏后负荷与做功、心肌血供和外周循环灌注的指标。动脉血压主要与有效循环量、心肌收缩力、外周动脉阻力有关,并受血管壁弹性及血液黏稠度等因素影响。血压过高或过低均为病理状态,均需进行干预。不同动脉血压监测特点见表 91-1-1。

表 91-1-1　不同动脉血压监测特点

监测方法	优点	缺点
扪脉法	非创伤性,不需监测仪	非持续性,休克时结果不准确
振动法	非创伤性,自动测量	非持续性
多普勒法	非创伤性,自动测量,灵敏度高	非持续性
动脉插管法	结果精确,持续监测,灵敏度高	创伤性,血栓形成,感染

1. 监测方法

（1）袖带间接测量法:是最简单的无创测量方法,适用于患者间断性血压测量或无有创监测条件的场合。测量时用普通血压计,将袖带包绕上臂后充气增压测量。在缓慢放气减压时听到的柯氏音时刻的压力值为收缩压,以后在出现变音时的压力值为舒张压。除经典手动血压计外,此类测量方法已可用监测仪(振动法,多普勒法)进行半自动化测量,其测量时间间隔和血压异常报警范围均可根据需要进行设置或调整。袖带测量法的缺点有:不能作持续不间断监测,婴儿及休克者测量误差较大。

（2）动脉内直接测量法(也称有创测量法):测量时需进行周围动脉内置管,利用电子压力监测仪直接监测动脉内压力以及其动态变化。周围动脉一般选用桡动脉、足背动脉或股动脉。压力监测系统部件包括压电换能器、放大器、显示器和记录仪。该监测方法可得到周期性变化的连续动脉血压波形和数值。直接法测得的血压数值较为直观和可靠,受外界因素干扰小,且方便血气等血标本采样。此法主要用于血压不稳,休克等需连续血压监测的极危重患儿。

2. 临床意义　动脉收缩压(SBP)主要由心肌收缩力和心排血量决定,足够的收缩压可使血流克服各组织脏器循环的临界关闭压,以保证其正常灌流。小儿收缩压参考

值可按"年龄×2+(80~85)(mmHg)"估算。收缩压 80 或高于 140mmHg 均提示患儿出现循环衰竭或高血压,应给予紧急处理。舒张压(DBP)的重要意义在于维持冠状动脉血流,因为舒张期是心肌血液灌注的主要时相。平均动脉压(MAP)是心动周期的平均血压脉压,通常用于评价整体血压情况,如 MAP 低于 50mmHg 提示血流灌注即将或已经出现异常,应注意进行循环支持。MAP 值为(DBP+1/3 脉压)。脉压是指 SBP 与 DBP 的差值,一般为 SBP 的 1/3,在休克早期会出现脉压值变小;心包缩窄,哮喘会出现脉压波动。血压过低会导致脏器灌注不足,高血压也可对机体产生损伤:如高血压脑病,心脏后负荷加重等,血压监测时应注意进行控制。血压正常还不能全面反映实际脏器灌注情况,因此在监测中应注意结合尿量,肢体末梢温度和血流充盈进行全面判断。

（三）中心静脉压（CVP）　是静脉系统反映血流动力学的指标之一,主要与循环血容量和静脉壁张力有关,并受右心功能状态影响。临床上用于监测评价各类重症休克、脱水、心力衰竭、心肺复苏(CPR)后的循环功能和血容量水平。临床也可采用右心房压力监测,其临床意义同 CVP。

1. 监测　经静脉穿刺将静脉导管置入腔静脉进行压力测定,穿刺静脉可选择股静脉、颈内静脉(锁骨下静脉应用较少)。由于静脉导管的位置较深,置管前术者应对导管置入的管长进行预估,术后可进行 X 摄片观察导管顶端位置。导管顶端位置以在右心房入口处附近为适。压力监测仪使用方法同有创动脉血压监测,开机后将标尺单位设置为 cmH₂O,定标时将第 4 肋间腋中线(右心房水平)作为零点参考点。深静脉置管者应注意导管的日常维护,防止气栓、血栓及导管逆行感染。

2. 临床意义　正常值为 5~12cmH₂O,<2~5cmH₂O 表示右心充盈欠佳或血容量不足,>15~20cmH₂O 提示右心功能不良或负荷过多。

3. 影响 CVP 的因素　CVP 升高原因有心力衰竭、肺梗死、输液过量、纵隔压迫、张力性气胸、慢性肺疾病、缩窄性心包炎、高平均气道压通气、交感神经兴奋、抗利尿激素过多、肾素-血管紧张素-醛固酮系统亢进等。CVP 降低因素有失血、脱水、外周血管张力减退。

（四）肺动脉置管监测　肺动脉置管是应用静脉导管技术将一特殊漂浮导管(Swan-Ganz)置入肺动脉并进行血氧和血流动力学监测。肺动脉插管可用于监测心输出量,肺动脉压力及肺动脉嵌压的监测。血管穿刺部位一般选择同 CVP,导管经右心房、右心室进入肺动脉。

1. 肺动脉嵌压(PAWP)测定　导管进入肺动脉后,将导管气囊充气,使其漂向肺动脉远端后嵌于分支处,此时测得的压力为 PAWP。正常一般在 15~18mmHg。PAWP 反映肺毛细血管压力和肺静脉压力,间接反映左心功能。急性左心衰竭时,PAWP 升高,而 CVP 正常,而输液过多时监测结果则相反。临床用于鉴别心源性和非心源性肺水肿。

2. 肺动脉压测定　插管方法同上,但不做气囊充气进行测压。正常肺动脉峰压一般在 30mmHg 左右。肺动

脉压增高见于缺氧性肺血管收缩、先天性心脏病晚期;肺动脉舒张压的意义同肺动脉嵌压类似,也间接反映左心房压力。目前此项监测有被无创心超多普勒检查代替的趋势。

3. 心输出量监测　在肺动脉插管基础上进行。经典的监测有四种方法(表91-1-2)。其中前三种为稀释法,指示剂分别为氧、心脏绿(cardio-green)和冷液体。监测时将指示剂被血流的稀释比例进行计算血流量(即心输出量),常用于患者治疗前后的心输出量对比观察。血流动力学监测的常用指标计算及参考值见表91-1-3,是一种改良的有

创连续血流动力学监测。其基本原理亦为热稀释法。通过动脉脉搏轮廓分析法和经肺热稀释法校正脉搏波形进行分析。操作时分别在外周静脉和动脉进行置管,监测各自血流动力学参数来获得心输出量和血流动力学指标。PiCCO的优点为操作简单,无需使用肺动脉导管,创伤小,能进行连续监测,尤其适宜于儿童重症。但其监测精度较经典方法低,临床主要用于动态观察。监测指标包括心输出量(PCCO)、心脏前负荷(GEDV)、全身血管阻力(SVR)、每搏输出量(SV)、左心室收缩指数(dP/dtmax)、动脉血压、胸腔内血容积(ITBV),以及血管外肺水量等。

表91-1-2　心输出量监测方法

方法	原理	优点	缺点
Fick 法	$CO = VO_2/(CaO_2 - CvO_2) \times 100$	可监测分流	操作复杂
染料稀释法	静注染料后动脉血定测染料浓度	可监测分流	同上
热稀释法	注冰水后测肺动脉温度-时间变化	不需抽血,可反复测	受分流影响大
多普勒法	超声检测血流速度、血管口径	非侵入性	不精确,操作者经验

注:CO:心输出量;VO_2:氧耗量;CaO_2:动脉氧含量;CvO_2:混合血静脉血氧含量

表91-1-3　血流动力学监测

参数	公式	正常参考值
血流动力学参数		
射血指数 SI	$SI = CI/hr$	$30 \sim 60 ml/m^2$
心脏指数 CI	$CI = CO/BSA$	$3.5 \sim 5.5 L/(min \cdot m^2)$
体循环阻力指数 SVRI	$SVRI = 79 \times (MAP - CVP)/CI$	$800 \sim 1600\ dyne \cdot ml/(cm^5 \cdot m^2)$
肺循环阻力指数 PVRI	$PVRI = 79 \times (MPAP - PAWP)/CI$	$80 \sim 240\ dyne \cdot ml/(cm^5 \cdot m^2)$
氧输送		
动脉氧含量 CaO_2	$CaO_2 = 1.34 Hb(g\%) + 0.003 PaO_2$	$17 \sim 20 ml/dl$
混合血静脉血氧含量 CvO_2	$CvO_2 = 1.34 Hb(g\%) + 0.003 PvO_2$	$12 \sim 15 ml/dl$
动静脉氧含量差值 $a-vDO_2$	$a-vDO_2 = CaO_2 - CvO_2$	$3 \sim 5 ml/dl$
供氧能力 O_2 avail	$O_2\ avail = CaO_2 \times CI \times 10$	$550 \sim 650 ml/(min \cdot m^2)$
氧耗量 VO_2	$VO_2 = CI \times a-vDO_2 \times 10$	$120 \sim 200 ml/(min \cdot m^2)$

注:CO:心输出量(L/m^2);BSA:体表面积(m^2);MPAP:肺动脉平均压(mmHg)

二、呼吸系统监测

呼吸系统监测主要针对呼吸衰竭患者。儿科呼吸衰竭原因很多,常见的有呼吸道感染、呼吸道梗阻、神经肌肉病变,以及气胸并发症等。呼吸监测内容包括及时了解呼吸功能和肺气体交换变化,各种呼吸支持治疗(如人工气道)状态和并发症的监测。在监测和病情评价的基础上对治疗进行调整,以达到预期治疗目标。

(一) 呼吸频率、节律及强度　是儿科重症监测的基本内容。呼吸频率有一定的生理范围,过快或过慢均应考虑存在病理现象。小儿不同年龄呼吸频率正常参考值见表91-1-4。呼吸节律异常常见的形式有潮式呼吸、抽泣样呼吸、下颌呼吸和呼吸暂停等。呼吸节律异常常提示呼吸中枢功能异常。患儿在休息情况下出现呼吸困难、三凹征、点头状呼吸、辅助呼吸肌群(胸锁乳突肌、肋间肌及斜方肌等)强力运动时提示呼吸系统处于代偿阶段,应注意给予适当呼吸支持。如出现极度呼吸困难、端坐呼吸、呼吸深浅不一、呻吟、口唇持续发绀、昏迷、呼吸频率和心率居高不下、呼吸暂停等症状提示出现呼吸衰竭,应及早给予机械通气支持。

表 91-1-4　各年龄小儿生理呼吸频率和心率

年龄	呼吸（次/分）	心率（次/分）	呼吸：心率
早产儿	50 ~ 60	130 ~ 150	1:3
新生儿	40 ~ 45	120 ~ 140	1:3
1 岁及以下	30 ~ 40	110 ~ 130	1:（3 ~ 4）
2 ~ 3 岁	25 ~ 30	100 ~ 120	1:（3 ~ 4）
4 ~ 7 岁	20 ~ 25	80 ~ 100	1:4
8 ~ 14 岁	18 ~ 20	70 ~ 90	1:4

（二）**X 线胸片**　颈胸部正侧位片有助于上呼吸道梗阻的诊断，可根据气道阴影形态明确狭窄梗阻部位，上呼吸道梗阻通常表现为吸气性呼吸困难，出现Ⅱ度或以上喉梗阻须考虑建立人工气道和通气支持。胸部 X 片用于对下呼吸道、肺部、胸腔及邻近组织器官病变进行诊断和动态监测。同时也用于气管插管位置和机械正压通气并发症的监测。监测室摄片通常采用床旁方式。对于 X 线不能满足监测要求的少数患者可考虑做胸部 CT 检查。

（三）**血气分析及无创监测**　是判断呼吸系统气体交换的主要指标，血样必须为动脉血，否则会影响其诊断价值，尤其对血氧水平的判断。从血气分析结果可以获得血氧和二氧化碳分压值并用于判断是否存在通气和换气状态异常。小儿动脉血气分析正常参考值与成人基本相同（表 91-1-5），其中婴幼儿二氧化碳分压和碳酸氢盐较成人略低。

表 91-1-5　小儿各年龄血气分析正常值

血气分析	新生儿	~ 2 岁	2 岁以上
pH	7.30 ~ 7.40	7.35 ~ 7.45	7.35 ~ 7.45
PaO_2（mmHg）	60 ~ 90	80 ~ 100	80 ~ 100
$PaCO_2$（mmHg）	30 ~ 35	30 ~ 40	35 ~ 45
SaO_2（%）	85 ~ 95	91 ~ 98	91 ~ 98
SB（mmol/L）	20 ~ 22	20 ~ 22	22 ~ 26
BE（mmol/L）	−6 ~ 3	−3 ~ 3	−3 ~ 3
BB（mmol/L）		45 ~ 55	45 ~ 55

为减少反复采血和进行气体交换连续动态监测，现已采用无创血氧和二氧化碳监测部分替代有创血气分析。无创监测具有无穿刺痛苦，可进行连续动态观察的优点，常用的方法有经皮氧分压（$TcPO_2$）、经皮二氧化碳分压（$TcPCO_2$）、经皮脉氧饱和度（SpO_2）、呼气末二氧化碳分压（$etPCO_2$）四种，其中后两种方法操作简便，其应用更广。由于无创监测存在易受一些疾病因素和环境因素的影响，其可靠性不如血气分析等缺点，在临床上通常采用两者结合的方法进行监测。经皮血氧分压监测原理为将皮肤局部毛细血管内血液动脉化，通过氧电极进行氧分压测定。本方法测定值与动脉血氧分压有明显相关性，但随年龄增长而减小。监测中需将皮肤加热至 43℃，每 2 ~ 4 小时更换电极放置部位以防止烫伤和每 8 小时定标 1 次。若患儿有严重水肿、低体温、循环不良、局部皮肤血流量减少，氧弥散也受影响，所测值结果会偏低。$TcPCO_2$ 监测原理同 $TcPO_2$。SpO_2 监测方法通过氧合血红蛋白和还原型血红蛋白的不同吸收光谱进行氧饱和度测定。该法不需加热和定标。存在休克、低温和周围循环不良者可影响监测精度。$etPO_2$ 监测是通过监测肺泡二氧化碳分压来间接了解 $PaCO_2$。因为在生理状态下 $etPO_2$ 与 $PaCO_2$ 很接近。该监测在严重呼吸衰竭呼吸频率很快时会加大与 $PaCO_2$ 的差值，此时需每日进行血气分析，计算与 $PaCO_2$ 的差值，将 $etPO_2$ 与差值的和作为治疗的目标基准。

（四）**氧合评价指标**　常用肺氧合指标公式见表 91-1-6。

1. **P/F 值**　是判断呼吸衰竭患者肺氧合功能的常用指标。正常时为 400 ~ 500mmHg，当<300 时提示肺损伤，<200 可诊断 ARDS，<150 者需给予机械通气。

2. **肺泡-动脉氧分压差［$P_{(A-a)}O_2$］**　为肺泡腔和动脉血之间的氧分压差值，即呼吸膜两侧的氧分压差值，其结果间接反映肺内氧合功能。正常人该差值为 10 ~ 30mmHg，（吸纯氧时不高于 75mmHg）。当差值增高提示存在弥散功能障碍。由于该指标对轻度弥散功能障碍不敏感，临床多用于呼吸衰竭，ARDS 的诊断及其病情判断。$P_{(A-a)}O_2$ 可通过公式计算获得。在吸氧时当>450mmHg 时常需呼吸支持。

表 91-1-6　常用肺氧合指标公式

指标	计算公式	备注
P/F（mmHg）	PaO_2/FiO_2	FiO_2 为吸入氧浓度，PaO_2 为动脉氧分压
$P_{(A-a)}O_2$（mmHg）	$713×FiO_2-1.25PaCO_2-PaO_2$	$PaCO_2$ 为二氧化碳分压
Qs/Qt（%）	$0.003×P_{(A-a)}O_2/[0.003×P_{(A-a)}O_2+Ca-vO_2]$	$Ca-vO_2$ 为动静脉氧含量差值，测定时须吸纯氧
OI（$cmH_2O/mmHg$）	（MAP+FiO_2%）/PaO_2	MAP 平均气道压

3. 肺循环分流与心排量比值（Qs/Qt）　生理情况下 Qs 很小，为肺循环总量（Qt）的 3~5%。检测可通过心导管检查测定或用简易公式估算，其结果间接反映 V/Q 情况。在出现肺不张，通气血流比值严重失调时，该分流值增大，此时肺内氧合效率下降，临床表现为给氧后发绀仍难以纠正。临床见于 ARDS，重症肺炎等疾病。如 Qs/Qt>10 提示存在肺内血液异常分流、ARDS 或严重呼吸衰竭。该值异常亦可见于肺动静脉瘘，右向左分流型先心病等疾病，临床应注意鉴别。

4. 氧合指数（OI）　为呼吸衰竭机械通气患者评价肺换气障碍严重程度的指标。当 OI>20，提示存在严重氧合障碍，>40 一般均需接受体外膜肺治疗维持生命。

（五）呼吸力学监测　一般用于机械通气治疗的患者，通过监测呼吸动态顺应性（Cdyn）、气道阻力（Raw），以及压力容量环（P-V loop）和流速容量环（F-V loop）等，可以了解患者的肺功能状态和治疗效果。对于急性呼吸窘迫综合征（ARDS）患者，可通过 P-V 环调整最佳呼气末正压值。对于气道阻力大的患者（如哮喘）可根据气道时间常数（τ）设定吸呼比，减少肺内气体陷闭和气压伤。

（六）纤维支气管镜　兼有 ICU 呼吸监测和治疗功能。除用于疾病诊断外，还有呼吸道内抽取病原学监测标本、气道局部病变的动态变化的观察或活检，以及气道分泌物清理、肺灌洗和给药等用途。

三、肾脏监测

肾脏功能监测主要通过肾脏排泄废物能力和对水电解质代谢和酸碱平衡调节能力对肾功能状态进行监测。同时指导临床干预和进行动态监测。

1. 一般内容　常规观察记录患者水肿、高血压、腹水，以及尿量变化等情况。病情严重者还需注意意识状态，心包摩擦音，浆膜腔积液等体征。正常婴儿尿量>10ml/h，儿童>20ml/h；尿量减少应鉴别脱水、休克等血容量减少引起的肾血流灌注不足和肾脏本身病变而导致的功能衰竭。无尿、昏迷、心包摩擦音通常提示进入肾衰竭晚期。

2. 尿比重和渗透浓度　是检查每日尿中排出溶质量的手段，尿比重反映溶质的质量与密度，渗透浓度是溶质浓度的指标，维持正常渗透平衡是保证机体各种物质代谢和脏器功能活动的必要条件，可用渗透计测定。正常饮食下，尿渗透浓度为 400~800mmol/L，最高可达 1200mmol/

L。尿渗透浓度与比重的变量关系见表 91-1-7。

表 91-1-7　尿渗透压与比重的关系

比重	渗透压（mOsm/L）
1.005	200
1.010	400
1.015	600
1.020	800
1.025	1000
1.030	1200
1.035	1400

3. 尿/血渗透浓度比值　24 小时混合尿与血浆渗透浓度之比，<1.15 提示肾脏器质性病变引起浓缩功能不良，1.15~1.7 则应疑有肾脏疾病，>1.7 为功能性异常。血渗透浓度不能测定时，可用血浆渗透浓度公式推算：

血浆渗透浓度（mOsm/L）= 血钠（mmol/L）+血糖（mmol/L）×0.056+血尿素氮（mmol/L）×0.357

血浆渗透浓度（mOsm/L）= 2×[Na^+]+10（简化公式）

4. 血尿素氮/肌酐比值　正常为 10~15，肾衰竭患者仍保持 10~15，若>15 提示血流量减少，血尿素氮排出减少致浓度升高，属肾前性因素或高蛋白饮食，分解代谢增加使血尿素氮生成增加所致。

5. 尿钠　肾小管中 99% 钠可重吸收，正常尿中很少。肾小管病变时回吸收减少，尿钠可明显增多。尿钠>50mmol/L 提示有肾小管病变，<20mmol/L 多为肾前性因素所致。

6. 肾衰竭指数（RFI）　RFI = 尿钠/（尿肌酐/血浆肌酐）（mmol/L）；若 RFI>2，提示肾小管坏死，<1 为肾前性因素。

四、肝脏监测

肝脏是多脏器功能衰竭中的脏器之一，对于所有重症病例，都需要动态监测肝脏功能，对于已出现肝衰患者，监测指标还有助于判断预后。

1. 血清转氨酶　以 ALT（SGPT）和 AST（SGOT）最为重要，转氨酶 4 倍增高提示肝功能严重受损，出现胆酶分离(即胆红素增高而转氨酶水平下降)或 ALT/AST 比值<1,提示肝细胞坏死严重。

2. 血氨　为肝性脑病的监测指标,正常<60μg/ml,肝性脑病者一般均>100。

3. 凝血因子　肝功能损害严重时会出现多种凝血因子缺乏,检测可出现凝血酶原时间延长,凝血活酶生成时间延长。肝性脑病伴Ⅴ因子<15%者提示预后不良。

4. 肝性脑病监测及诊断标准　肝功能衰竭时常伴有脑病及昏迷,诊断及分期见表 91-1-8。肝性脑病者还需给予脑电图及头颅 CT 检查。

表 91-1-8　肝性脑病分级

级别	精神状况	震颤	脑电图
Ⅰ级	欣快,偶有抑制,轻微意识障碍	轻微	正常
(初期)	语言不清,思维迟钝,睡眠改变		
Ⅱ级	精神障碍加重,困倦	存在	异常
(昏迷前期)	行为改变,括约肌失控		
Ⅲ级	嗜睡,但可唤醒,语言无条理	常有	异常
(半昏迷期)	思维混乱		
Ⅳ级	对强刺激有反应(Ⅳa)	常无	异常
(昏迷期)	对强刺激无反应(Ⅳb)		

5. 腺苷脱氨酶(ADA)　其在核酸代谢中起重要作用,肝细胞坏死时,肝内 ADA 释放入血,在血清中酶活力升高,其意义与转氨酶相似。

6. 乳酸脱氢酶(LDH)　主要测定同工酶,以鉴别病变器官的定位。正常肝脏 LDH 分布中 $LDH_2 > LDH_1 > LDH_3 > LDH_4 > LDH_5$。肝病时 LDH_5 升高,且比转氨酶更敏感地反映肝病的存在。

五、神经系统监测

神经系统功能内容丰富,分类复杂,临床监测与观察项目主要针对神经系统危重症,重点内容为中枢神经系统功能。目前利用仪器监测的项目不多,故部分主要监测项目仍需临床医师手工完成。

1. 意识状态　反映大脑的基本功能,脑功能障碍或脑病变广泛时通常会出现意识障碍。意识状态一般分为4级:

(1) 清醒:不需任何刺激保持清醒状态。

(2) 嗜睡:昼夜大部分时间处于睡眠状态处于采用昏迷评分(Glasgow coma scale)进行动态评估,最高分值为

15 分。<8 分者提示患者处于深昏迷,并可诊断脑功能衰竭(表 91-1-9)。

表 91-1-9　昏迷(改良 Glasgow)评分表

睁眼<1 岁	≥1 岁	评分
自发	自发	4
声音刺激时	语言刺激时	3
疼痛刺激时	疼痛刺激时	2
刺激后无反应	刺激后无反应	1
最佳运动反应<1 岁	≥1 岁	
自发运动	按命令动作	6
随局部痛刺激运动	随局部痛刺激运动	5
随痛刺激肢体抽回	随痛刺激肢体抽回	4
随痛刺激肢体屈曲	随痛刺激肢体屈曲	3
随痛刺激肢体伸展	随痛刺激肢体伸展	2
无运动反应	无运动反应	1

最佳语言反应	<2 岁	2~5 岁	>5 岁	
微笑,发声	适当的单词,短语	能定向说话		5
哭闹,可安慰	词语不当	不能定向		4
持续哭闹,尖叫	持续哭闹,尖叫	语言不当		3
呻吟,不安	呻吟	语言难以理解		2
无反应	无反应	无说话反应		1

(3) 昏迷:对强烈刺激有呻吟、肢体回缩反应。无意识反应。

(4) 深昏迷:对任何刺激无对应性反应。

2. 瞳孔对光反射　主要反映中脑和脑干功能。瞳孔对光反射消失(瞳孔固定)多见于严重脑干病变、脑疝及脑死亡,但需注意除外药物作用因素(如阿托品、阿片等),在病变早期可表现为瞳孔忽大忽小、对光反射迟钝。脑疝早期还常表现为双侧瞳孔不等大。皮质病变及单纯延髓病变一般不影响本反射。

3. 颅内压监测　用于脑水肿、脑外伤、脑手术后患者的监测。颅内压不仅与脑组织受压有关,还与脑血流灌注有关:

脑灌注压(CPP)= 平均动脉压(MAP)-颅内压(ICP mmHg),正常应>10kPa。当平均动脉压下降,颅内压升高,ICP/MAP>0.5 时脑血流灌注会受到影响,如>1.0,提示脑灌注压为 0,血供中断。颅内压监测方法分为有创和无创两部分。探测部位有脑室内、脑实质内、硬膜外或蛛网膜下腔,以及前囟。监测结果压力超过 2kPa(或 15mmHg)可诊断颅内高压症。颅内压增高分级见表 91-1-10。

表 91-1-10　颅内压增高分级

程度	压力（mmHg）
轻度	<20
中度	<40
重度	>40

（1）有创监测法：直接将测压探头置于脑室内、脑室周围脑组织内、蛛网膜下腔或硬膜外进行持续监测。监测信号可经监测仪直接读数。该法优点为可进行连续不间断监测，结果准确（尤其是脑室内和脑组织内），并可同时进行脑脊液引流减压治疗和脑内温度监测。缺点为持续有创监测有导致颅内感染的危险，患者需给予制动，防止导管意外脱离。

（2）非创伤性测压法：利用将传感器置于未闭的前囟处，直接读数测压。该法仅适于前囟未闭的婴儿。

4. 脑电图　脑电活动大脑皮质神经元活动和功能状态，间接反映脑部病变程度。皮质病变部位、范围以及异常放电均以脑电变化形式反映在脑电图上。脑电监测适用于脑外伤、脑炎、颅内高压症、脑围术期患者，在 ICU 内可利用床旁脑电监测仪对患者脑电进行连续监测。如出现持续低幅慢波（<4Hz）提示脑部病变严重。

5. 脑刺激诱发电位　通过视觉、听觉等刺激诱发神经冲动传入，监测颅内外各级神经元的电活动变化。该监测主要反映脑干和传感神经末梢的功能。重症患者监测中以听觉脑干诱发电位（ABR）应用较多，其中Ⅰ峰、Ⅲ峰、Ⅴ峰分别代表听神经、耳蜗核、中脑叠体的电活动。脑干损伤时表现为传入时间延长，Ⅴ峰电位降低。

6. 脑血流监测　是一种无创性监测，利用超声 Doppler 原理进行颅内血流探测（TCD），主要用于观察缺血性病变和血流分布的变化和脑死亡的辅助诊断。

六、体　温　监　测

重症患者体温波动概率高，重病患者可出现两极体温，后者对机体代谢及脏器功能均会产生不利影响。体温过高会使神经系统兴奋性增高，机体消耗增加，代谢酶失活。体温过低可影响心脏、循环，呼吸、免疫等功能。例如，高热会诱发脑炎患者抽搐发作；体温不升可促使发生呼吸暂停、心力衰竭及休克。因此，对患者体温进行连续监测，有利于医师掌握体温动态变化和及时采取处理，防止两极体温出现。此外，体温变化也是反映病情程度的一项重要辅助指标。超高热，体温呈两极波动，持续体温不升等均提示病情严重或病情已进展到晚期。儿科患者中心体温监测一般均采用肛温监测，正常值为 36.5～37.5℃。体表体温监测采用皮肤温度法。体表温度监测通常用于与中心温度进行比较，根据两者差值了解患者微循环情况。如中心-体表温度差距>2℃提示外周血管高度收缩。

（孙　波）

第二节　新生儿监测技术

新生儿出生后需经历从子宫内到子宫外的巨大变化，涉及呼吸、心血管、体温调节等各系统；高危新生儿随时可能发生各种病情变化，因此需要对生命体征等进行监测。随着医学科学的发展，各种技术被用于新生儿重症监测室，对观察病情发展，判断严重程度，开展医疗救助及减少患儿痛苦等方面发挥了重要作用。由于新生儿代偿能力差，病情变化快，好的监测可以早期发现问题，以减少患病率和病死率，作为新生儿科医务人员，特别为在重症监测室工作的医务人员，需掌握如何对重症新生儿进行监测，并掌握基本监测技术，以适应医学科学的发展。对重症新生儿的监测主要包括呼吸系统、心血管系统、中枢神经系统、消化系统、血液系统、内环境、感染等，以下分别对其进行阐述。

一、准　备　工　作

重症新生儿转运来院前，应了解患儿基本状况，预热暖箱或远红外辐射台，检查各项急救和监测设备是否运转正常。

二、基本处理原则

掌握新生儿心肺复苏、气管插管术等，牢记复苏步骤 ABCDE，其首要原则保持气道通畅，如奶汁吸入窒息者需先清理呼吸道，再气道加压给氧。分清疾病的轻重缓急，首先处理最危及生命的情况，如张力性气胸患儿应尽早胸腔穿刺抽气并持续负压引流。在急救同时开放静脉，新生儿可选用脐静脉，如静脉开放有困难，则可用骨内输液法。血氧及血压的剧烈波动，过度的刺激，扩容过快，吸痰，疼痛，低体温均易导致颅内出血的发生，尤其在生后第一天，因此在护理中需注意这些情况。首次检查项目应包括血常规、CRP、尿常规、粪常规、血气分析、血电解质、血糖，考虑感染者在使用抗生素前应做血培养等检查，存在呼吸系统疾病者行胸片检查，必要时行肝肾功能、超声心动图、头颅 B 超等检查，以助诊断和治疗。

患儿收治入院后需要提供：①各种生命支持手段；②足够能量；③完善实验室检查。

三、呼　吸　系　统

出生后呼吸节律较宫内快，呼吸系统存在以下改变：①肺液吸收，肺泡扩张；②肺血管阻力下降；③潮气量和每分通气量上升；④动态肺顺应性逐渐升高。新生儿在出生 1 小时内可出现喘息、鼻翼扇动、呼吸三凹征、发绀、啰音等表现，但均很快消失，需观察：

1. 临床表现有无呼吸困难、呻吟、发绀、呼吸暂停等表现。

2. 体检　正常呼吸 30～60 次/分，应观察有无气促、呼吸不规则、呼吸三凹征、发绀，呼吸音是否对称、有无桶状胸、啰音等。

3. 实验室检查

（1）血气分析：可用动脉血或动脉化的毛细血管血进行分析。可判断体内氧分压（PaO_2）、二氧化碳分压（$PaCO_2$）、酸碱情况（pH、BE 和 HCO_3）等。一般早产儿 PaO_2 维持在 50 ~ 70mmHg，$PaCO_2$ 维持在 40 ~ 55mmHg，pH >7. 25。

（2）胸片：对于存在发绀、呼吸困难的患儿，需摄胸片了解心肺情况。病情不稳定或气管插管者，最好床旁摄片，以避免病情突变，但需注意防护。对于 RDS 患儿，最好于生后 6 ~ 8 小时后再摄片，以提高阳性率。对于突然出现青紫、烦躁不安的患儿，需考虑是否存在气胸，并摄正侧位片。

4. 监测技术

（1）经皮氧饱和度监测（SpO_2）：是临床最常使用的监测氧合状态的方法，通过测量双波长光源和光传感器间氧合和还原血红蛋白的差异得到氧饱和度值，当血流通过光源和光传感器之间时，不同量的红光（660nm）和红外光（940nm）被吸收，这种差异转换为电信号，最后显示氧饱和度值。凡吸氧的早产儿必须监测 SpO_2 值，其水平应保持在 88% ~ 92%，以减少发生 ROP、CLD 等疾病。

（2）经皮氧分压监测（$TcPO_2$）：其原理为应用微电极加热局部皮肤，扩张毛细血管，使毛细血管动脉化，加速氧气从皮肤毛细血管管壁进入周围组织，用化学电极测量其值，但 $TcPO_2$ 由于其相关性较差，临床很少使用。

（3）经皮二氧化碳分压监测（$TcPCO_2$）：原理为应用微电极将局部皮肤加热后使局部血流增加，用化学电极监测该处氧和二氧化碳水平，虽然二氧化碳不需加热局部皮肤即可测量，但加热后获得的数值更可靠，可动态观察体内变化情况，缺点为不够准确，但 $TcPCO_2$ 可用于观察血 CO_2 变化趋势，需结合动脉血气监测结果分析，可减少动脉血气检测次数。需 2 小时更换一次探头位置，以避免皮肤烫伤。

（4）呼气末二氧化碳监测（$PetCO_2$）：用于气管插管患儿，连接于气管插管末端和呼吸机 Y 端之间，用于监测呼气末 CO_2 分压情况。由于二氧化碳值在呼吸周期中变化很大，而新生儿呼吸相对较快而潮气量相对较小，故在新生儿时期测得的数值不够准确，可结合血气情况，用于动态观察 $PaCO_2$。

（5）冷光源皮肤透照试验：怀疑气胸者，可用冷光源进行皮肤透照试验，比较两侧胸壁的光晕大小，光晕增大一侧提示存在气胸。此方法简单易行，可及早发现威胁生命的气胸，早期处理，减少死亡率。

（6）肺功能监测：常用参数：压力（P），容量（V），流量（flow），肺顺应性（compliance，C），气道阻力（resistance，R），潮气量（tidal volume，VT），每分通气量（minute ventilation，MV）等。呼吸力学环包括压力容量环（P-V）、压力流量环（P-Q）及容量流量环（V-Q）等。可用于监测肺顺应性、气道阻力大小、有无漏气、气陷等情况，以指导呼吸机的应用。肺顺应性下降常见于 ARDS、肺水肿、气胸等，气道阻力增加常见于胎粪吸入、慢性肺病、气道分泌物等。

四、心血管系统

出生后心血管系统改变包括：①脐循环停止；②肺循环阻力下降；③动脉导管关闭。除外生后第 1 小时，心率如持续>160 次/分都应仔细观察，寻找原因。需观察：

（一）**临床表现**　有无发绀、皮肤花纹或发灰、四肢末梢冰凉、意识障碍、水肿、尿量等。

（二）**体检**　正常心率 120 ~ 160 次/分，注意血压（必要时测四肢血压和经皮氧饱和度）心率、心律、心音、杂音、肤色、肝大小、股动脉搏动情况、毛细血管再充盈时间、四肢末梢温度、水肿等，如股动脉搏动减弱，提示存在主动脉狭窄，如存在差异性发绀，提示有经过动脉导管的右向左分流，有助于早期发现心脏病变。

（三）**实验室检查**　电解质、胸片、心电图、超声心动图、心肌酶谱、肌钙蛋白等。

（四）**监测技术**

心电监测　可用于监测心脏电活动，包括心率、心律、血压等，分无创和有创监测两种。

（1）无创监测：包括使用经皮氧分压测定仪测定脉搏、心前区导联测定心率及袖带测定血压。经皮氧分压测定仪简便易用，为目前 NICU 常选方法，但肢体移动或末梢循环欠佳、肢端凉可能会影响其测量结果，且如果存在心律不齐则无法判断。心前区导联可反应心律，不受末梢循环影响，但需用导联探头，需注意放置位置是否恰当。

（2）有创监测：新生儿一般应用脐动脉和桡动脉进行有创血压监测，常用于重症新生儿需频繁监测血气和血压时；采用脐静脉监测中心静脉压及输液，常用于判断有效循环血容量及心功能等情况。但由于置管可能出现感染、栓塞等情况，故应用时需权衡利弊。有创监测技术要求高，需经过培训后使用，且价格相对昂贵。

1）脐动脉置管：操作时约束四肢，局部消毒，切除脐残端保留约 1cm，暴露脐动脉（约在 4 点及 7 点钟），插管后缝线及桥式固定。选择导管大小：> 1500g 为 5Fr，<1500g 为 3.5Fr。插入深度高位位于 $T_{6~9}$，低位位于 $L_{3~4}$，可根据公式：BW（kg）×3+9（cm）或肩-脐距+2（cm）。常见并发症：血栓形成和栓塞；感染；低血糖；空气栓塞；DIC；血管穿孔。移去导管指征：使用已 1 周；患儿病情稳定，不需频繁监测血气和血压；有并发症发生。移去导管：30 ~ 60 秒，缓慢移去，防止出血发生。

2）脐静脉置管：操作过程同上，脐静脉一般位于 12 点钟位，选用 5Fr 导管。插入深度横膈上（$T_{8~10}$）。常见并发症：感染；空气栓塞；血栓栓塞；心律失常；门脉系统和肝脏；血管瘤，栓塞，穿破肝实质，坏死，门脉高压；血管穿孔。脐静脉置管可最多保留 2 周。

3）桡动脉置管：常选用 24G 的静脉留置针，与桡动脉成 15°~30°进针，有回血后拔出针芯，留置导管，接延长管及三通，用含 1U/ml 肝素的生理盐水持续维持，可监测血压、脉搏，并可供临床采血用。但需注意有无感染、栓塞等并发症发生。在置管前，需行 Allen 试验，如无充分侧支循环则不能留置。

五、中枢神经系统

在出生后的最初 24 小时内，由于新生儿正经历从子宫内到子宫外的转变过程，故除非有明显的肌张力减弱或抽搐,一般的体检发现无特殊意义,尤其为患严重疾病如败血症、母亲用麻醉药等情况。神经系统检查常见干扰因素有胎龄,哭吵、睡眠状态,用药,疾病严重程度:败血症、营养不良等,染色体异常,代谢性疾病,电解质、血糖,体温,检查时姿势:头是否正中位等。

1. 临床表现　有无窒息、复苏等病史,哭声,意识状态,反应,有无抽搐等。

2. 体检　意识、反应、头围、囟门、瞳孔、肌力、肌张力、各种反射。

3. 实验室检查　血糖,电解质,脑脊液常规、生化、培养等,血气,血氨,血氨基酸,有机酸等。

4. 监测技术

(1) 床旁头颅 B 超:<32 周早产儿应常规在生后 3 ~ 7 天、2 周、1 个月及出院前行此项检查,以早期发现 IVH 及 PVL 等病变。

(2) 振幅整合脑电图(amplitude-integrated electroencephalography,aEEG):监测脑电压,可反映脑电背景活动和癫痫样活动,操作简单,受环境干扰小,判读容易,可长时间床旁连续监测,但不能反映病变部位。目前临床用于早期辅助诊断 HIE 严重程度。

(3) 常规 EEG:是检测脑电生理的主要方法,可反映脑电背景活动和癫痫样放电,而且能反映不同的部位和频率,需要有经验的专业人员进行分析。

(4) 近红外光谱仪(near-infrared spectroscopy,NIRS):在近红外光线范围(700 ~ 1100nm)内通过测定氧合血红蛋白和脱氧血红蛋白来监测脑组织氧合代谢,在新生儿可用于监测脑氧合代谢和血流动力学的变化,特点为安全、无创、持续床旁监测。

(5) 脑干诱发电位:对脑损伤早期诊断有一定价值。

(6) 头颅 CT 和 MRI:早期头颅 CT 检查反映脑水肿情况,晚期随访可发现白质软化及基底节损伤等,CT 也可反映颅内出血、脑梗死等病变。MRI 检查可反映皮质坏死及灰白质的脱髓鞘病变,但检查需时长,需要镇静,费用贵,不适用于基层单位。

六、消 化 系 统

1. 临床表现　包括喂养情况,有无呕吐、腹胀、便血,大便性状、黄疸等。

2. 体检　包括腹部外观,有无腹胀、肠型、肤色改变、舟状腹等,肠鸣音,包块等。一般生后 1 小时可听到肠鸣音,如果生后即听到,提示可能存在胎儿窘迫,已排过胎粪。

3. 实验室检查　粪常规、腹片、GI、钡剂灌肠、腹部 B 超、血胆红素及肝功能等。

4. 监测技术

(1) 食管下端 PH 测定:可反映有无胃食管反流。

(2) 经皮胆红素测定:无创,监测胆红素水平,但不能反映结合胆红素情况,光疗时所测得的值不准确。

七、血 液 系 统

观察肤色,皮疹,有无出血点,有无肝脾肿大等情况,

监测血象、网织红细胞、红细胞比容、外周血涂片等,了解有否红细胞增多或贫血,血小板减少等,必要时可行骨髓穿刺检查。怀疑 DIC 者需行凝血全套、D-二聚体等检查。怀疑新生儿出血症者需行凝血全套检查。

八、内 环 境

1. 水电解质和酸碱平衡　大多数新生儿生后 24 小时内排尿,如生后 24 小时内未排尿或以后尿量小于 1ml/(kg·h)则要注意有否循环或肾功能异常等问题存在。需记录体重(重者每日称量并记录)和尿量、观察有否水肿等。实验室检查包括血气分析、电解质、尿常规、肾功能、阴离子间隙(AG),必要时尿有机酸检测。

2. 血糖　生后如延迟开始喂奶而未静脉补液者易发生低血糖,一般正常新生儿生后 12 小时如无食物或静脉供应糖,则会耗尽糖原储备,对于早产或小于胎龄者,由于其糖原及脂肪储存不足,尤其容易发生低血糖。而极低出生体重儿,由于胰岛素产生不足或相对胰岛素抵抗,故易发生高血糖,应注意监测。

3. 热能　提供足够热能,减少额外损耗,尽量避免由于内源性(低体温,低氧血症)及外源性(噪音,光线)应激等造成的能量损耗。

4. 体温　分娩后由于蒸发散热,体温会迅速下降,生后需快速擦干,应用合理方式保暖,包括一般包裹、远红外辐射台及暖箱等,使患儿保持中性温度。新生儿一般采用水银温度计,最好测量颈部或腋下等皮肤温度,尽量不测量肛温,以避免肛道损伤。腋温保持在 36.5 ~ 37.5℃。温箱或远红外辐射台的体温监测通常采用热敏电阻温度传感器,监测皮肤、深部等温度。目前尚有近红外温度测定仪,可监测鼓膜等处温度,相关性好。

5. 经外周中心静脉置管(PICC)　可用于需长期静脉营养者或周围静脉输液困难者。常用 1.9Fr 导管,穿刺点最好选用右手贵要静脉,也可选择头静脉或大隐静脉等。并发症包括感染、栓塞、静脉炎、导管断裂、心律失常、心脏压塞等。保养得当可放置 1 个月甚至更长时间,需微泵持续维持,如输液速度小于 2ml/h 需加入肝素(1u/ml)。PICC 不能用于输注血制品。

九、感 染

新生儿如存在胎膜早破、窒息、母产前发热等病史者,生后需行血常规、CRP、血培养、尿培养等检查,明确有无感染;明确败血症者,需行脑脊液检查,了解有无中枢感染。

新生儿特别是早产儿抵抗力差,易感染,而在新生儿病房减少及避免感染的首要问题是注意操作前后清洁双手。平时需观察患儿反应、体温、胃纳、精神状况、肤色、循环等情况,患病新生儿注意隔离,避免交叉感染。

十、其 他

NICU 的新生儿往往需要接受各种检查和操作,如采血、静脉穿刺、气管插管、机械通气等,这些操作会导致疼痛,其本身疾病也会导致疼痛,如 NEC,手术后等,应认识到

对新生儿采用镇静、镇痛药的重要性,合理应用吗啡、芬太尼等药物,减少对其的恶性刺激。注意周围环境对患儿的刺激,选用较暗的光线,相对小的噪音,模拟宫内环境等。

总之,对重症新生儿的护理涉及各个方面,需要仔细观察和监测,应用先进的医疗条件和设施,以尽量减少对其恶性刺激,运用人性化的理念,减少患病率及病死率,改善预后,提高今后的生活质量。

(孙 波)

主要参考文献

[1] Suttner S, Schonhorn T, Boldt J, et al. Noninvasive assessment of cardiac output using thoracic electrical bioimpedance in hemodynamically stable and unstable patients after cardiac surgery: a comparison with pulmonary artery thermodilution. Intensive Care Med, 2006, 32 (12): 2053-2058.

[2] Tatevossian RG, Wo CC, Velmahos GC, et al. Transcutaneous oxygen and CO2 as early warning of tissue hypoxia and hemodynamic shock in critically ill e-mergency patients. Critical Care Medicine, 2000, 28(7): 2248-2253.

[3] Thorngren-Jerneck K, Hellström-Westas L, Ryding E, et al. Cerebral glucose metabolism and early EEG/aEEG in term newborn infants with hypoxic-ischemic encephalopathy. Pediatric Research, 2004, 54(6): 854-860.

[4] Shalak LF, Laptook AR, Velaphi SC, et al. Amplitude-integrated electroencephalography coupled with an early neurologic examination enhances prediction of term infants at risk for persistent encephalopathy. Pediatrics, 2003, 111(2): 351-357.

[5] 郭继鸿, 张萍. 动态心电图学. 北京: 人民卫生出版社, 2003: 659-660.

[6] 谭建新. 小儿心律失常诊疗学. 长沙: 湖南科学技术出版社, 2003: 29-30.

[7] 《中华儿科杂志》编辑委员会, 中华医学会儿科学分会新生儿学组. 早产儿管理指南. 中华儿科杂志, 2006, 44(3): 188.

第 92 章

儿童心肺复苏术

第一节 概 述

心跳呼吸骤停(cardiopulmonary arrest,CPA)和心肺复苏(cardiopulmonary resuscitation,CPR)是儿科重症医学面临的最大挑战和重要的研究领域之一。20 世纪 80 年代,美国心脏协会(American Heart Association,AHA)与美国儿科学会(American Academy of Pediatrics,AAP)联合建立了儿童基本生命支持(pediatric basic life support,PBLS)和儿童高级生命支持(pediatric advanced life support,PALS)培训课程。2000 年,多位国际儿科专家以循证医学为依据,在原教材的基础上做了较大幅度修订,发表在《AHA 心肺复苏和心血管急救指南》中,作为儿童 CPR 指南。之后每 5 年修订 1 次,现行指南发布于 2015 年。

一、儿童心跳呼吸骤停流行病学

儿童 CPA 有其流行病学特征。2006 年对美国 3739 家医院接受 CPR 的住院儿童病死率及死亡风险因素分析显示,住院患儿 CPA 发病率为 0.77‰,总病死率为 51.8%;多因素分析显示,死亡风险因素包括急性肾衰竭、肝功能不全、脓毒症和先天性心脏病。另一项包括 12 个国家 502 例院内 CPA 的前瞻性多中心研究显示,自主循环恢复率为 69.5%;39.2% 的患儿存活出院,其中 88.9% 神经系统预后良好。我国北京一项多中心前瞻性研究则显示:住院儿童 CPA 发病率为 0.18%,174 例接受 CPR 的住院患儿中,62.1% 恢复自主循环,28.2% 存活出院,6 个月和 1 年的生存率分别为 14.5% 和 12.1%,85.7% 神经系统预后良好。多因素回归分析显示年龄、CPR 持续时间和 CPR 之前已经气管插管是独立的死亡风险因素。

有几项研究分别报告了不同人群 CPA 的流行病学特征。对美国 38 个州 3739 家医院 2000、2003 和 2006 年住院儿童资料库资料分析显示:心血管疾病住院患儿 CPA 发病率是非心血管疾病住院患儿的 13.8 倍;导致 CPA 最常见的心血管疾病依次为心肌炎、心力衰竭和冠状动脉疾病。美国 AHA 资料库的资料显示,发生麻醉后 CPA 的患儿<5 岁者占 67%,<1 岁者占 30%;有基础疾病者高达 78%,其中 15% 为先天性心脏病;最常见的原因是呼吸问题,死亡风险因素包括心脏疾病和血流动力学异常。我国台湾地区的研究表明,头颈部创伤是创伤性 CPA 最常见

原因,其后依次为腹部和胸部创伤;胸部创伤自主循环恢复率最低,腹部创伤最高,其他与自主循环恢复相关的因素包括:初始心脏节律、从现场到达医院的时间和 CPR 持续时间。复苏后早期血压正常或增高、心率正常、心律为窦性、尿量>1ml/(kg·h)及初始 Glasgow 评分>7 提示存活后神经系统预后良好。

二、病 因

引起严重缺氧、心肌缺血和心律失常的疾病均可导致 CPA。以严重缺氧最为常见,其次是心肌缺血,心律失常所占比例最低。

1. 心搏骤停的原因

(1) 继发于呼吸功能衰竭或呼吸停止的疾病:如肺炎、窒息、气管异物、溺水等,是小儿心搏骤停最常见的原因。

(2) 手术、治疗操作和麻醉意外:纤维支气管镜检查、气管插管或切开、心导管检查、心包穿刺、心脏手术和麻醉过程中均可发生心搏骤停,可能与缺氧、麻醉过深、心律失常和迷走反射等有关。

(3) 意外伤害:1 岁以上小儿多见,如颅脑或胸部外伤、烧伤、电击伤、急性中毒及药物过敏等。

(4) 心脏疾病:病毒性或中毒性心肌炎,心律失常,尤其是阿-斯综合征。

(5) 休克:休克低血压会使冠状动脉灌注不足以及组织灌注不良,造成缺血、缺氧、酸中毒等均可导致心搏骤停。

(6) 电解质平衡失调:如高血钾、严重酸中毒、低血钙等。

(7) 婴儿猝死综合征。

(8) 迷走神经张力过高:不是小儿心搏骤停的主要原因。但如果患儿因咽喉部炎症,处于严重缺氧状态时,用压舌板检查咽部,可致心搏、呼吸骤停。

2. 呼吸停止的原因

(1) 急性上、下气道梗阻:多见于喉痉挛,喉水肿,严重哮喘持续状态,强酸、强碱所致气道烧伤,白喉假膜堵塞,气管异物,呼吸衰竭患儿痰堵,胃食管反流等。近年小婴儿呼吸道感染(如呼吸道合胞病毒等)所致气道高反应性诱发的呼吸暂停病例有增多趋势。

(2) 严重肺组织疾病:如重症肺炎、急性呼吸窘迫综

984

合征等。

（3）意外及中毒：如溺水、颈绞缢、药物中毒等。

（4）中枢神经系统病变：颅脑损伤、炎症、肿瘤、脑水肿及脑疝等。

（5）胸廓损伤或张力性气胸。

（6）肌肉神经疾病：如感染性多发性神经根炎、肌无力、进行性脊髓性肌营养不良及晚期皮肌炎等。

（7）继发于惊厥或心停搏后。

（8）代谢性疾病：如新生儿低血钙、低血糖及甲状腺功能低下等。

（9）婴儿猝死综合征（sudden infant death syndrome, SIDS）：SIDS 是发达国家新生儿期后婴儿死亡的常见原因，国内相对少见。

三、发病机制和病理生理过程

多种病理生理过程均可导致 CPA，常见的三种机制为缺氧、心肌缺血和心律失常。以缺氧最常见，心肌缺血引起者最常见于各种原因引起的休克，心律失常所致者 CPA 前有室颤（ventricular fibrillation, VF）或室速（ventricular tachycardia, VT）。有研究表明，儿童院内 CPA 的直接原因中，缺氧和心肌缺血分别占 67% 和 61%（大部分两者兼有），心律失常占 10%；院外 CPA 患儿中同样大部分由缺氧或心肌缺血引起，5%～20% 为心律失常所致。

CPA 的病理生理过程可分 4 个阶段：①心搏骤停前期：指在心跳停止之前的一段时间。儿童心跳呼吸骤停多由进行性加重的缺氧或心肌缺血引起，因而可以通过早期识别、治疗呼吸衰竭和休克预防其发展为 CPA。②无血流灌注期：心搏停止至开始 CPR 之前，此期血流完全中断。③低血流灌注期：即 CPR 期间，此期心输出量取决于胸外按压力量（深度）和按压频率。有效 CPR 过程中，成人心输出量可达正常的 15%～25%，婴儿可达 30%～40%。④复苏后阶段：成功复苏后会发生一系列独特而复杂的病理生理过程，包括：心脏骤停后脑损伤、心肌功能不全、全身性缺血再灌注反应等。

（钱素云）

第二节　儿童心肺复苏术

一、心跳呼吸骤停的表现和诊断

1. 突然昏迷　一般于心脏停搏 8～12 秒后出现。部分病例可有一过性抽搐。

2. 瞳孔扩大　心停搏后 30～40 秒瞳孔开始扩大，对光反射消失。瞳孔大小反映脑细胞受损程度。

3. 大动脉搏动消失　心搏骤停后，颈动脉、肱动脉等搏动随之消失。

4. 心音消失　心脏停搏时心音消失。若心率<60 次/分，心音极微弱，此时心脏尚未停搏，但不能触摸到大动脉搏动，说明心输出量已极低，不能满足机体所需，也需进行心脏按压。

5. 呼吸停止　心脏停搏 30～40 秒后即出现呼吸停止。此时呼吸运动消失，听诊无呼吸音，面色灰暗或发绀。注意当呼吸过于浅弱、缓慢或呈倒气样时，不能进行有效气体交换，所造成的病理生理改变与呼吸停止相同，也需进行人工呼吸。

6. 心电图　常见等电位线、VF、无脉性 VT 和无脉性电活动（pulseless electrical activity, PEA）。等电位线是儿童心搏骤停最常见的心电图表现，占 70% 以上；VF 约占 10%～15%。无脉性 VT 时虽心电图呈室速波形，但心肌无有效收缩和排血，其病理生理状态与室颤相同。PEA 也称电机械分离，心电图常表现为各种不同程度的传导阻滞或室性逸搏，甚至正常波群的窦性节律，但心脏无有效收缩和射血，测不到血压和脉搏。

凡突然昏迷伴大动脉搏动或心音消失者即可确诊。对可疑病例应先行复苏，不可因反复触摸动脉搏动或听心音而延误抢救治疗。

二、心肺复苏术

立即现场实施 CPR 最为重要，需分秒必争开始人工循环与人工呼吸，以保证全身重要器官的血流灌注及氧供应，为心肺复苏成功与否的关键。复苏开始无需强调寻找病因，不同病因所致心跳呼吸骤停的基础生命支持方法基本一致。待复苏成功后，再明确病因，治疗原发病。

现代复苏观点将复苏全过程视为 3 个阶段：①基础生命支持（basic life support, BLS）：主要措施为：胸外心脏按压（人工循环）、开放气道、口对口人工呼吸。②高级生命支持（advanced life support, ALS）：指在 BLS 基础上应用辅助器械与特殊技术、药物等建立有效的通气和血液循环。③复苏后稳定（post resuscitation stabilization）处理：其目的是保护脑功能，防止继发性器官损害，寻找和治疗病因，力争患者达到最好的存活状态。在 CPR 过程中，BLS 适用于单人复苏，而 ALS 更适用于可紧急动员多人参加的复苏。

以下是 AHA 指南推荐的儿童心肺复苏流程。

（一）儿童基础生命支持

1. 检查反应及呼吸　救护者通过轻拍患儿双肩和大声说话判断患儿的反应水平。同时检查患者是否有肢体活动或语言。婴儿可轻拍足底，检查其是否有反应。

如患者无反应，没有肢体活动或语言反应，同时快速检查患者是否有呼吸。若评估过程中未看到患儿有呼吸动作或仅有叹息样呼吸，即须大声呼救，激活紧急反应系统，获得自动体外除颤仪（automatic external defibrillator, AED）并准备开始进行心肺复苏。

若患者处于危险地域，须首先将其移动到安全区域。但搬动外伤患儿需要小心，特别注意保护颈椎和脊柱，以防截瘫。

2. 启动紧急反应系统　在医院内复苏或有多人在场时，应在立即派人去启动紧急反应系统、获取除颤/监护仪或 AED 的同时开始 CPR。院外单人复苏时，应首先进行 5 个回合心肺复苏后，再去启动紧急反应系统。但对目击的心搏骤停（如儿童在参加体育活动时突然昏迷倒地），应高度怀疑是 VF 造成的心搏骤停，此时应首先启动紧急反应系统,并获得除颤仪,再回到患者身边进行心肺复苏。

3. 评估脉搏　医疗人员可用 5 ~ 10 秒触摸脉搏(婴儿触摸肱动脉,儿童触摸颈动脉或股动脉),如 10 秒内无法确认触摸到脉搏,或脉搏明显缓慢<60 次/分,立即开始胸外按压。当患者无自主呼吸或呼吸微弱,但存在大动脉搏动,且脉搏>60 次/分时,无需给予胸外按压,可仅予每分钟 12 ~ 20 次人工呼吸。

4. 胸外按压　是最简便易行的复苏措施,但只有快速有力的按压才能产生效果。实施胸外按压时,将患儿仰卧于地面或硬板上,施救者通过向脊柱方向挤压胸骨,使心脏内血液被动排出而维持血液循环。按压频率为 100 ~ 120 次/分,按压深度为胸廓前后径的 1/3,婴儿约 4cm,儿童约 5cm。可根据患儿年龄大小选择不同的手法:

(1) 双掌按压法:适用于年长儿。施救者两手掌重叠置于患儿双乳头连线水平之胸骨上,亦即胸骨下半部,肘关节伸直,凭借体重、肩臂之力垂直向患儿脊柱方向挤压。

(2) 单掌按压法:适用于幼儿。仅用一只手掌按压,方法及位置同上。

(3) 双指按压法:适用于婴儿,施救者一手放于患儿后背起支撑作用,另一手的示指和中指置于两乳头连线正下方之胸骨上,向患儿脊柱方向按压。此方法适用于单人施救,效果不及双手环抱按压法,当第二复苏者到场后,即应改用双手环抱按压法。

(4) 双手环抱按压法:用于婴儿和新生儿。施救者双拇指重叠或平放于患儿两乳头连线正下方,两手其余四指环绕婴儿胸部置于后背,双拇指向背部按压胸骨的同时用其他手指挤压胸背部。

5. 打开气道　开始人工呼吸前需打开气道,清除患儿口咽分泌物、呕吐物及异物。让患儿保持头轻度后仰,使气道平直,并防止舌后坠堵塞气道。在无头、颈部损伤者用"仰头-提颏"法打开气道,使其咽后壁、喉和气管成直线,维持气道通畅。疑有头颈部外伤者应使用"推举下颌"法,不熟悉此方法者也可用"仰头-提颏"法,但要注意保护颈部。亦可放置口咽通气道,使口咽部处于开放状态。

6. 人工呼吸　由于儿童心搏骤停多数由呼吸衰竭导致的缺氧引起,及时人工通气尤为重要。若患者无自主呼吸或呼吸不正常,予两次人工正压通气。在院外,打开患儿气道后,采用口对口方式,捏紧患者鼻子,张大嘴完全封闭患者口腔,平静呼吸后给予通气,每次送气时间 1 秒钟,同时观察患儿胸部是否抬举。对于小婴儿,可张口同时封闭患儿口、鼻进行通气。若人工呼吸时胸廓无抬起,气道开放不恰当是最常见的原因,应再次尝试开放气道,如果再次开放气道后人工呼吸仍不能使胸廓抬起,应考虑可能有异物堵塞气道,须予相应处理排除异物。

院内进行人工呼吸可使用气囊面罩通气。插管与非插管患儿皆可使用。非插管患儿首先选择大小合适的面罩,以覆盖鼻、口腔,但不压迫双眼为宜。使用 E ~ C 钳技术扣紧面罩并打开气道,左手拇指与示指呈 C 状将面罩紧扣于患儿脸部,左手中指、无名指及小指呈 E 状打开气道,注意不要在下颌软组织上施加过多压力,这样可能阻塞气道。右手挤压球囊给予通气,每次通气时应注意观察胸廓是否抬起。医疗人员充足的情况下,要考虑双人面罩加压通气。气囊面罩人工通气过程中,最好使用 100% 的氧气。

7. 按压与通气的协调　未建立高级气道(气管插管)时,按压通气比单人复苏为 30∶2,双人复苏为 15∶2。气管插管建立高级气道后,负责按压者以 100 ~ 120 次/分的频率进行不间断按压,负责通气者以 8 ~ 10 次/分进行人工通气。双人在场时,一人按压 2 分钟左右即应轮换,角色轮换应在 5 秒钟内完成。

8. 使用自动体外除颤仪　儿童大部分心搏骤停由呼吸衰竭引起,但仍有部分患儿发生心室颤动,尤其是目击儿童突然心搏骤停时,发生 VF 或无脉性 VT 的可能较高,在这种情况下,单纯进行心肺复苏并不能挽救患儿生命,此时应快速激活紧急反应系统,取得并使用 AED。1 岁以下婴儿首选手动除颤仪,如无法获得可考虑使用能量衰减型 AED,如两者均无法获得,使用标准型 AED。

(二) 儿童高级生命支持

1. 尽快做好监护　心电监护有助于及早确认是否为 VF 或无脉性 VT 等需除颤的心律,以及早除颤,提高存活率。气管插管后监测呼气末 CO_2 分压不仅可帮助快速确认气管插管的位置,当其突然增加时,提示自主循环恢复,可减少因确认自主循环是否恢复停止心脏按压的时间。住院患儿若已进行中心静脉压、有创动脉压监测可为复苏提供更多有用的信息。

2. 建立高级气道　若复苏者快速气管插管技术熟练,应尽快予气管插管。儿童气管插管型号的选择依其是否带有套囊而异。若不带套囊,1 岁以内婴儿可选择内径为 3.5mm 的气管导管,1 ~ 2 岁选择内径为 4.0mm,>2 岁者可按公式:气管导管内径(mm)= 4+年龄(岁)/4 计算。若为带套囊者,相同年龄的患儿其内径比不带套囊者减小 0.5mm。在气管插管前,应先予气囊面罩加压通气以使患儿有足够的氧储备。气管导管插入后立刻验证位置是否恰当,确认恰当后固定,并开始经气管插管正压通气。

3. 建立血管通路　需要复苏的患儿应尽快建立血管通路,以周围静脉穿刺最常用。周围静脉穿刺困难时可予骨髓穿刺,建立骨髓通路,通常选择胫骨,穿刺点为胫骨粗隆内下方 2 ~ 3cm 处。所有需静脉输入的药物均可经骨髓通路给予。

需强调骨髓输液虽操作简单,可很快建立血管通路,但其并发症发生率随时间延长而增高,可能出现骨髓炎、骨筋膜室综合征等。因此,一旦复苏成功,应尽快建立静脉通路。可靠的静脉通路建立后,立刻停止使用骨髓通路。

4. 药物治疗　复苏药物最好经血管通路输入。血管通路建立困难、已经气管插管者,可经气管插管给予肾上腺素、利多卡因、阿托品和纳洛酮,其他药物不能经气管插管给予。表 92-2-1 列出了常用药物适应证、剂量和给药途径。

表 92-2-1　儿童复苏常用药物

药物名称	适应证	剂量和用法
肾上腺素（epinephrine）	无脉性心脏骤停、有症状的心动过缓	静脉或骨髓内注射：1∶10 000 浓度 0.01mg/kg（0.1ml/kg），3～5 分钟 1 次。单次最大剂量 1mg 气管插管内给药：1∶1000 浓度，0.1ml/kg（0.1mg/kg）
胺碘酮（amiodarone）	室颤或无脉性室速	5mg/kg，最大 300mg，静脉或骨髓内注射。无效可重复，每日最大剂量 15mg/kg（或总量 2.2g）
硫酸阿托品（atropine sulfate）	有症状的心动过缓	静脉或骨髓内注射：0.02mg/kg，单次最小剂量 0.1mg；单次最大剂量儿童 0.5mg，青少年 1mg。无效可重复 1 次。总剂量最大儿童 1mg，青少年 2mg 气管插管内给药：0.04～0.06mg/kg
氯化钙（10%）（calcium chloride 10%）	低钙血症、高钾血症、高镁血症、钙通道阻滞剂过量	20mg/kg（0.2ml/kg），心脏骤停或低血压时静脉或骨髓内缓慢注射，必要时重复
利多卡因（lidocaine）	室颤或室速	静脉或骨髓内注射：1mg/kg，若无效 15 分钟后可重复注射，最大量 5mg/kg。维持量 25～50 μg/（kg·min）静脉或骨髓内持续输入 气管插管内给药：2～3mg/kg
纳洛酮（naloxone）	逆转阿片类麻醉药作用	静脉或骨髓内注射：0.1mg/kg，必要时每 2 分钟重复 1 次，最大剂量 2mg 气管插管内给药：剂量为静脉剂量的 2～3 倍。
碳酸氢钠（sodium bicarbonate）	严重代谢性酸中毒、高钾血症	剂量和用法：1mEq/kg，缓慢静脉或骨髓内注射。使用时要保证有效通气
葡萄糖（dextrose，glucose）	低血糖	0.5～1g/kg，静脉或骨髓内输注

5. 给氧　氧在复苏中十分重要，复苏时需用 100% 氧，而无须顾忌氧中毒。扩张的瞳孔缩小为氧合血液灌注适宜的最早征象，继而皮肤和黏膜方转红润。

6. 除颤　心电监护发现室颤或无脉性室速后要立刻除颤，除颤前持续 CPR，除颤后立刻开始胸外按压 2 分钟，再判断心律是否恢复。初次除颤时剂量为 2～4J/kg，但为教学方便，可采用首次 2J/kg 的剂量。对顽固性 VF，应提高除颤剂量，第 2 次及以后除颤应至少达 4J/kg，但最高不超过 10J/kg 或成人剂量。

（三）复苏后稳定治疗　经 CPR 自主循环恢复并能维持者，进入复苏后稳定阶段。自主循环恢复只是心肺复苏成功的第一步，之后可能相继出现因心、脑、肺、肾等重要生命器官严重缺氧和代谢紊乱等所带来的严重影响。因此须严密监护病儿，维持各种高级生命支持措施，争取自主呼吸尽早出现，并对相继发生的各种异常采取相应的治疗措施。查找病因治疗原发病亦很重要，否则将再度引起呼吸、心搏骤停。

1. 维持呼吸功能　复苏后要继续保持有效通气和维持氧供。自主呼吸不稳定者应及早气管插管机械通气。除非有脑疝先期症状，不常规使用过度通气。因为过度通气可使心输出量和脑灌注压下降，对神经系统预后弊大于利。对躁动患儿可给予镇静剂（地西泮或咪达唑仑）乃至肌松剂，以保证最佳通气、减少氧耗与气压伤。

2. 稳定循环功能　复苏后患儿中心功能不全和休克很常见，且这些改变在长期存活者中常为可逆性，积极的血流动力学支持治疗可改善预后。因此，对复苏后确认或怀疑有心血管功能障碍者，应给予血管活性药物调节心血管功能。复苏后常用心血管活性药见表 92-2-2。此外，对复苏后低血压同时有中心静脉压降低者应予液体复苏，有严重心律失常应予纠正，并维持电解质和内环境稳定。

3. 积极脑复苏　脑功能是否恢复，为衡量复苏成败的关键指标之一。2010 版指南强调要避免造成继发性脑损害的危险因素，具体措施包括：

（1）改善脑低灌注状态：保证脑细胞有充分的氧和能量供应，促进脑细胞膜功能尽早恢复。心复跳后以谨慎维持正常或稍高的脑灌注压为宜。为此应维持正常血压，给予脱水剂等治疗颅内高压。

（2）充分的氧和能量供应：脑复苏时维持动脉血氧分压在正常高值，可增加神经细胞的氧供应。同时要纠正贫血和提高心输出量。

表 92-2-2　复苏后稳定循环常用药物

药物名称	适应证	剂量和用法	注意事项
氨力农 (inamrinone)	心肌功能障碍伴全身或肺血管阻力增高	负荷量 0.75~1mg/kg,5 分钟内静脉或骨髓内注射,必要时可重复 1 次,随后予维持量 5~10μg/(kg·min),持续静脉或骨髓内滴注	因具有血管扩张作用,使用时可能需增加液量
米力农 (milrinone)	心肌功能障碍伴全身或肺血管阻力增高	负荷量 50μg/kg,10~60min 内静脉或骨髓内注射,随后予维持量 0.25~0.75μg/(kg·min),持续静脉或骨髓内滴注	因具有血管扩张作用,使用时可能需增加液量
多巴酚丁胺 (dobutamine)	复苏后心肌功能障碍	2~20μg/(kg·min)持续静脉或骨髓内滴注	
多巴胺 (dopamine)	液体复苏无效、血管阻力低的休克	2~20μg/(kg·min)持续静脉或骨髓内滴注	<5μg/(kg·min) 时可能改善肾脏血流灌注,但目前资料不能证实其效果 >20μg/(kg·min)可使血管阻力过度增高
肾上腺素 (epinephrine)	复苏后心肌功能抑制伴血管阻力降低	0.1~1μg/(kg·min)持续静脉或骨髓内滴注	在明显心血管不稳定和失代偿休克者,优于多巴胺
异丙肾上腺素 (norepinephrine)	全身血管阻力降低且液体复苏无效的休克	0.1~2μg/(kg·min)持续静脉或骨髓内滴注	在明显心血管不稳定和失代偿休克者,优于多巴胺
硝普钠 (sodium nitroprusside)	心肌功能障碍导致的低血压	初始剂量 0.5~1μg/(kg·min),根据病情调节剂量,最大 8μg/(kg·min)	可与正性肌力药物合用,通过降低周围血管阻力增加心输出量 因具有血管扩张作用,使用时可能需增加液量

(3) 减轻脑水肿和防治颅内高压:可用甘露醇降颅压等。

(4) 镇静止痉、降低脑代谢:积极治疗缺氧后的惊厥发作,但不主张预防性给药。积极寻找引发惊厥的其他可纠正的代谢原因,如低血糖或电解质紊乱等。常用药物为地西泮、苯巴比妥等。巴比妥类药物除可以止惊外,还可抑制脑代谢、降低脑耗氧量、增加脑组织对缺氧的耐受性、保护脑功能。

(5) 低温疗法:治疗性低体温在 CPR 后对神经系统的保护作用在成人和新生儿的研究中已被证实。但儿童 CPR 后治疗性低体温的效果和安全性尚缺乏前瞻性双盲对照研究证实。因此 2010 版指南推荐:基于在成人获得的证据,治疗性低体温(32~34℃)对院外有目击者的 VF 所致心搏骤停复苏后仍处于昏迷状态的青少年、心肺复苏后处于昏迷状态的婴儿和儿童可能有益。

(6) 消除可能损害脑细胞的代谢因素:如颅内葡萄糖过多,将生成过多底物,使脑内乳酸酸中毒,导致脑水肿、脑细胞死亡。故高血糖患者一般不用含糖液;血糖>10mmol/L 可加用胰岛素。

4. 维持肾功能　小儿尿量<1ml/(kg·h)、青少年<

30ml/h 即为少尿。可因肾前原因(血容量不足、肾灌注减少)、肾缺血损害、再灌注损伤所致。应针对原因进行处理,如补充血容量;用儿茶酚胺类药物改善心功能;避免或慎用对肾脏有毒或通过肾排泄的药物等。

5. 维持水与电解质平衡　复苏患者均存在水潴留,宜使出入量略呈负平衡状态。最好每日测量体重,保持体重恒定。高血糖患者可加用胰岛素,按每 3~4g 葡萄糖加 1 单位胰岛素计算,同时注意纠正酸中毒、低钙、低钾。

6. 治疗原发病及防治感染　祛除病因是避免再次发生心跳呼吸骤停的根本方法。应特别注意寻找并尽快治疗可逆性的病因。为方便记忆和查找病因,将引起心停搏和血流动力学改变的潜在可逆因素归结为 6H、5T。6H 指:低血容量(hypovolemia)、缺氧(hypoxia)、酸中毒(acidosis)、高/低血钾(hyper-hypokalemia)、低血糖(hypoglycemia)、低温(hypothermia)。5T 指:中毒(toxia)、创伤(trauma)、心脏压塞(tamponade cardiac)、张力性气胸(tension pneumothorax)、栓塞(thrombosis)——肺栓塞或冠脉栓塞。

(钱素云)

第 92 章 儿童心肺复苏术

主要参考文献

[1] Knudson JD, Neish SR, Cabrera AG, et al. Prevalence and outcomes of pediatric in-hospital cardiopulmonary resuscitation in the United States: an analysis of the Kids' Inpatient Database. Crit Care Med, 2012, 40 (11):2940-2944.

[2] López-Herce J, Del Castillo J, Matamoros M, et al. Factors associated with mortality in pediatric in-hospital cardiac arrest: a prospective multicenter multinational observational study. Intensive Care Med, 2013, 39 (2): 309-318.

[3] Zeng J, Qian S, Zheng M, et al. The epidemiology and resuscitation effects of cardiopulmonary arrest among hospitalized children and adolescents in Beijing: An observational study. Resuscitation, 2013, 84 (12): 1685-1690.

[4] Chen CY, Lin YR, Zhao LL, et al. Epidemiology and outcome analysis of children with traumatic out-of-hospital cardiac arrest compared to nontraumatic cardiac arrest. Pediatr Surg Int, 2013, 29(5):471-477.

[5] Berg MD, Schexnayder SM, Chameides L, et al. Part 13: Pediatric Basic Life Support: 2010 American Heart Association Guidelines for Cardiopulmonary Resuscitation and Emergency Cardiovascular Care. Circulation, 2010, 122:S862-S875.

[6] Kleinman ME, Chameides L, Schexnayder SM, et al. Part 14: Pediatric Advanced Life Support: 2010 American Heart Association Guidelines for Cardiopulmonary Resuscitation and Emergency Cardiovascular Care. Circulation, 2010, 122:S876-S908.

[7] Alsoufi B, Awan A, Manlhiot C, et al. Results of rapid-response extracorporeal cardiopulmonary resuscitation in children with refractory cardiac arrest following cardiac surgery. Eur J CardiothoracSurg, 2014, 45(2):268-275.

第 93 章

儿童急性呼吸窘迫综合征

急性呼吸窘迫综合征(acute respiratory distress syndrome,ARDS)是指在严重感染、休克、创伤及烧伤等非心源性疾病过程中,肺毛细血管内皮细胞和肺泡上皮细胞损伤造成弥漫性肺间质和肺泡水肿,导致的急性低氧性呼吸功能不全或衰竭。自 1967 年 Ashbaugh 等描述该综合征起,儿科医师就意识到,虽然成人和儿童 ARDS 在发病机制和病理生理学方面有相似性,但在发病危险因素、病因、合并症、呼吸机设置及预后等方面均存在差异。由于柏林 ARDS 诊断标准在儿科的使用存在一系列的不足,2012 年儿科急性肺损伤委员会联合多个国家的重症医学会针对儿童 ARDS 的危险因素、病因及病理生理等特点,制定了儿童 ARDS 诊断标准,并对儿童 ARDS 的治疗方法进行推荐。

一、流行病学

对美国、欧洲、澳大利亚和新西兰的流行病学研究显示,成人 ARDS 的人群发病率为 17.9~81.0/100 000 人,儿童 ARDS 的人群发病率在 2.0~12.8/100 000 人。成人 ARDS 病死率为 27%~45%,儿童 ARDS 病死率稍低,约为 18%~27%。有研究显示儿童 ARDS 的发病率和病死率较低,且随着年龄增加而增加。我国缺乏小儿 ARDS 以人群为基数的流行病学研究。我国 PICU 内 ARDS 的发病率为 1.42%,病死率为 62.9%,其中重症肺炎所致 ARDS 病死率为 64.2%,脓毒症所致 ARDS 病死率为 77.3%。

疾病的发病率与所用诊断标准有很大关系。由于 ARDS 的基本病理生理变化是肺泡-毛细血管通透性增加所致肺水肿,导致氧合障碍。但是床旁测定通透性增加非常困难,因此 ARDS 诊断就结合了临床、氧合、血流动力学和放射学标准几个方面综合考虑。对 ARDS 标准的理解和具体应用会影响其诊断。

二、病   因

多种原因均可导致 ARDS,根据肺损伤机制将 ARDS 的病因分为直接肺损伤因素和间接肺损伤因素(表 93-0-1)。前者直接损伤肺部,所导致的 ARDS 称为肺源性 ARDS;后者指肺外疾病或损伤通过激活全身炎症反应产生肺损伤,所导致的 ARDS 称为肺外源性 ARDS。与成人相比,儿童肺部感染导致 ARDS 更常见,尤其是肺部病毒感染。

表 93-0-1　急性呼吸窘迫综合征病因

直接因素	间接因素
肺炎(细菌、病毒、支原体、真菌等)	严重感染及感染性休克
胃食管反流性肺炎	严重非肺部创伤
溺水	心肺分流术后
吸入中毒(烟雾、氧气)	大量输血
	药物中毒
	急性重型胰腺炎
肺部创伤、肺挫伤	大面积烧伤
肺脂肪栓塞	弥散性血管内凝血
机械通气	

三、发 病 机 制

ARDS 发病机制尚未完全阐明。尽管有些致病因素可对肺泡造成直接损伤,但 ARDS 本质是多种炎症细胞及其释放的炎症介质和细胞因子间接介导的肺脏炎症反应。ARDS 是系统性炎症反应的肺部表现,是机体自身失控的炎症瀑布反应结果。

炎症细胞和炎症介质在 ARDS 发生发展中起关键作用。多种炎性细胞如中性粒细胞、巨噬细胞和血管内皮细胞均参与炎症反应过程。炎症细胞产生多种炎性介质和细胞因子,最重要的是肿瘤坏死因子-α 和白细胞介素-1,导致大量中性粒细胞在肺内聚集、激活,并通过"呼吸爆发"释放氧自由基、蛋白酶和炎性介质,引起靶细胞损害,表现为肺毛细血管内皮细胞和肺泡上皮细胞损伤,肺微血管通透性增高和微血栓形成。大量富含蛋白质和纤维蛋白的液体渗出至肺间质和肺泡,导致非心源性肺水肿和透明膜形成,进一步导致肺间质纤维化。

ARDS 病理生理特征是肺泡-毛细血管膜通透性增高,形成间质及肺泡水肿,肺表面活性物质减少,导致小气道陷闭和肺泡萎陷不张,进而导致肺容积减小、功能残气量降低、肺顺应性降低、通气/血流比例失调,引起肺部氧合障碍,出现顽固性低氧血症和呼吸窘迫。由于呼吸代偿,$PaCO_2$ 最初可以正常或降低,严重患者,由于呼吸肌疲劳导致肺通气量减少,发生高碳酸血症。

990

四、临 床 表 现

1. 症状体征　呼吸频率增快及呼吸窘迫是 ARDS 的主要表现之一。通常在 ARDS 起病 1~2 天内出现呼吸增快,并逐渐进行性加重,出现呼吸困难和呼吸窘迫。吸气时锁骨上窝及胸骨上窝凹陷。由于缺氧逐渐加重,患者可表现烦躁不安、心率增快、唇及指甲发绀。缺氧症状用鼻导管或面罩吸氧的常规氧疗方法无法缓解。合并肺部感染时出现咳嗽、咳痰、发热和畏寒等。有的患者两肺可闻及干湿性啰音、哮鸣音。肺部实变时呼吸音减低。由于 ARDS 病因复杂,有时临床表现隐匿或不典型,必须提高警惕。

2. X 线胸片　临床不同时期的 X 线表现如下:病程早期可仅见两肺纹理增多、模糊,可伴有小斑片影;继而出现两肺透光度减低呈磨玻璃样改变,显示弥漫性肺间质水肿;随着病变继续进展,两肺出现大片密度不均匀的融合病灶,其中可见支气管充气征,肺间质水肿也加重,甚至呈"白肺"。恢复期上述阴影逐渐消失,部分患者出现肺纤维化改变。

3. 胸部 CT　与胸片相比,CT 扫描能更准确地反应病变肺区域大小,对早期诊断有帮助。在病变早期胸片改变不明显时,胸部 CT 可见肺间质有渗出阴影。典型 ARDS 肺部 CT 表现为肺内病变不均一,呈现重力依赖现象,上部肺组织正常及相对正常,中部呈磨玻璃样改变,下垂部位呈实变影。

4. 血气分析　是评估肺部通气换气功能的重要方法。ARDS 早期多为不同程度的低氧血症和呼吸性碱中毒,肺泡-动脉氧分压差升高。随着病情加重,PaO_2/FiO_2 进行性下降。由于 ARDS 晚期无效腔通气增加,出现二氧化碳潴留,表现为呼吸性酸中毒。

五、诊　　断

自 1967 年 ARDS 概念提出以来,曾制定过多个诊断标准。1994 年欧美联席会议制定的 ARDS 标准曾被广泛应用,2012 年对其修订,制定出 ARDS 柏林标准(表 93-0-2)。这些标准主要针对成人患者,未考虑儿童特殊性,用于儿科有一定缺陷。比如标准中评估氧合状况的指标 PaO_2/FiO_2(PF)需要直接测定动脉血氧分压,但儿科动脉血气采集有时较困难,并且由于普遍使用脉搏血氧仪监测脉氧饱和度(SpO_2),动脉血气测定正逐渐减少。这有可能由于未能测定动脉血氧分压而导致 ARDS 漏诊,从而低估儿科 ARDS 的发病率。因此使用 SpO_2/FiO_2(SF)比值评估肺部氧合较方便实用。但是使用 PaO_2/FiO_2(PF)比值评价肺部氧合亦存在一定缺陷,除了需要测定 PaO_2 外,该比值明显受气道压力的影响。虽然 Berlin 标准中规定需要最低为 $5cmH_2O$ 的 PEEP,但是 PEEP 的设定受很多因素的影响,并且呼吸机的其他参数设置同样可影响该比值。因此临床实践模式不同可影响 ARDS 的诊断,尤其是在儿童 ICU 中呼吸机参数设置的可变性比成人 ICU 大。

机械通气患者的肺部氧合与平均气道压(Paw)直接相关,因此使用包含 Paw 的指标氧合指数(oxygenation index,OI)[$OI=(FiO_2×Paw×100)/PaO_2$]能更真实地反应肺部氧合状况。对于未能测定动脉血氧分压但监测了脉氧饱和度的患儿可用氧饱和度指数(oxygen saturation index,OSI)[$OSI=(FiO_2×Paw×100)/SpO_2$]来评价肺部氧合。

表 93-0-2　ARDS 柏林标准

项目	标准
起病时间	起病 1 周内具有明确的危险因素或在 1 周内出现新的或突然加重的呼吸系统症状
肺水肿原因	呼吸衰竭不能完全用心力衰竭或液体过负荷解释 如无相关危险因素,需行客观检查(如多普勒超声心动图)以排除静水压增高型肺水肿
胸部 X 线片[a]	两肺透光度减低影,不能用渗出、小叶/肺不张或结节影来解释
氧合状况[b]	
轻度	在 CPAP/PEEP ≥$5cmH_2O$ 时[c],200mmHg <PaO_2/FiO_2≤300mmHg
中度	在 CPAP/PEEP ≥$5cmH_2O$ 时,100mmHg <PaO_2/FiO_2≤200mmHg
重度	在 CPAP/PEEP ≥$5cmH_2O$ 时,PaO_2/FiO_2≤100mmHg

注:CPAP:持续呼吸道正压;[a] 胸部 X 片或胸部 CT 扫描;[b] 若海拔高于 1000m,可以用以下校正公式:PaO_2/FiO_2×当地大气压/760;[c] 轻度 ARDS 患者,可用无创 CPAP

由于柏林 ARDS 诊断标准在儿科的使用存在一系列的不足,2012 年儿科急性肺损伤委员会联合多个国家的重症医学会针对儿童 ARDS 的危险因素、病因及病理生理等特点,重新制定儿童 ARDS 诊断标准(表 93-0-3)。8 个国家的 27 名专家历时 3 年,基于柏林标准,总结了近 20 年关于儿童急性肺损伤和 ARDS 的文献、著作,充分搜集循证医学证据,遵循严格的方法学首次制定儿童 ARDS 共识。共识对儿童 ARDS 的流行病学、诊断标准、合并症、严重程度评估、通气支持、肺特异性辅助治疗、肺外治疗、监测、无创通气、体外膜肺支持及预后等进行了详述,并指出了将来对儿童 ARDS 的研究重点。

虽然不同年龄组的儿童 ARDS 在流行病学、危险因素及病理学方面可能存在差异,感染发生率、炎症反应及肺修复机制等也与年龄有关,但是没有数据支持应按年龄分组诊断儿童 ARDS。应注意的是需排除与围生期密切相关因素所致的急性低氧血症,如早产相关肺疾病、围生期肺损伤(如胎粪吸入综合征、分娩引起的肺炎或脓毒症)、其他先天性畸形(如先天性膈疝、肺毛细血管发育不良)。

表 93-0-3 儿童急性呼吸窘迫综合征诊断标准

年龄	排除患有围生期相关肺疾病的患儿			
时间	7 天内明确的临床损害过程			
水肿原因	不能完全用心功能衰竭或液量超载来解释的呼吸衰竭			
胸部影像	胸部影像显示肺部有新浸润的急性实质性病变			
肺部氧合	无创机械通气	有创机械通气		
	儿童呼吸窘迫综合征(无危重程度分级)	轻度	中度	重度
	面罩双水平正压通气或持续气道正压 ≥ 5cmH$_2$O^2 PF 比值 ≤ 300 SF 比值 ≤ 264^1	4 ≤ OI < 8 5 ≤ OSI < 7.5^1	8 ≤ OI < 16 7.5 ≤ OSI < 12.3^1	OI ≥ 16 OSI ≥ 12.3^1
特殊人群				
发绀型心脏病	符合上述年龄、时间、水肿原因和胸部影像标准,出现不能用原有心脏疾病解释的肺部氧合急剧恶化^3			
慢性肺疾病	符合上述年龄、时间、水肿原因标准,胸部影像出现新的浸润病灶,肺部氧合从基础状态急剧恶化并符合上述标准^3			
左心功能不全	符合上述年龄、时间、水肿原因标准,胸部影像出现新的浸润病灶,肺部氧合急剧恶化符合上述标准并不能用左心功能不全解释			

注:^{1}如果测定了 PaO$_2$,采用 PaO$_2$ 相关指标作评估。如无法获取 PaO$_2$ 时,调整 FiO$_2$ 使 SpO$_2$ ≤ 97% 并计算 OSI 或 SF 比值
^{2}对需供氧或经鼻无创通气的未插管患儿,须参照表 93-0-2 的风险标准
^{3}不建议使用 OI/OSI 对需有创通气的慢性肺疾病或青紫型先心病患儿做 ARDS 危险度分级

新的儿童 ARDS 诊断标准中不但使用 PF 比值和 OI 评估肺部氧合,对未能测定动脉血氧分压的患儿,还使用 SF 比值和 OSI 来评价儿童肺部氧合。但临床使用时应注意,如果测定了 PaO$_2$ 就使用 PF 比值或 OI。如果未测定 PaO$_2$,应逐渐降低 FiO$_2$ 使 88% ≤ SpO$_2$ ≤ 97%,再计算 SF 或 OSI。诊断标准中根据患儿是否行有创机械通气采取不同的方法来评估肺部氧合。对行无创通气的患儿只用 PF 或 SF 来评估是否为 ARDS,但不进行危重程度分级,而行有创通气的患儿,不但用 OI 或 OSI 评估肺部氧合程度,还根据数值大小进行程度分级。

一些慢性心肺疾病如慢性肺疾病、发绀型心脏病和左心功能不全,由于基础状态时就存在相当程度的低氧血症,因此用肺部氧合指标难以确切评估肺部实际病变程度。所以,这类患者的 ARDS 诊断存在一定困难。新的诊断标准中特别列出该类患者的诊断情况,强调只要符合儿童 ARDS 的发病年龄、时间、肺水肿原因,胸部影像出现新的浸润病灶,出现不能用原有心肺疾病解释的肺部氧合急剧恶化,就可以诊断 ARDS。但基于 OI 或 OSI 的 ARDS 程度分度标准不适用于接受机械通气的慢性肺疾病或有发绀型先天性心脏病患儿。

由于疾病变化是一连续动态过程,临床存在急性肺部病变患儿应严密监测病情变化,对存在表 93-0-4 所示危险因素患儿需特别关注,因其发展成 ARDS 的可能性很大。这为儿童 ARDS 的及时诊断和治疗提供线索。

表 93-0-4 存在儿童急性呼吸窘迫综合征风险的诊断标准

年龄	排除围生期相关肺疾病的患儿		
时间	7 天内明确的临床损害		
水肿原因	不能完全用心功能不全或液量超载来解释的呼吸衰竭		
胸部影像	胸部影像显示肺部有新浸润的急性实质性病变		
肺部氧合	无创机械通气		有创机械通气
	经鼻 CPAP 或 BiPAP	经面罩、鼻导管吸氧	需要给氧才能维持 SpO$_2$ ≥ 88% 但 OI < 4 或 OSI < 5
	需要 FiO$_2$ ≥ 40% 才能维持 SpO$_2$ ≥ 88% ~ 97%	至少需要以下氧流量才能维持 SpO$_2$ ≥ 88% ~ 97%: <1 岁:2L/min 1 ~ 5 岁:4L/min 5 ~ 10 岁:6L/min >10 岁:8L/min	

六、治　疗

对于 ARDS 目前尚无特效的治疗方法,目前主要根据其病理生理改变和临床表现,采取综合性治疗措施,主要包括积极治疗原发病,呼吸和循环功能支持,防治并发症。

（一）原发病治疗　全身感染、创伤、休克、烧伤和急性胰腺炎是导致 ARDS 的常见原因。控制原发病、遏止其诱导的全身失控的炎症反应是预防和治疗 ARDS 的必要措施。感染可导致 ARDS,而 ARDS 又易并发感染,因此对所有患者均应怀疑感染的可能,除非有明确的其他导致 ARDS 的原因存在,治疗上均宜选择广谱抗生素。

（二）呼吸支持治疗　呼吸支持是治疗 ARDS 的重要方法,可以改善通气氧合,但也可以加重甚至诱发肺损伤。

1. 氧疗　氧疗的目的是改善低氧血症,可采用鼻导管、面罩等氧疗方式。ARDS 患儿常低氧血症严重,常规氧疗难以奏效,需要机械通气以提高氧疗效果。

2. 无创正压通气　无创正压通气（noninvasive positive pressure ventilation,NPPV）是指不经人工气道（气管插管或气管切开）进行呼吸支持,可有效降低有创通气的合并症。理论上,NPPV 通过提供压力支持利于维持气道通畅,改善肺部顺应性,增加通气量,有效降低呼吸功和改善氧合,缓解呼吸肌疲劳。但是关于应用无创通气治疗 ARDS 的研究资料很少。有研究显示 NPPV 可改善肺部氧合、增加潮气量、降低神经肌肉驱动力和呼吸做功,缓解呼吸窘迫,并且可降低有创通气并发症如呼吸机相关性肺炎的发生率。尤其是免疫功能受损合并 ARDS 患者,早期首先试用 NPPV,可以减少气管插管和病死率。但是 NPPV 对 ARDS 的治疗作用尚存在很多争议。有研究显示,ARDS 是 NPPV 治疗急性低氧性呼吸衰竭失败的独立影响因素。对成人研究荟萃分析发现 NPPV 治疗 ARDS 的失败率大约为 50%,因此使用时应特别小心。临床实践中应注意患者选择,尽量在 ARDS 早期没有严重缺氧征时使用,注意患者没有重要脏器功能衰竭如肾衰竭需要透析,血流动力学稳定,没有心律失常,意识清楚,能维持气道通畅。

儿科常用的 NPPV 通气模式为持续气道正压通气（continuous positive airway pressure,CPAP）和双水平气道内正压（bilevel positive airway pressure,BiPAP）通气。儿童一般采用经面罩或鼻罩 BiPAP 模式,小婴儿可采用经鼻塞 CPAP 模式,尽量减少鼻塞及面罩周围漏气。使用 BiPAP 模式时还应注意人机同步情况,对难以达到人机同步的患者可采用 CPAP 模式。一般需要在医护人员经验丰富及监护条件较好的 ICU 内实施,以便严密监测识别病情变化并及时处理。虽然镇静治疗可提高患者对无创通气耐受性,但也抑制患者自主呼吸和降低意识水平,有时甚至导致治疗失败。故无创通气时使用镇静剂应小心,一定要严密监测患者情况。

病情危重程度是决定无创通气治疗能否成功的主要因素。经 NPPV 治疗 1~2 小时后患者病情无改善或有恶化趋势如呼吸频率增快、呼吸功增加、气体交换变差和意识水平降低,应及时气管插管行有创通气。还应密切监测

无创通气相关副作用如鼻翼损伤、感染、面部皮肤损伤和胃肠道胀气等,并及时处理。

3. 有创机械通气　ARDS 机械通气指征尚无统一标准,但经吸高浓度氧不能改善低氧血症时,应尽早进行机械通气。轻度 ARDS 可试用 NPPV,无效或病情加重时及时气管插管行有创机械通气。机械通气的目的是维持有效的通气氧合,支持脏器功能。由于 ARDS 的肺部病变为非均一性,部分肺泡病变严重,出现水肿和不张,顺应性下降,不能参与气体交换,只有肺泡病变较轻或无明显病变的肺泡才可以进行气体交换,有效肺容积明显下降,因而 ARDS 患者的肺被称为"婴儿肺"（baby lung）,实际上是"小肺（small lung）"。进行机械通气时既要充分利用但又要很好地保护尚能气体交换的肺组织。当采用传统的大潮气量通气时,气体容易进入顺应性较好、位于非重力依赖区的肺泡,使这些肺泡过度扩张,从而加重肺损伤;而萎陷的肺泡在通气过程中仍处于萎陷状态,在局部扩张肺泡和萎陷肺泡之间产生剪切力,也可引起肺损伤。因此 ARDS 机械通气时既要使萎陷的肺泡复张并维持开放,以增加肺容积,改善氧合;又要限制肺泡过度扩张和反复关闭所造成的损伤。这就是目前所主张采用的肺保护性通气策略,主要包括小潮气量以限制气道压、肺复张和合适水平的 PEEP。

（1）小潮气量:ARDS 网络小组通过随机对照研究发现:与传统机械通气（潮气量 12ml/kg）相比,小潮气量（6ml/kg）通气使 ARDS 患者病死率降低,而且在不同病因的 ARDS 患者中,小潮气量通气疗效没有明显差异。正常人生理潮气量为 6~8ml/kg,因此控制通气时潮气量应在生理性潮气量范围之内即 5~8ml/kg。成人及儿童临床研究均显示机械通气所用潮气量的大小不仅与患者体重有关,而且与患者尚存留多少可使用的肺容量有关。因此潮气量应根据患者肺部病理生理变化及呼吸系统顺应性调节。对于呼吸系统顺应性较差的患者,潮气量甚至应在 3~6ml/kg。机械通气时气道压力与使用的潮气量和呼吸系统顺应性有关,应用小潮气量有利于限制吸气平台压,减少压力伤。为避免呼吸机相关肺损伤,吸气平台压应限制在 28cmH_2O,如同时伴有胸廓顺应性降低,吸气平台压可限制在 29~32cmH_2O。

为保证小潮气量和限制吸气平台压,允许一定程度的 CO_2 潴留和呼吸性酸中毒,即允许性高碳酸血症。虽然 $PaCO_2$ 的合理范围不清楚,但只要 pH>7.20 对人体影响不明显。如果 CO_2 潴留是逐渐发生的,机体可通过肾脏保留碳酸氢盐来部分代偿,pH 值降低不明显,患者能很好地耐受。另外高碳酸血症本身可通过减轻肺部炎症等作用来减少肺损伤。由于高 $PaCO_2$ 对心肌收缩力有直接抑制作用和脑血管扩展作用,因此,允许性高碳酸血症策略禁用于心功能严重受损、血流动力学不稳定、颅内高压和严重肺动脉高压患者。

（2）肺复张:使用小潮气量通气限制吸气平台压不利于 ARDS 萎陷肺泡的复张,甚至会出现进行性肺泡萎陷,导致肺不张;而 PEEP 维持肺泡开放的功能依赖于吸气期肺泡膨胀的程度。吸气期肺泡膨胀越充分,PEEP 维

持肺泡张开的可能性越高。肺复张手法是在可接受的气道峰压范围内,间歇性给予较高的复张压,以促使萎陷的肺泡复张进而改善氧合。

采用何种肺复张方法更好一直存在争论。临床应用比较成熟的是控制性肺膨胀法(sustained inflation,SI)和缓慢 PEEP 递增法。SI 是将气道压升至 $30 \sim 40cmH_2O$ 并持续 $30 \sim 40$ 秒,使萎陷肺泡迅速复张,增加肺容量,改善氧合及肺顺应性。成人研究显示 SI 效果与肺部病变类型和肺顺应性有关,对肺部病变主要表现为肺泡萎陷和肺泡炎性水肿的患者效果较好。由于很难预计每个患者对肺复张的反应,并且缺乏儿科相关研究资料,目前不推荐持SI 用于儿童 ARDS。研究显示通过缓慢 PEEP 递增法进行肺复张,对改善儿童 ARDS 肺部氧合有效并且安全。缓慢PEEP 递增法的实施是将通气模式调整为压力控制通气,设定气道压上限,一般为 $35 \sim 40cmH_2O$,然后将 PEEP 每2 分钟递增 $5cmH_2O$,直至 PEEP 达 $25cmH_2O$,随后每 2 分钟递减 $5cmH_2O$,直至复张前水平。因为增加 PEEP 时,气道峰压也随之增加,当超过气道压上限时应降低有效通气压。

施行肺复张的主要并发症为血流动力学波动和气压伤等。因此对血流动力学不稳定的患者实施肺复张时应格外谨慎,应首先保证血容量充足。实施过程中出现血压下降、经皮氧饱和度降低和心律失常时,应及时停止肺复张。

(3) 呼气末正压:设置 PEEP 的目的是防止肺泡在呼气时萎陷而在吸气时又开放。ARDS 肺复张后,只有应用适当的 PEEP 才能维持肺泡开放,防止复张的肺泡再次塌陷。PEEP 过低,不足以维持肺泡的开放状态,使肺泡再塌陷;PEEP 过高使部分正常通气的肺组织过度膨胀,加重肺损伤,并且 PEEP 增加胸膜腔内压,减少回心血量,对血流动力学有影响。目前认为,最佳 PEEP 是既应能维持复张肺泡的开放,同时又能防止非依赖区肺泡的过度膨胀。

ARDS 最佳 PEEP 的选择仍存在争议。理论上最佳PEEP 应根据肺静态压力-容量曲线低位拐点压力(P_{flex})确定。研究显示将 PEEP 设定在 $P_{flex}+2cmH_2O$ 可有效减轻肺损伤。但由于测定危重患者的肺静态压力-容量曲线非常困难,因此临床使用很少。此外还有最大顺应性法、FiO_2-PEEP 法和氧输送法等。目前尚无足够证据支持何种方法选择最佳 PEEP 更为合适,还需要依赖于临床医师的经验。

最佳 PEEP 设置应遵循个体化原则,综合考虑患者呼吸力学、肺部氧合及血流动力学等情况。对于重度 ARDS需要设定在 $10 \sim 15cmH_2O$,甚至更高。

4. 高频振荡通气　高频振荡通气(high-frequency oscillatory ventilation,HFOV)用于临床已有 30 余年历史,但对其疗效存在很大争议。HFOV 时采用肺复张策略使萎陷的肺泡重新张开,用合适的平均气道压保持肺泡张开,使振荡通气在最佳肺容量状态下进行。由于产生潮气量较小,肺内压力变化小,减少肺泡因闭合张开产生的剪切力。理论上,该通气方法比较符合 ARDS 的肺保护性通气策略,但临床研究结果很不一致。有些研究显示可以改善

肺部氧合,降低病死率,但有些研究得出相反的结果。

目前对于常频通气时平台压超过 $28cmH_2O$ 的中-重度 ARDS 推荐使用 HFOV。由常频通气转换 HFOV 时,预设平均气道压一般较常频通气时高 $2 \sim 6cmH_2O$,然后根据经皮氧饱和度情况,逐步调节平均气道压,维持合适的肺容量以保证肺部氧合,同时监测血流动力学状态。振荡压力及振荡频率应根据胸壁振动幅度进行调节。

5. 俯卧位通气　ARDS 患者肺部表现为弥漫性肺间质水肿,但肺内的病变并不是均匀一致的。以重力依赖区(在仰卧位时靠近背部的肺区)最重,通气功能极差,而在非重力依赖区(仰卧位时靠近胸部的肺区)的肺泡通气功能基本正常,介于两者之间的部分通气相对正常。基于以上病理特点,俯卧位通气改善氧合的可能机制主要为:①背侧通气改善,肺内通气重分布,通气血流灌注比值(V/Q)更加匹配;②血流及水肿的重分布;③功能残气量增加;④减少心脏的压迫。另外,俯卧位时局部膈肌运动改变及俯卧位更利于肺内分泌物的引流,可能也是改善氧合的原因之一。

尽管有很多研究显示严重低氧血症患者采用俯卧位通气显著改善了氧合功能,但前瞻性对照研究显示俯卧位通气并没有提高 ARDS 患者存活率,也没有缩短机械通气天数和肺部恢复时间。荟萃分析也显示俯卧位通气改善低氧性呼吸衰竭患者的肺部氧合,甚至降低呼吸机相关性肺炎发生率,但对病死率无影响。进一步分析发现,俯卧位通气能降低 PF 比值<100mmHg 的严重低氧型呼吸衰竭患者的病死率,但对 PF 比值>100mmHg 的低氧型呼吸衰竭患者的病死率无影响。因此不推荐俯卧位通气常规用于所有 ARDS 治疗,但可用于严重低氧的重度 ARDS患者。

严重低血压、休克、室性或室上性心律失常、颜面部创伤、近期有过腹部手术、有未处理的不稳定骨折和脊柱损伤等为俯卧位通气的相对禁忌证。另外,体位改变过程中可能发生气管导管、中心静脉导管和各种引流管意外脱落,应注意预防。

6. 一氧化氮吸入　内源性一氧化氮(nitric oxide,NO)是一种非胆碱能、非肾上腺素能神经递质,广泛分布于生物体内各组织中,对心脑血管、神经、免疫调节等方面有着十分重要的生物学作用。吸入外源性 NO 治疗 ARDS的机制与 NO 特性及 ARDS 病理生理特点有关。NO 吸入后,进入肺内通气良好的区域,弥散入肺循环,产生扩张气道和肺循环的作用,从而降低肺血管阻力和肺动脉压,增加该肺区血流,改善通气较好的肺泡的通气/血流比例,同时减轻右心后负荷,改善右心功能。而通气较差的肺泡几乎无 NO 进入,因而无血流量增加,其结果是重新分配经肺部的血流量。原通气较差的肺泡的血流量被窃血至通气较好的肺泡周围,整个肺部的通气/血流比例趋于合理,氧合效率提高,从而降低所需吸入气的氧气浓度,提高动脉血氧分压,逆转低氧血症,达到治疗 ARDS 的目的。吸入 NO 由肺泡弥散进入体循环后,立即与红细胞内血红蛋白结合,形成亚硝酸基血红蛋白而失活。亚硝酸基血红蛋白在有氧条件下,被氧化成高铁血红蛋白,后者最终转化

为硝酸盐排出体外。因此，NO 无全身血管扩张作用，是一种选择性肺血管扩张剂。

多个临床研究评价了吸入不同浓度 NO 对肺部氧合和肺动脉压的影响，均发现吸入 NO 数分钟后 PaO_2/FiO_2 明显升高，而肺动脉阻力和平均肺动脉压明显降低。并且有研究发现，NO 浓度为 1~20ppm 时肺部氧合改善，而高于 20ppm 时肺部氧合反而下降。随后进行了多个前瞻性对照研究以观察 NO 吸入对 ARDS 预后的影响，结果均令人失望。多个荟萃分析显示 NO 吸入并没有降低 ARDS 的 28 天病死率和总病死率，也没有缩短机械通气时间。NO 吸入改善氧合的时间维持很短，通常在使用后的 24 小时内，并且 NO 吸入增加肾衰竭的危险。

对于 NO 吸入能够改善 ARDS 的肺部氧合，但为什么没能降低 ARDS 的病死率呢？原因可能是多方面的，一个基本的原因是 ARDS 真正死于低氧血症的很少，多器官功能不全是 ARDS 死亡的最常见原因。短时间改善氧合对患者存活无明显影响。而且吸入 NO 改善肺部氧合的同时，也会改变肺血管阻力，而后者的意义可能更重要。吸入 NO 后肺部对其敏感性会增高，但多数对照研究没有使用剂量-效应曲线来修正每天最佳治疗浓度，而是使用相同浓度的 NO。这可能使患者吸入相对过高浓度的 NO，从而产生一系列的副作用。

目前并不推荐常规使用 NO 吸入治疗 ARDS，但是对于伴有明确肺动脉高压或严重右心功能不全这可考虑使用。也可用于重度 ARDS 的抢救性治疗或作为体外膜氧合治疗的过度。一旦使用应密切评估其疗效，并密切监测其副作用。

7. 肺表面活性物质　ARDS 发病过程中内源性肺表面活性物质（pulmonary surfactant，PS）系统发生变化，包括合成不足、组分改变及活性降低。PS 含量降低和组分改变是导致难以纠正的低氧血症的重要原因之一。外源性表面活性剂替代治疗对新生儿呼吸窘迫综合征有效已经得到肯定，人们尝试着将 PS 应用于儿童和成人 ARDS 患者。

多个临床观察研究显示，PS 可迅速改善 ARDS 的肺部氧合，改善肺功能，缩短机械通气时间和住 ICU 时间。但随后多个前瞻性随机对照研究结果非常不一致，有的显示 PS 可改善肺部氧合，降低病死率，但并不能缩短机械通气时间；有的显示 PS 可改善肺部氧合，但并不能降低病死率；有的显示 PS 并不能改善肺部氧合，更不能降低病死率。外源性 PS 的治疗效果不同可能与研究对象的肺损伤程度、治疗时机、使用 PS 种类、给药剂量、给药方式及 PS 是否均匀分布于肺内等因素有关。鉴于研究结果的不一致，目前不推荐将 PS 作为 ARDS 的常规治疗方法。但由于多数研究显示 PS 可以改善肺部氧合，有一些研究也显示可改善预后，因此有必要对 PS 的适合患者、给药剂量和给药方法等问题进行进一步研究。

8. 体外膜氧合技术　体外膜氧合（extracorporeal membrane oxygenation，ECMO）也称为体外生命支持（extracorporeal life support，ECLS），是将静脉血从体内引流到体外，经膜式氧合器氧合后再用驱动泵将血液灌入体内，进

行长时间心肺支持的技术。ECMO 最早用于对常规治疗无效的新生儿严重呼吸衰竭，并取得良好效果。以后逐渐用于治疗新生儿、儿童和成人的呼吸、心脏及多器官功能衰竭。在新生儿和成人均有高质量的临床研究支持 ECMO 用于治疗严重呼吸衰竭，但儿童尚缺乏类似研究资料。尽管缺乏明确有力的证据，ECMO 仍然在全世界广泛用于治疗儿童 ARDS。

ECMO 适用于治疗肺部病变可逆的重度 ARDS 或者是准备行肺移植的患者，但是很难确定遴选患儿的统一标准。一般在常规保护性通气策略不能维持有效气体交换时即可考虑使用。但应注意，ECMO 仅仅是一种非常复杂的支持治疗措施，并可伴有很多额外风险，这就需要结合患儿病史、病情变化趋势、其他脏器功能、可能生存质量、经济能力及家庭状况等情况进行动态系统评估，以确定施行 ECMO 的必要性。合并不可控制的出血或禁用抗凝剂的活动性出血、慢性病终末期和中枢神经系统严重损伤的患者不适合施行 ECMO。

应根据患者心功能状况选择 ECMO 类型，如患儿心功能良好，可选择静脉-静脉 ECMO，其仅替代肺脏气体交换功能，是治疗 ARDS 的常用模式。如同时合并心功能不全，应选择静脉-动脉 ECMO，可同时支持替代心脏泵血和肺脏气体交换功能。ECMO 的建立、管理及并发症的处理是复杂的工作，需要医生、护士和其他相关人员的密切配合。ECMO 运行后应注意评估治疗效果，包括 PaO_2、$PaCO_2$、动脉血压、末梢循环、尿量、超声心动图等。

一旦患者心肺功能好转，血流动力学平稳，肺顺应性增加，胸片示肺部病变好转，可逐渐降低 ECMO 流量并逐渐降低膜肺氧浓度。当流量降至正常血流量的 10%~25% 后，仍能维持血流动力学稳定，血气指标满意，可考虑停机。出现下列情况应终止 ECMO：①不可逆严重脑损伤；②其他重要器官严重衰竭；③顽固性出血；④肺部出现不可逆损伤。

（三）液体管理　ARDS 的特征性表现是肺毛细血管通透性增高所引发的肺水肿，血管外肺水增多，引起肺部氧合障碍。血管外肺水增多与预后不良直接相关。ARDS 患者的液体管理目标是必须保证液体入量以维持足够血容量、器官组织灌注和氧输送，同时减少血管外肺水和减轻肺水肿。多个临床研究观察到，急性肺损伤患者的液体正平衡导致机械通气时间延长、氧合下降、住 ICU 时间延长及病死率增加。液体正平衡是 ARDS 患者预后的独立影响因素；通过限制性液体管理策略减少液体输入以及用呋塞米利尿，使液体呈平衡或负平衡，有助于减轻肺水肿严重程度、缩短机械通气时间和降低病死率。但是大部分 ARDS 患者由全身性感染引起，在早期均存在低血容量状态，为减轻肺水肿而减少液量输入可能进一步降低血管内血容量。研究已经证实，对于此类患者早期进行积极的液体复苏能够改善患者的预后，而不恰当限制液体输入会恶化血流动力学指标及导致器官功能障碍，增加病死率。因此，对于存在血流动力学不稳定的 ARDS 患者，早期应行积极液体复苏；当血流动力学稳定后，应评估监测患者的液体平衡状况，实行目标指导的限制性液体策略，保持液

体平衡或负平衡，防止体内液体过多。

ARDS 患者采用晶体液还是胶体液进行液体复苏一直存在争论。研究显示与血浆蛋白正常者比较，低蛋白血症者更易发生 ARDS，并且一旦发生，其病死率也明显增加。理论上，提高胶体渗透压有利于减轻肺水肿。但由于 ARDS 时肺毛细血管通透性增加，输注白蛋白提高血浆胶体渗透压的同时，白蛋白可通过破损的内皮细胞渗出到间质，从而增加间质胶体渗透压，加重肺水肿的形成。临床研究也得出不一致的结果。有研究显示使用白蛋白进行扩容治疗和通过盐水治疗并没有明显差异。但也有研究显示，对于存在低蛋白血症 ARDS 患者，在补充白蛋白等胶体溶液的同时联合应用呋塞米，有助于实现液体负平衡，并改善氧合。

连续性血液净化已被证实为治疗 ARDS 有效措施，它可以去除血液循环中的炎性介质，实现液体负平衡，降低肺血管压，减轻肺水肿及改善氧合。但使用时机尚存在争论。有研究显示，施行 CRRT 时液体超载越严重，病死率越高。因此对存在液体超载的 ARDS 患者可考虑尽早实施。

（四）镇静肌松 为使 ARDS 患者更好的耐受机械通气治疗，降低呼吸功，减少氧消耗，应使用适当的镇静治疗。适宜镇静镇痛可减少患儿的痛苦和躁动，有利于改善人机同步性，改善氧合，减少氧耗，减轻应激反应，减少呼吸机相关性肺损伤发生从而改善患儿预后。

机械通气患者的镇静目标是维持患者安静但对疼痛刺激有反应，但在 PICU 内常常存在镇静过度情况。如果镇静不充分可能导致气管导管及血管内导管意外脱出危险，但长时间镇静过度可导致撤机延迟、医源性戒断综合征。为达到比较合适的镇静镇痛效果，需应用适合于儿科特点的量表评估患者疼痛和躁动的状态。儿科常用的镇静评估量表包括 Ramsay 评分和 Comfort 评分。疼痛评估方法包括自我评估、面部表情评估和行为学（包括生理学）评估。使用量表时要根据患者临床情况及所施行的诊疗操作，鉴别临床症状变化（如血压升高、呼吸心率频率增快等）是由于情绪紧张和疼痛所致，还是因为疾病本身病理生理改变所引起。

应根据患儿病情制定个体化治疗方案，使用镇静过程中，应间断停用镇静剂施行每日唤醒计划。有研究显示，与持续镇静相比，施行每日唤醒计划可缩短机械通气时间、住 ICU 时间和总住院时间，减少镇静剂使用总剂量和降低治疗费用。当生理指标逐渐稳定时，应定期将镇静剂减量，唤醒患儿评估其自主呼吸能力。

有些 ARDS 患者即使在深度镇静时仍然存在明显的人机不同步，使用肌松剂可提高人机同步性，降低呼吸肌氧耗，减少呼吸机相关性肺损伤。但应注意，使用肌松剂后有可能延长机械通气时间，导致肺泡萎陷和增加呼吸机相关肺炎的发生。使用肌松剂时应监测肌松水平以调整用药剂量，并实行每日停用一段时间，以评估患者镇静深度和运动情况。

（五）糖皮质激素 糖皮质激素具有抗炎、抗纤维化、提高机体应激能力等作用。在 ARDS 的治疗中应用由

来已久，但对其应用时机、剂量、疗程及效果一直存在争议。大剂量糖皮质激素不能起到预防 ARDS 发生和发展的作用，反而增加感染的并发症。成人研究显示小剂量糖皮质激素治疗早期 ARDS 可改善氧合、缩短机械通气时间并降低病死率，提示早期使用小剂量糖皮质激素对 ARDS 患者可能有利，但仍需要随机对照研究进一步证实。持续的过度炎症反应和肺纤维化是导致 ARDS 晚期病情恶化和治疗困难的重要原因，有学者提出应用糖皮质激素防治晚期 ARDS 患者肺纤维化。但研究发现对于 ARDS 发病已 14 天的患者应用小剂量糖皮质激素后病死率显著增加，提示晚期 ARDS 不宜应用糖皮质激素治疗。两篇对成人研究资料所作的荟萃分析也得出相互矛盾的结果。一篇分析认为激素治疗 ARDS 无效，另一篇认为使用小剂量长疗程激素可以降低病死率和缩短机械通气时间。

至今为止，尚缺少评估激素治疗小儿 ARDS 疗效的随机对照研究，有限的资料均来自病例观察研究。因此 2015 年发表的共识中激素未被推荐为儿童 ARDSD 的常规治疗方法。但是在实际临床工作中又确实存在经常使用激素治疗儿童 ARDS，因此需要对其有效性、剂量及疗程进一步研究。

（六）营养和代谢支持 应尽早开始营养代谢支持，提供充足的营养物质，满足机体代谢需要，以促进疾病恢复。需根据患者的胃肠功能情况，决定营养途径。如果胃肠能耐受，首选肠内营养，不但可提供比较全面的营养，而且利于维持肠黏膜的完整性和功能。如果肠内营养不能在 72 小时内满足机体需要，应考虑进行肠外营养。

（钱素云）

主要参考文献

[1] Pediatric Acute Lung Injury Consensus Conference Group. Pediatric acute respiratory distress syndrome：consensusrecommendations from the Pediatric Acute Lung Injury Consensus Conference. Pediatr Crit Care Med，2015，16（5）：428-439.

[2] Khemani RG，Smith LS，Zimmerman JJ，et al. Pediatric acute respiratory distress syndrome：definition，incidence，and epidemiology：proceedings from the Pediatric Acute Lung Injury Consensus Conference. Pediatr Crit Care Med，2015，16（5 Suppl 1）：S23-40.

[3] Rimensberger PC，Cheifetz IM，PediatricAcute Lung Injury Consensus Conference Group. Ventilatory support in children with pediatric acute respiratory distress syndrome：proceedings from the Pediatric Acute Lung Injury Consensus Conference. Pediatr Crit Care Med，2015，16（5 Suppl 1）：S51-60.

[4] Ferguson ND，Cook DJ，Guyatt GH，et al. High-frequency oscillation in early acute respiratory distress syndrome. N Engl J Med，2013，368（9）：795-805.

[5] Young D，Lamb SE，Shah S，et al. High-frequency oscillation for acute respiratory distress syndrome. N Engl J Med，2013，368（9）：806-813.

［6］ Cruces P,Donoso A,Valenzuela J,et al. Respiratory and hemodynamic effects of a stepwise lung recruitment maneuver in pediatric ARDS:a feasibility study. Pediatr Pulmonol,2013,48(11):1135-1143.

［7］ ARDS DefinitionTask Force,Ranieri VM,Rubenfeld GD,et al. Acute respiratory distress syndrome:the Berlin Defini-tion. JAMA,2012,307(23):2526-2533.

［8］ Cools F,Offringa M,Askie LM. Elective high frequency oscillatory ventilation versus conventional ventilation for acute pulmonary dysfunction inpreterm infants. Cochrane Database Syst Rev,2015,3:CD000104.

第 94 章

新生儿相关问题

第一节　新生儿窒息与复苏

新生儿窒息(asphyxia of newborn)是指由于各种原因所导致的母体-胎儿间通过胎盘血流进行的气体交换发生急性障碍,引起胎儿发生严重缺氧和酸中毒,继而出现呼吸、循环及中枢神经等系统功能障碍,导致出生后不能建立和维持正常呼吸的一种危重病理状态。新生儿出生时无呼吸或呼吸抑制,或者出生时无窒息,而在数分钟后出现呼吸抑制。窒息是新生儿最常见的症状和主要的死亡原因。世界卫生组织统计资料表明(1995)全世界每年近5百万新生儿死亡中,约有19%为出生时窒息。我国一般医院的窒息发生率约为5%。新生儿复苏是通过干预以确保胎儿从宫内环境到宫外环境安全、健康的过渡。干预的内容包括擦干皮肤、刺激新生儿呼吸,为新生儿提供温暖的环境,或必要时进一步进行心肺支持:包括气管插管、心脏按压及药物干预。本节主要阐述针对窒息新生儿的紧急医疗复苏。及时有效的复苏是降低病死率和改善预后的最好方法。

一、病　　因

窒息是由于围生期缺氧使新生儿生后缺乏正常反应的一种临床表现。故凡是使胎儿-新生儿血氧饱合度降低的任何原因都可引起窒息。从时间过程看包括宫内(母体、脐带、胎盘、胎儿),分娩过程,生后处理三方面;从主体看包括母亲疾病、母婴联系(脐带、胎盘)、胎儿本身、新生儿疾病或畸形及不适当的医疗干预等。常见的如母亲子痫前期或子痫、急性失血、严重贫血、心脏病、未有效控制的糖尿病、急性感染等,因为母亲血氧含量减低而影响胎儿;多胎、羊水过多使子宫过度膨胀,或胎盘早剥、前置胎盘、胎盘功能不足等影响胎盘血液循环;脐带绕颈、脱垂、真结使脐带血流中断;头盆不称、臀位、肩难产、产程延长、产力异常;产钳、内回转术处理不当,催产、镇痛、麻醉药物应用不妥;胎膜早破、宫内发育迟缓、早产儿、低出生体重儿、胎儿宫内窘迫、胎粪羊水吸入、严重的中枢神经系统畸形、心血管畸形、消化道畸形、染色体异常等均可导致新生儿窒息。

二、病　理　生　理

(一)呼吸改变　各种原因使围生期新生儿血氧浓度降低,主要首先表现为呼吸障碍。若缺氧持续存在,则呼吸频率加快,随之出现原发性呼吸暂停,同时心率开始下降,但血压通常尚能维持正常,可以有周围性发绀。在此阶段给予刺激能促使新生儿重新呼吸。如果缺氧持续存在,新生儿会出现不规则喘息状呼吸,呼吸频率和强度逐渐减退,之后进入继发性呼吸暂停期。此时,新生儿对上述刺激的反应丧失,不能自发地恢复呼吸,必须给予人工呼吸。心率、血压随之出现相应变化,见图94-1-1。

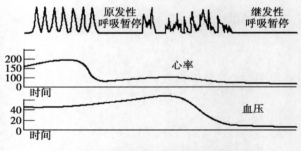

图94-1-1　新生儿窒息的呼吸、循环改变

(二)各组织器官缺血缺氧改变　窒息时,由于呼吸和(或)循环的停止,各组织器官严重缺氧,影响细胞代谢和及脏器功能,出现各种并发症。窒息开始时,由于低氧血症和酸中毒时,为保证心、脑、肾上腺等重要生命器官的供血,体内血流重新分布(即潜水反射):皮肤、肠道、肺、肾脏、肌肉等非重要生命器官血管收缩,血流量减少,细胞能量代谢衰竭,导致脏器功能损伤。如果缺氧持续存在,酸中毒加重,已经缺血的脏器损伤进一步加重。同时,血流代偿机制丧失,代谢活跃的重要生命器官可以更快地出现功能障碍的表现:心脏的收缩和传导功能损伤,心率和血压下降,心排出量减少,加重缺氧缺血损伤;脑细胞受损、水肿,脑白质软化,血管通透性增加出现颅内出血,血流缓慢形成血栓造成脑缺血梗死等。

(三)血液生化和代谢改变　窒息时因为呼吸障碍出现低氧血症和高碳酸血症,呼吸性酸中毒和长时间缺氧后的代谢性酸中毒。在应激状态下，儿茶酚氨及胰高血糖素释放增加，早期可以出现血糖升高，但缺氧持续存在时，糖原分解不能满足增加的糖消耗，出现低血糖，特别是在早产儿，本身糖原储备不足，更容易出现低血糖。同时，应激时钙离子与蛋白结合增加出现低钙血症；酸中毒可抑制胆红素与白蛋白结合，降低肝内酶活性，甚至直接影响肝细胞代谢，参与窒息新生儿高胆红素血症的发病，此时主要是非结合胆红素增高。窒息酸中毒还能导致心钠素分泌增加，造成低钠血症。

三、临床表现

胎儿缺氧（胎儿宫内窘迫或宫内窒息）：分娩前缺氧时一般首先出现胎动增加，胎心加快等兴奋期表现，缺氧持续则进入抑制期，表现为胎动减少、胎心减慢甚至停搏、肛门括约肌松弛排出胎便，羊水被胎粪污染呈黄绿色或墨绿色。

新生儿缺氧的首要症状是呼吸加快，继而出现原发性呼吸暂停。同时心率开始下降，但血压通常尚能维持正常（见图 94-1-1）。如果缺氧持续存在，则进入继发性呼吸暂停期。此时，新生儿对上述刺激丧失反应，不能自发地恢复呼吸，必须给予人工呼吸。

Apgar 评分是目前通用的、简便有效地评判新生儿窒息的标准（表 94-1-1）。一般在生后第 1、5 分钟评分。生后 1 分钟的评分提示新生儿状况，表示窒息的程度，以往有人据此来选择复苏方法。0~3 分为重度，4~7 分为轻度，8 分及以上为正常；但若 1 分钟评分正常，数分钟内又降到 8 分以下也属窒息。（见表 94-1-1）。以前有人认为 5 分钟提示预后，但准确地说应该是提示复苏效果。如果 5 分钟评分还是低于 7 分，则在积极复苏的同时还要不断重新评分，据此评价复苏效果，调整复苏方案。并且应记录恢复正常（Apgar≥8 分）所用时间（即窒息时间），为指导下一步治疗及判断预后提供参考。

表 94-1-1　新生儿 Apgar 评分

体征	0 分	1 分	2 分	1 分钟	5 分钟
心率	0	<100 次/分	>100 次/分		
呼吸	无	不规则，哭声弱	呼吸好，哭声响亮		
肌张力	松软	四肢稍有屈曲	四肢活动好		
反射*	无反应	表情有变化	哭		
肤色	中心青紫或苍白	周围性青紫	全身粉红		

注：* 指清理呼吸道后皮肤刺激或导管插鼻刺激时新生儿的反应

但是 Apgar 评分虽然敏感性较高，但特异性有限。对早产儿，由于本身肌张力和对刺激反射较差而评分偏低；对一些神经肌肉疾病、先天畸形或母亲产前用过一些麻醉镇痛药物等均可因为影响到肌张力、四肢活动或反射而影响评分。所以临床工作中，新生儿的呼吸、心率和肤色状况是比 Apgar 评分更可靠的判断是否需要复苏的指标。

由于窒息通常发生在分娩前或分娩过程中，出生时的 Apgar 评分和查体并不能帮助区分原发性和继发性呼吸暂停。这时可以通过新生儿对刺激的反应来估计缺氧时间的长短。若刺激后立即开始呼吸，可初步判断其处于原发性呼吸暂停阶段。若对刺激反应差或无反应，则处于继发性呼吸暂停阶段。通常，新生儿窒息时间越长，恢复自主呼吸所需的时间就越长。

窒息儿的临床表现受缺氧的时间长短和个体差异等多种因素影响。短时间轻度窒息可以无明显临床表现。窒息所致缺氧可以造成多脏器功能障碍。包括①心血管系统：轻者出现心律减慢，心动过缓，心律不齐等，重者出现心力衰竭和心源性休克。②呼吸系统：易发生羊水或胎粪吸入综合征，肺出血，持续肺动脉高压，呼吸暂停等。窒息后肺表面活性物质生成减少，可发生急性呼吸窘迫综合

征。③泌尿系统：少尿多见，其他还有蛋白尿、血尿，肾功能不全等，但多能恢复。肾静脉栓塞时可出现肉眼血尿。④中枢神经系统：脑供氧不足导致肌张力低下、呼吸抑制、惊厥等；脑干缺氧也可导致心动过缓。窒息严重者常合并缺氧缺血性脑病和颅内出血。⑤消化系统：可以出现应激性溃疡：呕血，大便潜血阳性或血便；喂养不耐受；重者出现坏死性小肠结肠炎：腹胀，肠鸣音减弱或消失，便血；肝脏功能受损影响胆红素代谢出现高胆红素血症。⑥代谢方面：常见低血糖、低血钙、低钠血症，宫内缺氧可致红细胞增多，窒息缺氧时红细胞破坏增加，可加重高胆红素血症。⑦其他：包括低氧或循环差导致的发绀，血管内皮损伤后激活内源性凝血系统引起高凝和 DIC，容易合并感染并出现相应表现。

四、辅 助 检 查

对窒息新生儿，应该生后尽快取动脉血做血气分析，同时测血糖、电解质、肝肾功能，查血常规了解血红蛋白浓度及红细胞比容，动态监测血糖、胆红素、血尿便常规、C-反应蛋白等指标。常规头颅 B 超有助于诊断缺氧缺血性脑病和颅内出血，必要时可行 CT 检查。若有心率改变则完成心电图、心肌酶，包括 CK、CK-MB

及肌钙蛋白等。

五、诊　断

1953 年 Virginia Apgar 医生提出新生儿出生时采用心率、呼吸、反射、肌张力和皮肤颜色作为基本生命状态的评估方法,1962 年两名儿科医生依据 appearance(外观)、pulse(心跳)、grimace(面部表情)、activity(活动力)和 respiration(呼吸)的字头的 5 个字母将新生儿出生时的评估取名为 Apgar 评分。近半个世纪以来,全球范围内的产科和儿科均采用 Apgar 评分作为新生儿窒息的诊断标准。

但近十年来,一些学者在临床实践中发现 Apgar 评分的局限性,单纯用 Apgar 评分有可能受评分者主观因素或环境的干扰,影响诊断的客观性,有可能过度诊断或延误诊断。从而提出 Apgar 评分并非是诊断新生儿窒息的唯一标准。美国儿科学会(AAP)和美国妇产科学会(ACOG)明确指出:低 Apgar 评分并不等同于窒息,如将 Apgar 评分作为诊断窒息的唯一标准,则是对 Apgar 评分的误解和滥用。窒息的本质是缺氧、酸中毒引起的器官功能性或器质性损伤,其诊断不能缺少气血和脏器受损的依据。近年 AAP 和 ACOG 及有关的国际权威专著均已将气血和脏器损伤纳入窒息的诊断标准。所以,在诊断新生儿窒息时不能仅仅依据 Apgar 评分,而应该是 Apgar 评分、血气和脏器损害三者综合评估的结果。

六、治　疗

包括产房紧急窒息复苏和复苏后的治疗。目的是在最短的时间内帮助新生儿建立有效的肺通气和换气和有效的血液循环。

(一) ABC 复苏方案对婴儿与成人相同

A. 气道(airway),摆正体位,尽量清理干净呼吸道羊水和黏液,通畅气道。

B. 呼吸(breathing),建立呼吸。

C. 循环(circulation),维持正常循环,保证足够心搏出量(心率和血压)。

下面就几个关键步骤及复苏技术详细说明:

对高危儿,产、儿科医师应该提前熟悉病史,提前到产房准备好包括开放暖箱、氧源、喉镜、气管插管、复苏气囊及复苏药物等用品。

新生儿头部娩出后立即用吸引球囊顺序吸净口、鼻部羊水,放置于已经预热的复苏台上,在擦干头部及全身的同时,摆正体位,通过轻度仰伸颈部使咽后壁、喉和气管成一直线,吸净口、咽、鼻部羊水,给予触觉刺激(30 秒以内完成)。对羊水粪染并且生后评分低,怀疑有胎粪吸入的窒息儿,要首先利用喉镜进行气管内吸引,吸出声门下面的胎粪。

触觉刺激后有规律自主呼吸,心率>100 次/分,但有发绀者可以常压给氧观察(氧流量 5L/min),30 秒后再评价;对无自主呼吸或心率<100 次/分的,立即用复苏器

加压给氧,15～30 秒后重新评价,好转者吸氧观察,有好转趋势者继续加压给氧;无效或恶化者(心率持续<60 次/分)继续加压给氧,同时胸外心脏按压 30 秒,心率>60 次/分则停止按压,继续人工正压给氧;无好转气管插管,同时给予 1:10 000 肾上腺素 0.1～0.3ml/kg,气管内或静脉注入,无好转根据病情酌情扩容(10ml/kg),纠正酸中毒治疗(有争议,必须在保证肺有充分的通气时用,否则会加重高碳酸血症)。对因为新生儿出生前 6 小时内母亲用过麻醉药导致的窒息者,可用纳洛酮 0.1mg/kg,气管内或静脉注入。若仍无好转,在积极复苏的同时还要考虑是否合并有气道畸形、气胸、膈疝及先天性心脏病等问题。

总的来说,新生儿窒息复苏是评估-复苏-再评估循环往复的过程:不断地评价复苏效果,修正复苏方案的一个循环过程。

(二) 复苏技术

1. 面罩正压给氧　使用复苏气囊,选择合适的面罩,用拇指和另一指呈 C 形压迫边缘并固定在婴儿面部,罩住新生儿的口和鼻,不要漏气。心率、肤色、肌张力改善是面罩密闭、肺得到有效通气的最好的指征。如果正压给氧 30 秒后,这些指标没有改善,应该观察每次正压人工呼吸时是否有同步的胸廓运动,同时助手用听诊器在双肺侧面听诊,并评价呼吸音。因为气体进入胃导致的腹部运动可能被错认为通气有效。在复苏刚开始阶段,人工呼吸按照每分钟 40～60 次,或者比每秒一次稍慢的频率进行。在念"呼吸"时挤压气囊或堵塞 T-组合复苏器的 PEEP 帽,在念"二、三"时放开,可望获得合适的呼吸频率。正压人工呼吸 30 秒后检查提示婴儿情况改善的 4 项体征(心率增加、肤色改善、自主呼吸及肌张力改善)。当心率增加接近正常,继续以每分钟 40 到 60 次的频率进行正压人工呼吸。随着心率改善,新生儿肤色转红,肌张力改善。当心率稳定在 100 次/分以上,减少辅助通气的频率和压力,直到出现有效的自主呼吸。当肤色改善,可以在能耐受的情况下逐渐减少给氧。

2. 测量心率　复苏时听诊不方便,需要停止复苏才能听清心音。常用的简单有效的数心率方法是一位复苏人员用一只手轻扶住脐带根部,一边感觉脉搏一边用一个指头随之上下挥动,使其他人也可以知道脉搏的情况。数 6 秒的搏动数,乘以 10 就是心率。当然,如果从脐带根部不能感觉到脉搏时,只能停止按压和人工呼吸几秒钟,用听诊器测心率。

3. 新生儿胃管插管　在复苏过程中,一旦人工面罩正压给氧超过或预计超过 2 分钟,建议选择时机插入胃管并保持其开放,以便排出复苏过程中,通过面罩加压给氧时压入胃部的气体。每次插管前都要测量插入深度。插入深度等于从鼻梁到耳垂,再从耳垂到剑突(胸骨下端)和脐之间连线中点的距离。注意管上的厘米刻度标记。插入后如果能抽出胃液,则用胶带固定在面部并在复苏过程中保持开放。

4. 胸外按压　必须与人工呼吸同时进行。需要 2 个人实施。有两种方法:拇指法,用两个拇指按压胸骨,两手环绕婴儿胸廓,其他手指支撑其脊柱。双指法,用一手的中指和示指,或中指和无名指的指尖按压胸骨。无硬垫时另一手支撑婴儿背部。按压的深度为前后胸直径的 1/3 左右。注意下压时间应稍短于放松时间,以达到最大心输出量。在按压过程中,拇指或双指尖要始终不离开胸部。每 3 次胸外按压后,正压人工呼吸 1 次,即每分钟 30 次呼吸和 90 次胸外按压。

5. 气管插管　指征包括怀疑有胎粪吸入的,在开始复苏前首先要插管。面罩正压人工呼吸效果不好或超过数分钟的。需要胸外按压时,气管插管可有利于更好的配合。在建立静脉通道前拟从气管给药。气管插管必须由操作熟练者完成。需要注意的是如何确定导管是否在气管内。现在有专门的二氧化碳检测器,连接在导管上可以通过改变颜色或直接测量二氧化碳浓度来了解导管的位置。但插入后如果看见管壁上有随着呼气出现的雾气,经验上可以判断已经插入气管,再结合听诊人工呼吸音在肺部比上腹部响亮清晰,提示已插入气管;双肺呼吸音对称,呼吸时胸廓对称扩张,提示插入深度合适。同时,如果导管位置正确,患儿的心率和肤色会很快改善。当然,最准确的还是待 X 线胸片结果。插管过程要控制在 20 秒以内。

6. 新生儿复苏器械和常用药物、液体　分别见表 94-1-2 及表 94-1-3。美国儿科学会和美国心脏学会推荐的,目前世界通用的复苏步骤见图 94-1-2。

表 94-1-2　新生儿复苏器械

用品	吸引球囊
开放暖箱	1、2、5、10、20ml 注射器及相应针头
带压力表的压缩氧源	脐导管 3.5 和 5Fr
机械吸引装置	新生儿胃管 5Fr
复苏气囊•	剪刀
早产儿和足月儿面罩	胶布
新生儿气管插管(没有气囊,直径 2.5、3.0、3.5、4.0)及相应导芯	络合碘
喉镜(早产儿舌片和足月儿镜片),注意电池电量充足	三通接头
有侧孔调节的吸痰管 6 和 8Fr	口腔气道(0 或 00 号)(选备)
能开-关压力的胎粪吸引管	新生儿听诊器

注:•新生儿用正压人工呼吸复苏装置有 3 种:①自动充气式气囊:挤压后自动充气,不需要压缩气气源;如不挤压,它始终处于膨胀状态。②气流充气式气囊:不使用时气囊塌陷,像一个放了气的气球。只有当有气流进入并且出口被封住,比如当面罩被紧贴放置在新生儿面部时。③T-组合复苏器:只有当有气流进入时才能工作。操作者用拇指或其他手指堵塞或开放 T 型管开口,控制气体直接流向周围环境或婴儿

表 94-1-3　新生儿窒息复苏常用药物和液体

药物	配制浓度	剂量	用法	备量	备注
肾上腺素	1:10 000(0.1mg/ml)	0.1~0.3ml/kg	IV 或 IT 快给	1ml	IT 时加等量 NS 稀释
生理盐水/林格液		10ml/kg	IV 5~10 分钟	40ml	
纳洛酮	1.0mg/ml	0.1mg/kg	IM,IV 快给	1ml	
碳酸氢钠	5%	2~3ml/kg	IV 慢	10ml	有争议
多巴胺和(或)多巴酚丁胺	6×体重(kg)= 每 100ml 葡萄糖注射液内的药物(mg)	1~4μg/(kg·min) $\quad$ 2~10μg/(kg·min)	IV 滴入或泵入		监测心率和血压
注射用水				10ml	

注:碳酸氢钠的使用有争议,必须在有效换气后才用,用等量 5% 葡萄糖注射液稀释;IT:气道内给药

七、预　防

按时进行产前检查,提高产前检查质量,早期发现高危孕妇并及时有效干预。孕妇自我监护胎动有助于早期发现胎儿缺氧;出现胎动异常,应在继续监测胎心、胎动、宫缩的同时,给孕妇吸氧、让孕妇左侧卧位或半卧位,以减轻胎儿对母亲腹主动脉和期待的压迫,并且积极寻找原因并干预。如果不能改善,则要考虑及时终止妊娠。产房人员还应根据危险程度,随时决定要求新生儿复苏小组到位或经验丰富的复苏人员到位。整个分娩或手术过程

大约时间

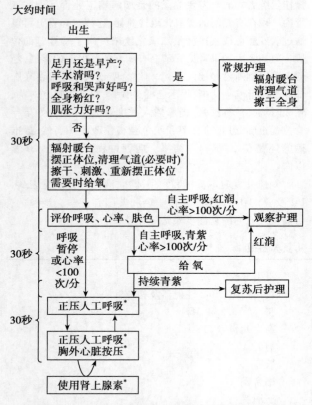

图 94-1-2　美国儿科学会和美国心脏学会推荐复苏步骤

*在这些步骤中可考虑气管插管

中,产科和新生儿医师的沟通、默契协调的配合、合适的设备工具都是十分重要的。

（丁国芳）

第二节　新生儿胎粪吸入综合征

胎粪吸入综合征(meconium aspiration syndrome,MAS)是指胎儿在宫内或娩出过程中吸入被胎粪污染的羊水,发生气道阻塞、肺内炎症和一系列全身症状的综合征。多见于足月儿和过期产儿。活产儿中约 9% ~ 16% 可见羊水粪染,但 MAS 的发生率只有 1.2% ~ 1.6%,病死率7% ~ 15.8%。国外报道的发病率为 1% ~ 9.2%,病死率为 4.2% ~ 28%。不同文献报道的发病率和病死率不尽相同。

一、病因和发病机制

虽然有一部分没有窒息的新生儿在出生前也可以有少量的胎粪排出污染羊水。但多数是由于各种原因,使胎儿在宫内或分娩过程中,发生急性或慢性低氧血症,这时循环血流重新分布,肠道与皮肤血流减少,肛门括约肌松弛并排出胎便,污染羊水。同时缺氧刺激胎儿呼吸中枢,由开始时的不规则呼吸到发生强有力的喘息,可以将被胎

粪污染的羊水吸入鼻咽及气管内;而胎儿娩出后如果没有及时清理呼吸道,则新生儿的有效呼吸,能将上呼吸道和气管内的胎粪吸入肺内。过期产儿由于胎盘功能不良,以及肠道神经系统成熟度和肠肽水平较高,更易出现胎粪吸入综合征。小于 34 周的早产儿,因为很少有羊水被胎粪污染,所以发生 MAS 的机会很少。

二、病　理　生　理

吸入气道的黏稠胎粪对新生儿的直接影响包括物理和化学两方面。一方面,移动到小气道的胎粪造成机械性梗阻,引起阻塞性肺气肿及肺不张;当小气道被胎粪完全阻塞时,则出现肺不张。而活瓣性阻塞使远端过度充气,甚至肺泡破裂导致气胸、间质性肺气肿、或纵隔气肿,均使肺泡通气-血流灌注比例失调,重者,产生急性呼吸衰竭。另一方面,胎粪内的胆酸、胆盐、胆绿素、胰酶、肠酶等刺激气道上皮,可以引起化学性炎症反应,加上常常合并或继发的感染性炎症反应等,均可损伤肺组织,影响肺的换气弥散功能,导致低氧、酸中毒。

胎粪通过抑制肺表面活性物质的活性(PS)和减少其生成,造成肺泡萎陷,肺透明膜形成等急性肺损伤。胎粪及其含有的自由脂肪酸可使肺表面张力增加、顺应性降低;胎粪可造成肺泡 II 型细胞受损,肺表面活性物质生成减少;胎粪还可以损伤肺血管内皮,肺泡表皮毛细血管渗透性增加,肺间质水肿,渗出液中含大量大分子蛋白如白蛋白、纤维蛋白原等,这些大分子蛋白可以严重抑制肺表面活性物质的活性,同时,2 ~ 5 日内水肿液凝固成肺透明膜。病变类似于早产儿呼吸窘迫综合征产生,并可形成肺水肿,肺出血,肺不张等,严重影响通气血流比例,加重缺氧。治疗过程中常常需要吸入高浓度氧气,对肺表面活性物质也有抑制作用。

胎粪吸入综合征患儿很容易合并肺动脉高压。当存在宫内慢性缺氧时,胎儿肺小动脉平滑肌肥大增生,并可长入微小动脉,成为肺血管阻力增高的原因之一。因为胎粪吸入综合征患儿均有围生期缺氧,如果缺氧严重,同时存在的酸中毒、高碳酸血症、低氧血症均使肺血管痉挛收缩,肺阻力明显增高,形成持续肺动脉高压,在心房和(或)动脉导管水平出现右向左分流,患儿出现严重青紫和呼吸困难。

胎粪吸入综合征患儿因为常常需要吸入高流量高浓度氧气,容易造成气压伤,还有常见的继发或合并的感染因素等,也是使病情加重和复杂的原因。

上述病理生理过程见图 94-2-1。

三、临　床　表　现

患儿有宫内缺氧或围生期缺氧的病史,依胎粪的量羊水呈黄色水样液、绿色或墨绿色黏稠液,如果胎儿在被胎粪污染的羊水存在时间较长,脐带、新生儿的指、趾甲和皮肤也可被胎粪污染而发黄。患儿常合并有窒息。如果吸入胎粪量少,且生后立即吸出大部分,极少量胎粪可被吸收而无明显症状。大量吸入胎粪可致死胎。典型的临床

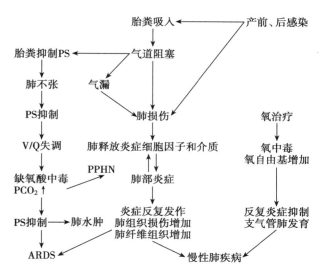

图 94-2-1　胎粪吸入综合征的病理生理过程

表现有发绀,呼吸增快(>60 次/分),鼻翼扇动,呻吟,出现三凹征等呼吸困难表现。胸廓过度扩张,双肺早期可闻及粗糙啰音,以后出现中细湿啰音。

病情突然恶化要警惕合并气胸,确诊靠胸片结果。病情恶化,肺部出现湿啰音,特别是在 24 小时以内或生后 6~7天,还要警惕合并肺出血,出血量小或早期可以只有胸片发现双肺广泛分布大小不一、密度均匀的斑片影,出血量大时可以因气管内吸痰发现或从气管插管涌出鲜血,胸片可呈白肺。合并持续肺动脉高压时,除发绀明显、呼吸进一步加快,可以出现心脏扩大、肝脏短期增大等急性心功能衰竭表现。如果有二尖瓣或三尖瓣反流,有的患者在胸骨左缘下部及心尖区可闻及收缩期杂音。

重症患者常有意识障碍、肌张力改变、惊厥等中枢神经系统症状和体征。

四、辅助检查

胸片显示肺野过度充气,透光度增强,心影可缩小,伴有节段性肺不张,同时可见颗粒状或斑片状浸润影。在 20%~50% 的患者可见气胸。轻者可仅有轻度肺气肿,肺纹理增粗。合并肺动脉高压时因为肺血流减少,肺门影缩小,肺野透亮度增加。继发感染时可在相应部位见斑片状浸润影。

其他主要是监护血氧饱和度和血气分析。常见低氧血症,高碳酸血症,代谢性酸中毒。但合并在动脉导管分流的持续肺动脉高压时,右上肢和下肢的血氧分压相差>15mmHg。

五、诊断及鉴别诊断

主要根据下列表现诊断:羊水被胎粪污染、有胎粪吸入的证据(包括气管内吸出含胎粪羊水 1ml 以上,喉镜下见声门下方有胎粪物质)、呼吸困难的临床表现及 X 光胸片支持胎粪吸入。

需与下列疾病鉴别:

1. 新生儿呼吸窘迫综合征　早产儿多见,足月儿多

发生在母亲合并妊娠糖尿病时。无羊水污染史。多无窒息史。原发性肺表面活性物质缺乏。在这点上与胎粪吸入综合征出现的继发性肺表面活性物质缺乏有根本的区别。因此临床上两者发病的时间不同。MAS 的继发性急性呼吸窘迫出现较晚,多在生后 5 天后,肺表面活性物质治疗的效果不肯定,常常需要较大剂量多次给药,病程长,常常合并感染。NRDS 生后 6~8 小时出现进行性呼吸困难是其特点,肺表面活性物质治疗的效果好,病程短,多在 1 周内痊愈。比较不容易合并感染。

2. 感染性肺炎　对有窒息及羊水粪染的感染性肺炎患儿有时不易鉴别。感染性肺炎一般没有明显的肺气肿,早期即可有肺部湿啰音及感染指标升高。选用合适抗生素好转明显。合并症较少,预后相对好。

六、治　疗

以对症支持治疗为主。

1. 产房复苏　对有羊水粪染的新生儿,在头娩出而肩尚未娩出就要立即清理口鼻,新生儿娩出后,再开始呼吸前,立即用喉镜进行气管插管并吸引清理气管内液体。

2. 支持治疗　保持体温,保持水、电解质、酸碱和热量平衡。因为缺氧导致肺水肿和脑水肿,且容易有肾脏功能障碍,因该适当限制入液量。维持血糖、血钙正常。

3. 吸氧　常常需要呼吸机辅助呼吸。对胸片显示以肺不张为主的,血气以低氧血症为主的,吸气峰压可稍高 3.73~4kPa(28~30cmH$_2$O),吸气时间可适当延长,呼吸频率 35~40 次/分,吸/呼比 1:(1~1.2)。对以肺气肿或高碳酸血症为主要问题的患者,吸气峰压可稍低,1.96~2.45kPa(20~25cmH$_2$O),呼气时间可适当延长,呼吸频率 40~45 次/分,吸/呼比 1:(1.2~1.5)。但是因为常有肺不张和肺气肿同时存在,所以以设定呼吸机条件要综合考虑。因为 MAS 患儿均有不同程度肺气肿,故 PEEP 不宜超过 0.294kPa(3cmH$_2$O)。如果常规的呼吸机治疗无效,或当气道压力过高,这时就是选用高频通气的指征。

4. 肺表面活性物质　临床研究支持给予表面活性物质是有帮助的。但因为药物昂贵,可在经济条件允许时按照推荐剂量给药(因为不同厂家制剂用量用法均不同,建议按照药品说明书使用)。早期应用效果较好,建议生后 6 小时内开始,每 6 小时 1 次,约 3~4 次。

5. 抗生素　关于是否用抗生素国际上仍有不同意见。对没有合并症的患儿,有的医生不主张用,但国内多数医院考虑到常常继发感染,而提前使用抗生素。

6. 出现持续性肺动脉高压时治疗困难　详见相关章节。

七、预　防

积极防治胎儿缺氧和新生儿窒息。对羊水粪染者在肩娩出前即开始吸引。强调在新生儿呼吸前尽量吸净上呼吸道和气管内的胎粪。复苏人员要熟练掌握气管插管吸引技术。

(丁国芳)

第三节 新生儿呼吸暂停

新生儿呼吸暂停是新生儿重症的常见症状,尤其在早产的未成熟儿中严重持续的呼吸暂停有时会危及生命,或遗留严重的神经系统后遗症,如脑瘫、脑室周围白质软化、高频性耳聋等。足月新生儿的呼吸暂停大多数继发于某些严重的疾病为继发性呼吸暂停。早产儿的呼吸暂停与早产儿的神经系统和呼吸系统的成熟程度有关,胎龄在30周以下的早产儿呼吸暂停的发生率在80%以上,30~32周的发生率大约50%,34~35周的发生率只有7%。出生体重<1000g,几乎都会发生呼吸暂停。

一、定 义

呼吸暂停的定义为呼吸停止的时间≥20秒,或呼吸停止时间>10秒但同时出现短时间的心动过缓,心率低于100次/分,青紫(缺氧)、低血压。对于呼吸停止持续多长时间,氧饱和度下降到什么程度以及心率下降到何种严重程度是病理性的,目前尚未达成一致的意见。

呼吸暂停的高危因素包括早产低出生体重儿、重度窒息、严重感染、脑室内出血、高胆红素血症、缺氧缺血性脑病、脑膜炎及TORCH感染等。

二、分类及病因

(一)**新生儿呼吸暂停主要分为三类** 中枢性呼吸暂停、阻塞性呼吸暂停和混合性呼吸暂停。

1. 中枢性呼吸暂停 与中枢神经系统对呼吸调节障碍有关,可以是中枢神经系统发育不成熟,也可以是脑损伤后的临床表现之一,如颅内出血、缺氧缺血性脑病的早期。

2. 阻塞性呼吸暂停 与气道内或气道外阻塞有关,气道内与气道分泌物阻塞有关,气道外语气道结构塌陷有关。

3. 混合性呼吸暂停 大多数呼吸暂停是混合型。混合性呼吸暂停多发生在严重感染、高胆红素血症和一部分早产儿。也有一部分新生儿出现呼吸暂停外没有任何其他临床表现。

(二)**也可按发病机制分为原发性呼吸暂停和继发性呼吸暂停**

1. 原发性呼吸暂停 多发生于胎龄较小的早产儿,中枢神经系统发育不成熟是主要的原因。在早产儿护理和治疗的过程中,一些因素可以成为呼吸暂停的诱因,如早产儿的体位,颈部过度屈曲或向一侧扭曲,或气道受压通气不畅导致呼吸暂停;吸痰时咽部刺激,胃食管反流,严重感染,低体温或发热等都可能成为呼吸暂停的诱因。

2. 继发性呼吸暂停 可继发于新生儿期的多种疾病,主要是呼吸系统疾病,如新生儿呼吸窘迫综合征,肺炎,肺出血等。其他常见的如严重感染,败血症的早期常表现为呼吸暂停,尤其是胎龄较小的早产儿。严重的贫

血、新生儿窒息后的缺氧缺血性脑病、颅内出血、新生儿红细胞增多症、高胆红素血症所致的胆红素脑病和各种原因的缺氧、酸中毒等均可发生呼吸暂停。严重的代谢性疾病如低血糖、低血钠、低血钙等也可以继发呼吸暂停。

(三)**发病机制** 正常新生儿呼吸是靠中枢神经调控、通气时外周呼吸肌运动以及保持呼吸道通畅三者精细的调节平衡,如果这一平衡中的任何一个环节出现问题均会导致呼吸暂停。

新生儿时期脑干发育不成熟是新生儿呼吸暂停的主要因素。中枢性呼吸暂停和混合性呼吸暂停是呼吸中枢对呼吸肌的控制减少。呼吸中枢的对呼吸机的指控受到大脑皮层活动、周围神经感受器和反射弧的调节和控制,脊髓网状系统对呼吸中枢由于节律地释放兴奋和抑制的冲动起到十分重要的意义。

许多神经递质和神经调节分泌物可以抑制呼吸中枢的作用,如内啡肽、前列腺素等,内啡肽对呼吸的抑制作用主要是通过降低脑干神经元对二氧化碳(CO_2)的敏感性来抑制通气功能,对心血管系统的影响主要是与心血管调节中枢神经核团上的阿片受体结合,降低交感神经的紧张性而引起血压下降及心率减慢。呼吸暂停和心率减慢引起的缺氧又可直接作用于延髓的吸气神经元,或间接作用于脑桥区的神经元,引起内啡肽释放增加,进一步加重呼吸暂停。早产儿呼吸暂停时血浆及脑脊液中内啡肽浓度明显升高,提示内啡肽可能参与了早产儿呼吸暂停的病理生理过程。内源性前列腺素样物质(PGE_2)可能在呼吸暂停中的机制可能是PGE_2与EP_3受体结合,阻止cAMP积累,使细胞内cAMP水平下降,引起呼吸抑制。这些物质在新生儿呼吸调节过程中的作用显得更重要,随着年龄的增长这些作用可能会逐渐消退。

由于新生儿呼吸调节的功能的不稳定,新生儿呼吸频率会表现为时快时慢的周期性变化,呼吸暂停即为呼吸节律最慢,通气量最少的时期。用脑干听力诱发电位证实有呼吸暂停的早产儿和没有呼吸暂停的早产儿相比脑干的传导时间延长。随着脑组织逐渐成熟,脑细胞周围的树突和轴突逐渐增多,中枢神经系统对呼吸的调节作用趋于稳定。

化学感受器对新生儿尤其是早产儿呼吸调节作用是非常弱,几乎是无效的。胎龄32周以下的早产儿对二氧化碳增加的敏感性很差,随着胎龄或出生后日龄的增加敏感性也在逐渐增加。在缺氧的情况下对二氧化碳的敏感性更低,所以,在严重缺氧和高碳酸血症时一旦出现呼吸暂停,很难通过自身调节恢复正常的呼吸节律。而通过吸氧,输入红细胞改善贫血可以使呼吸暂停得以缓解。

新生儿期鼻咽部,口腔和喉部反射亢进,这些部位的神经末梢感受器对化学和机械的刺激会产生较强烈的反应。吸痰和鼻饲管的插入,呼吸道的分泌物以及大量胃内容物的反流均有可能诱发呼吸暂停。随着胎龄和出生日龄的增长,中枢神经系统对这种高反应性的抑制能力

增强。

新生儿时期上、下呼吸道之间运动不协调也可以导致呼吸无效。由于咽部缺乏支撑的组织,新生儿的体位以仰卧位为主,颈前曲、下颌骨后移、舌后坠都会造成上呼吸道相对狭窄,吸气时膈肌收缩形成咽部负压加剧了上呼吸道的狭窄。塌陷的气道壁和气道内黏液性分泌物的附着阻碍了气道的重新开放。上、下呼吸道对高碳酸血症的反应也不一致,上呼吸道更加迟钝,当下呼吸道对高碳酸血症做出反应时,膈肌开始收缩,产生的负压使上呼吸道出现不同程度的阻塞,而诱发了中枢性呼吸暂停后的混合性呼吸暂停。

新生儿期随着日龄增长,肺容量也在增长,肺牵张反射逐渐减弱。但当肺容量减少时,呼气时间缩短,而吸气时间延长,以减少气道闭塞的时间,从而减少呼吸暂停持续的时间。

新生儿呼吸暂停同样也受到睡眠的影响。快速动眼期的睡眠除了有较强的呼吸调节抑制外,同时也抑制肋间肌的运动。膈肌收缩时肋间肌运动被抑制形成胸腔的矛盾运动,引发膈抑制反射最终导致呼吸暂停。

三、病 理 生 理

新生儿呼吸暂停主要的病理生理改变是组织缺氧。组织缺氧的早期心血管系统主动代偿,血流重新分配,通过减少外周循环的血流来维持心、脑及其他重要脏器的血供。短暂或初期的呼吸暂停血压略有上升,持续和严重的呼吸暂停血压会急剧下降。持续呼吸暂停导致的严重缺氧、酸中毒,失代偿的情况下心动过缓、血压进一步降低,脑组织缺氧缺血。临床主要表现由于脑白质软化,影响支配下肢皮层脊髓束导致脑性痉挛性瘫痪,高频性耳聋。严重呼吸暂停所致的高碳酸血症将加重脑损害。

持续呼吸暂停导致的全身多脏器的严重缺氧,同样有可能发生其他脏器的严重疾病,如肠系膜上动脉缺氧缺血导致新生儿坏死性小肠结肠炎、动脉导管重新开放和持续肺动脉高压,胎龄较低的早产儿可能会发生严重的早产儿视网膜病。

四、新生儿呼吸暂停的 临床表现和监测

新生儿呼吸暂停大多表现为暂停发作时口唇及口周发绀,持续呼吸暂停可表现为全身皮肤青紫,全身活动减少,肌张力下降,低氧血症和高碳酸血症,呼吸性酸中毒继而混合性酸中毒。缺氧和酸中毒是呼吸暂停进一步加重。

循环系统主要表现为心动过缓、血压降低和动脉导管开放。持续低血压和频发呼吸暂停使消化系统缺氧缺血导致坏死性小肠结肠炎(NEC)。另外,呼吸暂停也是严重感染、颅内出血、动脉导管开放的早期临床表现。

中枢性呼吸暂停伴有脑损伤的情况下也可以表现为不同形式的惊厥。伴有脑损伤的呼吸暂停可以呼吸暂停持续时间较长但不伴有心律下降。

中枢性呼吸可以表现为鼻部探测不到气流和缺乏胸廓运动,大多发生在出生体重<1500g 的早产儿;阻塞性呼吸暂停表现为胸廓运动存在但鼻部气流很少;混合性呼吸暂停以中枢性或阻塞性呼吸暂停开始和结束,然后改变成其他类型的呼吸暂停。

因为早产儿呼吸暂停可能与胃食管反流有关,所以期望治疗早产儿胃食管反流能够减少呼吸暂停发生的频率和呼吸暂停的严重程度,但研究文献较少或研究样本量较少的缘故均未能清楚地表明早产儿呼吸暂停的发生和严重程度与胃食管反流及胃食管反流治疗之间的关系。早产儿胃食管反流是大多数早产儿的生理现象,与新生儿和早产儿暂时性胃食管括约肌松弛有关。在呼吸暂停和接受氨茶碱和咖啡因治疗期间可能会增加。

尽管临床上曾经出现过各种类型的新生儿呼吸暂停的监护仪,但终因其缺乏很好的敏感度和特异性未能在临床推广使用。目前最实用的新生儿呼吸暂停监测方法仍为经皮氧饱和度和心率监测仪。NICU 中的每一位危重新生儿和胎龄在 34 周以下的早产儿均应得到很好的监护。除仪器监护外更重要的是护士床旁巡视和监护。密切监护可能发生呼吸暂停的新生儿是防止持续呼吸暂停发生严重合并症的重要措施。

五、治 疗

(一) 呼吸暂停的紧急处理　当监护仪报警或观察到出现呼吸暂停时,应首先观察新生儿的皮肤和黏膜的颜色,如果皮肤颜色出现青紫或苍白,表明呼吸暂停较严重,最简便快捷的方式是尽快给予皮肤刺激,可以采取轻拍、轻轻摇动、拍打足底等方式。如发现气道分泌物应及时吸出并清理。经上述处理约 80% 的患儿可以奏效。

刺激后反应不良者,应及时给予吸氧并根据血氧饱和度监测情况调整吸入氧浓度。面罩吸氧应注意患儿体位,避免颈部屈曲造成气道阻塞。俯卧位可能会减少呼吸暂停的发生。当面罩吸氧患儿氧饱和度改善不满意时应及时给予气囊加压给氧,患儿心率迅速升高和继之而来的皮肤颜色和肌张力的改善是达到足够通气压力的最好指征。如果上述改善不明显,应注意胸廓起伏情况,并用听诊器听胸廓两侧呼吸音。气囊加压给氧的通气频率应与新生儿生理呼吸频率一致。

(二) 频发呼吸暂停的治疗　频发呼吸暂停是指反复、持续发作(每小时 2~3 次),同时伴有皮肤黏膜发绀、青紫和心率下降,需要气囊加压给氧治疗才能缓解。

1. 积极寻找病因　频发呼吸暂停者应通过了解呼吸暂停发生的时间,发生的频率,发生的过程和体格检查,以及有针对性的实验室检查,仔细分析可能潜在的病因,并针对病因进行治疗。在不能除外感染,培养结果未报告之前,应给与广谱抗生素治疗。

2. 提高吸入氧浓度　维持充足的氧合(PaO_2 9.32~10.66kPa 或 70~80mmHg)可减少呼吸暂停和心率下降的发生。

3. 减少不良刺激 增加传入冲动。在吸痰和放置胃管时要格外小心,避免咽部过度刺激诱发呼吸暂停。注意控制环境温度,避免环境温度过高或温度过低的冷空气对皮肤的刺激。气囊加压给氧时应注意避免压力过大造成肺部过度膨胀。暂停经口喂养,将鼻饲管经口置入以保证双侧鼻腔通畅。必要时可减少肠内营养,增加肠外营养。通过振动水床增加前庭定位冲动的传入,可能会减少呼吸暂停的发作的次数,但不能控制呼吸暂停的发生。经常地皮肤触摸和拍打摇动可能会产生暂时减少呼吸暂停的作用,但过度本体感受其刺激对频发呼吸暂停患儿未必是有益的。

4. 药物治疗 目前临床治疗新生儿呼吸暂停的主要药物仍然是甲基黄嘌呤类药物如氨茶碱、咖啡因等。近年来,应用纳洛酮治疗新生儿呼吸暂停也取得了很好的疗效。多沙普仑(doxapram)也可作为治疗新生儿呼吸暂停的二线药。

(1) 氨茶碱:氨茶碱主要是通过增加呼吸中枢增加对 CO_2 敏感性,或降低呼吸中枢对 CO_2 反应阈值,从而兴奋呼吸中枢改善通气。同时氨茶碱还可以增加膈肌收缩力缩短疲劳肌肉的恢复时间。氨茶碱舒张平滑肌的作用可以使肺血管舒张和支气管扩张有益于改善肺通气和换气。

氨茶碱的负荷剂量为 4 ~ 6mg/kg,静脉滴注,12 小时后给予维持剂量,每次 2 ~ 2.5mg/kg,每天 2 ~ 3 次。早产儿氨茶碱的半衰期较长约 30 小时,比成人长 5 ~ 6 倍。治疗血浓度范围在 5 ~ 15mg/L 之间并且血药浓度波动较大。应监测血药浓度,根据血浓度调整剂量。

氨茶碱为中枢神经系统兴奋剂,可能会引起激惹、烦躁、震颤等,但很少惊厥。还可能引起心动过速、血压下降、血药浓度较高时可导致呕吐、腹胀、喂养不耐受、胃酸增加、消化道出血、高血糖及电解质紊乱等。

(2) 咖啡因:咖啡因兴奋呼吸中枢的作用比氨茶碱更强,半衰期较长,不良反应相对较少,脂溶性较好,透过血脑屏障快。促进膈肌的收缩性防止膈肌疲劳的作用也比氨茶碱强。

咖啡因负荷剂量 10mg/kg(枸橼酸咖啡因 20mg/kg),24 小时后给维持量每次 2.5mg/kg(枸橼酸咖啡因每次 5mg/kg),咖啡因的半衰期较长故可每天给药,静脉滴注或口服均可。吸收较好,半小时达到有效血药浓度。咖啡因有效血药浓度一般在 5 ~ 25mg/L,比较稳定,血药浓度<50mg/L,很少出现不良反应,如>60mg/L 可出现烦躁不安或惊厥、心动过速、少见的不良反应有胃食管反流、便秘、尿钠尿钙排泄增加等。咖啡因的半衰期为 100 小时,停药后 7 ~ 10 天,仍可维持一定水平的血药浓度。由于枸橼酸咖啡因疗效较好,安全,使用方便,国外已逐渐取代氨茶碱。国内制剂为安钠咖(苯甲酸钠咖啡因),应注意的是由于苯基能与胆红素竞争结合白蛋白,高胆红素血症的新生儿和胆红素水平较高的早产儿应该慎用。

咖啡因与氨茶碱的药理作用比较见表 94-3-1。

表 94-3-1 咖啡因与氨茶碱的药理作用比较

药理作用	咖啡因	氨茶碱
中枢神经系统刺激	+++	++
呼吸肌的刺激	+++	++
循环系统副作用	+	+++
消化系统副作用	+	+++
利尿作用	+	+++

(3) 多沙普仑(doxapram):多沙普仑是一种通过兴奋外周化学感受器作用而影响呼吸的呼吸兴奋剂,大剂量时可兴奋呼吸中枢。新生儿主要用于对氨茶碱和咖啡因无效者的持续性呼吸暂停。作为治疗呼吸暂停的二线药。对呼吸暂停的初期治疗,疗效并不优于茶碱类药。不良反应包括有激惹、烦躁、流涎、肝功能损害、高血压等。近年来研究发现可能对新生儿远期神经系统发育造成一定影响。口服耐受性较差,常出现胃肠道反应,包括胃潴留、呕吐等。

剂量每小时 0.5mg/kg 开始,根据需要逐渐增加至 1 ~ 1.5mg/kg,持续静脉滴注,最大剂量每小时 2.5mg/kg,呼吸暂停控制后可适当减量到每小时 0.5 ~ 1mg/kg。也可先用负荷量 5mg/kg,然后以每小时 1mg/kg 维持。多沙普仑半衰期 8 ~ 10 小时,有效血药浓度还未确定一般在 1.5 ~ 5mg/L,但有报道如血药浓度>3.5mg/L。

上述 3 种药物的药代动力学比较见表 94-3-2。

表 94-3-2 治疗早产儿呼吸暂停常用药物的药代动力学比较

项目	咖啡因	氨茶碱	多沙普仑
治疗作用血药浓度	5 ~ 25mg/L	5 ~ 15mg/L	1.5 ~ 5mg/L
出现副作用血药浓度	>50mg/L	>15mg/L	>3.5mg/L
药物半衰期	100 小时	30 小时	8 ~ 10 小时
负荷剂量	10mg/kg	4 ~ 6mg/kg	5mg/kg
维持剂量	2.5mg/kg,1 次/天	2mg/kg,每 8 ~ 12 小时 1 次	1 ~ 2mg/kg,每小时 1 次
达到稳态血药浓度时间	14 天	5 天	
监测血药浓度	不经常	经常	
药物相互作用	无	无	

（4）纳洛酮（naloxon）：近年国内有许多报道,纳洛酮治疗早产儿呼吸暂停取得较好疗效。缺氧是呼吸暂停的重要原因,同时又是呼吸暂停的结果。有研究显示,脑组织缺氧时 β-内啡肽显著增高,抑制呼吸。纳洛酮是阿片受体特异性拮抗剂,与阿片受体结合后能有效阻断内源性阿片样物质（如β-内啡肽）等所介导的多种效应,有助于呼吸抑制的改善,增加呼吸频率,改善通气。许多临床研究显示,纳洛酮治疗早产儿呼吸暂停比氨茶碱更有优势,分娩时母亲用过麻醉剂者也可用纳洛酮治疗。纳洛酮剂量0.2mg/kg,静脉注射,每天 2～3 次,呼吸暂停控制后减量。纳洛酮不良反应非常少见,一般不会导致烦躁,心率增快,尿量增多等,剂量范围比较宽。

5. 辅助通气　对频发的阻塞性或混合性呼吸暂停,药物控制不满意者,可用鼻塞持续气道正压呼吸（NCPAP）,增加功能通气量和肺容积,减少呼吸暂停发生。NCPAP 压力一般用 0.29～0.48kPa（3～5cmH$_2$O）,对超低出生体重儿用 0.29kPa（3cmH$_2$O）,吸入氧浓度（FiO$_2$）0.25～0.4。高流量鼻导管给氧也可达到与 CPAP 相似的疗效,一般新生儿鼻导管给氧的流量为 0.5L/min,如氧流量达到 1～2.5L/min,可以产生与 CPAP 相似的肺泡扩张压力,减少呼吸暂停次数,取得与 CPAP 相似的作用。但高流量鼻导管吸氧的早产儿需要密切监测血氧水平。鼻塞间隙正压通气（NIPPV）也可以治疗早产儿呼吸暂停,NIPPV 是一种简单有效的无创呼吸支持方法,也可减少早产儿呼吸暂停次数及减少机械通气的使用。

6. 机械通气　药物和 NCPAP 均不能使呼吸暂停缓解者,频发呼吸暂停需要用气管插管和机械通气,呼吸机参数一般不需要很高,初调值可为:吸入氧浓度（FiO$_2$）0.25～0.4,呼气末正压（PEEP）0.29kPa（3cmH$_2$O）,吸气峰（PIP）0.98～1.47kPa（10～15cmH$_2$O）,频率 20～30 次/分,吸气时间 0.4 秒。以后根据病情变化和血气分析结果调节参数。

（丁国芳）

第四节　新生儿肺出血

新生儿肺出血（pulmonary hemorrhage）是指肺的大量出血,至少影响肺的两个大叶,不包括肺部散在的局灶性小量出血。其发病率国内外报道不一致,占活产儿0.2‰～5‰,尸检的 1%～4%。本症发病机制尚未完全明确,临床缺乏早期诊断方法,如不予治疗病死率可高达50% 左右,是新生儿死亡的主要原因。随着诊治技术的提高,近年治愈率明显提高。肺出血的发生在新生儿期有两个高峰,第 1 高峰在生后第 1 天,约占50%,第 2 高峰在生后第 6～7 天,约占25%,生后 2 周后极少发生。

一、病　　因

1. 缺氧　缺氧是肺出血最常见的病因,第 1 天的原发疾病以严重缺氧性疾病为主如窒息、呼吸窘迫综合征、胎粪吸入性肺炎、肺发育不良和颅内出血等。发病多为早产儿和极低出生体重儿,这些小儿常有围生期缺氧病史。

2. 感染　感染是第 2 高峰的主要原因,原发疾病主要是败血症和细菌性肺炎,发病多为足月儿。

3. 低体温　寒冷综合征、硬肿症及各种严重疾病时的低体温,在这些疾病的终末期常出现肺出血。新生儿出生后体温下降过快也可能出现肺出血。低体温多见于早产儿。

4. 充血性心力衰竭　先天性心脏病如大型室间隔缺损、大型动脉导管未闭、大血管错位等可导致严重肺血管充血而发生肺出血,以足月儿较多见。

5. 其他　高黏滞血症、中枢神经损伤、机械通气时压力过高、氧中毒、凝血障碍、DIC 及新生儿溶血性疾病等。

二、发病机制

新生儿肺出血发病机制尚未完全阐明,但认为由不同原因引起,也可由多个原因同时存在所致。

缺氧时血红蛋白对氧亲和力增加,器官组织缺氧,加速无氧代谢,加重酸中毒,致心搏出量减少,血流缓慢,肺循环淤血,肺微血管损伤,渗透性增加,破裂出血。其发病机制也可能与氧自由基损伤有关,缺氧缺血再灌注后可产生大量氧自由基,透射电镜证实,可损害肺血管内皮细胞及其间隙连接、肺Ⅱ型上皮细胞及血管基底膜,使非表面活性物质减少,使血管内皮细胞结构和功能受损,甚至膜破裂,从而血液外渗而导致肺出血。另外,缺氧还可抑制肝脏合成凝血因子,从而加剧肺出血的进程。

感染发生时细菌毒素直接损伤肺组织,包括其中的肺血管和毛细血管,或通过免疫复合物造成肺血管损伤,引起血管渗透性增强,发生肺出血。

寒冷损伤多见于早产儿,低体温终末期出现肺出血。寒冷损伤导致毛细血管壁受损,释放的组织因子与凝血因子Ⅶ形成复合物,激活外源性凝血途径;受损的内皮细胞亦可直接通过凝血因Ⅻ激活内源性凝血途径。寒冷损伤时机体耗氧量增加导致缺氧,缺氧使毛细血管通透性增加,降低了红细胞表面电荷密度,排斥力减弱,红细胞聚集增加,加速凝血过程。血浆凝血因子Ⅷ和抗凝血酶Ⅲ水平明显降低。新生儿单核-巨噬细胞系统功能低下,肝脏功能不成熟,对由上述因素产生的活化凝血因子清除率降低,进一步加重血管内凝血。近年研究发现,冷伤性肺出血是肺损伤的严重表现,炎症介质参与了其发生发展过程。

研究还发现,正常情况下由肺血管内皮细胞及肺神经内分泌细胞分泌的内皮素-1（ET-1）和来源于肺神经内分泌细胞的降钙素基因相关肽（CGRP）共同维持肺血管张力的动态平衡。在缺氧、感染等应激情况下,ET-1 异常分泌,促使肺血管持续痉挛,导致肺动脉高压,肺血管跨壁压升高,使血液更易从受损的血管内皮细胞中渗出,从而出现肺出血。

三、病　　理

肺外观呈深红色,以肺泡出血为主,可伴有肺间质出血,部分区域可见坏死、实变和灶状淋巴细胞浸润。已有研究发现,肺泡壁和毛细血管壁上有免疫复合物沉积,提示免疫反应亦参与肺出血的发生。近年对实验性肺出血的超微结构研究发现,肺血管内皮细胞的细胞及其间隙连接、血管基底膜的损害从结构上使肺水肿及肺泡出血成为可能。具体表现为肺毛细血管内皮细胞间隙受损使其连续性中断;Ⅱ型上皮细胞表面微绒毛消失,层状小体空泡变性;线粒体肿胀、嵴消失;肺血管内皮细胞受损更严重,表现为细胞肿胀、染色体边聚、细胞坏死;并伴有血管基底膜断裂。

四、临床表现

具有肺出血原发病和高危因素:窒息缺氧、早产和(或)低体重、低体温和(或)寒冷损伤、严重原发疾病(败血症、心肺疾病)等。

症状和体征:除原发病症状与体征外,肺出血可有下列表现:

1. 全身症状　低体温、皮肤苍白、发绀、活动力低下、呈休克状态、或可见皮肤出血斑,穿刺部位不易止血。

2. 呼吸障碍　呼吸暂停、呼吸困难、吸气性凹陷、呻吟、发绀、呼吸增快或在原发病症状基础上临床表现突然加重。

3. 出血　鼻腔、口腔流出或喷出血性液体,或于气管插管后流出或吸出泡沫样血性液。

4. 肺部听诊　呼吸音减低或有湿啰音。

应指出的是患儿早期不一定有咯血症状,如病情突然加重,同时肺部出现细湿啰音,应高度怀疑肺出血,及早治疗。

五、X线表现

1. 广泛的斑片状阴影,大小不一,密度均匀,有时可有支气管充气征。

2. 肺血管淤血影,两肺门血管影增多,两肺或呈较粗网状影。

3. 心影轻至中度增大,以左室增大较为明显,严重者心胸比>0.6。

4. 大量出血时两肺透亮度明显降低或呈"白肺"征。

5. 或可见到原发性肺部病变。

6. 与呼吸窘迫综合征及肺炎鉴别　①呼吸窘迫综合征:可见肺透亮度减低,毛玻璃样改变,心影模糊,肋间隙变窄;而肺出血则心影增大、肋间隙增宽。②肺炎:可见肺纹理增多,以中下肺野为主,心影常不大;而肺出血则见大片或斑片状影,密度较炎症高且涉及两肺各叶。鉴别困难时最好结合临床并做X射线动态观察。

六、治　疗

1. 原发病的治疗　针对引起肺出血的高危因素如感染、缺氧、寒冷、心力衰竭等采取相应措施,同时对易感新生儿高度警惕,争取早期发现,及早治疗。

2. 一般治疗　注意保暖,出生时即应将婴儿身体擦干,防止过多散热,保持体温恒定;保持呼吸道畅通,可给鼻导管或氧气面罩吸氧;纠正酸中毒,限制输液量为80ml/(kg·d),滴速为3～4ml/(kg·h)。

3. 补充血容量　对肺出血致贫血的患儿可输新鲜血,每次10ml/kg,维持红细胞比容在0.45以上。

4. 保持正常心功能　可用多巴胺5～10μg/(kg·min)以维持收缩压在50mmHg(1mmHg=0.133kPa)以上。如发生心功能不全,可用快速洋地黄类药物控制心力衰竭。

5. 机械通气　可用间歇正压通气(IPPV)/呼气末正压(PEEP)。对肺出血高危儿,为了能在肺出血前即使用机械通气,可参考评分标准(表94-4-1),分值≤2分者可观察;3～5分者应使用机械通气;≥6分者,尽管使用机械通气效果也不理想。

表 94-4-1　新生儿肺出血使用持续正压通气的评分标准

评分	体重(g)	肛温(℃)	血 pH 值	呼吸衰竭类型
0	>2449	>36	>7.25	无
1	~2449	~36	~7.25	Ⅰ
2	~1449	~30	~7.15	Ⅱ

呼吸机参数可选择:吸入氧浓度(FiO_2)60%～80%,PEEP 6～8cmH_2O(1cmH_2O=0.098kPa),呼吸次数(RR)35～45/min,最大吸气峰压(PIP)25～30cmH_2O,呼吸比(I/E)1:(1～1.5),气体流量(FL)8～12L/min。早期每30～60分钟测血气1次,作为调整呼吸机参数的依据。在肺出血发生前,如发现肺顺应性差,平均气道压(MAP)高达15cmH_2O应注意肺出血可能。在肺出血治疗期间,当PIP<20cmH_2O、MAP<7cmH_2O,仍能维持正常血气时,常表示肺顺应性趋于正常,肺出血基本停止。若PIP>40cmH_2O时仍有发绀,说明肺出血严重,患儿常常死亡。呼吸机撤机时间必须依据肺出血情况及原发病对呼吸的影响综合考虑。

6. 止血药应用　机械通气过程中,如初期气管内吸出较多血性分泌物,可减少吸痰;可于气道吸引分泌物后,滴入巴曲酶(立止血)0.2U加注射用水1ml,注入后用复苏囊加压供氧30秒,促使药物在肺泡内弥散,以促使出血部位血小板凝集。同时用巴曲酶0.5U加注射用水2ml静脉注射,用药后10分钟气管内血性液体即有不同程度减少,20分钟后以同样方法和剂量再注入,共用药2～3次。或用1:10000肾上腺素0.1～0.3ml/kg气管内滴入,可重复2～3次,注意监测心率。

7. 纠正凝血机制障碍　根据凝血机制检查结果,如仅为血小板<80×10⁹/L,为预防弥散性血管内凝血发生,可用超微量肝素1U/(kg·h)持续静滴或6U/kg静脉注

射,每 6 小时 1 次,以防止微血栓形成,如已发生新生儿弥散性血管内凝血,高凝期给予肝素 31.2 ~ 62.5U(0.25 ~ 0.5mg/kg)静脉滴注,每 4 ~ 6 小时 1 次或予输血浆、浓缩血小板等处理。

8. 表面活性物质替代疗法　因肺出血时肺泡 Ⅱ 型上皮细胞结构破坏,表面活性物质产生减少,故有研究认为,气管内滴入外源性表面活性物质可减少呼吸机使用参数及时间。

七、预　　防

目前主要针对病因进行预防,包括预防早产及低体温,早期治疗窒息缺氧、感染、高黏滞血综合征、酸中毒、急性心力衰竭、呼吸衰竭等,避免发生输液过量或呼吸机使用不当。

(丁国芳)

第五节　新生儿持续
肺动脉高压

新生儿持续肺动脉高压(persistent pulmonary hypertension of the newborn PPHN)早在 1969 年被首次认识,当时认为其解剖结构与胎儿循环有关血流动力学改变与胎儿循环相似,故称为持续胎儿循环(persistent fatal circulation,PFC)。之后发现本病主要是在新生儿期由于一种或多种病因使肺血管阻力持续性增高,肺动脉压超过体循环动脉压,使由胎儿型循环过渡至正常"成人"型循环发生障碍,而引起的心房及(或)动脉导管水平血液的右向左分流,临床出现严重低氧血症等症状。故称为持续肺动脉高压。

一、流行病学特点

本病多见于足月儿或过期产儿。其发生率在国外为 0.43‰ ~ 6.8‰,约占住院新生儿 4%。国内尚无相关的统计数据;目前,对其临床的治疗虽取得了很大的进展,但死亡率及并发症一直处于较高水平。是新生儿多种疾病导致死亡的最终病理途径。

二、常　见　病　因

(一) 由于肺实质疾病造成肺泡氧分压降低导致肺血管收缩所致 PPHN　如继发于肺透明膜病、胎粪吸入性肺炎及新生儿短暂性呼吸窘迫综合征的 PPHN。

(二) 影像学检查正常的 PPHN　主要特征为临床上未发现肺实质有器质性病变,既往称其为持续性胎儿循环(PFC)或原发性 PPHN。

(三) 合并肺组织发育不良的 PPHN　如合并先天性膈疝、肺泡毛细血管数量减少的 PPHN。

三、病理生理改变

由于新生儿持续肺动脉高压是由多种因素所致的临床综合征,因此不同病因的病理生理改变也不尽相同。有关新生儿持续性肺动脉高压的发生机制目前还不十分清楚。

在胎儿期,由于肺血管阻力较高,只有<10% 的心输出量进入肺循环;在出生后,随着肺血管阻力下降,肺血流增加 8 ~ 10 倍,使肺成为正常气体交换的场所。介导肺血管阻力降低的因素目前尚未被完全认识,但至少包括肺的节律性扩张、氧的增加和一系列血管活性介质介导,包括一氧化氮、前列环素等的释放。如不能出现正常的肺血管阻力下降即可导致 PPHN 的发生。

(一) 胎儿肺循环在新生儿出生后影响肺血管阻力的三种病理情况

1. 肺血管发育不全　指宫内肺血管解剖或组织结构发育不完全,气道、肺泡及相关的动脉数量少,血管面积小,使肺血管阻力增加。可见于先天性膈疝、肺发育不良等,其治疗效果最差。

2. 肺血管发育不良　指在宫内肺血管发育过程中,肺小动脉的数量正常,但血管平滑肌过于肥厚、管腔减小,使血流受阻。胎儿期宫内慢性缺氧可引起肺血管的重塑和中层平滑肌增厚;或宫内胎儿动脉导管过早关闭(如母亲应用阿司匹林、吲哚美辛等)可继发肺血管增生;这些患者治疗效果也较差。

3. 肺血管适应不良　指肺小动脉数量及肌层的组织解剖结构发育正常。但在围生期由于多种病理因素的影响,肺血管阻力在生后不能迅速下降。常见于围生期遭遇的各种应激情况,如酸中毒、低温、低氧、胎粪吸入、高碳酸血症等;这些患者占临床 PPHN 的大多数,治疗时机恰当,其肺血管阻力增高是可逆的,对药物治疗有反应。

(二) 围生期持续肺血管阻力增高的疾病

1. 慢性宫内缺氧或围生期窒息　可致 Ca^{2+} 敏感钾通道基因表达降低,从而介导肺血管扩张的重要介质减少;血小板衍化生长因子(PDGF)也是较强的平滑肌细胞促分裂素,在慢性肺高压平滑肌增生中起重要作用。

2. 肺实质性疾病　如呼吸窘迫综合征(RDS)、胎粪吸入综合征等。缺氧、酸中毒导致肺血管压力增高。

3. 肺发育不良　包括肺实质及肺血管发育不良,如先天性膈疝患者常存在肺动脉可溶性鸟苷酸环化酶(sGC)活性降低,使肺血管反应性下降。

4. 心功能不全　病因包括围生期窒息、代谢紊乱、宫内动脉导管过早关闭等;母亲在产前接受非类固醇类抗炎药物如布洛芬、吲哚美辛和阿司匹林等,这些环氧化酶抑制剂,能减少花生四烯酸的合成,使动脉导管过早关闭。因宫内动脉导管关闭,可致外周肺动脉的结构重塑,肺动脉肌化(muscularization)、肺血管阻力增高而导致 PPHN 的发生。

5. 新生儿宫内或出生后严重感染时　由于细菌或病毒、内毒素等引起的心肌收缩功能减弱,血液黏滞度增高,肺血管痉挛,肺微血管血栓形成等。

新生儿肺动脉高压的发病机制目前认为与肺动脉内皮细胞和平滑肌间的相互作用,与肺血管结构异常重建有关。任何原因的缺氧都可激发以上两种机制,使肺血管内压力增高。

(三) 内皮素(endothelin,ET)　是迄今所发现的作

1009

用最强的内源性血管收缩肽,肺组织是内皮素含量最丰富的器官,也是内皮素合成、代谢的主要场所。ET对气道平滑肌细胞、上皮细胞、肺血管平滑肌细胞、肺泡上皮细胞、成纤维细胞的功能活动均有调控作用。内皮素在肺内小气管内皮素含量最高,在肺血管则以气管动脉含量最高。不同发育阶段的肺组织内皮素的含量不同:胚胎期最高,出生后逐渐降低,成年后含量最小。最新研究表明,内皮素在PPHN的发生、发展过程中可能也起着重要的作用。

内皮素在肺动脉高压中的作用可能主要与以下因素有关:

1. 直接收缩肺血管　内皮素收缩肺血管机制尚不十分明确,可能的机制包括:①内皮素通过开启电压依赖性Ca^{2+}通道引起血管平滑肌收缩;②内皮素能激活许多组织的磷脂酰肌醇(PI)、蛋白激酶C(PKC)系统;③内皮素通过激活肾素-血管紧张素Ⅱ醛固酮系统,使血管紧张素Ⅱ产生增加,后者有收缩血管的效应。ET和血管紧张素之间有相互协同和加强的作用。

2. 刺激肺血管平滑肌和成纤维细胞增生　内皮素通过促使肺血管平滑肌和成纤维细胞的增生,使肺血管壁增厚,从而促进肺动脉高压的发生发展。

3. 和其他细胞生长因子协同作用　肿瘤坏死因子(TNF)、转化生长因子(TGF)、血管紧张素Ⅱ、加压素、干扰素γ等可使内皮素释放增加,而心钠素、内皮素衍生舒张因子则抑制ET的释放。研究表明,ET1与表皮生长因子(EGF)、转化生长因子(TGF)、血小板衍生生长因子(PDGF)有协同作用。

四、临床表现

足月儿或过期产儿多见。急性PPHN于生后不久即可表现症状,多见于新生儿重度窒息,先天性膈疝合并严重肺发育不良等,亚急性PPHN可在生后4~12小时出现症状,发绀、气急,而常无呼吸暂停、三凹征或呻吟。常有胎粪吸入综合征的病史。晚发性生后除短期内有呼吸困难外,常表现为正常,可发生在12~24小时主要为感染和进行性气道阻塞所致。

体检及辅助检查:可在左或右下胸骨缘闻及三尖瓣反流所致的心脏收缩期杂音,但体循环血压正常。动脉血气显示严重低氧,二氧化碳分压相对正常。约半数患儿胸部X线片示心脏增大。对于单纯特发性PPHN,肺野常清晰,血管影少;其他原因所致的PPHN则表现为相应的胸部X线特征,如胎粪吸入性肺炎等。心电图检查可见右室占优势,也可出现心肌缺血表现。

五、诊断和鉴别诊断

在适当通气情况下,新生儿早期仍出现严重发绀、低氧血症、胸片病变与低氧程度不平行并除外气胸及发绀型先天性心脏病(简称先心病)者均应考虑PPHN的可能。

诊断本病的关键是对肺动脉压力的准确测定。目前心导管是测定肺动脉压最直接、可靠的方法,被称为诊断该病的"金"标准,但对病情危重的新生儿很难实施这种有创的检查。目前临床通常采取的诊断和鉴别诊断的方

法包括:

(一) 诊断试验

1. 高氧试验　头罩或面罩吸入100%氧气5~10分钟,如缺氧无改善或测定导管后动脉氧分压<50mmHg时,提示存在PPHN或发绀型先心病所致的右向左血液分流。

2. 动脉导管开口前(常取右桡动脉)及动脉导管开口后的动脉(常为左桡动脉、脐动脉或下肢动脉)血氧分压差　当两者差值>15~20mmHg或两处的经皮血氧饱和度差>10%,又同时能排除先心病时,提示患儿有PPHN并存在动脉导管水平的右向左分流。

3. 高氧高通气试验　对高氧试验后仍发绀者在气管插管或面罩下行气囊通气,频率为100~150次/分,使二氧化碳分压下降至"临界点"(30~20mmHg)。PPHN血氧分压可>100mmHg,而发绀型先心病患儿血氧分压增加不明显。如需较高的通气压力(>40cmH$_2$O)才能使二氧化碳分压下降至临界点,则提示PPHN患儿预后不良。

(二) 超声多普勒检查　用该方法既能评估肺动脉压力也能排除先心病的存在。

1. 肺动脉高压的间接征象　①可用M超或多普勒方法测定右室收缩前期与右室收缩期时间的比值(PEP/RVET),正常一般为0.35左右,>0.5时肺动脉高压机会极大。②多普勒方法测定肺动脉血流加速时间(AT)及加速时间与右室射血时间比值(AT/RVET),其值缩小,提示肺动脉高压。③用多普勒测定左或右肺动脉平均血流速度,流速降低提示肺血管阻力增加,肺动脉高压。上述指标的正常值变异较大,但系列动态观察对评估PPHN的治疗效果有一定的意义。

2. 肺动脉高压的直接征象　①以二维彩色多普勒超声在高位左胸骨旁切面显示开放的动脉导管,根据导管水平的血流方向可确定右向左分流、双向分流或左向右分流。也可将多普勒取样点置于动脉导管内,根据流速,参照体循环压,以简化柏努利(Bernoulli)方程(压力差=4×速度^2)计算肺动脉压力。②利用肺动脉高压患儿的三尖瓣反流,以连续多普勒测定反流流速,以简化柏努利方程计算肺动脉压:肺动脉收缩压=4×反流血流速度^2+CVP(假设CVP为5mmHg)。当肺动脉收缩压≥75%体循环收缩压时,可诊断为肺动脉高压。③以彩色多普勒直接观察心房水平经卵圆孔的右向左分流,如不能显示,还可采用2~3ml 0.9% NaCl经上肢或头皮静脉(中心静脉更佳)快速推注,如同时见"雪花状"影由右房进入左房,即可证实右向左分流。

六、治　疗

参照2010年中华医学会心血管病学分会推荐的《肺高血压的诊断和治疗指南》如下:

PPHN的自然病史进展、治疗反应、临床预后与其他类型肺动脉高压明显不同,完整的家族史、个人的孕育、分娩和出生后的细节均是在治疗过程中必须考虑的因素。但PPHN整体治疗策略与成人类似,其主要病理生理治疗目的仍然是降低肺血管阻力、维持体循环血压、纠正右向左分流和改善氧合。首先要确定并纠正肺血管阻力增加

的因素,如缺氧导致的酸中毒、肺通气和换气不良,低体温、低血糖等。尤其呼吸道感染必须得到及时尽早治疗,否则将导致病情的迅速恶化。

(一)人工呼吸机治疗

1. 采用高通气治疗,高频震荡通气可以作为一种有效的基本通气模式,以最小的潮气量维持氧合和二氧化碳的排除,并尽量减少过高压力导致的肺损害。此时应将 PaO_2 维持在 80mmHg 左右, $PaCO_2$ 30～35mmHg。当患儿经 12～48 小时趋于稳定后,可将氧饱和度维持在>90%,可允许 $PaCO_2$ 稍升高。

2. 采用常频通气模式,如患儿无明显肺实质性疾病,呼吸频率可设置于 60～80 次/分,吸气峰压 25cmH_2O 左右,呼气末正压 2～4cmH_2O,吸气时间 0.2～0.4 秒,呼吸机流量 20～30L/min。

3. 当有肺实质性疾病,可用采用常频模式的较低呼吸机频率,较长的吸气时间,呼气末正压可设置为 4～6cmH_2O。如氧合改善不理想,可应用高频呼吸机治疗。

(二)纠正酸中毒及碱化血液 可通过高频震荡通气模式或常频高通气模式增加氧合和二氧化碳的排除及改善外周血液循环或在保证有效通气的前提下使用碳酸氢钠等方法,使血 pH 值增高达 7.40～7.55。

(三)维持体循环压力

1. 维持正常血压 当有血容量丢失或因应用血管扩张剂后血压降低时,可输注 5% 的白蛋白、血浆或全血。

2. 使用正性肌力药物 可用多巴胺 2～10μg/(kg·min)和(或)多巴酚丁胺 2～10μg/(kg·min)。

(四)药物降低肺动脉压力 下列血管扩张药物并非选择性肺血管扩张剂,应用时特别应注意对降低体循环血压的副作用。

1. 硫酸镁 是一种血管扩张剂,能激活腺苷酶,促进环磷酸腺苷的合成;镁能增加内皮的前列腺素,起到舒张血管的作用,阻滞钙离子进入缺氧的细胞内所导致的血管痉挛,降低肺血管对肾上腺素、组织胺等血管活性物质的收缩反应。硫酸镁的负荷量为 200mg/kg,20 分钟静脉滴入;维持量为 20～150mg/(kg·h),持续静脉滴注,可连续应用 1～3 天,但需监测血钙和血压。有效血镁浓度为 3.5～5.5mmol/L。

2. 前列腺素 E_1 常用维持量为 0.01～0.4μg/(kg·min)。

3. 前列环素(prostacyclin,PGI_2) 开始剂量为 0.02μg/(kg·min),在 4～12 小时内逐渐增加到 0.06μg/(kg·min),并维持可用 3～4 天。

4. 妥拉唑啉 因虽然有较好的扩张肺血管的作用,但因胃肠道出血、体循环低血压等副作用,已较少用于 PPHN。

5. 硝酸甘油 有报道采用雾化吸入硝酸甘油治疗新生儿肺动脉高压,每次 20g/kg+生理盐水(5mg/5ml),2 次/天,每次将全部药液吸入完毕为止,连用 3 天。疗效与静脉滴注扩血管药物等同。

(五)镇静 保持患儿镇静状态,能有效地减少氧消耗。吗啡,每次 0.1～0.3mg/kg 或以 0.1mg/(kg·h)维

持;或用芬太尼 3～8μg/(kg·h)维持。必要时应用肌松剂,如潘可龙(pancuronium)每次 0.1mg/kg,维持量为 0.04～0.1mg/kg。

(六)一氧化氮吸入(inhalednitric oxide,iNO)

1. 常用治疗 PPHN 的 iNO 剂量开始用 20×10^{-6} 浓度,可在 4 小时后降为 $(5～6)\times10^{-6}$ 维持;一般持续 24 小时,也可以用数天或更长时间。

2. 应持续监测吸入气 NO 和 NO_2 浓度,间歇测定血高铁血红蛋白的浓度(可每 12 小时测定 1 次),使其水平不超过 7%。

3. 早产儿应用 iNO 后应密切观察,注意出血倾向。

七、PPHN 的病情估计及疗效评价常用指标

(一)PA-aDO_2 是肺泡氧分压(PAO_2)与动脉血氧分压(PaO_2)之差临床用于判断肺的换气功能,较 PaO_2 更为敏感地反映肺部氧摄取状况。PA-aDO_2 增大伴 PaO_2 降低,提示肺部病变所致的氧合障碍。PA-aDO_2 增大不伴 PaO_2 降低,见于肺泡通气量明显增加。肺泡-动脉氧分压差(A-aDO_2):A-aDO_2 = $(713mmHg\times FiO_2)-[(PaCO_2/0.8)+PaO_2]$

(二)氧合指数(oxygenation index,OI) OI = $FiO_2\times$ 平均气道压(cmH_2O)$\times100/PaO_2$

(丁国芳)

第六节 新生儿缺氧缺血性脑病

新生儿缺氧缺血性脑病(hypoxic ischemic encephalopathy,HIE)是围生期窒息所致的严重并发症,病情危重,病死率高,长时间严重的脑组织缺血缺氧易产生永久性神经功能障碍。我国每年出生的新生儿中有 7%～10% 的新生儿发生窒息,其中有 1/3 重度窒息的新生儿死亡,近 30 万左右窒息的新生儿出现不同程度的残疾,后果极为严重。

一、病 因

HIE 的发生主要与围生期新生儿窒息有关。凡是造成母体和胎儿间血液循环和气体交换障碍引起血氧浓度降低的因素均可造成窒息。缺氧指血供中的氧含量减少,缺血指脑血流的灌注量减少,缺氧缺血互为因果。90% 的新生儿缺氧缺血性损伤发生在出生前和出生时,出生前因素如母体大出血后继发低血压、妊娠高血压、胎盘异常以及胎儿宫内发育迟缓等;出生时因素如难产、宫内窘迫、脐带打结及脐带绕颈等。生后因素约占 10%,如有严重的肺部疾病、呼吸暂停、先天性心脏病或循环衰竭等。

二、发 病 机 制

新生儿脑组织的耗氧量占全身耗氧量的一半,并且脑组织的葡萄糖和氧的供给全靠脑组织的血液循环,因此,一旦缺氧或缺血就会影响神经系统的正常代谢和功能。

脑在缺氧情况下氧化磷酸化作用减少而转换为无氧酵解。无氧代谢不能有效提供细胞所需的能量，使细胞内腺苷三磷酸很快耗竭，并可使细胞内发生严重的酸中毒。细胞能量来源不足，使细胞功能受损，细胞膜离子泵功能失调而使细胞内 Na^+、Ca^{2+} 堆积，不能维持细胞内外离子浓度差，而导致脑细胞肿胀、代谢障碍致神经元坏死。细胞膜去极化导致轴突末端释放兴奋性神经递质，特别是谷氨酸盐。谷氨酸盐激活突触后神经元细胞表面的受体使 Na^+、Ca^{2+} 内流。因细胞膜磷脂更新加速使细胞内的游离脂肪酸堆积，而线粒体内还原所产生的氧自由基及合成前列腺素、黄嘌呤及尿酸时所生成的氧自由基使脂肪酸进行过氧化反应。细胞内的钙可以诱导产生一氧化氮，而一氧化氮与氧化物的反应产物是过氧化氮，过氧化氮具有神经毒性。细胞能量不足、酸中毒、谷氨酰盐释放、细胞内 Ca^{2+} 堆积、脂质过氧化及一氧化氮的神经毒性使细胞破坏，最终导致细胞死亡。

急性缺氧缺血性损伤可以导致神经元坏死和细胞凋亡。初始损伤的严重程度可能决定细胞的死亡方式，严重损伤导致神经元坏死，而轻度损伤导致细胞凋亡。初始的神经元死亡主要是神经元坏死，而继发的神经元死亡可以发生在缺氧缺血性损伤后的 8～72 小时或甚至更长的时间，主要是细胞凋亡。神经元坏死是被动的过程，表现为细胞肿胀、细胞质内细胞器破坏、细胞膜完整性破坏，最终细胞消散并伴有炎症反应。而细胞凋亡则是主动的过程，表现为细胞皱缩、细胞核固缩、染色质浓缩和基因物质破碎，但不伴有炎症反应。

三、病　　理

缺氧性病变可累及大脑和小脑皮层的神经元，重者累及脑干及延髓的神经元，常与细胞内水肿并存。病变后期可形成囊腔，最终导致脑萎缩、胶质纤维增生。累及基底神经节和丘脑，可造成神经元丧失、星形细胞胶样变性以及髓鞘的过度形成，常与皮层损伤类型并存。损伤常呈双侧对称性，外观如大理石样花纹，因此又称大理石样变。

足月儿常发生大脑旁矢状区损伤，该区始于大脑额中回，经旁中央区至枕后部位，尤其是矢状窦两旁的带状区。此区位于大脑前、中、后动脉供血的终末端。当血液灌注量减少时，此边缘部位最先受累。可见大脑半球表面静脉淤血、血栓形成，皮层有坏死灶、神经元脱失，白质有点状出血、软化和梗死。

早产儿侧脑室旁室管膜下有局部血管丰富的生发基质覆盖，缺氧或缺血可造成大脑深部静脉的淤滞、扩张、出血和血栓形成。缺血性病变常位于脑室周围白质区，为小的、白色的不透明区或灰白色小结节，常呈对称性分布，位于侧脑室侧上方，最常见部位邻近侧脑室的额部、体部和三角部，常与脑室内出血并存。镜下可见病变区是由肥大的星形细胞及胶质细胞组成。小结节可呈囊性变，此型病变称之为脑室周围白质软化。

四、临床表现

HIE 患儿可表现为意识异常、反应异常、肌张力异常，甚至可有惊厥发生。轻度 HIE 患儿可无明显的意识障碍，或在生后早期表现为短暂性的嗜睡。轻度的意识障碍可表现为嗜睡或意识迟钝。中度 HIE 患儿意识障碍多在生后第 2 天或第 3 天最明显，其后逐渐恢复。重度 HIE 患儿可有严重意识障碍，可表现为昏迷，并迅速恶化，短期死亡。

轻度 HIE 患儿常呈过度兴奋状态，表现为易激惹、对刺激的反应过强。中度以上的 HIE 患儿常呈抑制状态，表现为表情淡漠、肢体无自发活动、对刺激的反应低下，以及各种反射不易引出或引出不完全等。

轻度 HIE 患儿肌张力可正常，部分可有肌张力增高，中度以上 HIE 患儿肌张力多降低或呈严重低下。

HIE 患儿可有轻微型惊厥，表现为两眼强直性偏斜或凝视、眨眼、吸吮、咂嘴、上肢游泳或划船动作，以及呼吸暂停等。中度以上 HIE 患儿常表现为局灶性阵挛型惊厥，重度 HIE 患儿可出现肌阵挛型惊厥，表现为上肢和（或）下肢呈同步屈曲性抽动。

五、诊断标准

（一）中华医学会儿科学分会新生儿学组于 2004 年提出 HIE 的诊断标准　临床表现是诊断 HIE 的主要依据，同时具备以下 4 条者可确诊，第 4 条暂时不能确定者可作为拟诊病例。

1. 有明确的可导致胎儿宫内窘迫的异常产科病史，以及严重的胎儿宫内窘迫表现 [胎心<100 次/分，持续 5 分钟以上；和（或）羊水Ⅲ度污染] 或者在分娩过程中有明显窒息史。

2. 出生时有重度窒息，并延续至 5 分钟时仍≤5 分；和（或）出生时脐动脉血气 $pH\leqslant7.00$。

3. 出生后不久出现神经系统症状、并持续至 24 小时以上，如意识改变（过度兴奋、嗜睡、昏迷），肌张力改变（增高或减弱），原始反射异常（吸吮、拥抱反射减弱或消失），病重时可有惊厥，脑干症状（呼吸节律改变、瞳孔改变、对光反应迟钝或消失）和前囟张力增高；

4. 排除电解质紊乱、颅内出血和产伤等其他原因引起的抽搐，以及宫内感染、遗传代谢性疾病和其他先天性疾病所引起的脑损伤。

（二）美国妇产科学会（ACOG）和美国儿科学会（AAP）1996 年联合制定的 HIE 诊断标准　为以下 4 项同时存在：

1. 出生时脐动脉血 $pH<7$。

2. Apgar 评分 0～3 分持续 5 分钟之上。

3. 意识、肌张力、反射改变和惊厥等中枢神经系统症状体征。

4. 生后短期内出现多脏器（心血管、胃肠、肺、血液或肾脏）功能障碍。

（三）HIE 的诊断需要综合判断，应注意的几点

1. 在围生期急性缺氧（包括严重的宫内窘迫及生后窒息）的新生儿出生后短时间内必定有神经系统症状，生后如无神经系统症状就不能诊断 HIE。

2. 生前缺氧的少数病例可在生后数天内无临床症

状,胎心监护在出现胎心无变异及晚期减速时,提示心脑严重缺氧,需要给予高度警惕。

3. 生后出现神经系统症状的重症病例,在 6～12 小时内上述症状消失者,不能轻易诊断 HIE,需要动态观察。

4. 对出生 3～12 天的新生儿,依靠 CT 扫描确定 HIE 的诊断及判断预后时要慎重,至少要进行 1 个月的追踪复查,且须将脑白质低密度的范围、低密度的程度及低密度形态三者结合,才能通过 CT 图像客观判断是否存在脑损害。对那些无围生缺氧病史或无严重宫内窘迫史,也无神经系统症状的患儿不能单凭 CT 的低密度改变来诊断 HIE 或评估预后等。

5. 早产儿尤其是 VLBW 及超低出生体重儿(ELBWI)神经系统发育不成熟,抑制过程占优势,表现为思睡、反应差、拥抱反射不完全、肌张力低或松弛。从意识、原始反射和肌张力方面衡量则现有的足月儿 HIE 分度标准不适用于早产儿。目前尚无早产儿分度标准,应依据临床表现而定,早产儿常出现肢体颤抖、周期性呼吸、呼吸暂停易与惊厥混淆,早产儿惊厥以微小型及阵挛型为主,重症患儿出现昏迷、颅内压增高和全身强直性惊厥,寻找有力根据需除外先天性脑发育异常、宫内感染及中枢神经系统感染。

六、临 床 分 度

HIE 的神经症状在出生后是变化的,症状可逐渐加重,一般于 72 小时达高峰,随后逐渐好转,严重者病情可恶化。临床应对出生 3 天内的新生儿神经症状进行仔细的动态观察,并给予分度。HIE 的临床分度见表 94-6-1。

表 94-6-1　HIE 的临床分度

分度	轻度	中度	重度
意识	兴奋抑制交替	嗜睡	昏迷
肌张力	正常或稍高	减低	松软或间歇性伸肌张力增高
拥抱反射	活跃	减弱	消失
吸吮反射	正常	减弱	消失
惊厥	可有肌阵挛	常有	有,可呈持续状态
中枢性呼吸衰竭	无	有	明显
瞳孔改变	正常或扩大	常缩小	不对称或扩大,对光反射迟钝
EEG	正常	低电压、可有痫样放电	爆发抑制,等电线
病程及预后	症状在 72 小时内消失,预后好	症状在 14 天内消失,可能有后遗症	症状可持续数周,病死率高,存活者多有后遗症

七、辅 助 检 查

可协助临床了解 HIE 时脑功能和结构的变化及明确 HIE 的神经病理类型,有助于对病情的判断,作为估计预后的参考。

(一)**脑电图**　在生后 1 周内检查。表现为脑电活动延迟(落后于实际胎龄),异常放电,缺乏变异,背景活动异常(以低电压和爆发抑制为主)等。有条件时,可在出生早期进行振幅整合脑电图(aEEG)连续监测,与常规脑电图相比,具有经济、简便、有效和可连续监测等优点。

(二)**B 超**　可在 HIE 病程早期(72 小时内)开始检查。有助于了解脑水肿、脑室内出血、基底核、丘脑损伤和脑动脉梗死等 HIE 的病变类型。脑水肿时可见脑实质不同程度的回声增强,结构模糊,脑室变窄或消失,严重时脑动脉搏动减弱;基底核和丘脑损伤时显示为双侧对称性强回声;脑梗死早期表现为相应动脉供血区呈强回声,数周后梗死部位可出现脑萎缩及低回声囊腔。新生儿颅脑 B 超检查具有可床旁动态检查、无放射线损害、费用低廉等优点。但需有经验者操作。

(三)**CT**　待患儿生命体征稳定后检查,一般以生后 4～7 天为宜。脑水肿时,可见脑实质呈弥漫性低密度影伴脑室变窄;基底核和丘脑损伤时呈双侧对称性高密度影;脑梗死表现为相应供血区呈低密度影。有病变者 3～4 周后宜复查。要排除与新生儿发育过程有关的正常低密度现象。由于早产儿脑含水量高、脑髓质化不完全及缺乏髓鞘形成,在 CT 头颅扫描时可存在较广泛的或弥漫性白质低密度区,这是一个正常发育过程而非脑水肿及脑损害表现。如无围生缺氧病史、无神经系统症状、生长发育水平较同胎龄早产儿并不落后时不要轻易诊断"重度HIE"。观察白质低密度需纠正胎龄 40 周时进行,早产儿 HIE 主要病理改变是侧脑室周围白质软化、脑室周围出血及脑室内出血,CT 均明显可见,但侧脑室周围白质软化需要在发病后 3 周才能观察到,需要动态观察。CT 图像清晰、价格适中,但不能作床旁检查,且有一定量的放射线影响。

(四)**MRI**　对 HIE 病变性质与程度评价方面优于 CT,对矢状旁区和基底核损伤的诊断尤为敏感,有条件时可进行检查。常规采用 T1WI,脑水肿时可见脑实质呈弥漫性高信号伴脑室变窄;基底核和丘脑损伤时呈双侧对称性高信号;脑梗死表现为相应动脉供血区呈低信号;矢状旁区损伤时皮质呈高信号、皮质下白质呈低信号。弥散成像(DWI)所需时间短,对缺血脑组织的诊断更敏感,病灶在生后第1天即可显示为高信号。MRI可多轴面成像、分辨力高、无放射性损害，但检查所需时间长、噪声大、检查费用高。

八、治　疗

（一）治疗原则

1. 尽量争取早治疗，窒息复苏后出现神经症状即应开始治疗，最好在24小时内，最长不超过48小时开始治疗。

2. 治疗应采取综合措施，首先要保证机体内环境稳定和各脏器功能的正常运转，其次是对症处理和恢复神经细胞的能量代谢，以及促使受损神经细胞的修复和再生。

3. 治疗应及时细心，每项治疗措施都应在规定时间内精心操作，保证按时达到每阶段的治疗效果。

4. 要有足够疗程，中度新生儿HIE需治疗10～14天，重度HIE需治疗20～28天，甚至延至新生儿期后，疗程过短，影响效果，对轻度HIE不需过多干预，但应观察病情变化及时处理。

5. 医务人员对HIE的治疗要树立信心，积极争取家长的信赖与配合，客观地评估治疗效果。重度HIE经过及时有效的积极治疗也可以最大程度上减轻或避免神经系统后遗症发生。

（二）生后3天内的治疗

此阶段治疗主要针对窒息缺氧所致多器官功能损害，保证机体内环境稳定；积极控制各种神经症状，治疗重点是三项支持疗法和三项对症处理。

1. 三项支持疗法

（1）维持良好的通气、换气功能，使血气和pH值保持在正常范围。窒息复苏后低流量吸氧6小时，有发绀呼吸困难者提高吸入氧浓度和延长吸氧时间；有代谢性酸中毒者可酌情给小剂量碳酸氢钠纠酸；有轻度呼吸性酸中毒$PaCO_2 > 9.33kPa(70mmHg)$者应先清理呼吸道和吸氧，重度呼吸性酸中毒经上述处理不见好转，可考虑用呼吸机做人工通气并摄胸片明确肺部病变性质和程度。

（2）维持周身和各脏器足够的血液灌流，使心率和血压保持在正常范围。心音低钝、心率<120次/分，或皮色苍白、肢端发凉（上肢达肘关节、下肢达膝关节），前臂内侧皮肤毛细血管再充盈时间≥3秒者，用多巴胺静滴，剂量为$2.5～5.0\mu g/(kg \cdot min)$，诊断为缺氧缺血性心肌损害者，根据病情可考虑用多巴酚丁胺和果糖。

（3）维持血糖在正常高值（5.0mmol/L），以保证神经细胞代谢所需。

入院最初2～3天应有血糖监测，根据血糖值调整输入葡萄糖量，如无明显颅内压增高、呕吐和频繁惊厥者，可尽早经口或鼻饲喂糖水或奶，防止白天血糖过高，晚上血糖过低，葡萄糖滴入速度以$6～8mg/(kg \cdot min)$为宜。生后3天内应加强监护，尤其对重度HIE应临床监护各项生命体征、血气、电解质、血糖。

2. 三项对症处理

（1）控制惊厥：HIE惊厥常在12小时内发生，首选苯巴比妥，负荷量为20mg/kg，静脉缓慢注射或侧管滴入，负荷量最大可达30mg/kg，12小时后给维持量5mg/(kg·d)（若负荷量为30mg/kg，维持量应为3mg/(kg·d)静滴或肌内注射，一般用到临床症状明显好转停药。用苯巴比妥后如惊厥仍不止，可加用短效镇静药，如水合氯醛50mg/kg肛门注入，或地西泮0.3～0.5mg/kg静脉注射。有兴奋激惹患儿，虽未发生惊厥，也可早期应用苯巴比妥10～20mg/kg。

（2）降低颅内压：颅压增高最早在生后4小时出现，一般在24小时左右更明显，如第1天内出现前囟张力增加，可静注呋塞米1.0mg/kg，6小时后如前囟仍紧张或膨隆，可用甘露醇0.25～0.5g/kg静脉注射，4～6小时后可重复应用，第2、3天逐渐延长时间，力争在2～3天内使颅压明显下降便可停药。生后3天内静脉输液量限制在$60～80ml/(kg \cdot d)$，速度控制在$3ml/(kg \cdot h)$左右，有明显肾功能损害者，甘露醇应慎用。颅压增高同时合并$PaCO_2$增高（>9.33kPa）者，可考虑用机械通气减轻脑水肿。

（3）消除脑干症状：重度HIE出现深度昏迷，呼吸变浅变慢，节律不齐或呼吸暂停；瞳孔缩小或扩大，对光反应消失；眼球固定或有震颤；皮色苍白、肢端发凉和心音低钝，皮肤毛细血管再充盈时间延长；或频繁发作惊厥且用药物难以控制，便应及早开始应用纳洛酮，剂量为0.05～0.10mg/kg，静脉注射，随后改为$0.03～0.05mg/(kg \cdot h)$静滴，持续4～6小时，连用2～3天，或用至症状明显好转时。

（4）其他：为清除自由基可酌情用维生素C，0.5g/d静脉滴注或维生素E 10～50mg/d肌注或口服；合并颅内出血者应用维生素K_1 5～10mg/d静注或肌注，连用2～3天。促进神经细胞代谢药物在24小时后便可及早使用。

（三）生后4～10天的治疗

此阶段治疗是在机体内环境已稳定，脏器功能已恢复，神经症状已减轻的基础上，应用促进神经细胞代谢药物或改善脑血流的药物，消除因缺氧缺血引起的能量代谢障碍，使受损神经细胞逐渐恢复其功能。以下各种药物可任选1种。

1. 促进神经细胞代谢药物　生后24小时便可用胞磷胆碱100～125mg/d或丽珠赛乐（国产脑活素）2～5ml/d静脉滴注，加入50ml液体内，10～14天为一疗程，上述两药可任选一药应用。

2. 复方丹参注射液　能调节微循环，改善脑缺血区血液供给，从而消除神经细胞能量代谢障碍。生后24小时便可应用，用法为6～10ml/d，静脉滴注，连用10～14天为一疗程。

经上述治疗，中度HIE患儿及部分重度HIE患儿病情从第4～5天起可开始好转，如能哭会吮乳，肌张力有所恢复，惊厥停止，颅压增高症状消失等，至第7～9天病情可明显好转。此类患儿继续治疗至10～14天便可出院，通常不会产生神经系统后遗症。

重度HIE患儿治疗至第10天，仍不见明显好转，如意识迟钝或昏迷，肌张力低下，原始反射引不出，不会吮乳，或仍有惊厥和颅压增高，提示病情严重，预后可能不良，需延长治疗时间和强化治疗。此类患儿仍需注意喂养，在患儿可承受的基础上,供给足够的奶量和热卡,防止产生低血糖。

本阶段治疗过程中,需逐日注意观察神经系统症状和体征的变化,是否在第 4～5 天开始好转,第 7～9 天明显好转,也可用 NBNA 评分及脑电图监测。

(四) 生后 10 天后的治疗　本阶段治疗主要针对重度 HIE 患儿对上阶段治疗效果不满意者,需继续治疗以预防产生神经系统后遗症,治疗重点为:

1. 丽珠赛乐(国产脑活素)、复方丹参注射液,可反复应用 2～3 个疗程。

2. 有条件者可加用脑细胞生长肽(bFGF)治疗。

3. 加强新生儿期干预,如肢体按摩、被动运动等。

4. 维持水电解质平衡,供给足够的奶量和热量,做好基础护理。

5. 新生儿期的干预　①视觉刺激法:让婴儿与母亲脸对脸交流,或用颜色鲜艳的红球挂在婴儿床头,每天多次逗引婴儿注意。②听觉刺激法:每天听音调悠扬而低沉优美的乐曲,每天 3 次,每次 15 分钟。③触觉刺激:被动屈曲婴儿肢体,抚摸和按摩婴儿,以及变换姿势等。④前庭运动刺激:给予摇晃、震荡。以上干预方法应在医生指导下进行。

(五) 新生儿期后治疗

1. 治疗对象　有下列情况者需新生儿期后继续治疗,以防止产生神经系统后遗症。①治疗至 28 天,神经症状仍未消失,NBNA 评分<36,脑电图仍有异常波形。②第 2、3 个月复查 CT、B 超或磁共振,出现脑软化、脑室扩大、脑萎缩、脑室周围白质软化或基底节病变等。③第 2、3 个月时不能直立抬头、手不灵活、不会握物、脚尖着地、肌张力异常,以及膝反射亢进、踝阵挛阳性等异常体征。

2. 治疗方法　可选用药物治疗和功能训练。功能训练比药物治疗更重要。药物治疗可选用丽珠赛乐 5ml,或加 bFGF 1600～4000U,或复方丹参注射液 6～10ml 静脉滴注,每天 1 次,每月连用 10 次,共 2～3 个月或一直用至 6 个月时,同时按年龄及发育缺陷进行功能训练,并从心身、行为、情绪、喂养等方面给予综合治疗,在此基础上进行早期干预。

目前全身或局部颅脑的亚低温疗法可望成为 HIE 的有效治疗,但多项研究尚在进行中,疗效尚未完全肯定。实验研究已证实神经干细胞广泛存在于胚胎及成人神经系统内,并且在体内或体外能分裂、繁殖、成熟、分化形成神经元、星形胶质细胞和少突胶质细胞,对损伤的脑组织表现出较大的修复作用。神经干细胞脑移植在新生动物实验中取得了疗效,为临床应用提供了实验数据和理论基础,但其临床应用尚有很多问题有待进一步研究。

(丁国芳)

第七节　新生儿颅内出血

新生儿颅内出血是新生儿时期最常见的神经系统疾病,是导致新生儿死亡和其后神经系统发育障碍的重要病因之一。机械性创伤、窒息、反复的缺氧或脑血流异常是

颅内出血的常见病因。新生儿颅内出血一般分为硬膜外出血(epidural hemorrhage,EDH)、硬膜下出血(subdural hemorrhage,SDH)、蛛网膜下腔出血(subarachnoid hemorrhage,SAH)、脑室管膜下生发基质及脑室周围出血(subependymal hemorrhage,SEH; paraventricular hemorrhage,PVH)、脑室内出血(intraventricular hemorrhage,IVH)、小脑出血(intracerebellar hemorrhage,ICEH)及其他部位的脑实质出血。EDH 和 SDH 多见于足月新生儿,常由机械性创伤所致,SEH、PVH、IVH 及 ICEH 多见于早产儿,原发性的 SAH 及脑实质出血多与窒息密切相关。

由于围生技术及新生儿重症监护水平的提高,足月新生儿的颅内出血的发生率已有明显的降低,主要是机械性创伤所致颅内出血的减少,早产儿颅内出血,特别是 SHE-IVH 已成为主要的类型。据国内的资料,IVH 的发生率为 56.6%,重度 IVH 为 16.3%,远高于发达国家的发生率。严重的颅内出血,来势凶猛,病情进展快,可在短时间内死亡;脑实质出血,出血后脑积水常易遗留有不同程度的后遗症,特别是在早产儿,运动障碍、认知障碍及感知异常的发生率更高。因此,颅内出血的预防以及准确有效的诊断治疗对降低新生儿的伤残率有重要意义。

一、脑室周围-脑室内出血

SEH-IVH 与 PVH 是早产儿颅内出血的最常见类型,也是早产儿脑损伤的最常见病因。尽管 IVH 发生率近年来在国际上似呈下降趋势,但在发生 IVH 的极不成熟的早产儿中,其病程似乎更趋严重,死亡和出血后脑积水等不良预后的发生率仍占较高比例。在我国早产儿 IVH 发生率仍在 40%～70% 之间,近年来并无明显降低。

(一) 发病机制及病理　SEH-IVH 的发生率与胎龄密切相关,说明脑血管的发育成熟度是其发生的内在因素。在胎龄 26～32 周,生发基质区的血管密度和面积明显高于白质区,生发基质周围血管丰富,但血管常常为单层内皮,缺少平滑肌,周围亦缺少弹力纤维的支持,故对抗血流冲击能力较差,易破裂出血。早产儿脑血流的自身调节范围极窄,当脑灌注压波动时,脑血流调节破坏而表现为脑血流随血压的变化而变化,当突然血压增加而导致脑血流灌注激增,易发生颅内出血。脑白质引流的静脉通路呈扇形分布于脑室周围白质,在脑室旁经生发基质区汇入终末静脉。此静脉同时接受来自脉络丛静脉及丘脑静脉血液,在侧脑室马氏孔后方,尾状核头部前方呈 U 字形折曲,汇入大脑内静脉,后行最终汇入大脑大静脉(Galen 静脉)。由于有 U 字形的折曲,在静脉压增高时,导致白质区回流受阻,易发生静脉充血、出血性梗死。

因此,当血压不稳定,脑血流突然增加、脑静脉压增高以及脑血流降低等情况下,均易引起生发基质区血管破裂导致 IVH。不适当的机械通气,不良刺激(如剧烈疼痛、振动或摇摆),不正确的气管内吸引起强烈的咳嗽等,可导致剧烈的脑血流的波动;体循环血压增加、快速扩容、高碳酸血症,红细胞明显下降,低血糖及惊厥均可明显增加脑血流;产道分娩、产钳助产、不适当高 PEEP 机械通气及气胸等均可使颅内静脉压增加。以上因素均可能成为颅内出

血的诱发因素。此外,感染、窒息等原因常伴有出凝血功能的异常,这也是早产儿易发生出血性脑损伤的原因与机制。约有20%的IVH仅在室管膜下胚胎生发层基质,但大多数出血穿过室管膜进入脑室腔引起IVH。脑室内积血可随着脑脊液通路进入蛛网膜下腔,脑脊液中的血凝块及蛋白引起蛛网膜炎,或血凝块堵塞了脑脊液的循环通路如第四脑室流出道及天幕孔周围脑池等处,致使脑脊液循环不良和积聚,脑室出现进行性扩张,导致出血后脑积水,其发生率在重度IVH患儿中可达一半以上。室管膜下胚胎生发层基质的出血还可阻塞终末静脉,造成引流脑白质的髓静脉出血性梗死(即Ⅳ级IVH,过去认为系IVH延及脑实质导致脑实质出血),发生率约为15%~25%。扩张的脑室可进一步压迫脑室周围组织致其缺血性坏死,结局则是白质坏死,部分患儿表现为脑室旁白质软化(periventricular leucomalacia,PVL)。

(二) 临床表现　研究发现,约有25%~50%的IVH早产儿无明显临床症状体征,极易被忽视,多在影像检查时发现。部分患儿可能有“不明原因”的贫血,临床表现相对较隐匿;常有兴奋、烦躁不安、易激惹或反应低下,肢体活动增多或减少,肌张力减低,运动减少,常有呼吸暂停。而出血较严重的患儿常表现为意识状态短时间进入昏迷、强直性惊厥、四肢松软、严重的中枢性呼吸衰竭表现、瞳孔固定,由于出血进行性加重,前囟张力异常增高,隆起,颅缝开大;心率减慢,体温调节异常,病情进展迅速、严重者可数小时内死亡。

(三) 诊断　结合围生期病史、临床表现、影像学检查可作出相应诊断。

超声学分级可参照Volpe方法:Ⅰ级仅限于生发基质区,或少量脑室内出血(小于侧脑室面积10%,矢状旁切面);Ⅱ级脑室内出血面积为10%~50%;Ⅲ级脑室内出血面积>50%有明显的脑室扩张;Ⅳ级脑室周围异常回声(出血或出血性梗死等)。应用超声诊断SEH、PVH-PHI应连续监测,仅凭早期的回声增强,往往主观性较强,易误诊。若早期为强回声,1周后转为混合性回声,2~4周为低回声或无回声,诊断PVH-PHI的准确性就会提高。

CT分级一般采用Papile分级法:Ⅰ级:单侧或双侧室管膜下胚胎生发层基质出血;Ⅱ级:室管膜下胚胎生发层基质出血破入脑室,引起IVH;Ⅲ级:IVH伴脑室扩张;Ⅳ级:Ⅲ级IVH伴脑实质的髓静脉出血性梗死。

虽然B超、CT和MRI检查均可很好诊断IVH,但由于早产儿IVH在生后早期应尽量避免搬运,一般不宜进行CT和MRI检查,应选择床边头颅B超检查。提倡在有条件的情况下,所有早产儿均宜在生后3~7天内接受床边头颅B超检查,以便对IVH尽早作出诊断,尤其可筛查出无症状的IVH患儿。如无B超检查条件,宜注意CT检查时间最好在出血后1周内,过迟检查常因血肿正处于等密度期而致漏诊。MRI则对新鲜出血敏感性稍差,出血3天内一般不宜作MRI检查。

(四) 治疗

1. 加强护理　最大限度地减少对患儿的刺激,保持安静,必要时给予镇静,减少哭闹。维持内环境稳定,保证液量及热卡供给。

2. 对症治疗　纠正出凝血功能异常,可应用维生素K_1、新鲜血或血浆治疗;有惊厥时予苯巴比妥或安定等镇静止惊;减轻脑水肿、降低颅内压,可予地塞米松,首剂1~2mg静脉注射,以后每次0.2~0.4mg/kg,必要时慎用甘露醇;保持呼吸循环功能稳定;纠正缺氧和酸中毒,维持体内代谢平衡;防治感染。

3. 脑积水的治疗　有报道Ⅲ、Ⅳ级IVH引起脑积水的发生率分别为40%和70%,常在出血后15~70天内发生。治疗IVH后脑积水的连续腰椎穿刺方法于20世纪80年代初问世。通过早期连续腰椎穿刺,放出积聚的血液及增高的蛋白质和过量的脑脊液,可降低脑室内压力,防止因血块及炎性粘连引起脑脊液循环通路的阻塞,减少因脑室内压力增高所引起的脑室周围缺血性损伤,而且还可为脑脊液吸收途径的代偿性改变赢得时间,避免被动的外科引流或终身分流术。另外,由于持续的颅内压增高将破坏轴突和损伤白质的少突胶质细胞,同时由于轴突损伤也将累及皮层的神经元。3D-MRI证明,放出脑脊液能使皮层灰质容积明显增加,因此,连续腰椎穿刺放出脑积液(或血)有其积极的作用。目前国际上对腰穿治疗基本持肯定态度,报道连续腰穿治疗控制出血后脑积水的成功率为75%~91%。但也有连续腰穿治疗失败的报道,并认为连续腰椎穿刺有增加中枢感染的可能。

B超脑室面积测量方法:一般选取旁矢状切面测量侧脑室体部纵径,6~10mm为脑室轻度增大,11~15mm为中度增大,>15mm为重度增大。若侧脑室三角部或后角部位面积较前次B超检查增大时也认定为脑室增大。

连续腰椎穿刺注意事项如下:

(1) 腰椎穿刺开始时间:取决于脑室进行性扩张的程度,扩张较快者宜早行腰穿,可为减少脑室扩张的机会赢得时间。据报道最早腰穿日龄为生后6天,一般在生后2周左右。

(2) 腰椎穿刺间隔时间:治疗初期应每天进行腰椎穿刺,直至脑室不再进行性扩张或缩小,再延长间隔直至停止。若腰椎穿刺间隔太长,则无治疗意义。

(3) 每次腰椎穿刺放液量:在脑室扩张的情况下,即使压力不高,每次放液量应在8~10ml左右,最多可达14ml。切忌连续腰椎穿刺治疗每次放液量<5ml(不能起到治疗作用)。

(4) 腰椎穿刺疗程:一般在1个月内,最长为2个月。若过早结束,常因脑脊液循环通路的阻塞还未解决或侧支循环尚未形成,脑室常可重复扩张。

连续腰椎穿刺应做到治疗宜早、治疗间隔期宜短、放液量不宜过少、疗程宜足以及要避免腰穿损伤。由于临床腰穿常不能避免损伤的可能,对于腰穿疗效欠佳的患儿,可再联合应用减少脑脊液分泌的药物——乙酰唑胺治疗,推荐剂量为10~30mg/(kg·d),用药期间监测血气和电解质,以防失衡。由于出血后脑积水的发生机制主要因吸收障碍引起脑脊液量相对增多,脑脊液的实际分泌量并未增加,因而不主张单用乙酰唑胺治疗。国外资料表明IVH伴脑室扩张发生率为49%,有25%的脑室扩张发展为持续的慢性脑室扩张（PVD，脑室扩张持续 2 周以上），Ⅲ级以上的 IVH，PVD 的发生率近 80%。38% 和 48% 的 PVD 可自然停止或经非手术治疗后扩张停止，但最终仍有 34% 须手术治疗。若脑室扩张速度快（每周头围增加达 2cm，有的学者提出为 1.5cm），颅内压持续增高达 1.47kPa，往往反复腰椎穿刺放液效果不好，不能减慢脑室扩张速度者，应尽早脑室引流，引流效果不佳者宜选择手术治疗。

（五）药物预防　苯巴比妥能降低脑代谢率，降低细胞内外水肿，降低颅内压，减少儿茶酚胺的释放，增加葡萄糖的转运，以及镇静和抗痉挛等作用。有研究表明应用苯巴比妥可预防 IVH，推荐剂量：对所有胎龄≤34 周的早产儿，在生后 6 小时内给予苯巴比妥负荷量 20mg/kg，24 小时后再予维持量 5mg/（kg·d），共 4～5 天。

二、硬脑膜下出血

SDH 主要是由机械性创伤所致，多见于足月新生儿，出血的原因主要是：头盆不称，先露异常，骨盆狭窄，急产或滞产，不适当的助产（胎头吸引、产钳、不合理的应用催产素等）。可为上矢状窦附近出血或大脑镰（伴下矢状静脉破裂）、小脑幕的撕裂（伴直窦、Galen 静脉横窦及幕下静脉）撕裂、或大脑表面的大脑静脉出血。

此种出血依出血量与部位的不同而有不同的临床表现。小脑幕上大脑表面的出血临床常有兴奋、激惹、惊厥，可有斜视、瞳孔异常，大量出血可有颅压增高表现；较少量的幕下出血早期可无症状，多在生后 24～72 小时出现抑制，呼吸节律不齐、惊厥及凝视等；持续的大量出血时表现为明显的脑干功能受累：呼吸抑制，甚至频繁的呼吸暂停、惊厥、前囟膨隆、凝视、颈强或角弓反张、反应迟钝甚至昏迷，患者可短时间内死亡。临床上，对于足月新生儿的呼吸暂停，若伴有反应低下应予高度重视。部分颅后窝的幕下出血可流入蛛网膜下腔和小脑而表现为 SAH 和 ICEH，出血量较多时常表现有梗阻性脑积水。大脑表面的 SDH 还可以表现为慢性或亚急性的症状，如婴儿早期的惊厥，发育迟缓和贫血等，影像学检查常有硬膜下积液。

B 超有助于下矢状窦附近中央部位的出血，但对近颅骨部位出血诊断有困难。对于 SDH 的诊断 CT 要优于 B 超，在 CT 中表现为天幕上或后颅窝内紧贴颅板处新月形密度增高阴影，或在颅脑中线，或天幕孔周围见密度增高阴影。MRI 对后颅凹出血显示更佳。对大脑表浅 SDH 的诊断以前囟穿刺诊断为好，穿刺部位为前囟侧角冠状缝处，离中线至少 3cm，进针 0.5cm。正常时只有数滴清亮液体流出，有出血时有血性或黄色液体流出。

对硬膜下积液者可行冠状缝硬脑膜下穿刺抽出积液，以减轻颅内压。穿刺深度不超过 5mm，每次抽出液量不超过 10～15ml，每 1～2 日 1 次，如果 10 天后液量无显著减少，则需考虑进行开放引流或硬脑膜下腔分流术。

三、硬脑膜外出血

EDH 在新生儿少见，但当较大的外力使硬脑膜外层从颅骨内板分离，EDH 也可发生，常为脑膜中动脉的破裂

所致，可同时伴有颅骨骨折，出血量多时可表现明显的占位效应：急剧的颅压增高，头部影像学有明显的中线移位，若不及时处理可数小时内死亡。CT 检查可定位确诊，必要时手术治疗可挽救生命。

四、蛛网膜下腔出血

新生儿原发性蛛网膜下腔出血可来自脑发育过程中软脑膜动脉间的小血管，也可来自蛛网膜下腔静脉，出血很少来源于较大的血管，常为毛细血管内血液外渗，多是有窒息史，与缺氧、酸中毒、低血糖等因素有关，也可由产伤所致。出血少者，临床可无明显的表现，或仅有极轻的临床征象，多于一周内恢复。足月新生儿多有产伤史，惊厥发作间隙可能没有明显的异常表现。大量的 SAH，常有严重的窒息史，或产时有明显的产伤史，临床表现凶险。

B 超不能很好探查，只能依赖 CT 诊断，表现为大脑表层密度增加，使大脑与颅骨得以清晰区分，并可在各脑池、半球裂隙内探查到高密度阴影。

蛛网膜下腔出血一般无须处理，预后良好。严重蛛网膜下腔出血并出现脑积水迹象者可予连续腰椎穿刺治疗。

五、小脑出血

小脑出血常见于早产儿，病理资料表明，小脑出血的患病率在胎龄小于 32 周或出生体重小于 1500g 早产儿中为 15%～25%，但实际临床患儿存活时小脑出血的诊断率极低。小脑出血可为原发性小脑出血，也可以是其他部位出血如 IVH 或 SAH 蔓延至小脑。第四脑室周围生发基质、软脑膜下及小脑的外颗粒层区域均有丰富的血管，但发育极不成熟。原发性小脑出血与早产儿 SHE-IVH 有相似的发病机制。临床症状可于生后 1 天至 2 周不等，除一般神经系统症状外，小脑出血的主要临床特征源于脑干受压，可有呼吸暂停或呼吸节律不规则，有时有心动过缓，严重的小脑出血可在短时间内死亡。

除严重 ICEH 外，B 超一般难以诊断。CT 是精确诊断 ICEH 的最好手段，表现为在后颅窝小脑部位呈高密度阴影。

小脑出血预后很差，最好的治疗方法是早期诊断，及时手术去除血肿。

（丁国芳）

第八节　新生儿惊厥

新生儿惊厥是新生儿期常见的危重症，其发生率高于人生的任何其他时期。新生儿期惊厥的发生往往提示中枢神经系统存在严重的原发或继发的功能障碍，由于病因复杂，表现形式多样，死亡率及神经系统后遗症的发生率极高。需要尽快地诊断和及时的治疗。新生儿正处于神经系统发育成熟的关键时期，反复持续惊厥神经细胞缺氧损伤可能导致严重后果，如脑瘫、智力低下、癫痫等。整体上，新生儿各种惊厥的发生率约 1‰～3.5‰。早产极低出生体重儿的惊厥发生率明显高于足月儿可达到 23‰。胎龄越小，出生体重越低惊厥的发生率越高。小于胎龄儿

明显高于适于胎龄儿,过期产儿的发生率也较正常足月儿的发生率有所增高。基层分娩机构出生的新生儿惊厥发生率明显高于三级医院出生的新生儿。新生儿惊厥大多发生在生后 72 小时之内。

一、新生儿惊厥的病因

随着围生医学和新生儿学的不断进展,新的诊断技术的出现和诊断手段的不断改进,新生儿惊厥的病因学的分布也发生了一些变化,使得以前一些诊断不清或被忽略的病因,现在有了更多的了解。如弥散加权和磁共振成像(DW2MRI)的应用使以前被认为新生儿惊厥少见的新生儿脑梗死有了新认识,有资料表明,每年出血性脑梗死和缺血性脑梗死发生率分别为 6.7 ~ 17.8/10 万活产足月新生儿,总的新生儿脑梗死的发生率约为 1/4000 活产足月新生儿。ZZ Tang 报道新生儿脑梗死引起的惊厥发作占同期新生儿惊厥发作的 20%。新生儿缺氧缺血性脑病及新生儿颅内出血仍为新生儿惊厥的主要病因。中枢神经系统感染和代谢紊乱导致的惊厥相对减少。新生儿惊厥常见的病因主要包括以下几类:

1. 围生期缺氧和产伤　包括新生儿缺氧缺血性脑病、新生儿颅内出血(脑室内出血、脑室周围出血、脑实质出血)、脑梗死。

2. 感染性疾病　包括各种微生物的中枢神经系统感染,新生儿化脓性脑膜炎、脑炎、脑脓肿。

3. 新生儿代谢紊乱　包括新生儿低血糖、低血钙、低血钠、低血镁、维生素 B_6 缺乏、新生儿胆红素脑病、甲状旁腺功能低下。

4. 遗传代谢性疾病　如枫糖尿症、丙酸血症、甲基丙二酸血症、异戊酸血症、半乳糖血症、维生素 B_6 依赖症、尿素循环障碍、高甘氨酸血症等。

5. 基因缺陷　如良性家族性新生儿惊厥(钾通道 KCNQ2、KCNQ3 基因畸变),全身癫痫伴发热性惊厥(钠通道 SCN1A、SCN2A、SCN1B、γ-氨丁酸 A-γ2 等亚单位基因畸变),新生儿肌阵挛、新生儿肌脑病等。

6. 先天性颅脑发育异常　如先天性脑发育不良、局灶性脑皮质发育不良、颅脑畸形和颅脑肿瘤。

7. 药物　氨茶碱、戒断综合征、麻醉药物、有机磷中毒等。

8. 原因不明　约占新生儿惊厥的 2% ~ 3%。

临床上新生儿发生惊厥时常是多种因素重叠在一起,如围生期缺氧、感染性疾病和遗传代谢病与血糖、血钠等代谢紊乱同时存在,应注意诊断和鉴别诊断。

二、新生儿惊厥的病理生理

新生儿期中枢神经系统发育尚未成熟,所以新生儿的大脑对惊厥发作具有独特的敏感性,更易受各种病理因素的影响导致神经细胞的异常放电,引起惊厥发作。但新生儿期大脑皮质的分层及神经元的细胞膜、胞浆分化不完善,树突、突触、髓鞘形成尚未完成,神经元和神经胶质之间的正常联系尚未建立,因而皮层局部的异常放电不易向其他部位传导和扩散,更不易向对侧大脑半球传导引起同步放电,所以新生儿很少引起全身强直阵挛性惊厥。

新生儿大脑皮层神经元的细胞膜通透性较强,钠离子容易进入,钾离子容易漏出,Na-K-ATP 泵的功能不成熟,不能有效地泵出钠离子,使神经元处于相对高极化状态,不易产生重复放电和同步放电,故新生儿较少出现皮质性惊厥。

新生儿惊厥发作可损伤神经遗传基因和扰乱神经细胞的结构、功能和连接。新生儿大脑颞叶、间脑、脑干、边缘系统、海马等皮质下结构发育较成熟,其氧化代谢比皮层更旺盛,对缺氧缺血也更敏感。海马结构对惊厥引起的损伤特别敏感,导致齿状回颗粒细胞轴突异常生长的突触重构,也引起齿状回多形区颗粒细胞层的凋亡和双侧海马结构硬化。

惊厥可导致能量供给和需求的不平衡,尽管脑组织血流量有所增加,但并不能充分满足需求。惊厥发作时可造成持续的高能磷酸盐消耗,过量葡萄糖也可对大脑产生毒性,后者可以使新生儿海马回损害恶化。

新生儿脑代谢率较低和神经细胞网络不完整,一般情况下新生儿比成人较少受到神经细胞损害和细胞消耗,对谷氨酸盐的毒性作用耐受性较高。反复惊厥能够抑制新生儿大脑的生长发育,改变神经环路和提高神经的兴奋性。在生长发育早期的复发性惊厥可以导致记忆、视觉、空间能的损害。未成熟小鼠中发现癫痫持续状态可导致丘脑的坏死性病变。对惊厥的新生儿进行磁共振波谱学检查发现了一些大脑代谢功能障碍的区域。研究也表明未成熟的大脑皮层神经元对异常代谢情况有自我保护机制,但过度电活动可以破坏正常神经细胞的发育和脑损伤,反复发作可以导致突触重构,减少细胞数目,降低可塑性和使远期脑组织功能损伤,从而反复发作。

三、新生儿惊厥的临床表现

新生儿发作的临床表现不像婴儿那样分类十分清楚,尤其是未成熟儿,发作症状往往是片断性的,且常与正常活动不易区分,因此新生儿发作不易诊断和分类。

(一) 轻微型　这种发作形式在发作时抽搐动作细微,局灶而隐晦,是新生儿最常见的惊厥表现形式。其表现为蹬车运动、吸吮动作、眼球颤动和呼吸暂停,也可表现为咀嚼、口、颊、舌动作、自动症及其他刻板运动。足月儿眼部表现为持续的水平斜视,早产儿为无反应的持续睁眼伴眼球固定。多见于缺氧缺血性脑病、新生儿颅内出血和严重感染的新生儿。

临床发作类型与伴随的同期脑电图(electroencephalogram,EEG)活动之间的关系仍不十分清楚。如仅有临床发作而不伴有脑电发作,目前尚未清楚这种发作是否是皮层下发作或脑干释放现象,还是非癫痫性发作。动物实验研究发现这些仅有临床发作而不伴有脑电发作的发作极可能是皮层下发作。在动物模型上,刺激中脑可引起与新生儿相似的复杂自动症,另刺激新生鼠的下丘(四叠体)引起与新生儿轻微性发作相似的临床表现,新生鼠的下丘脑对缺血性损伤十分敏感。在新生儿缺血缺氧性脑病的研究中,数字视频脑电图(video electroencephalogram,

VEEG）监测发现轻微性发作有多种形式的皮层脑电变化，可以出现节律性的脑电发作活动。

呼吸暂停作为一种发作形式应该引起特别注意。在未成熟新生儿，呼吸暂停多与中枢神经系统发育未成熟、全身感染或呼吸系统疾病有关。但在晚期足月新生儿中，发作性呼吸暂停时常与轻微惊厥发作表现有关。

（二）局灶阵挛型　这种惊厥形式常表现为一个肢体或一侧面部的肌群阵发性节律性抽动，可扩散到同侧的其他部位。大多神志清醒，而且多数存在大脑皮层的异常放电。EEG 表现局灶性尖波包括棘波。常提示脑组织局部损害如局部颅内出血、脑梗死、蛛网膜下腔出血及代谢异常等。新生儿脑梗死在急性期往往可出现偏瘫，而惊厥常是本病的唯一表现，以局限性运动性发作为多见。新生儿脑梗死多变的临床表现及不明显的体征常使一些患儿漏诊。

（三）多灶阵挛型　表现为多个肢体或多个部位同时或先后交替的抽动。发作的部位可表现为无序地游走。多伴有意识障碍。常见于足月儿的缺氧缺血性脑病、新生儿颅内出血和严重感染的新生儿，偶见代谢异常。

EEG 常常表现为多灶性节律性尖波，连续性的 θ 或 α 节律。发作可逐渐或同时伴随出现异常的脑电活动。由于皮层神经元尚未成熟，不能有效的联结并实现一次放电，因此新生儿不会表现经典的杰克逊发作或部分性发作继发全身性发作。

（四）强直型　多数强直发作继发于脑干损伤或功能障碍，出现脑电-临床分离，而另一部分强直性发作在 VEEG 监测下可与 EEG 有明显的联系。全身性多于局限性，全身性往往与脑电发作不一致，局限性包括局灶特征（如累及单侧半球或斜视）可与脑电发作一致。强直发作必须与桑迪福综合征（Sandifer's syndrome）鉴别，桑迪福综合征表现为间歇性斜颈，姿势怪异是反流性食管炎或食管裂孔疝的症状之一；也要警惕伴有局灶性和全身性张力障碍发作。

（五）肌阵挛发作　表现为四肢强直伸展或双下肢强直双上肢屈曲，或全身强直性后仰。常伴有眼球偏移固定和呼吸暂停。多有意识障碍。足月儿和早产儿均可发生，多见于早产儿脑室内出血、破伤风和新生儿胆红素脑病（核黄疸）等。

局灶和多灶性发作与脑电放电多不一致，全身性发作多与 EEG 一致。如果肌阵挛与睡眠或缺血性损伤有关，往往与 EEG 不一致，特别是新生儿出现生理性睡眠肌阵挛。一些缺氧缺血性损害的新生儿出现肌阵挛发作时，提示脑干受损。一些特殊的新生儿综合征也可表现为肌阵挛发作，如大田原综合征和早期肌阵挛脑病。

四、实验室检查

（一）血气及血生化检查　有助于了解发作时氧合情况和代谢情况，为鉴别诊断提供依据。

（二）血培养和脑脊液检查　了解中枢神经系统感染和颅内出血情况。

（三）脑电图　脑电图在新生儿期的确诊率随着胎龄的增加而增加，惊厥的病因也影响 EEG 的确诊率。

（四）数字视频脑电图（video electroencephalogram，VEEG）　VEEG 监测可精确观察分析临床症状及其与 EEG 的关系，定位更准确，并且数字化脑电设备能够在没有技师持续观察的情况下，记录长时间的脑电信号，使持续性脑电监护更加易行，更容易记录到癫痫发作期图形，因此数字化 VEEG 监测能够测量惊厥发作程度、类型和评价脑电-临床关系。通过 VEEG 和长程 EEG 的应用研究，发现持续 24 小时以上的临床不能察觉的脑电持续状态并不罕见。VEGG 监测发现新生儿发作绝大多数起源于局部脑区，属于部分性发作，无论足月儿还是早产儿，最常起源于颞区，很少有全身性强直-阵挛发作或快速泛化为全身性发作的部分性发作。

新生儿发作可表现为几种不同性质的电-临床关系，即脑电-临床发作、脑电发作及仅有临床发作而不伴有脑电发作，后两种情况又称为电-临床分离。由于出生时大脑皮层网状结构未发育成熟，但是皮层-皮层下投射已经发育良好并髓鞘化，导致一些新生儿发作出现脑干或皮层下传导，从而出现脑电-临床分离。故 Mizrahi 根据新生儿发作的临床和 EEG 特征及推测的病理生理机制，提出的新的分类较好，分为临床发作与皮层脑电活动一致及其病理生理学机制符合的癫痫性发作、临床发作伴非一致性的皮层脑电活动及其病理生理学机制推测的非癫痫性发作和脑电异常发作而无临床发作三大类。

（五）影像学检查　有围生期窒息、感染和血液高凝因素如动静脉畸形、卵圆孔未闭、持续性肺动脉高压、红细胞增多症、脱水症和门静脉血栓、肾静脉血栓等病史以及免疫性血小板减少症、双胎妊娠、胎 2 胎输血和胎儿水肿、胎盘功能不良、母亲患糖尿病、低血压等高危因素的新生儿应高度警惕脑梗死的发生，临床存在神经系统异常表现者，无论其程度是否严重均应常规做进一步的影像学检查。

目前床旁头颅 B 超仍是非常有效、方便、经济的筛查手段。

最近将弥散加权和磁共振成像（DW2MRI）应用于新生儿脑梗死的早期诊断，认为 DW2MRI 技术是目前诊断脑梗死最敏感且快速的方法，可以早到发病后数小时以内。磁共振血管成像（MRA）能够明确病变动脉的具体部位及病变性质，在临床上可替代脑血管造影，联合应用超声和 MRA 发现在 12% 脑梗死病例的病灶局限在左大脑中动脉范围。

Gunther 等对 *Leiden* 突变（凝血因子 VG1691A），凝血酶原（PT）G2021A 变异和甲基四氢叶酸还原酶（MTHFR）基因中的纯合子 T677T 多形性的研究中发现，脑梗死常规存在于具有这些遗传性促凝血危险因素的新生儿中，认为除去已获得的诱发因素外，遗传性促凝血危险因素在脑梗死所致的新生儿惊厥中发挥重要作用，如果新生儿出现 *MTHFR* 基因突变导致的中等高胱氨酸血症，那么就可增加脑梗死的危险因素。幸运的是，新生儿脑梗死复发的危险因素大约是 3%，低于其他任何年龄段脑梗死复发的危险因素。

五、新生儿惊厥的诊
断和鉴别诊断

根据新生儿惊厥的病因流行病学特点提出了寻找病因的一个逻辑顺序如下：初诊的检查包括血气、红细胞比容、血清钙、血清钠、血清镁、腰椎穿刺、血培养、头颅超声、脑电图（EEG）；进一步检查包括计算机体层扫描（CT）或MRI、母亲和新生儿的标本（尿、头发、大便）中的药物滥用监测、病毒和其他感染的标本检查、血氨及氨基酸、尿氨基酸和有机酸。

脑电图（EEG）检查有助于证实任何观察到的神经征象是否是惊厥发作。Silvia等的实验研究证实了足月儿和早产儿的惊厥发作的脑电图特征。发现惊厥的婴儿大多数有着严重的异常背景活动。在足月儿和早产儿中，最常见的惊厥发作部位在颞叶，足月儿在发作起始时通常有棘波、尖波、尖慢波和棘慢波，而在早产儿中delta节律最多见。早产儿的1次发作是从1个区（涉及1个以上的电极）起始，而足月儿最常见的是从1个灶（仅涉及1个电极）起始。在两组病例中，发作持续时间和发作放电传播过程中的放电形态和频率变化，早产儿和足月儿没有统计学差异。早产儿或足月儿无论在起始、形态、频率上，还是传播模式上都没有清晰的联系，但是显示放电发作的形式是和胎龄有联系的。因此研究发现无论足月儿还是早产儿的发作放电都有比较丰富的起始、形态、频率的变化。

但是并不是所有的发作都能被EEG发现，特别是一些轻微型发作、大多数的强直发作和局灶性及多灶性肌阵挛发作，而且有些新生儿惊厥发作常常不能察觉到临床变化。新生儿惊厥的表现常常是轻微性的，包括眨眼、咀嚼动作、眼球颤动和呼吸暂停，新生儿惊厥的临床表现与脑电图之间的联系也不是十分肯定，特别是应用抗癫痫药物后，因为新生儿惊厥常常时间短，低电压和局限化。

新生儿惊厥的病因和胎龄也影响EEG的阳性率，中枢神经系统感染的新生儿中，脑电图阳性率最高，其次为缺血缺氧性脑病和中枢神经先天发育畸形，并且EEG的阳性率随着胎龄的增加而增加。

视频脑电图监测的应用为研究新生儿惊厥发作提供了便利的条件，由此可精确观察分析临床发作及其与EEG的关系，定位更准确，使持续性脑电监护更加易行。连续视频脑电图监测能够测量惊厥发作程度、类型和评价脑电图与临床的关系。视频脑电图在无人持续观察的情况下，能记录较长时间的脑电信号，在新生儿重症监护病房（NICU），数字视频脑电图的增加已经成为了一个标准。

由于视频脑电图的应用研究，发现持续24小时以上的临床不能察觉的脑电持续状态并不罕见，也发现一小部分神经影像学和脑电背景波正常，且从来未经治疗仅临床发作的新生儿预后良好，但需要与那些脑电临床分离者进行鉴别，因为在脑电发作和临床发作之间并非都是一致的。

六、新生儿惊厥的治疗

任何原因引起的小儿惊厥均应按急症来处理，并严格

掌握其处理原则。积极寻找病因，尽快止惊，对症治疗，维持正常生命功能，减少或防止惊厥后脑损伤。保持呼吸道通畅，维持患儿通气换气功能，及时清除咽喉部呕吐物及分泌物，避免吸入引起窒息或吸入性肺炎，同时尽量保持安静，减少一切不必要的刺激。

（一）加强监护　进行心肺、血压、颅内压及脑电监护，严密观察体温、呼吸、神志、瞳孔大小及前囟情况，监测并维持血气和pH在正常范围。

（二）快速止惊　因任何形式的惊厥均会使脑代谢率和耗氧量增加，缺氧和脑组织产生无氧代谢，严重者可造成永久性脑损伤，故应尽快迅速止惊。合理的抗惊厥药物用药方案有利于改善新生儿的预后。

1. 苯巴比妥　苯巴比妥仍是新生儿惊厥的一线药物，Janet认为负荷剂量40mg/kg可以在很短的时间内达到血浆中的治疗浓度20～40μmol/L，但对未进行机械通气的新生儿一次给予负荷剂量40mg/kg可导致呼吸暂停，因此在不具备机械通气的情况下通常分两次给药，每次20mg/kg，苯巴比妥对1/3～1/2的新生儿惊厥有效。

应用全程脑电图监测是惊厥的诊断和疗效评估的重要手段。Boylan等应用连续视频脑电图评价苯巴比妥对新生儿惊厥发作的疗效，分别在治疗前、治疗后1小时、2小时和12～24小时之间进行视频脑电图监测，所有临床发作患儿静脉给予苯巴比妥20～40mg/kg，静脉用药时间均不少于20分钟，脑电发作被定义为突然重复刻板放电持续至少10分钟，新生儿癫痫持续状态被定义为连续性发作活动持续30分钟以上，结论是单独使用苯巴比妥作为一线药物治疗那些脑电背景波显著异常的新生儿惊厥是无效的；而且苯巴比妥可以增加脑电-临床分离，如果不应用脑电监测，往往会得出错误的结论。

2. 苯妥英钠　Painter等推荐苯妥英钠作为苯巴比妥的替代药物，推荐负荷剂量是15mg/kg，以不超过每分钟1mg/kg的速度静脉注射，在以苯巴比妥作为一线药物治疗的29例新生儿中，13例有效。以苯妥英为二线药物治疗的15例新生儿中，仅仅4例有效。目前在随访的儿童年龄组中，尚未发现长期应用苯妥英治疗过程中导致皮疹、鬼脸动作和牙龈肿胀的报道。对那些苯巴比妥作为一线药物治疗无效的新生儿来说，苯妥英可能是最好的二线药物，但苯妥英对缺血缺氧性脑病伴隐匿性心肌受损的患儿来说，可造成低血压和心律失常等。

3. 苯二氮䓬类药物　绝大多数苯二氮䓬类药物已经被应用于新生儿。地西泮在体内的半衰期很长，接近30～75小时，由于药物的蓄积作用可发生呼吸抑制，这种药物不适合长期静脉应用，可以1次以0.3～1mg/kg的剂量静脉注射。劳拉西泮常应用于年长儿，在新生儿中应用的报道较少，它的半衰期也较长，它也有地西泮同样的副作用，静脉用量为0.05～0.15mg/kg。氯硝西泮静脉给予也常用，剂量以每24小时100μg/kg较合适，但常引起新生儿多涎和支气管分泌物增加。

咪达唑仑是一种新型的苯二氮䓬类药物，很少报道用于治疗新生儿惊厥，既往认为咪达唑仑起效后血压脉搏均未发生变化，对于那些虽用大剂量苯巴比妥和（或）苯妥

英钠但仍不能控制的新生儿惊厥,持续静脉应用咪达唑仑是一个很有效的附加治疗方法,但目前发现应用咪达唑仑治疗新生儿惊厥的副作用较多,Ng 等报道咪达唑仑在早产儿中静脉用于镇静时,可导致肌阵挛性痉挛和强直姿势;Horst 等发现咪达唑仑的血药浓度达到 900 ~ 7093mg/L 时,可以导致新生脑电图出现爆发抑制现象。有人还发现应用吗啡镇静的一组婴儿的神经发育结果要比应用咪达唑仑镇静的婴儿好。

4. 利多卡因　利多卡因在欧洲应用得比较广泛,但是作为抗癫痫药物在英国和美国没有得到广泛应用。利多卡因有很窄的治疗范围和蓄积量,静脉输液必须限制在 48 小时内。在利多卡因成功治疗惊厥的报告中,可使用脑功能监测仪(CFM)来测量惊厥发作的控制,但有研究表明在检测过程中如单独使用脑功能监测仪可以丢失近一半发作,新生儿发作的诊断、分类和定量应首选脑电图,但是长期监测可以使用 CFM。

5. 其他药物　副醛(三聚乙醛)现在已经很少应用于新生儿了。对于苯巴比妥无效的新生儿惊厥,丙戊酸钠可有效,由于其肝脏损害已限制应用于新生儿。氨己烯酸不能静脉应用,它可以导致婴儿期不能被监测到的复视等副作用。目前国外对新生儿应用卡马西平和拉莫三嗪的报道还很少,对拉莫三嗪的研究主要集中在顽固性癫痫患儿的添加用药上,Mikati 等研究发现拉莫三嗪对于小于 1 岁的顽固性部分性发作和婴儿痉挛有效,在新生儿中的半衰期为(23.44±3.57)小时。

(三) 病因治疗　新生儿惊厥常见代谢因素导致的惊厥如低血糖、低血钙、维生素 B 缺乏及急性脑缺氧等一旦病因消除,惊厥即可以得到缓解。

1. 低血糖的治疗　可用 25% 葡萄糖 2 ~ 4ml 静脉注射后,10% 葡萄糖 5 ~ 8mg/(kg·min)维持。用药过程监测血糖,根据血糖测定结果调节输液速度,稳定 24 小时后停用。既要尽快地纠正低血糖,又要避免血糖大范围的波动引起反应性低血糖。故纠正低血糖时密切监测血糖十分重要。

2. 低血钙的治疗　新生儿生后 3 天内的低血钙多与低出生体重儿、出生时窒息及母亲糖尿病有关。可用 10% 葡萄糖酸钙 2ml/kg 加等量葡萄糖稀释后缓慢静脉注射。推注速度<1ml/min,并监护心率,如心率<80 次/min 应停用。

3. 低血镁的治疗　低血镁多与低血钙同时存在。可用 25% 硫酸镁 0.2 ~ 0.4ml/kg 肌内注射或 2.5% 硫酸镁 2 ~ 4ml/kg 静脉注射。用药过程监测血镁指标,并应在心电图密切监护下进行。

4. 维生素 B_6 依赖症的治疗　维生素 B_6 依赖症是遗传性犬尿氨酸酶缺乏。所需维生素 B_6 是正常新生儿的 5 ~ 10 倍。惊厥发作时用镇静药无效。用维生素 B_6 100mg 静脉注射后几分钟症状缓解。

(四) 对症治疗　窒息、颅内出血或频发惊厥时常并发脑水肿,应限制入液量,轻度脑水肿时每天的总液量为生理需要量的 2/3,为 1/3 张,重度脑水肿每天总液量为生理需要的 1/2 ~ 1/3,并注意保持正常的心搏出量、组织灌注和尿量。予吸氧并用脱水剂、甘露醇 0.5g/kg,30 分钟内静脉滴注,并使用利尿剂,争取于 48 小时内降低颅内压。禁食者补液 80 ~ 100ml/(kg·d)。低氧血症、低血糖、高热及低血压等在脑损伤中有重要影响。因此,维持正常的呼吸、循环、血压、血糖、体温是极为重要的。注意要保持呼吸道通畅,给予充足的氧气,必要时气管插管机械通气。

(丁国芳)

第九节　新生儿感染和感染性休克

一、新生儿感染的特点

感染是新生儿时期最常见的重要疾病之一。新生儿感染按照感染发生的时间分为宫内感染(出生前先天性感染),分娩时感染和出生后感染。

(一) 宫内感染　主要通过胎盘血行感染或阴道上行羊水污染后感染。宫内感染的病原以病毒为主,常见病毒有巨细胞病毒、风疹病毒、单纯疱疹、乙肝病毒、肠道病毒、EB 病毒和 HIV 病毒。细菌感染有 B 族溶血性链球菌(GBS)、李斯特菌、结核分枝杆菌、胎儿弯曲菌等。其他感染原包括梅毒螺旋体、博氏疏螺旋体(莱姆病)、真菌、弓形体、衣原体甚至支原体感染。胎儿经胎盘感染,可以通过胎盘的炎性病理改变证实。

(二) 分娩时感染　因羊膜早破或出生时吸入污染的羊水,以及产时新生儿皮肤受损所致。产时感染的病原多与母亲感染有关,常见埃希大肠菌(EC)、可有肠球菌。美国 GBS 更多见。

(三) 新生儿生后感染　主要是与新生儿免疫系统发育不完善有关。

1. 屏障功能差　①皮肤薄,含水量高,表皮角化不良,胶原纤维排列疏松,完整性极易被破坏,黏膜娇嫩,通透性高,呼吸道及消化道黏膜防御功能差,有利于细菌侵入。②汗腺发育差,皮肤表面的 pH 值较高,有利于细菌繁殖。③脐带残端是一个暴露的伤口,细菌容易由此侵入。④血脑屏障功能差,侵入血液循环的细菌容易透过血脑屏障造成中枢神经系统感染。

2. 细胞免疫功能差

(1) 非特异细胞免疫功能:中性粒细胞的产量和储备都比较少,聚集、黏附、趋化功能远低于成人;自然杀伤(NK)细胞活性低下;单核-吞噬细胞系统中各种游走和固定的巨噬细胞的吞噬功能和趋化作用均差。

(2) 特异性细胞免疫功能:新生儿 T 细胞对外来抗原应答的易感性增高,如有宫内感染,生后 5 ~ 10 天内致敏的 T 细胞不能发挥细胞免疫功能。CD4/CD8 水平明显高于成人,但 CD4 细胞缺乏辅助 B 细胞产生抗体的作用。新生儿 T 细胞合成 IFNγ 很低,出生时仅有成人的 1/10,3 ~ 5 岁才达到成人水平。

3. 体液免疫功能差

(1) 非特异性体液免疫:新生儿总补体、调理素、溶菌酶和 IFNγ、白介素(IL)水平明显低于年长儿和成人。

（2）特异性体液免疫：母亲 IgG 可以通过胎盘给胎儿。足月新生儿抗体水平略高于母体水平有多种抗病毒抗体，沙门菌鞭毛抗体。低于母体水平的有百日咳、流感杆菌抗体。缺如的有大肠埃希菌、志贺菌、沙门菌等肠道细菌菌体抗体。但新生儿来自母体的抗体水平与母亲生活环境、时间和母亲自身免疫状态有关。新生儿缺乏 IgM 和 IgA 不能阻止病原从呼吸道和消化道黏膜侵入血液循环。

上述免疫系统发育水平与新生儿胎龄有关，胎龄越小，免疫功能的成熟程度越差。

二、常见新生儿感染性疾病

（一）新生儿感染性肺炎

1. 流行病学　据估计每年在世界范围死亡的 10 800 000 儿童中有 3 900 000 发生在生后 28 天以内。新生儿死亡的 96% 以上发生在发展中国家，绝大部分是肺炎。在尸检中发现宫内和出生早期的肺炎占死产 10%~38%，活产的新生儿出生早期死亡占 20%~63%。在一组 1044 例生后 48 小时内死亡的新生儿尸检中 20%~38% 有肺炎。因此有可能每年有 75 000~1 200 000 新生儿的死亡与肺炎有关，新生儿肺炎的死亡率占全球儿童死亡的 10%。

整个儿童期，肺炎死亡率最高的时期是在新生儿期。因肺炎死亡的儿童半数以上是新生儿。新生儿肺炎的死亡率与出生体重和日龄有关，低出生体重儿和早期新生儿的死亡率更高。

2. 病因和发病机制　新生儿肺炎按发病时间分为早期新生儿肺炎和晚期新生儿肺炎，有人以生后 48 小时为界，但更多的人建议以生后 7 天为准，主要从病原上区分，在出生第 1 周多为 G⁻ 菌感染，以后的三周多为 G⁺ 菌感染。宫内（先天性）肺炎被认为是早期肺炎的一部分，大部分与母亲的绒膜羊膜炎有关，可以表现为死胎，低 Apgar 评分，出生时严重的呼吸衰竭。主要是通过胎盘扩散或当胎膜早破后在产时吸入被感染的羊水。特别发生在母亲感染了风疹、巨细胞病毒、梅毒、李斯特菌、结核甚至 HIV。这些感染母亲可以无症状，也可以表现为肝脾大，血小板减少和黄疸。

产时获得性肺炎多是由于出生时窒息吸入污染的羊水和产道细菌的移植。从新生儿肺组织学检查中找到羊水碎片和母亲的白细胞可以证实这一点。Yield 从 755 例死胎或生后 72 小时内死亡的新生儿肺穿刺培养出细菌埃希大肠杆菌 71 例，产气杆菌属 45 例，β 溶血性链球菌 29 例，铜绿假单胞菌 27 例，草绿色链球菌 21 例，金黄色葡萄球菌 17 例，普通变形菌 11 例，非溶血性链球菌 8 例。

出生后感染的肺炎除了与胎龄和出生体重有关外，主要是与环境和护理人员的传播有关。可以经呼吸道传播，更多的是皮肤接触传播。院内感染是出生后肺炎的重要感染途径。感染的病原与 NICU 中流行的病原菌有关。新生儿肺炎的病原学检查从痰培养中检测是比较困难的。WHO 一项多中心研究报告，在发展中国家新生儿感染和肺炎的病原菌依次为埃希大肠杆菌、B 族链球菌、克雷伯杆菌、金黄色葡萄球菌和肺炎链球菌。

新生儿肺炎导致缺氧、酸中毒和全身中毒症状。由于出生时新生儿肺发育尚未成熟，毛细支气管径小，炎性分泌物及易造成管腔的阻塞，形成肺不张或肺气肿。毛细血管壁因炎症水肿增厚，造成换气障碍。炎症消耗或使表面活性物质生成减少，造成肺泡通气减少。通气/血流比值失调和弥散功能障碍导致低氧血症和二氧化碳潴留。长时间缺氧导致多脏器功能衰竭。

3. 临床表现　新生儿肺炎在很多情况下是新生儿其他感染的一部分，如新生儿败血症。其临床表现也很难和其他严重的感染区分，这些临床表现经常是重叠在一起，治疗方案也是相似的。在大多数的研究中，呼吸急促占 60%~89%，胸壁凹陷占 80%，大约超过 1/3 的新生儿肺炎同时还表现肋缘下凹陷和肋间凹陷。1/5~2/3 的新生儿肺炎出现咳嗽，这与肺炎发生的时间有关，早期新生儿较少出现咳嗽。Singhi 认为咳嗽+胸壁凹陷或者呼吸急促+胸壁凹陷是新生儿肺炎的主要症状。

4. 实验室检查

（1）X 线胸片：从胸片上很难鉴别感染的病原，两肺可有广泛的、大小不一、非对称性的浸润影。伴有叶或段的肺不张和肺气肿。弥漫性斑片影细菌感染多见，间质性条索状影病毒感染多见。

（2）血常规：白细胞总数 >10×10⁹/L 或 <4×10⁹/L。杆状中性粒细胞/中性粒细胞 >20%。

（3）C 反应蛋白增高。

（4）血培养、痰或胃液培养。

（5）血气分析。

（6）ELISA 方法检测 IgM，诊断或除外宫内感染。

5. 诊断　Mathur NB 等人提出的诊断标准：新生儿有呼吸窘迫（呼吸增快，呻吟或呼吸频率 >60 次/分，胸壁凹陷，咳嗽，呼噜），血培养阳性或有以下两种以上情况：

（1）有感染的高危因素：母亲发热 >38℃；胎膜早破；胎盘羊膜异味。

（2）感染的临床表现：喂养困难、嗜睡、反射低下、低体温或高体温、腹胀。

（3）X 线胸片：支持肺炎表现（结节状、粗糙的斑片状影，弥漫的散在颗粒状影，支气管充气征，可有叶或段不张）。

（4）任何一个感染的证据：①杆状中性粒细胞/中性白细胞的 >20%；②白细胞计数超出正常范围；③CRP 增高；④红细胞沉降率增快。

6. 鉴别诊断

（1）早期新生儿应与新生儿肺透明膜病（RDS）、新生儿窒息、胎粪吸入综合征鉴别。

（2）晚期新生儿主要鉴别不同病原菌所致的肺炎：常见金黄色葡萄球菌肺炎、B 族链球菌性肺炎、大肠埃希菌肺炎、表皮葡萄球菌肺炎、克雷伯菌肺炎、呼吸道合胞病毒肺炎等。

7. 治疗

（1）对新生儿感染的管理：WHO 推荐氨苄西林（50mg/kg）出生 1 周内，每 12 小时 1 次；生后 2~4 周每 8

小时 1 次。一线抗生素还可以选用青霉素和阿莫西林。如果有葡萄球菌感染的证据（皮肤脓疱、脐带感染、蜂窝织炎、脓胸），可用氯唑西林或氟氯西林。

选用抗生素首先要考虑感染途径，宫内和产时感染应从母亲积极寻找病原，出生后感染根据院外社区感染和院内感染选用抗生素，院内感染要根据院内近期流行情况，先经验用广谱抗生素，再根据药敏结果选用有针对性的窄谱抗生素。

（2）氧疗和支持疗法：在有低氧血症证据时使用氧疗。大部分新生儿使用低流量氧（0.5 ~ 2L/min）就能有效的纠正低氧血症。维持 PO_2 在 6.65 ~ 10.7kPa（50 ~ 80mmHg）。可以选择鼻咽管给氧或头罩给氧，头罩给氧时应避免二氧化碳蓄积。存在呼吸衰竭时可采用 CPAP 或机械通气。

严重肺炎的新生儿在急性期大多不能耐受喂养，需要鼻饲和静脉输液。除非患儿出现频繁呕吐、喂养不耐受或有误吸的高风险。应允许母乳喂养维持其能量摄入，避免低血糖和输液所致的合并症。

8. 预防

（1）做好产前检查与孕期预防接种。宫内感染、胎膜早破等应积极控制感染。

（2）有羊膜炎或胎盘有炎症，应作病原学检查。为新生儿的治疗提供依据。

（3）新生儿的护理者应严格洗手，母婴同室或新生儿病房应保持足够的空间及空气流通。与呼吸道感染者应注意隔离。避免交叉感染。

（4）新生儿使用的所有器具都应严格消毒，避免污染。

（二）新生儿败血症和脑膜炎

1. 流行病学 在发展中国家，每年有 160 万新生儿死于感染。大多数为败血症和脑膜炎。虽然抗生素在不断地发展，但新生儿败血症的发生率不但没有下降，在 NICU 中可能存在着上升的趋势，主要是因为 NICU 的技术发展，极低出生体重儿和危重新生儿的存活率增加，住院时间延长后院内感染的增加。

新生儿败血症的发生率在 1‰ ~ 8‰每活产新生儿（包括早产儿和足月儿），极低出生体重儿由于住院时间的延长，败血症的发生率上升至 300‰，发生率与 NICU 的环境和医护条件有关。新生儿败血症的病死率在 10% ~ 50%，存活者有相当一部分遗留不同程度的后遗症。新生儿败血症的特点是早期不易发现，容易延误治疗；晚期病情迅速恶化，失去治疗的机会。影响败血症病死率的主要因素包括发病时间、出生体重以及感染的病原对抗生素的反应。新生儿出生体重<1500g 发生败血症的死亡率高达 67%，1500 ~ 2500g 为 28%，>2500g 只有 10%。新生儿败血症在生后 24 小时以内发病的病死率为 30%，24 小时 ~ 7 天为 16%，8 ~ 28 天也有 23%。

新生儿脑膜炎在不同国家，不同地区的发生率各不相同。化脓性脑膜炎的发生大多同时伴有新生儿败血症，或在败血症的基础上合并中枢神经系统感染。新生儿败血症发展成脑膜炎的概率为 12% ~ 40%，城市医院的发生率高于农村，可能与危重患者转入医疗资源相对集中的城市有关。不同医疗机构新生儿脑膜炎的发生率在每活产新生儿的（2 ~ 4）/10 000 不等，发生率较高的医院也有达到 1/1000。在美国出生 1 周内的化脓性脑膜炎 B 族链球菌（GBS）和埃希大肠杆菌占 70%，李斯特菌约 5%。国内 GBS 感染的新生儿有增多的趋势，但感染的严重程度远不及西方国家，病死率较低，预后较好。这可能与我国小儿从母体获得的抗体明显高于国外，绝大多数已达保护水平有关。近年来，李斯特菌败血症国内的报道在逐渐增多。住院超过 1 周以上的 NICU 中，常常发生表皮葡萄球菌感染。

2. 病因和发病机制 新生儿败血症的主要传染途径分产前、产时和产后。宫内经胎盘感染常见病原：梅毒、李斯特菌、分枝杆菌。产时感染主要经产道吸入或接触污染的羊水或阴道分泌物，常见病原有埃希大肠杆菌、克雷伯肠杆菌、GBS、淋球菌及衣原体等。产前母亲体温>38℃；胎膜早破>18 小时；早产（<37 周）；母亲 GBS 感染是产时感染的高危因素。

产后感染主要是医护人员、器械、环境污染，常见的细菌：表皮葡萄球菌、埃希大肠杆菌、沙门菌、沙雷菌等。由于广谱抗生素的大范围的应用，各种产 β-内酰胺酶（ESBLs）的病原菌在 NICU 中逐渐增多。迄今为止，β-内酰胺酶已经超过 300 种，其中最重要的为染色体介导的 AmpCβ-内酰胺酶和质粒介导的 AmpCβ-内酰胺酶和超广谱 β-内酰胺酶（ESBLs）。

低出生体重儿是新生儿感染的高危因素，出生体重在 1000 ~ 1500g 比 2000 ~ 2500g 的发生率增加 8 倍。早产低出生体重儿发生脑膜炎明显增多，与早产低出生体重儿免疫力低下，血脑屏障发育不成熟有关。出生体重<2500g 脑膜炎的发生比出生体重>2500g 多 3 ~ 17 倍。

3. 临床表现 新生儿败血症和脑膜炎缺乏特异性的临床表现，临床上很难将两者区分。最常表现为呼吸窘迫，90% 以上的新生儿败血症会表现为呼吸暂停、呼吸节律增快，对氧气的需求增加，有严重的呼吸窘迫综合征时需要机械通气支持。其次是消化系统症状，包括喂养不耐受、恶心、呕吐、腹胀和肠梗阻等。体温不稳定，可以表现发热或体温不升。发热常见于足月儿，早产儿更多见体温不升。另外一些临床表现应可疑败血症的发生，如低血压、代谢性酸中毒、高血糖、贫血、拒奶、活动减少或萎靡、惊厥、皮肤出现瘀点或瘀斑。

4. 实验室检查 国内外学者为寻找诊断新生儿感染的敏感指标做了大量的研究工作。血培养仍然是诊断新生儿败血症的金标准。IL-1、IL-6、肿瘤坏死因子（TNF-α）、可溶性细胞间黏附因子-1（SICAM-1）、前降钙素、血清糖蛋白 A 及 CD64 等实验研究为新生儿感染提供了诊断依据。这些实验研究或因敏感性、特异性或因价格昂贵等因素均未能在临床广泛推广。到目前为止，还没有发现哪一项单一的敏感性特异性兼顾的实验室检查能够预测或早期发现新生儿感染。所以实验室检测结果的评估必须结合患者的高危因素和临床表现。临床常用的实验室检查有：

（1）中性白细胞计数和幼稚粒细胞与中性粒细胞总数的比值（I/T）：白细胞总数<5.0×10⁹/L，粒细胞总数<1.0×10⁹/L 或 I/T >20% 都提示增加细菌感染的危险。由于许多非感染性疾病也与白细胞总数的增高或 I/T 增高有关，如母亲发热、产程延长、产前过多催产素应用、新生儿窒息、羊水吸入、气胸、颅内出血、惊厥、溶血病等，所以单凭这一项指标不能确定感染，也不能作为应用抗生素的指征。

（2）培养：培养是获得感染证据重要途径。血培养采血量应>0.5ml，两次不同部位的血培养将增加培养的阳性率。脑脊液培养应尽快送检避免 pH 值的改变影响细菌的活力。尿培养对于晚期新生儿感染有非常重要的价值。

（3）胸片：胸片肺炎的改变可以对败血症提供支持的证据，也可以对早期呼吸窘迫的鉴别诊断提供依据。

（4）C 反应蛋白（CRP）和红细胞沉降率（ESR）：大量的临床研究已证实 CRP 不仅对提示新生儿感染是一个敏感的指标，而且可以用于判断抗生素疗效。

CRP 和 ESR 对新生儿感染都不是特异性的指标。Philip 等人用 5 种检测结果来评价新生儿感染：①白细胞总数<5.0×10⁹；②I/T>20%；③CRP 升高；④结合珠蛋白（haptoglobin）升高；⑤第 1 小时红细胞沉降率>15mm。如果 5 项检测结果均为正常，99% 可以除外感染；如果 5 项中有三项不正常，90% 可能是感染。

（5）胃液涂片：这项检测的敏感度较低，只是在有感染的临床表现时作为辅助检测项目。通常每高倍视野>5 个中性粒细胞，或者有大量的细菌，特别是 G⁺球菌成簇或成链即为阳性。如果同时检测到不同种细菌也可能是胃液被污染。

（6）抗原检测：在母亲产前接受抗生素治疗，新生儿出生后肺部有实性病变，但血培养阴性时，可选择用乳胶颗粒凝集试验（LPA）检测 GBS 和 ECK1。通常采用尿检测。虽然这是一项敏感试验，但特异性不高，可以由于细菌在皮肤黏膜上定植而出现假阳性。对流免疫电泳试验（CIE）特异性更强，但敏感性不如 LPA。

（7）脑脊液检测：可疑或明确诊断新生儿败血症的患儿都应常规进行脑脊液检测。因为新生儿脑膜炎通常缺乏典型的症状。尤其对于临床上高度怀疑败血症，但血培养阴性的新生儿，最好用抗生素之前获得脑脊液。

5. 诊断和鉴别诊断 新生儿败血症时血培养的阳性率是有限的，在缺乏血培养证据时应依据详细的病史、深入细致临床观察、生命体征监测、特异性和非特异性的实验室检查综合分析，评估并决定是否治疗。

新生儿败血症缺乏特异性的临床表现，有呼吸窘迫时应该与胎粪吸入、RDS、出生时窒息、持续肺动脉高压鉴别。存在其他感染的危险因素例如出生时低 Apgar 评分可能是宫内感染的症状之一。有明显症状应积极进行血培养和其他体液培养及其他病原学检测。可疑感染，在得到明确结果之前，及时选用广谱抗生素，明确感染后根据病原调整抗生素。一旦除外感染应立刻停用抗生素。

有出生时的高危因素，但无症状的新生儿，不能确定是否感染，应作血常规检测，如果 WBC<5.0×10⁹/L，或 I/T >20%，积极做血培养和脑脊液检测，并尽快开始抗生素治疗。

6. 治疗 发达国家新生儿感染的基本用药仍然是氨苄西林+庆大霉素。国内因顾虑庆大霉素的耳毒性，已很少应用。

产前和产时感染可以根据母亲感染情况，详细了解病史有针对性地选择抗生素。产后感染大部分为院内感染，应根据所在医院感染流行情况以及出生后细菌定殖情况和抗生素耐药情况选用抗生素。在病情危重，病原不清的情况下可选用碳青霉烯类抗生素，一旦明确感染病原应更换有针对性的抗生素。抗生素治疗无效感染危及生命时，可以选择换血疗法。

新生儿败血症抗生素治疗疗程 14 天，有中枢神经系统感染时疗程需要 21 天。

新生儿败血症进展迅速，极易出现全身多系统损害、致命的代谢性酸中毒、休克和 DIC，频发呼吸暂停和呼吸窘迫，需要及时扩容、纠正酸中毒，维持正常的血钙、血糖和电解质，必要时需要机械通气维持氧合和二氧化碳的排出。颅内高压时需要对症处理。

7. 预防 预防新生儿产前和产时的感染应认真做好母亲围生期保健和监护，对已经感染的母亲应给与积极治疗。出生后接触新生儿前应认真洗手，保持足够的空间和流通的空气。已感染的护理人员应避免与新生儿接触。

Cochrane 儿科网站文献荟萃表明，静脉免疫球蛋白预防早产儿低出生体重儿感染，可使败血症和任何严重感染的发生率下降 3% ~ 4%，是否使用预防性静脉免疫球蛋白，应根据费用和其临床效果的价值而定。

三、新生儿感染性休克的诊断和治疗

新生儿感染性休克早期表现极不典型，但发展迅速，病情凶险，病死率很高。新生儿从严重感染发展到感染性休克的时间短暂，在严重感染被发现时就已经进入了休克状态。故对于严重感染的新生儿应注意严密监测，综合分析病情，在积极控制感染的基础上，根据休克的病理生理变化及时进行紧急处理。

（一）新生儿感染性休克的早期诊断 新生儿休克的诊断与儿童和成人不同，新生儿休克时交感神经兴奋性较强，能维持较长时间的血管收缩，故休克早期血压可以正常，因此当出现血压明显下降时，新生儿休克已经进入中-重期，故不能以血压下降作为新生儿休克的早期诊断指标。新生儿感染性休克进展迅速，因严重感染表现不典型，有时可能休克发生在发现感染之前。故新生儿感染性休克的早期诊断就显得尤为重要。

新生儿休克的诊断目前尚未有统一的标准，以下五项为主要参考依据：

1. 血压　新生儿血压测量大多采用无创袖带血压监护仪测定。重症新生儿有创动脉血压持续监测更能反映血压的动态变化过程。但有创血压检测操作较复杂,花费较大。在国内应用较少。

新生儿血压测量标准应该依据不同胎龄和日龄。一般低于标准血压 20% 以内即为中度休克,低于标准血压的 20% 以上为重度休克。

2. 股动脉搏动。

3. 周围皮温和肢端温度　可参考以下标准腕踝部以下凉为轻度,肘膝部以下凉为中度,肘膝部以上凉为重度。

4. 皮肤血流　包括前臂毛细血管再充盈时间和足跟部毛细血管再充盈时间(CRT),以足跟部更敏感。但因新生儿较儿童和成人下肢末循环比上肢末梢循环更容易受到环境温度的影响,因此,在测量时应充分注意体温和环境温度。前臂 CRT 2～4 秒,足跟部 CRT 3～5 秒可考虑为中度休克的参考标准,前臂 CRT>4 秒,足跟部 CRT>5 秒可考虑为重度休克的参考标准。

5. 皮肤颜色　中度休克的皮肤改变为苍白,肢端发绀;重度时表现为皮肤出现花纹或全身发绀。

休克早期外周小血管收缩,主要表现为皮肤循环(CRT)、皮肤颜色表现最明显,肢端温度稍次之。所以上述三项可作为早期提示新生儿发生休克的重要指标,应及时复查发现血压异常,并尽早开始休克复苏。

1985 年我国卫生部提出新生儿休克 5 项诊断评分指标见表 94-9-1。

表 94-9-1　新生儿休克评分方法

评分	收缩压(kPa)	股动脉搏动	四肢温度	皮肤颜色	皮肤循环
0	>8.0	有力	腕踝以下凉	正常	正常
1	6.1～8.0	弱	肘膝以下凉	苍白	较慢
2	<6.1	摸不到	肘膝以上凉	发花、青紫	甚慢

注:①皮肤循环:前臂 CRT<2 秒正常,2～4 秒为 1 分,>4 秒为 2 分;足跟 CRT<3 秒为正常,3～5 秒为 1 分,>5 秒为 2 分;②5 项评分结果:3 分为轻度休克,4～7 分为中度休克,8～10 分为重度休克

(二)新生儿感染性休克的治疗原则

1. 液体复苏　休克一经诊断,应立即给予液体复苏(扩容治疗),常用生理盐水,先给 20ml/kg,30 分钟内静脉滴注,同时注意密切监测心率、呼吸、血压、尿量、血糖、体温,以及毛细血管充盈时间、皮肤温度和皮肤颜色。如临床表现未改善或 CVP<0.67kPa(5mmHg),可继续扩容,直至临床改善或 CVP>0.67kPa,但扩容总量不宜超过 60ml/kg。

虽然休克时毛细血管通透性增加,但选用大量胶体能否更有效快速实现休克复苏还无定论。进行液体复苏同时,需根据血气分析结果及时纠正酸中毒,所需 5% 碳酸氢钠(ml)=体重(kg)×BE×0.5,先给 1/2 量,一倍稀释静脉滴注,使 pH 纠正至 7.20 以上。

2. 血管活性药物的应用　经扩容治疗后,应及时使用血管活性药物,新生儿休克交感神经兴奋,血管收缩,常用扩血管药。对晚期休克、血管扩张药治疗无效者可使用血管收缩剂。

(1)去甲肾上腺素:一般初始采用小剂量 0.1μg/(kg·min)开始持续静脉泵入,主要兴奋 α 受体,通过增加外周血管阻力升高血压。新生儿胎龄不同、出生体重不同,个体反应也存在差异,应根据病情从小剂量开始逐渐增加。应用血管收缩药之前应注意先补充血容量。

(2)多巴胺:一般初始采用小剂量 3～5μg/(kg·min),持续静脉滴注,主要兴奋多巴胺和 β 受体,扩张冠状动脉、肾、肠系膜和脑血管和增强心肌收缩力。中剂量 5～10μg/(kg·min)在激动 β_1 受体同时也兴奋 α 受体,在增加心肌收缩力时也轻度收缩外周血管。大剂量 10～20μg/(kg·min)则兴奋 α 受体,使外周血管阻力增加,升高血压。新生儿胎龄不同、出生体重不同,个体反应也存在差异,应根据病情从小剂量开始逐渐增加。对低血容量休克应先补充血容量。

(3)多巴酚丁胺:主要为 β_1 受体激动剂,增强心肌收缩力,对外周血管作用较弱。剂量在 20μg/(kg·min)以内持续静脉滴注,能增加心肌收缩力和心输出量,对外周阻力改变不明显,常与多巴胺合用。

(4)肾上腺素:多巴胺剂量达到 15μg/(kg·min),仍不能维持正常血压,可使用肾上腺素持续静脉滴注,剂量从 0.2μg/(kg·min)开始。

3. 糖皮质激素的应用　大量成人临床研究显示,糖皮质激素具有一定程度改善外周血管通透性、增加外周血管对血管活性药物敏感性的作用,到目前为止,作用机制尚未完全阐明。最新指南建议,多项研究结果表明,对液体复苏及升压药物治疗不满意的低血压早产儿,糖皮质激素治疗后血压改善,心血管系统趋于稳定。在治疗新生儿感染性休克时,可在大量使用血管活性药物的患者中应用氢化可的松 50mg/(m²·d)或总量 1mg/kg24 小时持续泵入。ACTH 刺激试验可用来检测患儿是否存在着肾上腺皮质功能不全,但目前在临床并不常用。

(丁国芳　崔娜)

主要参考文献

[1] DiCarlo JV, Frankel LR. Acute respiratory distress Syndrome//尼尔逊. 尼尔逊儿科学. 16 版. 英文影印版. 北京:科学出版社,2001:274-1275.

［2］ Lynch JK，Hirtz DG，DeVeber G. Report of the National Institute Neurological Disorders and Stroke workshop on perinatalatchildhood stroke. Pediatrics，2002，109：116-123.

［3］ TANG ZZ，ZHOU CL，JIANG Y，et al. Diagnosis and-prognosis of neonatal cerebral infarction. Zhonghua Er Ke Za Zhi，2004，42：429-432.

［4］ Randolph AG. A Practical approach to evidence-based medicine：lessons learned from developing ventilator management protocols. Critical Care Clinics，2003，19（3）：515-528.

［5］ 中华医学会儿科分会心血管学组. 小儿心力衰竭诊断与治疗建议. 中华儿科杂志，2006，44（10）：753-757.

［6］ 中华医学会儿科分会急救学组. 儿科感染性休克诊疗推荐方案. 中华儿科杂志，2006，44（8）：596-598.

［7］ Goldstein B，Giroir B，Randolph A，et al. International pediatric sepsis consensus conference：definitions for sepsis and organ dysfunction in pediatrics. Pediatr Crit Care Med，2005，6（1）：2-8.

第 95 章

儿科机械通气的应用

机械通气是重症儿科和重症新生儿患者呼吸功能支持治疗的常规手段,通过提高氧输送、降低呼吸功、减少肺损伤等多种途径,显著降低危重患儿死亡率。近年来,随着基础理论与实践研究的不断深入,各种新的机械通气模式和功能监测指标不断涌现,机械通气逐渐形成从应用指征、模式选择到参数调节、气道维护治疗措施标准化,从气道压力、气体交换到呼吸驱动、呼吸做功监测项目多元化的临床治疗模式,成为重症儿科患者救治不可或缺的重要组成部分。基于重症儿科机械通气临床应用现状,本章节将从临床应用、功能监测、不同疾病通气策略三个方面,就呼吸机临床应用指征、基本模式选择、常用参数设置、辅助呼吸治疗,以及呼吸系统功能监测等临床常见问题进行系统介绍,希望对临床医生有所帮助。

第一节 呼吸机的临床应用

一、概 述

(一)呼吸机工作原理 由于新生儿及婴幼儿的潮气量小,回路漏气和呼吸机管道内可压缩容量大,气管插管不带套囊造成漏气等原因,用于新生儿和婴幼儿的呼吸机除了具备成人呼吸机一样的功能如压力、容量、吸入氧浓度、呼吸次数、吸呼比等参数范围精确可调;电源、气源、气道压力、呼吸暂停和吸气温度等报警灵敏;具有良好的湿化、温化装置,恒温效果好且安全可靠等功能外,还需具有以下性能要求:

1. 一般呼吸机只能用于体重>10kg 的小儿。对小体重婴幼儿只能用特制的专用呼吸机,或带呼吸功能监测适用于各年龄组的精密呼吸机。

2. 呼吸机回路应为专用管道,机械无效腔要小,呼吸机回路气体压缩系数小。

3. 呼吸参数可在小数值范围内精确单独调节,如吸气时间在 0.2~1.5 秒范围内,起码是在 0.05 秒级可调。

4. 自主呼吸模式要采用持续恒流供气,触发装置具有较高的自主呼吸触发灵敏度,如流量触发反应时间应小于 0.02~0.05 秒。

5. 呼吸机应能监测潮气量(Vt),包括吸入 Vt、呼出 Vt 和分钟通气量(MV),包括吸气峰压(PIP)、吸气末压、呼气末正压(PEEP)、平均气道压(MAP)和气道阻力、胸肺顺应性,以及压力-时间、流速-时间曲线和压力-容积环、流速-容积环等多项呼吸力学指标。

(二)机械通气临床应用指征 关于重症儿科和重症新生儿机械通气指征目前国内尚无统一标准,不同医生常根据个人不同经验决定是否应用呼吸机,随意性大,不利于对不同地区不同医院机械通气的临床治疗效果进行客观评估,也不利于开展多中心大规模临床研究归纳制订重症儿科和重症新生儿机械通气治疗策略。完善重症儿科、重症新生儿机械通气临床治疗规范,以及不同病理生理状态下机械通气治疗策略迫在眉睫。

机械通气支持治疗是通过提供大气与肺泡-肺毛细血管膜间的氧和二氧化碳运输,来维持体内 PO_2 和 PCO_2 在适当水平。因此,各种原因所导致的通气和/或换气功能障碍,使机体内 PO_2 和 PCO_2 不能维持在正常生理水平(存在个体差异)的病理生理状态,都属于机械通气支持治疗的临床应用指征,其中包括早产或新生儿颅内出血引起的中枢性呼吸衰竭、吉兰-巴雷综合征等神经肌肉障碍相关性呼吸衰竭,以及各种原因导致的急性呼吸窘迫综合征等。用于评估上述临床情况的生理学指标包括氧饱和度、呼吸频率、氧分压、二氧化碳分压等。此外,当严重应激导致机体出现肺外源性呼吸系统功能受累或呼吸做功增加时,机械通气有助于通过改善肺泡通气量、增加功能残气量、降低氧耗,迅速纠正低氧血症和组织缺氧、降低呼吸做功等途径促进机体损伤修复和器官保护。

二、机械通气模式选择

通气模式的完善是近年来机械通气的主要进展之一。由于通气模式的概念不断更新、种类越来越多,同一种通气模式在不同呼吸机中可能通过不同的机械原理得以实施,容易使临床医师产生概念模糊或选择困难。

(一)机械通气基本模式 概括而言,机械通气模式主要分为容量预置型通气(volume preset ventilation,VPV)和压力预置型通气(pressure preset ventilation,PPV)两大类,其中每一类又包含控制(或指令)、辅助、支持和持续气道正压通气(continuous positive airway pressure,CPAP)(自主呼吸)四种呼吸类型的不同组合。而其他通气模式基本上都是在这两类模式的基础上衍生出来的。

1. 容量预置型通气 是指预设通气容量(潮气量或每分通气量)和气流限制(正弦波、恒流波或减速波),呼吸机达预设容量后停止送气，依靠肺泡胸廓弹性回缩力被动呼气，气道压力和肺泡压力由呼吸机设置条件、患者自身呼吸系统机械特性及人-机协调性等因素决定，故应监测气道峰压、平台压并设置报警。根据呼吸类型的不同，容量预置型通气还分为控制通气（controlled mandatory ventilation，CMV）、辅助/控制通气（assisted-controlled ventilation，A/C）和同步间歇指令通气（synchronized intermittent mandatory ventilation，SIMV）等不同通气模式。

2. 压力预置型通气　预设呼吸机维持的气道压力目标，通气容量或流量为从属变化参数，受呼吸机参数设置、患者自身肺顺应性、气道阻力以及呼吸驱动力影响而改变。根据呼吸类型不同，压力预置型通气还包括压力控制通气（pressure controlled ventilation，PCV）、压力支持通气（pressure support ventilation，PSV）和持续气道正压通气（continuous positive airway pressure，CPAP）等。

3. 压力/容量预置型通气　包括压力调节容量控制通气（PRVC）、容量保障压力支持通气（VAPS）、自动转换模式（auto-mode）、适应性压力通气（APV）和适应性支持通气（ASV）等新通气模式，是在提供与自主呼吸基本同步的通气支持基础上，保证自主呼吸不稳定患者通气安全的理想通气模式的尝试。虽然这些新的通气模式对于年长儿和肺损伤较轻患儿的临床治疗收效明显，但总体临床经验尚少，在新生儿和肺损伤较重患儿的临床应用还需谨慎评估。例如，由于小婴儿气道敏感性较高，对抽吸气道分泌物抵抗反应较重，可能导致PRVC通气模式下的送气压力不断变化，加重受损肺泡的应力性损伤、影响肺复张效果。而不断变化的送气压力对气道本身成为一种刺激，导致气道反应进一步增强，肺部炎性反应不断加重，进而影响肺泡通气。

（二）机械通气模式选择　纵观呼吸机应用的发展史，无论何种机械通气模式都各有优缺点。从前人们习惯应用容量预置型通气模式治疗严重呼吸衰竭，理由是它能保证潮气量的稳定，对各项通气参数的监测比较方便。但并发症发生率和病死率仍很高。近年来，对容量预置型和压力预置型两类通气模式进行比较的研究发现，压力预置型通气模式在气体混合和V/Q比值、人机协同性，以及气压伤危险性等方面具有明显优越性。因此，开始机械通气时，成人常选用容量模式，小儿多选择压力模式，体重>10kg的患儿多选用容量模式，体重在10kg以下的患儿更多应用压力模式。当然，对于熟练的应用者而言，容量型与压力型呼吸机其实没有显著区别，无论容量还是压力都与患者呼吸系统机械特性，尤其是呼吸系统顺应性密切相关。到目前为止，没有任何研究证实哪一类机械通气模式对患者预后具有更明显改善作用。

由于小儿呼吸系统处于生长发育过程中，儿科机械通气模式选择有其相对需要注意的特点和要求，关于儿科常用通气模式的选择，建议考虑以下几个方面：

1. 根据患儿的年（或日）龄和体重，选择相应的呼吸机和通气模式

（1）容量控制通气较少用于新生儿，虽然此通气模式在理论上能选送恒定的设置潮气量，分钟通气量

变动小，但对于极低体重儿，由于潮气量本身很小，加上应用无气囊插管，气体会自插管漏出经呼吸机环路漏出丢失。

（2）患儿自主呼吸增多及烦躁时易致气道压力过高和频繁报警，气流输送变化可能导致潮气量减低，对妊娠<28周龄、体重<1000g的超低体重儿的触发通气效果存在更多不确定性。不同步通气时间过长不仅可致小气道损伤及支气管肺发育不良，伴随出现的气道压力大幅度波动还可影响脑血流易致极低出生体重儿发生脑室内出血、脑室周围白质软化等严重并发症，这些都给重症儿科患者同步通气设置提出较高的要求。

（3）由于患儿主诉能力差，选用CPAP通气模式时需密切监测气道阻力，评估对患儿呼吸的实际支持作用。由于CPAP治疗时易因吞入空气致腹胀，使用时必须置胃管排气，常用压力在10cmH$_2$O以下，过高CPAP易出现患儿耐受力下降甚至PCO$_2$升高等发生。

2. 根据需要为患儿提供呼吸支持的程度选择相应呼吸机和通气模式

（1）完全呼吸支持：是疾病危重期，病情多变，无自主呼吸或自主呼吸很弱的患者选择的模式。这些模式的共同特点为通气频率和每分通气量能满足无自主呼吸患者的通气需求，可根据患儿肺部器质性病变性质、自主呼吸强度等进行选择。使用时应注意设置压力、流量等同步信号的触发阈值，以及气道峰压、平台压、潮气量、和分钟通气量等监测指标的警报阈值。

（2）部分呼吸支持：是病情缓解和准备脱离机械通气患儿选择的模式。在这些模式下，呼吸机仅提供部分指令通气或气道正压，帮助患儿完成气体交换功能，但患儿须具有一定自主呼吸功能，能通过自主呼吸完成剩余部分至全部肺通气量。呼吸力量较弱者亦可通过这些模式进行呼吸功能锻炼。需要注意的是，这些模式仅在有一定呼吸力量和规则的呼吸节律条件下才能发挥其呼吸支持功能，呼吸节律不规整和病情尚未稳定患者可能存在通气不足的风险，在应用时尤其应给予严密监护。

3. 实行肺保护性策略，维持可接受组织氧合水平的最低支持条件，减轻或避免呼吸机相关性肺损伤。与成年患者不同，年幼儿肺组织娇嫩，通气时更易引起机械损伤。因此，重症儿科和重症新生儿患者临床应用机械通气治疗过程中，更需要注意实施小潮气量通气、容许性高碳酸血症、有效控制气道峰压和平均气道压等肺保护通气策略，合理设置机械通气的治疗目标和支持条件，尽可能减少机械通气相关并发症的发生。

三、常用参数设置

机械通气虽已成为目前重症患者最重要的生命支持手段，但它不可避免地会引起多种并发症，其中包括呼吸机相关性肺损伤、呼吸机相关性肺炎等，严重者甚至可能危及生命。熟悉呼吸机常用通气参数及其不同组合对气体交换、对肺的生理、病理生理以及血流动力学等其他系统器官功能影响，合理设置呼吸机各项参数，有助于将呼吸机相关肺损伤发生降到最低。

（一）机械通气常用通气参数

1. 吸入氧浓度（fracture of inspiratory oxygen，FiO_2）临床上力求避免长时间使用过高吸入氧浓度，应以最低的 FiO_2 维持 PaO_2 在 7.98~11.97kPa（60~90mmHg）为基本调节原则。

2. 潮气量（tidal volume，Vt）　每次呼吸进入肺的通气量平均在 4~6ml/kg 体重，儿童与成人很接近，但应用过程中尤应注意体重对 Vt 设置的影响。Vt 过高可能导致通气过度，容易使肺泡和小气道上皮过牵张损害，并引起循环二氧化碳分压迅速变化；过低则有效肺泡通气量下降。

3. 分钟通气量（minute ventilation volume，MV）　MV=Vt×呼吸频率，ml/(kg·min)，为单位时间内的肺通气量，临床应用过程中，如针对患儿情况调整呼吸机支持参数时应注意维持 MV 相对稳定。

4. 呼吸频率（respiratory rate，RR）　即每分钟通气次数，次/分。在选择 RR 时要考虑患儿的孕周、体重、日龄、原发病，病程以及是否有并发症和临床反应。不同年龄组的生理呼吸频率为：新生儿 40~60 次/分，婴幼儿 20~40 次/分，年长儿 20~30 次/分。机械通气频率一般选用同年龄组正常呼吸频率的 2/3 即可，调节时还需要考虑其他参数，如 T_I（吸气时间）/T_E（呼气时间），必要时需要对 T_I 进行相应调节，以保证 T_I/T_E 在正常范围。

5. 吸气时间（inspiration time，T_I）　即每次通气时气体经气道进入肺所需要的时间。新生儿 0.3~0.5 秒，婴幼儿 0.4~0.8 秒，小儿 0.5~1.5 秒。当婴幼儿呼吸机设置的 RR<15 次/分时，也不宜将 Ti>1.0 秒。

6. 呼气时间（expiration time，T_E）　即每次通气时气体从肺经气道排出所需要的时间。新生儿 0.5~1.5 秒，婴幼儿 0.6~2.0 秒，小儿 1.0~4.0 秒。

7. 吸/呼比值（I∶E）　即 T_I（吸气时间）与 T_E（呼气时间）的比值，与呼吸频率三者关系可以公式表达：RR=60÷(T_I+T_E)。在多数新生儿肺疾病急性期，T_I=0.5~0.7 秒，$T_I∶T_E$=(1∶1)~(1∶3) 较为合适，恰当的吸/呼比值有助于在维持氧合满意的同时避免气体潴留。反比通气（$T_I∶T_E$>1∶1）即延长吸气时间，在呼吸频率或气道峰压不变的情况下增加平均气道压，有助于一定程度上改善气体分布，提高 PaO_2，但同时可能增加肺血管阻力，影响静脉回流和心输出量，并可能造成二氧化碳潴留等并发症。有报道认为，反比通气与早产儿颅内出血有关，因此通过反比通气改善患儿氧合需要极为谨慎。

8. 气道峰压（peak insufflation pressure，PIP）　单位 cmH_2O，在一次通气中气道压力的最高水平，在压力预置型呼吸机中是确定 Vt 的主要因素。适当提高 PIP 有助于开放肺泡、增加肺部通气，改善通气血流比（V/Q）、提高氧合，但 PIP 过高则可以导致原已扩张的肺泡过度扩张，肺泡周围毛细血管血流减少，V/Q 升高，肺内分流明显增大。高 PIP 还可能造成气压伤，导致支气管肺泡发育不良，影响静脉回流而导致心输出量下降。

9. 呼气末正压（positive end-expiratory pressure，PEEP）单位 cmH_2O，是指在呼气阶段气道压力由高向低变化，在呼气末仍然存在的气道正压水平。PEEP 的治疗作用包括：增加肺泡内压力和功能残气量，维持整个呼吸周期肺泡的开放状态，有利于减少肺泡动脉氧压差；避免肺泡反复萎陷和开放产生的剪切力（shear force）所造成的肺组织损伤；改善 V/Q 比例和肺顺应性，减少呼吸功等。PEEP 是改善急性肺损伤和 ARDS 患儿肺氧合最重要的参数之一。机械通气过程中，达到最佳氧合、最大肺静态顺应性、最低呼吸功、且副作用最小的 PEEP 值是对患者而言的最佳 PEEP。临床获取最佳 PEEP 的方法见呼吸系统功能监测部分。

10. 平均气道压（mean airway pressure，MAP）　单位 cmH_2O，通气时间或呼吸周期中持续作用在气道和肺泡的平均压力，为 PIP 和 PEEP 时间变化的积分，按照以下公式：MAP=k[(PIP−PEEP)×Ti/(Ti+Te)]+PEEP，其中 k 为供气上升时间系数（<1）。

11. 平台压（plateau pressure）　单位 cmH_2O，是定容模式呼吸机在吸气后期，吸气停止而排气阀门保持关闭，使管道压力维持相对恒定的水平。气道平台压通过使肺泡持续扩张、气体在不同时间常数的肺泡单位内移动，来获得较好的肺泡 V/Q 比，减少肺内分流，从而得到较好的氧合。

12. 吸气流速（flow）　单位 L/min，是影响患儿呼吸功的重要决定因素，常见吸气流速有方波（恒定流速）、正弦波、减速和加速波形 4 种。一般只有容量预置通气模式才需要设置吸气流速，压力预置型通气模式通常采用减速波形输送气流，以便迅速达到设置压力并维持整个气道吸气相压力恒定，具体流速由预设压力、呼吸阻力和患者用力程度三者共同决定。为减少呼吸功，呼吸机的流速设置应高于患儿的峰流速需要，如果选择的呼吸机流速低于患儿的流速需要，患儿将增加吸气用力来改善气体输送，从而增加患儿的呼吸功。肺功能正常的患者，各种流量波形对气体交换没有明显影响。而在严重肺疾病和分钟通气量很高的患者，峰流速的需要可能很高，选择合适的吸气流速有助于降低气道峰压，减少呼吸机相关性肺损伤。总体而言，相同流速时方波较减速波产生的气道峰压更高，使用减速波时气道平均压较方波更高，减速波形更接近患者的生理波形，气体分布更佳，人机协调性也更好。此外，临床上还可以通过观察压力-时间曲线来判断预设的吸气流速是否合适：如在患儿自主吸气时，压力-时间曲线上升支出现明显切迹，则提示存在流速不足，不能保证患儿吸气需要。

13. 触发灵敏度　分为吸气触发灵敏度和呼气触发灵敏度，目前呼吸机吸气同步触发方式主要以压力触发和流量触发应用较多。压力触发灵敏度一般设置在 −2~−0.5cmH_2O，流量触发灵敏度一般设置在 1~3L/min。吸气触发的设定原则是避免呼吸机自动切换、同时保证患者触发呼吸机送气所需的呼吸功最小。由于年幼儿呼吸力量弱，潮气量小等特点，要求同步触发灵敏度要高，否则患儿的呼吸力量不足以启动呼吸机的同步通气，从而引起通气量不足；但触发灵敏度亦不可过高，避免患儿的一些烦躁运动、挣扎等触发呼吸机产生同步送气，导致矛盾呼吸。

流量触发系统是呼吸机在呼吸回路中提供流速为 5 ~ 10L/min 的持续气流,称为基础气流,当呼气管路内气流流量减少到设定值时,触发呼吸机送气。目前各种同步方式中,流量触发方式的灵敏度较高,误触发较少,较适宜在儿科应用。

呼气触发灵敏度主要用于 PSV 模式,是当吸气流速降至某一水平时,呼吸机停止送气并切换为呼气。最初呼吸机厂商将它设定为峰流速的 25% 或实际吸气流速降至 5L/min,现在大多数呼吸机的呼气灵敏度可根据患者病情自由调整。对呼吸浅快而呼气无问题的患者如 ARDS,降低呼气触发灵敏度可延长吸气时间,增加潮气量,而对呼气受限的患者如 COPD,适当提高呼气触发灵敏度以延长呼气时间,减少气体陷闭,有助于降低内源性 PEEP。

(二) 机械通气治疗监测与参数调节 机械通气治疗的主要目的是促进有效的通气和气体交换,保证氧的充分摄入和二氧化碳及时排出,减少呼吸肌做功。实施机械通气治疗后,应根据患者病情变化、结合监测数据尤其是动脉血气结果随时调整通气参数、将机械通气对机体的不良影响降到最低。

1. 机械通气状态 机械通气期间应对通气效果进行动态观察。临床上可见患儿上机后安静入睡,无明显呼吸窘迫,胸廓运动良好,两肺呼吸音对称,提示通气效果良好。反之则应结合有关检查寻找和解决有关原因。胸部 X 线摄片除用于观察气管插管位置外,还用于动态了解肺部病变、两肺膨胀情况和有无气压伤。

2. 呼吸机工作状态 机械通气期间,应确保呼吸机工作正常。应经常检查的内容包括气道压力指示,报警指示,湿化瓶温度及水位,通气管路漏气,供氧压力等,并定时作好有关记录。如出现异常应立即寻找和排除故障或更换呼吸机。更换呼吸机时,应在安装、准备及试机无误后方可与患者连接。机械呼吸期间应尽量调整通气设置使患儿自主呼吸与呼吸机工作"合拍",避免躁动,以提高通气效率、降低并发症。在必要时可根据实际情况适当加用镇静剂(地西泮、潘库溴胺、吗啡等)保证机械通气治疗的正常进行。

3. 主要监测项目

(1) 氧合指数(oxygenation index, OI):$OI = PaO_2(mmHg)/FiO_2$ 是目前临床最常用来判断呼吸机治疗效果的参数。PaO_2/FiO_2 的正常值是 400 ~ 500mmHg,≤300mmHg 提示急性肺损伤出现,≤200mmHg 是诊断急性呼吸窘迫综合征的重要指标之一。

(2) 动脉/肺泡氧分压比(PaO_2/PAO_2,a/APO_2):$PAO_2 = [FiO_2 \times (760-47)] - (PaCO_2/R)$,无单位,760 为标准大气压,47 为水蒸气压,R 为呼吸商=0.8。a/A 正常值在 0.8 ~ 1.0,严重呼吸衰竭时小于 0.5,严重低氧血症时一般在 0.2 ~ 0.3。

(3) 呼气末二氧化碳分压(end tidal partial pressure of carbon dioxide, $PetCO_2$)临床生理特点:由于 FRC 比 Vt 大 4 ~ 5 倍,可以缓冲肺泡和血液中 $PaCO_2$ 和 $PaCO_2$ 水平的波动,因此在呼吸周期中,PaO_2 和 $PaCO_2$ 基本上处于稳定水平,可以通过测定 $PetCO_2$ 间接判断肺循环对全身二氧化碳

代谢的调节。

4. 机械通气参数调节 血气分析是指导机械通气参数调节的最常用工具。小儿血气值正常范围基本与成人相同:pH 7.35 ~ 7.45(新生儿 7.30 ~ 7.50),PaO_2 60 ~ 80mmHg,$PaCO_2$ 35 ~ 45mmHg,BE 0 ~ +5mmol。关于机械通气参数调节,临床上最常碰到的情况包括:

(1) 低氧血症:PaO_2 过低时应首先除外气道不畅,气管插管脱管、气囊漏气,肺不张,气胸等情况,然后可考虑通过提高 FiO_2、提高 PIP 和 PEEP、延长 Ti 等方法提高氧合水平,保证 SpO_2 达到 90% ~ 95%。早产新生儿的 SpO_2 可维持在 85% ~ 94% 水平,超低体重早产儿(<1500g)也应控制在相对偏低的水平,以避免过氧化损伤。如出现持续低氧血症同时合并 $PaCO_2$ 过高,应警惕是否存在镇静过度、呼吸肌力不足、触发困难等导致的通气功能障碍,可以加快 RR,延长 Te。

弥散功能障碍所致低氧血症通常因严重感染、休克、创伤等病理生理改变造成弥漫性肺泡损伤所致,以肺容积减少、肺顺应性降低、严重的通气/血流比例失调为病理生理特征,临床上表现为进行性低氧血症和呼吸窘迫,肺部影像学上表现为非均一性的渗出性改变。这样的低氧血症不易被提高分钟通气量或增加吸入氧浓度等传统治疗手段纠正,被称为"急性呼吸窘迫综合征"(acute respiratory distress syndrome, ARDS),是多器官功能障碍综合征(MODS)在肺部的表现。由于 ARDS 患者大量肺泡塌陷,肺容积明显减少,常规或大潮气量通气易导致肺泡过度膨胀和气道平台压过高,加重肺及肺外器官的损伤。采用肺复张手法促进塌陷肺泡复张并以适当的 PEEP 维持是降低肺内分流、纠正低氧血症的重要手段。为避免呼吸机相关肺损伤的发生,实施肺复张治疗同时,建议结合小潮气量通气等肺保护通气策略共同进行。

(2) 二氧化碳蓄积:$PaCO_2$ 过高时可通过增加分钟通气量(例如增加潮气量、通气频率及吸气峰压等)或延长呼气时间来达到纠正目的,并注意镇静强度避免镇静过深导致的患儿呼吸受抑。早产儿治疗过程中应酌情放慢 $PaCO_2$ 下降速度,以避免脑血流中 $PaCO_2$ 迅速下降带来血管反应性收缩,导致继发性缺血缺氧性脑损害。$PaCO_2$ 低于正常范围时则应降低分钟通气量。

四、呼吸治疗相关问题

机械通气的监测和管理是决定重症儿科患者机械通气临床治疗效果的重要因素。机械通气过程中,除了模式选择和常用参数设置外,还需要对人工气道位置和状态、呼吸机工作状态、机械通气支持状态等相关参数密切监测,提早发现临床治疗过程中患者发生的变化和出现的问题,有利于问题的及时处理、避免出现严重后果。

(一) 气道管理

1. 气道插管

(1) 气道插管选择:儿童可以根据插管目的、机械通气时长等选择合适管径插管。新生儿多采用经鼻插管,3.5 ~ 4.0mm 适用于 3 ~ 4kg,2.5 ~ 3.0mm 适用于 1.5 ~ 3kg,2.0 ~ 2.5F 适用于 <1500g 的患儿。管径较小的气管

插管不带有套囊保护,置管成功后应注意做好管道固定和鼻面部皮肤黏膜保护护理。

（2）气管插管位置及状态:气管插管是最常用的人工呼吸通道,对危重病儿来说,该通道是维持呼吸的生命线。该通道的易位或阻塞直接影响通气疗效。气管插管顶端的理想位置为支气管隆突以上 1～2cm 或 X 线胸片中第 2 胸椎水平。在临床实践过程中,可结合听诊、胸片、导管刻度,以及气道引流过程等方式来判断气管插管的位置和通畅度。当机械通气过程中出现下列表现时,应检查气管插管位置是否正常:呼吸费力、气管导管外露段增长、出现喉发音等。经口插管者应注意固定牙垫位置,防止牙齿将导管夹闭。导管阻塞多见于气管导管内径较细小的婴幼儿,常见原因为气道分泌物结痂、导管扭转或折叠。监测时应经常检查外导管固定端刻度、患者体位,对痰液黏稠者加强气道内湿化和人工排痰。婴幼儿机械通气者应注意镇静和束缚肢体,防止其挣扎或自行拔管,发生气管插管松动应立即重新固定;怀疑导管脱出者,应立即重新气管插管。

2. 气道湿化　小儿气道湿化推荐使用带管道加温的湿化装置,使供气温度保持 37℃。如果使用不带管道加温的湿化装置,需要及时添加蒸发罐的水,并加强观察并及时处理通气回路供排气管道内积水,避免误吸和感染发生。

3. 气道吸引

（1）气管内吸引:作为一种最常用的有效气道清洁技术,气管内吸引既可以选择断开呼吸机直接吸引,也可以使用封闭式吸痰管吸引。对于早产婴儿,不主张频繁气道吸引,以减少操作性刺激,保证其得到充分睡眠。气道吸引可以每次滴入 0.5～1ml 0.9% NaCl,手工或机械通气 1～2 分钟后,将细吸引管在无负压下缓缓伸入气管分叉以下部位,然后给予负压吸引。对于新生儿,尤其存在窒息的时候,或有严重气道炎症者,尽量采用柔和手法,避免对已经有水肿的气道黏膜造成伤害,甚至导致黏膜脱落。

（2）体位引流:利用重力作用,促进气道分泌物流动,有利于分泌物排出,但需要根据病变部位选择引流体位。例如,有研究证实,将床头抬高 30° 有助于减少误吸和 VAP 的发生,俯卧位不仅可以通过改善重力依赖肺区的通气/血流比例改善氧合,还有助于低垂部位积攒的分泌物有效引流等。

（3）肺部物理治疗:最常用的方式包括胸部叩击和高频胸部震荡仪。胸部叩击通过对胸部病变部位进行节律性叩击,促进黏附于气管壁的痰液松动,并利于分泌物向外排出。高频胸部震荡仪的效果与手动相似,但震动频率可大幅提高,除促进痰液松动和清除外,还有助于促进呼气相肺内气体呼出。两种物理治疗方式结合使用可以更好地促进气道引流。

（二）气道内给药

1. 肺表面活性物质　常用的猪、牛肺表面活性物质制剂为98% 磷脂和2% 疏水性特异蛋白的生理盐水混悬液。治疗早产新生儿呼吸窘迫综合征为首选指征,按体重100mg/kg 给药。病儿取仰卧位,给药前气道吸引出分泌物,给药时上身抬高,用 10ml 注射器将药液全部吸入,经一细鼻饲导管插入气道插管,将药液在 20～30 秒注入肺内,然后利用复苏囊手动加压通气 1 分钟后,接入呼吸机通气,改平卧位。疗效观察以 SpO_2 >90% 和 PaO_2 水平上升 5～10mmHg 为显效。部分患儿可以没有即刻显著血氧合变化,但在用药后 6～12 小时出现。治疗时使用 4～6cmH$_2$O PEEP 可以使疗效长时间维持,FiO$_2$ 可以逐渐下调 0.1～0.2,Cdyn 可以提高或无变化(因肺泡膨胀使 FRC 上升)。由于药物磷脂的半衰期长达 5～6 天,因此一般情况下不必第二次给药。其他潜在应用指征包括新生儿胎粪吸入综合征、婴幼儿肺炎、小儿急性肺损伤等,治疗剂量同新生儿呼吸窘迫综合征。

2. 吸入一氧化氮　吸入一氧化氮是特殊的呼吸急救技术,经气道吸入低浓度 NO 能选择性扩张肺阻力血管、降低肺动脉压、增加肺血流、提高氧合,可作为治疗低氧性呼吸衰竭和肺动脉高压的有效手段。该技术系在常规呼吸机治疗时,将 NO 气体接入供气回路,并经空气/氧气混合气体气流稀释,在生理需要水平达到特殊呼吸治疗作用。现已被欧美国家列入足月儿/近足月儿呼吸急救治疗的常规,我国目前仅在一些医院的 NICU 和小儿心胸血管外科 ICU 作为新医疗技术应用。在治疗新生儿持续肺动脉高压症时,以 5～20ppm 浓度进行治疗 1～4 天,可以获得迅速扩张肺阻力血管,增加肺血流,改善血氧交换的作用。在显效后 1～3 小时可以将 NO 降低到 5ppm 连续治疗。该治疗技术具有气体吸入并高选择性作用于肺血管、不对体循环产生不良反应等特点,是特效、安全、经济的急救与呼吸治疗技术,目前认为是 NICU 和 PICU 必备技术。有研究显示 5ppm 连续治疗 1～2 周可以显著改善 1000～1500g 早产新生儿肺部慢性炎症损伤,有利于肺泡发育增殖修复过程,可能作为取代糖皮质激素的肺局部治疗法。

3. 雾化给药　在机械通气条件下进行雾化吸入主要为糖皮质激素和受体激动剂。必须注意药物雾化进入肺内受气道管径大小和雾化颗粒大小的影响。绝大部分雾化颗粒不能达到细支气管和肺泡,因此药物生物利用度很低。

4. 其他气道内滴注药物　在对危重小儿救治中,有时采用直接气道内滴注药物的方法,以达到药物经肺循环立即在肺部或全身显效的目的。但这些药物必须有肺部药理学研究依据,应用时应谨慎。目前有证据可用于气道内滴注的药物包括肾上腺素、阿托品、利多卡因、纳洛酮及肾上腺皮质激素等。

（三）机械通气撤离的监测　撤离呼吸机的过程是患儿从呼吸支持向自主呼吸过渡的过程,一般在患儿病情好转,呼吸功能改善后开始考虑。在此期间应重点监测患儿自主呼吸是否能胜任自身通气基本要求。撤机过程中如出现呼吸急促、辅助呼吸肌参与呼吸运动等表现,提示当前通气支持力度不能满足机体通气需求,应立即调整呼吸支持条件或暂停继续撤机步骤,寻找并解决相关原因。在脱离呼吸机后短期内(一般 24 小时)患儿还可出现通气异常问题,故仍需继续对患儿的通气能力进行评估。对机械通气时间较长的患儿,应在拔除气管插管前评估拔管后出现喉头水肿的可能性,但目前研究认为,成人漏气试验不宜用于儿科患者气道评估。

(崔 娜)

第二节 呼吸系统功能监测

一、气体交换功能监测

通气、换气、通气/血流比(V/Q)等任意一方面发生障碍,都可能导致患儿机械通气治疗失败。气体交换功能的临床监测方法主要包括动脉血气分析、经皮血氧饱和度、呼气末二氧化碳,以及对 V/Q 的评估。在"第一节机械通气临床治疗"中已经对经皮血氧饱和度和呼气末二氧化碳监测,以及动脉血气结果的分析和应用分别进行了介绍,在这里,将对 V/Q 及其相关指标进行着重介绍。

(一)通气/血流比(V/Q) 正常人每分钟静息肺泡通气量约为 4L,肺血流量约为 5L,则 V/Q 正常值为 0.8。如肺泡通气量相对于血流量增加(V/Q 比值升高),则无效腔量增加,可以用 Bohr 公式计算。若血流量超过通气量(V/Q 比值下降),则产生肺内分流,可通过肺泡动脉血氧分压差(A-aDO$_2$)来反映。A-aDO$_2$ 正常值在吸入空气时为 $4 \sim 10mmHg$(平均为 8mmHg,高限为 25mmHg),吸入纯氧时($FiO_2 = 1.0$)为 $25 \sim 75mmHg$。A-aDO$_2$ 增大则反映弥散或分流异常。

(二)无效腔(dead space,VD)及无效腔率 进入肺泡的气体,如由于某些肺泡无血流灌注或灌注不足而不能进行正常的气体交换,就变成了无效腔样通气。解剖无效腔,为声门下段气道容积(非气体交换部分),约为 2ml/kg。生理无效腔是解剖无效腔加未获得有效血流灌注的通气肺泡容积之和,>2ml/kg。通常用生理无效腔来代表无效的通气,假若每分通气量不变,生理无效腔越大则有效肺泡通气量越小,造成的后果为 PaO$_2$ 下降与 PaCO$_2$ 上升。临床上常以生理无效腔量占潮气量之比[VD/VT = (PaCO$_2$-PECO$_2$)/PaCO$_2$,无效腔率]作为判断指标,其正常值约为 $0.25 \sim 0.3$。无效腔率增高常见于各种原因引起的肺血管床减少、肺血流量减少或肺血管栓塞,严重时 VD/VT 可高达 $0.6 \sim 0.7$。

(三)肺内分流 肺内分流量(Q$_S$)是指心排血量中不经过肺毛细血管直接进入体循环的血流量。肺内分流率(Q$_S$/Q$_T$)可根据肺毛细血管氧含量和混合经脉血氧含量差值之比计算。$Q_S/Q_T = (Cc'O_2 - CaO_2)/(Cc'O_2 - CvO_2)$,其中 Cc'O$_2$ 代表肺泡毛细血管末端血内的氧含量,CaO$_2$ 为动脉血氧含量,CvO$_2$ 为混合静脉血氧含量。分流率正常值<7%,分流率与心排量的乘积即为分流量。肺内分流反映肺内通气与血流灌注比例,并能指导机械通气模式和参数的调整。

(四)功能残气量(functional residual capacity,FRC) 平静(潮式)通气呼气末肺残余气量,FRC = $25 \sim 35ml/kg$,相当于足月胎儿肺液量,肺液吸收后可以达到上述标准,用以维持肺泡气二氧化碳水平相对稳定。临床意义:设置 PEEP、CPAP、给予肺表面活性物质均直接影响 FRC 水平的变化,以获得比较高的动态肺顺应性,并可以改善肺通气-灌流,促进肺泡内液体吸收。

二、呼吸力学监测

对需要机械通气的患儿进行呼吸力学监测,有助于及时判断呼吸机支持效果和原发病治疗效果。我们知道,不同发育阶段小儿的呼吸力学参考值不同,因此依照上述呼吸力学参数特点进行机械通气治疗,可以促进对正在发育过程中肺的保护作用。例如,许多情况下小儿肺不适合采用长 Ti 通气,不适合大 Vt 通气,肺压力-容量关系受 FRC、肺表面活性物质功能影响很大。小儿通气频率快,相对 Te 短,PetCO$_2$ 值较 PaCO$_2$ 差别大(低很多)。一般可以利用呼吸机参数设置、通过实际监测的容量、流量、压力参数的时间变化趋势、压力-容量环、容量-流量环等呼吸力学指标,深入了解患儿肺呼吸力学特性及病理生理变化特点。

小儿呼吸力学监测主要包括以下三个方面的力学监测:①肺与胸廓的弹性回缩力;②肺与胸廓运动产生的非弹性阻力;③通气过程中,气体在气道内流动的阻力。此外,最大通气量、时间肺活量、最大呼气或吸气气流速率等也是间接反映呼吸力学变化的常用指标。

(一)压力

1. 气道峰压(peak insufflation pressure,PIP) 是保证气道通畅和肺泡扩张的主要力量,其设置水平的高低取决于气道阻力和呼吸系统顺应性,以获得正常或接近正常生理需要的 Vt、MV、PaO$_2$、和 PaCO$_2$ 水平。在呼吸系统顺应性和气道阻力正常的情况下,PIP 约为 $10 \sim 15cmH_2O$;肺炎、呼吸功能不全时,PIP 约为 $15 \sim 20cmH_2O$;重度肺炎、呼吸衰竭时,PIP 约为 $20 \sim 25cmH_2O$;严重肺实变时,PIP>$25cmH_2O$,极重时甚至>$30cmH_2O$。

PIP 波形意义:从 PIP 随时间变化特点看,包括压力上升段及上升时间、最高水平及维持段、终止点及压力释放模式(对 PEEP 依赖),分别反映将小气道和肺泡打开的时间、肺泡扩张后维持时间、肺泡关闭时间。相对应的临床上,如果肺泡不成熟(如早产儿肺极不成熟伴呼吸窘迫),PIP 设置上应由低向高、压力上升时间由慢向快,逐渐调节。理由:气道和肺泡中充满肺液且缺乏肺表面活性物质,Raw 和肺泡表面张力均高。如果此时 PIP 从一开始设置就很高(>$25cmH_2O$)且上升时间短(上升速度快),会因终末细小支气管过度扩张,导致上皮细胞脱落,出现不可逆性组织损伤,进一步累及肺泡上皮细胞。如果将 PIP 从 $20 \sim 25cmH_2O$ 开始逐渐调高,且上升时间由慢向快,可以使一部分肺泡先扩张并趋于稳定,然后再逐渐使多数肺泡扩张,可以避免因 PIP 设置过高导致气道上皮的损伤。在有肺表面活性物质制剂治疗时,可以达到良好的肺保护效果,但在缺乏肺表面活性物质时,主要依靠对肺损伤机制的生理和病理知识,通过这种缓进式加强通气参数的调节方式,也可以获得相对安全的保护性通气效果,只是时间上要更长,以换得内源性肺表面活性物质的有效生成,间接达到肺保护通气目的。机械通气过程中,可以通过肺复张手法打开肺泡,再结合较高 PEEP 进行维持,有助于适当降低 PIP、改善患者氧合。

2. 平均气道压（MAP）　一般情况下通气 MAP 为 5 ～ 10cmH$_2$O，在呼吸系统顺应性下降、气道阻力增加的情况下，随 PIP 和 PEEP 提高，MAP 可能达到 15 ～ 20cmH$_2$O，或 >25cmH$_2$O。辅助通气模式有助于在保证 MV 不变的情况下维持相对较低的 MAP 通气，有研究显示，通气效率相同情况下，与单纯的 PCV 和 VCV 模式相比，调压定容（PRVC），同步间歇指令（SIMV），PSV，VSV 等通气模式可以使 MAP 下降 1 ～ 2cmH$_2$O。

（二）顺应性　呼吸系统顺应性（compliance，Crs）是指肺与胸廓整体的顺应性，反映"单位压力改变时的容积改变"。肺顺应性（C$_L$）定义为"肺容积的改变（ΔV）/跨肺压"，包括肺的静态顺应性（Cst）和动态顺应性（Cdyn）两部分。静态顺应性（state compliance，Crs）反映了肺与胸廓的弹性回缩特征，Crs = Vt/（Ppalt-PEEP-PEEPi），（其中 Vt 为潮气量，Ppalt 为气道平台压，PEEP 为呼气末正压，PEEPi 为内源性呼气末正压），单位 ml/（cmH$_2$O·kg）（与成人不同，小儿宜用体重修正值），正常水平在 0.8 ～ 1.2 之间。动态肺顺应性（dynamic compliance，Cdyn）指在呼吸周期中连续、动态测量压力与容量之间的变化关系，Cdyn = Vt/（PIP-PEEP-PEEPi），其中 PIP 为气道峰压。除了反映胸廓与肺的弹性回缩特征外，肺的动态肺顺应性还受气道阻力等其他因素的影响。正常情况下，肺的静态顺应性与动态顺应性几乎完全相同，但当气道阻力增加或肺顺应性下降时，两者间区别很大。

（三）阻力　呼吸运动需要克服的阻力包括肺与胸廓的弹性回缩力、肺与胸廓运动产生的非弹性阻力，以及通气过程中气体在气道中流动的阻力。除了某些特殊情况，例如肥胖患者、胸部手术、胸廓畸形等之外，气道阻力的监测与评估是机械通气过程中最常遇到的。气流在气道内流动时所遇到的阻力即为气道阻力（airway resistance，Raw），Raw = P/Q，单位 cmH$_2$O/（L·s）。气道阻力的大小与气流速度，气道的管径、形态，气道分泌物性状、量、黏滞度等有关。正常水平：新生儿 100 ～ 150cmH$_2$O/（L·s），婴儿 50 ～ 100cmH$_2$O/（L·s），小儿 <50cmH$_2$O/（L·s），成人 10 ～ 20cmH$_2$O/（L·s），主要因为小气道截面积随年龄而渐变大。一般来说气道阻力和气体的黏滞度及气道长度成正比，和气道半径的四次方成反比。小婴儿气道炎症可致黏膜水肿、分泌物增加，容易使小气道截面积显著下降，气道阻力迅速上升。

（四）流速

1. 呼吸过程中，压力的变化可导致流速和容积的变化。一些呼吸机设置系统流量控制（main flow，L/min），以满足不同通气模式需要。如果系统流量偏低，在特定模式供气时出现 PIP 和（或）Vt 不能达到预定水平，MV 显著降低。在容量控制模式通气时，Vt 主要由 Ti 和流量控制。成人平静呼吸时吸气流速平均为 29L/min，呼气时平均流速为 23L/min。不同年龄小儿通气时因呼吸节律变化大，相应的 MV 上下波动大。在设置系统流量控制无误时，应多采用辅助通气模式和同步触发技术，使 MV 变化减小和稳定，有利于气体交换，也有利于降低间歇正压通气对脑

血流的潜在不良作用。

2. 偏流（bias flow），为呼气相给出的供气管道气流，以清除管道 CO_2 残余气，为下次通气管道内预充和流量触发提供背景气流。小婴儿适用流量触发调节下的压力和/或容量支持模式。

（五）内源性 PEEP

1. 内源性 PEEP（PEEPi）　指呼气末气体陷闭在肺泡内而产生的正压。PEEPi 的产生既有患儿的自身因素：气道阻力增加、呼气气流受阻、呼吸系统顺应性高；也有外在因素：气管插管过细、呼吸机管道过小、呼气阀门阻力过大、呼吸频率过快、呼气时间过短、潮气量过大以及反比通气等。对于带呼吸功能监测的呼吸机，临床上可通过呼气末暂停时对应的气道压力变化来发现和测量内源性 PEEP 的变化。加用外源性 PEEP（即呼气末正压）是缓解内源性 PEEP 导致副作用的有效方法。

2. PEEP（即呼气末正压）　主要用于纠正低氧血症和对抗 PEEPi。对于 ARDS 患者，常通过 P-V 曲线来滴定"最佳 PEEP"，判断标准是：在 P-V 曲线上可以观察到低肺容量通气时吸气斜率的突然改变，即"低拐点"，是原有闭合肺泡大量开放的表现。机械通气时若是加用等于或略高于"低拐点"压力水平的 PEEP，可明显减少肺内分流而不对血流动力学造成显著影响。多数情况下，新生儿尤其早产儿一般用低到中等水平 PEEP（4 ～ 10cmH$_2$O）；幼儿及儿童出现严重肺实变时，可结合肺复张手法开放肺泡并采用高 PEEP（10 ～ 20cmH$_2$O）维持肺复张效果。设置的外源性 PEEP 不应超过初始的 PEEPi，避免加重呼气末肺泡内压导致肺过度充气进一步加重。一般设置外源性 PEEP 为 PEEPi 的 85% 左右可以达到开放气道、维持通气的目的，也可以避免增加总 PEEP 水平。

3. 肺复张技术　为近年来提出的肺泡开放通气方法，已经有在新生儿采用肺复张手法纠正严重低氧血症的报道。针对病情严重大量肺泡陷闭导致的通气血流比例失调、持续严重低氧血症，在保持 MV 在一定范围条件下，将气道内正压提高到一定水平并保持一段时间（成人约为 90 ～ 120 秒），使大量陷闭肺泡重新开放，寻找并设置保持肺泡开放的最低 PEEP，以达到迅速逆转持续低氧血症对患儿的生命威胁，为原发疾病的临床治疗提供宝贵时间。

三、呼吸功和呼吸驱动监测

（一）呼吸功监测　临床上对呼吸动力功能的测定，有助于在结合呼吸力学、肺顺应性监测指标的基础上，进一步了解不同肺部病理生理变化引起的呼吸功能障碍，并对其临床治疗转归进行预测。较成人患者而言，重症儿科患者具有依从性差、不能配合等自身特点，导致一定的监测困难。

1. 根据患者临床情况选择最佳通气方式和呼吸参数，指导呼吸支持治疗。

2. 机械通气过程中，患儿持续表现呼吸急促、烦躁不安等现象时，应结合血气分析、胸片等检查作具体分析。在判断呼吸功是否增加的过程中，注意鉴别肺不张、气胸、痰液堵塞、气管导管易位或滑脱等机械通气并发症；是否

存在高热、饥饿、疼痛、血流动力学异常等其他系统功能异常导致患儿不适而出现躁动;对于年龄较长的患儿,是否因恐惧、激动等情绪变化引起呼吸加深加快等。

3. 了解各种通气模式和呼吸设备对呼吸功的影响,对于大多数重症患儿而言,机械通气模式和参数确定并非只有一种选择,常常存在若干组合的可能,应根据个体差异进行选择,不可一概而论。在参数调节已经适宜情况下,需要警惕其他因素对患儿呼吸状态的影响:如分泌物潴留、气道高反应性、气道温湿化,以及气道吸引技术(吸痰刺激,如吸痰管选择、吸痰技术等)、镇静镇痛不足、体位不适等。对这些因素应仔细分析加以纠正。

(二) 呼吸驱动监测 在机械辅助通气过程中,呼吸驱动的监测和评估往往被忽视。呼吸驱动力的大小不仅是决定患者呼吸能量消耗的最重要的因素,而且是判断患者能否撤机的重要指标。呼吸驱动的监测指标主要包括:

1. 每分通气量 在呼吸力学及呼吸肌储备功能正常的情况下,每分通气量往往与呼吸中枢的驱动平行。但对于重症患者而言,临床上呼吸力学及呼吸肌储备功能正常的情况非常少,因此应用每分通气量反映呼吸驱动可靠性较差。

2. 平均吸气流速 平均吸气流速(VT/Ti)与PCO_2水平直接相关,重复性好,可作为临床反映呼吸驱动的指标,但常常会受到气道阻力的影响低估呼吸中枢驱动水平。

3. 口腔闭合压(P0.1) 监测吸气开始后0.1秒时的口腔闭合压,与呼吸阻力无关,是反映呼吸中枢兴奋性和呼吸驱动力的指标,已成为评估呼吸中枢功能的常用方法。对于重症新生儿和小婴儿患者而言,因配合程度有限,临床上存在一定监测困难,目前也无法就不同年龄段给出相应的正常推荐范围。

(崔 娜)

第三节 常见肺部疾病的呼吸支持

一、早产新生儿呼吸窘迫综合征(RDS)

(一) 疾病特点 RDS患儿肺泡发育不成熟,肺顺应性小、功能残气量低、呼吸动力差而气道阻力尚属正常,尤其出生体重<1500g的超低体重早产儿,临床表现以缺氧为主。行气道插管机械通气后,首先根据青紫(或经皮氧饱和度)、胸廓运动、毛细血管充盈和呼吸音等作出临床判断,如考虑患儿存在通气不足,则增加PIP每次$1cmH_2O$,每增加1次后需观察数次呼吸,直至有足够气体进入肺内。如果氧合持续偏低或仍有青紫,每次增加$FiO_2$0.05直至青紫消失。约经过30分钟后,做血气分析,根据结果再作进一步调节。

(二) 呼吸机参数调节特点 临床上建议首先设置$FiO_2=0.5$,PIP=$15\sim20cmH_2O$,PEEP $4\sim5cmH_2O$,T_1/T_E(1:1)~(1:2),RR=$40\sim50$次/分,设定Vt在$5\sim6ml/kg$,保持MV在$0.25\sim0.3L/(kg\cdot min)$。通气$1\sim2$小时

内测定血气后,根据PaO_2,$PaCO_2$水平,对PIP、FiO_2、Ti和RR进行调节。患儿情况有所改善后,可间隔$6\sim12$小时测血气,进一步调节呼吸机参数,使病儿进入稳定通气阶段。调节期间,PIP由低至高,保证Vt达到生理需要量,Ti由短渐长,最长不超过0.5秒。

二、足月儿胎粪吸入综合征(MAS)和持续肺动脉高压(PPHN)

(一) 疾病特点 MAS患儿的肺泡和小气道发育已成熟,肺顺应性好,功能残气量高,呼吸动力强,胎粪颗粒可以完全或部分堵塞小气道,使部分肺段不张或气潴留,典型的病理改变是肺不张、肺气肿与正常肺同时存在。临床上伴有窒息或严重低氧血症者,有肺血管阻力增加、血流下降、通气-灌流失调等持续肺动脉高压表现。机械通气以正常肺泡为目标采用中等频率,以充分气道吸引解除气道梗阻、降低气道阻力为首要目标,根据是否存在大量肺泡陷闭考虑PEEP设定目标。

当$FiO_2>0.8$持续应用$12\sim24$小时,并估计在$24\sim48$小时不会显著改善者,应作为PPHN治疗,考虑吸入一氧化氮$5\sim10$ppm;当胸片提示"大面积实变影伴支气管充气征"时,应考虑用肺表面活性物质制剂气道滴入治疗,$50\sim100mg/kg$。以往PPHN机械通气单纯采用大潮气量、快速频率(>70次/分)治疗策略常常因过度通气导致肺泡过度牵张损害,或因$PaCO_2$快速下降导致的脑血流急剧波动,目前已不再推荐。机械通气治疗过程中,如患儿出现明显肺部炎性改变,首先除外胎粪化学性刺激、过氧化损伤、白细胞集聚等多因素所致。其机械通气治疗处理见"新生儿肺炎"部分。

(二) 呼吸机参数调节特点 在行气道插管机械通气后,首先设置$FiO_2=0.4\sim0.5$,PIP=$20cmH_2O$,PEEP $3\sim4cmH_2O$,Ti $0.3\sim0.4$秒,RR=$30\sim40$次/min,设定Vt保证测定的呼出气Vt在$5\sim6ml/kg$,保持MV在$0.25\sim0.3L/(kg\cdot min)$。通气$1\sim2$小时内测定血气后,根据$PaO_2$,$PaCO_2$水平,对PIP、$FiO_2$、Ti和RR进行调节。患儿情况有所改善后,可间隔$6\sim12$小时测血气,进一步调节呼吸机参数,使病儿进入稳定通气阶段。

三、窒息后呼吸衰竭

(一) 疾病特点 产前、产时或出生后有明确窒息史,临床表现为羊水污染、Apgar评分低,以及呼吸发动显著延迟等。如患儿接近足月且没有羊水胎粪误吸,自主呼吸强,可首先考虑无创呼吸机辅助治疗;若病情无明显改善,应及时予以气管插管机械通气治疗。如患儿自主呼吸弱或为早产儿,则参照RDS进行治疗。

(二) 呼吸机参数调节特点 无创呼吸机治疗过程中,应密切监测患儿自主呼吸次数,避免因呼吸驱动不足导致低通气相关并发症。机械通气治疗过程中,如自主呼吸不断增强,表明窒息对于脑干呼吸中枢的抑制作用正在减弱,即使$PaCO_2$仍然偏高,仍建议保留患儿自主呼吸能力,慎用镇静和肌松类药物,必要时及时予以气管插管机械通气治疗。治疗过程中,应注意随时监测患儿四肢活动

情况以判断大脑皮层抑制程度。

四、心肺复苏后呼吸功能支持

（一）**疾病特点**　引起小儿心跳呼吸骤停的原因很多，与不同年龄阶段密切相关。常见的诱因有：①呼吸系统疾病如重症肺炎、急性喉炎、喉梗阻、支气管哮喘等；②各种意外如创伤、异物吸入、溺水、中毒等；③感染如败血症、脑膜炎、脑炎等；④休克、心脏疾病、代谢紊乱等。心脏复苏患儿经过基本生命支持后通常需要大剂量血管活性药物维持循环，自主呼吸往往没有恢复，需要给予机械通气和心、脑、肾等多系统器官进一步的功能支持，并积极治疗原发病。

（二）**呼吸机参数调节特点**　心肺复苏后机械通气的参数选择需考虑两方面因素：一是心肺复苏后生命体征及监测的各项数据；二是原发病，是否有肺部疾病，气道梗阻和心功能情况。小儿可选用定压型通气。①潮气量：按照复苏后患儿肺顺应性、气道阻力、氧合情况综合考虑，一般 Vt 在 6 ~ 8ml/kg，PIP 不超过 30cmH$_2$O。治疗过程中应密切监测机械通气各项指标，根据血气分析、胸片等变化及时调整潮气量、吸气峰压等，避免呼吸机相关并发症发生。②呼吸频率：根据患儿自主呼吸恢复情况、PaO$_2$，PaCO$_2$目标水平设定，婴儿为 25 ~ 30 次/分，儿童 20 次/分，若肺部有疾病或有颅内高压，应取允许值高限或根据血气分析结果适当增加频率。③吸入氧浓度根据复苏后氧合情况进行调整，设法保证 SaO$_2$>90%。④心肺复苏患儿初期循环功能脆弱，避免过高正压通气对容量、心输出量等造成影响。⑤心功能恢复欠佳的患儿，应根据循环功能恢复情况逐步调整呼吸机治疗参数，随着心肺功能的共同恢复后再考虑脱机。治疗中还需注意复苏后缺血再灌注损伤所造成的病理生理改变，给予相应的药物和液体治疗。

五、重　症　哮　喘

（一）**疾病特点**　机械通气是挽救重症哮喘患儿生命的最有效措施，但也可能导致致命并发症发生。因此，掌握好机械通气时机、选择适宜通气模式、正确设置参数、并给予适宜的气道管理技术，是机械通气治疗重症哮喘成功的必要条件。重症哮喘患儿行机械通气治疗的绝对指征包括心跳呼吸骤停，意识不清，严重呼吸困难等；相对指征包括积极治疗数小时后仍发生进行性混合性酸中毒，pH<7.20，严重低氧血症、心律失常（心动过缓或快速心律失常）或心功能严重受损。

（二）**呼吸机参数调节特点**　重症哮喘患儿机械通气开始以控制通气为宜，机械通气过程中建议尽早评估

PEEPi，给予恰当呼气末正压维持气道开放。肺部感染是最常见的诱发因素，在给予充分解痉平喘的同时，注意保证患儿气道引流通畅，加强肺部物理治疗，密切监测血气分析和胸片等评估机械通气治疗效果随时调整支持力度。如选用压力控制通气模式，则一般预设 PIP 25 ~ 30cmH$_2$O，注意保证潮气量需要；如选用容量控制通气模式，则一般预设 Vt 6 ~ 8ml/kg，注意监测气道峰压，避免气压伤危险。预设呼吸频率 20 ~ 30 次/分、吸/呼比 1:2 有利于提供足够的呼气时间和防止肺泡内气体滞留，吸入氧浓度应保证 SaO$_2$>90% 为宜。

六、重　症　肺　炎

（一）**疾病特点**　机械通气在降低重症肺炎患儿病死率方面功不可没。重症肺炎患儿在出现以下情况时应考虑给予机械通气：①呼吸困难明显、呼吸做功大；②持续严重低氧血症；③严重感染导致多器官功能受累；④留取有效呼吸道标本、指导临床抗感染治疗，尤其婴幼儿常由于气道梗阻或呼吸肌疲劳导致呼吸衰竭，主张气管插管、上呼吸机宜早不宜晚。要把气管插管和机械通气作为急性呼吸衰竭患儿的急救措施，而不应视为临终前的抢救手段。

（二）**呼吸机参数调节特点**　通气方式的选择应根据患儿病情及年龄综合考虑。如果患儿全身状态极差，呼吸肌疲劳，尤其婴幼儿，则宜以机械通气为主，即强制性通气方式；若患儿年龄较大、状态尚可，无明显呼吸肌疲劳和二氧化碳潴留，则易采用辅助通气方式。一般情况下，PIP 在 15 ~ 25cmH$_2$O，保证 VT 10ml/kg，FiO$_2$<0.6，根据是否存在大量肺泡陷闭考虑 PEEP 设定目标。对于 PaCO$_2$特别高且估计持续较长时间者，不宜过快降低 PaCO$_2$，否则易致抽搐。注意保证患儿气道引流通畅，加强肺部物理治疗，积极送检微生物标本，尽早给予目标指导的抗感染药物治疗。

（崔　娜）

主要参考文献

[1]《中华儿科杂志》编辑委员会，中华医学会儿科学分会新生儿学组，中华医学会. 新生儿常频机械通气常规. 中华儿科杂志，2004，42（5）:356-357.

[2] 朱蕾，钮善福. 机械通气. 2 版. 上海:上海科学技术出版社，2007.

[3] 薛辛东，黄敬孚，宋国维，等. 常频呼吸机在儿科的临床应用. 中国实用儿科杂志，2002，17（1）:1-27.

[4] 孙波. 常规机械通气及儿科临床应用. 中国当代儿科杂志，2001，3（5）:491-496.

第十六篇

重症治疗的特殊问题

第 96 章

重症患者的转运

重症患者的转运是 ICU 医生所必须关注的内容。重症患者在 ICU 接受治疗时，各重要器官的体征和监测参数等细微变化都在医务人员的掌握之中，能够随之作出反应。当患者需要从手术室或其他科室转运至 ICU、需要离开 ICU 进行检查或转运至另一家医院时，其治疗环境发生改变。由于条件限制，患者可能处于监测与治疗条件均不足的情况之中，其安全实际上受到了威胁。据不完全统计，院内转运患者出现不良事件的概率达 70%。这些不良反应包括心率波动、血压过高或过低、颅内压升高、心律失常、心脏事件、高通气或通气不足、低氧血症等。有 12% 的病例出现了较长时间的呼吸情况的恶化。也有研究表明，ICU 患者的转运增加了患者院内肺炎的发生率。

针对重症患者的转运，国外已发布了一些指南性文件。在我国，2010 年也已发布了《中国重症患者转运指南》，但要实际操作中，重症患者的转运依然缺乏规范。转运环节操作不当，不但影响重症患者的诊断及治疗，还可能发生意外或导致死亡，既影响患者救治过程中的医患关系，还可能产生法律纠纷。有研究表明，如果措施得当，很多转运并发症是可以避免的。重症患者院内转运的过程比较复杂，涉及转运的指征及风险评估、转运人员的组成、转运的器械药品准备、转运中的操作规程及培训、转运相关的法律程序等问题。本章的内容希望能够提供一个可供参考的重症患者转运规范，在实际临床工作中供广大医务人员参考，不断完善，提高重症患者转运水平。

第一节 院 内 转 运

院内转运重症患者一方面是将患者从手术室或其他科室转运至 ICU，另一方面是转运患者至辅助科室或手术室进行检查或治疗。转运之前，转运团队需要安排以下事项：①到达地的情况及到达地的人员准备；②参加转运的人员；③转运需要的器械与药物；④转运过程中患者需要的监测。

转运之前，到达地的人员需要做好接收重症患者的准备，如果是病房，需要了解患者的大致情况，安排好人员、床位、相应的监护治疗设施及药物，患者转运到达后要医生与护士面对面的交接班。如果是检查科室，需要做好随时进行检查的安排。

由于外出检查是重症患者院内转运的主要原因之一，要强调不必要的检查即无论结果如何均不会对治疗产生影响的检查不要做。这一点 ICU 的医生需要与其他相关专科医生共同讨论决定转运的指征与时机，仔细评价风险与收益。国外有学者对 88 名可能存在腹腔内情况的重症患者（如可能存在的腹腔内病灶、胰腺炎、外伤后怀疑迟发性腹腔内出血）进行腹部 CT 检查，结果有 43% 的患者根据 CT 结果进行了治疗的调整，包括手术及其他介入治疗等。对于寻找肺内感染灶或对不明原因氧合下降的患者进行肺部 CT 检查，结果有 73% 的患者对之后的治疗产生了影响。因此，有学者认为，对于重症患者因需要进行检查或治疗的转运总体来说是有益的。但是这与经治者的判断仍是有关的，目前相关的文章并没有说明为什么这些患者需要进行这些检查或治疗而不是其他，因此在实际工作中，还是要谨慎评价患者转运的风险与收益的问题。什么样的患者是不宜转运的？这个问题因各个单位实际情况而异。国内有学者列举了以下几种情况属重症患者转运的禁忌证，包括：①心跳呼吸骤停进行 CPR 者；②急性心脏压塞可能引起心脏骤停者；③腹部闭合伤致血压为零者；④呼吸道梗阻可能引起呼吸停止者。作者认为这些情况必须就地进行处置或手术。

参加转运的人员目前通常推荐是一名重症医学的专科护士以及一名医师。应当是能完成复苏、气道护理、机械通气及脏器支持的有经验的医师，可以是危重病专科医生、呼吸治疗师或经过相关气道管理、心脏生命支持及重症医学相关培训的内科医生。

转运相关的设备及药物的准备要充分。转运过程中，血压、心率、脉氧监测是必不可少的。维持循环、心率的设施包括除颤器及维护气道的设备（吸引器、口咽、鼻咽通气道及气管插管等）在大多数情况下是需要携带的。需要氧气的患者在转运途中的氧气储备要至少有 30 分钟额外储量。转运过程中如需要注射泵、便携式呼吸机均要确定电池电量充足。抢救用药如肾上腺素、抗心律失常药要针对患者情况准备。镇静药物在很多情况下尤其是对意识不清的患者来说也是必要的。转运途中需要药物治疗的患者要维持静脉通路，通常还需要一些维持通路的液体。

带储气囊的简易呼吸器，有些还带有 PEEP 阀，在院内转运中使用最多。但是近年来便携式呼吸机的使用也很广泛，因为它可以提供更为可靠的呼吸支持，更为准确的通气量及可按需调节的氧浓度。需要机械通气的患者在转运之前务必确认几件事，一是确定气管插管或切开管的位置以及是否固定妥当，痰液是否已经充分清除，二是转运目的地一定要有或已经配备了相应的机械通气设施，三是如果由于条件所限，转运时使用的呼吸模式与现有的不同，一定要在出发前尝试一下患者能否耐受。使用便携式呼吸机时，呼吸机应该有管路脱开报警及气道高压报警，电池电量必须充足。

转运途中需要对呼吸、循环功能进行监测，保证生命体征的稳定是最基本的要求。包括心电、血压、呼吸、无创血氧饱和度的监测，机械通气患者还应包括气道压力、潮气量的监测。同时注意简单易行的体格检查综合分析，如患者脉率、脉搏强度、肢端末梢温度及毛细血管的再循环时间，可以大致反映出患者循环功能及外周脏器灌注情况；皮肤、黏膜及颜色改变、有无发绀、患者的呼吸运动状态及双肺呼吸音检查结果可以简单评价患者呼吸功能情况。根据情况需要额外增加监测项目，比如颅内压力、呼末二氧化碳等。对于重要的原发病及并发症的监测，如颅脑外伤、高血压脑出血、脑梗死患者的神志及瞳孔等变化也是观察的内容。转运过程中，患者可能带有很多管路，比如气管插管、中心静脉导管、导尿管、胃管、胸腔引流管、经心内膜心脏临时起搏器及漂浮导管等，除一些特殊情况时需要经过这些导管进行监测外，主要是以固定防脱落、观察是否通畅为主。

（刘晔　康焰）

第二节　院间转运

院间转运要在确定患者能够通过转院治疗获得的益处大于转运途中的风险时才能进行，需要转出医院和接收医院的专家组共同讨论决定。转运之前要与接收医院联系，初步告知患者情况、预计到达的时间、所需要的支持设备或需要进行的治疗，以便对方做好接收准备。如果是从某个医院的病房转到另一家医院的急诊而不是病房去进行进一步治疗，这种转运要认真评价利弊。一旦决定某个患者需要转院，转运就要尽快开始。

转运之前的准备还包括病情的告知，向患者或其监护人交待转运的利弊、转运途中的风险，签署知情同意书、授权委托书等。有些国家还规定，陪同人员必须办理意外伤亡保险以防在转送患者的工作中发生意外（比如车祸、飞机失事等），医院应提供医疗保障，医务人员可以获得保险赔偿。

院间转运情况比院内转运要复杂得多，风险更大，途中的不确定因素更多，因此，转运前的处理非常重要。在整个转运的过程中，需绝对避免"越快越好"的做法。由于相当一部分重症患者在转运前已经可能出现一些潜在的或尚未察觉的生理紊乱，可严重影响呼吸循环功能。因此，转运之前要对患者的病情进行全面的评估，但是又要避免不必要的检查延误了转运时机。有些检查如血液化验（如血常规、生化、血气分析等）、胸片、CT 等是必要的。可以与目的地医院共同决定所需的检查。

尽管只有当患者转移到目的医院才可能完全稳定下来，必要的复苏也要在转运之前开始进行。如血压偏低并容量负荷不足、广泛的急性期脑挫伤并颅内压增高、严重缺氧、内环境紊乱等，要在转运前作出处理。转运途中气管插管是十分困难的，如患者可能出现气道的并发症或呼吸衰竭，应在出发前进行插管及机械通气。根据动脉血氧饱和度和血气分析调整吸入气氧浓度。同时也应给予一些必需的药物以达到镇静、止痛和肌肉松弛的目的。喉罩不推荐作为转运患者的气道维护之用。所有转运的患者都需要有可靠的静脉通路，必要时可以建立中心静脉通路。为了恢复并维持满意的血压水平、组织灌注和尿量，通常要求一定的静脉容量负荷。可能也需配合使用血管活性药物。

对病情不稳定的患者可能需要监测中心静脉压或肺动脉压。循环血容量不足的患者耐受转运的能力较差，因此在转运前应使循环血容量保持或高于正常。对于肠梗阻患者及机械通气患者均需要置入胃管。对于需要监测尿量、转运路程较长、应用利尿治疗的患者需要留置尿管。如果存在气胸或因肋骨骨折可能导致气胸，应行胸腔引流。对于不稳定的长骨骨折应予固定，以保护血管和神经。对于不能确定是否存在的脊柱损伤要按存在损伤处理，在转运过程中要稳妥固定。非常重要的是，在努力提高转运速度的同时，不能忽视以上的准备工作。因为转运一旦开始，某些并发症可能无法得到处理。确保患者平稳过渡方可出发。在整个转运的过程中，需绝对避免"越快越好"的做法。由于院间转运路程远、途中的情况较院内转运更为复杂，因此较院内转运相比，患者的情况需要更加稳定一些。如对于持续性低血压的患者，如果失血没有得到控制，失血原因也不明确，即使复苏成功，也不能转送。转运流程图参见图96-2-1。

重症患者转运需要核对的事项如下：

1. 转运人员的资质与经验、对患者的了解程度。
2. 必需的设备和药品。
3. 检查电池。
4. 充足的氧气。
5. 担架，固定，必要的束缚。
6. 准备救护车及其他转运工具。
7. 目的地确切的位置、病房床位。
8. 病例、X 线片、结果、收集血样。
9. 转运路线及方式。
10. 移动电话充电，可能需要联系的人员的电话。

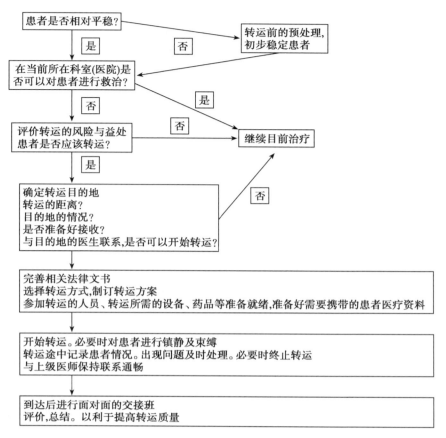

图 96-2-1　转运流程图

11. 备急用的现金或信用卡。

12. 是否通知预计到达的时间？

13. 返回的安排。

14. 是否已通知家属，知情同意、授权委托？

15. 患者的病情是否稳定？全面检查？各种导管是否固定妥当？

16. 仪器设备、药品、输液泵、管线确保可用。

17. 足够的镇静。

18. 在转换仪器后病情是否稳定？

19. 有无遗漏？

转运的工具主要是救护车。陆地转运可满足大多数患者的需要，同时还具有费用低、动员快、不依赖天气、容易监测病情等优点。所用车辆应设计合理，保证良好的担架通道和固定系统、良好的照明和温度控制、充足的气源和电源及良好的通讯，同时留给医护人员足够的工作空间和配备储藏间。路上转运患者一般都遵循传统的转运原则，例如要求患者顺车体而卧，以减少汽车运行时对患者脑部血流灌注的影响；躯体妥善外固定于平车上，以避免剧烈振荡而加重出血和再损伤；上下坡时要保持头高位，以避免头部充血；颅脑损伤者将头部垫高等。在搬运和行车过程中的颠簸易造成危重患者气道内分泌物增多、积聚，阻塞气道，影响呼吸。国内有学者对 187 例院外急救患者的回顾性研究结果显示，在转运途中均有不同程度的

并发症发生，其中 29% 的患者氧饱和度明显下降，3% 的患者发生心律失常，1% 呼吸困难进行性加重；已建立静脉通道者中有 7% 发生静脉留置针滑脱或堵塞，2% 的气管插管患者发生气管插管移位，2% 的骨折固定患者途中发生骨折断端损伤血管。这些并发症发生原因一方面是由于疾病或创伤本身引起的，另一方面是由于转运过程不稳定状态所造成的。但目前尚无陆地转运过程中不同运行状况对伤员血流动力学、呼吸功能、颅压、腹压等病理生理功能影响的报道。

对于交通中断、地区偏僻闭塞、岛屿等不适宜陆地转运或转运距离较远等情况要考虑空中转运。国外的研究推荐当距离较远，超过 50 英里（80km）时可考虑空运。空运的速度似乎很快，但准备工作所需耽搁的时间较长，且空运前后仍需用陆地车辆完成，这些因素必需权衡考虑。距离在 50～150 英里或在着陆困难时建议使用直升机，但与陆地救护车或固定翼飞机相比其舒适性、安全性均差。如距离超过 150 英里，优先考虑使用固定翼飞机。

对于空中转运，患者在空运时不仅要经受航空生理方面的考验，如低气压、低温、缺氧、晕机症等，而且对环境负荷代偿能力和适应能力也严重下降，可能导致疾病情况的恶化。研究表明，健康人随飞行高度的上升，动脉血氧饱和度逐渐下降，飞行高度 3000m 时血氧饱和度降至 90%，4000m 时为 85%。直升机的飞行高度在 2000～2500m 之

间,虽然在这一高度飞行受低气压及高空缺氧等因素影响较小,但因受垂直气流影响较大,机身颠簸、晃动大,人员耐受较差。Witzel 等对 23 位健康志愿者进行直升机转运的研究,结果显示在空中飞行 15 分钟着陆后,志愿者心率上升 18%,儿茶酚胺水平上升 51%。Schneider 等也有类似报道,患有心脏病的患者在采用直升机转运时儿茶酚胺水平增高,处于显著的应激状态。因此,提出直升机转运较陆地转运发生病情恶化的概率更高。由此可见,空中转运飞行高度的变化、颠簸及压力的改变对创伤患者病情的影响是不可忽视的。

参与转运的人员根据各地情况而不同,国内有些地区是患者所在医院送患者,有些地区是目的医院接患者,有些是两者均有,有些地区则是有专门的急救机构转运患者。无论是哪种情况,一般认为,除了转运车辆、飞机等本身的操作人员外,一个重症患者至少由两名医护人员陪同,一名是能完成复苏、气道护理、机械通气及脏器支持的有经验的医师,这名医师可以是有转运患者经验的危重病专业医师,可以是麻醉师或内科医师,接受过重症医学专业培训,曾转送过患者,另一名是助手,由熟悉重症监护工作程序和设备的医师、护士、急救士等担任。有些单位配备有专业化的转运人员梯队、高级救护车及专门的救护车仪器设备如呼吸机、除颤监护仪等,建立流动的 ICU (mobile ICU),成为 ICU 工作的延伸,为重症患者的转运提供设备的保障。国外有报道使用流动的 ICU 进行重症患者的转运和常规救护车及医生进行的转运相比可以减

少最初 12 小时的患者死亡率,但是 ICU 住院死亡率无显著差异。其他研究也有类似的报道。但是由于转运患者的过程极其复杂,途中的看护只是一部分,因此流动的 ICU 的作用还需进一步的评价,尤其不能因为有了流动的 ICU 就忽视了转运前的准备。

转运途中的监护至少需要持续心电、血氧、血压的监护。必要时需要动脉血压、中心静脉压、肺动脉压、颅内压及呼气末二氧化碳的监测。机械通气的患者如果转运用的便携式呼吸机不能提供所需的通气模式,且使用便携式呼吸机所提供的呼吸模式不能提供有效的呼吸支持时,这种转运就需要再次评价风险与收益。转运途中需要的器具较院内转运要多很多。转运之前需要仔细核对及准备。上至呼吸机、除颤器,下至消毒棉签、针头、注射器,都要根据需要考虑周全。

准备转运所需的器物大致上可以按以下类别去考虑:

1. 搬运及固定患者用物　担架,约束带,骨折固定夹板,固定脊柱损伤患者的设备等。

2. 维持气道用物　包括气管插管,气管切开套管,能实行环甲膜穿刺或切开的手术刀、针头,喉镜及电池,口咽、鼻咽通气道,负压吸引装置及吸痰管等。

3. 维持呼吸氧用物　氧气(通常需要 1~2 小时额外储备),吸氧装置(鼻导管、各种氧气面罩、雾化吸入装置、T 管、人工鼻等),简易呼吸器(可带储气囊、PEEP 阀),便携式呼吸机(电量充足)等。

表 96-2-1　《中国重症患者转运指南(2010)》(草案)重症患者(成人)转运推荐设备

推荐设备	选配设备	推荐设备	选配设备
气道管理及通气设备		循环管理设备	
鼻导管	环甲膜切开包	心电监护仪及电极	动脉穿刺针
鼻咽通气道/口咽通气道	各种型号的储氧面罩	袖带式血压计及各种型号的袖带	中心静脉导管包
便携式吸引器及各种型号吸引管	多功能转运呼吸机	除颤仪、除颤电极板或耦合剂	压力延长管
各种型号的加压面罩	$P_{ET}CO_2$ 监测器	各种型号的注射器/针	压力传感器
简易呼吸器	球囊外接可调 PEEP 阀	各种型号的静脉留置针	有创压力监测仪
喉镜(弯镜片 2、3、4 号,备用电池、灯泡)	呼吸机螺旋接头	静脉穿刺用止血带	加压输液器
各种型号的气管插管	呼吸过滤器	静脉输液器	输液加热器装置
开口器	湿热交换器	输血器	经皮起搏器
管芯	胸腔闭式引流设备	输液泵及微量泵	
牙垫	便携式血气分析仪	三通开关	
舌钳、插管钳(Magil 钳)		皮肤消毒液	
环甲膜穿刺针		无菌敷料	
氧气瓶及匹配的减压阀、流量表、扳手		其他	
便携式呼吸机		体温计	止血钳/止血带
听诊器		血糖仪及试纸	创伤手术剪
润滑剂		鼻饲管及胃肠减压装置	外科敷料(海绵、绷带)
专用固定气管导管的胶带		约束带	脊柱稳定装置
脉搏血氧饱和度监测仪		电筒和电池	
气胸穿刺针/胸穿包		通讯联络设备	

注:$P_{ET}CO_2$:呼气末二氧化碳分压,PEEP:呼气末正压

4. 维持循环用物　静脉导管及穿刺用具(外周静脉及中心静脉),止血带,输液器,三通,输血器,加压输液装置,除颤器及体外起搏电极板等。

5. 实施治疗用物　针头、注射器,注射泵及输液泵(电量充足的),骨髓穿刺针(幼儿给药),消毒液及消毒用的棉签、棉球等,胃管,绷带等。

6. 监护所需用物　听诊器,血压计,多导联监护仪及电极片、充气式血压袖带、经皮氧饱和度传感器,压力传感器及相关连接装置,呼气末二氧化碳监测装置等。

7. 其他用物　应急照明设备,通讯器材等。

准备转运所需的药品主要是针对维护生命体征稳定以及紧急复苏。需要转运之前充分了解患者病情,适当准备相关药品及常用的抢救药品,静脉泵入药要根据估算的转运时间准备足够的量。镇痛镇静或肌松药物也要根据情况准备。通常患者会有静脉通路,需要输液维持通路或维持静脉泵,应尽量选用塑料包装的液体如生理盐水、林格液、胶体液等。《中国重症患者转运指南(2010)》推荐转运设备(表96-2-1)、转运药物(表96-2-2)

表96-2-2　《中国重症患者转运指南(2010)》(草案)重症患者(成人)转运配制药物

推荐药物	选配药物	推荐药物	选配药物	推荐药物
静脉输注液体:生理盐水、乳酸林格液、胶体	异丙肾上腺素	毛花苷丙	甘露醇	葡萄糖酸钙
肾上腺素	腺苷	呋塞米	苯巴比妥	硫酸镁
阿托品	维拉帕米	硝酸甘油注射剂	苯妥英钠	碳酸氢钠
多巴胺	美托洛尔	硝普钠	纳洛酮	50%葡萄糖注射液
去甲肾上腺素	沙丁胺醇喷雾剂	氨茶碱	神经肌肉阻滞剂(如琥珀胆碱、罗库溴铵、维库溴铵)	无菌注射用水
胺碘酮	甲泼尼龙	地塞米松	麻醉性镇痛剂(如芬太尼)	吗啡
利多卡因	肝素	氯化钾	镇静剂(如咪达唑仑、丙泊酚、依托咪酯、氯胺酮)	地西泮注射液

重症患者转运是重症患者救治的重要组成部分,提高转运质量,避免转运给患者带来的危害,能够提高重症患者救治质量。转运相关的危害可以通过充分的组织与准备避免的。

(刘晔　康焰)

第三节　重症患者转运的专业化

曾经有人根据对照研究的结果做过这样的一个计算:如果某个地区每年有11 000个重症患者需要接受医院的转运,如若仅应用普通救护车进行转运,将有484位患者在转运12小时内死亡;若由专业人员进行转运,只有66位患者死亡。一个专业化的人员梯队,加上必要的装备,可以每年挽救400多条生命。乍看起来,似乎有些令人毛骨悚然。转运的本身可能给重症患者带来如此大的风险。然而,细细想来,转运过程中又有如此大的降低风险的空间。今天,随着医学的发展,重症患者的比例不断增加,检查治疗方法的增多及不均分布,转运的需求也正在不断增加。从而使得我们对重症患者的专业工作不得不刮目相看。重症患者的专业化转运已经成为现代医学中不可忽视的重要内容。

一、转运的决策

为什么要转运重症患者?答案应该是为了寻求更佳治疗的可能性,以期望更好的预后。这里应该指出的是,重症患者的专业化转运不应该包括那些以其他理由为目标的转运。转运目标一旦确定,首先要考虑的是患者在转运过程中所必须面对的风险。转运的过程给治疗措施的实施带来了一定程度的不确定性。充分评估这些可能发生的风险及患者对这些风险的耐受程度是安全转运重症患者的基础。当风险达到一定的严重程度后,另一个必须要考虑的问题是:转运后患者的获益与转运过程中所必须承担风险的权重。其次要考虑的是:应用什么方法可以降低转运过程中的风险;或者说,在转运之前如果采用某种或某些方法可进一步降低风险,使转运成为可能。虽然有众多的方法可以采用,但这些方法大致可分为两个方面。一方面是提高患者对风险的耐受能力,主要是患者在转运前的准备工作,急性生理异常的纠正、生命体征的稳定是这部分的主要内容。另一方面是创造条件降低转运过程中发生风险的可能性,主要包括转运工具和其他医疗设备的准备。虽然在很多情况下,转运开始前可改善的条件非常有限,但是,这方面的准备仍然是重症患者转运决策形成的重要组成部分。

二、转运的执行

重症患者往往是以生命体征不稳定、病情不断变化为特点。尽管在转运前做了相应的准备工作，但重症患者的特点依然存在。也正是由于有这些特点的存在，才构成了转运的始动因素，才使寻求更佳治疗具有必要性。转运行动一旦开始，患者即被置于一个移动的空间。随着空间、时间和周围环境的不断变化，病情通常也会发生变化。在这样的条件下，医务人员的工作具有明显的特殊性。同样，环境对医务人员的工作能力也提出了特殊的要求。要及时发现病情的变化，在任何环境中识别病情变化的早期信号；在狭窄的空间里独立完成各种必要的诊断治疗措施；熟悉转运途中所特有的、影响生命的特殊问题，如环境气压的改变对诊断治疗的影响、移动的方向和速度对血流动力学的影响、维系生命管路的突然脱落、常规的抢救措施无法实施而必须应用的替代措施，等等。尽量保持转运前的监测和治疗水平是对转运过程中医疗工作的目标要求。但在事实上，这个目标受到多种因素的影响，甚至成为难以实现的目标，这也正是转运的主要风险所在。受过专业化训练、具有良好应急应变能力的人员梯队是实现这个目标的重要保证。已经有研究工作发现，由受过训练的专业化人员梯队进行重症患者的转运可以明显降低转运中的风险，降低转运相关的病情恶化，降低转运相关病死率。要保证转运过程中监测和治疗的连续性，包括应用设备的连续性和管理人员的连续性。环境的变化及条件的不确定性是转运风险的重要诱发因素，人员的更换或设备的交替恰恰在转运的风险之处雪上加霜。

三、转运的专业化

不难看出，重症患者的转运已经成为医疗系统中的一个重要、不容忽视的环节。在实际情况中，重症患者可能出现在任何场所，患者的转运可以发生在任何情况下，甚至在部分或者更多情况下是由非医务人员启动或完成。"时间就是生命"的理念呼唤着人们的热情和行动，应该说，这种行动的每一步都体现着无处不在的人与人之间的关爱。这种关爱更加激励医务工作者将自己的知识、技能融入其中，将关爱升华。正因如此，重症患者的转运亟待专业技术的参与，需要统一的标准。或许在特定情况下，标准中的部分项目无法立即实现。但标准为任何情况下的重症患者转运提出了方向，提供了评估依据，展示了降低风险的潜在空间。在医学发展的今天，"移动ICU"早已不是多年前的一个梦想，已经成为重症医学专业人员应该认真组织、建设和落实的具体工作。

（刘晔　康焰　刘大为）

主要参考文献

［1］Waydas C. Intrahospital transport of critically ill patients. Crit Care,1999,3：R83-R89.

［2］Kollef MH,Von Harz B,Prentice D,et al. Patient transport from intensive care increases the risk of developing ventilator-associated pneumonia. Chest,1997,112：765-773.

［3］Guidelines Committee,American College of Critical Care Medicine,Society of Critical Care Medicine and the Transfer Guidelines Task Force：Guidelines for the transfer of critically ill patients. Am J Crit Care,1993,2：189-195.

［4］Warren J,Fromm RE Jr,Orr RA,et al. Guidelines for the inter- and intrahospital transport of critically ill patients. Crit Care Med,2004,32：256-262.

［5］Shirley PJ,Bion JF. Intra-hospital transport of critically ill patients：minimising risk. Intensive Care Med,2004,30：1508-1510.

［6］Ligtenberg JJM,Arnold LG,Stienstra Y,et al. Quality of interhospital transport of critically ill patients：a prospective audit. Crit Care,2005,9：R446-R451.

［7］Witzel K,Elzer M,Raschka C,et al. Hemodynamic,endocrinological and psychological investigations on subjects during helicopter flights. Anaesthesist,2002,51（4）：258-262.

［8］Bellingan G,Olivier T,Batson S,et al. Comparison of a specialist retrieval team with current United Kingdom practice for the transport of critically ill patients. Intensive Care Med,2000,26：740-744.

［9］卢勇,苏磊. 重症患者院内转运的探讨. 中国急救医学杂志,2005,25（6）：457-458.

［10］中华医学会重症医学分会. 中国重症患者转运指南（2010）（草案）. 中国危重病急救医学,2010,22：328-330.

第 97 章

突发灾害中的伤员救治

第一节 概　述

突发灾害事件通常是指由于自然因素、突发事故、卫生事件、恐怖活动等导致大量人员伤亡和财物损失的事件，其程度大大超过常规社会活动的承受能力。由于危害性和在世界各地发生的经常性，近年来突发灾害事件引起了医学领域越来越广泛的重视。重症医学是研究任何疾病或损伤向危及生命发展过程的规律、特点及其诊治方法的临床学科。突发灾害事件通常以大量人员伤亡为特点。在事件发生发展的整个过程中，死亡对生命的威胁持续存在。从早期的现场搜救中的医疗救治，到后期重症医学的平台上对重伤员的集中救治，重症医学的专业人员在这个过程的自始至终都起着重要的作用。

一、突发灾害中的病情特点

重大突发灾害伤员的死亡率通常有两个高峰。第一个高峰出现在灾害发生的即刻；第二个出现在后期重症伤员在医院内救治的过程中。在第一高峰时的致死原因主要是灾害的直接损伤，主要受事件特异性和医疗救治的影响。地震发生时伤员的瞬间死亡和在现场搜救、复苏过程中的死亡，使得医疗救治对第一高峰的干预效果受到非常大的限制。尽管如此，第一高峰的特点和即刻的医疗反应能力严重地影响着第二高峰的发生。第二高峰通常发生在伤员被送到医院内接受治疗的过程中。被送到尚具有较完整功能医院的伤员，大多数是已经脱离了第一高峰的危险而得以存活的伤员。但是，此时威胁生命的致死性因素尚未被完全解除。原发损伤不仅需要进一步处理，潜在的并发症也逐渐成为影响生命的重要问题。第二高峰出现的时间和强度与第一高峰的特点有明确的相关性，但医疗救治对第二高峰有较强的干预性。不同的突发灾害事件具有不同的特点，如重症急性呼吸窘迫综合征（SARS）、地震等，但都在不同程度上具有死亡率两个高峰的特征。如何抓住医疗救治的关键时机，在最大限度上降低这两个死亡率的高峰，是减少突发灾害伤害、抢救生命的重要问题。

针对突发灾害事件，重症医学包括两个部分，即群体伤害的重症医疗（mass casualty critical care，MCC）和常规ICU医疗工作。这两个部分与伤员死亡率的两个高峰有明确的针对性，在治疗理念上有明确不同的特点，同时也具有实际的可操作性。

二、MCC 的要求与实施

MCC对医疗救治要求的重点是快速的反应能力。与常规ICU工作不同，MCC将ICU针对个体患者的常规医疗转向针对群体患者的治疗，重点是降低群体的死亡率。启动MCC时，ICU的工作面对着非常特殊的要求。突然出现的大量重症患者超出了常规ICU的收治能力，不但缺少收治患者的空间，更缺少足够的人力、物力。而且，还有可能出现部分患者无法得到应有的治疗。这时，强调以患者群体为导向的MCC具有明显的优势，其目标是在同一类疾病或损伤的群体中，尽可能降低致死因素的作用强度，最大限度地减少灾害混乱环境对生命的继续影响。尽管部分患者此时的治疗力度可能不如常规ICU治疗，少数个体患者的死亡率甚至可能增加，但是，MCC在降低整个群体死亡率方面提供了最大的可能性。MCC的主要特点是ICU的反应能力最大化，而治疗的精确度相应下降。

MCC有着明确的必要性。但是，MCC的有效实施对ICU日常的储备能力有较高的要求。要实现突发事件时的快速反应能力，就要在人力、物力、空间等方面进行常规储备。这种要求对于常规的ICU管理模式下似乎受到一定的限制。但MCC与常规ICU工作必需的连续性，为反应能力的提高提供了必要的可行性。首先，不同地区、医院的ICU可以针对当地高发灾害事件的可能性进行针对性准备，以减少储备的盲目性。其次，人员的储备可以在平时培训的基础上，采取ICU的工作人员与非ICU工作人员组合工作的模式。如ICU的医生、护士分别与非ICU的医生、护士按1∶1成组工作。为了保持专业技术上的尽可能稳定，有资料建议每位ICU医生最多可与四位非ICU医生一起工作，而每位非ICU医生可管理六位患者；每位ICU护士最多可与三位非ICU护士一起工作，每位非ICU护士可管理不超过两位的重症患者。还有，在空间和物资储备方面，如果在整个医院水平，甚至在地区的层面进行储备，就具备了明显的可操作性。如医院可调整平时作为择期医疗的空间和设备用于收治重症患者。在储备的数量上也可进行一定的限制，如，医院应具有将ICU随时扩大三倍于正常的使用空间，提供在没有任何外援情况下工作十天的医疗用品。在设备储备的优先顺序上应首先考虑那些直接影响目标群体预后的设备，最好是不需要消耗大量人力、物力资源,而且易于操作和普及的设备。另外,MCC 的实施也受到一些非医疗因素的影响,如现场管理、单位协调、交通运输等因素。可以看出,MCC 在具有必要性的同时,也具有明确的可操作性。

三、从 MCC 向常规 ICU 的转向

由于 MCC 具有高反应性,而精确性相对不足的特点,同时常规 ICU 是以针对个体患者进行精确治疗为特征,所以,在适当的时机将 MCC 模式尽可能转为常规 ICU 医疗工作,就成为降低重症患者死亡率的另一关键工作。

要实现 MCC 向常规 ICU 的转换,首先是对重症患者的筛查。大量的生命体征不稳定和有潜在生命危险的患者,在经过 MCC 的治疗后获得了接受进一步治疗的可能性和时机,而下一步针对个体治疗的实施直接影响着每个患者的预后。这时,应尽快根据病情的严重程度对患者进行分类。分类与目前国际上通用的灾害现场伤员分类——以不同颜色标志不同病情的原则相似,方法上略有不同。主要是根据当时的具体情况,将那些仍然有生命危险、需要继续接受 ICU 治疗的患者分离出来。这部分患者是构成死亡率第二高峰的主体人群,这部分患者的治疗是影响预后的关键部分。

对患者进行筛查后,应立即实施两个方面的工作。一个方面是组织患者的转运。在 MCC 状态下,患者的转运受到多种因素的影响。总体原则是将患者转运到符合自身病情治疗需要的最佳环境条件中。那些需要继续 ICU 治疗的重症患者是对转运的专业要求最高的部分。应针对每个患者的具体情况,组成专门的人员梯队,配有必要的转运设备,以保证在转运过程中患者的安全。其他患者的转运应同样具有针对性,转运可以使这部分患者在得到最佳后续治疗的同时,腾出被占用的 ICU 资源,有助于维持高水平的 MCC 反应能力。另一个方面是常规 ICU 的恢复或建立。ICU 的工作特点是针对每个患者进行个体化治疗,通过不同的监测方法对治疗实施反馈性指导,以最大限度提高治疗的精确性。MCC 时大量重症患者的涌入、工作人员梯队的重新组合,甚至外部支援力量的参与都不同程度影响了 ICU 常规治疗的精确性。要保证 ICU 治疗的精确性就应尽可能恢复 ICU 原有的工作体制,或针对具体情况重新建立符合专业要求的 ICU,为那些有生命危险的患者提供重症医学的最佳治疗平台。

四、重症医学理念的连续性

降低突发灾害伤员死亡率应该是一个连续的过程,通常需要多个专业、多个学科的共同努力。只注重整个过程的某个阶段,忽视了其他部分,可导致整个救治过程的无效发展。如果只重视现场的伤员搜救和救治,后续工作准备不足,则可能出现伤员无处可送的局面,同样导致严重的后果。即使对降低死亡率第二高峰的努力,也应该是从灾害发生时就开始。虽然,重症患者的治疗特点使 ICU 的医疗工作对设备条件有一定的要求,但是,重症医学的理念是从损伤发生的开始就可以实施的。

任何疾病或损伤都可能发展到对生命产生威胁的程度,但通常都有一个发展的过程,只是这个过程的启动与发展的特点有所不同。在地震灾害中,这个过程大致可被分为三个阶段。首先,在灾害发生时,除损伤直接造成的死亡外,失血、脱水引起的休克和严重水电解质紊乱是导致死亡的主要因素。此时伤员多处身于废墟环境中,虽然医疗条件非常有限,但搜救实施的效果和现场为伤员输液、止血,都是在第一时刻努力阻止病程的恶性发展。哪怕是一条绷带、一瓶盐水的合理应用都意味着生命的继续和后期并发症的减少。紧接其后推动病程进展的主要因素是挤压综合征。遭受重物挤压的肌肉组织发生坏死、细胞溶解,大量的肌红蛋白等物质进入血液循环,导致以急性肾衰竭、急性呼吸窘迫综合征为特点的器官功能损害。细胞内大量的钾离子进入血液,导致高钾血症,可引起心搏骤停。有效的循环、呼吸功能支持,及时的减压手术和有效的血液净化治疗,此时在有效阻止病程的进展上可以起到关键的作用。最后阶段的主要致死原因是损伤继发的感染与多器官功能不全综合征(MODS)。这个阶段的治疗已经具有 ICU 典型的工作特征。从这个过程的发展和治疗特点可以明确看出重症医学理念的连续性。正是因为这种连续性,ICU 的工作人员在突发灾害的现场一直到后期治疗都可以起到重要的作用。

治疗的连续性还表现在对 MCC 状态的实时监控和管理。MCC 一经启动,整个事态处于应急过程中。MCC 的反应能力受到了包括患者数量、病情程度、人员梯队及物资供应等多方面因素的影响。MCC 的高度反应能力的可持续性,以及转向常规 ICU 的时机和程度,决定于这些影响因素的变化和其相互关系。所以,建立对这些因素进行实时监控的系统对于突发灾害救治的有效性和对过程的动态管理是不可缺少的重要环节。实时监控可以在不同层面进行,如医院、地区,甚至对更大范围的相关因素进行监控,使整体的协调管理更为有效。

MCC 作为重症医学的特殊组成部分,在突发灾害的救治中有着非常重要的地位。但 MCC 不是 ICU 工作的全部,更不能应用于常规的工作状态。要理解和注重整个突发灾害救治过程的连续性,体会重症医学理念的完整性。重症医学在突发灾害的救治中有着非常重要的作用。

(刘大为)

第二节　突发灾害的特点与救治工作

一、灾害的定义

"灾害,是对能够给人类和人类赖以生存的环境造成破坏性影响的事物总称,尤其是人们的生命财产等造成危害的天然事件和社会事件。"在医学的含义上,"灾害"的核心内容是人员伤害和致死的数量与局部救治能力的关系。当救治伤亡人员所需的资源超出了当地(或局部)所能提供的资源能力时,我们就称这个事件是相应地区的"灾害事件"。多数"灾害事件"是自然造成的,其来势凶猛,而且突如其来,如台风、洪水、海啸、地震等。自然灾害

也有缓慢发生的,如旱灾、虫灾等。近些年来,由于社会矛盾的激化,人为灾害有升高的势头,各国恐怖袭击事件频发,也对灾害的防控工作提出了新的挑战。

如果发生的灾害事件没有造成对社会危害和人员伤亡,则不需要动用医疗资源。"从医学角度讲,灾害"的另外一个定义是事件的破坏程度常超出了本地区或局部所能承受的医学救援能力,需要外来的协助,甚至需要国际援助。也正因如此,国际灾害医学专家给灾害下的定义是:"超出受灾地区现有资源承受能力的人类生态环境的破坏"。

灾害大体上分为自然灾害和人为灾害两大类(表97-2-1)。

表 97-2-1　灾害分类

自然灾害	人为灾害
洪水灾害	火灾
地震	爆炸
飓风(台风)、海啸	枪战、战争
暴风雪	(人群)受惊吓蜂拥相互踩踏事件
火山爆发、非人为火灾	建筑物倒塌(建筑、桥梁等)
龙卷风	交通事故(包括空难、海难)
山崩	工业事故(化学危险品)
雪崩	大规模杀伤性武器(核、生物、化学)
陨石坠落	大范围停电事故
其他	其他

常见的自然灾害包括洪水、地震、台风、森林火灾、旱灾、虫灾、泥石流等。自然灾害的破坏力及其强大,常常是人力不可抗拒的。1976 年发生在我国唐山地区的大地震,共造成近 20 万人的死亡;2008 年"5.12"汶川地震死亡和失踪人数也达到 87 150 人。对于这种自然灾害,我们只能在各个方面加以日常防范,如增加预测、预报系统,提高建筑物的抗震级别,制定各种灾害的应急预案等。如果防灾准备不足,伤亡势必增加,某些人员训练、组织不足的因素还可以导致救灾过程中的继发性伤害,这是不可忽视的问题。在众多的人为灾害中,最残酷的是战争。自第二次世界大战结束以来,全球性的战争未再发生,但局部战争并没有间断。近年来,针对政府或宗教的恐怖袭击事件日渐升级,造成了大量的人员死伤。各种大规模杀伤性武器被"恐怖分子"利用,造成更多人员死伤的可能在不断增加,对人类安全也构成巨大威胁。针对日益严密的"反恐"措施,恐怖分子利用民用设备的恐怖袭击又成为了一个新的问题。2001 年美国"911"事件中,恐怖分子使用大型客机袭击了美国世贸大厦。汽车炸弹、人肉炸弹、快递邮件等等,都成了恐怖分子使用的武器,使得恐怖袭击大有"防不胜防"的态势。大型集会、庆典场所、大型建筑等被袭击可以被看做是一个"灾害",但也可以被称为"突发事件",因此有人提出了"事件医学"的概念。2015 年 11 月 13 日晚,在法国巴黎市发生一系列恐怖袭击事件,袭击地点包括体育场、火车站和餐厅,共造成至少 132 人死亡。

还有一种随着人类社会发展而来,并伴随着大工业革命和经济发展而加剧的人为"灾害",那就是各种"意外事故"。意外事故虽然看起来是散在的、局部的,但其每时每刻每地都在发生,其造成的伤亡人数可能远远高于各种自然灾害和恐怖袭击。在这些"意外事故"中,每年死伤最多的就是道路交通事故(road traffic accidents,RTA)。据世界卫生组织(WHO)的统计,全世界每年死于 RTA 的总人数约 50 万 ~70 万人。我国由于人口数量大,机动车发展快,每年死于 RTA 的总人数居世界之首,达到 7 万 ~9 万人。因此 RTA 是一个不容忽视的人为灾害。此外,工业安全事故不仅伤亡人数众多,而且经济损失惨重,甚至可以留下长时间的负面效应。据官方公布的数据,发生在天津港的"8.12"爆炸事件中,不仅有 165 名人员死亡,8 人失踪,而爆炸区域空气和水中是否存在"毒物"也成为事后大家关注的要点之一。据 WHO 在 1993 年报告(由 WHO 总干事中岛宏报告),每年平均有 3 500 000 人死于工业事故、日常生活中出现的意外(包括 RTA、空难、海难、铁路交通事故)和暴力。而我国 2006 年卫生部公布的数字显示,我国损伤和中毒的死亡率为 32.6/10 万人。全球受伤的人数为死亡人数的 100 ~500 倍。因此,这种意外事故对人群造成的损害甚于自然灾害。

二、防 灾 准 备

我们无法阻止自然灾害的发生,甚至无法控制其发生的强度和破坏力。因此,对于自然灾害而言,"防灾"不是防止地震、台风、干旱的灾害等的发生,而是通过预知、预报、疏散人员、转移设施、加强救护等措施最大限度地减少灾害造成的伤亡和损失,即所谓"居安思危、未雨绸缪、有备无患"。

既然人员伤亡是救灾最受关注的一个问题,医疗救援自然成为"防灾、救灾"体系中的一个重要环节,医疗机构和医务人员也自然成为救灾大军中的一支重要部队。他们和其他救援机构和人员通力合作,达到降低灾害致伤、致死的目标。防灾和减灾(disaster preparedness and mitigation)、预防和减轻受灾伤亡的人数及受伤后的致残率是联合国提出的 20 世纪最后 10 年的重点工作,但这事实上是人类长久的任务。

(一)现场伤(病)员救护　灾害的性质不同,致伤(病)的机制也不同,需要的医疗资源自然不同,这使得灾害现场的伤(病)员救治情况常常非常复杂。从时间上看,伤(病)员可由灾害事件立即造成损伤,也可能由于救援操作不当因此继发损伤,甚至灾后疾病流行致病。灾害范围不同,需要的资源不同,较小的灾害事件,现场救护可以各区、市的急救中心或急救站为主体,联合当地医疗机构完成。大规模的灾害,则可能动用国家资源,甚至军队资源协助现场救护。国际上，现场医疗救护人员主要由两个群体组成，即急救医生或急救医士，以及支援的各个专科医生。急救医士（paramedics）是非医学本科毕业，但受过不同层次的现场急救理论和技术培训的人员。根据需求不同，接受的培训包括基本维持生命（BLS）、止血、四肢骨折临时固定、补充有效血容量，以及供氧、止痛等简易疗法。在平时，这些被培训的急救医士是 EMSS 中的重要力量，而在灾害发生时也常常是第一批送往灾区的医疗队。这些被培训的急救人员既适用于平时的急救工作，在灾害发生时，又能赶赴灾区与灾区原有的医疗组织合作，共同抢救受灾人员。在大型灾害发生时，各医疗机构也常常根据灾害的类型组织现场抢救小分队。这些小分队的人员常常被安排在灾区内功能尚存的医院或者开赴现场的方舱医院、野战医院等进行专项救治工作，既增加抢救人员的人力，也提高抢救的技术水平。这种对现场救护的指导，特别是后期的疾病防治的意义更加重大。值得说明的是，随着国民素质的提高，以及对灾害救援工作的宣传，除了政府组织的救援队，各种自发的医学救援队也在各地被组织起来。这种自发的医学救援队既有完全民间的公益组织，也有各个医疗机构临时组织的。一旦灾害发生，各种救援队齐集灾害现场。急救小分队需要达到人员确定、及时到位、好的车辆状态、药品不足或过期等问题。所有这些都是有效救援的重要保障。

（二）现场救援所需器材和药物　在有组织的救援工作中，政府部门应根据灾情需求和任务的紧急程度分期分批安排医疗团队派往灾害现场。医疗团队也应当根据灾害类型、致伤机制以及任务类别准备所需的设备、器材和药品。

1. **首批现场救灾医疗队**　在派遣首批医疗队时，通常已经确定了灾害的性质，但灾情以及伤亡情况尚未得到确认。医疗队的重要任务是勘察灾情，判断后续需求以及全面应急救援。虽然是全面应急救援，但可以根据灾害性质的不同，有针对性地准备医疗器材和药品。如地震、飓风等都可能造成建筑物倒塌，伤员常常是砸伤、摔伤。此时需要更多的止血扎固定等器材，也需要大量的止血药物。但洪水、火灾则不同。这个救援团队的人员应当以急诊（救）医师（医士）为主体，配备与灾害性质和致伤机制相应的专科医生，如地震、飓风等应当配备骨科和神经外科医生，以便及时处理骨折和颅脑外伤。首批救灾医疗队中，急诊医师应当承担重要的任务，这就是对伤员进行检伤或分诊。所谓"分诊（triage）"是指根据伤者受伤程度及受伤部位，以及生命体征实施分类，并确定其需要占有医疗资源的先后和数量。按伤员的危险程度，分为以下几类：①完全不需要处置，或非常轻微可在现场处置；②比较重的需立即止血、初步清创、初步固定四肢骨折等；③严重或危重，应进行基础生命维持；④死亡。上述四种类型的伤员应该分别被标识为：绿色、黄色、红色和黑色。救治顺序以及资源分配的优先级分别是：红色、黄色、绿色，黑色则需要安排尸体的停放。

根据上述救援工作的性质，首批医疗队通常需要配备以下器材和药品：

（1）设备配置

1）生命支持设备：口咽通气管、球囊面罩（也称"简易呼吸器"）、开口器、喉镜、气管插管（各种型号）、气管插管导丝、便携式氧气瓶及吸氧管或面罩、便携式电动或手动吸引器、除颤器。

2）止血固定器械：三角巾、绷带、止血带、止血镊、止血钳、局部消毒器械和敷料、固定骨折的小夹板、颈托、脊柱板、头部固定器等。

3）其他：注射和静脉输液用品，各种型号的一次性使用注射器、静脉穿刺针和输液管，以及相应的消毒物品。

每种器械件数按需要自行调整（根据灾区面积和受灾人数估计），不作硬性规定。

（2）药品配置

1）抢救药物：肾上腺素、阿托品、多巴胺、利多卡因、溴苄胺、碳酸氢钠及纳洛酮等。

2）止痛药：非甾体类止痛药物、吗啡、哌替啶等（有麻醉药处方权的医师处方）。

3）消毒剂：络合碘、70% 酒精及 2% 碘酊等。

4）静脉输液用液体：5% 葡萄糖氯化钠、林格液、5% 碳酸氢钠液，以及胶体溶液，有条件的可配备高渗盐溶液或高渗盐胶体液。

（3）其他配置

1）分诊识别牌：是一种可以固定在患者身上，表明患者轻重程度的标牌，可以固定在手腕、脚腕处，也可以粘贴在患者前额或身体明显部位。标牌上可注明编号，并可注明伤员的基本信息和受伤部位、受伤性质（如骨折、烧伤等）、基本生命征等。如前所述，不同颜色的标示牌表明伤情程度的不同：红色为危重，黄色为次之，绿色为较轻，黑色表示伤员已经死亡。

2）病情记录单：用于记录伤员的情况。

3）急救车辆：一般有 3 种车型，日常用救护车、指挥车和活动加强监护医疗车（mobile ICU）。如车身够长够大，可在救护车内做手术救护车根据情况配备不同的急救设备，包括各种担架、氧气瓶和抢救设备。

2. **后续救灾医疗队**　在弄清灾情范围、程度、伤亡情况后，后续到达的医疗队往往是有针对性的。不同类型的灾害，医疗队的组成常常有很大差别，但通常在早期手术医生、急诊医生和重症医学科的医生的需求比较突出，因为灾害初期的应急主要是各种严重创伤。如果当地医疗机构受损严重或功能丧失，则需要整体的医疗支持，包括战地医院、方舱医院等。这些移动医院配有大型医疗设备，包括检验、影像、手术室，包括可展开的抢救区域和观察区域，能够全方位地应对灾害引起的伤、病。

（1）后续医疗队人员：后续救灾医疗队是在灾情清晰的情况下派出的医疗队，因此是有计划性的，而且常常是针对局部医疗资源不足而提供的补充。这种补充可能是某个功能，如手术、重症监护等，也可能是某一个方面医生不足的补充。因此，在人员安排上常常难以成为定式。但派出的人员既要有对灾害所致伤（病）人员的治疗有经验的高年资医生，甚至专家，更需要有能够在一线进行常规工作的年轻医生。他们的任务包括：

1）接纳现场救出的伤员，并根据分诊结果，有目的性地分配医疗资源，进行分级抢救。

2）组建现场医疗机构，因地制宜，利用尚存的医院或组建移动式医院，对需立即手术的伤员，尽快实施手术治疗。

3）根据伤情安排在现场继续治疗或疏散到其他"后方医院"。

（2）后续救灾医疗队的器械

1）帐篷：可采用救灾专用帐篷或"充气帐篷"。前者可以快速支撑打开，后者需要携带小电动机充气。在水灾或地震灾区使用既方便又快速。

2）转运推床（平车）：在现场的临时抢救场所，转运推床常常承担这多重任务：既可以做患者的转运，也可以做临时留院观察床，甚至可以在紧急时作为临时手术台。因此，需要这种推床要有很好的可移动性，但轮子要可以锁死，床板上部可以抬起，以便不能平卧的伤员使用，要有可靠的床档。如果可能，高度能够升降的更佳。

3）应对各种手术的手术包，以及相应的手术用品。

4）固定骨折的支架、绷带、石膏粉、固定脊椎骨折的石膏马甲、颈托等。

5）常规医疗所需要的各种器械，如：输液器、注射器、针头、静脉输液留置管、除颤器、氧气桶等。此外，有条件的，还可以配备体外或临时起搏器。

（3）后续救灾医疗队的药物：现场救援需要的各种药物，在品种上与前述应当基本相同，但需求量常常很大。这些药物往往在国家救援中心有相应的储备。此外，因为此时开展大量的手术，需增加手术使用的局部和全身麻醉药物，预防和治疗感染的抗生素，以及循环支持和调整的人血浆白蛋白、冻干血浆，以及其他血管病、呼吸系统病、消化系统病和神经精神系统病的常用药物，抗过敏药物眼科和耳鼻喉科常用药。

3. 公共卫生体系救灾医疗队　灾后医学救援的另外一个重要任务是防止灾后疫情的发生，特别是出现大规模死伤的灾害。在这种情况下，需要派遣公共卫生专业的医疗队前往灾区。这个医疗队可与第二批同行或稍晚一点到达灾区。其主要任务是对灾区进行全面勘察和消毒，特别是对水灾、地震、飓风或台风等产生水源污染的地区。这些地区常常因为污水管道破坏、污水漫出，或死亡人员、动物的尸体腐烂污染水源和空气进而造成疾病的传播。对可能被污染的地区都应当进行彻底排查，包括水井、水塘、厕所、居民区等地区。这批医疗队应由传染病或流行病专家为主要领导成员，辅以若干卫生工程人员。

公共卫生体系医疗队的主要任务包括：

（1）灾区环境清理和消毒：当灾害发生后，灾区秩序常常出现混乱，排查和消毒工作的开展并非易事，必须要发动灾区群众，一方面宣传基本卫生知识，另一方面共同清理环境，并开展广泛的消毒工作，特别对水井、饮水塘、伙房、厕所等处要加强消毒，必要时需新建水井和公共厕所。消毒常用的水源消毒剂为"CJ-高效毒净"；对环境消毒一般用 5% 来苏水。

（2）杀虫和灭鼠：洪涝灾害多发生在夏季，恰是蚊蝇

多的时候，而水灾又给蚊蝇的滋生提供的条件，这给传染病流行创造了条件。因此，在灾后必须进行杀虫和灭鼠工作。

1）常用的室内杀虫药：①2.5% 凯素灵：用水稀释 100 倍，灭蚊用量 5ml/m²，灭家蝇用量 10ml/m²。②5% 奋斗呐可湿性粉剂：用水稀释 200 倍，用量 5ml/m²。③敌敌畏：50% ~ 80% 乳油喷雾，0.1% 浓度，用量 20ml/m²。

2）常用于室外杀虫药：①2.5% 蚊蝇净：500g 加水 500ml，用于水塘或水坑。②1% 浓度敌敌畏：用于厕所灭蛆，0.5g/m²。③50% 马拉硫磷乳油：用于稻田和水塘灭蚊，用量每亩 50 ~ 100ml，喷雾。

3）其他：还有 80% 敌百虫、50% 杀螟松乳油、50% ~ 80% 倍硫磷乳油等。常用于灭鼠的药物：敌鼠纳、氯敌鼠、杀鼠醚、杀鼠隆等。

第三批救灾医疗队还应配备尸体处理专业队。

三、现场抢救安排

灾区当地的医务人员常常是最早介入伤员抢救的群体，其次才是前来支援的医疗人员。是否需要外来力量的帮助取决于灾情的大小。第一批救灾医疗队到灾区后的工作主要在现场，首要任务是"搜救"，为每一位伤者挂上标识，以确定他们的伤情程度，并尽最大可能把他们转移到安全地带。后续救灾医疗队到达后，立即建立现场医院（临建医院或方舱医院），并接收现场送来的各种患者。按照现场医护人员进行的分诊，按一定程序合理分配医疗资源，对伤者进行救治。并依据现场需求，确定将那些伤员留在现场或转送稍远的后方医院继续治疗。公共卫生相关医疗队则主要对环境进行消毒并处理死亡者的遗体。所有尸体均应先消毒，然后掩埋。埋尸场周围 1000m² 和场上空气 2400m² 的范围均需消毒。通过上述工作起到"防灾、救灾和减轻受灾人群"的作用，同时对灾区环境的严格消毒和杀灭有害昆虫及鼠类，以达到"防止大灾之后无大疫"的目的。

人为的恐怖袭击和 RTA 等灾害的发生，其影响范围和后续作用均没有自然灾害大，通常不需要动用更多的医疗资源。但由于其常常发生在日常生活中，所以要求我们更加常备不懈。演练是实现现场救助有效的最好办法。RTA 的预防是一项很繁复工作，包括涉及市政部门、消防部门、机动车制造厂家、医务专家等共同协作的工作，例如改进城市交通建设和交通规章制度，改进机动车的防止发生事帮的装备等。大多由医务专家和机动车设计工程师合作改进。

（王　仲）

第三节　群体伤亡事件的处理
一、群体伤亡事件定义

群体伤亡事件（mass casualty incident, MCI）是指事件的伤亡人数超出了现场急救、转运或医院的应对能力（MCI = 医疗需求 > 医疗资源）。"灾害"是导致 MCI 发生的

最常见原因,也可以理解为对 MCI 的另一个描述。

判断一个事件是否是 MCI,取决于区域医疗机构的应对能力。如一个有 5 个致死性外伤和 10 个普通外伤病例的交通事故,对于一个郊区县的医疗机构来说,可能远超出了他们的应对能力,事件可以被认为是"灾害"性的或"群体伤亡事件";然而,如果事件发生在医院集中的大城市,有经验丰富的院前急救队伍,有先进的创伤中心和足够的医疗资源,这一事件,很可能没有超出当地医疗机构的应对能力,则不构成"灾害"或 MCI。

二、群体伤亡事件处理程序

概括地说,群体伤亡事件(或灾害)的现场急救和患者处理程序可用"DISASTER"几个字母来描述(表 97-3-1)。它是对现场或医疗机构内抢救患者的组织和管理实行的标准化方法。处理的标准化有助于现场或医疗机构内各急救组织间(EMS、医务人员、警察、武警、消防员、志愿者)的协调统一,也有利于"灾害医学"的培训。

表 97-3-1　MCI 的标准处理程序

"DISASTER"内容	含义
是灾害或 MCI(需求>我们的资源)吗?——如果"是"	
D——detect	确定事件(灾害)的原因
I——incident command	成立指挥中心
S——scene security and safety	确认急救现场安全
A——assess hazards	确定事件可能的危害因素
S——support	寻求支持
T——triage and treatment	对伤病人员检伤分类
E——evacuation	伤员疏散和转运
R——recovery	伤员康复

1. detect——对"事件"或"灾害"进行排查　首先确定事件是否是群体伤亡事件,即判断资源需求是否超过资源拥有。确定"事件"的起因是什么?"排查"是建立有效快速反应的第一步,也是最重要一步。有些"灾害、事件"比较容易发现,如洪水、龙卷风;有些事件容易发现,但起因不易查明,如工厂发生爆炸(难以确定是意外事故,还是人为事件);有些事件经过很长一段时间后才被发现,如生物恐怖事件(患者得了感染性疾病,来医院就诊后被警觉的医生发现)。因此,作为医务人员要有灾害救援的意识,时刻警惕各种群体事件的可能性,包括核(放射性)、生物化学恐怖事件的发生,对创伤患者尤其要警惕。一旦发现可疑伤(病)人,立即启动应急预案,发出警报。

2. incident command system, ICS——建立事件指挥系统　首先确定是否需要成立"灾害"或"事件"的救援指挥中心或救援指挥系统。在现场救援时,协调指挥是最重要的任务之一。救援指挥中心设在现场还是设立在其他比较安全的地方需要根据实际情况进行确定。在现场可以实现即时决策,及时调动资源,但有时会收到次生事件的

威胁;设在距离现场较远的安全场所,又失去了指挥的及时性。MCI 指挥系统沿袭着火灾现场救援时消防队的做法。在众多"灾害"和 MCI 的危机处理过程中,经验和总结已经证实成立 ICS 是十分有效的。ICS 成员必须职责明确、结构统一,并且要确保指挥通讯系统的畅通。除了灾害现场统一的 ICS,各医院在建立灾害应急预案时,也应该明确自己组织中 ICS 结构和成员。任何一个救援小组在抢救时,均应当由有经验的人员进行协调、调动和指挥。在整个 MCI 现场,一般由政府牵头,由警察、部队或消防队以及医疗团队组织成立 ICS。

严重的灾害救援时间常常需要数天甚至数月。ICS 组成也较复杂,通常需要包括指挥中心及下设的计划组、后勤组及执行组等。

(1) MCI 指挥中心:是"灾害"或"事件"救援的核心机构。"中心"需要随时掌握 MCI 发生的时间、地点,伤亡数量、伤亡类型,需要哪些物质,了解参与救援的急救机构的能力,评估伤员分流到各医院所需的时间,清洁被污染伤(病)员的方法等最新信息,并依据这些信息作出决策,协调资源。

(2) 计划组:常常是政府应急部门的常设组织,更多的是在平时的工作,监督应急预案的制定,提供可供选择的方案,定期提供预报,在灾害发生时督促计划的执行。

(3) 后勤组:负责救援时的设备、辅助材料、食物及其他各种服务和通讯的支持保障工作。

(4) 执行组:多由专业或业余救援机构、警察、军队以及医疗队组成,具体承担救援任务。根据救援任务需要可以有各个不同职能的分组,如医疗、转运、联络、消防、公共健康等。执行组的主要职责是在指挥中心的指示下,执行已经建立的不同 MCI 预案,实现救援目标。

现场医疗组的负责人通常应该由 EMS 医生担任。其职责主要是伤病人员的分诊和应急资源配给、转运排序的确定,对部分伤病人员进行现场抢救,帮助确定转运辅助人员,帮助执行组官员进行医疗决策制定。现场的其他医生的主要角色是现场医学顾问,进行本专业(如骨折、脑外伤等)医学相关问题的临床决策,通常不应该是现场指挥。

3. safety and security——安全保证　任何救援都应该在确定急救现场安全的情况下才可以实施。所谓现场安全必须考虑到现场的方方面面,如地形地貌、风向、是否可能有爆炸物等。如果忽视现场安全问题,可能会造成更多的危害,包括救援人员的伤害,如果 MCI 现场存在安全隐患,必须在相应机构(如警察、消防部门)控制或排除后,医护人员才能进入现场。

MCI 急救时的原则之一就是:"首先要保证自己和医疗团队安全,其次是保护公众,再次是保护伤病人员,最后是保护环境"。各种可能涉及"灾害"救援的人员平时应当经过反复的训练。如果可能,在急救者进入现场之前也要经过培训,其中包括心理调整的方面的培训。抢救人员要有充分的心理准备,要想到可能发生的各种情景,并能处理遇到的危机。充分的培训及现场分析有助于减少救援人员出现的应急障碍和创伤后精神紧张性障碍(PTSD)等,如避免"警笛-心理障碍"。另外一个安全问题需要注

意的是:不要因为情况紧急而超速行驶,这是非常危险的行为。

4. assess——危险性评价　MCI 发生后,还可能有哪些危险(生化危险品、毒气泄漏、火灾、爆炸、暴力、暴动、不稳定建筑物、不利的风向、异常天气、狙击手等)?现场人员需要确定是否有必要请其他专业人员帮助评价(如放射性毒物评价)。在现场可能有多种危险因素存在,需要救援人员警觉,如飞机坠毁现场可能出现:部分进入建筑物中、带电的电线掉在地上、建筑物着火及产生有害的气体等。

有时,在急救人员到达现场一段时间后,一些危害才表现出来,因此需要在现场反复评估可能出现的危险,如大楼倒塌,多个狙击手(或恐怖分子)、定时炸弹、哑弹等情况下。当然,不管何种因素导致的 MCI,个人防护远比确定危险因素更重要,比如在不同的场合,需应用不同的个人防护装备(PEE)。

5. support——支持　针对发生的"灾害"或"事件"我们需要哪些支持(当地政府或国家财政、设备支持、军队、医疗机构、志愿者等)?有时 MCI 的现场救援需要多方支持,人员方面需要警察、消防员、院前急救人员、医院重症医学、急诊医学或其他专科的医生、工程师、拆弹专家、核物理学家、地震专家、气象学家、流行病学专家及社会工作者等。临时建筑也常常是所需物资中的重要部分,建立指挥中心、患者集中区、患者处置室、家属等候区、工作人员休息室、淋浴室、食物准备室、停尸间等。交通工具、搬运工具等是另外一部分必须得到的支持:救护车、救火车、直升机、推土机、起重机、包括四驱越野汽车等其他运载工具等。

在人员支持上,MCI 或灾害救援现场一般不应当接收没有经过培训的志愿者。没有经过培训或没有做好心理准备的志愿者非但不能正常工作或提供帮助,而且往往容易受到伤害。过多的人员也会消耗更多的水、食品、帐篷以及其他物资。原则上也不主张社会大众自发捐献实物(直接告诉媒体现在救灾缺什么,或建议把捐物改为捐钱),这和传统的观念有明显不同。因为捐献食物需要花大量时间对其进行分类。此外,也常常没有足够的空间对其进行存贮;捐献没有标签的实物容易被恐怖分子利用(如捐献有毒的食物)。

6. triage and treatment——预检分诊和治疗　在 MCI 现场,所有的伤(病)员不可能都被立即诊疗,我们需要采取系统的方法决定哪些患者需要紧急处理。这可以合理地利用有限的资源,挽救尽可能多的生命。这一方法就是通常所说的"预检分诊"。此时"预检分诊"被定义为"依据病情严重程度和存活的可能性对患者进行排序(sort)"。灾害现场的处理可以是非常基本的,如止血、包扎和固定,也可以很先进的,如移动 ICU(mobile ICU,一种设备完善的急救车),这取决于当地医疗资源状况以及灾害救护的需求。无论是基本的还是先进的,都应当注意记录好伤(病)员的病历记录。

有多种 MCI 分诊方法,包括标签法、分类法、颜色标记法及符号法等。在一个地区,最好的方式是各个医院和

其他机构采用同一种方法,可以迅速把分诊标签标贴在患者身上,或写在患者脸上或套在患者手腕上(不要别在衣服上)。具体分诊方法通常采用"MASS"分诊法,即:

M——move:能听到,且能走路的人,可以让他们走到一个指定的区域等待。这类伤病人员伤情较轻,无需立即处理,ID-me 分类标记为"绿色";令不能行走到指定区域的伤病人员"动一下胳膊或腿",能够遵医嘱活动的,被确定为 ID-me 分类"黄色"。这两类能活动的患者分到相对轻的区域(如绿区、黄区)。虽然暂时确定这些伤病人员的伤(病)情较轻,但随着时间的推移他们可能变重。因此要反复或动态评估这类患者,及时发现病情改变,需要紧急处理的患者(红色)。

A——assess:经过上述初步分类后,我们要评价所有的伤病人员。首先对那些完全不能活动的患者进行评价。这些伤病人员被分类为 ID-me"红色"。其次评价那些不能走路但能活动胳膊或腿的受害者;最后评价那些走路进入绿色区域的受害者。研究显示,GCS 评分中运动部分是创伤患者死亡率最好的预测指标。

S——sort:用"ID-me"方法分类患者。

伤(病)人员病情轻重分类,"ID-me"分类:

I——immediate(立即,红色):危及生命外伤,但可以治疗,需要紧急处理。

D——delay(随后,黄色):潜在严重损伤,但尚稳定,允许短期等待医学处理。

M——minimal(轻微,绿色):轻微病变,允许等较长时间再行医学处理。

E——expectant(待亡,黑色):预期死亡患者,打开气道没有自主呼吸伤(病)员,或致命性外伤者。

D——dead(死亡,黑色):已经死亡患者。

S——send(转送):应当优先运送标记为红色的伤(病)员。

最初的分诊目标是筛选出那部分能活动的患者(简称 Move 组,这组患者病情相对较轻),当然部分重患者可能被分到 Move,这时需要第二步评价(assess),来做个体评价(这时优先考虑不活动的受害者),用"ID-me"分类法挑出哪些被分到 Move 组的重患者。

7. evacuation——疏散和转运　现场救援的人员需要知道:如何疏散伤(病)人员?送他们去哪儿?这是 MCI 处理的短期目标。

在现代城市运行中,各医疗机构和高楼大厦都需要有紧急疏散预案,建筑物内要有多条逃生通道。发生 MCI 后,要按 MASS 分诊模式尽快疏散和转运受害者(包括受害者家属、群众),以免二次损伤和增加暴露于危险化学品的可能性。但注意要在疏散前对(沾染放射性物质、生物化学危险品的)受害者去污染,否则会污染救护车、医院和其他公共场所。

如果转运工具不足,可以考虑在运送"红标"伤员(需要紧急处理)同时,在同一辆救护车上增加转运 1 个或多个绿标患者,采取灵活的方式尽快疏散患者。

8. recovery——恢复　救援人员需要明确:存在哪些恢复相关问题?这是 MCI 处理的长期目标,使"灾害"对

个体和国家所产生的影响最小化。

MCI 发生后,需要恢复的不仅仅是事件受害者,还包括其家属、救护人员、公众,甚至还包括整个国家地区经济和自然资源的恢复。如帮助受害者搭建临时住所,为他们提供食物、干净水、衣服、卫生实施,提供便利的交通和教学实施。

但 MCI 后的恢复对整个国家和个体来说都是非常困难的。如 1976 年发生在唐山,造成近 20 万人遇难的地震,发生在汶川的"5.12"地震,或导致 30 万人罹难的 2004 年印度洋地震海啸,至今仍有很多灾区的经济生活、自然环境尚未恢复至灾前水平。同样受害者事件后应急相关问题(如物质滥用、睡眠障碍、食欲改变、过度警觉等)也往往很严重,甚至影响工作和家庭生活,需要进行恰当干预,使 MCI 对受害者的影响最小化。

(王　仲)

第四节　灾害对人类和环境的危害和对策

除了没有火山爆发,几乎所有的自然灾害都在我国发生过。21 世纪以来 1200 次 7 级以上的地震中,1/10 发生在中国,而最常见也是严重的灾害之一当属洪水。自古以来,这些灾害始终威胁着我国广大的地域,国家和人民遭受的损失有时非常巨大和严重。历史上记载的洪灾可以追溯到 4000 年前的大禹治水。1949 年中华人民共和国成立以后,政府一直重视防止洪灾,治理淮河修堤坝、输河道,每年都需花费大量资金来防洪,至今尚不能根治。因为这是很多因素造成的,如毁灭长江大河上游的大批原始森林,水土不能保持,使下游河道淤塞。雨水过多时,就会酿成洪水泛滥。1991 年和 1998 年长江的特大洪灾就是明显的例子。损失十分巨大。地震、森林火灾和台风均造成人群和城市环境的严重破坏。除了财产损失巨大之外,人员伤亡是灾害对社会生活影响最大的方面。为了防备和减轻灾后造成的人员伤亡,我们应力争做到以下几项:

一、加强灾害医疗救援管理的研究

灾害医疗救援在较大程度上是政府主持和管理的。管理水平主要体现在以下三个方面:

1. 急救医疗网络建设包括院前和院内急救的建设,如现代化的急救器械、通讯设备、先进的多功能救护车,训练高素质和高技能的急救专业人员。

2. 制定各类灾害的医疗救援预案,并在平时就组织好相应的救灾医疗预备队和储备好各种救灾器械和药物(包括消毒环境和杀灭害虫、小动物的药物)。

3. 提高灾区现场医疗救援的指挥协调能力。

二、加强各类灾害医疗救援的学术研究

灾害事故医疗救援主要涉及预检分诊和生命支持,如保持气道通畅或人工呼吸;对休克或心搏骤停者设法维持

循环,包括实施现场心肺复苏;对创伤出血给予止血、包扎、抗休克措施;骨折的固定;严重烧伤、多发创伤、挤压伤的应急处理等。上述许多治疗方法都比较成熟,早已列为常规。但加强研究,改进技术和装备,力图发展还是需要的。但是主要研究内容应侧重于各类不同灾害造成伤亡的特殊性,研究在各种特殊条件下怎样有效地进行医疗救援。这些研究包括灾害医学及与灾害医学有关的交叉学科,还涉及非医学的其他学科。对特殊地域的急救措施设计也很重要,如在一偏僻地区发生了火车相撞事件,大批伤员被困在变了形的车厢里,此时根本无法对伤员进行抢救,医务人员即使赶到现场也会感到束手无策。发生在长江上的沉船事件,医务人员及时到达现场,但最终却没有任何可以采取的措施。这说明,灾害现场医学救援不应当单靠常规医务力量,而需要借助交通、消防等各方面力量进行协助,因为必须首先设法使伤(病)人员解救出来才能施救。有时,必需动用特殊的切割工具,有时还不得不使用起重吊车,搬送伤员时可能要使用特殊的担架以及特殊的固定器材。如果事故发生地点交通困难,救护车无法通行,还不得不通过其他手段,包括使用直升机。有的伤员病情危重不宜长途转运,急需立即进行复苏或紧急手术,则应选择距离现场最近的医疗站点,建立临时抢救中心。此时,野战医院体系将会发挥重大作用。凡此种种,就是在特殊条件下进行有效的医疗救援所必需的措施。在医疗救援实践中还会遇到许多意想不到的问题,只有通过实践不断总结不断研讨,才能提高医疗救援水平。又如地震,其直接伤害有砸击、压埋、各种创伤、挤压伤、窒息,还有各种次生或续发灾害,如火灾引起灼伤,水灾引起淹溺,毒气泄漏,放射性损伤,冻伤,精神失常,盲目跳楼致伤等等。在救援中,我们还会遇到许多特殊问题,例如怎样保护水源不受污染,如何消灭苍蝇,灾后住房如何重建(防震)等都值得研讨。当遇到特大洪涝灾害时,大批人畜伤亡,有淹溺致死,有因建筑物倒塌压伤、为土埋而窒息,有触电致伤,有被毒蛇咬伤,溺水也有干性溺水(喉痉挛、窒息)、淡水溺水(低氧血症、溶血、肾衰)咸水溺水(肺水肿,ARDS)等。洪涝灾害时水源污染,各种传染病流行,如急性胃肠炎、痢疾、伤寒、肝炎、脑炎、痢疾、钩端螺旋体病,出血热都会成倍增多。还有其他灾害,如空难、海难、大楼火灾、毒气泄漏、群体性中毒等,均有各自的特殊性。如何进行有效的医疗救援,都要求我们通过实践不断总结研讨,进行广泛经验交流。特别是组织专题研讨会,对灾害特点、致伤规律、怎样有效组织医疗救援、如何减灾防灾等进行深入研讨,对以往医疗救援经验认真进行总结,整理成册,陆续出版各类灾害事故医疗救援专辑,这对发展我国灾害医学,提高医疗救援水平,将是一大贡献。

(王　仲)

主要参考文献

[1] National Disaster Life Support Foundation. Basic Disaster Life Support™. American Medical Association,2005.

[2] Dara SI,Ashton RW,Farmer C,et al. Worldwide disaster medical response:An historical perspective. Critical Care

Medicine,2005,33:s2-6.

[3] Marc E. The Medical Response to Modern Terrorism: Why the "Rules of Engagement" Have Changed. Annals of Emergency Medicine,1999,34:219-221.

[4] Cone DC. Mass casualty triage in the chemical, biological, radiological, or nuclear environment. Eur J Emerg Med,2005,12:287-302.

[5] Gautschi OP, Cadosch D, Rajan G, et al. Earthquakes and trauma: review of triage and injury-specific, immediate care. Prehosp Disaster Med,2008,23:195-201.

[6] Auf der Heide E. The importance of evidence-based disaster planning. Ann Emerg Med,2006,47:34-49.

[7] Vieweg WV. Posttraumatic stress disorder: clinical features, pathophysiology, and treatment. Am J Med,2006, 119:383-390.

第 98 章

重症医学中的精神和心理问题

第一节 从精神及心理层面认识 ICU

一、ICU 的特殊性

1. 重症患者的特殊性 ICU 收治的患者均为"重症",他们普遍承受着严重的病痛,面临死亡的威胁,同时躯体状况又非常不稳定。因此容易出现负性情绪反应甚至情绪障碍,也经常出现认知和行为方面的问题。这是显而易见的应激因素,在此不赘述。但是,某些"特殊类型"的患者相对于其他患者而言,更容易出现不良情绪,也容易导致医务人员体验到不愉快的情感。需要加以说明的是,这些患者并不是所谓的"人格障碍",而仅仅是性格特点较为突出!常见的类型如下(表 98-1-1)。

表 98-1-1 不同人格类型的特点

人格类型	主要特点	对疾病的反应	推荐策略
依赖型	需要特别的关注,对医疗服务苛求,不断要求保证	感受到被遗弃,产生无望感,不断增加的焦虑导致更多的需求	表达对为患者提供服务的愿望;在允许的范围内做出适当让步
强迫型	重视细节和秩序;对于不确定的结果感到焦虑;竭力避免恐惧和疼痛	疾病是对自我控制的威胁;追求确定性;医护的不确定回应增加焦虑	提供足够的信息,清晰解释医学名词;理解患者对控制的需要,允许其参与到医疗决策
表演型	对于他人不成熟的信任;使用压抑、否认和回避的方式;戏剧化的感受	疾病是对"男子汉气概"或"女人味"的威胁	识别患者在压力下的优雅;在安慰患者时,避免过多的细节
受虐型	扮演自我牺牲的角色;看上去享受痛苦;感到不被认可、欣赏	疾病是应得的惩罚;疾病被看做是某种类型的折磨;缺乏对自己受虐特征的了解,表现为依从性差	赞赏患者承受痛苦;可以将治疗作为有利于他人的一种负担
偏执型	怀疑、谨慎以及防御;容易感到被轻视;感受到被迫害时易与人争吵	疾病被感知为外部的攻击;对药物干预产生质疑,并对潜在的伤害充满恐惧	完整的告知患者和检查及治疗相关的信息;认可患者的困难处境
自恋型	在寻求和接受帮助时存在困难;总想表现的聪明、强大和优越;对依赖恐惧	疾病挑战了自尊和优越性;格外努力,表现的疗效好和强大	认可患者的力量和知识;允许患者参与治疗决策
分裂型	表现为疏离、不卷入;倾向于社交隔离的职业	疾病意味着要和医务人员接触;被拒绝的风险会导致脱离治疗	识别患者的孤立;减少对患者的侵入;保持患者的兴趣和关注

2. ICU 环境的特殊性 ICU 病房特有的高度技术化的环境至少在以下几方面对患者的心理和精神状态有着不容忽视的影响。

（1）连续不断、此起彼伏的各种噪音。

（2）强烈的光线造成睡眠剥夺或者打乱昼夜节律。

（3）患者即使在休养也随时会被打扰。

（4）患者身边（以及身体上）安置多种仪器、显示屏或管线。

（5）患者活动受限,丧失自我控制感。

（6）交流常常困难或者无合适交流对象。

（7）对人、环境、时间和空间的感知被剥夺。

3. ICU 医务人员的特殊性　ICU 内工作人员也身处这样的不良环境之中,同时又面对着超出一般的职业压力。与普通病房的工作人员相比,他们承担的责任更重、工作节奏更快、与患者及家属沟通的困难更多。交替地体验着极度骄傲自豪和极度虚弱失落,他们也更常遭遇各种应激事件,如抢救失败可能会造成的挫败感和负疚感;患者死亡可能会引起分离的痛苦以及家属的指责甚至攻击等。国外研究调查发现 ICU 医生在医疗系统中的工作量是较大的,并且对职业的满意度是较低的,大多数 ICU 医生认为处于工作的透支状态。

基于以上特殊因素的影响,有许多研究发现,患者在 ICU 住院后可能出现精神及心理方面的问题以及生活质量下降。这些问题与患者在 ICU 的经历或患者对 ICU 的记忆有密切关系。有一项研究报告,因急性肺部损伤曾住 ICU 的患者在出院后创伤后应激障碍（post-traumatic stress disorder,PTSD）的发生比例为 7/37。该研究发现使用镇静药的时间与抑郁的评分相关,但病情严重程度的评分（APACHE Ⅲ）与抑郁评分不相关。还有研究显示与长期重症监护的非创伤患者相比,创伤者更易罹患临床相关 PTSD,且 PTSD 的症状谱与 ICU 经历和原发创伤相关。在创伤患者中,受伤程度和 ICU 治疗时间与 PTSD 发生并不相关,但在 ICU 接受治疗这个因素很可能是一个重要的原因。另也有研究显示重症监护治疗后的患者可能经历持续的精神/心理困扰,而这些精神/心理困扰的后果与患者主观和客观评估的指标均相关,但与躯体疾病严重程度不相关。

二、“完美的”ICU

医务人员,尤其是医生可能对以上问题抱有轻视甚至漠视的态度,因为他们认为治疗患者的疾病是 ICU 中首当其冲的目标。他们常常会说“我没有精力去关注患者的心理”,“环境如此,想要改变是不现实的”。但从整体医学的角度考虑,在可能的范围内尽量改善患者的精神/心理状态可以对诊治过程产生事半功倍的效果。另一方面,如果患者虽然疾病得到了控制,生命得以保全,但出院后的生活质量反而下降,不能不说是医学干预的一种遗憾。

Michaelg Goldstein 曾提出了“完美的 ICU”的标准:

1. 环境

（1）患者有相对独立的空间,医务人员努力保护患者的隐私。

（2）尽量将噪音和干扰减至最小。

（3）夜间将灯光调暗,符合昼夜节律。

（4）尽量减轻仪器和警报的声响。

（5）在显而易见处布置钟表、日历等,帮助患者保持时间定向力。

（6）备有供交流的辅助工具。如纸、笔,还应准备必要时方便使用的图板,画出易被人理解的常见要求,如要

水、要毛巾等,使患者可以指示。

（7）家属探视时有舒适的设置和私密的空间。

尽可能让患者和家属在进入 ICU 之前了解这里的环境。如预定术后入 ICU 接受治疗的患者,术前应有医生或护士常规访视并事先介绍 ICU 的环境。

2. 评估

（1）转入前或转入时筛查患者认知功能,了解认知损害损害;明确物质滥用史。

（2）在 ICU 住院治疗期间监测精神/心理状态和认知功能。

（3）对家属进行评估以便及时发现需要干预的问题。

3. 医务人员

（1）有对 ICU 医务人员的心理支持团队。

（2）安排一定的休息时间,到病房之外的环境休整。

（3）会诊方便易行:尤联络-会诊精神医学、行为医学、神经精神学、神经心理学、麻醉科或药剂科等的协助处理。

（4）有社会工作者协助评估和处理家属的问题。

（5）继续教育项目以指导精神问题的深层处理。

（6）定期的工作人员会谈;加强工作人员之间的关系;及时发现并处理工作人员的心理问题。

4. 干预

（1）非药物治疗

1）宣教:口头方式或发放文字/书面资料。

2）放松训练:播放柔和的音乐以减轻焦虑、紧张和恐惧情绪。

3）在必要时,如对脱机困难的患者进行行为干预和生物反馈训练。

4）对所有患者进行针对应激的支持性心理治疗。

（2）药物治疗

1）针对激越或躁狂;谵妄;酒精及药物戒断等问题的规范化处理。

2）使用适宜的精神药物规范化治疗焦虑、抑郁、精神病性症状以及适应障碍。

其他有助于改善患者精神/心理状态的措施还有尽可能给予患者选择的机会（即使看起来这种选择是无足轻重的,如“您是愿意先输液还是先……?”）;尽可能给予患者参与治疗的机会（如教给患者感到焦虑时深呼吸放松的方法）,这也可以减轻患者丧失控制的感受。

另外,有的患者刚入 ICU 时对诊断拒不接受,这多数是出于“否认”的心理防御机制,如突发心肌梗死的患者不相信自己会得心脏病。这一表现和其心理机制在一定程度上可以起到减轻焦虑的作用。因此只要不影响治疗,可以暂不过多计较。不必要求患者即刻“接受现实”。

虽然完美难以实现,但如果能够在医疗活动中带着这样的认识并尽量接近这一标准,至少可以达到现实条件下的最佳状态。

（魏　镜）

第二节 ICU 常见的精神及心理问题

【谵妄状态】

一、发生机制

目前谵妄的发生机制并不十分明确。较获公认的有三种假说：①中枢去甲肾上腺素产生增加（这是根据物质或酒精戒断的病例研究资料，其可能与蓝斑核有关）；②脑内多巴胺能与胆碱能系统失平衡，导致多巴胺活性相对亢进；③内源（细菌感染）或外源性毒物（药物）影响神经元功能。一般认为，除了颅内病变外，谵妄状态时中枢神经系统的变化是广泛的、多部位的脑神经细胞急性代谢紊乱的结果，这一般是可逆的、非结构性损害的病变。

导致谵妄状态的原因是多样的，可以分为如下 3 类：

（一）**躯体疾病及代谢紊乱** 几乎所有 ICU 中常见躯体疾病都能引起谵妄，尤易见于中枢系统疾病（脑外伤、脑血管病、脑肿瘤、颅内感染）；心搏骤停；充血性心力衰竭；心律失常；呼吸衰竭；血行性感染；凝血障碍；糖尿病、肝功能衰竭或肾衰竭等引起的代谢紊乱。

大手术后出现谵妄也较多，尤其是心脏手术。一项44 个研究的荟萃分析得出心脏手术后谵妄状态相对稳定的发生率为 32%。对照研究也证实心脏手术后比普外、胸科、大外周血管手术后出现神经精神及神经心理异常更多，但几周之后组间的差异就减小了。

（二）**中毒和药物不良反应** 明确的中毒引起的谵妄状态相对容易发现和处理。许多 ICU 常用的药物也可能引发谵妄状态，更需要特别注意。如一项试验研究显示 CCU 用利多卡因的患者意识障碍的发生率为 11%，即使排除 75 岁以上的患者和严重心衰的患者。仍有一半以上患者的意识障碍很严重，需要改变治疗。研究发现在用药的前 12 小时易出现症状。症状与用药剂量相关，减少剂量后症状可以减轻或消失。其他抗心律失常的药物，包括常用药物如普鲁卡因、奎尼丁、地高辛等即使在治疗剂量下也可能引发谵妄状态。普鲁卡因的中枢毒性与其抗胆碱作用相关。这与老年人使用抗胆碱能药物时也容易出现谵妄状态相一致。

（三）**物质（或药物）滥用和物质（或药物）戒断** 常见患者入院后，原来长期使用的某些物质通常突然戒断，产生戒断反应。除毒品之外，尼古丁戒断、酒精戒断以及地西泮类、抗抑郁剂等精神类药品的戒断反应都应考虑到并在病史询问中逐一排除。若发现有潜在的戒断问题和可疑的戒断，要根据症状出现的时间和物质（或药物）的半衰期判断谵妄状态是否是戒断引起。

在临床实际情况中，谵妄状态经常是多种因素共同影响的结果。环境及心理社会应激因素可能起到诱发的作用。老年患者和有感觉障碍的患者以及伴有焦虑的患者更容易发生谵妄状态。

二、临床表现

流行病学数据显示重症医学科病房中谵妄的发生率高达 70% ~ 87%。提示谵妄状态的关键症状是意识障碍，且主要表现为意识清晰度的下降以及对外界的察觉与注意减退。通常伴有认知功能障碍，还常见恐怖性幻觉、错觉，也可以继发产生片断的妄想。

因此，谵妄状态时定向力障碍很常见，以时间和地点定向最易受损；记忆力和注意力均下降；经常出现行为异常，多数为兴奋躁动，高声乱语；还会因为受幻觉的支配出现逃避或攻击行为（活动过多型）；或呆滞、少语、动作减少、甚至呈亚木僵状态（活动过少型）；情绪方面常表现易激惹、恐惧，也可能表现为焦虑或抑郁；另一个典型表现为睡眠节律紊乱，白天嗜睡，夜间失眠。

谵妄状态多急性起病，症状波动性大或出现兴奋状态和抑制状态交替，症状还常常表现为昼轻夜重或"日落效应"（sun-downing），即黄昏时症状明显加重。有时患者意识状态的变化快而不显著需持续细心观察才能发现。病程一般较短暂，最短持续仅数小时，长者可为 1 ~ 2 周甚至可达 1 个月以上。

三、识别与诊断

临床上对于谵妄状态最重要的在于及时识别。当 ICU 患者出现上述意识问题及睡眠节律紊乱等表现时都应注意考虑到谵妄状态的可能，需要密切观察症状的变化，仔细询问病史及物质滥用史，评估躯体状况及用药情况，必要时及时请精神/心理科会诊。

谵妄状态的诊断主要根据临床表现，即以不同程度意识障碍为主要表现的精神行为症状群，结合症状的波动性，病程的相对短暂性等做出。并没有特征性的实验室检查指标作为依据。EEG 虽可观察到弥漫性慢波改变，但仅作为诊断的辅助条件。

对于工作繁忙、时间紧迫的 ICU 临床医生来说，MMSE（简明精神状态评定）是实用的评估工具，用于对意识障碍不明显的患者定量评估其认知和记忆的损害。但 MMSE 中仅部分项目对评价谵妄状态敏感。谵妄状态患者最常出现计算、定向及记忆的困难，而高级皮质功能及语言功能常保留。故 1/3 临床表现为谵妄状态的患者 MMSE 检查仍为正常。

CAM-CR（谵妄评定量表中文修订版）是按照 DSM-Ⅲ-R 对于谵妄的诊断标准而设计的专项评估工具。该工具容易学习，量表信度和效度、敏感性和特异性都较高。国内邹义壮等进行过一项研究，以两位专家独立的一致诊断作为金标准，随机检查综合医院老年科患者 87 例，发现经过培训的护士使用 CAM-CR 诊断的符合率 KAPPA = 86%。

国内对于谵妄状态的临床诊断主要依据中国精神疾病分类方案和诊断标准第三版（CCMD-3）关于谵妄的描述

谵妄指一种器质性疾病导致的综合征，也称急性脑病综合征，临床特点是同时有意识、注意、知觉、思维、记忆、情绪和行为障碍，以及睡眠-觉醒周期紊乱。病程短暂易变，严重程度有波动，可继发于智能损害或演变成痴呆，可发生于任何年龄，但以 60 岁以上多见。由症状标准、严重标准、病程标准、排除标准组成。

症状标准

（1）程度不同的意识障碍和注意受损。

（2）全面的认知损害，至少有下列 3 项：①错觉或幻觉（多为幻视）；②思维不连贯或抽象思维和理解力受损，可有妄想；③即刻记忆和近记忆受损，远记忆相对完整；④时间定向障碍，严重时也有人物和地点定向障碍。

（3）至少有下列 1 项精神运动性障碍：①不可预测地从活动减少迅速转到活动过多；②反应时间延长；③语速增快或减慢；④惊跳反应增强。

（4）情感障碍，如抑郁、焦虑、易激惹、恐惧、欣快、淡漠，或困惑。

（5）睡眠-觉醒周期紊乱。

（6）躯体疾病或脑部疾病史、大脑功能紊乱的依据（如脑电图异常）有助于诊断。

严重标准：日常生活和社会功能受损。

病程标准：往往迅速起病，病情每日波动，总病程不超过 6 个月。

排除标准：排除其他可导致意识障碍的器质性综合征，尤其是智能损害、急性短暂的精神病性障碍、分裂症，或情感性精神障碍的急性状态。

鉴于以上所述，ICU 中考虑谵妄时应与急性短暂精神病性障碍、精神分裂症和躁狂状态鉴别。尤其当谵妄的幻觉、妄想等精神病性症状明显时，更容易与这类精神障碍混淆。少动型谵妄常更难以识别，容易与抑郁障碍混淆。但谵妄时常有意识、定向障碍，并有明显的视错觉和视幻觉，而幻听相对较少，均为主要鉴别点。ICU 中患者躯体问题多，诊断时还要注意与继发性躁狂、继发性抑郁鉴别。

谵妄状态有时还需要与痴呆鉴别。痴呆的特点是慢性起病，进行性加重，以记忆、智能损害为主要表现，一般与谵妄不易混淆。但需要注意的是痴呆患者有时会因合并躯体疾病或受药物影响而同时出现谵妄。

四、治疗

临床一旦高度怀疑或诊断为谵妄状态，应积极治疗。谵妄状态的治疗原则有以下三方面：

（一）病因治疗　寻找原发病因并尽可能及时消除。临床上应尽量避免多种药物合并应用；对于可能引起谵妄的药物尽可能停用或减量；维持患者生命征及水电解质平衡。虽然物质滥用和戒断主要依靠询问病史发现，但由于患者或家属可能有隐瞒，因此及时发现戒断状态的生物学征象仍很重要。如出现震颤、血压升高、心率增快等与酒精戒断相关的生物学征象；或出现毛发竖起，胃肠道运动增加，瞳孔散大等阿片戒断相关的生物学征象，临床应考虑戒断反应所致谵妄状态并给予程序化的规范治疗。

（二）非药物治疗

1. 改善认知功能　房间内设置钟表、日历、收音机或电视，对患者的幻觉和错觉给予解释和纠正。

2. 加强患者与家属和医务工作者的交流　鼓励患者写字条，准备辅助图板，不能写字的患者可用示意的方式表达需求。

3. 预防伤人自伤　密切关注患者行为，危险性高时可用约束保护。

4. 将环境应激减至最小　减少噪音，维持昼夜节律（夜间调暗灯光，尽量少行操作），避免感觉剥夺。

5. 最大程度的使患者舒适　疼痛管理，尽量允许家属陪伴。

6. 给予支持和安慰。

（三）药物控制精神症状

1. 氟哌啶醇　该药以其起效快，对心功能、血压、呼吸影响小，较少发生肝肾毒性而良好适用于 ICU，其静脉制剂也具良好安全性。可能的副作用主要是锥体外系副作用，如静坐不能及肌张力障碍，但较其他经典抗精神病药上述不良反应的发生率仍低。肌注时可用 5mg 起始，效果不佳可隔 1~2 小时重复，24 小时内不超过 20mg。老年和幼年患者用量宜更小。如用氟哌啶醇前用过肝素，必须用盐水冲管，因为氟哌啶醇与肝素混合会形成沉淀。

2. 新型抗精神病药　奥氮平，口服 5~10mg，副作用主要为血糖升高。

3. 苯二氮䓬类药　宜用半衰期短者，如劳拉西泮或奥沙西泮。

4. 苯二氮䓬类药与抗精神病药合用　有协同效果，可减少两者的用量，降低副作用的发生率。

如能得到及时而适当的治疗，谵妄状态的患者有一半将得以改善，但仍有 1/4 的患者最终仍会死亡，其余 1/4 患者，尤其是老年患者会出现痴呆的早期征象。总之，基础疾病的严重度决定了谵妄状态患者能否改善。

五、谵妄状态诊断和治疗中常见的误区

1. 当观察到患者四肢活动多或有易激惹现象，对治疗有所影响，即判断为兴奋躁动，并用镇静药物控制。没有结合患者的具体情况分析活动多的原因，如是否因显著的疼痛引起，或是否环境给患者造成明显不适等。

2. 仅依赖药物控制精神症状，忽略病因治疗，或对安全性最好的治疗措施——非药物治疗根本不予考虑。

3. 用苯二氮䓬类药治疗失眠或精神症状时，当症状无缓解或加重时未经充分观察和评估而单纯采用继续加量治疗，导致诱发或加重谵妄状态。

【焦虑状态】

一、发生机制

焦虑是人体一种正常的情绪反应，适当的焦虑有利于提高机体的警觉水平，从而提高应对应激事件的能力。因此并非所有焦虑状态都是异常的。只有当患者的焦虑过于持久或过于严重，影响正常生活和生理心理功能、影响社会功能或使患者感到痛苦时，才称为病理性焦虑。

焦虑无论其强度如何，都可以引起躯体不适或生理功能障碍，而且几乎每个器官都可能受到焦虑的影响。生理功能受影响最常见于心血管系统、呼吸系统、胃肠道系统、神经系统和泌尿生殖系统。发生机制可能与自主神经调节及神经内分泌调节有关。相关的激素包括儿茶酚胺、糖皮质激素等。但焦虑状态时为什么某些患者表现出众多焦虑相关的躯体症状而较少自觉的焦虑相关精神症状？为什么某些患者的焦虑影响一个系统而不影响另外的系统？为什么某些患者对某个或某些焦虑相关症状感到特别痛苦而对另一些症状视而不见？问题背后的原因目前仍不清楚，也缺乏合理的生物精神学解释。

临床上导致焦虑的原因可以分为如下四类：

（一）环境及社会心理因素

1. 普遍性因素　患者进入 ICU 后许多因素都容易引起焦虑，包括担心死亡和残疾；对疾病的严重程度和病程演变不了解；误解了医务人员的话；错误地解释病室中监护仪的图示和警报的意义；日常能进行的活动受到限制；因疾病或治疗产生的严重不适（如发现自己"全身插满管子"）等，都会令患者产生强烈的无助感和丧失控制感。同时患者也更关心他们目前的家庭和社会生活中的问题，更关心生病和住院对他们处理这些问题会有怎样的影响等。因此只要患者意识是清楚的，进入 ICU 的最初 24 小时焦虑是普遍存在的，也往往在刚入院时最严重，随着对环境的适应和他人的劝说解释逐渐缓解。

2. 创伤性事件　患者可能因为经历某种创伤事件才

进入 ICU 接受治疗，或住院期间突然得知患了重病的消息，或亲眼目睹其他患者抢救、死亡的经过。这些事件都会使患者感受到对自己生命的威胁，因此产生强烈的应激反应。

3. 人格素质　如果患者的个性特征即为遇事易紧张、敏感多疑、胆小怕事等，则本身就作为焦虑的易感素质而比普通患者更容易出现焦虑或经历程度较严重的焦虑。另外众所周知的高血压及冠心病患者 A 型行为特征者较多，这也是这些患者容易产生焦虑的素质因素。

（二）躯体疾病继发　许多疾病由于生理机制的相关性，可以表现为焦虑或容易继发焦虑。如甲状腺功能亢进、精神运动性癫痫、恶性高血压、嗜铬细胞瘤、肺栓塞、进展性心梗，低血糖、低氧血症等，见表 98-2-1。

表 98-2-1　各情绪状态的器质病因

系统	焦虑状态	抑郁状态	躁狂/轻躁狂状态
心血管疾病	心绞痛	慢性心功能衰竭	
	心律失常	缺氧	
	充血性心力衰竭	二尖瓣脱垂	
	二尖瓣脱垂		
	阵发性室上性心动过速		
代谢及内分泌疾病	甲状腺功能亢进	甲亢（情感淡漠型）	Addison 病
	甲状旁腺功能亢进	甲状旁腺功能减退	甲亢
	低血糖	Addison 病	Cushing 病
	经前期综合征	贫血	恶性贫血
	胰岛瘤	Cushing 病	
	嗜铬细胞瘤	糖尿病	
	卟啉病	肝脏疾病	
		低钾血症	
		低钠血症	
		垂体功能减退	
		甲状腺功能减退	
		糙皮病	
		恶性贫血	
		卟啉病	
神经系统疾病	亨廷顿病	慢性硬膜下血肿	亨廷顿病
	梅尼埃病	痴呆	多发性硬化
	偏头痛	亨廷顿病	脑卒中后遗症
	多发性硬化	偏头痛	右侧大脑半球损伤
	抽搐障碍	多发性硬化	抽搐障碍
	短暂性缺血发作	正常压力脑积水	右侧颞叶癫痫
	眩晕	帕金森病	
	Wilson 病	脑血管病	
		颞叶癫痫	
		Wilson 病	
肺部疾病	哮喘	病毒性肺炎	
	肺栓塞	结核	
	气道梗阻		
	阻塞性肺病		

续表

系统	焦虑状态	抑郁状态	躁狂/轻躁狂状态
风湿免疫病		巨细胞动脉炎	
		类风湿关节炎	
		系统性红斑狼疮	
感染性疾病		布氏杆菌感染	感染后状态
		HIV 感染	单纯疱疹性脑炎
		传染性肝炎	HIV 感染
		流行性感冒	流行性感冒
		单核细胞增多症	神经梅毒
		亚急性细菌性心内膜炎	Q 热
		梅毒	
		脑炎	
其他	尿毒症	慢性肾盂肾炎	透析
	肿瘤	胰腺炎	手术后状态
		消化性溃疡	肿瘤
		肿瘤	

（三）药物副作用　多种药物可能导致焦虑情绪,尤需注意茶碱、特布他林和普鲁卡因等。

（四）物质(或药物)滥用和物质(或药物)戒断　戒断反应也常有焦虑状态表现,与谵妄状态相类似。

二、临床表现

焦虑症状通常可以表现在躯体和精神两个方面。精神性焦虑的特征是患者警觉水平增高;严重者有大祸临头之感,出现惶惶不安、过分紧张、害怕,遇事多往坏处想;多虑、怀疑和犹豫不决。常见主诉包括"心里麻烦""总觉得有什么事要发生""脑子乱,停不下来"等。焦虑相关的睡眠障碍多为易醒、多梦。同时常伴有如抑郁、疲劳、强迫、恐惧、人格解体或现实解体等症状。躯体性焦虑主要表现为自主神经系统紊乱所致的症状如心悸、气促、口干、多汗、尿频、肉跳、注意力不集中等。其他常见的症状见表98-2-2。

表 98-2-2　焦虑的躯体表现

肌肉系统症状:肌肉酸痛,活动不灵活,肌肉抽动,肢体抽动,牙齿打颤,声音发抖

感觉系统症状:视物模糊,发冷发热,软弱无力感,浑身刺痛

心血管系统症状:心动过速,心悸,胸痛,血管跳动感,晕倒感,心搏脱落

呼吸系统症状:胸闷,窒息感,叹息,呼吸困难

胃肠道症状:吞咽困难,嗳气,肠动感,肠鸣,腹泻,消化不良(进食后腹痛,胃部烧灼痛,腹胀,恶心,胃部饱感),体重减轻,便秘

生殖系统症状:尿意频繁,尿急,停经,性冷淡,过早射精,勃起不能,阳痿

植物系统症状:口干,潮红,苍白,易出汗,起"鸡皮疙瘩",紧张性头痛,毛发竖起

三、识别与诊断

焦虑状态也没有特异性的辅助检查指标为诊断提供依据,临床主要根据患者的症状做出状态诊断。患者出现上述若干表现即可判断为程度不同的焦虑状态,而不需要躯体性和精神性焦虑症状同时存在。评估焦虑严重程度可以使用目前临床已广泛使用的 Zung 焦虑自评量表(SAS)和汉密尔顿焦虑量表(HAMA)等。

然而在 ICU 中尤其应该注意的是,患者可能因为虚弱、病情或治疗的影响(如气管插管)等因素的影响而难以表达自己精神性焦虑的体验,此时医务人员应结合患者的行为、表情、躯体生理功能,结合其基础疾病综合分析,及时发现线索,直接询问来判断患者是否有上述体验。必要时请精神/心理科会诊协助识别和诊断。

焦虑的状态诊断并不难作出。但要诊断特定的焦虑障碍则应依据具体的诊断标准。关于焦虑障碍的诊断标准可参考 ICD-10、CCMD-3 等。在这里需要特别注意以下两类:

（一）惊恐发作(panic attack)　又称急性焦虑发作。表现为患者在意识清楚的情况下突然感到一种突如其来的惊恐体验,伴濒死感或失控感。特点是发作的不可预测性和突然性,反应程度强烈,患者常体会到濒临灾难性结局的害怕和恐惧,而终止亦迅速。伴严重的自主神经功能紊乱症状如胸闷、心动过速、心跳不规则、呼吸困难或过度换气、头痛、头昏、眩晕、四肢麻木和感觉异常、出汗、肉跳、全身发抖或全身无力等。发作期间始终意识清晰,高度警觉。通常起病急骤,终止也迅速,多数情况下历时 5~20 分钟,很少超过 1 个小时。发作后的间歇期仍心有余悸、担心再发,有惴惴不安的预期焦虑,也可以出现一些自主神经活动亢进症状。主动求助和出现回避,如不敢单独出门,不敢到人多热闹的场所等。

ICU 患者可能出现惊恐发作,少数情况下也可能因惊

恐发作入院。反复出现惊恐发作并满足标准可以诊断惊恐障碍（panic disorder）。

临床上诊断惊恐障碍可参考美国精神医学会精神疾病诊断和统计手册第四版（DSM-Ⅳ）关于惊恐障碍的诊断要点：

1. 首先患者反复发生不期而来的惊恐发作。惊恐发作指在一段时间内表现为强烈恐惧或不适，迅速出现以下症状中的 4 个或更多，并在 10 分钟内达到高峰。

（1）心悸、心慌或心跳加速。

（2）出汗。

（3）颤抖或哆嗦。

（4）感到气短或窒息。

（5）哽咽感。

（6）胸痛或胸部不适。

（7）恶心或腹部不适。

（8）感到眩晕、站不稳、头重脚轻或头昏。

（9）现实解体（感到不真实）或人格解体（与自己脱离开）。

（10）害怕失去控制或发疯。

（11）害怕即将死去。

（12）感觉异常（麻木或刺痛感）。

（13）寒战或潮热。

2. 至少一次发作以后一（或几）个月内存在一（或几）项。

（1）继续担心再度发作。

（2）忧虑发作所产生的影响或后果（例如，失去控制、心脏病发作、"将会发疯"）。

（3）与发作有关的行为显著改变。

3. 伴或不伴有广场恐怖　广场恐怖的表现如下：

（1）置身于一旦有不期而来的或环境诱发的惊恐发作或类惊恐症状难以逃避（或令人难堪）或找不到帮助的地方或处境而焦虑。场所恐怖多发生于下列情境：独自离家外出、在人群中或在排队、过桥、坐公共汽车、火车或汽车。

（2）患者回避那些情境（例如，不去旅行），或在无法回避时则忍受明显的苦恼，或担心惊恐发作或类惊恐症状，或要求有人陪伴。

（3）焦虑或恐怖性回避不能归因于其他精神障碍，如社交焦虑障碍（例如因为害怕难堪回避限于社交情境）、特定恐怖症（例如，回避限于如电梯那样的单一情境）。

4. 惊恐发作不是由于物质、或躯体情况的直接生理效应所致。

5. 惊恐发作不能归因于其他精神障碍。

（二）急性应激障碍（acute stress disorder）　指患者在经历创伤性事件后，可能出现的分离症状如茫然、非真实感、人格解体、心因性遗忘等；反复再体验创伤事件（闪回）；回避能唤起回忆该创伤的刺激以及明显的焦虑和警觉性增高如失眠，惊跳反应，易激惹等。症状一般逐渐减轻和缓解，通常不超过 1 个月。持续超过 1 个月者，满足相应标准，则诊断为创伤后应激障碍（posttraumatic stress

disorder）。这两者可能与患者的躯体问题并存，并对躯体问题的治疗产生不利影响。

四、治疗

不论是何种原因引起的焦虑，若给患者造成明显痛苦或对治疗产生不利影响，均应积极治疗。治疗原则有：

（一）病因治疗　从躯体疾病种类、心理社会环境因素、现用药物等各个方面全面评估，针对各因素进行处理。

（二）非药物治疗

1. 给予准确的医学信息，解释监护仪器的作用和显示的意义，通常在患者知道自己被密切监护之后焦虑会减轻，度过了几个小时之后惊恐会改善。

2. 给予情感的支持和安慰，强化适宜的否认机制。

3. 教给患者他们能使用的放松技术，增强患者的自控感和自我效能。

4. 关注并尽可能减轻患者家属的焦虑和恐惧，这会间接带来减轻患者焦虑的结果。

5. 对惊恐发作的患者解释濒死感是惊恐发作的特点，并不危及生命，而且发作可以通过治疗减少。

6. 给予短期认知心理治疗可以减少焦虑和抑郁发生，缩短住院时间，也减少并发症和功能缺陷。

（三）药物控制精神症状

1. 苯二氮䓬类　使用最广泛的抗焦虑药。起效快，安全，药物相互作用小。如劳拉西泮、阿普唑仑、氯硝西泮等。使用时注意剂量逐渐增加，滴定至有效控制症状的最小剂量为宜。根据药物半衰期调整给药间隔，避免用药间期症状反弹或撤药反应。

2. 抗抑郁剂　选择性 5 羟色胺再摄取抑制剂（SSRIs）、文拉法新、米氮平等抗抑郁剂也有良好抗焦虑作用，无成瘾性。但起效相对较慢，适用于需要长期抗焦虑治疗的患者。SSRIs 类用药初期有增加焦虑的作用，应在用药初期与苯二氮䓬类合用。三环类抗抑郁剂目前临床使用减少。

3. β 肾上腺素能受体阻滞剂　常用的是普萘洛尔。可以减轻自主神经功能亢进症状，哮喘患者禁用。

4. 非苯二氮䓬类抗焦虑剂　丁螺环酮，起效相对较慢，适于长期治疗。

5. 惊恐发作的即刻处理　劳拉西泮 2 ~ 4mg 舌下含服或地西泮 10mg 缓慢静脉注射。若患者有过度通气，让患者放慢呼吸速度，用纸袋罩住口鼻呼吸，以提高血二氧化碳浓度。

【抑郁状态】

一、发生机制

抑郁是人在无能应付时出现的一种心境。与焦虑一样，抑郁情绪也不都是病态的。但持续的与所处境遇不相称的情绪低落，历时过久则为病理性抑郁。目前对抑郁的发生机制达成的基本共识是，抑郁是由遗传、神经生化、精神动力和家庭社会环境之间复杂相互作用下发生。有如下学说：

（一）生物学理论

1. 神经递质学说　5 羟色胺相对不足,相关递质还有去甲肾上腺素、多巴胺等。

2. 神经内分泌因素　下丘脑-垂体-肾上腺轴和下丘脑-垂体-甲状腺轴的功能异常。如发现抑郁与皮质醇分泌过多有关;TSH 夜间分泌的变化幅度降低等。

3. 抑郁也常继发于躯体疾病或某些药物的使用（表98-2-3）。

表 98-2-3　引起精神症状的药物

引起焦虑药物	引起躁狂药物	引起抑郁药物
麻醉药/镇痛剂	抗痉挛药	止痛药（阿片制剂）
抗生素	巴比妥类	抗生素（氨苄西林）
钙离子阻滞剂	苯二氮䓬类	抗高血压药（普萘洛尔、利血平、甲基多巴、可乐定）
雌激素	溴化物	
盐酸肼屈嗪	支气管扩张剂	抗肿瘤药（环丝氨酸、长春新碱、长春碱）
肌肉松弛剂	钙离子拮抗剂	西咪替丁
普鲁卡因	西咪替丁	左旋多巴
拟交感神经药	可卡因	杀虫剂
抗抑郁剂（用药初）	皮质类固醇和促肾上腺皮质激素	重金属（汞、铅）
支气管扩张药	戒酒硫	口服避孕药
胆碱能阻滞剂	左旋多巴	镇静催眠药（巴比妥类、苯二氮䓬类、水合氯醛、酚噻嗪类等）
乙琥胺	致幻剂	
胰岛素	异烟肼	成瘾物质（酒精、可卡因、阿片制剂）
抗精神病药	甲氧氯普胺	
镇静剂	苯环利定	
茶碱	丙卡巴肼	
重金属及毒物	丙环定	
洋地黄制剂	拟交感胺	
咖啡因制剂	三环类抗抑郁药	
抗组胺药		
左旋多巴		
NSAIDs		
类固醇类		
甲状腺制剂		

（二）心理社会学理论

1. 精神分析和精神动力模式　认为抑郁是一种无意识的冲动,是性压抑和攻击性内驱力的结果。

2. 行为模式　用正性强化不足或不适当、习得性无助或负性认知图式等理论来解释抑郁症。

（三）生活事件　抑郁发生之前可能有严重的生活事件,特别是与个体有亲密关系的人的死亡或亲密关系的丧失。但负性生活事件不是抑郁的必要条件。

（四）遗传因素　普遍认为有抑郁症家族史者风险较高,但确切遗传方式尚不清楚。

二、临床表现

抑郁状态以持久而显著的心境低落为主要临床特征,伴有兴趣和愉快感减少或丧失、疲乏和精力活力减退。可以表现为从闷闷不乐、高兴不起来到悲痛欲绝、自责自罪、无助无望。严重者还有思维迟缓、意志活动减退等。其他症状还有多种躯体不适,如疼痛、消化不良、胸闷憋气、食欲下降,体重减轻、性功能下降。睡眠障碍很常见,且早醒是抑郁的典型表现。抑郁状态常伴焦虑、注意力及记忆力下降。有的患者可以出现与心境相协调的幻觉妄想,如罪恶妄想或被害妄想。抑郁状态时常有自杀观念甚至自杀行为,需要特别注意。

ICU 中患者的抑郁症状可能是由于急性疾病本身或对其治疗的影响,作为对急性应激的情绪反应,也可能存在适应障碍或重症抑郁。抑郁情绪常在入院几天后逐渐明显,症状加重的患者可能因为受无助无望感的支配拒不配合治疗或进而出现自杀观念或自杀行为。

三、识别与诊断

综合医院中抑郁状态的存在不仅广泛而且难以识别,这是因为患者常常对自己的抑郁情绪不能充分认识,也不愿对医生表达。在 ICU 中抑郁则更难识别,因为患者与人交流常已有困难,而且抑郁的表现容易被严重的躯体问题所掩盖。

依据以上临床表现特征,抑郁状态的识别应并不困难。与前述谵妄状态和焦虑状态的诊断相似,抑郁状态也没有特异性实验室检查指标可供辨认。抑郁可能会有某些实验室检查异常包括小剂量地塞米松抑制试验阳性、促肾上腺皮质激素释放实验及促甲状腺素释放激素实验反应曲线平坦等，但都不作为抑郁诊断的条件。患者抑郁既往史及家族史对明确诊断很重要。抑郁状态的严重程度可以用心理评定量表来评估，如汉密尔顿抑郁量表（HAMD）、蒙哥马利抑郁量表（MADRS）和 Zung 抑郁自评量表（SDS）等。

国内对于抑郁障碍中抑郁发作的诊断常依据 CCMD-3 标准：抑郁发作以心境低落为主，与其处境不相称，可以从闷闷不乐到悲痛欲绝，甚至发生木僵。严重者可出现幻觉、妄想等精神病性症状。某些病例的焦虑与运动性激越很显著。由症状标准、严重标准、病程标准、排除标准组成。

1. 症状标准　以心境低落为主，并至少有下列 4 项：

（1）兴趣丧失、无愉快感。

（2）精力减退或疲乏感。

（3）精神运动性迟滞或激越。

（4）自我评价过低、自责，或有内疚感。

（5）联想困难或自觉思考能力下降。

（6）反复出现想死的念头或有自杀、自伤行为。

（7）睡眠障碍，如失眠、早醒，或睡眠过多。

（8）食欲降低或体重明显减轻。

（9）性欲减退。

2. 严重标准　社会功能受损，给本人造成痛苦或不良后果。

3. 病程标准

（1）符合症状标准和严重标准至少已持续 2 周。

（2）可存在某些分裂性症状，但不符合分裂症的诊断。若同时符合分裂症的症状标准，在分裂症状缓解后，满足抑郁发作标准至少 2 周。

4. 排除标准　排除器质性精神障碍，或精神活性物质和非成瘾物质所致抑郁。

对于患者的躯体症状，应注意与其他躯体疾病相鉴别。患者出现思维及活动迟缓，应注意与痴呆（继发于基础疾病）相鉴别。

四、治疗

治疗 ICU 中抑郁状态的一般原则如下：

（一）自杀干预　自杀是对抑郁状态患者最大的威胁。对所有处于抑郁状态的患者，都要做自杀风险的评估。对有自杀风险或自杀可能的患者，有会诊条件的医院要立即请精神/心理科会诊，如果没有会诊条件，非精神科医生也要积极处理自杀问题。

1. 自杀评估

（1）评估自杀意念："是否会觉得活着没意思，甚至有时有死的想法？"

（2）评估自杀计划："是否已经想过要怎么死？"

（3）评估自杀行为："真的准备这样做了吗？曾经真的尝试过吗？"

（4）评估干预自杀的资源："是什么使你没有真的这样做？"

2. 自杀干预

（1）支持性心理治疗：如针对患者没有自杀的原因予以强化，帮助患者建立信心和希望，并经常予以强化。

（2）专人（最好是家属）24 小时陪伴，防止患者出现自杀行为。

（3）收藏好药品、利器及绳索等任何可能用于自杀的物品并防止患者从任何渠道获得。

（4）必要时考虑抗抑郁或抗精神病药物治疗。

（5）绝不能因为 ICU 中患者躯体情况弱就放松对防范自杀的警惕，因为若患者自杀动机强烈，仍有可能实施自杀。

（二）病因治疗　必须首先明确是否为躯体疾病继发的抑郁状态或药源性抑郁。如果是这两种情况，则治疗躯体疾病或停用相关药物后抑郁状态会有所改善。

（三）非药物治疗

1. 首先分析患者抑郁状态的相关因素和事件，与患者充分交流了解其内心体验，逐步纠正其歪曲的认知和挑战其错误的逻辑。有时患者可能因为种种原因难以暴露内心体验，可适时请精神或心理专科协助共同处理。

2. 给予患者正性反馈、鼓励和保证，协助建立信心和希望。

3. 家属和医护人员给予支持、安慰和必要的保证。

（四）药物治疗　通常患者在 ICU 接受治疗的时间不长，一般不足 2 周即可能转出，且期间躯体情况及用药情况均较复杂，所以一般不考虑系统药物治疗。必要情况下应由精神/心理科医师会诊进行规范化抗抑郁药物治疗。详见中华医学会主编《抑郁障碍防治指南》。

【躁狂状态】

一、发生机制

躁狂状态（躁狂发作）主要见于双相情感障碍的一种发作类型。其发生机制复杂，目前尚不了解其确切的原因。遗传因素已明确是为重要的危险因素。与躁狂发作相关的神经生化学说主要有五羟色胺与去甲肾上腺素功能紊乱、多巴胺系统功能紊乱和乙酰胆碱与去甲肾上腺神经元功能失衡。生活事件及家庭社会环境等应激因素可能起到诱发发作的作用。

在综合医院尤其是 ICU 这样的重症病房中，特别需要注意的是继发性躁狂，是指继发于确认的脑器质性病变、躯体疾病或药物、物质所致的躁狂发作。其临床表现类似情感障碍中的躁狂发作，但临床症状变化与上述原发因素联系密切，原发因素去除后症状可以逐渐缓解。

对继发性躁狂状态的发生机制更是知之甚少。较获公认的仍为基因素质也是继发性躁狂的危险因素。已患双相障碍的个体可能因躯体问题诱发躁狂发作；具有潜在情感障碍的个体（双相情感障碍家族史）因中毒或代谢疾病而发生情感障碍的危险性也增加。

二、临床表现

躁狂状态的主要临床表现是情感高涨为主，与其处境不相称,症状可以从高兴愉快、笑逐颜开到爱说爱笑、欣喜若狂。某些患者以情绪不稳和易激惹为主,严重的患者可以出现思维奔逸、滔滔不绝,话题转换快或活动增多、爱管闲事等。患者自觉精力充沛,没有任何不适,食欲增加,睡眠需要减少。这种情感高涨对周围人具有一定感染力,尤其是轻躁狂者,让人感觉只是状态不错,达不到影响社会功能的程度。躁狂状态一般自知力差,轻躁狂者也常自觉良好,不承认情绪有异常。躁狂状态通常发生速度较快,可能在几天内出现明显症状,持续时间不定,双相情感障碍中躁狂发作如果不及时治疗,平均病程为 4～13 个月。

继发性躁狂状态的患者情绪高涨的症状可能不明显,更易表现为易激惹、焦虑和紧张、或欣快、情绪不稳。多呈阵发性发作,容易产生疲劳,对周围较少有感染力。

三、识别与诊断

关于继发性躁狂状态的发生率仅有零星报道。对于躁狂发作表现典型者临床易于识别。轻躁狂状态则较难识别和判断,需要与患者既往表现比较,连续观察。如果首次躁狂发作的年龄超过 35 岁,又没有情感障碍的既往史和家族史,则强烈地提示为继发性躁狂状态。

国内对于双相障碍中躁狂发作的诊断多依据 CCMD-3 标准:躁狂发作以心境高涨为主,与其处境不相称,可以从高兴愉快到欣喜若狂,某些病例仅以易激惹为主。病情轻者社会功能无损害或仅有轻度损害,严重者可出现幻觉、妄想等精神病性症状。

1. 症状标准　以情绪高涨或易激惹为主,并至少有下列 3 项(若仅为易激惹,至少需 4 项)。

(1) 注意力不集中或随境转移。

(2) 语量增多。

(3) 思维奔逸(语速增快、言语迫促等)、联想加快或意念飘忽的体验。

(4) 自我评价过高或夸大。

(5) 精力充沛、不感疲乏、活动增多、难以安静,或不断改变计划和活动。

(6) 鲁莽行为(如挥霍、不负责任,或不计后果的行为等)。

(7) 睡眠需要减少。

(8) 性欲亢进。

2. 严重标准　严重损害社会功能,或给别人造成危险或不良后果。

3. 病程标准

(1) 符合症状标准和严重标准至少已持续 1 周。

(2) 可存在某些分裂性症状,但不符合分裂症的诊断标准。若同时符合分裂症的症状标准,在分裂症状缓解后,满足躁狂发作标准至少 1 周。

4. 排除标准　排除器质性精神障碍,或精神活性物质和非成瘾物质所致躁狂。

四、治疗

(一) 病因治疗　ICU 中患者出现首发躁狂发作,则继发性躁狂的可能性相当大,治疗主要是寻找病因,包括仔细询问病史、用药史、有无酒精中毒史、精神活性物质依

赖史等。通过进行详细的体格检查、神经系统检查和必要的实验室检查以发现局灶性缺陷,特别是优势半球的损害、基底核损害等。

(二) 非药物治疗

1. 支持性心理治疗,尽量安抚患者配合治疗。

2. 对于有激越和暴力倾向的患者,为保护患者和工作人员安全,可以采取保护性约束,约束时注意保护约束部位,定时松解。

3. 患者兴奋状态下能量消耗大,提供高营养、易消化的食物及充足的饮水。

(三) 药物治疗

1. 控制精神运动性兴奋的药物

(1) 高效苯二氮䓬类如氯硝西泮或劳拉西泮肌注。

(2) 抗精神病药如氟哌啶醇 5～10mg 肌注。新型抗精神病药物奥氮平也是合适的选择。

2. 若病因不能很快去除,也可考虑抗躁狂药物,但此类药物不良反应较多,尤其在躯体疾病、脱水等情况下更容易出现,使用时需严密观察。

(1) 碳酸锂:几天起效,多种副作用,使用时需监测血药浓度。

(2) 抗惊厥药:丙戊酸盐、卡马西平,注意胃肠道、肝肾、血液系统副作用及药物相互作用。

(3) 抗精神病药:使用非典型抗精神病药,副作用较小。

(魏　镜)

第三节　ICU 其他群体中的精神及心理问题

一、有精神障碍史的患者

有精神障碍既往史的患者可能因躯体问题需入 ICU 治疗。对这类患者要注意 ICU 特殊的环境对其原有精神障碍的影响;注意出现的精神障碍对患者表现的影响以及躯体病的治疗与患者所用精神类药物之间的相互作用等。应防患于未然。同时必须请精神/心理专科会诊协助诊断和治疗。

1. 了解病史时可直接提出,因为有时患者或家属可能认为此类问题与躯体问题无关而忘记叙述,或羞于主动提及。为防止被询问者感觉突兀,询问时先解释为什么需要了解精神障碍史,如"请告诉我患者是否有过精神方面的异常或疾病,因为有时这些可能会与治疗有关。"

2. 如果有精神障碍既往史,要了解发病的主要异常表现、诊断(包括做出诊断的是专科还是非专科)、治疗情况、近期精神情况及近期用药情况。

3. 有些患者很久以前出现过异常表现(多在应激事件之后),未经治疗或经短期治疗后缓解,未获明确诊断,此后未再发。对这类患者可注意观察,不需特殊预防措施。但若既往发作的诱因与重病、抢救等事件相关,应注意给予患者安慰、解释,预防出现焦虑状态或创伤后应激

1063

障碍。

4. 有精神障碍病史并在维持治疗中,如患者病情平稳,则仍需尽量维持现有药物和剂量以避免复燃或复发;若病情不稳定或因为入院有波动,则可能需要增加精神药物剂量。

5. 注意药物与躯体疾病治疗药物之间的相互作用。

6. 如果术前禁食水或患者不配合等原因导致用药中断,需由精神/心理专科会诊采取相应措施,否则可能出现戒断反应。

7. 鉴于精神分裂症患者对环境及自身情况的现实检验能力相对较差,容易出现幻觉和错觉及冲动行为。入病房后应对其详细介绍病房环境,医务人员更需态度和蔼,最好由患者信任的家属陪住。在其病房内少放置仪器和危险物品,尽量避免光、声的刺激。进行操作前先解释,征得患者同意再进行。

8. 心境障碍和神经症的患者一般能够正常配合治疗。对患者的症状要综合判断,一方面要认识到患者的某些躯体症状可能是情绪问题的表现,另一方面仍需进行必要的检查以免漏诊躯体疾病。

二、机械通气的患者

机械通气的患者常有情绪障碍。他们面临着多种应激因素:依赖于机器、失去控制、沟通障碍、害怕死亡或残疾;感觉变化、睡眠剥夺等。许多患者在脱机时会经历一定焦虑,甚至影响正常脱机,如过度通气、胸部肌肉紧张、惊恐导致过早疲劳、换气不足等。如果这种焦虑情绪没有得到适当处理,可能会越来越重,尤其是在 T 管锻炼时或低频间断控制通气(IMV)时,患者反复体验到气短和焦虑,直到患者疲劳。下次遇此情况又会复发,这是典型的条件反射性学习反应。

因此为了顺利脱机,不仅要考虑患者生理上是否满足脱机的标准,还要注意让患者心理上做好脱机的准备,也满足脱机的标准。最低的"心理标准"是患者必须清醒、安静,激越必须得到控制。在患者的呼吸功能刚刚达到脱机最低要求的情况下,如果患者同时还存在谵妄或其他认知问题,则容易引起脱机困难。

Gale O'Shanick 提出脱机的心理准备如下:患者没有谵妄、理解脱机过程、对于脱机的态度是正性的和抱有希望的。脱机前对患者保证他们会被密切观察,有困难时会作调整。为了避免发展出条件性焦虑和反复体验到失败,T 管或低频 IMV 应该有计划,在预先安排好的时间结束。首次练习不超过 30 分钟,并密切观察疲劳和呼吸窘迫的征象。脱机后头一分钟内患者潮气量不适当是未准备好脱机的可靠指征。如果患者能耐受首次锻炼,此后训练的时间逐渐延长,直到拔管可能成功。两次训练之间至少休息 1 小时,夜间不做练习。不断鼓励患者,如果患者表现出失望或不耐心,为患者指出已有进步的证据。镇静剂可能引起疲劳和加重呼吸功能问题,在锻炼期间尽量避免使用。

通常焦虑和害怕通过心理治疗和 ICU 工作人员的保证和鼓励能够缓解。放松训练也有帮助。有报道生物反馈治疗对于脱机困难的病例有效。脱机过程中如果需要使用药物控制焦虑,应选用对呼吸中枢抑制较小的药物。尽量避免使用苯二氮䓬类,因为有呼吸抑制作用。可选择的药物包括:①低剂量的氟哌啶醇;②三环类,如小量去甲替林,有中度抗焦虑作用,其抗胆碱能作用还有助于减少上呼吸道分泌物;③丁螺环酮,无镇静作用,但起效慢,在急需脱机时使用少。在脱机可能耗时几周的患者可以使用。

三、ICU 医务人员的心理问题

(一) ICU 医务人员的心理状态及后果 ICU 工作人员暴露于多种压力。包括工作量大、节奏快、临床责任大、患者疾病危重、人手不足、噪音和拥挤等环境压力。还有人际关系压力。护士责任除一般护理职责外,还必须熟悉用于治疗重症患者的不断更新的技术。对患者及其死亡的强烈感情经常给医务人员带来强烈的应激。在临床责任如此重大的情况下,医务人员之间的冲突也是显著的应激因素。ICU 中工作人员可能面临的应激因素详见表98-3-1。

表 98-3-1　医务人员常见的应激因素

医生	护士
睡眠剥夺	工作负担过重
值班时间长	要照顾患者和家属的需要但时间有限
需要提供高技术性服务	死亡患者的料理
治疗慢性病或重症患者	对难以挽救的患者提供延续生命的治疗
感受到对患者家属的责任	需要提供高技术性服务
伦理学培训不足	工作日程安排难以预计
暴露于传染性及致死性疾病	受不良环境影响
承担复杂的侵入性操作	后勤冲突
信息负载过重	感觉无能或不安全
经济负担重	
担心操作失误	

长期处于高应激环境中的工作容易导致职业耗竭。而医务人员是职业耗竭的高发人群,2012 年,Tait 及其同事进行的一项研究显示,相对于其他行业,医生更容易产生耗竭的症状(37.9% vs 27.8%,$P<0.001$)以及对工作的不满意感(40.2% vs 23.2%,$P<0.001$)。职业耗竭的主要表现在三个方面:情绪疲惫感增加、工作冷漠感增加(感到与患者和家属的心理距离越来越远以及同情心下降)和工作成就感降低而导致工作效率下降。对于医务人员而言,职业耗竭有可能导致更多的医疗问题。2002 年,Linda 及其同事发表在 *JAMA* 上的一项横断面研究显示,护士所体验到的耗竭感和对工作的满意度下降,和患者入院后30 天的死亡率及抢救失败率相关。但是,由于医务人员自身缺乏相关的知识,因此职业耗竭状态通常较难被及时发现和处理,继而出现的问题是,医务人员可能对此采用

不良的应对方式。如回避患者和家属;因治疗选择的问题与同事发生矛盾冲突;愤怒、焦虑或抑郁;当医务人员不能认识自己这种内心感受时,很容易在这种痛苦的驱使下明知无效仍采取过分积极的措施,强求去挽救患者。目前,国内的学者对医务人员的职业耗竭也更加的关注,多项研究证实,ICU 的医务人员更容易出现职业耗竭。

综上所述,对职业耗竭问题有效的识别和及时的干预,将有利于 ICU 患者和医务人员的健康。

（二）识别　医务人员应该提高对自己心理状态的觉察,ICU 管理者也应敏锐地识别医务人员的职业耗竭状态并及时进行干预。

职业耗竭的表现如下:

1. 精神方面　失去工作热情,丧失乐于助人的品质,失去同情心和责任感,对工作产生反感,出现漠不关心、自我怀疑,甚至消极对待工作与生活。

2. 情感方面　表现为脾气日益暴躁、焦虑、抑郁,自我感觉无精打采,陷入无助的境地。

3. 体力方面　表现为睡眠不良,食欲紊乱,体重骤增或骤减,抵抗力下降,经常发生心理生理问题如头痛、颈背痛、心脏及呼吸不适等。

（三）干预措施　目前尚没有成型的干预规范,但已有很多心理干预被证明是有效并可行的。大多数此类研究的受试者是护士。普遍认为进行心理咨询是有效的。

1. 护士支持小组　研究发现如下情况较为有效:讨论针对某种被感受到的需要;小组的结构性强。不赞成过早释放过强的负性情感,小组主要讨论的是人际问题而非环境的或行政的。开放式的"诉苦会"没有帮助,结果会使不满情绪增加。

2. 巴林特小组工作　巴林特小组是由精神病学家/精神分析师 Micheal Balint 于 20 世纪 50 年代在英国伦敦创建的。一般由 8～12 名成员组成,可以是临床各科医生以及护士,小组组长通常是由受过训练的医生担任。在巴林特小组活动的过程中,可以先由一位医生叙述一个在自己临床工作与患者之间互动的案例,旨在讨论医患关系中医生所遇到的困扰。巴林特小组有利于医生更好的面对过去可能觉得无法容忍的患者,更善于与患者沟通以及面对患者所带来的压力,事后亦能更加客观的分析医患关系

中存在的问题。

3. 综合的应激干预程序　一系列行为取向的方案,使用结构化的训练模式,聚焦于特殊技巧的发展。如患者护理的模块、人际及沟通、个人压力减轻和管理问题等。一个工作组模式是固定的,由有经验的训练者在休息时间进行,包括分发文字资料,演示练习技巧,最后评价课程获得反馈意见等。D. E. Meier 等人通过鼓励医务人员找到合适的词语来形容自己的感受,这会使感受正常化,然后投射情绪及可能的后果,最后取得改善。

（魏　镜）

主要参考文献

[1] Nelson BJ, Weinert CR, Bury CL, et al. Intensive care unit drug use and subsequent quality of life in acute lung injury patients. Crit Care Med, 2000, 28 (11): 3626-3630.

[2] Richter JC, Waydhas C, Pajonk FG. Incidence of Posttraumatic Stress Disorder After Prolonged Surgical Intensive Care Unit Treatment. Psychosomatics, 2006, 47(3): 223-228.

[3] Eisendrath SJ, Shim JJ. Management of Psychiatric Problems in Critically Ill Patients. The American Journal of Medicine, 2006, 119(1): 22-29.

[4] Sharon KI. Delirium in Older Persons. The New England Journal of Medicine, 2006, 354(15): 1655.

[5] KashKM, HollandJC. Reducing stress in medical oncology house officers//HendrieHC, LloydC. Educating Competent and Humane Physicians. Bloomington: IndianaUniversity Press, 1990: 183-195.

[6] MeierDE, BackAL, MorrisonRS. The inner life of physicians and the care of the seriously ill. *JAMA*, 2001, 286: 3007-3014.

[7] Ebert MH. 现代精神疾病诊断与治疗. 孙学礼, 译. 北京: 人民卫生出版社, 2002: 297-337.

[8] 夏令琼, 孙华. ICU 护士心身耗竭综合症及其预防. 实用心脑肺血管病杂志, 2005, 13(2): 122-124.

第 99 章

重症患者的血管疾病

第一节 概 述

随着人们生活水平的不断提高及不良生活习惯和人口老龄化的影响,高血压、糖尿病、高脂血症患者日益增多,由动脉硬化导致的血管闭塞性或动脉扩张性疾病,如动脉硬化闭塞症和腹主动脉瘤(abdominal aortic aneurysm, AAA)的发病率正逐年升高。各种静脉疾病如深静脉血栓栓塞症(deep vein thrombosis, DVT)发病率也逐年增加。

血管疾病根据发病原因大致可分为两大类即扩张性疾病及闭塞性疾病,前者主要包括急性主动脉夹层、腹主动脉瘤破裂、急性内脏动脉瘤破裂等;后者包括急性下肢缺血(包括急性下肢动脉栓塞及急性下肢动脉血栓形成)、急性肠系膜血管性肠缺血(包括急性肠系膜动脉栓塞、急性肠系膜动/静脉血栓形成)、慢性重症下肢缺血、急性颈动脉栓塞或血栓形成、急性下肢深静脉血栓、急性肺栓塞及布加综合征等。

血管疾病大都在不同程度上影响全身或局部组织灌注,甚至导致严重的病理生理紊乱。血管外科疾病通常是全身疾病的一个部分,患者往往合并有高血压、冠心病、糖尿病、肾功能不全等基础疾病。当血管疾病发展到必须通过外科方法进行治疗时,其全身情况已经达到一定的严重程度,甚至已经危及患者生命安全,血管外科医师面对的是病情越来越危重的患者和更加复杂的手术,这些患者术前和术后需要 ICU 的加强监护和治疗。主动脉瘤、肺栓塞、主动脉夹层形成等疾病可造成患者短期内死亡,需要争分夺秒进行救治。这类外科疾病已经明确具有重症的特点。

ICU 的加强医疗可以使血管外科患者明显受益,在整个治疗过程中具有十分重要的作用,主要表现在三个方面:首先,及时纠正由于血管外科疾病或手术带来的急性病理生理紊乱,维持患者生命体征稳定,保证基本代谢需要,维持脏器功能;其次,通过早期密切监测,能够准确判断并及时有效地处理与血管外科疾病和手术相关的各种并发症,保证患者围术期的安全;第三,大血管手术后,尤其是合并心肌梗死、慢性阻塞性肺疾病、脑梗死等严重心肺脑基础疾病和肝肾等其他器官功能不全的血管外科患者在围术期可通过 ICU 的加强治疗防治并发症,降低患者的病死率,减少住院费用。

一、重症患者的系统管理

血管外科疾病通常只是全身系统性血管疾病的一种临床表现。据统计,下肢动脉闭塞的患者中有 40% ~ 60% 伴有心脑血管疾病。在对此类患者进行诊治的过程中,应多学科间协调合作,对患者的全身血管情况及治疗风险进行全面、充分的评估,严格按照适应证根据患者自身情况制定个体化的治疗方案。

血管疾病危险因素的控制情况对治疗效果及预后有很大影响。大多数血管外科疾病均与动脉硬化有直接或间接的联系,而动脉硬化的发生与高血压、糖尿病、高脂血症、吸烟及人口老龄化等因素密切相关。如合并有糖尿病的慢性重症下肢缺血(CLI)患者的 5 年截肢率为非糖尿病 CLI 患者的 2~3 倍。

二、多部位病变的识别和治疗

血管疾病多是全身性疾病,在诊断某一部位血管病变的同时不应忘记评估有无其他部位血管病变或全身性的血管病变,防止漏诊。患者发生肢体缺血,医师首先考虑到动脉硬化闭塞症已成思维定式,但对于无动脉硬化危险因素的中青年患者,特别是反复动脉血栓形成致肢体缺血的患者,应考虑到有无内在的导致血液高凝状态的潜在因素,如高同型半胱氨酸血症、抗心磷脂综合征、免疫系统疾病。

血管外科疾病发病初期容易被误诊,如急性肠系膜动脉栓塞早期极易误诊为消化道穿孔、急性胰腺炎、急性肠梗阻等;急性主动脉夹层发病初期常只表现为胸骨后或背部撕裂样疼痛或刺痛,常误诊为急性冠脉综合征、肺栓塞、气胸、急性胆囊炎及急性心包炎等;下肢动脉硬化闭塞症被误诊为腰椎间盘突出症等。

不同的血管外科疾病可能表现为相似的临床症状,给诊断造成困难。例如心房颤动患者血栓脱落引发的下肢动脉栓塞、急性下肢动脉血栓形成;腹主动脉瘤或腘动脉瘤附壁血栓脱落引发远端动脉栓塞;严重下肢深静脉血栓形成致组织张力增高,累及动脉引起供血不足等情况均可表现为"5P"症(即无脉、苍白、疼痛、麻木、活动障碍)。

三、"快、准、全"的治疗原则

"快":是指对于某些发病较急、病情进展较快且早期治疗效果好的血管外科急症应尽早采取有效治疗措施。如腹主动脉瘤先兆破裂或急性主动脉夹层，是血管外科最为紧迫的危重疾病，其犹如安置在体内的定时炸弹，早一秒钟排除险情就可能挽救患者的生命。对于急性下肢缺血，越早治疗挽救肢体的可能性越大，如延误治疗，一方面可因肢体缺血时间过长发生坏死，另一方面因缺血产生的大量毒素及代谢产物进入血液循环，可导致急性肾衰竭甚至心搏骤停。血栓性疾病无论取栓及溶栓治疗均有一定时间窗，超过一定时间治疗效果不佳。因此，对于特殊的血管外科急重症应争分夺秒的进行救治。

"准"：是指应根据病因选择最简单、最直接、能最快解除病痛的治疗方法，做到有的放矢、行之有效。例如，同样是急性肠系膜血管性肠缺血，发病原因可以是急性肠系膜动脉闭塞，也可为急性肠系膜静脉血栓形成，少数还可能由于低灌注或应用缩血管药物引发肠系膜血管痉挛造成非血管闭塞性肠缺血，其相应的治疗方法各不相同。因此，治疗前应首先明确病因，根据不同病因选择相应的治疗方法。

"全"：是指在对患者全面诊断、全面评估的基础上选择个体化的治疗策略。在确定治疗方案前，应对每个个体进行较为全面的评估，包括患者的病情、年龄、伴随疾病、预期生存时间、经济状况及患者自身意愿等。另外，在患者手术前后，积极行手术前准备，加强术后监护治疗，防治并发症，防止出现多脏器功能障碍综合征。

四、围术期管理

重视围术期处理。患者的全身情况同样也会影响治疗的效果和并发症的发生。心脑肺肾等重要器官功能不全者，尤其是有原发心、肾疾病的患者，容量的管理是治疗中的重要环节，足够量的液体补充有利于血液的稀释，防止远端自身血管和移植物的血栓形成，但是此类患者往往补液受到限制，需要准确的滴定患者的容量状态。手术创伤和麻醉的打击，以及卧床等因素可以导致患者排痰不畅，而导致呼吸系统并发症，要综合考虑全身各个脏器的功能、合理制定术后用药。术后切口、吻合口和穿刺点出血，重要脏器出血是严重的并发症。而术后抗凝治疗预防血管或移植物血栓形成是血管手术和介入治疗术后的常用手段。因此术后在有效的抗凝治疗同时要严格的监测患者的出、凝血指标，并控制血压于正常水平，避免血压的大幅度波动，严密监测有无出血倾向。

总之，血管外科疾病发病率的逐年提高，将对我国血管外科提出新的挑战，同时也提供一个很好的发展契机。随着血管外科专业人员的增多，研究手段的更新，技术日益成熟，ICU 的治疗也将在血管外科的发展中起到一定的作用，为危重的血管病患者提供高水平的监护治疗，保障围术期安全，及时有效处理相关并发症，尽可能降低病死率。

（刘昌伟）

第二节　重症肢体缺血

一、急性下肢缺血

（一）概述　急性下肢缺血（acute limb ischemia）是各种原因引发的下肢血液灌注突然下降，对下肢活动和功能产生潜在威胁，导致肢体缺失甚至患者死亡的一种急症。最近的流行病学数据显示其发病率为十万分之十四，占所有外周血管疾病的 10% ~16%。急性下肢缺血绝大多数是由急性动脉血栓形成及急性动脉栓塞造成。由于老龄化的进展，动脉硬化闭塞性疾病的发病率逐年增加，因此急性血栓形成引发急性下肢缺血的比例逐渐升高，血栓形成已取代栓塞成为急性下肢缺血的首要病因，据统计由急性动脉血栓形成引起的缺血约占所有急性下肢缺血的 60%，急性动脉栓塞不足 30%。

尽管近年来对于急性下肢缺血的诊断及血管重建水平有了显著的提高，但急性下肢缺血患者截肢率及死亡率仍很高，最近多数报道显示 30 天内病死率约为 15%，截肢率约 10% ~30%。继发于原有外周动脉狭窄基础上的急性血栓形成的保肢率低于既往血管正常的急性动脉栓塞。

（二）病因　导致急性下肢缺血的原因主要为急性动脉血栓形成（acute arterial thrombosis）或急性动脉栓塞症（acute arterial embolism）等，见表 99-2-1。

表 99-2-1　急性下肢缺血的病因

动脉硬化患者急性下肢缺血的原因
• 动脉硬化血管狭窄基础上的血栓形成
• 动脉血管旁路术后血栓形成
• 动脉硬化斑块或严重狭窄上游（包括血管腔内操作过程中胆固醇或动脉硬化栓子）栓子栓塞
• 动脉瘤内血栓形成（特别是腘动脉瘤）
非动脉硬化患者急性下肢缺血的原因
• 动脉损伤（尤其是医源性损伤）
• 来自心脏、动脉瘤栓子栓塞
• 动脉夹层
• 动脉炎并发血栓形成（如巨细胞动脉炎、血栓性动脉炎等）
• 高凝状态下自发性血栓形成
• 腘动脉陷迫综合征或腘动脉囊肿并发血栓形成
• 血管痉挛并发血栓形成（如麦角中毒）

急性动脉血栓形成多数是在原有动脉硬化闭塞症的基础上，各种原因导致血管内膜损伤或动脉硬化斑块破裂，引起在原有狭窄或闭塞病变基础上的急性血栓形成，或原有旁路血管内血栓形成。血液的高凝状态、心力衰竭、低血容量状态都是血栓形成的高危因素。一般情况下，前者由于侧支循环建立良好通常病情进展较缓，症状表现略轻。而后者由于缺乏侧支循环病情进展较快，且对肢体存活构成严重威胁。

动脉栓塞的患者中，约 90% 的栓子来源于心脏，通常在心房颤动或近期急性心肌梗死的基础上，部分心房或心室的附壁血栓脱落引起下肢动脉栓塞。栓塞部位通常位于动脉分叉部位，如股总动脉远端或腘动脉分叉处。除心房颤动、风湿性心脏病或缺血性心脏病外，动脉栓塞还可继发于其他心脏疾病如感染性心内膜炎、扩张性心肌病等。

（三）病理生理　急性下肢缺血造成的病理生理变化包括局部变化（栓塞动脉及受累肢体的变化）和全身变化（血流动力学变化和组织缺血、缺氧所致代谢变化）。

急性下肢缺血的局部变化很大程度上取决于病变部位、程度及闭塞动脉侧支循环建立情况。动脉灌注急剧下降使静脉血回流量也相应下降，静脉血流淤滞，加上组织炎症水肿，很容易形成静脉血栓，临床上常见急性下肢缺血患者同时伴有深静脉血栓，使肢体同时发生缺血和淤血。急性下肢缺血发生后常继发微血管血栓形成、内皮细胞肿胀、通透性增强和组织间液增加。血流复通后的再灌注损伤可进一步加重内皮细胞损伤，损害细胞膜的磷脂层，导致蛋白及体液由毛细血管床漏出，造成组织水肿。这些因素在微循环水平影响组织的灌注量，加重组织缺血，临床上常见到动脉血流复通后组织灌注没有改善，即所谓的无复流现象。

动脉血栓蔓延，阻断动脉主干和侧支循环血供，是加重缺血的主要继发因素，应积极抗凝治疗，预防血栓蔓延，保护肢体侧支循环组织。缺血肢体组织静水压升高到一定程度可阻碍静脉回流，如继续发展可引发恶性循环影响动脉灌注，加重肢体末梢神经肌肉损伤，最终造成骨筋膜室综合征。

急性下肢缺血导致严重的全身反应，缺血组织产生大量的酸性产物和炎症因子，肌肉细胞破坏导致肌红蛋白和细胞内钾离子释放，这些物质随循环流经全身，造成严重酸中毒、高血钾、肌红蛋白尿和全身中毒表现，导致肾、肺、心等组织器官损伤。缺血肢体的横纹肌溶解可导致三联症即肌肉坏死、肌红蛋白血症和肌红蛋白尿，引起急性肾衰竭。

另外，患者由于疼痛应激，睡眠、饮食、排便等基本生理活动受到严重影响，常常导致循环容量不足、营养不良、电解质紊乱、脏器功能储备下降，这些情况也是影响急性下肢缺血患者预后的重要因素。

（四）临床评估

1. 病史　病史采集应包括现病史和既往史两方面。现病史的描述上应包括发病时间、疼痛部位、程度及疼痛随时间转变情况。既往病史应包括患者是否有间歇性跛行史、下肢旁路手术或其他血管手术史、与栓子来源相关的基础疾病如风湿性心脏病、心律失常或腹主动脉瘤。还要询问患者是否有严重的并发疾病或者动脉粥样硬化的危险因素（高血压、糖尿病、吸烟、高脂血症、心血管疾病家族史及脑卒中等）。

2. 临床表现　急性下肢缺血的临床表现及严重程度取决于腔内闭塞的部位及程度及侧支循环建立情况。通常用"6P"征归纳急性下肢缺血的典型临床症状即：疼痛（pain）、苍白（pallor）、无脉（pulselessness）、肢体发冷（poikilothermia）、感觉障碍（paresthesia）及运动障碍（paralysis）。

3. 动脉闭塞的定位及定性

（1）动脉触诊：动脉狭窄的部位可以通过对股、腘及足部动脉搏动的触诊初步推测。例如患者股动脉搏动可触及但腘动脉搏动消失可能为股浅动脉闭塞，如股动脉搏动消失提示腹股沟以上动脉段如髂动脉或主动脉本身闭塞。例外的是，股动脉栓塞的患者有时股动脉可以清楚触及，有时甚至可触及"水冲脉"，直到髂外动脉血栓形成时股动脉搏动才减弱或消失。继发于腘动脉瘤的下肢缺血患者，由于动脉瘤的存在且远端流出道受阻因此搏动通常可及宽大且搏动的腘动脉，伴随小腿及足部严重缺血。

（2）踝肱指数：踝肱指数（ankle-brachial index, ABI）是踝部动脉收缩压和肱动脉收缩压的比值，患者平卧位，用合适的血压袖带在双踝部以上小腿处和上臂部采用血压测定仪器或多普勒测定动脉收缩压。ABI可用于评估动脉缺血的程度和范围。正常情况下 ABI>1.0。下肢缺血患者的 ABI 特征见表99-2-2。

表 99-2-2　下肢缺血患者的 ABI 特征

ABI	临床分类
>1.0（通常在 1.10 左右）	正常
0.91～0.99	临界状态
0.41～0.90	轻中度下肢动脉疾病
0.00～0.40	重度下肢动脉疾病

（3）动脉造影：动脉造影作为判断闭塞部位及明确远端血管树情况的主要手段，是诊断的金标准。对于肾功能处于临界状况的患者可诱发造影剂导致的肾损害，需要使用一些替代的造影剂如钆、二氧化碳等。

（4）超声多普勒检查：通过超声多普勒技术可大致明确病变部位、血管狭窄或闭塞情况及有无血流通过。同时，多普勒的阶段测压也有助于限定受累血管范围，如两阶段之间动脉压相差 30mmHg 以上提示其间的动脉闭塞。例如，经过测压大腿近端收缩压为 120mmHg 而膝关节上方压力为 90mmHg，则提示股浅动脉闭塞。尽管超声检查对于单一动脉段通畅情况的评估较好，但对于整个下肢末端动脉树的通畅状态的评估较为困难，还不能作为经皮介入手术或开放手术的术前评估标准。

（5）CTA 及 MRA：计算机体层摄影血管成像（CTA）和磁共振血管成像（MRA）也可用于对急性下肢缺血患者进行诊断和确定病变范围。CTA 可以描记阻塞性病变的范围及严重程度，CTA 的优势在于其成像时间短、方便和具有血管横截面成像的能力，主要缺点在于其依赖碘造影剂。行 CTA 的患者后续可能仍需行导管造影和介入治疗，增加了患者造影剂负荷，有可能增加患者肾损伤的风险。MRA 应用钆作为对比剂，其特异性及敏感性超过多普勒超声，接近标准动脉造影。但 MR 血管成像操作不便和耗费时间，有可能延误治疗。

4. 急性下肢缺血严重程度分级　为了描述缺血程度及指导预后，血管外科协会/国际心血管外科协会（SVS/ISCVS）急性下肢缺血的严重程度分为三级（表99-2-3），即 Rutherford 急性下肢缺血的严重程度分级：

表 99-2-3　**Rutherford 急性下肢缺血严重程度分级**

分级	预后	临床表现感觉 缺失肌肉无力		多普勒信号 动脉静脉	
Ⅰ. 活力性	下肢缺血较轻,无需紧急处理	无	无	可及(踝部> 30mmHg)	可及
Ⅱ. 威胁性					
a. 边缘状态	立刻治疗可挽救肢体功能	最小(脚趾)或无	无	不可及	可及
b. 紧急状态	立刻血管重建可挽救肢体功能	超过脚趾,与静息疼痛相关			
			轻、中度	不可及	可及
Ⅲ. 不可逆性	不可避免组织损伤或者肢体缺失	感觉消失	深部,麻痹	不可及	不可及

注:来自 Rutherford RB. J VascSurg,1997,26:517

Class Ⅰ:肢体有感觉和运动功能无需干预治疗。

Class Ⅱ:肢体活力受到威胁需血管重建才能保肢。

　　Ⅱa:肢体没有立即受到威胁。

　　Ⅱb:肢体严重受累为保肢需急诊行血管重建手术。

Class Ⅲ:肢体不可逆性缺血坏死,保肢已不可能。

5. 急性下肢缺血病因的鉴别

(1) 动脉栓塞与急性动脉血栓形成的鉴别:动脉栓塞时病变部位以外的外周血管正常且既往无间歇性跛行及肢体脉搏异常的病史。栓子或近端动脉粥样硬化斑块进入远端动脉树后通常栓塞于动脉分叉部位,如主动脉分叉、髂总动脉分叉、股总动脉及腘动脉。通常引起栓塞部位远端肢体突发严重的缺血,患者通常可回忆起确切的发病时间。由于很少有机会建立侧支循环,所以栓塞引发的缺血通常较重,需急诊处理。动脉栓塞的诊断包括突发下肢疼痛,既往心肌梗死、心房颤动或栓塞病史而无周围血管疾病史,患肢多普勒检查显示动脉形态及搏动正常。通常可考虑直接行动脉取栓手术治疗。

急性血栓形成导致的急性下肢缺血往往存在慢性下肢缺血的病史,伴随有间歇性跛行、患肢静息痛、溃疡等下肢缺血症状。影像学检查通常显示外周血管动脉硬化表现,病变不一定位于血管分叉部位。临床症状通常较栓塞轻微,取决于阻塞部位外周侧支循环的情况。随着下肢缺血治疗方面外周动脉旁路移植物的应用,在多数医疗中心,急性移植血管闭塞已经成为引发急性下肢缺血的常见原因。

临床上鉴别血栓形成与栓塞较困难。一项比较急性下肢缺血术前诊断与术中诊断符合率的研究结果发现:术前诊断为栓塞者术中发现 70% 符合;而术前诊断为血栓者,术中发现仅有 47% 与之前诊断相吻合。

(2) 其他引发急性下肢缺血病因的鉴别:①动脉外伤或夹层:典型的动脉外伤诊断不困难,但医源性损伤,特别是近期行动脉导管术介入性诊断和治疗的住院患者常被忽略。②腘动脉外膜囊肿和腘动脉陷迫综合征:两种情况可能因引起跛行而在导致血栓形成前被发现,但有时也以血栓症为首发表现。腘动脉陷迫综合征一般为年轻患者,而腘动脉外膜囊肿可以出现在老年患者。如果没有动脉粥样硬化危险因素而且闭塞部位不明确,可行多普勒检查明确病因。③血栓性腘动脉瘤:血栓性腘动脉瘤一般会

被误认为急性动脉栓塞。多普勒超声是最快捷的诊断手段。④HIV 动脉疾病:严重免疫缺陷、CD4 计数<250/cm³ 的 HIV 患者可以进展为上肢或下肢的急性缺血。一般以滋养血管的急、慢性细胞浸润和淋巴细胞病毒蛋白的方式侵及远端动脉。⑤麦角中毒:麦角中毒非常罕见。它可累及任何动脉,可能进展为血栓症但很少表现为急性威胁性肢体症状。

(五) 治疗

1. ICU 治疗和管理　急性下肢缺血患者需要紧急救治,尽可能地尽快恢复组织血供,缩短缺血时间,保全患肢,防治并发症。存在严重心脑血管慢性疾病或合并脏器功能损害者需要入住 ICU。

(1) 一般处理:急性下肢缺血患者大多合并心脑血管病变等慢性疾病,在进行下肢缺血的诊断的同时应行相关辅助检查,如胸片、心电图检查,肝肾功能、凝血纤溶功能、电解质等相关检查,对于可疑动脉栓塞患者应尽早行心电图和心脏超声检查,明确有无心房颤动、心肌梗死,心脏内是否存在血栓。

急性下肢缺血患者应给予吸氧,密切监测患者的容量状态,积极纠正休克和酸碱电解质紊乱,可给予适量的止痛剂缓解疼痛。应尽量采取适当措施改善肢体远端的组织灌注,如纠正低血压,使用血管扩张剂如前列腺素 E_1 等,避免对患者肢体的压迫,避免过冷过热(过冷诱发血管收缩,过热升高机体代谢率、增加循环需求)等。密切关注受累肢体的血供,如出现骨筋膜室综合征尽早行切开减压。如患者存在心房颤动或心室颤动应给予相应适当的抗凝处理。为防止溶栓抗凝期间增加出血并发症,需禁止动脉穿刺、控制血压、给予软食、通便药物保持大便通畅。

(2) 保护肾脏功能,维持内环境稳定:肢体缺血性损伤会导致细胞内钙超载,细胞破坏,释放大量毒素和氧自由基,高钾血症,肌红蛋白尿,代谢性酸中毒,导致肾、肺、心等组织器官损伤,甚至肾衰竭。需要维持内环境稳定,防治高钾血症,密切监测肾功能,避免肾毒性药物的使用。另外,造影检查和介入治疗的造影剂也会加重肾损伤,在使用造影剂前后应给予积极水化、5% 碳酸氢钠注射液碱化尿液,预防性使用乙酰半胱氨酸,对造影剂造成的急性肾损伤有显著的预防作用。

(3) 药物治疗:任何急性下肢缺血患者都应从第一

时间开始药物治疗，包括抗凝、溶栓和扩血管。药物治疗的目的主要不在于使阻塞的主干动脉复通，而在于阻止血栓进一步发展蔓延，保护远端的血管床，并使侧支血管和微血管中新鲜血栓溶解，阻止肢体缺血的进一步加重，预防肢体不可逆坏死和截肢。

抗凝治疗是整体治疗策略的重要一项，急性下肢缺血患者应立即进行抗凝治疗。抗凝治疗的绝对禁忌证包括有活动性消化道出血、近期颅内出血，准备性硬膜外麻醉手术的患者适当延迟抗凝开始时间。持续静脉注射肝素抗凝常用剂量为负荷量 50～100U/kg 静脉注射，维持量每小时 10～20U/kg 持续静脉注射维持，使 APTT 延长至正常值的 1.5～2 倍左右。

溶栓治疗相对于开放性手术治疗有较多优越性，溶栓创伤小、减少对血管内膜的损伤、减少缺血再灌注损伤和骨筋膜综合征的发生。现有静脉内给药、动脉内给药、导管内直接溶栓等几种给药方法。常用药物为尿激酶、链激酶、降纤酶和 tPA。

溶栓的适应证：①旁路搭桥术后及自发性动脉内急性血栓形成（14 天内）；②急性栓塞未行取栓手术；③腘动脉瘤引发的急性血栓形成，所有的流出道血管均受累；④急性血栓/栓塞疾病但预计手术治疗死亡率较高。而对于溶栓治疗可能无效的情况，包括不可逆性下肢缺血，伴有轻度间歇性跛行的轻、中度缺血，血管旁路术后早期血栓形成及大血管血栓形成则倾向于手术治疗。

溶栓治疗的禁忌证：绝对禁忌：活动性内出血；近期（14 天内）自发性颅内出血。

溶栓的相对禁忌证有：①2 周内的大手术、分娩、器官活检或不能通过压迫来达到止血目的的血管穿刺；②2 个月内的缺血性卒中；③10 天内的胃肠道出血；④15 天内的严重创伤；⑤1 个月内的神经外科或眼科手术；⑥难于控制的重度高血压（收缩压>180mmHg，舒张压>110mmHg）；⑦近期曾行心肺复苏；⑧血小板计数<100×10^9/L；⑨妊娠；⑩细菌性心内膜炎及其他如严重肝肾功能不全、糖尿病出血性视网膜病变、出血性疾病等。

（4）恢复患肢血供：发病后及时有效地恢复患肢血供是挽救肢体最重要的因素，缺血 4～6 小时后缺血肢体远端的肌肉和神经组织可能发生不可逆的损伤甚至坏死。恢复急性下肢缺血患肢血供的治疗方法根据病变的危险程度分级、病变的解剖位置、发病时间、病变类型（栓塞还是血栓形成）、患者相关的危险因素（全身情况）、手术相关的危险因素（并发症如局麻下取栓还是全麻下动脉旁路）、是否有溶栓禁忌等选择。Rutherford Ⅰ、Ⅱa 级首先行抗凝或经导管溶栓。在患者充分准备且其他并发疾病控制较好的情况下，可选择性的行动脉造影等影像学评估及血管重建。对于严重缺血的患者（Rutherford Ⅱb）需要立即行动脉造影和外科血管重建（包括导管取栓及对于原有的动脉病变行旁路手术或介入治疗）以防止病情进展为不可逆性缺血或肢体坏死。

2. 血管腔内技术　腔内治疗是近年来急性下肢缺血患者救治的一大进展，主要的方法有导管直接溶栓和经皮穿刺血栓机械清除术。

系统性溶栓药物主要通过静脉内注射途径应用，出血并发症发生率较高，目前多数多采用导管直接溶栓（catheter-directed thrombolysis，CDT），使溶栓药物集中进入血栓部位，可降低全身血药浓度及溶栓药物的总剂量，减少出血并发症的发生。直接导管溶栓已经成为一项常用的治疗急性下肢缺血的技术。三项较大规模的前瞻性研究对导管直接动脉内溶栓与手术重建治疗急性下肢缺血进行比较，结果显示如果肢体缺血未达到不可逆性损害的程度，导管直接溶栓治疗可作为急性下肢缺血较合适的初始治疗，其截肢率和死亡率均低于外科手术重建的患者，见表 99-2-4。2000 年 TASC 指南中对于急性下肢缺血患者不建议应用大剂量系统性溶栓而采用导管直接溶栓治疗。

表 99-2-4　导管直接溶栓（CDT）与手术重建治疗急性下肢缺血的比较

试验名称	随访时间	直接导管溶栓（CDT）			外科手术重建		
		患者	救肢率	死亡率	患者	救肢率	死亡率
Rochester	12 个月	57	82%	16%	57	82%	42%
STILE	6 个月	246	88.2%	6.5%	141	89.4%	8.5%
TOPAS	12 个月	144	82.7%	13.3%	54	81.1%	15.7%

经皮穿刺血栓机械清除术可用于严重缺血的紧急干预治疗，近年来一些血栓机械清除设备可提高动脉复通的机会，如激光、超声消融、旋切装置等。经皮穿刺血栓机械清除血栓的有效性主要取决于血栓的新鲜程度，对于新鲜血栓的效果优于陈旧血栓。

导管直接溶栓与血栓机械清除相结合，再加上支架成形等腔内治疗方法，对下肢动脉缺血患者可取得既有效又微创的结果。

3. 急性下肢缺血的外科手术治疗　有严重急性缺血表现者如感觉丧失、皮肤失去正常颜色、皮温明显减低及中度肌肉僵硬等即Ⅱb、Ⅲ期急性下肢缺血者需立即手术治疗，早期诊断、早期手术对于恢复缺血肢体灌注有显著效果。球囊介导的取栓术相对简单，适用于非动脉硬化性肢体栓塞。对于动脉硬化狭窄病变基础上的血栓形成，治疗上除了处理急性缺血问题，还必须处理基础病变（狭窄或闭塞）以防止术后再次血栓，根据病变特点决定手术方式，对于短段、局限的狭窄性病变可采用腔内技术治疗，对于长段闭塞，旁路手术是最好的治疗手段。当缺血已不可逆，出现皮肤发绀及花斑、小腿肌肉持续性僵硬，肢体末梢感觉运动功能完全丧失时，应选择一期截肢手术。

严重急性下肢缺血的患者因大多合并严重心肺脑基础疾病，且急诊手术不能做好充分术前准备，因此围术期心肌梗死、心律失常及肺部感染等并发症发生率及病死率较高。Blaisdell 等曾报道 3000 例急性下肢缺血患者行手术治疗，围术期病死率高达 30%。伤口感染、延期愈合甚至不愈合等并发在这些患者中较常见，尽管手术可成功救肢，但手术并发症仍常常使患者感到不满意。

4. 急性下肢缺血的预防　降低血脂，控制血压，改善血液高凝状态，戒烟，适当运动，控制和处理动脉硬化性闭塞症的高危因素，存在心脏内血栓的患者进行积极抗凝，对防治急性缺血的发生有积极的预防作用。适当使用抗凝药物和抗血小板聚集的药物如阿司匹林、前列腺素等，低分子右旋糖酐能降低血黏度，抗血小板聚集，在防止血栓繁衍和改善微循环中有一定的作用。对于血管造影显示病变部位存在局限性短段血管狭窄，可选择经皮腔内血管成形术（PTA）或内膜剥脱术改善血供。

（六）总结　急性下肢缺血是因突发血管本身闭塞或旁路术后闭塞导致远端肢体低灌注。严重的缺血将进展为坏死或肢体缺失，病情的发展速度依赖此前侧支循环的建立程度。截肢率、并发症发生率及病死率较高，改善病情预后的关键在于快速诊断，尽早恢复有效的灌注，去除引发阻塞的"罪犯"血管的病变，合理应用抗凝药物以及防治并发症。恢复缺血肢体灌注主要有抗凝治疗、溶栓治疗、外科血管重建手术、腔内技术等治疗方法。

二、慢性重症下肢缺血（chronic critical limb ischemia）

（一）概述　下肢缺血多由动脉硬化导致，是血管外科的常见病。多数患者以间歇性跛行为首发症状和主要表现，但仍有少部分患者发展为重症下肢缺血。据统计，5 年内约有 70%～80% 的患者处于跛行阶段，10%～20% 可能加重至重度跛行，有 5%～10% 的患者逐渐发展为以静息痛或溃疡等为主要症状的重症下肢缺血（CLI）。一旦发展为重症缺血，如不予治疗 6 个月内将导致主要肢体截肢。重症下肢缺血的患者，通常为全身一般情况较差或合并有全身多系统、多器官疾病的高龄患者。这类患者的特点是临床症状重，接受常规外科手术治疗的风险大，预后往往较差。因此，制定合理有效的治疗策略显得至关重要。

（二）定义　最近欧洲协会对于重症下肢缺血的定义为，持续或反复发作的需要应用麻醉药物才能缓解的缺血性静息痛，持续时间至少 2 周，且踝动脉收缩压 ≤ 50mmHg 和（或）趾动脉收缩压 ≤ 30mmHg；或足/趾溃疡或坏疽同时踝动脉收缩压 ≤ 50mmHg 或趾动脉收缩压 ≤ 30mmHg。Wolfe 及 Wyatt 基于对截肢风险的评估进一步将 CLI 区分为重症缺血及亚重症缺血两类。亚重症缺血是指，静息痛及踝动脉收缩压 > 40mmHg 的患者，而重症缺血包括静息痛、组织缺失和（或）踝动脉收缩压 < 40mmHg。

据统计，经保守治疗 1 年后，亚重症缺血的主要肢体截肢率为 73%，而重症缺血为 95%。根据下肢缺血的 Fontaine 临床分期及 Rutherford 临床分级分期，CLI 大致属于 Fontaine Ⅲ、Ⅳ 期及 Rutherford 4～6 期，见表 99-2-5。

表 99-2-5　下肢缺血的分级分期

Fontaine 分期		Rutherford 分级分期	
分期临床表现		分级分期临床表现	
Ⅰ	无症状	0	0 无症状
Ⅱa	轻度间歇性跛行	Ⅰ1	轻度间歇性跛行
Ⅱb	中度至重度间歇性跛行	Ⅰ2	中度间歇性跛行
		Ⅰ3	重度间歇性跛行
		Ⅱ4	缺血性静息痛
Ⅲ	缺血性静息痛	Ⅲ5	较小的组织缺失
Ⅳ	溃疡或坏疽	Ⅲ6	较大的组织缺失

（三）临床评估

1. 危险因素　慢性重症下肢缺血多数是由动脉硬化引起，是动脉闭塞性疾病的最终结果。除此之外，其他危险因素还包括高血压、高脂血症、吸烟及糖尿病，少数慢性重症下肢缺血也可由于 Buerger's 病及其他形式的动脉炎引起。

糖尿病是引起下肢缺血重要的危险因素，且通常合并严重外周动脉疾病。糖尿病患者得动脉硬化发生年龄较早，病情进展较快。同时，糖尿病患者动脉硬化更多的影响远端血管如股深动脉、腘动脉及胫动脉，而主髂动脉较少受累。这些远端病变难以施行血管重建。远端动脉硬化合并糖尿病神经病变的患者，截肢率明显高于非糖尿病患者。

2. 临床表现

（1）一般表现：慢性重症下肢缺血常出现小腿肌肉萎缩、足趾汗毛稀疏或脱落、趾甲由于生长缓慢而逐渐增厚等临床表现。如病情进展可出现皮肤及其附属物萎缩，皮下组织萎缩导致肢体变得光亮、脱屑、甚至"骨骼化"。此类患者习惯于下肢下垂的体位以减轻疼痛，可导致足踝部水肿而掩盖上述症状。如病情较重和病程较长的患者，皮肤颜色可极度苍白或发绀，足部下垂时可由于毛细血管前、后血管慢性扩张导致皮肤颜色潮红。此时局部给予轻微加压或抬高下肢可诱发颜色变为苍白。

（2）静息痛：CLI 疼痛主要表现为足部静息疼痛（糖尿病患者除外，由于其浅痛觉可能已经减退而可能只能感受到深部缺血性疼痛，例如，跛行时腓肠肌疼痛，缺血性静息痛）。绝大多数患者足部疼痛剧烈难以忍受，活动足部可以减轻疼痛，但有时需要应用阿片类药物止痛。缺血、组织缺失、缺血性神经病变均可引起疼痛，灌注压的降低可诱发或加重疼痛。绝大部分患者的行走能力明显减退或不能行走。

典型的缺血性静息痛大部分在夜间发生（此时下肢不再处于下垂位置），但重症缺血患者的疼痛可以是夜以继目的。疼痛多发生于足部的末梢部分，或者是出现了缺血性溃疡或坏疽的脚趾。疼痛引起睡眠质量差，可导致多数患者的生理状况和精神状况急剧下降。患者常在夜间疼醒，而且疼痛促使他们揉搓脚部或者下床行走。采取下肢下垂的姿势后，疼痛可以得到部分缓解；相反，抬高下肢或者寒冷则会使疼痛加重。位缓解疼痛，患者常在睡觉时将缺血下肢悬在床边，或者卧在躺椅上睡，这又导致踝部或足部水肿。

（3）溃疡和坏疽：CLI 患者也可表现为缺血性溃疡或坏疽。部分患者可由静息痛发展为组织缺损。另一些糖尿病性神经病变的患者，可直接以神经-缺血性溃疡或坏疽为最初表现。

溃疡通常位于趾尖、足跟或其他因受压而使灌注量减低的局部，通常位于足趾内侧面，相邻足趾可同时受累（kissing 溃疡）。溃疡常由微小的局部创面发展而来。局部加压（不适合的鞋子）或局部加温（提高代谢所需）是诱发溃疡或坏疽形成的重要初始因素。如果不发生感染，坏死的组织逐渐形成焦痂、挛缩，最终枯干。一部分患者最终可以形成自发性截肢，如溃疡并发感染进而向上蔓延，可导致蜂窝织炎或淋巴管炎。值得注意的是，合并糖尿病的下肢缺血患者常伴发周围神经病变，其感觉反馈受到破坏，故即使缺血进展在静息状态下也不易察觉。因此，合并糖尿病的重症无症状下肢缺血的患者，可能会因某种诱因很快形成缺血性溃疡，甚至进一步威胁到肢体的存活。

3. 诊断与鉴别诊断

（1）诊断：对于 CLI 患者的诊断应包括：①支持诊断的证据；②病变的部位及相对严重程度；③对血流动力学进行评估以决定是否需手术治疗；④评估手术风险及手术方案；⑤动脉硬化危险因素的评估；⑥其他受累系统的评估，如冠状动脉及脑血管等。对于重症下肢缺血患者评估所需的证据见表99-2-6。

表 99-2-6　重症下肢缺血患者评估所需的证据

- 病史及体检，包括冠状脉及脑血管情况
- 血常规及生化检查：血细胞计数、血小板数量、空腹血糖、糖化血红蛋白（HBA$_1$C）、空腹血脂情况以及尿液分析（尿糖及尿蛋白）
- 静息心电图
- 踝动脉压或趾动脉压及其他评估缺血程度的客观检查指标，如肢体阶段测压（SLPs）、阶段体积描记法（PVRs）、多普勒容计曲线描记（VWF）、经皮氧分压（TCPO$_2$）、放射性核素显像等
- 考虑行腔内治疗或手术治疗的患者应行下肢动脉影像学检查（CTA/MRA/动脉造影）
- 有颈动脉狭窄高危因素的患者（有脑缺血症状或近期因有卒中风险行颈动脉重建）应行颈动脉彩超检查
- 对于有冠脉缺血症状的患者应行详细的冠脉方面评估

（2）鉴别诊断

1）静息痛的鉴别诊断

A. 糖尿病性感觉神经病变：CLI 的足部静息痛需要与糖尿病性感觉神经病变引起的疼痛相鉴别。糖尿病性神经病变常引起感觉减退，但少部分糖尿病患者可以引起剧烈地、难以忍受的足部疼痛。其性状常被描述为烧灼样、刺激性疼痛，常在夜间加重；当疼痛并不是很弥散时，很难将其与不典型的缺血性静息痛区别开。这种疼痛见于糖尿病性神经病变的相对早期（"神经炎"期），常发生在临床可识别糖尿病性神经病变之前。与缺血性静息痛相区别的是，糖尿病性神经病变的疼痛在双侧下肢对称分布，皮肤感觉过敏，足下垂位时疼痛不缓解。患者还具有其他糖尿病性神经病变的特点，例如震动觉减弱，反射减弱等。

B. 复杂性区域疼痛综合征：复杂性区域疼痛综合征（以前称为灼性神经痛或反射性交感神经功能障碍）患者常因下肢疼痛到血管科就诊，需要与 CLI 的足部静息痛相鉴别。复杂性区域疼痛综合征往往是由于血管重建延迟，外周神经的不可逆性缺血性损伤所致。因此，也可被归为手术后的并发症，亦可罕见于腰交感神经切除术后。但一般情况下，该病患者下肢循环血流量是正常的［ABI，趾-肱指数（TBI）正常］。

C. 神经根压迫：许多脊柱病变可以引起神经根压迫，导致持续性疼痛，需要与 CLI 的足部静息痛相鉴别。神经根压迫疼痛的典型的表现是与腰痛相联系，同时疼痛分布于腰骶神经丛皮肤区。

D. 非糖尿病性外周感觉神经病变：任何可引起感觉神经病变的情况都可以产生可与缺血性静息痛相类似的足部疼痛。维生素 B$_{12}$ 缺乏或者脊髓空洞症均可引起非糖尿病性外周感觉神经病。极少部分麻风患者也可出现神经源性溃疡。酒精过量、毒素和一些常用的药物（例如一些肿瘤化疗药物）在偶尔情况下也可以导致外周神经损伤，引起足部疼痛。

E. Buerger 病（血栓栓塞性脉管炎）：Buerger 病也可表现为足趾或足部的静息痛，需与 CLI 足部疼痛相鉴别。该病通常见于青年吸烟者，但不仅限于男性患者。其病理生理是由累及动静脉的阻塞性、炎性血管反应引起的远端肢体缺血。

F. 其他：其他可以引起足部疼痛的情况包括局部炎性疾病，例如：痛风，类风湿关节炎，趾神经瘤，跗管神经压迫或跖筋膜炎，都需要于 CLI 引起的足部疼痛相鉴别。

2）溃疡的鉴别诊断：静脉性溃疡、糖尿病神经病变性溃疡、血管炎及胶原病引起的溃疡、Buerger's 病等均需要与缺血性溃疡鉴别，具体鉴别方法见表99-2-7。

CLI 溃疡还需和糖尿病足溃疡相鉴别。缺血并不是促使糖尿病足溃疡病变发展的唯一的主要因素。糖尿病足溃疡可以分为三大类：缺血性、神经源性-缺血性和神经源性。典型的神经源性溃疡和缺血性溃疡的表现详见表99-2-8。

表 99-2-7　足部和腿部溃疡的鉴别诊断

起源	病因	位置	疼痛	表现	重建手术的作用
动脉	严重 PAD、Buerger 病	趾、足、踝	严重	锐痛、苍白、干燥	重要
静脉	静脉瓣膜功能不全	踝,尤其是胫骨内上髁	轻度	无规律、潮红	无
合并动、静脉	静脉瓣膜功能不全+PAD	通常踝部	轻度	无规律、潮红	如不愈合有效
皮肤感染	系统性疾病、栓塞	小腿中下部、踝	严重	小,通常多个	无
神经病变	糖尿病、维生素缺乏等引起的神经病变	畸形相关的足、跖表面（承重部位）	无	围绕硬结,通常很深、感染性	无
神经-缺血性	糖尿病神经病变+缺血	动脉引起的缺血、神经-缺血部位	因神经病变而减轻	和动脉性相似	和动脉性相似

表 99-2-8　神经源性溃疡和缺血性溃疡的症状和体征对比

神经源性溃疡	缺血性溃疡
无痛性	疼痛
脉搏正常	脉搏消失
发生部位规律、典型	无规律
无针刺反应	有针刺反应
位置通常在跖部、足表面	位置通常在趾、无毛的部位
硬结	无硬结或不常见
感觉、反射丧失,伴有振动	各种感觉表现
血流增加（动-静脉分流）	血流减少
静脉扩张	静脉塌陷
足干燥、温暖	足冰凉
骨骼畸形	无骨骼畸形
潮红	苍白、发绀

尽管大部分糖尿病性溃疡是神经源性的,但缺血在所有溃疡形成过程中都起到不可忽视的作用。对于所有足部溃疡的患者,必须在初次就诊时即对其血管状况做出客观评估,并进行随访;这些评估应包括病史（跛行）、脉搏及踝肱指数等。糖尿病患者远端动脉的钙化程度与临床表现相对不符,其踝肱指数可以在正常范围内。由于踝肱指数正常可能导致评估错误,因此,测定足趾压力和经皮氧张力就显得尤其重要。

（四）治疗策略

1. 整体策略　治疗 CLI 的主要目标为减轻缺血性疼痛、治愈缺血（神经性）溃疡、预防肢体缺失、提高患者的生活质量及延长寿命。多数患者需行血管重建治疗。其他治疗还包括通过药物控制疼痛和缺血肢体的感染、预防全身动脉粥样硬化以及防治心脑血管并发症。对于伴有严重合并症的 CLI 患者或预期重建手术成功率极低的患者,一期截肢将是最适当的治疗方案。

2. ICU 治疗与处理

（1）控制危险因素控制及并发症处理:由于 CLI 患者并发心肌梗死和脑卒中等并发症的风险较高,除了戒烟、控制血压、血糖及降脂等一般治疗外,一旦患者发生心、脑血管并发症,则可能进入 ICU 进行治疗。除了应用阿司匹林等药物行抗血小板治疗以降低心肌梗死、脑梗死及外周血管疾病的病死率外,应注意改善患者的心肺功能,通过提高心输出量,以期增加缺血肢体的灌注。此外,也可考虑应用抗凝、扩血管药物及前列腺素制剂等。

（2）疼痛控制:对于 CLI 患者,必需有效控制疼痛。恢复缺血肢体再灌注是缓解疼痛是最理想的方法。但对于部分合并有心、脑血管疾病而不能立即行血管重建手术患者,以及不选择行重建手术患者,可以使用镇痛药物缓解疼痛。可选择的药物包括对乙酰氨基酚或非甾体类抗炎药,阿片类镇痛药物等。但对于合并有心、脑血管疾病以及多脏器功能不全的危重患者,应慎用非甾体类抗炎药。对于合并抑郁症的 CLI 患者,联合应用抗抑郁药可以减轻疼痛。

（3）溃疡的治疗:缺血性溃疡的治疗需联合多学科综合治疗,具体治疗原则如下:

A. 灌注的恢复:对于足部缺血性溃疡的最根本的治疗方法是尽可能增加足部血流灌注。选择重建手术之前应充分评估术后足部灌注增加的可能性。如经保守的药物及抗感染治疗、充分减压和加强局部护理后溃疡仍未愈合,且影像学上有血管重建的条件时应考虑重建手术。但对于有心、脑血管合并症及存在多脏器功能衰竭的危重患者,应充分评估手术的风险及可能带来的益处。

B. 局部溃疡的护理和减压:部分危重的 CLI 患者并不具备立即行血管重建手术的条件,此类患者应特别注意局部溃疡的护理。应去除溃疡面坏死/纤维变性的组织、保持伤口局部湿润以及清除感染等,并避免压迫溃疡局部。

C. 感染的治疗:感染是缺血性溃疡的严重并发症,需尽快确诊及治疗。对于存在合并症的危重 CLI 患者,除了合并溃疡局部感染外往往存在全身性感染。伴有糖尿病的严重足部感染通常是混合 G^+、G^- 细菌及厌氧菌的多重感染。在尽快留取细菌培养后,应采用经验性抗感染治疗,往往需应用广谱抗生素,获得细菌培养及药敏结果后可改为目标性抗感染治疗。对于深部感染通常需要对坏死组织进行清创。

D. 糖尿病的控制和合并症的治疗：对于合并有糖尿病的CLI患者，应该将血糖控制在理想范围。糖尿病患者合并神经-缺血性足部溃疡通常健康状况很差。各种影响创口愈合的不利因素如心力衰竭或营养不良应给予及时的评估及治疗。

3. 手术治疗　CLI的外科治疗应以重视全身情况、减小手术创伤、尽量解决或部分解决主要病痛为原则，避免扩大手术带来的严重的危及生命的并发症。同时，要高度重视围术期的全身支持治疗，尤其要重视预防心脑血管并发症及保护重要脏器的功能。

（1）术前评估：对于所有CLI患者均需进行详细的术前评估。CLI患者并发冠心病（CAD）的发生率较高，并因此导致5年存活率明显降低。对于所有CLI患者，均应考虑到有无并发CAD的风险。对于合并CAD的患者，围术期处理应特别重视控制血压、给予抗心绞痛药物及纠正慢性心功能不全，在无明显禁忌证的情况下，可给予β受体阻滞剂。对于频发的不稳定性心绞痛、近期心梗、控制不佳的慢性心功能不全或心律失常应延期手术。对于高危患者，围术期可进入ICU进行监护治疗。此外，术前需要对病变范围、解剖部位及流入和流出道情况进行充分评估。大多数患者术前应行血管影像学检查。详尽的术前评估有助于选择合适的治疗或手术策略。

（2）手术策略

A. 腔内微创技术结合外科手术的治疗策略：自1964年Dotter和Judkins首先提出腔内血管成形术以来，至20世纪80年代中期，随着导管材料和血管内支架等产品设计的进步，血管腔内微创介入治疗技术已得到迅速发展。

广泛多节段动脉硬化闭塞症传统治疗方法是经腹主、髂动脉至单侧或双侧股、腘动脉系列旁路术，虽然远期通畅率较高，但是创伤大，并发症高，尤其对于高龄或伴有严重心脑血管疾病的高危患者，手术危险性很大。随着血管腔内介入治疗技术的进步，腔内治疗与外科手术相结合已成为新的研究发展方向。

近年来，已有更多的学者采用术中主、髂动脉腔内成形术（球囊扩张和支架植入）重建近端流入道血流和同时结合远端股-腘动脉旁路术建立流出道血流的方法，对广泛多节段动脉硬化闭塞症的治疗取得了较满意的临床效果。因此，采用术中髂动脉微创介入治疗和远端肢体动脉重建相结合的方法，即可以同时建立流入道和流出道血流，提高重建血管的通畅率，也可以避免传统经腹部手术的巨大创伤和开腹手术引起的并发症，尤其对老年和高危病例提供了治疗机遇。

B. 重建股深动脉血流的治疗策略：当股、腘动脉闭塞时，股深动脉是维持肢体血供的重要侧支。股深动脉近端闭塞或股腘动脉病变同时累及股深动脉时，恢复股深动脉供血可通过膝关节周围血管网的侧支循环提高肢体远端血流灌注压力。

对于高危病例或病变广泛、远端血管条件差时，股-腘动脉旁路术的危险性和手术难度均较大。远端流出道条件差常是导致股-腘动脉旁路术失败的主要原因。而且续贯式系列旁路手术创伤大，手术时间长，不适于高危患者。因此对于高危病例的髂、股动脉多节段病变，可以采取重建股深动脉血流的治疗策略。股深动脉硬化闭塞的特点是病变多累及股深动脉开口或仅达到第一分支，病变相对局限，可以在局麻下行股深动脉内膜剥脱或补片血管成形术。

C. 糖尿病足的外科治疗：糖尿病合并动脉硬化的患者，除了可存在髂、股动脉等大中血管狭窄或闭塞外，常常累及远端膝下动脉如胫、腓动脉，是导致糖尿病足溃疡长期不愈合的原因。因此对于此类患者除了解决近端流入道病变外，重建远端动脉血流至关重要。

对于膝下动脉病变的治疗一直是血管外科医生所面临的临床难题。以往主要以膝下自体大隐静脉倒转或原位移植为主，但远期通畅率和救肢率并不理想，而且创伤较大。近年来，用于血管腔内治疗的球囊和支架都有了很大进步，如意大利生产的一种特殊长球囊（Amphirion Deep Balloon, Invatec）用于临床治疗糖尿病足膝下动脉狭窄取得了较好的临床效果。Faglia等对221例糖尿病足部溃疡患者进行的一项多中心的前瞻性临床研究显示，PTA能够促进足部动脉重建及侧支循环的建立，降低截肢平面，并可重复操作，并发症少，推荐PTA应作为糖尿病膝下动脉狭窄的首选治疗方法。对于糖尿病足膝下血管病变的球囊扩张治疗，可以迅速改善肢体血供，为患足溃疡和截趾伤口的愈合赢得了时间，球囊扩张后的再狭窄是一个逐渐的过程，随着再狭窄的逐渐形成，肢体的侧支循环也随之逐渐代偿建立，这正是球囊扩张治疗的临床意义和价值，是救肢率远大于血管通畅率的关键点。球囊扩张具有可重复性，对于再狭窄的病变可以再次扩张，有助于提高缺血肢体的救肢率，是治疗糖尿病足安全有效的方法。

D. 截肢术：可增加CLI肢体缺失风险的因素见表99-2-9。

表99-2-9　可增加CLI肢体缺失风险的因素

减少微血管床血流的因素
- 糖尿病
- 严重肾衰竭
- 严重心输出量减低（严重心力衰竭或休克）
- 血管痉挛性疾病或伴随症状（如Raynaud现象、持续暴露在寒冷环境下）
- 吸烟

增加微血管床血液需求量的因素
- 感染（如蜂窝织炎、骨髓炎）
- 皮肤破损或创伤

当CLI患者患肢出现危及生命的严重感染、静息痛不能控制或广泛的足部坏死时可考虑截肢。尤其是在长期治疗后患肢预期救治机会仍较低的情况下，截肢可以使患者较快恢复其生活质量。

截肢的目标是截肢平面尽可能远而同时获得一期愈

合,保留膝关节和足够长的胫骨可以允许安装轻型假肢以减少行走时的能耗,同时还能使老人和虚弱的患者能独立行走。因此,截肢选择的平面应为预期能愈合的最低平面。在截肢前可根据情况解决近端血管狭窄性病变,以便使截肢后残端快速愈合并降低截肢平面。

(五)预后　一般而言,CLI 的预后要比间歇性跛行患者差。CLI 的预后可能有肢体缺失、致命性或非致命性血管事件、心肌梗死和卒中。有研究表明,对于不适合进行血管重建的 CLI 患者发病 1 年后,大约仅有 50% 的患者存活且没有行截肢,但其中一部分仍存在静息痛、坏疽或溃疡。大约 25% 患者死亡,25% 患者需进行肢体大部分截肢术。需对重视对 CLI 患者心血管高危因素的防治,可服用抗血小板药物。对于 CLI 患者而言,大部分治疗措施只是姑息性的,血管重建或截肢可能是重要的选择。

(六)总结　大多数 CLI 患者的动脉粥样硬化呈进展性趋势,因此,CLI 患者的总体预后较差,特别是出现了心、脑血管合并症的危重 CLI 患者。成功的血管重建手术可以在一定时期内减轻疼痛和提高生活质量,截肢也是一种缓解疼痛的治疗方法,但会导致预期寿命降低。药物治疗可能有助于以减少心、脑血管并发症的危险性。基因治疗也可能有一定前景,利用裸质粒 DNA 编码 phVEGF165 肌肉内基因转移已经在前期试验中收到一定疗效,但一些试验仍显示阴性结果。除 VEGF 外,FGF、血管生成素外其他生长因子用于 CLI 的治疗也正在研究中。肌肉内注射自体骨髓单核细胞来刺激血管生成的前期试验也显现出一定的治疗前景。但目前,大多数试验还处于 1 期和 2 期阶段,基因治疗对于下肢缺血的有效性目前仍需进一步证实。

(刘昌伟)

第三节　急性主动脉综合征

伴随社会人口老龄化的进展,主动脉疾病的患病率逐年上升,而随着影像学诊断方法的进步与普及以及腔内治疗的发展,主动脉疾病的诊治水平也得到迅速发展。现代观念认为急性主动脉综合征(acute aortic syndrome, AAS)又称为急性胸痛综合征(acute chest pain syndrome)包括一组有相似临床症状的异质性疾病:主动脉夹层分离(aortic dissection, AD)、主动脉壁间血肿(intramural aortic hematoma, IMH)和穿透性主动脉溃疡(penetrating athero-sclerotic aortic ulcer, PAU)是一组起病急骤、后果严重,围术期并发症率、死亡率高的血管疾病。其中主动脉夹层(aortic dissection)具有极高病死率,90% 具有高血压。病情异常凶险,如未予积极处理,在最初 48 小时内,每小时病死率增加 1%,1 周内病死率达 70%,约有 90% 的患者在发病后的 3 个月内死亡。

一、AAS 流行病学

AAS 发生率取决于遗传疾病类型,二叶主动脉瓣患者

A 型和 B 型主动脉夹层发病率分别为 2%~9% 和 3%;近 1% 主动脉缩窄患者、70% 马方综合征患者及 32% Loeys-Dietz 综合征患者出现胸主动脉夹层;Turner 综合征患者胸主动脉夹层发病率并不确切。与 AAS 有关的遗传性综合征包括马方综合征(FBN1 基因突变)、血管型 Ehlers-Danlos 综合征(COL3A1 基因突变)、Loeys-Dietz 综合征(TGFBR1 或 TGFBR2 基因突变)和 Turner 综合征等,其他突变基因还包括 MYH11 和 ACTA2 等。

其中主动脉夹层年发病率约(5~30)/1 000 000。仅有 0.5% 的患者因胸背部疼痛就诊于急诊。其中男性约占 2/3,75% 的主动脉夹层发病年龄在 40~70 岁,平均发病年龄为 65 岁。其中近端夹层通常发生于 50~55 岁,远端夹层发生在 60~70 岁。

二、AAS 的危险因素

高血压是最常见的危险因素,大约 72% 以上的患者有系统性高血压病史。其他危险因素包括动脉硬化、高胆固醇血症、吸烟、特殊的遗传性疾病如马方综合征、Ehlers-Danlos 综合征、突发的减速伤及医源性因素如介入手术或心胸手术。对于老年患者主动脉夹层发生多与高血压、动脉硬化相关。而年轻的主动脉夹层患者(<40 岁)的病因有所不同,最为重要的危险因素为马方综合征和其他结缔组织疾病。

主动脉夹层的常见危险因素如下:高血压、动脉硬化疾病、心脏手术病史、主动脉瘤、胶原病(如马方综合征、Ehlers-Danlos 综合征)、二叶主动脉瓣(BAV)、主动脉缩窄、Turner 综合征、紧张作业、大血管动脉炎(巨细胞动脉炎、大动脉炎、梅毒动脉炎)、摄入可卡因或麻黄碱;妊娠末 3 个月内;胸部钝挫伤或高速减速伤;医源性损伤(如主动脉内插管)。

三、病 理 生 理

随着年龄增加主动脉中膜退行性改变是一种正常的生理过程,但如患者存在主动脉瓣病变、特纳综合征、动脉炎性疾病或遗传性胶原病等则加速这一过程。主动脉腔内血流剪切力是由心脏收缩时单位时间内快速增加的腔内压力(dP/dt)造成的。主动脉横跨心脏走行,左心室收缩产生的多余一部分动能作为潜在的能量储存在主动脉壁,在心脏舒张时将能量释放推动血液顺行流动以维持心输出量。这种作为一种储备力量的潜在能量也提高了主动脉壁的剪切力。

主动脉夹层的发生多数是在主动脉中层病变的基础上产生的。主动脉腔内增加的血流剪切力导致内膜破裂,在高压血流冲击力的作用下引发主动脉壁内膜和中外层分离,并向近远端播散,形成双腔主动脉(double-barrel)。血液可以流动于真、假腔或在两者内同时流动。形成的假腔远端可与真腔连通,使真腔受压有所缓解,这便是远侧开窗术有效的原因。由于升主动脉和降主动脉转折最明显处受血流冲击最大,主动脉压力波动亦较大,因此发生

夹层的概率较高。假腔逐渐膨大造成主动脉瘤样扩张,也可继发血栓引发血肿,当上述情况发生于分支血管如肾动脉、腹腔干、肠系膜动脉、髂动脉或股动脉时管腔狭窄、血流受阻,加之血液分流入假腔时,循环血量减少,心输出量也随之减少,最终导致多器官功能衰竭。分流血液可以逆向流动,延伸到心包引起心脏压塞。夹层直接累及心包或主动脉瓣是夹层导致死亡的主要原因。经过一定时间后夹层可直接横行穿破动脉壁全层导致主动脉破裂及大出血。急性主动脉夹层是指发病2周内形成的夹层,这也是病死率最高的时间段。

四、AAS 分型

AAS 一般分为主动脉夹层分离(aortic dissection, AD)、主动脉壁间血肿(intramural aortic hematoma, IMH)和穿透性主动脉溃疡(penetrating atherosclerotic aortic ulcer, PAU),其解剖病变示意图见文末彩图 99-3-1。值得注意的是,IMH 和 PAU 的临床特征与急性主动脉夹层相似,这三者之间存在重叠,其中一种病理状态可进展至另外一种,例如 PAU 可作为主动脉夹层的起始位置,主动脉夹层可能出现 IMH 等。

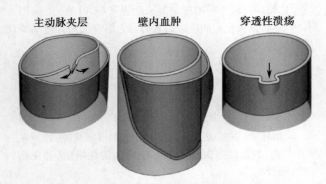

主动脉夹层　　　　壁内血肿　　　　穿透性溃疡

图 99-3-1　AAS 三种类型病变解剖示意图

五、AAS-主动脉夹层

(一) 主动脉夹层分型　　主动脉夹层按发病时间在2周内还是超过2周分为急性和慢性夹层。按解剖部位可分为近端夹层(累及主动脉根部或升主动脉)及远端夹层(左锁骨下动脉以下部位)。Stanford 及 DeBakey 分型系统最为常用(表 99-3-1)。但有些特殊类型的主动脉夹层未能在 Stanford 及 DeBakey 分型系统中描述。如主动脉壁内血肿(IMH)、穿透性粥样溃疡(PAUs)。IMH 是由于主动脉壁内血管破裂出血引起,而无明确内膜破口。PAU 是主动脉壁的局限性病变周围有血肿包绕,但无组织层次间的纵向撕裂,是动脉硬化性病变进展的表现。在病理生理上,IMH、PAU 有别于经典的夹层,因此被定义为夹层仍存在争议。鉴于 IMH 及 PAU 也可发展为主动脉瘤样病变、主动脉夹层或主动脉破裂,本质上与这类疾病的谱系在广义上有一定交错,也有学者将 IMH、PAU 也被归为主动脉夹层。

表 99-3-1　主动脉夹层的分型

DeBakey	Ⅰ型:累及升主动脉,主动脉弓及降主动脉
	Ⅱ型:仅累及升主动脉
	Ⅲ型:累及锁骨下动脉远端的降主动脉
Stanford	A 型:累及升主动脉及降主动脉
	B 型:累及左锁骨下动脉远端的降主动脉
欧洲心脏学协会分型(The European Society of Cardiology Task Force on Aortic Dissection)	1 型:真假腔间有内膜片存在的经典主动脉夹层
	2 型:壁间血肿或出血无明确内膜片
	3 型:内膜撕裂但无出血及血肿(局限性夹层)
	4 型:主动脉穿透性溃疡
	5 型:医源性或创伤性主动脉夹层(主动脉内插管、减速伤、胸部钝性创伤等所致)

(二) 临床表现　　胸背部或腹部突发剧烈的疼痛为主动脉夹层急性期最常见的症状,约发生于 90% 的患者。疼痛呈撕裂或刀割样,难以忍受。患者表现为烦躁不安,大汗淋漓,是内膜突然撕裂的表现,患者有焦虑、恐惧和濒死感觉,且为持续性,镇痛药物难以缓解。急性期约有 1/3 的患者出现面色苍白,四肢皮肤湿冷,脉搏急弱和呼吸急促等休克现象。

当夹层剥离累及主动脉大的分支或瘤体压迫周围组织时可引起各器官相应的表现。如夹层累及主动脉瓣时,出现主动脉瓣区的舒张期或收缩期杂音,主动脉瓣关闭不全时极易发生急性左心衰竭,出现心率快,呼吸困难等。夹层剥离累及冠状动脉时可引起急性心肌缺血或心肌梗死,夹层剥离破入心包时可迅速发生心脏压塞,导致猝死。发病数小时后可出现周围动脉阻塞现象,可出现颈动脉或肢体动脉搏动强弱不等,严重者可发生肢体缺血坏死。夹层累及主动脉弓部头臂动脉,可引起脑供血不足,甚至于昏迷、偏瘫等。降主动脉的夹层累及肋间动脉可影响脊髓供血引起截瘫。累及腹腔脏器血管则可引起肠坏死、肝供血不足、肝功受损,类急腹症表现或消化道出血、肾率及肾性高血压等(表 99-3-2)。

表 99-3-2　急性主动脉夹层的临床表现

- 低血压及休克
  a. 心包内出血及心脏压塞
  b. 主动脉环舒张引起的急性主动脉功能不全
  c. 主动脉破裂
  d. 酸中毒
  e. 脊髓休克
- 由于冠状动脉口阻塞引起急性心肌缺血/梗死
- 由于心包内出血引起的心包摩擦音
- 晕厥
- 胸膜渗出或血胸
- 夹层累及肾动脉至急性肾衰竭
- 夹层累及腹腔内动脉引起肠系膜缺血
- 神经系统症状
  a. 主动脉弓分支血管闭塞引起脑卒中
  b. 肢体无力
  c. 脊髓缺血引起脊髓损伤
  d. 上交感神经节受压引起 Horner 综合征
  e. 压迫左喉返神经引起声音嘶哑

（三）实验室检查

1. 血生化指标　AAS 患者 D-二聚体水平升高,血浆 D-二聚体<$0.5\mu g/ml$ 排除 AAS 准确性达 93% ~ 98%,但是 D-二聚体升高诊断 AAS 特异性不高,肺栓塞、深静脉血栓、恶性肿瘤和创伤后早期均可出现 D-二聚体升高。另外,IMH 患者 D-二聚体往往正常,因此无法区分心源性、肺源性还是主动脉源性胸痛。累及升主动脉的主动脉夹层可导致心肌缺血,肌钙蛋白诊断心肌缺血敏感性和特异性均很高,因此,肌钙蛋白升高不排除主动脉病变的可能性。

2. 影像学检查

（1）胸片:IRAD 试验显示,纵隔增宽(>8cm)及异常主动脉曲度是主动脉夹层的经典影像学表现,约 50% ~ 60% 的病例存在上述表现。但也有 12% 的患者胸片完全正常。

（2）主动脉造影:尽管以往是诊断主动脉夹层的"金标准",但敏感性和特异性与其他创伤小的检查方法相当或略低于后者,目前已不作为一线影像学检查手段。近年来随着通过经皮主动脉腔内支架植入术来修补远端主动脉夹层的应用,主动脉造影作为一种治疗手段逐渐得到认可和应用。

（3）螺旋 CT 血管造影（CTA）:CTA 已成为诊断主动脉夹层最为常用的手段,在多数医院均可以急诊下完成,几分钟内即可获得影像。敏感性及特异性可达到 100%,并且对于累及到主动脉分支血管的夹层,CTA 敏感性明显高于 MRA 及 TEE。同传统的血管造影一样,CTA 也需应用肾毒性造影剂,较少能看到夹层的入口和出口位置,对于冠脉及主动脉瓣的功能评估也受一定限制。

（4）MRA:MRA 对于胸主动脉夹层的评估是一种较好的非创伤性检查手段。敏感性及特异性较 CTA 高,并且能够较好评估内膜破口及主动脉瓣功能。但 MRA 在许多医院不能急诊完成,并且扫描的时间依赖性较强,需要患者在近 1 小时内保持静止,另外,如患者患有暗室恐惧症或体内植入起搏器等强磁性物质也不能行该检查。

（5）经食管超声（TEE）:敏感性与特异性相当于 CTA 及 MRA,对于胸主动脉及心包影像、主动脉瓣功能可获得较好的评估,同时也可以观察到主动脉内膜破口。TEE 的显著优点在于它的便携性,可以在床旁做出快速诊断。因此,TEE 多用于血流动力学不稳定的主动脉夹层患者的快速诊断。由于主动脉与食管、气管间的解剖学关系,TEE 对于诊断近端夹层较远端夹层更有优势。同时,TEE 在某种程度上也是有创性检查,要求患者保持安静,同时对于检查者的技术与熟练性要求较高。

可见,CTA、MRA 和 TEE 对于主动脉夹层的诊断均有较高的敏感性与特异性。因此,应根据患者情况、病变需要及客观条件及检查者情况做出选择。MRA 被认为是诊断主动脉阶层的金标准,适用于血流动力学稳定的主动脉夹层患者。但由于其影像数据获得的速度较慢,扫描过程中不能接近患者,因此不适合病情不稳定及疼痛持续剧烈的患者。床旁 TEE 对于病情不稳定不适合行 MRA 检查的患者是一种较好的选择,但对于远端病变有效性略低。主动脉弓造影通常是可疑诊断需进一步确诊或显示特殊分支血管的影像学检查手段。近十年来,CT 发展较快,可以进行三维重建,作为非心源性胸痛患者的诊断方法已被广泛接受。对于需要尽快确诊的患者,CTA 通常是首选的检查手段。

3. 生物标志物　研究发现很多新的 AAS 生物标志物,这些标志物与遗传、炎症、凝血和基质重塑等有关,但都未用于常规临床实践中。研究表明,ACE、SMAD3、FBN1、TGFBR1、TGFBR2、COL3A1、MYH11、ACTA2 等基因变异与胸主动脉夹层有关,或可作为预测生物标志物。另外 MMP-3、MMP-8、MMP-9 和 TIMP-1 等调节细胞外基质的酶类及骨桥蛋白、钙调节蛋白和循环平滑肌蛋白等蛋白标志物也正在被进一步评估能否作为 AAS 生物标志物。除了基因层面,胸主动脉夹层也与炎症和凝血途径激活有关。主动脉夹层患者 C 反应蛋白水平升高,但两者间的因果关系尚不明确,IL-6、IL-8、IL-10 和 TNF 等炎症细胞因子也可能成为预测标志物。另外,急性主动脉夹层患者凝血酶-抗凝血酶复合体和可溶性弹性蛋白降解物水平增加。

（四）鉴别诊断　以往对于主动脉夹层的认识不足,相应的检查手段不多,因而确诊率不高,常易与急性心梗等疾病相混淆。随着对心血管疾病认识的加深,对急性夹层的认识水平不断提高,无创性检查技术不断发展,其诊出率逐步提高,使大部分患者得到早期诊断。

对于急性胸背部疼痛的患者,临床表现为联合辅助检查可有效地帮助诊断主动脉夹层:突发的胸部撕裂样疼痛、普通胸片上纵隔增宽或主动脉扩大/移位、双上肢脉搏血压不一致（相差 20mmHg 以上）。当上述三项表现和检查均无时,发生主动脉夹层的可能性仅 7%;如果仅存在胸痛或影像学表现,夹层的可能性为 31% ~ 39%;如同时存在任何两者表现,夹层的可能性达 83% ~ 100%。这种预测手段对于前来急诊就诊的 96% 急性主动脉夹层患者的诊断有效。然而,事先被评估为低危人群中有 4% 的患者最终被诊断为主动脉夹层。即便没有前述的临床证据,当可疑急性主动脉夹层时还是应行确切的影像学检查以确诊。

急性主动脉夹层的鉴别诊断包括急性冠脉综合征、肺栓塞、气胸、肺炎、肌肉骨骼疼痛、急性胆囊炎、食管痉挛或破裂、急性胰腺炎及急性心包炎。急性主动脉夹层很少有无症状的情况,因此,如无突发胸部疼痛则可基本排除主动脉夹层的可能。约 95% 的主动脉夹层患者主述胸背部或腹部疼痛并且患者描述疼痛为"剧痛"或"以往从没有过的剧痛",64% 的患者描述为"刀割样或撕裂样疼痛"。尽管胸背部"撕裂样"疼痛提示主动脉夹层,但无上述症状并不能完全除外此诊断。其他临床症状依据夹层所在部位不同而异,包括脉搏减弱或消失、神经系统症状、低血压、高血压以及终末器官缺血等。女性患者发病年龄较晚、症状表现迟于男性患者。对于急性胸背部疼痛以及无法解释的主动脉功能不全、局限性神经病变、脉搏异常、终末器官功能不全的患者应高度考虑主动脉夹层的诊断。

（五）治疗　主动脉夹层病情异常凶险，预后很差，15 分钟死亡率约 20%，1 年生存率只有 5%，拟诊为主动脉夹层的患者在未经主动脉造影确定诊断之前，即应开始治疗。采取以外科为主的综合性疗法。

1. 非手术处理　主动脉夹层病情异常凶险，进展迅速，需进入 ICU 进行治疗。

（1）一般处理：严密监测心电图、血压、中心静脉压、肺动脉压和尿量。患者应绝对卧床休息，避免突然坐起、转身、翻身等，以免增加心脏和大血管的负担，导致动脉压力升高，引起主动脉夹层破裂。避免咳嗽和呕吐等引起腹内压力增高的因素。保持大小便通畅。无进食禁忌的患者应少食多餐，给予低盐、低脂和易消化的食物，补充充足热量。保持病房安静，减少探视。

（2）镇痛镇静治疗：主动脉夹层的患者病情严重，疼痛剧烈，有濒死感，多伴有焦虑、恐惧等反应，应加强与患者的沟通，适时给予安慰、舒适和疏导，减轻恐惧等心理反应。必要时应用镇静剂，保证充足睡眠。避免不良情绪引起血压波动。

严重胸痛发生于 90% 的主动脉夹层患者。首先应严密观察疼痛的部位、性质及游走性的变化，前胸、颈部、喉部和颏部疼痛多见于 DeBakey Ⅰ 型和 Ⅱ 型患者，背部疼痛多见于 DeBakey Ⅲ 型明显扩展到降主动脉的 DeBakey Ⅰ 型患者。疼痛部位扩大或突发撕裂样疼痛，常是夹层破裂的征象。另外，疼痛的伴随症状可助于判断病变累及的血管范围。伴有头晕和晕厥，可能累及颈动脉；伴有一侧或双侧上肢无脉搏动或缺血时，可能累及锁骨下动脉；伴有腹痛或无尿时，可能累及腹主动脉及其分支或累及肾动脉。瘤体压迫喉返神经可出现声音嘶哑、声带麻痹；压迫气管支气管出现呼吸困难；压迫食管引起吞咽困难。严重胸痛可诱发血压升高，加重主动脉夹层的进展，可适当应用镇痛药物缓解疼痛。

（3）控制血压和心率：高血压是主动脉夹层的重要病因，75% 的患者合并有高血压。应严密监测患者血压的变化，在保证器官灌注前提下尽可能将血压降至最低水平。因此，应给予静滴短效的抗高血压药物。首选硝普钠静脉持续泵入控制血压，治疗目标是将收缩压控制在 100～120mmHg。在降压的同时应静脉应用 β 受体阻滞剂降低心率，其负性肌力及负性频率作用可降低血流对于主动脉腔的剪切力并减小夹层延续及主动脉扩张的可能性。心率控制目标为在 60～75 次/分。尽可能防止单独应用血管扩张药，以防止血压降低后反射性引起心动过速最终增加主动脉腔内剪切力。用药期间根据血压监测调整药物剂量。治疗过程中防止血压过低，血压过低可能引发心室功能衰竭引起近端真腔受压。

（4）抗休克治疗：将近 15%～30% 的急性主动脉夹层的患者可发展为低血压或休克，休克显著增加神经系统缺血缺氧、心肌梗死、肠缺血及下肢缺血的发生。故主动脉夹层合并休克常提示预后不良，合并低血压患者的死亡率是非低血压患者的 5 倍。休克通常是由于急性主动脉瓣功能不全、心脏压塞或心肌缺血、主动脉破裂等原因造成。床旁 TEE 适用于此类患者的评估，可以快速、非创性对于主动脉瓣、心肌收缩功能和心包状况进行评估。对于休克患者需积极给予液体复苏，同时紧急术前准备，以行急诊外科手术。但对于心脏压塞导致休克的患者是否行心包穿刺仍存在争议，一些小样本试验显示心包减压可能加速血液流失进而加速血流动力学紊乱。休克导致的组织灌注减少可继发酸中毒和电解质紊乱，应给予监测和纠正。

2. 手术处理

（1）手术指征：近端夹层通常累及心包、主动脉瓣及主动脉弓分支血管，因此常常需要急诊手术治疗。此类患者在未手术情况下，1、2、7 天病死率分别为 38%、50%、70%。主要死因为主动脉破裂入心包腔。相反，远端夹层通常给予药物治疗，手术治疗仅用于同时合并主动脉瘤样扩张、主动脉破裂风险较大、难治性高血压、顽固性疼痛、内脏器官低灌注及下肢缺血或轻瘫的患者，个别的分支血管闭塞的情况可通过传统动脉支架植入或球囊扩张有效解除。截瘫、下肢缺血、胸腔积液及主动脉直径>4.5cm 为预后较差的主要指征。急诊手术指征为夹层破裂、休克、血流动力学不稳定；内脏、肾脏及脊髓病变、下肢供血不足者也需要立即手术处理。限期手术适用于持续疼痛不缓解、不能控制的高血压及急性主动脉扩张。慢性期选择性手术适用于主动脉直径扩大至 6cm，对于 Marfan 或 Ehlers-Danlos 为 5cm。在严格内科治疗过程中如出现下列情况即应施行外科手术治疗：①主动脉壁剥离病变持续扩大：其主要表现有主动脉壁血肿明显增大，主动脉头臂分支或主动脉瓣呈现杂音和搏动减弱，提示剥离病变累及升主动脉。呈现昏迷、卒中、肢体作痛发冷、尿量减少或无尿提示主动脉主要分支受压或梗阻。②主动脉壁血肿有即将破裂的危险：其主要征象为主动脉造影显示袋状夹层动脉瘤或夹层动脉瘤在数小时内明显增大，胸膜腔或心包膜腔呈现积血；内科治疗未能控制疼痛。③经积极内科药物治疗 4 小时，血压未能降低，疼痛未见减轻。

（2）手术方法：对于 Ⅰ、Ⅱ 型夹层，手术通常在深低温体外循环停搏下进行主动脉弓探查，近来也采用中低温（15℃）+顺行脑血流灌注的方法。依据主动脉弓水平夹层扩张程度，病变的主动脉壁可采用贴附法及开放性远端吻合，或者行人工血管部分或全主动脉弓置换术、合并主动脉瓣关闭不全时，使用人工瓣膜置换主动脉瓣。对于病变广泛的 Ⅰ 型夹层动脉瘤，Borst 等人于 1983 年首先提出"象鼻"技术，在行升主动脉及弓部置换的同时另外应用一段人工血管将其近端与弓降部吻合，远端悬浮于降主动脉内。近来较多的关注集中于手术期间的低灌注综合征，据报道发生率约为 13%，使得术者对于置管位置寻求新的替代,主要包括腋动脉置管、直接升主动脉夹层处置管以及经左心室升主动脉置管。上述技术均有各自优缺点,实际中应根据患者情况选择个性化方案。

对于Ⅲ型夹层的治疗,可采用降主动脉人工血管移植术,对于相应器官受累时,应考虑血运重建,如肾动脉或肠系膜上动脉重建术。对于破口局限者,孙衍庆等主张采用破口修复降主动脉成形术。由于近年无创性诊断技术的提高,对Ⅲ型夹层动脉瘤剥离内膜可准确定位,腔内支架植入术已成为急慢性主动脉夹层(type B)成功替代外科手术的治疗方法。将支架横跨覆盖于近端破口的表面,起到封堵假腔、促进主动脉愈合的作用。一般认为只要瘤体距离左锁骨下动脉超过2cm,动脉瘤本身无过度迂曲,介入通路通畅,假腔较小,就可以考虑采用覆膜支架介入治疗。这种方法可以减轻手术、麻醉、体外循环等对患者的创伤和应激。早期临床实验证实腔内支架植入对于远端夹层较传统手术修补更加安全有效。最近一项综合多项实验的meta分析表明主动脉腔内支架植入的技术成功率可超过95%,主要并发症发生率为11%。术后30天内死亡率约为5%,6、12、24个月的病死率基本持平维持在10%左右。大样本多中心研究显示较少的并发症发生率及较低的病死率。这些中期预后显示介入手术可与传统治疗方法相媲美。但目前仍无腔内支架植入与传统手术的前瞻性随机对照实验结果,因此是否腔内支架植入可完全替代传统手术还不清楚。

对于慢性 Stanford A、B 型夹层是否手术取决于主动脉血流逆流及主动脉直径及其增长速度(直径明显增长),A 型夹层如主动脉直径超过 5cm、B 型夹层直径超过 6cm 有手术指征。应用降压药物将血压将至100 ~ 120mmHg 之间。一项研究发现对于慢性 B 型夹层长期应用 β-肾上腺素受体阻滞剂治疗可延缓主动脉扩张的进展,缩短住院天数、减少因再发夹层行手术的次数。

(3)术后并发症:急性主动脉夹层手术风险高,易致严重的并发症,包括术后再出血、截瘫、急性心力衰竭、脑血管意外、肾衰、肺不张、胸腔积液、迷走神经麻痹和凝血机制异常等。

(4)术后治疗及随访:在对急性主动脉夹层患者的远期治疗上,应充分考虑到这些患者存在系统性疾病,全主动脉及主要分支均有潜在的夹层、继发动脉瘤或破裂的倾向。手术仅消除经撕裂口及其邻侧的假腔发生破裂的可能,尚有 15% ~30% 的患者死于所治病变以外的破裂。对这些患者的远期治疗上应谨慎随访,给予药物治疗以严格控制血压、有效的 β 受体阻滞剂以及控制血脂为主。定期复查 CTA 或 MRA 也是必要的。时间一般为术后 1、3、6、9 及 12 个月,之后每年复查 1 次。初发的经外科治疗存活的患者中有 1/3 在 5 年内发生夹层延续、主动脉破裂或形成主动脉瘤需再次手术治疗。

(六)预后　尽管目前对于夹层的药物及手术治疗有了显著进步,但主动脉夹层的死亡率仍较高。近端夹层较远端夹层更易致命(表99-3-3)。与死亡率有关的独立危险因素包括:年龄超过 70 岁、以突发胸痛起病、合并低血压/休克/心脏压塞、合并肾衰竭、脉搏异常及心电图异常。

表 99-3-3　急性主动脉夹层的病死率

	近端夹层 (DeBakey Ⅰ / Ⅱ;Stanford A)		远端夹层 (DeBakey Ⅲ;Stanford B)	
	手术治疗	药物治疗	手术治疗	药物治疗
住院死亡率	26%	58%	31%	11%
平均	35%		15%	

六、AAS-壁内血肿

1. 病理生理及临床特征　IMH 属于动脉壁内出血,无可探测内膜撕裂,因此,与主动脉官腔不相通。IMH 起源于血管滋养血管的破裂,从而导致主动脉壁梗死,也可因钝挫伤导致。与 AAS 其他类型不同,IMH 通常与马方综合征或二叶主动脉瓣等无关。Stanford A 型 IMH 累及升主动脉和或降主动脉,Stanford B 型 IMH 不累及升主动脉。升主动脉 IMH 往往合并心包积液、胸腔积液和主动脉瓣关闭不全。IMH 更易发生于降主动脉,且男性多发。

2. 治疗　非手术治疗参照主动脉夹层治疗原则。针对原发病治疗上,由于东西方国家临床经验的差异导致 IMH 治疗推荐不一。Stanford 团队推荐 A 型 IMH 患者外科治疗,B 型 IMH 患者药物治疗,一项西方国家研究报道称外科治疗和药物治疗早期死亡率分别为 8% 和 55%。一项荟萃分析(9 项研究来源于亚洲)显示 A 型 IMH 患者外科治疗和药物治疗早期死亡率无差异。尽管如此,其他纳入亚洲人群的研究表明亚洲人群 IMH 进展发生率高,中国 A 型 IMH 患者药物治疗死亡率达 32%,因此,针对这部分人群,推荐外科血肿切除治疗。

外科手术时机非常重要,研究表明最佳药物治疗后(72 小时后)再行外科手术死亡率较直接外科手术低。目前,尚无充分证据支持 IMH 血管内治疗。

3. 预后　28% ~47% IMH 患者可进展为完全性主动脉夹层,20% ~45% 患者可早期形成动脉瘤或局限性破裂。近端 IMH 更易进展为夹层和动脉瘤。影响预后的因素包括形成溃疡性突出、年龄>70 岁(B 型 IMH)、心脏压塞、血肿最大厚度≥10mm 及主动脉直径≥50mm(A 型

IMH)。西方国家研究发现 IMH 院内死亡率达 50%，而另一项研究表明分别有 67% 的 A 型 IMH 和 78% 的 B 型 IMH 患者出现血肿吸收，日本的一项研究表明，A 型 IMH 患者 30 天之内和 30 天以后进展为主动脉夹层或血肿增大发生率分别为 30% 和 10%。两项研究预后结局不同可能是治疗存在差异。

七、AAS-穿透性主动脉溃疡

1. 病理生理及临床特征　PAU 由内膜破裂导致，血流穿过内弹性膜最终形成假性动脉瘤或动脉破裂。动脉管壁剪切应力是影响溃疡管壁结构脆弱性的主要血流动力学因素之一。PAU 也可分为 Stanford A 型和 B 型两种类型，90% PAU 病变位于胸降主动脉，也可能位于主动脉弓和降主动脉，罕见位于升主动脉。

PAU 典型放射学特征包括不规则边缘外袋，内膜钙化和局部 IMH。往往呈所发病变，直径 2~25mm 不等，深度 4~30mm 不等。PAU 危险因素包括高龄、高血压、动脉粥样硬化和吸烟等。典型症状为剧烈胸部或背部疼痛，但无主动脉瓣反流或灌注异常体征，位于升主动脉的 PAU 破裂率极高，需要紧急干预。

2. 治疗　非手术治疗参照主动脉治疗原则。针对原发病治疗上，目前一般推荐保守治疗，但对于持续性疼痛，病变增大，主动脉扩张或破裂的患者可以选择血管内或开胸外科治疗。尽管大多数 A 型 PAU 可能不适合传统外科治疗，但仍旧推荐紧急外科修复，而 B 型 PAU 往往呈节段型且位置较好，较适合血管内支架移植物治疗。

3. 预后　PAU 主动脉破裂发生率为 42%，可能发生于主动脉直径正常的情况下。疾病进展预测因素包括持续或反复性疼痛，胸腔积液增加以及最大直径>20mm，最大深度>10mm 等。

（王小亭　刘昌伟）

主要参考文献

[1] Graham H, Klaus S, Mark G. Management of acute aortic syndrome. Cochrane Database of Systematic Reviews, 2015,12(1):103-114.
[2] Clough RE, Nienaber CA. Management of acute aortic syndrome. Nature Reviews Cardiology,2015,12:103-114.
[3] Erbel R, Aboyans V, Boileau C, et al. 2014 ESC Guidelines on the diagnosis and treatment of aortic diseases. Eur Heart J,2014,35:2873-2926.

第四节　破裂性腹主动脉瘤

破裂性腹主动脉瘤（ruptured abdominal aortic aneurysm）是一种危及生命的主动脉病变，多发生老年人，患者多因失血性休克迅速死亡。据统计，约有 80% 的腹主动脉瘤患者最终死于动脉瘤破裂。即使瘤体破裂当时存活下来的患者，其病死率也高达 40%~70%。自从 1951 年首次成功施行选择性

腹主动脉瘤修补术后一看，早期腹主动脉瘤手术的病死率每十年死亡约下降 3.5%，但破裂性腹主动脉瘤的临床疗效仍不理想。

一、定　义

腹主动脉瘤破裂的定义为扩张的主动脉壁破裂后血液流入动脉壁以外的过程。动脉瘤一词源于希腊语 aneurusma，本义是增宽，因此动脉瘤可定义为血管局部永久性及不可逆性扩张。老年人肾下腹主动脉直径约 15~24mm，有学者认为，肾下腹主动脉直径超过 30mm 可定义为腹主动脉瘤。1991 年国际心血管外科学会报告指出，肾下腹主动脉直径超过正常腹主动脉直径 1.5 倍以上可定义为腹主动脉瘤。

Szilagyi 依据其腹主动脉瘤破裂部位及临床特点又将其分为 3 种类型：

1. 开放型　腹主动脉瘤直接破裂，血液进入游离腹腔或初始为腹膜后破裂形成血肿，一段时间后再次破向腹腔。可迅速引起休克、死亡，预后极差。

2. 限制型　腹主动脉瘤破裂后形成大小不等的腹膜后血肿，多偏于左侧，因暂时性填塞破口，可能暂无休克表现。但血肿可不断沿腹膜后间隙扩展甚至转为开放型。

3. 封闭型　因瘤体破口较小，出血较少而缓慢，被局部组织包裹封闭。

二、流行病学

由于人口老龄化、吸烟人群增加以及新的筛选及诊断手段的进步，过去的 20 年来，腹主动脉瘤的发病率逐年增加。2000 年美国人口统计数据显示，每年死于主动脉瘤的患者约为 15 810 人，其中 65 岁以上占 83.5%，55 岁以上占 93%，且男性发病率高于女性。腹主动脉瘤破裂的整体病死率在 65%~85%，其中半数患者在未到达手术室之前就已死亡。腹主动脉瘤破裂在导致 65 岁以上老年人死亡的疾病中居第 13 位，与前列腺癌、胃癌、食管癌导致死亡人数相当。55 岁以下男性及 60 岁以下女性腹主动脉瘤患者很少出现破裂，随着年龄的增长腹主动脉瘤破裂发生率相应增加。在普通人群中，腹主动脉瘤破裂发生率为 6.3/100000；在 65 岁以上的老年人中，发生率为 35.5%。

三、病　因

导致腹主动脉瘤的发病危险因素包括男性、老年、吸烟、高血压、慢性阻塞性肺疾病（COPD）、高脂血症及家族史等。最近有学者发现，在腹主动脉瘤患者中，两种生理性蛋白酶抑制物（TIMP-2 及 PAI-1）的表达较动脉闭塞性疾病患者明显减少，提出在初始动脉硬化斑块状态时，蛋白酶抑制物可能对疾病向腹主动脉瘤或动脉闭塞性疾病的转变中起到一定作用。

腹主动脉瘤破裂的风险主要取决于瘤体直径、形状及扩张速度。此外，吸烟、合并高血压及支气管扩张等也是影响动脉瘤破裂的因素（表 99-4-1）。

表 99-4-1　腹主动脉瘤破裂风险因素

	低度危险	中度危险	高度危险
直径	<5cm	5～6cm	>6cm
扩张速度	<0.3cm/y	0.3～0.6cm/y	>0.6cm/y
吸烟/COPD	无,轻微	中度	重度
家族史	无	一个亲属	多个家属
高血压	无	可控制	难控制
形状	梭形	囊形	及其偏心
动脉壁压力	低(35N/cm^2)	中等(40N/cm^2)	高(45N/cm^2)
性别		男性	女性

1. 瘤体直径与扩张速度　动脉瘤直径是动脉瘤破裂最重要的影响因素之一。统计表明,直径<4cm 动脉瘤的年破裂率为 0%(0%～5%),直径在 4.0～4.9cm 的动脉瘤为 1%(0%～5%),直径在 5.0～5.9cm 的动脉瘤为 11%(1%～21%),直径在 6.0～6.9cm 的动脉瘤为 26%(7%～46%)。直径在 6cm 以上的腹主动脉瘤破裂的危险性明显增高,宜尽早手术治疗。此外,动脉瘤的扩张速度也是影响其破裂的为现因素,影像学随诊显示 3 个月内瘤径扩大 0.5cm 以上的动脉瘤患者也应尽早手术。

2. 瘤体形态特征　瘤体形态特征也是动脉瘤破裂的影响因素之一。虽然瘤体直径是破裂的重要影响因素,但研究显示较小的腹主动脉瘤亦有相当高的破裂率,特别是粥样斑块较大造成受力不均或瘤体不对称者,瘤体如合并局部囊泡状突起也将明显增加其破裂的危险性。

3. COPD　合并 COPD 的腹主动脉瘤患者,瘤体破裂的危险性均明显升高。流行病学研究显示 COPD 患者胶原酶和白细胞蛋白水解酶活性增高,在上述酶作用下胶原耗竭使瘤壁薄弱,因而 COPD 患者腹主动脉瘤的发病率或(及)瘤体破裂风险均明显升高。

四、临床表现

破裂性腹主动脉瘤临床表现复杂且缺乏特异性,因此易被误诊。对于短期内有大出血的患者,有 50% 者可表现为典型三联症:剧烈腹痛或腰背部疼痛、低血压甚至休克及腹部搏动性肿物。腹痛或腰背部疼痛是由于即将破裂的瘤体压力增大,使瘤体外膜神经纤维受牵拉和挤压所致。瘤体破裂前一段时间内,即可在腹和(或)腰部发生持续性剧痛或突发性疼痛,多偏左侧,常沿肋腹部及腹股沟区放射。瘤体破裂后由于压力骤减,腹痛可有一定程度缓解。大量失血后立即引起口渴、手足湿冷、皮肤黏膜苍白、心悸、头晕等低血容量性休克表现,甚至出现意识丧失、心搏骤停乃至死亡。休克程度取决于动脉瘤破裂的位置、大小及患者就诊前延误的时间的长短。如瘤体由前侧壁破裂至腹腔,通常症状急迫经常直接导致死亡。瘤体由后外侧壁破裂至后腹膜的患者(即限制型及封闭型),如就诊时可能存活。小的破口可暂时封闭,失血量可以较少,因血肿填塞或机体代偿,可仅有一过性血压下降,甚至无明显血流动力学变化,但这种情况在数小时内通常伴随较大的破裂。这种双时相病情变化过程要求医生在初始

情况发生后,就应及时采取药物及手术治疗。如瘤体不大、腹围较大或明显腹胀的患者搏动性肿物触诊通常比较模糊。

瘤体破裂至其他血管可导致相应的症状。如破裂入腔静脉,患者可表现为难治性充血性心衰及下腔静脉高压,查体可发现颈静脉扩张及明显的下肢水肿、随病情进展可出现下腔静脉、髂静脉血栓及血栓性静脉炎,腹部可闻及连续性血管杂音。如破裂入肾静脉可导致镜下或肉眼血尿、左肾无功能、急性左侧精索静脉曲张等,但这种情况比较少见。其他少见的情况还包括动脉瘤破裂入十二指肠,可引起继先兆性间歇消化道出血后的致命性大出血、全身感染征象等。若血肿压迫肝外胆道,可出现梗阻性黄疸,在尸检中主动脉十二指肠瘘发生率为 0.04%～0.07%,但在初次行修补术后发生率有所升高,为 0.5%～2.3%。

五、诊　　断

准确而迅速的诊断对于成功救治破裂性腹主动脉瘤至关重要。对于中老年患者突然出现上述症状与体征,尤其是既往有腹主动脉瘤病史、存在三联症表现的患者,均应考虑出现破裂性腹主动脉瘤。在诊断的过程中,需要与肠系膜上血管急性阻塞、肾绞痛、胃肠道出血、空腔脏器穿孔以及憩室炎、胰腺炎、心肌梗死等相鉴别。据统计,破裂性腹主动脉瘤的误诊率为 16%～30%,只有 23% 的患者在初次就诊时即被迅速且明确的诊断。最常见的误诊包括误诊为肾绞痛、内脏穿孔、憩室炎、胃肠道出血以及肠缺血等。在误诊患者中,仅 9% 表现出经典的三联症,而明确诊断患者发生三联症的比率为 34%。正确诊断患者中,72% 表现出搏动性肿物,而在被误诊患者中仅 26% 有此症状。确诊患者的病死率为 58%,而误诊患者病死率为 44%。

在诊断的过程中,应严格鉴别症状性和破裂性腹主动脉瘤。症状性动脉瘤患者的症状轻重差别较大(由轻微的触痛到腹部剧痛、与破裂很难区分),在开腹后发现没有血液流入动脉壁外。症状性动脉瘤患者疼痛原因可能与急性动脉壁扩张、壁内血肿、动脉壁蜕变或血栓形成有关。此类患者通常没有低血压,预后也明显优于瘤体破裂的患者(但较行选择性修补术的患者差)。

破裂性腹主动脉瘤的诊断与治疗应同时进行。绝不

应苟求明确诊断而浪费大量时间,使患者丧失获治时机。宜依据患者的具体情况,在复苏、术前准备的同时酌情进行相应检查。各种辅助检查宜在患者生命体征相对稳定并获得严密监护的条件下进行。

诊断过程中,可结合患者具体情况选择不同的辅助检查方法。对于腹痛患者最常用的辅助检查为腹平片,如表现为钙化的主动脉壁轮廓增大通常提示动脉瘤。一项回顾性分析显示,在90%的腹主动脉瘤破裂患者的腹平片上可找到诊断证据,其中主动脉壁钙化并超过正常范围者占65%,腰大肌影消失者占75%。通过腹平片检查亦可大致与穿孔等急腹症鉴别。腹部超声经济、无创,且可在床边完成动态观察,不影响复苏,诊断腹主动脉瘤的准确率在90%以上,常用于急诊下对腹主动脉瘤的诊断及主动脉破裂进行快速评估。但受肠麻痹、积气等因素影响较大,且对于探查腔外出血敏感性不高。CT是明确腹主动脉瘤破裂最准确的方法。目前随着螺旋CT、超高速CT的推广应用,CT扫描时间不断缩短,对于考虑行腔内修补手术的患者可在短时间内做出评估,但获取影像学资料毕竟需要时间,对于生命体征不稳定患者,最佳选择还是迅速转运到手术室。CT上显示腹膜后出血可作为诊断腹主动脉瘤破裂的"金标准",敏感性达77%,特异性达100%。

六、治　疗

破裂性腹主动脉瘤的治疗关键在于积极有效的复苏,快速控制出血,合理选择术式与精细的围术期监护治疗。

发生腹主动脉瘤破裂后如未经合理的手术修补病死率几乎为100%。由于破裂部位及主动脉周围腹膜后结缔组织坚固程度的不同,死亡可发生在几分钟、几小时或几天内。如瘤体向前破裂至腹腔数分钟内即可发生大出血死亡,如瘤体向后或侧方破裂还可允许将患者转运到医院处理。对已破裂或先兆破裂的腹主动脉瘤患者行急诊手术的病死率约1/3,为选择性腹主动脉瘤修补术的3倍。腹主动脉瘤破裂手术较困难,对于经验和细心的要求很高,手术成功的前提条件是应尽量减少术中不必要失血。

即使破裂性腹主动脉瘤患者有机会进行手术治疗,也有部分患者死于术中或术后的并发症。导致患者术中死亡主要因素来源与心脏方面,失血、较长时间低血压、开腹以及主动脉阻断时间过长致的下肢缺血均增加心脏并发症发生的风险。同时,瘤体破裂通常发生在老年患者,既往合并症较多,可导致心律失常、心搏骤停或由于失血过多而无足量血液替代导致泵衰竭并继而引发多器官功能衰竭及死亡。全麻下腹部张力突然下降,也可能诱发瘤体破裂加剧。在腹主动脉瘤破裂初期,机体可通过应激代偿性使周围血管收缩,但在全麻时交感神经张力被释放,会打破这种代偿机制,导致心血管功能衰竭。术中在显露动脉瘤瘤颈过程中,易损伤位于腹膜后的静脉及小动脉,进一步导致血肿加剧并难以控制。如在出现较大腹膜后血肿时,一般会选择腹腔动脉段上方阻断主动脉,又可能会导致内脏及下肢缺血,加重心脏负荷及产生乳酸酸中毒。术后的继发出血及其他并发症如肾衰竭、急性呼吸窘迫综合征及结肠和胆囊缺血等,最终可致死亡。

(一) 术前ICU处理　破裂性腹主动脉瘤是最为凶险的疾病之一,需立即进行液体复苏。对于怀疑为腹主动脉瘤破裂的患者,应立即给予交叉配血(至少6u压缩红细胞)并快速建立至少两条可快速输液的静脉通路,最好行中心静脉置管或进一步的血流动力学监测。在建立静脉通路的同时,应尽快动脉置管监测有创血压及置入尿管监测尿量。术前在确切止血前,血压目标的选择应按照未被控制的活动性出血时休克复苏的原则进行。此时,应争取一切时间尽快确切止血,尽早恢复以组织灌注为目标的休克治疗。

此外,应预防低体温的发生,可采用电热毯、空调等纠正患者的低体温,输入的液体亦应预热,以防低体温引起心功能障碍、凝血机制异常甚至DIC。定时行血气分析及血生化检查,以纠正酸碱失衡、电解质紊乱。另外,围术期应合理使用抗生素防治感染。

当诊断确立后,应尽快手术治疗。迅速将患者转运至手术室,熟练实施麻醉、对患者进行严密监护以及安慰、疏导患者解除其紧张情绪以利于手术。如患者病情明显恶化应迅速采取手术治疗。

(二) 快速控制出血　可酌情采用以下方法控制瘤体近心端主动脉,以尽快止血。

1. 球囊导管法　适合于开放型破裂或明显腹膜后大出血者。可在麻醉同时或麻醉后显露肱动脉中上段,并做横切口。置入8~22F主动脉球囊阻塞导管,将其送至锁骨下动脉分出处近端的主动脉内后,部分充盈球囊,则在动脉血流冲击下球囊可轻易进入降主动脉。将其留置于肾下腹主动脉内。

2. 经胸阻断法　若对不稳定或无置入球囊导管的医疗条件或难以置入的患者,可经第6、7肋间左前外侧小切口开胸,于胸腔内阻断降主动脉控制出血。最好应同时快速开腹,争取于肾下阻断腹主动脉,以减少脊髓缺血时间,降低截瘫发生率。

3. 经小网膜囊阻断法　主要用于血流动力学不稳定者。先做剑突至脐的正中切口快速入腹。将肝向右上方牵拉并吸净肝下方血液,切开小网膜,以左手指钝性分离膈肌脚显露腹主动脉,在腹腔动脉以上水平完成阻断,然后将切口延至耻骨联合,尽快争取于肾下水平完成确定性阻断。

4. 直接法　若患者相对平稳,可采用开腹后直接阻断法。由于腹膜后血肿的推压作用,主动脉周围组织亦与之分离,且腹主动脉向上漂浮。切开血肿后由专人用手指或压迫器将近端主动脉压向脊柱。多数情况下,以手指略加分离即可控制瘤颈并钳夹阻断。若该法失败,可将左手示指经瘤壁破口向近心端插入并越过瘤颈,止血的同时可指引放置阻断钳或置入大号Foley球囊导尿管止血。

5. 纱布填压法　该法虽有较大局限性,但可为不能耐受手术者或无条件进行手术者争取手术时机,确有一定的应用价值,而且适于处理由于弥散性血管内凝血而导致的创面广泛渗血。

(三) 手术及术式的选择　目前,对于无症状腹主动脉瘤的手术指征为瘤体直径超过 5.5cm 或每年增加 1cm 或出现症状。对于直径在 4.0～5.5cm 的症状稳定患者，早期手术对远期预后并无帮助。手术适用于那些破裂风险明显高于手术风险，并且预期生存时间较长、预计术后远期预后较好的患者。因此，决定是否行选择性动脉瘤修补术主要取决于：①动脉瘤破裂风险；②选择性手术的病死率；③预期生存时间；④患者个人意愿。

破裂性腹主动脉瘤治疗的基本术式与择期腹主动脉瘤手术相同，即瘤体切除、人工血管移植术。然而传统手术创伤大，受患者是否合并心脏疾病（包括不稳定心绞痛、近期心肌梗死等）、呼吸系统疾病以及年龄等因素的影响较大，往往导致许多年老体弱、器官功能欠佳的动脉瘤患者不能耐受手术而最终死亡。

主动脉瘤腔内修补术（EVAR）可能是治疗破裂性腹主动脉瘤有效的方法之一。1991 年 Parodi 将自制支架-人造血管复合体送入动脉瘤内，标志腹主动脉瘤腔内修补术 EVAR 获得成功。随后，EVAR 在国际上以及我国得到了迅速的推广，可有效降低破裂性腹主动脉瘤的术中病死率，避免开腹手术，甚至在局麻下即可完成，同时可避免由于全麻腹压降低而致血肿破入腹腔，避免打开后腹膜后造成不必要的额外出血，同时也无需肾上或肾下阻断。此外，可使心脏负荷及下肢缺血的时间降至最短。但 EVAR 对血管条件要求高，动脉瘤瘤颈过短≤15mm、瘤颈的严重钙化、瘤颈内膜附壁血栓形成、过度扭曲（主动脉肾上段与瘤颈夹角≥60°）、髂动脉狭窄、钙化等均不适于行腔内治疗。

但目前 EVAR 是否优于传统瘤体切除、人工血管移植术目前仍有争议。两项随机实验显示，与较传统手术相比，腔内修补术病死率更低、并发症更少。但目前仍无长期随访结果，腔内治疗远期持久性仍有待证实。欧洲两大登记注册处报道腔内治疗每年失败率为 3%（1% 为破裂，2% 需要转为开手术修补），而相比之下开放性修补失败率为 0.3%。对于瘤体较大的动脉瘤腔内手术效果并不理想，Ouriel 等人报道直径超过 5.5cm 的动脉瘤行腔内手术后 6.1% 的患者死于动脉瘤相关事件，8.2% 需要转为开腹手术。此外，对于较大腹主动脉瘤（直径超过 6.5cm）腔内手术 4 年后破裂概率达到 10%。从短期效果看，EVAR 是很好的选择，但是 EVAR 也存在需要二次手术的发生率较高、移植物并发症多，如内漏、堵塞、移位等缺点。因此，EVAR 的安全性和远期有效性仍需要进一步的随访和观察。

（四）术后的 ICU 治疗　破裂性腹主动脉瘤患者病情凶险，且易出现并发症危及生命，术后应进入 ICU 治疗。

1. 出血及凝血功能　术后应密切监测患者出血情况及凝血功能，研究显示，破裂性腹主动脉瘤术后出血发生率为 12%～14.4%，出血度原因主要与缺少凝血因子替代及低体温导致凝血功能紊乱有关，因此应注意凝血因子的补充及避免低体温，同时需密切关注外科性出血的情况。

2. 休克及缺血再灌注损伤　瘤体破裂导致失血性休克，修补需阻断主动脉导致下半身灌注不足。恢复或部分恢复灌注后可能导致缺血再灌注损伤。动物模型及临床研究均显示，缺血再灌注可激活炎症反应导致低血压，并由系统性炎症反应发展为多器官功能障碍综合征（MODS）。因此，在术后治疗过程中应密切关注缺血再灌注损伤和继发的多脏器功能障碍。

3. MODS　由于瘤体破裂导致的休克及缺血再灌注损伤均可导致 MODS。如失血性休克或术中阻断肾动脉时间较长，以及患者原来合并有肾功能不全的高危因素均是导致术后肾功能不全的影响因素。临床上需保证肾脏的灌注并避免肾损伤的因素，必要时可考虑肾脏替代治疗。休克、大量输血及缺血再灌注损伤也可导致急性呼吸窘迫综合征，必要时可予机械通气治疗。破裂性腹主动脉瘤患者术中及术后还可能出现充血性心力衰竭、心律失常，由于术中术后血流动力学变化剧烈还可能并发心肌梗死、脑梗死等心脑血管意外，需密切关注并及时对症治疗。此外，还可并发肝功能衰竭、胰腺功能障碍、缺血性肠坏死及合并严重感染及感染性休克等。在 ICU 的综合治疗中，需密切关注脏器功能情况并及时进行有针对性的治疗。

4. 其他并发症　治疗过程中还可能出现深静脉血栓、伤口裂开、肺栓塞、截瘫等并发症。此外，主动脉内残渣随血流流向远端可引起"垃圾脚"及大块栓子栓塞致下肢缺血，因此术中解除远端阻断前必须仔细检查血管腔内有无残存血栓或动脉硬化斑块残渣。应密切注意上述并发症的发生，并及时采取相应防治措施。

七、预　　后

破裂性腹主动脉瘤的预后不良。尽管医疗水平已有长足进步，目前择期腹主动脉瘤手术病死率已低至 1%～2%，但破裂性腹主动脉瘤的手术病死率仍居高不下，达 30%～70%。改善其预后的最佳方法为尽早诊断腹主动脉瘤并择期手术治疗。一些指标可能对判断破裂性腹主动脉瘤的预后有帮助。前瞻研究显示，与早期生存率有关的独立变量，包括此前血压（≤70mmHg，早期生存率为 36%；70～119mmHg，38%；≥120mmHg，75%），血肌酐水平（≤1.3mg/dl，生存率为 77% vs>1.3mg/dl，47%），术中肌酐清除率（0ml，4%；1～199ml，55%；≥200ml，69%），术中横行阻断位置（肾下，56% vs 29%，肾上）及阻断时间（<60 分钟，67% vs>60 分钟，43%）。综合考虑到术前、术中、术后的各项指标，早期预后与主动脉阻断位置、心肌梗死的发生、呼吸功能衰竭、肾功能损伤及凝血功能紊乱有关。

（刘昌伟）

第五节　急性肠系膜血管供血不全

急性肠系膜血管供血不全（acute mesenteric ischemia）是指各种原因引起肠系膜血管血流减少，严重时导致肠壁缺血坏死的一种综合征，是一种极危重的急腹症。肠系膜缺血可能是动脉、静脉或动静脉同时受累的结果，以肠系膜上血管及其分支缺血最为常见。可以由心脏等部位的血栓脱落导致血管栓塞或肠系膜血管内血栓形成引起，两者的发生率相近,分别为55%和45%。在美国,由于肠系膜血管供血不足而死亡的患者大约2000人/年。据统计,2000年有1883例患者疑诊死于此病,其中44%得到确诊。该病常见于老年患者,以女性多发,男女比例约为1:2。

【肠系膜动脉阻塞导致的急性肠缺血】

一、病理生理

肠管的动脉血供有较丰富的侧支循环及血管弓以提供更多的血液来源。因此肠系膜血管阻塞后易于通过侧支循环供血。供血的侧支循环取决于阻塞的动脉。腹腔干或肠系膜上动脉阻塞,主要侧支循环来源于胃十二指肠动脉及胰十二指肠动脉;肠系膜上动脉(SMA)及肠系膜下动脉(IMA)之间的通路位于中结肠动脉及左结肠动脉之间的结肠脾曲附近,SMA或IMA闭塞时,Drummond缘动脉及Riolan弓(结肠左动脉升支与SMA分支吻合)明显扩张;IMA闭塞时,另一条重要侧支循环位于髂内动脉及左结肠动脉之间,通过直肠肛门上动脉连通。

肠系膜上动脉是维持内脏灌注十分重要的血管,进食后血流明显增加。慢性肠管缺血患者多数有肠系膜上动脉狭窄或闭塞,也可累及腹腔干或肠系膜下动脉。供应肠管的血液循环占心输出量的10%~20%(500~1200ml/min),肠管黏膜占肠管组织体积的一半,但其静息血流量却占肠管循环血量的75%。各种原因引发的急性肠管缺血均导致肠管缺氧,产生持续剧烈疼痛,但腹痛与临床表现不成比例,并伴酸中毒、血淀粉酶及白细胞升高。另外黏膜缺血导致黏膜屏障功能破坏,继而引发肠道毒素细菌移位,导致多器官功能障碍或衰竭。肠道缺血解除或缓解后产生的再灌注诱发自由基释放,继而促进白细胞活化及炎症因子释放增加,导致全身炎症反应,最终也易于导致多器官功能障碍或衰竭。

二、病因及临床表现

(一)肠系膜动脉栓塞 尽管腹腔动脉也可受累,但SMA是血栓栓塞最常累及的部位。栓子大多为心源性,常见于风湿性心脏病、冠心病和急性心肌梗死后继发的附壁血栓,亚急性细菌性心内膜炎和人工心脏瓣膜上的赘生物;其次也见于血管源性,如动脉硬化或动脉瘤时的细菌栓子。心源性肠系膜动脉栓塞者多伴有心房纤颤。常有既往栓塞病史。其他导致栓塞的原因包括医源性主动脉内操作、间隔缺陷、心房黏液瘤及原发性主动脉肿瘤继发血栓。

急性肠系膜上动脉栓塞的临床表现可因栓塞的部位、程度和侧支循环状况而异,但大多数患者具有特征性表现。栓塞早期,因肠壁肌肉强烈痉挛而引起剧烈的上腹部或脐周突发阵发性绞痛,以后转为全腹痛,可向背部或胁腹部放射;伴随剧烈恶心、呕吐或腹泻。患者既往通常并无症状。缺乏腹部体征或仅表现为非特异性腹部体征,包括腹胀、肠鸣音减弱或消失而无腹膜刺激征。体征与一般急腹症的剧烈腹痛症状不相称为其典型表现。6~12小

时后肠肌因缺氧而麻痹,转为持续性腹痛、腹胀,肠黏膜可发生坏死或溃疡,而导致便血或呕吐咖啡样肠内容物。此时如以手术解除血管阻塞,肠缺血尚可回逆。如出现腹膜刺激征、腹部包块(常为缺血梗死的肠袢)、腹水征、便血及呕血、肠鸣音消失、发热、脉速和中毒性表现,提示肠缺血进展,已进入肠坏疽以致穿孔和感染性休克的晚期阶段,通常为预后不佳的表现。术中发现肠系膜上动脉近端搏动可及但肠缺血存在提示栓塞。栓塞部位通常位于胰十二指肠动脉起始部远端及中结肠动脉分支。胃、十二指肠及近端空肠通常正常,缺血可延伸到横结肠中段。

(二)肠系膜动脉血栓形成 肠系膜上动脉血栓形成通常发生于既往诊断或已接受治疗的肠系膜上动脉狭窄基础之上。静脉吸食可卡因和肌纤维发育不良是导致年轻患者肠系膜动脉血栓形成的主要原因,其他原因包括主动脉夹层或累及肠系膜上动脉的夹层。有报道应用化疗药物如5-FU,顺铂或长春新碱或血吸虫感染引发的血管毒性反应也可引发肠系膜动脉闭塞。另外,一些血栓前状态如高同型半胱氨酸血症或20210A基因突变也可导致肠系膜动脉血栓形成。

65%患者通常有餐后腹痛、惧食伴有体重减轻及排便习惯改变的慢性肠缺血病史。重度嗜烟的女性患者,通常伴有广泛周围动脉疾病包括既往心肌梗死或间歇性跛行。与肠系膜动脉栓塞相反,肠系膜动脉血栓形成时肠系膜上动脉搏动通常消失,肠缺血分布更加广泛。仅胃、十二指肠及远端结肠免于受累。与栓塞相似,严重的腹痛及与症状不相称的体征为典型表现。对于年轻患者,肌纤维发育不良可能导致肠系膜动脉血栓形成并通常预后不良。

三、辅助检查及诊断

1. 实验室检查　血常规示白细胞升高。血气分析示酸中毒。50%患者可出现血淀粉酶升高。约25%患者大便潜血阳性。纤溶功能检查示D-二聚体升高。肠脂肪酸结合蛋白(I-FABP)也是反映肠缺血的血清学标志之一,肠系膜动脉阻塞患者明显升高,出现肠坏死时进一步升高。

2. 腹部平片检查　显示为非特异性肠管扩张,主要集中于小肠及右侧结肠,肠壁或门静脉内存在气体时常提示病变已属晚期。

3. 腹部超声　急性肠缺血患者常表现为腹部扩张及腹水,但由于患者需要急诊治疗,双向超声需要时间,因此该项检查是否必要存在争议。

4. 腹部CT　腹痛患者行CT扫描需要静脉给予碘化造影剂,可能影响后续动脉造影,因此,对于可疑急性肠缺血患者此检查并非早期必须。

5. 动脉造影　腹部选择性动脉造影对本病有较高的诊断价值。它不但帮助诊断,还可鉴别是动脉栓塞、血栓形成或血管痉挛。动脉栓塞多在结肠中动脉开口处,造影剂在肠系膜上动脉开口以下3~8cm突然中断,血栓形成则往往在肠系膜上动脉开口处距主动脉3cm以内,出现血

管影中断。血管痉挛显示血管影有狭窄但无中断。但是急诊情况下行此检查需要时间,因此该检查的时机应个体化。在万分紧急条件下如高度怀疑肠缺血及肠坏死,立即剖腹探查及行可能的肠血管重建为最佳选择。如可迅速行该检查且不延误病情,该检查为合理选择。对于临床症状出现较晚,高度可疑非阻塞性缺血的患者,则有动脉造影指征。

2005 年 ACC 推荐:①剧烈腹痛但体格检查无明显阳性体征的患者既往有心血管疾病的患者应高度怀疑急性肠缺血。②对于心律不齐(如心房颤动)及近期发生心梗的患者在动脉介入手术中应用导管通过内脏动脉或其他近端动脉后发生急性腹痛时应高度怀疑急性肠缺血。③与慢性肠缺血对比,对于可疑急性肠缺血患者腹部超声不是合适的诊断手段。

四、治疗

个别病例当栓子较小时,血栓形成导致的血管痉挛缓解后血管舒张,栓子前进而使肠道可以依靠侧支循环供血时,症状可以发生缓解,或不发生肠梗死,或缺血肠段以后发生瘢痕狭窄和吸收不良,这种病例采用血管解痉剂有效。但多种病例易发展为肠梗死,故宜早期手术。

(一)手术治疗　对肠系膜动脉阻塞患者,当前仍以手术治疗为主。并发腹膜炎是手术治疗的绝对适应证,可以手术治疗,可以重建肠系膜血管及切除无活性肠管。手术治疗包括血管重建(包括取栓及旁路手术)、重建后评估肠管活性、切除部分坏死肠管及必要时在血管重建24~48小时行合理的"二次探查"。对于评估是否切除过多肠管或保留过多无活性肠管,探查手术为最佳方法。

1. 肠管活性评估　在快速复苏之后对于腹膜炎患者应行开腹探查手术。首先应对肠管是否有活性及其程度范围给予评估。肠管切除的范围对于远期预后影响较大,因此应慎重决定,以免术后出现短肠综合征,只要肠管有存活的希望,应优先考虑血管重建其次才是肠切除。

2. SMA 取栓术　提起横结肠及其系膜,找到 Treitz 韧带,在其内侧即可找到肠系膜上动脉,从周围脂肪层及淋巴组织中解剖 SMA 的起始段,由胰颈部进入肠系膜基底部。在不损伤其分支的基础上仔细游离动脉 3~4cm 后,静脉给予肝素 5000U,在动脉表面做横切口,插入 3F 或 4F 取栓导管通过近端达到确认血栓位置的远端,如获近侧搏动性喷血和逆行血流为度,提示成功。如近端仍无血流,可能为 SMA 血栓形成,则需行重建手术。

3. SMA 重建　肠系膜血管重建可通过主动脉-肠系膜上动脉旁路手术或将 SMA 正常段再移植到主动脉上。在出现肠穿孔或肠坏死时需要行肠切除术时,不应使用人工血管行搭桥手术。在这种情况下可选择倒置大隐静脉主动脉肠系膜动脉搭桥或直接 SMA 再移植术。在行静脉旁路时应注意防止静脉扭曲打折。

在成功行血管重建以后,之前血运情况处于不确定状况的肠管可逆行的恢复,而呈现出明显缺血的肠管节段。

之后再行肠切除。判断哪部分肠管失活比较难,尤其在广泛坏死的情况下。临床评估包括动脉弓搏动的触诊、肠管颜色、蠕动性及切缘渗血情况。出现游离、恶臭腹水为肠坏死进展的表现,即便未发生肠穿孔。肠管正常的光泽消失是肠缺血的征象。缺血肠管通常颜色暗、苍白、张力减退及无蠕动。坏死肠管为紫黑色,脆弱经常穿孔。通常应用多普勒探头检查肠壁血流及动脉弓血流作为替代。其他方法包括应用荧光素标记后在 Wood 灯下观察血流情况、脉搏血氧定量法、激光多普勒血流测定。切除缺血肠管的目的是为尽可能保留更多的肠管,防止造成短肠综合征。因此,可能行多断切除及多次吻合。目前多采用的方法为血管重建术后保留所有处于活性边缘的肠管,如果在术后 24~48 小时对肠管行二次探查。

(二)腔内治疗　经皮介入(包括经导管溶栓、球囊扩张及支架植入)可选择性应用于急性肠缺血的患者,但接受此类治疗的患者仍需开腹。

尽管数据有限,与高死亡率的标准手术相比,动脉阻塞的经皮介入治疗(溶栓、球囊扩张及支架植入)是一项合理的治疗手段。然而,由于大部分急性肠缺血患者在出现症状时通常已有部分失活肠管,因此,尽管介入治疗可成功解除血管阻塞,但大部分患者仍需开腹探查。缺血坏死肠管血流重建后可导致系统性内毒素释放,可能导致突发弥散性血管内凝血、ARDS 以及突发心血管并发症。因此,在有肠坏死及严重酸中毒的情况下,准备行介入手术之前应权衡与开腹手术的利弊,因后者可控制坏死肠管段的静脉回流。

(三)ICU 治疗与处理　肠系膜动脉栓塞是一种危重的急腹症,患者需入住 ICU。及时和积极的处理是为手术治疗创造条件和赢得时间的重要保障。

肠系膜动脉栓塞后导致急性肠道缺血,引起血管壁通透性增加,血管内液体向组织间隙转移,以及伴随的呕吐症状均导致患者有效循环血量减少,进一步加重肠道缺血缺氧,因此,对于多数患者,首先应给予液体复苏治疗,维持有效循环血量,保证组织灌注。肠道急性缺血后导致肠黏膜屏障破坏,引起肠道毒素和细菌移位,导致腹腔感染等,需静脉给予广谱抗生素抗感染治疗。肠道缺血缺氧、有效循环血量不足和呕吐等均导致无氧代谢增加,产生代谢性酸中毒和电解质紊乱,需给予纠正。

术后患者需继续监测心率、血压、尿量、电解质等。为防止切开动脉处继发血栓形成,需长期应用华法林抗凝。另外需加强静脉营养支持,提供足够的能量,防止肠瘘等。

【肠系膜静脉血栓形成】

一、概述

5%~15%肠缺血由肠系膜静脉血栓(MVT)引起,通常累及肠系膜上静脉,极少数单一累及肠系膜下静脉。分为原发性(无明确病因)与继发性 MVT。继发性 MVT 常继发于高凝状态、门脉高压、血流淤滞、腹腔内感染或炎症及恶性肿瘤、应用口服避孕药及脾切除术后(表99-5-1)。

表 99-5-1　MVT 相关因素

炎症/感染	胰腺炎
	炎症性肠病
腹腔病变	脾切除术后
	巨脾
	腹腔脓肿
	门脉高压
	肠套叠
	肠扭转
遗传性疾病	蛋白 C、S 缺陷
	高同型半胱氨酸血症
	抗凝血酶Ⅲ缺陷
	抗心磷脂抗体综合征
	20210A 血栓前基因突变
	高纤维蛋白原血症
	镰状细胞病
凝血性疾病	高凝状态
	深静脉血栓（DVT）
其他	怀孕
	口服避孕药

二、临床表现

MVT 临床表现通常并不像动脉闭塞那样急，由于缺乏特异性的临床表现经常被延误诊断，多数病例在剖腹手术或尸检时才被确诊。临床症状以恶心、厌食、呕吐、腹泻较常见，15% 的患者出现呕血、便血及黑粪，但近 50% 的患者只有在粪常规检查可发现潜血。25% ~ 50% 的患者表现为发热、体温高于 38℃，20% 患者有心动过速。可出现中腹部慢性隐痛，但进展缓慢，需与疝气痛相鉴别。除腹部触痛、腹胀及肠鸣音减弱外腹部体征较少。约半数患者有 DVT 或 PE 的个人或家族史。患者临床症状与体征不符。发病初期体格检查可完全正常，病情进展出现肌紧张、反跳痛时常提示已出现肠坏死。肠管透壁性坏死或穿孔发生时才表现为腹膜炎。约有 1/3 ~ 2/3 的 MVT 患者病情进展为腹膜炎，出现在肠腔或腹腔积液时可出现休克，收缩压<90mmHg 提示预后不佳。手术可见血性游离腹水，受累肠管发绀、水肿，肠系膜动脉搏动可及，但在静脉切开时可见内有新鲜血栓被挤出，梗死常见于中段小肠。

三、辅助检查及诊断

血常规检查对于 MVT 的诊断无助。血清乳酸水平升高及代谢性酸中毒有助于判断患者有无肠坏死。50% ~

70% 的患者腹平片检查正常，出现钝圆、半透明的肠腔压迹（指纹征）提示有肠黏膜水肿；而肠壁积气、门脉或腹腔游离气体的出现是 MVT 导致肠坏死的特征性表现。疑有 MVT 的患者应避免使用钡剂造影。CT 对于 MVT 的诊断敏感性高于血管造影。可疑 MVT 的患者推荐行腹部 CT 检查，CT 可显示肠系膜血管以及确定受累肠管的范围，MVT 患者增强 CT 扫描诊断可显示肠系膜上静脉内血栓形成。静脉性肠坏死则表现为腹水、肠壁增厚、肠管扩张等征象。急性血栓形成的 CT 影像学特征性改变为肠系膜静脉中心透光区，其他征象有肠系膜上静脉增粗，可见分界鲜明的静脉壁，边缘密度增高。而持续强化的肠壁、肠积气及门脉内出现气体则为晚期征象。如 CT 显示肠系膜和后腹膜间形成较好的侧支循环通常提示病史已达数周。肠系膜血管造影用于有血栓形成倾向的患者及可疑肠系膜小静脉血栓的患者。对于确诊为肠系膜静脉血栓的患者，应行蛋白 C、S 缺陷检查、V 因子 *Leiden* 突变检查、血同型半胱氨酸检查、夜间阵发性血红蛋白尿等检查，以明确是否遗传因素导致的 MVT。如疑有骨髓增生性疾病应行骨穿检查，急性症状消退后可行内镜及钡剂检查以除外炎症性肠病的可能。

四、治疗

不是所有的 MVT 患者都需要手术探查。外科治疗的原则是一旦有局限性或弥漫性腹膜炎时就应迅速进行剖腹探查术。

（一）手术治疗　手术中对受累及肠管的处理原则是充分切除广泛血栓形成的坏死肠段，尽量保留有生机的肠管，以防短肠综合征的发生。这需要静脉取栓效果较差，取栓手术极少成功，复发率高，一般较少应用，仅仅对于那些近期形成的局限于肠系膜上静脉血栓的患者。这需要术中通过观察肠壁的色泽、蠕动、有无动脉搏动及温盐水湿敷等来准确判断坏死肠管的范围，近年来有多普勒超声、同位素扫描、静脉注射荧光素在紫外线灯下判断肠管的活力等方法。对有广泛肠管受累、没有完全坏死但又很难判断其生机时，有人主张先保留肠管 24 小时之后再次开腹探查的"second-look"手术方案。该方法加上抗凝可以避免切除缺血但可逆转的肠管，达到尽可能多保留肠管的目的。

（二）ICU 治疗与处理　急性 MVT 患者极易发生肠坏死，一旦诊断就应立即进行溶栓抗凝治疗。肠系膜静脉主干血栓形成、无溶栓禁忌证的患者，采用尿激酶溶栓，常规用量为 25 万单位静滴，每日两次。抗凝采用肝素，首先予 5000U 静脉冲击后以 1000U/h 持续静脉注射，依照 APTT 调整剂量，维持 APTT 在正常值 2 倍。无论有无手术，抗凝治疗 1 周后，所有患者均需口服华法林维持 3 ~ 6 个月抗凝治疗。期间监测凝血酶原时间（PT），维持在正常值的 1.5 ~ 2 倍。为防止溶栓抗凝期间合并出血并发症，需禁止动脉穿刺、控制血压、保持大便通畅。治疗期间密切监测腹部体征，一旦出现腹膜炎表现需行剖腹探查手术。

支持治疗包括持续胃肠减压、液体支持，维持有效循环血量和电解质平衡，抗感染治疗。

【非血管闭塞性肠缺血】

一、病因及病理

在非动脉阻塞时也可发生急性肠缺血以至于发生肠管坏死，为非血管闭塞性肠缺血（NOMI）。最常见的病因为严重系统性疾病合并有心源性或感染性休克，休克时由 RAS 系统介导，引起肠系膜血管严重及长时间的收缩，是导致肠缺血的根本原因。服用可卡因或麦角中毒也可引起肠系膜血管痉挛导致缺血或肠坏死。治疗性药物尤其应用大剂量血管加压素时也可由于引发血管痉挛造成肠缺血。此外，主动脉缩窄及慢性肠缺血行血管重建术后造成肠系膜动脉痉挛也是引起肠缺血的常见原因。长期透析患者也是 NOMI 的高危人群。

二、临床特征

NOMI 的重要临床特征为在腹痛发作之前有严重低血压或有效循环血量不足。发病通常比较缓慢，常有前驱症状，如心力衰竭、心律失常、烦躁等，腹痛为最常见症状，可有腹胀、胃肠道出血或发热。出现剧烈腹痛、呕咖啡样物或便血，尤其是出现腹膜刺激征时，常提示病变已导致肠梗死或并发肠穿孔，死亡率达 65% 左右。

左结肠缺血最常见于动脉瘤修补术中结扎肠系膜下动脉导致，发生率 0.2% ~ 10%，死亡率约 40% ~ 50%，如出现全肠壁增厚性缺血则死亡率接近 90%。该情况诊断较困难，如患者术后出现水样便伴或不伴有血便时应快速行床旁结肠镜检查。如外周血白细胞高于 $20×10^9$/L，伴发热、休克、严重代谢性酸中毒等，应警惕发生结肠缺血。

三、诊断

1. 对于休克患者，尤其是心源性休克的患者出现腹痛应高度怀疑 NOMI。

2. 对于接受缩血管药物（如可卡因、麦角、血管加压素或去甲肾上腺素）治疗的患者出现腹痛时应怀疑 NOMI。

3. 对于血管缩窄修补后或由于主动脉阻塞导致肠缺血行手术重建后出现的腹痛应怀疑 NOMI。

对于怀疑 NOMI 且治疗基础疾病的前提下病情不能迅速缓解的患者，有动脉造影的指征。血管造影为诊断的"金标准"，可以直接反映出肠系膜动脉痉挛的特征，也可直接经动脉内注射血管舒张药物。

四、治疗原则

对于 NOMI，非手术治疗原则为在尽快补足有效循环血容量的同时进行病因治疗。包括纠正心力衰竭及治疗目前存在的基础疾病如感染等。

纠正休克和组织灌注不足是治疗 NOMI 的关键。治疗手段包括适当的补液，辅以血管活性药物，以改善心输出量及组织灌注，从而缓解血管痉挛。

对于服用可卡因或麦角中毒经系统支持治疗无效的患者，可于血管痉挛处留置导管后给予血管舒张药物，给予罂粟碱 30 ~ 60mg/h 可起到缓解血管痉挛的效果。对于经抗休克治疗以及肠系膜动脉痉挛缓解后腹部症状仍存在的患者，有开腹探查及切除坏死肠管的指征。

【急性肠系膜血管供血不全预后】

如不考虑病因，急性肠系膜血管供血不全患者的预后主要取决于是否快速诊断与积极治疗以最低限度的防止肠坏死。发病后 24 小时确诊，死亡率为 86%，但 24 小时以内确诊，死亡率降至 50%。肠坏死后出现腹膜炎体征死亡率达 82%，无腹膜炎时则为 33%。广泛肠坏死的死亡率达 100%，而局限性肠坏死（坏死肠管长度<1m）且早期血管重建的死亡率仅 18%。是否伴有循环衰竭为另一预后指标，合并循环衰竭的患者死亡率为 100%，而收缩压高于 100mmHg 以上者死亡率 50%。另外急性肠缺血较慢性肠缺血的预后差，术后 30 天死亡率为 52% ~ 70%，而慢性肠缺血者死亡率不到 5%，主要死因为肠坏死。

急性肠系膜血管供血不全患者 5 年存活率为 54% ~ 73%，10 年存活率为 20%。目前死亡率呈下降趋势，过去十年急性肠系膜血栓形成的死亡率由 83% 降至 63%，MVT 死亡率由 51% 降至 19%。

长期随访发现对于慢性肠系膜缺血患者，行腔内血管重建患者 3 年后复发率较行手术的患者高（34% vs13%）。复发多数在术后第 1 年（第 1 年复发率为 28%、三年时复发为 34%）。对于慢性症状组，两种治疗的死亡率相似。腔内治疗的技术成功率为 91%，疼痛即刻缓解率为 79%，并发症发生率为 18%，死亡率为 4%。除非患者没有进展成为肠坏死，否则腔内治疗对于急性症状的缓解及存活率没有明显优势。

（刘昌伟）

主要参考文献

[1] Gopalan PD, Burrows RC. Critical care of the vascular surgery patient. Crit Care Clin,2003,19(1):109-125.

[2] Dormandy JA, Rutherford RB. Management of peripheral arterial disease(PAD). TASC Working Group. TransAtlantic Inter-Society Consensus (TASC). J VascSurg, 2000,31(1Pt2):S1-S296.

[3] Hiatt WR. Medical Treatment of Peripheral Arterial Disease and Claudication. N Engl J Med,2001,344:1608-1621.

[4] Wahlberg E,Olofsson P,Goldstone J. Emergency Vascular Surgery A Practical Guide. Springer-Verlag Berlin Heidelberg,2007.

[5] Dormandy JA,Rutherford RB. Management of peripheral arterial disease(PAD). TASC Working Group. TransAtlantic Inter-Society Consensus (TASC). J VascSurg, 2000,31(1 Pt 2):S1-S296.

[6] Norgren L,Hiatt WR,Dormandy JA, et al. Inter-Society Consensus for the Management of Peripheral Arterial Disease(TASC II). J VascSurg,2007,45(Suppl S):S5-67.

[7] Dillon M, Cardwell C, Blair PH, et al. Endovascular treatment for ruptured abdominal aortic aneurysm. Co-

chrane Database Syst Rev,2007,24(1):CD005261.

[8] Brewster DC, Cronenwett JL, Hallett JW, et al. Guidelines for the treatment of abdominal aortic aneurysms. Report of a subcommittee of the Joint Council of the American Association for Vascular Surgery and Society for Vascular Surgery. J VascSurg, 2003, 37(5):1106-1117.

[9] Hinchliffe RJ, Braithwaite BD, Hopkinson BR. The endovascular management of ruptured abdominal aortic aneurysms. Eur J Vasc Endovasc Surg, 2003, 25(3):191-201.

[10] Siegal EM. Acute aortic dissection. J Hosp Med,2006,1(2):94-105.

[11] Sreenarasimhaiah J. Diagnosis and management of intestinal ischaemic disorders. BMJ, 2003, 326:1372-1376.

第 100 章

重症患者的特殊疾病

第一节 嗜铬细胞瘤/副神经节瘤

嗜铬细胞(chromaffin cell)主要分布在肾上腺髓质、交感神经节等嗜铬组织中，合成、贮存和释放儿茶酚胺(包括去甲肾上腺素、肾上腺素和多巴胺)。嗜铬细胞瘤(pheochromocytoma,PHEO)起源于肾上腺髓质嗜铬细胞的肿瘤，合成、存储和分解代谢儿茶酚胺，并因后者的释放引起症状。

副神经节瘤(paraganglioma,PGL)起源于肾上腺外的嗜铬细胞的肿瘤，包括源于交感神经(腹部、盆腔、胸部)和副交感神经(头颈部)者。前者多具有儿茶酚胺激素功能活性，而后者罕见过量儿茶酚胺产生。

2004 年,WHO 的内分泌肿瘤分类将嗜铬细胞瘤定义为来源于肾上腺髓质的产生儿茶酚胺的嗜铬细胞的肿瘤，即肾上腺内副神经节瘤；而将交感神经和副交感神经节来源者定义为肾上腺外副神经节瘤。目前比较统一的观点是嗜铬细胞瘤特指肾上腺嗜铬细胞瘤，而将传统概念的肾上腺外或异位嗜铬细胞瘤统称为副神经节瘤。

恶性嗜铬细胞瘤(malignant pheochromocytoma),WHO 的诊断标准是在没有嗜铬组织的区域出现嗜铬细胞(转移灶)如骨、淋巴结、肝、肺等。局部浸润和肿瘤细胞分化程度均不能用于区分嗜铬细胞瘤的良恶性。

一、流行病学

嗜铬细胞瘤/副神经节瘤(pheochromocytoma/paraganglioma,PHEO/PGL)占高血压患者的 0.1% ~0.6%,年发病率(3~4)/100 万人,尸检发现率约为 0.09% ~0.25%,人群中约 50% ~75% 的 PHEO/PGL 未被诊断。PHEO 可发生在任何年龄,40~50 岁多见,男女无明显差异,PGL 约占全部嗜铬细胞肿瘤的 15% ~24%。

二、病因与发病机制

80% ~90% 的 PHEO 源于肾上腺髓质,多为单侧,但遗传性者常为双侧、多发。PGL 主要位于腹部和盆腔,其次是头颈和胸腔纵隔,最常见部位包括腹主动脉旁、肾门附近和下腔静脉旁等,10% 位于膀胱,约 20% 头颈和胸腔纵隔的 PGL 为多发。典型 PHEO 直径约 3~5cm,平均重量 40~100g。

PHEO/PGL 病因尚不明,家族型多与遗传有关,其中已明确的致病基因有: Von Hippel-Lindau 病(VHL 病)(VHL 基因突变)、多发内分泌肿瘤-1 型(MEN-1)(MEN1 基因突变)、多发内分泌肿瘤-2 型(MEN-2)(RET 基因突变)、家族性 PHEO-PGL 综合征(SDHD、SDHB 或 SDHC 基因突变)、神经纤维瘤病-1 型(NF-1 基因突变)等。

2004 年 WHO 在肾上腺肿瘤的组织分类中将嗜铬细胞相关肿瘤分为肾上腺髓质肿瘤和肾上腺外副神经节瘤两大类:前者包括良、恶性 PHEO 和混合型 PHEO/PGL;后者包括肾上腺外交感神经和副交感神经 PGL 等。恶性 PGL 发生率约 30% ~40%,肾上腺恶性 PHEO 约 10%。其中 30% ~43% 儿童患者表现为多发,恶性比例 26% ~35%,转移部位多见于淋巴结、肝、肺、骨等器官。但病理组织学特征本身不能预测恶性或转移。

PHEO/PGL 以分泌儿茶酚胺为主,由于肾上腺素(E)合成时必须有高浓度的糖皮质激素存在,故除肾上腺内及主动脉旁的嗜铬体内的肿瘤细胞产生较多的肾上腺素外,其他部位的肿瘤细胞一般仅能合成去甲肾上腺素(NE),极少分泌多巴胺。除此之外,PHEO/PGL 还可以分泌其他激素,通过免疫组化方法从瘤细胞中已经鉴定出的激素包括血清素、乙酰胆碱、脑啡肽、降钙素基因相关肽(CGRP)、ACTH、血管活性肠肽(VIP)、心房利钠素(ANP)、AM、SS、神经肽 Y、P 物质、甘丙素等。激素的合成、分泌和浸润能力是肿瘤细胞重要生物学行为特点之一。

三、临床表现

嗜铬细胞瘤的临床表现主要取决于儿茶酚胺的分泌类型、释放模式以及个体对儿茶酚胺的敏感性性,个体差异甚大:从无症状和体征至突然发生恶性高血压、心力衰竭或脑出血等。对于症状不典型者,不能忽视嗜铬细胞瘤的可能。

(一) 心血管系统

1. 高血压为本症的主要和特征性表现 据报道,48% 的患者血压为阵发性升高,肿瘤细胞常同时分泌肾上腺素及去甲肾上腺素;血压持续性升高见于 29% 的患者,肿瘤细胞以分泌去甲肾上腺素为主,此类患者由于血管舒缩受体敏感性下调及血容量不足容易产生低血压;还有 13% 的患者血压可在正常范围内。典型阵发性发作常表现为血压突然升高,可达(200~300)/(130~180)mmHg,

同时伴有"头痛、心悸、大汗"三联症,其诊断并不困难。有研究发现,三联症对诊断嗜铬细胞瘤的敏感性和特异性高达90.9%和93.8%。嗜铬细胞瘤所致恶性高血压是导致心力衰竭、心肌梗死、脑卒中和肾功能受损的重要危险因素,与原发性高血压患者相比,此类患者心、脑、肾等高血压靶器官的损害更为严重,所以早期诊断、早期治疗显得尤为重要。随病程进展发作渐频渐长,对常用降压药效果不佳,但对α肾上腺能受体拮抗剂、钙通道阻滞剂有效。如果儿童或青年发生高血压同时伴有上述交感神经过度兴奋、高代谢、头痛、焦虑、烦躁、直立性低血压或血压波动大等现象时,应高度怀疑为本病。当然,也有8%的患者可完全没有临床症状,主要见于体积较大的囊性嗜铬细胞瘤,其分泌的儿茶酚胺主要在肿瘤细胞内代谢,很少释放至外周循环。

2. 低血压、休克　本病也可发生低血压或高血压和低血压交替出现,甚至休克、猝死。

3. 心脏　大量儿茶酚胺可致儿茶酚胺性心脏病,出现期前收缩、阵发性心动过速、心室颤动等心律失常,部分病例表现为心肌退行性变、坏死、炎性改变等心肌损害,进而发生心衰。长期、持续的高血压还可致左心室肥厚、心脏扩大和心功能不全。

（二）代谢紊乱　大量肾上腺素作用于中枢神经系统,尤其是交感神经系统导致氧耗增加、基础代谢率升高、肝糖原分解加速和胰岛素分泌受抑,患者表现为发热、消瘦、血糖升高;大量儿茶酚胺和多肽类激素的分泌还可加速脂肪分解、细胞膜表面离子泵交换异常,从而导致血脂增高、血钾降低、血钙异常等代谢紊乱。

（三）其他表现　大量儿茶酚胺可导致肠蠕动减慢、肠张力减弱,胆汁潴留、胆泥淤积,严重者可出现胆道梗阻、扩张,肠坏死、出血或穿孔;膀胱内嗜铬细胞瘤患者排尿时可诱发血压升高;此外,本病可为Ⅱ、Ⅲ型多发性内分泌腺瘤综合征(MEN)的一部分,可伴发甲状腺髓样癌、甲状旁腺腺瘤或增生、肾上腺腺瘤或增生。

（四）并发症

1. 心血管并发症　儿茶酚胺性心脏病、心律失常、复杂性休克。

2. 脑血管并发症　脑卒中、暂时性脑缺血发作(TIA)、高血压脑病及精神失常。

3. 其他　如糖尿病、缺血性小肠结肠炎及胆石症等。

四、诊断与鉴别诊断

根据肾上腺外科疾病诊断原则,PHEO/PGL的诊断是在病史、临床表现和体格检查等基础上,对可疑患者进行筛查,对可疑病灶进行定性、定位诊断和功能评估的流程,对于有遗传倾向者尚需进行基因筛查。2007年,*Nature Clinic Practice*发表了《首届国际嗜铬细胞瘤研讨会的共识》,制定了嗜铬细胞瘤的诊断与治疗规范。

（一）筛查指征

1. 伴有头痛、心悸、大汗等"三联症"的高血压。

2. 顽固性高血压。

3. 血压易变不稳定者。

4. 麻醉、手术、血管造影检查、妊娠中血压升高或波动剧烈者,不能解释的低血压。

5. PHEO/PGL家族遗传背景者。

6. 肾上腺偶发瘤。

7. 特发性扩张性心肌病。

（二）功能诊断　实验室测定血浆和尿的游离儿茶酚胺(E、NE、DA)及其代谢物如MNs是传统诊断PHEO/PGL的重要方法。肿瘤CA间歇性释放入血,直接检测CA易出现假阴性。但CA在瘤细胞内的代谢呈持续性,其中间产物甲氧基肾上腺素类物质(metanephrines,MNs)以"渗漏"形式持续释放入血,血浆游离MNs和尿液分馏的甲氧基肾上腺素(urinary fractionated metanephrines)的诊断敏感性优于CA的测定。MNs包括甲氧基肾上腺素(MN)和甲氧基去甲肾上腺素(NMN),来源于PHEO/PGL肿瘤细胞进入循环的MNs为游离形式,经消化道、脾、胰的相关酶修饰为硫酸盐结合的MNs,消化道等本身也可合成大量的硫酸盐结合的NMN,故结合型MNs特异性略差。

1. 24小时尿CA仍是目前定性诊断的主要生化检查手段。敏感性84%,特异性81%,假阴性率14%,结果阴性而临床高度可疑者建议重复多次和(或)高血压发作时留尿测定,阴性不排除诊断。

2. 血浆游离MNs包括MN和NMN。敏感性97%～99%,特异性82%～96%,适于高危人群的筛查和监测。阴性者几乎能有效排除PHEO/PGL,假阳性率仅1.4%,国内仅有少数单位开展,建议推广。

3. 24小时尿分馏的MNs须经硫酸盐的解离步骤后检测,虽不能区分游离型与结合型,但可区分MN和NMN。特异性高达98%,但敏感性略低,约69%,适于低危人群的筛查。

4. 24小时尿总MNs(MN+NMN)敏感性77%,特异性93%。

5. 24小时尿VMA敏感性仅46%～67%,假阴性率41%,但特异性高达95%。

6. 血浆CA检测结果受多种生理、病理因素及药物的影响。

血浆游离MNs和尿分馏的MNs升高≥正常值上限4倍以上,诊断PHEO/PGL的可能几乎100%。临床疑诊但生化检查结果处于临界或灰区者应标化取样条件,联合检测以提高准确率。曾经有可乐定抑制试验及胰高糖素激发试验等用以诊断和鉴别PHEO/PGL,但由于心、脑血管意外风险等可能,国内已基本摒弃。

（三）病理诊断

1. 解剖影像学检查　主要包括CT和MRI,两者诊断的敏感性(90%～100%)和特异性(70%～80%)相当,没有证据表明何者更优。CT/MRI的初始扫描范围为腹部+盆腔,目的在于检出肾上腺和(或)肾上腺外多发病变,如为阴性,扫描胸部和头颈。

（1）CT平扫+增强:优点是价格适中、敏感性高、扫描时间短。可发现肾上腺0.5cm和肾上腺外1.0cm以上的PHEO/PGL。肿瘤内密度不均和显著强化为其特点,能充分反映肿瘤形态特征及与周围组织的解剖关系。

（2）MRI：优点是敏感性与 CT 相仿、无电离辐射、无造影剂过敏之虞。PHEO/PGL 血供丰富、T1WI 低信号、T2WI 高信号，反向序列信号无衰减为其特点。以下情况代替 CT 作为首选定位或补充检查：①儿童、孕妇或其他需减少放射性暴露者；②对 CT 造影剂过敏者；③生化证实儿茶酚胺升高而 CT 扫描阴性者；④肿瘤与周围大血管关系密切，评价有无血管侵犯；⑤全身 MRI 弥散加权成像（DWI）有助于探测多发或转移病灶。

（3）超声检查：方便、易行、价低，但灵敏度不如 CT 和 MRI，不易发现较小的肿瘤。可用作初筛手段，尤其对于可疑颈部的 PGL 以及婴幼儿、孕妇等。

2. 功能影像学检查的价值和指征　①确诊定位并利于鉴别诊断；②检出多发或转移病灶（分泌 E 的 PHEO＞5cm；分泌 NE 的 PHEO；功能性 PGL）；③生化指标阳性和（或）可疑，CT/MRI 未能定位；④术后复发。

（1）131I-间碘苯甲胍（131I-metaiodobenzylguanidine，131I-MIBG）放射性核素显像：MIBG 为去甲肾上腺素类似物，能被嗜铬细胞儿茶酚胺囊泡摄取。131I-MIBG 和123I-MIBG 可同时对 PHEO/PGL 进行形态解剖和功能的定位，两者的灵敏度分别为 77%～90% 和 83%～100%，特异性均达 95%～100%；但对 PGL 和恶性 PHEO 的敏感性较低（71% 和 56%）。假阳性罕见于肾上腺皮质癌和某些感染性疾病如放线菌病；假阴性见于某些药物影响（如三环类抗抑郁精神病药、钙拮抗剂、可卡因等）和肿瘤坏死或去分化。MIBG 显像前必须使用卢戈液，5 滴，3 次/日×3 日，封闭甲状腺。

（2）生长抑素受体（somatostatin receptor）显像：生长抑素受体为 G 蛋白耦联的跨膜蛋白，有 5 种亚型。PHEO/PGL 主要表达 2 和 4 型（约 73%）。奥曲肽为生长抑素类似物，与生长抑素受体的亲和性依次为 2、5、3 型。111In-DTPA-奥曲肽显像敏感性不及 MIBG，MIBG 阳性的 PHEO/PGL 仅 25%～34% 奥曲肽阳性，但对恶性/转移性病灶的敏感性优于 MIBG（87% 和 57%）。

（3）PET 显像：18F-FDG-PET、11C-对羟基麻黄碱-PET、11C-肾上腺素-PET、18F-DOPA-PET 和 18F-DA-PET 均有报道用于 PHEO/PGL 的定位诊断，但前 3 者特异性差，18F-DA-PET 优于 MIBG，敏感性和特异性达 100%。

（四）遗传性综合征的诊断和基因筛查

1. 大约 1/3 的 PHEO/PGL 有遗传因素参与，下列情况具备筛查指征：①PHEO/PGL 家族史者；②双侧、多发或肾上腺外 PHEO；③年轻患者（＜20 岁）；④患者及其亲属具有其他系统病变：脑、眼、甲状腺、甲状旁腺、肾、颈部、胰腺、附睾、皮肤等。

2. 筛查内容　①家族史的问询；②系统临床体征和辅助检查：皮肤病变（NF-1）；甲状腺病变和血降钙素升高（MEN-2）；影像学检查肾脏、胰腺、其他腹部肿瘤，术前常规眼底视网膜检查、脑脊髓 MRI 检查（VHL）；③基因筛查（可选择）：RET/VHL/SDHB/SDHD，若阳性，一级亲属遗传咨询。

五、治　疗

（一）术前准备　手术切除是嗜铬细胞瘤首选的治疗方法，而成功的关键不仅取决于手术医师的技术，更取决于围术期的处理。术前紧张、麻醉、手术刺激等均能引起血压骤升、心律失常等危象，即使在那些术前血压正常且无临床症状的患者中也常有类似症状发生。其次，嗜铬细胞瘤患者术前血管处于高度痉挛状态，肿瘤一旦切除后，血管床扩张，血压急剧下降导致休克，即使补充大量液体甚至输血都难以纠正低血压而导致死亡。专家论坛建议所有生化检查阳性的嗜铬细胞瘤患者术前都应进行适当的药物准备，以阻断儿茶酚胺释放产生的作用。

手术期的处理：术前精神紧张、麻醉、手术刺激等均 PHEO/PGL 充分的术前准备是保证手术成功的关键，调查结果显示，α 受体阻滞剂常规应用之前，PHEO 手术死亡率约为 24%～50%，充分的术前准备可使手术死亡率降低到 3% 以下。术前准备的目标在于阻断患者体内过量 CA 的作用，纠正循环内有效血容量不足，维持正常血压和心律/心率；改善心脏和其他脏器的功能，降低手术、麻醉诱发 CA 大量释放所导致的剧烈循环波动，减少急性心功能不全、复杂顽固性休克，以及随后可能发生的凝血功能异常、肝、肾功能受累等多器官功能受损等严重术后并发症的发生。

1. 重症危象

（1）儿茶酚胺危象（嗜铬细胞瘤危象）：通常表现为血压剧烈波动、高血压与低血压休克交替出现、心肌缺血、心脏功能受累，以及代谢率升高导致的快速心律失常等复杂休克，同时伴有严重代谢和内环境紊乱（如血糖升高）。治疗原则参照"儿茶酚胺危象"，建议在多科协作的基础上尽早给予重症监护专科治疗。

（2）高血压危象：患者出现短期内血压急剧上升，可能对心、脑等重要靶器官功能造成威胁，产生严重并发症而危及生命，治疗原则参照"高血压危象"，必要时给予重症监护专科治疗。

2. 控制高血压

（1）α 受体阻滞剂：最常用的是长效非选择性 α 受体阻滞剂——酚苄明，初始剂量 5～10mg，2 次/日，据血压调整剂量，每 2～3 日递增 10～20mg，最大剂量不超过 2mg/（kg·d）。也可选用 α1 受体阻滞剂如哌唑嗪、特拉唑嗪、多沙唑嗪等。乌拉地尔具有中枢和外周双重作用。

（2）钙离子通道阻滞剂：钙拮抗剂能够阻断 NE 介导的钙离子内流入血管平滑肌细胞内，达到控制血压和心律失常的目的，它还能防止 CA 相关的冠状动脉痉挛，有利于改善心功能。其疗效几乎与 α 受体阻滞剂相当，但不会引起直立性低血压。

（3）联合或替代 α 受体阻滞剂：①单用 α 受体阻滞剂血压控制不满意者，联合应用以提高疗效，并可减少前者剂量；②α 受体阻滞剂严重副作用患者不能耐受者，替代之；③血压正常或仅间歇升高，替代 α 受体阻滞剂，以免后者引起低血压或直立性低血压。

3. 控制心律失常　对于 CA 或 α 受体阻滞剂介导的心动过速（＞100～120 次/分）或室上性心律失常等需加用 β 受体阻滞剂，使心率控制在＜90 次/分。但 β 受体阻滞剂必须在 α 受体阻滞剂使用 2～3 日后，因单用前者可阻

断肾上腺素兴奋 β_2 受体扩张血管的作用而可能诱发高血压危象、心肌梗死、肺水肿等致命的并发症。心选择性的 β_1 受体阻滞剂有阿替洛尔、美托洛尔等。

4. 术前准备时间至少 10～14 天,发作频繁者需 4～6 周。以下几点提示术前准备充分:①血压稳定在 120/80mmHg 左右,心率<80～90 次/分;②无阵发性血压升高、心悸、多汗等现象;③体重呈增加趋势,红细胞比容<45%;④轻度鼻塞,四肢末端发凉感消失或有温暖感,甲床红润等表明微循环灌注良好。

(二)手术治疗 手术切除是 PHEO/PGL 最有效的治疗方法。强调与麻醉科、重症医学科等多学科充分合作。术中、术后持续监测血压、心率、容量(CVP)、乳酸、上腔静脉氧饱和度($ScvO_2$)等组织灌注指标,必要时放置 PiCCO(pulse indicator continous cardiac output)导管或肺动脉漂浮导管(pulmonary arterial catheter,PAC)进行持续血流动力学监测、进一步明确休克类型,积极进行复苏治疗。

1. 手术方式根据病情、肿瘤的大小、部位及与周围血管的关系和术者的经验合理选择手术方式。

(1)腹腔镜手术:与开放手术相比,腹腔镜嗜铬细胞瘤切除术具有术中 CA 释放少、血压波动幅度小、创伤小、术后恢复快、住院时间短等优点,是肾上腺 PHEO 首选的手术方式。其选择主要决定于肿瘤的大小和术者的经验,多数学者推荐肿瘤<6cm 是进行腹腔镜手术的指征。经腹和经腹膜后途径没有显著差异,但后者术后恢复快。

(2)开放手术:于肿瘤巨大、疑恶性、肾上腺外 PGL、多发需探查者。腹主动脉主干及肠系膜上动脉区有丰富的副神经节嗜铬体,为肿瘤的好发部位,是探查的主要区域;对来自胸腔、纵隔或膀胱的 PGL,应根据肿瘤位置,选择相应手术径路。肿瘤分离有困难者可行包膜内剜除。膀胱 PGL 有恶性倾向,根据肿瘤部位和大小行膀胱部分或全膀胱切除术。

对定性诊断不明确的肿物,手术探查需在 α 受体阻滞剂充分准备后进行。

2. 肾上腺保留与否 尽可能保留肾上腺,由于残留肾上腺复发率低,即使是双侧、家族性或具有遗传背景的患者也保留正常肾上腺组织,避免皮质激素的终生替代治疗。

3. 术后处理 推荐术后常规入重症医学科加强治疗,必要时进行持续血流动力学监测,正确评估循环系统功能状态、心血管受累程度,积极纠正组织灌注不足和代谢相关并发症。

(三)恶性 PHEO/PGL 的治疗 手术切除原发或转移病灶仍是主要治疗手段,虽不能延长生存,但有助控制血压等相关症状,并可能有利于术后放化疗或核素治疗。放射性核素治疗用于无法手术或多发转移、MIBG 或奥曲肽显像阳性者。常用药物是 ^{131}I-MIBG,大剂量治疗能延长生存,缓解症状,但 2 年内几乎均有复发或转移。主要副作用是骨髓抑制。外放射治疗推荐于无法手术切除的肿瘤和缓解骨转移所致疼痛,但可能加重高血压。化疗推荐 CVD 方案(环磷酰胺、长春新碱、氮烯唑胺),有效率约 50%,但也多于 2 年内复发。

(崔 娜)

主要参考文献

[1] DeLellis RA LRV, Heitz PU. Pathology and genetics of tumours of endocrine organs. World Health Organization classification of tumors. Lyon:IARC Press,2004.

[2] Ariton M, Juan CS, AvRuskin TW. Pheochromocytoma: clinical observations from a Brooklyn tertiary hospital. EndocrPract,2000,6:249-252.

[3] Lenders JW, Eisenhofer G, Mannclli M, et al. Phaeochromocytoma. Lancet,2005,366:665-675.

[4] Yeo H, Roman S. Pheochromocytoma and functional paraganglioma. Curr Opin Oncol,2005,17:13-18.

[5] Zelinka T, Eisenhofer G, Pacak K. Pheochromocytoma as a catecholamine producing tumar: implications for clinical practice. Stress,2007,10:195-203.

[6] Brouwers FM, Eisenhofer G, Lenders JW, et al. Emergencies causedby phaeochromocytoma, neuroblastoma, or ganglioneuroma. Endocrinol Metab Clin North Am,2006, 35:699-724.

[7] Pacak K, Eisenhofer G, Ahlman H, et al. Pheochromocytoma: recommendations for clinical practice from the First International Symposium. October 2005. Nat Clin Pract Endocrinol Metab,2007,3:92-102.

[8] Sawka AM, Gafni A, Thabane L, et al. The economic implications of three biochemical screening algorithms for pheochromocytoma. J Clin Endocrinal Metab,2004,89: 2859-2866.

[9] Eisenhofer G, Goldstein DS, Walther MM, et al. Biochemical diagnosis of pheochromocytoma:how to distinguish true- from false-positive test results. J Clin Endocrinal Metab,2003,88:2656-2666.

[10] Duh QY. Evolving surgical management for patients with pheochromocytoma. J Clin Endocrinal Metab, 2001,86:1477-1479.

[11] Plouin PF, Duclos JM, Soppelss F, et al. Factors associated with perioperative morbidity and mortality in patients with pheochromocytoma;analysis of 165 perations at a single center. J Clin Endocrinal Metab,2001,86:1480-1486.

[12] Gumbs AA, Gagner M. Laparoscopic adrenalectomy. Best Pract Res Clin Endocrinol Metab, 2006, 20: 483-499.

第二节 重症内分泌危象

一、肾上腺危象

肾上腺危象或艾迪生危象(Addisonian crisis),又称急性肾上腺皮质功能减退症(acute adrenocortical hypofunction)是指机体在各种应激状态下,由于体内肾上腺皮质激素供给急速不足,出现以循环衰竭为主要特征的危象状态。

（一）**病因与发病机制**　重症患者发生肾上腺危象的主要机制与全身性感染和全身炎症反应综合征（systemic inflammatory response syndrome，SIRS）、创伤和手术等严重应激引起的急性继发性肾上腺皮质功能减退有关。在重症患者中，常见的肾上腺危象的病因如下：

1. 原发性肾上腺皮质功能减退　①肾上腺皮质自身免疫性疾病；②肾上腺结核，是仅次于自身免疫性的原发性肾上腺皮质功能减退的病因，一些患者常合并肺结核；③肿瘤；④真菌感染；⑤先天性肾上腺皮质增生；⑥急性肾上腺皮质出血、坏死血栓形成。

2. 继发性肾上腺皮质功能减退　①重症患者应激导致的肾上腺皮质继发损伤，激素分泌相对不足，或肾上腺皮质功能处于持续抑制状态；②长期大量肾上腺皮质激素治疗，垂体-肾上腺皮质轴受重度反馈抑制而呈萎缩，如激素骤然停药或减量过速，或发生了感染、创伤等应激时极易出现肾上腺危象；③肾上腺双侧全部切除或一侧全切者，或单侧肿瘤切除而对侧已萎缩者，如术前准备不周、术后治疗不当或激素补给不足，停用过早（常需时至少 9 个月或 1 年以上）等均可发生危象；④垂体或颅脑损伤、感染、手术或照射（肿瘤治疗）；⑤药物类：可能导致肾上腺皮质功能衰竭的药物有酮康唑、甲地孕酮（剂量>160mg/d）、甲羟孕酮、氨鲁米特、邻氯苯对氯苯二氯乙烷、甲吡酮、依托咪酯，和大剂量的氟康唑（剂量≥400mg）等。近年来，陆续见到一些抗结核药物利福平（rifampicin）诱发危象的报道，此药为一种强的肝微粒酶的诱导剂，它促进皮质醇氧化转变为 6β 羟皮质醇，使血皮质醇的半寿期缩短。因此有人提出在开始给予慢性肾上腺皮质功能减退者以利福平治疗时应适当增加激素剂量，以预防危象的发生。此外苯巴比妥内和苯妥英钠也可使血皮质醇的半寿期缩短。

肾上腺皮质功能减退者在各种应激状态下，如感冒、过劳、大汗、创伤、手术、分娩、变态反应或骤停皮质激素类治疗等均可出现急性肾上腺危象。

（二）**临床症状与体征**　肾上腺危象的临床表现多呈非特异性。主要症状包括：发热、低血压疲乏无力、关节痛、眩晕、精神差、胃肠道症状，如恶心、呕吐、腹部痉挛、非肠源性消瘦和神经性厌食等。许多原发性肾上腺皮质功能减退临床症状不典型，进展缓慢而隐袭，常在抵抗力下降或应激性负荷增加时（如感染、外伤、手术、麻醉等应激情况下）诱发危象发生。由于肾上腺皮质激素缺乏大多为混合性的，即糖皮质激素和潴钠激素两者皆缺乏，因此循环衰竭表现得更为迅速和明显，少数患者最早可在诱因发生后 3～4 小时，多数患者在诱因发生后 24～48 小时内即表现出神志和血压的改变。

（三）**肾上腺危象的诊断**　急性肾上腺皮质功能减退如不及时识别、诊断和积极处理，可能迅速进入肾上腺危象，危及生命而导致死亡。早期诊断，并快速补充肾上腺皮质激素至关重要。

1. 常规实验室检查监测

（1）血常规检查：与感染相关的白细胞总数升高，淋巴细胞及嗜酸粒细胞偏高。与脱水相关的血液浓缩现象。

（2）血生化检查：电解质紊乱是该病的辅助诊断部分。患者表现低钾血症或高钾血症、低血钠、低血糖、血尿素氮轻度增高，轻度酸中毒以及血皮质醇总量降低等。约 1/3 病例低于正常范围。葡萄糖耐量试验呈低平曲线或反应性低血糖。

（3）心电图低电压和 T 波低平或倒置，Q～T 时间可延长。

2. 肾上腺危象发病急骤、临床表现不典型，多被重症时期其他疾病或并发症掩盖，常不易正确判断而耽误诊治，可能危及患者生命。重症医学科内的重症患者常因了解病史困难，病情危重，增加了肾上腺危象诊断的难度，应积极寻找一些重要的线索和可疑征象协助诊断。对出现下列临床征象者，应当提高肾上腺皮质功能减退及危象的诊断意识：①既往有糖皮质激素治疗史，或有类似"库欣综合征"特征者。②低血压伴有慢性消瘦和软弱者。③有无法解释的低血压或容量消耗伴发热、脱水、食欲不振、恶心、呕吐、腹痛和腹泻等消化系症状，以及淡漠、萎靡、嗜睡或烦躁不安、神情恍惚等精神神经系症状者，特别症状出现在有结核、肿瘤、AIDS、多种内分泌缺陷疾病、白癜风或使用可能引起肾上腺皮质功能不全药物等病史者。④高血钾、低血钠，特别存在有肾功能障碍者。⑤低血压伴有低血糖或嗜酸细胞增多。⑥低血压伴有皮肤色素沉着，或女性患者伴有腋、阴毛稀疏者。⑦已处于休克，对积极体液复苏和血管活性药物抗休克反应较差者。

（四）**肾上腺危象的治疗**　肾上腺危象一经拟诊须紧急治疗，不需等待化验结果。

1. 补充糖皮质激素可产生即刻和短暂改善循环衰竭的效果。在用于治疗重症患者因应激发生的肾上腺皮质功能减退的常用糖皮质激素有 3 种，氢化可的松、甲泼尼龙和地塞米松。三者在重症患者治疗结果缺少对比性研究。但因氢化可的松无须代谢，直接合成等量皮质醇，它同时具有糖皮质和盐皮质激素的活性而常作为首选药物。激素剂量视病情轻重和治疗反应而定。推荐剂量：氢化可的松 200～300mg/d。分次 3～4 次给药：每 6 小时 50mg，或每 8 小时 100mg；或首剂 30 分钟 50～100mg，随后 10mg/h 持续输注。

2. 补充盐皮质激素如应用氢化可的松琥珀酸钠酯或氢化可的松后，收缩压不能回升至 13.3kPa（100mmHg），或者有低血钠症，可增加氟氢可的松 0.5～2mg/d。可在病情好转并能进食时改服 9α-氟氢化可的松 0.05～0.2mg/d。

3. 纠正水、电解质紊乱。补液量及性质视患者脱水、缺钠程度而定，如有恶心、呕吐、腹泻、大汗而脱水、缺钠较明显者，补液量及补钠量宜充分；相反，由于感染、外伤等原因，且急骤发病者，缺钠、脱水不至过多，宜少补盐水为妥。一般采用 5% 葡萄糖生理盐水，可同时纠正低血糖并补充水和钠。应视血压、尿量、心率等调整用量。还需注意钾和酸碱平衡。血钾在治疗后可急骤下降。

4. 病因与并发症治疗抢救的同时，应积极寻找诱发因素予以积极处理。如合并感染时应选用有效、适量的抗生素，及时引流、扩创清除感染灶；积极处理其他诱因，停止和禁用可能诱发本病的用药。有血容量不足者,可酌情输全血、血浆或白蛋白,补充皮质激素,补液后仍休克者应予以血管活性药物。注意降温、给氧,预防和治疗低血糖。

二、儿茶酚胺危象

儿茶酚胺危象,又称嗜铬细胞瘤危象,是由于肿瘤或肾上腺髓质的嗜铬细胞突然分泌释放大量儿茶酚胺[肾上腺素、去甲肾上腺素和(或)多巴胺]入血,或儿茶酚胺分泌突然减少、停止而导致严重血压异常(常表现为高血压)与代谢紊乱的症候群,如误诊或处理不当可造成生命危险。

(一)概念更新　嗜铬细胞(chromaffin cell)主要分布在肾上腺髓质、交感神经节等嗜铬组织中,合成、贮存和释放儿茶酚胺(包括去甲肾上腺素、肾上腺素和多巴胺)。嗜铬细胞瘤(pheochromocytoma,PHEO)是起源于肾上腺髓质嗜铬细胞的肿瘤,合成、存储和分解代谢儿茶酚胺,并因后者的释放作用于肾上腺素能受体,引起血压剧烈波动和代谢紊乱等临床症状,短期内迅速加重时可能危及生命,被称为儿茶酚胺危象(嗜铬细胞瘤危象)。

副神经节瘤(paraganglioma,PGL)是起源于肾上腺外的嗜铬细胞的肿瘤,包括源于交感神经(腹部、盆腔、胸部)和副交感神经(头颈部)者。前者多具有儿茶酚胺激素功能活性,而后者罕见过量儿茶酚胺产生。2004年,WHO的内分泌肿瘤分类将嗜铬细胞瘤定义为来源于肾上腺髓质的产生儿茶酚胺的嗜铬细胞的肿瘤,即肾上腺内副神经节瘤;而将交感神经和副交感神经节来源者定义为肾上腺外副神经节瘤。目前比较统一的观点是嗜铬细胞瘤特指肾上腺嗜铬细胞瘤,而将传统概念的肾上腺外或异位嗜铬细胞瘤统称为副神经节瘤。因此,儿茶酚胺危象主要包括肾上腺嗜铬细胞瘤、副神经节瘤(肾上腺外嗜铬细胞瘤)以及肾上腺髓质增生三类病理生理改变。

(二)病因与发病机制　嗜铬细胞瘤/副神经节瘤(pheochromocytoma/paraganglioma,PHEO/PGL)病因尚不明,家族型多与遗传有关。PHEO/PGL以分泌儿茶酚胺为主,故除肾上腺内及主动脉旁的嗜铬体内的肿瘤细胞产生较多的肾上腺素(E)外,其他部位的肿瘤细胞一般仅能合成去甲肾上腺素(NE),极少分泌多巴胺。除此之外,PHEO/PGL还可以分泌其他激素,包括:血清素、乙酰胆碱、脑啡肽、降钙素基因相关肽(CGRP)、ACTH、血管活性肠肽(VIP)、心房利钠素(ANP)、AM、SS、神经肽Y、P物质、甘丙素等。激素的合成、分泌和浸润能力是肿瘤细胞重要生物学行为特点之一。

儿茶酚胺是由交感嗜铬系统产生的重要生物活性物质,在体内含量微小,只有应激后才会短期内略微升高。嗜铬细胞瘤细胞短期内产生的大量儿茶酚胺,通过与心肌和血管平滑肌细胞膜上的 α、β 肾上腺素能受体相结合,产生强烈的 α 和 β 激动效应,作用于心、脑、肾等重要靶器官,导致出现多种并发症。重症患者发生儿茶酚胺危象的机制主要有以下几点:

1. 儿茶酚胺心肌病　是嗜铬细胞瘤较为严重的并发症之一,据报道,大约32%~64%的嗜铬细胞瘤患者合并

儿茶酚胺心肌病,以左心功能不全、心律失常以及心肌缺血为主要临床表现,发生原因包括:①儿茶酚胺大量释放引起冠状动脉痉挛、心肌细胞缺血缺氧,心脏氧耗增加,导致心肌纤维受损、心肌细胞退行性变、坏死等;② α 和 β 激动效应导致心肌细胞兴奋性增强,出现期前收缩、阵发性心动过速、心室颤动等心律失常;③高浓度儿茶酚胺血症长期作用下,心肌细胞肾上腺素能受体数下调,出现"儿茶酚胺耐受";④持续高血压导致心肌重构,出现左心室肥厚、心脏扩大和心功能不全。此类患者心血管系统受累严重、肾上腺素能受体高度"耐受"、循环代偿能力极低,手术和麻醉风险大、死亡率较高。该类患者极易在术中、术后发生剧烈的血流动力学波动,并对临床常用的儿茶酚胺类药物反应低下,需要长时间、大剂量、联合应用多种血管活性药物力药方可维持血流动力学稳定,是发生多系统器官功能受累的高危人群。有学者指出,应用肾上腺素能受体阻断剂6个月以上,可能会逆转肾上腺素能受体下调的病理生理改变,从而使儿茶酚胺心肌病得到部分改善,但如此长时间的术前准备是否能为患者接受有待于进一步讨论。国内外均有个案报道,由于嗜铬细胞瘤儿茶酚胺大量释放作用于心脏冠状动脉,导致急性心肌缺血、心梗反复发作,患者易被临床误诊为"冠心病"。此类患者一旦明确嗜铬细胞瘤诊断后,应尽早安排手术切除,而不应片面强调术前心电图正常的理想术前准备。但术前必须通过心电图、心脏彩超等检查手段仔细评估心脏基础功能、和对手术的耐受能力,这对于围术期血流动力学的调控具有重要指导意义。同时,术后循环功能支持对该类患者意义重大,应在术前与患者和患者家属充分沟通,获得必要的医疗支持。

2. 高血压危象或高血压与低血压休克交替发作　此类患者发病机制不清,循环波动的可能原因包括:①患者的有效循环血容量不足。当肿瘤细胞分泌大量儿茶酚胺时,可以见到血管收缩、血压急剧升高,儿茶酚胺作用减弱或消退后,有效循环容量不足导致低血压迅速出现,而低血压通过反馈调节机制促使儿茶酚胺分泌再次增多,进而再次出现血压急剧升高,如此反复、不断恶化,直至循环系统功能彻底崩溃。②瘤内出血、坏死或栓塞,导致儿茶酚胺释放迅速减少而致血压下降,然后低血压通过反馈调节促使儿茶酚胺分泌增多、形成恶性循环。③长期、大量的儿茶酚胺刺激导致末梢血管收缩时间过长,逐渐出现组织缺氧加重和毛细血管通透性增加,导致有效循环容量相对不足,循环波动进一步加重。④心功能恶化导致心输出量发生变化等。此类患者病情危重,随时可能因高血压危象、高血压脑病、低血压危象、心律失常、心力衰竭及急性心脑血管事件威胁生命,死亡率极高。治疗原则应以药物控制血压,积极扩容,稳定循环为主。但在特殊情况如肿瘤破裂出血难以维持循环稳定的时候,可以考虑进行手术治疗。

(三)临床症状与体征　儿茶酚胺危象多数以心血管系统功能受累为主要临床表现,主要分为高血压危象型、低血压休克型、高血压与低血压休克交替出现型,以及严重心律失常型四个症候群。

1. 高血压危象型　发生率较高,由于肿瘤持续或阵发性释放大量儿茶酚胺入血,使血压呈急进性或阵发性剧烈升高。患者通常伴有剧烈头痛、恶心、呕吐、视力模糊、视盘水肿、眼底出血等。可以迅速出现心肾功能损害,容易并发脑出血;或急性左心衰竭、肺水肿;或由于冠状动脉强烈收缩、闭塞,导致急性心肌梗死。

2. 低血压休克型　持续顽固性低血压难以纠正,临床表现为发绀、肢冷、少尿、神志变化等,提示存在组织灌注严重不足,最终出现多系统器官功能不全。

3. 高血压与低血压休克交替出现型　患者的血流动力学状态极不稳定,血压可在短时间内大幅度波动,引起各个系统器官陆续出现缺血、缺氧和灌注不足,极易导致脑血管意外、急性心衰、休克、心肌梗死等严重并发症,死亡率较高。

4. 严重心律失常型　频发性、多数表现为期前收缩、快速室上性心律失常,多源性室性期前收缩是严重心律失常发生的先兆,随之出现的阵发性室性心动过速、心室扑动、室颤、阿-斯综合征等严重心律失常如果得不到及时抢救可致猝死。部分患者也可以出现各种传导阻滞,甚至房室分离。

(四)　儿茶酚胺危象的诊断　儿茶酚胺危象是大量儿茶酚胺分泌并作用于机体各个器官导致功能受损的综合征,没有统一的诊断标准和治疗规范。与原发性高血压患者相比,儿茶酚胺危象导致心、脑、肾等靶器官的损害更为严重,是发生心力衰竭、心肌梗死、脑卒中和肾功能受损的高危因素。早期诊断和早期治疗显得尤为重要。根据2007 年《首届国际嗜铬细胞瘤研讨会共识》和 2011 年《北美神经内分泌肿瘤协会共识与指南》,提出高危患者临床表现如下:

1. 高危表现

(1) 发作性高血压或持续高血压伴阵发加剧。

(2) 血压波动大,有直立性低血压或高血压低血压交替出现,或伴有严重心律失常。

(3) 高血压伴有畏热、多汗、体重下降、情绪激动、焦虑不安、心动过速、心律失常、四肢震颤等儿茶酚胺分泌过多表现。

(4) 高血压伴有糖耐量减低、糖尿病、甚至酮症酸中毒。

(5) 曾经因外伤、小手术(如拔牙)、按压腹部、排尿、吸烟等因素诱发高血压发作。

(6) 腹部可触及包块或 B 超、CT 等发现肾上腺或腹主动脉旁等部位有实质性肿物。

(7) 尿或血儿茶酚胺及其代谢产物尿间甲肾上腺素类物质(MNs)增高。

(8) 一般降血压药物治疗无效,服用利血平、胍乙啶等促进儿茶酚胺释放的降压药后血压反而升高。

对危象发作急诊就诊患者而言,仔细询问病史可以提供重要诊断依据,通过持续监测生命体征变化、辅以影像学定位检查和实验室检查,有助于提高嗜铬细胞瘤临床诊断的准确率。

2. 鉴别诊断

(1) 颅内病变:颅后窝肿瘤、蛛网膜下腔出血时可有高血压及儿茶酚胺分泌增多,出现类似嗜铬细胞瘤阵发性高血压的症状,较难鉴别。但从病史、儿茶酚胺测定、影像学定位检查等有助于两者的鉴别。

(2) 高血压脑病:突然的血压升高将引起脑部循环障碍、脑水肿、脑功能不全,出现头痛、心悸、恶心、呕吐、视物不清,甚至偏瘫、昏迷等。不论何种类型的高血压,血压升高到一定程度皆会有上述表现,但嗜铬细胞瘤引起患者血压波动大,儿茶酚胺测定、影像学定位检查等有助于鉴别。

(五)　儿茶酚胺危象的治疗　儿茶酚胺危象患者的循环功能变化迅速复杂,可同时伴发高血压危象、低血压休克、心功能不全和严重心律失常等多种致死性危重表现,治疗效果取决于病情凶险程度及急救措施是否及时、恰当,发生急性心肌梗死、脑出血、顽固性难治性休克患者的死亡率较高。

1. 控制血压　初步判断高血压危象的发病机制,评估肾素活性、儿茶酚胺在病理生理中的作用,对于嗜铬细胞瘤诊断明确者可首选硝普钠、酚妥拉明或尼卡地平静脉给药。同时注意完善必要的实验室检查以帮助明确靶器官损害程度,包括血清电解质、尿素氮、肌酐、血常规、心电图、胸部 X 线片以及尿液分析等。同时抽血查肾素和儿茶酚胺水平(尽管在开始治疗前不能得到结果,但对后续治疗有很重要的指导意义),在病情允许条件下做 CT 或MRI 检查,尽可能明确诊断。治疗过程中,需密切监测患者神志、呼吸等相关重要生命体征变化,警惕高血压脑病、脑血管意外、呼吸衰竭等并发症的发生;同时注意及时调整给药剂量、速度、注意补充容量,避免低血压发生。

2. 休克复苏　部分儿茶酚胺危象表现为低血压休克或高血压低血压休克交替出现或严重心功能不全等复杂休克状态,应及时及时放置 PiCCO(pulse indicator continous cardiac output)导管或肺动脉漂浮导管(pulmonary arterial catheter,PAC)进行持续血流动力学监测明确心血管系统受损情况、容量水平和休克类型,同时根据乳酸、上腔静脉氧饱和度(SvO$_2$),以及动静脉二氧化碳分压差(Pa-vCO$_2$)等组织灌注指标变化积极进行复苏治疗。此类患者心血管系统受累严重,肾上腺素能受体高度"耐受",对临床常用的血管活性药物反应低下,通常需要长时间、大剂量、联合应用多种血管活性药物方可维持血流动力学稳定,循环代偿能力极低,是发生多系统器官功能受累的高危人群。在休克复苏治疗的同时,需要随时评估心、脑、肺、肝、肾等多器官功能变化,必要时给予替代和辅助治疗。

3. 纠正内环境紊乱　儿茶酚胺危象常存在基础代谢率升高、肝糖原分解加速、胰岛素分泌受抑、血脂增高、血钾降低、血钙异常、酸中毒等严重代谢紊乱和酸碱失衡。及时纠正内环境紊乱有助于靶器官功能的恢复和稳定。

4. 儿茶酚胺危象一旦发生,患者随时可能面临生命危险,强调手术科室、与麻醉科、重症医学科等多学科充分合作,保证对患者病情及时、有效的评估和治疗。建议围术期常规给予重症监护专科治疗,减少并发症发生。

三、低血钾危象

（一）**定义**　低钾血症是指血清钾浓度<3.5mmol/L。低钾血症危象指严重低钾血症累及心脏传导系统和神经肌肉系统诱发致命性心律失常和呼吸衰竭。

（二）**病因与发病机制**　原发性醛固酮增多症，是由于肾上腺皮质球状带肿瘤或增生、合成分泌过多的醛固酮，导致水钠潴留、血容量增多、肾素-血管紧张素系统的活性受抑制、临床表现为高血压、低血钾为主要特征的综合征。原发性醛固酮增多症是重症肾上腺外科患者出现低血钾危象的主要原因之一。

除此之外，导致重症患者钾代谢紊乱的常见原因还包括：

1. 摄入减少　长期不能进食而又没有静脉补充足够的钾，此时尽管钾摄入减少，但肾脏仍持续排泄少量的钾。

2. 排出增多

（1）消化道丢失：腹泻、呕吐、持续胃肠减压等导致大量富含钾的消化液丢失，呕吐造成的代谢性碱中毒也可使肾脏排钾增多。

（2）经肾脏失钾：长期或大量使用排钾利尿剂；急性肾衰竭的多尿期；Ⅰ型肾小管酸中毒时由于远曲小管泌H^+障碍，K^+-Na^+交换增多，而导致尿钾增多；盐皮质激素过多时肾脏远曲小管和集合管K^+-Na^+交换增多导致钾排除增多；一些药物如顺铂和两性霉素B，可通过影响肾小管使肾丢失钾。

3. 钾从细胞外向细胞内转移　碱中毒时H^+从细胞内溢出，相应的钾转移到细胞内；输注葡萄糖和胰岛素，胰岛素促进细胞合成糖原，需要钾参与，细胞外的钾随葡萄糖进入细胞内；低钾周期性瘫痪可能与骨骼肌对钾的吸收异常增多有关；甲状腺素周期性瘫痪可能与甲状腺素增强Na^+-K^+-ATP酶活性，使钾向细胞内转移有关。

钾代谢紊乱是电解质紊乱引起重症患者心律失常的最常见原因。血钾过低时，心肌细胞的静息膜电位降低，动作电位4相自动除极时间缩短，心肌细胞兴奋性增高，异位起搏点自律性增高；相反，血钾过高时，心肌细胞对钾离子通透性增加，动作电位4相时钾离子外流增加，自律细胞4相自动除极化速度减慢，心肌细胞兴奋性降低，主要表现为缓慢性心律失常。严重高钾血症可以导致心脏搏动停止于舒张期。血镁降低可以影响血钾和血钙的代谢，诱发各种心律失常，常常和低钾血症合并存在。

（三）**临床症状与体征**　低钾血症的临床表现是多样的，原发性醛固酮增多症患者的血钾在疾病早期可正常或持续在正常限内，临床无低钾症状，随着病情进展，病程延长，血钾持续下降，80%～90%患者有自发性低血钾。低钾血症的主要临床表现有：

1. 心律失常轻度　低钾血症的心电图表现为Q-T间期延长、T波增宽、低平或倒置，以及出现U波。血钾进一步降低可导致室性期前收缩或阵发性室上性心动过速，严重者可发生室性心动过速、室性颤动等致命性心律失常。

2. 肌无力及周期性瘫痪　常突然发生，初发有麻木感、蚁走感，继而多在清晨起床时忽感双下肢不能自主移动，反射降低或消失，双侧对称，重则可累及双上肢甚至发生呼吸肌麻痹，引起呼吸及吞咽困难。瘫痪的发作与血钾降低程度相关。以夜间发作较多，劳累、寒冷、进食高糖食物常为诱发因素。

3. 肢端麻木、手足搐搦　由于低钾引起代谢性碱中毒，致肢端麻木、手足搐搦及肌痉挛。

4. 低钾血症还可产生胰岛素抵抗或胰岛素释放受阻，导致明显的糖耐量异常。

（四）**低钾血症的治疗**

1. 对于轻度低钾血症，口服补钾，分次给予40～80mmol/d即可。

2. 严重低钾血症患者（K^+<2.0mmol/L或有威胁生命的症状的低钾血症）应给予静脉补钾。初始补钾速度一般为10～20mmol/h，定期测定血K^+水平。

3. 对于威胁生命的严重低钾血症，在密切监测血钾的情况下，可经中心静脉补钾，静脉补钾的速度可达40mmol/h。

4. 补钾同时应注意原发病治疗　原发性醛固酮增多症患者在补钾同时应加用螺内酯治疗，围术期还应适当补充肾上腺皮质激素。病程较长或肾功能减退患者应注意定期监测血钾，以免发生高钾血症。

四、垂体危象

垂体危象（pituitary crisis）是在原有垂体前叶功能减退基础上，因腺垂体部分或多种激素分泌不足，在遭遇应激后，或因严重功能减退自发地发生的休克、昏迷和代谢紊乱等危急征象，又称"垂体前叶功能减退危象"。

（一）**病因和发生机制**　垂体危象的发生常取决于引起腺垂体功能减退的基础病理损害程度及病程，损害越严重，病程越长，则越容易发生垂体危象。一般情况下，约50%以上腺垂体组织破坏后才有临床症状，75%破坏时症状明显，当破坏达95%以上时可有严重垂体功能减退或危象发生。而潜在的功能不全，常在应激期间出现应激激素的分泌不足而诱发垂体危象。

1. 垂体及下丘脑肿瘤　是最常见的原发病因，包括鞍区肿瘤、垂体腺瘤、颅咽管瘤及各种转移瘤等。涵盖有分泌或无分泌功能垂体肿瘤。有许多肿瘤发病隐匿，患者常缺少危象前明确颅内肿瘤史。

2. 血管因素　血管病理改变或缺陷是发生危象的潜在基础危险因素，如产后大出血引起垂体缺血性坏死的席汉综合征；外科手术或感染性休克患者，常因全身器官血流灌注不足，继发垂体血管的低灌注、高凝状态（DIC）、痉挛、血栓形成或闭塞，从而发生垂体前叶、垂体柄的供血不足或坏死。糖尿病、外伤性血管损伤也是间接或直接病理因素。

3. 感染与浸润性病变　细菌、病毒、真菌、结核等感染导致的脑（膜）炎、垂体炎症、脓肿形成。一些全身性疾病的脑部累及或浸润，如白血病、淋巴瘤等血液病，特发性自身免疫性垂体损害等。

4. 垂体损伤和手术切除　常见于颅脑创伤、鞍区垂体手术、放疗后等，这些损伤因素均可影响下丘脑和垂体功能。此外,糖皮质激素长期治疗引起的医源性腺垂体功能减退,如果突然停用激素,极易出现垂体和肾上腺功能不全。

5. 诱发因素　垂体危象的诱发因素常见于:感染、呕吐、腹泻、脱水、寒冷、饥饿、应用镇静、安眠药或麻醉剂、胰岛素或口服降糖药物,腺垂体功能减退者的药物治疗不合理或突然停药等。由于应激时诱发的垂体危象是建立在原有垂体基础疾病之上,导致这种垂体内分泌异常主要涉及循环中肾上腺皮质和甲状腺激素缺乏,对外界环境变化的适应能力及抵抗力明显下降,在应激状态下,激素需要量增加时出现更加显不足,结果出现急性应激功能衰竭而导致危象的发生。

(二) 临床表现　由于垂体前叶受损范围不同,受影响的激素种类和水平不一,诱发因素不同,垂体危象可有下列不同的临床表现:

1. 低血糖　由于氢化可的松不足,肝糖原储备少,胰岛素敏感性增加,加上甲状腺功能不足,极易出现低血糖。严重者烦躁不安、昏厥、昏迷,甚至癫痫样发作及低血压。

2. 高热、昏迷和休克　常因感染诱发昏迷,表现为高热、血压过低,甚至昏迷和休克。垂体功能低下的患者对镇静、麻醉药的敏感性增加,一般剂量即可使者陷入长时期的昏睡乃至昏迷。

3. 水中毒　垂体前叶功能减退患者原本存在排水障碍,一旦摄入水过多,细胞水肿可导致一系列神经系统症状,如衰弱无力、食欲减退、呕吐、精神紊乱、昏迷,抽搐等。

4. 低温　该类患者在冬季多感到神志模糊,当暴露在寒冷中,可诱发昏迷,伴有低体温甚至体温难以测出。

(三) 影像学检查　影像学检查可帮助寻找鞍内肿瘤证据,判断是否伴有鞍上侵犯,对于垂体危象或垂体卒中的诊断及鉴别诊断有着十分重要的意义。

1. 颅脑 X 线平片　诊断的敏感性较差,可发现蝶鞍扩大,前床突消失,鞍底变薄或破坏。

2. 脑 CT 平扫　可呈现为低密度(水肿或坏死)或高密度区(出血),造影比较可显示肿瘤可呈现周边性强化。

3. 脑血管造影　适用于有脑膜刺激征伴单眼麻痹体征者;对血管痉挛所引起的神经功能缺失以及颅内动脉瘤出血的鉴别有一定意义。

4. MRI 检查　垂体卒中发生时,在 T1 和 T2 加权图像上,可显示病灶内为高信号区。

(四) 治疗原则　一经发现有垂体危象或垂体卒中的临床征象,应诊断、检查与抢救同时进行,争取时间迅速缓解病情。

1. 快速纠正低血糖　立刻给予静脉 50% 葡萄糖 40 ~ 100ml,继以 10% 葡萄糖 500 ~ 1000ml 维持,治疗和防止低血糖。

2. 纠正休克　应立刻积极休克复苏,评价循环容量、心脏功能及血管阻力,给予恰当的循环复苏,并密切监测组织灌注,评估休克复苏疗效。

3. 激素替代治疗　应综合考虑临床发病的轻重缓急、诱发因素、应激程度确定给药剂量,一般每 6 小时静脉滴注氢化可的松 100mg。情况危急者,可用 50% 葡萄糖

60ml,加琥珀酰氢化可的松 100mg 缓慢静注。继后第 2 ~ 3 天,根据病情和机体对激素的反应,减量为 200 ~ 100mg。约 1 周左右,可视病情稳定情况逐渐减量,视病情缓解可改为口服氢化可的松 40mg 或泼尼松 10mg,分两次给药维持。危象期过后,应予适量靶腺激素长期替代治疗。包括肾上腺皮质激素生理维持剂量,甲状腺激素,应从小剂量开始,递增至需要的维持量,可酌情使用性腺激素等。

4. 纠正水、电解质紊乱和酸碱失衡　多数患者存在水电解质紊乱,尤其有低钠、水中毒者,应给予及时处理。及时纠正容量不足等因素。

5. 诱因治疗　对感染者应予清除病灶和积极有效的抗感染治疗;低体温者应予保暖;有精神障碍者必要时给予抗精神药物或镇静治疗。慎用或禁用可能诱导危象的镇静、镇痛麻醉类药物等。

6. 原发垂体疾病治疗　包括内科药物缓解和外科手术干预治疗,水肿者给予降颅压治疗;出血患者给予止血药物;严重颅压增高、视力减退、昏迷、病情进行性恶化者,可采用手术干预减压和原发病的外科手术治疗等。

五、甲亢危象

甲亢危象是严重甲状腺功能亢进时机体代偿机制衰竭的结果。甲亢危象没有特异的实验室检查标志物。但由于病死率高,必须对其诊断保持高度警惕并给予积极迅速的处理。

随着抗甲状腺药物的出现,甲亢危象的发生率已明显降低,但在医疗服务不足的贫困人群中发生率高。

甲状腺危象的病因包括感染、应激、不适当停用碘剂药物等。甲亢未被控制而行手术、术中释放甲状腺激素也可发生甲状腺危象。

(一) 临床特点

1. 体温升高　本症均有体温急骤升高,高热常在 39℃ 以上,大汗淋漓,皮肤潮红,继而可汗闭,皮肤苍白和脱水。高热是甲亢危象的特征性表现,是与重症甲亢的重要鉴别点。

2. 中枢神经系统　精神变态、焦虑很常见,也可有震颤、极度烦躁不安、谵妄、嗜睡,最后陷入昏迷。

3. 循环系统　窦性或异源性心动过速,常达 160 次/分以上,与体温升高程度不成比例。可出现心律失常,也可以发生肺水肿或充血性心力衰竭,最终血压下降,陷入休克。

4. 消化系统　食欲极差,恶心,呕吐频繁,腹痛、腹泻明显,恶心和腹痛常是本病早期表现。

5. 电解质紊乱　由于进食差,吐泻以及大量出汗,约半数患者有低钾血症,1/5 的患者血钠减低。

临床上,有少部分患者的临床症状和体征很不典型,突出的特点是表情淡漠、木僵、嗜睡、反射降低、低热、明显乏力、心率慢、脉压小及恶病质,甲状腺常仅轻度肿大,最后陷入昏迷,甚而死亡。这种类型临床上称为"淡漠型"甲亢危象。

(二) 实验室检查　甲状腺功能的实验室检查仅能证实甲状腺功能亢进的存在,即总的和游离的甲状腺素

（T₄）和三碘甲腺原氨酸（T₃）升高，而促甲状腺激素（TSH）水平降低或几乎测不到。但是，同时存在的非甲状腺疾病可能使 T₄ 和 T₃ 水平降低，导致 T₄ 和 T₃ 的水平可能与患者的临床表现不一致。

（三）**诊断**　甲亢危象的诊断主要是临床诊断。常见于已知患有甲状腺功能亢进的患者，但也可是既往未确诊甲状腺疾病患者的首发症状。任何一个甲亢患者，当病情突然加重，均应想到有甲亢危象的可能。患者个人的甲亢病史、家族史和一些特殊体征如突眼、甲状腺肿大或其伴血管杂音以及胫骨前黏液性水肿等资料和表现对诊断有帮助。临床上怀疑有甲亢危象时，可先取血备查甲状腺激素。甲亢危象时甲状腺激素增加，包括 TT₃，

TT₄，游离 T₄ 明显增高，促甲状腺激素明显降低甚至测不到。但甲状腺激素升高的幅度与疾病的严重程度并不完全一致。

国内甲亢危象诊断标准：具备下述任何 3 条或 3 条以上者即可诊断，只具备 2 条者诊为甲状腺危象前期。

（1）高热（>39℃）。
（2）心动过速（>140 次/分以上）。
（3）大汗淋漓。
（4）严重呕吐和（或）腹泻（每天累计>8 次）。
（5）出现神经精神症状。

Burch HB 等提出的甲亢危象诊断积分法（表 100-2-1）目前被国际上广泛接受。

表 100-2-1　甲亢危象诊断积分法

参数	分值	参数	分值
体温调节功能障碍（口腔温度）℃		重度：肺水肿	15
37.2～37.7	5	心血管功能障碍：心房纤颤	
37.8～38.3	10	无	0
38.3～38.8	15	有	10
38.9～39.4	20	中枢神经系统障碍	
39.5～39.9	25	无异常	0
≥40	30	轻度异常：烦躁	10
心血管功能障碍，心动过速（次/分）		中度异常：定向障碍、精神失常、重度昏睡	20
90～109	5	重度异常：抽搐、昏迷	30
110～119	10	胃肠道或肝功能异常	
120～129	15	无异常	0
130～139	20	轻度：腹泻、恶心、呕吐、腹痛	10
>140	25	严重：无法解释的黄疸	20
心血管功能障碍，充血性心力衰竭		存在应激事件	
无	0	无	0
轻度：足部水肿	5	有	10
中度：两肺底听到啰音	10		

注：判定标准：甲亢危象诊断积分分值≥45 则高度提示甲状腺危象；25～44 分数即提示可能有甲状腺危象；≤24 分提示不太可能是甲状腺危象

（四）**治疗**　患有甲状腺功能亢进的重症患者一旦出现高热和精神状态改变，应积极针对甲亢危象进行治疗。治疗的目的是纠正严重的甲状腺毒症和去除诱发因素，脏器功能的保护和支持治疗非常重要。

1. **脏器功能的保护和支持治疗**　在代谢明显增高的情况下应保证充分的供氧。高热，呕吐及大量出汗易发生脱水及高钠血症，因此应需保证水及电解质平衡。补充葡萄糖可提供热量和糖原，同时还应补给大量维生素。合并心衰应积极处理。甲亢危象时肾上腺皮质激素的需要量增加，对有高热或休克者应加用肾上腺皮质激素，氢化可

的松 200～300mg/d；或相当剂量的地塞米松。使用 β 受体阻滞剂控制心率。

2. **针对诱因治疗**　如有感染应抗感染治疗，有引发危象的其他疾病，应积极进行处理。

3. **降低循环中甲状腺激素水平**　抑制甲状腺激素的合成和释放：丙硫氧嘧啶，200～300mg 口服或经鼻胃管给药，每 6 小时 1 次；或甲巯咪唑，20～30mg 口服或经鼻胃管给药，每 6 小时 1 次。抗甲状腺治疗（上述）开始以后，饱和碘化钠溶液 3 滴，每天 3 次。迅速降低循环中甲状腺激素水平：可使用血浆置换。

六、糖尿病酮症酸中毒

糖尿病酮症酸中毒(diabetic ketoacidosis,DKA)指糖尿病患者在各种诱因的作用下,胰岛素明显不足,生糖激素不适当升高,造成的高血糖、高血酮、酮尿、脱水、电解质紊乱、代谢性酸中毒等病理改变的征候群,系内科常见急症之一。

(一)病因　糖尿病酮症酸中毒在1型糖尿病即胰岛素依赖的糖尿病多由于胰岛素中断、不足或胰岛素失效而发生。在2型糖尿病即非胰岛素依赖的糖尿病中则多由感染、创伤、麻醉、手术、严重精神刺激、急性心肌梗死、心力衰竭、药物(类固醇、利尿剂、血管活性药、抗精神病药、可卡因)等急性应激事件诱发。饮食失调、胃肠疾病、高热等,尤其伴严重呕吐、腹泻、厌食、大汗等导致严重失水而进食水分或补液不足也可诱发本症。妊娠期糖尿病或原有糖尿病妊娠和分娩时,也可诱发DKA。

DKA的病理生理发展过程为:①肝糖原分解和糖异生增加时,严重的胰岛素缺乏导致糖摄取,以及肌肉、脂肪及肝脏糖利用的降低。②脂质分解的增加可引起酮体(丙酮、β-羟丁酸和乙酰乙酸)生成增加,导致代谢性酸中毒的发生。③炎性因子和促凝因子(C反应蛋白、白介素-6、8)可促进重症患者血栓的形成。④重症患者液体的丢失,如渗透性利尿不仅引起5~7L液体丢失,还可造成钠、钾、氯、镁和磷酸盐的丢失。

(二)临床表现

1. 症状

(1)多饮、多尿明显加重是DKA的早期症状。

(2)常有恶心、呕吐、弥漫性腹痛,甚至误诊为急腹症。

(3)可有反应迟钝、意识模糊、嗜睡甚至昏迷。

(4)可有感染的症状,如发热、咳嗽、关节疼痛、排尿困难等。

(5)可出现急性胸痛和心悸等心肌梗死的表现。无痛性心肌梗死在糖尿病患者中亦不少见。

2. 临床体征

(1)脱水的体征:体重减轻、口舌干燥、眼球凹陷、皮肤弹性差、脉速,严重者出现血压降低、少尿甚至休克。

(2)特殊气味:患者呼气中有酮味。

(3)酸中毒的表现:患者出现深大呼吸(Kussmaul 呼吸或叹气样呼吸)、腹部压痛、意识障碍。

(4)诱发疾病的体征

1)心肌梗死、尿路感染、肺炎、脓肿等疾病的相关体征。

2)注意DKA患者中,部分患者虽然存在感染,但体温仍可能在正常范围内甚至体温偏低。对所有的患者,均应积极寻找感染的征象。

(三)实验室检查

1. 血酮体　定性呈阳性,定量>5mmol/L有诊断意义。

2. 血糖　血糖多为16.7~33.3mmol/L,当血糖>33.3mmol/L时出现高渗状态或昏迷。

3. 尿常规　尿糖和尿酮体阳性,肾功能严重损伤时,尽管血糖、血酮体增高,尿糖、尿酮体可减少甚至消失。

4. 动脉血气分析　本病属于代谢性酸中毒,代偿期血pH值在正常范围内,当失代偿时,pH值常降低至7.35以下,CO_2CP<30%,严重时pH值<7.0。

5. 电解质　血钠常降低至135mmol/L以下,少数正常,亦可升高至145mmol/L以上,>150mmol/L应怀疑高渗状态。低血钾是酮症酸中毒的特征之一,初起血钾可正常,甚至偏高。由于酸中毒时,钾离子从细胞内逸出,血pH值每降低0.1,血钾约升高0.6mmol/L,特别在少尿、失水、酸中毒的严重阶段甚至还发生高钾血症。治疗中随着液体的补充和酸中毒的纠正,钾离子进入细胞,或被稀释和经尿排出,血钾可迅速下降。酮症酸中毒时磷和镁可从尿中丢失,血磷、血镁可减低至正常低值或低于正常水平。

6. 血常规　白细胞计数常增高,以中性粒细胞增高为显著。血红蛋白与红细胞比容常增高,与失水程度有关。

7. 血渗透压　可轻度增高,有时可达330mmol/L,甚至超过350mmol/L。

8. 其他　①尿素氮、肌酐:可因失水、循环衰竭及肾功能不全而升高,治疗后可恢复;②血脂:血游离脂肪酸、三酰甘油、磷脂和胆固醇可增高,高密度脂蛋白常降至正常低限以下,治疗后可恢复正常;③血淀粉酶:若增高,需要检查有无提示急腹症的体征,密切观察。

9. 检查注意事项

(1)尿糖、尿酮体化验:当患者肾功能严重受损时,肾循环障碍,肾小球滤过率减少,可引起肾糖阈及血酮体升高,尿糖、尿酮体减少或消失,因此诊断尚需依靠血液检查。

(2)动态血气分析:血气碱剩余<3.0mmol/L,深大呼吸时呼出CO_2过多,血中CO_2减少,即呼吸性碱中毒,pH值上升,pH值不如血气碱剩余可靠。

(四)诊断与鉴别诊断

1. 诊断

(1)有糖尿病病史,以酮症为首发临床表现者可无糖尿病病史。

(2)血糖和血酮明显升高。

(3)呼气中有酮味。

(4)深大呼吸、脱水体征和意识障碍等。

2. 鉴别诊断

(1)昏迷的鉴别

1)低血糖昏迷:起病急,临床有饥饿、多汗、心悸、手抖、皮肤苍白、血压轻度升高等交感神经兴奋表现;进而出现头晕、视力障碍、昏迷等中枢神经系统功能障碍。根据病史、药物治疗史不难鉴别。如鉴别有困难可急测血糖、血酮,即刻注入50%葡萄糖20~40ml可迅速纠正由低血糖引起的症状。

2)高渗性非酮症糖尿病昏迷:多见于老年患者未经妥善控制而大量失水者,亦可见于少数年幼的1型糖尿病患者。特征为血糖>600mg/dl,血浆渗透压>350mmol/L,血钠>145mmol/L,血酮正常或稍高,CO_2结合力正常或稍低,血 pH 在 7.35 左右或正常。体征方面较多神经系统征象,尤其是局灶性神经症状,有阵发性偏瘫失语症、同侧偏盲、眼球震颤、抽搐、反射亢进,血压上升,有时伴卒中和冠心病,有时与酮症酸中毒并存,应注意鉴别。

3)乳酸性酸中毒:当血浆乳酸>2mmol/L(18mg/dl,正常范围 6～16mg/dl),乳酸及丙酮酸之比明显增高>15:1(正常<10:1),且血 pH<7.35 时可诊断为乳酸性酸中毒。常见于休克、严重感染、严重缺氧、肝肾衰竭、白血病或糖尿病等疾病。尤其是口服苯乙双胍者易并发此症。有时与酮症酸中毒并存,如有代谢性酸中毒而血酮不高或增高不多者应疑及此症。

4)脑血管意外:中年以上糖尿病患者常有动脉硬化,可并发脑血管意外。有时还可诱发酮症酸中毒或高渗性昏迷,须详查血糖、血酮及神经系统体征等以资鉴别。

(2)酮症的鉴别

1)饥饿性酮症酸中毒:正常人和糖尿病患者严重饥饿时,体内能量供应主要依靠脂肪分解,而脂肪分解过多即可造成酮体堆积,引起酮症发生,但酮症较轻,血糖偏低或正常。

2)酒精性酮症酸中毒:大量饮酒后,可抑制糖异生,酮体生成加速,导致酮症。患者血糖正常,但饮酒后,线粒体中 NADH 生成较多,故酮体以 β-羟丁酸为主,硝普盐反应阴性或弱阳性,容易漏诊,体检时的酒味和饮酒史有助于诊断。

(3)腹痛的鉴别:酮症酸中毒有腹痛者应注意除外各种急腹症,特别注意急性胰腺炎、急性胆囊炎等并发症,也可与本症相混淆,必须从病史、体征及辅助检查和动态随访观察中分析判断。

(五)治疗方案　糖尿病酮症酸中毒的治疗是复杂的,并且要求经常检测和稳定水、电解质和酸碱平衡。其治疗主要包括以下五个方面:

1. 早期积极容量复苏　糖尿病酮症酸中毒治疗的首要目标是纠正组织的低灌注状态,改善肾小球滤过率,纠正胰岛素抵抗和缺乏。总体液量的缺乏可能高达 10～12L,通常使用生理盐水进行复苏。容量复苏过程中强调早期快速补液,快速评估患者容量反应性后,可在早期采用生理盐水进行快速容量复苏,很多情况下,在前 2 个小时内,生理盐水补充量可达 2L 甚至更多,容量复苏过程中需密切监测中心静脉压,及氧输送改善程度。

2. 胰岛素治疗　胰岛素治疗首先选用连续静脉泵入,并根据每小时所监测的血糖水平调整胰岛素用量。如果血糖下降不低于 75mg/(dl·h),胰岛素剂量可以加倍。当血糖降至 230～300mg/dl 时,应同时给予 5% 葡萄糖输注。当酮体水平正常且患者可进食时,也可进行皮下注射胰岛素,每 30 分钟重复注射 1 次。

3. 补钾　由于渗透性肾丢失和细胞内钾转移至细胞外,糖尿病酮症酸中毒中常常存在钾缺乏。低钾可能在 DKA 治疗后加重,因此需要持续性的口服补钾。在补钾过程中,需密切动态监测血钾水平。

4. 磷酸盐　磷酸盐通常不需要补充,除了那些起始血清磷酸盐水平为 1.5mg/dl 的患者外。在治疗的过程中,磷酸盐水平进一步下降,可能导致低磷血症,表现为心肌收缩力减弱、呼吸肌无力和呼吸衰竭、溶血、肌溶解。低磷血症的患者需要给予 500～1000mg 主要磷酸盐超过 12～24 小时用药,相当于 15～30mmol 磷酸盐。

5. 碳酸氢盐　酸中毒通常不需要进行碳酸氢盐的治疗。一旦胰岛素治疗开始,酸中毒通常可以被纠正。只有当 pH<7.0 时才需要进行碳酸氢盐的治疗。其所需剂量计算公式如下:

碳酸氢盐(mmol)= 碱剩余×体重(kg)×0.3

一次性使用总剂量的 1/2,剩余剂量 8 小时内缓慢输注。

DKA 的死亡可能由下列因素造成:①脑水肿,尤其发生于儿童和青少年;②血容量减少;③对于电解质紊乱缺乏认识和治疗失败;④共存疾病。

（崔娜　周翔）

主要参考文献

[1] CuiN, LiuDW. Glucocorticoid Treatment of Severe Sepsis and Septic Shock. Chin Crit Care Med, 2005, 17:241-243.

[2] Moreno R, Sprung CL, Annane D, et al. Time course of organ failure in patients with septic shock treated with hydrocortisone: results of the Corticus study. Intensive Care Med, 2011, 37:1765-1772.

[3] CuiN, LiuDW, WangH, et al. The early changes of hypothalamic- pituitary-target gland axis function in patients with severe sepsis and septic shock. Chin Crit Care Med, 2007, 19:332-335.

[4] Sprung CL, Brezis M, Goodman S, et al. Corticosteroid therapy for patients in septic shock: Some progress in a difficult decision. Crit Care Med, 2011, 39:571-574.

[5] Dellinger RP, Levy MM, Carlet JM, et al. Surviving Sepsis Campaign: international guidelines for management of severe sepsis and septic shock: 2008. Crit Care Med, 2008, 36:296-327.

[6] Chen H, Sippel RS, O'Dorisio MS, et al. The North American Neuroendocrine Tumor Society consensus guideline for the diagnosis and management of neuroendocrine tumors: pheochromocytoma, paraganglioma, and medullary thyroid cancer. Pancreas, 2010, 39:775-783.

[7] Pacak K, Eisenhofer G, Ahlman H, et al. Pheochromocytoma: recommendations for clinical practice from the First International Symposium. October 2005. Nat Clin Pract Endocrinol Metab, 2007, 3:92-102.

[8] Kirov MY, Kuzkov VV, Molnar Z. Perioperative haemodynamic therapy. Current Opinion in Critical Care, 2010, 16:384-392.

[9] Haas AR, Marik PE. Current diagnosis and management of hypertensive emergency. Semin Dial, 2006, 19:502-512.

[10] Labinson PT, White WB, Tendler BE, et al. Primary hy-

peraldosteronism associated with hypertensive emergencies. Am J Hypertens,2006,19:623-627.

［11］ Patel HP,Mitsnefes M. Advances in the pathogenesis and management of hypertensive crisis. Curr Opin Pediatr,2005,17:210-214.

［12］ 吴阶平. 泌尿外科学. 济南:山东科学技术出版社,2004:1629-1704.

［13］ Zaben M,El Ghoul W,Belli A. Post-traumatic head injury pituitary dysfunction. Disabil Rehabil, 2013, 35(6):522-525.

［14］ Tanriverdi F,Kelestimur F. Neuroendocrine Disturbances after Brain Damage:An Important and Often Undiagnosed Disorder. J Clin Med, 2015, 4 (5): 847-857.

［15］ Karaca Z,Tanrıverdi F,Ünlühızarcı K,et al. GH and Pituitary Hormone Alterations After Traumatic Brain Injury. Prog Mol Biol Transl Sci,2016,138:167-191.

［16］ Tanriverdi F,Schneider HJ,Aimaretti G,et al. Pituitary dysfunction after traumatic brain injury: a clinical and pathophysiological approach. Endocr Rev, 2015, 36(3):305-342.

［17］ Yamashita Y,Iguchi M,Nakatani R,et al. Thyroid Storm with Heart Failure Treated with a Short-acting Beta-adrenoreceptor Blocker, Landiolol Hydrochloride. Intern Med,2015,54(13):1633-1637.

［18］ Parasa M,Chinthakunta BK,Vemuri NN,et al. Out of the blue! Thyroid crisis. Anesth Essays Res, 2015, 9(1):130-132.

［19］ Angell TE,Lechner MG,Nguyen CT,et al. Clinical features and hospital outcomes in thyroid storm: a retrospective cohort study. J Clin Endocrinol Metab,2015, 100(2):451-459.

［20］ Kofinas JD,Kruczek A,Sample J,et al. Thyroid storm-induced multi-organ failure in the setting of gestational trophoblastic disease. J Emerg Med, 2015, 48(1): 35-38.

［21］ Karaören GY,Sahin OT,Erbesler ZA,et al. Thyroid storm due to head injury. UlusTravmaAcilCerrahi Derg, 2014,20(4):305-307.

［22］ Rosival V. Treatment of Diabetic Ketoacidosis. Pediatr Emerg Care,2016,32(4):e9.

［23］ Fasanmade OA,Odeniyi IA,Ogbera AO,et al. Diabetic ketoacidosis:diagnosis and management. Afr J Med Med Sci,2008,37(2):99-105.

［24］ Umpierrez GE,Kitabchi AE. Diabetic ketoacidosis:risk factors and management strategies. Treat Endocrinol, 2003,2(2):95-108.

［25］ Eledrisi MS,Alshanti MS,Shah MF,et al. Overview of the diagnosis and management of diabetic ketoacidosis. Am J Med Sci,2006,331(5):243-251.

［26］ Rosival V. Role of insulin in the pathogenesis of

diabetic ketoacidosis. J Matern Fetal Neonatal Med, 2016,29:1.

［27］ Nyenwe EA,Kitabchi AE. The evolution of diabetic ketoacidosis:An update of its etiology, pathogenesis and management. Metabolism,2016,65(4):507-521.

第三节　吉兰-巴雷综合征

吉兰-巴雷综合征(Guillain-Barré syndrome, GBS)是一类急性自身免疫性周围神经病,20 世纪 60 年代神经电生理研究提示 GBS 是运动神经为主的脱髓鞘性的神经损害,病理观察发现 GBS 存在神经根为主的节段性脱髓鞘,伴有淋巴细胞性炎性反应和免疫复合物的沉积。20 世纪90 年代发现部分 GBS 病例以运动神经轴索病变为主,病理观察到运动神经郎飞结增宽,巨噬细胞的突起伸入轴突和髓鞘之间,轴索肿胀、变性。在血清和脑脊液中检测出一些针对髓鞘糖脂成分的抗体,并且不同类型的抗体与GBS 临床类型有一定相关性。GBS 确切的病因尚不十分清楚,在部分患者的粪便中培养出空肠弯曲菌,并发现空肠弯曲菌存在与神经节苷脂类同的抗原成分,提示可能通过分子模拟机制,产生针对周围神经的抗体及免疫反应,引发免疫介导的神经损伤。

任何年龄、种族、地区均有发病,发病率为(0.6~4)/10 万人口,多数病例为散发,在个别区域曾有流行性发病。多数患者可追溯到前驱事件,包括腹泻和空肠弯曲菌感染;上呼吸道感染,尤其巨细胞病毒感染;支原体肺炎;EB 病毒感染;HIV;A 型肝炎;疫苗接种;分娩;手术及移植等。

GBS 在临床上具备如下特征:急性起病;主要累及周围神经;脑脊液蛋白-细胞分离;病情多在 2~4 周内达到高峰;具有自限性和不同程度的自愈性;绝大多数为单相病程。

经典的 GBS 是指急性炎性脱髓鞘性多发神经病(acute inflammatory demyelinating polyneuropathies, AIDP),经过数十年的临床观察,发现了更多具有相似临床特征和神经损伤机制的神经病,因此,GBS 扩展出更多类型,包括以运动受累为主的亚型急性运动轴索性神经病(acute motor axonal neuropathy, AMAN)、急性运动感觉轴索性神经病(acute motor-sensory axonal neuropathy, AMSAN)。非运动受累为主的类型有 Fisher 综合征(Miller Fisher syndrome, MFS)、急性泛自主神经病(acute panautonomic neuropathy)和急性感觉神经病(acute sensory neuropathy, ASN)。

一、急性炎性脱髓鞘性多发神经病(AIDP)

AIDP 是 GBS 中最常见的类型,也称经典型 GBS,以周围神经节段性髓鞘和髓鞘再生为主要病理过程,损伤严重时也可发生继发轴索变性。

1. 临床表现　临床上呈急性起病,多以双下肢无力为首发症状,伴或不伴有下背部和下肢疼痛,少数以上肢无力或面部或球部肌肉无力为首发症状。在发病的数日内进行性加重，陆续出现上楼和蹲起费力，行走困难，上肢抬举和持物力弱，抬头费力，构音不清，吞咽困难，严重的患者出现胸闷憋气和呼吸困难，部分患者伴有四肢远端麻木感。病情多在 2 周内达到高峰，绝大多数在 4 周内达到高峰。少数患者出现发热、明显的肢体疼痛、躯干感觉减退平面、一过性严重的膀胱括约肌功能障碍、轻度共济失调和锥体束征。

2. 神经系统检查　四肢远、近端肌力减退，腱反射减低或消失，常在肌力仍保留较好的情况下，腱反射已经明显减低或消失，无病理反射。70% 的患者有颅神经的运动功能受累，表现双侧面肌力弱，声音嘶哑，音量减小，构音不清，软腭上抬力弱，咽反射消失，伸舌力弱。极少数有眼外肌麻痹，偶有听神经受累。大部分患者有轻度四肢远端手套和袜套样分布的感觉减退，可有神经干压痛和牵拉痛。60% 的患者有不同程度和不同类型的自主神经功能障碍，表现为一过性高血压或直立性低血压，窦性心动过速或心动过缓，心律失常，肠蠕动减慢，肠麻痹，排尿费力，甚至尿潴留，瞳孔散大和对光反应减弱，皮肤多汗或少汗。

MRC sum score（Medical Research Council sum score）是常用的肌无力程度的评估量表，方法：分别测试患者双侧各肌群的肌力（表 100-3-1），包括肩外展，屈肘，腕背伸，屈髋，伸膝，足背屈，累计各肌群的肌力得分，从 60 分（正常）到 0 分（四肢全瘫）。借此可以量化四肢无力的程度，但不能反映球面部、躯干、呼吸肌的肌力，因此，不能完整反映疾病的严重情况。

另一个常用量表是 Hughes 的 GBS 功能缺失评分（GBS disability score），可以反映病情的严重程度，并可作为疗效和预后判断的指标之一（表 100-3-2）。

表 100-3-1　单个肌群的肌力分为 0～5 级（MRC）

0	无可见的肌肉收缩（no visible contraction）
1	可见肌肉收缩，但不能带动肢体活动（visible contraction without movement of the limb）
2	肢体可以活动，但不能对抗重力（active movement of the limb，but not against gravity）
3	肢体活动能对抗重力，但不能对抗阻力［active movement against gravity over（almost）the fullrange］
4	肢体活动能对抗重力和阻力，但小于正常（active movement against gravity and resistance）
5	正常（normal power）

表 100-3-2　Hughes GBS 功能缺失评分

评分	功能状态
0	健康状态（a healthy state）
1	有轻度症状，能跑步（minor symptoms and capable of running）
2	能独立行走 10m 或以上，但不能跑步（able to walk 10m or more without assistance but unableto run）
3	能在扶助（搀扶）下行走 10m（able to walk 10m across an open space with help）
4	卧床或坐轮椅（bedridden or chairbound）
5	每天至少部分时间需要辅助通气（requiring assisted ventilation for at least part of the day）
6	死亡（dead）

3. 实验室检查

1）脑脊液：脑脊液蛋白细胞分离是 GBS 的特征之一，在发病之初蛋白含量可能正常，1 周以后逐渐升高，在疾病高峰期，90% 患者 CSF 蛋白不同程度升高，但极少超过 1.0g/dl，糖和氯化物含量正常，白细胞计数一般 <10/mm^3，少数在 10～20/mm^3 个之间，细胞学可见淋巴细胞和少数单核细胞，并有淋巴细胞激活现象。如果白细胞总数超过 50/mm^3 或出现中性粒细胞或嗜酸性粒细胞，需要考虑感染性疾病或其他疾病。部分患者脑脊液电泳可见寡克隆区带，检测到抗神经节苷脂抗体。

2）血清学检查：少数患者肌酸激酶和转氨酶轻度升高。部分患者血清可检测到特殊抗体，包括 IgG 型抗神经节苷脂 GM1、GM1b、GalNAc-GD1a 抗体及抗微管蛋白（tubulin）抗体。部分患者血清检测到抗空肠弯曲菌抗体、抗巨细胞病毒抗体。

3）神经电生理检查：以运动神经传导异常为主，包括远端潜伏期延长；运动神经传导速度减慢；F 波潜伏期延长和（或）出现率下降；异常波形离散；可出现运动神经部分传导阻滞，提示存在脱髓鞘性病变。感觉神经传导通常正常。如果继发轴索损害，在发病 10 天～2 周后针电极肌电图可发现神经源性损害。

4）神经影像检查：AIDP 患者腰段 MR 可见马尾神经根增强，但并不具有特异性，明显的神经根增粗伴增强，需要首先排除淋巴瘤、感染、转移瘤等。

5）神经病理：神经根和神经病理检查可见节段性脱髓鞘和薄髓鞘，轴索保留，小血管周围炎性细胞浸润。由于腓肠神经是远端钝感觉神经，活检病理可能正常或病变较轻，不能反映运动神经病变的程度。因此，神经活检并非诊断性检查项目。

4. AIDP 诊断要点

1）急性起病，进行性加重，在 2~4 周内达到高峰。常有前驱感染或事件。

2）以四肢无力为主要表现，常伴有球面部肌肉和呼吸肌无力，四肢腱反射减低或消失。可伴有轻度感觉异常和自主神经功能障碍。

3）脑脊液在发病 1~2 周后出现蛋白含量升高，白细胞计数正常或有轻度淋巴细胞反应，即蛋白-细胞分离现象。

4）电生理检查提示运动神经传导异常，提示髓鞘性神经损害。

5. 鉴别诊断　如果患者出现下列表现，需要慎重排除其他疾病：①显著、持久的不对称性肌无力；②明显的感觉平面和持久的膀胱或直肠功能障碍，或以膀胱或直肠功能障碍为首发症状；③脑脊液中白细胞数超过 50/mm³ 或出现中性粒细胞或嗜酸性粒细胞。

急性四肢软瘫：需要鉴别脊髓灰质炎、急性脊髓炎、急性播散性脑脊髓膜炎、周期性瘫痪、肉毒中毒、重金属或化学性中毒性神经病、莱姆病、白喉神经病、卟啉病周围神经病、多发性肌炎、癔症性瘫痪。

神经肌肉性呼吸衰竭：需要鉴别重症肌无力、急性横纹肌溶解症、糖原累积病（Ⅱ型）、线粒体肌病、肌营养不良、肌原纤维肌病、ALS。

二、其他类型的 GBS

1. 急性运动轴索性神经病（AMAN）和急性运动感觉轴索性神经病（AMSAN）在 GBS 中大约占 3%~5%。在中国和日本报告较多，有别于 AIDP 的节段性脱髓鞘，AMAN 和 AMSAN 均以神经轴索损害为主，AMAN 与 AS-MAN 区别在于有无感觉神经纤维的损害。临床表现与 AIDP 相似，相比之下，AMAN 或 AMSAN 患者发病后进展较迅速，多在 1~2 周内达到高峰，少数呈暴发性，病情在 24~48 小时内迅速达到高峰。AMAN 无明显感觉异常，可有轻度自主神经功能障碍。AMSAN 伴有感觉神经和自主神经功能障碍，部分患者出现感觉性共济失调。

部分患者血清中可检测到抗神经节苷脂 GM1 抗体、GM1b 抗体，GD1a 抗体。神经电生理检查提示神经轴索损害，AMAN 显示运动神经受累，CMAP 波幅下降，严重时引不出波形，急性期可有传导阻滞。AMSAN 除运动神经受累以外，感觉神经神经动作电位波幅下降或无法引出波形。

前驱事件中常有腹泻和上呼吸道感染，半数以上患者有空肠弯曲菌感染，少数有流感嗜血杆菌感染（haemophilus influenzae infection）和巨细胞病毒（CMV）感染。

2. Fisher 综合征（Miller Fisher syndrome，MFS）　Fisher 综合征占 GBS 的 5% 左右，与经典 GBS 的不同点在于以眼外肌麻痹、躯干性或四肢共济失调、腱反射消失为特点，部分患者有肢体和球面部轻度无力和感觉异常。电生理检查可发现周围神经损害。大多数 MFS 患者有前驱感染，血清 GQ1b 抗体的阳性率高达 90%。

MFS 变异型或抗 GQ1b 抗体综合征指临床表现和疾病演变过程与 MFS 相似，伴抗 GQ1b 抗体。常见类型：急性眼肌麻痹伴抗 GQ1b 抗体阳性，不伴共济失调等其他表现，呈自行缓解的病程，少数有复发。Bickerstaff 脑干脑病或脑炎（Bickerstaff's syndrome or Bickerstaff's brainstem encephalopathy/encephalitis，BBE）通常有不同程度的中枢神经损害的表现，包括意识水平下降，共济失调，眼球震颤，伴或不伴有眼肌麻痹，偏身感觉异常，腱反射活跃，病理反射阳性；头 MR 可以显示脑干小脑异常信号，也可以无影像学改变；部分患者神经电生理检查提示周围神经损害；半数以上患者伴 GQ1b 抗体阳性。

3. 急性泛自主神经病　少见，与经典 GBS 不同点在于以自主神经受累为主。常见临床表现：视物模糊，畏光，瞳孔散大，光反应减弱或消失，头晕，直立性低血压，恶心呕吐，腹泻，腹胀，便秘，尿潴留，阳痿，热不耐受，出汗少，眼干，口干。肌力多正常，部分患者腱反射消失，少数患者有远端感觉减退。大多数患者神经传导和针电极肌电图检查正常。皮肤交感反射、R-R 变异率等自主神经检查异常。

4. 急性（亚急性）感觉神经病　少见，与经典 GBS 不同点在于以感觉神经受累为主。临床上主要表现：对称性四肢疼痛和麻木，深浅感觉障碍。可伴有轻度自主神经功能障碍和四肢力弱，腱反射减低或消失。需要鉴别排除其他周围神经损害的原因，尤其是糖尿病神经病、中毒性神经病、急性感觉神经元神经病、干燥综合征合并神经病、副肿瘤综合征。

三、GBS 的治疗

（一）支持治疗　对于具有自限性和自愈性的 GBS 来说，支持治疗十分重要，对存在呼吸衰竭器等高危的 GBS 重症患者需尽早转到 ICU 加强治疗。

1. 呼吸支持　延髓性麻痹和呼吸肌无力导致呼吸衰竭常见原因，大约 1/3 的 GBS 患者在病程中有呼吸肌受累，如出现咳痰无力、气道自主维持能力差、呼吸肌无力等，应根据患者的呼吸受累程度，必要时予气管插管、机械通气等呼吸支持。

2. 循环支持　GBS 可合并自主神经功能障碍，包括直立性低血压和心律失常等，需要密切心电监护，及时发现心动过速、心动过缓、心脏传导阻滞和窦性停搏等，并采用相应的处理及血流动力学治疗。

3. 营养支持　球部肌肉受累的患者，出现进食吞咽困难，饮水反呛，需要鼻饲营养，保证足够的入量、热量、维生素，纠正电解质紊乱，同时降低误吸的风险。严重的吞咽困难需要插鼻胃管和鼻饲，插管时需要考虑到患者的吞咽不能和反射性咳嗽功能弱的影响，注意可能出现刺激性迷走反射亢进,导致严重心率减慢,甚至骤停可能。

4. 预防和治疗并发症 存在呼吸困难和延髓性麻痹患者排痰困难,气道维持困难,容易发生吸入性肺炎和肺不张,需要加强吸痰,预防和控制肺部感染,需加强气道管理,可予建立人工气道、纤维支气管镜吸痰等。对于四肢无力程度重的患者,容易发生压疮和下肢静脉血栓形成,需要加强下肢的主动和被动活动、有条件可以穿高弹力袜,使用抗栓泵,对有高凝状态或易栓症的患者,建议肝素抗凝,防止肺栓塞。对有背部和四肢神经性疼痛的患者应用药物缓解神经性疼痛,包括加巴喷丁、普瑞巴林、卡马西平及抗抑郁药等。

5. 心理支持 重症患者语言交流困难和肢体功能障碍会有很多心理问题和情感障碍,心理治疗师的治疗对患者和家庭非常重要,必要时可以应用抗抑郁药物治疗。

6. 神经营养治疗和神经功能康复治疗 康复治疗应当从急性期开始。B 族维生素治疗包括维生素 B_1、维生素 B_{12}、维生素 B_6、甲钴胺等。

(二)免疫治疗

1. 血浆置换(plasma exchange,PE) 可以有效去除血浆中的抗体等致病因子,从而减轻神经损伤。临床试验证明血浆置换治疗对 AIDP 有肯定疗效,可以缩短病程,减少辅助呼吸的使用时间,促进神经功恢复。推荐用于发病 4 周之内的中度或重度患者,发病在 2 周之内的轻度患者也可以受益。方案:每次血浆交换量为 40~50ml/kg,隔日 1 次或在 1~2 周内交换 5 次,总量 200~250ml/kg。

PE 禁忌证:严重感染,心律失常,心功能不全,凝血系统疾病等。PE 不良反应:可能出现血压变化,心律失常,肺水肿,贫血,低血小板,凝血时间延长,低血钙,柠檬酸中毒,静脉穿刺部位出血,败血症。

选择性免疫吸附(immuno-absorption)治疗:免疫吸附治疗由 PE 治疗派生,通过清除患者血浆中的免疫球蛋白,减轻免疫球蛋白参与的免疫损伤,其优点在于不需要用正常人血浆作为替代品。有少数临床试验结果显示选择性免疫吸附治疗对重症 GBS 有效。

2. 静脉注射免疫球蛋白(intravenous immunoglobulin,IVIg) 临床试验证明静脉用大剂量免疫球蛋白和 PE 同等有效。推荐在发病 4 周内或病情加重 2 周内应用。方案:一个疗程的总剂量为 2g/kg,分配在 2~5 天内静脉滴注,推荐静脉注射免疫球蛋白 400mg/(kg·d),连续 5 天。

少数患者在一个疗程 IVIg 治疗后,病情仍然无明显好转,或在恢复过程中出现病情再加重或波动,可以考虑延长 IVIg 治疗疗程,或再重复一个疗程。

IVIg 不良反应:少数患者滴注过程中出现头痛、肌痛、发热,恶心,胸部不适,背痛,减慢输液速度可以减少不良反应。偶有并发血栓栓塞事件、肾功能异常、一过性肝损害、化学性脑膜炎、迟发性皮疹。有血栓倾向、异常球蛋白血症、近期心血管不稳定和脑卒中、IgA 缺乏的患者不适宜用 IVIg 治疗。

无论以何种先后顺序联合应用血浆置换和 IVIg 均未证实比单独一种治疗有更好的疗效,且大大增加医疗费

用,因此,不推荐 IVIg 和 PE 或免疫吸附联合应用。

各种类型的 GBS 均可以用 PE 或 IVIg 治疗,并且有临床有效的报告,但由于发病率低,加之疾病本身有自限性和自愈性倾向,因此,尚缺少足够的双盲对照的循证医学证据。

3. 皮质类固醇激素 几乎所有指南均不推荐应用激素治疗 GBS。临床试验结果显示 IVIg 联合激素治疗与单独应用 IVIg 的疗效无显著差异,因此也不推荐。

四、GBS 预后

GBS 的自然病程有自限性,绝大多数患者的病情在 2~4 周内达到高峰,经过数天至数周的平台期后开始恢复,少数在恢复过程中出现病情波动加重。大多数患者在数月内神经功能逐渐恢复正常,少数遗留不同程度的神经功能障碍。影响预后的因素:高龄、发病前有腹泻,快速进展且严重,长时间使用呼吸机、电生理检查提示发病数周内持续存在轴索损害、合并肺部感染或肺不张等。死亡率大约 1%~18%,常见死亡原因:肺部感染、败血症、严重心律失常、肺栓塞。

(陈 琳)

第四节 重症肌无力

重症肌无力(myasthenia gravis,MG)是一种获得性自身免疫性疾病,累及神经肌肉接头突触后膜乙酰胆碱受体,造成受体数量减少和突触病变,导致神经-肌肉兴奋传导障碍,表现出肌肉收缩无力。启动自身免疫的病因尚不十分清楚,相关因素包括遗传因素、病毒感染、胸腺疾病(胸腺瘤和胸腺增生)、甲状腺功能亢进或甲状腺功能减退、系统性疾病、某些药物等。流行病学资料显示重症肌无力的年均发病率约为 7.40/10 万人年。

一、临床表现

儿童和成年人均有发病,年轻发病的患者中女性多于男性,而 50 岁以上发病的患者中男性多于女性。部分患者发病前有上呼吸道感染史。

多为急性或亚急性起病,逐渐进展,也可急性加重。未治疗患者的病程呈波动性,常有自发缓解-复发。

以易疲劳为特点的骨骼肌无力是 MG 的核心症状,无力症状晨轻暮重,持续活动时加重,休息减轻。全身多数骨骼肌均可受累,包括四肢、躯干、眼部、球面部、呼吸肌。

眼外肌受累表现为眼睑下垂和复视,患者双眼或单上眼睑上抬困难,眼裂变小,严重者部分或全部遮挡瞳孔,睡眠或闭目休息后症状减轻;由于双侧眼外肌非对称性无力,导致患者双眼注视物体时出现"双影",长时间注视时复视更明显。查体:患者一侧或双侧上眼睑不同程度下垂,眼球位置正常或斜视,双眼或单眼某个或某几个方向的活动度变小,包括上视、下视、内收、外展、上斜、下斜注视,伴有复视,复视像检查有助于帮助确定眼外肌受累的范围。瞳孔大小、直接和间接对光反射正常。疲劳试验:

嘱患者端坐位,双眼持续上视时,上睑下垂逐渐加重;或嘱患者连续用力睁闭目 10 次,睁开时眼裂越来越小;嘱患者持续某个方向注视时,眼球位置逐渐远离用力的方向,复视成像之间距离加大。

躯干和四肢肌肉受累:多为对称性,以四肢近端无力突出,常主诉容易疲劳,连续行走或上楼时需要间断休息。随病情加重,可连续活动的时间越来越短,甚至刷牙、梳头等活动时均难以维持上肢的姿势。颈肌无力表现为不能长时间保持头竖直位置,需要用手托扶下颌。查体:多数患者爆发力尚可,无明显肌肉萎缩,少数患者和长病程患者出现持续的肌力减低和肌肉萎缩,四肢腱反射对称存在,绝大多数无病理反射,极少数在病程中可出现病理反射。疲劳试验:患者姿势保持时间明显缩短,包括:端坐位双上肢保持平举;仰卧位双下肢保持屈髋屈膝 90 度;仰卧位头保持离枕位。嘱患者连续蹲起 10 次,可发现患者逐渐出现蹲起困难。

面球部肌肉受累:包括表情肌、咬肌、下颌肌、舌肌、咽喉部肌群,常见主诉是进食固体食物时感觉咀嚼无力,吞咽费力,进餐过程中需要停顿休息,严重时出现吞咽困难,饮水反呛,言语含糊,尤其在长时间说话后言语更加含糊不清、音量变小。查体:构音不清,鼻音较重,软腭上抬力弱,咽反射存在,部分患者表情肌无力,呈"苦笑"面容,伸舌不充分,无舌肌萎缩和纤颤,无掌颌反射和吸吮反射。

呼吸肌受累:表现胸闷憋气,运动时加重,咳痰力弱。

肌无力危象(myasthenic crisis):指重症肌无力患者的肌无力症状严重加重的状态,累及呼吸肌及咽喉肌无力,导致呼吸困难,胆碱酯酶抑制剂可以使症状减轻,免疫治疗可以缓解病情。多数患者是在原有肌无力基础上加重,极少数以急性呼吸衰竭为首发症状。常见诱因有感染,尤其是呼吸道感染,使用具有神经肌肉阻滞和影响神经肌肉接头功能的药物。感染、腹泻、激动、劳累、月经、分娩、手术等也可诱发疾病的复发或加重。

二、辅 助 检 查

1. 药物试验　新斯的明试验(neostigmine test):肌内注射甲基硫酸新斯的明,成人剂量 1.0 ~ 1.5mg,儿童剂量可按 0.02 ~ 0.03mg/kg 体重,最大剂量不超过 1mg,可以同时肌内注射阿托品 0.5mg,以减轻新斯的明的 M 型胆碱样反应(腹痛、腹泻、呕吐、出汗、流涎、心动过缓等)。窦性心动过缓、室性心动过速、明显心肌缺血的患者应避免使用。

试验结果判定:一般注射后 20 ~ 40 分钟内药效明显,如果肌无力和易疲劳现象明显改善则判定为新斯的明试验阳性。可以采用 MG 临床绝对评分标准(表 100-4-1)分别在试验前后对患者进行评估,然后计算出相对评分 = (试验前该项记录评分–注射后每次记录评分)/试验前该项记录评分×100%,将症状改善最显著的一次相对评分值用于判定:相对评分<25% 为阴性,25% ~ 60% 为可疑阳性,>60% 为阳性。

表 100-4-1　重症肌无力临床绝对评分标准

项目	绝对评分标准				
	0 分	1 分	2 分	3 分	4 分
上睑无力评分 (左、右眼分别计分)	平视正前方时上睑遮挡角膜水平为 11 ~ 1 点	平视正前方时上睑遮挡角膜水平为 10 ~ 2 点	平视正前方时上睑遮挡角膜水平为 9 ~ 3 点	平视正前方时上睑遮挡角膜水平为 8 ~ 4 点	平视正前方时上睑遮挡角膜水平为 7 ~ 5 点
上睑疲劳试验评分 (左、右眼分别计分)	持续睁眼向上方注视,出现眼睑下垂的时间>60 秒(以上睑遮挡角膜 9 ~ 3 点为标准)	持续睁眼向上方注视,出现眼睑下垂的时间为 31 ~ 60 秒	持续睁眼向上方注视,出现眼睑下垂的时间为 16 ~ 30 秒	持续睁眼向上方注视,出现眼睑下垂的时间为 6 ~ 15 秒	持续睁眼向上方注视,出现眼睑下垂的时间 ≤ 5 秒
眼球水平活动评分 (左、右眼分别计分)	同侧眼外展加内收露白毫米数之和 ≤ 2mm	同侧眼外展加内收露白毫米数之和为 3 ~ 4mm	同侧眼外展加内收露白毫米数之和为 5 ~ 8mm	同侧眼外展加内收露白毫米数之和为 9 ~ 12mm	同侧眼外展加内收露白毫米数之和>12mm
上肢疲劳试验评分 (左、右侧分别计分)	双臂侧平举>120 秒,出现上肢疲劳	双臂侧平举>61 ~ 120 秒,出现上肢疲劳	双臂侧平举>31 ~ 60 秒,出现上肢疲劳	双臂侧平举>11 ~ 30 秒,出现上肢疲劳	双臂侧平举 0 ~ 10 秒,出现上肢疲劳
下肢疲劳试验评分 (左、右侧分别计分)	仰卧位双下肢同时屈髋屈膝 90 次后>120 秒出现下肢疲劳	仰卧位双下肢同时屈髋屈膝 90 次后 61 ~ 120 秒出现下肢疲劳	仰卧位双下肢同时屈髋屈膝 90 次后 31 ~ 60 秒出现下肢疲劳	仰卧位双下肢同时屈髋屈膝 90 次后 11 ~ 30 秒出现下肢疲劳	仰卧位双下肢同时屈髋屈膝 90 次后 0 ~ 10 秒出现下肢疲劳

续表

项目	绝对评分标准				
	0分	1分	2分	3分	4分
面肌无力评分	正常	闭目力稍差,埋睫征不全	闭目力差,埋睫征消失	闭目不能,鼓腮漏气	撅嘴不能,面具样面容
咀嚼、吞咽功能评分(×2)	正常进食	进普食后疲劳,时间延长,不影响每次进食量	进普食后疲劳,时间延长,影响每次进食量	不能进普食,只能进半流食	鼻饲管进食
呼吸肌功能评分(×2)	正常	轻微活动时气短	平地行走时气短	静坐时气短	人工辅助呼吸

依酚氯铵(tensilon test)试验:腾喜龙(依酚氯铵)10mg用注射用水稀释至1ml,静脉注射2mg,观察20秒,如无明显出汗、唾液增多的副作用,再推注8mg,1分钟内症状明显好转为阳性,药效可维持10分钟左右。

2. 重复神经电刺激(repetitive nerve stimulation, RNS) 以低频或高频重复刺激运动神经时,复合肌肉动作电位的波幅呈现递减低。为避免假阴性结果,需要在停用抗胆碱酯酶药物12小时以上进行此项检查。常规检查的神经包括面神经、副神经、腋神经和尺神经,选择有症状的部位进行检测阳性率高。全身型MG的RNS阳性率为80%~90%,眼型MG的RNS阳性率<50%。RNS的异常并非MG特异性改变,还可见于Lambert-Eaton肌无力综合征,运动神经元病,部分骨骼肌离子通道病,Ⅴ型糖原累积病等肌病。

3. 单纤维肌电图(SFEMG) 单纤维肌电图检查可发现重症肌无力患者出现"颤抖"(Jitter)增宽,伴或不伴有阻滞现象。如果包括额肌和眶肌检查,其对重症肌无力的敏感性可达95%。对于RNS阴性的疑似重症肌无力患者可以选择SFEMG检查。但Jitter增宽也并非MG特异性改变,还可见于其他神经肌肉病,比如ALS、多发性肌炎及Lambert-Eaton肌无力综合征。

4. 血清抗体检测 大约80%~90%的全身型MG和30%~50%的单纯眼肌型MG患者的血清中可检测到IgG-AChR抗体(抗乙酰胆碱受体抗体),15%的患者AChR抗体阴性。在AChR抗体阴性的患者中20%~50%可检测到抗IgG-MuSK抗体(anti-muscle specific kinase antibody)。少数患者检出抗横纹肌抗体,包括抗Tittin抗体、抗RyR抗体等。仍有一些患者未能检出抗体,可能存在未知抗体或因抗体水平/亲和力过低而未被检出。

5. 胸腺检查 重症肌无力与胸腺异常的相关密切,胸腺CT或MR检查发现20%左右MG患者伴有胸腺瘤。60%~80%的MG患者有胸腺增大,尤其是年轻女性更常见。

6. 其他常合并的疾病的检查 甲状腺功能和抗甲状腺抗体、自身免疫性疾病的相关抗体。

三、诊断要点

1. 临床表现 以易疲劳为特点的骨骼肌无力,常有缓解和复发的病程。
2. 新斯的明药物试验阳性。
3. RNS显示复合肌肉动作电位波幅递减,单纤维肌电图显示Jitter增宽,伴或不伴有阻滞。
4. 部分患者血清抗体AChR抗体阳性,少数抗Musk抗体阳性。

四、临床分型

改良Osserman分型将MG分为五型(表100-4-2)。

表100-4-2 改良Osserman分型将MG分为五型

分型	临床特点
Ⅰ型(眼肌型)	仅局限于眼外肌无力
ⅡA型(轻度全身型)	四肢肌群轻度无力,伴或不伴眼外肌受累,不伴球部肌肉无力
ⅡB型(中度全身型)	除四肢肌群无力以外,伴球部肌肉无力,伴或不伴眼外肌受累
Ⅲ型(重度激进型)	起病急、进展快,发病数周~数个月内累及球部肌肉和呼吸肌
Ⅳ型(迟发重度型)	隐袭起病,在2年或以上逐渐由Ⅰ、ⅡA、ⅡB型进展累及呼吸肌
Ⅴ型(肌萎缩型)	起病半年内出现骨骼肌萎缩

在经典的Osserman分型基础上,美国重症肌无力协会(Myasthenia Gravis Foundation of America, MGFA)在2000年提出新的MGFA临床分型(表100-4-3),此分型除提示肌无力累及的部位以外,还体现了临床病情的轻重。

表 100-4-3　MGFA 临床分型

分型	临 床 表 现
Ⅰ 型	眼肌无力,可伴有眼闭合无力
Ⅱ 型	无论眼肌无力的程度,其他肌群轻度无力
Ⅱa 型	主要累及四肢肌和(或)躯干肌,可有同等程度以下的咽喉肌受累
Ⅱb 型	主要累及咽喉肌和(或)呼吸肌,可有同等程度以下的四肢肌和(或)躯干肌受累
Ⅲ 型	无论眼肌无力的程度,其他肌群中度无力
Ⅲa 型	主要累及四肢肌和(或)躯干肌,可有同等程度以下的咽喉肌受累
Ⅲb 型	主要累及咽喉肌和(或)呼吸肌,可有同等程度以下的四肢肌和(或)躯干肌受累
Ⅳ 型	无论眼肌无力的程度,其他肌群重度无力
Ⅳa 型	主要累及四肢肌和(或)躯干肌,可有同等程度以下的咽喉肌受累
Ⅳb 型	主要累及咽喉肌和(或)呼吸肌,可有同等程度以下的四肢肌和(或)躯干肌受累
Ⅴ 型	气管插管,伴或不伴机械通气(除外术后常规使用);无气管插管的鼻饲病例为Ⅳb 型

患者的临床类型可有时相性转化,眼部肌群受累的患者可能是单纯眼型重症肌无力;也可能是以眼肌受累为首发症状的全身型重症肌无力,在短期内进展至其他骨骼肌无力;如果临床表现为单纯眼型,而四肢运动神经 RNS 阳性,提示为临床上的全身型;多数单纯眼型患者在 2 ~ 3 年内转化为全身型。四肢肌肉受累的患者可能在某个阶段出现不同程度的球部和呼吸肌受累,甚至出现肌无力危象。当病情得到治疗缓解后,又可由重型(Ⅴ、Ⅳ、Ⅲ 型)转化为 Ⅱ 型。

暂时性新生儿重症肌无力:母亲为重症肌无力患者,新生儿在出生后即出现肌无力,哭声低弱,吞咽及呼吸困难的临床表现,一般 2 周后病情可自行缓解。

病程和预后:MG 是慢性迁延性疾病,具有缓解和复发的病程,尤其在发病初期,部分眼肌型患者可自发缓解或自愈,免疫治疗疗效明显。随着病程的延长,部分患者不能完全缓解,对药物治疗不敏感,出现持续性肌肉无力和萎缩。MG 是神经科的重症疾病,肌无力危象可导致患者呼吸衰竭而死亡,随着机械通气、重症监护和免疫治疗的进步,死亡率已大幅下降至 5% 以下。

五、鉴别诊断

1. 全身无力伴或不伴有急性呼吸衰竭的神经肌肉病　吉兰-巴雷综合征(GBS)、周期性瘫痪、急性横纹肌溶解、肉毒中毒、多发性肌炎、急性横贯性脊髓炎、急性播散性脑脊髓膜炎(ADEM)、Ⅱ 型糖原累积病、线粒体肌病及肌萎缩侧索硬化(ALS)。

2. 肌无力综合征(Lambert-Eaton myasthenic syndrome, LEMS)　病变累及神经肌肉接头处突触前膜的钙通道,影响乙酰胆碱的释放。临床上以骨骼肌无力和易疲劳为主要表现,与 MG 相比,以下肢近端无力较明显,颅神经受累较轻,较少累及呼吸肌,短暂用力后肌力可有短时增大,但长时间活动仍感疲劳,常伴有口干、少汗等自主神经症状。肌

注新斯的明或口服溴吡斯的明后症状改善不明显。RNS 呈现低频电刺激呈波幅递减,而高频电刺激呈波幅递增。常伴有肿瘤,系副肿瘤综合征中的一个比较常见的类型。

3. 青霉胺诱发的重症肌无力　部分应用青霉胺治疗风湿性关节炎的患者出现重症肌无力临床表现,电生理改变与重症肌无力相仿。胆碱酯酶抑制药治疗有效,停用青霉胺后重症肌无力可逐渐缓解。

4. 以易疲劳或运动不耐受为临床特点的先天性肌肉病　线粒体肌病,脂质累积性肌病,糖原累积病 V 型等,骨骼肌离子通道病、先天性肌无力综合征、先天性终板胆碱酯酶受体缺乏(congenital endplate acetylcholinesterase deficiency)、先天性慢通道综合征(congenital slow channel syndrome)。

5. 单纯眼肌受累的患者需要排除其他颅内病变导致的动眼神经麻痹,眼眶内病变,炎性或缺血性单神经病,GBS 的 Fisher 综合征,甲状腺相关眼病,线粒体病 CPEO 型和 KSS 型。

六、重症肌无力的治疗

MG 是一种慢性自身免疫性疾病,免疫治疗和对症支持治疗可以有效地改善患者症状和预后。目前较为公认的治疗措施包括应用乙酰胆碱酶抑制剂、皮质类固醇激素、静脉滴注免疫球蛋白、血浆置换、硫唑嘌呤等免疫抑制剂。根据患者的临床类型和病情轻重选择恰当的治疗方案。

目前常用的疗效观察指标是 2000 年美国重症肌无力协会提出重症肌无力定量评分(quantitive MG score, QMGS)(表 100-4-4),分别对不同肌群的无力和易疲劳程度进行定量评估,累计出总分,作为对病情程度的量化指标,对疾病进行动态监测评估,也被用作疗效评价的指标之一。RNS 运动神经波幅递减的程度、血清 AChR 抗体滴度、日常生活能力也可作为疗效评价指标。

表 100-4-4 定量重症肌无力评分（QMGS）

检查项目	正常	轻度	中度	重度	各项计分
计分	0	1	2	3	
复视:左、右外侧凝视,出现复视时间(s)	≥61	11~60	1~10	自发	
睑下垂;向上凝视,出现睑下垂时间(s)	≥61	11~60	1~10	自发	
面肌:双唇闭合及其力量	正常闭合	可以闭合,有阻力	可以闭合但无阻力	不能闭合	
吞咽:快速吞服100ml水	正常	轻度咳嗽或清嗓	重度咳嗽、经鼻反流	不能吞咽	
发音:大声报数1~50,出现构音困难	正常	30~49	10~29	0~9	
右上肢:坐位,持续外展(s)	≥240	90~239	10~89	0~9	
左上肢:坐位,持续外展(s)	≥240	90~239	10~89	0~9	
肺活量:占预计值百分比(%)	≥80	65~79	50~64	0~50	
右手握力(kg)　男	≥45	15~44	5~14	0~4	
女	≥30	10~29	5~9	0~4	
左手握力(kg)　男	≥35	15~34	5~14	0~4	
女	≥25	10~34	5~9	0~4	
抬头:平卧、头持续前屈45°(s)	≥120	30~119	1~30	0	
右腿:平卧、持续外展45°(s)	≥100	31~99	1~30	0	
左腿:平卧、持续外展45°(s)	≥100	31~99	1~30	0	

总计 QMG 评分(0~39)：_____

1. 支持治疗　包括营养支持、呼吸循环支持等。在临床实践中需根据患者呼吸受累情况,必要时予机械通气等治疗。在这里需要强调的是肌无力是患者呼吸衰竭的主要原因,对于重症肌无力呼吸衰竭患者,肌力恢复是脱离呼吸机拔除气管插管的主要指征,而针对原发病的治疗是肌力恢复的关键,不建议进行脱机锻炼呼吸肌。

2. 抗胆碱酯酶药物　新斯的明或溴吡斯的明属于胆碱酯酶抑制剂,可以减少乙酰胆碱的降解,从而增加神经肌肉接头处乙酰胆碱的浓度,增强对突触后膜乙酰胆碱受体的作用,改善肌无力的症状。

单纯眼型患者可以首选抗胆碱酯酶药物治疗,如果病情自行缓解,可以逐渐减停溴吡斯的明,不需要加用皮质类固醇激素等免疫治疗。其他类型的重症肌无力,也可以使用抗胆碱酯酶药物改善症状,但需要以免疫治疗为主。

常用的口服药吡啶斯的明(溴吡斯的明),初始剂量可为30mg,3 次/日;2~4 天后,如果患者无明显不能耐受的情况,增加至60mg,3~4 次/日;如果病情比较重且症状缓解不理想,可以增加到90mg,3~4 次/日;药物的剂量和用药频次取决于症状改善的程度和对药物副作用的耐受程度。对于有咀嚼和吞咽困难的患者,应当嘱其在进食前半小时服药,以保证药效最佳时间内进食。对于严重吞咽困难和呼吸困难的患者,可以给予肌注新斯的明1~2mg,并尽早下置胃管,鼻饲给药。当患者的病情自行缓解或经

免疫治疗得到缓解后,可以逐渐减少抗胆碱药的剂量和用药频次,直至停药。

药物的副作用是烟碱(nicotinic)和毒蕈碱(muscarinic)型突触的胆碱能作用增强的表现,包括用药后腹痛、腹泻、多汗、唾液增多、肌肉颤动等。药物的作用和副作用与剂量相关,如果患者对药物不能耐受,可以减少单次剂量,也可以同时服用小量阿托品。有阻塞性呼吸系统疾病、缓慢型心率失常、肾功能不全、近期冠脉梗死的患者需要慎用。

对于重症且用较大剂量抗胆碱酯药物的患者,需要警惕出现胆碱能危象(cholinergic crisis),并与肌无力危象相鉴别。胆碱能危象是指由于胆碱酯酶抑制剂用量过大而导致肌无力加重,常同时伴有肌肉跳动,瞳孔缩小,出汗,唾液增多、肠鸣音亢进、恶心、呕吐、腹泻、腹痛、心率慢、焦虑、失眠、精神异常、抽搐等。肌注新斯的明反而使症状加重。

3. 皮质类固醇激素治疗　皮质类固醇激素治疗是重症肌无力的基础性治疗,70%~80% 的患者口服激素可以使病情得到缓解,根据不同类型和病情轻重用药方案略有差异。

迁延数周以上的眼型和轻至中型的全身型患者可以在门诊用药。常用醋酸泼尼松的使用方法:初始剂量0.5~1mg/(kg·d),晨顿服,视病情变化情况增加剂量至

病情稳定并趋于好转，一般维持 4～8 周，部分患者需要维持更长时间。症状基本缓解 2～3 个月后开始缓慢减量，每 2～4 周减 5～10mg，至 20mg/d，之后，每 4～8 周减 5mg，直至隔日服用最低有效剂量，一般为 10～15mg，隔日 1 次维持。

对于较早出现球部和呼吸症状或病情进展快的中-重度全身型患者，建议住院治疗，尽早开始激素治疗。一般采用口服醋酸泼尼松治疗，如病情危重，可使用糖皮质激素冲击治疗。期间须严密观察病情变化，在开始糖皮质激素治疗 1 周左右可能出现肌无力症状一过性加重，甚至发生肌无力危象。糖皮质激素冲击治疗方法：甲泼尼龙（methyl prednisolone）成人 1000mg/d，静脉滴注，连续 3 天，而后改为 500mg/d，静脉滴注，连续 2 天；或地塞米松 10～20mg/d，静脉滴注，连续 1 周。冲击治疗之后，改为口服醋酸泼尼松 1mg/（kg·d），晨顿服，症状缓解后，维持 4～16 周后逐渐减量，直至隔日服用最低有效剂量。

长时间应用皮质类固醇激素治疗，需要注意激素的副作用：血压升高、血糖升高、消化道溃疡出血、股骨头坏死、骨质疏松、肥胖、水钠潴留、失眠、焦虑、肌病、机会性感染、青光眼、白内障、面部毛发增多。选择隔日服用激素，可以减少副作用，但对于有糖尿病的患者建议选择每日服用激素，可以减低单次用药剂量。应用激素期间需要注意补钾、补钙和维生素 D，低碳水化合物和低盐饮食。

如果在激素减量或维持量治疗过程中，患者出现肌无力加重，首先排除有无导致肌无力加重的药物影响，寻找并去除使疾病加重的诱因。明确的复发可以增加激素的用量。如果在高维持量治疗下，病情缓解仍不满意或有复发，则需要考虑加用免疫抑制剂等治疗。

4. 免疫抑制剂　当较大剂量激素仍不能使疾病得到满意控制；在激素减量中或维持量较大的情况下仍有症状复发或加重；需要长期应用较大剂量激素才能维持病情稳定；患者不能耐受长期激素治疗的副作用（比如糖耐量异常、糖尿病、肥胖、骨质疏松），需要考虑加用免疫抑制剂。

常用的免疫抑制剂有硫唑嘌呤（azathioprine），常用方法：初始儿童 1～3mg/（kg·d），成人 2～4mg/（kg·d），分 2～3 次口服，以 1mg/（kg·d）维持。副作用：流感样症状，恶心、呕吐、胰腺炎，白细胞减少、血小板减少、肝毒性、肿瘤风险，因此，需要在治疗初期每月复查血常规和肝功能，1 年后每 6 个月复查 1 次。硫唑嘌呤起效慢，多在用药后 3 个月左右起效，建议与激素联合应用。

其他免疫抑制剂还有甲氨蝶呤（Methotrexate）、霉酚酸酯（Mycophenolatemofetil）、环孢素 A（Cyclosporine A）、他克莫司（tacrolimus）、环磷酰胺（cyclophosphamide）、FK506 和抗人 CD20 单克隆抗体等。

5. IVIg 和血浆置换　静脉滴注丙种球蛋白（intravenous immunoglobulin，IVIg））或血浆置换（plasma exchange，PE）治疗重症肌无力具有起效快，症状缓解比较明显，但疗效维持时间短，费用高的特点。因此，主要用于病情急性进展，病情严重，甚至出现肌无力危象的患者；胸腺切除术前准备；也可以作为辅助免疫抑制治疗，以降低长期免疫抑制治疗的副作用，在稳定的 MG 患者中重复使

用并不能增加疗效或减少糖皮质激素的使用量。

IVIg 制剂来源于健康献血者，确切的治疗作用机制尚不十分清楚，可能起到封闭巨噬细胞上的 Fc 受体，减少补体的激活，减少抗体产物和细胞因子。常用方案：400mg/（kg·d），连续 5 天，单疗程的总剂量为 2g/kg 体重。多数患者的病情在 1 周左右缓解，疗效持续数周至数月。

IVIg 的不良反应：少数有头痛、肌痛、发烧，恶心，胸部不适，背痛，皮疹，一过性肝损害，罕有并发血栓栓塞事件、肾衰竭、化学性脑膜炎的严重副作用报道。有血栓倾向、异常球蛋白血症、近期心血管不稳定和脑卒中、IgA 缺乏的患者不适宜用 IVIg 治疗。

血浆置换：使用适应证与 IVIg 相同，血浆置换和 IVIg 的疗效和副作用发生的概率无明显差异。血浆置换方法：成人每次置换量为 40～50ml/kg，隔日 1 次，一般连续 3 次，如果症状改善不明显，可以再每周进行 1 次，共 5～7 次。多数重症肌无力患者的病情可以在数天内开始缓解，持续 1～3 个月。需要注意的是在丙种球蛋白使用后 3 周内不建议进行血浆置换。有少数非随机研究表明选择性免疫吸附治疗也有效。

血浆置换的不良反应：最常见的是血压下降、心律失常、躯体冷感和麻木感伴体温升高，多数症状为轻度一过性，严重的可出现休克、持续性心律失常。还可出现凝血异常，血钙降低，柠檬酸反应，静脉血管损害，败血症。PE 禁忌证：严重感染，心律失常，心功能不全，凝血系统疾病等。

6. 胸腺切除术　伴有胸腺瘤的患者，建议在病情缓解或稳定状态下尽早择期手术。不伴胸腺瘤的患者中，临床上中-重度全身型，尤其是伴有血清 AChR 抗体阳性的患者，胸腺切除手术可能使患者受益。明确的单纯眼肌型且转化成全身型风险低的患者不建议胸腺切除手术。对于未成年 MG 患者是否需要胸腺摘除手术仍存在争议。

有手术指征的患者应尽可能选择在激素治疗前进行手术，尽量在发病的 2 年内完成手术。胸腺切除方法有经胸骨胸腺切除术或胸腔镜胸腺切除，相比而言，胸腔镜胸腺切除损伤小，麻醉时间短，术后肌无力危象的发生率明显低于经胸骨胸腺切除术。胸腺切除术后重症肌无力的病情可能在数月至 1 年左右逐渐得到缓解。

需要强调的是，胸腺切除术的围术期管理和麻醉十分重要，需要多科室合作，包括神经科、胸外科、麻醉科、ICU 参与。围术期管理应注意以下几点：

（1）术前应当使病情得到控制，尤其是近期发生过肌无力危象或病情急性加重有发生肌无力危象可能的患者，建议先给予 IVIg 或血浆置换治疗，使病情有所缓解或得到控制后再行手术。

（2）术前充分评估呼吸功能，包括肺活量（vital capacity），肺活量指数（indexed vital capacity），阻塞性或限制性肺功能状态，呼吸空气状态下血气分析中氧分压和二氧化碳分压水平等。

（3）术后严格把握气管插管的拔管指征，强调四肢肌力、自主呼吸功能、气道维持能力评估。拔管后密切观察患者呼吸频率、血氧饱和度、二氧化碳分压、痰液引流情

况等。

（4）注意术中有无影响术后病情的因素：有无胸腺瘤、术中有无输血或血浆、有无心肺并发症、有无使用神经肌肉阻滞剂。术后重症肌无力病情的评估：包括呼吸、吞咽、颈肌、全身肌肉等。

（陈　琳）

主要参考文献

［1］中华医学会神经病学分会神经肌肉病学组，中华医学会神经病学分会肌电图及临床神经电生理学组，中华医学会神经病学分会神经免疫学组. 中国吉兰-巴雷综合征诊治指南. 中华神经科杂志，2010，43（8）：583-586.

［2］Dimachkie MM，Barohn RJ. Guillain-Barré Syndrome and Variants. Neurol Clin，2013，31（2）：491-510.

［3］Orlikowski D，Prigent H，Sharshar T，et al. Respiratory Dysfunction in Guillain-Barré Syndrome. Neurocritical Care，2004，1：415-422.

［4］Kleyweg RP，van der Meché FG，Schmitz PI. Interobserver agreement in the assessment of muscle strength and functional abilities in Guillain-Barré syndrome. Muscle Nerve，1991，14（11）：1103-1109.

［5］Hughes RA，Newsom-Davis JM，Perkin GD，Pierce JM. Controlled trial prednisolone in acute polyneuropathy. Lancet，1978，2：750-753.

［6］Cortese I，Chaudhry V，So YT，et al. Evidence-based guideline update：Plasmapheresis in neurologic disorders. Neurology，2011，76（3）：294-300.

［7］Patwa HS，Chaudhry V，Katzberg H，et al. Evidence-based guideline：Intravenous immunoglobulin in the treatment of neuromuscular disorders. Neurology，2012，78（13）：1009-1015.

［8］van Doorn PA，Kuitwaard K，Walgaard C，et al. IVIG Treatment and Prognosis in Guillain-Barré Syndrome. J Clin Immunol，2010，30（Suppl 1）：S74-S78.

［9］Oczko-Walker M，Manousakis G，Wang S，et al. Plasma Exchange After Initial Intravenous Immunoglobulin Treatment in Guillain-Barré Syndrome：Critical Reassessment of Effectiveness and Cost-Efficiency. J Clin Neuromusc Dis，2010，12（2）：55-61.

［10］Galldiks N，Dohmen C，Neveling M，et al. Selective immune adsorption treatment of severe Guillain Barré Syndrome in the intensive care unit. Neurocrit Care，2009，11（3）：317-321.

［11］van Koningsveld R，Steyerberg EW，Hughes RA，et al. A clinical prognostic scoring system for Guillain-Barre syndrome. Lancet Neurol，2007，6（7）：589-594.

［12］Verma R，Chaudhari TS，Raut TP，et al. Clinico-electrophysiological profile and predictors of functional outcome in Guillain-Barre syndrome（GBS）. J Neurol Sci，2013，335（1-2）：105-111.

［13］Prigent H，Orlikowski D，Letilly N，et al. Vital capacity versus maximal inspiratory pressure in patients with Guillain-Barré Syndrome and Myasthenia Gravis. Neurocrit Care，2012，17（2）：236-239.

［14］Cabrera Serrano M，Rabinstein AA. Usefulness of pulmonary function tests and blood gases in acute neuromuscular respiratory failure. Eur J Neurol，2012，19（3）：452-456.

［15］Nguyen TN，Badjatia N，Malhotra A，et al. Factors Predicting Extubation Success in Patients with Guillain-Barré Syndrome. Neurocrit Care，2006，5（3）：230-234.

［16］Dhar R，Stitt L，Hahn AF. The morbidity and outcome of patients with Guillain-Barré syndrome admitted to the intensive care unit. J Neurol Sci，2008，264（1-2）：121-128.

［17］中国免疫学会神经免疫学分会，中华医学会神经病学分会神经免疫学组. 重症肌无力诊断和治疗中国专家共识. 中国神经免疫学和神经病学杂志，2012，19（6）：401-408.

［18］Farrugia ME，Vincent A. Autoimmune mediated neuromuscular junction defects. Curr Opin Neurol，2010，23（5）：489-495.

［19］Barnett C，Katzberg H，Nabavi M，et al. The Quantitative Myasthenia Gravis Score：Comparison With Clinical，Electrophysiological，and Laboratory Markers. J Clin Neuromusc Dis，2012，13（4）：201-205.

［20］Skeie GO，Apostolski S，Evoli A，et al. Guidelines for treatment of autoimmune neuromuscular transmission disorders. Eur J Neurol，2010，17（7）：893-902.

［21］Sussman J，Farrugia ME，Maddison P，et al. Myasthenia gravis：Association of British Neurologists' management guidelines. Pract Neurol，2015，15（3）：199-206.

［22］Kerty E，Elsais A，Argov Z，et al. EFNS/ENS Guidelines for the treatment of ocular myasthenia. Eur J Neurol，2014，21（5）：687-693.

［23］Dhawan PS，Goodman BP，Harper CM，et al. IVIG Versus PLEX in the Treatment of Worsening Myasthenia Gravis：What is the Evidence？A Critically Appraised Topic. Neurologist，2015，19（5）：145-148.

［24］Szczeklik W，Wawrzycka K，Włudarczyk A，et al. Complications in patients treated with plasmapheresis in the intensive care unit. Anaesthesiol Intensive Ther，2013，45（1）：7-13.

［25］Seneviratne J，Mandrekar J，Wijdicks EF，et al. Predictors of Extubation Failure in Myasthenic Crisis. Arch Neurol，2008，65（7）：929-933.

［26］Rabinstein AA，Mueller-Kronast N. Risk of Extubation Failure in Patients With Myasthenic Crisis. Neurocrit Care，2005，3（3）：213-215.

［27］Gritti P，Sgarzi M，Carrara B，et al. A standardized protocol for the perioperative management of myasthenia gravis patients. Experience with 110 patients. Acta Anaesthesiol Scand,2012,56(1):66-75.

[28] Cabrera Serrano M, Rabinstein AA. Causes and Outcomes of Acute Neuromuscular Respiratory Failure. Arch Neurol,2010,67(9):1089-1094.

[29] Carr AS,Hoeritzauer AI,Kee R,et al. Acute neuromuscular respiratory failure:a population-based study of aetiology and outcome in Northern Ireland. Postgrad Med J,2014,90:201-204.

第五节　ICU 获得性衰弱

在 ICU 收治的复杂外科手术、严重创伤或烧伤等急危重症患者中,有相当多的一部分患者在 ICU 住院期间出现新发的肌无力衰弱等症状,称为"ICU 获得性衰弱(intensive care unit acquired weakness,ICUAW)"。ICUAW 是一个由重症疾病所诱发,但又无法用原发病来解释的,以肢体无力为主要临床表现的综合征。ICUAW 主要的病变是神经肌肉功能障碍,包括重症多发神经病变(critical illness polyneuropathy,CIP)或重症肌病(critical illness polyneuropathy,CIM),或由两者共同存在。ICUAW 患者转归较差,占用更多的医疗资源。通常在数周或数月内康复,有时甚至可能不能完全康复,肌无力症状在离开 ICU 后仍持续存在达 2 年之久。近 20 年以来,ICUAW 的诊治越来越受到人们的关注和重视。

一、发病率

ICUAW 是重症患者的常见问题。据报道,在不同研究人群和不同评估时点,发病率存在一定差异。机械通气 5~7 天的患者觉醒时出现肌无力分别占 26%~65%,其中有 25% 觉醒后还存在长达 7 天的肌无力症状。长期机械通气(≥10 天)的患者中有 67% 诊断为 ICUAW。另一项研究发现在 ICU 治疗 24 小时以上的患者中有 11% 出现 ICUAW,当 ICU 住院时间延长至 7~10 天时,觉醒时存在 ICUAW 的患者占 24%~55%。在急性呼吸窘迫综合征(ARDS)的患者中,觉醒时 ICUAW 发生率为 60%,在出院时仍为 36%。在脓毒症患者中 ICUAW 的发病率则更高,可达 50%~100%。

二、病理生理学

ICUAW 病理生理机制复杂,主要涉及神经和肌肉的功能改变和结构改变。CIP 的病理所见为轴突退行性变,其发病机制尚不完全清楚。脓毒症导致的神经内膜变化可能起到一定作用,可加大血管通透性,使毒性因子渗入神经末梢。通透性加大引起的神经内膜水肿可妨碍朝向轴突的能量传递,随后出现轴突死亡。

对于 CIM,目前认为由多个因素所致:①肌萎缩,由肌蛋白的分解增加与合成减少导致。研究发现重症疾病可促进肌蛋白的萎缩,特别是肌球蛋白。例如感染、制动、内分泌应激反应、快速出现的营养缺乏状态、微循环受损、去神经支配。近来研究发现,一种应激诱导细胞因子,称作

生长分化因子-15(GDF-15),是转化生长因子 β 超家族的一员,是重症疾病病程中肌萎缩的一种介质。②钠通道障碍,其所致肌膜无兴奋性也可见于 CIM 早期。细胞内钙离子平衡的改变可影响到兴奋收缩耦联,在脓毒症动物模型中发现肌肉收缩力降低。③细胞自噬,其是一种细胞内务管理系统,在去除大型细胞器和蛋白聚集体方面起到调节作用,也是维持肌纤维完整性的重要因子。细胞自噬缺陷在 ICUAW 形成方面可发挥关键作用。

三、危险因素

一般认为 ICUAW 其主要危险因素包括脓毒症、多器官功能衰竭、高血糖、长期制动、机械通气、病情危重程度、激素和肌肉松弛剂应用、高龄及女性等。

1. 脓毒症、MODS、SIRS　在 CIP 首次描述时,人们认为脓毒症、全身炎症反应综合征、及多器官功能衰竭在其中发挥了关键作用。随后的几项前瞻性研究进一步提出脓毒症、SIRS 和 MOF 在 ICUAW 发病中均起到独立作用。MODS 患者病情危重,病情越严重,出现 ICUAW 的危险性就越高。有学者提出 ICUAW 是感染所致全身神经肌肉器官衰竭的一种外周表现,而脓毒症脑病为其中枢表现。其他独立风险因子(如血管加压素或氨基糖苷类的使用,某些炎症介质及脓毒症脑病的存在)的发现,也进一步间接表明脓毒症和 MOF 对于重症疾病中神经肌肉并发症的形成发挥作用。

2. 高血糖　研究还发现高血糖是 ICUAW 电生理表现和临床表现的独立风险因子,研究表明通过使用胰岛素控制血糖能显著降低 ICUAW 的发生率,可能是由于胰岛素的神经保护作用和抗炎作用降低高血糖的毒性作用,改善 ICUAW 的临床表现。

3. 制动　制动也是发生 ICUAW 的重要危险因素之一。肌肉衰弱主要是由于活动受限导致蛋白质分解比例大于合成比例,引起肌肉功能丧失。对于严格卧床的健康的成人,肌肉每日降低 1%。大量研究支持,积极早期活动,减少制动时间可以有效地降低 ICUAW 的发生,并有助促进 ICUAW 的恢复。

4. 激素、肌肉松弛剂　有学者在接受大剂量氢化可的松治疗的哮喘患者重症患者中报道了肌病和神经肌肉阻滞。后期前瞻性研究提示皮质类固醇和长期应用神经肌肉阻滞剂可导致 CIP/CIM 或 ICUAW,但也有一些其他研究未发现使用糖皮质激素是一种危险因素。此外,Hermans 等发现糖皮质激素对 ICU 获得性衰弱具有一定保护作用。Papazian 等报道,在重症急性呼吸窘迫综合征(ARDS)患者中短期使用神经肌肉阻滞剂(<48 小时)可改善生存率,而 ICU 获得性衰弱的发生率不增加。导致这些结果的原因不清楚,但一些研究者提出早期使用神经肌肉阻滞剂可能保护膈肌免受由患者呼吸机不同步所致的。激素、肌肉松弛剂应用的时程、剂量、患者所处的病理生理状态对其所致 ICUAW 具有重要影响,长期应用激素、肌肉松弛剂导致 ICUAW 是较为明确的,应该避免。

5. 高龄、性别　人们还发现年龄、性别也是 ICUAW 的独立风险因素,这在一定程度上反映出患病前肌肉储备

的重要性。

四、临床表现

ICUAW的特征性表现为肢体的对称性弛缓无力,肢体近端肌肉比远端肌肉无力更为严重。颜面及眼部肌肉通常不受累。因此ICUAW患者受到疼痛刺激时常会做出痛苦表情,但没有或仅有轻微的肢体收缩动作。腱反射常减弱,但仍属正常。此外,ICUAW一般会呼吸肌受累,导致机械通气撤除时间的推迟。

五、ICUAW的诊断与鉴别诊断

1. 肌力的临床评估 临床评估是在对患者药物治疗史、神经肌肉病史、家属史进行回顾的基础上,应用一定的方法检查肌力,但不能明确病因。ICUAW临床诊断目前推荐使用医学研究委员会(Medical Research Council,MRC)的肌力评分量表进行床旁评估,也称为徒手肌力评估测试。肌力评分表(表100-5-1)包括12组肌群中的每一组给出一个0至5分的分值(0分代表无收缩,5分代表肌力正常),这些肌群包括肩外展、肘屈曲、腕伸、髋屈曲、膝伸、踝背屈肌群;均双侧打分。总分为0至60分,若总分<48分则诊断ICUAW。

但MRC肌力评分也存在一定的不足:无法检测到肌无力原因、无法鉴别CIP与CIM;另外,要求患者需要保持清醒且配合;4分(亚正常肌力)和5分(正常肌力)之间的鉴别并不客观。

其他一些评价神经肌肉功能手段包括手持式测力仪和握力仪。这两种检查方法对于ICU患者均具有较好的可复现性。此外,记录ICU患者从功能残气量开始主动吸气过程中的最大吸气压力可作为呼吸肌力的测定。但由于ICU患者不配合,所以这一检查难以进行。可应用单向阀门进行被动吸气试验替代。

表100-5-1 医学研究委员会肌力评分量表

接受评估的肌群
腕伸
肘屈曲
肩外展
足背屈
膝伸
髋屈曲
分值
0:无可见/可触及的收缩
1:可见/可触及收缩,但肢体无运动
2:肢体可活动,但不能对抗重力
3:可对抗重力
4:可对抗重力和适度阻力
5:正常

2. 电生理检测 电生理检测包括神经传导(NCS)和肌电图(EMG)。通常NCS可发现复合肌肉动作电位(CMAP)降低;在合并CIP的情况下,感觉神经动作电位

(SNAP)也可降低,神经传导速度正常或仅有轻度下降。CIP和CIM两种情况下,EMG均出现自发性电活动。重症患者由于神经内膜水肿SNAP也可降低。用来鉴别CIP与CIM的方法有需要患者配合的自主肌肉收缩的检查或替代性的更为复杂的电生理法(如直接肌肉刺激法)。

一般使用腓神经CMAP进行简易电生理筛查(可使用腓肠神经波幅作为补充)。但电生理异常与肌无力之间的相关性尚未在大型患者群体中进行研究;特别是未出现肌无力的情况下电生理异常的意义如何尚缺少研究。ICUAW的电生理特征总结如下:①CIP:神经传导速率正常或轻度降低、CMAP幅度降低、混合SNAP幅度降低;②CIM:神经传导速率正常或轻度降低、CMAP幅度降低、肌肉对直接刺激的兴奋性降低、CMAP持续时间增加、SNAP正常。

3. 神经肌肉组织的病理活检 神经肌肉组织的形态学分析有助明确ICUAW神经肌肉紊乱及肌凝蛋白的缺失,但应用活检诊断ICUAW尚存在争议,且无明确的活检指征时,一般较少使用,多用于原发肌病、肌炎、神经病变等鉴别诊断。

4. 生物标志物 生物标志物的使用可为未来的新疗法找到更好的靶点。磷酸肌酸激酶、神经丝的血浆水平(轴突受损的生物标志物)在ICUAW患者有所升高,具有一定的辅助诊断价值。其中神经丝峰值水平对肌无力的鉴别价值较高,与ICUAW肌无力的临床表现相关。

六、鉴别诊断

鉴于ICUAW的复杂性,标准定义和疾病分类特征列表在临床实践中具有一定困难。在应用MRC肌力评分诊断ICUAW时,要求完全停用镇静镇痛相关药物,待患者完全清醒能遵嘱后,才能正确地进行肌力评价。

1. 吉兰-巴雷综合征 自身免疫机制导致髓磷脂的丢失,脊神经和周围神经的脱髓鞘,临床上表现为进行性上升性对称性麻痹、四肢软瘫,以及不同程度的感觉障碍。患者成急性或亚急性临床经过,多数可完全恢复,少数严重者可引起致死性呼吸麻痹和双侧面瘫。脑脊液检查,出现典型的蛋白质增加而细胞数正常,又称蛋白细胞分离现象。

2. 重症肌无力 是一种由神经-肌肉接头处传递功能障碍所引起的自身免疫性疾病,临床主要表现为部分或全身骨骼肌无力和易疲劳,活动后症状加重,经休息后症状减轻。

3. 卟啉症 由于缺乏某种酶或酶活性降低,而引起的一组卟啉代谢障碍性疾病。可为先天性疾病,卟啉积聚导致神经毒性,表现为运动神经轴突神经病,自主神经失调,腹痛、精神症状等。

4. Eato-Lambert综合征 副肿瘤综合征,表现为近端肌无力,自主神经失调。

七、ICUAW的转归

ICUAW通常在数周或数月内康复,而最为严重的病例康复很漫长,ICUAW相关影响长期存在。许多研究数

据表明大多数患者于数月内康复,约在第 1 年时达到平台期。前瞻性研究的越来越多的证据指出 CIP 的预后比 CIM 差。CIM 康复更快、更全面,而(同时存在的)CIP 有可能阻碍康复。ICUAW 延长 ICU 住院时间、机械通气持续时间,并增加 ICU 及医院死率。大量的研究数据证实 ICUAW 与不良转归之间存在因果关系,ICUAW 是出院转归的独立预测因素。

一项在 ARDS 存活者的研究发现,ICUAW 对躯体功能和健康相关生活质量的影响自 ICU 出院后至 5 年均可存在。ICUAW 被认为是躯体功能和健康相关生活质量受到影响的关键原因,这些 ARDS 存活患者的绝大多数主诉为周身肌无力和乏力。这项研究进一步证实 ARDS、脓毒症和机械通气之后这种持续存在的躯体异常以及生活质量的降低,此外还有重新开始工作和认知障碍。

八、ICU 获得性肌无力的预防和治疗

1. 积极治疗原发病　早期诊断、积极治疗原发病,是防治 ICUAW 的重要治疗措施之一,能有效地减少 ICUAW 的发生和发展。在诊治 ICUAW 时,应注重原发病的诊治。在脓毒症患者中 ICUAW 发病率较高,而积极治疗脓毒症是 ICUAW 预防关键手段。

2. 以血糖正常化为目的的胰岛素治疗　血糖正常化可显著降低长期住院接受内科和外科治疗的 ICU 患者出现 CIP/CIM 电生理表现的比率,还降低了长期机械通气的需要。控制血糖对预防 ICUAW 是有益的,但严格控制血糖容易出现低血糖的风险,增加重症患者死亡率。

3. 缩短制动时间　缩短制动时间是预防 ICUAW 又一的重要目标。这一目标可通过降低镇静水平而实现。采用最低程度的镇静,达到患者舒适安全即可。研究证实缩短制动持续时间、早期肢体功能锻炼有助于改善 ICU 疾病转归。

4. 重症患者的康复　康复治疗有助于预防 ICUAW 的发生,并促进 ICUAW 的早期恢复。鉴于在重症存活患者中观察到显著的躯体功能障碍,一些研究者已经评估了早期优化躯体活动的效果(无论疾病严重度如何)与接受标准物理疗法的患者相比,使用床旁测力计进行了被动或主动训练的长期住院患者,出院时股四头肌肌力明显改善。

重症患者的康复训练活动包括量身定做的每日运动程序,开始时针对无反应患者的被动活动范围训练,逐步过渡为主动活动范围训练、床上活动、坐直、移位训练,最终是行走。目前常用训练治疗手段方法如下:

(1) 床上被动活动和经皮电肌肉刺激:对 ICU 机械通气、严重感染和多器官功能衰竭患者,可每日行神经肌肉电刺激,神经肌肉电刺激治疗作用于患者四肢,根据患者情况选择振幅为 20 ～ 200V,2 次/日,30 分/次,治疗可持续到患者出院,研究发现经肌肉电刺激有助提高出院时患者的 MRC 分值,恢复肢体的正常活动范围。

(2) 悬吊运动疗法:悬吊运动疗法是以持久改善肌肉骨骼疾病为目的,应用主动治疗和训练一个总的概念集合。主要有肌肉放松、增加关节活动范围、训练稳定肌肉

系统、感觉运动协调训练、肌动力训练等。例如,可在 ICU 患者住院早期使用床边循环测力器将卧床的患者双腿吊起,做类似骑自行车动作。根据患者耐受情况增加训练时间,逐渐达到每天训练 20 分钟,每周 >5 次,直至患者出院。

(3) 日常生活活动锻炼:日常生活活动(activities of daily living,ADL)是指人们在每日生活中,为了照料自己的衣、食、住、行,保持个人卫生整洁和进行独立的社区活动所必须具备的一系列的基本活动,是人们为了维持生存及适应生存环境而每天必须反复进行的、最基本的、最具有共性的活动。对于 ICU 中的重症患者,在使用呼吸机期间,在病情允许下可进行 ADL 锻炼,包括指导患者自己行穿衣、进食、洗漱、床上直立位坐姿、床边站立等。通过反复的练习,恢复 ADL 活动能力,防止肌力下降,从而提高出院后的生活质量。

(4) 互动视频游戏:让 ICU 中的机械通气患者每天进行 20 分钟的互动游戏。机械通气的患者病情稳定时,在物理治疗师的帮助下移至旁边,在视频游戏机引导下进行平衡和耐力的训练。训练包括模拟视频中出现的拳击、网球、棒球、平衡板等全身性活动。患者在视频游戏中直接的视觉和听觉的刺激下,各项身体功能的恢复较快。患者住院时间、出院时 MRC 分值以及心理感受均好于常规治疗的患者。

(5) 音乐振动疗法:音乐振动疗法是利用音乐的振动频率直接作用于人体,而达到某种治疗目的。可应用于疼痛、肌肉问题、呼吸障碍和心理障碍,同时可以解除紧张状态,产生向上的精神力量。对于肌力,多采用体感共振疗法,给予患者每天不少于 20 分钟的伴有低音正弦波律动音乐的音频刺激,使肌肉放松,同时使肌肉产生一定的共振现象,从而防止治疗肌力下降。

(6) 膈肌的早期活动(与外周肌群的活动类似):从而实现自主呼吸而又避免了过度激活。

5. 合适的营养支持　营养不良最初被视作 ICUAW 的主要促发因素,肠外营养在营养补充方面的缺陷与 ICUAW 的关系也很明显。文献报道,ICU 住院第一周期间蛋白补充量与肌肉显著萎缩有关。这一效果的原因可能是肌纤维自噬质量控制水平得到了促进,而肌萎缩标志物未受影响。上述结果提示某些代谢通路(特别是自噬),可能对肌肉质量和功能的维持起到至关重要的作用。

6. 早期活动　早期活动是目前防治 ICUAW 较为肯定的有效治疗措施之一。ICU 患者明显可以从早期活动获益,但不同医疗中心、不同临床条件下,日常诊疗实践存在显著不同,且存在很多阻碍,妨碍了早期活动的推广。

(1) 重症患者开展早期活动的障碍

1) 传统观念的影响:一直以来,重症医学的焦点是恢复患者器官的生理功能、维持血流动力学稳定、预防患者死亡,实现上述目标的传统观念包括患者需要长时间制动和卧床休息。最近的研究表明,长时间制动是产生 ICUAW 的常见原因,其不仅延长机械通气时间及 ICU 住院时间,而且增加患者的病死率。

2) 基于安全的考量:另外一个影响早期活动的障碍

是对于安全问题的担忧。ICU 患者病情重,医护人员往往担心活动过程中出现意外情况,如意外拔管、跌倒等,给患者带来意外伤害,甚至引发医疗纠纷。在一项纳入了 103 例 ICU 患者的研究中,进行了包括床上坐位到行走的 1449 项活动事件,只有 9 例患者出现了 14 次极小的不良反应,未出现意外拔管或其他需要额外治疗以及增加成本或住院时间的意外伤害。另外,在一项由 ICU 活动管理团队进行的对照研究中,实验组较对照组接受了更多的物理治疗,但是没有发生不良事件。

3)资源缺乏:目前国外文献提到的早期活动的开展均以活动管理团队的形式进行,一般需要护士、物理治疗师、呼吸治疗师、职业治疗师等共同参与,使治疗具有专业性和可行性。物理治疗师和康复治疗师在内的医护人员是重症监护病房开展早期活动的关键,但国内 ICU 相关人员尚缺乏。另外,早期活动需要一些辅助医疗器械,如肌肉电刺激仪、行走辅助器等,以利于活动计划的开展,保证患者的安全,而目前国内医院相关设备亦不完善。

4)治疗措施对于早期活动的影响:ICU 患者病情危重可能需要接受各种辅助支持治疗,包括机械通气、主动脉球囊反搏、体外膜式氧合、持续床旁血液滤过治疗等,会影响早期活动计划的开展。目前的研究发现,机械通气患者可以安全地进行早期活动。而对于采用其他治疗措施的患者,则只能进行床上被动运动。如镇静治疗是 ICU 综合治疗的一部分,ICU 患者往往镇静过度,尤其是对于机械通气患者,过度镇静会影响早期活动的开展。Nedham 等报道,通过降低镇静深度可以促进患者早期活动,从而明显减少内科 ICU 患者的 ICU 住院时间。

(2)早期活动的活动方式:根据患者的情况选择合适的活动方式,并在每次活动或锻炼前进行简单的评估,以明确治疗方案是否合适,根据患者的情况随时调整活动方案。一般需根据患者的具体情况制定不同级别的活动计划,一般推荐的活动计划具体如下:

1)床上被动活动:昏迷、严重神经功能障碍、烧伤、镇静或接受特殊治疗的患者(如主动脉球囊反搏、持续床旁血液滤过等)可以进行床上被动活动。次类患者还可以使用肌肉电刺激仪,低电流可刺激肌肉收缩,增加肌肉的血流量和收缩力。目前认为高强度的床上活动依旧不能抵消卧床所致的不良反应,对于提倡尽量不选择床上活动。

2)床边坐立:协助患者坐起,让患者坐在床沿,尽量使双脚接触地面。活动过程中要扶稳患者的躯干,直至其能独立坐稳。首次活动 20 分钟,耐受者逐次增加 10 ~ 20 分钟,持续 1 ~ 2 日。

3)坐床旁椅上:相当患者躯干、上肢及下肢的肌肉足够维持其坐于床旁椅上时,可以选择该项活动方式。一般首次尝试时间为 1 小时,之后每次活动增加 1 ~ 2 小时,每天进行 1 ~ 2 次。

4)床头站立:该项活动方式可能需要两种器械设备支持。一种用于躯干和下肢肌力能够在一定程度上耐受站立、但是不能行走的情况,患者可以根据自己的情况选择是否需要上臂支持;另外一种用于具有广泛严重神经肌肉功能障碍、不能自行站立的情况,患者需要被固定在器械台面上以保证安全。一般在物理治疗师的辅助下站立 10 ~ 30 分钟/次。

5)协助行走:使用行走辅助器或在工作人员的扶持下行走。行走的时间和距离取决于患者的耐受程度。行走过程中需要一辆轮椅跟在患者背后,以备患者疲劳和(或)因呼吸困难而需要暂停活动。

在 ICUAW 的防治过程中,在这里需要强调的是防大于治,近来 Farhan 总结了 ICUAW 防治的核心策略:①早期活动;②合理用药:对阿片类药物、肌松剂、镇静药物的合理应用;③早期诊断脓毒症;④优化营养。

(王小亭 何怀武)

主要参考文献

[1] Hermans G, Van den Berghe G. Clinical review: intensive care unit acquired weakness. Crit Care, 2015, 19: 274.

[2] Fan E, Cheek F, Chlan L, et al. An official American Thoracic Society Clinical Practice guideline: the diagnosis of intensive care unit-acquired weakness in adults. Am J Respir Crit Care Med, 2014, 190(12): 1437-1446.

[3] Batt J, dos Santos CC, Cameron JI, et al. Intensive care unit-acquired weakness: clinical phenotypes and molecular mechanisms. Am J Respir Crit Care Med, 2013, 187(3): 238-246.

[4] Kress JP, Hall JB. ICU-Acquired Weakness and Recovery from Critical Illness. N Engl J Med, 2014, 370: 1626-1635.

第 101 章

重症评分系统

第一节 概　述

疾病危重程度的评估对于医疗活动而言非常重要。实际上,已知最早的医学文件来自埃及,其中将头颅外伤患者根据严重程度加以区分,目的在于确定那些病情极为严重以致无法从治疗中获益的患者。然而,疾病严重程度评分(即采用数字表示疾病严重程度)直至近代出现,尤其是在近几十年来得以迅速发展和成熟。

一、疾病评分系统的分类

疾病评分系统大致可分为疾病特异性和疾病非特异性评分,其目的在于反映疾病的严重程度和(或)患者的预后。

前者如急性胰腺炎的 Ranson 评分、创伤评分、Murray 的肺损伤评分等,特点是针对单一的疾病,各种不同疾病的评分系统之间无法作相互比较,但与传统的疾病非特异性评分系统相比,能够更好地反映患者的病情和预后。

后者的特点是可广泛用于多种不同疾病的评估,适宜在原发疾病不同的患者间进行比较。对于新采用的疾病非特异性评分系统,如急性生理和慢性健康评分(APACHE),对疾病严重程度和预后的估计与疾病特异性评分大致相似。

二、疾病的总体严重程度

从广义上,疾病严重程度可以分为静态评分(根据既定时期内最差的生理数据评定)和动态评分(评价数日内

相同的数据)及器官衰竭评估。与动态评分相比,静态评分更多,而且在临床应用更为广泛。最重要的静态评分包括治疗干预评分系统(TISS)、急性生理和慢性健康评分(APACHE)、简化急性生理评分(SAPS)和死亡概率模型(MPM)。动态评分包括 Riyadh 加强医疗大纲(RIP)和疾病评分,器官衰竭评估主要通过 Marshall 的多器官功能障碍评分和序贯器官功能衰竭评分(sequential organ failure assessment,SOFA)。下文将就这些评分系统进行阐述。

(石岩　杜斌)

第二节　疾病非特异性评分

一、治疗干预评分(therapeutic intervention scoring system,TISS)

TISS 于 1973 年被介绍到临床,目的在于评价疾病的严重程度,帮助量化 ICU 中医务人员的工作强度和护理人员的工作量,科学计算 ICU 医疗资源分配与利用及成本核算等。TISS 由若干项护理活动组成,每项护理活动分别赋予 1~4 分,各项活动得分总和即为该患者所需的护理工作量。TISS 适用于所有的住院患者,但是需要每日对 76 个项目进行搜集。这些项目重要是针对每位患者的干预或治疗措施。TISS 应用于临床后,在 1983 年第一次进行了修订,最近又出现了简化的 TISS 28(表 101-2-1)。此外,TISS 还可以与费用相结合,从而对整体费用进行估价,TISS 已成功地用于 ICU 的记账工作并记录治疗费用。

表 101-2-1　治疗干预评分系统-28(TISS 28)

	分值
基础治疗	
标准监测,每小时生命体征,常规记录并计算液体平衡	5
实验室,生化和微生物学检查	1
单一药物,静脉,肌肉,皮下注射和(或)口服(例如经胃管)	2
多种静脉药物,多于一种药物,单次注射或持续输注	3
常规更换敷料,压疮护理和预防,每日更换敷料	1

	分值
频繁更换敷料(每班护士至少更换1次)和(或)大面积伤口护理	1
引流护理,所有(除外胃管)	3
呼吸支持	
机械通气,任何形式的机械通气或辅助通气,无论是否应用PEEP或肌松剂;应用PEEP的自主呼吸	5
其他呼吸支持,经气管插管自主呼吸,不应用PEEP;除机械通气外任何形式的氧疗	2
人工气道的护理,气管插管或气管切开	1
改善肺功能的治疗,胸部理疗,刺激性肺量计,吸入治疗,气管内吸痰	1
心血管支持	
单一血管活性药物,任何血管活性药物	3
多种血管活性药物,多于一种血管活性药物,无论种类和剂量	4
静脉补充大量液体丢失,输液多于3L/(m² · d),无论液体种类	4
外周动脉插管	5
左心房监测,肺动脉飘浮导管,无论是否进行心输出量的测定	8
中心静脉插管	2
心搏骤停后心肺复苏;在过去24小时内(一次心前区叩击不包括在内)	3
肾脏支持	
血液滤过技术,透析技术	3
定量测定尿量(例如经尿管)	2
强制利尿[如呋塞米剂量>0.5mg/(kg · d)治疗液体负荷过多]	3
神经系统支持	
颅内压测定	4
代谢支持	
治疗复杂性代谢性酸中毒或碱中毒	4
静脉高营养	3
肠道营养。经胃管或其他胃肠道途径(例如空肠造瘘)	2
特殊干预	
ICU内单一特殊干预,经鼻或经口气管插管,放置起搏器,心脏转复,内镜,过去24小时内急诊手术,胃灌洗;对患者临床状况不产生直接影响的常规干预,如X线检查,超声检查,心电图,敷料,或置入静脉或动脉插管等不包括在内	3
ICU内多种特殊干预。上述项目中多于一种	5
ICU外特殊干预。手术或诊断措施	5

注意:以下4种除外情况,如归为"多种静脉药物"即可除外"单一药物";归为"机械通气"即可除外"其他呼吸支持";归为"多种血管活性药物"即可除外"单一血管活性药物";归为"ICU内多种特殊干预"即可除外"ICU内单一特殊干预"

TISS系统是建立在如下假设基础上,即无论患者的诊断是什么,其接受的治疗越多,病情越重。另外,TISS还假设:①重症患者是由于生理紊乱而非诊断本身需要接受治疗;②患者可以得到ICU的治疗;③所有患者由于相同的原因开始同样的治疗。一般认为,TISS评分越高,病情越重,患者的住院死亡率越高。但由于临床医师在对于类似患者治疗的积极程度和强度方面存在很大的差异,TISS存在一定的局限性。

二、急性生理和慢性健康评分(acute physiology and chronic health evaluation，APACHEⅡ，APACHE)

1981 年 Knaus 发表了 APACHE，对于临床应用而言，由于过于繁琐，1985 年将 APACHE 第一部分的急性生理指标由原先的 34 个减少为 12 个，对急性肾衰竭和昏迷给予更高的分值；加入了手术状况如急诊手术的评分，而且慢性健康评分也进行了相应改动以反映年龄、免疫缺陷及慢性心、肺、肾或肝脏疾病的影响；最后，还可根据 ICU 最初 24 小时的指标按照公式计算患者的预后，即 APACHE Ⅱ，替代了原始的 APACHE 系统。APACHE Ⅱ 评分为三个部分的总和，包含 12 个参数的急性生理评分，慢性健康评分和患者年龄评分，评分范围 0~71 分(表 101-2-2)。对于急性生理评分的参数，记录患者入 ICU 后前 24 小时内最差值，记录最高值和最低值后分别评分，并取分值高者。

表 101-2-2　APACHE Ⅱ 评分的组成

A. 急性生理评分

	+4	+3	+2	+1	0	+1	+2	+3	+4
肛温(℃)	≥41	39~40.9		38.5~38.9	36~38.4	34~35.9	32~33.9	30~31.9	≤29.9
平均动脉压(mmHg)	≥160	130~159	110~129		70~109		50~69		≤49
心室率	≥180	140~179	110~139		70~109		55~69	40~54	≤39
呼吸频率	≥50	35~49		25~34	12~24	10~11	6~9		≤5
$FiO_2 ≥0.5$ A-aDO_2	≥500	350~499	200~349		<200				
$FiO_2 <0.5 PaO_2$					>70	61~70		55~60	<55
pH	≥7.7	7.6~7.69		7.5~7.59	7.33~7.49		7.25~7.32	7.15~7.24	<7.15
Na(mM)	≥180	160~179	155~159	150~154	130~149		120~129	111~119	≤110
K(mM)	≥7	6~6.9		5.5~5.9	3.5~5.4	3~3.4	2.5~2.9		<2.5
Cr(mg/dl)(急性肾衰竭时乘2)	≥3.5	2~3.4	1.5~1.9		0.6~1.4		0.6		
Hct(%)	≥60		50~59.9	46~49.9	30~45.9		20~29.9		<20
WBC(以1000计)	≥40		20~39.9	15~19.9	3~14.9		1~2.9		<1
15-GCS									
HCO_3^{-*}	≥52	41~51.9		32~40.9	22~31.9		18~21.9	15~17.9	<15

* 指静脉血数值，仅当无血气结果时应用

Glasgow 昏迷评分*

	最佳运动反应	语言反应	睁眼动作
6	遵嘱动作		
5	刺痛能定位	回答准确	
4	刺痛能躲避	回答错误	自主睁眼
3	刺痛时肢体屈曲(去皮层)	能说出单个词	呼唤睁眼
2	刺痛时肢体过伸	只能发音	刺痛睁眼
1	不能运动(去脑强直)	不能言语	不能睁眼

* 遵循 best guess 原则：使用镇静和(或)肌松药物时，估计在没有药物影响时的 GCS 评分；双侧肢体活动不对称时按较轻侧判断

B. 年龄评分

年龄	≤44	45~54	55~64	65~74	≥75
评分	0	2	3	5	6

C. 慢性健康评分

如果患者存在严重的器官系统功能不全或免疫抑制,应如下计分:①非手术或急诊手术后患者 5 分;②择期术后患者 2 分;③若不符合慢性器官功能不全或免疫功能抑制的诊断,无论入院情况如何,慢性健康评分 0

定义:器官功能不全或免疫功能抑制状态必须在此次入院前即明显表现,并符合下列标准:

肝脏:活检证实肝硬化,明确的门脉高压,既往由门脉高压造成的上消化道出血;或既往发生过肝脏功能衰竭或肝性脑病或昏迷

心血管:按照纽约心脏联盟评分,心功能四级

呼吸:慢性限制性、阻塞性或血管性疾病,导致严重的运动受限,如不能上楼或进行家务劳动;或明确的慢性缺氧、高碳酸血症、继发性红细胞增多症、严重的肺动脉高压(>5.33kPa),或呼吸机依赖

肾脏:接受长期透析治疗

免疫功能抑制:患者接受的治疗能够抑制对感染的耐受性,如免疫抑制治疗、化疗、放疗、长期或最近大剂量类固醇治疗,或患有足以抑制对感染耐受性的疾病,如白血病、淋巴瘤、AIDS

APACHE Ⅱ 评分所反映的正常生理指标的偏离程度与多种内科和外科疾病病死率密切相关。根据 APACHE Ⅱ 评分,并将患者按照 50 个诊断分类进行划分,然后采用适当的回归公式计算可以得到死亡概率。即患者的死亡危险可按下式计算:$\ln(r/1-r) = -3.517 + (\text{APACHE Ⅱ 评分} \times 0.146) + 0.603$(如为急诊手术后)+ 诊断分类系数。

当然,APACHE Ⅱ 评分系统也存在局限性,最大的局限性在于该系统在设计时并非用于预计个体患者的死亡率,它最初的确认数据库来自 13 个北美医院 ICU 内收治的 5030 名非冠状动脉搭桥手术患者,因此在采用 0.50 作为预计住院死亡率的临界值时,大约有 15% 的误差。另外,APACHE Ⅱ 还存在患者的选择偏差,如对于充血性心力衰竭和多脏器功能衰竭综合征(MODS)的患者预后并不准确。某些情况如冠状动脉搭桥手术、药物过量和急性哮喘等评分较高,但是预计病死率较低。当采用 APACHE 系统进行不同患者人群之间的比较时,这一特点极为重要。

鉴于上述局限性,1991 年,Knaus 及其同事发表 APACHE Ⅲ。从 APACHE Ⅱ 至 APACHE Ⅲ 最主要的变化见表 101-2-3。发表 APACHE Ⅲ 的目的如下:

表 101-2-3　APACHE Ⅲ 和 APACHE Ⅱ 的差别

急性生理指标增加至 17 项

极端指标的权重增加

7 种特异性慢性健康指标

年龄组的改变

与疾病和入院时所住病房有关的特异性回归公式

评分范围增加至 0~299

1. 通过重新估价生理指标的选择和权重,改进评分的预后评估。

2. 增加参考数据库的容量。

3. 检验 ICU 收治患者的选择及其时机与患者预后的相关性。

4. 澄清应用 APACHE 评分系统根据特殊患者人群死亡率的危险性对患者进行划分,以及使用 APACHE 评分系统对单一患者死亡率进行评价的差别。

数据库中包括了北美 26 家医院 ICU 连续收治的 17 440 名患者,平均分为原始数据库和确认数据库。住 ICU 时间<4 小时的患者,年龄在 16 岁以下患者,以及烧伤或因胸痛收入 ICU 以除外心肌梗死的患者不包括在内。冠状动脉搭桥患者作为独立的人群进行分析。

与 APACHE Ⅱ 相比,APACHE Ⅲ 的校验力和辨别力均较高,但辨别力仅有轻度改善。采用 50% 作为死亡的临界值,APACHE Ⅱ 与 APACHE Ⅲ 的特异性分别为 85.5% 和 88.1%,敏感性分别为 47% 和 50.4%,而 ROC 曲线下面积分别为 0.863 和 0.90。APACHE Ⅲ 是由 APACHE Medical Systems Inc 所开发的一项商品,所以没有公开其回归方程的系数,因此限制了对这个评分系统的独立评估。在设计 APACHE Ⅲ 时的假设是,增加诊断分类的数量能够改善对病死率的估计,但这需要有两方面的观察加以证实。当疾病分类更多时,由于诊断编码的一致性较差所导致的偏差会增大。其次,如果诊断分组更多,那么就需要更大的确认数据库:APACHE Ⅲ 某些诊断分类的原始数据库中仅包含了不足 50 名患者。尽管如此,APACHE Ⅲ 仍然代表了评分系统的显著进步,并且成功地解决了 APACHE Ⅱ 的某些重要问题。

2003 年以后,针对 APACHE Ⅲ 的这些不足又开展了更进一步的工作。2005 有学者提出了 APACHE Ⅳ。其中最重要的改变是将用于预测诊断发生频率和死亡率的疾病分组扩展到 116 个。同时,根据新的临床观察治疗,

在更新数据库的基础上,修改了原有的计算公式。这些公式中有 42(55%)个被重新修改,24(31%)个被保留,11(14%)个被删除。其他的几个重要的变化包括,缺失的实验室数据的处理:以前模式是将缺失数据默认为"正常"。APACHE Ⅳ 中采取了移后原则。也就是用前一天的数值代替,如果前一天的数值仍然缺失就用更前一天的替代;排除了从其他 ICU 中转过来的患者:因为早期的治疗会导致收入第一天的生理指标的测量对预后的判断产生偏移。另外,对患者住院时间的计算及对应用镇静药物患者的神经系统功能的评估方法进行了调整。

此外,APACHE Ⅳ 较 APACHE Ⅲ 增加了 ICU 住院时间的预测计算,对评价 ICU 病房是否有效流动具有重要指导价值,能更好地评价影响 ICU 住院时间长短的影响因素如医院结构、医院管理和患者情况等。

三、简化急性生理评分(simplified acute physiology score, SAPS)Ⅱ

1984 年当 APACHE Ⅱ 尚未发表时,Jean-Roger Le Gall 公布了 SAPS。这是根据欧洲的数据所产生的,收集了 14 种生理指标,与 APACHE Ⅱ 不同,其优点在于这些指标在 ICU 中几乎随时可以得到。而且,SAPS 在评估预后时不需要考虑患者的诊断。然而,选择的指标是根据专家的意见,而且描述其相对正常值的偏离程度也是人为规定的。最高的评分是 56,最初并不能根据评分计算患者死亡的概率,但后来又发表了预测死亡的公式。

根据欧洲和北美的数据,Le Gall 在 1993 年发表了 SAPS Ⅱ,相应变量及定义见表 101-2-4,具体分值定义见表 101-2-5。数据库包括 13 152 名患者,其中 65% 为原始数据库,其余 35% 为确认数据库。小于 18 岁的患者,烧伤患者,CCU 的患者和心脏手术后患者均被除外。对于 12 项生理指标而言,其分级是根据 logistic 回归分析的结果得到的。评分包含对于慢性健康状况如 AIDS、血液系统恶性肿瘤、肝硬化和转移瘤等的评分。住院死亡率可以很容易计算得到。在欧洲 SAPS 成为最为广泛应用的评分系统。尽管非常简单,SAPS Ⅱ 却很准确。在确认数据库中,ROC 曲线下面积为 0.86,而且根据欧洲和北美研究组报道,其校验力和辨别力与 APACHE Ⅲ 及 MPM Ⅱ 相同。

表 101-2-4　SAPS Ⅱ 中的变量及其定义

变　量	定　　义
年龄	患者前一次生日时的年龄(岁)
心率	24 小时内的最差值,最快或最慢心率;如果心率从心搏骤停(11 分)到极度心动过速(7 分)间波动,则评 11 分
收缩压	评分与心率相同;例如,若收缩压为 60～205mmHg,则评 13 分
体温	记录最高体温
PaO_2/FiO_2 比值	如果接受机械通气或监测持续肺动脉压,记录最低比值
尿量	如果患者在 ICU 停留不足 24 小时,则按照 24 小时进行计算;例如,8 小时 1L 尿=24 小时 3L
血清尿素氮	记录血清尿素氮最高值
白细胞计数	根据评分表记录白细胞最差数值(最高或最低)
血清钾	根据评分表记录血清钾最差数值(最高或最低)
血清钠	根据评分表记录血清钠最差数值(最高或最低)
血清碳酸氢根	记录最低数值
胆红素	记录最高数值
Glasgow 昏迷评分	记录最低数值
入院种类*	急诊手术,择期手术,或内科
AIDS	HIV 阳性,且伴有临床并发症如卡氏肺囊虫肺炎,Kaposi 肉瘤,淋巴瘤,结核或弓形体感染
血液系统肿瘤	淋巴瘤,急性白血病或多发骨髓瘤
转移性肿瘤	经手术、CT 或任何其他方法证实的转移

注:* 急诊手术指术前 24 小时内安排的手术;择期手术指提前至少 24 小时安排的手术;内科指入 ICU 前 1 周内未接受手术

表101-2-5　SAPS 评分

变量分值	0	1	2	3	4	5	6	7	8	9	10	11	12	13	15	16	17	18	26
年龄（岁）	<40							40~59					60~69		70~74	75~79		≥80	
心率（次/分）	70~119		40~69		120~159			≥160				<40							
收缩压（mmHg）	100~199		≥200			70~99								<70					
体温（℃）	<39			≥39															
仅当机械通气或持续肺动脉压监测时 PaO2（mmHg/FiO2）							≥200			100~199		<100							
尿量（L/d）	≥1.0				0.5~0.999							<0.5	<1.0						
血 BUN（mg/dl）	<10.5						10.5~31.0				≥32								
WBC（1000/mm³）	1.0~19.9			≥20.0															
血清钾（mmol/L）	3.0~4.9			≥5.0或<3.0															
血清钠（mmol/L）	125~144	≥145				<125													

续表

变量分值	0	1	2	3	4	5	6	7	8	9	10	11	12	13	15	16	17	18	26
碳酸氢（mEq/L）	≥20			15 ~ 19			<15												
胆红素（mg/dl）	<4.0				4.0 ~ 5.9					≥6.0									
Glasgow 昏迷评分	14 ~ 15					11 ~ 13		9 ~ 10						6 ~ 8					<6
慢性疾病										转移性肿瘤	血液系统肿瘤						AIDS		
入院种类	择期手术						内科		急诊手术										

Logit = -7.7631 + 0.0737（SAPS Ⅱ评分）+ 0.9971[ln（SAPS Ⅱ评分+1）]

$Pr（病死率）= e^{logit} / 1 + e^{logit}$

四、死亡概率模型(mortality probability model,MPM)

死亡概率模型的最新版本(MPMⅡ)于1993年和1994年发表。原始数据库中包括北美和西欧成人ICU中的12 610名患者。烧伤、CCU和心脏手术患者被除外。

这个评分系统包括了4个模型,分别根据ICU患者在入院时(MPMⅡ0)(表101-2-6)、入院后24、48和72小时的情况对预后进行评估(表101-2-7和表101-2-8)。采用logistic回归选择指标,并赋以相应的权重,以建立模型。选择指标的另一个标准是"在临床上是合理的"。MPMⅡ与APACHE系统之间存在着许多重要的差别。MPMⅡ0最大的优点是在患者入ICU时(而非24小时后)对患者预后进行评估。

表101-2-6　MPMⅡ0中的变量定义及系数

生理变量	系数
	常数-5.46836
入ICU时昏迷或不省人事,非药物过量因素导致(定义如下)	1.48592
昏迷:对任何刺激无反应;相当于Glasgow昏迷评分3分	
不省人事:表现出去皮层或去大脑体态;上述体态为自发的,或在刺激或强烈疼痛刺激后产生,对命令无反应;通常相当于Glasgow昏迷评分4或5分	
注:对使用肌松剂、刚刚从麻醉中恢复或镇静程度较深的患者,应尽可能对镇静前意识状况作出估价	
入ICU时心率:记录在入ICU前后1小时内心率是否≥150次/分	0.45603
入ICU时收缩压:记录在入ICU前后1小时内收缩压是否≤90mmHg	1.06127
慢性诊断	
慢性肾功能不全:血肌酐>176.8μmol/L(2.0mg/dl),且为慢性;如患者首次诊断慢性肾衰竭,应在急性肾衰竭一栏中记为"是"	0.91906
肝硬化:如有酗酒及门脉高压和静脉曲张的病史,或其他原因导致的门脉高压和静脉曲张,或经活检证实,应记为"是"	1.13681
转移性恶性肿瘤:例如,第Ⅳ期肿瘤;除外局部淋巴结转移;如果通过临床评估发现或病理报告证实明显的转移,应记为"是";如果在入ICU时尚不明确或须等待病理报告证实,则记为"否";急性造血系统肿瘤归为此类;慢性白血病仅当患者接受针对白血病的积极治疗或具有疾病引起的下列表现时,才记为"是";这些表现包括严重全身性感染、贫血、因白细胞聚集导致的脑卒中、肿瘤溶解综合征(因化疗造成尿酸增高)及肺水肿包括ARDS	1.19979
急性诊断	
急性肾衰竭:急性肾小管坏死,或首次诊断慢性肾衰竭;肾前性肾衰竭不包括在内	1.48210
心律失常:阵发性心动过速,房颤伴心室率过快,二或三度心脏阻滞;不包括慢性稳定的心律失常	0.28095
脑血管意外:脑栓塞,脑梗死,脑卒中,脑干梗死,脑血管动静脉畸形(急性卒中或脑出血,非慢性动静脉畸形)	0.21338
胃肠道出血:呕血,黑粪;溃疡穿孔并不意味着胃肠道出血——可以通过鼻胃管内明显的"咖啡样物"鉴别;血红蛋白下降本身不足以作为急性胃肠道出血的证据	0.39653
颅内占位效应:CT或其他影像学显示颅内占位(脓肿、肿瘤、出血及硬膜下),同时伴有下列任何表现:①中线移位;②脑室消失或变形;③脑室内或蛛网膜下腔大量出血;④占位>4cm;⑤造影剂可以增强的任何占位病变;如果在入ICU后1小时内就发现有颅内占位效应,则记为"是";不要求进行CT扫描,仅在严重的神经系统损伤患者有进行CT检查的指征	0.86533
其他	
年龄(患者上次生日时的年龄)	0.03057
入ICU前24小时内心肺复苏,包括胸外按压,除颤;无论CPR在何处进行,均记为"是"	0.56995
机械通气:入ICU时或入ICU后立即使用呼吸机	0.79105
内科或非择期手术入院。除非为择期手术(即提前24小时即安排手术)患者及择期手术患者在术前置入Swan-Ganz导管,否则记为"是"	1.19098

表 101-2-7 MPM Ⅱ 系统 24、48 及 72 小时模型变量及其定义

入 ICU 后 24 小时昏迷或不省人事,无论是否因药物过量导致

在 24 小时进行评价;对于使用肌松剂,刚刚从麻醉状态中恢复,或镇静程度较深的患者,应尽可能对镇静前的意识状况作出估价;这一变量的定义与 MPM0 中"昏迷或不省人事"的定义相同,但是药物过量的患者如在 24 小时仍处于昏迷状态,应记为"是"

肌酐>176.8μmol/L(2.0mg/dl)

记录在第一个 24 小时内得到的最差数值

确定的感染

确定的入院时存在的感染或确定的新感染;适用于第一个 24 小时内的任何时间;仅当培养、革兰染色或 X 线检查确定了入院时可疑的感染,或在第一个 24 小时内新出现的感染,或有大量脓液的证据时,才能记为"是";实验室的确证在 24 小时内得到以供核对;当用于确证感染的存在时,X 线或其他影像学证据须强烈提示

机械通气

适用于第一个 24 小时内的任何时间

PaO₂<7.98kPa(60mmHg)

适用于第一个 24 小时内的任何时间;在手术室和恢复室中的 PaO₂数值不应记录在内;不应记录气道内吸痰操作时短暂的下降;经皮氧饱和度持续性低于 90% 是 PO₂降低的可靠证据;记录时不考虑吸入氧浓度(FiO₂)

凝血酶原时间超过正常值>3 秒

适用于第一个 24 小时内的任何时间

8 小时尿量<150ml

适用于第一个 24 小时内的任一 8 小时

血管活性药物治疗

持续静脉治疗 1 小时或以上;适用于第一个 24 小时内的任何时间;血管活性药物包括:①任何剂量的间羟胺、肾上腺素、去甲肾上腺素、多巴酚丁胺及去氧肾上腺素或氨力农;②用于升高血压的纳洛酮;③>5μg/(kg·min)的多巴胺

表 101-2-8 MPM Ⅱ 24、48 及 72 小时中各变量的系数

变量	系数
常数	
24 小时	−5.64592
48 小时	−5.39153
72 小时	−5.23840
入 ICU 时确定的变量	
年龄	0.03268
肝硬化	1.08745
颅内占位效应	0.91314
转移性肿瘤	1.61109
内科或非择期手术入院	0.83404
24 小时评价	
24 小时昏迷或不省人事	1.68790

变量	系数
肌酐>176.8μmol/L(2.0mg/dL)	0.72283
确定的感染	0.49742
机械通气	0.80845
PaO_2<7.98kPa(60mmHg)	0.46677
凝血酶原时间超过正常值>3秒	0.55352
8小时尿量<150ml	0.82286
静脉应用血管活性药物≥1小时	0.71628

logit = $\beta0 + \beta1 \times 1 + \beta2 \times 2 + \cdots\cdots + \beta k \times k$

（MPM中的变量除年龄外,均应记为0或1,分别代表否及是;年龄应按岁记录）

Pr(住院病死率) = $[e^{g(x)}/1 + e^{g(x)}]$

（石岩　何怀武　杜斌）

第三节　疾病特异性评分及器官衰竭评分

本节主要描述反映特定疾病严重程度的评分系统,包括急性心肌梗死的Killip分级及心功能分级、急性胰腺炎的Ranson评分、Murray的肺损伤评分肌肝功能分级等。

一、急性心肌梗死Killip分级

急性心肌梗死Killip分级见表101-3-1。

表101-3-1　急性心肌梗死Killip分级

分级	定义	入住ICU的急性心肌梗死患者比例(%)	病死率(%)
1	肺野无啰音,无S3	30~40	8
2	不超过50%的肺野有啰音	30~50	30
3	超过50%的肺野有啰音(常为肺水肿)	5~10	44
4	休克	10	80~100

二、心功能分级

心功能分级见表101-3-2。

表101-3-2　心功能分级

Ⅰ级	一般体力活动不引起乏力、心悸、气急或心绞痛
Ⅱ级	静息时无症状,一般体力活动可引起乏力、心悸、气急或心绞痛
Ⅲ级	静息时无症状,轻体力活动可引起乏力、心悸、气急或心绞痛
Ⅳ级	甚至在休息时亦出现心功能不全症状,轻微活动使症状加重

三、Murray的急性肺损伤评分

Ashbaugh于1967年受限描述了ARDS,这是一种可以由多种基础疾病导致的综合征,病死率高达50%以上。过去对ARDS存在许多定义和标准,却缺乏统一的认识,因此对严重程度的评分和预后的估计非常困难。同时,因为ARDS患者常死于非呼吸因素,所以通过评估ARDS的严重程度以预测患者的病死率也是不实际的。

Murray的急性肺损伤评分包括3方面内容:①肺损伤的定量评分(表101-3-3);②鉴别ARDS并发的基础疾病;③肺以外脏器功能不全的程度。并发疾病也影响对预后的估计,如心肺手术后发生ARDS的患者,其预后好于骨髓移植后患者,而且肺以外脏器功能不全的程度是对预后的另一种半定量评价即衰竭脏器越多,患者的病死率越高。

表 101-3-3　肺损伤评分的内容和分值

项目	评分	项目	评分
1. 胸片评分		3. PEEP 评分（机械通气时）	
无肺泡浸润	0	PEEP≤5cmH$_2$O	0
肺泡浸润限于 1 个象限	1	6~8cmH$_2$O	1
肺泡浸润限于 2 个象限	2	9~11cmH$_2$O	2
肺泡浸润限于 3 个象限	3	12~14cmH$_2$O	3
肺泡浸润限于 4 个象限	4	≥15cmH$_2$O	4
2. 低氧血症评分		4. 呼吸系统顺应性评分	
PaO$_2$/FiO$_2$≥300	0	≥80ml/cmH$_2$O	0
225~299	1	60~79ml/cmH$_2$O	1
175~224	2	40~59ml/cmH$_2$O	2
100~174	3	20~39ml/cmH$_2$O	3
<100	4	≤19ml/cmH$_2$O	4

最终评分为总分除以参与评分项目数	
	评分
无肺损伤	0
轻度至中度肺损伤	0.1~2.5
重度肺损伤（ARDS）	>2.5

四、肝硬化患者的肝功能分级标准

Child 和 Turcotte 提出的肝功能评分系统（表 101-3-4），以及 Pugh 所进行的修订是目前应用最为广泛的肝病严重程度及预后的评分系统（表 101-3-5）。Child 和 Turcotte 提出的评分系统最初用于预测接受门腔静脉短路手术患者的手术危险性。对肝功能 A、B、C 级患者而言，手术死亡率分别为 1%、10% 和 50%。但这一评分的局限性之一是对个体患者无法可靠评估其营养状况。因此，Pugh 对其进行了修订。根据修订后的评分，5~6 分相当于肝功能 A 级,7~9 分相当于肝功能 B 级,10~15 分相当于肝功能 C 级。

表 101-3-4　Child-Turcotte 肝功能分级标准

参数	A	B	C
胆红素（mg/dl）	<2.0	2.0~3.0	>3.0
白蛋白（g/dl）	>3.5	3.0~3.5	<3.0
腹水	无	容易控制	较难控制
神经系统障碍	无	较轻	深度"昏迷"
营养状况	良好	较好	较差-消耗

表 101-3-5　按照 Child-Pugh 分级对肝脏疾病严重程度的评分

测定	异常指标的评分		
	1	2	3
腹水			
脑病			

续表

测定	异常指标的评分		
	1	2	3
胆红素（mg/dl）	<2.0	2.0～3.0	>3.0
白蛋白（g/dl）	>3.5	3.0～3.5	<3.0
PT（%）	>70	40～70	<40

五、急性肾损伤（AKI）评分

流行病学研究显示，重症患者 AKI 的发病率与严重感染相当，为了早期识别早期干预，2002 年急性透析质量倡议组织（Acute Dialysis Quality Initiative，ADQI）提出了 AKI 的概念，并提出 AKI 的分层诊断标准，即 RIFLE 标准（表101-3-6），包括风险（risk）、损伤（injury）、衰竭（failure）、肾功能丧失（loss）和终末期肾病（end-stage kidney disease）五个分级，RIFLE 即这五方面的英文首字缩写。

表 101-3-6　急性肾损伤（AKI）的 RIFLE 分级标准

	GFR 或 SCr	尿　量
危险	SCr 增加 1.5 倍或 GFR 下降>25%	<0.5ml/（kg·h），持续 6 小时
损伤	SCr 增加 2 倍或 GFR 下降>50%	<0.5ml/（kg·h），持续 12 小时
衰竭	SCr 增加 3 倍或 GFR 下降>75% 或 SCr≥335μmol/L 或 SCr 升高>44.2μmol/L	<0.5ml/（kg·h），持续 24 小时或无尿 12 小时
丢失	持续肾功能完全丢失>4 周	
终末期肾病	持续肾功能完全丢失>3 个月	

为了使 RIFLE 分级标准更实用和准确，2005 年急性肾损伤网络组织（Acute Kidney Injury Network，AKIN）对 RIFLE 分级标准进行改良，仅保留前面 3 个急性病变期（改称 AKI 1 期、2 期及 3 期）（表101-3-7）。

表 101-3-7　AKIN 的急性肾损伤分期标准

分期	血清肌酐（SCr）标准（48 小时内）	尿量标准
1 期	SCr>26.4μmol/L（0.3mg/dl）或增加到基线的 1.5～2 倍	<0.5ml/（kg·h），超过 6 小时
2 期	SCr 增加到基线的 2～3 倍	<0.5ml/（kg·h），超过 12h
3 期	SCr 增加到>基线 3 倍，或>354μmol/L（4mg/dl），且急性上升>44μmol/L（0.5mg/dl）	<0.3ml/（kg·h），超过 24 小时，或无尿超过 12 小时

六、急性胰腺炎的 Ranson 评分

1974 年，Ranson 等人在对 450 名急性胰腺炎患者早期测定值及总病死率进行统计学分析后，提出了 11 项早期的客观预后标准（表 101-3-8）。研究证实，根据满足标准数目的多少，患者的预后（在 ICU 住院时间以及病死率）有显著差异。当患者满足 2 项标准时，病死率不足 1%；当患者满足 3 至 4 项标准时，病死率为 16%；当患者满足 5 或 6 项标准时，病死率为 40%；当患者满足 7 或 8 项标准时，病死率为 100%。

表 101-3-8　与急性胰腺炎重要并发症或死亡危险相关的早期客观预后指标

	非胆结石性胰腺炎	胆结石性胰腺炎
入院时		
年龄	>55	>70
白细胞（/μl）	>16 000	>18 000

	非胆结石性胰腺炎	胆结石性胰腺炎
胆红素（mg/dl）	>220	>220
LDH（IU/L）	>350	>400
AST（IU/L）	>250	>250
入院后 48 小时内		
HCT 下降（%）	>10	
BUN 升高（mg/dl）	>5	>2
Ca（mg/dl）	<8	<8
PaO₂（mmHg）	<60	
碱缺失（mmol/L）	>4	>5
液体潴留（L）（入量−出量）	>6	>4

（表中氧分压使用 PaO_2，钙使用 Ca）

七、诊断呼吸机相关性肺炎的临床肺部感染评分标准

诊断呼吸机相关性肺炎的临床肺部感染评分（clinical pulmonary infection score，CPIS）标准见表 101-3-9。

表 101-3-9　临床肺部感染评分

1. 体温（℃）

    ≥36.5 且 ≤38.4＝0 分

    ≥38.5 且 ≤38.9＝1 分

    ≥39.0 或 ≤36.0＝2 分

2. 血白细胞计数（mm⁻³）

    ≥4000 且 ≤11 000＝0 分

    <4000 或>11 000＝1 分+杆状核≥500＝+1 分

3. 气道分泌物

    气道分泌物<14+＝0 分

    气道分泌物≥14+＝1 分+脓性分泌物＝+1 分

4. 氧合情况：PaO_2/FiO_2（mmHg）

    >240 或 ARDS＝0 分

    ≤240 且无 ARDS 证据＝2 分

5. 胸像

    无浸润影＝0 分

    弥漫性（或斑片状）浸润＝1 分

    局限性浸润＝2 分

6. 气道吸取标本的培养（半定量：0−1−2 或 3+，详见 Am Rev Respir Dis，1991，143：1121）

    培养致病菌≤1+或未生长＝0 分

    培养致病菌>1+＝1 分+革兰染色发现相同致病菌>1+＝+1 分

注：总分为 12 分，CPIS>6 分提示存在医院获得性肺炎

八、常用的创伤评分系统

常用的创伤评分系统见表 101-3-10 及表 101-3-11。

表 101-3-10　创伤评分

Glasgow 昏迷评分		正常	1
14～15	5	浅表	0
11～13	4	三凹征	0
8～10	3	收缩压(mmHg)	
5～7	2	>90	4
3～4	1	70～89	3
呼吸频率(次/分)		50～69	2
10～24	4	1～49	1
25～35	3	0	0
>35	2	毛细血管充盈	
1～9	1	正常	2
0	0	延迟	1
呼吸动作		无	0

表 101-3-11　修正的创伤评分

Glasgow 昏迷评分	收缩压(mmHg)	呼吸频率(次/分)	评分
13～15	>89	10～29	4
9～12	76～89	>29	3
6～8	50～75	6～9	2
4～5	1～49	1～5	1
3	0	0	0

九、患者意识状态的判定

对意识障碍患者的意识状态判定,对患者的抢救治疗和预后有重要的临床意义。1974 年英国 Glasgow 首创的昏迷程度评定表,主要包括睁眼动作、言语反应和运动反应三项,简单易行,能快速判定昏迷程度,有一定临床价值。此后经修订增加为 7 项指标共 35 级,称为 Glasgow-Pittsburgh 昏迷评分(见表 101-3-12)。

表 101-3-12　Glasgow-Pittsburgh 昏迷评分标准

Ⅰ．睁眼动作	得分	不适当的用语	3
自主睁眼	4	不能理解语言	2
言语呼唤后睁眼	3	无反应	1
疼痛刺激后睁眼	2	Ⅲ．运动反应	得分
无睁眼	1	能遵嘱运动	6
Ⅱ．言语反应	得分	肢体对疼痛有局限反应	5
有定向力	5	肢体有屈曲逃避反应	4
对话混乱	4	肢体异常屈曲	3

续表

肢体伸展	2		上述反射均消失	1
无反应	1	Ⅵ. 抽搐		得分
Ⅳ. 瞳孔光反应	得分		无抽搐	5
正常	5		局限性抽搐	4
迟钝	4		阵发性大发作	3
两侧反应不同	3		连续大发作	2
大小不等	2		松弛状态	1
无反应	1	Ⅶ. 自主呼吸		得分
Ⅴ. 脑干反射	得分		正常	5
全部存在	5		周期性	4
睫毛反射消失	4		中枢过度换气	3
角膜反射消失	3		不规则或低呼吸	2
眼脑及眼前庭反射消失	2		无	1

十、重症患者镇静深度的判定

对于重症患者而言,镇静甚至肌松可能是减轻患者应激、改善机械通气效果需要采取的措施。但是,镇静与肌松也可能对患者产生不良的后果,如院内感染肺炎等。因此,恰当地选择镇静的深度,是必须解决的问题。目前临床上多参与 Ramsay 镇静评分(表 101-3-13)评价患者的镇静状况,一般以 Ramsay 2 或 3 级镇静为宜。

表 101-3-13　Ramsay 镇静评分标准

清醒		
	1 级	患者焦虑、不安或烦躁
	2 级	患者合作、定向力良好或安静
	3 级	患者仅对命令有反应
睡眠		
	4 级	反应灵敏*
	5 级	反应呆滞*
	6 级	无反应*

*:对轻叩眉间或强声刺激有反应

十一、器官衰竭评分

器官衰竭评分是用来评价疾病的总体严重程度的,目前应用于临床的主要包括 1995 年 Marshall 的多器官功能障碍评分及序贯器官功能衰竭评分(sequential organ failure assessment,SOFA)。

Marshall 的多器官功能障碍评分包含了呼吸、肾脏、肝脏、心血管、血液和神经 6 个器官系统,每个项目根据损害程度分别计 0 ~ 4 分(0 分代表正常,分值越高损害越重),总分 0 ~ 24 分,见表 101-3-14。

当然 Marshall 的 MODS 评分仍存在不足之处,如评分仅包含了六个器官系统,未包括胃肠道,同时反映各器官系统功能的参数有可能并不能全面反映这个器官的功能状态;再者,该评分系统并没有考虑年龄、基础病、疾病种类等影响预后的因素,故应当和其他评分系统综合评价疾病严重程度。

与 MODS 评分相似的是序贯器官功能衰竭评分(SOFA),由于其最初的数据来源于全身性感染的患者,所以曾称为全身感染相关性器官功能衰竭评分(sepsis-related organ failure assessment)。随着临床应用的普及和数据库的增加,发现 SOFA 不仅可以较好地反映与感染相关的器官功能改变,而且也可以运用非感染引起的器官功能改变。

表 101-3-14　多器官功能障碍(MODS)评分

器官系统	评　分				
	0	1	2	3	4
呼吸系统[a](PaO_2/FiO_2)	>300	226 ~ 300	151 ~ 225	76 ~ 150	≤75
肾脏[b](血清肌酐)	≤100	101 ~ 200	201 ~ 350	351 ~ 500	>240
肝脏[c](血清胆红素)	≤20	21 ~ 60	61 ~ 120	121 ~ 240	>30.0

续表

器官系统	评　分				
	0	1	2	3	4
心血管系统[d]（PAR）	≤10.0	10.1~15.0	15.1~20.2	20.1~30.0	>30.0
血液系统[e]（血小板计数）	>120	81~120	51~80	21~50	≤20
神经系统[f]（GCS）	15	13~14	10~12	7~9	≤6

a. PaO_2/FiO_2 比值的计算不考虑是否应用机械通气，机械通气的模式，也不考虑 PEEP 数值；b. 血清肌酐浓度的单位为 $\mu mol/L$，不论患者是否接受透析治疗；c. 血清胆红素浓度单位为 $\mu mol/L$；d. 压力调整后的心率（PAR）的计算是心率（HR）乘以右房压（RAP）及平均动脉压（MAP）的比值：$PAR=HR\times RAP/MAP$；e. 血小板计数单位为 $\times 10^9/L$；f. Glasgow 昏迷评分（GCS）时应尽量谨慎（对于接受镇静药物或肌松药物的患者，应假设患者的正常反应，除非有证据说明患者神志存在障碍）

SOFA 评分依然包括了呼吸、肾脏、肝脏、心血管、血液和神经 6 个器官系统，只是在 Marshall 的 MODS 评分为 0 的部分患者，SOFA 评分为 1 分，提示对有 MODS 趋势或处于早期的患者，SOFA 的适用性更好，同时在肾脏评分中引入了尿量和肌酐两个变量，评分为两个变量的最大评分，不累计评分，对于循环的评价包含了血管活性药物应用情况。SOFA 评分总分 0~24 分，计算时选取当日最差情况评分（表 101-3-15）。

表 101-3-15　序贯器官功能衰竭评分

SOFA 评分变量	1	2	3	4
PaO_2/FiO_2	<400	<300	<200	<100
血小板	<150	<100	<50	<20
胆红素	1.2~1.9	2.0~5.9	6.0~11.9	>12.0
低血压	MAP<70	Dopa>5 或 Dobul（无论剂量如何）	Dopa>5 或 Epi≤0.1 或 NE≤0.1	Dopa>15 或 Epi>0.1 或 NE>0.1
Glasgow 评分	13~14	10~12	6~9	<6
肌酐（或尿量）	1.2~1.9	2.0~3.4	3.5~4.9（<500ml/d）	>5.0（<200ml/d）

注：MAP=平均动脉压；Dopa=多巴胺；Dobul=多巴酚丁胺；Epi=肾上腺素；NE=去甲肾上腺素

SOFA 评分不仅可以描述 MODS 的发生发展过程，同时还对预后有预测作用。SOFA 与单个器官功能障碍相关性以神经系统、肾脏、心血管系统较好，而在预测预后中影响最大的是神经系统，之后依次是肾脏、心血管、血液、呼吸、肝脏。

在 Sepsis 3.0 诊断指南中，SOFA 已成为目前诊断脓毒症的主要标准。感染导致 SOFA 急性增加≥2 分定义为急性器官功能衰竭，对基础 SOFA 评分不明确的患者，SOFA 的基线值默认为 0 分。对于可疑感染患者，如 SOFA ≥2，其死亡率接近 10%。此外，Sepsis3.0 还提出了 qSOFA 评分（quick SOFA），主要利用简单床旁数据对可疑感染并存在临床恶化风险的患者进行快速器官功能衰竭评分。以 qSOFA 评分为基础，可判断是否需要对患者进行重症监护治疗或增加各项指标的检测频率，对于可疑感染的患者。qSOFA 评分主要内容主要包括以下三项：呼吸频率（如 RR ≥22 次/分，1 分）、精神状态的改变（如 Glasgow 昏迷评分 ≤ 13，1 分）、收缩压（如 SBP ≤ 100mmHg，1 分）。每项 1 分，如 qSOFA≥2 提示感染严重，存在脓毒症可能，需进一步评价器官功能衰竭情况来确认是否存在脓毒症。在这里需要强调的是，qSOFA 并不能独立作为脓毒症或器官衰竭的临床诊断标准，qSOFA 主要帮助临床医生早期识别感染的严重程度并及早治疗。qSOFA 多应用于院前、急诊室以及普通病房，而 ICU 病房多应用 SOFA。

可见，对于重症患者而言，有多种评估体系协助判断患者的疾病严重程度。但必须意识到单独任何一项评分系统都不能完整、准确地反映疾病发展及预后，必须综合评价，强调动态评分，以便更好地指导治疗、评价预后。

重症评分系统的用途如下：

经费的限制将会显著影响今后的卫生政策，因此改进患者选择和治疗方面的效率对 ICU 而言就更为重要。这个目的通常可以通过三方面达到：①限制低危患者转入 ICU；②限制那些不可能得益于 ICU 治疗的患者转入 ICU 或在 ICU 内长期住院；③寻求不断改进护理、监测和医疗资源利用的措施。

当然，预后评分系统在医疗资源分配方面的应用并不局限于对患者危险性的评价。ICU 住院时间以及对治疗的需求也可以作为评估单位治疗措施的指标。例如，根据数据库中采取的各项指标，可以预测患者住 ICU 病房的时间。这样，ICU 的负责人可能会发现，他所在的 ICU 中，患者的住院时间超过了其他 ICU。正因如此,才可能找到可能的原因,并采取相应措施解决问题。

对于许多临床医师而言,有关预后评分系统最重要的问题就是这些系统如何能够帮助他们对个体患者的治疗作出决定。许多医生相信群体的统计学结论并不能应用于个体。尽管个体患者的确具有其特性,但他们也与群体患者一样存在着共性,而对于这些共性的分析能够使我们估计患者的治疗反应及其可能的预后。事实上,这种推理就是我们借鉴既往经验指导治疗的过程。在日常工作中,当我们对不同的治疗措施进行选择时,实际上就是借助于过去的经验,而且我们常常根据某些治疗对某个患者可能有效的概率作出决定。

近期的研究发现,采用预后评分系统动态观察患者的临床变化能够更好地反映其预后。很明显,在 ICU 治疗后的最初 24 小时内若患者评分得以改善,与评分恶化的患者相比较,其存活的机会显然更大。当然,如何才能更好地反映患者病情随时间的改变,如绝对分数的变化抑或变化的百分比,只有等待进行更深入的研究后才能得出结论。

(石岩 何怀武 杜斌)

主要参考文献

[1] Knaus WA. APACHE 1978-2001：The development of a quality assurance system based on prognosis. Archives of Surgery,2002,137：37-41.

[2] Knaus WA,Wagner DP,Draper EA,et al. The APACHE III prognostic system：risk prediction of hospital mortality for critically ill hospitalized adults. Chest, 1991, 100：1619-1636.

[3] Marshall JC,Cook DJ,Christou NV,et al. Multiple organ dysfunction score：a reliable descriptor of a complex clinical outcome. Crit Care Med,1995,23(10)：1638-1652.

[4] Vincent JL, Moreno R, Takala J, et al. The SOFA (Sepsis-related Organ Failure Assessment) score to describe organ dysfunction/failure. On behalf of the working group on sepsis-related problems of the European society of intensive care medicine. Intensive Care Med,1996,22(7)：707-710.

[5] Lemeshow S,Teres D,Klar J,et al. Mortality probability models(MPM II) based on an international cohort of intensive care unit patients. JAMA, 1993, 270 (20)：2478-2486.

[6] Zimmerman JE, Kramer AA, McNair DS, et al. Acute Physiology and Chronic Health Evaluation (APACHE) IV：hospital mortality assessment for today's critically ill patients. Crit Care Med,2006,34(5)：1297-1310.

[7] Peres BD, Melot C, Lopes FF, et al. The multiple organ dysfunction score (MODS) versus the sequential organ failure assessment(SOFA) score in outcome prediction. Intensive Care Med,2002,28(11)：1619-1624.

中文索引

英文索引

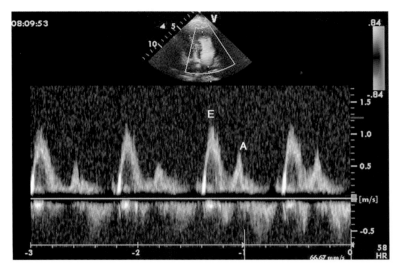

图 11-2-2　二尖瓣血流的脉冲式多普勒频谱
E 峰为舒张早期血流产生,A 峰为舒张晚期(心房收缩期)血流产生

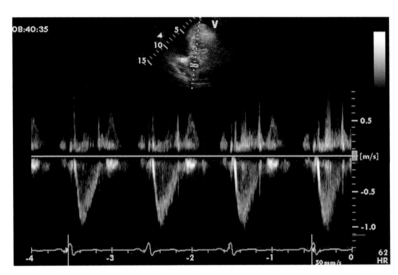

图 11-2-3　主动脉瓣血流的脉冲式多普勒频谱,呈近似直角三角形

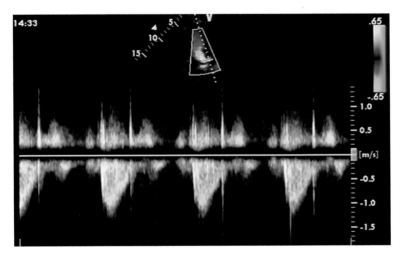

图 11-2-4　主动脉瓣血流的连续波多普勒频谱,为实填的频谱

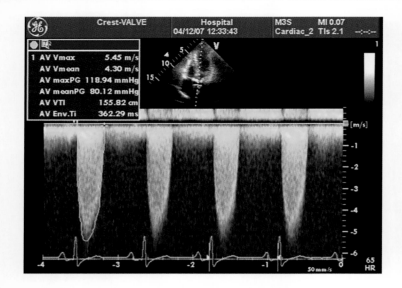

图 11-2-5 描计主动脉瓣狭窄的血流频谱，获得最大和平均跨瓣压差

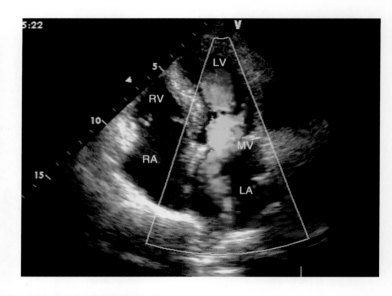

图 11-2-6 心尖四腔心切面示红色（血流方向朝向探头）的通过二尖瓣的血流

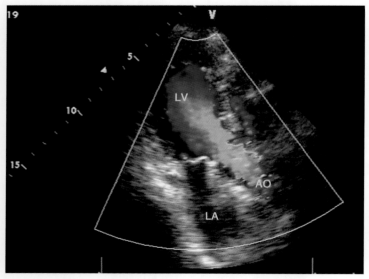

图 11-2-7 心尖左室长轴切面示蓝色（血流方向背离探头）的通过左心室流出道和主动脉瓣的血流

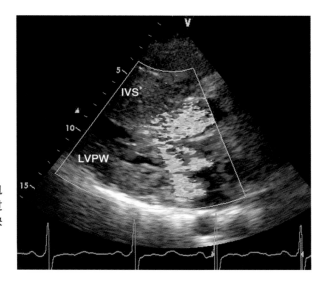

图 11-2-8 在一例肥厚型心肌病患者中,彩色血流显像示通过左心室流出道的五色镶嵌的快速湍流,提示左室流出道梗阻

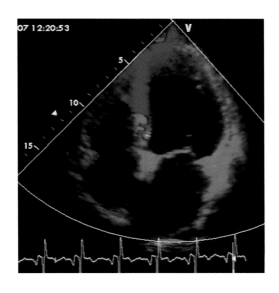

图 11-2-9 组织多普勒的彩色显像
朝向探头的心肌运动方向标记为红色,背离探头的运动方向为蓝色

图 11-2-10 组织多普勒的脉冲式显像
显示心动周期中收缩期(S)和舒张期(E 和 A")二尖瓣瓣环的运动幅度和方向

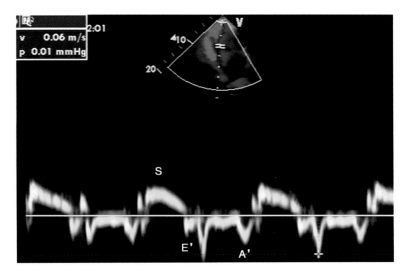

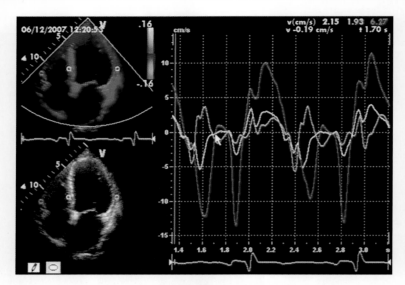

图 11-2-11　组织多普勒显像的定量组织速度图
其曲线可以同时显示不同心肌节段的运动速度和方向,并可进行定量分析,在
判断心肌运动同步化方面有重要的应用价值。红色、黄色和绿色分别代表右
室侧壁、后间隔和左心室侧壁基部节段的运动速度曲线

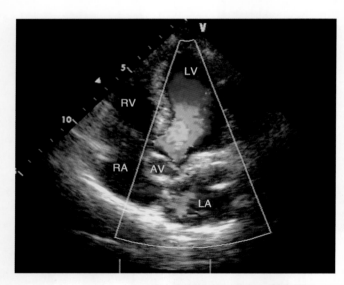

图 11-2-19　心尖部五腔心切面
RV,右心室;RA,右心房;LA,
左心房;LV,左心室,AV,主动
脉瓣

**图 11-2-31　左室充盈假性正常
化,E/A>1**

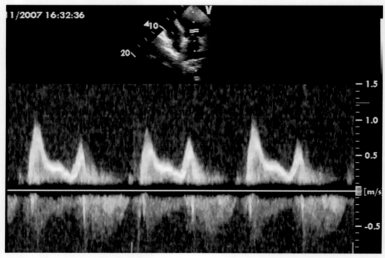

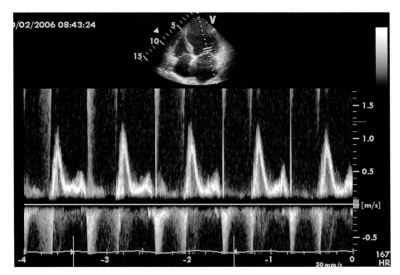

图 11-2-32　限制性左室充盈异常,E/A>2

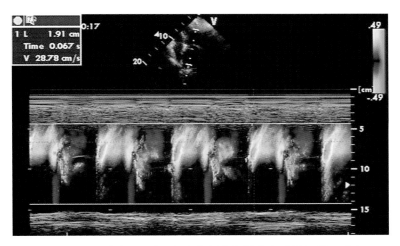

图 11-2-34　彩色 M 型示左室内血流传播速度减低(<45cm/s)
提示左心室舒张功能不全(与图 11-2-32 为同一病人)

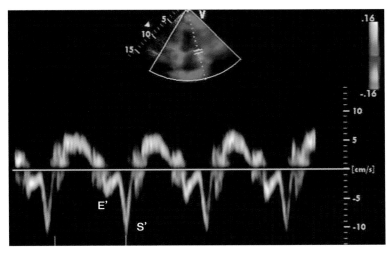

图 11-2-35　组织多普勒脉冲频谱鉴别左室充盈的"假性正常"

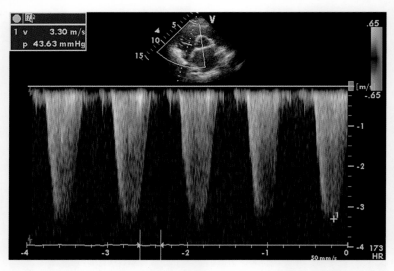

图 11-2-38　应用三尖瓣反流连续波多普勒频谱测量肺动脉收缩压

$\Delta P = 43.6mmHg$，$RAP = 10mmHg$，因此 $PASP = 53.6mmHg$

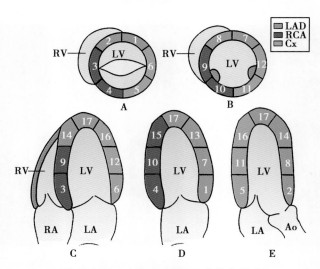

图 11-2-39　左心室室壁 17 节段分段法

A. 左心室短轴（基底部）；B. 左心室短轴（左心室中部）；C. 心尖四腔心切面；D. 心尖两腔心切面；E. 心尖左心室长轴；RV，右心室；RA，右心房；LA，左心房；LV，左心室；AO，主动脉；LAD，前降支；RCA，右冠状动脉；Cx，左回旋支

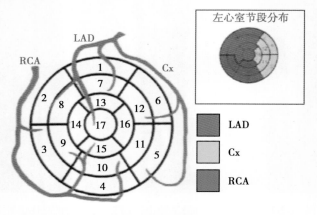

图 11-2-40　左心室室壁 17 节段分段与相应冠脉支配

LAD，前降支；RCA，右冠状动脉；Cx，左回旋支

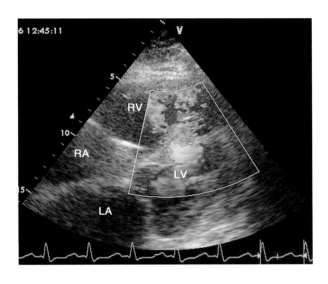

图 **11-2-42** 彩色血流显像示室间隔穿孔处左向右的分流
RV,右心室;RA,右心房;LA,左心房;LV,左心室

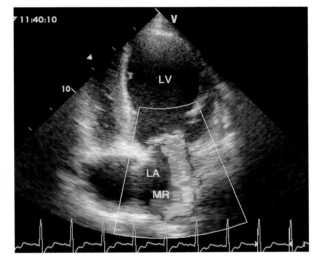

图 **11-2-43** 彩色血流显像示左心室乳头肌功能不全时重度二尖瓣反流束(**MR**)
LA,左心房;LV,左心室

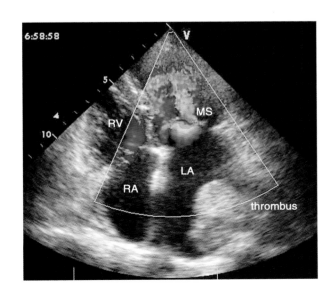

图 **11-2-47** 彩色血流显像显示二尖瓣狭窄时通过二尖瓣口射流束
RV,右心室;RA,右心房;LA,左心房;MS,二尖瓣狭窄。Thrombus,血栓

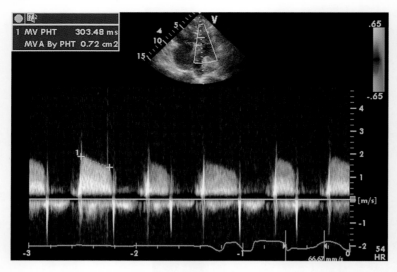

图 11-2-48　应用连续波多普勒压力减半时间法测定二尖瓣瓣口面积 = 0.72cm²

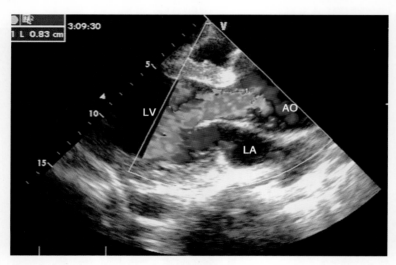

图 11-2-49　马方综合征患者,彩色血流显像显示重度主动脉瓣反流,反流
起始部最窄处彩色血流(缩流宽度,VCW)明显增宽达 8.3mm

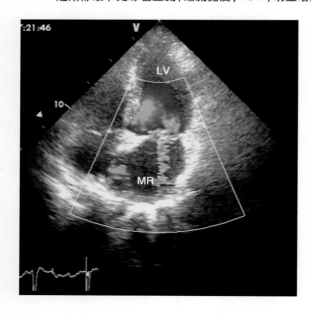

图 11-2-50　部分腱索断裂患者,彩色血流显像显示严重偏心二尖瓣反流,反流束至整个房顶

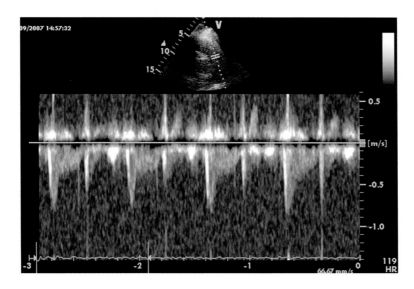

图 11-2-58 多普勒示肺动脉瓣血流频谱呈双峰,似"指拳状"

图 11-2-61 右心房室肿瘤引起三尖瓣梗阻,通过三尖瓣口血流五色镶嵌
RV,右心室;RA,右心房;LA,左心房;LV,左心室;mass,肿块;PE,心包积液

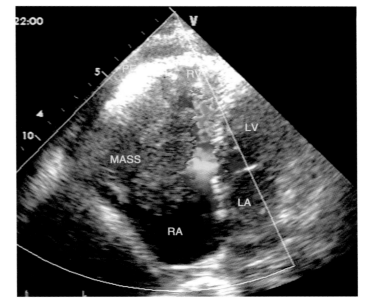

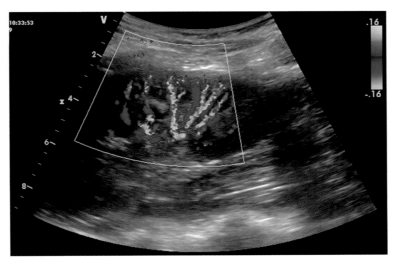

图 11-4-3 肾血流

9

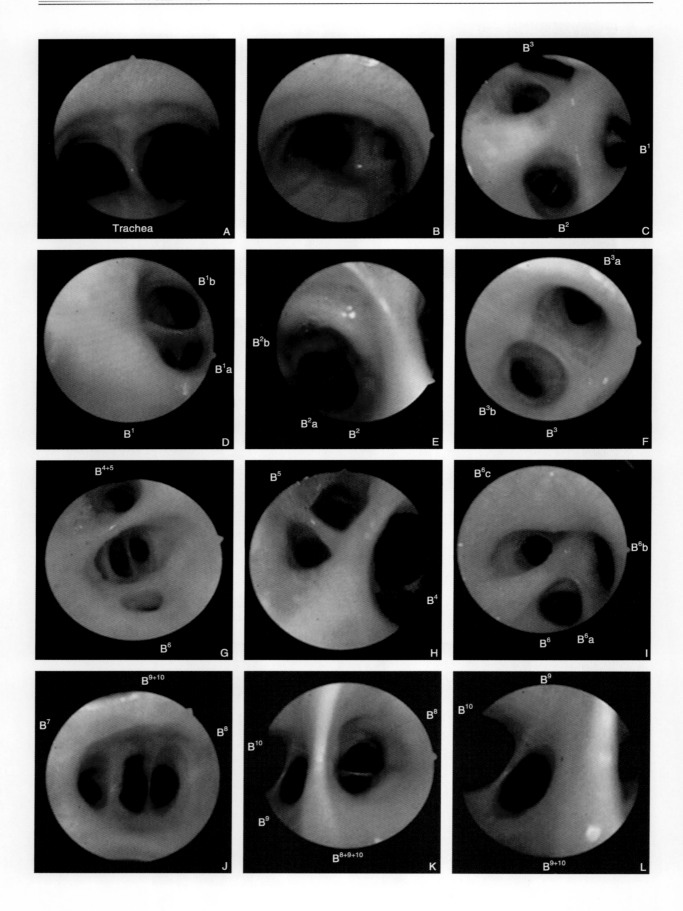

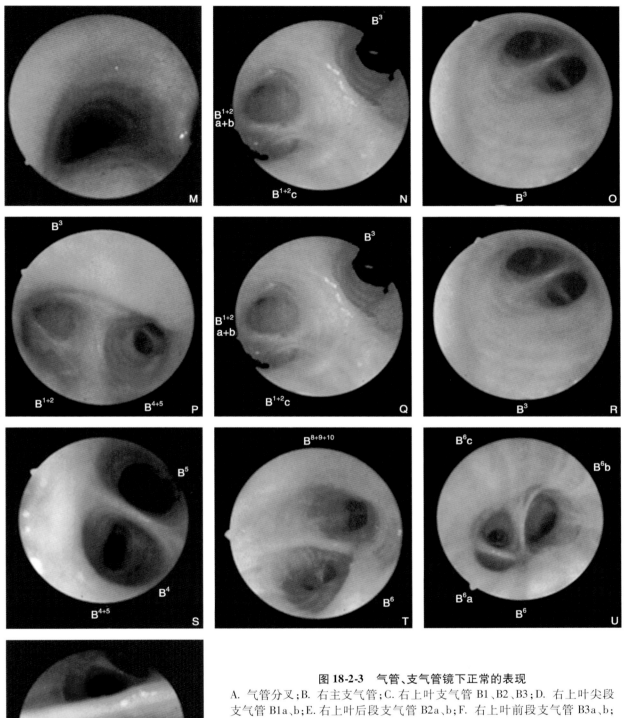

图 18-2-3　气管、支气管镜下正常的表现
A. 气管分叉；B. 右主支气管；C. 右上叶支气管 B1、B2、B3；D. 右上叶尖段支气管 B1a、b；E. 右上叶后段支气管 B2a、b；F. 右上叶前段支气管 B3a、b；G. 右中叶支气管 B4、5，右下叶背段支气管 B6；H. 右中叶支气管 B4、B5；I. 右下叶背段支气管 B6a、b、c；J. 右下叶支气管 B7、B8、B9+10；K. 右下叶支气管 B8、B9+10；L. 右下叶支气管 B9+10；M. 左主支气管；N. 左上叶尖后段支气管 B1+2a+b，B1+2c，前段支气管 B3；O. 左上叶前段支气管；P. 左上叶支气管 B1+2，B3、B4+5；Q. 左上叶尖后段支气管 B1+2a+b，B1+2c，前段支气管 B3；R. 左上叶前段支气管 B3；S. 左上叶舌段支气管 B4+5；T. 左下叶支气管 B6，B8+9+10；U. 左下叶背段支气管 B6；V. 左下叶外后段支气管 B9+10

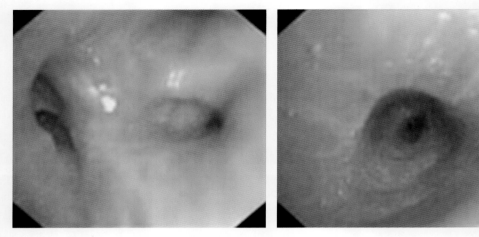

图 18-2-4　支气管炎

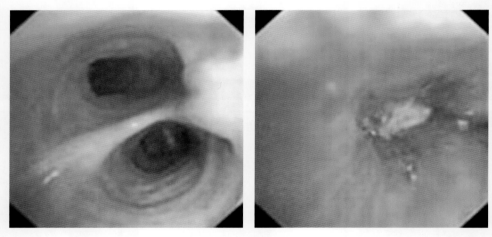

图 18-2-5　气道分泌物

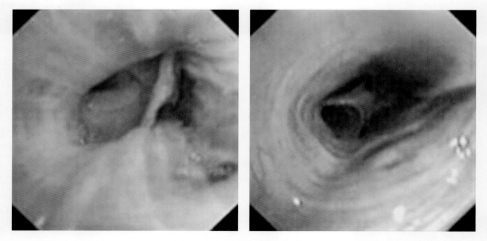

图 18-2-6　呼吸道炭末沉积

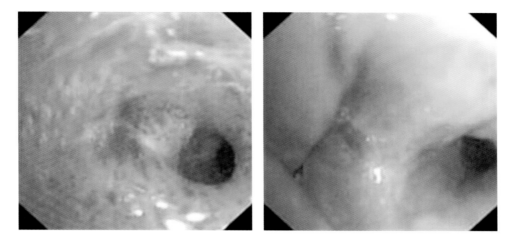

图 18-2-7　肺癌术后改变

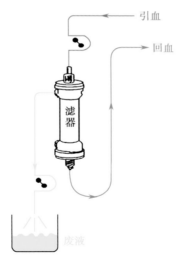

图 55-4-1　SCUF

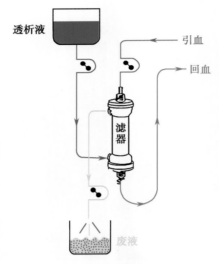

图 55-4-2　CVVHD

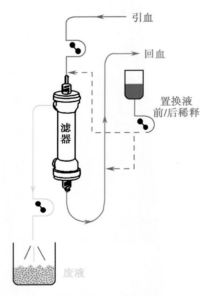

图 55-4-3　CVVH

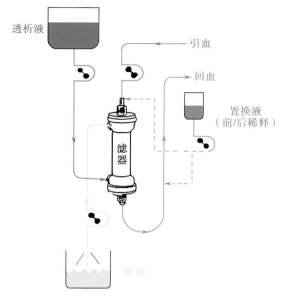

图 55-4-4   CVVHDF

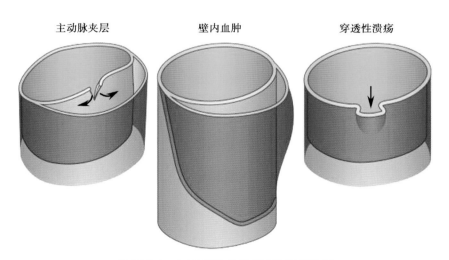

图 99-3-1   AAS 三种类型病变解剖示意图